L. Koslowski · K. A. Bushe
Th. Junginger · K. Schwemmle (Hrsg.)

Lehrbuch der Chirurgie

3. Auflage

Lehrbuch der Chirurgie

unter Berücksichtigung der Gegenstandskataloge

Herausgegeben von

Prof. Dr. L. Koslowski, Tübingen
Prof. Dr. K.-A. Bushe, Würzburg
Prof. Dr. Th. Junginger, Mainz
Prof. Dr. K. Schwemmle, Gießen

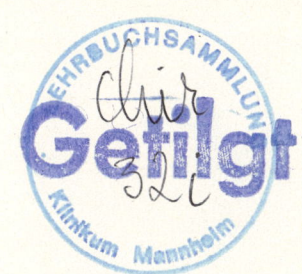

Mit Beiträgen von

R. Ackermann, Düsseldorf
R. G. H. Baumeister, München
H. G. Beger, Ulm
R. Bittner, Ulm
H. Bockhorn, Frankfurt
K. Böker, Bonn
A. Brawanski, Würzburg
G. Breucha, Hechingen
D. Buck-Gramcko, Hamburg
K.-A. Bushe, Würzburg
F. Daschner, Freiburg
L. Deichert, Marburg
K.-H. Dietl, Münster
W. Dittmann, Würzburg
J. Dobroschke, Gießen
G. Dostal, Ebersberg
W. Dürr, Koblenz
F. W. Eigler, Essen
A. Ekkernkamp, Bochum
A. Encke, Frankfurt
A. Flach, Tübingen
M. R. Gaab, Hannover
B. Gay, Würzburg
Chr. Gebhardt, Nürnberg
P. Gerhardt, München
H. Greinemann, Bochum

H. H. Gruenagel, Düsseldorf
G. Hempelmann, Gießen
H.-E. Hoffmeister, Tübingen
U. Hofmann, Hannover
U. Hopt, Tübingen
A. Intfeld, Münster
Th. Junginger, Mainz
G. van Kaick, Heidelberg
G. Kieninger, Stuttgart
E. Kiffner, Lübeck
Th. Klöss, Tübingen
L. Koslowski, Tübingen
W. Kramer, Tübingen
A. Krone, Würzburg
E. H. Kuner, Freiburg
P. Matis, Stuttgart
U. Matis, München
P. J. Meeder, Tübingen
O. Messerschmidt, München
G. H. Müller, Tübingen
J. M. Müller, Köln
G. Muhr, Bochum
W. Neugebauer, Flensburg
W. Niebel, Essen
G. Penkert, Hannover
G. Pfeifer, Hamburg

F. Salomon, Gießen
M. Samii, Hannover
W. Schareck, Tübingen
F. W. Schildberg, Lübeck
U. Schmidt-Tintemann, Vaterstetten
Th. Schmitz-Rixen, Köln
H. L. Schreiber, Göttingen
E. Schricker, Erlangen
K. Th. Schricker, Erlangen
V. Schumpelick, Aachen
P. Schweizer, Tübingen
K. Schwemmle, Gießen
V. Schwipper, Hamburg
N. Sörensen, Würzburg
G. Sprotte, Würzburg
B. Terwey, Oldenburg
C. Thomas, Marburg
P. K. Wagner, Marburg
S. Walgenbach, Mainz
S. Weller, Tübingen
H. Wenker†, Berlin
G. H. Willital, Münster
R. Wüllenweber, Bonn

Dritte, völlig neu bearbeitete Auflage

Mit 590 teilweise farbigen Abbildungen in zahlreichen Einzeldarstellungen, einer Tafel, 257 Tabellen sowie einem Register zu den Gegenstandskatalogen

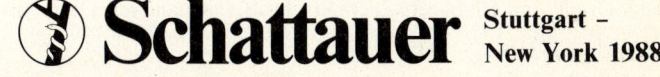

Schattauer Stuttgart – New York 1988

CIP-Kurztitelaufnahme der Deutschen Bibliothek

Lehrbuch der Chirurgie: unter Berücks. d.
Gegenstandskataloge / hrsg. von L. Koslowski ...
Mit Beitr. von R. Ackermann ... – 3., völlig
neu bearb. Aufl. – Stuttgart; New York:
Schattauer, 1988.
  ISBN 3-7945-1060-7
NE: Koslowski, Leo [Hrsg.]; Ackermann, Rudolf [Mitverf.]

In diesem Buch sind die Stichwörter, die zugleich eingetragene Warenzeichen sind, als solche nicht besonders kenntlich gemacht. Es kann also aus der Bezeichnung der Ware mit dem für diese eingetragenen Warenzeichen nicht geschlossen werden, daß die Bezeichnung ein freier Warenname ist.

Alle Rechte, insbesondere das Recht der Vervielfältigung und Verbreitung sowie der Übersetzung in fremde Sprachen, vorbehalten. Kein Teil des Werkes darf in irgendeiner Form (Fotokopie, Mikrofilm oder ein anderes Verfahren) ohne schriftliche Genehmigung des Verlages reproduziert werden.

© 1978, 1982 and 1988 by F. K. Schattauer Verlagsgesellschaft mbH, Lenzhalde 3, D-7000 Stuttgart 1, Germany

Printed in Germany

Satz, Druck und Einband: Zechnersche Buchdruckerei, Daimlerstraße 9, D-6720 Speyer, Germany

ISBN 3-7945-1060-7

Vorwort zur dritten Auflage

Dieses Buch war von Anfang an darauf angelegt, über das Wissen naturwissenschaftlicher Fakten und Gesetzmäßigkeiten hinaus auch Verständnis für biologische Zusammenhänge und für die humanitäre Verantwortung des Arztes, in Sonderheit des Chirurgen, zu erwecken. Beides kommt im dramatischen Ablauf akuter chirurgischer Erkrankungen gelegentlich zu kurz.

Ein Lehrbuch muß mehr als ein Kompendium oder Repetitorium sein, das bereits Gewußtes in Erinnerung bringt. Es soll ein Helfer nicht nur beim Erwerb von Kenntnissen, sondern auch beim ärztlichen Denken, Abwägen und Entscheiden sein.

Bei der dritten Auflage waren wir bestrebt, neuen Entwicklungen, z.B. durch das Aufkommen neuer bildgebender Verfahren in der Diagnostik, aber auch durch veränderte Gewichtung von operativen Behandlungsmethoden, Rechnung zu tragen.

Der Student soll lernen, daß die Chirurgie eine ärztliche Kunst ist, bei der es gilt, in kurzer Frist weittragende Entscheidungen zu treffen und die Verantwortung dafür zu übernehmen. Er soll aber auch die handwerklichen Voraussetzungen kennenlernen, von denen der Chirurg ausgehen muß.

Dem jungen Arzt in der Weiterbildung zum Chirurgen möge unser Buch eine Hilfe bei der Abrundung seines Fachwissens sein, dem Hochschullehrer für Chirurgie eine Erinnerung an längst Gewußtes, aber vielleicht doch Vergessenes.

Alle Kapitel sind überarbeitet und didaktisch – unter anderem durch Merksätze – verbessert worden.

Wir danken dem Schattauer Verlag, insbesondere Herrn Prof. Dr. Dr. h. c. P. MATIS, für die Förderung unseres Anliegens und die großzügige Ausstattung, Herrn Prof. Dr. C. THOMAS für die Mitarbeit bei der Anpassung der Tumorklassifikation an die neuen Richtlinien der UICC, Herrn Lektor N. RUPP für seine geduldige Hilfe bei der Fertigstellung unseres Buches.

Tübingen, Würzburg, Gießen, Mainz, im Herbst 1987
        Die Herausgeber: L. KOSLOWSKI
        K. A. BUSHE
        K. SCHWEMMLE
        TH. JUNGINGER

Vorwort zur ersten Auflage

Die Berechtigung oder gar Notwendigkeit von Lehrbüchern der Chirurgie wird heute in Zweifel gezogen. Monographien sollen sie ersetzen. Diese mögen zwar dem jungen Assistenten in seiner Fachweiterbildung helfen; der Student aber sucht die Unterscheidung zwischen häufig und selten, wichtig und unwichtig, gefährlich und harmlos. Er braucht das Panorama des ganzen Faches. Dies kann nur ein Lehrbuch bieten, das sich nicht – wie ein Kompendium – auf die Wiedergabe von Fakten und Daten beschränkt, sondern dem Leser auch biologische Zusammenhänge erschließt und ihn zu ärztlichem Denken anleitet.

Die Aufgliederung der operativen Medizin macht es schwierig, die heutigen Grenzen der Chirurgie zu bestimmen. Die staatliche Approbationsordnung für Ärzte und die Facharztordnung der Standesorganisation helfen da nur wenig: Die Urologie ist eigenes Prüfungsfach; Neurochirurgie und Anästhesiologie, obgleich auch Fachgebiete mit eigener Facharztordnung, sind es (noch) nicht. Daher wurden die Fach- und Teilgebiete, die sich in den letzten drei Jahrzehnten innerhalb der Chirurgie entwickelt haben, in das vorliegende Lehrbuch integriert: Chirurgie, Neurochirurgie, Urologie, Anästhesiologie, Unfallchirurgie, Kinderchirurgie, Thorax-, Herz- und Gefäßchirurgie, Plastische Chirurgie und Transplantationschirurgie.

Es wurde versucht, bei der Darstellung des Stoffes eine einheitliche Reihenfolge von pathologischer Anatomie, Pathophysiologie, Ätiologie, Symptomen, Diagnostik, Therapie und Prognose einzuhalten. Vollständigkeit wird allerdings kein Lehrbuch erreichen.

Die Zahlen des Gegenstandskatalogs für die ärztliche Prüfung sind zur leichteren Orientierung den Kapiteln vorangestellt und am Ende des Buches in einem eigenen Register mit den Seiten der entsprechenden Textstellen zusammengefaßt. Es dürfen aber nicht nur die Kenntnisse aufgezählt werden, die der Student in den Prüfungen der Approbationsordnung nach Lernzielkatalog aufweisen muß, sondern darüber hinaus soll auch das Wissen dargestellt werden, auf das der Arzt in der Allgemeinmedizin sich stützen muß.

Die Umstellung auf neue internationale Maßeinheiten ab 1. 1. 1978 sollen die Umrechnungstabellen auf S. 1025 erleichtern.

Dank gebührt allen Autoren sowie den Lektorinnen des Schattauer Verlages, Frau SCHROMM und Frau v. SECKENDORFF, vor allem aber der Verlagsleitung, besonders Herrn Prof. Dr. Dr. h.c. P. MATIS, für Ermunterung und Geduld bei der langwierigen Zusammenstellung des Buches, nicht zuletzt auch für die hervorragende Ausstattung.

Möge dieses Buch den Studenten ein gediegenes Wissen vermitteln und jungen Ärzten in der Weiterbildung die Orientierung in der Chirurgie erleichtern.

Tübingen, Wuppertal und Würzburg, im Februar 1978
L. KOSLOWSKI
W. IRMER
K. A. BUSHE

Autorenverzeichnis

Prof. Dr. R. ACKERMANN,
Direktor der Urologischen Klinik, Medizinische Einrichtungen der Universität, Moorenstraße 5, 4000 Düsseldorf 1

Prof. Dr. R. G. BAUMEISTER,
Chirurgische Klinik und Poliklinik der Universität, Klinikum Großhadern, Pf. 70 12 60, 8000 München 70

Prof. Dr. H. G. BEGER,
Direktor der Abteilung für Allgemeine Chirurgie, Vorstand des Zentrums für Chirurgie der Universität, Steinhövelstr. 9, 7900 Ulm

Prof. Dr. R. BITTNER,
Abteilung für Allgemeine Chirurgie, Zentrum für Chirurgie der Universität, Steinhövelstr. 9, 7900 Ulm

Prof. Dr. H. BOCKHORN,
Chefarzt der Chirurgischen Abteilung, Krankenhaus Nordwest, Steinbacher Hohl 2–26, 6000 Frankfurt/M.

Prof. Dr. K. BÖKER,
Neurochirurgische Universitäts-Klinik, Sigmund-Freud-Str. 25, 5300 Bonn 1

Dr. A. BRAWANSKI,
Neurochirurgische Universitäts-Klinik, Josef-Schneider-Str. 11, 8700 Würzburg

Priv.-Doz. Dr. G. BREUCHA,
Kreiskrankenhaus Hechingen, Chefarzt der Chirurgischen Abteilung, Weilheimer Str. 31, 7450 Hechingen

Prof. Dr. D. BUCK-GRAMCKO,
Leitender Arzt der Abteilung für Handchirurgie und Plastische Chirurgie, Berufsgenossenschaftliches Unfallkrankenhaus, Bergedorfer Str. 10, 2000 Hamburg 80

Professor Dr. K.-A. BUSHE,
Direktor der Neurochirurgischen Universitäts-Klinik, Josef-Schneider-Str. 11, 8700 Würzburg

Prof. Dr. F. DASCHNER,
Leiter der Abteilung Klinikhygiene, Universitäts-Frauenklinik, Hugstetter Str. 55, 7800 Freiburg

Dr. L. DEICHERT,
Medizinisches Zentrum für Pathologie, Baldingerstraße, 3550 Marburg

Dr. K.-H. DIETL,
Universitäts-Klinik für Kinder- und Neugeborenenchirurgie, Albert-Schweitzer-Str. 33, 4400 Münster

Dr. W. DITTMANN,
Neurochirurgische Klinik und Poliklinik der Universität, Josef-Schneider-Str. 11, 8700 Würzburg

Prof. Dr. J. DOBROSCHKE,
Klinik für Allgemeinchirurgie, Zentrum für Chirurgie, Anästhesiologie und Urologie der Universität, Klinikstr. 29, 6300 Gießen

Prof. Dr. G. DOSTAL,
Leiter der Chirurgischen Abteilung, Kreiskrankenhaus Ebersberg, 8017 Ebersberg

Prof. Dr. med. W. DÜRR,
Chefarzt der Unfallchirurgischen Abteilung, Krankenhaus Evangelisches Stift St. Martin, Johannes-Müller-Str. 7, 5400 Koblenz

Prof. Dr. F. W. EIGLER,
Direktor der Abteilung für Allgemeine Chirurgie der Chirurgischen Universitäts-Klinik und Poliklinik, Hufelandstraße 55, 4300 Essen

Dr. A. EKKERNKAMP,
Chirurgische Klinik und Poliklinik der Berufsgenossenschaftlichen Krankenanstalten „Bergmannsheil Bochum", Hunscheidstr. 1, 4630 Bochum 1

Prof. Dr. A. ENCKE,
Leiter der Klinik für Allgemein- und Abdominalchirurgie, Klinikum der Universität, Theodor-Stern-Kai 7, 6000 Frankfurt 70

Prof. Dr. A. FLACH,
Em. o. Professor für Kinderchirurgie, Chirurgische Universitäts-Klinik, Calwer Straße 7, 7400 Tübingen

Prof. Dr. M. R. GAAB,
Neurochirurgische Klinik der Medizinischen Hochschule Hannover, Konstanty-Gutschow-Str. 8, 3000 Hannover 61

Prof. Dr. B. GAY,
Chefarzt der Abteilung für Unfallchirurgie, Juliusspital, Joseph-Schneider-Str. 2, 8700 Würzburg

Prof. Dr. CHR. GEBHARDT,
Direktor der I. Chirurgischen Klinik der Städtischen Krankenanstalten, Flurstaße 17, 8500 Nürnberg

Prof. Dr. P. GERHARDT,
Direktor des Instituts für Röntgendiagnostik der Technischen Universität, Klinikum rechts der Isar, Ismaninger Str. 22, 8000 München 80

Dr. H. GREINEMANN,
Leitender Arzt der Chirurgischen Poliklinik der Berufsgenossenschaftlichen Krankenanstalten „Bergmannsheil" Hunscheidtstr. 1, 4630 Bochum

Prof. Dr. H. H. GRUENAGEL,
Chefarzt der Chirurgischen Abteilung des Evangelischen Krankenhauses, Kirchfeldstr. 40, 4000 Düsseldorf 1

Prof. Dr. G. HEMPELMANN,
Leiter der Abteilung Anästhesiologie und operative Intensivmedizin, Medizinisches Zentrum für Chirurgie der Universität, Klinikstraße 29, 6300 Gießen

Prof. Dr. H.-E. HOFFMEISTER,
Abteilung für Thorax-, Herz- und Gefäßchirurgie, Chirurgische Universitäts-Klinik, Calwer Straße 7, 7400 Tübingen

Dr. U. HOFMANN,
Leiter der Kinderchirurgischen Abteilung des Kinderkrankenhauses auf der Bult, Janus-Korczak-Allee 12, 3000 Hannover 1

Priv.-Doz. Dr. U. HOPT
Chirurgische Klinik der Universität, Calwer Str. 7, 7400 Tübingen

Dr. A. INTFELD
Universitäts-Klinik für Kinder- und Neugeborenenchirurgie, Albert-Schweitzer-Str. 33, 4400 Münster

Prof. Dr. TH. JUNGINGER,
Leiter der Klinik für Allgemein- und Abdominalchirurgie der Universität, Langenbeckstraße 1, 6500 Mainz

Prof. Dr. G. VAN KAICK,
Deutsches Krebsforschungszentrum, Institut für Nuklearmedizin der Universität, Im Neuenheimer Feld 280, 6900 Heidelberg

Prof. Dr. G. KIENINGER,
Ärztlicher Direktor der Chirurgischen Klinik, Krankenhaus Bad Cannstatt, Theodor-Veiel-Str. 90, 7000 Stuttgart 50

Priv.-Doz. Dr. med. E. KIFFNER,
Klinik für Chirurgie, Medizinische Hochschule Lübeck, Ratzeburger Allee 160, 2400 Lübeck

Dr. TH. KLÖSS,
Zentralinstitut für Anaesthesiologie und Transfusionswesen, Calwer Straße 7, 7400 Tübingen

Prof. Dr. L. KOSLOWSKI,
Em. o. Prof. für Chirurgie, Chirurgische Universitätsklinik, Calwer Straße 7, 7400 Tübingen

Dr. W. KRAMER,
Abteilung Allgemein-Chirurgie Chirurgische Universitäts-Klinik mit Poliklinik, Calwer Straße 7, 7400 Tübingen

Dr. A. KRONE,
Neurochirurgische Klinik und Poliklinik der Universität, Josef-Schneider-Str. 11, 8700 Würzburg

Prof. Dr. E. H. KUNER,
Direktor der Unfallchirurgischen Klinik, Chirurgische Universitäts-Klinik, Hugstetter Str. 55, 7800 Freiburg

Prof. Dr. Dr. h. c. P. MATIS,
Ehemals Chirurgische Universitätsklinik Tübingen. F. K. Schattauer Verlagsges. m.b.H, Lenzhalde 3, 7000 Stuttgart 1

Prof. Dr. U. MATIS,
Chirurgische Tierklinik der Universität, Veterinärstr. 13, 8000 München 22

Dr. P. J. MEEDER,
Oberarzt an der Berufsgenossenschaftlichen Unfallklinik, Rosenauer Weg 95, 7400 Tübingen

Prof. Dr. O. Messerschmidt,
Leiter des Labors für Experimentelle Radiologie, Neuherbergstr. 11, 8000 München 45

Priv.-Doz. Dr. G. H. Müller,
Oberarzt an der Chirurgischen Universitäts-Klinik, Calwer Straße 7, 7400 Tübingen

Prof. Dr. J. M. Müller,
Oberarzt der Chirurgischen Universitäts-Klinik, Joseph-Stelzmann-Str. 9, 5000 Köln 41

Prof. Dr. G. Muhr,
Direktor der Chirurgischen Universitäts-Klinik „Bergmannsheil", Hunscheidtstraße 1, 4630 Bochum

Priv.-Doz. Dr. W. Neugebauer,
Chefarzt der Chirurgischen Abteilung des St.-Franziskus-Hospitals, Dorothenstr. 36, 2390 Flensburg

Dr. W. Niebel,
Abteilung für Allgemeine Chirurgie der Chirurgischen Universitätsklinik und Poliklinik, Hufelandstr. 55, 4300 Essen

Dr. G. Penkert,
Neurochirurgische Klinik der Städtischen Kliniken, Haltenhoffstr. 41, 3000 Hannover 1

Prof. Dr. Dr. G. Pfeifer,
Direktor der Klinik für Zahn-, Mund- und Kieferkrankheiten, Universitäts-Krankenhaus Eppendorf, Martinistraße 52, 2000 Hamburg 20

Dr. F. Salomon,
Medizinisches Zentrum für Chirurgie, Anästhesiologie und Urologie, Klinikstraße 29, 6300 Gießen

Prof. Dr. M. Samii,
Chefarzt der Neurochirurgischen Klinik im Krankenhaus Nordstadt, Haltenhoffstr. 41, 3000 Hannover 1

Dr. W. Schareck
Chirurgische Klinik der Universität, Calwer Str. 7, 7400 Tübingen

Prof. Dr. F. W. Schildberg,
Direktor der Klinik für Chirurgie, Medizinische Hochschule Lübeck, Ratzeburger Allee 180, 2400 Lübeck

Prof. Dr. U. Schmidt-Tintemann,
Möschenfelder Str. 66, 8011 Vaterstetten

Dr. Th. Schmitz-Rixen,
Chirurgische Universitäts-Klinik, Joseph-Stelzmann-Str. 9, 5000 Köln 41

Prof. Dr. jur. H. L. Schreiber,
Juristisches Seminar der Universität, Nicolausberger Weg 9a, 3400 Göttingen

Dr. E. Schricker
Institut für Anästhesiologie der Universität, Maximilians-Platz 1, 8520 Erlangen

Prof. Dr. K. Th. Schricker,
Vorsteher der Abteilung für Transfusionsmedizin, Chirurgische Universitäts-Klinik, Krankenhausstr. 12, 8520 Erlangen

Prof. Dr. V. Schumpelick,
Vorstand der Abteilung Chirurgie, Medizinische Fakultät an der RWTH Aachen, Pauwelsstraße, 5100 Aachen

Prof. Dr. P. Schweizer,
Direktor der Abteilung für Kinderchirurgie, Chirurgische Universitätsklinik, Calwer Straße 7, 7400 Tübingen

Prof. Dr. K. Schwemmle,
Leiter der Klinik für Allgemeinchirurgie, Zentrum für Chirurgie, Anästhesiologie und Urologie der Universität, Klinikstraße 29, 6300 Gießen

Priv.-Doz. Dr. Dr. V. Schwipper,
Klinik für Zahn-, Mund- und Kieferkrankheiten, Universitäts-Krankenhaus Eppendorf, Martinistraße 52, 2000 Hamburg 20

Prof. Dr. N. Sörensen,
Leiter der Abteilung Pädiatrische Neurochirurgie, Neurochirurgische Universitäts-Klinik, Josef-Schneider-Str. 11, 8700 Würzburg

Priv.-Doz. Dr. G. Sprotte,
Institut für Anästhesiologie der Universität, Bau 6, 8700 Würzburg

Dr. B. Terwey,
Gottorp 2, 2900 Oldenburg

Prof. Dr. C. THOMAS,
Pathologisches Institut der Universität, Klinikum Lahnberge, Baldinger Straße, 3550 Marburg

Priv.-Doz. Dr. P. WAGNER,
Zentrum für Operative Medizin I, Klinik für Allgemeinchirurgie, Baldinger Str., 3550 Marburg

Dr. S. WALGENBACH,
Klinik für Allgemein- und Abdominalchirurgie der Universität, Langenbeckstr. 1, 6500 Mainz

Prof. Dr. S. WELLER,
Direktor der Berufsgenossenschaftlichen Unfallklinik, Rosenauer Weg 95, 7400 Tübingen

Prof. Dr. H. WENKER †,
Chefarzt der Neurochirurgischen Abteilung im Kreiskrankenhaus Neukölln, Rudowerstr. 56, 1000 Berlin 47

Prof. Dr. G. H. WILLITAL,
Direktor der Universitäts-Klinik für Kinder- und Neugeborenenchirurgie, Albert-Schweitzer-Straße 33, 4400 Münster

Prof. Dr. Dr. R. WÜLLENWEBER,
Direktor der Neurochirurgischen Universitätsklinik, Sigmund-Freud-Str. 25, 5300 Bonn-Venusberg

Inhaltsübersicht

(*1. Spalte:* Fundstelle im Text; *2. Spalte:* Fundstelle im Inhaltsverzeichnis)

1.	**Einführung in die Chirurgie.** Von L. Koslowski	1	XV
2.	**Aufgaben der Ethik-Kommissionen.** Von L. Koslowski	3	XV
3.	**Chirurgie und Recht.** Von H.-L. Schreiber	5	XV

Allgemeine Chirurgie

4.	**Die Wunde**	15	XV
4.1.	Wundentstehung – Wundheilung – Wundbehandlung. Von L. Koslowski und W. Neugebauer	15	XV
4.2.	Kälte- und Wärmeschäden. Von L. Koslowski	20	XV
5.	**Chirurgische Technik**	29	XVI
5.1.	Allgemeine chirurgische Technik. Von Ch. Gebhardt und K. Schwemmle	29	XVI
5.2.	Mikrochirurgische Techniken. Von G. H. Müller	39	XVI
5.3.	Verbandlehre. Von Ch. Gebhardt	42	XVI
6.	**Posttraumatische und postoperative Intensivüberwachung und -therapie**	47	XVI
6.1.	Störungen des Bewußtseins. Von M. R. Gaab	47	XVI
6.2.	Kreislauf- und Atmungsüberwachung. Von G. Hempelmann und F. Salomon	59	XVII
6.3.	Ateminsuffizienz. Von G. Hempelmann und F. Salomon	64	XVII
6.4.	Tracheotomie. Von P. K. Wagner	70	XVII
6.5	Wasser- und Elektrolythaushalt. Von J. M. Müller	73	XVIII
6.6	Perioperative und posttraumatische Ernährungstherapie. Von J. M. Müller	80	XVIII
6.7.	Der Stoffwechsel nach Operation und Trauma. Von J. M. Müller	86	XVIII
6.8.	Das akute Nierenversagen in der Chirurgie. Von L. Koslowski und Th. Klöss	89	XVIII
6.9.	Multiples Organversagen. Von P. K. Wagner	92	XVIII
7.	**Hämostase.** Von P. Matis und U. Matis	95	XIX
8.	**Thrombose und Embolie.** Von A. Encke	109	XIX
9.	**Schock.** Von Th. Klöss und L. Koslowski	123	XIX

10.	Anästhesie. Von G. HEMPELMANN und F. SALOMON	137	XX
11.	**Infektionen**	157	XXI
11.1.	Chirurgische Infektionen. Von G. KIENINGER	157	XXI
11.2.	Prinzipien der Antibiotikaprophylaxe und Antibiotikatherapie chirurgischer Infektionen. Von F. DASCHNER	193	XXIII
11.3.	Krankenhausinfektionen. Von F. DASCHNER	200	XXIII
12.	**Grundlagen der Transfusionsmedizin**	209	XXIII
12.1.	Transfusionsserologie. Von TH. SCHRICKER und E. SCHRICKER	209	XXIII
12.2.	Transfusionskunde. Von TH. SCHRICKER und E. SCHRICKER	216	XXIII
13.	**Notfall- und Katastrophenmedizin**	225	XXIV
13.1	Das Rettungswesen. Von W. KRAMER	225	XXIV
13.2.	Erste ärztliche Hilfe am Unfallort. Von W. KRAMER und L. KOSLOWSKI	229	XXIV
13.3	Chirurgische Maßnahmen im Katastrophenfall. Von L. KOSLOWSKI und W. KRAMER	234	XXIV
13.4.	Atomwaffenwirkungen aus chirurgischer Sicht. Von O. MESSERSCHMIDT	236	XXIV
14.	**Grundzüge der Plastischen Chirurgie.** Von U. SCHMIDT-TINTEMANN	245	XXIV
15.	**Organtransplantation.** Von F. W. EIGLER, W. NIEBEL und G. DOSTAL	253	XXIV
16.	**Geschwülste**	275	XXV
16.1.	Allgemeine chirurgische Onkologie. Von C. THOMAS und L. DEICHERT	275	XXV
16.2.	Tumoren der Weichteile und malignes Melanom. Von K. SCHWEMMLE	289	XXVI
17.	**Bildgebende Verfahren: Sonographie, Computertomographie und Kernspintomographie in der chirurgischen Diagnostik.** Von P. GERHARDT, G. VAN KAICK und B. TERWEY	297	XXVI

Spezielle Chirurgie

18.	**Kopf, Zentralnervensystem, peripheres und vegetatives Nervensystem**	315	XXVII
18.1.	Erkrankungen von Schädel und Gehirn. Von K.-A. BUSHE, A. BRAWANSKI und W. DITTMANN	315	XXVII
18.2.	Schädel-Hirn-Verletzungen. Von H. WENKLER	362	XXVIII
18.3.	Mund-, Kiefer- und Gesichtschirurgie. Von G. PFEIFER und V. SCHWIPPER	382	XXIX
18.4.	Wirbelsäule und Rückenmark. Von R. WÜLLENWEBER und D. K. BÖKER	413	XXX

18.5.	Verletzungen der peripheren Nerven. Von M. SAMII und G. PENKERT		439	XXX
18.6.	Chronischer Schmerz – Schmerztherapie. Von G. SPROTTE und A. KRONE		447	XXXI
19.	**Hals.** Von K. SCHWEMMLE		457	XXXI
20.	**Thorax**		469	XXXII
20.1	Pleura – Lunge – Zwerchfell. Von TH. JUNGINGER		469	XXXII
20.2.	Hiatushernien und Regluxösophagitis. Von S. WALGENBACH und TH. JUNGINGER		493	XXXIII
20.3.	Erkrankungen der Brustwand. Von F. W. SCHILDBERG und E. KIFFNER		500	XXXIV
20.4.	Die Brustdüse. Von F. W. SCHILDBERG und E. KIFFNER		504	XXXIV
20.5.	Mediastinum. Von K. SCHWEMMLE und J. DOBROSCHKE		527	XXXV
20.6.	Ösophagus. Von TH. JUNGINGER		536	XXXV
20.7.	Herz und große Gefäße. Von H. E. HOFFMEISTER		550	XXXVI
20.8.	Verletzungen der Brustwand und der Brustorgane. Von TH. JUNGINGER		572	XXXVI
21.	**Bauchhöhle und Retroperitonealraum**		577	XXXVII
21.1.	Magen und Duodenum. Von H. G. BEGER und R. BITTNER		577	XXXVII
21.2.	Leber. Von K. SCHWEMMLE		615	XXXVIII
21.3.	Gallenwege. Von K. SCHWEMMLE		626	XXXIX
21.4.	Pankreas. Von TH. JUNGINGER und S. WALGENBACH		644	XXXIX
21.5.	Pfortaderhochdruck. Von G. BREUCHA		661	XL
21.6.	Dünndarm. Von H. H. GRUENAGEL		673	XL
21.7.	Appendizitis. Von L. KOSLOWSKI		682	XLI
21.8.	Kolon – Rektum – Anus. Von H. BOCKHORN und L. KOSLOWSKI . .		688	XLI
21.9.	Milz. Von H. H. GRUENAGEL		732	XLIII
21.10.	Hernien. Von V. SCHUMPELICK		736	XLIII
21.11.	Akutes Abdomen – Ileus – Peritonitis. Von L. KOSLOWSKI . . .		749	XLIII
21.12.	Verletzungen des Abdomens. Von L. KOSLOWSKI		756	XLIII
21.13.	Grenzgebiete zwischen Urologie und Chirurgie. Von R. ACKERMANN		761	XLIV
22.	**Endokrine Organe**		785	XLIV
22.1.	Schilddrüse. Von K. SCHWEMMLE		785	XLIV
22.2.	Nebenschilddrüse. Von K. SCHWEMMLE		800	XLV
22.3.	Nebennieren. Von TH. JUNGINGER und S. WALGENBACH		808	XLVI
23.	**Blut- und Lymphgefäße**		815	XLVI
23.1.	Arterien. Von TH. JUNGINGER und TH. SCHMITZ-RIXEN		815	XLVI
23.2.	Venen. Von TH. JUNGINGER und TH. SCHMITZ-RIXEN		837	XLVII
23.3.	Lymphgefäße. Von R. G. BAUMEISTER		850	XLVIII
24.	**Stütz- und Bewegungssystem**		857	XLVIII
24.1.	Nichttraumatische Skeletterkrankungen. Von G. MUHR und A. EKKERNKAMP		857	XLVIII
24.2.	Verletzungen des Halte- und Bewegungsapparates. Frakturen – Luxationen. Von S. WELLER, E. H. KUNER und P. J. MEEDER		886	L

24.3.	Muskeln, Sehnen und Bänder. Von W. Dürr 947	LI
24.4.	Handchirurgie. Von D. Buck-Gramcko 960	LII
24.5.	Grenzgebiete zwischen Chirurgie und Orthopädie. Von B. Gay ... 987	LIII

25. Chirurgische Erkrankungen und Notfälle im Kindesalter ..... 1003 LIV
25.1. Kinderchirurgie. Von G. H. Willital, A. Intfeld, K.-H. Dietl
und K. Schwemmle .... 1003 LIV
25.2. Knochenbruchbehandlung im Kindesalter. Von P. Schweizer ... 1030 LV
25.3. Kinder-Urologie. Von A. Flach und U. Hofmann .... 1046 LV
25.4. Neurochirurgie des Kindesalters. Von N. Sörensen .... 1053 LVI

26. Die Begutachtung von Verletzungsfolgen und chirurgischen Erkrankungen. Von H. Greinemann .... 1063 LVI

27. Schlußwort: Humanitäre Aspekte der Chirurgie.
Von L. Koslowski .... 1071 LVI

Sachverzeichnis. Von W. Schareck .... 1073 LVI

Verzeichnis zu den Gegenstandskatalogen GK 3, GK 4. Von U. Hopt .. (eingelegt) LVI

Inhaltsverzeichnis

1.	**Einführung in die Chirurgie.** Von L. Koslowski	1
2.	**Aufgaben der Ethik-Kommissionen.** Von L. Koslowski	3
3.	**Chirurgie und Recht.** Von H.-L. Schreiber	5
3.0.1.	*Allgemeines, Vorbemerkungen*	5
3.0.2.	*Der Behandlungsvertrag als Grundlage der Rechtsbeziehung*	5
3.0.3.	*Die gebotene ärztliche Sorgfalt und der Behandlungsfehler*	6
3.0.4.	*Aufklärung und Einwilligung*	8

Allgemeine Chirurgie

4.	**Die Wunde**	15
4.1.	**Wundentstehung – Wundheilung – Wundbehandlung.** Von L. Koslowski und W. Neugebauer	15
4.1.1.	*Wundentstehung und Wundarten*	15
4.1.2.	*Wundheilung*	16
4.1.3.	*Wundbehandlung*	16
4.2.	**Kälte- und Wärmeschäden.** Von L. Koslowski	20
4.2.1.	*Kälteschäden*	20
4.2.1.1.	Allgemeine Unterkühlung (Hypothermie)	20
4.2.1.1.1.	Pathophysiologie	20
4.2.1.1.2.	Klinisches Bild	20
4.2.1.1.3.	Therapie	20
4.2.1.2.	Örtliche Kälteschäden (Erfrierungen)	20
4.2.1.2.1.	Pathogenese	20
4.2.1.2.2.	Klinik	21
4.2.1.2.3.	Therapie	21
4.2.2.	*Wärmeschäden*	21
4.2.2.1.	Allgemeine Überwärmung (Hyperthermie)	21
4.2.2.1.1.	Ätiologie	21
4.2.2.1.2.	Pathophysiologie	21
4.2.2.1.3.	Klinik	21
4.2.2.1.4.	Therapie	22
4.2.2.2.	Verbrühungen und Verbrennungen	22
4.2.2.2.1.	Historisches	22
4.2.2.2.2.	Ätiologie	22
4.2.2.2.3.	Pathologische Anatomie	23
4.2.2.2.4.	Pathophysiologie	23
4.2.2.2.5.	Immunologie	24
4.2.2.2.6.	Erste Hilfe bei Verbrühungen und Verbrennungen	24
4.2.2.2.7.	Maßnahmen bei der Aufnahme ins Krankenhaus	24
4.2.2.2.8.	Infusionsbehandlung	25
4.2.2.2.9.	Chirurgische Versorgung der verbrannten oder verbrühten Hautflächen	25
4.2.2.2.10.	Verbrennungskrankheit	26

5.	**Chirurgische Technik**	29
5.1.	**Allgemeine chirurgische Technik.** Von CH. GEBHARDT und K. SCHWEMMLE	29
5.1.1.	*Instrumentarium*	29
5.1.1.1.	Schneidende Instrumente	29
5.1.1.2.	Scheren	30
5.1.1.3.	Pinzetten	30
5.1.1.4.	Klemmen	30
5.1.1.5.	Haken und Wundsperrer	30
5.1.1.6.	Nadelhalter	31
5.1.1.7.	Nadeln	31
5.1.2.	*Nahtmaterial*	31
5.1.2.1.	Natürliche Materialien	32
5.1.2.2.	Synthetische Fäden	33
5.1.2.3.	Drahtnähte und Klammern	33
5.1.2.4.	Gewebekleber	33
5.1.3.	*Implantate*	33
5.1.3.1.	Implantate für Osteosynthesen	33
5.1.3.2.	Implantate in der Prothetik	33
5.1.3.3.	Implantate in der Herzchirurgie	33
5.1.4.	*Schnittführung und Nahttechnik*	34
5.1.4.1.	Schnittführung	34
5.1.4.2.	Nahttechnik	34
5.1.4.3.	Maschinelle Nahtmethoden	36
5.1.5.	*Blutstillung*	37
5.1.6.	*Drainage und Punktionen*	37
5.1.6.1.	Redon-Drainagen	37
5.1.6.2.	Wunddrainagen	37
5.1.6.3.	Punktionen	38
5.1.7.	*Asepsis und Antisepsis*	38
5.2.	**Mikrochirurgische Techniken.** Von G. H. MÜLLER	39
5.2.1.	*Instrumentarium*	39
5.2.2.	*Knotentechniken*	39
5.2.3.	*Gefäßanastomosen*	39
5.2.4.	*Rekonstruktive Chirurgie*	40
5.2.5.	*Neurochirurgie*	41
5.2.6.	*Urologie und Gynäkologie*	41
5.3.	**Verbandlehre.** Von CH. GEBHARDT	42
5.3.1.	*Wundverbände*	42
5.3.2.	*Druck- und Kompressionsverbände*	42
5.3.3.	*Ruhigstellende Maßnahmen*	44
6.	**Posttraumatische und postoperative Intensivüberwachung und -therapie**	47
6.1.	**Störungen des Bewußtseins.** Von M. R. GAAB	47
6.1.1.	*Einleitung*	47
6.1.2.	*Neurophysiologische Vorbemerkungen*	47
6.1.3.	*Formen der Bewußtseinsstörung*	48
6.1.3.1.	Qualitäten des Bewußtseins	48
6.1.3.2.	Organische Psychosyndrome	49
6.1.3.2.1.	Akute reversible/passagere Syndrome	50

6.1.3.2.2.	Chronisch-irreversible Syndrome	50
6.1.3.3.	Bewußtseinseintrübung und Bewußtseinsverlust	50
6.1.3.4.	Anfallsartige Bewußtseinsstörungen und Sonderformen der Bewußtseinstrübung	51
6.1.4.	*Untersuchung und Dokumentation bei Bewußtseinstrübung*	52
6.1.4.1.	Erkennung des organischen Psychosyndroms	52
6.1.4.2.	Untersuchung bei Bewußtseinstrübung	53
6.1.4.3.	Dokumentation	54
6.1.5.	*Ätiologische Differentialdiagnose und Behandlung der Bewußtseinstrübung*	55
6.2.	**Kreislauf- und Atmungsüberwachung.** Von G. HEMPELMANN und F. SALOMON	59
6.2.1.	*Kreislaufüberwachung*	59
6.2.1.1.	Klinische Beobachtung	59
6.2.1.2.	EKG	59
6.2.1.3.	Blutdruck	59
6.2.1.3.1.	Unblutige Druckmessung	59
6.2.1.3.2.	Intraarterielle Druckmessung	59
6.2.1.3.3.	Zentralvenöse Druckmessung	60
6.2.1.3.4.	Pulmonalarteriendruck	60
6.2.2.	*Atmungsüberwachung*	62
6.2.2.1.	Klinische Beobachtung	62
6.2.2.2.	Apparative Möglichkeiten zur Kontrolle der Atemgrößen	62
6.2.2.3.	Blutgase	62
6.2.2.3.1.	Transkutane Sauerstoffpartialdruckmessung	62
6.2.2.3.2.	Direkte Meßmethoden	62
6.3.	**Ateminsuffizienz.** Von G. HEMPELMANN und F. SALOMON	64
6.3.1.	*Ursachen*	64
6.3.1.1.	Pulmonale Ursachen	64
6.3.1.1.1.	Pneumonie	64
6.3.1.1.2.	Atelektasen	65
6.3.1.1.3.	ARDS	65
6.3.1.1.4.	Obstruktive Lungenerkrankungen	65
6.3.1.2.	Extrapulmonale Ursachen	65
6.3.1.2.1.	Traumatische Störungen	65
6.3.1.2.2.	Narkoseüberhang	66
6.3.1.2.3.	Herz-Kreislauf-Erkrankungen	66
6.3.1.2.4.	Stoffwechselveränderungen	66
6.3.1.2.5.	Schädel-Hirn-Trauma	66
6.3.2.	*Behandlungsmethoden*	66
6.3.2.1.	Physikalische Maßnahmen	66
6.3.2.2.	Medikamentöse Behandlung	67
6.3.2.3.	Maschinelle Beatmung	67
6.3.2.3.1.	Kontrollierte Beatmung	67
6.3.2.3.2.	Unterstützende Beatmungsformen	68
6.3.2.3.3.	Vorgehen zur Besserung der Oxygenierung des Blutes	68
6.3.2.3.4.	Neuere Beatmungsformen	69
6.4.	**Tracheotomie.** Von P. K. WAGNER	70
6.4.1.	*Allgemeines*	70
6.4.2.	*Methoden*	70
6.4.3.	*Technik*	70
6.4.4.	*Nachbehandlung*	72
6.4.5.	*Komplikationen*	72
6.4.6.	*Dekanülement*	72

6.5.	**Wasser- und Elektrolythaushalt.** Von J. M. MÜLLER	73
6.5.1.	*Wasser- und Elektrolytverteilung im Organismus*	73
6.5.2.	*Die Regelung des Wasser- und Elektrolythaushalts*	73
6.5.3.	*Pathologische Veränderungen im Wasser-Natrium-Haushalt*	74
6.5.4.	*Kalium*	74
6.5.5.	*Calcium*	76
6.5.6.	*Magnesium*	76
6.5.7.	*Chlorid*	76
6.5.8.	*Säure-Basen-Haushalt*	76
6.5.8.1.	Regulation	76
6.5.8.2.	Diagnose und Klinik von Störungen im Säure-Basen-Haushalt	77
6.5.8.3.	Therapie	77
6.5.9.	*Veränderungen des Wasser-, Elektrolyt- und Säure-Basen-Haushaltes in der perioperativen und posttraumatischen Phase*	78
6.5.10.	*Perioperative Infusionstherapie*	79
6.6.	**Perioperative und posttraumatische Ernährungstherapie.** Von J. M. MÜLLER	80
6.6.1.	*Indikation*	80
6.6.2.	*Enterale oder parenterale Ernährung*	80
6.6.3.	*Substratbedarf und seine Deckung*	81
6.6.4.	*Technik der parenteralen Ernährung*	82
6.6.5.	*Stoffwechselkomplikationen bei parenteraler Ernährung*	83
6.6.6.	*Technik der enteralen Ernährung*	83
6.6.6.1.	Diäten	83
6.6.6.2.	Zufuhr	84
6.6.6.3.	Komplikationen der enteralen Ernährung	85
6.7.	**Der Stoffwechsel nach Operation und Trauma.** Von J. M. MÜLLER	86
6.7.1.	*Genese*	86
6.7.2.	*Phasenhafter Verlauf*	86
6.7.3.	*Hormonantrieb*	87
6.7.4.	*Energiestoffwechsel*	87
6.7.5.	*Fettstoffwechsel*	88
6.7.6.	*Kohlenhydratstoffwechsel*	88
6.7.7.	*Eiweißstoffwechsel*	88
6.8.	**Das akute Nierenversagen in der Chirurgie.** Von L. KOSLOWSKI und TH. KLÖSS	89
6.8.1.	*Definition*	89
6.8.2.	*Ätiologie*	89
6.8.3.	*Pathologische Anatomie*	89
6.8.4.	*Pathogenese und Pathophysiologie*	89
6.8.5.	*Leitsymptome und Klinik des akuten Nierenversagens*	89
6.8.6.	*Therapie*	90
6.8.7.	*Prognose*	91
6.9.	**Multiples Organversagen.** Von P. K. WAGNER	92

7.	**Hämostase.** Von P. MATIS und U. MATIS	95
7.0.1.	*Blutgerinnung*	95
7.0.1.1.	Fibrinbildung	95
7.0.1.2.	Fibrinolyse	100
7.0.1.3.	Thrombozyten (Blutplättchen)	101
7.0.1.4.	Gefäßwand	102
7.0.2.	*Störungen der Blutgerinnung*	103
7.0.3.	*Blutstillung*	105
8.	**Thrombose und Embolie.** Von A. ENCKE	109
8.0.1.	*Thrombose*	109
8.0.1.1.	Allgemeine Thrombogenese	109
8.0.1.2.	Venöse Thrombose	110
8.0.1.2.1.	Diagnostik der tiefen Bein- und Beckenvenenthrombosen	111
8.0.1.2.2.	Prophylaxe der tiefen Venenthrombose	113
.1.	Physikalische Maßnahmen	114
.2.	Medikamentöse Maßnahmen	114
8.0.1.2.3.	Behandlung der manifesten tiefen Venenthrombose	115
.1.	Thrombolyse	116
.2.	Thrombektomie	116
8.0.1.3.	Arterielle Thrombose	117
8.0.2.	*Embolie*	117
8.0.2.1.	Lungenembolie	117
8.0.2.2.	Arterielle Embolie	119
8.0.3.	*Häufigkeit und Prognose der venösen Thrombose und Lungenembolie*	120
8.0.4.	*Embolien anderer Genese*	120
8.0.4.1.	Fettembolie	120
8.0.4.2.	Luftembolie	121
8.0.4.3.	Gasembolie (Caisson-Krankheit)	121
8.0.4.4.	Fremdkörperembolie	122
8.0.4.5.	Zellembolien und parasitäre Embolien	122
9.	**Schock.** Von TH. KLÖSS und L. KOSLOWSKI	123
9.0.1.	*Pathophysiologie*	123
9.0.1.1.	Herz	123
9.0.1.2.	Makrozirkulation	124
9.0.1.3.	Mikrozirkulation	124
9.0.1.4.	Entwicklung und Ursachen einer schockbedingten respiratorischen Insuffizienz	125
9.0.1.5.	Niere	126
9.0.1.6.	Leber	126
9.0.1.7.	Gastrointestinaltrakt	127
9.0.1.8.	Immunabwehr	127
9.0.1.9.	Zentralnervensystem	127
9.0.2.	*Symptome und Diagnose der verschiedenen Schockformen*	127
9.0.2.1.	Hypovolämischer Schock	127
9.0.2.1.1.	Hämorrhagischer Schock	127
9.0.2.1.2.	Traumatischer Schock	128
9.0.2.1.3.	Intraoperativer Schock	128
9.0.2.2.	Schock durch Hypoxämie	129
9.0.2.3.	Kardiogener Schock	129
9.0.2.4.	Neurogener Schock	129
9.0.2.5.	Septischer Schock (Bakterieller Schock, Endotoxinschock)	130
9.0.2.6.	Anaphylaktischer Schock	131
9.0.2.7.	Ohnmacht	131
9.0.3.	*Überwachung und Behandlung*	131
9.0.3.1.	Sofortbehandlung	131
9.0.3.2.	Lagerungs- und Infusionsprüfungen	132

9.0.3.3.	Urinausscheidung	132
9.0.3.4.	Zentralvenendruck	132
9.0.3.5.	Infusionstherapie	133
9.0.3.6.	Medikamentöse Therapie	134
9.0.3.7.	Spezielle Therapieansätze	134
10.	**Anästhesie.** Von G. Hempelmann und F. Salomon	137
10.0.1.	*Aufgabenfelder der Anästhesie*	137
10.0.1.1.	Arbeitsteilung mit anderen Disziplinen	137
10.0.1.2.	Aufgaben	137
10.0.2.	*Vorbereitung*	138
10.0.2.1.	Ziele der Prämedikationsvisite	138
10.0.2.2.	Befunde	138
10.0.2.3.	Einschätzung des Narkoserisikos	139
10.0.2.4.	Gespräch	139
10.0.2.5.	Vorbereitende Maßnahmen	139
10.0.2.6.	Medikamentöse Prämedikation	140
10.0.2.6.1.	Ziele der medikamentösen Prämedikation	140
10.0.2.6.2.	Applikationsart	140
10.0.2.6.3.	Spezielle Substanzen	140
.1.	Sedativa	140
.2.	Anxiolytika	140
.3.	Neuroleptika	141
.4.	Analgetika	141
.5.	Parasympatholytika	141
.6.	Zusätzliche Pharmaka	141
10.0.2.7.	Weiterführung einer Dauermedikation	142
10.0.3.	*Die eigentliche Anästhesie*	142
10.0.3.1.	Maßnahmen vor Narkosebeginn	142
10.0.3.1.1.	Narkosezubehör	142
10.0.3.1.2.	Patientenkontrolle	142
10.0.3.1.3.	Infusion und Monitoring	142
10.0.3.2.	Die Allgemeinanästhesie	142
10.0.3.2.1.	Narkoseeinleitung	142
.1.	Intravenöse Einleitung	143
.1.1.	Barbiturate	143
.1.2.	Benzodiazepine	143
.1.3.	Etomidat	143
.1.4.	Droperidol	143
.1.5.	Opioide	144
.1.6.	Ketamine	144
.2.	Inhalationsnarkose	144
.2.1.	Prinzipien	144
.2.2.	Lachgas	145
.2.3.	Halothan	145
.2.4.	Enfluran	146
.2.5.	Isofluran	146
.3.	Endotracheale Intubation	146
.3.1.	Zubehör und Technik	146
.3.2.	Muskelrelaxation	147
.4.	Besondere Einleitungsprobleme	148
10.0.3.2.2.	Narkoseführung	148
.1.	Narkosesysteme	148
.2.	Monitoring	149
.3.	Steuerung der Narkose	149
.4.	Infusion und Transfusion	150
10.0.3.2.3.	Narkoseausleitung	150
.1.	Beendigung einer Inhalationsnarkose	150
.2.	Beendigung einer intravenösen Narkose	150
.2.1.	Antagonisierung der Muskelrelaxantien	151

	.2.2. Opiatantagonisierung	151
	.3. Extubation	151
10.0.3.3.	Regionalanästhesie	151
10.0.3.3.1.	Indikationen, Kontraindikationen	151
10.0.3.3.2.	Lokalanästhetika	151
10.0.3.3.3.	Spinalanästhesie	152
10.0.3.3.4.	Periduralanästhesie	152
10.0.3.3.5.	Periphere Nervenblockaden	153
10.0.4.	*Anästhesiologische Nachsorge*	153
10.0.4.1.	Typische Probleme nach Allgemeinnarkosen	153
10.0.4.2.	Probleme nach Leitungsanästhesien	154
10.0.4.3.	Postoperative Flüssigkeitstherapie	154
10.0.4.4.	Verkehrstüchtigkeit	154
10.0.4.5.	Postoperative Visite	154
10.0.5.	*Lokalanästhesie*	154
10.0.5.1.	Definitionen	154
10.0.5.2.	Indikationen	155
10.0.5.3.	Pharmakologie der Lokalanästhetika	155
10.0.5.4.	Techniken der örtlichen Betäubung	155
10.0.5.5.	Nachsorge	155
11.	**Infektionen**	157
11.1.	**Chirurgische Infektionen.** Von G. KIENINGER	157
11.1.1.	*Allgemeiner Teil*	157
11.1.1.1.	Infektionserreger	157
11.1.1.2.	Grundbegriffe chirurgischer Infektionen	158
11.1.1.2.1.	Pyogene Infektionen	158
11.1.1.2.2.	Putride Infektionen	158
11.1.1.2.3.	Aerobe und anaerobe toxische Infektionen	158
11.1.1.2.4.	Spezifische Infektionen	158
11.1.1.3.	Lokale bakterielle Entzündungen	158
11.1.1.3.1.	Abszeß	159
11.1.1.3.2.	Phlegmone	159
11.1.1.3.3.	Empyem	160
11.1.1.4.	Übergang von der Lokal- zur Allgemeininfektion	160
11.1.1.4.1.	Lymphangitis und Lymphadenitis	160
11.1.1.4.2.	Phlebitis	160
11.1.1.4.3.	Arteriitis (Arteriitis purulenta)	161
11.1.1.5.	Allgemeininfektion	161
11.1.1.5.1.	Toxische Allgemeininfektion	161
11.1.1.5.2.	Bakterielle Allgemeininfektion	161
	.1. Bakteriämie	161
	.2. Sepsis	161
	.2.1. Nichtmetastasierende Sepsis	161
	.2.2. Metastasierende Sepsis	162
	.2.3. Klinisches Bild der Sepsis	162
	.3. Behandlung der bakteriellen Allgemeininfektion	162
11.1.2.	*Spezieller Teil*	163
11.1.2.1.	Lokale pyogene Infektionen	163
11.1.2.1.1.	Infektionen der Hautanhangsgebilde	163
	.1. Follikulitis	163
	.2. Furunkel	163
	.3. Karbunkel	164
	.4. Schweißdrüsenabszeß (Hidradenitis suppurativa)	164
	.5. Erysipel	164

.6.	Erysipeloid	165
.7.	Panaritien	165
.7.1.	Die oberflächlichen Panaritien	167
.7.2.	Die tiefen Panaritien	168
11.1.2.1.2.	Eitrige Infektionen der Schleimbeutel und der Gelenke	169
.1.	Bursitis purulenta (Bursaempyem)	169
.2.	Gelenkempyem (Arthritis purulenta)	169
11.1.2.2.	Pyogene Allgemeininfektionen – Osteomyelitis	170
11.1.2.2.1.	Ätiologie, Manifestation, Verlauf	170
.1.	Akute hämatogene Osteomyelitis	170
.1.1.	Sonderformen	171
.2.	Exogene Osteitis (Ostitis)	172
11.1.2.2.2.	Behandlung der Osteomyelitis und der Osteitis	172
.1.	Akute hämatogene Osteomyelitis	172
.2.	Chronische Osteomyelitis	173
.3.	Posttraumatische und postoperative Osteitis	173
11.1.2.3.	Lokale putride Infektionen	173
11.1.2.3.1.	Ätiologie und Manifestation	173
.1.	Urinphlegmone	174
.2.	Skrotalgangrän (Fourniersche Gangrän)	174
11.1.2.3.2.	Behandlung der putriden Infektionen	174
11.1.2.3.3.	Sonderformen: Fusospirochätosen	174
.1.	Noma	174
.2.	Ulcus tropicum	174
11.1.2.4.	Anaerobe und aerobe toxische Allgemeininfektionen	175
11.1.2.4.1.	Tetanus	175
11.1.2.4.2.	Gasbrand (Gasödem)	177
11.1.2.4.3.	Wunddiphtherie	179
11.1.2.5.	Spezifische Infektionen	180
11.1.2.5.1.	Tuberkulose	180
.1.	Allgemeine Grundsätze der Diagnostik und Therapie	180
.2.	Die chirurgischen Tuberkuloseformen	181
.2.1.	Lungentuberkulose	181
.2.2.	Lymphknotentuberklulose	181
.2.3.	Knochen- und Gelenktuberkulose	181
.2.4.	Sehnenscheiden- und Schleimbeuteltuberkulose	183
.2.5.	Abdominaltuberkulose	183
11.1.2.5.2.	Lues	184
11.1.2.5.3.	Lepra	184
11.1.2.5.4.	Aktinomykose	185
11.1.2.5.5.	Buruli-Ulkus (Mycobacterium-ulcerans-Infektion)	185
11.1.2.6.	Seltene bakterielle chirurgische Infektionen	186
11.1.2.6.1.	Milzbrand (Anthrax)	186
11.1.2.6.2.	Rotz (Malleus)	186
11.1.2.6.3.	Typhus abdominalis	186
11.1.2.7.	Virusbedingte chirurgische Infektionen	187
11.1.2.7.1.	Tollwut (Rabies, Lyssa)	187
11.1.2.7.2.	Katzenkratzkrankheit	188
11.1.2.8.	Parasitäre Infektionen	188
11.1.2.8.1.	Echinokokkose	188
11.1.2.8.2.	Askaridiasis	189
11.1.2.8.3.	Amöbiasis	189
11.1.2.9.	Verletzungen durch Gifttiere	189
11.1.2.9.1.	Schlangenbisse	190
11.1.2.9.2.	Verletzungen durch sonstige Gifttiere	190
11.1.2.10.	Chemisch-toxische Entzündungen	190
11.1.2.10.1.	Tintenstiftverletzungen	190
11.1.2.10.2.	Leichtmetallverletzungen	190
11.1.2.10.3.	Fettpressenverletzung	190
11.1.3.	*Allgemeine Prinzipien der Chemotherapie chirurgischer Infektionen*	191
11.1.4.	*Hospitalismus*	191

11.2.	**Prinzipien der Antibiotikaprophylaxe und Antibiotikatherapie chirurgischer Infektionen.** Von F. DASCHNER	193
11.2.1.	*Einleitung*	193
11.2.2.	*Prinzipien der Antibiotikaprophylaxe*	193
11.2.2.1.	Falsche Indikationen	193
11.2.2.2.	Gesicherte, fragliche Indikationen der Antibiotikaprophylaxe	194
11.2.2.3.	Applikationszeitpunkt, Applikationsart, Dauer, Auswahl des Antibiotikums	194
11.2.3.	*Prinzipien der Antibiotikatherapie*	195
11.2.3.1.	Gezielte Diagnostik	195
11.2.3.2.	Gezielte Therapie	198
11.2.3.3.	Möglichst wenig Lokalantibiotika	199
11.3.	**Krankenhausinfektionen.** Von F. DASCHNER	200
11.3.1.	*Definition*	200
11.3.2.	*Entstehung, Übertragungswege, Erregerreservoire*	200
11.3.3.	*Häufigste Krankenhausinfektionen, Erreger*	202
11.3.4.	*Verhütung und Bekämpfung von Krankenhausinfektionen*	203
11.3.4.1.	Auswahl der Maßnahmen	203
11.3.4.2.	Prioritäten	204
11.3.4.3.	Desinfektion	206
11.3.4.4.	Bauliche Maßnahmen	207
11.3.4.5.	Unnötige Hygienemaßnahmen	207
12.	**Grundlagen der Transfusionsmedizin**	209
12.1.	**Transfusionsserologie.** Von TH. SCHRICKER und E. SCHRICKER	209
12.1.1.	*Blutgruppen-Antigene und -Antikörper*	209
12.1.1.1.	Gene und Antigene	209
12.1.1.2.	Antikörper	209
12.1.1.2.1.	Allgemeines	209
12.1.1.2.2.	Reguläre und irreguläre Isoantikörper	209
12.1.1.2.3.	Antikörpertiter	210
12.1.2.	*Blutgruppenbestimmung*	210
12.1.2.1.	Das AB0-System	210
12.1.2.2.	Die A-Untergruppen	211
12.1.2.3.	Rhesus-System (Rh-System)	212
12.1.2.4.	Das Kell-System	213
12.1.2.5.	Weitere Blutgruppensysteme (Lewis, Duffy, Lutheran, Kidd, MNSs)	214
12.1.2.6.	Nachweis irregulärer Antikörper	214
12.1.2.7.	Serologische Verträglichkeitsprobe (Kreuzprobe)	214
12.1.2.8.	Der AB0-Identitätstest (Bedside-Test)	214
12.1.2.9.	Notfälle in der Transfusionsmedizin	214
12.1.2.10.	Nicht an Erythrozyten gebundene Antigensysteme	215
12.2.	**Transfusionskunde.** Von TH. SCHRICKER und E. SCHRICKER	216
12.2.1.	*Gewinnung von Transfusionsblut und Konservierungsmethoden*	216
12.2.2.	*Spezialkonserven*	216
12.2.3.	*Durchführung der Bluttransfusion*	217
12.2.4.	*Indikationen für Blut und Blutbestandteile*	218
12.2.5.	*Kontraindikationen für Bluttransfusionen*	220
12.2.6.	*Gefahren der Bluttransfusion*	221
12.2.6.1.	Febrile Reaktionen	221
12.2.6.2.	Allergisch-anaphylaktische Reaktionen	221
12.2.6.3.	Schwere zytotoxische, hämolytische Reaktionen (Hämolysezwischenfall)	221
12.2.6.4.	Weitere Komplikationen	222

13.	**Notfall- und Katastrophenmedizin**	225
13.1.	**Das Rettungswesen.** Von W. KRAMER	225
13.1.1.	*Rettungsdienste und -systeme*	225
13.1.2.	*Der Notarzt*	226
13.2.	**Erste ärztliche Hilfe am Unfallort.** Von W. KRAMER und L. KOSLOWSKI	229
13.2.1.	*Erstmaßnahmen*	229
13.2.2.	*Verletzungstypen*	231
13.3.	**Chirurgische Maßnahmen im Katastrophenfall.** Von L. KOSLOWSKI und W. KRAMER	234
13.3.1.	*Erste Maßnahmen am Katastrophenort*	234
13.3.2.	*Sichtung oder Triage von Verletzten*	234
13.3.2.1.	Dringlichkeitskategorien	234
13.3.2.2.	Verletztenkarte	235
13.4.	**Atomwaffenwirkungen aus chirurgischer Sicht.** Von O. MESSERSCHMIDT	236
13.4.1.	*Einführung*	236
13.4.2.	*Bedeutung der Kombinationsschäden*	238
13.4.3.	*Pathogenese und Symptomatik der Kombinationsschäden*	239
13.4.4.	*Richtlinien für therapeutische Maßnahmen bei Kombinationsschäden*	241
14.	**Grundzüge der Plastischen Chirurgie.** Von U. SCHMIDT-TINTEMANN	245
14.0.1.	*Geschichte und Definition*	245
14.0.2.	*Struktur*	245
14.0.3.	*Psychologische und sozialpsychologische Faktoren*	246
14.0.4.	*Rechtliche Würdigung plastisch-chirurgischer Eingriffe*	246
14.0.5.	*Operationstechnik*	247
14.0.5.1.	Hauttransplantate, Spalthaut und Vollhaut	248
14.0.5.1.1.	Spalthaut	248
14.0.5.1.2.	Vollhaut	248
14.0.5.2.	Lappenplastiken	249
14.0.5.2.1.	Örtliche Lappenplastiken	249
14.0.5.2.2.	Fernlappenplastiken	250
14.0.5.2.3.	Axial gefäßversorgte Lappen	251
15.	**Organtransplantation.** Von F. W. EIGLER, W. NIEBEL und G. DOSTAL	253
15.0.1.	*Geschichtliche Aspekte*	253
15.0.2.	*Überblick über die Organ- bzw. Gewebstransplantationen und Begriffsbestimmungen*	253
15.0.3.	*Immunologische Grundlagen*	255
15.0.3.1.	Histokompatibilitätssysteme und Genetik	255
15.0.3.2.	Transfusionseffekte und Responder-Status	257
15.0.3.2.1.	Der Einfluß von Bluttransfusionen vor der Transplantation	257
15.0.3.2.2.	Responder-Status des Transplantatempfängers	257
15.0.3.3.	Transplantatabstoßung	257
15.0.3.4.	Immunsuppression	259
15.0.3.4.1.	Immunsuppressive Behandlungsverfahren	259
.1.	Cyclosporin A	259
.2.	Corticosteroide	260
.3.	Azathioprin	260
.4.	Antilymphozyten- und Antithymozyten-Globulin	261
.5.	Andere Verfahren	261

15.0.3.4.2.	Abstoßungstherapie	261
15.0.3.4.3.	Komplikationen bzw. Nebenwirkungen der immunsuppressiven Therapie	262
15.0.4.	*Organgewinnung*	262
15.0.4.1.	Allgemeines zur (Multi-)Organspende	262
15.0.4.2.	Voraussetzungen zur Entnahme von Leichen-Organtransplantaten	263
15.0.4.3.	Operatives Vorgehen zur Multiorganentnahme	263
15.0.4.4.	Organkonservierung	264
15.0.4.4.1.	Hypothermie	264
15.0.4.4.2.	Kontinuierliche Organperfusion	264
15.0.5.	*Nierentransplantation*	264
15.0.5.1.	Indikation zur Transplantation und Empfängerauswahl	264
15.0.5.2.	Voruntersuchungen und Vorbereitung des Transplantatempfängers	265
15.0.5.3.	Die operative Durchführung der Nierentransplantation	265
15.0.5.4.	Postoperative Behandlung	266
15.0.5.5.	Ergebnisse und Prognose	266
15.0.6.	*Die allogene Pankreastransplantation*	267
15.0.6.1.	Transplantation isolierter Langerhansscher Inseln	267
15.0.6.2.	Transplantation des Pankreasorganes	267
15.0.6.2.1.	Indikation zur Pankreastransplantation, Empfängerauswahl und Vorbereitung des Transplantatempfängers	267
15.0.6.2.2.	Operationsverfahren	268
15.0.6.2.3.	Postoperative Behandlung	268
15.0.6.2.4.	Ergebnisse und Prognose	269
15.0.7.	*Die allogene Lebertransplantation*	269
15.0.7.1.	Allgemeines	269
15.0.7.2.	Indikation zur Lebertransplantation	269
15.0.7.3.	Methoden der Lebertransplantation	269
15.0.7.3.1.	Auxiliäre Lebertransplantation	270
15.0.7.3.2.	Orthotope Lebertransplantation	270
15.0.7.4.	Spender-Empfänger-Kriterien	271
15.0.7.4.1.	Nicht-immunologische Kriterien	271
15.0.7.4.2.	Immunologische Kriterien	271
15.0.7.5.	Postoperativer Verlauf und Langzeitergebnisse	271
15.0.7.6.	Prognose	272
15.0.8.	*Die allogene Herz- und Herz-Lungen-Transplantation*	272
15.0.8.1.	Allgemeines	272
15.0.8.2.	Indikationen	273
15.0.8.3.	Operatives Vorgehen	273
15.0.8.3.1.	Herztransplantation	273
15.0.8.3.2.	Herz-Lungen-Transplantation	273
15.0.8.3.3.	Künstliche Herzen	274
16.	**Geschwülste**	275
16.1.	**Allgemeine chirurgische Onkologie.** Von C. Thomas und L. Deichert	275
16.1.1.	*Nomenklatur*	275
16.1.2.	*Begriffsbestimmung*	275
16.1.3.	*Tumorsystematik*	275
16.1.3.1.	Systematik und Tumordiagnose	276
16.1.3.1.1.	Tumorlokalisation	276
16.1.3.1.2.	Tumormorphologie und Histogenese	276
16.1.3.1.3.	Tumorausbreitung	276
16.1.3.2.	Systematik und Tumorprognose	277
16.1.3.2.1.	Pathologisch-anatomische Merkmale der Malignität	278
16.1.3.2.2.	Klinische Merkmale der Malignität	278
16.1.3.3.	Systematik und Tumortherapie – Tumorätiologie	279
16.1.3.4.	Tumorkodierung	279

16.1.4.	*Krebshäufigkeit*	279
16.1.4.1.	Allgemeine Angaben zur Krebshäufigkeit	280
16.1.4.2.	Alter	280
16.1.4.3.	Geschlecht	280
16.1.4.4.	Tumortyp und -lokalisation	281
16.1.5.	*Tumorpathogenese*	281
16.1.5.1.	Krebstheorien	281
16.1.5.2.	Kausale Tumorpathogenese (Ätiologie)	282
16.1.5.2.1.	Physikalische Noxen	282
16.1.5.2.2.	Chemische Noxen	283
16.1.5.2.3.	Virale Karzinogenese	284
16.1.5.3.	Formale Tumorpathogenese	284
16.1.6.	*Krebswachstum*	285
16.1.6.1.	Lokales Krebswachstum	285
16.1.6.1.1.	Karzinome	285
16.1.6.1.2.	Sarkome	285
16.1.6.2.	Metastasierung	285
16.1.6.2.1.	Lokale Metastasierung	285
16.1.6.2.2.	Lymphogene Metastasierung	286
16.1.6.2.3.	Fernmetastasen	286
16.1.6.3.	Tumorrezidiv	286
16.1.7.	*Krebsmanifestation*	287
16.1.7.1.	Latente Tumoren – okkulte Tumoren	287
16.1.7.2.	Folgen der Tumorausbreitung	287
16.1.7.3.	Tumorsyndrome – Tumorsyntropien – Paraneoplasie	287
16.2.	**Tumoren der Weichteile und malignes Melanom.** Von K. Schwemmle	289
16.2.1.	*Benigne Weichteiltumoren*	289
16.2.1.1.	Definition und Häufigkeit	289
16.2.1.2.	Diagnose	289
16.2.1.3.	Therapie	289
16.2.2.	*Maligne Weichteiltumoren*	289
16.2.2.1.	Definition	289
16.2.2.2.	Epidemiologie	289
16.2.2.3.	Einteilung	290
16.2.2.4.	Diagnostik	290
16.2.2.5.	Operative Therapie	290
16.2.2.6.	Ergänzende Therapie	291
16.2.2.7.	Prognose	291
16.2.3.	*Malignes Melanom*	291
16.2.3.1.	Epidemiologie	291
16.2.3.2.	Einteilung und pathologische Anatomie	292
16.2.3.3.	Diagnose	294
16.2.3.4.	Operative Therapie	294
16.2.3.5.	Ergänzende Behandlung	294
16.2.3.6.	Nachsorge	295
16.2.3.7.	Prognose	295
17.	**Bildgebende Verfahren: Sonographie, Computertomographie und Kernspintomographie in der chirurgischen Diagnostik.** Von P. Gerhardt, G. van Kaick und B. Terwey	297
17.0.1.	*Allgemeiner Teil*	297
17.0.1.1.	Sonographie (US)	297
17.0.1.2.	Computertomographie (CT)	297
17.0.1.3.	Kernspintomographie (KST)	298
17.0.2.	*Spezieller Teil*	298
17.0.2.1.	Gehirn- und Gesichtsschädel, Rückenmark	298

17.0.2.2.	Halsregion	300
17.0.2.2.1.	Schilddrüse	300
17.0.2.2.2.	Nebenschilddrüsen	301
17.0.2.2.3.	Arteria carotis	301
17.0.2.3.	Mamma	301
17.0.2.4.	Thorax	302
17.0.2.5.	Abdomen	302
17.0.2.5.1.	Gallenwege	302
17.0.2.5.2.	Leber	303
17.0.2.5.3.	Milz	304
17.0.2.5.4.	Pankreas	304
17.0.2.5.5.	Freie Bauchhöhle	305
17.0.2.5.6.	Retroperitonealraum	305
17.0.2.5.7.	Nebennieren	307
17.0.2.5.8.	Nieren	308
17.0.2.5.9.	Becken	309
17.0.2.6.	Weichteile und Skelett	310
17.0.2.7.	Hoden	310

Spezielle Chirurgie

18.	**Kopf, Zentralnervensystem, peripheres und vegetatives Nervensystem**	**315**
18.1.	**Erkrankungen von Schädel und Gehirn.** Von K.-A. BUSHE, A. BRAWANSKI und W. DITTMANN	**315**
18.1.1.	*Allgemeiner Teil*	315
18.1.1.1.	Allgemeine klinische Diagnostik	315
18.1.1.2.	Ophthalmologische Diagnostik	316
18.1.1.3.	Technische Diagnostik	317
18.1.1.3.1.	Elektroenzephalographie (EEG)	317
.1.	Allgemeines	317
.2.	Elektroenzephalographie (EEG) als apparative Zusatzdiagnostik zur Feststellung des Hirntodes	318
18.1.1.3.2.	Röntgendiagnostik	318
18.1.1.3.3.	Axiale Computertomographie	319
18.1.1.3.4.	Magnet-Resonanz-CT (NMR)	319
18.1.1.3.5.	Doppler-Sonographie	322
18.1.1.3.6.	Lokalisationsdiagnostik des ZNS mit offenen radioaktiven Isotopen	323
18.1.1.3.7.	Zerebrale Angiographie	325
18.1.1.4.	Die intrakranielle Drucksteigerung	327
18.1.1.4.1.	Pathophysiologie	327
18.1.1.4.2.	Klinik	329
18.1.1.4.3.	Therapie	333
18.1.1.5.	Operative Diagnostik	333
18.1.1.5.1.	Intrakranielle Druckmessung	333
18.1.1.5.2.	Technik der intrakraniellen Druckmessung	333
18.1.1.6.	Operative Behandlung	334
18.1.1.6.1.	Präoperative Behandlung	334
18.1.1.6.2.	Narkose	335
18.1.1.6.3.	Operation	335
18.1.1.6.4.	Komplikationen	336
18.1.1.7.	Stereotaktische Eingriffe	337
18.1.2.	*Spezieller Teil*	337
18.1.2.1.	Intrakranielle Geschwülste	337
18.1.2.1.1.	Allgemeines	337
18.1.2.1.2.	Pathologische Anatomie und Klassifikation	338
18.1.2.1.3.	Erscheinungsbild intrakranieller Geschwülste	338

.1.	Intrakranielle Drucksteigerung	338
.2.	Herdgebundene Veränderungen	339
18.1.2.1.4.	Klinik der Geschwülste in den einzelnen Hirnregionen	340
.1.	Geschwülste des Großhirns	340
.1.1.	Geschwülste der Seitenventrikel	340
.1.2.	Geschwülste der Stammganglien und des Thalamus	340
.2.	Geschwülste der Sellaregion	340
.3.	Geschwülste des III. Ventrikels	340
.4.	Geschwülste im Pinealis- und Vierhügelgebiet	341
.5.	Geschwülste des kaudalen Hirnstammes (sog. pontobulbäre Tumoren)	341
.6.	Geschwülste des sog. Kleinhirnbrückenwinkels	342
18.1.2.1.5.	Klinik der einzelnen Tumorarten	342
18.1.2.1.6.	Diagnostik	349
18.1.2.1.7.	Differentialdiagnostische Erwägungen	349
18.1.2.1.8.	Therapie	350
.1.	Operative Maßnahmen	350
.2.	Bestrahlungsbehandlung und zytostatische Therapie	351
18.1.2.1.9.	Prognose	351
18.1.2.2.	Entzündliche Erkrankungen der Kopfschwarte, des Knochens, der Meningen und des Gehirns	352
18.1.2.2.1.	Eitrige Entzündungen	352
.1.	Kopfschwarte	352
.2.	Schädel	352
.3.	Intrakranielle subdurale Abszesse	352
.4.	Eitrige Meningitis	352
18.1.2.2.2.	Hirnabszeß	353
18.1.2.2.3.	Andere Infektionen	354
18.1.2.2.4.	Parasiten	354
18.1.2.3.	Gefäßmißbildungen, -erkrankungen und -geschwülste (spontane intrakranielle Blutungen)	354
18.1.2.3.1.	Sack- und beerenförmige Aneurysmen	355
18.1.2.3.2.	Arteriovenöses Angiom	357
18.1.2.3.3.	Sturge-Webersche Erkrankungen	359
18.1.2.3.4.	Das sogenannte Kavernosus-Aneurysma bzw. der Exophthalmus pulsans	359
18.1.2.3.5.	Arterielle Verschlußkrankheiten	360
18.1.2.3.6.	Hirnvenenthrombosen	360
18.2.	**Schädel-Hirn-Verletzungen.** Von H. WENKER	362
18.2.1.	*Allgemeiner Teil*	362
18.2.1.1.	Statistische Angaben	362
18.2.1.2.	Einteilung und Definition	362
18.2.2.	*Spezieller Teil*	363
18.2.2.1.	Verletzungen der Schädelweichteile	363
18.2.2.1.1.	Anatomische Vorbemerkungen	363
18.2.2.1.2.	Blutbeulen (Hämatome)	363
18.2.2.1.3.	Schnitt-, Hieb- und Stichwunden	363
18.2.2.1.4.	Quetsch-, Platz- und Rißwunden	363
18.2.2.1.5.	Begutachtung	364
18.2.2.2.	Gedeckte Schädelknochenverletzungen	364
18.2.2.3.	Gedeckte Schädel-Hirn-Verletzungen	366
18.2.2.3.1.	Anatomische Vorbemerkungen	366
18.2.2.3.2.	Leichte gedeckte Hirnschädigung	367
18.2.2.3.3.	Mittelschwere gedeckte Hirnschädigung	368
18.2.2.3.4.	Schwere gedeckte Hirnschädigung	369
18.2.2.4.	Traumatische Subarachnoidalblutungen	372
18.2.3.	*Offene Schädel-Hirn-Verletzungen*	372
18.2.3.1.	Verletzungen der Konvexität	373
18.2.3.2.	Frontobasale und laterobasale Verletzungen	374
18.2.4.	*Posttraumatische Störungen*	375
18.2.4.1.	Epidurale Hämatome	376

18.2.4.2.	Subdurale Hämatome	377
18.2.4.3.	Intrazerebrale Hämatome	378
18.2.4.4.	Kombinierte intrakranielle Hämatome	379
18.2.4.5.	Hirnabszesse	379
18.2.4.6.	Hirnnarben-Epilepsien	379
18.2.5.	*Anhang*	380
18.2.5.1.	Erstversorgung Schädel-Hirn-Verletzter	380
18.2.5.2.	Rehabilitation Schädel-Hirn-Verletzter	380
18.3.	**Mund-, Kiefer- und Gesichtschirurgie.** Von G. PFEIFER und V. SCHWIPPER	382
18.3.1.	*Einleitung*	382
18.3.2.	*Embryonale Fehlbildungen des Gesichtes und Dysgnathien*	382
18.3.2.1.	Kraniofaziale und orofaziale Fehlbildungen	382
18.3.2.1.1.	Ätiologie, Morphogenese und Klassifikation	382
18.3.2.1.2.	Morphologische Reihen von embryonalen Fehlbildungen	383
.1.	Vorderkopfregion	383
.2.	Hinter-, Seitenkopfregion	383
.3.	Zwischenkopfregion	384
18.3.2.1.3.	Kombinationsfehlbildungen	385
18.3.2.1.4.	Therapie	385
18.3.2.2.	Lippen-Kiefer-Gaumenspalten	385
18.3.2.2.1.	Klassifikation und Ätiologie	385
18.3.2.2.2.	Therapie	387
18.3.2.3.	Dysgnathien	389
18.3.3.	*Entzündungen des Mundes, der Kiefer und der angrenzenden Weichteile*	392
18.3.3.1.	Unspezifische Entzündungen	392
18.3.3.1.1.	Lokale Infektionen	392
18.3.3.1.2.	Logeninfektionen	394
18.3.3.2.	Osteomyelitis	394
18.3.3.3.	Sinusitis maxillaris	395
18.3.3.4.	Andere Entzündungsformen	395
18.3.4.	*Zysten*	396
18.3.4.1.	Kieferzysten	396
18.3.4.2.	Weichteilzysten	398
18.3.5.	*Geschwülste der Mundhöhle, der Kiefer und des Gesichtes*	398
18.3.5.1.	Mundhöhle und Lippen	398
18.3.5.1.1.	Gutartige Tumoren	398
18.3.5.1.2.	Bösartige Tumoren	399
18.3.5.2.	Kiefer und Gesichtsschädel	401
18.3.5.2.1.	Gutartige Tumoren	401
18.3.5.2.2.	Bösartige Tumoren	402
18.3.5.3.	Gesichtshaut	402
18.3.5.3.1.	Gutartige Tumoren	402
18.3.5.3.2.	Bösartige Tumoren	402
18.3.6.	*Erkrankungen der Speicheldrüsen des Kopfes*	403
18.3.6.1.	Tumoren der Speicheldrüsen	403
18.3.6.2.	Entzündungen	404
18.3.7.	*Erkrankungen des Kiefergelenkes*	404
18.3.8.	*Verletzungen des Gesichtsschädels und der Weichteile des Kopfes*	405
18.3.8.1.	Weichteilverletzungen	405
18.3.8.2.	Verletzungen der Zähne	406
18.3.8.3.	Frakturen des Gesichtsschädels	406
18.3.8.3.1.	Unterkiefer	406
18.3.8.3.2.	Mittelgesicht und Nasenbein	408
.1.	Oberkieferfrakturen	408
.2.	Nasenbeinfrakturen	409
18.3.8.3.3.	Jochbein und Periorbita	409
.1.	Jochbeinfrakturen, Jochbogenfrakturen	409

.2.	Periorbitafrakturen	410
18.3.8.3.4.	Reihenfolge von Maßnahmen der Ersten Hilfe bei Verdacht auf Frakturen des Gesichtsschädels	412
18.3.8.3.5.	EDV-gerechte Schreibweise der Zähne (1970)	412

18.4. Wirbelsäule und Rückenmark. Von R. WÜLLENWEBER und D. K. BÖKER ... 413

18.4.1.	*Anatomie und Physiologie*	413
18.4.1.1.	Wirbelsäule	413
18.4.1.2.	Rückenmark	413
18.4.2.	*Degenerative Prozesse*	414
18.4.2.1.	Wirbelsäule	414
18.4.2.1.1.	Knöcherne Veränderungen	414
18.4.2.1.2.	Bandscheibenvorfälle	415
18.4.2.1.3.	Klinische Symptomatik	415
.1.	Halswirbelsäule	415
.2.	Brustwirbelsäule	417
.3.	Lendenwirbelsäule	417
18.4.2.1.4.	Diagnostik	418
18.4.2.1.5.	Therapie	419
.1.	Konservative Therapie	421
.2.	Operative Behandlungsmethoden	421
18.4.2.2.	Rückenmark	423
18.4.3.	*Kreislaufstörungen, Blutungen*	423
18.4.4.	*Entzündungen*	423
18.4.5.	*Raumfordernde Prozesse*	424
18.4.5.1.	Extradurale Raumforderungen	424
18.4.5.2.	Juxtamedulläre Raumforderungen	424
18.4.5.3.	Intramedulläre Raumforderungen	425
18.4.5.4.	Klinische Symptomatik	425
18.4.5.5.	Diagnostik	426
18.4.5.6.	Therapie	428
18.4.5.6.1.	Konservative Therapie	428
18.4.5.6.2.	Operative Therapie	428
18.4.6.	*Traumen*	430
18.4.6.1.	Wirbelsäulenverletzungen	430
18.4.6.1.1.	Schleudertrauma der Wirbelsäule	430
18.4.6.1.2.	Verletzungen des Bandapparates	431
18.4.6.1.3.	Frakturen der Wirbelsäule	431
18.4.6.1.4.	Klinische Symptomatik	432
18.4.6.1.5.	Diagnostik	433
18.4.6.1.6.	Therapie	433
.1.	Konservative Therapie	433
.2.	Operative Behandlung	435
18.4.6.2.	Rückenmarksverletzungen	436
18.4.6.2.1.	Wurzelausrisse	437
18.4.6.2.2.	Offene Rückenmarksverletzungen	437
18.4.7.	*Begutachtung*	437
18.4.8.	*Zusammenfassung*	437

18.5. Verletzungen der peripheren Nerven. Von M. SAMII und G. PENKERT ... 439

18.5.1.	*Einleitung*	439
18.5.2.	*Anatomischer Aufbau der Nerven*	439
18.5.3.	*Wallersches Gesetz*	440
18.5.4.	*Prinzipielle Graduierung von Nervenverletzungen*	440
18.5.4.1.	Einteilung nach SEDDON	440
18.5.4.2.	Einteilung nach SUNDERLAND	441

18.5.5.	*Beurteilungsmöglichkeiten der Nervenverletzung*	441
18.5.5.1.	Neurologische Symptomatologie	441
18.5.5.2.	Tinnel-Hoffmannsches Zeichen	441
18.5.5.3.	Elektromyographie und Elektroneurographie	442
18.5.6.	*Mikrochirurgische Behandlung der Nervenverletzung*	442
18.5.6.1.	Nervenläsion ohne Kontinuitätsunterbrechung	442
18.5.6.2.	Nervenläsion mit Kontinuitätsunterbrechung	443
18.5.6.3.	Amputationsneurome	445
18.5.7.	*Spezielle Probleme*	445
18.5.7.1.	Engpass-Syndrome	445
18.5.7.2.	Armplexus-Läsionen	445
18.5.7.3.	Geburtstraumatische Plexusläsionen	446
18.5.7.4.	Iatrogene Nervenschädigungen	446
18.5.7.5.	Nerventumoren	446
18.6.	**Chronischer Schmerz – Schmerztherapie.** Von G. Sprotte und A. Krone	447
18.6.1.	*Physiologie und funktionelle Anatomie des Schmerzes*	447
18.6.1.1.	Physiologie	447
18.6.1.1.1.	Nomenklatur	447
18.6.1.1.2.	Schmerzmodulierende Neurotransmitter	447
18.6.1.2.	Funktionelle Anatomie	448
18.6.2.	*Pathophysiologie, chronischer Schmerz*	448
18.6.2.1.	Inadäquate Schmerzreaktion	448
18.6.2.2.	Prädisponierende Faktoren	449
18.6.2.2.1.	Morphologische Defekte am Nervensystem	449
18.6.2.2.2.	Systemerkrankungen	449
18.6.2.2.3.	Psychische Erkrankungen – Fehlreaktionen	449
18.6.2.3.	Chronischer Schmerz	449
18.6.3.	*Therapie chronischer Schmerzen*	450
18.6.3.1.	Systemische Pharmakotherapie	450
18.6.3.2.	Lokale Pharmakotherapie	450
18.6.3.3.	Neurostimulation	450
18.6.3.4.	Chirurgische Verfahren	451
18.6.3.5.	Radiotherapie	451
18.6.3.6.	Physikalische Therapie	451
18.6.3.7.	Psychotherapie	451
18.6.3.8.	Therapeutische Eingriffe am sympathischen Nervensystem	452
18.6.4.	*Spezielle chronische Schmerzerkrankungen*	452
18.6.4.1.	Posttraumatische Schmerzen	452
18.6.4.1.1.	Kausalgie	452
18.6.4.1.2.	Sudecksche Atrophie	452
18.6.4.1.3.	Anaesthesia dolorosa, Deafferentierungsschmerz, Regenerationsschmerz nach Nervenläsionen	452
18.6.4.1.4.	Postamputationsschmerz (Stumpf-, Phantomschmerz)	453
18.6.4.2.	Postherpetische Neuralgie	453
18.6.4.3.	Gesichtsschmerz	453
18.6.4.4.	Malignomschmerz	455
19.	**Hals.** Von K. Schwemmle	457
19.0.1.	*Anatomische Vorbemerkungen*	457
19.0.2.	*Halszysten und Halsfisteln*	458
19.0.2.1.	Mediale Halszysten und -fisteln	458
19.0.2.2.	Laterale, branchiogene Zysten und Fisteln	458
19.0.3.	*Neurovaskuläres Kompressionssyndrom*	459
19.0.3.1.	Pathologische Anatomie und Genese	459
19.0.3.2.	Symptomatik	460
19.0.3.3.	Diagnose	461

19.0.3.4.	Therapie	461
19.0.4.	*Entzündliche Erkrankungen*	461
19.0.4.1.	Furunkel und Karbunkel	462
19.0.4.2.	Unspezifische Lymphadenitis	462
19.0.4.3.	Infektionen von Halszysten und Halsfisteln	462
19.0.4.4.	Halsphlegmonen	462
19.0.4.5.	Spezifische Infektionen	463
19.0.5.	*Tumoren am Hals*	463
19.0.5.1.	Benigne Tumoren	463
19.0.5.2.	Maligne Tumoren	464
19.0.6.	*Hypopharynxdivertikel*	465
19.0.7.	*Muskulärer Schiefhals*	466
19.0.8.	*Verletzungen des Halses*	466
19.0.8.1.	Allgemeines	466
19.0.8.2.	Diagnostik	466
19.0.8.3.	Gefäßverletzungen	467
19.0.8.4.	Traumatische Karotisthrombose	467
19.0.8.5.	Verletzungen der Speiseröhre	467
19.0.8.6.	Verletzungen der Luftwege	467
19.0.8.7.	Nervenverletzungen	468
19.0.8.8.	Verletzungen des Ductus thoracicus	468
20.	**Thorax**	**469**
20.1.	**Pleura – Lunge – Zwerchfell.** Von TH. JUNGINGER	**469**
20.1.1.	*Erkrankungen der Pleura*	469
20.1.1.1.	Anatomische und funktionelle Vorbemerkungen	469
20.1.1.2.	Pleurale Flüssigkeitsansammlungen	469
20.1.1.2.1.	Serothorax	469
20.1.1.2.2.	Pleuraempyem	470
20.1.1.2.3.	Chylothorax	471
20.1.1.3.	Pneumothorax	471
20.1.1.4.	Hämatothorax	473
20.1.1.5.	Tumoren der Pleura	473
20.1.1.5.1.	Benigne Tumoren	473
20.1.1.5.2.	Malignes Pleuramesotheliom	473
20.1.1.5.3.	Pleurametastasen	474
20.1.1.6.	Technik der Pleurapunktion	474
20.1.1.7.	Technik der Pleuradrainage	474
20.1.2.	*Erkrankungen der Lunge*	475
20.1.2.1.	Chirurgische Vorbemerkungen zum anatomischen Aufbau	475
20.1.2.1.1.	Bronchialsystem	475
20.1.2.1.2.	Gefäßsysteme	476
20.1.2.1.3.	Lymphsystem	476
.1.	Intrapulmonale Lymphknoten	476
.2.	Extrapulmonale Lymphknoten	476
.3.	Lymphabflußgebiete der Lungenlappen	477
20.1.2.2.	Diagnostik bei Lungenerkrankungen	477
20.1.2.2.1.	Funktionsdiagnostik	477
20.1.2.2.2.	Radiologische Diagnostik	478
20.1.2.2.3.	Endoskopische Untersuchungen	479
.1.	Bronchoskopie	479
.2.	Mediastinoskopie	479
.3.	Thorakoskopie	479
20.1.2.2.4.	Transthorakale Lungenpunktion	479
20.1.2.2.5.	Sputumuntersuchungen	480
20.1.2.3.	Resektionsverfahren der Lunge	480
20.1.2.3.1.	Pneumonektomie	480

20.1.2.3.2.	Lobektomie	480
20.1.2.3.3.	Segmentresektion	480
20.1.2.3.4.	Periphere (atypische) Resektion	480
20.1.2.3.5.	Bronchoplastische Maßnahmen	481
20.1.2.4.	Entzündliche Lungenerkrankungen	481
20.1.2.4.1.	Lungenabszeß	481
20.1.2.4.2.	Bronchiektasen	482
20.1.2.4.3.	Tuberkulose	482
.1.	Indikationen zur chirurgischen Therapie	482
.2.	Operatives Vorgehen	482
20.1.2.4.4.	Pilzerkrankungen der Lunge	482
.1.	Histoplasmose	483
.2.	Kryptokokkose	483
.3.	Aspergillose	483
20.1.2.4.5.	Aktinomykose	483
20.1.2.4.6.	„Mittellappensyndrom"	483
20.1.2.5.	Zystische Erkrankungen der Lunge	483
20.1.2.5.1.	Angeborene zystische Mißbildungen	483
20.1.2.5.2.	Lungensequester	484
20.1.2.5.3.	Erworbene zystische Mißbildungen	484
.1.	Bullöses Emphysem	484
.2.	Echinokokkuszysten	484
20.1.2.6.	Tumoren der Lunge	485
20.1.2.6.1.	Benigne Tumoren	485
.1.	Arteriovenöse Aneurysmen	485
20.1.2.6.2.	Bronchialkarzinom	485
.1.	Pathologische Anatomie	485
.2.	Ausbreitungswege des Bronchialkarzinoms	486
.3.	Symptome	486
.4.	Diagnose	487
.5.	Therapie	488
.6.	Prognose	489
20.1.2.6.3.	Seltene maligne Tumoren	489
.1.	Karzinoid	489
.2.	Sonstige maligne Tumoren	490
20.1.2.6.4.	Lungenmetastasen	490
20.1.3.	*Erkrankungen des Zwerchfells*	491
20.1.3.1.	Traumatische Zwerchfellruptur	491
20.1.3.2.	Tumoren des Zwerchfells	492
20.1.3.3.	Zwerchfellrelaxation	492
20.2.	**Hiatushernien und Refluxösophagitis.** Von S. WALGENBACH und TH. JUNGINGER	493
20.2.1.	*Klassifikation der Hiatushernie*	493
20.2.1.1.	Axiale Hiatushernie (Hiatusgleithernie)	493
20.2.1.2.	Paraösophageale Hernie	493
20.2.1.3.	Gemischte Hernie	493
20.2.2.	*Pathophysiologie*	493
20.2.2.1.	Hiatushernie	493
20.2.2.2.	Refluxerkrankung	494
20.2.3.	*Symptome*	494
20.2.4.	*Verlauf und Komplikationen der Ösophagitis*	494
20.2.5.	*Diagnose*	495
20.2.6.	*Therapie*	496
20.2.6.1.	Indikation zur Operation	496
20.2.6.2.	Operationsverfahren	497
20.2.7.	*Prognose*	498

20.3.	**Erkrankungen der Brustwand.** Von F. W. Schildberg und E. Kiffner	500
20.3.1.	*Anatomische Vorbemerkungen*	500
20.3.2.	*Angeborene Deformierungen*	500
20.3.2.1.	Angeborene Defekte	500
20.3.2.2.	Trichterbrust (Pectus excavatum)	500
20.3.2.3.	Kielbrust (Pectus carinatum)	501
20.3.3.	*Entzündungen*	501
20.3.3.1.	Weichteilinfektionen	501
20.3.3.2.	Entzündungen des Skeletts	502
20.3.3.3.	Tietze-Syndrom	502
20.3.4.	*Strahlenschäden*	502
20.3.5.	*Tumoren*	503
20.3.5.1.	Weichteilgeschwülste	503
20.3.5.2.	Tumoren des Skelettsystems	503
20.4.	**Die Brustdrüse.** Von F. W. Schildberg und E. Kiffner	504
20.4.1.	*Vorbemerkungen*	504
20.4.1.1.	Embryologie	504
20.4.1.2.	Physiologie	504
20.4.1.3.	Chirurgische Anatomie	504
20.4.2.	*Diagnostik*	505
20.4.2.1.	Klinische Untersuchung	505
20.4.2.2.	Mammographie	507
20.4.2.3.	Thermographie	507
20.4.2.4.	Sonographie	508
20.4.2.5.	Punktionszytologie	508
20.4.2.6.	Triple-Diagnostik	508
20.4.2.7.	Die Probebiopsie der Mamma	508
20.4.3.	*Fehlbildungen und benigne Erkrankungen*	509
20.4.3.1.	Fehlbildungen	509
20.4.3.1.1.	Fehlanlagen	509
20.4.3.1.2.	Störungen des Wachstums	509
20.4.3.1.3.	Gynäkomastie	509
20.4.3.2.	Gutartige Drüsenerkrankungen	510
20.4.3.2.1.	Mastopathie	510
20.4.3.2.2.	Fibroadenom	510
20.4.3.2.3.	Solitärzysten	510
20.4.3.2.4.	Milchgangspapillome	511
20.4.3.2.5.	Sklerosierende Adenose	511
20.4.3.2.6.	Mondor-Erkrankung	511
20.4.3.2.7.	Ekzeme der Brust	511
20.4.3.2.8.	Entzündungen der Mamma	511
.1.	Mastitis	511
.2.	Mastitis puerperalis	512
.3.	Abszeß	512
20.4.4.	*Maligne Geschwülste*	512
20.4.4.1.	Nicht-epitheliale Tumoren	512
20.4.4.1.1.	Sarkome der Mamma	512
20.4.4.1.2.	Cystosarkoma phylloides	513
20.4.4.1.3.	Sonstige Tumoren der Brustdrüse	513
20.4.4.2.	Mammakarzinom	513
20.4.4.2.1.	Epidemiologie	513
20.4.4.2.2.	Einflüsse auf die Tumorentstehung	513
20.4.4.2.3.	Pathologische Anatomie	514
.1.	Nicht-invasive Karzinome	514
.2.	Invasives Karzinom	514
20.4.4.2.4.	Hormonrezeptor-Konzept	517

20.4.4.2.5.	Klassifikation und Stadieneinteilung	517
20.4.4.2.6.	Chirurgische Therapie	518
.1.	Tumorbiologische Grundlagen	518
.2.	Operationsverfahren	518
.2.1.	Brusterhaltende Operationen	518
.2.2.	Subkutane Mastektomie	519
.2.3.	Modifiziert radikale Mastektomie	519
.2.4.	Radikale Mastektomie	520
.3.	Komplikationen	520
.4.	Das Lokalrezidiv nach chirurgischer Therapie	521
.5.	Die Rekonstruktion der Brust	521
.6.	Operationsindikationen	521
.7.	Das Mammakarzinom des Mannes	522
20.4.4.2.7.	Ergebnisse der operativen Behandlung	522
20.4.4.2.8.	Zusatztherapie	523
.1.	Strahlentherapie	523
.2.	Hormontherapie	524
.3.	Chemotherapie	524
20.4.4.2.9.	Zusammenfassung der Therapie	526

20.5.	**Mediastinum.** Von K. Schwemmle und J. Dobroschke	527
20.5.1.	*Definition*	527
20.5.2.	*Anatomie*	527
20.5.3.	*Pathophysiologie*	527
20.5.4.	*Mediastinales Syndrom*	528
20.5.5.	*Diagnostische Prinzipien*	528
20.5.5.1.	Klinische Untersuchung	528
20.5.5.2.	Bildgebende Verfahren	528
20.5.5.3.	Mediastinoskopie	529
20.5.6.	*Pathologie der Mediastinalveränderung* (einschließlich Verletzungen)	530
20.5.6.1.	Mediastinalemphysem	530
20.5.6.2.	Mediastinitis	531
20.5.6.3.	Mediastinaltumoren	531
20.5.6.3.1.	Klassifizierung und Lokalisation	532
20.5.6.3.2.	Häufige Mediastinaltumoren	533

20.6.	**Ösophagus.** Von Th. Junginger	536
20.6.1.	*Anatomische Vorbemerkungen*	536
20.6.2.	*Funktion*	536
20.6.3.	*Erkrankungen der Speiseröhre*	537
20.6.3.1.	Symptome	537
20.6.3.2.	Diagnostik	537
20.6.3.3.	Divertikel der Speiseröhre	538
20.6.3.3.1.	Zervikale Divertikel	538
20.6.3.3.2.	Bifurkationsdivertikel	539
20.6.3.3.3.	Epiphrenale Divertikel	539
20.6.3.4.	Achalasie	540
20.6.3.5.	Primäre Ösophagusspasmen	542
20.6.3.6.	Verletzungen der Speiseröhre	542
20.6.3.6.1.	Ösophagusruptur und -perforation	542
20.6.3.6.2.	Spontane Ösophagusruptur (Boerhaave-Syndrom)	543
20.6.3.6.3.	Verätzung	543
20.6.3.7.	Gutartige Tumoren	544
20.6.3.8.	Maligne Tumoren	545
20.6.3.8.1.	Epidemiologie	545
20.6.3.8.2.	Pathologische Anatomie	545

20.6.3.8.3.	Klassifikation	545
20.6.3.8.4.	Symptome	545
20.6.3.8.5.	Diagnose	546
20.6.3.8.6.	Behandlung	546
.1.	Operative Therapie	547
.2.	Endoskopisch-chirurgische Maßnahmen	548
.3.	Prognose	548

20.7. **Herz und große Gefäße.** Von H. E. HOFFMEISTER 550

20.7.1.	*Angeborene Herzfehler mit Links-Rechts-Shunt*	550
20.7.1.1.	Ductus arteriosus persistens	550
20.7.1.2.	Aortopulmonales Fenster	551
20.7.1.3.	Ventrikelseptumdefekt	551
20.7.1.4.	Vorhofseptumdefekt	552
20.7.1.5.	Endokardkissendefekt	553
20.7.1.6.	Totale Lungenvenenfehlmündung	554
20.7.1.7.	Perforiertes Sinus-Valsalvae-Aneurysma	554
20.7.1.8.	Koronarfistel und Fehlabgang der Koronararterien	554
20.7.2.	*Angeborene Herzfehler mit Rechts-Links-Shunt*	554
20.7.2.1.	Fallotsche Erkrankung	554
20.7.2.2.	Vorhofseptumdefekt mit Pulmonalstenose (Fallotsche Trilogie)	556
20.7.2.3.	Trikuspidalklappenatresie	556
20.7.2.4.	Transposition der großen Gefäße	557
20.7.2.5.	Andere zyanotische Herzfehler	558
20.7.3.	*Angeborene Herzfehler ohne Shunt*	558
20.7.3.1.	Isolierte Pulmonalstenose	558
20.7.3.2.	Aortenstenose	559
20.7.3.3.	Aortenisthmusstenose	560
20.7.3.4.	Aortenbogenanomalien	561
20.7.4.	*Erworbene Herzfehler*	562
20.7.4.1.	Mitralklappenstenose	562
20.7.4.2.	Mitralklappeninsuffizienz, Trikuspidalklappeninsuffizienz	564
20.7.4.3.	Aortenklappenstenose	565
20.7.4.4.	Aortenklappeninsuffizienz	566
20.7.4.5.	Trikuspidal- und Pulmonalklappenerkrankungen	567
20.7.4.6.	Pericarditis constrictiva	567
20.7.4.7.	Herzgeschwülste	567
20.7.4.8.	Herzverletzungen	568
20.7.4.9.	Herzschrittmacher	568
20.7.4.10.	Koronare Herzkrankheit	570

20.8. **Verletzungen der Brustwand und der Brustorgane.** Von TH. JUNGINGER 572

20.8.1.	*Thoraxverletzungen*	572
20.8.1.1.	Einteilung der Thoraxverletzungen	572
20.8.1.2.	Erstversorgung der Thoraxverletzungen	572
20.8.1.3.	Stumpfe Thoraxverletzungen	572
20.8.1.3.1.	Commotio thoracis	572
20.8.1.3.2.	Contusio thoracis	573
20.8.1.3.3.	Compressio thoracis	573
20.8.1.4.	Penetrierende Thoraxverletzungen	573
20.8.2.	*Organverletzungen*	573
20.8.2.1.	Knöcherne Verletzungen	573
20.8.2.1.1.	Rippenfraktur	573
20.8.2.1.2.	Rippenserienfraktur	574
20.8.2.1.3.	Sternumfraktur	574
20.8.2.2.	Lungenverletzungen	574
20.8.2.2.1.	Offene Verletzungen	574
20.8.2.2.2.	Offener Pneumothorax	574
20.8.2.2.3.	Stumpfe Lungenverletzungen	575

21.	**Bauchhöhle und Retroperitonealraum**	577
21.1.	**Magen und Duodenum.** Von H. G. BEGER und R. BITTNER	577
21.1.1.	*Magen*	577
21.1.1.1.	Anatomie	577
21.1.1.1.1.	Topographie	577
21.1.1.1.2.	Gefäßversorgung	578
21.1.1.1.3.	Lymphdrainage	578
21.1.1.1.4.	Nervale Versorgung	578
21.1.1.1.5.	Histomorphologie	580
21.1.1.2.	Physiologie	580
21.1.1.2.1.	Überblick	580
21.1.1.2.2.	Exokrine Funktion	580
21.1.1.2.3.	Mukosa-Barriere	581
21.1.1.2.4.	Regulation der Magensaftsekretion	581
21.1.1.2.5.	Messung der Magensaftsekretion	581
21.1.1.2.6.	Endokrine Funktion	582
21.1.1.2.7.	Motorische Funktion	582
21.1.1.2.8.	Messung der Magenentleerung	582
21.1.1.3.	Pathophysiologie	582
21.1.1.3.1.	Störungen der Säuresekretion	582
21.1.1.3.2.	Störungen der Hormonsekretion	583
21.1.1.3.3.	Störungen der Motilität	583
21.1.1.4.	Diagnostische Verfahren	583
21.1.1.4.1.	Anamnese	583
21.1.1.4.2.	Körperliche Untersuchung	584
21.1.1.4.3.	Röntgenologische Untersuchung	584
21.1.1.4.4.	Endoskopie	584
21.1.1.4.5.	Magensaftanalyse	584
21.1.1.4.6.	Sonographie/Computertomographie	585
21.1.1.4.7.	Andere Verfahren	585
21.1.1.5.	Mißbildungen	585
21.1.1.6.	Seltene Erkrankungen	585
21.1.1.6.1.	Divertikel des Magens	585
21.1.1.6.2.	Magenvolvulus	586
21.1.1.6.3.	Akute Dilatation	586
21.1.1.7.	Trauma, Bezoare und andere Fremdkörper	587
21.1.1.7.1.	Spontanruptur	587
21.1.1.7.2.	Externes mechanisches Trauma	587
21.1.1.7.3.	Chemisches Trauma	587
21.1.1.7.4.	Bezoare	587
21.1.1.7.5.	Verschluckte Fremdkörper	588
21.1.1.8.	Mallory-Weiss-Syndrom	588
21.1.1.9.	Akute gastroduodenale Läsion (Streßulkus)	588
21.1.1.10.	Chronische Gastritis	589
21.1.1.11.	Hypertrophische Gastritis	590
21.1.1.11.1.	Zollinger-Ellison-Syndrom	590
21.1.1.11.2.	Morbus Ménétrier	590
21.1.1.12.	Alkalische Refluxgastritis	591
21.1.1.13.	Seltene Formen der Gastritis	591
21.1.1.13.1.	Phlegmonöse Gastritis	591
21.1.1.13.2.	Spezifische Formen	591
21.1.1.14.	Magen- und Zwölffingerdarmgeschwür	592
21.1.1.14.1.	Definition	592
21.1.1.14.2.	Magengeschwür (Ulcus ventriculi)	592
21.1.1.14.3.	Zwölffingerdarmgeschwür (Ulcus duodeni)	595
21.1.1.14.4.	Das komplizierte Ulkusleiden	598
.1.	Blutung	598
.2.	Perforation	599
.3.	Penetration	601
.4.	Stenose	601

21.1.1.14.5.	Sonderformen	602
21.1.1.14.6.	Frühkomplikationen nach operativer Therapie	602
21.1.1.14.7.	Spätkomplikationen nach operativer Therapie	602
.1.	Funktionelle Störungen	603
.1.1.	Früh-Spät-Dumping	603
.1.2.	Diarrhö	604
.1.3.	Refluxgastritis	604
.2.	Operationstechnisch bedingte Störungen	604
.2.1.	Zu kleiner Restmagen	604
.2.2.	Syndrom der zuführenden Schlinge (Afferent-Loop-Syndrom)	604
.2.3.	Syndrom der abführenden Schlinge (Efferent-Loop-Syndrom)	604
.3.	Ernährungsstörungen	604
.4.	Rezidivulkus	605
.4.1.	Rezidivulkus nach Vagotomie	605
.4.2.	Rezidivulkus nach Resektion	606
.5.	Magenstumpfkarzinom	606
21.1.1.15.	Gutartige Geschwülste des Magens	607
21.1.1.15.1.	Epitheliale Tumoren	607
21.1.1.15.2.	Mesenchymale Tumoren	607
21.1.1.16.	Magenkarzinom	607
21.1.1.16.1.	Epidemiologie und Ätiologie	607
21.1.1.16.2.	Risikoerkrankungen	607
21.1.1.16.3.	Pathologische Anatomie	607
.1.	Klassifikation	607
.2.	Grading (Dignität)	608
.3.	Staging (TNM-Stadium)	608
21.1.1.16.4.	Symptomatologie	609
21.1.1.16.5.	Diagnostik	609
21.1.1.16.6.	Kurative Therapie	609
21.1.1.16.7.	Palliative Therapie	611
21.1.1.16.8.	Ergebnisse und Prognose	611
21.1.1.17.	Magensarkom	612
21.1.1.18.	Malignes Lymphom des Magens	612
21.1.2.	*Duodenum*	612
21.1.2.1.	Anatomie	612
21.1.2.2.	Physiologie	612
21.1.2.3.	Divertikel	612
21.1.2.4.	Verletzungen	613
21.1.2.5.	Gutartige Tumoren	613
21.1.2.6.	Bösartige Tumoren	614
21.2.	**Leber.** Von K. SCHWEMMLE	615
21.2.1.	*Historische Vorbemerkungen*	615
21.2.2.	*Chirurgische Anatomie*	615
21.2.3.	*Physiologie und Pathophysiologie*	617
21.2.4.	*Diagnostik*	617
21.2.4.1.	Anamnese	617
21.2.4.2.	Klinische Untersuchung	617
21.2.4.3.	Laboruntersuchungen	618
21.2.4.4.	Untersuchungen mit bildgebenden Verfahren	618
21.2.4.5.	Laparoskopie	618
21.2.4.6.	Bioptisch-histologische Untersuchungen	618
21.2.5.	*Angeborene Erkrankungen*	618
21.2.5.1.	Lageanomalien	618
21.2.5.2.	Zystische Fehlbildungen	619
21.2.6.	*Entzündungen*	619
21.2.6.1.	Hepatitis und Cholangitis	619

21.2.6.2.	Unspezifischer Leberabszeß	619
21.2.6.3.	Amöbenabszeß	619
21.2.6.4.	Granulomatöse Entzündung	620
21.2.6.5.	Budd-Chiari-Syndrom	620
21.2.7.	*Echinokokkenerkrankung*	620
21.2.8.	*Neoplasien*	621
21.2.8.1.	Gutartige Tumoren	621
21.2.8.2.	Primäre Leberkarzinome	621
21.2.8.3.	Lebermetastasen	622
21.2.8.4.	Therapie	622
21.2.8.4.1.	Resektion	622
21.2.8.4.2.	Zytostatische Behandlung	623
21.2.9.	*Verletzungen*	623
21.3.	**Gallenwege.** Von K. Schwemmle	626
21.3.1.	*Historische Vorbemerkungen*	626
21.3.2.	*Chirurgische Anatomie*	626
21.3.3.	*Physiologie und Pathophysiologie*	628
21.3.3.1.	Gallesekretion	628
21.3.3.2.	Bestandteile der Galle, Steinbildung	628
21.3.4.	*Angeborene Erkrankungen der Gallenwege*	629
21.3.4.1.	Entstehung der Gallengangsmißbildungen	629
21.3.4.2.	Gallengangsatresie	629
21.3.4.3.	Choledochuszysten	630
21.3.4.4.	Caroli-Syndrom	631
21.3.5.	*Cholelithiasis*	632
21.3.5.1.	Epidemiologie und Ursachen	632
21.3.5.2.	Steinarten	632
21.3.5.3.	Komplikationen	632
21.3.5.4.	Gallensteinileus	634
21.3.5.5.	Entzündungen der Gallenwege ohne Gallensteine	635
21.3.5.6.	Klinik und Diagnostik	635
21.3.6.	*Seltene Anomalien und Erkrankungen der Gallenwege*	637
21.3.7.	*Behandlung*	638
21.3.7.1.	Konservative Therapie	638
21.3.7.2.	Auflösung von Gallen- und Choledochussteinen	638
21.3.7.3.	Cholezystektomie	638
21.3.7.4.	Choledochotomie	639
21.3.7.5.	Transduodenale Papillotomie	639
21.3.7.6.	Endoskopische Papillotomie	640
21.3.7.7.	Biliodigestive Anastomosen	640
21.3.7.8.	Therapie symptomloser Steine	641
21.3.8.	*Postcholezystektomiesyndrom*	641
21.3.9.	*Gallenwegstumoren*	642
21.3.10.	*Verletzungen der Gallenwege*	643
21.4.	**Pankreas.** Von Th. Junginger und S. Walgenbach	644
21.4.1.	*Einleitung*	644
21.4.2.	*Anatomie*	644
21.4.3.	*Physiologie*	645
21.4.4.	*Allgemeine Operationstechnik*	645

21.4.5.	*Kongenitale Pankreasfehlbildungen*	645
21.4.5.1.	Pancreas aberrans	645
21.4.5.2.	Pancreas anulare	645
21.4.6.	*Pankreatitis*	646
21.4.6.1.	Einleitung und Definition	646
21.4.6.2.	Akute Pankreatitis	646
21.4.6.3.	Chronische Pankreatitis	650
21.4.7.	*Pankreastumoren*	653
21.4.7.1.	Exokrine Pankreastumoren	653
21.4.7.1.1.	Benigne Tumoren	653
21.4.7.1.2.	Maligne Tumoren	653
.1.	Pankreaskarzinom	653
.2.	Sonstige maligne Pankreastumoren	655
21.4.7.1.3.	Papillenkarzinom	655
21.4.7.1.4.	Endokrine Pankreastumoren	655
.1.	Einleitung und Definition	655
.2.	Insulinom	656
.3.	Gastrinom (Zollinger-Ellison-Syndrom)	657
.4.	Diarrhöogener Tumor (Verner-Morrison-, WDHA-, WDHH-Syndrom)	658
.5.	Glukagonom	659
.6.	Somatostatinom	659
.7.	Karzinoid	659
21.4.7.1.5.	Hormonell inaktive Pankreastumoren	659
21.4.8.	*Verletzungen des Pankreas*	659
21.5.	**Pfortaderhochdruck.** Von G. BREUCHA	661
21.5.1.	*Anatomie und Physiologie der Pfortader*	661
21.5.2.	*Formen des Pfortaderhochdrucks*	662
21.5.3.	*Ösophagusvarizenblutung*	665
21.5.4.	*Chirurgische Therapie der akuten Ösophagusvarizenblutung*	667
21.5.5.	*Elektive Operationen zur Behandlung der portalen Hypertension*	670
21.5.6.	*Zusammenfassung*	671
21.6.	**Dünndarm.** Von H. H. GRUENAGEL	673
21.6.1.	*Anatomie und Physiologie*	673
21.6.2.	*Untersuchungsverfahren*	674
21.6.2.1.	Anamnese	674
21.6.2.2.	Untersuchung des Patienten	674
21.6.3.	*Krankheiten des Dünndarms*	675
21.6.3.1.	Meckelsches Divertikel	675
21.6.3.2.	Divertikulose	675
21.6.3.3.	Akute Enteritis	676
21.6.3.4.	Ileitis regionalis	676
21.6.3.5.	Enteritis necroticans	678
21.6.3.6.	Ulcus simplex	678
21.6.3.7.	Darmtuberkulose	678
21.6.3.8.	Aktinomykose	678
21.6.3.9.	Kongenitale Lues	678
21.6.3.10.	Typhus abdominalis	678
21.6.3.11.	Milzbrand	678
21.6.3.12.	Pneumatosis cystoides	679
21.6.3.13.	Malabsorption	679
21.6.3.14.	Sprue	679
21.6.3.15.	Strahlenschäden	679
21.6.4.	*Verletzungen des Dünndarms*	679

21.6.5.	*Durchblutungsstörungen*	680
21.6.5.1.	Verschluß der A.mesenterica cranialis	680
21.6.5.2.	Pfortader- und Mesenterialvenen-Thrombose	680
21.6.6.	*Endometriose*	680
21.6.7.	*Dünndarmgeschwülste*	680
21.7.	**Appendizitis.** Von L. KOSLOWSKI	682
21.7.1.	*Anatomie*	682
21.7.2.	*Ätiologie*	684
21.7.3.	*Bakteriologie*	684
21.7.4.	*Vorkommen*	684
21.7.5.	*Diagnostik*	684
21.7.6.	*Behandlung*	686
21.7.7.	*Appendizitis bei Schwangerschaft*	686
21.7.8.	*Prognose*	687
21.7.9.	*Andere Erkrankungen des Wurmfortsatzes*	687
21.8.	**Kolon – Rektum – Anus.** Von H. BOCKHORN und L. KOSLOWSKI	688
21.8.1.	*Pathophysiologie des Dickdarms*	688
21.8.1.1.	Morphologische Grundlagen	688
21.8.1.2.	Funktion des Dickdarms	689
21.8.2.	*Entzündliche Darmerkrankungen*	689
21.8.2.1.	Colitis ulcerosa	689
21.8.2.2.	Morbus Crohn	694
21.8.2.3.	Unspezifische entzündliche Darmerkrankungen	696
21.8.2.3.1.	Die ischämische Kolitis	696
21.8.2.3.2.	Die Strahlenkolitis	697
21.8.2.3.3.	Pseudomembranöse Kolitis	698
21.8.2.3.4.	Die bakteriellen Kolitiden	698
.1.	Salmonellenkolitis	698
.2.	Campylobacter-Kolitis	698
.3.	Yersinia-Enterokolitis	699
21.8.2.3.5.	Sonderformen der nichtinfektiösen Kolitiden	699
.1.	Diversionskolitis	699
.2.	Ergotamin-Kolitis	699
21.8.3.	*Divertikulose – Divertikulitis*	699
21.8.4.	*Neoplastische Erkrankungen des Kolons und Rektums*	702
21.8.4.1.	Die Polypen und Adenome des Kolons und Rektums	702
21.8.4.2.	Familiäre Adenomatosis coli	705
21.8.4.3.	Gardner-Syndrom	706
21.8.4.4.	Hamartöse Polypen	706
21.8.4.5.	Entzündliche Polypen	706
21.8.4.6.	Nichtepitheliale und gutartige Tumoren	706
21.8.4.7.	Kolorektale Karzinome	707
21.8.4.7.1.	Epidemiologie	707
21.8.4.7.2.	Ätiologie	707
21.8.4.7.3.	Pathologie des Kolonkarzinoms	707
.1.	TNM-Klassifikation (Staging) und Stadieneinteilung	707
.2.	Histologische Klassifikation (Typing WHO)	709
.3.	Histopathologisch-zytologischer Malignitätsgrad (Grading)	709
.4.	R-Klassifikation	709
21.8.4.7.4.	Klinische Symptome	709
21.8.4.7.5.	Diagnostik	710

21.8.4.7.6.	Therapie	710
.1.	Präoperative Vorbereitung	710
.2.	Operationsindikation	711
.3.	Operationsverfahren	712
.3.1.	Anatomie	712
.3.2.	Standardverfahren	712
.3.3.	Operative Palliativmaßnahmen	713
.3.4.	Behandlung von lokalen Rezidiven	713
.3.5.	Behandlung von Fernmetastasen	713
.3.6.	Adjuvante Therapiemaßnahmen	713
.3.7.	Komplikationen	713
21.8.4.7.7.	Prognose	714
21.8.4.8.	Das Rektumkarzinom	714
21.8.4.8.1.	Pathologie	714
.1.	Tumorlokalisation	714
.2.	Wuchsform	714
.3.	Histologische Klassifikation (Typing)	714
.4.	Malignitätsgradbestimmung (Grading)	714
.5.	Stadienbestimmung (Staging)	714
.5.1.	Klinisches Staging (TNM-Klassifikation)	714
.5.2.	Pathologisches Staging (pTNM)	715
.6.	R-Klassifikation	715
.7.	Prognosekriterien	715
21.8.4.8.2.	Therapie	716
.1.	Chirurgische Therapie	716
.1.1.	Anatomische Aspekte	716
.1.2.	Indikation und Therapieplanung	716
.2.	Operationsverfahren	717
.2.1.	Die anteriore Rektumresektion	717
.2.2.	Die abdomino-perineale Rektumexstirpation	717
.2.3.	Andere Verfahren	718
.2.4.	Die eingeschränkten Operationsverfahren	718
.3.	Chirurgische Behandlung lokaler Rezidive	718
.4.	Chirurgische Behandlung von Fernmetastasen	718
.5.	Adjuvante Therapie	719
.5.1.	Strahlentherapie	719
.5.2.	Chemotherapie	719
21.8.4.8.3.	Komplikationen und Letalität	719
21.8.4.8.4.	Prognose	719
21.8.4.9.	Seltene Tumoren von Kolon und Rektum	720
21.8.4.9.1.	Das Karzinoid	720
21.8.4.9.2.	Benigne Lymphome und maligne Non-Hodgkin-Lymphome	720
21.8.4.9.3.	Andere seltene Tumoren des Kolons und Rektums	720
21.8.4.9.4.	Die Endometriose	720
21.8.5.	*Megakolon und Volvulus*	721
21.8.5.1.	Kongenitales Megakolon und das erworbene Megakolon	721
21.8.5.1.1.	Das kongenitale Megakolon (M. Hirschsprung)	721
21.8.5.1.2.	Das erworbene Megakolon	721
.1.	Megakolon mit organischen Ursachen (sekundäres Megakolon)	721
.2.	Das idiopathische Megakolon und Megarektum	722
.3.	Das idiopathische Megakolon bei chronischer Obstipation und Pseudoobstruktion	722
21.8.5.2.	Volvulus	723
21.8.6.	*Erkrankungen des Analkanals und der Analregion*	723
21.8.6.1.	Anatomie	723
21.8.6.2.	Hämorrhoiden	725
21.8.6.3.	Analfissuren	727
21.8.6.4.	Analfisteln und Abszesse	727
21.8.6.5.	Rektumprolaps	729
21.8.6.6.	Analkarzinom	729
21.8.6.7.	Andere Erkrankungen der Analregion	730

21.9.	**Milz.** Von H. H. GRUENAGEL	732
21.9.1.	*Anatomie und Physiologie*	732
21.9.2.	*Pathophysiologische Folgen des Milzverlustes*	732
21.9.2.1.	Diagnostik	733
21.9.2.2.	Lageveränderungen und Rupturen	733
21.9.2.3.	Erkrankungen von Milzarterie und Milzvene	733
21.9.3.	*Tumoren und Zysten*	733
21.9.4.	*Indikationen zur Splenektomie bei Krankheiten des blutbildenden Systems*	734
21.9.5.	*Komplikationen, Dauerfolgen und Begutachtung nach Splenektomie*	735
21.10.	**Hernien.** Von V. SCHUMPELICK	736
21.10.1.	*Allgemeines*	736
21.10.1.1.	Einleitung	736
21.10.1.2.	Definitionen	736
21.10.1.3.	Pathologische Anatomie	737
21.10.1.4.	Ätiologie und Pathogenese	737
21.10.1.5.	Symptome	738
21.10.1.6.	Diagnostik und Differentialdiagnostik	738
21.10.1.7.	Komplikationen	739
21.10.1.8.	Therapie	740
21.10.1.8.1.	Unkomplizierte Hernie	740
21.10.1.8.2.	Inkarzeration	740
21.10.1.8.3.	Chirurgie der Hernie	741
21.10.1.9.	Prognose	741
21.10.1.10.	Begutachtung	742
21.10.2.	*Spezielle Hernien*	742
21.10.2.1.	Hernia inguinalis (Leistenbruch)	742
21.10.2.1.1.	Indirekte Leistenhernie	742
21.10.2.1.2.	Direkte Leistenhernie	743
21.10.2.2.	Schenkelhernie	744
21.10.2.3.	Nabelhernie	745
21.10.2.4.	Epigastrische Hernie	745
21.10.2.5.	Narbenhernie	746
21.10.2.6.	Innere Hernien	746
21.10.2.7.	Seltene Bruchformen	747
21.11.	**Akutes Abdomen – Ileus – Peritonitis.** Von L. KOSLOWSKI	749
21.11.1.	*Akutes Abdomen*	749
21.11.1.1.	Ätiologie und Anamnese	749
21.11.1.2.	Klinische Symptome	749
21.11.1.3.	Untersuchungsverfahren	751
21.11.1.4.	Therapie	752
21.11.1.5.	Prognose	753
21.11.2.	*Ileus (Darmverschluß)*	753
21.11.2.1.	Mechanischer Ileus	753
21.11.2.2.	Paralytischer Ileus	754
21.11.2.3.	Postoperativer Ileus	754
21.11.3.	*Peritonitis*	755
21.12.	**Verletzungen des Abdomens.** Von L. KOSLOWSKI	756
21.12.1.	*Stumpfe Bauchverletzungen*	756
21.12.2.	*Offene (penetrierende) Bauchverletzungen*	758
21.12.3.	*Spezielle intraperitoneale Organverletzungen*	758

21.12.3.1.	Milzverletzungen	758
21.12.3.2.	Verletzungen der Leber	759
21.12.3.3.	Pankreasverletzungen	760
21.12.3.4.	Darmverletzungen	760
21.13.	**Grenzgebiete zwischen Urologie und Chirurgie.** Von R. ACKERMANN	761
21.13.1.	*Einleitung*	761
21.13.2.	*Anamnese und urologische Untersuchung*	761
21.13.2.1.	Anamnese	761
21.13.2.2.	Untersuchungen der Harn- und Genitalorgane	762
21.13.3.	*Erkrankungen des Retroperitoneums*	763
21.13.3.1.	Raumfordernde Prozesse	763
21.13.3.2.	Entzündliche Erkrankungen	765
21.13.3.2.1.	Regionale Enteritis (M. Crohn)	766
21.13.3.2.2.	Divertikulitis	766
21.13.3.2.3.	Appendizitis	766
21.13.3.2.4.	Pseudozysten des Pankreas	767
21.13.3.3.	Gefäßerkrankungen	767
21.13.4.	*Erkrankungen der Becken- und Genitalorgane*	767
21.13.4.1.	Tumoren	767
21.13.4.2.	Entzündliche Erkrankungen	769
21.13.4.2.1.	Bakterielle Prostatitis und abakterielle Prostatopathie	769
21.13.4.2.2.	Skrotalgangrän (Fourniersche Gangrän)	770
21.13.5.	*Traumatologie*	770
21.13.5.1.	Nierenverletzungen	771
21.13.5.2.	Ureterverletzungen	774
21.13.5.3.	Verletzungen der Harnblase	775
21.13.5.4.	Verletzungen der Harnröhre	777
21.13.6.	*Allgemeine urologische Maßnahmen in der operativen Medizin*	778
21.13.6.1.	Transurethrale und vesikale Harnableitung	778
21.13.6.1.1.	Transurethrale Harnableitung	779
21.13.6.1.2.	Vesikale Harnableitung	779
21.13.6.1.3.	Komplikationen	779
21.13.6.2.	Supravesikale Harnableitung	780
21.13.7.	*Urologische Notfälle*	780
21.13.7.1.	Die akute Harnverhaltung	781
21.13.7.2.	Anurie	781
21.13.7.3.	Harnleiter- oder Nierenkolik	781
21.13.7.4.	Akutes Skrotum	782
21.13.7.4.1.	Akute Epididymitis oder Epididymo-Orchitis	782
21.13.7.4.2.	Hodentorsion	782
21.13.7.5.	Paraphimose	783
21.13.7.6.	Priapismus	783
22.	**Endokrine Organe**	785
22.1.	**Schilddrüse.** Von K. SCHWEMMLE	785
22.1.1.	*Historische Vorbemerkungen*	785
22.1.2.	*Epidemiologie*	785
22.1.3.	*Chirurgische Anatomie*	785
22.1.4.	*Physiologie und Pathophysiologie*	786
22.1.5.	*Untersuchungsmethoden*	787
22.1.5.1.	Klinische Untersuchung	787
22.1.5.2.	Lokalisationsdiagnostik	788

22.1.5.3.	Funktionsdiagnostik	789
22.1.5.4.	Feinnadelbiopsie	789
22.1.6.	*Entzündliche Erkrankungen*	789
22.1.6.1.	Akute Thyreoiditis	789
22.1.6.2.	Subakute Thyreoiditis de Quervain	790
22.1.6.3.	Chronische lymphozytäre Thyreoiditis	790
22.1.6.4.	Eisenharte Riedel-Struma	790
22.1.7.	*Euthyreote Struma*	790
22.1.7.1.	Ursachen	790
22.1.7.2.	Diffuse Struma	791
22.1.7.3.	Knotenstruma	791
22.1.8.	*Hyperthyreote Struma*	791
22.1.8.1.	Basedow-Struma	791
22.1.8.2.	Schilddrüsenautonomie mit Hyperthyreose	792
22.1.8.3.	Seltene Ursachen der Hyperthyreose	792
22.1.8.4.	Thyreotoxische Krise	792
22.1.9.	*Konservative Therapie*	793
22.1.9.1.	Behandlung mit Schilddrüsenhormon	793
22.1.9.2.	Behandlung mit Thyreostatika	793
22.1.9.3.	Behandlung mit Radiojod	793
22.1.10.	*Operative Therapie*	793
22.1.10.1.	Indikation	793
22.1.10.2.	Operationsverfahren	794
22.1.10.3.	Komplikationen	795
22.1.10.4.	Nachbehandlung	795
22.1.10.5.	Kropfrezidiv	795
22.1.10.6.	Aufklärung vor Eingriffen an der Schilddrüse	796
22.1.11.	*Struma maligna*	796
22.1.11.1.	Epidemiologie	796
22.1.11.2.	Klinik	796
22.1.11.3.	Einteilung und Prognose	797
22.1.11.4.	Chirurgische Behandlung	797
22.1.11.5.	Ergänzende Maßnahmen	798
22.2.	**Nebenschilddrüsen.** Von K. Schwemmle	800
22.2.1.	*Historische Vorbemerkungen*	800
22.2.2.	*Chirurgische Anatomie*	800
22.2.3.	*Physiologie und Pathophysiologie*	801
22.2.3.1.	Calcium- und Phosphat-Stoffwechsel	801
22.2.3.2.	Autonomer Hyperparathyreoidismus	801
22.2.3.3.	Regulativer Hyperparathyreoidismus	801
22.2.3.4.	Hyperkalzämie anderer Genese	802
22.2.4.	*Klinik des primären Hyperparathyreoidismus (pHPT)*	802
22.2.4.1.	Epidemiologie	802
22.2.4.2.	Symptome	803
22.2.4.3.	Erkrankungen anderer Organe	803
22.2.4.4.	Labordiagnostik	804
22.2.4.5.	Röntgendiagnostik	804
22.2.4.6.	Knochenhistologie	804
22.2.4.7.	Lokalisationsdiagnostik	804
22.2.4.8.	Akuter Hyperparathyreoidismus	805
22.2.4.9.	Operative Therapie	805
22.2.5.	*Sekundärer Hyperparathyreoidismus (sHPT)*	806
22.2.5.1.	Klinik	806
22.2.5.2.	Therapie	806
22.2.6.	*Hypoparathyreoidismus*	806

22.3.	**Nebennieren.** Von TH. JUNGINGER und S. WALGENBACH	808
22.3.1.	*Einleitung*	808
22.3.2.	*Nebennierenmark*	808
22.3.2.1.	Einleitung und Definition	808
22.3.2.2.	Überfunktion des Nebennierenmarks	808
22.3.2.2.1.	Neuroendokrine Tumoren: Phäochromozytom, Phäochromoblastom, Paragangliom	808
22.3.2.2.2.	Neurale Tumoren	809
.1.	Neuroblastom	809
.2.	Ganglioneurom	810
22.3.2.2.3.	Unterfunktion des Nebennierenmarks	810
22.3.3.	*Nebennierenrinde*	810
22.3.3.1.	Überfunktion der Nebennierenrinde	810
22.3.3.1.1.	Primärer Hyperaldosteronismus (Conn-Syndrom)	810
22.3.3.1.2.	Cushing-Syndrom	811
22.3.3.1.3.	Adrenogenitales Syndrom	813
22.3.3.2.	Unterfunktion der Nebennierenrinde	813
22.3.3.3.	Hormonell inaktive Nebennierenrinden-Tumoren	814
22.3.4.	*Operationstechnik*	814
23.	**Blut- und Lymphgefäße**	815
23.1.	**Arterien.** Von TH. JUNGINGER und TH. SCHMITZ-RIXEN	815
23.1.1.	*Chronische arterielle Verschlußkrankheit*	815
23.1.1.1.	Einleitung	815
23.1.1.2.	Grundlagen	815
23.1.1.2.1.	Arteriosklerose	815
23.1.1.2.2.	Diabetische Angiopathie	816
23.1.1.2.3.	Thrombangitis obliterans	816
23.1.1.2.4.	Vasokonstriktive Erkrankungen	816
23.1.1.2.5.	Ergotismus	816
23.1.1.2.6.	Fibromuskuläre Hyperplasie	816
23.1.1.3.	Minderperfusion und Kollateralisierung	816
23.1.1.4.	Leitsymptome und Stadieneinteilung	817
23.1.1.5.	Symptome	817
23.1.1.6.	Diagnose	818
23.1.1.7.	Therapie	819
23.1.1.7.1.	Konservative Therapie	819
23.1.1.7.2.	Operative Therapie	819
.1.	Operationsindikation	819
.2.	Operative Techniken	819
.3.	Aorto-iliako-femorale Rekonstruktion	820
.4.	Femoro-popliteale Rekonstruktion	821
.5.	Distale arterielle Rekonstruktion	821
.6.	Kombinationsverschlüsse	821
.7.	Sympathektomie	821
.8.	Komplikationen nach gefäßchirurgischen Eingriffen	822
.9.	Angioplastie	822
23.1.1.7.3.	Gefäßersatzmaterialien	822
23.1.1.8.	Prognose der arteriellen Verschlußkrankheit	823
23.1.1.9.	Thoracic-Outlet-Syndrom	823
23.1.1.10.	Renovaskulärer Hypertonus	824
23.1.1.11.	Chronisch intestinale Ischämie	825
23.1.2.	*Aneurysmen*	825
23.1.2.1.	Infrarenales Aortenaneurysma	826
23.1.2.2.	Suprarenales Aortenaneurysma	826
23.1.2.3.	Komplikationen des Aneurysmas	826
23.1.2.4.	Thorakale Aneurysmen und Aneurysma dissecans	827

23.1.2.4.1.	Thorakale Aneurysmen	827
23.1.2.4.2.	Aneurysma dissecans	827
23.1.2.5.	Aneurysmen der Extremitätenarterien	828
23.1.2.6.	Extrakranielle Aneurysmen der A. carotis	828
23.1.2.7.	Viszeralarterienaneurysmen	829
23.1.2.8.	Aneurysma spurium	829
23.1.3.	*Arterienverschlüsse*	829
23.1.3.1.	Akuter Arterienverschluß	829
23.1.3.2.	Akuter Mesenterialverschluß	831
23.1.4.	*Amputation der ischämischen Extremität*	831
23.1.5.	*Arteriovenöse Fisteln*	832
23.1.6.	*Gefäßverletzungen*	833
23.1.6.1.	Definition und Ursachen	833
23.1.6.2.	Verletzungsarten	833
23.1.6.3.	Symptome	834
23.1.6.4.	Diagnose	834
23.1.6.5.	Behandlung	834
23.1.6.5.1.	Erstbehandlung	834
23.1.6.5.2.	Operative Behandlung	834
.1.	Operationsmethoden	834
.2.	Begleitende Verletzungen	835
.3.	Karotisverletzungen	835
.4.	Thorax- und Abdomenverletzungen	835
.5.	Replantation	835
.6.	Fasziotomie	835
.7.	Amputation	835
23.1.6.6.	Begutachtung	836
23.2.	**Venen.** Von TH. JUNGINGER und TH. SCHWARZ-RIXEN	837
23.2.1.	*Einleitung*	837
23.2.2.	*Varikosis*	837
23.2.2.1.	Definition	837
23.2.2.2.	Symptome	837
23.2.2.3.	Diagnose	838
23.2.2.3.1.	Klinische Untersuchung	838
23.2.2.3.2.	Ultraschall-Doppler-Untersuchung	839
23.2.2.3.3.	Licht-Reflexions-Rheographie	839
23.2.2.3.4.	Venendruckmessung (Phlebodynamometrie)	840
23.2.2.3.5.	Phlebographie	840
23.2.2.4.	Komplikationen	840
23.2.2.5.	Therapie	840
23.2.2.5.1.	Konservative Therapie	841
23.2.2.5.2.	Sklerotherapie	841
23.2.2.5.3.	Operative Therapie	841
23.2.2.5.4.	Behandlung von Komplikationen	842
23.2.2.5.5.	Retikuläre und Besenreiservarikosis	842
23.2.2.6.	Prognose	842
23.2.3.	*Thrombophlebitis*	842
23.2.4.	*Tiefe Venenthrombose*	843
23.2.4.1.	Definition und Häufigkeit	843
23.2.4.2.	Symptome	844
23.2.4.3.	Diagnose	844
23.2.4.3.1.	Klinische Untersuchung	844
23.2.4.3.2.	Apparative Diagnostik	844
23.2.4.4.	Differentialdiagnose	845
23.2.4.5.	Therapie	845
23.2.4.5.1.	Antikoagulantien-Therapie	845
23.2.4.5.2.	Fibrinolytische Therapie	845

23.2.4.5.3.	Operative Therapie	846
23.2.4.5.4.	Kavasperroperation	847
23.2.4.6.	Prognose	847
23.2.5.	*Paget-von-Schroetter-Syndrom*	847
23.2.6.	*Cava-superior-Syndrom*	847
23.2.7.	*Abdominelle Venenthrombosen*	847
23.2.8.	*Chronisch venöse Insuffizienz*	848
23.2.8.1.	Vorbemerkungen	848
23.2.8.2.	Symptome	848
23.2.8.3.	Diagnose	849
23.2.8.4.	Therapie	849
23.3.	**Lymphgefäße.** Von R. G. BAUMEISTER	850
23.3.1.	*Einleitung*	850
23.3.2.	*Anatomie*	850
23.3.3.	*Lymphbahnen der Extremitäten*	850
23.3.3.1.	Untere Extremität	850
23.3.3.2.	Obere Extremität	851
23.3.3.3.	Zentraler Lymphabfluß	852
23.3.4.	*Pathophysiologie*	852
23.3.5.	*Einteilung der Lymphödeme*	852
23.3.6.	*Diagnostik*	853
23.3.7.	*Differentialdiagnose*	853
23.3.8.	*Prophylaxe und Therapie*	854
23.3.9.	*Seltene Erkrankungen des Lymphgefäßsystems*	855
24.	**Stütz- und Bewegungssystem**	857
24.1.	**Nichttraumatische Skeletterkrankungen.** Von G. MUHR und A. EKKERNKAMP	857
24.1.1.	*Allgemeiner Teil*	857
24.1.1.1.	Anatomie und Physiologie des Knochengewebes	857
24.1.1.1.1.	Histomorphologie	857
24.1.1.1.2.	Knochenentwicklung	857
24.1.1.1.3.	Aufbau	858
24.1.1.1.4.	Periost	859
24.1.1.1.5.	Funktionelle Anpassung des Knochens	859
24.1.1.2.	Pathophysiologie des Knochens	859
24.1.1.3.	Diagnostik der Osteopathien	860
24.1.1.3.1.	Anamnese und klinische Untersuchung	860
24.1.1.3.2.	Röntgendiagnostik und andere bildgebende Verfahren	861
24.1.1.3.3.	Histologie	862
24.1.1.3.4.	Laborbefunde	862
24.1.2.	*Spezieller Teil*	862
24.1.2.1.	Angeborene Krankheiten	862
24.1.2.2.	Generalisierte Knochenerkrankungen	863
24.1.2.2.1.	Vorwiegend chondrale Störungen	863
.1.	Achondroplasie (Chondrodystrophie)	863
.2.	Chondro-ektodermale Dysplasie (Ellis-van-Creveld-Syndrom)	864
.3.	Opsismodysplasie	864
.4.	Kartilaginäre Exostosen	864
.5.	Enchondromatose (multiple Chondrome)	864
.6.	Chondrodysplasia punctata (rhizomeler Typ)	864
.7.	Metatrophischer Zwergwuchs	864
.8.	Atelosteogenesis	864

24.1.2.2.2.	Vorwiegend desmale Störungen	865
.1.	Osteogenesis imperfecta	865
.2.	Fibröse Dysplasie Jaffé-Lichtenstein	865
.3.	Dysostosis cleidocranialis	866
.4.	Osteopetrose (Albers-Schönberg, Marmorknochenkrankheit)	866
.5.	Dysosteosklerose	866
.6.	Pyknodysostose (Lamy-Maroteaux)	866
.7.	Diaphysäre Dysplasie	866
.8.	Osteopoikilie	866
.9.	Buschke-Ollendorff-Syndrom	866
.10.	Osteopathia striata (Vorrhoeve)	866
.11.	Melorheostose (Léri-Syndrom)	866
.12.	Osteopathia hyperostotica	867
.13.	Generalisierte Hyperostose (Uehlinger-Syndrom)	867
.14.	Die angeborene Unterschenkelpseudarthrose	867
24.1.2.2.3.	Metabolische Osteopathien	867
.1.	Osteoporose	867
.2.	Osteomalazie	868
.3.	Renale Osteopathie	869
.4.	De-Toni-Debré-Fanconi-Syndrom	869
.5.	Weitere Formen	869
24.1.2.2.4.	Hormonelle Störungen	869
.1.	Primärer Hyperparathyreoidismus	869
.2.	Sekundärer Hyperparathyreoidismus	870
24.1.2.2.5.	Mukopolysaccharidosen	870
24.1.2.2.6.	Osteodystrophia deformans (M. Paget)	871
24.1.2.3.	Primär gutartige Knochengeschwülste	871
24.1.2.3.1.	Einteilung, Klassifikation	871
24.1.2.3.2.	Therapeutische Möglichkeiten	873
24.1.2.3.3.	Knorpeltumoren	873
.1.	Osteochondrome (kartilaginäre Exostosen)	873
.2.	Multiple Osteochondrome	873
.3.	Enchondrome	874
.4.	Chondroblastom (Codmans-Tumor)	874
.5.	Chondromyxoidfibrom	874
24.1.2.3.4.	Knochentumoren	874
.1.	Osteom	874
.2.	Osteoidsarkom	874
.3.	Osteoblastom	875
24.1.2.3.5.	Bindegewebige Tumoren	875
.1.	Nicht ossifizierendes Knochenfibrom (metaphysärer fibröser Defekt)	875
.2.	Ossifizierendes Fibrom	876
.3.	Desmoplastisches Fibrom	876
.4.	Riesenzelltumor des Knochens (Osteoklastom)	876
24.1.2.3.6.	Blutgefäßgeschwülste des Knochens	877
.1.	Knochenhämangiom	877
24.1.2.3.7.	Knochengeschwülste aus Nervengewebe	877
.1.	Neurinom	877
.2.	Neurofibromatose von Recklinghausen	877
24.1.2.4.	Primär bösartige Knochengeschwülste	877
24.1.2.4.1.	Knorpeltumoren	877
.1.	Chondrosarkom	877
24.1.2.4.2.	Knochentumoren	878
.1.	Osteosarkom	878
24.1.2.4.3.	Bindegewebige Tumoren	879
.1.	Ossäres Fibrosarkom	879
.2.	Malignes fibröses Histiozytom	879
24.1.2.4.4.	Knochenmarkstumoren	880
.1.	Ewing-Sarkom	880
.2.	Malignes Lymphom des Knochens (Retikulumzellsarkom)	880
.3.	Plasmozytom (multiples Myelom, M. Kahler)	880
24.1.2.4.5.	Blutgefäßgeschwülste des Knochens	881

.1.	Ossäres Hämangiosarkom	881
24.1.2.5.	Knochenmetastasen	881
24.1.2.6.	Geschwulstähnliche Veränderungen	881
24.1.2.6.1.	Juvenile Knochenzyste	881
24.1.2.6.2.	Aneurysmatische Knochenzyste	883
24.1.2.6.3.	Adamantinom	883
24.1.2.7.	Entzündliche Knochenerkrankungen (s. Kap. 11.1: Chirurgische Infektionen)	883
24.2.	**Verletzungen des Halte- und Bewegungsapparates. Frakturen – Luxationen.** Von S. WELLER, E. H. KUNER und P. J. MEEDER	886
24.2.1.	*Allgemeiner Teil.* Von P. J. MEEDER, S. WELLER und E. H. KUNER	886
24.2.1.1.	Frakturen	886
24.2.1.1.1.	Begriffsbestimmungen	886
.1.	Definitionen	886
.2.	Einteilung der Frakturen nach Mechanik und Art der Verletzung	888
.3.	Einteilung der Frakturen nach klinisch-röntgenologischen Gesichtspunkten	890
24.2.1.1.2.	Klinik	891
.1.	Frakturzeichen	891
.2.	Komplikationen	892
.2.1.	Lokale Komplikationen	892
.2.1.1.	Die offene Fraktur	892
.2.1.2.	Die Luxationsfraktur	893
.2.1.3.	Die Interposition	893
.2.1.4.	Gefäße, Nerven und Muskulatur	893
.2.1.5.	Organe	893
.2.2.	Allgemeine Komplikationen	894
.2.2.1.	Schock	894
.2.2.2.	Fettembolie	894
.2.2.3.	Thromboembolie	894
.2.2.4.	Pneumonie	894
.3.	Knochenbruchheilung	894
.3.1.	Die normale Heilung	894
.3.2.	Die gestörte Heilung	896
.3.2.1.	Die Pseudarthrose	896
.3.2.2.	Die Frakturkrankheit	898
24.2.1.1.3.	Die Behandlung des Knochenbruches	898
.1.	Geschichtliche Entwicklung	898
.2.	Verfahrensweisen	899
.2.1.	Konservative Behandlung	900
.2.1.1.	Reposition und Ruhigstellung im Gipsverband	900
.2.1.2.	Reposition und Ruhigstellung im Streckverband	901
.2.1.3.	Funktionelle Behandlung	901
.2.2.	Operative Behandlung	902
.2.2.1.	Osteosyntheseverfahren, die eine Übungsstabilität gewährleisten	902
.2.2.2.	Adaptationsosteosynthese	905
.2.2.3.	Alloarthroplastik	905
.2.2.4.	Behandlung der Pseudarthrose	906
.2.3.	Begleit- und Nachbehandlung	906
.2.4.	Die infizierte Osteosynthese	909
24.2.1.2.	Luxationen	910
24.2.1.2.1.	Gelenk und Luxation	910
24.2.1.2.2.	Sonderformen der Luxation	911
24.2.2.	*Spezieller Teil.* Von E. H. KUNER, S. WELLER und P. J. MEEDER	912
24.2.2.1.	Schultergürtel und obere Extremitäten	912
24.2.2.1.1.	Schlüsselbeinfrakturen	912
24.2.2.1.2.	Akromiale und sternale Luxationen (Luxationsfrakturen)	912
24.2.2.1.3.	Schulterblattbrüche	913
24.2.2.1.4.	Schulterverrenkung (Luxatio humeri)	915
24.2.2.1.5.	Oberarm	916
.1.	Oberarmhalsfrakturen	916
.2.	Oberarmschaftbrüche	917

24.2.2.1.6.	Ellbogengelenksbrüche	918
24.2.2.1.7.	Vorderarmbrüche	920
24.2.2.1.8.	Handgelenksbrüche	922
.1.	Radiusfraktur	922
.2.	Luxationsfraktur	923
24.2.2.2.	Becken und untere Extremitäten	923
24.2.2.2.1.	Becken	923
.1.	Beckenbrüche	924
.2.	Hüftgelenksluxation	925
.3.	Brüche der Hüftgelenkspfanne	926
24.2.2.2.2.	Oberschenkel	928
.1.	Schenkelhalsbrüche	929
.2.	Oberschenkelschaftbrüche	931
.3.	Distale Oberschenkel- und Kondylenbrüche	932
24.2.2.2.3.	Kniegelenk	932
.1.	Kniegelenksbrüche	933
.2.	Kniescheibenbrüche	934
.3.	Kondylenbrüche des Femur	935
.4.	Schienbeinkopfbrüche	935
24.2.2.2.4.	Unterschenkel	936
24.2.2.2.5.	Knöchelbrüche	940
24.2.2.2.6.	Fuß	942
.1.	Talusfrakturen	942
.2.	Kalkaneusfrakturen	943
.3.	Fußwurzelknochen	944
.4.	Mittelfußknochen	945
.5.	Zehenphalangen	945
24.3.	**Muskeln, Sehnen und Bänder.** Von W. DÜRR	947
24.3.1.	*Physiologie*	947
24.3.1.1.	Muskeln	947
24.3.1.2.	Sehnen	947
24.3.2.	*Diagnostik der Muskel- und Sehnenverletzungen*	948
24.3.2.1.	Muskelzerrung	948
24.3.2.2.	Muskelquetschung	948
24.3.2.3.	Muskelriß	948
24.3.2.4.	Sehnenriß	948
24.3.2.4.1.	Obere Extremitäten	949
24.3.2.4.2.	Untere Extremitäten	949
.1.	Riß der Achillessehne	950
.2.	Risse des Knie-Streckapparates	950
24.3.3.	*Therapie der Muskel-Sehnen-Risse*	950
24.3.4.	*Insertionstendopathien*	951
24.3.5.	*Muskelerkrankungen*	952
24.3.5.1.	Myalgien	952
24.3.5.2.	Myogelosen	952
24.3.5.3.	Hartspann	952
24.3.6.	*Sehnenerkrankungen*	953
24.3.7.	*Schleimbeutel*	953
24.3.8.	*Faszien*	953
24.3.9.	*Bänder (Ligamente)*	954
24.3.9.1.	Distorsion	954
24.3.9.2.	Bänderriß	954
24.3.9.3.	Gelenkuntersuchung	955
24.3.9.4.	Behandlung von Distorsionen	957
24.3.10.	*Meniskusschäden*	957

24.4.	**Handchirurgie.** Von D. BUCK-GRAMCKO	960
24.4.1.	*Besonderheiten der Handchirurgie*	960
24.4.1.1.	Untersuchungstechnik	960
24.4.1.2.	Anästhesie	961
24.4.1.3.	Blutleere	961
24.4.1.4.	Atraumatische Operationstechnik	961
24.4.1.5.	Inzisionen	961
24.4.1.6.	Postoperative Ruhigstellung und Nachbehandlung	962
24.4.2.	*Erkrankungen der Hand*	963
24.4.2.1.	Dupuytrensche Kontraktur	963
24.4.2.2.	Ganglion	964
24.4.2.3.	Schnellender Finger	965
24.4.2.4.	Tendovaginitis stenosans de Quervain	965
24.4.2.5.	Nervenkompressionssyndrome	965
24.4.2.5.1.	Karpaltunnelsyndrom	965
24.4.2.5.2.	Interosseus-anterior- und Pronator-teres-Syndrom	966
24.4.2.5.3.	Ulnariskompressionssyndrome	966
24.4.2.5.4.	Radialiskompressionssyndrome	966
24.4.2.6.	Polyarthritis der Hand	967
24.4.2.7.	Mondbeinnekrose (Lunatummalazie)	967
24.4.3.	*Infektionen der Hand*	967
24.4.4.	*Verletzungen der Hand*	968
24.4.4.1.	Verletzungen der Hautbedeckung	968
24.4.4.1.1.	Wundverschluß durch Naht	968
24.4.4.1.2.	Wundverschluß durch Hautplastiken	969
.1.	Freie Hauttransplantate	969
.2.	Lokale Verschiebelappen	969
.3.	Gestielte Hautlappen	970
.3.1.	Regionale Lappen	970
.3.2.	Fernlappen	970
.4.	Freie Hautlappen	970
24.4.4.2.	Verletzungen der Knochen und Gelenke	971
24.4.4.2.1.	Frakturen der Finger- und Mittelhandknochen	971
24.4.4.2.2.	Frakturen der Handwurzelknochen	971
24.4.4.2.3.	Verletzungen der kleinen Fingergelenke	973
24.4.4.2.4.	Karpale Instabilitäten	974
24.4.4.3.	Verletzungen der Sehnen	974
24.4.4.3.1.	Verletzungen der Beugesehnen	975
.1.	Sehnennaht	975
.2.	Sehnentransplantation	976
24.4.4.3.2.	Verletzungen der Strecksehnen	977
.1.	Sehnennähte in den einzelnen Zonen	977
.2.	Sehnentransplantationen und -transpositionen	978
24.4.4.4.	Verletzungen der Nerven	978
24.4.4.4.1.	Funktionsausfälle	978
24.4.4.4.2.	Wiederherstellung verletzter Nerven	978
.1.	Nervennaht	979
.2.	Nerventransplantation	979
24.4.4.4.3.	Ersatzoperationen bei irreversiblen Nervenschädigungen	979
.1.	Radialislähmung	980
.2.	Medianuslähmung	980
.3.	Ulnarislähmung	980
.4.	Kombinierte Medianus-Ulnaris-Lähmung	981
24.4.4.5.	Replantationen abgetrennter Körperanteile	981
24.4.5.	*Besondere Wiederherstellungsmaßnahmen*	982
24.4.5.1.	Ischämische Kontraktur der Hand	982
24.4.5.2.	Daumenersatz	983
24.4.6.	*Angeborene Fehlbildungen von Hand und Unterarm*	984
24.4.6.1.	Syndaktylie	984

24.4.6.2.	Polydaktylie	984
24.4.6.3.	Klumphand	985
24.4.6.4.	Schnürring-Syndrom	985
24.4.6.5.	Seltenere angeborene Fehlbildungen	985
24.5.	**Grenzgebiete zwischen Chirurgie und Orthopädie.** Von B. GAY	987
24.5.1.	*Einleitung*	987
24.5.2.	*Arthrosis deformans*	987
24.5.2.1.	Koxarthrose	987
24.5.2.2.	Gonarthrose	988
24.5.3.	*Arthritis*	989
24.5.3.1.	Akute bakterielle Arthritis	989
24.5.3.1.1.	Arthritis im Säuglingsalter	989
24.5.3.1.2.	Arthritis im Kindesalter	990
24.5.3.1.3.	Arthritis im Erwachsenenalter	990
24.5.3.2.	Andere Arthritisformen	990
24.5.3.2.1.	Arthritis tuberculosa	990
24.5.3.2.2.	Seltene Arthritisformen	991
24.5.3.3.	Abakterielle Arthritis	991
24.5.3.3.1.	Progressiv chronische Polyarthritis (pcP)	991
24.5.3.3.2.	Infektarthritis	991
24.5.3.3.3.	Gicht (Arthritis urica)	991
24.5.3.3.4.	Psoriatische Arthropathie	991
24.5.3.3.5.	Enteropathische Arthropathie	991
24.5.3.3.6.	M. Reiter (konjunktivo-urethero-synoviales Syndrom)	991
24.5.4.	*Aseptische Knochennekrosen (aseptische Osteonekrosen, spontane Knochennekrosen)*	992
24.5.4.1.	Aseptische Knochennekrosen im Kindes- und Jugendalter	992
24.5.4.1.1.	M. Calvé-Legg-Perthes (aseptische Nekrose des Femurkopfes)	992
24.5.4.1.2.	Osteochondrosis dissecans	993
24.5.4.2.	Aseptische Knochennekrosen im Erwachsenenalter	994
24.5.4.2.1.	Idiopathische Hüftkopfnekrose	994
24.5.4.2.2.	Lunatumnekrose (M. Kienböck)	994
24.5.4.2.3.	Knocheninfarkte	994
24.5.5.	*Andere Osteochondrosen*	994
24.5.5.0.1.	Vertebra plana (M. Calvé)	995
24.5.5.0.2.	Juvenile Osteochondrose der Wirbelsäule (Adoleszentenkyphose, M. Scheuermann)	995
24.5.5.0.3.	Apophyseopathie der Tuberositas tibiae (M. Osgood-Schlatter)	995
24.5.6.	*Orthopädische Therapieformen*	996
24.5.6.1.	Amputationen	996
24.5.6.1.1.	Primäre Amputation	996
24.5.6.1.2.	Frühsekundäre Amputation	996
24.5.6.1.3.	Spätamputation	996
24.5.6.1.4.	Stumpfkrankheiten	996
24.5.6.2.	Prothetische Versorgung	997
24.5.6.2.1.	Armprothesen	997
.1.	Passive Armprothesen	997
.2.	Aktive Armprothesen	997
24.5.6.2.2.	Beinprothesen	997
.1.	Oberschenkelamputation	997
.2.	Kniegelenksexartikulation	997
.3.	Unterschenkelamputation	997
.4.	Rückfußamputation	997
.5.	Vorfußamputation	998
.6.	Zehenamputation	998
24.5.6.3.	Orthesen	998
24.5.6.4.	Orthopädisch-technische Hilfsmittel	998
24.5.6.4.1.	Gehhilfen	998

24.5.6.4.2.	Selbsthilfen für Behinderte	999
24.5.6.5.	Physiotherapie	999
24.5.6.5.1.	Krankengymnastik	999
24.5.6.5.2.	Neurophysiologische Behandlungen	1000
.1.	Komplexbewegungen	1000
.2.	Bobath-Methode	1000
24.5.6.5.3.	Massage	1000
24.5.6.5.4.	Physikalische Anwendungen	1000
.1.	Kälte	1000
.2.	Wärme	1000
.3.	Elektrotherapie	1000
24.5.6.6.	Rehabilitation	1000

25. Chirurgische Erkrankungen und Notfälle im Kindesalter 1003

25.1.	**Kinderchirurgie.** Von G. H. WILLITAL, K.-H. DIETL, A. INTFELD und K. SCHWEMMLE	1003
25.1.1.	*Appendizitis im Kindesalter*	1003
25.1.1.1.	Symptome und Diagnostik	1003
25.1.1.2.	Atypische Appendizitis	1003
25.1.1.3.	Appendizitis bei Infektionskrankheiten	1003
25.1.1.4.	Appendizitis-ähnliche Krankheitsbilder	1004
25.1.1.5.	Intraoperative Taktik	1004
25.1.2.	*Besonderheiten des Ileus*	1004
25.1.2.1.	Ursachen	1004
25.1.2.2.	Diagnose	1005
25.1.2.3.	Mekoniumileus	1005
25.1.2.4.	Passagestörungen des Duodenums	1005
25.1.2.5.	Invagination	1006
25.1.2.6.	Bridenileus	1007
25.1.2.7.	Paralytischer Ileus	1007
25.1.3.	*Hypertrophische Pylorusstenose (Pylorusspasmus)*	1009
25.1.4.	*Gastrointestinale Atresien*	1009
25.1.4.1.	Pathogenese	1009
25.1.4.2.	Ösophagusatresie	1010
25.1.4.3.	Duodenalatresie	1011
25.1.4.4.	Dünndarmatresie	1011
25.1.4.5.	Dickdarmatresie	1012
25.1.4.6.	Anorektale Atresien	1012
25.1.5.	*Megarektum und Megakolon*	1013
25.1.5.1.	Allgemeine Symptome und Diagnostik	1013
25.1.5.2.	Morbus Hirschsprung (Aganglionose)	1014
25.1.5.3.	Analstenose und Rektumstenose	1015
25.1.5.4.	Sigma elongatum	1015
25.1.6.	*Gastrointestinale Blutungen*	1016
25.1.7.	*Steißteratome*	1017
25.1.8.	*Stumpfes Bauchtrauma*	1018
25.1.9.	*Leistenbruch, Hydrozele, Maldescensus testis*	1019
25.1.9.1.	Leistenbruch	1019
25.1.9.2.	Hydrozele	1020
25.1.9.3.	Maldescensus testis	1021
25.1.10.	*Bauchwanddefekte*	1022
25.1.11.	*Zwerchfelldefekte*	1023
25.1.12.	*Fehlbildungen der Thoraxwand*	1024
25.1.13.	*Fehlbildungen von Trachea, Bronchien und Lunge*	1025

25.1.13.1.	Symptome und Diagnose	1025
25.1.13.2.	Laryngo-tracheo-ösophageale Spaltbildung	1026
25.1.13.3.	Anomalien der Trachea	1026
25.1.13.4.	Fehlbildungen des Bronchialsystems	1027
25.1.13.5.	Mißbildungen der Lunge	1027
25.1.13.6.	Bronchiektasen	1027
25.1.14.	*Endoskopische Untersuchungen im Kindesalter*	1028
25.1.15.	*Sonographie im Kindesalter*	1029
25.2.	**Knochenbruchbehandlung im Kindesalter.** Von P. Schweizer	1030
25.2.1.	*Anatomische und pathophysiologische Grundlagen der Knochenbruchbehandlung beim Kind*	1030
25.2.1.1.	Epiphysenfugen	1030
25.2.1.1.1.	Aufbau und Ernährung der Epiphysenfuge	1030
25.2.1.1.2.	Die epiphysäre Korrektur von Achsenfehlern	1031
25.2.1.2.	Periostale Heilung	1031
25.2.1.3.	Besondere Merkmale des Schenkelhalses und Hüftkopfes im Kindesalter	1032
25.2.1.4.	Folgen einer langfristigen Ruhigstellung	1033
25.2.1.5.	Osteomyelitis-Risiko	1033
25.2.1.6.	Gefahr des vermehrten Längenwachstums	1033
25.2.2.	*Knochenbruchbehandlung beim Kind*	1033
25.2.2.1.	Therapie der Epiphysenfrakturen	1038
25.2.2.2.	Therapie der Schenkelhalsfrakturen	1039
25.2.2.3.	Therapie der gelenknahen Frakturen und der Gelenkfrakturen	1040
25.2.2.3.1.	Gelenknahe Frakturen der oberen Extremität	1040
.1.	Oberarmkopfbrüche	1040
.1.1.	Oberarmkopfbrüche ohne Epiphysenfugenverletzungen (subkapitale Humerusfrakturen)	1040
.1.2.	Oberarmkopfbrüche mit Epiphysenverletzung	1040
.1.3.	Luxationsfrakturen der Oberarmkopfepiphyse (traumatische Epiphysenlösung mit Dislokation)	1040
.2.	Suprakondyläre Oberarmbrüche	1040
.3.	Brüche des Condylus lateralis humeri	1041
.4.	Brüche des Condylus und Epicondylus medialis humeri	1041
.5.	Speichenköpfchenbrüche	1042
.6.	Die Monteggia-Fraktur	1042
.7.	Handgelenksnahe Speichenfrakturen	1042
25.2.2.3.2.	Gelenknahe Frakturen der unteren Extremität	1042
.1.	Suprakondyläre Femurfrakturen	1042
.2.	Ribiakopffraktur	1043
.3.	Epiphysenfrakturen der distalen Tibia und Fibula	1043
25.2.2.4.	Therapie der Distraktionsbrüche	1043
25.2.2.5.	Therapeutisches Vorgehen bei pathologischen Brüchen	1043
25.2.2.6.	Therapie bei Pseudarthrosen und in Fehlstellung bei geheilten Frakturen	1043
25.2.2.7.	Therapie von Schaftfrakturen	1044
25.2.2.7.1.	Obere Extremität	1044
.1.	Oberarmschaftfrakturen	1044
.2.	Unterarmschaftfrakturen	1044
25.2.2.7.2.	Untere Extremität	1044
.1.	Subtrochantere Femurfrakturen	1044
.2.	Femurschaftfrakturen	1044
25.2.2.7.3.	Unterschenkelfrakturen	1045
25.3.	**Kinder-Urologie.** Von A. Flach und U. Hofmann	1046
25.3.1.	*Pränatale Harnabflußstörungen*	1046
25.3.2.	*Harnwegsinfekt – Pyelonophritis*	1046
25.3.3.	*Harntransportstörungen*	1047

25.3.4.	*Megaureter*	1047
25.3.5.	*Vesikoureteraler Reflux*	1048
25.3.6.	*Doppelbildungen der Nieren und Ureteren*	1049
25.3.7.	*Neurogene Blase*	1050
25.3.8.	*Hypospadien*	1051
25.3.9.	*Blasenspalte*	1051
25.4.	**Neurochirurgie des Kindesalters.** Von N. SÖRENSEN	1053
25.4.1.	*Pathologisches Kopfwachstum*	1053
25.4.2.	*Kraniosynostosen*	1053
25.4.3.	*Frühkindlicher Hydrozephalus*	1055
25.4.4.	*Subduraler Erguß*	1057
25.4.5.	*Enzephalozelen*	1058
25.4.6.	*Meningomyelozelen*	1059
25.4.7.	*Aszensionsstörungen des Rückenmarks*	1061
26.	**Die Begutachtung von Verletzungsfolgen und chirurgischen Erkrankungen.** Von H. GREINEMANN	1063
26.0.1.	*Einführung*	1063
26.0.2.	*Die gesetzliche Unfallversicherung*	1063
26.0.2.1.	Allgemeine Grundsätze	1063
26.0.2.2.	Vorzeitige Dauerrente	1065
26.0.2.3.	Gesamtvergütung (GSV)	1065
26.0.2.4.	Besonderes berufliches Betroffensein	1065
26.0.2.5.	Gesamt-MdE	1065
26.0.3.	*Die gesetzliche Kranken-, Renten- und Arbeitslosenversicherung*	1066
26.0.4.	*Kriegsopferversorgung, Schwerbehindertengesetz*	1066
26.0.5.	*Die private Unfallversicherung*	1067
26.0.6.	*Die Haftpflichtversicherung*	1067
26.0.7.	*Die Form der Gutachten*	1067
26.0.7.1.	Allgemeine formale Aspekte	1067
26.0.7.2.	Spezielle Gutachtenformen	1068
27.	**Schlußwort: Humanitäre Aspekte der Chirurgie.** Von L. KOSLOWSKI	1071

Sachverzeichnis. Von W. SCHARECK 1073

Verzeichnis zu den Gegenstandskatalogen GK 3, GK 4. Von U. HOPT .... (eingelegt)

Abkürzungsverzeichnis[1]

A.	Arteria	BWS	Brustwirbelsäule
AaDO$_2$	Alveolärer Sauerstoffgradient		
ACD	Acidum citr., Natrium citr., Dextr. anhydr. (zur Konservierung von Spenderblut)	**C**	Zervikalwinkel
		Ca.	Karzinom
		cAMP	Zykl. Adenosinmonophosphat
ACE	Angiotensin-converting enzyme	CCK	Cholecystokinin
ACTH	Adrenokortikotropes Hormon	CDD	Chemisch definierte Diäten
ADH	Alkohol-dehydrogenase, Antidiuretisches Hormon	CEA	Karzinoembryonales Antigen
		Cl.	Clostridium
ADP	Adenosindiphosphat	CLIS	Carcinoma lobulare in situ
Ag	Antigen	CMV	Controlled mandatory ventilation (kontrollierte maschinelle Ventilation)
AGS	Adrenogenitales Syndrom		
AIDS	Acquired immune deficiency syndrome		
		CoA	Coenzym A
Ak	Antikörper	CPAP	Continuous positive airway pressure (kontinuierlich positiver Atemwegsdruck) (SV + PEEP)
ALM	Akrolentigenöses Melanom		
AMCHA	Tranexamsäure		
AMP	Adenosinmonophosphat	CPPV	Continuous positive pressure ventilation (Ventilation mit kontinuierlich positivem Druck) (IPPV + PEEP)
ANV	Akutes Nierenversagen		
AO	Arbeitsgemeinschaft für Osteosynthese		
		CRF	Corticotropin-releasing Faktor
a.p.	anterior – posterior	CS	Complete stroke
APC	Aktiviertes Protein C	CT	Computertomographie
APUD	Amine Precursor Uptake and Decarbøxylation (-System)	C.u.	Colitis ulcerosa
		CUSA	Ultraschall-Aspirator
ARAS	Aszendierendes retikuläres Arousal-Syndrom	C-Zellen	Calcitonin-produzierende Zellen
		D.	Ductus
ARDS	Acute respiratory distress syndrome (ak. Atemnotsyndrom, Schocklunge)	DHE	Dihydroergotamin
		DJT	3,5,-Dijodtyrosin
ASA	American Society of Anesthesiologists	DMBA	Dimethylbenzanthrazen
		DNA	s. DNS
ASR	Achillessehnenreflex	DNCB	Dinitrochlorbenzol
Asche	Achsel – Schulter – Ellenbogen	DNS	Desoxyribonukleinsäure
AT10	Antitetanische Substanz, Dihydrotachysterin	DR	D-related
		DSA	Digitale Subtraktionsangiographie
ATP	Adenosintriphosphat	DTPA	Diethylen-triamin-pentoacetat
AV	Atrioventikulär		
AVM	Arteriovenöse Malformation	**E**	Einheit
		E.	Escherichia (coli)
B I,II	Billroth I,II	EDTA	Ethylendiamintetraessigsäure
BAO	Basal acid output	EEA	End-zu-End-Anastomose
BCG	Bacillus Calmette-Guérin (vgl. Tuberkulose)	EEG	Elektroenzephalogramm
		EKG	Elektrokardiogramm
BCNU	1,3-Bis-(2-chlorethyl)-1-nitrosurea (Zytostatikum)	EHDP	Ethylen-1-hydroxy-1,1,-diphosphonat
		ELISA	Enzyme-linked immunosorbent assay
BGB	Bürgerliches Gesetzbuch	EM	Elektromyographie
BGBl	Bundesgesetzblatt		jur.: Erwerbsminderung
BGH	Bundesgerichtshof	ERC	s. ERCP
BHS	Bulbärhirnsyndrom	ERCP	Endoskopische retrograde Cholangio-Pankreatikographie
BNS	Blitz-Nick-Salaam (-Krämpfe)		
BP	3,4-Benzpyren	EV	Erwerbsverminderung
BSG	Blutkörperchensenkungsgeschwindigkeit		
		F.	Faktor
	jur.: Bundessozialgericht	F$_i$	Unlösliches Fibrin
BSR	Bizepssehnenreflex	F$_s$	Fibrinstabilisierender Faktor
BUN	Blood urea nitrogen	FEV$_1$	Forciertes exspiratorisches Einsekundenvolumen
BVG	Bundesversorgungsgesetz		
BW	Brustwirbel		

[1] Siehe dazu auch: R. HEISTER: Lexikon medizinisch-wissenschaftlicher Abkürzungen, 2. Aufl. Schattauer, Stuttgart, New York 1985.

FFP	Fresh-frozen plasma	5-JÜR	5-Jahres-Überlebensrate
FIGO	Féderation internationale de Gynécologie et Obstétrique	KBM(-Prothese)	Kondylen-Bettung-Münster
F_IO_2	Inspiratorische Sauerstofffraktion	KG	Körpergewicht
FNH	Fokale noduläre Hyperplasie	KH	Kieferhöhle
For.	Foramen	KHK	Koronare Herzkrankheit
Fr.O.	Offene Fraktur	KJ	Kilo-Joule
FR.G.	Geschlossene Fraktur	KK	Kallikrein-Kinin
FSF	s. F_s	KST	Kernspintomographie
FUDR	Fluor-desoxyuridin	Kt	Kilotonne
FVC	Forcierte Vitalkapazität	KTS	Karpaltunnel-Syndrom
		KTW	Krankenhaustransportfahrzeug
$G_{1,2}$	Tumor-Grading		
GCS	Glasgow Coma Scale	L	Lumbalwirbel
GEP	Gastroentero-pankreatisches System	LATS	Long-acting thyroid stimulator
Ggl.	Ganglion	LD	Letale Dosis
Gl.	Glandula	LD_{50}	Zu 50% letale Dosis
GIA	Gastrointestinalanastomose	LDH	Lactat-dehydrogenase
GLDH	Glutamat-dehydrogenase (=GDH)	LH	Luteinisierendes Hormon
GOT	Glutamat-oxalacetat-transaminase	LH-RH	Luteinisierendes-Hormon-Releasing-Hormon
GPT	Glutamat-pyruvat-transaminase		
GSV	Gesamtvergütung	Lig.	Ligamentum
γ-GT	γ-Glutamyl-transpeptidase	LKG	Lippen-Kiefer-Gaumen (-Spalte)
GY, Gy	Gray (1 Gray = 100 rd; Energiedosis)	LMM	Lentigo-maligna-Melanom
		LP	Lumbalpunktion
		LRR	Licht-Reflexions-Rheographie
$H_{1,2}$	Histamin-Rezeptoren	LWS	Lendenwirbelsäule
Hb	Hämoglobin		
HFJV	High frequency jet ventilation (Hochfrequenz-Jetbeatmung)	M.	Musculus
		MAC	Minimale alveoläre Konzentration
HFO	High frequency oscillation (Hochfrequenz-Oszillation)	MAO	Maximal acid output
		20MC	20-Methylcholanthren
HFPPV	High frequency positive-pressure ventilation (hochfrequente Überdruckbeatmung)	mCi	Milli-Curie
		MCT	Mittelkettige Triglyceride
		MCU	Miktions-Zysturethrogramm
HGH	Human growth hormone (Wachstumshormon = STH)	M.d.E.	Minderung der Erwerbsfähigkeit
		MDP	Magen-Darm-Passage
HIV	Human immunodeficiency virus	MEF	Maximale exspiratorische Flußstärke (Maximal expiratory flow)
Hk	Hämatokrit		
HLA	Histokompatibilitäts-Antigen; Humanes Lymphozyten-Antigen; Humanes Leukozyten-Alloantigen	MEN	Multiple endokrine Neoplasie
		MHS	Mittelhirnsyndrom
		MHC	Major histocompatibility complex
HMG	Hydroxymethylglutaryl	MHz	Megahertz
HMWK	High molecular weight kininogen	MJT	3-Monojodtyrosin
HPLC	Hochdruck-Flüssigkeitschromatographie	MLC	Mixed leukocyte culture
		MOV	Multiples Organversagen
HPT	Hyperparathyreoidismus	MR	Magnetresonanz s. KST
HSV	Hochselektive Vagotomie	MRC	Medical Research (Registration) Council
HTLV III	Humanes T-Zell-Leukämie-Virus (AIDS)		
		MRT	Magnetresonanz-Tomographie s. KST
HWK	Halswirbelkörper		
HWS	Halswirbelsäule	MSH	Melanozyten-stimulierendes Hormon
HWZ	Halbwertszeit	mU	Milli-Units
Hz	Hertz	MVV	Maximale willkürliche Ventilation
HZV	Herzzeitvolumen		
ISSP	International Society for the Study of Pain	N.	Nervus
		NAW	Notarztwagen
ICP	Intrakranieller Druck	NC	Nitrocellulose
ICR	Interkostalraum	NDD	Nährstoff-definierte Diäten
Ig	Immunglobulin	NEF	Notarzteinsatzfahrzeug
IHCT	International Histology Classification of Tumours	NM	Noduläres Melanom
		NMR	s. KST, MRT (nuclear magnetic resonance)
IMV	Intermittent mandatory ventilation (intermittierende maschinelle Ventilation)		
		NN	Nebenniere
		NNM	Nebennierenmark
INH	Isoniazid	NNR	Nebennierenrinde
IPPV	Intermittent positive pressure ventilation (Ventilation mit intermittierendem positivem Druck)	NSABP	National Surgical Advancement in Breast Cancer Project
		Nucl.	Nucleus

OK	Oberkiefer	SK	Streptokinase
		SNOMED	Systematized Nomenclature of Medicine
PAMBA	p-Aminomethylbenzoesäure		
PAO	Peak acid Output	SP	Substanz P
PAS	Paraaminosalicylsäure	SPECT	Single-photon-emission-Tomographie
pCO_2	Kohlendioxid-Partialdruck	SPV	Selektive proximale Vagotomie
pcP	Progressive chronische Polyarthritis	SRS-A	Slow-reacting substance of anaphylaxis
PCS	Postcholezystektomie-Syndrom		
PCWP	Pulmonary capillary wedge pressure (Lungenkapillardruck)	SSM	Superfiziell spreitendes Melanom
		SSW	Schwangerschaftswoche
PE	Probeexzision	StGB	Strafgesetzbuch
PEEP	Positive endexpiratory pressure (positiver endexspiratorischer Druck)	STH	s. HGH
		SV	Sponaneous ventilation (Spontanatmung)
PET	Positron-Emissions-Tomographie		
pHPT	Primärer Hyperparathyreoidismus		
PNF(-Übung)	Proprioceptive neuromuscular fascilation	T_3	Trijodthyronin
		T_4	Tetrajodthyronin, Thyroxin
		TA	Thoracic-abdominal (-Gerät)
p.o.	Post operationem	Tbc	Tuberkulose
pO_2	Sauerstoffpartialdruck	TBG	Thyroxin bindendes Globulin
PP	Pankreatisches Polypeptid	Tc	Technetium
PPL	Plasma-Protein-Lösung	TENS	Transkutane elektrische Nervenstimulation
PPSB	Komplex aus Prothrombin F.II, F.VII, F.X und F.IX		
		TGPA	Thyroxin-bindendes Präalbumin
Proc.	Processus	Th	Thorakalwirbel
PRIND	Prolonged RIND (s. dort)	TIA	Transitorische ischämische Attacke
PSR	Patellarsehnenreflex	Tis	Präinvasives Karzinom in situ
PTB(-Prothese)	Patella-tendon-bearing	TNM	Tumor – Nodus – Metastase (Klassifikation)
PTC	Perkutane transhepatische Cholangiographie		
		TNS	Transkutane Nervenstimulation, s. TENS
PTCA	Perkutane transluminale Koronarangioplastie		
		t-PA	Gewebe-(tissue-)Plasminogenaktivator
PTFE	Polytetrafluoroethylen		
PTH	Parathormon; Posttransfusionshepatitis	Tr.	Truncus
		Tract.	Tractus
pTNM	Posttherapeutische histopathologische TNM-Einteilung	TRH	Thyrotropin-releasing Hormon
		TSH	Thyreotropes Hormon
PVP	Polyvinylpyrrolidon	TSR	Trizepssehnenreflex
		TT_3	Gesamt-T_3
R	Röntgen; Residualtumor-Klassifizierung	TT_4	Gesamt-T_4
		U	Unit
R.	Ramus	UICC	Unio internationalis contra cancrum
rCBF	Regionale zerebrale Durchblutung	UOS	Unterer Ösophagussphinkter
rd, rad	Radiation absorbed dose (Energiedosis: 1 rd = 1/100 Gy)	u-PA	Urinärer Plasminogenaktivator (Urokinase)
RES	Retikuloendotheliales System	US	Ultrasonographie; United States Pharmacopeia
Rh	Rhesus-Faktor		
RHS	Retikulohistiozytäres System	UV	Ultraviolett; Unfallversicherung
RIA	Radioimmunoassay		
RIND	Reversibles ischämisches neurologisches Defizit	UVNG	Unfallneuregelungsgesetz
RNA	s. RNS	V.	Vena
RNS	Ribonukleinsäure	VIP	Vasoaktives intestinales Polypeptid
Rö.	Röntgen	VK	Vitalkapazität
RR	Riva-Rocci	VSD	Ventrikelseptumdefekt
RVA	Reichsversicherungsamt; Rentenversicherungsanstalt	WDHA	Werner-Morrison-Syndrom (water – diarrhea – hypokaliemia – achlorhydria)
RVO	Reichsversicherungsordnung		
		WDHH	Wäßrige Diarrhö, Hypokaliämie, Hypochlorhydrie (Syndrom) s. a. WDHA
S	Sakralwirbel, Serum		
S.	Syndrom		
SAB	Subarachnoidalblutung	WFNS	World Federation of Neurosurgical Societies
SCS	Spinal cord stimulation (Rückenmarksstimulation)		
		WHO	Weltgesundheitsorganisation
SGB	Sozialgesetzbuch		
SGPT	Serum-Glutamat-pyruvat-transaminase	ZES	Zollinger-Ellison-Syndrom
SHPT	Sekundärer HPT	ZNS	Zentralnervensystem
SIMV	Synchronized intermittent mandatory ventilation (synchronisiertes IMV)	ZVD	Zentralvenöser Druck

1. Einführung in die Chirurgie

Von L. Koslowski

Chirurgie ist seit jeher ein *Zusammenwirken handwerklichen Könnens, wissenschaftlicher Kenntnisse und künstlerischen Empfindens.*

Ein *Handwerk* erlernt man von Lehrmeistern. Sie geben ihre Erfahrungen an Jüngere weiter. Damit entwickelt sich ein besonderes Verhältnis von Lehrer und Schüler und die Bildung von Schulen in der Chirurgie, wie dies in der abendländischen Medizin seit dem Altertum Tradition ist. Die handwerkliche Tätigkeit ist ein Charakteristikum der operativen Medizin. Sie erfordert Kenntnisse, Fertigkeiten und Übung im Umgang mit Werkzeugen und setzt eine Befähigung zu technischer Improvisation voraus.

Wissenschaft beruht auf dem Wissen um Gesetzmäßigkeiten, das durch kritisches Denken geordnet, durch Wissensdrang vermehrt und durch Infragestellen der eigenen Position ständig überprüft wird. Der Arzt muß sowohl nach dem »*Warum*« wie nach dem »*Wozu*« fragen, also zugleich *kausal* und *final* denken. Er soll die Gesetze der Naturwissenschaften – Exaktheit und Nachprüfbarkeit ihrer Ergebnisse – kennen und beachten.

Das *Wesen der Kunst ist Intuition*, das heißt die schöpferische Verbindung von Gedanken und Empfindungen. Da chirurgische Entscheidungen oft innerhalb von Minuten, ja Sekunden getroffen werden müssen, kann der Operateur dann keine wissenschaftliche Abwägung vornehmen, sondern muß auf persönliche Erfahrung und auf Intuition zurückgreifen. Hierbei bedient er sich auch eines Analogieschlusses aus früher erlebten Krankheitsfällen.

Die Chirurgie hat – wie die klinische Medizin im ganzen – den Menschen zum Gegenstand. Deshalb kann und darf sie nicht nur exakte Naturwissenschaft sein. Sie bedient sich naturwissenschaftlicher Methoden, fordert darüber hinaus aber auch Menschenkenntnis und eine metaphysisch fundierte Haltung zur Stellung des Menschen in der Welt.

Die *chirurgische Technik* ist wichtig und verfeinert sich ständig. Doch bleibt sie auch in der Chirurgie eine Dienerin des schöpferischen Geistes, der Entscheidungen trifft und Neues schafft. Deshalb liegt die höchste Kunst des Chirurgen nicht in der operativen Technik, sondern in der Anzeigestellung, der *Indikation*.

Auch ein technisch einwandfreier chirurgischer Eingriff führt zum Mißerfolg, wenn er zur falschen Zeit oder am falschen Patienten vorgenommen wird.

Daher muß der Chirurg sich vor der Versuchung hüten, von den Methoden auszugehen, die er beherrscht und die dafür geeigneten Patienten zu suchen. Die Frage muß vielmehr lauten: welches Verfahren hat bei diesem Kranken die besten Erfolgsaussichten? Dabei sind die Risiken eines Behandlungsverfahrens sorgfältig abzuschätzen, die Belastbarkeit des Kranken zu berücksichtigen. Sie hängt von vielen Faktoren ab: soziale Lage, Einsichtsfähigkeit, Willenskraft, Konstitution, Lebensalter, Vorerkrankungen.

Der Chirurg ist seinem Temperament nach ein Täter. Er möchte handeln und helfen. Manche Bereiche der Diagnostik muß er anderen Disziplinen überlassen. *Doch ist es seine Pflicht und sein Recht, die Indikation zur Operation selbst zu stellen, weil er dafür die Verantwortung trägt.*

Zur *Diagnostik* bedient sich der Chirurg zuerst seiner Sinne: Sehen, Hören, Tasten, Riechen sind die wichtigsten Hilfen bei der Krankenuntersuchung. Sie haben *Vorrang vor bildgebenden Verfahren und Laboratoriumsmethoden.*

Die sorgfältige Erhebung der Vorgeschichte im ärztlichen Gespräch ist von unschätzbarem Wert. Sie gibt Aufschluß über die Biographie des Kranken, in der viele Erkrankungen ihre Ursache haben. Der junge Chirurg soll wissen, daß ein ärztliches Gespräch Zeit benötigt. Die Klagen vieler Kranker über unzureichende und deshalb unbefriedigende Gespräche mit ihrem Arzt – besonders im Krankenhaus – sind leider oft berechtigt.

Die Chirurgie fordert von denen, die sich ihr widmen wollen, eine 6 Jahre dauernde, oft mühevolle *Weiterbildung*. Bedingungen für den Erfolg dieser Anstrengung sind: körperliche Belastbarkeit, Einsatzbereitschaft, Entschlußkraft und die Fähigkeit, Verantwortung zu tragen – Charaktereigenschaften, die nicht erworben werden können. Manuelle Geschicklichkeit und ein Talent zur handwerklichen Improvisation sind notwendig. Manche Menschen besitzen sie von Natur aus, andere können sie erlernen. Auch hier gilt: ein jeder lernt nur, was er lernen kann. Nach zweijähriger Tätigkeit in der Chirurgie sollte hierüber Klarheit bestehen. Der Chirurg muß

Optimist, muß begeisterungsfähig sein, nicht überheblich, kein Zyniker.

Dem jungen Arzt, der die harten Jahre der Weiterbildung zum Chirurgen durchgehalten hat, schenkt dieser Beruf eine tiefe Befriedigung. Sie entspringt aus dem einzigartigen Vertrauensverhältnis zwischen dem Kranken und seinem Operateur, dem er sich zu einem Eingriff in seine körperliche Integrität in die Hände gibt.

Das Erlebnis des unmittelbaren Erfolges chirurgischer Tätigkeit gibt dem Chirurgen die Kraft, auch Mißerfolge zu ertragen, denn es gibt die goldenen Chirurgenhände nicht, die immer erfolgreich sind. Bescheidenheit im Erfolg wie auch Standfestigkeit und Selbstkritik beim Mißlingen werden gleicherweise vom Chirurgen gefordert.

Möge jeder Medizinstudent, jeder junge Arzt, der Chirurg werden möchte, sich fragen, ob er die Voraussetzungen für diesen schönen, aber schweren Beruf mitbringt – auch den Willen zur Leistung ohne Blick auf die Uhr. Der Beruf des Arztes ist seinem Wesen nach ein freier, *er beruht auf dem personalen Verhältnis zwischen dem Kranken und dem Arzt*. Die Gesellschaft hat nicht das Recht, sich in dieses Verhältnis hineinzudrängen, es sei denn, es würden die Interessen Dritter, auch der Solidargemeinschaft der gegen Krankheit und Unfall Versicherten, davon berührt.

Möge auch jeder erfahrene Chirurg, dem die Weiterbildung des Nachwuchses anvertraut ist, sich seiner *Verantwortung* gegenüber den Kranken wie den jungen Kollegen bewußt sein.

2. Aufgaben der Ethik-Kommissionen

Von L. Koslowski

Die Einrichtung von Ethik-Kommissionen geht auf eine *Deklaration des Weltärztebundes 1964 in Helsinki* zurück. Sie wurde 1975 in *Tokio* neu gefaßt.

Danach soll es das Ziel der biomedizinischen Forschung am Menschen sein, diagnostische, therapeutische und prophylaktische Verfahren sowie das Verständnis für die Ätiologie und Pathogenese der Krankheiten zu verbessern.

In der Medizin sind diagnostische, therapeutische und prophylaktische Verfahren mit *Risiken* verbunden. Dies gilt um so mehr für die biomedizinische Forschung, die sich auch auf Versuche am Menschen stützen muß.

Dabei ist zu unterscheiden zwischen Versuchen, die im Interesse des Patienten liegen und solchen, die wissenschaftliche Ziele ohne unmittelbaren Nutzen für die Versuchsperson verfolgen.

Solche Studien können bei einer Versuchsperson psychischen oder körperlichen Schaden verursachen, sie können lästig und unangenehm für den Patienten oder Probanden und schwierig für den Untersucher sein. Deshalb hat die *Aufklärung der Versuchspersonen* besonderes Gewicht. Sie hat grundsätzlich und, wenn möglich, *schriftlich* zu erfolgen.

Die *Zusammensetzung von Ethik-Kommissionen* wird unterschiedlich gehandhabt. Sie setzen sich in der Mehrzahl aus klinisch und wissenschaftlich tätigen Ärzten zusammen. Hinzu tritt in der Regel ein Jurist, da rechtliche Fragen stets zu berücksichtigen sind; ferner kommen Theologen oder Philosophen in Betracht.

Ethik-Kommissionen werden in der Regel von einer Medizinischen Fakultät gewählt, sie können auch durch die zuständige Ärztekammer bestellt werden.

Die Ethik-Kommission nimmt ihre Tätigkeit auf schriftlichen Antrag auf. *Ihr sollen alle experimentellen und klinischen Versuche am Menschen vorgelegt werden,* insbesondere solche Projekte, bei denen ein Risiko für den Patienten oder Probanden möglich ist, bei denen die Aufklärung von Bedeutung ist, oder bei denen die Patienten oder Probanden keinen Nutzen von dem Versuch erwarten können.

Ethik-Kommissionen **beraten** bei biomedizinischen Studien am Menschen den Untersucher vor allem über Aufklärung und Einverständnis der Probanden. Sie erheben **Bedenken** und geben Empfehlungen.

Um der Kommission ihre Beurteilung, ob die vorgesehenen Versuche ethisch unbedenklich sind, zu erleichtern, bedarf sie eines schriftlichen Versuchsprotokolls, Angaben über die Art der Aufklärung und Einwilligung seitens der Versuchsperson, Mitteilungen über Nutzen und Risiken des vorgesehenen Versuches, über die Schmerzhaftigkeit und Zumutbarkeit der geplanten Untersuchung.

Ethik-Kommissionen sind weder Polizei noch Staatsanwalt, sie prüfen lediglich, ob rechtliche oder ethische Bedenken bestehen. Ggf. machen sie praktische Vorschläge zur Abhilfe von Unzulänglichkeiten. *Die eigene Verantwortung des untersuchenden Arztes bleibt unberührt.*

Nach den bisherigen Erfahrungen erheben sich in erster Linie Bedenken gegen die Art und Weise der Aufklärung und gegen die Form der Einverständniserklärung seitens der Probanden.

Die Arbeit der Ethik-Kommissionen dient nicht nur dem *Schutz des Patienten oder Probanden, sondern auch dem Schutz des Untersuchers vor Vorwürfen oder gar Strafanzeigen.* Deshalb muß die Einverständniserklärung der Versuchsperson so abgefaßt sein, daß sie juristisch nicht zu beanstanden ist. Gerichte rechnen in solchen Fällen die Einschaltung einer Ethik-Kommission zu den *Sorgfaltspflichten.*

Ethik-Kommissionen sind auch für die *Beurteilung von Tierversuchen* gefordert worden. Dies wird sich nach Einführung des neuen Tierschutzgesetzes am 01. 01. 1987 erübrigen, da dann jeder Tierversuch der Genehmigung durch eine Veterinärdienstliche Regierungsbehörde bedarf. Dies ist übrigens im Bereich vieler Universitäten bereits seit langem üblich.

Literaturauswahl

Bock, R.: Das Verfahren vor den Ethik-Kommissionen der medizin. Fachbereiche. Duncker u. Humplot, Berlin 1984.

Gross, R., H. H. Hilger, W. Kaufmann, P. G. Scheurlen (Hrsg.): Ärztliche Ethik. Schattauer, Stuttgart 1978.

Malchow, H., J. Bierich, A. Eser, V. M. Roemer, D. Rössler: Aufgabe und Arbeitsweise einer Ethik-Kommission. Internist *32*:227–232 (1982).

Revidierte Deklaration von Helsinki, beschlossen von der 29. Generalversammlung des Weltärztebundes 1975 in Tokio. Veröffentlicht im Bundesanzeiger Nr. 152, vom 14. 08. 1976.

Von Troschke, J., H. Schmidt (Hrsg.): Ärztliche Entscheidungskonflikte (Band 12 der Reihe Medizin in Recht und Ethik). Enke, Stuttgart 1983.

3. Chirurgie und Recht

Von H.-L. Schreiber

3.0.1. Allgemeines, Vorbemerkungen

Chirurgie und Recht stehen in einem von Spannungen und Gegensätzen nicht freien Verhältnis. Der Arzt sieht sich in seiner Tätigkeit durch die Sanktionen des Rechts, durch Schadensersatz und Strafe bedroht und von medizinisch nicht hinreichend sachkundigen Rechtsinstanzen kontrolliert und gegängelt. Er fürchtet, in der Entscheidungsfreiheit zum Schaden seiner Patienten durch die wachsende Zahl rechtlicher Vorschriften behindert zu werden. Man spricht von der *zunehmenden Verrechtlichung ärztlicher Tätigkeit*, die zu einer defensiven Medizin führe. Mit ihr drohe das Bemühen, die Gefahren rechtlicher Haftung zu vermeiden, Vorrang vor der Sorge um das Wohl des Kranken zu gewinnen.

Diese Entwicklung hat vielfältige Gründe. Sie liegen einmal in der modernen Medizin selbst. Mit ihren Möglichkeiten sind zugleich ihre Risiken und Gefahren, aber auch die Erwartungen und Ansprüche der Kranken an Sorgfalt und Ergebnis ärztlicher Arbeit gewachsen. Die Bereitschaft, Krankheit und Sterben als unabänderlich und schicksalhaft hinzunehmen, ist verbreitet geschwunden. Man meint, einen Anspruch auf Gesundung zu haben und macht den Arzt haftbar, der ihn nicht erfüllt.

Andererseits ist die zunehmende Verrechtlichung nicht auf die Medizin beschränkt, sie hat vielmehr weite Bereiche des Sozialen erfaßt. An die Stelle für selbstverständlich gehaltener quasi naturwüchsiger Ordnungen tritt die Notwendigkeit der Regelung von Konflikten durch vom Staat geschaffenes Recht, das den Streit beendet und Befugnisse und Pflichten der Beteiligten festlegt.

> Die Möglichkeit einer **rechtlichen Überprüfung chirurgischer Tätigkeit** durch staatliche Gerichte erscheint im Rechtsstaat **unverzichtbar,** ein Verweis allein auf das ärztliche Gewissen oder die standesrechtliche Binnenkontrolle reicht nicht aus.

Für die Medizin führt kein Weg hinter ihre rechtliche Durchdringung zurück. Ein Verweis auf das ärztliche Gewissen oder die bloße Binnenkontrolle der ärztlichen Tätigkeit durch Standesorgane, wie sie manchen als vorzugswürdig erscheint, reichen nicht aus. *Die wichtigsten Rechtsgüter des Menschen sind in die Hand des Arztes gegeben: Leben, Gesundheit, Selbstbestimmung.* Das Recht als das allgemeine Gesetz der Freiheit aller kann sich hier nicht zurückziehen und die Lösung der Interessenkonflikte allein einem Berufsstand überlassen. Diese Konflikte zwischen Arzt und Patient betreffen auch die Patienten, sie sind Angelegenheit der Allgemeinheit und damit des Rechts.

Das *Arzt-Patienten-Verhältnis* geht aber andererseits über ein bloßes Rechtsverhältnis weit hinaus. Es gründet sich auf *Zuwendung, Vertrauen und Wagnis*. Chirurgische Therapie und Forschung bedürfen des Freiraumes für Risiken und Entscheidungen, sie können bürokratische Reglementierung nicht vertragen. Rechtsetzung und Rechtsanwendung müssen daher die eingangs genannten Gefahren ernst nehmen und eine durchgängige rechtliche Festlegung der Medizin vermeiden. Dann vermag die Einbettung in das Recht ihrerseits Erwartenssicherheit, Verläßlichkeit und Vertrauen zu fördern.

> Eine durchgängige Verrechtlichung der Medizin würde dem Arzt-Patienten-Verhältnis, das über eine bloße Rechtsbeziehung weit hinausgeht, erheblichen Schaden zufügen. Chirurgische Therapie und Forschung bedürfen des **Freiraumes für Risiken und Entscheidungen.**

3.0.2. Der Behandlungsvertrag als Grundlage der Rechtsbeziehungen

1. Die Grundlage der Rechtsbeziehungen zwischen Patient und Arzt bzw. Krankenhaus bildet der **Behandlungsvertrag.** Er hat in aller Regel *privatrechtlichen Charakter* und zwar nicht nur zwischen Privatpatient und Arzt bzw. Krankenhaus, sondern auch im Verhältnis zum Kassenpatienten. Das läßt sich unter anderem aus §368d Abs. 4 der Reichsversicherungsordnung ableiten, wonach die Übernahme der Behandlung eines Kassenpatienten den Kassenarzt zur Sorgfalt nach den Vorschriften des bürgerlichen Vertragsrechtes verpflichtet. Die Krankenkasse schließt mit dem Arzt bzw. dem Krankenhaus einen für den Patienten eigene Ansprüche begründenden Vertrag zugunsten Dritter (§ 328 BGB).

Der Behandlungsvertrag kommt durch übereinstimmende Erklärungen der Beteiligten zustande. An Formen, insbesondere auch an die Schriftform, ist er nicht gebunden. Er wird durch schlüssiges Verhalten begründet, wenn der Patient sich zum Arzt bzw. ins Krankenhaus begibt und mit der Behandlung begonnen wird.

2. Bei der Aufnahme in das Krankenhaus wird in der Regel sowohl mit dem Kassen- als auch mit dem Privatpatienten ein sog. »*totaler*« **Krankenhausvertrag** abgeschlossen. Mit diesem Vertrag übernimmt der Krankenhausträger neben der Unterbringung, Verpflegung und Betreuung auch die gesamte medizinische Behandlung.

Mit dem Privatpatienten ist aber auch ein sogenannter »*gespaltener*« Krankenhausvertrag möglich. Durch ihn übernimmt der Krankenhausarzt die selbständige vertragliche Verpflichtung zur ärztlichen Behandlung, während der Krankenhausträger lediglich Unterbringung, allgemeine Pflege und Beköstigung schuldet. Dieser Vertragstyp gibt dem Arzt ein eigenständiges Liquidationsrecht, verpflichtet ihn zur persönlichen Behandlung und läßt ihn für ärztliche Fehler allein haften.

Seit Inkrafttreten der Bundespflegesatzverordnung vom 25. 4. 1973 (BGBl. I 1973, S. 333) wird *auch bei Privatpatienten in der Regel ein totaler Krankenhausvertrag* anzunehmen sein. Daneben kann gemäß § 6 Bundespflegesatzverordnung eine zusätzliche vertragliche Beziehung zum leitenden Krankenhausarzt mit eigenem Liquidationsrecht bestehen. Fehlen besondere Vereinbarungen, so ist von einem totalen Krankenhausvertrag auszugehen.

3. Der chirurgische Behandlungsvertrag ist nach den Regeln des **Dienstvertragsrechtes** (§§ 611 ff BGB) und nicht nach denen des Werkvertrages zu beurteilen. *Der Chirurg schuldet danach keinen Operationserfolg, sondern seine Dienstleistung, d. h. eine sorgfaltsgemäße, den anerkannten Regeln der Chirurgie entsprechende Vornahme der Operation.* Für den Heilungserfolg bzw. den glücklichen Verlauf der Operation muß der Chirurg dagegen nicht einstehen. Diese rechtliche Einordnung der ärztlichen Behandlung erscheint sachgerecht, da der Arzt nicht für ein Ergebnis garantieren kann, das oft von Faktoren abhängt, die sich der menschlichen Beherrschbarkeit entziehen.

> Der **Behandlungsvertrag** als Grundlage der Rechtsbeziehungen zwischen Arzt und Patient richtet sich als Dienstvertrag nach den **Regeln des Privatrechts.** Das gilt auch im Verhältnis zum Kassenpatienten. Geschuldet wird vom Arzt nicht der Operationserfolg, sondern eine **sorgfaltsgemäße Behandlung.**

3.0.3. Die gebotene ärztliche Sorgfalt und der Behandlungsfehler

1. Aufgrund des Behandlungsvertrages ist der Arzt dem Patienten zur Anwendung der nach Lage des Falles erforderlichen medizinischen Maßnahmen nach dem Stande ärztlicher Wissenschaft und Erfahrung verpflichtet. Dabei hat er die für einen gewissenhaften und besonnenen Arzt *erforderliche Sorgfalt* zu wahren. Verletzt er vorsätzlich oder fahrlässig diese Pflichten, so haftet er dem Patienten wegen eines **Behandlungsfehlers.** Diese Haftung folgt einmal aus der Verletzung der vertraglichen Pflicht aus dem Behandlungsvertrag. Zusätzlich kommt eine Haftung nach dem Deliktsrecht (§ 823 I u. II BGB) in Betracht, wenn eine Körperverletzung oder der Tod eingetreten ist.

2. Arzthaftung ist *nahezu ausschließlich Fahrlässigkeitshaftung*, Fälle vorsätzlicher Fehlbehandlung kommen kaum vor. Für die ärztliche Fahrlässigkeit gibt es keine besondere gesetzliche Umschreibung. Fahrlässig handelt nach der allgemeinen Formel des § 276 BGB, wer die *im Verkehr erforderliche Sorgfalt* außer acht läßt. Konkretere Bestimmungen enthält das Gesetz nicht, die »offenen« Tatbestände der Fahrlässigkeitshaftung müssen von Rechtsprechung und Wissenschaft für die einzelnen Tätigkeitsbereiche konkretisiert werden.

> Der Chirurg haftet **zivilrechtlich** auf Schadensersatz aus dem Behandlungsvertrag sowie nach Deliktsrecht, **strafrechtlich** wegen fahrlässiger Körperverletzung bzw. Tötung, wenn er einen Behandlungsfehler begeht.

Die berufsspezifische erforderliche Sorgfalt eines Arztes, die zur Vermeidung von Behandlungsfehlern eingehalten werden muß, bestimmt sich nach dem jeweiligen, dem Arzt zugänglichen *Stand von Wissenschaft und Praxis zur Zeit der Behandlung.* Das Zivilrecht geht dabei objektivierend von den Pflichten eines gewissenhaften, ordentlichen und durchschnittlich qualifizierten Arztes bzw. Facharztes aus. Sie zu verletzen, macht *zivilrechtlich* haftbar. Das *Strafrecht* hat zur weiteren, zusätzlichen Voraussetzung für Strafe, daß die Einhaltung der objektiv gebotenen Sorgfalt auch individuell nach Befähigung und konkreter physischer und psychischer Situation möglich gewesen wäre. Der überlieferte, in diesem Zusammenhang in der Literatur noch vielfach verwendete Begriff des ärztlichen »*Kunstfehlers*« ist vieldeutig und unpräzise. Er deckt sich nicht mit dem der Sorgfaltswidrigkeit. Sein Gebrauch sollte daher in Übereinstimmung mit der neueren Rechtsprechung des Bundesgerichtshofes (BGH) vermieden werden.

3. Verlangt wird die nach den Umständen des jeweiligen Einzelfalles *erforderliche*, nicht die übliche, etwa einem eingefahrenen Schlendrian entsprechende Sorgfalt. Was gefordert wird ist die Einhaltung des jeweiligen »**Standards**« eines Faches, also z. B. des anerkannten Fachwissens und Könnens der Chirurgie. Was Standard ist, darüber zu entscheiden, ist zwar im einzelnen Streitfall letztlich eine Aufgabe der Gerichte. Dabei sind die Gerichte jedoch weitgehend auf die Maßstäbe der Medizin angewiesen, die ihnen durch die medizinischen Sachverständigen vermittelt werden. Die richterlichen Antworten auf die Fragen nach dem Sorgfaltsmaßstab müssen sich auf die medizinische Wissenschaft gründen. Der Jurist ist nur in einer Art »Grenzkontrolle« dafür zuständig, ob eine übliche Methode oder organisatorische Einrichtung die Grenzen zulässiger Gefährdung des Patienten überschreiten und daher sorgfaltswidrig sind. Ausdrücklich hat der BGH den regelmäßig medizinisch nicht sachkundigen Richter zur Zurückhaltung bei der eigenen Aufstellung besonderer Sorgfaltsgebote gewarnt, denen keine tatsächliche ärztliche Übung entspreche.

> Den **Behandlungsfehler** macht der Verstoß gegen die erforderliche ärztliche Sorgfalt aus. Maßstab für diese Sorgfalt ist der jeweilige, dem Arzt zugängliche Stand chirurgischer Wissenschaft und Praxis zur Zeit der Behandlung (Standard).

4. Relativ unproblematisch läßt sich der »Standard der medizinischen Wissenschaft« als Maßstab handhaben, wenn es um *elementare Fehlleistungen* geht. So besteht wohl kein Zweifel, daß die mehrfache Überdosierung von Medikamenten, das Zurücklassen von Instrumenten und nicht hinreichend gekennzeichneten anderen Gegenständen in der Operationswunde, die Verwechslung des zu amputierenden Beines sowie die Nichtbeachtung der Grundregeln der Antiseptik nicht dem gebotenen Standard entsprechen und daher sorgfaltswidrig sind.

Sehr viel schwieriger ist es dagegen, außerhalb dieses elementaren Bereichs den Standard und die vorwerfbare Abweichung von ihm für die einzelnen Bereiche der chirurgischen Tätigkeit zu bestimmen. *Hier liegt die eigentliche Crux der Arzthaftung.* Auf vielen Gebieten gibt es keine verbindlichen, unbestrittenen Methoden des Vorgehens. Vieles ist im Fluß, ständig verändert sich der Stand der Wissenschaft. Würde die jeweils vorherrschende, gebräuchliche Operationsmethode unbedingt verpflichten, so würde auf dem Wege über die Arzthaftung der medizinische Fortschritt unmöglich gemacht und der Status quo konserviert.

Der Arzt darf sich allerdings nicht beliebig über die Regeln seines Faches hinwegsetzen. Ausgangspunkt seiner Arbeit und seiner Sorgfaltspflichten muß daher das *anerkannte Fachwissen seiner Disziplin* sein. Andererseits kann und darf der Arzt sich neuen Behandlungsmethoden nicht verschließen und auf dem Stand seiner Ausbildungszeit stehen bleiben. Die Rechtsprechung hat zwar den Standpunkt vertreten, daß der Chirurg bei der Wahl zwischen verschiedenen Operationsmethoden grundsätzlich den *sichersten*, mit den geringsten Risiken belasteten Weg zu wählen habe. Andererseits hat sie auch hohe Ansprüche an die Pflicht zur Fortbildung gestellt und gefordert, daß *neue Erkenntnisse* aufgenommen werden, daß z. B. jeweils die neueste Auflage von Standardlehrbüchern und die darin beschriebenen Methoden beachtet werden müssen.

Es kann keinesfalls sorgfaltswidrig, wenn ein Chirurg nach einer neuen Methode verfährt, die sich noch nicht allgemein durchgesetzt hat, wenn sie bessere Heilungschancen verspricht oder mit weniger Risiken belastet erscheint. Andererseits ist ein Chirurg nicht verpflichtet, eine herkömmliche Operationsmethode, die er mit guten Erfolgen praktiziert, schon deshalb aufzugeben, weil teilweise neuere Methoden vorzudringen beginnen.

5. Die Rechtsprechung hat in einer Vielzahl von Einzelfällen versucht, das **Prinzip der erforderlichen Sorgfalt** für die verschiedenen Bereiche ärztlicher Tätigkeit zu konkretisieren. Einige für den Chirurgen wichtige Beispiele seien ohne Anspruch auf Vollständigkeit genannt. Dabei muß aber vor sklavischer Anlehnung an die Leitsätze der Rechtsprechung gewarnt werden. *Gerichte entscheiden stets nur konkrete Einzelfälle*, ihre Ergebnisse sind nicht ohne weiteres auf anders gelagerte Fälle zu übertragen.

So verlangt die Rechtsprechung z. B., daß körperliche Eingriffe von einigem Gewicht grundsätzlich *nur nach sorgfältiger, vorhergehender Diagnose* vorgenommen werden dürfen. Dabei wird der blinde Verlaß auf eine fremde Diagnose durchweg unzulässig sein. Das heißt freilich nicht, daß jede diagnostische Untersuchung etwa vom Operateur selbst vorgenommen sein müßte. Das wäre angesichts der fortschreitenden Spezialisierung und Arbeitsteilung gar nicht möglich.

In der ärztlichen Zusammenarbeit gilt der *Vertrauensgrundsatz*, der unter anderem besagt, daß im Interesse eines geordneten Ablaufs der Operation sich die dabei beteiligten Fachärzte grundsätzlich beim Fehlen gegenteiliger Anhaltspunkte auf die fehlerfreie Mitwirkung der Kollegen aus der anderen Fachrichtung verlassen können.

Die mit einer Diagnose verbundenen Risiken sind gegenüber dem möglichen diagnostischen Gewinn für eine Therapie abzuwägen, die diagnostischen Risiken dürfen nicht unverhältnismäßig groß sein. Das zur Mitwirkung herangezogene *Assistenzpersonal* muß sorgfältig ausgewählt, angeleitet und überwacht werden, ihm dürfen keine Aufgaben übertragen werden, denen es nach Befähigung und Ausbildung nicht gewachsen ist.

Bei operativen Eingriffen muß den mit ihnen typischerweise verbundenen Gefahren wie *Wundinfektionen vorgebeugt* werden. Werden Mullkompressen in die Leibeshöhle eingelegt, so geht die Sorgfaltspflicht des Operateurs dahin, die Kompressen zur Sicherung gegen ihr Verschwinden in der Bauchhöhle zu armieren.

Allgemein gilt das Prinzip, daß sich das Maß der jeweils erforderlichen Sorgfalt nach der *Größe der dem Patienten drohenden Gefahren* richtet. So kann z. B. bei einem eilbedürftigen Eingriff in lebensgefährlicher Lage nur eine geringere Sorgfalt bei der Überprüfung diagnostischer Daten und der sonstigen Vorbereitung des Eingriffes verlangt werden als in einer ruhigen Situation, in der hinreichend Zeit vorhanden ist.

3.0.4. Aufklärung und Einwilligung

1. Der *Umfang der ärztlichen Aufklärungspflicht* ist seit langem lebhaft umstritten, nicht zu Unrecht hat man von der Aufklärung als dem »Hauptkriegsschauplatz« zwischen Ärzten und Juristen gesprochen. Eine besondere gesetzliche Regelung der Aufklärung fehlt, das meiste ist aus allgemeinen Rechtsprinzipien von einer kaum noch überschaubaren Judikatur entwickelt worden.

Den von keiner Seite bestrittenen Ausgangspunkt bildet das **Selbstbestimmungsrecht**, das seine Wurzeln in Art. 1 Abs. 1 und Art. 2 Abs. 1 des Grundgesetzes hat. Nur der Kranke hat zu entscheiden, ob er sich ärztlich behandeln lassen will oder nicht. Dem Arzt steht grundsätzlich kein Recht zur Zwangsbehandlung zu. *Jeder Eingriff in die körperliche Unversehrtheit bedarf der vorhergehenden Einwilligung.* Das gilt nicht nur für Operationen, sondern für alle diagnostischen und therapeutischen Maßnahmen, die in den Körper des Patienten eingreifen, wie Endoskopien, Injektionen, Bestrahlungen und die Verabreichung von Medikamenten.

Die Rechtsprechung geht sogar so weit, jeden ärztlichen Eingriff, auch den sachgerecht ausgeführten und gelingenden, als tatbestandsmäßige *Körperverletzung* im Sinne von § 223 StGB und § 823 Abs. I BGB anzusehen. Der Begriff der Körperverletzung erfasse jede typische Einwirkung auf den Organismus. Damit werde zugleich das Selbstbestimmungsrecht des Patienten geschützt.

Nur dann, wenn eine wirksame **Einwilligung** des Patienten vorliegt, ist nach dieser Ansicht der ärztliche Eingriff rechtmäßig und führt nicht zu Strafbarkeit und Schadensersatz.

Der ärztliche Eingriff wird von der Rechtsprechung als **tatbestandsmäßige Körperverletzung** behandelt, die erst durch die Einwilligung des Patienten nach Aufklärung (sog. informed consent) gerechtfertigt wird.

Zur Wirksamkeit der Einwilligung verlangt die Rechtsprechung eine vorhergehende **Aufklärung** *des medizinisch nicht sachkundigen Patienten über Art, Tragweite, Folgen und Risiken der Behandlung*. Ohne solche Aufklärung sei eine wirksame Einwilligung nicht möglich.

Die These der Rechtsprechung, daß auch der kunstgerechte ärztliche Heileingriff tatbestandlich eine Körperverletzung darstelle, ist von vielen Seiten mit Recht seit langem heftig kritisiert worden. Die Rechtsprechung hat jedoch aus verständlichen Gründen bisher an ihrer Auffassung festgehalten, da sonst eine Strafbarkeitslücke für die eigenmächtige Heilbehandlung entstehen würde. Man sollte auf ärztlicher Seite die Bedeutung dieser Frage nicht überschätzen. Die Tatbestandsmäßigkeit ist nur die erste Stufe der rechtlichen Bewertung. Die eigentliche Entscheidung fällt erst auf der zweiten Stufe, der *Ebene der Rechtswidrigkeit*, die durch die Einwilligung des Patienten ausgeschlossen wird. Daß eine solche Einwilligung erforderlich ist und ärztliche Heileingriffe ohne sie nicht zulässig sind, steht allgemein außer Zweifel.

2. Von der Selbstbestimmungsaufklärung wird die sogenannte **therapeutische Aufklärung** unterschieden. Sie betrifft die aus medizinischen Gründen notwendige Information über die Krankheit und die mit Rücksicht darauf gebotenen Verhaltensweisen wie künftige Lebensführung, Diät, Einnahme verordneter Arznei, Unterlassen bestimmter Sportarten, Beobachtung der künftigen Entwicklung des Gesundheitszustandes etc. Sie folgt aus der therapeutischen Beziehung des Arztes zu seinem Patienten; aus rechtlicher Sicht bietet sie wenig Probleme, ihr Umfang richtet sich nach der Art der Krankheit und den zu ihrer Bekämpfung erforderlichen Maßnahmen.

3. Problematisch ist dagegen der *Umfang der gebotenen* **Selbstbestimmungsaufklärung** als Voraussetzung für die Wirksamkeit der Einwilligung. Worüber der Arzt insoweit im einzelnen aufklären muß, ist Gegenstand lebhafter Auseinandersetzungen.

Die Aufklärung soll nach den von der Rechtsprechung entwickelten Grundsätzen den Patienten in die Lage versetzen, Notwendigkeit, Art, Tragweite, Verlauf, Risiko und Folgen eines Eingriffs zwar nicht in allen Einzelheiten, aber doch im großen und ganzen hinsichtlich der wesentlichen Punkte zu verstehen. Ihr Ziel ist, die sinnvolle *Wahrnehmung des Selbstbestimmungsrechtes* zu ermöglichen. Es geht daher nicht um die Vermittlung medizinischen Sachwissens, sondern um die Kenntnis von der Bedeutung des Eingriffs für den Patienten. Dem Patienten müssen daher mögliche *Alternativen*, z.B. zwischen operativer und konservativer Behandlung, mitgeteilt werden, er ist über die ohne den Eingriff zu erwartende mögliche Verschlimmerung des Leidens zu informieren.

> Die **ärztliche Aufklärung** soll nach den Grundsätzen der Rechtsprechung den Patienten in die Lage versetzen, Notwendigkeit, Art, Tragweite, Verlauf und Risiken des operativen Eingriffes zwar nicht in allen Einzelheiten, aber doch im großen und ganzen zu verstehen.

Die Rechtsprechung stellt dabei auf die *Perspektive eines »verständigen Menschen in der Lage des Kranken«* ab. Daher ist es z.B. nicht erforderlich, darüber aufzuklären, daß auch die geringfügigsten Eingriffe unter ungünstigen Verhältnissen selbst bei Beachtung aller Vorsichtsmaßnahmen zu unvorhersehbaren Komplikationen führen können.

Auf *seltene Gefahren*, deren Auftreten im konkreten Fall so wenig wahrscheinlich ist, daß sie bei einem verständigen Menschen in seiner Lage für den Entschluß, in die Behandlung einzuwilligen, nicht ins Gewicht fallen, braucht nicht hingewiesen zu werden.

Trotz dieser und anderer Einschränkungen greifen die Formeln der Rechtsprechung sehr weit. Das gilt insbesondere für die praktisch sehr wichtige Frage, über welche möglichen **Risiken** und **Komplikationen** der Patient unterrichtet werden muß. Maßgeblich soll dafür nicht die allgemeine statistische Komplikationsdichte sein. Diese wäre für den Einzelfall wenig aussagekräftig und kann von Operateur zu Operateur erheblich verschieden ausfallen.

Maßgeblich soll vielmehr sein, was im jeweiligen Einzelfall, beim Krankheitsbild, dem Zustand des Patienten und beim Erfahrungsstand der einzelnen Klinik an Nebenwirkungen zu befürchten ist. Dabei ist der BGH so weit gegangen, seltene, aber typische und schwerwiegende Komplikationen selbst bei einer *Komplikationsdichte von 1:2000 für aufklärungsbedürftig* zu halten.

Das Maß der gebotenen Aufklärung steht im umgekehrten Verhältnis zur **Dringlichkeit des Eingriffs.** *Je dringlicher und unausweichlicher der Eingriff ist, um so geringer wird der Umfang der erforderlichen Aufklärung. Dagegen reicht die Aufklärungspflicht weiter, wenn es sich nur um einen zweckmäßigen, nicht unaufschiebbaren Eingriff handelt*, insbesondere, wenn mehrere Behandlungsalternativen zur Wahl stehen.

Eine **therapeutische Kontraindikation für die Aufklärung** hat die Rechtsprechung bisher nur in sehr engen Grenzen anerkannt. Nur dann, so lauten die aus den fünfziger Jahren stammenden Formeln, wenn die mit der Aufklärung verbundene Eröffnung der Natur des Leidens zu einer ernsten und nicht behebbaren Gesundheitsschädigung des Patienten führen würde, könne ein Absehen von der Aufklärung gerechtfertigt sein. Daß die Stimmung oder das Allgemeinbefinden herabgedrückt werde, stelle unvermeidliche Nachteile dar, die in Kauf genommen werden müßten.

> Eine **therapeutische Kontraindikation** für die Aufklärung hat die Rechtsprechung bisher nur in sehr engen Grenzen, bei drohenden ernsten und nicht behebbaren Gesundheitsschäden anerkannt. Das erscheint viel zu eng.

4. Die Rechtsprechung hat nach Ansicht vieler Ärzte und Juristen zu einer **Überspannung der Aufklärungspflicht** und zu schwerwiegenden Belastungen des Arzt-Patienten-Verhältnisses geführt. Sie hat den Patienten in irrealer Weise als abstrakt Vernünftigen und nicht als konkret Leidenden behandelt. Zu einseitig stellt das Selbstbestimmungsrecht in den Mittelpunkt und geht über die reale Hilfsbedürftigkeit des Kranken und seine Abhängigkeit von der Krankheit hinweg. Sie hat zu einem defensiven System der Absicherungsaufklärung durch Formulare und Risikokataloge geführt.

Man kann dem Arzt selbstverständlich nicht empfehlen, die Rechtsprechung zur Aufklärung unbeachtet zu lassen, weil er sich damit unübersehbaren Haftungsrisiken aussetzt. Es muß versucht werden, diese Haftungsrisiken zu vermeiden und zugleich das Wohl des Patienten, dem der Arzt ebenso wie der Selbstbestimmung verpflichtet ist, nicht zu gefährden.

Ohne Zweifel gehört zu den Pflichten des Arztes die angemessene Aufklärung, die den Patienten ernst nimmt und ihn nicht als unmündiges Behandlungsobjekt ansieht. Sie kann aber nur ohne vorgängige Schematisierung in Formularen im persönlichen Gespräch mit dem Kranken erfolgen. Dabei hat der Arzt im Versuch einer Synthese zwischen Wohl und Selbstbestimmung des Patienten je nach Art der Krankheit, Persönlichkeit des Kranken und der Situation *die Wahrheit vorsichtig tastend und schonend zu sagen.* Wesentlich ist dabei vor allem, daß mögliche Alternativen zwischen Behandlung und Nichteingreifen oder zwischen verschiedenen, sich unterschiedlich auswirkenden Behandlungsmethoden zur Sprache kommen.

5. *Die Beweislast im Streitfall trifft grundsätzlich für die Aufklärung anders als beim Behandlungsfehler den Arzt.* Das erklärt, warum in der Praxis die angebliche Verletzung der Aufklärungspflicht zunehmend zum Klagegrund im Arzthaftungsprozeß geworden ist, wenn von mißlungener Behandlung betroffene Patienten für einen vermuteten, aber nur schwer beweisbaren Behandlungsfehler Ersatzleistungen zu erlangen suchen.

Der Arzt sollte daher nach erfolgter Aufklärung unbedingt den *Beweis darüber sichern.* Das kann in verschiedenen Formen geschehen. Vielfach finden fachspezifische Formulare Verwendung, die dem Patienten nach dem Aufklärungsgespräch vorgelegt werden und von ihm unterzeichnet werden. Auch ein Gespräch in Gegenwart eines Zeugen sowie auch eine sorgfältige Eintragung in der Krankenakte können geeignet sein. Vermieden werden sollte eine Aufklärung durch bloßes Überreichen von schriftlichen Aufklärungsbögen, die vom Patienten lediglich unterzeichnet werden. Im Mittelpunkt muß jeweils *das individuelle Gespräch* stehen.

Die **Beweislast für die Aufklärung** trifft – anders als beim Behandlungsfehler – den Arzt. Daher sollte der Beweis über die erfolgte Aufklärung hinreichend dokumentiert werden.

Es empfiehlt sich auch, im Krankenblatt eine Einschränkung der Aufklärung aus therapeutischen Gründen festzuhalten. Insoweit ist zu hoffen, daß die überholte Rechtsprechung mit ihrer Beschränkung auf unbehebbare gesundheitliche Schäden bald aufgegeben wird und, wie es der Alternativentwurf bereits 1970 vorgeschlagen hat, jede ernste Gefahr einer erheblichen Beeinträchtigung der Gesundheit oder des seelischen Zustandes für die Kontraindikation künftig genügen wird.

Einen begrüßenswerten Versuch, die Schärfen der überzogenen früheren Rechtsprechung zur Aufklärung zu mildern, stellt die neuere Rechtsprechung zur Darlegungslast bei der Risikoaufklärung dar. Danach genügt es nicht, wenn der über ein bestimmtes Risiko nicht aufgeklärte Patient lediglich behauptet, er hätte sich bei Information über dieses Risiko der Operation nicht unterzogen. Vielmehr muß der Patient seine für den Fall der Unterrichtung über das betreffende Risiko behauptete Ablehnung der Behandlung in nachvollziehbarer Weise begründen. Diese Rechtsprechung scheint geeignet, die beliebige Benutzung der unvollständigen Aufklärung als Klagegrund für Schadensersatzzwecke zurückzudrängen.

6. Besondere Fragen wirft die Einwilligung bei **minderjährigen** und bei **willensunfähigen Patienten** auf.

Zwar setzt die Wirksamkeit der Einwilligung nach der Rechtsprechung nicht die Volljährigkeit, sondern die im Einzelfall durchaus schon früher mögliche *Einsichtsfähigkeit* voraus, die in der Reife und Fähigkeit besteht, Bedeutung und Tragweite des Eingriffes und der Einwilligung zu erkennen. Nach der Festlegung des Volljährigkeitsalters auf 18 Jahre sollte der Arzt sich aber bei Minderjährigen jedenfalls vor größeren Eingriffen an den Inhaber der elterlichen Sorgerechts – das sind in der Regel beide Elternteile – wegen der Einwilligung wenden. Zusätzlich sollte sich der Chirurg auch um das Einverständnis des Minderjährigen bemühen, wenn dieser bereits Verständnis für Bedeutung und Tragweite des ärztlichen Eingriffes besitzt. Wird die Einwilligung mißbräuchlich verweigert, so hat sich der Arzt – eventuell telefonisch – an das Vormundschaftsgericht zu wenden, das gemäß § 1666 BGB zu entscheiden hat. *Bei Gefahr im Verzug hat der Arzt nach Notstandsgesichtspunkten den dringlich gebotenen Eingriff von sich aus vorzunehmen.*

Bei *willensunfähigen Volljährigen* kommt es auf die Einwilligung des Vormundes oder Pflegers an, evtl. muß ein Pfleger gem. § 1910 BGB bestellt werden. Erscheint das wegen der Dringlichkeit des Eingriffes und der bestehenden akuten Gefahr nicht möglich, so hat der Arzt bei Willensunfähigen und Bewußtlosen nach den *Grundsätzen der mutmaßlichen Einwilligung* zu verfahren. Der Eingriff ist dann gerechtfertigt, wenn er dem Interesse und dem mutmaßlichen Willen des Patienten entspricht. Eine Befragung erreichbarer Angehörigen, die nicht gesetzliche Vertreter sind, kann zur Ermittlung des mutmaßlichen Willens zweckmäßig sein.

Bei Minderjährigen und Willensunfähigen ist die Einwilligung der Eltern bzw. des Vormundes oder Pflegers einzuholen. Notfalls ist das Vormundschaftsgericht einzuschalten. In Einzelfällen hat der Arzt nach den Grundsätzen der mutmaßlichen Einwilligung zu verfahren.

Literaturauswahl

CARSTENSEN, G.: Aufklärung in der Gefäßchirurgie. angio 4:119 ff. (1982).

DEUTSCH, E.: Arzt- und Arzneimittelrecht, Springer. Heidelberg 1983.

DUNZ, W.: Zur Praxis der zivilrechtlichen Arzthaftung. C. F. Müller, Karlsruhe 1974.

FRANZKI, H.: Der Arzthaftungsprozeß. Verlag Versicherungswirtschaft, Karlsruhe 1984.

KERN, W., A. LAUFS: Grundregeln zur Aufklärungspflicht des Arztes. Chirurg 53:809f.

KLEINWEFERS, H.: Zur Aufklärung des Patienten. Versicherungsrecht 99 (1981).

LAUFS, A.: Arztrecht. 3. Aufl. Beck, München 1984.

SCHREIBER, H.-L.: Die Patientenaufklärung in juristischer Sicht, Internist 24:185–189 (1983).

SCHREIBER, H.-L.: Behandlungsrisiko und Arzthaftung, Langenbecks Arch. Chir. 352:43 (1980).

SCHREIBER, H.-L.: Notwendigkeit und Grenzen einer rechtlichen Regelung ärztlicher Tätigkeit, Chirurg 51:411 (1980).

STEFFEN, E.: Neue Entwicklungslinien der BGH-Rechtsprechung zum Arzthaftungsrecht. 2. Aufl. Kommunikationsforum, Köln 1986.

WACHSMUTH, W., H.-L. SCHREIBER: Das Dilemma der ärztlichen Aufklärung. Neue Juristische Wochenschrift 34 (1983).

WACHSMUTH, W., H.-L. SCHREIBER: Der unheilvolle Weg in die defensive Medizin. Zuerst in Frankfurter Allg. Zeitung v. 3. 10. 1980, abgedruckt auch in Arzt und Krankenhaus 1981, 575.

Allgemeine Chirurgie

4. Die Wunde

4.1. Wundentstehung – Wundheilung – Wundbehandlung

Von L. Koslowski und W. Neugebauer

Definition: Eine Wunde ist eine *umschriebene Gewebeschädigung,* meist der Haut, aber auch der Schleimhäute und tieferliegender Gewebe *durch äußere physikalische Einwirkungen,* wie mechanische Kräfte, hohe oder tiefe Temperaturen, energiereiche Strahlen oder auch chemische Wirkungen.

4.1.1. Wundentstehung und Wundarten

Ursache und Art einer Wunde haben Bedeutung für die Behandlung und den Heilverlauf.

Schürfwunden: Oberflächliche, schmerzhafte Hautdefekte mit geringer Blutungsneigung. Sie entstehen meist durch Rutschen auf fester, rauher Unterlage (Kies, Asphalt, Beton).

Platzwunden: Hervorgerufen durch stumpfe Gewalt. Sie haben meist zerfetzte Ränder und sind wegen deren Neigung zur Nekrose *infektionsgefährdet.*

Rißwunden: Sie entstehen durch Reißen an scharfen Metallkanten, Nägeln oder ähnliches. Unregelmäßige Wundränder mit Quetschung oder Zerrung umgebender Gewebe, daher *infektionsgefährdet (Tetanus!).*

Quetschwunden: Hervorgerufen durch breitflächig einwirkende stumpfe Gewalt. Ausgedehnte Gewebszerstörung, zerfetzte Wundränder und oft tiefe Wundtaschen. Sie sind *erheblich infektionsgefährdet* und *heilen verzögert.*

Schnittwunden: Glatte, meist aneinanderliegende Wundränder, unter Umständen Durchtrennung tiefliegender Strukturen. Meist *primäre Heilung. Beispiel:* Die Operationswunde.

Stichwunden: Glattrandig mit kleiner Öffnung, jedoch zumeist tief, mit geringer Blutung nach außen. Gefahr der Mitverletzung tieferer Gewebeschichten oder Organen in Körperhöhlen, *Infektionsgefahr.*

Bißwunden: Im Aussehen einer Stich- oder Rißwunde entsprechend. Sie sind stets infiziert und heilen *sekundär* mit *starker Entzündung. Tollwutgefahr!* Bei Schlangenbissen *Giftwirkung* möglich.

Schußwunden: Kleine Lochwunden mit stumpfen, oft zerfetzten Rändern. Bei Nahschüssen Pulverschmaucheinsprengungen in der Haut des Wundrandes. Bei Durchschüssen ist der Einschuß kleiner als der Ausschuß. Quetschung und Zertrümmerung von Geweben der Umgebung des Schußkanales in Abhängigkeit von der kinetischen Energie des Geschosses. *Hohe Infektionsgefahr, langsame Heilung.*

Ablederung (Décollement): Abscherung großer Hautlappen gegenüber dem subkutanen Fettgewebe oder der Faszie, hervorgerufen durch tangentiale Gewalteinwirkung.

Skalpierung: Abriß der Kopfschwarte. Er entsteht, wenn die Kopfhaare von einer rotierenden Maschine erfaßt werden.

Thermische Wunden: Sie entstehen durch Einwirkung abnorm hoher oder tiefer Temperaturen. Meist flächenhaft und von unterschiedlicher Tiefe. Näheres siehe Kap. 4.2, Kälte- und Wärmeschäden.

Chemische Wunden: Sie entstehen durch Einwirkung ätzender Chemikalien (Säuren, Laugen, chemische Kampfstoffe) und betreffen die Haut oder Schleimhäute, wie die Augenbindehaut, Mundhöhle und Speiseröhre.
Säuren bewirken Gerinnung *(Koagulationsnekrose), Laugen* Verflüssigung *(Kolliquationsnekrose)* von Geweben. *Chemische Kampfstoffe* wirken ähnlich wie eine Verbrennung und erzeugen eine *exsudative Entzündung* mit *Blasenbildung.*
Eine besonders heimtückische chemische Wunde wird durch *Fluorwasserstoff* (Flußsäure)

hervorgerufen. Die Säure frißt sich in tiefliegende Gewebe hinein und ist nur schwer zu neutralisieren.

Strahlenwirkungen: Sie entstehen vornehmlich durch *Ultraviolett-* oder *Röntgenstrahlen*. Exsudative entzündliche Reaktion der Epidermis. Nach deren Ausheilung Entwicklung von *Gefäßerweiterungen* (Teleangiektasien) in der Haut. Ausgeprägte Fibrose in tiefliegenden Geweben oder Organen, Schädigung des Epithels in Dünn- und Dickdarm möglich. *Operationswunden* in bestrahlten Geweben *heilen stark verzögert oder gar nicht.*

Perforierende Wunden: Sie reichen von der Haut bis in eine Körperhöhle hinein und entstehen durch Stich oder Schuß. *Hohe Gefahr der Verletzung parenchymatöser oder Hohlorgane!*

> Die Gefahr der **Wundinfektion** wächst mit dem Ausmaß der Gewebeschädigung und dem zeitlichen **Abstand zwischen Wundentstehung und chirurgischer Versorgung.**

4.1.2. Wundheilung

Sie führt durch *biochemische und histologische Vorgänge,* die *zeitlich aufeinander abgestimmt* sind, zum Verschluß von Gewebedefekten und verläuft in mehreren *Phasen:*

In der **ersten Abräumphase** wird zerstörtes, nicht mehr lebensfähiges Gewebe abgebaut und aus der Wunde entfernt. Dies geschieht durch Ausbildung einer exsudativen Entzündung, die *10-40 Minuten* nach Entstehung einer Wunde beginnt und durch permeabilitätssteigernde Wirkstoffe, sogenannte *Mediatoren,* wie Histamin, Serotonin, Bradykinin, Prostaglandine gesteuert wird.

Mit dem fibrinhaltigen Exsudat wandern *neutrophile Leukozyten* und *Monozyten* aus dem Blut ins Wundgebiet ein. Der größte Teil der Leukozyten zerfällt, wobei *hydrolytische Enzyme* freigesetzt werden, die ihrerseits Zelltrümmer auflösen. Diese werden, soweit nicht aufgelöst, von Monozyten phagozytiert. Die Abräumung des Wundgebietes dauert etwa *48 Stunden.*

> **Wundheilungsphasen:** Abräumung (Mediatoren, Leukozyten, Monozyten) – Proliferation (Fibroblasten, Kollagenbildung) – Zell- und Faserreifung.

In der **zweiten Phase der Proliferation** formen *Fibroblasten,* die aus dem Blut und/oder aus der Adventitia der Blutgefäße am Rande der Wunde stammen, ein *zelluläres Netzwerk* und bilden *Kollagen,* das in eine interzelluläre Grundsubstanz ausgeschieden wird. Diese besteht aus *sauren Mucopolysacchariden. Dauer etwa 5 Tage.*

In der **dritten Phase der Zell- und Faserreifung** wird das *Gewebe der Wunde »remodelliert«.* Kollagene Fasern reifen aus, der Wassergehalt nimmt ab, die Wunde verkleinert sich durch Kontraktion der Fibroblasten. Das *Epithel* über der Wunde schließt sich durch Teilung und Wanderung der Epithelzellen auf einer Gleitbahn von verflüssigtem Fibrin.

Die Reißfestigkeit einer Wunde hängt vom Kollagengehalt ab und erreicht ihr *Maximum nach 12-15 Tagen* (Abb. *4.1.*-1).

Fördernde Faktoren der Wundheilung: Vor allem *Vitamin C.* Ohne dieses können die Fibroblasten statt der sauren, sulfathaltigen Mucopolysaccharide nur Hyaluronsäure bilden; die Reifung der kollagenen Fasern wird verzögert. Auch der *Faktor XIII* der Blutgerinnung fördert die Wundheilung.

Hemmende Faktoren der Wundheilung: Corticosteroide, Antikoagulantien, Antiphlogistika (Rheumamittel) und Stoffwechselstörungen, wie Diabetes, Eisenmangel, Hypoproteinämie und Leberschäden. Bei fortgeschrittener Leberzirrhose ist die Heilung von Operationswunden besonders gefährdet! (Abb. *4.1.*-2).

Primäre Wundheilung: Sie entspricht den oben geschilderten Vorgängen und wird gefördert durch Ruhigstellung, Hochlagerung und sorgfältige aseptische Verbandtechnik. *Lokale Anwendung von Antibiotika verzögert eher die Wundheilung.* Primäre Heilung erfolgt *ohne Infektion, ohne Hautnekrose* mit Bildung einer nur *schmalen Narbenzone.*

Sekundäre Wundheilung: Sie ist die Folge von Störungen durch Infektion, durch erhöhte Gewebespannung mit Minderung der Durchblutung, sowie durch Bildung von Höhlen, die sich mit Blut oder Serum anfüllen *(Hämatome* und *Serome).* Die Wundränder weichen auseinander. Es bildet sich eine breite Zone von *Granulationsgewebe,* das sich in eine funktionell und ästhetisch *minderwertige Narbe* umwandelt.

4.1.3. Wundbehandlung

Ihr Ziel ist es, eine *Wunde möglichst rasch zu verschließen,* um einer Infektion zuvorzukommen. Dies gelingt meist bei glattrandigen Schnitt- und Platzwunden.

4.1. Wundentstehung – Wundheilung – Wundbehandlung

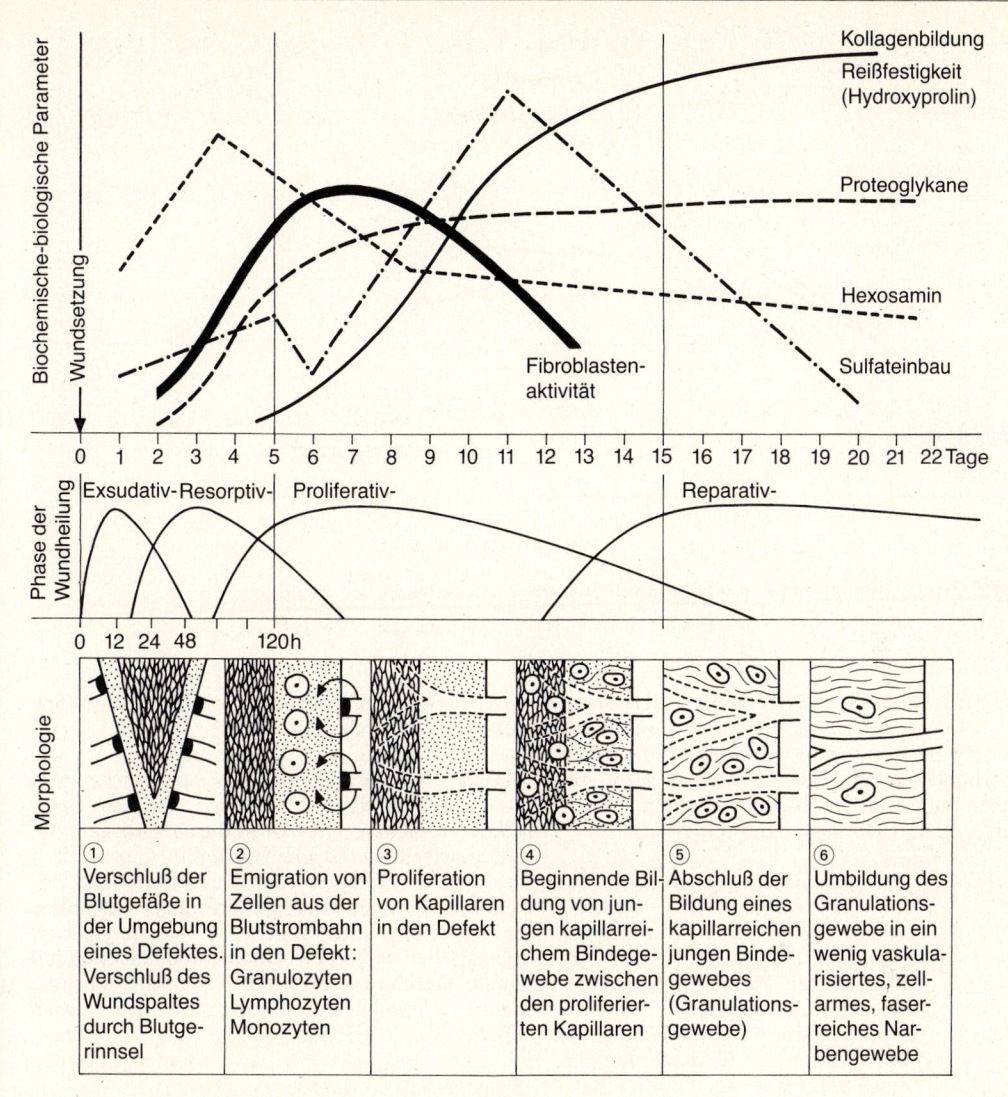

Abb. *4.1.*-1. Biologie und Morphologie der Wundheilung.

Die **Wundausschneidung** im Gesunden bildet die Grundlage der Wundversorgung. Sie soll innerhalb von 6, spätestens 12 Stunden vorgenommen werden. *Nach Ablauf dieser Frist darf eine Wunde nicht mehr durch Naht verschlossen werden.* Ausnahmen: frische, glattrandige Schnitt-, Riß- oder Platzwunden an Gesicht und Händen dürfen ohne Ausschneidung durch Naht oder Klebestreifen verschlossen werden. Sorgfältige Überwachung!

Bißwunden sind immer infiziert. Sie werden *ausgeschnitten und offengelassen.* Sofern aus kosmetischen oder funktionellen Gründen Nähte gelegt werden mußten, ist stationäre Behandlung unabdingbar.

Prinzipien der Wundbehandlung: Nekrosen entfernen, ruhigstellen, hochlagern. Kein Nahtverschluß unter Spannung.

Stich- und Schußwunden können sowohl steril als auch infiziert sein. Ein- und Ausschuß werden exzidiert und offengelassen, der Schußkanal wird drainiert. *Stationäre Überwachung!* Das sofortige Herausnehmen von Geschossen ist nicht unbedingt erforderlich.

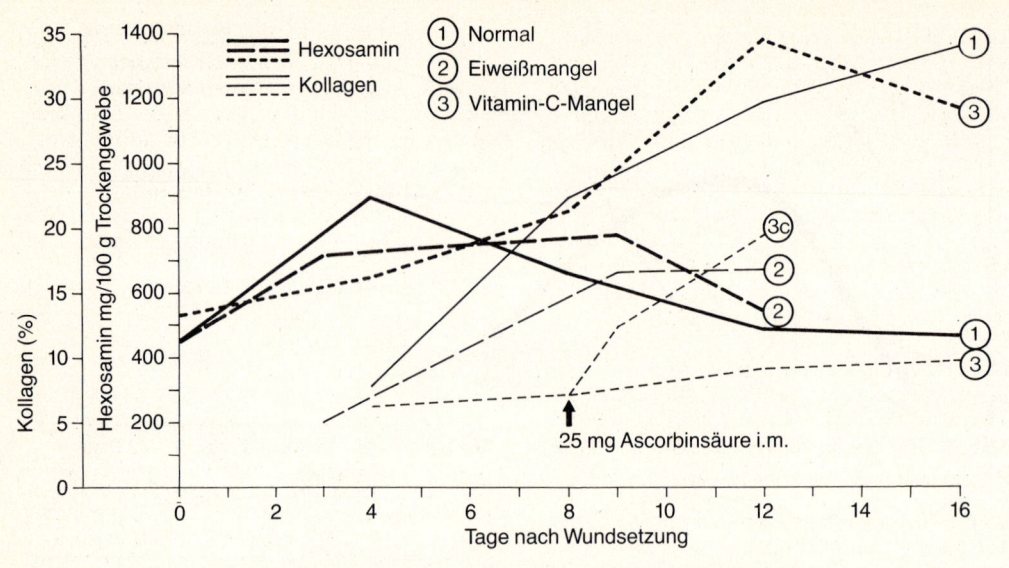

Abb. *4.1.*-2. Hemmung der Wundheilung durch Eiweiß- und Vitamin-C-Mangel.

Bei Stich- und Schußwunden an der *Brustwand und in den Bauchdecken* muß in jedem Falle eine perforierende Verletzung der großen Körperhöhlen durch *Thorako-* oder *Laparotomie* gesichert oder ausgeschlossen werden. Bloße Sondierung und Drainage sind fehlerhaft!

Ablederung (Décollement): Abscherung größerer Hautlappen vom subkutanen Fettgewebe oder beider von der Faszie führt fast immer zur *Nekrose.* Durchblutung sorgfältig prüfen! Im Zweifelsfalle abgelederten Hautlappen exzidieren, Defekt temporär mit eingenähten Kunststoff-Flicken oder Schaumstoff-Folie (Epigard) *abdecken* und nach stationärer Beobachtung *plastisch decken* (dicke Spalthaut- oder Vollhautlappen).

Tiefe, zerfetzte Wunden mit Taschenbildung werden großzügig ausgeschnitten, ausgiebig *drainiert* und *offengelassen. Stationäre Behandlung* unter Hochlagerung und Ruhigstellung.

Chemische Wunden (Verätzungen): Falls das ätzende Agens bekannt ist, *neutralisierendes Mittel* anwenden. In jedem Falle sehr ausgiebig *mit Wasser spülen,* besonders die Augenbindehaut.

Verbrühungen und Verbrennungen: Ihre Behandlung erfordert besondere Kenntnisse und Erfahrungen. *Frühzeitige Exzision und plastische Deckung,* insbesondere an Gesicht und Händen, sind anzustreben. Die Bildung granulierender Wundflächen soll vermieden werden. Ihre sekundäre Deckung führt zu kosmetisch und funktionell unbefriedigenden Ergebnissen, die Anlaß zu zahlreichen plastischen Korrekturoperationen geben. Siehe auch Kap. 14.

Wunddrainage: *Wundhöhlen und -taschen sind stets mit Drainagen zu versehen, um das Wundsekret abzuleiten.* Dies kann durch Einlegen von Gummistreifen (Laschen), durch Gazestreifen oder durch Gummi- oder Kunststoffrohre verschiedenen Durchmessers erfolgen. Besonders bewährt hat sich die Einlegung von *Saugdrainagen,* seitlich gelochten Kunststoffschläuchen mit einem Durchmesser zwischen 4 und 8 mm, die an eine Vakuum-Flasche angeschlossen werden *(Redon)* (Abb. *4.1.*-3).

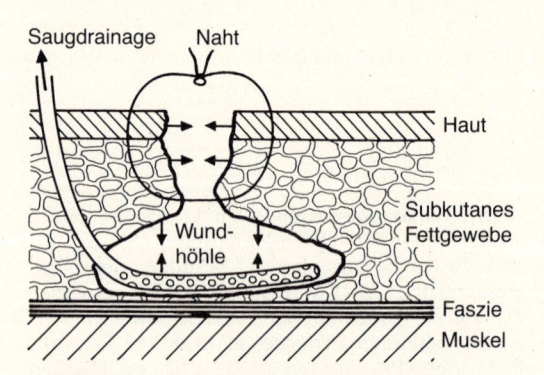

Abb. *4.1.*-3. Naht und Saugdrainage bei einer subkutanen Wunde. Die Pfeile veranschaulichen die Adaptation der Wundränder durch die Naht und den Sog der Drainage. Bei Muskelwunden wird eine Drainage intramuskulär, eine weitere subkutan eingelegt und die Faszienlücke durch Naht verschlossen.

Wundverschluß: *Er darf nie erzwungen werden.* Eine Wundnaht unter Spannung ist *fehlerhaft*. Im Zweifelsfalle soll die Wunde offengelassen werden. Liegen empfindliche Strukturen (Knochen, Sehnen, Gefäße, Nerven) in der Tiefe der Wunde frei, so kann manchmal nach *Legen von Entlastungsschnitten* ein spannungsfreier Wundverschluß erreicht werden.

Ist dies nicht möglich, so wird die Wunde durch eine *Dacron-* oder *Teflon-Folie* gedeckt, die wasserdicht in die Wundränder eingenäht wird. Im Laufe von 1–2 Wochen kann diese Folie weiter gerafft werden, bis die Wundkontraktion eine sekundäre Naht ermöglicht.

Eine andere Art des Wundverschlusses besteht in der sofortigen Deckung einer klaffenden Wunde mit frei verpflanzten *Spalt- oder Vollhautlappen*.

Mindestfristen für die Entfernungen von Hautnähten nach primärer Wundheilung:
Gesicht und Hals 5 Tage,
Thorax und Oberbauch 10 Tage,
Unterbauch und Leistenregion 6–8 Tage,
Hand und Arm 10–12 Tage,
Fuß und Bein 12–14 Tage.

Jede frische Gelegenheitswunde, auch nach Verbrühungen und Verbrennungen, bedarf einer **Schutzimpfung gegen Wundstarrkrampf (Tetanus).** Hat bereits früher eine aktive Immunisierung stattgefunden, so genügt eine Auffrischimpfung mit 0,5 ml Tetanol. Bei Nichtimmunisierten wird diese mit der Gabe von 250 Einheiten Tetanus-Immunglobulin kombiniert und nach 3 Wochen die zweite aktive Impfung mit Tetanol angeschlossen.

Literaturauswahl

HERNANDEZ-RICHTER, H. J., H. STRUCK: Die Wundheilung. Thieme, Stuttgart 1970.

HERNANDEZ-RICHTER, H. J.: Die heutigen Kenntnisse über die Wundheilung. In: Wundheilung, Nahttechnik, Nahtmaterial. Braun-Dexon, Melsungen 1977.

KOSLOWSKI, L.: Wundheilung – Wundinfektion – Wundbehandlung. Chirurg *38:* 347 (1967).

LEVENSON, S. M., J. M. STEIN, N. GROSSBLAT (Hrsg.): Wound Healing, Proceedings of a Workshop. National Acad. Sciences, Washington 1966.

SCHMITT, W.: Allgemeine Chirurgie. Barth, Leipzig 1970.

4.2. Kälte- und Wärmeschäden

Von L. Koslowski

4.2.1. Kälteschäden

4.2.1.1. Allgemeine Unterkühlung (Hypothermie)

4.2.1.1.1. Pathophysiologie

Auf allgemeine Unterkühlung reagiert der menschliche Organismus mit einer *20fachen Stoffwechselsteigerung*. Die physikalische Wärmeregulation *fällt bei etwa 28° aus*, die chemische Wärmeproduktion läuft bis zur Erschöpfung weiter.

Der *Sauerstoffbedarf* des Organismus beträgt bei 30–28°C 50% der Norm, bei 25°C nur noch 33% und unter 10°C 4–11%. Unter 28°C verlagert sich die O_2-Dissoziationskurve nach links, wodurch sich die O_2-Abgabe an das Gewebe verschlechtert.

Blut: Das *Volumen* sinkt ab, der *Hämatokrit* steigt an, ebenso die *Blutviskosität*. Die *Blutgerinnung* ist verzögert.

Im *Herzmuskel* tritt unter 28°C Vorhofflimmern auf. Ihm kann sich ein AV-Block oder Kammerflimmern anschließen. Der arterielle periphere Blutdruck steigt zwischen 34 und 32°C an, fällt bei niedrigeren Temperaturen aber unter Zunahme des Venendrucks und der Pulsfrequenz ab.

Die *Atmung* ist bei fortschreitender Unterkühlung zunächst stark beschleunigt. Bei Temperaturen zwischen 20 und 16°C tritt Atemstillstand ein.

Gehirn und Rückenmark zeigen unter 25°C ein Erlöschen der Reflexe. Wie alle Organe des Körpers nimmt auch das Gehirn bei sinkender Temperatur Wasser auf (Hirnödemgefahr!).

Die *Diurese* ist bei 22°C verdoppelt, bei 30°C verdreifacht (Kälte-Diurese).

4.2.1.1.2. Klinisches Bild

Fortschreitende Unterkühlung führt zu *Bewußtseinsverlust*. Die Diagnose stützt sich auf den Nachweis einer starken Herabsetzung der Körperkerntemperatur und die bestehende Bewußtlosigkeit.

Zur Messung von Körpertemperaturen unter 35°C sind spezielle Meßvorrichtungen erforderlich. Die Temperatur soll *stets rektal* gemessen werden.

4.2.1.1.3. Therapie

Weitere Unterkühlung verhindern!

Rascher Transport unter Vermeidung von aktiven und passiven Bewegungen. Lagerung in einem geschlossenen Raum. Während des Transports Wärmepackungen (Einschieben von Tüchern, die mit heißem Wasser getränkt sind, unter die Kleidung des Patienten).

Allmähliche Erwärmung in der Badewanne, wobei die Gliedmaßen möglichst aus der Wanne heraushängen sollen. Wassertemperatur zu Beginn der Wiedererwärmung 30°C, innerhalb einer Stunde auf 40°C erhöhen. Sobald die rektale Temperatur 33°–35°C erreicht hat, Patienten aus der Badewanne herausnehmen und warm einpacken.

Bei klarem Bewußtsein *reichlich heiße, gezuckerte Getränke,* jedoch ohne Alkoholzusatz. Zusätzlich überkörperwarme *Infusionen* (40–45°C) mit Glucose, Bicarbonat oder niedermolekularem Dextran. EKG, Hämatokrit, Serum-Kalium, Säure-Basen-Haushalt und Körpertemperatur laufend kontrollieren!

4.2.1.2. Örtliche Kälteschäden (Erfrierungen)

Erfrierungen sind Kälteschäden, die durch Temperaturen unter 0°C eintreten. *Kälte-Feuchtigkeits-Immobilisations-*(KSI-)Schäden entwickeln sich bei Einwirkung von Temperaturen oberhalb des Gefrierpunktes, wobei zur Kälteexposition Feuchtigkeit und mangelnde Bewegung (Immobilisation) hinzutreten.

4.2.1.2.1. Pathogenese

Sie wird durch drei Faktoren bestimmt:
1. Störung der Blutzirkulation,
2. Kälteeinwirkung auf die biochemischen Vorgänge in der Zelle,
3. Mechanische Kältewirkung durch Eiskristallbildung.

Kälteeinwirkung auf die Körperoberfläche wird mit *peripherer Vasokonstriktion* beantwortet. Kälte schädigt die Kapillarendothelien, so daß Flüssigkeit ins Gewebe austritt. Es entwickeln sich venöse Stase und arterielle Thrombose. Längerdauernde Kälteeinwirkung verursacht einen Verlust der Hautempfindung für Berührung, Schmerz und Temperatur.

Kälteeinwirkung auf die Chemie der Zelle bewirkt Denaturierung der Proteine und Inaktivierung der Enzyme. Im Zellinnern entstehen Eiskristalle, die die Zellmembranen sprengen.

4.2.1.2.2. Klinik

Anamnese: Zeitpunkt, Art, Grad und Dauer der Kälteeinwirkung sind festzustellen. Alkoholgenuß, bereits eingenommene Medikamente oder durchgeführte Erstmaßnahmen sind für die weitere Behandlung von Bedeutung.

Klinisches Bild: Es werden drei Schweregrade der Erfrierung unterschieden:
I. Grad: Haut hellrot, oedematös geschwollen. Kapillarpuls abgeschwächt, Rekapillarisierung verlangsamt.
II. Grad: Wachsfarbene Entfärbung und Blasenbildung. Kapillarpuls und Rekapillarisierung fehlen.
III. Grad: Nekrosen, die auch nach der Wiedererwärmung ihre weiße Verfärbung behalten und sich später schwarz verfärben.

4.2.1.2.3. Therapie

Erstmaßnahmen: Erfrorene Gliedmaßen unverzüglich von jeder feuchten oder einschnürenden Bekleidung befreien. Nach *lokaler Desinfektion* (!) mit der Wiedererwärmung beginnen. Jede mechanische Reizung des erfrorenen Bezirks vermeiden. Massagen oder Einreiben mit Schnee nutzlos, eher schädlich.

Wiedererwärmung: *Langsam und vorsichtig!* Erfrorene Gliedmaßen in ein Wasserbad von 4–6 °C bringen. Wassertemperatur pro Minute um 1° erhöhen, das heißt in einer halben Stunde auf etwa 40 °C. Schmerzen sind dann geringer, Narkose meist nicht erforderlich.

Lokalbehandlung: Örtliche Erfrierungen II. und III. Grades offen und trocken behandeln. Geschädigte Extremität *hochlagern*, aktive Bewegungen fördern. Mehrmals täglich erfrorene Bezirke schonend desinfizieren. *Blasen nicht eröffnen* (Infektionsgefahr!).

Behandlung von Erfrierungen: Haut desinfizieren, nicht reiben! Langsam auftauen, hochlagern.

Medikamente: Sympatolytika, Heparin und Dextran-Infusionen. Antibiotika nicht indiziert. *Tetanus-Prophylaxe obligat.*

Prognose: Im Frühstadium Voraussagen über die Tiefe des entstandenen Gewebsschadens und den zu erwartenden Gewebeverlust kaum möglich. Geduldiges Abwarten schützt vor diagnostischen Fehlern und Behandlungsschäden. *Vor Amputationen stets die trockene Demarkation abwarten.*

Spätschäden: Überempfindlichkeit gegen Kälte, Neigung zu Hyperhidrose und Zyanose, bedingt durch Sympathikusübererregbarkeit und Schädigung der Gefäßinnervation. Geschwürsbildung durch trophische Störungen noch nach Jahren möglich. Bei Spätschäden an den Füßen lumbale, bei Ulzera oder Nekrosen an den Fingern hohe thorakale Sympathektomie erfolgversprechend.

4.2.2. Wärmeschäden

4.2.2.1. Allgemeine Überwärmung (Hyperthermie)

4.2.2.1.1. Ätiologie

Wärmeschäden können durch *Einwirkung von Umweltwärme* oder durch *Stauung der im Organismus gebildeten Stoffwechselwärme* entstehen.
Bei feuchtem Klima liegt die Toleranzgrenze für nicht Arbeitende bei 38 °C für 1½ Stunden, bei 45 °C für 50 Minuten. Im Trockenklima gelten 48–49 °C Schattentemperatur als kritisch.
1 ml Schweiß, der völlig verdunstet, bedeutet eine Wärmeabgabe von 0,58 kcal. Die größte gemessene Schweißmenge beim Menschen betrug 4 Liter/h. Eine gefährliche Wärmestauung tritt auf, wenn die Wärmeabgabe durch hohe Umwelttemperatur und/oder Schweißverdunstung behindert ist, z. B. durch unzweckmäßige Kleidung.

4.2.2.1.2. Pathophysiologie

Der Kreislauf reagiert auf Überwärmung mit einer *Dilatation der Hautgefäße und kompensatorischer Vasokonstriktion in den inneren Organen*. Das Herzminutenvolumen nimmt zu, der Puls steigt auf 150–160/min.

4.2.2.1.3. Klinik

Man unterscheidet folgende Formen der allgemeinen Hyperthermie:

1. Die **Hitzesynkope** ist eine vasomotorische Reaktion beim Stehen in der Hitze. Sie ist mit der vagalen Ohnmacht vergleichbar und bildet sich bei Horizontallagerung alsbald zurück. Psychogene Faktoren scheinen mitzuwirken.

2. **Hitzeerschöpfung** tritt ein, wenn bei hohen Außentemperaturen Arbeit geleistet wird. Die Haut ist blaß und schwitzt, der Puls beschleunigt. Der Organismus ist dehydriert, der Urin dunkel gefärbt.

3. **Hyperpyrexie und Hitzschlag:** Hierbei wirkt die Erhöhung der Körpertemperatur schädigend. Bei Versagen der Thermoregulation durch Behinderung der Wärmeabgabe (unzweckmäßige Kleidung oder starke Anstrengung) kann der Hitzschlag plötzlich und dramatisch auftreten. Das Bewußtsein ist getrübt, die Haut trocken. Bei 40,5–41,6 °C tritt Bewußtlosigkeit, bei 43,5 °C der Tod ein.
Ursache des Hitzschlags ist die Unfähigkeit zur Wärmeabgabe. Sie kann bedingt sein durch Infektion, Entzündungen, Insuffizienz der Schweißdrüsen.

Neben diesen drei klinisch häufigsten Formen der allgemeinen Überwärmung können eine *Salzmangel-Hitzeerschöpfung,* etwa nach intensivem Schwitzen, *Hitzekrämpfe, Sonnenstich (Insolation), Anhydrosis* und *Miliaria rubra* auftreten. Der Sonnenstich ist weder klinisch noch pathogenetisch von der Hyperpyrexie abzugrenzen. Eine Schädigung des ZNS durch Sonnenstrahlen liegt nicht vor.

4.2.2.1.4. Therapie

Beim Hitzschlag *Körpertemperatur möglichst rasch* durch nasse kalte Tücher, Teil- oder Ganzbäder *senken. Schock* durch *Plasmainfusionen* bekämpfen. Bei Hitzekrämpfen, deren Ursache ein Kochsalzverlust ist, *physiologische Kochsalzlösung* intravenös infundieren.

4.2.2.2. Verbrühungen und Verbrennungen

4.2.2.2.1. Historisches

Bis zum 19. Jahrhundert wurden nur die Brandwunden behandelt, Allgemeinwirkungen auf Kreislauf und Stoffwechsel nicht beachtet. Dann wandte sich diesen die Aufmerksamkeit zu. Die Entstehung von Giften in der verbrannten Haut wurde diskutiert. In der ersten Hälfte des 20. Jahrhunderts trat der Volumenmangel durch Plasmaverlust in den Vordergrund des Interesses. Die Behandlung des Verbrennungsschocks, hervorgerufen durch Blutvolumenmangel, wurde zunächst durch Vollbluttransfusionen, dann durch Infusionen mit Dextran versucht. Heute konkurrieren Infusionen von Elektrolytlösungen (Ringer-Lactat) mit Plasma-Infusionen.

In der Behandlung der Brandwunden konnte bislang *keine Standardisierung* erzielt werden. Empfohlen werden Gerbungsverfahren, lokale Anwendung von Antibiotika und Antiseptika, Bäder und Mittel zur Auflösung von Hautnekrosen (Nekrolyse).

In jüngster Zeit hat eine *aggressive chirurgische Therapie* mit Ausschneidung von Haut- und Fettgewebsnekrosen und frühzeitiger Deckung durch Hauttransplantate großen Aufschwung genommen. Zur sachgemäßen und zeitgerechten Durchführung plastisch-chirurgischer Maßnahmen bedarf es spezieller Kenntnisse und Erfahrungen. Deshalb hat sich die Behandlung der Verbrühungen und Verbrennungen zu einem Spezialgebiet der Plastischen Chirurgie entwickelt.

4.2.2.2.2. Ätiologie

80 % aller Verbrennungen sind selbstverschuldet, ein Drittel der tödlichen Unfälle allein durch Rauchen im Bett. Kinder, Frauen und alte Leute sind am häufigsten die Opfer von Kleiderbränden. Verbrühungen betreffen meist Kleinkinder im Kriechalter. Durch leichtsinnigen Umgang mit flüssigen Brennstoffen (Benzin, Petroleum, Spiritus) am offenen Feuer (Gartengrill!) ereignen sich alljährlich zahlreiche vermeidbare Verbrennungen. Hotelbrände fordern fast allmonatlich Menschenleben. In der Arbeitswelt kommt es zu Gasexplosionen in Tanks und geschlossenen Räumen, die durch sekundäre Kleiderbrände schwere Verletzungen verursachen.

Das *Brennverhalten von Bekleidungstextilien ist mitbestimmend für die Schwere einer Verbrennung:*
Baumwolle brennt sehr leicht und erreicht eine hohe Verbrennungstemperatur, während *Viscose-Zellwolle* zwar ebenfalls leicht entflammt, aber rascher abbrennt und weniger hohe Temperaturen erreicht. *Wollgestricke* schützen die Haut gegen Verbrennungen, da sie nur sehr zögernd brennen. Von den handelsüblichen Kunstfaserprodukten brennt *Polyester* nur, solange es Kontakt mit der Zündflamme hat. Es zersetzt sich und schmilzt unter der Wirkung der Hitze. Ähnlich verhält sich *Polyamid. Polyacryl-Nitril* brennt zwar, schrumpft aber vor dem Entflammen zu einer kompakten Masse.

In manchen Ländern bestehen Vorschriften über schwer entflammbare Bekleidung für besonders gefährdete Bevölkerungsgruppen, z. B. Kinder.

4.2.2.2.3. Pathologische Anatomie

Die Intensität einer thermischen Gewebeschädigung wird von Höhe und Einwirkungsdauer der Temperatur bestimmt.

Bereits *Temperaturen zwischen 42 und 45 °C* können lebenswichtige Enzyme in der Zelle inaktivieren.

Bei *45–48 °C* kommt es zu Gefäßintima-Schäden mit meßbarer Permeabilitätssteigerung.

Bei *55 °C* werden Proteine denaturiert.

Temperaturen über 60 °C bewirken Eiweiß-, Koagulation und Zelltod.

Verbrühungen und Verbrennungen werden nach der Tiefe der Gewebeschädigung in **drei Grade** eingeteilt:

I. Grad: *Ödem und Hyperämie der Epidermis* (Beispiel Sonnenbrand). Abheilung unter Brennen, Jucken und Schuppen der Haut innerhalb einer Woche. Keine Narbenbildung.

II. Grad: *Blasenbildung durch Exsudation zwischen Epidermis und Stratum germinativum der Dermis.* Das Exsudat hebt die Epidermis ab, enthält 4% Proteine und gerinnt nach einigen Stunden oder Tagen. Unter den Brandblasen, deren Exsudat allmählich zu einem gelblichen Schorf eintrocknet, regeneriert sich die Haut im Laufe von zwei Wochen. Die neugebildete frisch-rote, dünne Epidermis ist zunächst gegen mechanische Beanspruchung sehr empfindlich. Auch nach einer solchen *oberflächlichen Verbrennung II. Grades* ist Narbenbildung nicht zu erwarten.

Dagegen verfallen bei der *tiefen zweitgradigen Verbrennung* die oberen Schichten der Dermis (des Koriums) der *Nekrose*. Doch kann sich die Haut aus den in der Tiefe gelegenen Hautanhangsgebilden (Talg- und Schweißdrüsen, Haarbälge) regenerieren. Es entstehen dann oberflächliche, *bleibende Narben*. Die funktionelle und ästhetische Beeinträchtigung ist gering.

III. Grad: *Die thermische Nekrose hat alle Hautschichten bis zum subkutanen Fettgewebe erfaßt, eine Regeneration ist nicht mehr möglich.* Die Haut *demarkiert* sich spontan im Laufe von 3–4 Wochen. Es entsteht ein Defekt, der von Granulationsgewebe überwachsen wird. Vom Rande einer solchen tiefen Brandwunde kann Epithel über das Granulationsgewebe wachsen, was aber nur bei kleinflächigen Verbrennungen zur Überhäutung führt. Dicke, funktionell minderwertige und kosmetisch störende Narben bleiben zurück. Häufig kommt es durch überschießende Bindegewebsproliferation zur Ausbildung von *Keloiden*, besonders bei Kindern.

4.2.2.2.4. Pathophysiologie

Örtliche Hitzewirkungen: In der Haut werden *Mediatoren freigesetzt,* die eine rasche und intensive Exsudation in Gang setzen, vor allem Histamin, Prostaglandine und Kinine (»Entzündungsstoffe«).

Es setzt eine heftige *Exsudation* aus den verbrannten Hautflächen ein, vor allem bei Verbrennungen II. Grades, während bei tiefen, drittgradigen Verbrennungen die Haut eher trokken, lederartig erscheint. Dementsprechend sind oberflächliche Verbrennungen besonders schmerzhaft, tiefe Verbrennungen III. Grades hingegen unempfindlich, weil die Schmerzrezeptoren durch die Hitzekoagulation devitalisiert sind.

In und unter der verbrannten Haut entstehen *Mikrozirkulationsstörungen*. Im Gegensatz zum hämorrhagischen Schock, bei dem sich die periphere Durchblutung nach Beheben des Blutvolumenmangels normalisiert, bleibt beim *Verbrennungsschock* auch nach Auffüllen des Kreislaufs die Perfusion der geschädigten Haut gestört. Dort bricht dann der Energiestoffwechsel zusammen und es entwickelt sich eine empfindliche *Störung des Natrium-Kalium-Transports*.

Kontinuierliche Depolarisation mit Freisetzung von Kalium aus den Zellen und Einstrom von Natrium und H-Ionen in die Zellen ist ein Charakteristikum der thermischen Schädigung und unterscheidet sie von mechanischen Verletzungen und vom Blutungsschock.

Allgemeinwirkungen: Die in der geschädigten Haut freigesetzten Entzündungsmediatoren gelangen in den Kreislauf und führen zu einer allgemeinen *Erhöhung der Membranpermeabilität*. Der Wassergehalt vieler Organe steigt, bei Kindern entwickelt sich nicht selten ein Hirnödem. Die Glomeruli der Niere werden für große Moleküle durchlässig. Auch die Lymphbahnen der Leber werden undicht.

Als Folge des Verlustes von Wasser, Elektrolyten und Proteinen durch Exsudation nach außen und Ödembildung im Innern des Organismus entsteht ein *Plasmaverlust,* der 50% des zirkulierenden Blutvolumens erreichen und einen schweren *hypovolämischen Schock* verursachen kann. Das Blut wird eingedickt, der Hämatokrit steigt auf Werte von 60 bis 70%. Die Fließeigenschaften des Blutes verschlechtern sich, die Herzarbeit wird erschwert.

Toxinbildung: Sie ist *umstritten*. Gifte im pharmakologischen Sinne sind bisher nicht nachgewiesen. Doch spricht der wesentlich mildere klinische Krankheitsverlauf nach frühzeitiger Ausschneidung der verbrannten Hautflächen dafür, daß von diesen »toxische« Wirkungen ausgehen. Sie werden aber auch bakteriellen Toxinen zugeschrieben. Bei der experimentellen Forschung über »Verbrennungstoxine« wird mit der Einwirkung sehr hoher Temperaturen gearbeitet, die bei klinischen Verbrennungen nicht auftreten.

Elektrolythaushalt: Infolge des Verlustes großer Mengen von extrazellulärem Natrium, das zum Teil in die Zellen einströmt, zum Teil mit dem Exsudat aus dem Organismus austritt, entwickelt sich ein *Natriummangel*. Gelegentlich wird eine *Hyperkaliämie* beobachtet, die durch gesteigerten Zellverfall und verminderte Kaliumausscheidung durch die Nieren entsteht.

Proteinhaushalt: Im Vordergrund steht der *Mangel an Albuminen*, die aufgrund der Permeabilitätserhöhung der Kapillarwände in großer Menge aus dem Kreislauf in ödematöse Gewebe diffundieren. Der *Eiweißgehalt des Serums sinkt* und damit auch dessen onkotischer Druck, was einen Flüssigkeitsabstrom aus dem Blut ins Gewebe begünstigt.

Energiehaushalt: Da die Wasserverdunstung an einer verbrannten Hautfläche unbeschränkt stattfindet, *gehen dem Organismus große Wärmemengen verloren*. Sie können 2000 bis 3000 Kalorien pro Tag erreichen. Dieser Wärmeverlust muß durch erhöhte Wärmebildung ausgeglichen werden. Sie wird durch eine Erhöhung des Stoffwechsels erreicht, die bei ausgedehnten tiefen Verbrennungen 100% der Norm betragen kann. Ein Schwerbrandverletzter »verheizt« seine gesamten Bestände an Fetten, Kohlenhydraten und Eiweiß, ohne daß dieser Verlust durch Synthese von Proteinen wettgemacht werden kann, da auch die Leberfunktion gestört ist. Infolgedessen kommt es zur *negativen Stickstoffbilanz* und zu *rascher Abmagerung*.

4.2.2.2.5. Immunologie

Ausgedehnte tiefe Verbrennungen beeinträchtigen die körpereigene Abwehr durch *Verminderung der antikörperführenden Immunglobuline*, die in der ersten Woche nach dem Trauma fast vollständig aus dem Serum verschwinden. Zugleich wird die Phagozytose im retikuloendothelialen System beeinträchtigt. Aus der Verminderung der zellulären und humoralen Abwehr resultiert eine *erhöhte Anfälligkeit gegenüber bakteriellen Infektionen* und *die Gefahr einer Sepsis*.

4.2.2.2.6. Erste Hilfe bei Verbrühungen und Verbrennungen

Heiße Flüssigkeit oder brennendes bzw. glühendes Material so rasch wie möglich von der Haut entfernen. Brennende Kleidungsstücke durch Übergießen mit Wasser, Schlagen mit Wolldecken oder durch Wälzen des Verletzten löschen, auch glimmende Kleidung entfernen.

Sodann die verbrannten oder verbrühten Hautflächen durch Übergießen oder Berieseln mit kaltem Wasser mindestens 15 Minuten lang *kühlen*. Bei ausgedehnten Brandflächen Eintauchen in eine Badewanne oder in einen Bach. Kaltwasserbehandlung nur erfolgreich, wenn sie innerhalb von 15–30 Minuten nach der Schädigung einsetzt.

Sofort *Schockbehandlung* einleiten, noch an der Unfallstelle intravenöse Infusion anlegen. *Kein längerdauernder Transport ohne Flüssigkeitsersatz!* Dem Verletzten viel zu trinken geben, in kleinen Portionen, über eine halbe Stunde verteilt, 1 Liter Flüssigkeit, dem 1 Eßlöffel Kochsalz und wenn möglich auch 1 Eßlöffel Natrium bicarbonicum zuzusetzen ist.

Reines Wasser vermeiden. Fruchtsäfte, Fleischbrühe oder Buttermilch sind zu empfehlen.

Nach Durchführung der Kaltwasserkühlung, die aber nicht zur stärkeren Senkung der Körpertemperatur führen darf, geschädigte Hautpartien *in saubere Tücher hüllen* (Bettwäsche, Handtücher). Berührung der verbrannten Hautflächen mit Wolldecken vermeiden (Infektionsgefahr!).

> **Erste Hilfe bei Verbrühungen und Verbrennungen:** Sofort 15 Minuten lang mit Leitungswasser berieseln. Intravenöse Infusion noch am Unfallort anlegen, Brandwunde sauber und trocken abdecken. Keine Salben oder Puder!

4.2.2.2.7. Maßnahmen bei der Aufnahme im Krankenhaus

Zunächst **Ausdehnung und Tiefe** der Verbrennung bestimmen. Schätzung anhand der *Neunerregel* (Abb. *4.2.*-1) oder durch Abmessen mit der Handfläche. Die Handfläche eines Menschen entspricht einem Prozent seiner Körperoberfläche. Die Flächenausdehnung wird meist überschätzt, die Tiefe häufig unterschätzt. Schmerzempfindung mit einer Nadel prüfen. Anästhetische Hautbezirke weisen auf tiefe Schädigung hin.

Laboruntersuchungen: Erythrozytenzahl, Hämoglobin, Hämatokrit, Gesamt-Proteine im Serum, Elektrolyte, Kalium, Natrium und Chlor, Säure-Basen-Gleichgewicht.

Alsbald **Dauerkatheter** einlegen, stündliches Urinvolumen messen (Standard beim Kind nicht unter 30 ml, beim Erwachsenen nicht unter 50 ml).

4.2. Kälte- und Wärmeschäden

ben von Ringer-Lactat-Lösung sind daher niemals falsch. Bei Kindern haben sich frühzeitige Plasmainfusionen bewährt.

Häufiger Fehler: Zu langsame Infusion in den ersten Stunden. Empfohlene Tropfgeschwindigkeit 100 Tropfen/min bei 20%iger, 200 Tropfen/min bei 40%iger Verbrennung beim Erwachsenen. Ab drittem Tag wird häufig zuviel infundiert. Auf Einsetzen der Polyurie achten.

Unter stündlicher Messung der Urinmenge und dreistündlicher Wiederholung der oben erwähnten Laboruntersuchungen und des zentralvenösen Druckes ist die Infusionsbehandlung zu steuern.

4.2.2.2.9. Chirurgische Versorgung der verbrannten oder verbrühten Hautflächen

Gesicht und Hände werden immer mit Verbänden abgedeckt, die Antibiotika oder Antiseptika, z. B. Silbersulfadiazin enthalten. An den Händen Hochlagerung und Ruhigstellung auf Schiene.

An *Rumpf und Gliedmaßen* hat sich die **Gerbung** bewährt: In Narkose verbrannte Hautflächen mit einer Handwaschbürste und physiologischer Kochsalzlösung von Schmutz, Ruß und Kleiderresten reinigen. Dann 5%ige Tannin-Lösung aufpinseln. Nach Trocknung mit dem Fön 10%ige Silbernitratlösung auftragen, bis die Hautflächen schwarz-braun erscheinen. Erneute Trocknung mit dem Fön. Der Gerbschorf verhindert frühzeitige Infektion, da die Bakterien wenig Nährboden finden, erleichtert die Pflege, da die gegerbte Hautfläche schmerzunempfindlich ist, und vermindert den Flüssigkeitsverlust durch Exsudation.

Verbrühungen und Verbrennungen II. Grades heilen unter dem Gerbschorf innerhalb von zwei Wochen unter Bildung einer dünnen, zartroten Epidermis. Der Gerbschorf kann dann von der neugebildeten Haut abgehoben werden.

Verbrennungen III. Grades an Gesicht und Händen sollen nach 3–5 Tagen exzidiert und durch Hauttransplantate gedeckt werden. Rechtzeitige Überweisung in ein Behandlungszentrum für Verbrennungen!

Hautnekrosen an anderen Körperregionen möglichst innerhalb drei Wochen *exzidieren* und mit körpereigenen (autologen) Hauttransplantaten *decken*. Falls hierfür nicht genügend Haut zur Verfügung steht, muß auf homologe Transplantate, lyophilisierte Tierhaut oder dünne Schaumstoff-Folien (Epigard) zurückgegriffen werden.

Zur *Bestimmung der Bakterienflora auf den Brandwunden* möglichst tägliche Hautabstriche mit bakteriologischer Untersuchung und Bestimmung der Antibiotikaresistenz durchführen.

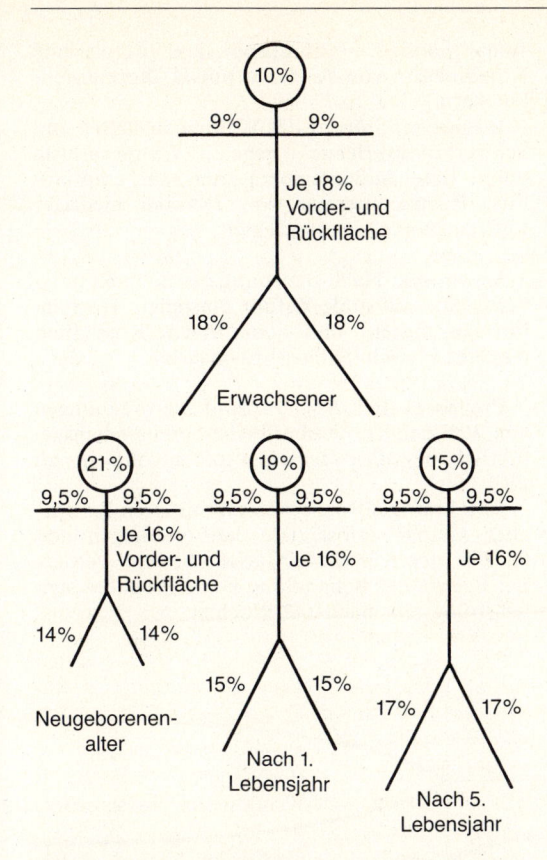

Abb. *4.2.*-1. Neunerregel von WALLACE zur Schätzung der Ausdehnung einer Verbrennung.

4.2.2.2.8. Infusionsbehandlung

Der *Ersatz von Wasser, Elektrolyten und Proteinen,* die dem Blut durch Wundexsudation und Ödembildung entzogen werden, ist für das Überleben des Schock- und Ödemphase nach Verbrennungen entscheidend. Der Flüssigkeitsbedarf in den ersten 24 Stunden wird nach Schätzung der verbrannten Körperoberfläche aufgrund der Neunerregel errechnet. Hierzu ist folgende Formel zu empfehlen:

Beim Erwachsenen: Körpergewicht in kg × % verbrannter Körperoberfläche × 3,5.

Bei Kindern gilt der Multiplikationsfaktor 5 + Erhaltungsbedarf (bis 10 kg Körpergewicht 100 ml/kg, bis 20 kg Körpergewicht 80 ml/kg, bis 40 kg Körpergewicht 40 ml/kg).

Die Hälfte dieses 24-Stunden-Bedarfs muß in den ersten 8 Stunden infundiert werden.

Das Körpergewicht des Verletzten sofort nach der Krankenhausaufnahme messen oder erfragen.

Zusammensetzung der Infusionslösung: Sie spielt zunächst eine untergeordnete Rolle. Wichtig ist der Ersatz von Wasser und Natrium. Ga-

Nach Ablauf der ersten Woche auch Blutkulturen anlegen.

> **Behandlung von Brandwunden:** Frühexzision an Gesicht und Händen! Keine granulierenden Wundflächen entstehen lassen. Rechtzeitige plastische Deckung vornehmen.

4.2.2.2.10. Verbrennungskrankheit

Als solche wird der gesetzmäßige Ablauf der Allgemeinstörungen nach ausgedehnten Verbrühungen oder Verbrennungen bezeichnet. Er beginnt mit der Permeabilitätsstörung, der *Ödemphase,* die 2-3 Tage dauert. Danach beginnt die *Rückresorption* der ins Gewebe ausgetretenen *Proteine* und *Elektrolyte,* häufig verbunden mit einer *Polyurie.* In der 2. und 3. Woche treten die *Wund-* und *Allgemeininfektion (Sepsis)* und die *Erschöpfung der Energiereserven* in den Vordergrund (Abb. 4.2.-2).

10mal häufiger). Ulkusprophylaxe durch eine Kombination von Antazida mit H_2-Rezeptorenblockern.

Infolge der Störung des Wärmehaushaltes sind Schwerbrandverletzte gegen Wärmeverluste durch tiefe Außentemperaturen sehr empfindlich. Raumtemperatur von 28° bei niedriger Luftfeuchtigkeit zu empfehlen.

Ernährung: Nach Behebung des Schocks möglichst bald auf orale Zufuhr umstellen. Hochkalorische, protein- und vitaminreiche Kost (Eier, mageres Fleisch, Sahne, Fruchtsäfte).

Prognose: Bei *Kindern* sind Verbrennungen von *10%* der Körperoberfläche bereits lebensgefährlich, bei *alten Menschen* solche von *mehr als 20%.*

Von kräftigen Menschen im mittleren Lebensalter können selbst tiefe Verbrennungen von *70-80%* der Körperoberfläche überlebt werden. Bei Beginn der Behandlung keine Prognose stellen, frühestens nach 1-2 Wochen.

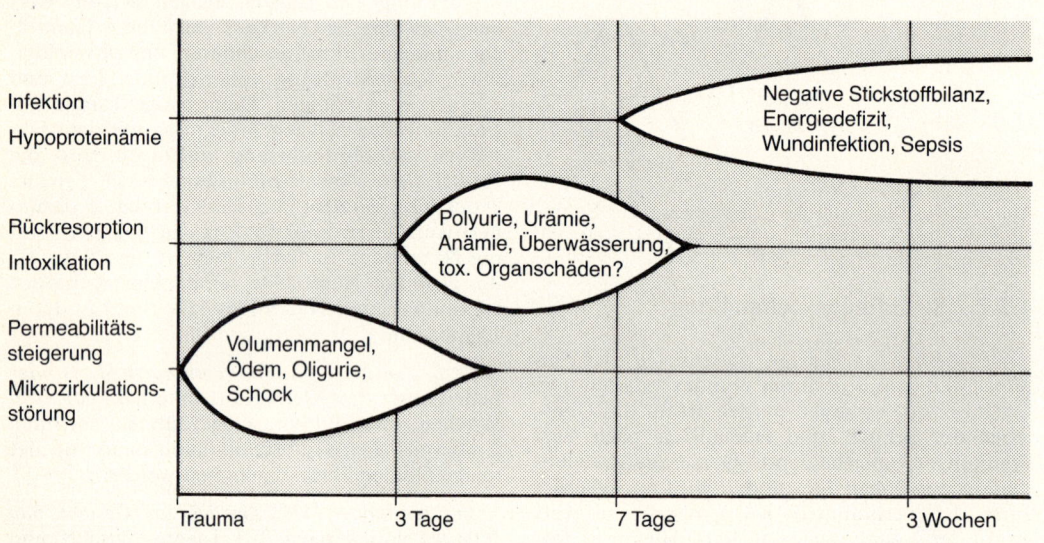

Abb. 4.2.-2. Die Phasen der Verbrennungskrankheit.

Nach ausgedehnten schmerzhaften Verbrühungen und Verbrennungen treten häufig erhebliche *psychische Störungen* auf, die schonende Pflege und sorgfältige psychologische Führung erfordern. Die Rehabilitation bis zur Wiederaufnahme des Schulbesuches oder der Arbeit dauert 3-6 Monate, die Behandlung psychischer Störungen 1-2 Jahre.

Typische **Komplikationen** der Verbrennungskrankheit sind *Magen- und Duodenalgeschwüre* (Curling-Ulkus) und ein gehäuftes Auftreten von *Zwischenfällen bei Narkosen* (Herzstillstand

Literaturauswahl

BRANDT, K. A.: Wiederherstellung bei Brandverletzungen. Langenbecks Arch. Chir. *364*:229 (1984).

HETTICH, R., L. KOSLOWSKI: Frühbehandlung der Brandwunden. Langenbecks Arch. Chir. *364*:205 (1984).

KILLIAN, A.: Cold and Frost Injuries. Springer, Berlin, Heidelberg 1981.

KÖHNLEIN, H. E.: Erste Hilfe am Unfallort – Sofortmaßnahmen im Krankenhaus bei Verbrennungen. Langenbecks Arch. Chir. *364*:201 (1984).

Koslowski, L., F. Krause: Kälte und Wärme. In: W. Siegenthaler (Hrsg.): Klinische Pathophysiologie. 6. Aufl. Thieme, Stuttgart (1987).

Koslowski, L.: Verbrennungen – organisatorische Aufgaben. Langenbecks Arch. Chir. *364*:191 (1984).

Müller, F. E.: Gesichtsverbrennungen. Langenbecks Arch. Chir. *364*:223 (1984).

Schönenberger, G. A., M. Allgöwer: Chirurg *47* (1976).

Vrabec, R., Z. Konickova, J. Moserova: Basic Problems in Burns. Springer, Berlin, Heidelberg, New York Avicenum, Prag 1975.

Zellner, R. P.: Chirurg *47* (1976).

5. Chirurgische Technik

5.1. Allgemeine chirurgische Technik

Von CH. GEBHARDT und K. SCHWEMMLE

Für das Gelingen eines chirurgischen Eingriffs ist neben korrekter Indikation und der Kenntnis der Anatomie und Pathophysiologie eine *ausgefeilte atraumatische Technik* und die peinliche Beachtung der *Asepsis* Grundvoraussetzung. Jeder Eingriff sollte so weit wie möglich *standardisiert* ablaufen. Dadurch werden intra- und postoperative Komplikationen gering gehalten.

> Voraussetzung für ein gutes Operationsergebnis sind das Beachten der Regeln der **Asepsis** und eine ausgefeilte **chirurgische Technik.**

5.1.1. Instrumentarium

5.1.1.1. Schneidende Instrumente

Am bekanntesten ist das **chirurgische Skalpell** (Abb. *5.1.*-1). Es wird in sehr unterschiedlichen Größen und Formen angeboten, je nachdem, welche Strukturen durchtrennt werden müssen. Die wiederverwendbaren Stahlskalpelle, die für jeden Eingriff erneut geschliffen werden mußten, wurden generell durch *Einmalartikel* ersetzt. Dabei handelt es sich entweder um Klingen, die auf genormte Handgriffe aufgesetzt werden oder um Skalpelle mit Plastikgriff. Einmalinstrumente haben für den Operator den großen Vorteil, daß er immer mit scharfen Skalpellen arbeiten kann. Es wird außerdem ein hohes Maß an Sterilität erreicht: z. B. Auswechseln des Messers nach der Hautinzision und Durchtrennung von Faszien und Muskulatur mit neuer Klinge.

Besonders große Messer stehen für die Amputation von Gliedmaßen zur Verfügung oder für die Entnahme dünner Epidermislappen für die freie Hauttransplantation (*Thiersch-Messer*). Für den letzteren Zweck haben sich **Elektrodermatome** mit oszillierender Klinge durchgesetzt, da sowohl die Breite als auch die Dicke des zu entnehmenden Hautstreifens viel besser als mit einem Messer exakt eingestellt werden können.

Für das blutarme Durchtrennen von Haut, Subkutis, Faszie und Muskulatur eignet sich das sogenannte **elektrische Messer.** Dabei werden hochfrequente Wechselströme zwischen einer breiten inaktiven und einer annähernd punktförmigen aktiven Elektrode genutzt. An der aktiven Elektrode, dem »Messer«, entsteht große Hitze, die das Gewebe verdampfen läßt. Gleichzeitig werden kleine Gefäße und Lymphspalten durch Koagulation verschlossen. Die *Diathermie* kann auch zur Blutstillung im Operationsgebiet verwendet werden.

Zum schonenden und blutsparenden Durchtrennen parenchymatöser Organe wie Leber oder Milz steht das **Ultraschallmesser** (CUSA) zur Verfügung. Das Prinzip dieses Gerätes beruht darauf, daß durch die Ultraschallwellen das weiche parenchymatöse Gewebe unter Vermeidung von Blutungen zerstört wird, während in der Schnittebene liegende bindegewebsreiche, also festere Strukturen wie größere Blutgefäße oder Gallengänge geschont werden. Diese müssen gesondert unterbunden und durchtrennt werden. Einer breiten Anwendung des Ultraschallmessers stehen allerdings die hohen Kosten entgegen. Gleiches gilt für den **CO_2-Laser**, mit dem Weichteile und parenchymatöse Organe berührungsfrei durchschnitten werden können.

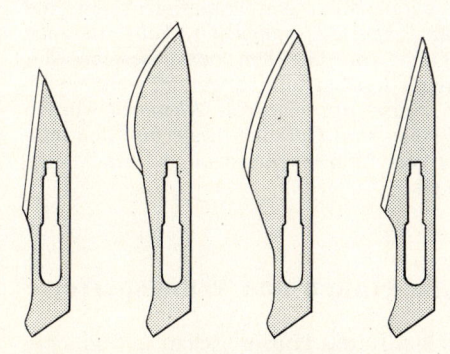

Abb. *5.1.*-1. Verschiedene Messerklingen.

Für die Durchtrennung von Knochen sind spezielle **Sägen** erforderlich, von der einfachen Handsäge für Gliedmaßenamputationen bis zur elektrisch betriebenen oszillierenden Säge, mit der zum Beispiel das Sternum in Längsrichtung gespalten und damit das Mediastinum von vorne freigelegt werden kann.

In der *Unfallchirurgie* und der *Orthopädie* kommen verschiedene *Meißel, Fräsen* und *Bohrer* zur Anwendung.

5.1.1.2. Scheren

Da Scheren für sehr unterschiedliche Zwecke verwendet werden, gibt es eine Vielzahl von Größen und Formen (Abb. *5.1.*-2). Bei den typischen *Präparierscheren* sind die Branchen kurz, gebogen und an der Spitze abgerundet. Für die Längsinzision von Gefäßen oder auch des D. choledochus können spitze gerade und abgewinkelte Scheren benutzt werden.

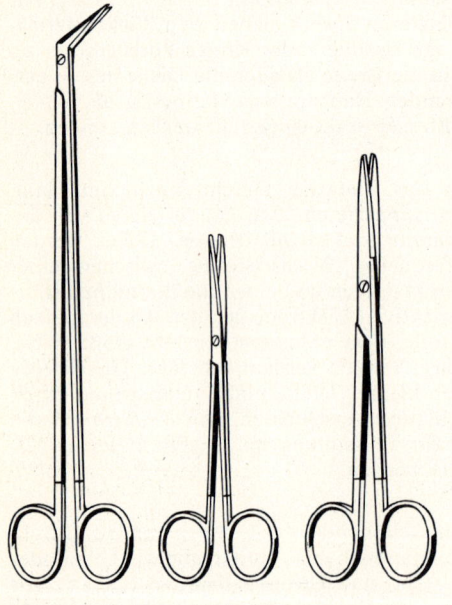

Abb. *5.1.*-2. Verschiedene Scheren: abgewinkelt-spitz, gebogen-rund, gerade-rund.

5.1.1.3. Pinzetten
(Abb. *5.1.*-3)

Je nachdem, ob man zarte (Nerven, Gefäße, Darm) oder kräftige Strukturen (Haut, Faszie, Muskulatur) fassen will, benötigt man *stumpfe (anatomische)* Pinzetten mit flachem Maul oder *scharfe (chirurgische)* Pinzetten mit einem Hakenmaul. Beide Grundformen werden in sehr vielen Variationen angeboten, die chirurgischen zum Beispiel mit mehreren ineinandergreifenden Haken (Allis-Pinzetten).

Eine Sonderform der anatomischen Pinzetten stellen die *atraumatischen Pinzetten* (De Bakey, Cooley) dar, deren Greiffläche mit parallel angeordneten ineinandergreifenden feinen Zahnreihen versehen sind und dadurch ein Abgleiten des Gewebes aus den Branchen verhindern. Atraumatische Pinzetten kommen bevorzugt in der Herz- und Gefäßchirurgie zur Anwendung.

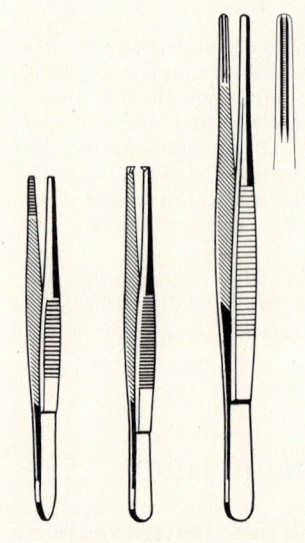

Abb. *5.1.*-3. Anatomische, chirurgische und atraumatische Pinzette.

5.1.1.4. Klemmen

Sie dienen zum Fassen von Gewebe, zum Verschließen von Gefäßen und Hohlorganen und zur vorübergehenden Armierung von Nahtmaterial. Wie bei den Pinzetten gibt es *scharfe (Kocher)* und *stumpfe (Péan)* Klemmen (Abb. *5.1.*-4). Vergleichbar den Präparierscheren sind *gebogene Präparierklemmen (Overholt)*, die auch zur Ligatur von Gefäßen oder Gewebe, das durchtrennt werden soll, verwendet werden. Besonders *weiche atraumatische Klemmen* wurden für die Herz- und Gefäßchirurgie und den temporären Verschluß im Magen- und Darmbereich entwickelt.

5.1.1.5. Haken und Wundsperrer

Auch hier ist das Prinzip »scharf und stumpf« gewahrt. Haken und Sperrer dienen der optima-

5.1.1.6. Nadelhalter

Mit ihnen werden nach dem Zangenprinzip die Nadeln gefaßt. Gehalten werden sie bei den *offenen* Nadelhaltern durch manuellen Druck. Bei den überwiegend benutzten *geschlossenen* Nadelhaltern werden die Griffe nach dem Schließen arretiert, so daß die Nadel nicht ständig mit dem Druck der Hand festgehalten werden muß (Abb. *5.1.*-6).

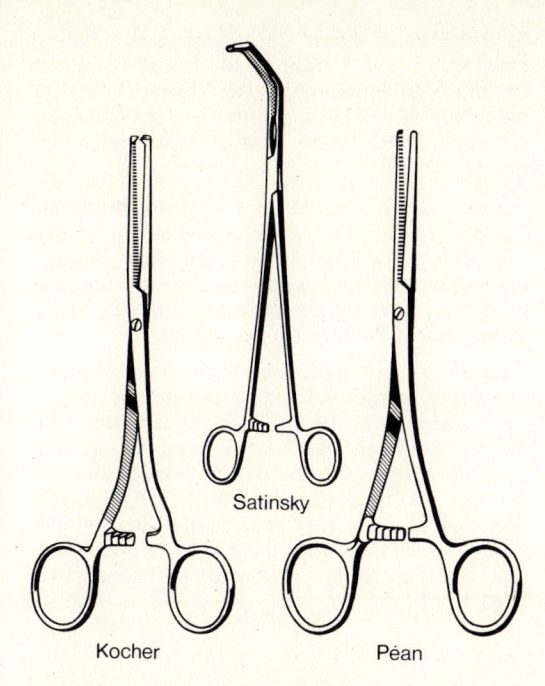

Abb. *5.1.*-4. Verschiedene Klemmen.

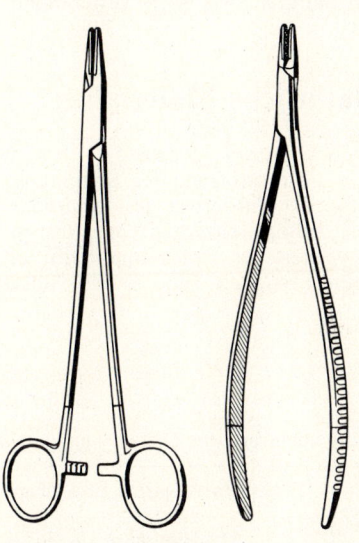

Abb. *5.1.*-6. Nadelhalter mit und ohne Arretierung.

len Exposition des Operationsfeldes. Für eine übersichtliche Präparation sind sie unerläßlich. Zum Zurückhalten der Haut können *scharfe Krallenhaken* (Abb. 5.1.-5) oder *selbsthaltende Wundsperrer* benutzt werden. Tiefere Schichten

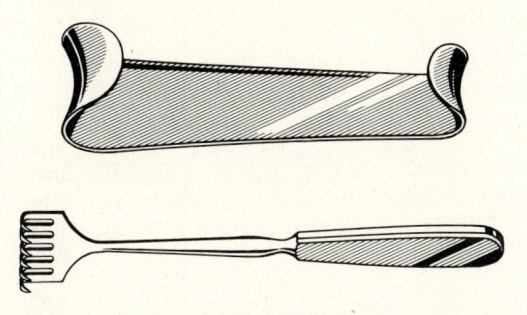

Abb. *5.1.*-5. Roux-Haken und scharfer Krallenhaken.

werden mit dem *Rouxschen Haken* oder durch breite *Bauchdeckenhaken* aufgehalten. *Thoraxsperrer,* die nach Durchtrennung der Interkostalmuskulatur zwischen zwei Rippen eingesetzt werden, entfalten durch Aufdrehen und Verbreitern des Zwischenrippenraumes die Pleurahöhle. Zum Beiseitehalten der Organe stehen spezielle Haken in unterschiedlicher Form, Größe und Länge zur Verfügung.

5.1.1.7. Nadeln

Die Nadeln sind *gerade* oder *gebogen, scharf* oder *rund*. Scharfe Nadeln werden für die Naht von Haut und Faszie verwendet, während die meisten anderen Gewebe (Darm, Gefäße, Nerven usw.) mit runden Nadeln genäht werden. Die früher benutzten Nadeln mit Klemm- oder Einfädelöhr sind heute überwiegend durch *atraumatische Nadeln* ersetzt, in deren Ende der Faden eingeklemmt ist. Nadel-Faden-Kombinationen traumatisieren das Gewebe wesentlich weniger als *Öhrnadeln,* da der Stichkanal etwa dem Fadendurchmesser entspricht, während bei Öhrnadeln zusätzlich der doppelte Faden durchgezogen werden muß.

5.1.2. Nahtmaterial

Das chirurgische Nahtmaterial wird aus *natürlichen tierischen* oder *pflanzlichen Substanzen* oder auf *synthetischer* Basis hergestellt. Man unterscheidet *resorbierbare* und *nicht resorbierbare* Fäden. Wichtig für die *Fadenqualität* sind die Reißkraft, die Abnahme der Reißfestigkeit im postoperativen Verlauf, Dehnung und Elastizität, Knotenfestigkeit und Gewebeverträglichkeit. *Polyfile* Fäden haben gegenüber *monofilem* Material den Vorteil einer höheren Knotenfestigkeit. Sie bestehen aus mehreren Filamenten, die entweder gezwirnt oder geflochten sind. Monofile Fäden sind elastischer und haben aufgrund ihrer glatten Oberflächenstruktur keinen »Sägeefekt«. Sie sind dadurch besonders gewebeschonend.

5.1.2.1. Natürliche Materialien

Catgut bzw. *Chromcatgut* (Tab. *5.1.*-1) wird aus natürlichen Grundstoffen, der Submukosa des Schafs- bzw. der Subserosa des Rinderdarmes gewonnen. Infolge enzymatischer Resorptionsvorgänge verliert der Faden innerhalb von 6–14 Tagen seine Festigkeit. Eine gewisse Stabilisierung kann durch Chromierung des Fadens erreicht werden. Catgut wurde früher vor allem für die Schleimhautnähte im Magen-Darm-Kanal sowie in der Urologie und in der Gynäkologie verwendet. Heute wird es kaum noch benutzt.

Auch *Zwirn* und *Seide* sind Naturprodukte. Da *Zwirn* (aus Baumwolle oder Leinen) heftige Fremdkörperreaktionen auslösen und dadurch postoperative Fadengranulome, Serome und Fadenfisteln provozieren kann, wird dieses Material ebenfalls kaum noch verwendet.

Seide ist ein geflochtener Naturseidefaden. Die Fremdkörperreaktionen sind deutlich weniger ausgeprägt als beim Zwirn. Seidenfäden sind außergewöhnlich geschmeidig und lassen sich daher besonders gut knüpfen. Sie eignen sich besonders gut für die Ligatur von feinen Blutgefäßen. Seide ist gegen proteolytische Enzyme resistent. Sie zerfällt jedoch nach Monaten oder Jahren. Die Faserreste werden durch Phagozytose abgeräumt.

Tab. *5.1.*-1. Übersicht über das derzeit gebräuchliche Nahtmaterial.

Art	Resorbierbar bzw. absorbierbar		Nicht resorbierbar	
	Handelsname z. B.	Rohstoff	Handelsname z. B.	Rohstoff
Natürlich, tierisch (Submukosa des Schaf- oder Subserosa des Rinderdarms)	Catgut Chrom-Catgut	Kollagen Kollagen chromiert		
Natürlich, pflanzlich			Zwirn NC-Seide Perma-Hand-Seide	Flachs Seide Seide
Synthetisch (organisch)	Dexon Maxon Vicryl PDS	Polyglykolsäure Polyglykonat Polyglactin 910 Dioxanon		
Synthetisch (organisch)			Supramid Suturamid Ethilon Synthofil Cardiofil Mersilene Ethibond Dermalene Prolene	Polyamid Polyamid Polyamid Polyester Polyester Polyester Polyester Polyolefine: – Polyäthylen – Polypropylen
Synthetisch (anorganisch)			Suturdraht	Edelstahl

5.1.2.2. Synthetische Fäden

Synthetische, nicht resorbierbare Nähte sind Polymerisationsprodukte aus Aminen und Säuren (Polyamide), ungesättigten Kohlenwasserstoffen (Polyolefine) sowie Alkoholen und Säuren (Polyester) (Tab. *5.1.*-1). Die Fäden werden *monofil* oder *polyfil* angeboten. Gegenüber den Naturprodukten haben sie den Vorteil gleichbleibender physikalischer und konstanter biologischer Eigenschaften. Synthetische Nähte zeichnen sich durch gute Gewebeverträglichkeit und hohe Knotenreißkraft aus. Hauptanwendungsbereiche sind Sehnen-, Nerven-, Gefäß- und Hautnähte.

Absorbierbare synthetische Fäden werden durch Polymerisation der Glykolsäure, aus Derivaten der Glykol- und Milchsäure und aus Dioxanon hergestellt. Die Nähte halten wie alle Polyesterfäden große Zugkräfte aus. Sie werden durch Hydrolyse abgebaut, wobei eine 50%ige Minderung der Reißkraft beim Dexon nach zwei bis drei Wochen und beim Vicryl nach vier Wochen beobachtet werden kann. Da keine Fremdkörperreaktionen ausgelöst werden, gibt es kaum Heilungsstörungen. *Vicryl* und *Dexon* werden vor allem für gastrointestinale Anastomosen, aber auch für die Vereinigung von Muskulatur und Faszie, für Ligaturen usw. verwandt.

5.1.2.3. Drahtnähte und Klammern

Drahtnähte, früher in der Knochenchirurgie, aber auch zum Verschluß der Bauchdecken häufiger verwendet, haben an Bedeutung verloren. Im wesentlichen werden sie nur noch zur Naht des Sternums nach Sternotomie benutzt.

Metallklammern werden in vielen Kliniken für den raschen und wenig traumatisierenden Verschluß der Haut verwendet.

5.1.2.4. Gewebekleber

Butyl-Cyanoacrylat, als Histoacryl im Handel, wird nach Kontakt mit Blut durch Polymerisation rasch fest. Hauptanwendungsgebiet dieses synthetischen und nicht resorbierbaren Klebers ist vor allem der Verschluß kleiner Hautwunden. Gelegentlich wurden Bronchusstumpf-Insuffizienzen und Ösophagotrachealfisteln bei Ösophagusatresie erfolgreich verschlossen.

Ein resorbierbarer Gewebekleber ist der *Fibrinkleber*, ein Zweikomponentenkleber. Durch Mischen von Fibrinogen und Thrombin unter Zusatz von Ca^{2+} fällt Fibrin aus. Zugemischtes Aprotinin verhindert eine vorzeitige Fibrinolyse.

Dieser Kleber wird heute zur Blutstillung parenchymatöser Wunden (Leberresektion, -ruptur, Milzruptur), aber auch zur Sicherung von Darm- und Gefäßanastomosen oder zur Fixation von Knochenfragmenten und Hauttransplantaten vielfach benutzt.

5.1.3. Implantate

Dabei handelt es sich um meist aus Metall oder Kunststoff hergestellte Materialien, die vorübergehend oder auf Dauer in den Organismus eingebracht werden. Hauptanwendungsgebiete sind Osteosynthesen, die Endoprothetik und die Herz- und Gefäßchirurgie.

5.1.3.1. Implantate für Osteosynthesen

Zur Versorgung von Frakturen werden *Nägel*, *Schrauben* und *Platten* verwendet (siehe Kapitel »Osteosynthese«). Ohne diese Techniken wäre eine moderne operative Knochenbruchtherapie überhaupt nicht denkbar. Eine ungestörte Knochenbruchheilung setzt neben der mechanischen Stabilität der Osteosynthese eine gute biologische Verträglichkeit des verwendeten Materials voraus. Am häufigsten werden *Chrom-Nickel-Molybdän-Legierungen* benutzt. Auch *Titan* und *Titan-Legierungen* heilen gut ein. Nach abgeschlossener Bruchheilung werden die Metalle in aller Regel wieder entfernt.

5.1.3.2. Implantate in der Prothetik

Am häufigsten werden für Kunstgelenke Metallegierungen angewandt, zur Rekonstruktion des Hüftgelenks auch Prothesen aus Glaskeramik. Für fast alle Gelenke an den Extremitäten gibt es entsprechende Modelle, die entweder mit *Knochenzement* (Pallacos) oder *zementlos* eingepaßt werden.

Indikationen sind neben schweren Gelenkfrakturen fortgeschrittene Arthrosen oder schwere Gelenkveränderungen bei rheumatoider Arthritis.

5.1.3.3. Implantate in der Herzchirurgie

Obwohl in der Gefäßchirurgie auch körpereigenes Gewebe, wie zum Beispiel die V. saphena magna als Gefäßersatz benutzt wird, haben künstliche Prothesen eine große Bedeutung. Für den alloplastischen Gefäßersatz stehen gestrickte und gewebte Gewebe aus *Dacron, Teflon* und *Goretex* zur Verfügung. *Gefäßprothesen* sollten antithrombogen sein und keine entzündlichen, allergischen, toxischen oder immunologischen Reaktionen auslösen, damit ein reizloses Einheilen ermöglicht wird.

Für den Ersatz zerstörter *Herzklappen* werden Bioklappen (aus Schweineklappen) und aus Kunststoff gefertigte Klappen verwendet. Wegen drohender Thrombosen ist meistens eine lebenslange Antikoagulation notwendig.

Im Jahre 1960 wurde erstmals ein *Herzschrittmacher* implantiert. Seitdem stellen die Schrittmacher zur Behandlung von bradykarden Rhythmusstörungen des Herzens eine Routinemaßnahme dar. Man unterscheidet *temporäre* Schrittmacher mit perkutan eingeführter Elektrode und *permanente* Schrittmacher, bei denen Aggregat und Elektrode implantiert werden. Der weitaus häufigste permanente Schrittmacher ist der ventrikelgesteuerte Demand-Schrittmacher. Die Elektroden werden üblicherweise über die V. cephalica oder die Jugularvenen vorgeschoben und im rechten Ventrikel verankert. Der Schrittmacher selbst wird in einer subkutanen oder muskulären Tasche am Brustkorb befestigt.

5.1.4. Schnittführung und Nahttechnik

5.1.4.1. Schnittführung

Das kosmetische Ergebnis von *Hautinzisionen* ist am günstigsten, wenn die *Schnittführung dem Verlauf der Langerschen Spaltlinien folgt.* Die Spannung im Schnittbereich infolge der natürlichen Hautelastizität ist dann am geringsten. Vor kosmetischen Gesichtspunkten muß sich die Schnittführung jedoch vor allem an einer optimalen Freilegung des Operationsfeldes orientieren.

Kosmetisch günstige Resultate erzielt man durch Hautschnitte entlang der Langerschen Spaltlinien und spannungsfreie lockere Wundadaptation.

Hautinzisionen sollten *nie in Längsrichtung über Gelenkbeugen* gelegt werden, sondern bogen- oder Z-förmig gestaltet sein, um Narbenkontrakturen vorzubeugen. Dies gilt insbesondere für Eingriffe an der Hand.

Keine Längsinzisionen über Gelenkbeugen wegen Kontrakturgefahr!

Für *Laparotomie* und *Thorakotomie* gibt es standardisierte Schnittführungen. Die *obere mediane Laparotomie* eignet sich besonders für Eingriffe an Magen, Zwerchfell und Bauchspeicheldrüse, die *untere mediane Laparotomie* – oft mit Verlängerung nach kranial – zur Freilegung des kleinen Beckens (z. B. Blase, Rektum). Gallenblase und D. choledochus erreicht man über einen *rechtsseitigen Rippenbogenrand-* oder einen *transrektalen Schnitt.* Der *linksseitige Rippenbogenrandschnitt* erlaubt einen guten Zugang zur Milz. Für die Appendektomie bevorzugt man einen rechtsseitigen *Pararektal-* oder *Wechselschnitt.* Bei letzterem werden die Haut entlang den Spannungslinien (annähernd quer), Externusfaszie und Internusmuskulatur im Faserverlauf, also in »wechselnder« Richtung durchtrennt. Der *quere Pfannenstielschnitt* an der oberen Schamhaargrenze ist der typische Zugang der Gynäkologen zum kleinen Becken (Abb. 5.1.-7).

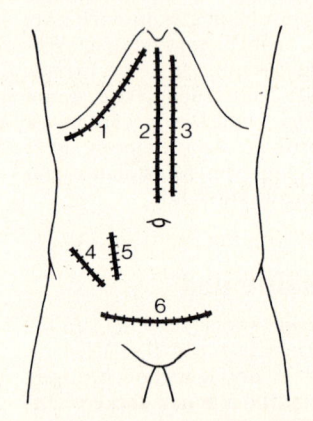

Abb. 5.1.-7. Typische Schnittführungen für Laparotomien – 1: Rippenbogenrandschnitt, 2: oberer Medianschnitt, 3: Paramedianschnitt, 4: Wechselschnitt, 5: Pararektalschnitt, 6: Pfannenstielschnitt.

Die *Eröffnung des Mediastinums*, z. B. für Herzoperationen oder zur Entfernung von Mediastinaltumoren (Thymom) erfolgt am häufigsten über eine *mediane Sternotomie*, wobei das Brustbein in der Mittellinie mit einer oszillierenden Säge gespalten wird. Der übliche Zugang zur Behandlung von Bronchialkarzinomen ist die *antero-laterale Thorakotomie* im 5. Interkostalraum und für Eingriffe am thorakalen Ösophagus eine *postero-laterale Thorakotomie.*

5.1.4.2. Nahttechnik

Eine korrekte **Knotentechnik** ist wesentliche Voraussetzung für eine sichere Naht. Wenn man den Faden gegenläufig knotet (*Schifferknoten*) (Abb. *5.1.*-8), erreicht man einen festen Sitz des Knotens, während sich ein gleichläufiger Knoten (*Weberknoten*) lockern kann. Manchmal ist es allerdings sinnvoll, zunächst *2-3 gleichsinnige Knoten* zu legen, um den Faden nachspannen zu können. Mit einem abschließenden *gegenläufigen Knoten* wird die Fadenschlinge gesichert. Die Spannung der Fäden soll für eine genügende Adaptation der Gewebsränder ausreichen. Die Knoten dürfen aber nicht zu fest zugezogen werden, da es sonst zu einer lokalen Ischämie mit drohender Nekrose kommen kann. Dies gilt vor allem für Anastomosen-Nähte im Gastrointestinaltrakt, bei denen eine umschriebene Nekrose den Grundstein für eine Anastomoseninsuffizienz legen kann.

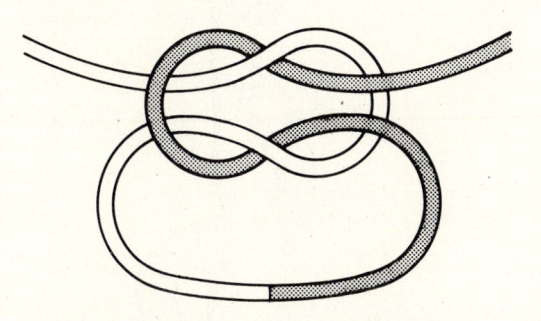

Abb. *5.1.*-8. Gegenläufiger, sog. Schifferknoten.

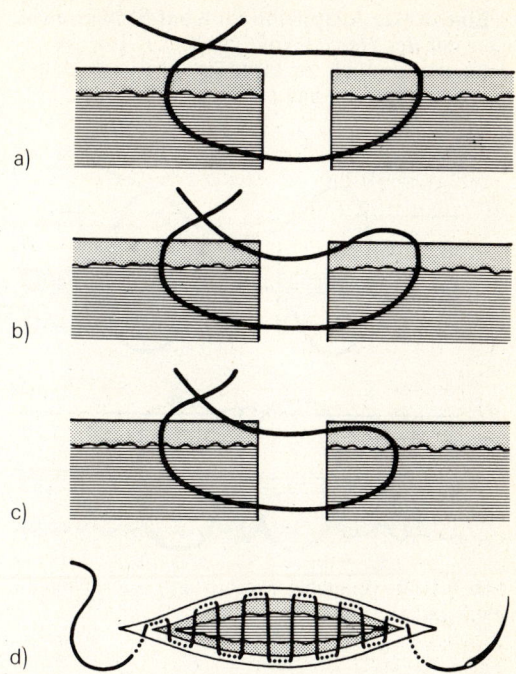

Abb. *5.1.*-9. Verschiedene Hautnähte: a: Einzelknopfnaht, b: Rückstichnaht (Donati), c: Subkutane Rückstichnaht (Allgöwer), d: Fortlaufende intrakutane Naht.

Während bei *polyfilen* Fäden für einen festen Knotensitz *3 Einzelknoten* in der Regel ausreichen, müssen bei *monofilen* Kunststofffäden, z. B. in der Gefäßchirurgie, bis zu *6 Knoten* gelegt werden, um eine Lockerung zu verhindern.

Bei der **Hautnaht** ist auf eine exakte und spannungsfreie Adaptation der Wundränder zu achten. Eine optimale Adaptation und damit günstige kosmetische Resultate erreicht man mit *Rückstichnähten* (Donati, Allgöwer, Abb. *5.1.*-9) oder mit *fortlaufenden Intrakutannähten,* die vor allem im Hals- und Gesichtsbereich sowie in der Kinderchirurgie angewandt werden. Für einen raschen und kosmetisch akzeptablen Wundverschluß eignen sich auch moderne *Klammernahtgeräte* mit integriertem Klammermagazin.

Der **Zeitpunkt für die Entfernung von Hautfäden und Klammern** ist unterschiedlich. Er richtet sich nach der Körperregion und danach, ob die Inzision in Richtung der Spannungslinien der Haut liegt. Ab dem 5. postoperativen Tag wächst das Hautepithel in die Stichkanäle ein; dadurch entstehen bleibende Narben. Will man sie verhindern, müssen die Fäden, vor allem im Gesicht und am Hals, früher gezogen werden, beim *Kocherschen Kragenschnitt* nach einer Strumaresektion z. B. am 2. bis 3. postoperativen Tag. In der *Leistengegend* sollte man bis zum 7. bis 8. Tag warten, nach *Thorakotomien* und *Laparatomien* bis zum 9. bis 12. Tag. Besonders gefährdet sind Inzisionen über den *Streckseiten von Gelenken*, so daß man in diesen Regionen das Nahtmaterial nicht vor dem 14. Tag entfernen wird.

Entsprechend den anatomischen Strukturen werden Operationswunden in der Regel *Schicht für Schicht* verschlossen. Beim Verschluß einer Laparotomie wird z. B. zunächst das Peritoneum fortlaufend, danach mit Einzelknopfnähten die Faszie und schließlich die Haut genäht. Nach einer *Thorakotomie* werden die Rippen mit 4 bis 5 Perikostalnähten adaptiert und danach Muskulatur und Haut verschlossen. Subkutannähte sind bei Anwendung von Unterdruckdrainagen (Redon-Drainagen) meist überflüssig.

Anastomosen im Magen-Darm-Trakt können ein- oder zweireihig (früher sogar dreireihig) genäht werden. »*Reihig*« gibt die Anzahl der Nahtreihen an, die eine Schicht, zwei oder alle drei Schichten der Darmwand fassen können. Für *Dickdarmanastomosen* haben sich in den letzten Jahren einreihige Nähte durchgesetzt, die Serosa und Muskularis sowie Submukosa fassen, die Schleimhaut selbst jedoch aussparen (zweischichtig-extramuköse, einreihige Naht).

Eine exakte Adaptation Stoß-auf-Stoß erreicht man mit der *Herzog-Naht* (Abb. 5.1.-10), die jedoch umständlich zu legen ist und sich daher nicht durchgesetzt hat.

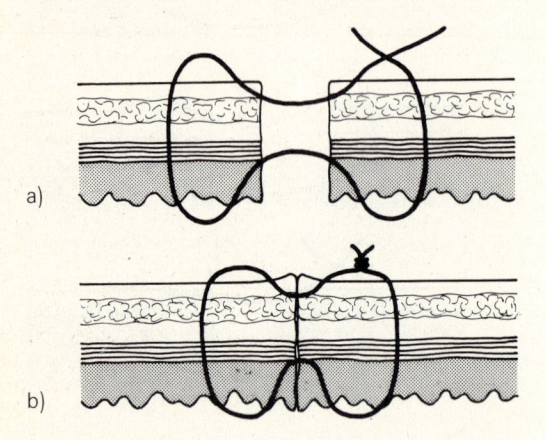

Abb. 5.1.-10. Einreihig allschichtige Rückstichnaht (Herzog).

Die *Gefahr von Anastomoseninsuffizienzen* ist in Abschnitten des Intestinalrohres, die nicht von viszeralem Peritoneum (Serosa) überzogen sind, besonders groß, vor allem an Speiseröhre und Rektum. Hier wird zunehmend die Anwendung maschineller Nahttechniken bevorzugt.

Ob **Darmnähte** *invertierend,* Stoß-auf-Stoß, oder *evertierend* angelegt werden, hat wahrscheinlich eine untergeordnete Bedeutung. **Blutgefäße** müssen dagegen *evertierend* genäht werden, damit die lückenlose Adaptation der Intima die Gefahr von lokalen Thrombosen verringert.

Sehnennähte müssen einer besonders großen Spannung widerstehen. Es wurden daher besondere Nahttechniken entwickelt, wie die *Schnürsenkelnaht nach Bunnell* oder die *Nahttechnik nach Pulvertaft* (Abb. 5.1.-11), die sich vor allem für die Vereinigung unterschiedlich dicker Sehnen, etwa nach Sehnentransplantationen, eignet.

Zur Rekonstruktion verletzter **Nerven** sind mikrochirurgische Techniken erforderlich (s. Kap. 5.2).

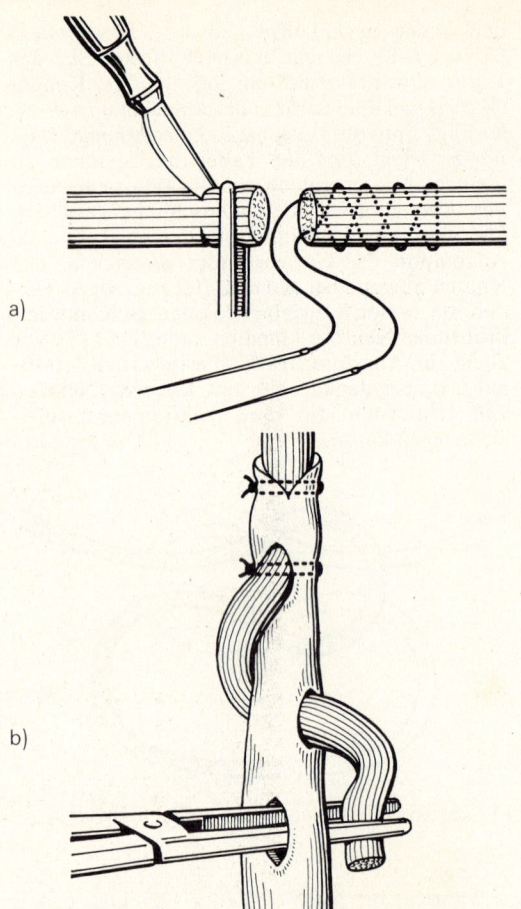

Abb. 5.1.-11. Sehnennähte. a: Schnürsenkelnaht (Bunnel), b: Durchflechtungsnaht (Pulvertaft).

5.1.4.3. Maschinelle Nahtmethoden

Schon seit über 50 Jahren werden Klammerapparate oder Nahtmaschinen in der Chirurgie benutzt. Am bekanntesten ist der 1924 von dem Ungarn PETZ konstruierte Nähapparat, der auch heute noch verwendet wird. Klammernahtgeräte arbeiten nach dem Prinzip der Büroklammern: kleine, rechtwinklige, U-förmige Klammern aus nichtrostendem Stahl werden beim Schließen des Gerätes B-förmig zusammengebogen und vereinigen dadurch die beiden Gewebslagen luft- und wasserdicht. Neben *Geräten mit geraden Klammernahtreihen* gibt es seit einigen Jahren auch *zirkuläre Klammergeräte* (Abb. 5.1.-12). Die geraden *TA-(Thoracic-Abdominal-)Geräte* besitzen zwei Reihen auf Lücke versetzter Klammern und werden in drei verschiedenen Arbeitsbreiten zu 30, 55 und 90 mm angeboten. Sie eignen sich vorzüglich für den blinden Verschluß von Hohlorganen (z. B. Duodenalstumpf, Bronchusstumpf). Das *GIA-(Gastro-Intestinal-Anastomosis-)Gerät* hat die doppelte Anzahl von Klammerreihen. Mit einem eingebauten Messer kann das Gewebe zwischen jeweils zwei Klammerreihen durchtrennt werden. Dadurch lassen sich Seit-zu-Seit-Anastomosen zum Beispiel im Dünndarmbereich anlegen. Mit den *zirkulären Nähapparaten (EEA-*

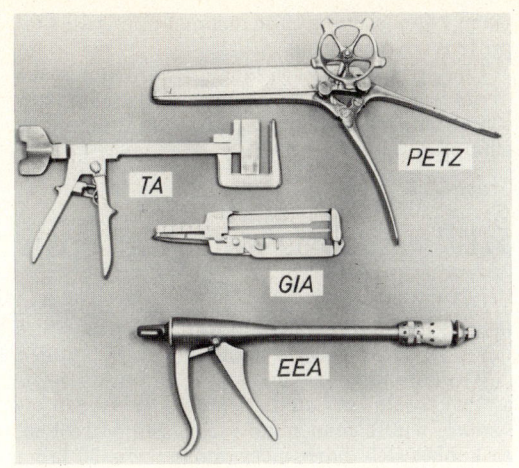

Abb. 5.1.-12. Klammernahtgeräte (Einzelheiten s. Text).

End-End-Anastomosis) werden zweireihige invertierende Anastomosen hergestellt. Hauptanwendungsgebiete des EEA-Geräts sind Anastomosen nach Rektumresektionen oder nach Gastrektomien (Ösophagojejunostomie).

5.1.5. Blutstillung

Oberflächliche Blutungen nach kleineren Verletzungen werden mit manuellem Druck oder mit einem Kompressionsverband behandelt. Chirurgische Maßnahmen sind in der Regel nicht notwendig.

Eine *starke Blutung aus einer Extremitätenarterie* kann ebenfalls durch lokale Kompression des Blutgefäßes gegen einen benachbarten Knochen am Ort der Verletzung oder proximal der Verletzungsstelle vorübergehend gestillt werden. Auf eine *Blutsperre* sollte *verzichtet* werden, da sie die Blutung wegen einer Stauung oft noch verstärkt, wenn der Kompressionsdruck zu niedrig ist. Auch bei korrekt angelegter Blutsperre besteht zudem die Gefahr von Nervenschädigungen. Wenn man sich dennoch zu einer Blutsperre entschließt, sollte man dafür tunlichst eine Blutdruckmanschette verwenden und sie nicht länger als maximal 2 Stunden belassen.

Während eines chirurgischen Eingriffes werden *größere Blutgefäße* gezielt mit einer Klemme gefaßt und ligiert oder mit einer Naht umstochen. Statt Ligaturen eignen sich zum Verschluß von venösen wie arteriellen Gefäßen auch spezielle Metallklammern, die *Hämoclips*, die in verschiedenen Größen angeboten und mit speziellen Zangen appliziert werden. Massenligaturen sollten grundsätzlich vermieden werden. Bei kleinen Gefäßen genügt die *Koagulation mit dem Diathermiegerät*.

Manchmal kommt es zu *diffusen unstillbaren Blutungen* z. B. aus dem Retroperitoneum, aus den präsakralen Venenplexus nach Rektumentfernung oder aus multiplen Leberrupturen. In solchen Fällen ist die *Tamponade* des Operationsgebietes mit Tüchern die einzige Möglichkeit die Blutung zu stillen. Nach einigen Tagen werden die Tücher wieder entfernt.

Bei *diffusen Blutungen aus parenchymatösen Organen* (Leber, Niere, aber auch Milz) lohnt sich ein Versuch mit Fibrinkleber in Kombination mit Kollagenvlies.

Verletzungen großer arterieller Gefäße müssen nach den Regeln der *Gefäßchirurgie,* also mit Naht oder mit Interposition von Gefäßprothesen versorgt werden. Erstaunlicherweise kann selbst die Eröffnung der Aorta, z. B. infolge einer traumatischen Ruptur oder wegen Ruptur eines Aortenaneurysmas durchaus überlebt werden.

5.1.6. Drainage und Punktionen

5.1.6.1. Redon-Drainage

Bei sauberen Wunden wird vor der Hautnaht subkutan, in der Extremitätenchirurgie auch in tieferen Schichten, ein dünner mehrfach perforierter Schlauch mit Hilfe eines Führungsspießes neben der Wunde durch die Haut nach außen geführt und mit einer Vakuumflasche (Redon-Flasche) verbunden. Durch den Dauersog werden Wundsekrete abgesaugt, Hämatome weitgehend verhindert und die Infektionsgefahr dadurch vermindert.

5.1.6.2. Wunddrainagen

Rohr- oder sogenannte *Wellblechdrainagen* in unterschiedlicher Form aus Gummi oder Kunststoff dienen vor allem der Ableitung von Eiter aus infizierten Wunden und Abszeßhöhlen sowie zur Ableitung von Sekreten aus Körperhöhlen. In die **Bauchhöhle** dürfen nur *weiche Drainagen* eingelegt werden, um Druckschäden zu vermeiden *(Penrose-Drainagen, Zigaretten-Drains, Silikonschläuche).* Nach abdominellen Eingriffen haben sich geschlossene Drainage-Systeme bewährt, bei denen der Schlauch mit dem Auffangbeutel fest verbunden ist (*Robinson-Drainage*). Aufsteigende Infektionen über den Drainageschlauch werden damit weitgehend vermieden. Neben der Sekret- und Blutableitung dienen intraabdominelle Drainagen als »Sicherheitsventil« für Darmanastomosen, um eine diffuse Peritonitis nach einer möglichen Insuffizienz der Anastomose zu verhindern. Die Drainagen sollten ohne manifeste Infektion nicht zu lange, möglichst nicht länger als 5 bis 6 Tage belassen werden. Viele Chirurgen verzichten auf Drainagen nach abdominellen Eingriffen.

Thoraxdrainagen haben zwei Aufgaben: neben der Ableitung von Blut und Sekret die Aufrechterhaltung eines negativen Druckes im Pleuraraum. Dazu muß der Schlauch mit einem geschlossenen System verbunden sein, das eine Kammer oder eine Flasche zum Auffangen der Sekrete und ein Reduzierventil zum Einstellen des Unterdrucks (10–25 cm H_2O) enthält. Frühere Systeme (*Perthes-Flasche, Zwei-Flaschen-Einheit*) sind heute durch kommerzielle *Einmalsysteme* ersetzt. Das Einlegen von Thoraxschläuchen wird durch einen im Lumen liegenden Führungsspieß mit Spitze wesentlich erleichtert. Bevorzugte Punktionsstellen sind der 2. oder 3. Interkostalraum in der Medioklavikularlinie (sogenannte *Monaldi-Drainage* zur Therapie des Pneumothorax) bzw. der 6. oder 7. Interkostalraum in Höhe der hinteren Axillarlinie. Die Drainagen sollten möglichst nicht unterhalb der Mamillarebene eingelegt werden, da sonst bei hochstehendem Zwerchfell Leber- bzw. Milzverletzungen vorkommen können. *Cave* Interkostalgefäße!

Nach Lungeneingriffen werden ein bis drei *Bülau-Drainagen* eingelegt. Nach Pneumonektomien darf kein Sog angelegt werden, da sonst das Mediastinum auf die kranke Seite verzogen wird.

5.1.6.3. Punktionen

Über eine Punktion kann man Flüssigkeiten absaugen, man kann aber auch Zellen und Gewebe für die feingewebliche Untersuchung entnehmen. Punktionen haben also eine diagnostische oder/und eine therapeutische Zielrichtung. Je nach Zweck gibt es unterschiedlich konstruierte *Punktionskanülen:*
- Für die Entnahme von Gewebszylindern Nadeln nach Menghini, Vim-Silverman-Nadel, True-Cut-Nadel.
- Für die zytologische Untersuchung Kanülen etwa der Größe 12 (Feinnadelpunktion).
- Zur Punktion von Abszessen und anderen Flüssigkeitsansammlungen längere Punktionskanülen in unterschiedlicher Dicke.

Mit Unterstützung der *Ultraschalluntersuchung* oder der *Computertomographie* können Punktionen oder das Einlegen von dünnen Drainagen sehr exakt gesteuert werden. Patienten mit Pankreaspseudozysten, Leberabszessen, subphrenischen Flüssigkeitsansammlungen oder ähnlichem können dadurch manchmal operative Eingriffe erspart werden.

Eine spezielle Anwendung der Punktion ist die *Peritoneal-Lavage* zum Nachweis oder zum Ausschluß einer intraabdominellen Blutung nach stumpfen Bauchverletzungen.

5.1.7. Asepsis und Antisepsis

Die Entwicklung der Chirurgie wäre ohne Antisepsis und Asepsis nicht denkbar. Bis zur Mitte des 19. Jahrhunderts hielt man Infektionen (»Wundbrand«) für unausweichlich. Als SEMMELWEIS seit 1847 die Bedeutung der Asepsis erkannte, wußte man noch nichts von Mikroben. Er konnte sich daher nicht durchsetzen. 20 Jahre später eroberte der von LISTER inaugurierte antiseptische Karbolspray die Operationssäle der Welt.

Heute hat die Asepsis (= Keimfreiheit) absolute Priorität: Sterilisation von Instrumenten, Handschuhen, Nahtmaterial, Tüchern, Operationskleidung, Tupfern usw. Materialien, die den überspannten Dampf bei 134 °C nicht aushalten (Gummiartikel, bestimmte Kunststoffe o. ä.) werden mit (hochtoxischem!) Äthylenoxid sterilisiert. Für Nahtmaterial werden teilweise Gammastrahlen verwendet.

Naturgemäß hat die Sterilisation Grenzen. Menschen, Räume, Tragen, Operationstische können nicht keimfrei gemacht werden. Mit *antiseptischen Maßnahmen* müssen in diesen Bereichen pathogene Keime eliminiert werden: Wisch- und Scheuerdesinfektion, Händedesinfektion mit alkoholischen Einreibemitteln oder PVP-Jod-Seifen, Reinigung, Entfettung und Desinfektion des Operationsfeldes und vieles andere. Sinnlos und unwirksam sind ultraviolette Strahler, mit Desinfektionsmittel getränkte Matten und fast immer die Sprühdesinfektion.

Bestimmte *bauliche Maßnahmen* sind heute unverzichtbar, um die Infektionsmöglichkeiten im Operationstrakt und insbesondere den Keimgehalt der Luft weiter zu verringern: Klimatisierung der Operationssäle unter Verwendung von Filtern, Drei-Raum-Personalschleuse, Patientenschleuse, getrennte Ver- und Entsorgung des Operationstrakts.

Letztlich sind aber alle Maßnahmen der Krankenhaushygiene unwirksam, wenn sie nicht von allen Ärzten, Schwestern, Pflegern und ärztlichen Hilfspersonen mitgetragen werden. Drei bis fünf Prozent der Patienten erkranken an nosokomialen Infektionen. Man schätzt, daß über die Hälfte dieser *Krankenhausinfektionen* durch entsprechende Maßnahmen vermeidbar wären (s. Kap. 11.3).

Literaturauswahl Siehe Kap. 5.3, S. 46.

5.2. Mikrochirurgische Techniken

Von G. H. Müller

Mikrochirurgische Techniken habe sich in allen chirurgischen Disziplinen etablieren können. Man versteht unter »Mikrochirurgie« *operative Manipulationen unter Zuhilfenahme von optischen Vergrößerungshilfen* wie Lupenbrille oder Operationsmikroskop.

Kleinste Strukturen, wie Gefäße, Nerven, Lymphbahnen, kleine Hohlorgane wie Samenleiter, Tuben, Ureteren oder Gallengänge können unter Verwendung dieser mikrochirurgischen Technik rekonstruiert oder anastomosiert werden.

5.2.1. Instrumentarium

Für mikrochirurgische Operationen wird eine *Vergrößerung bis zum 20fachen des Normalen* benötigt. Üblich sind heute *binokulare Mikroskope* mit Beobachter- und Assistenzmöglichkeit, mit elektronischer Bedienbarkeit über Fußschalter und neuerdings *Sprachkennungscomputer*. Entsprechend der Arbeitsweise unter Bildvergrößerung wurden geeignete *Instrumente* entwickelt: Präzisionspinzetten, Mikronadelhalter und spezielle Mikroscheren gehören zur Basisausstattung (Abb. *5.2.*-1).

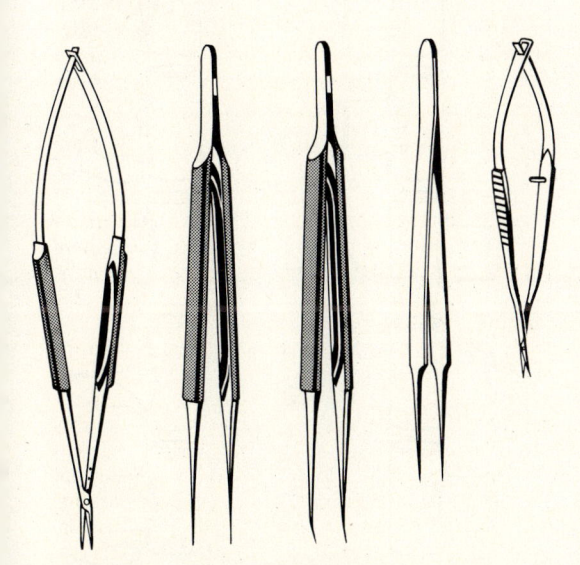

Abb. *5.2.*-1. Mikroinstrumentarium: Pinzette, Nadelhalter, Pinzetten und Mikroschere.

Alle Instrumente sind für die sog. *Penholder-Führung* konstruiert, die ein präzises Arbeiten erleichtert (Abb. *5.2.*-2).

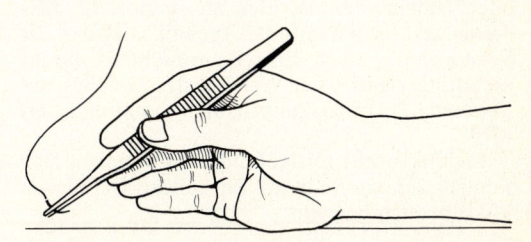

Abb. *5.2.*-2. Penholder-Führung der Mikroinstrumente.

Für die chirurgische Naht im Mikrobereich steht feinstes *Nahtmaterial* zur Verfügung. Standardfäden sind von der Stärke 10-0 USP (0,02 mm Fadenstärke an 4–5 mm großen Nadeln der Stärke 50 bis 150 µm), meist monofile Kunststoffäden.

Entsprechend klein mußten *Gefäßklemmen* für die Mikrochirurgie hergestellt werden, um eine Vaskularchirurgie zu ermöglichen.

Mikrochirurgisches Operieren verlangt nach einer speziellen Schulung und häufigem Üben. Die Koordination der indirekten Sicht über das Mikroskop mit der instrumentellen Führung durch die Hand wird durch experimentelles Arbeiten erlernt und durch regelmäßiges Training erhalten.

5.2.2. Knotentechniken

Die Knüpftechniken entsprechen denen der Makrochirurgie mit dem wesentlichen Unterschied, daß generell mit 2 Instrumenten (z. B. Nadelhalter und Pinzette) geknotet werden muß (Abb. *5.2.*-3).

5.2.3. Gefäßanastomosen

Standardisierte Techniken wurden entwickelt, um die Anastomosierung kleinster Gefäße zu ermöglichen:

End-zu-End-Anastomosen: Prinzipiell werden kleine Gefäße durch das Anlegen von Ecknähten

5.2.4. Rekonstruktive Chirurgie

Die Replantation einzelner abgetrennter Gliedmaßen, ganzer Hände oder gar Teile von Extremitäten ist heute Routine.

Die prinzipiellen Schritte einer *Replantation z. B. eines Fingers* sind:
1. Herstellen der knöchernen Stabilität (meist Bohrdrähte nach Kirschner),
2. Naht der Beugesehne,
3. Naht der Arterien,
4. Naht der Nerven,
5. Naht der Strecksehne,
6. Naht der dorsalen Venen.

Eine wesentliche Bereicherung für die wiederherstellende Chirurgie wird durch die *mikrochirurgische Technik des freien Gewebetransfers* möglich. Mit Hilfe dieser Technik können vaskularisierte Gewebeteile wie gefäßgestielte Hautlappen, Hautmuskellappen oder Haut-Muskel-Knochenteile, aber auch gefäßgestielte Darm- oder Omentumabschnitte zur Rekonstruktion schwieriger Defekte verwendet werden.

Eine Vielzahl dieser Methoden steht heute dem Mikrochirurgen zur Verfügung. Ein häufig geübtes Verfahren ist die *freie Transplantation* des *Latissimus-Muskels* mit zugehöriger Hautin-

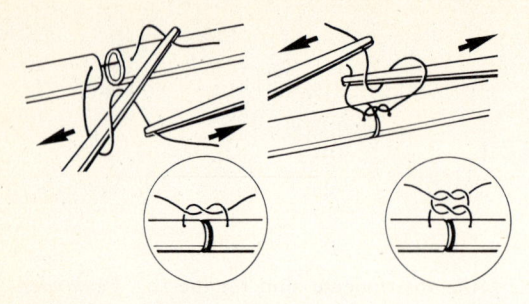

Abb. *5.2.*-3. Knotentechnik.

oder Haltenähten leichter anastomosiert. Verbreitet ist die dargestellte Technik, bei der die Vorderwand mit 5 Einzelknopfnähten, darauf die Hinterwand nach Wenden des Gefäßes mit weiteren 3 Einzelknopfnähten anastomosiert wird.

Techniken mit fortlaufender Naht haben sich weniger für arterielle als für venöse Gefäße im Mikrobereich bewährt.

End-zu-Seit-Anastomosen: Die End-zu-Seit-Anlage einer Gefäßanastomose ist klinisch häufig nötig. Auch hier sind 2 wesentliche Techniken möglich: eine Basistechnik in Einzelknopfnaht-Ausführung sowie eine weiterentwickelte mit fortlaufender Nahttechnik (Abb. 5.2.-4).

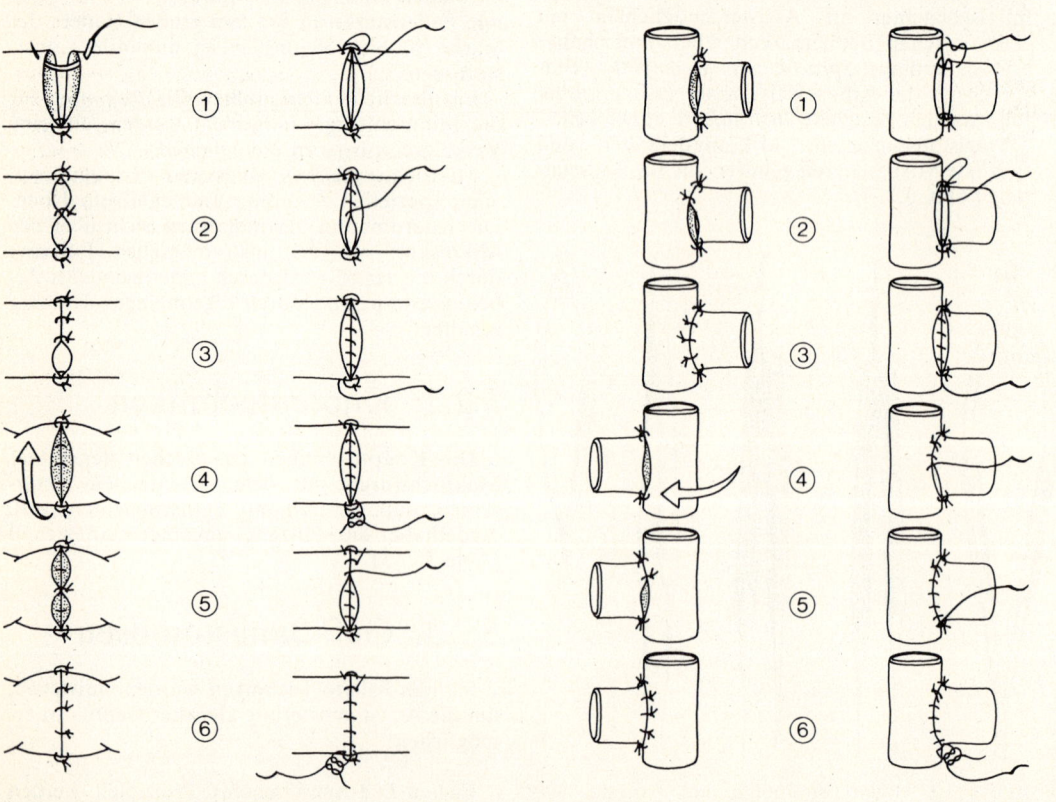

Abb. *5.2.*-4. Gefäßanastomosen: End-End- und End-Seit-Anastomosen.

sel, z. B. zur Deckung an der unteren Extremität (Abb. 5.2.-5)

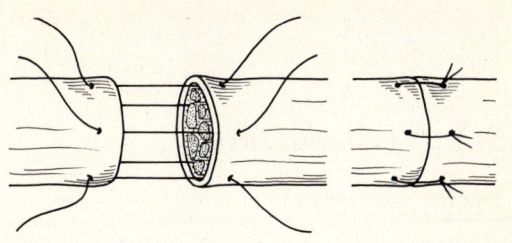

Abb. 5.2.-6. Mikrochirurgische Epineuralnaht des peripheren Nerven.

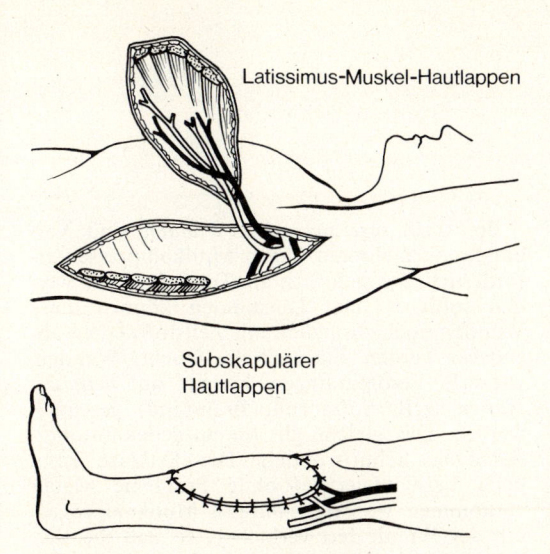

Abb. 5.2.-5. Freier Gewebetransfer: M. latissimus zur Defektdeckung am Unterschenkel.

Der *Hebedefekt* (Entnahmestelle des M. latissimus) bleibt dabei funktionell unbedeutend. Hingegen bedeutet die Defektdeckung mit mikrochirurgisch frei transplantiertem Hautlappen gegenüber herkömmlichen konservativen Methoden einen wesentlichen Zeitgewinn im Heilverlauf.

5.2.5. Neurochirurgie

Operationen am Mikroskop werden nicht nur zur Anastomosierung von Nerven durchgeführt (Abb. 5.2.-6), auch Bandscheibenoperationen und Tumor- bzw. Gefäßoperationen am Gehirn werden zunehmend mikrochirurgisch durchgeführt.

5.2.6. Urologie und Gynäkologie

Insbesondere die *Refertilisierungschirurgie* benötigt verfeinerte Techniken. Solche mikrochirurgischen Techniken ermöglichen die Reanastomosierung des durchtrennten D. deferens oder die Rekonstruktion der Tube nach Ligatur.

Die Verwendung feinsten Materials und schonendster atraumatischer chirurgischer Methoden unter dem Mikroskop ermöglicht die Rekonstruktion der normalen Anatomie und führt so zur Fertilität.

Mikrochirurgie ist heute nicht eine exklusive Spezialität in der operativen Medizin, sondern bedeutet lediglich eine Verfeinerung und Verbesserung der allgemeinen chirurgischen Techniken mit dem Ziel einer Verbesserung der chirurgischen Ergebnisse. Der Einsatz dieser Technik wird sich deshalb zwangläufig ausbreiten.

Literaturauswahl

Siehe Kap. 5.3, S. 46.

5.3. Verbandlehre

Von CH. GEBHARDT

In der Verbandlehre kann man zwischen den eigentlichen Wundverbänden, – sogenannten Wundauflagen –, den Druck- und Kompressionsverbänden, Stützverbänden und ruhigstellenden Maßnahmen, wie z. B. Schienen, Stülpa-Verbänden, Gipsverbänden oder auch Extensionen unterscheiden.

5.3.1. Wundverbände

Bei den Wundauflagen muß differenziert werden, ob es sich bei der zu verbindenden Wunde um eine *geschlossene*, z.B. frische Operationswunde handelt, oder ob eine *offene,* u. U. stark nässende Wunde (z. B. Sekundärheilung nach Operation oder Verbrennung 3. Grades) versorgt werden muß.

Frische Operationswunden können mit einem *sterilen Pflasterverband* (z.B. Hansaplast oder Hansavlies) versorgt werden. Eine Alternative sind *Mullkompressen* aus reiner Baumwolle, die in verschiedenen Größen im Handel sind. Als dritte Möglichkeit bietet sich der sogenannte *Nobecutan-Spray* an, bei dem es sich um einen atmungsaktiven elastischen antiseptischen Plastikspray handelt. Er bildet einen transparenten Kunstharzfilm über der geschlossenen Wunde, wodurch einerseits ein guter Abdeckeffekt nach außen und andererseits eine gute Beurteilbarkeit der Wunde möglich ist.

Die beschriebene Versorgung einer frischen Operationswunde durch einen sterilen Verband soll erstens eine Sekundärinfektion von außen verhüten, andererseits jedoch auch vor einer mechanischen Irritation etwa durch Kleidung bewahren.

Entgegen früherer Meinung weiß man heute, daß eine *aseptische Operationswunde nach 24 Stunden schon so weit verschlossen und verklebt ist, daß Bakterien jetzt nicht mehr eindringen können.* Aus diesem Grunde können Wunden nach dieser Zeit gefahrlos offen gelassen werden.

> Aseptische Operationswunden nach **24 Stunden** schon so fest verschlossen, daß Bakterien nicht mehr eindringen können.

Bei *stark sezernierenden Wunden* sind Verbände mit mehreren Lagen Mullkompressen erforderlich, die mehrfach am Tag gewechselt werden sollten. Unter Umständen können diese Wunden noch zusätzlich mit Zellstoffplatten abgedeckt werden. Flächenhafte feuchte Wunden, wie z. B. Verbrennungen, können mit *Fettgazeplatten* (z. B. Sofra-Tüll, Branolind) geschützt werden. Das gleiche gilt für ausgedehnte oberflächliche Schürfwunden. Die Fettgaze kann beim Verbandwechsel ohne Probleme wieder entnommen werden, während Mullkompressen mit der Wunde fest verkleben, so daß die Verbandwechsel außerordentlich schmerzhaft sind.

Für ausgedehnte *sekundär granulierende Wunden* haben sich *mehrschichtige Polyurethanplatten* (Epigard) bewährt, die gut saugfähig und luftdurchlässig sind.

Besteht eine übermäßige *Sekretion aus Drainagestellen*, z.B. nach großen Baucheingriffen, so kann dieser Bereich mit *Kolostomiebeuteln* abgedeckt werden, wodurch einmal das Sekret optimal aufgefangen und dadurch die umliegende Haut nicht unnötig gereizt wird und andererseits das aufgefangene Sekret im Beutel bezüglich Farbe, Qualität (eventuelle Beimischung von Blut, Galle oder Darminhalt) und Menge beurteilt werden kann.

An bestimmten Körperstellen, wie im Bereiche der Gelenke, der behaarten Kopfhaut oder auch der Finger können Wundverbände mit Hilfe von Pflaster oft schlecht fixiert werden. Hier bieten sich in verschiedenen Größen lieferbare *Schlauch- und Netzverbände* an, die über den eigentlichen Wundverband gezogen werden und ihn festhalten (Abb. *5.3.*-1 bis *5.3.*-3). Besonders günstig ist diese Art der Versorgung bei großen Wunden, die häufige Verbandwechsel erfordern, da unter der einmal angelegten Netzhülle die Verbandkompressen jederzeit beliebig oft ausgewechselt werden können.

5.3.2. Druck- und Kompressionsverbände

Zur Behandlung von Gelenkdistorsionen, nach Abnahme eines längere Zeit liegenden Gipsverbandes oder auch in der Therapie von

5.3. Verbandlehre

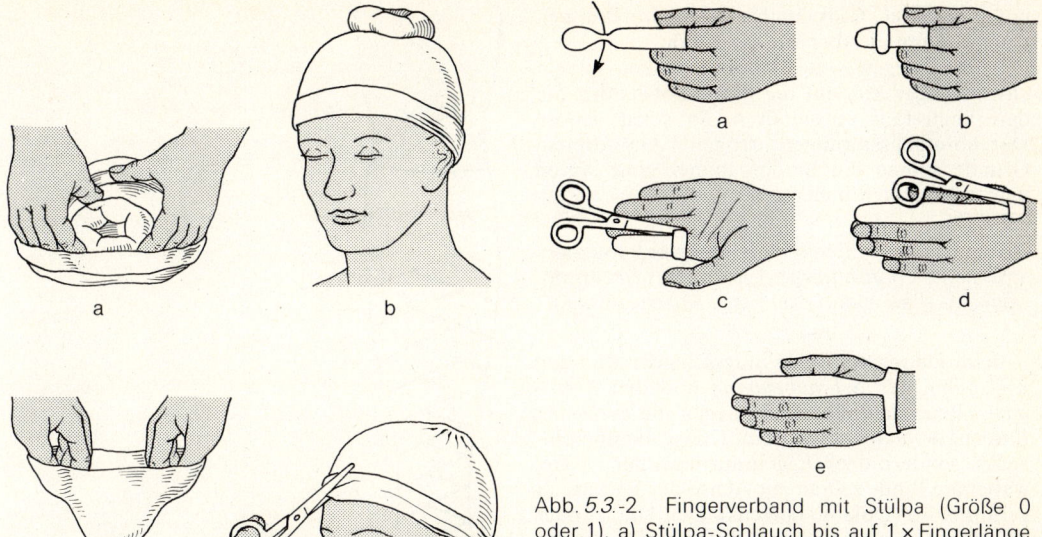

Abb. 5.3.-2. Fingerverband mit Stülpa (Größe 0 oder 1). a) Stülpa-Schlauch bis auf 1 × Fingerlänge raffen. Offenes Schlauchstück über den Finger führen. Gerafften Teil an der Fingerkuppe zweimal um seine Achse drehen. b) Gerafften bzw. gerollten Teil bis zum Fingeransatz stülpen. c) Wulst auf der Innenhand durchschneiden. d) Über den Handrücken weiterführen, am Handgelenk einschneiden. e) Die beiden Enden verknüpfen, um das Handgelenk ziehen und verknoten.

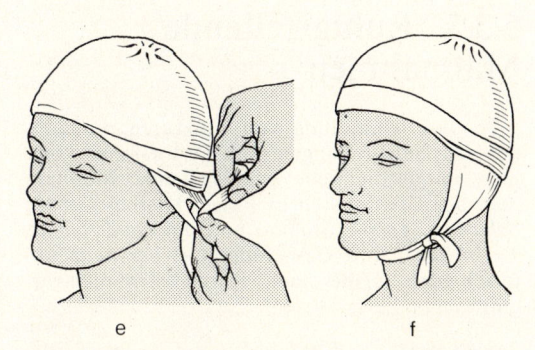

Abb. 5.3.-1. Kopfverband mit Stülpa (Größe 3, 4 oder 5). a) ⅔ des Stülpa-Schlauches aufrollen. Offenes Schlauchstück raffen, dabei stark dehnen und b) als Haube über den Kopf stülpen. c) Gerollten Teil ganz ausziehen, stark dehnen, raffen, zweimal um seine Achse drehen und an der Stirn beginnend über die erste Lage führen. d) Obere Lage in Stirnmitte einschneiden. e) In die untere Lage in Höhe der Ohrläppchen kleine Löcher schneiden, Zipfel durchziehen und f) seitlich verknoten. Untere Lage nach oben umschlagen. (Aus: Stülpa-Taschenfibel.)

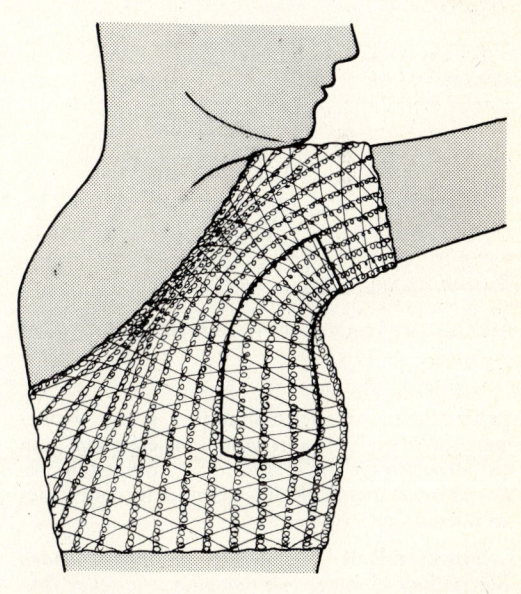

Abb. 5.3.-3. Netzverband der Achselhöhle mit Surgifix (Größe 5½, 6 oder 7).

Krampfadern kommen **Stütz-** und **Kompressionsverbände** zur Anwendung. Entsprechend ihrer Haltefunktion werden diese Verbände aus *elastischen Binden* (z.B. Idealbinde) oder *Zinkleimbinden* angefertigt. Elastische Binden werden zum Stützen eines Gelenkes nach einer Distorsion verwandt. Zinkleimverbände, die besonders hautschonend sind, werden zur Weiterbehandlung nach Gipsabnahme oder im Rahmen einer Krampfadertherapie verwandt.

Beim Anlegen von Bindenverbänden ist ein *gleichmäßiger Zug* auf die Binde notwendig. Sie darf keinesfalls einschnüren, da sonst venöse Durchblutungsstörungen drohen. Aus diesem Grunde sollten die Binden immer glatt laufen und keine Falten haben.

Kompressionsverbände an den Extremitäten grundsätzlich **von körperfern nach körpernah** wickeln, ansonsten Gefahr von Abschürfungen

Beim **Führen der Binde** unterscheidet man den *Kreisgang*, den *Schraubengang* und den *Kreuzgang*. Beim Schraubengang liegen die einzelnen Bindenkurven nicht wie beim Kreisgang übereinander, sondern decken sich nur etwa zur Hälfte, wobei die Binde schräg zur Achse der Extremität geführt wird (Dolabra currens). Den Kreuz- oder Achtergang benötigt man bei Stützverbänden im Bereich von Gelenken (Abb. *5.3.*-4). Werden die

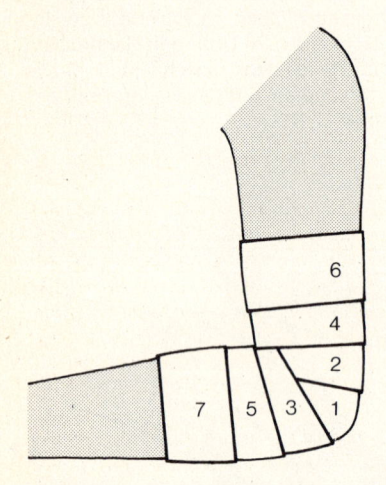

Abb. *5.3.*-4. Testudo reversa am Ellbogen.

Achtertouren parallel zueinander gelegt, wobei man mit dem Verband vom körperfernen zum körpernahen Gebiet fortschreitet, so entsteht ein *Kornährenverband* (Spica ascendens oder descendens, siehe Abb. *5.3.*-5).

Druckverbände dienen der *vorübergehenden Blutstillung* kleinerer venöser oder arterieller Blutungen bis zur chirurgischen Versorgung in einer Klinik. Zu diesem Zweck wird die Verletzungsstelle mit einer oder mehreren Kompressen abgedeckt und mit einer Mullbinde fest umwickelt. Es muß darauf geachtet werden, daß die Binden nicht so stark einschnüren, damit es bei Verletzungen der Extremitäten nicht zu einer ernsthaften venösen Durchblutungsstörung kommt.

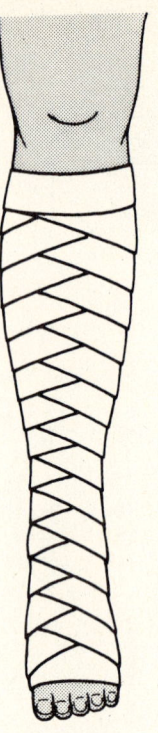

Abb. *5.3.*-5. Spica ascendens am Fuß und am Unterschenkel.

5.3.3. Ruhigstellende Maßnahmen

In der Behandlung von Frakturen, Luxationen, starken Prellungen oder Distorsionen kommen unterschiedliche ruhigstellende Maßnahmen der Gliedmaßen in Frage. Hierbei werden *Schienen*, *Tuch-*, *Stülpa-* und *Pflasterverbände*, *Extensionen* und *Gips*-(Fiberglas)-*Verbände* unterschieden (siehe auch Kapitel Unfallchirurgie).

Schienen: An der *oberen Extremität* findet bevorzugt die *Cramer-Schiene* Anwendung, bei der es sich um ein in verschiedenen Größen lieferbares mit Verbandwatte gepolstertes Metallgitter handelt. Diese Schienen können je nach Bedarf gebogen und anmodelliert werden. Ähnlich biegbar sind die schaumstoffüberzogenen *Orthopädia-Aluminium-Schienen*, die vor allem als Fingerschienen eingesetzt werden.

Für die *untere Extremität* steht eine Vielzahl von Systemen zur Verfügung. Die *Beinlagerungsschiene nach Krapp* kann in Höhe, Steilheit und Winkel verstellt werden und dient der Behandlung von Knochenbrüchen im Streckverband oder zur Ruhigstellung und Hochlagerung des Beines nach Operationen und bei Entzündungsprozessen. Ähnlich ist die *Braunsche Schiene*, bei der das Bein in 160°-Beugestellung des Kniegelenkes gelagert wird. Die *Volkmannsche Schiene* ist dagegen nicht abgewinkelt, so daß die untere Extremität hierauf in gestrecktem Zustand, nur leicht angebeugt im Hüftgelenk, fixiert werden kann.

Im Rettungsdienst werden heute *aufblasbare Plastik-Kunststoff-Schienen* verwandt, die erst nach dem Lagern aufgeblasen werden und die Extremität mit einem Luftpolster umschließen. Hierdurch ist ein sicherer und weitgehend schmerzfreier Transport des Patienten möglich.

Der bekannteste **Tuchverband** ist die sogenannte *Mitella,* ein Dreiecktuch, dessen beide schmale Zipfel hinter dem Nacken verknotet werden und das zur vorübergehenden Ruhigstellung im Schulter-Arm-Bereich benutzt werden kann.

Stülpaverbände haben heute in verschiedenen Bereichen Bindenverbände ersetzt. Ein typisches Beispiel ist der sogenannte *Desault-Verband* (Abb. *5.3.*-6). Wenn eine elastische Binde verwandt wird, dann werden zunächst einige Bindentouren kreisförmig um den Brustkorb und den angelegten Oberarm der verletzten Seite gelegt, wobei das Ellenbogengelenk 90° abgewinkelt ist. Die folgenden Touren gehen von der Achsel der gesunden Seite zur Schulter der verletzten Seite, danach über das gleichseitige Ellenbogengelenk zur gesunden Achselhöhle zurück usw. (*A*chsel-*Sch*ulter-*E*llenbogen: Asche)

Desault-Verband: „A-Sch-E" (Achsel-Schulter-Ellenbogen)

Ein anderer typischer Stülpaverband ist der *Rucksackverband,* bei dem zur Ruhigstellung und Reposition einer Klavikulafraktur ein mit Watte gefüllter Schlauchmull benutzt wird. Dieser Trikotschlauch wird von hinten um den Hals nach vorne und von vorne durch die Achselhöhle beidseits nach hinten geführt und hinter dem Rücken unter Spannung verknotet.

Mit einem Pflasterstreifenverband im Sinne eines *Dachziegelverbandes* können Zehen ruhiggestellt werden. Es werden etwa 1 cm breite und 10 cm lange Pflasterstreifen (z. B. Leukoplast) von plantar schräg nach proximal dorsal geführt, wobei sich die beiden Enden dorsal überkreuzen. Der nächste Streifen bedeckt wie ein Dachziegel die Hälfte des vorigen usw.

Extensionsverbände kommen bevorzugt als initiale oder ausschließlich konservative Therapie von Frakturen der unteren Extremität zur Anwendung. Durch Einschlagen eines Kirschner-Drahtes, z. B. durch die Tuberositas tibiae oder den Kalkaneus, kann mit Hilfe eines Spezialbügels, der an diesem Draht fixiert wird, eine Extension entweder isoliert des Oberschenkels oder

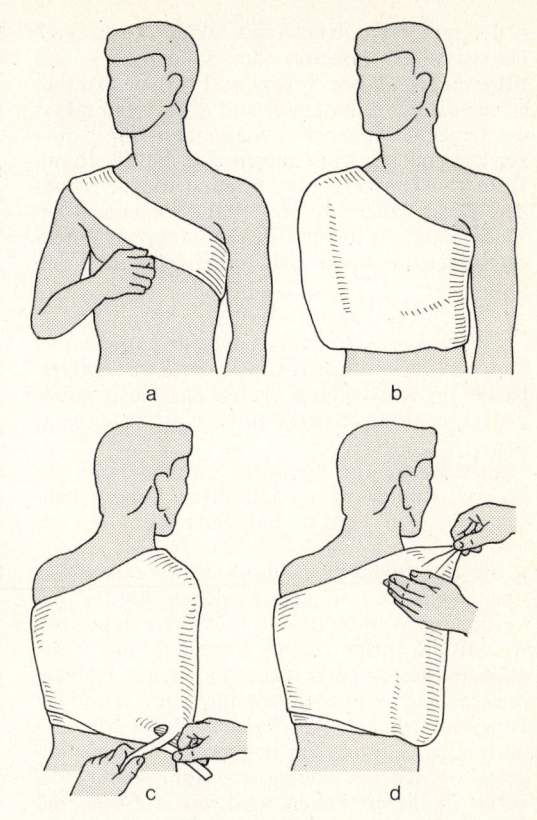

Abb. *5.3.*-6. Schlauchverband nach Desault mit Stülpa (Größe 7 oder 8). a) Ein Stülpa-Ende so umschlagen, daß ein doppelter Schlauch entsteht. Schlauch raffen, dabei dehnen und über gesunden Arm und Kopf führen. Das umgeschlagene Ende liegt oben. b) Achselhöhle polstern. Stülpa über angewinkelten Arm ziehen und zum Körper hin einschlagen. c) Schlauch zwischen Ellbogen und Körper tief einschneiden, Zipfel kräftig ausziehen und verknoten. d) Verband über der Schulter kräftig nach oben ziehen, Zipfel nach hinten umschlagen und mit einem langen Pflasterstreifen fixieren. Finger durch Einschnitt über dem Fingergrundgelenk freilegen. Hand polstern. (Aus: Stülpa-Taschenfibel).

der gesamten unteren Extremität durchgeführt werden. Durch wiederholtes Korrigieren der Zugrichtung und der Gewichte können stark verkürzte und dislozierte Frakturen wieder gerichtet werden. Diese Extension wird üblicherweise von einer Gips-Fixation abgelöst.

Eine spezielle Extensionsform ist die *Crutchfield-Extension* bei Luxationen und Frakturen im HWS-Bereich. Hierbei wird eine Extensionsklemme, die sogenannte *Crutchfield-Klemme* im Bereiche der Parietalregion des Schädels angebracht, wobei mit einem entsprechenden Bohrer die Tabula externa der Schädelkalotte durchbohrt wird.

Bei größeren Knochendefekten kann eine übungsstabile Fixation der Gliedmaßen mit Hilfe eines *äußeren Spanners* (Fixateur externe) erreicht werden. Proximal und distal der Fraktur werden mindestens zwei Steinmann-Nägel quer zur Extremität eingeschlagen und außerhalb mit Hilfe von Längsschienen untereinander verbunden. Diese Art der Ruhigstellung eignet sich besonders gut zur lokalen Behandlung von Osteomyelitiden bei noch nicht durchgebauter Fraktur.

Zur *Frakturenbehandlung an den Extremitäten* kommen am häufigsten **Gips- oder Kunststoffverbände** zur Anwendung, wobei aus Kostengründen Gipsverbände heute noch vorgezogen werden.

Grundstoffe für Kunststoffverbände sind Fiberglas, Kunstharz auf Glasfaser, Polyurethanschaum oder auch Polyvinylalkoholformolschaum.

Für die *Anlage des Gipsverbandes* stehen fertige Gipsbinden in verschiedenen Breiten zur Verfügung. Werden frische Frakturen eingegipst, so muß die entsprechende Extremität mit Watte gut gepolstert werden, insbesondere alle Nervenpunkte und Knochenprominenzen. Wird ein Gipswechsel nach Abschwellen der Extremität notwendig, so kann ein ungepolsterter Gips angelegt werden, der eine bessere Ruhigstellung bewirkt. In diesen Fällen wird vor Auflegen der Gipsbinden die Extremität nur mit einem Trikotschlauch und einer Papierbinde geschützt.

Der Gipsverband kann im Sinne einer Gipsschiene, z. B. als *dorsale Gipsschiene* bei Radiusfrakturen oder am Bein als *U-Longuette,* angelegt werden. Hierbei wird die Gipsschiene mit Mullbinden angewickelt. Meistens wird jedoch, insbesondere bei Verletzung der unteren Extremität, ein *gepolsterter zirkulärer Gips* angelegt. Wird eine frische Fraktur eingegipst, so muß der Gips anschließend in Längsrichtung vollständig bis auf die letzten Fasern gespalten werden um Platz für posttraumatische Schwellungen zu schaffen. Ein *ungepolsterter, nicht gespaltener Gipsverband* darf erst angelegt werden, wenn Frakturhämatom und Schwellung völlig abgeklungen sind.

Zirkuläre Gipsverbände bei frischen Frakturen bis auf die letzten Gewebsfasern längs aufschneiden, da sonst **Gefahr von Ischämie.**

Grundsätzlich wird eine Fraktur in der Weise eingegipst, daß die *benachbarten Gelenke ruhiggestellt* sind. Es wird daher z. B. eine Unterarmfraktur durch Oberarmgipsverband, eine Unterschenkel- oder Tibiafraktur durch einen Oberschenkelgipsverband versorgt. Ausnahmen von dieser Regel sind nur Frakturen in extrem gelenknahem Bereich, wie die typische distale Radiusfraktur oder Knöchelbrüche, bei denen im allgemeinen ein Miteinbeziehen des distal der Fraktur gelegenen Gelenkes ausreicht.

Nach Gipsanlage immer **Prüfung von Sensibilität** und **Durchblutung.**

Auch bei noch so gut sitzenden Verbänden sollten besonders innerhalb der ersten 24 Stunden wiederholt Sensibilität, Durchblutung und periphere Motorik der Extremität überprüft werden. Werden wiederholt Schmerzen an der gleichen Stelle angegeben, so muß an Drucknekrosen gedacht und der Gipsverband in diesem Bereich eröffnet oder ganz entfernt werden.

Literaturauswahl

Berger, A., C. Tizian: Technik der Mikrochirurgie, Kohlhammer, Stuttgart 1985.
Chen-Zhong-wei, Yang Dong-yue, Chang Disheng: Microsurgery. Springer, Berlin, Heidelberg, New York 1982.
Hansen, H.: Nahtmaterialien. Chirurg 57:53–57 (1986).
Harii, K.: Microvascular Tissue Transfer. Igaku-Shoin, Tokyo, New York 1983.
Kern, E., W. Engel: Allgemeine Operationstechnik. In: B. Breitner: Chirurgische Operationslehre. Urban und Schwarzenberg, München, Berlin, Wien 1972.
Serafin, D., H. J. Buncke, Jr.: Microsurgical Composite Tissue Transplantation. Mosby, St. Louis 1979.
Thiede, A., H. Hamelmann: Klammernahttechnik auch im Gastrointestinaltrakt. Editorial, Klinikarzt 15:72–74 (1986).
Wicki, D., R. Härter, K. Fawer: Praxis der Gipstechnik. Thieme, Stuttgart 1977.

6. Posttraumatische und postoperative Intensivüberwachung und -therapie

6.1. Störungen des Bewußtseins

Von M. R. GAAB

6.1.1. Einleitung

Nicht nur bei primär zerebralen Erkrankungen und nach auf das Hirn einwirkenden Schädigungen, sondern auch bei Störungen der Vitalfunktionen ist das Gehirn die *wichtigste pathophysiologische Endstrecke:* Es besitzt die geringste Hypoxie-, Ischämie- und Hypoglykämie-Toleranz. Strukturelle Schäden können wegen fehlender Regenerationsfähigkeit nicht ersetzt werden. Die Prognose hängt daher entscheidend von einer *Sicherung oder raschen Wiederherstellung der Energieversorgung des Gehirns* ab.

Dringlichkeit und Reihenfolge der zu treffenden Maßnahmen erfordern eine schnelle Erkennung der zerebralen Bedrohung; die Beurteilung beruht beim akuten Notfall besonders auf dem *Schweregrad* und der *Art der Bewußtseinsstörung*.

Auch chirurgische Eingriffe *ohne* direkte Wirkung auf das Gehirn können anhaltende und oft irreversible Hirnfunktionsstörungen zur Folge haben: Vor allem vorgeschädigte Patienten mit Hirnabbauprozessen, nach früheren Hirnverletzungen, mit Anfallserkrankungen, mit generalisierter Arteriosklerose können schon nach kurzer Allgemeinnarkose Nachwirkungen in Form eines *Psychosyndroms* zeigen. Die Gefahr derartiger Nebenwirkungen muß bei Operation und Narkoseführung berücksichtigt werden, etwa durch Vermeiden eines Blutdruckabfalls beim Hypertoniker oder durch Beseitigung von hämodynamisch wirksamen Stenosen hirnversorgender Gefäßen (z. B. Karotisstenosen) vor kardiovaskulären Eingriffen.

Auch in der Chirurgie ist es daher notwendig, *aktuelle Bewußtseinsstörungen* erkennen, differenzieren, in ihrem Verlauf abschätzen und auf mögliche Ursachen rückschließen zu können.

Grad der Bewußtseinsstörung bestimmt Ausmaß der zerebralen Schädigung = Dringlichkeit von Diagnostik und Therapie!

6.1.2. Neurophysiologische Vorbemerkungen

»Bewußtsein« ist klinisch definiert als *wahrgenommenes und steuerbares Verarbeiten von Informationen durch ein seiner selbst bewußtes Individuum*. Die spezifischen Bewußtseinsinhalte und intellektuellen Leistungsgrade gehen darüber hinaus, sie bestimmen die Persönlichkeit. Wahrnehmung von Informationen, Aufmerksamkeits- und Abwehrreaktionen bestimmen den *Grad einer Bewußtseinstrübung*. Störungen des höheren, integrativen Verarbeitens von an sich wahrgenommenen Informationen definieren dagegen die *allgemeine Hirnleistungsschwäche* im Sinne eines *organischen Psychosyndroms*. Organisches Psychosyndrom und Bewußtseinstrübung können auch als verschiedene Stadien einer *»Funktionspsychose«* (WIECK) zusammengefaßt werden (Tab. *6.1.*-1).

Das volle Bewußtsein erfordert die Funktion der *Hirnrinde* zur kognitiven Auswertung, Informationsspeicherung und persönlichkeitsspezifischen Informationsverarbeitung.

Das *limbische System* ist für Erinnerung und Steuerung von Bewußtseinsrichtung und -aktivität wesentlich, es spielt bei anfallsartigen Bewußtseinsstörungen des epileptischen Formenkreises eine große Rolle.

Die Bewußtseinshelligkeit wird von dem in verschiedenen Zentren von *Hirnstamm* und *Stammganglien* lokalisierten *Aktivierungssystem* kontrolliert, wobei der rostralen *Formatio reticularis* besondere Bedeutung zukommt: Das aszendierende retikuläre Arousal-System (ARAS), das bereits in physiologischer Funktion Schlaf-Wachrhythmen kontrolliert, ist gegen hypoxische, ischämische und mechanische Schäden empfindlicher als die spezifischen Projektionsbahnen und die Großhirn-Rinde. So beruhen 70% der Komata und apallischen Syndrome nach Hirn-Trauma auf einer Störung der mesenzephalen Substantia reticularis (durch Hirn-

Tab. *6.1.*-1. Bewußtseinsqualitäten und ihre Störungen bei Psychosyndrom und Bewußtseinstrübung.

Klinisches Syndrom		Bewußtsein		
		Inhalt	Tätigkeit, Richtung	Helligkeit
Psycho-syndrome (akut)	Halluzinose-Syndrom	Inadäquat	Gesteigert, unkontrolliert	Nicht gemindert, übersteigert
	Delirantes Syndrom	Täuschungen, suggestibel	Übersteigert	Evtl. gemindert
	Korsakow-Syndrom	Durcheinander, Täuschungen	Unkontrolliert	Nicht gemindert
	Amentielles Syndrom	Durcheinander	Inkohärent	Normal/ängstl. gesteigert
	Dämmerzustand	Gelichtet	Ohne Kontinuität, aggressiv, keine Erinnerung	Vermindert
Bewußtseinstrübung, Koma, apallisches Syndrom	Bewußtseinstrübung	Gelichtet	Gemindert, unkontrolliert	Gemindert
	Koma, apallisches Syndrom	Fehlt	Fehlt	Fehlt

stammkompression, primären Hirnstammschaden oder »diffuse axonal injury«).

Die verschiedenen Zentren sind in *komplexen Regelkreisen* miteinander verbunden; isolierte, lokale Störungen von Kortex und/oder limbischem System führen meist nur zur Änderung von Bewußtseinsinhalt und -tätigkeit, zu Gedächtnisstörungen oder epileptischen Anfällen. Eine Bewußtlosigkeit entsteht erst durch eine Beeinträchtigung der Regelkreise oder der Hirnstammzentren selbst.

Bewußtseinstrübung/Koma beruht meist auf einer **Hirnstammstörung**.

6.1.3. Formen der Bewußtseinsstörung

Eine Bewußtseinsstörung ist mehr von der neuroanatomischen *Schädigungslokalisation* als von der Ursache abhängig. Dieselbe Ursache, etwa ein Schädel-Hirn-Trauma, kann ganz unterschiedliche Störungen des Bewußtseins (z. B. psychotische Bilder oder Bewußtseinstrübung) hervorrufen. Andererseits können verschiedene Ursachen, wie etwa Hirnverletzung, Hirndurchblutungsstörungen gleichartige Psychosyndrome hervorrufen. Das Gehirn verfügt nur über eine beschränkte Zahl von Reaktionsweisen, wobei im Rahmen der Chirurgie besonders Bewußtseinsveränderungen durch akute Einwirkungen eine Rolle spielen. Diesen »akuten exogenen Reaktionstypen« stehen chronisch-stationäre oder progressive psychoorganische Syndrome der dementiellen Formenkreises gegenüber. Dabei können Misch- und Übergangsbilder vorliegen, und die verschiedenen Störungen dynamisch ineinander übergehen. So sind organische Psychosyndrome oft Vorstufen eines Bewußtseinsverlustes, und ein Koma kann sich über ein »Durchgangssyndrom« wieder zurückbilden.

Bewußtseinsstörung ist unspezifisch – entweder durch **primäre** Funktionsstörung (Trauma, Hypoxie, Ischämie, Intoxikation) oder infolge **sekundärer** Hirndrucksteigerung (Hämatom, Hirnödem)!

6.1.3.1. Qualitäten des Bewußtseins

Hauptmerkmale des Bewußtseins sind *Bewußtseinshelligkeit* (Weckbarkeit der Aufmerksamkeit = Vigilität), *Bewußtseinsinhalt* und *Bewußtseinstätigkeit*. Diese können einzeln oder gemeinsam gestört sein, Funktionsminderung und Enthemmung sind möglich (s. Tab. *6.1.*-1).

Störungen von Bewußtseinsinhalt und Bewußtseinstätigkeit können teilweise mit spezifischen Symptomen bestimmten fokalen Hirnschäden zugeordnet werden:

Störungen der *Merkfähigkeit* und des *Frischgedächtnisses* (amnestische Symptome) kommen besonders bei Störungen mediobasaler Anteile des Temporallappens, der Corpora mamillaria und des Fornix vor.

Affektive Störungen sind typisch für das »Orbitalhirnsyndrom«, *aspontane* Wesensänderung weist auf Prozesse der Stirnhirnkonvexität hin. *Aphasische, agnostische und apraktische Störungen* zeigen bereits im Namen auf die zugehörige hirnfokale Läsion, bei *optisch-akustischen Halluzinationen* sind auch die entsprechenden Assoziationsfelder beteiligt.

6.1.3.2. Organische Psychosyndrome

Mit diesem Begriff sollen psychoorganische Störungen mit *verändertem,* aber *noch nicht wesentlich getrübtem* Bewußtsein klassifiziert werden (s. Tab. 6.1.-2).

Tab. 6.1.-2. Akute Bewußtseinstrübung: Definition, Einteilung, Stadien.

A. Bei Bewußtsein – »conscious«:
Wach oder normal erweckbar (Vigilität), normale Reaktion auf Umweltreize, Kommunikation, seiner Person bewußt – evtl. aber neurologische und/oder psychiatrische Störung.

B. Bewußtseinsgetrübt – »clouded consciousness«:
Verminderte Wachheit (Hypovigilität), verlangsamte, evtl. inadäquate Reaktion, aber (spontan oder zumindest auf Schmerzreiz) noch *Augenöffnung*.
Einteilung in *Benommenheit* = verlangsamt, *Somnolenz* = vermindert erweckbar (Obnibulation), *Sopor* = Augenöffnung ohne Kommunikation.
Nach WFNS: *clouded consciousness 1:* ohne neurol. Störung
           clouded consciousness 2: mit neurol. Störung (Parese etc.)

C. Bewußtlos – Koma:
Befolgt keine Aufforderungen und hat die Augen *dauernd geschlossen* – auch auf Anruf oder Schmerzreize *keine Augenöffnung.*

Einteilung nach WFNS und Vergleich mit Glasgow Coma Score (GCS):

Koma-Stadium	Motor. Funktion (Schmerzreakt.)	Pupillen (Form, Weite, Reakt.)	Augenbewegung	GCS (min. 3–max. 15) ~	Synonyme (nicht völlig identisch)
Koma I	Gezielte Beugereaktion	Normal	Intakt	6–9	Light coma, (MHS 1)*
Koma II	Verlangsamt, Beugesynergie, Paresen, Anfälle	Normal/ (leichte) Anisokorie	Intakt	5–7	»decorticate rigidity«, (MHS 2)*
Koma III	Strecksynergism. mindestens einer Extremität (spontan/Reize)	Normal/ Anisokorie/ lichtstarr	Störung möglich (Divergenz)	4–5	»decerebrate rigidity«, MHS i. e. S, (MHS 3–4)*
Koma IV	Fehlend, schlaff-hypoton	Beidseits reaktionslose Dilat.	Fehlend	3	Bulbärhirn-syndrom (BHS)
Hirntod	Schlaff-aton., reaktionslos – evtl. aber spinale Reflexe, Atemstillstand, Blutdruckderegul.	Beids. reaktionslos, entrundet	Fehlend (»Puppenaugen-phän. negativ«), keine kalorische Nystagmus-reaktion	3	Brain death, coma dépassé

* MHS-Stadien n. GERSTENBRAND.

6.1.3.2.1. Akute, reversible/passagere Syndrome

Derartige Störungen sind besonders als Folgen einer Operations- oder Narkosebelastung in der Chirurgie möglich. Zu unterscheiden sind:

> Organisches Psychosyndrom mögliche Folge einer Operation/Narkose bei **Risikopatienten**; bereits vorhandenes Psychosyndrom **erhöht** Operations- und Narkoserisiko – evtl. **irreversible** Verschlechterung!

Das **Halluzinosesyndrom:** Hier ist die Bewußtseinshelligkeit nicht gemindert, es besteht eine abnorme Einbildungsfähigkeit, die Aktivität ist übersteigert. Neben einer Inkohärenz des Denkens und Redens sind akustische Sinnestäuschungen eindrucksvoll.

Das **delirante Syndrom:** Beim Delir ist das Wachbewußtsein bereits beeinträchtigt, gleichzeitig bestehen aber zerebrale Reizerscheinungen mit psychomotorischer Erregung, Handlungsunruhe. Die Sinnestäuschungen sind vor allem optischer Art und (besonders charakteristisch) suggestiv provozierbar. *Wichtig ist die Unterscheidung zwischen Alkoholentzugsdelir und arteriosklerotischem Delir.* Ganz ähnliche Delirzustände finden sich auch bei *chronischen intrakraniellen Raumforderungen* mit geringer Druckentwicklung wie z.B. chronischem Subduralhämatom, subduralen Hygromen usw.

Das **Korsakow-Syndrom:** Diese akute, symptomatische Reaktion kann sich an Delirien anschließen und in ein amnestisches Syndrom mit Dauerdefekt übergehen. Charakteristisch ist eine *»Falschorientiertheit«*. Die Einordnung in den biographischen Zeitablauf gelingt nicht. Die Orientierungsstörung wird konfabulativ ausgefüllt. Suggestiv können die Kranken in die Vergangenheit (z. B. Kriegserlebnisse) zurückversetzt werden.

Das **amentielle Syndrom:** Bei der Amentia (Verwirrtheit) ist die »gestaltende Kraft« des Bewußtseins gestört; infolge des Versagens der »optimalisierenden Selektion« resultiert eine Inkohärenz von Denken und Vorstellung. Selbst Anziehen oder Essen wird unmöglich. Die Kranken sind ratlos, ängstlich und unruhig, was sich zu plötzlichen Erregungsausbrüchen steigern kann.

Dämmerzustände: Beim Dämmerzustand muß das Wachbewußtsein nicht ausgeprägt gestört sein; das Bewußtsein verliert die »Kontinuität«. Das Verhalten der Patienten ist unberechenbar. Sonst ausgeglichene Menschen werden aggressiv, *Gewalttaten* im Zustand krankhafter Geistestätigkeit werden *am häufigsten* in Dämmerzuständen verübt. Typisch ist die fehlende Erinnerung an die Phasen des Dämmerzustandes.

6.1.3.2.2. Chronisch-irreversible Syndrome

Während die akuten psychoorganischen Störungen oft auf *funktioneller Basis* und damit *reversibel* entstehen, liegen bei den chronischen Veränderungen *substantielle Gehirnschäden* vor, die sich bei einem chirurgischen Eingriff oder nach einer Narkose sprunghaft verschlechtern können:

Das **hyperästhetisch-emotionelle Syndrom** zeigt sich durch Mangel an Initiative und Spannkraft, die Patienten sind reizbar, stimmungslabil und überempfindlich, dabei rasch erschöpfbar.

Das **amnestische Syndrom** beginnt mit Störungen der aktuellen Merkfähigkeit, während das Altgedächtnis erst spät beeinträchtigt ist; hinzu kommt eine zunehmende Orientierungsstörung. Die Gedächtnis- und Orientierungsstörung wird den Betroffenen meist bewußt.

Organische Wesensänderungen und Demenzsyndrome: Charakteristisch ist eine Zuspitzung der individuellen Charaktereigentümlichkeiten, wie Verschärfung der Sparsamkeit zu Geiz, Sammeltrieb usw. Die Interessen werden eingeengt. Hinzu kommt ein Verlust von Hemmung und Selbstkritik, während die formale Intelligenz erst spät beeinträchtigt ist.

Als *Demenz* ist (im Gegensatz zum Schwachsinn) ein Verlust früher vorhandener geistiger Fähigkeiten definiert.

6.1.3.3. Bewußtseinstrübung und Bewußtseinsverlust

Bewußtseinstrübung und Bewußtseinsverlust sind durch quantitative Minderung aller Sinnesleistungen, Gefühlsregungen, Gedankenvorgänge und Vorstellungsakte gekennzeichnet. Bei *Benommenheit* oder *Bewußtseinstrübung* reagieren die Betroffenen noch auf äußere Reize; *Bewußtlosigkeit (Koma)* liegt vor, wenn der Patient *weder auf Schmerzreize noch spontan die Augen öffnet und Aufforderungen nicht befolgt* (beide Kriterien müssen erfüllt sein).

Nach der Einteilung durch die WFNS* (s. Tab. *6.1.*-2) ist das **Koma** unabhängig von der Ursache klar definiert. Bei der Bewußtseinstrü-

---

* World Federation of Neurosurgical Societies.

bung wird noch zwischen Formen ohne und mit neurologischen Symptomen wie Paresen und Anfällen unterschieden.

Rein *funktionelle Bewußtlosigkeiten* z. B. nach Synkopen, bei »Gehirnerschütterung« erreichen nur den *Komagrad I,* charakterisiert durch normale Pupillomotorik und gezielte Beugereaktion.

Das *Koma II* mit abnorm-ungezielten Beugemechanismen weist bereits auf eine diffusere, jedoch häufig noch reversible kortikale Störung.

Das *Koma III* entspricht dem klassischen **Mittelhirnsyndrom (MHS)** im engeren Sinne. Kennzeichen sind *Strecksynergismen* spontan und auf Schmerzreize. Pupillenstörungen müssen nicht vorliegen.

Das *Koma IV* zeigt als **Bulbärhirnsyndrom** (BHS) den völligen zerebralen Funktionsverlust und unterscheidet sich nur durch Rest-Atemaktivität (pontomedullär) und durch häufig noch hypertone Blutdruckreaktion bei terminaler bulbärer Einklemmung vom klinischen Hirntod. Nur bei Sonderformen wie Barbituratintoxikation ist noch eine Erholung möglich. Ein Bulbärhirndrom infolge Hirndrucksteigerung und Hirnstammeinklemmung zeigt nur bei Kindern selten noch eine Remission.

Ein **Mittelhirnsyndrom** *(Koma III)* macht damit rasche Diagnostik und Therapie dringlich, *während beim Koma IV* oft weitere Maßnahmen sinnlos werden – z. B. bestehen bei Patienten älter als 50 Jahre mit Hirntrauma oder apoplektischem Insult keine Therapieaussichten.

Beim Übergang in den **klinischen Hirntod** ist zu beachten, daß vor allem nach längerer Beatmung spinale, enthemmte Reflexe wie z. B. eine »Fluchtreaktion« bei der Bestreichung der Fußsohle wieder auftreten können, die als ungezielte Bewegung fehlgedeutet werden können – es fehlen aber zephale Reflexe (Pupillomotorik, Trigeminus-Schmerzreaktion).

> **Oberflächliches Koma:** Noch Beuge-Abwehr auf Schmerzreize
> **Tiefes Koma:** Path.-tonische Beugung, Strecksynergismen oder fehlende motorische Antwort – akute Gefährdung der Vitalfunktionen!

6.1.3.4. Anfallsartige Bewußtseinsstörungen und Sonderformen der Bewußtseinstrübung

Bei den *anfallsartigen Bewußtseinsstörungen* (Tab. *6.1.*-3) treten typische **epileptische Anfälle** auch ohne spezifische Ursachen gelegentlich nach chirurgischen Eingriffen und Narkosen auf. Bei *Alkoholikern* sind nicht nur Delir, sondern auch epileptische Anfallshäufungen nicht selten.

Eine *Altersepilepsie* auf dem Boden einer arteriosklerotischen Durchblutungsstörung/Hirnatrophie kann sich ebenfalls erstmals nach operativem Eingriff manifestieren.

Auch bei *genereller Hirnschädigung* wie Hypoxie kann der Anfall herdförmig sein und eine neurologische Halbseitenstörung hinterlassen.

Tab. *6.1.*-3. Anfallsartige Bewußtseinsstörungen: Einteilung und diagnostisches Vorgehen. MRI (Magnet-Resonanz-Imaging, NMR) empfindlichste Methode für epileptische Foci.

1. Epileptische Anfälle	2. Nichtepileptische Anfälle

1. Generalisierte Anfälle mit Bewußtseinstrübung
  1.1. Grand-mal-Anfall mit Nachschlaf
  1.2. Petit-Mal, altersgebebunden
    – BNS-Krämpfe
    – Myoklonisch-astatische Anfälle
    – Akinetische Anfälle
    – Absencen
    – Myoklonischer Anfall
2. Fokal-partielle Anfälle mit evtl. Bewußtseinseinschr.
  2.1. Psychomotorische Anfälle
  2.2. Fokale Anfälle mit sekundärer Generalisierung
	1. »Psychogene« Bewußtseinsstörung
	2. Herz-Kreislaufabhängige Anfälle (»Synkopen«)
	  – Vasovagale Synkope
	  – Adams-Stokes-Anfall
	3. Zerebrovaskuläre Attacken
	  – Karotissinus-Syndrom
	  – TIA, RIND (transitor.-ischäm. Attacke, reversibles ischäm. neurol. Defizit)
	  – Low-perfusion Synkopen (Basilarisbereich)
	  – Hypertonische Enzephalopathie
	4. Narkolepsie (»Schlafanfälle«)
	5. Metabolische Störungen
	  – Hyperventilationssyndrom
	  – Hypoglykämischer Anfall

Diagnostik: Anamnese/Fremdanamnese; Puls, Blutdruck (Langzeit-)EKG; Stoffwechselparameter (Blutzucker, Elektrolyte); neurolog. Befund; EEG (mit Provokationsmethoden); Doppler- und B-Bild-Sonographie der Hirngefäße; kranielles CT; MRI.

Oft werden die Patienten erst im postkonvulsiven Koma oder Dämmerzustand aufgefunden, dabei weisen Erbrechen, Zungenbiß, Einnässen auf den abgelaufenen Anfall.

Nichtepileptische Anfälle (Tab. *6.1*.-3) sind besondere Risikohinweise; bei älteren Patienten sollte daher gezielt nach derartigen Vorkommnissen gefragt werden. Patienten mit *vasovagalen* oder *Adams-Stokes-Anfällen* lassen verstärkte Kreislaufreaktionen während Narkosen erwarten.

Bei Patienten mit *Karotissinus-Syndrom* ist besondere Vorsicht bei Eingriffen im Halsbereich geboten. Hinweise auf vorangegangene *transitorisch-ischämische Hirnkreislaufattacken (TIA)*, gehäuft bei Patienten mit generalisierten kardiovaskulären Störungen, weisen ein hohes Risiko eines bleibenden Hirninfarktes während einer Operation/Narkose auf. Hier sollte zuvor unbedingt die Hirnkreislaufsituation (Dopplersonographie, Computertomographie, DSA, Hirndurchblutungsmessung) geklärt werden.

Bei *diabetischer Stoffwechsellage* bergen hypoglykämische Anfälle eine erhebliche Gefahr eines bleibenden Hirnschadens, weshalb beim Diabetiker besonders auf Reduzierung der Insulin-Dosis während Nüchternphasen zur chirurgischen Vorbereitung usw. zu achten ist.

> Narkose/Operation können epileptische Anfälle und zerebrale Insulte auslösen – daher **Risikofaktoren beachten** (Hypertonie, kardiovask. Anamnese, Diabetes mellitus; Alkoholabusus, Medikamente; neurologisch-psychiatrische Vorgeschichte)

Nicht selten ist auch ein **»psychogenes Koma«**: Hier werden auch stärkere Schmerzreize auffallend reaktionslos ertragen, doch stehen normale Muskeleigenreflexe, Ziliar- und Kornealreflex in Kontrast zur allgemeinen Schlaffheit. Lidflattern, aktives Augenzukneifen bei passiver Öffnung, nach unten gedrehte Bulbi sind deutliche Hinweise; EEG, EKG, Blutwerte sind normal. Infolge erhaltenen Würgreflexes beendet das Einsetzen eines Wendel-Tubus oder des Intubationsspatels das »Koma«.

Das **apallische Syndrom** (weitgehend synonym: »vegetative state«, »Coma vigile«, bei Reversibilität auch, weniger einheitlich, »Parasomnie«, »Hypersomnie«) ist ein Zustand länger anhaltender Bewußtlosigkeit und entwickelt sich in der Regel aus einem tiefen Koma. Zwar setzt die Weckreaktion des Hirnstamms wieder ein, die Patienten öffnen die Augen, zum Teil besteht klinisch und im EEG ein Schlaf-Wach-Rhythmus, doch *fehlen Bewußtseinsinhalte und -richtung:* Keine Blickfixierung, keine optische Schutzreaktion bei Annähern des Fingers vor das Auge (dagegen Blinzelreflex auf Luftzug!), Aufforderungen werden nicht befolgt, wobei gelegentliche Blickbewegungen in Geräuschrichtung nicht fehlgedeutet werden dürfen. Häufig stehen die Bulbi divergent; es fehlt die gezielte Schmerzabwehr, der Muskeltonus ist im Sinne einer *Rigidospastizität* erhöht, meist mit intermittierenden Strecksynergismen, sowie (spontan und auf Schmerzreize) mit *tachykarden Anfällen* und *Schwitzkrisen*. Es sind eine Reihe von pathologischen Reflexen und *Primitiv-Schablonen* nachweisbar, wie positive Pyramidenbahnzeichen, Steigerung der Eigenreflexe im Gesicht mit positivem Schnauzreflex, Saugreflex, pathologischer nuchozephaler Reflex, positiver Greifreflex und gesteigerter Palmometalreflex. *Durch den Greifreflex wird oft die Aufforderung zum »Händedrücken« scheinbar befolgt – aber nicht mehr zum Loslassen!* Ein apallisches Syndrom kann bei jüngeren Patienten auch nach Monaten noch eine *Remission* zeigen, doch wird die Prognose mit zunehmender Dauer und Alter des Patienten ungünstiger.

> Das **apallische Syndrom** unterscheidet sich vom Koma durch die Augenöffnung – dabei kein Blick- oder Verbalkontakt!

Das **»Locked-in-Syndrom«** *(»Pseudokoma«)* ist zwar selten, doch ist eine Verwechslung mit Koma oder apallischem Syndrom für den Patienten katastrophal: Es beruht auf einer beidseitigen Unterbrechung der kortikobulbären und kortikospinalen Bahnen im ventralen Brückenniveau, meist durch Basilarisinsult oder Demyelinisation (multiple Sklerose, selten Trauma). Die Patienten sind wach und voll apperzeptionsfähig, können sich aber infolge der Unterbrechung der motorischen Bahnen nicht bewegen oder sprechen, nur Lidschluß und vertikale Augenbewegungen sind willkürlich möglich; damit kann eine *Verständigung über einen »Morsecode«* erreicht werden. Die Prognose ist ungünstig.

6.1.4. Untersuchung und Dokumentation bei Bewußtseinstrübung

6.1.4.1. Erkennung des organischen Psychosyndroms

Ein organisches Psychosyndrom ist keine akute Bedrohung und wird vom Neurologen/Psychiater geklärt. Einige einfache Prüfungen ermöglichen aber dem Chirurgen und Anästhesisten die präoperative Risikoerkennung und postoperative Kontrolle.

Wichtige *Symptome* können bei Anamnese und ärztlichem Gespräch geklärt werden:

Orientierung: Ist der Patient zeitlich, örtlich, zur Person und Situation orientiert?

Merkfähigkeit und Gedächtnis: Erfolgt der Anamnesebericht geordnet, lückenlos, in richtiger Reihenfolge und zeitlicher Zuordnung? Gelingt ein Nachsprechen von sechsstelligen Zahlen? Kann eine vierstellige Zahl oder ein Satz nach 5–10 min wiederholt werden? Gelingen einfache Kopfrechenaufgaben? Störungen des Frischgedächtnisses zeigen Fragen nach der Mahlzeit des Vorabends, dem Namen des Untersuchers, aktuellen Tagesereignissen usw.

Konzentrationsfähigkeit: Werden Monatsnamen rückwärts zügig genannt? Ermüden beim Abziehen der Zahl 7 von 100? Durchstreichen immer des gleichen Buchstabens in einem längeren Text (Burdon-Test).

Höhere intellektuelle Funktion: Können einfache Unterschiedsfragen wie Baum/Busch, Fluß/See/Meer, Geiz/Sparsamkeit, Esel/Pferd beantwortet werden? Werden Wörter zu einem sinnvollen Satz kombiniert?

Wesentlich sind Informationen von *Angehörigen* über Verhaltensänderungen und Gedächtnisleistungen des Patienten.

6.1.4.2. Untersuchung bei Bewußtseinstrübung

Rasch fortschreitende Bewußtseinstrübung und Bewußtlosigkeit (Koma) sind meist akute *Notfälle*. Die Beurteilung der Komatiefe = des akuten Gefährdungsgrades ist wesentlicher als dessen Ursache. Vor differentialdiagnostischen Überlegungen kommt die *Notfall-Therapie*. Die in Tab. *6.1.-2* genannten Kriterien der Bewußtseinsstörung können in wenigen Minuten klinisch in folgender *Reihenfolge der Dringlichkeit* geprüft werden:
- Eigenatmung (spontane Atmungstätigkeit),
- Kreislauf (Herzaktion, Puls, Blutdruck),
- Pupillenform und -reaktion; Bulbusstellung, -bewegung,
- Reaktion auf Anruf,
- Motorik: Spontanbewegungen, Reaktion auf Schmerzreize, } Gemeinsame Prüfung
- Augenöffnung: Spontan, auf Aufforderung, auf Schmerzreize,
- Schluck- und Würgreflex,
- Ziliar- und Korneareflex.

Rasche Beurteilung der Bewußtseinsstörung durch Prüfung von Atmung und Kreislauf, Pupillenform und -reaktion, Spontanmotorik und Reaktion auf Schmerzreize. Neurologische Feinbefunde erst nach Sicherung der Vitalfunktionen!

Bei der **Atmung** ist zunächst zwischen *Verlegung der Atemwege* (Zungengrund, Aspirat; falsch sitzender/verlegter Tubus!) und einer Störung der zentralen *Atmungssteuerung* zu unterscheiden.

Bei *zentralen Störungen* bedürfen Schnappatmung (bulbär oder spinal), apnoische Atmung (verlängerte, krampfartige Inspiration, dann Pause, pontine Störung) und ataktische Atmung (unregelmäßig/bulbär) sofortiger künstlicher Beatmung.

Cheyne-Stokes-Atmung mit periodisch an- und abschwellendem Zugvolumen zeigt die Aufhebung der höheren kortiko-dienzephalen Kontrolle bei funktionellen (z. B. Intoxikation, Rausch) wie strukturellen Schäden und ist weniger akut gefährdend als die seltene *Biot-Atmung* (plötzliche Pause) bei Brückenstörung (oft bei Meningitis).

Gerade bei *primärem Mittelhirnsyndrom* (Tab. *6.1.-2*) nach Hirnstamm-Trauma ist eine *zentrale Hyperventilation* häufig, oft anfallsweise tachypnoisch verstärkt bei gleichzeitig massiven Strecksynergismen, wobei die sehr raschen, flachen Atemzüge für einen ausreichenden Sauerstoffaustausch oft nicht ausreichen.

Die **Pupillenprüfung** beurteilt Weite, Form (entrundet?) und Lichtreaktion; zunächst sind die Pupillen beim Bewußtlosen meist weit, nach verlangsamter Reagibilität werden die Pupillen z. B. beim Eintritt ins Mittelhirnsyndrom erst eng, die Einklemmung im Tentoriumsschlitz führt dann zu einer zunächst ein-, dann beidseitigen reaktionslosen, schließlich entrundeten Pupillenerweiterung.

Gleichzeitig wird die *Bulbusstellung* geprüft: Bei tiefem Koma stehen die Bulbi divergent und starr, bei oberflächlichem Koma ohne wesentliche Hirnstammstörung noch schwimmend-pendelnd; eine konjugierte Deviation zeigt meist zum Ausfallsherd, seltener (Reizherd, epileptische Anfälle) vom Herd weg.

Die *okulo-zephale Reaktion,* d. h. eine entgegengesetzte Augenbewegung bei Kopfdrehung (»Puppen-Augen-Phänomen«) spricht für einen noch geringen Hirnstammschaden und fehlt stets beim Bulbärhirnsyndrom/Hirntod.

Bei der spontanen oder durch *Schmerzreize* (Kneifen der Fingernägel, Achselfalte, Mamille; Nasenschleimhaut!) provozierten **Skelettmotorik** ist zwischen gezielten Greifbewegungen, einer phasisch-lockeren Beugung *(Koma I),* einer pathologisch-krampfartigen Beugereaktion *(Koma II)* und tonischen, kräftigen Extensionsbewegungen (Strecksynergismen) des Mittelhirnsyndroms *(Koma III)* und der mit völligem Tonusverlust verbundenen Reaktionslosigkeit im terminalen Bulbärhirnsyndrom *(Koma IV)* zu unterscheiden (Tab. *6.1.-2*).

Halbseitige Beuge-Minderbewegungen oder einseitig betonte Streckintensität weisen auf *kontralateralen Zerebralschaden,* ebenso ein einseitiger Babinski-Reflex. Tonische Strecksynergie mit allgemeiner Tonussteigerung und Opisthotonus ist von einem *epileptischen Krampfanfall* zu unterscheiden, der initial eine Beugung, dann tonisch-klonische Bewegungen und schließlich eine schlaffe Nach-Bewußtlosigkeit zeigt.

Bei *Tetanus/Tetanie* ist die Extension mehr phasisch und generalisiert.

Die **fehlende Augenöffnung** auch auf Schmerzreize definiert das Koma; ein fehlender **Schluck- und Würgreflex** macht die rasche Intubation erforderlich (Aspiration!) und hilft bei der Differenzierung zu psychogenen Störungen.

Ein einseitig fehlender **Korneareflex** weist ebenfalls auf einen *kontralateralen Hemisphären-* oder *ipsilateralen Hirnstammschaden,* ein beidseitiges Fehlen zeigt ein tiefes Komastadium (III–IV, Tab. *6.1.*-2).

Bei der schon physiologisch großen Variabilität der **Muskeleigenreflexe** sind meist nur deutliche Seitendifferenz, erhebliche oder seitenbetonte Tonuserhöhung und völliger Reflex- und Tonusverlust im *Bulbärhirnsyndrom* verwertbar.

Reflex- und Tonussteigerungen begleiten oft *organische Psychosyndrome, akute Hirn-* und *Rückenmarkstraumen* zeigen dagegen zunächst eine Tonus- und Reflex*verminderung.*

Ein auch *beidseitiger Babinski* ist unspezifisch und nicht für eine *intrakranielle Raumforderung* mit Einklemmung pathognomonisch, oft sogar im Aufwach- und Durchgangsstadium besonders deutlich.

Bereits die **Inspektion** gibt mit Verletzungen, Deformität, Hautbeschaffenheit, Hautfarbe, Zungenbiß wesentliche Hinweise auf die Schädigungsursache; Nackensteife weist auf einen meningealen Reizzustand durch Meningitis, Subarachnoidalblutung oder allgemein erhöhten intrakraniellen Druck, muß aber von Blockaden der oberen HWS/des kraniozervikalen Übergangs unterschieden werden.

Auf *kardiale Ursachen* weisen Pulsunregelmäßigkeit und Venenstauung. Die Fremdanamnese zu Unfall, Anfall, Vorerkrankung, Verlauf der Bewußtseinstrübung und Dauer des Komas ist ebenso wesentlich.

6.1.4.3. Dokumentation

Für die spätere Verlaufsbeurteilung, aber auch aus forensischen Gründen ist auch beim akuten Notfall eine Dokumentation der wichtigsten Merkmale wesentlich; diese Dokumentation sollte bei der späteren Beobachtung z. B. in der Intensivstation zu einem *standardisierten Verlaufsprotokoll* überleiten und mit diesem kompatibel sein. Bei der Notaufnahme müssen wesentliche anamnestische Daten und Charakteristika des derzeitigen Zustands (äußere Inspektion, Bewußtseins-, Kreislauf- und Atmungszustand) stichwortartig erfaßt werden; auch als Gedächtnisstütze zum gezielten Erfragen der (Fremd-) Anamnese ist dabei ein *Formblatt* im einfachen Ankreuzverfahren nützlich. Zur Beurteilung der Bewußtseinslage hat sich die *Glasgow-Koma-Skala* (GCS) international durchgesetzt (bester Punktewert 15, schlechtester 3). Das Protokoll sollte außerdem Veränderungen der Pupillen sowie grobe Halbseitenbefunde erfassen. Subtile neurologische Reflexbefunde sind entbehrlich (Tab. *6.1.*-4).

Während der *Intensivbeobachtung* werden die entsprechenden Befunde am besten in Form eines »fieberkurvenähnlichen« Verlaufsprotokolliert, die Graphik ergibt einen anschaulichen Verlaufseindruck auch bei Wechsel des ärztlichen Betreuers. Neben der Beurteilung des individuellen Patienten ist eine derartige quantitative, der Datenverarbeitung zugängliche Erfassung für medizinisch-wissenschaftliche wie organisatorische und wirtschaftliche Auswertungen wesentlich.

Tab. *6.1.*-4. Glasgow-Koma-Skala für Aufnahmebefund und Verlaufsprotokoll bei Bewußtseinstrübung

	„Glasgow-Coma-Scale"
Augen- öffnung	4 spontan 3 auf Anruf 2 auf Schmerz 1 gar nicht
Beste motorische Antwort	6 bef. Aufford. 5 gez. Schmerzabw. 4 normale Beugung 3 abnorme Flexion 2 Strecken 1 keine
Beste Verbal- Antwort	5 orientiert 4 verwirrt 3 Wortsalat 2 unverst. Laute 1 keine

Summe = Glasgow-Coma-Score GCS
(bester Wert = 15, schlechtester = 3)

Für Differentialdiagnose bei Bewußtseinsstörung **Initialbefund** (Unfall-/Auffindesituation, Fremdanamnese, Vitalfunktionen) und **Verlauf** (primäres Koma – sekundäre Verschlechterung?) sehr wichtig – stichwortartig protokollieren!

6.1.5. Ätiologische Differentialdiagnose und Behandlung der Bewußtseinstrübung

Lokalisation und Ausmaß der Hirnschädigung, nicht jedoch deren Ursache bestimmen die Ausprägung der Bewußtseinsstörung. Die pathogenetische Endstrecke besteht in einer Störung der Sauerstoff- und/oder Substratversorgung der Neurone, entweder *primär* infolge lokaler Läsion (Tumor, Entzündung, Hämatom), einer Durchblutungsstörung, einer Beeinträchtigung des Sauerstofftransportes im Blut, einer Intoxikation, einer diffus-axonalen Störung durch Hirntrauma, oder *sekundär* infolge einer *Hirndrucksteigerung*. Die Unterscheidung zwischen primärem Funktionsverlust und sekundärer Druckschädigung ist klinisch evtl. aus der Anamnese (progrediente Bewußtseinsstörung → Hinweis auf Hirndruckentwicklung), aber kaum aus den akuten Symptomen möglich. Sogar das traumatische Mittelhirnsyndrom, früher als Hirndruck-pathognomonisch angesehen, beruht häufig (30–50%!) auf primären Hirnstammschäden (mit im Gegensatz zu früherer Ansicht besserer Prognose).

> Wichtiger Hinweis auf eine **Hirndrucksteigerung** (intrakranielles Hämatom, Hirnödem) ist die **sekundäre Bewußtseinsverschlechterung** – sorgfältige Verlaufsbeobachtung z. B. nach Trauma!

Einige Hinweise zur Ursache, besonders aber zu den notwendigen differentialdiagnostischen Maßnahmen, ergeben Tab. *6.1.-5* und *6.1.-6*. Bei Koma unbekannter Ursache und primär zerebralem Koma muß rasch eine *operable intrakranielle Raumforderung ausgeschlossen werden*. In der Akutdiagnostik ist daher heute wegen überlegener lokalisatorischer und artdiagnostischer Aussage bei einfacher und rascher Durchführung die zerebrale *Computertomographie* (CT) oder *Magnetresonanztomographie* (MRI) unverzichtbar. Bei klarer Anamnese und bedrohlichem Zustandsbild z. B. im Mittelhirnsyndrom infolge epiduralen Hämatoms (s. Kap. 6.1.3.3) können Operationsindikationen bereits nach dem klinischen Bild gestellt werden, erfordern dann aber eine Computertomographie *nach* dem Noteingriff.

Von den *Ultraschall*-Methoden ist bei zerebralen Durchblutungsstörungen die *Dopplersonographie* (Karotisstenose, Karotisverschluß) wesentlich und wird jetzt durch die *transkranielle Dopplersonographie* intrakranieller Gefäße (gepulster Doppler) ergänzt.

Bei *primär extrazerebaler Genese eines Komas* stehen im Vordergrund Kreislauf- und Atmungsparameter, Blutuntersuchungen, Toxikologie und EEG – aus dem EEG lassen sich vom Erfahrenen Rückschlüsse auf Komatiefe und sogar Komaursache (Beta-EEG nach Vergiftungen!) ziehen.

Da alle genannten Zeichen aber trügerisch sein können (z. B. fehlende äußere Schädelverletzungen trotz schwerem Hirn-Trauma; sekundäre Sturzverletzungen auch bei extrazerebraler Ursache, wie Krampfanfall, Hirninfarkt, Subarachnoidalblutung; weite Pupillen und Krampfanfälle nach Intoxikation; hirnfokale Ausfälle bei Hypoglykämie und nach Krampfanfällen; Bulbärhirnsyndrom allein durch Schock und Intoxikation), muß die Versorgung des komatösen Patienten *grundsätzlich* nach der »ABC«-Regel ablaufen:

1. Atmung *sichern* (Intubation bei jeder akuten Bewußtlosigkeit *unerläßlich*), ggfs. *beatmen;* beim Komatösen läßt sich ohne Blutgasanalyse die Suffizienz der Spontanatmung kaum beurteilen, ggfs. ist z. B. zum Transport eine leicht hyperventilierende künstliche Beatmung sicherer!
2. *Kreislaufzugang* und absolut vorrangige Behandlung jeder Kreislaufstörung (Schock, Herzaktion – EKG); gleichzeitig
3. *Prüfung der Lungenfunktion* (physikalische Untersuchung; Röntgenthorax noch vor Schädel-CT!)
4. *Blutgase,* Hb, Hk, Elektrolyte, Blutzucker; Alkoholspiegel, Giftnachweis; evtl. Blutkonserven kreuzen lassen.

Erst *danach* kommt ein für notwendig erachteter Weitertransport in eine Spezialabteilung in Frage, wo bei unklarer Bewußtseinstrübung mit Verdacht auf intrakranielle Raumforderung immer ein

5. *Computertomogramm* (oder Magnet-Resonanz-Tomogramm) möglich sein sollte.

> Bei Bewußtlosigkeit **vor** weiterer Diagnostik **Sicherung der Vitalfunktionen** (»ABC-Regel«)! Bei unklarem Koma/Verdacht auf intrakranielle Raumforderung danach **Computertomographie** wichtigste Diagnostik!

Tab. 6.1.-5. Primär zerebrale Komata.

Ursachen	Schädel-Hirn-Trauma	Zerebrovaskuläre Insulte, terminal zerebro-degenerativ	Intrakranielle Tumoren	Entzündliche Prozesse (Meningitis, Enzephalitis, Abszeß)	Epileptische Anfälle
Pathophysiologie	Entweder *primäre* neuronale Funktionsstörung (Stoffwechsel) von Hirnstamm/Formatio reticularis, Hypothalamus, thalamopallidärem System, selten Hirnrinde, oder *sekundäre* Folge einer allgemeinen (Durchblutungsstörung) oder gerichteten Hirndrucksteigerung (Einklemmung, bes. Tentorium/For. magnum) – klinisch oft nicht zu unterscheiden!				Generalisierte, unkoordinierte Neuronenaktivität, postiktale Ruhephase; nach Status auch Hirnödem
(Fremd-) anamnestische Hinweise	Adäquates (!) Trauma	Diabetes mell., Hypertonie, Nikotin, Antikonzeptiva; Mitralvitium; frühere Insulte; andere vask. Ereignisse (z.B. Herzinfarkt) Antikoagulantien	Persönlichkeitsänderung, fokale neurol. Störungen, Hirndruckzeichen	Infekte, bes. obere Luftwege, Mittelohr; Endokarditis; Zustand nach Schädeltrauma (Liquorfistel!)	Häufigst: Alkoholiker; Familien/Eigenanamnese mit Epilepsie: nach Hirntraumen/ Insulten/Hirnoperationen
Besondere klinische Symptome (unsicher)	Äußere Schädelverletzungen (oft diskret), fokaler Ausfall (Hemiparese), Pupillenstörung	Hemiplegie bei Karotisverschluß, Massenblutung (nur bei Blutung akutes Koma, bei Verschluß erst mit Ödem-Latenz), Pyramidenzeichen/Hirnnervenausfälle bei Basilarisverschluß; Hypertonie, Bradykardie unsicher	Stauungspapillen; Hemiparese/-plegie evtl. Nackensteife	Nackensteife (nicht mehr bei tiefem Koma); Fieber	Tonisches oder tonisch-klonisches Krampfen (kein Strecken!); nach Anfall schlaff – schlafähnlich, Zungenbiß! Urinabgang
Dringliche Zusatzuntersuchungen	← Computertomogramm →				← CT, MRI →
	Rö-Schädel Rö-Thorax Hb, Hk, Elektrolyte Rö-HWS Gerinnung	Dopplersonogramm evtl. Angiographie/DSA, EEG, Gerinnung, andere Blutwerte	Rö-Schädel Rö-Thorax MRI Angiogramm Blutwerte mit Gerinnung	Rö-Schädel Rö-Thorax EEG Mikrobiol. (LP *nach* CT im Koma)	EEG Rö-Schädel CT (nur bei Erstanfällen und anhalt. Koma) MRI
	← Keine Lumbalpunktion vor Computertomogramm! →				
Therapie	*Zuerst* Atmung/Beatmung (Intubation) und Kreislauf (Zugang) sichern, dann: Operation bei Raumforderung;				
	Intensivpflege bei Schwellung/Ödem/Hirnstammschaden (evtl. Corticosteroide, Osmother., Hyperventilation)			Antibiotisch; Punktion	Antikonvulsiv
Bemerkungen	Meist Polytrauma, Schock kann alleine Koma und Mydriasis verursachen!	Evtl. sekundäre Sturzverletzung; Krampfanfall			Auch Intoxikationsfolge; sek. Sturzverletzungen

6.1. Störungen des Bewußtseins

Tab. 6.1.-6. Primär extrazerebral verursachte Komata.

Ursachen	Endo- oder exogene Kreislaufstörungen oder Hypoxie	*Endogen*					*Exogen* Intoxikation
		Hypoglykämie	Ketoazidose (Diabetes mell.), Hyperglykämie	Leberkoma	Endokrin	Urämie	
Pathophysiologie	Zerebraler O$_2$-Mangel, z. B. Myokardinsuff., Adams-Stokes-Anf., Pneumonie; orthostatisch *(endogen)* Blutverlust, Hirnstammschaden, O$_2$-Mangel *(exogen)*	Neuronaler Glucosemangel	Ketoazidose; hyperosmolare-hypertone Dehydratation	»Falsche« Neurotransmitter; Methonin (-metabolite); Phenolkörper; Ammoniak; terminal Hirnödem	Thyreotoxisch; Addison-Krise; Hypoparathyreoidismus	Toxine (?); Elektrolytdysäquilibrium	Häufigst: Medikamente (Hypnotika, Psychopharmaka); Alkohol; andere Rauschgifte; Alkylphosphate; CO
(Fremd-) anamnestische Hinweise	Hypertonie; Diabetes mell., bek. Herzrhythmusstörung, vorangeg. Ereignisse, Lebensalter	(insulinpflichtiger) Diabetiker	Diabetiker	Zirrhose; Alkoholiker; nach Hepatitis; Metast. Malignom. Intoxikation (Paracetamol)	Bekannte endokrine Störung	Dialysepatient	Auffindesituation: Medikamente, Drogen, Gefäße, Injektionsspritzen beim Patienten
Besondere klinische Symptome	»Blaues« (Herzinsuff.) oder »blasses« (Asystolie) Koma; Herzaktion; Verletzungen, Blutdruck, Auskultation	Krampfanfälle; auch Strecken, evtl. fokale Ausfälle. Lebhafte Reflexe, Tachykardie, harte Bulbi	Kussmaul-Atmung; Azetongeruch; Exsikkose, Hypotonie, fehlende Reflexe, weiche Bulbi	Ikterus; Spider-Naevi; aromat. Lebergeruch; Hypotonie; Hypokaliämie	*Thyreotox.:* tachykard, Schweiß, hypertherm; *Addison:* Adynam-schlaff; *Hypoparathyreoid:* Krämpfe Tetanie	Ammoniakgeruch; Marasmus; Hyperkaliämie	Je nach Intox. initial unterschiedlich
Dringliche Zusatzuntersuchungen	Blutwerte (Hb, Hk, Elektrolyte, Blutgase) Gerinnung EKG zentr. Venendruck Rö-Thorax Ultraschall	Blutzuckerteststreifen! Blutzucker	Urinzucker- und -azeton	Gerinnung Leberwerte EEG	EKG Blutwerte Hormonwerte EEG	Kreatinin Harnstoff Elektrolyte EKG Gerinnung	Blutwerte und -gase, EEG EKG Rö-Thorax Urin, Blut und Magensaft toxikologisch
Therapie	*Zuerst* Atmung/Beatmung und Kreislauf sichern – allg. Intensivtherapie						
	Lagerung, Sauerstoff/ Beatmung, Infusion, Transfusion, Digitalis; antiarrhythmisch, Pacemaker	Glucose-Injektion/ Infusion	Insulin mit Vollelektrolyt (Kalium!) u. Albumin (Infusion)	Bes. Infusionstherapie; Bromocriptin, extrakorp. Leberperfusion Hirndrucksenkung	Hormonblockade oder Substitution (je nach Über- oder Unterfunktion)	Dialyse; osmot. Ausgleich	Resorptionshemmung; forcierte Diurese; Dialyse; Antidote; Sauerstoff (bei CO)

Literaturauswahl

BRIHAYE, J., R. A. FROWEIN, F. LOEW: Coma Scaling. Report on the Meeting of the W.F.N.S. Neuro-Traumatology Committee, Brussels 1976. Acta neurochir. *40*:181–186 (1976).

BROSER, F.: Topische und klinische Diagnostik neurologischer Krankheitsbilder. Urban & Schwarzenberg, München, Wien, Baltimore 1981.

DALLE ORE, G., F. GERSTENBRAND, C. H. LÜCKING, G. PETERS, U. H. PETERS (Hrsg.): The Apallic Syndrome. Monographien aus dem Gesamtgebiet der Psychiatrie, Band 14. Springer, Berlin, Heidelberg, New York 1977.

FROWEIN, R. A., K. AUF DER HAAR, D. TERHAAG: Assessment of coma-relability of prognosis. Neurosurg. Rev. *3*:67–74 (1980).

GAAB, M. R., I. HAUBITZ: Intracranial pressure, primary/secondary brain stem injury and prognosis in cerebral trauma. In: ISHII et al. (Hrsg.): Intracranial Pressure V, S. 501–507. Springer, Berlin, Heidelberg, New York, Tokyo 1983.

GERSTENBRAND, F., C. H. LÜCKING: Die akuten traumatischen Hirnstammschäden. Arch. Psychiat. Nervenkr. *213*:264–281 (1970).

HASSLER, R.: Die neuronalen Steuerungssysteme für Wachsein, Schlaf, und Bewußtseinsvorgänge. In:
AHNEFELD et al. (Hrsg.): Der bewußtlose Patient; Klinische Anästhesiologie und Intensivtherapie, Bd. 19, S. 1. Springer, Berlin, Heidelberg, New York 1979.

LEHMKUHL, P., U. LIPS, I. PICHLMAYR: Der Hannover Intensiv Score (HIS) als neues Klassifikationssystem zu Verlaufskontrollen und Prognosestellung bei Intensivpatienten. Med. Klin. *81*:235–240 (1986).

MUMENTHALER, M.: Neurologische Differentialdiagnostik. Symptome – Syndrome. Thieme, Stuttgart, New York 1980.

PATTEN, J.: Neurological Differential Diagnosis. Springer, New York, Heidelberg, Berlin 1977.

PETERS, U. H.: Bewußtseinstrübung – Vigilität – Vigilanz. Nervenarzt *47*:173–175 (1976).

TEASDALE, G., G. JENNETT: Assessment of coma and impaired consciousness. A practical scale. Lancet *II*:81–84 (1974).

TEASDALE, G., G. MURRAY, L. PARKER, B. JENNETT: Adding up the Glasgow Coma Score. Acta neurochir. Suppl. *28*:13–16 (1979).

VOELTZ, P.: Notarzteinsatzprotokoll der AGNN. Notarzt *2*:50–52 (1986).

WIECK, H. H.: Neurologie und Psychiatrie in der Praxis. 3. Aufl. Schattauer, Stuttgart, New York 1976.

6.2. Kreislauf- und Atmungsüberwachung

Von G. Hempelmann und F. Salomon

Herz-, Kreislauf- und Atemfunktion gehören zu den *Vitalgrößen*, die in jedem Intensivbehandlungsbereich zu überwachen sind. Die Vielzahl der zur Verfügung stehenden apparativen Hilfsmittel kann die direkte Beobachtung des Patienten unterstützen, darf sie jedoch nicht ersetzen.

Die apparative Überwachung von Patienten kann die direkte Beobachtung nur unterstützen, darf sie aber auf keinen Fall ersetzen.

6.2.1. Kreislaufüberwachung

6.2.1.1. Klinische Beobachtung

Sie setzt eine bewußte Hinwendung zum Patienten voraus und beinhaltet die Wahrnehmung der geäußerten Beschwerden, der Hautfarbe und -temperatur, der Pulsqualitäten und der Gefäßfüllung. Bewußtseinsgrad, Atmung und Urinausscheidung können ebenfalls Hinweise für die Beurteilung der Herz-Kreislauf-Funktion liefern.

Es kommt bei der Beobachtung auf die *Tendenz von Änderungen* an, die schon sehr früh auf Gefahren hinweisen und sie vermeiden helfen können. Gezielt eingesetzte Geräte sind eine notwendige Ergänzung zur engmaschigen oder kontinuierlichen Beobachtung, ohne die unsere heutige Intensivmedizin nicht denkbar wäre.

6.2.1.2. EKG

Über *präkordiale Klebeelektroden* ist eine problemlose Erfassung der Herzfrequenz möglich. Die zur Selbstverständlichkeit gewordenen EKG-Überwachungsgeräte sind in der Regel mit einem Bildschirm ausgestattet, auf dem die abgeleitete EKG-Kurve zu sehen und eventuell auch zu speichern ist. Hiermit lassen sich Rhythmusstörungen gut erfassen und bis zu einem gewissen Grade differenzieren. Auch bei nicht der EKG-Standardisierung entsprechenden Ableitungspunkten kann man Veränderungen der Erregungsausbreitung und Erregungsrückbildung durch Verformung der Kammerkomplexe und Veränderungen der ST-Strecke erkennen. Die Geräte können mit verschiedenen Alarmeinrichtungen (obere und untere Herzfrequenz, Extrasystolien) und automatisch auslösbarem Schreiber für die Dokumentation der Störung ausgerüstet sein.

6.2.1.3. Blutdruck

Rückschlüsse auf den Füllungszustand des Gefäßsystems, auf die Belastung des Herzmuskels und den Perfusionswiderstand erlauben die Drücke im Kreislauf oder in bestimmten Kreislaufbezirken. Für die Überwachung klinisch bedeutsam sind der *arterielle Druck*, der *zentralvenöse Druck* und der *Druck in der Lungenstrombahn*.

6.2.1.3.1. Unblutige Druckmessung

Die Messung nach Riva-Rocci über eine Manschette am Oberarm oder Oberschenkel erlaubt nur eine intermittierende Erfassung des systolischen und diastolischen Blutdrucks. Sie stellt dennoch bei manchen Patienten einer Intensivstation eine ausreichende Überwachung dar. Automatische Geräte mit wählbarem Meßintervall und einstellbaren Alarmgrenzen vermindern den Arbeitsaufwand dieser Methode. Bei rasch wechselnden und sehr niedrigen Blutdruckwerten ist diese Meßweise unzureichend (Abb. 6.2.-1).

6.2.1.3.2. Intraarterielle Druckmessung

Diese Methode erlaubt eine *kontinuierliche* Erfassung des Blutdrucks. Durch *Kanülierung einer A. radialis, brachialis, femoralis* oder *dorsalis pedis*, in Ausnahmen auch der *A. ulnaris* oder *temporalis* wird ein direkter Gefäßzugang geschaffen. Über eine flüssigkeitsgefüllte, luftblasenfreie Leitung wird eine Verbindung zum Druckaufnehmer hergestellt, in dem die mechanischen Druckschwankungen der Blut- und Flüssigkeitssäule in elektrische Impulse verwandelt werden, die digital als Meßwerte oder analog als Druckkurve sichtbar gemacht werden können (Abb. 6.2.-2).

Die gleichzeitige Registrierung des Elektrokardiogramms kann die Auswirkung von Extrasy-

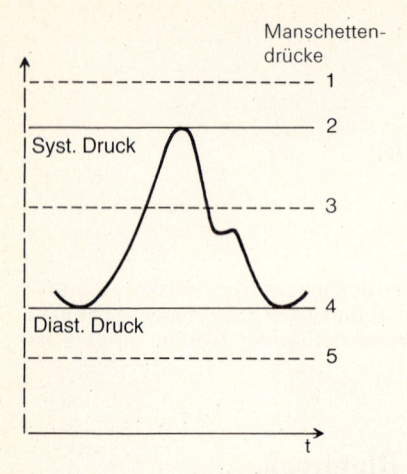

Abb. 6.2.-1. Prinzipien der Druckmessung nach Riva-Rocci (Beziehung von Manschettendruck zur arteriellen Druckkurve).
1 Manschettendrücke dauernd über dem systolischen Druck: kein Blutfluß im Gefäß, kein Pulsationsgeräusch.
2 Blutdruck kurzfristig über Manschettendruck: Blut kann ins Gefäß einströmen, Beginn des Pulsationsgeräusches.
3 Blutfluß im Gefäß solange der Blutdruck über dem Manschettendruck liegt: Pulsationsgeräusche.
4 Manschettendruck dauernd unter dem Blutdruck, kontinuierlicher Blutfluß, Ende der Pulsationsgeräusche oder deutliches Leiserwerden.
5 Dauernder Blutfluß, keine Pulsationsgeräusche.

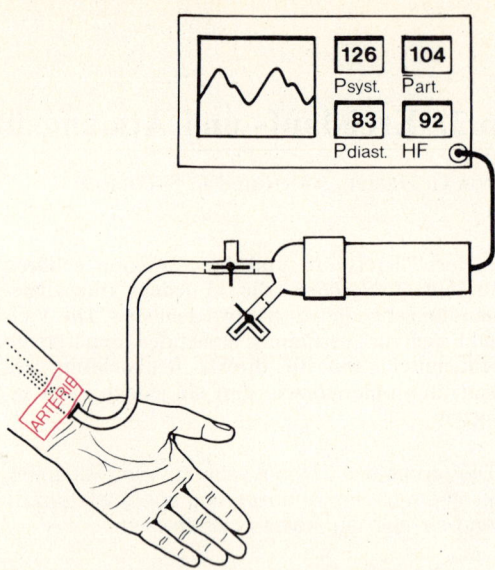

Abb. 6.2.-2. Intraarterielle Blutdruckmessung mit Hilfe eines Druckwandlers. Kontinuierliche Registrierung von Druckkurve, systolischem, diastolischem und Mitteldruck sowie der Herzfrequenz.

stolen auf die Auswurfleistung des Herzens deutlich machen.

Vor *Punktion der A. radialis oder dorsalis pedis* ist zu empfehlen, sich über die Blutversorgung durch die jeweils zweite Arterie (A. ulnaris bei der Hand und A. tibialis posterior beim Fuß) zu informieren. Dazu werden beide Gefäße komprimiert bis Hand oder Fuß blaß werden, dann wird das nicht zur Kanülierung vorgesehene Gefäß freigegeben. Tritt innerhalb von 10 Sekunden keine Rötung des vorher abgeblaßten Bezirks auf, sollte das vorgesehene Gefäß nicht zur Druckmessung punktiert werden, da bei einem möglichen Verschluß des kanülierten Gefäßes über das andere Gefäß keine Versorgung des distalen Gebietes gewährleistet ist (Allen-Test).

Der arterielle Gefäßzugang ermöglicht auch Blutgaskontrollen zur Beurteilung der Atmung. *Injektionen in diesen Zugang müssen dagegen verhindert werden*, da schwerste Gefäßspasmen mit Verlust der distalen Extremität möglich sind. Arterielle Zugänge sind eindeutig zu kennzeichnen.

6.2.1.3.3. Zentralvenöse Druckmessung

Über einen *Katheter*, dessen Spitze in der *V. cava* unmittelbar vor dem rechten Vorhof liegt, kann der zentrale Venendruck gemessen werden (Normalwert -2 bis 6 cm H_2O). Er dient zur Abschätzung der Füllungsdrücke des rechten Herzens und damit, mit gewissen Einschränkungen, zur Beurteilung des intravasalen Volumens des Patienten. Bei Volumenmangel ist der Meßwert erniedrigt. Bei Überwässerung, Rechtsherzinsuffizienz, Lungenembolie und Herzbeuteltamponade ist der zentrale Venendruck erhöht. Die positiven intrathorakalen Drücke einer Beatmung erhöhen ebenfalls den Meßwert, weshalb der Atemwegsdruck bei der Bewertung einkalkuliert oder der Patient zur Messung kurzfristig vom Beatmungssystem abgekoppelt werden muß, soweit das vertretbar ist.

Die am horizontal liegenden Patienten durchzuführende Messung ist nach dem Prinzip der kommunizierenden Röhren über ein Steigrohr möglich, dessen Nullpunkt in Höhe des rechten Vorhofs liegt (Meßwerte in cm H_2O), oder wie bei der intraarteriellen Druckmessung über einen Druckwandler mit Digital- oder Analoganzeige (Meßwerte in mmHg) (Abb. 6.2.-3).

6.2.1.3.4. Pulmonalarteriendruck

Ein *Ballon-Einschwemmkatheter* (Abb. 6.2.-4) ermöglicht durch Messung des *Pulmonalarterien-*

6.2. Kreislauf- und Atmungsüberwachung

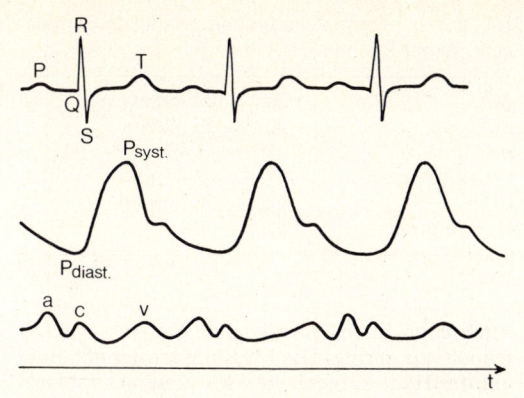

Abb. 6.2.-3. EKG, arterielle und zentralvenöse Druckkurve im zeitlichen Verhältnis zueinander.

drucks (*normal:* systolisch <30 mmHg, diastolisch <12 mmHg) und des *Pulmonalkapillarverschlußdruckes* (PCWP: pulmonary capillary wedge pressure, *normal:* <15 mmHg) Aussagen über Druck und Füllungszustand im kleinen Kreislauf und über den Füllungsdruck des linken Vorhofs. Ein eingearbeiteter Thermistor macht zusätzlich Herzzeitvolumen-Messungen nach der Thermodilutionsmethode und damit Aussagen über Gefäßwiderstände und Herzarbeit möglich. Durch die Entnahme gemischtvenöser Blutproben aus der Pulmonalarterie kann der intrapulmonale arteriovenöse Shunt bestimmt werden.

Die Registrierung der Drücke erfolgt digital oder analog als Druckkurve. Die Analogregistrierung dient auch beim Legen des Katheters als Orientierung über die Position der Katheterspitze (Abb. 6.2.-5).

Zur *Pulmonalkapillarverschlußdruck-Messung* muß der kurz vor der Katheterspitze eingearbeitete Ballon aufgeblasen werden. Er wird dann okkludierend in einen Gefäßast eingespült. Der so über die distale Öffnung zu registrierende Druck ist wegen des Gefäßverschlusses nicht mehr vom rechten Herzen her beeinflußbar, sondern hängt von der Leistungsfähigkeit und dem Füllungszustand des linken Herzens ab. Zur Vermeidung von Lungeninfarzierungen darf der Ballon nur kurz zur Messung geblockt sein.

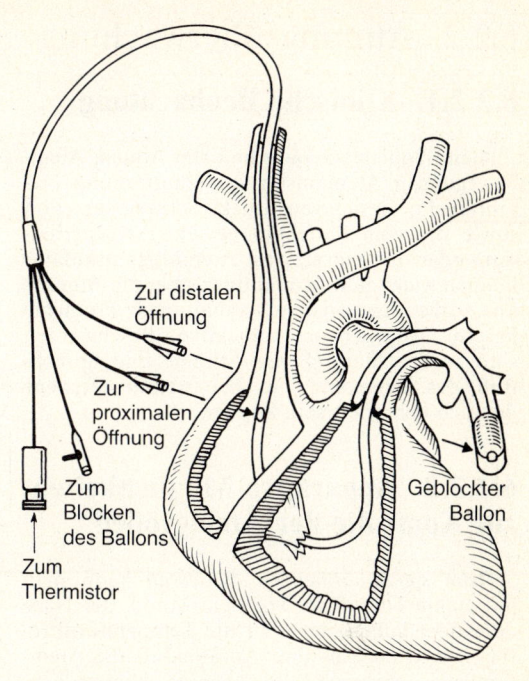

Abb. 6.2.-4. Vierlumiger Pulmonaliseinschwemmkatheter im teilweise aufgeschnittenen Herzen.

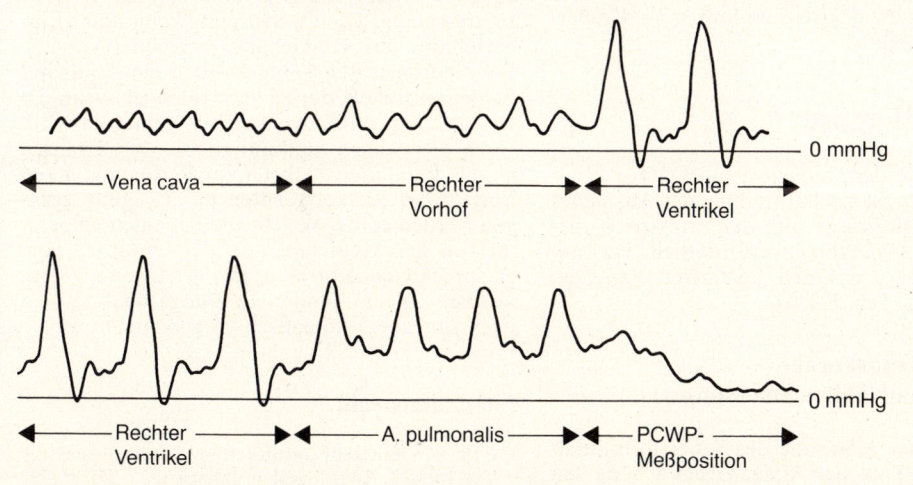

Abb. 6.2.-5. Druckkurven beim Legen eines Pulmonaliseinschwemmkatheters.

6.2.2. Atmungsüberwachung

6.2.2.1. Klinische Beobachtung

Atemfrequenz, Geräusche beim Atmen, Atembewegungen, Atemmuster und Hautfärbung, Nasenflügeln, Gesichtsausdruck, Schweißsekretion sowie die vom Patienten gewählte Körperhaltung oder der Einsatz von Atemhilfsmuskulatur können wichtige Informationen über die Atmung und vorhandene oder sich anbahnende Probleme liefern. Angegebene subjektive Beschwerden sind zu beachten, ebenso Stimme und Sprachfluß des Patienten, die bei Ateminsuffizienz deutlich behindert sein können.

6.2.2.2. Apparative Möglichkeiten zur Kontrolle der Atemgrößen

Beim spontanatmenden Patienten kann man mit einem Thermistor vor dem Mund, der Nase oder dem Tubus, der über die Temperaturdifferenz zwischen Ein- und Ausatemluft die Atemfrequenz registriert, die Atmung überwachen. Ebenso können über Klebeelektroden auf dem Thorax elektrische Widerstandsänderungen bei unterschiedlicher Luftfüllung und Thoraxausdehnung, und damit Atembewegungen erfaßt werden (Impedanzmessung).

Maschinell beatmete Patienten werden durch die in die Beatmungsgeräte integrierten Meßeinrichtungen überwacht. Je nach Gerätetyp werden exspiratorisches Atemzug- oder Atemminutenvolumen, Atemfrequenz, Atemwegsdruck, Inspirations-Exspirationszeitverhältnisse, inspiratorische Sauerstoffkonzentration und exspiratorische CO_2-Konzentration erfaßt und durch einstellbare Alarmgrenzen abgesichert. Alarmeinrichtungen für den Ausfall der zentralen Gasversorgung oder des elektrischen Stroms sind außerdem unumgänglich.

6.2.2.3. Blutgase

Die Analyse der Sauerstoff- und CO_2-Partialdrücke im Blut ist zur Beurteilung des Ausmaßes einer Ateminsuffizienz und der Effektivität therapeutischer Maßnahmen erforderlich. Das gilt besonders bei maschinell beatmeten Patienten (Normwerte s. Tab. *6.2.*-1).

6.2.2.3.1. Transkutane Sauerstoffpartialdruckmessung

Die *unblutige* Kontrolle des Sauerstoffpartialdrucks ($tcpO_2$) hat sich in der Überwachung von Früh- und Neugeborenen bewährt. In der Erwachsenen-Intensivmedizin ist die Aussagekraft jedoch nur gering. Die Messung erfolgt mit einer auf die Haut aufgeklebten Meßkammer (polarographische Methode nach dem Clarkschen Prinzip). Der Hautbezirk wird erwärmt und so hyperämisiert. Der aus den gut durchbluteten Kapillaren durch die Haut diffundierende Sauerstoff wird gemessen. Durchblutungsveränderungen, wie sie bei Intensivpatienten sehr oft vorkommen, verursachen Veränderungen, die das Verfahren gerade in kritischen Situationen unbrauchbar machen. Verbrennungen durch die aufgeheizten Elektroden sind möglich.

Tab. *6.2.*-1. Normalwerte einer arteriellen Blutgasanalyse bei Raumluft.

pO_2	75	–100 mmHg
pCO_2	35	– 45 mmHg
pH	7,35–	7,45
Basenüberschuß	–2	–+2 mmol/l
HCO_3	22	– 26 mmol/l
O_2-Sättigung	95	– 98%

6.2.2.3.2. Direkte Meßmethoden

Die *intermittierende* Untersuchung von arteriell und venös entnommenen Blutproben zur Analyse des *pO_2*, *pCO_2* und *pH* ist derzeit durch kein anderes Verfahren zu ersetzen. Aus den drei über selektive Elektroden gemessenen Werten lassen sich die übrigen Daten des Säure-Basen-Haushalts errechnen, so daß durch diese Methode auch metabolische von respiratorischen Störungen differenziert werden können.

Kontinuierliche Verfahren zur pO_2-, pCO_2- und pH-Messung (intravasal) stehen auch zur Verfügung, sind jedoch für die klinische Routine (außer bei extrakorporaler Zirkulation) derzeit noch zu aufwendig. Die O_2-Sättigung kann unter Einbeziehung des Hb-Gehaltes errechnet werden. Bei niedrigem pO_2 kann dadurch ein deutlicher Fehler entstehen, der zu vermeiden ist, wenn die O_2-Sättigung direkt oxymetrisch gemessen wird. Auch hier stehen kontinuierliche Meßverfahren mittels Pulmonaliskatheter zur Verfügung, deren Einsatz bei Risikopatienten in Erwägung gezogen werden sollte. Weicht die Patiententemperatur von der Meßtemperatur (37°C) ab, ist eine entsprechende Korrektur der Meßwerte vorzunehmen, die in modernen Blutgasanalysatoren nach Eingabe automatisch vorgenommen wird.

Literaturauswahl

FALKE, K.: Ein zeitgerechtes Konzept der Beatmung, Teil 1 und 2. Anästhesiol. u. Intensivmed. *25*:386–392 und 419–425 (1984).

GRAVENSTEIN, J. S., D. A. PAULUS: Praxis der Patientenüberwachung. Fischer, Stuttgart, New York 1985.
HOSSLI, G., P. C. BAUMANN, P. FREY, R. JENNY: Grundlagen 2 der Intensivbehandlung. Huber, Berlin, Stuttgart, Wien 1984.
LAWIN, P.: Praxis der Intensivbehandlung, 4. Aufl. Thieme, Stuttgart, New York 1981.
NIEMER, M., C. NEMES: Datenbuch Intensivmedizin, 3. Aufl. Fischer, Stuttgart, New York 1986.
SCHÖLMERICH, P., H.-P. SCHUSTER, H. SCHÖNBORN, P. P. BAUM: Interne Intensivmedizin, Methodik, Pathophysiologie, Klinik, Ergebnisse, 2. Aufl. Thieme, Stuttgart, New York 1980.
WOLFF, G.: Die künstliche Beatmung auf Intensivstationen, 3. Aufl. Springer, Berlin, Heidelberg, New York 1983.

6.3. Ateminsuffizienz

Von G. Hempelmann und F. Salomon

6.3.1. Ursachen

Die Atmung im menschlichen Organismus kann in Form eines *Regelkreises* beschrieben werden. Die in engen Grenzen konstant zu haltenden Regelgrößen sind *pO_2, pCO_2* und *pH* im Blut. Das Atemzentrum beeinflußt durch Wirkung auf die Atemmechanik die alveoläre Ventilation und korrigiert so die Regelgrößen (Abb. *6.3.*-1). Störungen an jeder Stelle dieses Regelkreises können zur Ateminsuffizienz führen, wobei die Ursache auch in einem ganz anderen Organsystem liegen kann.

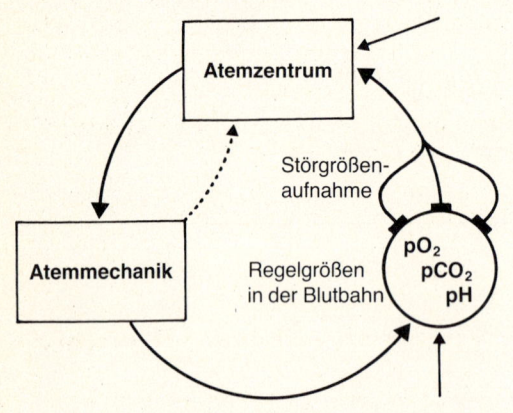

Abb. *6.3.*-1. Regelkreis Atmung: Veränderungen von pO_2, pCO_2 und pH im Blut werden dem Atemzentrum in der Medulla oblongata gemeldet. Von dort wird die Atemmechanik so beeinflußt, daß eine Normalisierung der Regelgrößen erreicht wird. Auf das Atemzentrum und die Regelgrößen wirken auch nichtrückgekoppelte Einflüsse (z. B. Stoffwechsel, reflektorische Reize).

6.3.1.1. Pulmonale Ursachen

Ateminsuffizienzen können im Gefolge akuter oder chronischer Erkrankungen der Atemwege auftreten. Bei chronischen Erkrankungen kann entweder das fortschreitende Grundleiden die Funktion verschlechtern oder eine manchmal nur geringe Belastung die eingeschränkte Kompensationsfähigkeit überfordern. Gerade die Belastungen vorausgegangener chirurgischer Eingriffe, Narkosen oder Unfälle können Atemstörungen nach sich ziehen.

6.3.1.1.1. Pneumonie

Pneumonien **entstehen** im operativen Bereich **meist sekundär** im Gefolge von Immobilisation, schmerzbedingter Atemschonhaltung, Aspiration, Thoraxtraumen, Beatmung oder Infektion anderer Organe.

Die Entzündung des Lungenparenchyms ist eine nicht zu unterschätzende Gefahr für die Lungenfunktion. Pneumonien im operativen Bereich sind *meist sekundär*, aufgepfropft auf eine andere Störung. Immobilisation, schmerzbedingte Atemschonhaltung, Aspiration, Lungenkontusion oder Infekte anderer Organe können eine Lungenentzündung begünstigen. In der Intensivbehandlung stellen trotz oder wegen der Antibiotikatherapie die *selektierten, besonders resistenten Keime* ein großes Problem dar. In diesem Zusammenhang muß auch an die zunehmende Bedeutung von *Pilzbesiedlungen der Atemwege* gedacht werden. Nur schwer ist bei der intensivmedizinischen Versorgung die Kreuzinfektion von einem Patienten zum anderen durch das Personal zu vermeiden.

Die *Diagnose* der Pneumonie ist aus dem Auskultationsbefund in Verbindung mit dem Röntgenbild des Thorax, dem Temperaturanstieg und der Leukozytose zu stellen. Mikrobiologisches Untersuchungsmaterial zur Keimisolierung ist bei intubierten Patienten *direkt aus den Bronchien* zu gewinnen. Im anderen Fall besteht das Problem der Abgrenzung von Keimen der Mundhöhle.

Pneumonien können zu Ventilationsstörungen mit einer Verschiebung des Ventilations-Perfusions-Verhältnisses in Richtung auf eine Erhöhung des intrapulmonalen Shunts führen. Die Entzündung der Alveolen kann durch die Verdickung der Diffusionsstrecke auch Diffusionsstörungen mit nachfolgender Hypoxämie bewirken. Über den Temperaturanstieg ist ein Sauerstoffmehrbedarf gegeben, der die Ateminsuffizienz zusätzlich verschlechtert.

6.3.1.1.2. Atelektasen

Unter Atelektasen versteht man im klinischen Sprachgebrauch *nicht belüftete Lungenbezirke*, die deswegen als Verschattungen im Röntgenbild auffallen. Auskultatorisch findet sich ein abgeschwächtes Atemgeräusch bei perkutorischer Schallverkürzung. Ursächlich kommen Verlegungen der diesen Bezirk versorgenden Luftwege durch Sekret (z. B. bei Pneumonie) und Fremdkörper, Kollaps von Alveolen durch Surfactant-Störungen oder äußere Kompression in Frage.

Atelektatische Lungenbezirke erhöhen wegen der fehlenden Belüftung bei weiter bestehender Durchblutung das intrapulmonale Shunt-Volumen und senken damit den arteriellen Sauerstoffgehalt.

6.3.1.1.3. ARDS

Diese unter vielen Namen (Schocklunge, akutes Lungenversagen, *A*dult *R*espiratory *D*istress *S*yndrome) bekannte Erkrankung der Lunge ist ein morphologisch und funktionell einheitliches Krankheitsbild als Folge einer Vielzahl ganz unterschiedlicher Ursachen (Tab. *6.3.*-1).

Tab. *6.3.*-1. Einige Ursachen des ARDS.

Schock	Verbrennung
Sepsis	Schädel-Hirn-Trauma
Aspiration	Polytrauma
Massivtransfusion	Inhalationsintoxikation

In der Entwicklung sind mehrere *Stadien* zu unterscheiden. Zunächst handelt es sich um eine *funktionelle Phase* mit nur diskreten klinischen Symptomen. Eine Membranstörung in der Alveolarwand führt über Permeabilitätsänderungen zu einem interstitiellen Ödem, das die Diffusionsstrecke verlängert. Es kommt zu einer kompensatorischen Hyperventilation. Aggregate von Thrombozyten und Leukozyten führen zu Mikrozirkulationsstörungen.

Zu den funktionellen Störungen treten *morphologische Veränderungen* hinzu: Hypoxiebedingte Zellnekrosen, Atelektasenbildung infolge gestörter Surfactant-Produktion. Die Compliance nimmt weiter ab. Diffusions- und Verteilungsstörungen führen zur Hypoxie und Hyperkapnie, zunehmender Lungengefäßwiderstand und intrapulmonaler Shunt zum Herz-Kreislaufversagen.

Bei früher *Therapie* sind Heilungen möglich. Ausgeprägte Formen des ARDS verlaufen *meist tödlich*.

6.3.1.1.4. Obstruktive Lungenerkrankung

Obstruktionen durch aspirierte Fremdkörper können Ateminsuffizienzen bewirken. Es kommt dabei zu einer Unterbrechung der Ventilation in dem distal der Obstruktion gelegenen Lungenbezirk. Bei *intubierten Patienten* muß an Tubusverlegung und -abknicken, zu tiefe einseitige Intubation und an einen zu engen Tubus gedacht werden. Nach Langzeitintubation oder Resektion einer großen Struma kann es zur Tracheomalazie und zum atemsogbedingten Kollaps der nicht mehr stabilen Trachealwände kommen. Anschwellungen im Trachealbereich nach Intubation können besonders bei Kindern zu teilweise lebensbedrohlichen Atemwegseinengungen führen. Verlegungen der oberen Atemwege aus diesen Gründen führen zu einer *inversen Atmung*. Zwerchfellbewegungen erzeugen in den distal der Obstruktion gelegenen Lungenbezirken einen Sog, der wegen der Obstruktion keinen Lufteinstrom, sondern Einziehungen der Interkostalräume und des Jugulums bewirkt. Der *Atemstoß fehlt*.

Die *spastische Verengung der Atemwege* bei Asthmatikern, durch Fremdkörper oder Inhalationsreize (Bronchospasmus, Laryngospasmus) bewirkt eine *Hypoxämie* und *Hyperkapnie*. Bei bekannten obstruktiven Atemstörungen ist mit einer erhöhten Rate postoperativer Ateminsuffizienzen zu rechnen.

6.3.1.2. Extrapulmonale Ursachen

6.3.1.2.1. Traumatische Störungen

Verletzungen des knöchernen Thorax führen über Instabilitäten zu paradoxen Atembewegungen und damit mangelnder Entfaltung der Lunge mit Störungen des Ventilations-Perfusions-Verhältnisses; im Gegensatz zur inversen Atmung ist hier ein *Atemstoß vorhanden*.

Pneumothorax oder *Hämatothorax* können ebenso Verletzungsfolge sein. Die Verkleinerung der Lunge führt zu einer restriktiven Ventilationsstörung, die beim Spannungspneumothorax durch Verschiebung des Mediastinums von zusätzlichen Herzkreislaufkomplikationen begleitet ist. *Zwerchfellrupturen* mit Übertritt von Bauchorganen in den Thorax bewirken dieselben Atemprobleme.

In der postoperativen und posttraumatischen Phase sind *schmerzbedingte Schonatmung* mit unzureichender alveolärer Ventilation und Sekretverhaltung Ursache von Ateminsuffizienzen. Das gilt auch für Eingriffe im Oberbauch.

6.3.1.2.2. Narkoseüberhang

Narkotikaüberhang als postoperatives Problem ist ein wichtiges Motiv für die Einrichtung von Aufwachräumen. Die Atmung kann durch eine noch bestehende Muskelrelaxation eingeschränkt sein. Dafür sind meist curareartige, kompetitiv hemmende Relaxantien verantwortlich. Eine Aufhebung der Restwirkung ist durch die Gabe eines Cholinesterasehemmers in Kombination mit Atropin möglich. Ein postoperativer Überhang von Succinylcholin ist nur beim seltenen Pseudocholinesterasemangel oder einer erhöhten Gabe von Succinylcholin möglich (Phase-II-Block bei mehr als 3 mg/kg KG). Beim Enzymmangel ist die Gabe von Cholinesterase angezeigt, ein Phase-II-Block muß wie ein Überhang kompetitiv hemmender Relaxantien behandelt werden.

Zentral bedingte Ateminsuffizienzen sind besonders nach Opiatnarkosen möglich. Auch bei zunächst wachen Patienten sind über einen erneuten Anstieg des Blutspiegels eine alveoläre Hypoventilation und eine Bewußtlosigkeit infolge der Hyperkapnie möglich.

Eine *postoperative Sedierung oder Analgesie* muß besonders vorsichtig gehandhabt werden, da in Kombination mit den Restwirkungen der Narkotika eine erneute Atemdepression auftreten kann.

> Bei der postoperativen Gabe von Schmerzmitteln muß an **Interaktionen mit den abklingenden Narkosemitteln** gedacht werden.

6.3.1.2.3. Herz-Kreislauf-Erkrankungen

Funktionsstörungen des linken Ventrikels (Infarkt, Arrhythmien) führen durch unzureichende Bewältigung des zirkulierenden Blutvolumens zum Lungenödem, besonders wenn das rechte Herz ausreichend Volumen in die Lungenstrombahn pumpen kann. Überwässerung und ein erniedrigter osmotischer Druck als Folge von Eiweißmangel können ebenso Ursache eines Lungenödems sein wie Membranschäden durch Reizgasinhalation oder Hypoxie. Bei einem Lungenstau sind die Vitalkapazität und die Compliance erniedrigt, der Atemwegswiderstand erhöht und damit eine größere Atemarbeit erforderlich. Über Diffusionsstörungen und Verminderung der Zahl ventilierter Alveolen kommt es zur Hypoxämie.

Verlegungen der Lungenstrombahn als *Thromboembolie* oder *Luftembolie* erhöhen durch die Perfusionsstörung den ventilierten Totraum und führen zur Ateminsuffizienz, deren Ausmaß von der Größe der verlegten Lungenstrombahn abhängig ist.

6.3.1.2.4. Stoffwechselveränderungen

Der erhöhte Anfall von CO_2 sowie der erhöhte O_2-Bedarf durch gesteigerten Stoffwechsel im Fieber oder bei einer Sepsis können eine kaum zu bewältigende Atemarbeit erfordern und zur Ateminsuffizienz führen.

6.3.1.2.5. Schädel-Hirn-Trauma

Zerebrale Störungen können besonders durch Anstieg des intrakraniellen Drucks oder durch direkte Schädigungen des Atemzentrums zu Atemstörungen führen, die lebensbedrohlich werden können. Andere raumfordernde Prozesse im Gehirn haben ähnliche Wirkungen.

6.3.2. Behandlungsmethoden

Die Therapie der Ateminsuffizienz hat *zwei Ziele:* Beseitigung oder Verbesserung der ursächlichen Störung und die vorübergehende Gewährleistung einer ausreichenden Versorgung des Organismus mit Sauerstoff und Entsorgung von CO_2. Zusätzliche Maßnahmen werden erforderlich, um Auswirkungen der Therapie auf den Körper zu kompensieren.

Ist eine *Verlegung der Atemwege* die Ursache der Ateminsuffizienz, sind die wichtigsten und oft einzig notwendigen Maßnahmen das Freimachen und Freihalten der Atemwege: Fremdkörperentfernung, Vorziehen des Unterkiefers und der zurückgefallenen Zunge, Einlegen eines Guedel-Tubus, stabile Seitenlage.

Ist die Ursache der Ateminsuffizienz ein nicht verbesserbares, fortschreitendes *Grundleiden,* muß die Wahl der Behandlungsverfahren sehr sorgfältig überdacht werden. Eine intensive Beatmungstherapie ist dann nicht indiziert. Stellt sich im Laufe der Behandlung heraus, daß die Situation nicht zu bessern ist, muß eine Therapiebeschränkung erwogen werden. Verschiedene Therapieprinzipien kommen in Betracht.

6.3.2.1. Physikalische Maßnahmen

Nicht zu unterschätzen ist die Bedeutung physiotherapeutischer Behandlung bei Ateminsuffizienzen. Dadurch können bei sich anbahnenden Atemstörungen infolge von Immobilisation, bronchopulmonalen Infekten, schmerzbedingter Schonatmung und obstruktiven Erkrankungen eine weitere Verschlechterung vermieden und eine Besserung erreicht werden. Auch bei maschineller Beatmung sind diese Maßnahmen notwendige Ergänzungen zur Therapie.

> Physiotherapeutische Maßnahmen sind eine entscheidende Stütze in der Therapie jeder Ateminsuffienz.

Zum Einsatz kommen Sauerstoffinhalation, Anfeuchten der Atemwege über eine Aerosoltherapie, Lagerungen, Abklopfen des Thorax, Vibrationsmassagen, Atemgymnastik, Atemtraining mit druckgesteuerten Beatmungsgeräten sowie Mobilisation.

Die *Sauerstoffgabe* kann über eine Nasensonde, eine tiefreichende nasopharyngeale Sonde oder eine Gesichtsmaske erfolgen. Bei 3 l O_2/min steigert man damit den O_2-Gehalt der Einatemluft auf über 30%.

Durch die *Anfeuchtung der Atemluft* wird eine Sekreteindickung vermieden und der mundwärts gerichtete Sekrettransport durch das Flimmerepithel gefördert. Auf diese Weise lassen sich auch Medikamente in die Atemwege bringen. Lagerungen, Thorax abklopfen, eventuell mit durchblutungsfördernden Einreibungen oder Kältereiz alkoholischer Lösungen sowie Vibrationsmassagen lockern das Bronchialsekret und erleichtern den Transport Richtung Mundhöhle.

Atemgymnastik und Atemtraining fördern die Mitarbeit des Patienten an seiner Genesung. Zum besseren postoperativen Umgang mit diesen Methoden ist es nötig, den Patienten schon präoperativ damit vertraut zu machen.

6.3.2.2. Medikamentöse Behandlung

Je nach Ursache ist die nötige medikamentöse Therapie auszuwählen. Infekte des Lungenparenchyms müssen mit Antibiotika oder Antimykotika nach den üblichen Richtlinien bekämpft werden. Obstruktive Ventilationsstörungen bedürfen einer Bronchospasmolyse. Bronchosekretolytika erleichtern in den meisten Fällen das Abhusten oder den Abtransport des Sekrets. Diuretika und herzwirksame Pharmaka sind bei entsprechender Ursache angezeigt. Hier ist auch auf eine Entwässerungstherapie bei ARDS hinzuweisen, ggf. sogar über eine Hämofiltration.

Handelt es sich bei der Ateminsuffizienz um die Folge eines Narkoseüberhangs, bessern Antagonisten der Muskelrelaxantien und Opiatantagonisten je nach Situation die Atmung. Ist die Atmung schmerzbedingt eingeschränkt, kann eine systemische Analgesie oder ein schmerzminderndes Regionalanästhesieverfahren ein tieferes Durchatmen ermöglichen. Als regionale Verfahren bieten sich bei Oberbauchbeschwerden die lumbale, bei Rippenverletzungen eine thorakale Periduralanästhesie an. Dabei muß die Dosierung so erfolgen, daß keine motorische Blockade der Interkostalmuskulatur und damit eine andere Atembehinderung eintritt. Systemische Analgetika müssen so gewählt werden, daß keine zentrale Atemdämpfung den beabsichtigten Erfolg zunichte macht.

6.3.2.3. Maschinelle Beatmung

Bessert sich durch die vorgenannten Maßnahmen die Atmung nicht, so stehen Intubation und maschinelle Ventilation als weitere Möglichkeit zur Verfügung. Die Indikationsstellung dazu muß mehrere Faktoren berücksichtigen:

Das gesamte klinische Bild mit subjektivem Empfinden der Dyspnoe, der Bewußtseinsgrad, die Ursache, die Tendenz der Atemstörung und die »Normal«-Werte, an die sich der Patient bei chronischen Störungen angepaßt hat.

Als *Richtlinie* gilt:

Atemfrequenzen über 35/min, arterielles pO_2 unter 60 mmHg bei guter Sauerstoffzufuhr über eine Atemmaske und arterielles pCO_2 über 55 mmHg sind Beatmungsindikationen.

6.3.2.3.1. Kontrollierte Beatmung

Bei der kontrollierten Beatmung *bestimmt das Beatmungsgerät den gesamten Atemzyklus.* Eine vorgewählte Menge Luft wird in die Lungen gedrückt, wodurch abhängig u.a. von der Menge und der Compliance von Thorax und Lunge ein Druck in den Atemwegen und im Thorax entsteht. Bei der Exspiration strömt die Luft passiv wieder aus. Ventile ermöglichen die Einstellung eines nicht zu unterschreitenden positiven endexspiratorischen Drucks (PEEP). Variationen des Gasflusses, die Wahl des Inspirationsdauer-Exspirationsdauer-Verhältnisses pro Atemzyklus und die Festlegung von inspiratorischen Pausen vor der Exspiration erlauben eine differenzierte Beatmung (Abb. 6.3.-2).

Die Verlangsamung des inspiratorischen Gasflusses verlängert die Inspirationsdauer, senkt den Spitzendruck und verlängert die Dauer der intrathorakalen Druckerhöhung. Damit werden eine bessere Gasverteilung in den Lungen, eine Verhinderung von Atelektasen oder deren Eröffnung und eine bessere Oxygenierung des Blutes erreicht. Die inspiratorische Pause auf hohem Druckplateau hat die gleiche Wirkung. Ähnlich verhält es sich mit dem PEEP.

> Jede Beatmung beeinflußt Hämodynamik und Nierenfunktion durch die **intrathorakale Drucksteigerung.**

Dem Vorteil für die Oxygenierung stehen eine durch die intrathorakale Druckerhöhung bedingte Minderung des venösen Rückstroms und ein erhöhter Widerstand im kleinen Kreislauf mit ihren hämodynamischen Konsequenzen ge-

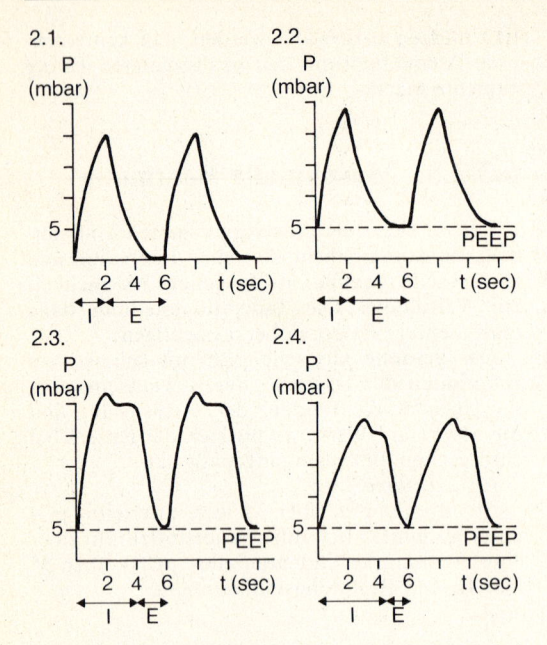

Abb. 6.3.-2. Druckverläufe in den Atemwegen bei kontrollierter Beatmung (CMV) mit einer Atemfrequenz von 10/min.
2.1. IPPV mit Inspirationsdauer-Exspirationsdauer-Verhältnis (I:E) 1:2.
2.2. Dieselbe Beatmung mit zusätzlichem PEEP (5 mbar), Anhebung der gesamten Druckkurve um den Wert des gewählten PEEP.
2.3. Verlängerung der Inspirationsdauer durch endinspiratorisches Druckplateau, I:E ≙ 2:1.
2.4. Durch Verlangsamung des inspiratorischen Flows Senkung des Spitzendrucks. Durch Kombination mit endinspiratorischer Pause im dargestellten Fall, I:E ≙ 3:1.

genüber. Das Herzzeitvolumen fällt ab. In Abhängigkeit vom mittleren intrathorakalen Druck sinken die Nierendurchblutung, die glomeruläre Filtrationsrate und die Urinausscheidung, der Plasma-ADH-Spiegel steigt an. Daher ist es bei kontrollierter Beatmung empfehlenswert, zur Verbesserung der Nierendurchblutung Dopamin in einer Dosis von 2–5 µg/kg KG × min zu geben.

6.3.2.3.2. Unterstützende Beatmungsformen

Kann der Patient bei einer kontrollierten Beatmung durch Erzeugen eines Sogs in den Atemwegen einen zusätzlichen Atemhub der Maschine auslösen, spricht man von *assistierter Beatmung*. Da das eingestellte Minutenvolumen sicher gegeben wird, besteht bei gestörter Atemregulation die Gefahr der Hyperventilation. Alle Probleme infolge des mittleren intrathorakalen Drucks sind im wesentlichen identisch mit der kontrollierten Beatmung.

Angemessenere Formen bei beginnender oder möglicher, jedoch nicht ausreichender Eigenatmung sind *IMV oder SIMV*. Dabei werden Volumen und Anzahl der Atemzüge festgelegt, die der Patient pro Minute mindestens erhalten soll. Zusätzlich kann er beliebig oft und beliebig tief atmen.

SIMV erfordert beim Patienten eine größere Atemarbeit als IMV, da zur Synchronisation des maschinellen Atemhubes mit der Eigenatmung ein geringer Sog erforderlich ist. Diesen Sog muß der Patient aufbringen. Der Vorteil der Synchronisation kann durch die stärkere Atembelastung bei grenzwertigen Patienten zunichte gemacht werden.

Mit IMV/SIMV ist eine kontinuierliche Entwöhnung von der Maschine möglich. Es kann eine maschinelle Frequenz von Atemzügen gewählt werden, bei der die Beatmung praktisch einer kontrollierten Beatmung gleichkommt. Die Zahl der Atemzüge wird dann verringert entsprechend dem Anteil der Eigenatmung, den der Patient zum Minutenvolumen beitragen kann, bis schließlich eine reine Spontanatmung am Gerät vorhanden ist. Die positiven endexspiratorischen Atemwegsdrucke sind während der gesamten Entwöhnung möglich bis hin zur Spontanatmung mit PEEP (CPAP).

IMV, SIMV und CPAP beeinträchtigen die Nierenfunktion deutlich weniger, da auch die Hämodynamik geringer beeinflußt ist. Bei diesen unterstützenden Beatmungsformen kann auf eine Relaxierung und im Einzelfall auch auf eine Sedierung verzichtet werden. Eine bessere Beurteilung des zerebralen Funktionszustandes und eine frühere Rehabilitation sind dadurch möglich. Die Eigenatmung, sei sie auch noch so gering, erfordert jedoch eine höhere Stoffwechselleistung. Hieraus ergeben sich bei stark belasteten Patienten die Kontraindikationen zu diesen Beatmungsformen.

6.3.2.3.3. Vorgehen zur Besserung der Oxygenierung des Blutes

Ist eine Beatmung aufgrund der Indikationen erforderlich, wird nach Intubation zunächst mit 100% O_2 beatmet und die Blutgasanalyse kontrolliert. Der inspiratorische Sauerstoffanteil (F_IO_2) wird entsprechend den Befunden erniedrigt, wobei die arterielle pO_2 über 100 mmHg gehalten werden sollte. Ist das nur mit einer F_IO_2 von mehr als 0,4 (entsprechend 40% O_2 in der Einatemluft) möglich, ist ein PEEP einzustellen, wenn keine Kontraindikationen bestehen. Ist bei PEEP bis 8 mmHg die Hypoxie nicht zu beheben, müssen über Verlangsamung des inspiratorischen Gasflusses und Wahl bzw. Verlängerung des endinspiratorischen Druckplateaus (inspira-

Tab. *6.3.*-2. Abkürzungen für Beatmungsformen.

CMV	Controlled mandatory ventilation (kontrollierte maschinelle Ventilation)
IPPV	Intermittent positive pressure ventilation (Ventilation mit intermittierend positivem Druck)
PEEP	Positive endexpiratory pressure (positiv endexspiratorischer Druck)
CPPV	Continuous positive pressure ventilation (Ventilation mit kontinuierlich positivem Druck) (IPPV + PEEP)
IMV	Intermittent mandatory ventilation (intermittierende maschinelle Ventilation)
SIMV	Synchronized intermittent mandatory ventilation (synchronisiertes IMV)
SV	Spontaneous ventilation (Spontanatmung)
CPAP	Continuous positive airway pressure (kontinuierlich positiver Atemwegsdruck) (SV + PEEP)
HFJV	High frequency jet ventilation (Hochfrequenz-Jetbeatmung)
HFPPV	High-frequency positive-pressure ventilation (hochfrequente Überdruckbeatmung)
HFO	High-frequency oscillation (Hochfrequenz-Oszillation)

torische Pause, inflation hold) das Einatem-Ausatem-Zeitverhältnis bei Beachtung der Hämodynamik von zunächst 1:2 über 1:1 bis im Extremfall 3:1 verändert werden. Bei Besserung soll zunächst eine Senkung der F_IO_2 erfolgen, dann Normalisierung des Inspirations-Exspirations-Verhältnisses, dann Verminderung des PEEP. Nur so kann die Sauerstofftoxizität für die Atemwege so gering wie möglich gehalten werden.

6.3.2.3.4. Neuere Beatmungsformen

Beatmungsformen, bei denen durch hochfrequente Schwingungen (HFPPV 60–110/min; HFJV 100–400/min und HFO 400–3000/min; vgl. Tab. *6.3.*-2) der Atemsäule ein Gasaustausch in der Lunge erzeugt wird, haben klinisch nicht den erwarteten Erfolg gebracht. Es kommt zu einer Ruhigstellung der Lunge. Jedoch treten erhebliche pO_2-Abfälle durch Anstieg des intrapulmonalen Shunts auf.

Als *Indikationen* sind bronchopulmonale Fisteln sowie Trachea- oder Kehlkopfeingriffe zu betrachten. Eine genaue, engmaschige Kontrolle der Blutgasparameter ist dabei unerläßlich.

Literaturauswahl   S. S. 63, Kap. 6.2.

6.4. Tracheotomie

Von P. K. Wagner

6.4.1. Allgemeines

Definition: Tracheotomie (Luftröhrenschnitt) bedeutet die Eröffnung der Luftröhre vom Hals her, die hierbei in der Luftröhre angelegte Öffnung heißt *Tracheostoma*.

Indikationen: Die Tracheotomie war früher das prinzipielle Behandlungsverfahren bei Atemhindernissen im Bereich der oberen Luftwege. Durch die allgemeine Verbreitung der translaryngealen Intubation hat sich die Indikationsstellung in den letzten 20 Jahren wesentlich geändert. In Abhängigkeit von Indikation bzw. Operationsverfahren wird zwischen *Koniotomie* und *elektiver Tracheotomie* unterschieden.

6.4.2. Methoden

1. **Koniotomie (»Nottracheotomie«):** Anatomisch handelt es sich um eine Kehlkopfoperation, die sinngemäß jedoch zu den Tracheotomien gerechnet wird. Sie ist indiziert bei:
a) Mechanischer Verlegung der oberen Luftwege nach Fremdkörperaspiration, wenn diese nicht umgehend extrahierbar sind,
b) Akuten Schwellungszuständen von Pharynx oder Kehlkopf, z. B. bei Entzündungen, allergischem Ödem, Verbrennungen, Verätzungen, Inhalation heißer Dämpfe oder toxischer Gase, wenn eine Mund-zu-Mund-Beatmung nicht ausreicht oder eine sofortige Intubation nicht vorgenommen werden kann,
c) Unüberwindlichen Intubationsschwierigkeiten nach direktem Trauma der oberen Luftwege.

2. **Elektive Tracheotomie:** Als Elektiveingriff ist die Tracheotomie indiziert bei:
a) *Langzeitbeatmung*. Während eine Tracheotomie unter Respiratortherapie früher zumeist schon am 2. oder 3. Tag erfolgte, hat sich das Zeitintervall bei Verwendung moderner Kunststofftuben zwischenzeitlich auf etwa 2 Wochen verlängert, sofern dann eine Extubation noch nicht möglich ist. Die Tracheotomie sollte jedoch früher erfolgen, falls bei Krankheitsbeginn eine Intubation über mehrere Wochen oder Monate absehbar ist. Für die Umstellung der translaryngealen Intubation auf eine Tracheotomie sprechen prophylaktische Gründe: Ein längere Zeit im Larynx verweilender Tubus kann zu schwer oder nicht korrigierbaren Schäden am Kehlkopf und die häufig im subglottischen Bereich liegende Tubusmanschette zu zirkulären Drucknekrosen an Ring- und Aryknorpeln sowie an den Krikoarytenoidgelenken mit bleibenden Stimmschäden führen. Demgegenüber sind Trachealwandschäden in Höhe des Tracheostoma praktisch nie von einer bleibenden Stimmstörung begleitet und in der Regel leicht korrigierbar.
b) Weitere Indikationen zur elektiven Tracheotomie sind verschiedene operative Eingriffe im Rachen- und Halsbereich wie partielle Resektionen der Mundhöhlenorgane oder des Kehlkopfes, schwere Unfallfolgen dieses Gebietes und beidseitige Stimmbandlähmungen unterschiedlicher Genese.

6.4.3. Technik

1. **Koniotomie (»Nottracheotomie«):** Die oberen Luftwege werden an der oberflächennächsten und am leichtesten zugänglichen Stelle, nämlich zwischen Schild- und Ringknorpel an der Vorderwand eröffnet. Der Kopf wird hierbei stark rekliniert, die Grube zwischen beiden Knorpeln stellt sich dar. Haut, Halsfaszie, Lig. conicum (cricothyreoideum) und Schleimhaut des Conus elasticus werden mit einem 1–1,5 cm breiten

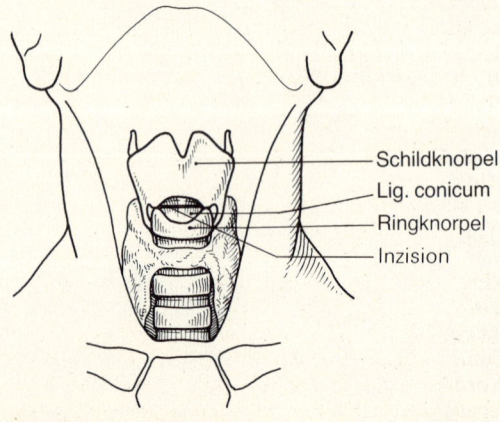

Abb. *6.4.*-1. Koniotomie

querverlaufenden Schnitt durchtrennt (Abb. 6.4.-1). Steht kein Skalpell zur Verfügung, kann im äußersten Notfall auch ein Taschenmesser verwendet werden. Bei rekliniertem Kopf klafft der Schnitt, die Atmung ist frei. Falls vorhanden, kann die Öffnung durch einen Tubus oder einen kurzen dünnen Gummischlauch armiert werden. Der zur Durchführung erforderliche Zeitaufwand ist, der Notfallsituation entsprechend, wesentlich geringer als bei der Tracheotomie. Dieser Eingriff ist nur bei sonst nicht beherrschbaren akuten Erstickungsanfällen, meist außerhalb des Krankenhauses gerechtfertigt. Wegen der großen Gefahr von Narbenstenosen und Druckschäden an den unmittelbar benachbarten Stimmbändern und Kehlkopfknorpeln *darf die Koniotomieöffnung keinesfalls länger als 1 Tag belassen werden,* sie ist so rasch wie möglich anatomiegerecht zu verschließen und gegebenenfalls durch ein Tracheostoma zu ersetzen.

2. **Elektivtracheotomie:** Je nach Zugang unterscheidet man:
a) *Tracheotomia superior* oberhalb des Schilddrüsenisthmus am 1. und 2. Trachealring,
b) *Tracheotomia media* in Höhe des Isthmus am 3. und 4. Trachealring,
c) *Tracheotomia inferior* am 5. und 6. Trachealring, d. h. unterhalb des Isthmus.

Jedes dieser Verfahren bietet Vor- und Nachteile. Begleitverletzungen des Ringknorpels und die Durchtrennung der ersten Trachealspange bei der oberen Tracheotomie können zu subglottischen Stenosen und Phonationsstörungen führen. Nach unterem Luftröhrenschnitt sind druckbedingte Komplikationen durch die eingelegte Kanüle an den großen supraaortalen Gefäßen mit massiven Blutungen sowie Trachealstenosen bekannt. Wir bevorzugen wegen der geringeren Komplikationsgefahren die mittlere Tracheotomie, bei der in seltenen Fällen, vor allem bei vorbestehender Struma, der Schilddrüsenisthmus mitreseziert werden muß.

In *Intubationsnarkose* wird bei rekliniertem Kopf ein 4–5 cm langer querverlaufender Hautschnitt 2 Querfinger oberhalb des Jugulum gelegt. Dieser ergibt bei der Wundheilung kosmetisch günstigere Ergebnisse als eine vertikale Schnittführung. Die Tracheavorderwand wird schrittweise freipräpariert, der Schilddrüsenisthmus mit einem Haken nach oben gezogen. Gibt dieser den 3. und 4. Trachealknorpel nicht frei, so wird er reseziert. Anschließend werden beide Trachealspangen in der Medianlinie längsgespalten und das elastische Zwischenknorpelband (Lig. anulare) am Ober- bzw. Unterrand der Inzision quer eingekerbt (»Türflügelschnitt«) (Abb. 6.4.-2). Alternativ kann ein dem Kanülenlumen entsprechendes Fenster aus der Tracheavorderwand geschnitten werden, was jedoch die spätere Entwicklung von Trachealstenosen begünstigt. Wesentlich ist die Erhaltung des ersten

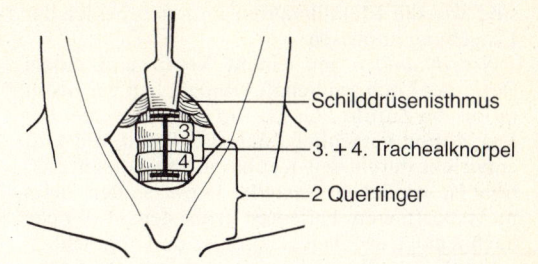

Abb. 6.4.-2. Tracheotomia media.

und auch zweiten Trachealrings, um der Gefahr subglottischer Stenosen vorzubeugen. Die Inzisionsränder der Luftröhre werden nun mit feinen Einzinkerhaken seitlich gespreizt und der translaryngeal liegende Tubus wird unter Sicht so weit zurückgezogen, daß die vorbereitete Trachealkanüle in das Stoma eingeführt werden kann. Nach korrekter Plazierung der Kanüle wird deren Manschette zur Prophylaxe einer Blutaspiration sofort geblockt und der noch liegende Tubus entfernt. Der Hautschnitt wird mit lockeren Adaptationsnähten verschlossen und der Tubus mit einem um den Hals geschlungenen Bändchen sicher fixiert.

Muß das Tracheostoma einen längeren Zeitraum oder für Lebzeiten gelegt werden, so empfiehlt sich die *Anlage einer epithelisierten Öffnung.* Durch Schwenk- und Verschiebelappen von der vorderen Thoraxwand oder der seitlichen Halspartien wird erreicht, daß Trachealschleimhaut und Haut spannungsfrei miteinander vernäht werden können. Wundheilungsstörungen und Spätkomplikationen, insbesondere tödliche Arrosionsblutungen, werden hierbei nur sehr selten beobachtet.

Kanülenwahl: Eine Vielzahl von Trachealkanülen aus unterschiedlichen Materialien und verschiedenen Formen sind im Handel. In Abhängigkeit von der Indikation zur Tracheotomie, der evtl. möglichen Spontanatmung des Patienten und der Dauer des schon bestehenden Stomas werden unterschiedliche Typen gewählt. Es ist jedoch immer darauf zu achten, daß diese in ihrem Durchmesser dem Lumen der Trachea bzw. des Stomas angepaßt werden, sie dürfen nicht zu kurz (Luxationsneigung) oder zu lang sein (Sitz auf Karina).

Kunststoffkanülen mit eingearbeiteter Blockermanschette und international genormtem Konnektor zum Anschluß eines Beatmungsgerätes werden bei maschineller Beatmung gewählt.

Ist eine Respiratortherapie nicht mehr erforderlich, können doppelläufige dünnwandige *Silberkanülen* verwendet werden, wobei die Innenkanüle zur Reinigung leicht austauschbar ist, während die Außenkanüle in situ belassen wird.

Es stehen auch entsprechende *Kunststoffkanülen ohne Cuff* zur Verfügung, die nicht so starr sind wie die Metallkanülen und sich besser der Umgebung anpassen.

Sprechkanülen mit einem Ventil und einem Sieb oder Loch am Schaft ermöglichen bei Inspiration die Zufuhr von Luft in die Lunge, bei der Exspiration verschließt sich das Ventil, die Luft entweicht durch den Kehlkopf, die Sprechfunktion ist wieder hergestellt. Diese sollten beim nicht beatmeten Patienten frühestens 1 Woche nach Anlage des Tracheostomas und abgeschlossener Wundheilung eingesetzt werden. Bei früherer Einlage ist die Gefahr der Dislokation gegeben und unter Umständen ein Hautemphysem möglich. Sprechkanülen sind bei höhergradiger Stenose oberhalb der Kanüle mit Behinderung der Exspiration nicht anwendbar.

6.4.4. Nachbehandlung

In den ersten postoperativen Tagen müssen alle tracheotomierten Patienten *intensiv überwacht* werden, bis sie sich an die geänderten Atem- und Expektorationsverhältnisse gewöhnt haben. Aufgrund der mangelnden Befeuchtung und Erwärmung der Inspirationsluft durch Ausschaltung des Nasen-Rachen-Raumes kann es zur *Austrocknung der Trachealschleimhaut mit schweren deszendierenden Infekten* kommen. Mittels Inhalationstherapie und Ultraschallvernebler, die auch in den Inspirationsschenkel eines Beatmungsgerätes geschaltet werden können, werden diese Probleme weitgehend gelöst.

Weniger günstig ist die sog. *»künstliche Nase«* wegen des erhöhten Atemwiderstandes, der erschwerten Reinigung und der Gefahr der Verstopfung durch Sekret beim plötzlichen Abhusten. Durch häufiges Absaugen von Schleim mit entsprechenden Kunststoffkathetern unter aseptischen Bedingungen kann der Verstopfung der Kanülen oder der Sekretverhaltung im Bronchialbaum entgegengewirkt werden. Ferner ist darauf zu achten, daß die Kanüle immer korrekt befestigt ist, damit sie bei einem Hustenstoß nicht luxiert. Das Kanülenbändchen darf weder zu lose noch zu straff am Hals fixiert sein. Vom 4. bis 5. postoperativen Tag an sollte die Kanüle täglich gewechselt und gereinigt werden.

6.4.5. Komplikationen

Die Komplikationsrate liegt zwischen 10 bis 15%, hiervon etwa 3% mit letalem Ausgang.

Bekannt ist, neben *Wundheilungsstörungen*, ein *Emphysem* mit Komplikationen im Mediastinum, meist bei zu englumiger Kanüle, zu großem Tracheostoma oder zu dichtem Hautverschluß. *Intratracheale Blutungen* werden durch Druckulzera am distalen Kanülenende bei falschem Sitz verursacht. *Extratracheale venöse Blutungen* stammen meist aus Isthmusgefäßen. *Arrosionsblutungen* durch narbige Verziehung der supraaortalen Äste in Richtung Kanüle sind selten, sie enden jedoch meist tödlich. Diese Komplikationen erfordern eine umgehende chirurgische Behandlung, sie können durch Anlage eines epithelisierten Tracheostomas reduziert werden.

Als *Spätkomplikationen* stehen *Trachealstenosen* im Vordergrund. Sie werden im wesentlichen verursacht durch ein zu eng oder zu weit angelegtes Tracheostoma oder eine zu lang an derselben Stelle liegende und zu stark aufgeblasene Blockermanschette.

6.4.6. Dekanülement

Das Tracheostoma sollte nicht länger offengehalten werden als es die Grunderkrankung erfordert. Um sicher zu sein, daß nach der Entfernung der Kanüle eine freie Atmung möglich ist, kann für 1 oder 2 Tage eine Lochkanüle mit verschlossener äußerer Öffnung eingelegt werden, die eine freie Atmung über die Trachea ermöglicht. Nach Entfernung dieser *»Entwöhnungskanüle«* werden die Wundränder mit einem Klammerpflaster adaptiert, das Stoma verschließt sich innerhalb weniger Tage meist spontan. Störende Granulationen werden exzidiert, mit einem scharfen Löffel abgetragen oder mit einem Argentumstift geätzt. Entstellende Narben können frühestens nach 4 bis 6 Monaten korrigiert werden.

Tracheotomie bedeutet die Eröffnung der Luftröhre vom Halse her. Bei akuten Erstickungsanfällen und gleichzeitiger Unmöglichkeit einer translaryngealen Intubation kann als rasch durchführbarer **Notfalleingriff** eine **Koniotomie** vorgenommen werden, jedoch sollte diese wegen der Verletzungsgefahren nur in Extremsituationen erfolgen.
Wichtigste **Indikationen** für eine elektive Tracheotomie, die meist als Tracheotomia media durchgeführt wird, sind Langzeitbeatmung und resezierende Eingriffe im Bereich der oberen Luftwege. Bei maschineller Beatmung werden Kunststoffkanülen mit Blockermanschetten, bei spontanatmendem Patienten leicht auswechselbare doppelläufige oder Sprechkanülen verwendet.

Literaturauswahl

BECKER, W., H. H. NAUMANN, C. R. PFALTZ: Hals-Nasen-Ohren-Heilkunde. Thieme, Stuttgart, New York 1983.
DENECKE, H. J.: Die oto-rhino-laryngologischen Operationen im Mund- und Halsbereich. Springer, Berlin, Heidelberg, New York 1980.
STILLER, H.: Eingriffe am Mediastinum. In: K. KREMER, F. KÜMMERLE, H. KUNZ, R. NISSEN, H. W. SCHREIBER (Hrsg.): Intra- und postoperative Zwischenfälle, Band I. Thieme, Stuttgart, New York 1981.

6.5. Wasser- und Elektrolythaushalt

Von J. M. MÜLLER

6.5.1. Wasser- und Elektrolytverteilung im Organismus

Das Volumen des Körperwassers beträgt beim jugendlichen Erwachsenen in Abhängigkeit vom Fettgehalt des Körpers 60 ± 15% des Körpergewichts und nimmt im höheren Alter ab. Die Zellmembran, die für die meisten gelösten Substanzen impermeabel ist, jedoch dem Wasser den freien Durchtritt gestattet, trennt den *intrazellulären* vom *extrazellulären Raum* (Abb. 6.5.-1).

Der **Wassergehalt** des Körpers beträgt beim Erwachsenen ca. 60% des Körpergewichts.

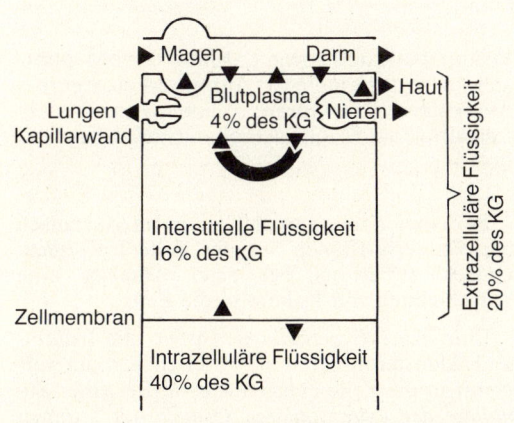

Abb. 6.5.-1. Flüssigkeitsräume und Wasseraustausch im Organismus (nach GAMBLE).

Tab. 6.5.-1. Elektrolytkonzentrationen in verschiedenen Flüssigkeitsräumen (nach W. SIEGENTHALER: Klinische Pathophysiologie. Thieme, Stuttgart 1970, mit freundlicher Genehmigung des Verlages).

	Plasma mval/l	Interstitielle Flüssigkeit mval/l	Intrazelluläre Flüssigkeit mval/kg Wasser
Kationen			
Natrium	142	145	10
Kalium	4	4	160
Calcium	5	5	2
Magnesium	2	2	26
Kationen, total	153	156	198
Anionen			
Chlorid	101	114	3
Bicarbonat	27	31	10
Phosphat (HPO_4)	2	2	100
Sulfat	1	1	20
Organische Säuren	6	7	—
Proteine	16	1	65
Anionen, total	153	156	198

Der extrazelluläre Raum verteilt sich auf *3 Kompartimente (intravasal, interstitiell, transvasal).*

Die transzelluläre Flüssigkeit, der Liquor cerebrospinalis, die gastrointestinalen Sekrete, die Pleura- und Peritonealflüssigkeit, der Urin und Schweiß entsteht durch *epitheliale Sekretion*. Besondere Bedeutung erlangt dieser »*dritte Raum*« (third space) durch die Flüssigkeitssequestrierung bei Aszites, Pleuraergüssen oder Ileus. Trotz erhöhtem Extrazellulärvolumen entwickelt sich ein intravasales Volumendefizit. Die Elektrolytverteilung im intra- und extrazellulären Raum findet sich in der Tab. 6.5.-1.

6.5.2. Die Regelung des Wasser- und Elektrolythaushalts

Entscheidend für die Regulation der Flüssigkeitsräume ist der *Extrazellulärraum*. Nur er verfügt über eigene Regulationsorgane. Der *Intrazellulärraum wird passiv mitreguliert.*

Das wichtigste Organ für die Aufrechterhaltung der *Isotonie* und *Isovolämie* des extrazellulären Flüssigkeitsraumes ist die *Niere* im Zusammenspiel mit dem Herz-Kreislauf-System und kontrolliert von verschiedenen Reflexen und Hormonen.

Bei *Volumenverlust* muß kurzfristig die Herzfüllung gesichert, langfristig der Extrazellulärraum wieder aufgefüllt werden. Der mit einem Volumenverlust einhergehende Blutdruckabfall führt zu einer Reizabnahme auf Barorezeptoren im Karotissinus und Aortenbogen. Deren hemmende Impulse auf den Sympathikus werden blockiert und unter dessen gesteigerter Aktivität nehmen der Tonus der Kapazitätsgefäße und die Herzfrequenz zu. Der Blutdruck steigt an und die Herzfüllung wird wieder hergestellt.

Volumenverlust führt zu Blutdruckabfall und Anstieg der Herzfrequenz.

Parallel hierzu werden Signale durch Volumenrezeptoren im Niederdrucksystem sowie im juxtaglomerulären Apparat der Niere ausgelöst, die eine Steigerung der Renin-, Aldosteron- und ADH-Ausschüttung bewirken. Das Resultat ist eine vermehrte NaCl- und Wasserrückresorption, wodurch das noch vorhandene Volumen konserviert und die Wiederauffüllung des extrazellulären Flüssigkeitsraumes eingeleitet wird.

6.5.3. Pathologische Veränderungen im Wasser-Natrium-Haushalt

Störungen im Wasser-Natrium-Haushalt können durch Abweichungen vom Gesamtbestand (Bilanzstörung) oder durch pathologische Verteilung zwischen den einzelnen Kompartimenten entstehen. *Hyperhydratation* bedeutet eine Zunahme, *Dehydratation* eine Abnahme des extrazellulären Flüssigkeitsvolumens. Betrifft die Störung Natrium und Wasser gleichsinnig und in gleichem Ausmaß, bleibt die Isotonie gewahrt. Verändert sich einer der Faktoren allein oder im größeren Ausmaß als der andere, entsteht bei einem absoluten oder relativen Natriumüberschuß eine *hypertone,* bei einem relativen oder absoluten Wasserüberschuß eine *hypotone* Flüssigkeitsstörung (Abb. 6.5.-2).

Klinik: Diagnostiziert werden Störungen im Wasser-Natrium-Haushalt aus der gemeinsamen Betrachtung von klinischer Symptomatik, des *Serum-Natrium,* der *Serumosmolarität* und des *zentralen Venendrucks.* Hinweise auf begleitende Veränderungen im Intrazellulärraum liefert das Erythrozytenmodell.

Klinische Zeichen der Dehydratation sind Durstgefühl, verminderter Hautturgor, trockene Schleimhäute, ungenügende Jugularvenenfüllung, Gewichtsverlust, Abnahme der Urinausscheidung und Kollapsneigung.

Bei einer *Hyperhydratation* findet man Ödeme, eine Gewichtszunahme, Tachypnoe und pulmonal ein Entfaltungsknistern oder Rasselgeräusche. Zu ihnen addiert sich bei hyper- oder hypotonen Störungen eine zerebrale Symptomatik.

6.5.4. Kalium

Vom Gesamtkörperkalium entfallen *2% auf den Extra- und 98% auf den Intrazellulärraum.* Diese Verteilung bestimmt entscheidend das *Membranpotential* und damit die *Erregbarkeit* und den *Erregungsablauf praktisch aller Zellen.*

Die *Kaliumverteilung* zwischen dem Intra- und Extrazellulärraum ist abhängig vom Säure-Basen-Haushalt, den Hormonen Insulin und Aldosteron sowie der Osmolarität im Extrazellulärraum.

Kaliumüberschuß sowie Calcium- oder Magnesiummangel steigern die **Erregbarkeit neuromuskulärer Strukturen;** Kaliummangel sowie Calcium- oder Magnesiumüberschuß setzen sie herab.

Bei einer **Azidose** wird Kalium im Austausch mit Wasserstoffionen aus der Zelle freigesetzt. Umgekehrt erfolgt bei einer **Alkalose** eine Verschiebung von Kalium in die Zelle.

Eine *akute Hyperkaliämie* fördert die Insulin- und Aldosteronsekretion, wodurch Kalium vermehrt in die Zelle eingebaut wird. Bei einer *Zunahme der extrazellulären Osmolarität* strömen Wasser und Kalium aus den Zellen.

Verursacht wird eine *renale* **Hypokaliämie** häufig durch übermäßigen Einsatz bestimmter Diuretika (z. B. Furosemid), selten aufgrund eines primären oder sekundären Hyperaldosteronismus oder eines Cushing-Syndroms. *Extrarenale Kaliumverluste* können durch Erbrechen, Laxantienabusus, Durchfälle infektiöser oder entzündlicher Genese, Fisteln oder stark sezernierende villöse Adenome des Kolons bedingt sein.

Klinisch fällt bei der *Hypokaliämie* eine herabgesetzte Erregbarkeit auf, die sich in Müdigkeit, Muskelschwäche und unter Umständen Lähmung der Blasen- und Darmmuskulatur (paralytischer Ileus) äußert. Im EKG finden sich eine Abflachung der T-Wellen, Senkung der ST-Strecke und das Auftreten von U-Wellen in den

6.5. Wasser- und Elektrolythaushalt

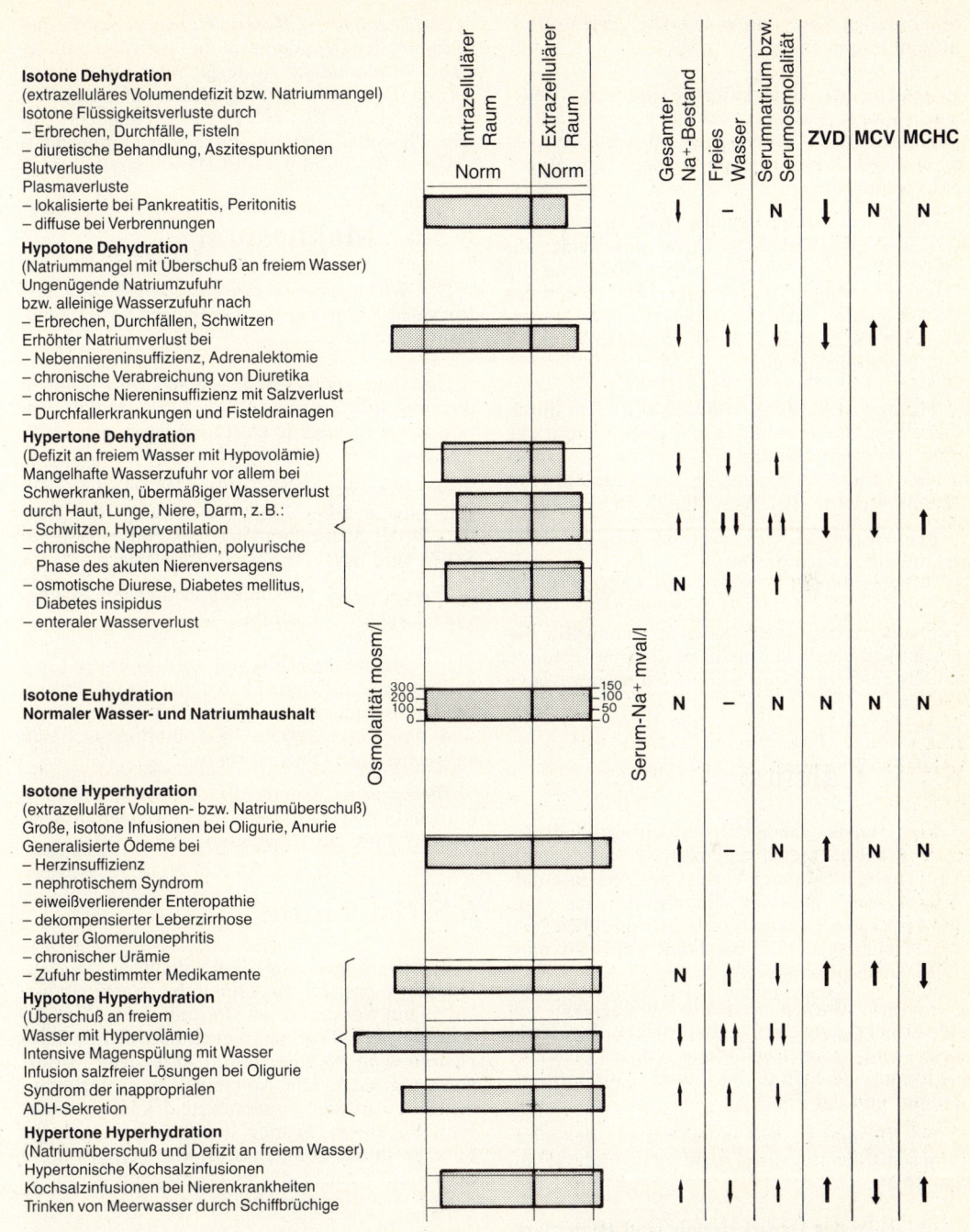

Störung	Gesamter Na⁺-Bestand	Freies Wasser	Serumnatrium bzw. Serumosmolalität	ZVD	MCV	MCHC
Isotone Dehydration (extrazelluläres Volumendefizit bzw. Natriummangel) Isotone Flüssigkeitsverluste durch – Erbrechen, Durchfälle, Fisteln – diuretische Behandlung, Aszitespunktionen Blutverluste Plasmaverluste – lokalisierte bei Pankreatitis, Peritonitis – diffuse bei Verbrennungen	↓	–	N	↓	N	N
Hypotone Dehydration (Natriummangel mit Überschuß an freiem Wasser) Ungenügende Natriumzufuhr bzw. alleinige Wasserzufuhr nach – Erbrechen, Durchfällen, Schwitzen Erhöhter Natriumverlust bei – Nebennierenrindeninsuffizienz, Adrenalektomie – chronische Verabreichung von Diuretika – chronische Niereninsuffizienz mit Salzverlust – Durchfallerkrankungen und Fisteldrainagen	↓	↑	↓	↓	↑	↑
Hypertone Dehydration (Defizit an freiem Wasser mit Hypovolämie) Mangelhafte Wasserzufuhr vor allem bei Schwerkranken, übermäßiger Wasserverlust durch Haut, Lunge, Niere, Darm, z.B.: – Schwitzen, Hyperventilation	↓	↓	↑			
– chronische Nephropathien, polyurische Phase des akuten Nierenversagens	↑	↓↓	↑↑	↓	↓	↑
– osmotische Diurese, Diabetes mellitus, Diabetes insipidus – enteraler Wasserverlust	N	↓	↑			
Isotone Euhydration Normaler Wasser- und Natriumhaushalt	N	–	N	N	N	N
Isotone Hyperhydration (extrazellulärer Volumen- bzw. Natriumüberschuß) Große, isotone Infusionen bei Oligurie, Anurie Generalisierte Ödeme bei – Herzinsuffizienz – nephrotischem Syndrom – eiweißverlierender Enteropathie – dekompensierter Leberzirrhose – akuter Glomerulonephritis – chronischer Urämie – Zufuhr bestimmter Medikamente	↑	–	N	↑	N	N
Hypotone Hyperhydration (Überschuß an freiem Wasser mit Hypervolämie) Intensive Magenspülung mit Wasser	N	↑	↓	↑	↑	↓
Infusion salzfreier Lösungen bei Oligurie	↓	↑↑	↓↓			
Syndrom der inappropriaten ADH-Sekretion	↑	↑	↓			
Hypertone Hyperhydration (Natriumüberschuß und Defizit an freiem Wasser) Hypertonische Kochsalzinfusionen Kochsalzinfusionen bei Nierenkrankheiten Trinken von Meerwasser durch Schiffbrüchige	↑	↓	↑	↑	↓	↑

Abb. 6.5.-2. Einteilung der Störung im Flüssigkeitshaushalt (modifiziert nach W. SIEGENTHALER: Klinische Pathophysiologie. Thieme, Stuttgart 1970, mit freundlicher Genehmigung des Verlages).
Im Schema sind nach rechts von der Mittelsenkrechten das Extrazellulärvolumen, nach links das Intrazellulärvolumen aufgetragen. Die Höhe der Rechtecke entspricht der Osmolarität, die Fläche über dem Extrazellulärvolumen dem extrazellulären Natriumbestand.
N = normal, ↓ = vermindert, ↑ = erhöht.

präkordialen Ableitungen. Die Digitalisempfindlichkeit ist gesteigert.

Ursachen der **Hyperkaliämie** sind in der Regel eine zu hohe Kaliumzufuhr bei eingeschränkter Nierenfunktion, selten ein Mineralkortikoidmangel (M. Addison, hyporeninämischer Hypoaldosteronismus).

Die *Symptome der Hyperkaliämie* sind eine gesteigerte Erregbarkeit des Nervensystems mit Hyperreflexie und Krämpfen. Im EKG sind die QT-Zeit verlängert, die T-Zacken erhöht und der QRS-Komplex verbreitert. Bei massiver Hyperkaliämie ($K^+ > 8$ mval/l) tritt Kammerflimmern und Herzstillstand ein.

Therapie: Eine *Hyperkaliämie* wird akut durch Gabe von Glucose und Insulin, um Kalium aus dem Extrazellulärraum in die Zellen einzuschleusen und Kaliumentzug durch Einläufe mit Ionentauschern oder Hämodialyse behandelt.

Beim *Kaliummangel* bestimmt man den Korrekturbedarf nach der Formel:
K^+-*Defizit (mmol)* = *(4,5-Serum-Kalium)* × *0,2* × *kg/KG* × *2*.
Hiervon werden unter laufender Kontrolle des Serum-Kaliums nicht mehr als 20 mmol/Stunde mittels einer 1molaren Kaliumlösung intravenös ersetzt.

6.5.5. Calcium

Eine **Hypokalzämie** tritt im chirurgischen Bereich außer nach dem geplanten oder akzidentellen (Thyreoidektomie) Verlust der Nebenschilddrüsen nach massiven Zitratbluttransfusionen, bei der akuten Pankreatitis, bei chronischen Nierenerkrankungen oder als Folge einer Vitamin-D-Malabsorption auf.

Klinische Zeichen reichen in Abhängigkeit von der Erniedrigung des Calciumspiegels vom Kribbeln und »Ameisenlaufen«, dem positiven »Chvostek-Zeichen« bis zum Stimmritzenkrampf und der Tetanie.

Die *Therapie* besteht in der oralen oder intravenösen Calciumgabe (Calciumgluconolactobionat 10%).

Ursachen der **Hyperkalzämie** sind Hyperparathyreoidismus, destruierende Knochenprozesse, paraneoplastisches Syndrom oder Vitamin-D-Intoxikation.

Klinisch findet man eine Polydipsie und -urie, eine verminderte Erregbarkeit der Muskulatur, Zeichen der Osteoporose, Knochenschmerzen, pathologische Verkalkungen, Ulcera duodeni und ventriculi sowie neurologisch-psychiatrische Veränderungen.

Die *Therapie der Hyperkalzämie* ist auf die Beseitigung der Grunderkrankung gerichtet und besteht symptomatisch in ausgiebiger Flüssigkeitszufuhr, Diuresesteigerung, Gabe von Calcitonin (4 MRC E/kg KG i.v./12 Std.), Glucocorticoiden, Phosphat (100 mmol als Natriumphosphatpuffer/8 Std.) und ggf. der Hämodialyse.

6.5.6. Magnesium

Die Wirkungsweise einer großen Anzahl von Enzymen ist an das Vorhandensein von Magnesium gekoppelt.

Ursachen eines **Magnesiummangels** können ungenügende Zufuhr (Alkoholiker), Malabsorption sowie gesteigerte gastrale oder renale Verluste sein.

Die *klinischen Zeichen* eines Magnesiummangels sind in erster Linie eine gesteigerte Erregbarkeit der Muskulatur und des Nervensystems. Selten sind psychotische Veränderungen.

Therapie: Die *Substitution* erfolgt mit Magnesiumsulfat (50% Lösung).

Ein **Magnesiumüberschuß** wird in erster Linie bei Niereninsuffizienz beobachtet. Er führt zu einer herabgesetzten Erregbarkeit der Muskulatur und des Nervensystems. Darüberhinaus treten Erbrechen und Obstipation auf.

Therapeutisch kommt die Gabe von Calciumgluconat i.v. (100–200 mg Calcium) oder ein Dialyseverfahren zur Anwendung.

6.5.7. Chlorid

Veränderungen des Chloridhaushalts verlaufen meist parallel zu denen des Natriumhaushalts. Ein Sonderfall ist die mit *tetanischen Erscheinungen* (Magentetanie) einhergehende *hypochlorämische Alkalose* durch exzessiven Verlust von Magensaft. Die Abnahme der Chloridkonzentration auf der Anionenseite des Ionogramms führt zu einem Anstieg des Bicarbonatgehalts. Solange durch kompensatorische Hyperventilationen ein Anstieg des pCO_2 möglich ist, bleibt der pH-Wert im Normbereich.

6.5.8. Säure-Basen-Haushalt

6.5.8.1. Regulation

Die Erhaltung des Säure-Basen-Gleichgewichts in engen physiologischen Grenzen ist für den Organismus von vitaler Bedeutung. Wesentliche Enzym- und Membranaktivitäten können

durch eine Verschiebung im sauren oder basischen Bereich entscheidend beeinflußt werden. Die Regulation erfolgt über:
- Die sofortige Pufferung im Extrazellulärraum und in der Zelle durch Bicarbonat, Phosphat und Proteine.
- Die Elimination des nach dem Massenwirkungsgesetz bei der Pufferung von Wasserstoffionen durch Bicarbonat anfallenden Kohlendioxyds über die Lunge.
- Die Ausscheidung von Wasserstoffionen unter Rückgewinnung des Bicarbonatpuffers durch die Nieren.

> Metabolische Störungen des Säuren-Basen-Haushalts werden durch die **Lunge,** respiratorische Störungen durch die **Niere** kompensiert.

6.5.8.2. Diagnose und Klinik von Störungen im Säure-Basen-Haushalt

Der pH und der pCO_2 werden in der Klinik mit sensitiven Elektroden direkt gemessen. Aus ihnen können die weiteren, für den Säure-Basen-Haushalt relevanten Parameter wie die *Plasmabicarbonatkonzentration,* der *Base Excess* und das *Standardbicarbonat* nomographisch bestimmt werden.

Die Begriffe **Azidose** (pH < 7,36) und **Alkalose** (pH > 7,44) bedeuten einen *Überschuß* bzw. *Mangel an Wasserstoffionen* (Tab. 6.5.-2).
Primär metabolische Störungen des Säure-Basen-Haushalts werden durch die Lunge – Alkalosen durch Verminderung, Azidosen durch Steigerung der CO_2-Elimination – rasch kompensiert.
Den *primär respiratorischen Störungen* wirkt die Niere, wenn auch mit einer gewissen zeitlichen Verzögerung bei Azidose durch eine Abnahme und bei der Alkalose durch eine Zunahme der Bicarbonatausscheidung entgegen.

Die *klinischen Zeichen* der Alkalose und Azidose sind relativ unspezifisch. Ihre Diagnose erfolgt aus der gemeinsamen Betrachtung von pH, pCO_2, Standardbicarbonat und Base Excess (Tab. 6.5.-3). Hieraus lassen sich für therapeutische Entscheidungen ausreichende Schlußfolgerungen über die Genese der Störung des Säure-Basen-Haushalts ziehen.

6.5.8.3. Therapie

An erster Stelle der therapeutischen Überlegungen steht die Ausschaltung der Ursache der Säure-Basen-Störung. Kann diese nicht beein-

Tab. 6.5.-2. Ursachen von Störungen im Säure-Basenhaushalt.

Azidose

a: Zunahme von Wasserstoffionen in den Körperflüssigkeiten:
 (*Additionsazidose*)
 - gesteigerte Produktion durch Stoffwechselprozesse
  (z. B. *Lactatazidose*)
 - vermehrte exogene Zufuhr
  (z. B. durch Überkorrektur einer Alkalose)
 - verminderte renale Elimination
  (z. B. akutes Nierenversagen)
b: Verlust von Basen, vorwiegend durch den Intestinaltrakt
 (*Substraktionsazidose* durch intestinale Fisteln)
c: Abnahme der pulmonalen CO_2-Elimination
 (*respiratorische Azidose* durch obstruktive oder restriktive Ventilationsstörungen)

Alkalose

a: Vermehrter endogener Basenanfall
 (*Additionsalkalose* bei dekompensierter Leberinsuffizienz)
b: Verlust an H^+-Ionen aus dem Extrazellulärraum
 (*Substraktionsalkalose* durch Erbrechen oder Magensonde)
c: Verstärkte CO_2-Abgabe bei Hyperventilation
 (*respiratorische Alkalose* durch Hyperventilation bei Fieber, Schädel-Hirn-Trauma)

flußt werden, ist bei *dekompensierten metabolischen Alkalosen und Azidosen* prinzipiell die Indikation zur Korrektur mit sauren (0,1–0,2 normale HCl-Lösung) oder basischen (1molare Bicarbonatlösung) Valenzen gegeben. Der Korrekturbedarf läßt sich aus dem Base Excess nach folgender Formel berechnen:

Korrekturbedarf (mmol) = Base Excess × 0,3 × kg/KG.

Hiervon wird, um eine Überkorrektur zu vermeiden, etwa die Hälfte sofort zugeführt und dann durch erneute Messung der weitere Korrekturbedarf bestimmt.

Die *Neutralisation respiratorischer Störungen* mit sauren oder basischen Valenzen ist nur in Ausnahmefällen sinnvoll, wenn schnell eine akute Verbesserung des pH zu erzwingen ist. Dies gilt in erster Linie beim Kreislaufstillstand (gemischte respiratorische und metabolische Azidose). Die »blind« zu verabreichende Initialdosis beträgt 1 mmol/kg KG Bicarbonat. Die weitere Pufferung hat anhand der Blutgasanalysen zu erfolgen.

Tab. 6.5.-3. Differentialdiagnose der Störungen im Säure-Basenhaushalt (nach H. R. Schuster: Checkliste Intensivmedizin. Thieme, Stuttgart, mit freundlicher Genehmigung des Verlages).

Diagnose	pH	pCO_2	Standard-bicarbonat	Basen-überschuß
Metabolische Azidose – dekompensiert	↘	↔	↘	negativ
– Kompensation	⇄↑	⇄↓	↘	negativ
Metabolische Alkalose – dekompensiert	↗	↔	↗	positiv
– Kompensation	⇄↓	⇄↑	↗	positiv
Respiratorische Azidose – dekompensiert	↘	↗	↔	↔
– Kompensation	⇄↑	↗	⇄↑	positiv
Respiratorische Alkalose – dekompensiert	↗	↘		↔
– Kompensation	⇄↓	↘	⇄↓	negativ

6.5.9. Veränderungen des Wasser-, Elektrolyt- und Säure-Basen-Haushaltes in der perioperativen und posttraumatischen Phase

Die vor elektiven Eingriffen obligate *Nahrungs-* und *Flüssigkeitskarenz* führt durch Perspiratio insensibilis und Urinausscheidung sowie die Umstellung des Organismus auf den Stoffwechsel im Hunger zum Verlust von etwa 1500 ml Wasser, 130 mval Natrium und 60 mval Kalium pro 24 Std. sowie einer milden metabolischen Azidose.

Intra- und postoperativ hängt die Antwort der für die Flüssigkeits- und Elektrolythomöostase relevanten Hormone von der *Größe des durch das Trauma oder die Operation hervorgerufenen Reizes* ab, insbesondere dem tatsächlichen oder durch Verlagerungen in den »dritten Raum« stattgefundenen Flüssigkeitsverlust aus dem Extrazellulärraum, aber auch vom Narkoseverfahren und den zur Konstanterhaltung des Extrazellulärraums ergriffenen Maßnahmen. Durch Sympathikusstimulation, Verminderung des arteriellen Perfusionsdrucks in der Niere und ein herabgesetztes NaCl-Angebot an die Niere wird Renin verstärkt aus den juxtaglomerulären Zellen ausgeschieden. Das hierdurch aktivierte Angiotensin II regt ebenso wie der traumabedingt erhöhte ACTH-Spiegel die verstärkte Aldosteronsekretion aus der Nebennierenrinde an. Parallel hierzu rufen afferente Impulse aus dem Verletzungsareal und die Entwicklung einer Hypovolämie eine gesteigerte ADH-Abgabe aus dem Hypothalamus hervor. Das Resultat des Zusammenspiels beider Hormone ist eine Steigerung der Wasser- und Natriumrückresorption.

Abhängig von der Größe der Operation tritt **postoperativ** eine vermehrte Wasser- und Natriumrückresorption sowie ein erhöhter Kaliumverlust auf.

Der *Einfluß des Narkoseverfahrens* sowie der *perioperativen Flüssigkeitszufuhr* auf die Hormonkonstellation läßt sich am Beispiel des ADH zeigen. Während bei einer Allgemeinnarkose eine abdominelle Inzision nach wenigen Minuten zu einem Anstieg von ADH führt, bleibt dieser bei einer Epiduralanästhesie aus. Die durch präoperative Flüssigkeitskarenz erhöhten ADH-Spiegel lassen sich durch ausreichende Volumengabe vor und bei der Operation senken und dann im Normbereich halten.

Schock, Herzstillstand, schwere Verbrennungen und massive Bluttransfusionen können perioperativ und posttraumatisch zur Entwicklung einer Azidose führen. Die *Transfusionsazidose* wird durch das als Antikoagulans beigegebene Natriumcitrat hervorgerufen und ist bei intakter Leberfunktion von einer Posttransfusionsalkalose gefolgt. Das beim Abbau von Citrat frei werdende Natrium wird hierbei auf der Anionenseite durch neugebildetes Bicarbonat bilanziert.

6.5.10. Perioperative Infusionstherapie

Der *Basis- oder Erhaltungsbedarf* berücksichtigt neben dem Ausgleich von »physiologischen« Verlusten durch Urin, Stuhl oder Perspiratio insensibilis auch solche, die durch Fieber, Erbrechen, Diarrhö, Drainagen, Medikamente oder durch den operativen Eingriff selbst zu erwarten sind (korrigierter Basisbedarf).

Der *präoperative Basisbedarf* liegt etwas niedriger als im Normalzustand, da die Urinausscheidung durch die Flüssigkeitskarenz zurückgeht. Lediglich beim alten Patienten ist seine Deckung bereits in der präoperativen Phase indiziert. Ansonsten wird das entstandene Defizit intra- oder postoperativ ausgeglichen. Liegt die Körpertemperatur über 37,5°C, muß mit einem zusätzlichen Flüssigkeitsbedarf von 0,2 ml/kg KG pro 0,1°C in 24 Std. gerechnet werden. Die Größenordnung des Ersatzes für gastrointestinale Verluste richtet sich nach der Art und Menge, die während der vorausgegangenen 8–24 Std. ausgeschieden wurden.

Die *intraoperative Infusionstherapie* hat den Ausgleich des präoperativen Defizits, die nicht direkt meßbaren Verluste aus der Beatmung mit trockenen Narkosegasen, der Verdunstung aus eröffneten Körperhöhlen sowie der Sequestration im Wundgebiet zu berücksichtigen. Hierzu addiert sich der meßbare Volumen- und Blutverlust aus dem Operationsgebiet sowie der Ableitung des Magensafts und Urins.

Der **basale postoperative Flüssigkeitsbedarf** beträgt ca. 40 ml/kg KG/Tag.

In der *postoperativen Phase* ist zu berücksichtigen, daß durch Katabolie und Lipolyse endogen vermehrt freies Wasser gebildet wird und im Rahmen von Transmineralisationsvorgängen Natrium im Austausch gegen Kalium in die Zelle wandert. Es entsteht eine *extrazelluläre Hypotonie*. Gleichzeitig wird vermehrt Kalium ausgeschieden. Auch die durch den gesteigerten Katabolismus verstärkt anfallenden Stoffwechselschlacken müssen eliminiert werden. Der Flüssigkeitsbedarf liegt deshalb in einer Größenordnung von 40 ml/kg KG/Tag. Die extrazelluläre Hypotonie erfordert eine gegenüber dem Basisbedarf erhöhte Natriumchloridzufuhr von 200 bis 300 mval Natrium/Tag sowie den Ersatz der normalen Kaliumverluste von etwa 60 mval/Tag. Hierzu addieren sich, wie schon in der präoperativen Phase, geschätzte zusätzliche Verluste zum »korrigierten« Basisbedarf.

Der *perioperative Korrekturbedarf* richtet sich nach dem Ausmaß der zu Grunde liegenden Störungen. Die Möglichkeiten ihrer Berechnung und der sich hieraus ergebenden therapeutischen Konsequenzen wurden bereits bei der Besprechung der pathologischen Veränderungen des Wasser-, Elektrolyt- und Säure-Basen-Haushalts abgehandelt.

Literaturauswahl

SCHUSTER, H. P., T. POP, L. S. WEILEMANN: Checkliste Intensivmedizin. Thieme, Stuttgart, New York 1983.

SIEGENTHALER, M.: Klinische Pathophysiologie, 5. Aufl. Thieme, Stuttgart, New York 1982.

TRUNIGER, B., P. RICHARDS: Wasser- und Elektrolythaushalt, 5. Aufl. Thieme, Stuttgart, New York 1985.

6.6. Perioperative und posttraumatische Ernährungstherapie

Von J. M. Müller

6.6.1. Indikation

Die Indikation für eine perioperative Ernährungstherapie ergibt sich aus den Folgen einer präoperativen Mangelernährung sowie eines mehrtägigen Nahrungsentzugs. Sowohl die akute als auch die chronische Mangelernährung gehen mit einer verzögerten Wundheilung und verminderten Infektresistenz einher. Dauert die Nahrungskarenz längere Zeit an, werden funktionell wichtige Muskelgruppen wie z. B. die Atemmuskulatur in einem Ausmaß abgebaut (*»Autokannibalismus«*), daß die Entwicklung einer mechanischen, pulmonalen Insuffizienz nicht mehr rückgängig gemacht werden kann.

6.6.2. Enterale oder parenterale Ernährung

Wegen der niedrigeren Komplikationsrate und den geringen Kosten, soll wenn immer möglich der *enteralen Ernährung der Vorzug gegeben* werden. Nur sie erhält die regulative Funktion des Darms und übt hormonvermittelt eine trophische Wirkung auf die Struktur und Funktion des Gastrointestinaltrakts aus. Fehlendes Substrat im Darmlumen wie bei parenteraler Ernährung führt zeitabhängig zu einer Hypoplasie und Funktionseinbuße der intestinalen Mukosa. Voraussetzung für die enterale Ernährung sind in Abhängigkeit von den angewandten Techniken und Nährstoffen (Tab. 6.6.-1) eine zumindest teilweise intakte Motilität und Resorptionskapazität des Intestinaltrakts. Der posttraumatische oder postoperative *»physiologische« Ileus* stellt für die jejunale Ernährung keine Kontraindikation dar, da lediglich eine 1–2tägige Magenentleerungsstörung und eine 2–4tägige Dickdarmatonie besteht. Der Dünndarm weist bereits 1–3 Stunden nach einer abdominellen Operation wieder Peristaltik und die Fähigkeit zur Absorption auf.

Kontraindikationen für die enterale Ernährung sind ausgeprägte entzündliche Darmveränderungen am Ort der Nahrungsapplikation (z. B. Peritonitis), drohende oder manifeste Darmmotilitätsstörungen (Subileus, Ileus, Pseudoobstruktion), hochgradige Einschränkungen der Resorptionskapazität (Kurzdarm-Syndrom), die Notwendigkeit, metabolische Störungen kurzfristig auszugleichen und die Unverträglichkeit der Diät.

Die *Vorteile der parenteralen Ernährung* sind ihre universelle Einsetzbarkeit, die Möglichkeit zur Substitution, exakten Bilanz und Korrektur nahezu jeder Komponente des Volumen-, Elektrolyt-, Säure-, Basen- und Nährstoffhaushalts, sowie ihre Effizienz in bezug auf eine Senkung der postoperativen Komplikationsrate und Klinikletalität.

Tab. 6.6.-1. Techniken und Nährstoffe der perioperativen oder posttraumatischen Ernährungstherapie.

Techniken	Nährstoffe
Enterale Ernährung	*Nährstoff-definierte Diät* (NDD)
Oral	Vollbilanziert
Sonde	Modifiziert vollbilanziert
Naso-gastrisch	(MCT, laktulosefrei)
Naso-duodenal/jejunal	Supplemente
Stoma	
Perkutane endoskopische Ösophagostomie	*Chemisch definierte Diät* (CDD)
Perkutane endoskopische Gastrostomie	Elementardiät
Transkutane Feinnadeljejunostomie	Oligopeptiddiät
Parenterale Ernährung	Komplettlösungen
Periphervenös, hypokalorisch	Einzelkomponentenlösung
Zentralvenös, normokalorisch	Mischlösung

Vergleicht man *enterale und parenterale Ernährung* hinsichtlich der Erhaltung und Wiederauffüllung der Eiweiß- und Energiedepots, so sind beide Methoden bei isokalorischer und isonitrogener Zufuhr etwa gleich wirksam. Die enterale Nährstoffzufuhr wird jedoch durch die Resorptionskapazität des Darms auf eine maximale Zufuhr von etwa 2500 ml beschränkt. Die Akzeptanz der enteralen und parenteralen Ernährung wird unterschiedlich beurteilt. Die parenterale Ernährung und die enterale Ernährung über eine Stomie belästigen den Patienten vergleichbar wenig. Orale Diätetika in ausreichender Menge werden nur von wenigen Patienten über längere Zeit toleriert. Transnasale Sonden, auch wenn sie nur wenige Millimeter Durchmesser haben, werden häufig vom Patienten als lästig empfunden und können postoperativ die Bronchialtoilette erschweren.

6.6.3. Substratbedarf und seine Deckung

Bei der Planung der Ernährungstherapie geht man vom Energiebedarf aus. Der *Basis-Kalorienbedarf* beträgt nach Alter, Geschlecht und Konstitution verschieden 22–27 kcal/kg KG/Tag. Besteht präoperativ ein Ernährungsdefizit, kann die Energiezufuhr auf 40 kcal/kg KG/Tag angehoben werden. Das Ausmaß des postoperativen oder posttraumatischen Energiebedarfs hängt von der Art des Eingriffs oder Traumas bzw. deren Komplikationen ab (Abb. 6.6.-1).

Der **basale Kalorienbedarf** in der postoperativen Phase beträgt ca. 30 kcal/kg KG/Tag.

Die *Deckung des Energie- und Eiweißbedarfs* erfolgt optimalerweise mit einem Nährstoffgemisch, das *15% Eiweiß, 55% Kohlenhydrate und 30% Fett* enthält. Die meisten im Handel befindlichen Diätetika kommen diesem Verhältnis nahe und verfügen über einen den Grundbedarf deckenden Anteil an Mineralien, Spurenelementen und Vitaminen.

Substratbedarf: Die postoperative Ernährung sollte unabhängig von ihrer Darreichungsform etwa 15% Eiweiß, 55% Kohlenhydrate und 30% Fett enthalten.

Bei der parenteralen Ernährung erfolgt die Energiezufuhr entweder allein mit **Kohlenhydraten** oder einem Gemisch aus Kohlenhydraten und Fett.

Die Vorteile bei der Verwendung von *Glucose* als alleinigem Kohlenhydrat sind ihre Verstoffwechslung in allen Geweben sowie die leichte Kontrolle ihres Umsatzes durch Bestimmung der Blut- und Urinspiegel. Die *Obergrenze der postoperativen Glucosezufuhr* liegt bei 0,5 g/kg KG/Std. Darüber liegende Mengen führen zu einer gesteigerten Lipogenese und CO_2-Produktion mit Belastung von Leber und Lunge.

Zuckeraustauschstoffe (Fructose, Sorbit, Xylit) haben einen antiketogenen und die Glukoneogenese hemmenden Effekt. Sie bieten jedoch gegenüber der Glucose bei höheren Kosten und schwierigerer Analytik keinen wesentlichen Vorteil.

Fettemulsionen – Sojabohnenemulsionen, welche entweder ausschließlich Triglyceride langkettiger Fettsäuren oder einen unterschiedlichen Anteil mittelkettiger Triglyceride (MCT) enthalten – haben einen hohen Brennwert und sind plasmaisoton. Ihr Anteil an der Gesamtkalorienzufuhr sollte beim Stoffwechselgesunden 30% nicht überschreiten. Bei höherer Dosierung ist eine Beeinträchtigung des zellulären Immunsystems möglich. Der normale Tagesbedarf an essentiellen Fettsäuren ist in 150 ml einer 10%igen Fettemulsion enthalten.

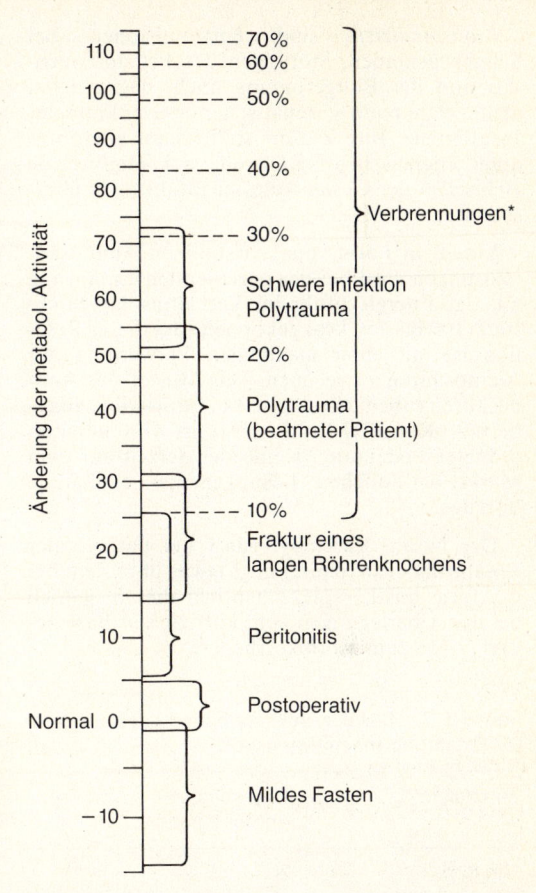

Abb. 6.6.-1. Energiebedarf in Abhängigkeit von der Schwere der Operation oder des Traumas (nach WILMORE).

Kontraindiziert sind Fettemulsionen bei Schockzuständen, Störungen des Fettstoffwechsels und der Blutgerinnung, nicht dagegen bei akuter Pankreatitis, hepatischer oder pulmonaler Insuffizienz. Ihre Zufuhr sollte dann allerdings unter engmaschiger Kontrolle der Triglyceride 10 bis 15% der Gesamtkalorienzufuhr nicht überschreiten.

Eiweiß in Form von 1-kristallinen Aminosäurelösungen wird bei der parenteralen Ernährung mit der Energiezufuhr im Verhältnis 1 g Stickstoff : 100 bis 150 kcal gekoppelt. Bei dieser Relation ist mit einer maximalen Verwertung der Aminosäuren zu rechnen. Das Muster der Aminosäuren (»bedarfsadaptiert«, »utilisationsadaptiert«, »Kartoffel-Ei-Muster«) ist von untergeordneter Bedeutung. Keine der derzeit auf dem Markt befindlichen Lösungen hat eindeutige Vorzüge.

Der basale **Elektrolytbedarf** bei parenteraler Ernährung (Tab. 6.6.-2) liegt etwas über dem bei der Infusionstherapie, entspricht diesem jedoch bei den Überlegungen zum korrigierten Basisbedarf sowie zum Korrekturbedarf.

Tab. 6.6.-2. Basaler Elektrolytbedarf bei parenteraler Ernährung (nach WRETLIND).

Elektrolyte	Tagesbedarf (mmol/kg KG)
Natrium	2–3
Kalium	1–2
Chlorid	2–3
Calcium	0,1–0,2
Phosphat	0,2–0,5

Der tatsächliche **Vitamin-** und **Spurenelementbedarf** in der postoperativen oder posttraumatischen Phase ist weitgehend unbekannt. Die empfohlenen Richtwerte sind aus dem Bedarf bei langfristiger parenteraler Ernährung abgeleitet.

6.6.4. Technik der parenteralen Ernährung

Die **hypokalorische oder periphervenöse parenterale Ernährung** basiert auf der Überlegung, daß bei normernährten Patienten nach mittelschweren Operationen eine den Bedarf deckende Aminosäurenzufuhr (1–1,5 g/kg KG/Tag) in Verbindung mit einer niedrig dosierten Kohlenhydratzufuhr (2 g/kg KG/Tag) ausreicht, um den Proteinbestand des Körpers zu erhalten. Die fehlende Energie wird aus *endogenen Speichern* geliefert.

Die **hypokalorische parenterale Ernährung** ist bei mittelschweren Eingriffen mit einer zu erwartenden Nahrungskarenz von maximal 3 bis 4 Tagen indiziert.

Für die **hypokalorische parenterale Ernährung** stehen *Komplettlösungen* zur Verfügung, die beide Nährstoffkomponenten und Elektrolyte enthalten. Lösungen mit einer Osmolarität von weniger als 900 mosmol und einem pH von über 5 führen insbesondere bei Vorschalten eines Filters nur im geringen Maße zu einer Thrombophlebitis peripherer Venen.

Die vollständige oder **normokalorische parenterale Ernährung** deckt den aktuellen Bedarf des Patienten entsprechend den oben angegebenen Richtlinien. Sie wird bevorzugt als *Mischlösung* infundiert. Aufgrund der hohen Osmolarität der Nährlösungen ist ein *Zugang zum zentralvenösen System unerläßlich*. Die Implantation eines zentralen Venenkatheters ist aber komplikationsträchtig (Tab. 6.6.-3). Sie sollte deshalb unter sterilen Bedingungen durchgeführt werden. Wegen der 100fach höheren Phlebitis- und der 20fach höheren Thromboserate des Basilicazugangs wird der V.-jugularis-interna- oder V.-subclavia-Katheter bevorzugt.

Die **vollständige parenterale Ernährung** soll nach großen Eingriffen mit einer postoperativ zu erwartenden Nahrungskarenz von mehr als 4 Tagen eingesetzt werden.

Tab. 6.6.-3. Komplikationen bei Implantation eines zentralen Venenkatheters (* Sammelstatistik).

Autor	BURRI*			MÜLLER
Zugang	V. basilica	V. jugularis interna	V. subclavia	V. subclavia
Patienten	7027	10013	20451	182
Komplikationen (%)				
Pneumothorax	—	0,05	1,1	0,6
Arterienpunktion	—	0,51	1,4	1,6
Fehllage	9,5	0,9	6,0	6,6
Implantation nicht möglich	4,1	1,8	6,2	2,8

6.6. Perioperative und posttraumatische Ernährungstherapie

Weitere relevante *Komplikationen* der zentralvenösen Ernährung sind die *Kathetersepsis* sowie die *Thrombose* großer Venen. Die Häufigkeit der Kathetersepsis (1–20%) hängt von der Art des Krankenguts, der Liegedauer des Katheters sowie von Katheterpflege (Asepsis!) ab. Die Erreger sind in über 50% der Fälle grampositive Kokken. Bei Verdacht auf eine Kathetersepsis muß der Katheter entfernt werden.

> Die wesentlichen **Komplikationen** der vollständigen parenteralen Ernährung sind die Kathetersepsis und die Thrombose großer Venen.

Klinisch erkennbare *Thrombosen der großen Venen* sind in 0,5 bis 5% zu erwarten. Sie sind häufig mit einer Kathetersepsis vergesellschaftet. Es ist unklar, ob die Hyperkoagulabilität bei Sepsis die Entstehung eines Thrombus begünstigt oder ob der Thrombus als Kulturmedium die Basis für das Bakterienwachstum schafft. Die Zahl asymptomatischer Thrombosen nach zentralvenöser Ernährung dürfte noch um ein Mehrfaches über den oben angegebenen Werten liegen. V.-subclavia- oder V.-jugularis-interna-Thrombosen werden mit Antikoagulantien behandelt. Bei einer Thrombose der V. cava superior ist die Thrombektomie möglich.

6.6.5. Stoffwechselkomplikationen bei parenteraler Ernährung

Jede Komponente der Nährlösungen kann eine pathologische Stoffwechselsituation herbeiführen oder verstärken. Die häufigste Ursache von Stoffwechselkomplikationen ist eine Fehleinschätzung des tatsächlichen Bedarfs des Patienten unter Berücksichtigung seiner spezifischen Stoffwechselsituation. Aus diesem Grund sollte die parenterale Ernährung in der postoperativen und posttraumatischen Phase *stufenweise unter fortlaufender Kontrolle des klinischen Bildes und der wichtigsten Stoffwechselparameter:* Blutzucker, Elektrolyte, Transaminasen und bei Fettinfusion Triglyceride erfolgen.

6.6.6. Technik der enteralen Ernährung

6.6.6.1. Diäten

Nährstoff- (NDD) und *chemisch definierte Diäten (CDD)* haben die selbst hergestellte Sondennahrung abgelöst. Die NDD sind in ihrer Zusammensetzung exakt definierte, ballaststoffarme Nahrungsgemische natürlichen Ursprungs und werden oral oder über eine Sonde gastral zugeführt. Als *Eiweiß* werden Milch-, Soja-, Eiklar- oder Fleischprotein, als *Kohlenhydrate* Maltodextrin und Saccharose und als *Fett* Pflanzenöle verwendet.

Für den Einsatz der **Standard-NDD** sind eine *ungestörte Resorptionskapazität des Darms* und ein *normales Stoffwechselverhalten* Voraussetzung.

Modifizierte NDD tragen einer eingeschränkten Verdauungskapazität (Pankreaserkrankungen, Fettresorptionsstörungen) bzw. einer Lactoseintoleranz Rechnung. Ihr Lactosegehalt liegt unter 10% und der Fettanteil ist teilweise durch mittelkettige Triglyceride (MCT) ersetzt, da diese ohne Pankreaslipase und ohne Gallensäuren resorbiert werden können.

CDD sind aus mono- oder niedermolekularen synthetischen Einzelkomponenten hergestellt (Tab. 6.6.-4).

Tab. 6.6.-4. Indikationen für den Einsatz von chemisch definierten Diäten (nach STEINHARDT).

1. Malabsorptionssyndrome
   (Sprue, M. Whipple, Cronkhite-Kanada-Syndrom, Zustand nach Magenresektion)
2. Kurzdarm-Syndrom
   (Stadium I und II)
3. Chronisch entzündliche Darmerkrankungen
   (M. Crohn: akuter Schub, Fisteln, Wachstumsverzögerung)
4. Maldigestion
   (Chronisch exokrine Pankreasinsuffizienz)
5. Verschiedene
   (Angeborene Störungen der Aminosäurenabsorption, intestinale Allergie, protrahierte akute Durchfallerkrankungen, Strahlen- und Zytostatikaschäden des Darms)
6. Umstrittene
   (Akute Pankreatitis)

In ihrer ersten Generation (Elementardiät, »Astronauten-Diät«) bestand der *Stickstoffanteil* aus synthetischen Aminosäuren. Diese wurden in der zweiten Generation großteils durch Oligopeptide ersetzt, die in Abhängigkeit von ihrer Aminosäurensequenz und der Art der N-terminalen Aminosäure rascher resorbiert werden als freie Aminosäuren.

Der *Kohlenhydratanteil* der CDD besteht aus Oligo- und Disacchariden.

Ihr *Fettgehalt* ist gering. Für die meisten im Handel befindlichen CDD ist diese Bezeichnung nicht korrekt, da es sich um undefinierte Peptidhydrolysate handelt, deren Resorptionsrate weitgehend unbekannt ist.

Geschmacklich sind die CDD so wenig akzeptabel, daß sie nur über eine Sonde oder über ein Stoma appliziert werden können.

6.6.6.2. Zufuhr

Die **orale Applikation** von NDD ist die einfachste Form der enteralen Ernährung. Trotz geschmacklicher Verbesserungen der NDD tolerieren nur wenige Patienten die mit ihr verbundene Geschmacks- und Volumenbelastung.

Naso-gastrische Verweilsonden (10–18 Charr.) – es sollten für Ernährung nur Sonden aus Silikon oder Polyurethan verwendet werden – sind weitgehend problemlos. Ihre korrekte Lage muß durch Aspiration von Magensekret oder radiologisch überprüft werden. Wenn NDD in Einzelportionen von etwa 50 ml in kurzen Abständen bis zu einer Gesamtmenge von 200 ml in den Magen gespritzt wird, sind normale peristaltische Wellen und eine regelrechte Magenentleerung nachweisbar.

Dünndarmsonden aus Silikon-Kautschuk haben einen Durchmesser von 1,2–1,4 mm und weisen an der Spitze verschiedene Konstruktionen (Ballon, Quecksilber) auf, die ihren Transport aus dem Magen ins Duodenum bzw. über das Treitzsche Band ins Jejunum erleichtern sollen. Liegt die Sonde nach 24 Stunden immer noch nicht richtig, sollte sie gastroskopisch korrigiert werden.

Die *Vorteile* der transjejunalen Sonden sind eine deutlich herabgesetzte Aspirationsgefahr und die Möglichkeit des sofortigen posttraumatischen oder postoperativen Beginns der Ernährung. Die Infusion der Nährlösungen – in der Regel CDD – erfolgt kontinuierlich, um eine gleichmäßige osmotische Belastung des Dünndarms und optimale Absorption zu erreichen. Postoperativ hat der Aufbau der jejunalen Ernährung stufenweise zu erfolgen. Parallel hierzu wird die parenterale Ernährung abgebaut.

Die **transkutane Feinnadeljejunostomie** kann vor Abschluß abdominalchirurgischer Eingriffe gelegt werden. Ein Jejunalkatheter (Abb. 6.6.-2) wird mit einer speziellen Splitkanüle über einen 4 bis 6 cm langen submukösen Tunnel in das Jejunum vorgeschoben. Die Jejunumschlinge wird mit 2 resorbierbaren Fäden am parietalen Peritoneum fixiert. Diese Technik ist vor allem bei Patienten indiziert, die postoperativ einer längerfristigen Ernährungsrehabilitation (Ösophaguskarzinom, Pankreatektomie, Kurzdarm-Syndrom Stad. I und II) bedürfen. Sie eignet sich hervorragend für die Zufuhr von CDD und belastet den Patienten bei einer vertretbaren Komplikationsrate weniger als transnasale Sonden.

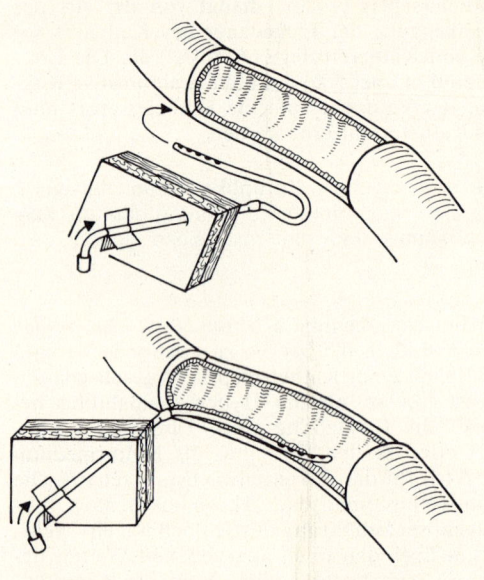

Abb. 6.6.-2. Technik der Feinnadelkatheterjejunostomie (nach TROIDL).

Bei der **perkutanen endoskopischen Gastrostomie** (Abb. 6.6.-3) wird nach ausreichender Luftfüllung des Magens über das Gastroskop im mittleren Drittel zwischen Xyphoid und Nabel die Bauch- und Magenwand mit einer Splitkanüle durchstochen. Über die Kanüle wird ein *Foley-Katheter* (12 Charr.) unter endoskopischer Sicht in das Mageninnere vorgeschoben und aufgeblasen. Nach Entfernung der Splitkanüle wird der Katheter zurückgezogen und fixiert, so daß

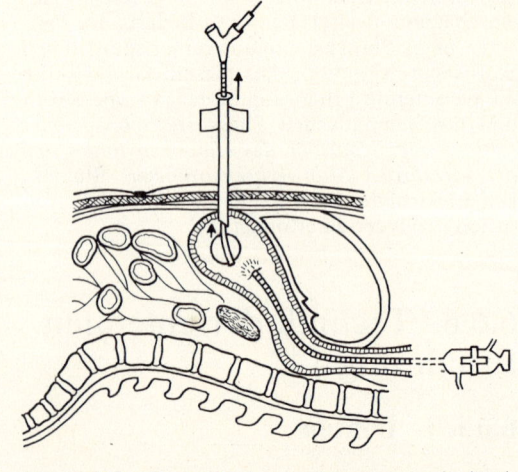

Abb. 6.6.-3. Technik der perkutanen endoskopischen Gastrostomie (nach VESTWEBER).

sich die Magenwand an die Abdominalwand anlegt und mit ihr verkleben kann. Spezielle Katheter machen auch eine transpylorische Nahrungszufuhr möglich.

6.6.6.3. Komplikationen der enteralen Ernährung

Diarrhö und *intraabdominelle Distension* sind die häufigsten Komplikationen (20%–60%) der enteralen Ernährung und können ihren Abbruch erfordern. Als Ursache kommen Hyperosmolarität der Diät, zu großes oder unregelmäßiges Volumenangebot, Verwendung zu kalter oder bakteriell verunreinigter Diäten sowie eine Malabsorption in Frage. Die meist am 2. bis 3. postoperativen Tag bei der jejunalen Ernährung auftretende Distension kann in ihrer Abgrenzung gegenüber dem Subileus oder Ileus Schwierigkeiten bereiten. Reflux, Erbrechen und Aspiration sind eine weitere Komplikationskette.

Seltene Komplikationen sind eine sondenbedingte Ösophagusvarizenblutung, die Pneumatosis intestinalis, sowie eine nekrotische Enterocolitis als Reaktion Neugeborener auf CDD.

Literaturauswahl

AMERICAN MEDICAL ASSOCIATION; Department of Foods and Nutrition: Multivitamin preparations for parenteral use. A statement by the Nutrition Advisory Group. JPEN *3*:258 (1979).

AMERICAN MEDICAL ASSOCIATION; Department of Foods and Nutrition: Guidelines for essential trace elements preparations for parenteral use. Expert Panel for Nutrition Advisory Group. JAMA *241*:2051 (1979).

BURRI, C. F., F. W. AHNEFELD: Cava-Katheter. Springer, Berlin, Heidelberg, New York 1977.

HEBERER, M., A. BODOKY: Enterale Ernährungstherapie: Chirurgische Techniken. In: Klinische Ernährung 12, S. 81, 1983.

KINNEY, J. M.: Energy requirements for parenteral nutrition. In: FISCHER (Hrsg.), Total parenteral nutrition, S. 135–142. Little, Brown, Boston 1976.

RYAN, J. A.: Catheter complications in total parenteral nutrition. New Engl. J. Med. *290*:757 (1974).

TROIDL, H., K. H. VESTWEBER, R. BROTKE et al.: Unmittelbare postoperative Ernährung mit der Elementardiät (Survimed) mittels neuer Applikationsform einer sogenannten Feinnadel-Katheter-Jejunostomie. Chirurg *54*:805 (1983).

WRETLIND, A.: Complete intravenous nutrition: Theoretical and experimental background. Nutr. Metab. *14 (Suppl.)*:1 (1972).

6.7. Der Stoffwechsel nach Operation und Trauma

Von J. M. Müller

6.7.1. Pathogenese

Die Verletzung der Integrität beantwortet der Organismus mit einer neurohumoral gesteuerten, phasenhaft ablaufenden Reaktion, deren Ziel es ist, das Überleben zu sichern. Die dabei im Intermediärstoffwechsel (Abb. 6.7.-1) auftretenden Veränderungen bezeichnete HOFF als *vegetative Gesamtumschaltung*, SELYE als *Adaptationssyndrom* und LERICHE als *Postaggressionssyndrom*. Auslösende Faktoren können Volumenmangel, Schmerz, Gewebsschädigung, Infektion oder Anoxie sein.

6.7.2. Phasenhafter Verlauf
(Tab. 6.7.-1)

Akutphase: Unmittelbar auf das Trauma folgt eine über Stunden andauernde Depression aller physiologischen Abläufe des Organismus. Die katabolen antiinsulinären Hormone wie Cortison, Adrenalin und Glucagon dominieren.

Auf eine Operation oder ein Trauma folgt eine **phasenhaft ablaufende Stoffwechselreaktion.**

Therapeutisch steht die Stabilisierung der Vitalfunktion im Vordergrund.

Übergangsphase: Zur Energiebereitstellung wird körpereigenes Gewebe abgebaut. Die Insulinsekretion ist stimulierbar. Trotz erhöhter Insulinspiegel besteht zunächst ein »relativer« Insulinmangel, da die antiinsulinären Faktoren ihren dominierenden Einfluß erst gegen Ende dieser Periode verlieren.

Die *therapeutische Konsequenz* besteht in einer der Stoffwechselkapazität angepaßten Zufuhr an Energieträgern und Eiweißbausteinen.

Reparationsphase: Das Trauma ist überwunden. Die in den beiden vorausgegangenen Phasen entleerten Glykogen- und Fettdepots werden unter dem anabolen Einfluß von Insulin wieder aufgefüllt.

Therapeutisch ist dafür Sorge zu tragen, daß durch »künstliche Ernährung« so lange ein aus-

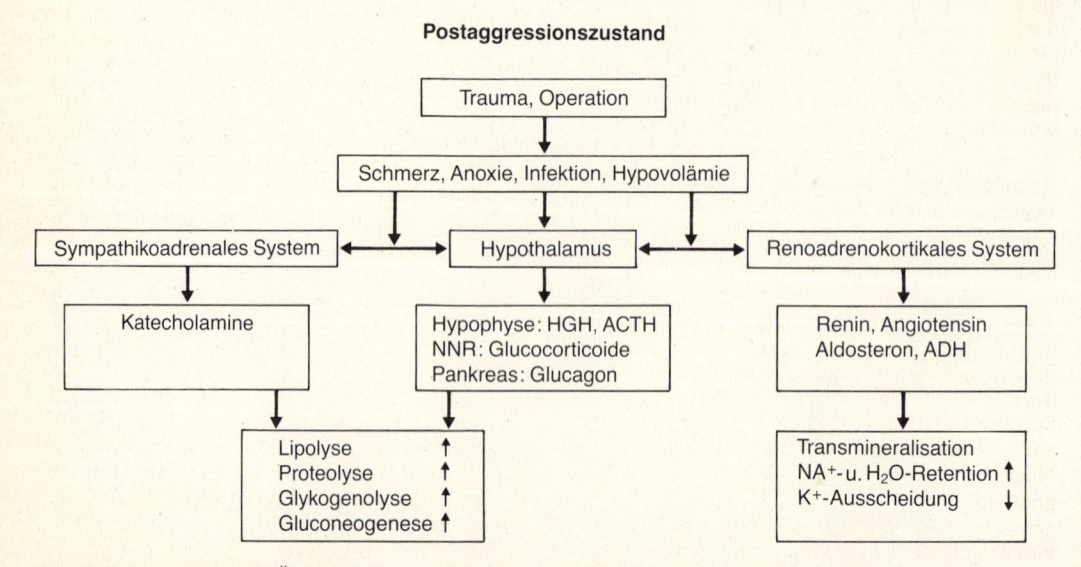

Abb. 6.7.-1. Auslösung, Übertragung und Stoffwechselveränderungen beim Postaggressionssyndrom.

Tab. 6.7.-1. Einteilung der biologischen Abwehrreaktion nach Operation und Trauma.

Einteilung nach	Phasenhafter Verlauf		
CUTHBERTSON	»Ebb-Phase«	»Flow-Phase«	
MOORE	»Injury«	»Injury«, »Turning Point«	»Muscular Strength«, »Fat Gain«
ALTEMEYER	Akut-Phase	Übergangs-Phase	Reparationsphase
Dauer	Stunden	Tage	Wochen
Hormonkonstellation	Insulinsekretion supprimiert und nicht stimulierbar, antiinsulinäre Faktoren überwiegen	Insulin stimulierbar, »relativer« Insulinmangel bei Überwiegen antiinsulinärer Faktoren	Insulin dominant, antiinsulinäre Faktoren im physiologischen Bereich
Therapie	Sicherung der Vitalfunktionen	Substratzufuhr nach Stoffwechselkapazität	Volle Ernährung

reichendes Substratangebot bereitgestellt wird, bis der Patient die Fähigkeit zur normalen Ernährung wiedererlangt hat.

6.7.3. Hormonantrieb

Afferente, neurale Impulse aus dem Verletzungsareal und der *Abfall des zirkulären Blutvolumens* sind die entscheidenden **Starter** des Hormonantriebs. Ihre Signale erreichen Rezeptoren des ZNS und bewirken eine Erhöhung des Sympathikotonus sowie über den Hypothalamus die Freisetzung von Hormonen des Hypophysenvorderlappens. Unter dem steuernden Einfluß beider Systeme werden durch den Sympathikus, die Nebennieren und das Pankreas *katabole Hormone* ausgeschieden. Ihre *Wechselwirkung mit dem Insulin* bestimmt den Verlauf des Stoffwechselgeschehens.

Unmittelbar postoperativ dominieren die Katecholamine das Stoffwechselgeschehen. Die **Insulinwirkung wird unterdrückt** und erreicht erst nach Tagen ihr normales Maß.

Verlauf: In den ersten Stunden nach einem mittleren chirurgischen Eingriff steigen die *Noradrenalinkonzentration* auf das Vierfache und die *Adrenalinkonzentration* auf das Doppelte an. 24 Stunden später sinken die Hormonspiegel wieder ab, wenn sich nicht ein zweites Trauma, z. B. eine Nachblutung, aufpfropft oder wie bei einer drittgradigen Verbrennung der initiale Stimulus längere Zeit bestehen bleibt. Unter den katabolen Hormonen dominieren die *Katecholamine*, insbesondere das Adrenalin. Sie vermögen die Lipolyse, die Ketogenese, die Glykogenese, die Gluconeogenese und wahrscheinlich auch die Proteolyse zu aktivieren. Anhaltend wirksam sind die Katecholamine jedoch nur im Zusammenhang mit Glucagon, ACTH und Wachstumshormon.

Entgegen früheren Vorstellungen sind die *Schilddrüsenhormone* nicht an der postoperativ gesteigerten Stoffwechselaktivität beteiligt. Normale Schilddrüsenhormonspiegel sind für den regelhaften Ablauf der Streßantwort zwar notwendig, aber auch ausreichend.

Die *Insulinausschüttung* aus den β-Zellen des Pankreas wird durch Katecholamine gehemmt. Der Abfall des Insulinspiegels sowie die direkten hepatischen Wirkungen und die peripheren Wirkungen der katabolen Hormone lassen die Glucosekonzentration im Blut ansteigen. Die Hyperglykämie in Verbindung mit HGH, Glucagon oder Arginin stimuliert die Insulinsekretion und führt zu den am Beginn der Übergangsphase erhöhten Insulinwerten. Die dabei beobachtete Insulinresistenz peripherer Gewebe beruht auf einem Postrezeptordefekt, der durch die Anflutung freier Fettsäuren in die Organe gesteuert wird.

6.7.4. Energiestoffwechsel

Posttraumatisch steigt der Energieumsatz an. Während nach einem elektiven Eingriff ohne größeren Blutverlust lediglich eine Zunahme des Ruheenergieumsatzes um 10% zu verzeichnen ist, finden sich bei einer Sepsis oder ausgedehnten Verbrennung 3. Grades Umsatzsteigerungen um 50 bis 100%. *Fettgewebe* und *Muskeleiweiß* sind mit über 95% der verfügbaren Energie die *ent-*

scheidenden Reserven. In erster Linie aus dem Fettabbau muß nach der postoperativ innerhalb von Stunden erfolgten Entleerung der Glykogendepots die notwendige Energie zur Aufrechterhaltung der Körperfunktionen aufgebracht werden. Der Beitrag der *Proteolyse* am gesteigerten Energieumsatz ist mit einem Anteil von 5–15% relativ gering.

Abhängig von der Art des Traumas steigt postoperativ der **Energiestoffwechsel** an.

6.7.5. Fettstoffwechsel

Adrenalin, Glucagon, ACTH und HGH stimulieren den Fettgewebsabbau. Das hohe Fettsäureangebot steigert die Fettsäureaufnahme in die Leber. In den Mitochondrien der Hepatozyten werden die Fettsäuren entweder zu CO_2 oxidiert oder in Ketone gespalten. Die Ketokörper werden im Postaggressionssyndrom in erhöhtem Maße von der Muskulatur, aber auch vom Gehirn aufgenommen und zur Energiegewinnung herangezogen. Hierdurch können Glucose und Aminosäuren als Energielieferanten eingespart werden.

Postoperativ werden **Fettabbauprodukte** vermehrt zur Energiegewinnung herangezogen.

6.7.6. Kohlenhydratstoffwechsel

Die *posttraumatische Hyperglykämie* ist eines der auffallendsten Symptome des Postaggressionszustandes. Sie muß als sinnvolle Mobilisation energetischer Reserven angesehen werden, um die *Versorgung übergeordneter, glucoseabhängiger Zentren (ZNS, RHS)* sicherzustellen. Unter dem dominierenden Katecholamineinfluß wird die Insulinsekretion aus dem Pankreas gehemmt und in Verbindung mit den übrigen katabolen Hormonen über die »second-messenger«-cAMP und Calcium die *Glykogenolyse aktiviert.* Sind die Glykogenspeicher der Leber nach Stunden entleert, sinkt die Glucoseabgabe um die Hälfte ab, da die Gluconeogenese den Ausfall der Glykogenolyse nicht entsprechend kompensieren kann. Als Ausgleich erfolgt in den *peripheren Geweben* eine Verminderung der Glucoseaufnahme und Glucoseoxidation.

Kohlenhydratreserven sind postoperativ nach wenigen Stunden aufgebraucht und müssen zur Deckung des Bedarfs aus Aminosäuren resynthetisiert werden.

6.7.7. Eiweißstoffwechsel

Posttraumatisch steigt der Eiweißumsatz an. Hierbei kann die Erhöhung der Syntheserate jedoch mit dem Ausmaß der Proteolyse nicht Schritt halten. Der tägliche Verlust an Stickstoff, dem Endprodukt des Proteinstoffwechsels, korreliert mit der Schwere des Traumas und erreicht sein *Maximum am 5. postoperativen Tag.* Während der Proteinbestand stoffwechselaktiver Organe, wie der Leber und der Nieren zunächst erhalten bleibt, gibt der Skelettmuskel vermehrt einzelne Aminosäuren ab. In Verbindung mit einer gesteigerten Aminosäurenaufnahme in die Leber zur Glukoneogenese und Proteinsynthese sowie dem Verbrauch an Aminosäuren im Verletzungsgebiet zur Defektbereinigung resultiert ein *für den Postaggressionszustand typisches Aminosäurenmuster im Plasma und Muskel.* Glutamin und *Alanin* machen mehr als die Hälfte der aus dem Muskel freigesetzten Aminosäuren aus. Alanin wird von der Leber aufgenommen und in Glucose umgewandelt. Diese zirkuliert zum Skelettmuskel zurück und wird unter Freisetzung von Energie glykolytisch zu *Pyruvat* abgebaut, das nach Transaminierung als Alanin wieder an die Leber abgegeben werden kann (*Glucose-Alanin-Zyklus*). *Glutamin* wird vor allem vom Dünndarm aufgenommen und kann über Glutamat und alpha-Ketoglutarat in den *Zitronensäurezyklus* als energielieferndes Substrat eingeschleust werden. Bei fortbestehendem Hormonantrieb bleibt die Proteolyse solange bestehen, bis das verminderte energetische Substratangebot an den Muskel durch den Anstieg der Ketokörper ausgeglichen wird.

Im Plasma zeigt sich der postoperativ gesteigerte Eiweißstoffwechsel in einem *vermehrten Abbau verschiedener Proteinfraktionen* wie z.B. des Präalbumin bei gleichzeitig gesteigerter Synthese von »Akute-Phase«-Proteinen wie Haptoglobin, Fibrinogen oder C-reaktivem Protein. Ihnen obliegen spezifische Abwehrleistungen, wie die Toxinbindung oder die Inaktivierung lysosomaler Enzyme.

Postoperativ wird **körpereigenes Eiweiß** zur Energiebereitstellung bzw. zur Defektreparatur abgebaut.

Literaturauswahl

CUTHBERTSON, D. P.: The disturbance of metabolism produced by bony and non-bony injury, with notes on certain abnormal conditions of bone. Biochem. J. 24:1244 (1930).
LONG, C. L., J. L. SPENCER, J. M. KINNEY, J. W. GEIGER: Carbohydrate metabolism in man: Effect of elective operations and major injury. J. appl. Physiol. 31:110 (1971).
MOORE, F. D.: Metabolic Care of the Surgical Patient. Saunders, Philadelphia, London 1959.

6.8. Das akute Nierenversagen in der Chirurgie

Von L. Koslowski und Th. Klöss

6.8.1. Definition

Ein akutes Nierenversagen liegt vor, wenn innerhalb von Stunden oder Tagen eine Oligurie oder Anurie auftritt. Als **Oligurie** bezeichnet man eine Harnmenge von weniger als 400 ml, als **Anurie** eine solche von weniger als 100 ml in 24 Stunden, wenn der Organismus nicht wesentlich dehydriert ist und eine normale Flüssigkeitszufuhr erfolgt. Das akute Nierenversagen geht mit einem *Anstieg des Serum-Kreatinins und des Serum-Harnstoffs* einher.

6.8.2. Ätiologie

Die *häufigste Ursache* des akuten Nierenversagens in der Chirurgie ist die *postoperative oder posttraumatische Sepsis*.

Andere Ursachen sind: Peritonitis, Pankreatitis, Harnwegsinfektion, Cholezystitis und Cholangitis; ferner traumatische Schäden wie Blutungsschock bei Mehrfachfrakturen, Milzrupturen oder intrathorakalen Verletzungen sowie Verbrühungen und Verbrennungen. Unter diesen verschiedenen Ursachen ist der hämorrhagische Schock relativ selten. Besonders bedeutungsvoll sind *diffuse Peritonitis* und *akute Pankreatitis*. Alle diese Zustände gehören zu den **prärenalen Ursachen** des akuten Nierenversagens, die über verminderte Nierendurchblutung bei Hypotonie, Volumenmangel oder reduziertem Herzzeitvolumen und übersteigerter Katabolie bei Gewebstraumen, Hämatomresorption oder Infektion zum akuten Nierenversagen führen.

Häufige **Ursachen des akuten Nierenversagens** in der Chirurgie sind: Peritonitis, Pankreatitis, Sepsis, Blutungs- und Verletzungsschock.

Postrenale Ursachen des akuten Nierenversagens sind *Obstruktionen der Harnwege*. Ihre Aufhebung bewirkt meist eine intensive Polyurie. Als *Ursachen* kommen in Betracht: verstopfte Blasenkatheter, Prostataadenome, Blutgerinnsel in der Blase oder Blasenatonie, seltener Steine und Tumoren im Ureter, traumatische Schädigungen der ableitenden Harnwege oder auch Ureterstenosen durch Fibrose nach Bestrahlung eines Uteruskarzinoms.

Das parenchymatöse **intrarenale Nierenversagen** entsteht durch ischämische oder nephrotoxische Tubulusnekrose, z. B. bei Unverträglichkeit von Bluttransfusionen, aber auch bei protrahiertem Schock, Sepsis und Lebererkrankungen, durch interstitielle Nephritis infolge Arzneimittelnebenwirkung oder schwere Pyelonephritis oder infolge Durchblutungsstörungen bei Nierengefäßerkrankung.

6.8.3. Pathologische Anatomie

Die Nieren sind *makroskopisch* durch vermehrten Wassergehalt vergrößert, die Nierenrinde ist blaß und verbreitert, das Mark dunkelrot. *Histologisch* findet sich eine Schwellung der Tubulusepithelien, auch körnige Epithelnekrosen und -regenerate, sowie ein Ödem des Interstitiums.

6.8.4. Pathogenese und Pathophysiologie

Voraussetzung für die Entstehung einer Anurie ist die *Verminderung des Glomerulusfiltrats*. Die Niere verbraucht 75% der ihr zugeführten Energie für die Natriumrückresorption in den Tubuli. Energetische Insuffizienz infolge ischämischer (Blutungsschock) oder toxischer (Bakterientoxine bei Peritonitis und Sepsis) Schädigung beeinträchtigt die Transportkapazität der Tubulusepithelien.

6.8.5. Leitsymptome und Klinik des akuten Nierenversagens

In der Regel allmählich, manchmal auch schlagartig, oft erst Tage nach dem auslösenden Ereignis geht die ausgeschiedene Urinmenge auf *unter 400 ml in 24 Stunden* bzw. auf *unter 30 ml/h* zurück. Es entwickeln sich Isosthenurie, Azotämie, Urämie, Hyperkaliämie, positive Wasserbilanz und allgemeine Ödeme. Der Quotient aus Urin- und Plasmaosmolarität sinkt unter 1,5, der Quotient der Harnstoffkonzentration im Urin und Plasma auf unter 10, ja unter 5. Für den Ausgang entscheidend ist die *frühzeitige Erkennung* des akuten Nierenversagens und der Entschluß zu einer aktiven Behandlung.

Zunächst muß eine behebbare prärenale Komponente als Ursache der Nierenfunktionsstörung ausgeschlossen werden.

Als diagnostischer Test eignet sich eine *Flüssigkeitsbelastung* mit 500 ml isotonischer Kochsalzlösung, die über einen Zeitraum von 30 Minuten infundiert wird. Eine signifikante Zunahme der Urinausscheidung zeigt einen intravasalen Volumenmangel an.

Ein weiterer Test ist die Gabe von *Furosemid:* man gibt 40–80 mg intravenös. Falls keine Diurese eintritt, ist ein akutes Nierenversagen wahrscheinlich. Höhere Dosierungen sind nicht sinnvoll, da Furosemid zu einer Verminderung des intravasalen Volumens und damit zu einer Abnahme der Nierenperfusion führt. Daraus kann eine zusätzliche Schädigung des Nierenparenchyms entstehen.

6.8.6. Therapie

Neben der regelmäßig wiederholten *Dialyse* besteht die Behandlung in einer Korrektur nachgewiesener prä- oder postrenaler Ursachen, exakter täglicher Überwachung der Ernährung, der Flüssigkeitsbilanz, der Elektrolytbilanz und des Säure-Basen-Haushalts, möglichst auch Senkung des gesteigerten Stoffwechsels. Täglich dürfen nur 500 ml Flüssigkeit + gemessener Ausscheidungsmenge des Vortages + gemessene Verluste durch Sonden oder Drainagen + 400 ml pro 1 °C Körpertemperaturerhöhung gegeben werden. Ein Gewichtsverlust von 0,2–0,3 kg/Tag ist optimal. Fehlender Gewichtsverlust oder eine Hyponatriämie weisen auf Überinfusion hin.

Behandlung des akuten Nierenversagens: sorgfältige Flüssigkeits- und Elektrolytbilanz, Hämodialyse oder Hämofiltration, aggressive Therapie des chirurgischen Grundleidens durch Beseitigung septischer Herde.

Eine *Hämodialyse* soll eingeleitet werden, solange noch BUN (Blood urea nitrogen) unter 90 mg%, Kreatinin unter 10 mg% und Kalium unter 6,0 mval/l liegen. Die Sterblichkeit des akuten Nierenversagens wird durch frühzeitige Dialyse auf die Hälfte reduziert. Der häufigste Fehler bei der Behandlung des akuten Nierenversagens ist eine zu späte Einleitung der Dialyse! Zur Dialyse müssen akute Gefäßzugänge als *arteriovenöser Shunt* angelegt werden, entweder operativ als Scribner-Shunt oder perkutan durch Punktion zentraler Gefäße mittels Sheldon-Kathetern.

Eine sinnvolle Alternative zur Dialyse ist die apparativ weniger aufwendige kontinuierliche *arteriovenöse Hämofiltration.* Insbesondere bei schlechter Kreislauffunktion, bei massiver Überwässerung oder gleichzeitiger akuter respiratorischer Insuffizienz erscheint die Hämofiltration wegen der kontinuierlich aufrecht zu erhaltenden negativen Bilanzierung überlegen.

Die Oligurie dauert 8–16 Tage, im Durchschnitt 11 Tage. Wenn sie länger als 28 Tage besteht, ist eine Nierenrindennekrose anzunehmen.

Die *Ernährung* soll kaliumarm (unter 20 mval), kalorienreich (über 50 kcal, 209,2 KJ/kg) pro Tag sein und mindestens 100 g Kohlenhydrate + essentielle Aminosäuren enthalten. Durch Kationenaustauscher kann die Hyperkaliämie vermindert werden. Außerdem empfiehlt sich ein Azidoseausgleich und die Gabe von *Antazida* zur Vorbeugung gegen gastroduodenale Ulzera. Alle nicht lebensnotwendige Medikamente sind abzusetzen. Verabreichte Medikamente müssen in ihrer Dosis und im Verabreichungsintervall an den Grad der Niereninsuffizienz angepaßt werden.

Zu dieser konservativen Behandlung tritt die aktive, ja *aggressive Therapie des chirurgischen Grundleidens*. Da 88% chirurgischer Patienten mit akutem Nierenversagen, die konservativ behandelt werden, sterben, stellt sich zwingend die Frage nach einer chirurgischen Intervention oder Reintervention bei abdominalen Komplikationen, wie Peritonitis, Abszeßbildung oder Blutung.

In der Chirurgie ist nicht das akute Nierenversagen, sondern das Grundleiden der determinierende Faktor für das Überleben! Nach einer Sammelstatistik litten 64% der an akutem Nierenversagen verstorbenen Patienten an Peritonitis, intraperitonealen Abszessen, Cholangitis, Pankreatitis und Enterokolitis.

Die ausgiebige *Drainage eines intra- oder retroperitonealen Abszesses,* einer *akuten Pankreatitis* oder auch einer *diffusen Peritonitis* kann lebensrettend wirken. Bei Fortbestehen septischer Herde bleibt auch die wiederholte Hämodialyse erfolglos!

Nach *Verbrennungen* und *Verbrühungen* sollte ein akutes Nierenversagen bei adäquater Infusionsbehandlung nicht mehr vorkommen; sein Auftreten zwingt zu einer Überprüfung des Therapiekonzepts.

Arteriosklerotische Hypertoniker mit Hyposthenurie und niedrig fixiertem spezifischen Gewicht des Urins zeigen postoperativ bei normaler oder geringfügig geminderter Harnausscheidung ansteigende Werte der harnpflichtigen Substanzen. Ein hohes Angebot an ausscheidbarer Flüssigkeit und Furosemid-Gaben sind nötig, um Ausscheidungsmengen über 2000 ml zu erzwingen, wobei auf entstehende Lungenödeme sorgfältig zu achten ist.

6.8.7. Prognose

Die *Letalität* des akuten Nierenversagens betrug vor der Dialyse-Ära 80-90%. Flüssigkeitsüberladung und Hyperkaliämie waren die häufigsten Todesursachen. Nach Einführung der Hämodialyse ging sie auf 40-50% zurück. Relativ günstig ist die Prognose nach gynäkologischen Eingriffen (Letalität etwa 10%), auch nach traumatischen Schäden (Letalität 60-70%). Beim septischen Schock beträgt die Sterblichkeit immer noch 70-80%, wenn die auslösende Ursache nicht beseitigt werden kann. Heute sind Herzrhythmusstörungen, akute kardiovaskuläre Komplikationen und gastrointestinale Blutungen neben multiplen Infektionen die Hauptursache der hohen Letalität des akuten Nierenversagens.

Literaturauswahl

BEAK, S. M., G. G. MAKABALI, W. C. SHOEMAKER: Clinical determinants of survival from postoperativ renal failure. Surg. Gynecol. Obstet. *140*:685 (1975).

BOHLE, A., H. V. GÄRTNER, H. B. LABERKE, F. KRÜCK: Die Niere – Struktur und Funktion, S. 404. Schattauer, Stuttgart, New York 1984.

CASALI, R., R. L. SIMONS, J. S. NAJARIAN, V. v. HARITETSCH, T. J. BUSELMEIER, C. M. KJELLSTRAND: Acute renal insufficiency complicating major cardiovascular surgery. Ann. Surg. *181*:370 (1975).

DANIELSON, R. A.: Differential diagnosis and treatment of oliguria in posttraumatic and postoperative patients. Surg. Clin. North Amer. *55*:697 (1975).

ELNGREN, D. T., L. Y. CHEUNG, A. BLOOMER, J. G. MAXWELL: Acute renal failure after abdominal surgery – the importance of sepsis. Amer. J. Surg. *128*:743 (1974).

GESSLER, U.: Postoperatives akutes Nierenversagen. Langenbecks Arch. klin. Chir. *337*:229 (1974).

HEINZE, V.: Klinik und Praxis des akuten Nierenversagens. Med. Welt *25*:1653 (1974).

KORNHALL, S.: Acute renal failure in surgical diseases with special regard to neglected complications. Acta chir. scand. *Suppl. 419* (1971).

6.9. Multiples Organversagen

Von P. K. WAGNER

Definition: Multiples Organversagen (MOV) bedeutet das *simultane oder in rascher zeitlicher Folge eintretende Versagen mehrerer Organe oder Organsysteme* wie Lunge, Herz, Kreislauf, Nieren, Leber, Gehirn, oberer Gastrointestinaltrakt (Streßblutungen), Stoffwechsel und Blutgerinnung.

Der Begriff wurde 1975 von BAUE geprägt, der damit auf ein zunehmendes Problem der sich rasch entwickelnden Intensivmedizin aufmerksam machte. Die Prognose von Einzelorganausfällen hatte sich mit den zunehmenden Kenntnissen ihrer Behandlungsmöglichkeit bis dahin zwar gebessert, gleichzeitig wuchs aber auch die Anzahl der Patienten, deren Krankheitsverlauf bei erfolgloser Behandlung durch eine multiple, progressive Organinsuffizienz gekennzeichnet war. Parallel hierzu und mit der Ausweitung von Operationsindikationen bei geriatrischen Patienten hat das MOV seither eine ständige Zunahme erfahren, es ist zum Syndrom der modernen Intensivmedizin geworden. Wegen der einheitlichen Pathogenese (Schockfolgen) ist es als klinische Entität zu betrachten.

Ätiologie: Eine *Sepsis* ist die Hauptursache bei chirurgischen Patienten. Ausgangspunkt sind bakterielle Infekte der Bauchhöhle (Peritonitis, Abszesse, Gallenblasenempyem, eitrige Cholangitis), seltener des Urogenitaltraktes, der Thoraxorgane oder intravasaler Katheter.

Als weitere häufige Ursachen gelten ein *protrahierter Volumenmangelschock*, z.B. nach Polytrauma oder Verbrennungen. Schwere Grunderkrankungen oder große Operationen können zum raschen Ausfall eines vorgeschädigten Organs führen. Aufgrund der engen funktionellen Beziehungen bedeutet dies eine Mehrbelastung für andere Organsysteme, die schließlich funktionell versagen.

Seltene Ursachen sind primäre Stoffwechselentgleisungen wie Coma diabeticum, delirante Zustände bei Alkoholikern, Massentransfusionen und schwere Verlaufsformen einer akuten Pankreatitis.

Symptomatik: Das klinische Erscheinungsbild ist *uneinheitlich*, es wird gekennzeichnet durch die jeweilige Grunderkrankung und die sich addierenden Organausfälle. Bei einer Sepsis stehen anhaltend hohes Fieber mit schwerer Beeinträchtigung des Allgemeinzustandes, Leukozytose mit Linksverschiebung oder Leukopenie im Vordergrund. Die Symptome des Volumenmangelschocks korrelieren mit der Schocktiefe.

Die *Lunge* ist am häufigsten und meist zuerst betroffen. Eine akute respiratorische Insuffizienz äußert sich initial durch Unruhe, Verwirrtheit, Tachypnoe und Tachykardie, später folgen Zyanose, Bewußtseinsverlust, Bradykardie und Blutdruckabfall. Raschen und zuverlässigen Aufschluß bietet die arterielle Blutgasanalyse (s. Kap. 6.2, 6.3).

Eine *Herzinsuffizienz* ist gekennzeichnet durch Lungenstauung bis zum Lungenödem, obere und untere Einflußstauung, Tachykardie und Blutdruckabfall sowie durch periphere Ödeme mit Aszites.

Beim *akuten Nierenversagen* kommt es zur Oligo-Anurie mit Anstieg der harnpflichtigen Substanzen im Serum, Hyperkaliämie und metabolische Azidose (s. Kap. 6.5), beim *Leberversagen* zu deliranten Zuständen mit Verwirrung, motorischer Unruhe und Zittern, Stupor und Koma. Laborchemisch imponieren ein rascher Anstieg von Transaminasen, Ammoniak und Bilirubin bei weniger ausgeprägter Erhöhung der alkalischen Phosphatase. Die Thromboplastinzeit nach Quick ist als Ausdruck der verminderten Syntheseleistung erniedrigt, es resultiert eine Blutungsneigung.

Auch bei der *zerebralen Insuffizienz* stehen Bewußtseinsstörungen unterschiedlichen Ausmaßes von Unruhe über Somnolenz, Sopor und Koma im Vordergrund. Zusätzlich kommt es zu Regulationsstörungen von Kreislauf, Körpertemperatur, endokrinen Organen und Säurebasen-Haushalt.

Blutungen akuter gastroduodenaler Läsionen äußern sich als Hämatemesis, Absetzen von Blut über die Magensonde und Melaena. Blutdruck- und Hämoglobinabfall korrelieren mit der Blutungsintensität.

Wichtigste *Stoffwechselstörung* ist eine *metabolische Azidose*. Zunächst nehmen Atemfrequenz und Atemtiefe kompensatorisch zu, Lethargie, Stupor und Desorientiertheit folgen.

Die *Verbrauchskoagulopathie* ist die häufigste Gerinnungsstörung im Rahmen eines MOV. Es kann zu Blutungen in Haut und Schleimhäuten ggf. auch an inneren Organen kommen. Einfacher diagnostischer Hinweis ist ein Thrombozytensturz bei erniedrigtem Fibrinogenspiegel.

Insgesamt ist die klinische Symptomatik, vornehmlich hinsichtlich der Bewußtseinsstörungen vielschichtig und ähnelt sich beim Ausfall unterschiedlicher Organe (s. Kap. 6.9). Da laborchemisch Art und Ausmaß der jeweiligen Insuffizienzen zuverlässig erfaßbar sind, kommt der routinemäßigen Bestimmung der oben genannten Parameter eine besondere Bedeutung zu.

Therapie: Im Mittelpunkt steht, soweit möglich, die *Behandlung der Grunderkrankung*. Wird das MOV durch eine Sepsis oder einen Schock verursacht, so läßt sich der Patient so lange nicht anhaltend stabilisieren, bis der Sepsisherd beseitigt, die Blutungsquelle definitiv versorgt und ausreichend Volumen substituiert wurde. Die übrige Therapie besteht in Abhängigkeit von den jeweiligen Organausfällen in der Addition von Einzelbehandlungsmaßnahmen.

Bei der *akuten respiratorischen Insuffizienz* kommt lediglich eine maschinelle Beatmung in Frage, die wegen der schlechten Prognose möglichst früh einsetzen muß. Bei drohendem MOV sollte der prophylaktische Einsatz eines Respirators erwogen werden. Digitalis und Katecholamine erhöhen die Kontraktionskraft des Myokards, Diuretika vermindern die Volumenbelastung.

Beim *akuten Nierenversagen* sollte die Indikation zur Peritoneal- oder extrakorporalen Hämodialyse oder -filtration frühzeitig gestellt werden. Volumenerhöhung und Elektrolytzufuhr sind exakt zu bilanzieren (s. Kap. 6.5).

Die Vielzahl der *Leberfunktionen* läßt sich nicht durch ein künstliches Organ ersetzen, mit der extrakorporalen Perfusion von Primatenlebern konnten bisher keine überzeugenden Erfolge erzielt werden. Empfohlen wird die Infusion von hochprozentigen Glucose- und Lävulose-Lösungen mit Elektrolytsubstitution, die Darmreinigung mit schwer resorbierbaren Antibiotika oder Lävulose und die intravenöse Gabe von Vitamin K. Toxine können teilweise durch Dialyse oder Hämofiltration entfernt werden.

Die *zerebrale Insuffizienz* ist meist hypoxisch bedingt. Bei erfolgreicher Behandlung von respiratorischer und Herzinsuffizienz bessert sich auch die Hirndurchblutung. Ein eventuell bestehendes Hirnödem wird mit Diuretika und Dexamethason therapiert.

Sekretin und Somatostatin werden erfolgreich bei *blutenden akuten gastroduodenalen Läsionen* eingesetzt, Antazida oder H_2-Rezeptor-Antagonisten sind in der Blutung ohne Effekt. Arterielle Hämorrhagien aus solitären Ulzera oder Erosionen werden mit endoskopisch gestützten Verfahren wie Unterspritzung oder Koagulation gestillt. Führen diese Maßnahmen nicht zum Erfolg und persistiert die Blutung (mehr als 6 Blutkonserven innerhalb von 24 Stunden zur Stabilisierung von Kreislauf und Hämoglobin), ist ein operatives Vorgehen erforderlich.

Zur Korrektur der Azidose wird bevorzugt Bicarbonat verwendet, die intravasale Gerinnung kann bei einer *Verbrauchskoagulopathie* durch Heparin (500–1000 E stündlich über Perfusor) unterbrochen werden.

Prognose: Die Prognose ist *ungünstig*, ein möglicher Behandlungserfolg ist im Einzelfall schwer abschätzbar. Die allgemeine *Letalitätsrate* beträgt 60–80%, sie ist lediglich bei stets normaler Nierenfunktion niedriger. Treffen mehr als *drei intensivmedizinisch zu behandelnde Organinsuffizienzen* oder akutes Lungen- und Nierenversagen zusammen, überleben weniger als 10% der Patienten. Liegt eine nicht sanierbare abdominelle Sepsis mit beatmungspflichtiger respiratorischer und dialysepflichtiger renaler Insuffizienz vor, ist die Prognose meist infaust. Diese Kombination wird auch als *letale Trias* bezeichnet.

Prophylaxe: Angesichts der hohen Letalität steht die Prophylaxe, vor allem septischer Allgemeininfektionen als häufigste Ursache, im Vordergrund. Diese beginnt bereits *präoperativ* (kurze Liegezeit, Behandlung von evtl. Infekten des Tracheobronchial- und Urogenitalsystems), sie wird besonders in der Kolon-Chirurgie durch eine perioperative Antibiotikaprophylaxe ergänzt.

Intraoperativ sind eine exakte Anastomosentechnik zur Verhütung von Nahtinsuffizienzen sowie eine ausreichende Drainage des Operationsgebietes erforderlich. Septische Temperaturen in der postoperativen Phase erfordern nicht nur eine antibiotische Behandlung. Genese, Spektrum und Antibiotikasensibilität der Erreger sind unverzüglich abzuklären, damit eine kausale Therapie (z.B. Relaparotomie und Spülbehandlung der Bauchhöhle, Abszeßdrainage) eingeleitet werden kann. Erfahrungsgemäß wird eine Sepsis solange nicht beherrscht, wie die Infektionsquelle fortbesteht. Die alleinige Gabe von Antibiotika und Hoffen auf Besserung können fatale Folgen haben. Eine Mangelernährung, vor allem bei Tumorpatienten, prädisponiert aufgrund der allgemeinen Abwehrschwäche zu septischen Komplikationen, die mittels perioperativer hochkalorischer parenteraler Ernährung in ihrer Häufigkeit reduziert werden können.

Besondere Bedeutung kommt auch der raschen *postoperativen Mobilisierung* und dem frühestmöglichen *Entfernen von Blasen- und zentralvenösen Kathetern* zu.

Präventive Maßnahmen der Schockfolgen an den einzelnen Organen bestehen in einer möglichst frühen und intensiven Schocktherapie (Kap. 9). Das Auftreten akuter gastroduodenaler Läsionen kann wirkungsvoll durch H_2-Rezeptor-Antagonisten oder Antazida verhindert werden. Hierbei sind mehrmals täglich pH-Kontrollen des Magensaftes erforderlich. Liegt der pH-Wert niedriger als 3,5-4,0, muß die Dosierung erhöht werden. Eine entsprechende Prophylaxe sollte routinemäßig bei Sepsis, Schock, nach großen Operationen und bei Einzelorganversagen durchgeführt werden. Alle, vor allem aber geriatrische Patienten bedürfen präoperativ zur Abschätzung des Operationsrisikos auch einer internistischen und anästhesiologischen Untersuchung. Hierbei nachgewiesene Funktionsstörungen können häufig durch eine entsprechende präoperative Vorbereitung, z. B. Digitalisierung, Gabe von Antiarrhythmika, Inhalationstherapie, Einstellung von Blutzucker oder Hypertonus verbessert werden. Bei Risikopatienten muß eine postoperative Intensivüberwachung den operativen Eingriff flankieren.

Das **simultane** oder in rascher Folge auftretende **Versagen mehrerer Organe oder Organsysteme** wird als **multiples Organversagen** bezeichnet. Bei chirurgischen Patienten wird das Krankheitsbild häufig durch eine **Sepsis** hervorgerufen, andere Ursachen sind ein protrahierter Volumenmangelschock sowie schwere Grunderkrankungen oder große Operationen.

Das **klinische Erscheinungsbild** ist uneinheitlich und wird gekennzeichnet durch das jeweilige Leiden und die sich addierenden Organausfälle.

Therapeutisch steht die Behandlung der Grunderkrankung im Mittelpunkt, kombiniert mit Einzelbehandlungsmaßnahmen der vorliegenden Organausfälle.

Die **Prognose** ist ungünstig, insbesondere wenn ein Versagen von mehr als drei Organen zusammentrifft. Aufgrund der hohen Letalitätsrate kommt der **Prophylaxe** von auslösenden Faktoren, insbesondere der Sepsis, der raschen Behandlung des Grundleidens sowie der *frühestmöglichen Erkennung* und Therapie von Organversagen eine besondere Bedeutung zu.

Literaturauswahl

BAUE, A. E.: Multiple, progressive, or sequential systems failure. Arch. Surg. *110*:779-781 (1975).

SCHILDBERG, F. W., G. HOHLBACH: Die Prävention des multiplen Organversagens. Beilage zu den Mitteilungen der Deutschen Gesellschaft für Chirurgie, Heft 2, 1985.

SCHUSTER, H. P.: Multiorganversagen. Langenbecks Arch. Chir. *366*:397-401 (1985).

WAGNER, P. K., P. WENDLING: Künstliche Beatmung auf einer chirurgischen Intensivstation. Langenbecks Arch. Chir. *366*:409-413 (1985).

7. Hämostase

Von P. Matis und U. Matis

Präoperativer Blutverlust, intraoperative Blutungen, Spät- und Nachblutungen – insgesamt Probleme der Blutstillung und des Blutersatzes – können für den Erfolg eines operativen Eingriffes entscheidend sein. *Blutgerinnung* und *Gerinnselbildung* erhalten im Rahmen der *Blutstillung* für den Chirurgen eine besondere Bedeutung.

Das entstehende Gerinnsel bezeichnet man ganz allgemein als *Koagulum*, ein intra vitam und intravasal gebildetes Gerinnsel als *Thrombus*, die postmortal intravasal gebildeten Leichengerinnsel als *Kruorgerinnsel*.

7.0.1. Blutgerinnung

7.0.1.1. Fibrinbildung

Die Umwandlung des im Plasma gelöst vorliegenden **Fibrinogens in fädiges Fibrin** als Voraussetzung für eine Gerinnselbildung bzw. ein Fibrinnetz erfolgt **enzymatisch** (proteolytisch) durch das Gerinnungsferment **Thrombin**.

An diesem Gerinnungsvorgang sind Glykoproteine (Globuline), Phospholipid (aus Thrombozyten und Gewebe) sowie Ca^{2+} beteiligt. Hinzu kommen noch ein hochmolekulares Kininogen (HMWK = *h*igh *m*olecular *w*eight *k*ininogen) und ein Präkallikrein. Die Gerinnungsfaktoren des *Plasmas* werden – mit Außnahme der beiden letztgenannten – unter anderem aus Gründen der Vereinheitlichung der Nomenklatur in der Reihenfolge ihrer Erstbeschreibung und sicheren Identifizierung mit *römischen* Ziffern bezeichnet (Tab. 7.-1), Inhaltsstoffe der *Thrombozyten,* Thrombozytenfaktoren (Tab. 7.-5) in Analogie hierzu zum Teil auch mit *arabischen* Ziffern. *Inhibitoren* dieser Gerinnungsfaktoren sind in Tab. 7.-3 zusammengestellt.

Fibrinogen besteht aus drei Paaren von Peptidketten. Zwei Kettenpaare (Aα und Bβ) werden bei der Gerinnung durch Thrombin gespalten, wobei die Fibrinopeptide A und B freigesetzt werden. Die so entstehenden *Fibrinmonomere* (Des-A-Fibrin, Des-B-Fibrin) lagern sich ohne weiteres zunächst zu harnstofflöslichen *Polymeren* aneinander (F_s) und bilden über intermediäre *Fibrinketten* die *Fibrinfaser*. Erst durch den *fibrinstabilisierenden Faktor* entsteht in Anwesenheit von Ca^{2+} ein harnstoffunlösliches, festes Fibrin*fasernetz* (F_i), ein *Fibringerinnsel*.

Thrombin wird aus seiner Vorstufe, dem *Prothrombin*, durch einen komplexen **Prothrombinumwandlungsfaktor** enzymatisch *aktiviert*.

Die Bildung dieses Umwandlungsfaktors, der Prothrombinase, erfolgt auf zwei Wegen; einmal »*endogen*« unter ausschließlicher Beteiligung im Blut enthaltener Faktoren (intrinsic system), zum anderen »*exogen*« unter Beteiligung eines gewebeständigen Faktors (extrinsic system).

Der **exogene Gerinnungsablauf** wird durch *Einschwemmung von Gewebefaktor* (Thrombokinase, Thromboplastin), etwa bei Gewebsverletzung, der **endogene** ohne Verletzung durch *Kontaktaktivierung* ausgelöst.

Die an diesen Systemen beteiligten (gerinnungsfördernden) **Gerinnungsfaktoren** sind in Tab. 7.-1 zusammengestellt. Sie zirkulieren als *Proenzyme*, inaktive Vorstufen, die durch proteolytische Abspaltung von Peptiden (»*limitierte Proteolyse*«), sogenannter Aktivierungspeptide, zu *Enzymen*, mit Ausnahme von Faktor XIII durchweg Serinproteasen, aktiviert werden.

Diese Reaktion wiederholt sich stufenweise derart, daß jeweils ein (inaktives) Proenzym zum (aktiven) Enzym umgewandelt, nunmehr seinerseits das in der Reaktionskette folgende Proenzym, d. h. den inaktiven Gerinnungsfaktor aktiviert. Dieser enzymatische Aktivierungsablauf läßt sich als *Gerinnungskaskade* darstellen (in Abb. 7.-1 li.).

Die Reaktionen sind im einzelnen durch Protein-Protein- und Protein-Phospholipid-Wechselwirkungen unter Bildung *makromolekularer Reaktionskomplexe* (siehe Tab. 7.-2) charakterisiert.

Diese bestehen jeweils aus dem *Enzym* (dem aktiven Gerinnungsfaktor), dem *Substrat* (der inaktiven Vorstufe des in der Kaskade folgenden Gerinnungsfaktors), einem die Reaktion beschleunigenden *Cofaktor* und einer nicht blutneutralen, negativ geladenen *Oberfläche* oder einem *Phospholipid* mit Ca^{2+} aus den Plättchen bzw. der Plättchenmembran (Plättchenfaktor 3) oder aus dem Gewebe (Gewebethromboplastin, bzw. dessen Phospholipidanteil). Wesentlich ist

Tab. 7.-1. Gerinnungsfaktoren und die durch sie bedingten angeborenen und erworbenen Gerinnungsstörungen (nach DEUTSCH, MARX u. a.). Vitamin-K-abhängige Bildung (*) Cofaktor (°)

Gerinnungsfaktor Name	Mol.-Gew. HWZ (h)	Bildungsort Plasmakonz. mg/dl(mg%)	Angeborene Defekte Fehlbildung Substitution	Erworbene Defekte
Faktor I Fibrinogen	340000 96–112	Leber 200–400	Afibrinogenämien Dysfibrinogenämie Humanfibrinogen (Behringwerke, Immuno) Fibrinogen-Kryopräzipitat	1. *Verbrauch von Gerinnungsfaktoren durch:* a) Verbrauchskoagulopathie, im wesentl. F. I, II, V, VIII und Thrombozyten. Substitution – nach Unterbrechung des Gerinnungsvorgangs durch Heparin und ggf. Antithrombinkonzentrat – mit Frischblut (Frischplasma), Fibrinogenkonzentrat b) Intravasale Fibrinolyse (primär, reaktiv), im wesentl. F. I, V, VIII Substitution mit Fibrinogen(konzentrat) und F.VIII-Konzentrat
Faktor II * Prothrombin	72000 50–60	Leber 10	Hypoprothrombinämie Dysprothrombinämie Prothrombin(komplex)konzentrat (Behringwerke, Immuno, Biotest) PPSB (= Prothrombinkomplex)-Konzentrat	
Faktor III Thromboplastin Thrombokinase (Gewebefaktor)		Gewebezellen und Leukozyten	—	
Faktor IV Ca^{2+}		Resorption Knochen 5 mval/l	—	2. *Synthesehemmung von Gerinnungsfaktoren:* a) bei Neugeborenen infolge physiologischer Unreife der Leber (z. B. Fibrinogenfehlbildung); dsgl. nach Gabe von Vitamin-K-Antagonisten (Kumarinderivate) bei Erwachsenen (z. B. postoperativ). Antidot: Vitamin K_1 (Konakion). Substitution mit Prothrombin(komplex)konzentr. b) bei Leberparenchymschäden, Leberzirrhose je nach Schweregrad Faktoren II, VII, IX und X; I, V, XI, XIII. (F. VIII ist vermehrt).
Faktor V ° Proakzelerin	300000 15–35	Leber, RES? 3	Hypoproakzelerinämie Parahämophilie Frischplasma	
Faktor VII * Prokonvertin	50000 3–6	Leber 0,1	Hypoprokonvertinämie Dysprokonvertinämie Prothrombin(komplex)konzentrat (Behringwerke, Immuno, Biotest) PPSB (= Prothrombinkomplex)-Konzentrat	
Faktor-VIII-Komplex Faktor-VIII ° Antihämophiler Faktor A ohne Kohlenhydratanteil	265000 6–20	Endothel 0,01	Hämophilie A Faktor-VIII-Konzentrate (Behringwerke Travenol, Immuno, Tropon). Hemmkörperhämophilie: [Feiba (Immuno)]	
Faktor VIII R: Ag v. Willebrand-Faktor »antibleeding factor« Thrombozyten-aggregations-Cofaktor	800000– 12000000 8–15	0,7	v. Willebrand-Jürgens-Syndrom Angiohämophilie Frischblut F.VIII-Konzentrate	
Faktor IX * Antihämophiler Faktor B Christmas-Faktor	55000 18–30	Leber 0,3	Hämophilie B Angiohämophilie B F.IX-Konzentrat	
Faktor X * Stuart-Prower-Faktor	55000 40–60	Leber 1	F.X-Mangel (Fehlbildung) PPSB (= Prothrombin(komplex)-Konzentrat	
Faktor XI PTA (= plasma thromboplastin antecedent) Rosenthal-Faktor	160000 48–60	RES? 0,4	F.XI-Mangel Frischplasma	
Faktor XII Hageman-Faktor	80000 52–70	Leber? 1–4	»Hageman trait«	
Faktor XIII (FSF) Fibrinstabilisierender Faktor	336000 72–120	Leber 1–2	FSF-Mangel Frischblut, F.XIII-Konzentrat (Behringwerke)	
Präkallikrein Fletcher-Faktor	88000 35	Leber u. a. 3–10	—	
HMW (high molecular ° weight) Kininogen, Fitzgerald-Faktor	120000 144	Leber? 8	—	

7. Hämostase

Endogene Aktivierung der Gerinnung "Intrinsic system"

Kallikrein
F.XII
HMWK
Oberfläche⁻
F.XIIa

F.XIIa
F.XI
HMWK
Oberfläche⁻
F.XIa

F.XIa
F.IX
Phospholipid
Ca^{2+}
F.IXa

F.IXa
F.X
F.VIIIa
Phospholipid
Ca^{2+}
F.Xa

Exogene Aktivierung der Gerinnung "Extrinsic system"

F.VII
Gewebefaktor
(Thrombokinase)
Ca^{2+}
F.VIIa

F.VIIa
Gewebefaktor
(Thrombokinase)
Phospholipid
Ca^{2+}
F.Xa

F.Xa
Prothrombin (F.II)
F.Va
Phospholipid
Ca^{2+}
Thrombin (F.IIa) ⟶ F.XIII + Ca^{2+} ⟶ F.XIIIa

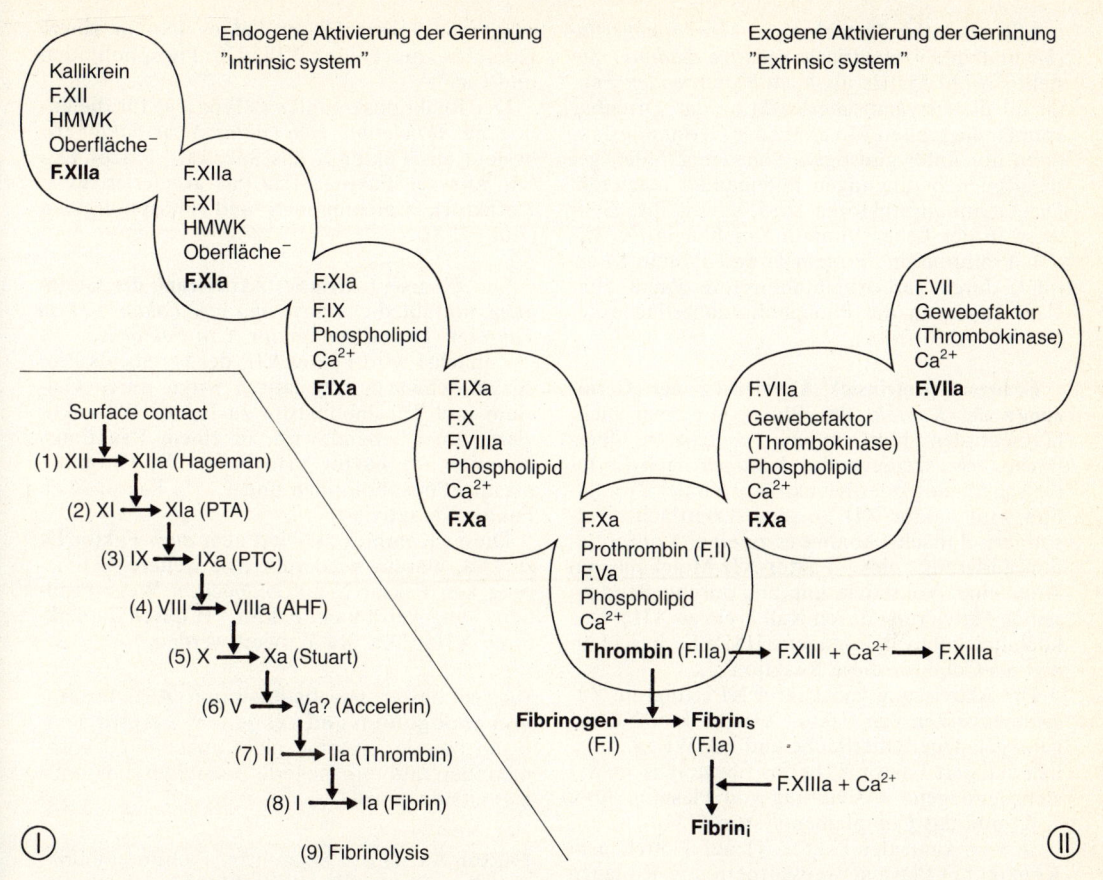

Fibrinogen ⟶ **Fibrin$_s$**
(F.I)   (F.Ia)
                ⟵ F.XIIIa + Ca^{2+}
Fibrin$_i$

Surface contact
(1) XII ⟶ XIIa (Hageman)
(2) XI ⟶ XIa (PTA)
(3) IX ⟶ IXa (PTC)
(4) VIII ⟶ VIIIa (AHF)
(5) X ⟶ Xa (Stuart)
(6) V ⟶ Va? (Accelerin)
(7) II ⟶ IIa (Thrombin)
(8) I ⟶ Ia (Fibrin)
(9) Fibrinolysis

(I)   (II)

Abb. 7.-1. (I) Die (historische) »enzyme cascade« (MACFARLANE) bzw. »waterfall sequence« (DAVIE u. RATNOFF). (II) Die kaskadenartige enzymatische Aktivierung im »intrinsic«, aber auch »extrinsic« system erfolgt unter Bildung von makromolekularen Reaktionskomplexen (s. unter anderem bei WITT und Tab. 7.-2.).

Tab. 7.-2. Makromolekulare Enzymkomplexe im Gerinnungs- und Fibrinolysesystem (nach PREISSNER u. MÜLLER-BERGHAUS).

Wirkung	Enzym	Substrat	Cofaktor	Oberfläche/Kation
F. XII-Aktivierung	Kallikrein	F. XII	HMW-Kininogen	Neg. geladene Oberfläche
Präkallikrein-Aktivierung	F. XIIa (XII)	Präkallikrein	HMW-Kininogen	Neg. geladene Oberfläche
F. XI-Aktivierung	F. XIIa	F. XI	HMW-Kininogen	Neg. geladene Oberfläche
Intrins. F. X-Aktivierung	F. IXa	F. X	F. VIIIa	Phospholipid/Ca^{2+}
Extrins. F. X-Aktivierung	F. VIIa	F. X	Gewebethromboplastin	Phospholipid/Ca^{2+}
Prothrombin-Aktivierung	F. Xa	Prothrombin	F. Va	Phospholipid/Ca^{2+}
Protein-C-Aktivierung	Thrombin	Protein C	Thrombomodulin	Endotheloberfläche/Ca^{2+}
F. Va-, F. VIIIa-Inaktivierung	Protein Ca	F. Va, F. VIIIa	Protein S	Phospholipid/Ca^{2+}
Plasmin-Generierung	Plasminogenaktivator	Plasminogen	Fibrin	Fibrin

die Struktur der Phospholipid-*Membranoberfläche* und deren elektrisch *negative Ladung*. Sie stellt sowohl Matrix als auch *begrenzenden* Faktor für die enzymatische Reaktion dar. Offenbar können die großen Moleküle der Gerinnungsfaktoren nur unter günstigen, von den Lipiden geschaffenen Bedingungen miteinander reagieren. Die Gerinnungsfaktoren sind, soweit ihre Synthese in der Leber Vitamin-K-abhängig (X, IX, VII, Prothrombin; Protein C und Protein S) erfolgt, durch carboxyglutaminsaure Reste über Ca^{2+}-Ionen an die Phospholipidoberfläche gebunden (Abb. 7.-3).

Endogene (intrinsic) Aktivierung der Gerinnung: Bei *Kontakt* des Blutes mit einer nicht blutneutralen, blutfremden, benetzbaren Oberfläche, etwa freiliegendes *Kollagen* nach Endothelschädigung oder bei extrakorporaler Zirkulation wird Faktor XII an diese Oberflächen adsorbiert. Zunächst kommt es zu einer Konformationsänderung des Faktor-XII-Moleküls im Sinne einer Voraktivierung und anschließend zu seiner Aktivierung durch Kallikrein zu XIIa. Das hochmolekulare Kininogen (HMWK) beschleunigt als Cofaktor diese Reaktion.

Die Aktivierung von Faktor XI erfolgt im Zusammenwirken von Faktor XIIa, Faktor XI, negativ geladener Oberfläche und HMWK. Zusätzlich aktiviert Faktor XIIa das fibrinolytische System (endogene Aktivierung von Plasmin, Abb. 7.-4.) und das Complementsystem (Abb. 7.-2.).

In vivo kann der Faktor XI auf Plättchen in Kontakt mit Plasmaeiweißkörpern und Kollagen auch direkt aktiviert werden.

Calciumionen und Phospholipide als »Oberflächen« sind erst ab der Faktor-XIa-Wirkung »kaskadenabwärts« nötig: So erfolgt die Aktivierung von Faktor IX zu Faktor IXa in einem Komplex aus Faktor XIa, IX, Phospholipiden und Ca^{2+}.

Der Reaktionskomplex (»Tenase«) für die endogene *Aktivierung von Faktor X zu Faktor Xa* besteht aus Faktor X (als Substrat), Faktor IXa (als Enzym), Faktor VIIIa (als akzelerierendem Kofaktor), Calciumionen und Phospholipiden (Abb. 7.-3).

Die **exogene (extrinsic) Aktivierung der Gerinnung** umfaßt die *Aktivierung von Faktor VII zu Faktor VIIa und von Faktor X zu Faktor Xa*.

Zunächst wird Faktor VII, der bereits als Proenzym schwach enzymatisch wirkt, durch Calcium und Thromboplastin zu Faktor VIIa aktiviert. Anschließend wird, in einem Reaktionskomplex aus Faktor VIIa Faktor X, Thromboplastin, Phospholipiden und Ca^{2+}, Faktor X zu Faktor Xa aktiviert.

Dieser Komplex aktiviert aber *auch* Faktor IX zu IXa, woraus wiederum eine weitere Aktivierung von Faktor X auf *endogenem* Wege resultiert. Umgekehrt kann Faktor VII durch die Faktoren XIIa, IXa, Xa aktiviert werden.

Wegen dieser **wechselseitigen Aktivierung von endogenem und exogenem System** sind diese beiden Systeme nicht unabhängig voneinander, und ihre isolierte Betrachtung eigentlich nicht sinnvoll.

Faktor Xa ist der eigentliche Prothrombinumwandlungsfaktor, **Prothrombinase.**

Die **Umwandlung von Prothrombin zu Thrombin** (Faktor IIa) erfolgt jetzt über *einen* zentralen makromolekularen Reaktionskomplex aus dem Enzym Xa, dem Substrat Prothrombin, dem akzelerierenden Cofaktor Va, Phospholipiden und Ca^{2+}.

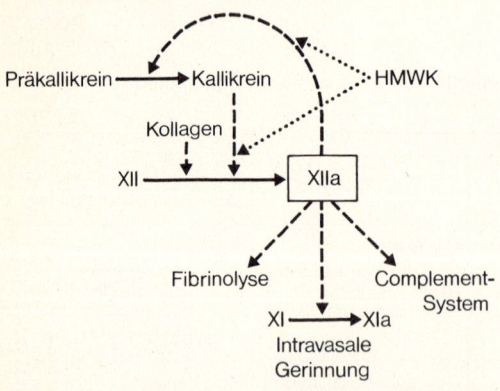

Abb. 7.-2. Schematische Darstellung der Kontaktaktivierung des Gerinnungsfaktors XII und der gegenseitigen Aktivierung von XII und Präkallikrein mit dem hochmolekularen Kininogen (HMWK = *H*igh *M*olekular *W*eight *K*ininogen). Faktor XIIa setzt die Gerinnungskaskade in Gang und aktiviert das fibrinolytische sowie das Complement-System (nach DUCKERT).

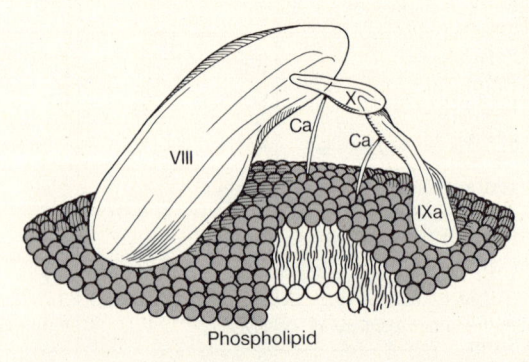

Abb. 7.-3. Schematische Darstellung der Faktor-X-Aktivierung. Die an der Reaktion beteiligten Faktoren werden durch die Phospholipidmizellen gebunden: Faktor VIII direkt, Faktor IXa und X mit Hilfe des Calciums (nach DUCKERT, ZWAAL u. HEMKER).

Für die Thrombinbildung ist die *Thrombozytenoberfläche* besonders bedeutsam. Durch Aktivierung der Cofaktoren VIII und V sowie des Faktor VII durch Thrombin wird die Thrombinbildung autokatalytisch verstärkt.

Bei Kontakt mit der *Endothel*oberfläche wird Thrombin an einen endothelständigen Rezeptor, den Cofaktor *Thrombomodulin,* gebunden. Es kommt zur Bildung eines makromolekularen Komplexes aus Thrombin, Thrombomodulin, Phospholipiden, Ca^{2+} und Protein C, der letzteres zu Protein C_a aktiviert. Dieses aktivierte Protein C_a inaktiviert zusammen mit einem Proteincofaktor, dem Protein S, die Cofaktoren VIIIa und Va. Auf diese Weise kann die weitere Thrombinbildung inhibiert werden. Protein C steht somit im Zentrum eines Regulationssystems an der Interphase von Blut- und Gefäßwand (Abb. 7.-6.).

In grober Annäherung kann man die endogen erfolgende Bildung des Prothrombinumwandlungsfaktors an der Zeit veranschaulichen, die bis zum Gerinnungseintritt sorgfältig entnommenen Blutes in einem Gefäß mit möglichst glatter Oberfläche (Silikon, Kunststoff) abläuft. Die Gerinnungszeit beträgt hier etwa 20 bis 30 min. Nach Zugabe von »Gewebesaft« zu einem in gleicher Weise entnommenen Blut – derart eine Verletzung simulierend – beträgt sie nur noch 20–30 sec. Die komplizierte Bildung des Prothrombinumwandlungsfaktors auf endogenem Wege beansprucht entsprechend längere Zeit als auf dem »kürzeren« exogenen Wege. Nach der Umwandlung des Prothrombins in Thrombin – in unserem Versuch nach Zugabe von Thrombin – tritt die Gerinnung *bereits nach 2 bis 3 sec (!)* ein. Durch die *endogen* aktivierte Gerinnung allein könnte somit im Notfall, etwa Defektverschluß bei Verletzung, die Aufgabe der Blutstillung gar nicht erfüllt werden. Hier bedarf es vielmehr der praktisch sofort wirksamen Aktivierung über das *exogene* System der Blutgerinnung. Die endogen aktivierte Gerinnung sichert das so entstandene Gerinnsel (s. u.).

In Gegenwart von *Thrombozyten* kommt es zur *Retraktion* des Gerinnsels (»Nachgerinnung«). Die *Blutplättchen* haften bei einem Gefäßwanddefekt innerhalb von Mikrosekunden an den freigelegten *subendothelialen Strukturen* – Kollagenfasern, Basalmembran, Mikrofibrillen – als Ausgangspunkt für den *Defektverschluß*, die Blutstillung.

Bei den verschiedenen Möglichkeiten, eine *intravasale Gerinnung* auszulösen (*endogen* durch Kontakt mit »Fremdoberflächen« im weitesten Sinne, etwa Endotoxin, Antigen-Antikörper-Komplexe, korpuskuläre Elemente, Chylomikronen und dergleichen; *exogen* durch Gewebeeinschwemmung posttraumatisch, infolge Gewebsuntergang, bei Malignomen, bei Hämolyse), spielt eine verzögerte oder ungenügende »Abräumung«, Clearance von aktivierten Zwischen- und Endprodukten des Gerinnungspotentials über das RES, eine wichtige Rolle.

> Die Clearance ist von der Durchflußrate abhängig. Hieraus ergibt sich die Bedeutung der Zirkulationsgröße. **Hypozirkulation** ist somit einer **Hyperkoagulabilität** zuzuordnen und umgekehrt.

Inhibitoren der Blutgerinnung: Intravasale Gerinnungsprozesse können *lokalisiert,* aber auch »disseminiert«, ggf. »konfluierend« *generalisiert* ablaufen. Um diese »Gerinnungslawine« zu stoppen, steht dem System von Gerinnungsfaktoren zunächst ein System spezifischer gerinnungshemmender Faktoren, sog. Inhibitoren entgegen (Tab. 7.-3.).

Antithrombin (*Heparincofaktor I,* „Antithrombin III"), eine Antiserinprotease, inaktiviert durch äquimolare Komplexbildung alle Gerinnungsfaktoren (mit Ausnahme von Faktor VII und XIII).

Heparin und Antithrombin bilden Komplexe, wodurch die Affinität des Antithrombins gegenüber Thrombin um ein Vielfaches gesteigert wird. Umgekehrt ist Heparin ohne Antithrombin unwirksam.

Heparincofaktor II inaktiviert Thrombin, jedoch nicht Faktor Xa. Seine Aktivität beträgt etwa 1/4 der Antithrombin(Heparincofaktor-I-)aktivität.

α_2-*Makroglobulin* und α_1-*Antitrypsin* hemmen Thrombin und Kallikrein, letzteres zusätzlich Faktor XIa.

Der *C1-Inaktivator,* Inhibitor des Complementsystems, vermag besonders die Enzyme des Kontaktaktivierungssystems (Faktor XIIa, Faktor XIa, Kallikrein) zu inaktivieren.

Durch *Protein C_a* wird über Hemmung der Cofaktoren VIIIa (bei der IXa-Aktivierung) und Va (bei der Xa-Aktivierung) die Ausbeute an Faktor Xa bzw. Thrombin limitiert.

Schließlich adsorbiert *naszierendes Fibrin* an seiner Oberfläche Thrombin und wirkt so ebenfalls als Antithrombin.

Bei *Antithrombinmangel* (unter 60%), Protein-C- und Protein-S-Mangel besteht eine erhöhte Gerinnungsneigung.

> Die Summe bzw. das Verhältnis der Aktivität von Gerinnungsfaktoren und Inhibitoren bestimmt das aktuelle **Gerinnungspotential,** das *fibrinoplastische Potential.*

7.0.1.2 Fibrinolyse

Die *Auflösung* bzw. der Abbau von Fibrin erfolgt durch Fibrinolyse, physiologischerweise nach Defektverschluß und Wundheilung. Bei gesteigerter Fibrinbildung erfolgt er durch entsprechend gesteigerte Fibrinolyse. Fibrinolytisch nicht zu bewältigendes Fibrin wird vom Organismus »assimiliert«, d. h. bindegewebig (Narbe!) organisiert.

Plasminogen ist die inaktive Vorstufe des fibrinolytischen Fermentes. Plasminogen wird durch Plasminogenaktivatoren (siehe Tab. 7.-4) endogen oder exogen zu Plasmin umgewandelt (s. Abb. 7.-4).

Endogene (intrinsic) Aktivierung der Fibrinolyse:
Faktor-XII-abhängig wird Proaktivator durch Kallikrein oder direkt durch Faktor XIIa zu Plasminogen aktiviert.
Faktor-XII-unabhängig wird Plasma-Prourokinase durch Plasmin zu Plasma-Urokinase aktiviert.

Exogene (extrinsic) Aktivierung der Fibrinolyse:
Plasminogenaktivatoren sind der *Gewebeplasminogenaktivator* (t-PA) und der *urinäre Plasminogenaktivator* (u-PA) sowie ein *Plasminogen-Streptokinase-Komplex*.

Der Gewebeplasminogenaktivator – kein Plasmaprotein – ist im Gewebe und in Gewebsflüssigkeit vorhanden und eine Serinprotease. Für eine gezielte und optimale fibrinolytische Aktivität ist die Bindung des Moleküls an Fibrin erforderlich.

t-PA wird zwar in vielen Organen gebildet, doch ist die Synthese im Gefäßsystem (Endothel) verständlicherweise von besonderer Bedeutung.

Tab. 7.-3. Inhibitoren der Gerinnung (mit Fibrinolyse), Plasmakonzentrationen und Angriffspunkte (nach DEUTSCH).

Inhibitor (Molekulargewicht)	Plasmakonzentration mg/dl (mg%)	Angriffspunkt
Antithrombin III 56000	18	IIa, IXa, Xa, XIa, XIIa
Protein C 62000	0,5	Va, VIIIa
Protein-C-Inh. 57000	0,5	Protein C_a
Protein S 80000	1,0	Cofaktor für Protein C
α_1-Antitrypsin 56000	250	IIa, XIa, Kallikrein, Plasmin
C1-Aktivator 104000	18	XIa, XIIa, Kallikrein, Plasmin
α_2-Makroglobulin 72000	250	IIa, XIIa, Kallikrein, UK, Plasmin, Elastase, Trypsin
α_2-Antiplasmin 65000–70000	1,05 µM/ml	Plasmin, IIa, IXa, Xa, XIIa
Heparincofaktor II 65000	0,005	IIa

Tab. 7.-4. Faktoren und Inhibitoren der Fibrinolyse (nach PAQUES u. HEIMBURGER).

Bezeichnung	Abkürzung	Plasmakonzentration mg/l	Molekulargewicht	HWZ
Plasminogen	Plg	120	90000	—
Gewebe-Plasminogenaktivator	t-PA	0,004	70000	3 min
Urinärer Plasminogenaktivator (Urokinase)	u-PA (UK)	0,005–0,010	54000	3,5–8 min
α_2-Plasmininhibitor	API (α_2-PI)	70	67000	2,4 d
α_2-Makroglobulin	α_2M	2200	725000	10 d
Plasminogenaktivator Inhibitor	PAI			
– Plazenta-Typ	P-PAI		50000–75000	—
– Endothel-Typ	E-PAI		50000–55000	—

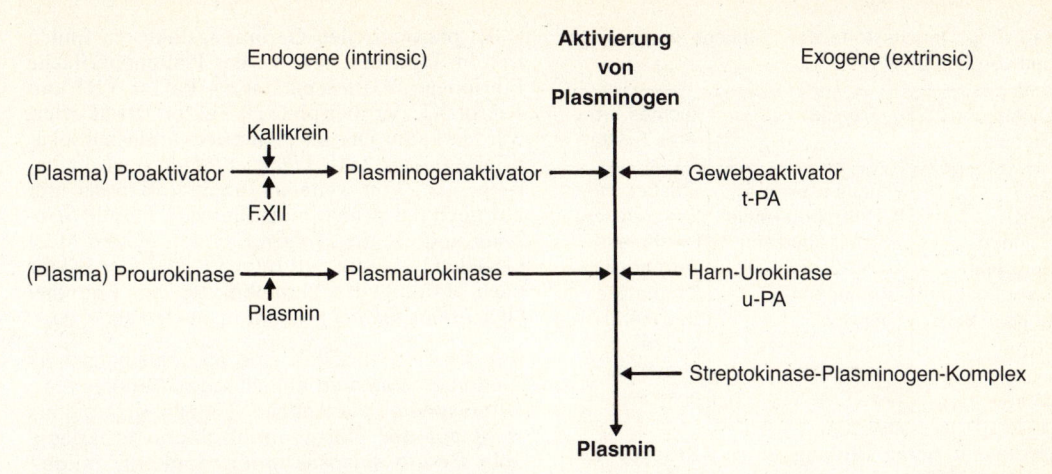

```
                        Aktivierung
    Endogene (intrinsic)    von         Exogene (extrinsic)
                        Plasminogen

         Kallikrein
(Plasma) Proaktivator ──→ Plasminogenaktivator ──→ ←── Gewebeaktivator
         ↑                                              t-PA
         F.XII

(Plasma) Prourokinase ──→ Plasmaurokinase ──→ ←── Harn-Urokinase
         ↑                                         u-PA
         Plasmin
                                              ←── Streptokinase-Plasminogen-Komplex

                          Plasmin
```

Abb. 7.-4. Endogene und exogene Umwandlung von Plasminogen zu Plasmin (nach Angaben von DEUTSCH).

Der urinäre Plasminogenaktivator (u-PA) *Urokinase* ist ebenfalls eine Serinprotease und wird wesentlich in der Niere synthetisiert.

Plasmininhibitoren sind das in der Leber synthetisierte $α_2$-*Antiplasmin*, das die Fibrinolyse durch Komplexbildung mit Plasmin (und Plasminogen) hemmt sowie $α_2$-*Makroglobulin*. Dieses wirkt erst nach Erschöpfung des $α_2$-*Antiplasminpotentials*.

Zu den *Plasminogenaktivatorinhibitoren* gehören aus Endothel und Thrombozyten freigesetzte Inhibitoren sowie Inhibitoren aus Plazenta.

Fibrinoplastisches Potential und *fibrinolytisches* Potential befinden sich über den *Hageman-Faktor* unter Einbeziehung der Zirkulationsverhältnisse in einem **hämostatischen Gleichgewicht** (Abb. 7.-10. oben).

7.0.1.3. Thrombozyten (Blutplättchen)

Die funktionelle — übrigens auch der Ontogenese entsprechende – Einheit von *Gefäßwand und Gefäßinhalt*, ihre besondere Bedeutung für die Blutstillung, findet sinnfälligen Ausdruck in der *zentralen Stellung der Thrombozyten*: ihren Reaktionen mit dem *subendothelialen Gewebe* einerseits und der *plasmischen Gerinnung* andererseits. Deren Synopsis (Abb. 7.-6.) soll die spezielle Erörterung einiger für das Verständnis wichtiger Gesichtspunkte ergänzen.

Morphologie und Physiologie: Die Blutplättchen sind für alle mit der Blutgerinnung in Beziehung stehenden Vorgänge von wesentlicher Bedeutung.

Die nativen (nicht-stimulierten, nicht aktivierten) Plättchen sind scheibenförmig, ohne Pseudopodien.

Die *Thrombozytenmembran* besteht aus einer Lipiddoppelschicht, wobei deren hydrophobe apolaren Anteile nach innen und die hydrophilen, kopfartigen, polaren nach außen gerichtet sind, wie in Abb. 7.-3. angedeutet; des weiteren u.a. aus Glyko-(Rezeptor- und Transport-)proteinen und Mukopolysacchariden. Sie steht mit einem offenen Kanälchensystem in Verbindung.

Im Inneren finden sich u.a. ein dichtes tubuläres System, Mikrofilamente, Mitochondrien und Granula (Abb. 7.-5) mit Inhaltsstoffen (sog. Thrombozytenfaktoren, s. auch Tab. 7.-5).

Sofort, wenn die Thrombozyten mit subendothelialem Gewebe in Berührung kommen, adhä-

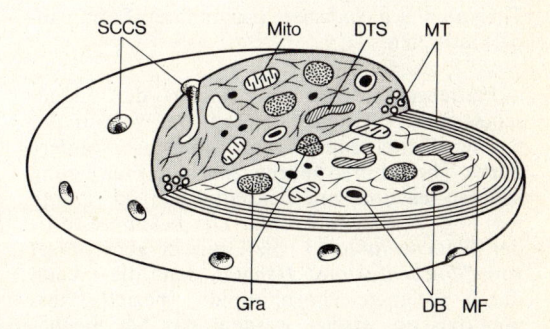

Abb. 7.-5. Schematische Darstellung eines zirkulierenden Plättchens. Schnittführung durch die Äquatorial- und Transversalebene. *Abkürzungen:* SCCS = surface connected canalicular system, Mito = Mitochondrien; DTS = dense tubular system, MT = Mikrotubuli, MF = Mikrofilamente, DB = dense bodies, δ-Granula, Gra = α-Granula, Lysosomen (nach CRAWFORD u. TAYLOR).

Tab. 7.-5. Inhaltsstoffe der Plättchen (nach Angaben von DEUTSCH).

Dichte Granula	α-Granula	Dichtes tubuläres System
ADP	Plättchenfaktor 4	Prostaglandin-Endoperoxyd-Synthetase
ATP	β-Thromboglobulin	
Calcium	Wachstumsfaktor	
Serotonin	Thrombospondin	Thromboxan-Synthetase
Pyrophosphat	Fibrinogen	
Antiplasmin	Faktor V	Diglycerid-Lipase
	Faktor VIIIR:Ag	
	Fibronectin	Phospholipase A_2
	IgG	

rieren sie unter Bildung einer »Brücke« zwischen Gefäßwand und Plättchenmembran.

Durch Stimulation, d. h. durch Reaktion eines bestimmten *Induktors* (Viren, Bakterien, Antigen-Antikörper-Komplexe, Thrombin(!), Vasopressin, ADP u. a.) mit einem spezifischen *Membranrezeptor*, werden die Thrombozyten aktiviert und bestimmte Plättchenreaktionen ausgelöst. Trotz unterschiedlicher auslösender Agentien kommt es immer zu einem eher gleichförmigen, stereotypen Ablauf, sog. *basalen Plättchenreaktionen*, nämlich:
1. Formwandel (shape change),
2. Aggregation,
3. sekretorische Vorgänge,
4. Retraktion.

Formwandel (shape change) bedeutet Verlust der ursprünglichen diskoiden Form der Plättchen. Die Formveränderungen umfassen Membranveränderungen, Quellung, Bildung von Unebenheiten und Vesikeln an der Oberfläche sowie Pseudopodienbildung. Sie können *spontan* (primärer Formwandel), praktisch sofort nach Blutentnahme beginnend, oder durch ADP bzw. Thrombin u. a. *induziert* (sekundärer Formwandel) auftreten.

Plättchenfaktoren: Änderungen der Eigenschaften der Plättchenmembran im Verlauf der basalen Plättchenreaktionen – hier insbesondere durch Thrombin – führen zu einer Freisetzung (release reaction) und Sekretion von *Inhaltsstoffen*, sog. Plättchenfaktoren. Der bekannteste ist der *Plättchenfaktor 3;* man spricht aber besser von *Plättchenfaktor-3-Aktivität*, denn diese kann durch geeignete Phospholipide, speziell Phosphatidylserin, ersetzt werden, das bei mechanisch (zirkulationsbedingter) besonderer Beanspruchung der Membran (Scherkräfte) vermehrt verfügbar wird. *Plättchenfaktor 4* hemmt stöchiometrisch Heparin. Der Plasmafaktor V (Plättchenfaktor 1) ist ebenfalls im Plättchen vorhanden und wird nach seiner Freisetzung an der Oberfläche aktiviert und wird hier wichtig in seiner Funktion als Rezeptor für Faktor Xa.

An plasmatischen Gerinnungsfaktoren finden sich im Plättchen bzw. an der Plattenoberfläche Fibrinogen (*Plättchenfaktor 5*), Faktor VIII und Faktor XI, der hier ohne (!) Faktor XII aktiviert werden kann. Der im Plättchenzytoplasma lokalisierte Faktor XIII (*Plättchenfaktor 9*) wird nicht freigesetzt. Von weiteren Inhaltsstoffen sei hier nur noch das primär blutstillungsfördernde *Serotonin* und ein die *Proliferation* von glatten Muskelzellen in Media und Intima fördernder Faktor nach Haftung der Thrombozyten am Endothel (*Wachstumsfaktor*) genannt (s. auch Tab. 7.-5).

Da die Thrombozyten eine alle plasmatischen Gerinnungsfaktoren enthaltende »Atmosphäre« (atmosphère plaquettaire [ROSKAM]) umgibt, sind **auf der Plättchenoberfläche praktisch alle Gerinnungsreaktionen denkbar,** umgekehrt die **Plättchen an allen Reaktionssequenzen beteiligt.**

7.0.1.4. Gefäßwand

Die Wechselwirkungen zwischen *Thrombozyten und Gefäßwand* sind für die *Blutstillung*, für krankhafte Veränderungen in der *Makrozirkulation* (z. B. Atherosklerose [Wachstumsfaktor!]) und in der *Mikrozirkulation* bedeutsam.

Die Interaktion zwischen Thrombozyten und Gefäßwand wird durch intrazellulär sowohl im Plättchen (nach Stimulation) als auch in der Gefäßwand aus Arachidonsäure gebildete *Prostaglandine* gesteuert: *Im Thrombozyten* entstehen aggregationsfördernd wirkende *Thromboxane*, in der *Gefäßwand aggregationshemmende Prostacycline* (Abb. 7.-6 und 7.-7). Diese bei Wechselwirkungen zwischen Thrombozyten und der Gefäßwand freigesetzten Substanzen sind limitierende Faktoren für die sich hier abspielenden Prozesse, insbesondere einer intravasalen *Aggregation*. Unversehrtes Endothel ist *gerinnungsinert* und *thromboseresistent*.

An Kollagen haftende Plättchen setzen u. a. *ADP* frei. Durch ADP werden weitere zirkulierende, native Plättchen aktiviert (shape change, Pseudopodienbildung) und haften an diesen bereits an der Gefäßwand adhärenten Plättchen.

Thrombin führt zur Freisetzung granulärer Elemente und *Fibrinpolymerisierung;* während dieser Polymerisation haftet Fibrin an Plättchen und Fibroblasten. Dies ist wichtig für den Zusammenhalt der Plättchen, die Blutstillung und die Wundheilung.

Die **Gefäßwand** kann für die Blutstillung (in den Kapillaren) praktisch ohne Einfluß bleiben, aber (bei größeren Gefäßen) auch die Bedeutung eines **wesentlichen Hilfsfaktors** gewinnen und in bestimmten Fällen (Arterien vom muskulären Typ) sogar für eine **provisorische (!) Blutstillung ausreichen.**

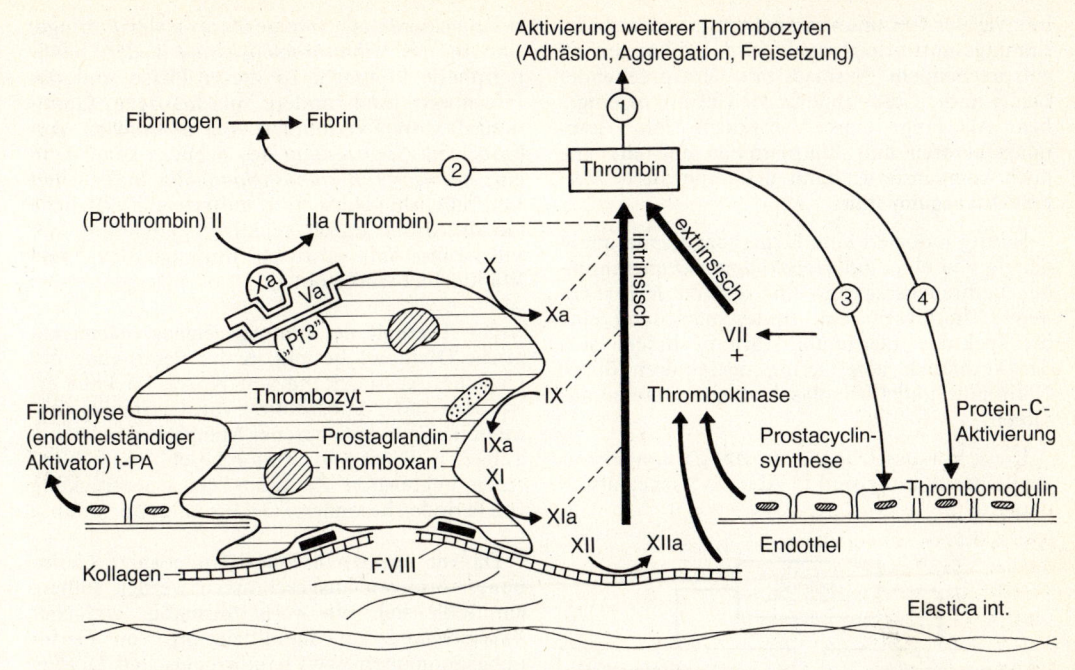

Abb. 7.-6. An der geschädigten Gefäßwand wird die Thrombusbildung sowohl durch den exogenen wie auch endogenen Gerinnungsablauf in Gang gesetzt. Die intrinsische Gerinnung läuft vorwiegend an der Plättchenoberfläche ab. Die Plättchenfaktor-3-Aktivität ist mit der Bindung von Faktor Xa–Va an der Plättchenoberfläche identisch. *Thrombin* fördert 1. die Adhäsion und Aggregation weiterer Thrombozyten an der geschädigten Gefäßwand sowie die Freisetzung der Granulainhaltsstoffe, 2. die Fibrinogen-Fibrinumwandlung und Stabilisierung des Thrombus, 3. möglicherweise die Prostacyclin-Synthese der Gefäßwandzellen und damit die Begrenzung des Thrombuswachstums und 4. nach Komplexbildung mit dem Thrombinrezeptor Thrombomodulin der Gefäßwand Aktivierung von Protein C_a mit seinem Cofaktor-Protein S und dann Hemmung der Faktoren VIIIa und Va. Der F.VIII (von-Willebrand-Faktor) ist ein wesentlicher Kofaktor der Plättchenreaktion mit dem subendothelialen Gewebe. Bei Reaktion mit Bestandteilen des subendothelialen Gewebes wird das Blutplättchen stimuliert und durch Aktivierung des Arachidonsäurestoffwechsels proaggregatorisch wirksames Prostaglandin und Thromboxan gebildet (geringfügig ergänzt nach REIMERS).

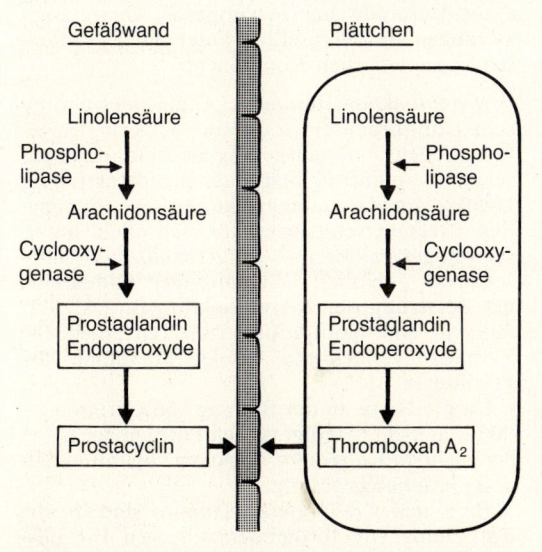

Abb. 7.-7. Regulation von Plättchenadhäsion und -aggregation durch Prostaglandine.

7.0.2. Störungen der Blutgerinnung

Bei der Störung des hämostatischen Gleichgewichtes (Abb. 7.-10) kann es zur *Hypokoagulämie*, gegebenenfalls mit manifester **Blutungsneigung**, zu einer *hämorrhagischen Diathese* und evtl. einer *Beeinträchtigung der Blutstillung* kommen. Umgekehrt kann eine *Hyperkoagulämie (Hyperkoagulabilität)* mit Thromboseneigung *(Thrombophilie)* resultieren.

Eine **primäre Hypokoagulämie** kann z. B. durch Schädigung der Bildungsstätte von Gerinnungsfaktoren, der Leber, *erworben* sein, eine primäre Hyperfibrinolyse etwa durch Operationsstress, Hypoxie, Freisetzung entsprechender Gewebeaktivatoren entstehen. *Angeborene* Defekte betreffen in der Regel jeweils nur einen Faktor.

Von besonderer Bedeutung sind jedoch die **sekundär auftretenden Hypokoagulämien** als Folge intravasaler Gerinnungsvorgänge, bei denen Gerinnungssubstrat *verbraucht wird*. Sie können bei entsprechendem Ausmaß bzw. entsprechender Dauer in die Gesamtbilanz der Gerinnung eingehen: Als Folge eines Verbrauchs von Gerinnungsfaktoren und Blutplättchen entsteht eine noch kompensierte, dann dekompensierte **Verbrauchskoagulopathie.**

Häufig induziert eine **Hyperkoagulämie** unabhängig von einer zur *Hypokoagulabilität* führenden Verbrauchsreaktion eine reaktive *Hyperfibrinolyse*. In diesem Fall findet man dann eine breitspektrale Gerinnungsstörung, indem sich der Verbrauch von Gerinnungsfaktoren durch Gerinnung und fibrinolysebedingte Defekte addieren.

Diese Voraussetzungen für das Zustandekommen einer Blutung sind in Abb. 7.-8 schematisch dargestellt.

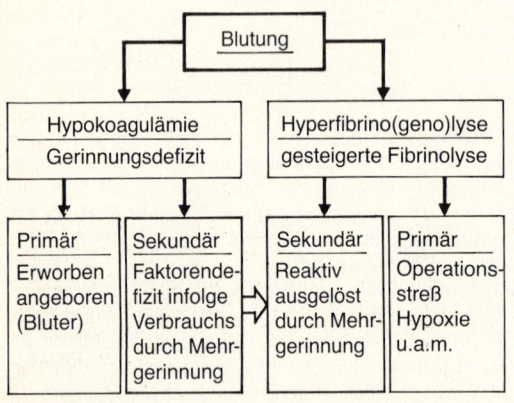

Abb. 7.-8. Mögliche Konstellationen für die Entstehung einer Blutung.

Blutgerinnung beim Schock (s. a. S. 125): Aufgrund schockspezifischer Zirkulationsstörungen kommt es in der Peripherie zu *Hypoxie* und konsekutiver *Endothelschädigung* sowie funktionellen und strukturellen Veränderungen der Thrombozyten. Mit Aggregation der Blutplättchen nimmt deren Zahl im zirkulierenden Blut ab bei gleichzeitiger Freisetzung von gerinnungsfördernden Substanzen (Plättchenfaktor 3 und β-Thromboglobulin) sowie Inhibitoren des gerinnungshemmenden Potentials (Plättchenfaktor 4). Bei allen Schockzuständen treten so mehr oder weniger schwere Störungen im plasmatischen Gerinnungssystem auf, vor allem bei Verbrennungsschock, traumatischem Schock und septischem Schock, begünstigt durch eine – über die gestörte Mikrozirkulation – unzureichende Clearance.

In der *Anfangs*phase des Schocks manifestiert sich die Gerinnungsstörung zunächst in einer *Hyperkoagulabilität,* im weiteren Verlauf kann es dann zu einem progredienten *Verbrauch* des Gerinnungspotentials infolge intravasaler Fibringerinnung mit *Mikrothrombosierung* in der Gefäßperipherie kommen. In dieser Phase sind das Fibrinogen und andere plasmatische Gerinnungsfaktoren vermindert. Bei exzessivem Verbrauch im *Spätstadium* des Schocks kann dann eine *vermehrte Blutungsneigung* im Sinne einer Verbrauchskoagulopathie auftreten. Zusätzliche Gefahr droht durch reaktive Aktivierung der Fibrinolyse mit profusen Blutungen aus dem Wundgebiet (siehe oben).

Die **Therapie der Blutungsneigung (hämorrhagische Diathese)** besteht in der Beseitigung der Ursache: Ausschaltung von Noxen im Falle erworbener oder Substitution von Gerinnungsfaktoren im Falle angeborener Mangelzustände (s. a. Tab. 7.-1). Diese Substitution beschränkt sich auf einen begrenzten Zeitraum zur Überbrückung von Perioden besonderer Gefährdung (Operation!).

Da **vor operativen Eingriffen** etwaige Gerinnungsstörungen ausgeschlossen werden sollten, empfiehlt sich ein verhältnismäßig einfacher *Analysengang* zur Identifizierung von Gerinnungsanomalien bzw. hämorrhagischen Diathesen (Tab. 7.-6). Erste Aufschlüsse kann bereits die sorgfältig erhobene *Anamnese* bzw. der Nachweis von *Organfunktionsstörungen* erbringen.

Leberfunktionsstörungen. Für diese typischen Gerinnungsdefekte sind in der Regel dem Ausmaß der Schädigung proportional, so daß die Gerinnungsanalyse direkt zur Differentialdiagnose der Lebererkrankungen herangezogen werden kann. Neben der Verminderung gerinnungsfördernder Faktoren können gerinnungshemmende vermehrt sein. Deutliche Fibrinogenmangelzustände bei hepatogenen Gerinnungsstörungen sind vermutlich Folge einer verstärkten fibrinolytischen Komponente.

Nierenfunktionsstörungen. Akute oder chronische (sub-)urämische Zustände gehen mit einer verschieden stark ausgeprägten Blutungsbereitschaft (Kapillarfragilität, Plättchendefekte oder Defekte an Gerinnungsfaktoren) als Summationseffekt verschiedener, für sich allein unterschwelliger Faktoren – »aufgeschaukelter Kleinschäden« – einher. Die Störungen bilden sich mit Besserung der Nierenfunktion zurück. Auffällig ist eine häufige und zum Teil erhebliche Fibrinogenvermehrung infolge Abnahme der Fibrinolyse.

Da die Niere an der Bildung von Gerinnungsfaktoren nicht beteiligt ist, fehlt die bei der Leber beobachtete Kongruenz zwischen Organfunktion und Gerinnungsstörung.

Herz- und Kreislauferkrankungen sind für die Entstehung von thromboembolischen Ereignissen, aber auch durch ihre Rückwirkung auf Leber- und Nierenfunktion von Bedeutung. Bei

Tab. 7.-6. Stufendiagnostik bei hämorrhagischen Diathesen (nach GROSS).

Test	Anwendung
Stufe I: *Methoden für ein kleines Labor in der Praxis*	
Thromboplastinzeit (Quick) (Faktor I, II, V, VII, X) *Varianten:* Thrombotest (Faktor II, VII, X) Normotest (Faktor II, VII, X) Hepato-Quick (Faktor I, II, V, VII, X)	Leberparenchymschaden Störung bei Neugeborenen Antikoagulantien-Therapie Selten: Vitamin-K-Mangel Isolierter Mangel der Faktoren: Fibrinogen, Prothrombin V, VII und X Hemmkörper bei Autoimmunerkrankungen
Thrombozytenzählung	Thrombozytopenie Thrombozytose
Stufe II: *Methoden für ein mittleres Laboratorium*	
Partielle Thromboplastinzeit (Faktor I, II, V, VIII, IX, X, XI, XII, Fletcher-Faktor, Fitzgerald-Faktor)	Globaler Nachweis der plasmatischen Faktoren (außer Faktor VII und XIII) Heparintherapie-Kontrolle Hemmkörper, insbesondere Hemmkörper-Hämophilie
Thrombinzeit	Heparintherapie-Kontrolle Fibrinolysetherapie-Kontrolle Dysfibrinogenämie
Fibrinogen	Afibrinogenämie Fibrinolyse-Therapie Verbrauchskoagulopathie Schwerer Leberparenchymschaden
Äthanolgelationstest Protaminsulfattest Fibrinogen-Fibrin-Spaltprodukte	Verbrauchskoagulopathie
Blutungszeit	Thrombozytopenie Thrombozytopathie v. Willebrand-Jürgens-Syndrom

Herzinsuffizienz mit Leber- und Nierenstauung können die entsprechenden Gerinnungsdefekte kombiniert auftreten.

7.0.3. Blutstillung

An der Blutstillung (APITZ, WITTE) sind, genau wie beim Entstehen einer Blutung, beteiligt:
1. der *Gefäßinhalt* (hinsichtlich Gerinnungstendenz und Strömungsverhältnissen), insbesondere die Blutplättchen, sowie
2. die *Gefäßwand*.

Hinzu kommen Auswirkungen des *Extravasates* (Freisetzung thromboplastisch wirkender Stoffe, Kompression des Gefäßes von außen).

Von Sonderfällen abgesehen, beschränkt sich die **Beteiligung der Gefäßwand** an der Blutstillung neben der Abgabe von Gewebefaktoren auf eine *Retraktion* und *Kontraktion*. Die Kontraktion ist wohl nie so ausgeprägt, daß sie allein den Stillstand der Blutung bewirkt. Bei *Arterien vom muskulären Typ* kann es infolge des größeren Elastizitätsmoduls und damit stärkerer Retraktilität der inneren elastischen Schicht zu einer Einkrempelung des Gefäßes mit anschließender, in der Regel vorübergehender (dann u. U. Spätblutung), Fixierung des Invaginats durch die Kontraktion zu einem Spontanverschluß kommen (Abb. 7.-9).

Die endgültige Blutstillung wird allerdings erst durch einen **Verschlußthrombus** bzw. dessen Organisation gewährleistet. Sie ist bei ungestörter Gerinnung von drei Größen abhängig:
1. Umfang der Verletzung.
2. Geschwindigkeit und Ausmaß des Antransports der für den Verschluß erforderlichen Thrombozyten. Eine gesteigerte Blutströmung kann andererseits am Ort der Verletzung das gebildete Thrombin verdünnen.
3. Belastung, der der Verschluß in statu nascendi (arterielle oder venöse Blutung!) ausgesetzt wird.

Der von den Thrombozyten gebildete (weiße) **Abscheidungsthrombus** wird durch einen fibrinreichen (roten) **Gerinnungsthrombus** gesichert. Entscheidend für die Entstehung und Stabilität dieses Verschlußthrombus zur effizienten Blutstillung ist die **Fibrinbildung am Ort der Verletzung.**

Da die Fibrinbildung wesentlich von der lokalen Verteilung der Gewebeaktivatoren der Blutgerinnung und Fibrinolyse abhängt, erbringt schließlich jedes Gewebe einen (organ)spezifischen Beitrag zur lokalen *Blutstillung:* So ergibt sich beim Bluter die typische Lokalisation der Blutungen in die Gelenke (Blutergelenke) aus der Koinzidenz von Hypokoagulämie und besonders hohem Gehalt der Synovia an Gewebeaktivator der Fibrinolyse.

Schließlich ist für die komplikationslose *Wundheilung* eine intakte Blutgerinnung ebenso erforderlich wie für die Aufrechterhaltung der Eupermeabilität, der Fließeigenschaften des Blutes und des Stoffaustausches.

Der lebenserhaltende Vorgang der Blutgerinnung und Blutstillung kann im Falle einer »*Blutstillung am falschen Ort*« (F. KOLLER) fatale Folgen haben: Im Operationsgebiet bilden sich in den zahlreichen eröffneten Gefäßen zum Zwecke der Blutstillung Gerinnsel (Verschlußthromben). Gleichzeitig oder zeitversetzt kann jedoch in den Venen *fern* des Operationsgebietes, ohne die

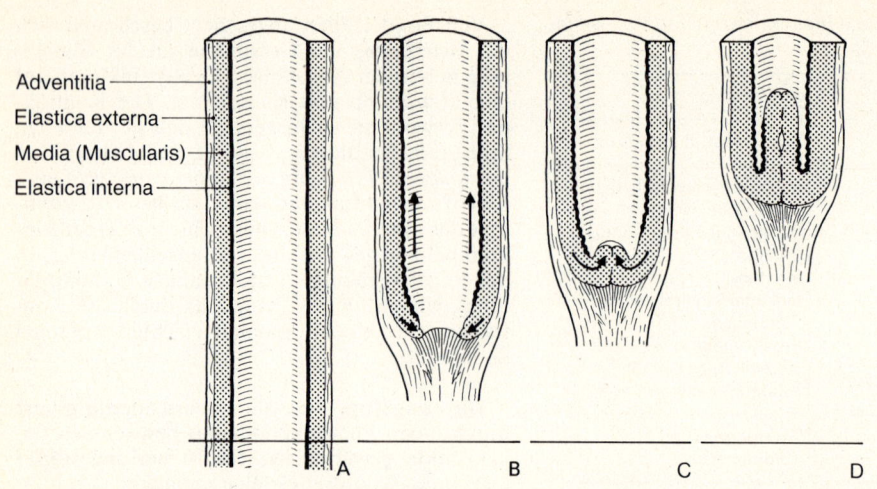

Adventitia
Elastica externa
Media (Muscularis)
Elastica interna

A B C D

Abb. 7.-9. Beitrag der Gefäßwand zur Blutstillung (Arterie muskulären Typs). **A:** Ein Querstrich markiert die Stelle der Durchtrennung der Arterie. **B:** Retraktion und beginnende Kontraktion des Stumpfes. Die Pfeile deuten das Zurückschnellen der Elastica interna an. Da diese mit elastischen Medianetzen und der Elastica externa systemartig verbunden ist, werden bei ihrer starken Retraktion die mittleren und äußeren Wandschichten des Arterienendes einwärts gezogen. **C:** Ein initialer Pfropf von Gefäßmuskulatur liegt in und vor der eröffneten Gefäßdichtung. Die Pfeile weisen auf die fließende Einstülpung des entstehenden Stöpsels durch Kontraktion der glatten Muskulatur hin. **D:** Beendete Invagination und Verschluß des Schlagaderstumpfes durch Zusammenziehung der manschettenartig das Invaginat umgebenden Ringmuskulatur (nach STAUBESAND).

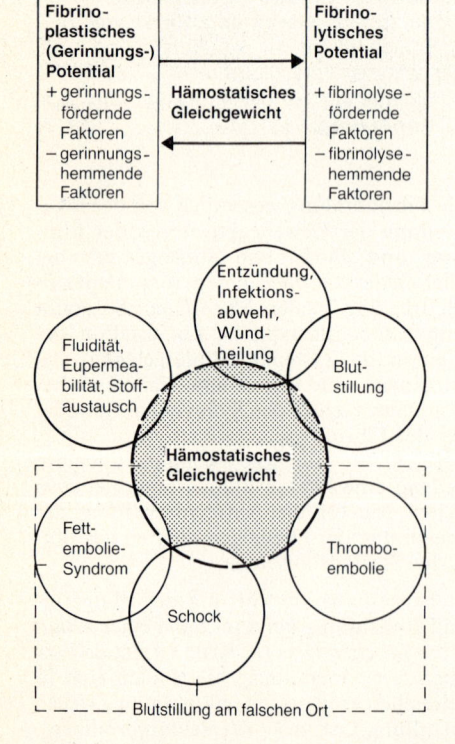

physiologische Aufgabe des Defektverschlusses, ein Gerinnsel (Thrombus), eine postoperative *Fernthrombose*, entstehen (s. S. 110). Diese »Blutstillung am falschen Ort« ist als Symptom einer Krankheit sui generis (E. REHN) als thromboembolische Krankheit (ZILIACUS) bezeichnet worden und wäre dem Postaggressionssyndrom, der *postoperativen Krankheit* (LERICHE) zuzuordnen.

Im Bereich der *Mikrozirkulation* hingegen finden sich Äquivalente einer »Blutstillung am falschen Ort« als Substrat aller *Schock*formen (s. S. 123) und des *Fettemboliesyndroms* (s. S. 120) als eines Schockepiphänomens.

Das hämostatische Gleichgewicht muß so »eingestellt« sein, daß es die Gerinnungsvorgänge im Rahmen der Erfordernisse der Blutstillung zuläßt und eine unphysiologische »Blutstillung« (am falschen Ort) unmöglich wird.

Alle diese hier angesprochenen Vorgänge sind mit der Blutgerinnung und Blutstillung, der Hämostase (R. MARX), eng verbunden (Abb. 7.-10) und Ausdruck der in Abb. 7.-2 angedeuteten Wechselbeziehungen des Gerinnungs- und Fibrinolysesystems, etwa mit dem *Kinin-* und *Complementsystem*.

Literaturauswahl

APITZ, K.: Die Bedeutung der Gerinnung und Thrombose für die Blutstillung. Virchows Arch. path. Anat. *308*:540 (1942).

Abb. 7.-10. Zusammenfassende Darstellung des Hämostase-Komplexes.

ASTRUP, T.: The haemostatic balance. Thrombos. Diathes. haemorrh. (Stuttg.) *11*:347 (1958).
CRAWFORD, N., D. G. TAYLOR: Biochemical aspects of platelet behaviour associated with surface membrane reactivity. In: D. THOMAS (Hrsg.): Haemostasis. Brit. med. Bull. *33*:199 (1977).
DAVIE, E. W., O. D. RATNOFF: Waterfall sequence for intrinsic blood clotting. Science *145*:1310 (1964).
DEUTSCH, E.: Hämorrhagische Diathesen. In: R. GROSS, P. SCHÖLMERICH, W. GEROK (Hrsg.): Lehrbuch der Inneren Medizin, 7. Aufl., S. 223. Schattauer, Stuttgart, New York 1987.
DUCKERT, F.: Blutgerinnung, Fibrinolyse, Thrombose. In: F. KOLLER, F. DUCKERT (Hrsg.): Thrombose und Embolie, S. 3–14. Schattauer, Stuttgart, New York 1983.
GROSS, R.: Rationelle Diagnostik und Therapie in der Hämatologie; Med. Welt *33*:155 (1982).
HENSCHEN, A.: Fibrinogen – Blutgerinnungsfaktor I. Biochemische Aspekte. Hämostaseologie *1*:30 (1981).
HOLMSEN, H.: Are platelet shape change, aggregation and release reaction tangible manifestation of one basic platelet function? In: M. G. BALDINI, S. EBBE (Hrsg.): Platelets, S. d207. Grune and Stratton, New York, San Francisco, London 1974.
KOHLER, N., A. LIPTON: Platelets as a source of fibroplast growth-promoting activity. Exp. Cell Res. *87*:297 (1974).
LÉRICHE, R.: Bases de la Chirurgie Physiologique – Essai sur la Vie Végétative des Tissus. Masson, Paris 1955. Dtsch. Ausg.: Hippokrates, Stuttgart, S. 11, 13 (1955).
LÜSCHER, E. F.: Die Funktion der Thrombozyten bei der Blutgerinnung. Hämostaseologie *6*:99–101 (1986).
MACFARLANE, R. G.: An enzyme cascade in the blood clotting mechanism, and its function as a biochemical amplifier. Nature *202*:495 (1964).
MARX, R.: Hämostaseologie. Habil.-Schrift, München 1953.
MARX, R.: Platelet-function essays and events – introduction. In: H. GASTPAR (Hrsg.): Collagen-Platelet Interaction, S. 65. Schattauer, Stuttgart, New York 1978.
MÜLLER-BERGHAUS, G., K. T. PREISSNER: Regulation der Thrombinaktivität an der Interphase zwischen Blut und Gefäßwand. Interaktion der Komponenten Protein C, Protein S und Thrombomodulin. Hämostaseologie *7*:14–23 (1987).
PÂQUES, E. P., N. HEIMBURGER: Das fibrinolytische System. Hämostaseologie *6*:139–147 (1986).
PREISSNER, K. T., G. MÜLLER-BERGHAUS: Molekulare Wechselwirkungen zwischen Komplement-, Gerinnungs- und Fibrinolysesystem. Hämostaseologie *6*:67–81 (1986).
REIMERS, H.-J.: Die Rolle der Thrombozyten in der Pathogenese der Koronarthrombose. Hämostaseologie *1*:13 (1981).
ROSKAM, J.: Contribution à l'étude de la physiologie normale et pathologique du globulin (plaquette de Bizzozero). Arch. int. Physiol. *20*:241 (1923).
ROSS, R.: The cells involved in the process of wound repair. In: H. GASTPAR (Hrsg.): Collagen-Platelet Interaction, S. 337. Schattauer, Stuttgart, New York 1978.
SCHARF, R. E., H.-J. REIMERS, W. SCHNEIDER: Die Rolle der Kalziumionen bei der Regulation der Thrombozytenfunktion. Hämostaseologie *1*:106(1981).
SCHRÖER, K.: Zur Bedeutung von Prostacyclin und Thromboxanen für die Wechselwirkungen zwischen Gefäßwand und Thrombozyten. In: G. BLÜMEL, S. HAAS (Hrsg.): Mikrozirkulation und Prostaglandinstoffwechsel, S. 43. Schattauer, Stuttgart, New York 1981.
STAUBESAND, J.: Zum Spontanverschluß verletzter Arterien. Med. Welt *1957*:1663.
WITT, I.: Hämostase- und Fibrinolysesystem. In: H. GREILING, A. GRESSNER (Hrsg.): Lehrbuch der Klinischen Chemie und Pathobiochemie, S. 716–765. Schattauer, Stuttgart, New York 1986.
WITTE, S.: Die Physiologie der Hämostase. In: L. ZUKSCHWERDT, H. A. THIES (Hrsg.): Blutstillung, S. 9. Schattauer, Stuttgart, New York 1966.
ZWAAL, R. F. A., H. C. HEMKER: Blood cell membranes and haemostasis. Haemostasis *11*:12–39 (1982).

8. Thrombose und Embolie

Von A. Encke

8.0.1. Thrombose

Definition: Als *Thrombus* bezeichnet man ein intra vitam intravasal gebildetes Gerinnsel (Koagulum = extravasal gebildetes Gerinnsel; Kruorgerinnsel = intravasales Gerinnsel an der Leiche).

Eine *Thrombose* entsteht durch einen lokalen, akut oder subakut verlaufenden Gerinnungsprozeß im venösen oder arteriellen Gefäßsystem, der zu einer partiellen oder totalen Verlegung der Strombahn führen kann. In Abhängigkeit vom Ausmaß der Strömungsbehinderung resultiert in der peripher gelegenen Gefäßstrecke eine arterielle Durchblutungsstörung oder eine venöse Stauung.

Bei teilweiser oder vollständiger Ablösung eines Thrombus entsteht ein *Embolus*. Durch seine Verschleppung mit dem Blutstrom führt er zur *Embolie*, die bei Verlegung einer arteriellen Gefäßstrecke zu Ischämie, Infarkt und Gewebsnekrose, bei Verschleppung aus dem venösen Stromgebiet in den kleinen Kreislauf zu Lungenembolie und Lungeninfarkt führt.

8.0.1.1. Allgemeine Thrombogenese

Unter physiologischen Bedingungen garantieren eine intakte Gefäßwand, ein normaler Gefäßinhalt (ausgeglichene Bilanz zwischen plasmatischen Gerinnungsfaktoren, Thrombozyten und Hemmstoffen der Blutgerinnung) sowie eine ausreichende Blutströmung die Liquidität des Blutes.

Die *pathogenetischen Voraussetzungen* für die Entwicklung einer Thrombose sind eine *Schädigung der Gefäßwand, Zirkulationsstörungen* und eine *Änderung des Gefäßinhaltes* im Sinne einer gesteigerten Gerinnungsneigung *(Virchowsche Trias)*. Allgemeine, endogene und äußere Faktoren können diese Wechselbeziehungen beeinflussen (Abb. 8.-1).

Bei arteriellen Thrombosen steht die Gefäßwand (Atherosklerose), bei venösen Thrombosen die Verlangsamung der Blutströmung (Hypozirkulation) im Vordergrund. Prinzipiell wird aber jede Thrombusbildung durch eine *lokale Endothelschädigung* der Gefäßwand eingeleitet (Abb. 8.-2). Neben Verletzungen (physiologische Blutstillung!) und Entzündungen spielen dabei offenbar Mikrotraumen, Stoffwechselschädigungen, Endotoxin, andere gefäßtoxische Substanzen, lysosomale Enzyme aus Leukozyten, Tumormeta-

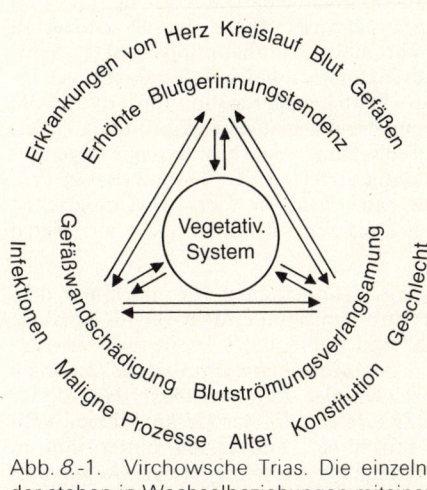

Abb. 8.-1. Virchowsche Trias. Die einzelnen Glieder stehen in Wechselbeziehungen miteinander; ihnen können verschiedene Krankheitszustände, aber auch konstitutionelle Faktoren zugeordnet werden.

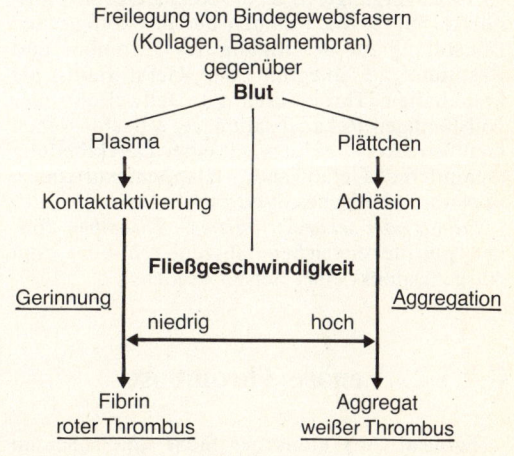

Abb. 8.-2. Thrombogenese in Arterien und Venen.

boliten und eine Hypoxie der Gefäßwand eine Rolle. Hierdurch werden insbesondere kollagene Strukturen freigelegt, auf denen sich durch Adhäsion und fortschreitende Aggregation der Thrombozyten zunächst instabile Plättchenthromben bilden. Fibrin spielt für die Bildung dieser anfänglichen Plättchenthromben keine Rolle. Eine allgemeine Zunahme der Plättchenaggregation findet sich im höheren Lebensalter, bei Gefäßerkrankungen, Diabetes mellitus und in der *postoperativen Phase*. Durch Zellzerfall werden Thrombozyteninhaltsstoffe (ADP, Serotonin, Adrenalin, Posphilipid) freigesetzt, die ihrerseits die Plättchenaggregation fördern und die Aktivierung der plasmatischen Gerinnung einleiten. Die Freisetzung von Thrombin mit folgender Fibrinbildung verfestigt den Thrombus, ein Prozeß, der im Rahmen der physiologischen Blutstillung als reparativer Vorgang zu deuten ist.

Strömungsbesonderheiten vor und hinter dem selbst als Strömungshindernis wirkenden Mikrothrombus sind der Anlaß für die weitere Entwicklung des *Abscheidungsthrombus (»weißer« thrombozytenreicher Kopfthrombus)*. Hat dieser eine Größe erreicht, die das Gefäßvolumen vollständig verschließt, bildet sich hinter ihm in Stromrichtung ein verschließender *Gerinnungsthrombus*, der dann in beiden Richtungen weiterwachsen kann *(»roter« erythrozytenreicher Appositions- oder Schwanzthrombus)*.

Besondere Bedeutung für die *primäre Lokalisation* kommt Wirbelbildungen (Turbulenzen) und lokalen Strömungsänderungen an Klappenausbuchtungen und Gefäßaufzweigungen zu, die damit Prädilektionsstellen der initialen Thrombusbildung darstellen. Der Verfestigung des Thrombus durch Fibrin und der zunächst lockeren entzündlichen Wandhaftung folgt die *feste bindegewebige Organisation des Gerinnsels* durch Fibroblasteneinsprossung.

Abbauvorgänge (z.B. die körpereigene Fibrinolyse) führen im Rahmen der physiologischen Blutstillung zur Beseitigung des Thrombus und Restitutio ad integrum der Gefäßwand, bei krankhaften Thrombosen zur teilweisen oder vollständigen Rekanalisation der verschlossenen Gefäßstrecke, allerdings mit einer Defektheilung (veränderte Gefäßwand, Klappeninsuffizienz, »postthrombotisches Syndrom«).

Primär oder sekundär infizierte Thromben können putride erweichen, abszedieren oder zum Ausgangspunkt einer Sepsis werden.

8.0.1.2. Venöse Thrombose

Formen: Aus klinischer Sicht unterscheiden wir die *örtliche Thrombose* als Reaktion auf krankhafte Veränderungen der Venenwand und die sog. *Fernthrombose* ohne erkennbare primäre Wandschädigung infolge besonderer Zirkulations- und Gerinnungsveränderungen.

Bei der *örtlichen Thrombose* findet sich ein Trauma oder eine entzündliche Veränderung der Venenwand im Rahmen einer lokalen oder allgemeinen Infektion. Diese Thrombose erscheint »begründet« (z.B. physiologische Blutstillung, Varizenverödung, intravenöse Injektionen, Tumoreinbruch, Übergreifen entzündlicher Prozesse) und neigt zur innigen Wandhaftung ohne Tendenz zur Ausbreitung oder Gerinnselverschleppung.

Ganz anders die *Fernthrombose (»Thrombosekrankheit«)*. Sie erscheint »unmotiviert«, fernab des Krankheitsherdes oder Operationsgebietes und neigt zu schrankenlosem Wachstum lockerer Gerinnsel mit großer Emboliegefahr. Eine gewisse Mittelstellung nehmen septische Beckenvenenthrombosen bei entzündlichen Erkrankungen des kleinen Beckens ein.

Im klinischen Sprachgebrauch unterscheiden wir außerdem *tiefe* und *oberflächliche Venenthrombosen*.

Die typische oberflächliche Thrombose findet sich im Bereich der V. saphena magna und nach i.v. Injektionen am Arm. Sie zeigt die typischen Charakteristika der örtlichen Thrombose und ist häufig mit starken entzündlichen Erscheinungen vergesellschaftet.

Demgegenüber beherbergen die weitlumigen Becken- und tiefen Beinvenen die typischen *tiefen Thrombosen*, die lockere, leicht ablösbare Gerinnsel bilden und deshalb fast ausschließlich (97%) für die Auslösung von Lungenembolien verantwortlich sind.

Die Unterscheidung zwischen *Thrombophlebitis* und *Phlebothrombose* soll auf den für die Bildung der Thrombose im Vordergrund stehenden ursächlichen Faktor hinweisen. Thrombophlebitiden spielen sich in der Regel in den oberflächlichen, Phlebothrombosen in den tiefen Venen ab. Allerdings entsteht bei jeder Phlebothrombose sekundär eine *reaktive Phlebitis*.

Begünstigende Faktoren: Da *Hypozirkulation* und eine *gesteigerte Gerinnungsneigung* des Blutes bei der venösen Thrombosekrankheit eine besondere Rolle spielen, gelten einige Faktoren als besonders *thrombosebegünstigend* (Tab. 8.-1): eine thromboembolische Anamnese, Varizen mit lokaler Strömungsbehinderung und -verlangsamung; vorbestehende Herz- und Kreislaufer-

Tab. 8.-1. Begünstigende Faktoren der Venenthrombose.

1. Zirkulationsstörungen
   Herzinsuffizienz
   Adipositas
   Immobilisation
   Schwangerschaft
   Varikosis
   Postthrombotisches Syndrom
   Gefäßkompression (Tumoren, Lymphome, Hämatome)

2. Erhöhte Gerinnungsneigung
   Thrombokinaseeinschwemmung
   a) durch das operative Gewebstrauma
   b) nach Verletzungen (Frakturen, Weichteiltraumen, Verbrennungen)
   c) bei bösartigen Tumoren
   Fibrinolysehemmung (Diabetes mellitus, Fettstoffwechselstörung, Kontrazeptiva, Kortikoide, Antifibrinolytika)
   Sepsis (Endotoxinämie)
   Antithrombin-III-Mangel (sehr selten angeboren[!], erworben bei akuter und chronischer Verbrauchskoagulopathie, Polytransfusionen, Hämodialyse, akuter und chronischer Leberinsuffizienz, nach ausgedehnten Operationen und bei nephrotischem Syndrom)
   Protein-C-Mangel (erworben bei Leberschäden, Verbrauchskoagulopathie und in der postoperativen Phase)
   Thrombozytose (z. B. nach Splenektomie)
   Hyperfibrinogenämie (Entzündungen, Infektionen, maligne Tumoren)

3. Viskositätserhöhung
   Hämatokritanstieg (Exsikkose)
   Para-, Dysproteinämien (maligne Tumoren, Kachexie)

Merke: Allgemeine Thrombosegefährdung
   Thromboembolische Anamnese (!)
   Höheres Lebensalter (jenseits des 40. Lebensjahres)
   Postoperative Phase
   Posttraumatische Phase

krankungen, präoperative Bettlägerigkeit, intra- und postoperative sowie posttraumatische Zirkulationsstörungen, besonders bei Hypovolämie oder kardialer Insuffizienz.

Durch die unvermeidliche *Immobilisation* nach jedem operativen Eingriff kommt es bereits nach 1–2 Stunden zu einer deutlichen Zirkulationsverlangsamung mit Zunahme der Gerinnungstendenz des Blutes. Statistisch finden sich darüber hinaus im höheren Lebensalter (steiler Anstieg der Lungenemboliefrequenz jenseits des 40. Lebensjahres), bei Adipositas (Immobilität, gesättigte Fettsäuren, Diabetes mellitus) und bösartigen Tumoren (meßbare Hyperkoagulabilität des Blutes) gehäuft Thrombosen.

Operative und traumatische Weichteilschädigungen und Frakturen führen zu einer direkten Thrombokinaseeinschwemmung in die Blutbahn, septische Komplikationen über eine Endotoxineinschwemmung zur intravasalen Gerinnungsaktivierung. Eine *primär* plasmatische *Hyperkoagulabilität* ist dagegen offenbar sehr selten (angeborener Antithrombin-III-Mangel, Protein-C-Mangel).

8.0.1.2.1. Diagnostik der tiefen Bein- und Beckenvenenthrombosen

Die klinischen Symptome einer Gerinnselbildung in den tiefen Beinvenen werden durch die Rückflußbehinderung des Blutes und die reaktiven entzündlichen Veränderungen bedingt. Die Problematik der Diagnostik besteht darin, daß die zuverlässigen Symptome der Venenthrombose (Stauung, Schwellung, Schmerzen) Spätsymptome sind. Sie werden erst manifest, wenn eine gewisse Wandhaftung des Thrombus besteht und damit das Stadium der größten Emboliegefährdung bereits überwunden ist (Abb. 8.-3). Dementsprechend werden bei tödlichen Lungenembolien nur in 15% vor dem Tode klinisch Venenthrombosen diagnostiziert.

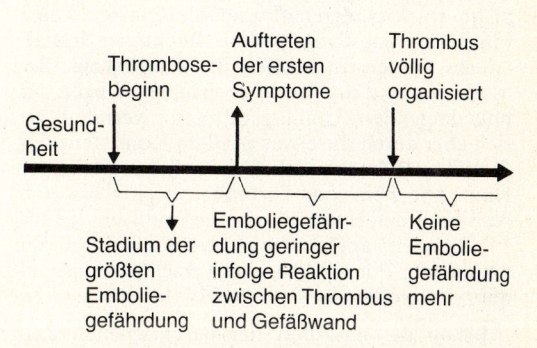

Abb. 8.-3. Zeitliche Relation von venöser Thrombose und Emboliegefährdung (nach NAEGELI-MATIS).

Subjektive Frühzeichen (Abb. 8.-4), die den Verdacht auf eine Thrombose lenken müssen, sind Muskelkrämpfe der Waden oder Oberschenkel, Schmerzen und Empfindungsstörungen im Bereich von Wade, Fersen und Oberschenkel, besonders beim Gehen. Außerdem

Thrombose-Zeichen

Allgemeinsymptome
- P ansteigende Pulsfrequenz (Mahler)
- T subfebrile Temperatur (Michaelis)

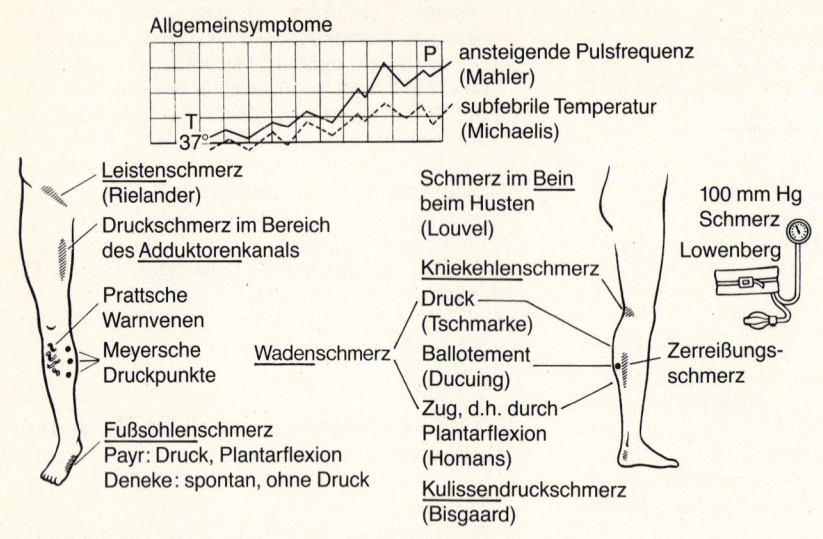

- Leistenschmerz (Rielander)
- Druckschmerz im Bereich des Adduktorenkanals
- Prattsche Warnvenen
- Meyersche Druckpunkte
- Fußsohlenschmerz
  Payr: Druck, Plantarflexion
  Deneke: spontan, ohne Druck
- Schmerz im Bein beim Husten (Louvel)
- Kniekehlenschmerz
  Druck (Tschmarke)
  Ballotement (Ducuing)
  Zug, d.h. durch Plantarflexion (Homans)
- Wadenschmerz
- Kulissendruckschmerz (Bisgaard)
- 100 mm Hg Schmerz Lowenberg
- Zerreißungsschmerz

Abb. 8.-4. Thrombosefrühzeichen (aus NAEGELI-MATIS).

werden Schmerzen in den Beinen beim Husten, Kribbeln, Kälte- und Hitzeempfindungen sowie verstärkte Müdigkeit angegeben. Unter den allgemeinen Symptomen ist die *ansteigende Pulsfrequenz* bei subfebrilen Temperaturen verdächtig, wenn sie plötzlich auftritt und nicht auf eine andere Komplikation zurückzuführen ist. Weitere Zeichen sind die gesteigerte Schmerzempfindung der befallenen Gefäße auf Druck und Zug. *Ödeme,* Symptom klinisch ausgeprägter Thrombosen, können gelegentlich auch Frühsymptome sein, sind dann aber noch inkonstant, weich, nicht druckschmerzhaft und hinterlassen keine Fingereindruckstellen. Diese flüchtigen Initialödeme werden im Bereich des Fußrückens, der Malleolen und der Wade beobachtet. Wegen der unbedeutenden Umfangsdifferenz verraten sie sich eher durch die etwas prallere Konsistenz des Gewebes und gelegentlich vermehrten Glanz der Haut. Die Zeit vom Thrombosebeginn bis zum Auftreten der ersten Symptome muß mit 12 bis 24 Stunden angenommen werden. In dieser »stummen Phase« ist die Verschleppungstendenz am größten (s. Abb. 8.-3).

Schon der aufgrund der beschriebenen Zeichen erhobene *Verdacht* auf eine Venenthrombose *erfordert eine sofortige wirksame Therapie* (Heparin). Werden eingreifendere konservative (Thrombolyse) oder operative Maßnahmen (Thrombektomie) erwogen, sollte die Diagnose jedoch auch objektiv gesichert werden.

Der exakteste Nachweis gelingt mit der **Phlebographie.**
Durchführung: Von Fußrückenvene aus bei supramalleolärer Schlauchkompression des Unterschenkels am zu 70% aufgerichteten Patienten. Injektion von 50 ml Solutrast®, Durchleuchtung, Zielaufnahmen. Nachspülen mit 50 ml heparinisierter NaCl-Lösung. Kompressionsverband.

Neben der Phlebographie werden Radioisotopenverfahren (**Radiofibrinogentest**) eingesetzt.

Durchführung: Nach Blockade der Schilddrüse mit 150 mg Kaliumjodid Verabreichung von 0,1 mCi 125-Jod-Fibrinogen i.v. Dieses lagert sich an schon bestehende Thromben an (retrospektive Diagnose) oder wird in neugebildete Thromben (prospektiv) eingebaut. Frühestens 6 Stunden nach Injektion werden je 5 Meßpunkte an beiden unteren Extremitäten in regelmäßigen Abständen vergleichend gemessen. Die Aktivität wird in Prozent der präkordial gemessenen Aktivität angegeben. Eine Erhöhung der Aktivität um mehr als 10% gegenüber der gesunden Seite, benachbarten Meßpunkten und der Messung am Vortag spricht für eine Thrombose. Allerdings werden auch extravasale Fibrinablagerungen (Traumen, Operationswunden) erfaßt. Außerdem wird die Methode im proximalen Oberschenkel- und Beckenbereich unsicher.

Phlebographie und Radiofibrinogentest stimmen hinsichtlich des Nachweises von Thromben in über 90% überein. Bezüglich der für die Indikationsstellung zur Thrombektomie wichtigen exakten Lokalisation ist die Phlebographie jedoch überlegen. Außerdem kann der Radiofibrinogentest wegen der Strahlenbelastung und eines eventuellen *Hepatitisrisikos* nicht als diagnostische Routinemaßnahme empfohlen werden, hat aber bei prospektiven klinisch-wissenschaftlichen Untersuchungen zur Wirksamkeit thromboseverhütender Maßnahmen große Bedeutung erlangt.

Das **Doppler-Ultraschallverfahren**, eine einfache nicht-invasive und den Patienten kaum belastende Methode, eignet sich vor allem zur Untersuchung der Venen am Oberschenkel und in der Kniekehle. Auch hier liegt die Übereinstimmung mit der Phlebographie bei 90%.

Das ausgeprägte Bild der tiefen Bein- und Beckenvenenthrombose bezeichnet man als **Phlegmasia alba dolens.** Es umfaßt:
1. Schwellung des Unter- und Oberschenkels.
2. Leicht zyanotische Verfärbung der Haut mit auffälliger, kennzeichnender Blässe.
3. Örtliche Wärme.

Im Gegensatz zur arteriellen Thrombose verursacht die Venenthrombose zunächst kaum Schmerzen, sondern eher ein Schwere- oder Stauungsgefühl.

Eine Sonderform stellt demgegenüber die sehr schmerzhafte **Phlegmasia caerulea dolens** dar. Hierbei kommt es zu einer fulminanten Gerinnung im gesamten Venensystem der befallenen Extremität, wodurch der Rückfluß über Kollateralen plötzlich vollständig blockiert wird. Dies führt entweder zur reflektorischen Drosselung des arteriellen Zustromes oder zu einem massiven Einstrom von Flüssigkeit in die betroffene Extremität mit Ausbildung eines hypovolämischen Schockzustandes. Die Patienten bieten eine extreme Anschwellung der Extremität, gegebenenfalls mit Blasenbildung, eine hochgradige *Zyanose* mit Abkühlung der distalen Partien und Empfindungsstörungen. Es bestehen zunächst in der Peripherie, dann in der Wade stärkste *Schmerzen*. Der arterielle Puls ist nicht tastbar. Durch die *Schwellung* und *Zyanose* der Extremität läßt sich das Krankheitsbild jedoch eindeutig von der arteriellen Thrombose oder Embolie (schmerzhafte Blässe ohne Anschwellung) abgrenzen. Bei fortbestehender venöser Abflußbehinderung kommt es zur hypoxämischen Schädigung des Gewebes und Gangrän, evtl. mit Verlust der Extremität. Der Unterschied gegenüber der Phlegmasia alba dolens liegt in der Unmöglichkeit einer spontanen Entlastung der Extremität über venöse Kollateralen.

Thrombotische Prozesse – insbesondere rezidivierende – können erstes Symptom einer *malignen Tumorerkrankung* sein. Bei unklarer Genese sollten sie dehalb *immer Anlaß für eine entsprechende Tumorsuche* sein.

Postthrombotisches Syndrom. Darunter verstehen wir den Folgezustand nach abgelaufener tiefer Venenthrombose. Ein postthrombotisches Syndrom findet sich nach 80% aller tiefen Venenthrombosen und führt infolge venöser Gefäßverschlüsse, teilweiser Rekanalisation der Venen

und Klappeninsuffizienz zu chronischen Stauungszeichen (Induration, Schmerzen, Ödem, Ekzem, Ulcus cruris). Wegen der resultierenden Invalidität hat es große sozialmedizinische Bedeutung. Eine spontane Besserung der Beschwerden ist bis zu 2 Jahren nach abgelaufener Thrombose zu erwarten.

> **Klinische Thrombosezeichen sind Spätsymtome.** Sie treten erst jenseits der größten Emboliegefährdung auf. Dies begründet die Notwendigkeit einer allgemeinen Thromboseprophylaxe.

8.0.1.2.2. Prophylaxe der tiefen Venenthrombose

Für kaum eine andere Erkrankung gilt so eindeutig, *daß die beste und einzig wirksame Behandlung in einer rechtzeitigen Prophylaxe besteht*. Nur dadurch lassen sich die gefürchtete Lungenembolie und das postthrombotische Syndrom vermeiden. Da bisher keine verläßlichen klinischen Zeichen oder Gerinnungstests existieren, die eine drohende Thrombose anzeigen, vermag nur eine generelle Thromboseprophylaxe oder eine auf alle Risikopatienten (s. Tab. 8.-1) ausgedehnte Prophylaxe die Thromboserate entscheidend herabzusetzen.

Sie muß dabei folgende *Anforderungen* erfüllen: Vollständige und frühzeitige antithrombotische Wirksamkeit, einfache Handhabung und Überwachung, wenig Kontraindikationen und ein geringes Blutungsrisiko. Als Angriffspunkte dienen die Verbesserung der venösen Blutströmung und die Hemmung des Blutgerinnungssystems durch physikalische und medikamentöse Maßnahmen (Tab. 8.-2).

> Nur eine **generelle Thromboseprophylaxe** mit Antikoagulantien (Heparin) oder Dextran vermag das Thrombose- und Embolierisiko signifikant zu senken.

Tab. 8.-2. Prophylaxe der postoperativen Thromboembolie.

Frühaufstehen (Umhergehen!)
Krankengymnastik
Hochstellen des Bettendes
Lagerung auf dem Operationstisch

Digitalisierung
Ausreichende Volumenauffüllung
Hämatokritsenkung

Antikoagulantien (Heparin, Kumarine)
Dextrane
Thrombozytenaggregationshemmer (Acetylsalicylsäure)

.1. Physikalische Maßnahmen

Das sog. »Frühaufstehen« der Operierten am Abend oder folgenden Morgen nach der Operation, aktive Krankengymnastik (Spannungs- und Bewegungsübungen [»Radfahren«] im Bett), Kompressionsverbände (»Antiemboliestrümpfe«), das intermittierende Hochstellen des Bettfußendes ohne Abknickung des Kranken in der Leistenbeuge, eine günstige Lagerung auf dem Operationstisch sind sehr wichtige Maßnahmen zur Beschleunigung der Blutströmung, die durch ausreichende Volumenzufuhr und Digitalisierung bei drohender oder manifester Herzinsuffizienz noch unterstützt werden. Sie erreichen aber allein keine vollwirksame Thrombosephrophylaxe (statistisch nicht signifikant). Nicht zuletzt stößt die postoperative Frühmobilisation bei 60% des unfall- und 15% des allgemeinchirurgischen Krankengutes auf technische Schwierigkeiten. Deshalb muß heute zusätzlich eine generelle oder gezielte medikamentöse Prophylaxe gefordert werden.

.2. Medikamentöse Maßnahmen

Zur Verfügung stehen
1. Antikoagulantien (Heparin, Cumarine),
2. Thrombozytenaggregationshemmer,
3. Dextrane.

Antikoagulantien: Als Methode der Wahl hat sich die subkutane *»Low-dose-Heparin-Therapie«* bewährt. Bereits kleine Heparindosen hemmen die Aktivierung des Faktors Xa (= Blutthrombokinase), weniger die des Thrombins. Für die generelle Prophylaxe werden 5000 Einheiten Heparin s. c. 2 Stunden präoperativ und dann postoperativ alle 8–12 Stunden bis zur vollständigen Mobilisierung, mindestens aber über 8–10 Tage empfohlen. Damit wird die Thrombosehäufigkeit eines operativen Krankengutes statistisch signifikant auf weniger als 1/3, die tödliche Lungenemboliefrequenz auf weniger als 1/5 gesenkt. Das Blut behält dennoch seine Eukoagulabilität für die notwendige Blutstillung. Es bestehen keine Kontraindikationen, nur ein geringes Blutungsrisiko und keine Notwendigkeit einer gerinnungsanalytischen Überwachung.

Der Zusatz von *Dihydroergotamin* (DHE) ergibt durch Verbesserung der venösen Zirkulation eine noch größere Wirksamkeit und erlaubt die Reduzierung der Dosierung auf 12stündlich 5000 IE Heparin. Bei Patienten mit Schocksymptomen, Sepsis, koronaren Herz- und peripheren Gefäßerkrankungen sowie erheblichen Extremitätenverletzungen besteht allerdings wegen möglicher vasospastischer Komplikationen eine *Kontraindikation* gegen dieses Medikament.

Ein weiterer Fortschritt wird von der Einführung *niedermolekularer Heparine* (unter 5000 Dalton) erwartet. Sie bewirken eine noch stärkere Hemmung von Faktor Xa bei geringerem systemischem Antithrombineffekt. Dies erlaubt nach bisherigen Erfahrungen die nur noch einmalige tägliche Applikation von 7500 E niedermolekularem Heparin mit gleicher antithrombotischer Wirksamkeit ohne erhöhtes Blutungsrisiko.

Problematisch sind immer noch die besonders thrombosegefährdeten *elektiven Eingriffe an der Hüfte* (Endoprothesen, Schenkelhalsfraktur). Die hier notwendige höhere Dosierung bewirkt eine größere Blutungsgefahr, die bei der Einsetzung von künstlichen Implantaten besonders gefürchtet wird. Bei diesen Patienten hat sich am ehesten die Kombination von Heparin und DHE, Dextran oder eine intravenöse Perfusionsbehandlung mit geringen Heparindosen bewährt. Allerdings gelingt die Reduktion der Thromboembolien nicht im gleichen Maße wie in der Allgemeinchirurgie und Gynäkologie.

> **Kleine Heparindosen,** insbesondere niedermolekularer Heparine, hemmen die Aktivierung des Faktors Xa (Vorphase der Gerinnung) stärker als Thrombin. – Ausreichender Thromboseschutz bei geringerer Blutungsgefahr!

Orale Antikoagulantien vom Cumarintyp werden heute in der akuten postoperativen und posttraumatischen Phase *nicht mehr verwandt*. Wenngleich auch ihre prophylakische Wirksamkeit in früheren Studien durch MATIS u. DICK (1962) überzeugend nachgewiesen wurde, sind sie der Heparintherapie durch ihren verzögerten Wirkungseintritt, Schwierigkeiten bei der Einhaltung des therapeutischen Bereichs und notwendige Laboratoriumstests (Quickwert) sowie ihre starke Beeinflußbarkeit durch andere Medikamente eindeutig unterlegen. Sie sind dagegen nach wie vor zur Langzeitantikoagulation nach durchgemachter Thrombose und Embolie wegen ihrer einfachen oralen Applikationsart indiziert.

Thrombozytenaggregationshemmer: Die Hemmung des ersten Schrittes der Thrombusbildung, der Thrombozytenaggregation, durch Acetylsalicylsäure oder Dipyridamol erscheint theoretisch erfolgversprechend. In der Praxis hat dieses Prinzip aber keine wirksame Senkung der venösen Thromboemboliefrequenz gebracht.

Dextrane wirken einerseits zirkulationsfördernd (Hämatokritsenkung), andererseits hemmen sie die Plättchenaggregation, interferieren mit der Fibrinpolymerisation und erleichtern die Wiederauflösung kleiner Gerinnsel. In verschiedenen Studien wurde eine wirksame Verminderung der Thromboemboliefrequenz durch Dextran 40, 60 und 70 nachgewiesen. Die Dosierung beträgt 500 ml Dextran pro die. Wegen seltener *anaphylaktoider Reaktionen* wird die vorherige Gabe von Promit® empfohlen.

Kontraindikationen: Die früheren Kontraindikationen gegen eine gerinnungshemmende Behandlung, die einen Großteil gerade der gefährdeten Patienten von der Prophylaxe ausschloß (Hämorrhagische Diathese, Hypertonie, Magen-Darm-Ulzera, Operationen im Bereich des ZNS, Leber- und Nierenschädigung) können bei der Low-dose-Prophylaxe mit Heparin und niedermolekularem Heparin und bei der Dextranprophylaxe vernachlässigt werden.

8.0.1.2.3. Behandlung der manifesten tiefen Venenthrombose (Tab. 8.-3)

Bei Verdacht auf eine eingetretene tiefe Venenthrombose ist eine höher dosierte Heparintherapie (25 000–40 000 IE/24 Std.) notwendig. Sie soll möglichst durch intravenöse Dauertropfinfusion (Perfusor) geschehen, um eine gleichmäßige Gerinnungshemmung zu gewährleisten (Abb. 8.-5 B).

Die Behandlung der akuten tiefen Venenthrombose mit Heparin verhindert sofort ein Weiterwachsen des initialen Thrombus und beseitigt damit weitgehend die Emboliegefahr. Sie vermag aber verschlossene Gefäßstrecken nicht wieder zu eröffnen. Bei ausgedehnter manifester Venenthrombose mit klinischen Zeichen ist deshalb stets zu prüfen, ob die Voraussetzungen für eine *Thrombolyse* oder eine *operative Thrombektomie* vorliegen. Beide Verfahren weisen gleich

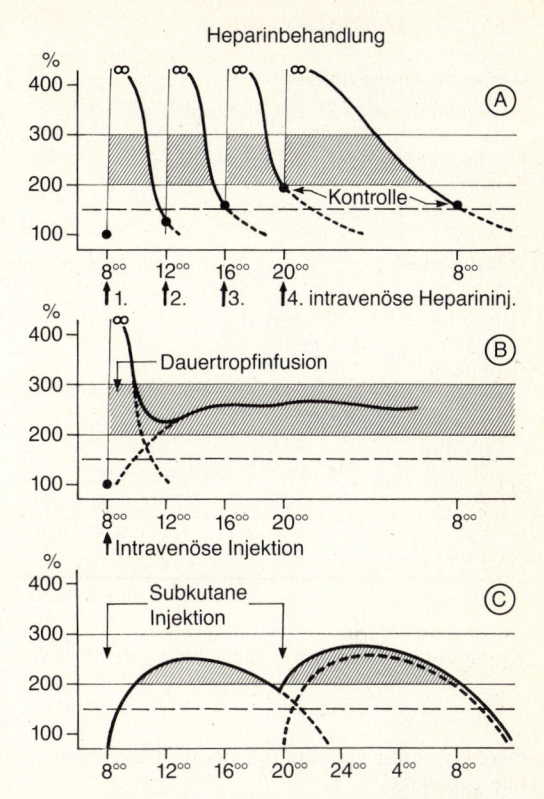

Abb. 8.-5. Die intravenöse Dauertropfinfusion (B) nach einer initialen intravenösen Injektion gewährleistet eine gleichmäßige Gerinnungshemmung innerhalb des therapeutischen Bereiches von 200–300% des Ausgangswertes der Gerinnungs- oder Thrombinzeit (schraffiert). Bei intermittierender intravenöser Injektion (A) wird dieser Bereich vorübergehend über- und unterschritten. Diese Undulation der Gerinnungstendenz ist bei ausreichender Dosierung praktisch ohne Bedeutung. Auch die subkutane Injektion (C) gewährleistet bei entsprechender Dosierung eine ausreichende Gerinnungshemmung.

Tab. 8.-3. Therapie der manifesten tiefen Venenthrombose und der oberflächlichen Thrombophlebitis.

Manifeste tiefe Venenthrombose
Bettruhe
Hochlagerung des Beines auf Schiene
Heparin 10 000 IE intravenös, anschließend 30 000 IE/24 Std. in 6stündlichen Injektionen oder (besser) im Dauertropf (Kontrolle durch Thrombinzeit)
Übergang auf Cumarin für mindestens 6 Monate
Streptokinase 250 000 IE initial, dann 100 000–150 000 IE/Std. im Dauertropf bis zu 72 Stunden (Kontrolle durch Thrombinzeit)
Anschließend Heparin u. Cumarine. Blutungsrisiko!
Venöse Thrombektomie,
anschließend Heparin und Cumarine

Oberflächliche Thrombophlebitis
Feuchte Borsalben-Alkohol-Umschläge
Keine Antikoagulantien, keine Bettruhe
Aufstehen mit Kompressionsverband

gute Erfolge in Abhängigkeit vom Thrombusalter auf. 1–3 Tage alte venöse Thrombosen können im Schnitt in 75% erfolgreich lysiert werden, während bei älteren Thrombosen die Erfolgsrate deutlich absinkt. Die Erfolgsrate der venösen Thrombektomie mit und ohne Anlegung einer temporären AV-Fistel (s. Kapitel »Venen«) hat bei tiefen Venenthrombosen innerhalb von 7–10 Tagen eine primäre Erfolgsrate von 80% und offenbar bessere Spätergebnisse als die Lysetherapie aufzuweisen. Beide Verfahren haben Kontraindikationen (Tab. 8.-4). Beim operierten und verletzten Patienten besteht vor allem bei der Thrombolyse eine übergroße *Nachblutungsgefahr*. Falls ein entsprechend ausgebildeter Gefäßchirurg zur Verfügung steht, erscheint daher aus chirurgischer Sicht bei gleich guten Ergeb-

Tab. 8.-4. Kontraindikationen.

Venöse Thrombektomie
Tumorkompression im Beckenbereich und nach Bestrahlung
Fortgeschrittene maligne Erkrankung
Sepsis
Thrombosealter über 3 Wochen

Thrombolyse
Wie oben, außerdem:
Hämorrhagische Diathesen
Gastrointestinale Ulzera
Hypertonie
Innerhalb 7–10 Tagen nach:
- operativen Eingriffen,
- Unfällen,
- invasiven diagnostischen Eingriffen (Leber-, Nieren-, Lumbalpunktion, direkte Angiographien der Aorta und Karotiden)

Innerhalb 2 Monaten nach:
- Zerebralem Insult, intrakraniellen Operationen und Traumen
- Endokarditis
- Titrierte Streptokinase – Initialdosis über 1 Mill. SK-Einh.

Tab. 8.-5. Thrombolysetherapie.

	Streptokinase	Urokinase
Initialdosis	250 000 SK-Einh. per infusionem in 20 min	4000 Urokinase-Einh./kg KG per infusionem
Erhaltungsdosis	100 000–150 000 SK-Einh./Std.	4000 Urokinase-Einh./kg KG/Std.
Therapiekontrolle	Thrombinzeit (Fibrinogen)	Thrombinzeit (Spaltprodukte)

Blutungskomplikationen erfordern die sofortige Unterbrechung der Lyse mittels *Antifibrinolytika* (AMCA, Trasylol).

Da das Fibrinolysepotential des gesamten Organismus aktiviert wird, besteht beim operierten und verletzten Patienten bis zum 7.–10. Tag eine besondere Blutungsgefahr und daher eine *Kontraindikation gegen die Lyse*. Weitere Kontraindikationen (z. B. hämorrhagische Diathesen, gastrointestinale Ulzerationen, invasive diagnostische Eingriffe) siehe in Tab. 8.-4.

.2. Thrombektomie

Die venöse Thrombektomie erfolgt in Lokalanästhesie oder Allgemeinnarkose. Die V. femoralis wird in der Leiste freigelegt und eröffnet. *Periphere Thromben* werden durch Auswickeln der entsprechenden Extremität mit einer Esmarchschen Gummibinde exprimiert. Die *zentrale Beckenvenenthrombose* wird mittels eines Ballonkatheters (Fogarty) extrahiert. Um bei diesem Manöver eine Embolisierung in die Lunge zu vermeiden, wird durch aktives Betätigen der Bauchpresse (Lokalanästhesie) oder Überdruckbeatmung (Intubationsnarkose) und Anti-Trendelenburg-Lage der Druck in der V. cava inferior erhöht. Die anfangs geübte Blockade der unteren Hohlvene über einen kontralateral eingeführten Ballonkatheter wird heute von den meisten Gefäßchirurgen als nicht mehr für notwendig erachtet. Die venöse Thrombektomie erfordert als vorbereitende Maßnahme eine Phlebographie zur exakten Bestimmung der Thrombusausdehnung, die Bereitstellung von Transfusionsblut und die Heparinisierung des Patienten. Postoperativ ist ebenfalls eine langfristige Antikoagulation notwendig. Durch die Anlegung einer temporären AV-Fistel über die V. saphena magna oder V. poplitea sollen die Spätergebnisse noch verbessert werden.

Abgesehen von den speziellen Kontraindikationen beider Verfahren sind sie an die Verfügbarkeit eines erfahrenen »Lytikers« bzw. Gefäßchirurgen gebunden. Bei wenige Tage alten Thrombosen haben beide gute funktionelle Ergebnisse. Mit zunehmendem Thrombusalter

nissen im Initialstadium die venöse Thrombektomie günstiger.

Der Vorteil beider Verfahren gegenüber der einfachen Heparinbehandlung liegt in der Möglichkeit der Wiedereröffnung der Strombahn und Vermeidung einer venösen Klappeninsuffizienz (postthrombotisches Syndrom!).

.1. Thrombolyse

Die Thrombolyse wird mit *Streptokinase* oder *Urokinase* durchgeführt. Beide Substanzen aktivieren das Fibrinolysesystem (s. Kap. »Hämostase«). Sie dauen den Thrombus über die Bildung eines Streptokinase- oder Urokinase-Plasminogen-Komplexes von außen an, dringen aber auch in den Thrombus ein (Endolyse). Wegen bestehender Antikörper (durchgemachte Streptokokkeninfekte) ist bei der Streptokinasebehandlung eine erhöhte Initialdosis notwendig. Sie wird durch Titration bestimmt oder mit 250 000 SK-Einheiten (Erfahrungswert) angesetzt. Die Erhaltungsdosis beträgt 100 000 bis 150 000 SK-Einheiten pro Std. (Tab. 8.-5). Die Therapiekontrolle erfolgt mit der Bestimmung der Plasmathrombinzeit. Sie ist anfangs über 2 Minuten, während der Erhaltungsdosis um das Zwei- bis Dreifache verlängert.

Die Therapiedauer beträgt bis zu 72 Stunden, längstens 5 Tage. Anschließend müssen die Patienten antikoaguliert werden, anfangs mit Heparin, später für mindestens 6 Monate mit den oral applizierbaren Cumarinen.

nimmt die Wiedereröffnungsrate der verschlossenen Venen drastisch ab. Nach Literaturangaben erscheint die Thrombektomie bei vergleichbaren Kollektiven erfolgversprechender.

Die funktionellen Spätergebnisse hängen aber nicht nur von der dauerhaften Wiedereröffnung der Strombahn, sondern auch von der Kollateralenbildung ab. Bei Thromboseverdacht und nur geringer klinischer Ausprägung der Thrombosezeichen erreicht deshalb die frühzeitige, sofort überall durchführbare Heparinisierung des Patienten ebenfalls gute funktionelle Ergebnisse. Auf die Bedeutung der Prophylaxe kann in diesem Zusammenhang nicht genügend oft hingewiesen werden. Die fulminante Phlegmasia coerulea dolens stellt wegen der akuten Bedrohung der Extremität eine Operationsindikation – ohne vorherige Phlebographie – dar.

Venenthrombosen anderer Lokalisation: Siehe Kapitel 23.2: »Venen«.

Oberflächliche Venenthrombosen sind entzündungs- oder varizenbedingt und wandhaftend (Thrombophlebitis). Kein Emboliersiko. – Kompressionsverband, Mobilisierung, Antiphlogistika.

Tiefe Venenthrombosen entstehen durch Stase und Mikrotraumen der Gefäßwand (Phlebothrombose). Geringe Wandhaftung, große Emboliegefahr! – Bettruhe, Kompressionsverband, Heparin i. v., Thrombolyse oder operative Thrombektomie.

8.0.1.3. Arterielle Thrombose

Für die Bildung arterieller Thrombosen spielen kausalgenetisch Veränderungen der Gefäßwand (Arteriosklerose, Traumen) die entscheidende Rolle. Sie sind therapeutisch im Bereich größerer Arterien eine *Domäne gefäßchirurgischer Maßnahmen* (Thrombektomie, Angioplastie, Gefäßersatz, Bypass) und werden deshalb im Kapitel »Arterien« (Kap. 23.1) abgehandelt. Bei peripheren arteriellen Thrombosen und Mikrozirkulationsstörungen sind eine dauernde Antikoagulation mit Cumarinen oder eine Prophylaxe mit Thrombozytenaggregationshemmern zur Verhinderung einer fortschreitenden Thrombose und ein intensives Gefäßtraining (Gehübungen) zur Förderung der Kollateralenbildung indiziert.

8.0.2. Embolie

8.0.2.1. Lungenembolie

Diagnose: Nach Verschleppung eines Gerinnsels in die A. pulmonalis oder deren Aufzweigungen kommt es zur Erhöhung des pulmonalen Widerstandes, bei massiver Lungenembolie zu maximaler Dilatation des rechten Ventrikels (akutes Cor pulmonale) und Rechtsherzversagen. Die klassischen *klinischen Zeichen der schweren Lungenembolie* sind akute Atemnot, Zyanose, retrosternale Schmerzen und ein Kreislaufschock. Durch zerebrale Hypoxie sind die Kranken benommen und klagen gelegentlich über Brechreiz, Erbrechen, Schüttelfrost und Krämpfe.

Klinische Zeichen der akuten Lungenembolie: Plötzliche Atemnot, Thoraxschmerz, Zyanose, Bewußtseinseintrübung. Akutes Cor pulmonale (Halsvenenstau). Linksherzversagen, Kreislaufschock.

Atemsynchrone Schmerzen und Hämoptysen weisen auf einen *Lungeninfarkt* hin. Sie sind gelegentlich Vorboten einer folgenden fulminanten Lungenembolie.

Eine unmotivierte Verschlechterung vorbestehender Herz- oder Lungenerkrankungen und »Bronchopneumonien« oder »Seitenstechen« bei Bettlägerigen nach Operationen und Frakturen muß auch bei nicht erkennbarer Venenthrombose stets an eine Lungenembolie denken lassen.

Die diagnostischen Schwierigkeiten erhellt auch der Umstand, daß klinische und autoptische Diagnose nur in der Hälfte bis 2/3 der Fälle übereinstimmen. Durch die inzwischen weit verbreitete Thromboseprophylaxe haben erfreulicherweise massive Lungenembolien zugunsten der weniger gefährlichen Lungeninfarkte abgenommen.

Das *EKG* kann wertvolle Hinweise liefern. Allerdings tritt das klassische Bild des $S_I Q_{III}$-Typs (Hebung der ST-Strecke mit Übergang in terminal negative T-Wellen in Ableitung III bei Senkung der ST-Strecke in Ableitung I und II) nur bei einem Viertel der Patienten auf und läßt differentialdiagnostisch auch einen Hinterwandinfarkt zu. Supraventrikuläre Rhythmusstörungen sind häufig. Ein normales EKG schließt eine Lungenembolie keineswegs aus.

Röntgenologisch imponiert bei massiver Lungenembolie das Bild der »hellen Lunge« (Westermarksches Zeichen) infolge der fehlenden Durchblutung des betroffenen Lungenflügels. Ein Zwerchfellhochstand durch verminderte Atemexkursion, basale Lungenverschattungen, kleine Pleuraverschattungen sind weitere röntgenologische Hinweise (Abb. 8.-6). Insgesamt liefert die einfache Röntgenübersicht der Lunge (2 Ebenen) aber häufig einen negativen oder unspezifischen Befund und ist damit unzuverlässig.

Die *Lungenszintigraphie* mit 131-Jod- oder 99m-Technetium-markiertem Albumin bringt mangeldurchblutete Lungenareale deutlich zur Darstellung. Diese können aber auch durch andere Lungenerkrankungen (z. B. funktionelle Mangeldurchblutung bei Hypoventilation in-

8. Thrombose und Embolie

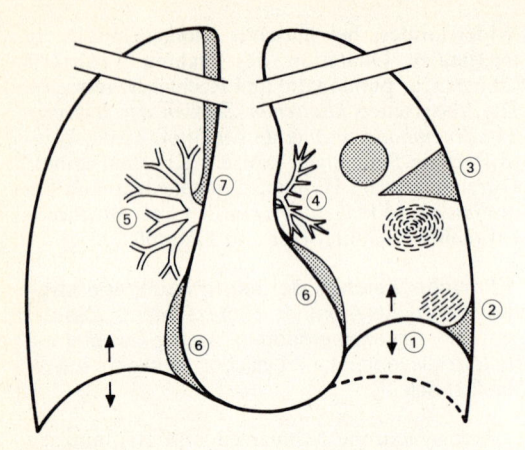

① Hochstand und verminderte Exkursionen des Zwerchfells
② Basale Verschattungen, kleine Pleuraergüsse
③ Verdichtungen mit d. Basis an d. Pleuraoberfläche rund – halbspindelig – keilförmig – wolkig – streifig
④ Gefäßabbrüche in Hilusnähe mit hypovaskularisierten Zonen ggf. Hilusamputation (Zeichen von Westermark)
⑤ Hyperämie der kontralateralen Lunge
⑥ Dilatation des rechten Ventrikels
⑦ Dilatation der V. azygos und der V. cava cranialis

Abb. 8.-6. Synopsis der röntgenologischen Symptome der Lungenembolie (nach HEINRICH).

folge obstruktiver oder restriktiver Lungenkrankheiten) bedingt sein. Bei massiver Lungenembolie mit Schock ist darüber hinaus ihre technische Durchführung problematisch.

Beweisend ist allein die *Pulmonalisangiographie* (Gefäßabbrüche, Füllungsdefekt [Abb. 8.-7]). Sie ist heute in der Form der digitalen Subtraktionsangiographie (DSA) jederzeit möglich und leicht durchführbar.

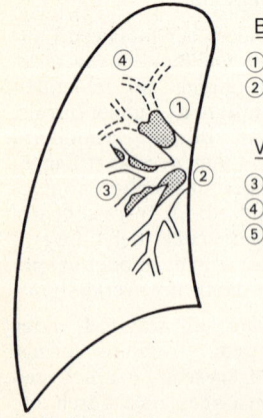

Beweisend:
① Füllungsabbruch
② Füllungsdefekt

Vieldeutig:
③ Kaliberschwankungen
④ Oligämie
⑤ Asymmetrische Anfärbung und örtliche Blutstromverlangsamung

Abb. 8.-7. Pulmonalangiographische Befunde bei Lungenembolie (nach HEINRICH).

Therapie:
Lungeninfarkt: Kleine und mittlere Lungenembolien (Grad I–II) heilen mit einer Infarktnarbe folgenlos ab. Der begleitende Pleuraschmerz wird symptomatisch durch Analgetika behandelt. Da jeder Lungeninfarkt Vorbote einer folgenden massiven Lungenembolie sein kann, ist eine voll wirksame *Heparinisierung (40000 IE/24 Std.) obligatorisch*. Entwickelt sich eine Infarktpneumonie, sind Antibiotika indiziert.

Massive (fulminante) Lungenembolie: Wegen der akuten Lebensgefährdung geschieht die initiale Notfalltherapie ohne weitergehende Diagnostik (Tab. 8.-6). Beim Frischoperierten (Häu-

Tab. 8.-6. Therapie der massiven Lungenembolie.

Heparin 10000 IE sofort intravenös, dann 30000 IE/24 Std. im Dauertropf *oder*
Streptokinase 250000 IE sofort intravenös, dann 100000 bis 150000 IE/Std. im Dauertropf
Übergang auf Heparin und Cumarine
Sauerstoffzufuhr, Intubation und Beatmung
Analgetika und Sedativa (Morphinderivate)
Strophanthin
Schockbekämpfung, Infusionen
Alupent®-Tropf (10 mg/500 ml),
bei absinkendem arteriellem Blutdruck Dopamin-Tropf
Prüfung der Operationsindikation
(Pulmonalisangiographie!)

figkeitsgipfel 7.–10. Tag) oder Verletzten gelten der blitzartige Beginn und die dramatische Weiterentwicklung der Symptomatik nach Ausschluß eines Herzinfarktes oder einer größeren Blutung ohnehin als beweisend. Die Therapie hat 3 Ziele:
1. Verminderung der Herzarbeit durch Sedierung, Schmerzbekämpfung (Morphin) und Sauerstoffzufuhr (Maske; evtl. Intubation und Beatmung).
2. Verbesserung der Herzleistung durch Digitalis und Beta-Rezeptorenstimulation (Isoproterenol [Alupent®]).
3. Verminderung der pulmonalen Hypertonie durch Weitstellung der Pulmonalgefäße (Alupent) und Heparin, Thrombolyse oder pulmonale Embolektomie. Heparin verhindert momentan das Weiterwachsen von intrapulmonalen Appositionsthromben. Dieser Hinweis ist wichtig, da das Ausmaß des verlegten Gesamtgefäßquerschnittes der A. pulmonalis und ihrer Äste den klinischen Schweregrad der Lungenembolie bestimmt (dekompensiertes Cor pulmonale bei über 60%). Bei massiver Lungenembolie mit Schocksymptomatik (Grad IV) gehören Intubation und Beatmung, Volumensubstitution, Dopamin, (Alpha-Re-

zeptorenstimulation) und ein Azidoseausgleich zu den Erstmaßnahmen. Bei diesen Kranken empfiehlt sich eine thrombolytische Therapie unter gleichzeitiger Vorbereitung zur pulmonalen Embolektomie (Pulmonalisangiographie, Vorbereitung der Herz-Lungen-Maschine).

Pulmonale Embolektomie: Dieser von TRENDELENBURG vorgeschlagene Eingriff wurde erstmals von MARTIN KIRSCHNER 1924 erfolgreich durchgeführt. Nach transsternaler Notfallthorakotomie wird die obere und untere Hohlvene angezügelt und der Stamm der A. pulmonalis inzidiert (Abb. *8.*-8). Die Thromben werden unter gleichzeitiger Überdruckbeatmung extrahiert oder abgesaugt. Dieser in wenigen Minuten durchführbare Eingriff gelang in der Vergangenheit bei den ohnehin moribunden Patienten nur ausnahmsweise. Seit Einsatz der Herz-Lungen-Maschine, die ursprünglich von GIBBON gerade für diese Indikation erdacht wurde, haben sich die Ergebnisse deutlich verbessert. Die übrige initiale Notfalltherapie erlaubt heute, diesen Eingriff häufiger als ursprünglich angenommen erfolgreich durchzuführen. Wird die »massive Lungenembolie« heute initial überlebt, ist sogar ein Transport durch Hubschrauber in ein entsprechendes Zentrum mit Herz-Lungen-Maschine möglich. Mit Hilfe des extrakorporalen Kreislaufs läßt sich dann die Embolektomie unter Erhaltung des Hirnkreislaufs und Entlastung des Herzens durchführen (Abb. *8.*-9).

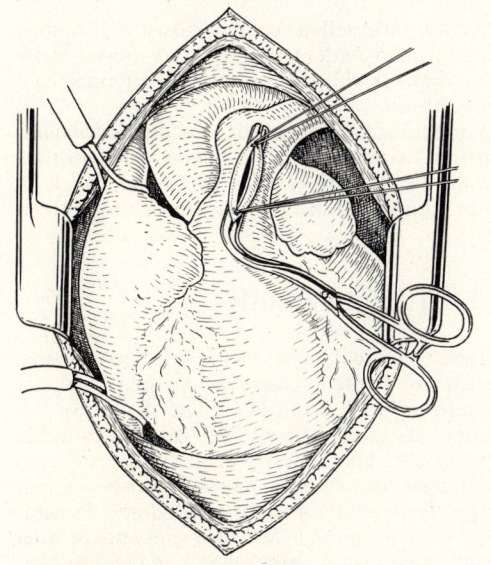

Abb. *8.*-8. Pulmonale Embolektomie nach Trendelenburg mit kurzfristiger vollständiger Okklusion der Vv. cava superior et inferior.

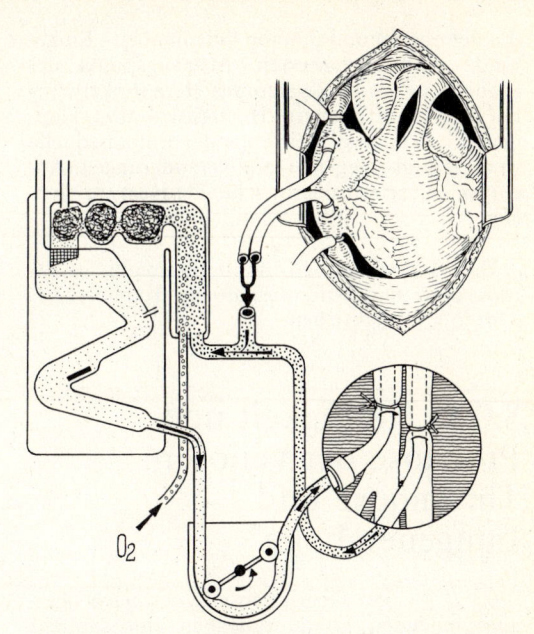

Abb. *8.*-9. Pulmonale Embolektomie mit Hilfe der Herz-Lungen-Maschine; evtl. initiale partielle extrakorporale Perfusion durch Kanülierung der A. und V. femoralis (unterer Abschnitt) zur sofortigen Entlastung des rechten Herzens und Besserung der arteriellen Durchblutung (Hirnkreislauf).

Operative Verlegung der V. cava inferior zur Vermeidung rezidivierender Lungenembolien: Nach erfolgreicher pulmonaler Embolektomie, bei rezidivierenden Lungenembolien trotz adäquater Antikoagulantienprophylaxe oder bei Kontraindikationen gegen eine Antikoagulantientherapie sowie bei septischen Beckenvenenthrombosen kann die V. cava inferior unterhalb der Einmündung der Nierenvenen operativ unterbunden oder durch geeignete Kunststoffclips eingeengt werden. Heute geschieht dies vorwiegend durch transvenöse Implantation eines aufklappbaren perforierten Schirmfilters. Die Einführung geschieht in Lokalanästhesie über die V. jugularis. Die Indikation ist nur noch sehr selten gegeben.

> Der Schweregrad einer Lungenembolie entspricht dem Ausmaß der intrapulmonalen Gefäßverlegung. Deshalb **sofort Heparin i. v.!** – Bei massiver und fulminanter Lungenembolie Thrombolyse, bei anhaltendem Kreislaufschock pulmonale Embolektomie, wenn verfügbar mit extrakorporaler Zirkulation.

8.0.2.2. Arterielle Embolie

Die Verschleppung von Gerinnseln mit dem arteriellen Blutstrom führt zu akuten Verschlüssen der oberen und unteren Gliedmaßen-, Eingeweide- und Hirnarterien. Ausgangspunkt der Embolie ist am häufigsten das Herz (linker Vorhof bei Vorhofflimmern, Herzmuskel- und -klappenerkrankungen). Bei fehlender Emboliequelle ist an zentral gelegene Gefäßveränderungen (Aneurysmen, arteriosklerotische Plaques) zu denken.

Die **Behandlung** erfolgt notfallmäßig *gefäßchirurgisch* und wird deshalb im Kapitel 23.1: »Arterien« besprochen.

8.0.3. Häufigkeit und Prognose der venösen Thrombose und Lungenembolie

0,1–0,5% aller Operierten erleiden nach übereinstimmenden Literaturangaben eine tödliche Lungenembolie. Nur bei 15% dieser Verstorbenen macht sich klinisch vor dem Tode eine Venenthrombose bemerkbar. 80% aller Kranken mit einer postoperativen tiefen Venenthrombose behalten mehr oder weniger starke Beschwerden durch ein »*postthrombotisches Syndrom*« zurück. Ein klinischer oder Laboratoriumstest zur Bestimmung der individuellen Thrombosegefährdung existiert nicht.

Durch prospektive Ermittlung der Thrombosehäufigkeit mit Hilfe des Radiofibrinogentests kennen wir das spontane *postoperative Thromboserisiko der einzelnen operativen Fachgebiete:*

  Allgemeinchirurgie (Bauchchirurgie) 36%,
  Orthopädische und traumatologische Eingriffe an der Hüfte 50–60%,
  Gynäkologie 30%,
  Urologie 26%,
  Thoraxchirurgie 19%,
  Gefäßchirurgie 29%.

50% der Thrombosen sind mit dem Radiojodfibrinogentest bereits am Operationstag nachweisbar, 75% bis zum Ende des 2. und über 80% bis zum Ende des 3. postoperativen Tages. 80% der so nachgewiesenen Thrombosen finden sich im Wadenbereich und bleiben in der Regel folgenlos. 20% schreiten fort oder bilden sich primär im Oberschenkel- und Kniebereich. Diese Kranken sind potentiell gefährdet bezüglich einer Lungenembolie oder eines postthrombotischen Syndroms. Bei 10% ist ein Lungeninfarkt nachweisbar.

Unter Zugrundelegung pathologisch-anatomischer Berechnungen muß bei unbehandelten tiefen Beinvenenthrombosen in 25% mit einer tödlichen, in 35% mit einer nicht tödlichen und nur in 40% mit keiner Lungenembolie gerechnet werden (SANDRITTER u. BENEKE).

Die Erfahrung der letzten Jahre hat gelehrt, daß eine *generelle Thromboseprophylaxe* mit niedrig dosiertem *Heparin* in der Lage ist, die mit diesen Zahlen belegte Prognose eindeutig zu verbessern. Sie ist daher bei allen Thrombosegefährdeten und allen Kranken jenseits des 30.–40. Lebensjahres angezeigt. Eine Ausnahme bilden allerdings Tumorpatienten mit fortgeschrittener, unaufhaltsamer Erkrankung, für die die finale Lungenembolie die Erlösung von schmerzhafter Qual bedeuten kann.

8.0.4. Embolien anderer Genese

Neben arteriellen und venösen Thromben können auch andere korpuskuläre Bestandteile intravasal verschleppt werden und zu einer Embolie führen.

Von klinischer Bedeutung sind die *Fettembolie, Luft-* und *Gasembolien, Fremdkörperembolien* sowie die *Verschleppung von Gewebe und Zellen,* in erster Linie Tumorzellen, Bakterien und Parasiten.

8.0.4.1. Fettembolie

1862 beobachtete ZENKER bei verstorbenen Verletzten Fetttröpfchen im kleinen, weniger ausgeprägt auch im großen Kreislauf und beschrieb das Krankheitsbild der *posttraumatischen Fettembolie*. Die Fetttröpfchen finden sich am häufigsten im *kleinen Kreislauf*, d.h. in der Lunge (pulmonale Form), nach deren Passage aber auch im *großen Kreislauf* (sekundäre oder systemische Form), insbesondere in Gehirn, Nieren, Myokard, Darm und Haut. Fettembolien werden vorzugsweise nach Traumen, aber auch ohne ein Trauma beobachtet. *Posttraumatisch* finden sie sich nach Frakturen des Beckens und der großen Röhrenknochen, Polytraumen, großen Weichteilverletzungen und Kontusionen sowie ausgedehnten Verbrennungen. Das gleiche Krankheitsbild kann aber auch nach Herzmassage, längerdauernder extrakorporaler Zirkulation mit der Herz-Lungenmaschine, schwerer Pankreatitis, Infektionen und Vergiftungen, Eklampsie und im Rahmen akuter Verbrauchskoagulopathien auftreten. Experimentell läßt sich eine Fettembolie durch einen Tourniquet-Schock oder die Injektion von Thromboplastin auslösen.

Ätiologie und Pathophysiologie: Lange Zeit beherrschten die »Einschwemmungstheorie« von Fett aus verletztem Knochenmark oder Gewebe und die »Entmischungstheorie« der Blutfette die Diskussion. Die chemische Analyse der Fetttröpfchen ergibt sowohl Bestandteile des Körperfetts sowie des Blutfetts. Das eingeschwemmte, emulgierte Neutralfett reicht mengenmäßig zur Auslösung des klinischen Bildes der Fettembolie nicht aus. Inzwischen wird die Fettembolie deshalb als ein *Syndrom im Rahmen eines Schocks, vorwiegend traumatischen Schocks,* angesehen. *4 wesentliche Faktoren* wirken dabei wechselseitig zusammen. Die traumatisch oder schockbedingte Störung des Fettstoffwechsels führt zu einer Vermehrung freier Fettsäuren und einer erhöhten Mobilisierung in den Depots. Die gleichzeitige schockbedingte Störung der Mikrozirkulation führt zur vermehrten Bildung roter Erythrozyten- und weißer Plättchenaggregate, die sich ihrerseits an die Chylomikronen anlagern. Es kommt zu einer Stase mit vermehrter Aktivierung der intravasalen Gerinnung bis zur Entwicklung einer Verbrauchskoagulopathie (disseminierte intravasale Gerinnung) und durch die gleichzeitige Hypovolämie zu einer Viskositätszunahme des Blutes mit weiterer Verstärkung der Mikrozirkulationsstörung. Die geschilderten Veränderungen spielen sich zunächst vor allem in der Lunge ab, so daß sehr schnell arterio-venöse Kurzschlüsse und eine schwere Hypoxie resultieren. Diese wiederum perpetuiert den Schock und führt zu hypoxischen Organschädigungen.

Klinisches Bild: Die typische Fettembolie tritt etwa 24 Std. nach dem Trauma auf und manifestiert sich *zunächst pulmonal.* Tachypnoe, Tachykardie, Dyspnoe und Zyanose beherrschen das Krankheitsbild. Die Blutgasanalyse ergibt eine deutliche arterielle Hypoxie, welche durch das Röntgenbild der Lunge nicht ausreichend erklärt wird. In praxi geht die pulmonale Fettembolie in dem Bild der *akuten Schocklunge* (ARDS) auf.

Treten zeitlich etwas verzögert Verwirrtheit, Erregung, delirante Zustände und später Sopor und Bewußtlosigkeit ein, muß an eine *Fettembolie des Gehirns* gedacht werden. Bei kurzfristiger Hypoxie ist die Prognose der zerebralen Veränderungen gut.

Eine *Fettembolie der Nieren* macht sich durch Albuminurie, Hämaturie und Fettausscheidung im Urin bemerkbar, ist aber schwer von einer Schockniere zu unterscheiden. An der Haut finden sich in etwa 20% der Fälle Petechien, insbesondere im Bereich des Schultergürtels und der Inguinalregion.

Der *klinische Nachweis* erfolgt u. a. durch Spiegelung des Augenhintergrundes. Im EKG finden sich Zeichen der Rechtsherzbelastung. Das klassische Röntgenbild (»Schneegestöberlunge«) entspricht dem der Schocklunge. Die Gerinnungsanalyse zeigt eine Verbrauchskoagulopathie, insbesondere eine Thrombopenie, die Blutgasanalyse eine arterielle Hypoxie.

Prophylaxe und Therapie: Entsprechend der beschriebenen Pathophysiologie besteht die Behandlung in einer *intensiven Schockprophylaxe und -behandlung,* vor allem aber auch einer Beseitigung der pulmonalen Hypoxie durch frühzeitige *künstliche Beatmung* unter positivem endexspiratorischem Druck (PEEP). Die Volumenzufuhr erfordert eine sorgfältige Überwachung der Rechtsherzbelastung (zentraler Venendruck). Der Entwicklung einer Verbrauchskoagulopathie wird durch die frühzeitige *Heparinisierung* vorgebeugt.

Seit Beachtung einer adäquaten Schockprophylaxe und -therapie hat die Häufigkeit der Fettembolie erheblich abgenommen und wird eigentlich nicht mehr als eigenständiges Krankheitsbild, sondern nur noch als Teil des Schockgeschehens angesehen. Nach Traumen trägt die sofortige Stabilisierung der Frakturen langer Röhrenknochen, vorzugsweise mittels Osteosynthese, signifikant zur Verminderung von Fettembolien bei. Eine hohe Kalorienzufuhr verringert die Mobilisierung freier Fettsäuren.

> Das **Fettemboliesyndrom** ist Teil des traumatischen Schocks. Wesentliche Faktoren sind Mikrozirkulationsstörung, Verbrauchskoagulopathie, Fettstoffwechselveränderungen und Hypoxie. – Die Therapie besteht in optimaler Schockprophylaxe und -behandlung.

8.0.4.2. Luftembolie

Nach Eröffnung großer Venen mit hoher Strömungsgeschwindigkeit (Dura sinus, V. jugularis interna, Lungen- und Beckenvenen) kann es zu einer akuten Verlegung der A. pulmonalis durch einen Schaumpfropf kommen. Es folgt ein *akutes Rechtsherzversagen.* 20–70 cm^3 Luft werden als noch tolerabel angesehen.

Die **klinischen Symptome** sind die des akuten Rechtsherzversagen (siehe Lungenembolie). Als klassisch gilt das über dem Herzen auskultierbare »Mühlengeräusch«. Seit Einführung der Überdruckbeatmung ist die intraoperative Luftembolie sehr selten geworden. Begünstigt wird sie, wenn große Venen wegen entzündlicher oder tumoröser Infiltration nicht kollabieren können.

Die **Behandlung** ist symptomatisch (O_2-Überdruckbeatmung, Reanimation). Außerdem wird der Patient sofort auf die linke Seite mit kopfwärtsgesenktem Oberkörper gelagert und es wird versucht, die Luft durch direkte Punktion aus dem rechten Herzen abzusaugen.

8.0.4.3. Gasembolie (Caisson-Krankheit)

Wird der atmosphärische Druck plötzlich und stark herabgesetzt, kommt es in Blut und Geweben zu einer Freisetzung von Gasen, die entsprechend ihrem Partialdruck in der Körperflüssigkeit gelöst sind. Bei langsamem Abfall des Lösungsdruckes können die Gase eliminiert werden. Wird das anfallende Gasvolumen aber vom Strömungsvolumen des Blutes oder vom Gewebe nicht mehr bewältigt, bilden sich intra- und extravasale Gasbläschen. Dies trifft insbesondere für den Stickstoff zu, der nur physikalisch gelöst und nicht wie CO_2 oder O_2 auch chemisch gebunden ist. Neben dem Zeitfaktor ist das Verhältnis von Ausgangs- und Enddruck entscheidend. Typische klinische Beispiele sind das zu schnelle Auftauchen von Tauchern aus einer Tiefe von mehr als 18 m oder von Caisson-Arbeitern, U-Boot-Unfälle, das Versagen einer Überdruckkammer und der zu rasche Aufstieg in große Höhen.

Klinisch werden retrosternale Schmerzen, Muskel- und Gelenkschmerzen, Gasblasen in der Haut und Sensibilitätsstörungen (Paraplegie bis Tetraplegie, Inkontinenz) beobachtet.

Die **Therapie** besteht in der sofortigen Dekompression in speziellen Überdruckkammern zur Wiederherstellung des Ausgangsdruckes.

8.0.4.4. Fremdkörperembolie

In der modernen Medizin sind vor allem abgebrochene arterielle und venöse Katheter von größerem klinischen Interesse. Wegen der lokalen Thrombose- und Emboliegefahr sollte das Fremdmaterial *stets operativ oder durch Spezialkatheter* (interventionelle Radiologie) entfernt werden.

Fremdkörperembolien ins rechte Herz führen zu rezidivierenden Lungenembolien, Infarkt, pulmonaler Hypertension und bakteriell-mykotischen Infektionen (Endokarditis).

8.0.4.5. Zellembolien und parasitäre Embolien

Von klinischer Bedeutung sind *Tumorzellembolien* und die *Fruchtwasserembolie*.

Verschleppte *Tumorzellen* sind für die Entstehung von Metastasen bedeutsam (siehe Kapitel Onkologie). So werden beispielsweise bei Tumoroperationen fast unvermeidbar stets Tumorzellen verschleppt (z. B. Kolon → Leber; Niere → Lunge). Man versucht dies durch präliminare Unterbindung der abführenden Gefäße und die sogenannte »no touch-Technik« zu vermeiden.

Bei *Fruchtwasserembolien* lassen sich Mekonium, Talgpartikel und Lanugohaare in Lunge, Hirn und Niere nachweisen. Besonders gefürchtet sind die damit einhergehenden Blutgerinnungsstörungen (disseminierte intravasale Gerinnung, Hyperfibrinolyse).

Die *Verschleppung von Bakterien oder Parasiten* kann zur Ausbildung von metastatischen Herden in den betroffenen Organen führen. Typische Beispiele sind die Entwicklung septischer Embolien bei einer eitrigen Endokarditis mit Abszeßbildung in Lunge, Niere, Leber, Gehirn oder Knochenmark und die metastatische Ausbreitung der Echinokokkuserkrankung.

Literaturauswahl

ALLGÖWER, M., M. DÜRIG, G. WOLFF: Infection and trauma. Surg. Clin. N. Amer. 60:133 (1980).
BERGENTZ, S. E.: Fat Embolism. Progress in Surgery. Vol. 6, S. 85–120. Karger, Basel 1968.
BREDDIN, H. K., V. HACH-WUNDERLE: Gerinnungsphysiologische Untersuchungen bei der tiefen Venenthrombose. Internist 1987 (im Druck).
LASCH, H. G., D. L. HEENE, CHR. MÜLLER-ECKARDT: Hämorrhagische Diathesen. In: H. BEGEMANN (Hrsg.): Klinische Hämatologie. 2. Aufl., S. 676. Thieme, Stuttgart 1975.
MATIS, P.: Thrombose und Embolie. In: L. KOSLOWSKI, W. IRMER, K. A. BUSHE) (Hrsg.): Lehrbuch der Chirurgie. 1. Aufl., S. 175. Schattauer, Stuttgart, New York 1978.
NAEGELI, TH., P. MATIS, R. GROSS, H. RUNGE, H. W. SACHS: Kurzes Handbuch der thromboembolischen Erkrankungen; 2. Aufl., S. 261, 511, 788, 941. Schattauer, Stuttgart 1960.
SANDRITTER, W., G. BENEKE (Hrsg.): Allgemeine Pathologie; 2. Aufl. Schattauer, Stuttgart, New York 1981.
Verhandlungen der Deutschen Gesellschaft für Chirurgie. Langenbecks Arch. Chir. 369:451–519; 589–609 (1986).

9. Schock

Von Th. Klöss und L. Koslowski

Definition:
Ein Schock ist eine akut bis subakut einsetzende, länger anhaltende hämodynamische Störung, die durch Verminderung der Gewebsdurchblutung den Stoffwechsel schädigt. Die Folgen sind *Hypoxie* der Zellen und Gewebe und eine *metabolische Azidose,* die bis zum Zelltod führen können.

Wenn der periphere Kreislauf den Anforderungen des Stoffwechsels, des Gastransportes und der Wärmeregulation nicht mehr gerecht wird, erkennt auch der Laie die *klinischen Zeichen des Schocks.* Er sieht, daß die Haut schweißig-feucht und blaß ist, die Akren kalt werden, Lippenzyanose und bläuliche Verfärbung der Fingernägel auftreten. Er bemerkt die motorische Unruhe.

9.0.1. Pathophysiologie

Ein gemeinsames pathophysiologisches Muster *fehlt,* da unterschiedliche Ursachen auf verschiedenen pathogenetischen Wegen den manifesten Schockzustand auslösen: eine *generalisierte Störung des Stoffaustausches zwischen Blut und Geweben.* Infolge insuffizienter Mikrozirkulation entsteht eine *globale oder lokale Hypoxydose* mit nachfolgenden funktionellen und *morphologischen Veränderungen,* die ihrerseits wieder den Schockzustand unterhalten.

Die in der Klinik beobachteten *Schocksyndrome* entstehen aus unterschiedlicher Ursache mit verschiedenen pathogenetischen Teilaspekten und unterschiedlicher Bedeutung einzelner Organsysteme im zeitlichen Ablauf. Durch Klassifizierung des Schockbegriffs in jedem Einzelfall werden die pathophysiologischen Abläufe deutlicher. Das ermöglicht einen richtigen Therapieansatz.

Alle Schockformen können aus *drei pathophysiologischen Mechanismen* entstehen, nämlich *Störungen von Blutvolumen, Herzleistung und Gefäßtonus.* Beim Volumenmangelschock ist das Gefäßsystem nicht ausreichend gefüllt, beim kardiogenen Schock ist die Herzleistung gestört und beim Vasomotorenversagen ist die Gefäßweite falsch reguliert.

Gestörte Gefäßregulation und Volumenmangel vermindern den Blutrückstrom zum Herzen. Der verminderte Füllungsdruck (Vorlast des Herzens) verursacht je nach Kontraktilität und Aortendruck (Nachlast) einen Abfall des Herzminutenvolumens. Auch beim kardiogenen Schock ist das Herzminutenvolumen vermindert.

Jede Schockform durchläuft früher oder später ein *Stadium mit vermindertem Herzminutenvolumen.*

Bei jedem Schockzustand entscheiden, ob Störungen des Blutvolumens, der Herzleistung oder des Gefäßtonus führend sind.

9.0.1.1. Herz

Während beim kardiogenen Schock eine *primäre Herzinsuffizienz* die Ursache ist, tritt bei allen anderen Schockformen *sekundär* eine Herzinsuffizienz mit reduziertem Herzminutenvolumen infolge Verminderung des venösen Rückstroms auf. Der arterielle Blutdruck fällt ab, worauf der Organismus mit der *Zentralisation des Kreislaufs* reagiert. Darunter wird eine *Vasokonstriktion in der Kreislaufperipherie verstanden,* die nerval und hormonell gesteuert wird und der Aufrechterhaltung eines arteriellen Notdrucks dient, um Gehirn und Herz ausreichend zu durchbluten. Reduzierte Herzfüllung und erhöhter Katecholaminspiegel bewirken eine Tachykardie.

Der *Sauerstoffverbrauch des Herzens* begrenzt die kardiale Kompensation. Bei vielen Menschen ist darüberhinaus die *Koronarreserve* durch eine koronare Herzerkrankung *eingeschränkt* und die kardiale Kompensation durch Medikamente (z. B. Betablocker) gestört. Später tritt bei fortbestehendem Schock stets eine *Störung der Kontraktilität* hinzu, so daß das Herz selbst zum Schockorgan wird. Insbesondere arterielle Hypoxämie, Elektrolytstörungen, Veränderungen der Blutzusammensetzung, Anstieg des Widerstandes im kleinen Kreislauf und wiederholter *Abfall des arteriellen Blutdrucks unter 70 mm Hg* verstärken die eintretende Herzinsuffizienz.

9.0.1.2. Makrozirkulation

Reduziertes Blutvolumen, verminderte Herzleistung und *Störung des Gefäßtonus* vermindern den venösen Rückstroms mit nachfolgendem Abfall des Herzminutenvolumens und arterieller Blutdrucksenkung. Unter Bevorzugung lebensnotwendiger Stromgebiete werden andere Organgebiete durch *Zentralisation aus der Zirkulation* ausgeschlossen. Zusätzliche Engstellung der Venen steigert den venösen Rückstrom zum Herzen, und das reduzierte Blutvolumen wird so besser verfügbar. Stimulation des Sympathikus mit gleichzeitigem Herzfrequenzanstieg und Adrenalinfreisetzung aus den Nebennieren bewirken die *Vasokonstriktion*.

Hypodyname Schockzustände: Wenn Schock und Zentralisation weiterbestehen, tritt eine verstärkte Sekretion von *antidiuretischem Hormon* im Hypothalamus und eine Aktivierung des *Renin-Angiotensin-Systems* mit nachfolgendem Anstieg des Aldosterons hinzu.

Die *Vasokonstriktion* zeigt ein *typisches Verteilungsmuster* und ist am stärksten in Haut- und Splanchnikusgebiet, weniger stark in der Muskulatur und führt auch noch in Niere und Leber zu einer deutlichen Reduktion der Durchblutung. *Herz, Gehirn* und *Nebennieren* sind von der Zentralisation ausgenommen und erhalten bis zu einem Blutdruck von ca. 70 mm Hg systolisch ihren normalen Blutzufluß.

Die unzureichende Perfusion infolge der Vasokonstriktion führt in den betroffenen Organen zu zunehmender *Hypoxie,* die wiederum Funktionsstörungen nach sich zieht. Zusammen mit der *metabolischen Azidose* in diesem Bereich kann ein Circulus vitiosus entstehen, der auch nach Beseitigung der primären Schockursache (z. B. Blutung) zu einem erneuten verstärkten Schock führen kann.

Bei fortbestehender *Hypotonie* und *metabolischer Azidose* erschlafft die Konstriktion der präkapillären Sphinkteren der Arteriolen. Durch *Abfall des peripheren Widerstandes und des Blutdrucks* wird dann die *Phase der Vasodilatation im Schock* eingeleitet. Am klinischen Bild ist nicht zu erkennen, ob der Blutdruckabfall nun durch die beginnende Vasodilatation oder durch einen erneuten Blutvolumenverlust entstanden ist. Daher kann die Vasodilatation als wichtiges tierexperimentelles Kriterium eines schweren meist irreversiblen Schocks beim Menschen diagnostisch nicht verwertet werden.

Alle bis hierher besprochenen Vorgänge treten bei hypodynamen Schockformen auf, die auf eine reduziertes Herzminutenvolumen zurückzuführen sind. Seltener sind **hyperdyname Schockzustände,** bei denen das *Herzminutenvolumen* zumindest *anfangs erhöht* ist. Meist handelt es sich hierbei um einen *septischen* oder *bakteriotoxischen Schock* im Verlauf einer Allgemeininfektion. Hyperdyname Schockzustände treten auch bei *Komplikationen der Leberzirrhose, posttraumatisch* oder nach *Massentransfusionen* auf. Bei erniedrigtem peripheren Widerstand ist trotz des erhöhten Herzminutenvolumen die effektive *Organdurchblutung deutlich reduziert*. Darüberhinaus erhöhen Fieber, postoperativer Katabolismus oder reparative Vorgänge den Sauerstoffbedarf. Durch Reduktion der Organdurchblutung bei erhöhtem Sauerstoffbedarf entsteht dann ein *schweres Sauerstoffdefizit* mit nachfolgenden Organschäden.

9.0.1.3. Mikrozirkulation

Blutdruckabfall und Reduktion des Herzminutenvolumens verursachen eine *globale Verminderung der effektiven Kapillardurchblutung* mit Hypoxie, Anhäufung von Metaboliten und Azidose. Nach tierexperimentellen Befunden scheint die typische Mikrozirkulationsstörung im Schock in *drei Phasen* abzulaufen.

Zunächst kommt die **Phase der Zentralisation** mit *Minderung der Kapillardurchströmung durch prä- und postkapilläre Konstriktion*. Dadurch verlangsamt sich der Blutstrom und da zusätzlich arteriovenöse Kurzschlußverbindungen geöffnet werden, resultiert für die peripheren Gewebe eine *ischämische Anoxie*. Der *hydrostatische Druck sinkt*, wodurch ein Einstrom interstitiellen Wassers erfolgen kann, allerdings nur dann, wenn der Patient nicht dehydriert ist.

Die *zweite Phase* ist die **Stagnation der Kapillardurchströmung.** Anhäufung von Gewebshormonen und metabolische Azidose bewirken eine *Vasodilatation der präkapillären Sphinkteren*. Bei fortbestehender postkapillärer Vasokonstriktion wird das Blut durch extrem langsamen Blutfluß im Kapillarbett zurückgehalten *(pooling)*. Dadurch und infolge des *Anstiegs des hydrostatischen Drucks* mit transkapillärem *Wasserverlust* durch Filtrationsumkehr entsteht ein zusätzlicher *Blutvolumenmangel* im Gesamtorganismus. Die *Viskositätssteigerung* verschlechtert die Fließeigenschaften des Blutes weiter.

In der *dritten und letzten Phase* kommt es zur **Gefäßparalyse.** Bei fortschreitender lokaler Azidose und Anhäufung von Metaboliten *erschlaffen* auch die *postkapillären Sphinkter*, ohne daß sich die effektive periphere Gewebsperfusion bessert. Durch *Hypoxidose* entstehen Endothelzelläsionen der Gefäße mit steigender kapillärer Permeabilität und weiterem intravasalem Flüssigkeitsverlust. Die *Hämodynamik dekompensiert*, während gleichzeitig der Stillstand der Mikrozirkulation über eine *irreversible Hypoxidose zum Zelltod* führt.

Die Mikrozirkulationsstörung wird auch durch **Veränderungen des Blutes** unterhalten.

Da die *Verformbarkeit der Erythrozyten abnimmt* und die kapilläre Strömung behindert ist, kann es zur *Geldrollenbildung (sludge)* kommen.

Thrombozytenaggregate setzen vasokonstriktorische und gerinnungsfördernde Inhaltsstoffe wie ADP, Histamin, Serotonin, Katecholamine, freie Fettsäuren und den Plättchenfaktor 3 frei. Dadurch werden *intravasale Gerinnungsprozesse aktiviert,* die durch Stase und Azidose weiter begünstigt werden.

Die *Leukozyten* kleben aneinander und die dabei freigesetzten Leukozyteninhaltsstoffe steigern die Gefäßpermeabilität weiter.

In der Chirurgie treten **Gerinnungsstörungen** meist als *Schockfolge* und nicht als Schockursache auf. Die *disseminierte intravasale Gerinnung* wird durch die *Mikrozirkulationsstörung* ausgelöst. Unabhängig von den auslösenden Faktoren verläuft die disseminierte intravasale Gerinnung ab einem gewissen Stadium eigengesetzlich. Kann keine ausreichende Mikrozirkulation mehr aufrechterhalten werden, so wird der phasenhafte Ablauf der Verbrauchskoagulopathie nicht verhindert und die *Phase der Inkoagulabilität* erreicht. Die Gerinnung kann sich nur bessern, wenn die Kreislauffunktion wiederhergestellt wird.

Seit einiger Zeit richtet sich großes Augenmerk auf die **Schockmediatoren** wie Histamin, Serotonin, Kinine, das Kallikrein-Kinin-System, toxische Peptide, Prostaglandine und die Slow reacting substances. Eine abschließende Wertung ihrer Bedeutung ist nicht möglich, auch bestehen bislang keine klinischen Möglichkeiten zur gezielten Beeinflussung ihrer Wirkungen im Schock.

Die oben beschriebenen Mikrozirkulationsveränderungen spielen sich mehr oder weniger bei *allen Schockformen ab, mit Ausnahme des Endotoxin- bzw. septischen Schocks.* Hier steht die vermehrte Durchströmung von *arteriovenösen Anastomosen* am Anfang der Pathophysiologie. Diese kapilläre Kurzschlußdurchblutung tritt lokal am Ort der Entzündung und auch systemisch durch humorale Wirkungen auf die Kapillarregulation auf. Die reduzierte nutritive Kapillarperfusion führt zu nachfolgenden hypoxisch bedingten Veränderungen, die dann wiederum den Schockzustand perpetuieren.

Die **Mikrozirkulationsstörung** führt über eine irreversible Hypoxidose zum Zelltod.

9.0.1.4. Entwicklung und Ursachen einer schockbedingten respiratorischen Insuffizienz

(ARDS = adult respiratory distress syndrome, sog. Schocklunge)

Im Anschluß an eine akute Schockphase mit verminderter nutritiver Perfusion und den daraus folgenden Schädigungen der Kreislaufperipherie kann sich nach Stunden bis Tagen eine *progrediente respiratorische Insuffizienz* entwickeln, die als *Schocklunge* bezeichnet wird.

Bei erfolgreicher Kreislaufstabilisation nach Schock schließt sich eine meist unauffällige Latenzperiode an. In dieser Zeit lassen sich keine Zeichen einer respiratorischen Insuffizienz nachweisen. Als erste Zeichen einer beginnenden Ateminsuffizienz tritt sodann eine *Erhöhung der Atemfrequenz mit geringer Dyspnoe* ein. Infolge der Hyperventilation ist der *arterielle pCO_2 erniedrigt* und es kommt zu einer *respiratorischen Alkalose*. In diesem Stadium besteht nur eine geringe Erniedrigung der arteriellen Sauerstoffspannung.

Ein Hinweis auf die sich entwickelnde respiratorische Insuffizienz ist jedoch bereits der deutlich *erhöhte alveoloarterielle Sauerstoffgradient ($AaDO_2$)*. Die zunehmende Ventilations-Perfusionsstörung verursacht eine *Hypoxämie,* deren klinische Zeichen Dyspnoe, Zyanose und Erhöhung der Atemfrequenz sind. Dann kann diese Hypoxämie nicht mehr korrigiert werden und eine mechanische Unterstützung der Atmung wird notwendig.

Bei *zunehmender Lungenschädigung* zwingt die therapieresistente Hypoxämie zur Erhöhung der inspiratorischen Sauerstoffkonzentration, des Atemminutenvolumens und der Beatmungsdrucke. Infolge zunehmender *Totraumventilation* steigt der arterielle pCO_2 an. Durch diesen, eine verstärkte Hypoxie und eine auftretende respiratorische Azidose ist die *globale pulmonale Insuffizienz* definiert. Gemeinsam mit dem *pathologisch-anatomischen Umbau der Lunge* wird die therapierefraktäre Ateminsuffizienz eingeleitet, die im hypoxischen Herzversagen mit Bradykardie und Asystolie endet.

Bei allen **Kreislaufstörungen** muß eine Hypoxie ausgeschlossen werden.

Dieser akuten respiratorischen Insuffizienz liegen mannigfache **pathophysiologische und pathologisch-anatomische Veränderungen** zugrunde. Den Hauptanteil stellen *Störungen des Ventila-*

tions-Perfusions-Verhältnisses dar. Dabei können zwei Vorgänge unterschieden werden.
- *intrapulmonale* = funktionelle Rechts-Links-Shunts, bei denen das Blut durch Lungenbezirke fließt, in denen die Alveolen kollabiert oder mit Flüssigkeit gefüllt sind und daher keine Ventilation stattfindet.
- *funktioneller Totraum*, hierbei werden Alveolen ventiliert, die aufgrund von Mikrothrombosierung oder infolge interstitieller oder intravasaler Veränderungen nicht perfundiert werden.

Einen wichtigen Faktor stellt die *Entwicklung eines interstitiellen Ödems* infolge erhöhter Kapillarpermeabilität dar. Dieses interstitielle Ödem trägt wesentlich zur Entwicklung einer Sauerstoffdiffusionsstörung infolge Verlängerung der Diffusionsstrecke und zur Elastizitätsabnahme des Lungengewebes durch Zunahme extravaskulären Wassers bei. Für den *Alveolenkollaps* ist die *Inaktivierung des Surfactant-Systems durch intraalveolär auftretendes Fibrin*, lokale Hypoxie und Endothelschaden entscheidend.

Diese pathophysiologischen Mechanismen verursachen die *akute respiratorische Insuffizienz* und führen zu folgenden **pathohistologischen Veränderungen:**

Im Vordergrund steht das *interstitielle Ödem*, das zu einer zunehmenden Verbreiterung der Alveolarsepten und zu einer deutlichen Lymphektasie führt. Die intrakapilläre Perfusionsbehinderung durch Vasokonstriktion, Leukozyten- und Thrombozytenaggregate zeigt sich an einer ausgeprägten *kapillären Hyperämie*. Die Schwere des Kapillarschadens wird an der Exsudation von Plasma und Fibrinmonomeren ins Interstitium und besonders in die Alveolen erkennbar. Aus Plasma und Fibrin polymerisieren *hyaline Membranen in den Alveolen*. Oft ist der Kapillar- und Endothelschaden so schwer, daß auch Erythrozyten interstitiell und intraalveolär auftreten. Weiter finden sich *Mikrothromben* als Folgen der disseminierten intravasalen Gerinnung, *interstitielle und intraalveoläre Blutungen*.

Als Endzustand treten *Mikro-* und *Makroatelektasen*, *Epithelnekrosen* und *Epitheldesquamationen* auf. Die terminale perivaskuläre und die Alveolarsepten betreffende Mesenchymproliferation führt zu einem progredienten Umbau des Lungengewebes mit *interstitieller Fibrose*. Meist tritt eine *sekundäre Bronchopneumonie* hinzu.

9.0.1.5. Niere

Die »Niere im Schock« ist eine *funktionelle Störung* und muß von der Schockniere, dem schockbedingten akuten Nierenversagen, getrennt werden (siehe Kap. Akutes Nierenversagen).

Blutdruckabfall, Volumenmangel, Elektrolytverlust, Dehydratation, intravasale Gerinnung, Septikämien und Endotoxinämien sind *Ursachen der Nierenfunktionsstörung im Schock* und reduzieren meist die Gesamtdurchblutung der Nieren. Darüber hinaus verursachen die Umverteilung des Blutflußes in der Niere durch Katecholamine und die Vasokonstriktion eine *Verminderung der Perfusion*. Diese wiederum führt zu *Natriumretention* mit nachfolgender *Wasserretention*. Durch länger andauernde renale Vasokonstriktion entwickelt sich ein *akutes Nierenversagen*.

9.0.1.6. Leber

Nach Beherrschung des akuten Nierenversagens durch Dialyse oder Hämofiltration und gebesserter Prognose des ARDS tritt die Leberinsuffizienz nach Schock in der Klinik deutlicher hervor.

Untersuchungen über die *Ursache der schockbedingten Leberinsuffizienz* sind nur ansatzweise vorhanden und lassen sich nur mit Einschränkungen auf den Menschen übertragen. Möglicherweise ist das Portalvenensystem im tiefen Schock die einzige Quelle der Leberdurchblutung. Darüber hinaus wird vermutet, daß im Schock der *Durchfluß des Blutes aus der Pfortader* durch die Sinusoide und die Lebervenen in die untere Hohlvene durch eine Widerstandserhöhung im Bereich der Leber *verzögert* ist. Zusätzlich ist durch *Vasokonstriktion im Splanchnikusgebiet* und vermehrte Sauerstoffausschöpfung der Sauerstoffgehalt im Pfortaderblut reduziert.

Gleichzeitig ist der *pH niedriger* und der *pCO_2 höher*. Da ungefähr die Hälfte des Sauerstoffbedarfs der Leber aus dem Pfortaderstromgebiet gedeckt wird, ist bei länger dauerndem Schockzustand die *Sauerstoffversorgung der Leber gefährdet*. Aus diesen Störungen können die venöse Hyperämie, die Leberzellnekrosen und Mikrothrombosierungen des Kapillarbetts der Leber nach Schockzuständen erklärt werden.

Klinisch findet sich frühzeitig ein *Anstieg der Transaminasen*, dessen Höhe möglicherweise mit der Leberzellschädigung korreliert. Parallel dazu ist die *Lebersyntheseleistung vermindert*. Etwa eine Woche später folgt eine Störung der exkretorischen Leberfunktion mit *Hyperbilirubinämie* und *Anstieg von alkalischer Phosphatase und γ-GT*. Tritt nun eine Infektion oder gar eine Sepsis hinzu, so erreicht die Hyperbilirubinämie exzessive Werte und die Leber kann zum überlebensbegrenzenden Schockorgan werden. Bleiben weitere Komplikationen aus, ist die *Regenera-*

tionsfähigkeit der Leber allerdings so groß, daß nach längerer Erholung funktionelle Schäden nicht zurückbleiben.

9.0.1.7. Gastrointestinaltrakt

Die Durchblutung des Splanchnikusgebietes wird durch *Alpharezeptoren* gesteuert. Damit unterliegt der Bauchraum bei Verminderung des Herzzeitvolumens einer starken *Zunahme des Gefäßwiderstandes durch Vasokonstriktion* mit Drosselung der Durchblutung. Andererseits sind die gesamten *Schleimhäute* wegen ihrer hohen Mitoserate sehr früh von einem Sauerstoffmangel betroffen.

Insbesondere im **Magen** und im **oberen Duodenum** finden sich daher bei persistierendem Schock bereits frühzeitig *Schleimhautnekrosen*, die nicht durch Hyperazidität, sondern durch Störungen der energetischen Versorgung der Mukosazellen verursacht sind. Frühe Störungen treten beim Menschen jedoch nicht auf, erst sekundär können *bedrohliche Blutungen* aus dem oberen Gastrointestinaltrakt, *Perforationen mit Durchwanderungsperitonitis* und in fortgeschrittenen Schockstadien *schwerwiegende Flüssigkeitsverluste bei Darmatonie* auftreten.

Wegen der speziellen Durchblutungssituation der linken **Kolon**hälfte kann auch eine *ischämische Kolitis* entstehen.

In letzter Zeit mehren sich Berichte über schockbedingte Veränderungen am **Pankreas**. Auch sie sind als Hypoxiefolge infolge Drosselung der Durchblutung anzusehen. In Einzelfällen kann eine *Pankreatitis als Schockfolge* auftreten, häufiger findet sie sich jedoch später in Begleitung einer *Streßcholezystitis*.

9.0.1.8. Immunabwehr

Postoperativ und posttraumatisch sind die Fähigkeiten des Immunsystems reduziert. Durch Katabolie wird die humorale Abwehr geschwächt und durch vermehrten Anfall von Gewebetrümmern das retikulohistiozytäre System überlastet. Möglicherweise sind auch die abwehrvermittelnden Substanzen, z.B. Opsonine, nach Schockzuständen reduziert. Daraus erklärt sich unter anderem das häufige Auftreten *posttraumatischer Infektionen* und insbesondere ihre schnelle Entwicklung zur *Sepsis*.

Darüber hinaus wird die These vertreten, daß im septischen wie im nichtseptischen Schock letztendlich *Endotoxin* den Tod verursacht. Das Endotoxin soll aus den Darmbakterien stammen, durch die geschädigten Darmwände diffundieren und über eine Mikrozirkulationsstörung die Schockveränderungen verursachen. Diese Theorie könnte mit der klinischen Beobachtung übereinstimmen, daß frühzeitige enterale Ernährung nach Trauma und Schock d.h. eine geregelte gastrointestinale Funktion, die Häufigkeit und Schwere posttraumatischer Infektionen reduziert.

9.0.1.9. Zentralnervensystem

Das Gehirn *unterliegt nicht der Vasokonstriktion* und ist dadurch zumindest unter Bedingungen des kompensierten Schocks vor schweren Funktionsstörungen gesichert. Andererseits wirken sich degenerative Gefäßveränderungen stärker aus als bei anderen Organen.

Im Verlauf eines Schocks ist zunächst die *Autoregulation erhalten*. Die Gesamthirndurchblutung nimmt bei vermindertem Herzminutenvolumen ab, hat jedoch infolge der *Zentralisation des Blutes* am reduzierten Minutenvolumen überproportional Anteil. Durch vermehrte Ausschöpfung kann die Sauerstoffversorgung gewährleistet werden. Schwere *Azidose, Hyperkapnie* und *ausgeprägte Hypoxie* steigern durch *zunehmende zerebrale Vasodilatation* die Hirndurchblutung. Andererseits reduziert eine Hypokapnie die Hirndurchblutung, z.B. in der Frühphase des ARDS und im septischen Schock.

Bei weiterem Abfall des arteriellen Drucks wird die *Autoregulation aufgehoben* und die Durchblutung des Gehirns erfolgt *druckpassiv* bei vollständiger Vasodilatation. pH, pO_2, pCO_2 beeinflussen die Hirndurchblutung nicht mehr. Die *Sauerstoffversorgung* des Zentralnervensystems wird dann *nur noch durch die Höhe des arteriellen Drucks bestimmt*. In dieser Phase sind Steigerungen des venösen Drucks zu vermeiden, da sie den effektiven zerebralen Perfusionsdruck drastisch reduzieren.

In dieser kritischen Durchblutungssituation müssen vor allem *Hypo-* und *Hyperglykämien* erkannt und behandelt werden. Sie verstärken die schockbedingten Störungen, können sich aber auch hinter Bewußtseinsstörungen im Schock verbergen.

9.0.2. Symptome und Diagnose der verschiedenen Schockformen

9.0.2.1. Hypovolämischer Schock

9.0.2.1.1. Hämorrhagischer Schock

Häufigste Schockursache in der Chirurgie ist die Hypovolämie. Sie wird überwiegend durch äußere und innere Blutungen und Gewebstraumen mit erheblichem Plasmaverlust verursacht. Auch exzessive Flüssigkeits- und Elektrolytverluste nach Verbrennung, beim Ileus sowie durch Fisteln und Drainagen bedingen einen Mangel an zirkulierendem Blutvolumen.

Blut- und Flüssigkeitsverluste aus dem Gefäßsystem und dem extrazellulärem Raum ins traumatisierte Gewebe werden insbesondere *bei gedeckten Knochenbrüchen unterschätzt*.

Der Blutverlust ins Bruchhämatom beträgt bei Oberarm- und Unterschenkelbrüchen 400 bis 600 ml, bei Oberschenkelfrakturen 1000 bis 1500 ml und bei ausgedehnten Beckenfrakturen bis zu 2000 ml.

Das *normale Blutvolumen* beläuft sich auf 65 bis 75 ml/kg. Ein Blutverlust von 1200 bis 1500 ml oder von 20 bis 25% der zirkulierenden Blutmenge kann je nach Intensität der Blutung in zwei Stunden einen hypovolämischen Schock auslösen.

Bei *Kleinkindern,* die ein geringeres Blutvolumen haben, wirken sich Blutverluste nachhaltiger aus. Beim Einjährigen (Blutvolumen 600 ml) genügen 250 ml, beim Neugeborenen (Blutvolumen 300 ml) etwa 30 bis 50 ml, um den Schock auszulösen.

Zur *Wiederauffüllung des intravasalen Flüssigkeitsraumes* dringt schon unmittelbar nach einer Blutung extrazelluläre, *eiweißarme Flüssigkeit* ins Gefäßsystem ein, wodurch Hämatokrit, Erythrozytenzahl und Hämoglobingehalt fallen. Das Blut wird *verdünnt*. Nach einem Verlust von 1000 ml normalisiert sich die zirkulierende Blutmenge innerhalb von 2–3 Tagen. Die Plasmaproteine erreichen ihren Ausgangswert in 4–5 Tagen. Der Ersatz der Blutzellen dauert oft 6–8 Wochen. Unmittelbar nach einem Blutverlust tritt häufig eine *Leukozytose* von 15 000 bis 25 000 und eine *Zunahme der Thrombozyten* auf über 1 Million/mm^3 auf, wodurch sich die Gerinnungszeit des Blutes verkürzt.

Klinische Zeichen eines hypovolämischen Schocks sind: Blasses, verfallenes Aussehen, kühle oft kaltschweißige Haut mit schlechter Kapillardurchblutung und verminderter Venenfüllung. Spontaner Urin- oder Stuhlabgang sind möglich. Bewußtlosigkeit tritt ohne begleitendes Schädel-Hirn-Trauma oder Hypoglykämie nur in extremen Fällen auf. Der Puls ist rasch, fadenförmig und leicht unterdrückbar. Anamnese und Begleitumstände erleichtern dann die Diagnose eines hypovolämischen Schocks.

Kriterien für einen stärkeren Volumenmangel sind:
Puls > 110/min,
RR < 100 mm Hg,
Erythrozyten < 2,5 mill./mm^3,
Hämatokrit < 20%,
Zentraler Venendruck < 5–6 mm Hg,
Urinausscheidung < 30 ml/h.

9.0.2.1.2. Traumatischer Schock

Beim traumatischen Schock wirken *Blut-* oder *Plasmaverlust, biochemische Folgen einer Gewebszerstörung, nervalreflektorische* und nicht zuletzt auch *psychische Faktoren* (Schmerz, Angst) zusammen. Es ist daher falsch, den traumatischen Schock mit dem hämorrhagischen Schock gleichzusetzen. Da infolge Katecholaminausschüttung lange ein ausreichender Blutdruck besteht, wird das Ausmaß des Schocks und insbesondere auch das Volumenmangels lange *unterschätzt*. Oft entwickeln sich später »überraschende« Organinsuffizienzen, typischerweise nach Schußverletzungen.

Eine besondere Form des traumatischen Schocks ist der **Verbrennungsschock.** Bei ausgedehnten Verbrennungen entwickelt sich ohne Flüssigkeitsersatz innerhalb 2 Stunden ein gefährlicher Schock. Die thermische Schädigung führt zu *Permeabilitätsstörungen* an Zell- und Gefäßmembranen. Sofort setzt eine starke *Flüssigkeitsverschiebung* aus dem Gefäßsystem von den ungeschädigten Geweben in das verbrannte Gewebe ein (Brandblasen, Ödem, nässende Brandwunden). Der *Plasmaverlust* kann schnell 50% des zirkulierenden Volumens erreichen.

Bezüglich Pathophysiologie, Klinik und Behandlung der Verbrennungskrankheit wird auf Kap. 4.2 verwiesen.

9.0.2.1.3. Intraoperativer Schock

Nicht so selten tritt auch intra- oder postoperativ ein Schock auf. Mögliche *Ursachen* sind kardiale Störungen, Vasodilatation durch Narkotika bei unzureichendem Volumenersatz und Reflexmechanismen z.B. bei ausgedehnten Oberbaucheingriffen.

Am wahrscheinlichsten in der Chirurgie treten *Streßreaktionen* auf den operativen Eingriff oder *Blutverluste* als Ursachen perioperativer Schockzustände auf. Der sogenannte *Operationsschock* ist damit meist ein *kombinierter traumatisch-hämorrhagischer Schock*. Manche Patienten gelangen schon mit reduzierter zirkulierender Blutmenge auf den Operationstisch. Folgende Meßergebnisse belegen den erheblichen Blutverlust auch bei typischen chirurgischen Eingriffen:

Die **durchschnittlichen Blutverluste** betragen bei:
– Ablatio mammae 700–1200 ml,
– Magenresektionen 500 ml,
– Nephrektomien 600–700 ml,

- Ausgedehnten Dickdarmresektionen und abdominosakralen Rektumexstirpationen 1200–1500 ml,
- Thorakotomien, Segment- und Lobektomien 800–1200 ml,
- Pneumonektomien 1500–2000 ml,
- Ausgedehnter Ausräumung von Lymphknoten am Halse 900–1400 ml,
- In der Leistengegend und im Becken 1800–2800 ml.
- Bei der Resektion von Aneurysmen und Aortenisthmusstenosen beträgt die zu ersetzende Blutmenge oft 2000–3000 ml.

Auch bei Eingriffen an den peripheren Gefäßen und in der Neurochirurgie gehen oft größere Blutmengen verloren.

9.0.2.2. Schock durch Hypoxämie

Ein länger bestehender Schock führt zu einem *Sauerstoffmangel der Gewebe*. Andererseits ist eine Hypoxämie, der O_2-Mangel im Blut, in der operativen Medizin häufig Auslöser eines Schocks, trotz weitgehend normalem Blutvolumen.

Klinik: *Zerebraler Sauerstoffmangel* äußert sich zunächst in Verlust der Konzentrationsfähigkeit, motorischer Unruhe und Delirien. Puls- und Atemfrequenz steigen an. Im Rahmen der respiratorischen Insuffizienz bleibt der Kreislauf durch Vasokonstriktion infolge Streßaktivierung oder bei Hyperkapnie meist lange Zeit kompensiert. Das Herzminutenvolumen kann erhöht sein. Normale und erhöhte Blutdruckwerte mit erweiterter Amplitude sind keine Seltenheit. Zyanose der Akren ist häufig, aber nicht obligat. Bei fortschreitender Hypoxämie und maximaler zerebraler Sauerstoffausschöpfung wird der Patient bewußtlos und die zentrale Regulation erliegt. Eine zentrale hypoxische Schädigung des Vagus führt dann zu einem plötzlichen *Kreislaufzusammenbruch im dekompensierten Schock*.

Ursachen für eine Hypoxämie sind:

Zentral durch Atemdepression:
  Medikamente,
  Schädel-Hirn-Trauma,
  Narkotikarestwirkung,
  Hypoglykämie,
  Hirnfunktionsstörungen.

Pulmonal durch verminderten O_2-Partialdruck:
  Pneumonie,
  Lungenkontusion,
  ARDS,
  Atelektasen,
  Rechts-Links-Shunt,
  Lungenembolie.

Peripher durch Einschränkung der Thoraxbeweglichkeit:
  Emphysem,
  Deformitäten,
  Rippenserienfrakturen,
  Zwerchfellhochstand,
  Rückenmarksverletzungen,
  Radikulitis, Poliomyelitis,
  Myasthenia gravis,
  Relaxantienrestwirkung,
  Antibiotika (z. B. Aminoglykoside).

Charakteristisch für den Schock durch Sauerstoffmangel und Störungen des Gasaustausches ist, daß der zunächst noch scheinbar gut tonisierte *Kreislauf unter plötzlichem Blutdruckabfall zusammenbricht* und die Hypoxie durch die nun hinzutretende Ischämie der Organe noch verschlimmert wird. Wer versucht, zwei Minuten nicht zu atmen, wird von der Ätiologie dieser Schockform überzeugt.

Blutdruckanstieg, Zyanose, Tachykardie, Tachypnoe und Irregularitäten der Herztätigkeit sind *Verdachtsymptome einer allgemeinen Hypoxie*. Eine Hypoxie muß vor jeder symptomatischen Therapie dieser Störungen durch arterielle Blutgasanalysen ausgeschlossen werden. Eine symptomatische Therapie z. B. bei Tachykardie oder Blutdruckanstieg schwächt unweigerlich die Kompensationsvorgänge und endet im dann oft *irreversiblen Kreislaufzusammenbruch*.

9.0.2.3. Kardiogener Schock

Das **klinische Bild** des kardiogenen Schocks zeigt einen aufgerichteten, agitiert-ängstlichen, blaß-zyanotischen Patienten mit Dyspnoe bei Linksherzinsuffizienz bis zum Lungenödem oder gestauten Halsvenen bei Rechtsherzinsuffizienz und globalem Herzversagen. Meist gehen Symptome der Herzinsuffizienz, eine Hypertonie, ein Infarkt in der Anamnese oder die Zeichen einer koronaren Herzerkrankung voraus.

Der *Blutdruck* ist normal bis erniedrigt, der Puls beschleunigt, oft arrhythmisch, häufig besteht ein Pulsdefizit und im EKG finden sich Rhythmusstörungen oder Infarktzeichen.

Eine *akute Rechtsherzinsuffizienz mit Schock* tritt bei Lungenembolien, Perikardtamponade, Herzkontusionen, Luftembolien und im Rahmen der respiratorischen Insuffizienz auf und ist somit in der Klinik eine häufige gleichförmig erscheinende Todesursache mit variabler Ätiologie.

9.0.2.4. Neurogener Schock

Ein Beispiel für diese Form ist der Schock nach Verletzung des Kreislaufzentrums in der

Medulla oblongata mit Lähmung der Vasokonstriktion, herabgesetztem peripherem Widerstand, vermindertem venösem Rückfluß und reduzierter Herzmuskelkontraktilität. Auch Schlafmittelvergiftungen können zum neurogenen Schock führen, ferner Angst und heftiger Schmerz, z. B. bei Verbrennungen oder Hodenquetschungen. Auch Zug am Mesenterium in oberflächlicher Narkose bewirkt reflektorisch einen Schock.

Eine *Sonderform des reflektorischen neurogenen Schocks* durch vasovagale Reflexe wird bei *mechanischer Irritation des N. vagus* beobachtet. Sie ereignet sich bei Intubationen, Bronchoskopien, Ösophaguskopien und endobronchialen Absaugmanövern. Der N. vagus reagiert auf derartige Reize in Abhängigkeit von den Partialdrucken der Blutgase. Bei normalen Partialdrucken läßt sich der vagale Reflex kaum auslösen. Unter hypoxischen und hyperkapnischen Bedingungen kann der Reflex durch plötzlichen Blutdruckabfall und Bradykardie sogar zum Herzstillstand führen.

Der **Perfusionsschock** ist eine Sonderform des neurogenen Schocks. Er wird durch die *Reaktion des vegetativen Nervensystems auf die Perforation eines intraabdominalen Hohlorgans* ausgelöst. Der Austritt von Blut, Magen-Darm-Inhalt, Galle oder Eiter löst sofort eine adrenerge Notfallreaktion aus. Häufig besteht auch eine vagale Reizung, so daß primär, insbesondere bei Blutung in die Peritonealhöhle, eine relative Bradykardie auftritt, die das Ausmaß des Volumenverlustes verschleiert. Gleiches gilt für Perforationen in den Pleuraraum (spontane oder iatrogene Ösophagusperforation). Die serösen Häute reagieren mit einer starken *exsudativen Entzündung*, die zu einem erheblichen *Flüssigkeitsverlust in Brust- oder Bauchhöhle* führen kann. Auch bei der akuten Pankreatitis ist die Exsudatmenge im Abdomen oft beträchtlich. Die Flüssigkeitsmengen, die durch Exsudation in die Pleura- oder Peritonealhöhle verlorengehen, lösen zusätzlich zur vegetativ nervösen Reaktion einen *hypovolämischen Schock* aus.

Auch beim *Ileus* entziehen die lokale Zirkulationsstörung in der Darmwand und die peritoneale und intraluminale Exsudation dem Kreislauf große Flüssigkeitsmengen.

9.0.2.5. Septischer Schock (Bakterieller Schock, Endotoxinschock)

Der septische Schock ist ein akutes lebensbedrohliches Krankheitsbild, *durch Invasion lebender Erreger aus einem Keimherd ausgelöst*. Da diese Erreger meist mehrfach in den Kreislauf eindringen, verläuft der septische Schock in *Schüben*. Häufig entsteht er durch *gramnegative Bakterien:* E. coli, Klebsiella, Enterobacter, Pseudomonas, Bacteroides, Serratia und Salmonella.

Grampositive Bakterien verursachen weniger häufig einen septischen Schock, scheinen jedoch in neuerer Zeit wieder an Bedeutung zu gewinnen: Staphylococcus aureus, β-hämolysierende Streptokokken, Enterokokken, Pneumokokken, sowie koagulasenegative Staphylokokken. Viren, Rickettsien und pathogene Pilze gewinnen als Sepsiserreger bei langdauernder intensivmedizinischer Behandlung und bei abwehrgeschwächten Patienten (Cortisontherapie, Diabetes mellitus, Immunsuppression, Zytostatika) zunehmend an Bedeutung.

Als *Eintrittspforten* gelten die harnableitenden Organe, die Atemwege, der Gastrointestinaltrakt, weibliches Genitale, lokale postoperative Komplikationen, Weichteilwunden und Gefäßkatheter.

Die Bakterien verursachen letztlich den septischen Schock durch das aus der Bakterienwand stammende Toxin, *Endotoxin* bei gramnegativen Bakterien und *Exotoxin* bei grampositiven Bakterien. Durch Einwirkung von Toxin aus Bakterien wird das toxisch wirksame kleinmolekulare Lipid A frei.

Aus völlig unterschiedlichen Keimspezies, verschiedenen Eintrittspforten und differenten Grunderkrankungen (z. B. urogenitale Infektion, operativer Eingriff, Gefäßkatheter, Abort) entsteht ein *uniformes septisches Krankheitsbild* infolge *Endotoxinwirkung* und *mediatorvermittelten Effekten* (Serotonin, Histamin, Katecholamine, Sauerstoffradikale, Angiotensin, Bradykinin, vasoaktives intestinales Polypeptid, Prostaglandine, Thromboxan, Leukotriene, Complement und Gerinnungsfaktoren).

Nach einer initialen Zell- und Stoffwechselstörung entsteht eine mikrozirkulationsbedingte Minderperfusion mit Endothelzellschwellung und weiterer Aktivierung von Mediatoren. Bei zunächst kompensierter Hämodynamik entwickelt sich schleichend ein *septisches Multiorganversagen*.

Klinisches Bild: Auf den ersten Blick erscheinen die Patienten »gesund« und sehen rosig aus. Ihre Haut ist warm und trocken und zeigt eine normale Venenfüllung und gute Kapillarisierung. Als pathologisch fällt eher eine nichtplausible Tachykardie und anhaltende Hyperventilation auf. Der Blutdruck ist normal, allerdings bei erniedrigtem diastolischen Druck und somit vergrößerter Blutdruckamplitude. Das Bewußtsein ist meist eingeschränkt (Somnolenz), als der hämodynamischen Situation nach zu erwarten wäre.

Im späteren Verlauf, aber insbesondere auch bei Volumenmangel, geht dieser *hyperdyname Schock* in eine *hypodyname Form* über. Der Blutdruck fällt, eine Azidose folgt der zuvor bestehenden metabolischen Alkalose, und der Patient verfällt zusehends mit Verschlechterung aller Funktionen.

Bei plötzlicher Darmparalyse oder Verschlechterung der Kreislaufsituation, insbesondere nach Traumen und Operationen ohne rasch erkennbare Ursache ist immer an einen septischen Schock zu denken.

9.0.2.6. Anaphylaktischer Schock

Er hat mit dem septischen Schock eine gewisse Ähnlichkeit. Plötzliche, sogar tödliche anaphylaktische Schockreaktionen wurden nach wiederholter Injektion von Tetanusantitoxin oder Röntgenkontrastmitteln beobachtet. Anaphylaktische Reaktionen infolge Mißbrauchs sensibilisierender Medikamente (Antibiotika!) haben zugenommen, ohne daß man den auslösenden Faktor im einzelnen immer genau ermitteln kann.

Nach einer *Antigen-Antikörper-Reaktion* werden *Histamin, Serotonin, Bradykinin* und eine *»slow reacting substance« (SRS-A)* freigesetzt. Innerhalb weniger Minuten treten *Blutdruckabfall, Bronchospasmus* und *urtikarielles Exanthem* auf. Auf anfängliche *Bradykardie* folgt eine *extreme Tachykardie*. Auch ein *Herzstillstand* ist nicht ungewöhnlich. Bei guter Technik und schneller medikamentöser Therapie sind Reanimationsversuche meist erfolgreich.

Therapie: Bei *Blutdruckabfall* muß sofort eine Venenverweilkanüle gelegt werden, anschließend Infusion einer Elektrolyt- oder Plasmaersatzlösung. Fällt der Blutdruck weiter, wird Adrenalin 1 mg in 10 ml NaCl 0,9% verdünnt i.v. gegeben, zunächst 1 ml, dann 3 ml, bei ausbleibendem Blutdruckanstieg weitere 6 ml. Gelingt die Venenpunktion nicht, muß das Leben des Patienten durch 0,5 mg Adrenalin subkutan oder intralingual gerettet werden. Wegen der extremen Vasodilatation wird auch die s.c. Adrenalingabe gut resorbiert. Danach erst folgen Cortisongaben und Antihistaminika.

Sauerstoffzufuhr bei erhaltener Spontanatmung oder durch künstliche Beatmung ist *obligat*.

9.0.2.7. Ohnmacht

Sie ist die *Folge einer orthostatisch bedingten Mangeldurchblutung des Gehirns ohne periphere Vasokonstriktion*. Diese auch *Kollaps* genannte hypotone Regulationsstörung ist mit parasympathisch gesteuerten Reaktionen in Beziehung gebracht worden und gehört Sensu strictu nicht zu den Schockzuständen.

9.0.3. Überwachung und Behandlung

9.0.3.1. Sofortbehandlung

- *Sicherung freier Atemwege und Sauerstoffgabe* durch nasopharyngealen Katheter oder durch Sauerstoffkragen. Bei Bewußtlosigkeit, unsicheren Schutzreflexen oder manifester klinischer Ateminsuffizienz auch *Intubation* und *Beatmung*.
- *Autotransfusion* durch Kopftieflage und Anheben der Beine (sog. Schocklagerung).
- Sofortige *Sicherung ausreichender* großlumiger Venenzugänge, die dann später unter optimierten Bedingungen durch einen zentralvenösen Katheter ergänzt werden. Vorteile solcher Katheter sind die Messung des zentralen Venendrucks, ein stets freier Infusionsweg für die Applikation stark wirksamer Medikamente, einfache Entnahme von Blutproben und i.v. Injektionen von Medikamenten.
- *Abnahme von Arterienblut* zur Bestimmung der Blutgase, der Elektrolytzusammensetzung im Serum (Natrium, Kalium, Chlor und Calcium), des Gerinnungsstatus, des Hämoglobins, Hämatokrits, Blutzuckerspiegels und der Erythrozyten- und Leukozytenzahlen.
- *Bestimmung der Blutgruppe und des Rh-Faktors* und bei größeren Blutverlusten Durchführung einer Kreuzprobe und Bereitstellung kompatibler *Konserven*. Diese Blutuntersuchungen müssen frühzeitig durchgeführt werden, damit ihre Resultate in den Therapieplan eingebracht werden können.
- Ein *Blasendauerkatheter* wird möglichst frühzeitig zur Beurteilung der Nierenfunktion eingelegt. Der untere Grenzwert der Urinausscheidung liegt bei 0,5 ml/kg/h. Laufende Protokollierung von Blutdruck, Pulsfrequenz, Atemfrequenz, Temperatur und Laborwerten, Medikamenten, Infusionsmengen und Urinausscheidung.

Ein Arzt oder eine erfahrene Pflegekraft müssen ständig so lange bei dem Kranken bleiben, bis der Kreislauf sich normalisiert hat und die akute Lebensbedrohung vorüber ist!

Parameter: Blutvolumenbestimmungen im Schock haben sich als ungenau erwiesen und in der Klinik *nicht* durchgesetzt.

Blutdruck, Pulsfrequenz, Hämoglobingehalt, Erythrozytenzahl und Hämatokrit bleiben die gebräuchlichsten *Kriterien zur Beurteilung des Blut-*

volumens und der Kreislaufsituation. Wenn auch der Einzelwert täuschen kann, so liefert die Synopsis dieser Parameter bei wiederholter Bestimmung doch die wichtigsten Anhaltspunkte.

Schon lange wird versucht, verläßliche quantifizierbare Parameter zur Abschätzung der Schwere eines Schocks zu finden. Am ehesten ist dazu die Relation von systolischem Blutdruck zur Pulsfrequenz, der sog. **Schockindex** geeignet:

So haben Blutverluste von 30% und mehr einen Schockindex > 1.

Hypovolämien zwischen 20 und 30% zeigen einen Schockindex um 1, geringere Volumenverluste einen Wert < 1, der willkürlich gesetzten Schockgrenze.

Der *diagnostische Wert des Schockindex* wird durch Alter, vorbestehende kardiovaskuläre Erkrankungen und Medikamente (z. B. Betablocker) und Ort der Blutung (peritoneal-vagale Reizung) *erheblich eingeschränkt.* Beim kardiogenen Schock oder septischen Schock gar liefert der Schockindex keinerlei therapeutische oder diagnostische Hinweise.

> Der **Schockindex** ist nur eingeschränkt verwertbar.

Das *Sollblutvolumen des Menschen* wird wie folgt angegeben:

Männer	70–75 ml/kg,
Frauen	65–70 ml/kg,
Schulkinder	80–90 ml/kg,
Säuglinge	100–110 ml/kg,
Neugeborene	112–114 ml/kg.

Für die *benötigten Blutmengen* werden folgende Berechnungsformeln angegeben:

Vollblut = (norm. Hkt−Hkt des Patienten) × Sollblutmenge.

Der *Hämatokritwert* orientiert über Bluteindickung oder -verdünnung und somit über die Notwendigkeit einer Zufuhr von Elektrolytlösungen, Plasma, Erythrozytenkonserven oder Vollblut.

9.0.3.2. Lagerungs- und Infusionsprüfungen

Lagerungs- und Infusionstests haben sich zur Erkennung von Hypovolämien und zur Differenzierung der verschiedenen Schockformen über die klinische Untersuchung hinaus bewährt.

Bei bestehender Hypovolämie steigt die Pulsfrequenz an, und der Blutdruck fällt ab, sobald der Oberkörper erhöht wird.

Das Anheben beider Beine bis zur Senkrechten erhöht den Blutdruck bei Vorliegen eines Volumenmangels in 30 sec bis zu 30 mm Hg. Ein Volumenmangel besteht auch dann, wenn die schnelle Infusion von 250 ml Kochsalz- und Ringerlösung den arteriellen Druck um 15–20 mm Hg anhebt, und der Druck nach Sistieren der Infusion prompt wieder abfällt.

Andererseits bessert sich das Befinden des Patienten auf eine probatorische Volumenzufuhr beim *kardiogenen Schock* nicht. Der Patient verträgt im Gegensatz zum Volumenmangelschock auch keine Flachlagerung.

9.0.3.3. Urinausscheidung

Eine medikamentöse Anregung der Diurese (Mannit, Sorbit, Furosemid oder andere Schleifendiuretika, oder gar sog. Nierenstarterlösungen) ist *bei bestehendem Volumenmangel nicht indiziert.*

Nach Therapie des Schocks, Behebung einer Hypothermie und ausreichendem peripheren Kreislauf, sollte die *Urinausscheidung über 1 ml/kg · h* liegen. Darüber hinaus muß geprüft werden, ob der Patient an hypertone Blutdruckwerte gewöhnt ist. Hierbei können selbst normale Blutdruckwerte unter dem aktuellen Filtrationsdruck der Nieren liegen und somit eine renale Ischämie verursachen. Es droht dann ein akutes Nierenversagen.

Nach dem schnellen Ersatz des verlorengegangenen Volumens ist dann eine niedrig dosierte Gabe von *Schleifendiuretika* (z. B. 10 mg Furosemid) indiziert. Erliegt danach die Nierenausscheidung erneut, sollte durch schnelle Zufuhr von 250 ml einer *Vollelektrolytlösung* (bei Serumnatrium > 150 mval/l von 5% Glucose) eine noch bestehende Dehydratation ausgeschlossen werden. Steigt dabei die Urinausscheidung an, liegt wohl doch noch ein Flüssigkeitsmangel vor.

Bei Hämolyse oder massivem Weichteiltrauma kann auch 20%ige *Mannitlösung* geeignet sein, die Diurese in Gang zu bringen.

9.0.3.4. Zentralvenendruck

Die Messung des *zentralen Venendrucks* ist für die Differentialdiagnose einer hypovolämischen oder kardiogenen Hypotension und zur Bemessung der Substitutionsmengen *nützlich.*

Der *periphere Venendruck* variiert stark und ist daher zur Bestimmung des Drucks im rechten Vorhof *ungeeignet.*

Ein *Kunststoffkatheter,* der mit einem Dreigehahn verbunden wird, kann von einer Armvene, der V. subclavia oder der V. jugularis externa oder interna ins zentrale Venensystem vorgeschoben werden. Die Spitze des Zentralvenenkatheters sollte in der V. cava superior am Übergang zum rechten Vorhof plaziert werden. Auch in der V. subclavia oder der V. anonyma können tolerable Druckwerte gemessen werden. Die Druckmessung kann durch einfache Wassermanometer oder auch elektromanometrisch erfolgen.

Die *Normalwerte* liegen in der Regel zwischen *6 und 13 cm H_2O*. Bei ausgeprägter Hypovolämie sinkt der Druck *unter 6 cm H_2O*. Die Auffüllung des Blutvolumens soll bei gleichzeitiger Kontrolle des arteriellen Drucks bis zu einem Venendruck von *10 ± 3 cm H_2O* erfolgen. Bei Druckwerten von *15–20 cm H_2O* liegt eine Überfüllung vor, oder es besteht eine Herzinsuffizienz. Der Zentralvenendruck wird also von der verfügbaren Blutmenge im Niederdrucksystem und der Leistungsfähigkeit des rechten Herzens bestimmt.

Allerdings ist die Aussagekraft beschränkt, da bei *extraabdomineller Blutung* der ZVD schneller und stärker absinkt als bei einer *intraabdominellen Blutung* gleicher Größe. Bei *Thoraxtraumen* liefert der ZVD wegen der veränderten Druckverhältnisse keine verwertbaren Aussagen bezüglich der Volumensituation. Bei *überschießender sympathischer Reaktion* ist der gemessene Zentralvenendruck eher falsch hoch.

Für die *Bemessung des erforderlichen Volumenersatzes* gibt der *zentrale Venendruck* allerdings immer noch bessere Anhaltspunkte als die Bestimmung des Blutvolumens.

Allerdings verliert der ZVD weiter an Aussagekraft, wenn durch Anstieg des Gefäßwiderstandes in der Lungenstrombahn durch Vasokonstriktion, interstitielles Ödem und Mikrothrombosierung eine Rechtsherzinsuffizienz entsteht. Dann liefert ein *Pulmonaliseinschwemmkatheter* Aufschlüsse über die Druckverhältnisse im kleinen Kreislauf und Hinweise auf den linken Vorhofdruck. Wird ein *Thermistor-Katheter* verwendet, kann auch das Herzzeitvolumen bestimmt werden. Insbesondere beim kardiogenen Schock gewinnt man so Hinweise für das weitere Vorgehen, ob Digitalis, Katecholamine, Vasodilatantien, Volumen oder gar eine differenzierte Kombinationstherapie sinnvoll sind.

> Ein **Volumenmangel** besteht, wenn eine schnelle Infusion von 250 ml Ringerlösung den arteriellen Druck kurzfristig anhebt.

9.0.3.5. Infusionstherapie

Sind Blutverluste Ursache des Schocks, kann zunächst *bis zu einem Drittel des normalen Blutvolumens* (ca. 80 ml/kg KG) durch *kristalloide oder kolloidale Volumenersatzmittel* ersetzt werden. Dazu stehen Ringerlaktat, höhermolekulare Dextran-, Hydroxyäthylstärke- und Gelatinelösungen, sowie Eiweißpräparationen zur Verfügung (Humanalbumin, Serumkonserven, tiefgefrorenes Frischplasma). Um dosisabhängige Nebenwirkungen zu begrenzen, sollten einem Erwachsenen von diesen verschiedenen Präparaten nur jeweils 1000 ml verabreicht werden. Eiweiß ist von dieser Beschränkung nicht betroffen, und bei Ringerlaktat muß wegen der nur minutenlangen Halbwertszeit die dreifache Menge zum Ersatz eines Blutverlustes infundiert werden.

Bei einem *Hämoglobin von unter 10 g%* bzw. einem *Hämatokrit unter 30 Vol%* muß zusätzlich zum Ausgleich des Intravasalvolumens in der Regel auch Blut transfundiert werden. Bei noch instabilem Kreislauf oder weiterbestehender Blutung wird zweckmäßiger *Vollblut* transfundiert. Wegen der deutlichen Volumenwirkung ist es in dieser Situation der sonst indizierten Erythrozytenkonzentraten überlegen.

Gesteuert wird die Infusionstherapie nach *Blutdruck, Pulsfrequenz* und *ZVD*. Insbesondere die relativen Veränderungen und der Parameter-Trend sind zur Therapiesteuerung entscheidend. Eine normalisierte oder wieder laufende Diurese weist auf eine Verbesserung und Kompensation der Kreislauffunktion hin.

Bei schweren, insbesondere auch länger dauernden Schockzuständen, ist ausnahmsweise eine *Blindpufferung* mit 1 mval/kg KG Natriumbicarbonat indiziert. *Peripher-venös* sollte nur *4,2%ige* Lösung, also 150 ml bei 70 kg KG infundiert werden.

Die *8,4%ige* Lösung darf *nur zentralvenös* verabreicht werden. Wegen der Gefahr einer metabolischen Alkalose sollen weitere Korrekturen nur nach blutgasanalytischen Befunden erfolgen. Die Korrekturformel lautet:

mval Natriumbicarbonat = neg. Basenüberschuß (BE) $\times$ kg KG $\times$ 0,3.

Zunächst darf nur die halbe Dosis gegeben werden, und bei weiterbestehender Azidose die zweite Hälfte nach erneuter Kontrolle mittels Blutgasanalyse.

Im *septischen Schock* täuscht das rosige Aussehen. Der Ernst der Kreislaufsituation wird oft unterschätzt. Es besteht ein überraschend großer Volumenbedarf, der bei gleichzeitiger Korrektur einer chronischen Hypoxämie extreme Werte mit mehreren Litern erreichen kann. Bei niedrigem Blutdruck ist zunächst die Zufuhr von 1000–2000 ml Ringerlaktat, 500–1000 ml kolloidalen Volumenersatzmittels und 500–1000 ml Eiweißlösung indiziert. Auch *Bluttransfusionen* werden notwendig, wenn das Hb unter 10 g% fällt.

9.0.3.6. Medikamentöse Therapie

Insbesondere beim **traumatischen Schock** und bei **abdominellen Perforationen** ist nach Diagnosesicherung eine *medikamentöse Schmerzbehandlung* durch i.v. *Analgetika* unabdingbar.

Eine Digitalisierung ist primär nicht notwendig.

Ein positiv-inotroper Effekt kann durch Gabe von *Dopamin* im Dauertropf erreicht werden. Bei einer Dosis 2–10 µg/kg/min werden überwiegend Betarezeptoren stimuliert und durch Stimulation dopaminspezifischer Rezeptoren im mesenterialen und renalen Stromgebiet die Nieren und das Intestinum besser durchblutet. Dies stellt eine echte Prophylaxe schockbedingter Veränderungen in diesen Stromgebieten dar.

Die allgemeine Anwendung von *Heparin* ist *nicht sinnvoll*, da sich die Gerinnungssituation mit der Kreislauffunktion verbessert und Heparin oft zu erheblichen Blutungen führt, insbesondere auch in das Interstitium der Lunge.

Beim **kardiogenen Schock** ist die Stützung der myokardialen Kontraktilität durch *Sympathikomimetika* sinnvoll. Überwiegend werden Dopamin und Dobutamin dazu verwendet. Eine Dosierung von jeweils 2–10 µg/kg/min ist insbesondere auch in Kombination sinnvoll, entsprechend 200–1000 mg nur als Dauertropfinfusionen mit Tropfenzählern oder Infusionspumpen (bei 70 kg KG in 24 Stunden).

Eine *zusätzliche Digitalisierung* ist in der Akutsituation nur bei tachykarden Rhythmusstörungen indiziert. Bei hohen Füllungsdrucken und eingeschränkter Herzleistung ist bei stabilem Blutdruck auch eine *Vorlastsenkung mit Nitroglycerin* i.v. oder eine Nachlastsenkung zur Steigerung des Herzminutenvolumens mit Alpharezeptorenblockern z.B. mit *Natriumnitroprussid* sinnvoll.

Bei schwerem kardiogenen Schock muß der Gasaustausch durch *Intubation und Beatmung* gesichert werden. Insbesondere bei Linksherzinsuffizienz reduziert die Beatmung den venösen Rückstrom und begünstigt so die Entlastung des Herzens. Bei gleichzeitigem Lungenödem soll auch mit positiv-endexspiratorischem Druck beatmet werden.

Nach Ausgleich der Volumensituation sollen auch im **septischen Schock** *Katecholamine* ähnlich wie im kardiogenen Schock zugeführt werden. Bleibt der Erfolg aus, erscheint die Oxygenierung ausreichend, und ist das Herzminutenvolumen hoch, kann die extreme Vasodilatation mit *Noradrenalin* behandelt werden. Allerdings können dadurch eine periphere Mikrozirkulationsstörung und eine Einschränkung der Nierenleistung auftreten.

Im **septischen Schock** wird der Ernst der Kreislaufsituation meist unterschätzt.

9.0.3.7. Spezielle Therapieansätze

Im Volumenmangelschock ist der *Ausgleich des bestehenden kausalen Flüssigkeitsdefizits durch sofortige Infusionstherapie lebensentscheidend*. Nach Behebung des Volumenmangels und der akuten Kreislaufdepression bleibt die *sympathoadrenerge Kreislaufzentralisation* weiter bestehen und kann dann durch *Sympathikolytika* und insbesondere durch *Wärmezufuhr* durchbrochen werden. Durch die *Alpharezeptorenblockade* öffnen sich zunächst nichtperfundierte Strombahnanteile. Dadurch entsteht ein *Volumenbedarf*, der adäquat aufgefüllt werden muß.

Ist die kardiale Leistung unzureichend, kann *Dobutamin* und *Dopamin* verabreicht werden. Selbstverständlich müssen bestehende *Blutungen* so schnell wie irgend möglich *gestillt* werden.

Stets sollte im Schock Sauerstoff (4–6 l/min) über einen O_2-Kragen oder über eine Nasensonde verabreicht werden. Bei schweren protrahierten Schockzuständen und bei jeglicher Bewußtlosigkeit im Schock muß zur Freihaltung der Atemwege intubiert und kontrolliert beatmet werden.

Darüber hinaus ist die *künstliche Beatmung* neben der schnellen Rekompensation der Kreislauffunktion das beste Mittel zur Prophylaxe eines ARDS und damit auch der nachfolgenden hypoxisch bedingten Organinsuffizienzen.

Nach allen Schockzuständen und insbesondere auch im septischen Schock ist eine *intensive Diagnostik bakterieller Komplikationen* durch wiederholte Abstriche, Sekretuntersuchungen und Blutkulturen notwendig. Danach muß eine gezielte Antibiotikatherapie eingeleitet werden.

An erster Stelle allerdings muß die *frühzeitige operative Sanierung eines Sepsisherdes* stehen. Sie muß auch bei schlechtem Allgemeinzustand des Patienten gewagt werden.

Steroide werden zur Behandlung des Schocks immer wieder propagiert. Sie sind absolut notwendig bei gleichzeitig bestehender Nebennierenrindeninsuffizienz. Ansonsten wird Methylprednisolon in pharmakologischer Dosierung 2–3mal 30 mg/kg KG empfohlen, ohne daß bislang eine Verbesserung der Überlebensraten nachgewiesen ist.

Literaturauswahl

ALLGÖWER, M.: Schock. In: Allgemeine und spezielle Chirurgie. Springer, Berlin, Heidelberg, New York 1976.

Cowley, R. A., B. F. Trump (Hrsg.): Pathophysiology of Shock, Anoxia, and Ischemia. Williams & Wilkins, Baltimore 1982.
Dhom, G. (Hrsg.): Schock und Intensivmedizin. Fischer, Stuttgart, New York 1979.
Gersmeyer, E. F., E. C. Yarsagil (Hrsg.): Schock und hypotone Kreislaufstörungen. Thieme, Stuttgart 1978.
Frank, E. D.: Septic shock. In: S. G. Hershey (Hrsg.): Shock. Little Brown, Boston 1964.
Shoemaker, W. C.: Pathophysiology and therapy of shock states. In: J. L. Berk, J. E. Samplinger, J. S. Artz (Hrsg.): Handbook of Critical Care. Little Brown, Boston 1976.
Suteu, I., T. Bandila, A. Cafrita, A. Bucur, V. Candea: Shock. Abacus Press, Kent 1977.
Zapol, W., K. J. Falke: Acute Respiratory Failure. Marcel Dekker, New York, Basel 1985.

10. Anästhesie

Von G. Hempelmann und F. Salomon

10.0.1. Aufgabenfelder der Anästhesie

10.0.1.1. Arbeitsteilung mit anderen Disziplinen

Zwischen Anästhesiologie und anderen Fachrichtungen ist eine enge, vom wechselseitigen Vertrauen auf die Sorgfalt des jeweils anderen bestimmte, kollegiale Zusammenarbeit erforderlich. Der Chirurg entscheidet über die Indikation zur Operation. Zur guten Vorbereitung des Patienten sollte der Anästhesist frühzeitig informiert werden; seine Bedenken hat der Operateur zu berücksichtigen. Entschließt er sich dennoch für den Eingriff, trägt er die ärztliche und rechtliche Verantwortung für die Abwägung der Indikationen und Kontraindikationen. Der *Anästhesist entscheidet über die Art des Betäubungsverfahrens*. Bei Entschluß zur Operation trotz seiner Bedenken hat er für die Wahl und Durchführung der Anästhesie dem erhöhten Risiko Rechnung zu tragen.

Infiltrationsanästhesien oder *operationsfeldnahe Leitungsanästhesien* (z.B. an Finger oder Zehen) führt der Operateur *eigenverantwortlich* durch. Als Ausnahme kann ein Anästhesist zur Überwachung der Vitalfunktionen bei einer vom Operateur durchgeführten örtlichen Betäubung hinzugezogen werden (stand by). Die Vorbereitung hat dann so zu erfolgen wie für eine vom Anästhesisten allein verantwortlich durchgeführte Betäubung (Tab. 10.-1).

10.0.1.2. Aufgaben

Die anästhesiologischen *Aufgaben im Umfeld von Operationen* lassen sich drei Phasen zuordnen, von denen die eigentliche Betäubung nur ein Abschnitt ist. Die Zielsetzungen jedes Abschnitts unterscheiden sich. Das Kernstück, die Anästhesiephase, läßt sich ihrerseits auch in drei Hauptabschnitte gliedern (Abb. 10.-1).

Ein selbständiges Arbeitsfeld der Anästhesiologie ist die *Intensivmedizin*.

Durch den regelmäßigen Umgang mit Maßnahmen zur Erhaltung und Wiederherstellung von Vitalfunktionen bringt der Anästhesist gute Voraussetzungen für den Einsatz im Rettungswesen bei Notfall- und Katastrophensituationen mit.

Für die Bewältigung kritischer Atemstörungen sollte jeder Anästhesist *bronchoskopieren* können (therapeutische Bronchoskopie). Mancherorts wird auch die diagnostische Bronchoskopie von Anästhesisten durchgeführt.

In den letzten Jahren hat sich zunehmend die *Schmerzbehandlung* als Teilgebiet anästhesiologischen Arbeitens herausgebildet (Schmerzambulanz).

An einigen Kliniken sind *Anästhesie-Ambulanzen* entstanden, in denen Anästhesisten die Pati-

Tab. *10.*-1. Weiterbildungsordnung vom 1. 03. 1980.

Dauer: 4 Jahre
Anrechnungsfähig: Tätigkeiten in Chirurgie, Innere Medizin, Pharmakologie, Lungenfunktionsdiagnostik, Blutgruppenserologie maximal 6 Monate

Kenntnisse erwerben in:
Anästhesie: (Vorbereitung, Durchführung, Nachsorge), Notfallmedizin/Reanimation, Intensivmedizin (mind. 6 Monate auf einer Intensivstation), Beatmung/Atemtherapie, Infusionstherapie/parenterale Ernährung, Bluttransfusion, Homöostase-Erhaltung, Lungenfunktionsdiagnostik, EKG, Beurteilung der Operabilität und der Operationsfolgen, Intoxikationsbehandlung, Tracheotomie, Notfall-Schrittmacherbehandlung,

Anästhesie-Nachweis: Narkosen mindestens 1800

Abschluß: Mündliche Prüfung

Die DGAI (Deutsche Gesellschaft für Anästhesiologie und Intensivmedizin) empfiehlt heute allerdings eine 5jährige Weiterbildungszeit.

```
┌──────────────┬────────────┬────────────┐
│ Vorbereitung │ Anästhesie │ Nachsorge  │
└──────────────┴─────┬──────┴────────────┘
            ┌────────┴────────┐
    ┌───────┴────┬────────────┬──────────┐
    │ Einleitung │Durchführung│Ausleitung│
    └────────────┴────────────┴──────────┘
```

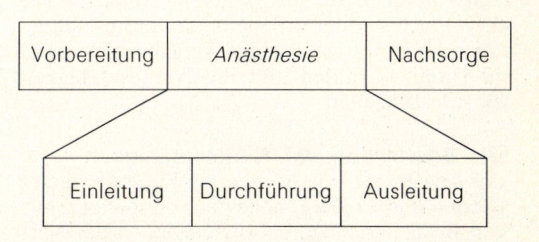

Abb. *10.*-1.

enten vor operativen Eingriffen ambulant untersuchen, sie Vertretern anderer Fachrichtungen zu Untersuchungen und Behandlungen zuleiten und sie auf die Anästhesie vorbereiten. So können der präoperative stationäre Aufenthalt verkürzt und die Narkosefähigkeit kompetent beurteilt werden.

10.0.2. Vorbereitung

Der Regelfall eines geplanten Eingriffs macht eine optimale Vorbereitung möglich, in deren Zentrum die Prämedikationsvisite durch den Anästhesisten steht, der die Narkose durchführt.

10.0.2.1. Ziele der Prämedikationsvisite

Die Prämedikationsvisite hat folgende Ziele:
- Erheben eines körperlichen Befundes,
- Abschätzen des Narkoserisikos,
- Erkennen der psychischen Konstitution angesichts der Erkrankung und der geplanten Maßnahmen,
- Herstellen eines Vertrauensverhältnisses zwischen Patient und Anästhesist,
- Festlegen eines Narkoseverfahrens,
- Information des Patienten über die Anästhesie,
- Minderung der Angst und Anspannung des Patienten,
- Einholen des Einverständnisses des Patienten zur gewählten Anästhesie,
- Veranlassen vorbereitender Maßnahmen,
- Festlegen der medikamentösen Prämedikation.

10.0.2.2. Befunde

Die **Narkosefähigkeit** kann der Anästhesist nur anhand von Informationen zur Vorgeschichte, zum klinischen Zustand, zur Belastbarkeit sowie laborchemischer Daten abschätzen. Der Patient kann die Daten mitbringen, oder man muß sie während des stationären Aufenthaltes präoperativ erheben. Der Anästhesist sollte die einzelnen Befunde kennen; generelle Aussagen wie »EKG o. B.« oder »Patient ist narkosefähig« entbinden ihn nicht von der Aufgabe, sich selbst ein Urteil zu bilden und die Narkosefähigkeit selbst festzustellen.

Zur **Beurteilung der Narkosefähigkeit** muß der Anästhesist die erhobenen Befunde genau kennen und sie im Hinblick auf die perioperativen Belastungsfaktoren einschließlich der Narkosewirkungen werten.

Eine sorgfältige **Anamnese** ist durch keine Untersuchung zu ersetzen. Bewährt haben sich zur Dokumentation vorgefertigte Anamnesebögen mit Platz für die Einverständniserklärung zur Narkose (Tab. *10.*-2).

Tab. *10.*-2. Zu erfassende Anamnesedaten.

Frühere Operationen und Narkosen
Besondere Probleme dabei
Narkoseprobleme in der Familie
Symptome des Herz-Kreislauf-Systems
Atemwegssymptome
Vorerkrankungen und Belastungsfaktoren der Leber
Neurologische Symptome
Besondere Störungen im Mund/Rachen-Bereich
Nierensymptomatik
Blutungsneigung
Allergien
Schwangerschaft
Medikamentöse Therapie

Bei allen Patienten sollte eine knappe **körperliche Untersuchung** stattfinden und schriftlich festgehalten werden. Neben dem Basisprogramm (Tab. *10.*-3) muß je nach Anamnese oder Anästhesiemaßnahmen gezielt zusätzlich untersucht werden.

Tab. *10.*-3. Basisprogramm der körperlichen Untersuchung.

Inspektion:	Habitus, Hautfärbung, Bewegungseinschränkungen, Zahnstatus
Messungen:	Blutdruck, Puls, Körpergröße, Körpergewicht, Körpertemperatur
Auskultation:	Herz, Lunge

Auch bei gesunden Personen sind präoperativ **Laboruntersuchungen** nötig, die anästhesiologisch bedeutsame Störungen erkennbar machen können. Zwischen breiter Erfassung von Befunden und vernünftigem Kosten-Nutzen-Verhältnis muß ein Kompromiß gefunden werden. Ohne wesentliche Änderungen im Gesundheitszustand und therapeutischen Einfluß auf die zu untersuchenden Laborgrößen, z. B. durch Diuretika, sollten die erhobenen Befunde nicht älter als drei Wochen sein (Tab. *10.*-4). Aus pathologischen Veränderungen sind Konsequenzen zu ziehen,

Tab. *10.*-4. Basislaborprogramm (Blut).

Hb, Hk, Na, K, Harnstoff, Kreatinin, Blutzucker, SGPT, $\dot{\gamma}$-GT, bei Regionalanästhesie: Quick-Test die auch eine Verschiebung des Eingriffs zur Folge haben können. Bei Kindern sollten situationsbezogene Einschränkungen des Basisprogramms gemacht werden.

Bei allen Patienten mit Hinweisen auf Herzerkrankungen ist ein **EKG mit 12 Ableitungen** erforderlich. Vom 50. Lebensjahr an sollte es generell angefertigt werden. Zeichen einer koronaren Herzerkrankung, eines Infarktes, Herzrhythmusstörungen, Erregungsausbreitungsstörungen oder Hypertrophiezeichen machen eine gezielte Abklärung und Behandlung nötig.

Röntgenbefunde: Bei allen Patienten mit Hinweisen auf Erkrankungen des Herzens sowie der Atemwege sollte eine *Röntgen-Thoraxaufnahme* angefertigt werden. Vom 50. Lebensjahr an kann diese Untersuchung Bestandteil des Basisprogramms sein. Bei früherer Tracheotomie oder großer Struma kann eine *Tracheazielaufnahme* dem Anästhesisten vor der Intubation wichtige Anhaltspunkte für sein Vorgehen liefern. In seltenen Fällen ist eine *Lendenwirbeldarstellung* vor Spinal- oder Periduralanästhesie angezeigt.

Lungenfunktionsprüfungen liefern Anhaltspunkte für mögliche intra- wie postoperative Atemprobleme und geben Gelegenheit, das durch die Wahl des Anästhesieverfahrens und durch vorbereitende Maßnahmen (z. B. Physiotherapie, Gewöhnung an druckgesteuerte Beatmungsgeräte zum postoperativen Atemtraining) zu verhindern.

Vor thoraxchirurgischen Eingriffen sind diese Tests notwendiger Bestandteil einer umfassenderen Lungendiagnostik. Ein spirometrisches Basisprogramm (Tab. *10.*-5) sollte bei Patienten mit Hinweisen auf Atemstörungen sowie über 50jährigen durchgeführt werden.

Tab. *10.*-5. Spirometrisches Basisprogramm.

FVC	Forcierte Vitalkapazität
FEV_1	Forciertes exspiratorisches Einsekundenvolumen
FEV_1/FVC	
MEF_{25-75}	Maximale exspiratorische Flußstärke
MVV	Maximale willkürliche Ventilation

10.0.2.3. Einschätzung des Narkoserisikos

Nach Bewertung aller Befunde erfolgt eine Risikoabschätzung für die Anästhesie. Am weitesten verbreitet ist das Schema der »American Society of Anesthesiologists« (ASA) (Tab. *10.*-6).

Tab. *10.*-6. ASA-Risikogruppen.

1. Normaler, sonst gesunder Patient
2. Patient mit leichter Allgemeinerkrankung
3. Patient mit schwerer Allgemeinerkrankung und Leistungseinschränkung
4. Patient mit schwerer Allgemeinerkrankung, die eine ständige Lebensbedrohung darstellt
5. Moribunder Patient, dessen Tod innerhalb der nächsten 24 Stunden mit oder ohne Operation erwartet wird

10.0.2.4. Gespräch

Kernstück der Prämedikationsvisite ist das Gespräch des Anästhesisten mit dem Patienten. Das gilt auch für die Vorbereitung von Kindern mit ihren besonderen Ängsten (Trennung, Verstümmelung, Spritze). Zum einen geht es dabei um die *Aufklärung des Patienten* über die Anästhesie mit Hinweisen auf den Ablauf und mögliche Risiken und dessen darauf beruhendes ausdrückliches Einverständnis. Die Risikoaufklärung muß umfangreicher werden mit zunehmender Häufigkeit und steigendem Gewicht des Risikos sowie mit abnehmender Dringlichkeit des Eingriffs.

Eine **Prämedikation** ist ohne ein Gespräch zwischen Anästhesist und Patient unvollständig.

Das Gespräch ist zum anderen wichtig zur *Angstminderung* beim Patienten. Ein sicheres, fachkundiges Auftreten des Anästhesisten sowie dessen aufmerksames Zuhören bilden die Basis für das Vertrauensverhältnis, das einen positiven Einfluß auf die präoperative Anspannung, den Narkoseverlauf und die postoperative Phase hat. Ein gutes Vorbereitungsgespräch kann Medikamente einsparen. Bei bewußtlosen oder unmündigen Patienten sind die Angehörigen die Ansprechpartner oder in das Gespräch mit einzubeziehen.

10.0.2.5. Vorbereitende Maßnahmen

Läßt die Dringlichkeit des Eingriffs es zu, sind pathologische Befunde zur Minderung des Narkoserisikos und der postoperativen Probleme zu behandeln:
- Verbesserung einer Herzinsuffizienztherapie,
- Normalisierung des Hydratationszustandes unter Beachtung des Gesamteiweißes,
- Blutdruckeinstellung nicht ausreichend behandelter Hypertoniker,
- Ausgleich von Elektrolytstörungen, insbesondere Normalisierung des Serum-Kaliums,

- Normalisierung der Hormonproduktion bei Hyperthyreose und Hypothyreose oder Einstellung eines Diabetes mellitus u. a.,
- Ausgleich von Gerinnungsstörungen durch ursächliche Therapie oder Zufuhr von Gerinnungsfaktoren (z. B. als Frischplasma),
- Behandlung von Herzrhythmusstörungen, eventuell Legen eines Schrittmachers (passager oder dauerhaft) (Tab. 10.-7).

Tab. 10.-7. Indikationen zum präoperativen Legen eines passageren Schrittmachers.

AV-Block III. Grades
Bifaszikulärer Block mit anamnestischen Synkopen
Bifaszikulärer Block mit AV-Block I. oder II. Grades
Therapieresistente Bradykardie (f<50/min)
Karotissinussyndrom mit Asystolien oder Frequenzabnahmen um 50% bei Karotissinusdruck
Syndrom des kranken Sinusknotens

Je weniger dringlich ein Eingriff ist, desto besser sollte der Patient vorbereitet sein.

Besonders bei Thorax- oder Oberbaucheingriffen kommt es zu einer Verminderung des inspiratorischen Reservevolumens und Verschiebung der Atemmittellage nach unten bei Abnahme der funktionellen Residualkapazität. Die Verringerung der maximalen exspiratorischen Flußrate verschlechtert die Hustfähigkeit und fördert damit die Sekretanhäufung in den Bronchien.

Eine medikamentöse Behandlung (Bronchospasmolytika, Antibiotika, Sekretolytika) ist bei Bedarf vorbereitend ebenso wichtig wie Atemübungen und physikalische Atemtherapie, in deren Rahmen der Patient mit Methoden und Geräten vertraut gemacht wird, die er postoperativ zur Verbesserung der Atmung braucht. Zur Senkung der Aspirationsgefahr bei Narkoseeinleitung ist eine Nahrungspause von wenigstens 6 Stunden einzuhalten. Säuglinge dürfen noch bis spätestens 4 Stunden vorher Tee trinken. Rauchen erhöht das Risiko von Atemkomplikationen und steigert die Magensäureproduktion. Daher sollte es längere Zeit, spätestens jedoch 6 Stunden vor Narkosebeginn eingestellt werden. In Krankenhäusern sollte das Rauchen und das Trinken von Alkohol generell unterlassen werden.

10.0.2.6. Medikamentöse Prämedikation

10.0.2.6.1. Ziele der medikamentösen Prämedikation

Die Auswahl der Substanzen richtet sich nach den *Zielen*: Anxiolyse, Entspannung, Beruhigung, Schmerzminderung, Speichelsekretionshemmung und Dämpfung vagaler Reflexe bei einem wachen, kooperativen Patienten.

Alle Ziele sind nicht gleichbedeutend. Eine Analgesie ist nur dann erforderlich, wenn aufgrund der Erkrankung oder Verletzung und der am wachen Patienten vorgesehenen Anästhesiemaßnahmen Schmerzen auftreten. Die Hemmung der Speichelsekretion ist nur bei einigen Narkosearten (Maske, Ketamin) oder Eingriffen (Mund, Rachen) nötig. Auf eine Vagolyse sollte bei bestehender Tachykardie und bei absoluter Arrhythmie mit Vorhofflimmern verzichtet werden.

10.0.2.6.2. Applikationsart

Die intramuskuläre Prämedikation wird zunehmend durch andere Verfahren abgelöst. Besonders bei Kindern hat sich der Verzicht auf die Spritze zugunsten der oralen oder rektalen Prämedikation angstmindernd ausgewirkt. Die orale Gabe auch kurz vor Narkosebeginn bedeutet unter der Forderung des Nüchternheitsgebotes keine zusätzliche Gefährdung. Schon am Vorabend kann ein Anxiolytikum oder Beruhigungsmittel genommen werden. Die präoperative Gabe der festgesetzten Medikamente muß ca. 30–60 min vor Transport in den Operationssaal erfolgen.

10.0.2.6.3. Spezielle Substanzen

Für die medikamentöse Narkosevorbereitung stehen verschiedene Präparategruppen zur Verfügung.

.1. Sedativa

Die für die Prämedikation typischen Präparate dieser Kategorie sind die *Barbiturate*. Sie wirken sedierend, hypnotisch und antikonvulsiv, aber nicht analgetisch. Über eine Enzyminduktion in der Leber werden z. B. orale Antikoagulantien und orale Antikonzeptiva schneller metabolisiert. Über eine Induktion der Synthese von Delta-Aminolävulinsäure kommt es zur Verschlechterung einer Porphyrie. Die Bedeutung der Barbiturate ist in der Prämedikation zugunsten anderer Stoffklassen rückläufig.

.2. Anxiolytika

Die zur Prämedikation am häufigsten verwendeten Präparate dieser Kategorie sind die *Benzodiazepine*. Sie greifen an Benzodiazepin-Rezeptoren an, über die Gamma-Aminobuttersäure-Rezeptoren in ihrer hemmenden Wirkung auf die Auslösung von Aktionspotentialen unterstützt werden. Mit Hauptwirkung im subkortikalen Bereich wirken Benzodiazepine anxiolytisch, sedierend, antikonvulsiv und – möglicherweise über Einflüsse am Rückenmark – muskelrelaxierend. Ihr Einsatz bei Myasthenia gravis ist *kontraindiziert*. Oral oder intramuskulär verabreicht führen sie zu leichter Müdigkeit und Angstminderung bei erhaltener Kooperation. Paradoxe Reaktionen (Aggression, Agitiertheit, Halluzinationen) wurden bei emotional und psychisch gestörten Personen beobachtet.

.3. Neuroleptika

Die neuroleptische Wirkung besteht in einer emotionalen Beruhigung und Verminderung der Bewegungsaktivität. Die äußerlich erkennbare Distanz zu Einflüssen der Umgebung entspricht nicht einer empfundenen inneren Ruhe. Eine erhebliche Angst vor Operation und Narkose kann bestehen bleiben. Als Monosubstanzen sind sie für die Prämedikation ungeeignet. Erwünscht sind ihre *antiemetische Wirkung* (Droperidol), die bei einigen Vertretern dieser Gruppe ganz im Vordergrund steht (Metoclopramid, Domperidon), und ihre *antiallergische Wirkung* (Phenothiazine). Allen Neuroleptika gemeinsam ist eine *antagonistische Wirkung zum Dopamin*.

.4. Analgetika

Der Einsatz von Analgetika in der Prämedikation ist angezeigt, wenn bereits präoperativ Schmerzen bestehen oder zu erwarten sind. Sie werden auch gegeben, um den Narkosemittelbedarf zu senken. Meist werden *Opioide* eingesetzt, die über Rezeptoren im Zentralnervensystem wirksam werden:
Buprenorphin, Fentanyl, Methadon, Morphin, Pethidin, Piritramid, Tramadol.

Es kommt dosisabhängig zur Analgesie, Sedierung und Stimmungsaufhellung, aber auch Dysphorie. Daneben sind Atemdepression, Dämpfen des Hustenreflexes, Erhöhung des Atemwegswiderstandes über einen Tonusanstieg der Bronchialmuskulatur mit Risiko eines Asthmaanfalls bei prädisponierten Personen, Spasmus des Sphincter Oddi, Harnverhalt über eine Tonussteigerung des Harnblasensphinkters, Blutdrucksenkung sowie Übelkeit und Erbrechen zu bedenken. Durch Wirkung auf den Okulomotoriuskern werden die Pupillen enggestellt.

.5. Parasympatholytika

Die Wirkungen der Parasympatholytika sind durch kompetitive Hemmung der muscarinartigen Acetylcholinwirkung am postganglionären cholinergen Nerven und damit Überwiegen der sympathischen Komponente auf das entsprechende Organ zu verstehen.

Zur Verfügung stehen *Atropin, Ipratropiumbromid* und *Scopolamin*. Scopolamin wirkt in klinisch üblicher Dosis (0,3–0,5 mg i. m.) bereits sedierend, besonders in Verbindung mit Sedativa oder Analgetika, bei alten Patienten kann es zu Verwirrtheitszuständen kommen. Eine intramuskuläre Gabe der genannten Substanzen in üblicher Menge ist auch beim Engwinkelglaukom möglich, schützt aber nicht vor Bradykardie bei Vagusreiz. Die Mundtrockenheit wird als störend empfunden. In den meisten Fällen kann ein Parasympatholytikum bei Bedarf intravenös gegeben oder ganz weggelassen werden (Tab. *10.*-8 u. *10.*-9). Der routinemäßige Einsatz von Anticholinergika in der Prämedikation ist aus dem Gebrauch stark schleimhautreizender und damit speichelsekretionsfördernder Anästhetika in früheren Jahren erklärbar.

Tab. *10.*-8. Indikationen für den Gebrauch von Parasympatholytika in der Anästhesie.

- Verhinderung/Behandlung einer vagalen Bradykardie
- Verhinderung/Behandlung einer starken Speichel- und Bronchialsekretion
- Operative Eingriffe im Rachenraum
- Eingriffe mit der Möglichkeit einer starken Vagusstimulation (z. B. Mediastinoskopien)
- Verhinderung unerwünschter Wirkungen von Cholinesterasehemmern bei Antagonisierung von Muskelrelaxantien

Tab. *10.*-9. Zurückhaltung beim Einsatz von Parasympatholytika bei:

- Fieber, besonders bei Kindern
- Hyperthyreose
- Tachykardie
- Absoluter Arrhythmie bei Vorhofflimmern
- Vorbehandlung mit anderen Parasympatholytika (z. B. Biperiden) bei Parkinson-Therapie

.6. Zusätzliche Pharmaka

Allergische Patienten, bei denen intraoperativ der Kontakt mit dem Allergen vorgesehen (Kontrastmittel) oder möglich ist, sollten in der Prämedikation ein *Antihistaminikum* (H_1- oder H_1- und H_2-Blocker) erhalten, gegebenenfalls in Kombination mit einem *Corticoid*. Beides kann auch intravenös in genügendem Abstand vor Narkosebeginn injiziert werden. Bei Patienten, die durch eine »Maligne Hyperthermie« gefährdet sein könnten, wird die orale Vorbehandlung mit *Dantrolen* als unsicher angesehen. Empfohlen wird 45 min vor Anästhesiebeginn eine 20minütige Infusion von 2,5 mg/kg KG Dantrolen.

Zur Prophylaxe von Aspirationskomplikationen wird die Anhebung des Magensaft-pHs durch *H_2-Rezeptorenblocker* (Cimetidin oder Ranitidin) empfohlen. Die Relation von Aufwand und Nutzen ist fraglich, zumal bereits gebildeter Magensaft nicht mehr beeinflußt wird, die Therapie also frühzeitig einsetzen muß.

10.0.2.7. Weiterführung einer Dauermedikation
(Tab. *10.*-10)

Tab. *10.*-10. Weiterzuführende Dauermedikation.

Antihypertensiva
Betablocker
Nitropräparate
Herzglykoside
Antiarrhythmika
Antikonvulsiva
Corticoide
Antiallergika
Asthmamittel
Glaukomtherapie

Das Nüchternheitsgebot steht der Weiterführung einer Dauermedikation auch am Operationstage nicht entgegen. Zur Aufrechterhaltung eines Wirkspiegels können dringend nötige Medikamente auch perioperativ genommen werden.

Die Weiterführung einer nicht problemlos zu unterbrechenden Dauertherapie ist **wichtiger als die absolute Nüchternheit** des Patienten.

In manchen Fällen ist eine intravenöse Gabe sinnvoll, z. B. bei operationsstreßbedingtem Mehrbedarf an Corticoiden. Sprays, z. B. bei Nitropräparaten oder Asthmamitteln, können bis unmittelbar vor Narkosebeginn genommen werden. Bei gerinnungshemmenden Medikamenten ist von Fall zu Fall zu entscheiden. Einige Präparate müssen frühzeitig vor der Narkose abgesetzt werden, so die allerdings kaum noch eingesetzten Monoaminoxidasehemmer.

10.0.3. Die eigentliche Anästhesie

Mit der Übernahme des Patienten durch den Anästhesisten und seine Helfer beginnt die nächste Phase der Versorgung.

10.0.3.1. Maßnahmen vor Narkosebeginn

10.0.3.1.1. Narkosezubehör

Bevor der Patient eintrifft, ist das Narkosezubehör auf Vollständigkeit und Funktionstüchtigkeit zu überprüfen. Dazu gehören: Narkosegeräte, Handbeatmungsmöglichkeiten, Gasversorgung, Überwachungsgeräte, Intubationszubehör, Absauger, Infusionszubehör, Narkosemedikamente, Notfallmedikamente (Adrenalin, Noradrenalin, Orciprenalin, $NaHCO_3$, Lidocain, Calcium, Nitroglycerin), Defibrillator.

Diese Aufstellung gilt auch bei Regionalanästhesien. Zum Selbstschutz des Anästhesisten gehören Einmalhandschuhe, die bei Punktionen und Intubation benutzt werden sollten.

Der Anästhesist ist für die **Funktionstüchtigkeit seiner Geräte** verantwortlich.

10.0.3.1.2. Patientenkontrolle

Am Patienten sind zu kontrollieren:
- Identität,
- Klare Festlegung des geplanten Eingriffs,
- Vollständigkeit der Unterlagen,
- Zeitpunkt und Qualität der medikamentösen Prämedikation,
- Letzte Nahrungsaufnahme des Patienten,
- Zahnprothesen und Schmuck entfernt?
- Vorbereitung des Operationsbereiches (Rasur, Hautreinigung).

10.0.3.1.3. Infusion und Monitoring

Vor jeder Narkose werden ein *EKG-Monitor*, eine *Blutdruckmanschette* und mit wenigen Ausnahmen bei Kindern eine *Infusion* angelegt. Sind aufwendigere Maßnahmen geplant (zentralvenöser Katheter, intraarterielle Druckmessung, Pulmonalarterienkatheter, Temperaturmessung, Blasenkatheter), so werden sie nur dann vor Einleitung der Narkose vorgenommen, wenn bei risikoreichen Patienten bereits die Einleitungsphase entsprechend überwacht werden soll.

10.0.3.2. Die Allgemeinanästhesie

10.0.3.2.1. Narkoseeinleitung

Bei der Narkoseeinleitung geht es darum, den Patienten aus dem stabilen, gedämpften Wachzustand in ein stabiles chirurgisches Toleranzstadium zu überführen. Dieser Weg birgt Gefahren.

Eine allgemein anerkannte Narkosetheorie existiert nicht. Das beeinträchtigt eine klare Schematisierung der Narkosetiefe. Als Anhaltspunkt dient auch heute noch das für die Äthernarkose am nichtprämedizierten Patienten von GUEDEL aufgestellte Schema, in dem aufgrund der Atmung, Augenbewegungen, Pupillen und Reflexmustern 4 Stadien unterschieden werden:

1. *Stadium:* Amnesie und Analgesie,
2. *Stadium:* Exzitation,
3. *Stadium* (1–4): Chirurgische Toleranz,
4. *Stadium:* Asphyxie (Lebensgefahr).

Die Narkosetiefe und -qualität kann angesichts der unterschiedlichen Medikamente und der üblichen Kombinationsanästhesien vielleicht in Zukunft besser über zerebrale Funktionskontrollen (EEG, evozierte Potentiale) bestimmt werden.

.1. Intravenöse Einleitung

Allgemeinanästhesien werden durch intravenöse Gabe schnellwirkender Narkotika eingeleitet. Ist eine Venenpunktion bei Kindern im Wachzustand nicht möglich, wird die Narkose ausnahmsweise auch rektal, intramuskulär oder durch Inhalation begonnen.

Für die intravenöse Einleitung stehen verschiedene Präparate zur Verfügung, die alle ein rasches, angenehmes Einschlafen ermöglichen.

.1.1. Barbiturate

Die meisten Erfahrungen hat man mit Barbituraten, die wohl am häufigsten zur Narkoseeinleitung benutzt werden. *Thiopental* und *Methohexital* sind besonders geeignet. Die klinisch verwendeten Zubereitungen sind stark alkalisch, was bei versehentlicher intraarterieller Injektion zu Nekrosen führen kann. Die Bezeichnung »kurz-« oder »ultrakurzwirkend« für diese Substanzen bezieht sich auf die ZNS-Wirkung, darf aber nicht darüber hinwegtäuschen, daß sie durch Umverteilung noch lange in der Muskulatur oder dem Fett vorhanden sind. Das hat Folgen für die Verkehrstüchtigkeit.

Rund 15 sec nach Injektion (Thiopental ca. 5 mg/kg KG; Methohexital ca. 1 mg/kg KG) schläft der Patient. Bei maximalen ZNS-Spiegeln tritt für kurze Zeit ein Atemstillstand ein. Husten, Schluckauf, Muskelzittern, Laryngo- oder Bronchospasmus können auftreten. Wegen der bronchokonstriktorischen Wirkung ist bei Asthmatikern Vorsicht geboten. Es kann über eine Kardiodepression zu Blutdruckabfall, Herzfrequenzanstieg und Abnahme des Herzzeitvolumens kommen. Koronardurchblutung und myokardialer Sauerstoffbedarf steigen an. Herzrhythmusstörungen sind möglich. Barbiturate senken den Hirndruck.

Wegen der Enzyminduktion sind Barbiturate bei Porphyrie *kontraindiziert* und bei schweren Lebererkrankungen wegen des verzögerten Abbaus vorsichtig zu handhaben.

.1.2. Benzodiazepine

Diese Substanzen gewinnen auch als sedierende Komponente einer Narkose oder als Einleitungshypnotikum an Bedeutung. *Diazepam* und *Flunitrazepam* sind fettlöslich. Das wasserlösliche *Midazolam* macht im Unterschied dazu bei i.v. und i.m. Injektion keine Schmerzen. Die schlafinduzierende Wirkung tritt bei allen nach i.v. Gabe rasch ein. Die Eliminationshalbwertszeit ist beim Midazolam am kürzesten, ca. 2 Stunden. Bei Leberinsuffizienz und physiologischerweise im hohen Alter ist die Demethylierung und aliphatische Hydroxylierung verlangsamt, was zu einer verzögerten Ausscheidung und verlängerten Wirkung führt.

Bei i.v. Injektionen sind *Atemdepressionen möglich,* besonders in der Kombination mit Opioiden. Die Wirkungen auf die Hämodynamik sind bei Patienten ohne Herzerkrankungen gering. Die sedierende Wirkung der Benzodiazepine läßt sich mit dem unspezifischen Antagonisten *Physostigmin* (1–2 mg) aufheben.

.1.3. Etomidat

Das Imidazolderivat Etomidat ist ein rasch wirkendes Hypnotikum ohne analgetische Wirkung. In einer Dosierung von 0,15–0,3 mg/kg KG läßt es den Patienten innerhalb weniger Sekunden einschlafen und in wenigen Minuten wieder aufwachen. Der Abbau erfolgt durch Hydrolyse des Äthylesters in der Leber.

Bei der Applikation über einen periphervenösen Zugang treten häufig Schmerzen auf. Myoklonien, Dyskinesien und Schluckauf sind möglich. Eine kurzfristige *Atemdepression* kann auftreten. Die kardiodepressiven Wirkungen sind gering. Allergische Reaktionen sind selten. Etomidat senkt vorübergehend den intrakraniellen Druck.

Als *unerwünschte Wirkung* der Substanz hat sich in letzter Zeit eine schwerwiegende Funktionsbeeinträchtigung der Nebennierenrinde herausgestellt, bei der es im wesentlichen durch eine Hemmung der 11-β-Hydroxylase zu einer Störung der Steroidbiosynthese kommt. Damit ist eine adäquate Streßantwort bei Dauerapplikation, aber auch für 6–8 Stunden nach einmaliger Gabe nicht mehr möglich. Die anfänglich gepriesenen Vorteile des Etomidat sind dadurch relativiert; mehrfache Injektionen und Dauerinfusionen sollten unterbleiben.

1.4. Droperidol

Das Neuroleptikum Droperidol, ursprünglich namengebender Bestandteil der Neuroleptanalgesie, ist von Sedativa weitgehend verdrängt worden. Es bewirkt ein *neuroleptisches Syndrom.*

Extrapyramidale Bewegungsstörungen sind möglich, innere Unruhe und Angst können gesteigert werden. Eine Alpha-Rezeptorenblockade führt besonders bei hypovolämischen Patienten kurzfristig zu einem ausgeprägten Blutdruckabfall. Droperidol ist ein gutes Antiemetikum. Wegen der langen Halbwertszeit im Organismus ist eine Nachinjektion selten nötig. 0,1–0,2 mg/kg KG reichen als Wirkdosis aus.

.1.5. Opioide

Für die intravenöse Anästhesie werden hauptsächlich *Fentanyl* und *Alfentanil* eingesetzt. Ihre erwünschten Wirkungen am Zentralnervensystem sind Analgesie und Sedierung. Wegen einer dosisabhängigen *Atemdepression* ist eine *Beatmung erforderlich*. Bei Alfentanil macht die auftretende Thoraxwandstarre eine Relaxation nötig. *Opioide* sind am besten für eine Intubationsnarkose geeignet. Auch postoperativ ist auf die Atmung besonders zu achten. Bei Fentanylnarkosen sind gehäufte *Atemkomplikationen* bekannt, die über eine Resorption im enterohepatischen Kreislauf als Reboundeffekt erklärbar sind.

Wirkungen auf das Herz-Kreislauf-System sind bei klinischer Dosierung gering: Herzfrequenzabnahme über eine Vagusaktivierung und Sympathikusblockade, negative Inotropie und arterielle Drucksenkung. Opioide steigern den Tonus im Magen-Darm-Kanal, so daß die Passage verzögert wird, und den Tonus verschiedener Sphinkteren, so daß es z. B. zum Harnverhalt kommen kann.

Fentanyl ist besser fettlöslich und weniger eiweißgebunden als Alfentanil. Beide werden in der Leber metabolisiert und gelangen über die Galle in den Darm. Rund zwei Drittel werden als Metaboliten renal ausgeschieden. Alfentanil hat eine kürzere Eliminationshalbwertszeit.

Opioide können zur Sucht und beim Absetzen nach längerer Zufuhr zu *Entzugssymptomen* führen. Bei Patienten nach einer Entzugsbehandlung können sie einen Rückfall auslösen.

.1.6. Ketamine

Ketamin erzeugt eine *dissoziative Anästhesie* mit Hypnose und Analgesie; typische Narkosezeichen fehlen. Pharynx- und Larynxreflexe sowie Lidreflexe bleiben weitgehend erhalten. Die Atemfrequenz nimmt zu. Dennoch kann es besonders bei Kombination mit Sedativa zur *Atemdepression* kommen. Die Schutzreflexe verhindern keine Aspiration. Atropin ist wegen der starken Sekretion der Speichel- und Tracheobronchialdrüsen nötig. Angstträume und Orientierungsstörungen sind bei Kombination mit Benzodiazepinen weitgehend vermeidbar. Ketamin ist intramuskulär (5 mg/kg KG) als Einleitungsmedikament bei Kindern und intravenös (1–2 mg/kg KG) für kurze Eingriffe an der Körperoberfläche oder zur Ergänzung einer unvollständigen Regionalanästhesie geeignet.

Es vermindert den Bronchialwiderstand und ist deshalb bei Asthmatikern geeignet. Wegen *Auslösung von Krampfpotentialen, Hirndrucksteigerung* sowie *Puls- und Blutdruckanstieg* verbietet sich der Einsatz bei entsprechend vorbelasteten Patienten.

.2. Inhalationsnarkose
(Tab. *10.*-11)

.2.1. Prinzipien

Die Aufnahme und die Hauptelimination gas- und dampfförmiger Anästhetika erfolgen über die Lunge. Durch Konzentrationsveränderungen im Atemgasgemisch sind sie leicht steuerbar. Je höher die *Konzentration in der Einatemluft* ist, desto mehr wird vom Anästhetikum aufgenommen. Wegen der *funktionellen Residualkapazität* und der Aufnahme des Inhalationsanästhetikums ins Blut ist bei Narkoseeinleitung die *alveoläre Konzentration* zunächst kleiner als die Atemgaskonzentration. Ist ein annäherndes Gleichgewicht zwischen Blut und Alveolarluft erreicht, so ist die alveoläre Konzentration ein guter Anhalt für die Konzentration im Gehirn.

Tab. *10.*-11. Inhalationsanästhetika.

Anästhetikum	Formel	Mol.-Gew.	Siedepunkt °C (760 mmHg)	Dampfdruck (20°C)	Minim. flammb. Konz. i. 70% N_2O +30% O_2 (Vol.-%)	Mittl. therapeut. Konzentr. (Vol.-%)	MAC-Werte (Vol.-%) in 100% O_2	in 70% N_2O + 30% O_2
Lachgas	N_2O	44	−89,5	51 atm	—	50–70	(110%)	
Halothan	$C_2HClBrF_3$	197,4	50,2	244,1 mmHg	4,8	0,5–1,5	0,75	0,29
Enfluran	$C_3H_2OClF_5$	184,5	56,5	171,8 mmHg	5,8	1,0–3,0	1,68	0,57
Isofluran	$C_3H_2OClF_5$	184,5	48,5	239,5 mmHg	7,0	0,7–3,0	1,15	0,5

Die anästhetische Potenz eines Inhalationsnarkotikums wird über den Begriff der *minimalen alveolären Konzentration (MAC)* erfaßt, der als die Konzentration definiert ist, bei der die Hälfte aller Personen auf einen Hautschnitt nicht mit Abwehrreaktionen antwortet. Je kleiner der MAC-Wert, desto stärker wirkt das Narkotikum. Der MAC-Wert ist herabgesetzt, die Anästhetikawirkung also verstärkt, mit zunehmendem Alter, in der Schwangerschaft, bei starker Anämie sowie bei gleichzeitiger Gabe von Opioiden oder Sedativa. Chronischer Alkoholmißbrauch erhöht die MAC, schwächt also die Anästhetikawirkung.

Je höher die *Löslichkeit* des Inhalationsnarkotikums in der flüssigen Phase (Blut) ist, desto mehr tritt aus der Alveole ins Blut über. Die alveoläre Konzentration steigt langsamer, die Narkoseeinleitung dauert länger.

Bei gut »blutlöslichen« Inhalationsanästhetika erhöht eine vermehrte *alveoläre Ventilation* das Angebot des Gases und die alveoläre Konzentration, die Narkoseeinleitung wird beschleunigt.

Mit steigendem *Herzzeitvolumen* werden die Aufnahme des Narkotikums aus der Alveole beschleunigt und damit der Anstieg der alveolären Konzentration verzögert. Umgekehrt steigt entsprechend bei Abnahme des HZV die alveoläre Konzentration rascher. Zu einer beschleunigten Narkoseeinleitung führt das besonders bei Kreislaufzentralisation, in der große Teile nicht mehr durchblutet werden und der Verteilungsraum für das Narkotikum kleiner ist. Je besser »blutlöslich« die Substanz ist, desto ausgeprägter ist der beschleunigende Effekt der HZV-Abnahme.

Bei *Totraumzunahme* steigt der endexspiratorische Partialdruck des Narkosegases wegen der unverbrauchten Luft aus nicht perfundierten Bezirken. Er entspricht nicht mehr der alveolären Konzentration in den durchbluteten Alveolen und der MAC.

Bei *vergrößertem intrapulmonalen Shunt* sinkt der arterielle Partialdruck entsprechend dem Shunt-Anteil. Die Elimination der Inhalationsanästhetika und damit das Erwachen aus der Narkose sind von den gleichen Faktoren abhängig, die die Einleitungsgeschwindigkeit bestimmen. Zusätzlich spielt die Dauer der Narkose eine Rolle. Nach langen Narkosen wird aus Fett und Muskulatur kontinuierlich Narkotikum ins Blut nachgeliefert und so der Blutspiegel hoch gehalten.

Die Verstoffwechselung spielt eine untergeordnete Rolle.

.2.2. Lachgas

Lachgas (Stickoxidul) gehört heute als wesentlicher Bestandteil zu fast jeder Allgemeinanästhesie. Es senkt als gutes Analgetikum den Bedarf der anderen Narkotika und kommt wegen der guten Steuerbarkeit und nur geringer unerwünschter Wirkungen einem idealen Anästhetikum recht nahe. Als Monoanästhetikum ist es jedoch nicht geeignet. Lachgas entsteht durch Erhitzen von Ammonium-Nitrat:

$$NH_4NO_3 \xrightarrow{(240°C)} N_2O + 2H_2O.$$

Es wird als Flüssigkeit in grauen Stahlflaschen unter einem Druck von 51 atm geliefert.

Lachgas ist schlecht »blutlöslich«, deshalb flutet es schnell an und ab. Bei Beendigung der Lachgaszufuhr diffundiert es rasch aus dem Blut zurück in die Alveolen. Durch die Verdünnung des Sauerstoffs kann es bei Atmen von Raumluft zu einer Senkung in kritische Sauerstoffkonzentrationen kommen *(Diffusionshypoxie)*. Daher ist zunächst nach Beendigung der Lachgaszufuhr für 3–4 min das Angebot von 100% Sauerstoff empfehlenswert. Rasche Diffusion in alle Körperhöhlen läßt Volumen und Druck z. B. in Pneumothoraxhöhlen, in Luftemboliebläschen oder im Blockercuff des Tubus ansteigen. Kardiodepressive Wirkungen sind besonders bei Herzkranken zu erkennen.

.2.3. Halothan

Halothan ist wohl das meistgebrauchte Inhalationsanästhetikum. Es ist gut steuerbar und wegen fehlender Schleimhautreizung auch zur Inhalationseinleitung bei Kindern geeignet. Es wirkt *negativ inotrop*, senkt das Herzzeitvolumen, sensibilisiert den Herzmuskel gegen Katecholamine, führt so zu verstärkter Neigung zu Rhythmusstörungen, dämpft die Sympathikusaktivität und senkt den arteriellen Blutdruck. Hautgefäße werden weitgestellt. Hirndurchblutung und Hirndruck steigen an. Das Atemminutenvolumen sinkt bei gesteigerter Atemfrequenz. Halothan senkt den Atemwegswiderstand. Es kann deshalb bei der Narkose von Patienten mit obstruktiven Ventilationsstörungen oder auch in der akuten Situation eines Bronchospasmus nützlich sein. Die geringe neuromuskuläre Blockade ist für die Kombination mit nicht depolarisierenden Muskelrelaxantien zu bedenken. Am schwangeren Uterus kommt es, wie bei Enfluran und Isofluran auch, zu einer Tonusminderung mit dem Risiko atonischer Nachblutungen nach geburtshilflichen Eingriffen.

Immer wieder diskutiert wird der Zusammenhang von *Leberschäden* mit Halothanexposition. Der Beweis für eine Kausalität konnte trotz umfangreicher Untersuchungen bisher nicht erbracht werden. Es ist aus Vorsicht zu empfehlen, bei Leberschäden diese Substanz zu meiden und möglichst kurz aufeinanderfolgende Narkosen nicht wiederholt mit Halothan durchzuführen. Patienten unter einer Strahlentherapie sollten kein Halothan erhalten, da unter Bestrahlung Halothan in das Lebertoxin Dichlorohexa-fluorobuten zerfällt. Halothan wird zu rund 25%

verstoffwechselt. Die Metaboliten Trifluoressigsäure, Chlorid, Fluorid und Bromid werden renal ausgeschieden.

.2.4. *Enfluran*

Enfluran ist gut steuerbar und auch zur Inhalationseinleitung geeignet. Die Kreislaufwirkungen gleichen denen des Halothans, wobei die arrhythmogenen Wirkungen und die Sensibilisierung des Myokards gegen Katecholamine geringer sind. Enfluran verlangsamt die Atmung und mindert die alveoläre Ventilation. Die Hirndurchblutung wird gesteigert, gelegentlich lassen sich *Krampfpotentiale im EEG* feststellen. Deshalb ist Zurückhaltung bei prädisponierten Patienten zu empfehlen. Stärker als bei Halothan ist die muskelrelaxierende Wirkung, so daß die Dosis zusätzlicher kompetitiv hemmender Muskelrelaxantien gesenkt werden kann. *Leberschäden* sind auch beim Enfluran bekannt geworden. Die Verstoffwechselung des Enflurans ist mit 2–5% gering.

.2.5. *Isofluran*

Das Enfluran-Isomer Isofluran ist schlechter wasserlöslich als Halothan und Enfluran und damit besser steuerbar. Für eine rasche Inhalationseinleitung ist es jedoch ungeeignet, denn es führt zu Atemdepression, Schleimhautreizungen, Hypersekretion, Husten und Laryngospasmus. Die Narkoseausleitung erfolgt aufgrund der Pharmakokinetik schneller als bei den beiden anderen Substanzen.

Isofluran steigert geringer als Halothan die Hirndurchblutung, löst aber keine Krampfaktivitäten wie das Enfluran aus. Der Hirnstoffwechsel nimmt ab. Auf das Herz-Kreislauf-System wirkt es *negativ inotrop* und über eine Abnahme des peripheren Gefäßwiderstandes blutdrucksenkend. Das Herzzeitvolumen verändert sich kaum, ein etwas stärkerer Abfall ist bei Patienten mit koronarer Herzerkrankung festzustellen. Isofluran kann zu einem Herzfrequenzanstieg führen. Die arrhythmogene Wirkung ist gering, ebenso die Sensibilisierung des Herzmuskels gegen Adrenalin.

Isofluran verstärkt die muskelrelaxierende Wirkung depolarisierender und nicht depolarisierender Relaxantien. Es kann allein für eine muskuläre Entspannung sorgen, die intraabdominelle Eingriffe möglich macht. Von den volatilen Anästhetika hat Isofluran mit 0,2% die niedrigste Metabolisierungsrate.

.3. Endotracheale Intubation
(Tab. *10.*-12)

Durch Einlegen eines Tubus in die Luftröhre ist ein Freihalten der Atemwege und eine Absicherung gegen Aspiration möglich. Die heute sehr differenzierte Beatmungstechnik wäre ohne

Tab. *10.*-12. Indikationen zur Intubation bei Allgemeinanästhesie.

Maskennarkose nicht möglich
Relaxation und Beatmung nötig
Eingriffe an Kopf und Hals
Intrathorakale Eingriffe
Oberbaucheingriffe
Ungünstige Lagerungen (Bauch, Seite)
Herz-Kreislauf-Insuffizienz
Ateminsuffizienz
Aspirationsschutz
Tracheobronchialtoilette
Operationen von mehr als 30 min Dauer

Intubation nicht möglich. Die Intubation ist risikoarm. Längerfristig ist eine sorgfältig durchgeführte Tracheotomie vorzuziehen, die rund 1 Woche nach Intubation oder – wenn eine Dauerbeatmung absehbar ist – sehr früh vorgenommen werden sollte, um Schäden des Kehlkopfes und des Nasopharynx sowie Infektionen der Nasennebenhöhlen zu verhindern.

> Die gekonnte **endotracheale Intubation** ist die beste Sicherung der Atemwege und risikoarm.

.3.1. *Zubehör und Technik*

Für die Intubation stehen eine Vielzahl von Endotrachealtuben zur Verfügung. Kurz vor dem distalen Ende haben außer den kleinen alle Tubi eine Blockermanschette, die über einen in der Tubuswand laufenden Kanal aufgeblasen werden kann. Bei Kindern bis zu 8 Jahren sollte der Tubus nicht geblockt bzw. Tuben ohne Blockermanschette benutzt werden (Tab. *10.*-13).

Tab. *10.*-13. Tubusgröße in Abhängigkeit vom Alter.

Alter	Tubusgröße in Charrière (Umfang in mm)	Tubusgröße Innendurchmesser (mm)
Frühgeborene	10–12	2–2,5
Neugeborene	12–14	3
Bis 6 Monate	14–16	3,5
6–12 Monate	16–18	4
Über 1 Jahr	Char. = 18 + Lebensalter	ID = 4,5 + $\frac{\text{Lebensalter}}{4}$
Ab 16 Jahre	♀ : 34–36	♀ : 8–8,5
	♂ : 36–38	♂ : 8,5–9

Zur Einstellung der Stimmritze dient das Laryngoskop. Für die Intubation ist eine *optimale Lagerung des Kopfes* erforderlich, die durch eine leichte Erhöhung des Kopfes mit einem Kissen und Streckung im Atlantookzipitalgelenk erreicht wird (Abb. *10.*-2 bis *10.*-4) Bei ungünstigen anatomischen Verhältnissen oder bei nasotrachealem Vorgehen kann eine Intubationszange nach MAGILL die Einführung der Tubusspitze in die Trachea erleichtern. Ist unter extremen Bedingungen eine Einstellung des Kehlkopfes mit dem Laryngoskop nicht möglich, steht die Me-

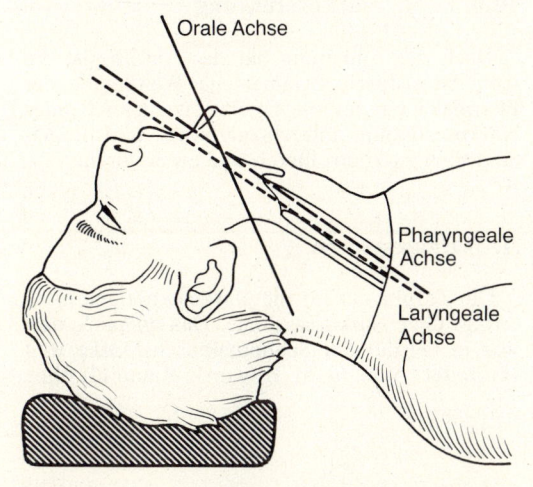

Abb. *10.*-2. Optimale Lagerung zur Intubation (Mit freundlicher Genehmigung aus: LARSEN: Anästhesie, Urban & Schwarzenberg).

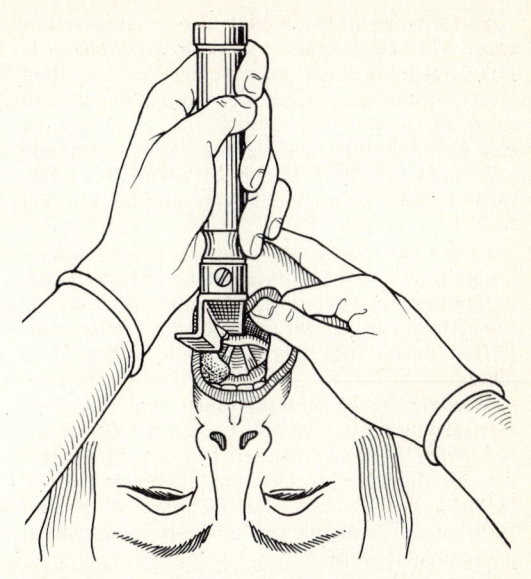

Abb. *10.*-4. Sicht auf die Stimmritze bei richtiger Haltung des Laryngoskops (Mit freundlicher Genehmigung aus: LARSEN: Anästhesie, Urban & Schwarzenberg).

thode der fiberoptischen Intubation zur Verfügung, bei der möglichst am spontan atmenden Patienten unter örtlicher Betäubung mit dem Bronchoskop die Glottis aufgesucht und dann der vorher über das Bronchoskop gesteckte flexible Tubus unter Sicht vom Endoskop in die Trachea vorgeschoben wird.

.1.2. Muskelrelaxation

Zur Erleichterung der Intubation, Verminderung des Narkosebedarfs, vollständigen Ruhigstellung und Verbesserung der Muskelerschlaffung im Operationsgebiet werden Substanzen eingesetzt, die *reversibel die Erregungsübertragung an der neuromuskulären Endplatte blockieren.*

Die physiologische Erregungsübertragung erfolgt durch das *Acetylcholin,* das in den Nervenendigungen gebildet und gespeichert wird. Eine Erregung führt zu einer Freisetzung an aktiven Zonen der präsynaptischen Membran, die den postsynaptischen Acetylcholinrezeptoren gegenüberliegen. Durch die Bindung des Acetylcholins an den Rezeptor werden Ionenkanäle geöffnet, durch die Natrium und Calcium in die Zelle hinein- und Kalium austreten können. Der Nettoeinstrom positiv geladener Ionen bewirkt ein Aktionspotential, worauf sich die Muskelzelle kontrahiert. Im synaptischen Spalt befindet sich die Basalmembran, die den Hauptteil der Acetylcholinesterase enthält.

Die neuromuskuläre Blockade ist durch Muskelrelaxantien auf zwei Arten möglich.

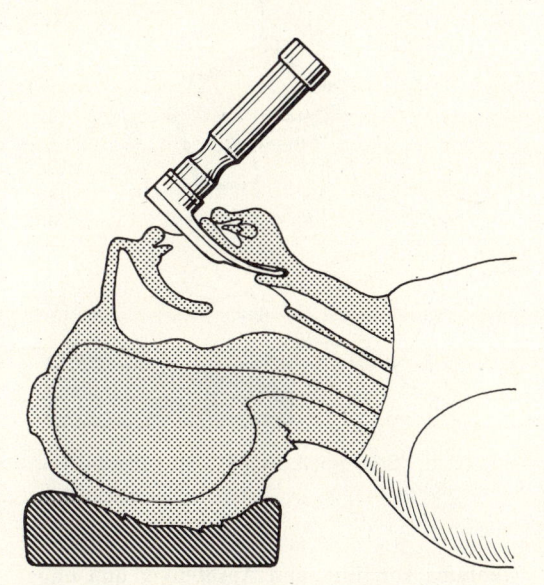

Abb. *10.*-3. Intubationsspatel (gebogen) liegt vor der Epiglottis (Mit freundlicher Genehmigung aus: LARSEN: Anästhesie, Urban & Schwarzenberg).

Das einzige klinisch bedeutsame **depolarisierende Muskelrelaxans** ist das *Succinylcholin*. Als Diacetylcholin ähnelt es in seiner Wirkung dem Acetylcholin. Es öffnet die Ionenkanäle und führt zu einer Depolarisation. Da es länger als das Acetylcholin am Rezeptor haftet, bleibt die Depolarisation auch länger bestehen. Neue Impulse können keine neuen Muskelkontraktionen bewirken.

In der Dosierung von 1 mg/kg KG kommt es innerhalb 1 min nach anfänglichen Muskelfaszikulationen zu einer rund 5minütigen Muskelerschlaffung, die zur Intubation oder kurzen Eingriffen nach vorheriger Sedierung Gelegenheit bietet.

Wiederholte Nachinjektionen mit Gesamtmengen über 3 mg/kg KG bergen die *Gefahr eines Phase-II-Blocks*, dessen genauer Mechanismus nicht geklärt ist. Der lang anhaltende Block bietet keine Zeichen der Depolarisation und kann teilweise mit Acetylcholinesterasehemmern antagonisiert werden.

Beim Einsatz des Succinylcholins sind einige *unerwünschte Wirkungen* zu bedenken: Hyperkaliämie, Herzrhythmusstörungen, Augeninnendruckanstieg, Muskelschmerz, Maligne Hyperthermie.

Nichtdepolarisierende Muskelrelaxantien (*Alcuronium, Gallamin, Pancuronium, Tubocurarin, Vecuronium*) hemmen kompetitiv die Acetylcholinwirkung am postsynaptischen Rezeptor, so daß der natürliche Transmitter an der Membran kein Aktionspotential erzeugen kann. Die Wirkung kann durch ein Überangebot an Acetylcholin aufgehoben werden. Dieses Prinzip liegt der Antagonisierung durch Cholinesterasehemmer zugrunde.

Nichtdepolarisierende Muskelrelaxantien wirken auf alle nicotinartigen und muscarinartigen cholinergen Rezeptoren außerhalb des Zentralnervensystems. Über eine Vagusblockade kann es zu Tachykardien, Arrhythmien und Blutdrucksteigerungen kommen, bei Vecuronium nach den bisherigen Erkenntnissen jedoch nicht. Bei Myasthenia gravis sind nichtdepolarisierende Muskelrelaxantien *kontraindiziert*.

.4. Besondere Einleitungsprobleme

Konnte vor der Operation die nötige Nahrungskarenz nicht eingehalten werden oder kann aufgrund der äußeren Umstände der Magen nicht als leer gelten, besteht die Gefahr, daß es bei der Einleitung der Narkose zur *Aspiration* kommt.

> Die **Aspiration** ist eine lebensbedrohliche Narkosekomplikation. Maßnahmen zu ihrer Vermeidung können nicht sorgfältig genug sein.

Nicht immer ist die Intubation trotz ausreichender Sedierung und Relaxation problemlos durchzuführen. Hindernisse können das Einstellen der Stimmritze mit dem Laryngoskop oder das Plazieren eines Tubus in der Trachea erschweren oder unmöglich machen. Ist eine oro- oder nasotracheale Intubation auf übliche Weise oder glasfiberbronchoskopisch nicht möglich, muß an eine primäre Tracheotomie oder im Notfall an eine Koniotomie gedacht werden.

10.0.3.2.2. Narkoseführung

Nach der Einleitung hat der Anästhesist die Aufgaben, durch angemessene Weitergabe der Pharmaka ein für die Operation ausreichendes Narkosestadium aufrechtzuerhalten und die Vitalgrößen zu kontrollieren und zu erhalten.

.1. Narkosesysteme

Die Zufuhr der für die Narkose nötigen Gase erfolgt über Narkosesysteme. Das *offene System* war in Gestalt der Schimmelbusch-Maske weit verbreitet (Abb. *10.*-5). Es wurde Raumluft ohne

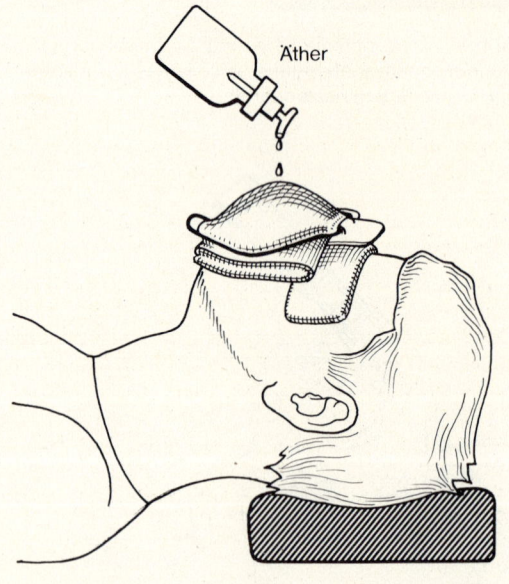

Abb. *10.*-5. Schimmelbusch-Maske (offenes Narkosesystem).

Trennung von Ein- und Ausatmung und ohne Überprüfung des Atemvolumens geatmet. Die Konzentration des auf die Watte getropften Äthers war nicht kontrollierbar.

Ein gesteuerter Gasfluß sowie eine überprüfbare Dosierung des Narkotikums sind mit dem *halboffenen System* möglich. Ein- und Ausatemluft werden durch Ventile in verschiedene Schenkel eines Schlauchsystems gelenkt. Volumeter und Druckmesser machen die rückatmungsfreie Ventilation gut kontrollierbar (Abb. 10.-6).

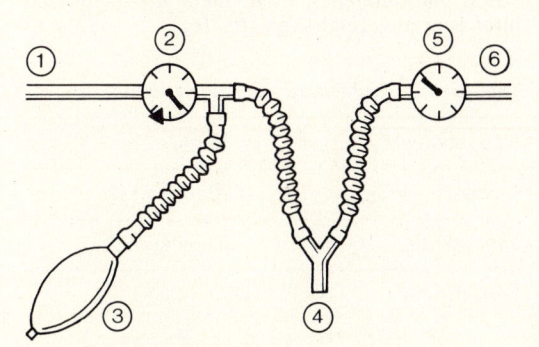

Abb. 10.-6. Halboffenes Narkosegassystem:
① Frischgaszufuhr
② Manometer zur Atemwegsdruckmessung
③ Handbeatmungsbeutel
④ Anschluß am Patienten
⑤ Volumeter
⑥ Narkosegasabsaugung.

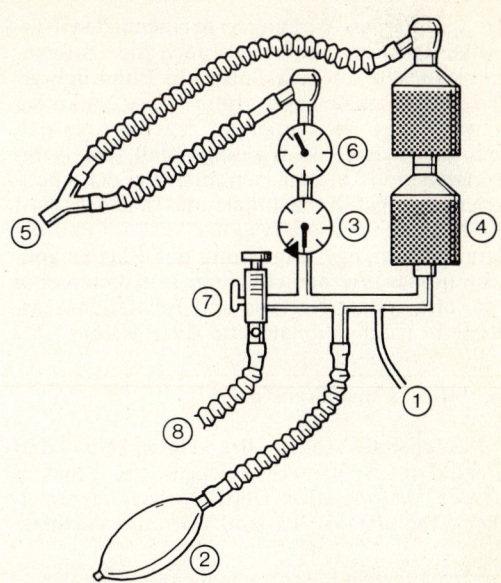

Abb. 10.-7. Halbgeschlossenes Narkosegassystem:
① Frischgaszufuhr
② Handbeatmungsbeutel
③ Manometer zur Atemwegsdruckmessung
④ Atemkalk zur CO_2-Absorption
⑤ Anschluß am Patienten
⑥ Volumeter
⑦ Überdruckventil
⑧ Narkosegasabsaugung.

Beim *halbgeschlossenen System* wird ein Teil der Ausatemluft mit Frischgas vermischt wieder eingeatmet. Es handelt sich um ein Kreissystem, bei dem durch Ventile der Gasstrom gesteuert wird. Die Ausatemluft wird durch CO_2-absorbierenden Kalk geleitet. Die Frischgaszufuhr muß höher als der Gasverbrauch sein (Abb. 10.1-7).

Den geringsten Gasverbrauch hat das *geschlossene System*, in dem die ausgeatmete Luft nach CO_2-Absorption und Ersatz des verbrauchten Sauerstoffs sowie der im Blut aufgenommenen Anästhetikamenge vollständig rückgeatmet wird. Das genaue Monitoring der Atmung macht die Benutzung dieses Systems schwieriger. Die Narkosesysteme sind abgesehen vom offenen alle in Verbindung mit einem Gerät zur maschinellen Beatmung zu benutzen, erlauben aber auch die manuell durchgeführte Ventilation über einen Atembeutel.

Zur Aufgabe des Anästhesisten gehört es, sich vor jeder Narkose über die Funktionstüchtigkeit der Geräte zu informieren. Die Medizingeräteverordnung soll einen Sicherheitsstandard von der Konstruktion bis hin zur Bedienung durch den einzelnen Benutzer gewährleisten, bei dem die Gerätedefekte und Bedienungsfehler möglichst ausgeschaltet werden.

.2. Monitoring
(Tab. *10.*-14)

Tab. *10.*-14. Basisüberwachungsprogramm.

Herz-Kreislauf-Kontrolle: Puls/Rhythmus, Blutdruck, periphere Durchblutung.
Atmung: Atemminutenvolumen (alveoläre Ventilation), beidseitige Belüftung, ungehinderter Gasstrom, Dichtigkeit des Systems, ausreichende O_2-Zufuhr, Narkosegaszufuhr.
Narkosetiefe

Über das Basisprogramm hinaus können erforderlich sein: Intravasale Blutdruckmessung, intermittierende Laborkontrollen (Hb, Hk, Na, K, Blutzucker, Blutgase, Säure-Basen-Status), zentralvenöser Katheter, Pulmonalarterienkatheter, Blasenkatheter, Temperatursonde, neurophysiologisches Monitoring (EEG, evozierte Potentiale).

Alle Maßnahmen, Komplikationen und Meßgrößen sind auf einem Narkoseprotokoll sorgfältig und jederzeit nachvollziehbar zu erfassen.

.3. Steuerung der Narkose

Anhaltspunkte für die Narkosetiefe sind Pulsfrequenz, Blutdruck, Bewegungen des Patienten, Schwitzen und Tränenfluß. Dabei sind sowohl die spezifischen Wirkungen der benutzten Narkotika auf diese Größen als auch die Differentialdiagnostik von z. B. Puls- und Blutdruckveränderungen zu bedenken. Intravenöse Narkotika werden meist intermittierend zugeführt, so daß sich der Anästhesist Wirkungsabfall und Halbwertszeiten bewußt machen muß. Bei den kontinuierlich zugeführten Inhalationsanästhetika ist die *zunehmende Auffüllung der Speicher* und die damit notwendige Minderung der Einatemkonzentrationen zu berücksichtigen. Kombination von intravenöser Narkose und Inhalationsanästhesie ist möglich (bilanzierte Anästhesie).

.4. Infusion und Transfusion

Intraoperativ sollen der Flüssigkeits- und Elektrolythaushalt im Gleichgewicht gehalten werden. Präoperative Defizite sind auszugleichen (Tab. *10.*-15). Es sind operationsbedingte

Tab. *10.*-15. Flüssigkeitsbedarf intraoperativ.

Eingriffe ohne große offene Wund- und Schleimhautflächen   4–6 ml/kg KG × h
Eingriffe mit größeren offenen Wund- und Schleimhautflächen   6–8 ml/kg KG × h
Eingriffe mit sehr großen offenen Wund- und Schleimhautflächen   8–10 ml/kg KG × h
Zuzüglich Korrektur bestehender Defizite und Blut- und Plasmaverluste

Verluste, aber auch Einschwemmungen durch Spülungen möglich, z. B. bei der transurethralen Prostatachirurgie. Damit verbundene Elektrolytverschiebungen sind durch regelmäßige Laborkontrollen zu erfassen. Es stehen kristalloide (Elektrolytlösungen, Glucose 5%, Kombinationen von beiden) und kolloidale Lösungen (Dextrane, Gelatine, Humanalbumin, Hydroxyäthylstärke) zur Verfügung.

Die *Indikation zur Bluttransfusion* (s. a. Kap. 12.2.4) muß angesichts nicht unerheblicher Risiken sowie der guten Kompensation größerer Blutverluste bei Erhalt des intravasalen Volumens eng gestellt werden. Wird das intravasale Volumen durch kristalloide oder kolloidale Lösungen aufgefüllt, sind Blutverluste bis zu 30% oder einem Hb von 10 g/dl nicht transfusionsbedürftig. Ist der Patient an niedrige Hb-Werte adaptiert (Urämie), sind auch 6 g/dl tolerabel. Kinder sowie pulmonal und kardial eingeschränkte Patienten sollten bei 10–15% Blutverlust bereits Blut erhalten.

Transfundiert werden Erythrozytenkonzentrate, Frischplasma, Vollblut, Thrombozytenkonzentrate und zur Vermeidung der durch Fremdblut bestehenden Risiken auch vor der Operation entnommenes Eigenblut (Hämodilution) oder intraoperativ aus dem Operationsfeld abgesaugtes und gefiltertes Blut (Autotransfusion). Zu je 4–6 Erythrozytenkonzentraten sollte eine Einheit Frischplasma gegeben werden. Bei Transfusionen von mehr als 12–15 Bluteinheiten ist der Ersatz von Thrombozyten durch Konzentrate oder frisch entnommenes, nicht mehr als 6 Stunden altes Blut angezeigt (Tab. *10.*-16).

Tab. *10.*-16. Richtwerte zum Blutvolumen.

Neugeborene	85 ml/kg KG
Kinder	80 ml/kg KG
Jugendliche	70 ml/kg KG
Erwachsene ♂	70 ml/kg KG
♀	65 ml/kg KG

10.0.3.2.3. Narkoseausleitung

Die Ausleitung als Übergang vom chirurgischen Toleranzstadium zum schläfrig-wachen Zustand mit sicherer Atmung und vorhandenen Schutzreflexen birgt wie die Einleitung Gefahren.

.1. Beendigung einer Inhalationsnarkose

Bei längerdauernden Narkosen ist durch die Auffüllung der Speicher die Aufwachzeit mit zunehmender Löslichkeit der Anästhetika verlängert. Zur Vermeidung der Diffusionshypoxie durch Lachgas ist eine kurzzeitige Beatmung mit reinem Sauerstoff erforderlich.

.2. Beendigung einer intravenösen Narkose

Bei der Narkoseführung ist darauf zu achten, daß gegen Ende der Operation innerhalb der letzten 30 min möglichst keine Gabe von Opiaten oder Relaxantien mehr nötig wird. Die erforderliche Narkosetiefe kann durch geringe Beimischung eines Inhalationsnarkotikums oder Gabe eines kurzwirksamen Sedativums aufrechterhalten werden. Bestehen noch nach Operationsende Medikamentenüberhänge, kann neben einfachem Abwarten antagonisiert werden.

Bei der **Antagonisierung von Narkosemitteln** müssen Nebenwirkungen der Antagonisten und unterschiedliche Halbwertszeiten von Agonist und Antagonist berücksichtigt werden.

.2.1. Antagonisierung von Muskelrelaxantien

Nichtdepolarisierende Muskelrelaxantien können durch *Cholinesterasehemmer* antagonisiert werden. Durch Abbauverzögerung wird das Acetylcholin in der neuromuskulären Einheit angereichert und verdrängt so das Relaxans.

Klinisch einsetzbare Cholinesterasehemmer sind: *Pyridostigmin, Neostigmin, Physostigmin* und *Edrophonium*. Diese Substanzen verstärken auch die Acetylcholinwirkung an den muscarinartigen Rezeptoren. So kann es zu Bradykardien, Speichel- und Bronchialsekretion, Bronchospasmus sowie Spasmen im Magen-Darm-Kanal und der Blase kommen. Um dem zu begegnen, wird vorweg Atropin verabreicht. Bei prädisponierten Patienten (z. B. Asthmatiker) sollte auf Cholinesterasehemmer verzichtet werden.

Depolarisierende Muskelrelaxantien sind außer bei einem Phase-II-Block *nicht* zu antagonisieren. Bei mangelndem Abbau kann Cholinesterase die Relaxation aufheben.

.2.2. Opiatantagonisierung

Der klinisch bedeutsamste Opiatantagonist ist das rein antagonistische *Naloxon*. Es steigert den Blutdruck, die Herzfrequenz und das Herzzeitvolumen. Bei Opiatabhängigkeit bewirkt es Entzugssymptome. Die kürzere Halbwertszeit des Antagonisten bei intravenöser Gabe gegenüber dem Agonisten läßt es sinnvoll erscheinen, einen Teil der Dosis intravenös, den anderen intramuskulär zu verabreichen. Eine sorgfältige postoperative *Atemkontrolle* ist dennoch zwingend nötig.

.3. Extubation

Postoperativ kann der Tubus bei ausreichender Spontanatmung und wieder vorhandenen Schutzreflexen unter voller Intubationsbereitschaft entfernt werden. Zur Vermeidung postoperativen Erbrechens hat sich die Entlastung des Magens über eine Sonde bewährt.

10.0.3.3. Regionalanästhesie

Regionalanästhesieverfahren haben sich erst in den letzten Jahrzehnten zunehmend als echte Alternative bei einer Vielzahl von Eingriffen durchgesetzt. Bessere Punktionsmöglichkeiten einschließlich der Entwicklung feiner Katheter, nebenwirkungsarme Lokalanästhetika unterschiedlich langer Wirkdauer, technische Lokalisationshilfen für die zu blockierenden Nerven und die zunehmende Kenntnis und Erfahrung in der Handhabung trugen dazu bei.

10.0.3.3.1. Indikationen, Kontraindikationen

Mehrere **Vorzüge** veranlassen Anästhesisten und Patienten zur Wahl derartiger Verfahren:
- Patient bleibt wach und kooperationsfähig.
- Geringer technischer Aufwand (dennoch gilt: Bei jeder Regionalanästhesie muß das komplette Zubehör für eine Allgemeinnarkose und kardiopulmonale Reanimation einsatzbereit sein!).
- Problemarme Überwachung der angelegten Anästhesie.
- Einsetzbar (mit Vorsicht) bei nicht nüchternen Patienten.
- Durch Katheterverfahren zur langfristigen Schmerzbehandlung geeignet.
- Bei verschiedenen Erkrankungen (z. B. neuromuskuläre Störungen, Porphyrie, Disposition zur Malignen Hyperthermie) kann problemlos auf kontraindizierte Medikamente verzichtet werden.

Einschränkungen für den Einsatz sind: Infektionen an der Punktionsstelle, unkooperative Patienten, Gerinnungsstörungen (gilt besonders bei rückenmarksnahen Leitungsanästhesien), neurologische Erkrankungen der zu betäubenden Nerven, Schock (besonders bei rückenmarksnahen Verfahren).

10.0.3.3.2. Lokalanästhetika

Chemisch unterscheidet man *Esterverbindungen* (Cocain, Procain, Chlorprocain, Tetracain) und *Amidverbindungen* (Lidocain, Prilocain, Mepivacain, Bupivacain, Carticain, Etidocain). Durch die beim Abbau entstehende Paraaminobenzoesäure sind die *Ester stärkere Allergene als die Amide*. Bei diesen können Allergien durch zugefügte Konservierungsstoffe auftreten. Ester-Lokalanästhetika sind heute nur von geringer Bedeutung, obwohl die Nervenblockaden beider Gruppen keine wesentlichen Unterschiede zeigen. Lokalanästhetika verhindern eine Depolarisation der Nervenmembran durch Blockierung der Natriumkanäle. Der Rezeptor liegt an der Innenseite der Natriumkanäle und kann vom Lokalanästhetikum nur durch Diffusion erreicht werden. Diffusionsfähig ist nur die nicht protonierte Base, die pH-abhängig mit dem Kation in einem Gleichgewicht steht.

$$R_2-\underset{R_1}{\overset{R_3}{N|}} + H^+ \underset{(pH\uparrow)}{\overset{(pH\downarrow)}{\rightleftarrows}} R_2-\underset{R_1}{\overset{R_3}{N|}}H^+$$

Base   Proton   Kation

Deshalb wirken Lokalanästhetika im sauren Milieu, z. B. entzündeten Bezirken weniger stark. Die am Rezeptor der Natriumkanäle wirksame Form ist dagegen das geladene Kation. Größere Mengen unbeabsichtigt intravasal gegeben können neben lebensbedrohlichen Herz-Kreislauf-Reaktionen zu schweren zentralnervösen Symptomen führen (Unruhe, Ohrensausen, Metallgeschmack, Schwindel, Übelkeit, Sprachstörung, Bewußtlosigkeit, Krämpfe) (s. a. Kap. 10.0.5.3).

Das **Lokalanästhetikum** penetriert als ungeladene Base die Membran und bewirkt als geladenes Kation am Rezeptor die Blockierung der Natriumkanäle.

10.0.3.3.3. Spinalanästhesie

Bei dieser Form der rückenmarksnahen Leitungsanästhesie wird eine geringe Menge (2–4 ml) eines Lokalanästhetikums durch eine dünne Nadel *in den Subarachnoidalraum injiziert*. Die Punktion erfolgt unter sterilen Bedingungen am sitzenden oder seitlich liegenden Patienten meist zwischen den Lendenwirbelkörpern L3/L4 oder L2/L3 in genügendem Abstand zum Rückenmark. Der Durchstich der Nadel durch die Dura ist zu fühlen. Ist der heraustretende Liquor klar, kann die Injektion erfolgen, nach der es in kurzer Zeit zu ersten Wirkungszeichen in Form von Kribbeln oder Wärmegefühl im Gesäß oder den Beinen kommt.

Der *Eintritt der Blockade der Nerven* ist *von deren Dicke abhängig*. So kommt es zuerst zum Funktionsausfall der sympathischen Nerven und damit zur Gefäßweitstellung. Dann fällt die Temperatur-, danach die Schmerzempfindung aus. Motorik und Oberflächensensibilität können bei operationsgeeigneter Analgesie noch erhalten werden, da diese Funktionen zuletzt blockiert werden. Neben Einstichhöhe, injizierter Menge sowie Injektionsgeschwindigkeit ist die Dichte des Lokalanästhetikums in Beziehung zur *Dichte des Liquors* für die Verteilung im Subarachnoidalraum maßgeblich. Man unterscheidet *isobare Lösungen*, die eine dem Liquor annähernd gleiche Dichte haben, *hyperbare Lösungen*, die dichter sind, und *hypobare Lösungen*, die weniger dicht sind als der Liquor. Man kann außer bei isobaren Zubereitungen durch Lagerung des Patienten eine höhere Ausbreitung erzielen oder verhindern. Die Dichte ist temperaturabhängig. Je höher die Wirkung der Spinalanästhesie reicht, desto ausgeprägtere Herz-Kreislauf-Wirkungen infolge der Sympathikusblockade tauchen auf. Ausdehnungen bis in die oberen Thorakalsegmente beeinflussen zusätzlich die Atmung über eine Lähmung der Interkostalmuskulatur. Die Anästhesiemethode ist besonders geeignet für *Eingriffe unterhalb des Bauchnabels*. Sie bietet sich bei Kontraindikationen für eine Allgemeinanästhesie an, ist aber auch selbst mit typischen Problemen behaftet, zu denen der ursächlich nicht eindeutig geklärte postspinale Kopfschmerz gehört.

Postspinale Kopfschmerzen sind zum Teil beeinflußbar. Nach Benutzung dicker Nadeln, bei jungen Patienten und bei Frauen treten derartige meist nur bis zu einer Woche dauernde Beschwerden häufiger auf, die vornehmlich im Hinterkopf lokalisiert sind und beim Aufrichten stärker werden. Vorbeugend sind neben dünnen Spinalnadeln (25 G) postoperative Flachlagerung von einem Tag und Flüssigkeitszufuhr sinnvoll. Nach Auftauchen der Kopfschmerzen soll die Injektion einer Eigenblutportion in den Periduralraum an der Spinalpunktionsstelle die Beschwerden beseitigen.

10.0.3.3.4. Periduralanästhesie

Bei dieser Form der Betäubung wird das Lokalanästhetikum *in den Periduralraum injiziert*. Es wirkt an den Nervenwurzeln und diffundiert langsam in den Liquor. Dadurch kommt es primär zu einer segmentalen Nervenblockade und sekundär auch zu einer der Spinalanästhesie entsprechenden Unterbrechung der Erregungsleitung von allen kaudal gelegenen Bereichen. Der vorrangige Einsatzbereich sind *Eingriffe oder Schmerztherapien im Bauch- und Oberschenkelbereich*, besonders auch in der *Geburtshilfe* zur Minderung des Wehenschmerzes.

Die Punktion erfolgt unter gleichen Bedingungen wie bei der Spinalanästhesie. Die segmentale Betäubung macht auch *thorakale Periduralanästhesien* möglich, um bei niedrig dosierter Lokalanästhetikabgabe z. B. den Schmerz durch Rippenfrakturen bei Atembewegungen auszuschalten. Ein wesentlicher Vorteil der Periduralanästhesie ist die Möglichkeit, einen *Katheter* einzulegen, über den auch postoperativ langfristig eine Schmerzbehandlung möglich ist.

Im Vergleich zur Spinalanästhesie sind größere Mengen des Lokalanästhetikums erforderlich. Damit kommt es zu höheren Blutkonzentrationen mit entsprechenden systemischen Wirkungen. Pro Segment braucht man 0,5–1,5 ml Volumen. Bei jungen und großen Patienten liegt der Bedarf im oberen Bereich, bei höherem Alter, bei Schwangeren und starker Sklerose sowie bei thorakalen Periduralanästhesien gilt der untere Bereich. Der Wirkungseintritt erfolgt langsamer als bei Spinalanästhesien. Da Gegenregulationen deshalb besser greifen können, sind die Wirkungen auf das Herz-Kreislauf-System im Verlauf milder.

Probleme der Periduralanästhesie sind neben den bei Spinalanästhesien möglichen: die Perforation der Dura mit der dicken Nadel und damit höherem Kopfschmerzrisiko, die versehentliche intrathekale Injektion der großen Mengen des

Anästhetikums mit den lebensbedrohlichen Folgen einer totalen Spinalanästhesie und die toxischen Reaktionen durch höhere Blutkonzentrationen. Im Rahmen einer Langzeitschmerztherapie lassen sich gut Opiate peridural intermittierend oder kontinuierlich über ein implantierbares Reservoir bzw. Port verabreichen.

> Die Kathetereinlage macht die **Periduralanästhesie** zu einem gut steuerbaren Verfahren für die Langzeitanalgesie.

10.0.3.3.5. Periphere Nervenblockade

Als Regionalanästhesie an den oberen Extremitäten sind die verschiedenen Formen der *axillären Blockade* geeignet. Dabei wird der Plexus brachialis entweder subaxillär, supraklavikulär oder im Interskalenenspalt aufgesucht. In die Gefäßnervenscheide wird eine größere Menge Lokalanästhetikum (ca. 40 ml) injiziert, die zu einer Betäubung und Lähmung des entsprechenden Arms führt. Der risikoärmste Zugang ist der subaxilläre.

Arme und Beine können auch durch *intravenöse Leitungsanästhesien* betäubt werden. Dabei wird eine Vene mit einer Verweilkanüle punktiert. Danach wird die Extremität blutleer ausgewickelt und durch eine zirkuläre Manschette proximal so komprimiert, daß kein Blut mehr in die Extremität hineinströmen kann. Über die Kanüle werden dann ca. 40 ml Lokalanästhetikum an den Armen oder 80 ml an den Beinen verabreicht. Es kommt zu einer schnellen Betäubung, die am Ende der Operation nach Öffnen der Blutsperre rasch abklingt. Die relativ einfache Technik bedarf sorgfältiger Überwachung, da durch frühzeitiges Öffnen der Blutsperre die große Menge des Lokalanästhetikums toxische Komplikationen hervorrufen kann.

> Bei jeder Lokalanästhesie sind **toxische systemische Wirkungen** möglich.

10.0.4. Anästhesiologische Nachsorge

Zu einer optimalen postoperativen Versorgung gehört ein Aufwachbereich, in dem der frischoperierte Patient bleibt, bis seine Atmung und sein Kreislauf stabil sind, und er ausreichend wach, ansprechbar und kooperativ ist. Hier kann die Narkose auch ausgeleitet werden. *Aufwachräume* sind nahe dem Operationsbereich einzurichten.

Für nur wenige Stunden bis Tage dauernde postoperative Nachversorgungen durch Beatmung, differenzierte Infusionstherapie oder engmaschige Überwachung bietet sich eine *Wachstation* an. In einigen Fällen ist postoperativ die Notwendigkeit einer Therapie auf einer umfassend ausgerüsteten *Intensivstation* gegeben. Die Entscheidung, welche Form der postoperativen Betreuung erforderlich ist, muß im Operationssaal von Anästhesist und Operateur gefällt werden. Von anästhesiologischer Seite müssen die für jede Narkose typischen Risiken beachtet werden.

> Nach Beendigung der Narkose machen lebensbedrohliche Risiken eine **kontinuierliche Überwachung** der Patienten unbedingt notwendig.

10.0.4.1. Typische Probleme nach Allgemeinnarkosen

An erster Stelle der postoperativen Probleme stehen *Atemstörungen*, die leider auch heute noch gelegentlich tödlich oder mit schwersten Schäden enden. Mehrere Faktoren sind als Ursache zu bedenken: Verlegung der Atemwege durch Zurückfallen der Zunge bei mangelnder Muskeltonisierung oder durch Schwellungen im subglottischen Bereich, Relaxantienüberhang, opiatbedingte Hypoventilation bei Opiatüberhang, durch Rebound oder falsche Antagonisierung, Aspiration, Laryngospasmus, Bronchospasmus, schmerzbedingte Einschränkung der Atmung, Atelektase, Pneumothorax.

Blutdruckabfälle sind als Folge einer ungenügenden Flüssigkeitszufuhr, einer verminderten Katecholaminausschüttung bei Beendigung aller Reize, die zuvor zu Blutdrucksteigerungen führten, oder als Folge einer Herzinsuffizienz mit ihren unterschiedlichen Ursachen möglich.

Zum Teil bedrohliche *Blutdrucksteigerungen* können durch Extubation, fortdauernde Intubation oder Schmerzen des erwachenden Patienten auftreten.

Herzrhythmusstörungen aller Art können als Folge von Elektrolytstörungen, Hypoxie, Hyperkapnie, Hypertonie, Hypotonie, Störungen des Säuren-Basen-Haushalts oder als Wirkung der Antagonisierung von Narkosemitteln auftreten. Deshalb ist auch in der postoperativen Phase eine EKG-Monitor-Kontrolle von Vorteil.

Auch bei zunächst wachen und kooperativen Patienten kann es postoperativ wieder zu *Bewußtseinsstörungen* kommen. Ursache können Medikamentenüberhang oder Rebound sein. Inhalationsanästhetika können durch Rückdiffusion aus den Speichern zum Einschlafen führen. Hyperkapnie und Hypoxie führen zur Bewußtseinsstörung, ebenso ein deutlicher Blutdruckabfall.

Nach Beendigung einer Allgemeinanästhesie treten abhängig von der Art des Eingriffs *Schmerzen* im Operationsgebiet auf. Bei Kombination mit Opioiden während der Narkose ist das seltener als bei Inhalationsnarkosen. Regionalanästhesien zeichnen sich dagegen durch die weiterbestehende Analgesie aus. Für Analgetikagaben sind die Interaktionen mit den Narkotika zu bedenken.

Intubationsbeschwerden, Heiserkeit, Schmerzen und Hustenreiz können schon sehr früh auftreten. Sie sind Folge des Fremdkörperreizes oder mechanischer Läsionen. Anschwellungen im subglottischen Bereich können besonders bei kleinen Kindern zu bedrohlichen Obstruktionen führen. Nach schwierigen Intubationen kann es sinnvoll sein, mindestens 20 min vor der Extubation Cortison zu verabreichen. Klingen Beschwerden nicht innerhalb einer Woche ab, ist eine HNO-ärztliche Untersuchung angezeigt.

10.0.4.2. Probleme nach Leistungsanästhesien

Die anästhesiebedingten Komplikationen sind in der postoperativen Phase seltener. Eine Beobachtung im Aufwachraum ist nicht erforderlich, sofern nicht zusätzliche Sedierung oder operative Probleme das erforderlich machen. Die größte Aufmerksamkeit ist in der Frühphase der Betäubung nötig.

Nach Abklingen der Sympathikusblockade kann es bei vorherigem Auffüllen des weitgestellten Gefäßsystems bei vorbelasteten Patienten zu Zeichen einer *Überwässerung* mit *Lungenödem und Herzinsuffizienz* kommen. Es treten oft *Blasenentleerungsstörungen* auf, die gelegentlich eine einmalige Katheterisierung erforderlich machen.

Wird über einen periduralen Katheter eine postoperative Schmerzbehandlung durchgeführt, sind bei jeder Medikamentengabe die gleichen Risiken wie bei der ersten Gabe zu bedenken. Ein länger liegender Katheter kann ein Gefäß eröffnen oder die Dura perforieren. Bei periduraler Opiatgabe sind *systemische Wirkungen* der Opiate auf den Kreislauf und die Atmung zu bedenken.

10.0.4.3. Postoperative Flüssigkeitstherapie

Die bei der Narkose begonnene Infusionstherapie ist weiterzuführen. Als Erhaltungsbedarf werden bei Erwachsenen 30–40 ml/kg KG in 24 Stunden benötigt. Kann der Patient nach rund 4–6 Stunden postoperativ aufgrund des Eingriffs wieder trinken, ist die oral zuzuführende Menge bei der Planung der Infusionstherapie zu berücksichtigen. Bei Säuglingen und Kleinkindern sind als Basisbedarf 70–120 ml/kg KG oder ca. 1800–2000 ml/m^2 Körperoberfläche pro Tag zu veranschlagen. Bei mehrtägig notwendiger Nahrungskarenz sollte sehr früh eine parenterale Ernährung begonnen werden. Zur Vermeidung von Übelkeit, Erbrechen und Aspiration darf erst der wache, kooperative Patient trinken oder essen.

10.0.4.4. Verkehrstüchtigkeit

Abhängig von den gewählten Medikamenten und den Narkoseverfahren ist der Patient nach einem Eingriff wieder entlassungsfähig, wenn er seine normalen motorischen Funktionen wiedererlangt hat. Rückenmarksnahe Leitungsanästhesien und Narkosen mit Opioiden sollten nicht für ambulante Eingriffe eingesetzt werden. Auch nach kurzen Narkosen darf der Patient für 24 Stunden nicht allein am Straßenverkehr teilnehmen. Er muß auf seine verminderte Reaktionsfähigkeit und die Beeinträchtigung seines Urteilsvermögens hingewiesen werden. Er sollte 24 Stunden nicht allein sein und schriftlich die wichtigsten Verhaltenshinweise mitbekommen.

10.0.4.5. Postoperative Visite

Für die Einschätzung und Verbesserung der eigenen Arbeit sowie für das Vertrauensverhältnis der Patienten zur Anästhesie ist der postoperative Besuch des Arztes, der die Narkose durchgeführt hat und möglichst schon von der Prämedikationsvisite dem Patienten bekannt sein sollte, ein wichtiger Abschluß der perioperativen anästhesiologischen Tätigkeit. Ohne die Ängste angesichts einer bevorstehenden Operation und Narkose ist ein Gespräch viel leichter. Ängste vor zukünftigen Narkosen lassen sich so schon früh mildern.

10.0.5. Lokalanästhesie

10.0.5.1. Definitionen

Lokalanästhesie = Örtliche Betäubung ist das Erzeugen von Unempfindlichkeit eines umschriebenen Gewebsbezirks (Operationsgebiets) gegen Berührung, Schmerz und Temperatur.

Oberflächenanästhesie von Schleimhäuten dient der schmerzlosen Einführung von Kathetern, Endoskopen, Sonden und Instrumenten und der Durchführung von Eingriffen.

Infiltrationsanästhesie bewirkt Schmerzfreiheit durch Injektion eines Anästhetikums ins Gewebe.

> **Lokal- und Regionalanästhesie** sind, wo immer möglich, der Allgemeinanästhesie **vorzuziehen**, weil sie bei kunstgerechter Anwendung weniger riskant und leichter zu handhaben sind.

10.0.5.2. Indikationen

Oberflächenanästhesie: Eingriffe an der Conjunctiva bulbi, in der Mundhöhle, im Kehlkopf (Intubation), Einführen von Kathetern und Zystoskopen in die Harnröhre.

Infiltrationsanästhesie: Sie wird am häufigsten bei der Exzision und Naht kleiner oberflächlicher Wunden angewandt. Weitere Indikationen sind hautnahe gelegene Knochenbrüche, z. B. die typische Radiusfraktur, die nach Injektion eines Anästhetikums in den Bruchspalt schmerzfrei eingerichtet werden können, ferner oberflächlich gelegene kleine Geschwülste, Leisten- und Nabelbrüche, Narbenkorrekturen.

10.0.5.3. Pharmakologie der Lokalanästhetika

Es handelt sich entweder um *Carbonsäurealkylester* (Cocain, Procain, Novocain), Tetracain, Pantocain oder um *Carbonsäureaminoalkylamide:* Lidocain (Xylocain), Mepivacain (Scandicain), Bupivacain (Carbostesin).

Ein Lokalanästhetikum soll *selektiv* auf das periphere Nervensystem wirken, wobei Wirkungsintensität (Potenz) und Wirkungsdauer parallel gehen. Ferner soll es gut verträglich (wenig toxisch) sein und rasch wirken (kurze Latenzzeit). Die Wirkung beruht auf einer *Stabilisierung erregbarer Membranen.*

Die Kombination von Lokalanästhetika mit Vasokonstriktiva, Adrenalin (Suprarenin) 1:200000 oder Noradrenalin (Arterenol) 1:200000 steigert und verlängert die analgetische Wirkung und vermindert die Toxizität.

Weiteres s. Kap. 10.0.3.3.2.

10.0.5.4. Techniken der örtlichen Betäubung

Oberflächenanästhesie:

2%iges *Pantocain* oder *Xylocain* werden auf Mund-, Nasen-, Rachen- oder Kehlkopfschleimhaut gesprüht oder aufgetupft (Maximalmenge 2 ml).

Infiltrations-Anästhesie:

Nach Setzen einer Hautquaddel mit dünner Kanüle werden mit 8-10 cm langer Nadel intrakutane, subkutane und subfasziale Depots des Lokalanästhetikums (0,5-1%ig) mit oder ohne Adrenalinzusatz eingespritzt. Dabei wird von 2 bis 4 Einstichstellen her ein rhombisches Gewebsareal infiltriert. Vor der Injektion ist durch Aspiration zu sichern, daß die Kanülenspitze nicht in einem Gefäßlumen liegt.

Interkostalblockade: Injektion von 2-4 ml *Bupuvacain* 0,5% in der hinteren Axillarlinie in die Zwischenrippenräume an den Oberkanten der Rippen.

Leitungsanästhesie an Finger und Zehen (OBERST) (Abb. *10.*-8): Injektion von 2-4 ml eines 1- bis 2%igen Lokalanästhetikums auf der Dorsalseite der Finger oder Zehen beiderseits der Basis des Grundgliedes. Kein Adrenalinzusatz! Gefahr der Nekrose durch Fingerischämie.

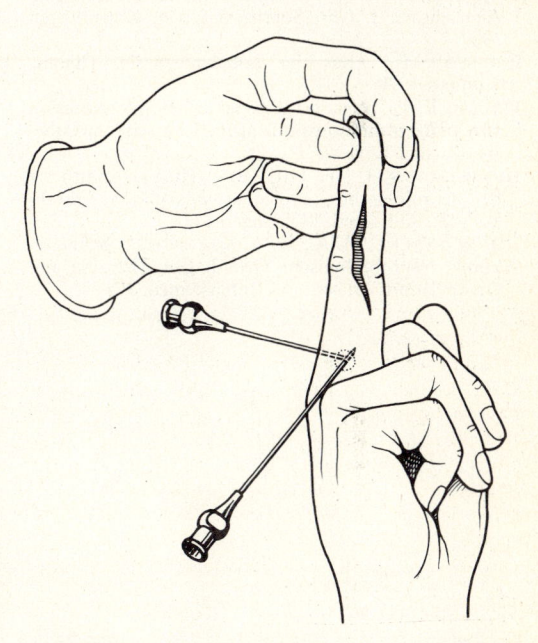

Abb. *10.*-8. Leitungsanästhesie der Fingerbasis nach OBERST.

Jeder Arzt sollte zumindest die Technik der Infiltrationsanästhesie bei der Versorgung von Gelegenheitswunden beherrschen und die Konzentrationen und Maximaldosen der Lokalanästhetika kennen.

10.0.5.5. Nachsorge

Siehe dazu Kap. 10.0.4. S. 153 ff: Anästhesiologische Nachsorge. Die dort beschriebenen Grundsätze gelten entsprechend auch für die Lokalanästhesie.

Literaturauswahl

AHNEFELD, F. W., H. BERGMANN, C. BURRI, W. DICK, L. HALMAGYI, G. HOSSLY, E. RÜGHEIMER: Lokalanästhesie. Klinische Anästhesiologie und Intensivtherapie, Bd. 18. Springer, Berlin 1978.

AUBERGER, H. G.: Praktische Lokalanästhesie, 3. Aufl. Thieme, Stuttgart 1974.

COUSINS, M. J., P. O. BRIDENBAUGH (Hrsg.): Neural Blockade in Clinical Anesthesia and Management of Pain. Lippincott, Philadelphia, Toronto 1980.

Deutsche Gesellschaft für Anästhesiologie und Intensivmedizin, Berufsverband Deutscher Anästhesisten: Entschließungen – Empfehlungen – Vereinbarungen. Ein Beitrag zur Qualitätssicherung in der Anästhesiologie. Perimed, Erlangen 1983.

DICK, W., F. W. AHNEFELD (Hrsg.): Kinderanästhesie, 2. Aufl. Springer, Berlin, Heidelberg, New York 1978.

DUDZIAK, R., Lehrbuch der Anästhesiologie, 3. Aufl. Schattauer, Stuttgart, New York 1985.

ERIKSSON, E. (Hrsg.): Illustrated Handbook in Local Anaesthesia. I. Chr. Sørensen & Co, Kopenhagen 1969.

ERIKSSON, E.: Atlas der Lokalanästhesie. Thieme, Stuttgart 1970.

FIBUCH, E. E.: Praktische Aspekte bei Interpretation von Lungenfunktionsprüfungen. Klinische Anästhesie, Current Reviews *3*, 1985.

HEMPELMANN, C., F. SALOMON (Hrsg.): Anästhesie bei neurologischen und neuromuskulären Erkrankungen. Bibliomed, Melsungen 1983.

JIMÉNEZ-SÁENZ, M. A., M. A. KREUSCHER: Schmerzklinik, Neurobiologische Grundlagen, Therapie und Organisation. Anästhesiol. Intensivmed. *171*

KATZ, J., L. B. KADIS (Hrsg.): Anesthesia and Uncommon Diseases, Pathophysiologic and Clinical Correlations. Sanders, Philadelphia, London, Toronto 1973.

KILLIAN, H. (Hrsg.): Lokalanästhesie und Lokalanästhetika zu operativen, diagnostischen und therapeutischen Zwecken, 2. Aufl. Thieme, Stuttgart 1973.

KRETZ, F. J., K. EYRICH (Hrsg.): Anästhesie im Kindesalter. Springer, Berlin, Heidelberg, New York, Tokio 1985.

LARSEN, R.: Anästhesie. Urban & Schwarzenberg, München, Wien, Baltimore 1985.

LAZARUS, G.: Physikalische und pharmakokinetische Grundlagen der Narkoseführung mit Inhalationsanästhetika. In: K.-H. WEIS: Narkosepraxis, Reihe Anästhesiologie, Hoechst 1980.

LEHMANN, C., B. LANDAUER, H. ROTH (Hrsg.): Intravenöse Narkosemittel. Perimed, Erlangen 1984.

LUTZ, H.: Anästhesiologische Praxis. Springer, Berlin, Heidelberg, New York, Tokio 1984.

MOORE, D. C.: Regional Block. Thomas, Springfield, Ill. 1975.

NEMES, C., M. NIEMER, G. NOACK: Datenbuch Anästhesiologie und Intensivmedizin, Grundlagen, Empfehlungen, Techniken, Übersichten, Grenzgebiete, 3. Aufl. Fischer, Stuttgart, New York 1986.

RUPREHT, J., M. J. VAN LIEBURG, J. A. LEE, W. ERDMANN: Anesthesia, Essays on Its History. Springer, Berlin, Heidelberg, New York, Tokio 1985.

SCHAER, H.: Pharmakologie für Anästhesisten und Intensivmediziner. Huber, Bern, Stuttgart, Wien 1982.

YAO, F.-S. F., J. F. ARTUSIO (Hrsg.): Anästhesiologie, Problemorientierte Patientenbehandlung. Fischer, Stuttgart, New York 1985.

11. Infektionen

11.1. Chirurgische Infektionen

Von G. KIENINGER

Der Terminus »chirurgische Infektionen« wird nicht einheitlich gehandhabt, beinhaltet in der Regel jedoch *Infektionen, die chirurgische Behandlung erfordern oder erfordern können*. Es bestehen mannigfache Überschneidungen mit anderen medizinischen Fachgebieten, vor allem der Dermatologie, der inneren Medizin und der Tropenmedizin.

11.1.1. Allgemeiner Teil

11.1.1.1. Infektionserreger

Die chirurgischen Infektionen werden durch *Viren, Bakterien, Pilze, Protozoen* und *Würmer* hervorgerufen, wobei den bakteriellen Infektionen die größte Bedeutung zukommt. Den Befall des menschlichen Organismus mit Protozoen und Würmern bezeichnet man exakterweise als *Invasion*. Im Gegensatz zur *Infektion* verläßt die Nachkommenschaft der Parasiten z. B. als Eier oder Larven den Wirtsorganismus. Neben den genannten Infektionen gibt es Entzündungen, die durch *Toxine von Gifttieren* (Insekten, Spinnentiere, Schlangen, Fische) ausgelöst werden. Schließlich werden zu den »chirurgischen Infektionen« auch noch Entzündungen gerechnet, die durch das *Eindringen chemischer Substanzen in Haut und Weichteile* verursacht werden (Tintenstiftpartikel, Leichtmetallpulver, Schmierfette).

Häufigster **Infektionsmodus** bei den *bakteriellen* chirurgischen Infektionen ist die *Kontakt-* oder *Schmierinfektion,* während *aerogene* und *hämatogene* Infektionen von weit geringerer Bedeutung sind. Es handelt sich entweder um eine *Monoinfektion* (nur eine Erregerart), eine *Polyinfektion* (verschiedene Vertreter der gleichen Erregergruppe), eine *Mischinfektion* (Vertreter verschiedener Erregergruppen, z.B. pyogene und putride, putride und anaerobe Keime usw.) oder eine *zusammengesetzte Mischinfektion* (pyogene, putride und anaerobe Keime). Von einer *latenten Infektion* sprechen wir, wenn *Sporenbildner,* z. B. zusammen mit einem Fremdkörper, in den Organismus gelangt sind, zunächst keine Infektion verursachen und erst nach Monaten oder Jahren durch Übergang in die *Vegetativform* virulent werden (z. B. Aufflammen eines Tetanus nach Entfernung eines alten Geschoßsplitters).

Unter **Virulenz** der Erreger versteht man deren Infektionskraft und Vermehrungsfähigkeit im Organismus einschließlich ihrer Fähigkeit, Ekto- bzw. Endotoxine zu produzieren. Von besonderer Gefährlichkeit sind Erreger, die durch eine vorangegangene *Tier-* oder *Menschenpassage* eine *Virulenzsteigerung* erfahren haben (Infektionen durch Bißverletzungen, Inokulation von infektiösem Material bei Operationen oder Sektionen).

Die *Inkubationszeit,* d. h. die Zeitspanne vom Eindringen der Erreger bis zur ersten klinischen Manifestation der Infektion, kann dadurch eine erhebliche Verkürzung erfahren.

Den Einfluß von **Fremdkörpern** und **lokalen Durchblutungsstörungen** auf das Angehen einer bakteriellen Infektion demonstrieren in überzeugender Weise die klassischen, 1957 von ELEK und CONEN durchgeführten Versuche, die folgendes Ergebnis hatten: Um einen Abszeß zu erzeugen, müssen mehr als 1 000 000 Staphylokokken (Staph. aureus) unter die unversehrte Haut gespritzt werden, bei gleichzeitigem Einbringen eines Fadens genügen bereits 10 000 Keime und bei zusätzlichem Knoten des Fadens (Schaffung einer lokalen Ischämie) kommt es schon bei 100 Keimen zur Abszeßentwicklung.

Erregerart und -zahl, Virulenz der Keime, Lokalisation der Infektion, Beschaffenheit des Gewebes und die allgemeine Abwehrlage des Organismus bestimmen **Verlauf** (akut oder chronisch) und **Charakter der Entzündung** (exsudativ-serös, eitrig, hämorrhagisch, nekrotisierend, chronisch-proliferativ).

Die **Kardinalsymptome der Entzündung** – *Rubor, Tumor, Calor, Dolor* (CELSUS und GALEN) *und Functio laesa* (J. HUNTER) – sind bei den akut verlaufenden Infektionen ausgeprägter vorhanden als bei den chronisch verlaufenden.

Auch ein völliges Fehlen lokaler Entzündungssymptome ist möglich, z. B. beim Tetanus, falls die Verletzung nicht zusätzlich mit pyogenen oder putriden Keimen infiziert ist.

11.1.1.2. Grundbegriffe chirurgischer Infektionen

Zunächst sollen die Grundbegriffe der chirurgischen Infektionslehre definiert werden, da sie die Basis für das Verständnis der speziellen chirurgischen Infektionen darstellen.

11.1.1.2.1. Pyogene Infektionen

Synonyma: Purulente, eitrige Infektionen.

Sie werden hervorgerufen durch *Eitererreger,* am häufigsten durch *Staphylokokken* und *Streptokokken,* die sogenannten banalen Eitererreger.

Weitere häufige Erreger sind: E. coli, Pseudomonas aeruginosa (Pyocyaneus), Enterokokken, Klebsiellen, Enterobacter, Serratia, Proteus, Pneumokokken und Gonokokken.

Geruch, Farbe und Konsistenz des Eiters lassen Rückschlüsse auf einzelne Erregerarten zu: Gelber, rahmiger, geruchloser Eiter bei Staphylokokken-Infektionen; gelb-grauer, dünnflüssiger bis wäßriger Eiter bei Streptokokken-Infektionen; grün-blauer, intensiv süßlich riechender Eiter bei Pyocyaneusbefall (vor allem auf Verbrennungswunden und sonstigen oberflächlichen Wunden); bräunlicher, dünnflüssiger, stark fäkulent riechender Eiter bei Koli-Mischinfektionen mit Fäulniskeimen (z. B. anaeroben Streptokokken, Streptococcus faecalis). Die Eiterung wird von den klassischen klinischen Entzündungszeichen begleitet.

11.1.1.2.2. Putride Infektionen

Synonym: Jauchige Infektionen.

Sie werden verursacht durch *Fäulniserreger,* die meist in Form einer *Polyinfektion* oder einer *Mischinfektion* mit pyogenen Keimen, insbesondere E. coli, vorkommen.

Die *wichtigsten Fäulniserreger* sind Proteus vulgaris, Streptococcus anaerobius und putridus und verschiedene Clostridienarten (Cl. sporogenes, Cl. putridicum u. a.).

Das *klinische Bild* der putriden Infektion entspricht dem einer Gangrän und ist charakterisiert durch flächenhafte, bräunlich-schwärzliche Gewebsnekrosen, widerlich faulig riechendes, mißfarbenes oder hämorrhagisches Wundsekret, das Fetzen zersetzten Gewebes und nicht selten Gasbläschen enthält. Die *Gasbildung* kommt durch fakultative Anaerobier zustande und macht die Differentialdiagnose zum Gasbrand oft schwierig. Da bei der *Gangrän* im Gegensatz zur pyogenen Infektion ein entzündlicher Schutzwall zum gesunden Gewebe hin fehlt, kommt es durch die bei der Gewebszersetzung freiwerdenden Fäulnisalkaloide und Eiweißzerfallprodukte rasch zur Intoxikation des Organismus. Deshalb ist bei der Gangrän von Extremitätenabschnitten *(feuchter Brand)* unverzüglich die Amputation erforderlich, während bei der Nekrose *(trockener Brand),* bei der es durch Wasserverdunstung zur Mumifikation kommt, die Demarkation gefahrlos abgewartet werden darf und soll.

Eine Sonderform der putriden Infektionen stellen die *Fusospirochätosen* dar.

Die *pyogenen* und *putriden Infektionen* sind in der Regel lokale Infektionen. Durch lymphogene oder hämatogene Streuung entstehen jedoch Allgemeininfektionen (z. B. hämatogene Osteomyelitis).

11.1.1.2.3. Aerobe und anaerobe toxische Infektionen

Hierzu gehören die *Wunddiphtherie* als aerobe toxische Infektion, sowie der *Tetanus* und der *Gasbrand* als anaerobe toxische Infektionen. Es handelt sich um Allgemeininfektionen, deren Charakter durch die Toxine geprägt wird. Tetanus und Gasbrand sind auch heute noch prognostisch ungünstig.

11.1.1.2.4. Spezifische Infektionen

Darunter versteht man Infektionen mit Erregern, die ein spezifisches Granulationsgewebe hervorrufen. Definition und Zuordnung werden allerdings nicht einheitlich gehandhabt. Gemeinhin werden neben der *Tuberkulose,* der *Lues* und der *Lepra* als den spezifischen Infektionen strenger Definition noch der *Milzbrand,* die *Aktinomykose* und die sonstigen *Mykosen* dazugerechnet, die man besser als *spezielle* Infektionen bezeichnet. Als allerdings seltene, nur in gewissen tropischen Regionen vorkommende spezifische Infektion wäre noch die *Mycobacterium-ulcerans*-Infektion (Buruli-Ulkus) zu nennen.

11.1.1.3. Lokale bakterielle Entzündungen

Für die **Diagnose** umschriebener chirurgischer Infektionen ist allein der *Lokalbefund* maßgebend. *Allgemeinsymptome* (Temperaturerhöhung, Pulsanstieg) und *Blutveränderungen* (Leukozytose, BSG-Beschleunigung) können die Diagnose untermauern. Durch ein mikroskopisches Präparat aus dem Eiter können sehr wichtige Hinweise auf die Erregerätiologie (grampositive Kokken, gramnegative Stäbchen, Mischflora) und damit für die Wahl eines evtl. erforderlichen Antibiotikums gewonnen werden.

Abszeß, Phlegmone und *Empyem* sind die drei chirurgisch bedeutenden Grundtypen der lokalen Entzündungsreaktion des Organismus, unter deren Bild sich nahezu alle bakteriellen chirurgischen Infektionen manifestieren.

11.1.1.3.1. Abszeß

Als Abszeß bezeichnet man eine *eitrige Gewebseinschmelzung,* die zunächst durch einen Granulationsgewebswall, später durch eine bindegewebige Abszeßmembran gegen die Umgebung abgegrenzt wird und in sämtlichen Geweben vorkommt.

Häufigste *Erreger:* Staphylokokken und E. coli. Pathogene Staphylokokkenstämme produzieren in der Regel *Plasmakoagulase,* was die Neigung zur Abkapselung des Entzündungsprozesses erklärt; außerdem ziehen sie chemotaktisch Leukozyten an (gelber, rahmiger Eiter). Bei Lokalisation des Abszesses an der Körperoberfläche ist zusätzlich zu den typischen lokalen Entzündungszeichen noch *Fluktuation* nachweisbar.

Die *abszedierende postoperative Wundinfektion* zählt zu den häufigsten Infektionen, denen sich der Chirurg konfrontiert sieht.

> Bei jeder postoperativ auftretenden Temperaturerhöhung oder Leukozytose muß zunächst die **Operationswunde als Infektionsquelle** ausgeschlossen werden.

Die häufigsten *Erreger* sind Staphylokokken, in zunehmendem Maße auch gramnegative Keime und Anaerobier; meist liegen Mischinfektionen vor.

Ein häufiger, iatrogen verursachter Abszeß ist der *Spritzenabszeß* im Bereich der Glutäalmuskulatur, hervorgerufen durch unsterile Injektionstechnik.

Für die **Behandlung** gilt nach wie vor der alte Grundsatz: »Ubi pus, ibi evacua«.

> Die Antibiotika-Gabe ist im Regelfall **sinnlos und überflüssig,** da der Abszeßinhalt vom Antibiotikum nicht mehr erreicht wird; eine Indikation ist nur bei Gefahr oder Bestehen einer septischen Streuung gegeben.

Prinzipien der chirurgischen Behandlung: Ausreichend große Inzision, so daß eine ungehinderte Eiterentleerung gewährleistet ist; Eröffnung von eventuell vorhandenen Kammerbildungen in der Höhle, erforderlichenfalls Gegeninzisionen; lockere Gazestreifentamponade der Abszeßhöhle für ca. 48 Stunden (Zweck: Initiale Blutstillung, Dochtwirkung zur Entleerung des restlichen Eiters und der Gewebsnekrosen); Herstellung eines kontinuierlichen Sekretabflusses mittels Gummidrainagen (Rohr, Halbrohr oder Lasche); gegebenenfalls Spülung der Höhle mit 3% H_2O_2-Lösung antiseptischer Lösung (z. B. Betaisadona®) und physiologischer NaCl-Lösung.

Für die Behandlung des *postoperativen Wundabszesses* gelten die gleichen Prinzipien. Nach breiter Eröffnung durch Entfernen der Wundfäden und Spreizen der Wunde ist die Selbstheilungstendenz groß; *Antibiotika* sind *überflüssig!*

Die Entleerung eines Abszesses mittels *Punktion* ist nur beim *tuberkulösen Abszeß* (sog. kalter Abszeß) statthaft, ansonsten jedoch eine fehlerhafte Behandlung. Lediglich zu diagnostischen Zwecken und zur Lokalisation eines Abszesses darf punktiert werden.

Einzelheiten der Behandlung *spezieller* Abszeßformen (z. B. perianaler, ischiorektaler, pelvirektaler, subphrenischer, Douglas-Abszeß) sind den betreffenden Kapiteln zu entnehmen.

11.1.1.3.2. Phlegmone

Die Phlegmone ist eine *nicht durch eine Membran abgegrenzte,* in den Gewebszwischenräumen infiltrierend fortschreitende, nekrotisierende Entzündung, die im weiteren Verlauf auch abszedieren kann.

Lokalisation: Subkutan, subfaszial, inter- und intramuskulär, Markhöhle des Knochens, Mediastinum, Retroperitoneum, Darmwand.

Häufigste *Erreger:* Streptokokken, weit seltener Staphylokokken *(pyogene Phlegmone);* Streptococcus anaerobius und putridus, Proteus vulgaris und verschiedene Clostridienarten, in der Regel als Mischinfektion *(putride Phlegmone).* Die Streptokokken bilden *Hyaluronidase* und *Streptokinase,* wodurch die Abriegelung des Entzündungsgeschehens verhindert wird (Gegensatz zur Staphylokokkeninfektion!).

Eine seltene Sonderform ist die sog. *Reclussche Holzphlegmone,* eine chronisch verlaufende, bretthartе, wenig schmerzhafte Infiltration der Halsweichteile, hervorgerufen durch Keime der Mundhöhle mit geringer Virulenz.

Die **Behandlung** der Phlegmone richtet sich nach der Lokalisation und dem klinischen Verlauf der Entzündung, der im wesentlichen von der Erregerart bestimmt wird. Handelt es sich um eine durch *Eitererreger* (meist Streptokokken) hervorgerufene Phlegmone, so darf die Entwicklung unter Ruhigstellung des infizierten Gebietes und Antibiotika-Behandlung abgewartet werden. Bei Eiteransammlung folgen Inzision, Entfernen der Nekrosen und Drainage. Keine Gültigkeit hat diese abwartende Behandlung jedoch beim *Panaritium,* der häufigsten Sonderform der Phlegmone (s. Spezieller Teil).

Bei *putriden,* d. h. durch *Fäulniserreger* verursachten Phlegmonen muß wegen der raschen Ausbreitung und der Gefahr der schweren Allgemeinintoxikation zum frühestmöglichen Zeitpunkt aktiv chirurgisch eingegriffen werden. Bei gasbildenden putriden Infektionen stellt sich zudem stets die *Differentialdiagnose* einer *Gasbrandinfektion.*

Die *Behandlung* besteht bei der putriden Phlegmone in der rigorosen, breiten Eröffnung des gesamten infizierten Gebietes, der Entfernung aller nekrotischen Gewebebestandteile und der Offenhaltung der Nekrosehöhlen durch Mehrfachdrainagen, über die im weiteren Behandlungsverlauf mit H$_2$O$_2$-Lösung, lokal wirksamen Antibiotika etc. gespült wird. Gleichzeitig wird ein geeignetes Antibiotikum systemisch verabreicht.

11.1.1.3.3. Empyem

Als Empyem bezeichnet man eine *Eiteransammlung in einer anatomisch präformierten Höhle,* z. B. *Pleura-, Gelenk-* und *Gallenblasenempyem.* Von der Definition her könnte man auch den subphrenischen, den subhepatischen und den Douglas-Abszeß zu den Empyemen rechnen, zumal es sich hierbei ja nicht um eine eitrige Gewebseinschmelzung, sondern ebenfalls um eine Eiteransammlung handelt. Die Bezeichnung Abszeß ist dafür jedoch seit alters her eingebürgert. Auch die eitrige Bursitis ist strenggenommen ein Bursaempyem.

Die **Behandlung** von Empyemen wird in den speziellen Kapiteln abgehandelt.

Allgemeine Behandlungsregeln: Grundprinzip der Behandlung von Abszessen, Phlegmonen, Empyemen und sonstigen lokalen entzündlichen Erkrankungen ist die konsequente *Ruhigstellung* des betreffenden Körperabschnitts bis zum völligen Abklingen der Entzündung. An den Extremitäten geschieht dies durch Anlegen von Gipsschienen unter Einbeziehung der benachbarten Gelenke in Funktionsstellung.

Zu Beginn der *chirurgischen Behandlung* muß stets Eiter oder Exsudat zur *Erreger- und Resistenzbestimmung* gewonnen werden, um zum frühestmöglichen Zeitpunkt mit der *gezielten Antibiotika-Therapie* beginnen zu können, falls eine solche erforderlich ist.

11.1.1.4. Übergang von der Lokal- zur Allgemeininfektion

Der Übergang zur Allgemeininfektion erfolgt auf dem Blut- oder Lymphwege. Es entwickelt sich eine *Lymphangitis, Phlebitis* oder *Arteriitis.* Dabei stellt die Lymphangitis die häufigste Form der Infektionsausbreitung dar.

11.1.1.4.1. Lymphangitis und Lymphadenitis

Eine **Lymphangitis** entwickelt sich, wenn es den Erregern aufgrund ihrer Virulenz, infolge darniederliegender Abwehrkraft oder infolge verschleppter Behandlung gelingt, vom Infektionsherd aus in die ableitenden Lymphbahnen einzudringen. Es kommt in den befallenen Lymphgefäßen zu entzündlichen Wandveränderungen und zur Abscheidung von Lymphthromben, bestehend aus Fibrin, Leukozyten und Bakterien. Eitrige Einschmelzung mit Übergreifen der Entzündung von den Lymphgefäßen auf die Nachbargewebe ist möglich.

Vorkommen: Am häufigsten bei Panaritien, infizierten Verletzungen der Hände und der Füße und Furunkeln der Extremitätenperipherie.

Klinisch manifestiert sich die Lymphangitis in einem oder mehreren roten, vom Infektionsherd zu den zugehörigen regionären Lymphknoten ziehenden Streifen. Die Lymphknotenstationen in der Ellenbeuge und der Kniekehle werden dabei häufig übersprungen. Als Allgemeinsymptome können Fieber und Schüttelfröste auftreten.

Die **Lymphadenitis,** am häufigsten *axillär, inguinal* und am *Kieferwinkel* lokalisiert, entsteht im Gefolge einer Lymphangitis. Weit häufiger findet sich jedoch eine Lymphadenitis ohne vorhergehende oder gleichzeitige Lymphangitis als Ausdruck dafür, daß die Auseinandersetzung mit dem Erreger und dessen Toxinen erst in den regionären Lymphknoten stattfindet. Wird diese Barriere schließlich durchbrochen, so ist der Weg in die Blutbahn frei. Bei eitriger Einschmelzung der Lymphknoten entwickeln sich *Lymphknotenabszesse;* wird das zwischen den einzelnen Lymphknoten gelegene Gewebe in die Entzündungsvorgänge miteinbezogen, so kommt es zur Ausbildung von *Lymphknotenkonglomeraten.*

Klinisch besteht eine druckschmerzhafte Schwellung der befallenen Lymphknoten.

Behandlung: S. unter Kap. 11.1.1.4.3.

11.1.1.4.2. Phlebitis

Synonyma: Phlebitis, purulenta, eitrige oder septische Thrombophlebitis.

Die Entwicklung einer Phlebitis kann auf dreierlei Wegen vonstatten gehen: durch *direktes* Übergreifen der eitrigen Infektion auf die Venenwand, auf *lymphogenem* Wege oder durch *endovasale Verschleppung von Bakterienemboli.* Das

Resultat ist stets eine *Thrombosierung der Vene.* Bei massiver Erregereinschwemmung bzw. hoher Virulenz der Keime kommt es zur eitrigen Einschmelzung der Venenwand *(Thrombophlebitis purulenta)* mit Ausbildung von Abszessen und Phlegmonen. Bleibt im günstigen Fall diese Entwicklung aus, so verödet das Venenlumen zunächst und kann später wieder rekanalisiert werden.

Klinisch äußert sich die Phlebitis bei oberflächlich verlaufenden Venen als druckschmerzhafter, derber Strang mit entzündlicher Rötung der bedeckenden Haut. Tiefe entzündliche Venenverschlüsse gleichen in der Symptomatik den abakteriellen tiefen Venenthrombosen. Die lokalen entzündlichen Veränderungen gehen mit Fieber einher.

Gefährlichste Komplikation der eitrigen Thrombophlebitis ist die embolische Verschleppung infizierter Thromben in die Lungen *(Lungenabszeß).* Liegt der Eiterherd im Zuflußgebiet der Pfortader (z. B. Appendizitis), so können sich eine *Pylephlebitis* (eitrige Pfortaderentzündung/Thrombose) und in deren Gefolge metastatische *Leberabszesse* entwickeln. Bei Lokalisation des Entzündungsprozesses im Oberlippen- oder Gesichtsbereich (Furunkel, s. unten) droht die Gefahr der eitrigen *Sinus-cavernosus-Thrombose* mit Meningitis, Enzephalitis und Hirnabszessen infolge appositionell fortschreitender Thrombosierung bzw. embolischer Keimverschleppung (Ausbreitungsweg: V. facialis – V. angularis – V. ophthalmica – Sinus cavernosus).

Behandlung: S. unter Kap. 11.1.1.4.3.

11.1.1.4.3. Arteriitis (Arteriitis purulenta)

Sie entsteht entweder durch *direktes Übergreifen einer Infektion auf die Gefäßwand* (wegen der größeren Wanddicke seltener als bei den Venen) oder durch *Bakterienemboli,* die eine Wandinfektion vom Lumen her verursachen können.

Gefährlichste Komplikationen. *Arrosionsblutung* infolge entzündlicher Wandzerstörung und Entstehung *metastatischer Abszesse* (z. B. Gehirn, Leber und andere parenchymatöse Organe).

Behandlung von *Lymphangitis, Lymphadenitis, eitriger Phlebitis* und *Arteriitis:*

Konservativ: Die prinzipiellen Behandlungsregeln sind für die entzündlichen Veränderungen des Blut- und Lymphgefäßsystems die gleichen: Beseitigung der Infektionsquelle, lokale Ruhigstellung und systemische Antibiotika-Verabreichung.

Chirurgisch: Bei Abszedierung erfolgt Inzision und Drainage. Droht eine eitrige Sinus-Thrombose, so kann diese Gefahr durch Unterbindung der V. angularis abgewendet werden.

11.1.1.5. Allgemeininfektion

Gelingt es dem Organismus infolge großer Virulenz der Erreger oder Schwächung der Abwehrkraft nicht, mit einer bakteriellen Infektion durch lokale entzündliche Abwehrvorgänge fertig zu werden und wird die Blut- und Lymphgefäßschranke durchbrochen, so resultiert daraus eine Allgemeininfektion. Man unterscheidet eine *toxische* und eine *bakterielle Allgemeininfektion.*

11.1.1.5.1. Toxische Allgemeininfektion

Von einer lokalen Infektionsquelle aus gelangen nur die *Bakterientoxine* (Ektotoxine), nicht jedoch die Erreger selbst in die Blutbahn *(Toxinämie).* Diese Form der Allgemeininfektion ist beim *Tetanus* und bei der *Wunddiphtherie* gegeben. Im weiteren Sinn zählen hierzu auch die toxischen Erscheinungen bei Verletzungen durch *Gifttiere.*

11.1.1.5.2. Bakterielle Allgemeininfektion

Prädisponiert sind Patienten mit Diabetes mellitus, konsumierenden Krankheiten und Erkrankungen des myeloproliferativen Systems, ferner Patienten, die mit Kortikosteroiden, Immunsuppressiva und Zytostatika behandelt werden.

Häufigste *Sepsisursachen* sind infizierte Venenkatheter, Blasenkatheter, Pneumonie und generalisierende Wundinfektion.

Man unterscheidet folgende Formen der bakteriellen, hämatogenen Allgemeininfektion:

.1. Bakteriämie

Passagere (meist nur einmalige) Nachweisbarkeit von Erregern im Blut, wobei es weder zur Vermehrung der Bakterien im Blut noch zur metastatischen Absiedlung der Infektion in anderen Organen kommt. Die Einschwemmung der Erreger in die Blutbahn kann mit Schüttelfrösten einhergehen.

.2. Sepsis

.2.1. Nichtmetastasierende Sepsis

Dauernde oder intermittierende Einschwemmung von Bakterien aus einem Infektionsherd in die Blutbahn mit Vermehrung der Erreger im strömenden Blut (vorwiegend in Kapillargebieten).

Die *Erreger* sind in Blutkulturen wiederholt nachweisbar (arterielle und venöse Blutentnahme!). Als häufigste Erreger werden bei der nichtmetastasierenden Sepsis *Streptokokken* gefunden.

Neuerdings sind allerdings durch *gramnegative Keime* verursachte Sepsisfälle stark in Zunahme begriffen (s. a. unter Hospitalismus). *Häufigste Erreger* sind in der Reihenfolge der Aufzählung: E. coli, Klebsiella-Aerobacter, Pseudomonas aeruginosa und Proteus. Der foudroyante Verlauf und die hohe Letalität dieser Sepsisform sind durch die Endotoxinfreisetzung mit Entwicklung eines *meist irreversiblen septisch-toxischen Schocks* bedingt.

Häufigste *Ursache* der gramnegativen Sepsis sind urologische Eingriffe bei bestehenden Harnwegsinfekten, intrauterine Infektionen, Peritonitis und Pneumonie, nur selten infizierte Wunden.

.2.2. Metastasierende Sepsis
(früher: Septikopyämie)

Die Blutbahn fungiert bei dieser Sepsisform nicht als Vermehrungsstätte für die Bakterien, sondern nur als *Transportweg* für deren Verbreitung. Nach Einschwemmung aus dem *primären Sepsisherd* (Abszeß, Phlegmone, Empyem, infizierte Wunde) kommt es zur metastatischen Absiedlung und Vermehrung der Erreger in anderen Organen (Niere, Lunge, Milz, Leber, Knochenmark, Gehirn, Myokard, Haut). Von diesen metastatischen Abszessen aus erfolgt die weitere hämatogene Streuung *(sekundäre Sepsisherde)*.

Häufigste *Erreger* der metastasierenden Sepsis sind die *Staphylokokken*.

.2.3. Klinisches Bild der Sepsis

Das klinische Bild der Sepsis ist durch *schwerste Allgemeinerscheinungen* gekennzeichnet. Die klinische Differenzierung zwischen der nichtmetastasierenden und der metastasierenden Verlaufsform ist häufig schwierig und nur anhand des *Temperaturverlaufs* möglich.

Zu Beginn treten bei beiden Formen *Schüttelfröste* auf; dann entwickelt sich bei der nichtmetastasierenden Form typischerweise eine *Fieberkontinua* um 40 bis 41 °C, bei der metastasierenden Form ein *remittierender Fiebertyp* mit Schwankungen von 2 bis 3 °C.

Die weitere klinische Manifestation weist keine Unterschiede zwischen den beiden Formen auf: Schweres allgemeines Krankheitsgefühl, Kopf- und Gliederschmerzen, Tachykardie, heiße, trockene Haut, septisches Exanthem oder Hautmetastasen, Milzvergrößerung, Ikterus infolge toxischer Leberschädigung, Anämie durch Erythrozytenzerfall, delirantes, somnolentes oder komatöses Zustandsbild, Nierenversagen und schließlich Tod im Herz- und Kreislaufversagen.

Die durch *endotoxinbildende gramnegative Erreger ausgelöste Sepsis* verläuft sehr häufig unter dem Bild des septisch-toxischen Kreislaufversagens *(Endotoxinschock)*. Die Toxine verursachen die Freisetzung von gefäßaktiven Aminen, die eine Widerstandserhöhung im kleinen Kreislauf und damit eine Verringerung des venösen Rückflusses hervorrufen. Dadurch kann es sehr frühzeitig zum *Lungenödem* kommen. Der weitere Verlauf ist durch die Störung der Mikrozirkulation mit disseminierter intravasaler Gerinnung *(Verbrauchskoagulopathie)* charakterisiert, die sich in einer Blutgerinnungsstörung mit Fibrinogen- und Thrombozytenabfall manifestiert. Durch *Mikrothrombenablagerung* kommt es zu *irreversiblen Schockfolgen* an den parenchymatösen Organen, vor allem an Lunge, Niere und Leber.

Die *Letalität* dieser Sepsisform ist hoch.

.3. Behandlung der bakteriellen Allgemeininfektion

Wichtigste Maßnahme ist die *chirurgische Beseitigung des primären Sepsisherdes* (Abszeßspaltung, Eröffnung und Drainage einer Phlegmone, Entleerung eines Empyems, Behandlung einer Peritonitis etc.). Gleichzeitig muß bei unbekanntem Erreger eine hochdosierte, bakterizid und möglichst breit wirksame *Antibiotikatherapie* erfolgen; bei bekanntem Sepsisherd richtet sich die Wahl des Antibiotikums nach der Erregerwahrscheinlichkeit. Vor Beginn der Chemotherapie muß unbedingt Blut zum *Erregernachweis* und zur *Resistenztestung* entnommen werden. Optimal ist die Entnahme von 4 Blutkulturen (2 aerob und 2 anaerob) aus 2 verschiedenen Entnahmestellen, damit die Kontaminationswahrscheinlichkeit reduziert wird. Nach Vorliegen des Antibiogramms setzt die gezielte Chemotherapie ein.

Die *allgemeinen Therapiemaßnahmen* bezwecken eine Steigerung der Abwehrkräfte des Organismus und die Stützung bzw. Besserung von Organfunktionen (Gabe von Gammaglobulin, Blut, Plasma, Herzglykosiden, Schockbehandlung).

Der *Endotoxinschock* im Verlauf einer schweren Sepsis durch *gramnegative Keime* erfordert als zusätzliche Maßnahme die *Heparinisierung* des Patienten zur Verhinderung oder Bekämpfung einer Verbrauchskoagulopathie. Außerdem wird heute beim Endotoxinschock die *Corticosteroidgabe* (in Gramm-Dosierung!) empfohlen, obgleich ihr Nutzen bislang strittig ist.

Abschließend sei noch darauf hingewiesen, daß ein Sepsis-Patient unbedingt auf eine *Intensivstation* gehört, damit erforderlichenfalls alle modernen Möglichkeiten der Intensivüberwachung und -therapie rechtzeitig eingesetzt werden können (z. B. Beatmung, künstliche Hypothermie, Dialyse).

11.1.2. Spezieller Teil

Die folgende Darstellung orientiert sich an der chirurgischen Bedeutung der Infektionen, d. h. an der Häufigkeit ihres Vorkommens hierzulande und der Notwendigkeit einer aktiven chirurgischen Behandlung. Heutzutage seltene, exotische oder infolge der modernen Chemotherapie zu »nichtchirurgischen« Infektionen gewordene Erkrankungen werden entsprechend knapp behandelt. Es wird auf ausführliche Darstellungen dieser Infektionen in Lehrbüchern der Dermatologie, der Inneren Medizin und der Tropenmedizin verwiesen.

11.1.2.1. Lokale pyogene Infektionen

11.1.2.1.1. Infektionen der Hautanhangsgebilde

Follikulitis, Furunkel und *Karbunkel* zählen zu den häufigsten lokalen chirurgischen Infektionen. Bei gleicher Entstehungsweise unterscheiden sie sich hinsichtlich Ausdehnung und Schweregrad der Entzündung. Diese Infektionen *gehen von den Haarbälgen und Talgdrüsen aus* (Vorkommen deshalb an allen behaarten Körperregionen). Sie werden fast ausschließlich durch saprophytär auf der Haut lebende *hämolysierende Staphylokokken* (koagulasepositiver Staph. aureus) verursacht, die entlang der Haare in die Tiefe gelangen. Es resultiert eine *abszedierende Entzündung*. Für die Genese sind mechanische Faktoren (z. B. Scheuern der Kleidung oder sonstige mechanische Alterationen der Haut) maßgeblich, woraus sich bestimmte Prädilektionsstellen erklären. Eine *Prädisposition* für diese Infektionen ist bei einer Schwächung der allgemeinen Abwehrkräfte gegeben (z. B. Diabetes mellitus, konsumierende Krankheiten, Fehl- und Mangelernährung).

.1. Follikulitis

Oberflächliche, auf den *Haarfollikel* beschränkte Infektion, die sich als stecknadelkopfgroße Eiterpustel mit zentral herausragendem Haar und schmalem, gerötetem Hof manifestiert.

Behandlung: Sofern überhaupt erforderlich, Abheben der Pustelkuppe und Entfernen des Haares mit einer Epilations- oder Splitterpinzette, anschließend Betupfen mit einer antiseptischen Lösung.

.2. Furunkel

Die Entzündung des *Haarbalges* und der *Talgdrüse* greift auf das benachbarte Gewebe über *(Perifollikulitis)*. Es kommt zur Ausbildung eines glasstecknadel- bis erbsgroßen Nekrosepfropfes, der sich unter eitriger Einschmelzung demarkiert und unter Hinterlassung eines kleinen Kraters nach außen abstößt (Heilung per granulationem).

Prädilektionsstellen: Nacken, Handrücken und distaler Unterarm, Gesäß, Gesicht, Naseneingang, äußerer Gehörgang.

Klinischer Verlauf: Beginn mit stark schmerzhafter, dunkelrot verfärbter konischer Anschwellung, aus deren Spitze ein Haar ragt; in der Regel findet sich eine schmerzhafte Schwellung der regionären Lymphknoten. Nach ca. 8 Tagen kommt es zur zentralen Hautnekrose und zur Entleerung des Furunkels, worauf die Beschwerden schlagartig abklingen.

Komplikationen: Weiterentwicklung zum *Karbunkel, Einbruch in die Lymph- oder Blutbahn* mit Entwicklung einer bakteriellen Allgemeininfektion. Diese Gefahr ist beim *Oberlippen-, Nasen-* oder *Gesichtsfurunkel* am größten (je näher zur Gesichtsmitte lokalisiert, desto gefährlicher!). Keimverschleppung in den Sinus cavernosus ist gefürchtet.

Das simultane oder sukzessive Auftreten von mehreren oder zahlreichen Furunkeln an verschiedenen Körperregionen wird als *Furunkulose* bezeichnet (Diabetes mellitus ausschließen!).

Behandlung: *Primär konservativ* bis zur Reifung; *keine Antibiotika* (Ausnahme: Gesichtsfurunkel); Anlegen eines trockenen, sterilen Schutzverbandes nach Bepinseln der Haut mit einem Antiseptikum; bei peripherer Lokalisation an den Extremitäten Ruhigstellung durch Gipsschiene. Die Anwendung von Ichthyol pur oder als 50%ige Zubereitung kann durch seine entzündungshemmende und resorptionsfördernde Wirkung je nach Entzündungsstadium den Infektionsprozeß dämpfen bzw. die erwünschte Reifung beschleunigen (»Zugsalbe« der Laiensprache). 10%ige Quecksilberpräzipitatsalbe wirkt eiweißfällend und antiseptisch. Sonstige Salbenverbände sind eher nachteilig (antibiotikahaltige ohnehin unsinnig!), weil sie eine feuchte Kammer schaffen und dadurch dem Befall benachbarter Haarbälge Vorschub leisten. Hyperämisierende Maßnahmen (Rotlichtbestrahlung, Kataplasmen) bringen keine Vorteile. Im Frühstadium kann in geeigneten Fällen durch eine *Röntgenoberflächenbestrahlung* das Entzündungsgeschehen gestoppt werden. Nach Reifung des Furunkels läßt sich der Heilverlauf durch Exzision der zentralen Hautnekrose und Exstirpation des Nekrosepfropfes erheblich abkürzen, da die kleine Perforationsöffnung die Spontanabstoßung der kegelförmigen Nekrose (mit breiter Basis) behindert.

Beim Gesichtsfurunkel sind sämtliche aktiven chirurgischen Maßnahmen streng kontraindiziert; die Behandlung besteht in Bettruhe, Sprech- und Kauverbot und sofortiger hochdosierter Gabe eines staphylokokkenwirksamen penicillinasefesten Antibiotikums (z. B. Oxacillin).

.3. Karbunkel

Durch Konfluieren mehrerer benachbarter Furunkel entstehender *flächenhafter, epifaszialer Entzündungsprozeß,* in dem die beim Furunkel beschriebenen nekrotisierenden Vorgänge in der Vielzahl ablaufen. Die Infiltration kann Handflächengröße erreichen. Durch Nekrose, Demarkation und eitrige Einschmelzung kommt es zu siebartigen Perforationen des befallenen Hautareals und im weiteren Verlauf durch Konfluieren der Nekrosen zur Zerstörung des dazwischenliegenden Gewebes und damit zu ausgedehnten Hautdefekten. Durch Schmierinfektion können in der Nachbarschaft des Karbunkels »Satelliten-Furunkel« entstehen.

Hauptlokalisation: Nacken, Rücken und Gesäßregion (wegen der derberen Haut und der stärkeren Behaarung sind vorwiegend Männer, meist höheren Alters, betroffen).

Klinisch handelt es sich zunächst um eine äußerst schmerzhafte, derbe, blaurote Infiltration der Haut mit ausgeprägtem kollateralem Ödem. Nach etwa 10–12 Tagen ist das Demarkations- und Einschmelzungsstadium erreicht. Das Allgemeinbefinden ist vom Beginn an erheblich beeinträchtigt, es kommt zu hohem Fieber und Schüttelfrösten.

Komplikationen: Neben der Entstehung einer lymphogenen oder hämatogenen metastasierenden Allgemeininfektion kann als schwere lokale Komplikation die Faszienschranke (z. B. Fascia nuchae) durchbrochen werden, mit raschem Fortschreiten des Prozesses in die Tiefe.

Behandlung: *Stets operativ* durch frühzeitige *elektrochirurgische Exzision* des gesamten eitrignekrotischen Gewebebezirks bis auf die gesunde Faszie (die Verwendung des Diathermiemessers dient der Blutstillung und der Verhinderung der Keimverschleppung ins gesunde Gewebe). Nach Gazetamponade der Wundhöhle für einige Tage wird der Defekt der Heilung per granulationem überlassen oder bei größerer Ausdehnung durch ein Spalthauttransplantat gedeckt. *Antibiotikagaben sind bei rechtzeitiger und richtiger chirurgischer Behandlung überflüssig!*

.4. Schweißdrüsenabszeß (Hidradenitis suppurativa)

Von den Hautanhangsgebilden ausgehende, durch *Staphylokokken* verursachte, chronisch rezidivierende Infektion. Es handelt sich um Abszesse der *apokrinen Schweißdrüsen* des Erwachsenen (Frauen häufiger befallen) mit fast ausschließlicher *Lokalisation* in der *Axilla* (sehr selten in der Genital- und perianalen Region). Im Gegensatz zum Furunkel kommt es nicht zur Ausbildung nekrotischer Gewebepfröpfe, sondern zur kompletten eitrigen Einschmelzung.

Ätiologie: Hyperhidrosis mit Zerstörung des schützenden Säuremantels der Haut durch den alkalischen Schweiß und Hautmazeration, Depilationsmaßnahmen, Seborrhö, Kontaktekzem (ausgelöst durch Deodorantien, Schweißblätter etc.).

Klinischer Verlauf: Beginn entweder über eine *Periporitis* (stecknadelkopfgroße, den Schweißdrüsenausführungsgängen aufsitzende Pusteln) oder primär als kutan oder subkutan gelegenes derbes, knapp erbsgroßes Knötchen, das rasch an Größe (bis Walnußgröße) und Schmerzhaftigkeit zunimmt. Das Infiltrat ist mit der bedeckenden, blaurot verfärbten Haut verbacken und wölbt diese wulstartig vor. Nach Einschmelzung erfolgt Durchbruch nach außen. Die hartnäckige *Rezidivneigung,* häufig doppelseitig, kommt entweder durch lymphogene Aussaat oder via Periporitis zustande.

Behandlung: Als erste Maßnahme stets Ausschaltung möglicher Noxen; im Frühstadium Röntgenentzündungsbestrahlung mit 3mal 50 R; Trockenlegen und Desinfektion der Axilla mit alkoholischen Lösungen und Abduktionsschiene; nach eingetretener Abszedierung (Fluktuation!) ausreichend breite Inzision, um die komplette Heilung aus der Tiefe heraus zu sichern; *Antibiotikagaben* sind im Regelfall *nicht* indiziert.

Rezidivprophylaxe: Verödung der übrigen Schweißdrüsen mittels Röntgenbestrahlung; Auto- oder Heterovakzinebehandlung.

.5. Erysipel

Synonyma: Erysipelas streptogenes, Wundrose.

Akute, durch Eindringen von *Streptokokken* (meist hämolysierenden) in die kutanen Lymphbahnen verursachte infektiöse Dermatitis mit rascher Vermehrung der Erreger in den Lymphwegen.

Hauptlokalisation: Gesicht (Gesichtsrose) und Unterschenkel.

Eintrittspforten sind meist Rhagaden oder sonstige Epitheldefekte, z. B. Mundwinkelrhagaden, Interdigitalmykosen, chronische Stauungsdermatosen am Unterschenkel bei venöser oder kardialer Insuffizienz, Ulcera cruris. Es können jedoch auch traumatische oder operativ gesetzte Wunden Ausgangspunkt der Infektion sein. Die Inkubationszeit beträgt wenige Stunden bis zu 3 Tagen.

Das **klinische Bild** der Erkrankung ist charakterisiert durch die flammende Rötung des befallenen Hautareals mit scharfer, gezackter oder zungenförmiger Abgrenzung zur gesunden Haut. Im Gesicht zeigt das Erysipel meist die typische, sich über Wangen und Nase erstreckende Schmetterlingsform. Die gerötete Haut ist leicht erhaben, überwärmt, glänzend, berührungsempfindlich und juckend. Eine ausgeprägte ödematöse Schwellung tritt nur in Regionen mit lockerer Subkutanschicht auf (Augenlider, Skrotum und Labien). *Pathognomonisch* ist die rasche Ausbreitung (meist entlang der Hautspaltlinien) bei gleichzeitiger zentraler Abheilung, erkenntlich am Abblassen und Einsinken der Haut. Die Haut-Schleimhaut-Grenze und die Haut-Haar-Grenze werden dabei häufig nicht respektiert. Unbehandelt kann die Infektion über weite Körperabschnitte wandern *(E. migrans).* Das Allgemeinbefinden ist durch hohes Fieber, initiale Schüttelfröste, Abgeschlagenheit und schmerzhafte Schwellung der regionären Lymphknoten gestört. Nach 8–14 Tagen kommt es zur Spontanheilung. Lokale Rezidive sind jedoch sehr häufig *(habituelles oder chronisch rezidivierendes Erysipel),* sie können an den unteren Extremitäten und am Genitale die Entstehung eines chronischen Lymphödems verursachen (Circulus vitiosus!) und im Extremfall zur sog. *Elephantiasis nostras* (im Gegensatz zur häufig (?) durch Filarien hervorgerufenen tropischen Elephantiasis) führen.

Sonderformen des Erysipels: Das mit Blasenbildung verlaufende *E. bullosum* und das mit ausgedehnten Haut- und Unterhautnekrosen einhergehende *E. gangraenosum,* das bei hoher Virulenz der Erreger und/oder schlechter Abwehrlage des Organismus auftritt und auch heute noch eine schlechte Prognose hat.

Komplikationen (heute infolge der wirksamen Antibiotikatherapie sehr selten!): Hämatogen oder lymphogen entstandene bakterielle Allgemeininfektion mit Ausbildung einer *septischen Endokarditis, Myokarditis, Glomerulonephritis* oder *Meningitis.*

Behandlung: Sofortige hochdosierte (mindestens 1 Mega E/Tag) *Penicillinverabreichung,* da Streptokokken nach wie vor nicht penicillinresistent sind; Bettruhe, Ruhigstellung der befallenen Extremität, antiseptische Umschläge (z. B. mit Rivanollösung). Unter dieser Therapie klingt das Erysipel binnen 24–48 Stunden ab, die Penicillinverabreichung muß jedoch 10 Tage lang erfolgen.

Als **Rezidivprophylaxe** ist unbedingt die Sanierung der Eintrittspforten anzustreben.

.6. Erysipeloid

Hervorgerufen durch *Erysipelothrix rhusiopathiae* (schlankes, grampositives Stäbchenbakterium), dem Erreger des Schweinerotlaufs, der nicht nur bei erkrankten Schweinen, sondern auch bei anderen Tieren und auf faulendem Fleisch und Fisch vorkommt. Die Erkrankung findet sich fast ausschließlich an den *Fingern und Händen beruflich exponierter Personen* (Landwirte, Metzger, Tierärzte, Fischer, Köche, Hausfrauen). *Eintrittspforten* sind kleine Verletzungen oder Schrunden. Die *Inkubationszeit* beträgt 1–7 Tage.

Klinisch manifestiert sich die phlegmonöse Entzündung als juckende, leicht druckschmerzhafte, scharf begrenzte, livide Schwellung, die durch Einsinken des Zentrums Ringform annehmen kann. Die Infektion greift von der Eintrittspforte aus langsam auf die Umgebung bzw. auf Nachbarfinger über, die Fingergelenke sind schmerzhaft geschwollen. Es kann sich eine hartnäckige Lymphangitis und Lymphadenitis entwickeln; Fieber und allgemeines Krankheitsgefühl fehlen in der Regel.

Differentialdiagnostisch läßt sich die Erkrankung vom Erysipel aufgrund der unterschiedlichen Form und Lokalisation und der beruflichen Anamnese leicht abgrenzen. Unbehandelt klingt die Infektion in etwa 2 Wochen ab, sie kann sich jedoch in seltenen Fällen als *chronisches Erysipeloid* mit begleitender Arthritis über Jahre hinziehen. Analog dem Erysipel hinterläßt die Erkrankung keine Immunität, sondern eine Neigung zu Rezidiven (evtl. Berufswechsel erforderlich!).

Behandlung: Ruhigstellung der betroffenen Extremität, antiphlogistische oder Salbenverbände und orale Penicillinverabreichung (z. B. Propicillin 1 Mega E/Tag). Die Verabreichung von Rotlaufserum ist nur bei den äußerst seltenen septischen Verlaufsformen (Endokarditisgefahr!) indiziert.

.7. Panaritien

Unter dem Sammelbegriff Panaritium werden sämtliche *unspezifischen pyogenen Infektionen der,*

Finger- und Zehenbeugeseite einschließlich der Nagelwall- und Nagelbettentzündungen zusammengefaßt. Die Fingereiterungen stehen dabei der Häufigkeit nach ganz im Vordergrund. Die Hohlhandeiterungen werden wegen der engen topographischen Beziehungen und des fließenden Übergangs zusammen mit den Panaritien besprochen. Definitionsgemäß handelt es sich um *abszedierende Phlegmonen,* wobei als *Erreger Staphylokokken* und *Streptokokken* dominieren, während gramnegative Keime (E. coli, Proteus vulgaris u. a.) seltener angetroffen werden.

Drei spezielle *anatomische Gegebenheiten des Fingeraufbaus* sind für die besondere Verlaufsform der phlegmonösen Entzündung und die Gefährlichkeit des Panaritiums verantwortlich:
1. Die dicke, widerstandsfähige Haut auf der Greifseite verzögert oder verhindert die spontane Eiterentleerung.
2. Die senkrecht zur Hautoberfläche verlaufenden subkutanen Bindegewebssepten bahnen der Infektion den Weg in die Tiefe.
3. Die Distanz zu den Sehnenscheiden, Sehnen, Knochen und Gelenken ist sehr gering.

Analoge anatomische Voraussetzungen sind im Bereich der Hohlhand gegeben.

Aufgrund dieser strukturellen Besonderheiten ist die entzündliche Schwellung volarseitig nur wenig ausgeprägt (wohl aber das Druckschmerzmaximum!), während sich am Finger- bzw. Handrücken, wo lockeres Subkutangewebe vorhanden ist, ein ausgeprägtes *kollaterales Ödem* entwickelt. Frühzeitig kann eine *Lymphangitis* im Bereich der Unterarmbeugeseite auf den Ernst der Situation aufmerksam machen.

Je nach Infektionsmodus kann die Tiefenausdehnung des Panaritiums primär oder sekundär erfolgen. Häufigste **Entstehungsursachen** sind harmlos erscheinende »Bagatelltraumen«, wie Stichverletzungen durch Nadeln, Holzsplitter, Dornen, Disteln, Fischgräten und dergleichen, die mit einer raschen Verklebung des Einstichkanals einhergehen (evtl. abgebrochene Fremdkörperpartikel im Gewebe) und in der Regel erst in ärztliche Behandlung führen, wenn der pulssynchrone, pochende Schmerz eine schlaflose Nacht verursacht hat.

Die sachgemäße **Behandlung** eines Panaritiums setzt eine erhebliche praktische Erfahrung in der septischen Chirurgie voraus, da bereits kleine Fehler schwerwiegende und häufig nicht wieder gutzumachende Folgen für die Tast- und Greiffunktion der Hand nach sich ziehen können. Derartige Eingriffe gehören deshalb *niemals in die Eigenverantwortung des chirurgischen Anfängers!* Der Begriff der sog. »Kleinen Chirurgie« ist hier irreführend.

Unabhängig von der Art und dem Sitz des Panaritiums gelten folgende *allgemeine Behandlungsgrundsätze,* deren obligatorische Befolgung für den Therapieerfolg ausschlaggebend ist:
1. *Exakte präoperative Lokalisationsdiagnostik (Ermitteln des Druckschmerzmaximums durch Abtasten mit einer Knopfsonde).*
2. *Frühzeitige und komplette Ausräumung des Eiter- und Nekroseherdes (kein Reifenlassen!).*
3. *Stets Abstrichentnahme* zur bakteriologischen Untersuchung und Resistenzbestimmung.
4. Optimale Anästhesie: Bei Begrenzung des Entzündungsprozesses auf End- und Mittelglied (unter Ausschluß des Mittelgelenkes) Oberstsche Leitungsanästhesie *(stets ohne Adrenalinzusatz!),* in allen anderen Fällen Plexusanästhesie.
5. Durchführung des Eingriffs *stets in Blutsperre* (bei peripherer Lokalisation des Panaritiums mittels Gummizügeltourniquet am Grundglied, sonst mittels pneumatischer Oberarmmanschette), da sonst wegen der starken Blutung keine Übersicht im Operationsgebiet gegeben ist; niemals in Blutleere, da das Auswickeln der Extremität eine Keimverschleppung bewirken kann.
6. Anatomisch und funktionell optimale Schnittführung.
7. Ausgiebiges und ausreichend langes Offenhalten der Inzision(en) durch Handschuhgummilaschen.
8. Ruhigstellung des erkrankten Fingers (bei oberflächlichen Infektionen) bzw. der ganzen Hand (bei tiefen Infektionen) in Funktionsstellung (leichte Dorsalflexion im Handgelenk, ausreichende Beugung in den Fingergrund- und Mittelgelenken) auf einer bis zum Ellenbogen reichenden Gipsschiene bis zum völligen Abklingen der Entzündung. Hochlagern der Extremität; von Beginn an Bewegungsübungen der nichtimmobilisierten Finger.
9. Nach Abklingen der Entzündung frühzeitiges aktives Bewegenlassen des betroffenen Fingers.
10. Bei Wiederauftreten klopfender Schmerzen nach dem Eingriff rascher Entschluß zur Reoperation (Eiterretention oder Fortschreiten des Prozesses).
11. *Antibiotikagaben nur nach strengen Indikationskriterien: nicht* bei oberflächlichen Panaritien und bei der Nagelbetteiterung, *stets* bei den tiefen Formen und bei Bestehen einer Lymphangitis.

Die nicht indizierte zusätzliche Antibiotikaverabreichung nach dem operativen Eingriff ist eine überflüssige Maßnahme, die Antibiotikaverabreichung statt eines indizierten Eingriffes jedoch ein **schwerer Behandlungsfehler!**

Niemals darf die *Tetanusprophylaxe* vergessen werden (Auffrischimpfung bzw. bei Nichtgeimpften sofortiger Beginn der aktiven Immunisierung und simultane Gabe von Tetanushyperimmunglobulin).

Die *Nomenklatur der Panaritien* wird zum Teil unterschiedlich gehandhabt. Das Schema in Abb. *11.1.*-1 stellt eine sinnvolle und umfassende Einteilung aller greifseitigen Finger- und Handeiterungen und der Nagelbettentzündung dar.

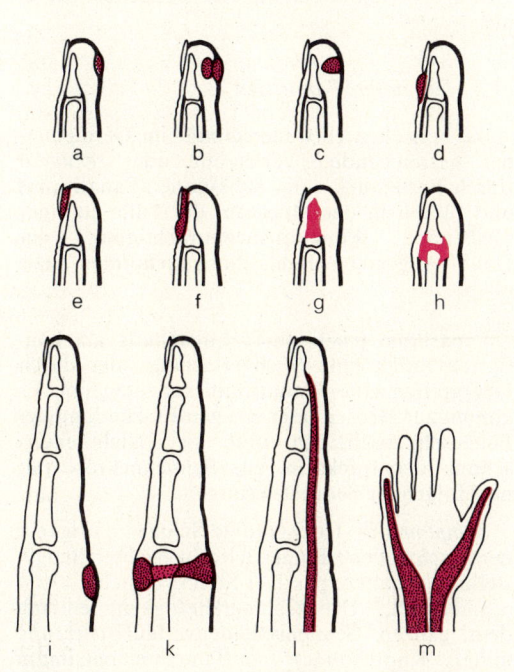

Abb. *11.1.*-1. Panaritiumschema nach WACHSMUTH:
a) Pan. cutaneum
b) Kragenknopfpanaritium
c) Pan. subcutaneum
d) Paronychie
e) Pan. subunguale
f) Pan. parunguale
g) Pan. ossale
h) Pan. articulare
i) Schwielenabszeß
k) Interdigitalphlegmone
l) Pan. tendinosum
m) V-Phlegmone.

Formen: Man unterscheidet *oberflächliche* und *tiefe* Panaritien:
Oberflächliche Panaritien: Panaritium cutaneum, Panaritium subcutaneum, Paronychie, Panaritium subunguale, Panaritium parunguale, Schwielenabszeß und Interdigitalphlegmone.

Tiefe Panaritien: Panaritium tendinosum, V-Phlegmone, Hohlhandphlegmone, Panaritium ossale und Panaritium articulare.

.7.1. Die oberflächlichen Panaritien

Panaritium cutaneum: Intrakutane Eiterblase, welche die Epidermis von der Kutis abhebt; harmloseste Panaritiumform.

Die *Behandlung* beschränkt sich auf das Abtragen der Blasenkuppe und das Anlegen eines Salbenverbandes.

Das oberflächliche Eiterbläschen kann jedoch auch über einen dünnen Fistelkanal mit einer subkutan gelegenen Eiteransammlung kommunizieren. Man spricht dann von einem sog. **Kragenknopf-Panaritium,** wobei entweder der intrakutane Eiterungsprozeß frühzeitig in die Tiefe durchgebrochen ist (vor allem bei schwieliger Haut) oder ein subkutanes Panaritium zur Hautoberfläche vorzustoßen beginnt.

Die *Behandlung* entspricht in diesem Fall der eines subkutanen Panaritiums.

Panaritium subcutaneum: Meist an der Fingerkuppe lokalisierte, häufigste Form des Panaritiums. Das betroffene Fingerglied ist gerötet, kolbenartig aufgetrieben und äußerst druckschmerzhaft; es besteht ein pulssynchroner, pochender Spontanschmerz, der bei Hochheben des Armes schwächer wird. Unbehandelt erfolgt rasch *Übergang in ein tiefes Panaritium.*

Behandlung: Entsprechend den eingangs dargelegten Prinzipien. Die Schnittführung richtet sich nach der Lokalisation, muß jedoch trotz Berücksichtigung der anatomischen Gegebenheiten so ausreichend bemessen werden, daß die exakte Ausräumung des Eiters und der Nekrosen bis zum letzten Rest möglich ist. Der früher gebräuchliche, eine empfindliche Kuppennarbe hinterlassende Froschmaulschnitt ist obsolet; es genügt meist der laterale oder bilaterale Fingerkuppenrandschnitt. Erforderlichenfalls erfolgt die Nekroseausräumung mittels L-förmigem Schnitt (Querbalken in der Beugefalte), der durch Aufklappen des Hautlappens einen hervorragenden Zugang gewährt (am Ende des Eingriffs Wiederanheften des Lappens mit zwei Situationsnähten). Bei Operation im Frühstadium findet sich oft lediglich ein grau-grüner Nekroseherd ohne Eiter.

Paronychie: Schmerzhafte Rötung und Schwellung des Nagelwalles mit Ausbildung einer kutanen Eiterblase, wobei die Infektion meist von Schrunden oder beim Maniküren gesetzten Verletzungen ausgeht. Die Eiterung kann um den ganzen Nagel herumlaufen (daher die volkstümliche Bezeichnung »Umlauf«).

Behandlung: Inzision der Eiterblase, Salbenverband und Ruhigstellung.

An den Zehen (fast ausschließlich Großzehe) findet sich sehr häufig das Bild einer **chronischen**

Paronychie, ausgelöst durch ungeeignetes Schuhwerk, Einwachsen der Nägel und Onychomykosen.

Die *Behandlung* dieser chronisch granulierenden Nagelwallentzündung erfolgt durch Keilexzision des Nagelwalles im Gesunden unter Mitentfernung des lateralen Nagelteils samt dessen Matrix (sog. Emmet-Plastik).

Panaritium subunguale: Eiterung unter dem Nagel (durch diesen hindurchschimmernd), hervorgerufen durch unter den Nagel eingedrungene Fremdkörper bzw. eine Stichverletzung. Wegen der Empfindlichkeit des Nagelbettes besteht äußerste Schmerzhaftigkeit.

Behandlung: Bei distalem Sitz der Eiterblase Keilexzision des Nagels; bei proximalem Sitz Nagelbasisresektion unter Belassung des distalen Nagelabschnitts zur Minderung der Berührungsempfindlichkeit; bei ausgedehnter subungualer Eiteransammlung Nagelextraktion.

Panaritium parunguale: Über das Nagelbett und den Nagelwall hinausreichende Eiterung mit Einbeziehung des umgebenden Subkutangewebes und des Periosts.

Behandlung: Entfernung des Nagels und Ausräumen der Nekrosen entsprechend den Richtlinien beim Panaritium subcutaneum.

Schwielenabszeß: Definitionsgemäß einem subkutanen Panaritium entsprechend.
Hauptlokalisation unter den Hohlhandschwielen über den Metakarpaleköpfchen (nur bei starker Beschwielung vorkommend). *Eintrittspforten* sind Rhagaden oder kleine Stichverletzungen. Die sich unter der Schwiele ansammelnde Eiterlinse kann die dicke Hornschicht nicht durchbrechen und breitet sich zu den Seiten hin aus. Bei Lokalisation des Schwielenabszesses am Großzehenballen (häufig bei diabetischer Mikroangiopathie) entwickelt sich sehr leicht eine Osteomyelitis des Metatarsaleköpfchens und der Großzehengrundphalanx (s. unten: Panaritium ossale).

Symptome: Starke lokale Druckschmerzhaftigkeit und ausgeprägtes kollaterales Handrückenödem, bei starker Beschwielung fehlende entzündliche Rötung.

Behandlung: Ausreichend tiefe Inzision am Schwielenrand, Ausräumen des Eiters und der Nekrosen, erforderlichenfalls Gegeninzision am anderen Schwielenrand und Durchziehen einer Handschuhgummilasche.

Interdigitalphlegmone: Entstehung entweder infolge Durchbruchs eines vernachlässigten Schwielenabszesses zur Dorsalseite oder durch Fortschreiten eines subkutanen Panaritiums entlang den Lumbrikalisscheiden in den Interdigitalraum. Es findet sich eine druckschmerzhafte Schwellung der Interdigitalfalten und ein kollaterales Handrückenödem. Die beteiligten Finger werden schmerzreflektorisch gespreizt gehalten.

Behandlung: Längsinzision in der Hohlhand unter sorgfältiger Schonung der Interdigitalfalte, Gegeninzision auf dem Handrücken und schonendes Durchziehen einer Handschuhgummilasche mittels einer schlanken, gebogenen Klemme.

.7.2. Die tiefen Panaritien

Sie entstehen entweder *primär* im Gefolge einer tiefreichenden Verletzung oder *sekundär* durch Fortleitung eines subkutanen Panaritiums und führen in der Mehrzahl der Fälle zu einer bleibenden Funktionsbeeinträchtigung der Hand. Allgemeine Behandlungsrichtlinien siehe oben.

Panaritium tendinosum: Entstehung am häufigsten durch eine Stichverletzung oder durch Übergreifen eines Panaritium subcutaneum. Es kommt zur serösen oder eitrigen Entzündung der Beugesehnenscheiden und, bei Nichtbeherrschung der Infektion, zur Sehnennekrose mit nachfolgender Sequestrierung.

Symptomatik: Hochgradige Schmerzhaftigkeit, der geschwollene Finger wird in leichter Beugestellung gehalten, passiver Streckversuch äußerst schmerzhaft, Druckschmerzhaftigkeit entlang dem ganzen Sehnenscheidenverlauf (Prüfung mittels Knopfsonde) mit Punctum maximum über dem Metakarpaleköpfchen.

Behandlung: Immer *stationär*, sofortige hochdosierte Verabreichung eines halbsynthetischen Penicillins (z. B. Oxacillin), Längsinzision der Sehnenscheide im Bereich der sichtbaren oder vermuteten Eintrittspforte. Entleert sich trübes Exsudat und ist die Sehne noch glänzend, so wird von einer Gegeninzision über dem Metakarpaleköpfchen aus ein vielfach perforierter Polyäthylenkatheter in die Sehnenscheide eingelegt und über diesen eine Dauerperfusion mit einer lokal wirksamen Antibiotikalösung (z. B. Fucidine, Bacitracin) bis zur Beherrschung der Infektion durchgeführt. Bei Eiterentleerung oder bereits erkennbarer Sehnennekrose muß die Sehnenscheide von mehreren Hautschnitten aus ausgiebig bzw. in ganzer Länge gespalten werden; ebenfalls Spüldrainage. Nach Abstoßung bzw. Resektion der Sehne wird zu einem späteren Zeitpunkt der Versuch einer zweizeitigen Sehnenersatzplastik gemacht (Schaffen eines neuen Gleitlagers durch temporäres Einziehen eines Silikonröhrchens, dann Ersatz durch die Palmarislongus-Sehne). Nicht selten ist jedoch die spätere Amputation des gebrauchsunfähig gewordenen Fingers erforderlich.

V-Phlegmone (Sonderform des Panaritium tendinosum): Kombinierte Daumen-Kleinfinger-Sehnenscheiden-Phlegmone, die dadurch zustande kommt, daß die Sehnenscheiden des 1. und 5. Fingers mit dem über das Handgelenk hinausreichenden karpalen Synovialsack kommunizieren. (Die Sehnenscheiden des 2. bis 4. Fingers enden demgegenüber in Höhe der Metakarpaleköpfchen.)

Behandlung: Spaltung der Sehnenscheiden an den Fingern, in der Hohlhand und über dem Handgelenk, Spüldrainagen und hochdosierte Antibiotika-Behandlung.

Hohlhandphlegmone: Ausbreitung des Entzündungsprozesses unter der Palmaraponeurose, entweder primär entstanden durch eine Hohlhandverletzung oder sekundär infolge Durchbruchs eines Schwielenabszesses in die Tiefe bzw. Fortleitung eines Sehnenscheidenpanaritiums.

Die *Behandlung* besteht in ausgiebigen Inzisionen (entlang der Hohlhandfurchen), Spüldrainage und Antibiotikagaben. Bei Behandlungsverschleppung kann sich eine epi- und subfasziale *Unterarmphlegmone* entwickeln.

Panaritium ossale: Meist durch Fortleitung eines subkutanen Sehnenscheiden- oder Gelenkpanaritiums entstanden, weit seltener im Gefolge einer offenen Fraktur. Es handelt sich um eine *Osteomyelitis* der Fingerphalangen mit Osteolyse und Sequesterbildung. Bei verschleppten oder primär tiefen Panaritien muß deshalb stets eine Röntgenaufnahme angefertigt werden. Die entzündlichen Knochenveränderungen sind allerdings frühestens nach 2–3 Wochen röntgenologisch erkennbar.

Klinisch findet sich eine stark druckschmerzhafte, kolbige Auftreibung der betreffenden Phalanx; nach Sequestrierung kommt es zur chronischen Fistelleiterung.

Behandlung: Eröffnung des Osteomyelitisherdes, Ausräumen der Sequester, Antibiotikagaben. Bei fortgeschrittenem Befund mit Einbruch der Eiterung ins Gelenk sollte mit der Amputation nicht gezögert werden.

Panaritium articulare: Entstehung durch perforierende Verletzung oder fortgeleitet.

Klinisch weisen spindelförmige, stark druckschmerzhafte Auftreibung des Gelenkes, Zug- und Stauchungsschmerz, eingeschränkte Beweglichkeit und evtl. Subluxationsstellung die Diagnose.

Behandlung: In Frühfällen kann durch bilaterale Gelenkeröffnung und Dauerperfusion mit antibiotikahaltigen Lösungen eine Ausheilung mit erhaltener Gelenkbeweglichkeit erzielt werden (selbstverständlich zusätzliche systemische Antibiotikagaben). Bei verschleppten Fällen mit Zerstörung der knorpeligen Gelenkfläche bzw. Osteomyelitis ist nur die Gelenkresektion mit Arthrodese oder die primäre Amputation möglich.

11.1.2.1.2. Eitrige Infektionen der Schleimbeutel und der Gelenke

.1. Bursitis purulenta (Bursaempyem)

Eitrige, meist durch *Staphylo-* oder *Streptokokken* hervorgerufene Schleimbeutelinfektion, vorwiegend der Bursa praepatellaris und der Bursa olecrani.

Entstehung: Durch direkte Verletzung (Lenkradschloß, Armaturenbrett), chronische Mikrotraumatisierung (bei Plattenlegern und Putzfrauen) oder fortgeleitet aus der Nachbarschaft (Gelenkinfektion).

Klinisch findet sich eine druckschmerzhafte, polsterartige Schwellung mit Rötung der bedeckenden Haut und auslösbarer Fluktuation.

Als **Komplikation** kann es zum Einbruch des Empyems in die Umgebung mit Entwicklung einer periartikulären Phlegmone kommen.

Behandlung: *Konservativ:* Bei beginnender akuter Bursitis Ruhigstellung durch eine Gipsschiene, lokale antiphlogistische Maßnahmen; *keine Antibiotika.* Nach Abklingen der Entzündungserscheinungen Exstirpation der Bursa im freien Intervall.
Chirurgisch: Bei Mißerfolg der konservativen Behandlung oder bei weit fortgeschrittener Entzündung erfolgt Entleerung des Empyems durch Inzision und Gegeninzision an den Bursarändern und Einlegen einer Gummidrainage. Nach Ausheilung der Infektion Exstirpation der Bursa in toto.

> Jede bei einem Unfall eröffnete Bursa **muß** bei der Wundversorgung in toto exstirpiert werden, da es sonst mit hoher Wahrscheinlichkeit zur Entzündung kommt.

Die sog. **chronische Bursitis** stellt einen nichtinfektiös bedingten, durch chronische Traumatisierung entstandenen Schleimbeutelhydrops dar, der exakter als *Bursahygrom* bezeichnet wird.

Die *Behandlung* besteht in der Exstirpation.

.2. Gelenkempyem (Arthritis purulenta)

Die eitrige Gelenkinfektion kommt durch perforierende Verletzungen, *iatrogen* durch unsterile

Punktionstechnik, durch Fortleitung aus der Nachbarschaft (metaphysäre Osteomyelitis, gelenknahe Weichteilabszesse und -phlegmonen, Bursaempyem) oder hämatogen durch metastatische Keimabsiedlung in die Synovia zustande.

Bei den *Erregern* handelt es sich zumeist um Staphylo- und Streptokokken, jedoch können je nach Entstehung bzw. Ausgangspunkt der Gelenkeiterung auch andere Keime gefunden werden (z. B. Typhusbakterien oder Gonokokken, die in der vorantibiotischen Ära häufig die Ursache einer Monarthritis purulenta waren).

Klinisches Bild: Geschwollenes, überwärmtes, evtl. gerötetes Gelenk mit schmerzhaft eingeschränkter Beweglichkeit, nachweisbare Fluktuation (»tanzende Patella«), hohes Fieber und Schüttelfröste, ausgeprägte Leukozytose und BSG-Beschleunigung. *Erste diagnostische Maßnahme* ist die Punktion mit Materialgewinnung für die mikroskopische und bakteriologische Untersuchung, einschließlich der Resistenztestung. Das Aussehen des Punktats gibt uns zudem sofort Aufschluß darüber, ob ein nichtbakteriell bedingter Gelenkerguß vorliegt (degenerativ bedingter Reizerguß, rheumatischer, traumatischer Erguß).

Die **Behandlung** richtet sich nach dem Schweregrad der Gelenkinfektion. Im *Frühstadium,* bei Beschränkung der Schwellung ausschließlich auf das Gelenk und Fehlen von schweren allgemeinen Krankheitszeichen genügt häufig die wiederholte Punktionsentleerung und Spülung des Gelenks (Ringerlösung) oral oder parenteral wird hochdosiert Oxacillin oder Flucloxacillin gegeben. Nach Vorliegen des Antibiogramms erforderlichenfalls Wechsel des Antibiotikums. Die Ruhigstellung des Gelenks geschieht in einem Fenstergipsverband mit Einschluß der beiden benachbarten Gelenke. Bei *verschlepptem* oder *schwer verlaufendem* Gelenkempyem mit beginnender periartikulärer Phlegmone und schwer beeinträchtigtem Allgemeinbefinden darf mit der Gelenkeröffnung und dem Einlegen einer Spül-Saug-Drainage nicht gezögert werden, da als Komplikation die Sepsis droht. In Einzelfällen kann auch heute noch als Ultima ratio die breite Gelenkaufklappung zur Beherrschung der Infektion erforderlich werden.

11.1.2.2. Pyogene Allgemeininfektionen – Osteomyelitis

Hierzu gehört, neben der eingangs besprochenen *metastasierenden* und *nichtmetastasierenden Sepsis,* als chirurgisch wichtigste Erkrankung die *Osteomyelitis.*

11.1.2.2.1. Ätiologie, Manifestation, Verlauf

In Abhängigkeit von der Ätiologie unterscheidet man eine *endogene* (akute hämatogene Osteomyelitis) und eine *exogene Form* (posttraumatische, postoperative oder fortgeleitete Osteitis).

.1. Akute hämatogene Osteomyelitis

Es handelt sich um eine eitrige Knocheninfektion, die, ausgehend von einer abszedierenden *Markphlegmone,* zur *Sequestrierung* von Kortikalis und Spongiosa führt.

Häufigster Erreger ist *Staphylococcus aureus* (85–90%); weitere Erreger sind Streptokokken, E. coli, Pneumokokken, Gonokokken und Salmonellen (Typhus und Paratyphus → häufig Wirbelkörperosteomyelitis!).

Ausgangspunkte der metastasierenden bakteriellen Allgemeininfektion sind banale Hauteiterungen (z. B. Furunkel), Tonsillitis, Otitis media, Zahneiterungen, infizierte Wunden oder Infektionskrankheiten (z. B. Typhus). Das *Hauptmanifestationsalter* liegt zwischen dem 10. und 15. Lebensjahr, bedingt durch die maximale Vaskularisation der Metaphysenzone der langen Röhrenknochen in der Hauptwachstumsperiode.

Lokalisation: Am häufigsten Femur und Tibia (zusammen ca. 80%) und Humerus (10%); über die sonstige Häufigkeitsverteilung orientiert Abb. *11.1.*-2.

Für die Entwicklung einer Osteomyelitis im Rahmen einer metastasierenden pyogenen Sepsis sind eine Anzahl *disponierender Faktoren* verantwortlich, deren Relevanz im Einzelfall allerdings schwer erfaßt werden kann. Es sind dies allgemeine Abwehrschwäche, Virulenz der Erreger und eine besondere Immunitätslage (hyperergisches Stadium infolge Sensibilisierung gegen die betreffenden Erreger). Man nimmt heute an, daß es infolge lokaler hyperergischer Vorgänge im Knochenmark zu einer Stase in der Gefäßendstrombahn kommt, die den verschleppten Erregern die Ansiedlung ermöglicht.

Pathologische Anatomie: Die Bakterienemboli bleiben in den metaphysären Endarterien hängen (vorwiegend untere Femur-, obere und untere Tibia- und obere Humerusmetaphyse), es entwickelt sich eine *abszedierende Phlegmone* in der gesamten Markhöhle mit daraus resultierender Störung der endostalen Ernährung. Über die Volkmannschen und Haversschen Kanäle dringt der Eiter durch die Kortikalis.

Es entsteht ein *subperiostaler Abszeß,* wodurch auch die periostale Ernährung ausfällt. Der betroffene Kortikalis-Spongiosa-Bereich verfällt daraufhin der Nekrose, es bildet sich ein *Knochensequester.* Im weiteren Verlauf setzen reaktiv

11.1. Chirurgische Infektionen

tuation, bei gelenknahem Sitz häufig ein sympathischer Gelenkerguß. Meist ist Klopf- und Stauchschmerz auslösbar.

Laborchemisch finden sich Leukozytose, Linksverschiebung und beschleunigte BSG; positive Blutkulturen können in der Regel nur bei der foudroyantesten Verlaufsform, der *Osteomyelitis acutissima septica* gewonnen werden.

Die **Diagnose** der hämatogenen Osteomyelitis muß *stets klinisch* gestellt werden, da die röntgenologischen Veränderungen (Periostauflagerungen, fleckige Entkalkung, Sklerosierungsherde, Sequester) frühestens nach 14 Tagen bis 3 Wochen nachweisbar werden (Schichtaufnahmen!). Nur die Behandlung im Frühstadium bietet jedoch die Chance der Restitutio ad integrum. Neuerdings hat die *Knochenszintigraphie* die diagnostischen Möglichkeiten erweitert. Bei bereits bestehendem subperiostalem Abszeß wird Eiter zur Erreger- und Resistenzbestimmung gewonnen.

Die **Prognose** der akuten hämatogenen Osteomyelitis hat sich wie bei keiner zweiten chirurgischen Infektion durch die Antibiotika-Behandlung total gewandelt. Die *Letalität* ist von früher 10–30% auf nahezu Null gesunken, der Übergang in die chronische Verlaufsform ist bei rechtzeitiger und adäquater Behandlung selten geworden. Die chronische bzw. chronisch rezidivierende Osteomyelitis stellt demgegenüber nach wie vor ein schwieriges therapeutisches Problem dar.

Komplikationen: Auch diese sind heute bei rechtzeitiger Antibiotika-Therapie sehr viel seltener geworden. Es können auftreten: Gelenkeinbruch mit Empyembildung, Schädigung der Epiphysenfuge mit Störung des Längenwachstums oder Entstehung von Varus- oder Valgusfehlstellungen (bei partieller Epiphysenzerstörung), Gelenkversteifung, Spontanfrakturen, Defektpseudarthrosen, Sepsis und bei chronischem Verlauf Amyloidose und Fistelkarzinome.

Verlaufsformen der hämatogenen Osteomyelitis: Wir unterscheiden neben der *akuten* und der *perakuten* Verlaufsform die *primär* und die *sekundär chronische* Form. Die primär chronische Osteomyelitis verläuft bland und protrahiert, mit rezidivierender Sequesterbildung. Viel häufiger ist die sekundär chronische Form mit über Jahre sich hinziehender Fistelung die Abszedierung als Folge einer nicht ausgeheilten akuten Osteomyelitis.

.1.1. Sonderformen

Sonderformen der hämatogenen Osteomyelitis sind der *Brodie-Abszeß,* das *Kortikalisosteoid* und die *sklerosierende Osteomyelitis*, die sämtlich eine chronische Verlaufsform zeigen.

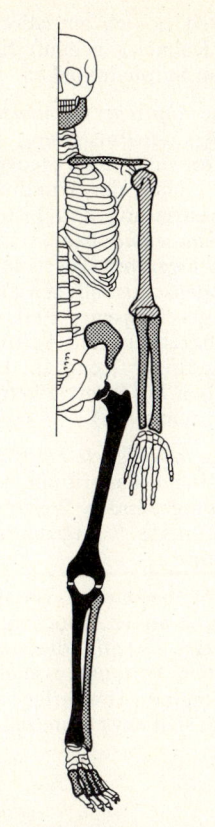

Abb. *11.1.*-2. Häufigkeit der Osteomyelitis bei Kindern: a) häufigste, b) mäßig häufige, c) gelegentliche, d) seltenste Lokalisation. (Aus: H. U. ZOLLINGER: Pathologische Anatomie, Bd. II, 4. Aufl. Thieme, Stuttgart 1976.)

Lokalisation:
- ■ = häufigste
- ▨ = mäßig häufige
- ▨ = gelegentliche
- □ = seltenste

vom Periost her Reparationsvorgänge ein, die den nekrotischen Kortikalisabschnitt zu überbrücken versuchen.

Diese *periostale Knochenneubildung* ummantelt den Sequester als sog. *Totenlade,* die von zahlreichen Löchern (sog. *Kloaken*) durchsetzt ist, durch die die *Fisteleiterung* vonstatten geht, die erst versiegt, wenn der Sequester resorbiert wird, sich spontan abstößt oder operativ entfernt wird. Nach Erlöschen der Infektion in der Markhöhle setzt dort die *endostale Knochenneubildung* ein, mit mehr oder weniger ausgedehnter Verödung des Markraumes infolge Durchbaus mit sklerotischem Knochen.

Das **klinische Bild** der akuten hämatogenen Osteomyelitis ist vom schweren septischen Verlauf mit hohen Temperaturen und initialen Schüttelfrösten geprägt, sehr bald stellt sich ein dumpfer Knochenschmerz ein.

Lokal bestehen Schmerzhaftigkeit, eingeschränkte Beweglichkeit, teigige Weichteilschwellung, Rötung und Überwärmung der Haut, bei subperiostalem Abszeß eventuell Fluk-

Brodie-Abszeß: Es handelt sich um eine chronische, abgeschwächte Form der Entzündung (geringe Erregervirulenz und/oder hohe Resistenz des Organismus), die klinisch bland verläuft und mit Ausbildung eines zentralen metaphysären, durch Granulationsgewebe abgekapselten Herdes einhergeht (am häufigsten im Bereich der distalen Femur- oder proximalen Tibiametaphyse).

Klinisch bestehen meist nur ziehende nächtliche Knochenschmerzen im Bereich des Kniegelenks. *Röntgenologisch* findet sich eine rundliche Verdichtung mit zentraler Aufhellung, jedoch kein Sequester.

Wichtigste Differentialdiagnosen: Knochensarkom, Tuberkulose, Riesenzelltumor und solitäre Knochenzyste.

Kortikalisosteoid (Osteoidosteom): Ebenfalls chronisch und bland verlaufende, meist in der Tibiadiaphyse lokalisierte kortikale Osteomyelitisform mit linsenförmiger Einschmelzung.

Die *klinische Symptomatik* entspricht, abgesehen von der unterschiedlichen Lokalisation, der des Brodie-Abszesses. Röntgenologisch erkennt man eine isolierte Aufhellung mit sklerotischer Verdichtung der umgebenden Kortikalis infolge periostaler und endostaler Knochenneubildung.

Sklerosierende Osteomyelitis: Sie ist durch die ausgeprägte periostale Knochenneubildung (ohne Sequesterbildung und Fisteleiterung) charakterisiert und läßt sich röntgenologisch nur schwer gegen ein *Ewing-Sarkom* abgrenzen.

.2. Exogene Osteitis (Ostitis)

Sie entsteht *posttraumatisch* (nach offenen Frakturen), *postoperativ* (nach Osteosynthesen) oder durch *Fortleitung eines infektiösen Prozesses* auf den Knochen (z. B. Panaritium ossale; Kieferosteomyelitis von einer Zahnwurzeleiterung ausgehend). Exakterweise müßte man in Abhängigkeit von der Ausdehnung der Knochenentzündung zwischen *Periostitis, Osteitis* und *Osteomyelitis* differenzieren! Der Begriff »Osteitis« hat sich jedoch, vorwiegend unter dem Einfluß der operativen Knochenbruchbehandlung, inzwischen in der Literatur eingebürgert.

Der fundamentale *Unterschied zwischen der exogenen Osteitis und der hämatogenen Osteomyelitis* besteht darin, daß es sich bei der exogenen Form nicht primär um eine septische Allgemeininfektion handelt. Der *Verlauf* ist deshalb milder und *primär chronisch* bzw. *chronisch rezidivierend*. Der Entzündungsherd kann jedoch jederzeit Ausgangspunkt einer bakteriellen Allgemeininfektion werden.

Die *Erreger* verteilen sich auf das gesamte Spektrum der pyogenen Wundinfektion (z. T. handelt es sich um Mischinfektionen mit putriden Keimen), gehäuft finden sich jedoch wiederum Staphylokokken.

Die *klinische Manifestation* ist abhängig von der Art der Entstehung. Im Bereich der offenen Fraktur oder der Osteosynthese entwickeln sich die Zeichen der Wundinfektion; Abszedierung, Sequestrierung und Fisteleiterung folgen. *Nach Marknagelung* kann sich eine Markphlegmone mit schwerem klinischem Verlauf analog der hämatogen entstandenen Osteomyelitis entwickeln (bei geschlossener Fraktur äußerst selten). Die Latenzzeit bis zum Auftreten der Infektion kann bei geringer Keimzahl bzw. niedriger Virulenz Wochen bis Monate betragen (vorzugsweise bei Osteosynthesen).

Die *fortgeleitete Form der Osteitis* verbirgt sich, z. B. beim Panaritium, klinisch zunächst unter der umgebenden Weichteilinfektion; rechtzeitig angefertigte Röntgenaufnahmen klären die Situation.

Eine besondere Verlaufsform vor allem der postoperativen Knocheninfektion ist die *plasmazelluläre Osteitis,* die sich klinisch durch ihren blanden Verlauf auszeichnet und auf eine gute allgemeine Abwehrlage hinweist. Histologisch findet sich ein plasmazellreiches Granulationsgewebe.

11.1.2.2.2. Behandlung der Osteomyelitis und der Osteitis

.1. Akute hämatogene Osteomyelitis

Zum frühestmöglichen Zeitpunkt, d. h. bereits *bei begründetem Verdacht, hochdosierte, parenterale, staphylokokkenwirksame Antibiotikaverabreichung.* Mittel der Wahl sind Oxacillin und Dicloxacillin, da sie auch die penicillinasebildenden Staphylokokken erfassen. Die Antibiotikabehandlung muß 6–8 Wochen lang durchgeführt werden, nach Abklingen der akuten Krankheitszeichen kann auf die orale Verabreichung übergegangen werden (evtl. Wechsel auf Lincomycin). Bei positiven Blutkulturen richtet sich die Antibiotikatherapie nach dem Ergebnis der Resistenzbestimmung.

Unbedingt erforderlich sind *Bettruhe und Ruhigstellung* der betroffenen Extremität auf einer Gipsschiene.

Fallweise erforderliche *lokale Maßnahmen:* Inzision und Drainage subperiostaler Abszesse (Erreger- und Resistenzbestimmung aus dem Eiter, erforderlichenfalls Wechsel des Antibiotikums); Spül-Saug-Drainage der Markhöhle mit Ringerlösung; bei nachgewiesener Sequestrierung chirurgische Entfernung des nekrotischen Knochens.

.2. Chronische Osteomyelitis

Sie stellt immer noch eine Domäne der *operativen Behandlung* dar, während den Antibiotika nur eine unterstützende Rolle zukommt.

Die *Indikation zur Operation* ist bei allen chronischen oder rezidivierenden Fisteleiterungen gegeben, auch wenn röntgenologisch kein Sequester nachweisbar sein sollte. Prinzip ist die *radikale Ausräumung* des Entzündungsherdes einschließlich der Sequester. Der Knochendefekt wird ausgemuldet und mit einer gestielten *Muskelplombe* oder mit einem autologen *Spongiosatransplantat* gefüllt (evtl. sekundär nach vorübergehender Dauerperfusion der Wundhöhle mit einem lokal wirksamen Antibiotikum und Einlegen einer Septopal-Kette®). Ausreichend lange *Ruhigstellung* mittels Fenstergipsverband oder heute zunehmend häufiger mittels äußerem Spanner ist selbstverständlich.

Die *Indikation zur systemischen Antibiotikatherapie* muß individuell gestellt werden. Indiziert ist sie zur peroperativen Abschirmung (Verhinderung einr Keimaussaat) und in der unmittelbar postoperativen Periode, ansonsten bei Vorliegen allgemeiner Krankheitszeichen (Fieber, Leukozytose).

Chronische Osteomyelitisherde, die klinisch, laborchemisch und röntgenologisch keine Aktivitätszeichen aufweisen, werden in Ruhe gelassen.

.3. Posttraumatische und postoperative Osteitis

Es wird eine *systemische Antibiotikatherapie* wie bei der akuten hämatogenen Osteomyelitis durchgeführt. Da eine Vielzahl von Keimen in Betracht kommt, muß möglichst rasch eine Erreger- und Resistenzbestimmung angestrebt werden.

Lokale Maßnahmen: Eröffnung der Wunde, Einlegen einer Spül-Saug-Drainage, Dauerperfusion mit einem lokal wirksamen Antibiotikum (nach vorangegangener Marknagelung über in den Nagel eingelegte Redondrainagen). Das stabilisierende Osteosynthesematerial wird belassen (Entfernung nur, wenn die Fraktur fest ist). Die weitere lokale und allgemeine Behandlung der Osteitis entspricht dem bei der chronischen Osteomyelitis dargelegten Vorgehen.

Bei *offenen Frakturen* werden zur Infektionsverhütung *primär Antibiotika* gegeben. Es handelt sich dabei nicht um Prophylaxe, sondern vielmehr um Therapie zum frühestmöglichen Zeitpunkt, da die Unfallwunde immer Keime enthält.

Bei der Osteosynthese *geschlossener Frakturen* werden heute allgemein *keine Antibiotika* gegeben; die Infektionsrate sollte unter 2% liegen!

11.1.2.3. Lokale putride Infektionen

11.1.2.3.1. Ätiologie und Manifestation

Sie werden durch *Fäulniserreger* (siehe allgemeiner Teil) hervorgerufen; meist handelt es sich um *Mischinfektionen* mit aeroben und anaeroben (fakultativ und obligat) Keimen. Die putriden Infektionen sind zwar seltener als die pyogenen, wegen ihres meist schweren Verlaufs jedoch klinisch wichtig.

Häufigste **Ursachen** sind Verletzungsarten, bei denen Fäulniserreger ins Gewebe gelangen und gleichzeitig durch Weichteilquetschung oder -zertrümmerung und Wundtaschenbildung devitalisierte Gewebebezirke entstehen, die ideale *anaerobe* Verhältnisse für das Angehen der Infektion schaffen. Die miteingedrungenen aeroben Keime sorgen durch Sauerstoffzehrung zusätzlich für anaerobes Milieu. Besonders gefährdet sind in dieser Hinsicht *Tierbisse* (Aasfresser; die Zähne sind beladen mit Fäulniskeimen!) und *landwirtschaftiche Verletzungen* (Verunreinigung mit Tierexkrementen).

Neben diesen exogen bedingten putriden Infektionen spielt die *Autoinfektion* mit körpereigenen Fäulniskeimen im Rahmen von Verletzungen (z. B. perforierende Abdominalverletzungen mit Dickdarmeröffnung, Pfählungsverletzungen des Rektums, Beckenfrakturen mit Blasenverletzung), von operativen Eingriffen (Dickdarmoperationen, Harnröhrenverletzung bei Bougierung oder Katheterisierung) oder spontan entstandenen putriden Prozessen (gangränöse Appendizitis oder Cholezystitis, periproktale Infektion etc.) eine entscheidende Rolle. Je nach Entstehungsweise der Infektion kommt es zu putriden Bauchwand-, Retroperitoneal-, Paravesikal-, Periurethral- und Perianalphlegmonen und -abszessen oder zur putriden Peritonitis.

Eine weitere häufige Ursache jauchiger Infektionen sind *diabetische und arteriosklerotische Durchblutungsstörungen* mit Übergang des trockenen Brandes (= Nekrose) in den feuchten Brand (= Gangrän); das gleiche gilt für Erfrierungen.

Das **klinische Bild** der putriden Infektionen wurde bereits im allgemeinen Teil des Infektionskapitels dargestellt. Die Schwere der Allgemeinerscheinungen hängt von der Lokalisation und der Ausdehnung der Infektion ab und wird durch die Menge der in die Blutbahn gelangenden *Eiweißzerfallsprodukte* bestimmt. Zur bakteriellen Allgemeininfektion kommt es in der Regel nicht. Häufig entstehen *Fäulnisgase* (z. B. durch gasbildende Kolikeime), die sich klinisch durch das charakteristische *Gewebeknistern* beim

Betasten wahrnehmen lassen. Diese meist epifaszial lokalisierte *putride Gasphlegmone* muß differentialdiagnostisch vom Gasbrand abgegrenzt werden, der viel foudroyanter und schwerer verläuft (s. unten) und bei dem die Gasentwicklung vor allem auch intramuskulär stattfindet *(Röntgenaufnahme!).*

Zwei putride Infektionen bedürfen wegen ihres bedrohlichen bzw. eindrucksvollen Verlaufs der gesonderten Darstellung: Die *Urinphlegmone* und die *Skrotalgangrän.*

.1. Urinphlegmone

Sie entsteht im Gefolge von Harnröhrenverletzungen oder extraperitonealen Blasenrupturen durch Eindringen von mit Fäulniserregern infiziertem Urin (Autoinfektion) in das lockere paravesikale oder periurethrale Gewebe. Die Phlegmone dehnt sich rasch zum Damm, zum Skrotum oder zur Bauchwand hin aus und verursacht eine *lebensbedrohliche Intoxikation.*

.2. Skrotalgangrän (Fourniersche Gangrän)

Sie nimmt ihren Ausgang von Verletzungen des Skrotums (Kontamination mit Darmkeimen), Urinphlegmonen oder perianalen Infektionen; häufig ist keine Eintrittspforte feststellbar. In der lockeren Skrotalhaut breitet sich die jauchige Entzündung rapide aus und führt in der Regel zur kompletten Gangrän des Skrotalsackes, der sich, wenn nicht rechtzeitig chirurgisch eingegriffen wird, spontan am Skrotalansatz demarkiert. Meist besteht ein *toxisches Zustandsbild.* Die Hoden werden von der Gangrän nicht erfaßt und bleiben funktionstüchtig erhalten (sekundäre Deckung mit Skrotalhautresten, Verlagerung in eine Subkutantasche am Oberschenkel oder Spalthautdeckung der granulierenden Fläche).

11.1.2.3.2. Behandlung der putriden Infektionen

Sie richtet sich nach den eingangs dargestellten allgemeinen Prinzipien. Die Behandlung spezieller Organmanifestationen ist den betreffenden Kapiteln zu entnehmen.

Von entscheidender Bedeutung ist die *Prophylaxe* der putriden Infektion:
- Keine primäre Wundnaht bei *Bißverletzungen;*
- Ausgiebige Drainagen und höchstens einzelne Situationsnähte bei *potentiell gefährdeten Wunden* (im Zweifelsfall immer offen lassen und Sekundärnaht);
- Sorgfältige Vermeidung der Keimverschleppung bei *Dickdarmoperationen;*
- Bei *Extremitätennekrosen* unbedingte Trockenhaltung bis zur Demarkation.

11.1.2.3.3. Sonderformen: Fusospirochätosen

Dazu gehören die *Noma* und das *Ulcus tropicum,* die eine Sonderform der phlegmonösen putriden Infektion darstellen. Sie werden beide durch *Spirochäten* (Spirochaeta plaut-vincenti sive Borrelia vincenti) und *fusiforme Stäbchen* (Fusobacterium plautvincenti), zwei in anaerober Symbiose lebende Erreger, hervorgerufen. Die beiden Infektionen kommen zwar nur in den Tropen und Subtropen vor, haben dort jedoch wegen ihrer Gefährlichkeit bzw. Häufigkeit eminente Bedeutung.

.1. Noma

Synonyma: Cancrum oris, Wasserkrebs.

Sie ist eine direkte Folge chronischer Mangelernährung und stellt die in ihren Folgen *schrecklichste putride Infektion* dar, die wir kennen. Es handelt sich um eine foudroyant verlaufende, von der Gingiva oder der Wangenschleimhaut ausgehende Gangrän der Wange, der Lippen, des harten Gaumens oder der Nase, die nur bei Kindern auftritt (gewöhnlich im Gefolge einer Masern- oder Malariainfektion). Unbehandelt erliegen 90% der Kinder der schweren Allgemeinintoxikation. Bei Überstehen der akuten Erkrankung verbleiben große Gesichtsdefekte mit daraus resultierender Aspirationsneigung, Erschwerung der Nahrungsaufnahme, Behinderung des Sprechens und ständigem Speichelfluß (daher »Wasserkrebs«).

Behandlung: Durch *Penicillinbehandlung* konnte die Letalität der Akutphase auf ca. 30% gesenkt werden; die Mehrzahl der Kinder geht jedoch an den oben genannten Spätfolgen der Infektion zugrunde (häufigste Todesursache: Aspirationspneumonie).

.2. Ulcus tropicum

Akute ulzerogangränöse Hauterkrankung mit Entwicklung eines runden, fast ausschließlich am distalen Unterschenkel lokalisierten Geschwürs. Die Erkrankung kommt in den Tropen sehr oft vor; befallen werden Kinder und Jugendliche.

Die komplexe *Ätiologie* der Erkrankung wird am deutlichsten in der einprägsamen englischen Alliteration: *Friction* (= chronische Bagatelltraumen als Eintrittspforte), *Food* (= Mangelernährung als disponierender Faktor), *Flies* (= Fliegen als Überträger), *Fusospirillosis* (= die spezifischen Erreger). Bei Übergang in das *chronische Stadium* drohen *Osteomyelitis* und *maligne Entartung.* (Die Mehrzahl der Hautkarzinome in den Tropen entstehen auf dem Boden eines chronischen tropischen Ulkus!)

Die **Behandlung** besteht in Penicillingaben und Hauttransplantationen.

11.1.2.4. Anaerobe und aerobe toxische Allgemeininfektionen

In diese Gruppe gehören die beiden gefährlichsten bakteriellen chirurgischen Infektionen, der *Tetanus* und der *Gasbrand*.

11.1.2.4.1. Tetanus

Der Tetanus wird durch *Clostridium tetani* hervorgerufen, dessen neurotoxisch wirksames Ektotoxin zu Lähmungen und Krämpfen der quergestreiften Muskulatur führt, die in nahezu der Hälfte der Fälle zum Tode führen. Die deutsche Bezeichnung *Wundstarrkrampf* beinhaltet alle wesentlichen klinischen Merkmale der Erkrankung.

Erreger und Epidemiologie: Clostridium tetani ist ein schlankes, bewegliches, in jungen Kulturen grampositives, später gramnegatives Stäbchen, das endständige Sporen bildet (Trommelschlegelform) und in dieser Form äußerst widerstandsfähig gegen Umwelteinflüsse ist. Die Tetanusbazillen sind *obligate Anaerobier*, leben saprophytär im Darm von Haustieren (vor allem Pferd und Rind), aber auch des Menschen. Mit dem Kot gelangen sie vor allem in Garten-, Akker- und Wiesenerde und in den Straßenstaub und werden praktisch *ubiquitär* gefunden. Kulturerde hat einen Durchseuchungsgrad bis zu 40%. Für die Sporendichte spielt u. a. die Beschaffenheit des Bodens eine wesentliche Rolle: In leicht auswaschbaren Sandböden ist sie gering, in schwer auswaschbaren Lehmböden hoch. In Deutschland muß mit ca. 15 Tetanusfällen pro 1 Million Verletzte gerechnet werden, die Zahl der jährlichen Todesfälle liegt zwischen 100 und 150.

In den Tropen und Subtropen sind demgegenüber Morbidität und Letalität um ein Vielfaches höher – in manchen Ländern um das 50- bis 100fache! Ursächliche Faktoren dafür sind: die Anreicherung der Tetanussporen in den undurchlässigen tropischen Lateritböden, die weit höhere Verletzungsexposition infolge Barfußgehens, die mangelnde ärztliche Versorgung, die unzureichende Asepsis in der Geburtshilfe (Tetanus puerperalis et neonatorum) und das fast völlige Fehlen einer aktiven Prophylaxe. So gibt es allein in Indien rund 100 000 Tetanus-Todesfälle pro Jahr, in Nigeria rangiert die Erkrankung in Hospitalstatistiken an erster Stelle der Todesursachen. Insgesamt wird die Gesamtzahl der Tetanustoten in der Welt auf jährlich 200 000 geschätzt (Internat. Tetanuskonferenz, 1966).

Pathogenese: Die mit Straßenstaub, Erde, Fremdkörpern (Holzsplitter!) oder Kleiderfetzen in die Wunde gelangenden Erreger müssen dort anaerobe Bedingungen vorfinden, um eine manifeste Infektion hervorzurufen. Primär gefährdet sind deshalb vor allem *Verletzungen, die mit erheblicher Gewebedevitalisierung und Verschmutzung einhergehen* (Schußverletzungen, landwirtschaftliche und Verkehrsunfallverletzungen), und *Eintrittspforten, die rasch verkleben* (z. B. Nagelstichverletzungen der Fußsohle). Jede noch so kleine Wunde kann Eintrittspforte sein (40–50% aller Tetanusinfektionen sind durch Bagatellverletzungen, die bei Ausbruch der Erkrankung vielfach nicht mehr nachweisbar sind, verursacht!). In tropischen Ländern sind der Uterus *(Tetanus puerperalis),* die Nabelwunde *(Tetanus neonatorium)* und das Ohr *(Otitis media)* häufige Eintrittspforten; hierzulande sind demgegenüber die iatrogen entstandenen Tetanusinfektionen (nach intramuskulärer Injektion, nach Dickdarmoperation) äußerst selten geworden.

Die Erreger verbleiben an der Eintrittsstelle *(bei Monoinfektion keine Entzündungszeichen!),* gehen von der Sporen- in die Vegetativform über und vermehren sich. Das häufige Vorliegen einer *Mischinfektion* (s. oben) schafft ideale Wachstums- und Vermehrungsbedingungen für die Tetanuserreger, da durch die putriden Keime Gewebenekrosen entstehen und durch die Aerobier Sauerstoff verbraucht wird.

Das von den Tetanusbazillen produzierte *Neurotoxin (Tetanospasmin)* wird nach neueren Untersuchungen über Blut- und Lymphkapillaren in den Blutkreislauf abgegeben (alte Hypothese: aszendierender Toxintransport von den motorischen Endplatten entlang der Achsenzylinder oder Nervenscheiden ins ZNS), dort an Plasmaglobuline gebunden und entfaltet seine Wirkung, sobald es die motorischen Ganglienzellen des Rückenmarks und der Medulla oblongata und noch nicht exakt bekannter Angriffspunkte der motorischen Hirnrinde erreicht hat. Dort wird es so *fest an die Nervensubstanz gebunden,* daß eine *Neutralisierung* durch verabreichtes Antitoxin *nicht mehr möglich* ist. Durch das neural fixierte Toxin werden die über die Ganglienzellen der Vorderhörner laufenden Hemmimpulse blockiert, woraus das *tonisch-klonische Krampfstadium* resultiert.

Die *Inkubationszeit* der Erkrankung schwankt zwischen 3 und 60 Tagen! Kürzere Inkubationszeiten sind nur bei Laborinfektionen mit virulenten Keimen beschrieben worden; bei Ausbruch der Erkrankung jenseits des 60. Tages spricht man von *Spättetanus* (abortiver Verlauf!).

Klinisches Bild: Die Erkrankung beginnt mit Kopfschmerzen, Müdigkeit, Schwindel, Schlaflosigkeit, Schweißausbrüchen und Muskelschmerzen *(uncharakteristisches Prodromalstadium).*

Mit der sehr bald infolge Starre der Kaumuskulatur auftretenden *Kieferklemme (Trismus)* ist das Stadium der *tonischen Muskelstarre (Rigor)* erreicht, die deszendierend die einzelnen Muskelgruppen in bestimmter Reihenfolge erfaßt:

Gesichts-, Nacken-, Rücken-, Extremitäten-, Interkostal-, Kehlkopf- und schließlich die Zwerchfellmuskulatur.

Die Verzerrung der Gesichtsmuskulatur ruft das pathognomonische maskenhafte Grinsen *(Risus sardonicus)* hervor, das kräftemäßige Überwiegen der langen Rückenstrecker bewirkt die Hyperlordosierung der gesamten Wirbelsäule *(Opisthotonus).* Sehr bald ist das *klonische Krampfstadium* erreicht: Der Patient wird von äußerst schmerzhaften, bis zu 2 Minuten dauernden, meist generalisierten Krampfanfällen geschüttelt, die sich in Minutenabständen wiederholen können und bereits durch kleinste äußere Reize (optisch, akustisch, Berührung) ausgelöst werden. Die Kraftentfaltung kann so gewaltig sein, daß es zu *Wirbelkörperfrakturen* oder *Dornfortsatzabrissen* kommt. Durch die enorme Muskelarbeit entwickelt sich eine *Hyperthermie* mit Temperaturen bis 42°C. Der Kranke ist bei vollem Bewußtsein und kann weder sprechen noch essen oder trinken. Wird schließlich die Atemmuskulatur erfaßt, so kommt es unbehandelt zum *Erstickungstod* im Krampfanfall. Eine weitere häufige Todesursache ist das akute *Herzversagen* infolge Überlastung und Hypoxie sowie respiratorischer und metabolischer Azidose.

Als häufigste **Komplikation** entwickelt sich eine *hypostatische* oder *Aspirationspneumonie*.

Anhand der sich darbietenden klinischen Symptomatik unterscheidet man drei **Verlaufsformen** bzw. Schweregrade des Tetanus:
Stadieneinteilung nach DEVENS und SCHOSTOCK (1957):
Schweregrad I: Trismus, Risus sardonicus, Rigor, Opisthotonus.
Schweregrad II: Wie I, mit generalisierten Krampfanfällen.
Schweregrad III: Wie II, mit zusätzlichen Erstickungsanfällen.
Wird das ca. eine Woche andauernde Krampfstadium überstanden und sind keine Komplikationen eingetreten, so erfolgt völlige Restitutio ad integrum, wobei der Muskelrigor im Verlauf von Wochen in umgekehrter Reihenfolge des Auftretens (also aszendierend) verschwindet. Am längsten persistiert eine gewisse mimische Starre. Eine *Immunität wird durch einen überstandenen Tetanus nicht erworben,* da die Antitoxineigenproduktion dazu nicht ausreicht!

Prognose: Sie hängt von der *Inkubationszeit* und dem *Schweregrad* der Erkrankung ab, wobei die Inkubationszeit das entscheidende Kriterium darstellt. Je kürzer die Inkubationszeit, desto schwerer ist der Verlauf (bei Inkubationszeiten unter 7 Tagen meist tödlich!).

Die *Letalität* der Erkrankung liegt trotz moderner Intensivbehandlung auch heute noch bei rund 25-30%, beim Tetanus neonatorum sogar bei 80-95%.

Eine seltene **Sonderform** des Tetanus ist der *lokale Tetanus,* häufig als *Kopftetanus* auftretend, ausgehend von Gesichtsverletzungen. Er erfaßt nur die Muskulatur im Bereich der Eintrittspforte (wenige und gering virulente Erreger?) und hat eine gute Prognose.

Behandlung: Eine *kausale Therapie* des manifesten Tetanus *existiert nicht,* da das bereits im Nervengewebe verankerte Toxin nicht mehr angreifbar ist. Die Erkrankung hat somit nichts von ihrem Schrecken verloren; mit den Mitteln der modernen Intensivmedizin gelingt es jedoch in vielen Fällen, den schicksalhaften Verlauf abzuwenden, falls nicht behandlungstypische Komplikationen auftreten.

Es gelten folgende *Behandlungsprinzipien:*
1. *Beseitigung des Toxinnachschubs* durch radikale Wundexzision und offene Wundbehandlung.
2. *Antibiotikagaben* zur Abtötung eventuell verbliebener Tetanuserreger (gut empfindlich auf Penicillin) und zur Behandlung einer begleitenden Mischinfektion der Wunde (Breitspektrum-Antibiotika).
3. *Neutralisierung* des noch nicht neural fixierten zirkulierenden bzw. nachgebildeten Toxins durch *sofortige Verabreichung von homologem antitoxischem Humanserum* (z. B. Tetanus-Hyperimmun-Globulin). 1000 IE in einer Dauertropfinfusion. Nebenreaktionen treten nicht auf, es wird wesentlich langsamer abgebaut als tierisches Serum und garantiert 4 Wochen lang einen wirksamen Antitoxintiter (Abb. *11.1.-3).* Das früher verwendete tierische (heterologe) Antitoxin darf nicht mehr gegeben werden, da in 10-30% der Fälle allergische Reaktionen auftraten (anaphylaktische Reaktionen bei früherer Sensibilisierung und Serumkrankheit) und außerdem die passive Schutzwirkung nur maximal 10 Tage anhält (damit schutzloses Intervall, s. unten).
4. *Simultane aktive Immunisierung mit Toxoid* (Aluminium-Adsorbat-Impfstoff, z. B. Tetanol), 0,5 ml i. m. sofort und nach 2 Wochen oder als sog. *Schnellimmunisierung* mit 5maliger Toxoid-Injektion im Abstand von 2 Tagen (erste Dosis 1,0 ml, dann 0,5 ml). Ein aktiver Impfschutz, d. h. ein Serum-Antitoxintiter von mindestens 0,01 E/ml, wird jedoch frühestens nach 21 Tagen bzw. 18 Tagen (bei der Schnellimmunisierung) erreicht. Bei gleichzeitiger Gabe von antitoxischem Humanserum (28 Tage ausreichender Antitoxintiter) wird

Antitoxin-Titer (IE/ml)

▓ Passiver Schutz
▨ Aktiver Schutz

0,01

14 Tage   28 Tage

↑ 2 ml antitoxisches Humanserum (250 IE)

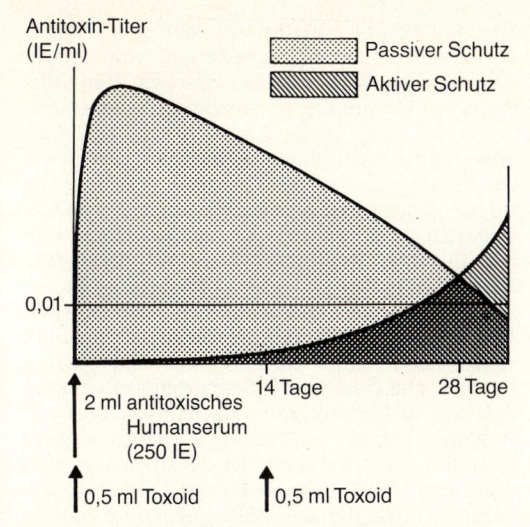

↑ 0,5 ml Toxoid   ↑ 0,5 ml Toxoid

Abb. *11.1.*-3. Vermeidung eines schutzlosen Intervalls bei der Simultanimpfung durch Verwendung von antitoxischem Humanserum. (Aus SCHMITT, W.: Allgemeine Chirurgie; 8. Aufl. Enke, Stuttgart 1977.)

somit das sog. *schutzlose Intervall vermieden* (Abb. *11.1.*-3).
5. *Verhinderung bzw. Abschwächung von Krampfanfällen:* Bei Patienten des Schweregrades I mittels totaler Reizabschirmung und Gabe von Sedativa, Hypnotika und muskelrelaxierend wirkenden Psychopharmaka (z. B. Diazepam). Bei Patienten des Schweregrades II und III ist die kontrollierte künstliche Beatmung unter langwirkenden Muskelrelaxantien bis zum Ende des Krampfstadiums erforderlich: zunächst nasotracheale Intubation, bei protrahiertem Verlauf Beatmung über ein Tracheostoma, das auch nach Beendigung der Beatmung die Trachealtoilette garantiert.
6. *Bekämpfung der Hyperthermie,* extern durch Eispackungen und medikamentös durch künstliche Hibernisation (mittels lytischem Cocktail).
7. *Hyperalimentation* mittels Ernährungssonde und parenteral, um den enormen Kalorienbedarf sicherzustellen (5000–7000 kcal = 20 000–30 000 kJ/Tag!).
8. Kontinuierliche *intensivmedizinische Überwachung* aller vitalen Parameter (Flüssigkeitsbilanz, Säure-Basen-Haushalt, Herztätigkeit etc.).
9. *Prophylaxe und Behandlung von Komplikationen,* wobei die pulmonalen ganz im Vordergrund stehen (entsprechend wirksame Antibiotika).

Die einzige voll wirksame Tetanusprophylaxe ist die *aktive Immunisierung* des Unverletzten zum Zeitpunkt der Wahl mit *drei Toxoid-Injektionen* (die ersten beiden im Abstand von 4 Wo-

chen, die dritte nach 6–12 Monaten). Die damit erreichte *Grundimmunität* hält wahrscheinlich lebenslang an; durch Auffrischimpfungen (im Verletzungsfall oder in etwa 5jährigen Intervallen) wird ein sofortiger voller Impfschutz wiederhergestellt. Die Tetanusimpfung ist zudem die bestverträgliche Impfung, die wir kennen.

Bei *Nichtgeimpften* wird im Verletzungsfall die sofortige *simultane Immunisierung* (aktiv und passiv) durch Gabe der ersten Toxoid-Injektion (0,5 ml Tetanol) und von 250 IE antitoxischem Humanserum (Tetanus-Hyperimmunglobulin) vorgenommen, wodurch ein schutzloses Intervall vermieden wird (s. oben).

Die **fachgerechte Wundversorgung** nach den Friedrichschen Prinzipien ist die beste **chirurgische Prophylaxe** der Tetanus-Erkrankung!

11.1.2.4.2. Gasbrand (Gasödem)

Lokale Ödementwicklung, Gasbildung, massiver Weichteilzerfall und explosionsartig einsetzende Toxinämie mit kardiovaskulärer Insuffizienz sind die Charakteristika der Erkrankung. Sie wird heute vorwiegend als Gasödem bezeichnet.

Erreger und Epidemiologie: Es handelt sich um verschiedene Clostridienstämme, die sämtlich grampositive, gasbildende, obligat anaerobe Sporenbildner sind. Die *menschenpathogenen Gasbranderreger* sind in der Reihenfolge ihrer *Häufigkeit:*
1. Clostridium perfringens (WELCH-FRAENKEL),
2. Clostridium novyi (Bacillus oedematicus),
3. Clostridium septicum (PASTEUR, Pararauschbrand-Bazillus),
4. Clostridium histolyticum.

Nur fakultativ menschenpathogen ist Clostridium gigas (Bacillus haemolyticus).

Das spezifische Krankheitsbild wird durch die von den Erregern gebildeten *Ektotoxine* hervorgerufen, die biochemisch Fermente darstellen (Proteasen, Kollagenasen, Hyaluronidasen, Lecithinasen, Desoxyribonukleasen) und die Proteo-, Hämo- und Lipolyse bewirken. Pathogenetisch von besonderer Bedeutung ist das *Alphatoxin,* eine Lecithinase, da es die Zellwände zerstört. Die Gasbildung kommt durch Kohlenhydratvergärung und Eiweißzersetzung zustande. Beim Gasbrand liegen fast ausschließlich Polyinfektionen, Mischinfektionen oder zusammengesetzte Mischinfektionen vor. *Haupterregerreservoir* ist wie beim Tetanus der gedüngte Boden, da die Clostridien normale Saprophyten des menschlichen und tierischen Darmes sind. Die Infektion tritt deshalb in Friedenszeiten am häufigsten nach landwirtschaftlichen und Verkehrsunfällen auf.

Pathogenese: Für das Angehen der Infektion sind *anaerobe Wundverhältnisse Voraussetzung*. Am stärksten gefährdet sind deshalb Wunden, die mit ausgedehnter Weichteil-, insbesondere Muskelzerstörung einhergehen. Arterielle Minderdurchblutung einer Extremität infolge Gefäßzerreißung oder strangulierende Verbände begünstigen das Angehen der Infektion, desgleichen verspätete und unzureichende Wundversorgung (Schußverletzungen im Kriege!). Im Gegensatz zum Tetanus nimmt der Gasbrand seinen Ausgang fast nie von Bagatellverletzungen. In seltenen Fällen kann es nach intramuskulärer Injektion mit unsteriler Nadel zur Gasbrandinfektion kommen, wobei eine lokale, durch das Medikament verursachte Muskelnekrose Voraussetzung sein dürfte.

Die *Inkubationszeit* beträgt wenige Stunden bis mehrere (1–3) Tage. *Prädilektionsstellen* für das Angehen der Gasbrandinfektion sind die muskelstarken Gliedmaßenabschnitte (Oberschenkel, Glutäalregion).

Klinisches Bild: Die Erkrankung ist charakterisiert durch heftigste, plötzlich einsetzende Schmerzen im Wundbereich, Schwellung der Wundumgebung, Verfärbung der Haut (graubraun-violett-schwarz), Entleerung von fleischwasserfarbenem bis hämorrhagischem, dünnflüssigem, süßlich-faulig riechendem Exsudat, dem Gasperlen beigemengt sind. Rötung, Überwärmung und Eiterbildung als Ausdruck einer lokalen Abwehrreaktion des Organismus fehlen. Die Infektion schreitet, anatomisch vorgegebene Gewebeschranken ignorierend, unheimlich rasch in zentripetaler Richtung fort (Wanderungsgeschwindigkeit bis 10 cm pro Stunde) und breitet sich unbehandelt bald auch auf den Körperstamm aus. Die Muskulatur wird nekrotisch und zundrig und nimmt die Farbe gekochten Schinkens an. Die Gas- und Ödembildung ruft zusätzlich zur toxischen eine mechanisch bedingte Ischämie hervor, so daß ein Circulus vitiosus entsteht. Beim Betasten der befallenen Region fühlt man *Gasknistern* im Gewebe, auf Röntgenaufnahmen ist die sog. *Muskelfiederung* erkennbar. Sie kommt dadurch zustande, daß die Muskelfasern durch die intramuskuläre Gasentwicklung auseinandergedrängt werden, und stellt ein wichtiges Kriterium zur Abgrenzung gegenüber putriden und pyogenen gasbildenden Infektionen dar (s. Tab. *11.1.*-1).

Tab. *11.1.*-1. Differentialdiagnose: Gashaltige Phlegmone – Gasödem. (Aus W. Schmitt: Allgemeine Chirurgie; 8. Aufl., Enke, Stuttgart 1977.)

	Gashaltige Phlegmone	Gasödem
Erreger	Staphylokokken, Streptokokken, Koli-, Proteus-, Typhuskeime	Clostridien
Pathologisch-anatomisch	Fäulnis und jauchig-eitrige Einschmelzung, die auf den Bereich der Wundeiterung beschränkt ist	Fortschreitende gasige Zersetzung im Muskel ohne entzündliche Reaktion und ohne Eiterung
Gas	Umschriebene Gasansammlung im interstitiellen Gewebe des Wundbereichs, zur Umgebung scharf begrenzt; im *Röntgenbild* grobfleckige Gasbildung in den Bindegewebsspalten	Gas im Muskel und weit darüber hinaus fortschreitend, im *Röntgenbild* strichweise Fiederung des Gases entsprechend dem Verlauf der Muskelfasern
Wundsekret	Eiter- und Gasblasen oder bräunliche, zellreiche Jauche	Serös-blutige Flüssigkeit ohne Beimengung zellulärer Elemente
Lokalbefund	Entzündungserscheinungen, Rötung, Hitze, Wundrandnekrosen, Schmerzhaftigkeit im Wundbereich; bei der Inzision gelangt man bald in gesunden, normal durchbluteten Muskel	Keine Rötung, keine Entzündung, Haut weiß, ödematös, später blaubraun verfärbt und polsterartig geschwollen, schnelle weitere Zunahme der Schwellung. Bei der Inzision erreicht man nirgends normales Gewebe
Allgemeinzustand	Bild der toxischen Allgemeininfektion, Fieber hoch, Unruhe, zum Teil Delirien, trockene Zunge	Fahles Gesicht, zunächst klares Bewußtsein, später Apathie, große Atmung, Puls enorm beschleunigt, Temperatur nicht übermäßig erhöht
Verlauf	Nach ausgedehnter Inzision meist gutartig	

Synchron mit den lokalen Veränderungen kommt es zur rapiden Verschlechterung des Allgemeinzustandes: Unruhe, Tachykardie, Blutdruckabfall, graues, verfallenes Aussehen. Im fortgeschrittenen Stadium der Erkrankung entwickeln sich Anämie und Ikterus infolge massiver Hämolyse und ein akutes Nierenversagen. Unbehandelt führt der Gasbrand in ein bis zwei Tagen im toxischen Herz-Kreislauf-Versagen zum Tode.

Diagnose und Differentialdiagnose: Die Diagnose Gasbrand muß wegen der Dringlichkeit des Therapiebeginns *stets klinisch* gestellt werden. Dazu ist in der Regel die ausgedehnte *chirurgische Revision* des Wundgebietes erforderlich. Die *Bakteriologie* hat für die Therapieentscheidung keine Bedeutung, sie dient lediglich der nachträglichen Diagnosesicherung.

Der bakterioskopische Nachweis von grampositiven, plumpen Stäbchen im Wundabstrich besagt nichts über deren Pathogenität, die Differenzierung durch Kultur und Tierversuch (Meerschweinchen, 24–36 Stunden) dauert zu lange. Dennoch kann die mikroskopische Schnelldiagnostik die klinische Diagnose entscheidend stützen.

Wie bei keiner zweiten chirurgischen Infektion ist die Behandlung des Gasbrandes ein *Wettlauf mit der Zeit* – wenige Stunden entscheiden über das Schicksal des Patienten!

Differentialdiagnostische Schwierigkeiten machen in erster Linie Infektionen mit *gasbildenden Eiter- und Fäulniserregern* (z. B. E. coli, Proteus vulgaris, Enterokokken, anaerobe Streptokokken). Die wesentlichen Unterschiede zwischen Gasbrand und gasbildender Phlegmone sind in Tab. *11.1.*-1 dargestellt. Das Eindringen von Luft in nichtinfizierte Wunden (z. B. bei Schußverletzungen, offenen Frakturen, Preßluftverletzungen) bereitet demgegenüber differentialdiagnostisch kaum Schwierigkeiten (Gasknistern bei reizloser Wunde und fehlende Allgemeinsymptome).

Behandlung: *Chirurgische Intervention* in Kombination mit der *hyperbaren Oxygenierung* gilt heute als Conditio sine qua non für eine erfolgversprechende Gasbrandbehandlung. Jede *manifeste* Infektion und jeder *Verdachtsfall* müssen deshalb unverzüglich in eines der 11 mit einer Sauerstoff-Überdruckkammer ausgestatteten Behandlungszentren der Bundesrepublik verlegt werden. Operation und Sauerstoff-Überdruckbehandlung stellen keine konkurrierenden, sondern einander ergänzende Behandlungsverfahren dar! Die Gabe von antitoxischem Gasbrandserum ist heute, weil wirkungslos und gefährlich, verlassen.

1. Die *chirurgische Intervention* muß nach wie vor erste Behandlungsmaßnahme sein; zudem ist sie für die Diagnosesicherung unerläßlich. Zielsetzung: Breite Eröffnung der infizierten Wunde, radikale Entfernung des nekrotischen Gewebes, Offenlassen der Wunde, wenn erforderlich, frühzeitige Amputation bzw. Exartikulation.
2. Die *hyperbare Oxygenierung* (BOEREMA und BRUMMELKAMP, 1960) hat zwei Angriffspunkte:
   a) Durch die Erzeugung eines Kammerdrucks von 3 ata (=2 atü) erhöht sich bei reiner Sauerstoffatmung der physikalisch in Plasma gelöste Sauerstoff von 0,3 Vol% auf 6,6 Vol%. Durch diesen um etwa das 20fache gesteigerten O_2-Partialdruck wird die Diffusion des Sauerstoffs im durchblutungsgestörten Gewebe erheblich verbessert.
   b) Nach dem Boyle-Mariotteschen Gesetz (das Volumen eines Gases ist dem Druck umgekehrt proportional) werden die Gasbläschen im befallenen Gewebe komprimiert, wodurch der Gewebeinnendruck verringert und dadurch die Blutzirkulation verbessert wird. *Behandlungsschema:* 3 Kammersitzungen von je 2½ Stunden in den ersten 24 Stunden, dann weitere 4 im 12-Stunden-Abstand.

Durch die Sauerstoffüberdruckbehandlung gelingt es in vielen Fällen, den Clostridien in der Übergangszone zum gesunden Gewebe hin rechtzeitig das anaerobe Milieu zu entziehen und damit die weitere Toxinproduktion zu stoppen. Zwischen den einzelnen Kammeraufenthalten muß erforderlichenfalls weiter chirurgisch interveniert werden. Die hyperbare Oxygenierung ist in vielen Fällen *lebensrettend*. Amputationsrate und -höhe werden deutlich gesenkt.

Zusätzliche Behandlungsmaßnahmen:
3. *Antibiotika:* Penicillin, 100 Mill. IE pro die; gezielte Behandlung der primären Mischinfektion bzw. sekundären Superinfektion nach Vorliegen des Antibiogramms.
4. *Intensivtherapie* zur Aufrechterhaltung der Vitalfunktionen.

Die zeit- und fachgerechte Wundversorgung ist die beste Gasbrandprophylaxe.

Die **Prognose** des Gasbrandes ist auch bei Anwendung aller modernen Behandlungsprinzipien weiterhin *schlecht*.
Die *Letalität* schwankt zwischen 25 und 50%.

11.1.2.4.3. Wunddiphtherie

Die Wunddiphtherie, hervorgerufen durch *Corynebacterium diphtheriae,* war in der vorantiseptischen Ära eine häufige, insbesondere auf Kinderstationen gefürchtete Hospitalinfektion. Heute stellt sie, dank der generellen aktiven Immunisierung der Säuglinge, eine extreme Rarität dar.

Klinisches Bild: Die Wunde zeigt schmierige, grau-gelbliche Beläge auf schlaffen Granulationen, die Wundränder sind unterminiert, die Wundumgebung infiltriert und blau-rot verfärbt. Die Diagnose kann nur bakteriologisch gestellt werden, wobei es sich nie um Reininfektionen handelt.

Das Allgemeinbefinden ist erst in fortgeschrittenen Stadien der Infektion beeinträchtigt, wenn es infolge Resorption des von den Erregern gebildeten Ektotoxins zur Myokardschädigung und zur Lähmung motorischer Nerven (Gaumensegelparese, Akkommodationsstörung) kommt.

Behandlung: Die Gabe von *Diphtherieserum* ist nur bei den sehr seltenen Fällen einer toxischen Allgemeininfektion erforderlich. In der Regel genügt die offene Wundbehandlung mit antiseptischen Lösungen. Systemisch werden Penicillin oder Tetracycline gegeben, die bakteriostatische Wirkung haben.

11.1.2.5. Spezifische Infektionen

Tuberkulose, Lues und *Lepra* als spezifische Infektionen strenger Definition (s. Allgemeiner Teil) haben nur in Spätstadien der Erkrankung chirurgische Relevanz. Im Rahmen dieses Buches sollen deshalb im wesentlichen nur die Organmanifestationen und Infektionsfolgen besprochen werden, die eine chirurgische Behandlung erfordern. Bezüglich der systematischen Darstellung sei auf Lehrbücher der Bakteriologie, Pathologie, Inneren Medizin, Dermatologie und Tropenmedizin verwiesen.

11.1.2.5.1. Tuberkulose

Obligatorische BCG-Impfung der Säuglinge, Sanierung der Rinderbestände, verbesserter Lebensstandard und moderne Chemotherapie haben die Tuberkulosemorbidität und -mortalität in den Industrieländern im Verlauf der letzten 20 Jahre auf den vermutlich niedrigstmöglichen Stand gesenkt. Demgegenüber ist die Tuberkulose in den Entwicklungsländern der subtropischen und tropischen Zone immer noch eine Volksseuche ersten Ranges.

Erreger: *Mycobacterium tuberculosis* und *Mycobacterium bovis.* Die Infektion wird heute ganz überwiegend durch den Typus humanus hervorgerufen (bei der pulmonalen Manifestation zu nahezu 100%), während früher, insbesondere bei der alimentär bedingten (ungekochte Milch) primären Halslymphknoten- und Darmtuberkulose in einem hohen Prozentsatz der Typus bovinus gefunden wurde.

Chirurgische Formen: Die Notwendigkeit zur operativen Behandlung der Tuberkulose hat infolge der heute verfügbaren effizienten *Chemotherapie* stark abgenommen.

Zu den *chirurgischen Formen der Tuberkulose* zählen, neben bestimmten Verlaufsformen der *Lungentuberkulose,* die lymphogen oder hämatogen entstandenen *extrapulmonalen Manifestationen* im Bereich der Lymphknoten, der Knochen und Gelenke, der Schleimbeutel und Sehnenscheiden und des Abdomens. Die sehr wichtige, da bislang keine rückläufige Tendenz aufweisende *Urogenitaltuberkulose* wird an anderer Stelle dieses Buches behandelt. Die *direkte Wundinfektion* mit Tuberkelbakterien ist ebenfalls sehr selten geworden und kommt praktisch nur als *Berufsinfektion* bei Ärzten, Sektionsgehilfen, Pflegepersonal, Tierärzten und Metzgern vor. Die fast ausschließlich an den Fingern lokalisierten Infektionen werden als *»Leichentuberkel«* bezeichnet.

.1. Allgemeine Grundsätze der Diagnostik und Therapie

Diagnostik: Der tuberkulöse Eiter ist geruchlos, dünnflüssig, weißlich-gelb, leukozytenarm und mit nekrotischen Gewebepartikeln und Fibrinfetzen durchsetzt. Er entsteht durch enzymatische Verflüssigung der käsigen Nekrosen (die Enzyme stammen aus zerfallenden Leukozyten). Da die entstehende Eiteransammlung keinerlei entzündliche Umgebungsreaktion hervorruft, bezeichnet man sie als *kalten Abszeß.*

Der *bakterioskopische Nachweis* von säurefesten Stäbchen im Ziehl-Neelsen-Präparat ist wegen ihrer geringen Zahl schwierig und nicht beweisend. Gesichert wird die Diagnose durch die *kulturelle Züchtung* auf Spezialnährböden (3–11 Wochen), den *Tierversuch* (Meerschweinchen, 8 Wochen) und die *histologische Untersuchung* von Gewebeproben (spezifisches Granulationsgewebe mit Epitheloidzellen und Langhansschen Riesenzellen).

Therapie: Auf die *chirurgische Behandlung* wird bei den einzelnen Organmanifestationen eingegangen. Da jede lokale Tuberkulose-Manifestation Symptom der tuberkulösen Allgemeinerkrankung ist, sind die *allgemeinen Behandlungsprinzipien* für alle Tuberkuloseformen die gleichen: Schaffung einer guten Abwehrlage durch kräftige, vitamin- und eiweißreiche Ernährung und Reizklimatherapie im Mittel- oder Hochgebirge oder an der See (UV-Licht).

Die entscheidende Bedeutung kommt heute bei den chirurgischen Tuberkuloseformen jedoch der *antimykobakteriellen Chemotherapie* zu. Dafür stehen 14 Antituberkulotika zur Verfügung:

Synthetische Präparate: Ethambutol, Isoniazid (INH), Para-Aminosalicylsäure (PAS), Pyrazinamid, Thioamide, Thiocarbanilide, Thiosemicarbazone;

Antibiotika: Capreomycin, Cycloserin, Kanamycin, Rifamycine, Streptomycine, Tetracycline, Viomycin.

INH und Streptomycin sind wegen ihrer überraschenden Wirksamkeit die Antituberkulotika erster Ordnung, die restlichen gehören zur zweiten Ordnung.

Die Chemotherapie wird heute *stets als Kombinationstherapie* durchgeführt. Nach WALTER/HEILMEYER gelten dabei folgende *Richtlinien:*

1. Die Kombination soll möglichst aus drei – oder mehr – Präparaten bestehen, die einen unterschiedlichen Wirkungsmechanismus besitzen.
2. Die kombinierten Präparate sollen möglichst keine gleichgerichtete toxische Wirkung haben.
3. Präparate, die Kreuzresistenzen untereinander aufweisen können, sollen nicht kombiniert werden.

INH soll wegen seiner hervorragenden Wirksamkeit und guten Verträglichkeit in jeder Kombination als *Basismedikament* vertreten sein. *Streptomycin* sollte bei chirurgisch angehbaren Tuberkuloseformen zur Vermeidung von Resistenzentwicklungen zunächst aus der Therapie ausgespart bleiben, um dieses potente Antituberkulotikum für die Abschirmung des Organismus während der operativen und unmittelbar postoperativen Behandlungsphase zur Verfügung zu haben.

Nach operativen Eingriffen wird die antimykobakterielle Kombinationstherapie in der Regel noch ein Jahr fortgesetzt.

.2. Die chirurgischen Tuberkuloseformen

.2.1. Lungentuberkulose

Die Lungentuberkulose ist heute primär eine Domäne der Inneren Medizin, lediglich bei einer Minderzahl therapierefraktärer Verlaufsformen ist eine chirurgische Behandlung erforderlich.

Indikationen
1. Persistierende Kaverne,
2. Tuberkulom (spezifischer, fibrös-käsiger Rundherd); Differentialdiagnose: Malignom, Metastase;
3. Narbige Bronchusstenose (Bronchiektasenbildung);
4. Zerstörte Lunge (destroyed lung), d.h. die kavernös-käsig-fibröse Umwandlung einer ganzen Lungenhälfte mit Bronchiektasenentwicklung,
5. Tuberkulöses Pleuraempyem.

Operationsverfahren:
1. Segmentresektion bzw. Lobektomie bei Kaverne, Tuberkulom, Bronchusstenose.
2. Pneumonektomie bei zerstörter Lunge.
3. Thorax-Saugdrainage bzw. Dekortikation beim Empyem.
4. Thorakoplastik bei unzureichender Entfaltung der Restlunge bzw. bei nicht ausheilender Empyemresthöhle.

Ausführliche Behandlung s. Kap. 20.1. Lunge.

.2.2. Lymphknotentuberkulose

Die Lymphknotentuberkulose entsteht *primär lymphogen* oder *sekundär hämatogen*. Chirurgisch wichtig ist fast ausschließlich die *Halslymphknotentuberkulose,* die in Ländern mit ausgemerzter Rindertuberkulose ihren Ausgang überwiegend von pulmonalen Herden nimmt (hämatogene Streuung). Sehr viel seltener ist der Befall der axillären oder inguinalen Lymphknoten. Keine chirurgische Bedeutung hat die Hilus- und die Mesenteriallymphknotentuberkulose.

Klinisch ist die Lymphadenitis tuberculosa durch das Fehlen von akut entzündlichen Erscheinungen im Bereich der vergrößerten Lymphknoten charakterisiert, häufig sind sie zu einem Paket miteinander verbacken. Durch Verkäsung und Einschmelzung kommt es zu »kalten Abszessen« und chronischer Fisteleiterung.

Die **Differentialdiagnose** umfaßt chronisch entzündliche Affektionen anderer Ätiologie (Aktinomykose, Lues), Halszysten und -fisteln und das gesamte Spektrum der primären oder metastatischen Lymphknotenneoplasien.

Die **Behandlung** besteht in der radikalen En-bloc-Exstirpation aller befallenen Lymphknoten und eventueller Fisteln (stets primärer Wundverschluß!) unter chemotherapeutischer Abschirmung.

.2.3. Knochen- und Gelenktuberkulose

Die Erkrankung kann in jedem Lebensalter auftreten; früher, d. h. vor Einführung der BCG-Impfung, waren vorwiegend Kinder und Jugendliche betroffen.

Die **Knochentuberkulose** entsteht fast ausschließlich *hämatogen* (selten lymphogen), ausgehend von einem pulmonalen oder viszeralen Primärherd. *Prädilektionsstellen* sind die kurzen und platten spongiösen Knochen und die kurzen Röhrenknochen.

Die **Gelenktuberkulose** entsteht entweder *ossär fortgeleitet* (von einem gelenknahen Knochenherd aus) oder *hämatogen-synovial* durch primäre Absiedelung der Erreger in der Synovialmembran. Bevorzugt befallen werden die großen Gelenke.

Die *Latenzzeiten* zwischen Erregerabsiedlung und klinischer Manifestation der Knochen- und Gelenktuberkulose sind von der Herdlokalisation abhängig: Finger und Zehen 0–3 Monate, Rippen und Kniegelenk 3–9 Monate, Lendenwirbel und Hüftgelenk 12–30 Monate.

Pathologisch-anatomische Veränderungen:
Knochentuberkulose: Die Absiedlung der Tuberkelbazillen, die an den Röhrenknochen, wie bei der Osteomyelitis, bevorzugt im Bereich der Epi- und Metaphyse erfolgt, beantwortet der Knochen mit der Bildung eines *spezifischen Granulationsgewebes*. Im Gegensatz zur Osteomyelitis breitet sich die Infektion jedoch nicht diaphysen-, sondern gelenkwärts aus. Durch herdförmige Zerstörung der Spongiosa, Verkäsung und Einschmelzung kommt es zur sog. *Karies,* die röntgenologisch als Höhlenbildung imponiert. Durchbricht der tuberkulöse Eiter die Kortikalis, so kommt es zur *chronischen Fisteleiterung,* bei Einbruch ins Gelenk zur *ossären Form der Gelenktuberkulose.*

Beim Befall *kurzer Röhrenknochen* (vorwiegend Fingerphalangen) entwickelt sich infolge Zerstörung der diaphysären Kortikalis und gleichzeitiger periostaler Knochenneubildung eine mit käsigen Nekrosen gefüllte, ballonartige Auftreibung des Knochens, die als *Spina ventosa* bezeichnet wird (charakteristisches Röntgenbild).

Bei der *Wirbeltuberkulose* kommt es zur völligen Zerstörung eines oder mehrerer benachbarter Wirbelkörper, die zur Querschnittslähmung führen kann. Da die aus Kompakta bestehenden Wirbelbögen und -fortsätze durch die Infektion nicht zerstört werden, entsteht durch den keilförmigen Zusammenbruch des Wirbelkörpers ein *Gibbus.* Die paravertebrale Eiteransammlung *(kalter Abszeß),* die röntgenologisch als paravertebrale Weichteilverschattung erkennbar ist, wandert auf dem Psoasmuskel nach kaudal und kann unter dem Leistenband als sog. *Senkungsabszeß* zum Vorschein kommen.

Bei einer Ausheilung des tuberkulösen Prozesses gehen die Reparationsvorgänge über Verkalkung der Nekrosen, Bindegewebseinsprossung und knöchernen Durchbau vonstatten.

Gelenktuberkulose: Verlauf, pathologisch-anatomisches Bild und klinische Symptomatik hängen von der Entstehungsweise ab – *ossär* oder *synovial.* Beiden Formen gemeinsam ist im Initialstadium der *Erguß,* wobei es sich bei der ossären Form um einen sympathischen Erguß, bei der synovialen Form um einen spezifischen, Tuberkelbazillen enthaltenden Erguß handelt.

Bei der *ossären Form* entwickelt sich mit Durchbruch des Prozesses ins Gelenk ein tuberkulöses Gelenkempyem, es folgt rasch die Zerstörung aller Gelenkbestandteile, die Abszedierung in die umgebenden Weichteile und die chronische Fisteleiterung. Wenn es zur Ausheilung kommt, resultiert eine knöcherne Ankylosierung.

Bei der protrahierter verlaufenden *synovialen Form* kann das seröse Ergußstadium über Monate bestehen bleiben. Eine Restitutio ad integrum ist bei entsprechender Behandlung noch möglich. Häufig enthält der Erguß sog. *Reiskörperchen (Corpora oryzoidea),* die fibrinüberzogenen, abgestorbenen Granulationen entsprechen. Im weiteren Verlauf wird die Gelenkhöhle durch ein kapillarreiches, schwammiges Granulationsgewebe *(Fungus)* ausgefüllt, wodurch es zur prallen Auftreibung der Gelenkkapsel kommt. Durch die begleitende chronisch-entzündliche Kapsel- und Gelenkweichteilverdickung und die Muskelatrophie nimmt die Gelenkkontur die charakteristische *Spindelform* an. Wegen der weißlich-glänzenden bedeckenden Haut wird die Gelenkauftreibung als *Tumor albus* bezeichnet. Abszedierung und Fistelung fehlen bei dieser Form der Gelenktuberkulose. Die Ausheilung erfolgt bei nicht zerstörtem Gelenkknorpel mit fibröser, ansonsten knöcherner Ankylose.

Diagnose: Die Diagnostik der Knochen- und Gelenktuberkulose ist von der Lokalisation des Prozesses abhängig.

Die *klinische Symptomatik* ist wegen des schleichenden Beginns im Anfangsstadium meist uncharakteristisch. Bei der Spondylitis tuberculosa finden sich Klopfschmerzhaftigkeit und Bewegungseinschränkung im Bereich der Wirbelsäule, bei gelenknahen Herden an den Extremitäten allmähliche schmerzhafte Bewegungseinschränkung des benachbarten Gelenkes. Ein monartikulärer, chronischer Gelenkerguß muß stets an eine Tuberkulose denken lassen (Punktion!).

Die *Röntgenuntersuchung* spielt für die Diagnostik und Verlaufskontrolle eine entscheidende Rolle: Nachweis von Osteoporose, Knochen- und Gelenkdestruktion, Sequesterbildung und Senkungsabszessen. Gesichert wird die Diagnose durch *Bakteriologie* und *Histologie.*

Differentialdiagnostisch muß die Skelett-Tuberkulose von der Osteomyelitis, von Tumoren, sowie von rheumatischen und degenerativen Gelenkerkrankungen abgegrenzt werden.

Die *häufigsten Formen* der Knochen- und Gelenktuberkulose sind:
- Spondylitis tuberculosa (am häufigsten),
- Rippenkaries,
- Spina ventosa,
- Koxitis und Gonitis tuberculosa,
- Iliosakralgelenktuberkulose.

Therapie: *Operative Behandlung:* Grundvoraussetzung für jeden chirurgischen Eingriff bei der Knochen- und Gelenktuberkulose ist die ausreichend lange *antimykobakterielle Vor- und Nachbehandlung*. Die Indikationsstellung richtet sich nach dem Stadium der Erkrankung und der Lokalisation des Prozesses. *Strengste Asepsis* ist Voraussetzung für sämtliche Eingriffe.

Folgende *chirurgische Maßnahmen* kommen zur Anwendung:
- Ruhigstellung des befallenen Knochen- und Gelenkabschnittes durch Gipsbett, Becken- oder Extremitätengips oder Extensionsbehandlung;
- Entleerung von kalten bzw. Senkungsabszessen unter strengster Asepsis und primärem Wundverschluß zur Vermeidung der gefürchteten Mischinfektion;
- Diagnostische und therapeutische Gelenkpunktion unter den gleichen Kautelen;
- Synovektomie bei Gelenktuberkulose ohne Knochen-Knorpelzerstörung;
- Gelenkresektion und Arthrodese bei Gelenkzerstörung;
- Sequestrotomie, Herdausräumung und Spongiosaplastik bei fistelnden und nicht fistelnden Prozessen (frühzeitig bei gelenknahen Herden und bei Wirbeltuberkulose);
- Hemilaminektomie bei Querschnittslähmung.

.2.4. Sehnenscheiden- und Schleimbeuteltuberkulose

Sie entsteht fortgeleitet oder hämatogen und verläuft chronisch. Die *Sehnenscheidentuberkulose* ist vorwiegend im Bereich der Handgelenkbeugeseite lokalisiert, die *Bursitis tuberculosa* hat keine Prädilektionsstellen. Dem serofibrinösen Erguß des Sehnenscheiden- oder Schleimbeutelhygroms sind *Reiskörperchen* beigemengt (Knirschen bei Palpation). Entwickelt sich an Stelle des Ergusses ein Fungus, so kommt es zur käsig-eitrigen Einschmelzung mit Fisteleiterung, bei Ausheilung zur narbigen Verlötung (Funktionsverlust der Hand bei Sehnenscheidentuberkulose).

Die **Behandlung** besteht in der Bursektomie bzw. Entfernung der befallenen Sehnenscheide.

.2.5. Abdominaltuberkulose

Von chirurgischem Interesse sind die Darm- und die Peritonealtuberkulose (in Europa selten).

Die **Darmtuberkulose** entsteht durch primäre (bovine Tuberkelbazillen) oder sekundäre (Verschlucken erregerhaltigen Sputums) Infektion vom Lumen her und durch hämatogene oder lymphogene Streuung. Man unterscheidet die *geschwürige* und die *pseudotumoröse Verlaufsform*. Der Infektionsherd ist primär fast immer im Bereich des terminalen Ileums lokalisiert, das Zäkum wird erst sekundär einbezogen. Die in den Peyerschen Plaques entstehenden Tuberkel brechen nach Verkäsung ins Lumen durch, es bilden sich Geschwüre, die meist quer zur Darmlängsachse angeordnet sind.

Diese *ulzeröse Form* macht nur wenig Symptome (okkulte Blutungen, Durchfälle) oder bleibt klinisch völlig stumm. Im weiteren Verlauf entwickeln sich bei der zirkulären Geschwürsanordnung *Narbenstrikturen*, die allmählich zum Ileus führen können.
Differentialdiagnose: M. Crohn.

Bei der *pseudotumorösen Form* findet sich ein entzündlicher, palpabler *Ileozäkaltumor*, der über eine lokale tuberkulöse Peritonitis durch Verkleben des terminalen Ileums mit dem Zäkum zustande kommt. Häufige Komplikationen sind: Behinderung der Darmpassage, entero-enterale Fistelbildungen, Kotabszeßentstehung und Perforation durch die Bauchwand mit chronischer Fistelung. Geschwürsdurchbrüche in die freie Bauchhöhle sind wegen der bestehenden entzündlichen Verklebungen selten.
Differentialdiagnose: Zäkumkarzinom.

Behandlung: Falls die Diagnose einer Darmtuberkulose präoperativ gestellt wird, ist zunächst die *chemotherapeutische* Behandlung indiziert. *Operatives Eingreifen* ist bei Auftreten von Komplikationen (Ileus, Darmperforation, Fistelung, Kotabszeß) und Nichtansprechen des entzündlichen Tumors auf die Chemotherapie erforderlich. In der Regel erfolgt jedoch die rechtsseitige Hemikolektomie unter Tumor- oder M.-Crohn-Verdacht. Die richtige Diagnose wird erst intra- oder postoperativ gestellt.

Die **Peritonealtuberkulose** entsteht hämatogen, lymphogen oder fortgeleitet (Darm, weibliche Adnexe, perforierter Mesenteriallymphknoten). Nach dem Verlauf unterscheidet man eine *exsudative, miliare, adhäsiv-fibröse* und *nodös-ulzeröse Form*.

Leitsymptom ist der seröse oder hämorrhagische *Aszites*. Im Gefolge der tuberkulösen Peritonitis kommt es zu ausgedehnten Verklebungen der Abdominalorgane untereinander mit Ausbildung entzündlicher Konglomerattumoren, die zum Ileus führen können.

Behandlung: Während in früheren Jahrzehnten Behandlungsgrundsatz war, »die Sonne in den Bauch scheinen zu lassen«, wodurch in vielen Fällen eine Ausheilung des Prozesses eingeleitet wurde (Umstimmung der Abwehrlage durch unspezifische Reiztherapie?), steht heute die Chemotherapie ganz im Vordergrund. Zur Laparotomie entschließt man sich heute in der Regel nur bei nicht gesicherter Diagnose und beim Auftreten von Komplikationen (z. B. Ileus).

11.1.2.5.2. Lues

Die durch *Treponema pallidum* hervorgerufene Erkrankung manifestiert sich im Primär- und Sekundärstadium an der Haut und den Schleimhäuten; hinsichtlich der systematischen Darstellung muß deshalb auf Lehrbücher der Dermatologie verwiesen werden.

Chirurgische Bedeutung besitzt nur das Tertiärstadium, das Jahre (etwa ab dem 5. Jahr) bis Jahrzehnte auf die luetischen Früherscheinungen folgt. In diesem Erkrankungsstadium werden vor allem innere Organe, Gefäße, Knochen und Muskulatur befallen (generell ist der Befall jedes Organs möglich!). Wichtig ist es, die Lues überhaupt in die differentialdiagnostischen Überlegungen miteinzubeziehen, zumal in den kommenden Jahren und Jahrzehnten wegen der erheblich gestiegenen Rate von Neuinfektionen mit einer Zunahme der Lues-III-Fälle zu rechnen ist.

Die Manifestationsform der Spätlues ist das *Gumma* (Plural: Gummata), die kirsch- bis faustgroße Granulationsgeschwulst von gummiartiger Konsistenz, die im Zentrum zur käsigen Erweichung neigt. Je nach Abwehrlage des Organismus und nach Größe und Lokalisation des Gumma kommt es zur narbigen Abkapselung, zur Einschmelzung und Abszedierung, zur Ulzeration (bei oberflächlichem Sitz) oder in günstigen Fällen zur Resorption.

Eine weitere chirurgisch wichtige Manifestation der Lues III ist die *Mesaortitis luica,* die ihren Sitz ganz überwiegend im thorakalen Aortenabschnitt hat. Folge: Aortenaneurysma, Aorteninsuffizienz (bei Einbeziehung der Klappen in den Entzündungsprozeß).

Häufigste *Lokalisation der Gummata:*
- Am *Knochen* findet sich die *Periostitis gummosa* mit flacher Auftreibung des Periosts (Exulzeration möglich) und die *Ostitis gummosa,* die zur Zerstörung der gesamten Knochenstruktur (z.B. syphilitische Sattelnase) und zu Spontanfrakturen führen kann; bei gelenknahem Sitz kann der Einbruch ins Gelenk erfolgen (Ergußbildung).
- An den *Gelenken* kommt es durch Gummabildung in der Synovia zu chronischen Ergüssen (Differentialdiagnose: rheumatische oder tuberkulöse Genese), oder es entwickelt sich wie bei der Tuberkulose ein *luetischer Fungus.* Der Einbruch der Gelenklues in den Knochen ist ebenfalls möglich. Bevorzugt befallen wird das Kniegelenk.
- An *Haut und Weichteilen* kommt es häufig zur Ulzeration der Gummata. Es entstehen tiefe, torpide, runde, im Gegensatz zur Tuberkulose nicht unterminierte Geschwüre.
- Der Gummabefall *innerer Organe* (z.B. Leber, Gehirn) erfordert die differentialdiagnostische Abgrenzung gegenüber Tumoren oder Tumormetastasen.

Die **Diagnostik** stützt sich auf die fast stets positiven *Seroreaktionen.*

Die **Behandlung** besteht in der Gabe von *Penicillin* in hohen Dosen.

11.1.2.5.3. Lepra

Die Lepra, hervorgerufen durch *Mycobacterium leprae,* ein säurefestes Stäbchen, stellt in den Tropen und Subtropen auch heute noch ein enormes medizinisches und soziales Problem dar. Die Zahl der Leprösen wird von der WHO auf ca. 15 Millionen geschätzt, davon leben in Afrika ca. 3 Millionen, in Asien 6–8 Millionen.

Die Infektion erfolgt überwiegend im Kindesalter, die *Inkubationszeit* beträgt Jahre bis Jahrzehnte. *Eintrittspforten* sind Haut- und Schleimhautdefekte, in die die Erreger aus dem Nasen-Rachen-Raum oder aus Geschwüren Lepröser gelangen. Die *Kontagiosität* der Lepra ist gering. Die klinische Manifestation der Erkrankung wird, wie bei der Tuberkulose, ganz entscheidend von der Abwehrlage des Organismus beeinflußt.

Erscheinungsformen der Lepra:
1. **Lepra lepromatosa:** Bei schlechter oder fehlender Abwehrreaktion des Organismus kommt es zur massenhaften Vermehrung von M. leprae mit Absiedelung der Erreger in den Kapillaren der Haut und Unterhaut. Es bilden sich aus spezifischem Granulationsgewebe bestehende Knoten *(Leprome),* die vor allem im Gesicht zu erheblichen Entstellungen führen *(Facies leontina),* mit Zerstörung des Nasenskeletts (Sattelnase) und Ausfallen der Augenbrauen (durch Zerstörung der Hautanhangsgebilde). Bei Exulzeration der Leprome werden die Erreger auf dem Wege der Schmierinfektion weiterverbreitet. An den Gliedmaßen kommt es durch Knochen- und Gelenkbeteiligung (chronische Osteomyelitis) im Laufe von Jahren zu erheblichen Verstümmelungen *(Mutilationen* der Finger und Zehen). Die *spezifische periphere Polyneuritis,* verursacht durch die besondere Affinität von M. leprae zum Nervengewebe, setzt bei der lepromatösen Form erst relativ spät ein. Die Gliedmaßenmutilationen sind zu einem erheblichen Teil durch polyneuritische trophische Störungen sowie durch die *Hypo- oder Anästhesie* mitverursacht (Unempfindlichkeit gegen Traumen und Verbrennungen).
2. **Lepra tuberculoides:** Bei dieser Form liegt eine gute Abwehrlage gegen M. leprae vor, es kommt nur zu langsamer Erregervermehrung, in der Haut bilden sich nur flache Infiltrate und Depigmentationen. Die *Nervenbeteiligung* setzt demgegenüber schon frühzeitig (oft schon vor der Hautmanifestation) und eher

lokalisiert ein. Bevorzugt befallen werden die Nn. ulnaris, fibularis (Steppergang) und tibialis posterior sowie die Gesichtsnerven. Die Verstümmelungen gehen bei dieser Form der Lepra fast ausschließlich auf das Konto der Nervenläsionen.
Die *Prognose* dieser Verlaufsform ist deutlich günstiger.
3. **Lepra indeterminata** und die sog. **Borderline-Form:** Erstere Form kann bei guter Abwehrlage selbst ausheilen oder in die lepromatöse oder tuberkuloide Form übergehen, letztere zeigt gleichzeitig Manifestationsmerkmale beider Formen.

Behandlung: Durch die modernen *Sulfon-Präparate* (z.B. Dapsone) wurden in den letzten 20 Jahren entscheidende Fortschritte erzielt, die Lepra läßt sich damit in Frühstadien ohne Hinterlassung von Stigmata heilen. Die erforderliche Behandlungsdauer beträgt 2–5 Jahre, zur Kontrolle der Erregerfreiheit dient der Nasenabstrich (Ziehl-Neelsen-Präparat).

Bei fortgeschrittenen Stadien ist eine Vielzahl *chirurgischer Eingriffe* erforderlich, wobei die Amputation der durch Verstümmelung gebrauchsunfähig gewordenen Extremitäten häufig die einzige Behandlungsalternative darstellt.

11.1.2.5.4. Aktinomykose

Die Aktinomykose, hervorgerufen durch *Actinomyces israeli,* ist eine glücklicherweise seltene, chronisch-infiltrierend verlaufende, mit Fistelbildung einhergehende *produktive Entzündung*. Die anaerob wachsenden Erreger sind grampositive Fadenbakterien mit echten Verzweigungen, die saprophytär im oberen Verdauungstrakt des Menschen leben.
Pathogen sind die Erreger nur unter folgenden Voraussetzungen: Anaerobes Milieu infolge gestörter Durchblutung, Vorhandensein einer bestimmten Begleitflora (Staphylokokken, Streptokokken, Anaerobier) und schlechte Abwehrlage.
Eintrittspforten sind Verletzungen im Bereich der Mundhöhle, kariöse Zähne, chronisch-entzündliche Tonsillen, entzündliche Schleimhautdefekte im Bereich des Verdauungs- und Atmungstraktes. Es handelt sich nach heutiger Anschauung immer um eine *endogene* Infektion, während früher als Infektionsmodus das Kauen auf Strohhalmen und Gräsern angenommen wurde.

Bakteriologie und Histologie: Die dem Fisteleiter beigemengten stecknadelkopfgroßen, schwefelgelben *Aktinomyzesdrusen,* die Pilzkolonien entsprechen, sind mit dem bloßen Auge eben noch erkennbar (Durchmesser 100–300 µm). Bei Lupenbetrachtung von Ausstrichpräparaten stellen sich die Drusen als zentrales homogenes Netzwerk dar, das von einem Strahlenkranz aus lichtbrechenden Pilzkolben umgeben ist (daher der Name *Strahlenpilz*). Die Züchtung der Aktinomyzeten erfolgt im anaeroben Milieu. Histologisch findet sich ein Drusen enthaltendes spezifisches Granulationsgewebe.

Hauptmanifestationsformen:
1. *Zervikofaziale Aktinomykose:* Sie ist die mit Abstand häufigste Form. Das klinische Bild ist durch blau-rote, bretharte, flächenhafte und knotige Infiltrate im Wangen- oder Halsbereich charakterisiert; im fortgeschrittenen Stadium finden sich multiple Fisteleiterungen. Die Entwicklung des Krankheitsprozesses erstreckt sich über Monate und Jahre. Unbehandelt greift die Infektion auf Muskulatur, Knochen, Nasennebenhöhlen, Pleurahöhle und Thorax über. Durch Einbruch in Venen kann es in seltenen Fällen zur *generalisierten Aktinomykose* kommen, die rasch zum Tode führt.
2. *Lungenaktinomykose:* Es entwickeln sich tumorähnliche Infiltrate mit zentraler Nekrose, die auf Hilus, Pleurahöhle und Thoraxwand übergreifen und zu chronischen Fisteleiterungen führen.
3. *Darmaktinomykose:* Sie ist vorwiegend in der Ileozäkalregion lokalisiert und führt bei Einbruch in die Bauchwand zu Fisteln, aus denen sich Kot und Druseneiter entleert.

Die **Behandlung** muß eine kombinierte *chemotherapeutisch-chirurgische* sein: Hohe Dosen von Penicillin G, 10–20 Mill. IE/Tag über Wochen; Abszeßspaltung und -drainage, Fistelexzision, Resektion bei pulmonaler und intestinaler Form. Als überholte Therapieformen gelten heute Röntgenbestrahlung, Autovakzinetherapie und lokale Jodbehandlung.

Die *Prognose* hat sich deutlich gebessert, die Letalität liegt, in Abhängigkeit von der Lokalisation, zwischen 5–20%.

11.1.2.5.5. Buruli-Ulkus (Mycobacterium-ulcerans-Infektion)

Diese spezifische ulzerative Hautinfektion (fast ausschließlich an den Extremitäten lokalisiert), hervorgerufen durch *Mycobacterium ulcerans,* ein salzsäure- und alkoholfestes Stäbchenbakterium, kommt ausschließlich in den Tropen vor, kann jedoch mit der Zunahme des Ferntourismus jederzeit bei uns eingeschleppt werden.
Epidemiologie, Übertragungswege und Kontagiosität dieser erst 1948 erstmals beschriebenen Erkrankung sind noch weitgehend unbekannt.

Klinisches Bild: Nach einer *Inkubationszeit* von 4–13 Wochen entstehen im Laufe von Monaten riesige, kaum schmerzhafte, von subkutanen Fettgewebsnekrosen ausgehende chronische Ulzera mit weit unterminierten Rändern. Unbehandelt (und oft auch trotz intensiver Therapie) zieht sich die Erkrankung über Jahre hin und kann zur narbigen Ankylosierung von Gelenken und zur Amputationsnotwendigkeit führen.

Die **Behandlung** besteht in der *radikalen chirurgischen Exzision* weit im Gesunden bei gleichzeitiger *Chemotherapie mit Clofazimin* (Lampren). Entscheidend für die Heilung ist sehr wahrscheinlich die allmähliche Entstehung einer lokalen Immunität gegen den Erreger (Parallelen zur eng verwandten Tuberkulose und Lepra!).

11.1.2.6. Seltene bakterielle chirurgische Infektionen

11.1.2.6.1. Milzbrand (Anthrax)

Der heutzutage sehr selten gewordene Milzbrand wird hervorgerufen durch *Bacillus anthracis* (entdeckt 1876 von R. KOCH), ein aerobes, grampositives, sporenbildendes Stäbchenbakterium. Die Sporen gelangen aus dem Darm milzbrandkranker Tiere (Schafe, Ziegen, Rinder, Pferde) auf das Weideland, womit die tierische Infektkette geschlossen ist. Der Mensch kann sich durch Inhalation sporenhaltigen Staubes *(Lungenmilzbrand),* durch Aufnahme erreger- oder sporenhaltiger Nahrungsmittel *(Darmmilzbrand)* und durch direkten Kontakt mit milzbrandkranken Tieren oder sporenhaltigen tierischen Produkten – Häute, Felle, Wolle, Borsten, Haare – infizieren *(Hautmilzbrand).* Eintrittspforten für den Hautmilzbrand als weitaus häufigste Manifestationsform der Erkrankung (95-98%) sind kleine Hautdefekte; besonders gefährdet sind beruflich exponierte Personen.

Hautmilzbrand:
Klinisches Bild: An der Eintrittspforte der Erreger entwickelt sich eine stark juckende Papel mit zentralem, rötlichem Bläschen, das sich unter Blau-Schwarzverfärbung seines Inhalts rasch vergrößert *(Pustula maligna).* Häufig entstehen Satellitenbläschen, die Pustulumgebung ist hochgradig ödematös infiltriert. Nach Eintrocknen der Blase bildet sich eine zentral eingesenkte, bis markstückgroße, schwarze Nekrose, an deren Rand sich erregerhaltiges Exsudat entleert *(Milzbrandkarbunkel).* Die regionären Lymphknoten sind schmerzhaft geschwollen. Fast immer bleibt die Infektion lokal begrenzt. Bei Einbruch der Erreger in die Blutbahn entwickelt sich eine *Milzbrandsepsis* mit nahezu 100% Letalität.

Die *Diagnose* ist – unter Berücksichtigung der beruflichen Exposition – anhand der charakteristischen Morphologie der Milzbrandpustel in der Regel klinisch leicht zu stellen und darf wegen der sich ergebenden besonderen therapeutischen Konsequenzen nicht verfehlt werden! Gesichert wird die Diagnose durch den Erregernachweis im Exsudat.

Behandlung: Erstes und oberstes Gebot ist wegen der Gefahr der Keimausbreitung die *Unterlassung jeglicher Manipulation am Infektionsherd.* Die Behandlung besteht in absoluter Ruhigstellung des betreffenden Körperabschnitts, Auflegen eines Schutzverbandes und Gabe von *Penicillin,* 5 bis 10 Mill. IE/Tag. Die Erreger sind außerdem gegen *Tetracycline* und *Chloramphenicol* empfindlich, so daß bei Vorliegen einer Penicillin-Allergie darauf ausgewichen werden kann. Die Milzbrand-Serumtherapie ist heute obsolet.

Die *Prognose* des Hautmilzbrandes ist bei korrekter Behandlung heute sehr gut (Letalität unter Penicillin-Therapie nahe 0%). Demgegenüber hat der *Lungen- und Darmmilzbrand immer noch eine Letalität von 50-80%.*

11.1.2.6.2. Rotz (Malleus)

Auch beim Rotz handelt es sich um eine tierische Infektionskrankheit (Pferde, Esel, Maultiere), die beim Menschen nur sehr selten beobachtet wird. Ihr Vorkommen ist auf Ost- und Südeuropa, Asien und Nordafrika beschränkt. Der Erreger, *Malleomyces (Actinobacillus) mallei,* gelangt mit dem Nasensekret und dem Speichel rotzkranker Tiere in kleine Verletzungen der Haut oder der Schleimhäute. Nach einer *Inkubationszeit* von 3-6 Tagen entwickeln sich im Bereich der Eintrittsstelle Rotzpusteln, die geschwürig zerfallen. Die Hauterscheinungen werden von Fieber, Schüttelfrost und Lymphknotenschwellungen begleitet.

Die *akut* verlaufende Form der Rotzerkrankung führt unter dem Bild der Sepsis meist binnen weniger Wochen zum Tode. Auch die *chronische Verlaufsform,* die sich über Monate und Jahre erstrecken kann, hat noch eine Letalität von 40-50%.

Behandlung: Eine spezifisch wirksame Chemotherapie ist bislang nicht bekannt, empfohlen wird die Gabe von Streptomycin, Tetracyclinen und Chloramphenicol.

11.1.2.6.3. Typhus abdominalis

Die durch *Salmonella typhi* hervorgerufene Erkrankung ist weltweit verbreitet, ihr endemisches Vorkommen ist jedoch auf die südeuropäischen Länder sowie vor allem auf die Tropen und Subtropen begrenzt. Mit der Zunahme des Ferntourismus werden jedoch immer häufiger Typhusfälle bei uns eingeschleppt.

Von *chirurgischer Relevanz* sind nur einige Komplikationen dieser Infektion, bezüglich der systematischen Darstellung des Infektionsverlaufs wird auf Lehrbücher der Inneren Medizin verwiesen.

Häufigste und zugleich gefährlichste **Komplikation** (Letalität 40–50%) ist die *Perforation eines oder mehrerer Typhusgeschwüre,* die meist in der dritten Krankheitswoche erfolgt und immer am terminalen Ileum (antimesenterial) lokalisiert ist. Diese Komplikation tritt zwar nur in 2–4% aller Typhuserkrankungen auf, ist jedoch für 30–40% der Gesamtletalität verantwortlich.

Die **Behandlung** besteht in der Übernähung der Perforation und der Drainage des Abdomens. Antibiotikum der Wahl ist nach wie vor das *Chloramphenicol* (eine der wenigen verbliebenen absoluten Chloramphenicol-Indikationen!), wobei wegen der *Gefahr eines Endotoxinschocks* infolge massiver Endotoxinfreisetzung aus den zerstörten Erregern einschleichend dosiert wird (Beginn mit 1–1,5 g, dann 2–2,5 g, ab 3. Tag 2,5–3 g/die).

Weitere, chirurgische Behandlung erfordernde Komplikationen sind *Cholezystitis, Gallenblasenempyem, Osteomyelitis* und *Spondylitis,* hervorgerufen durch metastatische Erregerabsiedelung. Die chemotherapeutischen Behandlungsprinzipien entsprechen den oben angeführten.

Bei therapieresistenten Typhusbazillen-Dauerausscheidern erfolgt die Sanierung durch *Cholezystektomie,* da die Streuquelle zu etwa 95% in den Gallenwegen lokalisiert ist. Antibiotikum der Wahl zur Behandlung der Dauerausscheider ist – wegen der guten Gallegängigkeit – *Ampicillin.*

Prognose und **Prophylaxe:** Die Gesamtletalität des Typhus abdominalis liegt heute – optimale Therapie vorausgesetzt – bei etwa 5%, bei Diagnose- und Behandlungsverschleppung jedoch weit höher (bis 25%). Eine, wenn auch nicht hundertprozentige Prophylaxe ist mit dem oralen *Impfstoff* Typhoral möglich.

11.1.2.7. Virusbedingte chirurgische Infektionen

Hierzu gehören die *Tollwut* und die *Katzenkratzkrankheit.*

11.1.2.7.1. Tollwut (Rabies, Lyssa)

Die Tollwut, hervorgerufen durch das *Rabies-Virus* (zur Gruppe der Rhabdoviren gehörig), hat sich in den letzten drei Jahrzehnten in kontinuierlicher Ost-West-Wanderung über ganz Westeuropa, mit Ausnahme Großbritanniens, ausgebreitet. Sie ist heute unter den Wildtieren endemisch und epidemisch verbreitet und wird in zunehmendem Maße auch bei Haustieren angetroffen, wodurch sich die Infektionsgefährdung für den Menschen beträchtlich erhöht hat.

Die häufigsten *Infektionsquellen* sind Füchse (bei 60% der getöteten oder verendeten Tiere ist Tollwutbefall nachweisbar), Marder, Rehe, Hunde, Katzen, Rinder, Pferde; generell kommen jedoch alle warmblütigen Tiere als Überträger in Betracht.

Die *Übertragung* des neurotropen, im Speichel der erkrankten Tiere ausgeschiedenen Virus erfolgt durch Biß- und Kratzverletzungen oder durch Belecken der verletzten Haut. Auch das Eindringen über die unversehrte Schleimhaut ist möglich. Von der Wunde aus gelangt das Virus entlang den endoneuralen Lymphbahnen ins Zentralnervensystem. Bei 5–25% der Infizierten ist mit einer Erkrankung an Tollwut zu rechnen. Die Inkubationszeit beträgt 1–8 Monate, in Ausnahmefällen auch nur 2 Wochen.

Klinik: Das klinische Bild der manifesten Erkrankung läßt sich in 4 Stadien einteilen:

Prodromalstadium: Allgemeines Krankheitsgefühl, Kopfschmerzen, Fieber, Erbrechen.

Sensorisches Stadium: Brennende Schmerzen und Parästhesien im Verletzungsbereich, beginnender Speichel- und Tränenfluß, Angstgefühl und Abneigung gegen Trinken (Hydrophobie).

Exzitationsstadium: Schlingkrämpfe (Auslösung schon durch Anblick oder Hören von fließendem Wasser), Zunahme des Speichelflusses, generalisierte tonisch-klonische Krämpfe.

Paralytisches Stadium: Progressive motorische und sensible Lähmungen, Stupor, Koma.

Der Tod tritt im Krampf- oder Paralysestadium ein.

Diagnostik: Die Tollwutdiagnose kann beim gebissenen Patienten nicht gestellt werden, *nur durch Untersuchung des verdächtigen Tieres* ist sie zu sichern. Ist dieses noch nicht manifest erkrankt, so soll es isoliert und beobachtet werden. Zeigt es nach einer Woche noch keine Krankheitszeichen, so ist es unwahrscheinlich, daß der Speichel zum Zeitpunkt des Bisses Rabies-Viren enthielt. Der Beweis der Tollwutinfektion wird im Laboratorium am Gehirn oder an den Speicheldrüsen des getöteten Tieres erbracht: Durch *histologischen Nachweis* der Negrischen Einschlußkörperchen im Gehirn (intrazytoplasmatische, basophile Einschlüsse), durch *fluoreszenzserologischen Nachweis* des Virusantigens (Schnelldiagnose) oder durch *Infektionsversuch* an Mäusen.

Behandlung: Eine *kausale Therapie* der ausgebrochenen Tollwuterkrankung gibt es – analog zum Tetanus – nicht, die *symptomatische Behandlung* besteht in der Sedierung des Patienten und der Aufrechterhaltung der Vitalfunktionen durch entsprechende Intensivpflegemaßnahmen. Als *lokale prophylaktische Maßnahmen* erfolgen die Reinigung bzw. Desinfektion der verdächtigen Biß- oder Kratzverletzung mit 20%iger Seifenlösung bzw. quarternären Ammoniumbasen sowie die Exzision und das Offenlassen der Wunde.

Das Schwergewicht der Behandlung liegt jedoch in der *postexpositionellen aktiven Tollwutimpfung* (Wutschutzbehandlung), die bei der glücklicherweise langen Inkubationszeit der Tollwut den Ausbruch der Erkrankung mit hoher Sicherheit verhindert. Bis vor wenigen Jahren erfolgte in der Bundesrepublik Deutschland die aktive Immunisierung noch überwiegend mit der *Entenembryo-Vakzine,* bei der die Rate der neurologischen Komplikationen (Enzephalomyelitis) gegenüber der früher verwendeten, aus ZNS-Gewebe infizierter Tiere hergestellten Hempt-Vakzine deutlich geringer ist. Neuerdings steht mit dem *Tollwut-Impfstoff (HDC)* ad usum humanum (Rabivac®) eine Vakzine zur Verfügung, die hinsichtlich Wirksamkeit und Verträglichkeit ideal ist. Der Impfstoff wird durch Züchtung der Viren auf menschlichen, diploiden, embryonalen Zellen (Lungenfibroblasten) gewonnen, wodurch das Risiko einer neuroallergischen Impfschädigung völlig beseitigt ist.

Die **Tollwutschutzimpfung** hat hinsichtlich Wirksamkeit und Gefahrlosigkeit mit der Tetanusschutzimpfung gleichgezogen.

Wegen des hohen Antigengehalts dieser Vakzine sind außerdem bei der postexpositionellen Impfung nur noch 6 (statt bisher 17) Injektionen erforderlich. Der neue Impfstoff, seit 1972 in den USA erfolgreich eingesetzt, wird jetzt auch in Deutschland hergestellt.

Prophylaktische Impfung: Seit Verfügbarkeit der neuen Vakzine kann und sollte die präexpositionelle Tollwutschutzimpfung für beruflich exponierte Personen ohne Einschränkung empfohlen werden. Sie besteht, wie die Tetanusschutzimpfung, nur aus 3 Injektionen. Bei nicht länger als 3 Jahre zurückliegender Grundimmunisierung genügen bei Erleiden einer tollwutverdächtigen Verletzung 2 Auffrischimpfungen zur Wiederherstellung des vollen Impfschutzes.

11.1.2.7.2. Katzenkratzkrankheit

Der Erreger ist ein *Virus aus der Psittakose-Lymphogranuloma-Gruppe,* das bei Kratzverletzungen durch Katzen, Hunde und Kaninchen übertragen wird.

Nach einer *Inkubationszeit* von 7–14 Tagen kommt es unter Fieber und allgemeinem Krankheitsgefühl zur regionären Lymphadenitis, wobei die Lymphknoten zur eitrigen Einschmelzung neigen.

Therapie: Eine spezifische Chemotherapie ist nicht bekannt, chirurgischerseits erfolgt Inzision der eingeschmolzenen Lymphknoten.

Die **Prognose** der Erkrankung ist günstig, meist erfolgt nach 3–8 Wochen Spontanheilung.

11.1.2.8. Parasitäre Infektionen

Im Rahmen dieser Darstellung werden nur diejenigen parasitären Infektionen behandelt, welche zu Komplikationen führen können, die chirurgische Behandlung erfordern.

11.1.2.8.1. Echinokokkose

Die in Europa gefährlichste parasitäre Erkrankung des Menschen wird durch zwei parasitologisch und epidemiologisch völlig verschiedene Echinokokkenarten hervorgerufen, den ubiquitär vorkommenden *Echinococcus cysticus* (Syn.: E. granulosus) und den auf wenige Endemiegebiete beschränkten *Echinococcus alveolaris* (Syn.: E. multilocularis).

Vorkommen: Der weltweit verbreitete E. cysticus hat seine Schwerpunkte in Ländern mit intensiver Rinder- und Schafzucht (z. B. Uruguay, Argentinien, Chile, Zypern, Griechenland, Algerien, Jugoslawien, Ostafrika), während der E. alveolaris auf umschriebene Gebiete in Tirol und Kärnten und auf den Raum zwischen Bodensee und Schwarzwald beschränkt ist. Die beiden Parasitenarten schließen sich bezüglich ihrer geographischen Verteilung weitgehend aus.

Epidemiologie und pathologisch-anatomische Veränderungen: Beim *E. cysticus* sind der *Hund* sowie andere Kaniden (Wolf, Hyäne, Schakal) der Endwirt (Hundebandwurm). Die Eier des im Darm zur Geschlechtsreife herangewachsenen Bandwurms werden mit dem Kot ausgeschieden und vom Zwischenwirt (am häufigsten Rind, Schaf, Schwein) mit dem Futter aufgenommen. Der Mensch stellt einen *Fehlzwischenwirt* dar. Im Zwischenwirt dringen die freigesetzten Larven durch die Darmwand und gelangen über den Pfortaderkreislauf in die Leber, in deren Kapillargebiet 75% hängen bleiben; 10% siedeln sich im Kapillargebiet der Lunge ab, 15% gelangen in den großen Kreislauf. Im befallenen Organ entwickelt sich dann die *Hydatide,* aus deren innerer Keimschicht sich Tochterblasen *(Skolizes)* bilden, die sich ablösen und in der Hydatidenflüssigkeit schwimmen. Die Zyste vergrößert sich nur ganz langsam, so daß sie sich meist erst 10–15 Jahre nach der Infektion durch Kompression des umgebenden Gewebes klinisch manifestiert. Der Infektionszyklus kann sich nur dann schließen, wenn der Hund finnenhaltige Schlachtabfälle zu fressen bekommt; die Infektion des Menschen ist somit eine Sackgasse.

Beim *E. alveolaris* ist der Fuchs Endwirt *(Fuchsbandwurm),* die Feldmaus (und auch Wühlmäuse), die sich durch Aufnahme eierhaltigen Fuchskotes infiziert, Zwischenwirt. Wird sie als Finnenträger wieder vom Fuchs gefressen, so ist der Zyklus geschlossen. Der Mensch kann durch Verzehr verunreinigter Waldbeeren zum *Fehlzwischenwirt* werden. Möglicherweise kann der Infektionszyklus zum Menschen hin auch über Hund und Katze als Endwirt und Hausmaus als Zwischenwirt verlaufen. Beim Menschen entwickeln sich die Larven nur in der *Leber* zu 2-15 mm großen Bläschen weiter (daher der Name E. alveolaris), die sich durch exogene Sprossung vermehren. Der Parasit verhält sich, die Leber ohne Respektierung anatomischer Grenzen infiltrierend und destruierend durchwachsend, *wie ein maligner Tumor.* Im Inneren des Parasiten bilden sich nekrotische, häufig sekundär infizierte Zerfallshöhlen.

Klinisches Bild: Die Erkrankung bleibt in der Regel lange symptomlos. Sie manifestiert sich klinisch erst dann, wenn durch die Größenzunahme Oberbauchschmerzen infolge Kapselspannung der Leber auftreten bzw. wenn es durch Verlegung der intra- oder extrahepatischen Gallengänge zum *Ikterus* kommt. Beim E. cysticus läßt sich im Bereich der vergrößerten Leber evtl. die prall-elastische Hydatidenzyste tasten, beim E. alveolaris ist die Leber von derber Konsistenz, an der Oberfläche lassen sich knochenharte Knoten tasten. Im fortgeschrittenen Krankheitsstadium kann sich das *Bild einer portalen Hypertension* entwickeln.

Diagnostik: *Röntgenologisch* lassen sich Verkalkungen des Parasiten nachweisen (große, schalenartige Verkalkungen beim E. cysticus; diffuse Kalkspritzer beim E. alveolaris).
Durch *Sonographie, Computertomographie* und *Leberangiographie* ist die Ausdehnung des Leberbefalls feststellbar, desgleichen mittels des *Leberszintigramms.*
Die *serologischen Nachweismethoden* unter Verwendung von Echinokokkenantigen, der Casoni-Intrakutantest und die Complementbindungsreaktionen nach Ghedini-Weinberg, besitzen nur relative Spezifität (Treffsicherheit 40-70%). Derzeit sind Seroreaktionen mit höherer Spezifität in Entwicklung.
Gesichert wird die Diagnose durch die *histologische Untersuchung* intraoperativ gewonnenen Materials. Die Leberblindpunktion ist bei Echinokokkusverdacht wegen der Gefahr der Verschleppung infektiösen Materials in die freie Bauchhöhle und des Risikos eines anaphylaktischen Schocks streng *kontraindiziert.*

Behandlung: Eine wirksame Chemotherapie der Parasitose gab es bislang nicht. Neuerdings werden gute Behandlungserfolge (palliativ) mit Mebendazol (Vermox®) erzielt. Beim *E. cysticus* ist in der Mehrzahl der Fälle eine *kurative* operative Behandlung durch vollständige Exstirpation der Echinokokkuszyste unter Belassung der Wirtskapsel möglich (zuvor Abtötung der Parasiten durch Instillation einer skoliziden Lösung, z. B. 20% NaCl oder 4% Formalin.
Der *E. alveolaris* läßt sich nur in seltenen Fällen durch Leberteilresektion radikal entfernen, meist sind bereits beide Leberlappen oder der Leberhilus infiltriert, so daß nur *palliative* Maßnahmen zur Beseitigung des Verschlußikterus in Frage kommen (Hepato-Enterostomie oder die sog. transhepatische Endlosdrainage).

Prognose: Während sie beim E. cysticus relativ gut ist, führt der nicht im Frühstadium entdeckte E.-alveolaris-Befall der Leber nach jahrelangem Siechtum zum Tode.

11.1.2.8.2. Askaridiasis

Ascaris lumbricoides, der in Ländern mit schlechten hygienischen Bedingungen ein sehr häufiger Dünndarmparasit ist, kann zu Komplikationen führen, die *chirurgische Behandlung* erforderlich machen. Es sind dies Verschlußikterus und Leberabszesse infolge Eindringens der Würmer in die Gallengänge, der Askarideniieus und die Perforation der Dünndarmwand mit Austritt des Wurmes in die freie Bauchhöhle.

11.1.2.8.3. Amöbiasis

Die Amöbiasis, eine Erkrankung der warmen Länder, hervorgerufen durch *Entamoeba histolytica,* wird immer häufiger von Touristen bei uns eingeschleppt. Chirurgische Bedeutung erlangt die Erkrankung zum einen, wenn es im Verlauf der ulzerativen Amöbenkolitis zur *Geschwürsperforation* kommt, zum anderen, wenn sich ein *Amöbenabszeß* der Leber entwickelt.

Die **Behandlung** des sogenannten Abszesses, der keinen Eiter enthält, sondern eine umschriebene, protozoenbedingte Lebergewebsnekrose darstellt, erfolgt im Frühstadium chemotherapeutisch mit Resochin und Clont; große Abszesse erfordern Inzision und Drainage.

11.1.2.9. Verletzungen durch Gifttiere

Je nach Gifttierspezies kommt es nur zu lokalen toxischen Gewebeveränderungen oder zur schweren toxischen Allgemeinreaktion.

11.1.2.9.1. Schlangenbisse

Die Zahl der Schlangenbißtodesfälle pro Jahr wird auf 30 000 geschätzt; sie entfallen fast alle auf die tropischen und subtropischen Länder. In Europa kommen nur einige wenige für den Menschen gefährliche Giftschlangen vor (Kreuzotter, Juraviper, Aspisviper, Sandviper); um so größer ist ihre Zahl und ihre Toxizität in den Tropen, wobei Afrika den größten Artenreichtum aufweist.

Toxikologisch unterscheidet man *hämotoxisch, neurotoxisch* und *zytotoxisch* wirkende Schlangengifte.

Hämotoxisch wirken die Gifte der Colubridae (z. B. afrikanische Baumschlange) und der Crotalidae (z. B. Klapperschlange, malayische Grubenotter). Durch Hämolysine und Hämorrhagine kommt es zum hämorrhagischen Ödem an der Bißstelle und zum Tod infolge massiver Hämolyse und Gerinnungsstörungen (Afibrinogenämie) mit generalisierten Blutungen. Der Tod tritt bei diesem Gifttyp langsam ein.

Neurotoxische Wirkung haben die Gifte der Elapidae, deren wichtigste Vertreter die verschiedenen Kobra- und Mambaarten (größte Toxizität) sind. Der Tod tritt binnen Minuten oder weniger Stunden infolge Paralyse der Hirn- und Spinalnerven ein.

Zytotoxischen Effekt hat das Gift der Viperidae, deren gefährlichste Vertreter die Puffotter und die Gabunviper sind. Es kommt an der Bißstelle zu ausgedehntem Gewebezerfall und zur Nekrose ganzer Gliedmaßen; die Giftausbreitung erfolgt vorwiegend auf dem Lymphwege, toxisches Leber- und Nierenversagen sind die Folge.

Einige Schlangengifte haben eine *kombinierte* hämo-neuro-zytotoxische Wirkung mit Überwiegen der einen oder anderen Komponente.

Für die **Behandlung** der Schlangenbisse gelten folgende allgemeine Prinzipien: Verzögerung der Giftresorption und -ausbreitung durch venöse Stauung proximal der Bißstelle, die anschließend exzidiert wird; Gabe von antitoxischem Schlangenserum (polyvalentes Serum gegen die in dem betreffenden Land oder Erdteil häufigsten Giftschlangen oder monovalentes Serum bei Identifizierung der Schlange); Verabreichung von Steroiden in hohen Dosen; Ruhigstellung der gebissenen Extremität; Gabe von Sedativa und Analgetika. Es ist einleuchtend, daß fast alle aufgezählten Maßnahmen bei schnell wirkenden Schlangengiften zu spät kommen!

11.1.2.9.2. Verletzungen durch sonstige Gifttiere

Stiche von *Insekten* (Bienen, Wespen, Hummeln, Hornissen) und Bisse von *Spinnentieren* (Vogelspinne, Skorpion, Tarantel) führen zu lokalen, toxisch-entzündlichen Erscheinungen, jedoch beim Erwachsenen nur selten (Hornissenschwarm) zur lebensbedrohlichen Allgemeinintoxikation. Lokale antiinflammatorische Maßnahmen und gegebenenfalls Corticosteroide und Antihistaminika sind für die Behandlung ausreichend. Bei Wespenstichen im Mund- und Pharynxbereich besteht die *Gefahr eines Glottisödems*.

Von den zahlreichen *Giftfischen* können lediglich einige, in tropischen Gewässern lebende Arten lebensbedrohliche Intoxikationen hervorrufen (z. B. Rochen, Katzenfisch); an der Stacheleindringstelle kann es zur Nekrose und Gangrän kommen.

11.1.2.10. Chemisch-toxische Entzündungen

Hierbei handelt es sich zwar definitionsgemäß nicht um Infektionen; die toxisch bedingten, lokalen entzündlichen Veränderungen erfordern jedoch ein ähnliches chirurgisches Vorgehen.

11.1.2.10.1. Tintenstiftverletzungen

Die enthaltenen Anilinfarbstoffe führen zu ausgedehnten lokalen toxischen Gewebsnekrosen. Die Behandlung besteht in der Exzision des Stichkanals, soweit das Gewebe blau verfärbt ist.

Die **Wundbehandlung** hat möglichst offen zu erfolgen, da die Wundheilung gestört ist.

11.1.2.10.2. Leichtmetallverletzungen

Leichtmetallpulver und -späne setzen im Gewebe Wasserstoffgas frei, das durch Eindringen in die Gewebespalten zu Nekrosen führt und so die Voraussetzungen für ausgedehnte Infektionen schafft.

Die **Behandlung** besteht in ausgedehnter Wundexzision ohne Nahtverschluß.

11.1.2.10.3. Fettpressenverletzung

Zur Schmierfettinkorporation, vorwiegend im Bereich der Hohlhand, kommt es vor allem bei Automechanikern. Durch den enormen Druck in der Fettpresse (25 atü) können in Sekundenbruchteilen große Mengen des Schmiermittels durch die Haut in die Weichteile gepreßt werden.

Behandlung: Das in der ganzen Hohlhand verteilte Fett muß mittels großzügiger Freilegung komplett entfernt werden, da es sonst infolge chronischer Fremdkörperreaktion zur flächenhaften Vernarbung mit bleibender Funktionseinbuße der Hand kommt.

11.1.3. Allgemeine Prinzipien der Chemotherapie chirurgischer Infektionen

Aus dem bisher gesagten geht klar hervor, daß den Antibiotika bei der Behandlung chirurgischer Infektionen nur eine unterstützende Rolle zukommt. Ihre Anwendung *sollte streng auf absolute Indikationen beschränkt werden.* Hierbei lassen sich drei Formen der Behandlung unterscheiden: Als *Ergänzung chirurgischer Maßnahmen* (Beispiel: tiefe Panaritien), zur *Vorbereitung auf einen operativen Eingriff* (Beispiel: hämatogene Osteomyelitis) und *anstelle einer chirurgischen Intervention* (Beispiel: Gesichtsfurunkel).

Eine **Antibiotikaprophylaxe** hat bei aseptischen Operationen zu **unterbleiben,** da sie zur Selektion resistenter Bakterienstämme führt. Die Antibiotikaverabreichung bei Vorliegen einer offenen Fraktur zur Verhütung einer posttraumatischen Osteomyelitis stellt einen Grenzfall dar, da man sie auch als Chemotherapie zum frühestmöglichen Zeitpunkt betrachten kann.

Ist die Indikation zur Antibiotikabehandlung gegeben, so müssen folgende *Grundsätze* beachtet werden:

1. Die Gabe soll möglichst nur auf der Basis eines Antibiogramms erfolgen.
2. Bei Notwendigkeit zum sofortigen Therapiebeginn Wahl eines Breitband-Antibiotikums, falls nicht begründeter Verdacht auf das Vorliegen einer bestimmten Erregerart gegeben ist.
3. Bakterizid wirkende Antibiotika sind bakteriostatisch wirksamen vorzuziehen, falls nicht spezielle Kontraindikationen vorliegen.
4. Art und Dosierung des Antibiotikums müssen so gewählt werden, daß am Infektionsherd eine wirksame Gewebekonzentration von ausreichender Dauer erzielt wird.
5. Die lokale Antibiotikaanwendung sollte unterbleiben.

Wenn Antibiotika gegeben werden müssen, dann sollte die Verabreichung **rasch, hochdosiert** und **kurz** erfolgen. Dies stellt, neben dem sparsamen Antibiotikaeinsatz, die wirkungsvollste Prophylaxe gegen die Resistenz- und Hospitalismusentwicklung dar.

11.1.4. Hospitalismus

Unter dem *mikrobiellen Hospitalismus,* auch als *nosokomiale Infektion* bezeichnet, versteht man das gehäufte Auftreten von pathogenen Keimen im Klinikmilieu. Die Erreger stellen dabei eine Selektion dar, die virulenter und gegen zahlreiche Antibiotika resistenter ist als die gleichen Erregergattungen außerhalb des Krankenhauses. Während früher die chirurgischen Hospitalinfektionen überwiegend durch *grampositive Keime* (Staphylokokken, Streptokokken, Pneumokokken) verursacht wurden, ist im Laufe der letzten 20 Jahre ein *Wandel des Erregerspektrums zugunsten der gramnegativen Keime* eingetreten. Diese sind heute für zwei Drittel der Hospitalinfektionen verantwortlich. Die wichtigsten und gefährlichsten Hospitalismuserreger sind heute Vertreter der Gattungen, Pseudomonas, Klebsiella, Proteus und Escherichia, die gehäuft zu schweren Klinikepidemien mit hoher Letalität infolge gramnegativer Sepsis führen.

Wichtigste **Ursachen** des heute anzutreffenden Hospitalismus sind:

1. Unzureichende Hygienemaßnahmen mit Vernachlässigung der Asepsis und Antisepsis;
2. Unkritisch angewandte antibakterielle Chemoprophylaxe und -therapie;
3. Resistenzwechsel der Erreger;
4. Zunehmender Schweregrad chirurgischer Eingriffe,
5. Zunahme der Eingriffe bei Patienten extremer Altersklassen und bei Risikopatienten mit schlechter Abwehrlage (Corticosteroide, Immunsuppressiva, Diabetes mellitus u. a.);
6. Zunahme schwersttraumatisierter Patienten mit Ausfall vitaler Funktionen (Schädel-Hirn-Traumen);
7. Stetige Zunahme der Intensivpflege- und Beatmungspatienten;
8. Anwendung neuer und eingreifender diagnostischer und therapeutischer Maßnahmen mit vielfältiger Durchbrechung der natürlichen Barrieren des Organismus (endotracheale Langzeitintubation, zentrale Venenkatheter, Blasendauerkatheter, endoskopische Eingriffe).

Dieser Ursachenkatalog macht deutlich, daß für eine Beeinflussung der Hospitalismussituation im Rahmen unserer modernen operativen Medizin nur wenig Raum bleibt.

Lediglich eine Straffung der **Hygiene-Disziplin** durch Rückbesinnung auf die bewährten Regeln der **Asepsis** und **Antisepsis** und die Eindämmung der lange Zeit exzessiv gehandhabten Antibiotikaanwendung bieten die Möglichkeit eines kausalen Eingreifens in das Hospitalismusgeschehen.

Literaturauswahl

ADLER, G. G.: Zur Frühdiagnose und Soforttherapie des Gasbrandes. Med. Welt 28:1387 (1977).

ALBERT, E.: Tuberkulöse Knochen- und Gelenkerkrankungen. In: R. ZENKER, F. DEUCHER, W. SCHINK (Hrsg.): Chirurgie der Gegenwart Bd. V, Kap. 10. Urban & Schwarzenberg, München, Berlin, Wien 1975.

BOEREMA, I., W. H. BRUMMELKAMP: Behandeling van anaërobe infecties met inademing van zuurstof onder druk van drie atmosferen. Ned. Tschr. Geneesk. 104:2548 (1960).

DAVEY, W. W.: Companion to Surgery in Africa; 2. Aufl. Churchill Livingstone Ltd., Edinburgh, London 1973.

DISKO, R.: Epidemiologie, Diagnose und Therapie der Echinokokkose. Ther. d. Gegenw. 116:226 (1977).

ELEK, St. D., P. E. CONEN: The virulence of Staphylococcus pyogenes for man. Brit. J. exp. Path. 38:573 (1957).

EYRICH, K.: Tetanus (Wundstarrkrampf). In: R. ZENKER, F. DEUCHER, W. SCHINK (Hrsg.): Chirurgie der Gegenwart Bd. I. Kap. 16. Urban & Schwarzenberg, München, Berlin, Wien 1975.

GIERHAKE, F. W.: Antibiotika und ihre Indikationen in der Chirurgie. Chirurg 46:10 (1975).

KIENINGER, G., O. MADECKI: Tetanus in Nigeria. Med. Welt 21:551 (1970).

KIENINGER, G., O. MADECKI: Die Askaridiasis aus chirurgischer Sicht, unter besonderer Berücksichtigung der Dünndarmperforation. Med. Welt 23:59 (1972).

KIENINGER, G., G. E. SCHUBERT, U. ULLMANN: Das Buruli-Ulkus. Z. Tropenmed. Parasit 23:342 (1972).

KIENINGER, G., L. KOSLOWSKI: Praktische Erfahrungen bei der Hospitalismusbekämpfung. Med. Klin. 70:1081 (1975).

KLIETMANN, W., L. SCHNEIDER: Aktuelle Probleme der Tollwut und Tollwutschutzimpfung. Ärztebl. Baden-Württemberg 4:315 (1977).

ROOK, A.: Skin diseases caused by arthropods and other venomous or noxious animals. In: A. ROOK, B. S. WILKINSON, F. J. G. EBLING (Hrsg.): Textbook of Dermatology Vol. I. Blackwell, Oxford 1968.

SCHMITT, W.: Allgemeine Chirurgie; 8. Aufl. Enke, Stuttgart 1977.

SCHOTT, H.: Gasödem. In: R. ZENKER, F. DEUCHER, W. SCHINK (Hrsg.): Chirurgie der Gegenwart Bd. I, Kap. 15. Urban & Schwarzenberg, München, Berlin, Wien 1975.

VOGEL, H.: Über den E. multilocularis Süddeutschlands. Z. Tropenmed. Parasit 8:404 (1957).

WACHSMUTH, W.: Eingriffe bei Erkrankungen der Hände und Finger. In: W. WACHSMUTH und A. WILHELM (Hrsg.): Allgemeine und spezielle Chirurgische Operationslehre Bd. X/3. Springer, Berlin, Heidelberg, New York 1972.

ZOLLINGER, H. U.: Pathologische Anatomie; Bd. II, 4. Aufl. Thieme, Stuttgart 1976.

11.2. Prinzipien der Antibiotikaprophylaxe und Antibiotikatherapie chirurgischer Infektionen

Von F. Daschner

11.2.1. Einleitung

In vielen Kliniken werden heute 20% bis 30% des gesamten Medikamentenetats für Antibiotika aufgewendet. Bis zu 50% aller Antibiotika werden in Klinik und Praxis in falscher Dosierung, mit falscher Indikation oder überhaupt unnötig verabreicht. Das betrifft vor allem auch die Antibiotikaprophylaxe. Da Antibiotika zu den teuersten Medikamenten gehören, ist es verständlich, daß die Hersteller hohe Summen investieren, um die Ärzte zur Anwendung ihres Produktes bei möglichst vielen therapeutischen und prophylaktischen Indikationen zu bewegen. Die folgende kurze Zusammenfassung der Prinzipien der Antibiotikaprophylaxe und Antibiotikatherapie in der Chirurgie soll klar machen, daß eine perioperative Antibiotikaprophylaxe nur bei wenigen chirurgischen Eingriffen indiziert ist, eine länger dauernde Antibiotikaprophylaxe zu keinen besseren Ergebnissen führt, Antibiotikatherapie häufig zu lange gegeben wird und neue, teurere Antibiotika nicht notwendigerweise einen besseren klinischen Erfolg als alte, bewährte Substanzen garantieren.

11.2.2. Prinzipien der Antibiotikaprophylaxe

11.2.2.1. Falsche Indikationen

Bisher ist es noch nicht gelungen, durch Antibiotikaprophylaxe die *mikrobielle Besiedlung von Fremdkörpern* und die davon ausgehenden Bakteriämien und Fungämien zu verhindern (Tab. 11.2.-1). Die häufig geübte Praxis, Antibiotikaprophylaxe, z. B. in der Abdominal- oder Herzchirurgie und Urologie bis zur Entfernung von Kathetern und Drainagen fortzusetzen, ist falsch.

Antibiotikaprophylaxe **nie** bei Kathetern, Drainagen, Beatmung, Verbrennungen, Virusinfektion, Cortisontherapie, Liquorfistel.

Nicht indiziert ist auch die *orale, parenterale oder lokale Antibiotikaprophylaxe bei Einmal- oder Dauerkatheterisierung der Blase oder nach Zystoskopien*. Zwar konnte gezeigt werden, daß während der Antibiotikagabe weniger Harnweginfektionen auftreten, nach Absetzen der Prophylaxe kommt es aber bei den behandelten Patienten gleich häufig zu Rezidiven wie bei den unbehandelten, jedoch mit resistenteren Keimen.

Lokalantibiotische Blasenspülungen (z. B. mit Uro-Nebacetin oder Cysto-Myacyne) sind unnötig und sinnlos. Das meist verwendete Neomycin ist ein Antibiotikum mit überdurchschnittlich häufiger Allergisierungsrate, zudem sind die zweithäufigsten Erreger von katheterinduzierten Harnweginfektionen, die Enterokokken, resistent gegen Neomycin und Sulfonamide.

Virusinfektionen, vor allem der oberen und unteren Atemwege, Verbrennungen, Verbrühungen und Angiographien sind ebenfalls keine Indikationen zur Antibiotikaprophylaxe. Kontrollierte Studien über die Wirksamkeit von Antibiotika zur Verhütung von Beatmungspneumonien und Pneumonien bei komatösen Patienten fehlen.

Cortisontherapie ist generell keine Indikation zur Antibiotikaprophylaxe. Die Formulierung, die man in vielen Publikationen und Arztbriefen liest, der Patient sei »antibiotisch abgeschirmt«, trifft vor allem hier nicht zu, da der längere Zeit mit hohen Dosen Cortison behandelte Patient ja nicht nur durch bakterielle Infektionen, sondern vor allem durch Infektionen mit Viren, Pilzen und Protozoen gefährdet ist. Im übrigen kann es

Tab. 11.2.-1. *Falsche* Indikationen der Antibiotikaprophylaxe.

Venen-, Arterien-, Blasenkatheter, Drainagen
Intubation und maschinelle Beatmung
Verbrennungen und Verbrühungen
Virusinfektion
Komatöse Patienten (Pneumonieprophylaxe)
Angiographie (z. B. Herzkatheter)
Cortisontherapie
Liquorfistel

eine »antibiotische Abschirmung« gar nicht geben, weil alle bisher bekannten Antibiotika nur ein begrenztes Wirkungsspektrum haben.

Durch Antibiotikaprophylaxe bei *Liquorfistel* werden die empfindlichen Erreger, z. B. Pneumokokken, schnell aus dem Nasen-Rachen-Raum eliminiert und durch multipel resistente Keime ersetzt, die dann zu einer schwerer zu behandelnden Meningitis führen. Antibiotikaprophylaxe kann die Aszension von Keimen aus dem Nasen-Rachen-Raum in den Liquor nicht verhindern.

11.2.2.2. Gesicherte, fragliche Indikationen der Antibiotikaprophylaxe

Die gesicherten bzw. fraglichen Indikationen zur Antibiotikaprophylaxe in der Chirurgie sind in den Tab. *11.2.*-2 und 3 zusammengestellt. *Gesicherte Indikationen* stützen sich auf prospektive, kontrollierte Doppelblindstudien.

Fragliche Indikation heißt nicht, daß bei den vorgegebenen Indikationen eine Antibiotikaprophylaxe nicht durchgeführt werden darf, in der Literatur ist man allerdings über den Wert der Prophylaxe unterschiedlicher Meinung. Bei offenen Frakturen handelt es sich streng genommen nicht mehr um Antibiotikaprophylaxe, sondern um frühzeitige Therapie, da bei Antibiotikaprophylaxe schon ein genügend hoher Antibiotikumspiegel am Ort der bakteriellen Kontamination vorhanden sein muß, was zum Zeitpunkt des Unfallereignisses unmöglich ist. Es herrscht Einigkeit, daß bei offenen Frakturen 1. Grades, vorzeitigem Blasensprung ohne Fieber der Mutter, aseptischen neurochirurgischen Eingriffen und Liquorfistel, zahnchirurgischen Eingriffen ohne Prädisposition der Patienten durch Herzfehler, künstliche Herzklappen etc. und bei akuter alkoholischer Pankreatitis eine Antibiotikaprophylaxe *unnötig* ist. Bisher konnte nicht gesichert werden, ob durch Gabe von gallegängigen Antibiotika vor oder nach endoskopischer retrograder Cholangiopankreatikographie die Häufigkeit infektiöser Komplikationen an Gallenwegen oder Pankreas vermindert werden kann.

Zum Wert der präoperativen Antibiotikaprophylaxe bei Lobektomien, Pneumektomien und Thorakotomien existieren bisher widersprüchliche Studien. Es ist jedoch anzunehmen, daß eine kurzzeitige perioperative Antibiotikaprophylaxe die Häufigkeit postoperativer Wundinfektionen senkt.

Tab. *11.2.*-2. *Fragliche bzw. nicht gesicherte* Indikationen der Antibiotikaprophylaxe in der Chirurgie.

Nach Splenektomie
Offene Frakturen
Vorzeitiger Blasensprung
Lungenresektion
Offene und transurethrale Prostatektomie
Neurochirurgische Eingriffe und Liquorfistel
Zahnchirurgische Eingriffe
Akute Pankreatitis
Endoskopische retrograde Cholangiopankreatikographie

Tab. *11.2.*-3. *Gesicherte* Indikationen der perioperativen Antibiotikaprophylaxe.

Vaginale Hysterektomie
Totale abdominale Hysterektomie
Risiko-Kaiserschnitt
Gefäßtransplantate der abdominalen Aorta oder der unteren Extremitäten
Implantation von künstlichen Gelenken
Karzinomchirurgie im Kopf- und Nackenbereich
Ausgewählte Eingriffe im Bereich des Magens (Karzinom, stenosierende Ulzera) und der Gallenwege (infizierte Galle, Steine, hohes Lebensalter)
Elektive Chirurgie an Kolon/Rektum
Offene Herzchirurgie

Bei folgenden Indikationen ist die *Wirksamkeit einer Eindosisprophylaxe* gesichert:
Offene Herzchirurgie, Implantation künstlicher Hüftgelenke, vaginale und abdominale Hysterektomie, elektive Kolonchirurgie, Gallenwegschirurgie, Karzinomchirurgie des Magens, Risikokaiserschnitt.

11.2.2.3. Applikationszeitpunkt, Applikationsart, Dauer, Auswahl des Antibiotikums

Zum **Zeitpunkt** der möglichen Kontamination des Operationsfeldes muß ein wirksamer Antibiotikumspiegel im Gewebe vorhanden sein. Daraus folgt, daß das Antibiotikum ca. 30 Minuten vor dem operativen Eingriff appliziert werden muß, am besten als intravenöse 5-bis-10-min-Bolus-Injektion bei Anästhesieeinleitung. Wird das Antibiotikum erst intraoperativ oder gar nach dem Zeitpunkt der bakteriellen Kontamination gegeben, ist die Prophylaxe wirkungslos. Ausnahme von dieser Regel ist der Risiko-Kaiserschnitt, bei dem das Antibiotikum erst unmittelbar nach Abnabeln des Kindes gegeben werden soll, damit kein Antibiotikum auf das Kind übergeht.

Antibiotikaprophylaxe erst **präoperativ** beginnen.

Die bevorzugte **Applikationsart** ist die *intravenöse Bolus-Injektion*, die intramuskuläre Gabe resultiert in niedrigeren Serum- und Gewebespiegeln mit verzögertem Eintritt der Antibiotika in die Wundflüssigkeit.

Die *orale Gabe nicht resorbierbarer Antibiotika* wird leider immer noch in einigen Kliniken in der Vorbereitung von Patienten für die elektive Kolonchirurgie praktiziert. Sie sollte jedoch durch die billigere, den Patienten schonendere und die Darmflora weniger beeinflussende *präoperative Eindosisprophylaxe* ersetzt werden. Die *Lokalapplikation* von Antibiotika auf Wundoberflächen bzw. intraoperativ in Körperhöhlen wird von einigen Autoren empfohlen, die Ergebnisse sind jedoch nicht besser als bei perioperativer, intravenöser Kurzzeitprophylaxe.

Dauer: Es ist unnötig, das Antibiotikum länger als *maximal 24 Stunden* zu verabreichen. Bei einigen Indikationen ist die Wirksamkeit einer Eindosisprophylaxe in kontrollierten, prospektiven Doppelblindstudien gesichert (Tab. *11.2.*-3). Unnötig verlängerte Antibiotikaprophylaxe erhöht die Kosten, die Nebenwirkungen und die Gefahr der Resistenzentwicklung. Die früher immer wieder geäußerte Meinung, man müsse Antibiotika mindestens 5 Tage verabreichen, um Resistenzentwicklung zu vermeiden, trifft heute nicht mehr zu. Je länger Antibiotika gegeben werden, um so größer ist die *Gefahr der Selektion resistenter Mutanten*, vor allem in der Darmflora, welche zusammen mit der Hautflora das wichtigste Erregerreservoir für lebensbedrohliche Krankenhausinfektionen ist.

Tab. *11.2.*-4. Häufigste Fehler bei Antibiotikaprophylaxe.

1. Falsche Indikation:
   Nur bei wenigen Indikationen ist die Wirksamkeit einer Antibiotikaprophylaxe gesichert.
2. Falscher Zeitpunkt:
   Nicht am Abend vor dem Eingriff, nicht intraoperativ, sondern ca. 30 min präoperativ.
3. Falsche Applikationsart:
   Am besten als intravenöse 5–10-min-Bolusinjektion.
4. Falsche Dosis:
   Grundsätzlich nur therapeutische Dosis applizieren.
5. Falsche Dauer:
   Grundsätzlich nicht länger als 24 Stunden!
6. Falsche Auswahl:
   Nicht Piperacillin, Azlocillin, Mezlocillin, Ceftriaxon, Cefotaxim, Ceftazidim, Cefmenoxim, Cefotetan, Ceftizoxim, Cefoxitin;
   sondern:
   z. B. Cefomandol, Cefuroxim, Flucloxacillin, Cefotiam, Cefazedon.

Antibiotikaprophylaxe: Meist ist eine präoperative Dosis ausreichend, **nie** länger als 24 Stunden!

Die **Auswahl der Substanz** richtet sich nach den häufigsten, möglicherweise in das Wundgebiet gelangenden *Keimen*, die häufigsten Erreger von postoperativen Infektionen bei Implantation von künstlichen Gelenken, künstlichen Herzklappen und anderen Eingriffen am offenen Herzen sind beispielsweise Staphylokokken, so daß als Mittel der 1. Wahl zur Wundinfektionsprophylaxe penicillinasefeste Penicilline oder Cephalosporine der 1. oder 2. Generation in Frage kommen.

Antibiotikaprophylaxe **nie** mit fixen Kombinationen, Breitspektrum-Penicillinen oder Cephalosporinen der neuesten Generation.

Zur Prophylaxe bei Eingriffen im *Mund- und Kieferbereich* sind Schmalspektrumpenicilline ausreichend, bei Eingriffen am *Gastrointestinal-* oder *Urogenitaltrakt* spielen Anaerobier zusammen mit aeroben gramnegativen Keimen die wichtigste Rolle, so daß Kombinationen von Cephalosporinen der 2. Generation und Metronidazol eingesetzt werden sollen. Es ist aus Gründen der Toxizität (Aminoglykoside) und der Kosten (Breitspektrumpenicilline, Cephalosporine der neueren Generationen) unsinnig und unnötig, Aminoglykoside oder neueste Breitspektrumpenicilline und Cephalosporine zur Prophylaxe einzusetzen (Tab. *11.2.*-4).

11.2.3. Prinzipien der Antibiotikatherapie

11.2.3.1. Gezielte Diagnostik

Eine gezielte Antibiotikatherapie setzt eine *einwandfreie mikrobiologische Diagnostik* voraus. Immer noch werden in chirurgischen Kliniken mikrobiologische Untersuchungen zu selten und zu wenig sorgfältig durchgeführt. Vor allem länger dauerndes postoperatives Fieber wird häufig als Resorptionsfieber mißdeutet. In 30–50% aller Patienten mit postoperativem Fieber, das länger als 2 Tage dauert, finden sich infektiöse Ursachen: Sepsis, Wundinfektionen, Pneumonie, Harnwegsinfektionen und Venenkatheterinfektionen. Bei jedem Fieber ungeklärter Genese, vor allem postoperativ, müssen Blutkulturen entnommen werden, am besten 3 aerobe und 3 anaerobe Blutkulturflaschen von 2 verschiedenen Venen, um die Kontaminationsgefahr zu verringern (Tab. *11.2.*-5). Die wiederholte Isolierung von Staphylococcus epidermidis in mehreren aufeinanderfolgenden Blutkulturen oder in mindestens 2 von 6 gleichzeitig entnommenen Blut-

Tab. 11.2.-5. Entnahme von bakteriologischem Material.

Blutkulturen

a) Bei lebensbedrohlichen Infektionen:
3 × 10 ml (am besten 10 ml rechter Arm, 10 ml linker Arm, nach sorgfältiger Desinfektion, s. unten!) mit Spritze aufziehen, je 5 ml in 3 aerobe Blutkulturflaschen (diese müssen belüftet werden), je 5 ml in 2 anaerobe Blutkulturflaschen (dürfen nicht belüftet werden) einspritzen. Die Belüftung sollte stets mit Nadeln mit Wattestopfen erfolgen! Alternativ zu Spritzen können auch kommerzielle Entnahmesysteme verwendet werden. Verhältnis von Blut zu Blutkulturmedium nie größer als 1:10 (also z. B. 5 ml Blut auf 50 ml Blutkulturmedium) wählen. *Auf den Fieberanstieg muß nicht gewartet werden!*

b) Bei Verdacht auf akute bakterielle Endokarditis:
Entnahme von 3 × 10 ml Blut wie bei a), Abstand der Blutentnahmen jeweils ca. 5 min, dann sofort Beginn der Chemotherapie.

c) Bei Verdacht auf subakute bakterielle Endokarditis:
3 × 10 ml Blut entnehmen für Blutkulturen, am besten wieder von verschiedenen Körperstellen innerhalb von 24 Std., Abstand der einzelnen Kulturen nicht kürzer als 1 Std., davon (wenn möglich) vorzugsweise 1 Kultur bei Fieberanstieg. Es muß jedoch nicht unbedingt auf den Fieberanstieg gewartet werden! Aufteilung der einzelnen Blutproben (10 ml) in aerobe (je 5 ml Blut) und anaerobe (je 5 ml Blut) Blutkulturflaschen.

d) Bei Verdacht auf Sepsis trotz Antibiotikatherapie:
Am besten sollte die Chemotherapie 2–3 Tage abgesetzt werden, bevor Blutkulturen entnommen werden. Wenn dies nicht möglich ist, 4–6 Kulturen (à 10 ml) innerhalb von 48 Std. Die Kultur muß jedoch unbedingt unmittelbar vor der nächsten Antibiotikagabe entnommen werden, da dann erwartungsgemäß der Antibiotikaspiegel am niedrigsten ist.

e) Bei Verdacht auf Sepsis bei Neugeborenen, Frühgeborenen und Säuglingen:
Hier genügt meist die Entnahme von je 1 bis 2 cm³ Blut an zwei verschiedenen Körperstellen; wenn möglich, mehr Blut entnehmen. Gleichzeitig Lumbalpunktion.

Wichtig:
1. Hautpräparation vorzugsweise mit alkohol- oder jodhaltigen Desinfektionsmitteln.
2. *»Sprühdesinfektion« allein genügt nicht!* Die Haut muß mehrmals unter Verwendung eines sterilen Tupfers mit Desinfektionsmittel abgerieben werden.
   Einwirkungszeit des Desinfektionsmittels: mindestens 30 sec.
3. Bei Blutkulturabnahme von verschiedenen Körperstellen stets Nadel wechseln.
4. Verhältnis Blut zu Kulturmedium nie größer als 1:10.
5. Anaerobe Kulturen nie belüften!
6. Bei Einstechen in Blutkulturflasche stets Nadel wechseln!
7. Vor Einstechen in Blutkulturflasche Gummistopfen mit alkohol- oder jodhaltigen Desinfektionsmitteln desinfizieren.
8. Blutkulturen nie aus Venenkathetern abziehen.
9. Blutkulturen vor allem bei: unklarem Fieber, Beatmungspneumonie, Meningitis, Osteomyelitis, Lobärpneumonie.

Urin

Wichtig:
Urin muß unmittelbar nach Abnahme in das bakteriologische Labor gebracht werden; ist dies nicht möglich, muß der Urin unmittelbar nach Abnahme in einen Kühlschrank bei max. 6°C, Keimzahlen im Urin bleiben maximal 24 Std. bei Kühlung auf 4–6°C konstant. Alternativ Objektträgerkulturen versenden.

Mittelstrahlurin:
a) F r a u e n :
Erst zwei aufeinanderfolgende Mittelstrahlurinproben mit mehr als 10^5 Bakterien derselben Spezies/ml zeigen mit 95%iger Wahrscheinlichkeit eine sichere Bakteriurie an. Bei 3 hintereinanderfolgenden Proben mit demselben Ergebnis steigt die Wahrscheinlichkeit auf 100%. Eine einzige Urinprobe mit mehr als 10^5 Bakterien/ml Mittelstrahlurin gibt lediglich eine 80%ige Sicherheit.
b) M ä n n e r :
Eine einzige, sauber gewonnene Urinprobe mit mehr als 10^5/ml zeigt eine sichere Infektion an.

Blasenpunktionsurin:
Jede Keimzahl gilt als pathologisch.

Katheterurin:
(wenn möglich aus frisch gelegtem Katheter). Keimzahlen über 10^4/ml zeigen meist eine Infektion an. *Die Einsendung einer Blasenkatheterspitze ist Verschwendung von Zeit und Geld!*

Uringewinnung (Mittelstrahlurin):
Wichtig:
Wenn möglich, Morgenurin. Bei Patienten mit erhöhter Diurese können niedrigere Keimzahlen eine Infektion anzeigen. Wenn zahlreiche Plattenepithelien gefunden werden, handelt es sich meist nicht um Mittelstrahlurin (!).

Instruktionen für Patienten:
1. Unterwäsche ausziehen.
2. Händewaschen mit Seife und Wasser, Abtrocknen mit Papierhandtuch.
3. Frauen: Labien spreizen.
   Männer: Vorhaut zurückziehen.

Tab. 11.2.-5. (Fortsetzung)

4. Mit zwei in Seife getränkten Kompressen nacheinander Glans reinigen bzw. Vulva 2× nur von vorne nach hinten reinigen. Gebrauchte Kompressen kein zweites Mal verwenden. Anschließend mit drei Kompressen (nacheinander zu benützen) Seife wieder abwaschen. Dann Mittelstrahlurin gewinnen. Erste 20–25 ml in die Toilette, Mittelstrahlurin ins Auffanggefäß. Auffanggefäß muß weiten Hals haben.
5. Urin nicht von zu Hause in Flasche mitbringen, sondern in Praxis oder Klinik lassen, damit sofortige Kühlung bis zum gekühlten Transport ins bakteriologische Labor möglich ist.

Sputum
Am besten Morgensputum einschicken, oft sind wiederholte Einsendungen notwendig. Vor dem Abhusten ist gründliche Mundspülung mit Wasser zu empfehlen, um die Mundbegleitflora zu reduzieren. Das Sputum sollte unbedingt Eiterflocken enthalten. Wenn das Grampräparat von Sputum überwiegend Plattenepithelzellen enthält, sollte erneut Sputum eingeschickt werden, da es sich vorwiegend um Speichel handelt. Lagerung bis zum Transport nicht länger als 4 Std. bei 4°C.

Liquor (Mindestmenge 2 ml)
Liquor rasch, am besten bei 37°C oder Zimmertemperatur ins bakteriologische Labor bringen lassen. Kälteschock führt zur Abtötung zahlreicher Bakterien, insbesondere von Meningokokken, Pneumokokken und Streptokokken. Wenn sofortiger Transport nicht möglich, dann Aufbewahrung bis zum Transport im Kühlschrank. Zur bakteriologischen Schnelldiagnose ist die Anfertigung eines Sedimentpräparates (Methylenblau und Gramfärbung) und Beurteilung durch einen erfahrenen Arzt außerordentlich wertvoll; dann aber mikroskopisches Präparat zusammen mit dem übrigen Liquor bzw. Sediment ins bakteriologische Labor einschicken. Wenn der Transport ins bakteriologische Labor sehr lange dauert, empfiehlt es sich, eine Liquorportion (ca. 2 ml) in eine Blutkulturflasche zu spritzen und diese zusammen mit dem Nativliquor in das bakteriologische Labor einzuschicken.

Stuhl, Rektumabstriche
Ein Rektumabstrich kann jederzeit entnommen werden, dazu Tupfer etwa 5 cm in die Analöffnung einführen, drehen und herausziehen. Wenn Transport >24 Std., Transportmedium benützen.

Stuhl muß in ein sauberes Gefäß abgesetzt werden, das kein Desinfektionsmittel enthalten darf.
Übertragung einer erbsengroßen Probe in ein Versandgefäß. Bei Untersuchung auf Viren sollte der Stuhl auf mindestens 4°C abgekühlt werden. Lagerung bis zum Transport im Kühlschrank bei 4°C.

Eiter und Wundabstriche
Entnahme des Materials aus der Tiefe der Wunde. Versand am besten in einem Transportmedium (z.B. Culture Tube A/S »Roche«). Wenn genügend Eiter zur Verfügung steht, nicht Tupferabstrich versenden, sondern Eiterprobe (1–2 ml).

Tonsillen-Nasen-Rachen-Abstriche
Abstriche stets vor Beginn einer Chemotherapie entnehmen, Berührung von Zunge und Wangenschleimhaut vermeiden. Membranen von der Unterlage abheben und Abstrich von der Unterseite der Membran entnehmen. Versand der Abstriche am besten in Transportmedium (z.B. Culture Tube A/S »Roche«).

Venenkatheter
Vor Ziehen des Venenkatheters Insertionsstelle gründlich mit Alkohol bzw. mit Jod-Alkohol desinfizieren. Katheterspitze mit steriler Schere ca. 2 cm von der Insertionsstelle entfernt spitzenwärts abschneiden, die Spitze in ein steriles Gefäß fallen lassen und dieses sofort ins bakteriologische Labor transportieren lassen. Wenn das bakteriologische Labor sehr weit entfernt ist, empfiehlt es sich, den Venenkatheter in einem Transportmedium zu verschicken.

Färbeverfahren bei bakteriellen Infektionen

Gram-Färbung:
1. Hitzefixieren (2–3× durch Flamme ziehen)
2. 2 min Gentianaviolett-Farblösung
3. Abspülen mit H_2O
4. 1 min Lugolsche Lösung
5. Abspülen mit H_2O
6. Entfärben mit Aceton-Alkohol
7. Kräftig abspülen mit H_2O
8. 30 sec Safranin-Farblösung

Methylenblau-Färbung:
1. Hitzefixieren
2. 2–3 min Methylenblau-Farblösung
3. Abspülen mit H_2O
4. Trocknen

kulturen bei klinischen Hinweiszeichen auf eine Infektion darf nicht als Kontamination der Blutkulturen durch Hautflora, sondern muß als Verdacht auf *Fremdkörperinfektion* (z.B. Venenkatheter, Hydrozephalusventile, künstliche Herzklappen) interpretiert werden. In der Fremdkörperchirurgie sind Keime der physiologischen Hautflora wie z.B. Staphylococcus epidermidis zu häufigen Infektionserregern geworden. In jeder chirurgischen Klinik muß es möglich sein, einfache bakteriologische Färbeverfahren (Gramfärbung, Methylenblaufärbung) durchzuführen. Finden sich beispielsweise in einem Gelenkpunktat grampositive Haufenkokken, ist die Diagnose einer Staphylokokkeninfektion praktisch gesichert, und es kann sofort mit einer gezielten Therapie begonnen werden. Finden sich im Gallenblasenpunktat plumpe, grampositive Stäbchen, besteht der dringende Verdacht auf eine Gasbrandinfektion. Aus bestimmten Blutkulturisolaten kann häufig auf den Infektionsfokus geschlossen werden (Tab. *11.2.-6*).

urgie ist die Zusammenarbeit mit einem klinisch orientierten mikrobiologischen Labor unerläßlich. Da Infektionen zu den häufigsten chirurgischen Komplikationen zählen und eine Infektion häufig den Erfolg der chirurgischen Intervention zunichte macht, sollten große chirurgische Kliniken einen infektiologisch ausgebildeten Arzt haben oder nur mit mikrobiologischen Laboratorien zusammenarbeiten, die zu jeder Tages- und Nachtzeit am Krankenbett zu einem infektiologischen Konsil bereit sind.

Die **häufigsten Erreger in der Chirurgie** sind *Staphylococcus aureus* und *Escherichia coli*, in der

Tab. *11.2.-6*. Häufige Sepsiserreger: Infektionsquellen, Erkrankungen.

Positive Blutkultur	Häufigste Erkrankung/Fokus?
Strept. viridans	Endokarditis, Gallenweginfektionen
Strept. faecalis (Enterokokken)	Endokarditis, Harnwegsinfektion (Katheter?), Cholezystitis/Cholangitis, Divertikulitis/andere Darmaffektionen
Staph. epidermidis (in 2 gleichzeitig an verschiedenen Stellen entnommenen Blutkulturen)	Venenkatheter, künstliche Herzklappen, anderes Fremdmaterial, Ventrikelkatheter (Hydrozephalusventile)
Clostr. perfringens	Gallenwege, Darmtrakt, Abort, Puerperalsepsis
Bact. fragilis und andere Anaerobier	Infektionen/Abszesse im Darmtrakt, großen oder kleinen Becken, Gehirn; Dekubitus, Puerperalsepsis
Staph. aureus	Endokarditis, Venenkatheter, Hautinfektionen, Abszeß, Arthritis, Osteomyelitis, Hospitalinfektion
E. coli	Harnwegsinfektion, Infektion im Gastrointestinaltrakt, gynäkologische Infektionen, Hospitalinfektion
Ps. aeruginosa, Klebs. pneumoniae, indolpos. Proteus u. a. gramnegative Keime	Hospitalinfektion, Infektionen bei abwehrgeschwächten Patienten
Candida-Spezies	Venenkatheter, künstliche Herzklappen, Hyperalimentationslösungen, lange Antibiotikatherapie

11.2.3.2. Gezielte Therapie

Es muß nochmals betont werden, daß eine gezielte Therapie nur durchgeführt werden kann und darf, wenn vorher sorgfältig und gezielt Material zur bakteriologischen Untersuchung entnommen wurde. Die Auswahl des Antibiotikums bis zum Eintreffen des mikrobiologischen Befundes richtet sich nach den *häufigsten und wahrscheinlichsten Erregern*. Jeder chirurgisch tätige Arzt muß daher die 4–5 häufigsten Erreger von Sepsis, Harnwegsinfektionen, Wundinfektionen in verschiedenen Körperbereichen, Pneumonie, Osteomyelitis, Peritonitis und Arthritis kennen. Für eine gezielte Antibiotikatherapie in der Chir-

Traumatologie und Orthopädie *Staphylokokken*, in der Urologie *gramnegative Keime*, in der Intensivmedizin *Staphylokokken, Pseudomonas aeruginosa* und *andere gramnegative Keime*, in der Abdominalchirurgie *E. coli* und *Bacteroides fragilis* und in der Herzchirurgie *Staphylococcus aureus* und *Staphylococcus epidermidis*.

Breitspektrum-Penicilline und Cephalosporine der neueren Generation sind **nicht Mittel der ersten Wahl** in der Chirurgie.

Allein schon aus dieser vereinfachenden Übersicht geht hervor, daß *Breitspektrumpenicilline* (z. B. Piperacillin, Azlocillin und Mezlocillin) und Cephalosporine der neueren Generation nicht Mittel der 1. Wahl in der Chirurgie sind. *Breitspektrumpenicilline* sind wegen ihrer β-Lactamase-Instabilität gegen Staphylokokken unwirksam, die neueren Cephalosporine (Cefotaxim, Ceftriaxon, Cefotetan, Cefmenoxim, Ceftizoxim, Cefoperazon, Moxalactam, Cefoxitin) sind gegen Staphylokokken in vitro deutlich schlechter wirksam als die Basiscephalosporine, verschiedene gramnegative Keime sind noch ampicillinempfindlich und werden vor allem noch von den Cephalosporinen der 2. Generation erfaßt. Mittel der 1. Wahl gegen Anaerobierinfektionen ist *Metronidazol*.

Die häufigsten **Fehler bei Antibiotikatherapie** sind in Tab. *11.2.*-7 zusammengestellt. Die häufigsten Ursachen von Fieber trotz Antibiotikatherapie sind in Tab. *11.2.*-8 zusammengestellt. Dabei ist vor allem das Medikamentenfieber erwähnenswert, das besonders häufig bei Cephalosporin- und Breitspektrumpenicillintherapie auftritt. Patienten mit *Medikamentenfieber* können septische Temperaturen haben, wobei sie sich subjektiv relativ wohl fühlen. Absetzen der Antibiotikatherapie führt zur Entfieberung in 24–48 Stunden.

11.2.3.3. Möglichst wenig Lokalantibiotika

Lokalantibiotika sind teuer, meist unnötig und erhöhen die Gefahr der Allergisierung und vor allem Resistenzentwicklung. Lokalantibiotika sind *kontraindiziert* bei Verbrühungen, Verbrennungen, als Aerosole zur Prophylaxe oder Therapie von Atemwegsinfektionen, bei Abszessen und Furunkeln, bei Blasenkathetern und Venenkathetern, bei den meisten Wundinfektionen und intraoperativ zur Wundinfektionsprophylaxe. Bei Ausbreitung von Wundinfektionen (Fieber, Leukozytose, Lymphangitis, Lymphadenitis) muß oral oder parenteral antibiotisch behandelt werden. *Lokalantibiotikazusatz zu Spülungen, z. B. bei chronischer Osteomyelitis, Peritonitis, usw. ist unnötig.* Die meisten Lokalantibiotika (z. B. Nebacetin, Leukase) können durch Desinfizienzien auf der Basis von PVP-Jod ersetzt werden. 1:50 bis 1:100 verdünnte PVP-Jod-Lösungen töten Staphylokokken, Pilze und gramnegative Keime innerhalb von 15–30 Sekunden ab. PVP-Jod-Präparate sind billiger, führen nicht zur Allergie und vor allem nicht zu Resistenzen.

Tab. *11.2.*-7.   Häufigste Fehler bei Antibiotikatherapie.

Fehler	Konsequenzen
Zu breit	Gezielte mikrobiologische Diagnostik, mikroskopisches Präparat, in der Chirurgie hauptsächlich penicillinasefeste Penicilline und Cephalosporine der 2. Generation. Breitspektrumpenicilline und Cephalosporine der 3. Generation nicht als Mittel der 1. Wahl einsetzen, Antibiotika mit überwiegend biliärer Sezernierung vermeiden (Breitspektrumpenicilline, Cefoperazon, Ceftriaxon) (Veränderungen der Darmflora!)
Zu lange	Bis maximal 5 Tage nach Entfieberung. Ausnahmen: Osteomyelitis, Endokarditis, Meningitis, Stophylokokkensepsis
Zu unkontrolliert	Bei Aminoglykosidtherapie Serumspiegelbestimmungen! Möglichst wenig Antibiotikakombinationen.
Zu unkritisch	Keine fixen Kombinationen (z. B. Optocillin, Totocillin), möglichst wenig Lokalantibiotika, nicht gleich die neuesten Substanzen auf dem Markt breit einsetzen

Tab. *11.2.*-8.   Fieber trotz Antibiotika!

Falsches Antibiotikum
Falsche Dosis
Falscher Keim (Pilze, Viren)
Drug Fieber
Abszeß
Venenkatheterinfektion
Fieber nicht bakterieller Genese (z. B. Tumor)
Abwehrdefekt

Literaturauswahl

ADAM, D., F. DASCHNER: Infektionsverhütung in der Chirurgie. Hygienemaßnahmen und Antibiotikaprophylaxe. Pfützner, München 1984.

DASCHNER, F.: Antibiotikaprophylaxe – sinnvoll oder sinnlos. Dtsch. med. Wschr. *106*:1150 (1981).

HIRSHMANN, J. V., T. S. INUI: Antimicrobial prophylaxis: a critique of recent trials. Rev. infect. Dis. *2*:1 (1980).

SIMON, C., W. STILLE: Antibiotika-Therapie, 6. Aufl. Schattauer, Stuttgart, New York 1985.

11.3. Krankenhausinfektionen

Von F. Daschner

11.3.1. Definition

Als *nosokomiale* (griech. nosokomeion = Krankenhaus) Infektion bezeichnet man alle Infektionen, die während eines stationären Aufenthaltes entstehen. Selten kann eine bei Krankenhausaufnahme schon vorhandene Infektion ebenfalls nosokomial sein, wenn sie während eines früheren Aufenthaltes erworben wurde, z. B. Osteomyelitis, Hepatitis, Peritonitis. Krankenhausinfektionen werden teilweise erst nach der Entlassung klinisch manifest, z. B. tiefe Wundinfektion nach Fremdkörperimplantationen, Stichkanaleiterungen. Eine Krankenhausinfektion darf nicht mit iatrogener Infektion gleichgesetzt werden. Etwa die Hälfte aller Krankenhausinfektionen ist auch mit den zur Zeit besten Verhütungsmethoden nicht zu vermeiden.

11.3.2. Entstehung, Übertragungswege, Erregerreservoire

Krankenhausinfektionen entstehen vor allem auf 2 Wegen: *endogen* durch Keime der körpereigenen Flora (z. B. Harnweginfektionen aus der Darmflora, abdominale Wundinfektionen nach Eröffnung des Darmes) oder *exogen* durch Keime aus der Umwelt der Patienten. Endogene Krankenhausinfektionen sind weitaus schwieriger zu verhüten als exogene. Die Hauptursachen für die in den letzten Jahren zunehmende Häufigkeit bestimmter Krankenhausinfektionen sind die erhöhte Empfänglichkeit der Patienten für Infektionen durch schwere Grundkrankheiten (Diabetes, Karzinome, Polytrauma, Schock, Zytostatikatherapie, Cortisontherapie, Adipositas usw.), hohes Lebensalter und schwierige operative Eingriffe sowie die erhöhte Keimexposition durch medikotechnische Maßnahmen (Venenkatheter, Blasenkatheter, Intubation, invasive diagnostische Eingriffe usw.) (Tab. *11.3.*-1). Durch diese lebensrettenden Maßnahmen wird die körpereigene Abwehr durchbrochen und den Mikroorganismen der Zutritt zum Körper erleichtert. Im Vertrauen auf die Wirksamkeit von Breitspektrum-Antibiotika und durch die in manchen Kliniken erhebliche Personalfluktuation hat die Hygienedisziplin teilweise nachgelassen.

Tab. *11.3.*-1. Die wichtigsten disponierenden Faktoren.

Alter
    Pädiatrie (Neugeborene, Frühgeborene, Säuglinge)
    Geriatrie

Ernährungszustand
    Adipositas
    Unterernährung
    Hypoproteinämie

Art des Eingriffs
    Ort des Eingriffs
    Traumatisierung

Schwere Grundkrankheiten
    Diabetes
    Malignome
    Zytostatikatherapie
    Bestrahlung
    Verminderung der zellulären und/oder humoralen Immunität

Streß
    Polytrauma
    Langdauernde Narkosen
    Länger dauernde diagnostische Maßnahmen

Bakterielle Besiedelung des Operationsfeldes
    Staphylokokkenbesiedelung des Nasen-Rachen-Raumes
    Eitrige Entzündungen an der Haut
    Eingriffe an Orten mit hoher Keimzahl körpereigener Flora

Medikotechnische Maßnahmen
    Invasive Diagnostik
    Endoskopie
    Venenkatheter
    Blasenkatheter
    Intubation
    Zentrale Venendruckmessung
    Pulmonalis-Druckmessung

Nicht alle Krankenhausinfektionen sind iatrogene Infektionen.

Das wichtigste **Erregerreservoir** *von Staphylococcus-aureus*-Krankenhausinfektionen ist die Hautflora der Patienten und der Nasen-Rachen-Raum des Personals, das wichtigste Erregerreservoir von gramnegativen Keimen ist die Stuhlflora von Patienten und Personal.

Kreuzinfektionen vor allem durch **Hände!**

Staphylokokken und gramnegative Keime werden am häufigsten mit den Händen von Patient zu Patient und von Personal zu Patient übertragen. Die Luft spielt als Erregerreservoir für Krankenhausinfektionen in der Chirurgie eine vergleichsweise untergeordnete Rolle, am häufigsten werden mit der Luft Staphylokokken und Viren als Erreger von Atemweginfektionen sowie Tuberkelbakterien übertragen. Gramnegative Keime vermehren sich vor allem in Wasser (Anfeuchtungswasser von Beatmungs- und Inhalationsgeräten, Wasser in Ultraschallverneblern, Sauerstoffanfeucht-Geräte, Plasmaanwärm-Geräte). Die wichtigsten Erregerreservoire für verschiedene Erreger chirurgischer Krankenhausinfektionen sind in Tab. *11.3.*-2 aufgeführt. Staphylococcus aureus und gramnegative Keime werden selten aus der Luft eines Operationssaales, dagegen häufig von Händen der Ärzte und Schwestern isoliert, wobei Ärztehände fast immer häufiger und stärker als Schwesternhände kontaminiert sind (Tab. *11.3.*-3, 4).

Krankenhausinfektionen werden relativ selten durch Gegenstände übertragen. Die Bedeutung von Gegenständen als Erregerreservoir nimmt mit dem Abstand und mit der Häufigkeit des

Tab. *11.3.*-3. Händekontamination von Personal einer Medizinischen Intensivpflegestation (328 Hände) (Universitätsklinikum, Freiburg, 1983).

1. Ärzte: 71 200 Kolonien/Hand
   Schwestern: 39 800 Kolonien/Hand $p<0{,}001$
2. 36% aller Ärztehände, aber nur 18,4% aller Schwesternhände waren mit S. aureus kolonisiert $p<0{,}005$
3. 21% aller Ärztehände, aber nur 5% aller Schwesternhände waren mit mehr als 1000 Kolonien S. aureus/Hand kolonisiert $p<0{,}001$
4. 18%/3% der Ärztehände, dagegen 28,4%/13% der Schwesternhände waren mit gramnegativen Keimen/Enterokokken kolonisiert

Tab. *11.3.*-4. Kontamination von Händen durch gramnegative Bakterien (% kontaminierter Hände).

Krankenhauspersonal insgesamt	33
Schwestern	9
Ärzte	42 (!)
Nur Seife	28
Desinfektionsmittel	22
Klebsiella, Enterobacter E. coli, Pseudomonas,	39
Serratia, Citrobacter	18
10^2–10^3 (Keimzahlen pro Hand)	12
10^3–10^4	23
10^4	8

Tab. *11.3.*-2. Wichtigste Erregerreservoire chirurgischer Krankenhausinfektionen.

Nosokomiale Infektionen	Erregerreservoir
S. aureus	Hände!!, Haut des Patienten, Nasen-Rachen-Raum und Haut des Chirurgen, OP-Personal, Pflegepersonal, seltener Luft (Staub)
Beta-hämolysierende Streptokokken der Gruppe A	Nasen-Rachen-Raum von engen Kontaktpersonen, OP-Personal, selten Vaginalflora
Enterokokken	Darmflora
Anaerobier	Flora der Mundhöhle und des Gastrointestinaltraktes des Patienten
Gramnegative Keime	Darmflora vom Patienten und Personal, Hände!!, Flüssigkeiten (z. B. Spüllösung, Leitungswasser, Infusionen, Desinfektionsmittel, Kosmetika)
Candida-Spezies	Durch Antibiotika veränderte Darmflora des Patienten

Händekontaktes ab. Je weiter sie vom Patienten entfernt sind und je seltener sie von Ärzten und Pflegepersonal berührt werden, um so unwichtiger werden sie als Erregerreservoir. Unwichtig sind beispielsweise Fußböden, Möbel, Gullys, Dampfheizungen, Vorhänge, Bettschüsseln, Schuhsohlen, elektrische Überwachungsgeräte.

Krankenhausinfektionen **selten** durch Luft, Gegenstände, Fußböden, Möbel, sondern **häufig** durch Fremdkörper (Venenkatheter, Blasenkatheter, Intubation).

Das Risiko nosokomialer Infektionen wird vor allem durch *Fremdkörper* erhöht. Pro Tag Verweildauer eines transurethralen Blasenkatheters beträgt die Harnweginfektionsrate 3 bis 5%, pro Tag Verweildauer eines zentralen und peripheren Plastikvenenkatheters das Risiko einer Venenkathetersepsis 0,5% bis 1%, und nach mindestens 0,5% bis 2% aller aseptischen operativen Eingriffe entsteht eine Wundinfektion. Das Risiko einer Beatmungspneumonie beträgt bis zu 10% pro Beatmungstag, nach Anästhesie 0,5 bis 1%.

Tab. *11.3.*-5. Krankenhauserworbene Infektionen in der Chirurgie (Centers for Disease Control Atlanta USA, insgesamt 481 284 Patienten).

Erkrankungen	% aller chirurgischen Patienten
Harnwegsinfektionen	1,94
Wundinfektionen	1,61
Atemwegsinfektionen	0,81
Sepsis	0,39
Infektionen der Haut	0,17
Intraabdominelle Infektionen	0,03
Kardiovaskuläre Infektionen	0,04
ZNS-Infektionen	0,01
Infizierte Verbrennungen	0,05
Andere Infektionen	0,13
Total	5,18

11.3.3. Häufigste Krankenhausinfektionen, Erreger

Die **häufigsten Krankenhausinfektionen** in der Chirurgie sind Harnweginfektionen, postoperative Wundinfektionen, Infektionen der Atemwege, Infektionen von Haut und Subkutis und Sepsis (Tab. *11.3.*-5). *Die häufigste Krankenhausinfektion ist somit nicht die Wundinfektion, sondern die Harnweginfektion.* Etwa 70% aller chirurgischen Patienten mit Harnweginfektionen wurden katheterisiert und instrumentell untersucht. Die Infektionsrate schwankt je nach Klinik, Fachgebiet und Patienten zwischen 5% und 25% bzw. höher. Eine Abteilung mit hoher Infektionsrate hat nicht notwendigerweise einen schlechten Hygienestandard. Dieser wird am einfachsten durch die Rate postoperativer Wundinfektionen nach aseptischen Eingriffen bestimmt. Sie sollte 2% nicht überschreiten, bei Patienten mit Diabetes, schweren Grunderkrankungen, hohem Lebensalter, starker Adipositas, Hypalbuminämie, Operationsdauer über 3 Std. und langer präoperativer Krankenhausverweildauer (über 2 Wochen) kann sie höher liegen.

Häufigste Krankenhausinfektionen: Harnweginfektionen, Wundinfektionen, Pneumonie, Sepsis.

Die **häufigsten Erreger** von Krankenhausinfektionen sind in Tab. *11.3.*-6 zusammengestellt. Die häufigsten bakteriellen Erreger sind *Staphylokokken* und *gramnegative Keime,* die häufigsten viralen Erreger *Viren,* die Atemwegsinfektionen verursachen und *Hepatitis-Viren*.

Das *Erregerspektrum* kann von Klinik zu Klinik unterschiedlich sein. Generell verursachen gramnegative Keime häufiger Krankenhausinfektionen als grampositive, in den letzten Jahren hat jedoch in vielen Kliniken *Staphylococcus aureus* an Häufigkeit zugenommen. Weiterhin werden bei Krankenhausinfektionen zunehmend häufiger Erreger isoliert, die man früher als apathogen oder opportunistisch pathogen bezeichnete. Ein typisches Beispiel dafür ist *Staphylococcus epidermidis.* Dieser Keim gehört zur normalen Hautflora des Menschen, er ist aber gleichzeitig einer der häufigsten Erreger von krankenhauserworbener Sepsis, von Fremdkörperinfektionen und z.T. auch von Harnweginfektionen und tiefen Wundinfektionen geworden. Staphylococcus epidermidis siedelt sich bevorzugt an Fremdkörpern an (Venenkatheter, künstliche Herzklappen, künstliche Hüftgelenke, Gefäßimplantate, Hydrocephalusventile). Wiederholte Isolation von Staphylococcus epidermidis bei richtiger Abnahmetechnik aus Blutkulturen, von Fremdkörpern oder auch aus tiefen Wundinfektionen darf nicht mehr als Zeichen von Kontami-

Tab. *11.3*-6. Erregerspektrum (häufigste Keime) chirurgischer Krankenhausinfektionen.

	E. coli	Entero-kokken	Pseud. aeruginosa	Proteus mirabilis	Klebs. pneumoniae	Staph. aureus	Staph. epidermidis	Enterobacter spec.	Candida albicans
Harnwegsinfektionen (%)	33,6	24,2	9,5	7,1	5,9	5,4	4,1	3,3	2,9
Wundinfektionen (%)	13,3	10,1	8,7	4,7	4,2	36,9	6,4	2,7	1,0
Atemwegsinfektionen (%)	13,0	4,7	21,9	5,1	14,4	19,5	1,4	3,7	6,5
Sepsis (%)	8,8	4,4	5,6	4,4	4,8	44,2	13,3	2,8	1,2
Hautinfektionen (%)	2,1	2,6	7,2	0,4	2,1	53,6	10,2	0,9	16,5

nation durch die Hautflora mißdeutet werden, insbesondere dann nicht, wenn gleichzeitig klinische Zeichen einer Infektion vorliegen.

11.3.4. Verhütung und Bekämpfung von Krankenhausinfektionen

11.3.4.1. Auswahl der Maßnahmen

Die Infektionsbekämpfung richtet sich danach, welche Infektionen und welche Erreger in der betreffenden chirurgischen Klinik oder Abteilung am häufigsten vorkommen. Harnweginfektionen sind in orthopädischen Kliniken naturgemäß seltener als in urologischen Abteilungen, in der Orthopädie hat die Bekämpfung postoperativer Wundinfektionen nach Eingriffen mit Fremdkörperimplantation Priorität, da diese verheerende Folgen für den Patienten haben können. Urologische Abteilungen müssen vor allem das Personal, welches Blasenkatheter legt und versorgt, schulen und sorgfältige Indikationen für Antibiotikatherapie und Antibiotikaprophylaxe beachten, da gerade in der Urologie schnell polyresistente Keime selektiert werden. Urologische Krankenhausinfektionen entstehen fast nie aus der Luft des Operationssaales, wohingegen bei Fremdkörperchirurgie in der Orthopädie und Traumatologie die Luft ein wichtiges Erregerreservoir ist, so daß eine optimale raumlufttechnische Anlage für orthopädische Operationssäle unerläßlich ist. Ein Katalog möglicher Hygienemaßnahmen ist in Tab. *11.3.*-7 zusammengestellt. Für alle Abteilungen gleichermaßen wichtig sind *Händewaschen und Händedesinfektion*, wobei die Ärzte (auch die Chefärzte!) mit gutem Beispiel vorangehen müssen. Weiterhin unerläßlich sind optimale pflegerische Techniken bei Venenka-theter, Blasenkatheter, Intubation, Verbandswechsel und invasiven diagnostischen und therapeutischen Maßnahmen. Ohne fachlich geschultes Hygienepersonal ist heute in Schwerpunktkliniken eine sinnvolle Krankenhaushygiene nicht mehr möglich. Sinnvoller Einsatz vor allem von Breitspektrumantibiotika bei Therapie und Prophylaxe gelten ebenfalls für alle Abteilungen. Ca. 30 bis 50% aller Antibiotikaanwendungen in der Klinik sind entweder unnötig, falsch indiziert oder falsch dosiert. *Eine Antibiotikaprophylaxe, die länger als 24 Stunden dauert, ist sinnlos.*

Kontinuierliche Erfassung von Wundinfektionen notwendig!

Tab. *11.3.*-7. Katalog möglicher Hygienemaßnahmen.

- Händewaschen
- Händedesinfektion
- Einsatz speziell geschulten Personals (Hygieniker, Hygienefachschwester, Hygienefachpfleger, Krankenhausbetriebsingenieur)
- Verbesserung pflegerischer Techniken
- Einschränkung des Antibiotikaverbrauchs bei Therapie, vor allem bei Prophylaxe
- Schulung, Motivation (Der Chef geht mit gutem Beispiel voran!)
- Desinfektion
- Sterilisation
- Isolierung infizierter oder kolonisierter Patienten
- Gezielte mikrobiologische Untersuchungen
- Verbesserung der mikrobiologischen Diagnostik
- Analyse der Krankenhausinfektionen
- Analyse des Erregerspektrums
- Bauliche Maßnahmen
- Immunisierung (z. B. gegen Hepatitis B)
- Personalüberwachung (Gesundheitszustand, Impfstatus)
- Ausgewogene Patient-Pflegepersonal-Relation

Für alle chirurgischen Abteilungen besonders wichtig ist eine regelmäßige *Analyse der wichtigsten Krankenhausinfektionen, vor allem postoperativer Wundinfektionen*. Schon durch die Registrierung der postoperativen Wundinfektionsrate läßt sich die Häufigkeit senken, da dadurch das Problembewußtsein gestärkt und die hygienische Moral verbessert wird. Liegt die aseptische Wundinfektionsrate bei ca. 2%, sind beispielsweise aufwendige und kostenintensive, sowie teilweise den Betrieb störende bauliche Maßnahmen überflüssig. Die Dokumentation der postoperativen Wundinfektionsrate ist schon aus juristischen Gründen dringend empfehlenswert.

11.3.4.2. Prioritäten

Priorität in der Bekämpfung haben die häufigsten Krankenhausinfektionen in der Chirurgie (Tab. *11.3.*-8). Für alle Krankenhausinfektionen ist jedoch *Händedesinfektion* die wirksamste, billigste und einfachste Maßnahme zur Verhütung von Kreuzinfektionen. In vielen Fällen genügt auch Händewaschen (z. B. bei Dienstbeginn, Dienstende, Betreten oder Verlassen der Station, Husten, Niesen, Schneuzen, vor und nach Kontakt mit nicht infizierten Patienten). Händedesinfektion erfolgt am besten mit alkoholischen Einreibepräparaten und ist vor und nach Manipulation an besonders infektionsgefährdenden oder kontaminierten Stellen notwendig (z. B. Manipulation am Venenkatheter, Infusionsbesteck, Tracheostoma, Genitalregion, Blasenkatheter).

Händewaschen und **Händedesinfektion** sind die einfachsten, aber wichtigsten Hygienemaßnahmen.

Tab. *11.3.*-8. Priorität der Maßnahmen gegen die wichtigsten Krankenhausinfektionen.

Harnwegsinfektionen
- Aseptisches Legen des Katheters
- Sorgfältige Pflegetechniken
- Geschlossene Urindrainagesysteme
- Vorzugsweise suprapubische Harndrainage (!!)
- Keine routinemäßigen lokalantibiotischen Blasenspülungen
- Händedesinfektion vor und nach Manipulation am Katheter oder Drainagesystem
- Niemals Verbindung zwischen Katheter und Urindrainagesystem lösen
- Keine orale oder parenterale Antibiotikaprophylaxe

Wundinfektionen
- Kontinuierliche Registrierung der postoperativen Wundinfektionsrate nach aseptischen Eingriffen
- Kurze präoperative Verweildauer
- Möglichst geringe Kontamination des Operationsfeldes
- Atraumatische Operationstechnik (!!!)
- Rasur am Operationsmorgen, unmittelbar präoperativ bzw. überhaupt nicht
- Sorgfältige Hautdesinfektion
- Präoperatives Bad oder Duschen mit antiseptischer Seife
- Wenn Drainage notwendig, dann geschlossene Saugdrainage
- Verwendung elektrochirurgischer Inzision wenn möglich vermeiden
- Perioperative Antibiotikaprophylaxe bzw. präoperative Eindosisprophylaxe bei bestimmten kontaminierten Eingriffen
- No-touch-Verbandstechnik

Atemwegsinfektionen
- Physikalische Therapie
- Sorgfältige Absaugtechnik
- Desinfektion oder Sterilisation von Beatmungs- und Inhalationszubehör
- Keine Antibiotikaprophylaxe
- Sorgfältige Mundpflege
- Bei Streßulkus-Prophylaxe Magensaft-pH unter 4 halten

Sepsis
- Sorgfältige Hautdesinfektion bei Venenkatheter
- Möglichst wenig Plastikvenenkatheter und Blasenkatheter
- Vermeidung von Venenkatheterinfektionen, Harnwegsinfektionen, Beatmungspneumonie, Wundinfektionen
- Sorgfalt beim Mischen und Wechseln von Infusionen
- Möglichst wenig Y-Stücke und Dreiwegehähne an Infusionssystemen
- Händewaschen bzw. Händedesinfektion vor und nach Manipulation an Infusionssystem, Venenkatheter, Trachealtubus
- Einweghandschuhe bei besonders hoher Kontaminationsgefahr der Hände
- Entfernen eines Venenkatheters bei subkutaner Infiltration, Rötung an der Einstichstelle, Schmerzen, Austritt von Flüssigkeit aus der Einstichstelle, Verstopfung und unklarem Fieber

Für den Operationssaal müssen Hygiene-, Desinfektions- und Waschanleitungen erarbeitet werden (Beispiel einer Universitäts-Klinik in Tab. *11.3.*-9). Aus den in Tab. *11.3.*-8 aufgeführten Maßnahmen wird ebenfalls ersichtlich, daß aufwendige bauliche Maßnahmen zur Verhütung und Bekämpfung der wichtigsten Krankenhausinfektionen in der Chirurgie keine Priorität haben.

Tab. 11.3.-9. Desinfektionsplan für OP-Bereiche.

Was	Wann	Womit	Wie
Hände-reinigung	Bei Betreten und Verlassen des OPs, vor OP	(Reihenfolge nach Preis) Freka soft billig Lifosan Manipur ↓ Esemtan Betaisodona Seife teuer	Flüssigseife, Einmalhandtücher
Hände-desinfektion, hygienische	Z. B. vor Verbandswechsel, Absaugen, Blasen-Venenkatheterlegen und nach Kontakt mit infizierten Patienten bzw. kontaminiertem Material	Freka sept 80 Desmanol Desderman Spitacid	Ca. 3 ml Desinfektionsmittel in der Hand verreiben bis Hände trocken sind. *Kein Wasser zugeben!*
Hände-desinfektion, chirurgische	Vor OP	Freka sept 80 Desmanol Desderman Spitacid, Betaisodona Seife	2 × 5 ml je 2,5 min auf Händen und Unterarmen einreiben, nur Nagelfalze bürsten
Patient: Hautreinigung	Unmittelbar vor OP	Freka soft, Manipur Esemtan, Betaisodona Seife	Tupfer mehrmals wechseln
Haut-desinfektion	Nach Reinigung	Betaisodona Lösung Kodan Tinktur forte	Sterile Tupfer, mehrmals wechseln, insges. 5 min Einwirkungszeit
Schleimhaut-desinfektion	Z. B. vor Blasenkatheterlegen	Betaisodona Lösung	Unverdünnt auftragen
Handbürste	Nach Gebrauch	Dampf	Autoklavieren
Waschbecken	3mal täglich	Scheuerpulver	Reinigen mit frisch gewaschenem Scheuerlappen
Blutdruckmanschette	Nach Kontamination (vor allem mit Blut)	Gigasept 3% 1 h, Gigasept 5% 2 h (Hepatitis) Lysetol V 2% 1 h (auch bei Hepatitis)	Einlegen, reinigen mit S&M Labor
Geräte, Monitore …	Nach Kontamination desinfizieren, täglich mindestens einmal, vor allem Armaturen desinfizieren	Buraton 10 F 0,5% Incidin perfekt 0,5%	Mit frischem Tuch abwischen
Beleuchtung OP-Tisch	Bei sichtbarer Verschmutzung, aber mindestens 1mal täglich	Buraton 10 F 0,5% Incidin perfekt 0,5%	Mit frischem Tuch abwischen
Fußboden	Nach jeder OP, nach Beendigung des OP-Programms	Buraton 10 F 0,5% Incidin perfekt 0,5%	2-Eimer-Methode
Standgefäß mit Kornzange	1mal täglich	Dampf	Autoklavieren

(Fortsetzung nächste Seite)

Tab. *11.3.*-9. (Fortsetzung)

Was	Wann	Womit	Wie
Urinflaschen, Bettpfannen	Nach Gebrauch	Dampf	Autoklavieren
Trommeln	1mal täglich, nach Gebrauch Filter bei Verfärbung und Brüchigkeit ersetzen	Dampf	Autoklavieren, mit Datum versehen!
Masken, Schläuche ... Anästhesiezubehör keine Sterilisation möglich	Nach Gebrauch	Vorzugsweise thermisch z.B. Miele Desinfektor	
		Gigasept 3% + 1% S&M Labor 1 h, anschließend: Gigasept 5% 2 h	Nach Desinfektion ca. 10 min gründlich spülen, trocknen lassen, staubfrei aufbewahren
Sterilisation in Gas oder Dampf möglich	Nach Gebrauch	Vorzugsweise thermisch z.B. Miele Desinfektor	
		Gigasept 3% 1 h + 1% S&M Labor	Nach Desinfektion ca. 10 min gründlich spülen, danach sterilisieren
Instrumente	Nach Gebrauch	Vorzugsweise thermisch z.B. Miele Desinfektor	
		Gigasept 3% 1 h, Gigasept 5% 2 h (Hepatitis) Lysetol V 2% 1 h (auch bei Hepatitis)	Einlegen (vollständig o. Luftblasen untertauchen), reinigen mit S&M Labor, anschl. autoklavieren
Absauggefäße	1mal täglich	Gigasept 5% 2 h Lysetol V 2% 1 h	

Anmerkung: Lösungen nach Ansatz verwendbar:
Gigasept 14 Tage, Lysetol V 7 Tage; Behälter abdecken!
Wenn Desinfektionsmittel mit Reiniger angesetzt wird, täglich wechseln!
Verfallsdatum auf Behälter schreiben!
In Absauggefäße während Benutzung Betaisodona oder Braunoderm 1:100 zugeben.

11.3.4.3. Desinfektion

Tab. *11.3.*-9 gibt das Beispiel eines Desinfektionsplans für einen Operationssaal wieder. Die Auswahl der Präparate bedeutet keine Bevorzugung bestimmter Produkte oder Desinfektionsmittel. Das *Sprühen* mit Desinfektionsmitteln ist auf das absolut notwendige Minimum zu beschränken, z.B. auf wenige für die *Scheuer-Wischdesinfektion* nicht zugängliche Ecken oder Winkel. Durch Besprühen gelangt das Desinfektionsmittel nicht nur auf den Gegenstand, sondern auch in die Atemwege von Patienten und Personal. Es ist unsinnig, Bettgestelle, Infusionsständer, Kopfkissen, Bettdecken, Beatmungsgeräte, Räder von Patiententragen, Matratzen oder Federbetten zu besprühen. Betten und Infusionsständer werden durch Wischen desinfiziert, Kopfkissen, Federbetten, Bettdecken und Matratzen ohne Matratzenschoner können nur *chemothermisch* oder *thermisch* desinfiziert werden, es gibt allerdings heute schon waschbare Kopfkissen und Bettdecken.

Raumsprühdesinfektionen im Operationssaal und auf Station sind **unsinnig.**

Auf das *Versprühen oder Vernebeln von Desinfektionsmitteln* in Räumen nach sogenannten septischen Eingriffen oder nach Entlassung von Patienten mit meldepflichtigen Erkrankungen, z.B. Hepatitis oder Salmonellose, ist zu verzichten. Diese Desinfektionsmethode stammt aus einer Zeit, als man noch glaubte, die meisten Krankenhausinfektionen würden durch die Luft übertragen. Raum-Sprühdesinfektionen sind

11.3.4.4. Bauliche Maßnahmen

Bisher konnte nicht nachgewiesen werden, daß eine Verbesserung baulicher Gegebenheiten allein (z. B. Umbau einer alten Operationseinheit ohne Schleusen zu einer baulich optimalen Einheit mit Patienten-, Personal- und Materialschleuse, bauliche Trennung von septischen und aseptischen Operationseinheiten) zu einer Senkung der postoperativen Wundinfektionsrate führt. Infektionskontrolle in chirurgischen Kliniken beginnt daher nicht mit Umbaumaßnahmen, sondern endet möglicherweise mit solchen, wenn man der Überzeugung ist, daß durch Umbaumaßnahmen die Disziplin des Personals verbessert wird und durch Verbesserung der mikrobiellen Luftqualität eine weitere Senkung der postoperativen Wundinfektionsrate zu erwarten ist (z. B. Traumatologie, Orthopädie, Herzchirurgie).

Umbaumaßnahmen ändern Krankenhausinfektionsrate meist **nicht**.

Eine *Trennung septischer* und *aseptischer Patienten* kann auch funktionell gewährleistet werden, z. B. durch ein Operationsprogramm, an dessen Beginn die aseptischen und an dessen Ende die septischen Operationen stehen. Die Forderung der Berufsgenossenschaften nach sogen. »hochaseptischen« Operationsräumen ist bisher wissenschaftlich nicht begründet. Zwischen septischen, aseptischen und sogenannten hochaseptischen Operationsräumen bestehen bei Durchführung der vorgeschriebenen Desinfektionsmaßnahmen keine mikrobiologischen Unterschiede.

Bauliche Maßnahmen stehen somit am Ende der Prioritätenliste. Vorher müssen wichtigere Infektionskontrollmaßnahmen, wie z. B. Verbesserung der pflegerischen Techniken, Einsatz von Hygienefachschwestern, schriftliche Richtlinien für Antibiotikatherapie und Antibiotikaprophylaxe, sinnvolle Desinfektionsmaßnahmen und Schulungen durchgeführt werden.

11.3.4.5. Unnötige Hygienemaßnahmen

Routinemäßige *Abklatschuntersuchungen* zur Überprüfung der Effektivität von Hausreinigung oder Desinfektion und routinemäßige Personaluntersuchungen, wie z. B. Rachenabstriche, Nasenabstriche sind *unnötig*.

Das gleiche gilt für routinemäßige *Luftkeimzahlbestimmungen*, die nur gezielt durchgeführt werden sollten, wenn bestimmte Erreger im Verlauf einer Epidemie gesucht werden. Luftkeimzahluntersuchungen sind nur notwendig in be-

---

Tab. *11.3.*-10. Unnötige Hygienemaßnahmen.

- Routinemäßige Abklatschuntersuchungen
- Routinemäßige Personaluntersuchungen (z. B. Rachenabstrich)
- Routinemäßige Luftkeimzahlbestimmungen (nur gezielt zur Aufdeckung von Übertragungen bei Epidemien, z. B. Staphylokokken)
- Routinemäßige Raumsprühdesinfektion (dafür: Scheuerwisch-Desinfektion)
- UV-Lampen
- Plastiküberschuhe
- Routinemäßige Desinfektion von Waschbecken, Siphons, Gullys, Sprühdesinfektion von Matratzen, Bettdecken, Kopfkissen (Sprühdesinfektion unwirksam)
- Sprühdesinfektion von Bettgestellen, Infusionsständern, usw. (Scheuerwischdesinfektion wirksamer)
- *Routinemäßige Fußbodendesinfektion* (Fußboden praktisch kein Erregerreservoir für Harnwegsinfektionen, Wundinfektionen, Sepsis, Pneumonie, Venenkatheterinfektionen)
- Klebematten, Desinfektionsmatten
- Wechsel der Vernebler und Beatmungsschläuche alle 8 Stunden
- Systemische Antibiotikaprophylaxe gegen Pneumonie
- Einwegkittel und Einwegabdeckmaterial (unter bestimmten Voraussetzungen jedoch ökonomische Vorteile gegenüber Textilwäsche)
- Plastikinzisionsfolien
- Einwegabsaugsysteme (z. B. Receptal)
- Einwegatemgasanfeuchtungssysteme
- Antibiotikaprophylaxe länger als 24 h

---

eine unnötige, zeit- und kostenaufwendige Desinfektionsmethode. Sie sollten durch die wesentlich wirksamere, schnellere und billigere *Scheuer-Wischdesinfektion* ersetzt werden. Je nach Konzentration kann spätestens 15 bis 60 Minuten nach Desinfektion der Operationssaal wieder benutzt werden. Nur nach Entlassung oder Operation von Patienten mit Pest, Pocken, Diphtherie, Lungenmilzbrand, schweren Fällen offener Lungentuberkulose und virusbedingtem hämorrhagischem Fieber ist eine Raumdesinfektion durch Formalinverdampfung nach den Richtlinien des Bundesgesundheitsamtes notwendig.

Chemische Desinfektion möglichst durch **thermische** Desinfektion ersetzen.

Grundsätzlich gilt, daß autoklavierbare Gegenstände autoklaviert werden müssen. Instrumente und Gegenstände sollen *vorzugsweise vollautomatisch thermisch* und möglichst nicht chemisch desinfiziert werden. Chemische Desinfektion ist teurer, führt zu Nebenwirkungen bei Patienten und Personal und ist umweltschädlich.

stimmten Abständen zur Überprüfung der Klimaanlagen.

Routinemäßige *Raum-Sprühdesinfektionen*, UV-Lampen, Plastiküberschuhe, Klebematten und Desinfektionsmatten sind teuere und gleichzeitig *unnötige* Infektionskontrollmaßnahmen. Das gleiche gilt für bestimmte Desinfektionen (s. Tab. *11.3.*-10).

Routinemäßige Fußbodendesinfektion **meist unnötig.**

Eine routinemäßige *Fußbodendesinfektion* ist nur in Operationssälen, auf Infektionsstationen und in Räumen notwendig, in denen invasive therapeutische oder diagnostische Maßnahmen mit Eröffnung von Körperhöhlen durchgeführt werden.

Es gibt keine kontrollierte Studie, die gezeigt hätte, daß ein Wechsel der *Vernebler* und *Beatmungsschläuche* alle 8 Std. zu einer Senkung der Häufigkeit einer Beatmungspneumonie führt, dasselbe gilt für eine systemische oder lokale Antibiotikaprophylaxe zur Verhütung einer Beatmungspneumonie. Einwegabsaugsysteme bieten keine hygienischen Vorteile, sind jedoch teurer und erhöhen das Abfallvolumen. Plastikinzisionsfolien erniedrigen die postoperative Wundinfektionsrate nicht, dasselbe gilt für Einwegkittel und Einwegabdeckmaterial, die allerdings im Vergleich zu Textilwäsche unter bestimmten Voraussetzungen ökonomische Vorteile bieten. Antibakterielle Zusätze zu Einwegabdeckmaterialien sind überflüssig.

Einweg-OP-Wäsche, Einweg-Abdeckmaterialien und Plastikinzisionsfolien erniedrigen Wundinfektionsrate **nicht.**

Literaturauswahl

ADAM, D., F. DASCHNER: Infektionsverhütung in der Chirurgie. Hygienemaßnahmen und Antibiotikaprophylaxe. Pfützner, München 1984.

BECK, E. G., P. SCHMIDT: Hygiene in Krankenhaus und Praxis. Springer, Berlin, Heidelberg, New York, Tokio 1986.

DASCHNER, F., unter Mitarbeit von H. LANGMAACK, E. SCHERER-KLEIN, L. WEBER: Hygiene auf Intensivstationen. Springer, Berlin, Heidelberg, New York 1981.

DASCHNER, F.: Forum Hygienicum. MMV-Verlag, München 1986.

KRASEMANN, C., W. MARGET: Infektiologisches Kolloquium 4. Bakterielle nosokomiale Infektionen. de Gruyter, Berlin, New York 1986.

THOFERN, O., K. BOTZENHART: Hygiene und Infektionen im Krankenhaus. Fischer, Stuttgart, New York 1983.

12. Grundlagen der Transfusionsmedizin

Von K. Th. Schricker und E. Schricker

12.1. Transfusionsserologie

12.1.1. Blutgruppen-Antigene und -Antikörper

12.1.1.1. Gene und Antigene

> Von den **Erythrozytenantigenen** sind von klinischer Bedeutung:
> AB0-, Rhesus-, Kell-, Duffy-, Lutheran-, Kidd-, Lewis- und MNSs-System.

Die Ausprägung fast aller Blutgruppenmerkmale wird durch entsprechende Erbanlagen *(Gene)* kontrolliert. Die Bezeichnung »Gen« wird heute als Oberbegriff für alle Erbanlagen verwendet. Er bezieht sich sowohl auf Einzelgene *(Allele)*, z. B. im AB0-System, als auch auf Genkomplexe *(Haplotypen)*, wie sie im Rh-, Kell-, Lutheran-, MNSs- und HLA-System beschrieben sind. Jedes Gen nimmt einen festen Platz *(Locus)* auf einem ganz bestimmten Chromosom ein.

Zur Zeit sind rund 150 verschiedene Erythrozytenantigene bekannt, die mit bestimmten Buchstaben, Symbolen oder Namen ihres Trägers beim Erstnachweis belegt werden. Sie sind genetisch verankert und gesteuert. Sie sind größtenteils bereits im Fetalleben nachweisbar und bleiben unverändert bis zum Tode erhalten.

Von diesen Blutgruppensystemen sind 8 von klinischer Bedeutung:

Das AB0-System mit den Antigenen A_1, A_2, B und 0,

das Rhesus-System mit den Antigenen D/d, Cc, Ee und den Varianten D^u und C^w,

das Kell-System mit den Antigenen K (Kell) und k (Cellano),

das Duffy-System mit den Antigenen Fy^a (Duffy-a) und Fy^b (Duffy-b),

das Lutheran-System mit den Antigenen Lu^a (Lutheran-a) und Lu^b (Lutheran-b),

das Kidd-System mit den Antigenen Jk^a (Kidd-a) und Jk^b (Kidd-b),

das Lewis-System mit den Antigenen Le^a (Lewis-a) und Le^b (Lewis-b) und

das MNSs-System mit den Antigenen M, N, S und s.

Die Blutgruppenantigene sind mit wenigen Ausnahmen *integrierende Bestandteile der Erythrozytenmembran*. Die Bausteine dieser Antigene sind Proteine, Lipide, Glykolipide und Glykoproteide.

12.1.1.2. Antikörper

12.1.1.2.1. Allgemeines

> Die **regulären** Antikörper des AB0-Systems gehören zur IgM-Klasse (nicht plazentagängig), die **irregulären** durch Sensibilisierung entstandenen Isoimmunantikörper zur IgG-Klasse (plazentagängig).

Die blutgruppenspezifischen Antikörper gehören zur γ-Globulinfraktion. Unter dem Begriff *»Isoantikörper«* versteht man Antikörper, die nur bei der gleichen Spezies wirksam werden können. Seren von Neugeborenen sind in der Regel antikörperfrei. Die Antikörper werden allmählich durch parenterale oder enterale Zufuhr von stimulierenden Antigenen gebildet. Die Isoantikörper sind bei Personen mit einem Antikörpermangelsyndrom nicht nachweisbar und können bei Greisen und bei kachektischen Patienten schwächer ausgebildet sein.

Die blutgruppenspezifischen Antikörper werden in 2 große Gruppen unterteilt. Sie gehören im wesentlichen zur *IgM*-Klasse (spezifisches Molekulargewicht um 1 Million, nicht plazentagängig) und zur *IgG*-Klasse (spezifisches Molekulargewicht um 160 000, plazentagängig) des γ-Globulins und nur ganz selten zur *IgA*-Klasse.

Die *IgM-Antikörper* können in vivo durch eine Aktivierung des Complementsystems zu einer sofortigen, vorwiegend intravasalen Hämolyse führen. Die *nicht komplementbindenden IgG-Antikörper* markieren lediglich die fremden Antigenstrukturen an den Erythrozyten (Opsonifikation). Ihre Auflösung erfolgt später im Retikuloendothelialen System, vorwiegend in der Milz.

12.1.1.2.2. Reguläre und irreguläre Isoantikörper

Die **regulären** (kompletten, natürlichen, physiologischen) **IgM-Antikörper** (z.B. das Anti-A (α) bei Blutgruppe B, das Anti-B (β) bei Blutgruppe A und das Anti-A/B (αβ) bei Blutgruppe 0) werden im AB0-System gefunden. Sie sind *fast immer komplementbindend* und können intravasale Hämolyse auslösen. Sie fehlen beim Neugeborenen und werden erst im Laufe der ersten Lebensmonate infolge Sensibilisierung durch A- bzw. B-ähnliche Substanzen (bei Kolibakterien vorkommend) gebildet.

Irreguläre komplette Isoantikörper kommen bei zahlreichen Blutgruppensystemen vor. Meist sind es IgM-Kälteantikörper (z. B. Anti-I) mit einem Temperaturoptimum unter 20 °C. Sie führen in vivo, da die *komplementbindende Eigenschaft meist fehlt,* zu keiner Hämolyse der Erythrozyten und sind daher im Rahmen der Transfusionsmedizin von untergeordneter Bedeutung.

Irreguläre inkomplette Isoantikörper sind IgG-Antikörper infolge einer parenteralen Sensibilisierung durch Erythrozyten mit fremder Antigenstruktur z. B. durch eine inkompatible Bluttransfusion oder Schwangerschaft. Die Antikörper sind von hoher Spezifität und bleiben bei einem immunisierten Individuum jahrelang, z. T. auch lebenslänglich erhalten.

12.1.1.2.3. Antikörpertiter

Die in einem Serum vorkommenden Antikörper können unterschiedliche Stärke aufweisen. Der Titer wird durch eine geometrische Verdünnung des getesteten Serums (1:2, 1:4, 1:8, 1:16, 1:32 usw.) ermittelt. Der Titer eines Antikörpers bezeichnet seine höchstmögliche Verdünnung, bei der noch eine durch Agglutination oder Hämolyse sichtbare Reaktion auftritt.

12.1.2. Blutgruppenbestimmung

> Eine **komplette Blutgruppenbestimmung** umfaßt die Erythrozyten- und Serumeigenschaften des AB0-Systems, den Rh-Faktor und den Antikörpersuchtest.

Eine komplette Blutgruppenbestimmung umfaßt die *Erythrozyten- und Serumeigenschaften des AB0-Systems,* den *Rh-Faktor* und den *Antikörpersuchtest.* Es sind stets Doppelbestimmungen mit 2 verschiedenen Testseren und nach Möglichkeit auch durch 2 verschiedene Untersucher durchzuführen. Die Testseren müssen täglich mit bekannten Testerythrozyten kontrolliert werden.

12.1.2.1. Das AB0-System

(Entdecker: K. Landsteiner 1900/1901; Nobelpreis 1932.) Bei der Bestimmung der Erythrozyteneigenschaften (Antigene) arbeitet man mit bekannten Testseren Anti-A, Anti-B und als Kontrolle mit Anti-A/B und zur Bestimmung der Serumeigenschaften mit bekannten Testerythrozyten A_1, A_2, B und 0 als Kontrolle.

Es sind folgende Reaktionen möglich (s. Tab. *12.*-1):

Tab. *12.*-1. Blutgruppenbestimmung des AB0-Systems.

		Blutgruppe						
	A	A	A	B	0	AB	AB	AB
Testserum		mit irregulärem					mit irregulärem	
		Anti-A_1	Anti-/A_2				Anti-A_1	Anti-/A_2
Anti-A	+	+	+	∅	∅	+	+	+
Anti-B	∅	∅	∅	+	∅	+	+	+
Anti-A/B	+	+	+	+	∅	+	+	+
Testerythrozyten A_1	∅	(+)	∅	+	+	∅	(+)	∅
A_2	∅	∅	(+)	+	+	∅	∅	(+)
B	+	+	+	∅	+	∅	∅	∅
0	∅	∅	(+)	∅	∅	∅	∅	(+)

Mit Ausnahme der Geschlechtszellen ist in allen Körperzellen der Gensatz doppelt angelegt, wobei die eine Hälfte von der Mutter und die andere Hälfte vom Vater stammt. Dies trifft auch für fast alle Blutgruppenmerkmale zu. Im AB0-System mit 3 allelen Genen ergeben sich demnach *6 mögliche Genotypen* (Erbbilder) *AA, A0, BB, B0, AB und 00.*

Bei den *Phänotypen* (Erscheinungsbildern) reduziert sich die Zahl auf 4, da sich die Genotypen AA und A0 bzw. BB und B0 nicht von einander differenzieren lassen, sondern den Phänotyp A bzw. B ergeben. Der Phänotyp 0 wird nur dann festgestellt, wenn die Eigenschaften A und B fehlen und somit das homozygote (reinerbige) Erbbild 00 vorliegt. In diesem Fall entspricht der Phänotyp dem Genotyp. Das gleiche trifft für die Blutgruppe AB zu, die immer durch den heterozygoten (mischerbigen) Genotyp AB hervorgerufen wird.

Die Phänotypen entsprechen den bekannten 4 Blutgruppen A, B, 0 und AB. Diese Blutgruppen sind bereits bei der Geburt vorhanden und ändern sich während des ganzen Lebens nicht. Ihre prozentuale Verteilung ist bei den verschiedenen Rassen und Bevölkerungsgruppen, aber auch innerhalb eines Landes unterschiedlich (Tab. *12.*-2).

Nur **gruppengleiches, kompatibles Blut** transfundieren. Nur in Notsituationen und bei vitaler Indikation darf davon abgewichen werden.

Klinische Bedeutung: Als Grundsatz gilt, im *AB0-System darf nur gruppengleiches, kompatibles Blut transfundiert werden.* Durch das Vorhandensein von regulären, hämolysierenden Antikörpern ist das AB0-System auch heute noch als das klinisch wichtigste zu bezeichnen. Über 96% aller mit schwerer Hämolyse einhergehender Transfusionszwischenfälle sind auf eine Inkompatibilität zwischen Empfänger und Spender im AB0-System zurückzuführen. Da die Ursache der Transfusionszwischenfälle meist Verwechslungen sind, muß die *Identitätssicherung* oberstes Gebot sein.

Neben dem regulären Anti-B kann in etwa 2–4% der A_2-Blutproben ein irreguläres agglutinierendes Anti-A_1 vorkommen. Die Existenz eines spezifischen Anti-A_2 ist nicht bewiesen. Meist ist die Spezifität gegen die H-Substanz gerichtet, die bei A_1-Erythrozyten praktisch fehlt. Der *Begriff »H«* steht abgekürzt für heterogenetische Grundsubstanz, die bei Blutkörperchen aller AB0-Blutgruppen in unterschiedlicher Menge vorkommt.

Universalspender und Universalempfänger: In einer echten Notsituation kann bei vitaler Indikation ausnahmsweise Blut eines sog. *»Universalspenders«* mit der Blutgruppe 0 Rh-negativ gegeben werden. Man muß sich jedoch im klaren sein, daß bei Verwendung von Erythrozyten der Blutgruppe 0 Rh-negativ (ccddee) eine Sensibilisierung des Empfängers möglich ist, wenn der Empfänger die homozygoten Rh-Merkmale CC oder EE hat. Wegen der regulären Antikörper Anti-A/B bei Blutgruppe 0 sollten nur Erythrozyten transfundiert werden. Bei Vollblut darf das Plasma des Spenders keine oder nur niedertitrige Anti-A- bzw. Anti-B-Hämolysine enthalten.

Beim *Universalempfänger mit der Blutgruppe AB Rh-positiv* können außer AB auch Erythrozyten der Blutgruppe 0, B oder A verabreicht werden. Wegen der vorhandenen regulären Antikörper bei Blutgruppe 0, B und A sollte man auch hier nur Erythrozyten transfundieren.

12.1.2.2. Die A-Untergruppen

Die A-Untergruppen spielen bei der Bluttransfusion **keine** Rolle.

Blutgruppe A_1 und A_2 sind die beiden häufigsten A-Untergruppen, wobei *A_1 dominant über A_2* ist. Zwischen beiden bestehen im wesentlichen nur quantitative Unterschiede. Etwa 80% der

Tab. *12.*-2.   Häufigkeit der AB0-Blutgruppen.

Blutgruppe	BRD	USA		
		Weiße	Neger	Chinesen
0	42%	45%	48%	36%
A	43%	41%	27%	27%
B	11%	10%	21%	23%
AB	4%	4%	4%	14%

Gruppe A gehören zur Untergruppe A_1, die restlichen 20% zur Untergruppe A_2.

Neben A_1 und A_2 existieren zahlreiche weitere A-Untergruppen, die man als *schwache A-Varianten* bezeichnet.

Da es sich bei den irregulären agglutinierenden Antikörpern Anti-A_1 und Anti-H meist um Kälteagglutinine handelt, die keine hämolysierenden Eigenschaften haben, rufen sie auch keine hämolytischen Transfusionszwischenfälle hervor und spielen in der Transfusionspraxis eine untergeordnete Rolle. Eine A-Untergruppenübereinstimmung zwischen Spender und Empfänger ist im allgemeinen nicht erforderlich.

12.1.2.3. Rhesus-System (Rh-System)

Im Rh-System besitzt das **Antigen D** die stärkste Antigenität und ist mit 83% das häufigste Antigen. Weitere Rh-Antigene: C, c, E, e, D^u und C^w.

Das Merkmal D wurde 1940 von LANDSTEINER und WIENER, das Merkmal e 1945 von MOURANT und die Merkmale C, E und c 1953 von WIENER beschrieben. LEVINE und STETSON erkannten bereits 1939 den Zusammenhang zwischen Morbus haemolyticus neonatorum und dem Rh-System.

Die *Hauptantigene im Rhesus-System sind das Merkmal D, d, C, c, E und e,* die wichtigsten *Varianten D^u und C^w* (Nomenklatur nach FISHER und RACE). Das Merkmal D besitzt die stärkste Antigenität, gefolgt vom C-Antigen, danach die Faktoren E und c. Die Antigenität des e-Faktors ist sehr gering. Das d-Antigen scheint in seiner Antigenität so schwach zu sein, daß es bis heute noch nicht gelungen ist, einen spezifischen Antikörper (Anti-d) nachzuweisen.

Der häufigste Antikörper im Rh-System ist das *Anti-D*. Das entsprechende Antigen D kommt bei 83% der weißen Bevölkerung vor. In der Folgezeit wurden weitere Antikörper des Rh-Systems gefunden: *Anti-C, Anti-E, Anti-c, Anti-e und Anti-C^w*. Darüber hinaus gibt es 28 weitere seltene Antikörper im Rh-System, also 32.

»Natürliche« Rh-Antikörper, die ohne Sensibilisierung durch eine inkompatible Schwangerschaft oder Bluttransfusion gebildet wurden, sind extrem selten.

Bestimmung des Rh-Merkmals D: Beim *Empfänger* genügt im Regelfall die Bestimmung des Merkmals D, da bei einem Rh-negativen Empfänger, d.h. bei einem Empfänger, bei dem das Merkmal D fehlt, Rh-negatives Blut mit der Rh-Formel (ccddee) transfundiert wird. Anders ist es beim *Spender*. Hier muß zusätzlich auf das Fehlen von C und E untersucht werden. Nur wenn C, D und E fehlen, darf ein Spender als rein Rh-negativ (ccddee) bezeichnet werden. Es sind folgende Reaktionen möglich (s. Tab. *12.*-3).

Es müssen Rh-positive und Rh-negative Kontrollen mitgeführt werden. Tritt im Albuminansatz eine Agglutination der Erythrozyten ein, dann ist das Ergebnis nicht zu verwerten. Bei einem positiven *direkten Coombs-Test* ist stets mit Spezialseren und mit agglutinierenden Testseren zu arbeiten. Ist mit dem Testserum Anti-CDE eine Agglutination eingetreten, dann muß man prüfen, ob C oder E vorhanden ist. Ist bei einer D-negativen Blutprobe das Merkmal C oder E oder C und E vorhanden, dann muß auf D^u untersucht werden.

Mit Einzeltestseren Anti-C, Anti-c, Anti-D, Anti-E und Anti-e kann man die Rh-Formel bestimmen (Tab. *12.*-4).

Da es kein Anti-d-Testserum gibt, muß hinter das D ein Punkt gesetzt werden. Man kann nicht feststellen ob das Merkmal DD (homozygot) oder Dd (heterozygot) vorhanden ist.

In der Transfusionsmedizin wird im Regelfall nur das Merkmal D berücksichtigt: Ein Empfänger, der das Merkmal D besitzt, wird als *Rh-positiv,* ein Empfänger, der das Merkmal D nicht besitzt, wird als *Rh-negativ* (d) bezeichnet. Bei einer Rh-negativen Person darf nur Rh-negatives Blut mit der homozygoten Rh-Formel ccddee transfundiert werden.

Wegen der starken Antigenität von D und der Gefahr einer Antikörperbildung ist nur (z.B.

Tab. *12.*-3. Mögliche Reaktionen der Blutgruppenbestimmung des Rh-Systems.

Rh-Merkmal	Rh-positiv D	Rh-negativ ccddee	Rh-negativ d mit C oder E oder CE
Testserum Anti-D	+	Ø	Ø
Anti-CDE	+	Ø	+
Albumin (Kontrolle)	Ø	Ø	Ø

Tab. 12.-4. Bestimmung der Rh-Formel.

Rh-Formel	CcD.Ee	CCD.ee	ccD.Ee	ccddee	Ccddee	ccddEe
Anti-C	+	+	∅	∅	+	∅
Anti-c	+	∅	+	+	+	+
Anti-D	+	+	+	∅	∅	∅
Anti-E	+	∅	+	∅	∅	+
Anti-e	+	+	+	+	+	+

Verbluten eines Patienten bei Fehlen von Rh-negativen Blutkonserven) bei vitaler Indikation die Übertragung von Rh-positivem Blut auf einen Rh-negativen Empfänger zu verantworten. Dieses Vorgehen ist vom transfundierenden Arzt schriftlich zu begründen und zu dokumentieren.

Die übrigen Rh-Merkmale werden bei der Blutübertragung im allgemeinen nicht berücksichtigt. Es kann deshalb zu einer Sensibilisierung mit Isoimmunantikörperbildung kommen, wenn Rh-Merkmale zugeführt werden, die der Empfänger nicht besitzt. Diese irregulären Antikörper sind im Antikörpersuchtest und in einer Lege artis durchgeführten *Kreuzprobe* zu erfassen.

Erythrozyten der Blutgruppe 0 Rh-negativ (ccddee) werden als Blut eines sogen. »**Universalspenders**« bezeichnet. Zu einer Sensibilisierung mit Isoimmunantikörperbildung (Anti-c, Anti-e) kann es kommen, wenn der Empfänger CC oder EE besitzt.

Im Rh-System gibt es einen echten »**Universalempfänger**«. Er muß die Rh-Formel CcD.Ee besitzen. Bei einem Empfänger der Blutgruppe AB mit dieser Rh-Konstellation wären Erythrozyten aller Blutgruppen des AB0-Systems kompatibel.

Auch in der **Schwangerschaft** spielt der Rh-Faktor, vorwiegend das Antigen D, eine wichtige Rolle. Ist die *Mutter Rh-negativ (d), der Vater Rh-positiv (D)*, so ist mit großer Wahrscheinlichkeit das Kind ebenfalls Rh-positiv (D). Bei der Geburt treten kindliche Rh-positive Erythrozyten in den mütterlichen Kreislauf über und die Mutter kann einen Isoimmunantikörper Anti-D bilden. Ist das Kind in der zweiten oder einer späteren Schwangerschaft Rh-positiv, dann kann es zur Antigen-Antikörper-Reaktion [Mutter Rh-negativ (d) mit Anti-D im Serum, Kind Rh-positiv (D)] und zum Bild der Erythroblastose, dem *Morbus haemolyticus neonatorum* kommen.

Tritt bereits in der ersten Schwangerschaft ein Morbus haemolyticus neonatorum auf, so muß man annehmen, daß schon vor oder während der Schwangerschaft eine Sensibilisierung mit Antikörperbildung eingetreten ist. Als Ursache muß man einen Abort, eine Transfusion von Rh-positivem Blut oder einen Plazentadefekt diskutieren.

Rh-Prophylaxe: Heute kann man die Anti-D-Bildung bei einer Rh-negativen Frau durch die Rh-Prophylaxe weitgehend vermeiden. Stellt man bei der Geburt fest, daß das Kind Rh-positiv ist, dann muß bei der Rh-negativen Mutter innerhalb von 48 bis maximal 72 Stunden ein Hyperimmun-Anti-D-Serum gespritzt werden. Dadurch werden die Rh-positiven Erythrozyten aus dem mütterlichen Kreislauf entfernt und eine Sensibilisierung mit Antikörperbildung verhindert. Das gleiche Verfahren wendet man in der Transfusionsmedizin an, wenn Rh-positives Blut auf einen Rh-negativen Empfänger übertragen wurde.

Das **Rh-Merkmal D^u** ist als eine genetisch gesteuerte Schwächung des D-Antigens aufzufassen. Wird bei einem Blutspender das Antigen D^u nachgewiesen, so gelten diese als Rh-positiv. Ihr Blut darf nicht auf Rh-negative Empfänger übertragen werden, da es zur Sensibilisierung mit Bildung eines Isoimmunantikörpers Anti-D kommen kann.

12.1.2.4. Das Kell-System

Das *Merkmal Kell (K)* wurde 1946 von COOMBS, MOURANT und RACE, das *Merkmal Cellano (k)* 1949 von LEVINE beschrieben. *Hauptantigene* des Kell-Systems sind K (Kell) und k (Cellano). Mögliche *Phänotypen* sind: KK, Kk und kk. Die Verteilungshäufigkeit in der europäischen Bevölkerung beträgt für KK 0,1%, für Kk etwa 8% und für kk 92%. Als Kell-positiv (KK oder Kk) werden Erythrozyten bezeichnet, an denen das K-Antigen nachgewiesen wird, als Kell-negativ die restlichen 92%.

Das K-Antigen hat nach dem D-Merkmal die *zweitstärkste Antigenität*. Der Antikörper wird als *Anti-Kell (Anti-K)* bezeichnet.

12.1.2.5. Weitere Blutgruppensysteme (Lewis, Duffy, Lutheran, Kidd, MNSs)

Sie sind in der Transfusionsmedizin insofern von Bedeutung, als Antikörper dieser Systeme gelegentlich Ursache für hämolytische Transfusionszwischenfälle bzw. für die Entstehung eines Morbus haemolyticus neonatorum sein können.

Da eine Spender-Empfänger-Identität aller Blutgruppenantigene nicht möglich ist, ist der Nachweis und die Differenzierung eines irregulären Antikörpers von großer Wichtigkeit, um kompatibles Spenderblut auswählen zu können.

12.1.2.6. Nachweis irregulärer Antikörper

> Wird ein Antigen zugeführt, das der Empfänger nicht besitzt, dann kann es zu einer **Sensibilisierung mit Antikörperbildung** kommen. Der **Antikörpersuchtest** dient der Auffindung *irregulärer* Antikörper.

Wird ein Antigen zugeführt, das der Empfänger nicht besitzt, *kann* es zu einer Sensibilisierung mit Antikörperbildung kommen. Es muß jedoch nicht immer der Fall sein. Derartige Sensibilisierungen sind durch inkompatible Bluttransfusionen oder Schwangerschaften möglich. Mit dem Vorkommen von irregulären Antikörpern ist in etwa 1% zu rechnen. In einer prospektiven Studie konnten wir zeigen, daß nach Bluttransfusionen in 2,76% blutgruppenspezifische Isoimmunantikörper nachweisbar waren, wobei Anti-Kell und Anti-E die häufigsten Antikörper waren.

Der **Antikörpersuchtest** dient der Auffindung irregulärer Antikörper und ist im Rahmen der Blutgruppenbestimmung *bindend vorgeschrieben*. Bei jeder erneuten stationären Aufnahme sollte der Antikörpersuchtest wiederholt werden, da zwischenzeitlich, vor allem wenn Blut gegeben wurde oder eine Schwangerschaft bestanden hat, eine Sensibilisierung mit Antikörperbildung eingetreten sein kann.

Fällt der Antikörpersuchtest *positiv* aus, dann muß der Antikörper identifiziert werden **(Identitäts-Test).**

12.1.2.7. Serologische Verträglichkeitsprobe (Kreuzprobe)

> Die serologische Kreuzprobe **muß** vor jeder Blutübertragung durchgeführt werden. Man überprüft damit die Verträglichkeit zwischen Spender- und Empfängerblut.

Die vollständige Kreuzprobe besteht aus dem *Major-Test,* d.h. der Prüfung des Empfängerserums mit den Spendererythrozyten, und dem *Minor-Test,* d.h. der Prüfung des Spenderserums mit den Empfängererythrozyten. Der Major-Test muß vor jeder Bluttransfusion durchgeführt werden. Auf den Minor-Test kann verzichtet werden, wenn der Antikörpersuchtest bei jeder Blutspende durchgeführt wird.

Der *Minor-Test* ist lediglich bei Kindern im ersten Lebensjahr sinnvoll, da bei Neugeborenen und in den ersten postnatalen Monaten die regulären Antikörper des AB0-Sytems fehlen oder nur sehr schwach ausgebildet sind.

Die *serologische Verträglichkeitsprobe* muß reguläre und irreguläre, komplette, inkomplette und Coombs-obligate erythrozytäre Antikörper erfassen, die gegen Antigene der Spendererythrozyten gerichtet sind (Kreuzprobe im 3-Stufen-Test).

12.1.2.8. Der AB0-Identitäts-Test (Bedside-Test)

> Mit dem **AB0-Identitätstest** (Bedside-Test) kontrolliert man die AB0-Blutgruppe.

Der unmittelbar vor der Transfusion beim Patienten vorzunehmende AB0-Identitäts-Test (Bedside-Test) dient dem Nachweis der AB0-Übereinstimmung der Blutkonserve und des Patientenblutes mit Anti-A- und Anti-B-Testserum. Dadurch können Verwechslungen erkannt werden. Der AB0-Identitätstest am Krankenbett ist vom Arzt oder unter seiner unmittelbaren Aufsicht durchzuführen.

12.1.2.9. Notfälle in der Transfusionsmedizin

In Notfällen kann in dem Umfang von den Richtlinien abgewichen werden, wie dies in der gegebenen Situation zur Abwendung einer Lebensgefahr oder eines ernsten Schadens für den Patienten notwendig ist. Bei Notfalltransfusionen ist die Sicherheit eingeschränkt. Die genauen Umstände eines solchen Falles sind im

Krankenblatt einzutragen und von dem für die Transfusion verantwortlichen Arzt zu unterschreiben. Bei akut lebensbedrohlichem Zustand kann ausnahmsweise ohne vorherige Blutgruppenbestimmung eine Rh-negative hämolysinarme Blutkonserve der Blutgruppe 0 oder ein Erythrozytenkonzentrat der Blutgruppe 0 Rh-negativ übertragen werden. Erythrozytenkonzentrate sind zu bevorzugen.

12.1.2.10. Nicht an Erythrozyten gebundene Antigensysteme

Alle Zellelemente des Blutes (Erythrozyten, Leukozyten und Thrombozyten) sind Träger von Antigensystemen, die entweder zellartspezifisch sind oder ubiquitär vorkommen.

Das HLA-System (Human Lymphocyte Antigen System): DAUSSET wies 1958 einen Antikörper nach, der gegen Leukozyten bestimmter Personen gerichtet war. Da sich *HLA-A-, -B- und -C-Antigene auf Leuko- und Thrombozyten* befinden, birgt jede Transfusion von Vollblut, Thrombozyten- und Leukozytenkonzentraten das Risiko der Sensibilisierung des Empfängers gegenüber diesen Antigenen; mitunter kommt es auch durch Schwangerschaften oder Organtransplantationen zu einer Sensibilisierung. HLA-Antikörper können zu fieberhaften, nicht hämolytischen Transfusionsreaktionen führen.

Granulozyten- und thrombozytenspezifische Antigensyteme: Die *granulozytenspezifischen Antigene* (MA_1, NA_2, NB_1, NC_1) und die in 3 Systeme eingeteilten *thrombozytenspezifischen Antigene* (Zw, Ko und Pl^A) können in seltenen Fällen durch inkompatible Bluttransfusionen zur Antikörperbildung anregen. Eine Antigen-Antikörper-Reaktion kann Ursache einer Transfusionsreaktion sein. Diese Reaktionen können durch Übertragung von leukozyten- und thrombozytenarmen Erythrozytenkonzentraten vermieden werden. Eine Immunisierung gegen Thrombozyten oder Leukozyten kann auch als Folge einer Schwangerschaft eintreten.

12.2. Transfusionskunde

Von K. Th. Schricker und E. Schricker

12.2.1. Gewinnung von Transfusionsblut und Konservierungsmethoden

Das Transfusionsblut wird von einem gesunden Blutspender nach dem Vakuum- oder Schwerkraftprinzip gewonnen, durch entsprechende Konservierungsverfahren haltbar gemacht und in Blutbanken gelagert. Das Blut wird fast ausschließlich in Plastikbeuteln entnommen und in einem erschütterungsfreien Spezialkühlschrank mit konstanter Temperatur zwischen +4 und +8°C gelagert. Der Vorteil der Beutel besteht darin, daß der Beutel nicht belüftet werden muß, man bei Überdrucktransfusion keine Luftembolie erzeugen kann und bei der Fraktionierung durch Hintereinanderschalten mehrerer Beutel zur Herstellung von Spezialkonserven ein sauberes, steriles Arbeiten hat.

Warmblut nicht älter als **3 bis 4 Stunden**, Frischblut nicht älter als **72 Stunden**, normale Blutkonserve je nach Konservierungsmethode unterschiedliche Lagerungszeit.

Unter **Warmblut** versteht man Blut, das unmittelbar nach der Entnahme übertragen wird und nicht älter als *3-4 Stunden* ist. Blut, das bis zu *72 Stunden* gelagert ist, wird noch als **Frischblut** bezeichnet.

Die **normale Blutkonserve** hat je nach Konservierungsmethode eine unterschiedliche Haltbarkeit. Die Vollblutkonserve wurde durch das leukozyten- und thrombozytenarme Erythrozytenkonzentrat weitgehend abgelöst.

Um die Übertragung von Krankheiten (z.B. Lues, Hepatitis, AIDS = Erworbenes Immunmangelsyndrom, Infektionskrankheiten) mit dem Transfusionsblut weitgehend zu vermeiden, wird das Spenderblut vorher entsprechend untersucht.

Die **Heparinkonserve** ist nur *6-8 Stunden* haltbar, da in dieser Zeit das Heparin inaktiviert wird. Sie hat deshalb nur ein begrenztes Anwendungsgebiet, z.B. bei der Hämodialyse, der Austauschtransfusion und der Herz-Lungen-Maschine.

Die **normale Blutkonserve** ist maximal bis *21 Tage* haltbar, aber bereits nach 14 Tagen sinkt die Überlebenszeit der Erythrozyten auf 70-75% ab. Durch Zusatz von Purinnucleosiden wie Adenin oder einer Kombination aus Adenin, Inosin und Guanosin, ist heute eine Lagerung der Blutkonserve durch Verbesserung des Stoffwechsels der Erythrozyten bis zu *35 Tagen* möglich.

Das modernste Konservierungsverfahren ist z.Zt. die **Tiefkühlkonservierung des Erythrozytensediments**. Durch dieses Verfahren ist das Blut *über Jahre haltbar*. Durch das Hinzufügen von Schutzstoffen zum Erythrozytensediment wird Wasser gebunden, die Bildung von Eiskristallen gehemmt und die Anreicherung von Elektrolyten verhindert. Am besten hat sich als intrazellulärer Schutzstoff das *Glycerin* bewährt. Das Blut kann entweder in einer Kühltruhe bei −80°C (Huggins-Methode: High glycerol slow freezing technique) oder bei −196°C (Krijnen-Methode: Low glycerol rapid freezing technique) eingefroren werden. Die Glycerinmenge ist abhängig von der Einfrierzeit. Je schneller das Blut eingefroren ist, desto weniger Glycerin braucht zugesetzt werden. Vor der Bluttransfusion muß das Blut im Wasserbad bei +36°C bis +40°C aufgetaut und das Glycerin herausgewaschen werden.

12.2.2. Spezialkonserven

Aufbereitung des Blutes: Erythrozytenkonzentrat, leukozyten- und thrombozytenarmes Erythrozytenkonzentrat, Thrombozytenkonzentrat, Leukozytenkonzentrat (äußerst selten indiziert), Fresh-Frozen-Plasma, Gerinnungspräparate, Albumin, Immunglobuline.

Das **Erythrozytenkonzentrat** oder *Erythrozytensediment* ist *3 Wochen*, mit Zusatz von Nucleosiden *5 Wochen* lagerungsfähig. Wird nur ein Teil des Plasmas entfernt, so spricht man von einer *partiell deplasmatisierten* oder *erythrozytenangereicherten Blutkonserve*.

Gewaschene Erythrozyten, die nur bis zu *24 Stunden* haltbar sind, gewinnt man nach Abziehen des Plasmas durch dreimaliges Waschen mit physiologischer Kochsalzlösung.

Thrombozytenkonzentrate werden mittels Blood-Cell-Separation gewonnen und sind normalerweise bis maximal *8 Stunden* haltbar, bei Abnahme in Spezialbeuteln und Lagerung auf einem Schüttelgerät bis zu *3 Tagen*. Gepoolte Thrombozyten aus mehreren Blutkonserven (normalerweise 4) werden nur noch in Ausnahmefällen verwendet.

Das **Leukozytenkonzentrat** *(Granulozytenkonzentrat)* wird mittels Blood-Cell-Separator, durch kontinuierliche Filtrationsleukapherese oder nach dem Schwerkraftprinzip gewonnen. Die Granulozyten sind nur kurzfristig *(2-4 Stunden)* haltbar. Bei Spender und Empfänger ist eine HLA-Typisierung erforderlich.

Ein **leukozyten- und thrombozytenarmes Erythrozytenkonzentrat** kann durch die Tiefkühlkonservierung, durch Verwendung von speziellen Kunststofffiltern, durch Waschen oder durch Zugabe großmolekularer Substanzen hergestellt werden.

Zur Vermeidung einer Graft-Versus-Host-Krankheit ist es angezeigt, bei Personen mit angeborenen oder erworbenen Immundefekten Blut und Blutderivate vor der Transfusion zu bestrahlen.

In Rußland verwendet man auch *Leichenblut* (Fibrinolyseblut). Von einem Toten können 1,5 l Blut und 130 ml Knochenmark entnommen werden. Versuche, die Sauerstofftransportfunktion durch *stromafreie Hämoglobinlösungen* bzw. durch chemische Substanzen, wie *Fluorkohlenstoff*, zu ersetzen, befinden sich bislang noch im Experimentierstadium.

Das *schockgefrorene* und bei −40°C gelagerte **Frischplasma** *(Fresh-Frozen-Plasma)* enthält fast alle Komponenten des menschlichen Plasmas in weitgehend nativer Form inklusive aller Gerinnungsfaktoren und -inhibitoren.

Aus Plasma kann man *Gerinnungspräparate* gewinnen: Fibrinogen, Cohn I (Faktor VIII und Fibrinogen), antihämophiles Globulin (AHG, Faktor VIII), Faktor-VIII-Konzentrat, Faktor-IX-Konzentrat, Kryopräzipitat, Prothrombin-Komplex und PPSB (Prothrombin II, Proconvertin VII, Stuart-Prower-Faktor X und antihämophiler Faktor B IX, Christmas-Faktor), partieller Prothrombin-Komplex (gleiche Faktoren nur ohne Faktor VII), Faktor-VII-Konzentrat, Faktor-XIII-Konzentrat und Antithrombin III-Konzentrat.

Im Gegensatz zu früher sind durch Spezialaufbereitung diese Präparate heute weitgehend *Hepatitis-* und *AIDS-sicher*.

Durch Plasmafraktionierung gewinnt man das hepatitissichere Präparat *Albumin*. Die pasteurisierte *Plasma-Protein-Lösung (PPL)* enthält neben Albumin (über 90%) noch Reste von Globulinen.

In der **Serumkonserve** sind mit Ausnahme des Fibrinogens alle Proteine und Elektrolyte des menschlichen Plasmas in physiologischer Zusammensetzung vorhanden. Aus dem Serum lassen sich schließlich noch die *Immunglobuline* (IgG, IgA und IgM) sowie Antikörper gegen Viren und Bakterien isolieren.

12.2.3. Durchführung der Bluttransfusion

Die Bluttransfusion **muß** durch einen Arzt eingeleitet werden.

Die Bluttransfusion muß durch einen approbierten Arzt eingeleitet werden, der für Vorbereitung und Durchführung verantwortlich ist. Unmittelbar vor der Transfusion muß sich der transfundierende Arzt vom Ergebnis der *Kreuzprobe* überzeugen sowie Blutgruppenbefund und Nummern bzw. Personenangaben (Name, Vorname, Geburtsdatum, Klinik und Station) des Empfängers mit denen des Spenders (Konserve) vergleichen. Der vor der Transfusion beim Patienten vorzunehmende *AB0-Identitätstest* (Bedside-Test) ist vom Arzt oder unter seiner unmittelbaren Aufsicht durchzuführen. Über jede Transfusion, insbesondere über jede Transfusionsreaktion, ist ein vom transfundierenden Arzt unterschriebener Bericht anzufertigen.

Man bevorzugt heute im allgemeinen die **indirekte Transfusion** mit Blutkonserven unter Verwendung eines Einmalgerätes mit genormtem Filter. Die Maschengröße wurde von 150 μ auf 40 μ reduziert. Infusionswege beim Empfänger sind in der Regel die *Venen*.

Beschaffenheit des Blutes: Das angegebene *Verfallsdatum der Konserve* muß beachtet werden. Das Blut darf *nicht hämolytisch* sein und *keine Gerinnsel* enthalten. Eine violette *Verfärbung des Plasmas* wird oft bei bakterieller Kontamination beobachtet, während eine grünliche Verfärbung des Plasmas durch vermehrtes Coeruloplasmin bei weiblichen Spendern infolge Östrogeneinnahme (Antibabypille) entstehen kann. Das zur Transfusion ausgegebene Blut soll sobald wie möglich übertragen werden. Eine angestochene oder angewärmte Blutkonserve muß innerhalb von *12 Stunden* verbraucht werden.

Bei Lagerung des Blutes soll die Kühlkette nicht unterbrochen werden. Angestochene oder erwärmte Blutkonserven müssen **innerhalb von 12 Stunden** verwendet werden.

Im allgemeinen ist die *Erwärmung einer Blutkonserve* nicht erforderlich. Eine Ausnahme bilden Massivtransfusionen im schweren Schock, Austauschtransfusionen und vorhandene Kälteagglutinine mit einem hohen Titer beim Empfänger. Bei Überwärmung des Blutes besteht die Gefahr der Eiweißdenaturierung und der Hämolyse. Bei längerdauerndem Transport von Blutkonserven sind *Spezialbehälter* zu benützen.

Anstelle der direkten Blutübertragung vom Spender zum Patienten ist heute die Transfusion frisch entnommener Blutkonserven getreten. Da bei Warmblut u. U. das Ergebnis der erforderlichen Voruntersuchungen (Luesreaktion, HIV-Test, Leberteste) noch nicht vorliegt, trägt das dabei vorhandene Risiko unter Abwägung der vitalen Indikation der transfundierende Arzt.

Die gelegentlich notwendige **Drucktransfusion** geschieht beim Beutel durch Anlegen einer speziellen Druckmanschette, bei der Blutflasche durch Einpumpen von Luft mittels eines Gummiballons durch die Belüftungskanüle. Bei Verwendung von Blutflaschen ist wegen der *Gefahr einer Luftembolie* eine ständige Überwachung des Patienten durch fachkundiges Personal unerläßlich.

Mikrofilter: Während der Lagerung bilden sich in der Blutkonserve Mikroaggregate aus Fibrin, Leukozyten, Thrombozyten und Erythrozyten. Durch Verwendung von Mikrofiltern kann dieser Sludge und Zelldetritus zurückgehalten werden. Bei Patienten im Schock, deren Lungen meist stark vorgeschädigt sind, bei Massivtransfusionen (mehr als 6 Konserven) und bei Transfusion von älteren Konserven empfiehlt es sich, *Mikrofilter* zu verwenden. Warm- und Frischblut bis zu 24 Stunden dagegen sollte wegen der Aktivierung und Herausfilterung der Thrombozyten prinzipiell ohne Mikrofilter übertragen werden.

Eine **Autotransfusion** ist durch Hämodilution, durch sofortige Retransfusion des eigenen Blutes bei Blutungen in Körperhöhlen und durch Transfusion autologer Blutkonserven, die bei konventioneller Lagerung nur kurzfristig, aber bei Tiefkühlkonservierung unbegrenzt haltbar sind, möglich. Die *Retransfusion von Eigenblut* mittels Cell-Saver (Reinigung und Waschen des Erythrozytensediments) ist heute eine etablierte therapeutische Maßnahme in der operativen Medizin.

Unter **Hämodilution** wird eine indizierte Senkung des Hämoglobin- und Hämatokritwertes im Blut verstanden. Im allgemeinen sollte der Hämatokritwert *nicht unter 30%* gesenkt werden. Bei der akuten normovolämischen Hämodilution werden dem Patienten 1000 bis 1500 ml Blut entnommen und die Hypovolämie durch Plasmaexpander, 5%iges Albumin oder PPL-Lösung ausgeglichen.

Die *Vorteile* der normovolämischen Hämodilution bestehen in der Verbesserung der Rheologie, der Übertragung von autologem Warmblut, der Einsparung von Fremdblut und der Vermeidung der Serumhepatitis, von AIDS und einer Sensibilisierung des Empfängers.

12.2.4. Indikationen für Blut und Blutbestandteile

> Die **Indikation** für Blut und Blutbestandteile muß wegen der Gefahr von Komplikationen und Spätfolgen **äußerst streng** gestellt werden.

Die Möglichkeit, über scheinbar unbegrenzte Mengen menschlichen Blutes verfügen zu können, verführte die Kliniker gelegentlich zur uneingeschränkten Transfusionsfreudigkeit nach dem Motto »Blut ist immer gut«. Die Bluttransfusion ist eine hochwirksame, aber oft mit Nebenwirkungen sowie Spätkomplikationen belastete Therapieform. Sie ist nicht als indifferente Infusion, sondern als *Transplantation flüssigen Gewebes* (Homoiotransplantation) zu betrachten. Es muß deshalb eine äußerst strenge Indikation für Blut und Blutderivate gefordert werden.

> **Kritische Grenze für die Gabe von Blut:** Hämatokrit von 30% und Hämoglobinwert von 10,0 g%.

Als *kritische Grenze* wird heute ein *Hämatokrit von 30%* und ein *Hämoglobinwert von 10 g%* angesehen. Bei älteren, kardial und pulmonal vorgeschädigten Patienten kann man sich jedoch nicht an diesem Grenzwert orientieren. Für die *Berechnung der zu transfundierenden Menge an Blut* gilt als *Faustregel*:

> Um einen **Hämoglobinanstieg von 1,0 g%** zu erzielen, müssen 6 ml Vollblut oder **2,5 ml Erythrozytenkonzentrat** pro Kilogramm Körpergewicht transfundiert werden.

Ein **rascher Blutverlust** von 30–40% der Gesamtblutmenge kann wegen ungenügender Anpassung des Kreislaufs zu schweren Komplikationen führen. Dieses Limit liegt bei Sickerblutungen erst bei einem Blutverlust von 70% der Gesamtblutmenge. Bei Säuglingen und Kleinkindern können selbst geringe Blutverluste lebensbedrohlich sein. Bei Becken- und Oberschenkelfrakturen kann der Blutverlust 1500–2000 ml, bei Unterschenkel, Ober- und Unterarmfrakturen 300–600 ml betragen. Ist das Blut mit Flüssigkeit vermischt (Geburtsblutungen, Nieren- und Blasenblutungen), neigt man leicht zur Überschätzung.

Die von SPIELMANN und SEIDL aufgestellten Kriterien für die *Indikation zur Infusions-* und *Transfusionstherapie in Abhängigkeit vom Blutverlust* haben sich allgemein durchgesetzt (Tab. *12.*-5).

> Bei der Indikation zur Bluttransfusion fordert man heute eine „**gezielte Hämotherapie**" bzw. eine „**Hämotherapie nach Maß**".

Ein Blutverlust bis zu *1000 ml* wird im Regelfall toleriert, wenn nicht bereits vorher eine Anämie bestand, während Verluste *über 1000 ml* im allgemeinen eine Indikation für die Bluttransfusion darstellen. Bei der Indikation zur Bluttransfusion fordert man heute eine »*gezielte Hämotherapie*« bzw. eine »*Therapie nach Maß*«. Es soll in der Transfusionspraxis immer nur der Bestandteil ersetzt werden, der auch tatsächlich fehlt. Diese gezielte Therapie mit Blutbestandteilen ist nicht nur aus ökonomischen Gründen zweckmäßig, sondern ist auch für den Patienten schonender und führt oft zu einem besseren Therapieerfolg.

Vollblut muß mit Ausnahme des Warm- und Frischblutes heute als *obsolet* angesehen werden. *Gelagertes Vollblut* ist eine durch Stabilisator verdünnte Aufschwemmung von Erythrozyten in Eiweißlösung mit Schlackenprodukten vornehmlich aus Leukozyten und Thrombozyten und Anreicherung von Kalium, freiem Hämoglobin, Milchsäure, anorganischem Phosphat und Ammoniak. Dem *leuko- und thrombozytenarmen Erythrozytenkonzentrat* ist deshalb der Vorzug zu geben. Etwa 80% der Konserven werden heute als Erythrozytenkonzentrat transfundiert.

Bei **chronischen Blutungen** kommt man meist ohne Bluttransfusionen aus, da die Patienten an relativ niedrige Hämoglobinwerte und Erythrozytenzahlen adaptiert sind. Bei sehr ausgeprägten Anämien ist die Gabe von Erythrozytenkonzentrat indiziert.

Eine Indikation für **gewaschene Erythrozyten** stellen nephrogene Anämien, hämolytische Anämien, vor allem die chronische nächtliche Hämoglobinurie (Typ Marchiafava), Eiweißunverträglichkeiten sowie Immunisierungen gegen Leukozyten- und Thrombozytenantigene dar. Die Erwärmung des Blutes ist erforderlich bei nachgewiesenen Kälteantikörpern mit hohem Titer und bei der Massivtransfusion. Tiefgefrorenes Erythrozytensediment wird man vor allem bei autologen Transfusionen und bei Personen mit seltenen Antikörpern und Antigenen einsetzen.

Nur eine schwere *Thrombozytopenie* unter 30000/μl oder *Thrombozytopathien* mit Hämorrhagie rechtfertigen im Zusammenhang mit operativen Eingriffen die Übertragung von **Thrombozytenkonzentraten.** HLA-kompatible Thrombozyten sollen einen besseren therapeutischen Effekt haben.

Eine Indikation für **Leukozytenkonzentrate** *(Granulozytentransfusion)* ist immer dann gegeben, wenn speziell die Leukozyten bei schweren Infekten oder unter einer zytostatischen Therapie ersetzt werden müssen. HLA-kompatible Leukozytenkonserven werden nur bei ausgeprägter Granulozytopenie (<500/μl) zur Verfügung gestellt. Neben der Gewinnung großer Leukozytenmengen spielen immunhämatologische Probleme eine nicht zu unterschätzende Rolle. Die Granulozytentransfusion wird heute nur noch äußerst selten angewandt.

Tab. *12.*-5. Blutverlust und Blutersatz nach SPIELMANN und SEIDL.

Höhe des Blutverlustes	Indikation für Infusionen zellfreier Flüssigkeiten (Plasmaexpander, Albumin, PPL, Elektrolytlösungen)	Indikation für Transfusion von Vollblut und Erythrozytenkonzentrat
>2000 ml	+ (höchstens 20% des zugeführten Volumens)	+++
1500–2000 ml	++ (ca. 50% des zugeführten Volumens)	++
1000–1500 ml	++	+
<1000 ml	+	∅

Warmblut hat eine sehr enge Indikation. Es ist nur dann angezeigt, wenn neben Erythrozyten funktionstüchtige Leukozyten und Thrombozyten sowie gerinnungsaktive Substanzen zugeführt werden müssen.

Fresh-Frozen-Plasma (FFP) ist indiziert bei Blutungen auf der Basis komplexer Gerinnungsstörungen, bei der Verdünnungskoagulopathie, bei der Verbrauchskoagulopathie und bei Massivtransfusionen. Die AB0-Blutgruppen müssen wegen der vorhandenen Isoagglutinine beachtet werden. Da FFP nicht als hepatitissicher gilt, darf es nicht zur Volumensubstitution eingesetzt werden. Etwa 200 ml Frischplasma entsprechen 7% der zirkulierenden Plasmamenge. Bei Massivtransfusionen sollte nach 4–5 Erythrozytenkonzentraten 1 Einheit Fresh-Frozen-Plasma (FFP) gegeben werden.

> Bei gesicherten **plasmatischen Gerinnungsstörungen** gezielte Substitution der fehlenden Gerinnungsfaktoren.

Bei *gesicherten* **plasmatischen Gerinnungsstörungen** muß eine gezielte Substitution der fehlenden Gerinnungsfaktoren angestrebt werden.

Bei *Hämophilie A* (Faktor-VIII-Mangel) sind Präparate, die reich an Faktor VIII sind, indiziert. Als Faustregel kann gelten *20–50 E/kg KG alle 6–8 Stunden.* Vor operativen Eingriffen muß der Faktor VIII auf Werte zwischen 50 und 60% angehoben werden. Ist eine Blutung bereits eingetreten, so muß die Therapie so lange fortgesetzt werden, bis die Blutung steht.

Bei *Hämophilie B* (Faktor-IX-Mangel, Christmas disease) ist Faktor-IX-Konzentrat oder Prothrombinkonzentrat das Mittel der Wahl. Die Anhebung des Faktor-IX-Spiegels auf 50–60% ist bei chirurgischen Eingriffen ausreichend.

Beim *Willebrand-Jürgens-Syndrom* ist dem antihämophilen Kryopräzipitat, das neben Faktor VIII auch den Faktor-VIII-Ristocetin-Cofaktor (Willebrand-Faktor) enthält, der Vorzug vor dem hochgereinigten Faktor-VIII-Konzentrat zu geben.

Die Indikation für Human-Fibrinogen ist bei *angeborenem und erworbenem Fibrinogenmangel* gegeben. Wegen der langen Halbwertszeit des Fibrinogens (etwa 4½ Tage) genügt eine Substitution in größeren Abständen.

Bei *Marcumarüberdosierung* oder schweren Leberschäden gibt man Vitamin K, zur Soforttherapie Prothrombinkonzentrat. Bei ausgedehnten Blutungen können Bluttransfusionen notwendig werden.

Bei erworbener isolierter *Hyperfibrinolyse* ist neben der Fibrinogensubstitution eine antifibrinolytische Therapie mit ε-Aminocapronsäure, AMCHA, PAMBA oder Trasylol angezeigt.

Zur *Prophylaxe einer Verbrauchskoagulopathie* gibt man bei Erwachsenen Heparin in Low dosis (350 E/Std). Bei einer isolierten, *manifesten Verbrauchskoagulopathie* muß eine kombinierte Anwendung von Heparin und Frischplasma durchgeführt werden. Bei kombinierten Formen (Verbrauchskoagulopathie und Hyperfibrinolyse) ist die Gabe von Frischplasma mit Heparin und Fibrinolyseinhibitoren angezeigt.

Hypovolämische Zustände und Hypalbuminämie werden mit pasteurisierter Plasmaproteinlösung (PPL) und Albumin 5% bzw. 20% behandelt. Diese Präparate gelten als *hepatitissicher.* Die 5%ige Albuminlösung ist annähernd isoviskös mit dem Gesamtplasma, hat aber dessen 4fache onkotische Wirksamkeit. Sie wird deshalb bei Blutverlusten und hypovolämischen Zuständen bevorzugt angewendet.

Auch bei *Verbrennungen,* bei denen im akuten Stadium vorwiegend Plasma verlorengeht (Bluteindickung), sind Eiweißlösungen das Mittel der Wahl. Bei Ileuspatienten, nach ausgedehnten operativen Eingriffen, bei ausgedehnten Entzündungen, bei Eiweißmangelerscheinungen und bei älteren Patienten ist wegen des erheblichen Eiweißverlustes und der erhöhten Schockgefahr eine *Eiweißsubstitution* empfehlenswert, wenn das Gesamteiweiß unter 50 g/l oder das Albumin unter 25 g/l liegt. Bei nephrogenen und hepatogenen Hypalbuminämien werden 20%ige Lösungen bevorzugt.

Gammaglobulin-(Immunglobulin-)Präparate sind zur Substitution von Agammaglobulinämien oder ausgeprägter sekundärer Hypogammaglobulinämie mit Antikörpermangelsyndrom nach ausgedehnten operativen Eingriffen, zur Prophylaxe und Behandlung bestimmter Virusinfektionen und zur unterstützenden Therapie bakterieller Infektionen mit relativem Antikörpermangel und verminderter Infektresistenz geeignet. Seit kurzem gibt es ein intravenöses *IgM-Präparat* zur Therapie bakterieller Infektionen, insbesondere bei septischen Prozessen, die durch gramnegative Bakterien oder deren Toxine ausgelöst werden, in Kombination mit Antibiotika und zur Immunglobulinsubstitution bei immunsupprimierten Patienten und schwerem sekundären Antikörpermangelsyndrom.

12.2.5. Kontraindikationen für die Bluttransfusion

> **Jede** nicht indizierte Bluttransfusion ist **kontraindiziert.**

Jede nicht indizierte Bluttransfusion ist kontraindiziert.

Als *absolute* Kontraindikation gelten ausgedehnte akute Pneumonien, frische und rezidivierende Lungenembolien, drohendes Hirnödem, akute Linksinsuffizienz mit Lungenödem und der Herzinfarkt (Ausnahme: schwere Anämie oder Blutung).

Relative Kontraindikationen sind chronische Herzinsuffizienz, Thrombosen, schwere Infektionen und Gravidität.

12.2.6. Gefahren der Bluttransfusion

Nach Angaben in der Literatur kommt es in 0,02 bis 5,5% aller Transfusionen zu unerwünschten Reaktionen. Schwere hämolytische Transfusionszwischenfälle sind dank moderner serologischer Techniken selten geworden. AHRONS und KISSMEYER-NIELSON (1968) fanden bei über 74000 Bluttransfusionen in 1,82% Reaktionen.

Bei den geringsten Zeichen einer Unverträglichkeitsreaktion ist die Transfusion unter Belassung der Kanüle in der Vene **sofort** zu unterbrechen.

Gefahren der Bluttransfusion: Febrile Reaktionen häufig, aber meist harmlos; allergisch-anaphylaktische Reaktion selten; hämolytische Transfusionszwischenfälle durch reguläre und irreguläre Antikörper äußerst selten, aber gefährlich, hohe Letalität (Hauptursache: Verwechslung).

Spätfolgen: Hepatitis B äußerst selten; Hepatitis non-A-non-B heute häufigste Form der Transfusionshepatitis; AIDS; Sensibilisierung mit Isoimmunantikörperbildung; Transfusionshämosiderose.

Weitere äußerst **seltene Komplikationen:** Lues, Malaria, Infektionskrankheiten, Intoxikationen, Hyperbilirubinämie, Luftembolie, Temperaturabfall beim Patienten und Verbrauchskoagulopathie.

12.2.6.1. Febrile Reaktionen

Nach Blutübertragungen muß in 1 bis 3% mit Fieberreaktionen gerechnet werden (75% aller Komplikationen nach Blutübertragungen).

Ursachen pyretischer Reaktionen:
1. Zytotoxische Leukozyten- und Thrombozyten-Antikörper mit HLA-Spezifität nach Mehrfachtransfusion und bei Multiparae (häufigste Ursache).
2. Pyrogene durch Polysaccharide aus abgetöteten Bakterien, durch Polypeptide aus Eiweißresten und durch chemische Substanzen und
3. Bakterien.

Leitsymptome: Schüttelfrost und Fieber, in schweren Fällen Schock mit Kreislaufversagen.

Therapie: Die Temperatur normalisiert sich mit Ausnahme bei bakterieller Genese meist nach wenigen Stunden. Wenn nötig, symptomatische Therapie mit Antipyretika. Bei bakteriellen Reaktionen Antibiotika und Schockbekämpfung.

12.2.6.2. Allergisch-anaphylaktische Reaktionen

Sie beruhen meist auf einer Eiweißunverträglichkeit und treten bei 0,2–2,0% aller verabreichten Blutkonserven auf.

Häufigste Ursache: Anti-IgA-Antikörper, selten Anti-IgG und Anti-IgE-Antikörper. Besonders gefährdet sind Personen mit IgA-Mangel bei IgA-Exposition. IgA ist enthalten in Vollblut, Plasma, Serum, Gerinnungspräparaten und Gammaglobulinpräparaten.

Klinische Symptome: Pruritus, Urtikaria, Ödeme der Augenlider, Lippen und Zunge, Larynxödem, Atemnot bis zum Asthmaanfall und schwerer anaphylaktischer Schock.

Therapie: Sofortige Unterbrechung der Transfusion. Die übrige Therapie hat sich nach dem Schweregrad der Reaktion zu richten.
Stadium I: Hautreaktionen (Flush, Urtikaria) klingen meist nach Infusionsstopp ab, bei Bedarf Antihistaminika.
Stadium II: Tachykardie, Blutdruckabfall, Dyspnoe, Nausea, Erbrechen erfordern neben Antihistaminika eine zusätzliche Therapie mit Corticosteroiden, z. B. 100 mg Prednisolon i.v.
Im *Stadium III und IV* mit Schock, Spasmus der Bronchien, Atem- und Kreislaufstillstand ist neben der Reanimation (Beatmung und Herzmassage) die sofortige Gabe von Adrenalin 0,05–0,10 mg i.v. und Corticosteroide z. B. 500–1000 mg Prednisolon i.v. indiziert.

Prophylaktische Maßnahmen: Bei Allergikern, bei bekanntem IgA-Mangel und bei nachgewiesenen Antikörpern sind tiefgefrorene Erythrozyten oder gewaschenes Erythrozytenkonzentrat indiziert.

12.2.6.3. Schwere zytotoxische, hämolytische Reaktionen (Hämolysezwischenfall)

Selten (ca. 0,1–0,2‰). Besonders gefährdet sind Patienten nach Mehrfachtransfusionen.

Ursache: Reguläre IgM-Antikörper des AB0-Systems (AB0-Inkompatibilität) oder irreguläre Isoimmun-IgG-Antikörper, die durch eine inkompatible Bluttransfusion oder Schwangerschaft gebildet wurden. Tritt die Hämolyse erst einige Tage nach der Blutübertragung auf, so muß man auch an einen Boostereffekt bei einem bereits vorhandenen sehr schwachen Antikörper denken.

Meist Identifikationsfehler oder Verwechslungen des Patienten oder der Blutkonserve. Nur selten kommt es zu Fehlbestimmungen der Blutgruppenmerkmale oder zum Übersehen eines Antikörpers bei der Kreuzprobe.

Die posttransfusionelle Hämoglobinämie und Hyperbilirubinämie durch unsachgemäße Konservenbehandlung, wie Überalterung, zu starke Erwärmung, Einfrieren ohne Schutzstoffe, die bakterielle Kontamination, die mechanische Zerstörung der Erythrozyten durch die Herz-Lungen-Maschine oder Autotransfusionsgeräte sowie die Resorptionshyperbilirubinämie bei ausgedehnten Hämatomen sind zu den nichtantikörperbedingten Hämolysen zu rechnen.

Erste **Allgemeinsymptome:** Unruhe, Übelkeit, Schweißausbruch, Druck hinter dem Sternum, Kreuz- und Nierenschmerzen, Gesichts-Flush, Schüttelfrost, Fieber, Atemnot, Zyanose, Tachykardie, Blutdruckabfall, blasse, kalte Extremitäten und vermehrte Blutungsneigung. Am narkotisierten Patienten können die allgemeinen Warnsymptome fehlen oder abgeschwächt sein, so daß oft nur die Ungerinnbarkeit des Blutes intra operationem auf einen hämolytischen Transfusionszwischenfall hinweist. Während im ersten Stadium der Kreislaufschock im Vordergrund steht, beherrschen in der Folgezeit die Ausscheidungsstörung der Niere mit Oligurie, Anurie und Urämie, die Verbrauchskoagulopathie und Fibrinolyse sowie der Ikterus das klinische Bild.

Sofortige **diagnostische Maßnahmen:** Überprüfung des Empfängerplasmas auf freies Hämoglobin, Kontrolle der Blutgruppe und des Rh-Faktors beim Empfänger aus einer Blutprobe vor und nach der Transfusion sowie beim Spender aus der Blutkonserve und dem Kreuzröhrchen, Antikörpernachweis mit Differenzierung und Titerbestimmung des Antikörpers beim Empfänger aus der Probe vor der Transfusion, Überprüfung der Verträglichkeitsprobe mit den Empfängerblutproben vor und nach Transfusion und den Spenderblutproben aus Konserve und Kreuzröhrchen in allen erforderlichen Methoden einschließlich Enzymtest.

Laborbefunde: Im Serum freies Hämoglobin, Kalium, Lactat-dehydrogenase (LDH) und Eisen infolge Hämolyse deutlich erhöht; Ikterus, wenn ein Teil des Hämoglobins in Methämalbin und indirektes Bilirubin umgewandelt ist; Haptoglobin- und Hämopexinspiegel erniedrigt; Eisenbindungskapazität herabgesetzt; direkter Coombs-Test kurz nach dem Transfusionszwischenfall positiv; bei massiver Hämolyse, wenn Hämoglobinkonzentration 100–140 mg/100 ml Plasma überschreitet, Braun-Schwarz-Färbung des Urins mit Hämoglobinurie und Hämosiderinurie.

Therapie: Bei den geringsten Zeichen einer Unverträglichkeitsreaktion muß die Transfusion unter Belassung der Kanüle in der Vene sofort unterbrochen werden. Früher wurde bei schweren Zwischenfällen die Austauschtransfusion mit 5–10 Liter gruppengleichen Blutes angewendet. Heute ist diese therapeutische Maßnahme umstritten.

Die übrige Behandlung hat sich auf folgende Punkte zu konzentrieren: Behandlung der Schocksymptome und der metabolischen Azidose, prophylaktische Maßnahmen zur Verhütung einer Verbrauchskoagulopathie und Vermeidung einer Niereninsuffizienz. Hämodialyse oder Peritonealdialyse bei manifester Niereninsuffizienz. *Bei einem Zwischenfall während der Narkose sollte das Narkosestadium III beibehalten werden.*

12.2.6.4. Weitere Komplikationen

Zu den Spätfolgen ist die **Transfusionshepatitis (PTH)** zu rechnen. Exakte Zahlenangaben über deren Häufigkeit sind nur schwer zu erstellen (2–3%).

Man unterscheidet drei Formen: die *Hepatitis A,* die *Hepatitis B* und die *Hepatitis Non-A-non-B* (Tab. *12.*-6).

Von den Hepatitisformen kommen die Hepatitis A nicht, die Hepatitis B äußerst selten (0,005–0,08% pro Konserve Blut) und die Hepatitis Non-A-non-B häufiger vor. Die Non-A-non-B-Hepatitis soll in den USA 80–90% sämtlicher sogenannter Transfusionshepatitiden ausmachen. Die akuten PTH-Fälle vom Typ Non-A-non-B haben eine ausgesprochen hohe Übergangsrate in chronische Hepatitiden von 23 bis 62%. Mit steigender Konservenzahl nimmt auch die Hepatitisfrequenz zu.

Früher zählten Präparate aus gepoolten Plasmen zur High-risk-Gruppe: Fibrinogen, Antihämophiles Globulin (Faktor VIII), Faktor II, VII, IX und X. Mit diesen Präparaten lag die Hepatitishäufigkeit 10mal höher als mit Blut allein. Durch Spezialverfahren können heute die Gerinnungspräparate so behandelt werden, daß eine

Tab. 12.-6. Einteilung der Hepatitisformen.

	A (epidemica)	B (Serum-)	Non-A-non-B-Hepatitis
Inkubationszeit	15–50 Tage	14–180 Tage	35–84 Tage
Infektionsquelle	Oral/fäkal	Parenteral und oral	Vorwiegend parenteral
Spezifische diagnostische Marker	HA-Ag = HA-Virus (HAV) im Stuhl, Anti-HAV der IgM-Klasse im Serum	HB_sAg, HB_eAg im Serum isoliert Anti-HBc?	Z. Zt. routinemäßig noch nicht möglich
Posttransfusionshepatitis	Nein	Ja (früher häufig, jetzt selten)	Ja (häufigste Form)

Hepatitis- oder AIDS-Infektion vermieden wird. Als *hepatitissicher* gelten Albumin, pasteurisierte Plasmaprotein-Lösung (PPL), Gammaglobulin, Serum mit Spezialaufbereitung und tiefgefrorenes Erythrozytensediment (weitgehend hepatitissicher). Mehrmaliges Waschen der Erythrozyten senkt die Hepatitisfrequenz nicht.

Da heute neben dem parenteralen auch der enterale Infektionsweg für die Hepatitis B als gesichert gilt, müssen weitere Infektionsmöglichkeiten diskutiert werden: Infektiöse Klinikpatienten, HBsAg-positives medizinisches Personal, Inokulation durch kontaminiertes Material.

Die Serumhepatitis stellt heute eine *Variante des Hospitalismus* dar. Man muß sich deshalb von dem Gedanken frei machen, daß jeder positive Australia-Antigen-Befund postoperativ und jede Hepatitis, die innerhalb von 6–8 Monaten nach Gabe von Blut oder Blutderivaten auftritt, eine Transfusionshepatitis ist. Man sollte deshalb den Begriff »Transfusionshepatitis« revidieren und die Bezeichnung »Hospitalakquirierte Serumhepatitis« wählen.

Vor völlig neue Probleme stellt uns das **erworbene Immundefektsyndrom** (*Acquired Immune Deficiency Syndrome* = **AIDS**). Diese 1980 erstmals beschriebene Krankheit befällt vornehmlich Homosexuelle (73%) und Drogenabhängige (17%). Es kommt zu einer Verminderung der T-Helferzellen mit Umkehr des normalen Verhältnisses von Suppressor- zu Helferzellen ($T_8:T_4$) im peripheren Blut. AIDS kann durch Blut und Blutderivate übertragen werden. Es wurde dementsprechend sehr oft *bei Hämophilen* beobachtet, die Faktor-VIII-Konzentrate erhalten hatten. Bei schwerem Verlauf ist die Prognose infaust. Ursache der Erkrankung ist eine Infektion mit einem Retrovirus HTLV-III (neue Nomenklatur: HIV = Human-Immunodeficiency-Virus), welches die Helferzellen (= T_4-Lymphozyten) befällt und zerstört. Die Inkubationszeit beträgt viele Jahre (bis zu 5 Jahren und länger). Etwa 22% der HTLV-III-Positiven erkranken manifest an AIDS, wobei die Letalität bei über 50% liegt. Die Zahl der Neuerkrankungen und manifest Erkrankten ist ständig im Steigen (etwa pro Jahr soll sich die Zahl verdoppeln). Zur Vermeidung einer AIDS-Infektion müssen seit dem 1. 10. 1985 *alle Blutkonserven HTLV-III-getestet* sein. Die Zahl HTLV-III-positiver Blutspender wird mit 0,0014–0,027% angegeben. Durch den HTLV-III-Antikörpertest ist eine hohe, wenn auch nicht absolute Sicherheit gegeben. Der Antikörpersuchtest kann jedoch keine 100%ige Sicherheit bieten, da der HIV-Infizierte zunächst Antikörper bilden muß. Weiterhin ist nicht sicher, ob jeder Infizierte auch tatsächlich nachweisbare Mengen Antikörper produziert.

Bis März 1986 waren der WHO 21 733 AIDS-Fälle gemeldet. Bei 261 Personen, das sind 1,6% aller AIDS-Fälle, wurde die Erkrankung durch Bluttransfusionen übertragen. Bis März 1986 waren in der Bundesrepublik 420 Fälle von AIDS-Kranken gemeldet, davon wurden 4 Patienten (0,95%) durch Bluttransfusionen infiziert.

Eine **Lues**übertragung ist nur durch Warmblut möglich. Konserven, die länger als 2–3 Tage zwischen 4° und 8°C gelagert waren, enthalten keine infektionstüchtigen Erreger (Treponema pallidum) mehr.

Anders ist es bei den **Malaria**plasmodien. Sie überleben in gekühlten Konserven bis zu 5 Tagen, Plasmodium falciparum sogar bis zu 14 Tagen. Die Transfusionsmalaria ist eine gefährliche Komplikation, die bei Kindern tödlich verlaufen kann.

Infektionskrankheiten, wie Brucellose, Toxoplasmose, aktive Tuberkulose, Salmonellosen, Virusinfektionen, wie Mononukleose, Zytomegalie, Psittakose, Grippe und Tropenkrankheiten, wie Kala-Azar, Rückfallfieber und Trypanosomiasis, können bei bestehender Bakteriämie bzw. Virämie mit dem Transfusionsblut übertragen werden. Auch bei vakzinierten Personen und bei allen Impfungen mit lebenden Erregern ist eine Karenzzeit einzuhalten.

Eine weitere nicht zu unterschätzende Gefahr stellen die **Sensibilisierungen mit Antikörperbildung** dar. Zu einer Sensibilisierung mit Bildung von Isoimmunantikörpern kann es (es muß jedoch nicht) kommen, wenn Antigene zugeführt werden, die der Empfänger selbst nicht besitzt. Im Regelfall wird die zur Sensibilisierung führende inkompatible Transfusion reaktionslos vertragen, erst bei späteren Transfusionen kann es zu schweren, sogar letal verlaufenden Komplikationen kommen.

Intoxikationen durch Kalium, Zitrat und Ammoniak sind Raritäten.

Die **posttransfusionelle Hyperbilirubinämie** ist bei intakter Nierenfunktion nicht gefährlich, aber unerwünscht. Sie beruht auf einem vermehrten Zerfall von Erythrozyten. Der Anstieg an anorganischen Phosphaten, Natrium und freiem Hämoglobin in der Blutkonserve ist bei erhaltener Nierenfunktion und ohne septische Komplikationen im allgemeinen ohne Bedeutung.

Wiederholte Bluttransfusionen über Jahre führen zur Eisenablagerung im RES (**Transfusionshämosiderose**). Wenn keine Blutverluste auftreten, muß pro Konserve (450 ml) mit einer Speicherung von 200–250 mg Fe gerechnet werden. Erwachsene zeigen nach 100 (Kinder bereits eher) Schäden an Leber, Myokard und endokrinen Drüsen.

Viel zu wenig beachtet wird die **Übertransfusion**. Zur Kreislaufüberlastung kommt es vorwiegend bei nicht indizierten und zu raschen Transfusionen, vor allem bei kardial, pulmonal und renal vorgeschädigten Patienten.

Luftembolien sind bei Verwendung von Plastikbeuteln auch bei Überdrucktransfusion nicht möglich.

Ein weiteres Gefahrenmoment ist der **Temperaturabfall nach Zufuhr größerer Mengen kalten Blutes** bei Patienten im hämorrhagischen Schock oder bei anästhesierten Personen mit reduzierter Temperaturregulation. Im Schock und bei Massivtransfusionen sollte deshalb erwärmtes Blut übertragen werden. Zur Erwärmung eignet sich die sog. Durchlauferwärmung oder die Inkubation der Blutkonserve in einem temperaturregulierten Wasserbad bzw. in einem Spezialblutwärmungsgerät.

Im hämorrhagischen Schock ist die Mikrozirkulation gestört. Infolge intravasaler Gerinnung kommt es zur **Verbrauchskoagulopathie.** Dieser Zustand kann durch gelagertes Blut, das Mikroaggregate aus Fibrin, Erythrozyten, Leukozyten und Thrombozyten enthält, verschlechtert werden.

Literaturauswahl

ABDULLA, W., R. FREY, G. WITZKE: Bluttransfusion und Blutgerinnung. Fischer, Stuttgart, New York 1979.

American Association of Blood Banks: Technical Manual, 8. Aufl. American Association of Blood Banks, Washington DC. 1981.

Bundesärztekammer der BRD: Richtlinien zur Blutgruppenbestimmung und Bluttransfusion. Deutscher Ärzte-Verlag, Köln 1984.

HOFFBRAND, A. V., J. E. PETTIT: Grundlagen der Hämatologie. Steinkopff, Darmstadt 1986.

LEVINE, P.: Das AB0- und Rh-System. Antigene und Antikörper, 2. Aufl. Ortho Diagnostics, Raritan, New Jersey 1979.

MOLLISON, P. L.: Blood Transfusion in Clinical Medicine, 6. Aufl. Blackwell Scientific, Oxford 1979.

PROKOP, O., W. GÖHLER: Die menschlichen Blutgruppen. Fischer, Stuttgart, New York 1976.

PROKOP, O., G. UHLENBRUCK: Lehrbuch der menschlichen Blut- und Serumgruppen. Thieme (VEB), Leipzig 1966.

RAINER, H., H. BORBERG, J. M. MISHLER, U. SCHÄFER: Cell-Separation and Cryobiology. Schattauer, Stuttgart-New York 1977.

RACE, R. R., R. SANGER: Blood Groups in Man, 6. Aufl. Blackwell, Oxford, London, Edinburgh, Melbourne 1975.

SCHNEIDER, W.: Grundlagen der Transfusionsmedizin. In: L. KOSLOWSKI, W. IRMER, K. A. BUSHE: Lehrbuch der Chirurgie, 2. Aufl. Schattauer, Stuttgart, New York 1982.

SCHNEIDER, W., R. SCHORER: Klinische Transfusionsmedizin. Edition medizin, Weinheim, Deerfield Beach, Florida, Basel 1982.

SCHRICKER, K. Th.: Blutung und Blutersatz. In: K. VOSSSCHULTE, F. KÜMMERLE, H. J. PEIPER, S. WELLER: Lehrbuch der Chirurgie, 6. Aufl. Thieme, Stuttgart, New York 1982.

SCHRICKER, K. Th.: Bluttransfusion, Indikation und Zwischenfälle. In: G. HEBERER, L. SCHWEIBERER: Indikation zur Operation. Springer, Berlin, Heidelberg, New York 1981.

SCHRICKER, K. Th., J. JELTSCH: Bedarf die Bezeichnung »Transfusionshepatitis« einer Revision? 17. Tg. Dtsch. Ges. Bluttransfusion und Immunhämatologie, Frankfurt/M. 1976.

SCHRICKER, K. Th., R. KLUGE: Isoimmunantikörperbildung nach Bluttransfusionen. Prakt. Anästh. *11*:303 (1976).

SCHRICKER, K. Th., E. SCHRICKER: Autologe Bluttransfusion. Z. Kinderchir. *38*:139 (1983).

SCHWARZFISCHER, F., F. VOGEL, W. HELMBOLD: Blutgruppen. In: P. E. BECKER: Humangenetik. Thieme, Stuttgart 1972.

SPIELMANN, W., S. SEIDL: Einführung in die Immunhämatologie und Transfusionskunde. Verlag Chemie, Weinheim 1980.

WALLACE, J.: Blood Transfusion for Clinicians. Churchill, Livingstone 1977.

13. Notfall- und Katastrophenmedizin

13.1. Das Rettungswesen

Von W. KRAMER

Der organisierte Rettungsdienst hat als planmäßige Einrichtung das Ziel, Notfall-Patienten am Notfallort medizinisch zu versorgen, sie transportfähig zu machen und in ein geeignetes Krankenhaus zu befördern. Zur planmäßigen ärztlichen Versorgung hat sich ein *duales System* entwickelt, das zum einen aus den *Notfall- und Bereitschaftsdiensten der niedergelassenen Ärzte* besteht und zum anderen als *Notarztdienst* in unterschiedlicher Organisationsform existiert.

13.1.1. Rettungsdienste und -systeme

Während die obligatorische Teilnahme am Notfalldienst der niedergelassenen Ärzte keine speziellen Kenntnisse und Erfahrungen in der Notfallmedizin voraussetzt, besteht für die Tätigkeit als Notarzt in einigen Ländern (z. B. Baden-Württemberg) die Voraussetzung der Fachkunde im Rettungsdienst.

Nach den in den verschiedenen Bundesländern unterschiedlich gehandhabten Rettungsdienstgesetzen werden die rettungsdienstlichen Aufgaben auf Hilfsorganisationen (Deutsches Rotes Kreuz, Arbeiter-Samariter-Bund, Malteser-Hilfsdienst, Johanniter-Unfallhilfe) sowie vereinzelt auf private Institutionen übertragen. In Stadtstaaten wie Hamburg, Bremen und Berlin sowie in größeren Städten werden diese Aufgaben oft von den Berufsfeuerwehren wahrgenommen. Hilfsorganisationen, die sich zur Erstellung und zur Aufrechterhaltung des Rettungsdienstes innerhalb ihres Kreises verpflichtet haben, müssen in Relation zur Einwohnerzahl ausgebildetes Personal sowie Rettungs- und Krankentransportfahrzeuge in bestimmtem Umfang zur Verfügung bereithalten.

Im allgemeinen Sprachgebrauch hat sich der Begriff des *Rettungssanitäters* eingeführt, obwohl dieser bis heute kein abgeschlossenes, staatlich anerkanntes Berufsbild besitzt. Dennoch ist er zum fachlich kompetenten Helfer des Arztes im Rettungswesen geworden, da sich in diesem Bereich eine hohe fachliche Spezialisierung entwickelt hat.

An **Transportmitteln** stehen zur Verfügung:
a) *Bodengebundene:* Rettungswagen (mit oder ohne Notarzt), Krankentransportfahrzeuge, Taxi, privater Pkw.
b) *Luftrettung:* Hubschrauber, Ambulanz-Flugzeuge.

Über die **Wahl des Transportmittels** entscheidet der Arzt nach jeweiligem Bedarf.

Patienten, bei denen die hohe Gefährdung vitaler Funktionen einen entsprechend hohen Aufwand an personellem und materiellem Einsatz erfordert, sollten im *Rettungswagen* transportiert werden. Dieser ist nach entsprechenden Vorschriften ausgerüstet. Er ist mit (hauptamtlich tätigen) voll ausgebildeten Rettungssanitätern besetzt und kann darüberhinaus mit einem Arzt als Transportbegleiter angefordert werden (*NAW = Notarztwagen*).

Patienten mit geringem Gefährdungsrisiko, die jedoch sachkundige medizinische Betreuung erfordern (liegend zu transportierende Patienten, Genesungspatienten etc.) können im *Krankentransportfahrzeug* (KTW) befördert werden. Die Anforderungen an das Personal sind in diesem Falle weniger hoch, die Begleitung durch einen Arzt ist nicht erforderlich.

Die Entscheidung zum Transport des Patienten in einem *Taxi oder privaten PKW* ist jenen Fällen vorbehalten, wo keine Gefährdungen des Patienten zu erwarten sind.

Der Einsatz eines *Hubschraubers* ist sinnvoll bei Transportzeiten, die mit bodengebundenen Fahrzeugen länger als 10–12 Minuten dauern. Der Hubschrauber-Transport setzt fast immer eine ärztliche Begleitung voraus.

Ambulanz-Flugzeuge (z. B. Learjet) kommen zur Überwindung großer Entfernungen in Frage. Ihre Domäne ist der Sekundärtransport. Vor allem die Rückführung verunfallter oder schwer erkrankter Patienten aus dem Ausland kann mit personell und technisch sehr gut ausgestatteten Ambulanz-Flugzeugen durchgeführt werden.

Das **zweigeteilte Rettungssystem** verfügt auf der einen Seite über den Notarzt aus dem Stab eines Krankenhauses, dem ein leitender Notarzt vorgesetzt ist und andererseits über die Hilfsorganisation (z. B. DRK), die ihrerseits Personal, Material und Kraftfahrzeuge stellt. Beide Gruppierungen bestehen als selbständige Einheiten und werden nur im Notfall-Einsatz zusammengeführt. Der Notarzt muß darauf vertrauen können, daß die Rettungsorganisation jederzeit kompetentes Fachpersonal und zweckdienliches Material zur Verfügung hält. Die Rettungsorganisation ihrerseits ist darauf angewiesen, gut ausgebildete Notärzte vorzufinden.

Die Anforderungen an das Können und an das Wissen eines Notarztes sind in den vergangenen Jahren beträchtlich gestiegen. Die rasche Entwicklung der Hilfsmöglichkeiten am Notfallort erfordert zwingend, den jeweiligen Patienten eine optimale Hilfeleistung zu garantieren.

Eine der wichtigsten Glieder der Rettungskette ist die **Leitstelle,** die in Ballungszentren zentral geführt wird, sonst aber zumeist von den Rettungsorganisationen besetzt ist.

Ankommende Notfallmeldungen müssen von der Leitstelle richtig gewertet und umgesetzt werden. Nicht jede Notfallmeldung rechtfertigt den Maximaleinsatz aller zur Verfügung stehenden Mittel. Andererseits kann hinter einer dürftigen oder nur bruchstückhaften telefonischen Meldung durch einen Laien an die Leitstelle ein Unglück schweren Ausmaßes stehen. Bei Vorliegen einer Unfallmeldung alarmiert die Leitstelle den Notarzt.

Grundsätzlich bestehen zwei verschiedene **Einsatzsysteme:**

1. Das Kompaktsystem: Notarzt und Rettungssanitäter begeben sich im Notarzt-Wagen zusammen zum Unfallort.

2. Das Rendezvous-System: Der Notarzt wird mit dem Notarzteinsatzfahrzeug (NEF) zum Unfallort gefahren und trifft dort mit dem Rettungswagen zusammen.

13.1.2. Der Notarzt

Allgemeine Funktion des Notarztes: Der am Unfallort eintreffende Arzt verschafft sich zuerst einen Überblick. Er entscheidet bei mehreren Verletzten, wer zuerst seine Hilfe braucht. Gleichzeitig gibt er Anweisungen zu weiteren Maßnahmen seiner ausgebildeten Rettungssanitäter oder Rettungshelfer. Häufig verfügen die Rettungssanitäter über spezifische Erfahrung in der Notfallheilkunde, die sie mit ihren technischen und organisatorischen Kenntnissen unverzichtbar macht. Notarzt und Rettungssanitäter sollen vertrauensvoll zusammenarbeiten. Sie nehmen eine sogenannte Garantenstellung ein.

Wird die Aufmerksamkeit des Notarztes durch seine Tätigkeit (z. B. Reanimation eines Patienten) so sehr beansprucht, daß er seiner Überwachungspflicht nicht nachkommen kann, so muß er unter Umständen *Aufgaben delegieren.* So ist es zweckdienlich, daß der Fahrer des Notarzteinsatzfahrzeuges oder aber ein anderer Rettungssanitäter mit der Leitstelle Kontakt hält, um weitere Hilfe herbeizurufen.

Neben den speziellen ärztlichen Tätigkeiten und Kenntnissen hat der Notarzt im Interesse seiner Patienten dafür zu sorgen, daß weitere, auch von dritter Seite durchgeführte *Maßnahmen nur nach Rücksprache mit ihm* erfolgen dürfen. Bergemaßnahmen durch Feuerwehren und technisches Hilfswerk (THW), Einsatz von schwerem Gerät zur *Befreiung von Patienten* aus schwieriger Lage, Rettung und *Lagerung der Patienten* muß der Notarzt überwachen. Er ist verpflichtet, allzu forcierte Bergungsversuche und andere Gefährdungen seines Patienten zu verhindern. Hierzu muß er sich im allgemeinen Durcheinander Gehör und nötigenfalls Respekt verschaffen. Dies setzt voraus, daß er die *Einsatzmöglichkeiten der technischen Hilfsdienste kennt.* Er sollte beispielsweise wissen, welche Möglichkeiten und Konsequenzen der Einsatz von Schneidbrennern oder pneumatischen Scheren mit sich bringt. So sollte er sich schon vor realen Notfallsituationen über die modernen Möglichkeiten der Sicherung und Bergung ins Bild gesetzt haben. Auch muß er sich an den Grundsatz halten, sich selbst oder seine Mithelfer nicht unnötig in Gefahr zu bringen. Ein verletzter Notarzt nützt niemandem. Unfälle auf der Autobahn oder auf belebter Straße erfordern in jedem Falle zuerst eine ausreichende Absicherung, bevor die Rettung beginnen kann.

Allgemeine medizinische Anforderungen: Dem im Noteinsatz tätigen Arzt soll die *Technik des »venösen Zugangs«* vertraut sein. Er soll sicher *endotracheal intubieren* können und die Regeln der *Reanimation* beherrschen. Darüberhinaus bedarf er fundierter Kenntnisse in der *Diagnostik mit einfachen Mitteln,* wie sie am Unfallort nur betrieben werden kann: Beobachtung, Palpation und Auskultation sind das Handwerkszeug des Notarztes. Bestimmte *Verbandstechniken* wie das Anlegen eines sicheren Druckverbandes bei Blutungen, Kenntnisse über *Asepsis, provisorische Wundbehandlung* und provisorische *Schienung von Frakturen* sind Grundforderungen der Ausbildung.

Besondere Sorgfalt erfordert die *Lagerung der Patienten.* Jeder bewußtlose Patient ist so zu lagern, *als ob eine Wirbelsäulenverletzung vorliegt.* Bei Verdacht auf Wirbelsäulenverletzung müssen 5 Helfer erschütterungsfrei den Patienten in Rückenlage auf einer Vakuum-Matratze lagern.

Halswirbelsäulenverletzungen müssen extendiert werden. Allzu forsche orale Intubation kann in solchen Fällen schwerwiegende Folgen haben.

Zur schnellen Befreiung des bewußtlosen Patienten aus einer Gefahrensituation ist der *Rautek-Griff* anzuwenden. Der Helfer faßt den Patienten von hinten unter beiden Achseln an den Armen, um ihn sicher aus der Gefahrenzone zu bringen. Die stabile Seitenlagerung des Patienten muß beherrscht werden.

Erstmaßnahmen: Die *orientierende Allgemeinuntersuchung auf mechanische Schädigungen am Unfallort* wird allen anderen Maßnahmen vorangestellt, sofern Bewußtseinslage und Atmung des Patienten eine kurze Untersuchung erlauben.

> Die schnelle orientierende Allgemeinentscheidung muß **systematisch** erfolgen.

Die *Untersuchung* erfordert kein Entkleiden des Verletzten und kann rasch durchgeführt werden. Zu untersuchen empfiehlt sich in dieser *Reihenfolge*:
1. Wie verhalten sich Atmung und peripherer Kreislauf?
2. Ist der Patient bei Bewußtsein, in welchem Stadium der Bewußtseinstrübung befindet er sich?
3. Ist der Kopf aktiv und passiv beweglich?
4. Ist der Schultergürtel symmetrisch?
5. Ist der Thorax bei seitlicher und horizontaler Kompression stabil, gibt der Patient atmungsabhängige Schmerzen an?
6. Sind die Atemexkursionen symmetrisch?
7. Besteht ein Schmerz bei Palpation des Abdomens?
8. Ist die Dornfortsatzreihe der Wirbelsäule gleichmäßig?
9. Ist das Becken bei seitlicher und horizontaler Kompression stabil?
10. Können die Extremitäten und die großen Gelenke bewegt werden?
11. Bestehen motorische oder sensible Störungen in den Extremitäten?

Hinweise auf spezielle Krankheitsbilder erfordern eine Suche nach entsprechenden Symptomen.

Patienten mit *Bauchverletzungen* werden auf dem Rücken mit leichter Beugung in Knie- und Hüftgelenk gelagert.

Bei *Thoraxverletzungen* empfiehlt sich unter Umständen die Lagerung auf die verletzte Seite. Querschnittslähmungen erfordern eine Rückenlage auf harter Unterlage.

> Die **richtige Lagerung** des Patienten muß vom Arzt überwacht werden.

In der *Schmerzbekämpfung* sei man zurückhaltend. Analgetika verwischen die Symptome und erschweren die Verlaufskontrolle. Vor allem Patienten mit Verdacht auf intrakranielle Verletzungen sollten in keinem Fall durch Analgetika so stark sediert werden, daß die Pupillenreaktion nicht mehr nachprüfbar ist. Agitierte Patienten werden durch Diazepam in fraktionierten Dosen ruhiggestellt.

Nach ausreichender Erstversorgung des Unfall-Patienten erfolgt sein **Transport** in die nächst erreichbare Klinik.

> **Erstrangiges Transportziel** ist die nächsterreichbare Chirurgische Klinik oder Krankenhaus-Abteilung.

Es ist *nicht Aufgabe des Notarztes, vor Ort definitive chirurgische Entscheidungen zu treffen*. Vor allem der blutungsgefährdete Patient muß möglichst schnell in die nächste chirurgische Klinik transportiert werden. Entscheidungen über Replantation von Gliedmaßen und darüber, welche Klinik dies durchführen könnte, gehören nicht zu den Aufgaben des Notarztes. Diese Frage ist in der nächsten chirurgischen Klinik durch einen Chirurgen zu entscheiden. Man hüte sich davor, in guter Absicht einen Patienten mit lebensbedrohlichen Verletzungen über weite Strecken zu transportieren, obwohl in der Nähe ein chirurgisches Krankenhaus liegt. Wohl kann es sinnvoll sein, den Patienten sofort in eine *Fachklinik* zu bringen, wenn abzusehen ist, daß dem Patienten nur auf diesem Wege geholfen werden kann. Dies betrifft im wesentlichen Verletzungen, die heute fast nur noch in Spezialkliniken behandelt werden. Hier sind vor allem *intrakranielle* oder *intrathorakale Blutungen* zu nennen. Im Zweifel sollte sich der Notarzt immer mit der Leitstelle in Verbindung setzen, die ihrerseits Kontakt mit dem nächsten chirurgischen Krankenhaus aufnehmen kann.

Aufgaben des Notarztes am Unfallort (nach P. SEFRIN):
1. Erkennung von Leitsymptomen, die auf einen lebensbedrohlichen Zustand hinweisen.
2. Anordnungen der Hilfsmaßnahmen an der Notfallstelle in der richtigen Reihenfolge.
3. Spezielle ärztliche Hilfsmaßnahmen (z. B. Infusion, Intubation, Beatmung, Herz-Druck-Massage).
4. Überwachung der technischen Rettung.
5. Verordnung und Überwachung eines adäquaten Transportes.
6. Vermeidung von Sekundärschädigungen durch mangelhafte und unsachgemäße Hilfe.

Literaturauswahl

LIPPERT, H. D., W. WEISSAUER: Das Rettungswesen. Organisation, Medizin, Recht. Springer, Berlin, Heidelberg, New York, Tokio 1984.

SCHEITLER, K., E. WOLF: Notfallmedizin. Organisation und Praxis. VEB-Verlag Volk und Gesundheit, Berlin 1978.

SEFRIN, P.: Notfalltherapie im Rettungsdienst, 3. Aufl. Urban & Schwarzenberg, München, Wien, Baltimore 1985.

13.2. Erste ärztliche Hilfe am Unfallort

Von W. Kramer und L. Koslowski

Jeder, der zu einem Unfall hinzukommt, ist zur Hilfeleistung verpflichtet. Jeder Arzt ist verpflichtet, Notfallpatienten, die sich in Lebensgefahr befinden, oder bei denen gesundheitliche Schäden zu befürchten sind, medizinische Hilfe zu gewähren. Hierbei gilt sein Augenmerk vor allem der Bedrohung, der Störung oder dem Ausfall der Vitalfunktionen. Jeder Arzt, der an einen Unfallort kommt, soll sich als Arzt zu erkennen geben. Den Anweisungen eines Notarztes soll Folge geleistet werden.

13.2.1. Erstmaßnahmen

Die erste ärztliche Hilfe am Unfallort hat *7 verschiedene Aufgaben* zu erfüllen:
Bergung,
Sichtung,
Wiederbelebung,
Blutstillung,
Ruhigstellung,
Schockbehandlung,
Transport.

Die **Bergung** eines Patienten ist in schwierigen Situationen häufig nur unter Anwendung von schwerem Gerät möglich. Dies ist Aufgabe der Feuerwehren und des Technischen Hilfswerkes. Ihre ausgebildeten Helfer sind in der Lage, mit Hilfe von pneumatischen Scheren, Hebewerkzeugen, Schneidbrennern und Atemschutzgeräten eingeklemmte und verschüttete Patienten aus ihrer bedrohlichen Lage zu befreien. Einfache Rettungsmaßnahmen wie das Bergen verletzter Patienten aus einer Gefahrenzone können von Arzt und Sanitäter durchgeführt werden. Die Anwendung des Rauteck-Griffes gibt hierzu eine wichtige Hilfe. Bergung bedeutet jedoch auch, daß *Sicherheit vor Schnelligkeit* zu gehen hat. Der Notarzt ist u. U. gezwungen, noch vor der Bergemaßnahme Sicherheitsvorkehrungen zu treffen. Er muß den Kreislauf durch intravenöse Gabe von Infusionslösungen stabilisieren. Bei Verdacht auf Halswirbelfraktur empfiehlt es sich, eine Schanzsche Krawatte anzulegen. Genügend Helfer sollten bei der Bergung eines Patienten aus schwieriger Lage zur Verfügung stehen.

Auch bei der Unfallhilfe gilt: **Sicherheit geht vor Schnelligkeit.**

Sichtung: Schon vor, während und nach der Bergung muß dann, wenn mehrere Verletzte am Unfallort angetroffen werden, die Behandlungspriorität festgelegt werden. Leicht verletzte Patienten können von Laien betreut werden, schwer verletzte Patienten müssen nach ihrer Dringlichkeit behandelt werden. (Sichtungskategorien siehe Kap. 13.3).

Wiederbelebung am Unfallort: Die schnelle, orientierende Untersuchung gibt Aufschluß über das Ausmaß der Verletzung:
- Wie ist die Bewußtseinslage?
- Ist der Patient ansprechbar?
- Kann er Angaben machen über den Hergang des Unfalles und über seine Beschwerden?
- Sind Verletzungszeichen am Kopf zu erkennen, besteht eine Pupillendifferenz?
- Ist die Halswirbelsäule aktiv und passiv beweglich?
- Bestehen Auffälligkeiten am Schultergürtel?
- Ist der Thorax symmetrisch geformt?
- Besteht beidseits ein gut auskultierbares Atemgeräusch?
- Besteht eine Abwehrspannung im Bereich des Abdomens?
- Sind dort Druckschmerzen auslösbar?
- Besteht ein Beckenkompressionsschmerz?
- Sind die Extremitäten frei beweglich?
- Gibt es Hinweise auf periphere Nervenläsionen?

Auch unter Zeitdruck ist die orientierende Untersuchung **notwendig.**

Tritt *Ateminsuffizienz oder Kreislaufstillstand* ein, so wird nach *der ABCD-Regel* verfahren:
A = *A*temwege freimachen,
B = *B*eatmen,
C = *C*irculation: Herz und Kreislauf,
D = *D*efinitive gezielte Maßnahmen: Drugs (Medikamente), Defibrillation.

Ohne technische Hilfen kann ein Patient, der bewußtlos geworden ist, in die stabile Seitenlage gebracht werden, um eine Aspiration zu verhindern. Zahnprothesen sollten herausgenommen werden, mit dem Finger sind Erbrochenes und Blut aus dem Mund zu entfernen. Ohne Hilfsmittel ist nötigenfalls die Atemspende durch *Mund-zu-Mund-Beatmung* möglich. Im Notarztwagen ist eine Absaugpumpe vorhanden, mit der der Mund und die tieferen Atemwege des Patienten abgesaugt werden können. Die Beatmung kann mit Hilfe des Ambubeutels und Maske erfolgen, besser jedoch ist die gezielte Beatmung nach *endotrachealer Intubation*. Herz- und Kreislaufstillstand müssen durch *Herz-Druck-Massage* behoben werden. Bei der Zwei-Helfer-Methode erfolgt nach jeweils 5 rhythmischen Druckstößen auf das untere Drittel des Sternums bei übereinandergelegten Händen am liegenden Patienten jeweils eine Atemspende. 60 Herz-Druck-Massagen pro Minute sind die Regel.

So schnell wie möglich muß ein *venöser Zugang* geschaffen werden. Hierzu eignen sich moderne Plastikverweilkanülen (Braunüle, Venüle, Abbokath), die in eine Armvene eingeführt werden. Die Verweilkanüle sollte großlumig sein, damit beim hämorrhagischen Schock große Flüssigkeitsmengen in kurzer Zeit einfließen können. Als Infusionslösungen werden im Notfall benützt: physiologische Kochsalzlösung (0,9% NaCl), Glucose 5%, normotone Elektrolytlösungen, Hydroxyäthylstärke, Gelatine und Dextranlösungen. Man muß bedenken, daß bei einer Oberschenkelfraktur 1,5 l bis 2 l Blut dem Kreislauf verlorengehen können.

Schockbehandlung: Das Erkennen von Schockzeichen ist von besonderer Bedeutung. Die drohende Gefahr eines Schocks kündigt sich an durch
- Tachykardie und Blutdruckabfall,
- Hautblässe,
- Feuchte, kühle Haut,
- Unruhe des Patienten mit Übergang zur Trübung des Sensoriums,
- Sprachstörungen,
- Bewußtlosigkeit.

Für die weitere Prognose des Patienten ist die Behandlung des Schocks entscheidend. Der unbehandelte oder nicht ausreichend behandelte traumatische und hämorrhagische Schock führt zu schweren Komplikationen wie pulmonalem Versagen (Schocklunge), Nierenversagen, Fettembolie. Jede beginnende Kreislaufzentralisation muß daher ernstgenommen und sofort behandelt werden. Ein ungefähres Maß für die Schwere des Schocks bildet der *Schockindex*. Er ergibt sich aus der Formel $\frac{Puls}{Blutdruck}$. Die Zahl 1 ergibt den ungefähren Normalwert. Ist der Quotient größer als 1,5, ist der Schock manifest. Beispiel: $\frac{Puls\ 150}{RR\ 100} = 1,5$.

Unter Umständen bedarf es einer *großvolumigen Flüssigkeitszufuhr*, um die Kreislauffunktion aufrechtzuerhalten. Da in unserem Land die Transportzeiten kurz sind (etwa 10 Minuten), kann der hämorrhagische Schock bis zum Eintreffen in die Klinik durch die oben genannten Infusionslösungen zumeist verhindert werden.

Eine einfache, aber sehr hilfreiche Maßnahme ist das Anheben der Beine auf etwa 45°, womit bereits mehr als 1 l Blut dem Körperkern zugeführt werden kann.

Zur Behandlung der *Säuren-Basen-Verschiebung* wird Natrium-Bicarbonat 4,2% verwendet.

Beim Auftreten von *Kammerflimmern* oder -flattern ist die Kardioversion mit Hilfe eines Defibrillators nötig. Zur medikamentösen Unterstützung verwendet man Xylocain 2%ig. Bei Bradykardie kommen Atropin und Orciprenalin zur Anwendung, bei Herzstillstand Epinephrin (Suprarenin® 1:1000). (Siehe auch Kap. 9: Schock).

In jedem Notarztwagen ist ein EKG-Gerät vorhanden, das zumeist auch als Defibrillator benutzt werden kann.

Schmerzbekämpfung: Zur Schmerzbekämpfung am Unfallort eignen sich Morphinpräparate nicht. Bewährt hat sich die Gabe von Pentazocin 30 mg (Fortral®) oder Pethidin 50 mg (Dolantin®) intravenös. Intramuskuläre oder subkutane Injektionen sind zu *vermeiden*, da die Resorption im Schock zu unsicher ist. Schmerzmittel dürfen *nicht* gegeben werden bei Atem- und Kreislaufstörungen sowie bei Schädel- und Bauchverletzungen. Häufig besteht eine psychomotorische Unruhe. Hier hat sich die Gabe von 5–10 mg Diazepam (Valium®) i. v. bewährt. Im Zweifelsfall sollte man mit Schmerzmitteln und Tranquilizern *zurückhaltend* sein.

Die **Tracheotomie** als lebensrettende Maßnahme wird heute nur noch sehr selten angewandt. Ihre Indikation am Unfallort ist die Kehlkopffraktur, der Tracheaabriß, die Tamponade der Luftröhre oder die Unmöglichkeit zur Intubation aus anderen Gründen. Zur Ausführung kommt in diesem Fall die **Koniotomie** durch eine Inzision des Lig. cricothyreoideum unterhalb des Kehlkopfes. Die übliche Methode der Tracheotomie über dem dritten Trachealknorpel empfiehlt sich in einer Notfallsituation nicht. Aber auch die Koniotomie ist nicht ohne Risiko. Neben Blutungen aus dem Wundbereich und der Schaffung einer Via falsa sind Kehlkopfverletzungen als Komplikationen bekannt. Wichtiger als die Kenntnis in der Nottracheotomie sind praktische Erfahrungen in der *Intubationstechnik*, die jeder approbierte Arzt beherrschen sollte.

Blutstillung: Die Mehrzahl aller arteriellen und venösen Blutungen läßt sich durch einen Kompressionsverband zuverlässig stillen, Abschnürungen sind zu vermeiden. Falls der Kompressionsverband nicht ausreicht, kann mit einer Blutdruckmanschette der arterielle Blutdruck überboten werden, am Oberarm mit einem Druck von 300 mmHg, am Oberschenkel mit 500 mmHg. Am Oberschenkel muß nötigenfalls mit

Hilfe eines Gürtels und eines Querholzes eine Abschnürung hergestellt werden. Der Esmarch-Schlauch oder aber die Blutdruckmanschette sind ebenfalls zur Unterbrechung der Blutzufuhr am Oberschenkel geeignet. Ein guter Kompressionsverband läßt sich dadurch erzielen, daß man ein Verbandstoffpäckchen auf die blutende Wunde auflegt und mit Hilfe einer straff angelegten elastischen Binde fixiert. Dauer und Zeitpunkt der Abschnürung oder Kompression sind schriftlich festzuhalten. Bei schweren Blutungen am Hals muß die Blutungsquelle mit dem Finger komprimiert werden, bis die endgültige Blutstillung in der Klinik erfolgen kann.

Die meisten Blutungen lassen sich durch **Druckverbände** stillen.

Ruhigstellung: Jede *Extremitätenfraktur* muß noch am Unfallort ausreichend ruhiggestellt werden. Hierzu eignen sich insbesondere pneumatische Kammer-Schienen. Die Fraktur einer Extremität wird unter Zug so gelagert, daß die Luftkammer-Schiene locker und ohne Falten um die verletzte Extremität gelegt werden kann. Anschließend wird die Schiene aufgeblasen. Die Fraktur ist damit transportstabil. Auch die Kramer-Schiene ist eine gute Möglichkeit zur Ruhigstellung von Extremitätenfrakturen. Der Einfachheit halber legt man die Kramer-Schiene an der gesunden Extremität an und modelliert sie deren Formen entsprechend. Dann kann sie an der verletzten Extremität angewickelt werden.

Frakturen und Luxationen: Reponieren und ruhigstellen.

Offene Frakturen werden unter sterilen Bedingungen verbunden und bis in den Operationssaal so belassen. Luxationen und Fehlstellungen müssen, wenn Durchblutung und Nervenversorgung in Gefahr sind, sofort reponiert werden. Mit Hilfe der Vakuum-Matratze lassen sich Frakturen vorübergehend schienen und Patienten bequem transportieren.

Im *Notfall* muß man zu unkonventionellen Lösungen greifen. Ski-Stöcke, Latten eines Gartenzaunes oder auch eine zusammengefaltete Zeitung können zur Schienung verwendet werden. Frakturen der unteren Extremität können schon dadurch ruhiggestellt werden, daß das verletzte Bein am gesunden Bein fixiert wird.

Bewußtlose Patienten sind grundsätzlich so zu lagern, als ob der *Verdacht auf eine Wirbelsäulenverletzung* bestünde, d.h. sie werden unter Zuhilfenahme von 5 Helfern oder mit Hilfe einer Schaufeltrage aufgenommen und auf eine Vakuum-Matratze gelagert, deren Modellierung dann entsprechend den anatomischen Körperformen individuell erfolgt. Verletzungen im Halswirbelsäulenbereich erfordern eine Fixierung des Kopfes unter leichtem Zug ohne stärkere Reklination während des Umlagerns. Auch das Anlegen einer Schanzschen Krawatte zum Umlagern und zum Transport kann nützlich sein. Das Abnehmen von Sturzhelmen bei Motorradfahrern muß mit großer Vorsicht und ohne wesentliche Ausweichbewegungen des Kopfes erfolgen.

Die richtige und stabile **Lagerung** dient der **Verhütung von Folgeschäden.**

Der Transport selbst erfolgt im Rettungswagen, der für alle Möglichkeiten einer Notfallbehandlung ausgerüstet ist. Die kardanisch aufgehängte Liege schützt den Verletzten vor groben Stößen, Horizontal- und Vertikalbewegungen.

Der Rettungswagen (NAW) bietet die besten Voraussetzungen für einen raschen und sicheren **Transport** des Verletzten. Für größere Entfernungen sowie zum Sekundärtransport kann sich der Einsatz eines Hubschraubers eignen. Er zeichnet sich durch Schnelligkeit des Abtransportes und Unabhängigkeit vom Verkehrsstrom aus. Sein Aktionsradius liegt bei 50 km. Voraussetzung ist jedoch ein gut funktionierender, bodengebundener Rettungsdienst, da dieser nicht aus der Luft ersetzt werden kann. Nachteil ist das geringe Platzangebot im Hubschrauber, so daß therapeutische Maßnahmen nur eingeschränkt durchgeführt werden können.

Erste ärztliche Hilfe am Unfallort: Atmung und Kreislauf kontrollieren, Blutungen stillen, Wunden verbinden, Frakturen schienen, Schmerz und Schock bekämpfen, Transport sichern.

13.2.2. Verletzungstypen

Bei **Schädel-Hirn-Verletzungen** (s.a. Kap. 18.2.5.1) unterscheidet man die *gedeckten* von den *offenen*.

Bei *offenen* Schädel-Hirn-Verletzungen ist die Dura mater und damit eine entscheidende Infektionsbarriere verletzt worden. Es kann zum Austritt von Hirnbrei sowie zu Blut- und *Liquoraustritt* aus Nase, Mund und Gehörgang kommen.

Bei der *gedeckten* Schädel-Hirn-Verletzung gibt die *Mydriasis eines Auges* einen diagnostischen Hinweis auf die intrakranielle Verletzung, *Monokel-* und *Brillenhämatom* sind Hinweise für eine Schädel-Fraktur.

Eine *Eintrübung des Sensoriums* bei freiem Intervall ist ein wichtiges Indiz für eine intrakranielle Drucksteigerung, z.B. für eine epidurale Blutung. Bei erhaltenem Bewußtsein weist eine *Anisokorie* auf eine lokale Bulbusprellung hin. Generalisierte *Krämpfe* und *Strecksynergismen* der Extremitäten sind Zeichen einer schweren Hirnschädigung.

Der Schädel-Hirn-Verletzte sollte nach Möglichkeit mit leicht angehobenem Oberkörper gelagert werden. Äußere Verletzungen des Kopfes werden steril verbunden. Die wichtigste Behandlungsmaßnahme besteht sowohl bei gedeckten wie auch bei offenen Verletzungen in der *Sicherung der Vitalfunktion*. (Siehe Kap. 6).

Thoraxverletzungen sind häufig. Wenn mehrere Rippen oder das Sternum oder beides frakturiert sind, kommt es zum instabilen Thorax. Es resultiert die *paradoxe Atmung*. Hier muß *schnellstmöglich beatmet* werden (PEEP).

Offene Thoraxverletzungen werden durch einen lockeren Verband verschlossen. Die Wundabdeckung braucht nicht luftdicht zu sein, da durch die Beatmung nach Intubation die Entfaltung der Lunge garantiert wird. Andererseits soll kein Spannungspneumothorax entstehen. Der Pneumothorax wird durch Perkussion und Auskultation diagnostiziert. Beim Spannungspneumothorax kommt es zur Einflußstauung und damit zur lebensbedrohlichen Reduktion der Pumpleistung des Herzens.

Bei *Verdacht auf einen Spannungspneumothorax* muß auf der betreffenden Thoraxseite punktiert werden. Hierzu eignet sich die Tiegelkanüle (Punktionsnadel mit eingeschnittenem Fingerling), besser jedoch eine Thoraxdrainage. Einstichort ist der 2. ICR in der Medioklavikularlinie.

Ein erhebliches *Mediastinalemphysem* kann durch stumpfe Eröffnung des oberen Mediastinums nach einem Querschnitt am Hals oberhalb des Jugulums (kollare Mediastinostomie) entlastet werden.

Das **abdominale Trauma** kann am Unfallort kaum behandelt werden. Blutungen in die Bauchhöhle (Milzruptur, Leberruptur, Mesenterialabriß) müssen durch Volumenersatz so lange kompensiert werden, bis der Verletzte in der Klinik definitiv versorgt werden kann. Offene Bauchverletzungen bedürfen eines sorgfältig abdeckenden sterilen Verbandes.

Bei *Perforationsverletzungen* durch Fremdkörper (Eisenpfahl, Messer) dürfen diese auf keinen Fall entfernt werden. Erst in der Klinik sind solche Gegenstände in Operationsbereitschaft zu extrahieren. Beim Kompressionstrauma (z. B. unter Schutt begraben) ist darauf zu achten, daß mit der Befreiung des Patienten ein Blutdruckabfall entstehen kann, der rasches und vorbereitetes Handeln erfordert.

Bei **Amputationsverletzungen** ist nach der Regel zu verfahren, daß das *Amputat in jedem Falle in die Klinik mitgenommen werden muß*. Hierzu wird es in einen sterilen Plastikbeutel verpackt, der wiederum in einen zweiten Plastikbeutel gesteckt wird, in welchem Wasser und Eisstücke zu gleichen Teilen vermischt sind. Damit wird eine *Kühlung* des Amputates auf etwa 4°C erreicht. Am Unfallort muß unter Umständen das Amputat gesucht werden. Es ist immer daran zu denken, daß unter günstigen Umständen Replantationen etwa des Daumens oder eines Armes oder eines Fußes möglich sind. Auch Hautablederungen sind mitzubringen, da sie möglicherweise zur Deckung der Defektwunde verwendet werden können.

In seltenen Einzelfällen ist der Notarzt gezwungen, eine *Notamputation* am Unfallort durchzuführen. Sie wird nicht am Ort der Wahl ausgeführt. Die Regel gilt, daß soviel von der Extremität erhalten werden muß wie immer möglich ist. Eine chirurgisch definitive Nachamputation ist der Klinik vorbehalten. Denkbar sind Notamputationen bei der dringlichen Bergung des Patienten, wenn Explosionsgefahr besteht.

Bei **Verbrühungen und Verbrennungen** gehört zur ersten ärztlichen Hilfe am Unfallort die Erstbehandlung der Brandwunden. Das Berieseln oder Eintauchen der verbrannten oder verbrühten Hautflächen in kaltes Wasser bewirkt nicht nur eine wirksame Schmerzstillung, sondern auch eine Verminderung des Gewebeschadens. Das Ausmaß der Koagulationsnekrosen durch die Einwirkung der Hitze wird wesentlich vermindert, wenn die verbrannten Flächen möglichst rasch einer Kühlung zugeführt werden. Es genügt hierzu normales Leitungswasser. Die Dauer der Kühlung sollte mindestens 15–20 Minuten betragen. *Keinesfalls dürfen Salben, Puder oder Gele auf die verbrannten oder verbrühten Flächen aufgebracht werden.* Der Transport erfolgt nach Einwickeln oder Abdecken der verbrannten Hautflächen in trockene saubere Tücher (Bettlaken) oder, wenn vorhanden, in Metalline, ein aluminiumbedampftes Wattevlies. Zumeist ist eine Schmerzstillung durch Pethidin (Dolantin®) notwendig.

Erstbehandlung von Verbrennungen: Kühlung unter fließendem Wasser.

Das sich rasch verstärkende *Ödem* in der verbrannten oder verbrühten Haut kann innerhalb von zwei Stunden zu einem irreversiblen Schock führen. Kinder sind im besonderen Maße gefährdet. Für den Transport zum Krankenhaus genügen meist Elektrolytlösungen. Aber auch kolloidale Lösungen, wie z. B. Dextran, Hydroxyäthylstärke oder Gelatinepräparate dürfen gegeben werden.

Häufig sind die **Symptome einer Unfallverletzung nicht eindeutig.** Der Einfluß von Alkohol oder von Medikamenten kann die Symptome erheblich verschleiern. Die Erfahrung des eingesetzten Notarztes wird hier im besonderen Maße beansprucht. *Im Zweifelsfalle sollte immer so verfahren werden, als ob Lebensgefahr bestünde.*

Der am Unfall tätig gewordene Arzt kann mit der Notwendigkeit einer **Leichenschau** konfrontiert werden. Festzustellen ist der Tod, wenn möglich auch der Todeszeitpunkt. Zu klären ist die Todesursache, soweit es die Umstände zulassen. Gefragt ist auch nach der Todesart. Hier ist vor allem auf die Frage einzugehen, ob ein natürlicher oder nicht natürlicher Tod vorliegt, bzw. der Verdacht auf einen nicht natürlichen Tod besteht. Nicht natürliche Todesfälle sind Unfälle, Selbsttötung und Tötungen von fremder Hand, aber auch Tötung durch ärztliches Fehlverhalten.

Die *Bescheinigung des Todes* ist ein Rechtsakt, der den Arzt zu sorgfältigster Untersuchung der Leiche zwingt. Jeder Arzt sollte sich detaillierte Aufzeichnungen machen, um bei späteren Rückfragen möglichst genaue Auskünfte geben zu können. Bei geringsten Anzeichen von Verdachtsmomenten hinsichtlich einer unnatürlichen Todesursache sollte die Staatsanwaltschaft eingeschaltet werden. Bei Unfällen mit Todesfolge geschieht dies in der Regel »automatisch«.

Die Alarmierung des Rettungsdienstes bei einem Notfall erfolgt zum überwiegenden Teil durch Laien. Der einmal ergangene Notruf zieht eine Kette von Ereignissen nach sich, die dem Laien häufig nicht bekannt sind. So muß eine gewisse Anzahl von Fehleinsätzen in Kauf genommen werden. Sie sind aber unvermeidlich, um im Ernstfall wirksame erste ärztliche Hilfe leisten zu können.

Literaturauswahl

GORGASC, B., F. W. AHNEFELD: Der Rettungssanitäter – Ausbildung und Fortbildung. Springer, Berlin, Heidelberg, New York 1980.

LICK, R. F., H. SCHLÄFER: Unfallrettung. Schattauer, Stuttgart, New York 1985.

LIPPERT, H.-D., W. WEISSAUER: Das Rettungswesen. Springer, Berlin, Heidelberg, New York, Tokio 1984.

SEFRIN, P.: Notfalltherapie im Rettungsdienst. Urban & Schwarzenberg, München, Wien, Baltimore 1985.

13.3. Chirurgische Maßnahmen im Katastrophenfall

Von L. KOSLOWSKI und W. KRAMER

13.3.1. Erste Maßnahmen am Katastrophenort

Die ersten Maßnahmen am Katastrophenort sind **Bergung, Wiederbelebung, Blutstillung** und **Lagerung**.

Sie werden in der Regel von Laien durchgeführt, sofern kein Arzt an der Unfallstelle anwesend ist.

Der Eintritt einer Katastrophe wird von Augenzeugen und Rettungsdiensten gemeldet und durch die »untere Katastrophenschutzbehörde« (Landrat, Oberbürgermeister) festgestellt. Die organisierte Hilfe durch *Bergungstrupps, Sanitätsdienst* und *Ärzte* setzt ein.

Die geborgenen Verletzten erhalten an den *Verletzten-Ablagen* erste Hilfe. Verletztenablagen sind geschützte Stellen in unmittelbarer Nähe des Bergungsortes. Von dort werden die Verletzten zur *Verletztensammelstelle* getragen. Die Verletztensammelstelle wird am Rand der Katastrophenzone eingerichtet. Hier wird die Sichtung im Hinblick auf die Dringlichkeit der ärztlichen Versorgung vorgenommen.

13.3.2. Sichtung oder Triage von Verletzten

Die Sichtung von Verletzten bei Massenkatastrophen dient der *Beurteilung der Dringlichkeit ihrer Versorgung*, d. h. der *Reihenfolge ihrer Behandlung*, der *Priorität des Transportes*, der *Wahl der Transportmittel* und des *Transportzieles*. Sie richtet sich nach der Anzahl der Verletzten, dem Schweregrad und der Art der Verletzungen (mechanisch, thermisch, chemisch, strahlenbedingt).

Die Sichtung soll von einem *erfahrenen Chirurgen* vorgenommen werden. Um Entscheidungen treffen zu können, bedarf er innerer Sicherheit und äußerer Autorität. Ihm unterstehen alle Ärzte und Sanitäter am Einsatzort.

Die Sichtung darf die Einleitung lebensrettender Maßnahmen *nicht* verzögern. Der Einsatz mehrerer Triage-Ärzte kann notwendig sein. Die Sichtung muß nach der Erstbeurteilung aller ankommenden Verletzten in nicht zu langen Zeitabständen wiederholt werden, da das Befinden der Verletzten sich bessern oder verschlechtern kann und sie dann anderen Dringlichkeitskategorien (s. u.) zugeordnet werden müssen.

13.3.2.1. Dringlichkeitskategorien

Bei Anfall von zahlreichen Verletzten ist ihre Einteilung in *vier Dringlichkeitskategorien* zweckmäßig;

Kategorie I: Bei nicht atomaren Katastrophen sind erfahrungsgemäß etwa 20% der Verletzten dieser Kategorie zuzuordnen.

- Schwere Blutungen nach außen,
- Störungen der Atmung (Pneumothorax, Hämatothorax, akuter Hirndruck).
- Allgemein gilt, daß zunächst die Blutstillung vorgenommen werden soll. Dann erst ist die Schockbehandlung durch Bluttransfusionen oder Infusionen von Blutersatz- oder Elektrolytlösungen einzuleiten.

Manifester Schock: Blutdruck unter 100 mmHg, Puls über 120/min.

- Personal- und zeitaufwendige künstliche Beatmung oder Herzmassage sind nur dann sinnvoll, wenn sie nicht auf Kosten einer Vielzahl anderer bedrohter Opfer durchgeführt werden.
- Schwere Verbrennungen des Gesichtes mit Beteiligung der Atemwege erfordern ebenfalls eine sofortige Versorgung, u. U. Tracheotomie.
- Infusionen und Bluttransfusionen sollen nur dann angelegt werden, wenn der geschätzte Blutverlust 1,5 l übersteigt.

Verletzte der Kategorie I sind *zunächst nicht transportfähig*.

Kategorie II: *Dringliche Behandlung innerhalb 6 Stunden, Transportpriorität 1:*

Hierzu zählen:
- Intraabdominale Verletzungen, perforierende Verletzungen der Harnblase,
- Verletzungen großer Extremitätenarterien, ausgedehnte Zertrümmerungsverletzungen an den Gliedmaßen, offene Gelenkverletzungen,
- Offene Schädel-Hirn-Verletzungen, zunehmende Kompression des Rückenmarks mit Lähmungserscheinungen,
- Augenverletzungen

Aufgeschobene Behandlung, Transportpriorität II:

Die Behandlung folgender Verletzungen kann im Katastrophenfall über die 6-Stunden-Grenze hinaus aufgeschoben werden:

- Frakturen,
- Luxationen,
- Schädel-Hirn-Traumen ohne Hirndruckzeichen,
- Ausgedehnte Weichteilverletzungen,
- Gliedmaßenverletzungen mit Amputationsnotwendigkeit,
- Verbrennungen 2. Grades von 20–40% der Körperoberfläche,
- Verbrennungen 3. Grades von 10–30% der Körperoberfläche.

Kategorie III: *Leichtverletzte mit ambulanter Versorgung:*

Diese Kategorie umfaßt etwa 40% der Gesamtzahl der Verletzten. Sie dürfen die Sichtung und Sofortbehandlung Schwerstverletzter sowie deren Transport nicht behindern. Deshalb sind sie möglichst rasch vom Katastrophenort und von der Verletztensammelstelle zu entfernen.

Kategorie IV: *Schwerstverletzte ohne Überlebenschance:*

Die Verletzten dieser Kategorie werden von den übrigen Verletzten abgesondert und betreut. Ihr Zustand ist vom Triagearzt wiederholt zu überprüfen. Sie bedürfen der Pflege, der Linderung der Schmerzen und seelsorgerischer Zuwendung.

13.3.2.2. Verletztenkarte

Der Triagearzt wird bei der Sichtung der Verletzten von Ärzten und Sanitätern begleitet, die die angeordneten ärztlichen und organisatorischen Maßnahmen vorbereiten und durchführen.

Nach dem Ergebnis der Sichtung wird für jeden Verletzten eine *Verletztenkarte* erstellt. Sie sollte folgende Angaben enthalten:

- Name und Vorname des Verletzten,
- Geburtsdatum,
- Diagnosen der Verletzungen,
- Angaben über die Atemfunktion (freie Atmung/Beatmung notwendig/Pneumothorax etc.),
- Bewußtseinslage,
- Angaben über einen eventuell bestehenden Schock,
- Gaben von Analgetika mit Dosis und Applikationsart,
- Volumenersatz (Infusionen) nach Menge und Art,
- Sonstige durchgeführte Maßnahmen,
- Dringlichkeitskategorie.

Siehe auch Abb. *13.3.*-1 Anhängekarte des DRK für Verletzte und Kranke, die den Anforderungen auch des Katastrophenfalles gerecht wird. Die Verletztenkarte wird an einer Extremität des Verletzten befestigt. Ein Duplikat bleibt zur Dokumentation beim Sichtungsarzt.

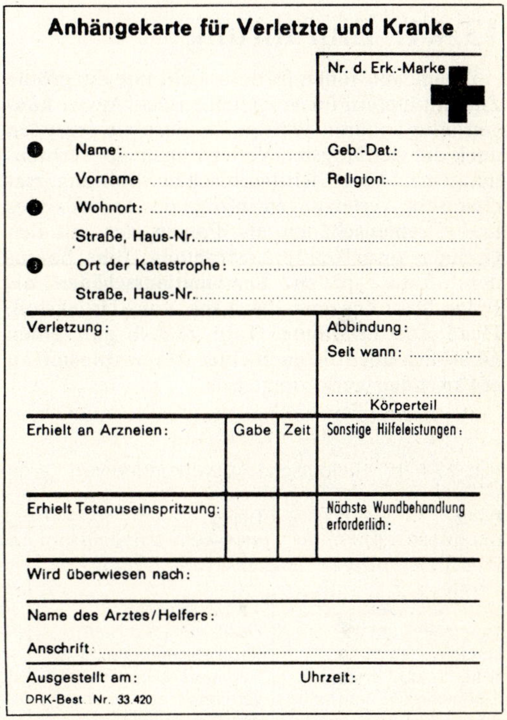
Anhängekarte für Verletzte und Kranke

Nr. d. Erk.-Marke

Name: .... Geb.-Dat.: ....

Vorname .... Religion: ....

Wohnort: ....

Straße, Haus-Nr. ....

Ort der Katastrophe: ....

Straße, Haus-Nr. ....

Verletzung: | Abbindung: Seit wann: .... Körperteil

Erhielt an Arzneien:	Gabe	Zeit	Sonstige Hilfeleistungen:
Erhielt Tetanuseinspritzung:			Nächste Wundbehandlung erforderlich:

Wird überwiesen nach:

Name des Arztes/Helfers:

Anschrift: ....

Ausgestellt am: Uhrzeit:

DRK-Best. Nr. 33.420

Abb. *13.3.*-1. Anhängekarte des DRK für Verletzte und Kranke*

* Die Anhängekarte ist ein Formularsatz aus drei Blättern. Er wird im Durchschreibeverfahren ohne Kohlepapier ausgefüllt, wobei Druckbuchstaben zu verwenden sind.

Frage: Für wen sind die drei Blätter bestimmt?
Antwort: weiß = für den Betroffenen
weiß = bleibt bei der Ausgabestelle
gelb = für den Suchdienst.

Die Anhängekarte des DRK für Verletzte und Kranke ist in folgenden Bundesländern durch Erlaß eingeführt: Baden-Württemberg, Bayern, Bremen, Hessen, Niedersachsen, Nordrhein-Westfalen, Saarland, Schleswig-Holstein.
Dem DRK wurde empfohlen, „Tetanuseinspritzung“ durch „Tetanusimpfung“ zu ersetzen.

13.4. Atomwaffenwirkungen aus chirurgischer Sicht

Von O. Messerschmidt

13.4.1. Einführung

Atomexplosionen fordern nicht nur die größte Zahl an Opfern im Vergleich zu den Auswirkungen aller anderen Waffen, sondern sie erzeugen auch die vielfältigsten Verletzungen: so Verbrennungen als Folge der thermischen Strahlung, mechanische Verletzungen infolge des Druckstoßes und Strahlenschäden als Folgen der initialen Gamma- und Neutronenstrahlung. Eine besondere Rolle spielen **Kombinationsschäden** als Folge des Zusammenwirkens von Druckstoß, Hitze und Strahlung. Tab. *13.4.*-1 gibt einen Überblick über die nach einer Atomexplosion zu erwartenden Verletzungen.

Berührt der Feuerball der Explosion die Erdoberfläche, so verdampft die Bodenmaterie und hält bei der Rekristallisation die entstandenen Spaltprodukte fest, so daß in relativer Nähe des Explosionsortes durch den *lokalen Fallout* ein radioaktives Niederschlagsgebiet erzeugt wird. Darin befindliche Personen werden nicht nur von der Gamma- und Betastrahlung von außen, sondern nach Inkorporation von radioaktiven Teilchen durch Inhalation, Ingestion und Eindringen in offene Wunden auch von innen bestrahlt.

Zahl und Zusammensetzung an Verletzungen bei einer in Mitleidenschaft gezogenen Bevölkerung hängen naturgemäß von der Anzahl, der

Tab. *13.4.*-1. Biologische Auswirkungen von Kernexplosionen.

Durch Druckstoß	Durch thermische Strahlung	Durch initiale Kernstrahlung	Durch Fallout-Strahlung
Direkte Druckstoßverletzungen Trommelfellruptur Lungenverletzung Leber- und Milzruptur Commotio u. Contusio cerebri	*Direkte Verbrennungen* Flash-burns der Haut (Profilverbrennungen) Augenschäden (Netzhautverbrennungen, temporäre Blendungen)	*Akute Strahlenschäden* Nach Ganz- u. Teilkörperexposition durch Neutronen- u. Gammabestrahlung: Akutes Strahlensyndrom	*Akute Strahlenschäden* Nach Ganzkörperexposition Durch Gammastrahlung von außen Akutes Strahlensyndrom
Indirekte Druckstoßverletzungen Schleuderverletzung d. menschl. Körpers Verletzungen durch geschleuderte Gegenstände Folgen zusammenstürzender Häuser	*Indirekte Verbrennungen* Als Folge von: Aufbrennen der Kleider Häuserbränden Waldbränden Treibstoffbränden	*Strahlenspätschäden* Leukämie, Karzinome Intrauterine Fruchtschäden Genetische Schäden *Kombinationsschäden* Strahlenbelastungen plus – mechanische Verletzungen – Verbrennungen – Infektionen – Vergiftungen	*Strahlendermatitis* (beta burns) Infolge Ablagerung von Radioaktivität auf Haut und Schleimhäuten *Inkorporierungsschäden* Durch Bestrahlung von innen Nach Aufnahme v. Radioaktivität über – Inhalation – Ingestion – Offene Wunden Akute Schäden und Spätschäden an inneren Organen Schilddrüsenkarzinom Leukämie, Knochensarkom
Die Folgen davon sind: Offene Wunden Kontusionen Frakturen Crush-Syndrom Folgen berstender Glasscheiben: multiple Schnittverletzungen	Feuersturm Kohlenmonoxid-Vergiftung Sauerstoffmangel Panik Psychische Schäden	Sekundäre Auswirkungen eines Atomkrieges sind: *Zerstörung* der Infrastruktur, Häuser und Unterkünfte, Verkehrssysteme, Lebensmittelversorgung, Energieversorgung, medizin. Versorgung, öffentl. Gesundheitsdienst, Wasserversorgung, Müllbeseitigung. *Das führt zu:* Hunger, Seuchen, Obdachlosigkeit, Bevölkerungsfluktuation, Erfrierungen, Massensterben.	

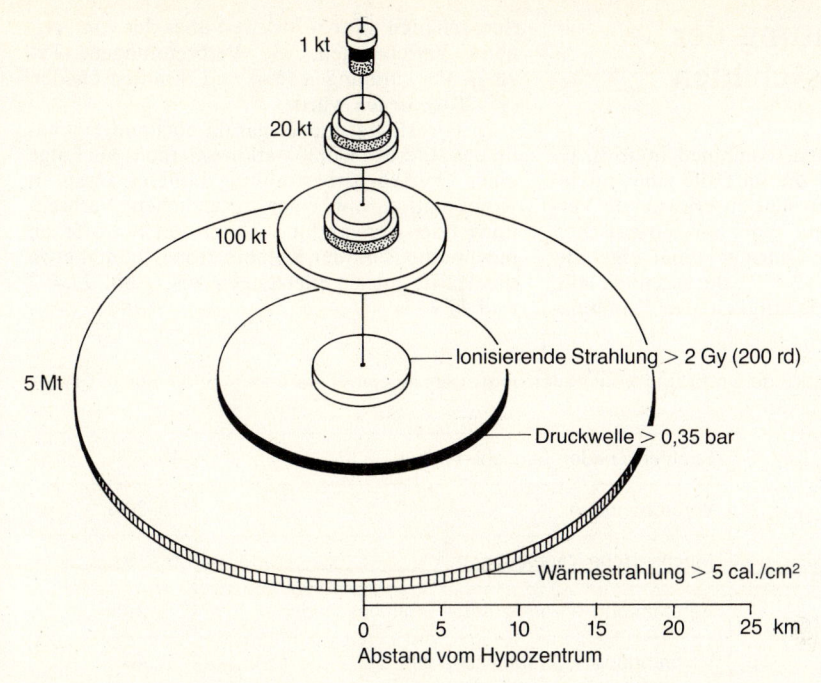

Abb. 13.4.-1. Reichweiten der kritischen Wirkungen von Atombomben verschiedener Größe bei Zündung in »optimaler Höhe« (aus MESSERSCHMIDT 1984, modifiziert nach SCHILDT 1967).

Größe (Kt-Wert) und der Einsatzart (Luft- oder Bodenexplosion) der Atomwaffen ab. Eine Rolle spielt es ferner, ob Atomwaffen gegen massierte Zivilbevölkerung in Städten oder gegen weiträumig gestaffelte und durch Panzer geschützte Truppen eingesetzt werden. Zweifellos würden bei einer Zivilbevölkerung, die mit Schutzräumen versorgt ist, die Verluste unverhältnismäßig geringer sein, als beim Fehlen solcher Schutzmöglichkeiten.

Abb. 13.4.-1 zeigt die Reichweiten von *Druck, Hitze* und *Kernstrahlung* bei vier Kernwaffentypen unterschiedlicher Energieausbeute. Dabei sind die Grenzwerte der Reichweiten eingezeichnet: für die Wirkung der Kernstrahlung 2 Gy als Schwelle des Auftretens von schwereren Symptomen der Strahlenkrankheit, für die Druckwelle 0,35 bar als Grenzwert für die Zerstörung von Häusern, für die thermische Strahlung 5 cal/cm², die bereits Verbrennungen 2. Grades auf der Haut erzeugen. Diese Wirkungsbereiche lassen erkennen, daß mit zunehmender Größe der Atomwaffen nicht nur die Reichweiten aller Schädigungskomponenten absolut zunehmen, sondern daß insbesondere die der thermischen Strahlung sich im Vergleich zu den anderen Schädigungsarten weiter ausdehnt: So sind die großen Atomwaffen, insbesondere des Megatonnenbereiches, in erster Linie Verbrennungswaffen, während bei den kleinen Atomwaffen, insbesondere den »Neutronenbomben«, der relative Strahlenanteil so überwiegt, daß Druck und Hitze eine untergeordnete Rolle spielen und nur noch in Nullpunktnähe relevant sind.

Nun sind für den Chirurgen Verbrennungen und mechanische Verletzungen aus der Friedensmedizin bekannte Krankheitsbilder. Es ergeben sich in der Situation nach einer Atomexplosion für ihn aber insofern völlig neue Aspekte, als die Zahl der zu versorgenden Menschen riesengroß sein würde und er nun die für *die Katastrophenmedizin gültigen Sichtungs- und Behandlungsprinzipien berücksichtigen müßte* (s. Kap. 13.3).

Wegen des extrem seltenen Auftretens von Strahlenunfällen im Frieden muß das **akute Strahlensyndrom** des Menschen als eine fast allen Ärzten unbekannte Krankheit angesehen werden. Die Folgen einer Ganzkörperbestrahlung bis zu einer Dosis von 10 Gy (1000 rd) sind im wesentlichen der Ausdruck einer schwerwiegenden *Schädigung des Knochenmarks* und bis zu einem gewissen Grade auch der *Darmschleimhaut*. So stehen Infektionen und Blutgerinnungsstörungen als Folgen der Agranulozytose und Thrombozytopenie im Vordergrund. Bei hohen Dosen kommen schwere Durchfälle hinzu. Damit ist das Strahlensyndrom in erster Linie eine *hämatologische Erkrankung*, die von den Internisten behandelt werden müßte. Der Chirurg wird aber auch hier insofern angesprochen, als nach einer Atomexplosion ein hoher Prozentsatz der Bestrahlten zusätzlich Verbrennungen und mechanische Verletzungen erleiden würde.

13.4.2. Bedeutung der Kombinationsschäden

Kombinationsschäden (combined injuries, lésions combinées) sind die im Falle eines nuklearen Krieges am häufigsten zu erwartende Verletzungsform. Aufgrund einer sowjetrussischen Studie veröffentlichte GEIGER (1964) eine Zusammenstellung (Tab. *13.4.*-2), die erkennen läßt, daß die prozentuale Häufigkeit der Kombinationsschäden mit 65–70% weit über der von »reinen« Verletzungen, wie Verbrennungen (15–20%), Verwundungen (5%) und Strahlenschäden (15–20%), liegen würde.

In Hiroshima und Nagasaki entstand erstmalig das Bild des Kombinationsschadens als Folge einer Ganzkörperbestrahlung höherer Dosis in Kombination mit einer zusätzlichen Verbrennung oder Verwundung. Unter den Betroffenen machte die Zahl der Kombinationsschäden etwa die Hälfte aller Verletzungen aus (Abb. *13.4.*-2 und *13.4.*-3).

Tab. *13.4.*-2. Voraussichtliche Verteilung von Verletzungsarten in einem nuklearen Krieg (nach GEIGER, Grundlagen der Militärmedizin).

Einzelschäden 30–40%	Strahlenschäden (einschl. Fallout)	15–20%
	Verbrennungen	15–20%
	Mechanische Verletzungen	bis 5%
Kombinationsschäden 65–70%	Verbrennung + Verletzung + Strahlenschaden	20%
	Verbrennung + Strahlenschaden	40%
	Mechanische Verletzung + Strahlenschaden	5%
	Mechanische Verletzung + Verbrennung	5%

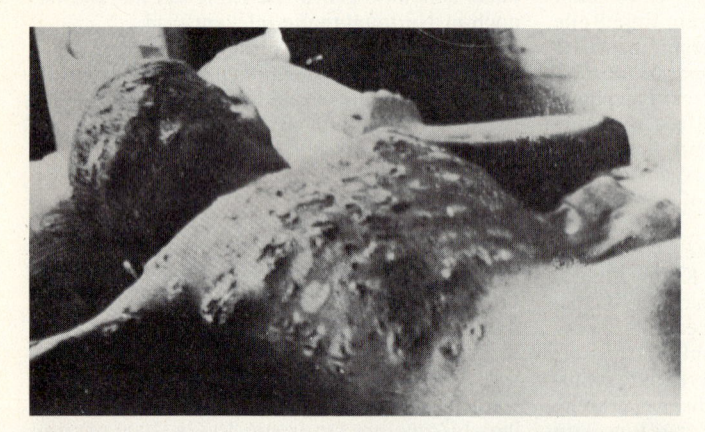

Abb. *13.4.*-2. Atombombenopfer aus Hiroshima mit Kombinationsschaden. Sekundärheilung von Glassplitterverletzungen bei gleichzeitiger Strahlenkrankheit (nach KUSANO, Atomic Bomb Injuries, Tokyo 1953).

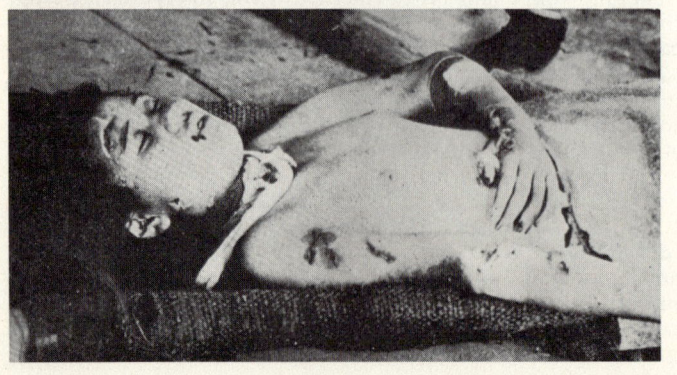

Abb. *13.4.*-3. Atombombenopfer aus Hiroshima mit Kombinationsschaden. Mechanische Wunden an Stirn und rechtem Oberarm, Verbrennung am linken Unterarm, petechiale Blutungen am rechten Mundwinkel sowie Gangrän in der Mundhöhle als Folge der Strahlenkrankheit (nach KUSANO, Atomic Bomb Injuries, Tokyo 1953).

Die japanischen Ärzte, die erstmalig mit dieser Art von Krankheit konfrontiert wurden, sprachen von »Gen Baku Sho«, d. h. von der Atombombenkrankheit. Später ging die komplexe Auffassung von diesem Krankheitsbild weitgehend verloren. Es wurden Verbrennungen, Verwundungen und Strahlenschäden getrennt untersucht und beschrieben. Auch in der nachfolgenden Forschung wurde das Besondere, das in der Kombination verschiedener, gemeinsam auf den Organismus einwirkender Noxen liegt, nur selten erkannt und gewürdigt. Sieht man von vereinzelten frühen amerikanischen Arbeiten ab, so muß man feststellen, daß erst 10 Jahre nach den beiden Atombombenabwürfen mit tierexperimentellen Untersuchungen auf dem Gebiet der Kombinationsschäden begonnen wurde.

Der Begriff des Kombinationsschadens oder auch »kombinierten Strahlenschadens« ist umfassender zu sehen, als es in dieser Darstellung geschieht, denn außer mit Verbrennungen und mechanischen Wunden können Ganzkörperbestrahlungen in besonderen Situationen mit anderen Traumen kombiniert sein, wie mit operativen Eingriffen, Frakturen, Quetschungen (Crush-Syndrom), Schockzuständen verschiedener Genese, Blutverlusten, Wundinfektionen, aber auch mit Infektionen im weiteren Sinne, wie z. B. Infektionskrankheiten sowie anderen inneren Erkrankungen. Ferner mit Heilmittelanwendungen, Vergiftungen, Belastungen durch Hunger, Durst und Avitaminosen. Weiter können schwere körperliche Erschöpfung oder Einflüsse, die bei der Raumfahrt eine Rolle spielen, wie verändertes Sauerstoffangebot, Beschleunigung, Vibration und Schwerelosigkeit, mit Strahlenbelastungen kombiniert sein.

13.4.3. Pathogenese und Symptomatik der Kombinationsschäden

Es waren vor allem russische Autoren, die der Frage nachgingen, ob der Kombinationsschaden seinem Wesen nach eine modifizierte Strahlenschädigung, Verwundungs- oder Verbrennungskrankheit sei, ob also zwei oder drei Krankheiten einander verstärken, abschwächen oder modifizieren, oder ob beim Kombinationsschaden Zustandsbilder entstehen, die sich von denen der Einzelschäden derart unterscheiden, daß man von einer »dritten Krankheit« sprechen kann.

Der russische Forscher FEDEROV (1958) sagt, daß das »Bestrahlungs-Verbrennungs-Trauma« eine neuartige Erkrankung sei, die sich sowohl vom Strahlensyndrom als auch von der Verbrennungskrankheit signifikant unterscheide. Andere Autoren konnten bei ihren Versuchstieren lediglich eine Verschlimmerung der für die Strahlenkrankheit typischen Symptome feststellen, wobei nach BERKUTOV und ALEKSANDROV (1958) die Sterblichkeit bei Kombinationsschäden 1,5- bis 3mal höher ist als bei alleiniger Strahlenbelastung. SCHRAIBER und KORCHANOW (1968) nennen 7 *Symptome, die für Kombinationsschäden typisch seien:*
1. Verkürzung der Latenzzeit, d. h. früherer Ausbruch der Bestrahlungssymptome,
2. Erhöhte Infektionsbereitschaft auf dem Weg über Wunden,
3. Früheres und ausgeprägteres Auftreten der Leukopenie als typisches Bestrahlungssymptom,
4. Störungen der Wundheilungsprozesse,
5. Früheres Auftreten der Anämie als beim »reinen« Strahlenschaden,
6. Ausgeprägterer Schock als beim »reinen« Wundtrauma und
7. Erhöhung der Sterblichkeit und früheres Einsetzen der Letalität als beim Strahlenschaden.

Die Autoren neigen zu der Ansicht, daß bei diesen Symptomen auch bestrahlungsbedingte Störungen des Nervensystems von ursächlicher Bedeutung sind.

Sicherlich darf man beim Kombinationsschaden die Symptome nicht nur einseitig auf die Zeichen der Strahlenkrankheit beziehen, sondern muß ebenso das traumatische Geschehen berücksichtigen. Man sollte CHROMOW zustimmen, der in seiner Monographie über »Kombinierte Strahlenschäden« (1964) schreibt, das »Strahlenschäden in der Regel Verlauf und Ausgang mechanischer und thermischer Verletzungen verschlimmern, die ihrerseits aber wieder Verlauf und Ausgang der Strahlenschädigung verschlechtern«. CHROMOW spricht von einem *Syndrom gegenseitiger Belastungen*.

Es ist sehr schwierig, etwas Generelles über alle Arten von Kombinationsschäden auszusagen, da es den Kombinationsschaden als pathogenetisch einheitliches Krankheitsbild gar nicht geben kann. Sein Bild ist in hohem Maße wandelbar und hängt von folgenden Faktoren ab:
1. Von der Art der Verletzung, die mit einer Bestrahlung kombiniert wird,
2. Von der Schwere dieser Verletzung sowie von der Höhe der absorbierten Strahlendosis,
3. Von der zeitlichen Reihenfolge, in der Bestrahlung und Verletzung den Organismus belasten und
4. Von dem zeitlichen Abstand, der zwischen Bestrahlung und zusätzlichem Trauma liegt.

Wie sehr sich der »Zeitfaktor« auf die Letalität auswirken kann, läßt Abb. *13.4.*-4 erkennen. Hier wurden Mäuse mit einer $LD_{27/30}$ (510 R) bestrahlt und zu verschiedenen Zeiten vor oder nach Bestrahlung mit einer offenen Rückenhautwunde belastet, die selbst zu der relativ niedrigen Letalität von 7% führt (LANGENDORFF et al., 1964). Die graphische Darstellung läßt erkennen,

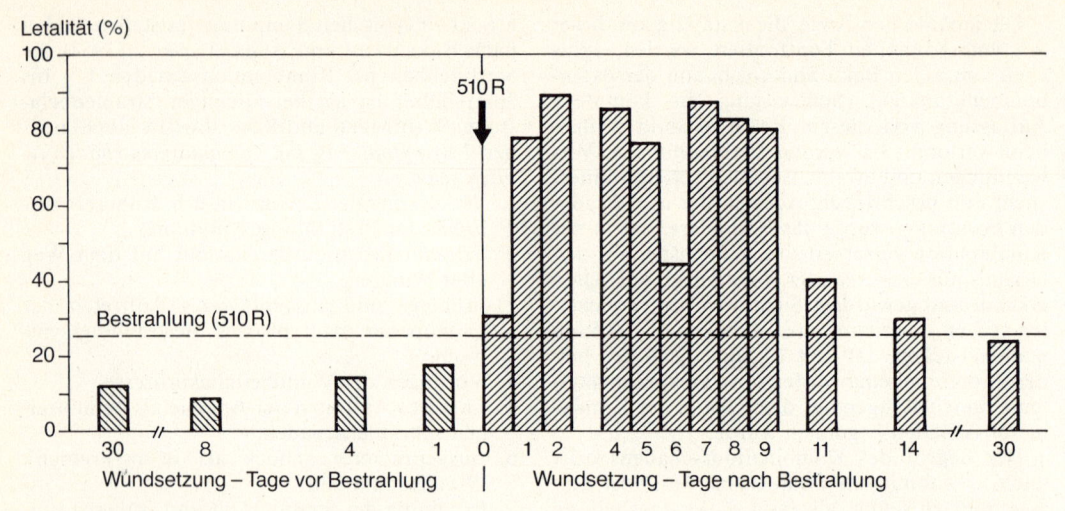

Abb. 13.4.-4. Letalität von männlichen Mäusen in Abhängigkeit vom zeitlichen Abstand zwischen Bestrahlung (510 R) und Erzeugung einer offenen Hautwunde (HW) (aus: Strahlentherapie *125*:336 [1964]).

daß bei Wundsetzung *vor* der Bestrahlung die Letalität der Tiere trotz des Kombinationseffektes nicht erhöht, sondern auf Werte vermindert wird, die unter denen der Strahlenletalität liegen. Bei umgekehrter Reihenfolge, d. h. bei Wundsetzung *nach* der Bestrahlung steigt die Sterblichkeit der Versuchstiere bis zu Werten von 90% an. Weitere tierexperimentelle Ergebnisse haben erwiesen, daß *gleichzeitig* mit der Ganzkörperbestrahlung gesetzte Verletzungen sogar zu einer Senkung der Strahlenletalität führen können; das haben auch Erfahrungen aus Hiroshima und Nagasaki gezeigt (MESSERSCHMIDT, 1960). Diese Beobachtung trifft allerdings nur für leichtere Verletzungen zu, denn wenn das Trauma schwerwiegender ist, kommt es zu einer erheblichen Steigerung der Letalität; das gilt besonders für Verbrennungen. Wie die von ALPEN et al. (1954) an Ratten ausgeführten Untersuchungen zeigen, konnten simultane Ganzkörperbestrahlungen und Verbrennungen nicht nur zu Summierungseffekten, sondern zu einer Potenzierung der Schäden führen.

Aus Tab. 13.4.-3 ist ferner zu ersehen, daß es, je nachdem, ob die Verbrennung oder die Bestrahlung schwerwiegender war, zu einer Früh- oder Spätletalität bei den Versuchstieren kam. Die hohe Letalität, zu der es kommt, wenn Verbrennungen, offene Hautwunden oder schwere Weichteilquetschungen (Crush-Syndrom) *nach* der Bestrahlung gesetzt werden, ist sehr wahrscheinlich durch eine *erhöhte Schockempfindlichkeit* als Folge der Ganzkörperbestrahlung zu erklären. So haben histologische Untersuchungen

Tab. *13.4.*-3. Letalität von Ratten bei Kombination von Ganzkörperbestrahlung und Verbrennung (nach ALPEN u. SHELINE).

Schädigung	Zahl der Tiere	Letalität in % nach 48 Std.	nach 30 Tagen
250 R	30	0	0
35% Verbrennung	30	43	50
250 R + 35% Verbr.	30	75	95
500 R	30	0	20
20% Verbrennung	30	0	0
500 R + 20% Verbr.	30	20	75

an derart geschädigten Mäusen gezeigt, daß Organveränderungen entstehen können, wie man sie im akuten oder protrahierten Schock findet.

Neben der Schockanfälligkeit spielt die erhöhte Empfindlichkeit gegenüber *Infektionen* sicher eine Rolle. Bakteriologische Untersuchungen an Mäusen haben gezeigt, daß die schon bei »reinen« Strahlenschäden zu beobachtende Bakteriämiehäufigkeit zunimmt, wenn die Tiere zusätzlich *nach* der Bestrahlung mit offenen Hautwunden belastet werden. Geschieht die Wundsetzung *vor* der Bestrahlung, so steigt die Zahl der Bakteriämien nicht an.

Auch die in Tab. *13.4.*-4 gezeigten Untersuchungen von Brooks et al. an Hunden (1952) sowie von Baxter et al. an Schweinen (1953) lassen erkennen, daß beim Bestrahlungs-Verbrennungs-Schaden die Infektion eine Rolle spielt, da die Letalität der Tiere durch Gaben von Penicillin oder Streptomycin gesenkt werden kann.

13.4.4. Richtlinien für therapeutische Maßnahmen bei Kombinationsschäden

- Die *chirurgische Erstversorgung* sollte ohne Einschränkungen nach den *Regeln der Kriegs- und Unfallchirurgie* vorgenommen werden.

Auch für den Fall zusätzlicher Strahlenbelastungen ergeben sich am Anfang keine gravierenden neuen Behandlungsgrundsätze. Die *Schockbehandlung* sollte jedoch besonders sorgfältig durchgeführt werden, weil der bestrahlte Organismus in höherem Maße schockempfindlich ist, als der unbestrahlte.

- Notwendige *Eingriffe müssen, wenn irgend möglich, in den ersten Stunden bis Tagen nach der Strahlenexposition ausgeführt werden,* d.h. zeitlich weit vor der Höhepunktsphase der Strahlenkrankheit. Diese *kritische Phase* tritt in Abhängigkeit von der Höhe der Strahlenbelastung in der 1. bis 3. Woche nach der Strahlenexposition ein. Sie ist gekennzeichnet durch *Leukopenie* und *Thrombopenie* mit dadurch bedingten Infektionen an Haut und Schleimhäuten, Bakteriämien, Blutungen, Durchfällen, Haarausfall.

- Bei *Operationswunden* muß daran gedacht werden, daß es bei in der Höhepunktsphase einsetzenden Thrombopenien zu erneuten *Blutungen* im Wundbereich kommen kann.

- In der Zeit *2 bis 5 Wochen nach Bestrahlung* sind wegen der Gefahr unstillbarer Blutungen und Infektionen *chirurgische Eingriffe streng kontraindiziert.*

- *Offene Wunden* können bei gleichzeitig bestehender Strahlenkrankheit zu sehr gefährlichen *Infektionspforten* werden. Diese Wunden sollen deshalb zur Verbesserung der Überlebensaussichten *verschlossen* werden, – dies haben

Tab. *13.4.*-4. Letalität kombinierter Einwirkungen von Ganzkörperbestrahlung und Verbrennung auf Hunde und Schweine.

Schädigung	Letalität in %
Hunde (Brooks, Evans, Ham und Reid)	
20% Verbrennung	12
100 R	0
20% Verbrennung + 100 R	73
20% Verbrennung + 100 R + Penicillin	14
Schweine (Baxter, Drummond, Stephens-Newsham und Randall)	
10–15% Verbrennung	0
400 R	20
10–15% Verbrennung + 400 R	90
10–15% Verbrennung + 400 R + Streptomycin	20

die Ergebnisse von Tierversuchen gezeigt. Nun sind Kriegswunden nicht primär zu vernähen, sondern sollen grundsätzlich offen bleiben. Angesichts dieses Widerspruchs sollte in Erwägung gezogen werden, bei komplikationslos erscheinenden, nicht zerfetzten Wunden einen »*verzögerten primären Wundverschluß*« vorzunehmen. Ein solches Risiko darf aber nur eingegangen werden, wenn eine zusätzliche höhere Strahlenbelastung wirklich erfolgt ist.

- Die *Frühdiagnostik des akuten Strahlensyndroms* ist schwierig. Sie stützt sich im wesentlichen auf subjektive Allgemeinsymptome, wie Übelkeit, Erbrechen, Nausea, Kopfschmerzen und Abgeschlagenheit innerhalb der ersten Stunden nach Bestrahlung. Objektivierbar sind *Früherythem der Haut* und *Konjunktivitis*, die jedoch erst bei hohen Strahlendosen in Erscheinung treten. Von diagnostischem Wert ist auch das Absinken der Lymphozytenzahl innerhalb der ersten 2 bis 3 Tage.

- *Radioaktiv kontaminierte offene Wunden* sind so schnell wie möglich zu *säubern*, um die Resorption größerer Aktivitätsmengen zu verhindern. In Lokalanästhesie kann die Wunde mit physiologischer Kochsalzlösung oder schwach antiseptischer Lösung *ausgespült* werden. Der Zeitpunkt der Spülung ist entscheidend. 1 Stunde nach Kontamination lassen sich nur noch ca. 20% der Radioaktivität entfernen. Die *rechtzeitige, gründliche Wundexzision* ist weitaus effektiver als die alleinige Spülung. 6-8 Stunden nach der Kontamination erscheinen jedoch weder Spülung noch Exzision noch als wirkungsvoll. Zusätzlich soll eine *Dekontamination der intakten Haut* vorgenommen werden. Eine nennenswerte Resorption findet bei gesunder Haut zwar nicht statt, doch kann eine langzeitige Ablagerung größerer Aktivitätsmengen zu einer schweren Strahlendermatitis führen (beta burns). Ferner wird damit einer Wundkontamination gleichzeitig bestehender Verletzungen vorgebeugt.

- Bei der *Narkose Bestrahlter* ist zu beachten, daß verschiedene Narkosemittel vom Bestrahlten *schlechter vertragen* werden als andere. Die wenig in Gebrauch befindlichen Chloroform- und Äthernarkosen gelten als bedenklich. Ebenso kommt es bei Barbitursäurenarkosen beim schockanfälligen Bestrahlten leicht zu gefährlichen Blutdrucksenkungen. Weniger bedenklich sind Äthylen, Chlorpromazin, Morphinderivate, vor allem aber Stickoxydul, Halothan und Diazepam. Insgesamt ist der Lokalbetäubung oder *Leitungsanästhesie* der Vorzug vor der Allgemeinnarkose zu geben.

Kombinationsschäden als Folgen von Atomexplosionen sind Strahlenexpositionen im Zusammenwirken mit Verbrennungen und/oder mechanischen Verletzungen. Das bedeutet: Erhöhte Infektionsbereitschaft über Wunden, vermehrte Blutungsgefahr infolge Thrombopenie, Störungen der Wundheilungsprozesse bei Agranulozytose, Erhöhung der Sterblichkeit und früheres Einsetzen der Letalität.

Für **therapeutische Maßnahmen** gilt: Berücksichtigung der erhöhten Schockbereitschaft bestrahlter Unfallopfer.
Notwendige Eingriffe sind möglichst frühzeitig vor Eintritt der Höhepunktsphase der Strahlenkrankheit auszuführen. Deshalb Kontraindikation für Operationen in der 2.-5. Woche nach Strahlenexposition.
Kriegswunden müssen offen bleiben, sind jedoch bei zusätzlicher Strahlenkrankheit gefährliche Infektionspforten. Strenge Indikationsstellung für »verzögerten primären Wundverschluß«.

Frühdiagnostik der Strahlenkrankheit ist schwierig. Stützt sich auf wenig objektivierbare Symptome wie Erbrechen u.a., jedoch auch auf Hauterythem und Lymphozytenwerte.

Radioaktiv kontaminierte Wunden sind zur Verhinderung von Resorptionen **frühzeitig** auszuspülen oder zu exzidieren.

Vorsicht bei Narkosen Strahlenkranker, Lokalbetäubung und Leitungsanästhesie sind zu bevorzugen.

Literaturauswahl

ALPEN, E. L., G. E. SHELINE: The combined effects of thermal burns and whole body X-irradiation on survival time and mortality. Ann. Surg. *140*:113 (1954).

BAXTER, H., J. A. DRUMMOND, L. G. STEPHENS-NEWSHAM, R. G. RANDALL: Reduction of mortality in swine from combined total body radiation and thermal burns by streptomycin. Ann. Surg. *137*:450 (1953).

BERKUTOV, A. V., N. N. ALEKSANDROV: Massenversuch zur Untersuchung kombinierter Strahlenschäden. Wiss. Allunionskonferenz für Kombinierte Strahlenschäden, Moskau 1958 *(russisch)*, S. 8-12, zit. nach CHROMOV *(s. unten)*.

BROOKS, J. W., E. I. EVANS, W. T. HAM, J. D. REID: The influence of external body radiation on mortality from thermal burns. Ann. Surg. *136*:533 (1952).

CHROMOW, B. M.: Kombinierte Strahlenschädigung. Akademie-Verlag, Berlin 1964.

FEDEROV, N. A., S. V. SKURKOVIC, E. V. SAMSINA, M. P. CHOCHLOVA: Zur Frage der Pathogenese und Behandlung des Bestrahlungs-Verbrennungs-Syndroms. Wiss. Allunionskonferenz für Kombinierte Strahlenschäden, Moskau 1958 *(russisch)* S. 53-55, zitiert nach CHROMOV *(s. oben)*.

GEIGER, K.: Grundlagen der Militärmedizin. Deutscher Militär-Verlag, Berlin 1964.

KUSANO, N.: Atomic Bomb Injuries. Tsukiji Shokan Comp., Tokio 1953.

LANGENDORFF, H., O. MESSERSCHMIDT, H.-J. MELCHING: Untersuchungen über Kombinationsschäden, 1. Mittlg.: Die Bedeutung des zeitlichen Abstandes zwischen Ganzkörperbestrahlung und Hautverletzung für die Überlebensrate von Mäusen. Strahlentherapie *125*:332 (1964).

MESSERSCHMIDT, O.: Auswirkungen atomarer Detonationen auf den Menschen. Thiemig, München 1960.

MESSERSCHMIDT, O.: Kombinationsschäden als Folge nuklearer Explosionen. In: R. ZENKER, F. DEUCHER, W. SCHINK (Hrsg.): Chirurgie der Gegenwart Bd. 4 Nr. 24, S. 1–54, Urban & Schwarzenberg, München, Berlin, Wien 1975.

MESSERSCHMIDT, O.: Biologische Folgen von Kernexplosionen. perimed-Fachbuch-Verlagsgesellschaft, Erlangen 1984.

SCHILDT, E.: Nuclear Explosions Casualties, Stockholm 1967.

SCHRAIBER, M. I., L. S. KORCHANOV: In: Intermedes 1967, Combined Injuries and Shock, S. 17–20, Stockholm 1968.

14. Grundzüge der Plastischen Chirurgie

Von U. Schmidt-Tintemann

14.0.1. Geschichte und Definition

Seit der Mitte des 19. Jahrhunderts bezeichnet man die operative Verlagerung oder Verpflanzung von Gewebe in der sichtbaren Region des Körpers als »plastische«, also »formende« Chirurgie. Ziel der Plastischen Chirurgie war es immer:
- durch Krankheit oder Verletzung entstandenen Gewebeverlust zu ersetzen,
- angeborene oder erworbene Mißbildungen zu korrigieren,
- Mängel der äußeren Erscheinung sowie die damit verbundenen sozialen oder emotionalen Belastungen zu beseitigen oder zu mildern.

Einige Methoden der Plastischen Chirurgie stammen aus dem Altertum. Sie gehörten jahrhundertelang zum Handwerk eines jeden guten Operateurs. Die erste plastisch-chirurgische Operationslehre hat der Bologneser Chirurg Gaspare Tagliacozzi im Jahre 1597 unter dem Titel »De Curtorum Chirurgia Per Insitionem« mit Anweisungen für Nasenrekonstruktionen veröffentlicht.

Die Entwicklung der Plastischen Chirurgie wurde immer durch die Vorstellung behindert, daß es dem Arzt nicht erlaubt sei, gottgewollte Entstellungen und die damit verhängte soziale Ächtung operativ zu beseitigen.

Durch den rationalen Fortschritt, durch eine Erweiterung der Kenntnis vom Verhalten der Gewebe, durch die Verbesserung eines speziellen Instrumentariums und nicht zuletzt durch die Notwendigkeit, die zahllosen Verletzten zweier Weltkriege zu behandeln, wurde die Plastische Chirurgie zu einer eigenen chirurgischen Disziplin.

Die Bundesärztekammer hat dieser Entwicklung seit 1970 in der Bundesrepublik Deutschland dadurch Rechnung getragen, daß sie den einzelnen Landesärztekammern eine Weiterbildungsordnung empfohlen hat. Danach verlangt die Teilgebietsbezeichnung »Plastische Chirurgie« eine abgeschlossene chirurgische Weiterbildung und eine zusätzliche plastisch-chirurgische Schulung an einer dafür zugelassenen Weiterbildungsstätte.

Die Plastische Chirurgie hat damit einerseits ihre Zugehörigkeit zur Chirurgie betont und bestätigt, daß sie von der Indikationsstellung her den Prinzipien ärztlichen Handelns unterliegt. Andererseits hat sie sich damit gegen Übergriffe einer operativen Kosmetik geschützt, die den chirurgischen Eingriff als Konsumgut betrachtet.

Daß der Patient des Plastischen Chirurgen – anders als bei vielen allgemeinchirurgischen Maßnahmen – Notwendigkeit oder Resultat eines operativen Eingriffs entweder tatsächlich selbst beurteilen kann oder wenigstens beurteilen zu können glaubt, erleichtert und erschwert zugleich den Dialog.

Die Erforschung der Motive des Patienten und die Prüfung seiner mit dem Eingriff verbundenen Erwartungen im Verhältnis zu den realen chirurgischen Möglichkeiten sind ein wesentlicher Faktor bei der Indikationsstellung. Intensive wissenschaftliche Studien widmen sich den psychologischen Implikationen des plastisch-chirurgischen Eingriffs, der fast immer die Funktion der äußeren Erscheinung tangiert.

Die Tatsache, daß einige plastisch-chirurgische Eingriffe nicht im traditionellen Sinn Krankheit heilen oder gar lebenswichtig sind, führen zu einer anderen juristischen Würdigung der Aufklärung des Patienten und der Autonomie des Patienten gegenüber dem Arzt.

14.0.2. Struktur

Innerhalb der Plastischen Chirurgie gibt es drei Richtungen:

Rekonstruktive plastische Chirurgie: Sie befaßt sich mit der *Wiederherstellung von sichtbarer Körperform oder -funktion nach Gewebeverlusten durch Krankheit oder Verletzung.*

Beispiele sind: die operative Behandlung einer Gesichtslähmung, die Deckung von Weichteildefekten nach Unfall oder nach radikaler Tumorchirurgie, die Korrektur von Narbenbildungen nach Verbrennungen, der operative Aufbau der weiblichen Brust nach einer Ablatio mammae, das Replantieren abgetrennter Gewebeabschnitte in mikrochirurgischer Technik.

Konstruktive plastische Chirurgie: Sie *beseitigt von Geburt an vorhandene Mängel der sichtbaren Form und Funktion durch Gewebeverlagerung oder -verpflanzung.*

Beispiele sind: die operative Behandlung von Lippen-Kiefer-Gaumenspalten, die Beseitigung von Mißbildungen im Urogenitalbereich oder an den Händen, die Korrektur von kraniofazialen Anomalien, die Geschlechtsumwandlungen.

Ästhetische plastische Chirurgie: Sie bemüht sich primär um eine *Verbesserung der äußeren Erscheinung*, wobei sie subjektive *psychische* Voraussetzungen und die sich daraus ergebenden Beeinträchtigungen der sozialen Funktion mit einbezieht.

Beispiele sind: Formveränderungen der Nase, Korrektur der weiblichen Brust, oder die Beseitigung von altersbedingten Mängeln im Gesichts- und Körperbereich, die emotional unter dem Druck des kontemporären Juvenismus nicht verarbeitet werden können.

14.0.3. Psychologische und sozialpsychologische Faktoren

Die Vorstellung vom eigenen Körper und die Reaktion anderer auf die äußere Erscheinung spielen in der Plastischen Chirurgie eine große Rolle.

Die äußere Erscheinung ist eine Wirkung, die von mehreren Faktoren bestimmt wird: Selbsterfahrung, vergleichende Kontrolle, Widerspiegelung in der Reaktion anderer, berufliche Anforderung und gesellschaftliche Vorurteile.

Störungen der Funktion der äußeren Erscheinung werden unterschiedlich verarbeitet. Manche Patienten verkraften mühelos schwere Entstellungen, andere erleben geringfügige Mängel als unerträgliche Belastung. Häufig werden *emotionale Probleme* – im Zusammenhang mit sozialen Kontakten oder Konflikten am Arbeitsplatz – auf äußere Mängel projiziert. Auch in solchen Fällen kann ein operativer Eingriff zu einer Besserung der subjektiven Lage führen, weil er unter günstigen Umständen das Selbstbewußtsein stärkt.

Es kann aber auch sein, daß der Eingriff an den psychischen Problemen nichts ändert, daß sich die mit dem Eingriff verbundenen Hoffnungen nicht erfüllen und die chirurgischen Maßnahmen sich somit als die falsche Behandlung herausstellen.

Es gibt Beispiele für gelungene Operationen mit ausgezeichneten Ergebnissen, die dem Patienten nur eine Krücke wegnehmen und seine seelischen Probleme dadurch vergrößern. In solchen Fällen werden oft die Probleme auf die Person des Operateurs verlegt, und es kommt dann zu unbegründeten Behandlungsfehlerprozessen.

Wesentliche Faktoren bei der Indikationsstellung in der Plastischen Chirurgie sind die Motive des Patienten und seine mit dem Eingriff verbundenen Erwartungen im Verhältnis zu den operativen Möglichkeiten.

Man muß davon ausgehen, daß sich hinter dem Wunsch nach einer Korrektur oder Verbesserung der äußeren Erscheinung in den meisten Fällen eine ernstzunehmende Störung des Wohlbefindens des Patienten verbirgt. Der Wunsch nach einem Eingriff kann aber auch die Folge einer psychischen Belastung sein. Im Zweifelsfall sollte eine psychologische Prüfung der Motive und der Erwartungen des Patienten in die Indikationsstellung einbezogen werden. Der Verdacht, daß ein plastisch-chirurgischer Eingriff *kontraindiziert* sein könnte, liegt nahe, wenn der Patient

- die Operation nur unter dem Druck von Dritten verlangt,
- bereits mehrere nicht eindeutig indizierte Eingriffe hinter sich hat,
- einen Eingriff unter Zeitdruck verlangt,
- sich unrealistische und dramatische Folgen für persönliche Bindungen oder berufliche Erfolge erwartet,
- den zögernden Operateur nötigt und für die privaten und beruflichen Konsequenzen einer verweigerten Operation verantwortlich macht,
- die Operation zum Zeitpunkt einer außergewöhnlichen psychischen Belastung vornehmen lassen will,
- den Mangel nicht überzeugend vorweisen kann oder Fotos von Filmstars als Arbeitsvorlage mitbringt,
- durch einen operativen Eingriff zweckmäßigere Behandlungen ersetzen will, wie zum Beispiel statt einer vernünftigen Diät eine chirurgische Entfernung von Fettgewebe.

14.0.4. Rechtliche Würdigung plastisch-chirurgischer Eingriffe

Ein großer Teil plastisch-chirurgischer Operationen hat, wie jede Chirurgie, die Genesung eines Kranken oder die Behandlung eines in seinen Lebensfunktionen behinderten Patienten zum Ziel.

Jede operative Veränderung der äußeren Erscheinung kann **Rückwirkungen** haben. Der Plastische Chirurg darf die Kompliziertheit der Wechselwirkung von Erscheinungsbild und Psyche *nicht unterschätzen*.

Bei einigen plastisch-chirurgischen Eingriffen ist aber die Operation nicht ebenso notwendig oder lebensrettend wie in anderen Bereichen der Chirurgie. Die Rechtsprechung legt daher an die Aufklärung des plastisch-chirurgischen Patienten besondere Maßstäbe an.

Die *Risiken*, die jeder operative Eingriff birgt und die Möglichkeit eines Mißerfolgs, müssen nach Auffassung der Gerichte dem Patienten dann besonders nachdrücklich erläutert werden, wenn der Eingriff nicht unvermeidbar ist.

Der Patient muß auch erfahren, daß eine Operation nicht *im gleichen Maße reversibel ist wie eine kosmetische Behandlung*. Der Patient hat vorher zu wissen
- daß jeder Eingriff Narben hinterläßt,
- daß es keine unsichtbaren Hautverlagerungen oder Verpflanzungen gibt,
- daß sich das Endergebnis manchmal erst nach langer Zeit einstellt,
- daß Kontaktarmut oder beruflicher Mißerfolg nicht operativ beseitigt werden kann,
- daß Operationen und Narkosen immer mit einem Risiko verbunden sind,
- daß kein Arzt ein gutes Ergebnis garantieren kann.

Plastisch-chirurgische Eingriffe sind nicht immer im gleichen Maße notwendig wie andere Operationen. Die Rechtsprechung legt daher an die **Aufklärung des Patienten** über die Risiken des Eingriffs besonders strenge Maßstäbe an.

Normalerweise fordern die Gerichte die *Aufklärung des Patienten über die Risiken einer Behandlung und über die Möglichkeit des Mißerfolgs*. Sie überlassen aber dem Arzt Inhalt und Gestaltung der Aufklärung. Eingriffe, die eine Korrektur oder Verbesserung der äußeren Erscheinung zum Ziel haben, werden strenger beurteilt.

Die Gerichte verlangen, daß der Arzt den Patienten mit schonungsloser Offenheit auch anhand von Bildmaterial informiert, zumal ästhetisch-chirurgische Operationen so gut wie nie unter Zeitdruck vorgenommen werden.

14.0.5. Operationstechnik

Zu den Grundaufgaben der Plastischen Chirurgie gehören von jeher der *Wundverschluß* mit möglichst rascher Heilung bei geringer Narbenbildung und der *Gewebeersatz*.

Je weniger das Weichteilgewebe im Operationsfeld gezogen, geklemmt oder gedrückt wird, desto ungestörter sind Durchblutung und Heilung.

Zu den **Leitsätzen der Plastischen Chirurgie** gehören: schonende Gewebebehandlung, streng geplante Schnittführung und spannungsfreier Wundverschluß mit gut durchbluteten Wundrändern. Bleiben Defekte, wird das fehlende Gewebe durch Transplantate (engl. = graft) oder Lappen (engl. = flap) ersetzt.

Ein feines **Instrumentarium** erleichtert dem Plastischen Chirurgen den schonenden Umgang mit Haut, Fettgewebe, Gefäßen und Nerven. Die *Lupenbrille* mit einer 1,5-6fachen Vergrößerung ermöglicht das Identifizieren zarter Strukturen und das Aufsuchen kleiner Blutungen. Für besonders sorgfältige Arbeiten an Gefäßen und Nerven verwenden wir heute ein *Operationsmikroskop*, das eine stufenlose Vergrößerung bis auf das 30fache erlaubt. Die *Nahttechnik* und das *Nahtmaterial* werden den unterschiedlichen Gewebeansprüchen angepaßt. Ein unentbehrliches Hilfsmittel ist die *sterile Haut-Tinte*. Fast alle plastischen Operationsverfahren werden nach exakter Flächenplanung und viele in geometrischer Berechnung ausgeführt. Das Zeichnen der Schnittführung vor der Operation erleichtert auch dem geübten Chirurgen den ökonomischen Umgang mit dem Gewebe und gibt dem interessierten und an einer Aufklärung bedachten Patienten eine Vorstellung von den späteren Narben.

Technik: Am unauffälligsten wird eine Narbe, wenn die *Wundränder locker vereinigt* werden können und nicht unter Spannung geraten. So paßt sich beispielsweise im Gesicht eine Narbe längs der Nasolabialfalte besser an als quer zu ihr.

Willkürlich gesetzte Schnitte, wie sie bei Inzisionen oder bei Weichteiltumor-Exzisionen erforderlich sind, sollten daher die Entspannungslinien der Haut oder ihre Faltenbildungen berücksichtigen (Abb. 14.-1).

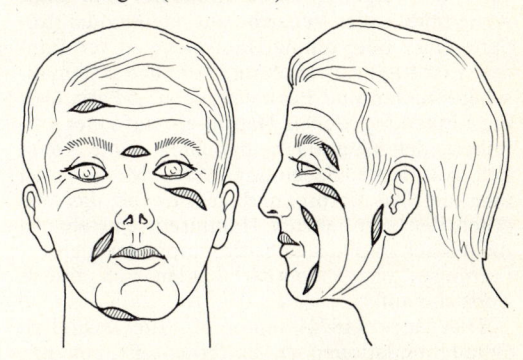

Abb. *14.*-1. Richtige Schnittführung ist bestimmend für eine zarte Narbe. Im Gesicht ist die Narbenbildung am unauffälligsten, wenn die Schnittlinien mit den Hautfalten übereinstimmen. Ältere Menschen lassen Falten deutlich erkennen, weil ihre Haut an Elastizität verliert. Die Falten entstehen quer zu der Zugrichtung der darunterliegenden Muskulatur.

Ein *gewaltsames Zusammenziehen von Wundrändern* führt zu Durchblutungsstörungen, zur Hautschädigung, zur Nekrose und Infektion und schließlich zu übermäßiger Narbenbildung.

Bleiben Defekte, muß Haut ersetzt werden. Dies geschieht durch ein *Transplantat* oder durch eine *Lappenplastik.* Die Wahl des Verfahrens richtet sich nicht nur nach dem örtlichen Befund und dem Anspruch des Patienten auf ein optimales funktionelles und ästhetisches Ergebnis. Bestimmend ist auch, aus welcher Körperregion am schonendsten Gewebe entnommen werden kann und daß für einige Hautersatzmethoden mehrere Operations-Sitzungen mit längerem Krankenhausaufenthalt erforderlich sind.

14.0.5.1. Freie Hauttransplantate, Spalthaut und Vollhaut

Sie werden vollständig aus ihrer Umgebung abgetrennt und *frei in den Defekt eingesetzt.* Ihre Ernährung erfolgt aus dem Empfängerbett. Daher heilen freie Transplantate nur auf durchblutetem Wundgrund ein, sie sterben ab, wenn sie auf periostentblößtem Knochen oder auf einem Kunststoff-Implantat liegen oder wenn ein postoperatives Hämatom die plasmatische Zirkulation und das Einsprossen von Gefäßen verhindert.

Hauttransplantate sind dünne Gewebeanteile, die **ohne Gefäßverbindung** in einen Defekt eingesetzt werden. Nach 3–4 Tagen erfolgt spontan die Ernährung vom Wundbett zum Transplantat.

Die Geschichte der Medizin weist bis zum Ende des vergangenen Jahrhunderts eine lange Kette mühevoller Versuche auf, kleine oder größere, dicke oder dünne Hautstücke zu verpflanzen. Erst REVERDIN konnte 1869 nach systematischen Studien und Beobachtungen in Paris über die Einheilung kleiner Hautinseln auf einer granulierenden Wundfläche berichten. Seine Arbeit hat historische Bedeutung, seine Methode ist überholt. Das fibröse, narbige Gewebe, das zwischen den verpflanzten Hautinseln entsteht, ist unelastisch und in sich geschrumpft. Auf den Erfahrungen von REVERDIN bauten sich andere Versuche auf.

THIERSCH (1874) empfahl, die schlaffen Wundgranulationen zu entfernen. Er benutzte größere Hautstücke, die er mit dem Messer besonders dünn schnitt (*Spalthaut*) und sah sie zuverlässig einheilen. LAWSON (1870) und WOLFE (1875) verwendeten Hautstücke in ganzer Dicke (*Vollhaut*). KRAUSE kommt das Verdienst zu, die Vollhaut-Transplantation als Methode der Wahl ausgebaut und bekanntgegeben zu haben (1893).

14.0.5.1.1. Spalthaut

Sie besteht aus Epidermis und Koriumschichten und wird mit eigens dafür entwickelten Messern oder Hautschneidegeräten (*Dermatome*) abgetragen.

Vorwiegend wird sie verwandt zur Deckung von *Verbrennungsdefekten* oder bei *flächenhaften Ablederungen,* ferner als *temporäre Hautdeckung,* um den Eiweiß- und Flüssigkeitsverlust bei gefährdeten Patienten einzuschränken.

Man kann Spalthaut in größeren Mengen entnehmen. Die Transplantate heilen relativ sicher und rasch ein, dünn geschnittene leichter als dicke.

Bevorzugte *Spendeareale* sind Oberschenkel, Gesäß oder Oberarme. Sie sind nach etwa 12 Tagen aus den tieferliegenden erhaltenen Hautanhangsgebilden reepithelisiert. Allerdings ist eingeheilte Spalthaut nur *bedingt belastungsfähig.* Sie schrumpft leicht, und zwar um so mehr, je dünner sie ist. Die *Verfärbung* ist aufgrund von Pigmentstörungen unberechenbar.

Wenn für einen großen Defekt nicht genügend Spalthaut zur Verfügung steht, kann man ein *Maschentransplantat* verwenden. Dazu wird Spalthaut durch ein *Mesh-graft-Dermatom* gezogen und so mit einer parallel liegenden Reihe von kleinen Einschnitten versehen. Mit diesem Netzwerk läßt sich dreimal mehr Fläche decken als mit unbehandelter Spalthaut. Es hat außerdem den Vorteil, daß bei infizierten Wundflächen das Sekret ungehindert abfließen kann und das Transplantat nicht abhebt. Die Einheilung dauert nicht länger als bei einem kontinuierlichen Transplantat, weil rasch eine Epithelialisierung von den Rändern der Maschen erfolgt. Nachteilig ist die *bleibende Gitterzeichnung* des eingeheilten Transplantats.

14.0.5.1.2. Vollhaut

Bestehend aus Epidermis und allen Schichten des Koriums, wird sie entsprechend der Flächenausdehnung des zu deckenden Defektes mit dem Skalpell ausgeschnitten. Sie wird gerne benutzt als Ersatz bei Weichteiltumorenentfernungen im Gesicht oder nach der Beseitigung von dermatogenen Kontrakturen an der Hand.

Bevorzugte *Spendebezirke* sind die Regionen retroaurikulär und supraklavikulär, die Leistenbeuge oder der Fußrücken. Vollhaut *schrumpft kaum,* heilt niveaugleich ein und neigt weniger zu Pigmentveränderungen. Sie ist aber anspruchsvoller in bezug auf einen gut durchbluteten und sauberen Wundgrund. Die Größe eines Vollhauttransplantats ist *limitiert.* Die Entnahmestelle muß chirurgisch durch eine Naht oder durch ein Spalthauttransplantat versorgt werden.

14.0.5.2. Lappenplastiken

Bei der Verlagerung von Haut und darunterliegenden Strukturen als dickem Gewebelappen handelt es sich um eine der ältesten Methoden chirurgischer Wundversorgung. Sie sind im allgemeinen sicher in der Einheilung und schrumpfen nicht. Bekannteste Beispiele aus dem frühen Mittelalter sind der Ersatz von Nasen oder Nasenspitzen durch Haut von der Stirn oder vom Oberarm, wie es Berichte aus Indien und Süditalien überliefern. Die chirurgische Operationslehre von DIEFFENBACH aus dem Jahr 1845 zeigt verschiedene örtliche Lappenplastiken, deren Grundprinzip wir heute noch anwenden.

Hautlappen behalten eine ernährende Gefäß- oder auch Nervenverbindung. Dies ermöglicht zugleich eine Mitverlagerung von Faszie, Muskulatur oder Knochen.

> Bei den **Haut- und Gewebelappen** bleibt bei ihrer Verlagerung die **Gefäßversorgung erhalten.** Dank der gesicherten Durchblutung können auch dicke und mehrschichtige Strukturen verlagert werden.

Ihre wichtigsten **Indikationen** sind:
– das Überbrücken oder Ausfüllen nicht durchbluteter oder chronisch infizierter Areale,
– die Deckung von tiefer gelegenen Strukturen,
– der Gewebeersatz bei Unfallverletzungen oder nach Weichteilexzisionen,
– der Austausch von strahlenbelasteter Haut oder minderdurchbluteter Haut wie beim Decubitus,
– die Schaffung von Weichteilgewebe bei der operativen Beseitigung von angeborenen Fehlbildungen,
– die Anlage einer belastungsfähigen Weichteildecke für ein späteres Implantat.

Eine systematische **Gliederung** der einzelnen Hautlappenplastiken ist kaum möglich.
Nach Lokalisation und Operations-Technik unterscheiden wir im wesentlichen:
1. *Örtliche Lappenplastik:*
   Unter der Vielzahl werden nur genannt:
   a) Dehnungslappen,
   b) Rotationslappen,
   c) Transpositionslappen,
   d) Z-Plastik.
2. *Fernlappenplastik:*
   a) Direkter Lappen,
   b) Rundstiel-Lappen.
3. *Axial gefäßversorgte Lappen:*
   a) Fasziokutane Lappen,
   b) Muskellappen,
   c) Muskulokutane Lappen,
   d) Gewebetransplantation mit mikrochirurgischem Anschluß.

14.0.5.2.1. Örtliche Lappenplastiken

Die örtlichen Lappenplastiken ziehen zur Deckung einer Wundfläche das Gewebe aus ihrer unmittelbaren Umgebung heran. Sie eignen sich besonders zum Schließen von Defekten im sichtbaren Körperbereich, vor allem, wenn ähnliche Hautstruktur und Hautfarbe erwünscht sind.

Der **Dehnungslappen** ist nur sinnvoll, wenn genügend lockeres Gewebe vorhanden ist, das nach einer Unterminierung über den Defekt gezogen werden kann (Abb. *14.*-2).

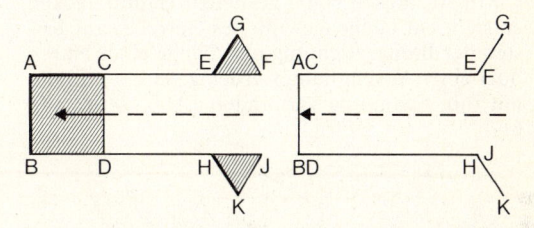

Abb. *14.*-2. Dehnungslappen: einfachste Art einer Hautlappenverlagerung, die in Form und Größe abgewandelt werden kann.

Der **Rotationslappen** eignet sich dann, wenn der zu deckende Weichteildefekt dreiecksförmig ist oder in ein Kreissegment umgewandelt werden kann. Der Schnitt wird von der Basis aus halbkreisförmig fortgesetzt und der von der Unterlage gelöste Lappen in den Defekt rotiert (Abb. *14.*-3).

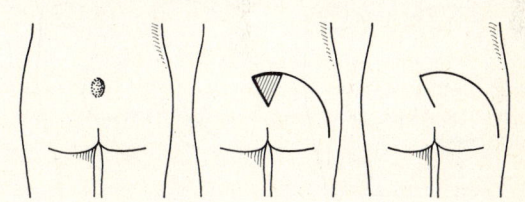

Abb. *14.*-3. Rotationslappen: halbkreisförmiger Hautlappen, der durch Drehbewegung dem gegenüberliegenden Defektrand genähert wird.

Der **Transpositionslappen** wird seitwärts in den Defekt ohne Spannung und Drehung verlagert. Meistens muß die Hebungsstelle durch ein freies Transplantat versorgt werden (Abb. *14.*-4).

Eine herausragende Bedeutung als örtliche Lappenplastik hat die **Z-Plastik** erhalten. Sie wird erstmals 1856 von DENONVILLIERS erwähnt, der damit erfolgreich ein Ektropium am lateralen Drittel des Unterlids beseitigte.
Weitere *Indikationen* sind:
Dermatogene Kontrakturen, besonders über Gelenken, Pterygium, Vertiefung der Fingerzwi-

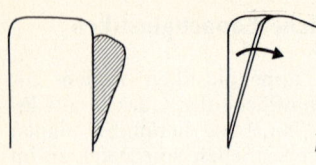

Abb. *14.*-4. Transpositionslappen: Hautlappen, der viele Variationen aufweist. Die meisten Verfahren als „biloped flap" oder „Verschiebeschwenkplastik" haben den gleichzeitigen Verschluß der Spenderegion ohne freies Hauttransplantat zum Ziel.

schenfalte, Kontinuitätswiederherstellung von Lippenrotgrenze und Augenbrauenverlauf.

Mit Austausch von 2 gestielten Hautdreiecken entsteht ein Längengewinn des Gewebes auf Kosten der Breite. Richtung und Länge einer Narbe oder einer Anspannung werden geändert und damit ihre Spannung vermindert (Abb. *14.*-5, *14.*-6).

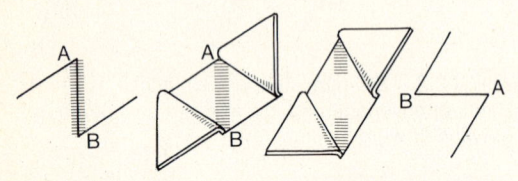

Abb. *14.*-5. Z-Plastik: sie verlangt eine exakte geometrische Planung. Alle 3 Schenkel sollen die gleiche Länge haben. Die besten Ergebnisse liegen bei einer Winkelgröße von 60 Grad.

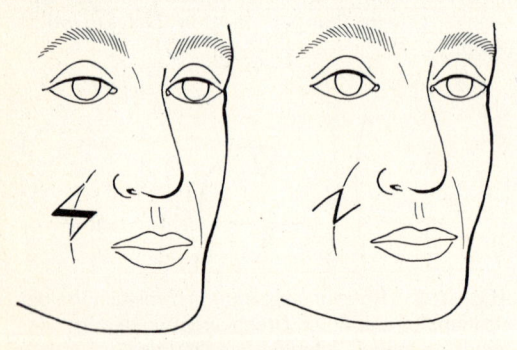

Abb. *14.*-6. Narbenlinie im Gesicht, die quer zur Nasolabialfalte steht. Durch die Z-Plastik wird die Zuglinie in den Faltenverlauf verlagert.

14.0.5.2.2. Fernlappenplastiken

Fernlappenplastiken waren lange Zeit eine entscheidende Hilfe, um Defekte größeren Ausmaßes mit widerstandsfähigem und dickerem Gewebe zu schließen, ohne die nähere Umgebung mit einer Gewebeentnahme zu belasten.

Die verlagerte Haut und das Unterhautfettgewebe einer Fernlappenplastik brauchen erfahrungsgemäß 17–21 Tage, um im Empfängerbett einen vaskulären Anschluß zu finden. Nach dieser Zeit kann der ernährende Stiel durchtrennt oder umgesetzt werden. Da also für etwa 3 Wochen eine feste Fixierung von einer entfernteren Empfängerstelle zur Spenderegion erfolgen muß, sind Zwangshaltungen und Gelenkbelastungen unausbleiblich. Die Krankenhaus- und Weiterbehandlungszeit sind verlängert und die finanziellen Aufwendungen werden höher. Mit zunehmenden Erfahrungen mit axial gefäßversorgten Lappen haben die Fernlappenplastiken heute ihre überragende Bedeutung verloren.

Am bekanntesten sind unter den **direkten Lappenplastiken** die Verbindung von der Bauchhaut zu einem Defekt am Unterarm oder an der Hand (Abb. *14.*-7). und die Übertragung vom gesunden Bein zu einem Defekt am anderen Unterschenkel (Abb. *14.*-8). Spende- und Empfängerareale müssen so dicht als möglich zusammengeführt werden, damit die ernährende Brücke kurz bleibt. Sie garantiert die Durchblutung des Hautlap-

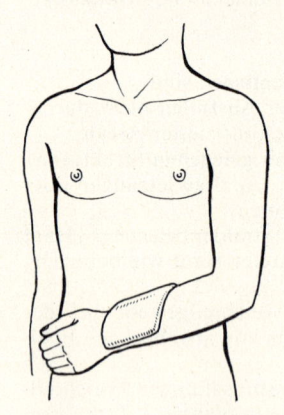

Abb. *14.*-7. Deckung eines großen und tiefen Defektes am Unterarm durch einen gestielten direkten Bauchhautlappen mit subkutanem Fettgewebe (random pattern flap).

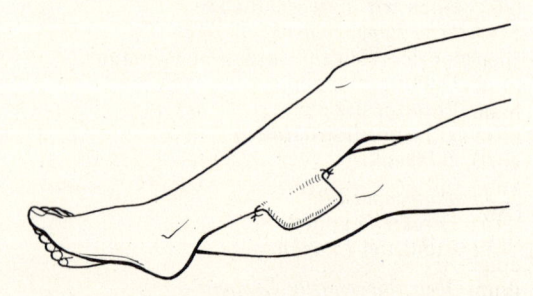

Abb. *14.*-8. Direkte Lappenplastik von einem Bein zum anderen (cross-leg-flap). Sorgfältige Planung ist entscheidend für den Erfolg. Dazu gehören: geeignete Spenderegion und erträgliche Position für den Patienten mit entspannten Gelenken.

pens, der von drei Seiten umschnitten wird und mit dem Stiel der Größe des Defektes entspricht. Die Entnahmestelle am gesunden Bein wird mit Spalthaut gedeckt.

Der **Rundstiel-Lappen** ist ein brückenförmiger Hautlappen, dessen parallele Ränder miteinander vernäht werden. Der so gebildete Rundstiel wird von 2 Seiten ernährt. Schrittweise kann ein Lappen-Fuß nach 3 Wochen durchtrennt und auf eine Zwischenstation umgesetzt oder am Defekt eingepflanzt werden, wo er nach weiteren 3 Wochen aufgetrennt und ausgebreitet wird.
Spendeareale sind meistens die Bauchhaut oder die Brustwandhaut, in deren Bereich sich der Hebedefekt oft durch Zusammenziehen der Wundränder schließen läßt.

14.0.5.2.3. Axial gefäßversorgte Lappen

Genaue anatomische Untersuchungen über die Blutversorgung in der Körperoberfläche veränderten in den letzten 10 Jahren entscheidend die Planung und Durchführung von Lappenplastiken.

Der *willkürlich geschnittene Lappen* (random pattern flap), der nur ein unbestimmtes Muster arterio-venöser Versorgung hat, tritt mehr in den Hintergrund gegenüber dem *axial versorgten Lappen* (axial pattern flap), der mindestens eine bekannte größere Arterie und Vene besitzt. Da ihre Blutversorgung in der Längsrichtung erfolgt, können die axialgefäßversorgten Lappen nahezu beliebig lang geschnitten werden, so weit wie ihre periphere Gefäßaufsprossung reicht. Ihre Einheilung ist nach der Verlagerung dank der guten Durchblutung nicht gefährdet. Der willkürliche geschnittene Lappen verlangt dagegen immer Rücksicht auf das Verhältnis seiner Länge zu seiner Breite, um Randnekrosen zu vermeiden.

Eine Unterscheidung der Verfahren erfolgt wahlweise nach ihrer Struktur.

Unter der Vielzahl **fasziokutaner Lappen** haben sich bewährt der *Temporallappen* mit der A. temporalis superficialis zum Ersatz behaarter Kopfhaut oder der Augenbrauen, der *Fußrückenlappen,* gestielt an der A. dorsalis pedis für Defekte am Fuß- und Sprunggelenksbereich, der Gastroknemiuslappen, ernährt von der A. poplitea (Abb. *14.*-9) und als Lappen größeren Ausmaßes der *epigastrische Lappen,* versorgt durch die A. epigastrica superficialis und die A. circumflexa ilium superficialis. Wird ein Nerv mit angeschlossen, kommt es zur Resensibilierung der Defektstelle.

Muskellappen: Muskel steht in fast jeder Körperregion als Spendegewebe zur Verfügung.

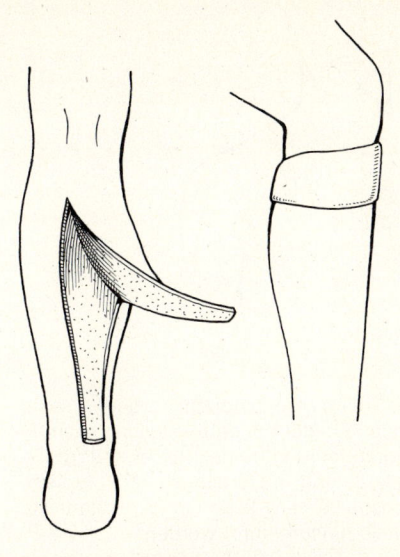

Abb. *14.*-9. Gastroknemiuslappen, der zum Decken von Defekten im Kniebereich geeignet ist. Die gute vaskuläre Versorgung von Haut und Faszie aus der A. poplitea gestattet es, den Lappen ohne seinen muskulären Anteil zu verlagern.

Mehr als 37 Muskellappen werden in der Literatur beschrieben.

Die meist benutzten sind M. gracilis, M. gastrocnemius, M. soleus, M. sartorius, M. tensor fasciae latae, M. trapezius, M. latissimus dorsi und M. rectus abdominus. An der Entnahmestelle bleibt die ortsständige Haut erhalten.

Der Muskel wird zur Deckung tieferliegender Defekte wie z. B. nach komplizierten Frakturen und Quetschtrauma am Unterschenkel verlagert und abschließend mit einem freien Hauttransplantat versorgt. Bei der Rekonstruktion der Mamma erspart er in geeigneten Fällen ein formgebendes Kunststoff-Implantat.

Muskulokutane Lappen: Sie sind eines der zuverlässigsten Haut-Gewebe-Ersatzverfahren. Einen der ersten beschrieb 1965 BAKAMJIAN. Es ist der Deltopektorallappen, der von der A. mammaria interna ernährt wird. Seine Hauptanwendung findet er ggf. auch als fasziokutaner Lappen, nach Tumorentfernungen im Gesichts-Hals-Bereich (Abb. *14.*-10).

Andere Hautmuskelverlagerungen sind in kurzer Zeit Routineoperationen geworden, beispielsweise der M. latissimus dorsi, versorgt durch die A. thoraco-dorsalis zur Rekonstruktion der Brustwand nach Ablatio mammae und intensiver Röntgenbestrahlung.

Gewebetransplantation in mikrochirurgischer Technik: Mit der Einführung des Operationsmikroskops in den Operationssaal des Plastischen

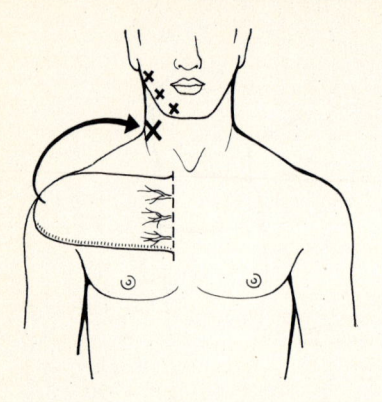

Abb. 14.-10. Deltopektorallappen, der seine Hauptanwendung in der Wiederherstellung nach radikaler Tumorentfernung findet. Er ersetzt große Areale im Hals- und Kieferbereich. Für isolierte Wangenrekonstruktionen kann er subkutan zur Empfängerstelle hinaufgeführt werden.

Chirurgen haben sich die Auswahl und die Anwendung von axial gefäßversorgten Lappen explosionsartig erweitert.

Eine ortsständige Stielverbindung ist nicht notwendig, auch entfernt liegende Spenderregionen können für den zu deckenden Defekt benutzt werden.

Voraussetzung sind anastomosefähige Gefäße, die arteriell und venös mikrovaskulär angeschlossen werden.

1973 erschien von DANIEL und TAYLOR der erste Bericht über die erfolgreiche Transplantation eines *Leistenlappens* mit Gefäßanastomose zur Deckung eines Defektes am Unterschenkel.

Inzwischen wird eine Vielzahl anderer Körpergewebe frei übertragen, von denen nur wenige aufgezählt werden können:

Das *Fußrücken-* oder das *Unterarmtransplantat,* beliebt wegen ihrer dünnen Struktur, z. B. als Ersatz der Kopfhaut bei Skalpierungsverletzungen,
- der muskulokutane Anteil des *M. glutaeus maximus* zur Rekonstruktion der weiblichen Brust,
- der *kombinierte osteokutane Lappen* (Crista iliaca mit Leistenlappen) bei Weichteil- und Knochendefekten im Gesicht oder am Unterschenkel
- und die *Transplantation der 2. Zehe* als Daumenersatz.

Den großen Vorteilen stehen die *Nachteile* gegenüber:

Mikrochirurgische Arbeiten verlangen eine zusätzliche Ausbildung, eine einwandfreie Beherrschung der Technik und Erfahrung in der Auswahl der geeigneten Spenderbezirke.

Eine arterielle Thrombose führt immer zur Totalnekrose des Transplantates.

Gegenindikationen sind: Unklare Gefäßstrukturen in traumatisiertem Gewebe, Patienten mit Angiopathien.

Auch ein geübtes Operationsteam benötigt für die Gewebeverlagerung mit der sorgfältigen Präparation der feinen Gefäße 4-6 Stunden. Obwohl im allgemeinen für die Operations- und Narkosezeit beim alten Menschen keine Grenzen gesetzt sind, weisen doch ihre Gefäße Strukturveränderungen auf, die besondere Vorsicht erfordern.

Literaturauswahl

BIEMER, E., W. DUSPIVA: Rekonstruktive Mikrogefäßchirurgie. Springer, Berlin, Heidelberg, New York 1980.

Mc KINNEY, P., B. CUNNINGHAM, G. KNOTE: Plastische Chirurgie. Urban und Schwarzenberg, München, Wien, Baltimore 1984.

SCHMIDT-TINTEMANN, U.: Grundzüge der Plastischen Chirurgie. In: BREITNER, B.: Chirurgische Operationslehre IV, Ergänzung 8. Urban und Schwarzenberg, München, Wien, Berlin 1970.

15. Organtransplantation

Von F. W. Eigler, W. Niebel und G. Dostal

15.0.1. Geschichtliche Aspekte

Die technische Durchführbarkeit von Organtransplantationen wurde tierexperimentell (vorwiegend als allogene Nierentransplantate bei Hunden) bereits 1902 von Ullmann und später von Carrel (Nobelpreis 1914) aufgezeigt. Die erste bekannte allogene Nierentransplantation beim Menschen wurde 1936 von Voronoy versucht. Eine Einheilung sowohl der tierexperimentellen als auch der klinischen Transplantate scheiterte an der Abstoßungsreaktion, die bereits 1912 von dem Chirurgen Schöne als ein Immunprozeß gedeutet wurde, der gegen körperfremde Strukturen gerichtet ist.

Medawar (1944), der sich in Oxford als Biologe mit der Transplantation von Haut nach Verbrennungen beschäftigte, gelang der Nachweis der immunologischen Natur dieser Transplantatabstoßung, indem er gesetzmäßige Abläufe für die Latenz der Abstoßung, die Induktion eines immunologischen Gedächtnisses und die Spezifität dieses Gedächtnisses aufzeigte (First- und Second-set-Phänomen). Mitchison fand 1954, daß die Transplantationsreaktion durch Antigensensibilisierte Lymphozyten übertragbar ist (adoptiver Transfer). Da bereits bekannt war, daß die für eine Immunreaktion verantwortlichen Antikörper ebenfalls von Lymphozyten produziert werden, war der gemeinsame zelluläre Ursprung der humoralen und zellulären Immunreaktion gesichert und die Möglichkeit ihrer therapeutischen Beeinflussung gegeben.

Folgerichtig wurden 1958 von Murray (USA) und 1959 von Hamburger (Frankreich) die ersten Nierentransplantationen mit Ganzkörperbestrahlung des Transplantatempfängers durchgeführt, nachdem an eineiigen Zwillingen 1954 von Murray u. Mitarb. die Standardtechnik der Nierentransplantation festgelegt worden war (Murray et al., 1958; Largiader, 1974).

Ab 1959 begann die Entwicklung und der Einsatz immunsuppressiver Medikamente wie Azathioprin und Corticosteroide. 1962 bzw. 1965 wurde erstmalig durch Hamburger bzw. Terasaki eine Spender-Empfänger-Kombination bei der allogenen Nierentransplantation anhand der Gewebetypisierung vorgenommen, die nach der Entdeckung des HLA-Systems durch Dausset 1958 möglich geworden war. Von Kissmeyer-Nielsen wurde 1966 die direkte Kreuzprobe zwischen den Lymphozyten des Spenders und dem Serum des Empfängers eingeführt, womit bei negativem Ausfall der Kreuzprobe das Risiko der hyperakuten Abstoßung erheblich vermindert werden konnte.

Mit Einführung eines neuen unspezifischen Immunsuppressivums, des Cyclosporin A, hat die klinische Transplantationstätigkeit aufgrund der wesentlich gebesserten Ergebnisse einen erheblichen Aufschwung genommen. Seither sind neben der *Nierentransplantation* auch andere klinische Organtransplantationen wie die *allogene Lebertransplantation* (Starzl, 1963), die *Herz-* (Barnard, 1967) und die *Pankreastransplantation* (Kelley, 1967) zu klinisch bedeutungsvollen Behandlungsmethoden geworden.

> Neben der operativ-methodischen und der immunologischen Grundlagenforschung hat insbesondere die empirische Entwicklung von **unspezifischen immunsuppressiven Therapien** (»Konventionelle Immunsuppression« mit Azathioprin und Corticosteroiden; Einführung des Cyclosporin A) die klinische Organtransplantation stimuliert.

15.0.2. Überblick über die Organ- bzw. Gewebstransplantationen und Begriffsbestimmungen

Einen Überblick über die heute durchgeführten Organ- bzw. Gewebstransplantationen und ihre Bedeutung als Heilmethode gibt die Tab. 15.-1. Wichtige Begriffe der Transplantationschirurgie, geordnet nach immunologischen Gesichtspunkten, nach Ort der Implantation und nach der Methode der Implantation, werden in Tab. 15.-2 erläutert.

Die **Antigene,** die bei der Auslösung von Alloimmunreaktionen wie z. B. einer Transplantatabstoßung eine große Rolle spielen, werden allgemein als *Histokompatibilitätsantigene*, als *Transplantationsantigene* oder *Gewebeverträglichkeits-*

Tab. 15.-1. Mögliche allogene Organ- und Gewebetransplantationen.

Organ bzw. Gewebe	Entnahme bei intaktem Kreislauf	Bedeutung als Heilmethode	Bemerkung
Herz	+ +	Zunehmend	Wenige Zentren
Lunge	+	Allein problematisch, in Kombination mit Herz	Wenige Zentren
Leber	+	Zunehmend	Wenige Zentren
Niere	+ −	+ +	Sehr verbreitet
Pankreas	+	Zunehmend	Wenige Zentren
Darm	+	−	Nur Versuche
Blut	+	+ + +	Allgemein
Knochenmark	+	+ +	In wenigen Zentren
Augenhornhaut	−	+ +	Beseitigung von Blindheit
Gehörknöchelchen	−	+ +	Beseitigung von Taubheit
Knorpel	−	+	
Knochen	−	+	
Haut	−	?	Bei großen flächenhaften Verbrennungen

Tab. 15.-2. Begriffsbestimmungen in der Transplantationschirurgie.

Nach immunologischen Gesichtspunkten	Nach Ort der Implantation	Nach Methode der Implantation
A. *Autotransplantat* (autogenes Transplantat) Spender und Empfänger sind das gleiche Individuum B. *Isotransplantat* (syngenes Transplantat) Spender und Empfänger sind genetisch identische Individuen der gleichen Spezies C. *Allotransplantat* (allogenes Transplantat) Spender und Empfänger sind genetisch verschiedene Individuen der gleichen Spezies D. *Xenotransplantat* (xenogenes Transplantat) Spender und Empfänger sind Individuen verschiedener Spezies	*Orthotop* Implantationsort identisch mit normalem Organsitz *Heterotop* Implantationsort unterscheidet sich vom normalen Sitz (z.B. Niere ins kleine Becken) *Paratop* Implantationsort und normaler Organsitz sehr benachbart (z.B. Pankreastransplantat in Milzloge)	*Gestieltes Transplantat* Das Transplantat besitzt eine Gefäßverbindung zum Empfänger (nur bei Autotransplantat möglich!) *Freies Transplantat* Das Transplantat hat keine Gefäß-, Nerven- und Lymphverbindung zum Empfänger

antigene bezeichnet. Man unterscheidet ein sog. Hauptkompatibilitätssystem (major histocompatibility complex oder MHC) von anderen Histokompatibilitätssystemen (Non-MHC-Systeme).

Beim Menschen heißen die Antigene des MHC-Systems auch *HLA-Antigene* (human leucocyte antigen), da sie ursprünglich mit Hilfe serologischer Methoden auf Leukozyten nachgewiesen werden konnten.

Zum Non-MHC-System werden das *AB0-Blutgruppensystem,* das *Endothel-Makrophagen-Antigen-System,* das *Lewis-Blutgruppensystem* und das vom männlichen Geschlechtschromosom kontrollierte *H-Y-Antigen* gezählt.

In Ergänzung zur immunologischen Reaktion durch die Gewebeverträglichkeitsantigene können verschiedene **andere äußere Faktoren,** wie der Ort und die Dosis der Antigenimmunisation, die Zahl und der Weg der Immunisation und der Gebrauch von Adjuvantien die Quantität und die Qualität der Antikörperproduktion beeinflussen. Zumindest drei der vier von GELL und COOMBS (1976) klassifizierten Typen der Immunmechanismen, die im Rahmen der Abwehr von »Infektionen« in Gang gesetzt werden, sind auch bei der Transplantatabstoßung beobachtet worden:
Typ II oder zytotoxische Reaktionen, die IgG- oder selten IgM-Antikörper produzieren,
Typ III oder Immunkomplexreaktionen (Arthusreaktion oder Serumkrankheit) und
Typ IV oder Überempfindlichkeitsreaktion vom verzögerten Typ (Tuberkulinreaktion).

Die im Rahmen einer Allotransplantation ausgelösten **Allo-Immunreaktionen** werden bestimmt durch das *Haupthistokompatibilitätssystem (MHC),* durch das *Non-MHC-System* und *äußere Faktoren.*

15.0.3. Immunologische Grundlagen

15.0.3.1. Histokompatibilitätssysteme und Genetik

Beim Menschen sind es vor allem die *AB0-* und die *Haupthistokompatibilitätsantigene,* die für die Abstoßung eines Allotransplantats verantwortlich gemacht werden müssen. Die Bedeutung des AB0-Blutgruppensystems beim Menschen im Rahmen der Organtransplantation ist unbestritten; in der Regel wird nicht über die Blutgruppengrenzen hinweg transplantiert.

Die **Non-MHC-Antigene** werden im allgemeinen als »schwache« Antigene klassifiziert, da sie bei einem MHC-kompatiblen Transplantat nur dann eine Abstoßung in Gang setzen können, wenn eine vorbestehende Sensibilisierung gegenüber Non-MHC-Antigenen vorliegt.

Es ist sehr schwierig, die *Bedeutung der* **Haupthistokompatibilitätsantigene** *für die Organtransplantation* exakt anzugeben. Im Rahmen der allogenen Nierentransplantation wird prinzipiell versucht, neben dem AB0-Blutgruppensystem auch das HLA-System bei der Spender-Empfänger-Auswahl zu berücksichtigen, um über eine Vermeidung von Antigendifferenzen das Risiko der Abstoßung zu vermindern. Für die Langzeitfunktion eines Nierentransplantates zwischen Geschwistern ist es von großer Bedeutung, ob eine vollständige HLA-Identität oder nur eine Übereinstimmung in einem Haplotyp oder aber gar keine Übereinstimmung besteht.

Für die Leichennierentransplantation ist der *Grad der HLA-Übereinstimmung* auf die Transplantatüberlebensrate von geringerem Einfluß, trotzdem ist auch hier – auch unter der verbesserten Immunsuppression mit Cyclosporin – bei einer Übereinstimmung der HLA-Antigene eine bessere Transplantatüberlebensrate zu erzielen als bei einem »HLA-Mismatch« (OPELZ, 1986) (Abb. *15.*-1). So beträgt z.B. die Transplantatüberlebensrate bei völliger Übereinstimmung der *HLA-B-* und *DR-Antigene* 90% nach einem Jahr gegenüber 72% bei komplettem Unterschied allein der HLA-DR-Antigene; letztere sind für die Prognose der Transplantatfunktion besonders wichtig und werden bei der Auswahl der Spender-Empfänger-Paare in neuester Zeit vermehrt herangezogen.

Allerdings muß an dieser Stelle betont werden, daß eine hohe Transplantatüberlebensrate von dem optimalen Zusammentreffen verschiedener Faktoren abhängt, wie z.B. der Vortransfusion (s. u.), der Übereinstimmung in den HLA-Antigenen, dem Vorhandensein von bestimmten Antikörpern vor der Transplantation, der Art der durchgeführten Immunsuppression (s. u.), so daß es problematisch ist, den Einfluß nur eines Parameters, wie z.B. den des HLA-Systems, isoliert zu beurteilen. Bei der Transplantation der anderen parenchymatösen Organe, wie Herz, Leber und Pankreas, ist es zur Zeit aus zeitlichen Gründen nicht möglich, bei der Spender-Empfänger-Auswahl das HLA-System zu berücksichtigen. Interessanterweise hat sich dies nicht negativ auf die Erfolgsraten zumindest bei der Herz- und bei der Lebertransplantation unter Cyclosporin-Therapie ausgewirkt.

Die **genetische Kontrolle des Histokompabilitätssystems** erfolgt durch *5 eng benachbarte Loci,* die auf dem 6. Chromosom gelegen sind und die HLA-A-, HLA-B-, HLA-C-, HLA-D- und HLA-DR-Locus genannt werden (Abb. *15.*-2). Während die Antigene des HLA-A-, HLA-B-, HLA-C- und HLA-DR-Locus in einem Lymphozytoto-

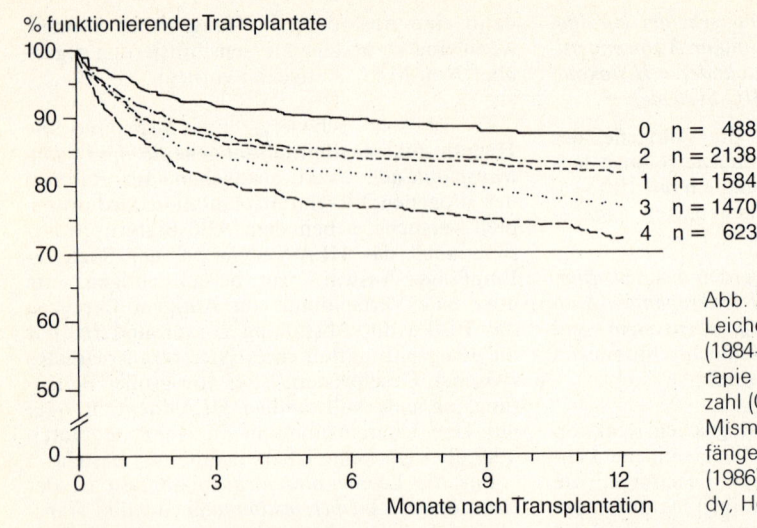

Abb. 15.-1. Funktionsraten von Leichennieren-Ersttransplantaten (1984–1985) unter Cyclosporin-Therapie in Abhängigkeit von der Anzahl (0, 1, 2, 3 und 4) der B- und DR-Mismatches. n = Anzahl der Empfänger. (Aus: G. OPELZ: Newsletter 7 (1986), Collaborative Transplant Study, Heidelberg 1986).

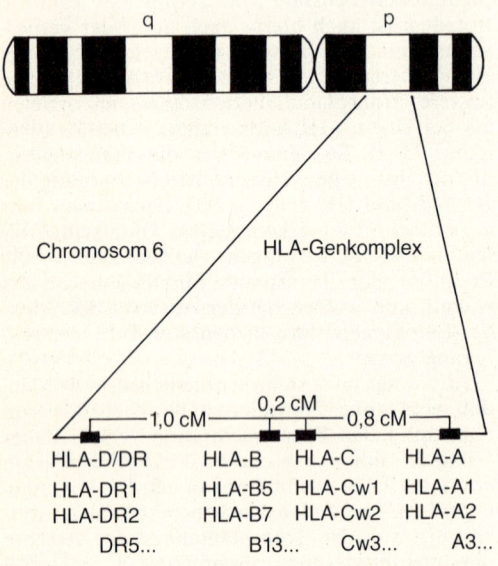

Abb. 15.-2. Lokalisation und Aufbau des HLA-Genkomplexes beim Menschen.

xizitätstest serologisch nachweisbar sind, können die Antigene des HLA-D-Locus nur durch einen zellulären In-vitro-Test, die gemischte Lymphozytenkultur (MLC = mixed leucocyte culture) identifiziert werden.

Die Gen-Produkte der HLA-A-, -B- und -C-Loci befinden sich *auf der Zelloberfläche aller kernhaltigen Zellen*, während die Antigene der HLA-D- und HLA-DR-Loci nur auf bestimmten Zelltypen (B-Lymphozyten, aktivierten T-Lymphozyten, Makrophagen, Spermien, Endothelzellen) vorkommen. Bis heute konnte noch nicht genau geklärt werden, ob es sich bei dem HLA-D- und dem HLA-DR-Locus um zwei getrennte Gen-Orte handelt, oder ob das Gen-Produkt des HLA-D-Locus auch die dem HLA-DR-Locus zugeschriebenen Eigenschaften beinhaltet. Auf jeden Fall besteht zwischen diesen beiden Loci eine enge Beziehung, was sich auch in der Namensgebung ausdrückt (DR = D-Related). Transplantationsantigene mit analoger Funktion und ähnlicher chemischer Struktur wie die HLA-Antigene konnten inzwischen bei vielen Spezies der höheren Wirbeltiere nachgewiesen werden. Ihnen allen ist ein *hochgradiger Polymorphismus (multiple Allelie)* gemeinsam, der in dieser extrem starken Ausbildung in der Natur bisher einmalig ist.

Da im Fall der Transplantationsantigene die genetische Information des väterlichen und des mütterlichen Chromosoms gleichberechtigt (codominant) vererbt wird und da pro Chromosom 5 verschiedene Loci vorhanden sind, exprimiert jedes Individuum auf seinen Zelloberflächen maximal 10 verschiedene Transplantationsantigene. Berücksichtigt man den starken Polymorphismus, daß nämlich innerhalb der Population pro Locus nicht nur 2, sondern viele Allele und damit Antigenspezifitäten auftreten (beim Menschen ungefähr 80 verschiedene Spezifitäten bei allen 5 Loci), ergibt sich innerhalb der Bevölkerung eine enorme Anzahl möglicher Antigenkombinationen (ca. $6 \cdot 10^5$ beim Menschen). Das bedeutet, daß die Wahrscheinlichkeit für das Vorkommen von 2 HLA-identischen Personen $6 \cdot 10^{-5}$ ist. Allerdings treten gewisse Antigene häufiger und einige Spezifitäten immer gemeinsam (gekoppelt) auf, so daß diese Zahl von $6 \cdot 10^{-5}$ im günstigsten Fall um einige Größenordnungen erhöht wird.

Innerhalb einer Familie sind die Möglichkeiten verschiedener HLA-Antigen-Kombinationen weitaus geringer. Da jedes Kind ein HLA-System-tragendes Chromosom (Haplotyp) vom Vater und eines von der Mutter erhält, ist die Wahrscheinlichkeit für zwei HLA-identische Geschwister 1:4 (25%).

> Das **HLA-System (B- und DR-Locus)** hat insbesondere für die **Nierentransplantation,** jedoch weniger für die Transplantation der anderen parenchymatösen Organe, eine große Bedeutung.

15.0.3.2. Transfusionseffekte und Responder-Status

15.0.3.2.1. Der Einfluß von Bluttransfusionen vor der Transplantation

Seit der Beobachtung von OPELZ und TERASAKI (1980), daß Patienten, die mit Bluttransfusionen vorbehandelt worden sind, ein Nierentransplantat weitaus seltener abstoßen als nicht vortransfundierte Patienten, gilt die Bluttransfusion als Mittel der immunologischen »Konditionierung« vor der Transplantation. Das Risiko der Sensibilisierung durch die Bluttransfusion, also die Entwicklung von präformierten lymphozytotoxischen Antikörpern, wird mit weniger als 3% angegeben (s. Kap. 12).

Interessanterweise ließ sich der bisher als gesichert angesehene Vortransfusionseffekt an den Ergebnissen einer multizentrischen Studie, in der in den letzten 5 Jahren über 20 000 Nierentransplantationen gesammelt wurden, unter Cyclosporin-Therapie für die Jahre 1984 und 1985 nicht mehr nachweisen (OPELZ, 1986). Damit ist die Frage der Notwendigkeit einer Bluttransfusion vor Transplantation wieder offen.

> Die **Bluttransfusion vor der Transplantation** gilt als Mittel der immunologischen »Konditionierung«, deren Ursache nicht geklärt ist.

15.0.3.2.2. Responder-Status des Transplantatempfängers

Es gibt eine *genetisch festgelegte Differenz* der Reaktivität gegen bestimmte Transplantationsantigene, die die Transplantatempfänger in »Low«- und »High«-Responder unterteilen läßt.

Tierexperimentell konnte gezeigt werden, daß bestimmte *Immun-response-Gene* (Ir-Gene) die Reaktivität gegen MHC-Antigene kontrollieren. Solche Reaktionsformen liegen sicherlich auch beim Menschen vor, obwohl eindeutige Nachweise hierzu noch fehlen.

Neben diesem genetisch festgelegten Responder-Status existieren Faktoren, die in *unspezifischer* Weise die Reaktivität gegenüber fremden Transplantaten beeinflussen können und für die klinische Situation besonders wichtig sind. Hierzu gehört z. B. bei dem niereninsuffizienten Patienten die *Urämie,* die nachweislich einen unspezifischen immunsuppressiven Effekt besitzt, der z. B. durch Immunisierung mit Dinitrochlorbenzol (DNCB) geprüft werden kann. Patienten mit schwacher Reaktion gegenüber DNCB haben wesentlich seltener Abstoßungsreaktionen als Patienten mit hoher Reaktivität gegen DNCB. Auch schwere *bakterielle und virale Infektionen,* ebenso ein *insulinabhängiger Diabetes mellitus,* besitzen eine unspezifische immunsuppressive Wirkung.

> Der **Responder-Status des Transplantatempfängers** wird durch eine genetisch festgelegte Differenz der Reaktivität gegen bestimmte Transplantationsantigene und durch nicht-genetische unspezifische Faktoren bestimmt.

15.0.3.3. Transplantatabstoßung

In morphologischer Hinsicht besteht das **Immunsystem** aus den *zentralen* lymphatischen Organen des Knochenmarks und des Thymus, den *peripheren* lymphatischen Organen wie Lymphknoten, Milz und lymphatisches Gewebe des Darmes sowie den *zirkulierenden Lymphozyten* in Blut, Lymphe und Interstitium. Der komplexe Immunprozeß, der in einem immunologisch nicht modifizierten Wirt im allgemeinen zur Abstoßung eines Allotransplantates führt, kann über die *beiden Wege* der *Produktion von Antikörpern* und der *Bildung von sensibilisierten Effektorzellen* ablaufen. Antikörper werden durch die aus dem Knochenmark stammenden *B-Zellen,* Effektorzellen aus thymusabhängigen *T-Lymphozyten* gebildet. Beide Zellarten, die ständig zwischen den einzelnen lymphatischen Organen zirkulieren, sind allerdings in ihrer Reaktion auf eine antigene Stimulation keineswegs einheitlich, sondern in ihrer Gesamtheit außerordentlich vielfältig, was in Tab. *15.*-3 nur grob skizziert ist.

Die Komplexität einer Immunreaktion ist bedingt durch:
1. eine Vielzahl von Antigenrezeptoren auf den Zellen,
2. eine unterschiedliche Reaktion der Zellen auf einen antigenen Reiz (Antikörperbildung, Bildung von Effektorzellen, Helferzellen, Suppressorzellen),
3. einen bereits durchgemachten antigenen Reiz (antigen-reaktive Vorläuferzellen, Gedächtniszellen).

Bei dem **Reaktionsablauf der Transplantatabstoßung** unterscheidet man funktionell einen *afferenten,* einen *zentralen* und einen *efferenten Teil der Immunreaktion.*

Der *afferente* Teil besteht in der Antigenerkennung, der *zentrale* Teil in der Reaktion der anti-

Tab. 15.-3. Entstehung und Wirkungsweise der wichtigsten Immunreaktionen bei der Transplantatabstoßung. 1. Zell-Lyse durch Antikörper (⋋) und aktiviertes Complement (0) (humorale Immunantwort). 2. Direkte Zytotoxizität (zelluläre Immunantwort). 3. Antikörperabhängige zellvermittelte Zytotoxizität. 4. Opsonisierung über Antikörper (⋋) und/oder aktiviertes Complement (0). 5. Direkte Phagozytose.

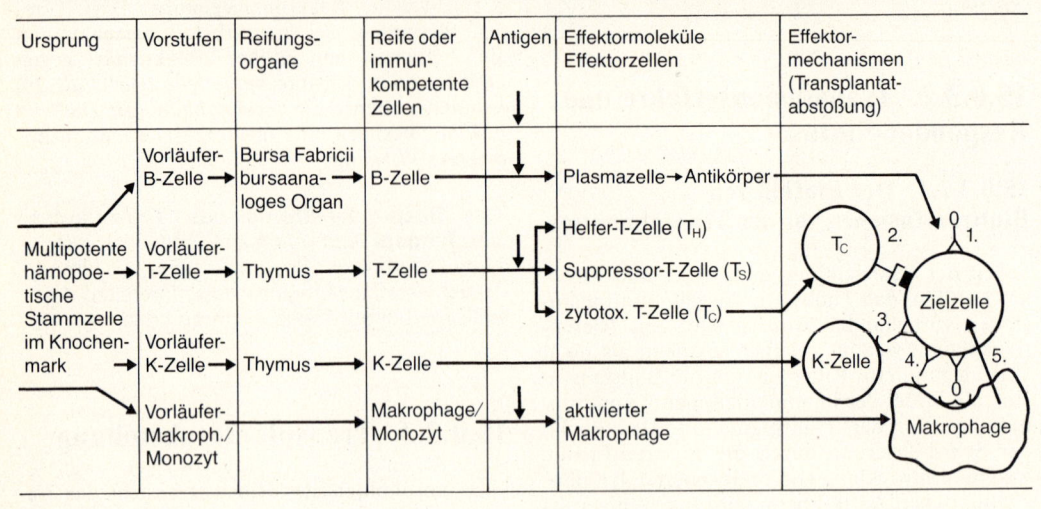

Ursprung	Vorstufen	Reifungsorgane	Reife oder immunkompetente Zellen	Antigen	Effektormoleküle Effektorzellen	Effektormechanismen (Transplantatabstoßung)
Multipotente hämopoetische Stammzelle im Knochenmark	Vorläufer-B-Zelle	Bursa Fabricii bursaanaloges Organ	B-Zelle		Plasmazelle → Antikörper	
	Vorläufer-T-Zelle	Thymus	T-Zelle		Helfer-T-Zelle (T_H) / Suppressor-T-Zelle (T_S) / zytotox. T-Zelle (T_C)	
	Vorläufer-K-Zelle	Thymus	K-Zelle			K-Zelle
	Vorläufer-Makroph./Monozyt		Makrophage/Monozyt		aktivierter Makrophage	Makrophage

genstimulierenden Zellen in den zentralen lymphatischen Organen, wobei auch eine periphere Sensibilisierung durch Einwanderung antigenreaktiver Lymphozyten in ein vaskuläres Organ, z. B. die Niere, in Betracht gezogen wird. Schwerpunkte in diesem Reaktionsablauf sind die *Art der Antigenfreisetzung* (Membrankomplexe, lösliche Membranen, mit dem Transplantat übertragene Passenger-Leukozyten) und die *Aktivierung von T- und B-Lymphozyten* mit ihren verschiedenen Subpopulationen wie sie in Tab. 15.-3 aufgezeichnet sind.

Kennzeichnend für die *efferente Phase* der Abstoßung ist die Infiltration von Zellen in das Transplantat, die Produktion von Antikörpern und das Auftreten bestimmter Mediatoren. Das *zelluläre Infiltrat* umfaßt neben den spezifisch sensibilisierten Zellen der *T- und B-Lymphozytenreihe* einen großen Anteil von *Makrophagen, Granulozyten, 0-Zellen* (Zellen, die durch die Abwesenheit von für andere Populationen charakteristische Zelloberflächenmarker, z. B. T- und B-Zellmarker definiert sind) und *K-Zellen* (Zellen, die ausschließlich funktionell durch ihre Fähigkeit zur Lyse charakterisiert sind).

Obwohl der Anteil spezifisch sensibilisierter Zellen im Infiltrat relativ klein ist, kommt ihnen eine zentrale Bedeutung mit folgenden *Funktionen* zu:

1. Bildung von zytotoxischen T-Effektorzellen, die über einen direkten Zellkontakt zur Zytolyse der Zielzellen führen,
2. Produktion von transplantatgebundenen Antikörpern, durch die es über eine Fixierung von K-Zellen zur Lyse der Zielzellen kommt,
3. Produktion von Mediatoren (zusammenfassend Lymphokine genannt), die eine Rekrutierung unspezifischer Entzündungszellen auslösen.

Neben diesen verschiedenen Zellpopulationen greifen bestimmte *Regulationsmechanismen*, wie lösliche Mediatoren, kontrollierend in die Immunreaktion ein. Die vollständige Transplantatabstoßung ist eine Mischung aus spezifischen und unspezifischen Reaktionen, wobei die unspezifische Reaktion auch als *Amplifikation* der spezifischen Reaktion bezeichnet wird. Zu den Amplifikatoren gehören auch die Aktivierung des Complement-Systems, des Kinin- und Gerinnungssystems sowie die bereits erwähnte Rekrutierung von Makrophagen, Granulozyten etc.

Die **klinischen Symptome** bei den verschiedenen Formen der Abstoßungsreaktion nach allogener Nierentransplantation (hyperakut, akzeleriert, akut, chronisch) sind in Tab. 15.-4 wiedergegeben.

Die **Transplantatabstoßung** stellt eine Kombination aus spezifischen (lymphozytären) und unspezifischen (Complement-, Kinin- und Gerinnungssystem, Makrophagen, Granulozyten etc.) Reaktionen dar.

Tab. 15.-4. Formen der Abstoßungsreaktion nach Nierentransplantation.

Form	Beginn	Verlauf	Ursachen
Hyperakut	Nach Gefäßanschluß des Transplantates	Irreversible Schädigung des Transplantates innerhalb Minuten bis Stunden	Zirkulierende zytotoxische Antikörper
Akzeleriert	Innerhalb der ersten Woche nach Transplantation	Verlauf wie bei schwerer akuter Abstoßungsreaktion; der Anteil irreversibler Verlaufsformen ist hoch	Reaktivierung von bereits sensibilisierten B- und T-Zellklonen (Second-set-Reaktion)
Akut	Frühestens 1 Woche nach Transplantation	Über Tage bis Wochen, Übergang in chronische Verlaufsform möglich, reversible und irreversible Formen	Vorwiegend zelluläre (T-Lymphozyten, Killer-Zellen), jedoch auch humorale Immunreaktionen
Chronisch	Monate nach Transplantation	Über Monate bis Jahre kontinuierliche Minderung der Transplantatfunktion	Zelluläre und humorale Immunantwort mit Reaktionen an den Gefäßendothelien und Fibrose des Interstitiums

15.0.3.4. Immunsuppression

15.0.3.4.1. Immunsuppressive Behandlungsverfahren

Zur Zeit gibt es drei Möglichkeiten, die Immunantwort zu beeinflussen:
a) *Vermeidung von Antigen-Differenzen* durch die Bestimmung der AB0- und der HLA-Antigene (s. o.),
b) *Unspezifische Immunsuppression* der Immunantwort durch Medikamente,
c) *Antigen-spezifische Immunsuppression,* allerdings bisher nur tierexperimentell gelungen und unter den Phänomenen *Toleranz* und *Enhancement* bekannt (BRENT u. Mitarb., 1976; MORRIS, 1980).

Zur Zeit kann in der Klinik nur auf die beiden erstgenannten Verfahren zurückgegriffen werden.

Die in ihrem Ausmaß von vielen Faktoren beeinflußte Immunantwort gegen das Transplantat kann durch eine Zahl von Substanzen *unspezifisch gehemmt* werden. Allerdings ist ihre Wirkung oft unzureichend, andererseits sind sie in vielen Fällen der Grund für die Morbidität oder Letalität nach Organtransplantation. Alle unspezifischen Immunsuppressiva wirken auf die Zellen des lymphatischen und des retikulohistiozytären Systems hemmend ein. Ihre empirisch erarbeiteten Effekte bei der klinischen Anwendung haben jedoch die ersten dauerhaften Erfolge im Rahmen der Organtransplantation ermöglicht, angesichts oder wegen einer gehörigen Portion »Ignoranz« bezüglich der Immunantwort auf ein fremdes Organtransplantat (MORRIS, 1984).

Die *Höhe der Immunsuppression* ist individuell verschieden, allgemein gültige Parameter für die individuelle immunologische Wirksamkeit der Immunsuppression gibt es nicht. Die Dosis der Immunsuppression liegt kurz nach der Transplantation vergleichsweise hoch und wird mit der Dauer der Transplantatfunktion langsam reduziert. Sie bleibt aber als *Dauertherapie* solange bestehen, wie das Transplantat funktioniert. Wenn auch Einzelbeispiele zeigen, daß bei geeigneter Spender-Empfänger-Konstellation auf eine Immunsuppression bzw. eines der immunsuppressiven Medikamente ganz verzichtet werden kann, so ist umgekehrt eine Transplantatabstoßung bei Unterbrechung der Therapie so häufig beobachtet worden, daß der Versuch eines allgemeinen Verzichtes nicht zu rechtfertigen ist.

.1. Cyclosporin A

Cyclosporin A ist ein zyklisches Polypeptid, das aus Pilzen gewonnen wird. Seine starke immunsuppressive Wirkung wurde 1976 entdeckt (BOREL, 1986). Es wurde 1978 in die klinische Organtransplantation eingeführt (CALNE, 1979). Cyclosporin A scheint die Antigen-induzierte T-Zell-Differenzierung, insbesondere die der Helferzellen, über eine Verminderung der Interleukin-2-Spiegel zu hemmen.

Innerhalb kurzer Zeit wurde die überragende immunsuppressive Wirkung des Cyclosporin A bei vertretbaren Nebenwirkungen in verschiedenen regionalen und überregionalen kontrollierten Studien nachgewiesen. Die anfänglich gesteigerte Inzidenz von Lymphomen bei den ersten nierentransplantierten Patienten, die mit Cyclosporin A behandelt worden waren, hat sich bis heute nicht bestätigen lassen, so daß das Auftreten der Lymphome nicht als Cyclosporin-Effekt, sondern als Ausdruck der generellen Immunsuppression gedeutet werden muß.

Eine wichtige **Nebenwirkung** des Cyclosporins ist seine *Nephrotoxizität,* die bei der Mehrzahl der Patienten zu einer Kreatininerhöhung führt. Insbesondere bei Patienten mit Nierentransplantation ist diese Nebenwirkung, die in ihrer Wirkungsweise nicht erklärt ist, zu beachten. Andererseits hat Cyclosporin nicht nur die Ergebnisse nach »unkomplizierter« Nierentransplantation, sondern auch bei Patienten mit einem hohen immunologischen Risiko sowie bei Kindern drastisch verbessert, so daß man auf seinen Einsatz trotz Nephrotoxizität nicht verzichten kann. Ähnliches gilt für die anderen Organtransplantationen.

Dosierung: Beim Cyclosporin A ist es möglich, den Wirkstoffspiegel mit Hilfe eines Radioimmunoassay (RIA) oder mit der Hochdruckflüssigkeits-Chromatographie (HPLC) im Blut, Plasma oder Serum zu messen. Damit kann eine *individuelle Cyclosporin-A-Dosierung* vorgenommen werden.
Eine optimale Immunsuppression in der frühen postoperativen Phase kann man mit Cyclosporin-Dosen erreichen, bei denen anfänglich *Wirkstoffspiegel* im Vollblut von 250–800, später von 200–400 ng/ml angestrebt werden. Cyclosporin A wird im allgemeinen *mit Corticosteroiden kombiniert.*

Zu berücksichtigen ist, daß für das Cyclosporin eine größere Anzahl von *pharmakokinetischen* **Interaktionen** bekannt geworden sind: Sein Spiegel wird *erhöht* durch gleichzeitige Verabreichung von Ketoconazole, durch hohe Dosen von Methylprednisolon (die z. B. zur Therapie einer akuten Abstoßungsreaktion eingesetzt werden), durch die Antibiotika Erythromycin und Moxalactam. *Erniedrigte* Cyclosporinspiegel werden gemessen nach Phenytoin, Sulfadimidine und Trimethoprim, Rifampicin, Isoniazid und Sulfinpyrazone. Wahrscheinlich aufgrund besonderer pharmakokinetischer Eigenschaften, die in ihrer Gesamtheit noch nicht verstanden sind, wie z. B. vergleichsweise kurzer Halbwertszeit, führt ein Auslassen der Cyclosporin-Therapie über 36 Stunden in einem hohen Prozentsatz zu einer akuten Abstoßungsreaktion und möglicherweise Verlust des Transplantates.

.2. Corticosteroide

Die Wirkung der Corticosteroide ist so komplexer Natur, daß ein Einfluß auf den Ablauf der Immunantwort an mehreren Stellen vorliegt. Im lymphatischen Gewebe wird die RNA-Bildung gehemmt, was zu einer Verminderung von Differenzierungsprozessen in der Proliferationsfähigkeit der Zellen führt, so daß hier eine zytostatikaähnliche Wirkung vorliegt. Die ausgeprägte antiexsudative und antiproliferative Wirkung könnte allerdings auch weniger die Immunreaktion selbst als vielmehr die Antwort der Zellen und Gewebe darauf beeinflussen.

Dosis, Applikation, *Art und Zeitpunkt der Verabreichung* werden sehr unterschiedlich gehandhabt. Im allgemeinen wird 6-Methylprednisolon in einer Anfangsdosierung von 100–1000 mg mit schrittweiser Reduzierung auf 20–30 mg/Tag nach 4 Wochen und 10–20 mg/Tag nach einem halben Jahr verwendet. Unter Cyclosporintherapie scheint eine weitere Dosisreduktion der Corticosteroide möglich.

.3. Azathioprin

Azathioprin wird im wesentlichen in der Leber zu *6-Mercaptopurin* metabolisiert, dem eigentlichen immunsuppressiven Agens. Es stellt seit Beginn der 60er Jahre ein Basistherapeutikum zur Immunsuppression dar.

Bei der Lebendnierentransplantation wird mit der **Applikation** von Azathioprin bereits mehrere Tage vor der Operation begonnen, da die immunsuppressive Wirkung vermutlich erst einige Tage nach der Ersteinnahme einsetzt. Bei der Leichennierentransplantation wird die Substanz wenige Stunden vor oder während der Transplantation in einer **Dosis** von 4–6 mg/kg Körpergewicht verabreicht. Da die tolerierte Schwankungsbreite der Dosis individuell sehr groß ist, muß sich die Dosierung im weiteren Verlauf nach der Zahl der peripheren Leukozyten richten. Die *Erhaltungsdosis* beträgt im allgemeinen 1,5–2,5 mg/kg Körpergewicht und Tag.

Befriedigende klinische Ergebnisse der Organtransplantation lassen sich mit Azathioprin nur erzielen, wenn es in relativ hoher Dosierung *mit Steroiden kombiniert* wird (»konventionelle Immunsuppression«). Eine Verbesserung der konventionellen Immunsuppression kann erzielt werden, wenn als weiteres Immunsuppressivum Antilymphozyten- bzw. Antithymozyten-Globulin in den ersten 3–4 Wochen nach Transplantation hinzugefügt wird.

Indikation: Obwohl Azathioprin seit 1979 zunehmend als Basistherapeutikum durch Cyclosporin A verdrängt wurde, ist Azathioprin nach wie vor indiziert, wenn die bekannte Nephrotoxizität des Cyclosporins zu erheblichen Nierenfunktionseinschränkungen führt. Dabei wird Azathioprin als zusätzliches Immunsuppressivum unter Dosisreduktion des Cyclosporins oder als Haupt-Immunsuppressivum nach Absetzen des Cyclosporins benutzt.

.4. Antilymphozyten- und Antithymozyten-Globulin

Antilymphozyten-Globulin wird aus dem Serum verschiedener Spezies – Pferd, Ziege, Kaninchen – gewonnen, die mit humanen Lymphozyten aus Lymphknoten, Milz oder peripherem Blut immunisiert werden. Bei Verwendung von Thymozyten wird das Antiserum dementsprechend benannt. Da es sich bei diesen in verschiedenen Spezies erzeugten Antiseren um ein biologisches Produkt handelt, ist eine Standardisierung und damit Vergleichbarkeit schwierig. Dennoch scheint es, daß vor allem die in jüngerer Zeit erzeugten Antiseren gegen Thymozyten einen deutlichen suppressiven Effekt auf die Abstoßungsreaktion auch beim Menschen haben und daß die Transplantatüberlebenszeit bei Anwendung dieser Seren günstig beeinflußt wird.

Ein Problem stellt die *Sensibilisierung* der Patienten *gegen des xenogene Serum* dar. Seine wichtigste immunsuppressive Wirkung beruht auf einer selektiven Verminderung rezirkulierender T-Lymphozyten, im lymphatischen Gewebe kommt es als Ausdruck eines lymphotoxischen Effektes zu einer Atrophie der thymusabhängigen Areale. Antilymphozyten- bzw. Antithymozyten-Globulin wird vor allem in Kombination mit der sog. »konventionellen« Immunsuppression durch Azathioprin und Steroide eingesetzt.

.5. Andere Verfahren

Ein weiteres unspezifisches Immunsuppressivum ist das **Cyclophosphamid,** das in der Vergangenheit bei Nieren- und bei Lebertransplantationen immer dann eingesetzt wurde, wenn Azathioprin wegen seiner toxischen Wirkung nicht verwendbar war.

Als **weitere Methoden** der unspezifischen Immunsuppression wurden oder werden bei umstrittener Effektivität versucht: *Drainage des D. thoracicus, Behandlung mit ionisierenden Strahlen,* wie z. B. die lokale Bestrahlung des Transplantats, *extrakorporale Bestrahlung des Blutes* oder *»Total- Lymphoid-Irradiation«, Thymektomie* und *Splenektomie.*

Mit der kürzlich erfolgten Einführung des ersten **monoklonalen Antikörpers,** der spezifisch gegen T-Lymphozyten gerichtet ist (OKT 3), eröffnen sich möglicherweise neue Wege in der Immunsuppression (GOLDSTEIN, 1985).

15.0.3.4.2. Abstoßungstherapie

Die immunsuppressive Therapie hat das Ziel, ein *Gleichgewicht zwischen Adaptation des allogenen Transplantates einerseits und der Abstoßungsreaktion andererseits* herzustellen; dennoch erleidet die Mehrzahl der Patienten eine oder mehrere Abstoßungsreaktionen, die durch eine Intensivierung der immunsuppressiven Therapie zum Teil beherrscht werden können. Gerade mit Cyclosporin hat sich zwar die Anzahl der akuten Abstoßungen vermindern lassen, aber die *Diagnostik* der Abstoßungsreaktion ist ungleich schwieriger geworden, da die typischen Zeichen der Abstoßungsreaktion fehlen, wie sie aus der Azathioprin-Ära bekannt sind. So muß der Anstieg des Kreatinins nach Nierentransplantation, der bei Anwendung von Azathioprin üblicherweise als Ausdruck einer abstoßungsbedingten Funktionsverschlechterung gilt, bei Cyclosporin-Therapie differentialdiagnostisch als Nephrotoxizitätszeichen diskutiert werden. Damit kommt der Diagnostik der Abstoßungsreaktion eine besondere Bedeutung zu.

Therapie: Das wichtigste Medikament zur Behandlung der akuten Abstoßungsreaktion sind die *Corticosteroide.* Bei der Therapie der Abstoßungsreaktion wird entweder zusätzlich ein *halbes Gramm 6-Methylprednisolon/Tag* in einer Folge von 3 Tagen intravenös appliziert oder die orale Dosis des *Methylprednisolons* auf 200 mg/Tag erhöht und langsam auf die Ausgangsdosis reduziert. Empfohlen wird eine Begrenzung der intravenösen Zusatzbehandlung von Methylprednisolon auf insgesamt 3-6 g in den ersten 3 Monaten nach Transplantation.

Zusätzlich kann *Antilymphozytenserum* z. B. über 10 Tage gegeben oder eine lokale Bestrahlung des Transplantates durchgeführt werden. Neuerdings wird bei einer sog. Steroid-resistenten Abstoßung der Einsatz des *monoklonalen Antikörper OKT 3* (s. o.) versucht. Eine *antibiotische Abschirmung* des Patienten ist in dieser Behandlungsphase ratsam. Bei der Zusatztherapie mit hohen Dosen von Methylprednisolon und Antilymphozytenserum muß jedoch auch mit einer erhöhten Anfälligkeit gegenüber Virusinfektionen gerechnet werden.

Eine spezifische Therapie der sog. chronischen Abstoßungsreaktion ist *nicht bekannt.* Hier kann u. U. ein »Umsteigen« von einer auf die andere Basisimmunsuppression von Nutzen sein.

> Bei der **Therapie der akuten Abstoßung,** die eine Änderung und eine „Verschärfung" der Immunsuppression darstellt, haben sich im allgemeinen die unspezifisch wirkenden Corticosteroide sehr bewährt.

15.0.3.4.3. Komplikationen bzw. Nebenwirkungen der immunsuppressiven Therapie

Komplikationen: Die unspezifische immunsuppressive Therapie führt zu einer *generellen Resistenzminderung gegenüber Infektionen*. Am häufigsten werden Infektionen mit *Zytomegalie-Virus* und *Pilzen* beobachtet. Insbesondere bei Durchführung der Abstoßungstherapie mit hohen Dosen von Corticosteroiden und mit Antilymphozyten bzw. Antithymozytenglobulin ist die Rate der medikamentös bedingten Infektionen vergleichsweise hoch. Da unter Cyclosporin-Therapie wesentlich weniger akute Abstoßungen beobachtet bzw. behandelt werden müssen als bei Einsatz der anderen unspezifischen Immunsuppressiva, hat sich generell die Rate der Infektionen nach Organtransplantation drastisch vermindern lassen.

Nebenwirkungen: Neben der für alle Immunsuppressiva geltenden Resistenzminderung haben die verschiedenen Medikamente auch *spezifische Nebenwirkungen*. Für die meisten medikamentös bedingten Komplikationen sind die Corticosteroide verantwortlich. Ihre Reduktion auf ein notwendiges Mindestmaß bewirkt eine erhebliche Verminderung der Morbidität und Letalität nach Organtransplantation.

Als *Corticosteroid-bedingte Nebenwirkungen und Komplikationen* werden gefunden:
1. *Gastrointestinal:* Ulzera, intestinale Perforationen und Blutungen, Pankreatitis.
2. *Vaskulär:* Hypertension, Vaskulitis, Gefäßverschlüsse, gesteigerte Kapillarfragilität.
3. *Muskel- und Skelettsystem:* Myopathie und Muskelschwund, Osteoporose, aseptische Knochennekrose.
4. *Ophthalmologisch:* Katarakt, Retinitis, Glaukom, Enophthalmus.
5. *Nervensystem:* Steroidpsychose, extrapyramidale Symptome, Steroidabhängigkeit.
6. *Metabolisch:* Hyperlipidämie, gesteigerter Katabolismus, Diabetes mellitus, Kaliumverlust, Natriumretention.
7. *Verschiedenes:* Akne, Cushing, Hirsutismus, Wachstumshemmung bei Kindern.

Unter *Cyclosporin* werden folgende Neben- (bzw. Überdosierungs-)wirkungen beobachtet:
1. Hypertrichose,
2. Tremor,
3. Nephrotoxizität,
4. Hepatotoxizität,
5. Gingivitis hypertrophicans,
6. Hypertonie vor allem bei Herztransplantierten, aber auch bei nierentransplantierten Patienten mit Flüssigkeitsretention und Krämpfen,
7. Magen-Darm-Beschwerden,
8. Induktion von malignen Lymphomen.

Unter *Azathioprin* treten folgende Nebenwirkungen auf:
1. Depression des Knochenmarks mit Leukopenie und Thrombozytopenie,
2. Toxische Einflüsse auf die Erythropoese mit Makrozytose,
3. Toxische Cholestase-Leber,
4. Induktion maligner Tumoren.

> Neben den spezifischen Nebenwirkungen der Immunsuppressiva muß der Effekt der generellen **Resistenzminderung gegenüber Infektionen** berücksichtigt werden.

15.0.4. Organgewinnung

15.0.4.1. Allgemeines zur (Multi-)Organspende

Angesichts der verbesserten Möglichkeiten der Transplantation lebenswichtiger Organe steht die Multi-Organspende bzw. -Gewinnung ganz im Vordergrund.

Zur Multi-Organspende sind *ausschließlich Verstorbene mit einem primären oder einem sekundären Hirntod* geeignet, bei denen durch geeignete Maßnahmen die Kreislauf- und Atmungstätigkeit aufrechterhalten wurde. Unabdingbare Voraussetzungen für eine Organspende bzw. -gewinnung sind der *Nachweis des Hirntodes und* die (vor dem Tod abgegebene, in Form eines Organspenderausweises vorliegende) *Einwilligungserklärung des Spenders bzw. die Einwilligungserklärung der Angehörigen*. In der Bundesrepublik Deutschland wird der Hirntod entsprechend den Kriterien, die der Wissenschaftliche Beirat der Bundesärztekammer am 24. Oktober 1986 neu formuliert hat (Deutsches Ärzteblatt, 1986), diagnostiziert. Erst nach Vorliegen des Hirntodes kann daran gedacht werden, im Gespräch mit den Angehörigen des Betroffenen die Frage der Organspende zu klären.

Bei allen *unpaarigen parenchymatösen Organen und Organen, die nicht,* wie z. B. Knochenmark, *regenerationsfähig sind,* ist eine Organspende nur vom Hirntoten möglich. Bei *paarigen Organen,* wie der Niere, und bei segmental verwendungsfähigen Organen, wie z. B. der Bauchspeicheldrüse, sind Organentnahmen bei *lebenden* Spendern durchgeführt worden. Selbstverständlich ist auch zu dieser Organspende die Einwilligung des Spenders, die ohne erkennbaren Druck abgegeben sein muß, die absolute Voraussetzung.

Die Auffassungen über die *Indikation zur Lebendspende* sind – obwohl das Operationsrisiko für den Spender als gering anzusehen ist, andererseits eine verläßliche Aussage über Spät-Nebenwirkungen nicht abgegeben werden kann –

sehr unterschiedlich. Bei den ständig verbesserten Funktionsraten von Leichennierentransplantaten – insbesondere in der letzten Zeit unter der Cyclosporin-Therapie – kann der Vorteil der Lebendspende, nämlich eine hohe Funktions- und Transplantatüberlebensrate, nur genutzt werden bei HLA-identischen Geschwistern bzw. HLA-Haplotyp-identischen Verwandten. Der Anteil an Verwandtenspendern bei der Nierentransplantation liegt in Europa bei 10–15%.

Die Durchführung einer *Lebenspende im Rahmen einer segmentalen Pankreas-(Schwanz-) Transplantation* erscheint unter den heutigen Gegebenheiten sowohl für den Spender als auch für den Empfänger als sehr risikoreich und ist *abzulehnen,* da

1. die Prognose des Pankreas-Transplantates zur Zeit noch sehr zweifelhaft ist (s. u.) und
2. der Spender ein hohes Risiko zur Entwicklung einer diabetischen Stoffwechsellage eingeht.

Bestrebungen, die Transplantation von *Organen von nichtverwandten Lebendspendern* durchzuführen, sollte aus prinzipiellen und ethischen Gründen widersprochen werden. Die Gefahr eines offenen oder verdeckten *Organhandels* ist nicht von der Hand zu weisen. Die Argumentation mit der Knappheit der zur Verfügung stehenden Leichennierentransplantate ist nicht stichhaltig, da erfahrungsgemäß die Möglichkeiten der Leichen-Organentnahme zur Zeit nur zu etwa 20% genutzt werden. Die Mitarbeit bei der Organgewinnung gehört zwar zu den schwierigsten, aber auch zu den vornehmsten ärztlichen Pflichten.

Eine (Multi-)Organspende darf (in geeigneten Fällen) nur dann vorgenommen werden, wenn der **Hirntod zweifelsfrei festgestellt** ist und die Einwilligungserklärung vorliegt.

15.0.4.2. Voraussetzungen zur Entnahme von Leichen-Organtransplantaten

Geeignet als *Spender* sind Verstorbene nach schweren Schädel-Hirn-Traumen, nach Operation benigner oder primärer maligner Hirntumoren oder nach Hirnarterienaneurysmablutungen. Zusätzlich kommen Patienten mit sekundärem Hirntod in Betracht, solange das zur Transplantation vorgesehene Organ keine Schädigung aufweist. Im übrigen dürfen keine akuten oder chronischen systemischen Infekte oder maligne Grunderkrankungen – ausgenommen primäre maligne Hirntumoren – vorliegen.

In jedem Fall wird der Tod durch Ärzte, die unabhängig vom Transplantationsteam sind, festgestellt.

Parallel zu den Bemühungen um die potentielle Multi-Organspende müssen die *Bedingungen für eine Organspende aus medizinischer Sicht* geklärt werden. Allgemeine *Merkmale* eines »geeigneten« Multi-Organspenders sind:
– Alter unter 60 Jahre,
– Isoliertes Schädel-Hirn-Trauma,
– Kreislaufstabilität,
– Kurze Intensivtherapie,
– Keine Notwendigkeit der Reanimation insbesondere im Hinblick auf Herz- und Leberentnahme.

Das Aufrechterhalten eines intakten Kreislaufes zur Sicherstellung der Organdurchblutung ist in dieser Phase der Spendervorbereitung sehr wichtig.

Für die einzelnen Organe ergeben sich *spezielle Kriterien zur Entnahme:*

Ist die Entnahme der *Nieren* vorgesehen, so sollte der Spender in der Anamnese oder zum Entnahmezeitpunkt keine erkennbaren Nierenerkrankungen aufweisen. Eine progrediente Oligurie spricht gegen die Nierenspende.

Bei der *Leberspende* ist das Alter des Organspenders auf maximal 40 Jahre beschränkt. Eine Lebererkrankung sollte ausgeschlossen sein. Schwierig kann dies bei der Beurteilung einer Fettleber sein, die als Transplantat nicht geeignet ist. Wegen der Empfindlichkeit der Leber gegenüber hypoxischen Schäden sollte das Organ bei intakten Kreislaufverhältnissen entnommen werden. Auch darf der Organspender weder an länger anhaltenden hypotonen Kreislaufkrisen noch an einem protrahierten Schock gelitten haben. Daraus folgt, daß im allgemeinen eine vorausgegangene Reanimation eine Leberentnahme ausschließt.

Auch bei der *Pankreasspende* sollte das Alter des Spenders zwischen 15 und 40 Jahren liegen. Familien- und eigenanamnestisch sowie nach den Labordaten muß beim Spender eine Blutzuckererkrankung ausgeschlossen sein. Die Altersbegrenzung von 15–40 Jahren gilt auch für den potentiellen *Herzspender.* Weder dürfen eine Herzerkrankung noch ein Thoraxtrauma noch eine Reanimation vorliegen.

Allgemeine Merkmale eines »geeigneten« Multi-Organspenders sind: Alter unter 60 Jahre, isoliertes Schädel-Hirn-Trauma, Kreislaufstabilität, kurze Intensivtherapie und keine Notwendigkeit der Reanimation.

15.0.4.3. Operatives Vorgehen zur Multiorganentnahme

Das Herz und die Leber sind die Organe, die auf eine In-situ-Ischämie am empfindlichsten reagieren. Das Leben des Empfängers ist von der sofortigen normalen Funktion dieser Organe abhängig. Aus diesen Gründen werden bei der Spender-Operation diese beiden Organe als erste mobilisiert und das Herz wird entnommen, sobald das Perfusionssystem zur hypothermen Insitu-Perfusion der Leber und der Niere vorbereitet ist. Wegen der konkurrierenden Gefäßsituation (Pfortader) ist eine gleichzeitige Entnahme nur von Pankreasschwanz und Leber möglich. Ist die Entnahme des gesamten Pankreas vorgesehen, muß auf die Leberentnahme verzichtet werden und umgekehrt.

Das **operative Vorgehen zur Multi-Organentnahme** ist so abzustimmen, daß eine **Insitu-Ischämie** der zu transplantierenden Organe möglichst **vermieden** wird.

15.0.4.4. Organkonservierung

Die zahlreichen in der Literatur beschriebenen *Konservierungsmethoden* beruhen auf einem der beiden folgenden Prinzipien:
- Hypothermie durch initiale Perfusion und Kaltlagerung oder
- kontinuierliche Organperfusion in Hypothermie.

Alle Konservierungsverfahren beruhen auf dem energiesparenden Effekt der **Kühlung**.

15.0.4.4.1. Hypothermie

Alle Konservierungsverfahren beruhen auf dem energiesparenden Effekt der *Kühlung*. Mit sinkender Temperatur verlangsamen sich alle Stoffwechselprozesse, so daß eine Ischämie länger toleriert wird. Bei der Niere sind diese Verhältnisse besonders günstig, weil bei fehlender Filtration der Funktionsstoffwechsel entfällt und der Erhaltungsstoffwechsel vergleichsweise gering ist. Der energiesparende Effekt tritt um so rascher ein, je schneller die Kühlung vonstatten geht. Daher ist die *initiale Perfusionskühlung,* mit der auch die Kerntemperatur des Organs schnell gesenkt werden kann, viel günstiger als die *reine Oberflächenkühlung.*

Die gebräuchlichsten *Konservierungslösungen* sind mit Kalium angereichert und hyperton, um Ödembildung und Kaliumverlust der Zellen während der Lagerung zu verhindern. Die am häufigsten verwandte modifizierte Eurocollins-Lösung besitzt eine Osmolarität von ca. 355 mosm/l bei einem pH von 7,33 bei 20°C und einem pH von 7,2 bei 4°C.

15.0.4.4.2. Kontinuierliche Organperfusion

Zahlreiche *Organperfusionsmaschinen* sind entwickelt worden, die im Prinzip ein Pumpsystem mit einem Oxygenator und der Möglichkeit der Kühlung verbinden. Das Verfahren der Organperfusion wurde erst in der Kombination mit Hypothermie und Verwendung künstlicher Perfusionslösungen praktikabel.

Die *Wahl des Konservierungsverfahrens* richtet sich nach dem Zustand des Organs bei Entnahme und nach der zu erwartenden Konservierungszeit. Grundsätzlich ist die einfache hypotherme Lagerung für klinische Zwecke ausreichend und erlaubt eine Konservierungszeit von *24-42 Stunden*. Mit Maschinenperfusion sind Konservierungszeiten bis zu *60 Stunden* möglich. Bestehen Zweifel an der Qualität bzw. Vitalität eines Organs, sollte die Dauerperfusion als Konservierung gewählt werden, da eher eine Aussage über die spätere Funktion möglich ist: je höher der Perfusionsdurchfluß bei möglichst niedrigem Druck, um so eher ist mit einer Funktionsaufnahme nach Transplantation zu rechnen.

15.0.5. Nierentransplantation

15.0.5.1. Indikation zur Transplantation und Empfängerauswahl

Dialyse und Transplantation ergänzen sich. Grundsätzlich ist für jeden Patienten, der in das dialysepflichtige Endstadium einer chronischen Nierenerkrankung kommt, eine Nierentransplantation anzustreben. Auch eine optimal durchgeführte Dialysetherapie ersetzt die normale Nierenfunktion nur unvollständig. Vor der Transplantation sollte ein Patient jedoch in das Dialyseprogramm eingegliedert sein, da selbst bei einer noch ausreichenden Nierenfunktion durch die Transplantation eine Dekompensation herbeigeführt werden kann: auch muß ein vorübergehender Funktionsausfall des Transplantates überbrückt werden können.

Der *ideale Transplantatempfänger* hat eine primäre Nierenerkrankung ohne andere schwere Begleiterkrankungen. Als *absolute Kontraindikation* gilt hingegen eine nicht ausgeheilte Krebserkrankung. Nur wenn bei vorausgegangener radikaler Operation, einem klinisch günstigen Tumorstadium und einer je nach Tumorart verschieden langen tumorfreien Nachbeobachtungszeit eine Heilung vermutet werden kann, ist die Transplantation vertretbar.

Relative Kontraindikationen sind nicht sanierte Infektionen, Tuberkulose, akute oder chronisch aggressive Hepatitis sowie einige Typen von Autoimmunerkrankungen. Angesichts der Verbesserung der Transplantationsergebnisse sollte in jedem Fall individuell entschieden werden.

Seltene Nierenerkrankungen wie Zystinose, Amyloidose, Fabreysche Erkrankung, Alport-Syndrom, systemischer Lupus erythermatodes, medulläre Zystenerkrankung und Diabetes mellitus stellen keine Kontraindikationen dar, bieten jedoch spezielle Probleme.

Allgemeine Risikofaktoren und damit weitere relative Kontraindikationen sind kardiovaskuläre und pulmonale Vorerkrankungen, Adipositas und Alter über 60 Jahre. Diabetiker haben mit einem Nierentransplantat eine bessere Überlebensrate als unter chronischer Dialysetherapie; bei beiden Verfahren sind die Überlebensraten allerdings schlechter als bei einer nicht-diabetischen Vergleichsgruppe.

Hinsichtlich des *Alters* gilt, daß wegen der deutlich erhöhten Komplikationen vor allem von seiten des kardiovaskulären Systems jenseits des 60. Lebensjahres die Indikationsstellung der jeweiligen Situation anzupassen ist. Gerade die verbesserten Transplantationsergebnisse unter Cyclosporin-Therapie auch bei älteren Patienten haben aber gezeigt, daß eher das biologische als das numerische Alter zu berücksichtigen ist. Demgegenüber ist bei *Kindern* die Frage der Nierentransplantation prinzipiell zu bejahen, sobald eine Peritoneal- oder Hämodialyse erforderlich ist.

Medizinisch dringliche Indikationen zur Transplantation liegen vor, wenn die Möglichkeiten des Gefäßzuganges zur chronischen Dialyse erschöpft sind und wenn schwere Neuropathien oder Osteopathien bestehen.

> Die **Nierentransplantation** ist für die terminale chronische Niereninsuffizienz das optimale Behandlungsverfahren. Als einzige *absolute Kontraindikation* gilt eine nicht ausgeheilte oder nicht sanierte Krebserkrankung.

15.0.5.2. Voruntersuchungen und Vorbereitung des Transplantatempfängers

Neben den *immunologischen Untersuchungen,* wie HLA-Typisierung und Antikörper-Screening, müssen vor einer Transplantation *transplantationsspezifische Risiken* ermittelt werden. Diese Risikofaktoren teilen die Patienten in eine *High-Risk-* und eine *Low-Risk-Gruppe* und müssen bei der Beurteilung der Transplantatprognose Beachtung finden. Neben den erwähnten allgemeinen müssen die *speziellen Risikofaktoren,* wie infektiöse Erkrankung der Lunge, des Gastrointestinaltraktes (Divertikulitis, Cholezystitis) und Osteomyelitis berücksichtigt werden. Weiterhin sind gastrointestinale Erkrankungen, wie z. B. ein Magenulkusleiden, eine chronische Pankreatitis und Lebererkrankungen abzuklären. Infektionen der Niere und des ableitenden Harnwegssystems sind genauestens zu untersuchen und entsprechend zu sanieren; so ist z. B. bei infizierten Zystennieren eine Nephrektomie durchzuführen.

Die *Indikation zur Nephrektomie* ist bei dem Transplantatempfänger zu *überprüfen*. Sie ist bei der seltenen und medikamentös nicht beherrschbaren arteriellen Hypertonie mit eindeutiger Reninerhöhung sowie Zystennieren mit rezidivierenden Infekten bzw. Einblutung und einem Persistieren der Bakteriurie gegeben. Auch bei einem vesikoureteralen Reflux (Grad III und IV) kann bei wiederholt nachweisbarer Bakteriurie die Nephroureterektomie erforderlich sein.

Ergänzt wird dieses essentielle Untersuchungsprogramm durch eine *neurologische Untersuchung* zur Aufdeckung einer Neuropathie oder Enzephalopathie, durch eine Dokumentation einer evtl. *Osteopathie* anhand von Laborparametern und Röntgenbefunden, durch eine *gynäkologische Untersuchung* sowie die Suche nach einem *latenten Diabetes* mellitus.

> Zur **Vorbereitung des Transplantatempfängers** gehören neben den immunologischen Untersuchungen der Ausschluß bzw. die Behandlung einer entzündlichen Nierengrunderkrankung bzw. Begleiterkrankungen.

15.0.5.3. Die operative Durchführung der Nierentransplantation

Bei dem seit 1954 als *Standardmethode* angewandten Operationsverfahren wird das Nierentransplantat in die Fossa iliaca implantiert. Nach Darstellung der Iliakagefäße und der Blase wird die Transplantatvene End-zu-Seit mit der V. iliaca externa und die Nierenarterie End-zu-End mit der A. iliaca interna oder End-zu-Seit mit der A. iliaca externa anastomosiert. Von dieser Standardmethode muß abgewichen werden, wenn das Organtransplantat durch mehrere Gefäße versorgt wird.

Unter den verschiedenen Möglichkeiten, die ableitenden Harnwege zu rekonstruieren, ist die *Neueinpflanzung des Ureters* in die Blase die komplikationsärmste Methode (Abb. *15.*-3). Dabei unterscheidet man das Verfahren der *endovesikalen* und der *extravesikalen Ureteroneozystostomie*. Bei dem ersteren Verfahren wird nach Eröffnung der Blase der Ureter durch einen submukösen Tunnel nahe dem Trigonum der Harnblase nach innen gezogen und dort mit der Blasenschleimhaut anastomosiert. Abweichungen von diesem Standardoperationsverfahren wer-

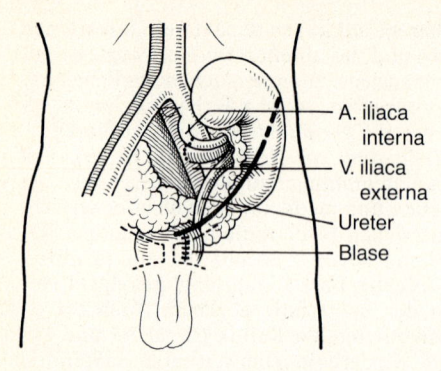

Abb. 15.-3. Bei der Standard-Operationsmethode werden die Gefäße des Nierentransplantates mit den Iliakalgefäßen anastomosiert: die A. renalis mit der A. iliaca interna End-zu-End, die Nierenvene mit der V. iliaca externa End-zu-Seit. Der Ureter wird über einen submukösen Tunnel in die Blase implantiert.

den bei anatomischen Besonderheiten, wie Mißverhältnissen der Größe von Transplantat und Empfänger, Abnormalitäten im Bereich des Ureters sowie Blasenmißbildungen beim Empfänger erforderlich.

Bei der **Standardmethode** wird das Nierentransplantat in die rechte oder die linke Fossa iliaca implantiert.

15.0.5.4. Postoperative Behandlung

Bei der Nachsorge eines nierentransplantierten Patienten ist die *immunsuppressive Therapie* abzugrenzen von den übrigen nach einer Operation zu beachtenden Maßnahmen. Eine engmaschige postoperative Überwachung der vitalen Parameter des Patienten ist notwendig; hingegen wird die Isolierung des Patienten in einer sterilen Einheit nicht mehr allgemein durchgeführt.

Bei der *Flüssigkeitszufuhr* hat man sich nach der vorhandenen Hydration und der Diurese zu richten. Anurische oder oligurische Patienten erhalten eine intravenöse Flüssigkeitszufuhr von 500–1000 ml/24 h. Bei sofort einsetzender Diurese – vor allem bei einer Polyurie – muß ein genauer *Elektrolytausgleich* erfolgen, da unkontrollierte Natrium- und Kaliumverluste zu Komplikationen führen können. 20–50% der Empfänger von Leichennieren müssen wegen einer *akuten tubulären Nekrose* in der postoperativen Phase dialysiert werden. Die Inzidenz der akuten tubulären Nekrose scheint unter Cyclosporin-Therapie in Abhängigkeit von der Länge der Konservierungszeit (Kaltischämiezeit) anzusteigen. Die Regeneration der akuten tubulären Nekrosen dauert gewöhnlich etwa 7 Tage, kann sich aber über viele Wochen erstrecken. Bereits nach 24 Stunden können die Patienten Flüssigkeit und Nahrung oral zu sich nehmen. Bei begründetem Verdacht auf Hyperazidität des Magensaftes oder bei Ulkusanamnese wird Cimetidin prophylaktisch eingesetzt.

Die **postoperative Behandlung** umfaßt die exakte Flüssigkeitsbilanzierung einschließlich des Elektrolytausgleichs, die immunsuppressive Therapie und die Diagnostik bzw. Behandlung von Abstoßungsreaktionen.

15.0.5.5. Ergebnisse und Prognose

Bei der *Transplantation syngener Nieren* werden wegen der günstigen genetischen Konstellation ausgezeichnete 1-Jahres-Funktionsraten um nahe 100% erzielt. Komplikationen der immunsuppressiven Therapie treten bei der minimalen Dosierung, die im allgemeinen nur in der Anfangsphase verabreicht wird, so gut wie nie auf. Die Funktion der syngenen Transplantate ist anhaltend, sofern nicht die Grundkrankheit des Empfängers im Transplantat erneut auftritt, was bei Glomerulonephritiden beschrieben ist.

Bei der *allogenen Nierentransplantation* sind die Ergebnisse von vielfältigen Einflüssen, wie z.B. der Güte des transplantierten Organs, der Konservierungszeit der Niere, der Grundkrankheit, der Übereinstimmung im HLA-System, dem Vorliegen von lymphozytotoxischen Antikörpern, dem Effekt der Vortransfusion und der Zahl der Vortransplantationen abhängig.

Mit Anwendung der *Cyclosporin-Therapie* haben sich die Erfolgsquoten bei der allogenen Nierentransplantation drastisch verbessern lassen: Allgemein stiegen 1-Jahres-Transplantationsfunktionsraten von früher 50–60% auf über 80%. Ein-Jahres-Überlebensquoten der Patienten betragen jetzt über 95%. Ähnliche Erfolgsquoten, nämlich-Ein-Jahres-Funktionsraten von 70–80%, werden auch nach Zweit- und Mehrfachtransplantationen, die aus immunologischer Sicht als Risikotransplantation angesehen werden müssen, berichtet. Nach 5 Jahren scheint die Transplantatfunktionsrate immer noch bei ca. 50% oder höher zu liegen.

Auch wenn eine abschließende Beurteilung der Cyclosporin-Therapie wegen der relativ kurzen Nachbeobachtungszeiten der transplantierten Patienten noch nicht möglich ist, scheint die Verbesserung der Transplantationserfolge von

25–30% so gravierend, daß die Anwendung der Lebendspende sehr viel von ihrer Attraktivität verloren hat. Auch die guten Ergebnisse der Zweit- bzw. Mehrfachtransplantation unter Cyclosporin-Therapie unterstützen die Auffassung, im Sinne der Verminderung des Patientenrisikos in jedem Falle eine eher restriktive Immunsuppression durchzuführen.

Unter diesen Umständen ist die Nierentransplantation bereits heute als ein *integraler Bestandteil der Behandlung der chronischen terminalen Niereninsuffizienz* anzusehen.

Bei der **allogenen Leichennierentransplantation** werden zur Zeit 1-Jahres-Überlebensquoten der Patienten von mehr als 95% und 1-Jahres-Transplantatfunktionsraten von mehr 80% erreicht.

15.0.6. Die allogene Pankreastransplantation

Die Behandlung eines Diabetes mellitus hat das Ziel, eine Normalisierung der diabetischen Stoffwechsellage bzw. eine Glucosehomöostase zu erreichen und damit gleichzeitig diabetische Spätkomplikationen zu verhindern bzw. eine Rückbildung von bereits vorhandenen vaskulären Veränderungen zu bewirken. Die Vielzahl angewandter Methoden spiegelt Unkenntnis der basalen Krankheitsprozesse des Diabetes mellitus und die im allgemeinen unbefriedigenden Resultate wider. Dabei scheint zur Zeit die Transplantation von Insulin-produzierendem Pankreasgewebe noch am vielversprechendsten.

Zur Normalisierung der Stoffwechsellage beim Diabetes mellitus ist zur Zeit die **Transplantation von Insulin-produzierendem Pankreasgewebe** am aussichtsreichsten.

15.0.6.1. Transplantation isolierter Langerhansscher Inseln

Langerhanssche Inseln werden mit einer bestimmten Trennmethode aus dem Pankreas eines Organspenders isoliert und dem Empfänger intraperitoneal, intrahepatisch via Pfortader, intralienal via Milzvene oder in Milztaschen injiziert. Die Vorteile dieser Methode liegen darin, daß die exokrine Pankreasfunktion ausgeschaltet und die Operationsmethode wenig aufwendig ist.

Allerdings ist es beim Menschen (im Gegensatz zu einigen Tierspezies) zur Zeit fast unmöglich, eine genügend große Anzahl von Langerhansschen Inseln isolieren, so daß ein insulinfreier Zustand erzielt wird. Des weiteren werden isolierte Langerhanssche Inseln weitaus stärker abgestoßen als das intakte Pankreasorgan (oder andere parenchymatöse Organe), so daß bei Übertragung von Inselzellen eines nicht verwandten Organspenders die Insulinunabhängigkeit, wenn überhaupt, nur über wenige Wochen aufrechterhalten werden kann.

15.0.6.2. Transplantation des Pankreasorganes

Die Problematik dieser Transplantation liegt
1. in der Beherrschung der exokrinen Funktion des Pankreas, ohne die endokrine Funktion zu beeinträchtigen sowie
2. in der Erkennung der durch das Pankreas ausgelösten Abstoßungsreaktion bzw. ihrer Behandlung.

Zweifellos hat seit Beginn der Cyclosporin-Aera die weltweit angestiegene Zahl der durchgeführten Pankreastransplantationen die Erfahrung im Umgang mit dem transplantierten Pankreas vermehrt, so daß auch dadurch Verbesserungen erzielt wurden.

Die **Pankreastransplantation** ist ein in Entwicklung befindliches Verfahren, das nach Überwindung von operationstechnischen Problemen erste klinische Erfolge zeigt.

15.0.6.2.1. Indikation zur Pankreastransplantation, Empfängerauswahl und Vorbereitung des Transplantatempfängers

Die Indikation zur Pankreastransplantation ergibt sich zur Zeit *nur bei juvenilen insulinabhängigen Diabetikern* (Typ-I-Diabetikern), bei denen sich (in ca. 50% der Fälle) eine präterminale oder terminale Niereninsuffizienz aufgrund einer diabetischen Nephropathie entwickelt hat und die für eine Nierentransplantation vorgesehen sind, so daß postoperativ die Notwendigkeit der immunsuppressiven Therapie ohnehin gegeben ist. Wenn auch die Pankreastransplantation vor oder nach einer Nierentransplantation vorgenommen werden kann, so hat sich doch die *simultane* Transplantation zur Zeit durchgesetzt.

Eine *Kontraindikation* zur Pankreastransplantation ergibt sich bei einem Alter des Patienten über 50 Jahre, wenn die Mikroangiopathie zu weit fortgeschritten ist, daß wahrscheinlich keine Effekte durch die Blutzuckerregulierung nach Pankreastransplantation zu erwarten sind, bei Vorliegen einer fortgeschrittenen koronaren Herzkrankheit bzw. zerebrovaskulären Komplikationen mit hohem Risiko des perioperativen Todes, bei fortgeschrittener Lungenkrankheit, unbehandelbarer systemischer Infektion und Neoplasma.

Neben den üblichen, im Kapitel »Nierentransplantation« aufgeführten vorbereitenden Maßnahmen muß beim diabetischen Patienten ein genauer ophthalmologischer, neurologischer und Gefäßstatus mit Untersuchung der peripheren, der Beckengefäße und der Herzkranzgefäße erhoben werden.

> Die **Indikation zur Pankreastransplantation** ergibt sich zur Zeit nur bei Typ-I-Diabetikern mit präterminaler oder terminaler Niereninsuffizienz.

15.0.6.2.2. Operationsverfahren

Die Pankreastransplantation bietet eine Reihe von *Besonderheiten* bei der Handhabung des exokrinen Pankreasanteils, die einerseits eine Autodigestion des Parenchyms verhindern, andererseits den endokrinen Anteil des Pankreas langfristig erhalten sollen. Im Gegensatz zu den anderen Organtransplantationen (Niere, Leber, Herz) ist eine ideale Implantationstechnik des Pankreas bisher *nicht* gefunden.

Als *Implantationsort* wird die Fossa iliaca (heterotop extraperitoneal), der Douglassche Raum (heterotop intraperitoneal) und der retrogastrische Raum (paratop intraperitoneal) gewählt. Die Gefäßanastomosierung wird entweder End-zu-Seit mit den Beckengefäßen, oder, im Falle der paratopen Implantation, mit den Milzgefäßen des Empfängers vorgenommen. Die letztere Anastomosierung hat den Vorteil, daß das venöse Blut des Pankreas in das Pfortadersystem drainiert. Zur Vermeidung der relativ häufig auftretenden und immer zum Transplantatverlust führenden Thrombose der Transplantatvene kann im distalen Milzstromgebiet eine arteriovenöse Fistel angelegt werden, die eine Steigerung des Blutflusses in den Milzgefäßen bewirkt, oder aber die Milz selbst belassen bleiben (*Cave: graft-versus-host reaction*).

Bei der Behandlung des exokrinen Pankreasanteils mit den sog. *Okklusionsverfahren* werden bei der Transplantation bestimmte Polymere (Neopren, Prolamin, Silikon, Zyanoacrylat) in den D. pancreaticus injiziert, um über eine Atrophie und Fibrose des exokrinen Systems die exokrine Pankreassekretion völlig auszuschalten. Die endokrine Funktion des Pankreas bleibt hierbei zunächst erhalten; befürchtet wird aber langfristig eine Beeinträchtigung durch Fibrose des exokrinen Pankreas und nachfolgender Störung der Mikrozirkulation. Alternativ wird deshalb bei der Behandlung des exokrinen Pankreasanteils durch sog. *Drainageoperationen* bewußt

die exokrine Pankreassekretion erhalten. Der Pankreassaft kann dabei in die Blase, in eine ausgeschaltete Jejunumschlinge oder in den Magen geleitet werden.

Da die Pankreastransplantation bis jetzt *fast ausschließlich bei Typ-I-Diabetikern* im Stadium der chronischen Niereninsuffizienz indiziert ist, erfolgt in den meisten Fällen nach der Implantation des Pankreas die Verpflanzung einer Niere (vom gleichen Spender) z. B. in die kontralaterale Fossa iliaca.

> Das **operative Vorgehen bei der Pankreastransplantation** ist zur Zeit noch nicht standardisiert. Bei der postoperativen Behandlung nach Pankreastransplantation steht zunächst die Vermeidung einer Thrombose der Transplantatgefäße, später die Erkennung der Abstoßungsreaktion im Vordergrund.

15.0.6.2.3. Postoperative Behandlung

Bei der Nachsorge des pankreas- und nierentransplantierten Patienten müssen über die übliche intensivmedizinische Therapie hinaus einige *Besonderheiten* beachtet werden. Natürlich ist zunächst die diabetische Stoffwechsellage zu berücksichtigen. Unmittelbar postoperativ kommt der Vermeidung einer Thrombose der Transplantatgefäße durch eine *Heparinisierung* besondere Bedeutung zu.

Die *Immunsuppression* wird üblicherweise initial als Dreier-Kombinationstherapie von Cyclosporin, niedrig dosierten Corticosteroiden und Azathioprin, später als Zweier-Therapie mit Cyclosporin und Steroiden durchgeführt. Angesichts des diabetogenen Effektes der Corticosteroide ist sicher die Überlegung gerechtfertigt, nach etwa drei Monaten auf eine Monotherapie mit Cyclosporin überzugehen.

Das *Erkennen einer beginnenden oder vorliegenden Organabstoßung* ist bei der Pankreastransplantation sehr problematisch. Falls das Pankreas mit der Blase anastomosiert ist, kann der *Amylasespiegel* im Urin herangezogen werden. Der wesentliche Parameter für die endokrine Funktion des Pankreas ist der *Blutzuckerspiegel* in Verbindung mit dem täglichen Insulinbedarf.

Die *histologische Sicherung* einer Abstoßung kann nur durch operative Probefreilegung des Pankreastransplantates erfolgen. Bei der simultanen Doppeltransplantation von Niere und Pankreas, entnommen vom selben Spender, stellt die Niere bzw. das Serum-Kreatinin den *Indikator* für die Abstoßungsreaktion beider Organe dar. Möglicherweise ist das Pankreas weniger immunogen als die Niere.

Die *Abstoßungstherapie* wird mit Methylprednisolon vorgenommen. Um den diabetogenen

Effekt des Methylprednisolons zu vermeiden, werden neuerdings auch Präparationen von *monoklonalen Antikörpern*, z. B. OKT 3, eingesetzt.

15.0.6.2.4. Ergebnisse und Prognose

Jüngst vorgestellte kleinere Serien von bis zu 30 Patienten erzielten 1-Jahres-Transplantatfunktionsraten von 52–62% bei einem Patientenüberleben von 88%. Von den simultan transplantierten Nieren funktionierten nach 1 Jahr 77%. Es ist zu hoffen, daß mit Verbesserung der chirurgischen Technik und der Erkennungsmöglichkeiten der Abstoßungsreaktion auch die Ergebnisse der Pankreastransplantation noch wesentlich verbessert werden können.

> Es werden zur Zeit **1-Jahres-Funktionsraten** des transplantierten Pankreas von ca. 60% erzielt.

15.0.7. Die allogene Lebertransplantation

15.0.7.1. Allgemeines

Nach der ersten erfolgreichen Lebertransplantation (STARZL, 1963) wurden bis 1980 weltweit ca. 450 weitere Lebertransplantationen vorgenommen, bei denen allerdings eine 1-Jahres-Überlebensrate der transplantierten Patienten von nur 35% zu verzeichnen war. Die Gründe für die *relativ schlechten Ergebnisse der Lebertransplantation* im Vergleich zu den anderen Organtransplantationen waren:
1. Fehlen einer »künstlichen Leber« zur Kompensation von Funktionsausfällen vor oder nach der Transplantation,
2. Hämodynamische Probleme bei hohen Blutverlusten aufgrund portaler und kavaler Druckerhöhung und während der anhepatischen Phase,
3. Probleme der Indikationsstellung bei malignen und des Operationszeitpunktes bei benignen Erkrankungen,
4. Schwierigkeiten bei der Immunsuppression.

Entscheidende Verbesserungen haben sich durch die prinzipielle Anlage eines veno-venösen Umgehungskreislaufes während der anhepatischen Phase, durch die Rekonstruktion der Gallenwege mit Hilfe einer Choledocho-Choledochostomie oder einer Choledocho-Jejunostomie und durch die Einführung des neuen Immunsuppressivums Cyclosporin A im Jahre 1980 ergeben. Damit ist die Problematik der Lebertransplantation keinesfalls endgültig gelöst, andererseits ist die Lebertransplantation seit 1980 aus der klinischen Erprobung in das Stadium der weltweiten Anwendung mit sehr beachtenswerten Ergebnissen getreten.

> Aufgrund von Verbesserungen auf technisch-operativem Gebiet sowie bei der Immunsuppression hat sich die **Lebertransplantation** zu einem Transplantationsverfahren mit guten Ergebnissen entwickelt.

15.0.7.2. Indikation zur Lebertransplantation

Die *Leberzirrhose* in ihren verschiedenen Krankheitsformen stellt die Hauptindikation zur Lebertransplantation dar. Hierzu gehören die primär biliäre, die sekundär biliäre, die posthepatitische und die alkoholtoxische Zirrhose, sofern präoperativ der Alkoholabusus längerfristig vermieden worden ist.

Eine *chronisch aggressive Hepatitis mit HbS-Antigenämie* kann eine Indikation zur Transplantation sein, wenn intra- und postoperativ die Behandlung mit spezifischen Immunglobulinen durchgeführt wird.

Die *intrahepatischen Gallengangsatresien* stellen bei Versagen anderer operativer Behandlungsmethoden eine Indikation dar.

Schließlich kommen in Frage: *primäre Stoffwechselerkrankungen* wie die Wilsonsche Erkrankung oder »inborn errors of metabolism« (Thyrosinämie, α_1-Antitrypsinmangel etc.), außerdem in seltenen Fällen *gutartige Lebertumoren* wie Adenome u. a., *Echinococcus alveolaris, akute Leberinsuffizienz* nach Trauma oder Leberteilresektion, sofern ein Organ ad hoc zur Verfügung steht.

Bei akutem Leberversagen nach Virusinfektion oder Intoxikation wird in Einzelfällen die Indikation zur Lebertransplantation gestellt. Bei Kranken mit malignen Lebertumoren ist die Indikation begrenzt; nur nicht-resezierbare, unilokuläre, nicht-metastasierende primäre Leberkarzinome kommen für eine Transplantation in Frage. Kranke mit primären Leberkarzinomen auf dem Boden einer Leberzirrhose oder cholangioläre Karzinome sowie Metastasen im Bereich der Leber sind für eine Transplantation nur selten geeignet.

> Die **Hauptindikation zur Lebertransplantation** ist bei der Leberzirrhose verschiedenster Ursachen gegeben.

15.0.7.3. Methoden der Lebertransplantation

Die erkrankte Leber kann durch ein *auxiliäres* oder *orthotopes* Lebertransplantat ersetzt werden.

15.0.7.3.1. Auxiliäre Lebertransplantation

Dabei wird bei nicht malignen Lebererkrankungen die eigene Leber belassen und das Transplantat *subhepatisch in die Milzloge* oder in die *Beckengegend* implantiert.

Entgegen theoretischen Überlegungen bereitet die auxiliäre Lebertransplantation in der Praxis – trotz Berichten von Einzelerfolgen – postoperativ erhebliche Probleme, da die Hämodynamik im Transplantat stark verändert wird.

Eine *Indikation* zur auxiliären Lebertransplantation könnte eventuell das akute Leberversagen darstellen, in dem die Funktion der eigenen Leber nur temporär unterstützt werden muß.

15.0.7.3.2. Orthotope Lebertransplantation

Das Transplantat wird an die Stelle der zuvor entnommenen eigenen Leber implantiert. Die Hepatektomie des Empfängers erfordert eine Unterbrechung des Pfortaderflusses sowie ein *Abklemmen der unteren Hohlvene* kurz oberhalb der Nierenveneneinmündung und subhepatisch kurz vor Eintreten der Hohlvene in das Zwerchfell; die unterhalb und zum Teil in der Leber verlaufende Hohlvene wird reseziert und mit dem Transplantat ersetzt. Die Unterbrechung des Blutstromes in der Pfortader und in der unteren Hohlvene sowie der Rückstau des Blutes in den Darm und in die untere Körperhälfte mit Ausbildung eines Volumenmangels in der oberen Körperpartie während der sog. anhepatischen Phase der Transplantationsoperation wird umgangen durch Einführen eines pumpengetriebenen sog. *venovenösen Umgehungskreislaufes,* der das venöse Blut aus der unteren Hohlvene und aus dem Pfortaderkreislauf zur linken Oberarmvene und damit zum Herzen zurückführt. Bei Verwendung von Schläuchen, deren innere Oberfläche mit Heparin benetzt ist, entfällt die Notwendigkeit zur systemischen Heparinisierung, die beim leberinsuffizienten Patienten wegen der mangelnden Produktion von Gerinnungsfaktoren sehr problematisch ist. Nach der Hepatektomie des Empfängers werden die Resektionsflächen im Bereich der Fossa hepatica soweit wie möglich durch fortlaufende Nähte gedeckt, um einer Nachblutung vorzubeugen (Abb. 15.-4).

Bei der Transplantation werden vom Spender und Empfänger die *Gefäßstümpfe* der V. cava inferior supra- und subhepatisch, der V. portae und der A. hepatica End-zu-End anastomosiert. Zur Vermeidung einer *Luftembolie* wird während

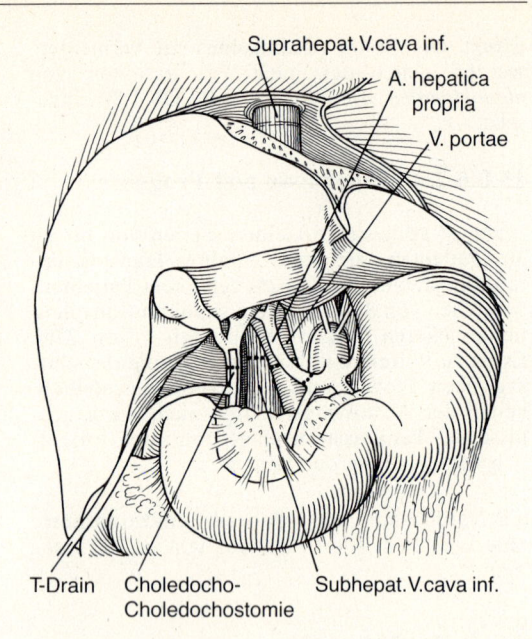

Abb. *15.*-4. Das orthotop implantierte Lebertransplantat nach Fertigstellung der verschiedenen Anastomosen.

der Herstellung der Kava-Anastomosen die Leber über die Pfortader mit kalter niedermolekularer Dextranlösung perfundiert. Die *Rekonstruktion der Gallenwege* erfolgt durch eine End-zu-End-Anastomosierung der beiden Choledochusstümpfe mit Schienung des D. choledochus über eine nach außen geleitete T-Drainage, oder aber durch eine Choledocho-Jejunostomie mit ausgeschalteter Y-Schlinge nach ROUX.

Die *Schwierigkeiten dieser Operation* liegen
a) in der *Entnahme der Empfängerleber,* die operativ-technisch wegen Verwachsungen nach Voroperationen und bei häufig bestehender portaler Hypertension äußerst schwierig ist, und bei häufig bestehenden Gerinnungsstörungen zu schwersten Blutungen mit Schock führen kann,
b) nach der Transplantation in einer fortbestehenden *Blutungsneigung:* die vorbestehenden Gerinnungsstörungen können zu Blutungen im Bereich der Anastomose führen, die eine entsprechende Substitution von Frischblut und Gerinnungsfaktoren erfordern, letztlich aber erst erhoben werden können, wenn das Transplantat seine Funktion aufgenommen hat.

Die **orthotope Lebertransplantation** stellt zur Zeit die Standardmethode dar.

15.0.7.4. Spender-Empfänger-Kriterien

15.0.7.4.1. Nicht-immunologische Kriterien

Der Organempfänger wird gewöhnlich in stationärer Beobachtung sein, während der alle möglichen konservativen Behandlungsmaßnahmen ausgeschöpft worden sind und die Progredienz des Krankheitsverlaufes beobachtet und beurteilt werden kann.

Das *Alter* des Patienten sollte nicht über 50–55 Jahren liegen. Theoretisch kann jede zum Leberversagen führende Lebererkrankung eine Indikation zur Transplantation sein.

Absolute Kontraindikationen sind schwere Infektionen sowie disseminierte Malignome. Eine alkoholtoxische Kardiomyopathie, ein hepatorenales Syndrom und kardiorespiratorische Erkrankungen verschlechtern die Aussichten der Operation und können je nach Krankheitsstatus des Patienten – z. B. bei gleichzeitig bestehender schwerer Enzephalopathie – als Kontraindikation zur Transplantation gelten.

> Der **Zeitpunkt zur Lebertransplantation** ist gekommen, wenn beim Organempfänger eine Progredienz des Leberversagens trotz konservativer Behandlungsmaßnahmen vorliegt.

15.0.7.4.2. Immunologische Kriterien

Die Auswahl der Spender-Empfänger-Kombination erfolgt in erster Linie nach der klinischen Dringlichkeit der Transplantation. Im Gegensatz zur Nierentransplantation beschränken sich zur Zeit die immunologischen Kriterien auf die *Kompatibilität der Blutgruppen* und ein *negatives »cross-match«* von Spenderlymphozyten und Empfängerserum. Die HLA-A, -B- oder -D- bzw. -DR- Typisierung muß vielfach unberücksichtigt bleiben, da sie aus Zeitgründen bei der *kurzen Konservierungszeit der Leber* meistens nicht durchführbar ist und scheint entsprechend der klinischen Erfahrung nur einen geringen Einfluß auf die Resultate zu haben. Im übrigen wird im Gegensatz zur allogenen Nierentransplantation ein allogenes Lebertransplantat offensichtlich *weniger aggressiv abgestoßen,* so daß der Übereinstimmung der Histokompatibilitätsantigene weniger Bedeutung zukommt. Die Ursachen hierfür liegen möglicherweise in einer organspezifischen Antigeneigenschaft der Leber. Überraschenderweise zeigt die Leber eine *ausgeprägte Resistenz gegenüber der sog. hyperakuten Abstoßung,* die bei der Nierentransplantation durch vorbestehende zytotoxische Antikörper hervorgerufen wird. Weiterhin sind viele Lebertransplantationen mit gutem Erfolg über die AB0-Blutgruppen-Barriere hinweg vorgenommen worden, ohne daß eine hyperakute Abstoßung aufgetreten wäre.

> Die **immunologischen Kriterien bei der Lebertransplantation** beschränken sich auf die Kompatibilität der Blutgruppen und ein negatives »Cross-match«.

15.0.7.5. Postoperativer Verlauf und Langzeitergebnisse

Günstigenfalls kann die Leber ihre Funktion, die sich in erster Linie in der Produktion von Gerinnungsfaktoren bemerkbar macht, bereits wenige Stunden nach der Operation aufnehmen. Der Verlauf ist vor allem von der Transplantatreaktion und der durch die immunsuppressive Therapie erhöhten Infektgefährdung bestimmt.

Bei einem leberinsuffizienten Patienten mit seinen zahlreichen Begleiterkrankungen verläuft die Transplantation selten ohne *Komplikationen;* im Vordergrund stehen Schock, Nierenversagen, Lungenödem und Gehirnödem, so daß postoperativ eine aufwendige intensivmedizinische Betreuung erforderlich ist.

Die *immunsuppressive Therapie* wird ähnlich der bei Nierentransplantation durchgeführt, besteht also aus einer Kombinationstherapie von Cyclosporin A und Corticosteroiden. Dabei muß darauf geachtet werden, daß das Cyclosporin, dessen Resorption nach oraler Verabreichung unter anderem von der Anwesenheit von Gallensäuren im Darm abhängig ist, so lange intravenös gegeben wird (ca. 4–6 Wochen), bis die biliodigestive Anastomose einwandfrei verheilt ist bzw. die produzierte Galle nicht mehr nach außen abgeleitet werden muß. Abstoßungsreaktionen werden durch erhöhte Dosen von Corticosteroiden behandelt. Wegen der großen Gefahr postoperativer Infektionen werden steroidresistente Abstoßungen nicht mehr mit Antithymozytenserum behandelt. Hier bieten sich Präparationen von monoklonalen Antikörpern an.

Da intravenös verabreichtes Cyclosporin insbesondere bei Leberpatienten, die präoperativ schon eine eingeschränkte Nierenfunktion aufwiesen, nach der Transplantation im Rahmen seiner bekannten Nephrotoxizität zu einer weiteren Einschränkung der Nierenfunktion bis zur Entstehung der Dialysepflichtigkeit führen kann, wird gelegentlich auf den primären Einsatz des Cyclosporins verzichtet und zunächst mit hochdosierten Corticosteroiden und intravenös verabreichtem Azathioprin begonnen. Erst bei stabiler Nieren- (und Leber-)Funktion wird auf Cyclosporin umgestellt. Falls Azathioprin verwendet wird, muß diese Droge wegen ihrer hepatotoxischen Wirkung gelegentlich in den ersten postoperativen Tagen durch Cyclophosphamid ersetzt werden.

Die *Abstoßungsreaktion* macht sich in der frühen postoperativen Phase, d.h. in den ersten 14 Tagen, nur in etwa 10% der Fälle als akutes Geschehen bemerkbar. Sie verläuft meistens protrahiert in Form von leichteren Enzymanstiegen und einer Cholestase, die differentialdiagnostisch nur schwer von einer Cholangitis oder einem toxischen Leberschaden, z. B. durch die immunsuppressive Therapie, abgegrenzt werden kann.

In der späteren postoperativen Phase kann sich die Abstoßungsreaktion in einer zunehmenden *Cholestase* äußern, die mit einer chronischen Abstoßungsreaktion zu vergleichen ist. Hinzu kommen allerdings noch Perfusionsschäden der Leber und Abflußhindernisse der Galle an der Gallengangsanastomose hinzu. Die Cholestase, die als eines der gravierendsten Probleme nach der Transplantation anzusehen ist und in vielen Fällen zu schwersten Cholangitiden mit septischem Krankheitsbild führen kann, ist als ein Resultat von Abstoßungsreaktion, Perfusionsschaden und mechanischer Behinderung des Galleabflusses mit Infektion zu betrachten.

Die akute Abstoßung ist nur in ca. 10-15% der Fälle für die *perioperative Letalität* verantwortlich. Nichtimmunologische Komplikationen, wie Infektionen im pulmonalen, hepatischen und abdominellen Bereich, die bei Leberzirrhosepatienten generell vermehrt auftreten, andererseits aber auch durch die immunsuppressive Therapie induziert sein können, gastrointestinale Blutungen, Gallefisteln und Abflußhindernisse im Gallengangssystem mit anschließender Infektion der Gallenwege sind weitere Gründe für die perioperative Letalität.

> Bei der Lebertransplantation werden **1-Jahres-Überlebens-** bzw. **-funktionsraten** von 60-70%, bei der Retransplantation von 50% erreicht.

15.0.7.6. Prognose

Die Prognose der Lebertransplantation hängt in erster Linie vom Krankheitsstatus des Patienten, dem Funktionszustand des Transplantates und dem operativ-technischen Gelingen der Operation ab. Seitdem die Indikation zur Transplantation frühzeitiger gestellt wird, die oben erwähnten technischen Schwierigkeiten besser beherrscht werden sowie eine Änderung der immunsuppressiven Therapie durch Einführen des Cyclosporins erfolgte, konnte die Frühletalität von 50-60% auf weniger als 10% gesenkt werden. Bei der immer noch problematischen Retransplantation der Leber wird z.Z. eine 1-Jahres-Funktionsrate von knapp 50% angegeben. Wichtige Verbesserungen sind in der Konservierung der Leber und in der technischen Durchführung der Transplantationsoperation zu erwarten, so daß in Zukunft die Ergebnisse der Lebertransplantation denen der anderen Organtransplantationen wie Niere und Herz angeglichen werden können.

15.0.8. Die allogene Herz- und Herz-Lungen-Transplantation

15.0.8.1. Allgemeines

Seit der ersten Herztransplantation durch BARNARD, 1967, hat sich diese Art der Organtransplantation nach einer längeren »Ruhepause« inzwischen zu einem zwar aufwendigen, aber zunehmend erfolgreichen Verfahren zur Behandlung herzinsuffizienter Patienten entwickelt. Die perioperative *Letalität* ist mit der eines Doppelklappenersatzes vergleichbar. Die 1-Jahres-Überlebensrate beträgt zur Zeit 80-85%, die 5-Jahres-Überlebensrate liegt bei ca. 60%; sie ist daher durchaus vergleichbar mit der Funktionsquote nach Nierentransplantationen. Die Fortentwicklung der Herztransplantation hat sich seit der verbesserten Diagnostik der Abstoßungsreaktion durch serielle Endomyokardbiopsie sowie durch Einführen von Cyclosporin in die immunsuppressive Therapie ergeben.

Die *technischen Fragen* der orthotopen Herztransplantation gelten seit den grundlegenden Arbeiten von LOWER und SHUMWAY (1960) sowie BARNARD (1968) als gelöst. Die heute durchgeführte *immunsuppressive Therapie,* die in der Regel aus einer Kombination von Cyclosporin, Azathioprin, Antithymozyten-Serum über 7-14 Tage sowie Prednison besteht, hat die Zahl der abstoßungsbedingten Organverluste auf weniger als 10% im ersten Jahr gesenkt. Ein schwerwiegendes Problem stellt die Anfälligkeit des immunsupprimierten herztransplantierten Patienten gegenüber *Infektionen* dar, die nach wie vor der Hauptgrund für die Todesfälle nach Transplantation ist, obwohl Cyclosporin auch hier eine wesentliche Verbesserung gebracht hat. *Spätveränderungen an den Herzkranzgefäßen* im Sinne einer akzelerierten Koronararteriensklerose, die möglicherweise immunologisch vermittelt ist, sind noch nicht zu verhindern und stellen unter Umständen eine Indikation für eine Retransplantation dar.

Bei der Herztransplantation stellen sich heute folgende *Probleme:*

1. die Verbesserung der Immunsuppression
2. die Fortentwicklung der invasiven (Endomyokardbiopsie) und der nicht-invasiven (zytoimmunologisches Monitoring, Anwendung von elektrophysiologischen Methoden) Abstoßungsdiagnostik,
3. die Beseitigung der Organknappheit, wobei möglicherweise in absehbarer Zeit die Wartezeit von Patienten durch vermehrten Einsatz von künstlichen Organen überbrückt werden kann.

Die **orthotope Herztransplantation** ist eine technisch ausgereifte Methode, die weniger mit akuten Abstoßungen, sondern eher mit Infektionen unter Immunsuppression und immunologisch bedingten (?) Spätveränderungen an den Herzkranzgefäßen zu kämpfen hat.

15.0.8.2. Indikationen

Als potentielle Herztransplantatempfänger kommen Patienten in Frage, die an einer *terminalen Herzinsuffizienz* (Klasse 4 der New York Heart Association) mit einer oder mehreren Dekompensationsphasen in der Vorgeschichte und ohne realistische Aussicht auf eine Verbesserung des Zustandes durch Einsatz von konventionellen chirurgischen Mitteln leiden (Kardiomyopathien, diffuse koronare Herzkrankheit, Zustände nach mehreren Herzinfarkten, schwere intrakardiale komplexe, nicht korrigierbare Herzfehler).

Voraussetzung für eine Operation ist die alleinige kardiale Ursache der zunehmenden Verschlechterung des Zustandes des Patienten mit einer voraussichtlichen Lebenserwartung von nur Monaten. Sekundärveränderungen oder unabhängige Schäden an mehreren Organen (Lunge, Niere, Leber, Gehirn) und maligne Erkrankungen müssen *ausgeschlossen* sein. Der Patient und sein psychosoziales Umfeld müssen stabil sein, um die Tragweite und die Folgen des Eingriffes zu erkennen und an der erforderlichen Dauer-Nachbehandlung und -überwachung mitzuarbeiten.

Herztransplantatempfänger sind Patienten mit einer terminalen Herzinsuffizienz und einer oder mehreren Dekompensationsphasen in der Vorgeschichte.

15.0.8.3. Operatives Vorgehen

15.0.8.3.1. Herztransplantation

Am häufigsten und erfolgversprechendsten wird die *orthotope Transplantation* durchgeführt. Am kardiopulmonalen Bypass wird zunächst das Herz des Patienten unter querer Durchtrennung von Aorta und Lungenschlagader und Resektion an der Vorhofhinterwand entfernt, wobei eine Manschette mit den einmündenden Hohlvenen, den Lungenvenen, dem Sinusknoten sowie ein Steg des Vorhofseptums belassen wird. In gleicher Weise wird das Herz eines Frischverstorbenen (Hirntod bei funktionierendem Kreislauf und ausgeschlossener sonstiger kardialer Schädigung) entnommen und durch Hypothermie und andere protektive Maßnahmen vorbereitet. Es folgt dann die Naht der Vorhöfe, beginnend am linken Vorhof über das Septum zum rechten Vorhof und schließlich die End-zu-End-Anastomose der Aorta und der Lungenschlagader. Reanimation des Spenderherzens mit eventueller Schrittmacherimplantation und Abgehen von der Herz-Lungen-Maschine schließen die Operation ab.

Selten wird die *auxilläre (heterotope) Herztransplantation* angewandt. Sie versucht den Nachteil einer Abstoßungsreaktion durch Belassen des geschädigten Herzens zu verhindern. Das Spenderherz wird in einer Thoraxhälfte des Empfängers implantiert, es ist im Nebenschluß durch unterschiedliche Anastomosen mit dem Empfängerherzen verbunden, so daß eine Entlastung des Empfängerherzens gewährleistet ist. Die klinischen Erfahrungen mit dieser Transplantationsform sind gering.

Aufgrund des Organmangels und der nur begrenzten kalten Ischämiezeit des Herzens, die zu einem beschleunigten Vorgehen bei der Herztransplantation zwingt, werden Spender-Empfänger-Kombinationen *ausschließlich nach Blutgruppengleichheit* und, falls beim Empfänger präformierte zytotoxische Antikörper vorliegen, nach *negativem Cross-match* vorgenommen. Retrospektive Analysen der HLA-Typisierungen beim Spender und beim Empfänger haben keinen Vorteil für eine besonders gute HLA-Übereinstimmung erkennen lassen.

Die häufigste und erfolgreichste Methode ist die **orthotope Herztransplantation.**

15.0.8.3.2. Herz-Lungen-Transplantation

Die Durchführung einer Herz-Lungen-Transplantation ist in Einzelfällen indiziert bei Vorliegen einer *primären pulmonalen Hypertension* oder bei der Entwicklung eines sog. *Eisenmenger-Syndroms*. Bei zunehmender Verbesserung der Resultate ergibt sich die Hoffnung, daß in absehbarer Zeit auch Patienten mit terminaler Lungenerkrankung mit Hilfe einer Transplantation behandelt werden können. Der Mangel an geeigneten Spenderorganen ist zur Zeit der größte Faktor, der eine weitere Verbreitung dieses Transplantationsverfahrens behindert.

Bei Patienten mit primärer pulmonaler Hypertension oder einem Eisenmenger-Syndrom ergibt sich die Frage nach der Herz-Lungen-Transplantation.

15.0.8.3.3. Künstliche Herzen

Die ersten klinischen Erfahrungen mit dem künstlichen Herzersatz liegen vor, allerdings ist angesichts der geringen Zahlen eine auch nur vorläufige Beurteilung noch nicht möglich.

Die *Indikation* zum künstlichen Herzersatz ist denkbar in Situationen, in denen das künstliche Organ zur Überbrückung der Wartefrist, bis zu der ein Spenderorgan zur Verfügung steht, eingesetzt werden muß.

Literaturauswahl

Übersichten
BOREL, J. F. (Hrsg.): Ciclosporin. In: Progress in Allergy, Vol. 38. Karger, Basel 1986.
  (Darin sind aktuelle Beiträge zur Nieren-, Leber-, Herz/Herz-Lungen- und Pankreas-Transplantation zu finden.)
CALNE, R. Y. (Hrsg.): Liver Transplantation. The Cambridge-King's College Hospital Experience. Grune & Stratton, New York 1983.
CHATTERJEE, S. N.: Organ Transplantation. The Surgical Clinics of North America 1982.
MORRIS, P. J.: Kidney Transplantation. Principles and Practice. 2. Aufl. Grune & Stratton, New York 1984.
PICHLMAYR, R.: Transplantationschirurgie. Springer, Berlin, Heidelberg, New York 1981.
ROITT, I.: Essential Immunology. Blackwell, Oxford, London, Edinburgh, Boston, Melbourne 1984.

Einzeldarstellungen
BRENT, L., C. G. BROOKS, P. B. MEDAWAR, E. SIMPSON: Transplantation tolerance. Brit. med. Bull. *32*:101–106 (1976).
CALNE, R. Y.: Immunosuppression for organ grafting – observations on Cyclosporin A. Immunol. Rev. *46*:113–118 (1979).
COOMBS, R. R. A., P. G. H. GELL: Classification of allergic reactions responsible for clinical hypersensitivity and disease. In: P. GELL et al. (Hrsg.): Clinical Aspects of Immunology, S. 761. Blackwell, Oxford 1975.
DAUSSET, J.: Iso-leuco-anticorps. Acta haematol. (Basel) *20*:156–166 (1958).
GOLDSTEIN, G.: A randomized clinical trial of OKT 3 monoclonal antibody for acute rejection of cadaveric renal transplants. New Engl. J. Med. *313*:337–342 (1985).
KISSMEYER-NIELSEN, F., K. E. KJERBYE: Lymphocytotoxic Micro-Technique. Purification of Lymphocytes by Flotation. Histocompatibility Testing 1967, S. 381–403. Munksgaard, Copenhagen 1967.
LARGIADÈR, F.: 72 years of organ transplantation. Emmerich Ullmann Memorial Lecture. Eur. Surg. Res. *6*:197–208 (1974).
MORRIS, P. J.: Suppression of rejection of organ allografts by antibody. Immunol. Rev. *49*:93–98 (1980).
MURRAY, J. E., J. P. MERVILL, J. H. HARRISON: Kidney transplantation between seven pairs of identical twins. Ann. Surg. *148*:343–359 (1958).
OPELZ, G., P. J. TERASAKI: Dominant effect of transfusions on kidney graft survival. Transplantation *29*:153–157 (1980).
OPELZ, G.: Newsletter 7 (1986), Collaborative Transplant Study, Heidelberg 1986.
Stellungnahme des Wissenschaftlichen Beirates der Bundesärztekammer: Kriterien des Hirntodes. Entscheidungshilfen zur Feststellung des Hirntodes. Dtsch. Ärztebl. *83*:2940–2946 (1986).

16. Geschwülste

16.1. Allgemeine chirurgische Onkologie

Von C. Thomas und L. Deichert

Krebs ist eine *Erkrankung der teilungsfähigen Zellen* und kommt somit bei Mensch, Tier und Pflanzen vor. In den letzten Jahrzehnten sind bösartige Neubildungen immer häufiger diagnostiziert worden und nehmen heute – zusammen mit den Herz-Kreislauf-Erkrankungen und den Unfällen – in der Todesursachenstatistik die ersten Plätze ein. Der Begriff Krebs umfaßt morpho- und physiopathologisch sehr unterschiedliche Krankheitsbilder, die auf den ersten Blick kaum Gemeinsamkeiten erkennen lassen (man vergleiche z.B. ein Magenkarzinom mit einer Leukämie).

16.1.1. Nomenklatur

Für die Erfassung eines Tumors stehen uns zahlreiche Namen zur Verfügung, die den Begriff mehr oder weniger scharf begrenzen. Die Bezeichnungen **Tumor** oder **Geschwulst** weisen lediglich auf eine abnorme Masse hin, die durch verschiedene Ursachen hervorgerufen werden kann: Angeborene Fehlentwicklungen, Kreislaufstörungen, Stoffwechselerkrankungen, Entzündungen und nicht zuletzt echte Neubildungen sind kausalpathogenetisch zu nennen. Die **echten Tumoren,** die durch unkontrollierte Zellproliferation entstehen, sind allgemein als **Neoplasie** (*Neubildung* oder *Neoplasma*) zu bezeichnen.

Neoplasie (Neubildung): Echter Tumor.
Krebs (Hippokrates) und **Cancer** (Galen): Alle bösartigen Tumoren (werden heute auch dem Begriff Karzinom gleichgesetzt).
Abgeleitete Begriffe: Kanzerologie (Lehre der Krebsentstehung), Kanzerogenese (Lehre der Krebsentstehung), Präkanzerose (Krebsvorstufe), kanzerogen (krebserzeugend), Syn- und Kokanzerogenese (häufiger auch Syn- und Kokarzinogenese).
Adenom und **Papillom:** Gutartige epitheliale Tumoren.
Karzinom: Maligner epithelialer Tumor.
Sarkom: Maligner mesenchymaler Tumor.

Blastom (von *Blastem* = der Keim) wird häufiger bei malignen entdifferenzierten oder unreifen Tumoren (Neuroblastom, Orchioblastom) als Endung verwendet.
Onkos (*geschwollen*): Onkologie (Lehre der Tumoren), onkogen (tumorerzeugend), Onkozyt (besondere Tumorzelle).
Geschwür: Ulzerierte Neubildung (»Krebs ist ein nichtheilendes Geschwür«, Hippokrates).

16.1.2. Begriffsbestimmung

Als **echten Tumor oder Neubildung** bezeichnet man eine abnorme Gewebsmasse, die durch eine autonome, unkontrollierte, überschießende Proliferation körpereigener Zellen entsteht.

Mit dieser Definition werden die echten Neoplasien von anderen tumorartigen Veränderungen abgegrenzt:
Gewebsmasse: Kein Hämatom, Ödem, Entzündung oder Fremdkörper.
Körpereigene Zellen: Kein Parasit (z.B. Echinokokkus).
Neugebildete Zellen: Keine Hypertrophie.
Unkontrollierte Zellproliferation: Keine Hyperplasie, die eine vom Organismus zumindest zeitlich und räumlich kontrollierte Zellneubildung darstellt und in der Regel eine Anpassung an einen verstärkten Leistungsbedarf ist.
Überschießende Zellproliferation: Keine Regeneration.

16.1.3. Tumorsystematik

Eine klinisch relevante **Tumorsystematik** sollte Angaben zur Diagnose, Prognose und Therapie beinhalten.

Nur im Ausnahmefall wird man eine Aussage über die Ätiologie eines bestimmten Tumors machen können.

16.1.3.1. Systematik und Tumordiagnose

Durch Anwendung einer weltweit bekannten und anerkannten Systematik soll eine Neubildung einen Namen bekommen, der sie – unabhängig von Landesgrenzen und Sprachen – genau identifiziert. Nur auf diese Weise kann eine internationale Vergleichbarkeit verschiedener Tumorangaben (Häufigkeit, Therapieergebnisse) erzielt werden. Für die Systematik und Nomenklatur der meisten Organgeschwülste liegen bereits bindende Vorschläge vor, die von internationalen Gremien (Weltgesundheitsorganisation, UICC = *Unio internationalis contra cancrum,* TNM-Kommittee u. a.) erarbeitet wurden. Zu den wichtigsten diagnostischen Kriterien zählen:

16.1.3.1.1. Tumorlokalisation

Zunächst ist zu unterscheiden, ob die Neubildung *isoliert* oder *multizentrisch,* das heißt in einem Organ oder System (maligne Systemerkrankung) gleichzeitig *(synchron)* oder hintereinander *(metachron)* entstanden ist. Ferner muß bestimmt werden, ob es sich um einen *Primärtumor* (aus ortsständigem Gewebe) oder um eine *Metastase* handelt.

16.1.3.1.2. Tumormorphologie und Histogenese

Sie stellen die wichtigsten histopathologischen Kriterien dar: Sie beschreiben den feingeweblichen Aufbau und/oder weisen auf das Muttergewebe hin, aus dem die Neubildung hervorgegangen ist. Adenome und Karzinome werden bevorzugt morphologisch erfaßt, während mesenchymale Neubildungen nach histogenetischen Prinzipien zu unterteilen sind. Bezeichnungen, wie *rund-, spindel-* oder *polymorphzelliges Sarkom* sind von geringer klinischer Aussagekraft und sollten nur bei völlig entdifferenzierten Tumoren verwendet werden. Im Rahmen einer histopathologischen Begutachtung ist auch der **Differenzierungsgrad** der Neubildung zu bestimmen. Unter Berücksichtigung zytologischer und histologischer Merkmale wird ein Tumor als *reif* (dem Muttergewebe ähnlich) oder *unreif* bezeichnet. Diese Angaben lassen sich zahlenmäßig **(Grading)** erfassen (Tab. *16.1.*-1).

Grading G1: Hoher Differenzierungsgrad. Der Tumor entspricht weitgehend dem Muttergewebe, aus dem er hervorgegangen ist. Die Zellpolymorphie ist gering, Mitosen kommen selten vor.

Grading G2: Zwischenstadium. Tumor von mittlerer Gewebsreife.

Grading G3: Unreifer oder entdifferenzierter Tumor. Der Ursprung läßt sich häufiger nur nach Anwendung spezialisierter Untersuchungsmethoden (Enzym- oder Immunhistochemie, Elektronenmikroskopie) bestimmen. Zellatypien sind ausgeprägt, Mitosen kommen häufiger vor.

Gelegentlich wird noch ein **Grad 4** für die anaplastischen, das heißt vollständig entdifferenzierten Tumoren vorgeschlagen. Die Angabe **Grading GX** bezieht sich auf einen nicht bestimmbaren Differenzierungsgrad.

16.1.3.1.3. Tumorausbreitung

Bezeichnungen, wie *operabel, inoperabel, nicht im gesunden entfernbar, Krebsfrüh-* oder *Krebsspätstadium* sind Aussagen über die Ausbreitung einer Geschwulst, die durch das **Tumorstadium** quantifiziert wird. Für die verschiedenen Organtumoren bzw. malignen Systemerkrankungen liegen entsprechende Vorschläge vor.

> Von Bedeutung ist das **TNM-System,** das die lokale Ausbreitung des Primärtumors (T = Tumor), die Metastasierung in die regionalen Lymphknoten (N = Nodes) sowie die Fernabsiedelungen (M = Metastasen, die in der Regel hämatogen entstanden sind) berücksichtigt.

Man unterscheidet das **klinische TNM,** das durch Anwendung klinischer Untersuchungsmethoden (Inspektion, bildgebende Verfahren, explorative chirurgische Eingriffe) erhoben wird, von dem **pTNM** (**p** = *pathologisch*), bei dem die Tumorausbreitung unter histologischer Kontrolle erfaßt wird. Das Präfix **r** steht für Rezidivtumoren.

Der **T-Befund** (*T0* bis *T4*) wird unter Berücksichtigung der Größe (cm/Durchmesser) und der lokalen Ausbreitung des Primärtumors (Infiltration der Kapsel, benachbarter Organe, Wandanteile eines Hohlorgans) erhoben. Bei einigen Tumoren wird das T-Stadium nur aufgrund der histologischen Bestimmung des Tiefenwachstums (Harnblasenkarzinom, malignes Melanom der Haut) festgelegt.

Der **N-Befund** (*N0* bis *N3*) bezieht sich auf die Lokalisation (regional), Zahl der befallenen Lymphknoten und Größe der Metastasen.

Beim **M-Befund** (*M0* und *M1*) wird lediglich festgestellt, ob Fernmetastasen vorhanden sind oder nicht.

Tab. *16.1.*-1. Systematik der Tumoren.

1. **Primäre Tumoren**
   1.1. *Epitheliale Tumoren:*
      (werden bevorzugt nach morphologischen Kriterien unterteilt)
      1.1.1. Gutartige Tumoren:
         Adenom (Polyp): trabekuläres, follikuläres, tubuläres, alveoläres, onkozytäres, hellzelliges, azidophilzelliges
         Papillom: Plattenepithel-, Übergangszellpapillom
         Kystom
      1.1.2. Maligne Tumoren (Karzinom): solides, medulläres, szirrhöses, drüsenbildendes, verschleimendes, trabekuläres, tubuläres, follikuläres, azidophilzelliges, onkozytäres, hellzelliges, kribriformes, adenoidzystisches (Zylindrom), Siegelringzellkarzinom, Adenoakanthom, Plattenepithelkarzinom, Übergangszellkarzinom, mukoepidermoides, papilläres, intraduktales, lobuläres u. a.
   1.2. *Mesenchymale Tumoren:*
      (werden nach dem Muttergewebe aus dem sie hervorgehen unterteilt)
      1.2.1. Gutartige Tumoren: Fibrom, Myom, Chondrom u. a.
      1.2.2. Bösartige Tumoren: Fibrosarkom, Myosarkom, Chondrosarkom u. a.
   1.3. *Neurogene Tumoren:*
      (werden nach dem Muttergewebe aus dem sie hervorgehen unterteilt)
      Neurinom, Neurofibrom, Meningeom, Gliom (Astrozytom, Oligodendrogliom, Glioblastoma multiforme), Ependymom, Medulloblastom, Neuroblastom, Phäochromozytom
   1.4. *Mesotheliale Tumoren:* Gut- und bösartige Mesotheliome
   1.5. *Pigmenttumoren:* Pigmentnaevus (Naevuszellnaevus, blauer Naevus), malignes Melanom
   1.6. *Mischtumoren:*
      1.6.1. Gutartige Tumoren: Fibroadenom, reifes Teratom, Kystadenofibrom
      1.6.2. Maligne Tumoren: Kystadenosarkom, unreifes Teratom, Lymphoepitheliom
   1.7. *Besondere Organtumoren:* Hepatom, Cholangiom, kleinzelliges Bronchialkarzinom, endometrioides Karzinom, Brenner-Tumor, Granulosa-Thekazelltumor, Gonadoblastom, Chorionepitheliom, Schweißdrüsentumoren, Odontome, Morbus Paget, Wilms-Tumor, Ewing-Sarkom, Karzinoid u. a.

2. **Sekundäre Tumoren** (Metastasen)

3. **Maligne Systemerkrankungen**
   3.1. *Hämopoetisches System:* Unreife und reife Leukämien, Plasmozytom
   3.2. *Maligne Lymphome:* Hodgkin- und Non-Hodgkin-Lymphome

T: Primärtumor
Tis Präinvasives Karzinom (Carcinoma in situ).
T0   Keine Evidenz für einen Primärtumor.
T1–T4 Unterteilung eines malignen Primärtumors unter Berücksichtigung seiner Größe und Ausbreitung.
TX   Minimalerfordernisse zur Tumorbestimmung sind nicht erfüllt.

N: Lymphknoten
N0   Keine Evidenz für Lymphknotenmetastasen.
N1–N3 Befall von regionalen Lymphknoten.
NX   Minimalerfordernisse zur Beurteilung von Lymphknotenmetastasen sind nicht erfüllt.

M: Fernmetastasen
M0   Keine Evidenz für Fernmetastasen.
M1   Evidenz für Fernmetastasen.

Neben dem TNM-System gibt es noch weitere, international akzeptierte Vorschläge zur Bestimmung der Tumorstadien: **FIGO** (für die gynäkologischen Tumoren), **Ann-Arbor-Klassifikation** (maligne Hodgkin- und Non-Hodgkin-Lymphome), **limited** und **extensive disease** (kleinzelliges Bronchialkarzinom). Ferner ist es üblich, verschiedene Einzelbefunde des TNM-Systems zu Tumorkategorien zusammenzufassen.

16.1.3.2. Systematik und Tumorprognose

Der Begriff **Dignität** berücksichtigt das biologische Verhalten eines Tumors und stellt das wichtigste Kriterium der Systematik dar.

Eine Neubildung, die das Allgemeinbefinden eines Patienten stark beeinträchtigt und unbehandelt regelmäßig zum Tode führt, ist als *maligne* zu bezeichnen. Somit ist dieser Begriff primär klinisch und *bezieht sich immer auf den Einzelfall*.

16.1.3.2.1. Pathologisch-anatomische Merkmale der Malignität

Sie werden makroskopisch, histologisch und zytologisch erfaßt.

a) **Makroskopisch** liegt ein lokal destruierendes Wachstum, häufiger mit Infiltration der Kapsel und benachbarter Organe vor. Eine eigene Tumorkapsel fehlt. Die Konsistenz ist bei zelldichten Neubildungen (medullären Karzinomen) weich, bei kollagenfaserreichen Geschwülsten (szirrhösen Karzinomen) derb, die Schnittfläche bunt (gelbe Nekrosen, weiße Tumormasse, rote Blutungen).

b) **Histologisch** ist das Tumorgewebe von unterschiedlicher Reife (meist entdifferenziert oder verwildert). Es finden sich Zeichen der Infiltration (Einbruch in Organkapsel, Hohlstrukturen, Lymph- und Blutgefäße) sowie der Destruktion (Zerstörung des ortsständigen Gewebes).

c) **Zytologie**: Die Tumorzellen sind häufiger aneuploid, gelegentlich mit chromosomalen Aberrationen. Zellen und Kerne weisen eine unterschiedliche Größe, Form und Anfärbbarkeit (Polymorphie, Hyperchromasie) auf. Mitosen (z. T. auch atypische Kernteilungsfiguren) kommen vermehrt vor. Bei vielen Tumoren läßt sich auch ein Verlust zellspezifischer Strukturen (Enzyme, Pigmentbildung, Querstreifung des Zytoplasmas) nachweisen.

16.1.3.2.2. Klinische Merkmale der Malignität

Ausgeprägte Symptomatik (besonders in einem fortgeschrittenen Tumorstadium), Beeinträchtigung des Allgemeinbefindens, eine im Vergleich zu den gutartigen Neubildungen eher kurze Verlaufsdauer, ein Verlust spezifischer Zellleistungen (z. B. der hormonalen Aktivität), ein invasives und destruierendes Tumorwachstum sowie Metastasen und Rezidive.

Die **Diagnose** gut- oder bösartig resultiert aus der sorgfältigen Abwägung der klinischen und pathologisch-anatomischen Befunde. In der Tumordiagnostik gibt es praktisch *keine pathognomonischen Befunde*. Der Nachweis einer Metastase ist zwar ein sicheres Zeichen der Malignität, für die erfolgreiche Behandlung eines Tumorleidens jedoch ein unbrauchbares diagnostisches Kriterium. Bei den erwähnten Prognosekriterien kommen zahlreiche Ausnahmen vor: So kann sich ein *histologisch gutartiger Tumor klinisch bösartig* verhalten (z. B. ein Angiom im Zentralnervensystem), ein endokrin aktives Adenom (Phäochromozytom, Insulinom) von einer dramatischen klinischen Symptomatik begleitet werden, eine histologisch hochdifferenzierte Neubildung (melaninbildende Melanome, Rhabdomyosarkom mit quergestreiftem Zytoplasma) früh metastasieren.

Die **Dignität der Tumoren** reicht von den sicher gutartigen bis zu den hochmalignen Geschwülsten.

a) **Gutartige Tumoren** wachsen sehr langsam, setzen keine Metastasen, sind eher symptomarm und weisen histopathologisch eine hohe Gewebsreife auf.

b) **Bei einem Grenzfalltumor** *(borderline tumour)* läßt sich weder klinisch noch pathologisch-anatomisch das biologische Verhalten sicher voraussagen. Häufiger wird man daher auf die Bezeichnungen *Adenom, Karzinom* oder *Sarkom* verzichten und nur allgemein von *Tumor* (Granulosazelltumor, Hypernephrom) sprechen müssen. Auch der Hinweis *proliferativ* (z. B. Adenom mit gesteigerter Proliferationstendenz, proliferierende Fibromatose u. ä.) weist auf ein potentiell bösartiges Verhalten hin, das aber zu diesem Zeitpunkt weder nachzuweisen noch auszuschließen ist.

c) **Semimaligne Tumoren:** Das örtlich destruierend wachsende *Basaliom* setzt zwar keine Metastasen, kann aber unbehandelt zum Tode führen. Aus diesem Grunde wird es in der WHO-Systematik als *Basalzellenkarzinom* bezeichnet. Das *Zylindrom* der Speicheldrüsen weist eine hohe lokale Malignität auf und wird heute als *adenoid-zystisches Karzinom* geführt. Beim sog. *Speicheldrüsenmischtumor* tritt ein Rezidiv nur dann auf, wenn bei der Enukleation Tumorreste zurückbleiben. Daher ist diese Neubildung als Adenom zu diagnostizieren.

Bei den **semimalignen Tumoren** handelt es sich um lokal infiltrierend wachsende Neubildungen, die rezidivieren aber nicht metastasieren. Als Beispiele sind das Basaliom, das Zylindrom, das Karzinoid und der Speicheldrüsenmischtumor aufzuführen.

d) **Maligne Tumoren** beeinträchtigen den Allgemeinzustand, setzen Metastasen und führen unbehandelt zum Tode. Die Verlaufsdauer der Erkrankung beträgt in der Regel über 12 Monate. Bei einer besonders langen Verlaufsdauer bezeichnet man sie als niedrig maligne (low grade malignancy).

e) **Hochmaligne Tumoren** sind durch hohe Letalität, niedrige Überlebensraten und kurze Überlebenszeiten (unter 12 Monaten) gekennzeichnet.

Die **Prognose eines Tumorleidens** wird anhand der *Überlebensraten* quantifiziert. Dabei handelt es sich um eine Aussage über den Prozentsatz von überlebenden Patienten eines bestimmten Tumorkollektivs unter Berücksichtigung eines festgelegten Zeitraumes. Dieser beträgt in der Regel 5 Jahre (*5-JÜR* = Fünfjahresüberlebensrate), kann aber bei einigen Organtumoren kürzer (*2-JÜR* beim Hodenkrebs) oder wesentlich länger (*10-* und *20-JÜR* bei Mamma- und Nierenkarzinom) sein. Die Überlebensrate kann durch die tumor- oder rezidivfreie Beobachtungszeit ersetzt werden.

16.1.3.3. Systematik und Tumortherapie – Tumorätiologie

Eine genaue Tumordiagnose ist die Voraussetzung für eine moderne onkologische Therapie und bestimmt die Indikationen zum chirurgischen Eingriff, zur Strahlentherapie und/oder zur Chemotherapie. Diese Indikation hängt sowohl von der Ausbreitung als auch von dem feingeweblichen Aufbau der Neubildung ab. Nur selten wird die Nomenklatur auf die Tumorursache (Ätiologie) eingehen können: Bezeichnungen, wie z. B. Arsenkrebs, Anilinkrebs, Thorotrastsarkom u. ä. werden die Ausnahme bleiben.

16.1.3.4. Tumorkodierung

Eine EDV-gerechte Tumordiagnose ist die Voraussetzung für eine Kodierung. Bei einer *hausinternen Auswertung* wird man auf eine eigene Formel zurückgreifen können. Eine überregionale Auswertung setzt aber die Anwendung einer international anerkannten Kodierung voraus, die die Diagnose, die Ausbreitung und den Differenzierungsgrad einer Neubildung genau erfaßt.

a) Die **Tumorlokalisation (T)** wird anhand des *internationalen Code für Tumorerkrankungen* (*ICD-O* = Abschnitt maligne Tumoren aus der internationalen Klassifikation der Krankheiten [ICD-9]) bestimmt. ICD-O bezieht sich auf alle Tumoren.

b) Die **histologische** (oder **morphologische**) **Tumordiagnose (M)** wird in Anlehnung an den *WHO*-Schlüssel (IHCT = *international histology classification of tumours*) angegeben. Die ersten vier Ziffern erfassen den histologischen Tumortyp, die fünfte Ziffer (von den ersten vier durch Querstrich getrennt) die **Tumordignität**:
- /0: Gutartig.
- /1: Grenzfall (potentiell maligne, semimaligne borderline malignancy).
- /2: Carcinoma in situ (nicht infiltrierendes Karzinom).
- /3: Maligner Primärtumor.
- /6: Metastase.
- /9: Maligner Tumor (Primärtumor? Metastase?).

Tumorähnliche Veränderungen sind mit einer 5stelligen Ziffer nach dem *SNOMED*-Vorschlag *(Systematized Nomenclature of Medicine)* zu kodieren.

c) Das **Tumorstadium** wird in Anlehnung TNM, pTNM, FIGO, Ann-Arbor-Klassifikation u. a. bestimmt.

d) Das **Tumorgrading** reicht von G1 (hochdifferenziert) bis G3 (anaplastisch) (Abb. 16.1.-1).

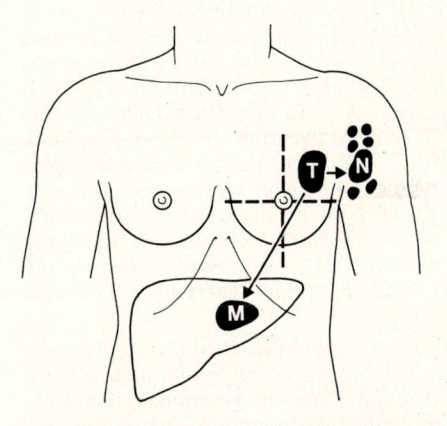

Abb. *16.1.*-1. Metastasiertes Mammakarzinom.

Beispiel einer Tumorkodierung: Ein 2,2 cm großes, stark verwildertes, solides Karzinom im oberen, äußeren Mammaquadranten mit einer isolierten Lymphknotenmetastase in der Achselhöhle und Lebermetastasen wird wie folgt kodiert:

T (Topographie)	= 174.4
M (Morphologie)	= 8230
Maligner Primärtumor	= /3
Verwildertes Karzinom	= G3
Primärtumor >2 cm und <5 cm	= pT2
Isolierte Lymphknotenmetastase	= N1
Lebermetastase	= M1 (HEP).

Kodierte Tumordiagnose: T 174.4 M 8230/3 G3 pT2 N1 M1 (HEP).

16.1.4. Krebshäufigkeit

Angaben zur Krebshäufigkeit (Morbidität, Mortalität, Alters- und Geschlechtsverteilung) sind relative Werte, die sich immer nur auf das ausgewertete Kollektiv beziehen und daher von sehr unterschiedlicher Aussagekraft sind bzw.

großen Schwankungen unterliegen. Zu den ausgewerteten Tumorkollektiven zählen:

1. Die *Todesmeldungen* umfassen zwar ein großes Kollektiv, die gestellten Diagnosen sind aber häufiger ungenau und von geringer Treffsicherheit.

2. Mit den *Obduktionen* werden sichere Diagnosen erhoben, das Obduktionskollektiv ist in den meisten Fällen jedoch klein und nicht selten selektiert. Auch in Universitätskliniken beträgt die Obduktionsfrequenz häufiger nur 50%. Therapeutische Schwerpunkte können die Zusammensetzung des Untersuchungsgutes erheblich beeinflussen.

3. In einem *Krebsregister* werden gemeldete Tumoren gesammelt. Der Datenschutz erlaubt aber nur die Erfassung anonymisierter Fälle, so daß Doppelmeldungen nicht auszuschließen sind. Die zur Zeit installierten *Krebsregister* (Hamburg, Saarland, Baden-Württemberg) sind nur regionaler Art. Zu den *Organtumorregistern* bzw. Tumorreferenzzentren der Bundesrepublik Deutschland (häufiger nur an Forschungsprojekte gebunden und daher zeitlich begrenzt) zählen das Lymphknotenregister (Kiel), Knochenregister (Krebsforschungszentrum Heidelberg), Prostatatumoren (Homburg/Saar), Hirntumoren (Zürich), Hodentumoren (Marburg), Kindertumoren (Kiel) u. a.

4. In einem *Pathologen-Register* werden alle von den Pathologen einer bestimmten Region diagnostizierten Tumoren gesammelt. Da letztlich diese immer pathologisch-anatomisch gestellt bzw. gesichert werden sollten, läßt sich auf diese Weise die größte Zahl von Tumorfällen mit vollständiger Diagnose erfassen. Im Rahmen einer Pilotstudie ist dieses Modell im Raum Nord-Mittelhessen mit Erfolg praktiziert worden, mußte aber aus Datenschutzgründen eingestellt werden. Die beobachteten Schwierigkeiten waren lediglich organisatorischer Art (Sammlung und einheitliche Kodierung der Diagnosen, Bearbeitung nur von anonymisierten Patientendaten).

16.1.4.1. Allgemeine Angaben zur Krebshäufigkeit

In der Bundesrepublik rechnet man mit 120 bis 180 **Krebstodesfällen** pro Jahr und pro 100 000 Einwohner (die höheren Werte beziehen sich auf das männliche Geschlecht).

Ganz allgemein kann festgestellt werden, daß jeder 5. Mensch an Krebs erkrankt und daß bei etwa 25% der Obduktionen ein Krebs diagnostiziert wird, der allerdings nicht immer das Grundleiden oder die unmittelbare Todesursache sein muß. Seit Anfang dieses Jahrhunderts ist eine kontinuierliche Zunahme der allgemeinen Krebshäufigkeit zu registrieren, die auf mehrere Ursachen zurückzuführen ist: höhere Lebenserwartung, Rückgang anderer Todesursachen (Infektionskrankheiten) und genauere Diagnostik (Tumoren werden immer häufiger richtig erkannt). Mit Sicherheit haben aber in den letzten Jahren einige Organtumoren auch absolut an Häufigkeit zugenommen, dies trifft besonders für das Lungenkarzinom zu, während Magen- und Uteruskarzinome eher seltener geworden sind.

16.1.4.2. Alter

Krebs wird als eine Erkrankung älterer Menschen bezeichnet.

Mit dem 40. Lebensjahr steigt die **Krebshäufigkeit** (sowohl in einem bioptischen als auch im Obduktionsgut) an und erreicht zwischen dem 50. und dem 60. Lebensjahr einen Häufigkeitsgipfel (etwa 60% aller malignen Neubildungen kommen in dieser Altersklasse vor).

Es darf aber nicht unerwähnt bleiben, daß in den Industrienationen mit hohem Lebensstandard der Krebs bereits als zweithäufigste Todesursache (nach den Unfällen) bei Kindern vorkommt. Verschiedene Organkrebse weisen eine charakteristische Altersverteilung auf: Bei Kindern und Jugendlichen kommen bevorzugt Leukämien, Wilms-Tumoren, neurogene Neubildungen und Sarkome vor. Der Hodenkrebs tritt bei jungen Männern auf. Plasmozytom, Prostata- und Hautkrebse werden bei alten Patienten diagnostiziert (Abb. *16.1.*-2).

Das Alter ist häufiger als kausal- und formalpathogenetischer Tumorfaktor diskutiert worden. So hat man es als krebsfördernde Ursache im Sinne einer »genetischen Vorprogrammierung« angesehen. Es ist aber eher anzunehmen, daß ein hohes Alter erst die Aufnahme einer ausreichenden Kanzerogenmenge, die Kanzerisierung der Zelle sowie die klinische Manifestation des Tumors ermöglicht.

16.1.4.3. Geschlecht

Wenn wir von den geschlechtsabhängigen Organtumoren absehen, dann weisen Krebsmortalität, Krebsmorbidität und Krebslokalisation bei Mann und Frau keine wesentlichen Schwankungen auf. Nur bei einigen Organtumoren ist eine gewisse Geschlechtsabhängigkeit festzustellen: Ösophagus- und Lungenkarzinom überwiegen bei Männern, während das Gallenblasenkarzinom bevorzugt bei Frauen vorkommt (Abb. *16.1.*-3).

16.1.4.4. Tumortyp und -lokalisation

Etwa **90% aller Neubildungen sind epithelialer Natur,** bei den restlichen 10% handelt es sich um mesenchymale, neurogene, pigmentierte Neubildungen, Systemerkrankungen und Mischtumoren.

Angaben zur Organlokalisation gehen aus der Tabelle hervor (Tab. *16.1.*-2).

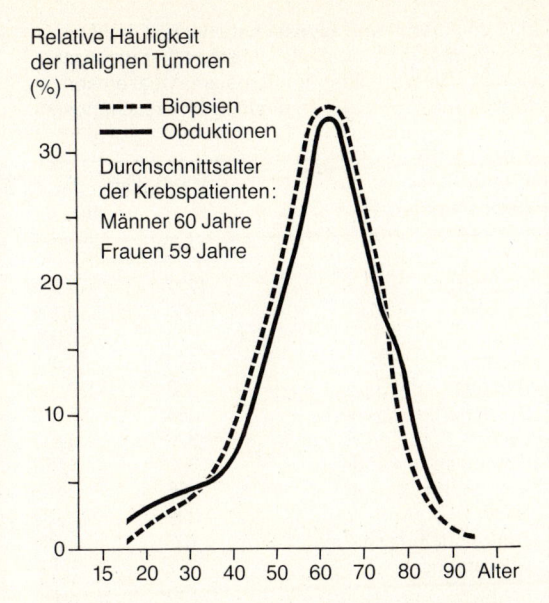

Abb. *16.1.*-2. Alters- und Geschlechtsverteilung der Krebspatienten im Biopsie- und Obduktionsgut.

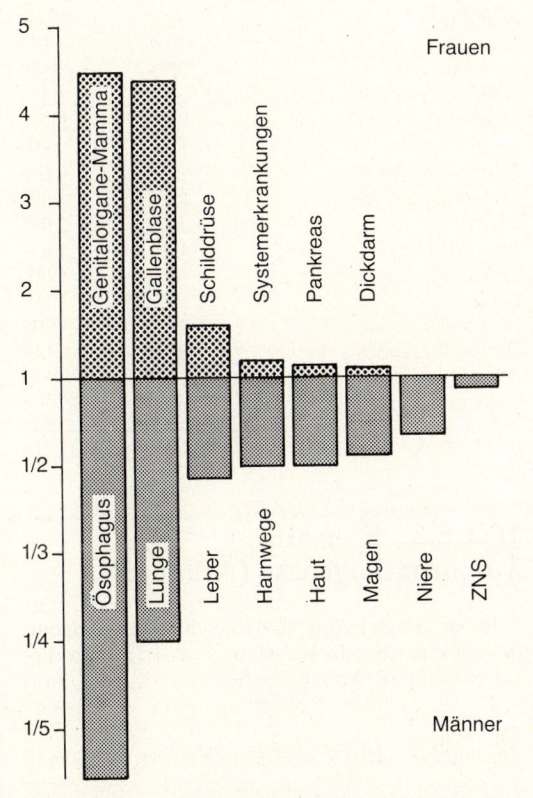

Abb. *16.1.*-3. Sexualquotient (♀/♂) bei den einzelnen Organtumoren (Obduktionsgut).

16.1.5. Tumorpathogenese

Der Krebs entsteht durch eine Proliferationsstörung teilungsfähiger Körperzellen. In den meisten Fällen ist er das Endstadium einer Reihe von prämalignen Zell- und Gewebsveränderungen, die unter dem Begriff **Progression** zusammengefaßt werden. Die Neubildung kann infolge einer exogen oder endogen bedingten Veränderung der genetischen Substanz *(genetische Ursache)* oder der Zellproteine *(epigenetische Ursache)* entstehen. Daß exogene Noxen (ionisierende Strahlen und chemische Verbindungen) krebserzeugende Eigenschaften aufweisen können, ist heute nicht mehr umstritten, es stellt sich lediglich die Frage, wie diese Wirkung stattfindet (also die formale Pathogenese). Mit der Erforschung der Onkogene gewinnt die endogene Krebsursache wieder an Bedeutung.

16.1.5.1. Krebstheorien

Mutationstheorie: In jeder Zelle kommen Gene vor, die für die kontrollierte Proliferation verantwortlich sind und durch spontane oder exogen induzierte Mutationen verändert werden. Dabei spielt das Alter eine wichtige Rolle: Man kann davon ausgehen, daß der Logarithmus der Krebshäufigkeit linear zum Logarithmus des Alters verläuft. Zahlreiche Noxen weisen gleichzeitig mutagene und kanzerogene Eigenschaften auf, dies trifft besonders für die ionisierenden Strahlen und für einige alkylierende Stoffe zu.

Mit epigenetischen Krebsursachen beschäftigt sich die **Proteindeletionstheorie.** Bestimmte Kanzerogene (wie *Dimethylaminoazobenzol* u.a.) greifen selektiv die h2-Proteine im Zytoplasma an. Es kommt zu einer Bindung zwischen Kanzerogen und Protein, so daß die proliferationshemmende Wirkung der h2-Proteine aufgehoben wird, die Zelle ist auch nicht mehr in der Lage, auf externe Informationen zu reagieren. Offen

Tab. 16.1.-2. Organverteilung der malignen Tumoren im Obduktions- und Biopsiematerial. Im Obduktionsmaterial kommt die Selektion des Untersuchungsgutes (Systemerkrankungen als klinischer therapeutischer Schwerpunkt der Universität Freiburg) deutlich zum Ausdruck. Die Verteilung im Biopsiematerial entspricht dagegen den Angaben aus der Literatur. Lediglich das Dickdarmkarzinom ist im eigenen Untersuchungsgut häufiger als das Lungenkarzinom.

Organ (Obduktionsmaterial)	Häufigkeit abs.	rel.	Organ (Biopsiematerial)	Häufigkeit abs.	rel.
A. Männer					
1. Lunge	191	24,8%	Dickdarm	1227	17,2%
2. Systemerkrankungen	151	19,6%	Lunge	1007	14,1%
3. Magen	67	8,7%	Haut	774	10,9%
4. Dickdarm	51	6,6%	Magen	743	10,4%
5. Zentralnervensystem	43	5,6%	Prostata	663	9,3%
6. Prostata	37	4,8%	Systemerkrankungen	484	6,8%
7. Pankreas	34	4,4%	Larynx	326	4,6%
8. Leber	34	4,4%	Harnblase u. -wege	300	4,2%
9. Ösophagus	25	3,3%	Mundhöhle, Zunge	205	2,9%
10. Niere	20	2,6%	Niere	202	2,8%
11. Schilddrüse	18	2,3%	Zentralnervensystem	198	2,8%
12. Haut	18	2,3%	Ösophagus	171	2,4%
13. Harnblase u. -wege	17	2,2%	Hoden	150	2,1%
14. Hoden	13	1,7%	Nebenhöhlen, Pharynx	112	1,6%
15. Übrige Organe	51	6,6%	Übrige Organe	561	7,9%
Gesamt	770	99,9%	Gesamt	7123	100,0%
B. Frauen					
1. Systemerkrankungen	126	23,8%	Mamma	3182	32,3%
2. Mamma	69	13,0%	Uterus	1727	17,5%
3. Uterus	56	10,6%	Dickdarm	1266	12,8%
4. Dickdarm	38	7,2%	Haut	807	8,2%
5. Lunge	32	6,0%	Magen	512	5,2%
6. Gallenblase u. -wege	30	5,7%	Ovar	373	3,8%
7. Ovar	26	4,9%	Systemerkrankungen	358	3,6%
8. Pankreas	26	4,9%	Gallenblase u. -wege	283	2,9%
9. Magen	25	4,7%	Niere	197	2,0%
10. Zentralnervensystem	24	4,5%	Schilddrüse	157	1,6%
11. Schilddrüse	20	3,8%	Zentralnervensystem	146	1,5%
12. Leber	11	2,1%	Lunge	143	1,4%
13. Niere	8	1,5%	Harnblase u. -wege	129	1,3%
14. Übrige Organe	39	7,3%	Übrige Organe	583	5,9%
Gesamt	530	100,0%	Gesamt	9863	100,0%

bleibt bei dieser Theorie allerdings die Frage, wie dieser Verlust der wachstumshemmenden Information auf Tochterzellen übertragen wird.

Die verschiedenen Ansichten über die Krebsentstehung lassen sich vielleicht am ehesten durch die **Onkogen-Theorie** zusammenfassen. In der DNS somatischer Zellen sollen Virusgene eingebaut sein, die aber durch ein Repressorsystem inaktiviert werden. Durch Elimination dieses Systems (Deletionstheorie, Mutationstheorie) könnte das Virogen seine Aktivität freisetzen und somit zur malignen Transformation führen.

16.1.5.2. Kausale Tumorpathogenese (Ätiologie)

Es ist gut bekannt, daß verschiedene exogene Noxen einen Krebs bei Mensch und Tier hervorrufen können. Wir unterscheiden:

16.1.5.2.1. Physikalische Noxen

Das **Trauma** ist kein unmittelbar krebserzeugender Faktor (»Ein Trauma entdeckt mehr

Krebse, als es erzeugt«, K. H. BAUER). Eine chronische traumatische Reizeinwirkung kann aber zu einer verstärkten Regeneration führen und somit den Boden für einen bösartigen Tumor vorbereiten. Die Frage eines kausalpathogenetischen Zusammenhanges zwischen einem Tumor und einem durchgemachten Trauma wird immer wieder gestellt und läßt sich in den meisten Fällen nicht überzeugend nachweisen.

UV-Licht kann Hauttumoren (Basaliome, Plattenepithelkarzinome und maligne Melanome) induzieren. Besonders deutlich wird dieser Zusammenhang bei Kindern mit *Xeroderma pigmentosum*. Dabei handelt es sich um einen angeborenen Defekt des DNS-Repair-Mechanismus. Unter der Einwirkung von UV-Strahlen der Sonne entstehen in den Epidermiszellen chromosomale Aberrationen, die nicht mehr repariert werden und somit letztlich zur Bildung von multiplen Hauttumoren führen.

Die Bedeutung der **ionisierenden Strahlen** als kanzerogene Noxen ist ebenfalls gut dokumentiert: Röntgenkrebs bei Ärzten und bestrahlten Patienten, vermehrte Tumoren unter den Überlebenden von Hiroshima und Nagasaki, Lungentumoren bei Strahlenexposition in Minen mit Radioaktivität, Leber- und andere Tumoren nach Applikation von Thorotrast (alphastrahlendes *Thoriumdioxid*, das in den 40er Jahren als Röntgenkontrastmittel verwendet wurde).

16.1.5.2.2. Chemische Noxen

Man schätzt, daß beim Menschen etwa 60 bis 80% aller malignen Tumoren auf die Einwirkung einer exogenen chemischen Noxe zurückzuführen sind. Einige chemische Kanzerogene sind seit längerer Zeit – z. B. als Berufskrebs (Schornsteinfegerkrebs durch kanzerogene Kohlenwasserstoffe, Anilinkrebs durch aromatische Amine, Leberkrebs durch Nitrosoverbindungen bei Polyvinylchlorid, Pleuramesotheliome durch Asbest u.a.) – bekannt. Chemische Kanzerogene kommen als Industrieprodukte, aber auch als Naturstoffe (*Aflatoxin*, das vom Aspergillus flavus produziert wird; *Methylazoxymethanol* ist ein Bestandteil von Cycasin, das in der Cycadennuß vorkommt) vor.

Im einzelnen handelt es sich um folgende Stoffklassen:

Zu den wichtigsten **kanzerogenen Kohlenwasserstoffen** zählen *Dimethylbenzanthrazen* (DMBA), *3,4-Benzpyren* (BP) und *20-Methylcholanthren* (20-MC). Sie kommen in Luft, Boden und Wasser vor und erzeugen im Tierversuch am Ort der Applikation Tumoren, sowie auf resorptivem Wege Mammatumoren und Leukämien. Ferner ist eine Korrelation zwischen der Lungenkarzinomrate und der Konzentration von kanzerogenen Kohlenwasserstoffen in der Luft statistisch gesichert.

Aromatische Amine: Zu den ältesten Beispielen gehört der Harnblasenkrebs unter den Anilinarbeitern, der aber nicht durch Anilin, sondern durch das als Verunreinigung vorkommende α-*Naphthylamin* hervorgerufen wird. In diese Gruppe gehören auch Buttergelb (*Dimethylaminoazobenzol*) und das *Acetylaminofluoren*, das in den vierziger Jahren als Insektizid eingeführt werden sollte.

Senfstoffe und **Äthylenimine** entsprechen in ihrem biologischen Verhalten den ionisierenden Strahlen, das heißt sie wirken mutagen, krebsheilend und krebserzeugend. Einige Verbindungen werden als Chemotherapeutika verwendet.

Zu den **krebserzeugenden Harnstoffabkömmlingen** zählen *Urethan, Thioazetamid* und *Thioharnstoff*, zu den **halogenierten aliphatischen Substanzen** *Chloroform* und *Tetrachlorkohlenstoff*.

Kunststoffe: Verschiedene makromolekulare Verbindungen, die in der Humanmedizin als Plasmaersatz oder Prothesen Anwendung finden, weisen im Tierversuch eine allerdings nur geringe krebserzeugende Wirkung auf.

Anorganische Verbindungen, die bei Mensch und Tier eine tumorerzeugende Wirkung zeigen, sind *Arsen, Chrom, Nickel, Blei* u. a.

Zu den **kanzerogenen Nitrosoverbindungen** gehören die instabilen, lokal wirkenden *Nitrosamide (Nitrosomethylharnstoff, -urethan* u.a.) und die stabilen resorptiv wirkenden *Nitrosamine (Diäthylnitrosamin)*. Sie sind gekennzeichnet durch ihre weite Verbreitung in der Umwelt sowie durch die hohe kanzerogene Wirkung.

Die onkogenen Eigenschaften der verschiedenen Krebsnoxen sind aus dem Tierversuch und den Beobachtungen aus der Humanmedizin gut bekannt. Eine besondere Rolle spielen der Berufskrebs und die iatrogene Kanzerogenese. Als *iatrogen* bezeichnen wir den Schaden, der durch eine diagnostische oder therapeutische Maßnahme vom Arzt gesetzt wird. Die **iatrogene Kanzerogenese** ist ein ungewolltes und tragisches, aber gut dokumentiertes Experiment am Menschen selbst. Zahlreiche Beobachtungen aus der inneren Medizin und der Strahlenheilkunde sind publiziert worden. In der Chirurgie sind iatrogene Tumoren dagegen eine extreme Ausnahme: So z. B. Sarkome in der Umgebung von Metall- oder Kunststoffprothesen, Karzinome in Anastomosen (Billroth I, Uretero-Enteroanastomosen), Angiosarkome auf dem Boden eines Stewart-

Treves-Syndrom (Armödem nach Lymphadenektomie).

Der **Wirkungsmechanismus der chemischen Kanzerogene** ist sehr unterschiedlich. Sie können h2-Proteine binden (siehe Deletionstheorie) oder über eine Alkylierung DNS verändern. Einige Kanzerogene erzeugen am Ort der Applikation Tumoren *(lokale Wirkung),* andere Stoffe werden nach der Aufnahme zunächst metabolisiert. Erst ein Stoffwechselprodukt zeigt eine krebserzeugende Eigenschaft: Man spricht dann von einer *resorptiven Wirkung,* die weit entfernt von dem Aufnahmeort (Darm, Luftwege) lokalisiert sein kann. Bestimmte Kanzerogene können auch die Blut-Liquor-Schranke *(Nitrosomethylurethan)* oder die Plazenta *(Nitrosoäthylharnstoff)* überwinden und Hirntumoren bzw. Neubildungen bei den Nachkommen *(transplazentare Kanzerogenese)* hervorrufen. Die primär aufgenommene Substanz stellt die *Transportform (proximales Kanzerogen)* dar, die metabolisierte, unmittelbar kanzerogen wirkende Verbindung wird als *Wirkform (nahestehendes Kanzerogen)* bezeichnet. So kann ein Dialkylnitrosamin durch enzymatische Spaltung in ein *Monoalkyl-Nitrosamin → Diazoalkan → Alkyldiazoniumion* bis zum unmittelbar onkogen wirkenden Carboniumion umgewandelt werden.

Organotropie: Die Lokalisation eines induzierten Tumors läßt sich durch die chemische Zusammensetzung, die Dosierung und die Applikationsart (intravenös, per os, per inhalationem usw.) bestimmen. Eine Vorschädigung (bzw. Vorerkrankung) des Wirtsorganismus oder eines Organs kann für die Tumorentstehung von Bedeutung sein.

16.1.5.2.3. Virale Karzinogenese

Aus der *Veterinärmedizin* und dem *Tierversuch* ist bekannt, daß einige DNS- und RNS-Viren tumorerzeugende Eigenschaften aufweisen. Zu den onkogenen RNS-Viren zählen das Rous-Sarkomvirus, Mammatumorvirus, Mäuseleukämievirus. Unter den onkogenen DNS-Viren sind Polyomavirus, SV-40 (Affen-)Virus, Kaninchenpapillomvirus, Nierenkarzinomvirus u. a. zu erwähnen.

In der *Humanmedizin* haben besonders Epstein-Barr-Virus (Burkitt-Lymphom), Herpes-Viren (Portiokarzinom) und das Retrovirus (HIV) (AIDS und Kaposi-Sarkom) an Bedeutung gewonnen.

16.1.5.3. Formale Tumorpathogenese

Normale Zellen können über eine **Transformation** unmittelbar in Krebszellen umgewandelt werden. Dies läßt sich im Tierversuch mit onkogenen Viren nachweisen. Möglicherweise trifft dieser Mechanismus für einige menschliche Sarkome und Leukämien zu. Karzinome sind dagegen das Endstadium einer Reihe von Zell- und Gewebsvorschädigungen, die sich zum Teil über einen längeren Zeitraum verfolgen lassen. Auch diese Beobachtung aus der Humanmedizin läßt sich im Tierversuch reproduzieren.

Die **Progression** der Veränderung geht von der normalen Zelle aus. Über eine Regeneration, Hyperplasie und einen gutartigen Tumor entwickelt sich letztlich das Karzinom. Im Rahmen dieser Progression muß man die verschiedenen Vorgänge Krebsentstehung und Krebsentwicklung abgrenzen (Abb. *16.1.*-4).

Die **Krebsentstehung (Initiierung)** ist das Ergebnis eines in mehreren Schritten ablaufenden Prozesses, der durch die Einwirkung eines spezifischen Kanzerogens initiiert wird.

In den meisten Fällen handelt es sich um eine *Summationswirkung,* also nicht um einen einmaligen Kontakt der Zelle mit einer krebserzeugenden Noxe. Die Kanzerisierung kann durch **Kokanzerogene** (*Croton-Öl* potenziert die hautkrebserzeugenden Eigenschaften des epikutan applizierten *Dimethylbenzanthrazens*) verstärkt werden.

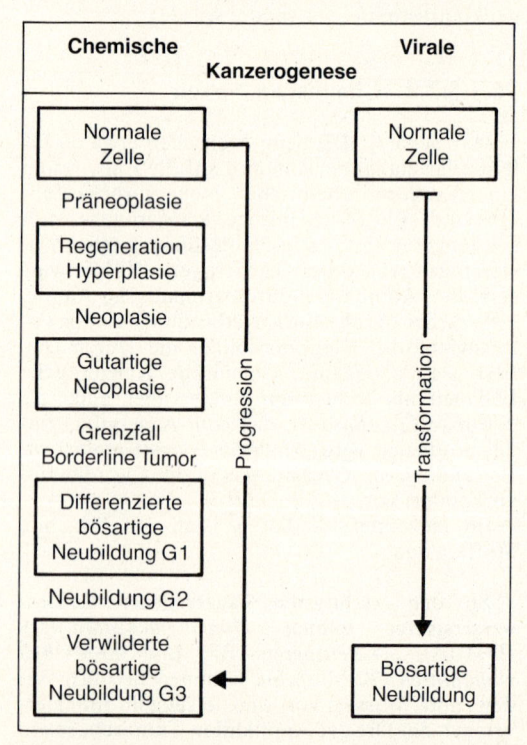

Abb. *16.1.*-4. Formale Pathogenese der chemischen und der viralen Kanzerogenese.

den, die sich im Tierversuch durch eine verkürzte Induktionszeit, eine geringere benötigte Kanzerogendosis und eine höhere Tumorausbeute darstellt. Eine ähnliche Wirkung wird erzielt, wenn man gleichzeitig oder hintereinander Kanzerogene verabreicht, die auf dasselbe Organ wirken. Dieser Prozeß **(Synkanzerogenese)** dürfte beim Menschen eine besondere Rolle spielen.

Die **Krebsentwicklung (Promotion)** umfaßt die Phase zwischen der Kanzerisierung der einzelnen Zelle und der klinischen Manifestation eines Tumors. Diese Phase, die sich in der Regel über einen längeren Zeitraum erstreckt, kann durch verschiedene Faktoren sowohl positiv *(krebsfördernd)* als auch negativ *(krebshemmend)* beeinflußt werden. Zunächst muß der Tumorverband Anschluß an das Blutsystem des Wirts finden (*Angiogenesis*-Faktor fördert die Tumorvaskularisation), das Immunsystem überwinden und letztlich über eine Gefäßinvasion sich ausbreiten können. Hier sind sowohl endogene (z. B. eine angeborene Immunabwehrschwäche, Hormone) als auch exogene Faktoren (z. B. Entzündungen) zu berücksichtigen.

Krebsentwicklung und Krebsentstehung lassen sich letztlich in einer Formel

Disposition + Exposition + Alter → Krebs

zusammenfassen.

16.1.6. Krebswachstum
16.1.6.1. Lokales Krebswachstum
16.1.6.1.1. Karzinome

Während gutartige Neubildungen ein vorwiegend *expansives Wachstum* zeigen (und dabei durch Verdichtung des ortsständigen Bindegewebes eine Pseudokapsel um den Tumor bilden), weisen die bösartigen Geschwülste eine *infiltrativ-destruktive Ausbreitung* auf. Zu den Kardinalbefunden des malignen Wachstums eines epithelialen Tumors gehört die Durchbrechung der Basalmembran (bzw. Muscularis mucosae bei den Neubildungen des Darmtraktes). Die Phase des intraepithelialen Wachstums wird als **Carcinoma in situ** bezeichnet: Die Veränderung weist die zytologischen Kriterien der Malignität (Anaplasie, Mitosen, Polymorphie) auf, es fehlt aber die Stromainvasion, also die Voraussetzung für einen Gefäßeinbruch und somit für eine Fernmetastasierung. Ein Carcinoma in situ wird in der Schleimhaut der Portio uteri, des Kehlkopfes, der Haut (M. Bowen), Harnblase und in anderen Organen beobachtet. Diese Veränderung kommt auch unter der Bezeichnung **fokales Karzinom** (z. B. in Dickdarmadenomen) oder als Frühkarzinom vor. Beim **Frühkarzinom (early cancer)** des Magens liegt bereits eine Stromainvasion der Mukosa *(M-Typ)* oder der Submukosa *(SM-Typ)* vor. Unter Berücksichtigung prognostischer Kriterien wird diese Tumorart von den tiefer infiltrierenden Karzinomen abgegrenzt.

Echte Karzinome können sich ausbreiten, ohne die Basalmembran zu durchbrechen (z. B. der M. Paget der Mamille, die intraduktalen Komedo- und kribriformen Mammakarzinome). Auch ein bereits stromainfiltrierendes Karzinom kann in einer Schleimhaut sozusagen horizontal wachsen: Wir sprechen dann von einem *intraepithelialen* oder *in situ wachsenden Karzinom (superficial spreading* beim malignen Melanom). Beim Portiokarzinom liegt ein *Mikrokarzinom* vor, wenn das Tiefenwachstum weniger als 5 mm beträgt.

Aufgabe der Krebsvorsorge ist die Erfassung von Tumoren in einem Frühstadium, besonders bei Patienten mit einem bekannten Krebsrisiko.

Die *allgemeine Krebsvorsorge* umfaßt die Anamnese, die Inspektion der Haut und des Genitale, den Tastbefund der Mamma, Lymphknotenregionen, Leber und Milz, die digitale Untersuchung des Rektum, der Prostata bzw. der Vagina, der Haemoccult-Test (Nachweis von Blutungen aus dem Magen-Darmtrakt) und die zytologische Untersuchung der Portio. Besonders erfolgreich war bis jetzt die Krebsvorsorge bei der Erfassung von präneoplastischen bzw. präinvasiven Veränderungen der Portio uteri (Dysplasien II und III, Carcinoma in situ). Weitere Untersuchungen im Rahmen der Krebsvorsorge (Röntgenaufnahmen der Lungen oder Mamma, Endoskopie) sind unter Berücksichtigung des individuellen Krebsrisikos (Alter, Vor- oder Begleiterkrankung, Krebsexposition) durchzuführen.

16.1.6.1.2. Sarkome

Nur selten lassen sich Sarkomvorstufen im Sinne einer Progression erfassen. Gutartige mesenchymale Neubildungen (Lipome, Fibrome, Myome) sind als präsarkomatöse Veränderungen die Ausnahme. Im Gegensatz zu den Karzinomen zeigen die Sarkome ein eher diffuses Wachstum, dabei bleiben örtliche Gewebsstrukturen (z. B. Tubuli und Glomeruli bei einem Nierensarkom) längere Zeit erhalten. Bei einer karzinomatösen Ausbreitung werden dagegen die präexistenten Strukturen zerstört. Man bezeichnet daher das Sarkom als »gewebsfreundlich«, diese Eigenschaft sollte aber nicht als prognostisch günstiges Kriterium interpretiert werden.

16.1.6.2. Metastasierung
16.1.6.2.1. Lokale Metastasierung

Ein bösartiger Tumor kann sich lokal *kontinuierlich* oder *diskontinuierlich* ausbreiten und Tumor-, Organkapsel oder andere Strukturen (Nierenbecken) infiltrieren. Sind benachbarte Organe befallen, dann spricht man von einer *direkten Metastasierung*. Eine besondere Form der lokalen Ausbreitung ist die *Serosametastasierung* (Pleura und Perikard beim Bronchialkarzinom oder Peritoneum bei Magen-, Darm- oder Ovarialkarzinomen).

16.1.6.2.2. Lymphogene Metastasierung

Der Einbruch in Lymphgefäße kann zu einer zunächst lokalen Tumorausbreitung *(Lymphangiosis carcinomatosa)* führen. *Lymphknotenmetastasen* liegen vor, wenn sich in einem Lymphknoten Tumorverbände (und nicht nur isolierte verschleppte Tumorzellen) nachweisen lassen. Prognostisch relevant sind die Zahl der metastatisch befallenen Lymphknoten und die Größe der Metastasen (*Mikrometastasen* = <2 mm Durchmesser). Bei einigen Tumoren ist auch das *perinodale Tumorwachstum* (Durchbrechung der Lymphknotenkapsel) als prognostisch ungünstiges Kriterium zu berücksichtigen. Lymphknotenmetastasen können auch von einer hämatogenen Metastase ausgehen: Man bezeichnet sie dann als *Tertiärmetastase* und zählt sie im TNM-System zu den Fernmetastasen (M) (Abb. *16.1.*-5).

Pulmonalvenen ein und breitet sich im großen Kreislauf aus (Metastasen in Leber, Gehirn, Knochen, Nieren).

Beim **Kava-Typ** handelt es sich um Neubildungen, die ihr venöses Blut in die V. cava inferior abgeben (untere Extremitäten, Nieren, Genitalorgane) und auf diesem Wege in die Lungen metastasieren.

Lebermetastasen treten bevorzugt beim **Pfortader-Metastasierungs-Typ** auf. Der Primärtumor sitzt im Magen, Darmtrakt, Pankreas oder in der Gallenblase, die Metastasen in der Leber.

Beim **Zisternen-Typ (Lymph-Venen-Typ)** bricht die Neubildung in die Cisterna chyli ein und gelangt über den D. thoracicus in den Venenwinkel. Die weitere Ausbreitung entspricht dann dem Kava-Typ.

Vertebraler Venentyp: Das sehr ausgedehnte prävertebrale Venennetz (Azygos- und Vertebralvenen) kann der Tumorausbreitung dienen. Intrathorakale oder intraabdominelle Druckschwankungen können zu einer Umkehr der Blutzirkulation in diesem System führen (Pendelblut) und somit zu Tumorabsiedelungen in den Wirbelkörpern (häufig beim Prostata- und

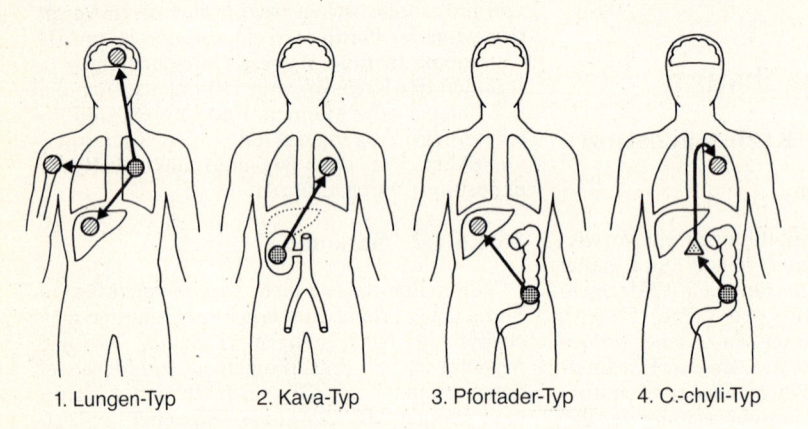

1. Lungen-Typ   2. Kava-Typ   3. Pfortader-Typ   4. C.-chyli-Typ

Abb. *16.1.*-5. Metastasierungstypen.

16.1.6.2.3. Fernmetastasen

Diese entstehen in der Regel hämatogen. Nach lokaler Invasion einer Venole breitet sich der Tumor auf den Blutwege aus. Je nach Organ- und Gefäßbefall unterscheidet man verschiedene Metastasierungsformen.

Fernmetastasen vom **arteriellen Typ (Lungentyp)**. In diesen Fällen bricht ein Lungentumor (Bronchialkarzinom, seltener eine Metastase) in

Schilddrüsenkarzinom, aber auch beim Mamma- und Nierenkarzinom).

16.1.6.3. Tumorrezidiv

Unter *Rezidiv* versteht man die erneute klinische Manifestation eines bösartigen Tumors nach operativer Entfernung. Das Rezidiv kann Folge einer unvollständigen Tumorresektion sein oder einer multizentrischen Entstehung der Neubildung (z. B. in der Harnblase oder im Dickdarm). Spätrezidive können noch nach Jahrzehnten auftreten (z. B. Mamma- und Nierenkarzinom). Aus diesem Grunde spricht man im allgemeinen nicht von einer Krebsheilung, sondern von einem metastasen- und rezidivfreien Zeitraum.

Auch Metastasen können nach einem längeren tumorfreien Intervall als **Spätrezidivmetastasen** klinisch manifest werden. Sie setzen die Existenz von sog. *schlafenden oder ruhenden Tumorzellen* voraus, also Geschwulstzellen, die sich vom Primärtumor lösen, verschleppt werden und zunächst nicht zu einer Metastase entwickeln können. Sie leben über längere Zeit in einem Gleichgewicht der krebsfördernden und krebshemmenden Einflüsse. Eine Störung dieses Gleichgewichts kann die Proliferationspotenz der Tumorzellen freisetzen.

16.1.7. Krebsmanifestation

16.1.7.1. Latente Tumoren – okkulte Tumoren

Gelegentlich werden maligne Tumoren (insbesondere Karzinome) zufällig im Rahmen einer Obduktion oder bei der Untersuchung eines operativ entfernten Organs entdeckt. Hatten sie keine Symptome hervorgerufen, dann werden sie als *latente Tumoren* bezeichnet. Sie sind bei älteren Menschen nicht selten in der Prostata und im Dickdarm zu finden.

Okkulte Tumoren manifestieren sich klinisch durch ihre Metastasen, dabei bleibt der Sitz der Primärneubildung zunächst unerkannt. Etwa 15% aller Karzinome weisen als erstes Symptom eine Metastase in Lymphknoten, Lunge, Leber oder Knochen auf.

16.1.7.2. Folgen der Tumorausbreitung

Ein bösartiger Tumor kann lokale und allgemeine Komplikationen hervorrufen: Zerstörung des Organs (mit entsprechender funktioneller Insuffizienz), Ulzeration (Entzündung, Blutung), Gefäßinvasion (Thrombose, Blutung), Fistel (Entzündung), Verlegung der Lichtung eines Hohlorgans durch Ummauerung oder intraduktales Wachstum, Verdrängung von Organen. Ferner sind auch Allgemeinstörungen zu nennen, wie z. B. die Tumorkachexie, Anämie u. a.

16.1.7.3. Tumorsyndrome – Tumorsyntropien – Paraneoplasie

Symptome, die formal- und kausalpathogenetisch auf einen bestimmten Tumor zurückzuführen sind, werden zu **Tumorsyndromen** gekoppelt. Besonders deutlich ist dieser Zusammenhang bei den endokrin aktiven Neubildungen (z. B. Cushing-Syndrom bei einem Nierenrindentumor). Treffen zwei eigenständige Leiden überdurchschnittlich häufig gemeinsam auf, dann spricht man von einer **Syntropie** (Down-Syndrom und Leukämie, Lungentuberkulose und Lungenkarzinom).

Bei den **Paraneoplasien** handelt es sich um Befunde, die – bei ungeklärtem Zusammenhang – ein Tumorleiden begleiten. Somit ist das paraneoplastische Syndrom nur ein Arbeitsbegriff, der folgende Voraussetzungen erfüllen sollte: Die Symptome lassen sich nicht durch unmittelbare Einwirkung des Tumors oder einer Metastase erklären (kein örtlicher Zusammenhang). Tumor und Symptome kommen überdurchschnittlich häufig vor, das heißt das Zusammentreffen ist statistisch gesichert. Es bestehen Wechselbeziehungen zwischen Tumor und paraneoplastischem Syndrom: Wird der Tumor entfernt, dann bilden sich die Symptome zurück, bei einem Tumorrezidiv werden sie wieder klinisch manifest (Tab. 16.1.-3).

Laut Begriffsbestimmung können wir über die *Pathogenese des paraneoplastischen Syndroms* nur spekulieren:
1. Es kann eine gemeinsame Ursache für Tumor und Paraneoplasie vorliegen (bei neuromuskulären Paraneoplasien?).
2. Der Tumor produziert eine Substanz, die die Symptome hervorruft. Dieser Mechanismus ist für einige bis jetzt als Paraneoplasie bezeichnete endokrine Störungen gesichert: Tumoren können Hormone bzw. hormonähnliche Substanzen bilden (Cushing-Syndrom-, Hyperkalzämie-, Polyglobulie-, Hypoglykämie- und die Karzinoid-Paraneoplasie).
3. Immunologische Reaktionen werden bei einigen hämatologischen Paraneoplasien (hämolytischen Anämien bei Leukämien und M. Hodgkin) diskutiert.

Der **Nachweis einer Paraneoplasie** kann von diagnostischer und therapeutischer Relevanz sein, da sie sich gleichzeitig, in einigen Fällen aber schon vor dem Tumor klinisch manifestiert und auf diese Weise zur Tumorfrühdiagnose beiträgt.

Endokrine Paraneoplasien entsprechen einem Tumormarker: Der Nachweis von ACTH oder Calcitonin bei einem kleinzelligen Bronchialkar-

Tab. 16.1.-3. Beispiele eines paraneoplastischen Syndroms.

Paraneoplasie	Tumorlokalisation
Neurologische Störung	
Progressive multifokale Leukoenzephalopathie	Lympho-, myeloproliferative Erkrankungen
Limbische Enzephalitis	Bronchialkarzinom
Kleinhirnrindendegeneration	Bronchus-, Ovarial- und Mammakarzinom
Subakute zerebellare Degeneration	Bronchialkarzinom
Amyotrophische Lateralsklerose	Bronchus-, Mammakarzinom
Subakute nekrotisierende Myelopathie	Bronchialkarzinom
Sensorische Neuropathie	Bronchialkarzinom
Sensorimotorische Neuropathie	Plasmozytom, Morbus Hodgkin, Bronchialkarzinom
Endokrine Störung	
ACTH (Cushing-Paraneoplasie)	Bronchialkarzinom
Serotonin (Karzinoid-Paraneoplasie)	Bronchialkarzinom
Hypoglykämie	
Doege-Potter-Syndrom	Fibrosarkom
Nadler-Wollfer-Syndrom	Leberkarzinom
Anderson-Syndrom	Nebennierenrindentumor
Rosenfeld-Syndrom	Pseudomyxom
Hyperkalzämiesyndrom	Lungen-, Nierenkarzinom
ADH (Hyponatriämie)	Bronchialkarzinom
Hämatologische Störung	
Aplastische Anämie	Thymom
Hämolytische Anämie	Leukämien, Morbus Hodgkin
Polyglobulie	Nierenkarzinome
Leukämoide Reaktion	Magen-, Bronchialkarzinome
Thrombosen	Pankreas-, Bronchus-, Magenkarzinome
Verbrauchskoagulopathie	Leukämie
Hautveränderungen	
Acanthosis nigricans maligna	Magenkarzinom
Paraneoplastische Akrokeratose	Zungen-, Tonsillenkarzinom
Erythema gyratum repens	Unspezifisch
Dermatomyositis	Genital-, Mamma-, Magenkarzinom

zinom kann die Grundlage der Chemotherapie sein.

Literaturauswahl

BAUER, K. H.: Das Krebsproblem. Springer, Berlin-Göttingen-Heidelberg 1963.
LEIBER, B.: Über Syntropie, Dystropie und Interferenzerscheinungen von Krankheiten. Internist 11:210-216 (1970).
SCHMÄHL, D.: Entstehung, Wachstum und Chemotherapie maligner Tumoren. 2. Aufl. Editio Cantor, Aulendorf i. W. 1970.
SCHMÄHL, D., C. THOMAS, R. AUER: Iatrogenic Carcinogenesis. Springer, Heidelberg-Berlin-New York 1977.
SOBIN, L. H., L. B. THOMAS, C. PERCY, D. E. HENSON: A Coded Compendium of the International Histological Classification of Tumors. WHO. Genf 1978.
SPIESSL, B., P. HERMANEK, O. SCHEIBE, G. WAGNER: TNM. Klassifikation maligner Tumoren. 3. Aufl. UICC. Springer, Berlin-Heidelberg-New York 1985.
THOMAS, C., T. WINDT, E. GROM: Hämatologische und endokrine Formen des paraneoplastischen Syndroms. Schattauer, Stuttgart-New York 1974.
THOMAS, C., Ch. FERTL: Unbekannte metastasierende Primärtumoren. Med. Klin. 72:1257-1262 (1977).
THOMAS, C., D. MOEHRS, H. J. JOACHIM: Trauma und Krebs. Med. Klin. 73:1229-1237 (1978).
THOMAS, C.: Autonomes Wachstum (Tumoren). In: W. SANDRITTER (Hrsg.): Allgemeine Pathologie, 2. Aufl. Schattauer, Stuttgart-New York 1981.
THOMAS, C.: Pathologisch-anatomische Untersuchungen zur Erfassung des pTNM-Systems. Verh. Dtsch. KrebsGes. 4:825-831 (1983).
THOMAS, C.: Die pathologisch-anatomische Tumordiagnose. Dtsch. Ärztebl. 81:197-198 (1984).
THOMAS, C.: Histopathologie, 9. Aufl. Schattauer, Stuttgart-New York 1985.
WAGNER, G. (Hrsg.): Tumor-Lokalisationsschlüssel, 2. Aufl. Springer, Berlin-Heidelberg-New York 1979.

16.2. Tumoren der Weichteile und malignes Melanom

Von K. Schwemmle

16.2.1. Benigne Weichteiltumoren

16.2.1.1. Definition und Häufigkeit

Weichteiltumoren entstehen aus mesenchymalem Gewebe, also aus Binde- und Fettgewebe, Blut- und Lymphgefäßen, Subkutis, Muskulatur und Nervengewebe. Die Bezeichnung richtet sich nach dem *Ursprungsgewebe: Fibrom, Lipom, Hämangiom, Lymphangiom, Leiomyom, Rhabdomyom, Neurom, Neurofibrom.*

Am häufigsten sind *Lipome* und *Hämangiome.* Von den Myomen spielen die *Uterus-Myome* zahlenmäßig die größte Rolle. Lipome bilden sich nicht selten multizentrisch an unterschiedlichen Körperregionen.

16.2.1.2. Diagnose

Oberflächliche Tumoren wie Hämangiome, aber auch subkutane Lymphangiome und die unter der Haut meist gut tastbaren Lipome werden frühzeitig erkannt. Unterhalb der Faszie innerhalb der Muskulatur gelegene Knoten (z. B. Fibrome) und vor allem Weichteiltumoren im Abdomen (Mesenterium, Darmwand, Retroperitoneum), im Mediastinum (z. B. Myolipom der Speiseröhre) werden dagegen oft verzögert erkannt, nämlich erst dann, wenn sie wegen ihrer Größe Symptome machen.

16.2.1.3. Therapie

Die chirurgische Entfernung macht in der Regel keine Schwierigkeiten. Vor allem Lipome lassen sich gut »ausschälen«. *Lymphangiome,* vor allem die oft großen Lymphangiome in der Halsgegend von Neugeborenen und Säuglingen *(Hygrome)* sind dagegen kaum gegen die Umgebung abzugrenzen und manchmal außerordentlich schwierig zu behandeln. *Kavernöse Hämangiome* sollten möglichst frühzeitig entfernt werden. Die *planen Hämangiome* (Haemangioma simplex) wachsen zwar im ersten Lebensjahr oft recht beträchtlich. Später bilden sie sich aber wieder zurück und sind bis zum 10. Lebensjahr meist verschwunden. Daraus leitet sich die therapeutische Zurückhaltung bei diesen Hämangiomen ab, besonders, wenn sich die Regression als zentrale Entfärbung bereits abzeichnet.

Die Regel, exzidiertes Gewebe *grundsätzlich histologisch zu untersuchen,* gilt ganz besonders bei den Weichteiltumoren. Auch bei makroskopisch unverdächtigen Präparaten kann es sich um Sarkome handeln.

Hämangiome (Haemangioma simplex) verschwinden meist spontan bis zum 10. Lebensjahr

Exzidierte Weichteiltumoren müssen **histologisch untersucht** werden!

16.2.2. Maligne Weichteiltumoren

16.2.2.1. Definition

Die Weichteilsarkome entstehen *in den gleichen Geweben wie die benignen Tumoren.* Maligne Erkrankungen des Knochenmarks und des lymphoretikulären Gewebes, sowie vom embryonalen Gewebe ausgehende Tumoren rechnet man nicht zu den malignen Weichteiltumoren.

Entsprechend dem Ursprungsort unterscheidet man *periphere Tumoren* an Kopf, Hals, Extremitäten und Rumpf-Außenseite sowie *zentrale Tumoren* im Mediastinum und im Retroperitoneum. Weichteilsarkome breiten sich entlang der Bindegewebssepten und der Gefäßnervenbündel aus, und manchmal scheinen sie vom umgebenden Gewebe gut abgegrenzt zu sein. Die *Pseudokapsel* besteht jedoch aus Tumorgewebe!

Die Kapsel von Weichteilsarkomen ist eine Pseudokapsel und besteht meist aus Tumorgewebe.

16.2.2.2. Epidemiologie

Obwohl über 80% der Körpermasse aus Gewebe besteht, das sich vom Mesoderm ableitet, sind maligne Weichteiltumoren selten: ein bis zwei Erkrankungen pro 100 000 Einwohner/Jahr.

Eine Alters- und Geschlechtsabhängigkeit besteht nicht. 7% der Weichteilsarkome betreffen Kinder. Nur für die Neurofibromatose ist die Entstehung aus einem zunächst gutartigen Tumoren bewiesen.

Umwelteinflüsse spielen, anders als bei den Karzinomen, kaum eine Rolle. Es gibt aber Ausnahmen: Asbest-Exposition (Mesotheliom), erworbener oder angeborener Immundefekt (Kaposi-Sarkom), chronische Lymphstauung (Lymphangiosarkom) und Strahlenschäden (malignes fibröses Histiozytom, pleomorphes Fibrosarkom).

> Eine **maligne Entartung** primär benigner Weichteiltumoren ist nur für die **Neurofibromatose** bewiesen.

16.2.2.3. Einteilung

Wichtigstes Kriterium ist das Ursprungsgewebe *(Histogenese-Prinzip)*. Am häufigsten sind *Fibrosarkome* und *Rhabdomyosarkome* (Tab. 16.2.-1). Die Krankheitsstadien (Tab. 16.2.-4) richten sich nach der TNM-Klassifizierung (Tab. 16.2.-2) und nach dem Malignitätsgrad (Tab. 16.2.-3). »p« bezeichnet die Klassifizierung entsprechend der pathohistologischen Untersuchung.

Tab. *16.2.*-1. Häufigkeit von Weichteilsarkomen.

Fibrosarkome	ca. 20%
Rhabdomyosarkome	ca. 20%
Liposarkome	ca. 18%
Malignes fibröses Histiozytom	ca. 11%
Leiomyosarkome	ca. 7%
Synovialsarkome	ca. 7%
Malignes Schwannom	ca. 5%
Seltene Sarkome	ca. 4%
Unklassifizierte Sarkome	ca. 8%

Tab. *16.2.*-2. TNM/pTNM-Klassifikation der Weichteilsarkome.

T	Primärtumor	
T0	Kein Anhalt für Primärtumor	
T1	Tumor 5 cm oder kleiner	
T2	Tumor mehr als 5 cm	
N	Lymphknoten	
N0	Keine regionären Lymphknotenmetastasen	
N1	Befall regionärer Lymphknoten	
M	Fernmetastasen	
M0	Keine Fernmetastasen	
M1	Fernmetastasen	

Tab. *16.2.*-3. Postoperative Differenzierung der Weichteiltumore (Grading).

G1	Gut differenziert
G2	Mäßig gut differenziert
G3	Schlecht differenziert
G4	Undifferenziert
GX	Nicht beurteilbar

Tab. *16.2.*-4. Stadieneinteilung der malignen Weichteiltumoren.

Stadium	G	T	N	M
IA	G1	pT1		
IB	G1	pT2		
IIA	G2	pT1	pN0	M0
IIB	G2	pT2		
IIIA	G3,4	pT1		
IIIB	G3,4	pT2		
IVA	jedes G	jedes T	pN1	
IVB	jedes G	jedes T	jedes N	M1

16.2.2.4. Diagnostik

Periphere Weichteilsarkome werden als schmerzlose Schwellung manifest und zunächst nicht selten mißdeutet, z. B. als Folge eines Traumas. Zentrale Tumoren im Retroperitoneum oder im Mediastinum erreichen oft eine beträchtliche Größe, bevor sie Symptome machen oder vom Patienten selbst getastet werden. Schmerzen (Nervenbeteiligung), Durchblutungsstörungen und Verdrängungserscheinungen sind Spätsymptome.

Die *klinische Untersuchung* erfaßt die Größe des Tumors, seine Konsistenz und Oberfläche sowie seine Beziehungen zur Umgebung. Über die *Dignität* lassen sich durch die Palpation alleine kaum Aussagen machen. Dies gilt letztlich auch für alle bildgebenden Verfahren (Tab. 16.2.-5). Sie sind jedoch für die Therapieplanung wichtig. Um ein bösartiges Wachstum zu sichern, sind Gewebsentnahmen unerläßlich. Dabei sind den Inzisionsbiopsien Exzisionsbiopsien mit Sicherheitsabstand (1 cm) vorzuziehen. Feinnadelbiopsien eignen sich für die Diagnose von Weichteilsarkomen nicht.

16.2.2.5. Operative Therapie

Nur wenn es gelingt, den Tumor operativ vollständig zu entfernen, hat der Patient gute Hei-

Tab. 16.2.-5. Untersuchungen bei malignen Weichteiltumoren.

Konventionelle Röntgenuntersuchung (Extremitäten)
Ultrasonographie (Retroperitoneum, rasche Orientierung über Tumorgröße, Therapiekontrolle)
Computertomographie (Beziehung zu benachbarten Strukturen)
Arteriographie (Durchblutung, Beziehung zu großen Gefäßen)
Szintigraphie (spezielle Fragestellungen)

lungschancen. Vollständig heißt: *Resektion mit großem Sicherheitsabstand* (zur Seite 5 cm, in die Tiefe 2 cm), Mitnahme benachbarter Faszien, Entfernung der gesamten Muskelgruppe (Kompartiment), wenn Muskulatur oder Faszie Ausgangspunkt des Tumors sind. Wenn sich diese Regeln einhalten lassen, braucht an den Extremitäten keine Amputation vorgenommen zu werden. Vom Retroperitoneum ausgehende Weichteilsarkome erfordern gelegentlich die Mitnahme eines oder auch mehrerer benachbarter Organe (Milz, Niere, Pankreas, Dickdarm).

Die *regionären Lymphknoten* werden ausgeräumt, wenn sie befallen erscheinen. Der Wert einer elektiven prophylaktischen Lymphknoten-Dissektion läßt sich noch nicht endgültig beurteilen.

Rezidive nach unvollständigem Ersteingriff entstehen meist innerhalb von 2 Jahren. Sie werden nach den genannten Regeln entfernt, wenn dies noch möglich ist. Eine aggressive *operative Behandlung solitärer Metastasen* in Lunge oder Leber lohnt sich, da immerhin etwa 30% dieser Patienten mindestens 5 Jahre überleben.

Solitäre Metastasen von Weichteilsarkomen in Lunge oder Leber sollten **operativ** entfernt werden.

16.2.2.6. Ergänzende Therapie

Die *Radiotherapie* ist als Nachbestrahlung angezeigt, wenn der Tumor möglicherweise nicht vollständig entfernt werden konnte. Manche Tumoren sind gut strahlensensibel, z. B. das embryonale Rhabdomyosarkom und das myxoide Liposarkom, andere weniger.

Die *Chemotherapie* verbesserte die Behandlungsergebnisse vor allem im Kindesalter: 80% Fünfjahresüberlebenszeit in Kombination mit der Operation bei Kindern mit Rhabdomyosarkomen. Im Erwachsenenalter liegen die Ansprechraten bei 20 bis 50%.

16.2.2.7. Prognose

Die Prognose hängt vom Krankheitsstadium (Tumorgröße, Metastasierung, Malignitätsgrad) und von der Lokalisation ab. *Je zentraler ein Tumor liegt, um so schlechter ist die Prognose.* Von den Patienten mit Sarkomen am Unterarm oder am Unterschenkel leben nach 5 Jahren noch etwa 70%, von den Patienten mit retroperitonealen Tumoren dagegen nur 25%. Bezogen auf alle Patienten beträgt die Fünfjahresüberlebenszeit etwa 50%, wobei die Heilungschancen bei Kindern besser sind als bei Erwachsenen.

16.2.3. Malignes Melanom

Maligne Melanome entstehen aus den Pigmentzellen der Haut, den *Melanozyten*. Diese Zellen haben die Tendenz, sich wegen ihrer geringen Kohärenz aus dem Zellverband zu lösen und in tiefere Hautschichten zu »wandern«. Sie erreichen daher relativ frühzeitig die Lymphkapillaren und breiten sich *lymphogen*, erst später *hämatogen* aus. Die Wachstumstendenz der malignen Melanome ist unterschiedlich. Nicht selten wird eine manchmal Jahre andauernde Ruhephase von einer plötzlichen Proliferation abgelöst, die zur sichtbaren Veränderung eines nur scheinbar gutartigen Naevus führt. Obwohl Melanome fast immer sichtbar sind, werden sie oft sehr spät als solche erkannt. Die Umwandlung eines harmlosen Pigmentnaevus in ein Melanom kommt wahrscheinlich selten vor. Es gibt aber dysplastische Naevi, die als Vorläufer von Melanomen angesehen werden. Auch kongenitale Pigmentnaevi sollen ein neoplastisches Potential besitzen.

16.2.3.1. Epidemiologie

Die Häufigkeit des Melanoms nimmt weltweit zu. Die Zahl der behandelten Patienten hat sich in den Vereinigten Staaten in den letzten 40 Jahren verfünffacht, in Deutschland wahrscheinlich verdreifacht. Genaue Angaben gibt es wegen fehlender Register nicht. In der Bundesrepublik Deutschland muß man mit einer Häufigkeit von 4,2 bis 7 Neuerkrankungen auf 100 000 Einwohner pro Jahr rechnen. In anderen Ländern liegen die Zahlen noch höher: in Australien etwa 25 Erkrankungen pro 100 000 Einwohner pro Jahr. Trotz Zunahme der Inzidenz scheint die Melanom-Mortalität abzunehmen. Offenbar wird ein zunehmender Anteil der Patienten in einem früheren Stadium mit dann guten Überlebenschancen erfaßt. Maligne Melanome sind eine Erkrankung der Erwachsenen. Weniger als 1% treten im Kindesalter auf.

Als *exogene Ursachen* für die Melanom-Entstehung werden vor allem eine vermehrte UV-Strahlenexposition angenommen. Hellhäutige Menschen erkranken häufiger als dunkelhäutige. Bei Negern sind Melanome an Fußsohle und Handfläche sowie an den orefiziellen Schleimhäuten lokalisiert. Es gibt offenbar auch eine familiäre Häufung der malignen Melanome, was für eine genetisch fixierte Disposition spricht.

16.2.3.2. Einteilung und pathologische Anatomie

Nach der klinischen Erscheinungsform unterscheidet man *vier Melanom-Typen:*
1. Das *superfiziell spreitende Melanom* (SSM), der mit etwa 60% häufigste Melanom-Typ. Er wächst relativ langsam und breitet sich zunächst überwiegend flächenhaft (horizontal) aus, bis oft erst nach vielen Jahren ein vertikales Wachstum erfolgt. Kriterien für ein malignes Wachstum sind Pigmentfleck im Hautniveau mit einer Größe von mehr als 6 mm, asymmetrische Flächenzunahme mit unscharf werdender Begrenzung, disseminierte schwarze Tönung, partielle Regression mit Entfärbung.
2. Das *noduläre Melanom* (NM) mit einem Anteil von etwa 20%. Es wächst frühzeitig in die Tiefe (vertikale Ausbreitung) und besitzt daher eine ungünstige Prognose.
3. Das *Lentigo-maligna-Melanom* (LMM) mit einer Häufigkeit von etwa 10%. Es entsteht überwiegend bei älteren Menschen auf lichtexponierter Haut und innerhalb einer vorbestehenden Lentigo maligna. Es wächst langsam und zunächst überwiegend horizontal.
4. Das *akrolentigenöse Melanom* (ALM, etwa 5%) mit ungünstiger Prognose. Es entwickelt sich an Fußsohle und Handfläche sowie an den Endphalangen von Zehen und Fingern, oft subungual. Eine Zuordnung zu einer der Gruppen 1 bis 3 ist schwierig. Wahrscheinlich handelt es sich um eine Variante des SSM.

Für die *Prognose* entscheidend sind der unter dem Mikroskop gemessene maximale vertikale Durchmesser in Millimetern (BRESLOW-DICKE) und die pathologischen Mikrostadien (CLARK-LEVEL):
Mikrostadium I: Das Melanom wächst innerhalb der Epidermis (In-situ-Melanom).
Mikrostadium II: Die Basalmembran ist überschritten. Das Melanom wächst in das Stratum papillare der Lederhaut ein.
Mikrostadium III: Das Stratum papillare ist von den Tumorzellen ausgefüllt.
Mikrostadium IV: Invasion in das Stratum reticulare.
Mikrostadium V: Invasion in die Subkutis.

Der **vertikale Durchmesser eines malignen Melanoms** ist der wichtigste Parameter zur Beurteilung der Prognose.

Tab. *16.2.*-6. Risikogruppen beim malignen Melanom (modifiziert nach ILLIG).

Risikogruppe	10-Jahres-Überlebenszeit	Definition
No risk	100%	In-situ-Melanome (Mikrostadium I) Mikrostadium II, wenn Dicke <0,5 mm
Low risk	>80%	Mikrostadium II Breslow-Dicke 0,5–0,75 mm Kein NM
Medium risk	80–50%	Mikrostadium III Breslow-Dicke 0,76–1,5 mm Kein NM, kein ALM Kein zusätzlicher Risikofaktor (Spontanblutung, inadäquate Erstbehandlung)
High risk	<50%	Mikrostadium IV und V Breslow-Dicke >1,5 mm NM oder ALM Zusätzliche Risikofaktoren (Spontanblutung, inadäquate Erstbehandlung) Unbekannte Invasionstiefe

NM: Noduläres Melanom.
ALM: Akrolentigenöses Melanom.

Aus diesen Einteilungen lassen sich Risikogruppen ableiten (Tab. *16.2.*-6). Die *TNM-Klassifikation*, zuletzt aus dem Jahr 1983, hat sich beim malignen Melanom bisher nicht allgemein durchgesetzt, auch nicht die dreistufige klinische Einteilung (Stadium I: Primärtumor ohne Metastasen, Stadium II: Primärtumor und Lymphknotenmetastasen, Stadium III: Fernmetastasen). Beide Einteilungen berücksichtigen nicht genügend die Besonderheiten dieses Tumors, nämlich die Entstehung von *Satellitenmetastasen* in der Umgebung des Primärtumors und die lymphogene kutan-subkutane Metastasierung, die sogenannten *In-Transit-Metastasen*. Beide kommen beim Melanom vor, ohne daß bereits eine hämatogene Aussaat erfolgt sein muß. Für die Klinik besser geeignet erscheint die Klassifikation der M.D.-Anderson-Klinik in Houston (Tab. *16.2.*-7). Seit Januar 1987 gibt es eine neue, für das maligne Melanom wesentlich veränderte TNM-Klassifikation, bei der die Nachteile der bisherigen Einteilung ausgeräumt sind (Tab. *16.2.*-8 – *16.2.*-10).

Tab. *16.2.*-7. M.D.-Anderson-Einteilung der malignen Melanome.

Stadium I	Keine Metastasen nachweisbar
Stadium II	Rezidivtumor und/oder Satellitenmetastasen innerhalb 3 cm vom Primärtumor
Stadium IIIA	In-transit-Metastasen
Stadium IIIB	Regionale Lymphknotenmetastasen
Stadium IIIAB	In-Transit- und Lymphknotenbefall
Stadium IV	Fernmetastasen

Tab. *16.2.*-8. TNM-Einteilung der malignen Melanome.

T (Primärtumor) wird entsprechend dem Ergebnis der histologischen Untersuchung eingeteilt (s. pT)
NX Keine Beurteilung der regionären Lymphknoten möglich
N0 Kein Befall regionärer Lymphknoten
N1 Metastasen in regionären Lymphknoten mit einem größten Durchmesser von 3 cm und weniger
N2 Metastasen in regionären Lymphknoten mit einem größten Durchmesser von mehr als 3 cm und/oder in-transit-Metastasen
   N2a Regionäre Lymphknotenmetastasen mit einem größten Durchmesser von mehr als 3 cm
   N2b In-transit-Metastasen
   N2c Beides
MX Beurteilung nicht möglich
M0 Keine Fernmetastasen
M1 Fernmetastasen
   M1a Metastasen in Haut, Subkutis oder Lymphknoten jenseits der ersten regionären Lymphknotenstation
   M1b Viszerale Metastasen

Tab. *16.2.*-9. pTNM-Pathohistologische Klassifizierung des malignen Melanoms.

pTX Beurteilung des Primärtumors nicht möglich
pT0 Keine Evidenz für einen Primärtumor
pTis In-situ-Melanom (Level I)
pT1 Tumordicke 0,75 mm oder weniger und Invasion des Papillarkörpers (Level II)
pT2 Tumordicke mehr als 0,75 mm, aber weniger als 1,5 mm und Invasion des papillär-retikulären Übergangs (Level III)
pT3 Tumordicke mehr als 1,5 mm, aber weniger als 4,0 mm und/oder Invasion des Stratum reticulare (Level IV)
   pT3a Tumordicke mehr als 1,5 mm, aber weniger als 3,0 mm
   pT3b Tumordicke mehr als 3,0 mm, aber weniger als 4,0 mm
pT4 Tumordicke mehr als 4,0 mm und/oder Invasion der Subkutis (Level V) und/oder Satellitenmetastase(n) bis 2 cm vom Primärtumor entfernt

Wenn eine Diskrepanz zwischen Tumordicke und pathologischem Mikrostadium (Level) besteht, folgt die pT-Kategorie dem weniger günstigen Kriterium

pN Entsprechend den N-Kategorien der regionalen Lymphknoten
pM Entsprechend den M-Kategorien für die Fernmetastasen

Tab. *16.2.*-10. Stadieneinteilung nach dem TNM-System.

Stadium I	pT1	N0	M0
	pT2	N0	M0
Stadium II	pT3	N0	M0
Stadium III	pT4	N0	M0
	jedes pT	N1, N2	M0
Stadium IV	jedes pT	jedes N	M1

16.2.3.3. Diagnose

Verdächtig auf ein malignes Melanom ist *jede pigmentierte Effloreszenz, die sich in Größe und/ oder Aussehen verändert, die exulzeriert, blutet oder einen Juckreiz aufweist.* Amelanotische Melanome sind besonders schwierig zu erkennen, ebenso Melanome am behaarten Kopf oder an Körperregionen, die vom Patienten nicht eingesehen werden können. Subunguale akrolentiginöse Melanome werden nicht selten als Hämatome verkannt. Bei den superfiziell spreitenden Melanomen ist neben der flächenhaften Ausbreitung eine zentrale Abblassung typisch. Noduläre Melanome fallen oft durch eine tief schwarze Farbe auf.

Jede pigmentierte Effloreszenz, die ihre Form verändert, die exulzeriert, blutet oder juckt, ist **verdächtig auf ein malignes Melanom.**

Melanome werden oft mit anderen Hautveränderungen verwechselt. Bei diagnostischen Zweifeln sollte ein erfahrener Dermatologe zugezogen werden.

Die Untersuchung muß immer auch die *regionären Lymphknoten* miteinbeziehen. Eine *Computertomographie* ist vor allem für die Erkennung von Lebermetastasen ratsam.

Bei entsprechendem klinischen Verdacht ist die dreidimensionale *Exzisionsbiopsie* mit Sicherheitsabstand (1–2 cm) erforderlich. *Inzisionsbiopsien* sind nicht erlaubt. Das weitere therapeutische Vorgehen richtet sich nach der Breslow-Dicke und dem pathologischen Mikrostadium. Um die Richtung des Lymphabstroms vor allem in Grenzregionen (z. B. im Brustbeinbereich, zwischen den Schulterblättern) festzustellen, hat sich die *Lymphszintigraphie* bewährt.

Melanomverdächtige Hautveränderungen werden mit Sicherheitsabstand entfernt und histologisch untersucht. **Inzisionsbiopsien** dürfen **nicht** durchgeführt werden.

16.2.3.4. Operative Therapie

Bei den *No-risk-Melanomen* genügt die lokale Exzision, wenn ein Sicherheitsabstand von 1–2 cm eingehalten wurde. Bei den *Low-risk-Melanomen* (Tab. *16.2.*-6) sollte der Sicherheitsabstand 3 cm nicht unterschreiten. *Medium-risk-* und *High-risk-Melanome* erfordern eine Exzision bzw. Nachexzision mit einem mit dem Lineal gemessenen allseitigen Sicherheitsabstand von 5 cm. Es wird die gesamte Haut einschließlich Subkutis bis zur Faszie entfernt.

Ätzungen, Vereisungen, Koagulationen mit dem elektrischen Messer müssen *unbedingt unterbleiben,* da derartige Manipulationen die Prognose wesentlich verschlechtern und zudem eine exakte histologische Beurteilung unmöglich gemacht wird. Die großen Hautdefekte nach Exzision des Melanoms sollten mit *Spalthaut* gedeckt werden. Bei Melanomen am Bein darf die Haut nicht von der gleichen Extremität entnommen werden. Subunguale Melanome werden durch eine Endgliedamputation entfernt. Wenn sich bei der histologischen Untersuchung ein High-risk-Melanom ergibt, muß nachträglich der gesamte Strahl amputiert werden.

Die *Ausräumung der regionalen Lymphknoten* ist bei klinischem Verdacht auf Lymphknotenmetastasen und bei Melanomen mit hohem Risiko zwingend. Die Ausräumung erfolgt entweder diskontinuierlich bei großem Abstand zwischen Tumor und Lymphknotengruppe (z. B. Unterarm, Axilla) oder en bloc, wenn Tumor und regionale Lmyphknoten benachbart sind (z. B. Oberschenkel, Leiste). Wenn durch die Lymphszintigraphie ein bidirektionaler Lmyphabfluß nachgewiesen wurde, ist die Dissektion beider Lymphknotengruppen angezeigt, z. B. Ausräumung beider Axillen oder der gleichseitigen Leiste und Axilla.

Bei den Medium-risk-Melanomen liegt die Wahrscheinlichkeit okkulter Lymphknotenmetastasen unter 10%. Eine elektive Lymphknotendissektion ist daher wahrscheinlich entbehrlich.

16.2.3.5. Ergänzende Behandlung

Die *systemische zytostatische Therapie* hat sich beim malignen Melanom als wenig wirksam erwiesen. Dagegen hat sich die isolierte regionale Perfusion in Hyperthermie zur Behandlung der Extremitäten-Melanome etabliert. Während der einstündigen Durchströmung unter Verwendung eines Oxygenators werden die Zytostatika (Melphalan, Cis-Platin, Aktinomycin D) in sehr hoher Konzentration zugeführt. Mit der Perfusion können die Rezidivraten gesenkt und die Überlebenszeit wahrscheinlich verlängert werden.

Indikationen sind Melanome mit einer Dicke von mehr als 1,5 mm, lokale Rezidive und Intransitmetastasen. In den fortgeschrittenen Krankheitsstadien ist die Perfusion eine Alternative zur Amputation.

Für *Melanome an Kopf und Hals* gelten im Prinzip die gleichen Behandlungsstrategien: Bei High-risk-Melanomen großzügige Exzision und En-bloc-Ausräumung der regionären Lymphknoten, also eine radikale Halsdissektion, wenn erforderlich in Kombination mit einer Entfernung der Ohrspeicheldrüse, wobei manchmal der N. facialis bewußt geopfert werden muß.

Die *Strahlenbehandlung* mit schnellen Elektronen eignet sich nicht zur Primärbehandlung des malignen Melanoms. Bei inoperablen Metastasen hat sie einen palliativen Effekt. Nach chirurgischer Entfernung befallener Lymphknotenmetastasen ist eine adjuvante Radiotherapie zu diskutieren.

Die *endolymphatische Radionukleid-Therapie* (heiße Lymphographie) ist in der Theorie bestechend. Praktisch hat sie sich nicht bewährt.

Bemühungen, die *Immunabwehr* der Patienten mit malignem Melanom *zu stimulieren*, z. B. mit einer BCG-Vakzinierung, erwiesen sich als erfolglos. Die Behandlung mit *monoklonalen Antikörpern* und *Interferon* wird zur Zeit erprobt.

16.2.3.6. Nachsorge

Da maligne Melanome relativ spät hämatogen metastasieren, sollten *Rezidive und Lymphknotenmetastasen aggressiv chirurgisch behandelt* werden. Der konsequenten Nachsorge in kurzen Abständen (mindestens alle drei Monate) kommt daher eine große Bedeutung zu. Nach dem fünften Jahr dürfen die Untersuchungsintervalle verlängert werden. Insgesamt sollte die Nachbeobachtungszeit 8-10 Jahre betragen.

16.2.3.7. Prognose

Das maligne Melanom gilt als Tumor mit *extrem schlechter Prognose*. Dies trifft jedoch nur für Melanome mit hohem Risiko und Lymphknotenbefall zu. Die Fünfjahresüberlebensraten betragen bei dieser Patientengruppe nur 25%, mit Fernmetastasen überleben die Patienten kaum zwei Jahre. Bei den Low-risk- und Medium-risk-Melanomen sind aber die Überlebenschancen wesentlich höher (s. auch Tab. *16.2.*-6) und selbst, wenn man Patienten mit Melanomen aller Stadien zusammenfaßt, ist die Prognose wesentlich besser als bei Pankreas-, Bronchial- und Magenkarzinomen. Sie könnte noch verbessert werden, wenn durch die Aufmerksamkeit der Ärzte aber auch der Patienten selbst die ja meist gut sichtbaren Melanome früher erkannt werden.

Die **Prognose** der Patienten mit malignem Melanom könnte durch frühere Diagnose wesentlich verbessert werden.

Literaturauswahl

AIGNER, K., P. HILD, M. HUNDEIKER: Neue Entwicklungen in der isolierten Extremitätenperfusion. Z. Hautkr. *57*:1044-1054 (1982).

CLARK, W. H. jr., L. I. GOLDMAN, M. J. MASTRANGELO (Hrsg.): Human Malignant Melanoma. Grune & Stratton, New York, San Francisco, London 1979.

ILLIG, L.: Diagnostik der malignen Melanome der Haut. diagnostik *16*:12-16 (1983).

ILLIG, L.: Therapie der malignen Melanome der Haut. diagnostik *16*:31-36 (1983).

ROSENBERG, St. A., H. D. SUIT, V. H. BAKER: Sarcomas of Soft Tissues. In: V. T. DEVITA jr., S. HELLMAN, St. A. ROSENBERG (Hrsg.): Cancer. Principles and Practice of Oncology, 2. Aufl. Lippincott, Philadelphia 1985.

TONAK, J.: Malignes Melanom der Haut. In: F. P. GALL, P. HERMANEK, J. TONAK (Hrsg.): Chirurgische Onkologie. Springer, Berlin, Heidelberg 1986.

TONAK, J.: Maligne Weichteiltumoren. In: F. P. GALL, P. HERMANEK, J. TONAK (Hrsg.): Chirurgische Onkologie. Springer, Berlin, Heidelberg 1986.

VOIGT, H., U. R. KLEEBERG (Hrsg.): Malignes Melanom. Springer, Berlin, Heidelberg 1986.

WEIDNER, F., J. TONAK: Das maligne Melanom der Haut. Perimed, Erlangen 1981.

17. Bildgebende Verfahren: Sonographie, Computertomographie und Kernspintomographie in der chirurgischen Diagnostik

Von P. Gerhardt, G. van Kaick und B. Terwey

17.0.1. Allgemeiner Teil

Sonographie (**US**), Computertomographie (**CT**) und Kernspintomographie (**KST**) sind Verfahren, die das Spektrum der bisherigen bildgebenden Diagnostik auch in der Chirurgie wesentlich bereichert, aber auch verändert haben. Diese Verfahren sind *nicht-invasiv*, wie z. B. die Angiographie, und haben bei bestimmten Indikationen eine große diagnostische Treffsicherheit.

So erscheint es notwendig, daß der chirurgisch tätige Arzt die Indikationen zu diesen Untersuchungen kennt und deren diagnostische Aussagemöglichkeiten beurteilen lernt. Die drei Verfahren erlauben den Einblick in die dritte Dimension des Körpers; sie setzen daher in Ergänzung zur bisherigen Art der Betrachtung eines Röntgenbildes die *Kenntnis der Quer- und Längsschnittanatomie* voraus.

17.0.1.1. Sonographie (US)

Grundlegendes *Prinzip* dieses Verfahrens ist die *Echoimpulstechnik*. Die Ultraschallwellen werden durch elektrische Anregung eines piezoelektrischen Kristalls erzeugt, dringen in den Körper ein und werden an *akustischen Grenzflächen* in verschiedenen Tiefen reflektiert. Von dem zwischen den Sendeimpulsen als Empfänger arbeitenden Schallkopf werden die Echos aufgenommen und bei der Ultraschalltomographie (sogenanntes *B-Bild*) als Bildpunkte in einem zweidimensionalen Schallbild aufgezeichnet.

Die *Realtime-Scanner* sind klein, mobil und vergleichsweise wenig kostenaufwendig. Die Untersuchungszeiten betragen je nach Fragestellung 10–30 min. Das Verfahren gestattet auch die Beobachtung von Bewegungsabläufen. Nachteilig für die Beurteilung ist das begrenzte Gesichtsfeld, wodurch die Erkennung der topographischen Zusammenhänge erschwert wird. Die Untersuchung muß vom Arzt selbst durchgeführt werden. Große Erfahrung ist erforderlich für einen erfolgreichen Einsatz der Sonographie.

Die *ultraschallgezielte Feinnadelpunktion* zur Abklärung raumfordernder Prozesse bringt einen erheblichen diagnostischen Gewinn. Die gute Zusammenarbeit zwischen dem echographischen Untersucher und einem Zytopathologen ist jedoch Voraussetzung für zuverlässige Ergebnisse.

Die *intraoperative echographische Diagnostik* gewinnt in der Chirurgie zunehmend an Bedeutung. Sie wird vor allem in der Neurochirurgie sowie in der Leber-, Pankreas- und Nierenchirurgie eingesetzt. Die kleinen, speziellen Schallköpfe werden dabei mit einer sterilen Folie umgeben.

Die Schallwellen werden an **akustischen Grenzflächen** des Körpers reflektiert. Bei starker Reflektion der Schallwellen, z. B. am Knochen oder an Konkrementen, entstehen **Schallschatten**.

17.0.1.2. Computertomographie (CT)

Die Computertomographie beruht auf dem *Prinzip*, ein Objekt mit Röntgenstrahlen aus zahlreichen, in einer Ebene liegenden Richtungen zu durchstrahlen und aus den gemessenen Absorptionswerten mittels eines Computers ein Querschnittsbild zu berechnen. Die *Schichtdicke* beträgt in der Regel 8 mm; sie kann wahlweise auf 4, 2 und sogar 1 mm für bestimmte Fragestellungen reduziert werden. Die *Gewebedosis* im Bereich der Körperachse liegt bei ca. 2 rad; sie ist vergleichsweise niedriger als die einer angiographischen Untersuchung.

Der *Vorteil* der Computertomographie gegenüber den bisherigen Röntgenverfahren besteht vor allem in der zahlenmäßigen und bildlichen Erfassung sehr kleiner Absorptionsunterschiede.

Die Computertomographie ist heute für die *neurochirurgischen stereotaktischen Eingriffe* das wichtigste diagnostische Verfahren. Dabei wird eine spezielle Punktionsvorrichtung auf der Schädelkalotte des Patienten angebracht; das Gehirn wird mit diesem »Koordinatenbezugssystem« tomographiert. Punktionen können mit hoher Genauigkeit durchgeführt werden, d. h. die Abweichung vom Zielpunkt beträgt weniger als 1 mm. Über die eingeführte Kanüle können flüssige oder feste radioaktive Stoffe in bestimmte Stellen eines Tumors eingebracht werden.

Von besonderem diagnostischen Wert im Körperstammbereich ist die *CT-gesteuerte Punktion.* Sie garantiert die exakte Lokalisation der Punktionsnadel und eine zweifelsfreie Kontrolluntersuchung.

Die **CT** hat im Vergleich zur normalen Röntgenaufnahme eine **hundertfach höhere Dichteauflösung**; das **räumliche Auflösungsvermögen** ist jedoch **relativ schlechter.**

17.0.1.3. Kernspintomographie (KST)

Die Kernspintomographie beruht auf *magnetischen Resonanzphänomenen,* die zum Aufbau CT-ähnlicher Schnittbilder genutzt werden.

Der Kernspintomograph besteht aus einem großen Magneten (Widerstandsmagnet oder supraleitender Magnet) mit Feldstärken zwischen 0,15 Tesla bis 1,5 Tesla. Die empfangenen Resonanzsignale werden ähnlich wie bei der Computertomographie mathematisch verarbeitet und zu einem Schnittbild zusammengesetzt. Ein großer Vorteil des Verfahrens liegt darin, daß durch Änderung der Feldgradienten wahlweise *transversale, sagittale* und *koronare Schnittbilder* erzeugt werden können. Die KST zeichnet sich vor allem durch einen *sehr hohen Weichteilkontrast* aus. Die Kortikalis des Knochens, bewegtes Blut und Luft sind signalfrei.

Das Verfahren gestattet die *Anwendung von paramagnetischen Kontrastmitteln,* z. B. Gadolinium-DTPA, das zur Zeit vor allem in der Hirndiagnostik mit Erfolg eingesetzt wird. Eine Störung der Blut-Hirn-Schranke ist wie bei der CT die Voraussetzung für eine Kontrastmittelanreicherung im Gewebe.

Die Schichtdicke der KST beträgt zwischen 10 und 2 mm. Die Aufnahmezeiten liegen derzeit noch bei mehreren Minuten. Die diagnostische Aussage ist daher in jenen Körperbereichen stark eingeschränkt, wo durch die Atembewegung Artefakte hervorgerufen werden. Schnelle Pulsfrequenzen mit einem Bildaufbau in wenigen Sekunden sind in Erprobung.

Mit Hilfe der sogenannten *Kernspin-Spektroskopie* lassen sich die Bindungszustände einzelner Atome, wie z. B. des Phosphors (ADP, ATP, Kreatinphosphat), überprüfen. Diese Methode wird offensichtlich in Zukunft nicht-invasive Stoffwechseluntersuchungen z. B. von Tumorgewebe ermöglichen.

Magnetisierbare Metallteile im Körper des Patienten, wie z. B. Clips, Endoprothesen oder Metallsplitter, bei denen es zu Lageveränderungen durch die Kräfte des Magnetfeldes kommen kann, müssen beachtet werden. Implantierte *Herzschrittmacher und Insulinpumpen werden durch das Magnetfeld abgeschaltet.*

Drei Gewebsparameter bestimmen im wesentlichen die Bildinformation bei der **Kernspintomographie:** die Dichte der Protonen, die Spin-Gitterrelaxationszeit (T_1-Zeit) und die Spin-Spin-Relaxationszeit (T_2-Zeit).

17.0.2. Spezieller Teil

17.0.2.1. Gehirn- und Gesichtsschädel, Rückenmark

US: Wegen der starken Reflektion der Schallwellen am Schädelskelett ist die Anwendung der Sonographie in der Hirndiagnostik *nur bei Säuglingen durch die offene Fontanelle* erfolgreich möglich. Dieses Verfahren ist in keiner Weise belastend; Neugeborene können sogar in Brutkasten untersucht werden. Es lassen sich nicht nur die Gehirnkammern, sondern auch einzelne Gehirnstrukturen, wie Plexus chorioideus, Thalamus und Nucl. caudatus darstellen.

Indikationen sind vor allem die Erweiterung der Hirnventrikel und die ventrikuläre und periventrikuläre Blutung.

CT: Die Computertomographie des Schädels ist ein Routineverfahren, das vor allem bei folgenden *Indikationen* zum Einsatz kommt:
1. Verdacht auf Blutungen, hämorrhagische oder ischämische Infarkte,
2. Primärtumoren und Metastasen,
3. Traumen,
4. Mißbildungen einschließlich Hydrozephalus,
5. Verlaufsbeobachtungen.

Für die Tumordiagnostik ist die intravenöse Anwendung von jodhaltigem, nierengängigem *Kontrastmittel* erforderlich, da einige Tumoren in ihrer Dichte dem Hirngewebe gleichen und lediglich durch die Kontrastmittelanreicherung nachweisbar werden (z. B. Akustikusneurinom).

Frische *epidurale, subdurale* oder *intrazerebrale Blutungen* sind als hyperdense Zonen schon bei geringer Ausdehnung zu erfassen (Abb. *17.*-1). Für *ischämische Infarkte* ist die hypodense Läsion typisch. Die Liquorräume sind stark hypo-

KST: Die Kernspintomographie ist für die Diagnostik des *Gehirnschädels*, insbesondere des *Stammhirns*, des *Kleinhirns*, der *Medulla oblongata*, der *Orbita* und des *kraniozervikalen Übergangs* sowie des gesamten *Rückenmarks*, der *Orbita* und des *Pharynxbereiches* von hervorragender Bedeutung. Entscheidende *Vorteile* sind der *hohe Weichteilkontrast*, der eine sehr gute Unterscheidung zwischen grauer und weißer Gehirnsubstanz ermöglicht und auch das Tumorgewebe sehr kontrastreich zur Darstellung bringt (Abb. *17.*-2). Die beliebige Wahl koronarer, sagittaler

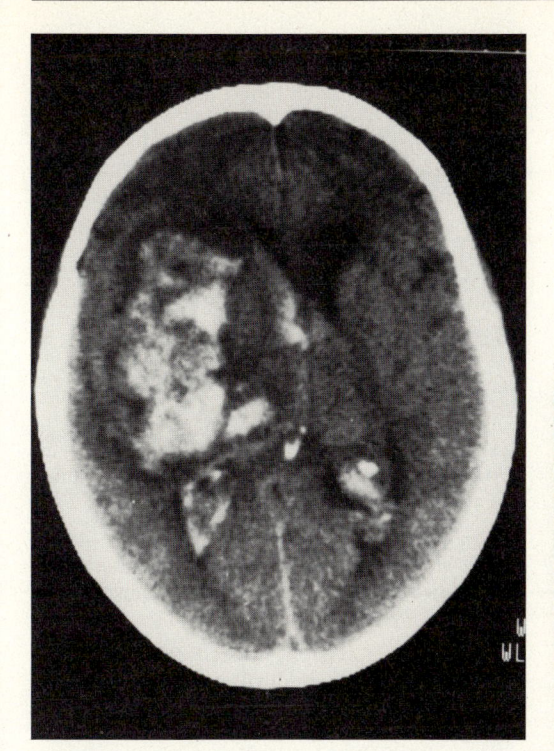

Abb. *17.*-1. Computertomogramm einer akuten Hirnblutung. Ausgedehnte frische Blutung im Versorgungsgebiet der li. A. cerebri media (hyperdense Zone = weiß) mit Kompression des Seitenventrikels und Verlagerung der Mittellinienstrukturen.

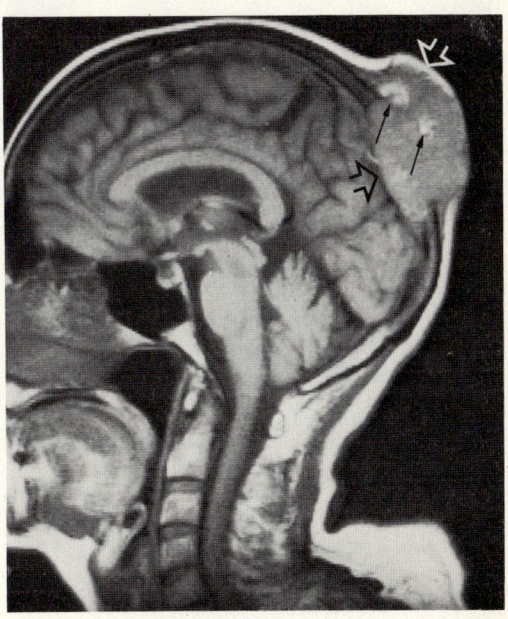

Abb. *17.*-2. Sagittales Kernspintomogramm des Schädels und der oberen Halswirbelsäule. Klinisch Schädeldachtumor. Der Tumor (Pfeile) hat die Schädelkalotte vollständig zerstört und verdrängt, das subkutane Fettgewebe (signalreich = weiß; offener Pfeil) nach außen und das Gehirn nach innen (offener schwarzer Pfeil). Die signalreichen Areale innerhalb des Tumors (kleine schwarze Pfeile) können als Flußphänomene gedeutet werden. KST-Diagnose: Gefäßreiche Knochenmetastase. Die Suche nach einem Primärtumor ergab ein papilläres Schilddrüsenkarziom.

dens und kommen daher gut zur Darstellung. Ein *Hydrozephalus* ist leicht erkennbar.

Raumfordernde intrakranielle Tumoren führen zu einer Verlagerung des Ventrikelsystems bzw. der Mittellinienstrukturen sowohl durch die Tumormasse als auch durch das Ödem, das den Herd zirkulär umgibt oder sich fingerförmig ausbreitet. Hirnmetastasen werden mit einer hohen Treffsicherheit von über 90% nachgewiesen (nach Anwendung von Kontrastmittel).

Bei der Diagnostik im Bereich der *hinteren Schädelgrube* und des *Stammhirns* können durch die starken Knochen erhebliche Bildstörungen entstehen, die die diagnostische Aussage nachteilig beeinträchtigen.

Ein Teil der raumfordernden Prozesse des Rückenmarks wird mit der CT erfaßt. Die Ausbreitung von *Epipharynxtumoren* läßt sich mit Hilfe der CT sicher nachweisen. Auch für die Erkennung von *Prozessen in der Orbita* bietet die CT besondere Vorteile, da die normalen Strukturen der Orbita und des periorbitalen Bereiches direkt darstellbar sind. Raumfordernde Prozesse heben sich gegenüber dem retrobulbären Fettgewebe kontrastreich ab.

und transversaler Schichten ist hier ebenso als Vorteil zu erwähnen wie das Fehlen von Artefakten in der Nähe von dichten Knochenstrukturen (Abb. *17.*-2 und 3).

In vergleichenden Studien wurden deutlich mehr pathologische Veränderungen des ZNS durch die KST als durch die CT nachgewiesen. Die *Schwächen der KST* sind die schlechtere Trennung zwischen Tumor und Ödem sowie die fehlende Darstellung von Mikrokalzifikationen

Mehr als Argumente überzeugt die außerordentliche Bildqualität von den diagnostischen Potenzen der KST, die noch längst nicht ausgeschöpft sind.

Die Darstellung der gesamten Halsregion mit verdrängtem Halsmark ist in Abb. 17.-3 am Beispiel eines Neurinoms (Frontalschnitt) gezeigt.

17.0.2.2. Halsregion

17.0.2.2.1. Schilddrüse

US: Für die Untersuchungen im Halsbereich verwendet man im allgemeinen Parallel-Scanner mit einer Frequenz von 5 MHz.

Das normale Schilddrüsengewebe ist gleichmäßig stark reflektierend; die Abgrenzung von der Umgebung kann durch Schluckbewegungen verbessert werden.

Der *große Kropf* stellt in der Regel keine Indikation für eine Schilddrüsensonographie dar. Diagnostisch interessant sind vielmehr einzelne knotige Veränderungen und unklare Vergrößerungen der Schilddrüse. Retrosternal gelegene Strumaanteile lassen sich nur unzureichend abbilden.

Zysten bzw. *liquide Räume* erscheinen echoleer mit scharfer Begrenzung und Verstärkung der Rückwandechos. Öfters finden sich irregulär geformte Verflüssigungen im Zentrum von *Adenomen*. Letztere sind echoarm oder echogleich in Relation zu dem normalen Schilddrüsengewebe. Häufig zeigt sich um das Adenom ein schmaler, sehr echoarmer Ring, der sogenannte Halo. Neben liquiden regressiven Veränderungen treten in den Adenomen oft Verkalkungen auf, die an den harten Reflexen und dem nachfolgenden Schallschatten zu erkennen sind. *Maligne Tumoren* sind überwiegend echoarm, mit einzelnen irregulären Binnenechos und meist unscharfer Begrenzung. Eine sichere Entscheidung, ob ein maligner oder benigner Prozeß vorliegt, kann mit Hilfe der Sonographie nicht getroffen werden. Zur weiteren Klärung ist die *ultraschallgezielte Feinnadelbiopsie* möglich.

Echoarme, landkartenförmige, unregelmäßige Herde finden sich bei der *Thyreoiditis*. Auch die *Hyperthyreose* führt zu einem echoarmen Reflexmuster, das aber meist das gesamte Organ betrifft. Nachbarschaftsprozesse, insbesondere *metastatisch befallene Lymphknoten*, lassen sich echographisch gut von der Schilddrüse abgrenzen.

CT: Die CT ist vor allem bei der Diagnostik *retrosternaler Strumen* indiziert.

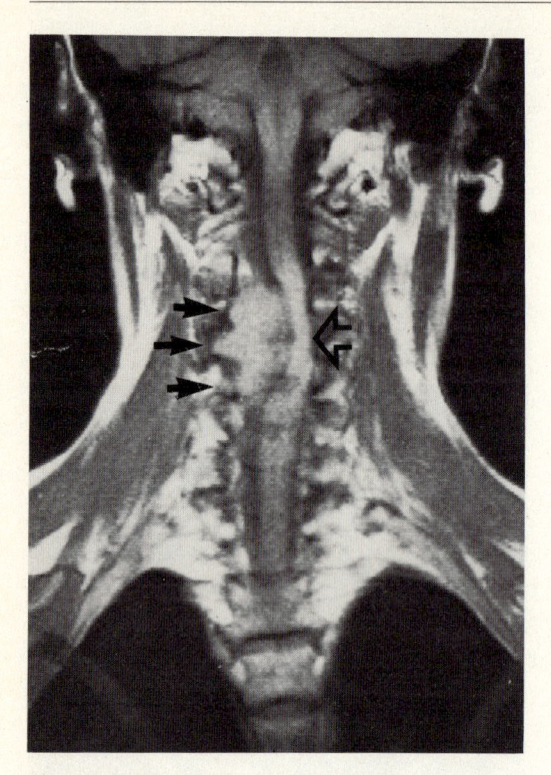

Abb. *17.*-3. Frontales Kernspintomogramm einer 50 Jahre alten Patientin mit radikulären Schmerzen in der rechten Schulter und im rechten Arm. Zusätzlich bestand eine diskrete spastische Paraparese der Beine. Ein extramedullärer Tumor (Pfeile) verdrängt in Höhe der Halswirbel 3–5 das Halsmark nach links (offener Pfeil) und dehnt sich über die Forr. intervertebralia in die benachbarten Halsweichteile aus (sogenannte Sanduhrgeschwulst, kleine Pfeile. Histologie: Neurinom).

und kleinen Knochendefekten. Allgemein wird den T_2-gewichteten Bildern der Vorzug gegeben, da auf ihnen eine pathologische Veränderung am kontrastreichsten in Erscheinung tritt. Eine Differenzierung zwischen Metastase, Primärtumor, multipler Sklerose, Infektion und Blutung ist jedoch nicht möglich!

Durch Anwendung des *Kontrastmittels* Gadolinium-DTPA kann der Tumorkontrast verstärkt und das Ödem besser abgegrenzt werden. Die Kontrastmittelaufnahme ist von der Störung der Blut-Hirn-Schranke abhängig.

Eine sehr hohe räumliche Auflösung läßt sich bei Anwendung von *Oberflächenspulen* erreichen, mit denen allerdings nur ein begrenztes Gebiet »eingesehen« werden kann. Sie werden z. B. für die Darstellung von intrakanalikulären *Akustikusneurinomen* und Prozessen der *Orbita* erfolgreich eingesetzt. Für das Staging von *Tumoren des Oro- und Hypopharynx* sowie des *Larynx* ist die KST der CT und der US überlegen.

KST: Es gelingt eine der CT vergleichbare Darstellung pathologischer Prozesse. Vorteilhaft bei retrosternalen Strumen sind die übersichtlichen Sagittalschnitte.

17.0.2.2.2. Nebenschilddrüsen

US: Die normalen *Epithelkörperchen,* deren Durchmesser im Mittel etwa 3 mm beträgt, können meistens sonographisch nicht dargestellt werden. *Adenome* oder *Hyperplasien* sind jedoch ab einem Durchmesser von ca. 1 cm als echoarme, glatt begrenzte Areale zu erkennen. Adenome der oberen Epithelkörperchen liegen meistens zwischen Trachealwand und A. carotis.

Die Sonographie ist für die *präoperative Lokalisation der Nebenschilddrüsenadenome* allen anderen Untersuchungsmethoden überlegen. Diagnostische Schwierigkeiten entstehen jedoch bei dorsal gelegenen Adenomen der Schilddrüse und bei atypischen Lokalisationen der Nebenschilddrüsen bzw. der Adenome.

17.0.2.2.3. Arteria carotis

US: Die Untersuchung wird mit Frequenzen zwischen 7–10 MHz durchgeführt. Die Notwendigkeit der frühzeitigen chirurgischen Therapie extrazerebraler Gefäßprozesse unterstreicht die Bedeutung dieser nicht-invasiven Untersuchung. Wichtigste Prädilektionsstelle der Arteriosklerose in diesem Bereich ist die *Karotisgabel.* Die Echographie vermag atheromatöse Plaques, Gefäßstenosen, thrombotische Gefäßverschlüsse und Aneurysmen nachzuweisen (Abb. *17.*-4). Flußphänomene sind durch die Dopplersonographie sicher zu erfassen.

CT: Die CT hat für die Diagnostik der A. carotis keine Bedeutung.

KST: Mit der KST sind die Gefäße darstellbar, das Auflösungsvermögen entspricht derzeit jedoch nicht den Erfordernissen.

17.0.2.3. Mamma

US: Fettgewebe, Drüsenkörper und Pektoralismuskulatur können echographisch differenziert werden. Zysten >1 cm werden zu 95%, <1 cm zu 85% richtig beurteilt. 85% der *Fibroadenome* sind sonographisch darstellbar. *Karzinome* >1 cm werden zu 95% erfaßt, während In-situ-Karzinome und Karzinome <1 cm nur zu 50% abgebildet werden. Die echographischen Befundkriterien geben Hinweise auf die Benignität und Malignität eines soliden Prozesses; sie sind jedoch nicht beweisend, so daß eine *Feinnadelpunktion* oder •eine Probeentnahme bei soliden Prozessen immer notwendig sind. Mikrokalk läßt sich echographisch nicht erfassen. Dies ist ein entscheidender Nachteil für die Sonographie bei der Suche nach kleinen Karzinomen.

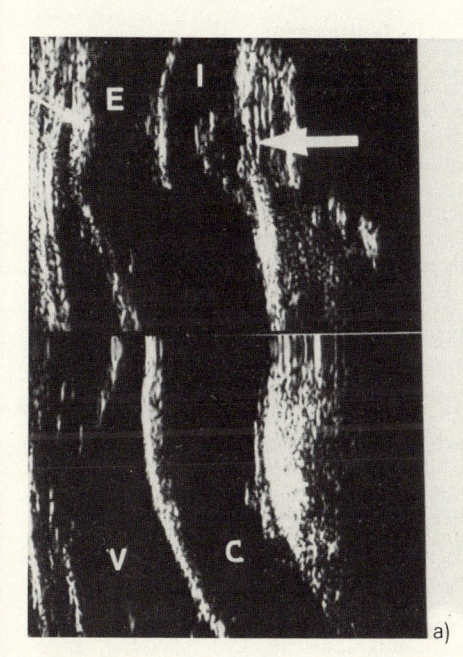

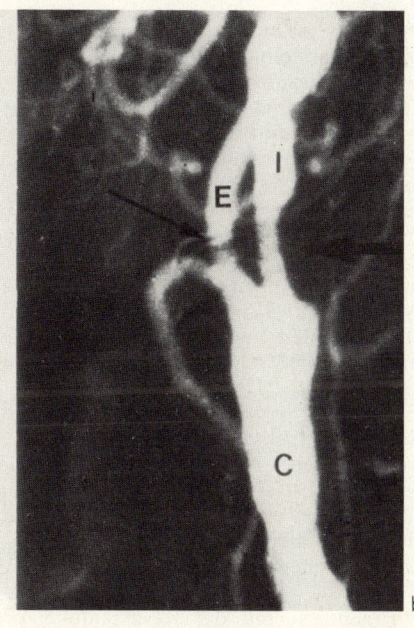

Abb. *17.*-4. a) Hochauflösende sonographische Untersuchung der A. carotis (C). Erhebliche Stenose (Pfeile) am Abgang der A. carotis interna und geringer auch der A. carotis externa (E). V: V. jugularis interna. b) Zugehöriges Karotisangiogramm (C) und Darstellung der Stenosen (Pfeile).

17.0.2.4. Thorax

US: Die lufthaltigen Lungen sowie die Rippen verhindern ein Eindringen des Ultraschallstrahles, so daß zentral gelegene Befunde sonographisch nicht zu erheben sind. Hat ein Krankheitsherd jedoch mit der Thoraxwand oder dem Zwerchfell Kontakt, wie z. B. bei Pleuraergüssen, peripheren Abszessen oder Tumoren, so ist eine sonographische Darstellung möglich. Die *Ultraschall-gezielte Punktion von peripher gelegenen Lungenherden und Pleuraergüssen* hat zunehmende Bedeutung.

CT: Die Computertomographie der Lungen und des Mediastinums wurde lange Zeit in ihrer Bedeutung unterschätzt. Ohne Zweifel ist die bildgebende Erstdiagnostik nach wie vor die konventionelle Röntgenübersichtsaufnahme und ggf. die Verwischungstomographie.

Aus zahlreichen klinischen Studien haben sich heute folgende *Indikationen* für die Computertomographie des Thorax ergeben:
1. Maligne Tumoren der Pleura und der Thoraxwand sowie des Mediastinums,
2. Präoperatives Staging des Bronchialkarzinoms,
3. Bestimmung der Lage und Anzahl von Lungenmetastasen, insbesondere vor einer geplanten operativen Entfernung,
4. Bestimmung der Lage und Ausdehnung von Abszessen, Zysten und gutartigen Tumoren,
5. Nachweis eines thorakalen Aortenaneurysmas (Methode der Wahl!).

Vorteile der Computertomographie sind die überlagerungsfreie Darstellung der normalen und pathologischen Strukturen sowie die wesentlich höhere Dichteauflösung. Es können zwar schon kleinste *Lungenherde* bis zu einem Größenordnungsbereich von 3–5 mm im Durchmesser computertomographisch erfaßt werden (Abb. *17.*-5), über die Dignität dieser Prozesse läßt sich jedoch anhand der Dichtemessung meistens keine Aussage treffen. Eine Ausnahme bilden die *Lipome,* die wasserhaltigen Zysten und die homogen verkalkten *Tuberkulome,* bei denen aufgrund der Dichtezahlen eine klare diagnostische Zuordnung möglich ist. Der *Tumorbefall mediastinaler Lymphknoten* läßt sich computertomographisch eindeutig besser erfassen als mit Hilfe konventioneller Schichttechniken. Es kann nur die Größe eines Lymphknotens, nicht jedoch sein histologisches Substrat beurteilt werden. Die Grenzgröße liegt bei etwa 1,5 cm, d. h. bei größeren Herden ist ein metastatischer Befall zunehmend wahrscheinlicher.

KST: Erste Ergebnisse mit der Kernspintomographie lassen Vorteile gegenüber der CT hinsichtlich der *Diagnose mediastinaler Lymphknotenmetastasen* erkennen. Dies ist zum Teil dadurch bedingt, daß die Blutgefäße signalfrei erscheinen und sich dadurch von vergrößerten Lymphknoten auch ohne Anwendung von Kontrastmittel gut abgrenzen lassen. Die KST schneidet jedoch hinsichtlich der Erkennung kleinerer Lungenrundherde, kleiner Pleuraergüsse und knöcherner Destruktionen vergleichsweise schlechter ab als die CT.

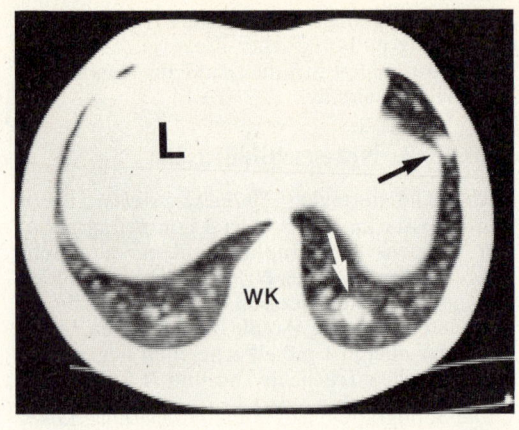

Abb. *17.*-5. Computertomogramm des unteren Thorax. 2 Metastasen (siehe Pfeile) bei Hypernephrom. L = Leber, WK = Brustwirbelkörper).

17.0.2.5. Abdomen

17.0.2.5.1. Gallenwege

US: Für die morphologische Untersuchung der Gallenwege, insbesondere der *Gallenblase,* ist die Sonographie Methode der Wahl. Die normale Gallenblase ist bei mehr als 95% der Untersuchungen darstellbar. *Gallensteine* werden mit einer Treffsicherheit von 90–95% nachgewiesen. Das Konkrement erscheint als harter Reflex mit nachfolgendem Schallschatten (Abb. *17.*-6). Von Vorteil ist, daß auch die *röntgenologisch stumme Gallenblase,* wenn sie flüssigkeitgefüllt ist, sonographisch abgebildet werden kann. Die *Schrumpfgallenblase* mit Steinen und die *Cholezystitis* bzw. *Pericholezystitis* sind echographisch beurteilbar. *Gestaute Gallenwege* können sonographisch erkannt werden. Die distal gelegene Ursache eines Verschlusses (z. B. papillennahes Karzinom, distaler Choledochusstein) läßt sich nur bei einem kleinen Teil der Patienten echographisch erfassen.

CT: Kann bei einem *Ikterus* die Sonographie keinen eindeutigen Befund herbeiführen, ist eine computertomographische Untersuchung angezeigt. Dabei können intrahepatische Blutgefäße und gestaute Gallengänge durch die unterschiedliche Dichte meist gut differenziert werden.

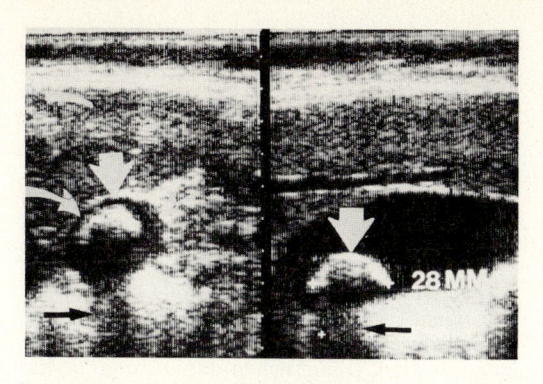

Abb. 17.-6. Sonographische Untersuchung der Gallenblase im Längs- und Querschnitt bei Gallenblasenstein. Typischer Reflex (weißer Pfeil) mit nachfolgendem Schallschatten (schwarzer Pfeil). Der Querschnitt in Höhe des Gallenblasenhalses zeigt, daß das Konkrement an dieser Stelle das Lumen nahezu ausfüllt (gebogener weißer Pfeil).

Auch bei der *Erkennung der Verschlußursache* hat die Computertomographie Vorteile, da sie durch Gasüberlagerungen nicht behindert wird. Die durch eine Cholezystitis bedingte *Pankreatitis*, ebenso wie das infiltrierend wachsende *Gallenblasenkarzinom*, sind mit der CT wie mit keinem anderen bildgebenden Verfahren beurteilbar.

Für die Diagnostik der Gallenblasensteine hat die CT keine Bedeutung.

17.0.2.5.2. Leber

US: Sonographisch kann die gesamte kraniokaudale Ausdehnung des Organs besser mit dem Sektor- als mit dem Parallel-Scanner beurteilt werden. Bei der *Fettleber* ist eine homogene Verstärkung des intrahepatischen Reflexmusters sichtbar. Auch die *Zirrhose* zeigt eine Verstärkung der Binnenechos, oft in Kombination mit einer Verkleinerung des rechten und einer Vergrößerung des linken Leberlappens sowie des Lobus caudatus und einer Zunahme der Schallabsorption.

Herdförmige *Läsionen* in der Leber sind ab 2 cm Durchmesser zu erkennen. Dies ist insbesondere bei Zysten der Fall. Differentialdiagnostisch sind bei *liquiden Raumforderungen* kongenitale, parasitäre (Abb. 17.-7) oder posttraumatische *Leberzysten* sowie *Hämatome* und ältere *Abszesse* in Betracht zu ziehen.

Mit Hilfe der Echographie werden zunehmend häufiger *gutartige Veränderungen* in der Leber entdeckt, wie z. B. echodichte Hämangiome, Lipome, Leberadenome und fokalnoduläre Hyperplasien.

Primärtumoren und *Metastasen* sind im Vergleich zu Zysten weniger leicht nachzuweisen, da sich das Reflexmuster vom gesunden Lebergewebe nicht selten nur schwach unterscheidet. Ihr Echomuster kann dichter oder weniger dicht als das des normalen Leberparenchyms sein. Die Ursache hierfür ist noch nicht geklärt. Eine wichtige Rolle bei dem Nachweis herdförmiger Leberveränderungen spielt die *ultraschallgezielte Feinnadelbiopsie*.

CT: Die Computertomographie hat in der Leberdiagnostik ebenfalls eine große Bedeutung erlangt.

Die *Leberverfettung* ist durch eine verminderte Parenchymdichte charakterisiert. Andere *diffuse Lebererkrankungen* wie Zirrhose, akute und chronische Hepatitis stellen keine Indikation für die Computertomographie dar.

Unter den *herdförmigen Erkrankungen* der Leber sind die *Zysten* als hypodense, wasseräquivalente, glatte Herde besonders deutlich von dem umgebenden Gewebe abgrenzbar. Bei einem *Echinococcus cysticus* erkennt man innerhalb der großen Zyste kleinere Tochterzysten sowie dichtere septenartige Strukturen.

Benigne Lebertumoren wie Hämangiome, Fibrome, Leberzelladenome und fokale noduläre Hyperplasien können als raumfordernder Prozeß zwar erkannt, aber nicht immer sicher als gutartig beurteilt werden. Sie stellen sich in der Regel als hypodense Areale dar. Bei Leberhämangiomen kann durch eine Kontrastmittelbolusinjek-

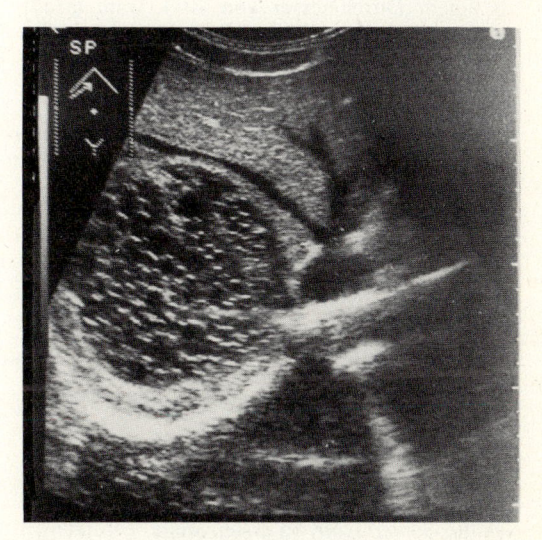

Abb. 17.-7. Sonographischer Querschnitt der Leber bei einem Echinococcus cysticus im rechten dorsalen Leberlappen. Darstellung einer mit Flüssigkeit gefüllten großen Zyste, die von zahlreichen Tochterzysten durchsetzt ist. Verlagerung der benachbarten Lebervene.

tion eine Kontrastierung, am äußeren Rand beginnend (Irisblenden-Phänomen), als deutliches Zeichen für das Hämangiom angesehen werden. Bleiben dann immer noch Zweifel, läßt sich eine sichere Diagnose mit Hilfe der Angiographie stellen.

Primäre Karzinome der Leber und *Metastasen* erscheinen als hypodense, oft unregelmäßig begrenzte Herde (Abb. *17.*-8). Metastasen können

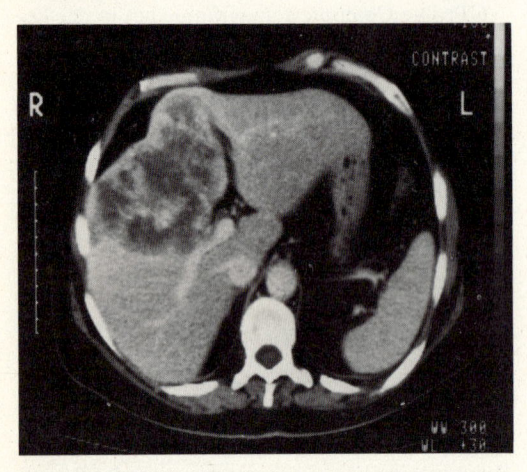

Abb. *17.*-8. Computertomographie der Leber bei zentral gelegener Metastase eines Kolonkarzinoms; großer, irregulärer hypodenser Herd.

ab einem Durchmesser von 10–15 mm erfaßt werden. *Differentialdiagnostische Schwierigkeiten* ergeben sich besonders bei umschriebenen Leberverfettungen, gutartigen Lebertumoren, Abszedierungen und Bildartefakten. *Abszesse* lassen nach Kontrastmittelinjektion häufig eine Dichtezunahme im Kapselbereich erkennen.

Von zunehmender Bedeutung für die Indikation zur CT ist das *stumpfe Bauchtrauma*. In größeren Untersuchungsreihen wurden bei 10% der Patienten nach einem solchen Trauma Hämatome in der Leber nachgewiesen. Diese lassen sich computertomographisch und auch sonographisch häufig besser identifizieren als mit Hilfe der Angiographie. Frische Hämatome haben im Vergleich zu älteren Blutungen erhöhte Dichtewerte.

Im **diagnostischen Ablauf** steht bei Verdacht auf das Vorliegen eines raumfordernden Prozesses die *Sonographie* an erster Stelle, gefolgt von der *Computertomographie* und ggf. von der *Angiographie*.

Die *Leberszintigraphie* sollte bei unklaren Ultraschallbefunden eingesetzt werden, wenn die Computertomographie nicht zur Verfügung steht oder zur Differenzierung bekannter herdförmiger Läsionen, insbesondere in bezug auf fokalnoduläre Hyperplasien, Metastasen und Hämangiome.

17.0.2.5.3. Milz

US, CT: Größe und Homogenität der Milz lassen sich ausreichend mit der Sonographie (am besten Sektor-Scanner) beurteilen.

Indikationen für die Sonographie und bei ungünstigen Untersuchungsbedingungen bzw. komplizierten pathoanatomischen Verhältnissen auch für die CT sind neben der Organgröße die Milzzyste, die Milzruptur bzw. das Milzhämatom und die seltene Milzmetastase.

17.0.2.5.4. Pankreas

US: Die sonographische Untersuchung kann durch den Luftgehalt des Magens oder des Querkolon behindert werden. Dennoch gelingt es dem erfahrenen Arzt, Pankreaskopf und -körper in etwa 80% der Untersuchungen abzubilden. Die Einsicht in die Pankreasschwanzregion ist dagegen erschwert. Bei Anwendung von Sektor-Scannern oder »curved arrays« läßt sich auch für diese Pankreasregion häufig eine beurteilbare Darstellung erreichen. Des weiteren kann die echographische Bildgebung durch Füllung des Magens mit Flüssigkeit verbessert werden.

Form und Größe des Pankreas sind sehr variabel. Es überwiegt die bumerang- oder sanduhrförmige Konfiguration. Durchmesser des Organs von mehr als 3 cm sind sicher pathologisch; im Größenbereich zwischen 2 und 3 cm können Normalbefunde oder Organvergrößerungen nicht sicher unterschieden werden. Das Reflexmuster entspricht etwa dem der Leber; es kann vor allem bei älteren Patienten vergleichsweise auch echoreicher sein. Mit den modernen Geräten sieht man abschnittsweise den normal weiten D. pancreaticus.

Bei der *Pankreatitis* findet sich eine Vergrößerung des Organs, das sehr echoarm und von der Umgebung unscharf abgegrenzt ist. Gerade bei dieser Erkrankung ist das sonographische Bild wegen der erheblichen Überlagerung durch geblähte Darmschlingen häufig nicht beurteilbar.

Die chronisch rezidivierende Pankreatitis kann differentialdiagnostische Schwierigkeiten gegenüber einem Pankreastumor dann bereiten, wenn einzelne Organabschnitte besonders betroffen sind, so daß der Eindruck eines umschriebenen Tumors entsteht. Bei der chronisch atrophischen Pankreatitis ist das Organ schmal und aufgrund bindegewebiger *Einlagerungen* und *Verkalkungen* von unregelmäßigen Echos durchsetzt. Verkalkungen erzeugen nur dann einen Schallschatten, wenn sie sehr kräftig ausgebildet sind; geringe Kalkeinlagerungen, die im

CT noch deutlich hervortreten, lassen sich echographisch nicht erfassen.

Größere *Pankreaspseudozysten* sind gut, kleinere Zysten sind im Vergleich zur CT schlecht erkennbar. Dies gilt auch für phlegmonöse Infiltrationen der Umgebung.

Das *Pankreaskarzinom* ist typischerweise unscharf begrenzt mit einzelnen Ausläufern in die Umgebung. Das Grundreflexmuster ist sehr echoarm mit irregulär eingestreuten Reflexen. Echodichte Pankreaskarzinome sind seltener. Von Bedeutung sind auch *sekundäre Tumorzeichen,* wie die Erweiterung der extra- und intrahepatischen Gallenwege, die Kompression der V. cava und die Splenomegalie als Folge einer Kompression oder Thrombose der V. lienalis. Die Untersuchung muß grundsätzlich die Leber zum etwaigen Metastasennachweis einschließen.

CT: Die Computertomographie hat gegenüber der Sonographie den Vorteil, daß ohne Behinderung durch überlagernde lufthaltige Darmanteile oder Rippen das Organ abgebildet werden kann. Die für die Sonographie genannten morphologischen Kriterien gelten auch für die CT.

Die *akute Entzündung* (Abb. 17.-9) führt zu einer allgemeinen Vergrößerung und Auflockerung des Pankreas. Der Organdurchmesser kann mehr als das Dreifache des normalen Durchmessers erreichen. Das umgebende Fettgewebe wird durch die phlegmonöse Infiltration verdichtet.

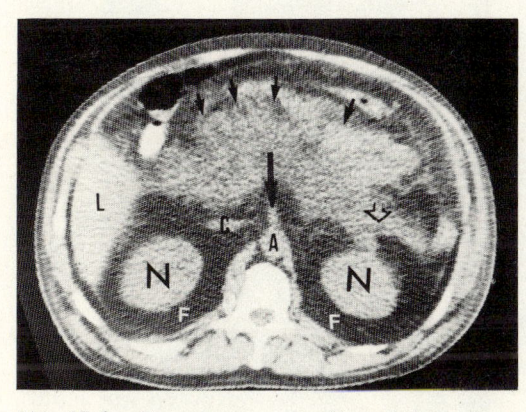

Abb. *17.*-9. Computertomographie bei akuter Pankreatitis. Auf dem Querschnitt in Höhe des Abgangs der A. mesenterica superior (großer Pfeil) erkennt man die vergrößerte Bauchspeicheldrüse, die wegen der ödematösen Schwellung schlecht vom Darm abgegrenzt werden kann (kleine Pfeile). Das entzündliche Exsudat ist vor der linken Nierenloge zu erkennen (kleiner offener Pfeil). A = Aorta, C = V. cava caudalis, F = perirenales Fettgewebe, L = Leber, N = Niere.

Mit Hilfe einer i.v. *Kontrastmittelinjektion* können nekrotische und noch durchblutete Organteile besser differenziert werden.

Die Computertomographie ist der Sonographie auch hinsichtlich der Erkennung kleiner *Pseudozysten* und diskreter *Verkalkungen* überlegen. Das *atrophische Organ,* das sonographisch kaum abgebildet werden kann, läßt sich computertomographisch in der Regel noch hinreichend beurteilen.

Bei einer *chronisch rezidivierenden Pankreatitis* bestehen die oben bereits erwähnten differentialdiagnostischen Schwierigkeiten, da die zu messenden Dichtewerte keine statistisch signifikanten Unterschiede zwischen Normalgewebe, Entzündung und Tumor aufweisen.

Karzinome des Pankreas sind vergleichsweise umschrieben. Der Tumor ist jedoch erst dann morphologisch erfaßbar, wenn er die Konturen des Organs bereits überschritten hat. Einer Früherkennung sind damit Grenzen gesetzt.

Im **diagnostischen Ablauf** sollte die sonographische Untersuchung *immer* vor der Computertomographie durchgeführt werden. Eine Computertomographie muß jedoch angeschlossen werden, wenn die sonographischen Untersuchungsbedingungen durch Luftüberlagerungen und Adipositas ungünstig sind und bei negativem Befund ein Tumorverdacht weiter besteht. Die Pankreatitis mit ihren morphologischen Folgezuständen ist computertomographisch eindeutig besser zu beurteilen.

Für die *Differentialdiagnostik* sind röntgenologische und endoskopische Untersuchungen, einschließlich ERCP häufig erforderlich. Von besonderem Vorteil ist es, daß die Computertomographie auch Nachbarschaftsprozesse sehr gut erkennen läßt.

17.0.2.5.5. Freie Bauchhöhle

US, CT: Sonographie und Computertomographie sind geeignet, *flüssige und solide Prozesse der freien Bauchhöhle* abzubilden und damit auch die Grundlage für eine gezielte Punktion zu schaffen. Dies betrifft vor allem Aszites, Blutungen nach Organrupturen (z. B. Niere, Milz, Leber), Abszedierungen und die Peritonealkarzinose.

17.0.2.5.6. Retroperitonealraum

Da klinische Symptome bei *raumfordernden Prozessen* im Retroperitonealraum häufig erst spät auftreten und der Tastbefund in weniger als ein Drittel der Fälle positiv ist, hat die radiologische Diagnostik in diesem Bereich eine ganz besondere Bedeutung.

US: Die Sonographie hat die diagnostische Beurteilung des Retroperitonealraumes wesentlich verbessert, wenngleich wegen der Überlagerung durch Darmgas Einschränkungen in Kauf genommen werden müssen.

Wichtige *Indikationen* für die Sonographie des Retroperitoneums sind das Aortenaneurysma, die tumorös befallenen Lymphknoten und primäre Tumoren des Retroperitonealraumes.

Die Sonographie ist für die Erstdiagnostik des abdominalen Aortenaneurysmas die Methode der Wahl. In Abb. *17.*-10 und *17.*-11 ist ein *Aortenaneurysma* angiographisch, sonographisch und computertomographisch dargestellt. Die Angiographie ermöglicht lediglich den Nachweis des durchströmten Gefäßlumens, während die ausgedehnt wandständige Thrombosierung im Aneurysma nicht erfaßt wird. In dem zusammengesetzten sonographischen Längsschnittbild erscheint das durchströmte Volumen echoleer; die thrombotischen Massen dagegen echoarm. Auf die Erkennung von *Thromben in der V. cava* sei hingewiesen; ebenfalls auf die Möglichkeiten

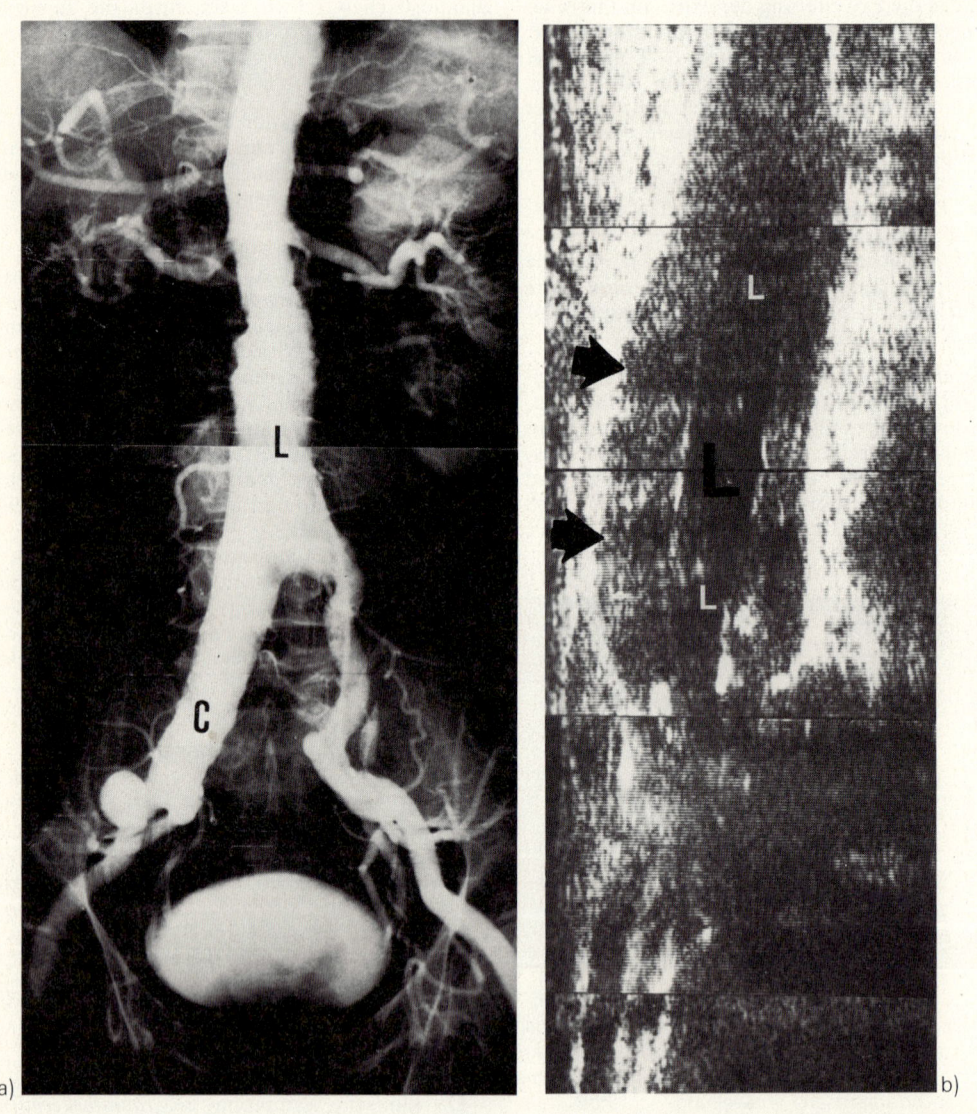

Abb. *17.*-10. a) Transfemorale Aortographie. Die Aorta abdominalis ist unterhalb des Abganges der Nierenarterien unregelmäßig erweitert mit Aneurysma der A. ilica communis rechts. T = Lumen des Aneurysmas der A. ilica communis, L = Lumen des Aortenaneurysma. b) Sonographischer Längsschnitt der Aorta abdominalis bei langstreckigem Aneurysma (Patient auch von Abb. *17.*-11). Das echoleere Lumen der Aorta ist von den wandständigen Thromben (große Pfeile) gut abgrenzbar. L = durchflossenes Gefäßlumen.

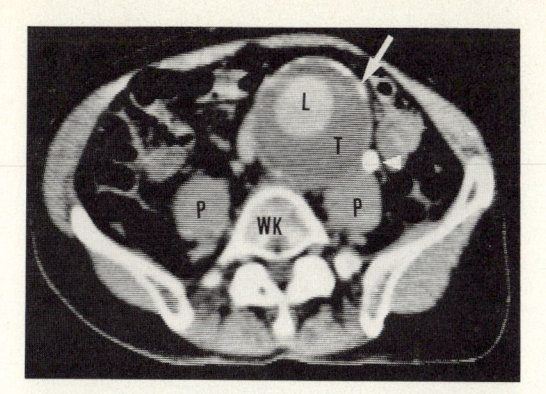

Abb. 17.-11. Computertomographie in Höhe des oberen Beckendrittels bei Aortenaneurysma (Patient von Abb. 17.-10 a und b). Intravenöse Bolusinjektion von Kontrastmittel. Der Querschnitt unterhalb der unteren Nierenpole ergibt den Befund einer hochgradig erweiterten Aorta abdominalis mit wandständigen Thromben und zentral gelegenem Restlumen. Die Aortenwand ist partiell verkalkt (großer Pfeil), der linke Harnleiter liegt ventral des M. psoas und ist deutlich gestaut (kleine weiße Pfeilspitze). L = durchströmtes Lumen der Aorta, P = M. psoas, T = wandständiger Thrombus in der Aorta, WK = Wirbelkörper.

der *Verlaufskontrollen nach portaler Shuntoperation*.

Vergrößerte Lymphknoten können ab einem Durchmesser von 1,5 cm ebenso wie Primärtumoren des Retroperitonealraumes mit großer Sicherheit diagnostiziert werden. Das Beispiel einer retroperitonealen Metastase eines Kollumkarzinoms demonstriert den Informationsgewinn durch die Sonographie, der rasch und ohne jede Belastung für den Kranken zu erzielen ist.

CT: Im Computertomogramm sind das durchströmte Gefäßlumen sowie die Wandverkalkungen der Aorta erkennbar (s. Abb. 17.-10). Die computertomographische Untersuchung bei einem *Aortenaneurysma* ist vor allem zur Beurteilung der topographischen Beziehung zur Nierenarterie erforderlich, was für die Operationsplanung von Bedeutung ist.

Die computertomographische Diagnostik bei Verdacht auf *vergrößerte retroperitoneale Lymphknoten oder Tumoren* ist vor allem bei schlechten echographischen Untersuchungsbedingungen (Meteorismus, Adipositas) angezeigt. Die Darstellungsqualität beider Methoden sind vergleichbar gut.

Die *Lymphographie* ist für die Differentialdiagnose der verschiedenen Lymphknotenerkrankungen wegen ihres hohen räumlichen Auflösungsvermögens und der selektiven Kontrastdarstellung in manchen Fällen unerläßlich; sie muß durchgeführt werden, wenn eine operative Ausräumung der retroperitonealen Lymphknoten (z. B. bei Hodenteratomen) geplant ist, damit der Operateur während der Operation verbliebene Lymphknoten durch eine Röntgenkontrolle erkennen kann.

KST: Die koronaren und sagittalen Schnittführungen der KST sind für die Darstellung eines *Aortenaneurysmas* vorteilhaft. Die Diagnostik *vergrößerter retroperitonealer Lymphknoten* gelingt mit annähernd gleicher Zuverlässigkeit wie bei der CT.

17.0.2.5.7. Nebennieren

US: Die Sonographie hat wegen der schlechten Abgrenzbarkeit der Nebennieren vom umliegenden Fettgewebe und der versteckten Lage neben der Wirbelsäule nicht die gleiche Bedeutung wie die CT. Sie ist jedoch als *Erstuntersuchung* zum Nachweis oder Ausschluß eines größeren Tumors (in der Regel größer als 3 cm) geeignet. Die rechte Nebennierenregion läßt sich meist besser einsehen als die linke.

CT: Die Darstellung von kleinen *Geschwülsten oder Hyperplasien* sowie der *normalen Nebennieren* ist nur mit der CT möglich. Sie ist allen anderen bildgebenden Verfahren an Spezifität und Sensitivität überlegen. Es werden *Tumoren* bzw. Vergrößerungen ab 12 mm Durchmesser sichtbar. Die in Fettgewebe eingebetteten Nebennieren können nach Form, Größe, Begrenzung und Absorptionswerten beurteilt werden (Abb. 17.-12). Die Dichtewerte der Nebennierenvergrößerungen sagen jedoch nichts über die Histologie

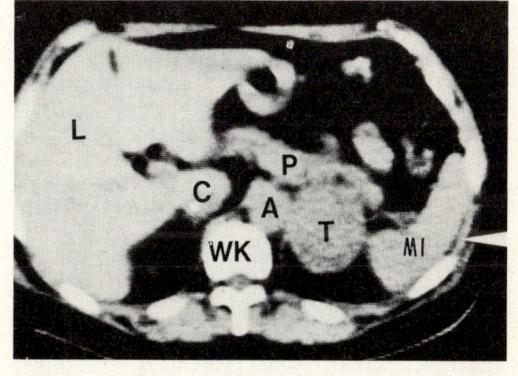

Abb. 17.-12. Computertomographie in Höhe des Pankreaskörpers bei Phäochromozytom der linken Nebenniere. Diese ist als solide Raumumforderung hinter dem Pankreas und zwischen Aorta und Milz dargestellt. A = Aorta, C = V. cava caudalis, L = Leber, M = Milz, P = Pankreas, T = Phäochromozytom, WK = Wirbelkörper.

des Tumors aus. Beidseitig stark vergrößerte Nebennieren sind meist Ausdruck einer Metastasierung.

KST: Die kernspintomographische Untersuchung der Nebennieren mit Oberflächenspulen gewährleistet einerseits eine sehr hohe Auflösung und ermöglicht andererseits nach neueren Berichten die *Differenzierung zwischen Metastasen und Adenomen*. Letztere zeigen eine Signalcharakteristik vergleichbar den normalen Nebennieren. Diese diagnostische Möglichkeit kann von erheblicher Bedeutung sein, da Nebennierenvergrößerungen bei Tumorpatienten nicht selten durch nicht-hormonaktive Nebennierenrindenadenome und nicht durch Tumorabsiedlungen bedingt sind.

17.0.2.5.8. Nieren

US: Die Sonographie hat in der Nierendiagnostik eine wichtige Stellung. Ihre *Indikationen* sind raumfordernde Prozesse, Funktionsverlust (insbesondere Harnstau), orientierende Untersuchung bei Verdacht auf Mißbildungen und Konkremente im Nierenbereich. Die Nierenruptur bei stumpfem Baumtrauma ist besonders bei Kindern eine wichtige Indikation für die Sonographie; kurzfristige Verlaufskontrollen können dabei erforderlich sein.

Ein wichtiger diagnostischer Beitrag ist die *Trennung zwischen liquiden und soliden bzw. komplexen Strukturen* (Abb. *17.*-13). Auf diese Weise können *Zysten, Hämatome* oder *Nephrosen* von soliden – fast ausschließlich malignen – Prozessen unterschieden werden. Jeder solide raumfordernde Prozeß der Nieren muß bis zum Beweis des Gegenteils als tumorverdächtig angesehen werden! Während *Zysten* schon ab einem Durchmesser von 10 mm erfaßt werden können, ist die *Erkennung eines Tumors* in dieser Größenordnung deutlich schwieriger. Die Sicherheit in der diagnostischen Aussage wird wesentlich davon beeinflußt, wie stark die Echostruktur des Tumors sich von der Umgebung abhebt. Durch den zunehmenden Einsatz der Echographie in der Abdominaldiagnostik werden nicht selten *maligne Nierentumoren* als Zufallsbefunde in relativ frühen Stadien entdeckt (wegen des guten echographischen Zugangsweges rechts häufiger als links). *Nierensteine* zeigen den typischen harten Reflex mit nachfolgendem Schallschatten. Die Sonographie ist die Methode der Wahl für Verlaufsuntersuchungen bei Patienten mit transplantierten Nieren.

CT: Trotz der großen Erfolge der Sonographie in der Nierendiagnostik ist die Computertomographie der Sonographie in der diagnostischen Wertigkeit überlegen. Die Nieren sind wegen des umgebenden Fettgewebes sehr genau abgrenz-

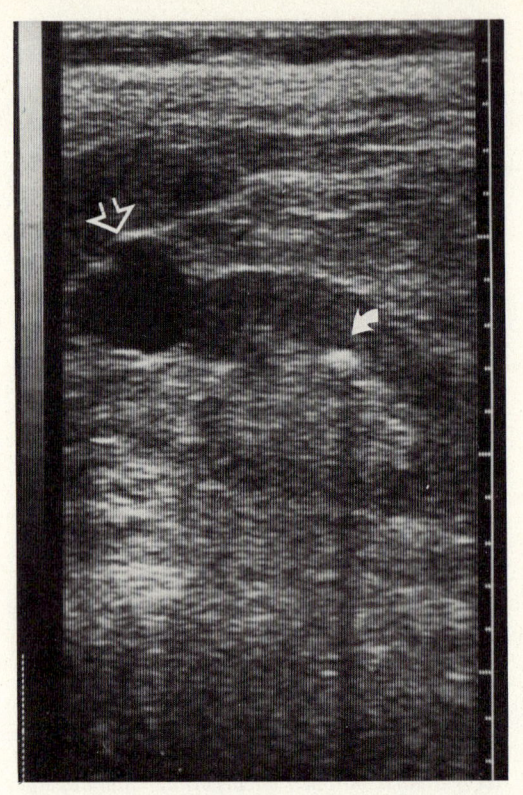

Abb. *17.*-13. Sonographischer Längsschnitt der rechten Niere mit Darstellung eines Nierensteines (harter Reflex mit nachfolgendem Schallschatten) (Pfeil), sowie einer echoleeren randständigen Nierenzyste (Pfeil).

bar; nach einer Kontrastmittelinjektion steigt die Dichte des funktionstüchtigen Parenchyms deutlich an, so daß es von krankhaften Prozessen sicher abgegrenzt werden kann. *Nierenzysten* sind bereits ab 5 mm, Tumoren ab 2 cm sicher diagnostizierbar (Abb. *17.*-14). Bei Blutungen in eine Zyste treten jedoch erhöhte Dichtewerte auf, so daß ein maligner Tumor nicht mehr sicher ausgeschlossen werden kann. Die *differentialdiagnostische* Abgrenzung von Niereninfarkten bzw. narbigen Veränderungen und einem Tumor kann unter Umständen Schwierigkeiten bereiten.

Neben der *Darstellung des Nierentumors* ist die gleichzeitige Beurteilung des *Tumorstadiums* von Bedeutung, d. h. der Nachweis von Infiltrationen in das umgebende Fettgewebe, Lymphknotenmetastasen, Nebennierenmetastasen und Tumorthromben in die V. renalis bzw. V. cava. Die Angiographie ist zur primären Diagnose des Nierentumors nicht mehr notwendig; sie dient vorwiegend der präoperativen Behandlungsplanung.

Weitere Indikationen: Außer den Nierenzysten und Nierentumoren lassen sich computerto-

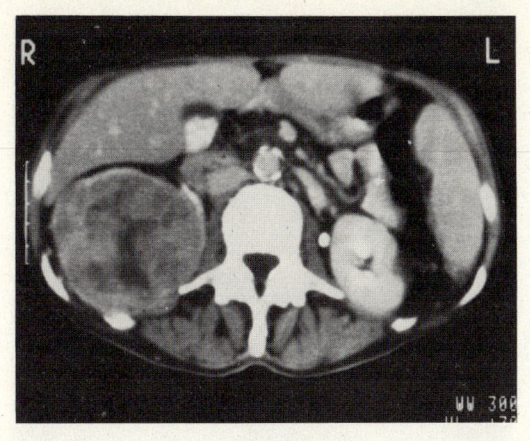

Abb. 17.-14. Computertomographie der Nieren nach KM-Injektion. Rechts ausgedehnter raumfordernder Prozeß mit zentralen Verfettungen und Nekrosen: Großes hypernephroides Karzinom. Nebenbefund: Gallenblasenstein und Aortensklerose.

graphisch auch Mißbildungen, Traumafolgen mit subkapsulärem oder perirenalem Hämatom, Hydronephrosen, Schrumpfnieren, entzündliche Nierenerkrankungen, Niereninfarkte und kalkhaltige Nierenkonkremente nachweisen.

Diagnostischer Ablauf: Grundsätzlich ist auch in der Nierendiagnostik die *Sonographie* als erste Methode sogar schon vor der Urographie anzuwenden, während die Computertomographie vor der Angiographie zum Einsatz kommen sollte.

17.0.2.5.9. Becken

US: Die Ultraschalldiagnostik des Beckens fand zu Beginn vorwiegend in der Geburtshilfe Anwendung. Mit der Verbesserung der Gerätetechnik wurden die Organe und Strukturen des Beckens zunehmend in die Diagnostik mit einbezogen: Harnblase, Prostata, Uterus, Ovarien, Beckenwand und iliakale Lymphknoten. *Voraussetzung* für eine technisch einwandfreie Untersuchung ist eine *stark gefüllte Harnblase*.

Raumfordernde Prozesse in den genannten Bereichen können bis in eine Größenordnung von 1,5–2 cm je nach Lokalisation und Reflexmuster erkannt werden. Vorsicht ist bei der Deutung *liquider Prozesse des Ovars* geboten, da sich dahinter auch ein bösartiger Tumor verbergen kann.

Abszesse stellen eine wichtige Indikation für die Sonographie des Beckens dar. Diese liegen häufig dorsal der Harnblase. *Differentialdiagnostisch* müssen das Hämatom, das Urinom und die Lymphozele sowie nekrotisch zerfallende Tumoren abgegrenzt werden. Für die genaue Beurteilung ist die Feinnadelpunktion von großem Wert.

Spezielle stabförmige *Echographiesonden* ermöglichen eine hochauflösende Untersuchung der *Prostata*, der *Harnblase* sowie des *Uterus* und der *Ovarien*. Die Sonde kann in die Harnblase, in die Vagina bzw. das Uteruslumen oder in das Rectum eingeführt werden. Jedoch muß einschränkend darauf hingewiesen werden, daß auch mit diesen hochauflösenden Techniken eine Beurteilung der Gut- oder Bösartigkeit eines Prozesses nicht sicher möglich ist.

CT: Die Computertomographie hat gegenüber der Sonographie den Vorteil, daß ohne Behinderung durch überlagernde gashaltige Darmschlingen das *gesamte Becken* einschließlich Knochen und Muskulatur abgebildet werden. Harnblase und Darm können durch zusätzliche Kontrastmittelfüllung besser abgegrenzt werden.

Indikationen sind in der Unfallchirurgie der Verdacht auf Blutungen oder Frakturen, die mit konventionellen Verfahren manchmal schwer beurteilbar sind, Tumoren des Knochens (Abb. 17.-15) oder der Weichteile, Metastasen und Tumorrezidive.

In der *Tumordiagnostik* hat die Computertomographie vor allem die Aufgabe der besseren Erfassung der *fortgeschrittenen Tumorstadien* mit Infiltration in die Beckenorgane bzw. Befall der iliakalen Lymphknoten. Rezidive von Rektumkarzinomen in der Sakralhöhle können mit CT und KST erfaßt werden. Die erzielbare Genauigkeit bei einer CT-gesteuerten Nadelbiopsie aus dieser Region geht aus Abb. 17.-16 hervor.

KST: Die ersten Anwendungen der Kernspintomographie im Beckenbereich sind sehr ermutigend. Wegen der variablen Schnittführung ist zu erwarten, daß die Methode in dieser diagnostischen Region stärker an Bedeutung gewinnen wird.

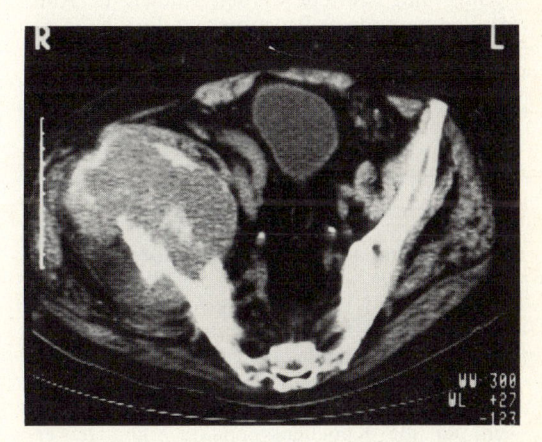

Abb. 17.-15. Computertomogramm des Beckens. Metastase eines malignen Tumors mit ausgedehntem Weichteilanteil.

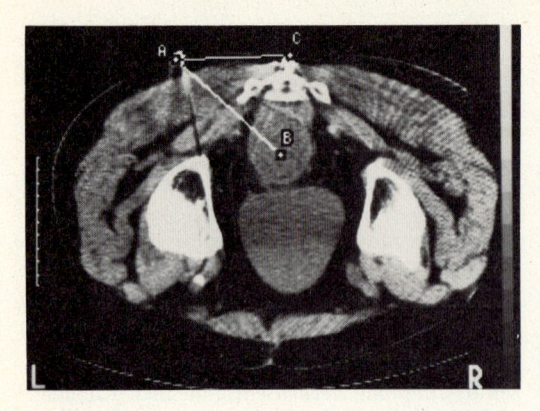

Abb. 17.-16. Computertomographie bei Rezidiv eines Rektumkarzinoms in der Sakralhöhle. CT-gesteuerte Feinnadelpunktion aus dem mutmaßlichen Tumorbereich; gute Darstellung der Nadellage. Bauchlage des Patienten.

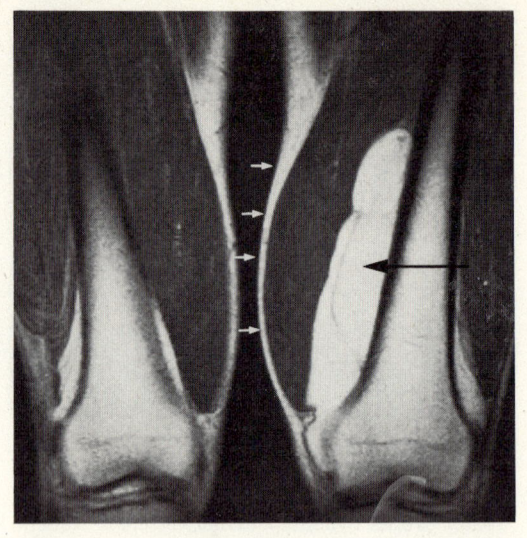

Abb. 17.-17. Frontales Kernspintomogramm der Oberschenkel eines 49jährigen Patienten mit einer Weichteilschwellung des linken distalen medianen Oberschenkels. Darstellung einer signalintensiven Raumforderung, die die mediale Zirkumferenz des linken distalen Femur umgibt (langer Pfeil) und weder die Muskulatur noch den Knochen zerstört. Signalverhalten wie subkutanes Fettgewebe (kleine Pfeile). Diagnose: Lipom.

17.0.2.6. Weichteile und Skelett

US: Sonographisch lassen sich *liquide und solide Strukturen in den Weichteilen* nach den oben bereits beschriebenen Grundsätzen darstellen, ohne eine Beurteilung der Dignität dieser Prozesse zu ermöglichen. In der Knochendiagnostik hat die Sonographie keine Bedeutung, wenn man von der inzwischen etablierten Ultraschalluntersuchung der Säuglingshüfte – mit überwiegend knorpligen Anteilen – absieht.

CT: Vergleichende Studien ergaben, daß die Computertomographie des Skelettsystems gegenüber der konventionellen Röntgentechnik nur im Bereich des Stammskelettes Vorteile aufweist; es sind vor allem *Läsionen der Wirbelsäule und des Beckens,* die in der dritten Dimension besser erkannt und beurteilt werden können. (s. Abb. 15). Von besonderer Bedeutung ist die CT für die Diagnostik des *Bandscheibenprolaps.*

KST: Es ist absehbar, daß die Kernspintomographie für die Darstellung und Beurteilung von Veränderungen der Weichteile eine hervorragende Rolle spielen wird. Dies gilt in besonderem Maße für die *Gelenkdiagnostik.* Mit Hilfe der KST können auch Bänder, Menisken, Sehnen und überlagernde Muskeln außerordentlich klar abgebildet werden (Abb. 17.-17). Die Sagittalschnitte sind bei der Wirbelsäulendiagnostik sehr aussagekräftig. Der *Bandscheibenprolaps* ist bei dieser Schnittführung gut erkennbar. Beim Nachweis von knöchernen Destruktionen wird die KST jedoch gegenüber der CT im Nachteil sein, da die Knochenkompakta signalfrei erscheint und durch das Teilkörperphänomen (Mittelung innerhalb der Schicht) diskrete Knochenläsionen verborgen bleiben können.

17.0.2.7. Hoden

US: Die Sonographie des Hodens ist mit den heutigen US-Geräten unproblematisch, da der Hoden ohne Kompression untersucht werden kann. Hoden und Nebenhoden lassen sich bildlich trennen. *Raumfordernde solide oder flüssige Prozesse* sind dadurch leicht zuzuordnen. Die morphologische *Unterscheidung zwischen Tumor und Abszeß* bereitet Schwierigkeiten; die klinische Symptomatik muß hierbei berücksichtigt werden. Tumoren in palpatorisch unauffälligen Hoden können sonographisch durch ihre verschiedene Echostruktur dargestellt werden.

CT: Keine klinische Bedeutung.

KST: Eine sehr gute räumliche Auflösung mit Oberflächenspule ist möglich; erste Ergebnisse sind ermutigend.

Literaturauswahl

BÜCHELER, E., G. FRIEDMANN, M. THELEN (Hrsg.): Realtime-Sonographie des Körpers. Thieme, Stuttgart, New York 1983.

FRIEDMANN, G., E. BÜCHELER, P. THURN (Hrsg.): Ganzkörper-Computertomographie. Thieme, Stuttgart, New York 1981.

GERHARDT, P., G. VAN KAICK (Hrsg.): Total Body Computerized Tomography. International Symposium Heidelberg 1977. Thieme, Stuttgart, New York 1979.

HÜBNER, K.-H.: Computertomographie des Körperstammes. Thieme, Stuttgart, New York 1985.

KREMER, H. (Hrsg.): Sonographische Diagnostik innerer Erkrankungen. Urban & Schwarzenberg, München, Wien, Baltimore 1982.

LUTZ, H., B.-J. HACKELÖHR, G. VAN KAICK, U. RÄTH: Ultraschall-Anatomie. Springer, Berlin, Heidelberg, New York, Tokio 1986.

OTTO, R. CH., J. WELLAUER: Ultraschall-geführte Biopsie. Springer, Berlin, Heidelberg, New York, Tokyo 1985.

RADÜ, E. W., B. E. KENDALL, I. F. MOSELEY: Computertomographie des Kopfes. Technische Grundlagen – Interpretation – Klinik. Thieme, Stuttgart, New York 1980.

RAMM, B., W. SEMMLER, M. LANIADO: Einführung in die MR-Tomographie. Enke, Stuttgart 1986.

RINK, P. A., S. B. PETERSEN, R. N. MÜLLER (Hrsg.): Magnetresonanz-Imaging und -Spektroskopie in der Medizin. Thieme, Stuttgart, New York 1986.

ROTH, K.: NMR-Tomographie und -Spektroskopie in der Medizin. Springer, Berlin, Heidelberg, New York, Tokio 1984.

WEGENER, O. H.: Ganzkörper-Computertomographie. Karger, Basel, München, Paris, London, New York, Sydney 1981.

WEITZEL, D., E. DINKEL, M. DITTRICH, H. PETERS: Pädiatrische Ultraschalldiagnostik. Springer, Berlin, Heidelberg, New York, Tokio 1984.

ZEITLER, E.: Kernspintomographie. Deutscher Ärzteverlag, Köln 1984.

Spezielle Chirurgie

18. Kopf, Zentralnervensystem, peripheres und vegetatives Nervensystem

18.1. Erkrankungen von Schädel und Gehirn

Von K.-A. Bushe, A. Brawanski und W. Dittmann

18.1.1. Allgemeiner Teil

18.1.1.1. Allgemein-klinische Diagnostik

Die Untersuchungsmethoden des Zentralnervensystems wie auch einige seiner Krankheitserscheinungen sind von der anatomischen Tatsache geprägt, daß Gehirn und Rückenmark in einen festen, in sich geschlossenen Raum eingebettet sind. Erkrankungen des Gehirns, seiner Häute, seiner Gefäße und auch der Schädelknochen werden vorwiegend mit *indirekten Untersuchungsmethoden* festgestellt und erfordern oft technisch komplizierte Untersuchungen.

Im Vordergrund stehen zunächst alle jene Maßnahmen, die ohne Belastung des Patienten vorgenommen werden können.

Wir beginnen mit der **Anamnese,** die beim Kranken selbst erhoben wird und auf jeden Fall durch eine *»Fremdanamnese«* ergänzt werden muß, denn nicht selten sind Erinnerungsvermögen und Urteilsfähigkeit des Kranken durch die Gehirnerkrankung beeinträchtigt. Oft ist der Kranke, den wir behandeln müssen, bewußtlos. Auch von Krampfanfällen kann der Kranke selbst meist nichts berichten.

Durch geschickte Lenkung der Befragung sollen möglichst genau der Beginn der Erkrankung, Beschwerden und Symptome sowie ihre zeitliche Aufeinanderfolge dargestellt werden. Die sorgfältig erhobene Anamnese *(zeitlicher Längsschnitt)* gibt in aller Regel bereits erste Hinweise auf die Diagnose und bestimmt die Reihenfolge der speziellen technischen Untersuchungen.

Zu Beginn der **klinischen Untersuchung** wird man sich zunächst einen *allgemeinen Eindruck* von dem Patienten verschaffen: Unfallverletzte und Patienten in lebensbedrohlicher Situation verlangen ein auf die Umstände besonders abgestimmtes und auch meist abgekürztes Untersuchungsverfahren.

Es wird mit der *einfachen Untersuchung der inneren Organe* begonnen. Einwirkungen allgemeiner Art auf das Nervensystem können so erkannt oder als weniger wahrscheinlich »ausgeschlossen« werden.

> Die **neurologisch-neurochirurgische »Kurzuntersuchung« bei bewußtseinsgetrübten Patienten** umfaßt folgende drei Kriterien:
> 1. Beurteilung der Tiefe der Bewußtseinsstörung (wach, somnolent, soporös, komatös)
> 2. Die Begutachtung der Pupillenform, Pupillenweite, Reagibilität auf Licht und Isokorie.
> 3. Die Beurteilung der Motorik, sei es aufgrund von Spontanbewegungen oder durch Schmerzreize provozierte Bewegungen.

Die *spezielle neurochirurgische Untersuchung* erfaßt am Kopf krankhafte Veränderungen der Form, Asymmetrien, frische oder alte Verletzungszeichen, Druck- und Klopfschmerz, pathologische Gefäßgeräusche und Bewegungseinschränkungen, besonders in Form der Nackensteife, des sog. Meningismus.

Es folgt die *Untersuchung der Gehirnnerven.* Grobe Störungen in der Funktion der Gehirnnerven sind oft schon mit einfachen Prüfungen zu erfassen. Für differenziertere Untersuchungen ist die Mithilfe der Fachkollegen für Augen- und Hals-Nasen-Ohren-Heilkunde unbedingt erforderlich. Eine eingehende *Vestibularisprüfung* oder eine audiometrische Untersuchung muß immer von einem HNO-Arzt vorgenommen werden. Die *ophthalmologische Untersuchung* wird weiter unten gesondert gesprochen.

Die weitere Untersuchung erstreckt sich auf die *Prüfung der Motorik und der Motilität.* Seitendifferenzen, Vermehrung oder Verminderung der Muskelspannung *(Tonus)* sind ebenso festzuhalten wie Veränderungen der Muskelausbildung *(Trophik)* und ihre Kraftentfaltung. *Lähmungen* sind von arthrogenen und tendogenen Motilitätsstörungen sorgfältig zu unterscheiden. Hieran schließt sich die Erhebung eines *Reflexstatus* mit Prüfung der direkten Muskelreflexe sowie der indirekten (Bauchhautreflexe) und der pathologischen Reflexe (Pyramidenbahnzeichen) an.

> Das Vorliegen einer **Pupillendifferenz,** sowie einer **Hemiparese** bei eingeschränktem Bewußtsein ist dringend verdächtig auf eine **intrakranielle Raumforderung.**

Die *Prüfung der Sensibilität* erstreckt sich auf das Schmerzgefühl, die Oberflächenempfindung mit Erkennung von nebeneinander liegenden Punkten (Erkennen von auf die Haut aufgeschriebenen Zahlen), Temperaturunterscheidung und Erkennen der Gelenkstellung.

Zu beurteilen ist schließlich der *Bewegungsablauf und das Zusammenspiel der einzelnen Bewegungen* zu einer gezielten Handlung, was als *Koordination* bezeichnet wird. Hierzu gehören der Finger-Nasen-Versuch, der Knie-Hacken-Versuch, der Stehversuch nach ROMBERG und die Beurteilung des Ganges sowohl mit geöffneten als auch mit geschlossenen Augen.

Eine kurze Erfassung der *vegetativen Funktionen* – Blasen- und Mastdarmfunktion, Schweiß- und Speichelsekretion, Gefäßreaktion (Dermographismus), tetanische Zeichen usw. – rundet das Bild ab.

Von besonderer Bedeutung ist das *psychische Zustandsbild.* Der Bewußtseinszustand kann in weitem Rahmen von völliger Wachheit mit vollständiger Orientiertheit, Kritikfähigkeit, Konzentration und Aufmerksamkeit über Benommenheit und Schläfrigkeit (Somnolenz) bis zu tiefer Bewußtlosigkeit im Koma schwanken. Zu den psychischen Funktionen werden oft auch noch die Angaben über Hirnwerkzeugstörungen (Sprechen, Schreiben, Lesen, Rechnen) gerechnet.

> **Qualitative und quantitative Bewußtseinsveränderungen** sind als diagnostisches Zeichen immer ernst zu nehmen und verlangen eine ätiologische Abklärung. In erster Linie ist hierbei an eine zunehmende **intrakranielle Raumforderung** zu denken (Tumor, Blutung, Ödem).

Eine gute neurologische Untersuchung erfordert Erfahrung und Übung, um auch kleine Abweichungen von der Schwankungsbreite der Norm zu erkennen und richtig einordnen zu können. Sie kann jedoch dem Erfahrenen in fast jedem Fall bereits eine gute Lokalisation des krankhaften Prozesses vermitteln und im Zusammenhang mit Anamnese und Verlauf Rückschlüsse auf Art und Ursache des krankhaften Geschehens erlauben.

18.1.1.2. Ophthalmologische Diagnostik

Die Untersuchung der Augen ist für den Neurochirurgen besonders wichtig. Zu beachten sind hier Verlagerungen des Auges, wie ein einseitiger *Enophthalmus* oder *Exophthalmus,* wobei der Exophthalmus mit und ohne Pulsationen auftreten kann, *Motilitätsstörungen* mit und ohne Doppelbilder weisen auf Prozesse der Schädelbasis und des Brückengebietes hin; ruckartige Bewegungen *(Nystagmus)* auf solche der hinteren Schädelgrube.

Die nicht ganz einfache, exakte *Bestimmung der Gesichtsfelder* deckt oft charakteristische Ausfälle auf, die allein schon wichtige Hinweise auf die Lokalisation eines Prozesses vermitteln können. Diese Untersuchung wird aber wohl immer der Augenarzt vornehmen müssen, ebenso wie er für die Differentialdiagnose der Stauungspapille oft zu Rate gezogen werden muß.

Die Untersuchung des *Augenhintergrundes* ist für den Neurochirurgen eine Routinemethode, denn mit Hilfe des Augenspiegels kann er einen vorgestülpten Hirnteil direkt betrachten. Die *Stauungspapille,* meist beidseitig, wenn auch unterschiedlich stark, ist immer Zeichen einer intrakraniellen Drucksteigerung, deren Ursache ohne Verzögerung geklärt werden muß. Sie kann bei akuter oder besonders starker Druckerhöhung von frischen oder älteren Blutungen am Augenhintergrund begleitet sein. Die Stauungspapille zeigt zu Beginn meist nur eine Unschärfe am nasalen Rand. Im weiteren Verlauf wird sie napfkuchenförmig prominent und gleicht sich mit ihrer Färbung dem Augenhintergrund an. Die Gefäße sind teils komprimiert, teils verschwinden sie hinter der Prominenz. Die sichere Abgrenzung der Stauungspapille gegen Anomalien (Drusenpapille usw.) kann schwierig sein.

Bei Betrachtung des Augenhintergrundes ist auch das *Gefäßbild* zu beurteilen. Gestaute Venen ohne Spontanpulsation oder ohne provozierbare Pulsationen sowie ein Ödem des Augenhintergrundes weisen auf eine Erhöhung des intrakraniellen Druckes hin. Arterielle Pulsationen sind immer pathologisch. Eine ausgeprägte Arteriosklerose der Hintergrundgefäße weist auf eine Sklerose auch der Hirngefäße hin. Die *Ophthalmodynamographie* und die *Ophthalmodynamometrie* können in diesem Fall weitere Aufschlüsse verschaffen.

Schließlich ist noch dem *Pupillenspiel* besondere Aufmerksamkeit zuzuwenden. Erste Hinweise auf beginnende einseitige Druckerhöhung (z. B. bei subduralem Hämatom) kann eine verzögerte oder träge Lichtreaktion einer Seite sein, wenn andere Ursachen, wie Veränderungen am Bulbus selbst ausgeschlossen sind.

Akute einseitige intrakranielle Drucksteigerungen rufen durch Lähmung der parasympathischen Fasern im N. oculomotorius eine *Anisokorie* mit Erweiterung der Pupille zunächst auf der Seite des erhöhten Druckes hervor.

Im Verlauf der zunehmenden Einklemmung im Tentoriumschlitz können *beidseitige Pupillenstörungen* (Erweiterungen) auftreten (s. Abschn. Intrakranielle Geschwülste).

Schließlich kann die *beidseitig weite und völlig reaktionslose Pupille* nach einem solchen Ereignis Zeichen eines irreparablen Schadens im Hirnstamm sein.

Eine *einseitige Pupillenverengung* mit Enophthalmus und Miosis (enger Lidspalt) ist in der Regel Ausdruck einer extrakraniellen Störung *(Hornersches Zeichen).* Beiderseits sehr enge Pupillen nach Trauma sind oft ebenfalls Zeichen einer Hirnstammschädigung.

18.1.1.3. Technische Diagnostik

18.1.1.3.1. Elektroenzephalographie (EEG)

.1. Allgemeines

Seitdem HANS BERGER vor etwas mehr als 40 Jahren erstmals Aktionsströme des Gehirns nachgewiesen hat, hat sich das EEG in der Diagnostik zerebraler Erkrankungen weltweit durchgesetzt. Mit der Ableitung elektrischer Potentiale von der Schädeloberfläche kann man einen summarischen Einblick in die Tätigkeit der Hirnzellen gewinnen. Die durchschnittlich 40-50 Mikrovolt betragenden Wechselspannungen werden nach mehrstufiger elektronischer Verstärkung über verschiedenartige Schreibsysteme auf Papier aufgezeichnet oder auf Monitore übertragen. Für den Routinebetrieb sind 2-, 8-, 12- und 16-Kanalgeräte üblich.

Technik: Die Ableitung der elektrischen Potentiale vom Schädeldach erfolgt mit Silber-/Silberchlorid oder Platinelektroden zwischen einer Sammelelektrode und einzelnen Punkten (12-22) der Schädeloberfläche *(unipolare Ableitung),* oder zwischen je zwei benachbarten Punkten der Schädeloberfläche, die in Reihen hinter oder nebeneinander liegen *(bipolare Ableitungen).* Für *Langzeitableitungen,* z.B. bei bewußtlosen Patienten auf Intensivstationen, werden Klebeelektroden mit speziellen Leitpasten, Nadelelektroden oder Dauerimplantationselektroden eingesetzt.

Diagnostik: Die heute gültige Benennung der Potentialschwankungen in *Delta- (0,5-3 Hz), Theta- (4-7 Hz), Alpha- (8-12 Hz) und Beta-Wellen (12-20 Hz)* führte schon BERGER ein.

Das *normale EEG des wachen Erwachsenen* mit geschlossenen Augen bei völliger geistiger Ruhe zeigt einen kontinuierlichen oder leicht periodischen *Alpha-Wellen-Rhythmus* mit nur *vereinzelten Theta-Wellen,* besonders über den frontalen und temporalen Punkten. Sinnesreiz und Schlaf verändern das EEG.

Durch Einlagerung von gehäuften *Theta-Wellen* und einzelnen *Delta-Wellen* geht das normale EEG in das *mittelgradig »allgemeinveränderte« EEG* über.

Schwer »allgemeinveränderte« EEGs können fast ausschließlich aus hohen, sinusförmigen Delta-Wellen bestehen. *Seitenunterschiede* weisen immer auf krankhafte Veränderungen hin.

Treten langsame Wellen nur an einem oder an mehreren einander benachbarten Ableitepunkten auf, wobei auch eine Phasenumkehr der Schwankungen beobachtet werden kann, so spricht man von einem *Herdbefund,* der für eine lokalisierte Störung der bioelektrischen Aktivität durch Tumor, Ödem oder veränderte Hirndurchblutung spricht.

Das EEG ist *vom Alter abhängig.* Säuglinge und Kleinkinder haben ein langsames EEG mit noch kleinen und in diesem Falle physiologischen Seitenunterschieden; im Schulalter beschleunigt es sich und wird regelmäßiger, doch ist die *Theta-Wellenproduktion* auch beim Jugendlichen im Vergleich zum Erwachsenen noch etwas vermehrt.

Bestimmte *Stoffwechselveränderungen* (Hypoglykämien, Hyperthyreosen) können sich im EEG ausdrücken; auch Medikamente können das EEG verändern.

Für die *Erkennung und Einordnung der Epilepsien* ist das EEG unentbehrlich geworden. Kleine und große »Spitzen«, Gruppen von »Spitzen« weisen auf eine gesteigerte Krampfbereitschaft hin; bestimmte Kombinationen – *Spikes and waves* – ermöglichen sogar die direkte Diagnose eines »Petit mal«.

Ebenso wichtig wie für die Diagnostik der Epilepsien ist das EEG in der *Verlaufsbeobachtung nach Hirntumoroperationen,* Gefäßoperationen und nach Unfällen. Komplikationen und Rezidive lassen sich oft im EEG erkennen, noch ehe klinische Symptome auftreten.

Die *Beurteilung des EEG* erfordert, wie aus den oben erwähnten Punkten hervorgeht, große Erfahrung. Eine Diagnose allein aus dem EEG zu stellen, ist nicht möglich; der EEG-Spezialist benötigt für seine Beurteilung auch klinische Daten. Wer ein EEG anfertigen läßt, muß dem EEG-Spezialisten die Angaben über klinische Befunde, gegebene Medikamente usw. liefern und ihm sagen, welche Auskünfte er vom EEG erwartet. Nur dann kann das EEG sinnvoll eingesetzt werden.

Für besondere Zwecke, z.B. bei der operativen Entfernung von Epilepsieherden, kann man ein EEG direkt von der *Hirnoberfläche* ableiten *(Kortikogramm).* Zu Forschungszwecken und bei stereotaktischen Operationen werden gelegentlich

Ableitungen aus der *Tiefe des Gehirns* vorgenommen.

Des weiteren gewinnt die *kontinuierliche EEG-Ableitung* zunehmend Bedeutung auf der Intensivstation. Hier wird dieses Verfahren zur Steuerung der Tiefe der Narkose verwandt (z. B. bei Schädel-Hirn-Verletzten, die therapeutisch sediert und beatmet werden müssen).

.2. Elektroenzephalographie (EEG) als apparative Zusatzdiagnostik zur Feststellung des Hirntodes

Der großwissenschaftliche Beirat der Bundesärztekammer hat zur Frage der Kriterien des Hirntodes Entscheidungshilfen zur Feststellung des Hirntodes gegeben.
Der Hirntod ist der vollständige und irreversible Zusammenbruch der Gesamtfunktion des Gehirns bei noch aufrechterhaltener Kreislauffunktion im übrigen Körper. Dabei handelt es sich ausnahmslos um Patienten, die wegen fehlender Spontanatmung kontrolliert beatmet werden müssen. *Der Hirntod ist der Tod des Menschen.* Der Tod kann daher – außer nach Aufhören von Atmung und Herzschlag – auch dann festgestellt werden, wenn das Vorliegen bestimmter Kriterien des Hirntodes in klinischer Symptomatologie, während angemessener Beobachtungszeit und gegebenenfalls mit apparativer Zusatzdiagnostik nachgewiesen ist.

Wenn die Voraussetzungen zur Feststellung des Hirntodes gegeben und maßgebliche Symptome des Ausfalls der Hirnfunktion *übereinstimmend von zwei Untersuchern* festgestellt worden sind, kann das EEG als ergänzende Untersuchungsmethode angewendet werden. Die EEG-Untersuchung muß nach den technischen Richtlinien der Deutschen EEG-Gesellschaft durchgeführt werden, und die Beurteilung des EEG muß durch einen entsprechend erfahrenen Arzt erfolgen. Ergibt sich während einer *kontinuierlichen Registrierung über mindestens 30 Minuten eine hirnelektrische Stille* (*Nullinien-EEG*), so kann – außer bei Säuglingen und Kleinkindern – der Hirntod ohne weitere Beobachtungszeit festgestellt werden. Bei *Säuglingen und Kleinkindern* bis zum zweiten Lebensjahr muß wegen der physiologischen Unreife des Gehirns die EEG-Registrierung *nach 24 Stunden wiederholt* werden, bevor der Hirntod festgestellt werden kann.

Bei *Frühgeborenen und Neugeborenen bis zur vollendeten 4. Lebenswoche* (= Gestationsalter von 44 Wochen) kann der Hirntod bei Ausfall der Hirnfunktion und Nulllinien-EEG mit Sicherheit *nach 3 Tagen* festgestellt werden.

Bei Erwachsenen müssen maßgebliche **Symptome des Ausfalls der Hirnfunktion von zwei Untersuchern festgestellt** werden. Das EEG gilt als ergänzende Untersuchungsmethode. Ergibt sich während einer kontinuierlichen Registrierung eine hirnelektrische Stille von mindestens 30 Minuten, kann bei Erwachsenen ohne weitere Beobachtungszeit der **Hirntod** festgestellt werden. Dies gilt **nicht** bei Säuglingen, Kleinkindern, Frühgeborenen und Neugeborenen.

18.1.1.3.2. Röntgendiagnostik

Zu den einfachen technischen Untersuchungen, die den Patienten nicht oder nur wenig belasten, gehören *Röntgen-Nativaufnahmen* des Schädels. Bei richtiger Aufnahmetechnik kann der Erfahrene eine Fülle von Einzelbefunden aus diesen Röntgenbildern herauslesen. Der Neurochirurg benötigt zur Beurteilung der Schädelknochen in der Regel *vier verschiedene Aufnahmen:*
1. im seitlichen Strahlengang,
2. im posteroanterioren Strahlengang (p. a.),
3. im halbaxialen Strahlengang und
4. eine Hinterhauptsaufnahme.

Dazu kommen bei besonderen Fragestellungen Aufnahmen der *vorderen Schädelbasis* und Aufnahmen in *Spezialprojektionen* nach RHESE – für das For. opticum; nach STENVER – für den Porus acusticus internus; gezielte, ausgeblendete Aufnahmen der Sella turcica u. a.

Auf diesen Aufnahmen beurteilt man die *Form der anatomischen Strukturen* (Nähte, Gefäßkanäle, Foramina und Christae, Tubercula). Asymmetrien, Verdünnungen und Verdickungen von Knochenteilen sind indirekte Zeichen für Hirntumoren oder Druckänderungen im Schädelinnern. Bruchlinien, Verlagerungen von Bruchstücken und Nahtsprengungen stellen sich dar. Verkalkungen von Gefäßen, Kalkansammlungen im Schädelinnenraum können Zeichen von Tumoren sein. Verlagerungen physiologischer Verkalkungen (Glandula pinealis) sprechen für intrakranielle Massenverschiebungen.

Neben diesen indirekten Zeichen zeigt das Nativ-Röntgenbild auch Veränderungen auf, die *Folge von Prozessen im Knochen* selbst sind. Es handelt sich hier vor allem um die vom Knochen ausgehenden benignen und malignen Geschwülste und geschwulstähnlichen Prozesse. Diese Krankheitsbilder lassen eine gewisse Affinität zu den Schädelknochen erkennen, ebenso wie zahlreiche maligne Geschwülste (z. B. von Prostata, Mamma, Schilddrüse, Bronchialbaum und Niere) besonders gern in den Schädelknochen metastasieren. Auch die Speicherkrankheiten und die Knochendysplasien manifestieren sich oft primär an den Schädelknochen. Das Meningeom als Tumor der Hirnhäute macht sich oft zuerst durch typische Knochenveränderungen – Reizhyperostose oder osteolytischer Herd ohne Randsklerose – am Schädel bemerkbar.

Gelegentlich wird man zur weiteren Abklärung der im Nativbild erkennbaren Knochenveränderungen ein *Tomogramm (Röntgen-Schichtbild)* anfertigen müssen. Dies ist besonders dann der Fall, wenn Veränderungen an Strukturen dargestellt werden müssen, die von anderen Knochen überlagert werden, wie z. B. an der Schädelbasis oder im Bereich der Felsenbeine. Eine sichere Aussage über Bruchlinien in der vorderen Schädelbasis, die eine operative Versorgung verlangen, ist oft ohne Tomographie nicht möglich.

18.1.1.3.3. Axiale Computertomographie
(Abb. *18.1.*-1)

Die kranielle Computertomographie hat inzwischen eine große Verbreitung gefunden, und es konnten weitreichende Erfahrungen gesammelt werden.

Es lassen sich alle pathologischen Veränderungen erkennen, die einen *höheren oder niedrigeren Dichtekoeffizienten* als ihre Umgebung bzw. als im normalen Computertomogramm aufweisen. Da aus dem Gefäßsystem ausgetretenes koaguliertes Blut im Gegensatz zu strömendem Blut und Hirngewebe einen erheblichen Dichteunterschied aufweist, lassen sich *Blutergüsse* innerhalb des Schädelinnenraumes, ja selbst geringe Blutdurchsetzungen des Gehirngewebes (Kontusionen, blutige Erweichungen) computertomographisch erfassen und gegen ein lokalisiertes Hirnödem sicher abgrenzen. Aufgrund der feinen räumlichen Auflösung und der möglichen koronaren Rekonstruktion hat die Computertomographie eine besondere diagnostische Bedeutung erlangt bei Prozessen im Bereich der Schädelbasis, also bei *Frakturen und Tumoren*, die eine enge Beziehung zu knöchernen Strukturen haben (z. B. Hypophysentumoren, Orbita-Prozessen und Raumforderungen im Bereich des Felsenbeines, wie z. B. Akustikusneurinome).

Durch Zufuhr *jodhaltiger Kontrastmittel* intravenös und intrathekal ist es möglich, Dichteveränderungen in bestimmten Strukturen, z. B. Hirntumoren, Erweichungsherden, oder in den basalen Zisternen zusätzlich herbeizuführen, da das injizierte Kontrastmittel sich z. B. in den verschiedenen *Tumoren* unterschiedlich stark ansammelt und damit gegenüber einer sog. Nativuntersuchung weitere Dichteveränderungen erkennen läßt. Bei Füllung der basalen Zisternen mit Kontrastmittel lassen sich *Aussparungsfiguren*, z. B. bedingt durch Tumoren, sichtbar machen. Die Dichteveränderungen im pathologischen Gewebe werden als *»enhancement«* bezeichnet. Damit wird eine weitere Unterscheidung von pathologischem Gewebe gefördert, obwohl es allein aufgrund der absoluten Dichtemessung in vielen Fällen schon möglich ist, bei Tumoren die Artdiagnose des Prozesses in gewissem Umfang vorherzusagen *(hohe Spezifität)*. Ebenso können die großen *intrakraniellen Gefäße im Bereich der Schädelbasis* durch Kontrastmittel sichtbar gemacht werden, was Hinweise auf deren Beziehung zu pathologischen Prozessen gibt.

Aufgrund der vielfältigen Möglichkeiten, die die computergestützte axiale Tomographie bietet, muß man fordern, daß nach Möglichkeit alle Patienten, bei denen der Verdacht einer intrakraniellen Erkrankung besteht, einer solchen nichteingreifenden und ambulant durchzuführenden Untersuchung unterzogen werden und dann bei Bedarf eine weitere, auch invasive Diagnostik angeschlossen wird.

Bisher ist es nicht möglich anhand der Computertomographie die Gefäßversorgung von Tumoren bzw. Gefäßmißbildungen, wie Aneurysmen oder arteriovenöse Fehlbildungen, zu beurteilen, was aber für einen operativen Eingriff unbedingt erforderlich ist. Um für diese Fragestellungen eindeutige Antworten zu erhalten, ist nach wie vor eine *Angiographie* erforderlich.

Unschätzbare Dienste leistet allerdings die axiale Computertomographie bei der *Diagnostik traumatischer Prozesse,* indem sie vor allen Dingen Hämatome nach Unfällen schnell und sicher aufzudecken vermag, indem sie Unterscheidungshilfen an die Hand gibt, um eine Differentialdiagnose zwischen Hämatom, Hirnquetschung und ausgedehntes Hirnödem zu stellen.

Mittel der **ersten Diagnostik bei traumatischem neurochirurgischem Notfall** sind *Nativaufnahmen des Schädels und der HWS in 2 Ebenen* (insbesondere bei Schädel-Hirn-Verletzungen) sowie ein kranielles CT. Bei *bewußtlosen* Patienten mit nicht traumatischer Anamnese muß ebenfalls ein *kranielles CT* durchgeführt werden. Die *Angiographie* ist bei heutigem Stand der Technik als Diagnostikum der ersten Wahl nur in Ausnahmefällen indiziert.

Ein Überblick über die Aussagekraft der Computertomographie geben die Abbildungen auf nebenstehender Seite (Tafel). Andere frühere invasive Verfahren, wie die Ventrikulographie oder Pneumenzephalographie, wurden durch die CT-Methode nahezu völlig verdrängt.

18.1.1.3.4. Magnet-Resonanz-CT (NMR)
(Abb. *18.1.*-1)

Der bisherige klinische Einsatz der NMR-Untersuchung in der Neurochirurgie zeigt eine hohe *Sensitivität* dieser Methode, d. h. die Fähigkeit, pathologische Prozesse sichtbar zu machen. Durch die Möglichkeit *echter transversaler, axia-*

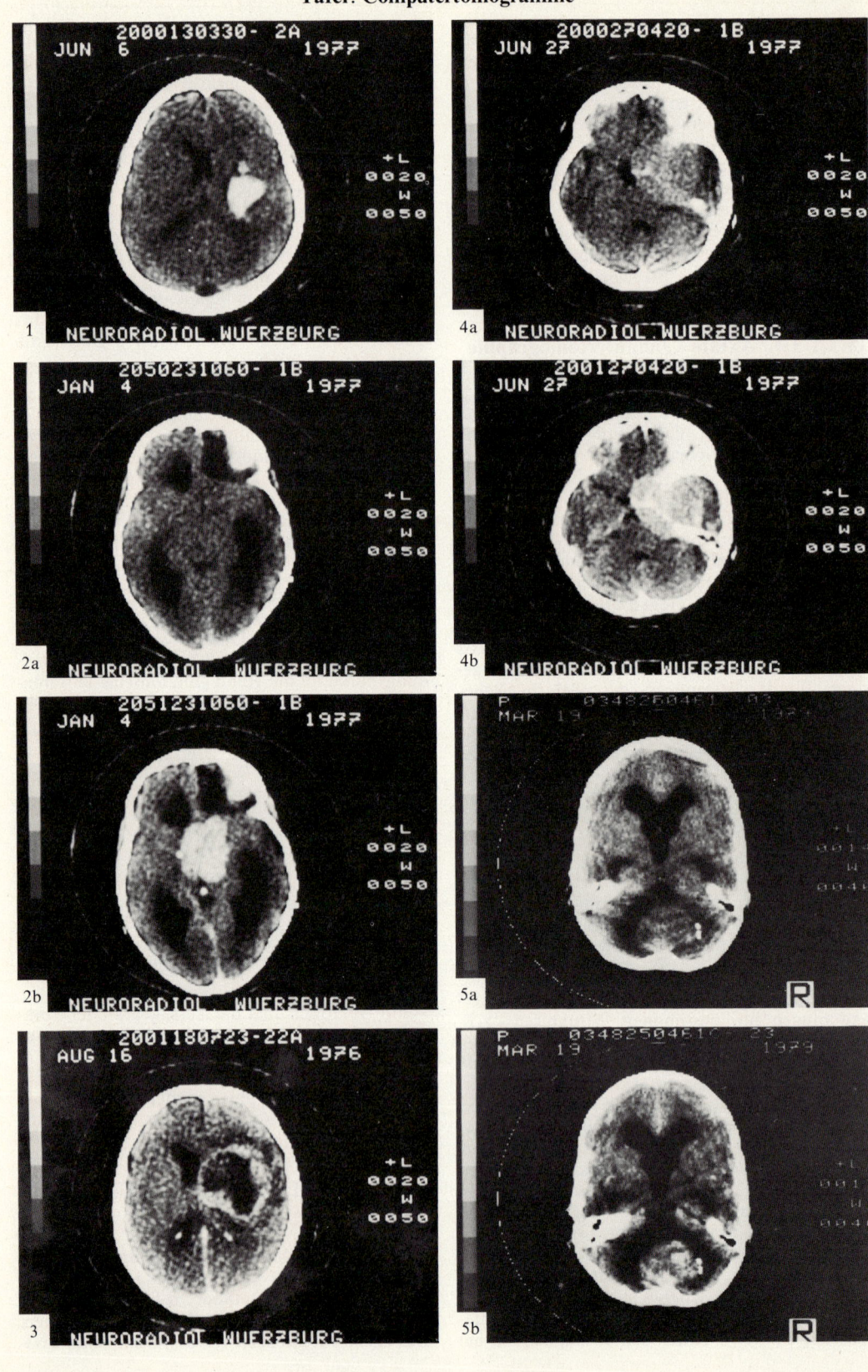

Tafel: Computertomogramme*

ler und sagittaler Schichtung und die gute Differenzierung von Weichteilgeweben konnten im *Rückenmark* gelegene Prozesse eindeutig in ihrer Ausdehnung dargestellt werden. Dies ist von besonderer Bedeutung, z. B. für die Syringomyelie. Ebenso können *kleine Gewebsveränderungen,* die z. B. durch multiple Sklerose hervorgerufen werden, jetzt erkannt werden, was mit dem CT-Gerät nicht möglich war. Auch für Prozesse im Bereich der *hinteren Schädelgrube* (z. B. Hirnstammtumoren) hat das NMR eine große Bedeutung, da durch die verschiedenen Pulssequenzen die verschieden gearteten Strukturen der hinteren Schädelgrube differenzierbar sind. So ist es sehr gut möglich, zwischen Liquor und pathologischem Gewebe zu unterscheiden, welches sich im CT beides als hypodens darstellen kann. Das gleiche gilt für die *Differenzierung von perifokalem Tumorödem und eigentlichem Tumor,* was bei hirneigenen Tumoren mit dem CT manchmal große Schwierigkeiten bereitet, insbesondere dann, wenn der eigentliche Tumor kein Kontrastmittel aufnimmt. Gerade bei diesen Beispielen ist die größere Sensitivität der NMR-Methode auf die Fähigkeit der Gewebsdifferenzierung zurückzuführen, nicht etwa auf eine bessere lokale Auflösung, die bei NMR und CT momentan etwa gleich ist.

Es muß darauf hingewiesen werden, daß die NMR-Methode die CT-Untersuchung *nicht ersetzt.* So hat sich gezeigt, daß zwar mit dem NMR eine höhere Empfindlichkeit (Sensitivität) erreicht wird, aber die Spezifität, z. B. für die Tumorartdiagnose, bisher mit der CT-Methode besser ist. *Knochenstrukturen* und verkalkte Prozesse werden durch NMR *nicht dargestellt* (Knochen enthalten keine Protonen), so daß auch hier das CT überlegen ist. Die Untersuchungszeiten sind im NMR noch relativ lang und deshalb spielen *Bewegungsartefakte* eine große Rolle. Eine Strahlenbelastung wie bei dem Transmissions-CT durch Röntgenstrahlen ist bei NMR-Untersuchung nicht gegeben und über Nebenwirkun-

(Legenden zur Tafel: Computertomogramme*)

1: Rechtsseitig ein *intrazerebrales Hämatom* von unregelmäßiger Begrenzung mit einem ausgedehnten Umgebungsödem. Das Ventrikelsystem ist gut sichtbar und nach links verlagert. Der Schädelknochen, der eine hohe Dichte aufweist, stellt sich weiß dar, ebenso das intrazerebrale Hämatom, das ebenfalls eine relativ hohe Dichte erkennen läßt. Die Hirnsubstanz stellt sich grau dar, die Hirnkammern erscheinen dunkelgrau bis schwarz. Der Streifen links im Bild zeigt die sog. Fensterlage des CT.
2a: Erheblich *ausgeweitetes Kammersystem,* das sich als große schwarze Schatten in der grauen Hirnsubstanz darstellt. Rechtsfrontal in Verbindung zum Schädelknochen ist anscheinend ein kleiner Teil der vorderen Schädelbasis in die Schicht einbezogen.
2b: Der gleiche Patient nach intravenöser Applikation von Kontrastmittel, das z. T. in den Tumor eingedrungen ist und somit zu einer höheren Strahlendichte im Tumor geführt hat: *Enhancement.* Durch diese Kontrastmittelgabe erkennt man jetzt einen großen zentralen Tumor, der die Forr. Monroi blockiert und damit für die Ausbildung des großen Hydrozephalus internus verantwortlich ist. Es handelt sich um ein suprasellär wachsendes *Kraniopharyngeom.*
3: Zentral liegende ringförmige (Ringtyp) Tumorkontur, die von einem *Gliom* herrührt, in der rechten Schädelhälfte. Der weiße Ring gibt eine erhebliche Dichte der aktiven Tumoranteile an, während das dunkle Innere als Ausdruck einer geringeren Dichte auf eine zentrale Erweichung hinweist. Linksseitig erkennt man die Konturen des erweiterten und nur wenig verlagerten Ventrikelsystems. Der weiße Punkt im Hinterhorn entspricht einer *Kalkeinlagerung* in den Plexus chorioideus. Auch hier wurde der Kontrast im Tumorgewebe durch Enhancement verstärkt. In der unteren Hälfte des Schädels – dem hinteren Abschnitt – erkennt man als weiße Linie die Falx cerebri.
4a: Auf der rechten Schädelseite als graue, kugelige Anfärbung, fast die ganze mittlere Schädelgrube ausfüllend, ein *Meningeom,* das frontal auf dem Keilbein aufsitzt und okzipital bis zu der eben sichtbaren Pyramidenkante reicht. Der Tumor hat bereits ohne Kontrastmittelgabe eine höhere Dichte als das Hirngewebe.
4b: Dichte des Tumors durch Kontrastmittel-Injektion verstärkt. In den Tumor hinein reicht als kleine weiße, sehr dichte Zone, die Sattellehne.
5a: 17jähriges Mädchen mit einem ausgedehnten *Kleinhirntumor.* Man erkennt sehr gut die aufgeweiteten Ventrikel (schwarz) und die angeschnittenen Pyramiden (weiße Keile) sowie den kugelförmigen, leicht hyperdensen Tumor in der hinteren Schädelgrube, der von einem hypodensen Ödemsaum umgeben ist. Rechts am Rand des Tumors erscheinen zwei kommaförmige Verkalkungen (weiß).
5b: Nach Kontrastmittelinjektion wird die Dichte im Tumor fleckartig verstärkt angehoben (gleiche Patientin wie 5a).

---

* Der Neuroradiologischen Abteilung im Kopfklinikum der Universität Würzburg wird für die freundliche Überlassung der Schädelschnittbilder gedankt.

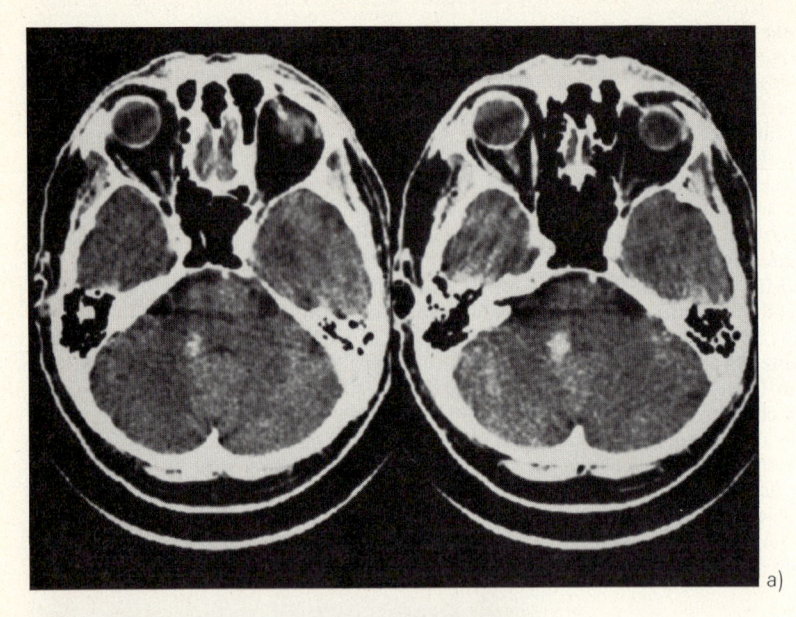

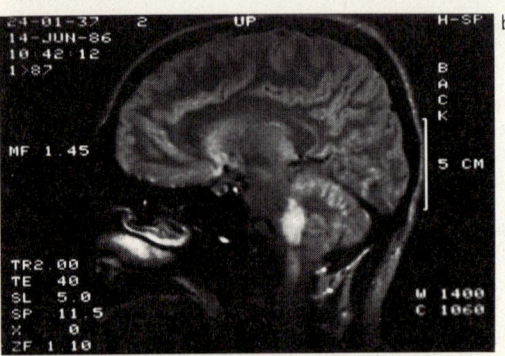

Abb. *18.1.*-1. CT (a) und NMR (b) eines *Hirnstammtumors*. Im Kontrast-CT weist die Auftreibung des Hirnstammes als indirektes Zeichen sowie eine punktförmige Kontrastmittelaufnahme auf den Tumor hin. Im NMR ist in sagittaler Schichtung die Ausdehnung des Tumors (heller Bezirk vor dem Kleinhirn) sehr gut zu erkennen. (Für das NMR-Bild wird Dr. KEIL, Würzburg, gedankt.)

gen wurde bisher noch nicht berichtet. Jedoch können *Patienten mit magnetisierbaren Implantaten, wie Herzschrittmachern, nicht untersucht* werden. Schließlich sind die baulichen Veränderungen bei Installation eines NMR-Gerätes erheblich: Wegen der starken auftretenden Magnetfelder sind *spezielle Abschirmvorrichtungen* nötig.

Aufgrund der Tatsache, daß sich CT und NMR in ihrer diagnostischen Aussagekraft *ergänzen*, und bisher das CT den meisten diagnostischen Fragen genügt, ist die NMR-Untersuchung speziellen Fragestellungen vorbehalten. Allerdings wird die NMR-Methode weiterentwickelt, so wird momentan ein spezielles magnetisierbares Kontrastmittel (Gadolinium) getestet. Weiterhin sollen Stoffwechseluntersuchungen möglich sein, und durch Einsatz stärkerer Magnete sollen auch weniger ubiquitär verteilte Atome untersucht werden können, so daß sich der Einsatz der NMR-Untersuchung in den nächsten Jahren noch erweitern wird.

Die **NMR-Untersuchung** ist speziellen Fragestellungen vorbehalten und gehört nicht zur Routinediagnostik.

18.1.1.3.5. Doppler-Sonographie

Mit dieser Methode kann unter Ausnutzung des Doppler-Prinzips mit Hilfe des Ultraschalls (Frequenz 6–20 MHz) die Flußgeschwindigkeit und die Flußrichtung des Blutes in Arterien und Venen bestimmt werden. Mittels der *direkten Ultraschall-Doppler-Sonographie über der A. carotis communis* und ihrer Aufteilung am Hals können hier Beschleunigungen des Blutstromes als Hinweis auf Stenosen der A. carotis interna oder externa gefunden werden.

Die *indirekte Doppler-Sonographie des Karotisgebietes* gibt Aufschluß über die Flußverhältnisse der A. supraorbitalis, eines oberflächlich gelegenen Endastes der A. carotis interna aus der A. ophthalmica. Durch Strömungsumkehr in diesem Gefäß und Überprüfung der Flußrichtung nach Kompression von Gefäßen des externen Karotisgebietes können Schlüsse auf intrakranielle Veränderungen der A. carotis interna gezogen werden.

Durch Weiterentwicklung dieses Verfahrens ist es möglich, ähnlich wie bei der Oberbauchsonographie, *zweidimensionale Bilder* zu erstellen *(B-Scan).* Dies ist besonders informativ zur Beurteilung der Teilungsstelle der A. carotis communis am Hals. Die Lage von Thromben, sowie atheromatöse Plaques können an der Karotisgabel lokalisiert werden.

Desgleichen wird der B-Scan zunehmend zur intraoperativen Lokalisation von tief im Hirnmark gelegenen Tumoren eingesetzt.

Die erst seit kurzem verfügbare *transkranielle Doppler-Sonographie* erlaubt die Beschallung der intrakraniell gelegenen Arterienhauptstämme in der Schädelbasisnähe. Ein spezieller Schallkopf wird über der Temporalschuppe aufgesetzt – hier ist der Schädelknochen besonders dünn – und ermöglicht wie das eindimensionale Doppler-Sonographie-Prinzip die Registrierung der Pulswelle und der Flußgeschwindigkeit. Dieses Verfahren wird zunehmend zur Verlaufsbeobachtung von pathologischen Gefäßspasmen nach Subarachnoidalblutung eingesetzt. Selbstverständlich können auch intrakranielle Gefäßverschlüsse und Stenosen und entsprechende Richtungsänderungen des Blutflusses beurteilt werden. Allerdings ist eine Beurteilung der zerebralen Mikrozirkulation mit diesem Verfahren nicht möglich.

18.1.1.3.6. Lokalisationsdiagnostik des ZNS mit offenen radioaktiven Isotopen

Radioaktive Isotope und mit radioaktiven Isotopen markierte Substanzen haben in den letzten Jahren mehr Eingang in die neurologische und neurochirurgische Diagnostik gefunden. Es ergeben sich vier Hauptanwendungsgebiete:
1. Lokalisation umschriebener Läsionen,
2. Darstellung der Liquorräume,
3. Darstellung der Liquordynamik,
4. Messung der Hirndurchblutung.

Die Untersuchung mit radioaktiven Substanzen belastet den Patienten nur wenig. Die Strahlenbelastung kann durch Auswahl geeigneter Isotopen und entsprechender Trägersubstanzen möglichst geringgehalten werden.

Die **Szintigraphie** wurde hauptsächlich zur Darstellung und Differenzierung von intrakraniellen Tumoren eingesetzt, ist inzwischen aber durch das CT und NMR weitgehend in dieser Fragestellung ersetzt worden. In der Szintigraphie wird das *unterschiedliche Speicherungsverhalten der Geschwülste* diagnostisch benützt. Jedoch auch Ödeme, Entzündungen und Kontusionsherde können Radionuclide speichern. Benutzt werden Gammastrahler ausreichender Stärke (131-Jod, gebunden an Humanglobulin, 197-Hg als Chlorid oder Chlormerodrin oder 99m-Tc.). 131-Jod-Humanalbumin eignet sich auch zur Darstellung der Liquorräume und zur Feststellung von Liquorfisteln. Die Messung und Registrierung der Speicherung kann digital erfolgen, indem die Impulsraten symmetrischer Punkte mit dem Zählrohr festgestellt und später verglichen oder mit einem Scanner vorgenommen werden. Dabei überfährt eine mit einem Kollimator versehene Szintillationssonde zeilenförmig das zu untersuchende Objekt. Gleichzeitig wird die Impulsrate mit unterschiedlich dichten Punkten in verschiedenen Farben auf Papier dargestellt oder phototechnisch festgehalten. Es entsteht so eine flächenhafte Darstellung des Speicherherdes. Hierbei ist auch eine Subtraktion der Untergrundstrahlung möglich *(statische Szintigraphie).*

Als weitere Methode ist die Registrierung der Strahlung mit der **Gamma-Kamera** möglich. Diese erlaubt sehr kurze Aufnahmezeiten und kann daher zur Abklärung, vor allem dynamischer Vorgänge am Gehirn eingesetzt werden *(dynamische Szintigraphie).*

Zur Messung wird die aktive Substanz i. v. gegeben. Abtastungen werden nach einer Stunde, evtl. auch nach 8 und nach 24 Stunden vorgenommen. *Eine Speicherung ist für eine Läsion beweisend, wenn sie sich von der Normalverteilung der Aktivität unterscheidet.* Im Bereich der Schädelbasis und der hinteren Schädelgrube ist eine Aussage meist nicht möglich, da die Eigenspeicherung der Muskulatur zu intensiv ist. Eine negatives Szintigramm schließt eine Läsion nicht aus, da in einem bestimmten Prozentsatz eine Speicherung nicht stattfindet. So speichern Glioblastome und Meningeome in über 90% der Fälle, Astrozytome und Spongioblastome nur in etwa 60% der Fälle. Warum in dem einen Fall eine Speicherung erfolgt und in den anderen nicht, ist nicht eindeutig geklärt, scheint aber mit der Durchlässigkeit der Blut-Hirn-Schranke und der Lipophilie der eingesetzten Nuclide zusammenzuhängen.

Seit die Hirntumoren mit größerer Sicherheit mit dem Computertomogramm und NMR nachgewiesen werden können, erfolgen szintigraphische Untersuchungen mehr und mehr zur *Abklärung zirkumskripter Durchblutungsstörungen am Gehirn im postakuten Zustand nach Schlaganfällen,* da innerhalb der ersten Tage nach einem solchen Ereignis im CT aufgrund fehlender pathologischer Gewebsveränderungen, Insultbezirke nicht dargestellt werden können. Jedoch auch für diese Fragestellung gewinnt die Hirndurchblutungsmessung mit Xenon 133 zunehmend an Einfluß, da mit dieser Methode die *Mikrozirkulation bestimmt werden kann,* und deren Resultate vom Zustand der Blut-Hirn-Schranke nicht beeinflußt werden.

Anreicherungen im Szintigramm, auch im postakuten Zustand nach Schlaganfällen, erfolgen nur, wenn die Blut-Hirn-Schranke gestört ist.

Bei Injektionen der aktiven Substanz in den *Liquorraum* sind Aussagen über Form und Größe der Hirnkammern sowie über die Liquorzirkulation möglich. Im Fall von Liquorfisteln kann mit Hilfe des Scanners die Übertrittsstelle nachgewiesen werden, oder man kann aufzeigen, daß die z. B. aus der Nase abtropfende Flüssigkeit tatsächlich Liquor ist, wenn man sie in einem Tampon auffängt und später die Aktivität bestimmt. Jedoch auch hier kommen andere Methoden, insbesondere zur Beurteilung der Ventrikelweite, zum Einsatz (wie ICP-Messung und die Bestimmung der Liquordynamik, sowie Beta-Transferrinbestimmung im Nasensekret bei Verdacht auf Liquorfisteln).

Durch **Applikation von Xenon 133,** einem inerten Edelgasisotop, kann die *regionale, zerebrale Durchblutung (rCBF)* bestimmt werden (Abb. 18.1.-2). Indirekt läßt sich damit der zerebrale Stoffwechsel beurteilen, da normalerweise dieser mit der Hirndurchblutung gekoppelt ist. Entsprechend der Anzahl der verwendeten Detektoren

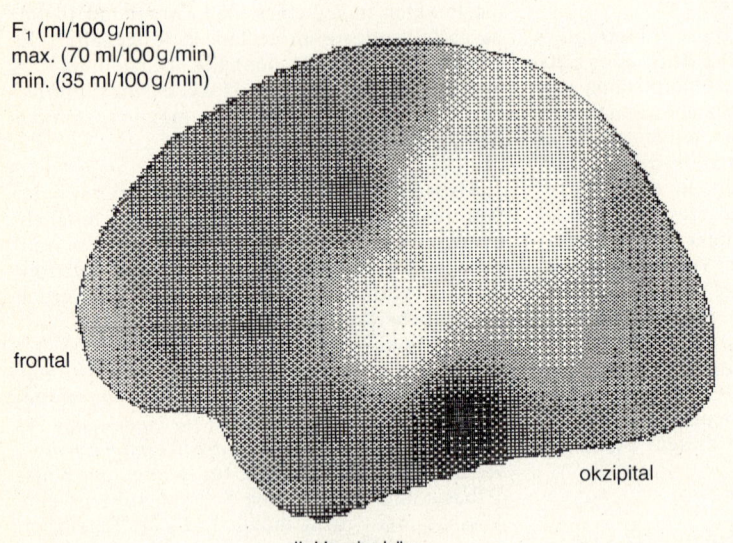

F_1 (ml/100 g/min)
max. (70 ml/100 g/min)
min. (35 ml/100 g/min)

frontal

okzipital

li. Hemisphäre

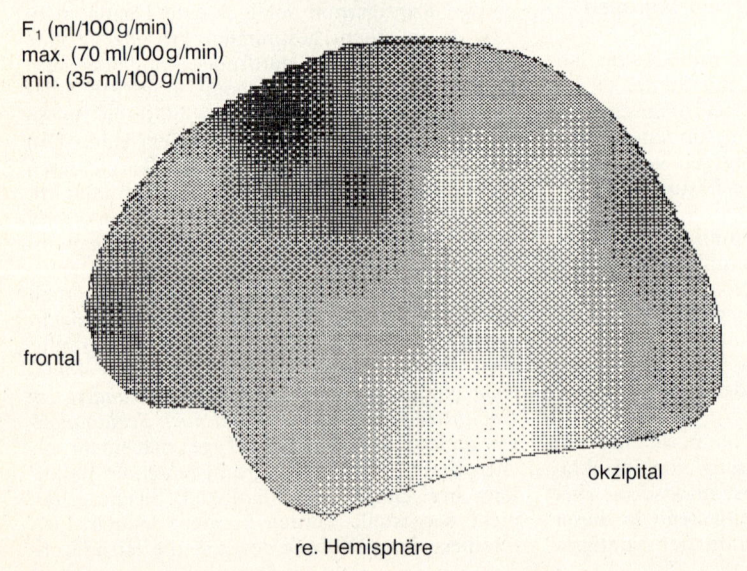

F_1 (ml/100 g/min)
max. (70 ml/100 g/min)
min. (35 ml/100 g/min)

frontal

okzipital

re. Hemisphäre

Abb. *18.1.*-2. Zweidimensionale CBF-Messung eines Patienten mit *Mediaastverschluß links*. Klinisch bestand eine Hemiparese re. und eine sensorische Aphasie. Die CBF-Messung zeigt eine entsprechende lokale Minderperfusion li.-temporo-parietal (heller Bezirk), wogegen die anderen Hirnareale ausreichend durchblutet sind (grau-schwarze Bezirke).

(2–256) ist eine mehr oder weniger gute lokale Auflösung möglich.

Xenon 133 kann intraarteriell, intravenös und durch Inhalation appliziert werden, wobei aufgrund der Nichtinvasität die beiden zuletzt genannten Applikationsarten am häufigsten eingesetzt werden. Da es sich um ein *zweidimensionales Verfahren* handelt, wird am genauesten die *kortikale Durchblutung* gemessen.

Um auch tiefer gelegene Areale sicher erfassen zu können, wurden *dreidimensionale Methoden* entwickelt. Wie bei der Computertomographie rotiert ein Röhrensatz nach intravenöser Applikation von Xenon 133 um den Kopf und registriert die emittierte Aktivität *(Emissions-Tomographie).* Die gemessenen Daten werden schichtenweise mittels Computer rekonstruiert und ergeben nach entsprechender Fourier-Transformation ein zweidimensionales Bild (SPECT: single-photron-emission-Tomographie). Da aber die Geräte teuer sind und die technische Qualität (Auflösung, Schichtdicke) bisher nicht optimal ist, konnte sich dieses Verfahren nicht sehr weit in Deutschland verbreiten, im Gegensatz zur zweidimensionalen Methode, deren Anschaffung und Unterhaltung erheblich billiger ist. Zusätzlich ist durch Miniaturisierung der Ausrüstung eine Untersuchung der Hirndurchblutung am Krankenbett möglich.

Die *regionale zerebrale Hirndurchblutungsmessung* hat für die *Indikationsstellung im Rahmen von gefäßchirurgischen Eingriffen* (Karotisdesobliteration im Halsbereich), wie auch für die *Aneurysma-Chirurgie* (Vasospasmus mit Minderung der zerebralen Durchblutung) ihre Bedeutung auf neurochirurgischem Gebiet. Zusätzlich ist es möglich durch Einsatz von Aktivierungsverfahren die Aussagekraft dieser Methode zu erhöhen. Als Aktivierungsstimuli kommen entweder vasoaktive Medikamente (Acetacolamid, pCO_2) oder neuropsychologische Testverfahren zum Einsatz. Es kann somit sowohl die vaskuläre wie auch die funktionelle Kapazität des Gehirns untersucht werden.

Zur Beurteilung werden hierbei Unterschiede zwischen Ruhemessung und Aktivierungsmessung herangezogen.

Als Verfahren zur Bestimmung des Hirnstoffwechsels in vivo ist seit einigen Jahren die **Positron-Emissions-Tomographie (PET)** verfügbar. Es wird hierbei die Zerfallsstrahlung von speziellen kurzlebigen Radionukliden (z. B. 11-C-Glucose, 18-F-Fluoro-Deoxyglucose und andere), die in den Stoffwechsel eingeschleust werden, nach dem Scan-Prinzip registriert. Die Meßwerterfassung erfolgt *dreidimensional* in Schichten wie bei CT, NMR oder SPECT, die in diesem Fall die Stoffwechselaktivitäten repräsentieren. Bei geeigneter Auswahl des Radionuclids kann auch die Verteilung von speziellen gehirnspezifischen Rezeptoren dargestellt werden. Diese Methode ist für die *Pathophysiologie von Krankheitsbildern und Verläufen* sehr aussagekräftig, da durch geeignete Strahler der Stoffwechsel, die Hirndurchblutung und das zerebrale Blutvolumen, sowie auch spezifische Rezeptoren lokalisiert und registriert werden können. Jedoch ist dieses Verfahren sehr kostenaufwendig (eigenes Zyklotron notwendig) und bleibt Forschungsinstituten vorbehalten.

18.1.1.3.7. Zerebrale Angiographie

1927 berichtete EDGAR MONIZ erstmals über »die arterielle Enzephalographie und ihre Bedeutung für die Lokalisation von Hirntumoren«. Seitdem ist das Verfahren in vielen Einzelheiten verbessert und abgewandelt worden. Eine exakte Diagnostik *zerebraler Raumforderungen,* der *Gefäßmißbildungen des Hirns* und seiner durch Gefäßverschluß bedingten *Durchblutungsstörungen* ist auch nach der Einführung der axialen, computergestützten Tomographie und der Nuclear-Magnetic-Resonanz-Untersuchung ohne Angiographie nicht denkbar.

Drei verschiedene Kreislaufgebiete sind zu untersuchen:
Das Stromgebiet der linken und der rechten A. carotis interna und das Versorgungsgebiet der Vertebralarterien.

Verschiedene **Techniken zum Einbringen des Kontrastmittels** – meist ein Jod-Natrium-Salz oder Jod-Methylenglucamin-Salz höherer organischer Säuren in 50–70%iger Lösung stehen zur Verfügung.

Zur Darstellung des *Karotiskreislaufes* bedient man sich bei der konventionellen Angiographie der *direkten perkutanen Punktion* dieses Gefäßes. Die direkte Punktion der A. vertebralis ist ebenfalls möglich, wenn auch nicht ganz ungefährlich, so daß zur Darstellung ihres Stromgebietes häufig eine Gegenstromarteriographie mit Druckinjektion in die perkutan punktierte A. brachialis, A. axillaris oder der A. subclavia benutzt wird.

Schließlich können auch *Kathetermethoden* zur Anwendung gelangen. Die Katheter werden über die A. femoralis oder aber auch A. axillaris oder A. subclavia bis zum gewünschten Punkt vorgeschoben, dann wird das Kontrastmittel maschinell injiziert.

Bei Injektionen in die Aorta ascendens können alle der Hirnversorgung dienenden Gefäße gleichzeitig dargestellt werden – *Panarteriographie.* Sie wird benötigt zur Darstellung von Stenosen an den Abgängen der großen Arterien, wird aber zunehmend durch die *digitale Subtraktions-Angiographie (DSA)* ersetzt (Abb. *18.1.*-3).

Eine Injektion in die Gefäße des rechten Armes stellt den Vertebraliskreislauf und das Stromgebiet der rechten A. carotis dar. Bei Benutzung der linken Armgefäße erhält man eine

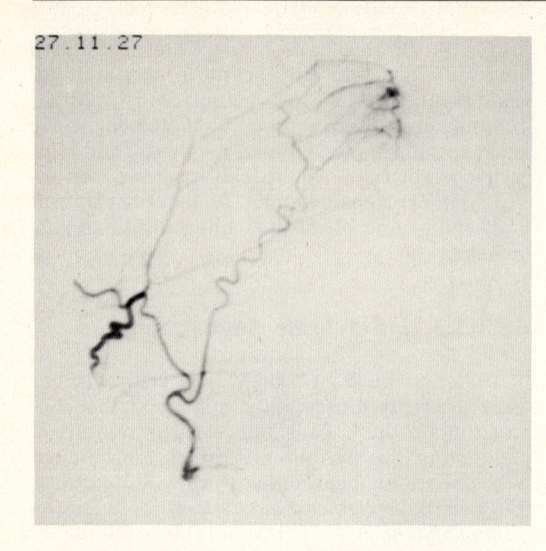

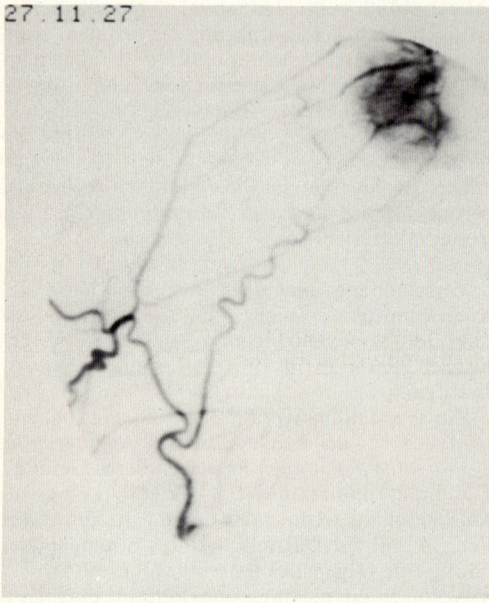

Abb. *18.1.-3.* Arterielle digitale Subtraktionsangiographie eines *links parietalen, parasagittalen Meningeoms.* Durch selektive Kontrastmittelgabe in die A. carotis externa werden die das Meningeom speisenden Duragefäße erfaßt. In einer späteren Phase kommt der Tumor selbst zur Darstellung. Die Knochenstrukturen des Schädels sind wegsubtrahiert. (Für die Bilder wird Prof. NADJMI, Neuroradiologie Univ. Würzburg, gedankt.)

isolierte Füllung im Stromgebiet der A. vertebralis.

Eine mehr und mehr angewandte Untersuchungstechnik ist die *selektive Viergefäß-Angiographie* mit einem Katheter, dessen Spitze lenkbar ist (Müller-Guide) oder verschiedenartige Verbiegungen besitzt (Head-hunter, Sidewinder). Mit diesem Verfahren wird bis zum Abgang des zu untersuchenden Gefäßes der Katheter vorgeschoben und dann Kontrastmittel injiziert. Damit können selektiv intrakranielle sowie auch extrakranielle Gefäße und deren Versorgungsgebiet sichtbar gemacht werden.

In seltenen Fällen, z. B. bei sehr kleinen Kindern oder bei besonderer Fragestellung, kann es auch heute noch nötig sein, ein Gefäß operativ freizulegen.

Durchführung: Die Röntgenaufnahmen werden normalerweise in *zwei Ebenen* angefertigt, wobei der Kopf so einzustellen ist, daß die Keilbeinflügel und die Orbita-Begrenzungen im a.-p. Bild die Gefäße nicht überlagern. In der Regel werden heute Serien von Röntgenaufnahmen mit 2 bis 5 Bildern pro Sekunde geschossen. Dadurch ist es möglich, die Kreislaufzeit im Gehirn ungefähr festzulegen. In späteren Phasen werden die Venen (Phlebogramm) sichtbar. Für besondere Fragestellungen werden auch Spezialeinstellungen – z. B. in halbaxialer Strahlenrichtung – vorgenommen, um besonders Gefäßveränderungen im Circulus Willisi darzustellen.

Die Angiographie wird oft *in Narkose* durchgeführt, da die Punktion des Gefäßes ziemlich schmerzhaft ist und auch der Durchfluß des Kontrastmittels durch die Hirngefäße von einem unangenehmen Hitzegefühl begleitet wird. Narkose, Gefäßpunktion und Injektion des Kontrastmittels stellen potentielle Gefährdungen des Patienten dar, wenn auch die Narkose viele Reaktionen auf das Kontrastmittel zu unterdrücken vermag. Der limitierende Faktor bei allen Angiographieverfahren ist die Menge des injizierten Kontrastmittels, wobei hier *Dosierungsbeschränkungen* bestehen. Die weiter unten besprochenen Nebenwirkungen sind ebenfalls dosisabhängig.

Deshalb wurden Versuche unternommen, durch Verbesserung der Angiographietechnik die zur Anwendung kommenden Kontrastmittelmengen zu reduzieren. Außerdem wurden Verfahren gesucht, die einmal angefertigten Röntgenbilder für eine weitere Bearbeitung (z. B. Vergrößerungen, Subtraktion) verfügbar zu machen. Das führte zur Entwicklung der *digitalen Subtraktions-Angiographie (DSA).*

Technik der digitalen Subtraktionsangiographie: Das Kontrastmittel kann sowohl *intravenös* als auch *intraarteriell über Katheter* appliziert werden. Die in konventioneller Weise aufgenommenen Bilder werden mittels Analog-Digitalwandlung in digitale Daten umgewandelt und in einem Computer abgespeichert. Somit können die Bilder jederzeit abgerufen werden und durch den Computer graphisch weiterverarbeitet werden. Es ist möglich, die errechneten Bilder wie in einem Film ablaufen zu lassen und damit Flußrichtungen des Kontrastmittels und das Füllungsverhalten von Gefäßen eindeutig darzustellen. Zusätzlich werden automatisch die Knochenstrukturen des Schädels wegsubtrahiert, so daß die Gefäße überlagerungsfrei dargestellt werden können. Selbstverständlich stehen Ausschnittvergrößerungen und andere das Bild verändernde Manipulationen zur Verfügung. Mittels entsprechender Programme kann die Flußgeschwindigkeit des Kontrastmittels in den untersuchten Gefäßen berechnet werden und damit die zerebrale Kreislaufzeit. Dieses Untersuchungsverfahren ersetzt zunehmend die konventionelle Angiographie, da die verwandten Kontrastmittelmengen und damit das Risiko der Angiographie erheblich niedriger liegen. Außerdem ist eine Narkose nicht immer erforderlich, und die Untersuchung kann sogar ambulant durchgeführt werden.

Die *intravenöse* DSA wird besonders zur *Übersichtsdarstellung der Halsgefäße* eingesetzt. Mit einer Kontrastmittelapplikation mittels eines Katheters, der in der *V. cava superior* oder im *rechten Vorhof* liegt, können alle *großen Halsarterien* auf einmal dargestellt werden. Die Bild-Qualität ist schlechter als bei der konventionellen Angiographie, zur Beurteilung von *Verschlüssen und Stenosen der Karotiden und Vertebralarterien im Halsbereich* sowie zur *Beurteilung des Aortenbogens und seiner abgehenden Gefäße* ist die Qualität allerdings ausreichend.

Will man eine bessere Bildqualität und eine genaue Diagnostik der intrakraniellen Gefäße erreichen, kommt die *intraarterielle DSA* zur Anwendung. Dazu wird über eine periphere Arterie, wie bei der konventionellen Angiographie ein Katheter zu dem gewünschten Gefäß vorgeschoben und dann Kontrastmittel maschinell appliziert. Auch bei diesem Verfahren ist im Vergleich zur konventionellen Angiographie relativ wenig Kontrastmittel notwendig. Allerdings ist die technische Qualität (räumliche Auflösung) trotzdem geringer als bei konventionellen Methoden. Jedoch gerade die arterielle DSA schuf die Voraussetzung für eine *therapeutische* (interventionelle) *Neuroradiologie,* d. h. z. B. die *Embolisation von pathologischen Gefäßen bei Meningeomen und arterio-venösen Malformationen* (AVM). Da aufgrund der geringen Kontrastmittelmengen größere Untersuchungsserien möglich sind, wird damit der Therapieerfolg besser kontrollierbar.

Wie oben schon angesprochen, sind alle Angiographieverfahren *kontraindiziert bei Jod-Überempfindlichkeit sowie bei schwerer Ausscheidungsstörung der Nieren.*

Mögliche **Komplikationen der Angiographie** sind: Lähmungen, Erblindungen, Krampfanfälle und sogar Todesfälle, die durch Verletzung der Gefäßwand, Gefäßverschluß durch Einspritzung des Kontrastmittels in die Wand, kleine Embolien und Permeabilitätsänderungen der Gefäßwand durch das Kontrastmittel entstehen. Oft sind die Störungen unter entsprechender Therapie rückbildungsfähig. Jedoch zeigt die Liste der nach wie vor bestehenden, wenn auch durch die DSA sehr gering gehaltenen Komplikationsmöglichkeiten auf, daß die Angiographie eine genaue Indikationsstellung benötigt.

Indikationen zur Angiographie sind z. B.: die Darstellung von Gefäßmißbildungen (Aneurysmen, Angiomen), sowie die Verifizierung von Gefäßverschlüssen und Stenosen (intra-, sowie extrakranielle).

Ebenso liefert die Angiographie Ergebnisse für die Tumorartdiagnose und ermöglicht Aussagen über Gefäßbeziehungen zu intrakraniellen Neubildungen, die zum Stellen der Operationsindikation entscheidend sind.

Im Angiogramm werden beurteilt: der Füllungszustand der Gefäße, ihre Lage und die Abweichungen von der Normalposition, pathologische Gefäße, Tumoranfärbungen, Aussparungen und Gefäßerweiterungen sowie Aussackungen. Bei der konventionellen Angiographie läßt es sich nicht vermeiden, daß Gefäße von Knochenstrukturen überdeckt werden, wie es z. B. immer bei Anteilen der Kleinhirngefäße durch die sehr unruhigen Strukturen der Mastoidzellen der Fall ist. Deshalb wurde bei der konventionellen Angiographie das sog. *Subtraktionsverfahren* angewandt, mit dem die Knochenstrukturen weitgehend unterdrückt werden können. Die DSA, wie oben schon beschrieben, führt die Knochensubtraktion automatisch durch.

18.1.1.4. Die intrakranielle Drucksteigerung

18.1.1.4.1. Pathophysiologie
(Abb. *18.1.*-4)

Eines der Grundprinzipien neurochirurgischer Therapie ist das Erkennen und die Behandlung einer intrakraniellen Raumforderung.

Eine intrakranielle Drucksteigerung tritt ein, wenn ein *räumliches Mißverhältnis zwischen dem Schädelraum und dem Schädelinhalt* besteht. Zwei Möglichkeiten sind gegeben:
1. Der Schädelraum ist im Verhältnis zum gegebenen Inhalt zu eng (prämature Synostosen).
2. Das Volumen des Schädelinhaltes wird zu groß in bezug auf den gegebenen Schädelraum.

Als *Ursache* kommen Ödeme, Tumoren, Blutungen und Liquorzirkulationsstörungen in Frage.

Entsprechend der Munro-Kellie-Doktrin setzt sich das intrakranielle Volumen aus Liquor, Blut

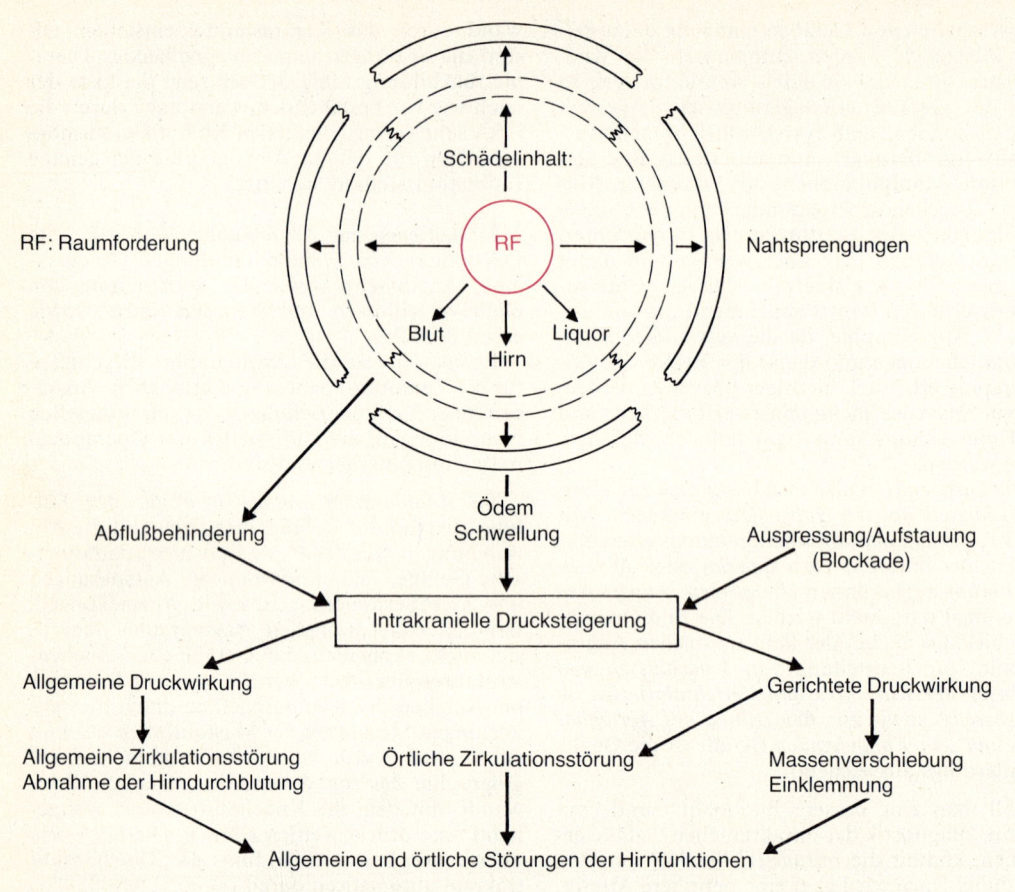

Abb. 18.1.-4. Schema über die Entstehung und Auswirkung intrakranieller Drucksteigerung beim kindlichen Schädel, modifiziert nach TÖNNIS, 1959. (Aus BUSHE/GLEES: Chirurgie des Gehirns und Rückenmarks im Kindes- und Jugendalter. Hippokrates, Stuttgart 1968, mit freundlicher Genehmigung.)

und Gehirnmasse zusammen, wobei als Kompensationsmechanismen nur die Verlagerung und Umverteilung von Flüssigkeiten (Blut, Liquor) möglich sind.

Diese Reservekapazität ist gering und führt nach deren Ausschöpfen zur Beeinträchtigung der Hirnsubstanz selbst und damit zu deren Schädigung.

Ausnahme hiervon bilden die beiden extremen Altersgruppen:

Bei einem *Säugling oder Kleinkind* kann es, bevor die Schädelnähte geschlossen sind, durch Erweiterung und Sprengung der Schädelnähte zu einer Dekompression kommen. Im *fortgeschrittenen Alter*, wenn bereits eine Hirnatrophie besteht, ist der intrakranielle Reserveraum und damit die Reservekapazität größer.

Abgesehen von den eben beschriebenen Ausnahmen führt die intrakranielle Volumenzunahme frühzeitig zu **Störungen im Liquorkreislauf**. Aus den äußeren Räumen und nachfolgend aus dem Kammersystem wird Liquor ausgepreßt. Der dadurch gewonnene Raum wird von Fremdgewebe (z. B. Hämatom, Tumor) oder schwellender Hirnmasse (z. B. bei Ödem) eingenommen und schließlich werden auch die basalen Zisternen ausgefüllt (Zisternenverquellung).

Ist sämtlicher sonst durch Liquor gefüllter Reserveraum aufgebraucht und schreitet der raumfordernde Prozeß fort, so kann die intrakranielle Drucksteigerung vom *Stadium der Kompensation* in das der *Dekompensation* übergehen. Hierbei ist zu berücksichtigen, daß bei einer Verlegung der Liquorpassage, z. B. durch Tumoren, die Reservekapazität zusätzlich vermindert sein kann und die im folgenden beschriebenen Vorgänge beschleunigt werden können.

Nach Ausschöpfen der Liquorreserve wirkt sich die zunehmende intrakranielle Drucksteigerung auch auf das **Blutgefäßsystem des Gehirnes** aus. Durch zunehmenden Druck in der nun zu eng gewordenen Schädelkapsel entleeren sich allmählich die Blutgefäße, wobei *zunächst die Venen* und die Kapillaren komprimiert werden.

Solange diese Kompression noch nicht vollständig ist, wird das zerebrale Blutvolumen vermindert, bei weiter ansteigendem Druck, allerdings resultiert aus der Kompression der Venen eine Abflußbehinderung und Rückstauung des Blutes, wogegen die Arterien zu diesem Zeitpunkt noch geöffnet sind. Hieraus entsteht eine weitere intrakranielle Volumenzunahme aufgrund des Anstieges des zerebralen Blutvolumens, wodurch die intrazerebrale Drucksteigerung noch eher verstärkt wird. Es wird hier sozusagen ein Circulus vitiosus in Gang gesetzt. Denn durch den Rückstau des venösen Blutes bei noch offenen Arterien wird die intrakranielle Druckwirkung noch vermehrt. Dieser Mechanismus setzt sich solange fort, bis auch die *Arterien abgeklemmt* werden und damit eine echte Hirnhypoxie und nachfolgende Nekrose auftritt.

Da der Schädelinnenraum durch die Falx und das Tentorium in verschiedene Räume unterteilt wird, führt eine intrakranielle Raumforderung zu **Massenverschiebungen größerer Hirnabschnitte** und schließlich zu deren **Einklemmung** innerhalb der einzelnen Kompartimente.

Bei *einseitigen supratentoriellen Raumforderungen* erfolgt zuerst eine Verlagerung von Hirngewebe unter die Falx zur Gegenseite mit Einklemmung des Gyrus cinguli, wobei Nekrosen in diesem Bereich möglich sind. Danach erfolgt eine Massenverschiebung in *kraniokaudaler Richtung* mit Einklemmung von Gehirnanteilen im Tentoriumschlitz *(obere Einklemmung)*. Hierbei werden mediale Anteile des Schläfenlappens (Gyrus hyppocampi) unter den freien Rand des Tentoriums in den Tentoriumschlitz gepreßt und als Hernie eingeklemmt.

Als *klinische Folge* ergibt sich eine einseitige Mydriasis durch Lähmung der vegetativen Fasern des N. oculomotorius. Weitere klinische Symptome sind homolaterale Pyramidenbahnzeichen, durch Kompression der gegenseitigen Hirnschenkel gegen den freien Rand des Tentoriumschlitzes, vertikale Blickparesen durch Druck auf das Mittelhirn, eine Hemianopie durch Abklemmung der A. cerebri posterior (Posterioischämie) und Parästhesien im Trigeminus-Bereich.

Zeichen der Mittelhirneinklemmung sind:
Mydriasis einseitig (später beidseitig), Beugesynergismen (später Strecksynergismen), Bewußtseinsstörung.

Wird die Raumforderung nicht behoben, so folgt nach Einklemmung im Tentoriumschlitz auch eine **Verlagerung des Inhaltes der hinteren Schädelgrube** *(untere Einklemmung)*. Von klinischer Bedeutung ist die *Einpressung der Kleinhirntonsillen* mit Unterteil des Wurmes und der Medulla oblongata in das For. magnum, wo sie zum sog. Druckkonus verformt werden.

Klinisch findet sich hierbei eine Nackensteife, akute Vagussymptome wie Erbrechen, Schluckstörungen, Singultus, Bradykardie. Dieser Zustand kann sich für den Kranken durch Auslösung einer irreversiblen Atemlähmung lebensbedrohlich auswirken (Pressen, Kopfdrehung, Kopfnicken vermeiden!).

Zeichen der bulbären Einklemmung:
Beidseits weite Pupillen, tiefes Koma, Strecksynergismen, später plötzliche Atemlähmung.

Eine *Lumbalpunktion*, im Hirndruckzustand durchgeführt, kann eine Einklemmung mit den sich daraus ergebenden bedrohlichen Folgen verursachen, da durch das Ablassen von Liquor durch den Druckabfall im Spinalkanal die Kleinhirntonsillen in das Hinterhauptsloch »eingesogen« werden. Lumbalpunktion ist deshalb bei eindeutiger intrakranieller Drucksteigerung *kontraindiziert*. Sie ist keine Untersuchungsmethode zur Gradfeststellung der Drucksteigerung oder Diagnose einer Schädelhirnverletzung und darf nicht als entlastende Maßnahme durchgeführt werden. Insbesondere ist der diagnostische Wert dieser Maßnahme bei akuten Erkrankungen mit Ausnahme der nicht traumatischen Subarachnoidalblutung gering.

Bei Verdacht auf eine intrakranielle Raumforderung ist eine **Lumbalpunktion kontraindiziert.** Das gleiche gilt für unklare zerebrale Erkrankungen, bis eine Raumforderung durch eine Computertomographie ausgeschlossen ist.

Als Sonderfall gilt eine **Einklemmung der Kleinhirnoberlappen in den Tentoriumschlitz** (kaudo-kraniale Massenverschiebung oder »upward« transtentorial herniation) bei einer primären Druckwirkung im intratentoriellen Raum.

Durch *Druck auf das Mittelhirn und auf die Brücke* kommt es zu Streckanfällen mit Einwärtsdrehen der Arme, Plantarflexion der Füße und Pyramidenbahnzeichen.

18.1.1.4.2. Klinik
(Abb. *18.1.*-5)

Das entscheidende Moment in der klinischen Manifestation einer intrakraniellen Raumforderung ist die *Schnelligkeit, mit der sie sich entwickelt*. So läßt sich erklären, daß langsam wachsende Tumoren große Ausmaße annehmen können, bevor sie sich klinisch bemerkbar machen, z. B. bei Olfaktoriusrinnen-Meningeomen im Bereich der frontalen Schädelbasis. Anders ist dies bei sich schnell entwickelnden intrakraniellen Prozessen.

Intrakranieller Tumor: Erscheinungsbild Stadien

Reiz- und Ausfall-
erscheinungen

= Anfälle

= Lähmungen

Intrakranielle
Drucksteigerung

Kopfschmerzen

Projektilerbrechen

Stauungspapille

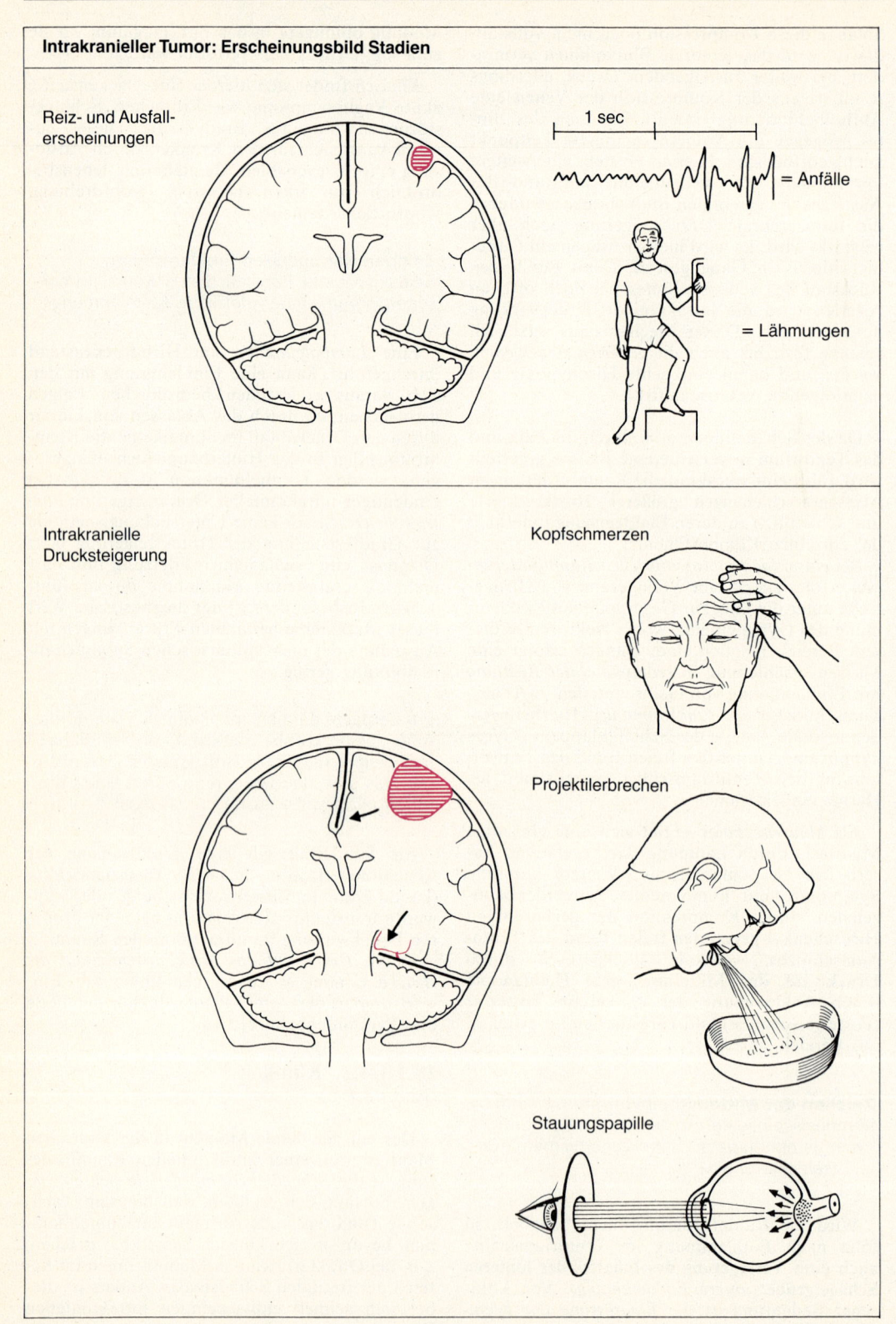

Abb. *18.1.*-5. Schematische Darstellung des klinischen Verlaufs bei einer intrakraniellen Drucksteigerung (s. a. S. 327 ff.).

18.1. Erkrankungen von Schädel und Gehirn   331

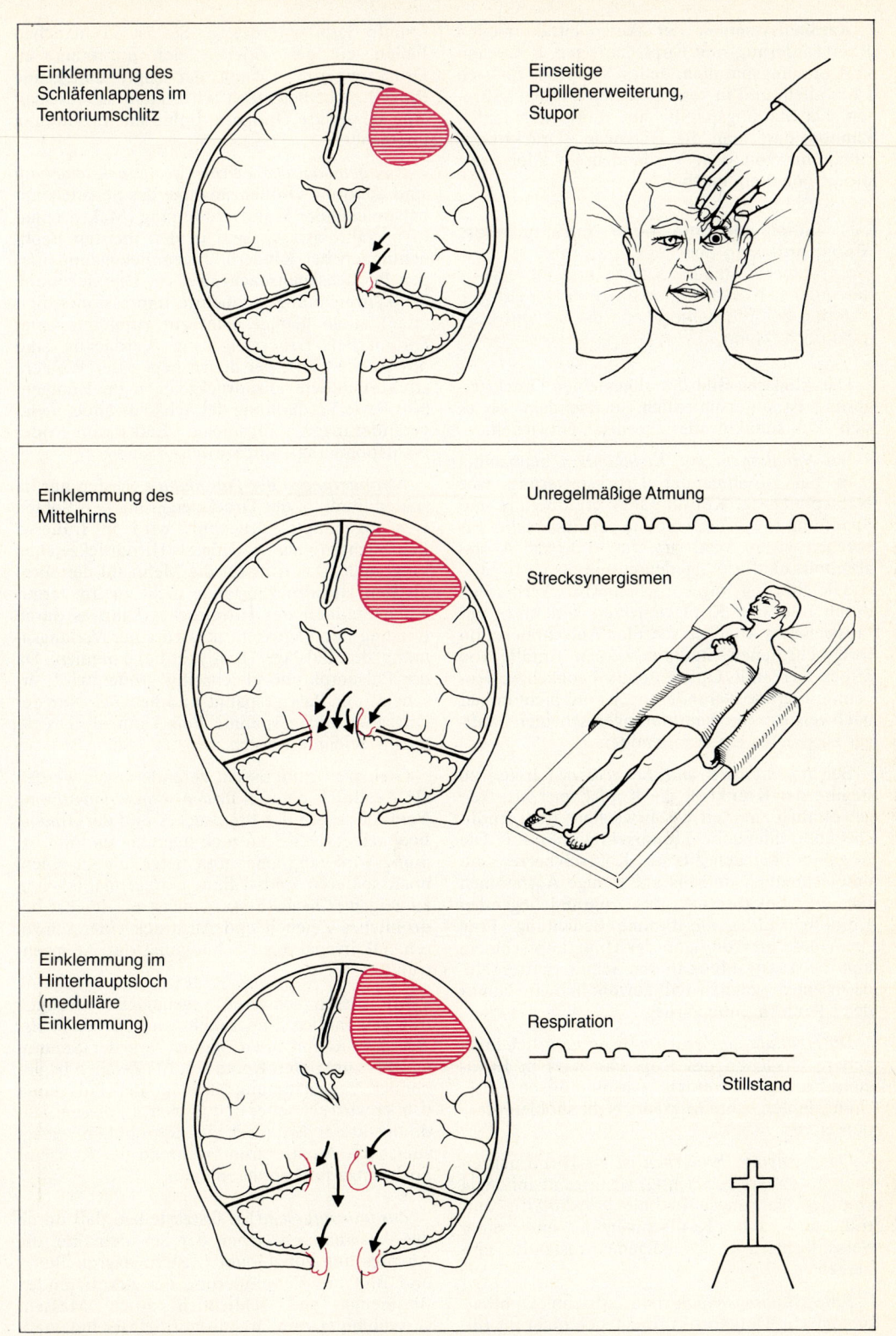

Einklemmung des Schläfenlappens im Tentoriumschlitz

Einseitige Pupillenerweiterung, Stupor

Einklemmung des Mittelhirns

Unregelmäßige Atmung

Strecksynergismen

Einklemmung im Hinterhauptsloch (medulläre Einklemmung)

Respiration

Stillstand

Abb. *18.1.*-5. (Fortsetzung).

Kardinalsymptome der akuten intrakraniellen Raumforderung sind Kopfschmerzen, Erbrechen und Stauungspapillen. Jedes Symptom für sich kann allein und in verschiedenen Graden auftreten. Da Stauungspapille und Erbrechen fehlen können, darf man die Diagnose »Drucksteigerung« nie von dem Vorhandensein aller Symptome abhängig machen.

Als **Initialsymptome einer intrakraniellen Raumforderung** gelten:
Kopfschmerz, Stauungspapille und Erbrechen. Bei einer sich rasch (innerhalb Stunden) entwickelnden Raumforderung kann die Stauungspapille noch fehlen.

Das **klinische Bild** der allgemeinen Drucksteigerung ist unterschiedlich, je nachdem, ob es sich akut, subakut oder chronisch entwickelt.

Bei *Säuglingen und Kleinkindern* beobachtet man bei zunehmender Drucksteigerung eine Nahtsprengung, Kopfumfangsvergrößerung und Spannung sowie Vorwölbung der Fontanelle. Erbrechen ist ein Symptom, das in diesem Altersabschnitt häufig fehlgedeutet und als gastrointestinale Störung angesprochen wird. Vermutlich durch intensive Kopfschmerzen kommt es anfallsweise zu Attacken schrillen Aufschreiens. Im fortgeschrittenen Stadium werden Anfälle von Streckstarre mit Opisthotonus beobachtet. Augenhintergrundsveränderungen sind nicht immer nachweisbar. Netzhautblutungen scheinen häufiger zu sein als ein Papillenödem.

Bei *Jugendlichen und Erwachsenen* treten zu Beginn der Krankheit die Kopfschmerzattacken gewöhnlich zur Zeit des Erwachens (morgendliche überschießende Liquorsekretion?) auf. Die Angaben über den Sitz des Kopfschmerzes sind unterschiedlich und bis auf wenige Ausnahmen für die Lokalisation des zugrundeliegenden Krankheitsbildes meist ohne Bedeutung. Eine Ausnahme hiervon kann der Hinterkopfschmerz und die Ausstrahlung in den Schultergürtel sein, da in einem solchen Fall gewöhnlich ein Tumor der Kleinhirngrube vorliegt.

Differentialdiagnostisch müssen natürlich auch andere Ursachen des Kopfschmerzes in Erwägung gezogen werden (vasomotorisch, Brechungsfehler, echte Migräne, Nebenhöhleninfektion etc.).

Das *Symptom Erbrechen* ist als Hirndruckzeichen besonders verdächtig, wenn es unabhängig von der Nahrungsaufnahme projektilartig auftritt und mit Kopfschmerzen und einer Verschlechterung des Allgemeinzustandes einhergeht.

Eine *Stauungspapille* (s.a. Abschn. Ophthalmologische Diagnostik) findet sich nicht im Initialstadium, sondern meist erst im Spätstadium raumfordernder Prozesse. Sie ist in manchen Fällen einziges Zeichen der intrakraniellen Drucksteigerung. Wenn der zugrundeliegende Prozeß nicht behandelt wird, kann sie rasch in eine sekundäre Optikusatrophie mit Erblindung übergehen.

Röntgenologische Zeichen der Drucksteigerung sind abnorme Größenzunahme des Schädels mit entsprechender Wandverdünnung (Makrozephalus). Nahtdiastasen sind in den meisten Beobachtungen bei Kindern, Jugendlichen und jungen Erwachsenen nachzuweisen. Die vielzitierte Wolkenzeichnung (vermehrte Impressions digitatae) allein genügt nicht zur Annahme einer chronischen Drucksteigerung. Verdächtig sind nur solche Fälle, bei denen neben der Wolkenstruktur andere Hirndruckzeichen im Röntgenbild – wie Verdünnung der Schädelwände, Sellaveränderungen, allgemeine Entkalkung oder Nahtsprengung – nachzuweisen sind.

Veränderungen der Pulsqualität werden nur im späten Stadium der Drucksteigerung beobachtet. Der sogenannte Druckpuls wird in früheren Lehrbüchern als wichtiges Hirndruckzeichen hingestellt. Das trifft für die Mehrzahl der chronischen Hirndruckzustände nicht zu. Im terminalen Stadium des Hirndruckes kann es durch Reizung des Vaguszentrums zu einer Verlangsamung der Pulslage (Bradykardie) kommen. Da die Pulsamplitude gleichzeitig größer wird, erscheint der Puls gespannt und hebend. Nur der langsame und gespannte Puls kann als Druckpuls bezeichnet werden.

Gleichzeitig mit diesen Veränderungen werden als Ausdruck einer *zentralen Regulationsstörung* Veränderungen des Blutdruckes und der *Atmung* beobachtet. Der Blutdruck steigt an, und die Atmung wird langsamer und tiefer, um in einem noch späteren Endstadium Unregelmäßigkeiten zu zeigen *(Cheyne-Stokes)*, meist ein höchst bedrohliches Zeichen und Ausdruck einer schweren, oft irreparablen Schädigung des Atemzentrums.

Mit diesen schweren vegetativen Störungen tritt gewöhnlich eine zunehmende *Trübung des Bewußtseins* mit allen Stadien von der Somnolenz bis zum tiefen Koma ein. Als Zeichen beginnender Vaguslähmung »schlägt der Puls um«, d. h. er wird schneller und flacher. In diesem Stadium tritt der Tod rasch ein. Gewöhnlich versagt zuerst das Atemzentrum, während der Kreislauf noch lange funktionieren kann.

Zusammenfassend ist festzustellen, daß durch das Auseinanderweichen der Schädelnähte, die Auspressung von Liquor (Zisternenverquellung) und Blut mit Verminderung der zirkulierenden Blutmenge und schließlich durch Massenverschiebung vom Organismus Selbstschutzmaßnahmen ergriffen werden, um eine allmählich eintretende Raumbeengung ausgleichen zu können. Der Zeitpunkt der Dekompensation wird schnell erreicht, wenn der Hirndruck rasch fortschreitet. Den Extremfall sehen wir in dieser Richtung bei der akuten intrakraniellen Drucksteigerung, wie sie z. B. bei einer akuten intrakraniellen Blutung auftritt. Die kurze Anlaufzeit reicht dann meist nicht zur Ausbildung einer Stauungspapille. Sie wird häufig – bis auf gestaute Venen – beim akuten Hirndruck vermißt. Sehr schnell tritt die Dekompensation mit rasch zunehmender Bewußtseinstrübung, Lähmungspuls, Absinken des Blutdrucks und Cheyne-Stokesscher Atmung ein.

> **Unspezifische Symptome einer intrakraniellen Raumforderung** (besonders langsam wachsend) können sein: Schwindel, psychische Störungen (Psychosyndrom), Sehstörungen. Dabei können dies die einzigen Symptome sein.

18.1.1.4.3. Therapie

Sie soll nach Möglichkeit *kausal* sein, das heißt die raumbeengende Ursache beseitigen, entweder durch operative Entfernung des Tumors oder Hämatoms oder externe Liquordrainage bzw. ein dauerndes Shunt-System. Eine Messung des intrakraniellen Druckes ist, wie oben schon aufgeführt, bei akuten intrakraniellen Drucksteigerungen *nicht indiziert*. Dagegen kommt bei intrakraniellen Ödemen eine operative Entlastung nur in Ausnahmefällen in Frage, so daß hier eine *konservative Therapie* mit Sedierung, Hyperventilation und entwässernden Maßnahmen bei kontinuierlicher Überwachung des Hirndruckes angewandt wird.

Je nach Ödemform kommen neben hyperosmolaren Lösungen wie *Sorbit* und *Mannit* auch *Corticoide* zum Einsatz.

Sofortmaßnahmen (Erste Hilfe), die bei Zwischenfällen durch intrakranielle Drucksteigerung durchzuführen sind:
1. Hochlagerung des Kopfes (Abfluß des venösen Blutes),
2. Freihalten der Atemwege (Verminderung von pCO_2-Anstiegen),
3. Osmotherapie (Infusion einer Sorbit- oder Mannitlösung),
4. Keine Lumbalpunktion sondern – wenn die Umstände es erlauben, im Notfall – Ventrikelpunktion.

Keine dieser Maßnahmen kann mehr erreichen als den tödlichen Ausgang für kurze Zeit hinauszuschieben. Nach Einleitung dieser Therapie ist der Kranke sofort in eine neurochirurgische Klinik zu verlegen.

Anders verhält es sich bei den **chronischen Hydrozephalusformen,** bei denen eine akute Hirndruckdekompensation unwahrscheinlich ist. In solchen Fällen wird die *Hirndruckmessung* zur Beurteilung der Liquordynamik durchgeführt mit der Frage, ob die Implantation eines liquorableitenden Systems (Shunt) nötig ist. Bei *akuten Raumforderungen* besteht keine Indikation zur ICP-Registrierung, sondern die Ursache der Raumforderung selbst ist, wenn möglich, schnellstens zu beseitigen.

18.1.1.5. Operative Diagnostik

18.1.1.5.1. Intrakranielle Druckmessung

Für die Neurochirurgie ist bei gewissen Krankheiten die Kenntnis des intrakraniellen Druckes (ICP) unerläßlich, da eine akute Drucksteigerung im Schädelinnenraum unmittelbar lebensbedrohlich ist. Dies gilt besonders für Erkrankungen, bei denen eine intrakranielle Volumenzunahme in Erwägung gezogen werden muß. Hierzu gehören *Kontusionsblutungen nach Schädel-Hirn-Trauma,* bei deren Vorliegen nicht immer sofort eine Operation nötig ist, aber eine drohende intrakranielle Drucksteigerung frühzeitig erkennbar sein muß. Das gleiche gilt für Patienten mit einer *Ventrikelerweiterung nach Subarachnoidalblutung,* bei der durch eine Einschränkung der Liquorresorption ein intrakranieller Druckanstieg droht.

Eine *absolute Indikation* zur ICP-Registrierung besteht bei verschiedenen *Formen des Hirnödems,* unabhängig von der Genese, da solche Patienten oft sediert und beatmet werden, wobei dann kein vollständiger neurologischer Status erhoben werden kann. Bei diesen Krankheitsformen ist die Indikation zur Messung des Hirndruckes darin begründet, daß einerseits Anstiege des Hirndruckes möglich sind, diese aber andererseits frühzeitig, vor dem Auftreten klinischer Zeichen, wie z. B. einer einseitigen Pupillenerweiterung, erkannt werden sollen, um eine möglichst rasche adäquate Therapie durchführen zu können.

18.1.1.5.2. Technik der intrakraniellen Druckmessung

Zur Messung des Hirndruckes muß eine *kleine Trepanation (Bohrloch) im Bereich der frontalen Schädelkalotte* durchgeführt werden. Danach besteht die Möglichkeit den ICP mittels eines Katheters zu messen, der im Vorderhorn des Seitenventrikels plaziert ist *(Ventrikeldruckmessung).*

Stattdessen kann *epidural und subdural* ein Druckaufnehmer implantiert werden, der z. B. Druckänderungen über Dehnungsmeßstreifen in elektrische Impulse umwandelt. Es sind hier verschiedene Typen im Einsatz. Die Verfahren haben gewisse Vor- und Nachteile, wobei aber die epidurale Drucksteigerung durch Einführung miniaturisierter Druckaufnehmer sich in zunehmenden Maße durchsetzt. Insbesondere kann die *epidurale Drucksonde* (Abb. *18.1.*-6) auch gefahrlos in örtlicher Betäubung beim wachen Patienten eingebracht werden und die Infektionsgefahr ist geringer als bei der Ventrikelmessung. Die implantierten Druckaufnehmer können über mehrere Tage belassen werden.

Bei *Säuglingen und Kleinkindern mit offener Fontanelle* besteht die Möglichkeit mittels eines auf dieser fixierten Druckaufnehmers nicht-invasiv extrakraniell den Hirndruck zu registrieren *(Fontanometrie).*

Die Übertragung der Hirndruckamplituden ist bei diesem Verfahren schlechter als bei den anderen Methoden, wogegen aber die Beurteilung der absoluten Hirndruckhöhe gut möglich ist.

Bei den **chronischen Hydrozephalusformen** wird neben einer Langzeitregistrierung von 1–2 Tagen zusätzlich ein sog. *Volumenbelastungstest* durchgeführt. Hierzu wird bei noch liegender epiduraler Drucksonde der lumbale Arachnoidalraum punktiert. Fest definierte Volumina künstlichen Liquors werden über die liegende Lumbalnadel injiziert und die resultierenden Druckanstiege gemessen. Anhand des bekannten Volumens und des gemessenen Druckanstieges ist es möglich, mit Hilfe von speziellen Formeln die intrakranielle Reservekapazität sowie den Abflußwiderstand des Liquors zu bestimmen. Diese errechneten Parameter werden auch dazu herangezogen, die Druckstufe des im Bedarfsfall zu implantierenden Shunt-Systems festzulegen.

18.1.1.6. Operative Behandlung

18.1.1.6.1. Präoperative Behandlung

Allgemeine Vorbereitung: Die Vorbereitung des Kranken zur Operation beginnt schon im Laufe der Voruntersuchungen. Der Operateur soll Kontakt zum Kranken bekommen, soll sein Vertrauen gewinnen und muß ihn psychisch auf das kommende Ereignis vorbereiten. Nach Möglichkeit sollte deshalb vermieden werden, den Kranken – wenn es sein Zustand erlaubt – sofort nach der Einlieferung zu operieren, selbst wenn in einer Neurologischen Klinik alle erforderlichen Untersuchungen abgeschlossen worden sind und Diagnose und Indikation feststehen.

Patientenaufklärung: Häufiger als in anderen operativen Fachgebieten werden in der Neurochirurgie Leben, Gesundheit und Leistungsfähigkeit durch Grundkrankheit und Operationsrisiko in hohem Maße gefährdet. Der Patient muß daher – sofern es sein Bewußtseinszustand erlaubt – in die ihm vorgeschlagenen ärztlichen Maßnahmen einwilligen und hat Anspruch auf sorgfältige Aufklärung über die festgestellte Krankheit bzw. Diagnose, Art und Umfang diagnostischer und therapeutischer und insbesondere operativer Maßnahmen und über deren Erfolgsaussichten. Die Aufklärung erstreckt sich auch auf die Komplikationen, d. h. auf vorhersehbare und mögliche unerwünschte, teilweise gefährliche Folgen oder Nebenwirkungen der operativen Maßnahme. Sind durch die Aufklärung – z. B. über die Bösartigkeit einer Geschwulst – Schäden für den Patienten zu befürchten, so rangiert die Sorge um den Patienten vor der Aufklärungspflicht.

Durch eine geeignete Art der Aufklärung lassen sich oft solche Schwierigkeiten umgehen. Die allgemeine Rechtsgrundlage der Aufklärungspflicht soll hier nicht erörtert werden, sie ist an anderer Stelle dieses Buches beschrieben worden.

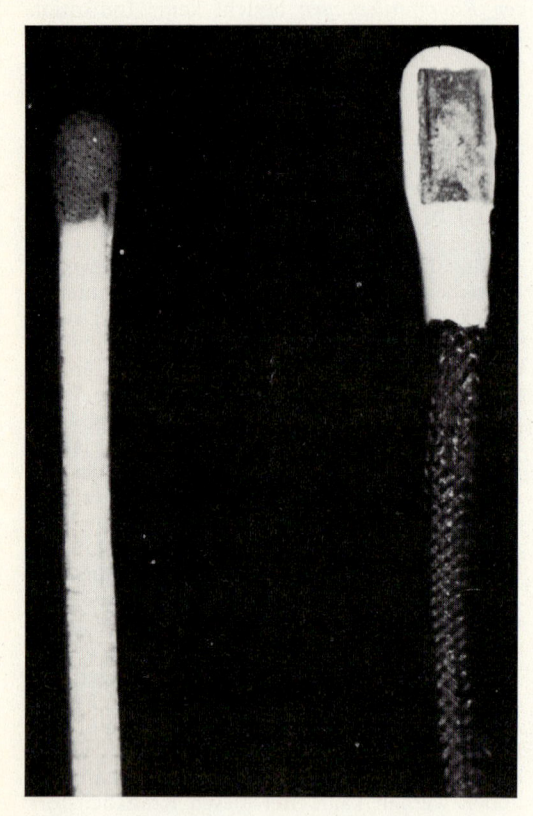

Abb. *18.1.*-6. Sonde zur epiduralen Druckmessung im Vergleich zu einem Streichholz. Die Miniaturierung der Drucksonde erlaubt die Implantation auch in Lokalanästhesie.

Zur »Vorbereitung auf die Operation« gehört ferner die Untersuchung zur *Feststellung der Operationsfähigkeit* (Allgemeinzustand, Herz-Kreislauf-System, Stoffwechselerkrankung etc.) des Patienten.

Vorbereitung des Kopfes: Am Vorabend der Operation werden die Haare kurzgeschoren. Unreinheiten in der Kopfhaut – Eiterherde, Hautausschläge, Rhagaden und andere Infektionsquellen – können zum Aufschub der Operation zwingen. Nach dem Scheren wird ein desinfizierender Verband angelegt, die Rasur aber erst am Morgen des Operationstages durchgeführt. Die notwendige Keimfreimachung der Kopfschwarte muß den Anforderungen entsprechen, die man auch an die Desinfektion der Hände des Operateurs stellt.

Lagerung: Bei den meisten Operationen im supratentoriellen Raum liegt der Kranke auf dem Rücken oder auf der Seite. Bei Operationen im Bereich der Okzipitallappen, des Tentoriums und der Kleinhirngrube werden die Operationen von vielen Operateuren in Bauchlage durchgeführt. Wegen der geringeren Blutung (fehlende Venenstauung) empfiehlt es sich, die Operation im Bereich der Kleinhirngrube in sitzender Stellung des Patienten durchzuführen. Bei Eröffnung größerer venöser Gefäße besteht dabei allerdings die *Gefahr einer Luftembolie*.

18.1.1.6.2. Narkose

Für die Narkose in der Neurochirurgie gelten die Grundsätze der allgemeinen Anästhesiologie (s. Kap. Anästhesie). Die Durchführung der modernen Anästhesieverfahren (Intratrachealnarkose) ist in die Hände von Fachanästhesisten zu legen. Die Lokalanästhesie hat in der Neurochirurgie nur noch ein beschränktes Anwendungsgebiet. Es handelt sich bei neurochirurgischen Eingriffen in einem hohen Prozentsatz um Risikooperationen, insbesondere bei intrakraniellen Operationen. Die Beachtung der intrakraniellen Druckverhältnisse, insbesondere des pathologisch gesteigerten intrakraniellen Druckes (intrakranielle Drucksteigerung, s.a. S. 327ff.), stellt an die Narkose besondere Anforderungen. Der Anästhesist kann daher bei der Wahl eines geeigneten Narkoseverfahrens ganz wesentlich zur Minderung des intrakraniellen Drucks beitragen.

Die wichtigsten Voraussetzungen zur Vermeidung zusätzlicher intrakranieller Drucksteigerungen während der Operation sind eine ausreichend tiefe Narkose, völlige Muskelentspannung, Aufhebung des Hustenreflexes und guter Gasaustausch. Um eine narkosebedingte Venen- und Hirndrucksteigerung zu vermeiden, soll die Spontanatmung ausgeschaltet und stattdessen eine *Beatmung* durchgeführt werden.

Vermeidung von Kompression des Thorax und des Abdomens bei der Lagerung sowie Senkung des arteriellen und venösen Blutdruckes sind zusätzliche Faktoren, die zur Tiefhaltung des intrakraniellen Druckes beitragen.

Die Gefahren der Narkose bei intrakraniellen Eingriffen lassen sich – abgesehen von der Beachtung der Grundregeln der intrakraniellen Drucksteigerung und der zerebralen Zirkulation – vermindern durch adäquate Prämedikation, durch Auswahl des geeigneten Narkoseverfahrens, durch sorgfältige und fortlaufende Überwachung des Patienten während der Narkose, durch eine gute und für den intrakraniellen Eingriff geeignete apparative Ausstattung, wenn möglich durch Verkürzung der Operationszeit – Hirnoperationen sind Eingriffe, die keine Hast vertragen – sowie eine sorgfältige postoperative Überwachung und gezielte Nachbehandlung.

18.1.1.6.3. Operation

Druckentlastende Maßnahmen: Beim Vorliegen einer intrakraniellen Drucksteigerung sollte bereits vor Beginn der Schädeleröffnung versucht werden, den intrakraniellen Druck für die Zeit des operativen Vorgehens auf ein erreich- und vertretbares Mindestmaß zu senken, um das operative Vorgehen zu erleichtern und den Zugang zu basal gelegenen Prozessen zu vereinfachen, wodurch Verletzungen der Rinde, Zerreißung von Gefäßen, die Bildung von Hirnprolapsen und intrakranielle Massenverschiebungen vermieden werden können.

Bei *supratentoriellen Prozessen* ist die *osmotische Entquellung* mittels konzentrierter Lösungen von Sorbit bzw. Mannit oder mit Corticoiden wirkungsvoll. Daher kann auf die früher übliche Punktion des auf der Gegenseite des Prozesses gelegenen Seitenventrikels zur Druckentlastung gewöhnlich verzichtet werden. Bei der mit der osmotischen Drucksenkung verbundenen Diurese ist auf die Überwachung des Flüssigkeits- und Elektrolythaushaltes Wert zu legen.

Beim *Verschlußhydrozephalus* (Ventrikeltumoren, Mittelhirntumoren, Tumoren der Kleinhirngrube etc.) ist die präoperative Ventrikeldrainage nach außen oder die präoperative Shunt-Operation die Methode der Wahl.

Asepsis bei Hirnoperationen: Die strenge Asepsis ist in der Hirnchirurgie besonders wichtig, weil die Hirnhäute im Gegensatz zu anderen serösen Häuten des Körpers außerordentlich infektionsgefährdet sind und die stundenlang dauernden Hirneingriffe eine lange Expositionszeit darstellen. Besondere Infektionsquellen sind die *Nebenhöhlen*.

Die allgemeinen Infektionsmöglichkeiten sind im Kapitel Chirurgische Infektionen (Kap. 11.2) erörtert.

Technik bei operativen Eingriffen: Die Grundlagen der operativen Technik bei intrakraniellen Eingriffen sind die der Allgemeinen Chirurgie. Die besonderen Gewebseigenschaften des Gehirns und Rückenmarks, insbesondere deren Neigung zur Schwellung, erfordern *schonendste Behandlung durch spezielle Techniken*. Die Schonung der Gewebe hat sich nach der unterschiedlichen funktionellen Wichtigkeit der einzelnen Regionen zu richten. Manche Hirnbezirke, z. B. die Pons, können aus diesem Grunde operativ nur in speziellen Fällen angegangen werden. Wahllose Unterbrechungen im arteriellen oder venösen Schenkel des Gefäßsystems können von massiven Ausfällen begleitet sein oder infolge Nekrose des Hirnparenchyms sogar tödlich verlaufen. Die Einzelheiten der neurochirurgischen Technik können wegen ihres Umfangs und ihrer Mannigfaltigkeit hier nicht dargestellt werden.

Der *Zugang zum Schädelinnenraum* erfolgt entweder durch osteoplastische Trepanation (gewöhnlich im supratentoriellen Abschnitt mit Bildung eines Knochendeckels durch Aussägen mit verschiedenen Instrumenten) oder osteoklastisch nach Anlegen eines Bohrlochs unter Fortnahme des Knochens mit einer Hohlmeißelzange (üblich über der von der Nackenmuskulatur bedeckten Kleinhirngrube).

Bei der *Wahl der Zugangswege* muß man die Lokalisation des Prozesses kennen und dabei die kraniozerebrale Topographie berücksichtigen. Der Neurochirurg muß die Schädeleröffnung bei jedem intrakraniellen Prozeß in einer bestimmten Region nach der gegebenen Situation vornehmen. Da es unmöglich ist, alle intrakraniellen Prozesse nach ihren neurologischen Symptomen allein genau zu lokalisieren, sind vor jedem Eingriff operativ-technische Maßnahmen (s. dort) erforderlich. Grundsätzlich ist jeder Patient nach einem intrakraniellen Eingriff sorgfältig zu überwachen.

Durch die Einführung des *Operations-Mikroskopes* ist ein entscheidender technischer Fortschritt erreicht worden. Dies gilt insbesondere bei kleinen Prozessen in sehr empfindlichen und topographisch schwierigen Gebieten, wie z. B. bei Aneurysmen, Angiomen, Tumoren im Bereich der Schädelbasis und des Hirnstammes. Durch die bessere Ausleuchtung des Operations-Gebietes bei stereoskopischem Sehen und die zur Verfügung stehende, über ein Zoom regulierbare Vergrößerung (12–24fach) ist die einwandfreie Präparation sehr feiner Strukturen, deren Beschädigung für den Patienten große Folgen hätte, möglich. Des weiteren können über relativ kleine Kraniotomien tief im Schädelinnenraum liegende Gebiete erreicht werden, ohne daß umliegendes Hirngewebe beschädigt wird. Dies ist z.B. von besonderer Bedeutung bei Präparationen im Bereich des basalen Gefäßkranzes, wo die das Mittelhirn und Zwischenhirn versorgenden zentralen Äste der großen Arterien (Durchmesser 1 mm) unbedingt erhalten bleiben müssen. Auch Nerven und Gefäßnähte sind unter dem Mikroskop mit größerer Sicherheit durchführbar.

Neuentwickelte *Laser-Geräte* erlauben in diesem Zusammenhang die Durchführung von millimetergenauen Inzisionen und eine minutiöse Blutstillung.

In der Tumorchirurgie hat sich besonders der *Ultraschall-Aspirator* (CUSA) bewährt, der seit einigen Jahren zur Verfügung steht. Dieses Gerät besitzt einen Handgriff, dessen Spitze vibriert, so daß aufgrund der Vibration Tumorgewebe zerkleinert wird und gleichzeitig abgesaugt werden kann. Andererseits ist die Gefahr von Gefäßverletzungen bei entsprechender Einstellung der Vibrationsstärke vermindert, was eine vergrößerte operative Sicherheit bedeutet.

Aus der heutigen neurochirurgischen Praxis ist das Mikroskop nicht mehr wegzudenken. Ähnliches gilt für die anderen oben genannten neuentwickelten Geräte.

18.1.1.6.4. Komplikationen

Blutung, *Schock* und *Atemlähmung* sind die gefährlichsten **intraoperativen Komplikationen.** Sie sind nicht nur in technischen Unzulänglichkeiten begründet, sondern haben auch oft ihre Ursache in anatomischen oder pathomorphologischen Besonderheiten.

An **postoperativen Komplikationen** können *äußere Wundheilungsstörungen* durch Ernährungsstörungen des Hautlappens mit Nekrose der Lappenränder bis zur vollständigen Lappennekrose auftreten. Ein Dekubitus der Kopfschwarte oder der Ohrmuschel tritt bei unsachgemäßer Lagerung und Polsterung insbesondere bei Langzeitbewußtlosen auf. Infektionen der äußeren Wunde beruhen auf vielerlei Unzulänglichkeiten (siehe Asepsis). Dringen die Krankheitskeime zum Knochenlappen vor oder kommt es gar zu einer *Knochenlappenosteomyelitis,* so muß der Knochendeckel entfernt werden.

Eine weitere Komplikation ist die *Liquorfistel*. Sie erfordert bis zu ihrer Sanierung, sei es durch konservative Maßnahmen oder durch einen erneuten operativen Eingriff, eine antibiotische Infektionsprophylaxe und Überwachung der Liquorbefunde. Das postoperativ auftretende *Hirnödem* und die *Hirnschwellung* sowie *Störungen der Liquorzirkulation* (Liquorunter- oder -überdruck) sind weitere Komplikationen, die rechtzeitig erkannt und zu deren Bekämpfung geeignete Gegenmaßnahmen getroffen werden müssen.

Die *postoperative Meningitis* ist immer eine bedrohliche Komplikation, die mit dem ganzen Rüstzeug der Bakteriologie und antibiotischen Therapie unter ständiger Kontrolle des durch Punktion gewonnenen Liquors behandelt werden muß.

18.1.1.7. Stereotaktische Eingriffe

Stereotaktische Operationen sind solche Eingriffe, bei denen man durch Punktion von einem Bohrloch aus mit einer Zielsonde bestimmte, *zirkumskripte Strukturen in der Tiefe des Gehirns ausschaltet,* um gewünschte Änderungen in der Hirnfunktion zu erzielen.

Veränderungen in der Funktion bestimmter Regelkreise am Gehirn wurden in den Jahren 1930 bis 1950 mehrfach mit offenen Operationsmethoden schon versucht, jedoch waren die Nebeneffekte unverantwortlich groß, ganz abgesehen von einer Mortalitätsquote, die bei über 20% lag. Es war daher ein großer Fortschritt, als SPIEGEL und WYCIS 1947 ein geschlossenes oder, wie sie es nannten, stereotaktisches Verfahren beim Menschen anwandten, das von HORSLEY und CLARKE 1906–1908 für Tierversuche entwickelt worden war. Die Methode wurde vielfach verbessert, und es wurden im Laufe der Jahre zahlreiche »Zielapparate« entwickelt.

Das **Indikationsgebiet** der stereotaktischen Operationen ist *begrenzt.* Zum Teil werden diese Operationen zur Behandlung von *Hyperkinesen* eingesetzt: Parkinsonsche Erkrankung, Athetosen, Torsionsdystonien, Ballismus usw. Daneben spielen stereotaktische Eingriffe in der *Therapie sonst nicht zu beeinflussender Schmerzen* eine große Rolle.

In zunehmendem Maße hat sich die stereotaktische Gewebsprobenahme bei *Tumoren in schwer erreichbaren Lokalisationen* (z. B. Hirnstamm, Stammganglien) durchgesetzt. Die hierbei gewonnenen Ergebnisse dienen zur Planung der weiteren Behandlung (z. B. Bestrahlung, Zytostase). In diesem Zusammenhang wird dann auch, je nach Indikation, eine *interstitielle Bestrahlung* von Tumoren (z. B. Hypophyse) oder von anderen nicht angehbaren tumorösen Prozeßen (z. B. Mittelhirn, Hirnstamm) angeschlossen. Ebenso ist eine interstitielle Nachbestrahlung nicht total operierter Geschwülste auf diesem Wege möglich.

Das Verfahren wird auch erfolgreich benutzt zur *Lokalisation* intrazerebraler Fremdkörper, versteckt liegender Aneurysmen und tiefer Zuflüsse von Angiomen.

18.1.2. Spezieller Teil

18.1.2.1. Intrakranielle Geschwülste

18.1.2.1.1. Allgemeines

Die Geschwülste des Zentralnervensystems sind nicht selten. Im Vergleich zu anderen Körperregionen werden sie häufiger beobachtet als etwa die Geschwülste des Magen-Darm-Traktes, jedoch nicht so oft wie das Mammakarzinom. Sie unterscheiden sich von den Geschwülsten anderer Körperregionen dadurch, daß sie, von seltenen Ausnahmen abgesehen, *nicht über die Grenzen des Zentralnervensystems hinaus metastasieren.* Auch hier setzen sie ihre Ableger *nur über den Liquorweg* ab (z. B. Tropfmetastasen der Medulloblastome, s. S. 345). Dennoch ist der Verlauf intrakranieller Geschwülste – wenn sie unbehandelt bleiben – in der Regel verhängnisvoll, denn ihr unaufhaltsames Wachstum innerhalb der unnachgiebigen knöchernen Schädelkapsel beeinträchtigt und zerstört früher oder später die nervösen Strukturen, von denen letztlich das Leben abhängt. Kennzeichnend für sie ist nicht allein der verhängnisvolle Verlauf, sondern auch, daß sie verkrüppelnde Neubildungen sind, die im Verlauf ihres Wachstums eine quälende Aufeinanderfolge von Kopfschmerzen, Anfällen, Lähmungen, Störungen der Gemütslage und Beeinträchtigung des Intellekts nach sich ziehen. Im Vergleich zu Geschwülsten anderer Körperregionen wachsen sie – von einigen Tumorarten abgesehen – *langsamer,* jedoch ist eine großzügige, bis weit in das Gesunde hineinreichende Entfernung der Geschwulst (allgemeines Prinzip der Krebschirurgie) wegen der folgenschweren, verkrüppelnden neurologischen Ausfallserscheinungen *unmöglich.*

> **Intrakranielle Geschwülste** verlaufen **unbehandelt immer verhängnisvoll,** da ihr unaufhaltsames Wachstum in der knöchernen Schädelkapsel nervale Strukturen beeinträchtigt, von denen letztlich das Leben abhängt.

Die *Sonderstellung der Hirngeschwülste* ist einmal durch die Entwicklung innerhalb der abgeschlossenen Schädelkapsel, andererseits durch die *Mannigfaltigkeit der Geschwulstbildungen* gegeben. Wegen dieser Mannigfaltigkeit können sie nicht als homogene Einheit beschrieben werden. Ihr Erscheinungsbild, ihre Behandlung und Prognose hängen von ihrer biologischen Wertigkeit (gut- oder bösartig) und von den Hirnstrukturen, die durch die Neubildung betroffen sind, ab.

In einer groben Übersicht lassen sich die intrakraniellen Geschwülste einteilen in:

1. **Extrazerebrale Geschwülste** (s. Abb. *18.1.*-10), die aus Geweben außerhalb des Gehirns (Meningen-Meningeom, Hirnnerven-Neurinom etc.) entstehen und *nur verdrängend* wirken, also das Hirngewebe nicht infiltrieren, und in

2. **Zerebrale Geschwülste** (s. Abb. *18.1.*-9), auch hirneigene Geschwülste genannt, die im Hirngewebe (Gliome, Paragliome etc.) entstehen und gewöhnlich *infiltrierend wachsen*.

> **Man unterscheidet** die *gutartigen* und *verdrängend wachsenden Geschwülste* wie Meningeome und Neurinome von den *intrazerebralen malignen Geschwülsten* wie Astrozytom, Oligodendrogliom und Glioblastom, die infiltrierend bzw. destruierend wachsen.

18.1.2.1.2. Pathologische Anatomie und Klassifikation

Da der Krankheitsverlauf bei Hirntumoren im wesentlichen von der Schnelligkeit des Geschwulstwachstums und ihrer Rezidivneigung abhängt (*biologisches Verhalten*), differenziert man sie nach den *allgemeinen onkologischen Kriterien ihrer Anaplasie*. Man unterscheidet *benigne Formen* (Heilung nach Totalexstirpation), *intermediäre Formen* (postoperativ lange rezidivfreie Intervalle) und *maligne Formen*, wie zum Beispiel das Glioblastoma multiforme, bei dem es trotz makroskopischer Totalentfernung mit nachfolgender Zytostase und Radiatio innerhalb eines Jahres zu einem Tumorrezidiv kommt.

Klinisch hat sich die zusätzliche Differenzierung der *intermediären Formen* durchgesetzt, so daß die Tumoren in *vier Klassen eingeteilt* werden. Grad I bezeichnet die geringste Malignitätsstufe mit der relativ günstigsten Prognose (Überlebenswahrscheinlichkeit von mehreren bis – in wenigen Fällen – vielen Jahren), Grad IV die höchste Malignität.

Grad I   = benigne,
Grad II = semibenigne,
Grad III = semimaligne,
Grad IV = maligne.

Nach dieser Graduierung (WHO) lassen sich die biologischen Tumoreigenschaften (Anaplasiegrad der Zellen) histologisch werten (Dignität des Tumors) und können den morphologischen Malignitätszeichen zugeordnet werden.

> Zur **histologischen Wertung (Dignität)** werden hirneigene Tumoren nach ihren biologischen Eigenschaften (Anaplasie-Grad der Zellen) in 4 Malignitätsgrade (I–IV) eingeteilt.

Die Hirngeschwülste werden nach *embryonaler Herkunft* und (*Ent-*)*Differenzierung ihrer Tumorzellen* klassifiziert (s. Tab. *18.1.*-1).

18.1.2.1.3. Erscheinungsbild intrakranieller Geschwülste

Ein intrakranielles Neoplasma kann sich durch verschiedenartige Symptome ankündigen:
1. Es führt zu einer allgemeinen *intrakraniellen Druckerhöhung*.
2. Es reizt das Gehirn und löst *Krampfanfälle* (fokal und generalisiert) aus.
3. Durch örtlichen Druck oder Destruktion kommt es zu mehr oder weniger umschriebenen *Funktionsausfällen*. Diese zeichnen sich aus durch die bekannten Störungen bei Läsionen der verschiedenen Hirnabschnitte, wie sie in Lehrbüchern der Physiologie bzw. Neurophysiologie und Neurologie beschrieben sind. Es handelt sich also im wesentlichen um Anfälle der motorischen, sensiblen, optischen, zerebellären Systeme und der Hirnnerven.
4. *Verhaltensstörungen und psychische Veränderungen* sind als Lokalsymptome des Stirnhirns nur selten zu bewerten, da psychische Veränderungen auch Folge der intrakraniellen Druckerhöhung sein können.

> Intrakranielle Tumoren können **generalisierte und fokale epileptische Anfälle** hervorrufen. Insbesondere bei Patienten, die erst nach dem 20. Lebensjahr an einem zerebralen Anfallsleiden erkranken, muß immer nach einem raumfordernden Prozeß als Ursache des Leidens gefahndet werden. Bei negativem Ergebnis sind die Untersuchungen zu wiederholen.

Nicht immer tritt nur das eine oder andere Zeichen als Erstsymptom auf oder dominiert während des Krankheitsverlaufes. Gewöhnlich treten mehrere Symptome gleichzeitig oder kurz hintereinander in Erscheinung.

> Die **Symptomatologie** der intrakraniellen Geschwülste besteht aus den Zeichen des allgemein gesteigerten intrakraniellen Druckes und/oder fokal-neurologischen Reiz- und Ausfallserscheinungen.

.1. Intrakranielle Drucksteigerung

(s. S. 327 ff. und Abb. *18.1.*-5).

Tab. 18.1.-1. Hirntumoren und andere raumbeengende intrakranielle Prozesse (WHO angeglichen).

Tumoren neuroektodermaler Abkunft (Gliome/Paragliome)
Astrozytome
- Fibrillär, protoplasmatisch, gēmistozytisch
- Pilozytisch (»Spongioblastome«: infratentoriell, hypothalamisch, N. opticus)
- Subependymisches Riesenzellastrozytom (Ventrikeltumor bei tuberöser Sklerose)
- Astroblastom
- Anaplastisches (malignes) Astrozytom

Oligodendrogliome
- Oligodendrogliom
- Oligo-Astrozytom (Mischgliom)
- Anaplastisches (malignes) Oligodendrogliom

Ependymäre und Plexustumoren
- Ependymom mit Varianten (papillär, myxopapillär, Subependymom)
- Anaplastisches (malignes) Ependymom
- Plexuspapillom
- Anaplastisches (malignes) Plexuspapillom

Pinealzelltumoren
- Pineozytom (isomorph, anisomorph)

Parasiten *(Zystizerken, Echinokokken, etc.)*

Granulome *(Tuberkulome, Gummen)* **und Mykosen**

Unklassifizierbare Geschwülste
- Pineoblastom

Nervenzelltumoren
- Gangliozytom
- Gangliogliom
- Ganglioneuroblastom
- Anaplastisches Gangliozytom, -gliom
- Neuroblastom

Undifferenzierte und embryonale Tumoren
- Glioblastom mit Varianten (Gliosarkom, Monsterzellsarkom)
- Medulloblastom (desmoplastisch, Medullomyoblastom)
- Medulloepitheliom
- Primitives polares Spongioblastom
- Gliomatosis cerebri

Nervenscheidenzelltumoren
- Neurinom (Schwannom), Neurofibrom
- Anaplastisches Neurinom, anaplastisches Neurofibrom (-sarkom)

Tumoren der Meningen und verwandter Gewebe
Meningeome
- Endotheliomatös, fibrös, Mischtyp, psammomatös, angiomatös, hämangioperizytisch, papillär, anaplastisch (maligne)

Meningealsarkome
- Fibrosarkom, polymorphzelliges Sarkom, primäre Sarkomatose der Meningen

Xanthomatöse Tumoren
- Fibroxanthom, Xanthosarkom

Primär melanotische Tumoren
- Melanom, Meningeosis melanotica

Primär maligne Lymphome (Mikrogliom – Retikulosarkom)

Gefäßtumoren
- Hämangioblastom (Lindau-Tumor), Hämangioperizytom, Monsterzellsarkom

Keimzelltumoren
- Germinom, Embryonalsarkom, Choriokarzinom, Teratom

Andere Mißbildungstumoren und tumorähnliche Läsionen
Kraniopharyngeom, (Epi-)Dermoidzyste, Kolloidzyste des III. Ventrikels, enterogene Zysten, Lipom, Choristom (»Myoblastom«), Pituizytom, Hypothalamushamartom, nasales Gliom.
(*Gefäßfehlbildungen:* Teleangiektasien, Angiome etc. sind keine Tumoren!)

Hypophysenvorderlappengeschwülste
Hypophysenadenome
- Azidophil, basophil, Mischtyp, chromophob

Hypophysäres Adenokarzinom

Extraneurale Regionaltumoren
Glomus-jugulare-Tumoren (Chemodektom, Paragangliom), Chordom, Chondrom, Chondrosarkom, Olfaktoriusneuroblastom, Zylindrom (adenoides zystisches Karzinom)

Metastatische Tumoren (Metastasen)

.2. Herdgebundene Veränderungen

Sie ergeben sich, wie oben erwähnt, aus bekannten Störungen bei Läsion der verschiedenen Hirnabschnitte und sind in den Lehrbüchern der Physiologie und Neurologie nachzulesen. Bei den *Augensymptomen* handelt es sich um Veränderungen des Augenhintergrundes und der Pupillen, um Sehstörungen sowie Bewegungsstörungen der Augäpfel, wobei den bekannten lokaldiagnostischen Syndromen großer Wert beizumessen ist.

Hirnnervenparesen, Aphasien, Extremitätenparesen, Sensibilitätsstörungen, Reflexverhalten, Störungen der Koordination mit Veränderung des Spannungszustandes (Tonus) der Gliedmaßenmuskulatur sind wichtige Zeichen vom lokaldiagnostischen Standpunkt aus.

Die Einordnung zerebraler Anfälle, eines Diabetes insipidus oder abnormen Größenwachstums in das klinische Bild erweitert die diagnostischen Möglichkeiten (s. Abb. *18.1.*-5).

18.1.2.1.4. Klinik der Geschwülste in den einzelnen Hirnregionen

.1. Geschwülste des Großhirns

Beim Vorhandensein einer Geschwulst im Großhirn sind bei der Lokalisation des Tumors entsprechende *Herdzeichen* zu erwarten. Klassische, der betreffenden Region zugeordnete Ausfälle sind jedoch nur dann zu finden, wenn sich der Tumor auf den betreffenden Hirnabschnitt beschränkt.

Häufig überschreiten insbesondere die intrazerebralen Tumoren die Lappengrenzen, so daß, abgesehen von dem örtlichen Tumordruck, der Gewebezerstörung, dem Ödem und der Massenverschiebung, sich ein Zusammenspiel von Lokalnachbarschaft und Fernsymptomen ergibt. Je nach Überwiegen oder Fehlen einer dieser Komponenten in der Reihenfolge und Progredienz entstehen charakteristische Syndrome. Ob fokale Zeichen oder Hirndruckerscheinungen überwiegen, hängt von diesen Komponenten und auch von der Tumorart (s. dort) ab.

So kann man bei vorwiegender **Lokalisation** des Prozesses im *Stirnlappen* und *Stirnhirn* Orbitalhirnsyndrome und eine motorische Aphasie (dominante Hemisphäre) sowie von der Nachbarschaft her Ausfälle des I. und II. Hirnnerven oder von seiten der Zentralregion kontralaterale, zentrale Fazialisparesen, spastische Hemiparesen und Jackson-Anfälle erwarten.

Im Bereich der *Zentralregion* imponieren hauptsächlich motorische Ausfälle.

Im *Hinterhauptslappen* erwartet man optische Reiz- und Ausfallserscheinungen und im *Schläfenlappen* epileptische Anfälle, Gehör-, Geruchs- und Geschmackshalluzinationen, Geruchs- und Geschmacksagnosie und kontralaterale obere Quadrantenanopie oder Hemianopie und nicht selten emotionelle und Verhaltensstörungen.

Hervorzuheben ist, daß Tumoren der *inneren Kapsel* und der *Basalganglien* (Vorzugssitz der multiformen Glioblastome) ebenso motorische Lähmungen und Sensibilitätsstörungen hervorrufen wie oberflächlich liegende Tumoren, aber gewöhnlich schneller und intensiver als diese.

Tumorarten: Am häufigsten im Großhirnbereich anzutreffen sind Meningeome, Glioblastome, Astrozytome, Oligodendrogliome, Ependymome, Spongioblastome, Metastasen; seltener Gangliozytome, Epidermoide und Sarkome.

Im Bereich des *Septum pellucidum* und des *Balkens* gibt es Zysten, die als Septum-pellucidum-Zyste und Werga-Zyste bekannt sind, sowie primäre Septumtumoren, wie Spongioblastome, Oligodendrogliome und primäre Balkentumoren, wie Glioblastome, Oligodendrogliome und Lipome.

.1.1. Geschwülste der Seitenventrikel

Für die Geschwülste in den Seitenkammern ist kennzeichnend, daß sie *arm an Herdzeichen* sind, sofern sie nicht das Gehirn infiltrieren. Sie blockieren meist den Liquorabfluß und führen infolge Verschlußhydrozephalus zum Hirndruck. In der Mehrzahl der Beobachtungen verursachen die intraventrikulären Tumoren keine Dauerblockade, sondern nur Ventilverschlüsse, die einen intermittierenden Hydrozephalus bedingen.

Klinisch und röntgenologisch lassen sich alle Zeichen des Hirndrucks nachweisen.

Als *häufigstes Symptom* werden anfallsweise auftretende Kopfschmerzen beschrieben. Alle übrigen Symptome gehören zum Bild der intrakraniellen Drucksteigerung.

Die *Ortsbestimmung* gelingt – abgesehen vom Tumor mit röntgenologisch faßbaren Kalkablagerungen – durch die kraniale Computertomographie.

Die *häufigsten* **Tumorarten** sind das Ependymom, das Plexuspapillom und seltener das intraventrikuläre Meningeom sowie die intraventrikulären Gliome (Astrozytom, Spongioblastom, Ventrikeltumoren bei tuberöser Sklerose).

.1.2. Geschwülste der Stammganglien und des Thalamus

Die Geschwülste dieser Hirnregion interessieren lediglich vom diagnostischen Gesichtspunkt. Einer *chirurgischen Therapie* sind sie aufgrund ihrer Lokalisation *nicht zugänglich*.

Tumorarten: Unter den Tumoren dieser Gegend werden *am häufigsten* Oligodendrogliome, Spongioblastome und Astrozytome, seltener Glioblastome beobachtet.

.2. Geschwülste der Sellaregion

Die Tumoren der Sellaregion sind gekennzeichnet durch Ausfälle von seiten des Chiasmas, des Tractus und Fasciculus opticus, durch endokrine und vegetative Störungen sowie durch Strukturveränderungen der Sella.

Die *hauptsächlich vorkommenden* **Tumorarten** sind die supra- und präsellären Meningeome sowie Sarkome einschließlich der seltenen Meningeome des N. opticus, die Hypophysenadenome und die im Kindes- und Jugendalter in dieser Region häufigen Tumorarten wie das Gliom des N. opticus und das Kraniopharyngeom.

.3. Geschwülste des III. Ventrikels

Im Bereich des III. Ventrikels gibt es eine Reihe von Tumoren, die aufgrund ihrer unterschiedlichen Topik, ihrer makroskopischen Besonderheiten und verschiedenartigen histologischen Strukturen *vielseitige Erscheinungsbilder und Krankheitsverläufe* hervorrufen können.

Aus praktischen Gesichtspunkten werden die Tumoren des III. Ventrikels eingeteilt nach ihrer Topik, ihrer Lage zur Ventrikelauskleidung und dem Ausgangspunkt.

Das *klinische Bild* zeichnet sich durch Hirndruckerscheinungen, ophthalmologische Symptome und endokrine Störungen aus (Fettleibigkeit, Anorexie, Kachexie, Pubertas praecox etc.). Allein aufgrund des klinischen Erscheinungsbildes gelingt es selten, einen Tumor des III. Ventrikels zu diagnostizieren.

Die endgültige *Ortsdiagnose* kann daher gewöhnlich nur durch Computertomographie oder NMR gestellt werden.

.4. Geschwülste im Pinealis- und Vierhügelgebiet

Die Neubildungen in dieser Hirnregion führen zu einer charakteristischen Symptomatik, obwohl sie hinsichtlich ihres Ursprungs und ihrer morphologischen Dignität unterschiedlicher Art sein können.

Das *charakteristische Symptom* der Tumoren dieser Region ist das Unvermögen der Kranken, nach oben zu sehen (*Parinaud-Syndrom*). Für dieses Merkmal wird eine Ortsdiagnose häufig möglich sein. Gelegentlich stehen aber Hirndruckerscheinungen im Vordergrund des Krankheitsbildes. Hypothalamische Störungen sind bei Tumoren dieses Standortes ebenfalls nicht ungewöhnlich.

Die *Diagnose* ist bei der voll ausgeprägten Symptomatik nicht schwierig, jedoch wird die endgültige Diagnose in den meisten Beobachtungen erst nach Durchführung einer Computertomographie möglich sein.

Die *hauptsächlich vorkommenden* **Tumorarten** haben im hinteren Abschnitt des III. Ventrikels ihren Ursprung, wie Gliome und Ependymome, ferner Neoplasmen des Corpus pineale, Pinealome, Teratome und Gliome der Zirbeldrüse und schließlich zystische Astrozytome und Spongioblastome des Mittelhirns, insbesondere der Vierhügelplatte.

.5. Geschwülste des kaudalen Hirnstammes (sog. pontobulbäre Tumoren)

Zu den Tumoren des kaudalen Hirnstammes sind alle hirneigenen Neubildungen zu rechnen, die sich unterhalb der Vierhügelplatte bis zum Austritt der ersten Spinalwurzel entwickeln, also vorwiegend raumfordernde Prozesse der **Pons** und der **Medulla oblongata**.

Das *klinische Bild* zeigt bei einem Brückentumor eine reichhaltige neurologische Symptomatik, da sich die Geschwülste in einem Gebiet ausbreiten, in dem die Kerne der meisten Hirnnerven liegen. Außerdem ziehen durch diese Region die auf- und absteigenden Verbindungsbahnen zwischen Großhirn und Medulla bzw. Kleinhirn.

Das *Symptombild* zeichnet sich aus durch multiple Kernlähmungen, meistens der letzten 6 Hirnnerven, mitunter bilateral, und gleichzeitige Störungen der langen Bahnen (beidseitig oder gekreuzt), durch Rumpfataxie und andere extrapyramidale Störungen. Je nach Sitz der verschiedenen, schnell wachsenden Geschwülste kommt es zu unterschiedlichen, mit zahlreichen Eigennamen bedachten Typen von Ausfallserscheinungen (Gruber-Millard-, Froville-Syndrom etc.).

Als *besonderes klinisches Zeichen* dieser Geschwülste ist herauszustellen, daß Hirndruckerscheinungen fehlen bzw. erst im Endstadium der Erkrankung auftreten, wenn die Liquorpassage verlegt wird.

Die *Diagnose* eines Pons-Tumors läßt sich gewöhnlich aufgrund der angegebenen Symptomatik mit genügender Sicherheit stellen. Leider sind gewöhnlich mit der diagnostischen Abklärung des Krankheitsbildes die ärztlichen Bemühungen erschöpft, da die Geschwülste des kaudalen Hirnstammes *niemals Gegenstand chirurgischer Behandlung* sind.

Tumorarten: Unter den *Tumoren dieser Region* dominieren die Spongioblastome und Astrozytome, während alle anderen Geschwülste selten sind (Glioblastome, Medulloblastome, Ependymome, Gangliozytome). Tumoren, die nur in der Medulla oblongata wachsen (Astrozytome, Spongioblastome), werden ganz selten beobachtet.

Die beiden häufigsten Geschwulsttypen, die im **Kleinhirn** vorkommen, sind das *Medulloblastom* und das *Spongioblastom*, die vorwiegend im Kindesalter auftreten. Das *Kleinhirnependymom*, das klinisch den Kleinhirntumoren zuzuordnen ist, ist vorwiegend eine im IV. Ventrikel sich ausbreitende Geschwulst, die nur selten mit ihrem eigentlichen Tumorkomplex innerhalb des Kleinhirns gelegen ist. Im Vergleich zu den eben genannten Tumoren des Kindesalters spielen im Erwachsenenalter das *Angioblastom* (Lindau-Tumor) und Metastasen eine Rolle. Außerordentlich selten in ihrem Vorkommen im Kleinhirn, z.T. umstritten, sind das *Glioblastom* und das *Oligodendrogliom*.

BAILEY hat den einzelnen *Tumorarten* verschiedene *Symptomengruppen* zugeordnet und das Syndrom des Kleinhirnwurms mit dem Medulloblastom, das der Kleinhirnhemisphäre mit dem Spongioblastom und das Syndrom des IV. Ventrikels mit dem Ependymom verbunden.

Das *Syndrom des Kleinhirnwurmes* zeichnet sich aus durch Gangunsicherheit infolge Rumpfataxie und durch eine Hypotonie der Gliedmaßen. Diese Störungen machen im Verlauf der weiteren Krankheit Stehen, Gehen, gelegentlich sogar Sitzen ohne Hilfe unmöglich.

Als erstes Symptom treten jedoch häufig Zeichen einer allgemeinen intrakraniellen Drucksteigerung mit Schielstellung der Augen und Zwangshaltung des Kopfes auf. Insbesondere häufiges Erbrechen, das zu raschem körperlichen Verfall führt, kann bei Kindern als Symptom einer intracraniellen Erkrankung lange Zeit verkannt werden.

Das *Syndrom der Kleinhirnhemisphären* ist gekennzeichnet durch halbseitige zerebellar-ataktische Störungen der Gliedmaßen. Zusätzlich wird ein Nystagmus beobachtet, der beim Blick zur Herdseite grobschlägiger wird. Auch hier können Zeichen einer allgemeinen Druckerhöhung bei Beginn oder im weiteren Verlauf der Krankheit im Vordergrund stehen.

Beim *Syndrom des IV. Ventrikels* stehen durchweg Hirndruckerscheinungen mit Erbrechen, Kopfschmerzen, Zwangshaltung des Kopfes und Einklemmungszustände im Vordergrund des Krankheitsbildes. Zerebelläre Erscheinungen sind nicht sehr ausgeprägt.

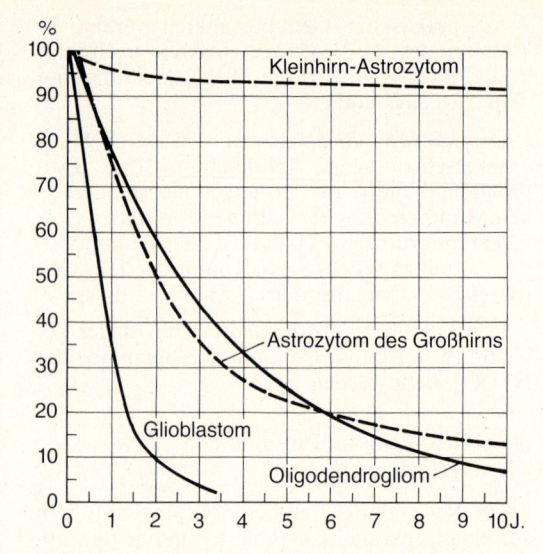

Abb. *18.1.*-7. Überlebenswahrscheinlichkeit von Patienten mit Gliomen. (Aus: K. A. BUSHE, H. KUHLENDAHL: Basiswissen Neurochirurgie, S. 49, Tab 2, Hippokrates, Stuttgart 1979, mit freundlicher Genehmigung.)

Der Wert dieser Syndrome darf nicht allzu hoch eingeschätzt werden, da die eigentliche Kleinhirnsymptomatik bei Kindern häufig durch Zeichen der allgemeinen Drucksteigerung überdeckt ist. Abgesehen davon kann sich die präoperative Unterscheidung nur auf die Lokalisation des Tumors beziehen. Man kann daher bis heute zur Klärung der Artdiagnose von Kleinhirngeschwülsten auf die *operative Freilegung* nicht verzichten, wenngleich auch die Computertomographie und NMR gewisse artdiagnostische Hinweise erlaubt.

.6. Geschwülste des sog. Kleinhirnbrückenwinkels

Siehe unter Neurinome S. 345f.

18.1.2.1.5. Klinik der einzelnen Tumorarten

Astrozytome des Großhirns (Abb. *18.1.*-7) (über 30% aller Gliome) bevorzugen das mittlere Lebensalter und sind vorwiegend im Marklager des Großhirns gelegen, von frontal nach okzipital an Häufigkeit abnehmend. Sie können sich bei diffuser Infiltration schon in sog. Pseudowindungen an der Rinde zeigen (»*Rindengliome*«); zumeist liegen sie aber als grauglasige, gefäßarme Infiltration in der weißen Substanz, wobei die darüber liegenden Rindenpartien nur verbreitert und weißlich verfärbt erscheinen. Außerdem kommen *zystische Formen* mit gelblich-klarer, eiweißreicher und nach Aspiration gelierender Zystenflüssigkeit vor.

Lange Anamnesen kommen vor; Krampfanfälle sind die häufigsten *Initialsymptome*. Bei verhältnismäßig langdauerndem Tumorwachstum kommt es selten bzw. spät zum Auftreten von *Stauungspapillen*. Fast die Hälfte der Patienten überlebt mehr als fünf Jahre, etwa 15% überleben zehn und mehr Jahre.

Formen: Neben reifen, isomorphen Formen (fibrillär, protoplasmatisch, gemistozytisch; entsprechend WHO Grad II) finden sich histologisch differente Untergruppen der Astrozytome mit abweichender Dignität, sog. »*Spongioblastome*«. Diese piloiden Formen stellen langsam wachsende, *gutartige Tumoren* (entsprechend WHO Grad I) des *Kindesalters* dar:
a) Astrozytom des N. opticus,
b) Gliom des Hypothalamus,
c) Zerebelläres Astrozytom.

Therapie: Bei polarer Lokalisation (frontal, temporal, okzipital) ist zwar eine makroskopische Totalentfernung durch *Resektion möglich*, es kann jedoch wie bei allen Gliomen zu einem *Tumorrezidiv* kommen.

Optikusgliome treten hauptsächlich bei Knaben auf und können mit der *Neurofibromatose* (v. Recklinghausen) vergesellschaftet sein. Das Kardinalsymptom ist die allmählich eintretende *einseitige Erblindung,* der sich bei peripherem intraorbitalem Sitz ein Exophthalmus anschließt.

Die *Diagnose* wird gestützt durch den Nachweis des Tumors am Augenhintergrund sowie der Erweiterung des For. opticum der betroffenen Seite in der Röntgenaufnahme nach RHESE.

Therapie: Wenn der Prozeß (fusiforme Schwellung des N. opticus im CT-Bild) noch nicht auf das Chiasma übergegriffen hat, ist eine neurochirurgische Behandlung erfolgversprechend.

Die langsam wachsenden, teilweise zystischen und/oder verkalkten **Spongioblastome des Hypothalamus, Chiasma, Mittelhirns** und **Aquädukts** bevorzugen ebenfalls das Kindes- und Jugendalter.

Symptome: Krankheitserscheinungen sind *hypothalamische Insuffizienz* und *Sehstörungen.* Aufgrund ihrer anatomischen Lokalisation ist eine *Totalexstirpation* (= Dauerheilung) *kaum möglich.* Treten diese Tumoren im kaudalen Hirnstamm (Pons, Medulla oblongata) auf, zeigen sie eine reichhaltige neurologische Symptomatik, da sie sich in einem Gebiet ausbreiten, in dem die Kerne der meisten Hirnnerven liegen. Außerdem ziehen durch diese Region die auf- und absteigenden Verbindungsbahnen zwischen Großhirn und Medulla bzw. Kleinhirn.

Das *Syndrom des kaudalen Hirnstammes* besteht in multiplen Kernlähmungen (meistens der letzten 6 Hirnnerven, mitunter bilateral), gleichzeitigen Störungen der langen Bahnen (beidseitig oder gekreuzt), Rumpfataxie und anderen extrapyramidalen Störungen. Hirndruckerscheinungen fehlen, bzw. treten erst im Endstadium der Erkrankung auf, wenn die Liquorpassage verlegt wird.

Die *Diagnose* eines Pons-Tumors läßt sich gewöhnlich schon aufgrund der angegebenen Symptomatik stellen. CT oder NMR sichern die Diagnose.

Therapie: Leider sind mit der diagnostischen Abklärung des Krankheitsbildes die ärztlichen Bemühungen in den allermeisten Fällen erschöpft, da die Geschwülste des kaudalen Hirnstammes nur selten Gegenstand neurochirurgischer Behandlung sind.

Infratentorielle Astrozytome des Jugendalters sind gut abgegrenzte, teilweise solitär-zystische Tumore der Kleinhirnhemisphären, wobei der eigentliche Tumor gegenüber dem großen Volumen der umgebenden Zyste verhältnismäßig klein sein kann. Der gut umschriebene Tumor wächst langsam und ist *operativ günstig angehbar.* Er kann jedoch auch solide sein, dann gewöhnlich auf den Kleinhirnwurm übergreifen und zum Mittelhirn vordringen.

Die *Prognose* ist nach erfolgreicher Operation günstig. Rezidive sind sehr selten.

Entdifferenzierte Astroblastome und anaplastische (maligne) Astrozytome (WHO Grad III) zeigen oft einen fließenden Übergang in ein Glioblastoma multiforme (WHO Grad IV). Ihnen fehlen jedoch dessen typische nekrotische Tumoranteile. Mit höherem Malignitätsgrad verkürzt sich die postoperative Überlebenszeit um jeweils die Hälfte.

Operative Therapie s. Glioblastome.

Oligodendrogliome (nahezu 10% aller Gliome) finden sich als langsam und bevorzugt frontal wachsende Großhirntumoren bei Erwachsenen. Sie neigen zu regressiven Veränderungen, Zysten, Nekrosen und typischen intratumoralen feinkörnigen oder spritzerförmigen Verkalkungen. Durch Einwachsen in die Meningen kann der Tumor Anschluß an die Liquorräume bekommen. Die Anamnese erstreckt sich oft über Jahre, wobei häufig *Krampfanfälle* das einzige Symptom bleiben können.

Operative Therapie s. Glioblastome.

Ependymome (5–10% aller Gliome) finden sich *infratentoriell* vor allem im Bereich des IV. Ventrikels bei Kindern. Hier sind sie gewöhnlich mehr oder weniger breitflächig mit der Rautengrube verwachsen und können durch das For. magnum bis in den Spinalkanal reichen, bzw. solcherart gelegentlich auf dem Liquorweg metastasieren. Es überwiegen hier gutartige Krankheitsverläufe nach operativer Behandlung.

Supratentorielle, maligne und zur Zystenbildung neigende Verlaufsformen der Großhirnependymome im Parietal- und Okzipitallappen finden sich bevorzugt im Jugendalter. Die Vorgeschichte der gut abgrenzbaren gelappten Tumoren ist unterschiedlich lang und zeichnet sich durch Symptome der intrakraniellen Druckerhöhung (Verletzung der Liquorpassage) bei meist fehlender neurologischer Symptomatik aus.

Therapie und Prognose: Trotz radikal erscheinender, operativer Resektion kommt es zu Rezidiven, so daß endgültige Heilungen nicht zu erwarten sind.

Plexuspapillome sind selten und treten gewöhnlich im ersten Lebensjahrzehnt auf. Die zottigen, gut abgegrenzten Geschwülste können bis zu Faustgröße anwachsen und unter Aufblähung des Ventrikels in die Hirnsubstanz eingepreßt werden. Man findet sie in abnehmender Häufigkeit im *IV. Ventrikel* (Erwachsene), den *Seitenventrikeln* (meist auf der linken Seite bei Kindern), im *III. Ventrikel* und im *Kleinhirnbrückenwinkel.* Häufig beobachtet man einen allgemeinen Hydrozephalus, der nicht nur durch die Ventrikelblockade allein hervorgerufen wird. Vermutlich ist für seine Entwicklung zusätzlich eine auch vom Papillom selbst ausgehende Liquorsekretion von wesentlicher Bedeutung.

Therapie: Die Geschwülste lassen sich total entfernen, Rezidive kommen vor.

Pineozytome sind gewöhnlich *gutartig*. Seltener findet sich das schnell wachsende maligne Pineoblastom des jüngeren Erwachsenenalters. Die Tumoren komprimieren die Vierhügelplatte, führen dadurch zu einem *Parinaud-Syndrom* mit vertikaler Blickheberlähmung durch Irritation der Colliculi superiores und verursachen einen Verschlußhydrozephalus.

Therapie: Nach Ventrikeldrainage der tumorbedingten, mechanischen Liquorzirkulationsstörung, ist bei umschriebenen benignen Geschwülsten eine operative Entfernung möglich. Maligne Formen sind strahlentherapeutisch zu behandeln.

Ob bei Kindern ein ursächlicher Zusammenhang zwischen Tumorbildung und zu beobachtender *Pubertas praecox* besteht, ist umstritten. Man vermutet, daß die sexuelle Frühreife durch örtlichen Tumordruck oder durch umschriebenen Druck des aufgestauten Liquors auf ein die Geschlechtsentwicklung förderndes Sexualzentrum im Tuber cinereum ausgelöst wird.

Gangliozytome des III. Ventrikels, der Temporallappen und der Kleinhirnhemisphären sind seltene Geschwülste des jüngeren Erwachsenenalters. Die großknolligen, teilweise auch zystischen Tumoren wachsen sehr langsam, können Hirnhäute infiltrieren und verursachen eine fortschreitende lokale Hirndestruktion. Jahrelange Anfallsanamnesen gehen zumeist voraus.

Therapie und Prognose: Nach radikaler Exstirpation sind jahrelange Überlebenszeiten beschrieben.

Glioblastoma multiforme (WHO Grad IV) (Abb. *18.1.*-8) sind die *bösartigsten supratentoriellen Hirngeschwülste des Erwachsenenalters* mit einem Häufigkeitsgipfel im 5. Lebensjahrzehnt. Sie entstehen vorwiegend im subkortikalen Marklager der dominanten Hemisphäre (Stirn- und Schläfenlappen), mehr bei Männern als bei Frauen. Kurze Anamnesen mit allgemeinen Kopfschmerzen, raschem geistigen Abbau und bald einsetzender Bewußtseinstrübung sind die Regel. Apoplektiforme Verläufe durch intratumorale Blutungen infolge Gefäßnekrosen sind möglich. Der Glioblastom-Kranke bietet sehr häufig Veränderungen seiner Persönlichkeit im Sinne einer gewissen Bewußtseinseinengung, Verlangsamung und – glücklicherweise für den Kranken – mangelnden Krankheitseinsicht. Glioblastome zeichnen sich durch ihr *rasches infiltrativ-destruierendes Wachstum* (Nekrose) mit häufigem *Übergreifen auf die Stammganglien* aus. Dadurch entwickelt sich in der Umgebung ein beträchtliches Marklagerödem mit Hemisphärenschwellung und Stauungspapillen, so daß es selbst bei relativ kleinen Tumoren zu einer Hirnmassenverschiebung auf die Gegenseite kommen kann. Innerhalb des Tumors, vor allem in seinen peripheren Zonen, treten zahlreiche dilatierte, besenreiserartige Gefäße auf (*Gefäßproliferation*), die die angrenzenden weichen Hirnhäute erreichen können, so daß arterio-venöse, lakunenförmige Kurzschlüsse entstehen. Hieraus erklärt sich die im Angiogramm nachweisbare Fistel mit Blutseebildung (s. Abb. *18.1.*-8) und der rasche Abfluß des Blutes in das Venensystem (sog. »frühe« Vene). Außer der Invasion in die Meningen ist auch die Absiedelung in die Liquorräume möglich. Selten werden extrakranielle Metastasen beschrieben.

Therapie: Gliöse Tumoren (Abb. *18.1.*-9), auch das Glioblastom, lassen sich häufig aus der Sicht des Operateurs nahezu vollständig entfernen, wegen des fließenden Übergangs der entarteten Gliazellen in das angrenzende Hirngewebe ist diese Totalexstirpation jedoch nur eine scheinbare. Trotz dieser Erkenntnis sollte man operativ eine größtmögliche Resektion bzw. Reduktion der Tumormassen anstreben, um nach Sicherung der histologischen Diagnose bei höhergradigen Gliomen der anschließenden Zytostase und Radiatio günstige Ausgangsbedingungen zu schaffen.

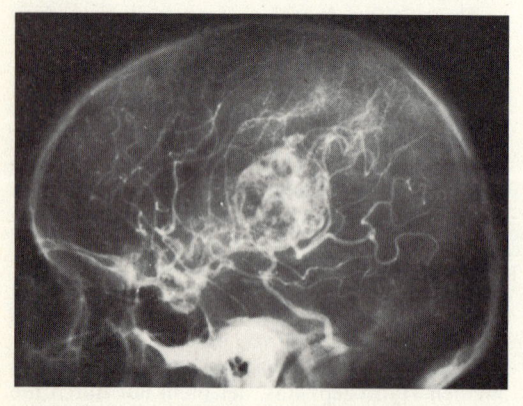

Abb. *18.1.*-8. Angiogramm eines Glioblastoms. Das Neoplasma hat sich durch seine zahlreichen dilatierten Gefäße, die durch arterio-venöse Kurzschlüsse miteinander verbunden sind, dargestellt.

Intrakraniell überwiegen maligne Tumoren, wobei das *Glioblastoma multiforme* (WHO Grad IV), die bösartigste hirneigene Geschwulst des Erwachsenenalters mit einem Häufigkeitsgipfel im 5. Lebensjahrzehnt ist. Das Kleinhirnmedulloblastom ist die bösartigste Hirngeschwulst im Kindes- und Jugendalter.
Die größte Gruppe der **gutartigen intrakraniellen Tumoren** sind die *Meningeome*.

18.1. Erkrankungen von Schädel und Gehirn

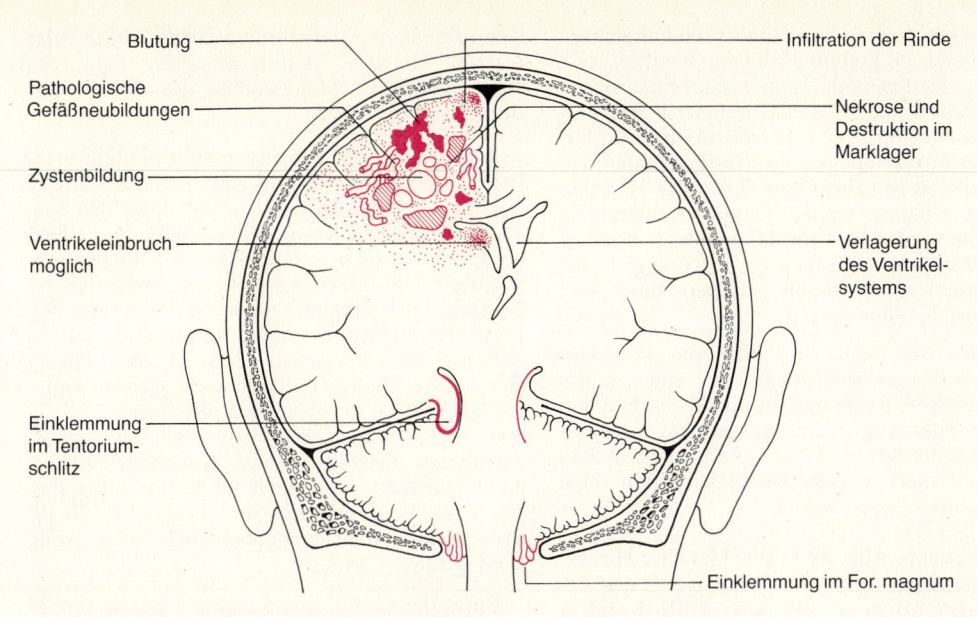

Labels on figure:
- Blutung
- Pathologische Gefäßneubildungen
- Zystenbildung
- Ventrikeleinbruch möglich
- Einklemmung im Tentoriumschlitz
- Infiltration der Rinde
- Nekrose und Destruktion im Marklager
- Verlagerung des Ventrikelsystems
- Einklemmung im For. magnum

Abb. 18.1.-9. Intrazerebraler Tumor (Gliom).

Medulloblastome des Kleinhirns sind mit die *häufigsten und bösartigsten Geschwülste im Kindes- und Jugendalter* (15–25%). Sie sind bevorzugt im Kleinhirnwurm lokalisiert und dehnen sich gegen das Dach des IV. Ventrikels und in beide Kleinhirnhemisphären aus. Im weiteren Wachstum wird der gesamte IV. Ventrikel ausgefüllt; zapfenförmige Ausläufer können bis in den Aquädukt und nach kaudal hin bis in den Spinalkanal reichen. Es können sog. *Abtropfmetastasen im Spinalkanal* auftreten, so daß radikuläre Schmerzen und Querschnittslähmungen vorkommen können.

Makroskopisch scheint der infiltrierend wachsende Tumor scharf begrenzt, seine Konsistenz ist grießbreiartig, aber auch derbe Tumorknoten werden beobachtet. Meningeale Invasion ist möglich.

Klinik: Die Krankheitserscheinungen zeigen eine rasche Progredienz unter den Zeichen des Hirndrucks bei Ventrikelaufstau durch Verlegung der Liquorpassage (»*Syndrom des IV. Ventrikels*« mit: Erbrechen, Kopfschmerzen, Schielstellung der Augen, Zwangshaltung des Kopfes und Einklemmungszuständen). Zerebelläre Erscheinungen sind beim Kleinhirnmedulloblastom meist deutlich ausgeprägt (Koordinationsstörungen, Nystagmus).

Therapie: Eine Radikalexstirpation ist selten möglich. Da Medulloblastome hoch strahlensensibel sind, sollte eine *Strahlentherapie* durchgeführt werden, gegebenenfalls kombiniert mit einer zytostatischen Behandlung. Unter dieser Behandlung sind Überlebenszeiten von eins bis längstens 5 Jahren (in Einzelfällen) bekannt.

Neurinome (Schwannome) sind intrakraniell abgekapselte, knotig-knollige, verdrängend wachsende, gutartige Geschwülste. Sie haben ihren *Ursprung überwiegend an sensorischen Hirnnerven,* wie die Akustikusneurinome (N. VIII) und Neurinome des N. trigeminus (N. V). Am häufigsten werden Neurinome an der vestibulären Gabelung des VIII. Hirnnerven gefunden (Übergangszone Schwannsche Zellen-Oligodendroglia). Sie wachsen dort, nahe des Porus acusticus internus, und führen zu einer Erweiterung desselben (wichtiges röntgenologisches Zeichen in der Aufnahme nach STENVERS). Häufig finden sich begleitende Zysten der benachbarten Arachnoidea. Bei weiterem Wachstum nach intrakraniell in den Kleinhirnbrückenwinkel hinein werden Pons, Zerebellum und kaudale Hirnnerven sowie des N. trigeminus komprimiert.

Die typische *Anamnese* besteht in der allmählich einsetzenden, einseitigen Ertaubung mit begleitendem Tinnitus, sowie Gleichgewichtsstörungen (Vestibularisausfall), Schwindel, Nystagmus, homolateralen koordinativen Störungen, sowie der für alle Wurzelneurinome so außerordentlich charakteristischen Vermehrung des Eiweißgehaltes im Liquor. Letztlich führen sie durch Kompression des IV. Ventrikels zu Liquorzirkulationsstörungen und Hirndruckzeichen.

Therapie: Bei dem Versuch der Totalexstirpation kann die Erhaltung des verdünnten und überdehnten, über der Tumorpseudomembran verlaufenden N. facialis Probleme bereiten, evtl. ist ein zweizeitiges oder gemeinsames neurochirurgisches und Hals-Nasen-Ohren-ärztliches Vorgehen notwendig, um eine vollständige Entfernung der intrakraniellen und intrameatalen Tumoranteile zu gewährleisten. Kann der N. facialis nicht erhalten werden, sind rekonstruktive Maßnahmen, wie z.B. die Hypoglossus-Nervus-facialis-Anastomose angezeigt. Bevorzugt treten diese Tumoren bei Frauen zwischen dem 4. und 6. Lebensjahrzehnt auf.

Multiple Neurinome und *bilaterale Akustikusneurinome* finden sich gehäuft bei einer *Neurofibromatosis* (v. Recklinghausen). Abgesehen von wenigen Tumoren, die zu ausgedehnt oder mit dem Hirnstamm verwachsen sind, kann in den meisten Fällen durch Totalexstirpation eine Dauerheilung erzielt werden.

Meningeome (Abb. *18.1.*-10) (15% aller Hirntumoren) sind *gutartige* Tumoren meist des Erwachsenen, wobei in 10% aller Fälle Rezidive trotz Radikalresektion auftreten können. Frauen sind häufiger betroffen als Männer (3:2). Meningeome gehen von arachnoidalen Zellelementen der Dura mater aus. Sie sind vor allem an solchen Stellen der Dura gehäuft anzutreffen, an denen Pacchionische Granulationen vorkommen. Man unterscheidet Meningeome der *Schädelbasis* von denen der *Konvexität*.

Als *Vorzugslokalisation* werden angegeben: Meningeome des Keilbeins, der Olfaktoriusrinne, der Siebbeinplatte, des Tuberculum sellae (=suprasellares Meningeom), Meningeome des Tentoriums, der temporalen Schädelbasis, des Cavum Meckeli, Meningeome der Falx, des Brückenwinkels, Meningeome des Klivus und der Ventrikel.

Makroskopie: Meningeome sind blaßgrau-rötliche, feste Tumoren von sehr variabler Größe mit meist glatter Oberfläche und kugeliger Gestalt. Obwohl sie gewöhnlich scharf abgegrenzt sind, können sie in den deckenden Knochen einwachsen. Der infiltrierte Knochen, besonders im Bereich der Keilbeinflügel, kann durch eine Hyperostose mehr oder minder verdickt werden, so daß eine Knochengeschwulst (hier äußerlich im Bereich der Schläfe) vorgetäuscht werden kann. Andererseits sind an der Kalotte durch örtliche Kreislaufstörungen, ausgelöst durch das Tumorwachstum, Zeichen lokalen Knochenschwunds zu beobachten. Vor allem im Keilbeinflügelbereich (äußeres, mittleres und inneres Keilbeindrittel) können Meningeome auch rasenförmig (»en plaque«) wachsen.

Eines der wichtigsten *Symptome* bei diesen, in den Knochen vordringenden *Keilbeinmeningeomen,* ist der einseitige, langsam progrediente Exophthalmus. Bei den Meningeomen im Bereich des medialen Keilbeinflügeldrittels kann es zur langsam eintretenden einseitigen Erblindung kommen.

Das *Tuberculum-sellae-Meningeom* ist schon durch den sehr charakteristischen Ablauf einer Gesichtsfeldstörung zu diagnostizieren. Der Ursprung meist lateral am Tuberculum sellae bedingt zuerst die Druckschädigung eines N. opticus von seiner medialen Seite her, so daß von

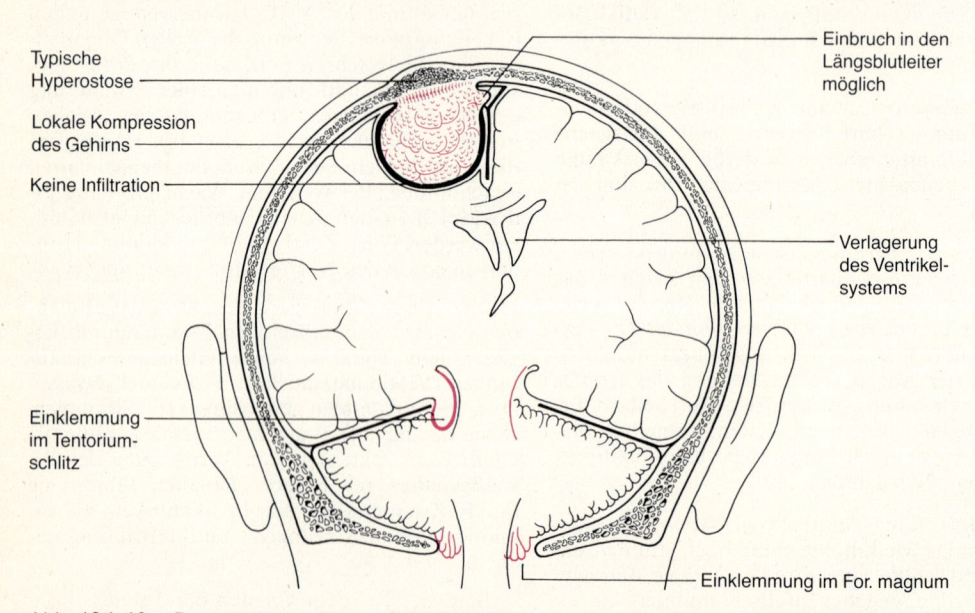

Abb. *18.1.*-10. Extrazerebraler Tumor (Meningeom).

temporal her die Einengung des Gesichtsfeldes dieses Auges beginnt, um mit dem sehr langsamen Wachstum dieser meist derben kleinen Meningeome fortschreitend auch das nasale Gesichtsfeld bis zur Erblindung des Auges auszulöschen. Dann erreicht der langsam weiterwachsende Tumor die mediale Seite des anderen N. opticus und führt langsam fortschreitend zur temporalen Hemianopsie des anderen Auges. Die Patienten kommen häufig erst dann in klinische Behandlung, wenn nur noch die nasale Gesichtshälfte eines Auges funktionsfähig ist. Oft wird ein so außerordentlich langsam sich entwickelnder und fortschreitender Verlust von Sinnesfunktionen (Hören, Sehen, Riechen) von vielen Patienten nicht bewußt wahrgenommen. Das Tuberculum-sellae-Meningeom kann gegenüber dem Hypophysenadenom differentialdiagnostisch durch das Fehlen der Sellaerweiterung abgegrenzt werden.

Das *Meningeom der Olfaktoriusrinne* wölbt sich ausgehend von der Dura auf der Lamina cribrosa von basal her tief in die Stirnlappen, in das sog. Orbitalhirn ein. Abgesehen vom Verlust des Riechvermögens, welcher infolge der äußerst langsamen Entstehung von den meisten Patienten nicht wahrgenommen wird (s.o.), ist das Krankheitsbild in typischer Weise charakterisiert durch ein psychisches Störsyndrom der basalen Stirnhirnregion mit allmählich zunehmender euphorischer Stimmung, Witzelsucht, Umtriebigkeit, Kritiklosigkeit und Fehlen jeglicher Krankheitseinsicht.

Meningeome des Tentoriums können sich supratentoriell wachsend in den Okzipitallappen eingraben oder infratentoriell in den Kleinhirnraum vordringen. In der hinteren Schädelgrube wachsen sie besonders lange symptomlos und führen dann zunächst zu Zeichen der intrakraniellen Druckerhöhung und durch Irritation des seitengleichen Hirnschenkels zu kontralateralen Pyramidenbahnzeichen. Auch homolaterale Ausfälle der Hirnnerven V, VII und VIII werden beobachtet. Die supratentoriellen Anteile der Tentoriummeningeome können bei Lokalisation im Bereich der Sehrinde zu quadrantenähnlichen homonymen Gesichtsfeldausfällen führen.

Meningeome der Seitenventrikel sind seltener und gehen vom Plexus chorioideus aus. Sie können ein- oder beidseitigen Verschlußhydrozephalus durch Ventrikel- oder For.-Monroi-Blockade hervorrufen.

Abgesehen von diesen Ventrikelmeningeomen sind Durapenetration, Okklusion des venösen Sinus und Knocheninvasion für Meningeome charakteristisch, jedoch hier nicht als Malignitätszeichen zu werten. Obwohl histologisch verschiedene Typen beobachtet werden, zeigen diese – mit Ausnahme der malignen Meningeome – kaum unterschiedliche klinische Verläufe. Aufgrund des sehr langsamen Wachstums und der schleichenden Atrophie des Gehirns erreichen sie meist große Ausdehnung, bevor sie erkennbare Symptome machen, die von der jeweiligen Lokalisation des Tumors abhängen. Nur die *Konvexitätsmeningeome* im Bereich der Zentralregion werden gewöhnlich frühzeitig entdeckt, da sie häufig fokale Krampfanfälle (Jackson-Anfälle) auslösen, meist bevor Lähmungen auftreten.

Die *Röntgennativaufnahme* kann wichtige Hinweise geben (umschriebene Knochenverdünnung, Hyperostose, abnorme Vaskularisation des Knochens).

Die *Therapie* besteht in der vollständigen Entfernung allen Geschwulstgewebes samt der Duraanhaftungsstelle und gegebenenfalls des betroffenen Knochens.

Meningeome sind meist solitär, vor allem aber in Kombination mit der Neurofibromatose (v. Recklinghausen) ist ein *multiples Auftreten* möglich. Tendenzen zur Hirninvasion, lokalen Rezidivneigung und Metastasierung sind sehr selten und finden sich dann beim papillären Typ der Geschwulst.

Gefäßtumoren wie das Angioblastom (Lindau-Tumor) des Kleinhirns gehen von den mesenchymalen Gefäßen aus und sind typische Gewächse des mittleren und höheren Lebensalters. Sie liegen meist subkortikal und lateral in den Kleinhirnhemisphären. Das kleine, gefäßreiche, dunkelrote Knötchen haftet einer Zystenwand an. Die rein zerebelläre Form zeichnet sich durch hochgradige Hirndruckkrisen (Kopfschmerzen, Erbrechen, Papillenödem) und Kleinhirnsymptome aus. Durch Tonsillenherniation mit Kompression der Medulla kann es zu plötzlichen und unerwarteten Todesfällen kommen.

Therapie: Die Exstirpation des Knötchens bringt – bis auf seltene Ausnahmen – dauernde Heilung.

In Verbindung mit einer Angiomatosis retinae (v. Hippel) und mit weiteren Tumoren bzw. dysontogenetischen Zysten in anderen Organen (z. B. Leber, Niere, Pankreas, Nebenniere, Hoden) entsteht das sog. *von-Hippel-Lindau-Syndrom*. Dies kann familiär erblich auftreten.

Kraniopharyngeome (2–3% aller intrakraniellen Geschwülste) sind epitheliale Mißbildungstumore und in 80% der Fälle *zystisch*. Sie entstehen aus Zellresten des sog. Hypophysenganges (Ductus cranio-pharyngeus) und gehören, da es sich um eine *kongenitale* Geschwulstanlage handelt, zu den Tumoren der Chiasmagegend im Kindes- und Jugendalter.

Gewöhnlich liegt das Gewächs suprasellär und in der Mehrzahl der Fälle zeigen sich dort typische Verkalkungen im *Röntgenbild*. Die Zysten enthalten eine mit Cholesterinkristallen durchsetzte, schmierölähnliche Flüssigkeit. In der Regel wächst der Tumor in den III. Ventrikel ein und führt so zur Liquorblockade (Hirndruck).

Die weiteren *klinischen Symptome* werden ausgelöst durch Kompression der Hypophyse und des Hypothalamus mit Minderwuchs, Diabetes insipidus, Amenorrhö und durch Druck auf das Chiasma, bitemporale Hemianopsie. Die Kinder bleiben in der körperlichen Entwicklung zurück.

Die wirksamste *Therapie* besteht in der chirurgischen Exstirpation. Ist diese aufgrund der engen Beziehungen zum basalen Gefäßkranz und wichtiger nervaler Strukturen nicht möglich, sollte die Zyste drainiert und gegebenenfalls eine Strahlentherapie diskutiert werden.

Epidermoide (Perlgeschwulst, früher auch Cholesteatom genannt) sind *kongenitalen* Ursprungs. Sie entwickeln sich aus versprengten epithelialen Zellen in der mittleren Schädelgrube, in der parasellären Region und im Bereich des Kleinhirnbrückenwinkels.

Die meist unspezifische *Symptomatik* entspricht der langsam zunehmenden Raumforderung. Am häufigsten werden sie im frühen Erwachsenenalter gefunden.

Therapie: Bei der Operation sieht man eine mit zwiebelschalenartig angeordneten Schichten abgeschilferter Hornlamellen prall ausgefüllte Kapsel. Die Ausräumung des perlmuttartig schillernden Inhalts kann leicht sein, die operative Entfernung der dünnen Kapsel ist jedoch schwieriger, so daß Rezidive nicht selten sind.

Sind an dem Tumor auch Hautanhangsgebilde beteiligt (Haare, Talg, Schweißdrüsen und seltener auch Zähne), so spricht man von **Dermoidzysten.** Man findet sie vorwiegend in der Mittellinie im Verlauf der neuralen Achse und hauptsächlich in der hinteren Schädelgrube.

Kolloidzysten des III. Ventrikels (sog. Foramen-Monroi-Zysten) sind selten vorkommende, bis kirschgroße Bläschen unter dem Dach des III. Ventrikels, hinter dem For. interventriculare. Vermutlicher Ausgangspunkt ist die sog. *Paraphyse,* ein Gewebe von unbestimmter Funktion, das während der Embryonalzeit an dieser Stelle gefunden wird.

Kolloidzysten kommen bei Adoleszenten und jüngeren Erwachsenen vor. Sie verursachen einen Verschlußhydrozephalus mit intermittierenden heftigen Kopfschmerzen. Weiterhin zeichnet sich das *klinische Bild,* wie bei allen Geschwülsten des III. Ventrikels, durch ophthalmologische Symptome und endokrine Störungen aus (Fettleibigkeit, Anorexie, Kachexie, Pubertas praecox etc.).

Therapie: Kolloidzysten können gegebenenfalls nach vorheriger Anlage einer extra- oder intrakorporalen Ventrikeldrainage zur Beseitigung der Liquorblockade vollständig entfernt werden.

Lipome sind zumeist im Mittellinienbereich des Gehirns anzutreffen und können bei ihrer Lokalisation nahe dem Corpus callosum mit Anfällen und im Bereich des Tuber cinereum mit hypothalamischen Störungen vergesellschaftet sein.

Therapie: Eine vollständige Entfernung ist aufgrund ihrer Lokalisation, ihres Gefäßreichtums und der engen Beziehungen zum umliegenden Gehirn zumeist nicht möglich.

Hypophysenvorderlappengeschwülste gehen aus der Adenohypophyse hervor und treten selten vor dem 20. Lebensjahr auf. In der Diagnostik kommt der *Endokrinologie* eine maßgebliche Bedeutung zu, besonders, solange die Tumoren noch nicht aus der Sella turcica in den intrakraniellen Raum vordringen bzw. durch kugelförmige Vorwölbung des Diaphragma das Chiasma opticum komprimieren. Die Folge wäre das klassische Symptom des Hypophysenadenoms: die *bitemporale Hemianopsie.* Die Hypophyse als Bestandteil des endokrinen Systems bedingt eine *klinische Sonderstellung der Hypophysenadenome.*

Charakteristisch ist zunächst die Insuffizienz der gonadotropen Vorderlappenfunktion (Amenorrhö, Ausfall der Sekundärbehaarung, Infertilität, Impotenz), später ein Nachlassen der adreno-kortikotropen Partialfunktionen (Addison-Syndrom) und des thyreotropen Anteils (Hypothyreose). Daraus erklärt sich das äußere Erscheinungsbild mit kühler, wenig durchbluteter Haut mit blaßgelblicher Gesichtsfarbe, Fehlen des Bartwuchses und der übrigen Sekundärbehaarung. Zahlenmäßig überwiegen hormonell inaktive sowie Prolaktin-sezernierende Adenome (*Prolaktinome*). Dabei sind neben dem Gesichtsfeldausfall nur endokrine Ausfallserscheinungen vorhanden (s. o.).

Sogenannte *eosinophile Hypophysenadenome* entwickeln sich aus dem STH-produzierenden, eosinophilen Anteil des Hypophysenvorderlappens und führen, bevor die Gelenkfugen geschlossen sind, zum Gigantismus, danach zur Akromegalie. Die Adenombildung geht gewöhnlich mit einer ballonförmigen Erweiterung der Sella einher, die sich röntgenologisch nachweisen läßt.

Basophile Tumoren mit Steigerung der adrenokortikotropen Partialfunktion (Cushing-Syndrom) sind äußerst selten und müssen differentialdiagnostisch gegen einen hormonell aktiven Nebennierenrindentumor abgegrenzt werden.

Therapie: Intraselläre Adenome lassen sich transseptal-transphenoidal vom Vestibulum oris aus vollständig exstirpieren. Bei suprasellärer Ausdehnung ist entweder von vornherein oder in einer zweiten Sitzung ein subfrontaler Zugang nach Kraniotomie erforderlich, um das Adenom vollständig entfernen zu können.

Chordome sind persistierende Reste der Chorda dorsalis, gewöhnlich im Knochen lokalisierte Geschwülste, die bei intrakranieller Lokalisation vorwiegend an der sphenookzipitalen Synchondrose (Klivus) angetroffen werden. Sie wachsen örtlich aggressiv und neigen zu lokalen Rezidiven. Bei der malignen Form kommt es relativ spät zu lymphogenen und hämatogenen Metastasen.

Das *klinische Bild* ist abhängig von der oft auch asymmetrischen Wachstumsrichtung (unilaterale Hirnnervenausfälle). Bei Ausdehnung nach rostral ähnelt es mehr dem des Hypophysenadenoms. Hirndruck- und Hirnstammzeichen sowie Kleinhirnsymptome stehen bei Einengung der hinteren Schädelgrube im Vordergrund.

Therapie: Lokalisation und Ausdehnung machen in vielen Fällen eine vollständige Resektion unmöglich. Trotz postoperativer Radiatio ist die *Prognose* schlecht.

Chondrome sind als Tumoren der Schädelknochen bekannt. Sie gehen aber auch von der Dura, vor allem von den vorderen Abschnitten der Falx, und im Ventrikel vom Plexus chorioideus aus und wachsen langsam komprimierend gegen das Gehirn.

Therapie: Bei nichtinvasiven Hemisphärenchondromen ist Heilung durch Totalexstirpation möglich.

Metastatische intrakranielle Tumoren sind *Sekundärgeschwülste extrakranieller, maligner Tumoren* und haben im wesentlichen ihre Herkunft vom Bronchialsystem (60%), von der Haut (Melanomen), den Mammae und der Nieren (hypernephroides Nierenkarzinom). Hirnmetastasen aus dem Bereich der gynäkologischen Neoplasmen, dem Magen-Darm-Trakt und der Pankreas sind eine Seltenheit. Metastasen entstehen *gewöhnlich hämatogen* und treten überwiegend im höheren Lebensalter auf.

Obwohl Metastasen gewöhnlich abgegrenzt sind, können sie auch durch nur histologisch nachweisbare perivasale Ausdehnung und Fortleitung diffus entlang der Meningen weiterwachsen *(meningeale Karzinomatose).*

Therapie: Bei isolierten Solitärmetastasen kann eine operative Exstirpation sinnvoll sein. Wie erwähnt, können die Symptome der Hirnmetastasen auftreten, bevor der Primärtumor in Erscheinung tritt. Für eine Metastase und gegen einen hirneigenen Tumor oder ein Meningeom spricht stets eine meist erhebliche *Beschleunigung der Blutkörperchensenkung* (BSG).

> **Metastatische intrakranielle Tumoren** haben im wesentlichen ihre *Herkunft* vom Bronchialsystem (60%), von Melanomen, den Mammae und den Nieren (hypernephroides Karzinom). Treten bei älteren Patienten *Symptome eines Hirntumors bei gleichzeitig beschleunigter BSG* auf, muß mit allen Möglichkeiten nach einem Primärtumor gesucht werden.

18.1.2.1.6. Diagnostik

Fokal-neurologische Ausfälle und/oder Kardinalsymptome der intrakraniellen Drucksteigerung (Kopfschmerzen, Erbrechen, Stauungspapillen) lassen den Untersucher im Rahmen einer allgemeinen und klinisch-neurologischen Befunderhebung die Verdachtsdiagnose einer intrakraniellen Raumforderung stellen. Endgültige Ergebnisse sind durch Anwendung weiterer *apparativ-diagnostischer Maßnahmen* wie Röntgen-Nativaufnahmen des Schädels, Elektroenzephalographie (EEG), Computertomographie (CT-Scan ohne und mit Kontrastmittel), (digitale Subtraktions-)Angiographie und Kernspinmagnetresonanztomographie (NMR) zu erreichen.

Die *Lumbalpunktion* ist bei Verdacht auf raumfordernde intrakranielle Prozesse *streng kontraindiziert,* da sie eine latente Mittelhirn- oder bulbäre Einklemmung in eine manifeste Hirnstammeinklemmung überführen kann.

Da einzelne Geschwulstarten bestimmte *Lebensalter* bevorzugen, können sich hieraus im Einzelfall wertvolle Hinweise für Diagnose, Indikation und Prognose ergeben (s. Abb. *18.1.*-11).

18.1.2.1.7. Differentialdiagnostische Erwägungen

Differentialdiagnostisch müssen bei primär intrakraniellen Tumoren (Gliomen und Meningeomen) u. a. auch *Metastasen* und *Abszesse* als sonstige Raumforderungen in Betracht gezogen werden. Ihre teilweise unspezifische Symptomatik kann sich gleichen.

Gutartige extrazerebrale Neubildungen wie *Meningeome* und *Neurinome* erzeugen im allgemeinen erst *spät* ein ausgedehntes *Begleitödem.* Diese Tumoren können daher große Ausmaße erreichen, bevor es zur Dekompensation kommt. Glioblastome und bereits auch kleine Metastasen können dagegen wegen des umfangreichen Begleitödems rasch raumfordernd zur Dekompensation führen.

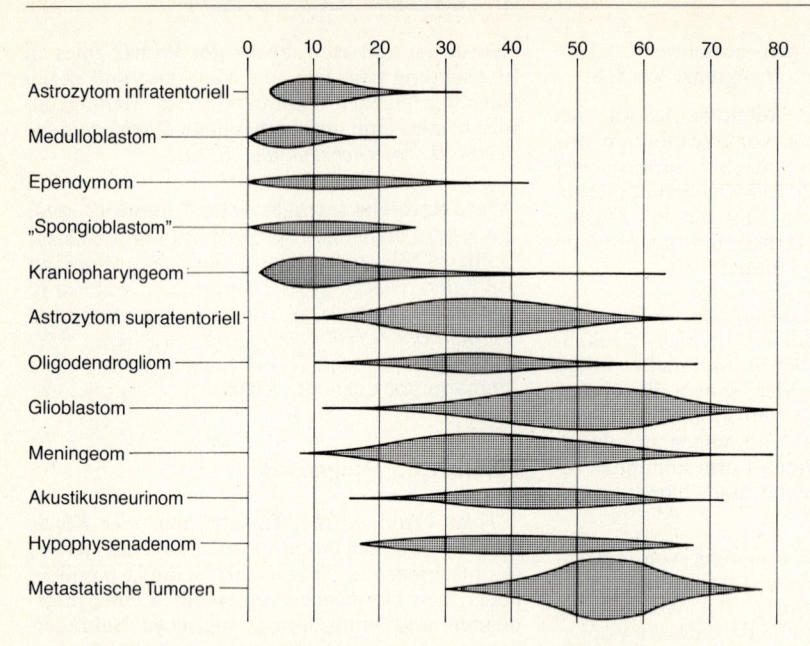

Abb. 18.1.-11. Schematische Darstellung über das Vorzugsalter der einzelnen Tumorarten in den verschiedenen Altersklassen (modifiziert nach MULAN).

Es gibt zwei Ausnahmen von der Regel, daß Tumoren sich ausdehnen können, ohne dabei zu einer wesentlichen intrakraniellen Druckerhöhung zu führen:

a) *Glioblastome* schaffen Platz für ihr Wachstum durch Infiltration mit nachfolgender Zerstörung der Hirnsubstanz (Nekrose). Da der Tumor ebenso viel Hirngewebe zerstört, wie er an Substanz zunimmt, wird er auch als »*raumersetzender*« Tumor bezeichnet.

b) *Sehr langsam wachsende Tumore* – wie die Meningeome – schaffen Platz durch schleichendes, schrittweises Eindrücken unter gleichzeitiger Verschiebung der umliegenden Hirnsubstanz.

Differentialdiagnostisch müssen bei primär intrakraniellen Tumoren (Gliomen und Meningeomen) auch *Metastasen* und *Abszesse* als sonstige Raumforderung in Betracht gezogen werden, da sich ihre teilweise unspezifische Symptomatik gleichen kann.

18.1.2.1.8. Therapie

.1. Operative Maßnahmen

Das *Ziel neurochirurgischer Eingriffe* ist, bei gutartigen intrakraniellen Tumoren (Meningeomen, Akustikusneurinomen) eine Restitutio ad integrum zu erreichen, bei hirneigenen Geschwülsten für einen gewissen Zeitraum unter Erhaltung der Lebensqualität die lebensbedrohliche Raumforderung zu beseitigen und das Fortschreiten neurologischer Ausfälle aufzuhalten. Für beide Arten von Geschwülsten sind im Anfangsstadium die Voraussetzungen für operative Maßnahmen günstiger, so daß eine Frühdiagnose anzustreben ist.

Mit der Erkenntnis über die Art des Prozesses und die topographische Lage desselben läßt sich mit hinreichender Erfahrung beurteilen, ob der Prozeß operabel, durch Teilresektion nur partiell operabel oder sogar inoperabel ist.

Bei der kritischen *Indikationsstellung* muß sowohl das Alter des Patienten als auch die vermeintliche Wachstumstendenz des Tumors für die Entscheidung berücksichtigt werden. Die Indikationsstellung für ein operatives Vorgehen ist nur unter kritischer Würdigung aller Daten am Maß des Erreichbaren zu stellen.

Unter diesem Aspekt ist zu berücksichtigen, daß gerade die maligne Form der Gliome das höhere Lebensalter bevorzugt, wobei die Frühmortalität hoch ist. Außerdem ist zu berücksichtigen, daß Gliomrezidive gewöhnlich Tendenzen zur Entdifferenzierung zeigen, die sich bei Mehrfachoperationen in einer Erhöhung des histologischen Malignitätsgrades ausdrücken. Diese Erfahrung lehrt, daß man bei *Gliomen des höheren Lebensalters* die obigen Überlegungen bei der Indikationsstellung berücksichtigen und daher mit operativen Maßnahmen eine gewisse Zurückhaltung üben sollte.

Bei *intrakraniellen Metastasen* sollte man sich nur dann zu einem operativen Eingriff entschließen, wenn anzunehmen ist, daß es sich um solitäre Tochtergeschwülste handelt und diese aufgrund der Lokalisation als operabel angesehen werden können. Voraussetzung ist, daß das Grundleiden im Körper beseitigt bzw. nicht progredient, d. h. beherrscht ist. Eine absolute Operationsindikation ist jedoch immer dann gegeben, wenn nur der geringste Zweifel an einer zerebralen Metastasierung besteht und es sich bei der Neubildung ebenso um einen benignen intrakraniellen Tumor handeln könnte.

Der *operative Zugang zum Gehirn* bei intrakraniellen Geschwülsten besteht in der *osteoplastischen Kraniotomie,* bei der das ausgesägte Knochenstück mit dem Periost bzw. bei temporalen Zugängen mit dem Schläfenmuskel in Verbindung bleibt, um bei Beendigung des Eingriffes wieder eingesetzt zu werden. Die Methoden der operativen Maßnahme am Tumor selbst sind vielfältig, deren Beschreibung muß den Operationslehren vorbehalten bleiben.

Bedeutende technische Fortschritte der Tumorchirurgie wurden durch die *Mikrochirurgie* erreicht. Erleichtert werden kann in vielen Fällen die Tumorexstirpation durch den Einsatz des *Lasers* sowie durch die Einführung des *Ultraschall-Spül-Saugers* (z. B. Cusa-System). Durch hochfrequente Vibrationen der Saugerspitze werden die Tumorzellen voneinander gelöst, zertrümmert und können bei Schonung der durchziehenden und umliegenden Hirngefäße und benachbarter funktionell wichtiger nervaler Strukturen ausgespült und abgesaugt werden.

Bei *infratentoriell gelegenen Prozessen* erfolgt der Zugang zum Schädelinneren über eine *osteoklastische Kraniotomie* der Okzipitalschuppe, nachdem vorher die anhaftende Nackenmuskulatur gespalten und vom Knochen abgelöst wurde.

Das **Ziel neurochirurgischer Operationen** ist bei gutartigen intrakraniellen Tumoren wie Meningeomen oder Neurinomen durch Entfernung der Raumforderung die Gefahr der *lebensbedrohenden intrakraniellen Drucksteigerung zu beseitigen* und bestehende *neurologische Ausfalls- und Reizerscheinungen zur Rückbildung zu bringen.* Bei hirneigenen Geschwülsten des Gehirns ist das Ziel der Operation die *lebensbedrohende Raumforderung zu beseitigen* und *das Fortschreiten neurologischer Störungen aufzuhalten,* um danach ggf. eine Bestrahlungsbehandlung und zytostatische Therapie anzuschließen.

.2. Bestrahlungsbehandlung und zytostatische Therapie

Die anschließende Nachbehandlung maligner hirneigener Tumoren besteht je nach histologischer Klassifizierung und Graduierung des Befundes in einer Bestrahlungsbehandlung, die mit einer zytostatischen Therapie kombiniert werden kann.

Die *Strahlentherapie* mit Hochvoltgeräten, beginnend 2 bis 4 Wochen nach der Operation, besteht gewöhnlich in der Bestrahlung des gesamten Großhirns mit 40 Gray in der Mittellinie in Einzeldosen von 2 Gray 5mal wöchentlich über seitlich opponierenden Feldern. Nach 5- bis 10tägiger Pause Bestrahlung der Tumorregion inclusive 2 cm Sicherheitszone mit insgesamt 20 Gray, bezogen auf die 80% Isodose in Einzelbestrahlungen.

In der *zytostatischen Therapie* überwiegen die liquorgängigen Nitroseharnstoffe wie z. B. das BCNU (Carmustin). Es wird den alkylierenden Substanzen zugerechnet und hemmt die DNA- und RNA-Synthese. Damit können Remissionen in ca. 30–50% der Fälle bei malignen Gliomen erreicht werden. Exemplarisch eines der vielfältigen Dosierungsschemata:

BCNU 80 mg/m^2 Körperoberfläche in 250 ml Glucose 5%ig als Kurzinfusion an 3 aufeinanderfolgenden Tagen alle 6 Wochen. An Nebenwirkungen sind zu beachten: Knochenmarkstoxizität sowie interstitielle Lungenfibrose.

Neue Therapiemöglichkeiten bestehen in der selektiven intraarteriellen Chemotherapie des Tumorkreislaufs und der stereotaktischen Radiotherapie mit interstitiellem Einbringen radioaktiver Isotope als Permanent-Implantation oder Bradycurietherapie (z. B. Iridium-192).

18.1.2.1.9. Prognose

Abgesehen von der guten Prognose benigner Tumoren bei Totalexstirpation muß die bei *gliomatösen Prozessen* differenzierter betrachtet werden, da die Gliome mit Ausnahme der sog. Kleinhirnastrozytome und eines Teils der Ependymome maligne sind. Die Tumorkrankheit führt, wenn auch in recht unterschiedlichen Zeitabläufen – durch rezidivierendes Geschwulstwachstum – zum Tode (siehe Abb. *18.1.*-7). Je jünger der Patient, desto mehr ist mit einem geringeren Malignitätsgrad zu rechnen. Eine Ausnahme bildet das Kleinhirnmedulloblastom des Kindes- und Jugendalters.

Je höher das *Lebensalter,* desto mehr überwiegen Gliome vom Grad IV (WHO). Insgesamt zeigen Patienten unter 60 Jahren mit hirneigenen Tumoren eine deutlich längere Überlebenszeit. Der schicksalshafte Krankheitsablauf vollzieht sich z. B. beim Glioblastom innerhalb von Monaten, bei den Astrozytomen und Oligodendrogliomen geringeren Malignitätsgrades von Jahren.

Die Unterscheidung verschiedener **Malignitätsgrade (I–IV)** bei den hirneigenen Geschwülsten (Gliomen) ist für die Therapie und Prognose **wichtig**. Das Glioblastom und andere Gliome mit einem hohen Malignitätsgrad führen meist innerhalb von einem halben bis einem Jahr, längstens binnen zwei Jahren zum Tode.

Damit taucht die grundsätzliche Frage nach dem *Sinn operativer Maßnahmen* auf, wenn vorher vorhersehbar ist, daß Gliome rezidivieren und damit das Sterben und nicht das Leben verlängert wird. Zu vertreten ist jedoch der Eingriff, wenn es gelingt, den Großteil des Tumorvolumens zu entfernen, ohne dabei große neurologische Ausfälle zu riskieren. Mit dieser Maßnahme der sog. *»Inneren Dekompression« (= Teilresektion)* können sich neurologische Ausfälle zurückbilden und der erhöhte intrakranielle Druck kann gesenkt werden. Der durch diese Teilresektion *(innere Dekompression)* erreichte Zustand bietet dann auch die besten Voraussetzungen für eine evtl. *Strahlentherapie und/oder zytostatische Behandlung*. Der dadurch erzielte Gewinn ist nicht unwesentlich, da ein Teil der Patienten in einem scheinbar geheilten Zustand vorübergehend zu Familie und Beruf zurückkehren kann und somit die Phase bis zu einem evtl. Auftreten von einem Rezidiv bzw. die postoperative Überlebenszeit überhaupt erträglicher wird.

Eine *erneute Tumorprogression (= Rezidiv)* ist dann anzunehmen, wenn es zu einer eindeutigen klinischen Verschlechterung (Absinken des Aktivitätsindex nach KARNOFSKY um mindestens 20%) gekommen ist und wenn sich gleichzeitig im CT eine deutliche Vergrößerung des Tumors nachweisen läßt.

Abgesehen von der guten **Prognose** nach Totalexstirpationen benigner Tumoren, muß die Prognose gliomatöser Prozesse differenziert gesehen werden, da mit Ausnahme der Kleinhirnastrozytome und eines teils der Ependymome das Fortschreiten des Geschwulstwachstums in den meisten Fällen nicht aufzuhalten ist.

18.1.2.2. Entzündliche Erkrankungen der Kopfschwarte, des Knochens, der Meningen und des Gehirns

18.1.2.2.1. Eitrige Entzündungen

.1. Kopfschwarte

Eitrige Entzündungen entstehen entweder traumatisch oder werden von Hautinfektionen bzw. eitrigen Knochenherden, die meist von den Nebenhöhlen, der Nase oder den Ohren ausgehen, unter die Galea fortgeleitet. Grenzt sich die Infektion ab und schmilzt sie ein, so ist sie durch Inzision schnell zu beheben. Dringt sie jedoch durch das Periost unter die Kopfschwarte, so kann es zur schnellen Ausbreitung kommen.

Therapie: Das *Erysipel der Kopfhaut* ist heute selten. Seine Behandlung ist konservativ und besteht in hohen Dosen von Antibiotika. Diese Therapie ist auch bei *Kopfschwartenphlegmonen* angezeigt, wird aber bei Einschmelzung durch Inzisionen, Ausräumung der Herde und Drainagen unterstützt.

.2. Schädel

Die *Schädeldachosteomyelitis* ist eine Komplikation schwerer Nebenhöhlenentzündungen und eine Folge unzureichender Wundversorgung bei Kopfschwarten- und Schädelverletzungen. Seit Einführung der Antibiotika werden derartige Entzündungen jedoch seltener beobachtet.

Die **Therapie** besteht in der radikalen chirurgischen Entfernung des infizierten Knochens und Entleerung und Drainage eventueller *epiduraler Eiteransammlungen* unter gleichzeitiger hoher Antibiotikadosierung.

Intrakranielle Eiterungen kommen vor als eitrige Meningitis, als Zerebritis, als Hirnabszeß, als subdurales Empyem und als epiduraler Abszeß.

.3. Intrakranielle subdurale Abszesse

In der vor-antibiotischen Ära waren subdurale Abszesse – ausnahmslos mit tödlichem Verlauf – eine Komplikation oto- bzw. rhinogener Infektionen. In der heutigen Zeit sind diese Komplikationen selten. Die Krankheitszeichen sind die einer schweren Infektion, verbunden mit Hirndruckerscheinungen.

Die **Therapie** besteht in der operativen Entleerung und Drainage der Abszeßhöhle und intensiver antibiotischer Therapie.

.4. Eitrige Meningitis

Die häufigsten *Ursachen* sind direkte offene Schädel-Hirn-Verletzungen jeglicher Art, einschließlich der Schußverletzungen, ferner fortgeleitete oto-rhinogene Infektionen – meist über eine Sinusthrombophlebitis. Außerdem können Hirnhautentzündungen bei Schädeldachosteomyelitis und nach Sinus-cavernosus-Thrombose

(Gesichtsinfektionen) und schließlich bei Durchbruch eines Hirnabszesses in den Liquorraum auftreten; letztlich, aber selten metastatisch, bei Pyämie und Allgemeininfektionen.

Die **Diagnose** wird aufgrund von Liquorbefund, Erregernachweis im Liquor, Nackensteifigkeit, Fieber, Bewußtseinsstörung und Delirium gestellt.

Die **Therapie** besteht in Lumbalpunktionen. Sofortiger Einsatz eines Breitbandantibiotikums ist ein Muß. Nach Bakteriennachweis im Liquor und Resistenzbestimmung Anwendung des spezifischen Antibiotikums. Bis auf Ausnahmen keine Injektionen in den Liquorraum. Intensive Kreislauf- und Allgemeinbehandlung wie auch psychische Ruhigstellung sind erforderlich.

> Die **Therapie der eitrigen Meningitis** besteht in Lumbalpunktionen. Bei der ersten Punktion Liquorgewinnung zum Bakteriennachweis und Resistenzbestimmung. Danach ist der sofortige Einsatz eines Breitbandantibiotikums »ein Muß«.

18.1.2.2.2. Hirnabszeß

In der klinischen Praxis unterscheidet man die Abszesse nach *Entstehungsort* und *klinischer Verlaufsform*, wie z. B. den *posttraumatischen Abszeß* als Früh- oder Spätabszeß durch direkte Keimeinbringung, ferner den *fortgeleiteten Abszeß* und schließlich den *metastatischen Hirnabszeß*.

Die beiden ersten Typen entstehen nach offenen Schädel-Hirn-Verletzungen, insbesondere nach Schußverletzungen, oder sie sind das Ergebnis einer von der paranasalen Region oder vom Mittelohr ausgehenden Infektionsausbreitung.

Metastatische Abszesse kommen nicht so häufig vor. Gewöhnlich stammen sie von Bronchiektasen oder Lungenabszessen. Daneben spielen aber auch Zahngranulome und chronische Tonsillitiden eine Rolle. Metastatische Abszesse haben eine höhere Letalität, da sie multipel auftreten und weil der Eiterinhalt häufig therapieresistente Erreger enthält.

Bei einer Reihe von metastatischen Abszessen spielen auch kardiale Erkrankungen eine Rolle, wobei besonders die angeborenen Vitien mit Rechts-Links-Kurzschluß (z. B. die Fallotsche Tetralogie) zu erwähnen sind.

Bei den *Abszessen durch paranasale oder Mittelohrinfektionen* besteht gewöhnlich in der Vorgeschichte eine chronische Infektion des Primärherdes. Danach kommt es zur Überleitung auf die Dura, der Subarachnoidalraum verklebt, und die Infektion bricht in die Hirnsubstanz ein.

> Man unterscheidet *traumatische* von *fortgeleiteten* und *metastatischen* Abszessen.

Die 4 Stadien der Entwicklung des Hirnabszesses (nach CARMICHAEL) sind:
1. Nekrose (nekrotische Enzephalitis),
2. Verflüssigung der Eiterbildung,
3. Proliferation von Fibroblasten sowie Blutgefäßwucherungen,
4. Bindegewebige gliöse Abriegelung.

Im weiteren Verlauf schmilzt immer mehr Gewebe ein, es bildet sich vermehrt Eiter und die Abszeßhöhle vergrößert sich, der intrakranielle Druck steigt an, und durch Einklemmung infolge Raumbeengung oder durch eine Meningitis infolge Einbruch des Abszesses in die Ventrikel oder in die Meningen tritt der Tod ein.

Klinischer Verlauf: Das Stadium der umschriebenen nekrotisierenden Enzephalitis verläuft gewöhnlich *symptomlos*, wenn auch gelegentlich örtliche meningitische Erscheinungen auftreten können. Wenn jedoch ein Patient, der kürzlich eine Nebenhöhlenentzündung gehabt hat, über Kopfschmerzen klagt, sollte an die Entwicklung eines Abszesses gedacht werden. Gewöhnlich überdecken die Zeichen der Raumbeengung und Drucksteigerung die der Hirninfektion. Temperaturerhöhungen können fehlen, weil die Infektion gewöhnlich gut abgekapselt ist und die Erreger meist durch eine mehr oder weniger geeignete antibiotische Therapie in ihrer Resistenz geschwächt sind.

Dagegen kann eine *zerebrale Infektion*, wenn sie ausgedehnt ist und wegen der Virulenz der Erreger akut und unbeeinflußbar im Sinne einer Zerebritis verläuft, septische Temperaturen mit Schüttelfrösten, Kreislaufstörungen und schwere Störungen des Bewußtseins zeigen. Der Verlauf führt dann infolge allgemeiner Hirnschwellung und Intoxikation meist zu einem fatalen Ausgang, bevor es zur Einschmelzung und damit Abszeßbildung kommt.

Die *Untersuchung des Liquors* zeigt gewöhnlich eine Vermehrung der Zellen mit vermehrtem Eiweißgehalt bei hohem Liquordruck. Das Ausmaß der Zellvermehrung hängt von der räumlichen Beziehung des Abszesses zum Subarachnoidalraum oder zum Ventrikel sowie vom Infektionsstadium und (akuter oder chronischer) Verlaufsform ab.

Die *neurologische Symptomatologie* hängt von der Lokalisation ab und zeichnet sich gewöhnlich, wie bei einem Tumor, durch zunehmende Hirndruckerscheinungen aus, ferner durch Herdveränderungen, entweder mit Zeichen einer Lähmung oder auch mit Krampferscheinungen. Abszesse von den Nasennebenhöhlen aus finden sich gewöhnlich im Stirnhirn, Abszesse vom Mittelohr bzw. vom Schläfen- oder Felsenbein aus führen zu Schläfenlappen- oder Kleinhirnabszessen.

Bei jedem Verdacht auf einen Hirnabszeß ist die Durchführung einer *Computertomographie* erforderlich. Sogenannte Probepunktionen (Blindpunktionen) als diagnostische Maßnahme sind zu vermeiden. Der Infektionsablauf in den verschiedenen Stadien mit dem entsprechenden morphologischen Substrat läßt sich durch wiederholte computertomographische Untersuchungen verfolgen, so daß neben der klinischen Verlaufskontrolle dadurch der günstigste Zeitpunkt und die Art der operativen Behandlung gewählt werden kann.

Therapie: Die Behandlung des Abszesses geschieht durch systematische Anwendung hochdosierter *Antibiotikagaben* und durch Entleerung mittels *Punktion* oder durch *Totalexstirpation* des Hirnsabszesses samt der Kapsel.

Wenn der Abszeß lokalisiert ist, wird er durch ein Bohrloch punktiert, der Eiter aspiriert und die Abszeßhöhle mit einem Antibiotikum gespült (*Cave:* Örtliche Penicillinanwendung = Krampfanfall!). Mehrfache *Spülungen* durch wiederholte Punktionen oder durch Einlegung eines Drains in die Höhle können erforderlich sein. Die Häufigkeit der zu wiederholenden Spülungen hängt von dem klinischen Verlauf und der Ausdehnung des Abszesses ab. Da wiederholte Punktionen die Gefahr einer Implantation eines Tochterabszesses mit sich bringen, erscheint die Einführung eines Drains günstiger. Bessert sich der Zustand des Patienten nach Entleerung des Abszesses nicht, so muß an das Vorhandensein von Tochterabszessen oder multiplen Abszessen gedacht werden.

> Die **Therapie von Hirnabszessen** besteht in der Gabe hochdosierter Antibiotika und der Entleerung des Eiters mittels Punktion oder durch Totalexstirpation des Abszesses samt Kapsel.

CT-Verlaufskontrollen sind erforderlich. Ist die Kapsel geschrumpft und besitzt sie eine ausreichende Wandstärke, so kann sie exstirpiert werden. Das gleiche Vorgehen empfiehlt sich, wenn trotz Punktion und antibiotischer Behandlung der Abszeß sich immer wieder auffüllt.

Die *Prognose* derartiger Abszesse ist nach Exstirpation günstig. Auf der anderen Seite ist die Prognose bei Patienten, die bereits mit einer Abszeßruptur und Einbruch des Eiters in den Ventrikel oder in den Subarachnoidalraum komatös in die Klinik kommen, ungünstig. Es ist dann schwierig, die Eiterung zu lokalisieren. Die Letalität bei solchen Verlaufsformen ist hoch. Nur wenige überleben einen Ventrikeleinbruch.

Neben der örtlichen Behandlung des Hirnsabszesses ist bei fortgeleiteten oder metastatischen Abszessen die Behandlung des Primärherdes un-

erläßlich. *Eine der häufigsten Ursachen der Hirnabszesse sind gegenwärtig die Cholesteatome des Schläfenbeins.* Das Vorkommen von Hirnabszessen ist seit Einführung der antibiotischen Therapie und durch entsprechende radikale chirurgische Behandlung von Primärherden deutlich zurückgegangen.

Prognose: Kranke nach Hirnabszeßexstirpationen zeigen eine gute Erholung, wenn sich nicht als Komplikation eine Meningitis entwickelt hat. Tritt eine meningeale Infektion auf, so sind die Folgen schwerwiegend: Intelligenzdefekte, Verhaltensstörungen, Seh- und Gehöreinschränkungen können als Folgeerscheinung auftreten. Ebenso kann ein Verschlußhydrozephalus infolge Adhäsionen oder andere Liquorzirkulationsstörungen in Erscheinung treten.

18.1.2.2.3. Andere Infektionen

Tuberkulome und *Gummen* werden nur noch selten beobachtet. Sie machen Erscheinungen wie ein Hirntumor, und ihre infektiöse Natur wird selten vor der Operation erkannt, wenn nicht Hinweise aus der Vorgeschichte oder dem allgemeinen klinischen Befund vorliegen. Sie sind wie Tumoren zu exstirpieren. Gleichzeitiger Antibiotikaschutz ist erforderlich.

Abgesehen von den pyogenen Erregern, die zu eitrigen Infektionen des Hirns und der Hirnhäute führen, sind noch *andere Erreger* zu nennen, die zu entzündlichen Erkrankungen des Hirns und seiner Häute führen können (Leptospiren, Blastomyces, Soor, Aktinomyces, Nocardia, Aspergillusarten, Mucor und Kokzidien). Sie sind jedoch selten Gegenstand einer operativen Behandlung.

18.1.2.2.4. Parasiten

Siehe Kap. 11.1: Chirurgische Infektionen.

18.1.2.3. Gefäßmißbildungen, -erkrankungen und -geschwülste (spontane intrakranielle Blutungen)

Zerebrale Gefäßprozesse sind für den Neurochirurgen wichtig, soweit sie raumbeengend wirken und die Durchblutung stören oder eine Blutungsquelle oder Blutungsgefahr bilden. Unter diesen Voraussetzungen sind zu besprechen:
1. *Arterielle Gefäßwandveränderungen* (sack- und beerenförmige Hirnbasisaneurysmen),
2. *Arterio-venöse Angiome,*
3. *Angioma capillare et venosum calcificans* (Sturge-Webersche Erkrankung),

4. *Erworbene arterio-venöse Fisteln* (sog. Karotis-Kavernosus-Aneurysmen mit Exophthalmus pulsans).

18.1.2.3.1. Sack- und beerenförmige Aneurysmen

Zur *Lokalisation* der Aneurysmen ist zu bemerken, daß das Aneurysma der vorderen Hirnarterie und der vorderen Verbindungsarterie am häufigsten vorkommt. Etwa ebensooft finden sich Aneurysmen im Anfangsteil der mittleren Hirnarterie und im supraklinoidalen Karotisbereich zur hinteren Verbindungsarterie hin. Alle anderen zerebralen Gefäßabschnitte sind seltener betroffen.

Von einer Aneurysmabildung ist vorwiegend der von der A. carotis interna versorgte Teil der basalen Hirngefäße betroffen. Alle anderen zerebralen Gefäßabschnitte (A. vertebralis, A. basilaris, Kreislauf) zeigen seltener Aneurysmen. Multiple Aneurysmen können vorkommen.

Die intrakraniellen sackförmigen Aneurysmen entstehen auf der Grundlage eines *angeborenen, umschriebenen Wanddefektes, in dem die mittlere Muskelschicht fehlt*. Diese Muskellücken finden sich mit Vorliebe in der Nähe von Teilungsstellen. Das Aneurysma entsteht immer dann, wenn der Blutdruck höher ist als dem Wandwiderstand angemessen. Eine nicht unbeträchtliche Rolle scheinen hinsichtlich der anlagebedingten Wandschwäche Varianten in der Anordnung des Circulus Willisii zu spielen. Die Aneurysmen werden selten im Kindes- und Jugendalter beobachtet, sie treten mehr bei Erwachsenen auf.

Säckchenförmige Aneurysmen sind die Folgen einer angeborenen zirkumskripten Wandschwäche der Arterien und haben ihren Vorzugssitz an den Teilungsstellen der Hirnbasisarterien (Circulus arterious).

Aus klinischer Sicht werden die zerebralen Aneurysmen eingeteilt in einen *paralytischen* und einen *apoplektischen* Typ.

Der **paralytische Typ** des Aneurysmas (Abb. *18.1.*-12) zeichnet sich durch einen Verlauf mit Hirnnervenparesen, Einschränkungen des Visus und des Gesichtsfeldes aus. Diese Störungen werden hervorgerufen durch örtliche Druckwirkung des Aneurysmasackes – gelegentlich auch nach einer räumlich begrenzten Blutung – auf die betreffenden Hirnnerven. Ein typisches Beispiel hierfür ist das sackförmige Aneurysma der A. communicans post., das infolge einer Druckwirkung auf den N. oculomotorius zu einer Okulomotoriuslähmung führt.

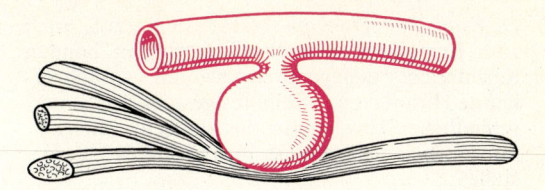

Abb. *18.1.*-12. Schematische Darstellung des paralytischen Typs eines Aneurysmas.

Der **paralytische Typ des Aneurysmas** zeichnet sich aus durch einen Verlauf mit Hirnnervenparesen des N_{V1} und N_{III} aus.

Beim **apoplektischen Typ** (Abb. *18.1.*-13) ist der Verlauf weitaus dramatischer. Die Blutung durch Bersten des Aneurysmasackes erfolgt aus heiterem Himmel, meist ohne Vorboten. Vom Ort, Ausmaß und Dauer der Blutung hängen die klinischen Erscheinungen und der Verlauf ab.

Bei **Hirnbasisaneurysmen** unterscheidet man aus klinischer Sicht zwischen einem *paralytischen* und *apoplektiformen Verlauf*. Apoplektische Verläufe sind wesentlich häufiger.

In den meisten Beobachtungen kommt es zu einer sog. *Subarachnoidalblutung (SAB)*, d. h. das Blut ergießt sich nur in den liquorgefüllten Subarachnoidalraum. Damit kommt es schlagartig

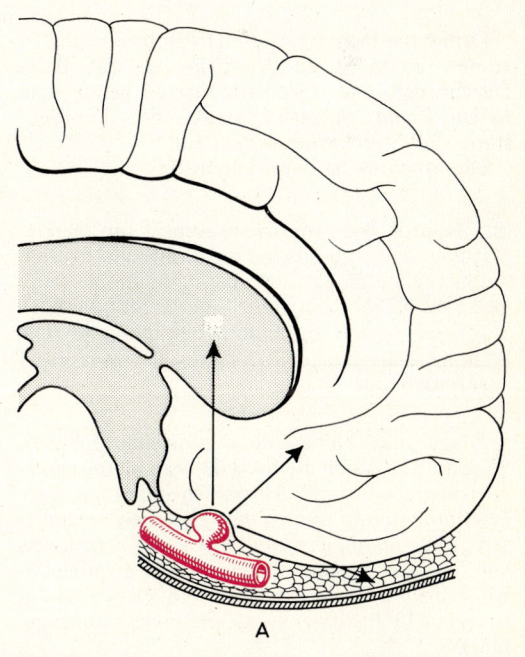

Abb. *18.1.*-13. Schematische Darstellung des apoplektischen Typs eines Aneurysmas.

zu Kopfschmerzen mit Nackensteife, z. T. auch zum Erbrechen. Bewußtseinsstörungen können hinzutreten. Gelegentlich werden vorübergehende Hirnnervenausfälle festgestellt. Der unterschiedliche Schweregrad der klinischen Erscheinungen bei der SAB ist in Tab. *18.1.*-2 dargestellt.

Tab. *18.1.*-2. Schweregrad der Subarachnoidalblutung (nach HUNT und HESS, BOTERELL et al.).

Grad I	Patient wach, orientiert mit und ohne Meningismus, keine oder leichte Kopfschmerzen.
Grad II	Leichte Bewußtseinstrübung, leichte bis schwere Kopfschmerzen, keine wesentlichen neurologischen Ausfallserscheinungen.
Grad III	Bewußtseinstrübung, neurologische Ausfallserscheinungen.
Grad IV	Bewußtlos, schwere neurologische Ausfallserscheinungen, Beginn von Strecksynergismen und vegetative Störungen möglich.
Grad V	Tiefes Koma, Dezerebrationszeichen, moribund

Die **Symptome der Subarachnoidalblutung** (SAB) sind schlagartig einsetzende Kopfschmerzen mit fakultativer Trübung oder Verlust des Bewußtseins und Nackensteife. Die Diagnose der SAB wird durch CT oder durch den Nachweis blutigen Liquors gesichert.

Dringt die Blutung in die Hirnsubstanz ein, so kommt es meist zu *Halbseitenparesen*. Beim Durchbruch in den Ventrikel treten neben dem tiefen *Koma* (Ventrikeltamponade) Pupillenstarre und Strecksynergismen auf.

Die *Prognose* ist dann ungünstig.

Bei **Ruptur der Aneurysmawand** (apoplektischer Verlauf) kommt es zu Blutungen in den Subarachnoidalraum (Subarachnoidalblutung) oder in die Hirnsubstanz (intracerebrale Blutung) oder auch zur Einbruchsblutung in das Ventrikelsystem (Ventrikelblutung) mit Ventrikeltamponade.

Diagnostik: Neben dem klinischen Erscheinungsbild läßt sich die SAB im kranialen *Computertomogramm* durch Hyperdensitäten im Subarachnoidalraum und in den Zisternen nachweisen. Eine *Lumbalpunktion* (LP) zum Nachweis von blutigem Liquor ist nur noch in Zweifelsfällen indiziert. Dabei müssen die Gegenindikatioen zur LP beachtet werden (Einklemmungsgefahr).

Der Nachweis und die Lokalisation der Aneurysmen erfolgt durch *Angiographie*, wobei heute die Viergefäßangiographie des Karotis- und Vertebraliskreislaufs zu fordern ist, da Aneurysmen multipel vorkommen können.

Sofern es der Zustand des Patienten erlaubt, sollte die Angiographie frühzeitig durchgeführt werden. Beim Schweregrad IV und V der SAB (s. Tab. *18.1.*-2) sollte eine Angiographie nur dann erfolgen, wenn daraus noch therapeutische Konsequenzen zu erwarten sind.

Therapie: Ziel der Behandlung ist die *operative Ausschaltung* der *Blutungsquelle*, d. h. der Verschluß des Aneurysmas durch Abklippen des Aneurysmahalses bzw. des Aneurysmas. Unabhängig von der Entscheidung, ob Früh- oder Spätoperation, sind im akuten Blutungsstadium die wichtigsten Behandlungsmaßnahmen absolute Ruhigstellung, Blutdrucknormalisierung, Freihaltung der Atemwege und das Abfangen zentral-nervöser Fehlregulationen.

Die **Methode der Wahl** zur Ausscheidung der Blutungsquelle besteht in dem direkten Verschluß des Aneurysmas durch Clippung.

Bei der *Festlegung des Zeitpunktes zur Operation* ist zu berücksichtigen, daß es nach der ersten SAB zu einer erneuten Blutung (Rezidivblutung) kommen kann, die weitaus bedrohlicher als die erste SAB verlaufen kann. Deshalb besteht heute die Tendenz, das Aneurysma so rasch wie möglich zu verschließen.

Rezidivblutungen – häufig tödlich – sind zu erwarten. Deshalb so früh wie möglich *angiographischer Nachweis der Blutungsquelle* und abhängig vom Schweregrad der SAB frühestmöglicher *Verschluß des Aneurysmas*.

Gegenindikationen zu einer Frühoperation sind durch die SAB ausgelösten ausgedehnten und schweren Angiospasmen, die zum Hirninfarkt führen können. Beim Schweregrad I und II der SAB werden Angiospasmen selten beobachtet, so daß hier gewöhnlich die Frühoperation angezeigt ist. Beim Schweregrad III der SAB sollte die Entscheidung vom klinischen Zustandsbild unter Berücksichtigung des Ergebnisses der computertomographischen Untersuchung (Ödem, Infarzierung) und dem angiographischen Bild (z. B. ausgedehnter Angiospasmus) getroffen werden. Im Hinblick auf die bedrohliche wiederkehrende Blutung ist für die Entscheidung zu berücksichtigen, daß bei der Operation durch Entfernung von subarachnoidalem Blut und blutkontaminiertem Liquor ein Angiospasmus in günstige Richtung beeinflußt bzw. das Auftreten desselben verhindert werden kann.

Neuerdings kann nach ersten Studien von Vergleichsserien der symptomatische Angiospasmus gemindert bzw. z.T. verhindert werden durch

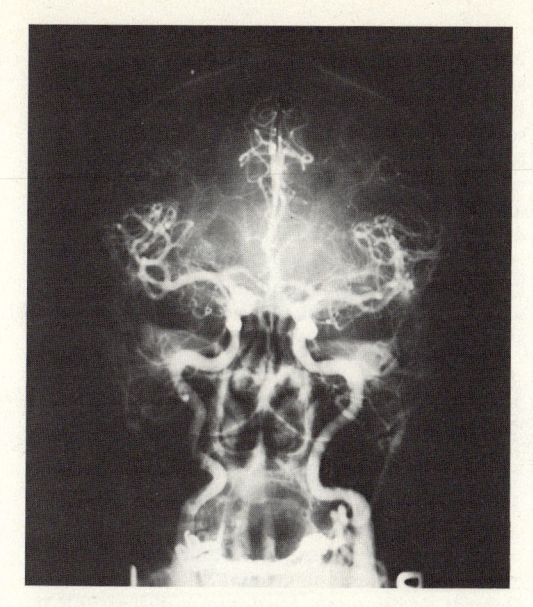

Abb. 18.1.-14a

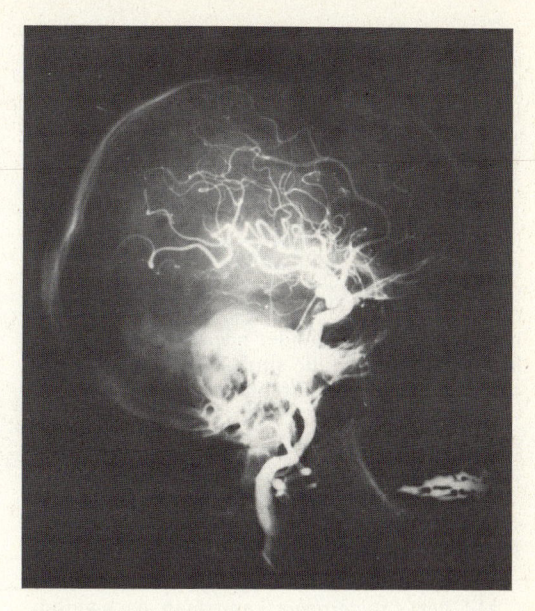

Abb. 18.1.-14c

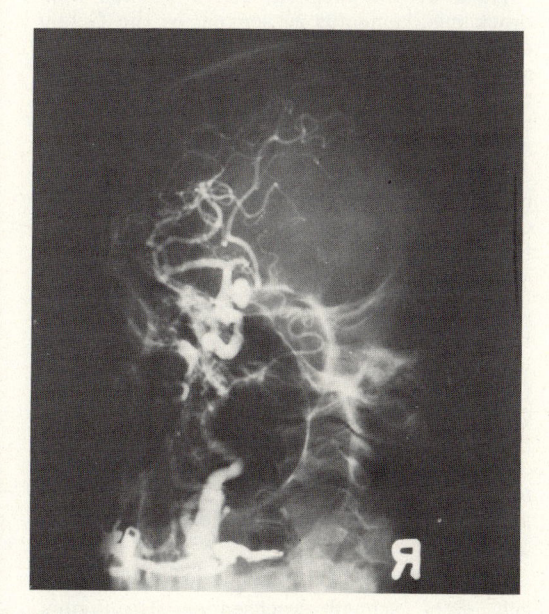

Abb. 18.1.-14b

Abb. 18.1.-14 a, b, c.   Sackförmiges Aneurysma der A. carotis interna in verschiedenen Projektionsebenen.

eine *zusätzliche pharmakologische Therapie* mit dem lipophilen Calciumantagonisten Nimodipin. Es ist aber hervorzuheben, daß trotz dieser Fortschritte die Indikation zur Operation und insbesondere die Entscheidung für den Zeitpunkt des Eingriffs nicht schematisch, sondern immer jeweils nur nach den Gegebenheiten des Einzelfalles zu stellen ist.

Die *Methode der Wahl* ist heute der *direkte Eingriff am Aneurysmasack* (Abb. 18.1.-14) mit mikrochirurgischen Methoden mit und ohne gleichzeitige kontrollierte Blutdrucksenkung. Verschiedene und vielgestaltige Edelmetallclips sind entwickelt worden, um das Aneurysma zu verschließen, ohne daß das aneurysmatragende Gefäß dadurch beeinträchtigt wird. Wandverstärkungen des Aneurysmasackes durch Muskelumlagerungen, Gewebekleber sowie Kunststoffmaterial kommen nur in seltenen Fällen zur Anwendung.

18.1.2.3.2. Arteriovenöses Angiom

Diagnostische Hinweise geben die charakteristischen, gelegentlich rezidivierenden Subarachnoidalblutungen, das schlagartige Auftreten einer Halbseitenlähmung, die sich wieder zurückbildet, oder alternierende Paresen.

Arterio-venöse Angiome (a. v. Angiome) des Gehirns sind angeborene Gefäßfehlbildungen. Infolge Kurzschlußbildungen (Shunt) kommt es zu Mangeldurchblutungen (Hypoxie) der betroffenen Hirnabschnitte. Die dünnen Angiomschlingen können auch platzen und damit zu Blutungen führen.

Bei *Jugendlichen* führen diese Gefäßmißbildungen eher zu einem Schlaganfall als zu einer Subarachnoidalblutung. Beim *Schlaganfall* kommt es zu mehr oder weniger großen Zerstörungen der Hirnsubstanz, so daß sich die neurologischen Ausfallssymptome entweder nur langsam, unvollständig oder gar nicht zurückbilden. Der Verlauf bei einem solchen Apoplex unterscheidet sich somit wesentlich vom *Krampfanfall*, der, durch funktionelle Faktoren hervorgerufen, gewöhnlich nicht zu bleibenden neurologischen Ausfallserscheinungen führt. Es darf aber nicht übersehen werden, daß bei Jugendlichen mit solchen zerebralen Gefäßmißbildungen vor einem derartigen Apoplex zerebrale Krampfanfälle auftreten können, gelegentlich ohne äußeren Anlaß, häufig aber auch bei oder nach körperlicher Belastung. Diese Anfälle sind Auswirkungen einer chronischen Minderdurchblutung des Hirns.

Die **Symptome des a.v. Angioms** sind zerebrale – meist fokale – Krampfanfälle, rezidivierende subarachnoidale oder intrazerebrale Blutungen (Apoplexie) mit flüchtigen oder bleibenden neurologischen Ausfällen.

Mit der *Angiographie* kann man nachweisen, daß die Angiome Konvolute im Überschuß gebildeter arterieller und venöser Gefäßabschnitte sind, die ohne Zwischenschaltung eines Kapillarnetzes unmittelbar ineinander übergehen. In gewisser Weise stellen sie eine Persistenz der embryonalen Verhältnisse dar. Sie liegen vornehmlich im Bereich der Großhirnhemisphäre, nur selten in der hinteren Schädelgrube (Abb. *18.1.*-15, 16). Das Angiom selbst reißt viel arterielles

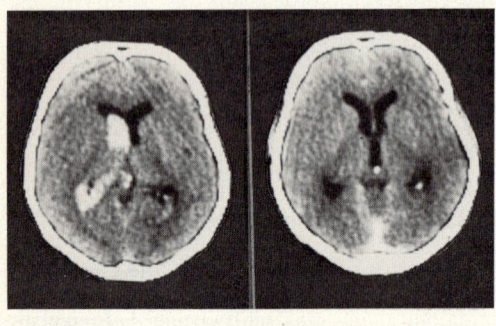

Abb. *18.1.*-15 Abb. *18.1.*-16

Abb. *18.1.*-15. CT einer intrazerebralen Massenblutung mit Ventrikeleinbruch durch a.v. Angiom (s. Abb. *18.1.*-17a + b).
Abb. *18.1.*-16. Kontroll-CT nach Exstirpation des Angioms.

Blut an sich, entzieht es der normalen Hirndurchblutung und führt zu einer erheblichen Kreislaufbelastung. Das Hirn eines Angiomträgers ist daher einem *chronischen Sauerstoffmangel* ausgesetzt, der zu mehr oder weniger großen Erweichungsherden führt.

Noch häufig werden Krampfanfälle bei Angiomträgern als Symptom einer genuinen Epilepsie gedeutet und nicht einer genauen klinischen Untersuchung mit CT- und NMR-Untersuchung sowie einer anschließenden Angiographie zugeführt. Ein nicht erkanntes Angiom führt irgendwann zu der bedrohlichen Ruptur der dünnwandigen Abschnitte, die auf die Dauer dem Druck des arteriellen Blutes nicht gewachsen sind. Damit kommt es zur *Massenblutung*. Für die Indikation zur Angiograpahie und Operation gelten annähernd die gleichen Richtlinien wie beim sackförmigen Aneurysma.

Der **Nachweis eines a.v. Angioms** auch beim Blutungsereignis erfolgt durch ein kraniales CT. Durch Angiographie ist das Angiom, seine zu- und Abflüsse darzustellen. Die optimale **Therapie** besteht in der Totalexstirpation.

Therapie: Die einzig wirksame Behandlungsmethode aller angiomatösen Mißbildungen des Gehirns ist die *totale Exstirpation* des pathologischen Gefäßkonvoluts (Abb. *18.1.*-17a u. b).
Dank der Möglichkeit, den arteriellen Blutdruck medikamentös zu senken, ist die Gefahr der Ruptur der dünnwandigen Gefäße geringer geworden. Die Exstirpation gelingt im allgemeinen ohne wesentliche Gewebsverluste. Präoperative Ausfallserscheinungen und Störungen bilden sich meist infolge einer Besserung der Hirndurchblutung nach Ausschaltung der arterio-venösen Fistel zurück. Die Indikation wird aber durch die Lokalisation und Ausdehnung des Prozesses begrenzt.

Schwammförmige Angiome, die sich über einen ganzen oder mehrere Lappen des Großhirns, den Hirnstamm oder in das Kleinhirn ausdehnen, sowie zusammenhängende Gefäßkonvolute der Galea, des Schädeldaches, der Dura und des Großhirns sind *inoperabel*.

Die sogenannten **spontanen zerebralen Hämatome** beruhen meist auf Blutungen aus kleinsten angiomatösen Fehlbildungen, die als *Mikroangiome* bezeichnet werden.

Die *Symptomatologie* entspricht mehr derjenigen eines schnell wachsenden Hirntumors. Apoplektiformer Beginn und Arachnoidalblutungen kommen vor, beherrschen aber nicht das Bild. Auch erfolgt die Blutung meist schon im jüngeren Alter. Im Angiogramm können Mikroangiome leicht übersehen oder mit Gefäßschlingen bzw. Kreuzungen verwechselt werden. Oft stellen sie sich auch gar nicht dar, weil sie sich gelegentlich bei der Blutung selbst zerstören.

Therapie: Bei der Operation ist die Hämatomwand stets sorgfältig zu inspizieren. Die Lokalisation zeigt eine Bevorzugung des Schläfen- und Okzipitallappens.

und Kugelblutung einer A. striatolenticularis beim älteren Menschen, *kein Gegenstand einer chirurgischen Behandlung* ist.

Im Verlauf einer **Antikoagulantientherapie** können intrakranielle Blutungen als Subarachnoidalblutung oder intrazerebrale Massenblutung auftreten.

18.1.2.3.3. Sturge-Webersche Erkrankung

Dabei handelt es sich um ein Angiom der Pia-Venen und Rindenkapillaren. In den dazu gehörigen Metameren des Trigeminus besteht ein Naevus flammeus. Dieses Angiom führt jedoch nicht zu Blutungen, da es schon frühzeitig verkalkt.

Röntgenologisch läßt es sich durch bandartige Verkalkungen im Leerbild ausreichend darstellen.

Therapie: Die Hirnveränderungen lösen Krampfanfälle meist fokalen Charakters aus, die sich in günstigen Fällen durch *radikale Exstirpation* des veränderten Bezirks beherrschen lassen. Eine Indikation zu einem solchen Eingriff ist aber nur dann gegeben, wenn keine weiteren zerebralen Störungen, wie Debilität o.ä., vorhanden sind.

18.1.2.3.4. Das sogenannte Karotis-Kavernosus-Aneurysma bzw. der Exophthalmus pulsans

Die Karotis-Kavernosus-Fistel ist gewöhnlich eine *posttraumatische Erkrankung*. Die Fistel liegt intrakraniell, aber extradural und entsteht meist nach Schädelbrüchen durch Riß der Arterienwand im Sinus cavernosus. Das arterielle Blut aus der Karotis ergießt sich über den Sinus cavernosus in die Orbitalvenen. Hierdurch kommt es zu rhythmischen, pulssynchronen Bewegungen des ganzen vorgetretenen Auges. Subjektiv und objektiv ist ein gießendes, pulssynchrones Gefäßgeräusch zu hören. Das Aneurysma platzt selten, so daß keine unmittelbare Lebensgefahr besteht. Durch die Vortreibung des Auges kommt es aber infolge Überdehnung des Sehnerven zu einer Optikusatrophie, und somit *droht Erblindung*.

Therapie: Die Methode der Wahl zur Behandlung ist die selektive Darstellung der Fistel mittels Angiographie und Verschluß der Fistelöffnung durch einen Ballon, der durch einen Katheter eingeführt wird.

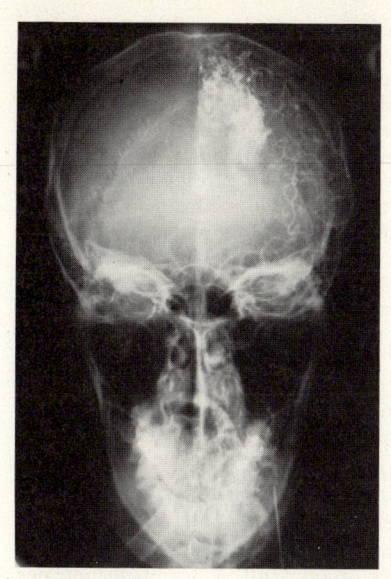

Abb. *18.1.*-17a

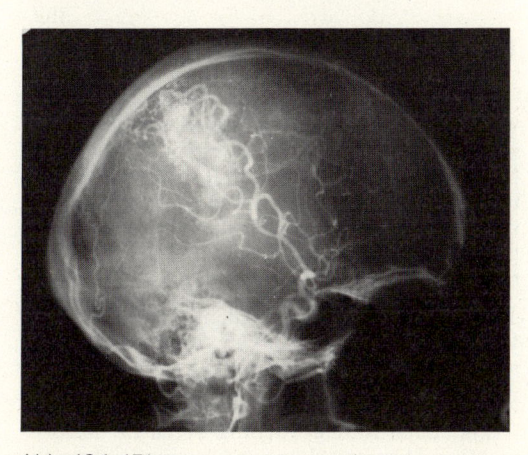

Abb. *18.1.*-17b

Abb. *18.1.*-17a+b. Ausgedehntes arteriovenöses Angiom hoch parietal, das zur intrazerebralen Massenblutung geführt hat (s. Abb. *18.1.*-15+*18.1.*-16).

Intrazerebrale Massenblutungen auf dem Boden einer Arteriosklerose und/oder Hypertonie beschädigen häufig die innere Kapsel und können in das Ventrikelsystem einbrechen. Nachweis durch CT. Die Operationsindikation ist begrenzt und besteht nur bei Blutungen lateral der inneren Kapsel in der Marksubstanz der Hirnlappen.

In diesem Zusammenhang muß noch hervorgehoben werden, daß der **Schlaganfall** *im ursprünglichen Sinne* des Wortes, d.h. die Ruptur

18.1.2.3.5. Arterielle Verschlußkrankheiten

Bei den zerebralen Gefäßprozessen sind differentialdiagnostisch auch *apoplektiforme Zustände ohne Gefäßruptur* und damit ohne Blutungsereignis in Erwägung zu ziehen.

> Hirnembolien und stenosierende sowie Verschlußprozesse im Stromgebiet der A. carotis und der A. vertebralis können ohne Blutungsereignisse **apoplektiforme Zustände** (Ischämien) hervorrufen. Nachweis durch CT und Darstellung des Gefäßprozesses durch digitale Substraktionsangiographie.

Die wesentlichen *Ursachen* sind Stenosen und Verschlüsse infolge thrombotischer Prozesse bei Arteriosklerose im intrakraniellen, aber auch im extrakraniellen Bereich der Hirnarterien. Hirnembolien auf dem Boden von Herzklappenerkrankungen sind seltenere Ursachen apoplektischer Insulte. Die durch diese Prozesse ausgelösten Störungen der Durchblutung können entweder zu flüchtigen und sich wiederholenden [*TIA*=transitory ischemic attack, *PRIND* oder *RIND*=(prolonged) reversible ischemic neurologic deficit] oder auch zu bleibenden zerebralen Hirnsymptomen (*CS*=completed stroke) führen. Je nach Lokalisation des betroffenen Gefäßes und Ausfall des entsprechenden Hirnareals kommt es von der engbegrenzten *Hypoxie* bis zum ausgedehnten *ischämischen Infarkt*. Der embolische Verschluß führt apoplektisch und oft besonders nach Anstrengung, der arteriosklerotische Verschluß langsam und oft nachts (Blutdruckabfall) zum Infarktgeschehen.

Differentialdiagnostisch ist wichtig, daß bei den apoplektiformen Zuständen ohne Blutung gewöhnlich eine Bewußtseinsstörung ausbleibt und kein Meningismus auftritt (Ausnahme: ausgedehnter Infarkt mit intrakranieller Drucksteigerung). Bei der Punktion wird normaler Liquor gewonnen (nicht blutig!). Die Abgrenzung zur Massenblutung kann durch *Computertomographie* erfolgen. Ort und Ausmaß (Stenose – Verschluß) der Gefäßveränderungen lassen sich angiographisch darstellen. Nach einem Intervall von 2–3 Wochen läßt sich der ischämische Infarkt durch Computertomographie nachweisen.

Therapie: Ein gefäßchirurgisches Vorgehen ist in der Regel beim *Verschluß der A. subclavia und der A. carotis communis* indiziert, ebenso bei *Stenosen der A. carotis interna* im Bereich der Bifurkation (s. Gefäßchirurgie).

Neurochirurgisches Interesse verdienen die Verschlüsse im Bereich der *A. carotis interna* im Halsbereich wie auch *Stenosen und Verschlüsse* im intrakraniellen Abschnitt der *A. carotis interna* und der *A. cerebri media*. Vornehmlich treten solche Veränderungen bei älteren Patienten mit allgemeinen Kreislauf- und Gefäßerkrankungen auf, die z.T. mit Stoffwechselkrankheiten wie z. B. Diabetes mellitus vergesellschaftet sind. Die Therapie beschränkt sich in den meisten Fällen auf *konservative Maßnahmen* und gehört in das Aufgabengebiet der Neurologie und der Inneren Medizin. Im Einzelfall kann jedoch unter Abwägung der Risiken bei strenger Indikationsstellung durch Anlage einer extra-intrakraniellen arteriellen Anastomosierung eine Verbindung zwischen Carotis-externa- und Carotis-interna-Stromgebiet geschaffen werden.

Beim *TIA* bietet dieser Eingriff kurative, beim *PRIND* oder *CS* zumindest protektive prophylaktische Möglichkeiten im Hinblick auf weitere ischämische Störungen.

Bei *Durchblutungsstörungen im Vertebralis-Basilaris-Gebiet* kann bei entsprechenden neurologischen Störungen und angiographisch nachgewiesenen Läsionen eine Anastomosierung zwischen A. occipitalis und A. cerebelli inferior posterior durchgeführt werden.

18.1.2.3.6. Hirnvenenthrombosen

Thrombosen der Hirnvenen und der großen venösen Blutleiter des Gehirns (Sinus) treten wesentlich seltener als arterielle Thrombosen auf. Meist sind sie Folge eines anderen Primärleidens und werden gewöhnlich durch entzündliche Prozesse in Venennähe ausgelöst, oder sie sind gelegentliche Auswirkungen einer örtlichen Traumatisierung.

Die *Symptome* der Venenthrombosen sind vielgestaltig und hängen von deren Lokalisation ab.

Das *klinische Bild* kann dem einer akuten intrakraniellen Raumforderung durch die massive reaktive Hirnschwellung oder einer entzündlichen Erkrankung des Gehirns ähneln, wobei nicht selten zerebrale Krampfanfälle auftreten.

Die **Therapie** gehört in das intern-neurologische Fachgebiet. Eine Anzeige zur neurochirurgischen Behandlung besteht nicht, auch nicht bei den Verschlüssen der großen venösen Blutleiter.

Literaturauswahl

BUSHE, K.-A., H. KUHLENDAHL (Hrsg.): Basiswissen Neurochirurgie. Hippokrates, Stuttgart 1979.
BUSHE, K.-A., P. GLEES (Hrsg.): Chirurgie des Gehirns und Rückenmarks im Kindes- und Jugendalter. Hippokrates, Stuttgart 1968.
BURGER, P. C., F. S. VOGEL: Surgical Pathology of the Nervous System and its Coverings, 2. Aufl. Wiley, New York 1982

DIETZ, H.: Die frontobasale Schädel-Hirn-Verletzung. Springer, Berlin, Heidelberg, New York 1968.

GAAB, M.: Schädel-Hirn-Trauma und intrakranieller Druck. In: K. A. BUSHE, K. H. WEIS (Hrsg.): Schädel-Hirn-Trauma, S. 17–36. Bibliomed, Melsungen 1982.

GERLACH, J.: Grundriß der Neurochirurgie, 2. Aufl. Steinkopff, Darmstadt 1981.

GERLACH, J., H. P. JENSEN, W. KOOS, H. KRAUS: Pädiatrische Neurochirurgie. Thieme, Stuttgart 1967.

GROTE, W.: Neurochirurgie. Thieme, Stuttgart 1986.

MAGISTRETTI, P. L.: Functional Radionuclide Imaging of the Brain. Raven Press, New York 1983.

MUMMENTHALER, M.: Neurologie, 6. Aufl. Thieme, Stuttgart 1979.

NADJMI, M., U. PIEPGRAS, H. VOGELSANG: Atlas der kranialen Computertomographie. Thieme, Stuttgart 1981.

SCHIRMER, M.: Einführung in die Neurochirurgie; 4. Aufl. Urban & Schwarzenberg, München, Wien, Baltimore 1979.

SCHULTZ, E.: Computertomographie-Verfahren: Transmissions-, Emissions-, Magnet-Resonanz-CT; Physik, Technik und medizinische Perspektiven. Thieme, Stuttgart 1985.

WILKINS, R. H., S. S. RENGACHARY, Neurosurgery, Vol. I–III. McGraw Hill, New York 1985

18.2. Schädel-Hirn-Verletzungen

Von H. WENKER

18.2.1. Allgemeiner Teil

18.2.1.1. Statistische Angaben

In der Bundesrepublik Deutschland einschließlich West-Berlins erlitten nach einer 1968 veröffentlichten Studie mehrerer deutscher Neurochirurgen jährlich bis zu 200 000 Menschen eine Kopfverletzung, die eine Krankenhausbehandlung erforderlich machte. In dieser Zahl waren schätzungsweise 30 000 schwere *Schädel-Hirn-Verletzungen* enthalten (TÖNNIS, FROWEIN, LOEW, GROTE, HEMMER, KLUG und FINKEMEYER). Am häufigsten waren diese Verletzungen eine Folge von Unfällen im Straßenverkehr mit einem Anteil von 50 bis 60%, gefolgt von Sport-, Spiel- und Arbeitsunfällen (KRETSCHMER).

Erfreulicherweise ist nach einer im Januar 1986 veröffentlichten Mitteilung des Bundesverkehrsministers in jüngster Zeit die Zahl der Verkehrstoten und Schwerverletzten bei Verkehrsunfällen signifikant rückläufig, vermutlich infolge der Anschnallpflicht für PKW-Insassen und der Pflicht für Motorradfahrer, Sturzhelme zu tragen.

Genaue Angaben über die Zahl *posttraumatischer intrakranieller raumfordernder Hämatome* nach Schädel-Hirn-Verletzungen liegen nicht vor. Der durchschnittliche Anteil derartiger Hämatome soll bei Schädel-Hirn-Verletzten in allgemeinchirurgischen Kliniken ungefähr 8% und in neurochirurgischen Fachkliniken etwa 28% betragen. Nach einem früher von neurochirurgischer Seite ermittelten Schätzwert wurden in den 60er Jahren jährlich bei mehr als 2000 Schädel-Hirn-Verletzten *posttraumatische Komplikationen* zu spät erkannt und behandelt. Auch diese Zahl dürfte in den vergangenen Jahren zurückgegangen sein, da die große Zahl der inzwischen vorhandenen Computertomographen eine frühzeitige nicht-invasive und nicht belastende Diagnostik bei Schädel-Hirn-Verletzungen und damit eintretende Komplikationen in der Frühphase erkennen läßt.

Trotz eines unverkennbaren Rückganges von Schädel-Hirn-Verletzungen und verbesserter frühzeitiger diagnostischer Möglichkeiten läßt das wiedergegebene Zahlenmaterial die Bedeutung der Schädel-Hirn-Verletzungen im Rahmen der gesamten Traumatologie erkennen.

18.2.1.2. Einteilung und Definition

Schädel-Hirn-Verletzungen entstehen durch Gewalteinwirkungen auf den äußeren Schädel und den Schädelinhalt. *Reine Schädelverletzungen* lassen sich von *Schädel-Hirn-Verletzungen* abgrenzen. Schädel-Hirn-Verletzungen werden in *gedeckte* und *offene traumatische Hirnschädigungen* unterteilt.

Für die klinische Einteilung der **gedeckten Hirnschädigungen** ist nicht nur der Erstbefund unmittelbar nach einem erlittenen Trauma von Bedeutung. TÖNNIS und LOEW legten einem Einteilungsschema der gedeckten Hirnverletzungen die Tatsache zugrunde, daß Art und Ausmaß einer Hirnschädigung an der *Rückbildungsdauer der Ausfallserscheinungen* erkannt werden können. Aufgrund dieser Beobachtung an einem großen Krankengut schlugen sie eine Einteilung der gedeckten Hirnverletzungen in mehrere Schweregrade vor. Die sog. *Compressio cerebri* kann als eine eigene Gruppe posttraumatischen Geschehens von den gedeckten Hirnschädigungen abgegrenzt werden.

Von anderen Autoren sind weitere Unterteilungen der gedeckten Schädel-Hirn-Verletzungen vorgeschlagen worden. Besonders zu erwähnen sind dabei die Einteilungen von BUES und FROWEIN, welche hauptsächlich die *Dauer der primären Bewußtseinstörungen nach dem Trauma* bewerten. Für den klinischen Gebrauch empfehlen wir bei den gedeckten Schädel-Hirn-Verletzungen *leichte* von *mittelschweren* und *schweren* Hirnschädigungen abzugrenzen.

Eine **offene Schädel-Hirn-Verletzung** liegt vor, wenn es außer einer Verletzung der Schädelweichteile und des Schädelknochens zu einer *Verletzung der Dura mater und des Gehirns* gekommen ist, also Schädelinhalt und Außenwelt in einer offenen Verbindung stehen. In die Gruppe der offenen Hirnverletzungen sind auch die meisten frontobasalen und laterobasalen Schädelverletzungen einzuordnen.

18.2.2. Spezieller Teil

18.2.2.1. Verletzungen der Schädelweichteile

18.2.2.1.1. Anatomische Vorbemerkungen

Die *Kopfschwarte* wird aus *Haut* und *Galea* gebildet. Die Galea überzieht den Schädel in Form einer Aponeurose, welche von den flachen *Mm. frontales, temporales und occipitales* ausgeht. Haut und Galea sind fest miteinander verbunden. Zwischen Galea und dem recht dicken Periost *(Epikranium)* liegt eine Schicht lockeren Zellgewebes. Kopfschwarte und Periost sind *stark vaskularisiert*.

18.2.2.1.2. Blutbeulen (Hämatome)

Symptomatologie und Diagnostik: Durch senkrecht auf den Schädel einwirkende Gewalten mäßigen Grades kann es in den gefäßreichen Schädelweichteilen zu *kutanen* und *subkutanen Blutergüssen* kommen. *Subperiostale* und *subgaleale Hämatome* entstehen dagegen meist bei tangentialen stumpfen Gewalteinwirkungen, die infolge eines Abscherungsmechanismus zu Zerreißungen arterieller und venöser Gefäße führen. Eine Unterscheidung der verschiedenen Blutbeulen ist oftmals aufgrund des klinischen Befundes möglich. Kutane und subkutane Blutbeulen haben eine feste Konsistenz; subgaleatische und subperiostale Hämatome sind dagegen meist weich und fluktuierend. Bei subperiostaler Lokalisation eines Hämatoms kann ein den Bluterguß umgebender fester Wall eine Impressionsfraktur vortäuschen. *Röntgenleeraufnahmen des Schädels* führen zu differentialdiagnostischer Abklärung.

Behandlung und Behandlungsergebnis: Blutbeulen werden *konservativ* behandelt. In der Regel kommt es zu spontaner Resorption des Hämatoms. Zeichnet sich jedoch keine Rückbildungstendenz ab, kann unter Wahrung strengster Asepsis der Bluterguß entweder abpunktiert oder nach Inzision ausgeräumt werden. Bleibende Schädigungen sind nicht zu erwarten.

18.2.2.1.3. Schnitt-, Hieb- und Stichwunden

Symptomatologie und Diagnostik: Verletzungen der Schädelweichteile durch Schnitt, Hieb und Stich können gemeinsam besprochen werden, da es sich um scharfe Verletzungen mit meist glatten Wundrändern, ohne Neigung zur Nekrose handelt. Schnitt- und Hiebwunden bluten infolge des Gefäßreichtums der Kopfschwarte meist erheblich und klaffen wegen der engen Verbindung zwischen Haut und Galea oft breit auseinander. Durch weites Auseinanderspreizen der Wundränder mit Wundhaken können die tieferen Gewebsschichten bis hinab zum Knochen inspiziert werden. Bei engen, durch Stichverletzungen entstandenen Wundkanälen werden knöcherne Mitverletzungen gelegentlich übersehen, so daß hier in jedem Fall *Röntgenaufnahmen* des Schädels angefertigt werden müssen.

Behandlung und Behandlungsergebnis: Die Behandlung scharfer Verletzungen der Schädelweichteile besteht in *chirurgischer* Versorgung mit Wundrandausschneidung und durchgreifenden Haut-Galea-Nähten. Bei gleichzeitiger Verletzung des Schädelknochens muß die Versorgung wie bei offenen Schädel-Hirn-Verletzungen durchgeführt werden (s. Abschn. 27.3.1). Mit einem störungsfreien Heilverlauf ist nach ordnungsgemäßer Behandlung zu rechnen.

18.2.2.1.4. Quetsch-, Platz- und Rißwunden

Symptomatologie und Diagnostik: Quetsch-, Platz- und Rißwunden entstehen durch Einwirkung stumpfer Gewalt. Die Wundränder der Weichteilwunden sind zerfetzt, neigen zur Nekrose und sind stärker *infektionsgefährdet* als scharfe Kopfschwartenverletzungen. Wegen der dadurch bedingten erhöhten Gefahr einer Keimverschleppung in den intrakraniellen Raum ist auf die Inspektion tieferer Gewebsschichten und eine *röntgenologische Untersuchung* der knöchernen Schädelkapsel besonderer Wert zu legen.

Behandlung und Behandlungsergebnis: Die Behandlung oberflächlicher Quetschwunden besteht in ausgiebiger Rasur und sterilem Abdecken des Verletzungsgebietes. Tiefe Quetschwunden, Platz- und Rißwunden müssen exzidiert und mit durchgreifenden Hautnähten verschlossen werden. *Antibiotischer Schutz* und *Tetanusprophylaxe* sind bei diesen gewöhnlich stark verschmutzten Wunden von besonderer Bedeutung. Bei *Skalpierungsverletzungen* ist vielfach die Durchführung von Verschiebeplastiken oder Weichteiltransplantationen erforderlich. Die Heilungstendenz bei den durch stumpfe Gewalt entstandenen Haut-Galea-Verletzungen ist schlechter als bei scharfen Verletzungen.

Kopfschwartenverletzungen müssen vor der operativen Versorgung *sorgfältig inspiziert* werden, um eine mögliche penetrierende Hirnverletzung nicht zu übersehen.

18.2.2.1.5. Begutachtung

Bei allen Verletzungen der Schädelweichteile ist in der Regel mit einer folgenlosen Ausheilung zu rechnen, so daß nach diesen Verletzungen nicht mit einer meßbaren Minderung der Erwerbsfähigkeit zu rechnen ist.

18.2.2.2. Gedeckte Schädelknochenverletzungen

Anatomische Vorbemerkungen: Der Hirnschädel besteht aus dem relativ gleichmäßigen Schädeldach, welches aus *Stirn-, Scheitel-, Hinterhaupt-* und *Schläfenbeinen* gebildet wird, und der in Form und Knochenstruktur verschiedenartig aufgebauten *Schädelbasis*. Die Schädelknochen bestehen aus *Tabula externa* und *interna* mit der dazwischengelegenen *Diploe,* einer stark vaskularisierten, knochenmarkähnlichen Substanz. Die Diploegefäße – überwiegend weite, klappenlose Venen – stehen mit den extra- und intrakraniellen Gefäßen in Verbindung. Die Schädelbasis wird durch knöcherne Strebepfeiler in stufenförmig hintereinandergeordnete *vordere, mittlere* und *hintere Schädelgruben* unterteilt. Die *Knochenstruktur* der Schädelbasisknochen zeigt einen Wechsel von dünnen, flachen Knochen mit pfeilerartigen, dicken Verstrebungen. Die Schädelbasis hat *mehrere Foramina* für den Durchtritt des Rückenmarks, der Hirnnerven und der Gefäße. Die Nasennebenhöhlen werden teilweise von den Knochen der Schädelbasis begrenzt. Der Hirnschädel wird vom *Periost* umkleidet.

Einteilung der Schädelfrakturen: Lokalisation, Form und Ausdehnung einer Schädelfraktur hängen von der Intensität des Traumas, von der Größe der von der Gewalteinwirkung betroffenen Schädelfläche, von der Knochenstruktur und von der Elastizität des Schädelgefüges ab.

Eine Unterteilung der Frakturen nach der *Lokalisation* in *Konvexitätsbrüche* und *Schädelbasisbrüche* ist für die Klinik zu empfehlen, da bei diesen Frakturen klinisches Erscheinungsbild, Behandlung und Behandlungsergebnis unterschiedlich sein können.

Nach dem *Frakturmechanismus* können *Biegungsbrüche,* die durch umschriebene Gewalteinwirkungen entstehen (Abb. *18.2.*-1a u. 1b), von den durch Kompression des gesamten Schädels hervorgerufenen *Berstungsbrüchen* (Abb. *18.2.*-2) unterschieden werden.

Eine Einteilung der Frakturen in *Nahtsprengungen, Fissuren, Spaltbrüche* sowie *Defektbrüche* mit den Untergruppen *Impressionsfrakturen, Splitter-* und *Lochbrüche* berücksichtigt den anatomischen Charakter der Fraktur.

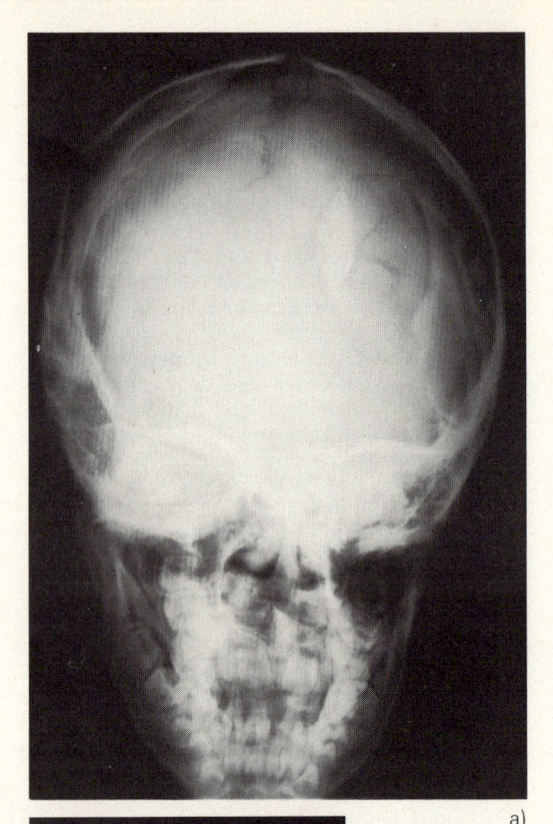

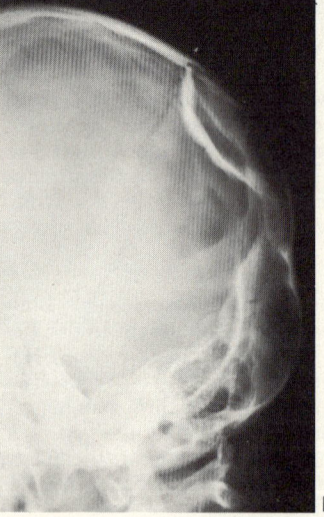

Abb. *18.2.*-1. Schädel-Biegungsbruch (Impressionsfraktur):
a) sagittaler Strahlengang,
b) tangentialer Strahlengang.

Wachsende Schädelfrakturen sind eine Besonderheit des Kindesalters (PIA und TÖNNIS). Bei diesen Frakturen kommt es durch Austritt von Liquor, Weichteilinterposition in den Fraktur

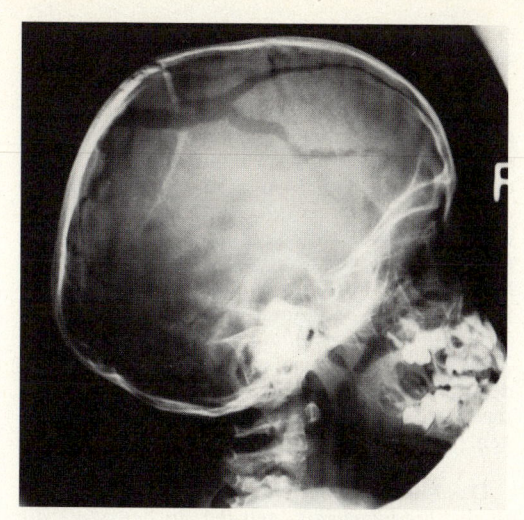

Abb. 18.2.-2. Schädel-Berstungsbruch.

spalt und intrakranielle Drucksteigerung zu einem zunehmenden Klaffen des Frakturspaltes.

Diagnostik: Gedeckte Schädelknochenverletzungen der Konvexität sind im Gegensatz zu offenen Frakturen, die bereits klinisch erkannt werden können, meist *nur röntgenologisch zu diagnostizieren*. Summationsaufnahmen des Schädels in zwei Ebenen genügen oftmals nicht, um Schädelfrakturen nachzuweisen. Bei Verdacht auf das Vorliegen einer Schädelkonvexitätsfraktur ist die Röntgenuntersuchung des Schädels in *vier Ebenen* (Röntgenaufnahmen im sagittalen, seitlichen und halbaxialen Strahlengang und Hinterhauptaufnahme) notwendig.

Schädelbasisfrakturen entziehen sich, auch bei Anfertigung von Spezialaufnahmen, in einem Viertel bis einem Drittel der Fälle dem röntgenologischen Nachweis. *Schädelgrundbrüche* bedeuten immer eine besondere Gefährdung des Verletzten. Läsionen des Hirnstammes, des Mittel- und Zwischenhirns, Verletzungen der großen, basal gelegenen arteriellen Hirngefäße und venösen Blutleiter, Hirnnervenverletzungen und Eröffnungen der pneumatisierten Nebenhöhlen stellen die häufigsten intrakraniellen Komplikationen bei Schädelbasisbrüchen dar und bedingen eine *Frühletalität* innerhalb der ersten 48 Stunden in etwa 60% der Fälle. Wegen Fehlens unmittelbarer Bruchzeichen kann die klinische Diagnose der Schädelbasisfraktur oft nur aus den vom Schädelinhalt ausgehenden Erscheinungen, z. B. Austritt von Blut, Liquor und Hirnbrei aus Mund, Nase und Ohren sowie aus Hirnnervenschädigungen geschlossen werden. Als besonders charakteristisch ist das Auftreten eines *Monokel- oder Brillenhämatoms* anzusehen, welches als Folge einer Blutung durch den Bruchspalt in lockeres Zellgewebe zu erklären ist.

Behandlung: Die meisten gedeckten Schädelknochenverletzungen bedürfen keiner Behandlung. *Nahtsprengungen, Fissuren und Spaltbrüche* verheilen gewöhnlich spontan, bei Kindern knöchern, bei Erwachsenen oft nur bindegewebig.

Splitter- und *Lochbrüche* müssen *operativ* versorgt werden, da durch einzelne Fragmente Verletzungen von Dura, Hirnrinde, subkortikalem Gewebe und Gefäßen entstanden sein können.

Auch *Impressionsfrakturen,* insbesondere über funktionell wichtigen Hirnregionen, müssen zur Vermeidung einer umschriebenen Kompression des Gehirns operiert werden. Gewarnt werden muß vor einem einfachen »Heraushebeln« von Impressionsfrakturen ohne Inspektion der darunter gelegenen Dura. Die imprimierten Knochenfragmente müssen in der Regel *exstirpiert* werden. Der dadurch entstehende Schädeldachdefekt kann bei geschlossenen Impressionsfrakturen sofort plastisch gedeckt werden. Bei manchen Impressionsfrakturen kann nach zirkulärer Ausschneidung des Imprimates der entstandene Knochendeckel nach einer Wendung um 180° wieder in die entstandene Knochenlücke eingesetzt werden. Eine einfache Elevation des Imprimates ist lediglich bei den *Zelluloidballfrakturen der Neugeborenen* gestattet (WENKER).

Wachsende Schädelfrakturen erfordern eine operative Behandlung. Dura-Hirnnarben müssen dabei exstirpiert, Dura- und Schädelknochendefekte plastisch gedeckt werden.

Eine *neurochirurgische Behandlung* der Schädelbasisfrakturen kann notwendig werden, wenn komplizierende Nebenverletzungen bestehen, wie beispielsweise Hirnnervenläsionen, arteriovenöse Karotis-Sinus-cavernosus-Fisteln, Rhino- oder Otoliquorrhöen, Meningitiden, Enzephalitiden oder Hirnabszesse (s. Kap. 18.2.3.2).

Prognose: Schädelnahtsprengungen, Fissuren und Frakturen der Schädelknochen verheilen mit Ausnahme der wachsenden Schädelfrakturen des Kindesalters meist spontan. Große Schädeldachdefekte, die nach operativer Behandlung evtl. bestehen bleiben, müssen bei fehlender oder mangelhafter Knochenregeneration nach mehreren Monaten plastisch gedeckt werden. Kleinere, von Periost oder Muskulatur überdeckte Knochenlücken dagegen zeigen meist eine gute, spontane Knochenregeneration (BUSHE). Im Gegensatz zu den Schädelfrakturen müssen allerdings gleichzeitig vorhandene Schädigungen des Zentralnervensystems oft über lange Zeiträume behandelt werden.

Begutachtung: Einfache gedeckte Schädelknochenverletzungen der Konvexität bedingen in der Regel keine Erwerbsminderung. Lediglich bei Frakturen über funktionell wichtigen Hirnrindengebieten, welche zu entsprechenden neurologischen Defiziten geführt haben, kann entsprechend dem Ausmaß der neurologischen Befundabweichungen eine gewisse Minderung der Erwerbsfähigkeit bedingt sein. Bei Schädelbasisfrakturen mit entsprechender Begleitschädigung der wichtigen basalen intrakraniellen Strukturen kann es dagegen häufiger zu langfristigen oder bleibenden Schädigungen kommen, die stellenweise auch Minderungen der Erwerbsfähigkeit von mehr als 50% bedingen.

18.2.2.3. Gedeckte Schädel-Hirn-Verletzungen

18.2.2.3.1. Anatomische Vorbemerkungen

Hirnhäute: Die *Dura mater* liegt dem Schädeldach an und ist am Schädelgrund fest mit dem Knochen verwachsen. Sie trägt zur Ernährung der Schädelknochen bei und wird selbst arteriell versorgt von der *A. meningea* und ihren Ästen.

Die Dura bildet *drei Septen*, von denen die *Falx cerebri* im Interhemisphärenspalt der Großhirnhemisphären gelegen ist, das *Tentorium cerebelli* die Begrenzung zwischen mittlerer und hinterer Schädelgrube darstellt und die *Falx cerebelli* zwischen den Kleinhirnhemisphären liegt. In der Dura mater finden sich mehrere große venöse Blutleiter.

Von den beiden weichen Hirnhäuten liegt die *Pia mater* der Hirnrinde überall dicht an. Sie enthält die meisten Blutgefäße der Hirnoberfläche. Die *Arachnoidea* zeigt einen der Dura mater ähnlichen Verlauf und ist von dieser durch einen schmalen Raum getrennt. An den Stellen, an denen Pia mater und Arachnoidea weiter voneinander entfernt sind, entstehen *Zisternen*, die ebenso wie der übrige Subarachnoidalraum mit *Liquor cerebrospinalis* gefüllt sind.

Das im knöchernen Schädel gelegene Gehirn wird in 5 Abschnitte unterteilt: *Endhirn, Zwischenhirn, Mittelhirn, Hinterhirn* und *Nachhirn*.

Das **Endhirn** besteht aus den beiden Großhirnhemisphären mit jeweils vier Lappen, dem *Stirn-, Scheitel-, Schläfen-* und *Hinterhauptlappen*. Die Oberflächen der Hemisphären zeigen ein Relief, welches durch Hirnwindungen *(Gyri)* und Furchen *(Sulci)* zustande kommt. Die Hirnrinde wird in *motorische, sensorische, sensible, visuelle* und eine große Anzahl anderer *Rindenfelder* unterteilt, die als Projektionsfelder durch auf- oder absteigende »Projektionsfasern« mit tiefergelegenen Strukturen in Verbindung stehen. Beide Großhirnhemisphären stehen über das *Corpus callosum*, den Balken, miteinander in Verbindung. Bezüglich weiterer Einzelheiten über Struktur und Funktion des Großhirns muß auf einschlägige neuroanatomische und neurophysiologische Literatur verwiesen werden.

Das **Zwischenhirn** wird vom *Thalamus*, einer großen Ganglienmasse, beherrscht. In den verschiedenen Kernen des Thalamus beginnen und enden wichtige *afferente* und *efferente Bahnen der Großhirnrinde und des Rückenmarks*. Außerdem enthält das Zwischenhirn noch mehrere, dem extrapyramidal-motorischen System zugehörige *Kerne*, dessen wichtigster der *Globus pallidus* (Pallidum) ist. Weiterhin gehören zum Dienzephalon der *Hypothalamus*, die *Hypophyse* als Zentralorgan hormonaler Vorgänge und das um den III. Ventrikel gelegene *zentrale Höhlengrau*, das Zentrum zahlreicher vegetativer Funktionen.

Das **Mittelhirn** besteht aus drei Etagen; dorsal ist die *Vierhügelplatte* gelegen, in der Mitte die *Haube*, und ventral finden sich die *Großhirnschenkel*. Im Mittelhirn finden sich zahlreiche *Kerne* (Ansammlungen von Ganglienzellen), die durch afferente und efferente Bahnen mit Rückenmark, Kleinhirn- und Großhirnrinde, aber auch untereinander in Verbindung stehen.

Kleinhirn und Brücke bilden das **Hinterhirn**. Zwischen den Kleinhirnhemisphären liegt der *Kleinhirnwurm*. Das Kleinhirn füllt fast die gesamte hintere Schädelgrube aus und bedeckt die *Medulla oblongata* und die *Rautengrube*. Das Kleinhirn wird vom *Vestibular-Augenapparat* über die Stellung im Raum orientiert, erhält durch *Kleinhirnseitenstränge* Empfindungen aus der Peripherie über Tonus und Haltung von Muskeln und Gelenken, erhält weiterhin Impulse von der Großhirnrinde und reguliert über *Stammganglien* und *Nucleus ruber* die Automatismen der agonistisch-antagonistischen Muskelfunktionen. Die Brücke stellt mit ihren Kernen die hauptsächliche Umschaltstation der *Großhirn-Kleinhirn-Bahnen* dar.

Der wesentliche Teil des **Nachhirns** ist die *Medulla oblongata*, das verlängerte Rückenmark. Hinterhirn und Nachhirn bilden zusammen das **Rautenhirn**. Vegetative Funktionszentren, Hirnnervenkerne, Pyramidenbahnkreuzungen sowie weitere afferente und efferente Bahnen finden sich in dem Teil des Rautenhirnes, welcher den Boden des IV. Ventrikels bildet. Die graue Substanz ist im Rautenhirn nicht wie im Rückenmark in eine geschlossene Säule, sondern netzartig aufgelockert und wird deshalb *Formatio reticularis* genannt, welche sich an das thalamokortikale Projektionszentrum anschließt. Diesem »*Retikulothalamokortikalen System*« soll eine besondere Bedeutung für die Bewußtseinslage zukommen.

Arterien des Gehirns: Die arterielle Blutversorgung des Gehirns erfolgt über die *Aa. carotides* *int.* und die *Aa. vertebrales.* Die Arterien des Karotis-Stromgebietes und des vertebrobasilaren Gefäßsystems anastomosieren an der Hirnbasis durch den *Circulus arteriosus Willisi.* Die Großhirnhemisphären werden mit Blut versorgt über die *vorderen, mittleren und hinteren Hirnarterien,* die übrigen Hirnabschnitte im wesentlichen über die Äste der *Aa. vertebrales* und der *A. basilaris.*

Venen des Gehirns: Der Abfluß des venösen Blutes erfolgt zum Teil über die *Vv. cerebri int.,* die in die *V. magna (Galeni)* einmünden, welche das Blut in den *Sinus rectus* weiterleitet, zum anderen Teil über die *Vv. anastomotica sup. (Trolard) et inf. (Labbé).* Weiterhin ist der venöse Abfluß gewährleistet über die von der Hirnoberfläche ausgehenden, in die großen Sinus mündenden Venen, welche als *Brückenvenen* bezeichnet werden. Diese Brückenvenen sind für die Entstehung subduraler Hämatome von großer Bedeutung.

Hirnkammern: Von den innerhalb des Gehirns gelegenen *vier Hirnkammern* finden sich die *beiden Seitenventrikel* in der Tiefe der Großhirnhemisphären und der *III. Ventrikel* im Zwischenhirn. Die *IV. Hirnkammer* gehört zum Rautenhirn; der Boden dieses Ventrikels ist die *Rautengrube,* das Dach richtet sich zeltförmig gegen das Kleinhirn. Die Hirnkammern sind mit *Liquor cerebrospinalis* gefüllt. Der Liquor wird in den *Plexus chorioidei* gebildet, fließt aus dem Kammersystem in die basalen Zisternen und von hier teils zur Hirnoberfläche, teils in den Spinalkanal. Die Liquorresorption erfolgt über *Arachnoidalzotten und Lymphscheiden der spinalen Nervenwurzeln.* Der Liquor schützt Hirn und Rückenmark zu einem gewissen Grade vor Erschütterungen bei Gewalteinwirkungen.

Hirnnerven: Von den *zwölf Hirnnervenpaaren* sind die *Nn. olfactorii* und die *Nn. optici* keine eigentlichen Nerven, sondern *ausgestülpte Hirnanteile.* Die Hirnnerven entspringen den Kerngebieten des Hirnstammes, ziehen an der Basis des Hirns bis zu ihren Austrittsstellen am Schädelgrund und von hier aus weiter zu den zugehörigen Organen. Den längsten Verlauf im Schädelinneren zeigt der *N. abducens,* der daher bei Schädel-Hirn-Verletzungen am häufigsten irritiert wird. Intrakranielle Massenverschiebungen bei raumfordernden Hämatomen führen vielfach zu einer *Druckschädigung des N. oculomotorius* und damit zu einem für die Diagnostik wichtigen Symptom, der einseitigen Mydriasis.

18.2.2.3.2. Leichte gedeckte Hirnschädigung
(Hirnerschütterung; Hirnschädigung 1. Grades)

Die häufigste und leichteste Form eines gedeckten Hirntraumas ist die *Hirnerschütterung.* In der Regel entsteht sie durch eine Beschleunigungserschütterung des Gehirns (Kopf frei beweglich), seltener durch eine Perkussionserschütterung (Stoß gegen aufliegenden Kopf).

Makroskopisch und mikroskopisch lassen sich am Gehirn *keinerlei Gewebsveränderungen* nachweisen; man nimmt an, daß es durch die Gewalteinwirkung zu reversiblen Membranstörungen der Neurone kommt *(traumatische Paralyse).* Es handelt sich also lediglich um eine *funktionelle Betriebsstörung,* die zu nur flüchtigen Symptomen führt.

Mit einer Rückbildung der klinischen Erscheinungen ist bis zum *vierten Tage* nach dem Trauma zu rechnen (TÖNNIS und LOEW). Nach den Symptomen muß sich das pathologische Geschehen bei der leichten gedeckten Hirnschädigung überwiegend im Hirnstamm und in der Medulla oblongata abspielen, teilweise aber auch in anderen Hirnabschnitten, wie aus der Beobachtung flüchtiger neurologischer Befundabweichungen gefolgert werden kann.

Symptomatologie: Das klinische Bild der Hirnerschütterung ist hauptsächlich gekennzeichnet durch einen unmittelbar nach dem Trauma auftretenden *Bewußtseinsverlust,* der meist nur wenige Augenblicke dauert, aber auch einen Zeitraum von 10 Minuten überschreiten kann. Hinzu kommen *Erinnerungslücken* für das Unfallgeschehen, *retrograde Amnesie* (Gedächtnislücken für die Zeit vor dem Unfall), *anterograde Amnesie* (Gedächtnislücken für die Zeit nach dem Unfall), *Kreislaufregulationsstörungen, Erbrechen oder Übelkeit, Kopfschmerzen* und *Schwindelerscheinungen.*

Diagnostik: Aufgrund des recht charakteristischen Syndroms ist die Diagnose einer traumatischen Hirnschädigung leicht zu stellen. Über den vorliegenden Schweregrad kann jedoch nur nach einer Verlaufsbeobachtung eine sichere Aussage gemacht werden. Unmittelbar nach dem Trauma ist die *neurologische Untersuchung* die wichtigste diagnostische Maßnahme. *Röntgenuntersuchungen* des Schädels und *computertomographische* Untersuchungen, welche zum Ausschluß intrakranieller raumfordernder Blutungen und Hämatome erforderlich sein können, lassen sich ggf. auch zu einem späteren Zeitpunkt nach dem Abklingen der »Zentralen Betriebsstörung« durchführen.

Hirnelektrische Veränderungen sind bei einer leichten Hirnschädigung – wenn überhaupt – höchstens während der ersten 24 Stunden nach dem Trauma zu erwarten.

Behandlung: Eine aufwendige Therapie erübrigt sich bei Patienten mit leichten Hirnschädigungen. Die Behandlung besteht vorwiegend in Verordnung strenger Bettruhe mit dem Ziel einer Ruhigstellung der durch die Erschütterung irritierten vegetativen Zentren und einer Stabilisierung des Kreislaufs. Laufende Kontrollen der Puls- und Blutdruckwerte, der Atmung und der Körpertemperatur, des neurologischen und psychischen Befundes in den ersten Stunden bis Tagen sind unbedingt notwendig, um etwaige Komplikationen sofort aufzudecken. Nach einer Bettruhe von wenigen Tagen kann mit einer vorsichtigen Mobilisierung des Verletzten begonnen werden. Anfängliche enzephalopathische Beschwerden können eine *analgetische Behandlung* erforderlich machen. Bei Übelkeit und Erbrechen ist eine *antiemetische Therapie* angezeigt.

Prognose: Hirnerschütterungen heilen fast immer folgenlos aus. Lediglich bei vegetativ labilen und alten Menschen können enzephalopathische Beschwerden längere Zeit bestehenbleiben. *Rentenneurotische Fehlhaltungen* nach entschädigungspflichtigen Unfällen werden nicht selten beobachtet. Zwei bis drei Wochen nach dem Schädel-Hirn-Trauma sind die meisten Verletzten, die eine nur leichte Hirnschädigung erlitten haben, wieder arbeitsfähig.

18.2.2.3.3. Mittelschwere gedeckte Hirnschädigung
(Hirnschädigung 2. Grades)

Bilden sich bei einem Schädel-Hirn-Verletzten anfänglich nachweisbare Symptome nicht innerhalb weniger Tage, sondern erst im Verlauf der ersten *drei Wochen* zurück, so liegt eine Hirnschädigung 2. Grades vor. Die längere Dauer der Störungen ist auf *umschriebene Hirngewebsläsionen, Hirnödem* und *petechiale Blutungen in die Hirnsubstanz* zurückzuführen.

Symptomatologie: Das Kardinalsymptom ist auch bei einer mittelschweren Hirnschädigung die *Bewußtlosigkeit,* die aber länger als eine Stunde andauern kann. Häufiger als bei leichten Hirnschädigungen sind bei diesen Verletzungen Paresen, Pyramidenbahnzeichen, Reflexdifferenzen, Amnesien und sonstige neurologische Befundabweichungen zu beobachten. Auch vegetative und psychische Störungen finden sich öfter und länger anhaltend als bei einer Hirnerschütterung.

Diagnostik: Da bei Patienten mit einer Hirnschädigung 2. Grades nach dem klinischen Bild eine ödembedingte Hirndrucksymptomatik differentialdiagnostisch nicht sicher von einer hämatombedingten *Steigerung des intrakraniellen Druckes* abzugrenzen ist, muß man bei diesen Verletzten frühzeitig, ggf. wiederholte *computertomographische Untersuchungen* durchführen, um raumfordernde *intrakranielle Hämatome* nachzuweisen oder auszuschließen. Ansonsten müssen diese Verletzten nach der Erhebung eines exakten neurologischen Untersuchungsbefundes einer sorgfältigen Verlaufsbeobachtung, tunlichst in speziellen neurochirurgischen Intensivstationen unterzogen werden. Tiefe und Dauer der primären Bewußtlosigkeit erschwert häufig die Beurteilung neurologischer Befundabweichungen. Bei länger anhaltender Bewußtseinsstörung muß im Einzelfall entschieden werden, ob zur Überwachung der intrakraniellen Druckverhältnisse bereits bei Verletzten mit Hirnschädigungen dieses Schweregrades eine intrakranielle Druckmessung, auf welche bei der Besprechung der schweren und schwersten gedeckten Hirnschädigungen ausführlich eingegangen wird, durchgeführt werden muß.

Behandlung: Die therapeutischen Maßnahmen bei Patienten mit mittelschweren gedeckten Hirnschädigungen haben das Ziel, die Kreislaufverhältnisse zu stabilisieren, die oft psychomotorisch unruhigen Verletzten ruhigzustellen und insbesondere ein fast immer auftretendes Hirnödem zu beeinflussen.

Zur Behandlung der *Kreislaufstörungen* sind Infusionen, am besten mit Plasmaexpandern, erforderlich. Bei älteren Patienten empfiehlt sich, auch wenn keine kardialen Dekompensationserscheinungen vorliegen, eine Verabfolgung von Herzglykosiden zur Verbesserung der Herz-Kreislauf-Verhältnisse und damit auch indirekt der zerebralen Zirkulation.

Die *Ruhigstellung* unruhiger Verletzter gelingt beispielsweise durch Verabfolgung von Thalamonal® oder Valium® oder ähnlichen Präparaten.

Delirante Zustände bei Alkoholikern mit Schädel-Hirn-Verletzungen erfordern oftmals eine hochdosierte Therapie mit Distraneurin®. Da sich die Beurteilung der Bewußtseinslage bei sedierten Patienten schwieriger gestaltet, ist eine besonders sorgfältige Beobachtung dieser Verletzten erforderlich.

Die Meinungen sind nicht einheitlich, ob zur *medikamentösen Behandlung* des Hirnödems Glucocorticoide eingesetzt werden sollen. Ein einheitliches Dosierungsschema gibt es nicht. Unter den Befürwortern dieser Therapie besteht darüber Einigkeit, daß beispielsweise *Dexamethason* frühzeitig und hochdosiert gegeben werden soll. Nach einer Initialdosis von 100 mg i.v. bei Erwachsenen sind bei mäßig ausgebildeten Hirnödemen infolge mittelschwerer Hirnschädigungen Tagesdosen von 6×8 mg in den ersten drei posttraumatischen Tagen und 6×4 mg Dexamethason während weiterer drei Tage ausreichend. Bei hirnverletzten Kindern muß die jeweilige Tagesdosis natürlich entsprechend dem Alter und der Körperoberfläche reduziert werden.

Der Einsatz einer *Osmotherapie* mit hypertonen Sorbit- oder Mannitlösungen erübrigt sich meist bei mittelschweren gedeckten Hirnschädigungen. Beim Auftreten einer posttraumatischen Hyperthermie als Ausdruck zentraler Regulationsstörungen muß eine Verkürzung der Erholungszeit des Hirns durch *Temperatursenkung* auf normotherme Werte herbeigeführt werden. Dafür eignen sich vorwiegend physikalische Abkühlungsmaßnahmen. Auf eine Verabfolgung antipyretisch wirkender Medikamente kann meist verzichtet werden.

Prognose: Verletzte mit mittelschweren Hirnschädigungen können zum größten Teil mit folgenloser Ausheilung rechnen, besonders, wenn es sich um junge Menschen handelt. Enzephalopathische Beschwerden, Beeinträchtigungen der Leistungsfähigkeit, Verminderung der Konzentrationsfähigkeit und vorzeitige Ermüdbarkeit werden allerdings von etwa 20% aller Patienten dieser Gruppe als Dauerfolgen angegeben.

Begutachtung: Die Wiederherstellung der Arbeitsfähigkeit nach mittelschwerer gedeckter Schädel-Hirn-Verletzung ist nach entsprechender Behandlung bei fast allen Patienten innerhalb weniger Monate zu erwarten. Eine Minderung der Erwerbsfähigkeit von etwa 20% wird im allgemeinen die Dauer eines Jahres nach dem Trauma nicht überschreiten.

> Die **Behandlung leichter und mittelschwerer gedeckter Hirnverletzungen** besteht in Ruhigstellung des Verletzten, analgetischer und antiemetischer Behandlung und gegebenenfalls medikamentöser Beeinflussung eines Hirnödems.

18.2.2.3.4. Schwere gedeckte Hirnschädigung
(Hirnschädigung 3. Grades)

Bei der schwersten Form gedeckter Hirn-Verletzungen finden sich neben ausgeprägten Schädigungen der vegetativen Funktionszentren in Hirnstamm und Medulla oblongata fast immer *zusätzliche substantielle Hirnläsionen* sowohl im Bereich der Hirnrinde als auch im Marklager, den Stammganglien oder anderen Hirnabschnitten. Hinzu kommen in verstärktem Maße in den meisten Fällen *Kontusionsblutungen* und *massive perifokale oder generalisierte Hirnödeme*, so daß immer mit *massiven Erhöhungen des intrakraniellen Druckes* gerechnet werden muß.

Annähernd ein Drittel aller Verletzten mit Hirnschädigungen 3. Grades überleben die Verletzung nicht, selbst wenn sie frühzeitig einer optimalen Behandlung unterzogen werden. Diese Tatsache ist in erster Linie auf die Zerstörung wichtiger Hirnareale zurückzuführen, kann aber auch bei den in dieser Gruppe häufig polytraumatisierten Verletzten eine Folge schwerster Begleitverletzungen sein.

Symptomatologie: Der Schwere der Hirnverletzung entsprechend sind die klinischen Erscheinungen bei Verletzten, welche eine gedeckte Hirnschädigung 3. Grades erlitten haben, oft *bedrohlich*. Wenn die Verletzung überhaupt überlebt wird, stehen bei den schwersten Formen Atem- und Kreislaufstörungen, tagelanger Bewußtseinsverlust, motorische Unruhezustände, neurologische Herdsymptome (Paresen; Pyramidenbahnzeichen) und zentrale Temperaturregulationsstörungen im Vordergrund. In ausgeprägten Fällen ist mit einem *Koma* zu rechnen, in welchem der Verletzte reflexlos ist und selbst auf stärkste Schmerzreize nicht mehr reagiert. Weite, lichtstarre Pupillen und Strecksynergismen unmittelbar nach dem Unfallgeschehen weisen – wenn sie nicht Folge einer intrakraniellen raumfordernden Blutung sind – auf primäre traumatische Mittelhirn- oder Hirnstammblutungen hin, welche gewöhnlich zum baldigen Zusammenbruch aller vitalen Funktionen führen.

> Tagelanger Bewußtseinsverlust oder tiefes Koma, Strecksynergismen, zentrale Regulationsstörungen und neurologische Herdzeichen nach einem Trauma sind Ausdruck einer **schwersten Hirnschädigung.**

Diagnostik: Die Diagnostik muß, da eine geeignete frühzeitige Therapie lebensrettend sein kann, so schnell wie möglich, am besten bereits am Unfallort einsetzen, damit *Sofortmaßnahmen*, wie Freihaltung der Atemwege, evtl. künstliche Beatmung, stabile Seitenlagerung, Kreislaufstabilisierung usw. noch vor dem Transport des Verletzten ergriffen werden können.

Nach der Einlieferung des auf diese Weise primär versorgten Patienten wird im Krankenhaus – sofern der Patient nicht bereits relaxiert und beatmet ist – durch eine subtile neurologische Untersuchung das Ausmaß der Hirnverletzung festgestellt. Die Beurteilung der Bewußtseinslage wird durch die Verwendung der von TEASDALE und JENNETT inaugurierten »Glasgow-Coma-Scale« erleichtert. Bewußtseinsabhängige Leistungen von Hirnverletzten werden nach Punkten bewertet, deren Addition Aufschluß über den Grad einer Bewußtseinsstörung gibt. Verletzte mit der niedrigsten Punktzahl sind nach dieser Skala schwerer geschädigt als Verletzte mit höherer Punktzahl (Tab. *18.2.*-1).

Neurologische Untersuchungen werden ergänzt durch *Röntgenuntersuchungen des Schädels* und der Halswirbelsäule. Röntgenologisch nachgewiesene Frakturen können Hinweise auf mögliche Lokalisationen von Hirnverletzungen (Kontusionen und Contre-coup-Herde) geben.

Tab. 18.2.-1. Glasgow-Coma-Scale.

Leistung	Punkte
Augen öffnen	
Spontan	4
Auf Aufforderung	3
Auf Schmerzreize	2
Nicht	1
Verbale Reaktion	
Orientiert	5
Verwirrt	4
Inadäquat	3
Unverständlich	2
Nicht	1
Motorische Reaktion	
Aufforderung ausgeführt	6
Gezielte Schmerzabwehr	5
Beugung auf Schmerzreize (Fluchtbewegung)	4
Beugung auf Schmerzreize (Dezerebration)	3
Streckung auf Schmerzreize	2
Nicht	1

Computertomographische Erstuntersuchungen unmittelbar nach der stationären Aufnahme eines Hirnverletzten gehören heute bereits ebenso zu den diagnostischen Routinemaßnahmen wie computertomographische Kontrolluntersuchungen, deren Frequenz vom klinischen Verlauf bei den Verletzten abhängig gemacht wird.

Wenn bei einem schwer Hirnverletzten im Computertomogramm keine operationsbedürftige intrakranielle Blutung festgestellt wurde, aber z.B. durch den Nachweis kleinerer Kontusionsblutungen und eines Hirnödems der Verdacht auf eine intrakranielle Drucksteigerung geäußert werden muß, darf auf das operative Einbringen einer *intrakraniellen Druckmeßsonde* zur permanenten Überwachung des Schädelinnendruckes nicht mehr verzichtet werden. In den meisten Fällen wird man über ein Bohrloch eine epidurale, seltener eine intraventrikuläre Druckmeßsonde einlegen. Die Druckmessung und die dadurch gewonnenen Meßwerte erleichtern die Entscheidung über die Art der Behandlung einer posttraumatischen intrakraniellen Drucksteigerung, welche lebensrettend sein kann, s.S. 333.

Zur **Überwachung von Patienten** mit schwersten Hirnschädigungen ist neben ständiger klinischer, elektroenzephalographischer und computertomographischer Diagnostik eine kontinuierliche Hirndruckmessung über operativ implantierte Druckaufnehmer erforderlich.

Hirnelektrische Veränderungen fehlen selten; meist handelt es sich um schwere Allgemeinveränderungen, umschriebene Deltaherde oder ausgeprägte Delta-EEGs.

Da bei schweren und schwersten Hirnschädigungen häufiger mit dem *Auftreten raumfordernder Blutungen* zu rechnen ist, müssen die Verletzten mit besonderer Sorgfalt auf neurochirurgischen Intensivstationen überwacht und behandelt werden. Geringste Zeichen einer Verschlechterung des Zustandsbildes erfordern eine computertomographische Kontrolluntersuchung, um eine sich entwickelnde raumfordernde Blutung nicht zu übersehen.

Behandlung: Mit der Behandlung Verletzter mit schweren bis schwersten Hirnschädigungen muß *zum frühestmöglichen Zeitpunkt nach dem Trauma* begonnen werden. Die lebensnotwendigen Sofortmaßnahmen sind in Spezialkapiteln dieses Buches abgehandelt, auf die an dieser Stelle verwiesen wird. Diese Erstbehandlung wird nach Aufnahme des Verletzten im Krankenhaus weitergeführt und ergänzt. Von neurochirurgischer Seite wird dabei, falls keine Trepanation wegen einer intrazerebralen Wühlblutung oder einer sonstigen raumfordernden intrakraniellen Blutung erforderlich ist, der *Hirnödembehandlung* und der *Senkung eines pathologisch gesteigerten Hirndruckes* besondere Bedeutung beigemessen.

Die **Behandlung eines Hirnödems** und die **Normalisierung** eines gesteigerten intrakraniellen **Druckes** sind bei schweren und schwersten traumatischen Hirnschädigungen von entscheidender Bedeutung.

Auf die *medikamentöse Behandlung des Hirnödems mit Glucocorticoiden* wurde bereits bei der Besprechung der Therapie der mittelschweren gedeckten Hirnschädigung eingegangen, so daß an dieser Stelle darauf verwiesen werden kann. Die Corticosteroid-Behandlung reicht bei schwerer und schwerster Hirnschädigung oftmals nicht aus und muß dann durch eine *Osmotherapie* mit hypertonen Sorbit-, Mannit- oder Glycerol-Lösungen ergänzt werden. Wenn auch durch den Einsatz dieser hypertonen Lösungen dem Hirngewebe bei intakter Blut-Hirn-Schranke Flüssigkeit entzogen wird, muß man jedoch immer ein *Rebound-Phänomen* erwarten und sollte die dehydratisierende Behandlung nur bei liegender Hirndruckmeßsonde mit kontinuierlicher Überwachung des Hirndruckes durchführen, um bei reaktiver Drucksteigerung weitere Maßnahmen ergreifen zu können.

Als einfachste aber besonders wirkungsvolle Maßnahme zur Senkung des erhöhten intrakraniellen Druckes hat sich die *Lagerung* des Verletzten mit einem um etwa 30° aufgerichteten Oberkörper bewährt. Durch die dadurch bedingte Erhöhung des Druckgefälles vom Schädelinnenraum zum Rumpf kommt es zu meßbaren Senkungen des intrakraniellen Druckes.

Auf eine *kontrollierte Beatmung* zur Sicherung der Sauerstoffzufuhr wird man in der Frühphase einer schwersten Hirnschädigung nur selten verzichten, wenngleich die dazu notwendige Sedierung und gegebenenfalls Relaxierung des Verletzten die klinisch-neurologische Überwachung erschwert oder unmöglich macht. Im Falle eines Versagens aller bisherigen aufgeführten Maßnahmen zur Beeinflussung eines posttraumatischen Hirnödems oder eines pathologischen Hirndruckzustandes mit ständigen Druckwerten über etwa 30 Torr muß die Entscheidung über den Einsatz einer mit möglichen schweren Nebenwirkungen einhergehenden anderen hirnprotektiven Maßnahme, nämlich einer hochdosierten *Barbiturattherapie*, getroffen werden. Die Wirkung der Barbiturattherapie hat KRETSCHMER zusammenfassend folgendermaßen beschrieben:
1. Senkung des Energiestoffwechsels und des Sauerstoffverbrauches.
2. Herabsetzung des intrakraniellen Druckes durch Verminderung der Hirndurchblutung.
3. Erhöhung des Perfusionsdruckes in minderversorgten Gebieten durch Vasokonstriktion in den gesunden Hirnarealen.
4. Dämpfung des durch gesteigerte Katecholaminaktivität bedingten Hypermetabolismus.
5. Verminderung des Lactatanstieges durch Verbesserung der Glucoseutilisation.

Um diese Wirkungen zu erzielen, werden dem Verletzten Barbiturate in einer so hohen Dosierung verabfolgt, bis er in einen komatösen Zustand gerät und das EEG ein sogenanntes *Burst-Suppression-Muster* aufweist. Diese Behandlung ist überaus aufwendig und erfordert neben kontrollierter Beatmung eine kontinuierliche elektroenzephalographische Überwachung, fortlaufende Hirndruckmessung, regelmäßige Bestimmung des Barbituratspiegels im Serum und natürlich eine lückenlose klinische Beobachtung. Die Barbiturattherapie kann also nur in entsprechend apparativ ausgestatteten intensivmedizinischen Zentren, welche über erfahrene Ärzte und Pflegepersonen verfügen, durchgeführt werden. Wegen der oft sehr schwerwiegenden Nebenwirkungen, von denen besonders Leberschäden, pulmonale Komplikationen, Kreislaufdepressionen und Darmatonien zu nennen sind, wird auch in Zukunft die Barbiturattherapie nur dann angewendet werden, wenn wirklich alle anderen therapeutischen Bemühungen vergeblich waren.

Posttraumatisch erhöhter Hirndruck, der nicht auf eine raumfordernde intrakranielle Blutung zurückzuführen ist, läßt sich in der Regel durch Lagerung des Verletzten und antiödematöser Therapie (Glucocorticoide, Mannit-, Sorbit- oder Glycerol-Lösungen) gut beeinflussen. Nur bei *Versagen dieser Behandlung* und ausgeprägten Hirndruckzuständen kann der Versuch einer Hirndrucksenkung mit *hochdosierter Barbiturattherapie* angezeigt sein.

Ebenso wichtig wie die Behandlung des Hirnödems und eines erhöhten intrakraniellen Druckes ist die *hochkalorische Ernährung* eines schwer Hirnverletzten, zunächst mittels entsprechender Infusionen, welche aber schon frühzeitig durch enterale Ernährung über eine Magensonde ergänzt oder ersetzt werden müssen.

Psychomotorische Unruhezustände, Strecksynergismen und Pupillenstörungen können Folge eines Hirnödems, parenchymatöser Hirnschäden oder raumfordernder Blutungen sein. Sobald operationsbedürftige Raumforderungen ausgeschlossen sind, kann man versuchen, durch *Kurznarkosen* und *vegetative Blockaden* den Verletzten *ruhigzustellen*.

Eine *vegetative Dämpfung* kann auch zur Beeinflussung fast regelmäßig auftretender posttraumatischer Hyperthermie nützlich sein und unterstützt physikalische Abkühlungsmaßnahmen.

Neben der pflegerischen Betreuung und Überwachung muß frühzeitig mit einer *krankengymnastischen Behandlung* begonnen werden. Sobald die Verletzten aus dem bedrohlichen Zustand herausgebracht wurden, müssen sie einer Rehabilitationsbehandlung, über die im Anhang dieses Beitrages berichtet wird, zugeführt werden.

Prognose: Es wurde bereits zu Beginn dieses Kapitels darauf hingewiesen, daß nur etwa ⅔ aller Patienten mit schweren und schwersten Hirntraumen die Verletzung überleben. Bei einem Teil der Überlebenden tritt die Besserung jedoch nicht in dem erhofften Maße ein, sondern dem Stadium der Bewußtlosigkeit folgt ein Zustand wechselnder Wachheit, der als *apallisches Syndrom* bezeichnet wird. Der Verletzte ist nicht in der Lage, sinnvoll zu handeln, zu sprechen oder an dem Geschehen der Umwelt teilzunehmen. Bestimmte vegetative Elementarfunktionen bleiben erhalten, frühe Primitivreflexe (Saugreflex, Greifreflex usw.) treten hervor. Dieses Stadium, in welchem es zu bedrohlichen Hirnstammkrisen und damit zum Tode des Verletzten kommen kann, dauert, sofern es überlebt wird, mehrere Wochen oder Monate an, bis sich eine langsame Besserung anbahnt.

Begutachtung: Mit einer restlosen Ausheilung der Verletzungsfolgen nach schwersten Hirnschädigungen ist fast nie zu rechnen. Mit bleibenden Schädigungen, wie schweren hirnorganischen Defektsyndromen und traumatischer Demenz ist in den meisten Fällen zu rechnen. Hat die schwere Hirnverletzung weder zum Tod noch zu einem apallischen Syndrom geführt, so ist gewöhnlich mit erwerbsmindernden neurologischen Ausfällen jeder Art, psychischen Störungen und bleibenden subjektiven Beschwerden zu rechnen. Die Minderung der Erwerbsfähigkeit wird je nach dem Ausmaß der bleibenden neurologischen oder psychischen Defizite gewöhnlich 50–80% betragen, wenn es nicht sogar zu totaler Invalidität kommt.

18.2.2.4. Traumatische Subarachnoidalblutungen

Traumatische Subarachnoidalblutungen können nach jedem gedeckten und offenen Schädel-Hirn-Trauma auftreten. Bei Hirnrindenprellungsherden und ausgedehnten substantiellen Hirnläsionen wird meist die der Hirnrinde eng anliegende Pia mater mitverletzt, so daß bei gleichzeitiger Zerreißung eines oder mehrerer Hirnrindengefäße Blut in den Subarachnoidalraum gelangt. Zu einer intrakraniellen Raumforderung führen traumatische Subarachnoidalblutungen kaum; die *klinischen Erscheinungen* sind auf eine Blutbeimengung zum Liquor cerebrospinalis oder auf Störungen der Liquorzirkulation zurückzuführen.

Symptomatologie: Das Auftreten einer *Nackensteifigkeit* nach einem Hirntrauma, verbunden mit stärkeren enzephalopathischen Beschwerden, ist ein charakteristisches Symptom der Subarachnoidalblutung und ergibt das klinische Bild einer »aseptischen Reizmeningitis«. Nicht selten kommt es infolge eines begleitenden reaktiven Hirnödems zu einer sekundären Bewußtseinstrübung bei dem Verletzten, so daß differentialdiagnostisch sowohl an posttraumatische Meningitiden als auch an raumfordernde intrakranielle Hämatome gedacht werden muß.

Diagnose: Sie stützt sich auf das Ergebnis *computertomographischer Untersuchungen* oder das Ergebnis von Untersuchungen des durch *Lumbalpunktion* gewonnen Liquors. Lumbalpunktionen dürfen jedoch nur dann durchgeführt werden, wenn eine intrakranielle Drucksteigerung vorher mit Sicherheit ausgeschlossen wurde (Stauungspapille!), um nicht lebensbedrohliche zerebrale oder zerebelläre Einklemmungen zu provozieren.

Behandlung: *Lumbalpunktionen* dienen bei traumatischen Subarachnoidalblutungen nicht nur dem Nachweis der Blutung in den äußeren Liquorraum, sondern stellen bereits die wesentliche Behandlungsmaßnahme dar. Tägliche Lumbalpunktionen können erforderlich sein zur Elimination liquorfremden Eiweißes aus dem Liquor, bis der anfänglich blutige und nach wenigen Tagen xanthochrome Liquor wieder farblos wird.

Eine *Hirnödem-Therapie* und die Verabfolgung gefäßabdichtender und hämostyptischer Medikamente können sinnvoll sein.

Die absolute *Ruhigstellung* (Bettruhe und Sedativa) unterstützt die erwähnten therapeutischen Maßnahmen.

Prognose: Mit folgenloser Ausheilung traumatischer Subarachnoidalblutungen ist zu rechnen. Längere Zeit bestehenbleibende enzephalopathische Beschwerden können auf Liquorzirkulationsstörungen zurückgeführt werden oder Folge der gleichzeitigen traumatischen Hirnsubstanzschädigung sein.

Begutachtung: Entsprechend der in dem Kapitel über die Prognose gemachten Ausführungen ist normalerweise nach einer traumatischen Subarachnoidalblutung nicht mit einer bleibenden Erwerbsminderung zu rechnen, wenngleich nach ausgeprägten Blutungen, insbesondere bei älteren Menschen, enzephalopathische Beschwerden bestehenbleiben können, die durchaus Minderungen der Erwerbsfähigkeit von etwa 20% bedingen können.

18.2.3. Offene Schädel-Hirn-Verletzungen

Bei offenen Schädel-Hirn-Verletzungen liegen außer einer Verletzung der Schädelweichteile und Schädelknochen immer eine *Zerreißung der Dura mater sowie der weichen Hirnhäute* und gegebenenfalls eine *umschriebene Läsion der Hirnsubstanz* vor. Infolge der durch die Verletzung entstandenen Kommunikation zwischen Außenwelt und Schädelinnenraum können *pathogene Keime* leicht durch Kopfschwartenwunden, Frakturspalt und verletzte Hirnhäute in den Hirntrümmerherd gelangen. Wegen dieser Infektionsgefährdung sind perforierende Schädel-Hirn-Verletzungen immer ernst zu beurteilen.

Das **Kriterium einer offenen Schädel-Hirn-Verletzung ist die Duraverletzung.** Eine sofortige Operation ist zur Vermeidung einer posttraumatischen Meningoenzephalititis anzustreben.

18.2.3.1. Verletzungen der Konvexität

Symptomatologie und Diagnostik: Eine offene Schädel-Hirn-Verletzung der Konvexität läßt sich in den meisten Fällen bereits durch Inspektion erkennen. Aus den gewöhnlich breit klaffenden Weichteilwunden entleert sich Blut, Liquor und Hirnbrei, wobei das zerstörte Hirngewebe infolge intrakranieller Drucksteigerung durch Kontusionsblutung und reaktive Hirnschwellung oft pilzförmig nach außen gepreßt wird. *Neurologische Herdzeichen* variieren entsprechend der Lokalisation und Ausdehnung des Hirntrümmerherdes. So kann es beispielsweise bei einer Verletzung der Zentralregion zu ausgeprägten kontralateralen Halbseitenlähmungen kommen, während bei geringfügiger Läsion des Stirnhirns neurologische Befundabweichungen fehlen können. Auch ein sogenanntes *Kommotionssyndrom* kann bei offenen Schädel-Hirn-Verletzungen fehlen, wenn die einwirkende Gewalt nur zu einer umschriebenen Hirnverletzung geführt hat.

Da klinisch sicher erkennbare perforierende Schädel-Hirn-Verletzungen in jedem Fall *operiert* werden müssen, ergänzen in der Regel neuroradiologische Zusatzuntersuchungen den Nachweis oder Ausschluß eines posttraumatischen intrakraniellen Hämatoms. *Röntgenaufnahmen* des Schädels in mehreren Ebenen und *computertomographische Untersuchungen* können jedoch Hinweise auf die Ausdehnung der Schädelfrakturen, epidurale, subdurale oder intrazerebrale Einblutungen geben und für das operative Vorgehen von Bedeutung sein.

Behandlung: Die Art der Verletzung und die Gefahr einer Infektion des Endokraniums zeichnen den Weg für die Therapie einer offenen Schädel-Hirn-Verletzung vor. Wie bei allen offenen Verletzungen muß durch eine unverzüglich vorzunehmende Operation der *Hirntrümmerherd* versorgt, der Duradefekt plastisch gedeckt und die Kopfschwartenwunde verschlossen werden.

Phasen der neurochirurgischen Versorgung:

1. Wundrandexzision, evtl. Erweiterung der Weichteilwunde durch Hilfsschnitte. Auseinanderspreizen der Wundränder mit einem Wundsperrer (Abb. *18.2.*-3a).
2. Osteoklastische Erweiterung der Knochenlücke, bis an allen Stellen unverletzte Dura vorliegt (Abb. *18.2.*-3b).
3. Exzision der zerfetzten Dura und Spaltung der harten Hirnhaut, bis der Hirntrümmerherd vollständig zu übersehen ist.
4. Schonende Entfernung von Fremdkörpern und zertrümmertem Hirngewebe mit Sauger und Pinzette (Abb. *18.2.*-3c). Verschluß aller verletzten Gefäße.

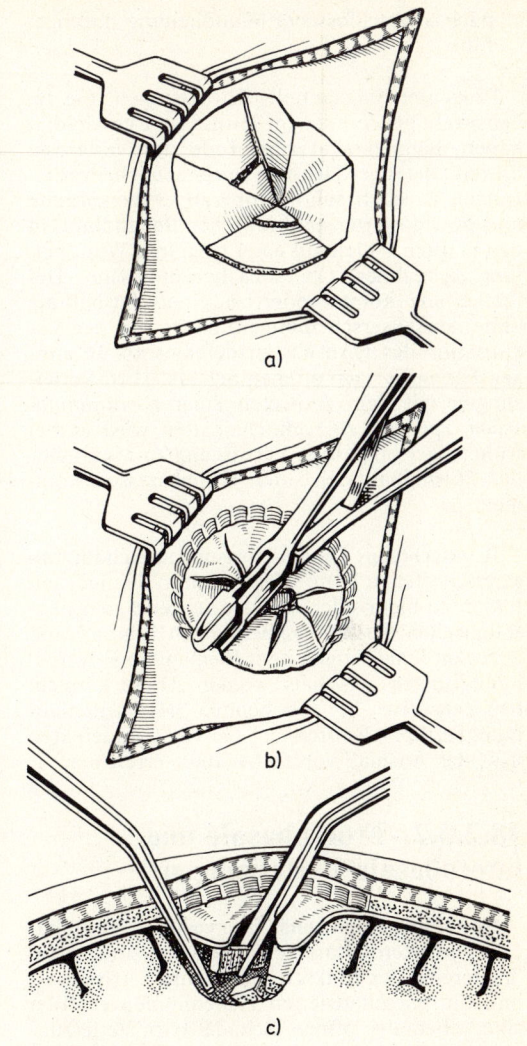

Abb. *18.2.*-3. Operative Behandlung einer offenen Schädel-Hirn-Verletzung:
a) Darstellung des Schädelknochendefektes nach Wundexzision,
b) Darstellung des Duradefektes nach osteoklastischer Trepanation,
c) Versorgung des Hirntrümmerherdes.

5. Wasserdichter Verschluß der Duralücke mit einem gestielten Galea-Periostlappen oder frei transplantiertem Faszienlappen.
6. Sorgfältiges »Hochnähen« der Dura zur Vermeidung einer epiduralen Nachblutung.
7. Spannungslose Subkutannähte und durchgreifende Hautnähte über der zunächst bestehenbleibenden Knochenlücke.
8. Plastische Deckung des Schädelknochendefektes. Diese kann bei Verwendung von Refobacin-Palacos direkt vorgenommen werden oder wird – sofern es sich um eine stark verschmutzte Wunde handelt – etwa 3 Monate

nach abgeschlossener Wundheilung durchgeführt.

Prognose: Substantielle Hirnläsionen, die lebenswichtige Zentren im Hirnstamm geschädigt haben, können akut zum Tode des Verletzten führen. Bei oberflächlich gelegenen Hirnverletzungen ist nach subtiler operativer Versorgung und hochdosierter antibiotischer Behandlung in den meisten Fällen mit einer primären Wundheilung zu rechnen. Ob es zu neurologischer Defektheilung kommt oder zu einer Ausheilung ohne Ausfallserscheinungen, hängt von der Lokalisation des Hirnsubstanzdefektes ab. In einigen Fällen ist nach offenen Schädel-Hirn-Verletzungen mit dem Auftreten einer *posttraumatischen Epilepsie* zu rechnen. Selten wird es bei frühzeitiger operativer Versorgung zu Meningitiden, Enzephalitiden oder Hirnabszessen kommen.

Begutachtung: Da die Hirnsubstanzschädigungen bei offenen Hirnverletzungen in den meisten Fällen zu mehr oder weniger ausgeprägten neurologischen Ausfallserscheinungen führen, muß auch mit langfristigen oder bleibenden Erwerbsminderungen gerechnet werden. Diese können, beispielsweise bei bleibenden Halbseitenlähmungen, Sprachstörungen, Gesichtsfelddefekten usw. das Ausmaß von 50 bis 100% erreichen.

18.2.3.2. Frontobasale und laterobasale Verletzungen

Symptomatologie und Diagnostik: Frontobasale und laterobasale Schädelbrüche sind, wenn im Bereich der Frakturen die Dura zerrissen ist und die pneumatisierten Nebenhöhlen eröffnet sind, ebenfalls offene Schädel-Hirn-Verletzungen. Die Erkennung dieser Verletzungen bereitet keine Schwierigkeiten, wenn sich Hirnbrei oder Liquor aus dem Nasen-Rachenraum oder den Ohren entleert. Vielfach ist eine spontane *Rhino-* oder *Otoliquorrhö* primär nicht zu beobachten, sondern tritt nur bei bestimmten Kopfhaltungen des Verletzten bzw. beim Bücken oder Pressen auf. Liquorrhöen geben zwingenden Anlaß zu weiterer Diagnostik und Behandlung. Gelegentlich werden offene fronto- oder laterobasale Verletzungen erst dann erkannt, wenn es bei einem Patienten nach kürzerer oder längerer Latenzzeit infolge aufsteigender Infektion zu einer *Meningitis* oder infolge Eindringens atmosphärischer Luft in das Endokranium zu einem hirndrucksteigernden *Pneumozephalus* gekommen ist (Abb. *18.2*-4).

Frontobasale Frakturen und Liquorfisteln zu diagnostizieren kann erhebliche Schwierigkeiten bereiten. *Positive Zuckerproben* der aus der Nase abtropfenden Flüssigkeit, sofern diese nicht blu-

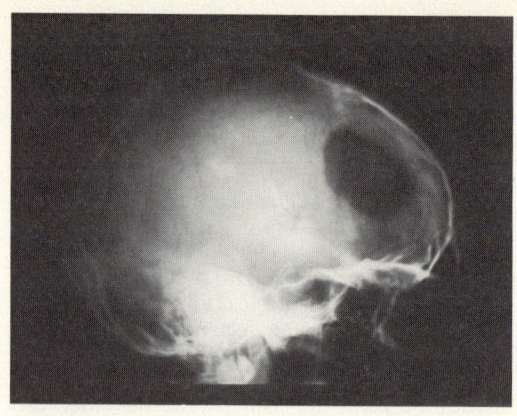

Abb. *18.2.*-4.   Traumatischer Pneumozephalus.

tig ist, geben Hinweis darauf, daß es sich nicht um Nasensekret, sondern um Liquor handelt. Endonasale Untersuchungen, *Röntgenuntersuchungen* des Schädels in verschiedenen Ebenen einschließlich *Schichtaufnahmen* der vorderen Schädelgrube, *nuklearmedizinische* und *computertomographische Untersuchungen* werden zur Lokalisationsdiagnostik herangezogen.

Der Nachweis *laterobasaler Verletzungen* gestaltet sich einfacher, da hier meist röntgenologisch erfaßbare *Felsenbeinfrakturen* vorliegen.

Behandlung: Eine *operative Behandlung frontobasaler Verletzungen* muß unbedingt gefordert werden beim Nachweis einer *Liquorfistel,* beim Bestehen eines *Pneumozephalus* und nach abgeklungener *posttraumatischer Meningitis.* Aber auch in den Fällen, bei denen alle Bemühungen, eine vorhandene Liquorfistel darzustellen, fehlschlugen, muß man sich zur Vermeidung späterer Komplikationen zu einer »Probefreilegung« der vorderen Schädelbasis entschließen. Der intrakraniellen Versorgung ausgedehnter frontobasaler Verletzungen ist der Vorzug zu geben vor Hals-Nasen-Ohren-ärztlichen Operationen, die in den meisten Fällen nicht ausreichen, da von einem extrakraniellen Zugang aus Defekte der Dura hinter der Siebbeinplatte und Kontusionen im Stirnhirn weder in ausreichendem Umfang dargestellt noch versorgt werden können. Ob eine *zweizeitige neuro-rhinochirurgische operative Intervention* erforderlich ist, hängt vom Operationsbefund und evtl. bestehenden entzündlichen Veränderungen in den betroffenen Nasennebenhöhlen ab. Eine operative Behandlung frontobasaler Verletzungen ist auch dann erforderlich, wenn es zu einem spontanen Sistieren einer Rhinoliquorrhö gekommen ist, da sich die Liquorfisteln – wenn überhaupt – nur temporär schließen.

Die neurochirurgischen Operationen bestehen in großzügigen osteoplastischen Trepanationen nach Bildung eines frontalen Visierlappens, extra- oder intraduraler Darstellung der vorderen Schädelgrube und plastischer Deckung des Duradefektes über den frontobasalen Frakturen mit einem Dura- oder Periostschwenklappen (Abb. *18.2.*-5a und *18.2.*-5b). Durch Verwendung von Fibrinklebern gelingt es besser als durch einfache Einzelknopfnähte die vordere Schädelbasis mittels eines Schwenklappens oder eines freien Transplantates wasserdicht abzudichten. Darüber, ob zur Verhinderung einer Sekretverhaltung die Siebbeinhöhle mit ausgeräumt werden soll, besteht keine Einigkeit; dieser Eingriff erscheint uns aber empfehlenswert.

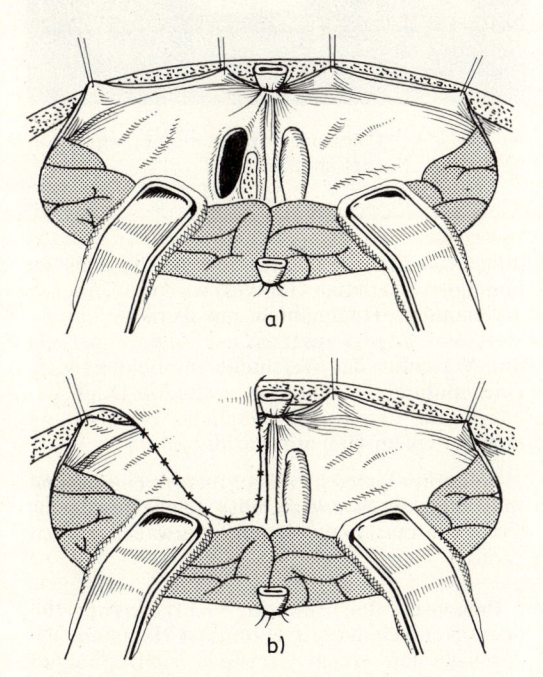

Abb. *18.2.*-5. Operative Behandlung einer frontobasalen Fraktur:
a) Intradurale Darstellung des Basisdefektes nach Zurückdrängen des Stirnhirns.
b) Plastische Deckung des Basisdefektes mit gestieltem Periost-Schwenklappen.

Frontobasale Verletzungen mit Rhinoliquorrhö erfordern zur Verhinderung einer aufsteigenden Infektion oder eines Pneumozephalus unbedingt einen **operativen Verschluß** des frontobasalen Defektes.

Laterobasale Verletzungen, die zu einer Otoliquorrhö geführt haben, brauchen in der Regel nicht operativ behandelt zu werden. Unter konservativer Behandlung (häufige Lumbalpunktionen) schließen sich diese traumatischen Liquorfisteln meist spontan und führen selten zu weiteren Komplikationen. Nur in Einzelfällen muß das Felsenbein freigelegt und der Duradefekt plastisch gedeckt werden.

Prognose: Die Heilungsaussichten bei frontobasalen Verletzungen sind günstig, wenn die Liquorfistel operativ verschlossen wurde, wenngleich gelegentlich trotz plastischer Deckung des Duradefektes weiterhin Rhinoliquorrhöen oder rezidivierende Meningitiden beobachtet werden. In diesen Fällen ist entweder die vollständige Abdeckung der Duralücke nicht gelungen oder ein weiterer Dura-Knochen-Defekt, beispielsweise über der Keilbeinhöhle, nicht erkannt worden. Weitere Diagnostik und gegebenenfalls Zweitoperationen sind dann erforderlich.

Begutachtung: Eine postoperativ folgenlos ausgeheilte frontobasale Verletzung bedingt in der Regel keine andauernde M. d. E. Eine posttraumatische Anosmie infolge Verletzung der Fila olfactoria kann in besonderen Fällen, beispielsweise bei Köchen oder Patienten, die beruflich auf ihr Riechorgan angewiesen sind, Erwerbsminderung von 20–30% ausmachen. Psychische Störungen als Folge begleitender frontaler Hirnkontusionen müssen bei der Einschätzung der M. d. E. natürlich ebenfalls berücksichtigt werden.

18.2.4. Posttraumatische Störungen

Die wichtigsten posttraumatischen Störungen nach allen Formen der Schädel-Hirn-Verletzungen sind *intrakranielle Blutungen*, *Hirnabszesse* und *posttraumatische Epilepsien*. Unter diesen Folgeerscheinungen nach Hirntraumen stellen intrakranielle raumfordernde Hämatome die häufigsten und oft lebensbedrohlichen Komplikationen dar; bis sie zu entsprechenden Symptomen führen, benötigen sie unterschiedlich lange Anlaufzeiten. Daher ist eine sorgfältige Überwachung aller Hirnverletzten in den ersten Stunden und Tagen nach einem Hirn-Trauma notwendig, damit raumfordernde intrakranielle Hämatome nicht übersehen werden. Das Auftreten von *Hirndrucksymptomen* und *neurologischen Herdzeichen* bei Hirnverletzten macht die sofortige Durchführung einer kranialen *Computertomographie* erforderlich. Nur so lassen sich Fehldiagnosen oder eine verspätete Erkennung posttraumatischer intrakranieller raumfordernder Hämatome vermeiden.

Intrakranielle raumfordernde Blutungen und Hämatome lassen sich durch (ggf. wiederholte) computertomographische Untersuchungen ohne Belastung für den Verletzten sicher nachweisen oder ausschließen.

18.2.4.1. Epidurale Hämatome

Epidurale Hämatome, also Blutergüsse zwischen Dura und Hirnschädel, entstehen meist nach *Verletzungen der A. meningea media oder einer ihrer Äste*. Am häufigsten sind diese Hämatome *temporoparietal* lokalisiert, seltener parietookzipital, frontotemporal, subfrontal oder gar im Bereich der hinteren Schädelgrube.

Extradurale Hämatome bilden sich gewöhnlich relativ rasch nach einem Schädel-Hirn-Trauma aus. Akute Verlaufsformen, bei denen entsprechende Symptome innerhalb der ersten 12 Stunden nach dem Trauma auftreten, werden von den subakuten und den äußerst seltenen chronischen epiduralen Hämatomen abgegrenzt.

Symptomatologie und Diagnostik: In vielen Fällen lassen sich epidurale Hämatome bereits aufgrund des *klinischen Bildes* diagnostizieren. Sekundäre Bewußtlosigkeit nach freiem Intervall, homolaterale Pupillenerweiterung und kontralaterale Pyramidenbahnzeichen sowie motorische Unruhe sind für extradurale Hämatome typische Symptome. Auch fokale Krampfanfälle können erste Anzeichen für die Entstehung eines epiduralen Hämatoms sein. Findet sich röntgenologisch außerdem eine Schädelfraktur, welche die Meningeafurchen in der Schädelkalotte kreuzt, so kann in perakuten Fällen auf eine weitere Diagnostik verzichtet und sofort eine *Schädeltrepanation* vorgenommen werden. Im kranialen *Computertomogramm* stellen sich epidurale Hämatome als hyperdense Bezirke dar. Die durch die Hämatome hervorgerufenen intrakraniellen Massenverschiebungen lassen sich computertomographisch ebenfalls nachweisen (Abb. *18.2.-6*).

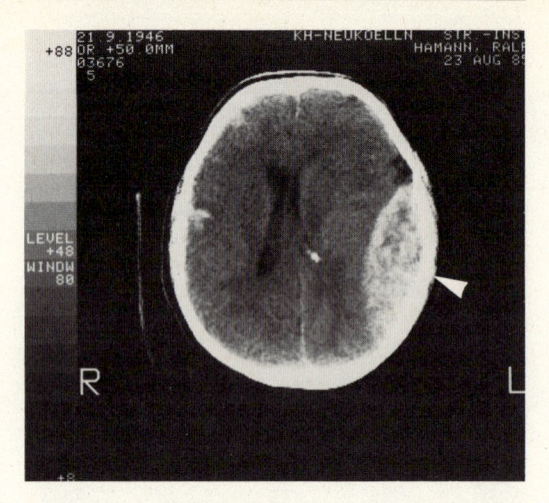

Abb. *18.2.-6.* Kraniales Computertomogramm von epiduralem Hämatom links.

Sekundäre Verschlechterung der Bewußtseinslage nach einem Hirntrauma, homolaterale Mydriasis und kontralaterale Pyramidenbahnsymptomatik sind häufig charakteristische **Symptome eines epiduralen Hämatoms,** besonders bei gleichzeitigem Vorliegen einer temporalen Querfraktur.

Behandlung: Epidurale Hämatome müssen sofort nach ihrer Erkennung *operiert* werden. *Osteoplastische Trepanationen* sind wegen größerer Übersicht und besserer Versorgungsmöglichkeit der Blutungsquelle nach Absaugen des Hämatoms den umschriebenen Bohrlochtrepanationen vorzuziehen. Der Zeitfaktor spielt, seitdem sich die Operationstechnik durch Verwendung von Kraniotomen für die Trepanation verbessert hat, keine Rolle mehr. Nach Ausräumung des epiduralen Hämatoms und sorgfältiger Blutstillung (Koagulation, Ligatur oder Abklippung des blutenden arteriellen Gefäßes) wird die Dura mit sogenannten Hochnähten am Perikranium fixiert. Vor Wiedereinsetzen des Knochendeckels und Verschluß der Weichteile empfiehlt es sich, eine epidurale Saugdrainage (Redon-Drainage) anzulegen, damit eine mögliche Nachblutung nicht zu einem Hämatomrezidiv führt.

Weiterhin bietet sich das Einlegen einer *epiduralen Druckmeßsonde* an, über welche postoperativ der intrakranielle Druck überwacht werden kann.

Prognose: Bei frühzeitiger Erkennung und operativer Behandlung epiduraler Hämatome ist durchaus mit einem günstigen Heilverlauf zu rechnen. Die Behandlungsergebnisse bei subakuten Verlaufsformen sind besser als bei akuten. Lediglich bei schwerer begleitender Hirnschädigung und verspätet einsetzender Diagnostik und Therapie ist infolge der hämatombedingten hochgradigen intrakraniellen Drucksteigerung und Mittelhirneinklemmung eine höhere Letalität zu erwarten.

Begutachtung: Für die Begutachtung eines Verletzten, der wegen eines epiduralen Hämatoms operiert wurde, ist die Kenntnis der primären begleitenden Hirnschädigung und der Dauer der hämatombedingten Hirnkompression von Bedeutung. Im günstigsten Fall, also bei subjektiver Beschwerdelosigkeit und normalem neurologischen Befund nach erfolgter Operation kann mit völliger Ausheilung und einer M.d.E. von weniger als 10% gerechnet werden, wenngleich bleibende Störungen bei schlechteren Verläufen auch Erwerbsminderungen von mehr als 50% erwarten lassen können.

18.2.4.2. Subdurale Hämatome

Posttraumatische, raumbeengende subdurale Hämatome kommen in jedem Lebensalter vor, zeigen jedoch bei Erwachsenen der höheren Altersgruppen einen Häufigkeitsgipfel. Als Blutungsquellen finden sich bei der Mehrzahl subduraler Hämatome *umschriebene Hirnkontusionen mit gleichzeitiger Zerreißung der weichen Hirnhäute, Verletzungen der großen venösen Blutleiter* und *Abrisse von Brückenvenen.*

Bei Kenntnis der möglichen Blutungsquellen, die zu einem akuten subduralen Hämatom führen können, ist es verständlich, daß sich ein raumforderndes subdurales Hämatom ebenso schnell entwickeln kann wie ein epidurales Hämatom. Im übrigen werden nach der Zeitdauer der Ausbildung entsprechender Symptome *akute, subakute* und *chronische subdurale Hämatome* unterschieden.

Während bei den akuten und subakuten Verlaufsformen immer eine direkte Beziehung zwischen erlittenem Hirntrauma und Hämatom besteht, werden bei chronischen Verlaufsformen anamnestisch oftmals nur Wochen oder Monate zurückliegende Bagatelltraumen angegeben; in einigen Fällen fehlt sogar jeder Hinweis auf ein Trauma, so daß dann zu diskutieren ist, ob das Hämatom nicht Folge einer Erkrankung der Hirnhaut ist (Pachymeningiosis haemorrhagica interna). Das »Wachsen« chronischer subduraler Hämatome, also die Volumenzunahme, ist wahrscheinlich darauf zurückzuführen, daß innerhalb des frühzeitig von einer Membran umgebenen Hämatoms Bluteiweiß abgebaut wird, so daß eine osmotisch hypertonische Flüssigkeit entsteht, welche durch den erhöhten onkotischen Druck Gewebesaft und Liquor ansaugt.

Symptomatologie und Diagnostik: Die Symptomatologie subduraler Hämatome ist nicht einheitlich. Bei *akuten und subakuten* Verlaufsformen stehen rasch zunehmende Bewußtseinstrübungen, Pupillenstörungen, Pyramidenbahnsymptome und sonstige neurologische Herdzeichen im Vordergrund.

Chronische subdurale Hämatome können ohne sichere neurologische Ausfallserscheinungen oder Hirndrucksteigerungen einhergehen, so daß die uncharakteristische Symptomatik (Kopfschmerzen, Verlangsamung und sonstige psychische Auffälligkeiten) auch an das Vorliegen intrakranieller Tumoren denken läßt.

> **Akute subdurale Hämatome** können sich ebenso rasch wie epidurale Hämatome entwickeln.

Röntgenologisch sind bei subduralen Blutungen Schädelfrakturen seltener als bei epiduralen Hämatomen zu finden. Der Nachweis subduraler Hämatome stützt sich im wesentlichen auf die Ergebnisse der kranialen *Computertomographie.* Da sich subdurale Hämatome meist flächenhaft in großer Ausdehnung über eine ganze Hemisphäre erstrecken, stellen sie sich im Computertomogramm als ausgedehnte hyperdense Bezirke dar (Abb. *18.2.*-7).

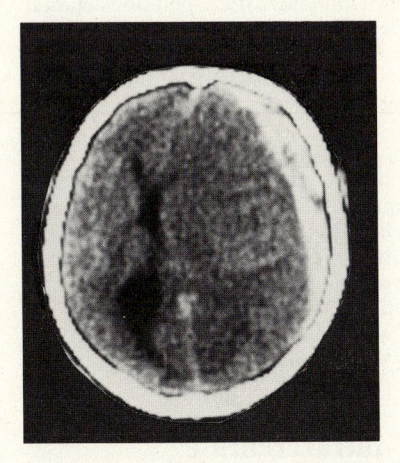

Abb. *18.2.*-7. Kraniales Computertomogramm von subduralem Hämatom links.

Bei *doppelseitigen subduralen Hämatomen* kann infolge fehlender intrakranieller Massenverschiebung eine Lateralisation mittelständiger Strukturen fehlen.

Behandlung: Subdurale Hämatome müssen *operativ* behandelt werden. In den meisten Fällen genügt bei den chronischen Hämatomen eine *Hämatomentleerung* von einem osteoklastisch erweiterten Bohrloch aus. Nach kreuzförmiger Eröffnung der Dura mater unter dem Bohrloch muß über eine in den Subduralraum eingelegte *Dauerdrainage* (z. B. Jackson-Pratt-Saugdrainage) mehrere Tage lang das nachsickernde Blut aus dem Subduralraum abgesaugt werden. Häufige computertomographische Kontrolluntersuchungen geben Hinweise auf die Effektivität dieser Behandlung. Großzügige osteoplastische *Trepanationen* sind bei Versagen dieser Therapie erforderlich und gelegentlich auch bei perakuten und chronischen Hämatomen zu bevorzugen. Nur nach ausreichend großzügiger Freilegung können nämlich bei akuten Blutungen noch nicht zum Stillstand gekommene Blutungsquellen versorgt und bei chronischen Hämatomen die durch regressive Veränderungen entstandenen äußeren und inneren Hämatomkapseln exstirpiert werden, so daß sich die vorher komprimierte Hemisphäre wieder ausdehnen kann.

Prognose: Nach den Angaben im Schrifttum ist bei akuten subduralen Hämatomen mit einer hohen Letalität, die stellenweise mit über 90% veranschlagt wird, zu rechnen. Dies ist darauf zurückzuführen, daß akute subdurale Hämatome meist nach schweren Hirnverletzungen mit ausgedehnten substantiellen Hirnläsionen entstehen, die für den Verletzten bereits bedrohlich sein können. Die Behandlungsergebnisse bei subakuten und chronischen subduralen Hämatomen sind deutlich besser; die Operationsletalität beträgt hier lediglich 5–14%. Mit Nachblutungen muß jedoch bei allen subduralen Hämatomen, besonders bei den chronischen Verlaufsformen, gerechnet werden.

Begutachtung: Aus den Hinweisen zur Prognose ergibt sich bereits, daß es sich bei subduralen Hämatomen häufig um schwere posttraumatische Komplikationen handelt, welche im Überlebensfall natürlich bleibende Schäden erwarten lassen. So wird man in den meisten Fällen mit einer endgültigen Minderung der Erwerbsfähigkeit von 30–50%, bei älteren Menschen auch von über 50% zu rechnen haben.

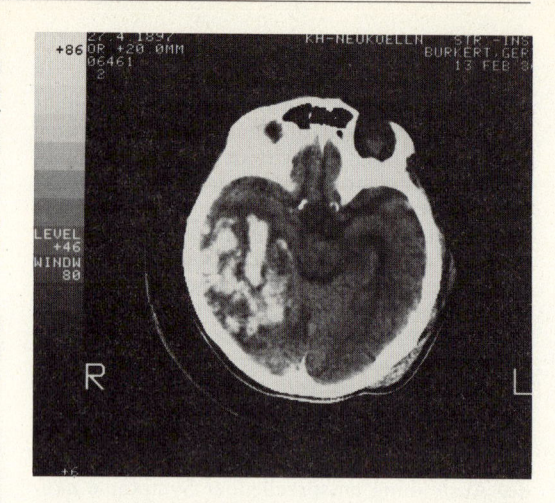

Abb. *18.2.*-8. Kraniales Computertomogramm von intrazerebralem Hämatom rechts.

18.2.4.3. Intrazerebrale Hämatome

Raumfordernde intrazerebrale Hämatome treten fast nur nach schweren und schwersten Schädel-Hirn-Traumen infolge stärkster Gewalteinwirkungen auf und führen, von wenigen Ausnahmen abgesehen, schon frühzeitig zu lebensbedrohlichen Störungen.

Symptomatologie und Diagnostik: Da intrazerebrale Hämatome meist akut auftreten, ist auch die klinische Symptomatik durch eine *akute intrakranielle Drucksteigerung* gekennzeichnet. Eine nach dem Trauma zu beobachtende *primäre Bewußtlosigkeit bleibt in der Regel bestehen*. Hinzu kommen Tonussteigerungen der Extremitäten, Strecksynergismen, Pupillenstörungen, neurologische Herdzeichen und in schwersten Fällen Atem- und Kreislaufstörungen.

Wie bei allen intrakraniellen Hämatomen wird die Diagnose nicht nur aufgrund klinischer Befundabweichungen, sondern nach den Ergebnissen *neuroradiologischer Untersuchungen* gestellt. *Röntgenologisch* lassen sich bei fast 90% der Patienten mit intrazerebralen Hämatomen Schädelfrakturen nachweisen. Im *Computertomogramm* läßt sich das intrazerebrale Hämatom ebenso nachweisen wie die meist erhebliche Massenverschiebung der intrakraniellen Strukturen (Abb. *18.2.*-8).

Behandlung: Intrazerebrale raumfordernde Hämatome müssen in jedem Fall *sofort* angegangen werden. Hier sind großzügige osteoplastische *Trepanationen* angezeigt. Hämatom und Hirntrümmerherd werden abgesaugt; blutende Gefäße werden verschlossen. Häufig kommt es nach Entleerung des Hämatoms und Versorgung des Hirnsubstanzdefektes zu einer bedrohlichen und reaktiven Hirnschwellung. In diesen Fällen muß der bei der Operation gebildete Knochendeckel zur Druckentlastung weggelassen werden. Wenn der Patient überlebt, kann zu einem späteren Zeitpunkt eine *Schädeldachplastik* vorgenommen werden. Zur plastischen Deckung des Schädeldachdefektes verwendet man am günstigsten intraoperativ selbst angefertigte paßgerechte Platten aus autopolymerisierenden Kunststoffen, z.B. Palacos (Abb. *18.2.*-9). Diese haben den Vorteil, daß bei später evtl. notwendig werdenden computertomographischen Kontrolluntersuchungen keine unliebsamen Artefakte auftreten und die intrakraniellen Strukturen erkennbar bleiben.

Prognose: Die Chancen, ein intrazerebrales Hämatom zu überleben, sind gering. Bei den häufigsten akuten Verlaufsformen ist mit einer Letalität von 70–90% bei subakuten Hämatomen mit einer Sterblichkeit von 50% zu rechnen. Bei den Überlebenden bleiben gewöhnlich, je nach Lokalisation und Ausdehnung des Hämatoms und der Hirnläsion, entsprechende neurologische Befundabweichungen zurück (Paresen, Sprachstörungen, Hirnwerkzeugstörungen, psychische Veränderungen etc.).

Begutachtung: Die Ausprägung zu erwartender neurologischer und psychischer Defizite nach intrazerebralen Hämatomen bedingt in aller Regel hohe Grade der Erwerbsminderung, wenn nicht sogar völlige Invalidität.

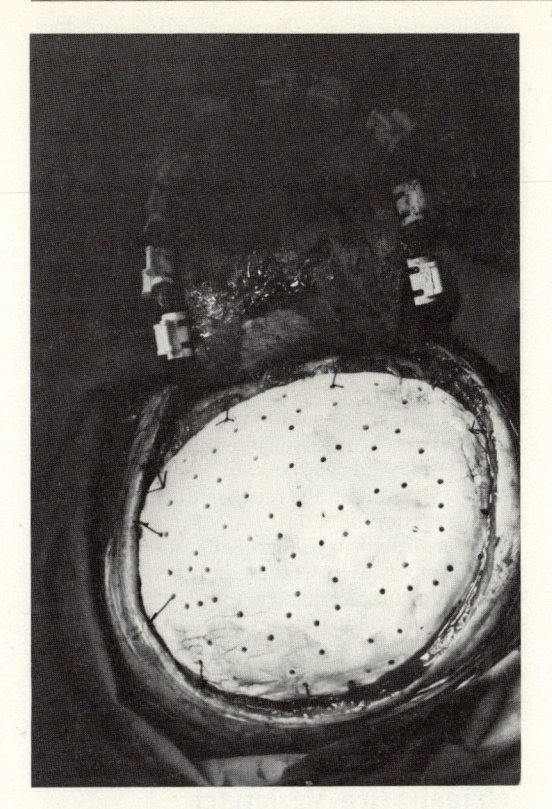

Abb. 18.2.-9. Schädeldachplastik mit Platte aus autopolymerisierendem Kunststoff.

mung der Hämatome und Versorgung der Blutungsquellen wird man in den meisten Fällen auf ein Wiedereinsetzen des ausgeschnittenen Knochendeckels verzichten, um einem postoperativen Hirndruckzustand infolge Entwicklung eines reaktiven Hirnödems vorzubeugen.

Prognose: Selbst bei frühzeitiger Erkennung und Behandlung kombinierter intrakranieller Hämatome sind Überlebenschancen und Heilungsaussichten gering. Primäre Hirnschädigung durch das erlittene Trauma, sekundäre Mittelhirnschädigung infolge hämatombedingter Kompressionen sowie Störungen der zerebralen Zirkulation – besonders bei älteren Verletzten – führen bei durchschnittlich 90% der Verletzten, auch nach operativer Intervention, innerhalb kürzester Zeit zum Tode.

Begutachtung: Aufgrund der praktisch immer schwersten Hirnschädigungen bei kombinierten intrakraniellen Hämatomen ist mit einem Wiedereintritt der Arbeitsfähigkeit bei den Überlebenden, von wenigen Ausnahmefällen abgesehen, nicht mehr zu rechnen.

Posttraumatische raumfordernde intrakranielle Hämatome führen meist zu bedrohlichen Hirndrucksteigerungen und müssen **dringlich operativ** behandelt werden.

18.2.4.4. Kombinierte intrakranielle Hämatome

Kombinierte intrakranielle Hämatome, also gleichzeitig bestehende epidurale, subdurale oder intrazerebrale Hämatome, bilden sich gewöhnlich nur nach sehr schweren Schädel-Hirn-Verletzungen aus.

Symptomatologie und Diagnostik: Entsprechend den verschiedenen Kombinationsmöglichkeiten ist eine einheitliche klinische Symptomatik nicht zu erwarten. Allen Formen dieser posttraumatischen Prozesse ist ein akut bedrohlicher Zustand des Verletzten gemeinsam, der am ehesten an intrazerebrale Blutungen denken läßt. Auch durch neuroradiologische Zusatzuntersuchungen lassen sich kombinierte Hämatome nur selten sicher bestimmen, so daß erst der Operationsbefund eine Diagnose ermöglicht.

Behandlung: Nur *möglichst frühzeitig* einsetzende operative Behandlungsmaßnahmen eröffnen Aussicht auf Rettung eines Verletzten mit einem kombinierten intrakraniellen Hämatom. Nach ausgedehnter Schädeltrepanation, Ausräu-

18.2.4.5. Hirnabszesse

Posttraumatische Hirnabszesse können in einem geringen Prozentsatz nach offenen Schädel-Hirn-Verletzungen der Konvexität sowie nach perforierenden frontobasalen und laterobasalen Frakturen infolge aufsteigender Infektion auftreten. Die Lokalisation der endokraniellen Abszesse hängt von dem Sitz der offenen Verletzung ab.

Symptomatologie, Diagnostik, Behandlung und Prognose der Hirnabszesse sind bereits in einem früheren Kapitel dieses Buches abgehandelt worden, so daß an dieser Stelle darauf verwiesen werden kann.

18.2.4.6. Hirnnarben-Epilepsien

Posttraumatische zerebrale Anfallsleiden sind nach gedeckten Hirntraumen bei etwa 2,5-6% der Fälle und nach offenen Schädel-Hirn-Verletzungen mit wesentlich größerer Häufigkeit zu erwarten. Wie bei den Hirnabszessen werden auch bei den posttraumatischen hirnorganischen Anfallsleiden *Frühformen* von *Spätformen* abgegrenzt. Zu einer Manifestierung von Spätepilepsien kommt es *oft erst mehrere Jahre nach einem Trauma.* In diesen Fällen muß aber immer nach einer nicht-traumatischen Ursache gefahndet werden. Posttraumatische Anfallsleiden sind in der Regel auf Dura-Hirnnarben zurückzuführen.

Symptomatologie und Diagnostik: Der *Anfallscharakter* bei posttraumatischer Epilepsie ist *nicht einheitlich.* Halbseitenanfälle vom Jackson-Typus werden ebenso beobachtet wie Grandmal-Epilepsien und andere Formen zerebraler Anfallsleiden. Teilweise kommt es im Krankheitsverlauf zu einem Wechsel des Anfallscharakters, beispielsweise von Absencen zu generalisierten Krampfanfällen.

In der Diagnostik ist die *hirnelektrische Untersuchung* ebenso wichtig wie die *kraniale Computertomographie.* Werden Hirnnarben und Deformierungen der Hirnkammern nachgewiesen, so kann die Indikation zu neurochirurgischer Intervention gestellt werden.

Behandlung: Eine antiepileptische *medikamentöse Therapie* ist bei allen Formen posttraumatischer Anfallsleiden erforderlich, stellt aber keine ursächliche Behandlung dar. Lokalisierte Dura-Hirnnarben müssen nach Möglichkeit exstirpiert werden. Nach präoperativer Lokalisationsdiagnostik bietet die *intraoperative kortikographische Untersuchung* die beste Gewähr zur sicheren Bestimmung des Sitzes der Hirnnarben. Eine oberflächliche Hirnnarbenexzision ist nicht ausreichend. Das gesamte Narbengewebe, welches oft kegelförmig bis zum Ependym eines Ventrikels hinabreicht, muß sorgfältig entfernt werden. Dabei empfiehlt es sich, zur Vermeidung erneuter Hirnnarben eine offene Verbindung zwischen Resektionshöhle und Ventrikelsystem zu schaffen.

Behandlungsergebnis: Konservative Behandlungsmaßnahmen können die Häufigkeit zerebraler Krampfanfälle zwar reduzieren, aber meist nicht verhindern. Nach Exzision einer Dura-Hirnnarbe ist mit Heilung, zumindest aber Besserung des Anfallsleidens zu rechnen, wenn keine epileptogenen Nebenherde vorliegen. Eine *antikonvulsive Behandlung* ist aber bei posttraumatischer Epilepsie auch nach neurochirurgischer Intervention konsequent über mehrere Jahre erforderlich.

Begutachtung: Die Einschätzung einer Erwerbsminderung durch Hirnnarben-Epilepsie ist abhängig von der Art der Anfälle, deren Häufigkeit und Beeinflußbarkeit durch operative oder medikamentöse Maßnahmen. Das Führen eines Kraftfahrzeuges muß man Verletzten, die an einer Hirnnarben-Epilepsie leiden, unter allen Umständen verbieten.

18.2.5. Anhang

18.2.5.1. Erstversorgung Schädel-Hirn-Verletzter
(s. a. Kap. 13.2.2)

Überlebenschancen und Heilungsaussichten werden bei Schädel-Hirn-Verletzten wesentlich verbessert, wenn *frühzeitig*, d. h. bereits am Unfallort, mit der Therapie begonnen wird. Die Erstversorgung beschränkt sich dabei auf wenige Maßnahmen. Besonders zu achten ist auf eine *stabile Seitenlagerung des Verletzten*, auf *Freihaltung der Atemwege* evtl. durch Intubation und künstliche Beatmung und auf eine *Kreislaufstabilisierung* durch Infusionstherapie. Einzelheiten der Notfallbehandlung sind in dem Kapitel »Atemstillstand und Kreislaufstillstand« eingehend dargestellt.

Von neurochirurgischer Seite soll ergänzend darauf hingewiesen werden, daß bei der Erstbehandlung von Verletzten mit schweren und schwersten Schädel-Hirn-Traumen zum frühestmöglichen Zeitpunkt eine *Hirnödem-Behandlung* mit hohen Dosen von *Dexamethason* einsetzen muß.

18.2.5.2. Rehabilitation Schädel-Hirn-Verletzter

Die Behandlung Verletzter mit ausgeprägten Hirnschädigungen beschränkt sich nicht auf therapeutische Maßnahmen am Unfallort und in neurochirurgischen Fachabteilungen. Länger bestehende oder bleibende Paresen, hirnorganische Anfallsleiden, Hirnwerkzeugstörungen sowie andere ausgeprägte neurologische und psychische Defektheilungen erfordern eine monate- bis jahrelange Weiterbehandlung, um den Verletzten wieder in die Gesellschaft einzugliedern, nach Möglichkeit in seinen bisherigen Lebenskreis. Diese Behandlung mit dem Ziel einer vollkommenen Wiedereingliederung eines Verletzten durch systematische und organisierte ärztliche, psychologische und ökonomische Betreuung wird als *Rehabilitationsbehandlung* bezeichnet. Eine solche Therapie kann nur durch eine vielseitige Zusammenarbeit geleistet werden, am günstigsten in speziellen Rehabilitationszentren, deren Zahl in der Bundesrepublik leider noch viel zu gering ist.

Mehrere *Stufen der Rehabilitation* werden von JOCHHEIM unterschieden:
1. Mechanische Heilbehandlung,
2. Krankengymnastische Heilbehandlung,
3. Versorgung mit Körperersatzstücken und Hilfsmitteln,
4. Beschäftigungs- und Arbeitstherapie,
5. Anlern- und Umschulungsmaßnahmen,
6. Vorbereitende und nachgehende Fürsorge.

Diese Stufen der Rehabilitation stellen nicht ein scharf abgegrenztes Nacheinander dar, sondern bauen ineinandergreifend auf.

Die Aufstellung eines Rehabilitationsplanes setzt eine genaue Kenntnis der entstandenen Defekte voraus. Das Therapieprogramm ist abhängig von der Art der im Einzelfall bestehenden Schädigungen des Zentralnervensystems mit ihren Folgeerscheinungen und dem körperlichen Gesamtzustand des Verletzten. Über Einzelheiten der nach einem Hirntrauma möglichen Defektzustände und die erforderlichen Rehabilitationsmaßnahmen zu berichten, würde im Rahmen dieses Beitrages zu weit führen. Abschließend soll lediglich darauf hingewiesen werden, daß durch eine konsequent über lange Zeit von Ärzten, Psychologen, Krankengymnastinnen und Pflegepersonal gemeinsam durchgeführte Rehabilitation selbst bei Verletzten mit schwersten Schädigungen des Zentralnervensystems, z.B. bei apallischen Syndromen, noch zufriedenstellende Behandlungsergebnisse zu erzielen sind.

Literaturauswahl

BUSHE, K. A.: Über die Behandlung der vegetativen Störungen im akuten Stadium schwerer Schädel-Hirn-Verletzungen. Niedersächs. Ärztebl. *1*:15 (1961).

DIETZ, H.: Die frontobasale Schädel-Hirn-Verletzung. Springer, Berlin, Heidelberg, New York 1970.

FROWEIN, R. A.: Die Beurteilung und Behandlung der Störungen lebenswichtiger Funktionen im akuten Stadium schwerer Schädel-Hirn-Verletzung. Acta neurochir. (Wien) *4*:468 (1961).

FROWEIN, R. A., D. TERHAAG, K. AUF DER HAAR: Früh-Prognose akuter Hirnschädigungen. Traumatol. *5*:203–211, 291–298 (1975).

GAAB, M., K. A. BUSHE: Die Behandlung der intrakraniellen Drucksteigerung. Intensivbehandlung *6*:34–39 (1981).

JENSEN, H. P.: Hirnverletzungen. In: F. HOLLE, E. SONNTAG (Hrsg.): Grundriß der gesamten Chirurgie. Springer, Berlin, Göttingen, Heidelberg 1960.

KESSEL, F. K., Sir L. GUTTMANN, G. MAURER: Neuro-Traumatologie, Bd. I: Die frischen Schädel-Hirn-Verletzungen. Urban & Schwarzenberg, München, Berlin, Wien 1969.

KLINGLER, M.: Das Schädel-Hirn-Trauma. Thieme, Stuttgart 1960.

KRETSCHMER, H.: Möglichkeiten und Grenzen der Intensivtherapie schwerer Schädel-Hirn-Verletzungen. Akt. Traumatol. *13*:139–144 (1983).

LOEW, F., S. WÜSTNER: Diagnose, Behandlung und Prognose der traumatischen Hämatome des Schädelinnern. Acta neurochir. (Wien), *Suppl. VIII* (1960).

TEASDALE, G., B. JENNETT: Assessment and prognosis of coma after head injury. Acta neurochir. *34*:45–55 (1976).

TÖNNIS, W., F. LOEW: Einteilung der gedeckten Hirnschädigungen. Ärztl. Prax. *5*:13 (1955).

TÖNNIS, W., R. A. FROWEIN, F. LOEW, W. GROTE, R. HEMMER, W. KLUG, H. FINKEMEYER: Organisation der Behandlung schwerer Schädel-Hirn-Verletzungen. Thieme, Stuttgart 1968.

WENKER, H.: Verletzungen des Schädels und Gehirns. In: K. A. BUSHE, P. GLEES (Hrsg.): Chirurgie des Gehirns und Rückenmarks im Kindes- und Jugendalter. Hippokrates, Stuttgart 1968.

18.3. Mund-, Kiefer- und Gesichtschirurgie

Von G. Pfeifer und V. Schwipper

18.3.1. Einleitung

Das Fachgebiet Mund-Kiefer-Gesichtschirurgie ist das Bindeglied zwischen Chirurgie und Zahn-, Mund- und Kieferheilkunde. Enge Beziehungen bestehen einerseits zur Hals-, Nasen-, Ohrenheilkunde, Neurochirurgie und Ophthalmologie. Andererseits ist die Mund-Kiefer-Gesichtschirurgie traditionell über die zahnärztliche Chirurgie mit den Fachrichtungen der Zahn-, Mund- und Kieferheilkunde verbunden (Zahnerhaltung und Parodontologie, Zahnersatzkunde, Kieferorthopädie). Bei vielen embryonalen Fehlbildungen, Verletzungen und Tumorerkrankungen ist eine gute interdisziplinäre Zusammenarbeit der sogenannten »Kopffächer« unentbehrlich geworden.

Voraussetzungen für die Anerkennung als Mund-Kiefer-Gesichts-Chirurg sind die ärztliche und zahnärztliche Approbation sowie eine 4jährige Weiterbildungszeit. In weiteren 2-3 Jahren kann die Zusatzbezeichnung »Plastische Operationen« erworben werden.

18.3.2. Embryonale Fehlbildungen des Gesichtes und Dysgnathien

18.3.2.1. Kraniofaziale und orofaziale Fehlbildungen

18.3.2.1.1. Ätiologie, Morphogenese und Klassifikation

Ätiologie: Für einen Teil der Fehlbildungen sind gengebundene hereditäre Störungen nachgewiesen. Spontane und exogen induzierte Gen-Mutationen werden diskutiert.

Morphogenese: Mit dem Verschluß des Neuralrohres setzt die Kopfentwicklung ein. Eine menschenähnliche Form zeichnet sich in *der 4. Embryonalwoche* ab. Früher entstandene Fehlbildungen sind meistens mit dem Leben nicht vereinbar und deshalb ohne chirurgische Bedeutung.

Die Entwicklung des Gesichtes und später der Mundhöhle sowie des Gaumens dauert von der 4. bis zur 10. Embryonalwoche. In diesen 6 Wochen wird von zwei Zentren der Kopfbildung das Relief der Gesichtsoberfläche modelliert.

Das *prosenzephale Impulszentrum* ist für Entstehung von Stirnhirn mit Schädelkapsel, Nasenrücken- und Oberlippenmitte sowie Zwischenkiefer und Septum verantwortlich (embryonale Vorderkopfregion).

Das *rhombenzephale Zentrum* bildet den Hinterkopf sowie das seitliche Mittelgesicht und das untere Gesichtsdrittel (embryonale Hinter-Seitenkopfregion). Zwischen beiden großen Kopfarealen überlappen sich Entwicklungsimpulse in den Zwischenkopfregionen. Sie verlaufen vom Türkensattel über die Augenregion, Nasenflügel und enden am Philtrum. Die Philtrumkanten bleiben als einzige *diazephale Merkmale* lebenslang erhalten (Abb. 18.3.-1).

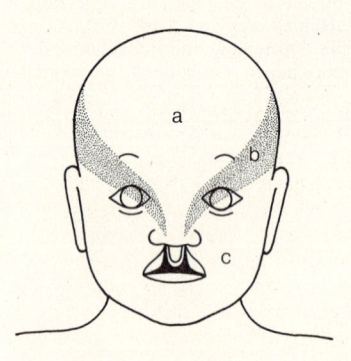

Abb. *18.3.*-1. Embryonale Kopfareale auf ein Kindergesicht projiziert:
a) Vorderkopfregion.
b) Zwischenkopfregion.
c) Hinter-Seitenkopfregion.

Alle anderen embryonalen Merkmale sind während der 6wöchigen Gesichtsentwicklung einem ständigen Wandel unterworfen. Außer der Oberfläche ändert sich auch das Gewebe darunter, denn in dieser Zeit setzt auch die Knochenentwicklung ein. Erhöhter Stoffwechselbedarf und komplizierte Morphogenese erhöhen die Störanfälligkeit des Keimgewebes. Fehlbildungen treten also *phasenspezifisch* auf. Sie entstehen in typischer Weise und lassen sich in Analogie zum physiologischen Entwicklungsplan als »*Fehlbildungsprogramm*« zusammenstellen. Morphogenetisch gesehen sind Fehlbildungen unerwünschte Spielarten der natürlichen Entwicklung.

> Chirurgisch bedeutsame Fehlbildungen am Kopf entstehen in der **4.–10. Embryonalwoche** mit abnehmendem Schweregrad in stoffwechselintensiven Regionen.

Klassifikation: Die embryonale Topographie des werdenden Gesichtes und die anatomische Topographie des fertigen Gesichtes sind unterschiedlich. Fehlbildungen werden deshalb nur bei ihrer Ableitung von typischen Entwicklungsstadien verständlich, nicht aber nach ihrer Lageausdehnung und Form, die nach der Geburt sichtbar wird.

Die embryonale Klassifikation des Menschen ist vierdimensional angelegt. Sie enthält als 1. Gruppe *generalisierte Fehlbildungen*, die im ersten Embryonalmonat entstehen und meistens nicht lebensfähig sind. Die folgenden Gruppen 2–9 beinhalten das Regionalprogramm mit Beginn der Organogenese:
2. Vorderkopfregion,
3. Zwischenkopfregion,
4. Hinter-Seitenkopfregion,
5. Hals,
6. Stamm,
7. Arme,
8. Beine,
9. Kombinationen von 2–8.

Stamm und Extremitäten sind identisch mit der anatomischen Gliederung, Kopf und Hals weichen hingegen stark ab und sind deshalb von der anatomischen Topographie her schwer zu verstehen und zu beschreiben. Deshalb führen alle anatomischen Klassifikationen der embryonalen Fehlbildungen ins Uferlose.

Häufig sind Fehlbildungen am Kopf und an den Extremitäten *kombiniert*. Dabei handelt es sich nicht um generalisierte Fehlbildungen, sondern um Kombinationen regionaler Abnormitäten.

> Die **Reaktionsweise des Keimgewebes auf Störeinflüsse** ist unterschiedlich. Jeder Fehlbildungstyp kann in den Abstufungen einer morphologischen Reihe auftreten:
> *Aplasie (Defekt),*
> *Hypoplasie ohne oder mit Dysplasie,*
> *Normoplasie,*
> *Hyperplasie ohne oder mit Dysplasie.*

Duplikaturen, Zwillings- und *Mehrfachbildungen* sind *Äquivalente von Hyperplasien*. Defekte bestimmter Areale werden als Kompensationsversuch mehr oder weniger von der nicht betroffenen Nachbarschaft ausgefüllt. Das geringe embryologische Verständnis in klinischen Disziplinen hat dazu geführt, daß anatomische Auffälligkeiten zu einer mittlerweile verwirrenden Anzahl von Syndromen zusammengefaßt worden sind, von denen viele Varianten desselben Fehlbildungstypes sind. Die *Embryologie ist deshalb der Leitfaden der Teratologie* (Abb. *18.3.*-2).

> Lage, Ausdehnung und Form von Fehlbildungen lassen sich nur von der **embryonalen** Topographie des Gesichtes ableiten, **nicht** aber vom postnatalen fertigen Zustand.

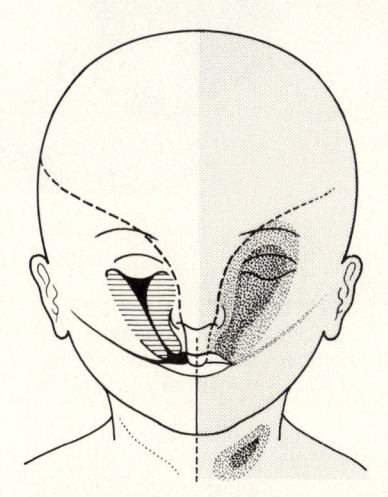

Abb. *18.3.*-2. Typische Lage häufiger embryonaler Fehlbildungen und Spalten im Kindergesicht, Zwischenkopfregionen punktiert: linke Hälfte störanfällige Zonen, rechte Hälfte von der Mitte nach außen laterale Lippen (Kiefer-Gaumen-)Spalte, Areal der schrägen Gesichtsspalten horizontal schraffiert, quere Mundspalte.

18.3.2.1.2. Morphologische Reihen von embryonalen Fehlbildungen

.1. Vorderkopfregion

Von oben nach unten gehören dazu *frontale Zephalozelen*, Fehlbildungen der *Nase* und des *Zwischenkiefers*. Die nasalen Abnormitäten treten in den Reihen der ein- und doppelseitigen Aplasie, der transversalen Hypo- und Hyperplasie sowie der medianen Nasenspalten auf, bei denen linker und rechter Nasenteil voneinander getrennt sind (Doggennase). Außerdem gehören dazu *Nasenfisteln* und die seltene *mediane Lippenspalte oder -kerbe*.

.2. Hinter-Seitenkopfregion

Die Gruppe der zweithäufigsten Abnormitäten im Gesicht wird als *mandibulofaziale Dysostosen* zusammengefaßt, nach den Erstbeschreibern auch als *Franceschetti-Syndrom* (Mitteleuropa)

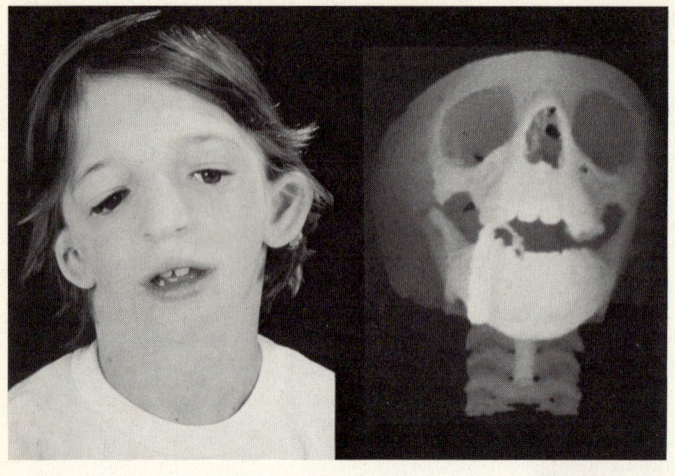

Abb. 18.3.-3. Dysostosis mandibulofacialis (Franceschetti-Syndrom) mit bilateralen Symptomen im embryonalen Hinter-Seitenkopfgebiet und Skelettanomalien im dreidimensionalen Computertomogramm.

oder als *Treacher-Collins-Syndrom* (angelsächsischer Sprachraum) bezeichnet. Die vielfältigen Erscheinungsformen lassen in Folge ihrer Manifestation an Weichteilen und Hartgewebe besonders deutlich den engen Zusammenhang mit der Embryonalzeit erkennen, in der Weichteile und Skelett noch nicht klar voneinander getrennt waren (Abb. 18.3.-3).

Mandibulo-faziale Dysostosen können *einseitig* (Mikrosomie) oder *doppelseitig* auftreten. Charakteristika sind Hypoplasien der Jochbeine, des Ober- und Unterkiefers, Fehlbildungen des Kiefergelenkes, Hypoplasien der Haut, Fehlbildungen der Ohrmuschel und des Mittelohres sowie Lidkolobome und eine eigenartige Schrägstellung der Lidachse. Nicht selten sind mandibulofaziale Dysostosen mit Lippen-Kiefer-Gaumenspaltformen *kombiniert*.

.3. Zwischenkopfregion

Dazu gehören *3 Gruppen* mit *zentraler, superfizialer* und *peripherer Lokalisation*.

Zentrale Abnormitäten werden als Dysostosis craniofacialis bezeichnet. Von ihnen stammt für das inzwischen erweiterte Gebiet aller schweren Kopffehlbildungen der Name **kraniofaziale Anomalien**.

Beim *M. Crouzon* und dem *Apert-Syndrom* (Akrozephalosyndaktylie) führen nach vorherrschender Meinung prämature Schädelnahtsynostosen zu typischen Deformitäten des Hirn- und Kopfschädels. Teratologische Experimente und klinische Analysen lassen jedoch keinen Zweifel, daß der größte Teil der kraniofazialen Abnormitäten von der Schädelbasis her embryonal vorgeprägt ist.

Leitsymptome des *M. Crouzon* (Abb. 18.3.-4) sind der sagittal verkürzte und dafür verbreiterte Schädel, ein Exophthalmus, die »Papageiennase« sowie eine Hypoplasie des Oberkiefers mit

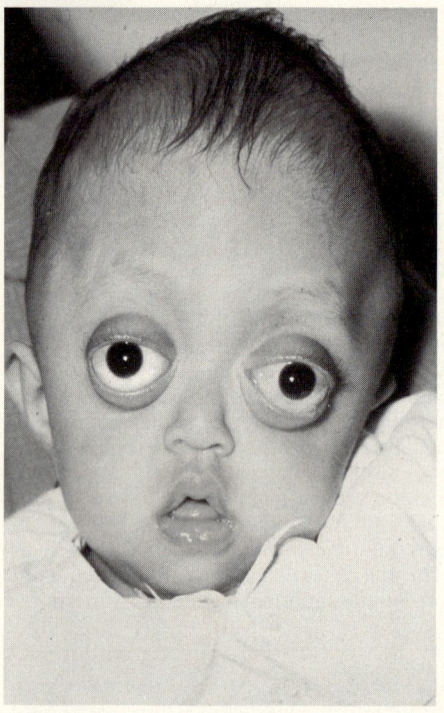

Abb. 18.3.-4. Dysostosis craniofacialis (M. Crouzon) mit Schädeldeformität, Protrusio bulbi und Hypertelorismus.

relativem Vorstand des Unterkiefers und einem röntgenologisch nachweisbaren »Wabenschädel«. Die Okklusion ist durch Zahnengstand und anderer Fehlstellungen stark gestört.

Beim *Apert-Syndrom* fallen der hohe Spitzschädel oder ein kahnförmiger Langschädel im Zusammenhang mit einem hypoplastischen Oberkiefer auf. Als *Hypertelorismus* wird ein unphysiologisch weiter Abstand der Bulbi bezeichnet, als Hypotelorismus ihr Engstand. Die Kombinationsfehlbildungen an Händen und Füßen in

Form von Syndaktylien werden bei ihrer schwersten Ausprägung als »Löffel«-Hand bzw. »Löffel«-Fuß bezeichnet.

Zu den **superfizialen Fehlbildungen** der Zwischenkopfregion gehören Hautfalten im Schläfenbereich (dermaler Gyrismus) sowie Abnormitäten im Bereich der Augen und der seitlichen Nase bis zur Spalte des Nasenflügels.

Periphere diazephale Fehlbildungen sind alle Formen von Lippen-Kiefer-Gaumen-Spalten (vgl. Kap. 18.3.2.2.).

18.3.2.1.3. Kombinationsfehlbildungen
(ohne oder mit Wachstumsauswirkungen auf Regionen, die in der Embryonalzeit zunächst nicht betroffen waren)

Der Zusammenhang der Entwicklung von Hirn- und Gesichtsschädel hat zur Folge, daß Abnormitäten ein Schwerpunktgebiet und Auslauf- oder Kompensationszonen haben. Nach den Schwerpunkten ergibt sich folgende Zuordnung der Kraniostenosen:

Vorderkopf (Prosenzephalie)	Kahnschädel Turmschädel Spitzschädel	(Skaphokranie) (Turrikranie) (Akrokranie)
Zwischenkopf (Diazephalie)	Dreieckschädel Kleeblattschädel Schiefschädel	(Trigonokranie) (Triphyllokranie) (Plagiokranie)
Hinter-Seitenkopf (Rhombenzephalie)	Flachschädel	(Brachykranie)

Die *Augen* liegen in der Grenzregion beider großer Kopfareale. Sie können mit ihrer Umgebung deshalb von *prosenzephal, rhombenzephal* und *diazephal* betroffen sein. Prosenzephale Fehlbildungen wie Stirn-Nasen-Dysmorphien und frontonasale, nasoethmoidale sowie nasoorbitale Enzephalozelen sind meistens mit einer Verdrängung der knöchernen Orbitae verbunden, die als Hypertelorismus auffällig werden.

Riesenwuchs oder Unterentwicklung einer Gesichtshälfte (Hemi*hyper*plasia, Hemi*hypo*plasia faciei) führen zu abweichenden Wachstumsvorgängen der anderen Gesichtshälfte und verstärken damit die Asymmetrie.

Das *Robin-Syndrom* besteht aus einer ausgeprägten Hypoplasie des Unterkiefers (Mikrogenie), einer Glossoptose und häufig einer Gaumenspalte. Neugeborene sind wegen des weit zurückliegenden Unterkiefers und der hochstehenden Zunge vital gefährdet. Die ersten Maßnahmen der Therapie gelten der Freihaltung der Atemwege.

Schräge Gesichtsspalten sind selten. Sie reichen vom Augenboden und Unterlid über die Wange bis zur seitlichen Oberlippe und durchziehen die Kieferhöhle. Sie gehören zu den rhombenzephalen Fehlbildungen (Abb. *18.3.*-5).

18.3.2.1.4. Therapie

Alle genannten Syndrome und Fehlbildungen sind komplexe Störungen der Kopfentwicklung. Ihre Behandlung durch Kraniotomien und/oder aufwendige Osteotomien der knöchernen Gesichtsstrukturen sowie Weichteilplastiken sollte nur in großen Operationszentren und in interdisziplinärer Zusammenarbeit erfolgen.

Der Therapieplan wird auf die Eigenarten des Kopfwachstums abgestimmt. Zwischen ästhetischen Erfordernissen und funktionellen Notwendigkeiten muß im Vorschulalter häufig ein Kompromiß geschlossen werden. Die Kontaktaufnahme mit einem überregionalen kraniofazialen Zentrum und die entsprechende Beratung der Eltern sollte so früh wie möglich eingeleitet werden.

18.3.2.2. Lippen-Kiefer-Gaumen-Spalten

18.3.2.2.1. Klassifikation und Ätiologie

Klassifikation: Chirurgen aus 40 Ländern einschließlich des deutschsprachigen Raumes haben sich 1967 auf eine **Klassifikation der Lippen-Kiefer-Gaumen-Spalten** (LKG-Spalten) geeinigt mit einer embryonalen Hauptgliederung und einer anatomischen Untergliederung nach demselben vorher erwähnten Prinzip der Klassifikation der embryonalen Fehlbildungen des Menschen.

Gruppe 1: Spalten des vorderen embryonalen Gaumens:
a) Lippe: rechts und/oder links.
b) Kiefer: rechts und/oder links.

Gruppe 2: Spalten des vorderen und hinteren embryonalen Gaumens:
a) Lippe: rechts und/oder links.
b) Kiefer: rechts und/oder links.

c) Harter Gaumen: rechts und/oder links.
d) Weicher Gaumen: median.

Gruppe 3: Spalten des hinteren embryonalen Gaumens:
c) Harter Gaumen: rechts und/oder links.
d) Weicher Gaumen: median.

Eine weitere Gliederung erfolgt in *totale* und *partielle Spalten*. Kausalgenetisch gehören die Gruppen 1 und 2 zusammen. Der Schwerpunkt der Fehlbildung liegt im Lippen-Kiefer-Abschnitt. Die anschließende Gaumenspalte ist eine Anschlußfehlbildung. Bei den *isolierten* Gaumenspalten der Gruppe 3 hingegen erfolgen Lippen- und Kieferentwicklung regelrecht, erst danach setzt der Störeinfluß ein (Abb. *18.3.*-6, 7 und 8).

Äquivalente oder Abortivformen von Spalten sind hereditäre Unterlippenfisteln, Lippen- und Kieferkerben an typischer Stelle und ein gespaltenes Zäpfchen (Uvula bifida). Mitbetroffen ist der obere kleine Schneidezahn. Er kann sowohl im Milchgebiß als auch im bleibenden Gebiß doppelt und einzeln angelegt sein oder auch fehlen.

Ätiologie: Lippen-Kiefer-Spaltformen entstehen am Übergang von der 5. zur 6. Embryonalwoche, Gaumenspalten 2 Wochen später. Eine

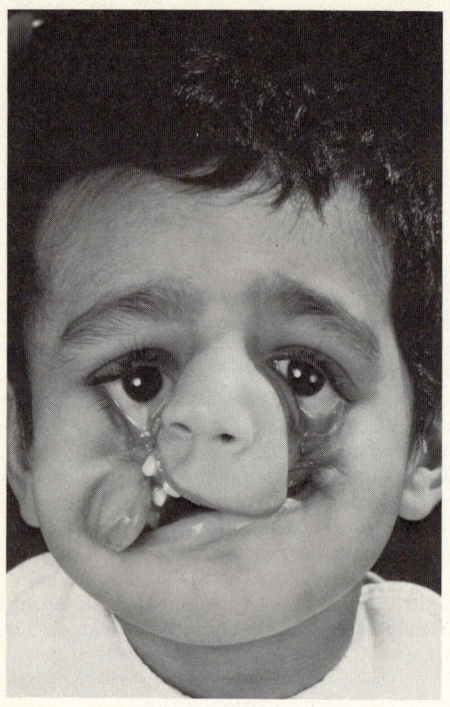

Abb. *18.3.*-5. Doppelseitige schräge Gesichtsspalte beiderseits der verzogenen Nase.

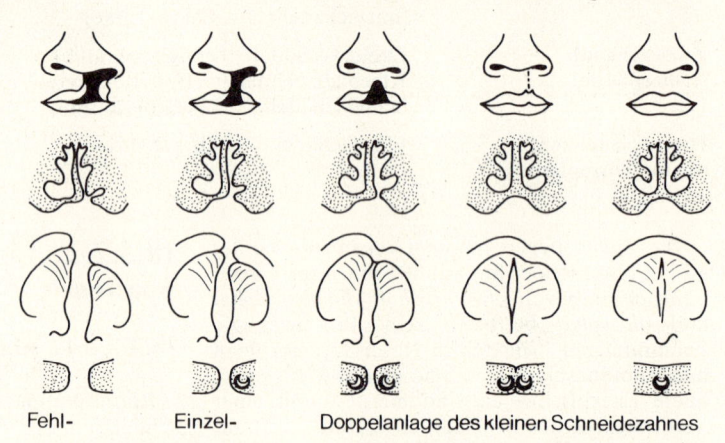

Abb. *18.3.*-6. Morphologische Reihe der einseitigen Lippen-Kiefer-Gaumen-Spaltformen.

Fehl-   Einzel-   Doppelanlage des kleinen Schneidezahnes

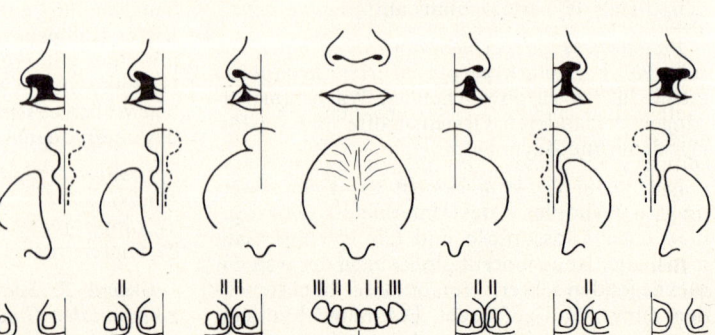

Abb. *18.3.*-7. Morphologische Reihe der doppelseitigen Lippen-Kiefer-Gaumen-Spaltformen.

Fehl-   Einzel-   Doppelanlage des kleinen Schneidezahnes

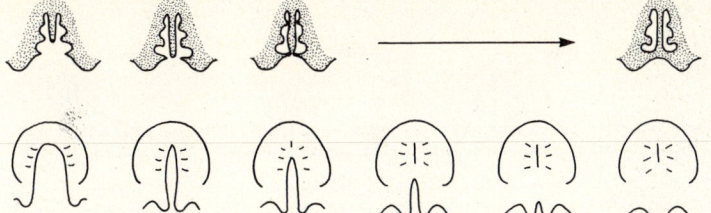

Abb. 18.3.-8. Morphologische Reihe der isolierten Gaumenspalten.

erbliche Disposition mit variabler Expressivität ist gesichert (15–20%). Als weitere Ursachen kommen exogene Noxen – wie Infektionen, Fehl- oder Mangelernährung, Alkoholismus, Medikamentenabusus, Strahleneinwirkungen, placentare Insuffizienzen, Fehlimplantationen des Eies oder hohes Alter der Eltern in Frage. Beim Menschen ist der individuelle Nachweis einer exogenen Noxe extrem selten zu erbringen. Bei 500 Neugeborenen ist mit einer Spaltbildung zu rechnen.

18.3.2.2.2. Therapie (Tab. 18.3.-1)

Tab. 18.3.-1. Konzept der chirurgischen Primärbehandlung von Lippen-Kiefer-Gaumenspalten (Zentrum für Kraniofaziale Anomalien und LKG-Spalten Hamburg).
L = Oberlippe, K = Kiefer, G = Hartgaumen, V = Velum.

Spalte	Jahre 1	2	3	4	Schulzeit 6	8	10	12	14	16	18	20
L	▨											
K						Osteoplastik						
G			▬▬▰▬▬									
V	●											

Die Behandlung von Patienten mit Lippen-Kiefer-Gaumen-Spalten ist eine multidisziplinäre Aufgabe. Die größte Verantwortung liegt in chirurgischer Hand, denn mit den ersten Operationen werden die Weichen für das Lebensschicksal gestellt.

Behandlungsziele: Erhaltung oder Gestaltung der familiären Gesichtsmerkmale mit Nasen- und Oberlippensymmetrie, physiologische Kieferbogenform und Zahnokklusion, Bildung eines gewölbten Hartgaumens und eines ausreichend langen funktionstüchtigen Gaumensegels. Funktionelle und ästhetische Aspekte sind untrennbar miteinander verbunden.

Voraussetzungen für eine erfolgreiche Therapie sind gute morphologische Kenntnisse der Spaltumgebung. Die Klassifikation der Spalten ist deshalb durch *morphologische Reihen der Spaltregionen zu ergänzen.* Danach ist bei partiellen Spalten mit einer Hyperplasie und bei Totalspalten mit einer Hypoplasie der Umgebung zu rechnen. *Prognostisch* bedeuten diese Differenzen eine Zunahme von Anomalien und Deformitäten, chirurgischem und kieferorthopädischem Aufwand sowie von Wachstumsstörungen mit dem Schweregrad der Spaltbildung. Diese unterschiedlichen morphologischen Bedingungen erfordern eine regelmäßige Kontrolle bis zum Abschluß des Wachstums.

Die *nachgehende Fürsorge* ist die Schiene zu ästhetisch und funktionell guten Spätergebnissen. Unterläßlich dafür ist eine präoperativ beginnende Dokumentation, die bei den jährlich im Geburtsmonat stattfindenden Kontrollen über 20 Jahre hinweg ergänzt wird. Die Dokumentation enthält Befundsammlungen (Fotos, Röntgenbilder, Modelle), die vergleichende Untersuchungen des Wachstums von Weichteilen und Skelett zulassen.

Primärbehandlung: Bei Totalspalten beginnt in den ersten Tagen nach der Geburt die Behandlung mit einer *kieferorthopädischen Platte.* Sie wird vom Neugeborenen gut toleriert und hat mehrere *Zwecke:*
- Erleichterung der Ernährung,
- Aktivierung der Zungentätigkeit und
- Zusammenführung der Kieferstümpfe zur Erleichterung des chirurgischen Verschlusses.

Dafür muß im Abstand von 3–4 Wochen die Platte nachgeschliffen werden.

Die *Lippenplastik* mit *primärer Nasenhebung* und *Bildung des vorderen Nasenbodens* erfolgt einzeitig zwischen dem 3. und 6. Lebensmonat, auch bei doppelseitigen Spalten. Die Spätresultate verschiedener Techniken der Lippenoperation zeigen, das *Wellenschnitte* den Differenzen der Spaltumgebung am ehesten gerecht werden und die Lippen weniger häufig korrigiert werden müssen als bei der Verwendung von *Hilfsschnitten* im Lippenweiß (Abb. 18.3.-9, 10, 11). Wesentlicher Bestandteil der Lippenplastik ist die

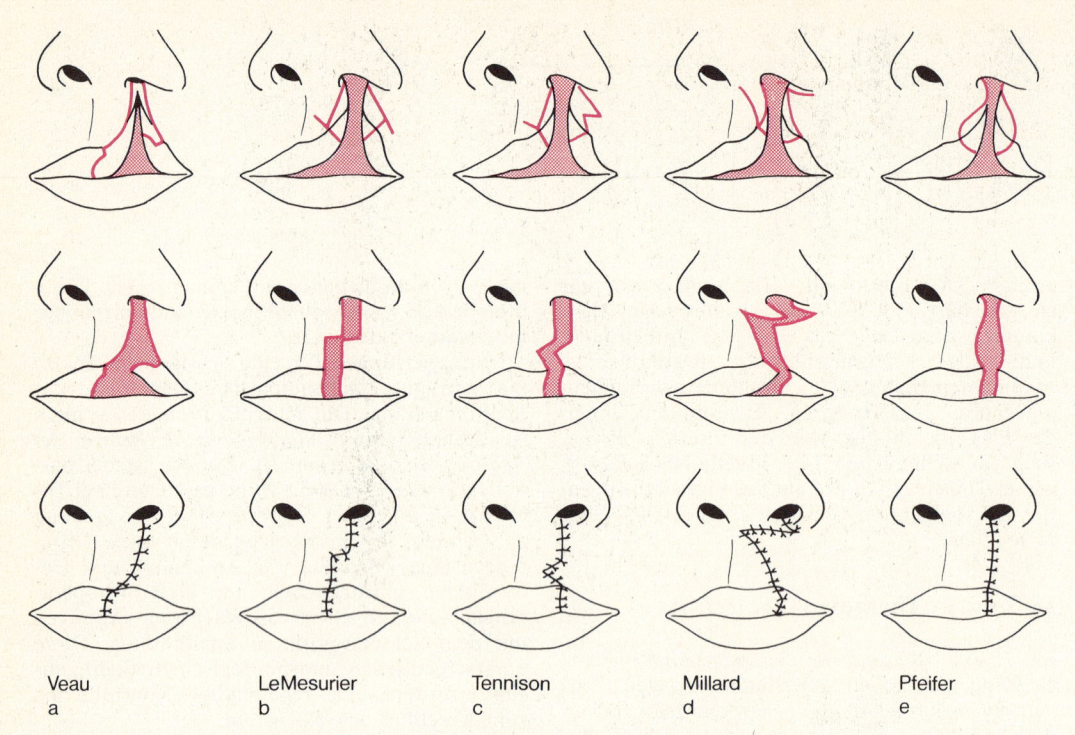

Veau	LeMesurier	Tennison	Millard	Pfeifer
a	b	c	d	e

Abb. 18.3.-9. Unterschiedliche Methoden der Lippenplastik bei embryonalen Spalten mit Hilfsschnitten der unteren und oberen Hälfte der Lippenstümpfe sowie mit Wellenschnitten.

Bildung eines funktionstüchtigen vollständig geschlossenen Mundringmuskels. Lippenkorrekturen kommen 1 Jahr vor Schulbeginn in Betracht.

Die *Gaumenplastik* wird zeitlich und methodisch differenziert. Velumspalten werden im 1. Lebensjahr geschlossen, bei schmalen Spalten in Kombination mit der Lippenplastik. Der Hartgaumen wird im 3.–5. Lebensjahr vereinigt, da genügend Erfahrungen vorliegen, daß eine zu frühe Entblößung des Gaumenknochens zu Wachstumsstörungen des Oberkiefers führt.

Der *Gaumenverschluß* erfolgt zweischichtig (orales und nasales Blatt) mit Hilfe von Brückenlappen oder Stiellappen. Am *Velum* wird die Spalte dreischichtig verschlossen und die fehlinserierende Gaumensegelmuskulatur gelöst und zu einer Gaumenmuskelschlinge in der Mitte zusammengefügt.

Die *Kieferspalte* wird im Alter von 8–12 Jahren mit autologer Beckenspongiosa aufgefüllt. Der transplantierte Knochen ermöglicht den an den Spalträndern gedrängt stehenden Zahnwurzeln eine Ausdehnung und achsengerechte Einstellung mit kieferorthopädischer Hilfe. Röntgenkontrollen 1 Jahr später lassen keine Kieferspalte mehr erkennen.

Sekundärbehandlung: Korrekturoperationen erfolgen *von innen nach außen*. Sprachverbessernde Operationen finden so früh wie möglich statt (Velumverschiebung, Velopharyngoplastik).

Nach Abschluß der kieferorthopädischen Behandlung folgt gegebenenfalls die Eingliederung von Zahnersatz und die definitive Oberlippen- und gegebenenfalls Nasenkorrektur.

Patienten mit unerwünschten Spätfolgen aus Operationen früherer Jahrzehnte werden in das Therapieprogramm eingereiht. Auch bei schwersten Deformitäten ist in Zentren für Spalttherapie eine *volle Rehabilitation möglich*. Manchmal sind nach Abschluß des Wachstums Osteotomien angezeigt. Dabei wird der Oberkiefer chirurgisch mobilisiert und nach vorn gebracht. Auch die kieferorthopädische Behandlung ist inzwischen bei Erwachsenen mit Hilfe von Multibandgeräten möglich geworden.

Teamarbeit: Außer der engen chirurgisch-kieferorthopädischen Zusammenarbeit ist die frühzeitige Mitwirkung des Hals-Nasen-Ohrenarztes erforderlich. Erst in den letzten Jahren ist festgestellt worden, daß bei vielen Patienten mit einer Velumspalte ein *Mukosero-Tympanon* besteht, das frühzeitig mit Hilfe von kleinen Röhrchen durch das Trommelfell drainiert werden muß. Meistens läßt sich die *Paukendrainage* mit der

a) Lippenstümpfe mit aufgezeichneten Wellenschnitten.

b) Symmetrische Oberlippe im Alter von 14 Jahren.

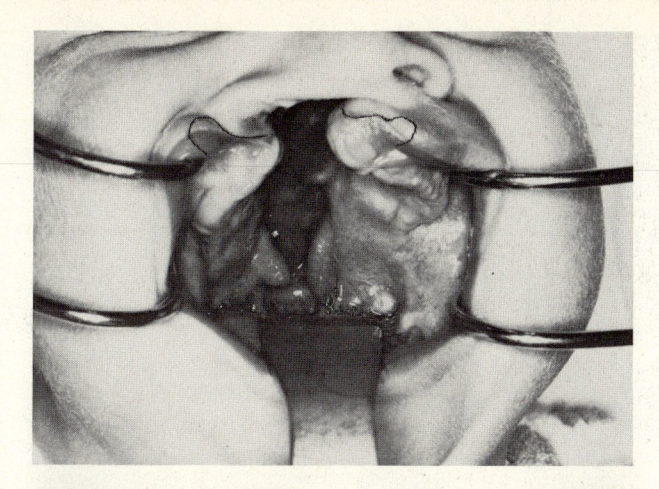

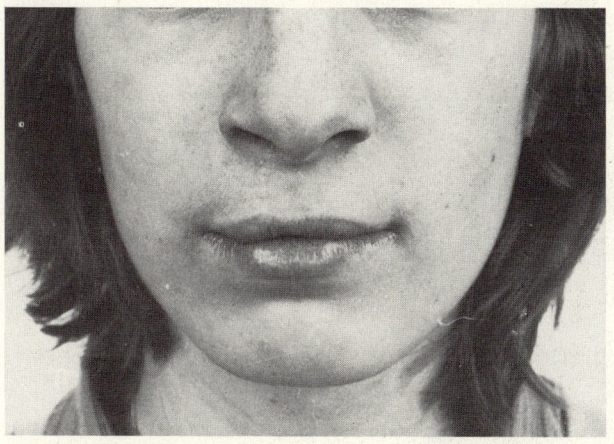

Abb. *18.3.*-10. Einseitige Lippen-Kiefer-Gaumen-Spalte.

Lippen- oder Gaumenplastik kombinieren. Der Sitz der Paukenröhrchen muß regelmäßig kontrolliert werden, da sie nicht selten herausfallen. Die Drainage kann mehrere Jahre in Anspruch nehmen. Sie beugt einer Mittelohrschwerhörigkeit vor, deren Gefahr durch eine frühzeitige Velumplastik mit Verbesserung der Tubenfunktion verringert wird.

Mit der *Velumplastik* wird nur die anatomische Voraussetzung für ein normales Sprechen geschaffen. Deshalb sollte dieser Eingriff vor dem 2. Lebensjahr erfolgen. Viele Kinder lernen dann, wie ihre gleichaltrigen Spielgefährten, spontan eine normale Sprache. Bei ungünstigen Voraussetzungen, Operationsmängeln, verspätetem Zeitpunkt oder Nachlässigkeiten ist die Hilfe eines *Logopäden oder Sprachlehrers* unentbehrlich, die auch bei sprachverbessernden Operationen zum Behandlungskonzept gehört. Die Indikation wird gemeinsam gestellt.

Die Sprechbehandlung kann bis zu einem Jahr dauern. Sie wird ambulant durchgeführt. Langjährige Erfahrungen haben gezeigt, daß die Mutter zu Hause den größten Teil der logopädischen Aufgabe übernehmen und überwachen kann.

Die Teamarbeit kommt in einem Programm der regelmäßigen nachgehenden Fürsorge voll zum Tragen. Spätergebnisse über 30 Jahre hinweg haben ergeben, daß Patienten mit früheren Lippen-Kiefer-Gaumenspalten nach voller Rehabilitation privat und beruflich ein ungestörtes Leben führen können, da die moderne Spalttherapie in der Lage ist, funktionell und ästhetisch befriedigende Ergebnisse – auch bei Erwachsenen – zu erzielen.

Bei Patienten mit Lippen-Kiefer-Gaumenspalten ist auch nach den primären Spaltoperationen eine **multidisziplinäre Betreuung bis zum Ende des Wachstums** notwendig.

18.3.2.3. Dysgnathien

Dysgnathien sind *hereditäre oder durch äußere Einflüsse* (Trauma, Entzündung, Gewohnheiten)

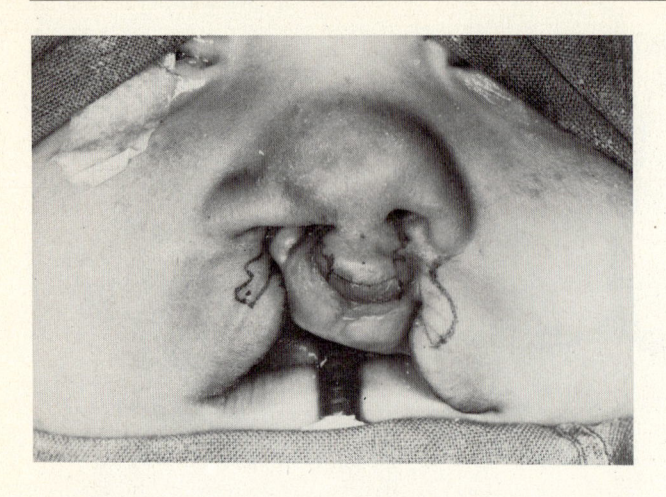

a) Lippenstümpfe und Prolabium mit aufgezeichneten Wellenschnitten.

b) Spätresultat im Alter von 12 Jahren.

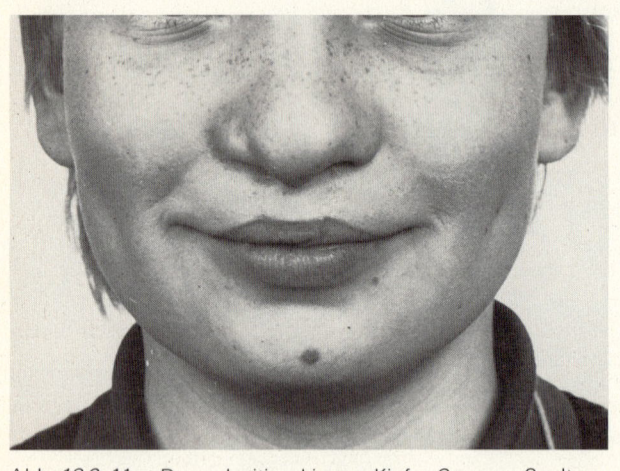

Abb. *18.3.*-11. Doppelseitige Lippen-Kiefer-Gaumen-Spalte.

entstandene Abnormitäten der Kiefer, der Zähne und damit des Zusammenbisses. Sie haben eine funktionelle Störung des Kausystemes und eine ästhetische Beeinträchtigung der Gesichtsharmonie zur Folge. Die Störung kann das Verhältnis des gesamten Gesichtsschädels zum Hirnschädel oder nur die Beziehung der Kiefer untereinander betreffen.

Symmetrische Dysgnathien lassen sich zu Paaren anordnen:
Progenie – Mikrogenie,
Prognathie – Mikrognathie,
Frontal offener Biß – Deckbiß.

Symmetrische Dysgnathien:
Die *Progenie* ist die häufigste Dysgnathie mit einer sagittalen Überentwicklung des Unterkiefers und vorspringendem Kinn, einem umgekehrten Überbiß und einer vorstehenden Unterlippe (Mesialbiß) (Abb. *18.3.*-12 a, b). Als *Pseudoprogenie* wird der scheinbare Vorstand des Unterkiefers bezeichnet, wenn der Oberkiefer im Wachstum zurückgeblieben ist und hinter dem Unterkiefer steht (Narbenwirkung bei unzweckmäßigen Operationsverfahren bei Lippen-Kiefer-Gaumen-Spalten).

Die *Retro-* bzw. *Mikrogenie* ist Merkmal eines zu kleinen Unterkiefers mit fliehendem Kinn. Sie wird unter Berücksichtigung der Zahnokklusion auch als *Distalbiß* bezeichnet. Die Mikrogenie ist häufig eine Folge von frühkindlichen Traumata, Entzündungen oder auch Bestrahlungen der Kiefergelenke. Die Wachstumshemmung führt zum Vogelgesicht.

Bei der *Prognathie* steht der gesamte Oberkiefer zu weit vorn. Davon zu unterscheiden ist die *alveoläre Protrusion* im Ober- oder Unterkiefer. Hierbei handelt es sich um eine normale Kieferbasis mit fächerartiger Aufbiegung der Zähne nach vorn.

Der *frontal offene Biß* fällt durch eine Lücke zwischen oberen und unteren Frontzähnen auf.

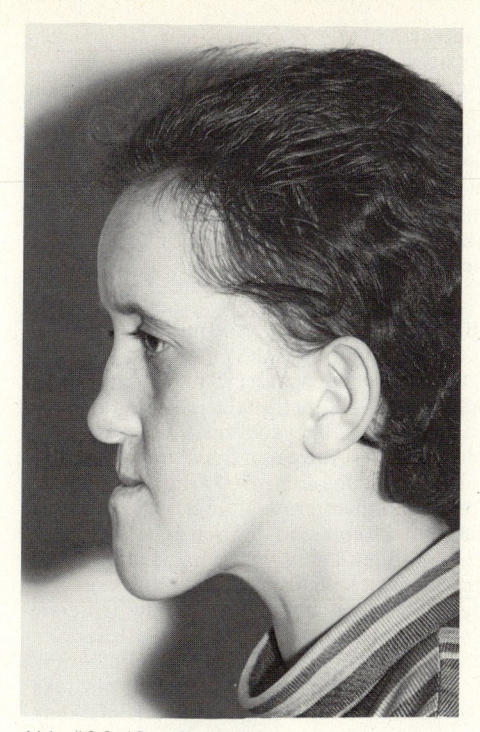

Abb. 18.3.-12. Progenie:
a) Präoperativer Zustand.

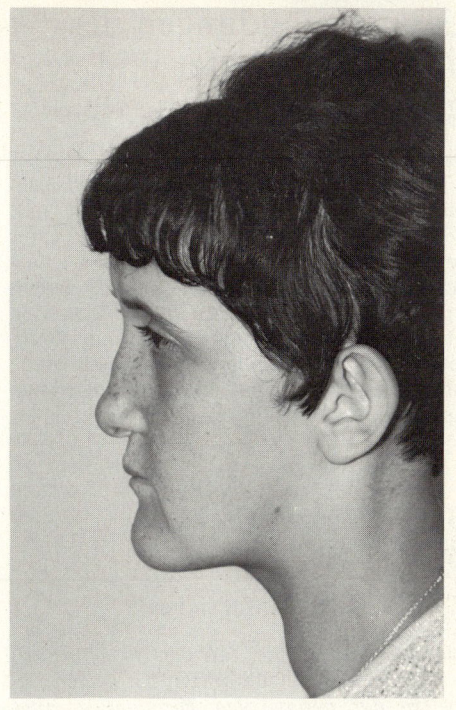

b) Postoperativ: Unauffälliges Gesichtsprofil, ungestörte Zahnokklusion.

Er kommt meistens durch eine Rachitis, manchmal auch durch Lutschen zustande. Der *lutschoffene Biß* kann auf kieferorthopädischem Wege geschlossen werden. Der *rachitisch offene Biß* ist eine Skelettanomalie im Zusammenhang mit einer Verbiegung des Unterkiefers, der Kieferwinkel sowie der Kinnregion.

Beim *Deckbiß* besteht ein tiefer Biß mit verkürztem Untergesicht, tiefer Supramentalfalte und Steilstand der oberen Frontzähne. In Schlußbißlage »überdecken« die oberen Frontzähne die Lippenflächen der Unterkiefer-Frontzähne vollständig.

Kombinationen der Dysgnathie-Formen sind möglich: »Progen offener Biß«, »alveoläre Protrusion der Ober- und Unterkieferfront mit Distalbiß« etc.

Asymmetrische Dysgnathien:
Laterognathien sind Zahn- und Kieferfehlstellungen und -anomalien einer Gesichtsseite. Das klinische Bild ist zum Teil mit dem in Kap. 18.3.2.1. genannten Hemihyperplasien bzw. -hypoplasien identisch. Hinzu kommt in jedem Fall die Bißstörung, die pathologische Okklusion der Zähne.

Diagnostik: Klinik der Zahnfehlstellungen und Okklusionsstörungen, kephalometrische Röntgenanalyse des Kausystems durch Fachärzte der Kieferorthopädie.

Therapie: Die Behandlung der Dysgnathien ist im *Milch- und Wechselgebiß prinzipiell konservativ*. Bis zum 16. Lebensjahr reichen in der Mehrzahl der Fälle kieferorthopädische Maßnahmen aus. Nach diesem Alter ist bei einem Teil der Fälle und in gemeinsamer Planung zwischen Kieferorthopäden und Mund-Kiefer-Gesichtschirurgen eine *operative Korrektur* der Stellungsanomalien angezeigt. Sie wird prä- und postoperativ von kieferorthopädischen Maßnahmen begleitet. Bei der chirurgischen Stellungskorrektur werden je nach Diagnose Osteotomien des Unterkiefers im horizontalen oder aufsteigenden Ast, Kinn-Osteotomien, isolierte Alveolarfortsatzfragmentbewegungen beider Kiefer mit den dort befindlichen Zähnen, knöcherne Verschiebungen des ganzen Oberkiefers (Le-Fort-I-Osteotomien) oder kombinierte Bewegungen beider Kiefer durchgeführt.

Komplikationen: Bei nicht ausreichender Korrektur der Zahnstellungsanomalie vor der Operation durch kieferorthopädische Maßnahmen sind Rezidive der knöchernen Fehlstellungen häufig. Operationstypisch bestehen Risiken der Verletzung sensibler Nerven, insbesondere bei chirurgischen Eingriffen am Unterkiefer.

18.3.3. Entzündungen des Mundes, der Kiefer und der angrenzenden Weichteile

Entzündungen im Mund-, Kiefer-Gesichtsbereich haben *fast ausschließlich einen exogenen Infektionsweg* (Eintrittspforte Mundhöhle) und werden nach ihrem Ursprungsort benannt. Über 90% entstehen *odontogen* (Zahnsystem).

Das breite *Erregerspektrum* umfaßt neben grampositiven und gramnegativen Bakterien (aerob und anaerob) auch Pilze und Viren. Hauptvertreter der Keime sind verschiedene Streptokokkenstämme und alle bekannten Hospitalismuskeime.

18.3.3.1. Unspezifische Entzündungen

18.3.3.1.1. Lokale Infektionen

Ursachen: Der größte Teil der lokalen, eitrigen, odontogenen Entzündungen hat seinen Ursprung in der *periapikalen Parodontitis* eines Zahnes. Diese entsteht über eine Schmelz- und Dentinkaries, die das Pulpenkavum erreicht. Die Keimbesiedlung der Pulpa führt zum marktoten Zahn mit einer chronischen Entzündung an der Wurzelspitze. Bei akuter Exazerbation der Wurzelhautentzündung kommt es zur Ausbreitung der pyogenen Infektion.

Weitere Ursachen in abnehmender Häufigkeit sind: Infektionen nach Zahnentfernungen, der erschwerte Durchbruch der Weisheitszähne (Dentitio difficilis), Infektionen des Zahnhalteapparates (marginale Parodontitis der vertieften Zahnfleisch- und Knochentaschen), infizierte Wurzelreste und Infektionen retinierter Zähne sowie infizierte Zysten (Abb. *18.3.*-13 u. 14).

Klinik: Druckdolente Auftreibung und Rötung des Mundvorhofes des Ober- und Unterkiefers, des Mundbodens oder Gaumens mit Spontanschmerz bei subperiostaler Ausbreitung und Fluktuation bei der submukösen Abszeßeinschmelzung. Bei Abszessen des marginalen Parodontiums kann der Zahn vital sein. Die Infektionen nach Zahnentfernung zeigen das Bild der »trockenen Alveole«, in der sich kein Blutkoagulum stabilisieren konnte. Fast immer besteht ein Begleitödem der Wangen- (»dicke Backe«) oder Lippenregion. Bei dem vorwiegend am Unterkiefer auftretenden erschwerten Weisheitszahndurchbruch mit einer »Schlupfwinkelinfektion« unter einer Zahnfleischkapuze besteht ein lokaler Druckschmerz und eine reaktive Kieferklemme, wenn die benachbarte Kaumuskulatur mitbetroffen ist.

Diagnostik: Inspektion, Palpation, Vitalitätsprüfung der Zähne, Röntgen.

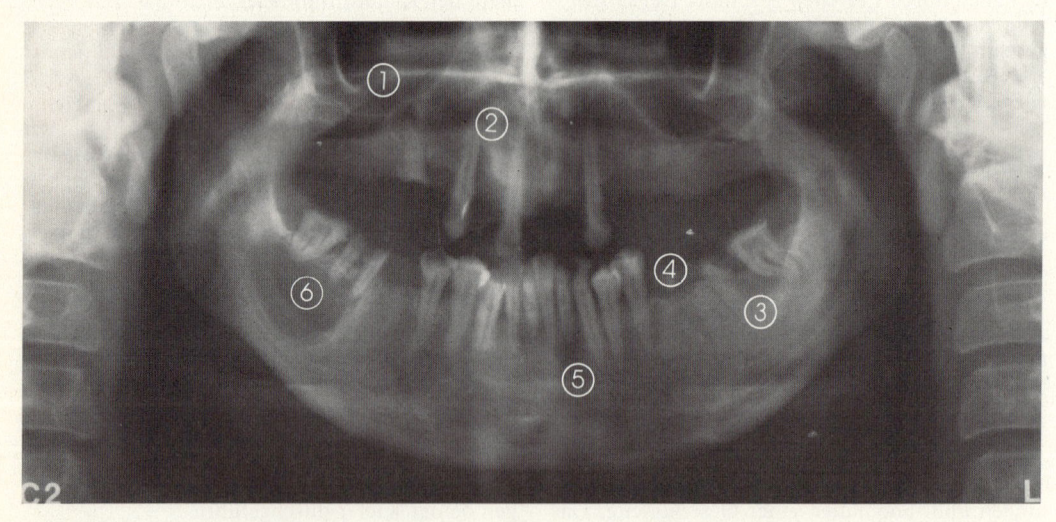

Abb. *18.3.*-13. Panorama-Schichtaufnahme des Kausystems. Häufung chronischer Entzündungsbefunde als Ursache lokaler, eitriger odontogener Entzündungen:
① Radikuläre Zyste vom Wurzelrest 15, die den Boden der rechten Kieferhöhle (Rezessus) erreicht.
② ③ Kariöse Zähne 13 und 37 mit horizontalem Knochenabbau des Alveolarfortsatzes und großer, mesial liegender Knochentasche (Osteolyse) bis zum unteren Wurzeldrittel bzw. Apikalregion.
④ Wurzelreste 36.
⑤ Apikale Parodontitis am Zahn 32.
⑥ Große radikuläre Zyste, ausgehend von Wurzelresten 46, bzw. tief zerstörtem Zahn 47.

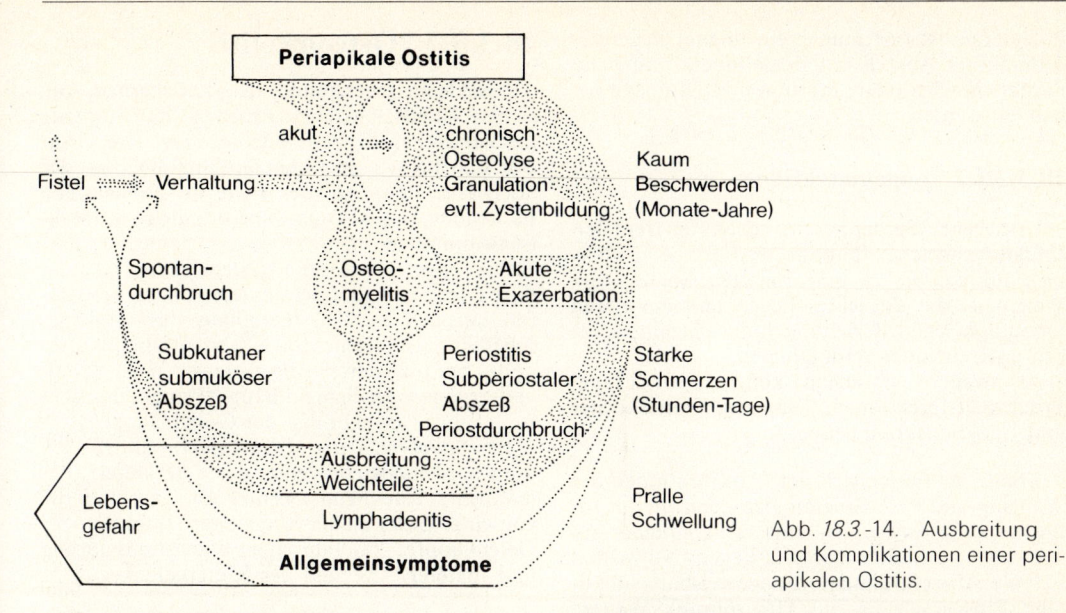

18.3. Mund-, Kiefer- und Gesichtschirurgie

Abb. 18.3.-14. Ausbreitung und Komplikationen einer periapikalen Ostitis.

a) Verlaufsformen.

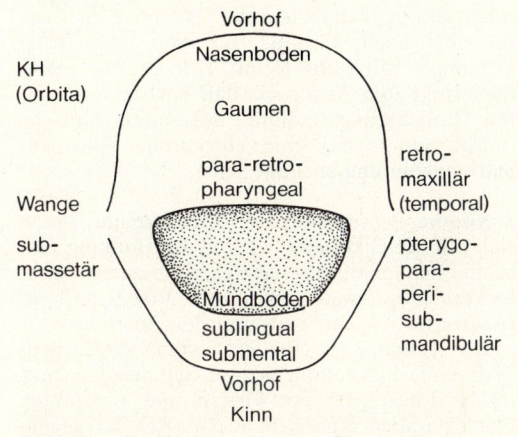

b) Ausbreitungsrichtungen (Logeninfektion).

Therapie: Bei Einschmelzung (Abszeß) ist eine *lokale chirurgische Eröffnung und Drainage* notwendig (s. Abb. 18.3.-15a), zusätzlich erfolgt eine *Trepanation* der schuldigen Zähne.

Die *Infektionen* nach Zahnentfernungen und bei der Dentitio difficilis bedürfen weiterer Maßnahmen: Spülungen, Streifenbehandlungen, Kürretage. In Fällen mit beginnender entzündlicher Reaktion der Umgebung ist eine Antibiotika-Behandlung notwendig, begleitend feuchtkalte Umschläge. Die *Extraktion* der schuldigen Zähne darf erst nach Abklingen des akuten Entzündungsstadiums durchgeführt werden.

Alternativ ist eine *Wurzelspitzenresektion* mit Entfernung der apikalen Entzündung und chirurgischer Wurzelkanalfüllung möglich.

Komplikationen: Logeninfektionen; der Typ der schrankenlos fortschreitenden Entzündung in Form der *Phlegmone* tritt nur noch selten auf. Die häufig diagnostizierte Mundboden-Zungen-

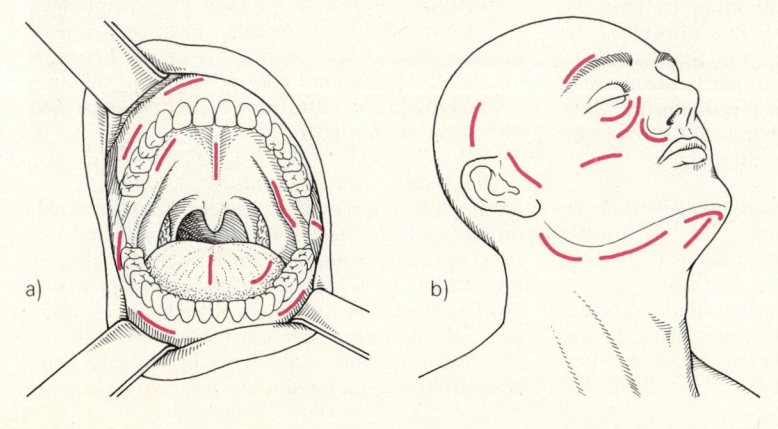

Abb. 18.3.-15. Schnittführungen zur Abszeßeröffnung:
a) intraoral.
b) extraoral.

Phlegmone ist fast immer ein lingual liegender submuköser Abszeß mit Begleitödem und kann durch einfache lokale Inzision und Drainage behandelt werden.

18.3.3.1.2. Logeninfektionen

Ursachen: Alle der bereits genannten dentalen Infektionsursachen können auch zu *Abszeßformen* führen, die in präformierten Spatien der Weichteile des Gesichtes liegen und die engen topographischen Beziehungen der einzelnen Logen untereinander verdeutlichen.

Als weitere Ursachen kommen in Frage: Bruchspalt-Infektionen, Tumoren, Fremdkörper und Infektionskrankheiten.

Klinik: Es finden sich derbe Infiltrationen der Wangen- und Parotisregion, das Zentrum der Infiltrate kann *para-, peri-* und *submandibulär* sowie *sublingual* und *submental* liegen. Nur selten ist eine Abszeßfluktuation nachweisbar (subkutane Einschmelzung mit Hautrötung). Weitere Ausbreitungsmöglichkeiten sind der massetericomandibuläre, der pterygomandibuläre und der retromaxilläre Raum. Es ist ein Fortschreiten der Abszesse in Halslogen, nach kranial (Flügelgaumengrube, Temporalregion, Orbita), nach para- und retropharyngeal möglich.

Es bestehen Sprach- und Schluckbeschwerden, Mundöffnungseinschränkungen bis zur totalen Kieferklemme, Fieber und ein erheblich reduzierter Allgemeinzustand der Patienten.

Diagnostik: Inspektion, Palpation, *Röntgen;* zur *Differentialdiagnose Infiltratabszeß* ist eine *sonographische* Untersuchung mit Nachweis der Einschmelzung hilfreich.

Therapie: Logenabszesse werden *stationär* behandelt. Es wird eine intra- und/oder extraorale Eröffnung der betroffenen Logen mit Drainage der Abszeßhöhlen durchgeführt. Bei den extraoralen Inzisionen (s. Abb. *18.3.*-15b) sind der Verlauf des N. facialis und ästhetische Gesichtspunkte zu beachten. Je nach Lokalisation und Ausbreitungstendenz der Infektion ist eine gezielte *Chemotherapie* (Antibiogramm), initial die intravenöse Verabreichung von Breitbandantibiotika notwendig. Bei protrahiert-chronischem Behandlungsverlauf können physikalische Maßnahmen (Jodiontophorese, Kurz- und Mikrowellentherapie) die Heilung beschleunigen.

Komplikationen: *Mehrlogenabszesse sind lebensbedrohliche Erkrankungen.* Bei reduzierter Abwehrlage, Allgemeinerkrankungen (z.B. Diabetes mellitus) und verzögerter chirurgischer Therapie kann die Infektion über die Schädelbasis nach intrazerebral fortschreiten, sich in das Mediastinum absenken oder die Atemwege verlegen.

18.3.3.2. Osteomyelitis

Ursachen: Infektionen des knöchernen Gesichtsschädels entstehen *endogen* (hämatogener metastatischer Abszeß) oder *exogen*. Die Ursache der Knochenmarkentzündung liegt in der überwiegenden Zahl der Fälle im Zahnsystem. Es handelt sich also um eine odontogene Infektionskomplikation.

Die *nicht odontogene Osteomyelitis* entsteht durch Traumen und Schußverletzungen der Kiefer, iatrogen nach Osteotomien des Gesichtsschädels, als Strahlenfolge (Osteoradionekrose) und – bei reduzierter Abwehrlage – nach Banalverletzungen der Schleimhäute (Prothesendruckstelle) sowie Infektionen der Gesichtshaut.

Bei *Säuglingen* und *Kleinkindern* finden sich die Zahnkeimosteomyelitis des Oberkiefers, hämatogene Knochenmarkentzündungen und die von einer Otitis media fortgeleitete Infektion des Gelenkkopfes (Gefahr der Wachstumsstörung und späteren Ankylose des Kiefergelenkes).

Einteilung: Man unterscheidet *akute* und *chronische* Verlaufsformen. In der chronischen Gruppe wird eine *primär chronische* Entzündung (nicht eitrige, sklerosierende Osteomyelitis Garre) von einer Gruppe *sekundär chronischer* Osteomyelitiden abgetrennt. Der Begriff sekundär bringt zum Ausdruck, daß nach einem akuten Entzündungsstadium bekannter Ursache (meist odontogen) eine chronische Knochenmarkentzündung entstanden ist.

Klinik: Bei der *akuten* Osteomyelitis finden sich alle Zeichen einer akuten Entzündung einschließlich lokalisierter Weichteilabszesse, Zahnlockerungen, Knochensequester, Fieber und ein reduzierter Allgemeinzustand der Patienten.

Die *sekundär chronischen* Formen zeigen rezidivierende Schwellungen und Schmerzen, chronische Eiterungen mit Fisteln und Abstoßung von devitalem Knochengewebe. Bei der gegenüber dem Oberkiefer sechsmal häufigeren Knochenmarkentzündung des Unterkiefers führt eine Nervbeteiligung mit Neuritis zu einer Sensibilitätsstörung der Unterlippe (Vincent-Symptom).

Die Symptome der *primär chronischen* Osteomyelitis (sicca) sind gering. Klinisch bestehen nur leichte Entzündungszeichen, ein mäßiges Schmerzbild, der betroffene Unterkiefer ist verdickt und aufgetrieben.

Diagnostik: *Klinik, Röntgen:* Im *akuten* Stadium zeigen sich wolkig, diffuse Knochenstrukturen. Nach *chronischem* Verlauf und Demarkierung werden die aufgelösten Knochenstrukturen randscharf. Es finden sich Sequester (»Totenlade«) und reaktive periostale Knochenneubildungen. Die Betonung der periostalen Neubildung mit Verplumpung und Verdichtung der Knochenstrukturen ist bei der Osteomyelitis sicca besonders deutlich. Die Ausdehnung der Entzündung mit ihrem erhöhten Stoffwechsel kann durch Gabe von radioaktiven Substanzen *szintigraphisch* bestimmt werden.

Differentialdiagnostisch muß ein maligner Knochentumor durch eine Probebiopsie ausgeschlossen werden.

Therapie: Im Akutstadium ist eine *Eröffnung und Drainage* der Weichteilabszesse unter Schonung des Periostes erforderlich (Stichinzisionen). Die intravenöse hochdosierte *Antibiotikagabe* muß so früh wie möglich (Antibiogramm) gezielt eingesetzt werden, um eine weitere Ausdehnung der Entzündung zu verhindern. Bei der primär chronischen Entzündung gelingt selten ein Keimnachweis, zum Teil werden zusätzlich Antiphlogistika und Corticoide verabreicht.

Im Bereich der *Sequester* ist auch die parenterale Chemotherapie ohne Effekt. Es muß daher bei Übergang der Osteomyelitis in ein chronisches Stadium die chirurgische Sanierung der *Sequestrotomie und Dekortikation* erfolgen. Die Knochendefekte und -höhlen werden mit Spongiosamaterial von der Beckenschaufel aufgefüllt. Zähne im Entzündungsbereich werden entfernt, weitere gelockerte Zähne durch Schienenverbände fixiert. Die Ruhigstellung des ausgedünnten und frakturgefährdeten Unterkiefers erfolgt durch Anlegen von Drahtbogen-Kunststoffschienen an den Zähnen beider Kiefer mir intermaxillärer Immobilisation. Bei einer Kontinuitätsunterbrechung des Unterkiefers sind Spongiosablock-Transplantate einzusetzen. Die Stabilisierung des Unterkiefers wird mit Plattenosteosynthesen erreicht.

Komplikationen: Rezidive führen häufig zu einem jahrelangen Behandlungsverlauf, der zum Teil mit einer Pseudarthrose, einer Ankylose oder dem Verlust ganzer Kieferabschnitte endet.

18.3.3.3. Sinusitis maxillaris

Die enge räumliche Beziehung zwischen den Zähnen des Oberkiefers und dem Boden der Kieferhöhle führt häufig zur entzündlichen Komplikation der *dentogenen Sinusitis*. Man unterscheidet eine akute und chronische Form.

Ursachen sind apikale Entzündungen an den oberen Prämolaren und Molaren, infizierte radikuläre Zysten der Zähne (s. Abb. *18.3.*-13, 1) und bei Extraktionen die artefizielle Eröffnung der Kieferhöhle (Mund-Antrum-Verbindung) sowie in den Sinus dislozierte Wurzelreste.

Klinik: Bei der *akuten Sinusitis* besteht ein ausstrahlender Schmerz des Oberkiefers, der sich beim Bücken verstärkt. Die Oberkieferzähne reagieren klopfempfindlich, der 2. Trigeminusast ist an seiner Nervaustrittsstelle infraorbital druckschmerzhaft. Es liegt ein einseitiger eitriger Schnupfen vor, die Temperaturen sind manchmal erhöht.

Die *chronische Sinusitis* zeigt zum Teil sporadische oder andauernde dumpfe Schmerzen in der betroffenen Mittelgesichtsseite. Die Diagnose wird röntgenologisch gesichert.

Diagnostik: Anamnese (Zahnextraktionen?), Klinik (Nasenblasprobe mit Luftaustritt aus dem Extraktionsfach), sondierbare Mund-Antrum-Verbindung und Röntgen: Auf Nasennebenhöhlen-Aufnahmen ist die betroffene Kieferhöhle homogen verschattet, zum Teil besteht ein Empyem. Eine basale oder randständige Verschattung weist eher auf eine chronische Sinusitis maxillaris hin. Panorama-Schichtaufnahmen können eine odontogene Sinusitis beweisen.

Die *Differentialdiagnose* zu einer *rhinogenen Sinusitis* ist oft schwierig.

Therapie: Die Behandlung der *akuten Form* ist *konservativ*. Es werden schleimhautabschwellende Nasentropfen (-Sprays) und Antibiotika verabreicht; im subakuten Zustand beschleunigen Kieferhöhlenspülungen mit Instillation von Breitbandantibiotika die Heilung.

Kieferhöhlenempyeme müssen *drainiert* werden. *Mund-Antrum-Verbindungen* werden erst im symptomfreien Intervall verschlossen, meistens in Verbindung mit einer Kieferhöhlenoperation oder dem endonasalen Anlegen eines Nasenfensters.

Komplikationen: Die früher bei der Kieferhöhlenoperation geübte Methode der radikalen Ausräumung der Schleimhaut *(Caldwell-Luc)* führte über Narbenstadien und Nervirritationen des 2. Trigeminusastes oft zu einer stärkeren Beschwerdesymptomatik als die Sinusitis. Es wird heute deshalb *so konservativ wie möglich operiert,* lediglich polypöse Schleimhaut entfernt und oft nur ein Nasenfenster angelegt.

18.3.3.4. Andere Entzündungsformen

Infektionen des Zahnhalteapparates (*Parodontopathien* und *Gingivitiden*) haben lokale Ursachen wie mangelnde Mundhygiene, Zahnstein und Konkrementeinlagerungen in den Zahnfleischtaschen, sind medikamentös ausgelöst (*Gingivitis hyperplastica* bei Hydantion-Medikation), hormonell induziert (*Gingivits gravidarum*) oder Ausdruck peripherer Durchblutungsstörungen und Ernährungsfehler (Vitamin-C-Mangel). Bei verminderter Abwehrlage der Patienten entsteht die *bakterielle Gingivitis ulcerosa* oder *Stomatitis ulcerosa*.

Die häufigste *Viruserkrankung* ist der *Herpes simplex* an Lippe und Schleimhäuten. Ihre schwerste Erkrankungsform ist die *Stomatitis herpatica*.

Unter den **spezifischen Infektionen** der Tuberkulose, Syphilis, Tetanus u. a. hat lediglich noch die *zervikofaziale Aktinomykose* klinische Bedeutung. Der zwischen Pilzen und Bakterien einzuordnende Erreger des »Strahlenpilzes« (Actinomyces israeli) bildet im Weichgewebe Kolonien, sogenannte Drusen, die mikroskopisch und bakteriologisch nachgewiesen werden können.

Die *Klinik* ist heute von den anderen odontogenen Abszeßformen kaum mehr zu unterscheiden. Der früher häufige Befund »brettharter« Infiltrationen mit multiplen Fistelbildungen und hoher Rezidivneigung tritt kaum mehr auf.

Die *chirurgische Therapie* entspricht den unspezifischen, odontogenen Infektionen. Medikamentös werden parenteral Penicilline verabreicht. Bei chronischem Verlauf beschleunigen physikalische Maßnahmen die Heilung; »Eigenblutinjektionen« sind entbehrlich und nur eine historische, gleichwohl obsolete Therapie.

Infektionen im Mund-, Kiefer-, Gesichtsbereich: Odontogene Abszesse (90%) erfordern eine spezifische Behandlung.

18.3.4. Zysten

Zysten sind *Hohlräume, die aus einem bindegewebigen Balg bestehen,* der lumenwärts von *Epithel* ausgekleidet ist. *Sie enthalten flüssige oder breiige Massen,* deren Volumenzunahme über eine Erhöhung des Innendruckes zum Wachstum führt. Dabei werden benachbarte Weichteil- und Knochenstrukturen verdrängt oder durch Druckatrophie verändert. Bei einer *infizierten Zyste* kommt es zur *Resorption der knöchernen Umgebung*.

Einteilung: Man unterscheidet Zysten nach ihrem Ursprung (odontogen, nicht odontogen), nach ihrer Entstehung durch Entwicklungsstörungen oder entzündlicher Genese und nach ihrer Lokalisation (Zysten des Kieferknochens und Weichteilzysten; WHO-Klassifikation der epithelialen Kieferzysten Tab. *18.3.*-2).

18.3.4.1. Kieferzysten

Bei den odontogenen Kieferzysten sind *radikuläre* Zysten zehnmal so häufig wie *follikuläre Zysten,* alle anderen Formen sind selten.

Die *radikuläre Zyste* entwickelt sich aus einer chronischen Parodontitis an der Wurzelspitze ei-

Tab. *18.3.*-2. WHO-Klassifikation epithelialer Kieferzysten.

A. Entstehung von Zysten durch Entwicklungsstörungen:
 1. Odontogene Zysten
    a) Primordialzyste (Keratozyste)
    b) Gingivazyste
    c) Durchbruchzyste
    d) Zahntragende (folliculäre) Zyste
 2. Nicht odontogene Zysten:
    a) Zyste des D. nasopalatinus (D. [canalis] incisivus)
    b) Globulomaxilläre Zyste
    c) Nasolabile (nasoalveoläre) Zyste
B. Entstehung von Zysten durch Entzündung:
 Radikuläre Zyste

nes Zahnes und aus Epithelgewebe (Malassezsche Epithelreste des Parodontiums).

Die *follikuläre Zyste* ist ein zystisch entartetes Zahnsäckchen. Keratozysten entstehen aus Epithelresten, die während der Odontogenese im Kiefer verblieben sind (Primordialzyste). Ihr Zystenepithel ist verhornt (Name!).

Klinik: Die radikuläre Zyste tritt am häufigsten an den oberen Schneidezähnen und den Molaren auf. Follikuläre Zysten finden sich an noch nicht durchgebrochenen und verlagerten Zähnen, in erster Linie an den Weisheitszähnen. Keratozysten sind vorwiegend am Kieferwinkel lokalisiert. Bei multiplen Auftreten dieser Zysten muß an ein *Gorlin-Goltz-Syndrom* (Häufung von Keratozysten der Kiefer, Hautbasaliome, Rippenanomalien, Verkalkung der Falx cerebri etc.) gedacht werden.

Klinische Symptome bestehen zunächst nicht. Erst bei entsprechender Größe kommt es zu Verlagerungen der Nachbarzähne und zur Vorwölbung des Knochens unter der intakten Schleimhaut: Die dünne Kortikalis ist federnd eindrückbar und zeigt das »Dupuytrensche Pergamentknistern«. Ist die Zyste infiziert, entspricht das klinische Bild einem *submukösen Abszeß,* der sich weiter ausbreiten kann.

Diagnostik: *Röntgenologisch* finden sich scharf begrenzte, rundliche Osteolysen, die die Zahnwurzel (radikulär) bzw. die Zahnkrone (follikulär) einschließen. Liegt die Zyste im Wechselgebiß zwischen den Wurzeln der Milchzähne und den nachfolgenden bleibenden Zähnen, ist eine Zuordnung der Zystenart erst operativ möglich. Bei früher durchgeführter Extraktion eines Zahnes ohne Entfernung der Zyste findet sich im Knochen eine isolierte und keinem Zahn zuzuordnende Osteolyse *(Residualzyste)*.

Differentialdiagnosen: Am Oberkiefer sind Verwechslungen mit einem Rezessus der Kieferhöhle möglich. *Röntgenologisch* lassen sich strahlendurchlässige Kiefertumoren (Ameloblastom, maligner Tumor, Metastase etc.), Keratozysten, zentrale Riesenzellgranulome u. a. nicht ausschließen. Eine Zyste kann daher nur vermutet werden, die Diagnose wird während der Operation *histologisch* gestellt.

Therapie: Kleine *radikuläre* Zysten werden in Verbindung mit der Zahnextraktion oder bei einer Wurzelspitzenresektion des betroffenen Zahnes *exkochleiert*. Bei größeren Zysten entfernt man den ganzen Zystenbalg oder macht sich die Eigenschaft der Zyste zunutze, daß sie nicht weiter wächst, wenn sie eröffnet ist.

Der Wegfall des Innendruckes bewirkt eine Verkleinerung des Lumens.

Eine *histologische Diagnosesicherung* ist bei beiden Verfahren notwendig.

Operationstechniken: Bei der *Zystektomie* (Radikaloperation der Zyste nach Partsch II) wird der Zystenbalg in toto entfernt, die Wunde primär verschlossen (Abb. *18.3.*-16a). Die leere Knochenhöhle wird zur Stabilisierung des Blutkoagels mit resorbierbaren Gelatineschwämmen, Kollagenvlies, Hydroxylapatit-Keramiken oder bei großen Knochenhöhlen mit autologen Beckenspongiosastücken aufgefüllt.

Vorteil des Verfahrens ist ein schneller Heilungsverlauf, kurze Nachbehandlungszeiten und eine sichere histologische Diagnose.

Nachteilig ist die Gefahr der Verletzung benachbarter Strukturen: Fistel zum Nasenboden bei Frontzahnzysten des Oberkiefers, Verletzung der sensiblen Nerven der Nachbarzähne. Am Unterkiefer sind zusätzlich Läsionen des mit dem Zystenbalg verwachsenen N. alveolaris inferior möglich.

Bei der *Zystostomie* nach Partsch I oder Zystenfensterung (Abb. *18.3.*-16b) wird nur die Vorderwand der Zyste in ihrer größten Zirkumferenz entfernt und die benachbarte Schleimhaut in das Zystenlumen eingeschlagen. Dadurch wird die Zyste zur Nebenbucht der Mundhöhle.

Vorteile des Verfahrens sind die Schonung der Nachbarstrukturen. Innerhalb von Wochen bis Monaten flacht die Zystenhöhle ab. Es kommt zur Regeneration und einer Wiederherstellung der vorher verloren gegangenen Knochenstrukturen. Das Zystenepithel wandelt sich in Schleimhautepithel um, bzw. wird über eine Granulation durch Schleimhaut ersetzt.

Nachteilig ist eine lange Nachbehandlungszeit und das Belassen eines Teiles des Zystenbalges.

Bei den *follikulären* Zysten sind die Operationsmethoden entsprechend.

Im Wechselgebiß werden *radikuläre* Zysten entfernt, ein freigelegter Zahnkeim darunter wird belassen. Bei großen *follikulären* Zysten der unteren Weisheitszähne wird dagegen nur der Zahn operativ entfernt, der Zystenbalg nach histologischer Diagnosesicherung belassen und benachbarte Weichteile in das Zystenlumen eingeschlagen. Unter dieser Behandlung kann sich auch ein weitgehend verdrängter Unterkieferknochen wieder regenerieren.

Keratozysten müssen wegen ihrer großen Rezidivneigung (40%) immer vollständig entfernt werden. In der Regel wird zusätzlich der oberflächliche Knochen des Zystenlumens abgetragen. Für die Auffüllung des Hohlraumes gelten die obigen Verfahren.

Komplikationen: Spontanfrakturen des Unterkiefers bei großen Zysten, Infektionen (siehe Kap. 18.3.3.).

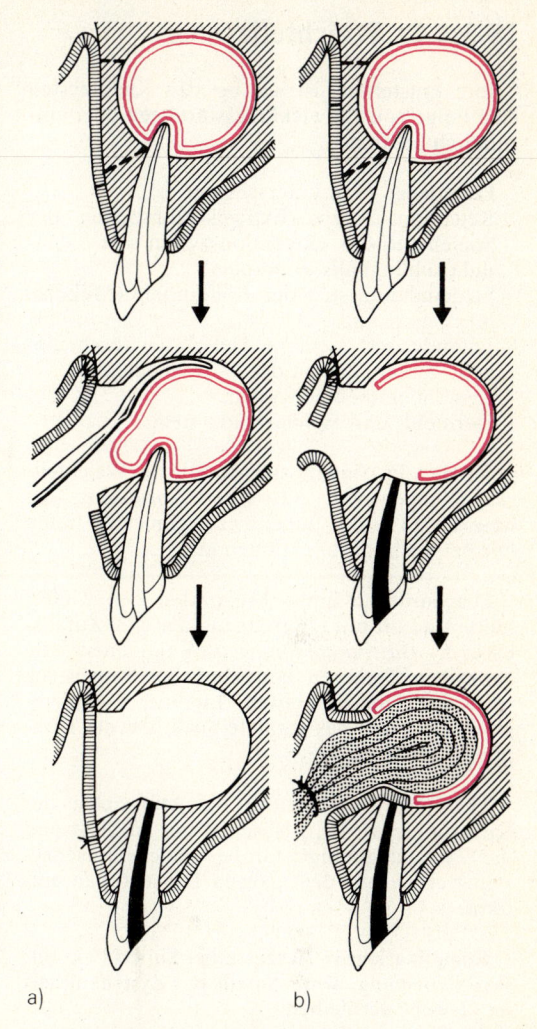

Abb. *18.3.*-16. Schematisierte Zystenoperation mit Wurzelspitzenresektion eines oberen Frontzahnes
a) Zystektomie (Partsch II).
b) Zystektomie (Partsch I.)

18.3.4.2. Weichteilzysten

Ihre Entstehung ist wie bei den Kieferzysten eine Folge von Entwicklungsstörungen oder entzündlich bedingt.

Einteilung: Man unterscheidet:
- Retentions-, bzw. Extravasationszysten der Speicheldrüsen (Retentionszysten der Glandula sublingualis = Ranula),
- Schleimhautzysten der Kieferhöhle (Mukozele),
- Laterale und mediane Halszysten (branchiogene Zysten, Zysten des D. thyreoglossus),
- Lymphoepitheliale Zysten,
- Dermoid- und Epidermoidzysten.

Klinik: Es finden sich rundliche Weichteilschwellungen von elastischer Konsistenz, die langsam an Größe zunehmen. Schmerzen treten nur bei Sekundärinfektionen auf.

Diagnostik: Klinik: Mukozelen der Kieferhöhle sind oft nur ein röntgenologischer Zufallsbefund. *Differentialdiagnostisch* kommen alle gutartigen Tumoren von ähnlicher Konsistenz (gutartige Drüsentumoren, Lipome, Lymphangiome etc.) und das gesamte Spektrum der Lymphome in Frage.

Therapie: Exstirpation; bei Mukozelen der Kieferhöhle wird ein Nasenfenster angelegt und die Zyste abgesaugt. Große Speicheldrüsenzysten werden mit dem ganzen Drüsenorgan entfernt.

Komplikationen: Abszesse bei Superinfektion; Rezidivneigung, wenn Anteile des Zystenepithels im Gewebe verbleiben.

18.3.5. Geschwülste der Mundhöhle, der Kiefer und des Gesichtes

Die Mund-Kiefer-Gesichts-Region umfaßt das breiteste Spektrum unterschiedlicher Tumoren des menschlichen Körpers. Bezogen auf alle Organmanifestationen treten aber nur 3-5% aller Geschwülste in dieser Region auf.

Die Neoplasien werden nach ihrem *epithelialen* und *mesenchymalen Ursprung* unterschieden und, entsprechend ihrem histologischen Aufbau und klinischem Verhalten, als gutartig (benigne) oder bösartig (maligne) bezeichnet.

Nach ihrer *Lokalisation* lassen sich die Tumoren 3 Hauptregionen zuordnen:
- Mundhöhle und Lippen,
- Knochen der Kiefer und des Gesichtsschädels,
- Gesichtshaut.

Die Geschwülste einer vierten Region »Speicheldrüsen« werden im folgenden Kap. 18.3.6. vorgestellt.

18.3.5.1. Mundhöhle und Lippen

18.3.5.1.1. Gutartige Tumoren

Formen: Es treten *alle Formen benigner epithelialer und mesenchymaler Geschwülste* auf (Fibrome, Lipome, Papillome, Neurinome, Neurofibrome etc.). Davon zu trennen sind Überschußbildungen ohne Tumorcharakter, die sogenannten *einfachen Hyperplasien* wie symmetrische Fibrome des Ober- und Unterkiefers und Reizfibrome. Verschiedene Epulisformen, Fremdkörpergranulome und das Granuloma teleangiectaticum gehören zu einer Gruppe reaktiver Hyperplasien.

Geschwülste der Blut- und Lymphgefäße treten als Haemangioma simplex und Lymphangioma simplex an Lippe und Schleimhäuten auf. Die kavernösen Formen können aber alle Gewebsschichten des Kopfes erfassen und monströse Ausmaße annehmen. Ein reines Hauthämangiom ist der Naevus flammeus (Feuermal). Von besonderer klinischer Bedeutung sind alle Hämangiome mit einer Knochenbeteiligung und die zentralen Kieferhämangiome.

Klinik: Es finden sich meist schmerzlose, deutlich abgrenzbare Vorwölbungen oder Auftreibungen. Ja nach Gewebematrix besteht eine unterschiedliche Konsistenz und Oberfläche. Die Schleimhaut ist häufig intakt, die Umgebung der Tumoren ohne Zeichen einer Induration. Hämangiome und Lymphangiome zeigen eine weiche Konsistenz, diffuses Wachstum und fallen durch ihre Farbgebung auf.

Diagnostik: Klinik; zum Ausschluß eines malignen Tumors ist häufig eine *Röntgendiagnostik* erforderlich. Bei den Hämangiomen sind zum Teil *invasive radiologische Untersuchungen obligat* (Karotisangiographie, DSA-Verfahren).

Therapie: Alle *abgrenzbaren Geschwülste* werden durch *Exzision oder Exstirpation vollständig entfernt*, die klinische Diagnose *pathohistologisch gesichert*.

Bei den *Epulisformen* müssen wegen einer häufigen Mitbeteiligung des Zahnhalteapparates und Knochens (Röntgen) die Umgebung der Hyperplasie revidiert und Zähne entfernt werden (Rezidivgefahr).

Für die *Hämangiome* gelten besondere Behandlungsrichtlinien: Angeborene Formen zeigen in den ersten Lebensjahren eine spontane Rückbildungstendenz, der klinische Verlauf entscheidet über den Zeitpunkt des operativen Vorgehens. Eine *Strahlentherapie ist obsolet,* da sie zu Wachstumsstörungen führt und im späteren Lebensalter Strahlenulzera und -karzinome induziert.

Die *chirurgische Therapie* der Hämangiome, Lymphangiome und Naevi sollte an großen Behandlungszentren durchgeführt werden. Dort sind neben plastisch-rekonstruktiven Operationen der Gesichtsweichteile bei den Hämangiomen auch Verödungs- (Aethoxysklerol) und Embolisierungsverfahren (Ethibloc) der zuführenden Gefäße möglich, die das Blutungsrisiko vermindern.

Komplikationen: Die Biopsie aus einer scheinbar benignen aber pathohistologisch bösartigen Geschwulst kann die Prognose der Tumorerkrankung verschlechtern. Bei jedem operativen Eingriff am oder in der Nähe eines Hämangioms ist bei nicht ausreichender präoperativer Diagnostik mit größeren Blutungen zu rechnen. *Eine Zahnextraktion aus einem Kieferhämangiom kann zur Verblutung führen!*

18.3.5.1.2. Bösartige Tumoren

Epidemiologie: Maligne Tumoren der Mundhöhle sind zu 90% *verhornende Plattenepithelkarzinome* der Schleimhäute und Lippen. Von 100 000 Einwohnern der Bundesrepublik erkranken jährlich 5 Personen an einem Mundhöhlenkrebs, unbehandelt überleben nur 10% der Patienten die 2-Jahres-Grenze. Die Geschwulst zählt damit zu den bösartigsten Formen von Karzinomen des menschlichen Körpers.

Ätiologie: Ursache der Tumorerkrankung sind *endogene* und *exogene* Faktoren, zum Teil ist die Ätiologie unbekannt. Auffällig ist, daß bei der Mehrzahl der betroffenen und überwiegend männlichen Patienten die Trias hoher Alkoholkonsum, Raucher und schlechte Mundhygiene mit mechanischen Irritationen eines desolaten Gebißzustandes vorliegt.

Klinik: Die Tumoren treten entweder als ein unter dem Schleimhautniveau liegendes tiefes kraterförmiges *endophytisch wachsendes Ulkus* mit Infiltration der umgebenden Weichteile auf. Oder sie zeigen ein *exophytisches Wachstum* mit einem wallartigen Rand und zum Teil papillomatöser Wucherung (Abb. *18.3.*-17).

Alle Regionen der Mundhöhle sind betroffen, mehr als die Hälfte der Tumoren ist aber in den unteren Etagen (Zunge, Mundboden, Schleimhaut des Unterkiefer-Alveolarfortsatzes) lokalisiert. Dies hat neben der Tumorgröße und dem Nachweis von Lymphknotenmetastasen des Halses prognostische Bedeutung. Tumorpatienten mit einem Neoplasma des Oberkiefers (einschließlich der Kieferhöhlenkarzinome) haben bessere Überlebenschancen als solche mit einem Mundboden- und Zungenkarzinom. Darüber hinaus verschlechtert sich die Prognose, je weiter dorsal der Tumor liegt (Hypopharynx-Karzinom).

Zahnlockerungen und Extraktionswunden mit nicht heilenden Entzündungen, sensible Nervausfälle, Kieferklemme, Schwellungen und Ulzerationen unter einem plötzlich veränderten Prothesensitz und spontane Blutungen sind klinische Symptome und Befunde, die auf ein Neoplasma hinweisen.

Chronische und therapieresistente Läsionen oder Ulzerationen der Mundhöhle sind **karzinomverdächtig:** Biopsie.

Liegen *tastbare, vergrößerte Lymphknoten des Halses* vor, ist klinisch die Diagnose einer bereits erfolgten lymphogenen Metastasierung zu stel-

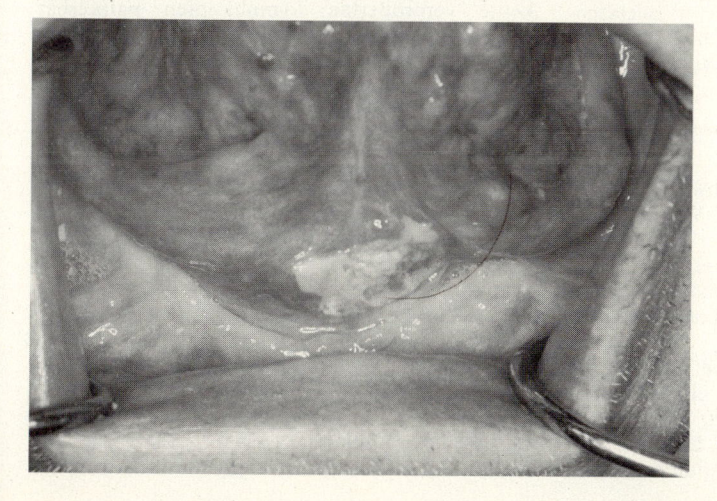

Abb. *18.3.*-17. Mundhöhlenkarzinom.

len. Bei fixierten Lymphknoten ist pathohistologisch fast in jedem Fall eine Filia des Karzinoms nachzuweisen.

Präkanzerosen: In der Mundhöhle wird als Hauptform der Vorstufen des Karzinoms die *präkanzeröse Leukoplakie* angetroffen. Sie ist von den einfachen Leukoplakien abzutrennen. Die Verhornungsanomalie der Schleimhaut bedarf beim Übergang von flachen, weißen Epithelveränderungen in warzige, papillomatöse, zum Teil entzündlich überlagerte Veränderungen der histologischen Abklärung. Je nach Dysplasie-Grad wird die Leukoplakie regelmäßig kontrolliert, muß sie vollständig exzidiert werden oder ist wie ein Karzinom zu behandeln.

Diagnostik: Klinik der Tumorgröße, -lokalisation und Lymphknotenbefund (Tab. *18.3.*-3);

Tab. *18.3.*-3. Tumor-Klassifikation nach dem TNM-System der UICC von 1979/1985.

Primärtumor
T0 Keine Evidenz für einen Primärtumor
T1 Tumor mißt in seiner Größenausdehnung 2 cm oder weniger
T2 Tumor mißt in seiner Größenausdehnung 2–4 cm
T3 Tumor mißt in seiner Größenausdehnung mehr als 4 cm

Regionäre Lymphknoten
N0 Keine Evidenz für einen Befall der regionären Lymphknoten
N1 Bewegliche homolaterale Lymphknoten
N2 Bewegliche kontralaterale oder bilaterale Lymphknoten
N3 Fixierte Lymphknoten

Fernmetastasen
M0 Keine Evidenz für Fernmetastasen
M1 Fernmetastasen vorhanden

Bemerkung:
Auf Empfehlung des deutsch-österreichisch-schweizerischen Arbeitskreises für Tumoren im Kiefer-Gesichts-Bereich (DÖSAK 1982) wurde beim Primärtumor auf eine 4. Kategorie T4 wegen mangelnder Unterscheidbarkeit verzichtet.

Röntgenuntersuchungen zum Nachweis der Mitbeteiligung knöcherner Strukturen. Vor jeder Behandlung ist eine *Biopsie* zur Sicherung der Diagnose notwendig. Diese sollte aber nur an Behandlungszentren durchgeführt werden, wo unverzüglich eine radikale Tumortherapie möglich ist.

Prätherapeutisch wird heute bei allen malignen Neoplasien der Kopfregion ein aufwendiges *Tumor-Staging* durchgeführt. Es umfaßt fachübergreifende konsiliarische Untersuchungen, Labordaten, Röntgen, Computertomographie, Sonographie, Szintigraphie u. a. Ziel dieser Untersuchungen ist eine exakte Bestimmung der lokalen Tumorausdehnung, der Ausschluß von Zweitkarzinomen und Fernmetastasen und eine genaue Planung der Therapie zwischen Chirurgen, Onkologen und Radiologen.

Differentialdiagnosen: Ausschluß benigner Tumoren, nicht neoplastischer Läsionen und odontogener Geschwülste; der pathohistologische Nachweis anderer, größtenteils mesenchymaler Malignome der Weichteile und des Gesichtsschädelknochens ist von Bedeutung, da bei ihnen in der Regel eine erweiterte Chemo- und Radiotherapie bei einem geänderten Operationskonzept durchzuführen ist.

Therapie: Bei Karzinomen der Mundhöhle wird eine *radikale Tumorentfernung der* betroffenen Strukturen im Sicherheitsabstand mit *Ausräumung der regionären Lymphabflußwege des Halses* durchgeführt. (En-bloc-Resektion mit Neck-dissection). Die häufig verstümmelnden Operationen mit Entfernung von Kiefer-, Wangen-, Mundboden-Zungen- und Lippenanteilen verlangen zur Wiederherstellung von Form und Funktion der Mundhöhle *plastisch-rekonstruktive Maßnahmen*. Dies geschieht mit Hilfe von lokalen Weichteillappen, mit alloplastischen Materialien und frei transplantiertem Knochenersatz, mit Fernlappen (Myokutanlappen) oder mit dem freien Transport von Haut-, Muskel- und Knochengewebe und mikrochirurgischem Anschluß an lokale Gefäße (free flap). Darüber hinaus werden Resektionsprothesen und Epithesen eingesetzt.

Die standardisierte Operation der *Neck-dissection* hat das Ziel, alle regionären Lymphknotenstationen des Halses zu entfernen (Abb. *18.3.*-18), um die lymphogene Metastasierung der Mundhöhlenkarzinome zu behandeln.

Sie wird als *prophylaktische Neck-dissection* bei Tumoren der Größe T2 operiert, wenn klinisch keine vergrößerten Lymphknoten palpierbar sind. Die operationstechnisch identische *therapeutische Neck-dissection* erfolgt bei allen T2- und T3-Tumoren mit einem tastbaren Lymphknotenbefund des Halses. Nur bei kleinen Karzinomen (T1), fehlendem Lymphknotenbefund und erhöhtem Operations- und Narkoserisiko der Patienten wird der Halseingriff auf die obere Etage der submandibulären-, submentalen Lymphknoten und die Region des Trigonum caroticum beschränkt (suprahyoidale Ausräumung).

Operationstechnik: Die Hautschnitte erfolgen T-förmig oder nach der Methode *McFee* mit Untertunnelung der Hautbrücke (Abb. *18.3.*-19a, b). Folgende anatomische Strukturen werden mit den Halslymphknoten entfernt: Platysma, M. sternocleidomastoideus, V. jugularis interna, N.

am Übergang zum Karzinom die dem Tumor benachbarten muskulären Strukturen, einschließlich des Periostes der Mandibula, gegebenenfalls der Unterkiefer selbst.

Komplikationen: Funktionelle und ästhetische Beeinträchtigung nach radikalchirurgischem Eingriff; Kompromisse der Radikalität oder weit fortgeschrittene inoperable Tumorstadien führen zu Rezidiven bzw. fortschreitender Metastasierung mit Tod des Patienten.

Prognose: Die statistische Überlebensrate von Patienten mit Mundhöhlenkarzinomen liegt je nach Tumorstadium und Metastasierung nach Ablauf von 5 Jahren bei 20–45%.

18.3.5.2. Kiefer und Gesichtsschädel

18.3.5.2.1. Gutartige Tumoren

Formen: Zu den im Knochen auftretenden benignen Tumoren gehören *Osteome, Chondrome, Fibrome, Myxome, zentrale Riesenzellgranulome* und *Hämangiome*. Überschußbildungen bzw. Hyperplasien sind die Exostosen des Knochens (Torus palatinus und Torus mandibulae).

Eine Sonderstellung nehmen die *odontogenen Tumoren* ein, die sich vom Gewebe des Zahnsystems ableiten. Man unterscheidet 15 Formen, von denen 2 maligne Formen abzutrennen sind. Die häufigsten odontogenen Tumoren sind *Odontome, Zementome* und *Ameloblastome*.

Klinik: Die Tumoren sind klinisch uneinheitlich, häufig werden sie als Zufallsbefund beim Röntgen entdeckt. Bei den Ameloblastomen tritt eine langsam zunehmende derbe knöcherne Auftreibung des Kiefers auf. Betroffen ist häufig die Unterkiefer-Molaren- und Kieferwinkelregion (Abb. *18.3.*-20).

Diagnostik: Klinik und Röntgen; Differentialdiagnostisch sind maligne Knochentumoren auszuschließen. Der Röntgenbefund »Zyste« kann nur histologisch weiter geklärt werden (siehe Kap. 18.3.4.).

Therapie: Die Tumoren werden *lokal entfernt,* betroffene Kieferknochenabschnitte reseziert, Überschußbildungen abgetragen. Beim *Ameloblastom* ist wegen seines lokal aggressiven Verhaltens und der hohen Rezidivneigung ein *radikal-chirurgisches* Vorgehen notwendig, am Unterkiefer mit Kontinuitätsresektion und primärer Rekonstruktion durch ein Beckenspongiosa-Blocktransplantat.

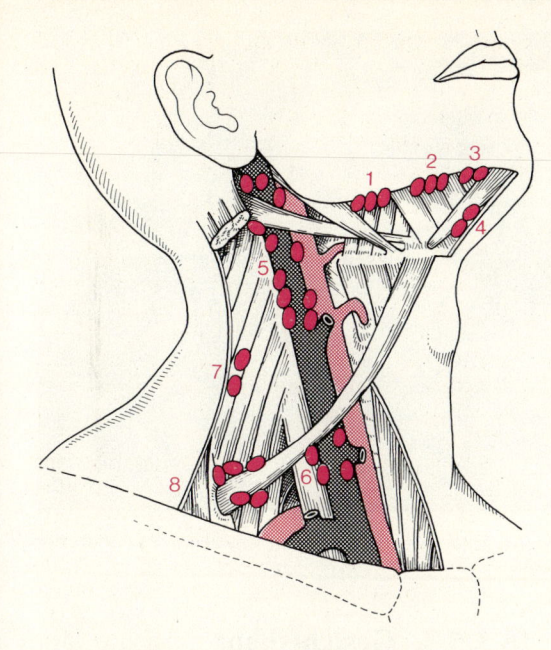

Abb. *18.3.*-18. Lymphknotenstationen des Halses (Schema).
Trigonum submandibulare: 1, 2, 3, Submandibuläre Lymphknoten.
Regio submentalis: 4, Submentale Lymphknoten.
Trigonum caroticum: 5, Jugulär-kraniale Lymphknoten.
Regio sternocleidomastoidea: 6, Jugulär-kaudale Lymphknoten.
Trigonum colli laterale: 7, Zervikale Halslymphknoten.
Fossa supraclavicularis: 8, Supraklavikuläre Lymphknoten.

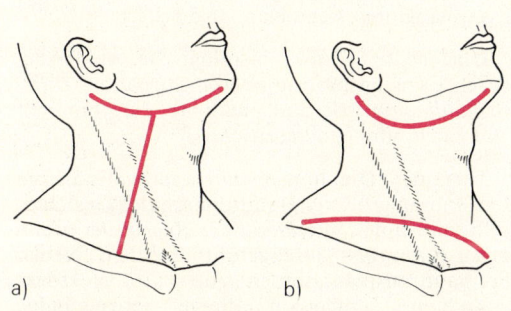

Abb. *18.3.*-19. Hautschnittführungen bei der Neckdissection:
a) T-förmig.
b) McFEE.

acessorius (z. T. Erhaltung des Nerven, mikrochirurgische Rekonstruktion mit N.-suralis-Transplantat), Halsast des N. facialis, alle sensiblen Halsnerven, Drüsen der Gl. submandibularis und Gl. sublingualis, unterer Parotis-Pol und

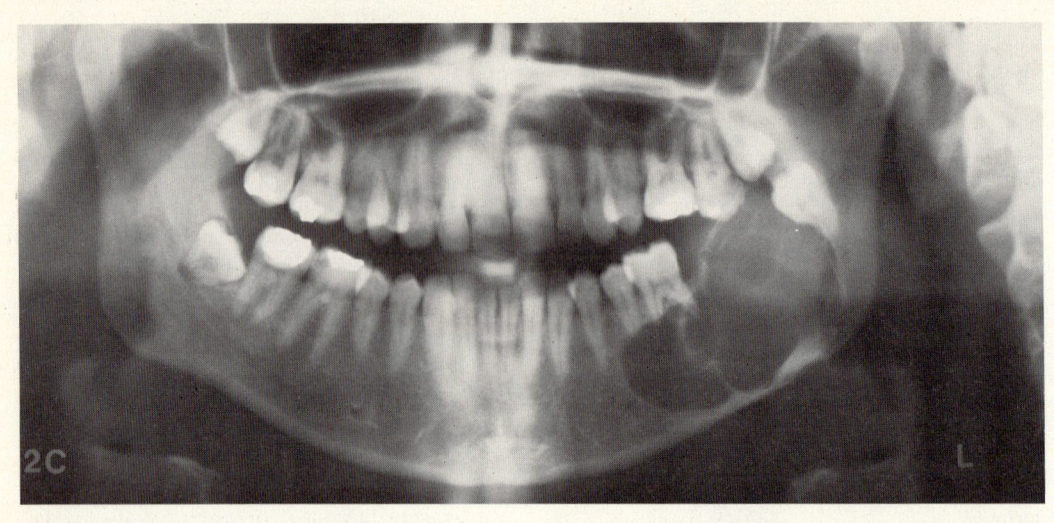

Abb. *18.3.*-20. Ameloblastom des linken Unterkiefers: Mehrkammerige Zyste mit Wurzelresorptionen der Zähne 35, 36 und Verdrängung des Weisheitszahnes 38.

> Das **Ameloblastom** ist der häufigste epitheliale odontogene Tumor: Es muß radikal-chirurgisch entfernt werden.

18.3.5.2.2. Bösartige Tumoren

Maligne Tumoren treten im Kiefer-Gesichtsschädel sehr *selten* auf. Meist handelt es sich um *Sarkome* oder Metastasen anderer Primärtumoren.

Klinik: Wegen des schnellen und aggressiven Wachstums der Sarkome sind Symptome bereits Ausdruck eines fortgeschrittenen Tumors: Auftreibung der Kiefer und Schwellung der Weichteile, am Unterkiefer auch Spontanfrakturen (pathologische Fraktur).

Diagnostik: Klinik; Röntgen; Tumor-Staging wie bei Mundhöhlen-Karzinomen. *Differentialdiagnostisch* kommen alle Knochentumoren und Zysten der Region sowie Fernmetastasen in Frage.

Therapie: Je nach Stadium der Tumorerkrankung, ohne oder mit generalisierter Metastasierung, werden eine Radikaloperation oder palliativ-chirurgische Maßnahmen durchgeführt. Die Sarkombehandlung liegt wegen der frühen hämatogenen Metastasierung vorwiegend in den Händen von Onkologen und Strahlentherapeuten.

Prognose: Die Prognose der Tumorerkrankung ist fast immer *infaust*. Ausnahmen gelten nur für einige Sarkome bei Kindern (z. B. Rhabdomyosarkom in der Orbita).

18.3.5.3. Gesichtshaut

18.3.5.3.1. Gutartige Tumoren

Es treten *alle epithelialen und mesenchymalen Tumoren* der Haut auf (Fibrome, Lipome, Neurinome, Neurofibrome, Papillome, Pigmentnaevi, Hämangiome und Lymphangiome). Ihre klinische Bedeutung liegt in der besonderen Lokalisation an Lidern, Nase, Ohrmuschel und Mundspalte.

Klinik: Die Tumoren sind lokal meist eindeutig abgrenzbar, haben zum Teil spezifische klinische Zeichen und zeigen keine Mitbeteiligung der umgebenden Strukturen (Hämangiome und Lymphangiome siehe Kap. 18.3.5.1.1.).

Diagnostik: Klinik; histologische Abklärung durch Exzisionsbiopsie oder Exstirpation. *Differentialdiagnostisch* sind maligne Hauttumoren und Entzündungen auszuschließen.

Therapie: Die immer indizierte vollständige Entfernung größerer Hauttumoren des Gesichtes sollte nur unter *Beachtung der Regeln der plastischen Chirurgie* durchgeführt werden. Neben Freihauttransplantationen sind zur Defektdeckung häufig Nahlappenbildungen notwendig.

Komplikationen: Fehlerhafte Operationstechniken haben funktionelle und ästhetische Störungen zur Folge.

18.3.5.3.2. Bösartige Tumoren

Die Haut des Gesichtes und Halses ist die *bevorzugte Lokalisation maligner Neoplasien*. Lichtexposition und exogene Noxen prädisponieren die Region zum Auftreten von Basaliomen, Karzinomen und Melanomen.

80% aller malignen Tumoren der Haut sind im **Kopf-Hals-Bereich** lokalisiert.

Klinik: *Das Basaliom (Basalzellkarzinom)* ist ein lokal infiltrativ und destruierend wachsender Tumor, der nicht metastasiert. Man unterscheidet verschiedene Formen:
Knotige Basaliome wachsen exophytisch mit derbem Randwall und zentraler Einziehung. Bei Größenzunahme kommt es zur zentralen Ulkusbildung *(Ulcus rodens).*
Ein sich *oberflächlich ausbreitendes Basaliom* zeigt zentrale narbige Hautatrophien während das *pigmentierte Basaliom* differentialdiagnostische Probleme zum Melanom aufwirft. Destruierend und infiltrativ in die Tiefe wachsende Basaliome *(Ulcus terebrans)* sind nur schwer von Hautkarzinomen zu unterscheiden.

Das *Plattenepithel-Karzinom der Haut (Spinaliom)* zeigt eine Ulkusbildung mit Randsaum, wächst exophytisch oder endophytisch und metastasiert in die regionären Lymphknoten.

Das *maligne Melanom* (s.a. Kap. 16.2.3) zählt zu den bösartigsten Tumoren des menschlichen Körpers und metastasiert sehr früh lymphogen oder hämatogen. Es entsteht auf dem Boden eines Nävus, auf primär unauffälliger Haut oder in einer Melanosis circumscripta praeblastomatosa *(Dubreuilh).*
3 Wachstumsformen werden unterschieden: *Noduläres Melanom, oberflächlich spreitendes Melanom* und *Lentigo-maligna-Melanom.*
Die Eindringtiefe des Tumors in der Epidermis und in die Subkutis (Clark-Level 1–5) hat prognostische und therapeutische Bedeutung.

Diagnostik: Klinik; Palpation der drainierenden Lymphknoten, bei den Karzinomen und Melanomen sowie den großen knochennahen Basaliomen Tumor-Staging (wie Kap. 18.3.5.1.2.).

Die **Probebiopsie** aus einem pigmentierten Tumor (Malignes Melanom?) ist ein Kunstfehler.

Therapie: Basaliome werden *lokal radikal operiert.* Eine Strahlentherapie ist die Behandlungsmethode zweiter Wahl. Bei den Karzinomen ist neben der Tumorresektion eine Ausräumung der regionären Lymphknoten erforderlich. Maligne Melanome sind im Sicherheitsabstand von 3 cm zu operieren; bei den Clark-Level 3 bis 5 ist darüber hinaus eine Operation der Lymphabflußwege nötig.

Komplikationen: Rezidive; die **Prognose** insbesondere des nodulären Melanoms ist wegen früher hämatogener Metastasierung ungünstig.

18.3.6. Erkrankungen der Speicheldrüsen des Kopfes

Zu den Speicheldrüsen gehören die paarigen *Gll. parotis, submandibulares, sublinguales* und die *akzessorischen Drüsen der Mundschleimhaut.*

18.3.6.1. Tumoren der Speicheldrüsen

Tumoren der Speicheldrüsen sind zu 80% in der Gl. parotis lokalisiert, weitere 10% in der Gl. submandibularis, 9% in den kleinen Speicheldrüsen und nur 1% in der Gl. sublingualis.
Ca. zwei Drittel der Geschwülste sind gutartig (Parotis 80%), in der Gl. submandibularis und den kleinen Drüsen treten dagegen jeweils 45% benigne und maligne Tumoren auf. Bei der Gl. sublingualis sind 90% bösartig.

Die häufigsten *benignen* Neoplasien sind *pleomorphe* und *monomorphe Adenome* (Zystadenolymphom, Speichelgangsadenom u.a.).

Maligne Tumoren sind fast ausschließlich *epithelialen Ursprungs:* Azinuszelltumor, Mukoepidermoidtumor und Karzinome. Bei den Karzinomen lassen sich 7 Gruppen unterscheiden, von denen adenoidzystische Karzinome (Zylindrom), Adenokarzinome, Plattenepithel-Karzinome und Karzinome in pleomorphem Adenom die klinisch bedeutsamsten sind.

Klinik: Es treten meist schmerzlose, langsam zunehmende Schwellungen und Vergrößerungen der betroffenen Drüse auf. Stauungen der Speichelsekretion finden sich erst spät. *Leitsymptom* der malignen Neoplasien ist ein schnelles Wachstum mit Nervausfall (N. facialis an der Parotis, N. lingualis am Mundboden).

Diagnostik: Klinik; Röntgen, Kontrastdarstellungen (Sialographie); bei den malignen Neoplasien ist ein Tumor-Staging notwendig (Sonographie, CT etc.).

Therapie: Bei den *gutartigen Tumoren* wird in der Regel die gesamte Drüse entfernt. An der Ohrspeicheldrüse wird nur der äußere Drüsenlappen operiert oder häufiger eine *konservative Parotidektomie* unter Erhalt des N. facialis durchgeführt.

Die *malignen Parotistumoren* erfordern eine *radikale Parotidektomie* mit Opferung des Gesichtsnerven, je nach Ausbreitungsform und Tumordiagnose ist auch eine Neck-dissection notwendig. Der N. facialis wird durch autologe Nerventransplantate mikrochirurgisch rekonstruiert. Eine postoperative *Radiotherapie* ist bei pathohistologischem Nachweis von Lymphknotenmetastasen angezeigt.

Komplikationen: Auch bei den benignen Tumoren sind Rezidive häufig (pleomorphes Adenom), wenn nicht die gesamte Drüse entfernt wurde.

Die **Prognose** der malignen Neoplasien ist ungünstig (frühe Metastasierung, Tumorausdehnung zum Mittelohr und in die Schädelbasis).

Parotischirurgie ist Nervenchirurgie. Kombination Parotisschwellung und Fazialisparese = *Maligner Tumor.*

18.3.6.2. Entzündungen

Es werden *akute* und *chronische Entzündungen* unterschieden. Von der chronischen Sialadenitis sind die nicht entzündlichen Sialadenosen abzutrennen.

Die *akuten Entzündungen* entstehen durch *Viren* (Parotitis epidemica = Mumps), durch *Bakterien* oder als *spezifische Infektion* (Aktinomykose, Tuberkulose).

Bei akuten und chronischen Infektionen ist ein *Steinleiden (Sialolithiasis) auszuschließen.* Chronische Speicheldrüsenentzündungen liegen auch bei klinischen Syndromen vor (*Sjögren-S., Heerfordt-S., Mikulicz-S.*). Die *Adenosen* haben eine endokrine (Diabetes), neurogene oder unbekannte Ätiologie oder treten bei Mangelerkrankungen (dystrophisch-metabolische Formen) auf.

Klinik: Im *akuten Stadium* finden sich alle Zeichen der akuten Entzündung einschließlich der Abszeßeinschmelzung.
Die *chronischen* Infektionen zeigen rezidivierende Schwellungen, Schmerzen und derbe Infiltrationen der betroffenen Drüse. Der Speichel ist trüb bis eitrig, verdickt und vermindert. Bei den Adenosen kann die Sekretion völlig versiegen (Asialie) oder eine vermehrte Salivation bestehen.

Diagnostik: Klinik; Nativ-Röntgen (Steinnachweis); Sonographie; eine Sialographie sollte nur im chronischen Stadium durchgeführt werden.

Differentialdiagnostisch sind maligne Speicheldrüsentumoren auszuschließen.

Therapie: Die Behandlung der *akuten Sialadenitis ist konservativ.* Nur bei der bakteriellen Entzündung mit Einschmelzungen ist eine Incision und Drainage erforderlich.

Die *chronische Sialadenitis* mit Siallithiasis der Gl. submandibularis (90% aller Fälle) ist oft durch Speichelgangschlitzung und Steinextraktion heilbar.
Bei den *chronisch-rezidivierenden Entzündungsformen* ist eine Drüsenentfernung notwendig. Die Sialadenosen sind meist nur symptomatisch zu behandeln.

Komplikationen: Bei der operationstechnisch schwierigen konservativen Parotidektomie eines chronisch-entzündlich veränderten Drüsenorgans sind iatrogene Läsionen des N. facialis möglich.

18.3.7. Erkrankungen des Kiefergelenkes

Mißbildungen des Kiefergelenkes treten bei verschiedenen seltenen Syndromen auf (Kap. 18.3.2.).

Wachstumsstörungen der Gelenkregion sind Spätfolgen von Infektionen und Traumen im Kindesalter (Kap. 18.3.3.). In ihrer schwersten Ausbildung führen sie zur *bindegewebigen und knöchernen Ankylose.*

Therapie: Die Ankylose muß wegen der damit verbundenen *totalen Kieferklemme* (Störung der Nahrungsaufnahme, fehlende zahnärztliche Behandlung, Narkoserisiko) *operativ* behandelt werden. Bei den Eingriffen werden die knöchernen Verbindungen zwischen Schädelbasis und Unterkiefer reseziert und eine modellierende Osteotomie zur Neubildung eines Gelenkkopfes wird durchgeführt. Anschließend sind langwierige funktionelle Behandlungsmaßnahmen erforderlich.

Die häufigste Erkrankung des Kiefergelenkes ist die **Myoarthropathie.** Trotz ihres Namens ist sie keine »Arthropathie«, sondern eine *Funktionsstörung des stomatognathen Systems* mit Kaumuskelschmerzen, einer Beeinträchtigung der Beweglichkeit des Kiefers und einer allenfalls unspezifischen Störung der anatomischen Gelenkstrukturen.

Klinisch liegt neben den Muskelschmerzen nur ein leichtes Gelenkknacken vor, Röntgenaufnahmen der Gelenke sind unauffällig. Das Krankheitsbild wird auch als »myofasziales Schmerzsyndrom« oder »orofaziales Dysfunktionssyndrom« bezeichnet und entsteht durch eine Reihe von Ursachen: Parafunktionen (z. B. Knirschen und Pressen), dentale Störungen der Okklusion und Artikulation, neuromuskuläre Reize. Die resultierenden Muskelspasmen, -kontrakturen und schließlich Myogelosen führen zu weiteren sekundären Parafunktionen und schließen den Kreislauf der Fehlfunktion erneut.

Die *Therapie* besteht in einer Ursachenbeseitigung der okklusalen Störungen, in Kaufunktionsübungen, physikalischen Behandlungsmaßnahmen und in der Aufklärung über die Genese der Parafunktionen (Streß-Faktoren).

Bei der Erkrankung ist *differentialdiagnostisch* der gesamte Ursachenkomplex des Symptoms Gesichts- und Kopfschmerz abzuklären.

Die **Diskusluxation** des Kiefergelenkes erfordert bei akutem Auftreten eine unblutige manuelle Reposition.

Sie ist nicht mit der *habituellen (oder traumatischen) Luxation des Kiefergelenkes* zu verwechseln, bei der die Gelenkköpfe vor das Tuberculum articulare rutschen.

Klinik: Bei der Diskusluxation bestehen Bewegungsstörungen der Mundöffnung und Limitierungen der Seitenbewegung des Unterkiefers. Bei habituellen Luxationen kann der Patient dagegen den Mund nicht schließen (Reposition durch den Handgriff nach Hippokrates).

Therapie: Bei chronischem Verlauf der Diskusluxation (Diskopathie) sind konservative Schienenbehandlungen durchzuführen. Ist nach Ablauf von sechs bis acht Wochen keine Besserung des Schmerzbildes mit Bewegungsstörungen des Unterkiefers eingetreten, wird eine operative Diskusreposition versucht oder der Diskus entfernt.

Ohne Behandlung geht die chronische Diskusluxation in eine **Arthropathia deformans** über – eine degenerative Erkrankung mit primärer Schädigung des Gelenkknorpels und sekundärem Umbau der knorpeligen und knöchernen Gelenkstrukturen.

Ursachen sind neben der Diskusluxation, Traumen, Arthritiden und funktionelle Fehlbelastungen, wie sie bei der Myoarthropathie vorliegen.

Klinik: Die Gelenkgeräusche sind ausgeprägt (Reiben, Knirschen), die myogenen und arthrogenen Schmerzen stark. *Röntgenologisch* lassen sich Deformierungen an den knorpeligen und knöchernen Gelenkstrukturen nachweisen.

Therapeutisch wird eine Ursachenbeseitigung okklusaler Störungen durchgeführt und verschiedene Aufbißplatten zur Gelenkentlastung eingesetzt. Die weiteren Behandlungsmöglichkeiten sind symptomatisch.

Die **akute Arthritis** ist ein seltenes Krankheitsbild und entsteht durch fortgeleitete Infektionen der Gelenkumgebung oder hämatogen.

Therapie: Sie wird konservativ behandelt, nur in Ausnahmefällen erfolgt eine Punktion und Inzision des Gelenkes.

Die *rheumatischen Arthritisformen* werden symptomatisch medikamentös behandelt. *Chronische Arthritiden* sind differentialdiagnostisch nur schwer von den Arthropathien zu trennen.

18.3.8. Verletzungen des Gesichtsschädels und der Weichteile des Kopfes

Bei Verkehrsunfällen sind Kopfverletzungen mit rund 72% die häufigste Verletzungsart. Am Gesichtsskelett ist der Unterkiefer in 67% der Fälle gebrochen, der Oberkiefer in 24%. Kombinierte Frakturen finden sich bei 5% der Unfallverletzten. Bei jeder zweiten Mittelgesichtsverletzung finden sich Begleitverletzungen: Commotio cerebri 22%, Weichteilverletzungen 18%, Orbitawandverletzungen mit Diplopie 10% und Schädelbasisfrakturen 1,4%.

In der Ursachenstatistik folgen nach den Verkehrsunfällen (54%) die tätlichen Auseinandersetzungen mit rund 13%. Der restliche Teil verteilt sich auf Arbeitsunfälle, Stürze und Sportunfälle.

18.3.8.1. Weichteilverletzungen

Klinik: Es finden sich Prellmarken, Quetschverletzungen und Schnitt-, Stich-, Riß- und Platzwunden in allen Gesichtsregionen. Abscherverletzungen sowie Hautdefekte liegen bevorzugt im Bereich der Nase, Jochbein- und Wangenregion und an den Lidern.

Therapie: Es gelten die Regeln der chirurgischen Wundversorgung. Im Gesicht wird wegen der guten Vaskularisation und geringen Infektionsneigung jedoch nur *sparsam exzidiert,* sämtliche noch gestielte Gewebeanteile belassen. Um Stufenbildungen der Haut und breite Narben zu vermeiden, wird schichtweise genäht und bei der exakten Adaptierung der Wundränder der Haut atraumatisches Nahtmaterial verwandt. Die Nahtentfernung erfolgt am 5. bis 6. postoperativen Tag. Bei Schleimhautverletzungen sind nicht-resorbierbare Fäden (z. B. Seide, kein Catgutt) zu verwenden. Die Nahtentfernung wird am 8. postoperativen Tag durchgeführt. Nervenverletzungen sind primär mikrochirurgisch zu reanastomosieren. Wenn dies nicht möglich ist, müssen die Nervstümpfe durch Fäden markiert werden, damit sekundär eine Rekonstruktion mit einem Nervinterponat durchführbar ist.

Komplikationen: Bei Defektverletzungen treten funktionelle Störungen der Lider, Nase und Lippe auf, die sekundär mit plastisch-rekonstruktiven Eingriffen beseitigt werden müssen.

Auffällige Narben werden nicht vor Ablauf eines Jahres korrigiert.

18.3.8.2. Verletzungen der Zähne

Sie entstehen meistens durch ein direktes Trauma, insbesondere in der Oberkieferfront. Bei Frakturen der Kiefer sind Zahnverletzungen häufig (Zähne im Bruchspalt, Splitterverletzungen der Kronen durch Kompression der Zahnreihen).

Man unterscheidet *Frakturen der Krone* mit oder ohne Eröffnung des Pulpenkavums und *Wurzelfrakturen* (Abb. 18.3.-21). Die traumatischen Lockerungen reichen von der geringen pathologischen Beweglichkeit (Subluxation) über die zentrale Luxation (Zahn in Richtung des Knochenfaches introiert) bis zur Totalluxation.

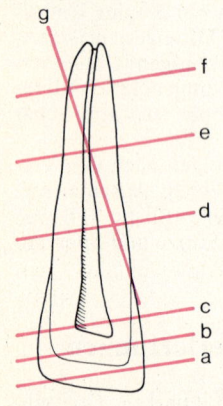

Abb. 18.3.-21. Klassifikation der Zahnfrakturen:
a) Schmelzfraktur
b) Schmelz-Dentin-Fraktur
c) Schmelz-Dentin-Fraktur mit Eröffnung des Pulpenkavums } Kronenfraktur
d) Fraktur im kronennahen Drittel
e) Fraktur im mittleren Drittel
f) Fraktur im apikalen Drittel } Wurzelfraktur
g) Längsfrakturen

Klinik/Diagnostik: Bei Kronenfrakturen ist auf eine Eröffnung des Nervraumes zu achten (kleine Blutung am Frakturschnitt). Der Nachweis von Wurzelfrakturen erfolgt durch einen Röntgen-Zahnfilm. Die verschiedenen Luxationsarten sind durch Inspektion und Palpation zu prüfen und müssen durch Röntgendiagnostik ergänzt werden (Lage eines zentral luxierten Zahnes, Ausschluß von Frakturen des Alveolarkammes und Kieferknochens). Bei jedem verletzten Zahn ist eine Vitalitätsprüfung erforderlich.

Therapie: *Kronenfrakturen* sind durch *konservierende* zahnärztliche Maßnahmen zu behandeln (Überkappung der eröffneten Nervhöhle, Füllungen).

Bei *Wurzelfrakturen* ist der Zahn nicht immer zu erhalten (Wurzelspitzenresektion mit Schienung, transdentale Fixationen, zum Teil endodontale Kompressionsverschraubung). Bei Extraktion sind Keramikimplantate im leeren Zahnfach einzusetzen (später Kronenaufbau) oder eine sekundäre prothetische Versorgung durchzuführen.

Subluxierte Zähne werden mit Hilfe von Drahtbogenkunststoff- oder Klebeschienen fixiert. *Totalluxierte Zähne* werden in das Zahnfach replantiert und erhalten identische Schienungen.

Bei *zentralen Luxationen* kann der Zahn nicht reponiert werden, da das aufgedehnte und/oder zerstörte Zahnfach keine Einheilung zuläßt. Bei Erwachsenen wird der Zahn daher entfernt, bei Kindern kann abgewartet werden, ob er sich wieder in die Zahnreihe einstellt.

Die Einheilung eines totalluxierten und als Transplantat reponierten Zahnes ist nur möglich, wenn die Wurzelhaut erhalten ist. Der Zahn ist deshalb bis zur Replantation in einem feuchten Milieu (Tupfer mit Kochsalz) aufzubewahren. Erhaltungsversuche ohne diese Maßnahme sind wegen der eingetrockneten Wurzelhaut 60 bis 90 Minuten nach dem Unfallereignis sinnlos.

Komplikationen: Bei allen Traumen Nekrose des Gefäßnervbündels (devitaler Zahn), nachfolgende periapikale Parodontitis, Wurzelresorptionen und konsekutiver Zahnverlust.

18.3.8.3. Frakturen des Gesichtsschädels

Frakturen des Gesichtsschädels entstehen fast ausnahmslos durch äußere Gewalteinwirkungen, sind also Folge eines Traumas. Je nach Krafteinwirkung und Lokalisation entstehen Biegungs-Stauchungs-, Abscher- und Abrißbrüche. Zusätzlich unterscheidet man Quer-, Schräg-, Längs-, sowie Trümmer- und Defektbrüche.

Am Unterkiefer treten selten Frakturen auf, die nicht durch ein Trauma, sondern durch eine Herabsetzung der Festigkeit des Unterkiefers spontan entstehen: Pathologische Frakturen bei Tumoren, Zysten und Entzündungen.

18.3.8.3.1. Unterkiefer

Formen: Frakturen des Unterkiefers finden sich am häufigsten am Gelenkfortsatz (Abb. 18.3.-22). Neben nicht dislozierten Gelenkfortsatz-(Kollum-)brüchen unterscheidet man intrakapsuläre Kapitulumfrakturen, hohe und tiefe Kollumfrakturen, solche mit Dislokation der Bruchenden und Luxationsfrakturen, bei denen

18.3. Mund-, Kiefer- und Gesichtschirurgie

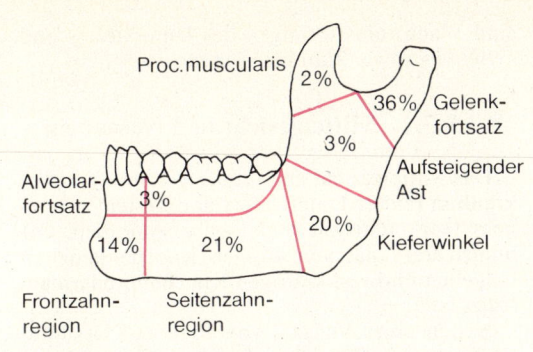

Abb. 18.3.-22. Häufigkeitsverteilung der Unterkieferfrakturen.

das Kiefergelenkköpfchen die Pfanne verlassen hat. Bei den Frakturen des Kieferkörpers und Alveolarfortsatzes ist zu beachten, daß Brüche im bezahnten Kiefer als *offene* Frakturen gelten (Abb. 18.3.-23).

Frakturen in bezahnten Kieferabschnitten sind offene Frakturen: Antibiotikaprophylaxe.

Klinik: Neben Schwellungen, Schmerzen und Störungen der Beweglichkeit des Unterkiefers finden sich *sichere Frakturzeichen:* Abnorme Beweglichkeit, Dislokation und Krepitatio (Reibegeräusch der Bruchflächen). Die Dislokation ist am Unterkieferrand zu tasten, intraoral besteht oft eine sichtbare Stufe in der Zahnreihe mit Okklusionsstörungen. Bei den Gelenkbrüchen führt eine Mundöffnung zu einer Abweichung des Unterkiefers zur kranken Seite, bei Druck auf das Kinn entsteht ein Stauchungsschmerz.

Diagnostik: Klinik und Röntgenaufnahmen in 2 Ebenen.

Therapie: Die *konservative Frakturbehandlung* besteht in einer manuellen Frakturreposition, Anlegen von dentalen Schienenverbänden (Drahtbogen-Kunststoffschienen) am Ober- und Unterkiefer und Ruhigstellung des Bruches durch intermaxilläre Fixation in einer zentralen Okklusion. Bei Teil- oder fehlender Bezahnung werden Prothesenschienen eingebunden und ebenfalls intermaxillär fixiert.

Bei der *operativen Frakturbehandlung* wird die Fraktur chirurgisch dargestellt, blutig reponiert und durch Plattenosteosynthesen stabilisiert. Dabei werden Platten verwandt, die über exzentrische Löcher beim Anziehen der Schrauben eine axiale Kompression der Bruchenden bewirken (Abb. 18.3.-24). Die Kompressions-Plattenosteosynthese wird bei konservativ nicht zu reponierenden dislozierten Frakturen, im zahnlosen Kiefer und bei Kombinationsfrakturen eingesetzt.

Eine kombiniert *operativ-konservative Frakturbehandlung* ist bei Mehrfachbrüchen des Unter-

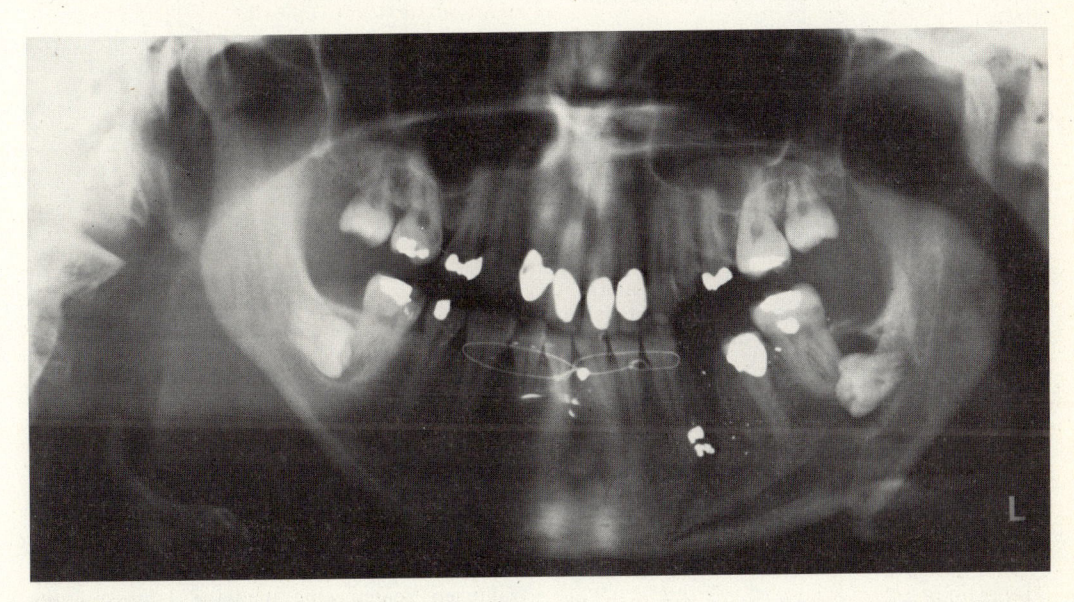

Abb. 18.3.-23. Panoramaschichtaufnahme des Kausystems: Mehrfragmentfraktur des Unterkiefers
Re UK: Gelenkfortsatzfraktur und paramediane Kinnfraktur, die in eine Alveolarfortsatzfraktur der Unterkieferfront übergeht.
Nebenbefund: verlagerter Weisheitszahn 48.
Li UK: Längs-, Quer- und Stückbruch des Kieferkörpers mit Alveolarfortsatzfraktur, Zahnverlust 34, Amalgam-Splitter und Weisheitszahn 38 (verlagert) im Bruchverlauf.

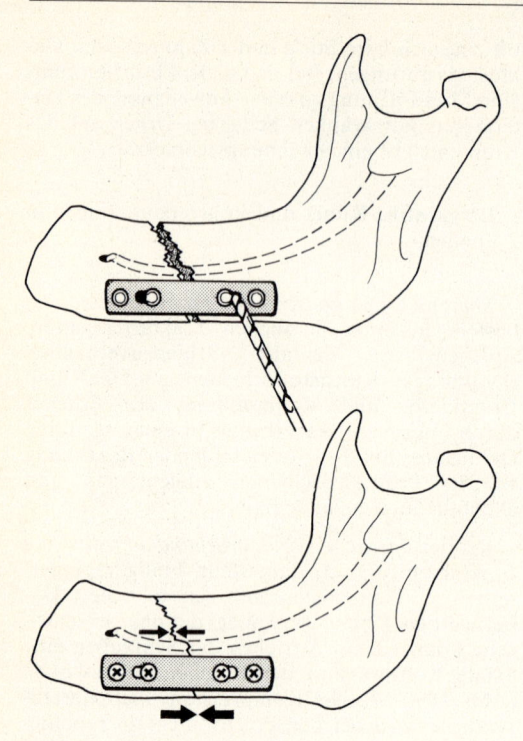

Abb. 18.3.-24. Prinzip der Kompressions-Osteosynthese mit MCS-Platten (nach LUHR).

kieferkörpers mit Gelenkfortsatzbrüchen einzusetzen.

Die Zeitdauer der intermaxillären Ruhigstellung eines konservativ versorgten Unterkieferbruches beträgt 4–5 Wochen. Bei Gelenkbrüchen muß dagegen bereits nach 8–10 Tagen eine funktionelle Behandlung der Bewegung des Unterkiefers eingeleitet werden, um Gelenkstörungen mit Mundöffnungseinschränkungen, Seitenabweichungen des Unterkiefers und eine Ankylose zu vermeiden.

Die übungsstabile Versorgung von Unterkieferfrakturen mit Kompressionsplatten ist daher eine ideale Voraussetzung für die Behandlung einer gleichzeitig bestehenden Kollumfraktur.

Für die funktionell-konservative Behandlung der Gelenkfortsatzfrakturen gibt es eine *Ausnahme:* Luxationsfrakturen des Gelenkes werden beim Erwachsenen ebenfalls blutig reponiert und mit kleinen Osteosyntheseplatten (sog. Miniplatten) in anatomisch korrekter Position stabilisiert.

Komplikationen: Folgen einer Störung der Bruchheilung: Infektionen bis zur chronischen Osteomyelitis, Pseudarthrosen des Unterkieferkörpers, Ankylosen des Gelenkes; Sensibilitätsstörungen des N.alveolaris inferior als vorübergehender oder bleibender Schaden; bei Kindern sind Wachstumsstörungen des Unterkiefers und Gelenkes sowie Zahnkeimschäden möglich.

18.3.8.3.2. Mittelgesicht und Nasenbein

Das Mittelgesicht umfaßt das gesamte Viszerokranium (außer Unterkiefer) und besteht aus einem Hohlraumsystem (Nasennebenhöhlen, Orbitatrichter), das von dünnen Knochenlamellen umgeben und von kräftigen Knochenpfeilern gestützt ist.

Neben einer Vielzahl von Fraktur-Klassifikationen lassen sich folgende *Oberkiefer- und zentrale Mittelgesichtsfrakturen* unterscheiden: Oberkiefer-Alveolarfortsatz- und Oberkiefer-Sagittalfrakturen, Frakturen nach Le Fort I, II und III (Abb. 18.3.-25) und Kombinationsbrüche mit den *lateralen Gesichtsschädelfrakturen*.

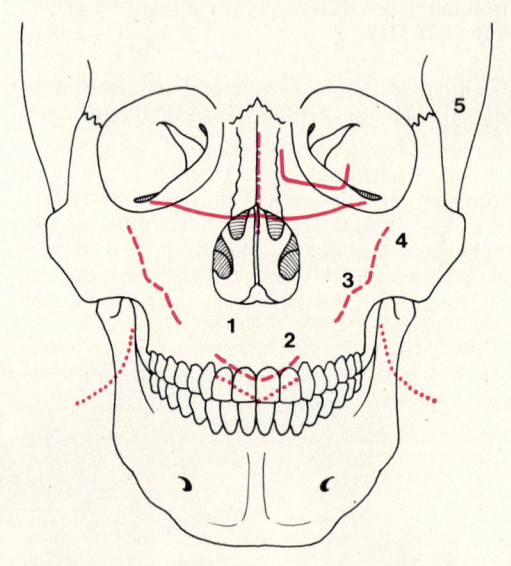

Abb. 18.3.-25. Schematische Darstellung der Frakturen des Oberkiefers und Mittelgesichtes.
1. Alveolarfortsatzfraktur
2. OK-Sagittalfraktur
3. Le-Fort-I-Fraktur
4. Le-Fort-II-Fraktur
5. Le-Fort-III-Fraktur.

.1. Oberkieferfrakturen

Klinik: Bei Alveolarfortsatzfrakturen ist ein Fragment des zahntragenden Knochens im Verbund mit den Zähnen ausgesprengt. Die Sagittalfrakturen zeigen eine mediane Längsspaltung des Oberkiefers, zum Teil ist auch die Schleimhaut des Gaumens durchtrennt.

Le-Fort-I-Fraktur: Der gesamte Oberkiefer ist oberhalb der Zahnwurzeln abgetrennt und mobil (basale Absprengung der Maxilla).

18.3. Mund-, Kiefer- und Gesichtschirurgie

Le-Fort-II-Fraktur: Der Oberkiefer ist pyramidenförmig einschließlich der knöchernen Nase abgesprengt und mobil; zum Teil bestehen tastbare Stufen am Infraorbitalrand sowie Sensibilitätsstörungen des 2. Trigeminusastes beidseits (Taubheit der Oberlippe) (Abb. *18.3.*-26).

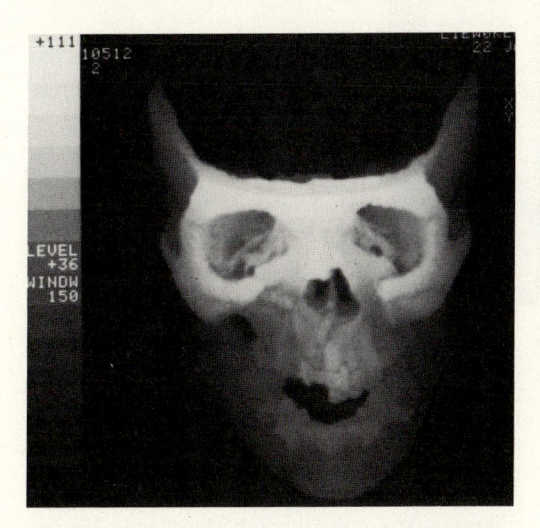

Abb. *18.3.*-26. Dreidimensionales CT des Gesichtsschädels:
Massiv dislozierte Le-Fort-II-Fraktur mit zentraler Verlagerung OK-Nasen-Pyramide.

Le-Fort-III-Fraktur: Absprengung und Mobilität des gesamten Mittelgesichtes mit Stufenbildung am lateralen Supraorbitalrand beiderseits und an der Glabella.

Bei allen Mittelgesichtsfrakturen finden sich ausgeprägte Ödeme und Hämatome, Blutungen in den Nasen-Rachen-Raum, Augensymptome und sehr häufig eine allgemeine Hirnbeteiligung der Verletzung (Commotio bzw. Contusio cerebri, z. T. Rhinoliquorrhö). Das Mittelgesicht ist verlängert und abgeflacht (Dish-face), es bestehen Okklusionsstörungen mit Pseudoprogenie und offenem Biß. Eine Crepitatio der Brüche ist weniger zu hören als zu »fühlen« (Abb. *18.3.*-27).

.2. Nasenbeinfrakturen

Frakturen der knöchernen Nase sind häufig isolierte Verletzungen. *Klinisch* bestehen eine abnorme Beweglichkeit mit Krepitatio und Deformitäten (Schief-, Sattel-, Plattnase).

Diagnostik: Klinik; Röntgen einschließlich Tomographie; CT des Hirn- und Gesichtsschädels.

Therapie: In einem kombiniert konservativ-chirurgischen Verfahren wird der *Oberkiefer* re-

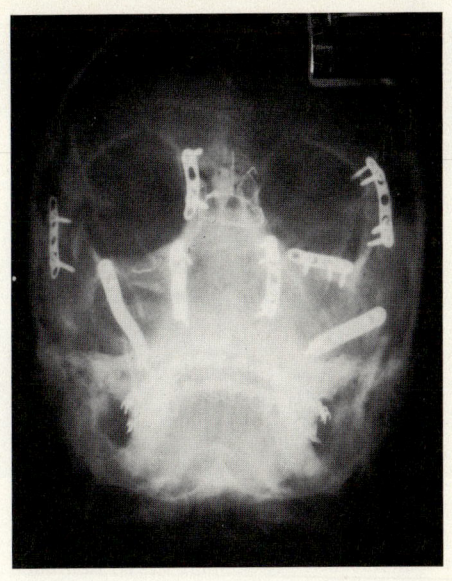

Abb. *18.3.*-27. Röntgen-Nasennebenhöhlenaufnahme:
Komplexe Mittelgesichtsfrakturen in allen Le-Fort-Etagen, Zustand nach operativer Versorgung mit Miniplatten.

poniert und die Einstellung der Okklusion mit Schienenverbänden und intermaxillärer Fixation erreicht. Die *Mittelgesichtsstabilisierung* erfolgt, je nach Frakturtyp, über Drahtcerclagen am Jochbogen oder den seitlichen Stirnfortsätzen (zygomatikomaxilläre oder frontomaxilläre Aufhängung). Alternativ kommt eine Fixation mit Miniplattenosteosynthesen in Frage.

Nasenbeinfrakturen werden meist *konservativ reponiert*, mit Stütztamponaden und Nasengips stabilisiert.

Komplikationen: Persistierende Rücklage des Oberkiefers und Okklusionsstörungen, Liquorrhö mit aufsteigenden Infektionen, Entzündungen der Nasennebenhöhlen.

18.3.8.3.3. Jochbein und Periorbita

.1. Jochbeinfrakturen, Jochbogenfrakturen

Unter den lokalisierten Frakturen des Gesichtsschädels ist das Jochbein am häufigsten betroffen. Es ist aber auch bei 25% aller Mittelgesichtsbrüche beteiligt.

Klinik: Es bestehen eine typische Abflachung der *Jochbein*prominenz, Stufenbildungen am Infraorbitalrand und häufig Sensibilitätsstörungen des 2. Trigeminusastes. Bei schweren Traumen ist der Orbitaboden mitbeteiligt, dann besteht eine Bulbusabsenkung mit Motilitätsstörungen und Doppelbildangabe.

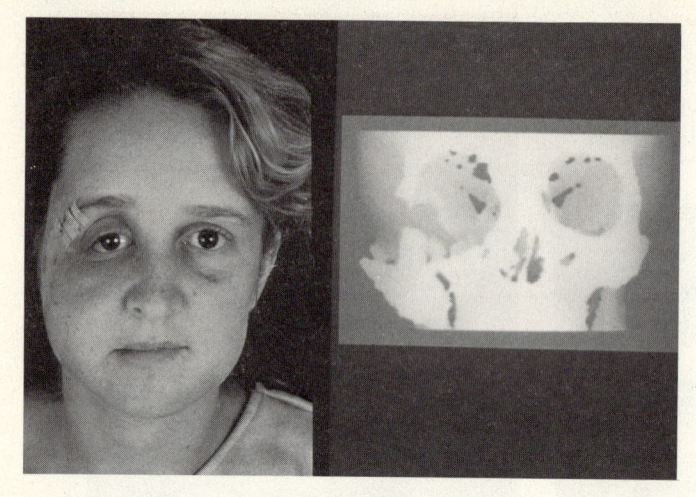

Abb. *18.3.*-28. Hufschlagverletzung mit massiv disloziertem Jochbein- und Orbitabodenbruch, abgesunkener Bulbus rechts. Klinischer Befund und dreidimensionales CT.

Jochbogenfrakturen fallen durch eine muldenförmige Vertiefung auf, in einigen Fällen besteht eine mechanische Kieferklemme durch Behinderung der Bewegung des Unterkiefer-Muskelfortsatzes.

Diagnostik: Klinik und Röntgen, zum Teil Spezialaufnahmen und CT.

Therapie: *Konservative Frakturreposition* mit einem Jochbeinhaken; in der Mehrzahl der Fälle muß der Bruch chirurgisch an der Crista zygomatica-frontalis und infraorbital dargestellt, reponiert und mit Drahtnähten oder Miniplatten stabilisiert werden. Zum Teil sind Revisionen des Orbitabodens erforderlich.

Komplikationen: Persistierende Abflachung der Jochbeinprominenz, Sensibilitätsstörungen und Neuralgien des N.infraorbitalis.

.2. Periorbitafrakturen

Der knöcherne Augenrahmen ist bei zentralen und lateralen Mittelgesichtsfrakturen mitbeteiligt (Abb. *18.3.*-28).

Stanzfrakturen (»Blow-out«-Frakturen). Bei einer stumpfen Schlagverletzung des Lidapparates und des Bulbus (Tennisball, Faustschlag) kann es zu einer isolierten Aussprengung des Orbitabodens, der *»Blow-out«-Fraktur* kommen. Frakturen der medialen Orbitawand sind seltener. Sie haben eine Verbindung zu den Ethmoidalzellen und damit zur Nasenhaupthöhle.

Klinik: Bulbussenkung mit Enophthalmus und Motilitätsstörungen, Doppelbilder;
Bei den medialen Orbitawandfrakturen bestehen oft nur geringe Symptome (Lidemphysem nach dem Nasenputzen!).

Diagnostik: Röntgen, oft ist ein Frakturnachweis erst durch eine Röntgentomographie möglich.

Therapie: *Chirurgische Revision* des Orbitabodens wie bei Jochbeinfrakturen mit Augenbodenbeteiligung. Knöcherne Defekte werden mit homologen und alloplastischen Materialien abgedeckt (lyophilisierte Dura, PDS-Schalen etc.), um ein erneutes Absinken des Bulbus zu vermeiden. Die Behandlung der medialen Orbitawandfrakturen ist konservativ (abschwellende Nasentropfen, Antibiotika).

Komplikationen: Persistierende Doppelbilder, orbitale Infektionskomplikationen.

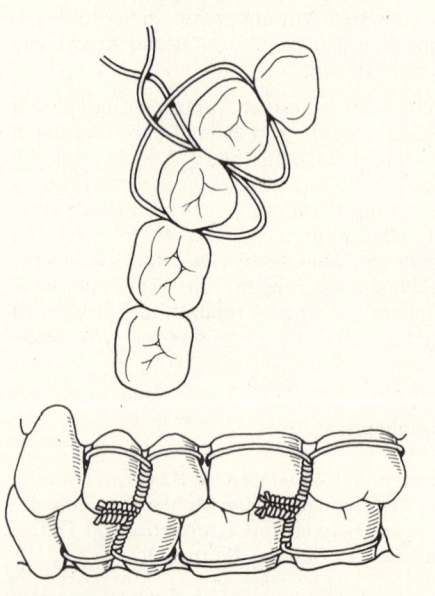

Abb. *18.3.*-29. Intermaxilläre Fixierung durch Drahtligaturen (Ernstsche Häkchen)
a) Anlegen der Draht-Doppelschlinge im Unter- bzw. Oberkiefer,
b) intermaxilläre Fixierung nach Zusammendrehen der Ober- und Unterkiefer-Drahtligatur.

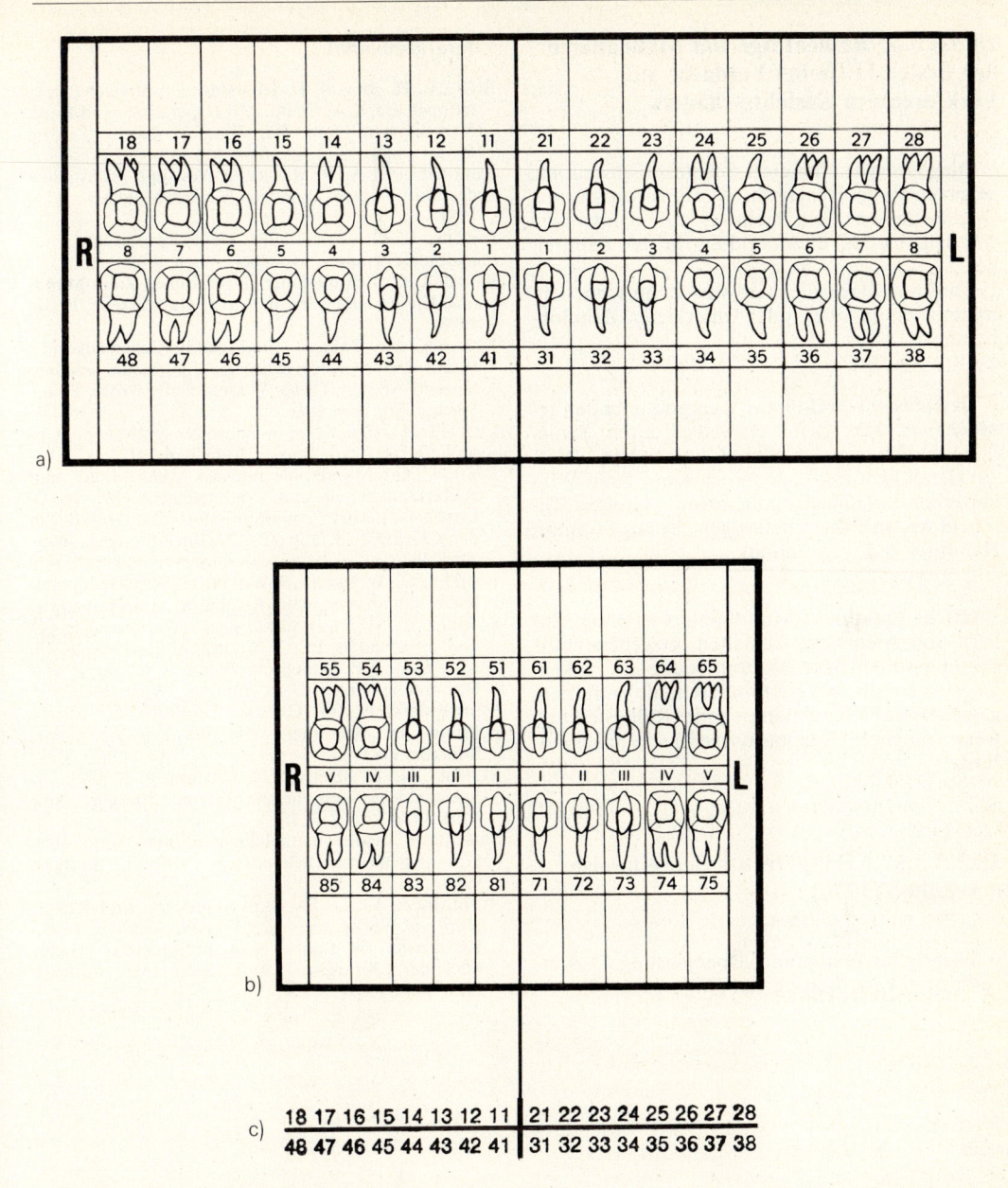

Abb. *18.3.*-30. EDV-Schreibweise der Zähne (1970) Beginn der Numerierung im rechten Oberkiefer, dann im Uhrzeigersinn linker Oberkiefer, linker Unterkiefer, rechter Unterkiefer. Fortsetzung in derselben Weise in den 4 Kieferquadranten des Milchgebisses. Die Zehnergruppen 10–80 geben den Quadranten an, die zweiten Ziffern die Zahnart und Zahnstellung, wie früher üblich.
a) Bleibendes Gebiß,
b) Milchgebiß,
c) Einfache Schreibweise des bleibenden Gebisses als Stempel.
Beispiel für die Beschreibung einer Zahnverletzung im bleibenden Gebiß (Oberkiefer).
12 Lockerung, 11 Kronen-Schrägfraktur, 21 Verlust, 22 Lockerung.

18.3.8.3.4. Reihenfolge von Maßnahmen der Ersten Hilfe bei Verdacht auf Frakturen des Gesichtsschädels

Diagnostische Hinweise: Schmerz, Schwellung, gegebenenfalls Hämatom, Kaufunktionsstörung (Zähne passen nicht mehr so aufeinander wie vor dem Unfall, Stufenbildung in der Zahnreihe).

Abnorme Beweglichkeit von Zahn-Knochenfragmenten im Ober- oder Unterkiefer, Zahnlockerung.

Geschlossene Frakturen: Ruhigstellung der gebrochenen Kieferteile entweder durch Schienungsmaßnahmen an den Zähnen (Abb. *18.3.-29*) (Drahtligaturen) oder einen Kopf-Kinn-Wikkelverband. (Behelfsmaßnahmen: Großes Taschentuch an Mütze befestigen, Schal, Strumpf, Handtuch o. ä. verwenden).

Offene Frakturen: Mundhöhle vorsichtig säubern und Atemwege freihalten. Gegebenenfalls Blutung stillen oder Blutungsquelle abdrücken. Gegebenenfalls lockere Prothesenteile entfernen, gegebenenfalls Nasentamponade. Ruhigstellung, wenn möglich Adaptationsverband, Überweisung.

18.3.8.3.5. EDV-gerechte Schreibweise der Zähne (1970)

Wichtig für Erstbefund, Überweisung, D-Arztverfahren, Versicherungsfall (Abb. *18.3.*-30).

Literaturauswahl

BIER, A., H. BRAUN, H. KÜMMEL: Chirurgische Operationslehre, 8. Aufl., Bd. 2/II (Operationen an Kopf, Nervensystem und Wirbelsäule). Barth, Leipzig 1981.

BURCKHARDT, A., R. MAERKER: Vor- und Frühstadien des Mundhöhlenkarzinoms. Hanser, München, Wien 1981.

JACOBS, H. G.: Zahnärztlich-kieferchirurgische Traumatologie. Hanser, München, Wien 1983.

KRÜGER, E.: Lehrbuch der chirurgischen Zahn-Mund- und Kieferheilkunde Bd. 1 u. 2. Quintessenz, Berlin 1986.

KRÜGER, E.: Zahn-, Mund- und Kieferheilkunde. Mund-Kiefer-Gesichtschirurgie für Medizinstudenten und Ärzte, UTB für Wissenschaft: Große Reihe. Fischer, Stuttgart 1986.

LUHR, H. G.: Die Kompressionsosteosynthese bei Unterkieferfrakturen. Hanser, München 1972.

PFEIFER, G.: Mundhöhle (einschl. Zahn-Mund- und Kieferkrankheiten und -Verletzungen). In: Th.-O. LINDENSCHMIDT: Pathophysiologische Grundlagen der Chirurgie, S. 320–358. Thieme, Stuttgart, New York 1975.

PFEIFER, G., W. PIRSIG, J. WULFF, H. WULFF: Lippen-Kiefer-Gaumen-Spalten. Reinhardt, München 1981.

SCHILLI, W., H. NIEDERDELLMANN: Verletzungen des Gesichtsschädels. In: C. BURRI, CH. HERFARTH, M. JÄGER (Hrsg.): Aktuelle Probleme in Chirurgie und Orthopädie. Huber, Bern, Stuttgart, Wien 1980.

SCHWENZER, N., G. GRIMM: Lehrbuch der Zahn-, Mund- und Kieferheilkunde, Bd. 1 u. 2. Thieme, Stuttgart 1981.

SEIFERT, G., A. MIEHLKE, J. HAUBRICH, R. CHILLA: Speicheldrüsenkrankheiten. Thieme, Stuttgart, New York 1984.

SPIESSL, B.: Plattenepithelkarzinom der Mundhöhle. Grundlagen der Behandlung. Thieme, Stuttgart 1966.

STELLMACH, R., G. FRENKEL: Gesichts- und Kieferchirurgie. Verletzungen des Gesichtsschädels. In: L. KOSLOWSKI, W. IRMER, K.-A. BUSHE (Hrsg.): Lehrbuch der Chirurgie, 2. Aufl., Schattauer, Stuttgart, New York 1982.

18.4. Wirbelsäule und Rückenmark

Von R. Wüllenweber und D. K. Böker

In diesem Abschnitt werden die Erkrankungen und Verletzungen der *Wirbelsäule*, des *Rückenmarks*, der *Cauda equina* und der *Spinalnervenwurzeln* abgehandelt.

18.4.1. Anatomie und Physiologie

18.4.1.1. Wirbelsäule

Die Wirbelsäule hat als Achsenorgan mehrere wesentliche Aufgaben zu erfüllen. Durch ihre besondere Konstruktion aus zahlreichen gelenkig miteinander verbundenen Einzelsegmenten ist sie in der Lage, sowohl Stütz- als auch Bewegungsaufgaben zu übernehmen. Ferner nimmt sie in dem allseits knöchern begrenzten Wirbelkanal das Rückenmark auf, das auf diese Weise sehr gut vor mechanischen Schädigungen geschützt wird.

Abgesehen von den beiden oberen Halswirbeln, *Atlas* (C 1) und *Axis* (C 2), haben alle Wirbel eine im Groben ähnliche Gestalt. An den Wirbelkörper schließt sich nach dorsal über die *Bogenwurzeln* der *Wirbelbogen* an. An den Wirbelbögen sitzen die oberen und unteren *Gelenkfortsätze*, die *Querfortsätze* sowie der *Dornfortsatz*. Die Wirbelkörper nehmen von kranial nach kaudal kontinuierlich an Größe zu.

Die Wirbelkörper sind untereinander durch die *Bandscheiben* verbunden. Durch den Aufbau der Zwischenwirbelscheibe mit zentralem Gallertkern und umgebendem Faserring *(Anulus fibrosus)* kommt eine etwa wasserkissenartige gelenkige Verbindung zustande. Durch diese Elastizität der Bandscheiben sowie durch den Gesamtaufbau der Wirbelsäule mit ihren physiologischen Krümmungen *(Halslordose, Brustkyphose* und *Lendenlordose)* ist das Achsenorgan in der Lage, erhebliche mechanische Belastungen aufzufangen.

Durch die Rückfläche der Wirbelkörper und die Wirbelbögen wird der *Spinalkanal* gebildet, in dem das Rückenmark in seinen Hüllen verläuft. Die *Forr. intervertebralia*, gebildet durch rückwärtige Begrenzung der Wirbelkörper, der Zwischenwirbelscheiben und die Gelenkfortsätze, dienen dem Austritt der spinalen Nervenwurzeln. Der Spinalkanal setzt sich bis in das Kreuzbein hinein fort und endet mit einer oftmals durch die Haut hindurch tastbaren Öffnung, dem *Hiatus sacralis*.

Kreuzbein und *Steißbein*, die ebenfalls der Wirbelsäule zuzurechnen sind, bestehen aus weitgehend miteinander verschmolzenen Wirbelkörpern. Das Kreuzbein ist über die *Sakroiliakalgelenke* mit dem Becken verbunden, starke Bänder stellen dabei die feste Verbindung zwischen Achsenorgan und Beckenring her.

18.4.1.2. Rückenmark

Das in Höhe des *For. occipitale* beginnende Rückenmark erstreckt sich beim Erwachsenen nur bis etwa *in Höhe des ersten Lendenwirbels*, bedingt durch das unterschiedlich ausgeprägte Längenwachstum von Wirbelsäule und Rückenmark während der Entwicklung. Bei Betrachtung der äußeren Rückenmarkskonturen fallen Auftreibungen des Rückenmarks im Zervikal- und Lumbalbereich, die *Intumescentia cervicalis* bzw. *lumbalis*, auf. Der Endabschnitt des Rückenmarks wird in Höhe des ersten bis zweiten Lendenwirbels durch den *Conus medullaris* gebildet, aus dem das *Filum terminale* hervorgeht. Die segmental austretenden Rückenmarkswurzeln verlassen durch das jeweils entsprechende *For. intervertebrale* die Wirbelsäule.

Entsprechend der unterschiedlichen Längenentwicklung von Rückenmark und Wirbelsäule, haben die *zervikalen Nervenwurzeln* einen horizontalen, die weiter kaudal abgehenden einen zunehmend stärker schräg-vertikalen Verlauf. Dadurch verschiebt sich die *Projektion der Rückenmarkssegmente auf die Wirbelsäule*: Das 7. Halssegment liegt in Höhe des 6. Halswirbelkörpers, das 10. Brustsegment vor dem 8. Brustwirbel, die Sakralsegmente des Rückenmarks liegen vor dem 1. Lendenwirbelkörper. Dementsprechend werden unterhalb des 2. Lendenwirbelkörpers innerhalb des Duralsackes praktisch nur noch senkrecht nach kaudal verlaufende Nervenwurzeln angetroffen.

Das Rückenmark wird von den kontinuierlich sich aus den Hirnhäuten fortsetzenden *Hüllen* umgeben: Die *Pia mater* liegt dem Mark unmittelbar auf. Der *Dura mater* liegt nach innen zu mehr oder weniger spaltlos die *Arachnoidea* an. Zwischen Arachnoidea und Pia mater erstreckt sich der liquorgefüllte *Subarachnoidealraum*. Auch die austretenden Nervenwurzeln werden bis einschließlich des Spinalganglions von der *Durascheide* umhüllt. Der *Durasack* setzt sich kaudalwärts bis in den Sakralkanal fort. Das Rückenmark ist im Spinalkanal jeweils seitlich, d.h. zwischen den Vorder- und Hinterwurzeln, durch ein feines, zackenförmiges Band, das *Lig. denticulatum,* fest am Durasack aufgehängt. Insbesondere im Halswirbelsäulenabschnitt kommt durch die *Ligg. denticulata* und die horizontal verlaufenden, relativ straff ausgespannten Nervenwurzeln, eine *Fixation des Marks* zustande, die nur ein geringfügiges Ausweichen vor Raumforderungen erlaubt. Die physiologische Halslordose der Wirbelsäule bedingt bei Anteflexion der Halswirbelsäule eine Entspannung, bei Retroflexion eine Anspannung des Marks.

Das Rückenmark erhält seine *Blutversorgung* über eine vordere unpaare Arterie, die *A. spinalis anterior,* die Zuflüsse aus beiden *Aa. vertebrales* sowie aus individuell sehr unterschiedlich angelegten *Aa. radiculares* erhält. Ferner wird das Rückenmark über die paarig angelegten, sehr kleinkalibrigen *Aa. spinales dorsales* versorgt. Alle drei Spinalarterien geben segmental kleine, das Rückenmark versorgende Gefäße ab, bei denen es sich mangels Anastomosen zu benachbarten Gefäßen um *echte Endarterien* handelt. Es kann daher die umschriebene Unterbrechung der arteriellen Blutversorgung zu einem kompletten Funktionsausfall des Rückenmarks kaudal der Läsionsstelle führen.

18.4.2. Degenerative Prozesse

18.4.2.1. Wirbelsäule

Degenerative Prozesse der Wirbelsäule sind zum Teil altersbedingte »Verschleißerscheinungen«, kommen aber auch im jüngeren und mittleren Lebensalter vor. Sie betreffen *Wirbel*, d.h. knöcherne Strukturen ebenso wie *Bandscheiben*. Degenerative Vorgänge an diesen beiden Strukturen beeinflussen sich gegenseitig, die Trennung in den folgenden Abschnitten geschieht lediglich der Übersichtlichkeit halber.

18.4.2.1.1. Knöcherne Veränderungen

Radiologisch nachweisbare degenerative Veränderungen am knöchernen Gerüst der Wirbelsäule können diagnostisch wichtige Hinweise geben. Diese degenerativen Veränderungen führen insbesondere an der Halswirbelsäule keineswegs immer zu klinisch manifesten Beschwerden.

Nach epidemiologischen Untersuchungen sind etwa die Hälfte aller Menschen mit radiologisch nachweisbaren degenerativen Halswirbelsäulenveränderungen klinisch symptomlos und subjektiv beschwerdefrei.

Mit **Osteochondrose** bezeichnet man eine *Verminderung der Bandscheibenhöhe mit Sklerosierung der diese Bandscheibe begrenzenden Wirbelkörperendplatten.* Die Sklerosierung hat man sich als eine Reaktion des Knochens auf die im Rahmen der Bandscheibendegeneration auftretende Veränderung der Druck- und Zugkräfte vorzustellen (Abb. *18.4.*-1a, b).

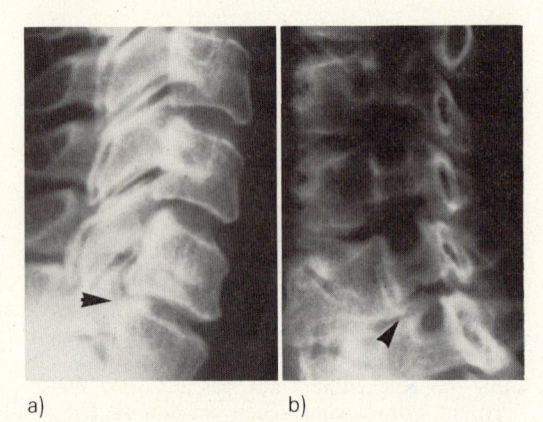

Abb. *18.4.*-1. a) Seitliche HWS-Aufnahme, Spondylose und Osteochondrose bei C 6/C 7 (Pfeil).
b) Schrägaufnahme, Einengung des For. intervertebrale C 6/C 7 (Pfeil).

Mit **Spondylose** wird eine *knöcherne Randkantenbildung an den Wirbelkörperendplatten* bezeichnet. Bei dorsaler bzw. dorsolateraler Lage führt die Spondylose zu einer Einengung des Spinalkanals und damit nicht selten zu Beschwerden.

Mit **Spondylarthrose** bezeichnet man *degenerative Veränderungen der kleinen Zwischenwirbelgelenke,* die auch mit osteophytären Appositionen einhergehen können. Infolge der Höhenabnahme der Bandscheibe im Verlaufe eines degenerativen Prozesses kommt es durch die Neigung der Gelenkflächen gegenüber der Horizontalen im Halswirbelsäulenabschnitt zu einer Dorsalverschiebung des kranialen Wirbels. Dadurch und durch die knöcherne Exostosenbildung wird eine Einengung des *For. intervertebrale* mit unterschiedlich ausgeprägter Wurzelirritation verursacht (s. Abb. *18.4.*-4a, b).

Radiologisch nachweisbare degenerative Wirbelsäulenveränderungen finden sich **mit steigendem Alter immer häufiger.** Sie führen **nicht** notwendigerweise zu Beschwerden!

18.4.2.1.2. Bandscheibenvorfälle

Bandscheibenvorfälle kommen in allen Abschnitten der Wirbelsäule vor, wobei die weitaus größte Zahl die Lendenwirbelsäule betrifft.

Über 90% der *lumbalen Bandscheibenvorfälle* sind an den beiden unteren Bandscheiben lokalisiert, während nur rund 7% die Bandscheibe L 3/4 oder die darüber liegenden Lendenbandscheiben betreffen.

> Etwa 90% der **lumbalen** Bandscheibenvorfälle betreffen die **beiden untersten Bewegungssegmente** der Lendenwirbelsäule.

Ebenso wie bei den lumbalen Bandscheiben treten *zervikale Bandscheibenvorfälle* vorwiegend an den beiden unteren Halsbandscheiben als »Tribut an den aufrechten Gang« auf. Diese zervikalen Bandscheibenvorfälle sind zwar seltener als die lumbalen Bandscheibenvorfälle, aber wesentlich häufiger als die *thorakalen,* die zu den ausgesprochenen Seltenheiten zählen.

Zahlenangaben über behandlungsbedürftige Bandscheibenschäden differieren außerordentlich stark. In der Bonner Neurochirurgischen Universitätsklinik machen die zervikalen Bandscheibenvorfälle etwa ein Viertel, die lumbalen etwa drei Viertel sowohl bei der konservativen wie auch der operativen Therapie aus.

Die Bandscheiben stehen unter der Gewichtsbelastung des von ihnen zu tragenden Körperabschnitts und unterliegen außerdem einer Beanspruchung durch die Gelenkfunktion, die sie zu erfüllen haben. Aus diesem Grunde treten früher oder später *Abnutzungs-* oder *Ermüdungserscheinungen* auf, die zu einer Lockerung des Anulus fibrosus und Nekrosen im Gallertkern führen. Durch die *Lockerung des Anulus fibrosus* kann es zu einer *Verlagerung des Gallertkerns* kommen, die sich in einer Vorwölbung der äußeren Bandscheibenbegrenzung äußert, d.h. in einer Bandscheibenprotrusion. Bei Einriß des Anulus fibrosus liegt ein *Bandscheibenvorfall* vor, der durch das häufig erhaltene hintere Längsband gegenüber dem Wirbelkanal zurückgehalten wird (Abb. *18.4.*-2). Schließlich kann aber auch das hintere Längsband perforiert werden, so daß eine *freie Sequestration von Bandscheibengewebe in den Wirbelkanal* eintritt.

Ventrale Bandscheibenvorfälle spielen klinisch keine Rolle, da sie nicht zur Kompression von nervöser Substanz führen.

In den meisten Fällen liegen die Bandscheibenprotrusionen oder -vorfälle im *lateralen* Abschnitt des Wirbelkanals, sie können aber auch *medial* auftreten und dann bei Perforation durch das hintere Längsband zu einer Kompression des gesamten Duralsackes führen. Die anatomischen Besonderheiten der Halswirbelsäule (Unkovertebralgelenke) und die rotatorische Belastung der Halswirbelsäule haben zur Folge, daß es hier eher zu einer Querspaltung des Anulus fibrosus kommt, im Gegensatz zum radiären Einreißen im Lumbalbereich.

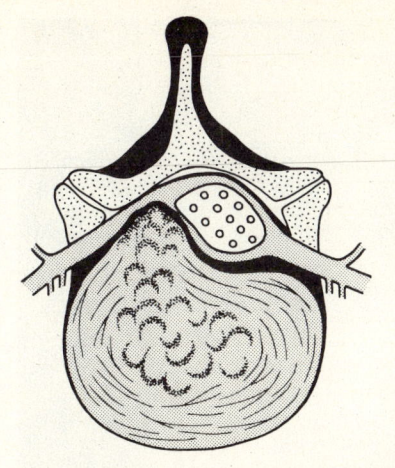

Abb. *18.4.*-2. Lateraler Bandscheibenvorfall mit Wurzelkompression (nach HENSELL).

18.4.2.1.3. Klinische Symptomatik

Die klinische Symptomatik ist weitgehend *von der Lokalisation abhängig.* Aus diesem Grunde werden die einzelnen Wirbelsäulenabschnitte in ihrer Symptomatik bei degenerativen Wirbelsäulenprozessen getrennt besprochen.

> **Unterscheide:** Wirbelsäulenlokalsyndrom, Wurzelkompressionssyndrom, Markkompressionssyndrom, Kaudakompressionssyndrom.

.1. Halswirbelsäule

Bei den Bandscheibenvorfällen im Halswirbelbereich unterscheidet man zwischen *harten* und *weichen Diskushernien.*

Unter den *lateralen Diskushernien,* die mehr als 90% ausmachen, überwiegen die harten Bandscheibenvorfälle bei weitem. Wie im *Lumbalbereich* finden sich rund 90% der zervikalen Bandscheibenvorfälle in den unteren Segmenten C 5/C 6 und C 6/C 7.

Die selteneren *weichen lateralen Bandscheibenvorfälle* betreffen in der Regel jüngere Patienten im Alter zwischen 20 und 30 Jahren. Die oft sehr heftigen Beschwerden treten plötzlich auf, vorwiegend in Form einer radikulären neurologischen Symptomatik mit mehr oder weniger starker Bewegungseinschränkung der Halswirbelsäule (Abb. *18.4.*-3).

Die *laterale harte Diskushernie* tritt vorwiegend im fortgeschrittenen Lebensalter und in ⅔ bei Frauen auf. Meist werden über Jahre auftretende Schulter-Nacken-Schmerzen geklagt, bis es mehr oder weniger akut zu einem radikulären Schmerzsyndrom im Sinne einer Brachialgie oder Subokzipitalneuralgie kommt.

Röntgenologisch finden sich im Gegensatz zum weichen Bandscheibenvorfall meist erhebliche osteochondrotische Veränderungen (Abb. *18.4.*-4a, b).

Nach der klinischen Symptomatik werden verschiedene **Syndrome** unterschieden:

Das *lokale Halswirbelsäulensyndrom* besteht vorwiegend aus einer schmerzhaften Bewegungseinschränkung der Halswirbelsäule mit reflektorischer Muskelverspannung und Fehlhaltung (Tab. *18.4.*-1).

Tab. *18.4.*-1. Wirbelsäulen-Lokalsyndrom.

- Lokaler Schmerz
- U. U. ausstrahlender Schmerz, *nicht* radikulär
- Schmerzhafte Bewegungseinschränkung
- Muskelverspannung
- Fehlhaltung, Steilstellung
- Keine neurologischen Ausfälle

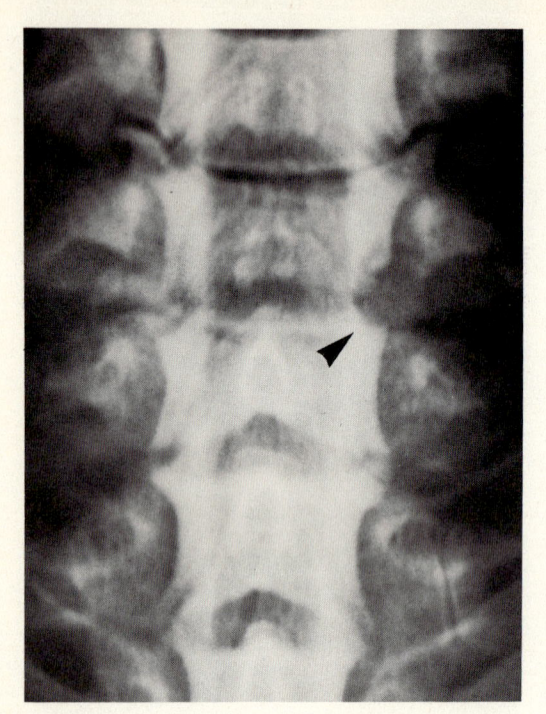

Abb. *18.4.*-3. Zervikale Myelographie mit wasserlöslichem Kontrastmittel. Weicher Bandscheibenvorfall bei C 6/C 7 (Pfeil).

Das *zephale Syndrom* beruht auf Störungen im Bereich der oberen Halswirbelsäule und ist gekennzeichnet durch Hinterkopfschmerzen mit Ausstrahlung bis in die Stirn, Schwindel, Ohrensausen und eventuell Sehstörungen.

Das *zerviko-brachiale Syndrom* besteht aus einer Kombination des lokalen Syndroms mit den Zeichen einer Nervenwurzelkompression. Das Wurzelkompressionssyndrom ist in Tab. *18.4.*-2

Tab. *18.4.*-2. Wurzelkompressionssyndrom.

- Ausstrahlender Schmerz (radikuläre Verteilung)
- Muskelschmerzen
- Sensibilitätsstörungen (Hypalgesie > Hypästhesie)
- »Radikuläre« Paresen (s. »Kennmuskeln«)
- Abschwächung, Ausfall von Muskeldehnungsreflexen
- Subjektiv: Kälte-, Steifheits-, Schwächegefühl
- Keine Störung der Schweißsekretion

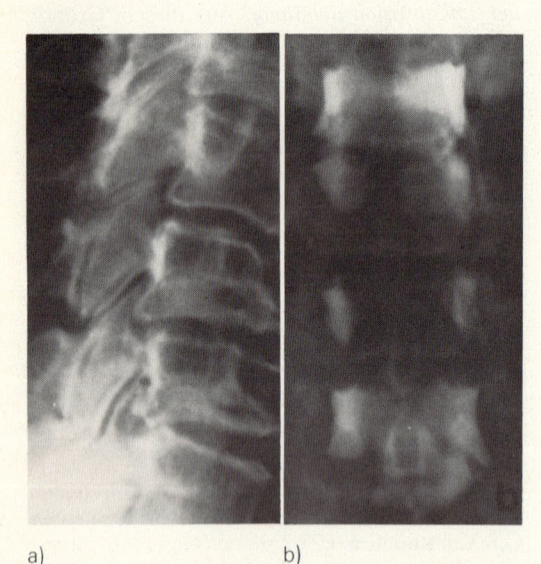

Abb. *18.4.*-4. a) Seitliche Halswirbelsäulen-Aufnahme. Erhebliche degenerative Veränderungen mit Verschmälerung der Bandscheibenetagen und Dorsalverschiebung der Wirbelkörper.
b) Zugehöriges zervikales Myelogramm. Kontrastmittelaussparung in Höhe der Bandscheibenetagen.

charakterisiert. Die Abgrenzung der einzelnen Dermatome und der Kennmuskeln ist aus Abb. *18.4.*-5 u. Tab. *18.4.*-3 ersichtlich.

Das *medulläre Syndrom* weist Zeichen der Rückenmarksschädigung auf. Dabei ist die klinische Symptomatik von der Druckrichtung auf das Rückenmark abhängig. Alle Patienten mit

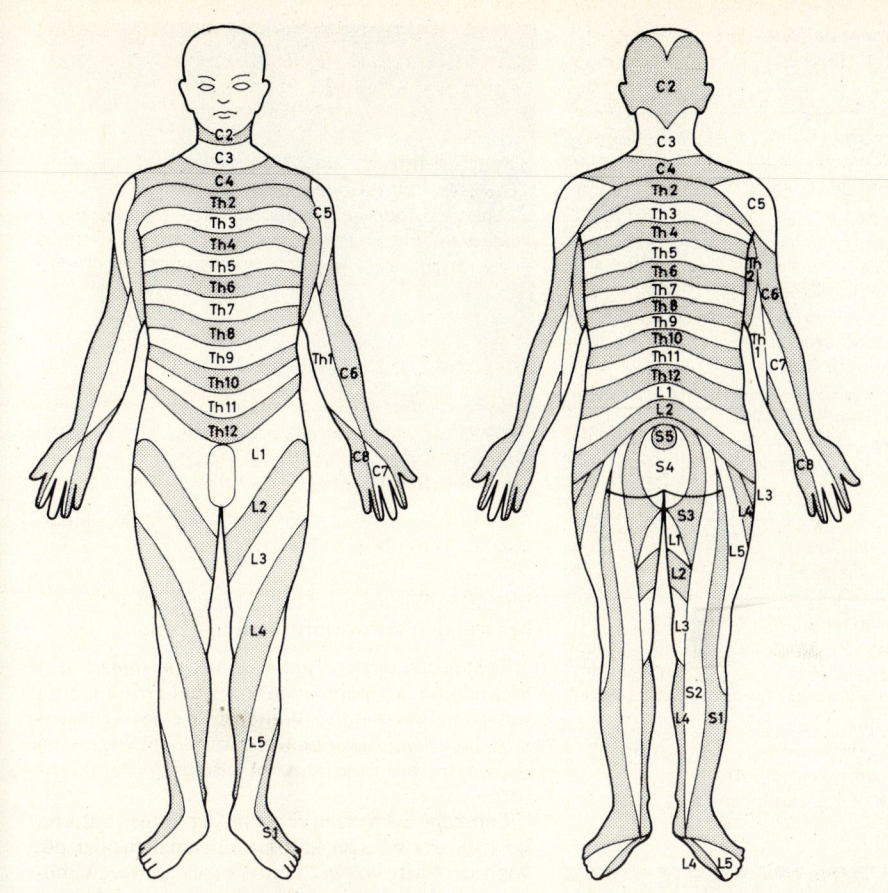

Abb. *18.4.*-5. Dermatome (nach HENSELL).

medullärem Syndrom weisen Zeichen der Pyramidenbahnläsion in verschiedener Stärke und Ausprägung auf: Steigerung der Beineigenreflexe, pathologische Reflexe und Abschwächung bzw. Aufhebung der Bauchhautreflexe. Bei den Sensibilitätsstörungen finden sich Beeinträchtigungen der Bewegungs- und Vibrationsempfindung, nicht selten tritt ein *Brown-Séquard-Syndrom* auf, teilweise aber auch gürtelförmiger Schmerz in Höhe der Läsion. Störungen der Blasenfunktion werden früher beobachtet als Stuhlinkontinenz (Tab. *18.4.*-4).

Schädigung einer Nervenwurzel (oder peripherer Nerven) führt zur schlaffen Parese und Reflexabschwächung. **Schädigung des Rückenmarks** zur spastischen Parese und Reflexsteigerung.

.2. Brustwirbelsäule

Nur etwa 2–3% aller Bandscheibenvorfälle sind im thorakalen Bereich lokalisiert. Klinisch finden sich in erster Linie *medulläre Kompressionssyndrome* (s. Tab. *18.4.*-4).

.3. Lendenwirbelsäule

Im Lumbalbereich können sowohl lokale wie radikuläre Beschwerden durch spondylotische bzw. spondylarthrotische Veränderungen und dadurch bedingte Stenosen des Spinalkanals und Bandscheibenvorfälle hervorgerufen werden.

Eine *Spondylolisthesis* kann eine zusätzliche Einengung des Spinalkanals zur Folge haben. Man versteht darunter Ventralverschiebungen eines Wirbelkörpers zusammen mit seinen oberen Gelenkfortsätzen und seinen Querfortsätzen, die durch ein Fehlen oder eine Verlängerung der Interartikularportion bedingt sind (Abb. *18.4.*-6). Es handelt sich dabei um die Folge einer angeborenen Fehlbildung. Als *Pseudospondylolisthesis* wird eine Wirbelverschiebung auf degenerativer Grundlage bezeichnet, bei der Spaltbildungen fehlen.

Das *lokale Lendenwirbelsäulensyndrom (Lumbago)* ist durch Irritationen von Rezeptoren an

Tab. 18.4.-3. Segmentale Muskelinnervierung (»Kennmuskeln«) und zugehörige Muskeldehnungsreflexe.

Segment	Kennmuskel	Reflex
C 5	M. deltoideus M. biceps brachii	BSR ↓
C 6	M. biceps brachii M. brachioradialis	BSR ↓, Ø
C 7	M. triceps brachii M. pronator teres	TSR ↓, Ø
C 8	Kleine Handmuskeln	
L 3	(M. quadriceps femoris)	PSR ↓
L 4	M. quadriceps femoris (M. tibialis ant.) (M. tibialis post.)	PSR ↓, Ø
L 5	M. tibialis ant. M. ext. hall. long. (M. tibialis post.)	TPR ↓, Ø
S 1	M. glutaeus max. M. triceps surae M. flexor hallucis Mm. flexores digitorum	ASR ↓, Ø

Tab. 18.4.-4. Mark-Kompressionssyndrom (spondylogen, langsame Entwicklung).

- *Pyramidenbahnzeichen*
  - Steigerung der Muskeldehnungsreflexe (100%)
  - Steigerung des Muskeltonus
  - Pathologische Reflexe, Babinskisches Zeichen (>50% d. Fälle)
  - Fehlende Bauchhautreflexe (40% d. F.)
- *Sensibilitätsstörungen*, von kaudal aufsteigend (70%)
  - Querschnittsförmig, nicht radikulär (bes. betroffen: Bewegungs-, Vibrationsempfinden)
  - U. U. Brown-Séquard-Syndrom
- *Paresen*, von kaudal aufsteigend querschnittsförmig, nicht radikulär
- *Sphinkterstörungen* (30%; ausgeprägt nur bei 10% mit Harnretention, seltener Inkontinenz; ausnahmsweise Stuhlinkontinenz)
- *Potenzstörungen*

den Gelenken, dem Bandapparat und den Muskelansätzen verursacht. Man findet eine schmerzhafte Verspannung der Lendenmuskulatur, die reflektorisch durch den Schmerz bedingt ist. Es kommt dadurch zu einer Einschränkung der Beweglichkeit der Wirbelsäule mit Fehlhal-

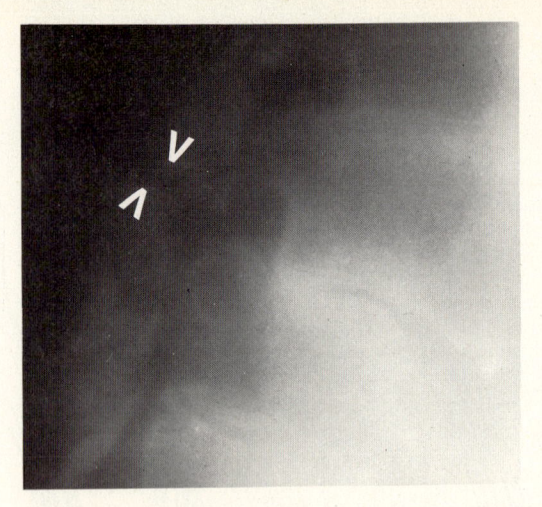

Abb. 18.4.-6. Spondylolisthesis L 4/L 5 mit Defektbildung in der Interartikularportion L 4.

tungen im Sinne von Steilstellung der LWS, Aufhebung der Lendenlordose und Skoliose.

Bei *radikulären Kompressionssyndromen* tritt häufig eine Schmerzverstärkung bei Husten, Niesen oder Pressen auf. Weiterhin ist das *Lasèguesche Zeichen*, die Zunahme des Schmerzes bei Anheben des gestreckten Beins, charakteristisch.

Sensible Störungen sind in der Regel auf ein, höchstens zwei Dermatome begrenzt, wobei die Algesie häufig stärker betroffen ist als die Ästhesie. Kennmuskeln und Reflexe geben weitere Anhaltspunkte für die Höhe einer Läsion.

Das *Kauda-Kompressionssyndrom*, das durch einen medialen Massenprolaps im Bereich der Lendenwirbelsäule verursacht wird, ist gekennzeichnet durch mehr oder weniger vollständigen Ausfall lumbaler und sakraler Nervenwurzeln mit Störungen der Blasen- und Mastdarmfunktion und Potenzstörungen (Tab. 18.4.-5).

Tab. 18.4.-5. Kauda-Kompressionssyndrom.

- (Pluri-)radikuläre Paresen
- (Pluri-)radikuläre Sensibilitätsstörungen (»Reithose«)
- Blasenfunktionsstörungen (Harnverhaltung, Inkontinenz)
- Mastdarmfunktionsstörungen (Inkontinenz, Sphinkterlähmung)
- Reflexabschwächung, -verlust (PSR, ASR)
- Analreflex ↓, erloschen

18.4.2.1.4. Diagnostik

Bei der Anamneseerhebung muß besonderer Wert auf die *Schmerzanalyse* mit Erfassen des

Schmerzcharakters, der Schmerzausstrahlung und der Lageabhängigkeit der Schmerzen gelegt werden.

Die *körperliche Untersuchung* hat zunächst Haltungsanomalien (Abb. *18.4.*-9) und Bewegungseinschränkungen des entsprechenden Wirbelsäulenabschnittes aufzuspüren. Paresen, Sensibilitäts- und Reflexstörungen müssen nach dem Grad ihrer Ausprägung abgeschätzt werden. Das Auftreten neurologischer Störungen zeigt die Schädigung der Nervenwurzel an. Der typische lumbale Bandscheibenvorfall mit lokalem Wirbelsäulensyndrom und monoradikulärer Symptomatik ist nach Anamnese und Befund so charakteristisch, daß die Diagnose klinisch gestellt werden kann.

Schmerzen sind **Ausdruck einer Reizung,** neurologische Ausfälle Ausdruck einer **Schädigung nervaler Substanz!**

Röntgen-Nativaufnahmen sind unabdingbar, um destruierende Knochenprozesse auszuschließen. Bestehen Diskrepanzen in der Schmerzangabe und dem klinischen Bild, so sind Zusatzuntersuchungen zur genaueren Lokalisation des Bandscheibenvorfalles notwendig.

Die *lumbale Myelographie* mit wasserlöslichem Kontrastmittel (Abb. *18.4.*-7, 10) erlaubt die Abbildung des gesamten lumbalen Spinalkanals. Darüber hinaus kann sie auf den gesamten Spinalkanal ausgedehnt werden.

Die *axiale Computertomographie* hat die Myelographie in ihrer Bedeutung zurückgedrängt. Voraussetzung (Abb. *18.4.*-8) für die Anwendung dieser Methode ist, daß eine ungefähre Vorstellung über die Lokalisation des zu untersuchenden Prozesses besteht.

Weitere Hinweise auf eine spinale Wurzelschädigung liefern *Elektromyographie* und *Elektroneurographie.*

In unklaren Fällen kann eine *Diskographie,* bei der eine geringe Menge Kontrastmittel in eine Bandscheibe injiziert wird, eine Zerreißung des Anulus fibrosus nachweisen. Dieses Verfahren kommt praktisch nur für zervikale Bandscheiben in Frage (Abb. *18.4.*-11).

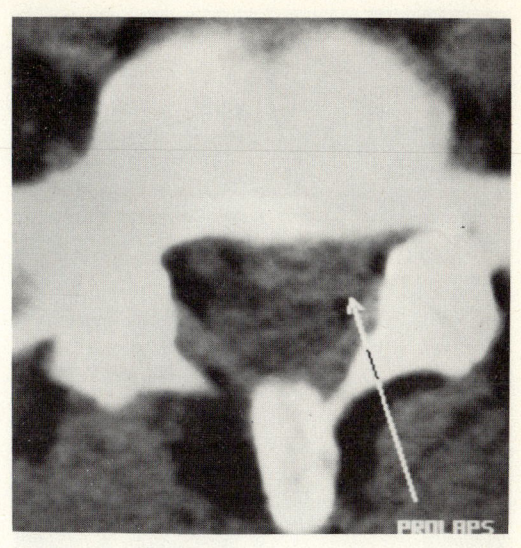

Abb. *18.4.*-8. Axiale Computertomographie: ausgeprägter Bandscheibenvorfall L 5/S 1 rechts.

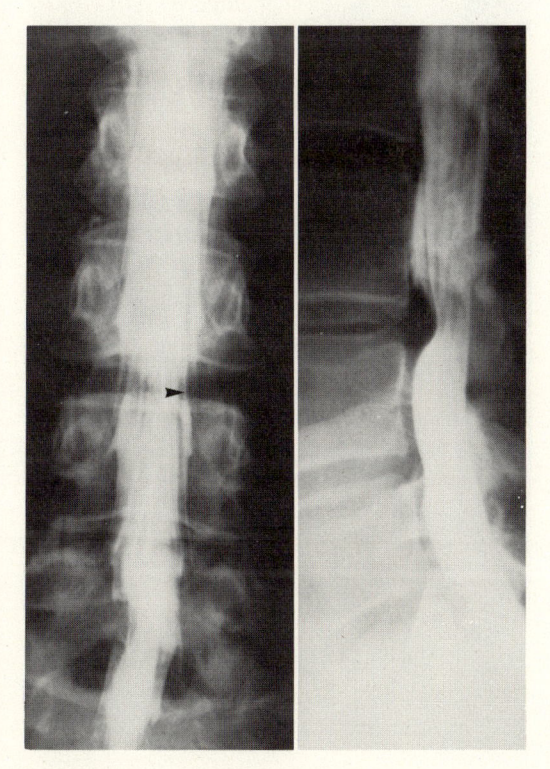

Abb. *18.4.*-7. Lumbale Myelographie mit wasserlöslichem Kontrastmittel: medio-lateraler Bandscheibenvorfall L 3/L 4 rechts mit Wurzeltaschenamputation (Pfeil) und erheblicher ventraler Eindellung des Duralsacks.

18.4.2.1.5. Therapie

Die Behandlung der degenerativen Wirbelsäulenerkrankungen richtet sich nach dem Ausmaß der Beschwerden und den neurologischen Ausfällen.

Die **Reversibilität neurologischer Ausfälle** hängt vom Ausmaß und der Dauer der Schädigung ab.

Reine Schmerzsyndrome werden zunächst *konservativ* behandelt, wobei Bettruhe, Wärme und Analgetikaanwendung im Vordergrund stehen.

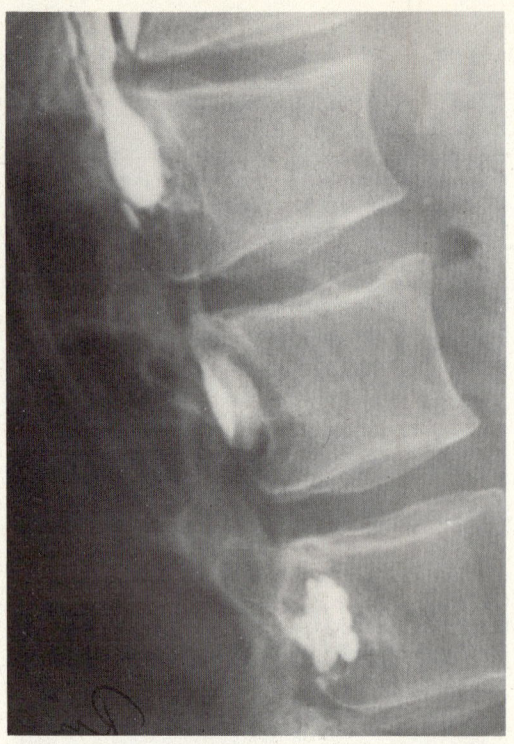

Abb. 18.4.-10. Lumbale Myelographie bei kongenital engem lumbalen Spinalkanal, kombiniert mit multiplen Bandscheibenprotrusionen.

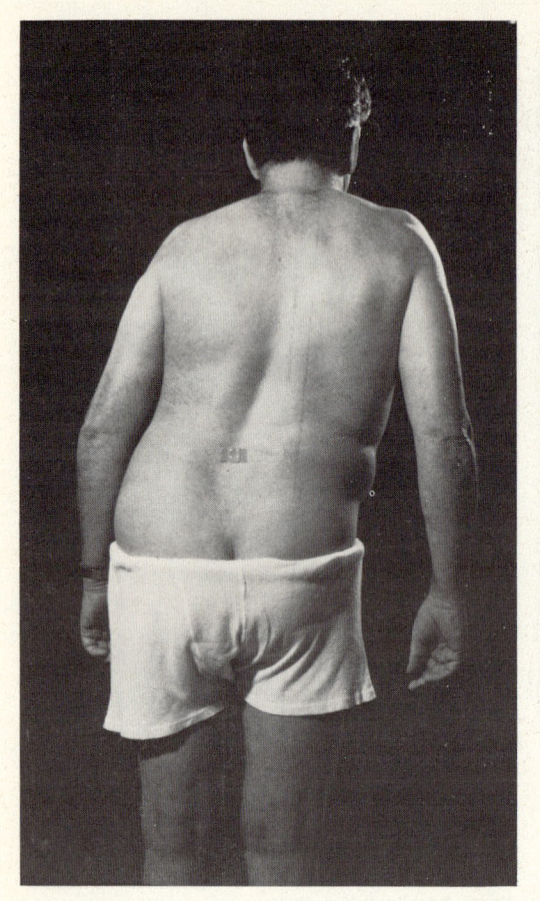

Abb. 18.4.-9. Typische Fehlhaltung bei Lumboischialgie.

Kommt es dagegen bei einem in das Bein ausstrahlenden Schmerz *(Ischialgie)* zu neurologischen Ausfällen, so muß in vielen Fällen durch *operative* Druckentlastung die Voraussetzung für eine Erholung der Nervenwurzel geschaffen werden. Je länger die Schädigung einer Nervenwurzel andauert und je ausgeprägter sie ist, um so schlechter sind die Erfolgsaussichten für eine vollständige Erholung nach operativer Dekompression.

Höchste Dringlichkeitsstufe erfordert die operative Behandlung bei Auftreten einer *Querschnittssymptomatik bei einem Kauda-Kompressionssyndrom*.

Ein **Massenprolaps einer Bandscheibe** mit kompletter Kaudalähmung stellt eine **äußerst dringliche Operations-Indikation** dar, vergleichbar einer perforierten Appendizitis.

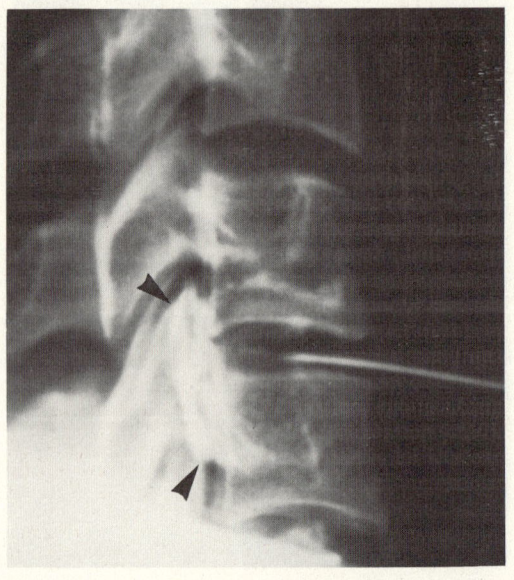

Abb. 18.4.-11. Zervikale Diskographie C 5/C 6. Die von ventral eingeführte Punktionskanüle liegt im Zwischenwirbelraum, nach dorsal ausgetretenes Kontrastmittel zeigt die Ruptur des Anulus fibrosus an.

Eine *relative Operationsindikation* ergibt sich, wenn bei einem reinen Schmerzsyndrom die Beschwerden trotz konservativer Behandlung über mehrere Wochen anhalten.

.1. Konservative Therapie

Die Prinzipien der konservativen Behandlung ergeben sich aus dem Pathomechanismus, der zum Lumboischialgie-Syndrom führt: Die sich vorwölbende Bandscheibe komprimiert die Nervenwurzel. Durch die Schmerzauslösung kommt es reflektorisch zur Verspannung der Rückenmuskulatur, was wiederum eine Erhöhung des intradiskalen Drucks zur Folge hat. Dieser Circulus vitiosus muß durchbrochen werden. Dazu bestehen folgende Möglichkeiten:

Entlastung der Bandscheibe durch *Bettruhe* bei lumbalen Prozessen, durch *Ruhigstellung* mit einer Zervikalstütze bei Halswirbelprozessen.

Wärmeanwendung zur Entspannung der verkrampften Muskulatur hat sich ebenso wie die *Kälteanwendung* durch Eispackungen individuell als vorteilhaft erwiesen.

Analgetisch und *antiphlogistisch* wirksame Medikamente führen zu einer Durchbrechung des Circulus durch Schmerzbekämpfung, die auch durch lokale Wurzelblockade mit Lokalanästhetika erreicht werden kann.

Im Lumbalbereich hat sich die *peridurale Überflutung mit Lokalanästhetika* bewährt, bei Halswirbelprozessen kommen gelegentlich Stellatumblockaden in Frage.

Die *Kombination der verschiedenen Behandlungsprinzipien* erhöht die Wirksamkeit. Massagen und krankengymnastische Behandlung kommen erst nach Abklingen des akuten Syndroms zur Anwendung. Vor chiropraktischer Behandlung sollte man im akuten Zustand dringend warnen, nur bei außerordentlich erfahrenen Therapeuten sind vorsichtige chiropraktische Manipulationen angebracht, bei weniger erfahrenen kann es zu einer massiven Verschlechterung bis hin zur Querschnittssymptomatik kommen, wie wir wiederholt gesehen haben.

.2. Operative Behandlungsmethoden

Halswirbelsäule: Sind ein oder zwei Segmente durch spondylotische Veränderungen oder Bandscheibenvorfälle betroffen, so wird von einem *ventralen Zugang* operiert. Dislozierte Bandscheibensequester oder Einengungen der Forr. intervertebralia durch dorsale arthrotische Gelenkveränderungen können besser über einen *dorsalen Zugang* beeinflußt werden.

Die heute am häufigsten geübte Operation über einen ventralen Zugang ist die CLOWARDsche Methode, bei der die Bandscheibe von ventral nach entsprechender Röntgenkontrolle ausgeräumt wird. Dorsale Randkantenbildungen werden mit einem Zahnbohrer abgetragen, bis das hintere Längsband bzw. die Dura freiliegt. Unter Aufspreizen der Wirbelkörper wird der Zwischenwirbelraum durch einen Knochendübel oder ein schnell härtendes Kunststoff-Interponat ausgefüllt (Abb. 18.4.-12). In 70 bis 90% ist je nach Krankheitsbild mit dieser Operationsmethode eine Heilung oder wesentliche Besserung zu erreichen. Typische Brachialgien sind besser zu beeinflussen als Subokzipital-Neuralgien.

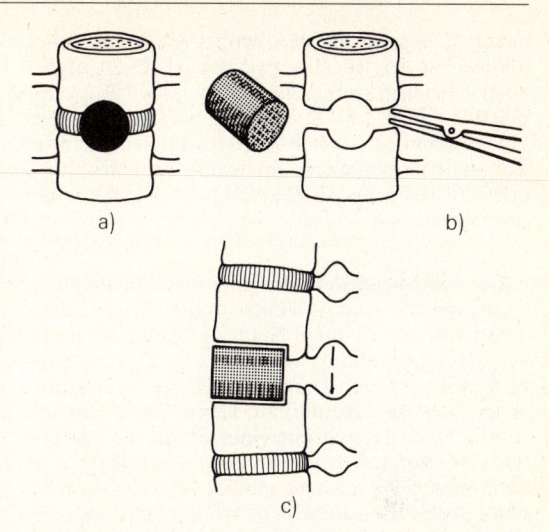

Abb. *18.4.*-12. Operation nach CLOWARD:
a) Bohrloch in das Bewegungssegment.
b) Einpassen eines Knochendübels.
c) Das Bewegungssegment ist durch den Knochendübel fixiert (nach HENSELL).

Unter den *Komplikationen* sind in 7% der Fälle auftretende Rekurrensparesen zu nennen, die aber in den meisten Fällen rückläufig sind, über Luxation des Knochendübels wird in 5–6% berichtet. Schwerwiegende Komplikationen wie Verletzungen der großen Halsgefäße oder medulläre Störungen sind sehr selten.

Als Methode zur Entfernung dorsaler osteophytärer Einengungen der Forr. intervertebralia oder dislozierter freier Bandscheibensequester hat sich die *Foraminotomie nach* FRYKHOLM bewährt. Dieser Eingriff wird von dorsal durchgeführt: Nach Abpräparieren der Muskulatur erfolgt die Darstellung der betreffenden Wirbelbögen, es folgt eine Hemifacettektomie mit Entfernung der dorsalen Hälfte des Gelenkes und des lateralen Anteils des Wirbelbogens, so daß nach Resektion des Lig. flavum die entsprechende Nervenwurzel freigelegt werden kann. Die Abtragung der osteophytären Veränderungen im Bereich des For. intervertebrale erfolgt wiederum mit dem Zahnbohrer. Auch diesen Eingriff begrenzen wir auf höchstens 2 Segmente, da es durch die Verletzung der kleinen Wirbelgelenke sonst zu statischen Veränderungen kommt. Die Ergebnisse sind bei enger Indikationsstellung auch mit dieser Operationsmethode gut.

Brustwirbelsäule: Die thorakalen Bandscheibenvorfälle werden wie die lumbalen über einen *dorsalen Zugang* operiert, wobei die *Hemilaminektomie* in der Regel notwendig ist. Die Gefahr einer Kompressionsschädigung des Rückenmarks ist groß, so daß dieser Eingriff erfahrenen Operateuren überlassen werden sollte. In letzter Zeit wird zunehmend ein transthorakaler Eingriff mit *ventraler* Ausräumung der Bandscheibe propagiert.

Lendenwirbelsäule: Die *operative Behandlung des lumbalen Bandscheibenvorfalls* erfolgt über einen *dorsalen Zugang*. Nach Ablösung der Rückenstreckmuskulatur wird das Lig. flavum entfernt. Zur besseren Übersicht des Epiduralraums ist es meistens erforderlich, kleine Teile angrenzender Wirbelbögen mit einer Stanze zu entfernen. Die durch den Bandscheibenvorfall fixierte Nervenwurzel wird nach medial verlagert, so daß der laterale Bandscheibenvorfall nach Inzision des hinteren Längsbandes ausgeräumt werden kann. Wichtig ist, daß frei perforierte, im Epiduralraum liegende Sequester identifiziert und entfernt werden. Bei exakter präoperativer Lokalisation kann man den Eingriff über einen Hautschnitt von nur etwa 2–3 cm Länge mit mikroneurochirurgischer Technik durchführen. An die Operation schließt sich eine Nachbehandlung mit krankengymnastischen Übungen und Thermalbewegungsbädern an bei Vermeidung körperlicher Belastungen über etwa 6–8 Wochen.

Zu den gravierenden *Komplikationen* der operativen Behandlung lumbaler Bandscheibenvorfälle gehört die Verletzung großer abdomineller Gefäße in etwa 0,5‰. Bei etwa 1,5% der Bandscheibenoperationen kommt es nach großen Statistiken zum Auftreten einer *blanden Spondylodiskitis*, die nach etwa 6wöchiger strikter Bettruhe – gegebenenfalls in einer Gipsschale – ausheilt (Abb. 18.4.-13). In 85–90% führt die operative Behandlung lumbaler Bandscheibenvorfälle zur Heilung oder wesentlichen Besserung der Beschwerden. Die sog. »komplizierten Verläufe« stellen ein schwieriges therapeutisches Kapitel dar (s. Fachliteratur).

Zur operativen Behandlung der *Spondylolisthesis* sind prinzipiell ähnliche Operationsverfahren wie die CLOWARDsche Operation angezeigt. Nach Reposition der Listhesis kommt eine Stabilisierung durch Metallplatten über ventrale oder dorsale Zugänge in Frage, Besserungen lassen sich in etwa 80% erreichen.

Stenosen des Spinalkanals sind in der Regel über mehrere Segmente ausgedehnt. Im Zervikalbereich ist ein ventraler Zugang nur sinnvoll, wenn maximal 2 Segmente befallen sind, in den anderen Fällen sollte man sich zur Laminektomie unter Schonung der Zwischenwirbelgelenke entschließen. Nur so ist eine Erhaltung der Wirbelsäulenstabilität möglich.

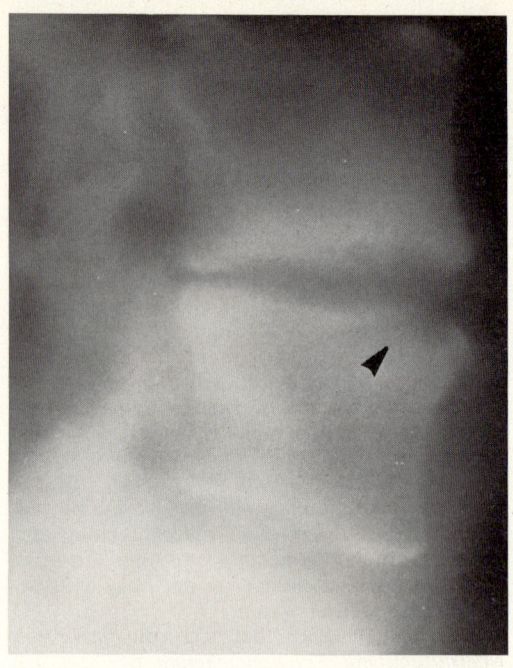

Abb. *18.4.*-13. Unspezifische Spondylodiskitis L 4/L 5 nach lumbaler Bandscheibenoperation. Typisch die unscharfe Zeichnung der Deckplatten.

Die Hauptindikation zur operativen Behandlung im Halswirbelbereich ist die *spondylogene zervikale Myelopathie*. Eine Besserung dieser Krankheitsbilder, die bis zur schweren spastischen Tetraparese führen können, ist durch den Eingriff gelegentlich möglich. In vielen Fällen muß man aber schon zufrieden sein, wenn die Progredienz der Erkrankung durch die Operation gestoppt wird. Die Ursache dafür liegt in der schlechteren Regenerationsmöglichkeit des Rückenmarks gegenüber den Spinalnervenwurzeln. So sind die Ergebnisse der Laminektomie bei Stenosen des lumbalen Spinalkanals wesentlich besser und führen in etwa 80% der Fälle zum Erfolg.

Chemonukleolyse: Die Chemonukleolyse stellt ein neues Behandlungsverfahren des *lumbalen Bandscheibenvorfalles* dar, das zwischen konservativer und operativer Therapie steht. *Chymopapain* ist ein proteolytisches Enzym der Papaya-Pflanze, das die Proteinbindungen der sauren Mucopolysaccharide im Nucl. pulposus durch Hydrolyse spaltet. Durch Injektion dieses Enzyms in die Bandscheibe kommt es zu einer intradiskalen Druckminderung und Volumenreduktion, so daß eine Protrusion, gelegentlich auch ein Prolaps, relabieren können. Bei strenger Indikationsstellung ist mit einem Behandlungserfolg in 50–60% zu rechnen.

Kontraindikationen sind Kauda-Syndrom, perforierte Bandscheibenvorfälle, die Spinalkanalstenose und andere massive osteochondrotische oder spondylarthrotische Veränderungen. Außerdem besteht die *Gefahr der Anaphylaxie* in 0,3% und der Sensibilisierung bei Vorbehandlung mit Chymopapain. Falls es zwischen 2-4 Wochen nach der Injektionsbehandlung nicht zu einer wesentlichen Besserung der Beschwerden kommt, sollte man sich zur Operation entschließen.

18.4.2.2. Rückenmark

Degenerative Erkrankungen des Rückenmarks wie spastische Spinalparalyse, spinale Muskelatrophie, amyotrophische Lateralsklerose u. a. sind einer neurochirurgischen Behandlung *nicht* zugänglich.

18.4.3. Kreislaufstörungen, Blutungen

Die intraossär gelegenen **Wirbelkörperangiome** sind klinisch fast ohne Bedeutung, histologisch handelt es sich um *Kavernome*. Gelegentlich kann es zu pathologischen Frakturen kommen.

Epidurale Hämatome können kombiniert mit Wirbelkörperangiomen oder auch isoliert vorkommen. Die klinische Bedeutung ist gering. Spontan auftretende epidurale Hämatome sind bei Antikoagulantientherapie bekannt. Dabei kommt es zu einer rasch fortschreitenden *Querschnittssymptomatik*. Nur bei sofortiger Operation besteht eine Chance der Restitution.

Das **Spinalis-anterior-Syndrom** beruht auf einer ischämischen Durchblutungsstörung im Versorgungsgebiet der A. spinalis anterior. Neben einer Paraparese der Beine kommt es zu einer dissoziierten Empfindungsstörung und einer Blasenlähmung, gelegentlich auch zu einem *Brown-Séquardschen Halbseitensyndrom*. Ist eine Raumforderung durch sofortige Diagnostik ausgeschlossen, ist nur eine konservative Behandlung bei zweifelhafter Prognose möglich.

Spinale Subarachnoidealblutungen sind fast ausschließlich durch Ruptur arterio-venöser Rankenangiome des Rückenmarks verursacht, die als langgestreckte Gefäßkonvolute über mehrere Segmente reichen können (Abb. 18.4.-14). Bei der akuten Subarachnoidealblutung stehen die Zeichen der meningealen Reizung und mehr oder weniger stark ausgeprägte medulläre Störungen im Vordergrund. Die Diagnosesicherung erfolgt durch Myelographie oder direkten angiographischen Angiomnachweis. Die Exstirpation teilweise intramedullär gelegener Angiome ist meist unmöglich.

Die *Prognose* für eine postoperative Befundbesserung hängt wesentlich vom Ausmaß der präoperativen Rückenmarksschädigung ab.

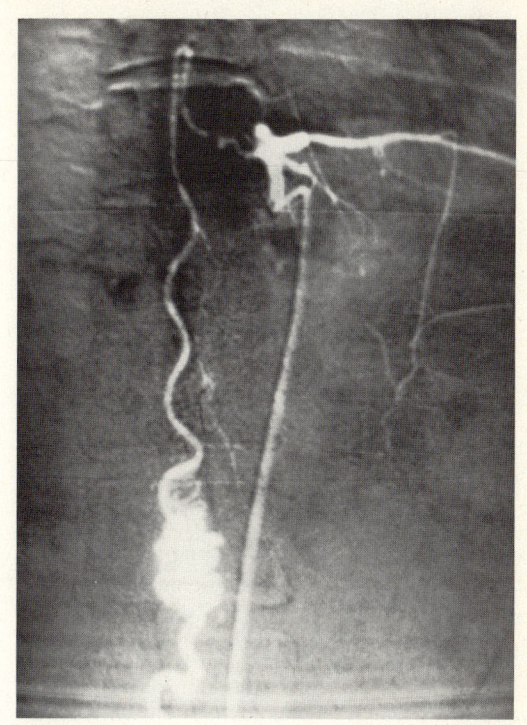

Abb. *18.4.*-14. Spinale Katheterangiographie: Darstellung einer Interkostalarterie und der A. radicularis magna Adamkiewicz, über die ein intradurales spinales Angiom gefüllt wird. Nach kaudal kaliberstarke abführende Vene.

18.4.4. Entzündungen

Außer den bereits erwähnten **unspezifischen Spondylodiszitiden** (Abb. *18.4.*-13) nach lumbalen Bandscheiben-Operationen sind entzündliche Wirbelsäulenprozesse heute selten geworden.

Klinisch besteht ein bewegungsabhängiges Schmerzsyndrom, das durch konservative Behandlung abklingt.

Die **tuberkulöse Spondylitis** ist eine ebenfalls selten gewordene entzündliche Erkrankung der knöchernen Wirbelsäule und der Bandscheiben. Eine gravierende Komplikation ist der *spinale Abszeß*, der zur Querschnittssymptomatik führen kann und deshalb operativ angegangen werden muß.

Die *tuberkulostatische konservative Behandlung* bei Ruhigstellung der Wirbelsäule ist heute die Methode der Wahl. Eine operative Herdsanierung ist nur noch in wenigen Fällen notwendig.

Epidurale Abszesse können hämatogen-metastatisch oder fortgeleitet von einer Wirbelsäulenosteomyelitits entstehen. Bei den sich schnell entwickelnden unspezifischen Prozessen kommt es zu einem akuten Kompressionssyndrom des Rückenmarks bei gleichzeitig vorliegenden Zeichen einer schweren Allgemeininfektion.

Sofortige operative Behandlung ist dringend notwendig.

Subdurale Empyeme oder **intramedulläre Abszesse** gehören zu den großen Seltenheiten. Als Erreger wurden vorwiegend *Staphylokokken* nachgewiesen.

Bei beiden Prozessen ist die *operative Behandlung* äußerst dringlich. Neben der Durchführung einer Laminektomie ist in allen Fällen eine breite antibiotische Behandlung selbstverständlich.

Die »**chronische Meningopathie**« ist als Komplikation eines vorangegangenen entzündlichen Prozesses anzusehen. Es kommt zu Verklebungen der weichen Häute, auch zu umschriebenen lokalen Zystenbildungen. Entsprechend vielgestaltig ist die Symptomatik, die Diagnose wird durch Myelographie und/oder Liquorveränderungen bei Nachweis einer Passagebehinderung gestellt.

Eine *operative Behandlung* kommt nur bei *Zysten* in Frage.

18.4.5. Raumfordernde Prozesse

Bei den spinalen raumfordernden Prozessen soll eine Einteilung gewählt werden, die die *Lokalisation* des Prozesses in bezug zur Dura und zum Rückenmark berücksichtigt. Dem entspricht eine Einteilung nach dem histologischen Typ, da enge Beziehungen zwischen Topik und Art der Geschwulst bestehen.

In einem neurochirurgischen Krankengut machen raumfordernde spinale Prozesse etwa 10% aller raumfordernden Prozesse aus, dabei sind die *juxtamedullären* Raumforderungen mit etwa 50% am stärksten vertreten, die *extraduralen* mit 30% und die *intramedullären* mit knapp 20% deutlich geringer. Insgesamt dürften die raumfordernden spinalen Prozesse häufiger sein, da beispielsweise multiple Wirbelsäulenmetastasierungen nicht in neurochirurgische Behandlung kommen und deshalb in unseren Statistiken nicht erfaßt sind. Über die Aufgliederung der raumfordernden spinalen Prozesse unterrichtet

die Literaturzusammenstellung von NITTNER (s. bei DIETZ, UMBACH, WÜLLENWEBER).

Die *benignen Tumoren* wie Neurinome und Meningeome kommen vorwiegend in mittlerem und höherem Lebensalter vor, während im Kindes- und Jugendalter primär *maligne* Tumoren häufiger sind.

Ätiologisch ganz **unterschiedliche Prozesse** können zu **identischer Symptomatik** führen.

18.4.5.1. Extradurale Raumforderungen

Dabei überwiegen bei weitem die *malignen Geschwülste*. *Metastasen* von Bronchialkarzinomen, Mammakarzinomen, hypernephroiden Nierenkarzinomen und malignen Melanomen stellen den größten Anteil der bösartigen infiltrierend wachsenden Tumoren der Wirbelsäule, während die *primär malignen Tumoren* wie *Sarkome* und *maligne Lymphome* seltener vorkommen. Nach Destruktion von Wirbelbögen und -körpern können die Tumoren in den Epiduralraum einbrechen und zur Rückenmarkskompression führen.

Gutartige ossäre Tumoren wie *Chordome* kommen in der gesamten Wirbelsäule, vorwiegend aber im Sakrokokzygealbereich vor.

Chondrome sind ebenfalls im gesamten Wirbelsäulenbereich lokalisiert, teilweise multipel.

Osteoblastische Tumoren wie Osteochondrome, Osteome, Osteoblastome und Osteosarkome sind selten.

Extradurale Zysten sind im Jugendalter bekannt, sie können kongenital angelegt sein oder als Folge von Infektionen und Traumen auftreten.

Aneurysmatische Knochenzysten machen etwa 1,5% aller Knochentumoren aus, sie können zu Wirbelkörperkompressionsfrakturen und Einengungen des Spinalkanals führen.

18.4.5.2. Juxtamedulläre Raumforderungen

Den weitaus größten Anteil dieser Tumoren machen die *Neurinome* und *Meningeome* aus. Andere Tumoren wie Melanome, Lipome, Teratome, Dermoide und Epidermoide sind ebenso selten wie intradurale Karzinommetastasen.

Die **Neurinome** sind histologisch *gutartige* Tumoren des mittleren und höheren Lebensalters mit einem leichten Überwiegen beim männlichen Geschlecht, die in annähernd gleicher Verteilung im gesamten Rückenmarks- und Kaudabereich angetroffen werden. Eine besondere Wachstumsform stellen die *Sanduhrneurinome* dar, die sowohl intra- als auch extradural wachsen und damit zu einer charakteristischen Erweiterung des Zwischenwirbellochs führen. In Verbindung mit der Recklinghausenschen Erkrankung können Neurinome wie Meningeome *multipel* vorkommen.

Die spinalen **Meningeome** überwiegen beim weiblichen Geschlecht mit einem Altersgipfel über 50 Jahren. Auch sie kommen im gesamten Rückenmarks- und Kaudabereich mit leichter Anhäufung im Thorakalbereich vor. Sowohl Neurinome als auch Meningeome können selten extradural im Spinalkanal liegen.

18.4.5.3. Intramedulläre Raumforderungen

Gliome und *Ependymome* machen etwa 20% der spinalen Tumoren aus.

Bei der Mehrzahl der **Gliome** handelt es sich um langsam wachsende *Astrozytome,* vornehmlich pilozytische Astrozytome. Häufig liegen *Mischtumoren* mit astrozytären und Ependymomanteilen vor. *Neuronale Tumoren* (Ganglioneurom, Neuroblastom) sind selten. Die *pilozytischen Astrozytome* betreffen vorwiegend Patienten im jüngeren Erwachsenenalter, ohne eindeutige Geschlechtsbevorzugung. Sie haben eine Neigung, stiftförmig im Rückenmark über mehrere Segmente zu wachsen *(»Stiftgliom«).*

Ependymome treten in etwas fortgeschrittenerem Lebensalter auf, auch sie wachsen stiftförmig über mehrere Segmente mit einer Auftreibung des Rückenmarks. Sie neigen stark zur *Zystenbildung* und haben eine Vorzugslokalisation im Zervikalmark und im Konus-Kauda-Bereich.

Zu den »dysgenetischen Störungen mit blastomatösem Einschlag« wird die **Syringomyelie** gerechnet. Es handelt sich um eine glattwandige Höhlenbildung, die über mehrere Segmente reicht und entweder dorsal oder lateral des Zentralkanals gelegen ist oder in einer Ausweitung des Zentralkanals besteht. Im Bereich des Zervikalmarks besteht häufig ein *Anschluß an den IV. Ventrikel*. In der Wand der Syrinxzysten werden reaktive, aber auch blastomatös veränderte Gliazellen angetroffen.

18.4.5.4. Klinische Symptomatik

Bei raumfordernden spinalen Prozessen können entweder *Schädigungen der Nervenwurzeln oder der langen Bahnen* zu klinischen Erscheinungen führen. Die Symptome seitens der Nervenwurzeln haben Bedeutung für die klinische Höhenlokalisation des Prozesses. Es handelt sich um segmental ausstrahlende Schmerzen, die abhängig von Körperlage und Körperhaltung sind. Charakteristisch ist die *Schmerzverstärkung* durch Husten, Niesen, Pressen, d.h. intrathorakale oder intraabdominelle Drucksteigerung. Daneben können *Sensibilitätsstörungen* im Sinne von Reiz- oder Ausfallerscheinungen auftreten.

Die *Symptomatik* besteht oft in einer Kombination radikulärer und medullärer Symptome. Segmentale Schädigungen im Hinterhorn- oder Vorderhornbereich sind klinisch nicht von radikulären Ausfällen zu unterscheiden. Zeichen einer Schädigung der langen Rückenmarksbahnen treten meist später als radikuläre Symptome auf. Die Schädigung motorischer Bahnen führt frühzeitig zu klinischen Erscheinungen wie flüchtigen Paresen, außerdem zu Reflexsteigerungen und pathologischen Reflexen wie dem Babinskischen Zeichen als wichtigstem Hinweis auf eine Pyramidenbahnschädigung, zugleich zu einer spastischen Tonuserhöhung der Muskulatur. Sensibilitätsstörungen treten in der Regel zunächst in den distalen Teilen der unteren Extremitäten auf, um proximalwärts aufzusteigen. Dann ist das »sensible Niveau« klinisch bedeutsam für die Höhendiagnose.

> Bei **raumfordernden spinalen Prozessen** besteht oft wochenlang ein uncharakteristisches Beschwerdebild, ehe eine **rasch progrediente Markkompression** einsetzt.

Vegetative Symptome wie Störungen der Temperatur- und Schweißregulation, der Pilomotorik, vasomotorische und trophische Störungen kommen in Abhängigkeit von Höhe und Ausmaß der Schädigung des sympathischen bzw. parasympathischen Nervensystems vor. So können ein Horner-Syndrom auf eine Läsion im unteren Halsmark, Störungen der Blasen-Mastdarm- und Sexualfunktionen auf eine Schädigung der unteren Rückenmarksabschnitte hinweisen.

Die **Rückenmarkskompression** kann nach OPPENHEIM in verschiedene Stadien eingeteilt werden:
Das *I. Stadium,* das neuralgische Stadium, ist durch Schmerzen gekennzeichnet, reflektorische Muskelverspannung mit entsprechender Bewegungseinschränkung und Druck- oder Klöpfschmerz in Höhe des Prozesses.
Das *II. Stadium,* das inkomplette Querschnittsbild, ist ein Übergangsstadium, das durch fortschreitende neurologische Ausfälle gekennzeichnet ist.
Das *III. Stadium,* das komplette Querschnittsbild, stellt das Endstadium dar und ist durch den völligen Ausfall von Motorik, Sensibilität und Blasen-Darm-Funktion charakterisiert.

18.4.5.5. Diagnostik

Gründliche Anamneseerhebung und eingehende neurologische Untersuchung wird den klinischen Verdacht auf das Vorliegen eines spinalen Prozesses erbringen, der durch verschiedene technische Hilfsmethoden erhärtet werden kann. Die *elektromyographische Untersuchung* erfaßt abnorme Muskelaktionspotentiale, die *Elektroneurographie* weist differentialdiagnostisch auf das Vorliegen eines radikulären oder peripheren neurogenen Prozesses hin.

Die *Liquordiagnostik* ergibt durch die Zusammensetzung und Dynamik des Liquors Anhaltspunkte für ein Sperrsyndrom, verursacht durch eine spinale Raumforderung. Der Frage der Liquorpassage kann mit dem *Queckenstedtschen Versuch* nachgegangen werden. Bei im lumbalen Subarachnoidealraum liegender Punktionsnadel werden die Vv. jugulares komprimiert, was zu einer intrakraniellen und intraspinalen Drucksteigerung führt. Bei korrekt liegender Nadel ist das Ausbleiben eines lumbalen Liquordruckanstieges Beweis für eine spinale Raumforderung. *Konus-Kauda-Tumoren* werden nur in etwa der Hälfte der Fälle erfaßt.

Ein »nicht durchgängiger Queckenstedt« **beweist eine spinale Raumforderung!**

Die weitere Liquordiagnostik betrifft den Eiweiß- und Zellgehalt. Spinale Raumforderungen führen nur selten zu einer Zellzahlerhöhung. Diese Untersuchung dient der differentialdiagnostischen Abgrenzung gegenüber entzündlichen Prozessen. Eine Erhöhung des Liquor-Eiweißgehaltes im Sinne eines »Sperrliquors« deutet auf eine Raumforderung im Spinalkanal hin.

Die wichtigsten diagnostischen Methoden sind die verschiedenen *Röntgenuntersuchungen* und neuerdings die *Magnetresonanztomographie*. Röntgen-Nativaufnahmen der Wirbelsäule können direkte oder indirekte Tumorzeichen erbringen.

Bei den *direkten Tumorzeichen* handelt es sich um Kalkeinlagerungen in den Tumoren, die aber selten sind.

Indirekte Tumorzeichen in Form von Druckusuren an den Wirbelkörpern und Wirbelbögen (Abb. *18.4.*-15, 16) deuten auf langsam wachsende Tumoren hin. Charakteristisch für das Vorliegen eines intraduralen Tumors ist eine Verbreiterung der Interpedunkularabstände mit Verschmälerung der Bogenwurzeln (Abb. *18.4.*-17). Eine Zerstörung der Bogenwurzel beweist den extradural gelegenen malignen Prozeß (Abb. *18.4.*-18).

Die *Myelographie* ist die zuverlässigste Methode zum Nachweis einer spinalen Raumforderung bei gleichzeitiger exakter Höhenlokalisation und Festlegung des Ausdehnung des Prozesses. Bei kompletter Unterbrechung der Liquorpassage kann die Untersuchung mit Kontrastmittelgabe von lumbal *und* zervikal notwendig sein, um die Ausdehnung des Prozesses festzulegen. Die Konturen der Kontrastmittelsäule geben in vielen Fällen Hinweis auf die Artdiagnose (Abb. *18.4.*-19–21).

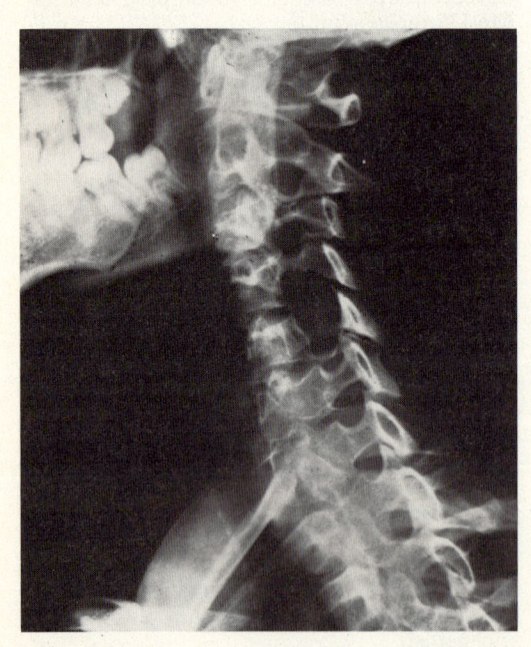

Abb. *18.4.*-15. Schrägaufnahme der Halswirbelsäule. Die Erweiterung des Foramen intervertebrale C 4/C 5 ist typisch für das Vorliegen einer Sanduhrgeschwulst (Neurinom).

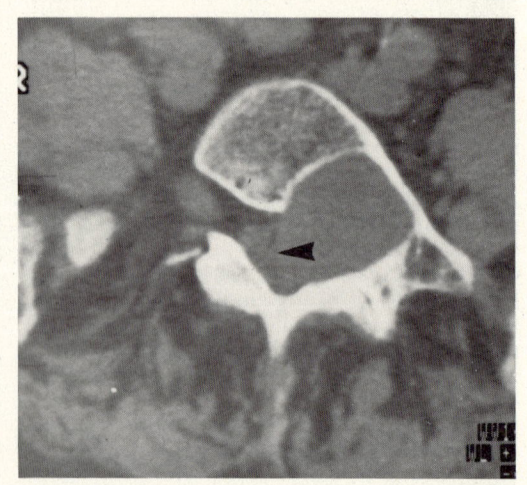

Abb. *18.4.*-16. Lumbale axiale Computertomographie: Druckusur des Wirbelkörpers durch ein großes Neurofibrom. Verlagerung des Duralsacks nach rechts (Pfeil).

18.4. Wirbelsäule und Rückenmark

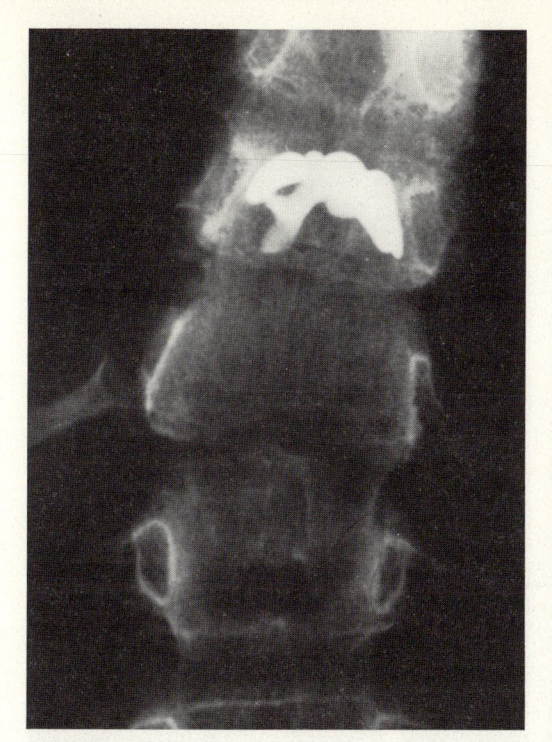

Abb. *18.4.*-17

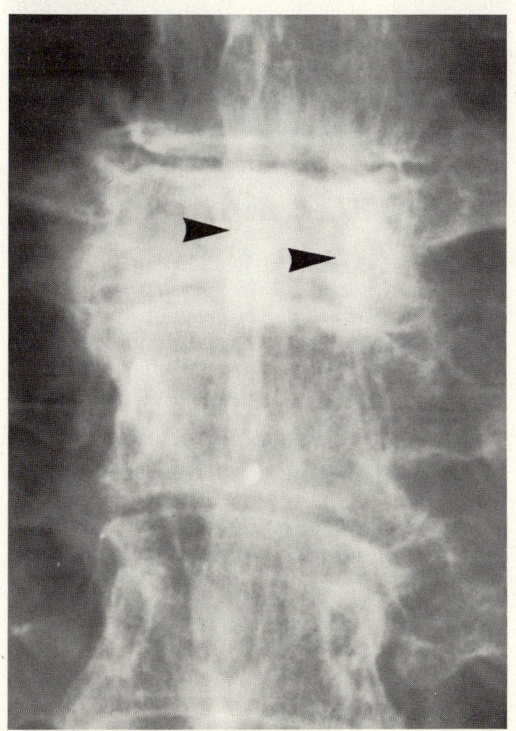

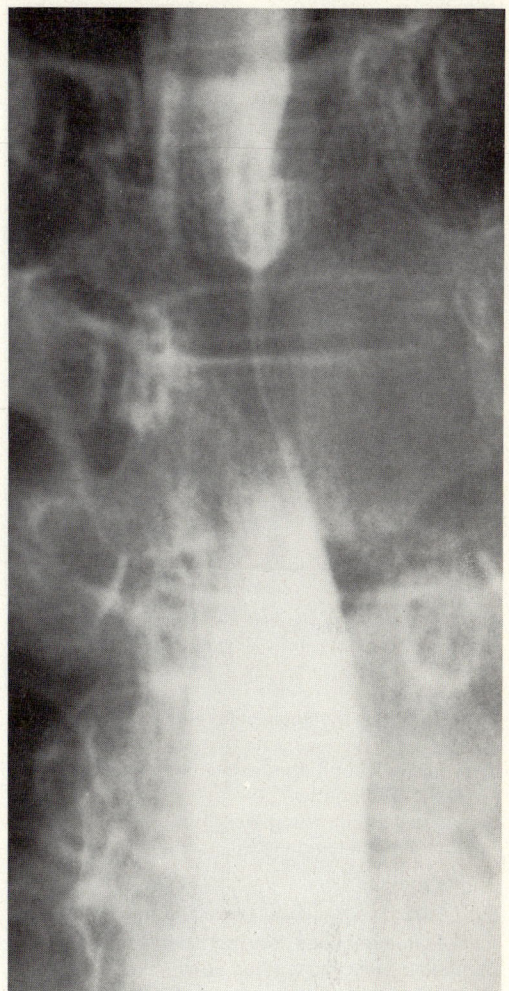

Abb. *18.4.*-18

Abb. *18.4.*-19. Myelographie bei intraspinalem, extraduralem Tumor: subtotaler Kontrastmittelstop, Eindellung des Duralsacks von lateral, Fehlen der Bogenwurzel.

Abb. *18.4.*-17. Myelographie mit zisternaler Kontrastmitteleingabe. Das Kontrastmittel markiert die kraniale Begrenzung eines intraduralen Tumors mit komplettem Kontrastmittelstop in Höhe BW 11. Typisch für langsam wachsende intradurale Tumoren ist die Verbreiterung des Interpedunkularabstandes und die Druckatrophie der Bogenwurzeln, hier bei BW 12.

Abb. *18.4.*-18. Osteoplastische und osteoklastische Wirbelsäulenmetastasierung bei Mamma Karzinom. Osteoplastische Metastasen im Bereich der Wirbelkörperkompressionsfraktur (Pfeile). Im kaudal davon gelegenen Wirbelkörper zeigt Fehlen der linken Bogenwurzel die osteoklastische Metastase an.

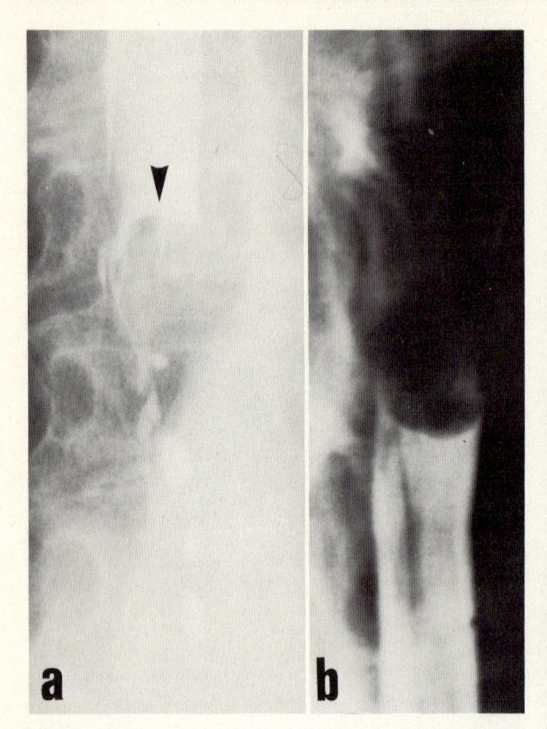

Abb. *18.4.*-20. Myelographie bei juxtamedullärem Tumor:
a) Kraniale Tumorbegrenzung bei zisternaler Kontrastmitteleingabe.
b) Kaudale Begrenzung des Tumors bei lumbaler Kontrastmitteleingabe.

Abb. *18.4.*-21. Zervikale Myelographie. Die erhebliche Aufreibung des Markschattens mit fast vollständigem Aufbrauchen des Subarachnoidealraums zeigt den intramedullären Tumor an. ▶

Die *selektive Angiographie von Rückenmarksarterien* ist selten indiziert. Wichtig ist sie für die Diagnose spinaler Angiome (Abb. *18.4.*-14).

In Einzelfällen kann über einen Gefäßkatheter ein embolischer Verschluß großer, tumorversorgender Gefäße möglich sein, was die operative Tumorentfernung erleichtert.

Die *axiale Computertomographie* kann weitere Detailinformationen vermitteln, insbesondere lassen sich Knochenusuren und -destruktionen gelegentlich besser darstellen als mit den konventionellen Röntgenuntersuchungen.

Die *Magnetresonanztomographie* erlaubt die überlagerungsfreie tomographische Abbildung des Rückenmarks im Längsschnitt mit entsprechender Darstellung pathologischer Strukturen (Abb. *18.4.*-22).

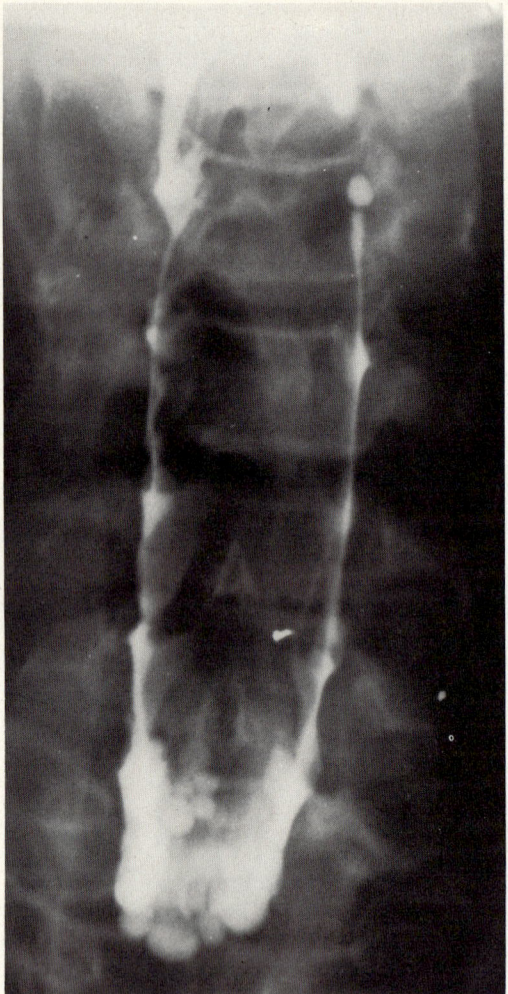

18.4.5.6. Therapie

18.4.5.6.1. Konservative Therapie

Eine *Strahlenbehandlung* kommt nur bei bösartigen Tumoren der Wirbelsäule und des Spinalkanals in Frage. Dasselbe gilt für intradurale spinale Metastasen, beispielsweise der Kleinhirnmedulloblastome. Gesicherte Erfahrungen mit *zytostatischer Behandlung* maligner raumbeengender spinaler Prozesse liegen nicht vor.

Meningeome und **Neurinome** sind die häufigsten **gutartigen** spinalen Tumoren, **Karzinommetastasen** die häufigsten **bösartigen**.

18.4.5.6.2. Operative Therapie

Die operative Therapie ist *für alle gutartigen raumfordernden spinalen Prozesse* angezeigt. Die

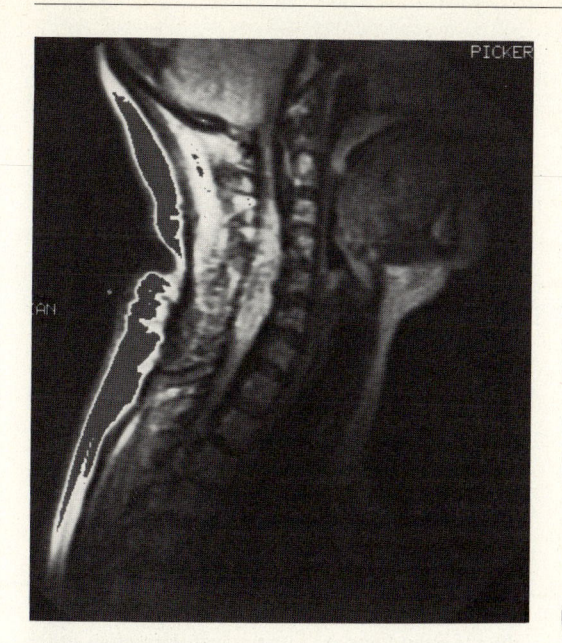

Abb. 18.4.-22. MR-Tomographie. Intramedullärer zervikaler Tumor. Gleicher Patient wie in Abb. 18.4.-21, jetzt Tumor-Rezidiv.

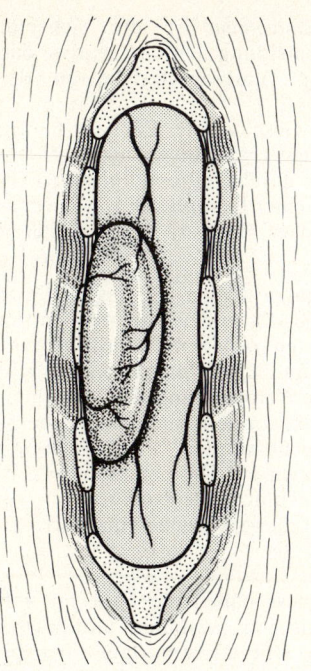

Abb. 18.4.-23. Laminektomie mit Darstellung einer intraspinalen extraduralen Geschwulst (nach HENSELL).

histologisch »gutartigen« Gliome haben wie bei zerebraler Lokalisation eine hohe Rezidivneigung, trotzdem ist auch bei *intramedullären Tumoren* die operative Behandlung mit der heute zur Verfügung stehenden mikroneurochirurgischen Technik angezeigt, da die drohende Querschnittslähmung oft um Jahre hinausgeschoben werden kann.

Tumoren im Spinalkanal werden in den meisten Fällen über eine *Laminektomie* oder *Hemilaminektomie* angegangen. Gutartige extradurale Raumforderungen können vollständig entfernt werden, problematisch ist die operative Behandlung maligner Geschwülste (Abb. 18.4.-23). So lassen sich über einen *dorsalen* Zugang Tumoranteile im Wirbelkörper kaum vollständig entfernen, zumal die Gefahr einer postoperativen Wirbelsäuleninstabilität vorliegt und der Verschluß zuführender Spinalarterien zur Verschlechterung des klinischen Bildes führen kann. In den letzten Jahren ist versucht worden – insbesondere im HWS-Bereich – maligne Prozesse über einen *ventralen* Zugang mit Resektion und Totalersatz des Wirbelkörpers zu operieren.

Die *Entfernung juxtamedullärer Tumoren*, bei denen es sich hauptsächlich um Neurinome und Meningeome handelt, geschieht über eine *Laminektomie* mit nachfolgender Eröffnung der Dura (Abb. 18.4.-24).

Neurinome können in der Regel nur dann vollständig entfernt werden, wenn die betreffende Nervenwurzel geopfert wird.

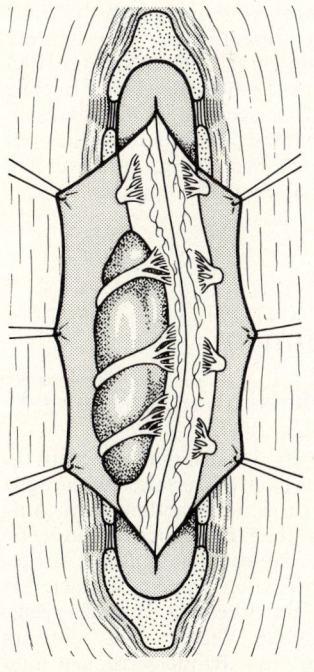

Abb. 18.4.-24. Intradurale extramedulläre Geschwulst (Meningeom) (nach HENSELL).

Bei den *Meningeomen* ist die sicherste Methode zur Vermeidung eines Rezidivs das Ausschneiden der Tumoransatzstelle an der Dura.

Intramedulläre Geschwülste können häufig nicht vollständig entfernt werden, eine Druckentlastung ist aber durch Teilresektion möglich, und das Einnähen einer Duraplastik zur Erweiterung des Duralsackes führt zu einer weiteren Druckentlastung.

Karzinommetastasen haben die ungünstigste Prognose. Etwa die Hälfte der Patienten sind in den ersten 9 Monaten nach dem Eingriff verstorben. Bei *Gliomen* und *Ependymomen* kann nicht nur eine deutliche Verbesserung der neurologischen Symptomatik, sondern auch eine Lebensverlängerung erreicht werden, wenn auch mit Rezidiven zu rechnen ist. Die Operationsergebnisse hängen hinsichtlich der Funktion im wesentlichen vom präoperativen neurologischen Befund ab.

Die beste **Prognose** haben die Fälle mit nur leichten neurologischen Ausfällen und kurzer Vorgeschichte. Die Operationsmortalität bei spinalen Raumforderungen wird in der Literatur sehr schwankend zwischen 2 und 30% angegeben, dabei haben die morphologisch malignen Tumoren die höchste Letalität, aber auch intramedulläre Tumoren insbesondere im Zervikalbereich sind mit einer hohen Letalitätsrate belastet.

Die **Komplikationen** der operativen Behandlung betreffen im wesentlichen eine stärkere postoperative Ausprägung der neurologischen Symptomatik, die aber häufig reversibel ist. Die Erholung des neurologischen Befundes hängt in sehr großem Ausmaß auch von der Qualität der postoperativen Nachbehandlung, insbesondere der krankengymnastischen Therapie, ab.

18.4.6. Traumen

18.4.6.1. Wirbelsäulenverletzungen

Die Wirbelsäule als Achsenorgan des menschlichen Körpers ist häufig Gewalteinwirkungen ausgesetzt. Dabei ist es der Stabilität ihres Aufbaus einerseits und ihrer Beweglichkeit andererseits zu verdanken, daß es nicht häufiger zu Folgen der Gewalteinwirkung kommt. Je nach Art und Richtung des einwirkenden Traumas resultieren unterschiedliche Verletzungen, die am Wirbelsäulenskelett von Bänderzerrungen und -zerreißungen über Wirbelluxationen bis zu den verschiedensten Frakturen führen.

18.4.6.1.1. Schleudertrauma der Halswirbelsäule

Definitionsgemäß handelt es sich dabei um »die Folgen einer beliebig gerichteten stoßartigen Beschleunigung oder Abbremsung des Rumpfes, welche eine plötzliche gegenläufig gerichtete Kopfexkursion mit einer entsprechenden Verbiegung der Halswirbelsäule zur Folge hat« (MUMENTHALER). Es fehlt also eine direkte Gewalteinwirkung auf Kopf oder Hals, die häufigste Ursache der Schleudertraumen sind *Auffahrunfälle*. Dabei folgt der maximalen Halsretroflexion eine ausgiebige Anteflexion.

Im Rahmen des Schleudertraumas kommt es zu mehr oder weniger ausgeprägten Verletzungen der Halsweichteile. Bei Zerreißungen von Muskelfasern oder von Venen in den bindegewebigen Strukturen des Retropharyngealraumes können Hämatome auftreten. Die Anteflexion kann Blutungen in der Nackenmuskulatur, Zerreißungen der Bänder zwischen den Dornfortsätzen und sogar Abrisse der Dornfortsätze verursachen. Selten kann es zu primären Knochen- oder Gelenkverletzungen im Sinne von Frakturen oder Luxationen kommen.

Nach ERDMANN werden die Schleudertraumen der Halswirbelsäule in *drei Schweregrade eingeteilt:*
Schweregrad I (ca. 90%): Das Röntgenbild der Halswirbelsäule ist unauffällig, es liegen auch keine indirekten Zeichen für Weichteilverletzungen vor. Typischerweise schmerzfreies Intervall von 12–16 Stunden, dann treten Hals- und Nackenschmerzen auf, die bei Bewegungen zunehmen, Brachialgien sind selten. Die Symptomatik bildet sich bei unkomplizierten Verläufen in etwa 10 Tagen zurück.
Schweregrad II (ca. 5%): Im Röntgenbild Hinweise für isolierte Weichteilverletzungen. Das schmerzfreie Intervall beträgt nur wenige Stunden, das klinische Bild weist das früher beschriebene Lokalsyndrom auf. Zusätzliche Symptomatik ist abhängig von Art und Ausmaß der Gewebsverletzungen.
Schweregrad III (5%): Im Röntgenbild Hinweise für Weichteilverletzungen und knöcherne Wirbelsäulenverletzungen. Entsprechend besteht kein schmerzfreies Intervall, die klinische Symptomatik ist von Ausmaß und Art der knöchernen Verletzung abhängig.

Unabhängig vom Schweregrad des Schleudertraumas kann bei etwa der Hälfte der Patienten ein *vegetativer Symptomenkomplex* mit Schwindel, Brechreiz, Hörstörungen, Tinnitus, Augenflimmern beobachtet werden, der auf eine Reizung des zentralen Sympathikus zurückgeführt wird. Meist flüchtige radikuläre Ausfälle werden in etwa 20% gefunden, medulläre Zeichen nur in etwa 10%.

18.4.6.1.2. Verletzungen des Bandapparates

Unter der *Subluxation* von Wirbelkörpern versteht man die *Verschiebung eines Wirbels gegenüber dem benachbarten ohne knöcherne Verletzung*. Die Gelenkfortsätze sind zwar gegeneinander verschoben, der obere Gelenkfortsatz ist jedoch nicht nach ventral über den höchsten Punkt des unteren Gelenkfortsatzes hinweggeglitten (Abb. *18.4.*-25).

Eine *Wirbelluxation* liegt entsprechend dann vor, wenn der obere Wirbel soweit nach ventral abgeglitten ist, daß der Gelenkfortsatz des oberen Wirbels vollständig vor dem des unteren Wirbels steht (Abb. *18.4.*-25).

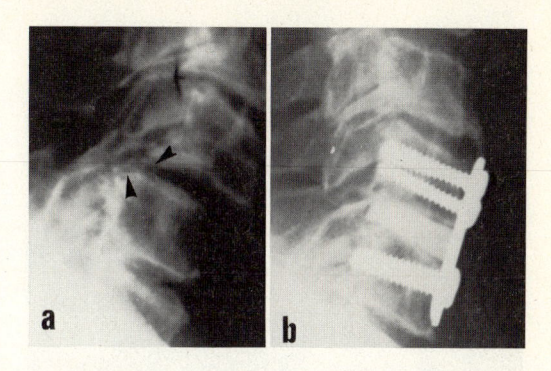

Abb. *18.4.*-26. a) Luxation C 5/C 6.
b) Stabilisierung der Halswirbelsäule nach Reposition mit Caspar-Platte. Ersatz der zerrissenen Bandscheibe durch Hydroxylapatit-Keramik.

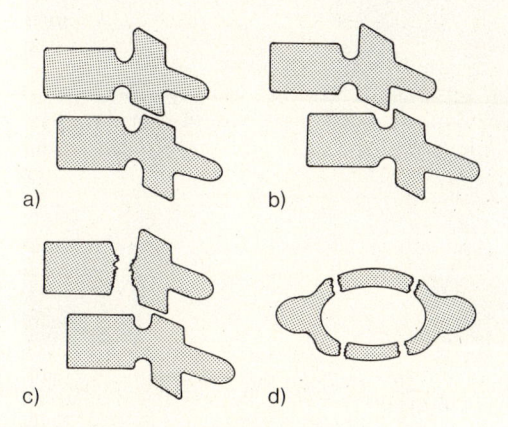

Abb. *18.4.*-25. Wirbelsäulenverletzungen.
a) Subluxation,
b) Luxation,
c) Luxationsfraktur,
d) Jefferson-Fraktur (Kompressions- bzw. Berstungsfraktur des Atlas).

Eine Sonderform bei axialer Gewalteinwirkung auf den Schädel stellt die sog. *Jefferson-Fraktur* dar, eine Kompressions- (Abb. *18.4.*-25, 27) bzw. Berstungsfraktur des Atlas.

Luxationen ohne gleichzeitige Frakturen kommen (Abb. *18.4.*-26) nur an der Halswirbelsäule vor. Das gleiche gilt für *isolierte traumatische Bandscheibenvorfälle*. Im Lumbal- oder Thorakalbereich können sie als Traumafolge allenfalls bei vorbestehender degenerativer Bandscheibenschädigung auftreten.

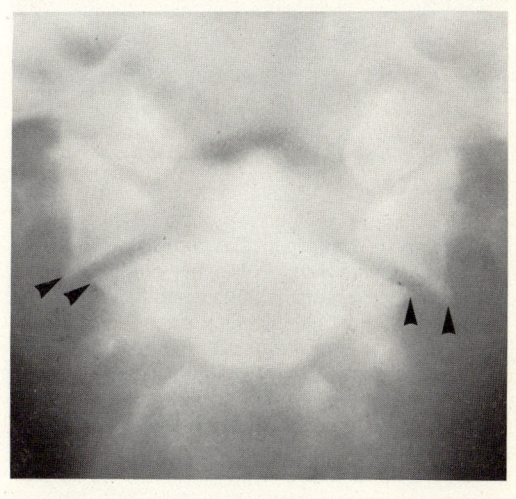

Abb. *18.4.*-27. A.p. Tomographie der Halswirbelsäule. Jefferson-Fraktur. Beachte die »Verbreiterung« des Atlas gegenüber dem Axis (Pfeile).

18.4.6.1.3. Frakturen der Wirbelsäule

50–60% aller Frakturen der Wirbelsäule betreffen die Halswirbelsäule, 20% den Übergang von unterer Brustwirbelsäule zur oberen Lendenwirbelsäule. Bei axial einwirkender Gewalt kommt es zu Kompressionsfrakturen der Wirbelkörper.

Fast **zwei Drittel** aller Frakturen der Wirbelsäule betreffen die **HWS.**

Typischerweise werden *Wirbelbogenfrakturen* durch extreme Verbiegungen der Wirbelsäule verursacht. Eine Sonderform dieses Verletzungstyps ist die *Hangman's fracture*, eine beidseitige Fraktur des 2. Wirbelbogens mit Bänderzerreißung (Abb. *18.4.*-28)

Wirbelkörperkompressionsbrüche ohne gleichzeitige Luxation oder Bänderzerreißung sind als stabil anzusehen, *Luxationsfrakturen* sind im Gegensatz dazu instabil (Abb. *18.4.*-29), Frakturen von Querfortsätzen oder Dornfortsätzen haben keine klinische Bedeutung.

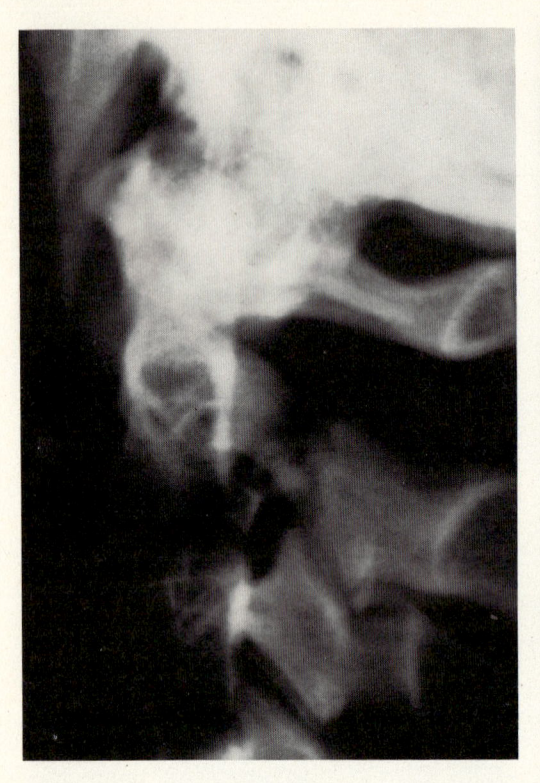

Abb. 18.4.-28. Seitliche Halswirbelsäulen-Aufnahme. Reponierte Luxationsfraktur C 2/C 3 (»Hangman's fracture«).

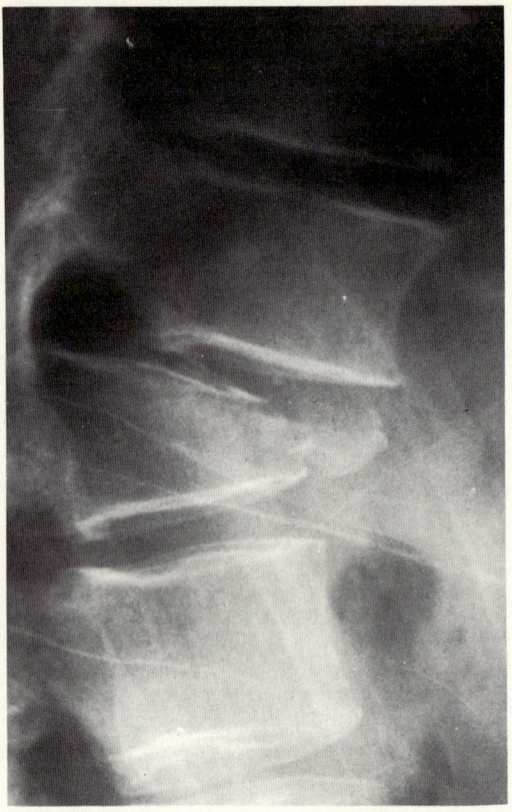

Abb. 18.4.-29. Luxation BW 11/12, Kompressionsfraktur BWK 12.

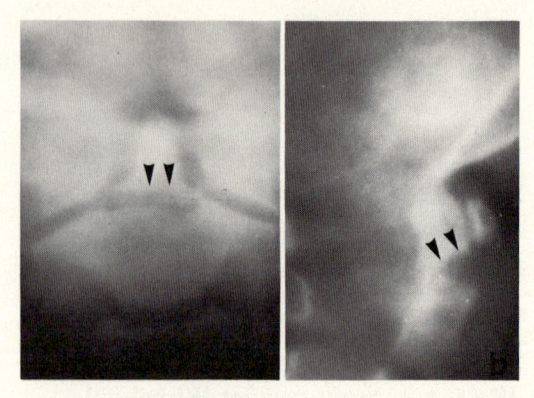

Abb. 18.4.-30. Dens-Fraktur.
a) A.p. Tomographie,
b) Seitliche Tomographie der Halswirbelsäule.

Wichtig sind dagegen *Luxationsfrakturen zwischen Atlas und Axis*. Wenn bei einem Trauma das Lig. transversum atlantis zerreißt, kann eine Densfraktur ausbleiben. Der nach vorn luxierende Atlas kann dann zur Kompression des Halsmarks gegen den Dens mit resultierender Schädigung der Medulla führen. Häufiger kommt es jedoch zur Densfraktur, wobei das Rückenmark bei der Luxation häufig verschont bleibt (Abb. 18.4.-30).

18.4.6.1.4. Klinische Symptomatik

Bei den Traumen der Wirbelsäule ist zwischen einem *Lokalsyndrom* und den Symptomen zu unterscheiden, die durch *Schädigung der Nervalsubstanz* hervorgerufen werden.

Da die Wirbelsäulenfrakturen häufig in Kombination mit anderen Traumen auftreten, liegt eine *gemischte Symptomatik* vor, die bei gleichzeitigen Kopfverletzungen nicht selten fehlgedeutet wird. Das Lokalsyndrom ist hauptsächlich durch eine schmerzhafte Bewegungseinschränkung des betroffenen Wirbelsäulenabschnitts gekennzeichnet. Ferner besteht in diesem Bereich ein Druck- und Klopfschmerz. Prellmarken und Schürfwunden und Hautunterblutungen geben weitere Hinweise auf die lokale Schädigung. In vielen Fällen läßt sich keine Korrelation zwischen dem Ausmaß der Wirbelsäulenverletzung und der Ausprägung der neurologischen Ausfälle herstellen. So können auch bei Luxationsfrakturen im HWS-Bereich neurologische Ausfälle vollständig fehlen oder lediglich Zeichen einer Nervenwurzelreizung vorhanden sein. Andererseits werden bei radiologisch kaum erkennbaren Veränderungen komplette Querschnittssyndrome beobachtet. Diese Tatsache ist durch zwei Bedingungen erklärbar: Besonders im Halswirbelsäulenbereich können nach ausgiebigen Luxationen *spontane Repositionen* vorkommen, so daß das Röntgen-Nativbild weitgehend unauffällig ist, da Bänderzerreißungen und gegebenenfalls traumatische Bandscheibenvorfälle nicht erkannt werden.

Ein klinisch komplettes Querschnittsbild kann auch durch einen **spinalen Schock** bedingt sein, der hinsichtlich seiner pathophysiologischen Mechanismen noch ungeklärt ist. Es handelt sich dabei um den *vollständigen Ausfall der kortikospinalen wie auch der extrapyramidalen Bahnen und der autonomen Rückenmarkssysteme.*

Das *klinische Bild* des spinalen Schocks ist durch einen vollständigen Tonusverlust und durch Reflexlosigkeit zusammen mit Blutdruckabfall gekennzeichnet. Erst nach Tagen oder Wochen kommt eine spastische Tonuserhöhung mit Steigerung der Eigenreflexe und Auftreten von Pyramidenzeichen zur Ausbildung.

Im Stadium des spinalen Schocks ist eine verbindliche *prognostische Aussage* hinsichtlich der Reversibilität der Schädigung nicht möglich. Der klinischen Erfahrung entspricht jedoch, daß *motorisch und sensibel primär komplette Querschnittslähmungen irreversibel* sind. Die einmalige klinische Untersuchung eines Verletzten mit Erfassung des neurologischen Befundes ist nicht ausreichend. Insbesondere bei inkompletten Querschnittssyndromen darf das sekundäre Auftreten oder Zunehmen neurologischer Ausfälle nicht übersehen werden.

> Eine **primär komplette traumatisch bedingte Querschnittslähmung** hat eine äußerst schlechte Erholungsaussicht.

18.4.6.1.5. Diagnostik

Der Wirbelsäulenverletzte muß möglichst schonend, ohne Flexion oder Rotation irgendeines Wirbelsäulenabschnitts ins Krankenhaus transportiert werden und auch dort schonend umgelagert werden. Bei Verletzungen der Halswirbelsäule muß der Kopf unter Zug gehalten werden. Zur klinischen Untersuchung gehört eine *Inspektion der Wirbelsäule* zum Ausschluß offener Verletzungen.

Die *neurologische Untersuchung* eines bewußtlosen Patienten kann naturgemäß nur grob sein. Bei ansprechbaren Verletzten läßt sich das Ausmaß der Ausfälle leicht feststellen. Bei Vorliegen einer Querschnittslähmung muß deren Ausprägung ebenso erfaßt werden wie das »klinische Niveau«. Bei Verletzungen der oberen Halswirbelsäule kann es zu einer hochgradigen *Ateminsuffizienz* bzw. zur kompletten *Atemlähmung* kommen.

Zur Beurteilung der Art der Wirbelsäulenverletzung ist die *Röntgendiagnostik* von überragender Bedeutung. Auch bei Schädel-Hirn-traumatisierten bewußtlosen Patienten muß deshalb routinemäßig eine seitliche Röntgenaufnahme der Halswirbelsäule angefertigt werden. Nach Angaben der Literatur liegt bei etwa jedem 12. Schädelverletzten auch eine Halswirbelsäulenverletzung vor.

> Bei etwa jedem 12. Schädelverletzten liegt **gleichzeitig eine HWS-Verletzung** vor.

Zur Abklärung des Verdachts auf einen traumatischen Bandscheibenvorfall oder auf ein intraspinales Hämatom ist die *Computertomographie* das Verfahren der Wahl (Abb. *18.4.*-31). Sie zeigt Bogenfrakturen und Knochensplitter im Spinalkanal deutlicher als andere Röntgenverfahren. Funktionsaufnahmen sind bei frischen Wirbelverletzungen *kontraindiziert*.

Der diagnostische Wert der *Lumbalpunktion* ist beschränkt. Bei Vorliegen neurologischer Ausfälle ohne entsprechenden radiologischen Befund kann ein *Queckenstedt-Versuch* zur Unterscheidung eines spinalen Schocks von einer Liquorpassagebehinderung hilfreich sein.

Bei nicht blutigem Liquor und nicht durchgängigem *Queckenstedtschen Versuch* muß unmittelbar eine *Myelographie* zur weiteren Diagnostik angeschlossen werden.

18.4.6.1.6. Therapie

Das Ziel jeder Behandlung von Wirbelsäulenverletzungen ist die Erreichung einer *Dekompression des Rückenmarks oder der Nervenwurzeln* und das *Vermeiden sekundärer Kompressionen der nervalen Substanz*. Ein weiteres Therapieziel besteht in der *Wiederherstellung der Stabilität*. Bei allen Maßnahmen muß eine Verschlimmerung der primär bestehenden Symptomatik vermieden werden.

.1. Konservative Therapie

Die konservative Behandlung von Wirbelsäulenverletzungen hat eine *Immobilisation der betroffenen Wirbelsäulenabschnitte* zum Ziel. Sie ist in den Fällen indiziert, in denen eine operative Behandlung nicht notwendig oder mit hohen Risiken belastet ist. Die *Schleudertraumen* der Halswirbelsäule stellen eine Domäne der konservativen Behandlung dar. Eine Ruhigstellung der

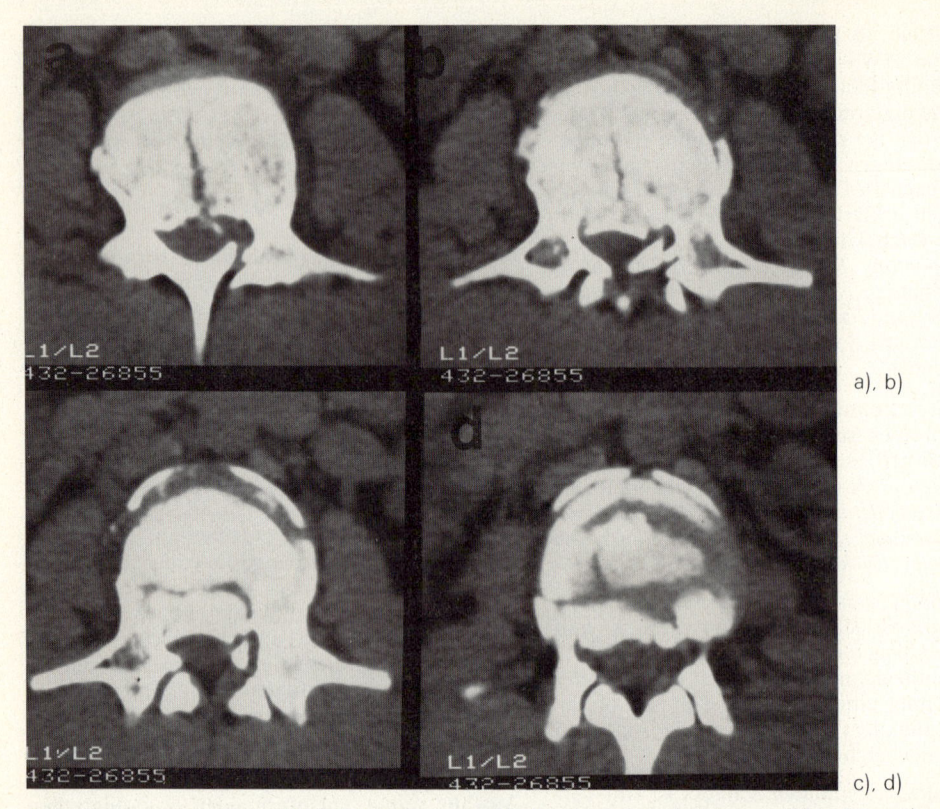

Abb. 18.4.-31. Schweres Wirbelsäulentrauma mit kombinierter Verletzung: Wirbelkörperkompressionsfraktur (c, d), Bogenfraktur (a). Die Computertomographie ist besonders geeignet zur Darstellung von Hämatomen im Spinalkanal (a) und von Knochensplittern im Spinalkanal (b).

Halswirbelsäule wird durch Anlegen eines Schanzschen Watteverbandes, später eines festeren Kragens, erzielt. Bei ausgeprägten Beschwerden ist mehrtägige Bettruhe unter Verordnung von Analgetika, muskelrelaxierend wirkenden Substanzen und eventuell örtlichen Infiltrationen von Lokalanästhetika notwendig. Auch die lokale *Kälte-* oder *Wärmeapplikation* ist zur Schmerzlinderung von Vorteil.

Alle aktiven Bewegungsübungen, Extensionsbehandlung oder chiropraktische Maßnahmen sind *kontraindiziert*.

Die verschiedenen Formen der *Frakturen des Atlas und des Axis,* einschließlich der *Dens-Frakturen,* stellen ein besonderes therapeutisches Problem dar. Unter den Frakturen des 2. Halswirbels stehen die Dens-Frakturen mit 50% an der Spitze, gefolgt von der *Hangman's fracture,* die in etwa 25% nachweisbar ist. Wegen der schwierigen operativen Versorgung sollte zunächst die konservative *Ruhigstellung* vorgezogen werden. Auch im Rahmen der konservativen *Behandlung* muß zunächst eine Reposition dislozierter Wirbel oder Wirbelanteile mit Hilfe einer *Crutchfield-Extension* durchgeführt (Abb. 18.4.-32) werden. Nach Erreichen einer zufriedenstellenden Reposition muß eine sichere *Immobilisie-*

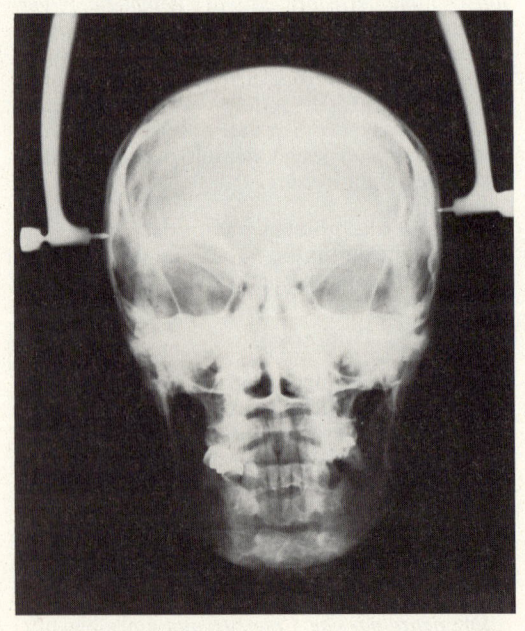

Abb. 18.4.-32. Röntgenaufnahme des Schädels a.p. mit am Parietalknochen angelegtem Crutchfield-Bügel zur Halswirbelsäulen-Extension bei Luxation.

18.4. Wirbelsäule und Rückenmark

rung angestrebt werden, wozu sich der Halo-Fixateur-externe eignet (Abb. *18.4.*-33). Die meisten Frakturen sind nach 10–12wöchiger Ruhigstellung stabil ausgeheilt. Wird das jedoch in diesem Zeitraum nicht erreicht, so ist eine *operative Stabilisierung* der Halswirbelsäule erforderlich.

Auch die *Frakturen im Brust- und Lendenwirbelsäulenbereich* können unter Lagerung und Immobilisierung konservativ zur Ausheilung gebracht werden. Dabei wird der früher häufig geübte »ventrale Durchhang« nach BÖHLER kaum noch angewendet. Flachlagerung, evtl. über eine flache Rolle, genügt, da man erkannt hat, daß eine vollständige anatomische Wiederherstellung der Wirbelkörperform nicht notwendig ist. Bei dieser Form der konservativen Behandlung muß mit mindestens 6–8wöchiger Bettruhe gerechnet werden.

.2. Operative Behandlung

Während bisher die Indikation zur operativen Behandlung von Wirbelsäulenverletzungen im wesentlichen in einer Dekompression des Rückenmarks oder komprimierter Nervenwurzeln gesehen wurde, hat sich in den letzten Jahren eine Ausweitung der Operationsindikation ergeben. In zunehmendem Maße wird die *operative Stabilisierung der Wirbelsäule* der konservativen Behandlung vorgezogen, da eine frühere Mobilisierung und Rehabilitation erreicht werden kann.

Daraus ergibt sich eine **Operationsindikation** in folgenden Situationen (Tab. *18.4.*-6): Während die Operationsindikationen bei inkomplettem Querschnittssyndrom unumstritten sind, gehen die Meinungen bei Vorliegen eines kompletten Querschnittsbildes auseinander. Die pathophysiologischen Vorstellungen gehen dahin, daß bei Vorliegen eines akuten traumatischen kompletten Querschnittsbildes eine sehr starke Gewalteinwirkung auf das Rückenmark stattgefunden und zu einer irreversiblen Läsion des Marks geführt hat. Die mangelnde Aussicht auf Erholung des neurologischen Befundes spricht gegen eine operative Behandlung, während eine frühzeitige Stabilisierung einen raschen Beginn der Rehabilitationsmaßnahmen bedeutet. Diese Tat-

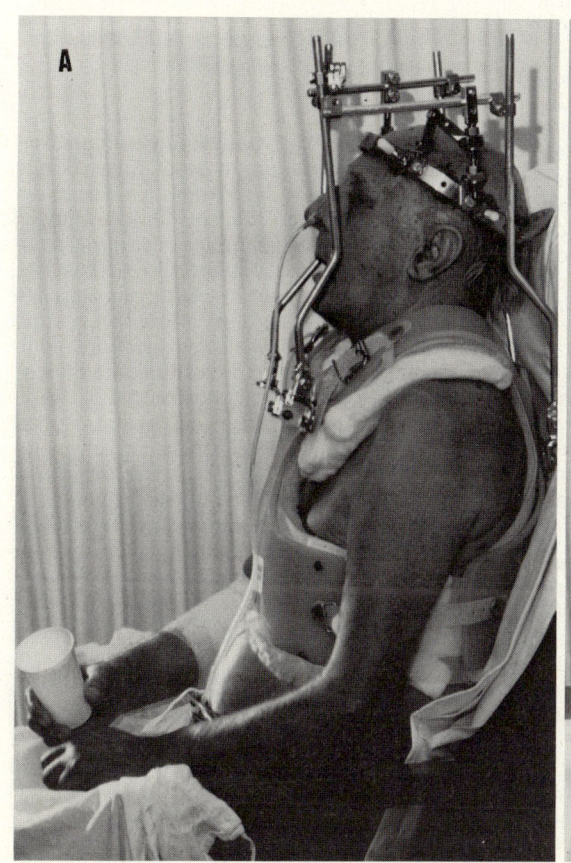

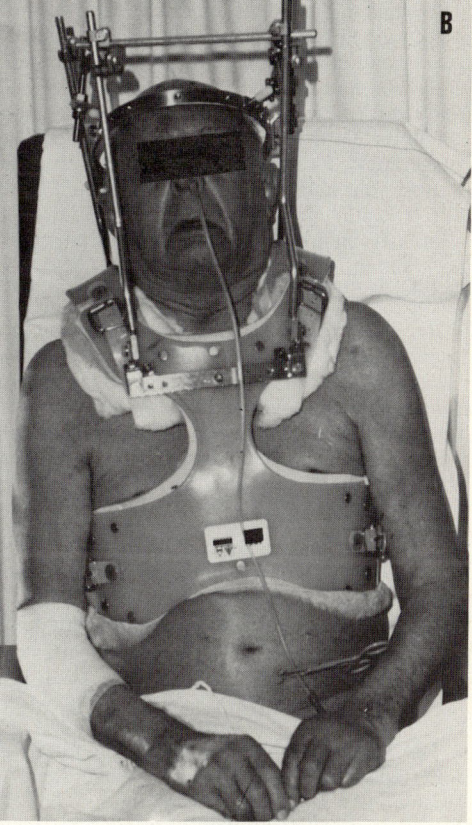

Abb. *18.4.*-33. Halo-Fixateur-externe zur konservativen Immobilisierung der Wirbelsäule.

Tab. 18.4.-6. Op.-Indikation bei Wirbelsäulenverletzungen.

- Sekundäre Progredienz des Querschnittssyndroms
- Sekundäres Auftreten neurologischer Ausfälle unter korrekter Lagerungsbehandlung
- Röntgenologisch nachgewiesene Instabilität der Wirbelsäule
- Nachweis intraspinaler Raumforderungen mit Markkompression (Hämatome, Knochensplitter, Bandscheibenvorfall)
- Konservativ nicht oder unzulänglich erreichbare Reposition
- Fortbestehende Instabilität trotz mehrwöchiger Immobilisierung

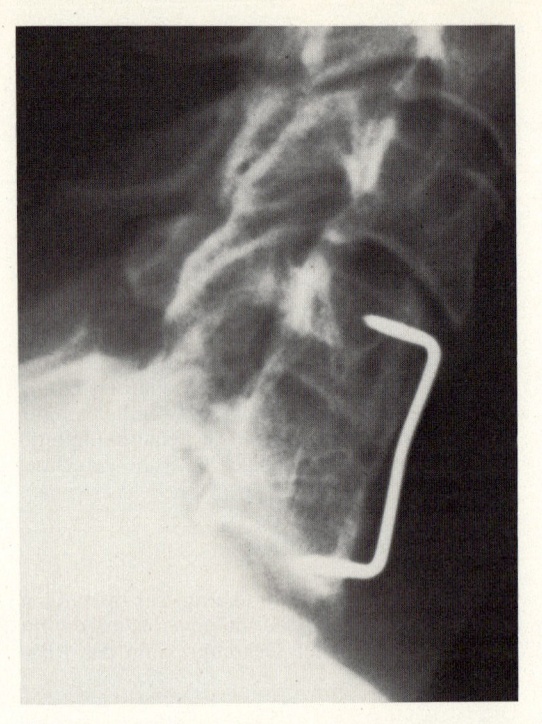

Abb. 18.4.-34. Spondylodese C 6/C 7. Stabile knöcherne Durchbauung 1 Jahr postoperativ.

sache ist auch für die Vermeidung von Komplikationen von Bedeutung.

Je nach Art und Lokalisation der Verletzung bieten sich unterschiedliche **Operationsverfahren** an:

Die technisch schwierigen Stabilisierungen von *Dens-Frakturen* sind über einen *ventralen Zugang* am Hals oder *transoral* nach Spaltung des weichen Gaumens möglich. Man kann bei Luxationen oder Luxationsfrakturen davon ausgehen, daß eine erhebliche traumatische Schädigung der Bandscheibe vorliegt. Im Zervikalbereich wird diese über einen ventralen Zugang in der unter Kap. 18.4.2.1.5.2 beschriebenen Weise ausgeräumt. Es ist dann eine Stabilisierung notwendig, die nach der CLOWARDschen Methode durch Einfügen eines Knochendübels oder von alloplastischem Material in Verbindung mit einer Plattenosteosynthese geschieht (Abb. 18.4.-26a, b, Abb. 18.4.-34).

Bei *Bogenfrakturen* und konservativ nicht genügend behandelbaren *Atlas-* und *Axisfrakturen* ist eine operative Stabilisierung über einen *dorsalen Zugang* möglich. Dabei wird der betroffene Wirbelbogen durch Drahtumschlingung oder Knochenspananlagerung an benachbarte stabile Wirbelbögen fixiert.

Das Prinzip der *Dekompression* mit sofort anschließender Stabilisation gewinnt auch bei den Frakturen im *thorako-lumbalen Bereich* zunehmend an Bedeutung. Die Dekompression geschieht hier über eine Laminektomie, zur Stabilisierung sind verschiedene Methoden vorgeschlagen worden, so die Einbringung von Harrington-Stäben in verschiedenen Modifikationen.

Die Ergebnisse einer früh beginnenden **Rehabilitationsbehandlung** hängen entscheidend vom Ausmaß der Rückenmarksschädigung ab. Bei inkompletten Querschnittsbildern sind bei rascher Dekompression erstaunlich gute Erholungen möglich. In jedem Fall sollten Rückenmarksverletzte der Rehabilitation in einer Spezialklinik zugeführt werden. In der postakuten Phase der Behandlung von Querschnittsgelähmten müssen auch in nicht spezialisierten Einrichtungen einige Punkte Beachtung finden: Der bettlägerige Verletzte muß täglich mit krankengymnastischen Übungen behandelt werden, pflegerische Maßnahmen dienen der Vermeidung von pneumonischen Komplikationen und Dekubiti, die Blasenentleerung hat durch intermittierendes Katherisieren zu erfolgen, bis sich ein Blasenautomatismus eingestellt hat. Das Anlegen einer suprapubischen Blasenfistel hat eine wesentlich geringere Infektionsrate als der übliche Dauerkatheter. Die Umlagerung des Patienten in regelmäßigen Abständen soll eine möglichst gleichmäßige Verteilung des Körpergewichts auf die gesamte Aufliegefläche bewirken.

18.4.6.2. Rückenmarksverletzungen

Isolierte Verletzungen des Rückenmarks ohne Wirbelsäulenbeteiligung sind selten. Als *Contusio spinalis* bezeichnet man ein Bild analog der Contusio cerebri, das bei Wirbelsäulenprellungen entsteht und durch mehr oder weniger reversible Veränderungen gekennzeichnet ist. Zum pathologisch-anatomischen Bild gehören dabei mechanisch bedingte *Blutungen in die Rückenmarkssubstanz*.

Quetschungen des Rückenmarks bis hin zur kompletten Abscherung kommen im Rahmen der oben besprochenen Wirbelsäulenverletzungen vor.

18.4.6.2.1. Wurzelausrisse

Zum Ausriß zervikaler Wurzeln aus dem Rückenmark kommt es durch Gewalteinwirkungen auf die Schulter. Typischerweise liegt dieser Unfallmechanismus bei *Motorradunfällen* vor, wenn der Fahrer mit der Schulter gegen einen Baum oder Begrenzungspfahl prallt.

Das *klinische Bild* ist von der Zahl und Höhe der ausgerissenen Wurzeln abhängig. Es können obere, untere oder auch totale Plexusparesen mit entsprechenden Sensibilitätsausfällen auftreten. Bei Zweifeln an der Diagnose kann eine *myelographische* Darstellung der leeren Nervenwurzeltaschen Klärung bringen (Abb. *18.4.*-35), sofern das nicht bereits durch die Elektromyographie möglich ist.

Die *Prognose* der Wurzelausrisse ist schlecht. Die Anastomosierung von Interkostalnerven zur Behandlung der Plexusparesen bringt nur bei oberen Plexuslähmungen gelegentlich befriedigende Ergebnisse.

18.4.6.2.2. Offene Rückenmarksverletzungen

Derartige Verletzungen entstehen in der Regel durch *Schuß-* oder *Stichverletzungen*. Da eine Naht des durchtrennten Rückenmarks aussichtslos ist, besteht die Behandlung lediglich in der Wundversorgung mit Duraverschluß und Infektionsprophylaxe.

18.4.7. Begutachtung

Gutachterliche Fragen zur Minderung der Erwerbsfähigkeit werden an den Arzt im wesentlichen nach Verletzungen der Wirbelsäule gestellt, aber auch alle übrigen Erkrankungen des Rückenmarks und der Wirbelsäule können zu Rentenansprüchen führen, die gutachterlich bewertet werden müssen. Dabei ist die Tatsache, daß ein Patient sich der Operation eines lumbalen Bandscheibenvorfalles unterziehen mußte, sicher nicht ausreichend für die Anerkennung einer Minderung der Erwerbsfähigkeit in einem rentenberechtigenden Ausmaß. Bei persistierenden Beschwerden, die im wesentlichen subjektiver Art sind, und neurologischen Ausfällen, kann eine Einschränkung der Arbeitsfähigkeit auch nach lumbalen Bandscheibenoperationen vorliegen. Hier wie auch bei den Traumafolgen sollte eine endgültige Einschätzung erst nach Ausschöpfung aller Behandlungsmaßnahmen einschließlich Rehabilitationsmaßnahmen gegeben werden.

Einschätzungen von Dauerschäden sind im allgemeinen erst 2 Jahre nach dem Schadensereignis möglich.

Die *Einschätzungen der Minderung der Erwerbsfähigkeit* sind in der gesetzlichen Unfallversicherung anders als in der privaten Versicherung oder im öffentlichen Versorgungswesen. So wird beispielsweise eine zervikale Wurzelläsion im Rahmen der gesetzlichen Unfallversicherung mit einer Minderung der Erwerbsfähigkeit von 20-50% anerkannt, in der privaten Unfallversicherung dagegen nur mit einer MdE von 15-40%. Eine vollständige Querschnitts- oder Kaudaschädigung mit Lähmung der unteren Extremitäten sowie Störungen der Blasen-Mastdarm-Funktion wird einheitlich in allen Versorgungssystemen mit einer EM von 80-100% eingeschätzt.

18.4.8. Zusammenfassung

Die Erkrankungen des Rückenmarks wie auch die neurochirurgisch relevanten Erkrankungen der Wirbelsäule sind gekennzeichnet durch eine *neurologische Symptomatik,* die häufig gemeinsam mit einem *lokalen Wirbelsäulensyndrom* auftritt. Diese neurologische Symptomatik ist von der Art, dem Ausmaß und der Lokalisation der Schädigung des Rückenmarks bzw. der spinalen Nervenwurzeln abhängig. Die Erkennung von

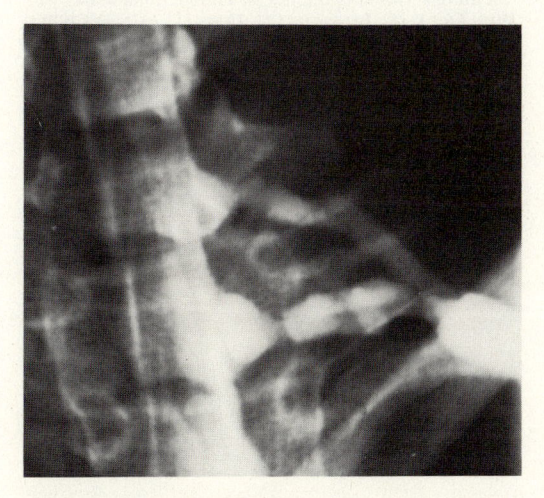

Abb. *18.4.*-35. Zervikale Myelographie mit wasserlöslichem Kontrastmittel: Wurzelausrisse C 7 und C 8, erkennbar an der Ausbreitung des Kontrastmittels über die Wurzeltaschen und die Perineuralscheiden bis in den Plexusbereich.

Wirbelsäulentraumen bietet bei der eindeutigen Anamnese keine Schwierigkeiten. Hier geht es um die richtige Behandlung. Dabei geht die Entwicklung in den letzten Jahren zunehmend zu einer *frühzeitigen operativen Therapie*, die neben der Druckentlastung des Rückenmarks die Stabilisierung der Wirbelsäule zum Ziel hat, um Rehabilitationsmaßnahmen so früh wie möglich einleiten zu können. Blutungen, Kreislaufstörungen und Entzündungen im Wirbelsäulenbereich sind differentialdiagnostisch wichtig, in der Regel aber einer chirurgischen Behandlung nicht zugänglich.

Für das Vorgehen bei der *Diagnostik* und *Therapie* der Wirbelsäulen- und Rückenmarkserkrankung sollte man sich von der Anamnese und Entwicklung des *neurologischen Befundes* leiten lassen. Ein lokales Schmerzsyndrom der Wirbelsäule oder ein radikulärer Schmerz, der auf mehrwöchige konservative Behandlung nicht verschwindet, muß eine weiterführende Diagnostik auslösen, die die Ursache des zugrundeliegenden Prozesses aufzuklären hat.

Wenn eine *neurologische Symptomatik* vorliegt, vor allem wenn Paresen auftreten, muß die Diagnostik *beschleunigt* durchgeführt werden, um über die Notwendigkeit einer operativen Behandlung entscheiden zu können. Neurologische Ausfälle sind Ausdruck einer Schädigung des Rückenmarks oder von Nervenwurzeln. Rückenmarksschädigungen haben eine *spastische*, Wurzelschädigungen eine *schlaffe Parese* zur Folge. Diese neurophysiologische Grundkenntnis ist leider nicht mehr überall vorhanden, sonst würden uns nicht so häufig Patienten mit spastischen Lähmungen unter der Diagnose »Bandscheibenvorfall im unteren Lumbalbereich« überwiesen. Die Aussichten auf eine Erholung der nervalen Substanz sind um so besser, je kürzer die Schädigung andauert und je geringer sie ausgeprägt ist! Häufig berichten die Patienten auf Befragen über schon länger bestehende rasche Ermüdbarkeit bestimmter Muskelgruppen, ehe dann eine ziemlich schnell progrediente Entwicklung von Paresen bemerkt wird. Gerade in derartigen Fällen ist die effektivste weiterführende Diagnostik dringlich, wobei wirtschaftliche Gesichtspunkte durchaus berücksichtigt werden können, da sich aus dieser Diagnostik eine mehr oder weniger dringliche Operationsindikation ergibt.

Literaturauswahl

DIETZ, H., W. UMBACH, R. WÜLLENWEBER (Hrsg.): Klinische Neurochirurgie (in 2 Bänden). Thieme, Stuttgart-New York 1984.

DUUS, P.: Neurologisch-topische Diagnostik. Thieme, Stuttgart 1976.

HADLEY, M. N., C. BROWNER, V. K. H. SONNTAG: Miscellaneous fractures of the second cervical vertebra. BNI Quart. *1*:34–39 (1985).

JÄGER, F.: Chirurgie der Wirbelsäule und des Rückenmarks. Thieme, Stuttgart 1959.

KRÄMER, J.: Bandscheibenbedingte Erkrankungen. Thieme, Stuttgart 1978.

LEE, P. C., S. Y. CHUN, J. C. Y. LEONG: Experience of posterior surgery in atlanto-axial instability. Spine 9:231–239 (1984).

LOUIS, R.: Die Chirurgie der Wirbelsäule. Springer, Berlin, Heidelberg, New York, Tokio 1985.

MUMENTHALER, M.: Der Schulter-Arm-Schmerz. Huber, Bern, Stuttgart, Wien 1982.

RATHKE, F. W., K. F. SCHLEGEL: Surgery of the Spine. Thieme, Stuttgart 1979.

SCHRAMM, J., F. OPPEL, W. UMBACH, R. WÜLLENWEBER: Komplizierte Verläufe nach lumbalen Bandscheibenoperationen. Nervenarzt 49:26–33 (1978).

SELECKI, B. R., H. B. L. WILLIAMS: Injuries to the cervical spine and cord in man. Australian Medical Association, Mervyn Archdall Medical Monograph 1970.

SLOOF, J. L., J. W. KERNOHAN, C. S. MCCARTHY: Primary Intramedullary Tumors of the Spinal Cord and Filum Terminale. Saunders, Philadelphia 1964.

WILLEN, J., S. LINDAHL, L. IRSTAM, A. NORDWALL: Unstable thoraco-lumbar fractures. Spine 9:214–219 (1984).

YASARGIL, M. G.: Diagnosis and treatment of spinal cord a.-v. malformations. In: H. P. KRAYENBÜHL, P. E. MASPES, W. H. SWEET (Hrsg.): Progress in Neurological Surgery, Bd. IV. Karger, Basel 1971.

18.5. Verletzungen der peripheren Nerven

Von M. Samii und G. Penkert

18.5.1. Einleitung

Jedes stumpfe oder scharfe *Trauma* kann einen peripheren Nerven innerhalb seines gesamten Verlaufes treffen. Der chirurgische Eingriff am verletzten Nerven macht sich dabei den Tatbestand zunutze, daß ein durchtrennter Nervenfortsatz bei erhaltener Nervenzelle die Kapazität besitzt, in die Peripherie auszusprossen und dort an den entsprechenden Endorganen seine Funktion wiederaufzunehmen. Das empfindliche Nervengewebe erfordert eine schonende Handhabung bei Lösung der Nervennarbe und eine möglichst exakte Adaptation der Nervenstümpfe bei einer Nervendurchtrennung.

Zusätzlich zur Unfallverletzung müssen wir mit der Möglichkeit einer *chronischen Nervenkompression durch umgebende Strukturen* (Bänder, Muskeln, Knochen, Sehnen etc.) rechnen. Aufgabe des chirurgischen Eingriffes ist es dann, diese Kompressionen zu beheben. Mit der Einführung des Operationsmikroskopes in die Chirurgie peripherer Nerven konnten nun entscheidende Fortschritte erzielt werden, wenn man die Absicht verfolgte, eine eingetretene Nervenläsion zu beheben und das Lähmungsbild zur Ausheilung zu bringen.

18.5.2. Anatomischer Aufbau der Nerven

Die kleinste anatomische Einheit wird vom *Achsenzylinder* gebildet, auch **Axon** genannt, wobei es sich um den mit Axoplasma und sogenannten Neurofibrillen gefüllten Zellfortsatz handelt, dessen Zellkörper zentral als *Vorderhornzelle* im Rückenmark oder im *Spinalganglion* gelagert ist. Ohne Kontinuitätsunterbrechung verläuft der Achsenzylinder durch den gesamten peripheren Nerven bis zu seiner peripheren Endaufzweigung, den *Dendriten*. Eine feine *Membran* als röhrenförmiger Fortsatz der Ganglienzellmembran bildet die Umhüllung des *Achsenzylinders*. Dieser Hülle schmiegt sich die *myelinhaltige Markscheide* in der gesamten Zirkumferenz an, eine Gewebsschicht aus Eiweißfolien und Lipoidlamellen, der eine Isolationsfunktion bei der elektrischen Impulsleitung zukommt. Gebildet wird die Markscheide von *Schwannschen Zellen*, deren Zellausläufer sich in mehrfachen Umdrehungen um den Achsenzylinder gewickelt haben. Der interstitielle Gewebsraum zwischen den von der Schwannschen Zelle gebildeten und mehrfach gewickelten Ausläufern wird als *Mesaxon* bezeichnet.

Ein Achsenzylinder gemeinsam mit seiner Markscheide bzw. seinen Schwannschen Zellen wird als **Nervenfaser** benannt. Jede dieser Fasern wird von einer eigenen Bindegewebshülle, dem *Endoneurium* umgeben. Es wird aus zwei Gewebsschichten gebildet, einer inneren gitterförmig angeordneten Kollagenfaserschicht und einer äußeren Schicht mit längsverlaufenden Kollagenfasern und zusätzlich elastischen längsverlaufenden Elementen (Abb. *18.5.*-1). Die äußere Begrenzung des Endoneuriums stellt eine mehrfache Schicht mit endothelartig angeordneten Plattenepithelzellen dar.

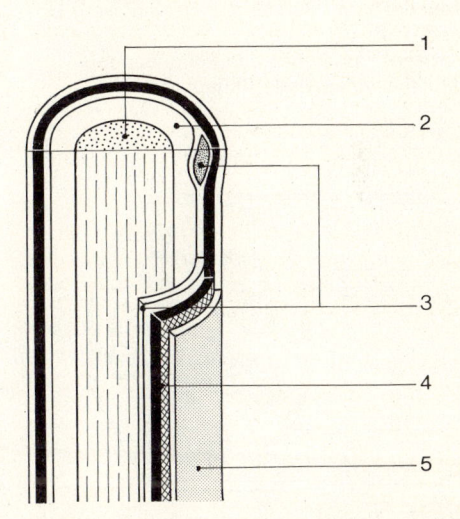

Abb. *18.5.*-1. Aufbau der Nervenfaser mit Endoneurium.

1 Achsenzylinder (Axon),
2 Myelinscheide,   } Nervenfaser
3 Schwannsche Zelle mit Zellkern,
4 Gitterfaserschicht,   } »Endoneuralrohr«
5 Longitudinale Faserschicht } (Endoneurium)

(In Anlehnung an: Mumenthaler/Schliack: Läsion peripherer Nerven).

Ein Bündel solcher bislang beschriebener Nervenfasern einschließlich ihres jeweiligen »Endoneuralrohrs« wird vom *Perineurium* zu einer definierten Gruppe, dem **Faszikel,** zusammengefaßt (Abb. *18.5.*-2). Das Perineurium kann auch mehrere Faszikel zu Faszikelgruppen einschließen (Abb. *18.5.*-3). Man spricht dann von einer *faszikulären Gruppenstruktur* und findet diese Formation um so deutlicher ausgeprägt, je peripherer die Nervenverletzung liegt.

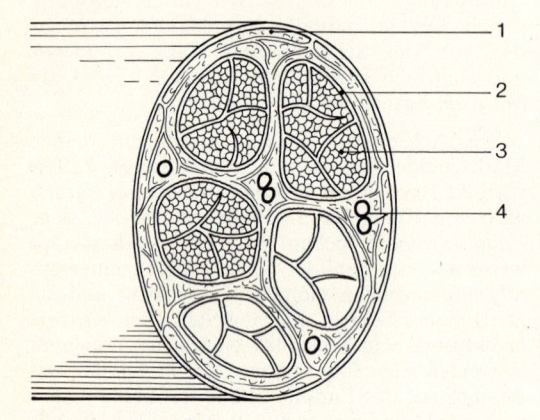

Abb. *18.5.*-2. Aufbau eines Nerven.

1 Epineurium,
2 Perineurium – ein Bündel aus Nervenfasern einfassend,
3 Nervenfaser – umgeben von Endoneurium,
4 Longitudinal verlaufende Blutgefäße.

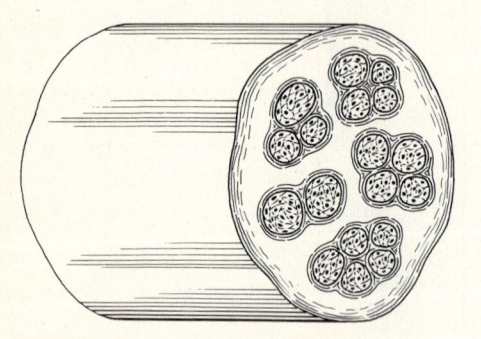

Abb. *18.5.*-3. Typische faszikuläre Gruppenstruktur eines peripheren Nerven im Querschnitt.

Das **Epineurium** letztlich stellt eine Bindegewebsstruktur dar, welche die vom Perineurium umgebenen Faszikel oder Faszikelgruppen zum gesamten Nerven strukturiert. In dieser Gewebsschicht verlaufen zwischen den Faszikelgruppen longitudinale Gefäße.

18.5.3. Wallersches Gesetz

Sowohl ein stumpfes wie auch ein scharfes Trauma kann im peripheren Nerven zu einer Unterbrechung der Kontinuität des Achsenzylinders führen. Die *wichtigsten Prinzipien, die die Degeneration und Regeneration eines peripheren Nerven bestimmen,* werden als Wallersches Gesetz zusammengefaßt: Nach einer Kontinuitätsunterbrechung des Axons zerfallen alle Elemente, die im vorherigen Kapitel unter dem Begriff Nervenfaser zusammengefaßt wurden, und zwar in ganzer Länge vom Läsionsort an nach *distal (Wallersche Degeneration).*

Die *Regenerationsvorgänge* nehmen ihren Ausgang vom *proximalen* Ende des Achsenzylinders, also dem Teil, welcher noch zur zentral liegenden Ganglienzelle Verbindung hat. Dieses Axonende sproßt wieder in die Peripherie aus. Um die aussprossenden Axone herum formieren die Schwannschen Zellen wieder eine Markscheide und damit eine neue funktionsfähige Nervenfaser.

Wallersche Degeneration und **Wiederaussprossungskapazität der Axone** kennzeichnen jede schwere Nervenverletzung mit Zerquetschung der axonalen Struktur.

18.5.4. Prinzipielle Graduierung von Nervenverletzungen

18.5.4.1. Einteilung nach SEDDON

Seit 1943 werden nach SEDDON prinzipiell drei Nervenläsionsgrade unterschieden:

Neurapraxie: Hierbei hat ein nur leichtes Trauma die empfindliche *Myelinscheide der Nervenfaser zerstört* und die elektrische Nervenimpulsleitung verlangsamt bzw. unterbrochen. Es kommt zur segmentalen Demyelinisation; innerhalb von etwa 3 Wochen formiert sich eine neue Myelinscheide und die Nervenfunktion ist weitgehend wiederhergestellt.

Axonotmesis: Ein schwerwiegenderes Trauma führt hierbei zur *Quetschung der Nervenfasern,* so daß eine Wallersche Degeneration einsetzt. Durch wiederaussprossende Nervenfasern besteht jedoch die Chance einer Funktionswiederkehr.

Neurotmesis: Dieser Begriff umfaßt die *volle Kontinuitätsunterbrechung* des Nerven ohne

Chancen einer spontanen Wiederaussprossung der Nervenfasern.

18.5.4.2. Einteilung nach SUNDERLAND

Eine Klassifikation peripherer Nervenverletzungen in fünf Läsionsgrade durch SUNDERLAND 1951 sagt mehr aus über die morphologischen Veränderungen innerhalb des Nerven und damit über die Chancen der spontanen Nervenfaseraussprossung:

Grad I: Segmentale Demyelinisation mit Verlangsamung und Unterbrechung der Nervenimpulsleitung (identisch mit dem Begriff »Neurapraxie«).

Grad II: Beschädigung der Nervenfaser mit Wallerscher Degeneration vom Läsionsort an distal.

Grad III: Zusätzliche Beschädigung des Endoneuriums, lediglich noch erhaltenes perineurales Stützgewebe.

Grad IV: Zerstörung auch des perineuralen Stützgewebes.

Grad V: Vollständige Kontinuitätsunterbrechung des Nerven.

SEDDONS Begriff der *»Axonotmesis«* umfaßt dabei SUNDERLANDS Schädigungsgrade II–IV. Diesen Schädigungsgraden ist die Wallersche Degeneration der Nervenfaser gemeinsam. Ist jedoch das Endoneurium unbeschädigt geblieben, so kann das Axon spezifisch an sein vorheriges Endorgan erneuten Anschluß gewinnen. Wurde das Endoneurium als Leitstruktur hingegen zerstört, so findet eine vermehrt wirre, sich durchmischende Aussprossung der Axone statt, wobei beispielsweise sensible Fasern an ein motorisches Endorgan geraten können *(Fehlaussprossung)*. Ist auch das perineurale Stützgewebe in seiner inneren Struktur beschädigt, so können die Axone im Läsionsbereich hängenbleiben und es entwickelt sich ein *wirres Axonknäuel (Neurom)*. Trotz noch äußerlich erhaltener Nervenhülle kommt es in einem solchen Fall zu überhaupt keiner Erholung der Lähmung. Der SEDDONSCHE Begriff »Axonotmesis« umfaßt daher ein weites Feld unterschiedlicher morphologischer Schädigungsgrade mit sehr unterschiedlichen Chancen der Regeneration.

Die **Intensität des initialen Traumas** entscheidet je nach gradueller Nervenschädigung über Ausmaß oder Ausbleiben der **spontanen** Regeneration.

18.5.5. Beurteilungsmöglichkeiten der Nervenverletzung

Weist ein Patient eine *offene* Nervenverletzung auf, so kann der erste behandelnde Chirurg gegebenenfalls den Nervenschaden unter Sicht beurteilen. Wird der Arzt jedoch mit einer *geschlossenen* Verletzung konfrontiert, so bietet sich keine Aussagemöglichkeit über den entstandenen Grad einer Nervenschädigung. Nur die neurologischen Symptome deuten auf die entstandene Nervenläsion hin.

18.5.5.1. Neurologische Symptomatologie

Es kann der *Schmerz* im Vordergrund stehen mit brennenden, stechenden oder elektrisierenden Mißempfindungen. Der Nerv ist klopf- und berührungsempfindlich. Bei Durchtrennung oder schwerer Vernarbung wird durch Vorwachsen der Nervenfasern ein Neurom gebildet, welches besonders schmerzauslösend ist. Im peripheren ehemaligen Versorgungsgebiet des Nerven werden unangenehme Kribbelmißempfindungen angegeben. Die meisten Nerven sind gemischt motorisch, sensibel und vegetativ. Dementsprechend findet der Untersucher ein *konkretes Lähmungsbild,* eine *Störung der Sensibilität* im autonomen Versorgungsbereich des Nerven sowie eine *vegetative Symptomatik* mit Reduktion der Schweißsekretion und Austrocknung der Haut im gleichen Gebiet. Dysregulationen der Durchblutung peripher und Mißdeutungen der Empfindungen von kalt und warm können sich hinzugesellen. Daraus folgt, daß der neurologischen Untersuchung und Kenntnis der peripheren Nervenanatomie primäre Bedeutung zukommt. Aber erst mehrere Verlaufsuntersuchungen können Aufschluß darüber geben, ob eine spontane Erholung der Nervenläsion einsetzt oder ausbleibt.

18.5.5.2. Tinnel-Hoffmannsches Zeichen

Dieses Untersuchungszeichen stellt ein zusätzliches Hilfsmittel dar, wenn man sich über den Wiederaussprossungsvorgang der Axone informieren möchte. Das Tinnel-Hoffmannsche Zeichen wird durch Beklopfen sensibler Nervenenden ausgelöst. Der Patient gibt dabei *elektrisierende Mißempfindungen* an, die er im ehemaligen sensiblen Versorgungsgebiet des Nerven geistig empfindet.

Wandert das Punctum maximum, bei dem man das Tinnel-Hoffmannsche Zeichen im Verlauf mehrerer Untersuchungen auslösen kann, nach peripher, so findet ein Aussprossungsvorgang von Axonen statt. Bleibt das Untersuchungszeichen hingegen wiederholt nur im Bereich der Narbe auslösbar, so sind alle Axone in diesem Niveau hängengeblieben. In einigen Fällen kann sogar ein bereits weit peripher des Verletzungsortes auslösbares Tinnel-Hoffmannsches Zeichen wieder an den Verletzungsort zurückwandern; es zeigt damit eine zunehmende *Vernarbung* des Nerven an.

18.5.5.3. Elektromyographie und Elektroneurographie

Schädigungen nach Grad I können *elektroneurographisch* untersucht werden, wobei eine verlangsamte Nervenleitgeschwindigkeit am Ort einer chronischen Nervendruckläsion besteht.

Die *Elektromyographie* hingegen überprüft durch direkte Ableitung elektrischer Impulse aus der Muskulatur mittels Nadelelektroden Ausmaß und Qualität der in diesem Muskel ankommenden Nervenimpulse. Es kann bei schweren Läsionen eine Aussage getroffen werden, ob völlige Denervation eines Muskels, frische oder ältere neurogene Schädigung eingetreten ist oder ob Reinnervation eingesetzt hat.

Nur Verlaufsuntersuchungen erlauben ein Urteil des Untersuchers über spontane Erholungschancen oder Operationsindikation bei einer graduell schweren Nervenverletzung; dabei haben die neurologische Befundkontrolle primäre, Elektrophysiologie und Tinnel-Hoffmannsches Zeichen nachgeordnete Bedeutung.

18.5.6. Mikrochirurgische Behandlung der Nervenverletzung

Grundsätzlich werden *Verletzungen mit und ohne Kontinuitätsunterbrechung des Nerven* unterschieden. Im ersteren Fall wird man versuchen, die Kontinuität des Nerven wiederherzustellen, im letzteren, die Vernarbung zu reduzieren. Beide Maßnahmen haben zum Ziel, die Regeneration der Markscheide und die Wiederaufnahme der axonalen Funktion zu ermöglichen.

18.5.6.1. Nervenläsion ohne Kontinuitätsunterbrechung

Hat man nach Berücksichtigung der zuvor genannten Untersuchungsmöglichkeiten sich zur operativen Behandlung entschieden, so ist man zur Beantwortung der Frage gezwungen, ob innerhalb des Läsionsbereiches die Nervenfasern in ihrer Kontinuität erhalten geblieben sind oder unterbrochen wurden. Nach großzügiger Freilegung des Nerven aus dem Gesunden heraus findet man regelmäßig eine Verdickung und Verhärtung des Nerven am Verletzungsort (Abb. *18.5.*-4). Diese entsteht entweder durch eine narbige Verdickung des Epineuriums (Abb. *18.5.*-5 u. 6) oder durch einen narbigen Prozeß des Peri-

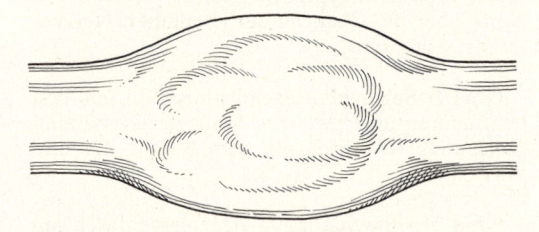

Abb. *18.5.*-4. Makrochirurgischer Aspekt: Narbige Verdickung eines Nerven. Ausmaß der Verletzung endoneural noch unklar.

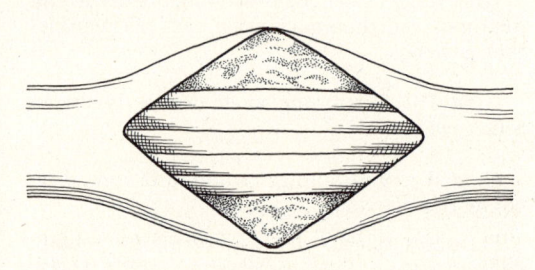

Abb. *18.5.*-5. Mikrochirurgischer Aspekt: Nervenverletzung bei erhaltener Faszikelkontinuität. Epineurium longitudinal eröffnet. Epineurale Fibrose (Grad I nach SUNDERLAND).

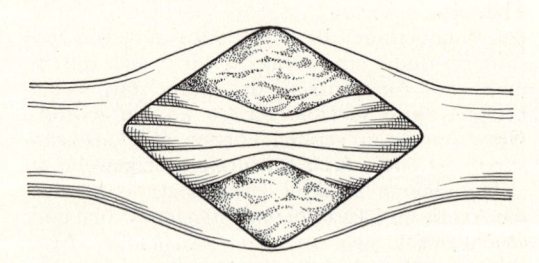

Abb. *18.5.*-6. Deutliche Faszikelkompression bei epineuraler Fibrose (Grad II nach SUNDERLAND).

neuriums um oder zwischen den einzelnen Faszikelbündeln (Abb. *18.5.*-7). Die Verdickung des Epi- und Perineuriums erzeugt eine Nervenauftreibung und kann ein sogenanntes Neurom vortäuschen und wird daher *Pseudoneurom* genannt. Schlimmstenfalls kann jedoch auch nach Kontinuitätsunterbrechung der Nervenfasern ein Neurom entstanden sein. Man präpariert mikrochir-

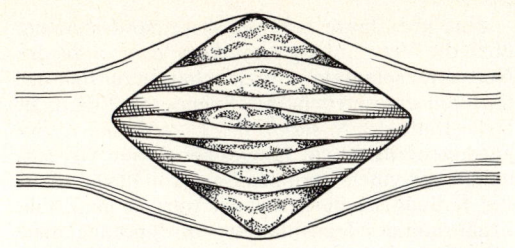

Abb. 18.5.-7. Interfaszikuläre perineurale Narbe. Faszikelkontinuität noch erhalten (Übergang in Grad III nach SUNDERLAND möglich).

urgisch aus dem Gesunden heraus unter longitudinaler Aufspaltung des Epineuriums und unter Dissektion der einzelnen Faszikelgruppen (faszikuläre Präparation). Vernarbtes perineurales Bindegewebe wird zwischen den Faszikelgruppen herausgelöst.

Ziel des Eingriffs, den wir als eine *mikrochirurgische perineurale Neurolyse* bezeichnen, ist es, die Faszikel von der komprimierenden Fibrose zu befreien und damit entweder eine funktionelle Impulsleitungsblockade zu beseitigen oder sogar bei einer Axonotmesis die Wiederaussprossung der Nervenfasern in die Peripherie möglich zu machen.

Läsionen ohne Kontinuitätsunterbrechung erfordern im Falle eines **Pseudoneuroms** eine mikrochirurgische Neurolyse, im Falle eines **Neuroms** die Resektion der Narbe und Defektüberbrückung durch Transplantation; ein Neurom ist daher gleichbedeutend mit einer vollständigen Nervendurchtrennung.

18.5.6.2. Nervenläsion mit Kontinuitätsunterbrechung

Streng genommen muß in diese Kategorie der Nervenschädigungsgrad IV und V nach SUNDERLAND eingeordnet werden.

Trotz erhaltener äußerer epineuraler Hülle können die inneren Nervenstrukturen so zerstört sein, daß die Wiederaussprossung der Axone zur Bildung eines Neuroms geführt hat und eine Regeneration verhindert ist. Eine solche Schädigung ist einer Kontinuitätsunterbrechung gleichzusetzen. Nur die mikrochirurgische faszikuläre Präparation kann diesen Tatbestand aufklären.

Liegt vom primären Unfall her eine **offene Wunde** vor, so kann der durchtrennte Nerv im Rahmen der Wundversorgung inspiziert werden. Ist die Wunde sauber und der Nerv glatt durchtrennt, so ist eine *primäre End-zu-End-Vereinigung der Nervenstümpfe* erlaubt.

Eine **primäre Nervenversorgung** am Unfalltage ist nur bei glatter sauberer Schnittverletzung erfolgversprechend.

Findet man, wie meistens, umfangreiche Weichteilquetschungen, zusätzliche Knochen- und Sehnenverletzungen oder sogar Hinweise auf eine Kontamination, so sollte der neurochirurgische Eingriff frühsekundär geplant werden, d.h. nach abgeschlossener Wundheilung möglichst innerhalb eines Zeitraumes von etwa 3 bis 6 Wochen posttraumatisch. Komplikationen der Wundheilung oder zusätzlich erforderliche rekonstruktive Eingriffe an Knochen und Weichteilen können den Zeitpunkt der Nervenwiederherstellung weiter hinauszögern.

Eine **früh-sekundäre Nervenversorgung** nach 3–6 Wochen erfolgt, wenn eine Nervendurchtrennung primär gesichert wurde, aber wegen der lokalen Verhältnisse nicht primär versorgt werden durfte.

Eine **geschlossene Nervenverletzung** hingegen erlaubt nicht, eine Aussage über den Verletzungsgrad zu treffen. Hier kann nur die klinische Beobachtung der Lähmung, die Überprüfung des Tinnel-Hoffmannschen Zeichens und die elektromyographische Verlaufsbeobachtung weiterführen. Es stellt sich die Frage nach dem *Zeitpunkt des operativen Eingriffs*, denn häufig reichen einige Wochen zur Beurteilung des Nervenläsionsgrades und seiner Erholungschancen nicht aus. Man würde entweder mehrere Monate warten müssen und spätsekundär operieren, wenn keine Erholung sichtbar geworden wäre, oder man müßte sich in Absprache mit dem Patienten zu einem frühsekundären Eingriff entschließen, würde jedoch riskieren, spontane Erholungschancen nicht abgewartet zu haben. Zwischen diesen zwei möglichen Entscheidungswegen muß in Absprache mit dem Patienten die Indikation gefällt werden. Schon nach 3 Monaten verstärkt sich rapide die irreversible Atrophie der denervierten Muskulatur, so daß wir die Indikation zur Operation spätestens zu diesem Zeitpunkt stellen.

Eine **spät-sekundäre Nervenversorgung** nach 3–4 Monaten erfolgt, wenn die Operationsbedürftigkeit der Nervenverletzung durch Verlaufskontrollen gesichert werden muß.

Findet man intraoperativ einen durchtrennten oder neuromatös vollständig geschädigten Nerven, so muß nach Entfernung der Nervennarbe die Kontinuität wiederhergestellt werden. Nach mikrochirurgischer Präparation findet man jedoch in vielen Fällen ein Neurom einzelner Faszikelgruppen kombiniert mit erhaltener Kontinuität anderer Faszikelgruppen (Abb. *18.5.*-8). Man wird in einer solchen Situation nur die neu-

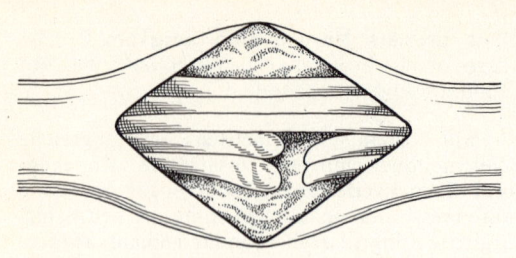

Abb. *18.5.*-8. Durchtrennung einzelner Faszikel (Grad I–III – obere Faszikel – Grad IV–V – untere Faszikel – nach SUNDERLAND).

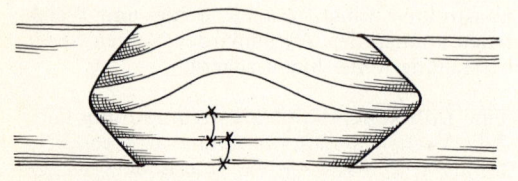

Abb. *18.5.*-9. Defektüberbrückung der durchtrennten Faszikel mittels End-zu-End-Naht.

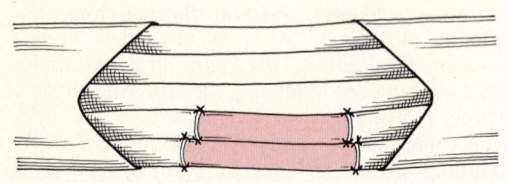

Abb. *18.5.*-10. Defektüberbrückung der durchtrennten Faszikel mittels individueller Transplantation.

romatös veränderten Faszikel entfernen und durch Naht (Abb. *18.5.*-9) oder Transplantate (Abb. *18.5.*-10) versorgen.

Die **Wiedervereinigung der Nervenenden** gelingt nur unter *Überwindung erheblicher Spannung*. Diese zieht eine Bindegewebsproliferation des Epineuriums mit Einwachsen in den Zwischenraum zwischen die Nervenenden nach sich. Aussprossende Axone werden dadurch behindert. Experimentelle Studien zeigten, daß die spannungslose Defektüberbrückung mittels freier Nerventransplantate zu besseren Ergebnissen führte als eine End-zu-End-Naht unter Überwindung der Nervenspannung. Auch die vorübergehende Aufhebung der Spannung durch Fixation der Extremitäten in Beugestellung reicht nicht, denn die Aufhebung dieser Schonhaltung erzeugte – nur hinausgezögert – den gleichen Proliferationsreiz auf das epineurale Bindegewebe. Heute werden Nervendefekte von mehr als 1,5 cm Länge regelmäßig durch *autologe Nerventransplantation* überbrückt (Abb. *18.5.*-10).

Spannungslose Wiederherstellung der Nervenkontinuität erfordert in den meisten Fällen die Interposition von autologen Nerventransplantaten.

Eine über Jahre gehende Auseinandersetzung über die Verwendung *homologer oder autologer* **Nerventransplantate** ist inzwischen zugunsten der letzteren entschieden. Als Spendernerv dient in erster Linie der *N. suralis des Unterschenkels* von günstigenfalls 40 cm Länge, bei dessen Herausnahme mit einem geringen Sensibilitätsverlust an der Fußaußenseite gerechnet werden muß. Die Ernährung des Transplantates im Empfängerbett erfolgt ziemlich schnell durch einsprossende Mikrogefäße. Es kommt zur Auflösung der Achsenzylinder im Transplantat und zum Abbau der Markscheide (Wallersche Degeneration). Die Schwannschen Zellen des Transplantates überleben jedoch und formieren um die einsprossenden Achsenzylinder aus dem gesunden Nervenstumpf heraus eine neue Markscheide. Im homologen Nerventransplantat hingegen bleibt nur ein Kollagengerüst erhalten, durch welches die Axone hindurchfinden müssen. Die als Endoneuralrohr bezeichneten Strukturen sowie alle Schwannschen Zellen haben darin nicht überlebt. Es ist leicht vorstellbar, daß Qualität und Quantität der Regeneration im autologen Transplantat derjenigen im homologen Transplantat weit überlegen ist. Elektronenoptisch wird der Regenerationsvorgang im autologen Transplantat deshalb als »*isomorph*« bezeichnet, im homologen Transplantat als »*heteromorph*« oder »*neuromatös*«.

Die **»isomorphe« Regeneration** im überbrückten Nervendefekt ist nur im autologen Nerventransplantat möglich.

Technik: Periphere Nerven weisen distal im Querschnitt eine Aufteilung in etwa 3–6 *Faszikelgruppen* auf (s. Abb. *30.*-3). Jede solche Faszikelgruppe entspricht im Querschnitt häufig ungefähr dem Durchmesser eines N. suralis. In einem solchen Falle kann eine individuelle faszikuläre Überbrückung mit mehreren nebeneinanderliegenden Suralis-Transplantaten erfolgen. In manchen Fällen hat die Nervenverletzung nur einige Faszikelgruppen erfaßt, so daß beispielsweise 2 Faszikelgruppen durch Transplantate überbrückt werden müssen und 3 noch erhaltene Faszikelgruppen lediglich aus der Narbe herauspräpariert werden müssen (Abb. *18.5.* 8, 9, 10). Hoch proximal ist der Nervenquerschnitt nicht durch voneinander abtrennbare Faszikelgruppen gekennzeichnet, sondern alle Faszikel liegen eng beieinander und sind allenfalls durch bindegewebige Septen getrennt *(oligofaszikuläre Struktur)*. Die mikrochirurgische Präparation darf in diesem proximalen Niveau nicht in das Nerveninnere vordringen, denn sonst würde die hier vorliegende rege Faservernetzung *(plexiforme Struktur)* zerstört werden. Bei der Transplantation werden so viele Suralis-Transplantate auf den Querschnitt aufgenäht, wie möglich. Pro Transplantat reicht eine 10.0-Nylonnaht unter mikrochirurgischen Aspekten, wobei sie das perineurale Bindegewebe erfassen sollte. Das äußere Epineurium des Nerven sollte möglichst vom Bereich der Nahtstelle entfernt werden, denn von ihm geht eine ganz besondere narbige Proliferationstendenz aus (Abb. *18.5.*-11). Oberstes Kriterium ist die *absolute Spannungslosigkeit.* Postoperativ kann die Extremität mittels einer Gipslonguette oder Schiene für eine Woche in ihrem Bewegungsradius fixiert werden.

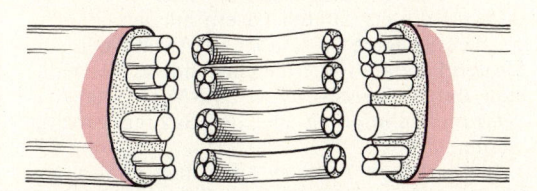

Abb. *18.5.*-11. Nerv vollständig durchtrennt bzw. Zustand nach Neuromresektion. Nervendefekt von mehreren Zentimetern. Defektüberbrückung mittels faszikulärer Transplantation.

18.5.6.3. Amputationsneurome

Ein Sonderfall der Kontinuitätsunterbrechung eines Nerven stellt der *Zustand nach Gliedmaßenamputation* dar. Die schon erwähnte Schmerzhaftigkeit von Neuromen kann zu einem unlösbaren sozialen Problem für einen Patienten werden. Die gebräuchlichste chirurgische Technik zur Behandlung eines solchen Neuroms besteht in der *Resektion des Neuroms* mit oder ohne endoneuraler Alkoholinjektion oder Elektrokoagulation im neugeschaffenen Nervenstumpf. In manchen Fällen wurde zusätzlich die Übernähung des Nervenstumpfes mit Epineurium angestrebt. Meistens entstand ein neues Neurom aufgrund anhaltender Aktivität der zentralen Nervenzelle. Elektronenmikroskopische und biochemische Untersuchungen nach Durchtrennung eines peripheren Nerven weisen eine Zunahme der metabolischen Aktivität in der Region der Nervenzelle und eine Vergrößerung des Transportvolumens des Axoplasmas innerhalb des Neurons nach. Das Axonende sproßt erneut in die Peripherie aus, und beim Fehlen sogenannter Leitstrukturen entsteht wieder ein Neurom.

SEDDON hat mikrochirurgisch eine individuelle End-zu-End-Naht von je zwei Faszikeln eines Nervenstumpfes vorgenommen. Wir schalten zwischen zwei Faszikelenden ein einige Zentimeter langes U-förmiges Transplantat. Sämtliche Faszikel eines Nervenendes werden somit über ein Transplantat kurzgeschlossen (Abb. *18.5.*-12),

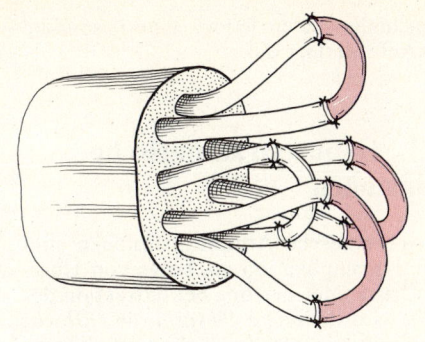

Abb. *18.5.*-12. Zentrozentrale Anastomose unter Zwischenschaltung eines Transplantats bei Amputationsneurom.

um die Entstehung eines Neuroms an der Nahtstelle zu verhindern.

18.5.7. Spezielle Probleme

18.5.7.1. Engpaß-Syndrome

An der *oberen Extremität* verlaufen die Nerven durch mehrere Engpässe: Skalenus-Lücke, kostoklavikuläre Enge, unterhalb des M. teres minor (Plexus brachialis), Unterquerung des Humerusschafts (N. radialis), durch den M. supinator (R. profundus des N. radialis), Ulnarisrinne (N. ulnaris), durch den M. pronator teres und durch den Karpaltunnel (N. medianus), durch die Loge de Guyon (distaler N. ulnaris).

An der *unteren Extremität:* in Höhe des Leistenbandes (N. cutaneus femoris lateralis, »Meralgia paraesthetica«), am Fibulaköpfchen (N. peronaeus communis), durch den Tarsaltunnel (N. tibialis).

In allen Engpaßbereichen können je nach individueller Ausprägung chronische Druckläsionen mit Nervenschädigungen entsprechend Grad I und II nach SUNDERLAND entstehen. Hier sind *mikrochirurgische Neurolysen* indiziert.

18.5.7.2. Armplexus-Läsionen

Verletzungen des Plexus brachialis durch *Motorradunfälle* stellen ein besonders schwerwiegendes Problem dar. Operative Eingriffe können die berufliche Rehabilitation nur sehr begrenzt begünstigen. Trotzdem sind die Eingriffe indiziert, denn für diese Patienten stellt jeder noch so kleine Gewinn eine Zunahme der Lebensqualität dar. Die Amputation komplett gelähmter Arme ist nach unserer Ansicht nicht mehr zu verantworten. Rekonstruktive Eingriffe im Bereich des

Plexus brachialis stellen jedoch eine besondere operative Anforderung dar.

18.5.7.3. Geburtstraumatische Plexusläsionen

Geburtstraumatische Armplexusläsionen sind eine häufige Komplikation als Folge von Überdehnung, Druck oder Zerrung bei Extraktion des Kindes. Es wird die *obere Plexusläsion (Erbsche Lähmung)* mit Ausfall der Schulterabduktion und der Ellenbogengelenksbeugung entsprechend Wurzel *C5* und *C6* von der *unteren Plexuslähmung (Klumpkeschen Lähmung)* entsprechend Ausfall der Wurzeln *C7* und *C8* unterschieden. Bei der unteren Lähmung ist vorwiegend die Funktion der kleinen Handmuskulatur geschädigt. Viele dieser Lähmungen erholen sich in gewissem Umfange unter intensiver Krankengymnastik. Operative Eingriffe haben hier vorwiegend einen explorativen diagnostischen Wert, nur in sehr seltenen Fällen einen therapeutischen. Mit Lösung entstandener Vernarbungen hofft man, das Ausheilungsergebnis zu begünstigen.

18.5.7.4. Iatrogene Nervenschädigungen

Hierunter fallen vor allem *unbeabsichtigte Injektionen* von Medikamenten oder Kontrastmitteln *endoneural*. Die intramuskuläre Injektion in der Glutealregion kann den N. ischiadicus treffen.

Arterielle Punktionen zur Kontrastmittelinjektion können den N. medianus am Ellenbogen oder Teile des Plexus brachialis axillär treffen. Das Problem ist, daß zum Lähmungsbild häufig ein extrem intensives Schmerzbild hinzukommt, welches durch eine mikrochirurgische Neurolyse häufig nur begrenzt beeinflußt werden kann.

Weiterhin müssen *versehentliche Durchtrennungen oder Schädigungen von Nerven bei Lymphknotenexstirpationen am Hals* genannt werden, besonders ist hier der N. accessorius betroffen. Wir raten hierbei zu einer frühzeitigen operativen Behandlung, denn eine ausbleibende Nervenregeneration hat häufig eine schmerzhafte Schultereinsteifung zur Folge.

Nervendruckschädigungen können intraoperativ bei ungünstiger Lagerung und insuffizienter Polsterung entstehen. Exponiert liegende Nerven, N. ulnaris am Ellenbogengelenk, N. peronaeus communis am Fibulaköpfchen, müssen besonders berücksichtigt werden. Eine fehlende Erholung des Nerven kann Indikation zur operativen Neurolyse darstellen.

18.5.7.5. Nerventumoren

Da die Tumoren peripherer Nerven von den zellulären Elementen der Nervenfasern ausgehen, ist ihre chirurgische Versorgung von besonderer Bedeutung. Die *mikrochirurgische faszikuläre Präparation* ermöglicht eine genaue Unterscheidung zwischen normalen und befallenen Nervenstrukturen. Es ist zu empfehlen, zunächst im Gesunden proximal und distal des Tumors das Epineurium zu spalten und zu resezieren, um danach die einzelnen Faszikel bis zum Tumor zu verfolgen. So können die nicht tumorös veränderten Fasern in Kontinuität erhalten bleiben und nur die erkrankten Fasern müssen geopfert werden. Je nach Ausmaß und Anzahl der entfernten Faszikel sollte die entstandene Nervenläsion durch *Nerven-End-zu-End-Naht* oder *Nerventransplantation* in gleicher Sitzung versorgt werden.

Bei *malignen Tumoren* kann man erfahrungsgemäß nicht so schonend vorgehen. Aber auch eine Radikaloperation mit Entfernung des gesamten tumorös veränderten Nervensegmentes ist mit der Gefahr eines Rezidivs verbunden, da intraoperativ-mikroskopisch meistens keine sichere Grenze zu gesundem Nervengewebe zu erkennen ist.

Literaturauswahl

BENINI, A., H. PINKEPANK: Physiotherapie nach Verletzungen und Operationen peripherer Nerven. Schweiz. Rundsch. Med. (Praxis) 63:1471–1478 (1974).
HOPF, H. C.: Konservative Therapie und Rehabilitation der Lokalerkrankungen peripherer Nerven. Akt. Neurol. 1:38–45 (1974).
KREUTZBERG, G. W.: Aspekte der Zellbiologie und Zellpathologie des Neurons. Aesopus, Lugano, München, Mailand 1975.
MAXION, H., M. SAMII, W. SCHEINPFLUG, R. WALLENBORN: Elektromyographische Verlaufsuntersuchungen nach Nervennaht und Nerventransplantation beim Kaninchen. Z. EEG-EMG 2:89–94 (1972).
MILLESI, H.: Healing of nerves. Clin. Plast. Surg. 4:459–473 (1977).
MILLESI, H.: Microsurgery of peripheral nerves. World J. Surg. 3:67–79 (1979).
MUMENTHALER, M., H. SCHLIACK: Läsionen peripherer Nerven. Thieme, Stuttgart 1977.
OMER, G. E., M. SPINNER: Management of Peripheral Nerve Problems. Saunders, Philadelphia-London-Toronto 1980.
SAMII, M.: Use of Microtechniques in peripheral nerve surgery – Experience with over 300 Cases. In: H. HANDA (Hrsg.): Microneurosurgery. Igaku Shoin, Tokyo 1975.
SAMII, M.: Fascicular peripheral nerve repair. Modern technics in surgery. Neurosurgery 17:1–21 (1980).
SEDDON, H. J.: Three types of nerve injury. Brain 66:237–288 (1943).
SUNDERLAND, S.: A classification of peripheral nerve injuries producing loss of function. Brain 74:491–516 (1951).

18.6. Chronischer Schmerz – Schmerztherapie

Von G. Sprotte und A. Krone

18.6.1. Physiologie und funktionelle Anatomie des Schmerzes

18.6.1.1. Physiologie

18.6.1.1.1. Nomenklatur

Die »*International Association for the Study of Pain*« (IASP) definiert Schmerz als »*eine sensorische und emotionale Mißempfindung mit einer existenten oder zumindest potentiellen Gewebsschädigung*«. Unabhängig von dieser klinischen Definition wird die Entstehung und Verarbeitung neuraler Informationen durch Gewebsschäden in der Physiologie als *Nozizeption* bezeichnet. Der Gewebsrezeptor im Dienste der Nozizeption ist in dieser Nomenklatur der *Nozizeptor*. Das Adjektiv *nozizeptiv* erhalten Nervenfasern, Neuronen und Neurotransmitter, die der funktionellen Anatomie und Physiologie des Schmerzes zugeordnet werden. Die *nozifensive Reaktion* beschreibt die reflektorische und neurohumorale Antwort auf nozizeptive Reize im physiologischen Experiment.

18.6.1.1.2. Schmerzmodulierende Neurotransmitter

Die Funktion nozizeptiver Fasersysteme im peripheren Nervensystem beschränkt sich nicht alleine auf die afferente Reizleitung über die Nervenmembran. *Axonale Neuropeptide* modulieren in den marklosen C-Fasern außerdem die Reizschwelle des Nozizeptors und die Transmission der Aktionspotentiale auf das nachgeschaltete Neuron im Rückenmark im Sinne einer Aktivierung des primären nozizeptiven Neurons. Die Freisetzung des Neuropeptids *Substanz P (SP)* am Nozizeptor führt darüber hinaus zu einer *lokalen nozifensiven Reaktion* am Ort der Noxe: Vasodilatation, Ödem und Aktivierung von Entzündungsmediatoren im Gewebe. Dieses im physiologischen Experiment reproduzierbare *nozifensive Ödem* soll klinisch dem *neurogenen Ödem*, bzw. der *neurogenen Entzündung* entsprechen.

Die durch Neuropeptide vermittelte Modulation der Schmerzbahn funktioniert auch im Sinne einer *Hemmung*. Während die Aktivierung der Schmerzbahn durch eine überschwellige Gewebsnoxe hervorgerufen wird, ist ihre Hemmung an die Aktivität nichtnozizeptiver afferenter Neuronen gekoppelt, d. h. ein hohes Aktivitätsniveau aus den Rezeptoren des Dermatoms und des Bewegungsapparates blockiert die Nozizeption durch Freisetzung **schmerzhemmender Neurotransmitter** an den Synapsen der Schmerzbahn. Dies ist grob umrissen die physiologische Grundlage für den *klinischen Effekt der physikalischen Therapie,* der Krankengymnastik und der neuromodulierenden Stimulationsverfahren: transkutane elektrische Nervenstimulation (TNS), Rückenmarkstimulation (SCS), Akupunktur, Reizstrom- und Ultraschalltherapie.

Die in ihrer Funktion und topographischen Verteilung am besten untersuchten schmerzhemmenden **Neurotransmitter** werden in der Gruppe der *Endorphine* zusammengefaßt. Diese auch als endogene Opioide bezeichneten Transmitter modulieren jedoch nicht alleine nozizeptive Funktionen. Andere Neuropeptide mit z. T. starken schmerzhemmenden Eigenschaften im ZNS sind *Somatostatin* und *Cholecystokinin 8 (CCK 8)*, die im peripheren Nervensystem ebenso wie die Endorphine auch andere Funktionen besitzen. Ebenfalls zentrale schmerzhemmende Wirkung haben die biogenen Amine *5-Hydroxytryptamin (Serotonin)* und *Noradrenalin*.

Alle genannten Peptide und Amine *wirken über spezifische Rezeptoren* und sind Bestandteile neurohumoraler Regelkreise, die im Detail noch unbekannt sind. Ihre physiologische Funktion ist die Modulation einer Reizschwelle, welche eine Adaptation der Schutz- und Warnfunktion des Schmerzes an die vitalen Bedürfnisse des Gesamtorganismus ermöglicht.

> Die **Empfindlichkeit** mit welcher der Körper auf schädigende Reize mit Schmerz und Schmerzreaktionen reagiert, wird *durch komplexe neurohumorale Regelkreise moduliert.* Insbesondere besteht eine enge Koppelung dieser Reizschwelle an die geistig-seelische und körperliche Aktivität.

18.6.1.2. Funktionelle Anatomie des Schmerzes
(Abb. *18.6.*-1)

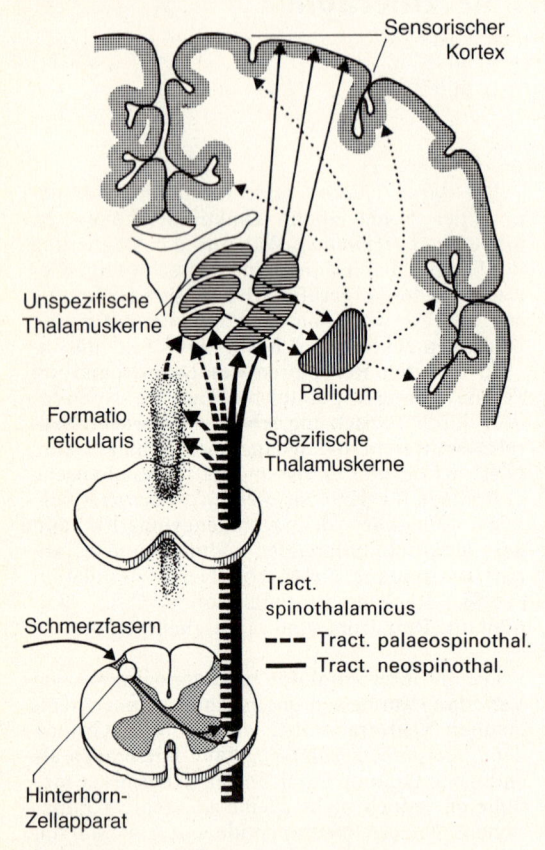

Abb. *18.6.*-1. Schema der Schmerzleitung (Aus: W. BRAUN u. T. DEMIREL: Einführung in die Schmerzchirurgie. Hippokrates, Stuttgart 1982, mit freundlicher Genehmigung.)

Sollen schmerzleitende Strukturen chirurgisch unterbrochen werden, haben sich diese Eingriffe an der exakten anatomischen Lokalisation der Schmerzbahn zu orientieren.

Während im peripheren Nerven die verschiedenen Fasersysteme mehr oder weniger gemischt verlaufen, treten die *schmerzleitenden A-Delta- und C-Fasern* gemeinsam mit den anderen afferenten Fasersystemen *ausschließlich durch die Hinterwurzel* in das Rückenmark ein. Eine Hinterwurzeldurchtrennung oder **dorsale Rhizotomie** unterbricht somit den Einstrom sämtlicher sensibler Qualitäten aus einem peripheren Segment ohne motorische Beeinträchtigung.

Im *Hinterhornapparat des Rückenmarks* erfolgt die Umschaltung auf das 2. Neuron, wobei über komplexe Verschaltungen sowohl zentrale als auch periphere Impulse anderer Fasersysteme modulierend – vorwiegend hemmend – einwirken. Nach *Kreuzung in der vorderen Kommissur* zur Gegenseite ist die Schmerzbahn zusammen mit der Temperaturempfindung im Vorderseitenstrang des Rückenmarks *(Tract. spinothalamicus)* repräsentiert. Dessen Durchtrennung bezeichnet man als **(anterolaterale) Chordotomie**.

Während ein Teil der Fasern als *Tract. spinoreticularis* mit der Formatio reticularis des Hirnstamms Beziehungen aufnimmt (Wachheits- und Aufmerksamkeitssteuerung), endet der Hauptteil des *2. Neurons* in den ventro-posterolateralen Kerngebieten des *Thalamus*.

Von hier projizieren Fasern des *3. Neurons* direkt in den *somato-sensorischen Kortex* der Postzentralregion (bewußte Schmerzwahrnehmung und -lokalisation). Die mehr affektiv gefärbten Schmerzanteile sollen über die dorsomedialen Thalamuskerne und den *Globus pallidus* Kontakt zu subkortikalen Strukturen einschließlich des limbischen Systems und des Hypothalamus aufnehmen. Hierdurch werden endokrine, autonome und emotionale Schmerzantworten erklärt.

18.6.2. Pathophysiologie, chronischer Schmerz

18.6.2.1. Inadäquate Schmerzreaktion

Schmerz, der für eine bekannte Noxe inadäquat heftig empfunden wird oder für welchen keine Gewebsschädigung gefunden werden kann, ist als krankhafte Störung schmerzhemmender Regelkreise bzw. krankhafte Aktivierung nozizeptiver Neurone zu betrachten. Für solche Störungen existieren einige z.T. synonym gebrauchte Begriffe: *Hyperpathie* als Schmerz auf Berührungsreize, *Hyperalgesie* als inadäquat heftige Schmerzempfindung und *Hyperästhesie* als Schmerz auf nichtschädigende Reize. Die Nomenklaturkommission der IASP faßt diese Begriffe als *Allodynie* zusammen.

Bei intakter Modulation der Reizschwelle entsprechen Schmerzen und Schmerzreaktionen der Qualität der Schädigung, sie sind adäquat. Bei **inadäquaten Schmerzreaktionen** besteht eine offensichtliche Diskrepanz zwischen Noxe und Qualität subjektiver Schmerzwahrnehmung oder objektiver Schmerzreaktion.

18.6.2.2. Prädisponierende Faktoren

18.6.2.2.1. Morphologische Defekte am Nervensystem

Neuromschmerz: *Neurome,* die nach jeder Kontinuitätsverletzung peripherer Nerven entstehen, begünstigen das Auftreten chronischer oder chronisch rezidivierender Schmerzen. Auf welche Weise es in den Neuromen zur Aktivierung nozizeptiver Neurome kommt, ist noch nicht bekannt. Zu den morphologischen Besonderheiten des Neuroms müssen jedenfalls individuelle pathogenetische Faktoren hinzukommen, welche diese Aktivierung auslösen. Besonders prädisponiert für eine solche Aktivierung sind Neurome mit einem hohen Anteil an vegetativen Nervenfasern. Es wird diskutiert, daß ein wichtiger pathogenetischer Faktor für den *Neuromschmerz* die *Bildung axonaler Kurzschlüsse* von efferenten sympathischen Fasern auf afferente nozizeptive Neuronen darstellt. Solche axonale Kontaktstellen werden als *Ephapsen* bezeichnet.

Deafferentierungsschmerz: Ein weiterer morphologischer Defekt, welcher zu inadäquaten Schmerzreaktionen prädisponiert, ist die *Schädigung afferenter (peripherer oder zentraler) Neuronen.* Durch Störung der Afferenz werden schmerzhemmende Mechanismen inaktiviert, d.h. die Adaptation der Reizschwelle an das Aktivitätsniveau des gestörten Nervenabschnittes ist behindert, Schmerzen bei bekannter Schädigung afferenter Neuronen ohne fortbestehende Gewebsschädigungen werden daher als *Deafferentierungsschmerz* bezeichnet. Wie beim Neuromschmerz ist auch hier der eigentliche Auslöser der inadäquaten Schmerzreaktion nicht bekannt. Ephaptische Kurzschlüsse werden im Sinne einer Arbeitshypothese ebenfalls diskutiert. Der klassische Deafferentierungsschmerz entsteht nach traumatischem Ausriß von Spinalwurzeln und nach Rückenmarksverletzungen.

Als Deafferentierungsschmerzen im weiteren Sinne gelten Schmerzen bei demyelinisierenden Erkrankungen des zentralen Nervensystems, bei endogen und exogen toxischen Neuropathien, bei Defektheilungen von Spinalnerven nach Herpes-zoster-Infektionen oder nach Wurzelkompression durch Bandscheibenvorfall. Auch der *Phantomschmerz* nach Amputation einer Extremität wird z.T. mit dem Verlust afferenter Neuronen erklärt.

18.6.2.2.2. Systemerkrankungen

Als prädisponierende Faktoren müssen eine Reihe von Systemerkrankungen angesehen werden, die phasenweise zu inadäquaten Schmerzreaktionen führen können. Dies sind im wesentlichen *metastasierende Malignome* im Rahmen eines paraneoplastischen Syndroms und *Erkrankungen des rheumatischen Formenkreises,* die in ihren Prodromalstadien (Monate bis Jahre) von diffusen Schmerzen im Bewegungsapparat begleitet sein können. In diesen Stadien werden noch keine entzündlichen Gewebsveränderungen (d.h. keine adäquate Noxe) nachgewiesen.

Dies gilt auch für die Gruppe der *nichtrheumatischen (seronegativen) Spondylitiden* wie M. Bechterew, M. Reiter, Psoriasis-Spondylitis und die enteropathischen Spondylitiden bei M. Crohn und Colitis ulcerosa. Auch die *Kollagenosen* und die *Erkrankungen des Knochenstoffwechsels* (M. Paget, idiopathische Osteoporose) können zu Schmerzen führen, deren Intensität und Charakter mit den morphologischen Veränderungen allein nicht zu erklären ist.

Erworbene und kongenitale Störungen des Complementsystems können ebenfalls mit dem Leitsymptom chronischer Schmerz einhergehen. Besonderer Erwähnung bedarf der heriditäre C1-Esterase-Inhibitormangel, Ursache des angioneurotischen Ödems. Klinisches Leitsymptom dieser Erkrankung ist häufig ein rezidivierender abdomineller Schmerz. Differentialdiagnostisch ist dieses Symptom von der akut intermittierenden Porphyrie abzugrenzen.

18.6.2.2.3. Psychische Erkrankungen – Fehlreaktionen

Als dritte Gruppe prädisponierender Faktoren sind psychische Erkrankungen bzw. neurotische Fehlentwicklungen zu nennen: *endogene Depressionen und Psychosen, exogene Depressionen* und neurotische Störungen wie *Hypochondrie* und *Angst.* Als prädisponierender Faktor für die Chronifizierung eines Schmerzleidens gilt der sog. *»sekundäre Krankheitsgewinn«,* ein unbewußtes neurotisches Verharren in den sozialen Vorteilen (Zuwendung) der Schmerzerkrankung. In diesem Zusammenhang sind auch persistierende Schmerzen im Rahmen einer *Rentenneurose* zu betrachten.

> **Prädisponierende Faktoren für inadäquate Schmerzreaktionen** sind:
> a) morphologische Defekte am Nervensystem
> b) Systemerkrankungen mit krankheitsauslösenden Störungen oder konsekutiven Reaktionen des Immunsystems
> c) Erkrankungen der Psyche.

18.6.2.3. Chronischer Schmerz

Persistiert eine schmerzhafte Noxe oder eine inadäquate Schmerzreaktion *länger als 6 Mona-*

te, ist der Begriff »chronischer Schmerz« gebräuchlich. Diese auf einen willkürlich gewählten Zeitraum gestützte Trennung zwischen akutem und chronischem Schmerz ist überflüssig, wenn die Grunderkrankung bekannt ist. Chronischer Schmerz bei unbekannter Ursache erfordert langfristige Konzepte für die symptomatische Schmerztherapie. Dies ist der einzige Sinn für eine solche Einteilung.

Bei chronischen Schmerzen unklarer Genese ist vor jeder symptomatischen Therapie nach prädisponierenden Faktoren zu suchen. Dies gilt auch für die Krankheitsbilder des chronischen posttraumatischen Schmerzes.

18.6.3. Therapie chronischer Schmerzen

18.6.3.1. Systemische Pharmakotherapie

Je nach Schmerzursache können systemisch wirksame Pharmaka aus verschiedenen Stoffgruppen Therapiekonzepte ermöglichen oder ergänzen. Klassische Analgetika vom Opiattyp, nichtnarkotische peripher wirkende Analgetika, Spasmolytika der glatten Muskulatur, zentral wirksame Pharmaka mit Relaxation der quergestreiften Skelettmuskulatur (Antispastika), Antihistaminika, Antikonvulsiva, Psychopharmaka – insbesondere trizyklische Antidepressiva, Lithium und Neuroleptika, Immunsuppressiva, Corticoide, Gold, Enzymtherapeutika mit ödemhemmender Wirkung, Serotoninantagonisten.

Systemische Pharmakotherapie beim chronischen Schmerz kann nur Teil eines Therapiekonzeptes sein. Langzeitrisiko und Effektivität müssen in ausgewogener Relation zu einander stehen, und hinter der Diagnose sollte eine im wesentlichen bekannte Pathophysiologie stehen.

18.6.3.2. Lokale Pharmakotherapie

Lokalanästhetika, Corticoide, Opioide, der Ganglienblocker Guanethidin und die Superoxiddismutase sind Pharmaka, die bei lokaler Anwendung und geeigneter Indikation wirksame Therapieansätze für chronische Schmerzen bieten können.

Lokalanästhetika wirken bei peripheren Blockaden, lokalen Infiltrationen und Blockaden vegetativer Ganglien auf die körpereigenen schmerzmodulierenden Hemmsysteme, indem sie kurzfristig die Schmerzleitung unterbrechen und somit eine schmerzfreie physikalische Therapie ermöglichen.

Opioide, lokal an den regionalen Endorphinrezeptoren des betroffenen Körperabschnittes appliziert, können in geringsten Dosen lang anhaltende Schmerzfreiheit bewirken und somit ebenfalls ein Aktivieren körpereigener Hemm-Mechanismen einleiten. Sympathoadrenerge Fehlregulationen sind häufige Begleitsymptome lokaler Schmerzen und darüber hinaus an der Sensibilisierung der Nozizeptoren beteiligt.

Eine *lokale Ganglienblockade* mit *Guanethidin* vermag in einzelnen Fällen den Chronifizierungsprozeß des Schmerzes ohne systemische Nebenwirkungen zu unterbrechen.

Auch die *lokale Corticoidinjektion* ist in Einzelfällen der systemischen Gabe hinsichtlich der Effektivität und der Nebenwirkungen überlegen. Dies gilt insbesondere für Insertionstendopathien, Periarthritiden und für die zentralvenöse Applikation bei immunpathologischen Prozessen des zentralen Nervensystems, insbesondere bei Neuritiden und Neuralgien im Rahmen von Autoimmunerkrankungen.

Eine sinnvolle Lokaltherapie bei entzündlicher Schmerzursache ist auch die Infiltration und die intraartikuläre Injektion von *Superoxiddismutase.* Bei wiederholter Anwendung und geeigneter Indikation werden lang anhaltende Remissionen bei chronischen Schmerzen des Stütz- und Bewegungsapparates erzielt.

18.6.3.3. Neurostimulation

Angeregt durch die »Gate-Control-Theorie«, die die Bedeutung hemmender Einflüsse schnellleitender Afferenzen auf das langsamere schmerzleitende System beschreibt, sind verschiedene elektrische Neurostimulationsverfahren entwickelt worden. Neben der klassischen *Eingangskontrolle im Hinterhornapparat des Rückenmarkes* werden die Aktivierung deszendierender supraspinaler schmerzhemmender Systeme und die Freisetzung endorphinerger Substanzen als zusätzliche Wirkmechanismen diskutiert.

Weite Verbreitung hat die *transkutane Neurostimulation (TNS)* gefunden, die über externe Hautelektroden im schmerzhaften Areal leicht anzuwenden ist. Hauptanwendungsgebiete sind Postamputationsbeschwerden, Reflexdystrophien, Kausalgien, postherpetische Schmerzzustände und andere.

Bei der *Rückenmarksstimulation (Spinal Cord Stimulation = SCS)* wird über eine Punktionskanüle eine feine Elektrode epidural über den Hintersträngen plaziert. Die Elektrode und das

Empfängersystem werden nach erfolgreicher Probestimulation vollständig implantiert.

Erfolge werden registriert bei chronisch radikulären Beschwerden z. B. nach erfolglosen Bandscheibenoperationen und bei Ischämieschmerzen im Rahmen von arteriellen Verschlußkrankheiten an der unteren Extremität.

In ausgewählten Fällen, insbesondere Deafferentierungsschmerzsyndromen im Kopf- und Gesichtsbereich, sind *stereotaktische intrazerebrale Stimulationsverfahren* am Thalamus, im periaquäduktalen Grau und im Ganglion Gasseri indiziert.

Der **analgetische Effekt elektrischer Neurostimulationsverfahren** beruht auf einer zentralen Schmerzhemmung durch Aktivierung schnelleitender afferenter Fasersysteme. Diese kann erfolgen an peripheren Strukturen (TNS = transkutane Neurostimulation), an den Hintersträngen des Rückenmarks (SCS = spinal cord stimulation) oder ausnahmsweise stereotaktisch im Hirnstamm oder Thalamus.

18.6.3.4. Chirurgische Verfahren

Schmerzchirurgische Eingriffe im engeren Sinne zielen auf die *Unterbrechung afferenter Systeme proximal des Entstehungsortes*. Sie orientieren sich an der funktionellen Anatomie der Schmerzleitung und sind nur dann indiziert, wenn nichtinvasive Verfahren eine unzureichende oder zu kurze Wirkung ergeben bzw. mit zu starken Nebenwirkungen belastet sind. Wegen des Risikos einer Zentralisierung und Verselbständigung des Schmerzes sollten läsionelle Verfahren selektiv die schmerzleitenden Strukturen erfassen und die schnelleitenden Fasersysteme mit ihrer schmerzhemmenden Wirkung schonen.

Ungezielte Verfahren wie Neurotomien, Exhairesen, Alkoholneurolysen, Elektrokoagulationen, aber auch stereotaktische Thalamotomien sind deshalb heute weitgehend verlassen.

Perkutanen Verfahren (z. B. Thermokoagulationen, Chordotomie etc.) wird nach Möglichkeit der Vorzug vor offenen Eingriffen gegeben.

Eine Schmerzoperation im weiteren Sinne ist die *Hypophysektomie.*

Chordotomie bedeutet Unterbrechung der Schmerzbahn im Vorderseitenstrang des Rückenmarks und ist indiziert *bei medikamentös unkontrollierbaren einseitigen Malignomschmerzen*, z.B.: bei Tumorinfiltration in einen Nervenplexus. Sie wird heute in der Regel percutan semistereotaktisch in Höhe HW 1, 2 von lateral durchgeführt.

18.6.3.5. Radiotherapie

Neben der kurativen und palliativen Tumorbestrahlung mit hohen Dosen werden ionisierende Strahlen in niedrigen Dosisbereichen auch zur alleinigen Schmerztherapie angewandt.

Bei malignen, inkurablen Grunderkrankungen kann die *Indikation* für die Schmerzbestrahlung weit gestellt werden. Bei entzündlichen, nichtmalignen Erkrankungen muß die Indikation in Abhängigkeit vom Alter des Patienten streng gestellt werden. Nur nach vergeblicher Therapie mit allen anderen geeigneten Methoden, insbesondere zur Vermeidung irreparabler Nebenwirkungen medikamentöser Therapie, kann auch die Röntgenbestrahlung sinnvoll sein.

18.6.3.6. Physikalische Therapie

Die physikalische Therapie dient im wesentlichen der *Aktivierung körpereigener schmerzhemmender Funktionen des vegetativen und zentralen Nervensystems*. Die Steigerung der Aktivität nichtschmerzhafter Afferenzen aus dem Bewegungsapparat und den Rezeptoren des Integumentes vermag eine Vielzahl chronischer Schmerzprobleme ohne jede Pharmakotherapie zu lösen.

Im Vordergrund physikalischer Therapiemethoden stehen aktive und passive Bewegungsübungen *(Krankengymnastik),* bei zu geringer Belastbarkeit des Bewegungsapparates sind Bewegungsübungen im Wasser angezeigt.

Unterstützend für eine Bewegungstherapie, die keine starken Schmerzen auslösen darf, werden *äußere Kälte- oder Wärmeanwendungen, Massagen, Reizstrom* und *Ultraschall* angewandt. Alle diese Verfahren benötigen erfahrene Physiotherapeuten.

Im weitesten Sinne gehören auch die *chirotherapeutischen Manipulationen* am Achsenskelett zur physikalischen Therapie. Bei klarer Indikation und sorgfältiger Durchführung gehören sie zu den wirksamsten Methoden bei akuten, seltener auch bei chronischen Schmerzproblemen des Bewegungsapparates.

18.6.3.7. Psychotherapie

Psychische Probleme mit Krankheitswert sind entweder ursächlich im Sinne eines prädisponierenden Faktors oder als Folge chronischer Schmerzen bei jedem betroffenen Patienten zu eruieren. Chronische Schmerzpatienten bedürfen daher einer eingehenden psychischen Diagnostik. Neben einer Bewertung depressiver, neurotischer und hypochondrischer Wesensveränderungen muß insbesondere die Bedeutung des Schmerzes für das soziale Gefüge des Patienten aufgedeckt werden. Psychotherapeutische Ansätze zur Kausaltherapie des Schmerzes ergeben sich nur selten. Eine begleitende Psychotherapie ist aber häufig eine wichtige Voraussetzung für einen Therapieansatz.

18.6.3.8. Therapeutische Eingriffe am sympathischen Nervensystem

Bei einer ganzen Reihe von chronischen Schmerzsyndromen, bei immunologischen Systemerkrankungen wie Sklerodermie und Sharp-Syndrom werden vasomotorische und sudomotorische Begleitsymptome beobachtet. Ganglienblockaden mit Guanethidin und Grenzstrangblockaden bringen kurzfristige, selten auch längerfristige Linderung dieser Symptome.

Permanente Sympathikolysen durch chemische Neurolyse der präganglionären sympathischen Nervenfasern, *offene chirurgische Durchtrennung* dieser Fasern oder *Elektrokoagulation* über einen endoskopischen Zugang werden als palliative Maßnahmen im Sinne einer Ultima ratio angewandt, haben aber langfristig keine zuverlässigen Effekte.

Die besten Ergebnisse der *Sympathektomie* werden bei peripheren, arteriellen Verschlußkrankheiten erzielt. Als risikoärmere Alternative wird in zunehmendem Maße jedoch die *elektrische Reizung der Hinterstränge* des Rückenmarkes über eine vollimplantierte epidurale Elektrode (SCS) angewandt. Neben einer guten Analgesie ist mit dieser Methode auch eine diskrete Sympathikolyse zu erzielen.

18.6.4. Spezielle chronische Schmerzerkrankungen

18.6.4.1. Posttraumatische Schmerzen

Selten sind Traumen oder posttraumatische Defektzustände als alleinige Ursache chronischer Schmerzen zu betrachten, häufiger jedoch als Ereignisse mit eindeutig auslösender Funktion. In der Vielfalt traumatisch ausgelöster chronischer Schmerzen werden einige wegen ihrer typischen Symptomatik als eigenständige Krankheitsbilder beschrieben.

18.6.4.1.1. Kausalgie

Posttraumatischer Brennschmerz mit vasomotorischen und sudomotorischen Störungen, Hyperästhesie (Allodynie) und trophischen Störungen wird als Kausalgie beschrieben. Die Schmerzen treten entweder bereits in den ersten posttraumatischen Tagen auf oder erst nach operativen Sekundäreingriffen. Bevorzugte Auslöser sind Traumen im Bereich der distalen Extremität bei Verletzungen von Nerven mit hohen Anteilen vegetativer Nervenfasern (N. tibialis, N. medianus).

18.6.4.1.2. Sudecksche Atrophie

Die Symptomatik dieses Krankheitsbildes deckt sich weitgehend mit derjenigen der Kausalgie. Wichtigste diagnostische Kriterien bei dieser Form des posttraumatischen Schmerzes sind jedoch die *ausgeprägte Demineralisation des Knochens,* die begleitende Weichteilschwellung und die Arthralgien in den benachbarten Gelenken. Die Sudecksche Atrophie und Kausalgie werden unter dem Begriff *sympathische Reflexdystrophie* oder *Algodystrophie* zusammengefaßt.

Die **Pathophysiologie** dieser Krankheitsbilder ist weitgehend unbekannt. Eine wesentliche Rolle für die ausgeprägte Allodynie spielt eine Sensibilisierung der Nozizeptoren durch Noradrenalin, welches aus den sympathischen Nervenfasern vermehrt freigesetzt wird.

Therapie: Therapeutisch erfolgversprechende Maßnahmen setzen daher im wesentlichen am sympathischen Nervensystem an: Grenzstrangblockaden mit Lokalanästhetika und lokale Entspeicherung der Noradrenalinrezeptoren durch Guanethidin (Anlegen einer Blutleere der betroffenen Extremität, anschließende intravenöse Füllung des Gefäßbettes mit 30 mg Guanethidin in physiologischer NaCl-Lösung, Öffnen der Blutleere nach 20 bis 30 Minuten).

18.6.4.1.3. Anaesthesia dolorosa, Deafferentierungsschmerz, Regenerationsschmerz nach Nervenläsionen

Diese rein deskriptiven Diagnosen von Schmerzen nach Nervenläsionen haben einen Pathomechanismus gemeinsam, nämlich die *partielle oder komplette Deafferentierung* mit der Folge einer gestörten Schmerzverarbeitung im zentralen Nervensystem. Ohne weitere prädisponierende Faktoren (s. Kap. 18.6.2.2.) treten solche Schmerzbilder jedoch kaum auf.

Die *Anaesthesia dolorosa* ist eine seltene aber typische Folgeerscheinung nach ungezielten läsionellen Eingriffen am Trigeminus bei der Trigeminusneuralgie.

Der klassische *Deafferentierungsschmerz* tritt häufig nach traumatischen Ausrissen von Spinalwurzeln auf. Häufigkeit und Intensität dieses chronischen Schmerzphänomens verhalten sich proportional zu der Anzahl der betroffenen Segmente. Prädisponierende Faktoren müssen jedoch auch hier für die Chronifizierung des Schmerzes verantwortlich sein, da nicht jeder Patient mit Wurzelausrissen zum chronischen Schmerzpatienten wird.

Der *Regenerationsschmerz nach reversiblen Nervenläsionen* betrifft im wesentlichen Patienten mit ausgedehnten Läsionen am Plexus brachialis oder lumbosacralis oder nach proximalen Ischiadikusläsionen. Die Schmerzen treten in der Regel in der frühen Regenerationsphase der Nerven auf und sind immer mit einer Algodystrophie der distalen Anteile der betroffenen Extremität verbunden.

Prognose: Während die Anaesthesia dolorosa und der Deafferentierungsschmerz bei irreversiblen Nervenläsionen im wesentlichen eine schlechte Prognose besitzen, ist der Regenerationsschmerz deutlich besser beeinflußbar und auf eine Dauer von wenigen Monaten limitiert.

18.6.4.1.4. Postamputationsschmerz (Stumpf-, Phantomschmerz)

Stumpf- und Phantomschmerz sind für Patienten mit Amputationen von Gliedmaßen zum Teil wesentlich belastender als die Behinderung durch den Verlust der Extremität.

Die **klinische Symptomatik** dieser Art posttraumatischer Schmerzen ist sehr vielfältig.
Stumpfschmerzen werden am häufigsten an Neuromen im Stumpfbereich lokalisiert, können jedoch auch als diffuse Allodynien wiedergegeben werden.
Phantomschmerzen werden im distalen amputierten Extremitätenabschnitt angegeben.
Beide Formen des Postamputationsschmerzes haben eine *dominierende zentrale Komponente*, die nur in Ausnahmefällen periphere chirurgische Interventionen an den Nervenstümpfen rechtfertigt. Bei Stumpfschmerzen müssen vor jeder symptomatischen Schmerztherapie entzündliche Veränderung in der restlichen Extremität (z. B. Osteitis) sowie radikuläre und pseudoradikuläre Schmerzsyndrome ausgeschlossen werden.

Bei der **Therapie** des Postamputationsschmerzes kommt eine Vielzahl symptomatischer Therapieformen zur Anwendung. Es dominieren die Verfahren der Neurostimulation, physikalischen und medikamentösen Therapie mit Psychopharmaka.

18.6.4.2. Postherpetische Neuralgie

Nach Herpes-zoster-Infektionen persistieren nach Abheilung der Hauteffloreszensen neuralgieforme Schmerzen Allodynien und Brennschmerz häufig für eine Dauer von 1 bis 4 Monaten. In 7 bis 30% entwickelt sich eine chronische postherpetische Neuralgie. Die Häufigkeit dieser Folgeerkrankung steht in direktem Zusammenhang mit dem Schweregrad der Zosterinfektion und dem Alter der Patienten.

Dominierende *prädisponierende Faktoren* für die postherpetische Neuralgie sind immunologische Grunderkrankungen oder Malignome (paraneoplastisches Syndrom), die letztlich auch als Auslöser der Herpesinfektion angesehen werden.

Die **Therapie**möglichkeiten sind begrenzt. Eine differenzierte Diagnostik deckt zumindest bei langfristiger Suche eine symptomatisch therapierbare Grunderkrankung auf.

Bei fehlender oder geringer Sensibilitätsstörung in den betroffenen Segmenten sind häufig ausreichende Behandlungsergebnisse mit TNS zu erzielen, ggf. kombiniert mit einer Dauermedikation mit Chlorprotixen (Tagesdosis etwa 60 mg). Chirurgische Interventionen, Neurolysen etc. sind nicht indiziert.

Bei älteren Patienten (über 60 Jahre) und ausgeprägten Zosterinfektionen ist eine frühzeitige virostatische Therapie mit Acyclovir, anschließend mit Corticoiden indiziert, auch Blockaden am Grenzstrang des Sympathikus, um der Entwicklung einer Defektheilung im Sinne einer Zosterneuralgie vorzubeugen.

> Die **postherpetische Neuralgie** ist eine der am wenigsten beeinflußbaren chronischen Schmerzerkrankungen. Bei Herpes-zoster-Infektionen muß daher in erster Linie frühzeitig und mit allen zur Verfügung stehenden Mitteln **einer Defektheilung der betroffenen Nervensegmente vorgebeugt** werden. Eine Diagnostik hinsichtlich auslösender Systemerkrankungen sollte immer erfolgen.

18.6.4.3. Gesichtsschmerz

Dieser läßt sich nach therapeutischen Gesichtspunkten am sinnvollsten in 3 Kategorien einteilen:
Die *typische Trigeminusneuralgie*, die *symptomatische Trigeminusneuralgie* bei demyelinisierenden Erkrankungen und *atypische Gesichtsschmerzen*, wobei die Übergänge z. T. fließend sind.

Die beiden ersten Formen sind gekennzeichnet durch attackenförmige, elektrisierende und triggerbare (z. B. durch Berühren, Kauen, Sprechen etc.) Schmerzen im Ausbreitungsgebiet eines oder mehrerer Trigeminusäste, wobei der 2. und 3. Ast bevorzugt betroffen ist und neurologische Störungen bei der Untersuchung fehlen.

Atypische Gesichtsschmerzen sind häufig Folge intra- oder extrakranieller pathologischer Prozesse (Tumoren, Gefäßfehlbildungen, Entzündungen etc.), destruierender Manipulationen im Gesichtsbereich oder eigenständige neurologische Krankheitsbilder (z. B. Bing-Horton-Syndrom). Sie sind durch *Dauerschmerzen* charakterisiert, gehen meist mit neurologischen Störungen einher und weisen häufig eine *starke affektive Komponente* auf. Sie bedürfen ebenso wie die Trigeminusneuralgie einer eingehenden klinischen und apparativen neurologischen Abklärung.

> Die **Trigeminusneuralgie** ist im Gegensatz zu anderen Gesichtsschmerzen typischerweise charakterisiert durch attackenförmige, elektrisierende und triggerbare (Kauen, Berühren, Sprechen etc.) Schmerzen vorwiegend im Ausbreitungsgebiet des 2. und 3. Astes, weist keine neurologischen Ausfälle auf und spricht zumindest im Anfangsstadium auf Carbamazepin an. Bei Versagen medikamentöser und regionalanaesthesiologischer Maßnahmen werden schonende operative Verfahren (perkutane Thermokoagulation, Trigeminuswurzeldekompression) mit Erfolg angewandt.

Therapie: Das Antikonvulsivum *Carbamazepin* (400–1200 mg pro Tag) gilt bei der Trigeminusneuralgie als Medikament der Wahl. Bei Nichtansprechen sollte die Umstellung auf *Phenytoin*präparate bzw. die Kombination mit Psychopharmaka versucht werden.

Injektionstechniken an den Nervenaustrittspunkten vermögen meist nur vorübergehende Besserung zu schaffen. 25–40% der Trigeminusneuralgien erweisen sich konservativen Verfahren gegenüber resistent und erfordern eine *chirurgische Therapie*. Dank neuer Erkenntnisse und verbesserter Techniken sind peripher destruierende Eingriffe (Alkoholneurolysen, Exhairesen) und die klassischen intrakraniellen Eingriffe (Elektrokoagulation nach Kirschner, retroganglionäre Rhizotomie nach Spiller-Frazier, parapontine Rhizotomie nach Dandy, Traktotomie nach Sjöquist) heute praktisch verlassen.

Die Entdeckung komprimierender Gefäßschlingen im Bereich der Trigeminuswurzel, die für eine chronische Myelinscheidenschädigung mit elektrischen Kurzschlußphänomenen verantwortlich gemacht werden, hat zur Methode der *mikrovaskulären Trigeminuswurzeldekompression* nach Janetta geführt. Hierbei wird in Allgemeinnarkose die hintere Schädelgrube lateral freigelegt, die Trigeminuswurzel mikroneurochirurgisch von den Gefäßschlingen gelöst und zwischen Nerv und Gefäß ein isolierender Kunststoffschwamm eingeschoben. Aufgrund hoher Erfolgsraten hat diese Methode insbesondere bei jüngeren Patienten Verbreitung gefunden, wobei das Risiko eines offenen Eingriffs in Hirnstammnähe bei der Indikationsstellung einkalkuliert werden muß.

Bei den meist älteren Patienten mit erhöhtem allgemeinen Operationsrisiko hat sich die *selektive perkutane Thermokoagulation im Ganglion Gasseri nach Sweet* (Abb. 18.6.-2) bewährt.

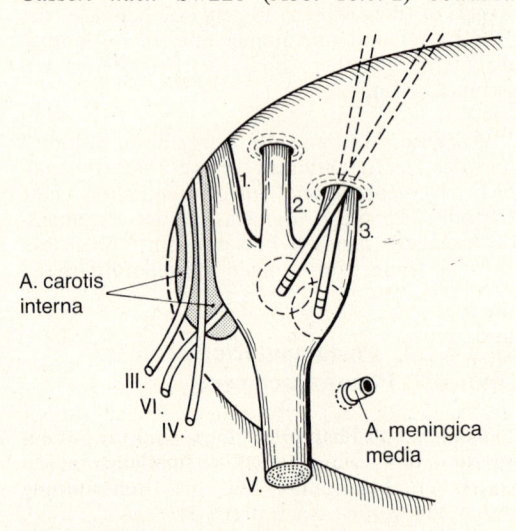

Abb. *18.6.*-2. Lage der Koagulationssonde im Ganglion Gasseri.

Hierbei wird in Lokalanästhesie kombiniert mit einer Barbituratkurznarkose unter Durchleuchtungskontrolle das For. ovale von der Wange aus punktiert und eine feine Elektrode in das Ganglion Gasseri vorgeschoben. Die Elektrodenlage wird am wachen Patienten neurophysiologisch ausgetestet, um anschließend selektiv die betroffenen Äste durch eine temperaturkontrollierte Läsion schrittweise auszuschalten. Die Läsion wird dabei so gesteuert, daß die schmerzleitenden markarmen und marklosen Fasern betroffen, die schnelleitenden Fasern aber weitgehend geschont werden. Auf diese Weise können stärkere Beeinträchtigungen der Gesichtssensibilität und der Masseterfunktion, insbesondere aber die gefürchtete Anaesthesia dolorosa und die Keratitis neuroparalytica weitgehend vermieden werden. Der Eingriff kann bei Schmerzrezidiven wiederholt werden.

Als alternatives perkutanes Verfahren hat seit kurzem die *retroganglionäre Glycerinapplikation nach* Hakanson an Bedeutung gewonnen. Sie soll bei vergleichbarer Risikoarmut die Trigeminusfunktion noch mehr schonen, allerdings liegen noch keine Langzeitergebnisse vor.

Atypische Gesichtsschmerzen lassen sich nach Ausschluß anderer Ursachen in der Regel als Deafferentierungsschmerzen infolge peripherer Nervenläsionen verstehen. Zusätzliche destruierende Maßnahmen sind deshalb zu unterlassen. Bei Versagen einer psychopharmakologischen Therapie der oft quälenden und hartnäckigen Beschwerden sollten Neurostimulationsverfahren an zentralen Angriffspunkten (Ganglion Gasseri, Thalamus) zur Anwendung kommen.

18.6.4.4. Malignomschmerz

Die Schmerzbehandlung ist neben dem Bemühen um kurative Therapie die zentrale Aufgabe im Rahmen der Betreuung von Patienten mit malignen Erkrankungen. Hierbei treten bei bis zu 80% der Betroffenen Schmerzen von z.T. höchster Intensität auf.

Haben Tumorresektion bzw. -massenreduktion, Bestrahlungen und Chemotherapie keine ausreichende Schmerzbesserung zur Folge, steht die **pharmakologische Behandlung** an erster Stelle und richtet sich nach folgenden Grundsätzen: Nicht jeder Schmerz bei einem Malignom entsteht durch den Tumor selbst und hinsichtlich der Schmerzursache ist daher eine sorgfältige Diagnostik erforderlich. Schmerzen sind oft Erstsymptome eines Rezidivs oder einer Metastasierung (z.B. paraneoplastisches Syndrom mit Polyneuropathie, Wirbelsäulenmetastasen mit Symptomen einer Wurzel- oder Rückenmarkskompression etc.).

Die Applikation geschieht oral, nicht intramuskulär, feste Zeitintervalle (z.B. 6- oder 8stündlich) sind einzuhalten, eine Verabreichung nach Bedarf ist bei Dauerschmerz abzulehnen.

Bewährt haben sich *Stufenpläne:*
Es wird mit *peripher wirkenden Analgetika* als Monotherapie begonnen, die gegebenenfalls bestehenden restlichen Schmerzen werden mit entsprechend gering dosierten *Opioidanalgetika* (Tramadol, Tilidin, Buprenorphin, Levomethadon, Morphin) behandelt. Bewährt haben sich bei dieser Kombinationstherapie Mischungen der flüssigen Darreichungsformen z.B. Metamizol/Tramadol bei Schmerzen mäßiger Intensität und Metamizol/Levomethadon bei stärkeren Schmerzen. Die erforderliche Dosis kann auf diese Weise besser titriert werden. Die Dosis-Wirkungs-Relation ist durch die Kombination deutlich günstiger, die Toleranzentwicklung bei den Opioidanalgetika weniger ausgeprägt.

Psychopharmaka ergänzen aufgrund ihrer analgetischen, antiemetischen und je nach Erfordernissen stimmungsaufhellenden oder sedierenden Eigenschaften sinnvoll diese Kombinationstherapie.

Das *Neuroleptikum Haloperidol* kann ebenfalls in Tropfenform dem analgetischen »Cocktail« zugemischt werden, tagsüber in minimaler Dosierung, nachts in höherer Dosis zur Überbrückung des längeren nächtlichen Dosierungsintervalls.

Bei Schmerzen im Rahmen eines paraneoplastischen Syndroms kann es sinnvoll sein, den analgetischen Stufenplan mit *Corticosteroiden* zu ergänzen, bei Tumoren, die das Rückenmark infiltrieren, ist gegebenenfalls eine Begleitmedikation mit dem Antispastikum *Baclofen* indiziert.

> Die **wesentlichen Kriterien einer adäquaten medikamentösen Therapie von Malignomschmerzen sind:** Anwendung von Stufenplänen, orale, nur ausnahmsweise intravenöse Gabe, feste Dosierungsintervalle (nicht nach Bedarf) Kombination von peripher wirksamen Analgetika mit Opiaten und Psychopharmaka, Titration nach Schmerzintensität.

Bei Beachtung dieser Grundsätze macht nur ein kleiner Teil von Malignomschmerzen eine eingreifende Therapie erforderlich. Als **invasive Methoden** stehen zur Auswahl: *Analgetikagemische* in Form von Dauertropfinfusionen oder externen Pumpsystemen, *rückenmarksnahe Opiatapplikationen* über externe Epiduralkatheter und *neurolytische Verfahren* z.B. am Ganglion coeliacum. Bei Schmerzen im Dammbereich hat sich die *sakrale Phenolrhizolyse* bewährt, bei der mittels Lumbalpunktion kontrolliert *hyperbares Phenol in den Liquorraum* zur chemischen Ausschaltung der sakralen Nervenwurzeln eingegeben wird.

Chirurgische Verfahren kommen bei anderweitig nicht mehr zu beherrschenden Schmerzen zur Anwendung. Meist hat der Tumor Nervenwurzeln oder -plexus infiltriert und intensive Extremitätenschmerzen hervorgerufen. Die Methode der Wahl ist in diesen Fällen die *anterolaterale Chordotomie,* die Unterbrechung des schmerz- und temperaturleitenden Vorderseitenstrangs am Rückenmark (Abb. 18.6.-3) (Tract. spinothalamicus). Da die Schmerzfasern nach ihrem Eintritt in das Rückenmark in der vorderen Kommissur kreuzen, muß der Eingriff auf der Gegenseite erfolgen.

Statt der offenen Durchtrennung wird heute ein weniger invasives *perkutanes Verfahren* gewählt (Abb. 18.6.-4, 5), bei dem nach Punktion des Liquorraumes zwischen HWK 1 und HWK 2 von lateral das topographisch die vordere von der hinteren Rückenmarkhälfte abgrenzende Lig. denticulatum mit Kontrastmittel dargestellt wird. Das Rückenmark wird daraufhin ventral des Li-

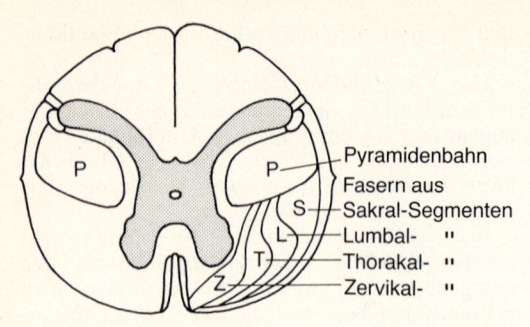

Abb. 18.6.-3. Rückenmarksquerschnitt (Schema).

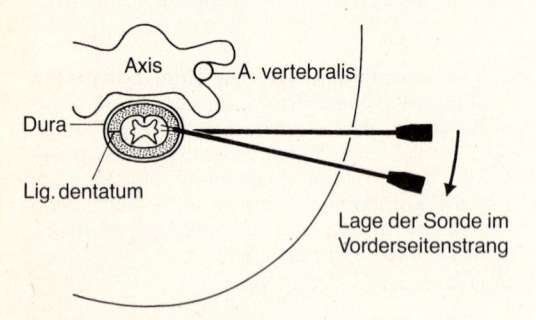

Abb. 18.6.-4. Perkutane Chordotomie (Schema).

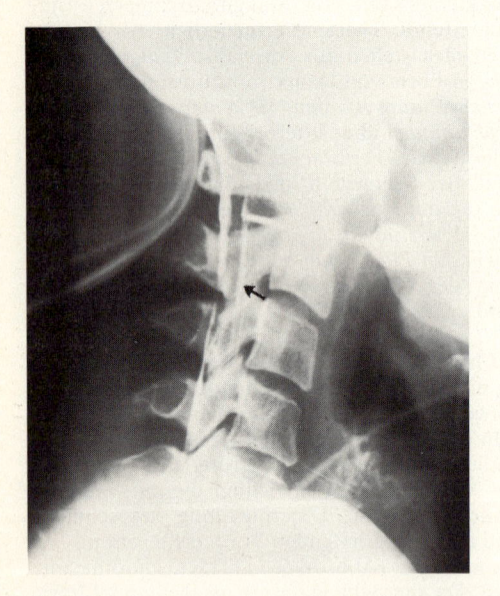

Abb. 18.6.-5. Röntgenkontrolle der Nadellage bei perkutaner Chordotomie. Pfeil: Lig. dentatum.

gaments mit einer feinen Elektrode punktiert und der Vorderseitenstrang nach neurophysiologischer Austestung am wachen Patienten gezielt koaguliert. Bei doppelseitigen Schmerzen kann der Eingriff nach einer Latenz von 3 bis 4 Wochen auf der Gegenseite wiederholt werden.

Die *mediolongitudinale Myelotomie* und die *offene dorsale Rhizotomie* kommen nur bei seltenen Ausnahmefällen zur Anwendung.

Gute Erfolge bei metastasierenden hormonsensitiven Mamma- und Prostatakarzinomen sieht man nach *Hypophysektomie,* die entweder offen transnasal oder chemisch durch Alkohol-Injektion erfolgt.

Literaturauswahl

Lehrbücher, Monographien:
ARONOFF, G. M. (Hrsg.): Evaluation and Treatment of Chronic Pain. Urban und Schwarzenberg, Baltimore, München 1985.
BERGMANN, H. (Hrsg.): Schmerztherapie eine interdisziplinäre Aufgabe. Klinische Anaesthesiologie und Intensivmedizin Bd. 32. Springer, Berlin, Heidelberg, New York, Tokyo 1986.
BRAUN, W., T. DEMIREL: Einführung in die Schmerzchirurgie. Hippokrates, Stuttgart 1982.
STRUPPLER, A., M. GESSLER (Hrsg.): Schmerzforschung, Schmerzmessung, Brustschmerz. Springer, Berlin, Heidelberg, New York, Tokio 1981.
WALL, P. D., R. MELZACK (Hrsg.): Textbook of Pain. Churchill, Livingstone, Edinburgh, London, Melbourne, New York 1984.
ZIMMERMANN, M., H. O. HANDWERKER (Hrsg.): Schmerz, Konzepte und ärztliches Handeln. Springer, Berlin, Heidelberg, New York, Tokyo 1984.

Originalarbeiten:
HAKANSON, S.: Trigeminal neuralgia treated by the injection of glycerol into the trigeminal cistern. Neurosurgery 9:638–646 (1981).
JANNETTA, P. J.: Microsurgical approach to the trigeminal nerve for tic doloreux. Progr. neurol. Surg. 7:180–200 (1976).
MELZACK, R., P. D. WALL: Pain mechanisms: a new theory. Science *150*:971–979 (1965).
ROSOMOFF, H. C., F. CARROLL, J. BROWN, P. SHEPTAK: Percutaneous radiofrequency cervical cordotomy: technique. J. Neurosurg. 23:639–644 (1965).
SWEET, W. H., J. G. WEPSIC: Controlled thermocoagulation of trigeminal ganglion and roots for differential destruction of pain fibres. Part I: Trigeminal neuralgia. J. Neurosurg. *39*:143–156 (1974).

19. Hals

Von K. Schwemmle

19.0.1. Anatomische Vorbemerkungen

Im Eingeweideteil, der nur etwa ⅖ des Halsquerschnittes umfaßt, liegen die lebenswichtigen Strukturen des Halses auf engem Raum nebeneinander. Sie werden von den *drei Halsfaszien* (*oberflächliche, mittlere und tiefe Faszie*, Abb. *19.*-1) umhüllt. Die mittlere Halsfaszie, auch als *prätracheale Faszie* oder *Viszeralfaszie* bezeichnet, setzt kranial am Zungenbein, distal am Sternum an. Infektionsprozesse hinter der Faszie (Retropharyngealabszeß, Ösophagusperforation) können sich ungehindert in das Mediastinum ausbreiten, während vorne gelegene Infektionen von einer Invasion in die Tiefe zunächst abgehalten werden. Die Einteilung in verschiedene Halsregionen entspricht chirurgischen Bedürfnissen (Tab. *19.*-1).

Der Hals ist besonders reich an *lymphatischen Strukturen*. Etwa 60% aller Lymphknoten befinden sich in dieser Region, aufgeteilt in eine oberflächliche Schicht entlang der oberflächlichen Jugularvenen und in eine tiefe Schicht im Bereich der Schilddrüse, der Luftröhre, entlang der V. jugularis interna, im seitlichen Halsdreieck im Verlauf des N. accessorius sowie in der Supraklavikulargrube. Weitere Lymphknotengruppen liegen submental, submandibulär, nahe der Parotis und im Nacken.

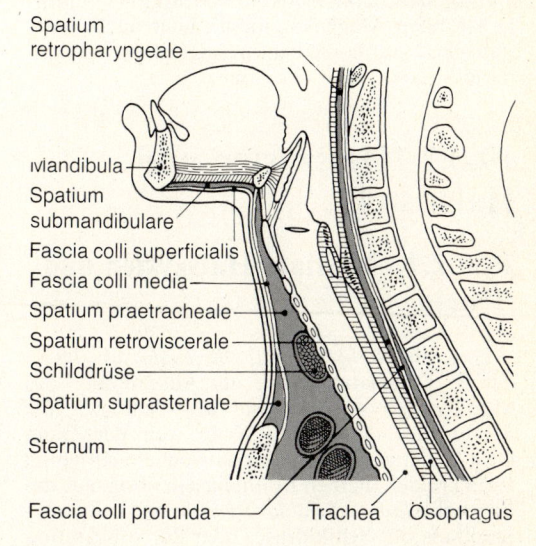

Abb. *19.*-1. Die Faszien des Halses. Medianer Sagittalschnitt.

Vergrößerte Lymphknoten sind am Hals besonders gut zu tasten. Ihre Biopsie gehört zu den häufigen Eingriffen. In Frage kommen unspezifische und spezifische Entzündungen, Systemerkrankungen, vor allem maligne Lymphome, oder Metastasen. Am Hals befinden sich die regionä-

Tab. *19.*-1. Die Regionen des Halses.

	Grenzen	Zugang für	*Cave!*
Trigonum submandibulare	Unterkieferrand Zungenbein M. biventer	Gl. submandibularis A. lingualis	R. mandibularis des N. facialis
Trigonum caroticum	M. sternocleidomastoideus M. biventer M. omohyoideus	A. carotis communis und Aufzweigungen N. vagus Hypopharynxdivertikel	
Trigonum colli laterale	M. sternocleidomastoideus M. trapezius Clavicula	Lymphknotenbiopsie V. et A. subclavia D. thoracicus M. scalenus anterior Ganglion stellatum	N. accessorius

ren Lymphknoten für Mund, Rachen, Kehlkopf, Schilddrüse, Gesicht, Nacken und den oberen Thorax. Bei diagnostischen Exzisionen im seitlichen Halsdreieck muß man unbedingt auf den hier oberflächlich liegenden *N. accessorius* achten. Auch intraabdominelle Prozesse können in Halslymphknoten streuen. Entsprechend der Einmündung des D. thoracicus in den linken Venenwinkel zwischen V. jugularis interna und V. subclavia sind dann vor allem die linken *supraklavikulären Lymphknoten* betroffen (Virchow-Drüse beim Magenkarzinom), aber auch metastatische Lymphome bei fortgeschrittenen Tumoren des Uterus und der Adnexe.

19.0.2. Halszysten und Halsfisteln

19.0.2.1. Mediale Halszysten und -fisteln

Dies sind *Relikte des D. thyreoglossus,* der in der 3. Embryonalwoche als Ausstülpung des Mundbodens entsteht und aus dem sich die Schilddrüse entwickelt. Wenn sich der Gang etwa in der achten Embryonalwoche nicht völlig zurückbildet, bleiben Epithelinseln übrig, aus denen sich *ektopes Schilddrüsengewebe* (Lobus pyramidalis der Schilddrüse) oder durch Sekretion des Epithels *Zysten* bilden können (Abb. 19.-2). Sie liegen in der Mittellinie, meist unmittelbar unter dem Zungenbein und sind mit diesem durch einen Epithelstrang verbunden. Er kann sich bis zum For. caecum des Zungengrundes fortsetzen.

Mediale Halsfisteln entstehen meist sekundär aus einer geplatzten Zyste, oft nach einer vorausgegangenen Zysteninfektion. Die Fisteln sind in der Regel nur bis zum Zungenbein sondierbar. Manchmal reicht der Fistelgang aber bis zum Zungengrund und er wird dann als komplette Fistel bezeichnet.

Die **operative Behandlung** besteht in einer vollständigen Entfernung von Zyste oder Fistel und zwar einschließlich des sich kranial anschließenden Epithelstranges, da sonst Rezidive auftreten können. Es empfiehlt sich außerdem, den Zungenbeinkörper mitzuentfernen. Wenn man mit der Sonde oder nach Injektion von blauem Farbstoff feststellt, daß sich der Gang bis zum Zungengrund fortsetzt, muß auch dieser Teil des D. thyreoglossus ausgehült und weggenommen werden. Es versteht sich von selbst, daß die operativen Manipulationen erst nach Ausheilung einer Entzündung vorgenommen werden dürfen.

Mediale Halszysten entstehen aus Resten des D. thyreoglossus. **Laterale** Zysten sind Relikte des embryonalen Sinus cervicalis.

19.0.2.2. Laterale branchiogene Zysten und Fisteln

Sie sind *Hemmungsmißbildungen*. Aus dem 2. Kiemenbogen wächst in der 6. Embryonalwoche der Operkularfortsatz nach unten über die 2., 3. und 4. Kiemenfurche. Der dadurch entstandene Hohlraum wird als *Sinus cervicalis* bezeichnet. Er bildet sich später wieder zurück. Unterbleibt die Rückbildung, entstehen *branchiogene Zysten*. Fisteln mit einer äußeren Öffnung bilden sich, wenn der Proc. opercularis die Kiemenfurchen nur unvollständig abdeckt, innere Fisteln, wenn die Membran zwischen 2. Kiemenfurche und Schlundtasche zugrunde geht. Die inneren Fistelöffnungen liegen immer im Bereich der Gaumenmandeln. Sie sind selten, ebenso die kompletten Fisteln mit innerer und äußerer Fistelöffnung.

Laterale Halszysten liegen unmittelbar unter dem Unterkiefer oder tiefer, je nach dem, ob sie der 2., 3. oder 4. Kieferfurche zuzurechnen sind. Gleiches gilt für die branchiogenen Fisteln. Deren äußere Öffnung befindet sich immer am medialen Rand des M. sternocleidomastoideus.

Die **Diagnose** branchiogener Zysten und Fisteln macht wegen der typischen Lage in der Regel keine Schwierigkeiten. Eine Verwechslung

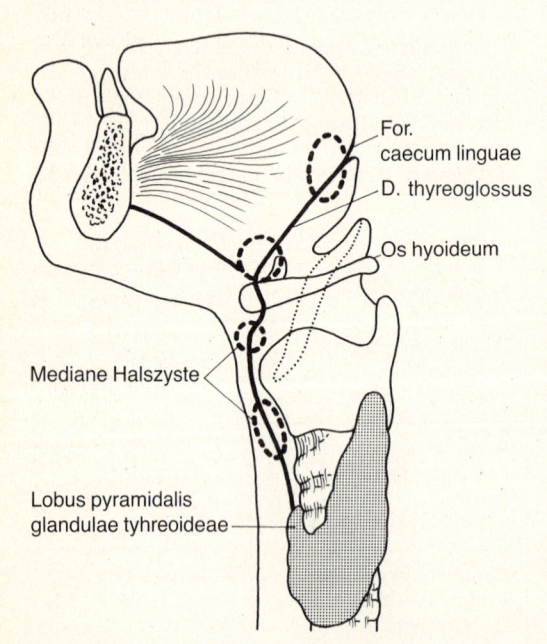

Abb. *19.*-2. Anatomie des D. thyreoglossus und seiner Relikte.

a) b)

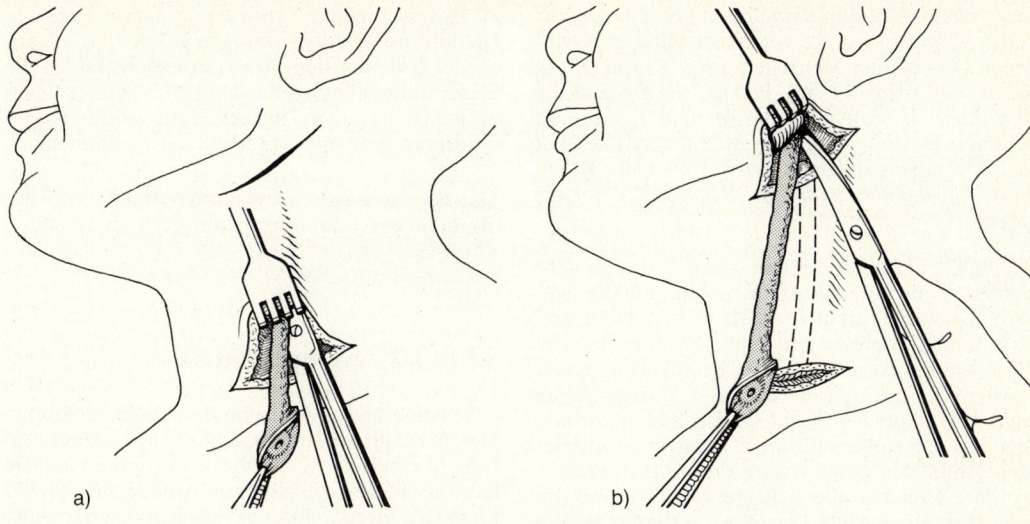

Abb. 19.-3. Exstirpation einer branchiogenen Fistel.

mit einer Lymphadenitis ist allenfalls denkbar, wenn sich die Zyste infiziert hat.

Die **Therapie** besteht in einer Entfernung der Zyste über einen Querschnitt in Richtung der Spaltlinien der Haut. Zur Exzision einer Fistel wird deren Öffnung ebenfalls quer umschnitten und nach oben freipräpariert. Reicht die Fistel weit nach kranial, ist ein gesonderter Hilfsschnitt (Abb. 19.-3) einer Längsinzision entlang dem Vorderrand des Kopfnickers vorzuziehen. Man erleichtert sich die Präparation, wenn man vorher Trypanblau in den Gang injiziert. Weit nach oben reichende Fisteln ziehen durch die Karotisgabel, was beachtet werden muß, um Arterienverletzungen zu vermeiden.

Bei *kompletten Fisteln mit innerer und äußerer Öffnung* kann man versuchen, nach Einführen einer Knopfsonde den Fistelgang am Hals möglichst weit zu mobilisieren. Anschließend wird die Sonde über die innere Öffnung in die Fossa supratonsillaris vorgeschoben und zusammen mit dem jetzt invaginierten Gang herausgezogen. Dieser kann dann an seiner Basis von der Mundhöhle aus ligiert und abgetragen werden.

Infektionen schließen die Radikaloperation zunächst aus. Sie ist erst möglich, wenn die entzündlichen Komplikationen völlig abgeklungen sind.

19.0.3. Neurovaskuläres Kompressionssyndrom
(Thoracic outlet compression syndrome, Skalenussyndrom, Halsrippensyndrom, Syndrom der ersten Rippe)

19.0.3.1. Pathologische Anatomie und Genese

Gefäße und Nerven liegen ober- und unterhalb des Schlüsselbeins auf engem Raum zusammen. Die *Mm. scaleni anterior* und *medius*, die beide an der 1. Rippe ansetzen, bilden die hintere Skalenuslücke, durch die der Plexus brachialis und die A. subclavia ziehen. Nerven und Arterie liegen der 1. Rippe unmittelbar an und werden durch sie etwas angehoben. Dadurch entsteht ein leichter Knick (Abb. 19.-4).

Wegen der ausgezeichneten Beweglichkeit des Schultergürtels kann es an dieser Stelle zu einer mechanischen Irritation des Armplexus und der A. subclavia kommen. Bei Abduktion des Armes nähert sich die Klavikel der 1. Rippe. Der ko-

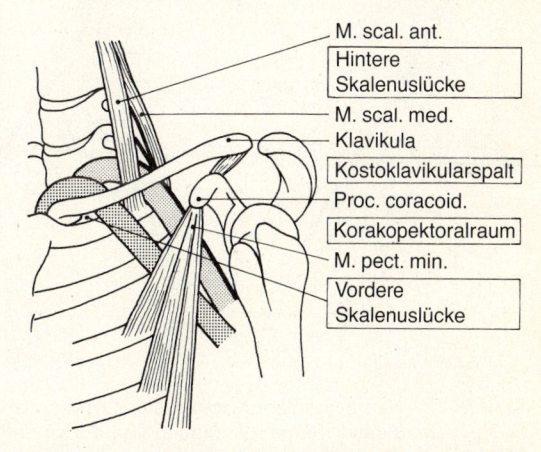

M. scal. ant.
Hintere Skalenuslücke
M. scal. med.
Klavikula
Kostoklavikularspalt
Proc. coracoid.
Korakopektoralraum
M. pect. min.
Vordere Skalenuslücke

Abb. 19.-4. Physiologische Engstellen an der oberen Thoraxapertur.

stoklavikuläre Raum wird also enger. Die Gefahr einer Kompression ist vor allem dann gegeben, wenn bei grazilen Menschen die 1. Rippe relativ hoch steht (Abb. *19.*-5a). Plexus, Arterie und die vor dem M. scalenus anterior in der vorderen Skalenuslücke verlaufende V. subclavia ziehen dann in einem spitzeren Winkel über die Rippe *(kostoklavikuläres Syndrom, Syndrom der ersten Rippe).*

Die Gefahr einer mechanischen Irritation wird erhöht, wenn eine **Halsrippe** besteht, die die neurovaskulären Strukturen noch mehr anhebt und von hinten komprimiert (Abb. *19.*-5b). Halsrippen sind bei etwa 0,5–2% der Bevölkerung zu erwarten. Sie gehören meist dem 7. Halswirbel an und sind in etwa 50% auf beiden Seiten vorhanden. Kleine stummelförmige Halsrippen überragen kaum den Querfortsatz des 7. Halswirbels. Andere erreichen die 1. Rippe oder sie sind mit ihr über ein derbes Ligament verbunden. Nur etwa 10% der Halsrippen verursachen Symptome. Meist wird diese Anomalie zufällig bei Röntgenuntersuchungen entdeckt.

Die Bezeichnung **Skalenus-Syndrom** stellt die Rolle des M. scalenus anterior in den Vordergrund. Durch einen kräftigen hypertrophen oder auch spastisch kontrahierten Muskel wird die hintere Skalenuslücke eingeengt und die 1. Rippe angehoben. Dadurch kommt es ebenfalls zur Anspannung und Kompression von A. subclavia und Nervenplexus (Abb. *19.*-5c).

Die Beschwerden von Engpaßsyndromen im Bereich des Schultergürtels sind unabhängig von ihrer Genese nahezu identisch. Wegen der unterschiedlichen Ursachen gibt es jedoch viele Krankheitsbezeichnungen. 1973 haben RÖDER et al. 16 verschiedene Syndrome zusammengestellt. Die uniformen Auswirkungen auf A. und V. subclavia sowie auf den Plexus brachialis fassen die Sammelbezeichnungen Thoracic outlet syndrome (PEET) oder Thoracic outlet compressionsyndrome (RIP und STANDEREN) zusammen.

Das **neurovaskuläre Kompressionssyndrom im Bereich des Schultergürtels** hat unterschiedliche Ursachen: hochstehende 1. Rippe, Halsrippe, hypertrophierter M. scalenus anterior.

19.0.3.2. Symptomatik

Sensible und motorische *neurologische Störungen* wie Schmerzen, Parästhesien, Gefühllosigkeit, Muskelschwäche, Muskelatrophie sind am häufigsten. Da die unteren Anteile des Plexus brachialis unmittelbar der 1. Rippe oder einer Halsrippe aufliegen, ist der N. ulnaris besonders betroffen.

Bei *Kompression der A. subclavia* klagen die Patienten über eine vermehrte Ermüdbarkeit des Armes und über Kältegefühl, selten über ischämische Schmerzen. Weitere Zeichen sind abgeschwächter Radialispuls und Blutdruckdifferenz zwischen links und rechts. Nur sehr selten kommt es zu arteriellen Thromben mit und ohne periphere Embolien, die in seltenen Fällen und vor allem dann, wenn zusätzlich auch venöse Durchblutungsstörungen bestehen, zum Verlust der Hand oder des Armes führen.

Behinderungen des venösen Rückflusses muß man bei verstärkter Venenzeichnung oder bei bläulicher Verfärbung mit und ohne Schwellung vermuten. Vaskuläre und neurologische Störun-

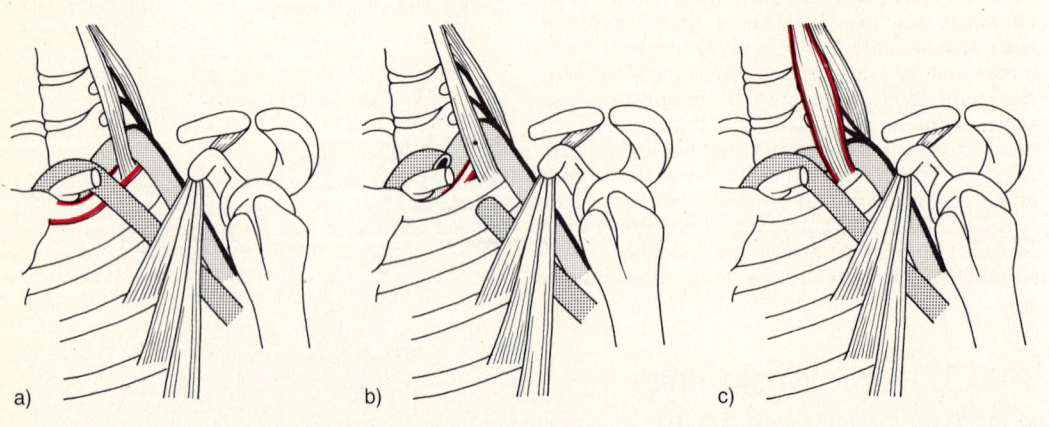

Abb. *19.*-5. Neurovaskuläre Kompressionssyndrome.
a) Hochstand der 1. Rippe: Einengung von dorsal und kaudal,
b) Halsrippe: Einengung von kaudal,
c) Skalenushypertrophie: Einengung von ventral.

gen können kombiniert auftreten und werden dann als *sekundäres Raynaud-Syndrom* bezeichnet. Ein *thrombotischer Verschluß* der V. subclavia löst einen ausgeprägten Umgehungskreislauf im Schultergürtelbereich aus, ähnlich wie beim Paget-von-Schroetter-Syndrom.

Die *differentialdiagnostischen Überlegungen* müssen ein Schleudertrauma der Halswirbelsäule, einen zervikalen Bandscheibenprolaps, eine Tumorinfiltration der Schulter- und Halsgegend (Pancoast-Tumor) einbeziehen. Auch eine Angina pectoris, eine arteriosklerotische Stenose der A. subclavia, ein Karpaltunnel-Syndrom, eine primäre Raynaudsche Erkrankung können ein ähnliches Beschwerdebild vortäuschen. In ungünstiger Stellung verheilte Frakturen des Schlüsselbeins und der 1. Rippe kommen ebenfalls als Ursache ähnlicher Beschwerden in Frage.

19.0.3.3. Diagnose

Wesentliche Hinweise gibt die **Anamnese** mit Schilderung der typischen Symptome. Gelegentlich können die Patienten bestimmte Armhaltungen angeben, mit denen die Beschwerden verstärkt oder erleichtert werden.

Bei der **Untersuchung** tastet man nicht selten in der Supraklavikulargrube einen manchmal schmerzhaften Knochenvorsprung, einer Halsrippe oder einer hochstehenden 1. Rippe entsprechend. Bei der Inspektion fällt ein Umgehungskreislauf durch die intensive Venenzeichnung auf.

Obligat muß ein *neurologischer Status* erhoben werden, der Störungen der Sensibilität und der Motorik, z. B. Muskelatrophien der Handmuskeln, erfaßt. In Zweifelsfällen sollte er durch ein Elektromyogramm und durch die Messung der Nervenleitgeschwindigkeit (vor allem bei N. ulnaris herabgesetzt) ergänzt werden.

Zur Prüfung der *arteriellen Durchblutung* hat sich neben der Prüfung der Radialispulse in verschiedenen Armstellungen und der doppelseitigen Blutdruckmessung der *Adson-Test* bewährt: Man tastet den Radialispuls beim sitzenden Patienten am hängenden Arm und läßt den Patienten den Kopf stark reklinieren und zur erkrankten Seite drehen. Dadurch wird der seitengleiche M. scalenus anterior gespannt, und der Radialispuls wird schwächer oder er verschwindet ganz. Ein pulssynchrones Geräusch der A. subclavia kann durch eine poststenotische Dilatation oder durch ein Subklavia-Aneurysma ausgelöst werden.

Röntgenologisch lassen sich Halsrippen und hochstehende 1. Rippe bei asthenischen Menschen leicht nachweisen.

Besondere diagnostische Bedeutung hat die *selektive Angiographie* der A. subclavia bei abduziertem und außenrotiertem Arm. Für eine Einengung der Arterie sprechen neben einer sichtbaren Stenose eine poststenotische Dilatation und ein ausgeprägter Kollateralkreislauf.

Die *Venographie* hat eine nur geringe diagnostische Bedeutung und erlaubt eindeutige Aussagen nur bei einem thrombotischen Verschluß der V. subclavia.

19.0.3.4. Therapie

Bei bis zu 50% der Patienten führen **konservative Maßnahmen** zum Erfolg: Krankengymnastische Übungen, eventuell Antiphlogistika und Antikoagulantien sowie die bewußte Vermeidung bestimmter Armhaltungen, welche die Kompression forcieren könnten.

Die **operative Therapie** strebt die Erweiterung des kostoklavikulären Raumes, insbesondere der hinteren Skalenuslücke an. Möglich sind die *Durchtrennung des M. scalenus anterior,* die *Resektion einer Halsrippe* oder die *Entfernung der 1. Rippe*. Eine *Resektion des Schlüsselbeins* ist nur bei angeborenen Anomalien, bei grotesker Fehlstellung nach Frakturen oder zur Resektion eines Subklavia-Aneurysmas angezeigt.

Die isolierte Skalenotomie führt nur etwa bei der Hälfte der Patienten zum Erfolg. Wesentlich wirksamer ist die Resektion der 1. Rippe, wobei auch die Ansätze des M. scalenus anterior und der beiden anderen Skalenusmuskeln abgetrennt werden. Eine Verletzung von Gefäßen und Nerven kann man über einen *transaxillären Zugang* weitgehend vermeiden, da sie nach kranial abgehoben werden können. Nach Entfernung der 1. Rippe wird über den gleichen Zugang auch eine Halsrippe reseziert. Der Eingriff läßt sich auch *von vorne* über eine Inzision oberhalb des Schlüsselbeins vornehmen. Die Gefahr von Plexus-Läsionen ist aber größer. Der *hintere Zugang* hat den Nachteil, daß zunächst kräftige Muskulatur durchtrennt oder gespalten werden muß.

19.0.4. Entzündliche Erkrankungen

Fortgeschrittene Infektionen der Hals- und Nackengegend haben infolge der Möglichkeiten der antibiotischen Therapie zwar zahlenmäßig an Bedeutung verloren. Die Regeln der chirurgischen Behandlung blieben jedoch unverändert: Inzision oder Exzision eines Eiterherdes, Öffnung der Gewebsspalten, ausgiebige Drainage. Eine ergänzende parenterale oder orale Antibiotikatherapie ist bei lebensbedrohlichen eitrigen Infektionen notwendig, eine lokale Antibiotikabehandlung mit Lösungen, Salben oder Pudern aber immer *sinnlos*. Man vergrößert lediglich das Risiko allergischer Reaktionen.

19.0.4.1. Furunkel und Karbunkel

Wie auch an anderen Körperregionen spricht ein beginnender **Furunkel** auf *konservative Maßnahmen* (feuchte Umschläge, Ichthyolsalben-Verbände) oft recht gut an. Wenn sich allerdings die typische zentrale Nekrose nicht spontan abstößt, muß sie entfernt werden. Größere Furunkel werden breit eröffnet.

Der Nacken ist eine bekannte Prädilektionsstelle für **Karbunkel.** Die Hautanhangsgebilde liegen hier besonders tief, so daß günstige Voraussetzungen für eine Staphylokokken-Infektion entlang den Haarbälgen bestehen. Da sich bei Diabetikern wegen ihrer insgesamt erhöhten Infektionsanfälligkeit recht häufig Karbunkel entwickeln, darf die Zuckerbestimmung im Urin und im Serum nicht vergessen werden. Die Diagnose *Diabetes mellitus* wird gelegentlich erstmals vom Chirurgen gestellt. Karbunkel äußern sich als sehr derbe, schmerzhafte entzündliche Infiltrationen mit multiplen kleinen und größeren Eiterpfropfen und Nekroseherden.

Therapie: Eine konservative Behandlung hat keinerlei Erfolgsaussichten. Der Prozeß muß vielmehr radikal chirurgisch saniert werden, am besten durch eine ovaläre Exzision des gesamten entzündeten Gewebes. Trotz des großen Hautdefektes heilt die Wunde in der Regel rasch ab.

> Bei Patienten mit einem **Nackenkarbunkel** muß man an einen **Diabetes mellitus** denken.

19.0.4.2. Unspezifische Lymphadenitis

Sie kommt nicht selten vor allem bei Kindern als Mitreaktion infektiöser Erkrankungen im Mund- und Rachenbereich (Tonsillitis) vor und wird überwiegend durch Streptokokken und Staphylokokken verursacht.

Führendes **Symptom** sind schmerzhafte und gut tastbare vergrößerte Lymphknoten unter dem Kieferwinkel und im seitlichen Halsdreieck.

Therapie: Eine chirurgische Intervention (Inzision und Drainage) ist nur notwendig, wenn eine Einschmelzung vermutet wird.

19.0.4.3. Infektionen von Halszysten und Halsfisteln

Infizierte Halszysten und Halsfisteln imponieren als druckschmerzhafte Schwellung mit Rötung der Umgebung entweder in der Zungenbeingegend oder am Vorderrand des M. sternocleidomastoideus, je nach dem, ob es sich um mediale oder laterale Zysten bzw. Fisteln handelt. Infizierte Zysten perforieren nicht selten spontan.

Die chirurgische **Therapie** hat sich zunächst auf die Inzision zur Entleerung des Eiters zu beschränken. Erst nach Ausheilung der Entzündung erfolgt die operative Entfernung von Zyste oder Fistel.

19.0.4.4. Halsphlegmonen

Phlegmonen des Halses können von Eiterungen im Bereich der Zähne und der Gaumenmandeln ausgehen. Manchmal entstehen sie infolge von Verletzungen, infizierten Halszysten und -fisteln, infolge einer eitrigen Lymphadenitis oder einer Kieferosteomyelitis. Die Gefahr der Phlegmonen besteht vor allem darin, daß sie sich ausbreiten und frühzeitig die Halseingeweide in den entzündlichen Prozeß mit einbeziehen können. Dies gilt besonders für *Mundbodenphlegmonen* und die gefährlichen *Retropharyngealphlegmonen*. Sie entwickeln sich jenseits der mittleren Halsfaszie, und ohne Behandlung sind daher einer Ausbreitung in den paraösophagealen und paratrachealen Raum und später in des Mediastinum keine Schranken gesetzt. Durch die entzündliche Reaktion der Schleimhaut von Rachen und Kehlkopf kommt es frühzeitig zu Schluckstörungen und zur Behinderung der Atmung bis zum lebensgefährlichen Glottisödem. Die Letalität der Mundbodenphlegmone (Angina Ludovici) erreichte früher 20%. Eine Phlegmone, die auf das Mediastinum übergegriffen hatte, war fast immer tödlich.

Symptome sind Schmerzen, insbesondere beim Schlucken, hohes Fieber, ausgeprägte Schleimhautschwellung, tastbare Vergrößerung der Halslymphknoten, Bewegungsschmerzen bis zur Halssteife und Dyspnoe.

Die **Therapie** besteht zunächst in einer hochdosierten *Antibiotikabehandlung*, die insbesondere Streptokokken und Staphylokokken erfassen muß und je nach dem Ergebnis der mikrobiologischen Untersuchung einschließlich der Resistenzbestimmung modifiziert werden sollte. Um Kauen und Schlucken zu vermeiden, kann eine parenterale Ernährung angezeigt sein.

Bessert sich der klinische Befund nicht sehr rasch, müssen *großzügige Inzisionen angelegt* werden, je nach Lokalisation von der Mundhöhle aus oder entlang dem Vorder- oder Hinterrand des M. sternocleidomastoideus als Zugang zum Paraösophagealraum, zum Hypopharynx und zum Gefäßnervenbündel. Eine Beteiligung des Mittelfells im Sinne einer Mediastinalphlegmone erfordert zusätzlich eine *kollare Mediastinotomie:* Querschnitt oberhalb des Jugulum sterni und breite Eröffnung des oberen Mediastinums vor der Trachea. Beim Larynxödem muß mit einer raschen *Intubation* die akute Atemnot beseitigt werden.

19.0.4.5. Spezifische Infektionen

Die **Lymphknotentuberkulose** am Hals entsteht *lymphogen* überwiegend bei Kindern im Rahmen eines Primärkomplexes nach Infektion mit dem bovinen Typ. Der Primärherd ist an den Tonsillen oder im Kehlkopf zu erwarten. Seit ausschließlich Milch aus tuberkulosefreien Rinderbeständen angeboten werden, kommen spezifische Infektionen der Halslymphknoten kaum mehr vor. Für eine *hämatogen* entstandene Mitbeteiligung der Halslymphknoten spricht ein doppelseitiger Befall bei Erwachsenen mit bekannter Lungentuberkulose. Man tastet isolierte Lymphome oder kaum druckschmerzhafte Lymphknotenpakete, die unbehandelt zu großen Konglomerattumoren unter Einbeziehung der Halseingeweide, der Haut und der Wirbelkörper heranreifen können. Auch Abszedierungen und Superinfektionen sind möglich. Derart schwere und komplizierte Verläufe gehören aber heute zu den Raritäten.

Die *Therapie* besteht in einer adäquaten *tuberkulostatischen* Kombinationsbehandlung. *Operative* Maßnahmen sind nur noch sehr selten erforderlich. Die früher empfohlene Röntgenentzündungsbestrahlung ist heute *kontraindiziert* und bei Kindern mit dem Risiko verbunden, eine maligne Struma zu provozieren. Wenn der Befund die Operation erzwingt, soll sie *möglichst radikal* sein, d. h. alle befallenen Lymphknotengruppen werden unter Schonung der Nerven und Gefäße entfernt, wobei besonders auf den N. accessorius und auf den R. mandibularis des N. facialis zu achten ist. Eventuell muß die operative Sanierung die Entfernung des Primärherdes (Tonsillektomie) einbeziehen. Es sei aber nochmals betont, daß die chirurgische Behandlung bei der Lymphknotentuberkulose des Halses praktisch keine Rolle mehr spielt.

Aktinomykose: Über ⅔ der Aktinomykose-Infektionen sind am Hals lokalisiert. Pulmonale und intestinale Manifestationen kommen dagegen wesentlich seltener vor. Erreger ist ein als Saprophyt in der Mundhöhle lebendes *anaerobes Mykobakterium* (Aktinomyces Wolff-Israeli). Die Bezeichnung »Strahlenpilz« ist also inkorrekt. Die Infektion ist nur möglich über Schleimhautläsionen oder defekte Zähne als Eintrittspforte und setzt regelmäßig eine Mischinfektion mit anderen Entzündungserregern voraus.

Symptome sind eine *bretthart Infiltration* von Haut und Subkutis mit bläulicher, schmerzender Schwellung, in der kleine Abszesse aufbrechen. Nach deren spontaner Perforation bilden sich kleine Fisteln. Bei der mikroskopischen Untersuchung von kürettiertem Material oder von Biopsien kann man charakteristische Aktinomyces-Drusen nachweisen. Eine anaerobe Züchtung der Keime ist zur Sicherung der Diagnose nur selten notwendig. Das Allgemeinbefinden wird kaum gestört. Die Infektion verläuft in der Regel benigne, und sie breitet sich nur selten und dann nur sehr langsam aus.

Die *Behandlung* besteht in einer langfristigen, manchmal monatelangen Penicillin-Therapie. Die chirurgische Eröffnung von Abszedierungen oder die Exzision erkrankter Hautpartien wird kaum einmal erforderlich.

19.0.5. Tumoren am Hals

19.0.5.1. Benigne Tumoren

Sie betreffen überwiegend Säuglinge und Kleinkinder. Neben Hämangiomen und Lymphangiomen kommen Teratome, Neurofibrome und andere seltene Tumoren vor.

Hämangiome sind oft bereits bei der Geburt vorhanden oder sie entwickeln sich in den ersten Lebenswochen und werden langsam größer. Die Wachstumstendenz der häufigeren planotuberösen Form *(Haemangioma simplex)* klingt jedoch in der Regel bis zum Ende des ersten Lebensjahres ab. Danach werden die Hämangiome kleiner und es kommt zu regressiven Veränderungen. Bis zum 10. Lebensjahr sind die Blutschwämmchen in der Regel verschwunden. *Kavernöse Hämangiome* mit einer grobhöckrigen Oberfläche bleiben dagegen meist bestehen.

Therapie: Die Indikation zur *Operation* sollte wegen der spontanen Rückbildungstendenz eher zurückhaltend gestellt werden. Im Gesicht und am Hals lassen sich entstellende Narben kaum vermeiden. Nur bei größeren Hämangiomen kommen plastische Maßnahmen in Frage. Die Vereisung oder Sklerosierung von Hämangiomen ist nicht anzuraten. Die Strahlenbehandlung sollte sehr zurückhaltend eingesetzt werden, nicht zuletzt deshalb, weil die Bestrahlung der Halsgegend maligne Strumen provozieren kann.

Gefäßmißbildungen mit Teleangiektasien oder Gefäßveränderungen mit zusätzlichen Mißbildungen (Hippel-Lindau-Syndrom, Sturge-Weber-Syndrom, Klippel-Trenauny-Syndrom) sind in der Regel keine Indikation für die chirurgische Behandlung.

Bei den **Lymphangiomen** unterscheidet man *papilläre, kavernöse* und *zystische Formen*. Sie entstehen wahrscheinlich um die 8. Embryonalwoche aus abgesprengten Anteilen der primitiven Anlage des Lymphgefäßsystems. Lymphangiopathien sind entweder schon bei der Geburt vorhanden oder sie werden bei Säuglingen oder Kleinkindern in der seitlichen Halsgegend (80%) oder in der Axilla als weiche, nicht schmerzhafte, gegen die Umgebung oft schlecht abgrenzbare Schwellung manifest.

Zystische Lymphangiome, auch als *zystische Hygrome* bezeichnet, erreichen manchmal eine groteske Größe und werden dann zu einem Geburtshindernis (Abb. 19.-6). Lymphangiome entarten fast nie. Sie neigen jedoch zur Ausbreitung entlang von Gefäßen, Nerven und Faszien, manchmal bis in das Mediastinum.

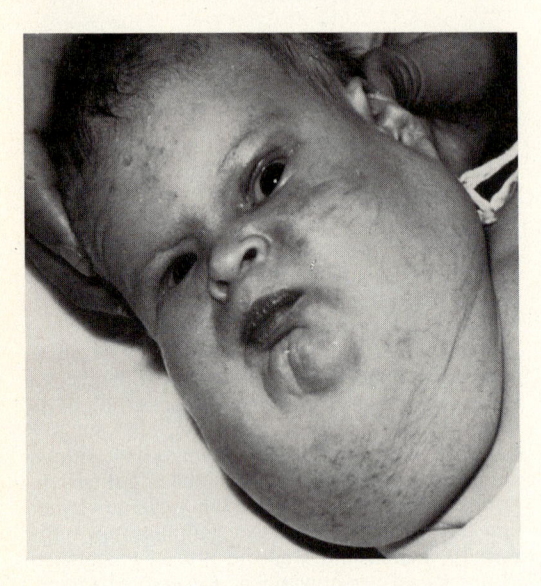

Abb. *19.*-6. Großes Lymphangioma colli.

Die *chirurgische Therapie* wird dadurch sehr erschwert. Sie ist dennoch die sicherste Behandlungsmaßnahme und vor allem bei den großen Hygromen wegen der mechanischen Komplikationen wie Verdrängung und Einengung von Ösophagus und Trachea, Einflußstauung, manchmal Zwangshaltung von Kopf und Hals angezeigt. Punktionen, Inzisionen oder der Versuch einer Sklerosierung sind wegen der Kammerung der Lymphangiome sinnlos. Zudem wird die Gefahr einer Infektion heraufbeschworen, die sich in den Lymphspalten sehr rasch ausbreiten kann. Eine Strahlentherapie scheidet wegen Strahlenresistenz der Lymphangiopathien aus.

Hals-Teratome sind extrem selten. Sie sind meist angeboren und können wegen ihrer Größe als Geburtshindernis wirken. Wegen Atemstörungen infolge einer Tracheakompression ist die Sterblichkeit ohne Behandlung sehr hoch und erreicht 90%. Beim geringsten Verdacht auf eine Einengung der Luftröhre muß unmittelbar nach der Geburt eine notfallmäßige Intubation vorgenommen werden.

Einzige *Behandlungsmöglichkeit* ist die möglichst rasche operative Entfernung des Tumors.

Lipome und Fibrome entwickeln sich häufig in der Nackengegend. Die *chirurgische Exzision* ist in der Regel unproblematisch.

Als **Chemodektome** *(Karotis-Struma)* werden Tumoren bezeichnet, die sich aus dem Glomus caroticum entwickeln. Es gehört zu den nicht chromaffinen Paraganglien und liegt in der Gabel zwischen A. carotis externa und interna. *Karotiskörperchen-Tumoren* sind Wucherungen von Chemorezeptoren. Sie wachsen langsam und sind nur selten maligne. Sie äußern sich als derbe Resistenz neben dem Kehlkopf und machen erst sehr spät Symptome wie Schmerzen, Schluckstörungen, Heiserkeit, selten Karotissinus-Syndrom. Die Abgrenzung gegenüber anderen Tumoren (Lymphome, laterale Halszysten, Speicheldrüsentumoren) kann schwierig sein. Typisch ist, daß sich der Tumor seitlich, aber nicht in Längsrichtung verschieben läßt. Da die Chemodektome extrem gut vaskularisiert sind, ist die Angiographie, am besten als *Subtraktionsangiographie*, die wichtigste diagnostische Maßnahme.

Eine *konservative Behandlung* gibt es nicht.

Die *chirurgische Entfernung* ist die einzige mögliche Therapie. Wegen der ausgeprägten Vaskularisierung kann die Operation schwierig sein, und sie erfordert gefäßchirurgische Erfahrungen, da manchmal die Karotisgabel reseziert werden muß und entsprechende rekonstruktive Maßnahmen erforderlich werden.

19.0.5.2. Maligne Tumoren

Unter den malignen Neoplasien der Halsregion haben *bösartige Erkrankungen der Lymphknoten* die größte quantitative Bedeutung. *Lymphknotenmetastasen* sind nicht selten erstes Symptom einer Struma maligna oder anderer Erkrankungen: Tumoren in der Mundhöhle, an der Zunge, im Nasen-Rachen-Raum oder im Kehlkopf. Bei etwa 5% der Patienten mit Lymphknotenmetastasen am Hals gelingt es nicht, den Primärtumor zu finden.

In der überwiegenden Zahl der Fälle mit einem **malignen Lymphom** manifestiert sich die Krankheit erstmals am Hals. Die diagnostische Exzision vergrößerter Lymphknoten mit histologischer Untersuchung ist daher für Diagnose und Therapie gleichermaßen wichtig.

Therapie: Ein radikaler Eingriff im Sinne einer Halsdissektion wird heute in der Regel weder bei der Lymphogranulomatose noch bei den Non-Hodgkin-Lymphomen vorgenommen. Bestrahlungen oder/und Chemotherapie haben Vorrang.

Als **branchiogenes Karzinom** wird ein Tumor bezeichnet, der sich innerhalb einer lateralen Halszyste oder einer lateralen Halsfistel entwickelt. Die Existenz der branchiogenen Karzinome ist allerdings umstritten. Wahrscheinlich handelt es sich um Metastasen eines unbekannten Primärtumors.

Bis zu 1/5 aller **malignen Melanome** sind in der Kopf-Hals-Region lokalisiert. Wenn sie in der Nackengegend oder am behaarten Kopf entstehen, bleiben sie oft lange unentdeckt, weil der Patient sie nicht sieht.

Die *Prognose* hängt weder von der Flächenausdehnung noch vom Typ des Melanoms ab, sondern ganz überwiegend von der Tiefenausdehnung, also vom größten vertikalen Tumordurchmesser (Breslow) und dem pathologischen Mikrostadium (sogenannter Clark-Level).

Therapie: Bei Verdacht auf ein Melanom müssen Manipulationen wie Vereisung, Abrasio, Probeexzisionen usw. unterlassen werden. *Allein die Exzision mit einem allseitigen Abstand von mindestens 1 cm unter Mitnahme der Subkutis ist erlaubt.* Wenn die histologische Untersuchung eine Tiefenausdehnung von mehr als 0,75 mm ergibt, sind zusätzliche Maßnahmen notwendig, wobei die großzügige Nachexzision mit einem Sicherheitsabstand von 3–5 cm im Gesicht nicht immer verwirklicht werden kann. Der entstandene Defekt muß mit plastischen Maßnahmen gedeckt werden. Außerdem ist bei den fortgeschrittenen Melanomen eine radikale Ausräumung der Halslymphknoten (Halsdissektion) notwendig (s. a. Kap. 16.2).

Die **radikale Halsdissektion** *(neck dissection)* ist ein standardisierter Eingriff, bei dem die Lymphknoten am Hals vom Schlüsselbein bis zum Mandibularand und lateral bis zum M. trapezius entfernt werden, wobei es vor allem darauf ankommt, auch die tiefen Lymphknotengruppen in der Supraklavikulargrube und entlang der V. jugularis interna sowie im seitlichen Halsdreieck wegzunehmen. Der M. sternocleidomastoideus kann in der Regel belassen werden. Dagegen werden die V. jugularis interna und meist die Submandibulardrüse entfernt. Ob der N. accessorius geschont werden kann, ist im Einzelfall zu entscheiden.

Die radikale Halsdissektion ist vor allem bei *Tumoren im Hals-Nasen-Ohren-Bereich* indiziert.

Bei den *fortgeschrittenen Melanomen* der Kopfhaut ist außerdem die Parotidektomie erforderlich, um die regionären Lymphknoten innerhalb und hinter der Ohrspeicheldrüse entfernen zu können, wobei manchmal der N. facialis geopfert werden muß.

19.0.6. Hypopharynxdivertikel

Das Hyperpharynxdivertikel, von ZENKER im Jahre 1877 beschrieben, entsteht als *Pulsionsdivertikel* an der Grenze zwischen Hypopharynx und Ösophaguseingang. Durch die Druckerhöhung während des Schluckaktes, die 60 cm H_2O erreichen kann, kommt es vor allem bei älteren Menschen mit vermindertem Gewebetonus oberhalb der Pars fundiformis des M. cricopharyngeus zur allmählichen Ausstülpung der Schleimhaut, und zwar dann, wenn sich dieser Muskel während des Schluckens nicht entspannt und der Ösophagusmund sich daher nicht genügend öffnet. Es spielt dabei wahrscheinlich weniger ein Spasmus im Sinne einer Achalasie eine Rolle, sondern eher eine Koordinationsstörung während des Schluckaktes.

Beim *Zenkerschen Divertikel* handelt es sich um ein falsches Divertikel, dessen Wand aus Bindegewebe und Schleimhaut, nicht aber aus Muskulatur besteht. Die Bezeichnung Ösophagusdivertikel ist inkorrekt, da nicht die Speiseröhre, sondern der Übergang zwischen Hypopharynx und Ösophagusmund betroffen ist. Man spricht daher auch von einem *Grenzdivertikel*.

Eine Spontanheilung ist nicht möglich. Das Divertikel wird im Gegenteil immer größer, da bei jeder Nahrungsaufnahme zunächst das Divertikel aufgefüllt wird. Zenker-Divertikel entstehen fast nie vor dem 50. Lebensjahr. Sie entwickeln sich ziemlich exakt in der Mittellinie, werden aber beim Größerwerden durch die Halswirbelsäule nach lateral und zwar fast immer nach links und kaudal abgedrängt. Männer sind häufiger betroffen als Frauen. Die Divertikel erreichen manchmal eine beträchtliche Größe und tauchen dann weit in den Thorax ein.

Das **Beschwerdebild** reicht von uncharakteristischen dysphagischen Beschwerden über ein lästiges Fremdkörpergefühl und geräuschvollem Gurgeln im Hals bis zu erheblicher Behinderung der Nahrungszufuhr. Das mit Nahrungsbestandteilen gefüllte Divertikel kann die Speiseröhre komplett komprimieren und eine Nahrungsaufnahme nahezu unmöglich machen. Viele Patienten lernen, das Divertikel durch manuellen Druck neben dem Kehlkopf oder durch eine bestimmte Kopfhaltung zu entleeren. Typisch ist das Phänomen einer wiederholten Geschmacksempfindung: Wenn der Divertikelinhalt in die

Mundhöhle zurückfließt, schmecken die Patienten Nahrung oder Flüssigkeiten, die sie Stunden vorher oder bereits am Vortag zu sich genommen haben.

Hauptkomplikation sind rezidivierende Aspirationspneumonien. Blutungen, Perforationen oder die Entstehung eines Karzinoms im Divertikel kommen nur sehr selten vor.

Die *Diagnose* läßt sich mit einem Kontrastmittelschluck rasch stellen.

Therapie: *Eine konservative Behandlung gibt es nicht.* Nur bei kleinen, symptomlosen und zufällig entdeckten Divertikeln ohne Beschwerden ist Zuwarten gerechtfertigt. Ansonsten ist die Diagnose gleichbedeutend mit der *Operationsindikation,* und zwar auch und gerade bei alten Menschen, da sie ganz besonders von der meist nachts auftretenden Aspiration des Divertikelinhaltes mit sekundären Pneumonien bedroht sind. Die einzeitige Divertikel-Abtragung ist ein wenig belastender Eingriff, der ohne weiteres auch in Lokalanästhesie vorgenommen werden kann. Als Zugang wird eine Inzision am Vorderrand des linken M. sternocleidomastoideus genutzt. Den Divertikelhals findet man in der Ebene des Ringknorpels. Die Resektion sollte unbedingt *mit einer posterioren krikopharyngealen Längsmyotomie kombiniert* werden, da sonst Rezidive drohen. Bei kleinen Divertikeln kann man sich auf die Myotomie beschränken. Das Divertikel bildet sich dann zurück.

Zenkersche Divertikel müssen auch bei alten Menschen **operativ** entfernt werden: Divertikelresektion und Längsmyotomie der Speiseröhrenmuskulatur.

19.0.7. Muskulärer Schiefhals

(Caput obstipum, Torticollis, Wry neck)

Operationen wegen eines Schiefhalses gehören zu den ältesten chirurgischen Eingriffen überhaupt. Im Mittelalter priesen auf den Jahrmärkten neben den Stein- und Bruchschneidern auch Halsschneider ihre Dienste an. Man unterscheidet verschiedene Formen des Schiefhalses, die in Tab. *19.*-2 aufgezählt sind.

Die größte chirurgische Bedeutung hat der am häufigsten vorkommende, fast immer *einseitige muskuläre Schiefhals* infolge einer Verkürzung des M. sternocleidomastoideus. Als deren Ursache vermutet man ein geburtstraumatisch entstandenes intramuskuläres Hämatom mit narbiger Organisation und sekundärer Schrumpfung. Der unphysiologische Muskelzug bewirkt eine Neigung des Kopfes auf die erkrankte Seite mit Verdrehung des Kinns auf die Gegenseite. Da-

Tab. *19.*-2 Ursachen des Schiefhalses.

Angeborener Schiefhals
- muskulärer Schiefhals
- ossärer Schiefhals (Mißbildung der HWS)
- neurogener, spastischer Schiefhals

Erworbener Schiefhals
- Muskellähmung
- neoplastische Infiltration
- traumatischer Muskelschaden

Hysterische Fehlhaltung

durch werden sekundäre Wachstumsschäden provoziert, die eine Asymmetrie des Gesichts und eine Skoliose der Halswirbelsäule bewirken.

Die **Behandlung** muß frühzeitig einsetzen. Ausschließlich konservative Maßnahmen (Dehnungsübungen des betroffenen Muskels) sind selten erfolgreich. Die *Operation* sollte spätestens im zweiten Lebensjahr vorgenommen werden. Standardeingriff ist die Durchtrennung des unteren Ansatzes des M. sternocleidomastoideus mit Exzision der fibrosierten Muskelanteile. Die geschlossene subkutane Tenotomie oder die kombinierte Durchtrennung von Ursprung und Ansatz des Muskels werden weniger empfohlen. Eine Nachbehandlung mit Gipsverband sichert das Operationsergebnis. Dabei wird die Stellung überkorrigiert: Reklination des Kopfes und leichte Drehung des Kinns auf die operierte Seite.

19.0.8. Verletzungen des Halses

19.0.8.1. Allgemeines

Die vitalen Strukturen des Halses, die auf engem Raum nebeneinander liegen, sind durch die Halswirbelsäule und die Nackenmuskulatur von hinten ausgezeichnet, von der Seite und vor allem von vorne relativ wenig geschützt. Dennoch sind Halsverletzungen selten, da durch reflektorische Beugung des Kopfes und Bewegung der Schultern nach vorne und oben der Hals weitgehend abgedeckt wird. Penetrierende Schuß- und Stichverletzungen sind auch in Friedenszeiten häufiger als stumpfe Läsionen. Die Sterblichkeit bewegt sich zwischen 2 und 10%. Sie geht vor allem zu Lasten von Arterienverletzungen.

19.0.8.2. Diagnostik

Die **Anamnese** kann wichtige Hinweise auf Art und Ausmaß einer Verletzung geben: Unfallhergang, Art einer Waffe, stechende, schneidende, schlagende Gewalteinwirkung, Aussehen und Dauer einer Blutung.

Wichtige *Symptome,* die Aufschluß auch der Verletzungsart geben können, sind Husten, Bluterbrechen, Stimmveränderungen, Schluckschmerzen, Atemnot, Hautemphysem und sichtbarer Luftaustritt sowie Sensibilitätsstörungen und Muskellähmungen.

Die **Untersuchung** sollte auch die Möglichkeit eines *Pneumothorax* einbeziehen. Auch ohne äußere Blutung sprechen ein zunehmendes *Hämatom* mit Veränderung der Halskonturen sowie fehlende oder auf beiden Seiten unterschiedliche Karotispulse für eine *Gefäßverletzung.*

Bei Verdacht auf eine *Speiseröhren-* oder *Trachealäsion* kann eine vorsichtige endoskopische Untersuchung angezeigt sein.

Halswirbelsäulenfrakturen und -luxationen sollten unbedingt ausgeschlossen werden, damit durch Manipulationen bei Transport, Lagerung und Untersuchung nicht zusätzliche Schäden gesetzt werden.

19.0.8.3. Gefäßverletzungen

Eine offene Verletzung der Halsschlagader mit spritzender Blutung bedeutet natürlich eine vitale Bedrohung des Betroffenen. Die Blutung wird durch Kompression gegen die Halswirbelsäule zunächst provisorisch gestillt. Bei offenen Verletzungen größerer Venen muß man an die Möglichkeit einer *Luftembolie* denken.

Therapie: Venen können ohne weiteres ligiert werden. Das gilt auch für die *V. jugularis interna.* Von den Arterien kann nur die *A. carotis externa* schadlos unterbrochen werden. Läsionen von *A. carotis communis* und *A. carotis interna* müssen nach den Regeln der Gefäßchirurgie eventuell mit Interposition von Venenanteilen oder einer Kunststoffprothese versorgt werden. Die Ligatur der A. carotis interna führt in etwa 70% zur *Halbseitenlähmung.* Ein Drittel dieser Patienten stirbt.

19.0.8.4. Traumatische Karotisthrombose

Sie entsteht durch indirekte (Hyperextension, Überdrehung des Kopfes) oder durch eine stumpfe direkte Gewalteinwirkung. Endotheleinrisse und Kontusionsblutungen in der Gefäßwand lösen die Thrombosierung aus.

Die Frühdiagnose ist nur zu stellen, wenn man bei entsprechenden Verletzungsmechanismen an die Möglichkeit einer *Karotisthrombose* denkt. Zunächst besteht ein symptomarmes freies Intervall. *Neurologische* Ausfallserscheinungen und Bewußtseinsstörungen treten oft erst Stunden nach der Verletzung auf.

Therapie: Da nur eine *frühzeitige Operation mit Entfernung der Thrombose und/oder Interposition einer Gefäßprothese* definitiven Schaden verhindern kann, ist beim geringsten Verdacht eine *Angiographie* angezeigt.

19.0.8.5. Verletzung der Speiseröhre

Wenn man von den iatrogenen endoskopischen Läsionen absieht, sind isolierte Läsionen sehr selten. Meist handelt es sich um Kombinationsverletzungen mit Beteiligung auch anderer Halsorgane.

Therapie: Die Freilegung einer Ösophagusverletzung erfolgt von der linken Halsseite aus. In der Regel kann man die Rupturstelle primär verschließen. Wenn ein größerer Defekt gefunden wird, wenn es sich um eine länger zurückliegende Verletzung handelt oder wenn der Allgemeinzustand des Patienten einen längeren operativen Eingriff nicht erlaubt, kann man sich auf eine ausgiebige Drainage beschränken oder den Defekt als Ösophagostomie in die Haut einnähen.

19.0.8.6. Verletzungen der Luftwege

Wie bei der Speiseröhre sind **isolierte Verletzungen der Trachea** selten. *Symptome* sind Husten mit schaumig-blutigem Auswurf, Dyspnoe und rasch zunehmendes Hautemphysem.

Therapie: Durch Blutaspiration droht akute Erstickungsgefahr, die sofortiges Handeln erfordert: rasche Intubation, Beatmung und Absaugung der Atemwege. Die definitive Naht der Luftröhre mit oder ohne Tracheotomie kann dann ohne Zeitdruck erfolgen. Ist die Trachea komplett durchtrennt oder der Kehlkopf zertrümmert, kann das Einführen des Trachealtubus unmöglich sein und sogar zusätzliche Gefahren heraufbeschwören. Es ist dann eine *Nottracheotomie* angezeigt.

Kontusionen und Frakturen des Kehlkopfes führen zu Ödemen mit oft ausgeprägten Atemstörungen bis zur Asphyxie. Die Stimme ist aphonisch. Außerdem bestehen schmerzhafte Schluckstörungen.

Therapie: Gelingt es nicht, die gefährliche Schleimhautschwellung rasch zu bessern, kann eine *Tracheotomie* notwendig werden. Die Rekonstruktion von dislozierten Larynxfrakturen muß dem Fachmann überlassen bleiben, da unsachgemäß versorgte Kehlkopfverletzungen zu Komplikationen, insbesondere zu sehr schwierig zu beseitigenden Larynxstenosen führen können.

19.0.8.7. Nervenverletzungen

Sie lassen sich durch die entsprechenden *neurologischen Ausfälle* relativ einfach diagnostizieren: Trapeziuslähmung (N. accessorius), Heiserkeit (N. laryngeus inferior), Zwerchfellähmung (N. phrenicus), Horner-Syndrom (Schädigung des Grenzstranges, vor allem in Höhe des Ganglion stellatum), Schädigungen des Plexus brachialis mit sensiblen und motorischen Ausfällen am Arm.

Therapie: *Nervenverletzungen müssen nicht notfallmäßig und dürfen keinesfalls unter Zeitdruck versorgt werden.* Eine Rekonstruktion in mikrochirurgischer Technik mit Benutzung des Operationsmikroskopes sollte vor allem bei peripheren Verletzungen des Plexus brachialis versucht werden. Mit den modernen Anastomosentechniken werden oft erstaunliche Erfolge mit weitgehender Wiederkehr der Funktion erreicht.

Eine wichtige, nicht zuletzt forensische Rolle spielen **iatrogene Nervenverletzungen.** In der Häufigkeit steht die *Schädigung des N. laryngeus inferior (N. recurrens)* während operativer Eingriffe an der Schilddrüse an erster Stelle (1–4% der Schilddrüsenoperationen). Die Schädigung kann durch Zug, Quetschung oder Einbeziehung in eine Ligatur erfolgen. Nur selten wird der Nerv durchtrennt.

Bei Operationen in der seitlichen Halsregion ist der *N. accessorius* besonders gefährdet. Er tritt an der Mitte des Hinterrandes des M. sternocleidomastoideus in das seitliche Halsdreieck ein, zieht schräg lateral-kaudal zum M. trapezius und liegt unmittelbar unter dem Platysma, also ziemlich oberflächlich. Die Durchtrennung des Nerven führt nicht zwangsläufig zur kompletten Lähmung des M. trapezius (Scapula alata), da dieser Muskel oft auch noch von Fasern des Plexus cervicalis versorgt wird.

Der *R. mandibularis des N. facialis* verläuft entlang dem Unterrand des Unterkiefers und ist bei Eingriffen im Trigonum mandibulae gefährdet.

Iatrogene Läsionen von *N. vagus, N. hypoglossus* und des *Plexus brachialis* kommen selten vor.

19.0.8.8. Verletzung des Ductus thoracicus

Der D. thoracicus mündet in den Winkel zwischen der V. subclavia und der V. jugularis interna ein und kann daher bei Verletzungen am Hals mitbetroffen sein. Verletzungen sind jedoch selten und entstehen fast ausschließlich durch penetrierende Gewalteinwirkung.

Therapie: Da ein erheblicher Verlust an Lymphflüssigkeit eintreten kann – ¾ der Lymphe erreichen über den D. thoracicus die Blutbahn –, sollte der Gang aufgesucht und ligiert werden. Eine Rekonstruktion ist nicht notwendig, da genügend andere Verbindungen zwischen Lymphsystem und venösem Stromgebiet bestehen.

Literaturauswahl

DENECKE, H. J.: Therapie bei lebensbedrohlichen Blutungen im Gebiet der oberen Luft- und Speisewege. Therapiewoche 16:1745 (1966).
DRAF, W.: Diagnostik und Differentialdiagnose der Halslymphknotenerkrankungen aus HNO-ärztlicher Sicht. Med. Welt. 24:158 (1973).
GARG, A. G., D. S. GORDON, A. R. TAYLOR, F. S. GREBELL: Internal carotid artery thrombosis secondary to closed craniocervical trauma. Brit. J. Surg. 55:4 (1968).
LANZ, T. VON, W. WACHSMUTH: Praktische Anatomie, Band I/2: Hals. Springer, Berlin, Göttingen, Heidelberg 1955.
PAUL, V.: Lähmungen des N. accessorius nach kleinen chirurgischen Eingriffen. Eingriff im seitlichen Halsdreieck. Zbl. Chir. 92:1298 (1979).
PEET, R. M., J. D. HENDRICKSEN, T. P. GUNDERSON, G. M. MARTIN: Thoracic outlet syndrome. Evaluation of the therapeutic exercise program. Proc. Mayo Clin. 31:281 (1956).
ROB, C. G., A. STANDEREN: Arterial occlusion complicating thoracic outlet compression syndrome. Brit. med. J. (1958) II:709.
ROEDER, D. K., M. MILLS, J. J. METTALE, B. B. SHEPARD, H. E. ASHWORTH: First rib resection in the treatment of thoracic outlet syndrome: Transaxillary and posterior thoracoplasty approaches. Ann. Surg. 178:49 (1972).
ROOS, D. B.: Experience with first rib resection for thoracic outlet syndrome. Ann. Surg. 173:429 (1971).
SCHWEMMLE, K.: Die allgemeinchirurgischen Operationen am Halse. Springer, Berlin, Heidelberg, New York 1980.

20. Thorax

20.1. Pleura – Lunge – Zwerchfell

Von Th. Junginger

20.1.1. Erkrankungen der Pleura

Eigenständige Erkrankungen der Pleura sind selten. Häufig ist die Pleura jedoch bei intra- und extrathorakalen Krankheitsprozessen beteiligt, wobei die klinische Bedeutung in der Beeinträchtigung der kardiopulmonalen Funktion infolge der Ergußbildung und des Allgemeinbefindens des Patienten durch die Resorption von Toxinen und den Verlust von Eiweiß liegt.

20.1.1.1. Anatomische und funktionelle Vorbemerkungen

Die Pleura ist eine *seröse Membran,* bestehend aus einer Mesothelzell- und einer Bindegewebsschicht, die Lymph- und Blutgefäße enthält. Als *viszerales Blatt* bedeckt sie die Lungenoberfläche und als sensibel versorgte *Pleura parietalis* die Innenseite der Brustwand, das Zwerchfell und das Mediastinum. Rechts und links sind zwei voneinander getrennte, in sich geschlossene *Pleuraräume* vorhanden.

Pleura parietalis und Pleura visceralis liegen normalerweise eng aufeinander. Der Kapillarspalt ist mit Flüssigkeit gefüllt, wodurch sichergestellt ist, daß sich die beiden Pleurablätter gegeneinander verschieben, aber nicht abheben können. Brustkorb- und Zwerchfellbewegungen werden damit auf die Lunge übertragen, wodurch die äußere Atmung sichergestellt wird.

Die *Lungenoberfläche* steht infolge der Dehnung der elastischen Parenchymfasern und der Oberflächenspannung der Alveolen unter *Zugspannung.* Dies führt im *Pleuraspalt* gegenüber dem atmosphärischen Druck zu einem negativen Druck (-3 bis -5 cm Wassersäule), der sich bei Inspiration auf -6 bis -8 cm Wassersäule steigert.

Die Pleura ist in der Lage, *bis zu 1 Liter Flüssigkeit täglich* zu sezernieren und zu resorbieren. Die meisten Erkrankungen der Pleura gehen mit einer vermehrten Flüssigkeitsbildung im Pleuraraum, einem *Pleuraerguß,* einher.

20.1.1.2. Pleurale Flüssigkeitsansammlungen

Die häufigsten Flüssigkeitsansammlungen im Pleuraraum sind Transsudate oder Exsudate *(Serothorax),* Blut *(Hämatothorax),* Eiter *(Pleuraempyem)* oder Lymphflüssigkeit *(Chylothorax).*

20.1.1.2.1. Serothorax

Pleuraergüsse entstehen *entzündungsbedingt* durch eine vermehrte Durchblutung bzw. Kapillardurchlässigkeit oder *tumorbedingt* durch eine vermehrte Lymphflüssigkeitsproduktion oder eine Lymphgefäßinfiltration, wodurch Pleuraflüssigkeit nicht mehr absorbiert wird.

Ätiologisch sind *unspezifische* und *spezifische Entzündungen* von *nichtentzündlichen extra-* und *intrathorakale Krankheitsprozessen* (Tab. 20.1.-1)

Tab. *20.1.*-1. Häufige Ursachen von Pleuratranssudaten.

Entzündungen	*Nicht entzündliche Erkrankungen*
Pneumonie	Herzinsuffizienz
Intraabdominelle Infektion	Lungeninfarkt
– subphrenischer Abszeß	Leberzirrhose
	Atelektase
	Nephrotisches Syndrom
– Pankreatitis	
Tuberkulose	
Mediastinitis, z. B. Ösophagusperforation	
Tumoren	
Bronchialkarzinom	
Pleuramesotheliom	
Pleurametastasen	

zu unterscheiden. Die Differenzierung zwischen Transsudat (spezifisches Gewicht <1,015, Eiweiß <3 g/ml) und Exsudat (spezifisches Gewicht >1,015, Eiweiß >3 g/ml) ist von geringem diagnostischem Wert, da im Krankheitsverlauf häufig eine Änderung des Flüssigkeitscharakters eintritt.

Die *Folgen* ausgedehnter Pleuraergüsse sind die *Kompression des Lungengewebes* bis zur Mediastinalverlagerung mit entsprechender kardiopulmonaler Beeinträchtigung (Atemnot, Tachykardie). Kleinere Ergüsse können sich zurückbilden, bei größeren oder rezidivierenden besteht die Gefahr der Kammerung und Schwartenbildung mit nachfolgender Einschränkung der Lungenfunktion.

Diagnose: Der *Nachweis eines Pleuraergusses* ist klinisch durch Perkussion etwa ab 500 ml, röntgenologisch auf den Thoraxübersichtsaufnahmen in 2 Ebenen ab 300 ml möglich. Die Diagnose wird durch eine *seitliche Thoraxaufnahme* im Liegen durch die eintretende Flüssigkeitsverschiebung gesichert. Eine genaue Lokalisation und Größenbestimmung ist *sonographisch* und durch das *Computertomogramm* möglich, welches die umfassendste Information über den Pleuraraum liefert.

Die *Klärung der Ursache* erfordert die *Punktion* oder *Drainage* und sollte immer angestrebt werden, es sei denn, die Diagnose ist bereits gestellt oder hat keine therapeutischen Konsequenzen. Zur Diagnostik genügt zunächst die Punktion; eine Drainage ist bei wiederholt notwendiger Punktion oder Verdacht auf Empyem indiziert (s. u.). Das gewonnene Material wird bakteriologisch, einschließlich säurefeste Stäbchen, und zytologisch untersucht, neben der Bestimmung des spezifischen Gewichts, des Eiweißgehalts und gegebenenfalls auch der Amylase. Die weiteren diagnostischen und therapeutischen Maßnahmen richten sich nach dem zugrundeliegenden Krankheitsbild.

20.1.1.2.2. Pleuraempyem

Eine *Eiteransammlung in der Pleurahöhle* (Pleuraempyem) entsteht durch Übergreifen von Erkrankungen der anliegenden Strukturen (Lunge, Mediastinum, Abdomen), nach Verletzungen oder thorakalen Operationen.

Ätiologisch ist das postpneumonische Empyem am häufigsten, gefolgt von Eiterungen nach Verletzungen (infizierter Hämatothorax), nach Lungeninfarkt, bei intraabdominellen Abszessen und nach Thoraxoperationen.

Bakteriologisch werden gramnegative Keime, Staphylokokken, Streptokokken, Bakteroides und andere Keime, nur noch selten Tuberkelbakterien, gefunden.

Die pleurale Entzündung führt zunächst zu einer starken Exsudation mit Beteiligung der gesamten Pleurahöhle. Im weiteren Verlauf kann sich die Flüssigkeit absenken und unter Bildung von Granulationsgewebe abgrenzen (lokalisiertes Empyem).

Komplikationen des akuten Empyems sind das chronische, gekammerte Empyem, das durch Bildung dicker Membranen *(Schwarten)* zur Kompression und Fesselung des Lungengewebes führt. Daneben kann die Eiterung auf Nachbarstrukturen übergreifen wie auf das Lungengewebe mit Ausbildung einer *bronchopleuralen Fistel*, das Abdomen oder die Thoraxwand *(Empyema necessitatis)*.

Symptome: Die Symptome sind vom Krankheitsstadium abhängig. Bei einem akuten Empyem steht die schwere Infektion mit Beeinträchtigung des Allgemeinzustands und kardiopulmonaler Insuffizienz im Vordergrund. Bei einer *bronchopleuralen Fistel* kommt es zum Abhusten des pleuralen Exsudats. Ein *Empyema necessitatis* imponiert als lokaler Abszeß der Thoraxwand.

Diagnose: Die Diagnose ergibt sich aufgrund der klinischen Untersuchung (Dämpfung, vermindertes Atemgeräusch), der Thoraxübersichtsaufnahme und der Pleurapunktion mit bakteriologischer Untersuchung und Resistenzbestimmung. Luftansammlung und Spiegelbildung im Röntgenbild weisen auf einen Anschluß an das Bronchialsystem hin *(Pyopneumothorax)*. Ergänzend kann der Krankheitsprozeß sonographisch und mit dem Computertomogramm lokalisiert werden.

Therapie: Die Behandlung besteht in der Beseitigung der Eiteransammlung, um die vollständige Lungenausdehnung mit Verklebung des Pleuraspalts zu erreichen sowie der hochdosierten und gezielten Gabe von *Antibiotika* für etwa 14 Tage. Die Ableitung des Eiters erfolgt über eine großkalibrige *Thoraxdrainage,* über die der Pleuraraum zusätzlich mehrmals täglich gespült wird.

Kann unter dieser Behandlung keine komplette Rückbildung des Empyems erreicht werden, ist spätestens nach 6 bis 8 Wochen die *operative Beseitigung* der Abszeßhöhle indiziert *(Dekortikation)*. Dabei werden die Abszeßmembranen von der Pleuraoberfläche entfernt. Dehnt sich die Lunge nur unvollständig aus, muß gleichzeitig die Verkleinerung des Pleuraraums durch eine *Thorakoplastik* (Teilentfernung der Rippen unter Erhalt der Interkostalmuskulatur) erfolgen (Abb. *20.1.*-1).

Prognose: Je frühzeitiger die Therapie beginnt, um so günstiger ist die Aussicht, auf kon-

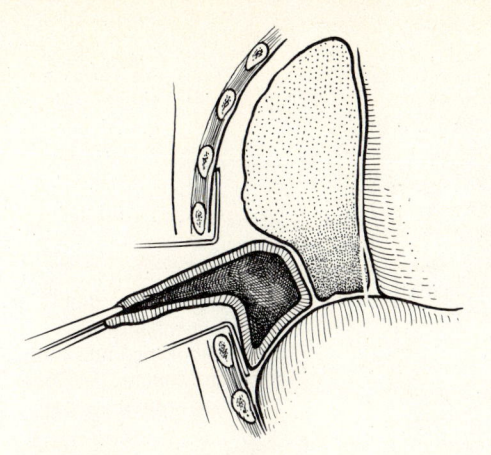

Abb. 20.1.-1. Thorakoplastik.

servativem Weg die Abheilung zu erzielen, die *immer unter Vernarbung der Pleurahöhle* erfolgt. Im ausgeprägten Fall handelt es sich um eine *Pleuraschwarte,* die zu erheblicher Funktionseinschränkung, insbesondere bei Zwerchfellverschwartung, führen kann. Dabei ist neben einer restriktiven Ventilationsstörung auch eine obstruktive Störung durch kompensatorische Emphysembildung zu erwarten, was für eine frühzeitige operative Behandlung bei erfolgloser konservativer Therapie entspricht.

> Das **Pleuraempyem** ist eine Eiteransammlung in der Pleurahöhle. Ätiologisch ist das postpneumonische Empyem am häufigsten, gefolgt von Eiterungen nach Verletzungen, nach Lungeninfarkt, bei intraabdominellen Abszessen und nach Thoraxoperationen.
> Die *Behandlung* erfolgt zunächst durch die Drainage des Thoraxraums und die hochdosierte und gezielte Gabe von Antibiotika. Bei fehlender Empyemrückbildung ist nach 6 bis 8 Wochen die operative Beseitigung der Abszeßhöhle (Dekortikation) eventuell in Kombination mit einer Thorakoplastik erforderlich.

20.1.1.2.3. Chylothorax

Die *Ansammlung von Lymphflüssigkeit im Thorax* (Chylothorax) ist meist operativ durch Läsion des D. thoracicus nach Operationen an Lunge, Speiseröhre, Aorta oder nach mediastinaler Lymphknotendissektion bedingt. Daneben kann ein Chylothorax nach Tumorinfiltration, bei Lymphomen oder Metastasen oder auch ohne erkennbare Ursachen (idiopathischer Chylothorax) auftreten.

Symptome: Klinisch kommt es zu einem rasch zunehmenden Pleuraerguß mit Atemnot und Tachykardie. Die *Diagnose* wird gestellt nach Pleurapunktion, wobei sich grau-weiße bis milchig trübe Flüssigkeit entleert. Beweisend ist der *mikroskopische Nachweis von Fettzellen.* Der Pleuraerguß ist in der Regel *steril,* das spezifische Gewicht $>1,012$ und der Triglyceridgehalt >500 mg/100 ml.

Therapie: Die Therapie richtet sich nach der Grunderkrankung. Zunächst kann versucht werden unter Drainagebehandlung und vollständiger parenteraler Ernährung eine Verminderung des Lymphflusses und ein Verkleben der Fistelstelle zu erzielen.

Gelingt dies nicht, ist die *operative Umstechung* der prävertebralen Lymphgefäße supradiaphragmal erforderlich, wobei zur Lokalisation der Lymphaustrittsstelle die präoperative Lymphographie oder die enterale Verabreichung einer Fettemulsion bei Operationsbeginn hilfreich sein kann.

20.1.1.3. Pneumothorax

Ein Pneumothorax ist durch die *Ansammlung von Luft im Pleuraraum* gekennzeichnet, was zu einem unterschiedlich ausgeprägten Kollaps des Lungengewebes der betroffenen Seite führt.

Ätiologisch wird zwischen dem nach außen *offenen* (s.u.) und dem *geschlossenen* Pneumothorax unterschieden. Letzterer kann Folge einer pulmonalen Erkrankung (Empyemblase, Lungenkaverne, Bronchialkarzinom, Lungenzyste und andere), einer Verletzung (Rippenfraktur, iatrogen beim Legen eines zentral-venösen Katheters) und auch ohne erkennbare Ursache auftreten (idiopathischer, spontaner Pneumothorax).

Der *idiopathische Spontanpneumothorax* befällt bevorzugt Männer zwischen dem 20. und 40. Lebensjahr, tritt häufiger rechts als links und in 5% zu unterschiedlichen Zeitpunkten auch bilateral auf.

Pathogenetisch besteht eine Ruptur subpleuraler Blasen der Lungenspitze, die sich infolge noch unklarer degenerativer Gewebeveränderungen bilden, ohne daß eine obstruktive Lungenerkrankung nachweisbar wäre.

Bei allen Formen des Pneumothorax kann es durch Ventilwirkung zum *Spannungspneumothorax* kommen (Abb. 20.1.-2). Dabei gelangt mit jedem Atemzug Luft in den Pleuraraum ohne von dort entweichen zu können. Hierdurch entsteht auf der verletzten Seite ein zunehmend positiver Druck, der zur Mediastinalverlagerung mit Kompression der gesunden Lunge und der großen Gefäße führt, was eine massive Verminderung der Herzleistung und der Lungenfunktion zur

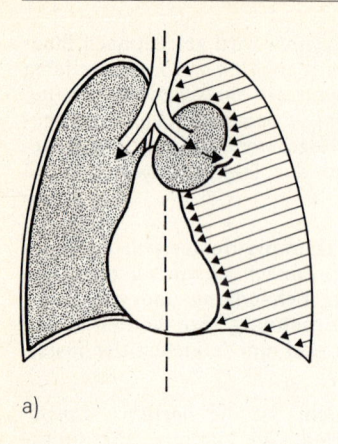

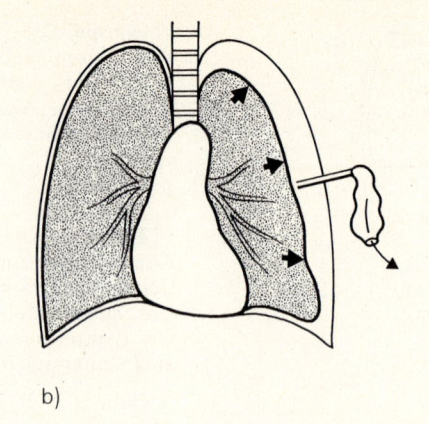

Abb. 20.1.-2.
Spannungspneumothorax.
a) Ventilmechanismus.
b) Provisorische Entlastung durch Kanüle mit Fingerling armiert (Tiegel).

Folge hat und einen *lebensbedrohlichen Krankheitszustand* darstellt.

Symptome: Ein geringer Pneumothorax kann ohne Symptome auftreten und wieder resorbiert werden. In der Regel kommt es zu einem plötzlichen Schmerz im Brustkorb oder der Schulter, gefolgt von Atemnot, vor allem bei Belastung, und zum Hustenreiz.

Ein Spannungspneumothorax ist gekennzeichnet durch hochgradige Atemnot, Schock, obere Einflußstauung und Vorwölbung der Interkostalräume.

Diagnose: Die klinische Untersuchung ergibt bei der *Perkussion* einen hypersonoren Klopfschall und ein vermindertes bis aufgehobenes Atemgeräusch auf der betroffenen Seite.

Die *Diagnose* wird durch die *Röntgen-Thoraxaufnahme* bestätigt, bei der sich das kollabierte Lungenparenchym in einer dünnen Linie gegen den Thoraxraum abgrenzt; beim Spannungspneumothorax besteht ein Totalkollaps der Lunge, das Mediastinum ist zur Gegenseite verdrängt und das Zwerchfell abgeflacht. In der Notsituation des Spannungspneumothorax ist allein aufgrund der klinischen Untersuchung, vor der röntgenologischen Bestätigung, die Indikation zur Entlastung gegeben.

Differentialdiagnostisch sind alle akuten thorakalen Schmerzzustände, wie der Herzinfarkt, eine Lungenembolie, das Asthma bronchiale und andere abzugrenzen.

Therapie: Eine abwartende Haltung ist nur bei geringgradiger Luftansammlung *(Mantelpneumothorax)* indiziert. In der Regel erfolgt eine *Drainagebehandlung,* wobei über eine dünne Thoraxdrainage im 2. Interkostalraum in der Medioklavikularlinie die intrapleurale Luft unter Wasser abgeleitet wird. Ein Sog ist nur bei fehlender Lungenausdehnung infolge einer bestehenden Lungenfistel nötig (bis zu −80 cm Wassersäule). In über 80% ist bei einem Spontanpneumothorax durch die Drainagebehandlung die Wiederausdehnung der Lunge erreichbar, so daß nach 2–3 Tagen die Drainage wieder entfernt werden kann.

Bei einem *Spannungspneumothorax* erfordert die lebensbedrohliche Situation die *unmittelbare Entlastung der Thoraxhöhle*. Dies gelingt im Notfall durch Einstechen offener Kanülen in die Thoraxhöhle, besser ist auch hierbei die sofortige Drainagebehandlung (Abb. 20.1.-2).

Ein *operatives Vorgehen* ist indiziert bei über 8–14 Tage fortbestehender Lungenfistel und bei rezidivierendem Spontanpneumothorax. Im Fall eines Spontanpneumothorax oder einer rupturierten Empyemblase wird der fistelnde Lungenbezirk mit dem Klammergerät peripher abgetrennt oder übernäht, gegebenenfalls kann abhängig von der zugrundeliegenden Erkrankung (s.o.) auch eine *Lungensektion* (Lobektomie) erforderlich werden.

Zur *Rezidivprophylaxe* kommen verschiedene Verfahren zur Anwendung, die eine Verklebung der Lunge mit der Thoraxwand zum Ziel haben (Aufrauhen der Pleura parietalis, Instillation von Substanzen in die Pleurahöhle). Wir selbst bevorzugen die partielle Pleuraresektion der Thoraxkuppe, um hierdurch eine Verklebung mit der Lunge sicherzustellen. In jüngster Zeit wurde auch nach Thorakoskopie die Abdichtung mit Fibrinkleber versucht.

Prognose: Die Prognose des idiopathischen Pneumothorax ist bei sachgerechter Behandlung *günstig*. Gelingt die Lungenausdehnung nicht, kommt es zu einer Ergußbildung mit der Gefahr der Infektion und späteren Schwartenbildung. Innerhalb der kollabierten Lunge drohen Atelektasen und Infektionen, was die Notwendigkeit einer raschen Behandlung des Pneumothorax unterstreicht. In 30% ist mit einem Rezidiv zu rechnen, dem mit 50% Wahrscheinlichkeit ein weiteres Rezidiv folgt. Aus diesem Grunde wird man schon beim ersten Rezidiv dem Patienten zur Operation raten.

Der **Pneumothorax** ist eine Ansammlung von Luft im Pleuraraum. Ätiologisch wird zwischen dem nach außen offenen und dem geschlossenen Pneumothorax unterschieden, der Folge einer pulmonalen Erkrankung, einer Verletzung oder ohne erkennbare Ursachen (spontaner Pneumothorax) auftreten kann. Ernste Komplikation ist ein Spannungspneumothorax. Durch Drainagebehandlung kann beim Spontanpneumothorax in 80% die Wiederausdehnung der Lunge erreicht werden. Bei fortbestehender Lungenfistel oder rezidivierendem Pneumothorax ist die operative Behandlung indiziert.

20.1.1.4. Hämatothorax

Ein massiver Hämatothorax ist Folge von Verletzungen des Aortenbogens, des Lungenhilus oder von Arterien des Brustkorbs (A. mamaria, A. intercostalis). Wegen des geringen Drucks in den Lungengefäßen ist eine Lungenparenchymverletzung nur selten Ursache eines Hämatothorax.

Die **Diagnose** ergibt sich aus dem klinischen Bild (Blutung, Schock, respiratorische Insuffizienz, Dämpfung) und der Röntgen-Thoraxaufnahme. Die Ableitung des Blutes über eine Thoraxdrainage ist immer erforderlich, um
1. die Diagnose zu stellen und das Ausmaß des Blutverlustes beurteilen zu können und
2. um einer Infektion und Verschwartung des Pleuraraums vorzubeugen.

Therapie: Nach Legen der Thoraxdrainage entleert sich schwallartig das intrathorakale Blut. Bei Fortbestehen der Blutung (250 ml/Stunde) ist ohne weitere diagnostische Maßnahmen die Indikation zur *Thorakotomie* gegeben.

20.1.1.5. Tumoren der Pleura

Tumoren der Pleura gehören zu den *seltenen* Geschwülsten. Sie werden in lokalisierte und diffuse Tumoren sowie Metastasen unterteilt. 70% der lokalisierten Tumoren sind benigne, während fast alle diffusen Geschwülste maligne sind.

20.1.1.5.1. Benigne Tumoren

Die lokalisierten Pleuratumoren gehen meist von der *Pleura visceralis* aus, treten bei älteren Patienten auf und werden *röntgenologisch* als Rundherd nachgewiesen (benignes fibröses Mesotheliom).

Die **Therapie** besteht in der vollständigen Tumorentfernung, wodurch die Diagnose endgültig gestellt wird. Bei inkompletter Resektion drohen Rezidive und die maligne Entartung.

20.1.1.5.2. Malignes Pleuramesotheliom

Pleuramesotheliome sind differenzierte *maligne* Geschwülste, die meist von der *Pleura parietalis* ausgehen und zu starker hämorrhagischer Exsudatbildung neigen. Asbestexposition gilt als Risikofaktor *(Berufserkrankung)*. In typischer Weise entsteht das maligne Mesotheliom multilobulär und breitet sich rasch zunächst in der ipsilateralen Pleura, dann auch auf die Gegenseite und das Abdomen aus. Die *lymphogene Metastasierung* betrifft Lymphknoten am Hals und im Abdomen. Auch Fernmetastasen kommen vor.

Histologisch werden eine fibrosarkomatöse, eine epitheliale sowie eine Mischform unterschieden.

Tab. *20.1.*-2. Stadieneinteilung des malignen Mesothelioms.

I. Tumor beschränkt sich auf ipsilaterale Pleura und Lunge
II. Tumorbefall von Brustwand, Mediastinum, Perikard oder kontralaterale Pleura
III. Befall beider Pleurahöhlen und des Abdomens oder Lymphknotenbefall außerhalb des Thorax
IV. Hämatogene Metastasen

Symptome: Die häufigsten Symptome sind Thoraxschmerzen, Dyspnoe, Gewichtsverlust, Hustenreiz, Hämoptyse und Nachtschweiß. Ungeklärte, rezidivierende hämorrhagische Pleuraergüsse können erste Hinweise auf ein Pleuramesotheliom sein.

Diagnose: Bei der klinischen Untersuchung findet sich eine Dämpfung und Abschwächung des Atemgeräusches aufgrund der intrathorakalen Flüssigkeitsansammlung sowie eine Einschränkung der Brustkorbbeweglichkeit.
Röntgenologisch ist eine Verdickung der Pleura mit Ergußbildung nachweisbar, wobei die Ausdehnung am zuverlässigsten durch das thorakale Computertomogramm beurteilbar ist. Die endgültige Diagnose erfordert eine morphologische Untersuchung.
Zytologisch sind nur in 15% der Fälle Tumorzellen im Pleuraerguß nachweisbar. Durch Gewebeentnahme aus dem Pleuraspalt nach Thorakoskopie gelingt in etwa 50% der Tumornachweis, so daß bei begründetem Verdacht auch ohne präoperative Sicherung die Indikation zur Thorakotomie zu stellen ist.

Therapie und Prognose: Die *operative Tumorentfernung* ist infolge Fehlens therapeutischer Alternativen immer anzustreben, wobei die Resektion der befallenen Pleurablätter und des beteiligten Lungenparenchyms durchzuführen ist. Bei ausgedehntem Tumorbefall kann die Entfernung des gesamten Lungenflügels, und der Pleura *(Pleuropneumonektomie)* erforderlich werden.

Das Risiko des Eingriffs ist hoch und die *Fünfjahresüberlebensrate* unter 10%. Ist eine operative Behandlung nicht möglich, kann durch systemische Chemotherapie oder durch intrapleurale Applikation radioaktiver Substanzen eine Beeinflussung des Tumorwachstums und der Ergußbildung versucht werden.

20.1.1.5.3. Pleurametastasen

Pleurametastasen finden sich im häufigsten beim Bronchialkarzinom, aber auch bei extrathorakalen Primärtumoren (Mamma-, Pankreas-, Magen-, Uterus-, Ovarial-, Nieren-, Blasenkarzinom und bei Systemerkrankungen). Die Metastasierung kann durch *direkte* Invasion, *lymphogen* oder *hämatogen* erfolgen. Pleurametastasen führen in der Regel zu *Pleuraergüssen,* die lange Zeit symptomlos bleiben können und später zu Verdrängungserscheinungen und Atemnot führen. Meist stehen die Symptome des Primärtumors im Vordergrund.

Die **Diagnose** wird nach Pleurapunktion und zytologischer Untersuchung gestellt. Im negativen Fall sind wiederholte Punktionen, eventuell auch die Thorakoskopie erforderlich.

Therapie: Beim Nachweis einer Pleurametastasierung ist eine kurative Therapie nicht möglich. Es kann unter palliativer Zielsetzung, durch systemische und lokale Anwendung von Zytostatika oder radioaktiver Substanzen eine Verminderung der Ergußbildung versucht werden.

> **Tumoren der Pleura** sind selten und werden in lokalisierte und diffuse Tumoren sowie Metastasen unterteilt. Pleuramesotheliome sind differenzierte maligne Geschwülste, die meist von der Pleura parietalis multilokulär ausgehen und zu starker Exsudatbildung neigen. Infolge des Fehlens therapeutischer Alternativen ist die operative Tumorentfernung anzustreben (Pleurapneumonektomie). Die Fünfjahresüberlebensrate liegt unter 10%.

20.1.1.6. Technik der Pleurapunktion
(Abb. *20.1.*-3)

Die Punktion erfolgt *möglichst am sitzenden Patienten,* der von vorne abgestützt wird, dorsal am tiefsten Punkt der Pleurahöhle etwa in der Skapularlinie. Die *Punktionsstelle* wird in Kenntnis der Röntgenbilder nach Perkussion festgelegt. Hilfreich kann die Punktion unter sonographischer oder computertomographischer Kontrolle sein.

Vorgehen: Nach Desinfektion der Haut und Lokalanästhesie von Punktionsstelle, dem Zwischenrippenraum und der Pleura parietalis wird eine großkalibrige Kanüle, die mit einer Rotandaspritze (Dreiwegspritze) armiert ist, eingeführt. Der Durchstich erfolgt senkrecht durch die Thoraxwand, in der Thoraxhöhle jedoch schräg nach oben, um Verletzungen der Lunge, des Zwerchfells und der darunterliegenden Organe zu vermeiden. Ein Hustenreiz entsteht, wenn sich die Pleurablätter nach Entleerung des Ergusses wieder aneinanderlegen. Anstelle der Dreiwegspritze kann auch eine mit einem Schlauch armierte Kanüle verwendet werden, der während des Leerens der Spritze abgeklemmt wird.

20.1.1.7. Technik der Thoraxdrainage

Die Thoraxdrainage wird zur *Ableitung von Luft* im 2. Interkostalraum in der Medioklavikularlinie, und zur *Ableitung von Flüssigkeit* in der mittleren Axilarlinie im 5. Interkostalraum angelegt. Zur Drainage dienen steril verpackte Schläuche mit einem Führungsstab (Mandrin).

Die Ableitung von Luft erfolgt über einen dünnkalibrigen Schlauch, Flüssigkeiten, insbesondere ein Hämatothorax, erfordern zur Vermeidung von Koageln eine dicke Drainage.

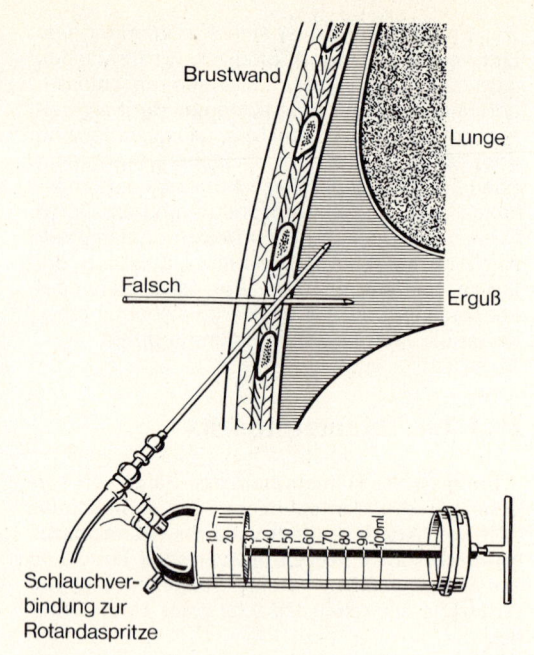

Abb. *20.1.*-3. Pleurapunktion.

20.1. Pleura – Lunge – Zwerchfell

Vorgehen: Nach Desinfektion und Lokalanästhesie (s.o.) wird nach Hautinzision der Schlauch mit dem Führungsstab zunächst senkrecht durch die Thoraxwand geführt. Ist die Thoraxwand überwunden, wird der Führungsstab zurückgezogen und der Schlauch nach peripherer Abklemmung schräg nach oben vorgeschoben, um Organverletzungen zu vermeiden. Die Drainage wird unter Wasser abgeleitet, wodurch der Austritt von Luft oder Flüssigkeit aus der Thoraxhöhle sichergestellt und ein Lufteintritt verhindert wird (Abb. *20.1.*-4). Durch den negativen Druck in der Pleurahöhle steigt die Flüssigkeit aus dem Wassergefäß bis zum Ausgleich des Unterdrucks hoch, ohne daß Luft oder Flüssigkeit in die Thoraxhöhle gelangt. Das atemabhängige Auf- und Absteigen in der Thoraxdrainage (»Spielen«) beweist die korrekte Lage. Die Drainage wird mit einem Faden an der Haut fixiert, zusätzlich wird eine Umstechungsnaht um die Drainage gelegt, die nach deren Entfernung geknotet wird. Nach Drainagelegung sollte eine kontrollierende Thoraxaufnahme erfolgen. Die Entfernung erfolgt bei einem Flüssigkeitsverlust von weniger als 200 ml in 24 Stunden.

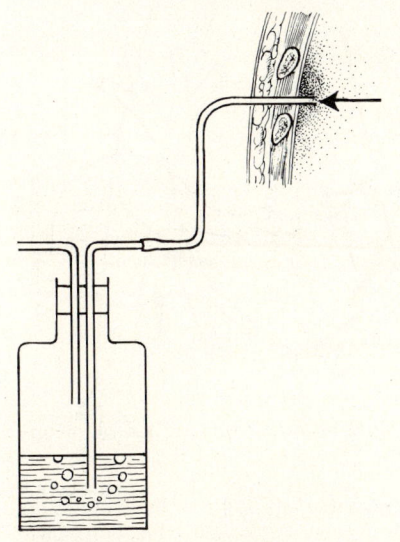

Abb. *20.1.*-4. Pleuradrainage.

20.1.2. Erkrankungen der Lunge

20.1.2.1. Chirurgische Vorbemerkungen zum anatomischen Aufbau

Die Lunge gliedert sich in *Lappen* und *Segment*. Rechts finden sich 3 und links 2 Lappen, die durch unterschiedlich ausgebildete Fissuren getrennt sind. Die Lappen der Lungen sind von *Pleura visceralis* umgeben, die auch den *Lungenhilus*, der die zu- und abführenden Strukturen enthält, umkleidet. Vom Hilus nach kaudal setzt sich die *Pleuradoppelung* zum Zwerchfell fort und wird als *Lig. pulmonale* bezeichnet.

Die *Lungenflügel* gliedern sich rechts und links in *10 Segmente,* die in der Regel einen *Segmentbronchus* sowie eine *eigene Arterie* besitzen und sowohl funktionell als auch morphologisch als Einheit gelten. Während Arterien und Bronchien in enger Nachbarschaft verlaufen, finden sich neben intrasegmentären Venen auch intersegmentäre Venen, die zwischen den Segmenten Blut vom anliegenden Parenchym aufnehmen.

20.1.2.1.1. Bronchialsystem
(Abb. *20.1.*-5)

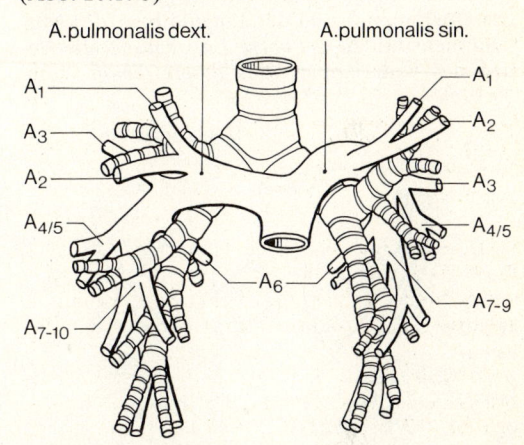

Abb. *20.1.*-5. Arterielle Versorgung der Lunge (nach PICHLMAIER/SCHILDBERG).

Das Bronchialsystem beginnt am Kehlkopf mit der *Trachea,* die sich an der Hauptkarina in den rechten und linken Hauptbronchus gabelt.

Der *rechte Hauptbronchus* gibt zunächst den Oberlappenbronchus ab, der sich in 3 Segmente (S1 bis S3) teilt. Von der Fortsetzung, dem Zwischenbronchus gehen nach ventral die Segmentbronchien zum Mittellappen (S4 und S5) und gegenüber nach dorsal der Segmentbronchus zum apikalen Unterlappensegment (S6) ab, ehe er sich in die 4 basalen Unterlappensegmente (S7 bis S10) aufteilt.

Der *linke Hauptbronchus* ist länger und enger als der rechte und geht weniger steil von der Trachea ab. Der Oberlappenbronchus teilt sich in einen oberen Ast (S1 bis S3) sowie einen unteren Ast für die Lingula (S4 bis S5). Ein eigentlicher Zwischenbronchus findet sich links nicht, da der Segmentbronchus zum apikalen Unterlappensegment (S6) nur wenig unterhalb des Oberlappenbronchus abgeht. Von den Unterlappensegmenten kann links das 7. Segment fehlen oder nur als Subsegment ausgebildet sein.

20.1.2.1.2. Gefäßsysteme

Rechte und linke Lunge besitzen jeweils eine *Pulmonalarterie*, die aus einem gemeinsamen Stamm abgehen. Die rechte Pulmonalarterie führt dorsal von Aorta und V. cava und kaudal des rechten Hauptbronchus zur Lunge, die linke verläuft kaudal der Aorta bogenförmig über den linken Hauptbronchus nach distal. Von der Pulmonalarterie führen Äste zu den einzelnen Segmenten (Abb. *20.1.*-5).

Das *venöse Lungenblut* wird über tiefe im Parenchym liegende intra- und intersegmentale Gefäße sowie oberflächliche subpleurale Venen zum Hilus geführt. In der Regel führen beidseits 2 Venenstämme zum linken Vorhof: Die Venen des Oberlappens und der Lingula bzw. des Mittellappens bilden die *obere Lungenvene*, die Venen des Unterlappens das *untere Gefäß* (Abb. *20.1.*-6).

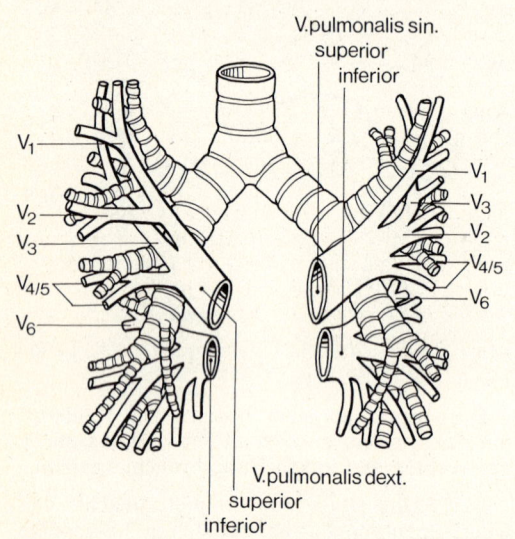

Abb. *20.1.*-6. Venöse Versorgung der Lunge (nach PICHLMAIER/SCHILDBERG).

Bronchialwände, Gefäße, Lymphknoten und Pleura werden vom großen Kreislauf versorgt durch Gefäße, die in der Regel aus dem Aortenbogen oder den Interkostalarterien entspringen. Die Äste verlaufen zur Bifurkation und lassen sich als *Bronchialarterien* bis in die Bronchioli verfolgen.

20.1.2.1.3. Lymphsystem

Die Lunge besitzt ein dichtes Netz von Lymphkapillaren und Gefäßen, die sich überall im Bindegewebe finden: *Subpleural*, erkennbar am abgelagerten antrakotischen Pigment, *interlobulär, intersegmentär, perivaskulär, peribronchial* und *submukös* in der Bronchialwand.

Die *subpleuralen Gefäße* stehen mit einem tiefen Netz, das Bronchien, Arterien und Venen begleitet und zu den regionalen Lymphknoten führt, in Verbindung. Lymphgefäßklappen richten den Lymphstrom hiluswärts.

Die *regionalen* Lymphknoten der Lunge werden in *intra-* und *extrapulmonale* (mediastinale) Gruppen unterteilt (Abb. *20.1.*-7).

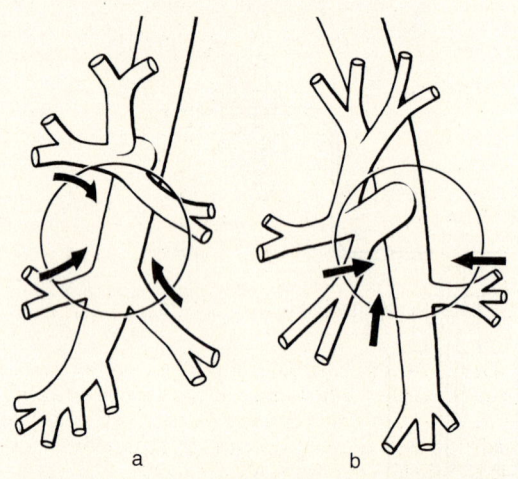

Abb. *20.1.*-7. Lymphsammelbecken der Lunge (nach PICHLMAIER/SCHILDBERG).

.1. Intrapulmonale Lymphknoten

Die intrapulmonalen Lymphknoten (N1) liegen subpleural in den Teilungswinkeln der Segmentbronchien und Arterien *(lobuläre Knoten)*, in den Interlobärfissuren *(interlobäre Knoten)* oder zwischen den Hilusgebilden *(hiläre Lymphknoten)*. Diese stellen die Verbindung zwischen intra- und extrapulmonalen Lymphknoten dar. Die *Lymphknoten der Interlobärfissuren* werden als *Lymphsammelbecken* der Lunge angesehen, in denen Zuflüsse aus allen Lungenlappen der jeweiligen Seite münden.

Die *Entfernung dieses Lymphsammelbeckens* ist bei der chirurgischen Behandlung eines Bronchialkarzinoms von großer Wichtigkeit, da sich hier 55% (links) bzw. 70% (rechts) der Lymphknotenmetastasen befinden.

.2. Extrapulmonale Lymphknoten

Zu den extrapulmonalen mediastinalen Lymphknoten (N2) gehören
1. die Lymphknoten im vorderen Mediastinum,
2. die tracheobronchialen und prätrachealen Lymphknoten und
3. die Lymphknoten im hinteren Mediastinum.

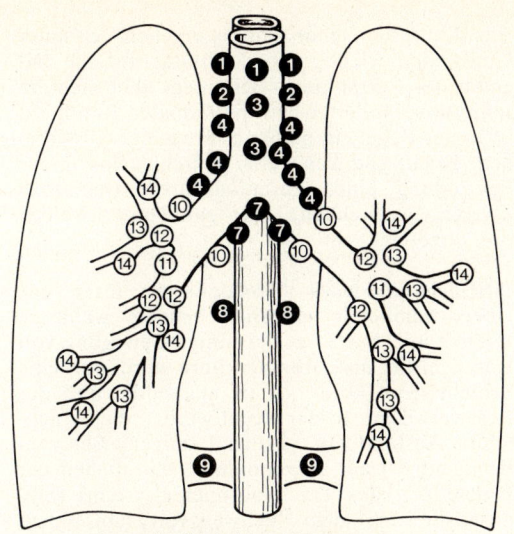

1–9 mediastinale Lymphknoten
10–14 intrapulmonale Lymphknoten

Abb. 20.1.-8. Lymphknotenstationen der Lunge (nach PICHLMAIER/SCHILDBERG).

Die Bezeichnung der Lymphknotenstationen ist nicht einheitlich. Während nach dem TNM-System nur zwischen intrapulmonalen (N1) und mediastinalen (N2) Lymphknoten unterschieden wird, haben japanische Autoren eine weitergehende Bezeichnung der einzelnen Stationen vorgeschlagen (Abb. 20.1.-8).

.3. Lymphabflußgebiete der Lungenlappen

Der Lymphabfluß der Lunge erfolgt in der Regel von den intrapulmonalen über die hilären zu den extrapulmonalen Knoten, wobei einzelne Lymphknotenstationen übersprungen werden können. Zwischen den Lymphgebieten bestehen enge Verbindungen. *Tumoren* jeder Lokalisation können ipsi- und kontralateral metastasieren, wobei rechtsseitige Tumoren seltener als linksseitige zu Metastasen auf der Gegenseite führen.

Bei *rechtsseitigen Geschwülsten* mit mediastinalem Lymphknotenbefall ist in 5% bis 9% mit kontralateralen Metastasen zu rechnen.

Bei *linksseitigen Tumoren* mit tumorpositiven Lymphknoten schwankt der Prozentsatz von Metastasen auf der Gegenseite zwischen 28% und 42%.

20.1.2.2. Diagnostik bei Lungenerkrankungen

Die Diagnostik hat zum Ziel, die Art der zugrundeliegenden Erkrankung, die Resektatbilität von Tumoren und die Operabilität des Patienten abzuklären. Hierzu dienen die klinische Untersuchung, funktionsdiagnostische und endoskopische Verfahren und eine Reihe weiterer, teilweise spezieller Untersuchungsmethoden.

20.1.2.2.1. Funktionsdiagnostik

Die Funktionsdiagnostik bei thoraxchirurgischen Operationen hat in erster Linie die Aufgabe, das Risiko des operativen Eingriffs und die postoperative pulmonale Leistungsfähigkeit einzuschätzen. Teilkomponenten der respiratorischen Lungenfunktion sind die Ventilation, die Diffusion und die Perfusion. Die *Beurteilung der Ventilation* erfolgt durch die spirometrische Bestimmung der *Vitalkapazität* (FVC - forced vital capacity) und der *Sekundenkapazität* (FEV_1 - forced expiratory volume pro Sekunde, Tiffenau-Test). Zur Klärung des alveolokapillaren Gasaustausches dient die *arterielle bzw. kapillare Blutgasanalyse*. Weitergehende Untersuchungsmethoden kommen bei gezielter Fragestellung zur Anwendung.

Mit Hilfe **spirometrischer Untersuchungen** lassen sich *restriktive* (Reduzierung der VK) und *obstruktive* Erkrankungen (Reduzierung der Sekundenkapazität, Verminderung des Verhältnisses $FEV_1:FVC$ unter 70%) differenzieren. Eine Verbesserung der Sekundenkapazität unter Bronchodilatatoren spricht für reversible Veränderungen und eine entsprechende präoperative Vorbehandlung.

Bei einer Sekundenkapazität von *über 2,5 l* toleriert der Patient in der Regel eine Pneumonektomie. Bei Werten *zwischen 1 und 2,5 l* ist das Risiko abhängig vom Ausmaß der Resektion erhöht, eine Lobektomie in der Regel jedoch tolerabel, während bei Werten *unter 1 l* ein lungenresezierender Eingriff *kontraindiziert* ist.

Gasaustauschstörungen sind durch Bestimmung des *Partialdrucks von Sauerstoff* (pO_2) und *Kohlensäure* (pCO_2) im arteriellen Blut sowie die *Messung des pH-Werts* erfaßbar. Da die Diffusion von CO_2 durch die Alveolarzellmembran 20- bis 25mal größer als die von O_2 ist, ist der pCO_2-Wert weitgehend unabhängig von der Lungenperfusion und dem Zustand der Alveolarzellmembran und damit ein direktes und wichtiges Beurteilungskriterium der alveolären Ventilation. Die Sauerstoffaufnahme ist demgegenüber schon bei geringen krankhaften Veränderungen der Lunge beeinträchtigt, so daß nahezu jede Störung der Lungenfunktion primär zu einem erniedrigten pO_2 führt.

Eine *Störung der Sauerstoffaufnahme (Hypoxämie)* wird als *respiratorische Partialinsuffizienz* bezeichnet, die Kombination mit einer *gestörten CO_2-Abgabe (Hyperkapnie)* gilt als *Globalinsuffizienz*, bei der sich in der Regel eine thoraxchirurgische Operation verbietet. Störungen des CO_2-Stoffwechsels führen zu Änderungen im Säure-

Basen-Haushalt: Eine Hyperkapnie führt zur *respiratorischen Azidose,* die durch Erhöhung der Ventilation ausgeglichen werden kann, während eine Hyperventilation zur *respiratorischen Alkalose* führt. Die Diagnose respiratorischer Störungen erfolgt am zuverlässigsten durch *Bestimmung der arteriellen,* eventuell auch der *kapillären Blutgase* (Tab. 20.1.-3 und 20.1.-4).

Weitergehende Untersuchungsmethoden sind die **Ventilations-** und **Perfusionsszintigraphie,** die Aussagen zu den ventilierten und perfundierten Lungenarealen machen. Hierbei werden die Verteilung inhalierter nicht absorbierbarer Atemgase sowie das pulmonale Kapillarbett dargestellt. Diese sich ergänzenden Methoden werden außer zur *Diagnostik einer Lungenembolie* auch zur differenzierten *Beurteilung der Lungenfunktion vor geplanten Lungenresektionen* eingesetzt. Aus der Darstellung der Perfusionsausfälle kann abgeschätzt werden, ob eine gemessene Lungenfunktion Ergebnis eines umschriebenen oder diffuser und multipler Veränderungen ist. Im ersten Fall, d.h. bei unauffälliger Restlunge ist eine Resektion eher vertretbar als bei Störung der Lungenfunktion durch diffuse Perfusionsausfälle.

20.1.2.2.2. Radiologische Diagnostik

Die Röntgenaufnahmen des Thorax sind die diagnostische Basis. Immer ist die *Darstellung in 2 Ebenen in Inspirationsstellung* anzustreben, um retrokardiale Veränderungen zu erfassen und eine genaue Lokalisation vornehmen zu können.

Aus der Verlaufsbeobachtung ergeben sich unter Umständen wichtige Rückschlüsse auf die Dignität der Erkrankung. Bei einem über mehrere Jahre unveränderten intrapulmonalen Rundherd ist in der Regel ein maligner Prozeß auszuschließen. Ergänzend kann eine Durchleuchtung zur Beurteilung einer Phrenikusparese (paradoxe Zwerchbeweglichkeit) oder zur Tumorlokalisation angezeigt sein.

Schichtaufnahmen (Tomogramm) lösen das Übersichtsbild in einzelne, beliebig wählbare Ebenen auf. Durch gegensinnige Bewegung von Röntgenfilm und Röntgenröhre wird nur eine Schicht des Thorax scharf abgebildet und der Rest verwischt. In der Regel werden die Schichten im Abstand von 0,5 oder 1 cm gemessen vom Röntgentisch an, aufgenommen. Sie dienen der Darstellung des Tracheobronchialsystems (Stenose, Abbruch), dem Nachweis von Hohlräumen und der Bestimmung der Ausdehnung pathologischer Prozesse. Schichtungen der ganzen Lunge werden neben dem Computertomogramm zur Metastasensuche eingesetzt.

Das **Computertomogramm** des Thorax stellt eine Ergänzung der konventionellen Röntgendiagnostik dar. Es ist hilfreich bei der Beurteilung des Pleuraraums, des Mediastinums und mediastinaler Lymphknoten und zur Bestimmung der Ausdehnung und Lagebeziehung pathologischer pulmonaler Prozesse. Durch Verabreichung von Kontrastmittel könnten Informationen zu den großen Gefäßen erhalten werden.

Tab. *20.1.*-3. Normalwerte für die Blutgase.

	Arteriell	Gemischtvenös
pH	7,40 (7,35–7,45)	7,36 (7,31–7,41)
pCO_2 (mm Hg)	35–45	41–51
pO_2 (mm Hg)	80–100	35–40
HCO_3 (mÄq/l)	22–26	22–26
SO_2-Sättigung, %	95 oder mehr	75 (70–75)
Basenüberschuß	−2 bis +2	−2 bis +2

Tab. *20.1.*-4. Respiratorische Störungen (arterielle Blutgasanalyse)*.

Störung	pCO_2	pO_2	pH	HCO_3	Sättigung	BE
Partialinsuff.	Normal	Erniedrigt	Normal	Normal	Erniedrigt	Normal
Globalinsuff.	Erhöht	Erniedrigt	Erniedrigt	Meist erhöht	Erniedrigt	Meist erhöht

* Ohne Berücksichtigung möglicher metabolischer Störungen des Säuren-Basen-Haushalts.

Durch die Computertomographie hat sich die Anwendung der Mediastinoskopie reduziert.

Bei der **Bronchographie** wird das Bronchialsystem mit wasserlöslichem Kontrastmittel, das über einen endoskopisch eingeführten Katheter verteilt wird, dargestellt. Indikationen dieser selten erforderlichen Untersuchung sind die Bestimmung der Ausdehnung von Bronchiektasen, der Nachweis von bronchopulmonalen Fisteln und kongenitaler Anomalien des Tracheobronchialsystems.

20.1.2.2.3. Endoskopische Untersuchungen

.1. Bronchoskopie

Die Bronchoskopie ist neben der Röntgen-Thoraxaufnahme die wichtigste diagnostische Maßnahme bei Erkrankungen der Lunge. Hierdurch kann das Tracheobronchialsystem eingesehen, die Ausdehnung pathologischer Prozesse bestimmt und *bakteriologisches, histologisches* (Probeexzision) und nach Lavage oder Bürstenabstrich *zytologisches* Untersuchungsmaterial gewonnen werden. Die Treffsicherheit bei peripheren Prozessen kann durch Untersuchung unter Röntgenkontrolle erhöht werden. Auch die transbronchiale Punktion mediastinaler oder parenchymatöser Lungenveränderungen ist möglich. Durch Entwicklung dünner, flexibler Instrumente ist der zugängliche Bereich des Bronchialsystems bis in die Subsegmentebene erweitert worden. Auch kann die Untersuchung in *Lokalanästhesie* ohne wesentliche Belästigung des Patienten erfolgen.

Neben der Diagnostik erlaubt die Bronchoskopie *therapeutisch* das Absaugen von Sekret aus dem Tracheobronchialsystem, die Entfernung von Fremdkörpern, die Abtragung gutartiger Tumoren und die palliative Behandlung von Malignomen durch Anwendung von Laserlicht.

.2. Mediastinoskopie

Für die Mediastinoskopie (CARLENS, 1959) muß im Gegensatz zu anderen endoskopischen Verfahren, die in einen präformierten Hohlraum vordringen, die zu untersuchende Zone erst digital geschaffen werden. Dementsprechend ist die Untersuchung *nur in Narkose* und unter stationären Bedingungen möglich. Eingesehen werden dann der prä- und paratracheale Bereich, wo Lymphknoten oder nahegelegene Tumoren biopsiert werden können (Abb. *20.1.*-9). Die Mediastinoskopie ist indiziert zur *Diagnose hilärer Lymphknotenvergrößerungen* bei Systemerkrankungen oder Bronchialkarzinomen und zur *Gewebeentnahme von Tumoren,* bei denen auf anderem Wege eine morphologische Diagnose nicht möglich ist. Die Abklärung vergrößerter Hiluslymphknoten bei Bronchialkarzinom, insbesondere der kontralateralen Hiluslymphknoten, dient der Beurteilung der Operabilität (s. u.).

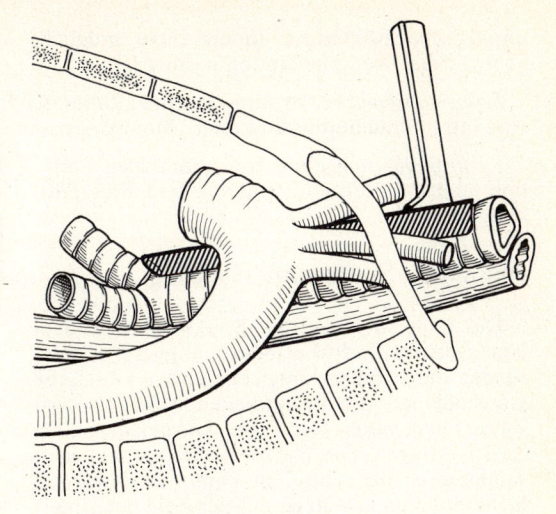

Abb. *20.1.*-9. Mediastinoskopie.

Kontraindikation zur Mediastinoskopie sind ein hohes Narkoserisiko, eine große retrosternale Struma und vorausgegangene Operationen im vorderen Mediastinum. Eine obere Einflußstauung stellt keine absolute Kontraindikation zur Mediastinoskopie dar. Komplikationen (2%) der Mediastinoskopie sind Verletzungen der angrenzenden Strukturen (V. azygos, Pleura, D. thoracicus, N. recurrens, Ösophagus), wobei am häufigsten eine Blutung ist. Die *Letalität* liegt bei 0,2%.

.3. Thorakoskopie

Nach Einführung eines flexiblen oder starren Endoskops in den Pleuraraum könnten verdächtige Befunde biopsiert werden. Die selten benötigte Untersuchung kann zur *Diagnose von Pleuraerkrankungen* dienen.

20.1.2.2.4. Transthorakale Lungenpunktion

Die transthorakale Lungenpunktion wird zur Gewinnung *zytologischen* (Feinnadelpunktion) oder *histologischen* (Menghini-Nadel) Untersuchungsmaterials durchgeführt. Unter Röntgenkontrolle sind auch kleine Rundherde (ab 1 cm Durchmesser) zu treffen. Da periphere Rundherde meist reseziert werden sollten, ist die *Indikation* zur transthorakalen Punktion *bei nichtresezierbaren Tumoren* gegeben, sofern die morphologische Abklärung anders nicht möglich, aber für die Therapieplanung wichtig ist.

Komplikationen (10%) sind ein Pneumothorax, eine intrathorakale Blutung oder Hämoptysen.

Kontraindikation einer transthorakalen Punktion sind das Lungenemphysem und Blutgerinnungsstörungen.

20.1.2.2.5. Sputumuntersuchung

Die Untersuchung des Sputums dient dem Nachweis entzündlicher oder maligner Veränderungen durch bakteriologische und zytologische Untersuchung des gewonnenen Materials und sollte *routinemäßig bei allen Erkrankungen der Lunge* erfolgen. Die Nachweisrate bei malignen Tumoren ist bei zentralem Tumorsitz höher als bei peripheren und steigt mit der Zahl der Untersuchungen und der Art der Sputumgewinnung. Unter optimalen Bedingungen ist bei zentralem Tumorsitz in bis zu 90% der Tumornachweis möglich.

20.1.2.3. Resektionsverfahren der Lunge

Ausgehend vom anatomischen Aufbau unterscheidet man die Entfernung eines Lungenflügels *(Pneumonektomie)*, eines Lungenlappens *(Lobektomie)* und eines Lungensegmentes *(Segmentresektion)*. Bei der *peripheren* (atypischen) Resektion werden pathologische Prozesse aus dem Parenchym keilförmig exzidiert. Die Resektionen können durch Mitentfernung von benachbarten Strukturen (Brustwand u.a.) erweitert werden (Abb. *20.1.*-10).

20.1.2.3.1. Pneumonektomie

Die Pneumonektomie ist im Vergleich zur Lobektomie mit einem höheren Operationsrisiko (5–15%) und einer stärkeren Einschränkung der Lungenfunktion belastet.

Indikationen: Sie ist indiziert bei Tumoren, die den Stammbronchus oder mehrere Lungenlappen befallen haben, bei Tumoren mit ausgedehntem mediastinalen Lymphknotenbefall sowie bei Pleuratumoren, soweit sie mittels Pleurapneumonektomie resezierbar sind. Auch bei gutartigen Erkrankungen mit langdauernder Bronchusobstruktion, bei entzündlichen Prozessen mit Schrumpfung der Lunge und bei Mißbildungen kann eine Pneumonektomie angezeigt sein.

20.1.2.3.2. Lobektomie

Indikationen: Die Lappenresektion (Letalität 1–10%) ist indiziert bei malignen Tumoren, die

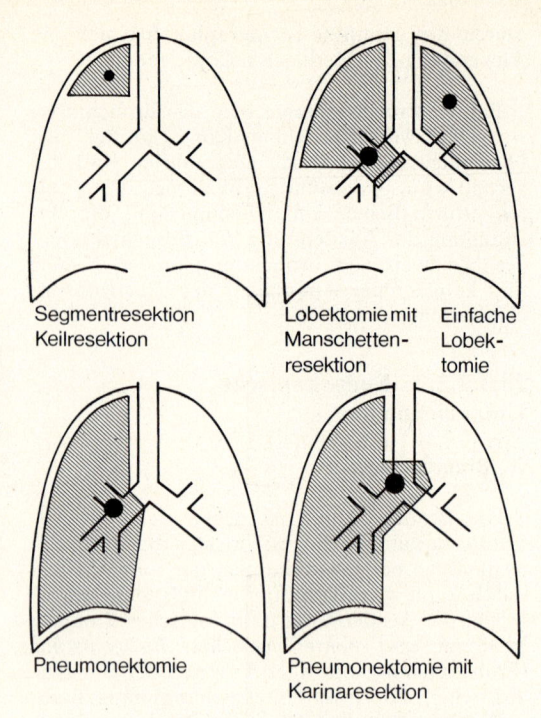

Abb. *20.1.*-10. Resektionsverfahren der Lunge.

sich auf einen Lungenlappen beschränken, bei großen zentralen Metastasen, soweit sie nicht durch eine periphere Resektion entfernbar sind, bei benignen Geschwülsten, entzündlichen Erkrankungen und ungeklärten Rundherden, sofern ein kleinerer Eingriff nicht möglich ist.

20.1.2.3.3. Segmentresektion

Die Segmentresektion hat durch die Möglichkeit der komplikationsarmen peripheren Resektion (s. u.) an Häufigkeit abgenommen.

Die *Indikation* ist gegeben bei Bronchiektasen und Tuberkulomen, bei Lungenabszeß, arteriovenösen Aneurysmen, benignen Tumoren, Zysten, Bronchusadenomen und intrapulmonalen Fremdkörpern. Immer ist die Indikation gegenüber der Lobektomie bzw. einer peripheren Resektion abzuwägen.

20.1.2.3.4. Periphere (atypische) Resektion

Periphere (atypische) Resektionen orientieren sich weniger an den anatomischen Grenzen, als am pathologischen Befund.

Die *Indikation* ist gegeben bei peripher gelegenen entzündlichen Erkrankungen, benignen Tumoren, Metastasen und zur Gewebeentnahme bei chronischen diffusen Lungenerkrankungen.

20.1.2.3.5. Bronchoplastische Maßnahmen

Der Anwendungsbereich der Lobektomie und Pneumonektomie kann durch Mitentfernung von Teilen des Stammbronchus oder der Trachea erweitert werden. Bei Tumoren am Abgang des Oberlappenbronchus ist durch Lobektomie und Manschettenresektion eine Pneumonektomie vermeidbar. Durch Teilresektion der Trachea kann in Kombination mit einer Pneumonektomie eine Tumorentfernung möglich werden.

20.1.2.4. Entzündliche Lungenerkrankungen

20.1.2.4.1. Lungenabszeß

Definition und Ätiologie: Ein Lungenabszeß ist eine durch *aerobe* und *anaerobe Keime* verursachte *lokalisierte Eiteransammlung* in der Lunge mit Destruktion des Gewebes.

Ätiologisch sind zu unterscheiden
1. der durch Aspiration meist in Zusammenhang mit Bewußtseinstörungen verursachte Abszeß,
2. der postpneumonische Abszeß und
3. der sekundäre Abszeß, der Folge einer Keimbesiedlung bestehender Lungenveränderungen (Karzinom, Zyste, Kaverne, Infarkt, septische Embolie) oder Folge des Übergreifens subphrenischer Abszesse ist.

Da der rechte Hauptbronchus in Fortsetzung der Trachea verläuft, sind aspirationsbedingte Lungenabszesse rechts häufiger als links. Bedingt durch die Lage des Patienten sind meist die apikalen Unterlappensegmente (Nr. 6) oder das posteriore Oberlappensegment betroffen.

Symptome: Im Vordergrund der Symptome stehen Fieber, Husten und pleurale Schmerzen. Findet der Abszeß Anschluß an das Bronchialsystem, kommt es zum Abhusten faulig stinkenden Eiters, bei Durchbruch in den Pleuraraum entsteht ein Pneumothorax, der eine lebensbedrohliche Situation darstellen kann mit Atemnot, Zeichen der Intoxikation und Sepsis. Die Arrosion einer Bronchialarterie führt zur Hämoptyse.

Diagnose: Die Diagnose wird im Zusammenhang mit der klinischen Symptomatik aufgrund der *Röntgenübersichtsaufnahme* und der *Sputumuntersuchung* gestellt.

Röntgenologisch findet sich zunächst eine Atelektase, später ein solider Prozeß, der bei Anschluß an das Bronchialsystem einen Flüssigkeitsspiegel und Luft enthält. Bei dickwandigen Kavernen ist immer ein Bronchialkarzinom auszuschließen.

Die *Sputumuntersuchung* umfaßt die bakteriologische Untersuchung einschließlich der Kultur von Tuberkulosebakterien und der Resistenzprüfung sowie die Zytodiagnostik.

Immer ist eine *Bronchoskopie* angezeigt, um ein Bronchialkarzinom und eine Fremdkörperaspiration auszuschließen und die bronchoskopische Absaugung einzuleiten.

Therapie: Die Therapie umfaßt die gezielte mehrwöchige *Antibiotikabehandlung* und die *Abszeßdrainage* über das Bronchialsystem, die meist krankengymnastisch und bronchoskopisch erreicht wird. Eine transthorakale Abszeßdrainage hat nur als Notfallmaßnahme bei großem Abszeß mit Verdrängung des Mediastinums oder schlechtem Zustand des Patienten Bedeutung.

Die *operative Behandlung* ist in etwa 10 bis 30% der Patienten bei chronischem Abszeß angezeigt.

Die *Indikation* ist gegeben bei persistierender Abszeßhöhle trotz 4- bis 6wöchiger konservativer Therapie, bei nachgewiesenem Pilzbefall, bei massiver Hämoptoe, bei bronchopleuraler Fistel, vorhandenem Fremdkörper, Tumorverdacht und septischen Abszedierungen in andere Organe. Bei hilusnahen Abszessen ist die Lobektomie der Regeleingriff, bei peripherer Lokalisation die atypische Resektion.

Ein **Lungenabszeß** ist eine durch arobe und anarobe Keime verursachte lokalisierte Eiteransammlung in der Lunge mit Gewebedestruktion.
Ätiologisch sind zu unterscheiden der aspirationsbedingte, der postpneumonische und der sekundäre Abszeß, der Folge einer Keimbesiedlung bestehender Lungenveränderungen ist oder durch Übergreifen subphrenischer Abszesse entsteht.
Die *Diagnose* wird aufgrund der klinischen Symptomatik (Fieber, Husten, pleurale Schmerzen), der Röntgenthoraxaufnahmen und der Sputumuntersuchung gestellt. Immer ist eine Bronchoskopie zum Ausschluß eines Bronchialkarzinoms oder einer Fremdkörperaspiration durchzuführen.
Die *Behandlung* umfaßt die mehrwöchige Antibiotikabehandlung und die Abszeßdrainage über das Bronchialsystem, durch krankengymnastische und bronchoskopische Maßnahmen. Bei persistierender Abszeßhöhle trotz konservativer Therapie, bei nachgewiesenem Pilzbefall, massiver Hämoptoe, bronchopleuraler Fistel, vorhandenem Fremdkörper, Tumorverdacht und septischen Abszedierungen ist die operative Beseitigung indiziert.

20.1.2.4.2. Bronchiektasen

Bronchiektasen sind zylinder-, sack- oder spindelförmige *Erweiterungen der Brochien* bei pulmonaler und bronchialer Infektion. Bronchiektasen treten angeboren als Wandschwäche auf sowie im Rahmen von Systemerkrankungen (z. B. der Mukoviszidose) oder sind Folge einer lokalen endo- oder exobronchialen Bronchusverlegung (Fremdkörper, Lymphknoten, sekundäre Bronchiektasen). Bevorzugt befallen sind die basalen Unterlappensegmente, die Lingula und der Mittellappen.

Symptome und Diagnose: In typischerweise bestehen rezidivierende Lungenentzündungen, Husten und eitriger Auswurf (»maulvolle« Expektoration). Im weiteren Verlauf kann es zu Hämoptysen, Dyspnoe und metastatischen Abszessen und als Folge der chronischen Eiterung zu Eiweißverlust, Anämie und Amyloidose kommen.

Die Diagnose ergibt sich aufgrund der Anamnese, der *Röntgen-Thoraxaufnahmen* und wird gesichert durch eine *Bronchographie*. Immer sollte eine *Bronchoskopie* erfolgen, um die Verlegung der Bronchien durch Fremdkörper auszuschließen und um bakteriologisches Untersuchungsmaterial zu gewinnen.

Therapie: Die Behandlung erfolgt zunächst durch *gezielte Antibiotikatherapie* und intensive *krankengymnastische Behandlung*.

Die *Indikation zur Operation* ist gegeben bei fortbestehender Symptomatik, vor allem bei rezidivierenden Pneumonien trotz intensiver konservativer Therapie und bei Komplikationen wie Abszedierung oder massiver Blutung. Bei ausgedehntem (mehr als 2 Lappen) oder nur geringem Befall (weniger als ein Segment) ist von einem operativen Vorgehen keine Besserung zu erwarten. Auch bei Vorliegen einer Systemerkrankung besteht wegen der Gefahr der Bronchiektasenbildung in der Restlunge keine Operationsindikation.

Die *Operation* beinhaltet die Entfernung aller befallenen Segmente, da die Beschwerden sonst fortbestehen und andererseits Reoperationen mit einem hohen Risiko belastet sind. Abhängig vom Befund kommen die Lokektomie, eine Segmentresektion oder auch eine atypische Resektion zur Anwendung. Bei beidseitigem Befall erfolgt eine zweizeitige Operation in 3monatigem Abstand.

Prognose: Durch die wirksame, frühzeitig einsetzende antibiotische Behandlung bronchopulmonaler Infekte werden Bronchiektasen nur noch selten beobachtet. Die Ergebnisse der Operation sind von der Ausdehnung der Erkrankung abhängig. Bei einseitigem begrenztem Befall sind nach operativer Entfernung der befallenen Segmente etwa 80% der Patienten beschwerdefrei.

20.1.2.4.3. Tuberkulose

Die Entwicklung neuer Tuberkulostatika hat die Notwendigkeit chirurgischer Eingriffe bei Tuberkulose vermindert (2 bis 15%) und sie gleichzeitig erfolgreicher gemacht. Für die Kollapstherapie bei Tuberkulose (Pneumothorax, extrapleuraler Pneumolyse, Kollapsplastik) besteht keine Berechtigung mehr.

.1. Indikation zur chirurgischen Therapie

Die Indikation zum operativen Eingreifen ergibt sich beim Versagen der medikamentösen Therapie (Tuberkulostatikaresistenz, atypische Mykobakterien), bei Defektheilung und bei Komplikationen der Erkrankungen. Hierzu gehören:
1. Lebensbedrohliche Hämoptyse,
2. Tuberkulome, zumindest ab einer Größe von 2 bis 3 cm,
3. Defektheilungen der Lunge oder eines Lungenlappens (»destroyed lung«),
4. Bronchialstenose, soweit nicht endoskopisch behandelbar,
5. Persistierende Resthöhlen.

Die *Operationsindikation* ist in Abhängigkeit von weiteren Organmanifestationen der Tuberkulose, sonstigen Erkrankungen, dem Alter des Patienten sowie der sozialen Situation zu stellen. Bei disseminierter oder extrathorakaler Tuberkulose ist die medikamentöse Therapie der operativen vorzuziehen.

.2. Operatives Vorgehen

Abgesehen von einer massiven lebensbedrohlichen Hämoptyse, wird ein operativer Eingriff *erst nach adäquater, mehrwöchiger chemotherapeutischer und krankengymnastischer Behandlung* durchgeführt. Abhängig von der vorliegenden Situation kommen die Lobektomie, atypische Resektionen und selten eine Pneumonektomie zur Anwendung. Nach ausgedehntem Parenchymverlust ist bei fehlender Ausdehnung der Restlunge eine *partielle Thorakoplastik* mit Erhaltung der ersten Rippe gleichzeitig oder als Zweiteingriff erforderlich (s. Abb. 20.1.-1).

20.1.2.4.4. Pilzerkrankungen der Lunge

Während die Häufigkeit tuberkulöser Infektionen rückläufig ist, haben Pilzerkrankungen zumindest in den USA zugenommen. Anlaß für thoraxchirurgische Eingriffe können eine *Histoplasmose*, die *Kokkzidoidomykose*, die *Kryptokokkose* und die *Aspergillose* sein.

.1. Histoplasmose

Die chronische Histoplasmose befällt bevorzugt Emphysematiker und führt zu verkäsenden Nekrosen der Lunge sowie der regionären Lymphknoten. Im Lungenparenchym können dickwandige Kavernen als Ausgangspunkt von Blutungen entstehen. Lymphknotenveränderungen führen zu Bronchusstenosen, können die Bronchialwand durchbrechen und ebenfalls Blutungen verursachen.

Therapie: Die operative Behandlung ist indiziert bei therapieresistenten Kavernen, zur Abklärung eines solitären Rundherds, bei Hämoptyse und Bronchusstenose durch extrabronchiale Lymphknotenvergrößerungen mit der Folge rezidivierender Infektionen.

.2. Kryptokokkose

Die Infektion verursacht in seltenen Fällen eine Pneumonie und kann bei geschwächter Abwehrlage zur Generalisierung, insbesondere zu einer Meningitis führen.

Diagnose: *Röntgenologisch* findet sich meist eine solitäre, rundliche Verdichtung im Unterlappen, gelegentlich eine Kaverne mit Verkalkungen. Die Diagnose wird meist erst nach Resektion eines solitären Rundherds gestellt. Zum Pilznachweis sind Spezialfärbungen und Kulturen erforderlich.

Therapie: Im positiven Fall ist die Behandlung mit Amphotericin B und 5-Fluorocytosin erforderlich, um die in 10% drohende Kryptokokkenmeningitis zu vermeiden.

.3. Aspergillose

Die Aspergillose ist vor allem in ihrer *intrakavitären Form* mit Besiedlung bestehender Kavernen oder Zysten von chirurgischem Interesse. Das resultierende *Aspergillom* ist eine rundliche, nekrotische, frei in der Kaverne liegende Masse aus Myzelien, Fibrin und Entzündungszellen. Bei mehr als der Hälfte der Patienten ist mit einer Hämoptoe zu rechnen.

Therapie: Da die systemische und medikamentöse Therapie ohne Wirkung bleiben, ist die *Operationsindikation* gegeben, wobei als Folge der bestehenden Grunderkrankung der Lunge, der Allgemeinzustand und die kardiopulmonale Situation des Patienten meist erheblich beeinträchtigt sind. Die Operation wird *unter Amphotericinschutz* durchgeführt und umfaßt die parenchymschonende Resektion der Läsion durch Lobektomie oder atypische Resektion.

20.1.2.4.5. Aktinomykose

Die Aktinomykose ist durch *anaerobe Bakterien* (Actinomyces Israeli) verursacht. Bei pulmonaler Manifestation kommt es zur Infiltration der Lunge, die röntgenologisch nicht von einem malignen Prozeß zu unterscheiden ist.

Therapie: Die Lungenresektion erfolgt in der Regel zum Ausschluß eines Malignoms, aber auch zur Behandlung in Kombination mit einer medikamentösen hochdosierten Penicillin-G-Therapie.

20.1.2.4.6. »Mittellappensyndrom«

Beim Mittellappensyndrom handelt es sich um den röntgenologischen Nachweis einer *persistierenden oder rezidivierenden Verschattung des Mittellappens*. Ursächlich kommen Entzündungen des Parenchyms, eine Kompression des Bronchus von außen oder häufig ein Karzinom in Frage.

Therapie: Bei Entzündungen ist die Lobektomie, beim Karzinom aus Radikalitätsgründen eine untere Bilobektomie erforderlich.

20.1.2.5. Zystische Erkrankungen der Lunge

Zystische Erkrankungen der Lunge umfassen eine Vielzahl verschiedener Krankheitsbilder unterschiedlicher Nomenklatur. Im engeren Sinn ist eine *Zyste* eine pathologische Hohlraumbildung mit *epithelialer Auskleidung*. Abzugrenzen hiervon sind *Emphysemblasen*, die von viszeraler Pleura bedeckt keine Epithelschicht besitzen und *Pseudozysten* (Pneumatozele), die als Folge einer nekrotisierenden Lungenentzündung entstehen können.

Abhängig von der Ätiologie und der Beziehung zum Brochialsystem können die Zysten *luft-* oder *wassergefüllt* sein, stationär bleiben oder an Größe zunehmen, asymptomatisch sein oder zu Komplikationen (Kompression des umgebenen Parenchyms, Blutung, Infektion, Ruptur) führen.

Chirurgisch-therapeutisch ist die Unterscheidung in *angeborene* und *erworbene* zystische Erkrankung des Neugeborenen-, Säuglings- und späteren Lebensalters bedeutsam.

20.1.2.5.1. Angeborene zystische Mißbildungen

Zu den angeborenen Mißbildungen gehören das *lobäre Emphysem,* gekennzeichnet durch eine massive Überdehnung eines Lungenlappens beim Neugeborenen, *Lungenzysten* (solitäre und multiple) sowie die *zystische adenomatoide Malformation,* eine seltene pulmonale Entwicklungsstörung, die einen Lungenlappen befällt, der zahlreiche luft- und wassergefüllte Zysten oder solide Areale enthält.

Die **Therapie** der genannten Veränderungen besteht in der Entfernung der befallenen Lappen.

Bronchogene Zysten finden sich meistens im Mediastinum zwischen Ösophagus und Trachea und können beim Kind zu einer Bronchusstenosierung, bei Erwachsenen infolge der Größenzunahme zum Bild eines Mediastinaltumors führen. In der Regel lassen sich diese Zysten ausschälen.

20.1.2.5.2. Lungensequester

Ein Lungensequester ist definiert als *funktionsloses, zystisch degeneriertes Lungengewebe,* das arteriell vom großen Kreislauf versorgt wird (Abb. *20.1.*-11).

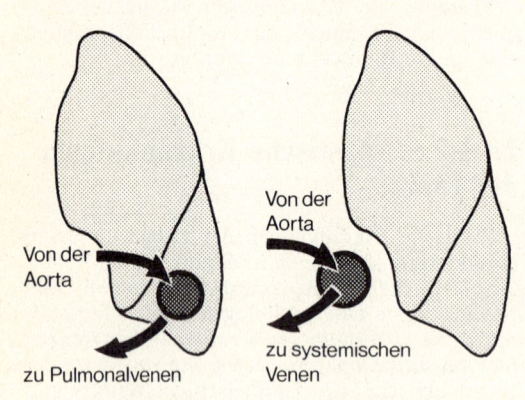

Abb. *20.1.*-11. Lungensequester.

Zwei Formen werden unterschieden: Bei der häufigeren *intralobären Form* befindet sich das sequestierte Gewebe innerhalb, bei der *extralobären Form* außerhalb des gesunden Lungenparenchyms und besitzt in diesem Fall einen eigenen Pleuraüberzug (sog. Nebenlunge). Beide Fehlbildungen sind links häufiger als rechts und treten meist im Unterlappen bzw. im hinteren Mediastinum auf. In 80 bis 90% erfolgt die arterielle Versorgung aus Ästen der thorakalen Aorta, bei den übrigen Patienten aus infradiaphragmalen Gefäßen, deren irrtümliche Durchtrennung bei Thoraxoperationen ohne vorherige Ligatur zu massiven intraabdominellen Blutungen führen kann. Der venöse Abfluß führt bei der extralobären Sequestration zur V. azygos oder V. hemiazygos und bei der intralobären Form in die untere Lungenvene. Intralobäre Sequester haben häufig, extralobäre selten Anschluß an das Bronchialsystem.

Therapie: Die Indikation zur Operation besteht bei Symptomen (rezidivierende Infekte, Links-Links-Shunt) oder Tumorverdacht. Hierbei erfolgt bei der extralobären Sequestration die Exzision, bei der intralobären Form meist die Lobektomie jeweils unter Versorgung der atypischen Gefäße.

20.1.2.5.3. Erworbene zystische Mißbildungen

.1. Bullöses Emphysem

Emphysemblasen entstehen im Rahmen einer chronischen Bronchitis und weisen im Gegensatz zur Lungenzyste *keine Epithelauskleidung* auf. Das Blasendach wird von Pleura visceralis, die Basis vom Lungenparenchym gebildet. Emphysemblasen können symptomlos sein, aber auch zu lokalen Komplikationen und bei Größenzunahme durch Kompression des Lungengewebes oder der Mediastinalorgane zur Verschlechterung der Atemfunktion führen.

Therapie: Die *Indikation zur Operation* ist gegeben bei Komplikationen (Blutung, Pneumothorax, Infektion) oder zunehmender Kompression des umgebenen Parenchyms, eine Situation die klinisch durch zunehmende Ateminsuffizienz, röntgenologisch durch eine Blase, die mehr als ein Drittel des Thorax einnimmt und perfusionsszintigraphisch durch eine nachweisbare Seitendifferenz gekennzeichnet ist. Bei schwerer, rezidivierender Bronchitis oder bei Zysten, die auf dem Boden einer progressiven Lungenerkrankung (vanishing lung) entstanden sind, besteht in der Regel keine Operationsindikation.

Das *operative Vorgehen* hat die Beseitigung der Emphysemblase unter Schonung des restlichen Parenchyms zum Ziel. Gestielte Blasen können ligiert und abgetragen, breitbasige am Übergang ins Lungenparenchym inzidiert und der Schnittrand durch fortlaufende Naht übernäht werden.

.2. Echinokokkuszysten

Die Infektion der Lunge erfolgt über den Verdauungstrakt nach Passage der Leber. Echinokokkuszysten bestehen aus den eigentlichen Parasiten, einer flüssigkeitsgefüllten Blase *(Endozyste)* mit nach innen abgesonderten Skolizes und der umgebenden Kapsel aus komprimiertem und entzündlich verändertem Lungengewebe *(Perizy-*

ste). Echinokokkuszysten neigen zur Größenzunahme und können in das Bronchialsystem oder die Pleura einbrechen mit der Folge eines Spannungspneumothorax, eines Pleuraempyems oder eines anaphylaktischen Schocks.

Therapie: Die *Indikation zur Operation* ist auch bei asymptomatischen Zysten zur Vermeidung von Komplikationen gegeben. Eine Zystenruptur kann bei lebensbedrohlicher Situation zum sofortigen Eingreifen zwingen. Bei unkomplizierter Zyste besteht die operative Behandlung in der Ausschälung. Bei Zystenkomplikationen oder Zerstörung des umgebenen Lungenparenchyms kann eine Resektion erforderlich werden.

20.1.2.6. Tumoren der Lunge

20.1.2.6.1. Benigne Tumoren

Benigne Tumoren der Lunge sind selten. Sie können als periphere Rundherde röntgenologisch zufällig entdeckt werden oder bei endobronchialem Sitz zu Hämoptyse, Atelektase und Pneumonie führen.

Häufigster benigner Lungentumor ist das **Hamartom**, bei dem es sich um eine Gewebefehlbildung der Lunge handelt. Hamartome bestehen zum größten Teil aus Knorpelgewebe, enthalten aber auch andere Gewebeanteile. Sie treten meist zwischen dem 5. und 6. Lebensjahr auf, bevorzugen Männer (2:1) und sind in 90% in der Lungenperipherie lokalisiert.

Therapie der Wahl ist die operative Entfernung durch Enukleation oder periphere Resektion, bei endobronchialem Sitz die parenchymschonende Exzision.

Daneben können benigne Tumoren vom Epithel, dem Mesenchym, Lymph- oder Gefäßsystem ausgehen. Auch entzündliche Polypen und Papillome des Tracheobronchialsystems wurden beobachtet.

.1. Ateriovenöse Aneurysmen

Arteriovenöse Aneurysmen sind seltene, meist angeborene Mißbildungen, die solitär (⅓) oder multiple (⅔) vorkommen, meist asymptomatisch sind und zufällig röntgenologisch festgestellt werden.

Die **Diagnose** wird gesichert durch eine Angiographie der A. pulmonalis, meist als *digitale Subtraktionsangiographie*. Die Operation ist indiziert bei Patienten mit Beschwerden infolge eines großen Shunts, bei nachgewiesener Größenzunahme, bei multiplen Veränderungen zur Verminderung des Shunt-Volumens und bei Patienten mit Gefäßverbindungen zum großen Kreislauf. Bei multiplen oder diffusen Veränderungen in beiden Lungen ist eine chirurgische Therapie nicht sinnvoll.

Therapeutisch ist ein parenchymschonendes Vorgehen durch atypische Resektion, Segmentresektion oder Lobektomie anzustreben. Als Alternative zur chirurgischen Therapie kann eine Embolisierung der Aneurysmen versucht werden.

20.1.2.6.2. Bronchialkarzinom

Epidemiologie: Das Bronchialkarzinom hat während der letzten Jahrzehnte sprunghaft zugenommen und ist bei Männern die häufigste, bei Frauen nach dem Mammakarzinom die zweithäufigste bösartige Geschwulstbildung, wobei auch bei den Frauen eine Häufigkeitszunahme festzustellen ist. War das Verhältnis Männer zu Frauen um 1970 10:1, beläuft es sich jetzt auf 4:1. Der Erkrankungsgipfel liegt zwischen dem 45. und dem 60. Lebensjahr.

Ätiologisch werden 3 Faktoren mit der Entstehung eines Bronchialkarzinoms in Zusammenhang gebracht: der Nikotinabusus, berufliche Noxen und die Luftverschmutzung durch kanzorgene oder kokanzorgene Stoffe. Für den *Einfluß des Nikotins* spricht das Auftreten des Tumors vorwiegend bei Rauchern, die enge Korrelation zwischen steigendem Zigarettenverbrauch pro Kopf der Bevölkerung und Erkrankungshäufigkeit, die Abnahme des Karzinomrisikos bei ehemaligen Rauchern nach einigen Jahren und tierexperimentelle Untersuchungen. Vor allem das Plattenepithelkarzinom und das undifferenzierte kleinzellige Karzinom werden durch einen Nikotinabusus zumindest mitbedingt.

Zu den *beruflichen Giften* gehören radioaktive Substanzen, Asbest, Nickel, Senfgas, Arsen u.a. Auch in der Luft sind kanzerogene Substanzen isolierbar, insbesondere in Bereichen hoher Industrialisierung, die mit der Entstehung von Bronchialkarzinomen in Zusammenhang gebracht werden.

.1. Pathologische Anatomie

Bronchialkarzinome gehen meist *vom Epithel des Bronchialsystems* aus. Sie sind rechts häufiger als links und befallen die Oberlappen doppelt so oft wie die Unterlappen. Sie können in den Stamm- oder Lappenbronchi *(zentrale Tumoren)* oder in der *Peripherie* lokalisiert sein.

Das *histologische Erscheinungsbild* ist vielgestaltig, wie auch die *Klassifikation der WHO* dokumentiert (Tab. *20.1.*-5). Die 4 häufigsten Tumortypen (90%) sind das Plattenepithelkarzinom mit oder ohne Verhornung (35-60%), das Adeno-

Tab. 20.1.-5. WHO-Einteilung der malignen Lungentumoren.

Häufige Tumortypen (94%)	I. Epidermoide Karzinome II. Kleinzellige anaplastische Karzinome III. Adenokarzinom IV. Großzellige Karzinome
Seltene Tumortypen (6%)	V. Kombination von Epidermoiden und Adenokarzinomen VI. Bronchiolo-alveolarzellige Karzinome VII. Karzinoide VIII. Bronchial-Schleimdrüsen-Karzinome IX. Papilläre Geschwülste und Karzinosarkome X. Mischgeschwülste und Karzinosarkome XI. Sarkome XII. Noch nicht klassifizierbare Geschwülste XIII. Mesotheliome XIV. Melanome

%-Anteile nach HERMANEK, 1979.

karzinom (15-20%), das undifferenzierte großzellige Karzinom (5-15%) und das kleinzellige Karzinom (35%).

Die Klassifikation der Tumoren kann anhand einer Probeexzision problematisch sein, da die Geschwülste aus verschiedenen Anteilen bestehen können.

Plattenepithelkarzinome sind zu ⅔ zentral lokalisiert, neigen zu peribronchialem Wachstum und spät zu Metastasenbildung. Eine Sonderform ist der in der Lungenspitze lokalisierte Pancoast-Tumor (s. u.).

Adenokarzinome kommen zu ¾ peripher vor, neigen frühzeitig zu gefäßinvasivem Wachstum mit hämatogener Metastasierung, jedoch erst spät zu lymphogenen Absiedlungen.

Als Variante des Adenokarzinoms gilt das **bronchoalveoläre Karzinom** (2,5%), das als solider Knoten (⅔), multinodiös oder diffus in Erscheinung tritt. Hämatogene und lymphogene Metastasen sind selten.

Undifferenzierte-großzellige-Karzinome kommen in gleicher Häufigkeit zentral und peripher vor, neigen zu frühzeitiger Metastasierung und haben eine ungünstigere Prognose.

Kleinzellige Bronchialkarzinome entstehen meist (⅘) zentral und sind durch frühzeitige lymphogene oder hämatogene Metastasierung gekennzeichnet. Durch ihr *Ansprechen auf Strahlen- und Chemotherapie* unterscheiden sie sich von den übrigen Tumoren, so daß unter therapeutischen Gesichtspunkten vereinfacht die Differenzierung des Bronchialkarzinoms in *kleinzellige* und *nichtkleinzellige* Geschwülste wichtig ist. Als prognostisch etwas günstigerer Typ ist das kleinzellige Bronchialkarzinom vom intermediären Zelltyp einzuordnen, das häufig peripher lokalisiert, der chirurgischen Entfernung zugänglich ist.

.2. Ausbreitungswege des Bronchialkarzinoms

Bronchialkarzinome können sich kontinuierlich in die umgebenden Strukturen, lymphogen (Abb. 20.1.-12) oder hämatogen ausbreiten.

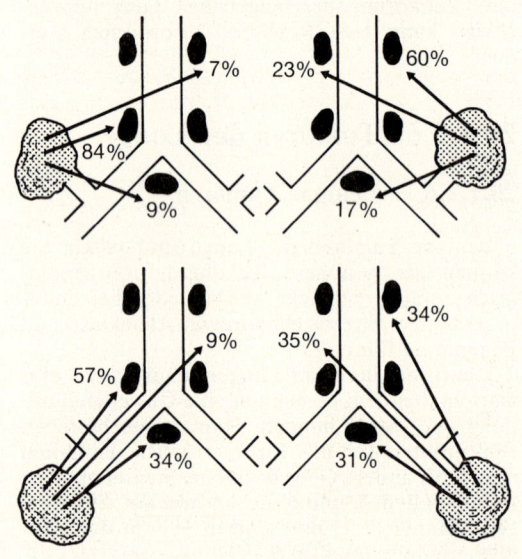

Abb. 20.1.-12. Lymphogene Metastasierung beim Bronchialkarzinom.

Die *kontinuierliche Tumorausbreitung* respektiert nicht die Lappengrenzen der Lungen und kann die Pleurablätter, die Brustwand, die Organe des Mediastinums und das Perikard erfassen. Eine Rekurrensparese ist vor allem rechts häufiger durch *lymphogene* Metastasen als durch direkte Tumorinfiltration verursacht. *Hämatogene* Absiedlungen finden sich am häufigsten in der Leber, der Lunge, dem Skelett, den Nebennieren, Nieren und dem Gehirn, aber auch in der Haut, Schilddrüse, Myokard, Ovar und anderen Organen und sind gelegentlich das erste Krankheitssymptom.

.3. Symptome

Etwa 5% der Bronchialkarzinome sind asymptomatisch und werden zufällig röntgenologisch entdeckt. Die häufigsten Symptome eines Bronchialkarzinoms sind Husten (75%), Hämoptyse (50%, faserförmige Blutgerinnsel oder massives Blutspucken), Fieber, Dyspnoe und Thoraxschmerzen. Als Folge der intrathorakalen oder lymphogenen Ausbreitung können eine obere Einflußstauung (Kompression der V. cava superior), Heiserkeit, (Läsion des N. recurrens durch direkte Invasion oder Lymphknotenvergrößerung), Schluckbeschwerden (Infiltration des Ösophagus), Hornersche Symptomenkomplex (Infiltration des Ggl. stellatum) und thorakale Schmerzen (Brustwandinfiltration) bestehen.

Mitunter *gehen die ersten Symptome von den Metastasen aus:* Knochenschmerzen und pathogische Frakturen bei Skelettbefall, Halbseitensymptome, Krampfanfälle oder Persönlichkeitsveränderungen bei intrazerebralen Metastasen, Ikterus oder Aszites bei Leberfilialisierung oder Lymphknotenvergrößerungen am Hals. Inappetenz und stärkere Gewichtsabnahme weisen beim Bronchialkarzinom auf eine Tumorgeneralisierung hin.

10-20% der Patienten mit Bronchialkarzinomen entwickeln Symptome, die als **paraneoplastisches Syndrom** zusammengefaßt werden und sich nach Tumorresektion zurückbilden. Hierzu gehören metabolische Veränderungen durch die Produktion von Hormonen und hormonähnlichen Substanzen des Tumors, neuromuskuläre Symptome, dermatologische Erscheinungsbilder, vaskuläre Erkrankungen und Blutbildveränderungen.

Die Fähigkeit von Bronchialkarzinomen, insbesondere des kleinzelligen Typs, zur *Produktion hormonähnlicher Substanzen* ergibt sich aus der Abstammung des Bronchialsystems aus der Neuralleiste. Die vorhandenen APUD-Zellen können eine Vielzahl von Polypeptiden produzieren, wie das ACTH (Cushing-Syndrom), das antidiuretische Hormon (Wasserintoxikation), vasoaktiven Substanzen (Serotonin, Bradykinin, Katecholamine u.a. mit Karzinoidsyndrom), parathormonähnliche Produkte (Hyperkalzämie, Pseudohyperparathyreoidismus) oder Gonadotropin (Gynäkomastie).

Weitere paraneoplastische Syndrome sind Myopathien, die der Diagnose vorausgehen können und durch immunologische Reaktionen bedingt sind. Die hypertrophe pulmonale Osteoarthropathie besteht aus schmerzhaften Schwellungen von Gelenken. Zu den dermatologischen Erkrankungen gehören unter anderem die Acantosis nigricans und die Dermatomyositis. Gehäuft bei Bronchialkarzinomen sind auch *rezidivierende Thrombophlebitiden.*

.4. Diagnose

Die Diagnostik hat zum Ziel den morphologischen Tumornachweis zu führen, die Tumorausbreitung und die Resektabilität zu bestimmen und die Operabilität des Patienten abzuklären. Hierzu dienen zunächst die **Röntgen-Thoraxübersichtsaufnahmen** in 2 Ebenen, die in 80% der Patienten den Verdacht eines Bronchialkarzinoms ergeben. Die röntgenologischen Veränderungen sind vielfältig und können sich hilär (Vergrößerung, Verschattung), im Parenchym (Verschattung, Atelektase, Pneumonie) oder extrapulmonal (Verbreiterung des Mediastinums, Pleuraerguß, Zwerchfellhochstand) manifestieren. Eine *Höhlenbildung* innerhalb einer Verschattung sollte immer an ein Bronchialkarzinom denken lassen, ebenso wie eine chronische therapieresistente Pneumonie.

Die Übersichtsaufnahme wird durch *Hilusschichtaufnahmen* bei Verdacht auf ein zentral sitzendes Bronchialkarzinom ergänzt, um Stenosen oder Verschlüsse des Bronchialsystems sowie Lymphknotenvergrößerungen paratracheal und im Bereich der Bifurkation aufzudecken. Weiteren Aufschluß ergibt die *Computertomographie* des Thorax, wo Lymphknotenvergrößerungen mit größerer Zuverlässigkeit als bei der Hilustomographie, die Tumorausdehnung und dessen Lagebeziehung zu den übrigen intrathorakalen Strukturen geklärt werden können.

Häufig stellt sich beim *Nachweis eines Lungenrundherds* die Frage der Dignität und nach dem weiteren Vorgehen. Je größer der Befund und je älter der Patient, um so eher handelt es sich um einen malignen Prozeß. Da die präoperative morphologische Klärung durch transthorakale Punktion bei einer Komplikationsrate von 10% nur eine Treffsicherheit von etwa 90% hat, das Risiko der operativen Entfernung mit Schnellschnittuntersuchung jedoch unter 1% liegt, ist die Indikation zur operativen und definitiven Klärung weit zu stellen. Fehlen bei nachgewiesenem Lungenrundherd klinische Hinweissymptome auf einen extrathorakalen Primärtumor und ergeben sich auch bei der Sonographie des Abdomens hierfür keine weiteren Hinweise, ist bei fehlenden kardiopulmonalen Kontraindikationen in der Regel die operative Tumorentfernung ohne weitere präoperative differentialdiagnostische Abklärung anzustreben.

Der **morphologische Tumornachweis** kann vor allem bei zentralen Tumoren zytologisch durch mehrmalige *Sputumuntersuchungen* möglich sein. In jedem Fall sollte bei Verdacht auf ein Bronchialkarzinom eine *Bronchoskopie* erfolgen, wodurch der Tumor in seiner Lage beurteilt und biopsiert werden kann oder auch zytologisches Untersuchungsmaterial durch Bürstenabstrich aus dem Bronchialsekret oder nach transbronchialer Punktion gewonnen werden kann. Die *Mediastinoskopie* ist nur bei bronchoskopisch negativem Befund zur Materialgewinnung aus Lymphknoten oder dem Tumor und zur Überprüfung von Lymphknotenvergrößerungen im Computertomogramm indiziert, sofern die Indikationsstellung zur Operation vom Ergebnis beeinflußt wird. Da falsch negative Beurteilungen der Hiluslymphknoten im Computertomogramm selten sind, ist die Mediastinoskopie bei negativem CT-Befund unnötig. Die *transthorakale Feinnadelpunktion* wird zur Klärung peripherer Rundherde eingesetzt, sofern eine Thorakotomie mit Tumorentfernung dem Patienten nicht zumutbar ist, die Klärung der Dignität jedoch therapeutische Konsequenzen nach sich zieht.

Weiterhin kann der morphologische Tumornachweis nach *Biopsie vergrößerter Halslymphknoten* oder *zytologisch* nach Punktion eines Pleuraergusses (50% Treffsicherheit) möglich sein. Die Beurteilung der extrathorakalen Tumorausbreitung erfolgt durch *Sonographie des Abdomens* (Leber-, Nebenniere-, Nierenmetastasen), ein *Knochenszintigramm* und bei kleinzelligem Karzinom bzw. bei klinischem Verdacht auf zerebrale Metastasierung durch ein *Computertomogramm des Schädels*.

Die **Beurteilung der Lungenfunktion** umfaßt orientierend die Bestimmung der *Vitalkapazität*, der *Sekundenkapazität* und eine *arterielle Blutgasanalyse*. Bei grenzwertigen Befunden schließen sich weitere Funktionsuntersuchungen an (siehe oben). Ein einfacher klinischer Test zur Beurteilung der Lungenfunktion ergibt sich klinisch. Sofern der Patient zwei Stockwerke ohne Unterbrechung und Dyspnoe bewältigen kann, wird in der Regel eine Thorakotomie und eine Resektion bis zum Ausmaß einer Lobektomie toleriert.

Die **kardiale Untersuchung** besteht in der Erhebung der Anamnese (Angina pectoris, Herzinfarkt) und der klinischen Untersuchung, in der Beurteilung eines (Belastungs-)EKG und in Grenzfällen, bei geplanter Pneumonektomie, in der Messung des Pulmonalarteriendrucks. Eine *Lungenresektion* ist in der Regel *kontraindiziert* bei bis zu 6 Wochen zurückliegendem *Herzinfarkt*, bei Linksschenkelblock und pulmonaler Hypertonie.

Die Entscheidung über die **Operabilität** ist immer im Einzelfall zu treffen in Abwägung des Spontansverlaufs gegenüber dem therapeutischen Gewinn und abhängig vom Tumorstadium, den Lungenfunktionsparametern, bestehenden Begleiterkrankungen, dem Resektionsausmaß und den Möglichkeiten der nichtoperativen Therapie.

.5. Therapie

Eine Heilungschance beim Bronchialkarzinom besteht nur dann, wenn eine Tumorresektion in *kurativer Zielsetzung* möglich ist. Infolge des Fehlens therapeutischer Alternativen ist die *Operationsindikation immer gegeben, sofern keine Kontraindikationen bestehen* (Tab. 20.1.-6). Hierzu gehören nachgewiesene hämatogene, lymphogene (kontralaterale Hiluslymphknoten, zervikal) oder pleurale Fernmetastasen, der Befall nichtresezierbarer Nachbarstrukturen (Ösophagus, Aorta, V. cava, Herzwand, gegenseitiger Stammbronchus) und kardiopulmonale Risikofaktoren.

Kleinzellige Karzinome werden in der Regel der kombinierten strahlen- und chemotherapeutischen Behandlung zugeführt, *peripher* gelegene Geschwülste ohne mediastinale Lymphknotenmetastasen jedoch entfernt (s. o.).

Operatives Vorgehen: Als Verfahren der Wahl bei der Behandlung eines Bronchialkarzinoms gilt die *Lobektomie*. Eine *Pneumonektomie* bietet bei auf einen Lappen beschränktem, von gesundem Parenchym umgebenem Tumor keine Vorteile hinsichtlich der Lebenserwartung, ist jedoch mit einem doppelt so hohen Letalitäts- und einem höheren Morbiditätsrisiko belastet. Vor einer Pneumonektomie eines Bronchialkarzinoms ist der histologische Tumornachweis gegebenenfalls durch intraoperative Schnellschnittuntersuchung zu führen. Die *Segmentresektion* ist ebenso wie die *periphere Resektion* wegen der höheren Rate lokaler Rezidive nur bei Patienten mit eingeschränkter kardiopulmonaler Funktion angezeigt.

Das operative Vorgehen umfaßt auch die *Ausschaltung des ipsilateralen Lymphabflußgebiets* zur genauen Bestimmung der Tumorausbreitung und zur Verbesserung der Prognose. Neben der Entfernung des Bronchialkarzinoms können bei ausgedehnten Tumoren Teile der Brustwand, des Zwerchfells, des Perikards und der V. cava mitentfernt werden.

Adjuvante Therapiemaßnahmen nach radikalchirurgischer Operation haben bisher bei Patienten mit nichtkleinzelligem Karzinom die Prognose nicht verbessert.

Pancoast-Tumor: Pankoast-Tumoren sind Geschwülste der Lungenspitze mit Infiltration von Pleura und Brustwand. Klinisch stehen Schmerzen im Arm und ein *Hornerscher Symptomenkomplex* wegen der Beteiligung der Nervenstrukturen im Vordergrund.

Tab. 20.1.-6. Kontraindikationen zur Operation eines Bronchialkarzinoms in kurativer Zielsetzung.

1. Nachgewiesene Tumorgeneralisierung
   - hämatogen, pleural
   - lymphogen (kontralateral, supraklavikulär)
2. Infiltration nicht resezierbarer Strukturen (V. cava, Ösophagus, Aorta)
3. Kleinzelliges Bronchialkarzinom (ab T_2N_2)
4. Allgemeine Kontraindikationen
   - manifeste Herzinsuffizienz
   - hochgradige Einschränkung der Lungenfunktion
   - pulmonale Hypertonie

Die *Behandlung* besteht in der Kombination von Vorbestrahlung und anschließender En-bloc-Resektion des Tumors einschließlich der Brustwand und eventuell auch des Arms.

Bei **inoperablem Bronchialkarzinom** kommen zur Beseitigung von Symptomen (Hämoptyse, Schmerzen, Atelektasen, poststenotische Pneumonie, rezidivierende Pleuraergüsse, Frakturen) radiotherapeutische und chirurgische Maßnahmen in Betracht. Thoraxchirurgische Maßnahmen können bei Blutung und Abszedierung indiziert sein.

.6. Prognose

50 bis 70% der Patienten sind bei Diagnosestellung bereits inoperabel. Nach Resektion beträgt die 5-Jahres-Überlebensrate etwa 25%, wobei im Einzelfall die Prognose vom Erkrankungsstadium (Tab. *20.1.*-7) und dem Tumortyp abhängig ist.

Bronchoalveoläre Karzinome haben die günstigste, kleinzellige Geschwülste die ungünstigste Prognose. Bei Patienten mit kleinem Tumor und fehlenden Lymphknotenmetastasen ($T_1N_0M_0$) ist mit einer 5-Jahres-Überlebensrate zwischen 55% und 70%, bei $T_2N_0M_0$-Tumoren von etwa 40%, bei Befall intrapulmonaler Lymphknoten von 20% und bei Patienten mit T_3- oder N_2-Tumoren von 15% zu rechnen. Für das Gesamtkollektiv beträgt die 5-Jahresrate etwa 10% und die mittlere Überlebensdauer nach Diagnosestellung 6 Monate (Abb. *20.1.*-13).

Das **Bronchialkarzinom** ist bei Männern die häufigste, bei Frauen nach dem Mammakarzinom die zweithäufigste bösartige Geschwulsterkrankung. Die 4 häufigsten Tumortypen sind das Plattenepithel-, das Adeno-, das undifferenzierte großzellige und das kleinzellige Karzinom.
Die *Diagnose* ergibt sich aufgrund der Röntgenthoraxaufnahme in 2 Ebenen ergänzt durch eine Hilustomographie sowie ein Computertomogramm. Zum morphologischen Tumornachweis dient die Bronchoskopie, die gegebenenfalls durch weitere Untersuchungen ergänzt wird.
Für das *therapeutische Vorgehen* ist die Unterscheidung in kleinzellige und nicht-kleinzellige Bronchialkarzinome wichtig. Bei letzteren ist die Tumorresektion immer indiziert, sofern keine Kontraindikationen bestehen. Auch beim kleinzelligen Karzinom ist die Operation bei begrenztem Tumorwachstum angezeigt.
Die *Prognose* des Bronchialkarzinoms ist ungünstig. Nur bei einem Drittel der Patienten ist die Tumorresektion möglich. Die Fünfjahresüberlebensrate dieser Patienten beträgt etwa 25%.

Tab. *20.1.*-7. TNM-Klassifikation des Bronchialkarzinoms.

T1 Tumor mißt in seiner größten Ausdehnung 3 cm oder weniger, ist umgeben von Lungengewebe oder viszeraler Pleura, ohne bronchoskopische Evidenz einer Infiltration proximal eines Lappenbronchus.

T2 Tumor mißt in seiner größten Ausdehnung mehr als 3 cm, oder Tumor jeglicher Größe mit begleitender Atelektase oder obstruktiver Entzündung, die sich bis zum Hilus ausdehnt. Bei der Bronchoskopie darf die proximale Ausdehnung des Tumors höchstens bis 2 cm distal der Karina reichen. Jede begleitende Atelektase oder obstruktive Pneumonie muß weniger als einen ganzen Lungenflügel betreffen, und es darf kein Pleuraerguß bestehen.

T3 Tumor jeglicher Größe mit direkter Ausdehnung auf benachbarte Strukturen, wie Thoraxwand, Zwerchfell oder Mediastinum, oder Tumor bei der Bronchoskopie weniger als 2 cm distal der Karina, oder Tumor verbunden mit Atelektase oder obstruktiver Pneumonie eines ganzen Lungenflügels, oder Pleuraerguß.

N0 Keine Evidenz für den Befall der regionären Lymphknoten.

N1 Evidenz von peribronchialen Lymphknoten und/oder homolateralen Hilus-Lymphknoten, einschließlich einer direkten Ausdehnung des Primärtumors.

N2 Evidenz von Lymphknoten im Mediastinum.

M0 Keine Evidenz für Fernmetastasen.

M1 Fernmetastasen vorhanden.

20.1.2.6.3. Seltene maligne Tumoren

.1. Karzinoid

Karzinoide sind meist in den zentralen Bronchien lokalisiert, können aber auch als periphere Rundherde in Erscheinung treten. Endoskopisch imponieren sie als polypöse rötliche Vorwölbung mit glatter Oberfläche, die teilweise oder völlig das Lumen verschließt. Häufig breiten sich die Karzinoide extrabronchial infiltrierend aus, so daß endobronchial nur »die Spitze des Eisbergs« sichtbar ist (»Eisbergtumoren«). Die Tumoren gehen vom APUD-System aus und sind histologisch gelegentlich schwer vom kleinzelligen Karzinom abzugrenzen. Mit einer lymphogenen Me-

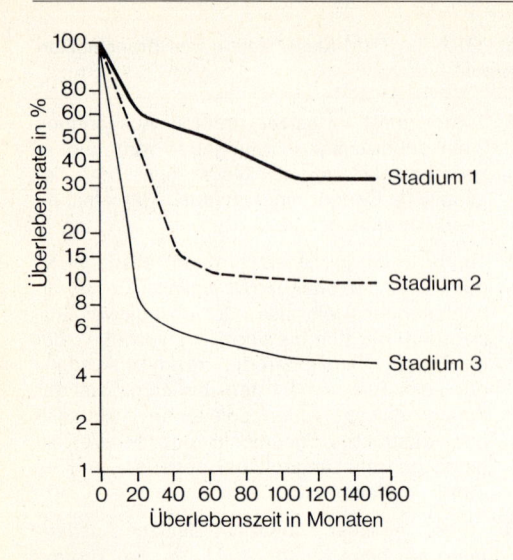

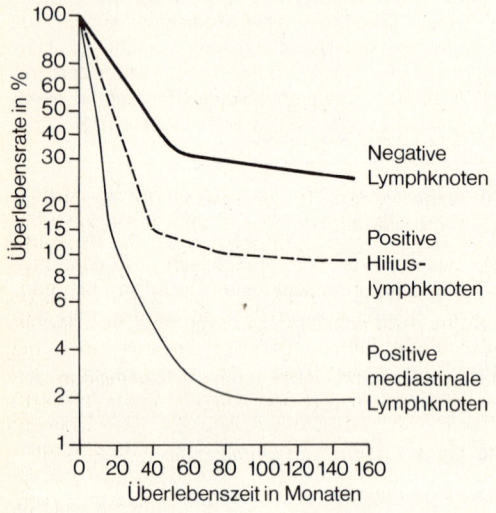

Abb. 20.1.-13. Prognose bei Bronchialkarzinom (nach EISEMANN).

tastasierung ist in 20% zu rechnen, hämatogene Metastasen sind selten.

Symptome und Diagnose: Typisch sind *rezidivierende Atelektasen* des abhängigen Lungenparenchyms mit nachfolgender Pneumonie durch die Verlegung des Bronchiallumens. Auch *Hämoptysen* kommen bei den gefäßreichen Tumoren vor. Die Überproduktion von Serotonin kann zum *Karzinoidsyndrom,* möglicherweise auch zu einer Endokardfibrose des linken Ventrikels führen.

Hinweisend auf ein Bronchialkarzinom sind rezidivierende, ungeklärte *Atelektasen.* Meist wird die Diagnose durch Bronchoskopie und Biopsie gesichert. In jedem Fall soll die *Bestim-* *mung von Serotonin* im Serum und 24-Stunden-Urin erfolgen.

Therapie und Prognose: Die Therapie besteht in der möglichst parenchymschonenden Tumorentfernung, durch Exzision aus dem Bronchus oder durch Bronchusmanschettenresektion. Bei peripherem Tumorsitz ist die Lobektomie oder eine atypische Resektion angezeigt. Eine endoskopische Abtragung ist nur in den seltenen Fällen einer gestielten Geschwulst oder bei nichtresezierbarem Tumor als Palliativmaßnahme angezeigt. Die vollständige Tumorentfernung führt zur Heilung, andernfalls ist mit lokalen Rezidiven zu rechnen.

.2. Sonstige maligne Tumoren

Wesentlich seltener als das Karzinoid sind das *mukoepidemoide Karzinom* und das *Zylindrom,* das vor allem in der Trachea und den Stammbronchien vorkommt und häufig zu lymphogenen oder hämatogenen Metastasen führt. Die früher übliche Zusammenfassung dieser Tumoren als »Adenome« wird dem malignen Charakter nicht gerecht.

Zu den nichtepithelialen malignen Tumoren gehören das *primäre Lymphom* der Lunge und *Sarkome,* die vom Bindegewebe des Bronchialsystems, der Gefäße oder des Parenchyms ihren Ausgang nehmen können.

Die definitive **Diagnose** wird präoperativ meist nicht gestellt.

Therapie: Die Indikation zur Operation und das operative Vorgehen entsprechen den beim Bronchialkarzinom dargestellten Grundzügen.

Die **Prognose** ist, mit Ausnahme des Leiomyosarkoms, ungünstig.

20.1.2.6.4. Lungenmetastasen

Lungenmetastasen werden in zunehmendem Umfang der chirurgischen Therapie zugeführt. Häufige Ausgangspunkte resezierbarer Lungenmetastasen sind Karzinome der Mamma, der Niere, des Kolons, des Hodens, Sarkome und Melanome.

Diagnose: Die Diagnose ergibt sich aus dem anamnestisch bekannten Malignom und den Röntgen-Thoraxaufnahmen, wobei jede neu entstandene Verschattung verdächtig auf einen primären oder sekundären Tumor ist. Die Bestimmung des Ausmaßes des Lungenbefalls (solitäre oder multiple Metastasen, ein- oder beidseitig) erfordert eine Tomographie der gesamten Lunge oder ein Computertomogramm des Thorax.

Operative Therapie: Die operative Entfernung von Lungenmetastasen ist nur im Rahmen eines onkologisch-therapeutischen Gesamtkonzepts vertretbar (sog. Multimodality-Therapie). Voraussetzungen für die Indikation zur Operation sind:
1. der radikal operierte oder vollständig entfernbare Primärtumor,
2. das Fehlen von Metastasen in anderen Organen,
3. die Resezierbarkeit aller Lungenmetastasen und
4. das Fehlen therapeutischer Alternativen.

Die Operation hat die *Resektion der Metastasen im Gesunden* zum Ziel. Bei peripher gelegenen Tumoren kommt die atypische Resektion, bei zentralem Sitz nur eine Lobektomie oder Segmentresektion in Frage. Bilaterale Metastasen können einzeitig nach medianer Sternotomie entfernt werden.

Prognose: Das Risiko des operativen Vorgehens ist gering. Die Prognose ist abhängig vom Sitz des Primärtumors und wird ungünstiger, je mehr Metastasen vorhanden sind, je kürzer das Intervall zwischen Erstoperation und Metastasenentfernung ist, bei kurzer Tumorverdoppelungszeit, Übergreifen von Metastasen auf die Brustwand oder bei gleichzeitigem Lymphknotenbefall. Die Fünfjahresüberlebensraten nach Entfernung von Lungenmetastasen schwanken bei den einzelnen Tumortypen zwischen 0% und 50% und liegen im Mittel um 20%.

20.1.3. Erkrankungen des Zwerchfells

Das Zwerchfell ist eine fibromuskuläre Platte, die den Thoraxraum gegen den Bauchraum abschließt. Anatomisch werden die *Pars sternalis,* ausgehend vom Proc. xiphoideus und vom Sternum, die *Pars costalis,* die an den unteren sechs Rippen ihren Ursprung hat und die *Pars lumbalis,* ausgehend von den oberen drei Lendenwirbelkörpern, unterschieden. Die muskulären Anteile strahlen in das *Centrum tendineum,* eine Sehnenplatte, ein.

Das Zwerchfell besitzt drei *physiologische Öffnungen:* Dorsal den *Hiatus aortae* für Aorta, V. azygos und D. thoracicus, den *Hiatus oesophageus* für die Speiseröhre und den *Hiatus venae cavae* im Centrum tendineum (Abb. *20.1.*-14).

Funktionell hat das Zwerchfell als willkürlicher Inspirationsmuskel Anteil an der Sicherstellung der äußeren Atmung. Infolge des intrapleuralen Unterdrucks können an den physiologischen oder posttraumatischen Lücken Hernierungen von Abdominalorganen in den Thoraxraum erfolgen.

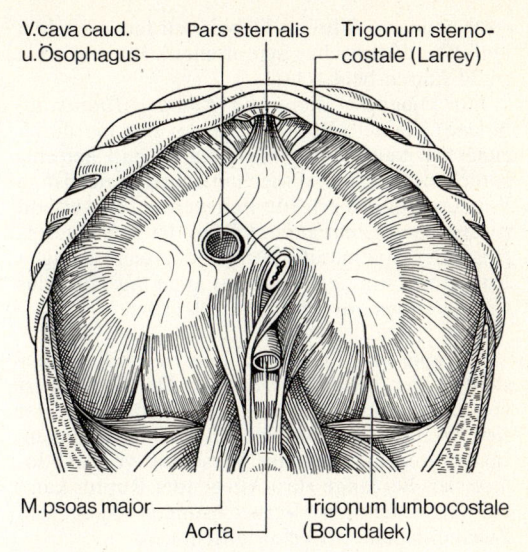

Abb. *20.1.*-14. Anatomie des Zwerchfells.

20.1.3.1. Traumatische Zwerchfellruptur

Ätiologie: Abrupte intraabdominelle Drucksteigerungen können zur Zerreißung des Zwerchfells führen. *Schwachpunkte* sind die Einstrahlungsstellen der Muskulatur in das Centrum tendineum dorsal und lateral. Ursache der Druckerhöhung sind schwere Quetschungen der Bauchhöhle wie beim Überfahrenwerden oder bei Sturz aus großer Höhe. Dementsprechend gehäuft sind Begleitverletzungen (Schädel-Hirn-Trauma, Rippen-, Wirbelsäulen- und Beckenfrakturen sowie Verletzungen der Bauchorgane). Linksseitige Rupturen sind häufiger als rechtsseitige (9:1), wo die Leber die Druckbelastung auf das Zwerchfell mindert. Selten können Zwerchfellrupturen durch penetrierende Verletzungen bedingt sein. Als Folge der Zwerchfellruptur kommt es, unter Umständen erst im Laufe vieler Jahre, zur Verlagerung intraabdominaler Organe in den Thoraxraum, selten auch in das Perikard.

Symptome und Diagnostik: Die Symptome der Zwerchfellruptur werden zunächst meist durch die Folgen der Begleitverletzungen und den Schockzustand überlagert. Hinweisend können die Abschwächung des Atemgeräusches und intrathorakale Darmgeräusche sein. Häufig werden Zwerchfellrupturen zunächst verkannt und erst bei der Behandlung der intraabdominellen Verletzungen oder auch später nachgewiesen. Liegt nur eine kleine Zwerchfellücke vor, können infolge des abdomino-thorakalen Druckgradienten die Abdominalorgane allmählich verlagert werden und zu *kardiopulmonalen Verdrängungs-*

erscheinungen führen. Dabei wurden zwischen Unfall und klinischer Symptomatik Intervalle bis zu 20 Jahren beobachtet.

Zur Diagnose dient die *Röntgen-Thoraxaufnahme*. Kleinere Rupturen lassen sich hierdurch zunächst meist nicht erkennen, so daß bei entsprechendem Unfallmechanismus kurzfristige Wiederholungen erforderlich werden. Beweisend ist die *Kontrastmitteldarstellung* der Intestinalorgane. Bei Spätmanifestation oder rechtsseitigen Rupturen kann der Nachweis auch mit Hilfe des *Computertomogramms* geführt werden.

Therapie und Prognose: Die Behandlung besteht in der *Naht des Defektes*. Der Zugang ist von abdominal und thorakal möglich und richtet sich nach den vorhandenen Begleitverletzungen. In der Regel erfolgt der Verschluß vom Abdomen her. Bei lange zurückliegender Ruptur kann bei ausgedehnten Verwachsungen auch ein Zweihöhleneingriff erforderlich werden.

Die *Prognose* wird durch die Schwere der Begleitverletzungen bestimmt. Die Zwerchfellruptur ist nach Naht meist (98%) dauerhaft beseitigt und bedingt keine Minderung der Erwerbsfähigkeit.

20.1.3.2. Tumoren des Zwerchfells

Tumoren des Zwerchfells sind selten. Beobachtet werden *benigne und maligne Tumoren* (insbesondere Fibrosarkome), *Metastasen* und die *Infiltration* von benachbarten Tumoren (Kardia, Lunge, Niere).

Die **Diagnose** wird aufgrund der *Röntgen-Thoraxaufnahme*, der *Sonographie* und der *Computertomographie* gestellt. Abzugrenzen sind partielle Organverlagerungen von Leber und Milz durch traumatisch bedingte Zwerchfellücken.

Die **Therapie** der primären Tumoren besteht in der operativen Entfernung, wobei der Defekt meist mittels lyophilisierter Dura verschlossen werden muß.

20.1.3.3. Zwerchfellrelaxation

Unter Zwerchfellrelaxation wird der angeborene oder erworbene Zwerchfellhochstand verstanden. Die Ätiologie der angeborenen Relaxation ist unbekannt. Die erworbene Form kann Folge einer Phrenikusparese sein oder idiopatisch auftreten.

Die klinischen **Symptome** bei der erworbenen Form sind uncharakteristisch. Bei Höhertreten des Zwerchfells werden bronchopulmonale Infekte, kardiale und gastrointestinale Symptome beobachtet.

Die **Diagnose** ergibt sich aus der Röntgen-Thoraxaufnahme und der Röntgendurchleuchtung zur Beurteilung der Zwerchfellbeweglichkeit (paradoxe Bewegung bei Phrenikusparese). Die Kontrastmitteldarstellung des Gastrointestinaltrakts gibt Aufschluß über dessen Verlagerung.

Therapie: Die Indikation zur Operation ist bei Kindern immer, bei Erwachsenen nur selten und nur bei ausgeprägtem und eindeutigem Beschwerdebild gegeben. Zur Anwendung kommen verschiedene Operationsverfahren, die durch Faltung und Doppelung eine Raffung des Zwerchfells anstreben.

Literaturauswahl

EISEMAN, B. (Hrsg.): Prognose chirurgischer Erkrankungen. Enke, Stuttgart 1983.
GRESCHUCHNA, D., W. MAASSEN: Die lymphogenen Absiedlungen des Bronchialkarzinoms. Thieme, Stuttgart 1973.
HYMPHREY, E. W., D. L. MC KEOWN: Manual of Pulmonary Surgery. Springer, New York 1982.
MÜLLER, E., B. ULRICH: Chirurgie des Zwerchfells. Enke, Stuttgart 1986.
NARUKE, T., K. SNEMASU, S. ISHIKAWA: Lymph node mapping and curability at varions levels of metastases in resected lung cancer. J. thorac cardiovasc. Surg. 76:832 (1978).
NOHL-OSER, H. CH., R. NISSEN, H. W. SCHREIBER: Surgery of the Lung. Thieme, Stuttgart 1981.
PICHLMAIER, H., F. W. SCHILDBERG (Hrsg.): Thoraxchirurgie. Eingriffe an der Brust und in der Brusthöhle. Springer, Heidelberg 1987.
SCHWARTZ, S. I. (Hrsg.): International student edition. Mc Graw-Hill, Singapore 1985.

20.2. Hiatushernien und Refluxösophagitis

Von S. Walgenbach und Th. Junginger

Eine Hernie ist definiert als *Verlagerung von Baucheingeweiden innerhalb eines Bruchsacks durch eine Bruchpforte*. Bei den verschiedenen Formen der Hiatushernien treten der gastroösophageale Übergang (Kardia) oder Magenanteile durch den Hiatus oesophagei des Zwerchfells in den Thoraxraum. Hiatushernien haben *begünstigende Wirkung für die Entstehung einer Refluxerkrankung*, die in zwei Hauptformen vorkommt, nämlich als Ösophagitis mit oder ohne Beschwerden oder als Beschwerdebild ohne nachweisbare Ösophagitis.

20.2.1. Klassifikation der Hiatushernie

Entsprechend der Lage des gastroösophagealen Übergangs werden 3 Formen der Hiatushernie unterschieden (Abb. *20.2.*-1).

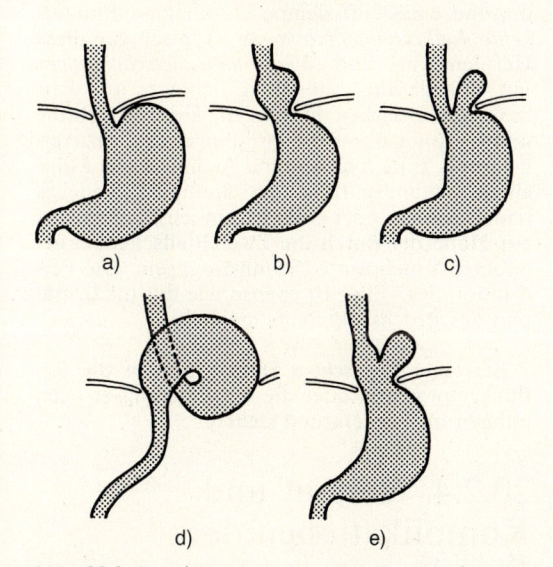

Abb. *20.2.*-1. a) Normale Lage der Kardia, b) axiale Hiatushernie, c) paraösophageale Hernie, d) Upside-down-stomach (Thoraxmagen), e) gemischte Hiatushernie.

20.2.1.1. Axiale Hiatushernie (Hiatusgleithernie)

In 90% aller Hiatushernien handelt es sich um eine axiale Hiatusgleithernie. Definitionsgemäß wird bei einer Gleithernie der *Bruchsack zum Teil von einem retroperitoneal gelegenen Organ gebildet*. Bei der axialen Hiatushernie ist dies die retroperitoneal gelegene Kardia, die zunächst reversibel in den Thorax gleitet und später dort fixiert sein kann. Die *Hiatusgleithernie* ist häufig und bei 50% der über 50jährigen nachweisbar. Die klinische Bedeutung ergibt sich aus der pathogenetischen Beziehung zur Refluxkrankheit (s. u.). Die Kombination von Hiatushernie, Cholelithiasis und Kolondivertikel wird als sogenanntes *Saint-Trias* bezeichnet und mit der Aufnahme einer kohlenhydratreichen und faserarmen Kost in Zusammenhang gebracht.

20.2.1.2. Paraösophageale Hernie

Bei dieser seltenen Form verbleibt die Kardia an ihrer normalen Lage. Durch den erweiterten Hiatus oesphagei treten neben der Speiseröhre Magenanteile, im Extremfall der gesamte Magen (Thoraxmagen, Upside-down-stomach) in den Brustkorb. Aufgrund der im Vergleich zu den übrigen Magenabschnitten lockeren Fixation der großen Kurvatur dreht sich diese nach vorne, Fundus sowie Korpus steigen hoch und herniieren.

20.2.1.3. Gemischte Hernie

Die gemischte Hernie ist eine Kombination beider Formen, wobei die Kardia ebenso wie weitere Magenanteile in den Thoraxraum gleiten.

20.2.2. Pathophysiologie

20.2.2.1. Hiatushernie

Zur Erhaltung der physiologischen, intraabdominellen Lage der Kardia sind verschiedene anatomische Strukturen von Bedeutung. Die den ösophagogastralen Übergang umgebende *Membrana oesophagophrenica* wird durch die *Fusion der Pleura mediastinalis und diaphragmatica mit dem Peritoneum und der Fascia transversalis* gebildet. Weitere Verbindungen des Magens bestehen über das *Lig. gastrophrenicum,* das *Lig. gastrohepaticum* und das *Lig. gastrolienale* zu den benachbarten Strukturen. Dorsal ist der Magenfundus teilweise am Retroperitoneum fixiert.

Von pathophysiologischer Bedeutung für die Entstehung einer Hiatushernie ist eine Störung bzw. altersbedingte Erschlaffung des Bindegewebes und ligamentären Halteapparates. Durch die dann verminderte Längsspannung der Speiseröhre kann es zusammen mit anderen Faktoren zu einer Funktionsstörung des gastroösophagealen Dehnverschlusses *(Schnürsphinkter)* kommen, mit nachfolgendem gastroösophagealen Reflux.

Ob die Ausweitung des Hiatus oesophagei primär für die Hernierung mitverantwortlich oder Folge des Magendurchtritts ist, bleibt fraglich. Die Entstehung einer Hiatushernie wird durch abdominelle Druckerhöhung wie bei Adipositas, Gravidität, chronischer Bronchitis, Obstipation und Miktionsstörung begünstigt.

20.2.2.2. Refluxerkrankung
(Abb. *20.2.*-1)

Bei der Refluxerkrankung der Speiseröhre wird ätiologisch zwischen der *primären* und *sekundären Form* unterschieden.

Für die *primäre Refluxerkrankung* der Speiseröhre sind 4 Faktoren entscheidend:
1. Die Inkompetenz des unteren Ösophagussphinkters (s. o.), meist bei axialer Hiatusgleithernie,
2. Motilitätsstörung der Speiseröhre mit verzögerter Selbstreinigungsfunktion,
3. Ein pathologischer Reflux,
4. Eine Störung der defensiven Faktoren der Mukosa.

In den meisten Fällen einer Refluxerkrankung findet sich eine Hiatushernie. Andererseits ist jedoch bei einer Hiatushernie eine Refluxerkrankung eher selten. Die Ursache der Inkompetenz des unteren Ösophagussphinkters ist unklar. Der Hiatushernie kommt eine begünstigende Wirkung zu. Neben dem Verlust der Längsspannung der Speiseröhre durch das Hochtreten der Kardia werden das Verstreichen des Hisschen Winkels und andere Faktoren diskutiert.

Der *sekundäre Reflux* kann Folge einer operativen Zerstörung des unteren Ösophagussphinkters, einer ausgeprägten Magenausgangsstenose oder einer Motilitätsstörung der Speiseröhre, z. B. bei Sklerodermie oder Diabetes mellitus, sein.

Eine Refluxerkrankung kann auch durch Rückstrom alkalischen Dünndarminhalts postoperativ z. B. nach Magenentfernung entstehen *(alkalische Refluxerkrankung).*

20.2.3. Symptome

Die **axiale Hiatushernie** *(Hiatusgleithernie)* verursacht im Regelfall keine Beschwerden. Aufgrund der intrathorakalen Organverlagerung können epigastrische Schmerzen auftreten. Vermehrt wird verschluckte Luft nach dem Essen in Form eines Luft-Säure-Gemisches abgegeben (»Tagrülpser«).

Refluxsymptome treten bei Inkompetenz des unteren Ösophagussphinkters auf. Hierfür sprechen neben den epigastrischen Schmerzen das retrosternale Brennen (Sodbrennen), das sich im Liegen und beim Bücken verstärkt (»Nachtbrennen«) sowie das Zurückfließen von Speisen und Säure aus dem Magen (Regurgitation). Nikotin- und Alkoholgenuß verstärken die Symptomatik. Das auftretende retrosternale Engegefühl ist beim Erwachsenen gegen eine Linksherzinsuffizienz abzugrenzen. Die Besserung des Sodbrennens nach einer längeren Erkrankungsperiode mit anschließenden Schluckbeschwerden spricht für eine sich entwickelnde peptische Ösophagusstenose.

Trotz nachgewiesenem gastroösophagealen Reflux haben 10–20% der Patienten keine Beschwerden, wie umgekehrt trotz fehlender Ösophagitis erhebliche Refluxbeschwerden vorhanden sein können.

Bei der **paraösophagealen Hernie** liegt aufgrund der normalen anatomischen Lage der Kardia und eines suffizienten Ösophagussphinkters *keine Refluxsymptomatik* vor. Typisch für diese Hernienform sind *Verdrängungserscheinungen* mit Völlegefühl, Aufstoßen, Schmerz und kardiorespiratorischen Störungen wie Tachykardie und Dyspnoe durch die intrathorakale Organverlagerung. Eine hypochrome Anämie kann Folge einer Stauungsgastritis mit multiplen Schleimhauterosionen oder eines blutenden Magenulkus auf Höhe der durch die Zwerchfellschenkel gebildeten Bruchpforte (Schnürring) sein. Die Perforation des Ulkus ist ebenso wie die Inkarzeration des Bruchsackinhalts möglich.

Bei einer **gemischten Hernie** können die Refluxsymptomatik oder die Verdrängungserscheinungen im Vordergrund stehen.

20.2.4. Verlauf und Komplikationen der Ösophagitis

Die Refluxösophagitis ist gekennzeichnet durch oberflächliche Epitheldefekte, Ulzera und

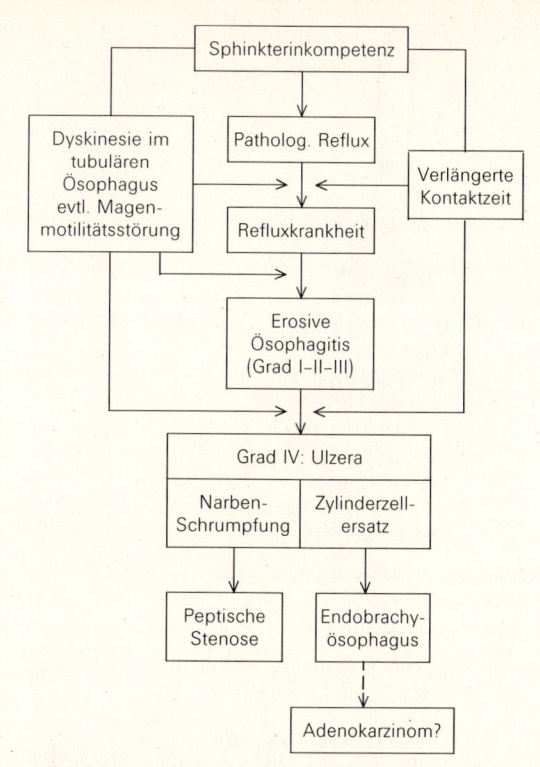

Abb. 20.2.-2. Pathogenese der Refluxkrankheit (nach ALLGÖWER).

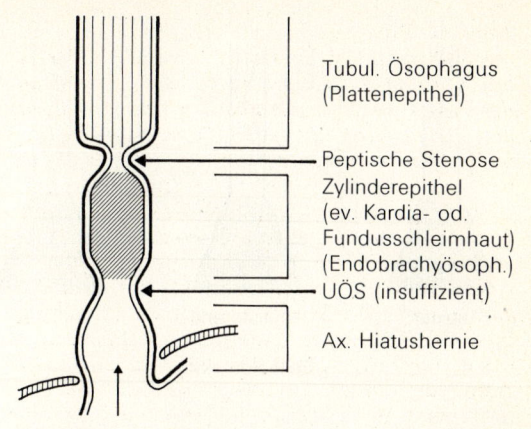

Abb. 20.2.-3. Wandveränderungen bei gastroösophagealem Reflux. UÖS = Unterer Ösophagussphinkter (Nach ALLGÖWER).

bei längerem Verlauf durch *Komplikationen* wie *Endobrachyösophagus* oder *peptische Stenose* (Abb. 20.2.-2).

Oberflächliche Epitheldefekte können abheilen, wobei jedoch anstelle des ursprünglichen Plattenepithels Zylinderepithel gebildet werden kann. Ist der distale Ösophagus zirkulär von Zylinderepithel ausgekleidet, liegt ein *erworbener Endobrachyösophagus* vor, in dessen Bereich erneut Ulzera auftreten können, entweder an der Grenze zum Plattenepithel *(Übergangsulkus)* oder ganz von Zylinderepithel umgeben *(Barrett-Ulkus)*. Die narbige Schrumpfung führt zur *peptischen Stenose*, meist am Übergang vom Zylinder- zum Plattenepithel (Abb. 20.2.-3). Auch ist mit der Entstehung von *Adenokarzinomen* innerhalb eines Endobrachyösophagus bei bis zu 10% der Patienten zu rechnen, was bei der Indikationsstellung zur Operation bei Refluxerkrankung zu berücksichtigen ist (Abb. 20.2.-2).

20.2.5. Diagnose

Der *Nachweis einer* **Hiatushernie** ist *röntgenologisch* durch die Magen-Darm-Passage zu führen. Kleine, reponible Hernien kommen erst in Kopftieflage zur Darstellung. Eine große paraösophageale oder gemischte Hernie ist gelegentlich auf der Thoraxübersichtsaufnahme an einem retrokardial gelegenen, luftgefüllten Hohlraum mit Spiegelbildung zu erkennen.

Zum **Refluxnachweis** ist die Röntgenuntersuchung geeignet, sofern sie unter standardisierten Bedingungen durchgeführt wird. Allerdings ist das Ergebnis nur bei einem Teil der Patienten mit Reflux positiv. Zur Klärung der *Refluxfolgen* ist die *Ösophagogastroskopie* entscheidend und meist ausreichend. Entsprechend der Ausprägung der Epitheldefekte wird die Refluxösophagitis endoskopisch nach SAVARY in 4 Stadien eingeteilt (Tab. 20.2.-1, Abb. 20.2.-4). In *Stadium IVa* besteht neben Komplikationen (Ulzera, Stenose, Brachyösophagus) eine *erosive Ösophagitis*

Tab. 20.2.-1. Einteilung der Refluxösophagitis nach SAVARY u. MILLER.

Stadium I	Einzelne, nicht konfluierende Schleimhautveränderungen, Erythem, Exsudat, Erosionen.
Stadium II	Konfluierende, erosiv-exsudative Schleimhautveränderungen, partiell die Ösophaguszirkumferenz erfassend.
Stadium III	Konfluierende, erosiv-exsudative Schleimhautveränderungen, die gesamte Ösophaguszirkumferenz erfassend.
Stadium IV	Chronische Veränderungen der Ösophaguswand, Ulkus, Wandfibrose, Stenosierung, Brachyösophagus, Endobrachyösophagus.
IVa	Mit erosiver Ösophagitis oral der Veränderungen
IVb	Ohne erosive Ösophagitis oral der Veränderungen

I	II	III	IV
solitär	konfluierend	zirkulär	Defekte jeglichen Ausmaßes + Komplikationen (Ulzera, Stenosen, Zylinderzellersatz)
	Epitheldefekte		IVa mit erosiver Ösophagitis oral der Defekte
			IVb ohne erosive Ösophagitis oral der Defekte

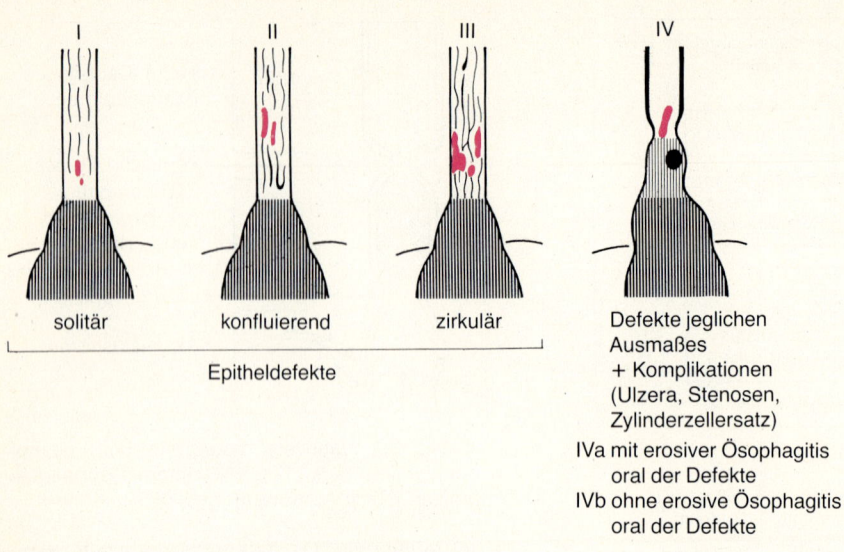

Abb. 20.2.-4. Klassifikation der Refluxösophagitis (nach SAVARY u. MILLER).

oral der Epitheldefekte, im *Stadium IVb* fehlt diese. Allerdings wird diese Nomenklatur nicht einheitlich verwendet.

Zusätzliche Untersuchungen wie die Manometrie oder pH-Metrie sind für die Diagnostik einer Refluxerkrankung meist entbehrlich, haben aber zur Beurteilung der Quantität des Refluxes und bei unklarer Symptomatik Bedeutung.

Bei der **Ösophagusstenose** *ist immer die Dignität zu klären.* Die Abgrenzung zum Ösophaguskarzinom oder zum Adenokarzinom innerhalb eines Endobrachyösophagus kann problematisch sein. Die *röntgenologische* Darstellung steht an erster Stelle. Typisch ist die konzentrische, glattwandige Stenose im mittleren und unteren, selten im oberen Ösophagusdrittel mit nachweisbarer Hiatushernie und auslösbarem gastroösophagealen Reflux, der allerdings bei hochgradiger Stenose nicht mehr darstellbar ist.

Die *Endoskopie* gibt Aufschluß über entzündliche Veränderungen. In jedem Fall sind Biopsien aus der Stenose und ihrer Umgebung zu entnehmen. Ist die Stenose nicht passierbar, ist die Bougierung vor der *gezielten Gewebeentnahme* erforderlich. Auch Bürstenabstriche zur zytologischen Materialgewinnung haben sich bewährt.

20.2.6. Therapie

Die unkomplizierte Hiatushernie ohne Symptome bedarf keiner Therapie. Bei Refluxerkrankung ist das Ziel der Behandlung die Beschwerdebesserung, die Rückbildung der morphologischen Veränderung der Speiseröhre und die Vermeidung von Rezidiven, wobei die Behandlung medikamentös oder operativ erfolgt.

Zur **konservativen Behandlung** gehören allgemeine Maßnahmen wie Essen und Schlafen mit erhöhtem Oberkörper, Nikotinabstinenz, häufige kleine Mahlzeiten und Gewichtsreduktion. Medikamentös wird versucht, durch motilitätssteigernde Medikamente, Säurereduktion und Erhöhung der Mukosaresistenz eine Beschwerdebesserung zu erzielen. Eine wirksame medikamentöse Langzeittherapie ist bisher nicht bekannt.

Abgesehen von einer schweren peptischen Stenose ist bei allen Graden der Ösophagitis zunächst ein konservativer Behandlungsversuch gerechtfertigt. Bei peptischer Stenose erfolgt gleichzeitig die mehrmalige endoskopische Bougierung mit anschließender medikamentöser Rezidivprophylaxe.

Wenn nach 4 bis 6 Monaten keine Besserung zu erzielen ist, ist im Stadium III und IV die **operative Therapie** zu diskutieren. Im Stadium I und II entscheiden der Krankheitsverlauf, der Leidensdruck und das Risiko der Operation über die Indikation zum chirurgischen Eingriff (Abb. 20.2.-5).

20.2.6.1. Indikation zur Operation

Bei *axialer Hiatushernie* ohne Beschwerden besteht keine Indikation zur operativen Beseitigung. Bei Refluxbeschwerden ohne nachweisbare Ösophagitis ist die konservative Behandlung angezeigt.

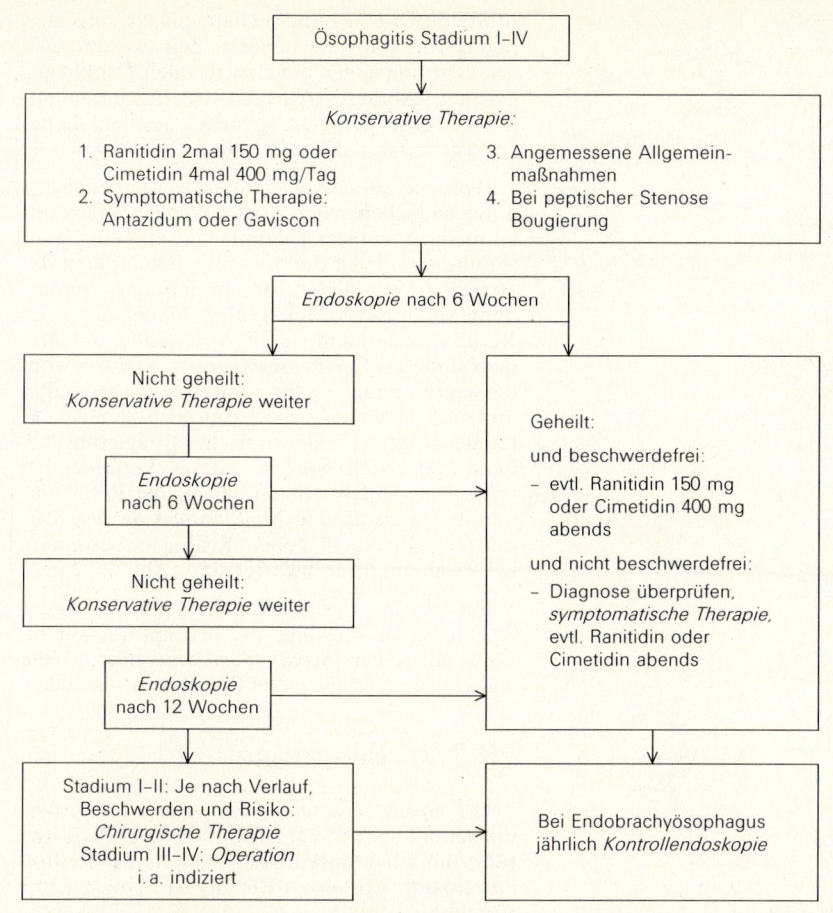

```
┌─────────────────────────┐
│  Ösophagitis Stadium I–IV │
└─────────────────────────┘
              │
              ▼
┌───────────────────────────────────────────────────────────┐
│                    Konservative Therapie:                 │
│  1. Ranitidin 2mal 150 mg oder      3. Angemessene Allgemein- │
│     Cimetidin 4mal 400 mg/Tag          maßnahmen           │
│  2. Symptomatische Therapie:        4. Bei peptischer Stenose │
│     Antazidum oder Gaviscon            Bougierung          │
└───────────────────────────────────────────────────────────┘
              │
              ▼
      Endoskopie nach 6 Wochen
```

Abb. *20.2.*-5. Therapieschema zur Langzeitbetreuung des Patienten mit Refluxösophagitis (nach HALTER u. SIEWERT).

Die Indikation zur Operation ergibt sich bei einer *Refluxkrankheit leichteren Ausmaßes (Ösophagitis Grad I und II)* bei entsprechendem Leidensdruck trotz adäquater medikamentöser Therapie. Bei schweren Formen der Refluxösophagitis *(Grad III und IV)* ist in der Regel die Operation indiziert, sofern durch konservative Behandlung und endoskopische Bougierung keine Rückbildung der Veränderungen erreichbar ist.

Bei *paraösophagealen Hernien und Mischformen* ist die Indikation zur operativen Beseitigung wegen der bestehenden Gefahren (Anämie, Inkarzeration) meist gegeben.

20.2.6.2. Operationsverfahren

Ziel der operativen Behandlung bei axialer Hiatushernie ist die Ausschaltung, zumindest die Verringerung eines gastroösophagealen Refluxes.

Zahlreiche Methoden wurden hierzu entwickelt und beruhen auf dem Verschluß der Bruchpforte *(Hiatusplastik),* der Rekonstruktion der Kardiaregion oder der Schaffung eines Ventils am gastroösophagealen Übergang *(Valvuloplastiken).* Die Verfahren kommen auch kombiniert zur Anwendung. Am häufigsten durchgeführt ist unter den Valvuloplastiken die sogenannte *Fundoplicatio nach* NISSEN, bei der durch Schaffung einer Fundusmanschette um den distalen Ösophagus ein Ventil gebildet und eine Tonuserhöhung erzielt wird (Abb. *20.2.*-6a).

Das eigene Vorgehen stellt eine *Kombination der Fundoplicatio mit der Ösophagofundopexie* dar und hat zum Ziel, die intraabdominale Lage des gastroösophagealen Übergangs zu sichern und gleichzeitig eine Tonussteigerung des inkompetenten unteren Sphinkters zu erzielen. Der Magenfundus wird bei diesem Verfahren semizirkulär auf die Vorderseite des Ösophagus genäht und mit diesem sowie mit der Zwerchfellunterfläche fixiert *(Semifundoplicatio,* »180°-Fundoplicatio«). Zusätzlich wird die Bruchpforte durch eine hintere Hiatusplastik eingeengt (Abb. *20.2.*-6b). In neuerer Zeit wurde auch versucht, mit einer um den distalen Ösophagus gelegten Prothese (ANGELCHIK) die intraabdominale Lage der Kardia sicherzustellen. Langzeitergebnisse stehen noch aus.

Peptische Ösophagusstenosen werden zunächst unter endoskopischer Sicht *bougiert*. Sofern unter medikamentöser Therapie eine erneute Stenosierung auftritt ist die operative Behandlung der Hiatushernie indiziert. Bei ausgeprägter Vernarbung des gastroösophagealen Übergangs oder Rezidivhernie kann durch *⅔-Resektion des Magens* und *Gastrojejunostomie nach ROUX* sowohl der saure wie der alkalische Reflux ausgeschaltet und eine Ausheilung der peptischen Stenose unter gleichzeitiger endoskopischer Bougierungsbehandlung erzielt werden. Dieses Verfahren ist unter Umständen risikoärmer als die Refluxverhütung durch direkte Maßnahmen an der Kardia, die mit einem hohen Risiko, insbesondere bei Zweiteingriffen belastet sind (Abb. *20.2.*-6c).

Bei der *paraösophagealen Hernie* erfolgt bei der Operation der Verschluß der Bruchpforte, kombiniert mit einer *Semifundoplicatio* oder einem *anderen Pexieverfahren*, um Rezidive zu vermeiden.

20.2.7. Prognose

Die *Operationsletalität* bei axialer Hiatushernie beträgt um 1%. Bei 80% bis 85% der Patienten führt die Valvuloplastik zur Heilung der Refluxerkrankung. Mit einem Rezidiv ist in 6% bis 10% zu rechnen.

Spezifische *Komplikationen* nach Fundoplicatio sind das *Gas-bloat-Syndrom* (8 bis 12%), bei dem eine abnorme Luftfüllung des Magens durch Luftschlucken besteht, sowie das seltene *Teleskop-Phänomen*, bei dem die Kardia sich aus der Fundusmanschette löst und erneut in den Thorax steigt.

Von den **3 Formen der Hiatushernie** handelt es sich bei 90% um eine *axiale Hiatushernie*, bei den restlichen um eine *paraösophageale* oder *gemischte Hernie*. Die axiale Hiatushernie kann in Zusammenwirken mit anderen Faktoren (Motilitätsstörung der Speiseröhre, pathologischer Reflux, Störung defensiver Schleimhautfaktoren) die Entstehung einer Refluxösophagitis begünstigen. Ihre Folgen sind Entzündung, peptische Stenose und Endobrachyösophagus (Krebsrisikoerkrankung).
Therapie: Die unkomplizierte Hiatushernie ohne Symptomatik bedarf keiner Therapie. Bei Refluxerkrankung erfolgt zunächst die konservative Behandlung, bei fehlender Besserung abhängig von der vorhandenen Situation (Stadium III und IV) die Antirefluxoperation, die bei einer Ösophagusstenose mit einer endoskopischen Bougierung kombiniert wird.

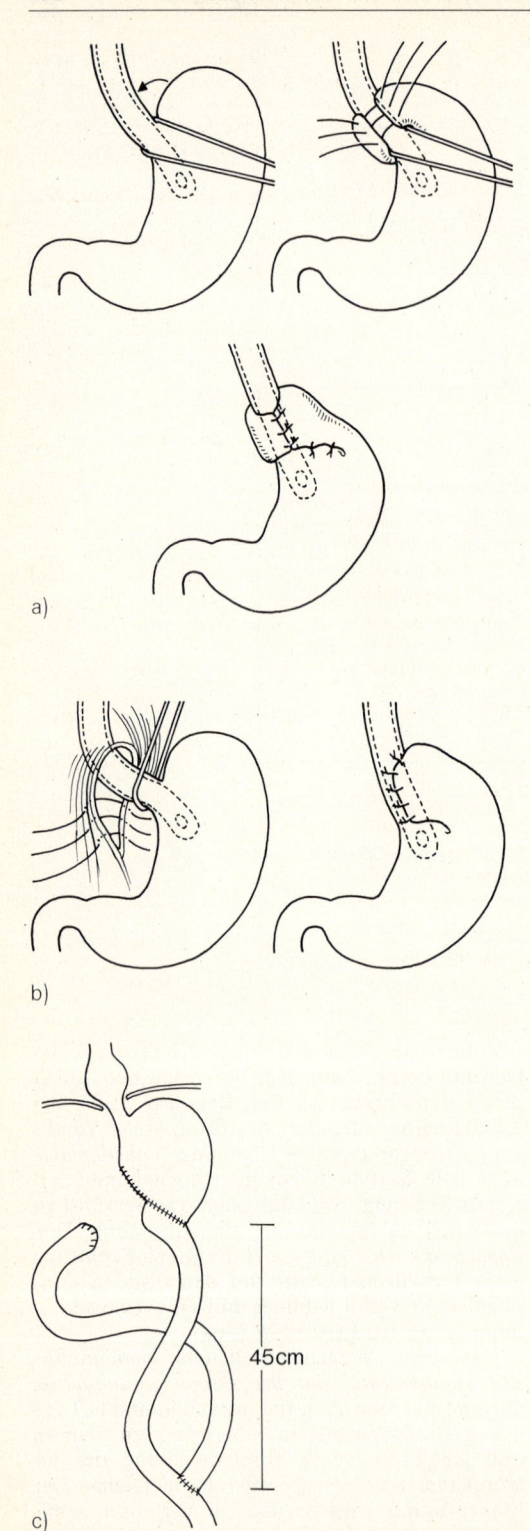

Abb. *20.2.* a) Fundoplicatio. b) Hiatusplastik und Semifundoplicatio. c) ⅔-Resektion des Magens und Gastrojejunostomie nach ROUX.

Literaturauswahl

ALLGÖWER, M., F. HARDER, L. F. HOLLENDER, H.-J. PEIPER, J. R. SIEWERT (Hrsg.): Chirurgische Gastroenterologie. Leitsymptome; Diagnostische Technik; Allgemeine chirurgische Prinzipien; Additive Tumortherapie; Spezielle chirurgische Gastroenterologie: Oesophagus; Kardia, Magen. Springer, Berlin, Heidelberg, New York 1981.

HALTER, F., J. R. SIEWERT: Refluxkrankheit der Speiseröhre – Konsequenzen und praktisches Vorgehen. In: H. GOEBELL, J. HOTZ, E. H. FARTHMANN (Hrsg.): Der chronisch Kranke in der Gastroenterologie, S. 175. Springer, Berlin, Heidelberg, New York, Tokyo 1984.

MÜLLER, E., B. ULRICH: Chirurgie des Zwerchfells. Enke, Stuttgart 1986.

SAVARY, M., G. MILLER: Der Oesophagus. Gassmann, Solothurn 1977.

20.3. Erkrankungen der Brustwand

Von F. W. Schildberg und E. Kiffner

20.3.1. Anatomische Vorbemerkungen

Die *Thoraxwand* besteht aus knöchernen und nicht knöchernen Anteilen, die zu einem sehr komplexen System mit speziellen Funktionen zusammengefügt sind. Der von dorso-kranial nach ventro-kaudal angelegte Rippenverlauf ermöglicht durch die bewegliche Fixation an der *Wirbelsäule (kostovertebrale Gelenke)* eine vertikale Beweglichkeit. Diese dient der Volumenveränderung im Thorax und ist eine der Voraussetzungen für die Ventilation der Lungen. Der ventrale Abschluß der Thoraxwand erfolgt durch das *Sternum*, mit dem die Rippen über knorpelige Verbindungen artikulieren. Die *Rippen 8-10* sind ventral miteinander zum Rippenbogen verschmolzen. Die kraniale Begrenzung des Thorax bilden die *Schlüsselbeine*.

Die Rippen sind untereinander durch die *Mm. intercostales* verbunden. Diese verlaufen in ihrer äußeren Schicht von kranial lateral nach kaudal medial, die innere Schicht ist gegenläufig angelegt. Am Unterrand der Rippen liegt das *Gefäßnervenbündel* mit *A. und V. intercostalis* und dem *N. intercostalis*. Etwa 2 cm lateral des Sternumrandes verläuft außerhalb der *Pleura* die *A. thoracica interna*. Gegenüber der Pleurahöhle ist die Brustwand durch die *Pleura parietalis* abgegrenzt.

Die obere Hälfte des Thoraxskeletts bis etwa zur 2.-7. Rippe wird ventral und ventro-lateral von den *Mm. pectorales major et minor* bedeckt, seitlich strahlt der *M. serratus anterior* mit 9 Muskelansätzen ein. Dorsal und außerhalb davon liegt der *M. latissimus dorsi*, den dorso-medialen Abschluß bildet der *M. erector trunci*.

20.3.2. Angeborene Deformierungen
(s. auch Kap. 25.1)

20.3.2.1. Angeborene Defekte

Das *Fehlen einzelner oder mehrerer Rippen, partiell oder total*, kann begleitet sein von einer *Aplasie der Brustmuskulatur*. Diese Störungen gehen oft mit anderen kongenitalen Defekten einher, die das Leben begrenzen.

Von größerer klinischer Bedeutung sind *überzählige Rippen im Halsbereich*, die vollständig oder auch nur teilweise ausgebildet sein können. Sie führen zur Kompression der A. und V. subclavia mit Durchblutungsstörungen in den oberen Extremitäten (Thoracic-Outlet-Syndrom).

Die **Therapie** besteht in der Resektion der Halsrippe.

> Halsrippen können zu **Kompressionssyndromen** (Arterie, Vene, Nerven) führen.

20.3.2.2. Trichterbrust (Pectus excavatum)

Es handelt sich dabei um eine *trichterförmige Einziehung des mittleren Sternumanteils*, an der auch die benachbarten Rippen z.T. mit beteiligt sind. Die Sternumimpression kann unterschiedlich stark ausgeprägt sein. Die Ursache der Fehlbildung ist nicht geklärt, eine Mitbeteiligung des Zwerchfells, welches im medialen Anteil sehr kurz ist, wird diskutiert. Wegen der geringen sterno-vertebralen Distanz findet sich das Herz häufig nach links verlagert.

Die *Symptomatik* wechselt individuell sehr stark. Meist bleibt diese Fehlbildung symptomlos sowohl in Ruhe als auch unter Belastung, gelegentlich findet sich eine Einschränkung der pulmonalen Kapazität oder eine herabgesetzte Herzleistung. Von größerer Bedeutung sind psychische Probleme wegen der deutlich sichtbaren Deformierung.

Therapie: Die *Indikation zur Operation* ist eindeutig nur bei eingeschränkter pulmonaler oder kardialer Leistungsbreite. Fehlt eine funktionelle Beeinträchtigung, so steht man einer Korrekturoperation sehr zurückhaltend gegenüber.

Die Korrekturoperation hat die Beseitigung des Trichters zum Ziel. Dazu ist es notwendig, im Bereich des Trichters aus den Rippenknorpeln subperichondral kleine Anteile zu entnehmen und durch einfache oder mehrfache quere Durchtrennung des Sternums die gesamte vordere Brustwand zu mobilisieren und anzuheben und das so erreichte Korrekturergebnis durch eine eingelegte Stahlschiene zu sichern (s. Abb. *20.3.*-1a-b).

Die Ergebnisse dieser Operation sind zufriedenstellend, Rezidive im späteren Verlauf sind jedoch nach Entfernung der Stahlschienen möglich.

Bei fehlender Funktionsbeeinträchtigung kann der sichtbare Trichter unter Belassung der knöchernen Deformierung durch eine individuell angepaßte, subkutan eingebrachte *Prothese* beseitigt werden.

> **Trichterbrust:** Wesentliche funktionelle Einschränkungen stellen eine Operationsindikation dar. Die Indikation aus kosmetischen Gründen muß sehr sorgfältig abgewogen werden.

20.3.2.3. Kielbrust (Pectus carinatum)

Es handelt sich hierbei um eine *längsverlaufende, winkelige Vorwölbung des Sternums,* deren Aspekt an den Kiel eines Schiffes erinnert. Die Ursache ist nicht sicher bekannt.

Therapie: Da funktionelle Störungen fehlen, besteht *keine absolute Operationsindikation.* Bei ausgeprägtem psychischem Leidensdruck kann die operative Korrektur in Anlehnung an die Trichterbrustoperation mit völliger Mobilisation der ventralen Thoraxwand, Teilresektion der Rippenknorpel und »Einebnung« des Sternum erwogen werden (siehe Abb. *20.3.*-2).

20.3.3. Entzündungen

20.3.3.1. Weichteilinfektionen

Unspezifische infektiöse Erkrankungen können den Thoraxbereich ebenso wie andere Körperteile befallen. Sie entstehen im Sinne von *Abszessen* oder *Phlegmonen* nach Verletzungen oder primär entzündlichen Erkrankungen (z. B. Schweißdrüsenabszeß). Das Übergreifen intrathorakaler Prozesse z. B. eines Empyems auf die Thoraxwand mit sekundärem Durchbruch (Empyema necessitatis) ist heute aufgrund verbesserter diagnostischer und therapeutischer Möglichkeiten sehr selten geworden.

Die *Therapie* erfolgt entsprechend der zugrundeliegenden Prozesse nach den Richtlinien der septischen Chirurgie.

Spezifische Infektionen im Sinne der Tuberkulose waren vor der Entwicklung der Tuberkulostatika infolge lymphogener oder hämotogener Streuung häufig. Sie führen zur schmerzlosen Schwellung am kosto-chondralen Übergang und

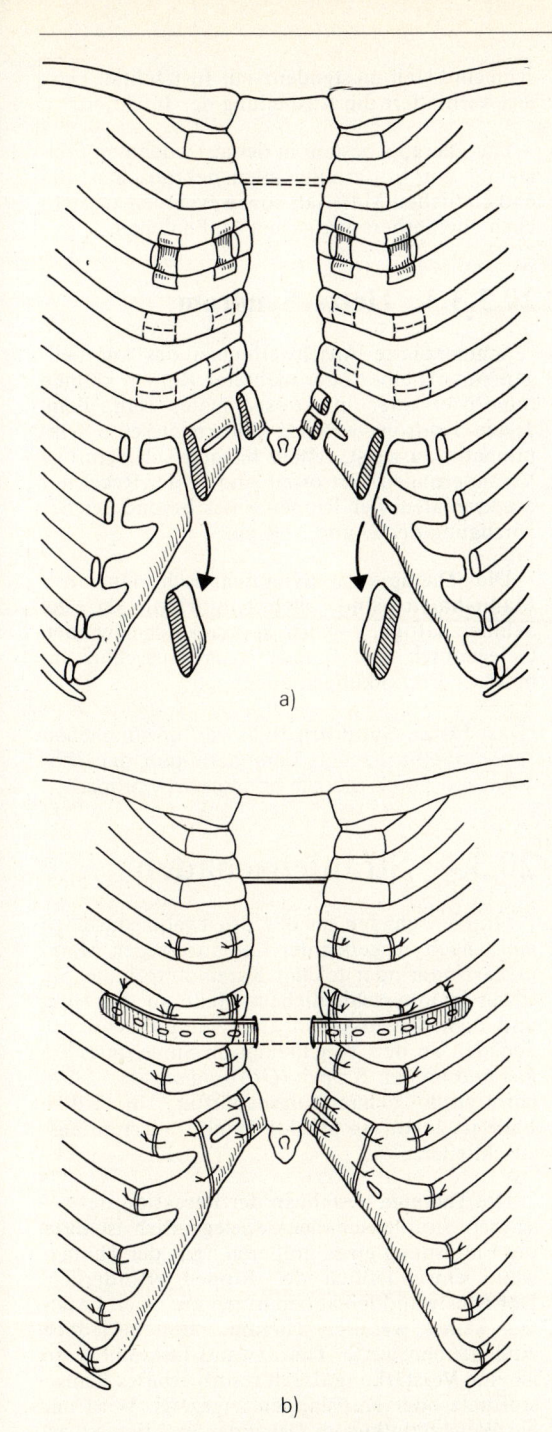

Abb. *20.3.*-1. Therapie der Trichterbrust:
a) Sternum und Rippen werden ventral freigelegt. Aus dem knorpeligen Rippenteil werden kleinere Bereiche reseziert, um die Thoraxwand vollständig zu mobilisieren.
b) Das Sternum ist angehoben und wird von einer Stahlschiene gehalten. Rippen und verbleibende Knorpelteile werden durch Naht adaptiert.

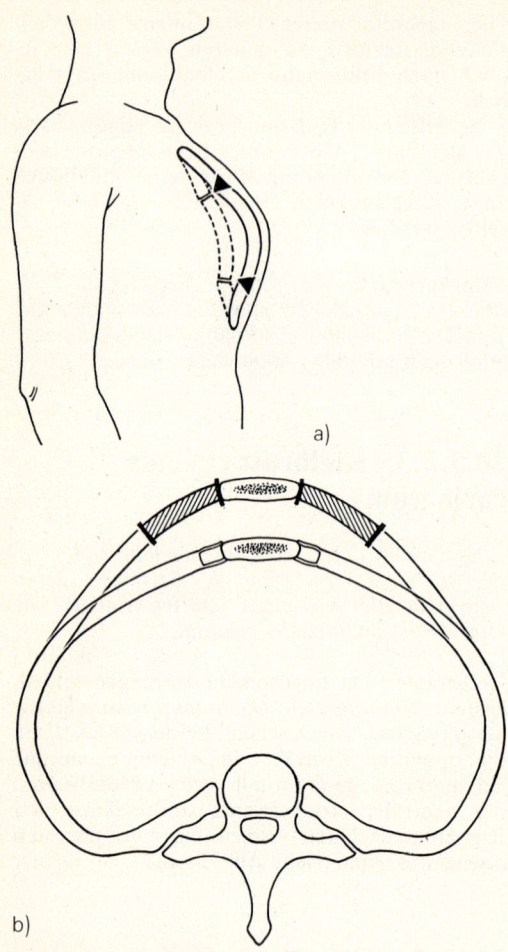

Abb. *20.3.*-2. Kielbrust.
a) Seitlicher Aspekt.
b) Die operative Therapie erfolgt nach vollständiger Mobilisation der vorderen Thoraxwand durch Rippenteilresektion im knorpeligen Rippenanteil (schraffierter Bereich).

gehen unbehandelt in Abszesse und Fisteln über.

Ihre *Therapie* ist tuberkulostatisch.

20.3.3.2. Entzündungen des Skeletts

Infektionen der Rippen und des Sternums sind heute meist Folge eines operativen Eingriffs oder einer penetrierenden Verletzung. Insbesondere die Knorpelzonen, welche keine Durchblutung aufweisen, sind sehr infektionsgefährdet.

Die *Symptome* bestehen in (atemabhängigen) Schmerzen, Rötung und eventuell einer Fistel. Vorausgegangene Osteotomien zeigen eine sehr schlechte Heilungstendenz mit Instabilität. Letztere verhindert die Ausheilung der Infektion.

Die **Therapie** besteht in der ausgedehnten Freilegung mit Entfernung allen nekrotischen und entzündlichen Materials sowie eventuell zusätzlichen chemotherapeutischen Maßnahmen.

20.3.3.3. Tietze-Syndrom

Schmerzhafte Anschwellungen des knorpeligen Anteils einer oder mehrerer Rippen können tumoröser oder infektiöser Natur sein. Beim Tietze-Syndrom, welches klinisch dieselbe Symptomatik aufweist, fehlen histologisch derartige Veränderungen. Betroffen sind in der Regel nur die kranialen vier Rippen unter besonderer Bevorzugung der 2. und 3. Rippe.

Die **Therapie** ist symptomatisch. Operative Maßnahmen sind nicht indiziert, da die Schmerzhaftigkeit meist spontan verschwindet. Gelegentlich sind Biopsien zum Ausschluß tumoröser Erkrankungen angezeigt.

> Das **Tietze-Syndrom** muß von entzündlichen oder neoplastischen Veränderungen der Thoraxwand durch Biopsie abgegrenzt werden.

20.3.4. Strahlenschäden

Strahlenschäden an der Brustwand entstehen meist nach ausgedehnter Radiatio wegen Mammakarzinom oder lokaler Karzinomrezidive. Sie treten in unterschiedlichem Maße an der Haut und dem Skelettsystem auf. Nur die schweren Schäden an den Weichteilen im Sinne eines *Ulkus* und an den Rippen *(Osteoradionekrose)* sind chirurgisch behandlungsbedürftig. In jedem Falle ist zuvor ein lokales Tumorwachstum auszuschließen.

Die **Therapie** besteht in der Resektion des gesamten Strahlenschadens. Gelegentlich ist dazu die Entfernung eines größeren Teils der Thoraxwand einschließlich der Rippen erforderlich. Der Brustwanddefekt bedarf bei kleineren Läsionen keiner weiteren Therapie. Besteht jedoch eine nennenswerte Thoraxwand-Instabilität, so ist eine Verstärkung durch resorbierbares Kunststoffnetz oder Kutislappen angezeigt. Wird nur ein Weichteilulkus im Gesunden exzidiert, so erfolgt die Deckung des Defekts nach den Richtlinien der Plastischen Chirurgie im Sinne eines gestielten Haut-Muskel-Lappens. Alternativ kann der Wundgrund mit einem gestielten Lappen aus dem Omentum majus versorgt und nach Einheilung sowie der Entstehung eines Granulationsgewebes mit einem Spalthauttransplantat gedeckt werden.

20.3.5. Tumoren

Tumoren der Thoraxwand können von den Weichteilen und dem Skelettsystem ihren Ausgang nehmen. Sie sind *benigne oder maligne,* unter den letztgenannten überwiegen die *Metastasen.*

20.3.5.1. Weichteilgeschwülste

Im Weichteilmantel des Thorax nehmen Tumoren ihren Ursprung von den verschiedenen Geweben. Zu den häufigsten gehören *Lipome, Fibrome, Lymphangiome* und *Hämangiome.* Auch *neurogene Tumoren,* z. B. der Interkostalnerven sind bekannt.

Zur exakten *Diagnostik* ist die Tumorexstirpation im Gesunden mit histologischer Aufarbeitung unumgänglich, sie hat gleichzeitig *therapeutischen* Charakter.

20.3.5.2. Tumoren des Skelettsystems

Benigne Tumoren sind als *Chondrome, Osteochondrome* und *Knochenzysten* bekannt. Wegen der schwierigen Abgrenzung gegenüber malignen Geschwülsten sind Tumorexstirpation weit im Gesunden und die histologische Diagnostik stets anzustreben.

Die Gruppe **maligner Geschwülste** der Rippen und des Sternums sind sehr vielgestaltig. Mehrere Tumortypen sind zu unterscheiden:

Das **Chondrosarkom** ist das *häufigste Malignom* der Thoraxwand. Es befällt meist die anterioren Partien. Im *Röntgenbild* finden sich Zerstörungen der Kortikalis sowie Verkalkungen des Tumorgewebes.

Die *Therapie* besteht in der großzügigen Thoraxwandexzision, die auch die mitbefallenen Weichteile umfaßt. Die Thoraxwand ist bei größeren Defekten durch Einlage von resorbierbaren Netzen oder Kutislappen zu rekonstruieren. Die Rekonstruktion der Weichteile bedarf nach größeren Exzisionen der Deckung mit einem myokutanen Lappen.

Bei Befall des Sternums sind aufwendige Rekonstruktionsmaßnahmen nicht erforderlich, wenn sich die Exzision auf das Corpus sterni beschränkt. Sind Manubrium und Corpus sterni befallen, so erweisen sich aufwendige rekonstruktive Eingriffe mit Stabilisierung der vorderen Thoraxwand durch eingebrachte Rippen oder Stahlschienen zur Aufrechterhaltung der Atmung und einer ungestörten Funktion der Schultergelenke als unumgänglich.

Der Tumor ist *nicht strahlensensibel,* die 5-Jahres-Überlebensrate liegt bei etwa 30%.

Osteogene Sarkome der Rippen und des Sternums zerstören das Periost und infiltrieren in die Weichteilumgebung. Wegen des gleichzeitigen Vorhandenseins osteoklastischer und osteoplastischer Prozesse haben sie ein vielgestaltiges histologisches und röntgenologisches Bild. Fernmetastasen treten nach hämatogener Metastasierung meistens in der Lunge auf. Die Tumoren haben einen Häufigkeitsgipfel im zweiten Lebensjahrzehnt.

Therapie: Die operative Entfernung weit im Gesunden ist die Therapie der Wahl. Der Tumor ist nur *bedingt strahlensensibel,* spricht jedoch meist gut auf eine Chemotherapie an.

Bei jüngeren Patienten im ersten bis zweiten Lebensjahrzehnt zeigt auch das **Ewing-Sarkom** einen frühen Einbruch in die Umgebung. Die Geschwulst selbst ist häufig erwärmt und druckschmerzhaft, es besteht Fieber und allgemeines Krankheitsgefühl.

Die *Therapie* besteht in einer Kombination von operativer Tumorentfernung im Gesunden, Strahlentherapie (50 Gy) und Chemotherapie.

Rippen und Sternum werden auch bei **multipel auftretenden Tumoren** (z. B. Myelom) und Metastasen in Mitleidenschaft gezogen. Gelegentlich sind hier aus diagnostischen Gründen Biopsien notwendig, eine *operative Therapie* ist jedoch meist nicht indiziert.

Literaturauswahl

ASTON, S. H. J., K. L. PICHRELL: Chest wall reconstruction. In: J. M. CONVERSE (Hrsg.): Reconstructive Plastic Surgery, 2. Aufl., Bd. 7, 3609–3660, Kap. 88. Saunders, Philadelphia, London, Totonto 1977.

HEGEMANN, G.: Kosmetische und funktionelle Ergebnisse operativer Maßnahmen bei Trichterbrust. Langenbecks Arch. Klin. Chir. *319*:526 (1967).

LEMPERLE, G., K. EXNER: Die Behandlung der Trichterbrust mit RTV-Silikon Implantaten. Handchir. *15*:154–157 (1983).

NACLERIO, E. A.: Chest Injuries. Physiologic Principles and Emergency Management. Grune & Stratton, New York, London 1971.

V. D. OELSNITZ, G.: Die Trichter- und Kielbrust. In: R. DAUM, O. MILDENBERG, F. REHBEIN (Hrsg.): Bibliothek für Kinderchirurgie. Hippokrates, Stuttgart 1983.

PICHLMAIER, H., F. W. SCHILDBERG (Hrsg.): Thoraxchirurgie. Die Eingriffe an der Brust und in der Brusthöhle. Springer, Berlin, Heidelberg 1987.

KIRSCHNER, O.: Allgemeine und spezielle Operationslehre. Springer, Berlin, Heidelberg, New York.

SULAMAA, M., O. WALGREN: Trichterbrust. Z. Kinderchir. *8*:22 (1970).

WILLITAL, G. H.: Operationsindikation. Operationstechnik bei Brustkorbdeformierungen. Z. Kinderchir *33*:244–252 (1981).

20.4. Die Brustdrüse

Von F. W. SCHILDBERG und E. KIFFNER

20.4.1. Vorbemerkungen

20.4.1.1. Embryologie

Bei Säugetieren erscheint in der 6. Embryonalwoche eine dermale Verdickung, die von der Axilla bis zur Leiste reicht und als *Milchleiste* beschrieben wird. Beim Menschen verschwinden die distalen Anteile dieser Milchleiste rasch, die pektoralen Verdickungen formen sich wie bei anderen Primaten zur Brustdrüse. Die Entwicklungsgeschichte erklärt, daß sich gelegentlich noch *akzessorische Brustwarzen (Polythelie)* und/ oder zusätzliches *akzessorisches Brustdrüsengewebe (Polymastie)* im Bereich der ehemaligen Milchleiste finden lassen. Auch außerhalb der Milchleiste kann Brustdrüsengewebe vorhanden sein *(Mamma aberrata)*. In der weiteren Embryonalentwicklung kommt es zur Ausbildung von 15–20 primären Milchgängen. Zum Zeitpunkt der Geburt ist der Warzenhof eine kleine Verdickung der Haut, die einige Drüsen enthält. Bald darauf zeigt sich eine leichte Pigmentierung der Brustwarze und des Warzenvorhofs. Unmittelbar nach der Geburt beobachtet man bei 70% der Kinder eine beidseitige oder einseitige Schwellung der Brust, die häufig mit einer Absonderung von Flüssigkeit, der sog. *Hexenmilch,* einhergeht.

20.4.1.2. Physiologie

Beim Mann bleiben die Drüsen rudimentär, bei der Frau treten während der verschiedenen Lebensphasen charakteristische Veränderungen ein: Nach der initialen Ruhephase beim Kleinkind kommt es zur *ovariellen Entwicklungsphase* der Milchdrüse. Diese zeigt zwei Entwicklungsschübe:

In der *Präpubertät*, das heißt im 8.–10. Lebensjahr, wenn die FSH-Bildung einsetzt, ist die Brustbildung bereits äußerlich feststellbar. Histologisch ist in diesem Zeitraum die Entwicklung des Drüsenapparates, insbesondere der Milchgänge, nachzuweisen. Zwei Jahre später stimuliert ein LH-Anstieg das Follikelwachstum in den Ovarien und eine verstärkte Östrogenausschüttung. Dies führt zur weiteren Entwicklung der Brustdrüse und zum Auftreten der sekundären Geschlechtsmerkmale.

Der zweite Schub beginnt mit der *Pubertät,* das heißt im Alter von 11–14 Jahren. Äußerlich wird die Brust größer und erhält ihr endgültiges Aussehen. Entsprechend dem Menstruationszyklus weist die Brustdrüse charakteristische Veränderungen auf: ab dem 8. Tag des Zyklus nimmt die Brust an Größe etwas zu, was sich häufig in einem Spannungsgefühl äußert. Unmittelbar prämenstruell können schmerzhafte Zustände *(Mastodynie)* auftreten. Nach der Menstruation gehen diese Veränderungen zurück, die Brust wird insgesamt weicher. Aufgrund dieser Veränderungen wird im allgemeinen empfohlen, eine klinische und mammographische Untersuchung möglichst zu diesem Zeitpunkt vorzunehmen. Mit zunehmendem Alter treten Veränderungen auf, die sich im Bild der sog. *Mastopathie* äußern können.

Im ersten Vierteljahr einer *Schwangerschaft* setzt eine zunehmende Entwicklung der Milchdrüsen ein (Laktogenese), später, in der Sekretionsphase, wird Kolostrum gebildet. Diese Plazentarphase wird von *Östrogen* und *Progesteron* gesteuert. Die Hormone begünstigen die Entwicklung des Drüsenapparates und hemmen die Milchbildung durch Senkung der Empfindlichkeit gegenüber laktogenen Hormonen. Am dritten Tag nach der Geburt erfolgt durch den Fortfall der hemmenden Faktoren infolge des raschen Abfalles der Östrogene und des Progesteron die Laktation. Physiologisch wird diese Phase des Milcheinschusses zum größten Teil von *Prolactin* gesteuert, während *Oxytocin* den Milchausfluß fördert.

20.4.1.3. Chirurgische Anatomie

Die Brustdrüse ist in Abhängigkeit des Fett- und Drüsengewebes starken individuellen Schwankungen unterworfen. Normalerweise erstreckt sie sich vom Sternumrand bis zur vorderen Axillarlinie in Höhe der 1. bis 7. Rippe. Zur Axilla hin findet sich häufig ein Drüsengewebsausläufer, der manchmal um den *M. pectoralis major* herum bis auf die tiefe Faszie des Achselhöhlenbodens gelangen kann. Die übrige Brustdrüse liegt der *Fascia pectoralis* auf, sie ist mit dem Ursprungszacken des *M. serratus* sowie Teilen des *M. obliquus externus abdominis* verbunden. Die Aufhängung im Subkutangewebe bzw. an der Haut erfolgt über zeltartige, bindegewebige Ausläufer zwischen Drüse und Haut, den sog. *Cooperschen Bändern.*

Die *Blutversorgung der Brustdrüse* erfolgt medial aus den Rr. perforantes der *A. und V. thoracica interna* und von lateral über die *A. und V. thoracica lateralis.* Die V. thoracica lateralis mündet neben der *V. subscapularis* in die *V. axillaris.* Ebenfalls von lateral her ziehen Äste der *Interkostalarterien* mit den entsprechenden Begleitvenen zur Mamma. Letztere stehen mit den *Vv. azygos* und *intervertebralis* in Verbindung.

Die *Lymphgefäße* der Mamma verlaufen parallel zum venösen Gefäßsystem. Zwei bis drei Hauptstränge drainieren die Brust nach lateral zum Pektoralisrand und zu den axillären Lymphknoten.

Die *Axilla* ist ausgefüllt mit Fettgewebe, in das *Lymphknoten* und *Lymphbahnen* eingelagert sind. Sie wird lateral durch die Haut und medial durch die Brustwand begrenzt, ventral bilden die *Mm. pectorales* und dorsal der *M. latissimus dorsi* die Begrenzung. Kranial liegen die *A. und V. axillaris.*

Durch die Axilla ziehen von kranial nach kaudal 2 Nerven, der *N. thoracicus longus,* der den *M. serratus lateralis* innerviert und der *N. thoracodorsalis* für die nervöse Versorgung des *M. latissimus dorsi.* Sie müssen bei Operationen in der Axilla geschont werden. Horizontal verlaufende Nerven, wie der *N. intercostobrachialis,* sind überwiegend Nerven für die sensible Innervation des dorsalen Oberarms. Ihre Durchtrennung, die sich bei der Dissektion der Achselhöhle oft nicht vermeiden läßt, führt zu sensiblen Innervationsstörungen im genannten Bereich.

Die *Lymphknoten* lassen sich in mehrere Gruppen unterteilen, wobei sich in jüngster Zeit die Unterteilung in drei Höhen entsprechend vorgegebenen topographischen Begrenzungen durchgesetzt hat (Abb. 20.4.-1). Die *Gruppe I* beinhaltet diejenigen Lymphknoten, die in der Projektion distal und lateral des M. pectoralis minor liegen, die Lymphknoten der *Gruppe II* projezieren sich direkt unter den M. pectoralis minor und die *Gruppe III* jenseits davon.

20.4.2. Diagnostik

20.4.2.1. Klinische Untersuchung

Selbstuntersuchung: Bei der Diagnostik benigner und maligner Brustdrüsenerkrankungen spielt die Selbstuntersuchung eine große Rolle. Inspektion und Tastuntersuchung sollten in regelmäßigen Abständen in bestimmten Haltungen von der Patientin selbst durchgeführt werden.

Regelmäßige Selbstuntersuchungen der Patientinnen sind die **sicherste** Maßnahme zur »Krebsfrüherkennung«.

Anamnese: Vor der klinischen Untersuchung durch den Arzt erfolgt die sorgfältige Anamneseerhebung, wobei auch die exakte gynäkologische Anamnese mit Daten zur Menarche, Meno-

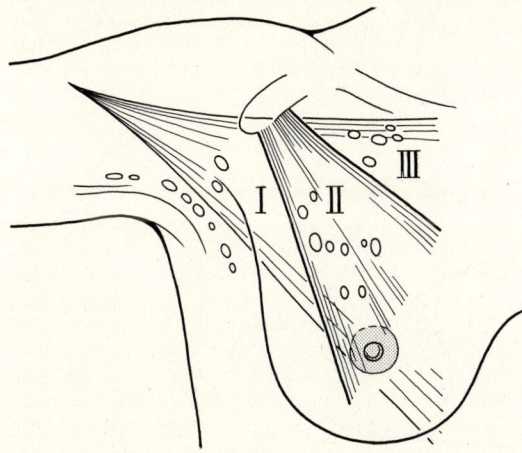

Abb. *20.4.*-1. Einteilung der axillären Lymphknoten nach klinischen Gesichtspunkten in 3 Lokalisationen (aus KIRSCHNER).

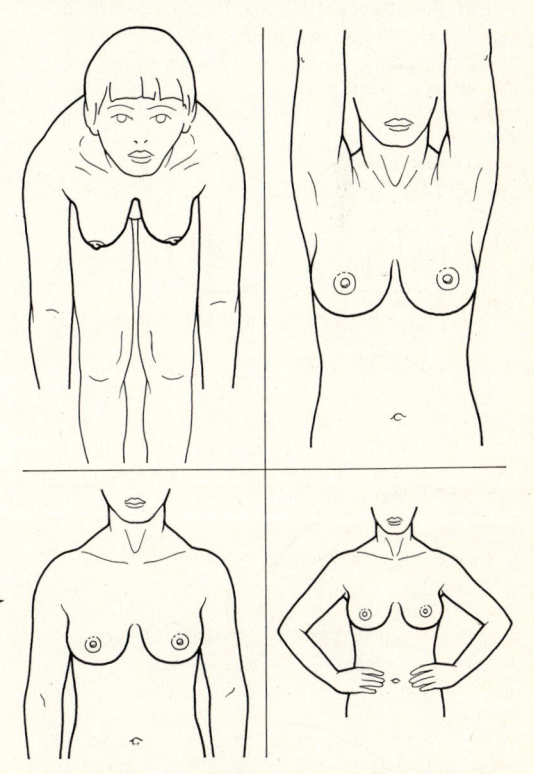

Abb. *20.4.*-2. Inspektion der Mamma bei verschiedenen Körperhaltungen (aus SCHILDBERG).

pause, Geburt der Kinder, Einnahme von Medikamenten etc. von Bedeutung ist. Gegebenenfalls ist eine gynäkologische Konsiliaruntersuchung zum Ausschluß von Erkrankungen im Genitalbereich anzustreben. Spezifische Erkrankungen wie Tuberkulose, Lues, Aktinomykose u. a. sind speziell zu erfragen, da sie Veränderungen im Bereich der Mamma hervorrufen können. Traumen können zur Erklärung von nekrotischen Veränderungen im Bereich der Mamma wichtig sein. Viele Patientinnen versuchen jedoch, einen Kausalzusammenhang zwischen Bagatelltraumen und einer Brustdrüsenveränderung herzustellen. Bei Hämatomen nach Bagatelltraumen sollte immer eine erweiterte Diagnostik stattfinden, da sich häufig genug ein Karzinom erstmals in Form einer Blutung manifestiert.

Untersuchung: Die klinische Untersuchung beginnt mit der Inspektion der Patientin im Stehen mit erhobenen Armen, bei vorgebeugtem Oberkörper, mit seitlich in die Hüfte gestemmten Armen, sowie im Liegen (Abb. 20.4.-2). Dabei kommt der vergleichenden Betrachtung und Feststellung von Größendifferenzen, Formabweichungen und Verziehungen, Hautveränderungen, Unterschieden der Mamille etc. eine besondere Bedeutung zu.

> Die **klinische Untersuchung** setzt sich aus **Inspektion** und **Palpation** zusammen, die Palpation muß im Stehen und Liegen und unter Provokation von Hautzeichen erfolgen.

Entzündliche Veränderungen außerhalb des Wochenbetts lassen immer an ein inflammatorisches *Karzinom* denken. Deutliche *Malignitätskriterien* sind Verziehung mit Vergrößerung oder Verkleinerung der betreffenden Brust sowie eine Verziehung oder Einziehung der Mamille. Hiervon abzugrenzen ist der Befund der angeborenen Hohlwarze, der keinerlei Krankheitswert hat. Diese unterscheidet sich von der tumorbedingten Mamilleneinziehung durch die erhaltene Erektibilität.

Die *Palpation* (Abb. 20.4.-3) erlaubt Aussagen über die Konsistenz, die Größe des Drüsenkörpers und das Vorhandensein von umschriebenen Konsistenzveränderungen und Tumoren.

Eine *pathologische Sekretion* kann durch Kompression provoziert werden. Das Aussehen des Exprimats (serös, trüb, eitrig, blutig) kann gelegentlich Hinweise auf die Art der zugrundeliegenden Erkrankung geben.

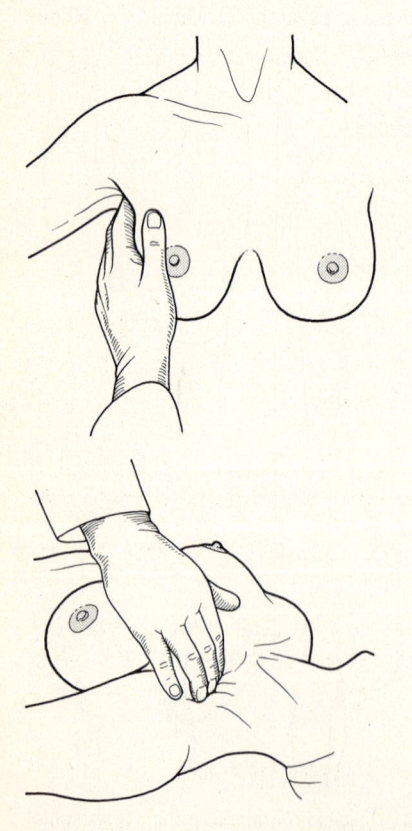

Abb. 20.4.-3. Untersuchung der Mamma.

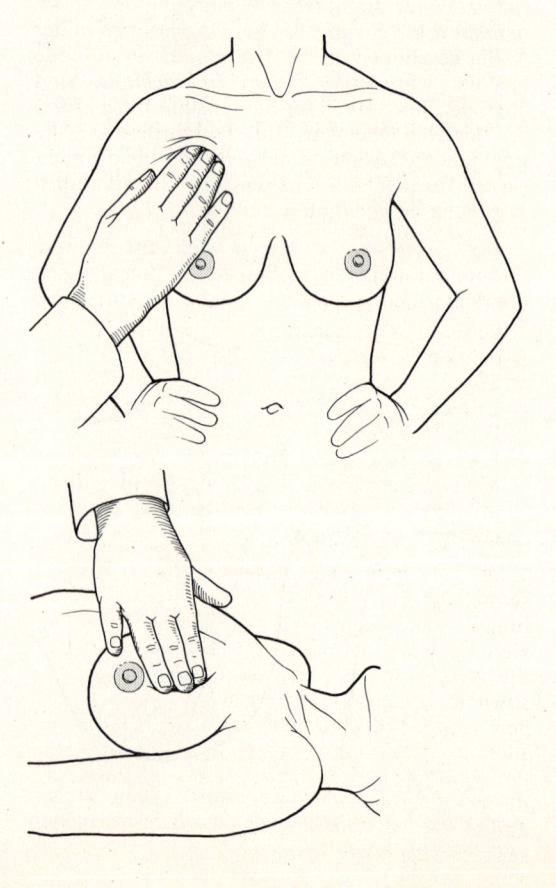

Die *Verschieblichkeit* eines tastbaren Tumors gegenüber der Haut oder dem darunterliegenden Gewebe ist zu überprüfen, eine Einschränkung muß als Zeichen einer Infiltration gewertet werden.

Exulzerationen weisen auf ein fortgeschrittenes Tumorwachstum hin, dasselbe gilt für ein ausgeprägtes Lymphödem.

20.4.2.2. Mammographie

Die Mammographie ist eine Röntgenuntersuchung der Brust mit speziellen Techniken und Filmen und stellt neben der klinischen Untersuchung die wesentliche diagnostische Maßnahme insbesondere zum Tumornachweis bzw. -ausschluß dar. Sie ermöglicht oft die Erkennung kleinerer Veränderungen, die sich der Palpation entziehen. Entsprechend sind die Empfehlungen der Deutschen Krebshilfe zur Mammographie gestaltet.

Ihre Durchführung wird empfohlen bei:
1. Frauen mit verdächtigen Veränderungen wie Knoten, Einziehungen der Haut, Absonderungen aus der Brustwarze, umschriebenen Schmerzen.
2. Frauen ohne verdächtige Veränderungen im Rahmen der Vorsorgeuntersuchung ab dem 40. Lebensjahr. Das Untersuchungsintervall sollte hier aufgrund der erhobenen Befunde festgelegt werden. Üblicherweise soll es 2 Jahre betragen. Ab dem 50. Lebensjahr können einjährige Intervalle eingehalten werden, falls es aufgrund des radiologischen Befundes notwendig erscheint.
3. Frauen mit erhöhtem Brustkrebsrisiko ist die Mammographie auch in jüngeren Lebensabschnitten mit kürzeren Intervallen zu empfehlen. Dazu gehören Patientinnen, die wegen kontralateraler Brustkrebserkrankung bereits behandelt wurden oder die aufgrund eines mammographischen oder feingeweblichen Untersuchungsbefundes eine Mastopathie II/III aufweisen.
4. Eine Basismammographie kann als alleinige Maßnahme ab dem 30. Lebensjahr vorgenommen werden. Sie dient bei späteren Untersuchungen als Bezugsgröße.

Die *Deutung des Mammogramms* ist oft schwierig, insbesondere dichte Drüsenkörper junger Frauen erschweren die weitere Differenzierung. Die Untersuchung gibt Auskunft über die verschiedenen Parenchymmuster der Drüse sowie über Gewebsverdichtungen, -auflockerungen und -einlagerungen (z. B. Verkalkungen, Flüssigkeit). Gutartige Veränderungen im Sinne der Mastopathie geben ein uneinheitliches Bild, da sowohl proliferative als auch regressive Veränderungen vorkommen. Zystische Formen lassen sich relativ gut diagnostizieren. Die kleinzystische Mastopathie geht oft mit Mikroverkalkungen einher, deren unterschiedliche Gruppierungen meist eine Größe von 0,5–1 mm im Durchmesser nicht überschreiten.

Auch das *mammographische Bild des Karzinoms* ist entsprechend der Vielgestaltigkeit der Tumoren außerordentlich variabel. Tumorartige Parenchymverdichtungen sind besonders verdächtig, wenn sie sternförmig sind, Ausläufer zur Umgebung aufweisen und Kutis bzw. Mamille mitbefallen. Makro- und Mikroverkalkungen, letztere häufig in Gruppen von mehr als 5 mm Durchmesser angeordnet, sind Hinweise für ein Karzinom. Gut abgegrenzte Rundherde stellen sich histologisch oft als benigne heraus, jedoch sind auch hier Karzinom und Sarkom nicht mit Sicherheit auszuschließen. Bei entsprechendem Befund kann die Röntgenuntersuchung durch spezielle Verfahren ergänzt werden. So empfiehlt sich bei isolierten Zysten die Punktion und Luftfüllung *(Pneumozystographie)* mit anschließender radiologischer Kontrolle (Abb. *20.4.*-4).

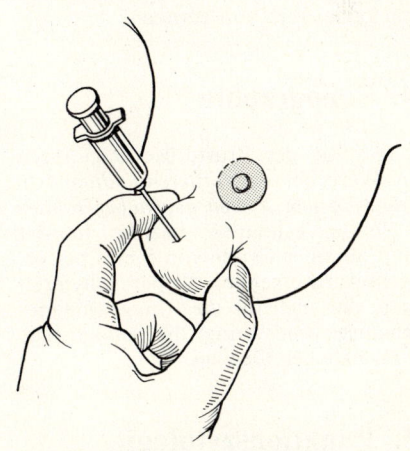

Abb. *20.4.*-4. Palpation und Punktion einer großen Zyste zur Pneumozystographie (aus KIRSCHNER).

Bei *pathologischer Sekretion* kommt die *Galaktographie,* das heißt die mammographische Darstellung des sezernierenden Milchgangs durch Intubation und Kontrastmittelfüllung, in Frage (Abb. *20.4.*-5).

Die Mammographie ist die **effektivste** Untersuchung zur **Erfassung klinisch okkulter Karzinome.**

20.4.2.3. Thermographie

Die Haut über malignen Prozessen weist häufig eine geringfügig höhere Temperatur als die

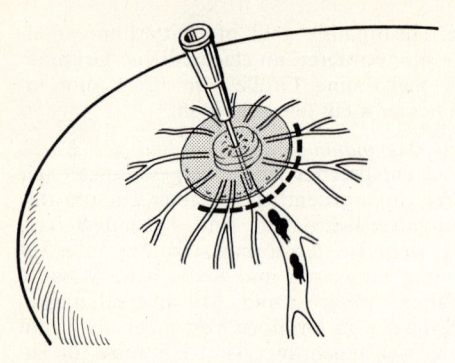

Abb. 20.4.-5. Galaktographie. Die Abbildung zeigt Milchgangspapillome und die geplante Schnittführung (aus KIRSCHNER).

Umgebung auf. Diese Temperaturunterschiede können mit Hilfe spezieller Scanner zur Darstellung gebracht werden. Die Thermographie kann damit eine wertvolle Ergänzung zur klinischen Untersuchung und zur Mammographie sein, diese jedoch keineswegs voll ersetzen.

20.4.2.4. Sonographie

Die Sonographie der Brustdrüse zeigt ihren besonderen Wert bei der *differentialdiagnostischen Abgrenzung von Zysten gegenüber soliden Tumoren*. Solide, echoarme Bezirke in der Mamma sind ab einer Größe von 5 mm bei geeigneter Technik zu erkennen. In parenchymreichen Brüsten, die auch für die Röntgendiagnostik problematisch sind, bringt die Sonographie oft keinen zusätzlichen Gewinn.

20.4.2.5. Punktionszytologie

Die Punktionszytologie in Feinnadeltechnik hat sich als wenig belastende, annähernd schmerzlose und praktisch komplikationslose Untersuchung mit hoher Treffsicherheit etabliert. Sie erfolgt bei tastbaren Veränderungen unter Palpationskontrolle, sonst mit radiologischer oder sonographischer Steuerung. Die zytologische Aufarbeitung des Punktats hat eine Trefferquote von über 90%, die gesamte Untersuchung ist allerdings mit jeweils etwa 10% falsch verdächtiger und falsch negativer Ergebnisse belastet. Letztere haben ihre Ursache in Fehlpunktionen, unzureichender Materialgewinnung und Fehlinterpretationen. Eine Differenzierung in Karzinome einerseits und In-situ-Karzinome andererseits ist nicht möglich, da die Stromainvasion eines Tumors nur im histologischen Präparat nachgewiesen bzw. ausgeschlossen werden kann.

Kontraindikationen zur punktionszytologischen Untersuchung *existieren nicht,* so daß die Methode heute eine weite Verbreitung gefunden hat (siehe Triple-Diagnostik). Ihr positiver Ausfall beweist das Karzinom, ein negativer Befund zeigt in etwa 90% der Patienten das Fehlen eines Karzinoms an. Das verbleibende Restrisiko muß durch andere Verfahren weiter verringert werden. Ein wichtiger Einsatzbereich findet sich bei der Tumornachsorge, wo sich nicht nur Haut und Lymphknoten, sondern auch lokalisierte Lungen-, Leber- und Skelettmetastasen zytologisch abklären lassen. Ferner ist die Punktionszytologie bei der Nachsorge von Patientinnen, die wegen gutartiger Veränderungen bereits biopsiert wurden und ständig neue Knoten bilden, von Bedeutung. Hier kann sie unnötige Operationen vermeiden.

Punktionszytologische Untersuchungen sind auch bei vergrößerten axillären Lymphknoten möglich. Eine sichere Aussage kommt hier allerdings nur dem positiven Karzinomnachweis zu, negative Befunde sind ohne diagnostischen Wert.

20.4.2.6. Triple-Diagnostik

Darunter ist die *Kombination von klinischer Untersuchung, Mammographie und Punktionszytologie* zu verstehen. Ein negativer oder benigner Befund aller drei Parameter hat eine Trefferquote von über 95%. Ergibt jedoch eine der Untersuchungen einen verdächtigen oder malignen Befund, so ist die Exstirpation und histologische Untersuchung des verdächtigen Bereichs angezeigt. Punktionszytologie und Mammographie können bei klinischem Karzinomverdacht die operative Diagnostik nicht ersetzen.

20.4.2.7. Die Probebiopsie der Mamma

Palpatorisch, radiologisch oder sonographisch erhobene Befunde unklarer Dignität müssen bioptisch weiter abgeklärt werden. Dieses Vorgehen erlaubt die Diagnostik kleiner Karzinome, eine Klassifikation von benignen Veränderungen und eine Aussage über die Proliferationstendenz und somit über das Brustkrebsrisiko. Immer ist eine vollständige *Entfernung des verdächtigen Areals im Gesunden* notwendig. Unbestrittene Indikation zur Probeexstirpation ist ein positiver Tastbefund (z. B. ein tastbarer Knoten) mit oder ohne mammographischem oder klinischem Korrelat. Auch ein suspekter Mammographie- oder Zytologiebefund, der sich der Palpation entzieht, muß bioptisch abgeklärt werden.

Die *Lokalisation nicht tastbarer Veränderungen* in der Mamma bereitet gelegentlich Schwierig-

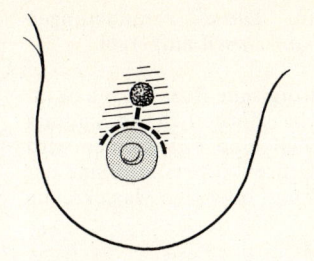

Abb. *20.4.*-6. Probebiopsie der Mamma. Schnittführung und Ausmaß der Präparation (aus KIRSCHNER).

keiten. Hier kann die geometrische Lokalisation anhand der Mammographiebilder in 2 Ebenen, die radiologische Markierung durch injiziertes Kontrastmittel oder die Markierung durch eingebrachte, röntgendichte Partikel oder Nadeln hilfreich sein. Um sicherzugehen, daß das mammographisch verdächtige Areal wirklich entfernt wurde, werden das Präparat nach Entnahme erneut mammographiert und die Mikrokalkgruppen mit dem Originalbild verglichen.

Jeder tastbare Knoten in der Brust bedarf auch bei negativer Mammographie der weiteren Abklärung. Verdächtige radiologische Veränderungen, die sich der Palpation entziehen, **müssen** ebenfalls abgeklärt werden.

Verfahren: Aus kosmetischen Gründen ist es sinnvoll, die Probeexstirpation, wenn irgend möglich, durch den *Periareolärschnitt* mit einer nahezu unsichtbaren Narbe am Rande des Warzenvorhofs durchzuführen (Abb. *20.4.*-6). *Radiäre Inzisionen* führen meist zu auffälligen, hypertrophen Narben. Sie sind deshalb zu *vermeiden.* Ist der Abstand des Exzidats zum Mamillenrand größer als 5 cm, wird der kosmetische Vorteil des Periareolärschnitts unter Umständen durch den erheblichen präparatorischen Mehraufwand und die dadurch verursachte Narbenbildung aufgehoben. Die Brust ist anschließend weder klinisch noch radiologisch sicher zu beurteilen, so daß in dieser Situation eine *Inzision entlang der Spaltlinien der Haut* empfohlen werden muß. Alternativ und bei Lokalisationen in den beiden unteren Quadranten kann eine Inzision in der *Submammärfalte* entsprechend der Bardenheuerschen Schnittführung gewählt werden.

20.4.3. Fehlbildungen und benigne Erkrankungen

Bei benignen Erkrankungen handelt es sich zum Teil um echte pathologische Zustände wie Hyperplasie der Gänge und Lobuli, Milchgangsektasien und Paraduktomastitis, teilweise aber auch um Varianten der normalen Entwicklung und um Involutionsvorgänge.

Klinisch imponieren sie durch den lokalen Tastbefund, durch radiologische Befunde, Schmerz und Knötchenbildungen sowie Absonderungen aus der Brustwarze. Da auch maligne Erkrankungen gleiche oder ähnliche Symptome aufweisen, sind sie stets in die *differentialdiagnostischen* Erwägungen miteinzubeziehen.

20.4.3.1. Fehlbildungen

20.4.3.1.1. Fehlanlagen

Die ausgeprägteste Entwicklungsstörung stellt die **Amastie** dar, bei der eine Brustdrüsenanlage völlig fehlt. Ist eine Mamille vorhanden, jedoch kein Drüsenkörper angelegt, wird von einer **Aplasie** der Brust gesprochen. Ist der Drüsenkörper entwickelt, die Brustwarze jedoch fehlend, handelt es sich um eine **Athelie.** Von einer **Polythelie** wird dann gesprochen, wenn sich entlang der ehemaligen Milchleiste mehrere akzessorische Brustwarzen finden. Ist diese Veränderung mit einem gleichzeitigen Vorhandensein von Brustdrüsengewebe vergesellschaftet, so spricht man von einer **Polymastie.**

Therapie: Überzählige Brustdrüsen- und Brustwarzenanlagen sollten unter Berücksichtigung kosmetischer Erfordernisse exstirpiert bzw. exzidiert werden. Bei fehlender Anlage kann es unter Berücksichtigung des individuellen Leidensdruckes angebracht sein, durch plastischchirurgische Maßnahmen den Aufbau einer (Ersatz-)Brust herbeizuführen.

20.4.3.1.2. Störungen des Wachstums

Die Ansichten über die normale oder ideale Brustgröße sind sehr wechselnd, jedoch können objektive Zustände der Hypo- oder Hyperplasie beobachtet werden. Diese Veränderungen treten meist doppelseitig auf, können ausnahmsweise jedoch auch einseitig vorkommen.

Therapie: Führt eine Hypoplasie zu Störungen im psychosexuellen Bereich, so kann eine *Augmentationsplastik* angezeigt sein. Bei stark hyperplastischer Brust treten häufiger statische Beschwerden an der Wirbelsäule auf, so daß sich hier neben ästhetischen Gesichtspunkten eine medizinische Indikation zur *Reduktionsplastik* ergibt.

20.4.3.1.3. Gynäkomastie

Beim Mann werden neben der Brustschwellung als Kleinkind Veränderungen während der

Pubertät beobachtet, die sich mit Vergrößerung und Spannungsgefühl äußern können. Diese Symptome sind jedoch nur von kurzer Dauer. Im späteren Leben ist im allgemeinen kein Drüsenkörper mehr tastbar. Eine Vergrößerung ist hier immer pathologisch zu werten, ätiologisch kommen Leberschäden, Pharmaka, Östrogenüberschuß oder Gonadenunterfunktion in Frage.

20.4.3.2. Gutartige Drüsenerkrankungen

20.4.3.2.1. Mastopathie

Als Mastopathie bezeichnet man *dysplastische pro- und regressive Veränderungen des Brustdrüsengewebes*. Sie treten mit zunehmendem Lebensalter schließlich bei etwa 75% aller Frauen auf. Je nach histologischer Ausprägung spricht man von *Mastopathia fibrosa* oder *cystica*. Beide Formen treten oft in Kombination auf. Klinisch finden sich teils schmerzlose, teils druckdolente Verdichtungen des Drüsenparenchyms, die manchmal von echten Knotenbildungen nur schwer zu unterscheiden sind.

Mastopathische Veränderungen werden in *drei Grade* unterteilt (Abb. 20.4.-7). Diese Unterteilung bezeichnet keine graduellen Übergänge, sondern stellen lediglich die jeweilige Einzelbeschreibung eines Befundes dar.

Bei der *Mastopathie I* sieht man Gangerweiterung, Bindegewebsvermehrung, Zystenbildung, aber auch Involution, Verkleinerung und Verringerung der Gänge, des Stützgewebes und der Läppchen. Es bestehen weder intraduktale noch intradruktuläre Epithelproliferationen.

Bei der *Mastopathie II* finden sich intraduktale oder intraduktuläre Epithelproliferationen, jedoch ohne Zellatypien.

Bei der *Mastopathie III* bestehen mäßiggradige Zell- und Kernatypien bei entsprechenden Epithelproliferationen. Diese Veränderungen werden auch als *Präkanzerosen* aufgefaßt.

Therapie: Eine chirurgische Behandlung ist im Stadium I und II nicht erforderlich, im Stadium III mit erheblichen Zell- und Kernatypien wird die Entfernung des Drüsenkörpers im Sinne der subkutanen Mastektomie oder der Mastektomie empfohlen.

> **Mastopathische Veränderungen sind häufig,** die histologische exakte Beurteilung der Zellproliferation und eventuell vorhandene Atypien definiert individuelle Risiken.

20.4.3.2.2. Fibroadenom

Es handelt sich hierbei um einen *primär gutartigen* Tumor, der 25% aller benignen Mammaveränderungen ausmacht. Er tritt einzeln oder multipel auf. Er wächst im allgemeinen langsam, kann in der Schwangerschaft jedoch auch rasch an Größe zunehmen. Meist handelt es sich um schmerzlose, tastbare, knotige Veränderungen, nur in Einzelfällen bestehen schmerzhafte Beeinträchtigungen.

Pathologisch-histologisch ist das perikanikuläre Fibroadenom, welches gehäuft zwischen der Pubertät und dem 3. Lebensjahrzehnt auftritt, vom intrakanalikulären Fibroadenom mit seinem Häufigkeitsgipfel jenseits des 3. Lebensjahrzehnts abzugrenzen. Klinisch und histologisch schwer davon zu unterscheiden ist das *Cystosarcoma phylloides* der Brust.

Therapie: Die diagnostische Exstirpation ist zugleich chirurgische Therapie.

20.4.3.2.3. Solitärzysten

Diese Veränderungen sind palpatorisch, mammographisch, durch Punktion und Pneumozy-

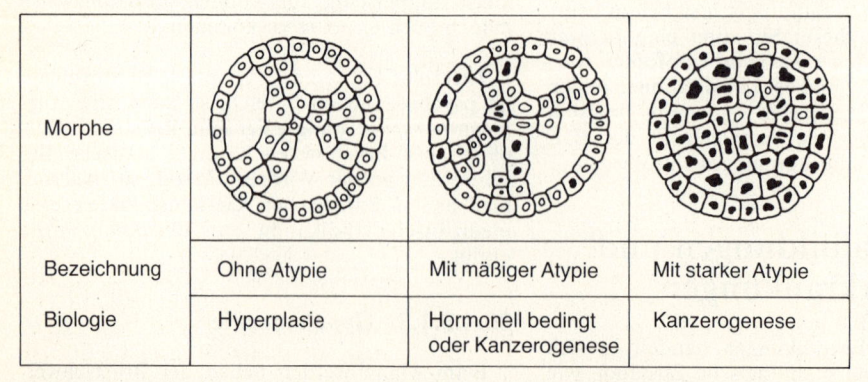

Morphe			
Bezeichnung	Ohne Atypie	Mit mäßiger Atypie	Mit starker Atypie
Biologie	Hyperplasie	Hormonell bedingt oder Kanzerogenese	Kanzerogenese

Abb. 20.4.-7. Intraduktale Epithelproliferationen bei Mastopathie (n. SCHAUER) (aus SCHILDBERG).

stographie sowie sonographisch sicher zu diagnostizieren. Es ist wichtig, daß nach Zystenentleerung und Luftinsufflation durch Punktion erneut eine Mammographie erfolgt, um Mikrokalkkonfigurationen, die im Schatten der Zyste lagen, sicher zu erkennen und ggf. zu therapieren.

Therapie: Handelt es sich lediglich um eine Zyste, so ist die diagnostische Maßnahme der Pneumozystographie gleichzeitig als Therapie zu werten. Finden sich jedoch bei der Untersuchung Unregelmäßigkeiten der Zystenwand, so sollte zur histologischen Abklärung des Befundes die Exstirpation der Zyste erfolgen.

20.4.3.2.4. Milchgangspapillome

Wucherungen im Bereich der Milchgänge oder in Zysten machen ca. 10% der gutartigen Erkrankungen aus.

Klinisch manifestieren sich diese Veränderungen durch eine pathologische Sekretion. Als solche ist jede Sekretion der Mamma außerhalb der Schwangerschaft und des Wochenbettes anzusehen.

Zwei *Ursachen* können diesem Krankheitsbild zugrunde liegen:
1. *Endokrine Veränderungen* bei Erkrankungen oder Tumoren des Hypothalamus, des Hypophysen-Nebennierenrindensystems (Kraniopharyngeom, M. Cushing, Amenorrhö-Galaktorrhö-Syndrom), bei Schilddrüsenerkrankung oder hormonbildenden Ovarialtumoren. Auch die Einnahme von Medikamenten (Phenotiacin, Chlorpromacin, Reserpin) sowie psychische Traumen können das Drüsengewebe außerhalb der Schwangerschaft und des Wochenbettes in den Zustand der Sekretion versetzen.
2. Sind diese Veränderungen durch Anamnese und entsprechende Hormonbestimmungen ausgeschlossen, müssen *organische Erkrankungen der Mamma* angenommen werden. Die Sekretion läßt sich meist durch Druck auf das erkrankte Brustdrüsenareal provozieren. Ist dies der Fall, kann ohne Schwierigkeiten eine Galaktographie, das heißt die Instillation von Röntgenkontrastmittel in den sezernierenden Milchgang mit anschließender Mammographie durchgeführt werden. Es findet sich dann meist ein Gangabbruch oder ein gut darstellbares Papillom.

Therapie: Neben der zytologischen Untersuchung aus dem gewonnenen Exprimat stellt die Exstirpation des die Sekretion unterhaltenden Gangsystems die Methode der Wahl dar. Liegen multiple duktale Papillome mit Zellatypien vor, ist wegen des Entartungsrisikos von bis zu 20% in 10 Jahren der Patientin die subkutane Mastektomie zu empfehlen.

20.4.3.2.5. Sklerosierende Adenose

Es handelt sich hier um kleine, harthöckerige Knotenbildungen, die sowohl klinisch als auch mammographisch und histologisch nur *schwer von einem Karzinom unterschieden werden* können.

20.4.3.2.6. Mondor-Erkrankung

Das von MONDOR 1934 beschriebene Syndrom stellt eine *schmerzhafte, subkutan gelegene, strangförmige Verhärtung der Hautpartie im Brustbereich der Thoraxwand und auch der Mamma* dar. Sie zieht häufig unterhalb der Brust in die Achselhöhle. Diesen Erkrankungen sind meist Traumen oder chirurgische Eingriffe vorausgegangen. Bei Inspektion fallen rinnenförmige Vertiefungen auf, die als vertikal verlaufende Furchen bis unterhalb des Rippenbogens ziehend sichtbar werden. Palpatorisch stellen sich diese Veränderungen als derbe, strangartige Verhärtung der Haut dar, die sich meist nach Wochen spontan zurückbilden und nur in Ausnahmefällen kausalgiforme Schmerzzustände zurücklassen. Diese Veränderungen sind, insbesondere wenn sie in der Brust auftauchen, von einem *infiltrierenden Karzinom abzugrenzen*.

20.4.3.2.7. Ekzeme der Brust

Seborrhoische oder endogene Ekzeme entstehen nur selten auf der Haut der Brustdrüse. Sie müssen jedoch *differentialdiagnostisch* zum M. Paget of the Nipple in Betracht gezogen werden. Bei letzterem handelt es sich um eine krebsige Infiltration des Nipple-Areola-Komplexes (intradermales Mammakarzinom).

Die *Diagnose* ist im Einzelfall durch Exzisionsbiopsie im befallenen Bereich zu sichern. Im Zweifelsfall darf man sich nicht mit der Diagnose eines Ekzems begnügen, sondern muß die *Diagnostik zum Karzinomausschluß* forcieren.

20.4.3.2.8. Entzündungen der Mamma

.1. Mastitis

Entzündliche Veränderungen der Brustdrüse werden vornehmlich während der Schwangerschaft und hauptsächlich während der Stillzeit beobachtet. Nur in Ausnahmefällen können heute noch spezifische Erkrankungen (Lues, Tuberkulose, etc.) diagnostiziert werden. Entzündungszeichen außerhalb der Laktationsperiode, insbesondere dann, wenn sie mit tastbaren Knoten vergesellschaftet sind, erregen immer den Verdacht eines inflammatorischen *Karzinoms* und erfordern eine weitere *diagnostische Abklärung*.

> **Jeder inflammatorische Prozeß** außer dem des Wochenbettes ist **verdächtig auf ein inflammatorisches Karzinom,** bis das Gegenteil durch Biopsie bewiesen ist.

.2. Mastitis puerperalis

Beim Stillen können über kleine Mamillenverletzungen Staphylokokken in das Drüsengewebe eindringen und zur Entzündung führen.

Die *klinische Symptomatik* ist gekennzeichnet durch klassische Entzündungszeichen mit lokaler Rötung und Schwellung, Schmerzhaftigkeit, Fieber und Leukozytose.

Therapie: Therapeutisch wird zunächst eine konservative Therapie eingeschlagen (lokale Kühlung, Abstillen durch Gabe von Prolactin-Antagonisten und Antibiotikatherapie). In den meisten Fällen kommt es unter dieser konservativen Therapie zum Abheilen der Wochenbett-Mastitis.

.3. Abszeß

Heilt die Mastitis nicht aus, kann es unter Gewebseinschmelzung und Abkapselung zur Abszeßbildung im subkutanen, retromammären oder intramammären Bereich kommen.

Die **Therapie** besteht in der chirurgischen Eröffnung und Drainage des Abszesses. Der subkutane Abszeß ist am leichtesten zu diagnostizieren, intramammäre oder retromammäre Abszesse können diagnostische Schwierigkeiten bereiten, da durch das darüber liegende Gewebe die Fluktuation kaum palpabel ist und klinisch zunächst nur die Größenzunahme der Brust in Verbindung mit Fieber und sonstigen Entzündungszeichen auffallen.

Bei der *chirurgischen Behandlung* muß die vorliegende Veränderung am tiefsten Punkt breit inzidiert und eröffnet werden. Abszeßmembranen und Septen werden ausgeräumt. Die *histologische Untersuchung* zum Ausschluß eines nekrotisch zerfallenen Tumors ist *obligat*. Die Schnittführung ist so zu wählen, daß eine möglichst geringe kosmetische Beeinträchtigung zurückbleibt (z. B. Bardenheuersche Inzision) (Abb. *20.4.*-8).

20.4.4. Maligne Geschwülste

20.4.4.1. Nicht-epitheliale Tumoren

20.4.4.1.1. Sarkome der Mamma

Malignome nicht epithelialen Ursprungs ausgehend vom Stroma der Brustdrüse und dem Fettgewebe sind außerordentlich selten und kommen in weniger als 1% aller bösartigen Neubildungen der Brustdrüse zur Diagnose. Sie sind bekannt als *Hämangiosarkome, Liposarkome, Rhabdomyosarkome* und *gemischte Mesenchymome*. Das mittlere Alter der Patientinnen beträgt 35–40 Jahre und liegt damit etwas unterhalb des mittleren Alters für Mammakarzinome.

Die **Therapie** dieser schnell wachsenden Tumore besteht in der Ablatio mammae mit Dissektion der Axilla. Zusätzliche Behandlungsmaßnahmen (Chemotherapie, Strahlentherapie) müssen nach genauer Klassifikation des Tumors diskutiert werden.

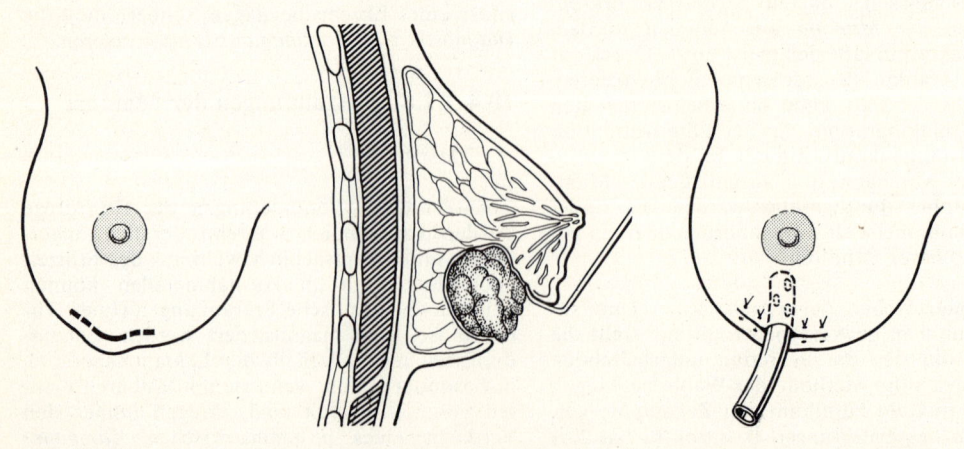

Abb. *20.4.*-8. Therapie eines inframammären Abszesses (aus Kirschner):
a) Schnittführung, b) Ausräumen der Nekrosen, c) Wundverschluß und Drainage.

20.4.4.1.2. Cystosarkoma phylloides

Das Cystosarkoma phylloides ist ein Tumor, der sowohl mesenchymale als auch epitheliale Elemente in charakteristischer Anordnung enthält und oft von einer bindegewebigen Pseudokapsel umgeben ist. Die Inzidenz ist zu Zeiten hormoneller Umstellung wie der Pubertät und der Menopause erhöht.

Klinisch manifestiert sich diese Veränderung als schnell wachsender, sehr derber Tumor, der bei der Palpation teilweise einen gelappten Eindruck hinterläßt. Mammographisch findet sich eine ausgeprägte Verdichtung, spezielle radiologische Charakteristika fehlen. Der Tumor kann *benigne oder maligne sein*, auch Übergangsformen sind bekannt. Die *histologische Unterscheidung* ist schwierig und erfolgt durch Bestimmung der Mitoserate.

Therapie: Für die chirurgische Behandlung ist die hohe lokale Rezidivrate auch der benignen Formen von Bedeutung. Es ist deshalb schon beim Primäreingriff ein ausreichend großer Sicherheitsabstand anzustreben. Die bösartigen Formen dieses Tumors werden durch Ablatio mammae mit Axilladissektion behandelt. Die Frage einer postoperativen Chemotherapie und Strahlentherapie ist bis heute nicht endgültig beantwortet.

20.4.4.1.3. Sonstige Tumoren der Brustdrüse

Unabhängig von den genannten Tumoren wird die Brustdrüse gelegentlich als *Metastasenorgan* andernorts lokalisierter Primärtumoren befallen. Auch können sich Tumoren der Brustwand in der Mamma entwickeln.

Die **Therapie** dieser Zustände ist nicht einheitlich und richtet sich nach der zugrundeliegenden Erkrankung.

20.4.4.2. Mammakarzinom

20.4.4.2.1. Epidemiologie

In den westlichen Industrienationen ist das Mammakarzinom heute der *häufigste Organkrebs der Frau*. Die höchsten Inzidenzen finden sich in den skandinavischen Ländern mit 2 Erkrankungen pro 1000 Frauen pro Jahr. In der Bundesrepublik liegt die jährliche Mammakarzinominzidenz bei 0,8 pro 1000 Frauen pro Jahr, entsprechend ca. 20 000 Neuerkrankungen pro Jahr. Insgesamt werden etwa 9% aller Frauen von dieser Krankheit befallen.

Die *Altersverteilung* des Mammakarzinoms zeigt einen zweigipfeligen Kurvenverlauf mit einem ersten Häufigkeitsgipfel um das 45. Lebensjahr und einem zweiten um das 70. Nur ca. 2% aller Mammakarzinome manifestieren sich bei Frauen vor dem 30. Lebensjahr, und nur wenige Fälle eines Mammakarzinoms vor dem 20. Lebensjahr sind sicher dokumentiert.

Das Mammakarzinom entwickelt sich aus einer durch onkogene Reize entstandenen Karzinomzelle, wobei Ursachen und Zeitdauer ungeklärt bleiben. Wahrscheinlich sind multiple disseminierte Vorstufen vorhanden.

Der *klinischen Manifestation* des Karzinoms geht eine lange *okkulte Phase* voraus. Aufgrund mammographischer Verlaufskontrollen wird die durchschnittliche Tumorverdoppelungszeit mit 212 Tagen bei einer Spanne von 100–900 Tagen angegeben. Das Mammakarzinom benötigt somit bis zur klinischen Manifestation eines ca. 2 cm großen Tumors eine Entwicklungszeit von ca. 20 Jahren.

20.4.4.2.2. Einflüsse auf die Tumorentstehung

Mehrere Faktoren scheinen die Entwicklung von Mammakarzinomen zu begünstigen:

1. **Genetische Faktoren:** Für eine genetische Prädisposition zum Mammakarzinom sprechen folgende Fakten:
a) Positive Familienanamnese bei bilateralem Mammakarzinom,
b) Familiäre Zusammenhänge bei unilateralem Mammakarzinom (wobei mehrere Vererbungsmodalitäten diskutiert werden),
c) Erhöhte Mammakarzinominzidenz bei eineiigen Zwillingen,
d) Die relativ konstante Inzidenz des Mammakarzinoms bei wechselnder Inzidenz anderer Karzinome,
e) Die unterschiedliche Inzidenz bei verschiedenen ethnischen Gruppen.

Bei den bislang beschriebenen Krebsfamilien kommen unterschiedliche Vererbungsmuster zur Diskussion. Eine Zuordnung zu einem bestimmten HLA-Haplotyp ist generell nicht möglich. Die Zugehörigkeit zu ethnischen Gruppen scheint zwar von Bedeutung, doch dürften Umwelteinflüsse hier einen größeren Stellenwert besitzen.

2. **Schwangerschaften:** Der Schwangerschaftsanamnese scheint die größte Bedeutung zuzukommen. Frauen, die nicht geboren haben, besitzen ein erhöhtes Risiko, an einem Mammakarzinom zu erkranken. Bei Patientinnen mit Schwangerschaften ist das Brustkrebsrisiko um so größer, je später die erste voll ausgetragene Schwangerschaft eingetreten ist. Eine Schwangerschaft

vor dem 18. Lebensjahr reduziert das Brustkrebsrisiko gegenüber einer Erstschwangerschaft nach dem 35. Lebensjahr. Die Dauer des Stillens ist lange Zeit als wichtiger protektiver Faktor angesehen worden, wahrscheinlich kommt ihr jedoch nur eine geringe Bedeutung zu.

3. **Menarche:** Das Alter beim Auftreten der ersten Regelblutung scheint insofern von Bedeutung, als sich mit dem Vorrücken des Menarchealters in immer jüngere Lebensabschnitte (Durchschnittsalter derzeit 12 Jahre) auch das Manifestationsalter der Brustkrebserkrankungen in jüngere Lebensabschnitte verlagert.

4. **Hormonale Faktoren:** Es ist naheliegend, die Entwicklung des Mammakarzinoms auch unter Berücksichtigung der wechselnden hormonellen Stimulation zu sehen. Dafür spricht die Beobachtung, daß sich bei Patientinnen mit Ovarialdyskinesien praktisch kein Mammakarzinom findet und daß das Mammakarzinom durch Hormone sowohl im Sinne der Regression als auch der Progression beeinflußt werden kann. In vielen Tumoren (etwa 60%) lassen sich auch Rezeptoren für *Östrogene* und/oder *Progesteron* nachweisen. Namentlich die *Östrogene* scheinen für die Tumorpromotion, das heißt für die Förderung der Karzinogenese durch unspezifische Faktoren eine gewisse Bedeutung zu besitzen. Ein Zusammenhang mit exogener Östrogenzufuhr in Form der Antikonzeptiva wurde bisher nicht sicher nachgewiesen. Einflüsse durch *Prolactin* und *Schilddrüsenhormone* werden vermutet, lassen sich jedoch noch nicht konkretisieren.

5. **Virus:** Es gibt Befunde, die für eine Virusgenese des menschlichen Mammakarzinoms sprechen. Der eindeutige Nachweis steht bisher jedoch noch aus.

6. **Ernährung:** Die epidemiologischen Daten hinsichtlich der Mammakarzinominzidenz sprechen dafür, daß Umweltfaktoren eine große Bedeutung bei der Genese dieses Tumors besitzen. In erster Linie werden Ernährungsgewohnheiten dafür verantwortlich gemacht. Die Brustkrebsinzidenz korreliert mit dem Fettverbrauch der entsprechenden Bevölkerungsgruppen.

7. **Strahlen:** Eine Strahlenexposition kann, insbesondere wenn sie bei jungen Patientinnen in eine vulnerable Phase der Drüsenentwicklung fällt, zu einer Erhöhung des Brustkrebsrisikos führen. In Hiroshima und Nagasaki wurde bei bestimmten Altersgruppen, jedoch nicht generell, ein Ansteigen der Brustkrebskarzinome beobachtet. Die Risikoerhöhung durch die diagnostische Mammographie beträgt pro rad Röntgenstrahlen 1%, das heißt, das Karzinomrisiko steigt von 7 auf 7,07%.

20.4.4.2.3. Pathologische Anatomie

Pathologisch-anatomisch sind 2 Gruppen von Veränderungen, die *nicht-invasiven* und die *invasiven Karzinome* voneinander zu unterscheiden.

.1. Nicht-invasive Tumoren

Carcinoma lobulare in situ (CLIS): Beim Carcinoma lobulare in situ handelt es sich um eine *präkanzeröse Veränderung* im peripheren, lobulären Bereich der Drüse. Die Veränderung kommt überwiegend bei Frauen im mittleren Lebensalter (ca. 45 Jahre) vor.

Histologisch liegt eine Proliferation von Epithelzellen vor, die zu einer Vergrößerung der Azini führen. Zelluläre Atypien fehlen meist, das heißt, *zytologisch ist die Malignität nicht erkennbar.* Die Bezeichnung als Carcinoma in situ erfolgt aufgrund der bekannten Entartungstendenz in Höhe von etwa 25%. Bei der Schnellschnittuntersuchung kann sich die Veränderung der Beobachtung entziehen, im Paraffinschnitt ist die Diagnose jedoch mit großer Sicherheit zu stellen. Das klinische Korrelat der Veränderungen ist meist der mammographisch nachweisbare *Mikrokalk,* tastbare Knoten sind nicht typisch. Die Diagnose der Herde erfolgt deshalb meist zufällig bei der Biopsie wegen einer knotigen Veränderung oder wegen verdächtigen Mikrokalks.

In ca. 60% der Fälle liegt die Veränderung ipsilateral multizentrisch vor, in bis zu 35% sind beide Brustdrüsen befallen. Die klinisch-diagnostische Konsequenz hieraus ist die ausgiebige Biopsie sowie die kontralaterale Spiegelbildbiopsie.

Intraduktales In-situ-Karzinom: Es handelt sich hierbei um Proliferationen des Gangepithels mit deutlichen Zellatypien. Die Basalmembran ist allerdings bei diesen Veränderungen nicht durchbrochen. Dennoch finden sich bei einem nicht unerheblichen Prozentsatz der Patientinnen (ca. 5%) bereits Lymphknotenmetastasen.

.2. Invasives Karzinom

Tumorformen: Invasive Karzinome der Mamma nehmen ihren Ausgang vom *Gangsystem* (85-90%) oder vom *Drüsenepithel* (5-10%). Ihre Lage innerhalb der Mamma ist *überwiegend peripher* (lobuläre und invasive duktale Karzinome), *selten zentral* (intraduktale Karzinome). Multizentrizität ist besonders beim intraduktalen Karzinom mit 30% nicht ungewöhnlich. Am häufigsten ist mit ca. 50% der obere äußere Quadrant betroffen, gefolgt vom Zentrum (ca. 20%), dem oberen inneren (ca. 15%), dem unteren äußeren

Tab. 20.4-1. Histologische Klassifikation der Brusttumoren (WHO, 1981).

I. Epitheliale Tumoren
A. *Benigne Tumoren*
  1. Intraduktale Papillome
  2. Adenome der Brustwarze
  3. Adenome
    a) Tubulär
    b) Bei laktierender Brust
  4. Andere.
B. *Maligne Tumoren*
  1. Nicht-invasive Karzinome
    a) Intraduktale Karzinome
    b) Carcinoma lobulare in situ.
  2. Invasive Karzinome
    a) Invasive duktale Karzinome
    b) Invasive duktale Karzinome mit vorherrschender intraduktaler Komponente
    c) Invasive lobuläre Karzinome
    d) Muzinöse Karzinome
    e) Medulläre Karzinome
    f) Papilläre Karzinome
    g) Tubuläre Karzinome
    h) Adenoid zystische Karzinome
    i) Sekretorische (juvenile) Karzinome
    j) Apokrine Karzinome
    k) Karzinome mit Metaplasie
      1. Squamöser Typ
      2. Spindelzelltyp
      3. Kartilaginöser und ossärer Typ
      Gemischter Typ
    l) Andere.
  3. Paget-Karzinom
	II. Tumoren mit Bindegewebs- und Epithelanteilen
	A. *Fibroadenom*
	B. *Phylloide Tumoren*
	   (Cystosarkoma phylloides)
	C. *Karzinosarkom*
	
	III. Verschiedene Tumoren
	A. *Weichteilgeschwülste*
	B. *Hauttumoren*
	C. *Tumoren des hämatopoitischen und lymphatischen Gewebes*
	
	IV. Unklassifizierte Tumoren
	
	V. Dysplasien und fibrozystische Erkrankungen der Brust
	
	VI. Tumorähnliche Veränderungen
	A. *Duktektasien*
	B. *Inflammatorische Pseudotumoren*
	C. *Hamatome*
	D. *Gynäkomastie*
	E. *Andere*

(ca. 10%) und dem unteren inneren Quadranten (ca. 5%). Neben den genannten zwei Grundtypen kennt die pathologische Anatomie zahlreiche Sonderformen, die bei der Klassifikation zu berücksichtigen sind und zum Teil in prognostischer Hinsicht Sonderstellungen einnehmen (Tab. 20.4.-1).

Zwei Formen sind aus klinischer Sicht hervorzuheben:
a) Der *M. Paget* ist durch ekzematoide und ulzerierende Veränderungen der Brustwarze und des Warzenvorhofs charakterisiert. Ihm liegt ein Karzinom der Milchgänge oder ihrer Mündungstrichter zugrunde, das in 60% invasiven und in 40% nicht invasiven Charakter hat. Die Veränderungen sind vom primären Mamillenkarzinom differentialdiagnostisch abzugrenzen. Ihre Klassifikation entspricht der des zugrundeliegenden Tumors.
b) Das *inflammatorische Mammakarzinom* imponiert durch seine an eine entzündliche Erkrankung erinnernde Symptomatik mit Rötung, Schwellung, Erwärmung und Schmerzhaftigkeit. Es handelt sich hierbei um eine »explosionsartige« Ausbreitung eines undifferenzierten Karzinoms in den Lymphspalten der Haut. Dieses Karzinom ist von *besonders hoher Malignität*, die Prognose ist deshalb als infaust zu betrachten.

Grading: Histologische und zytologische Merkmale erlauben eine Abschätzung der Malignität anhand der Zelldifferenzierung (Grading).
$G1$ = hoch differenziert: fast ausschließlich drüsige Strukturen,
$G2$ = mittelgradig differenziert: sowohl drüsige als auch solide Strukturen,
$G3$ = niedrig differenziert: ausschließlich solide Strukturen.

Zytologische Gesichtspunkte bei der Festlegung des Malignitätsgrades sind: Polymorphie, Polychromasie der Kerne und Mitoserate.

Tumorausbreitung: Die Ausbreitung des Mammakarzinoms erfolgt *lymphogen* und *hämatogen*. Der Lymphknotenbefall ist vom Invasionsgrad des Tumors abhängig. Das Mammakarzinom

Tab. 20.4.-2. Tumorklassifizierung nach dem TNM-System.

T	Primärtumor
TIS	Präinvasives Karzinom (in situ), M. Paget ohne nachweisbaren Tumor
T0	Kein nachweisbarer Tumor

T1
  T1a
	Tumorgröße bis 2 cm (in seiner größten Ausdehnung)
	  Ohne Fixierung an Pektoralis-Faszie oder -Muskel

T1b	Mit Fixierung an Pektoralis-Faszie oder -Muskel

T2
  T2a
	Tumorgröße 2 bis 5 cm
	  Ohne Fixierung an Pektoralis-Faszie oder -Muskel

T2b	Mit Fixierung an Pektoralis-Faszie oder -Muskel

T3
  T3a
	Tumorgröße mehr als 5 cm
	  Ohne Fixierung an Pektoralis-Faszie oder -Muskel

T3b	Mit Fixierung an Pektoralis-Faszie oder -Muskel

T4
  T4a
	Tumor jeder Größe mit Infiltration in die Brustwand oder Haut
	  Mit Fixierung an der Brustwand

T4b	Mit Armödem, mit Infiltration oder Ulzeration der Haut (einschl. Peau d'orange oder mit Satellitenmetastasen in der Brust)
T4c	T4a und T4b zusammen
N	Regionale Lymphknoten
N0	Keine tastbaren axillären Lymphknoten

N1
  N1a
	Bewegliche, homolaterale, axilläre Lymphknoten
	  Vergrößert, aber nicht tumorverdächtig

N1b	Vergrößert und tumorverdächtig
N2	Homolaterale, fixierte, axilläre Lymphknoten oder Lymphödem des Armes
M	Fernmetastasen
M0	Keine Fernmetastasen nachweisbar
M1	Fernmetastasen vorhanden (einschließlich Hautbefall außerhalb der Brustdrüse)

Anmerkungen zur TNM-Klassifikation:

Tumorstadium T

TX   Primärtumor unbekannt.

T0   Kein nachweisbarer Primärtumor.

TIS   Carcinoma in situ:
       Intraduktales oder lobuläres In-situ-Karzinom oder M. Paget der Mamille ohne Tumor (ist der M. Paget mit einem Tumor vergesellschaftet, wird dieser entsprechend der Tumorgröße klassifiziert).

T4 Als *T4* wird jeder Tumor, unabhängig von der Größe, definiert, wenn er direkte Infiltration der Haut oder Thoraxwand zeigt. Die Thoraxwand beinhaltet die Rippen, die Interkostalmuskulatur, den M. seratus anterior, jedoch nicht den M. pectoralis major. Eine alleinige Einziehung der Mamille oder ein Plateauphänomen kann im Stadium T1, T2 oder T3 auftreten, ohne die Klassifikation zu beeinträchtigen. Das inflammatorische Karzinom der Brust ist charakterisiert durch eine diffuse, teigige Induration der Haut mit einer entzündlichen Reaktion, häufig ohne tastbaren Tumor. Wenn die Hautbiopsie negativ und kein faßbarer Primärtumor vorhanden ist, entspricht die T-Kategorie *pTX*. Das klinisch und histopathologisch gesicherte inflammatorische Carcinom ist als *T4d* zu klassifizieren.

Die Grundlage der histopathologischen Klassifikation *(pt)* richtet sich nach dem Durchmesser der invasiven Komponente (wenn eine große In-situ-Komponente, z. B. von 4 cm, und eine kleine invasive Komponente, z. B. 0,5 cm, vorkommt, wird der Tumor als *T1a* klassifiziert).

Die pathologische Klassifikation erfordert die Exstirpation des Tumors im Gesunden, so daß dessen Ausdehnung insgesamt beurteilt werden kann.

pN Regionale Lymphknoten. Die pathologische Klassifikation erfordert die Resektion und Überprüfung von mindestens der unteren Achsellymphknotengruppe, Gruppe 1. Die pN-Kategorien entsprechen den N-Kategorien.

---

von 1 cm Durchmesser hat bereits in 20% der Fälle Lymphknotenabsiedlungen. Das Hauptabflußgebiet der *lateral* gelegenen Tumoren ist das *Lymphgebiet der Axilla,* die *medial* gelegenen Tumoren drainieren überwiegend in die *parasternalen Lymphknoten,* die *zentralen* Tumoren haben Anschluß an beide Gebiete. Sind die Axillalymphknoten befallen, so ist in 20–40% auch eine Mitbeteiligung der parasternalen Lymphknoten nachzuweisen. Da Lymphabflußwege verschiedener Lokalisationen miteinander in Verbindung stehen, können auch Absiedlungen in anderen Gebieten vorkommen und sind dann als Hinweis auf tumorbedingte Abflußbehinderungen in den eigentlichen regionären Lymphwegen zu werten.

Hämatogene Metastasen bevorzugen die Organe Lunge, Skelett, Leber, Ovarien, Nebennieren und Hypophyse.

Die Kenntnis über den Befall von Lymphknoten ist vor allen Dingen für die Abschätzung der Krankheitsprognose und den Einsatz zusätzlicher Behandlungsmaßnahmen wichtig. Ihre Entfernung erfolgt deshalb nicht in therapeutischer Absicht und *verbessert mit Ausnahme des Lokalrezidivs keineswegs die Prognose.*

20.4.4.2.4. Hormonrezeptor-Konzept

Die Abhängigkeit des Mammakarzinoms von hormonellen Einflüssen wurde seit langem vermutet und fand seit Jahrzehnten in der Ovarektomie bei der Therapie des metastasierenden Mammakarzinoms ihren Niederschlag (ablative Hormontherapie). Erst seit etwa 2 Jahrzehnten ist bekannt, daß Karzinomgewebe der Brust über spezielle *Rezeptoren für Östrogen, Progesteron und andere Hormone* verfügen kann.

Bei den Rezeptoren handelt es sich um *zytoplasmatische Proteine*, welche Hormone mit hoher Affinität zu binden vermögen. Darüber hinaus existieren *Rezeptoren in der Zellmembran*, die speziell Polypeptide akzeptieren, in den *Mikrosomen* und in den *Zellkernen*. Tumoren, die wie gesundes Mammagewebe Hormonrezeptoren enthalten, unterliegen in ihrer biologischen Charakteristik hormonellen Einflüssen. Sie haben insgesamt eine bessere Prognose als hormonrezeptornegative Geschwülste. Darüber hinaus erweisen sie sich als zugängig für eine hormonelle Behandlung. Ihre Metastasen sind durch *hormonelle Therapie* in einem hohen Prozentsatz in weitgehende und langanhaltende Remissionen zu bringen. Die genaue Wirkungsweise der Hormone ist bis heute nicht vollständig geklärt. Die Metastasen verhalten sich überwiegend wie ihre Primärtumoren.

Die *Bestimmung der Hormonrezeptoren* im Gewebe des Primärtumors und eventuell vorhandener Metastasen erlaubt die Identifikation einer Patientengruppe, bei der eine hormonelle Therapie mit großer Erfolgswahrscheinlichkeit (ca. 60%) durchzuführen ist. Andererseits kann bei den rezeptornegativen Patienten ein zeitraubender und letztlich vergeblicher Therapieversuch mit Hormonen vermieden werden.

20.4.4.2.5. Klassifikation und Stadieneinteilung

Neben den auf histologischen Merkmalen (s. Tab. *20.4.*-1) und dem Gehalt an Hormonrezeptoren beruhenden Einteilungen erfolgt die Klassifikation der Mammakarzinome nach dem *TNM*-System. Dieses berücksichtigt Tumormerk-

Tab. 20.4.-3. Stadieneinteilung (nach TNM).

Stadium	T	N	M
Stadium I	T1a	N0 oder N1a	M0
	T1b	N0 oder N1a	M0
Stadium IIa	T0	N1b	M0
	T1a	N1b	M0
	T1b	N1b	M0
	T2a	N0 oder N1a	M0
Stadium IIb	T2b	N0 oder N1a	M0
	T2a	N1b	M0
	T2b	N1b	M0
	T3	N0	M0
Stadium III	Jedes T3	mit jedem N	M0
	Jedes T4	mit jedem N	M0
	Jedes T	mit N2	M0
	Jedes T	mit N3	M0
Stadium IV	Jedes T	jedes N mit	M1

male (T) sowie eventuell vorhandene Lymphknotenmetastasen (N) und Fernmetastasen (M). Die klinische TNM-Klassifikation erfolgt aufgrund der klinischen Untersuchungen. Die auf operativen und pathologisch-histologischen Befunden beruhenden Einteilungen werden als *pTNM-Klassifikation* bezeichnet (Tab. 20.4.-2). Aufbauend auf der TNM-Klassifikation ergeben sich verschiedene Erkrankungsstadien. Früher gebräuchliche Stadieneinteilungen (Steinthal, Manchester, Columbia u. a., s. Tab. 20.4.-3) wurden dadurch ersetzt (Tab. 20.4.-3). Die Stadieneinteilung erlaubt gewisse prognostische Aussagen (s. Tab. 20.4.-6).

20.4.4.2.6. Chirurgische Therapie

.1. Tumorbiologische Grundlagen

1895 publizierte HALSTED erstmals die Ergebnisse eines standardisierten Operationsverfahrens, das er als »complete operation« bezeichnete und das in der *bekannten Rotter-Halstedschen Operation* mit Wegnahme der Brustdrüse, der Mm. pectoralis major et minor sowie aller axillären und infraklavikulären Lymphknoten bestand.

Die dieser Operation zugrundeliegende *tumorbiologische Vorstellung* basierte auf der Hypothese, daß sich das Mammakarzinom nur schrittweise ausdehnt, daß die Tumorzellen erst über die Lymphknoten in den Gesamtorganismus kommen. Jeder Lymphknoten wurde als Barriere gegen eine weitere Tumorzellaussaat gesehen, und es wurde ihnen eine anatomische und funktionelle Bedeutung beigemessen. Die hämatogene Aussaat hat in diesem Tumorkonzept eine geringe Bedeutung, das operable Mammakarzinom wird als *lokoregionale Erkrankung* angesehen und der Tumor in seiner Beziehung zum Patienten als autonom. Folgerichtig mußte das Schicksal der Patientinnen vom Ausmaß der Operation abhängen.

Die weiteren Erfahrungen bei der Behandlung des Mammakarzinoms führten jedoch zu einer *Änderung der Vorstellungen*, die sich nach heutiger Auffassung wie folgt darstellen: Die Tumorzellaussaat folgt keinem regulären Muster. Die Zellen können die lokalen Lymphgefäße und die Lymphknoten durchbrechen. Die regionalen Lymphknoten sind als Barrieren nicht effektiv, sie sind jedoch von biologischer Bedeutung. Der befallene lokoregionale Lymphknoten ist ein Indikator des Tumorstadiums beziehungsweise der Generalisation. Die *hämatogene Metastasierung* spielt für die Prognose des Karzinoms die entscheidende Rolle. Es bestehen komplexe Patient-Tumor-Interaktionen, die den unterschiedlichen biologischen Verlauf der Erkrankung bei verschiedenen Patientinnen erklären könnten. Das Mammakarzinom stellt bei vielen Patientinnen bereits zum Zeitpunkt der Diagnose eine *systemische Erkrankung* dar, und das Ausmaß der lokoregionalen Therapie hat deshalb wenig Einfluß auf die Überlebensrate. Diese Auffassung führte zur Entwicklung und klinischen Erprobung weniger aggressiver Maßnahmen, die von der Rotter-Halstedschen Operation weg über die einfache Mastektomie bis hin zur Quadrantenresektion und der Tumorektomie führten.

.2. Operationsverfahren

.2.1. Brusthaltende Operationen

Unter den brusterhaltenden Operationen hat sich die *Tumorektomie mit Axilladissektion (Ausräumung der Lymphknotengruppen I und II) unter Erhalt des M. pectoralis minor* durchgesetzt. Alternativ wird in einigen Zentren die *Quadrantektomie*, das heißt die Exstirpation der befallenen Drüsenquadranten vorgezogen. Die Tumorentfernung und die Axilladissektion erfolgen über getrennte Inzisionen. Der operative Zugang im Bereich der Brust richtet sich nach der Tumorlokalisation und wird nach den gleichen prinzipiel-

Belassung des Haut-Weichteil-Mantels exstirpiert. Eine komplette Entfernung des Drüsengewebes gelingt meist nicht, es verbleiben Reste retromamillär und an den Cooperschen Bändern. Die Rekonstruktion der Brustform erfolgt durch Einlage einer Silikonprothese.

.2.3. Modifiziert radikale Mastektomie

Die *Ablatio mammae* muß bei allen operablen Brustkrebsen durchgeführt werden, für die ein

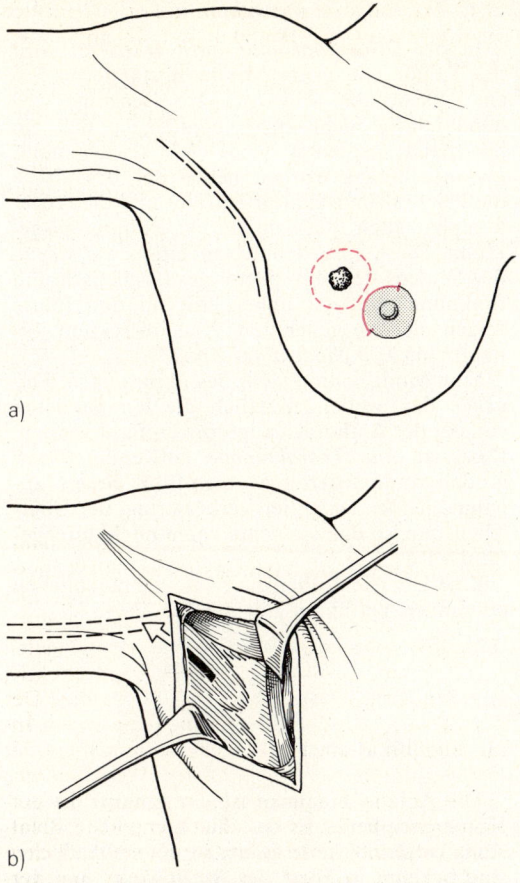

Abb. *20.4.*-9. Tumorektomie als brusterhaltende Operation (aus KIRSCHNER):
a) Schnittführungen und Resektionsausmaß,
b) Axilladissektion.

len Regeln wie bei der Biopsie durchgeführt. Zur lokalen Sanierung muß beim Malignom die Exstirpation mit einem ausreichend breiten Saum gesunden Gewebes erfolgen (Abb. *20.4.*-9a).

Die Ausräumung der Axilla wird als *Staging-Operation* mit festgelegten Grenzen durchgeführt. Als oberer Dissektionsrand gilt der Unterrand der V. axillaris. Dies soll die postoperative Morbidität in Form des Lymphödems mindern, andererseits muß auch hier auf eine ausreichende Radikalität geachtet werden, um bei Befall der Axilla die Gefahr des Lokalrezidivs herabzusetzen (Abb. *20.4.*-9b).

Bei allen brusterhaltenden Operationen ist die *zusätzliche Bestrahlung der Mamma* als *obligat* zu betrachten.

.2.2. Subkutane Mastektomie

Nach *Bardenheuerscher Schnittführung* in der Submammarfalte wird der Drüsenkörper unter

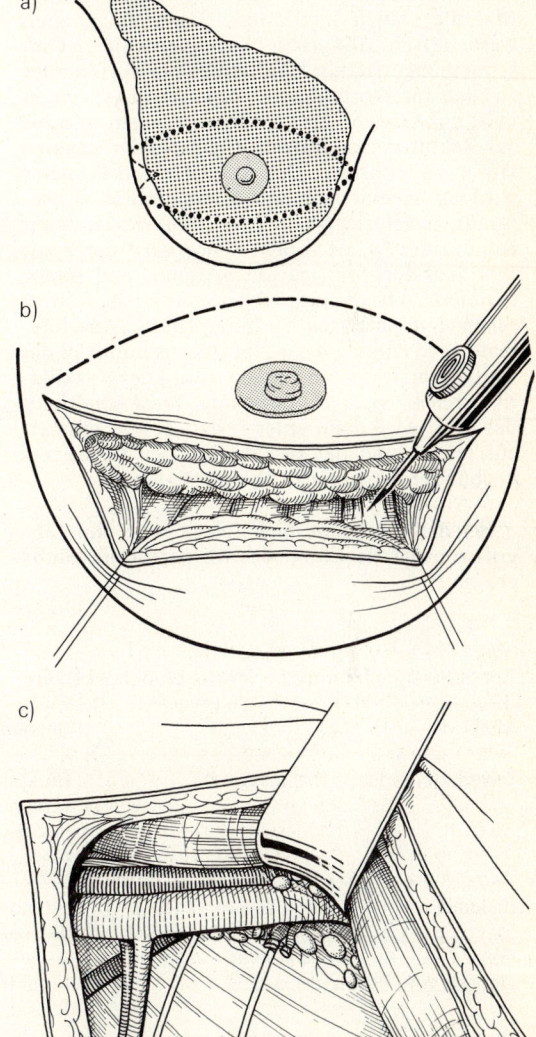

Abb. *20.4.*-10. Modifiziert radikale Mastektomie (aus KIRSCHNER):
a) Querovaläre Inzision nach STEWART,
b) Subkutane Auslösung des Drüsenkörpers,
c) Operationssitus nach abgeschlossener Axilladissektion. Der Unterrand der V. axillaris, des N. thoracicus longus und das thorakodorsale Gefäßnervenbündel sind freipräpariert.

brusterhaltendes Operationsverfahren nicht mehr gerechtfertigt ist. Als Hautinzision hat sich die *querovaläre Umschneidung der Mamma nach* STEWART durchgesetzt (Abb. *20.4.*-10a). Von dieser Schnittführung kann abgegangen werden, wenn ein Tumor im oberen äußeren Quadranten weit lateral sitzt und der geforderte Sicherheitsabstand der Hautinzision vom Tumor nicht gewährleistet wäre. In dieser Situation kann die Inzision aus Radikalitätsgründen auch als längs- oder schrägovaläre Inzision modifiziert werden. Als *Sicherheitsabstand* vom Tumor und von der Mamille sollten mindestens 3 cm eingehalten werden (Abb. *20.4.*-10b). Nach querovalärer Umschneidung wird ein Hautlappen bis in Höhe des zweiten Interkostalraums präpariert, nach unten wird das Gewebe bis zum Rippenbogen und bis zur Rektusscheide freigelegt, um alle Drüsenausläufer zu erfassen. Das Haut-Drüsen-Präparat wird von medial nach lateral von der Fascia pectoralis abgelöst. Nach Erreichen des unteren Randes des M. pectoralis major wird der Spalt zwischen den Mm. pectoralis major und minor revidiert, um die sog. interpektoralen Rotterschen Lymphknoten zu überprüfen. Anschließend wird entlang des M. pectoralis minor in die Axilla präpariert, bis der Unterrand der V. axillaris erreicht wird. Das gesamte Areal unterhalb der Vene wird dann unter Erhalt des N. thoracicus longus und des thorakodorsalen Gefäßnervenbündels exstirpiert (Abb. *20.4.*-10c).

Bei der *Operation nach* PATEY wird der Eingriff um die Resektion des M. pectoralis minor erweitert.

.2.4. Die radikale Mastektomie

In der *Originalmethode nach* HALSTED wird der Tumor mit einem Mindestabstand von 5–6 cm umschnitten. Eine primäre Deckung wird dann häufig nicht mehr möglich, so daß ein Spalthauttransplantat den Defekt decken muß. Darüber hinaus wurden neben der Brustdrüse die Pektoralismuskulatur entfernt und die Axilla komplett auch oberhalb der V. axillaris ausgeräumt. Diese ausgedehnte Operation war wegen des Fehlens der Mm. pectorales kosmetisch und funktionell äußerst unbefriedigend und führte wegen der ausgedehnten Axilladissektion gehäuft zum *Lymphödem des Arms*.

Eine Modifikation stellt das *ultraradikale Vorgehen* dar, wobei zusätzlich die Lymphknoten entlang der A. thoracica interna entfernt werden. Dazu ist eine *Thorakotomie* notwendig. Nach großen randomisierten Studien führt diese Maßnahme jedoch zu keiner Verbesserung der Überlebensrate, so daß sie heute kaum noch durchgeführt wird.

Eine Übersicht über die heute gebräuchlichen operativen Verfahren gibt die Tab. *20.4.*-4.

.3. Komplikationen

Die Ablatio mammae ist ein Eingriff an der Körperperipherie, so daß die körperliche Belastung vergleichsweise gering ist. Komplikationen sind bekannt in Form der *Nachblutung* und der

Tab. *20.4.*-4. Chirurgische Therapiemöglichkeiten.

Methode	Resektionsausmaß
Erweiterte, radikale Mastektomie	Brustdrüse Mm. pectorales major et minor, axilläre Lymphknoten, Mammaria-Lymphknoten, supra- und infraklavikuläre Lymphknoten
Radikale Mastektomie	Brustdrüse Mm. pectorales major et minor, axilläre Lymphknoten
Operation n. PATEY	Brustdrüse M. pectoralis minor, axilläre Lymphknoten
Modifiziert radikale Mastektomie	Brustdrüse und axilläre Lymphknoten
Mastektomie und untere Axilladissektion	Brustdrüse und untere axilläre Lymphknoten
Subkutane Mastektomie	Brustdrüse unter Erhalt des Hautmantels
Segmentale Resektion	Brustdrüsensegment + Axilla
Tumorektomie	Tumor mit einem Saum gesunden Gewebes + Axilla

verlängerten Lymphsekretion. Nachoperationen aus diesen Gründen sind jedoch sehr selten. Schwerwiegend sind *Verletzungen der Nn. thoracicus longus und thoracodorsalis,* da der Innervationsausfall des M. latissimus dorsi und des M. serratus anterior zu subjektiv und objektiv unangenehmen Störungen führt (Unmöglichkeit des »Schürzengriffs«, »Scapula alata«). Die *Störungen der sensiblen Innervation des dorsalen Oberarmbereichs* wird überwiegend nicht als gravierend empfunden. *Funktionseinbußen im Schultergelenk* sind bei entzündungsfreiem Verlauf und frühzeitiger krankengymnastischer Übungsbehandlung nicht zu befürchten.

Eine schwere Komplikation stellt das **Lymphödem des Arms** dar, mit dessen Entwicklung bei etwa 5–10% der nur operativ oder nur radiologisch behandelten Patientinnen gerechnet werden muß. Bei kombinierter Therapie ist die Inzidenz höher. Verantwortlich ist die Unterbrechung der Lymphbahnen in der Achselhöhle durch Operation, Entzündung oder Tumorrezidiv.

Therapeutisch kommen neben physikalischer Therapie im Sinne der manuellen Lymphdrainage und Kompressionsstrümpfen nur ausnahmsweise operative Maßnahmen zur Ableitung (lymphovenöse Anastomosen) oder Entfernung der lymphgefäßführenden subkutanen Fettschicht zur Anwendung. Sehr ungünstig ist die Prognose der tumorbedingten Lymphabflußstörung.

Im Spätverlauf schwerer Lymphödeme können sich angioplastische Sarkome mit äußerst schlechter Prognose entwickeln *(Stewart-Treves-Syndrom).*

.4. Das Lokalrezidiv nach chirurgischer Therapie

Die Bedeutung des Lokalrezidivs wird unterschiedlich beurteilt. Bei einem Großteil der Patientinnen scheint es jedoch der Vorbote der Generalisation zu sein und nicht deren Ausgangspunkt. 80% der Lokalrezidive treten in den ersten 2 Jahren nach der primären Therapie auf.

Ihre **Behandlung** erfolgt durch großzügige lokale Exzision, die gelegentlich dann auch eine plastische Deckung des Brustwanddefektes notwendig macht. Strahlen- und Chemotherapie ergänzen je nach Situation des Einzelfalles die operative Behandlung.

.5. Die Rekonstruktion der Brust

Die erheblichen *psychosexuellen Störungen* nach Brustamputation führten frühzeitig zu dem Versuch, die sichtbaren Folgen des Eingriffs zu beseitigen. Hierzu wurden zunächst Epithesen entwickelt, so daß der bekleideten Patientin die Folgen des Eingriffs nicht anzusehen waren. Jede brustamputierte Patientin sollte noch während des stationären Aufenthalts mit einer Brustepithese, am besten einer gelgefüllten Silikon-Kautschuk-Prothese und entsprechender Halterung versorgt werden.

Von plastisch-chirurgischer Seite wurden in den letzten Jahren mit zunehmendem Erfolg Brustrekonstruktionen vorgenommen. Bei den meisten Patientinnen besteht neben dem Fehlen des Drüsenkörpers ein Mangel an Haut und subkutanem Fettgewebe. Zur Rekonstruktion werden deshalb häufig *plastische Maßnahmen notwendig* werden (thorako-epigastrischer Verschiebelappen, Latissimus-dorsi-Lappen, Lower-rectus-Lappen). Damit können die örtlichen Voraussetzungen zur Brustrekonstruktion durch Implantation eines Silikon-Kautschuk-Kissens geschaffen werden. Die Rekonstruktion der Brustwarze und des Warzenvorhofs ist ebenfalls möglich, entweder mit Gewebe der kontralateralen Seite, Spalthauttransplantaten von der Innenseite der Oberschenkels oder aus dem Bereich der Labien.

Auch die *gleichzeitige Rekonstruktion nach Amputation* ist unter bestimmten Voraussetzungen möglich (niedriges TNM-Stadium, histologischer Typ, Tumor-Grading). Hier wird eine aufdehnbare Prothese (Tissue-Expander) zum Abschluß der Tumoroperation implantiert. Das Implantat wird während eines längeren Zeitraums (6–9 Monate) über ein perkutan erreichbares Ventil zunehmend aufgefüllt, bis die gewünschte Größe erreicht ist. In einem Zweiteingriff wird dieser Gewebsexpander dann gegen eine mit Gel gefüllte Prothese ausgetauscht.

.6. Operationsindikationen

Die Wahl des geeigneten Operationsverfahrens darf nicht unter rein chirurgischen Gesichtspunkten erfolgen, sondern hat die Möglichkeiten der heute vorhandenen Zusatztherapien mit zu berücksichtigen. Sie beruht auf der Einschätzung der Tumorausdehnung und -prognose im Sinne der TNM-Stadieneinteilung.

Die **radikale Ablatio mammae nach ROTTER-HALSTED** wird heute nur noch von wenigen Chirurgen durchgeführt. Sie hat in der Vergangenheit die besten Ergebnisse erzielt, so daß auch heute noch alle anderen Operationsverfahren in bezug auf ihre Resultate daran gemessen werden müssen.

Die *Vorteile* der Operation liegen in der größeren Radikalität, da mit den Mm. pectorales auch die interpektoralen und axillären Lymphknoten gut entfernt werden können.

Kritisch ist anzumerken, daß der M. pectoralis major nur in etwa 2% und die interpektoralen Lymphknoten nur in 15% bei Axillabefall bzw. in 3% bei fehlendem Axillabefall metastatisch besiedelt sind. Es bestehen deshalb zu Recht Bedenken bezüglich der Notwendigkeit dieses großen und verstümmelnden Eingriffs. Es wird nach wie vor als Verfahren der Wahl angegeben bei großflächigem Tumoreinbruch in die Mm. pectorales.

Die **modifiziert radikale Mastektomie** stellt das *Standardverfahren* der Karzinomchirurgie an der Mamma dar. Es hat sich gezeigt, daß die Einschränkung der Radikalität durch Verzicht auf die Muskelentfernung und die Exstirpation der hohen apikalen Lymphknotengruppe nicht mit einer Verschlechterung der Langzeitergebnisse einhergeht. Deshalb wird heute weitgehend auch auf die von PATEY empfohlene *Resektion des M. pectoralis minor verzichtet,* zumal dieser Muskel nur ausnahmsweise vom Tumor befallen ist.

Auf die *axilläre Lymphadenektomie* ist große Sorgfalt zu verwenden, um möglichst zahlreiche Lymphknoten zu entfernen (10–25 Lymphknoten). Dadurch kann das axilläre Tumorrezidiv in seiner Häufigkeit reduziert werden. Hauptaufgabe der Axilladissektion ist jedoch die Klassifikation der Tumorkrankheit (Staging), da der Nachweis von befallenen Lymphknoten für die Frage der weiteren Therapie von entscheidender Bedeutung ist.

Die **subkutane Mastektomie,** das heißt die Entfernung des Drüsenkörpers, Belassung des Haut-Weichteilmantels und (spätere) Implantation einer Prothese ist nur beim Carcinoma lobulare in situ indiziert.

Brusterhaltende Operationen kommen zur Zeit *nur im Stadium I* der Erkrankung (T1 N0 M0) zum Einsatz. *Voraussetzungen* sind deshalb die Größenbestimmung des Tumors im Operationspräparat (kleiner 2,0 cm) sowie die histologische Untersuchung der axillären Lymphknoten. Brusterhaltende Operationen sind also immer mit der Axillarevision zu kombinieren, findet sich dabei ein Lymphknotenbefall, so ist die Ablatio mammae eventuell in einer zweiten Sitzung nachzuholen. Im *Stadium II* weisen die brusterhaltenden Verfahren in einzelnen Studien deutlich schlechtere Langzeitergebnisse auf, so daß sie hier nicht mehr indiziert sind.

Alle angegebenen Verfahren erfüllen die Forderung nach ausreichender Tumorexstirpaton, die Tumorektomie und die Quadrantenresektion werden jedoch derzeitig am häufigsten eingesetzt. Die *Dissektion der Axilla* ist integraler Bestandteil der Operation, der Zugang erfolgt über eine eigene Inzision.

> Die **Therapie des Mammakarzinoms** muß stadiengerecht und risikobezogen durchgeführt werden.

.7. Das Mammakarzinom des Mannes

Die Inzidenz des männlichen Mammakarzinoms beträgt im Verhältnis zum weiblichen Mammakarzinom etwa 1:100. Seine Prognose ist wie die des weiblichen Mammakarzinoms stadienabhängig (Tab. *20.4.*-5).

Tab. *20.4*-5. Prognose des männlichen Mammakarzinoms.

Histologisches Stadium NSABP	Überlebensrate in % 10 Jahre
Alle Patienten	50
Negative Lymphknoten	70
Positive Lymphknoten (alle Patienten)	34

Die Stadieneinteilung erfolgt nach dem TNM-System. Die frühere Meinung, daß das männliche Mammakarzinom eine schlechtere Prognose hat, beruht wahrscheinlich auf der späteren Diagnose dieser Tumorform.

Die *chirurgische* **Therapie** besteht in der *modifiziert radikalen Mastektomie.*

Auch das Karzinomgewebe des männlichen Mammakarzinoms muß der Rezeptoranalyse unterzogen werden, da bei positivem Rezeptornachweis *hormonelle Therapiemaßnahmen* entweder in Form von Antiöstrogenen (Tamoxifen) oder in Form der Kastration durchgeführt werden können. Bei negativem Rezeptornachweis können diese Maßnahmen unterbleiben.

20.4.4.2.7. Ergebnisse der operativen Behandlung

Der Spontanverlauf des unbehandelten Mammakarzinoms (s. Abb. *20.4.*-11) zeigt eine hohe Absterberate, so daß 5 Jahre nach der Diagnosestellung bereits 80% der Patientinnen verstorben sind. Die alleinige chirurgische Therapie im Stadium I erreicht dagegen eine 10-Jahres-Überlebensrate von 80%. Insgesamt erweist sich das Behandlungsergebnis als stadienabhängig (s. Tab. *20.4.*-6), wobei der *Befall der Lymphknoten von entscheidender prognostischer Bedeutung* ist.

> Der **histologische Typ** und das histopathologische **TNM-Stadium** sind **entscheidend für die Prognose.**

20.4.4.2.8. Zusatztherapie

.1. Strahlentherapie

Die Strahlentherapie stellt eine örtliche Behandlungsmaßnahme dar, die die *Prognose* des Mammakarzinoms *quoad vitam nicht verbessern kann*. Sie kann jedoch die Inzidenz des Lokalrezidivs um etwa 50% senken und somit die lokale Radikalität der Therapie steigern. Eine Dosis von 50 Gy in Megavolttechnik innerhalb von etwa 5 Wochen wird als angemessen betrachtet. Die Bestrahlung kann sich auf die ventrale Thoraxwand, die axillären, supraklavikulären und die parasternalen Lymphknoten erstrecken.

Wegen der fehlenden Verbesserung der Lebenserwartung steht man heute der Strahlentherapie insgesamt etwas zurückhaltender gegenüber als früher. Eine **Indikation** ist beim kleinen Mammatumor und fehlenden Lymphknotenmetastasen nach Brustamputation (modifiziert, radikale Mastektomie) kaum je gegeben. Zu diskutieren ist die Therapie im Sinne der Brustwandbestrahlung bei *größeren Tumoren (mehr als 3 cm)* und eventueller Brustwandbeteiligung sowie im Sinne der *Bestrahlung der Lymphabflußgebiete*

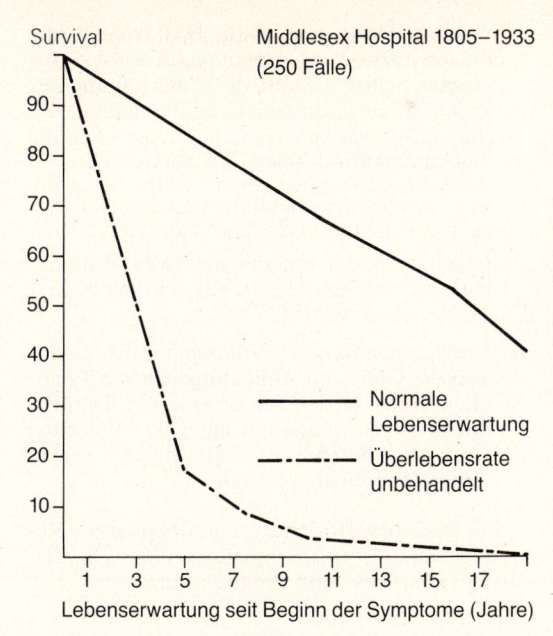

Abb. 20.4.-11. Spontanverlauf des unbehandelten Mammakarzinoms (aus KIRSCHNER).

Tab. 20.4.-6. Ergebnisse der chirurgischen Therapie des Mammakarzinoms.

Klinisches Stadium (American Joint Committee)	5-Jahres-Überlebensrate in %	
Stadium I Tumor bis 2 cm Durchmesser, keine tastbaren Lymphknoten, keine Fernmetastasen	85	
Stadium II Tumor bis 5 cm Durchmesser, keine verbackenen Lymphknoten, keine Fernmetastasen	66	
Stadium III Tumor 5 cm, Tumor mit Infiltration der Haut oder Fixation der Brustwand, supraklavikuläre Lymphknoten, keine Fernmetastasen	41	
Stadium IV Fernmetastasen	10	
Histologisches Stadium	Überlebensrate in %	
	5 Jahre	10 Jahre
Alle Patientinnen	63,5	45,9
Negative Lymphknoten	78,1	64,9
Positive Lymphknoten alle Patientinnen	46,5	24,9
1–3 Lymphknoten positiv	62,2	37,5
4 Lymphknoten positiv	32,0	13,4

axillär und parasternal bei stärkerem metastatischem Befall (mehr als 4 positive Lymphknoten). Bei *medialem Tumorsitz* wird unabhängig von der Größe des Primärtumors die parasternale Lymphknotengruppe einer Strahlentherapie unterzogen, da ein operatives Staging hier wegen der Größe des Eingriffs nicht angezeigt ist.

Große Tumoren im Stadium III und IV können *präoperativ* einer Strahlentherapie zugeführt werden, um sie in ihrer Ausdehnung zu verringern und der operativen Lokalbehandlung besser zugänglich zu machen.

Das *inflammatorische Mammakarzinom* wird *präoperativ* einer kombinierten Chemo- und Radiotherapie unterzogen.

Weitere Indikationen zur Strahlentherapie sind die brusterhaltenden Operationen beim Mammakarzinom und das lokale Tumorrezidiv.

> Der **Strahlentherapie** wird mit Ausnahme der brusterhaltenden Operationen beim kleinen Mammakarzinom eine zunehmende **Zurückhaltung** entgegengebracht, da möglicherweise negative Langzeiteinflüsse die positiven (Senkung der Lokalrezidivrate) überwiegen.

.2. Hormontherapie

Das Mammakarzinom weist in vielen Fällen eine *Hormonabhängigkeit* auf. Dies gilt auch für die meisten Metastasen, so daß auch im Stadium der Generalisation das Tumorwachstum durch Eingriffe in das hormonale Gleichgewicht beeinflußt werden kann. Dadurch läßt sich zwar keine Heilung, jedoch eine Palliation mit lang anhaltenden und weitgehenden Remissionen erzielen. Die Wirkung kann durch Kombination verschiedener hormonaler Maßnahmen eventuell gesteigert werden. Eine Aussage über die Hormonabhängigkeit des Tumors liefert die *Bestimmung der Hormonrezeptoren*. Diese ist deshalb immer sowohl im Primärtumor als auch in den Metastasen durchzuführen. Tumoren mit fehlenden Hormonrezeptoren werden nicht hormonell behandelt.

Neben dem Hormonrezeptorgehalt weisen folgende klinische Fakten auf eine *Hormonabhängigkeit* hin:
a) Ein langes Intervall zwischen Primärtumor und Generalisation,
b) das Alter der Patientin. Frauen in der Prämenopause und etwa ab dem 5. Jahr nach der Menopause sind häufiger rezeptorpositiv und
c) Metastasenlokalisation in Knochen und Weichteilen ohne viszerale Metastasen.

Mehrere **endokrine Therapieverfahren** stehen zur Verfügung:
a) Mit *ablativen Verfahren* sollen tumorstimulierende körpereigene Hormone ausgeschaltet werden. Dazu gehört die *Ovarektomie*, die besser operativ als radiologisch erfolgt. Als zweiter Schritt kommt die Ausschaltung der weiteren Östrogenproduktion durch bilaterale *Adrenalektomie* in Frage. Alternativ kann die Nebennierenrindenfunktion durch Gabe von *Aminoglutethimid* gehemmt werden. Als dritte Therapiemöglichkeit ist die operative oder *radiologische Hypophysektomie* zu nennen.
Insgesamt kann mit der ablativen Hormontherapie eine mittlere Remission von etwa 1 Jahr erreicht werden.

b) Unter den *additiven Verfahren* hat sich besonders die Gabe von Antiöstrogenen wie Tamoxifen in den letzten Jahren etabliert. Darüber hinaus scheint auch mit einer hochdosierten Gestagengabe eine etwa gleich gute Remissionsrate erreichbar zu sein.

Bei positivem Hormonrezeptor beträgt die Remissionsrate dieser Therapieformen 60%, bei positivem Östrogen- und Progesteronrezeptor etwa 75%.

Die **Indikation** zur hormonellen Therapie ist indiziert bei postmenopausalen Frauen mit befallenen Lymphknoten und positivem Hormonrezeptorstatus. Bei prämenopausalen Patientinnen in der gleichen Situation wird die Hormontherapie diskutiert, allgemeingültige Empfehlungen liegen jedoch noch nicht vor.

> Die **additive oder ablative Hormontherapie** hat bei Frauen in der Prämenopause und positivem Lymphknotenstatus auch bei positivem Rezeptorstatus **keinen Einfluß.** Diese Maßnahmen werden daher für nicht mehr gerechtfertigt angesehen.
> In der Postmenopause sollen rezeptor- und nodalpositive Patientinnen adjuvant mit einer **antiöstrogenen Therapie** (Tamoxifen) behandelt werden. Die Effektivität der antiöstrogenen Therapie steigt offensichtlich mit der Anzahl der befallenen Lymphknoten.

.3. Chemotherapie

Die Chemotherapie des Mammakarzinoms erfolgt heute ausschließlich in Form der *Polychemotherapie*. Sie ermöglicht mit einer Remissionsrate von etwa 50–60% ein wesentlich günstigeres Ergebnis als die Monotherapie, die nur in 15–30% zu Remissionen führt. Heutige Therapiekombinationen enthalten als wichtigste Substanz *Methotrexat* wie zum Beispiel beim CMF-Schema (Cyclophosphamid, Methotrexat, 5-Fluoro-Uracil) oder *Anthracyclin* (z.B. Vincristin, Adriamycin, Cyclophosphamid = VAC). An-

Tab. 20.4.-7. Hinweise zur stadiengerechten Therapie des Mammakarzinoms.

Stadium	Rezeptor-status	Menopausenalter	Operation	Hormon-therapie	Chemo-therapie	Strahlen-therapie
$pT_1\ N_0\ M_0$	HR+ HR−	Prä- und post-menopausal	BEO	−	−	+
			MRM	−	−	−
$pT_2\ N_0\ M_0$	HR+ HR−	Prä- und post-menopausal	MRM	−	−	(+*)
$pT_{1-2}\ N+$ weniger als 4 LK	HR+	prämenopausal	MRM	(+)	+	(+)
	HR−	prämenopausal		−	+	(+)
	HR+	postmenopausal		+	(+)	(+)
	HR−	postmenopausal		−	(+)	(+)
$pT_{1-2}\ N+$ mehr als 3 LK	HR+	prämenopausal	MRM	(+)	+	(+)
	HR−	prämenopausal		−	+	(+)
	HR+	postmenopausal		+	(+)	(+)
	HR−	postmenopausal		−	(+)	(+)
$pT_3\ N+$	HR+	prämenopausal	MRM (RM)	(+)	+	+
	HR−	prämenopausal		−	+	+
	HR+	postmenopausal		+	−	+
	HR−	postmenopausal			(+)	+
$pT_4\ N+$ und inflammatori-sches Karzinom	HR+	prämenopausal	MRM (RM)	(+)	+	+
	HR−	prämenopausal		−	+	+
	HR+	postmenopausal		+	(+)	+
	HR−	postmenopausal		−	(+)	+

3 Zyklen Chemotherapie − Radiatio − Operation − 6 Zyklen Chemotherapie

( ) = Nicht etabliert
* = Bei medialem Tumorsitz
BEO = Brusterhaltende Operation
AD = Axilladissektion
HR = Hormonrezeptor
LK = Lymphknoten
MRM = Modifiziert radikale Mastektomie
RM = Radikale Mastektomie

thracyclin-haltige Kombinationen scheinen um etwa 10% wirksamer zu sein als Methotrexat, jedoch sind auch die Nebenwirkungen häufiger und gravierender.

Zwei **Indikationsbereiche** sind bekannt:
a) Die *adjuvante Chemotherapie*. Darunter ist die Chemotherapie des operierten Mammakarzinoms bei vermuteter Metastasierung aber fehlendem Metastasennachweis zu verstehen. Es handelt sich also um eine prophylaktische Systemtherapie nach lokaler Sanierung. Ihre Durchführung erfolgt in 6 Zyklen in dreiwöchigem Abstand.

Die *Indikation* zur adjuvanten Chemotherapie ergibt sich im Stadium II sowohl bei geringem (weniger als 4) als auch bei stärkerem (mehr als 4) Lymphknotenbefall.

Auch im Stadium III ist sie indiziert. Im Stadium I wird keine adjuvante Chemotherapie durchgeführt. Am meisten profitieren prämenopausale Frauen im Stadium II mit weniger als 4 befallenen Lymphknoten von dieser Therapie.

Im **Stadium N0** wird **keine** generelle Therapieempfehlung zur adjuvanten Chemotherapie ausgesprochen. Im Einzelfall kann bei Risikopatientinnen (positive Familienanamnese, großer Tumor, negatives Grading, negativer Rezeptorstatus) eine Therapieentscheidung befürwortet werden.

Bei **nodalpositiven Frauen (N1)** in der Prämenopause ist die adjuvante **Chemotherapie anerkannter Standard.** Frauen mit geringem Lymphknotenbefall profitieren hiervon am meisten. Mit ansteigender Zahl positiver Lymphknoten sinkt der Effekt der adjuvanten Chemotherapie, so daß beim Befall von 10 und mehr Lymphknoten keine generelle Empfehlung mehr für diese Patientinnen ausgesprochen wird.

b) Die *Chemotherapie des metastasierenden Mammakarzinoms* erfolgt mit unterschiedlichen Zytostatikakombinationen, wobei Frauen bis zum 5. Jahr nach der Menopause als erste Therapie eine Adriamycin-haltige Kombination erhalten, bei älteren Patientinnen stehen Methotrexat-haltige Kombinationen im Vordergrund.

Chemotherapie und Hormontherapie können sich bei rezeptorpositiven Patientinnen ergänzen, so daß beide Verfahren nacheinander zur Anwendung kommen, wobei die Hormontherapie meistens am Anfang steht.

20.4.4.2.9. Zusammenfassung der Therapie

Die Zusammenfassung des heutigen Standes der Therapieempfehlungen beim Mammakarzinom ergeben sich aus der Tab. *20.4.*-7.

Literaturauswahl

BARTH, V.: Brustdrüse. Thieme, Stuttgart, New York 1979.
FRISCHBIER, H. J.: Die Erkrankungen der weiblichen Brustdrüse. Thieme, Stuttgart, New York 1982.
GALLAGER, H. St., H. P. LEIS: The Breast. Mosby, Saint Louis 1978.
HAAGENSEN, C. D.: Diseases of the Breast, 2. Aufl. Revised Reprint. Saunders, Philadelphia 1971.
KIRSCHNER, O.: Allgemeine und spezielle Operationslehre. Springer, Berlin, Heidelberg, New York 1987.
MATHÉ, E. G., G. BONADONNA, S. SALMON: Recent Results in Cancer Research. Springer, Heidelberg, New York 1982.
MCDIVITT, R. W., F. W. STEWART, J. W. BERG: Tumors of the Breast. Atlas of Tumor Pathology, 2nd Series, F. 2. Armed Fories Institute of Pathology, Bethesda, Maryl. 1968.
ROB, SMITH: Atlas of General Surgery. Butterworth, London, Boston 1981.
SCHILDBERG, F. W., E. KIFFNER (Hrsg.): Interdisziplinäre Therapie des Mammacarcinoms. perimed, Erlangen 1985.
SOUTHWICK, H. W., D. P. SLAUGHTER, L. J. HUMPHREY: Chirurgie der weiblichen Brust. Schattauer, Stuttgart, New York 1973.
SPIESSL, B., O. SCHEIBE, G. WAGNER: TNM Atlas. UJCC. Springer, Berlin, Heidelberg, New York 1982.
STRÖMBECK, J. O., F. E. ROSATO: Surgery of the Breast. Diagnosis and Treatment of Breast Diseases. Thieme, Stuttgart, New York 1986.
VORHERR, H.: Breast Cancer. Urban & Schwarzenberg, München, Baltimore 1980.

20.5. Mediastinum

Von K. Schwemmle und J. Dobroschke

20.5.1. Definition

Beim Mediastinum (in medio stans) handelt es sich um einen *unpaaren Raum zwischen beiden Lungenflügeln,* dessen Form und Größe durch die Ausdehnung der darin befindlichen Organe bestimmt wird. In lockerem Bindegewebe sind Herz, lebenswichtige Hohlorgane wie Trachea, Ösophagus, Aorta und V. cava, sowie Thymus, sympathische und parasympathische Nerven, D. thoracicus und Lymphknoten eingebettet.

20.5.2. Anatomie

Das Mittelfell wird nach ventral durch Brustbein und Rippenknorpel, nach dorsal durch Wirbelsäule und Rippenhälse, nach kaudal durch das Zwerchfell begrenzt. Die seitliche Begrenzung bildet die bewegliche *Pleura mediastinalis.* Raumforderungen im Mediastinum können deshalb längere Zeit symptomlos kompensiert werden.

Nach kranial geht das Mediastinum ohne Begrenzung in die vordere Halsregion über. Dadurch können sich Krankheitsprozesse mühelos von der einen auf die andere Region ausbreiten.

Man unterteilt das Mediastinum in einen *oberen* und *unteren* sowie in einen *vorderen* und *hinteren Abschnitt.* Die Grenze folgt der Achse Trachea–Herz bzw. einer Horizontalebene in Höhe der Bifurkation. Zur besseren Lokalisation der verschiedenen Tumoren scheint es aus chirurgischer Sicht sinnvoll, den unteren Raum in ein *vorderes, mittleres* und *hinteres Mediastinum* zu unterteilen (Abb. 20.5.-1).

Vorne oben findet man den Thymus, die großen Venen und einen großen Teil des Aortenbogens mit seinen Ästen. Hinten oben verlaufen die Speiseröhre mit den Nn. vagi, der sympathische Grenzstrang und der D. thoracicus. Das vordere und mittlere untere Mediastinum ist zum größten Teil vom Herz mit Perikard und präkardialem Fettgewebe ausgefüllt. Im mittleren unteren Mediastinum finden wir außerdem die Lungenhilusgebilde: Pulmonalgefäße und Lymphknoten entlang den Stammbronchien. Hinten unten verlaufen neben der Aorta descendens im wesentlichen dieselben Gebilde wie im hinteren oberen Mediastinum.

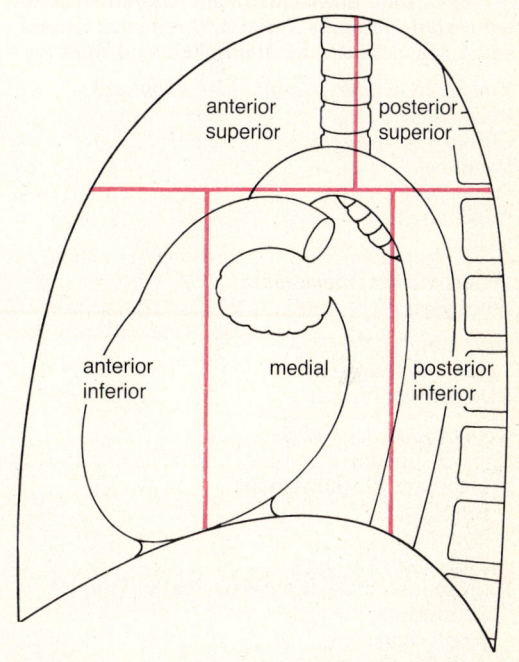

Abb. 20.5.-1. Chirurgische Einteilung des Mediastinums.

20.5.3. Pathophysiologie

Den größten Querdurchmesser hat das Mediastinum im Bereich des Herzens. Hinten unten und vorne oben nähern sich die beiden Pleurasäcke. Bei einseitiger intrapleuraler Drucksteigerung können sich hier sogenannte *Mediastinalhernien* entwickeln. Durch seine Beweglichkeit nimmt das Mediastinum an den Druckänderungen im Thoraxbereich teil. Dies sind in erster Linie respiratorisch bedingte Schwankungen *(Mediastinalpendeln).* Aber auch pathologische Druckänderungen in einer der beiden Pleurahöhlen (Pneumothorax, Spannungspneu) werden an das Mittelfell weitergegeben und können zu seiner Verlagerung *(Mediastinalwandern),* zu einem Hin- und Herschwingen *(Mediastinalflattern)* oder zu einer Druckerhöhung im Mittelfell mit Behinderung des venösen Rückflusses *(Einflußstauung)* führen. Eine *Mediastinalversteifung* und *Mediastinalverbreiterung* tritt auf, wenn krankhafte Prozesse (Tumoren, entzündliche Infiltrate) die Elastizität des Mittelfells herabsetzen oder aufheben.

20.5.4. Mediastinales Syndrom

Die Vielzahl unterschiedlicher Gewebsstrukturen erklärt die große Variationsbreite der Krankheitszeichen. Nach der Häufigkeit sind dies:

Kompression oder Irritation der Atemwege
Reizhusten
Chronische Bronchitis
Dyspnoe
Pneumonie
Atelektase
Stridor.

Verletzung der Atemwege
Emphysem.

Irritation des Herzens
Lageveränderungen
Rhythmusstörungen.

Kompression der Gefäße
V. cava superior
    Sichtbare Einflußstauung
    Lidödem
    Zyanose
    Stokesscher Kragen
    (zyanotische Gesichts-Hals-Schwellung)
    Sehstörung
    Kopfschmerzen
    Angstzustände
V. cava inferior
    Ösophagusvarizen
Arterien
    Puls- und Druckdifferenz
D. thoracicus
    Chylothorax
Pulmonalgefäße
    Lungenstauung
    Lungenödem.

Irritation der Nerven
N. phrenicus
    Zwerchfellhochstand
N. recurrens
    Heiserkeit
N. sympathicus
    Hornersches Syndrom.

Kompression des Ösophagus
Dysphagie.

Aus den **organspezifischen Symptomen** lassen sich also Rückschlüsse auf die Lokalisation des Krankheitsherdes und im Falle eines Tumors auf dessen Dignität und Progredienz ziehen. Spontane *neurologische Symptome* sprechen für ein infiltratives Wachstum.

Viele *raumfordernde Prozesse* bleiben lange Zeit klinisch stumm, da die seitliche Elastizität des Mediastinums zunächst eine stärkere Kompression einzelner Organe verhindert.

Raumfordernde Prozesse im Mediastinum bleiben oft lange **symptomlos** und werden daher verzögert diagnostiziert.

Neben den organgebundenen Symptomen können **allgemeine Krankheitszeichen** wie Gewichtsverlust, körperliche Schwäche, Thoraxschmerz, Hämoptysen und Fieber bis zur manifesten Sepsis auftreten.

Gewichtsverlust und körperliche Schwäche sind in der Regel Spätsymptome und sprechen für ein konsumierendes Leiden. Die Schmerzqualität hängt von der Lokalisation des Krankheitsprozesses ab. Bei Herden im vorderen Mediastinum werden eher retrosternale Schmerzen empfunden. Bei Erkrankungen im hinteren Mediastinum wird der Schmerz oft zwischen die Schulterblätter projiziert.

Fieber weist in erster Linie auf eine Mediastinitis hin. Man muß aber auch an Systemerkrankungen (Lymphogranulomatose) denken. Bluthusten als Symptom mediastinaler Erkrankungen ist selten. Als Ursache kommen traumatische Läsionen der Atemwege (Bronchusruptur), ein Tumoreinbruch in die Trachea oder eine Lungenstauung infolge Kompression der Pulmonalgefäße in Frage.

20.5.5. Diagnostische Prinzipien

20.5.5.1. Klinische Untersuchung

Das Mediastinum ist der klinischen Untersuchung relativ unzugänglich, weil es überwiegend von knöchernen Strukturen abgeschirmt wird. Die Perkussion hilft nur bei ausgeprägter Mediastinalverbreiterung weiter. Einflußstauung und Hautemphysem lassen sich dagegen leicht diagnostizieren.

20.5.5.2. Bildgebende Verfahren

Ihnen kommt bei der Aufdeckung mediastinaler Erkrankungen besondere Bedeutung zu. An erster Stelle steht die *Thorax-Übersichtsaufnahme,* die immer in zwei Ebenen (posterior-anterior und seitlich) durchgeführt werden soll, um krankhafte Prozesse hinter dem Herzschatten oder dem Brustbein nicht zu übersehen.

Die *konventionelle Röntgentomographie* des Mediastinums hat seit Einführung der Computertomographie an Bedeutung verloren. Die Tomographie kann aber durch diese nicht völlig ersetzt werden, da sie Längsschichten abbildet und z. B. Verlauf und Form von Trachea und Bronchien gut darstellt.

Die *Computertomographie* ist heute insbesondere zur Geschwulstdiagnostik des Mediastinums unverzichtbar geworden. Ausdehnung und topographische Zuordnung lassen sich gut dokumentieren. Durch die Messung der Dichte ist eine Unterteilung in zystische, solide und lipomatöse Prozesse möglich. Die Verteilung intravenös injizierten Kontrastmittels läßt Rückschlüsse auf die Durchblutung zu. Ob die Kernspintomographie den Informationsgehalt der Computertomographie verbessern kann, ist derzeit noch völlig ungewiß.

Die *Phlebographie* ist ein geeignetes Verfahren, um die Ursache einer Einflußstauung abzuklären.

Die *Aortographie* hat ihre Domäne im Nachweis bzw. im Ausschluß von Aneurysmen der auf- und absteigenden Aorta, sowie zur Differentialdiagnose traumatischer Mediastinalverbreiterungen (Aortenruptur!). Abgesehen von den speziellen Fragestellungen der Kardiologie und der kardiovaskulären Chirurgie haben die angiographischen Methoden durch die Computertomographie bei den Mediastinalerkrankungen an Bedeutung verloren.

Der *Ultrasonographie* sind wegen des Luftgehaltes von Luftröhre und Lunge Grenzen gesetzt.

Mit der *Szintigraphie* lassen sich sehr einfach retrosternale und intrathorakale Strumen nachweisen.

> Die **Diagnose von Mediastinalerkrankungen** wurde durch die Computertomographie wesentlich verbessert.

20.5.5.3. Mediastinoskopie

Durch die 1959 von CARLENS eingeführte Mediastinoskopie (Abb. *20.5.*-2) läßt sich das Mediastinum inspizieren. Da es sich aber nicht um eine präformierte Höhle handelt, ist der einsehbare Bereich auf das vordere obere Mediastinum beschränkt, und zwar auf den Raum vor und seitlich der Trachea und der Hauptbronchien. Die Domäne der Mediastinoskopie ist die Abklärung von *Lymphknotenerkrankungen* (Metastasen, Systemerkrankungen, M. Boeck). Bei *Bronchialkarzinomen* hat diese Untersuchung einen festen Platz, um die Operabilität eines Bronchialkarzinoms zu überprüfen.

Technik: Das Mediastinoskop wird durch einen kleinen Querschnitt über dem Jugulum sterni eingeführt. In der gefäßarmen Bindegewebsschicht unmittelbar vor der Luftröhre läßt es sich meist ohne Schwierigkeit bis zur Trachealbifurkation und den beiden Stammbronchien vorschieben. Ventral liegen die V. brachiocephalica, der Tr. brachiocephalicus und der Aortenbogen. Mit einem Präpariersauger kann man instrumentell den paratrachealen Raum freilegen und Biopsien aus den verschiedenen Lymphknotengruppen entnehmen. Auf der linken Seite muß man auf den unmittelbar neben der Trachea verlaufenden N. recurrens achten.

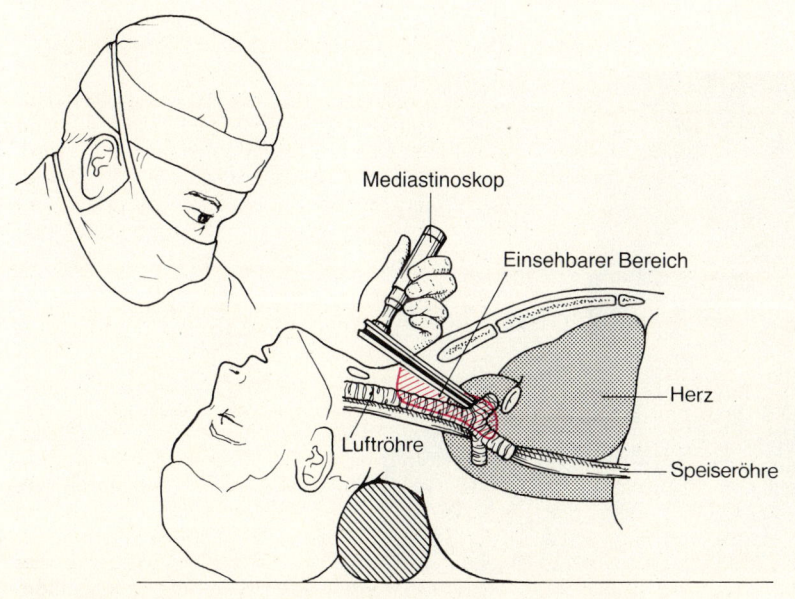

Abb. *20.5.*-2. Schematische Darstellung der Mediastinoskopie.

20.5.6. Pathologie der Mediastinalveränderungen (einschließlich der Verletzungen)

20.5.6.1. Mediastinalemphysem

Im lockeren Bindegewebe des Mediastinums breitet sich Luft besonders leicht aus. Ursachen für das Eintreten von Luft sind überwiegend Verletzungen der lufthaltigen intrathorakalen Organe:

Traumatisch:
- Penetrierende Verletzungen des Mediastinums oder des Halses z. B. durch Schuß, Stich oder Pfählungsverletzung,
- Ruptur oder Einriß der Trachea, der Stammbronchien oder des Ösophagus infolge eines stumpfen Traumas,
- Verletzungen der Lunge mit Einriß der Pleura mediastinalis,
- Verletzungen des Zwerchfelles und der Pleura in Kombination mit Eröffnung eines intraabdominellen Hohlorgans,
- Einriß der Speiseröhre durch verschluckte Fremdkörper wie Gebißteile, Knochen o. ä.

Iatrogen:
- Perforation bei endoskopischen Untersuchungen der Luftwege oder der Speiseröhre,
- Nahtinsuffizienz des Bronchusstumpfes nach Pneumonektomie oder Anastomoseninsuffizienz der Speiseröhre nach entsprechenden Eingriffen.

Sehr selten sind *spontane Mediastinalemphyseme*. Sie entstehen wahrscheinlich infolge spontaner Alveolarrupturen innerhalb flächenhafter Verwachsungen zwischen Lunge und Pleura mediastinalis.

Klinik und Diagnose: Da nach kranial keine anatomischen Grenzen bestehen, breitet sich das Emphysem rasch in Richtung Hals und Gesicht aus (Abb. *20.5.*-3). Bei der Palpation spürt man ein Knistern im Unterhautfettgewebe. Die Stimme des Patienten klingt merkwürdig heiser und näselnd. Wenig ausgeprägte Mediastinalemphyseme machen kaum Beschwerden. Erst bei Zunahme treten retrosternale Schmerzen oder ein intrathorakales Druckgefühl auf. Schließlich stellt sich Atemnot mit Hyperventilation und Preßatmung infolge eines Zwerchfelltiefstandes mit Behinderung der Exspiration ein und im Extremfall eine Einflußstauung mit Zyanose, sichtbarer Venenzeichnung und schließlich kardialer Insuffizienz.

Der Beweis für das Vorliegen eines Mediastinalemphysems gelingt *röntgenologisch* durch den *Nachweis von Luft*, die sich am ehesten an der linken Herzkontur in Form eines Doppelschattens zeigt (Abb. *20.5.*-4). Die Trachea bleibt mittelständig.

Therapie: Leichte Formen des Mediastinalemphysems, deren Ursachen oft der Diagnostik entgehen, bedürfen keiner chirurgischen Therapie. Bei begründetem Verdacht auf eine Tracheaoder Bronchusruptur nach einem Trauma ist eine *Bronchoskopie* angezeigt. Eine entsprechende Verletzung wird anschließend operativ versorgt.

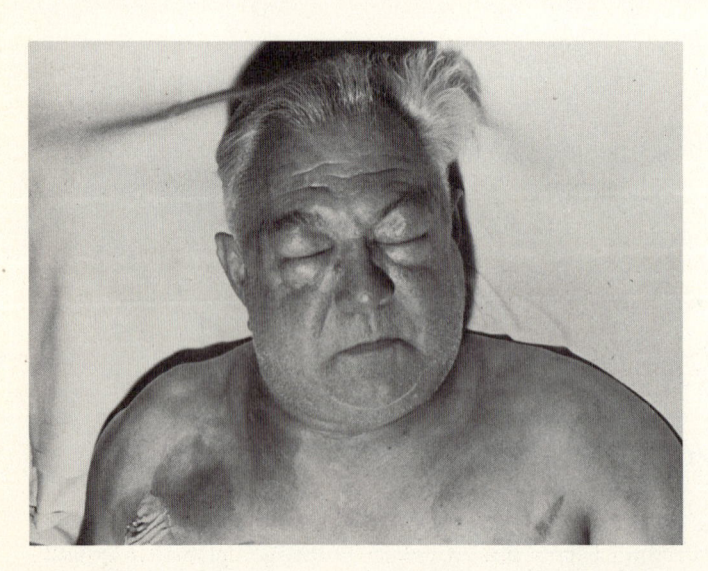

Abb. *20.5.*-3. Typische Fazies beim Mediastinalemphysem mit Ausbreitung in das Gesicht.

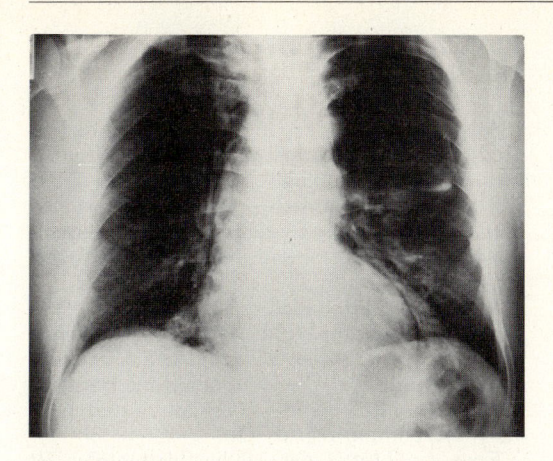

Abb. 20.5.-4. Röntgenthoraxaufnahme bei einem Mediastinalemphysem mit parakardialer Doppelkontur.

Zur symptomatischen Entlastung ausgeprägter Emphyseme sind die *kollare Mediastinotomie* oberhalb des Jugulum oder, seltener, eine Inzision im unteren Sternalbereich notwendig.

Wenn auch ein Pneumothorax besteht, muß zusätzlich eine *Thoraxdrainage* eingelegt werden.

Kleine Perforationen der Speiseröhre ohne wesentliche klinische Symptome können unter Nahrungskarenz ausheilen. Zunehmende Beschwerden, retrosternale Schmerzen, Fieber und andere Zeichen einer fortschreitenden Infektion erzwingen jedoch die rasche chirurgische Intervention. Als Zugangsweg empfiehlt sich in der Regel die *rechtsseitige Thorakotomie*. Das untere Ösophagusdrittel und den linken Stammbronchus erreicht man dagegen besser über eine *linksseitige Thorakotomie*.

20.5.6.2. Mediastinitis

Die **akute eitrige Mediastinitis** entsteht überwiegend über die lokale kontinuierliche Ausbreitung von Entzündungsprozessen, während lymphogen oder hämatogen vermittelte Infektionen kaum vorkommen.

Ursachen können sein:
- Infizierte Tracheostomata,
- Infektionen nach Sternotomie,
- Mundbodenphlegmone,
- Abszedierte Tonsillitis,
- Parapharyngealabszeß,
- Traumatische Rupturen von Ösophagus, Trachea und Bronchien,
- Endoskopische Perforationen,
- Verätzungen der Speiseröhre (vor allem Laugenverätzungen).

Mögliche, aber *seltene Ursachen* einer Mediastinitis sind Perforationen eines gastroduodenalen Ulkus, subphrenischer Abszeß oder akute Pankreatitis.

Wegen der Möglichkeit einer antibiotischen Behandlung gehören die früher gefürchteten und lebensbedrohlichen Entzündungen des Mediastinums heute zu den seltenen Erkrankungen.

Die *Klinik* wird durch septische Temperaturen, häufig mit Schüttelfrost, retrosternale Schmerzen, Schluckbeschwerden, Luftnot und Reizhusten bestimmt. Bei entsprechenden Verletzungen kann sich zusätzlich ein Emphysem entwickeln. Auf der Thoraxaufnahme sieht man eine Verbreiterung des Mediastinums, manchmal mit kleinen eingestreuten Gasblasen. Mediastinalabszesse perforieren gelegentlich in den Pleuraraum oder in die Speiseröhre. Im letzteren Fall ist eine Spontanheilung möglich.

Die *Therapie* der akuten Mediastinitis orientiert sich zunächst an der Beseitigung der Ursache.

Abszesse sollten chirurgisch eröffnet und drainiert werden: kollare Mediastinotomie, manchmal untere Mediastinotomie, sehr selten parasternale oder paravertebrale extrapleurale Eröffnung des Mittelfells, dann in Kombination mit Rippenteilresektion. Obligat ist eine möglichst gezielte *Antibiotikabehandlung*.

Ursachen für eine **chronische (spezifische) Entzündung** sind spezifische Infektionen durch kalte Abszesse, zerfallende tuberkulöse Lymphknoten (überwiegend im Kindesalter) oder abszedierte Spondylitiden. Ein von einer unbekannten Wirbelkaries im Hals- und oberen Brustwirbelbereich ausgehender Senkungsabszeß wandert meist ins hintere untere Mediastinum.

Die *Klinik* ist wenig eindrucksvoll: Druck- und Klopfdolenz der Wirbelsäule, röntgenologisch einseitige Mediastinalverbreiterung, beim spondylitischen Abszeß auch spindelförmige doppelseitige Verschattung.

In der *Therapie* haben die *Tuberkulostatika* (Kombination mehrerer Präparate) den größten Stellenwert.

Abszesse werden drainiert, wobei sich der Zugang nach der Lokalisation richtet (hintere Mediastinotomie bei spondylitischen Abszessen).

20.5.6.3. Mediastinaltumoren

Unter dem Begriff »Mediastinaltumoren« faßt man alle Raumforderungen zusammen, die von den Organen des Mediastinums oder benachbarter Strukturen ausgehen und verdrängend wachsen. Eingeschlossen werden nicht nur echte Neoplasien, sondern auch Pseudotumoren, zystische Fehlbildungen und Lymphknotenpakete.

Tab. *20.5.*-1. Klassifikation der Mediastinaltumoren nach BAUER und STOFFREGEN.

1. *Autochthone Tumoren des Mediastinums*
   a) Vom mesenchymalen Bindegewebe ausgehend: Lipome, Fibrome, Myome, Chondrome, Xanthome, Myxome, Mischformen, Sarkome.
   b) Von den mediastinalen Blut- und Lymphgefäßen ausgehend: Hämangiome, Lymphangiome.
   c) Primäre mediastinale Karzinome
2. *Fissuläre Geschwülste und Zysten des Mediastinums*
   a) Epidermoidzysten (monodermal)
   b) Dermoidzysten (bidermal)
   c) Teratome (tridermal)
   d) Chorionepitheliome
3. *Zysten versprengter Organanlagen*
   a) Mesothelzysten
      Perikardzölomzysten, Pleurazölomzysten
   b) Vorderdarmzysten
      Gastroenterogene Zysten (Ösophagus-, Magen-, Darmzysten)
      Bronchialzysten
4. *Von Nachbarorganen ausgehende Mediastinaltumoren*
   a) Neurogene Tumoren
      Vom Stützgewebe ausgehend: Neurinome, Neurofibrome, maligne Neurinome, Spindelzellsarkome.
      Von Ganglienzellen ausgehend: Ganglioneurome, Gliome, Ganglioblastome, Ganglioneuroblastome.
      Vom Grenzstrang ausgehend: Ganglioneurome des Sympathikus, Sympathikoblastome, Sympathikogoniome, Phäochromozytome des Mediastinums, Sanduhrgeschwülste, Meningozelen.
   b) Vom Ösophagus ausgehend:
      Leiomyome
   c) Vom endokrinen System ausgehend:
      Dystopische Schilddrüsentumoren, dystopische Nebenschilddrüsentumoren, Thymustumoren.
5. *Mediastinaltumoren bei generalisierter Tumorbildung*
   a) Neurofibromatose (v. Recklinghausen)
   b) Lymphogranulomatose (Hodgkin)
   c) Tumoren bei neoplastischen Erkrankungen der weißen Blutkörperchen und des retikuloendothelialen Systems (Hämoblastosen): Leukämische Tumoren, aleukämische Tumoren, Plasmozytome (Myelom), Retotheliome, Retothelsarkome
   d) Metastasen anderweitiger maligner Tumoren
6. *Spezifische und unspezifische Pseudotumoren des Mediastinums*

20.5.6.3.1. Klassifizierung und Lokalisation

Aus der Vielfalt der möglichen Tumoren im Mediastinum ergibt sich die Schwierigkeit einer verbindlichen pathologisch-anatomischen Klassifikation. Nach klinisch praktikablen Gesichtspunkten hat sich die Einteilung der Mediastinaltumoren nach BAUER und STOFFREGEN bewährt (Tab. *20.5.*-1).

Verglichen mit anderen Lokalisationen sind Mediastinaltumoren relativ selten. Sie machen nur etwa 1 bis 2% aller Geschwülste aus und verteilen sich auf alle Altersgruppen. Eine Häufung kann man in den ersten Lebensjahren und im 6. bis 7. Dezennium registrieren.

Etwa ein Drittel der Mediastinaltumoren ist primär maligne (im Kindesalter 50%). Ein weiteres Drittel neigt zur Entartung, vor allem Teratome und neurogene Tumoren. In einer Sammelstatistik von 15 311 Patienten ergibt sich folgende Verteilung der wichtigsten »Tumoren« (Tab. *20.5.*-2):

Tab. *20.5.*-2. Prozentuale Häufigkeit der wichtigsten Mediastinaltumoren nach WASSNER.

Teratomzysten	24,1%
Neurogene Tumoren	13,8%
Schilddrüsentumoren	13,7%
Thymusgeschwülste	12,9%
Magen-Darm-Zysten	7,2%
Bronchogene Zysten	3,7%
Dermoidzysten	3,6%
Sarkome	3,1%
Lymphogranulomatose	2,8%

Morphologisch und klinisch ungeklärt bleiben etwa 4,5% der Mediastinalprozesse. Die *Lokalisation* ergibt wichtige Hinweise auf Art und Genese der Tumoren (Abb. *20.5.*-5).

Im *oberen vorderen Mediastinum* finden sich 90% der Schilddrüsen- und Thymustumoren, im unteren vorderen Mediastinum fast alle Teratome und Dermoidzysten.

Das *hintere Mittelfell* ist Prädilektionsort für neurogene Tumoren und gastrointestinale Zysten, wogegen im *mittleren Mediastinum* bevorzugt bronchogene Zysten und Lymphknotenvergrößerungen lokalisiert sind.

Geschwülste im vorderen oberen Mediastinum können sich durch eine Einflußstauung relativ frühzeitig bemerkbar machen. In allen anderen Regionen wird das Größenwachstum durch Kompression der benachbarten Lunge kompensiert, so daß die Diagnose oft sehr spät gestellt wird.

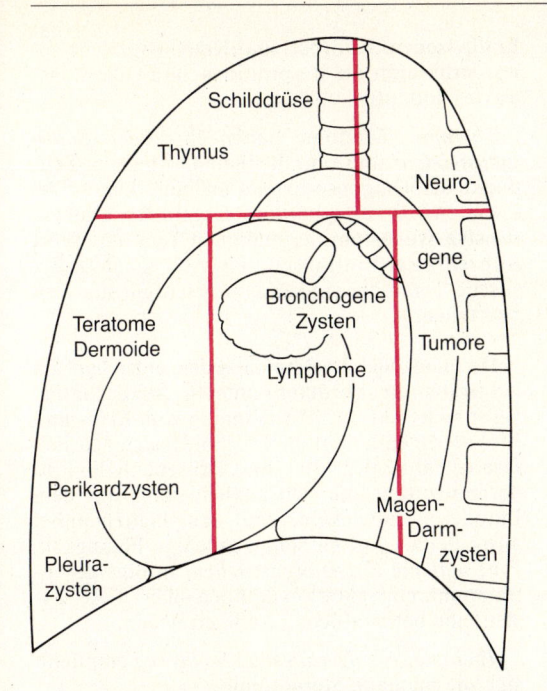

Abb. 20.5.-5. Übersicht über die Lokalisation der Tumoren im Mediastinum.

Die Lokalisation von mediastinalen Raumforderungen kann Hinweise auf die Genese geben: Thymome im oberen vorderen, Teratome im unteren vorderen Mediastinum; neurogene Tumoren dorsal, meist paravertebral.

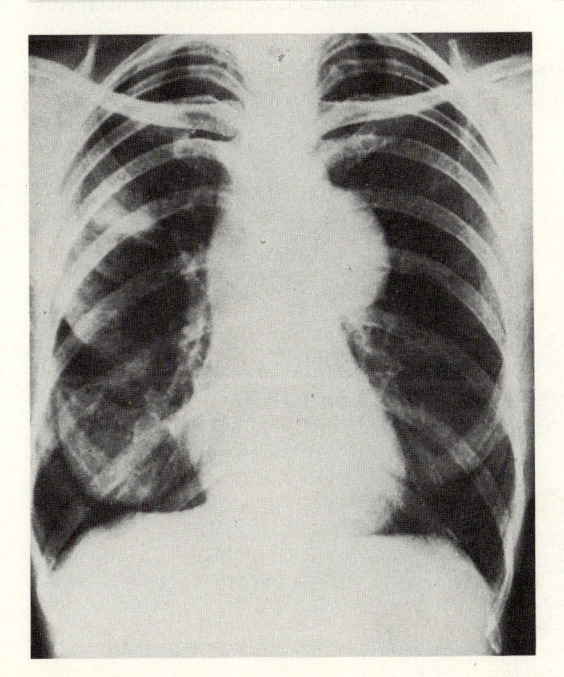

20.5.6.3.2. Häufige Mediastinaltumoren

Thymustumoren: Der Thymus als zentrales Immunorgan ist im Kindesalter mit 12 bis 15 g relativ am größten. Nach der Pubertät (30 bis 40 g) bildet er sich zurück. Innerhalb des Thymus können sich nicht-epitheliale Geschwülste wie Lipome, Fibrome oder Lymphangiome entwickeln. Sie spielen aber zahlenmäßig eine untergeordnete Rolle.

Die *echten Thymome*, die geschlechtsunabhängig in jedem Lebensalter auftreten können, sind aus *epithelialem* und *lymphatischem Gewebe* aufgebaut. Je höher der epitheliale Anteil, um so höher ist die Potenz zur malignen Entartung. Eine Differenzierung zwischen gut- und bösartigem Wachstum ist oft schwierig. Manchmal beweist lediglich ein Überschreiten der Kapsel oder das Übergreifen auf Nachbarorgane die Malignität. *Fernmetastasen* kommen selten vor.

Röntgenologisch imponieren Thymome als glatt begrenzte Raumforderungen im vorderen oberen Mediastinum (Abb. 20.5.-6). Unscharfe Begrenzungen können Hinweis auf ein invasives Wachstum sein.

Die **Myasthenia gravis pseudoparalytica** ist in vielen Fällen mit einer Thymushyperplasie, seltener mit einem Thymom, kombiniert. Die ursächlichen Zusammenhänge sind bislang noch ungeklärt.

Therapie: Bei Versagen der konservativen Therapie ist die *Thymektomie*, am besten über eine mediane Sternotomie, indiziert.

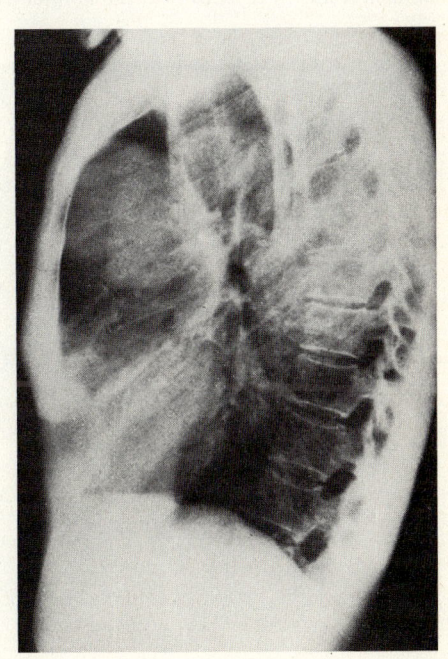

Abb. 20.5.-6. Benignes Thymom im vorderen oberen Mediastinum.

Endothorakale Struma: Man unterscheidet zwischen einer *Struma endothoracica vera alliata,* einer *Struma endothoracica vera isolata* und der *Struma endothoracica falsa.* Letztere ist identisch mit der substernal eintauchenden Struma, die mehr im hinteren oberen Mediastinum liegt.

Die echte aberrierte endothorakale Struma gehört in der Regel dem vorderen oberen Mediastinum an. Bei der Struma endothoracica vera alliata besteht zur zervikalen Schilddrüse eine bindegewebige Verbindung, in der auch Blutgefäße verlaufen können. Die endothorakalen Strumen beteiligen sich am Schilddrüsenstoffwechsel. Unterschiede in der Entartungshäufigkeit gibt es nicht.

Die *Diagnose* wird meist zufällig durch eine Thoraxaufnahme gestellt. Daß es sich um Schilddrüsengewebe handelt, läßt sich mit einer Technetium-Szintigraphie leicht nachweisen.

Therapie: Die *operativen Zugangswege* sind für die verschiedenen Formen der endothorakalen Strumen unterschiedlich. Die am häufigsten vorkommende Struma endothoracica falsa läßt sich in der Regel von zervikal leicht vorluxieren, da die Gefäßversorgung über die Schilddrüsenarterien erfolgt. Für die echten intramediastinalen Strumen ist eine meist rechtsseitige Thorakotomie vorzuziehen.

Teratome sind embryonale, ungeordnete Mischgeschwülste, die aus Gewebestrukturen zweier oder seltener aller drei Keimblätter bestehen und zu den sogenannten Zwillingsmißbildungen (fetus in fetu) zählen. Sie können Haare, Epithelzellen, Knorpel- und Knochengewebe sowie Strukturen des Respirations- und Digestionstraktes enthalten.

Therapie: Teratome haben eine *hohe Entartungstendenz* und sind in einem Drittel zum Zeitpunkt der Diagnose bereits maligne. Diese Tatsache zwingt zur *operativen Entfernung.* Das expansive Wachstum der malignen Teratome führt frühzeitig zur Einflußstauung (Abb. *20.5.*-7). Zystische Teratome sind prognostisch günstiger zu beurteilen.

Dermoid- und Epidermoidzysten entstehen am häufigsten im vorderen unteren Mediastinum. Entsprechend ihrer Abstammung vom Ekto- und Mesoderm enthalten die Dermoidzysten Muskelfasern, Zähne, Knorpel- und Drüsenanteile. Epidermoidzysten, die sich ausschließlich aus dem Ektoderm entwickeln, sind mit Plattenepithel ausgekleidet und enthalten milchige Flüssigkeit. Eine *maligne Entartung* ist *selten.* Infolge der intraluminären Sekretion können aber diese Zysten eine beträchtliche Größe erreichen.

Therapie: Als *operativer Zugangsweg* empfiehlt sich die mediane Sternotomie.

Neurogene Tumoren gehen hauptsächlich von den sympathischen Nervengeflechten oder von den zentralen Anteilen der Interkostalnerven aus und liegen daher im hinteren Mediastinum. Nur wenn sich im N. phrenicus, im N. vagus oder in den vorderen Anteilen der Interkostalnerven neurogene Tumoren entwickeln, was selten ist, haben sie eine andere Lokalisation. Je nach Aus-

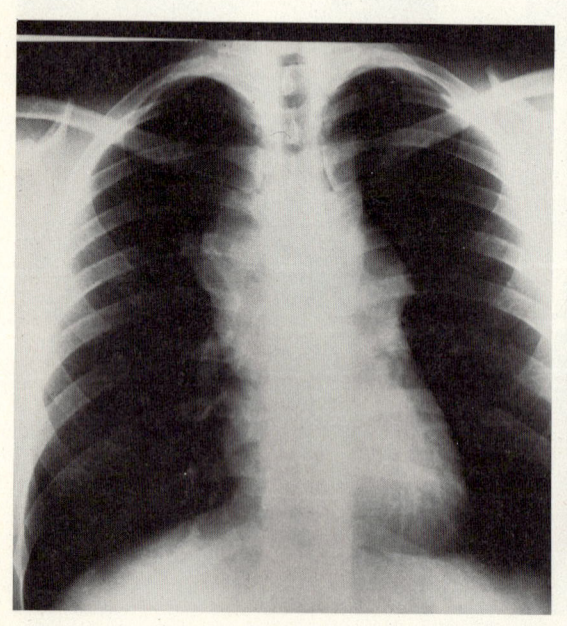

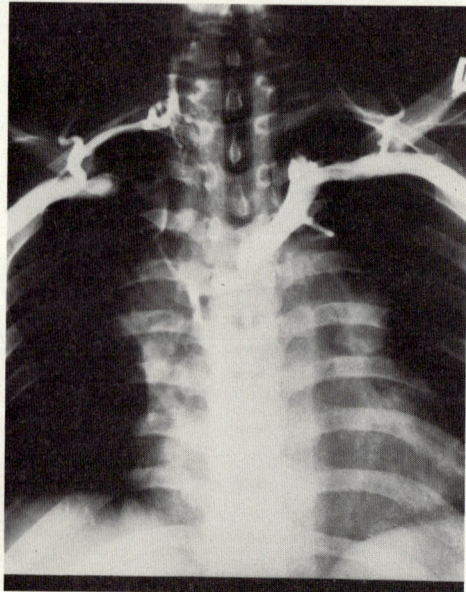

Abb. *20.5.*-7. Malignes Teratom bei einem 26jährigen Patienten mit Verschluß der V. cava sup.

gangsgewebe kann man *Neurolemmome* (Schwannome), *Neurofibrome* und *Ganglioneurome* unterscheiden. Letztere gehen von den sympathischen Ganglien aus und können durch die Forr. intervertebralia Verbindung zum Wirbelkanal haben (sogen. Sanduhrtumoren). Infolge einer Kompression des Rückenmarks und der Nervenwurzeln können *neurologische Symptome* ausgelöst werden. Maligne neurogene Tumoren sind im Erwachsenenalter selten.

Therapie: Einzig sinnvolle Behandlung ist die Operation. Bei den im Kindesalter wesentlich häufigeren *Neuroblastomen* sollte wegen deren Tendenz zur Metastasierung die *chirurgische Entfernung* mit einer *Radio-* und/oder *Chemotherapie* kombiniert werden (Abb. 20.5.-8).

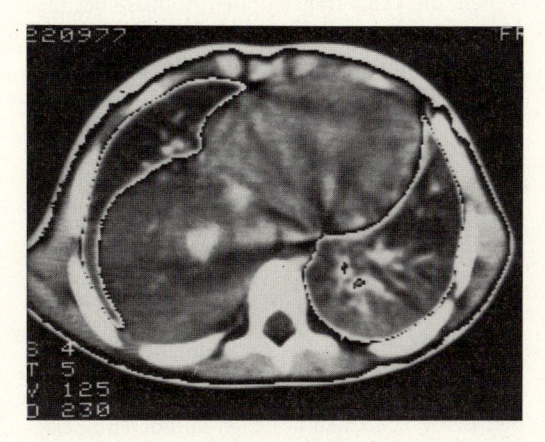

Abb. *20.5.*-8. Computertomographische Darstellung eines Neuroblastoms rechts paravertebral bei einem 5jährigen Jungen.

Vorderdarmzysten. Vorwiegend im hinteren Mediastinum lokalisiert handelt es sich um Mißbildungen, die vom Ento- und Mesoderm ausgehen und als *Ösophaguszysten* oder *Magen-Darm-Zysten* imponieren können. Sie sind mit Epithel des oberen Verdauungstraktes ausgekleidet. Perforationen und Arrosionsblutungen sind möglich.

Bronchogene Zysten sind als embryonale Fehlbildungen des Respirationstraktes mit entsprechendem Epithel ausgekleidet. Meist liegen sie in Nachbarschaft des Bronchialbaumes. Unversehrte Zysten sind meist asymptomatisch und werden zufällig bei einer Röntgenuntersuchung als rundliche Verschattung im mittleren Mediastinum entdeckt. Nur selten führen sie zu Verdrängungserscheinungen. Das Erscheinungsbild ändert sich jedoch nach der Perforation in einen Bronchus. Einer aufsteigenden Infektion mit Abszedierung und sekundären Pneumonien sind dann Tür und Tor geöffnet, so daß die *chirurgische Entfernung* dringlich wird.

Lymphknotenerkrankungen im mittleren Mediastinum sind häufig: *Systemerkrankungen,* insbesondere die Lymphogranulomatose (M. Hodgkin), die *Sarkoidose* (M. Boeck-Besnier-Schaumann), *Metastasen* von Bronchial- und Ösophaguskarzinomen, aber auch von Tumoren außerhalb des Mediastinums.

Röntgenologisch stellen sich Lymphknotenpakete meist als doppelseitige Verschattungen dar.

Therapie: Eine radikale *chirurgische Entfernung* im Rahmen eines Lungeneingriffes oder einer Ösophagusresektion ist nur bei einseitigem Befall möglich. Meist handelt es sich bei den Eingriffen an den Lymphknoten des Mediastinums (Mediastinoskopie, selten laterale Thorakotomie) um Maßnahmen, um die Diagnose zu stellen und das Krankheitsstadium festzulegen (M. Hodgkin).

Literaturauswahl

BAUER, K.-H., J. STOFFREGEN: Geschwülste des Mediastinums. In: E. DERRA (Hrsg.): Handbuch der Thoraxchirurgie, Bd. III. Springer, Berlin 1958.

HERLITZKA, A. J., J. W. GALE: Tumors and cysts of the mediastinum. Arch. Surg. 76:697 (1958).

KAHLE, M., D. FILLER, K.-H. MUHRER, G. FRAEDRICH: Raumfordernde Mediastinalprozesse. Chirurg 52:643–647 (1981).

KNOCHE, E., H. RINK: Die Mediastinoskopie. Schattauer, Stuttgart, New York 1964.

WALTER, E., K.-H. HÜBENER: Computertomographische Charakteristika raumfordernder Prozesse im vorderen Mediastinum und ihre Differentialdiagnose. Fortschr. Röntgenstr. *133,* 4:391–400 (1980).

WASSNER, U. J.: Mediastinalgeschwülste. Schattauer, Stuttgart, New York 1970.

ZEIDLER, D.: Mediastinaltumoren. In: Praxis der Krebsbehandlung in der Chirurgie (K 17). Mitt. Dtsch. Ges. Chir., Beilage zu Heft 3 (1980).

20.6. Ösophagus

Von Th. Junginger

20.6.1. Anatomische Vorbemerkungen

Die Speiseröhre, der Ösophagus, ist ein Muskelschlauch, der vom Pharynx durch den Brustkorb zum Magen zieht. Am oberen und unteren Ende finden sich *Sphinkteren,* die durch Aufrechterhaltung einer Ruhedruckbarriere zu einer Trennung der benachbarten Abschnitte führen und schluckreflektorisch erschlaffen.

Der *obere Ösophagussphinkter* wird vom quergestreiften *M. cricopharyngeus* gebildet, der vom Ringknorpel ausgehend, dorsal um die Speiseröhre zieht und anatomisch zum M. constrictor pharyngis inferior *(Pars fundiformis* bzw. *transversa)* gehört. Kranial davon bilden schräg nach oben verlaufende Fasern *(Pars obliqua des M. constrictor pharyngis inferior)* ein muskelschwaches Dreieck *(Killiansches Dreieck).* Nach unten findet sich durch schräg verlaufende Längsmuskelfasern der Speiseröhre gleichfalls eine Muskellücke *(Leimersches Dreieck* (Abb. *20.6.*-1)). Tierexperimentell findet sich innerhalb des oberen Ösophagussphinkters eine aganglionäre Zone, womit Ähnlichkeiten zum Aufbau des anorektalen Kontinenzorgans bestehen (Stelzner).

Der *untere Ösophagussphinkter* ist keine anatomisch umschriebene Struktur, sondern eine *funktionelle Hochdruckzone* innerhalb des intraabdominellen Ösophagus, für deren Wirkung verschiedene Faktoren verantwortlich sind, unter anderem die intraabdominelle Lage, die Längsspannung der Speiseröhre und hormonelle Einflüsse. Unterstützend wirken submukös gelegene Venen, die keine transmuralen Abflüsse besitzen *(angiomuskulärer Dehnverschluß).*

Zwischen den beiden Sphinkteren befindet sich der *tubuläre Ösophagus,* der in eine *Pars cervicalis* (Unterrand des oberen Ösophagussphinkters) bis zum Oberrand des Sternums, eine *Pars thoracica* (bis zum Hiatus oesophagei) und eine *Pars abdominalis* unterteilt wird.

Die Speiseröhre ist mit *Plattenepithel* ausgekleidet, das an der Kardia an der Linea serrata in das *Zylinderepithel* des Magens übergeht. Subepithelial folgen die Muscularis mucosae und die Submukosa, die *Schleimdrüsen* zur Befeuchtung und zum Schleimhautschutz enthält. Der Muskelschlauch der Speiseröhre wird aus einer *inneren Ring-* und *äußeren Längsmuskelschicht* gebildet. Beide Schichten bestehen im oberen Speiseröhrendrittel aus quergestreifter Muskulatur, die nach distal durch glatte Muskulatur ersetzt wird. Dies erklärt die willkürliche Beeinflußbarkeit des oberen Ösophagussphinkters (Ösophagussprache nach Laryngektomie, Schwertschlucken).

Die *arterielle Versorgung* erfolgt segmental über Äste der Aorta und der A. gastrica sinistra.

Der *venöse Abfluß* führt einmal über die V. azygos zur oberen Hohlvene, zum anderen über die Venen der kleinen Kurvatur des Magens zur Pfortader.

Das *Lymphabflußgebiet* ist weit verzweigt. Paraösophageale Lymphknoten stehen mit mediastinalen, paraaortalen, zervikalen und intraabdominellen Lymphknoten (um den Tr. coeliacus) in Verbindung.

20.6.2. Funktion

Die Funktion der Speiseröhre besteht im Nahrungstransport vom Mund in den Magen, aber auch im reflektorischen Rücktransport von Ma-

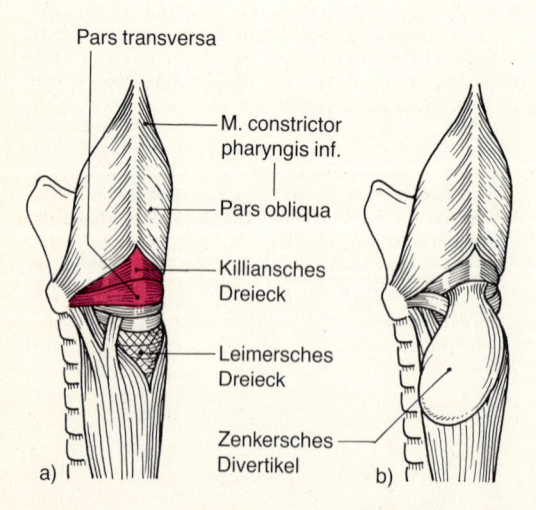

Abb. *20.6.*-1. Anatomie des zervikalen Ösophagus (mod. n. Allgöwer).

geninhalt. Die Speisepassage erfordert eine schluckreflektorische Erschlaffung des oberen und unteren Ösophagussphinkters. Dem Speisebolus folgt nach Passage des oberen Ösophagussphinkters eine *primäre peristaltische Welle* (Abb. 20.6.-2). Nach Durchtritt der Speisen in den Magen treten *sekundäre Wellen* auf, die der Reinigung des Ösophagus dienen. *Tertiäre peristaltische* Wellen verlaufen nicht propulsiv, sondern simultan, haben keine funktionelle Bedeutung und weisen auf einen gestörten motorischen Ablauf bei verschiedenen Erkrankungen hin.

Die *Regulation* der Ösophagusfunktion erfolgt neurohumoral, ohne daß dies bisher im einzelnen geklärt wäre.

20.6.3. Erkrankungen der Speiseröhre

Erkrankungen der Speiseröhre lassen sich in *angeborene Anomalien, Divertikel, entzündliche Veränderungen, benigne und maligne Tumoren* sowie *Funktionsstörungen* einteilen.

20.6.3.1. Symptome

Erkrankungen der Speiseröhre können zu Schluckbeschwerden *(Dysphagie)*, zum Rücklauf von Speisen mit Erbrechen und auch Aspiration *(Regurgitation)* und zu Schmerzen führen.

Als **Dysphagie** wird die Unmöglichkeit zu Schlucken oder das Steckenbleiben von Speisen verstanden, wobei die Patienten häufig die Engstelle lokalisieren können. *Tumorbedingte Stenosen* führen zu einer kontinuierlichen Verschlechterung des Schluckens: Zunächst können feste Speisen, später auch Flüssigkeiten nicht mehr geschluckt werden bis schließlich auch der Speichel erbrochen wird. Bei *benignen Erkrankungen* bleiben die Schluckbeschwerden eher konstant und die Patienten können sich über lange Zeit mit flüssiger oder breiiger Nahrung ernähren. Bei *motorischen Störungen* kann die Dysphagie sowohl feste wie flüssige Nahrung betreffen, ist wechselhaft und auch von psychischen Faktoren abhängig. Bei *organischen Ösophagusstenosen größeren Ausmaßes* kommt es durch die erschwerte Nahrungsaufnahme immer zu einer erheblichen Gewichtsabnahme.

Der Rücklauf unverdauter Speisen aus dem Ösophagus wird als **Regurgitation** bezeichnet und tritt bei Ösophagusstenosen und auch bei Divertikeln der Speiseröhre auf. Typisch ist die Verschlimmerung der Beschwerden im Liegen und beim Bücken.

Ein typischer **Schmerz** bei Erkrankungen der Speiseröhre ist das *Sodbrennen,* charakterisiert durch brennende retrosternale Schmerzen vor allem Nachts und im Liegen, mit Besserung durch Säurehemmer und nach Nahrungszufuhr. Es wird ausgelöst durch sauren oder alkalischen Reflux in die Speiseröhre und kann mit oder ohne entzündliche Veränderungen der Schleimhaut einhergehen. Starke Schmerzen, die sich beim Essen verstärken *(Odynophagie)* weisen auf eine schwere ulzerative Ösophagitis hin. Bei *Ösophagusspasmen* können unabhängig von der Nahrungsaufnahme stärkste retrosternale Schmerzen mit Ausstrahlung in den Rücken oder die Schultern auftreten. Meistens bilden sie sich spontan zurück.

20.6.3.2. Diagnostik

Die **klinische Untersuchung** umfaßt die Beurteilung der Halsregion (Lymphknotenschwellung, Divertikelvorwölbung) und des Abdomens (Lebervergrößerung). Der tubuläre Ösophagus ist der klinischen Untersuchung nicht zugänglich. Hierzu stehen in erster Linie röntgenologische und endoskopische Verfahren zur Verfügung. Weitergehende Untersuchungsmethoden, wie die Manometrie, die pH-Metrie oder die nuklearmedizinische Refluxprüfung haben nur bei gezielter Fragestellung Bedeutung.

Die **Röntgenuntersuchung** der Speiseröhre nach Verabreichung bariumhaltigen Kontrastmittels ermöglicht eine Aussage zu *morphologischen Veränderungen* (Stenosen und Erweiterungen des Ösophagus mit und ohne Wandveränderungen, Divertikel, Hiatushernie). Bei Verdacht auf eine Ösophagusperforation erfolgt die Untersuchung mit wasserlöslichem Kontrastmittel. Funktionsstörungen oder kleinere Wandunregelmäßigkeiten können der röntgenologischen Untersuchung entgehen.

Die **Endoskopie** mit flexiblen Geräten unterschiedlichen Durchmesser erlaubt die Inspektion des Speiseröhrenlumens, des Magens und des Duodenums sowie die gezielte Gewebeentnahme. Neben der Diagnose sind auch *therapeutische Maßnahmen* möglich, wie die Sklerosierung von Ösophagusvarizen, die Bougierung von Stenosen oder das Einbringen intraluminärer Tuben. Bei jedem Patienten mit Schluckstörungen oder einer gastrointestinalen Blutung sollte die endoskopische Abklärung erfolgen. Hochgradige Stenosen der Speiseröhre können die vorsichtige Aufbougierung erfordern, ehe die Materialgewinnung aus dem eigentlichen Tumor möglich wird.

Submukös gelegene Tumoren, z. B. Leiomyome, sollten *nicht biopsiert* werden, da hierdurch eine Schleimhautläsion gesetzt wird, die eine spätere Tumorenukleation erschwert.

Die **Manometrie** wird zur Darstellung der Peristaltik (Abb. *20.6.*-2) und der Sphinkterfunktion eingesetzt. Zur Anwendung kommt die sogenannte *Dreipunktmanometrie*, bei der drei dünnlumige, konstant perfundierte Katheter, im Abstand von 5 cm aneinander fixiert, als Druckübertrager dienen. Daneben wird die sogenannte *Durchzugsmanometrie* durchgeführt, bei der ein perfundierter Katheter mit konstanter Geschwindigkeit vom Magen in die Speiseröhre gezogen wird. Das dabei registrierte Druckprofil erlaubt eine quantitative Aussage zum Druck des unteren Ösophagussphinkters. Das Verfahren wird vor allem zur Beurteilung der Funktion des unteren Ösophagussphinkters bei Hiatushernien mit und ohne Refluxösophagitis eingesetzt.

Die **pH-Messung** der Speiseröhre erfolgt über eine dünne Sonde, die meist den Drucksonden hinzugefügt ist. Dadurch wird ein direkter Nachweis der Säureverhältnisse in der Speiseröhre möglich. Da kurze Refluxperioden physiologisch sind, wurde durch eine Langzeit-pH-Metrie über 24 Stunden die genauere Abgrenzung zum pathologischen Reflux versucht, ohne daß dies bisher breite klinische Anwendung gefunden hätte.

Die **Refluxszintigraphie** ist eine nuklearmedizinische Untersuchungsmethode, die nach oraler Zufuhr von markiertem Technetium nach Erhöhung des intraabdominalen Drucks eine quantitative Aussage zum gastroösophagealen Reflux erlaubt. Vorteil der Methode ist die geringe Belästigung des Patienten, nachteilig auch hier die Abgrenzung des physiologischen vom pathologischen Reflux.

20.6.3.3. Divertikel der Speiseröhre

Divertikel sind pathologische Ausstülpungen eines Hohlorgans, die entweder aus der gesamten Wand *(echte Divertikel)* oder nur aus der Mukosa bestehen *(Pseudodivertikel)*. An der Speiseröhre sind die Divertikel vorzugsweise im Bereich der Sphinkteren *(juxtasphinktere Divertikel)* und in Höhe der Bifurkation lokalisiert (Abb. *20.6.*-3). Neben solitären werden selten auch multiple Divertikel beobachtet.

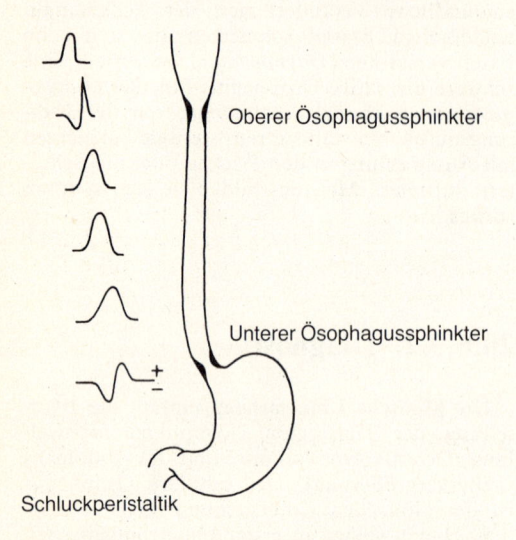

Abb. *20.6.*-2. Ablauf der Peristaltik in der Speiseröhre beim Schlucken. Schluckreflektorische Erschlaffung des oberen und unteren Schließmuskels (mod. n. SCHWARTZ et al).

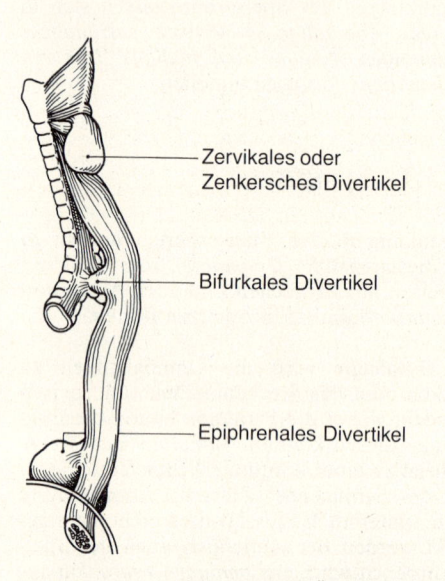

Abb. *20.6.*-3. Lokalisation der Ösophagusdivertikel (mod. nach ALLGÖWER).

20.6.3.3.1. Zervikale Divertikel

Unter den Divertikeln der Speiseröhre sind die zervikalen am häufigsten (70%). Sie finden sich vorwiegend im höheren Lebensalter. Männer sind doppelt so häufig betroffen wie Frauen. Zervikale Divertikel entstehen durch eine Vorwölbung der Mukosa oberhalb der Pars horizontalis des M. cricopharyngicus innerhalb des Kilianschen Dreiecks (Pseudodivertikel).

Pathogenetisch liegt vermutlich eine Koordinationsstörung des oberen Ösophagussphinkters vor. Durch verzögerte Erschlaffung beim Schluckakt kommt es nach der Kontraktion des Pharynx zu einer intrapharyngealen Druckerhöhung mit nachfolgender Mukosavorwölbung. Diesem pathogentischen Mechanismus Rechnung tragend, werden diese Divertikel auch als *Pulsionsdivertikel* bezeichnet.

Symptome: Kleine Divertikel können symptomlos sein. Unter den Beschwerden stehen Schluckbeschwerden, Regurgitieren unverdauter Speisen, Mundgeruch und gegebenenfalls auch eine Schwellung meist an der linken Halsseite, im Vordergrund. Infolge der Mündung des Divertikels oberhalb des oberen Ösophagussphinkters kommt es vor allem nachts im Liegen zum Rückstrom der Speisen mit der Gefahr der Aspiration. Bei großen Divertikeln kann die Nahrungsaufnahme erheblich eingeschränkt sein.

Seltene *Komplikationen* sind Entzündungen, die Perforation, eine Blutung oder die maligne Entartung.

Diagnose: Die Diagnose wird *röntgenologisch* aufgrund der Bariumpassage gestellt. Dabei sollte immer die gesamte Speiseröhre einschließlich der Kardia überprüft werden, um weitere Veränderungen, insbesondere eine axiale Hiatushernie auszuschließen, deren gehäuftem Auftreten auch pathogenetische Bedeutung zugemessen wird. Die Endoskopie ist zum Divertikelnachweis nicht erforderlich ebensowenig eine weitere Funktionsdiagnostik.

Therapie: Die Behandlung der zervikalen Divertikel erfolgt *operativ*. Das Risiko des Eingriffs ist gering und die symptomatische Besserung erheblich, so daß auch das höhere Lebensalter dieser Patienten in der Regel keine Kontraindikation zur Operation darstellt. Nach Inzision entlang dem Vorderrand des M. sternocleidomastoideus wird das Divertikel dargestellt, am Abgang aus der Speiseröhre abgetragen, die Öffnung verschlossen und der obere Ösophagussphinkter extramukös durchtrennt, um Rezidiven vorzubeugen.

Typische *Komplikationen* des Eingriffs sind eine Nahtinsuffizienz, eine narbige Stenose oder eine meist passagere Rekurrensparese.

20.6.3.3.2. Bifurkationsdivertikel

Bifurkationsdivertikel finden sich in Höhe der Trachealbifurkation. Sie sind selten und werden von allen Wandschichten des Ösophagus gebildet *(echtes Divertikel).* Ursächlich wurde früher ein Narbenzug durch benachbarte Lymphknoten bei Tuberkulose angenommen, was zur Bezeichnung *Traktionsdivertikel* führte. Wahrscheinlich sind diese Divertikel jedoch angeboren und Folge einer unvollständigen Trennung von Ösophagus und Trachea.

Symptome: Bifurkationsdivertikel verursachen meist keine Symptome und werden zufällig bei der röntgenologischen oder endoskopischen Untersuchung der Speiseröhre entdeckt. Selten sind Schluckbeschwerden, Regurgitieren oder auch eine Fistelung zum Bronchialsystem.

Diagnose: Die Diagnose erfolgt durch *Röntgenuntersuchung,* ergänzend kann zur Beurteilung der Speiseröhre die *Endoskopie* durchgeführt werden.

Therapie: Eine Behandlung ist meist nicht erforderlich. Nur in den seltenen Fällen mit erheblichen Beschwerden ist nach rechtsseitiger Thorakotomie die Divertikelabtragung indiziert.

20.6.3.3.3. Epiphrenale Divertikel

Unter den Ösophagusdivertikeln sind die epiphrenalen am seltensten. Pathogenetisch wird wie bei den zervikalen Divertikeln eine intraösophageale Drucksteigerung bei Funktionsstörungen des unteren Ösophagussphinkter bzw. der Speiseröhre angenommen *(Pulsionsdivertikel).* Gehäuft sind epiphrenale Divertikel mit einer Achalasie, einer Hiatushernie oder anderen Funktionsstörungen kombiniert. Das Fehlen einer präformierten Muskellücke könnte für das vergleichsweise seltene Auftreten bei diesen Erkrankungen verantwortlich sein *(Pseudodivertikel).*

Symptome: Kleine epiphrenale Divertikel sind häufig symptomlos. Bei größeren können Schluckstörungen durch Kompression des Ösophagus, Regurgitieren und Divertikelkomplikationen auftreten.

Diagnose: Der Divertikelnachweis erfolgt *röntgenologisch* und wird ergänzt durch eine *Endoskopie* zur Schleimhautbeurteilung und nach Möglichkeit eine *manometrische Untersuchung* zur funktionellen Diagnostik der Speiseröhre.

Therapie: Die Indikation zur Behandlung ist abhängig vom Beschwerdebild und vom Vorhandensein weiterer Veränderungen. Große Divertikel verursachen in der Regel Beschwerden und stellen eine *Indikation zur operativen Beseitigung* dar. Dabei wird nach Thorakotomie die Aussakkung abgetragen, die Ösophagusöffnung übernäht und eine extramuköse Myotomie der Speiseröhrenmuskulatur angeschlossen. Bei gleichzeitigem Vorliegen einer Achalasie kann der Behandlungsversuch mit der *pneumatischen Dilatation* (s.u.) unternommen werden und das Divertikel belassen werden.

> **Divertikel sind pathologische Ausstülpungen eines Hohlorgans,** die entweder aus der gesamten Wand (echte Divertikel) oder nur aus Mukosa bestehen (Pseudovertikel).
> Am *Ösophagus* sind *zervikale Divertikel* am häufigsten, und stellen bei vorhandenen Symptomen eine Indikation zur operativen Entfernung dar.
> *Bifurkale Divertikel* sind meist Zufallsbefunde und bedürfen dann keiner Behandlung.
> *Epiphrenale Divertikel* sind gehäuft mit einer Achalasie oder anderen Funktionsstörungen des unteren Ösophagussphinkters kombiniert.

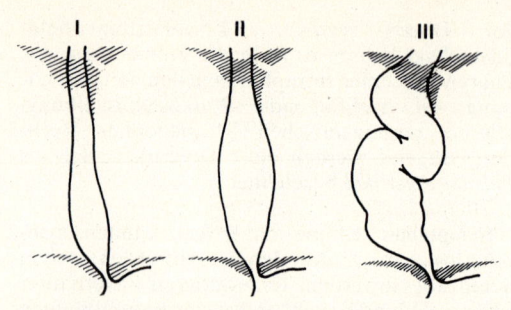

Abb. 20.6.-4. Klassifikation der Achalasie nach röntgenologischen Kriterien. (POSTLETHWAIT, 1979)

20.6.3.4. Achalasie

Die Achalasie ist eine *neuromuskuläre Erkrankung* der Speiseröhre, die gekennzeichnet ist
1. durch eine mangelhafte Erschlaffung des unteren Ösophagussphinkters beim Schluckvorgang und
2. durch das Fehlen einer propulsiven Peristaltik des tubulären Ösophagus.

Die Erkrankung tritt gehäuft im mittleren Lebensalter, gelegentlich aber auch bei Kindern auf, ohne Geschlechtspräferenz.

Pathogenese: Die Ursache der Achalasie ist unklar. *Histologisch* ist eine Verminderung der parasympathischen Ganglien im Auerbachschen Plexus des unteren Ösophagussphinkters und des Ösophagus nachweisbar. Degenerative Veränderungen finden sich auch am extraösophagealen Vagus (Nucl. dorsalis, präganglionäre Vagusfasern).
Pharmakologisch findet sich unter anderem eine gesteigerte Empfindlichkeit der Speiseröhre gegenüber Cholinergika, so daß ein neuraler Degenerationsprozeß unklarer Ätiologie der Erkrankung zugrundeliegen dürfte, als dessen Folge es zum Verlust der Ösophagusperistaltik und der Sphinkterrelaxation kommt. Hieraus ergibt sich eine Entleerungsbehinderung der Speiseröhre, die weitere pathologische Veränderungen nach sich zieht (Erweiterung, Vernarbung und Hypertrophie der glatten Muskulatur des Ösophagus, Retentionsösophagitis mit Dysplasie und karzinomatöser Entartung) und die klinische Symptomatik erklärt.

Die *Klassifizierung* kann aufgrund manometrischer oder röntgenologischer Kriterien erfolgen. Abhängig von der Erweiterung der Speiseröhre (fehlend, deutlich, extrem) werden drei Schweregrade unterschieden (Abb. 20.6.-4).
Als Untergruppe ist die *Vigorous Achalasia* zu sehen, charakterisiert durch kräftige und simultane tertiäre Kontraktionen der Speiseröhre und des unteren Ösophagussphinkters.

Symptome: Leitsymptom der Erkrankung ist die *Dysphagie*. Die Schluckbeschwerden sind zu Beginn sehr wechselnd und werden durch kalte Speisen und Flüssigkeiten eher ausgelöst als durch feste Nahrung. Zur Sicherstellung der Nahrungsaufnahme kommt es zu besonderen Eßgewohnheiten (Nachtrinken, Luftschlucken), wodurch eine starke Gewichtsabnahme im Krankheitsverlauf eher selten ist. Typisch für die Achalasie ist weiterhin das Regurgitieren von Speisen, was anfangs meist nach Nahrungsaufnahme eintritt und schmerzhaft ist, später vor allem im Liegen ohne begleitende Übelkeit auftritt (Passive Regurgitation). Krampfartige oder dumpfe retrosternale Schmerzen werden vor allem bei Erkrankungsbeginn angegeben, um mit zunehmender Dilatation des Ösophagus abzunehmen.

Diagnose: Die Diagnose stützt sich auf die *Röntgenuntersuchung*. Im typischen Fall findet sich eine erweiterte Speiseröhre *(Megaösophagus),* in der sich das Kontrastmittel geschichtet und vermischt mit Speisen anfüllt. Im Kardiabereich kommt es zu einem spitzzulaufenden fadenförmigen Kontrastmittelübertritt in den Magen bei glatter Schleimhaut *(Stundenglasstenose).* Glucagon fördert die Kontrastmittelentleerung. Peristaltische Wellen in der Speiseröhre fehlen ebenso wie eine Magenblase. Bei starker Erweiterung des Ösophagus imponiert auf der Röntgenthoraxaufnahme ein breites Mediastinum.

Die *Ösophagoskopie* dient dem Ausschluß eines Malignoms oder einer anderen Stenose. In typischer Weise ist die Kardia mit dem Gerät widerstandslos passierbar.

Bei der *Manometrie* finden sich fehlende oder nur spärliche tertiäre peristaltische Wellen. Der Ruhedruck des unteren Ösophagussphinkters ist normal oder auch erhöht, die schluckreflektorische Relaxation fehlt oder ist zumindest inkomplett.
Insbesondere bei unklaren klinischen oder röntgenologischen Befunden hat die Funktionsdiagnostik ihre Berechtigung. In der Regel kann die Diagnose allein aufgrund der Klinik sowie der röntgenologischen und endoskopischen Untersuchung gestellt werden.

Differentialdiagnose: Differentialdiagnostisch sind eine organische Ösophagusstenose durch Tumorbildung oder gastroösophagealen Reflux, Funktionsstörungen bei Systemerkrankungen (Sklerodermie) oder ein diffuser Ösophagusspasmus (s. u.) auszuschließen.

Therapie: Die Behandlung der Achalasie ist bei Beschwerden indiziert. Sie besteht in der *symptomatischen Beseitigung der Schluckstörung* durch Schwächung des unteren Ösophagussphinkters. Hierfür eignen sich die pneumatische Dilatation und die operative extramuköse Myotomie des unteren Ösophagussphinkters. Bei beiden Methoden besteht die Gefahr der Umwandlung der Öffnungsstörung der Kardia in eine Verschlußinsuffizienz mit nachfolgendem gastroösophagealen Reflux.

Extramuköse Myotomie (HELLER, 1913):
Bei der Myotomie wird die Muskulatur des distalen Ösophagus (6 cm) und proximalen Magens (2 cm) unter Schonung der Mukosa gespalten. Der Zugang zur Kardia erfolgt meist transabdominal, ist aber auch transthorakal möglich. In der Regel wird zur Refluxprophylaxe eine Antirefluxoperation in Form einer Fundoplicatio oder Semifundoplicatio (s. u.) angeschlossen (Abb. *20.6.*-5).

Das Risiko des Eingriffs ist mit einer *Letalität* zwischen 0 und 1,4% gering. Gemessen an den subjektiven Beschwerden des Patienten ist in 60–80% ein gutes Ergebnis zu erwarten. Ungünstige Resultate kommen durch fortbestehende oder wiederauftretende Schluckbeschwerden sowie eine Refluxösophagitis in etwa 20% vor.

Pneumatische Dilatation:
Alternativ zur Operation wird die pneumatische Dilatation angewendet. In leichter Sedierung wird ambulant das mit einem aufblasbaren Ballon armierte Gastroskop eingeführt, der Ballon unter Sicht im Kardiabereich lokalisiert und dann bis zu einem Druck von 300 mm Hg bis zu einem Außendurchmesser von maximal 5 cm aufgepumpt. Die Behandlung dauert wenige Minuten und kann wiederholt werden (Abb. *20.6.*-6).

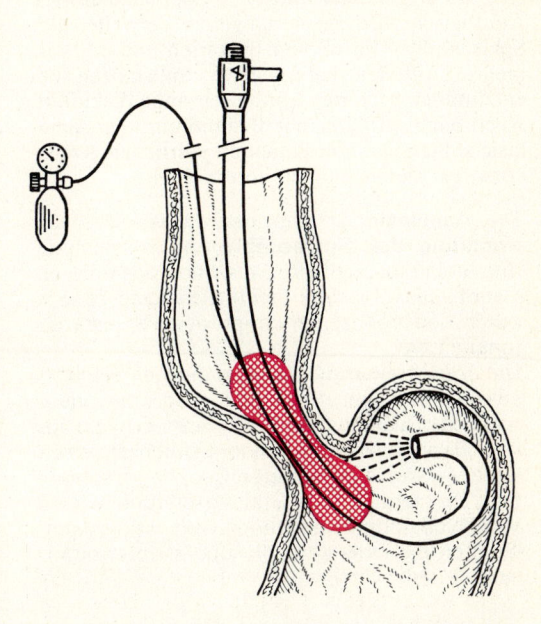

Abb. *20.6.*-6. Endoskopische pneumatische Dilatation bei Achalasie.

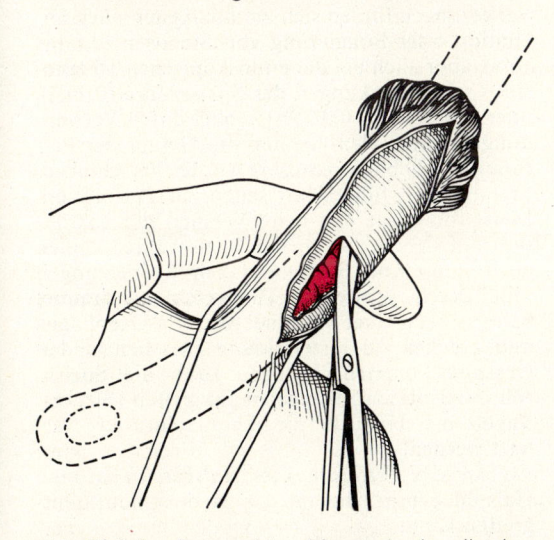

Abb. *20.6.*-5. Extramuköse Myotomie des distalen Ösophagus und der Kardia bei Achalasie.

Die *Letalität* der pneumatischen Dilatation liegt unter 0,2%. Häufigste *Komplikation* ist eine *Perforation* (2–3%), bei der in der Regel der sofortige operative Verschluß unter Beseitigung der Achalasie und Deckung der Ösophagusöffnung durch eine Semifundoplikatio angezeigt ist. Im Langzeitergebnis ist unter Berücksichtigung wiederholter Dilatationen der Prozentsatz beschwerdefreier Patienten ähnlich hoch wie nach Myotomie, allerdings ist das Risiko eines gastroösophagealen Refluxes geringer.

Behandlungskonzept bei Achalasie:
Aufgrund der bisher vorliegenden Ergebnisse empfiehlt sich bei der Achalasie zunächst der Versuch der *pneumatischen Dilatation*. Als *Indikation für die Myotomie* gelten die erfolglose Dilatation, das Rezidiv nach Dilatation, operationsbedürftige intraabdominelle Begleiterkrankungen sowie Erkrankung bei Kindern. Früher geübte Methoden wie die Sprengung der Kardia mit einer Starckschen Sonde oder eine Bougierungsbehandlung haben keine Bedeutung mehr.

Eine *medikamentöse Therapie* der Achalasie mit Ganglienblockern oder Nitropräparaten hat sich als unwirksam erwiesen. In neuerer Zeit wurden Calciumantagonisten (Nifedipin, Adalat® 3 × 2 Tbl. pro Tag) erprobt.

Langzeitbeobachtungen haben bei Achalasie ein *gehäuftes Auftreten von Ösophaguskarzinomen* ergeben. Die Häufigkeitsangaben betragen im klinischen Untersuchungsgut etwa 2%, in autoptischen Studien 25%. Die Karzinome finden sich vorwiegend im mittleren Ösophagusdrittel. Ätiologisch wird ein verlängertes Verweilen der Speisen, der Einfluß von Bakterien und das vermehrte Anfallen karzinogener Substanzen bei entzündlich gestörter Epithelschranke diskutiert. Auch nach erfolgreicher Behandlung der Achalasie sollten sich die Patienten jährlichen Krebsvorsorgeuntersuchungen unterziehen.

> Die **Achalasie** ist eine **neuromuskuläre Erkrankung der Speiseröhre,** gekennzeichnet durch eine mangelhafte Relaxation des unteren Ösophagussphinkters beim Schlucken sowie durch den Verlust der propulsiven Speiseröhrenperistaltik.
> Die *Therapie* hat die Beseitigung der Schluckstörung zum Ziel durch endoskopische pneumatische Dilatation, oder bei deren Erfolglosigkeit, Rezidiv oder bei Kindern durch extramuköse Myotomie des unteren Ösophagussphinkters. Da hierdurch die Öffnungsstörung in eine Verschlußstörung verwandelt wird, ist die Kombination mit einer Antirefluxoperation erforderlich.

20.6.3.5. Primäre Ösophagusspasmen

Hierbei handelt es sich um eine seltene gutartige Ösophaguserkrankung mit vermutlich nicht einheitlicher und ungeklärter Pathogenese. Manometrisch finden sich starke tertiäre Kontraktionen der Speiseröhre bei normaler Funktion des unteren Ösophagussphinkters. Typisch sind anfallsartige, starke retrosternale Schmerzen mit Ausstrahlung in die Schulter. Schluckbeschwerden sind seltener als bei der Achalasie. Auslösend kann die Nahrungsaufnahme selbst sein, jedoch ist auch das Auftreten ohne erkenntliche Ursache möglich.

Diagnose: Bei etwa der Hälfte der Patienten finden sich *röntgenologische* Veränderungen die von kurzstreckigen, segmentalen Spasmen bis zur diffusen Pseudodivertikelbildung reichen können *(Korkenzieherösophagus).* Häufig besteht eine axiale Hiatushernie. Bei negativem Röntgenbefund wird die Diagnose durch die *Ösophagusmanometrie* gestellt, bei der sich tertiäre peristaltische Wellen finden. Die Funktion der Sphinkteren ist meist ungestört.

Therapie: Die Behandlung erfolgt *medikamentös* durch Verabreichung von Sedativa (Diazepam), Nitroglycerin oder Nifedipin. In seltenen Fällen ist eine ausgedehnte *Ösophagomyotomie* der Speiseröhre vom gastroösophagealen Übergang bis über den Aortenbogen hinaus erforderlich.

20.6.3.6. Verletzungen der Speiseröhre

20.6.3.6.1. Ösophagusruptur und Perforation

Eine *Ösophagusruptur* ist ein Wandbruch der Speiseröhre bedingt durch eine intraluminale Drucksteigerung (Berstungsbruch).

Unter *Perforation* versteht man die umschriebene Öffnung des Ösophaguslumens als Folge einer Gewalteinwirkung von innen oder außen. Ösophagusrupturen sind wesentlich seltener als Perforationen. Bezüglich der Lokalisation werden Verletzungen der Speiseröhre im *zervikalen, thorakalen* und *abdominellen Abschnitt* unterschieden.

Ursachen: Eine *Ösophagusruptur* kann als Unfallfolge nach Einströmen von Preßluft oder Gasen in die Speiseröhre auftreten (z. B. nach dem Öffnen eines Bierfasses mit Zähnen). Der reflektorische Glottisverschluß führt zum intraösophagealen Druckanstieg mit nachfolgender Berstung der Ösophaguswand, meist am gastroösophagealen Übergang. Eine Ruptur kann auch spontan als Folge explosionsartigen Erbrechens auftreten (spontane Ösophagusruptur, siehe unten).

Ösophagusperforationen können instrumentell (80%), durch Fremdkörper sowie als Unfall- oder Operationsfolge auftreten. Die instrumentellen Verletzungen finden sich am häufigsten nach Dilatation oder Bougierung von Stenosen (0,5 bis 10%), aber auch bei der endoskopischen Diagnostik von Erkrankungen der Speiseröhre (0,25%), oder des Magens (0,075%), wobei durch Verwendung von flexiblen Geräten die Gefahr der Perforation erheblich reduziert wurde. Verschluckte Fremdkörper führen nur selten zur Perforation. Meist tritt diese erst beim Versuch der Extraktion auf. Verletzungen der Speiseröhre können auch Folge von Stich- und Schußverletzungen sein. Nach schwerem Thoraxschleudertrauma kann es nach einer Wandnekrose von Ösophagus und Trachea zur Fistelbildung zwischen beiden Organen kommen. Iatrogen kann die Speiseröhre bei paraösophagealen Eingriffen (Struma, Vagotomie, Hiatushernie, Thoraxchirurgie) verletzt werden.

Folge der *Perforation im Halsbereich* ist eine Halsphlegmone, die auf das Mediastinum übergreifen kann.

Perforationen des thorakalen Ösophagus führen zur Mediastinitis, zum Pleuraerguß und zum

Empyem, Eröffnungen des intraabdominellen Abschnitts der Speiseröhre haben in der Regel eine Peritonitis zur Folge.

Symptome: Im Vordergrund stehen bei der Perforation Schmerzen (Hals- Brustkorbschmerzen, akutes Abdomen), sowie lokale und allgemeine Zeichen der Infektion bis zum septischen Schock. Bei der Ösophagusruptur ist die Symptomatik ähnlich, das Schockgeschehen und die rasche Verschlechterung des Allgemeinzustands sind jedoch ausgeprägter.

Diagnose: Die Diagnose ergibt sich aufgrund der Anamnese, der klinischen Symptomatik, dem *Nachweis von Luft im Gewebe* um die Perforationsstelle (Hals-, Mediastinalemphysem) und der *Röntgendiagnostik* (Thoraxaufnahme in 2 Ebenen und Darstellung der Speiseröhre mit wasserlöslichem Kontrastmittel). Hierbei sind verdächtig Luftansammlungen im Halsbereich, Mediastinum oder intraabdominell, eine Verbreiterung des Mediastinums oder ein Seropneumothorax. Beweisend für eine Perforation ist der *Kontrastmittelaustritt*.

Therapie: Grundsätzlich erfordert die Perforation des Ösophagus nach Diagnosestellung die *sofortige chirurgische Therapie,* die in der Freilegung und Übernähung des Defekts besteht. Präoperativ erfolgt die parenterale Ernährung, die Gabe von Antibiotika und das Legen einer Ösophagussonde.

Ein *konservatives* Vorgehen, bestehend aus parenteraler Ernährung, antibiotischer Abschirmung und Drainage nach außen, kann bei kleineren, gedeckten oder auch verschleppten Läsionen angezeigt sein.

Im Fall einer *tumorbedingten Perforation ist der Versuch der endoskopischen Tubuseinlage zur Abdichtung zu erwägen.*

Prognose: Die Prognose ist abhängig vom Ausmaß der Perforation, der Lokalisation (zervikale Perforationen günstiger als thorakale), dem Intervall bis zur Diagnosestellung und der Grunderkrankung. Insgesamt schwankt die *Letalität* zwischen 5 und 30%.

20.6.3.6.2. Spontane Ösophagusruptur (Boerhaave-Syndrom)

Bei der spontanen Ösophagusruptur handelt es sich um eine vollständige Wandberstung der Speiseröhre, meist links supradiaphragmal nach explosionsartigem Erbrechen. Die Erkrankung ist selten, bevorzugt Männer und – vermutlich wegen des häufigeren Erbrechens – Alkoholiker.

Pathogenese: Ursache der Ösophagusruptur ist ein kurzzeitiger intraösophagealer Druckanstieg, der auf einen unkoordiniert ablaufenden Brechreflex zurückzuführen ist. Bei kontrahiertem Magen, offenem unteren und geschlossenem oberen Ösophagussphinkter kommt es zum abrupten intraluminalen Druckanstieg. Das *Mallory-Weiss-Syndrom* (Längsriß der Kardiaschleimhaut) wird als oberflächliche Form einer Ösophagusruptur angesehen.

Symptome: Die klassische *Trias* besteht aus einer reichlichen Mahlzeit in der Anamnese, plötzlichem Erbrechen und darauf folgendem vernichtenden retrosternalen Schmerz. Bluterbrechen ist möglich. Im weiteren Verlauf kommt es zur Entwicklung eines Mediastinal- und Hautemphysems, zu den Zeichen der Mediastinitis mit Ateminsuffizienz, Kreislaufversagen und septischen Erscheinungen.

Diagnose: Die Diagnose wird *röntgenologisch* gesichert, auf eine Endoskopie sollte verzichtet werden. Röntgenologische Hinweise sind der linksseitige Seropneumothorax, ein Mediastinalemphysem sowie eine Luftsichel im Winkel zwischen mediastinaler und diaphragmaler Pleura (V-Zeichen), beweisend ist der Kontrastmittelaustritt, ein saurer pH-Wert im Pleuraerguß oder der Farbstoffaustritt über die Thoraxdrainage nach oraler Zufuhr.

Die *Differentialdiagnose* umfaßt alle akuten schmerzhaften Krankheitsbilder des Thorax und Abdomens.

Therapie: Die Therapie der frischen Ösophagusruptur besteht in dem *sofortigen operativen Verschluß nach linksseitiger Thorakotomie.* Ergänzend erfolgt die parenterale Ernährung, die Verabreichung von Antibiotika und die Sekretabsaugung aus dem Magen. Bei lange zurückliegender Ruptur kann auch das ausschließlich konservative Vorgehen (parenterale Ernährung, Antibiotica, Thoraxdrainage) angezeigt sein.

Die *Letalität* der spontanen Ösophagusruptur schwankt um 30% und ist abhängig vom Intervall bis zur operativen Versorgung. Erfolgt diese innerhalb der ersten 12 Stunden ist die Letalität um 20%, nach mehr als 4 Tagen über 50%.

20.6.3.6.3. Verätzung

Verätzungen sind Gewebeschäden mit entzündlicher Begleitreaktion, hervorgerufen meist durch Einnahme von Laugen, seltener von Säuren, Schwermetallsalzen oder Medikamenten (z. B. Kaliumchlorid).

Ursache und Pathophysiologie: Die Aufnahme der Substanzen erfolgt akzidentell (vorwiegend bei Kindern), suizidal oder iatrogen. Die häufigsten Substanzen sind Allzweckreiniger (Detergentien), Haushaltsbleichen, Geschirrspüler (Metallsillikate), Abflußreiniger (Natronlauge) und Entkalker (Ameisensäure). Während Detergentien weniger gefährlich sind, führen Natronlaugen über die Bildung von hydrophilen Alkalialbuminen zu *Kolliquationsnekrosen* und Säure durch Bildung von Azidalbuminen zu *Koagulationsnekrosen*. Das Ausmaß der Gewebsschädigung ist abhängig von der Art, Menge und Konzentration der Substanz, der Passagezeit und von vorbestehenden lokalen Faktoren.

Drei *Schweregrade* werden unterschieden:
Grad I entspricht einer Schwellung und Rötung der Mukosa,
Grad II Erosionen bzw. flachen Ulzerationen,
Grad III tiefgreifenden Geschwüren, Wandnekrosen mit Gewebseinblutungen bis zur vollständigen Gangrän.

Der *Heilungsablauf* ist vom Schweregrad und von bestehenden Komplikationen abhängig. Ähnlich wie nach Verbrennungen unterscheidet man das *Initialstadium* bis zum 4. Tag (Nekrosephase), das *Zwischenstadium* bis zur 4. Woche (Granulationsphase) und das *Spätstadium* (Vernarbungsphase) bis zum 4. Monat.

Frühkomplikationen sind Perforation, Blutung, Gerinnungsstörung, Schock, Hämolyse und Intoxikationserscheinungen. Zu den *Spätveränderungen* gehören Narbenstenosen und nach sehr langer Latenzzeit (40 bis 45 Jahre) die karzinomatöse Entartung (sogenanntes Korrosionskarzinom).

Symptome: Klinisch stehen Schmerzen, Schluck- und Atembeschwerden infolge des Glottisödems im Vordergrund. Bei schweren Verätzungen kommt es zum Schock, zur Intoxikation, bei Perforationen zum Pleuraerguß und -empyem.

Diagnose: Die Diagnose umfaßt bei entsprechender Anamnese die *Inspektion* von Mund und Rachen sowie *röntgenologische* und *endoskopische* Methoden. Röntgenologisch sind Übersichtsaufnahmen vom Thorax und Abdomen sowie eine Passagekontrolle mit wasserlöslichem Kontrastmittel zur Klärung einer Perforation erforderlich. Innerhalb der ersten 72 Stunden sollte darüber hinaus eine vorsichtige Endoskopie erfolgen, um das Ausmaß der Verätzung und die adäquate Therapie zu bestimmen.

Therapie: Die Abpufferung der aufgenommenen Substanz ist nur unmittelbar nach der Verätzung sinnvoll. Akut kann durch Trinken von Wasser eine Verdünnung versucht werden. Grundsätzlich sollten Patienten mit akuten Verätzungen der stationären Behandlung zugeführt werden.

Im *akuten Stadium* steht therapeutisch die Beseitigung des Schocks und der Schmerzen im Vordergrund. Zusätzlich werden Corticoide (2 bis 5 mg pro kg Körpergewicht pro Tag) und Antibiotika verabreicht und eine parenterale Ernährung durchgeführt. Die Behandlung einer Perforation richtet sich nach dem vorliegenden Ausmaß und kann im ausgedehnten Fall die Resektion der Speiseröhre und auch des Magens beinhalten.

Im *weiteren Krankheitsverlauf* sind die Fortführung der Cortisontherapie (2 mg pro kg Körpergewicht pro Tag über 6 bis 12 Wochen) sowie die *Frühbougierung* von großer Wichtigkeit, um das *Auftreten von Strikturen zu verhindern*. Mit der Bougierung wird zwischen dem 6. und 12. Tag begonnen, wobei unter endoskopischer Sicht eingeführte Bougies am besten geeignet sind. Hochgradige Stenosen machen eine Dauerbougierung erforderlich. Bei schwer behandelbarer Stenose kann die Ösophagusentfernung mit anschließender Rekonstruktion indiziert sein.

Prognose: Die Prognose der Verätzung des Ösophagus ist abhängig vom Schweregrad und vom Auftreten von Komplikationen. Das *Risiko* von Notfalloperationen bei Perforation beträgt bis zu 60%. Im späteren Verlauf ist in 4 bis 20% mit Strikturen zu rechnen und in 1,2% bis 16% mit einer malignen Entartung, so daß Patienten mit mehr als 20 Jahre zurückliegendem Trauma regelmäßig endoskopisch kontrolliert werden sollten.

20.6.3.7. Gutartige Tumoren

Gutartige Tumoren der Speiseröhre sind selten und gehen meist vom Mesenchym, seltener vom Epithel aus.

Klinisch ist die Einteilung in die häufigeren intramuralen und die selteneren intraluminären Tumoren bedeutsam.

Zu den *intramuralen Tumoren* gehören das Leimyom, Hämangiom, Fibrom, Lipom, Neurinom und andere. Aber auch zystische Tumoren kommen als Folge einer Fehlbildung während der Embryogenese vor. Sie sind dementsprechend angeboren und mit Zylinderepithel ausgekleidet. Der häufigste benigne Tumor der Speiseröhre ist das *Leiomyom* (ca. 70% der benignen Tumoren), das sich entsprechend der Verteilung der glatten Muskulatur des Ösophagus vor allem im mittleren und unteren Ösophagusdrittel findet.

Intraluminale Geschwülste können gestielt oder wandständig sein und erscheinen endoskopisch als Polypen. Histologisch handelt es sich um Fibrome, Myxome, Lipome, Adenome und andere.

Symptome: Gutartige Geschwülste sind lange Zeit symptomlos und werden häufig zufällig entdeckt. Größere Tumoren verursachen Schluckbeschwerden, retrosternale Schmerzen und eine Gewichtsabnahme.

Diagnose: Die Diagnose ergibt sich aufgrund der *Röntgendarstellung* der Speiseröhre, wobei sich glattbegrenzte Aussparungen mit intakter Oberfläche zeigen. *Endoskopisch* ist abgesehen von den intraluminalen Tumoren, die Schleimhaut gleichfalls intakt. Eine *Biopsie* durch die Mukosa hindurch sollte *nicht* erfolgen, da hierdurch die operative Enukleation erschwert wird und die präoperative histologische Diagnose ohne Einfluß auf das therapeutische Vorgehen ist. Aufschluß über die intrathorakale Lage größerer Tumoren ergibt die *Computertomographie*.

Therapie und Prognose: Benigne Ösophagustumoren sollten *auch bei fehlenden Beschwerden entfernt werden,* da nur nach vollständiger Exstirpation die Dignität klärbar ist. Auch kann eine *maligne Entartung* im weiteren Verlauf nicht ausgeschlossen und die operative Entfernung größerer Tumoren problematisch werden. Die endoskopische Abtragung kommt nur bei den wenigen gestielten Polypen in Frage. In der Regel ist die Enukleation erforderlich, wobei der Zugang zur Speiseröhre von der Tumorlokalisation abhängig ist. Meist bleibt die Mukosa intakt, so daß das Risiko des Eingriffs gering ist (*Letalität* unter 1%).

Die *Prognose* nach operativer Entfernung ist gut. Rezidive sind nicht bekannt.

20.6.3.8. Maligne Tumoren

Zu den malignen Tumoren der Speiseröhre werden alle *epithelialen und mesenchymalen Geschwülste des Ösophagus* gezählt. Greifen Adenokarzinome von der distalen Speiseröhre auf den Magen über, werden sie zu den Ösophaguskarzinomen gerechnet, sofern mehr als 75% der Tumormasse intraösophageal gelegen ist. *Kardiakarzinome* werden teilweise den Ösophagus-, teilweise den Magenkarzinomen hinzugezählt, teilweise als eigene Tumorform angesehen.

20.6.3.8.1. Epidemiologie

Ösophaguskarzinome kommen regional in unterschiedlicher Häufigkeit und Geschlechtsverteilung vor, was auf *exogene* Entstehungsfaktoren schließen läßt. In Europa gehört das Ösophaguskarzinom zu den eher seltenen Malignomen, wobei Männer häufiger als Frauen betroffen sind (3:1).

Prädisponierende Faktoren sind ein Alkohol- und Nikotinabusus sowie ein erhöhter Nitrosamingehalt der Nahrung. Daneben werden Eisenmangel, Hypovitaminosen, eine Mangelernährung, der Verlust von Spurenelementen und andere Faktoren mit der Entstehung eines Ösophagusmalignoms in Zusammenhang gebracht.

Als *Krebsrisikoerkrankungen* gelten das Plummer-Vinson-Syndrom, Narbenstenosen nach Verätzungen, die Achalasie und fraglich der Endobrachyösophagus.

20.6.3.8.2. Pathologische Anatomie

Pathohistologisch handelt es sich bei den Ösophaguskarzinomen in 80% bis 95% um *Plattenepithelkarzinome*. Daneben finden sich, ausgehend von Zylinderepithelinseln *Adenokarzinome,* noch seltener sind *Lymphome, Leiomyosarkome, Melanome* und andere Tumorarten. Das Fehlen eines Serosaüberzugs bedingt das *frühzeitige Übergreifen* von Ösophagustumoren auf benachbarte Strukturen, wie den linken Stammbronchus, die Aorta, die V. cava oder die Lungenvenen. Möglicherweise durch die Längsspannung der Muskulatur sowie durch den longitudinalen Lymphgefäßverlauf bedingt neigen Ösophagustumoren zur *intramuralen submukösen Tumorausbreitung*.

Die *lymphogene Metastasierung* erfaßt zunächst das periösophageale Lymphknotennetz. Tumoren des oberen Ösophagusdrittels metastasieren im späteren Verlauf extrathorakal in die zervikalen und paratrachealen Lymphknoten, Tumoren des unteren Ösophagusdrittel breiten sich in die parakardialen sowie die Lymphknoten um den Tr. coeliacus aus (Abb. *20.6.*-7).

Die *hämatogene Metastasierung* erfolgt entsprechend dem venösen Abfluß der kranialen Speiseröhrenhälfte über die Hohlvene bevorzugt in die Lunge, und bei Tumoren des unteren Ösophagusdrittel über die Pfortader in die Leber.

20.6.3.8.3. Klassifikation

Nach ihrer *Lokalisation* werden Tumoren des Ösophagus den Speiseröhrendritteln zugeordnet. Ohne Einbeziehung der Kardiakarzinome sind Tumoren im mittleren Ösophagusdrittel am häufigsten, werden Kardiakarzinome mit einbezogen, überwiegen Tumoren des unteren Ösophagusdrittels (Abb. *20.6.*-8). Die Tumorklassifikation erfolgt nach dem *TNM-System*.

20.6.3.8.4. Symptome

Bei 95% der Patienten mit Ösophaguskarzinomen ist die *Dysphagie* das führende Symptom. Es folgen Gewichtsverlust, retrosternaler Schmerz, Refluxbeschwerden, Bluterbrechen und Heiserkeit. Rückenschmerzen weisen auf Infiltrationen

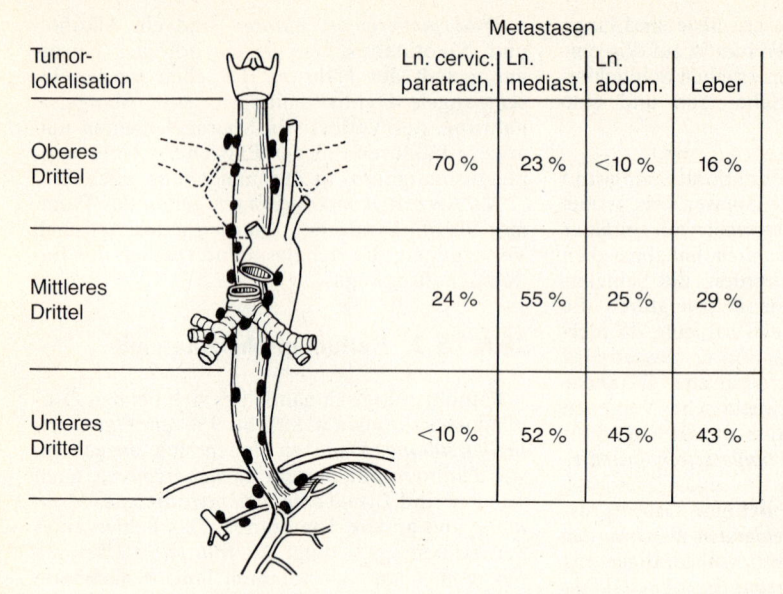

Tumor-lokalisation	Metastasen			
	Ln. cervic. paratrach.	Ln. mediast.	Ln. abdom.	Leber
Oberes Drittel	70 %	23 %	<10 %	16 %
Mittleres Drittel	24 %	55 %	25 %	29 %
Unteres Drittel	<10 %	52 %	45 %	43 %

Abb. *20.6.*-7. Lymphknoten- und Lebermetastasenhäufigkeit bei Ösophaguskarzinom (mod. n. GALL et al.)

Histologischer Typ		Verteilung	
Plattenepithelkarzinom	99 %	10 %	Hypo-pharynx- und zervikaler Ösophagus
		20 %	Oberes Drittel
		20 %	Mittleres Drittel
Adenokarzinom	90 %	50 %	Unteres Drittel

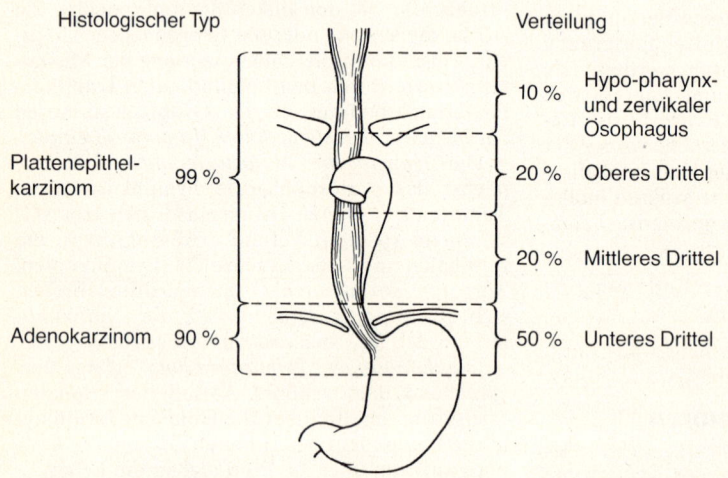

Abb. *20.6.*-8. Histologischer Typ und Häufigkeitsverteilung von Karzinomen in Ösophagus und Kardia (mod. n. SCHWARTZ et al.)

der Wirbelsäule und eine möglicherweise bestehende Inoperabilität hin. Charakteristischerweise verschlechtern sich die Schluckbeschwerden kontinuierlich, so daß schließlich auch der eigene Speichel nicht mehr geschluckt und erbrochen wird.

20.6.3.8.5. Diagnose

Zur Diagnostik erfolgt zunächst die *Röntgendarstellung* der Speiseröhre mit bariumhaltigem Kontrastmittel. Verdächtig für das Vorliegen eines Karzinoms sind die Engstellung des Lumens und Unregelmäßigkeiten der Schleimhautzeichnung. Zur Sicherung der Diagnose dient die *Endoskopie* mit Beurteilung der Tumorausdehnung und Gewebeentnahme. Bei hochgradigen Stenosen ist vor einer *Gewebsentnahme* unter Umständen eine mehrmalige Aufbougierung erforderlich.

Die *weitere Diagnostik* umfaßt in der Regel ein Computertomogramm des Thorax zur Beurteilung der lokalen Tumorausdehnung, die Ultraschalluntersuchung des Abdomens sowie die Röntgen-Thoraxaufnahme in 2 Ebenen zur Abklärung von Fernmetastasen neben Untersuchungen zum operativen Risiko. Vergrößerte Halslymphknoten sollten vor der definitiven Therapieentscheidung biopsiert, der Befall des Tracheobronchialsystems im Verdachtsfall durch Bronchoskopie überprüft werden.

20.6.3.8.6. Behandlung

Die Behandlung des Ösophaguskarzinoms kann *operativ, radiotherapeutisch* oder *chirur-*

gisch-endoskopisch erfolgen. Infolge des aggressiven Tumorwachstums ist das Ziel der Behandlung nur selten die Heilung, meist nur die Verbesserung der Schluckfunktion *(palliative Zielsetzung)*.

Die *operative Therapie* erfolgt vorwiegend in kurativer Zielsetzung, die Strahlentherapie kommt sowohl als kurative wie als palliative Maßnahme zur Anwendung, während endoskopisch-chirurgische Verfahren Palliativcharakter besitzen. Die Wahl des Vorgehens im Einzelfall richtet sich nach der Tumorlokalisation, der Tumorausdehnung sowie den bestehenden Risikofaktoren.

Tumoren im oberen Ösophagusdrittel – meist Plattenepithelkarzinome – werden in der Regel der *Strahlentherapie* zugeführt, da das Risiko des operativen Vorgehens erheblich, die aus Radikalitätsgründen erforderliche Laryngektomie belastend und die Langzeitergebnisse denen der Strahlentherapie nicht überlegen sind.

Tumoren im mittleren und unteren Ösophagusdrittel werden bei begrenztem Tumorwachstum und vertretbarem Operationsrisiko der chirurgischen Therapie zugeführt. Die Langzeitergebnisse der Strahlentherapie sind ungünstiger, so daß sie nur bei Inoperabilität zur Anwendung kommt.

Beim *Adenokarzinom der distalen Speiseröhre* wird man wie bei Kardiakarzinomen infolge der geringen Strahlensensibilität das resezierende Vorgehen anstreben.

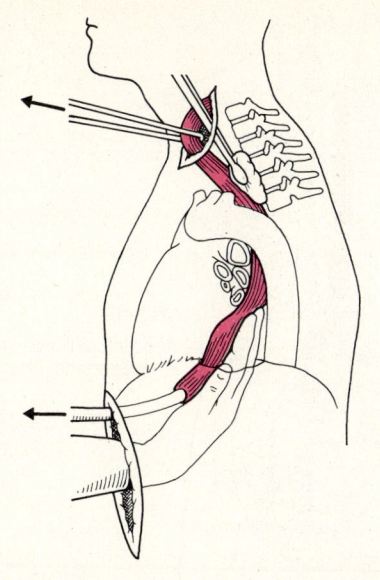

Abb. *20.6.*-9. Stumpfe Dissektion der Speiseröhre ohne Thorakotomie. (SIEWERT, et al., 1986)

.1. Operative Therapie

Das operative Vorgehen besteht in der subtotalen Resektion der Speiseröhre mit nachfolgendem Ösophagusersatz.

Die *Ösophagusresektion* kann unter Mitentfernung des regionalen Lymphabflußgebiets transthorakal oder – bei Verzicht auf eine ausgedehnte Lymphknotendissektion und für den Patienten weniger belastend – ohne Thorakotomie nach stumpfer Mobilisation der Speiseröhre von zervikal und abdominal her erfolgen (Abb. *20.6.*-9).

Zum *Ösophagusersatz* wird am häufigsten der Magen verwendet. Nach Mobilisation außerhalb der Gefäßarkaden, Durchtrennung der A. gastrica sinistra sowie der A. gastroepiploica sinistra und unter Schonung der beiden distalen Arterien kann der Magen bis zum Hals verlagert werden (Abb. *20.6.*-10). Ist er nach vorausgegangener Resektion ungeeignet, kann zum Speiseröhrenersatz ein Kolon- oder Dünndarmsegment verwendet werden, wobei die Durchblutung über das erhaltene Mesenterium erfolgt (Abb. *20.6.*-11). Der Ösophagusersatz kann im Bett des entfernten Ösophagus, retrosternal im vorderen Mediastinum oder selten auch subkutan zum Hals geführt werden.

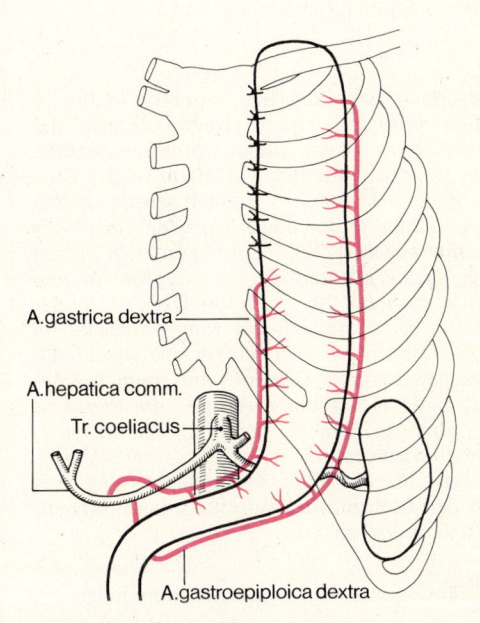

Abb. *20.6.*-10. Ösophagusersatz durch den hochgezogenen Magen.

Entfernung und Ersatz der Speiseröhre können zur Verminderung des Operationsrisikos *zweizeitig* erfolgen. Beim Ersteingriff werden Speiseröhre und Lymphabflußgebiet nach Thorakotomie entfernt, der zervikale Speiseröhrenrest am Hals nach außen zur Speichelableitung geführt und eine Ernährungsfistel am Magen an-

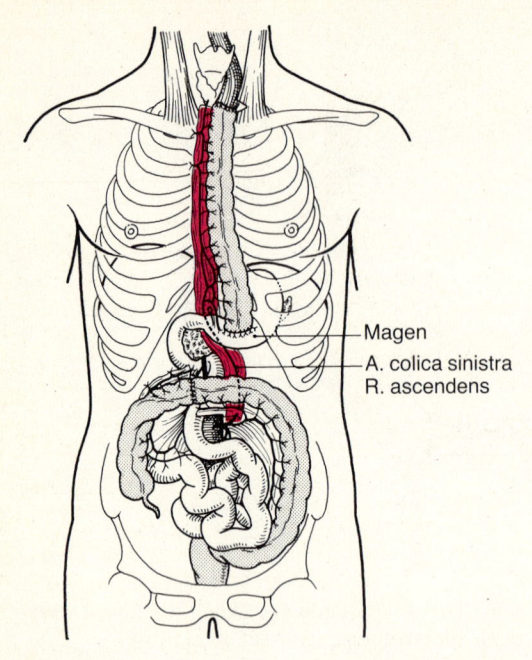

Abb. 20.6.-11. Ösophagusersatz durch ein gestieltes Koloninterponat (mod. nach ALLGÖWER).

gelegt. Nach Erholung des Patienten (8 bis 10 Wochen) erfolgt in einem zweiten Eingriff der Organersatz, meist mit einem Kolontransplantat. Dieses für den Patienten vor allem in der Zwischenphase belastende Vorgehen wurde in den letzten Jahren zunehmend von der *einzeitigen Operation* abgelöst: Bei lokal begrenztem Tumor erfolgt nach Vorbereitung des Magens für den Ösophagusersatz die stumpfe Dissektion der Speiseröhre, an die sich der Magenhochzug im Bett des Ösophagus oder retrosternal anschließt. Bei ausgedehnteren Tumoren mit fraglicher Infiltration der Umgebung ist die *transthorakale Entfernung* des Tumors, gleichfalls mit anschließendem Magenersatz, das risikoärmere Vorgehen. Im Einzelfall fällt die Entscheidung aufgrund der Tumorausdehnung und den bestehenden Risikofaktoren.

.2. Endoskopisch-chirurgische Maßnahmen

Bei ausgedehnten Tumoren mit Infiltration der Umgebung, bei bestehenden lymphogenen (extrathorakalen) oder hämatogenen Fernmetastasen sowie bei hohem allgemeinen Operationsrisiko ist ein radikalchirurgisches Vorgehen nicht sinnvoll. In dieser Situation kommen zur Wiederherstellung der Schluckfunktion endoskopische Maßnahmen zur Anwendung wie die Bougierung des Tumors, die endoluminale Verkleinerung, z.B. mit Laserstrahlen oder Röntgenstrahlen (afterloading) oder die endoskopische Tubusimplantation. Alle endoskopischen Maßnahmen sind ohne Narkose möglich und mit einem geringen Perforationsrisiko belastet.

Am meisten verwendet wird die *endoskopische Tubusimplantation*, mit der die Schluckfunktion wiederhergestellt, jedoch keine Lebensverlängerung erreicht werden kann. Auch bei Tumoreinbruch in das Bronchialsystem mit ösophagotrachealer Fistel und Aspirationspneumonie kommt der Endotubus zur Abdichtung zur Anwendung. Gegenüber den endoskopischen Verfahren haben operative Palliativmaßnahmen wie die Umgehung der Stenose durch Magen, Kolon oder Dünndarm (Bypass-Verfahren) an Bedeutung verloren. Auch die früher häufig angewendete gastrale Ernährungsfistel *(Witzel-Fistel)* ist meist vermeidbar.

.3. Prognose

Die Ergebnisse der chirurgischen Therapie des Ösophaguskarzinoms sind *ungünstig*. Nur bei 20 bis 40% der Patienten kann der Tumor reseziert werden. Bei einer *Operationsletalität* von 10 bis 30% beträgt die *5-Jahres-Überlebensrate* des Gesamtkollektivs etwa 5%. Auch bei den in kurativer Zielsetzung operierten Patienten liegen die 5-Jahres-Quoten unter 20% (Tab. 20.6.-1). In bezug auf die verschiedenen Tumorlokalisationen haben die Karzinome des oberen Ösophagusdrittels die ungünstigste Prognose. Nach Palliativmaßnahmen beträgt die durchschnittliche Überlebenszeit 5 bis 6 Monate.

> Häufigste *Symptome* beim **Ösophaguskarzinom** sind Dysphagie, Gewichtsverlust, retrosternale und Rückenschmerzen sowie Bluterbrechen.
> Die *Diagnose* ergibt sich aufgrund der röntgenologischen und endoskopischen Untersuchung mit Gewebeentnahme.
> Zur *Therapie* stehen operative, radiotherapeutische und chirurgisch-endoskopische Maßnahmen zur Verfügung. Bei begrenztem Tumorwachstum und vertretbarem Operationsrisiko werden Patienten mit Tumoren im mittleren und unteren Drittel der chirurgischen Therapie unter kurativer Zielsetzung zugeführt. Die Operation besteht in der subtotalen Ösophagusresektion und dem Ösophagusersatz meist durch den Magen. Bei ausgedehnten Tumoren, Fernmetastasen und hohem Operationsrisiko erfolgt die Wiederherstellung der Schluckfunktion durch endoskopische Maßnahmen (Laser, intraluminale Bestrahlung, Endotubus), evtl. in Kombination mit einer Radiotherapie.
> Die *Prognose* des Ösophaguskarzinoms ist ungünstig, nur bei 20–40% der Patienten kann der Tumor reseziert werden. Die 5-Jahresquote dieser Patienten beträgt weniger als 20%, die des Gesamtkollektivs etwa 5%.

Tab. 20.6.-1. Karzinom des Ösophagus: Ergebnisse chirurgischer Therapie von 83 783 Patienten.

	Alle Patienten 100%	Operierte Patienten 100%	Resezierte Patienten 100%	»Kurativ« operierte Patienten 100%
Operabilität	58			
Resezierbarkeit	39	77		
Operationsbedingte Letalität	13	22	29	
»Kurativ« operierte Patienten	26	55	71	
1-Jahres-Überlebensrate	18	31	45	70
2-Jahres-Überlebensrate	8	14	20	29
5-Jahres-Überlebensrate	4	9	12	18

EARLAM 1954–1979.

Literaturauswahl

ALLGÖWER, M., F. HARDER, L. F. HOLLENDER, H.-J. PEIPER, J. R. SIEWERT: Chirurgische Gastroenterologie. Springer, Berlin, Heidelberg, New York 1981.

GALL, F. P., B. HUSEMANN: Die chirurgische Behandlung der Speiseröhrenerkrankungen. In: W. BOEKKER (Hrsg.): Speiseröhre – Magen. Thieme, Stuttgart 1979.

HÄRING, R.: Ösophaguschirurgie. Achalasie, Strikturen, benigne Tumoren, Divertikel, Perforation. Edition Medizin, Weinheim 1982.

POSTLETHWAIT, R. W.: Surgery of the Esophagus. Appleton, Centruy – Crofts, New York 1979.

SCHWARTZ, S. I., G. T. SHIRES, F. C. SPENCER, E. H. STORER: Principles of Surgery, 4. Aufl. International Student Edition, McGraw-Hill, Singapore 1985.

SIEWERT, J. R., A. H. HÖLSCHER, Ö. P. HORVATH: Transmediastinale Oesophagektomie. Langenbeck's Arch. Chir. 367:203 (1986).

STELZNER, F., W. LIERSE, F. MANNFRAHS: Die hypoganglionäre und die aganglionäre Hochdruckzone des oberen Oesophagus (Oesophagusmund) und ihre besondere Blutgefäßversorgung (angiomusculärer Schnürverschluß). Langenbeck's Arch. Chir. 367:187 (1986).

20.7. Herz und große Gefäße

Von H. E. HOFFMEISTER

20.7.1. Angeborene Herzfehler mit Links-Rechts-Shunt

20.7.1.1. Ductus arteriosus persistens
(Abb. 20.7.-1)

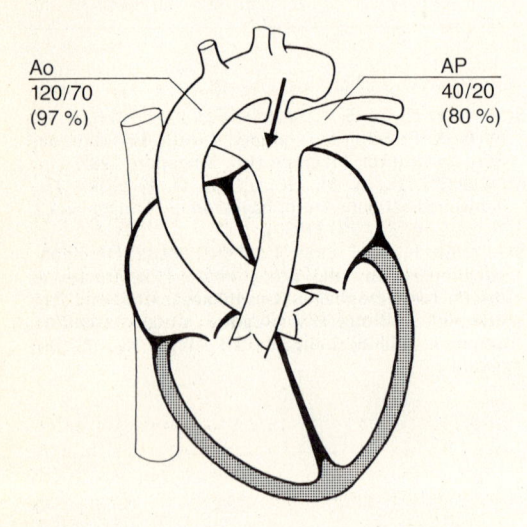

Ao 120/70 (97%) AP 40/20 (80%)

Abb. 20.7.-1. D. arteriosus persistens (Botalli) mit Links-Rechts-Shunt.

Pathologische Anatomie: Der D. arteriosus persistens (Botalli) ist *einer der häufigsten angeborenen Herzfehler*. Als Teil des fetalen Kreislaufes liegt er zwischen der linken Pulmonalarterie und der Aorta descendens. Nach der durch die Geburt bedingten Kreislaufumstellung obliteriert er im allgemeinen und bleibt nur bei 1 bis 2% aller lebend Geborenen offen.

Hämodynamik: Nach der Geburt kommt es aufgrund des Druckabfalles im Lungenkreislauf zu einer Umkehrung des Blutstroms, so daß jetzt ein Links-Rechts-Shunt vorliegt. In Abhängigkeit von der Weite des offenen Gefäßganges liegt eine mehr oder minder starke Linksherzbelastung vor, die so stark sein kann, daß es schon im Säuglingsalter zum Herzversagen kommt. Bleibt der Lungengefäßwiderstand bei vermindertem Links-Rechts-Shunt jedoch hoch, so droht dem Kind ein Rechtsherzversagen. Auf diese Weise kann es zur Shunt-Umkehr kommen, so daß diese Kinder dann sekundär zyanotisch werden können. Die Volumenbelastung der Lungenstrombahn bedingt auch im Wachstumsalter durch sekundäre Pulmonalsklerose eine Erhöhung des Strömungswiderstandes, so daß es zum Druckausgleich und sogar zur Shunt-Umkehr kommt. Schließlich besteht immer die Gefahr der bakteriellen Endokarditis im Bereich dieses Gefäßganges.

Klinik: Der D. arteriosus persistens geht mit einem charakteristischen systolisch/diastolischen Dauergeräusch (Maschinengeräusch, Zug-im-Tunnel-Geräusch) einher. Größtenteils sind die Kinder asymptomatisch, bei großem Shunt werden Leistungsminderung und rasche Ermüdbarkeit sowie rezidivierende Bronchitiden angegeben.
EKG und *Röntgenbild* mit vermehrter Lungendurchblutung ergänzen die Diagnose, die durch die Angiokardiographie erhärtet wird. In Abhängigkeit von der Schwere der klinischen Symptome, der Größe des Links-Rechts-Kurzschlusses und des Druckes im Lungenkreislauf ergibt sich die *Operationsindikation,* die in schweren Fällen in jedem Lebensalter gegeben ist und auch bei Fällen mit kleinem Links-Rechts-Shunt in jedem Fall wegen der Endokarditisgefahr gestellt werden sollte.

Chirurgische Behandlung: *Vor der Operation* müssen möglicherweise vorhandene begleitende Erkrankungen festgestellt bzw. ausgeschlossen sein: Aortenisthmusstenose, Ventrikelseptumdefekt, Fallotsche Tetralogie, Transposition der großen Gefäße. Gerade bei den zuletzt genannten Erkrankungen kann der offene D. arteriosus eine Notwendigkeit für das Überleben der Kinder sein und darf dann nicht durchtrennt werden.
Bei der Operation in normaler Intubationsnarkose wird der D. arteriosus von einer linksseitigen Thorakotomie aus dargestellt und angeschlungen. Dabei ist charakteristisch, daß sich der linke N. recurrens immer um den offenen Ductus schlingt. Die früher geübte einfache Ligatur des D. arteriosus ist weitgehend verlassen

worden, da sie einmal wegen des Durchschneidens der Ligatur recht gefährlich ist, zum anderen bei einfacher Ligatur die Gefahr der Rekanalisation besteht. Besser ist die *dreifache Durchstechungsligatur,* wobei am aortalen und pulmonalen Gefäßende sowie in der Mitte des Ductus je eine Durchstechungsligatur gelegt wird. Die Methode der Wahl ist bei weitem Gang die Durchtrennung des Ductus nach Anlegen von Gefäßklemmen und der Verschluß der Gefäßstümpfe durch Nähte.

Die *Letalität der* Operation ist gering. Sie beträgt bei unkompliziertem D. arteriosus persistens um 1 bis 2%. Mit der Ausbildung eines pulmonalen Hochdruckes und der Entwicklung von Verkalkungen im Ductusbereich im höheren Lebensalter nimmt die Operationsletalität zu. Bei diesen Zuständen, bei rekanalisiertem Ductus und aneurysmatischen Zuständen muß man die Operation erweitern, um eventuell unter Einsatz der Herz-Lungen-Maschine ein Aortensegment aus dem Kreislauf auszuschließen und auf diese Weise den Ductus ohne Blutungsgefahr beseitigen zu können.

20.7.1.2. Aortopulmonales Fenster

Pathologische Anatomie: Hierunter versteht man einen seltenen angeborenen Herzfehler, bei dem eine *Fistel zwischen der Aorta und der A. pulmonalis communis offengeblieben* ist. Diese Kommunikation zwischen den beiden großen Gefäßen liegt direkt oberhalb der Klappen und ist meist groß. Daher ähneln die Symptome denen eines großen D. arteriosus persistens mit pulmonalem Hochdruck. Zur Differenzierung der beiden Krankheitsbilder empfiehlt sich die retrograde Aortographie.

Die **chirurgische Behandlung** besteht in vollständiger Trennung der beiden Gefäße und Verschluß der beiden Fistelöffnungen. Sie ist meist nur mit Hilfe der Herz-Lungen-Maschine oder mit Kreislaufunterbrechung in tiefer Hypothermie möglich. Ist es bereits zur Shunt-Umkehr gekommen (Eisenmengersche Reaktion), so ist eine Operation nicht mehr angezeigt.

20.7.1.3. Ventrikelseptumdefekt
(Abb. *20.7.*-2)

Pathologische Anatomie: Der Ventrikelseptumdefekt ist ein sehr häufiger angeborener Herzfehler mit Links-Rechts-Shunt. Der isolierte Defekt liegt entweder im membranösen Teil des Kammerseptums (80%) oder in dessen muskulärem Anteil. Vom chirurgischen Standpunkt un-

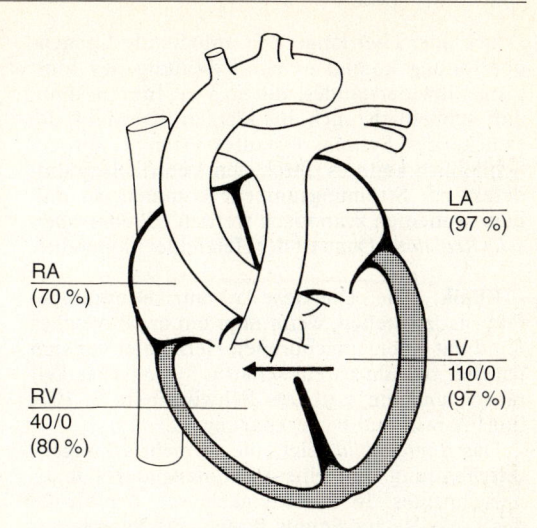

Abb. *20.7.*-2. Ventrikelseptumdefekt mit Links-Rechts-Shunt bei gering erhöhten Drücken in der Lungenstrombahn.

terscheidet man 4 Typen, wobei der *Typ I* oberhalb der Crista supraventricularis, der *Typ II* (häufigste Form) unterhalb derselben, der *Typ III* in unmittelbarer Nähe der Trikuspidalklappe und der *Typ IV* tief unten im muskulären Ventrikelseptum zu finden ist. Je nach Größe des Defektes können also Beziehungen zur Trikuspidalklappe oder zur Aortenklappe oder zu beiden bestehen. Eine weitere anatomische Besonderheit stellt der Verlauf des Reizleitungssystems dar, das am Unterrand der Defekte vom Typ II und III verläuft.

Hämodynamik: Entsprechend dem normalerweise niedrigen Gefäßwiderstand des Lungenstrombettes fließt das Blut durch den Ventrikelseptumdefekt ohne wesentliche Belastung des rechten Ventrikels, solange der Lungengefäßwiderstand normal ist. Liegt ein großer Defekt vor, der einen großen Links-Rechts-Shunt bedingt, so kommt es zur starken Lungenüberflutung mit einer erheblichen Linksherzbelastung, die zu der hohen Frühsterblichkeit des Ventrikelseptumdefektes führt. Die großen Defekte nehmen meist das gesamte membranöse Ventrikelseptum ein und gehen bald mit einer Druckerhöhung in der Lungenstrombahn einher. Die Ventrikelseptumdefekte im muskulären Anteil sind meist klein *(Maladie de Roger).* Der entstehende Links-Rechts-Shunt ist gering, das systolische Geräusch aber deutlich ausgeprägt. Diese Defekte bedürfen keiner chirurgischen Behandlung.

Aus dem Geschilderten folgt, daß bei allen Ventrikelseptumdefekten mit einem bestimmten Shunt-Volumen die *Operationsindikation* gegeben ist. Ferner gibt die Druckerhöhung in der Lungenstrombahn weitere Hinweise für die Operationsnotwendigkeit. Durch ständig erhöhten

Druck oder über lange Zeit anhaltende Lungenüberflutung kommt es zur Erhöhung des Lungengefäßwiderstandes, die so weit führen kann, daß schließlich auch im kleinen Kreislauf die Drücke des Systemkreislaufes erreicht werden. Schließlich kann es durch den Ventrikelseptumdefekt zur Strömungsumkehr kommen, so daß diese Patienten zyanotisch werden *(Eisenmengersche Reaktion).* Dann ist der Herzfehler inoperabel.

Klinik: Die Diagnose »Ventrikelseptumdefekt« ist zu stellen, wenn man ein azyanotisches Kind mit einem angeborenen Herzfehler vor sich hat, der sich durch ein scharfes systolisches Geräusch und ein tastbares Schwirren im 3. ICR links parasternal bemerkbar macht.

Das *Röntgenbild* zeigt eine vermehrte Lungendurchblutung und eine Prominenz des Pulmonalsegmentes. In Abhängigkeit von der Größe des Links-Rechts-Shunts besteht die Symptomatik in Tachypnoe und rezidivierenden Bronchitiden. Erst bei Shunt-Umkehr kommt es zur Zyanose. Zur Sicherung der Diagnose wird eine Herzkatheteruntersuchung durchgeführt, die einen Anstieg der Sauerstoffsättigung in Höhe des rechten Ventrikels zeigt. In Abhängigkeit von der Größe der Links-Rechts-Kurzschlußdurchblutung und des Lungengefäßwiderstandes kann es zur Druckerhöhung im Lungenkreislauf kommen.

Eine *Angiokardiographie* mit Injektion des Kontrastmittels in den linken Ventrikel sichert die Diagnose.

Die *Operationsindikation* ist gegeben, wenn der Links-Rechts-Shunt groß ist und klinische Symptome hervorruft.

Chirurgische Behandlung: Es stehen je nach Lebensalter zwei Methoden zur Verfügung:

1. Die *Drosselung der Pulmonalarterie nach Muller-Dammann.* Ziel dieser Operation ist es, den Links-Rechts-Shunt zu vermindern und gleichzeitig die Lungenstrombahn vor den schädigenden Folgen der Überflutung zu bewahren. Zu diesem Zweck wird von einer linksseitigen Thorakotomie aus die A. pulmonalis freigelegt und mit einem 4 bis 5 mm breiten Bändchen umfahren, das so weit gedrosselt wird, bis ein deutlicher Druckgradient zwischen dem rechten Ventrikel und den peripheren Lungenarterien erreicht ist. Mit dieser Operation werden viele Säuglinge, die schwere Symptome zeigen, in ein Alter gebracht, in dem ihr Herzfehler mit Hilfe der Herz-Lungen-Maschine endgültig korrigiert werden kann.

2. Bei der *direkten Korrektur des Herzfehlers* wird nach Längsspaltung des Brustbeines der Herzbeutel eröffnet und eine Kanülierung der großen Gefäße vorgenommen, so daß die Herz-Lungen-Maschine angeschlossen werden kann. Bei extrakorporaler Zirkulation wird dann das Herz aus dem Kreislauf ausgeschlossen und der rechte Ventrikel durch einen Quer- oder Längsschnitt eröffnet. Kleinere Ventrikelseptumdefekte werden durch direkte Naht, größere durch Einnähen eines Kunststoffflickens verschlossen. Operative Schwierigkeiten bei großen Ventrikelseptumdefekten entstehen durch die oben beschriebenen anatomischen Gebilde: Aortenklappentasche, Trikuspidalklappensegel und Reizleitungssystem.

Die *Operationsletalität* des unkomplizierten Ventrikelseptumdefektes ist gering. Mit der Größe des Defektes und der Erhöhung des Pulmonalarteriendruckes nimmt das Risiko der Operation zu. Die möglichen postoperativen Komplikationen (VSD-Rezidiv durch Ausreißen einer Naht, AV-Block) haben mit zunehmender Erfahrung der Herzchirurgen erheblich abgenommen.

20.7.1.4. Vorhofseptumdefekt
(Abb. *20.7.*-3)

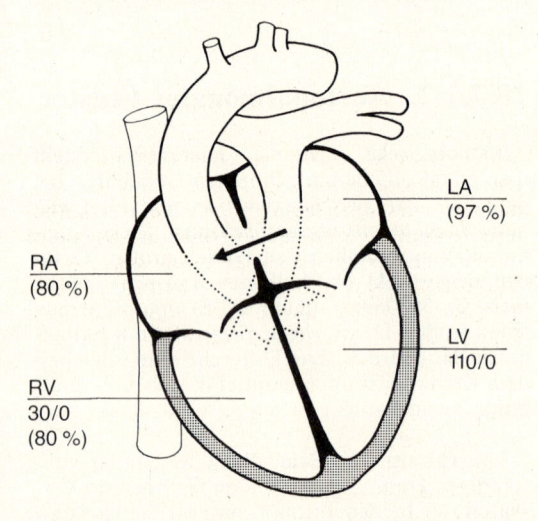

Abb. *20.7.*-3. Vorhofseptumdefekt mit Links-Rechts-Shunt und noch normalen Drücken in der Lungenstrombahn.

LA (97 %)
RA (80 %)
LV 110/0
RV 30/0 (80 %)

Pathologische Anatomie: Der Begriff »Vorhofseptumdefekt« umfaßt drei Typen dieser Fehlbildung:
den zentralen *Septum-secundum-Defekt,*
den hochsitzenden *Sinus-venosus-Defekt* und
den tiefsitzenden *Ostium-primum-Defekt.*

Ein offengebliebenes For. ovale ist kein Vorhofseptumdefekt. Am häufigsten ist der Septum-secundum-Defekt; der Sinus-venosus-Defekt geht *immer* mit einer *Fehleinmündung* der *rechtsseitigen Lungenvenen* einher.

Diese angeborenen Fehlbildungen am Vorhofseptum sind recht häufig; Symptome treten im allgemeinen später als bei den anderen Herzfehlern mit Links-Rechts-Kurzschluß auf. Mit zunehmendem Lebensalter machen sich die sekundären Schäden an der Lunge, am rechten Herzen und am Herzklappenapparat bemerkbar, so daß die Lebenserwartung dieser Patienten auf etwa 35 Jahre beschränkt ist. Obwohl der Druckunterschied zwischen linkem und rechtem Vorhof nur gering ist, kommt es durch die Größe des Defektes meist doch zu einem großen Links-Rechts-Shunt. Die Größe dieses Kurzschlusses, die das Mehrfache des Systemkreislaufvolumens betragen kann, setzt wiederum Veränderungen in der Lungenstrombahn in Gang, so daß sich ein Druckanstieg mit vermehrtem Lungengefäßwiderstand entwickelt. Im weiteren Verlauf schließlich kann es zur Trikuspidalklappeninsuffizienz mit allen Zeichen der Rechtsherzdekompensation kommen (Leberschwellung, Venenstauung, Ödeme, Aszites). Letztlich resultiert eine Shunt-Umkehr durch den Defekt in der Vorhofscheidewand.

Klinik: Der überwiegende Teil der Patienten ist in frühen Jahren beschwerdefrei. Nur in schweren Fällen zeigen sich gehäufte Bronchitiden, Einschränkung der Leistungsfähigkeit und schließlich Zeichen des Rechtsherzversagens.

Das Herzgeräusch ist diskret, das *EKG* meist charakteristisch. Das *Röntgenbild* zeigt eine mäßige Verbreiterung des Herzens nach beiden Seiten, ein betontes Pulmonalsegment und eine vermehrte Lungengefäßzeichnung. Die Herzkatheteruntersuchung sichert schließlich die Diagnose durch Feststellung des »Sauerstoffsprunges« auf Vorhofebene und eine möglicherweise schon eingetretene Druckerhöhung im Lungenkreislauf. Eine *Angiokardiographie* ist meist entbehrlich.

Die Indikation zur Operation ist in Abhängigkeit von der Größe des Links-Rechts-Kurzschlusses und im Hinblick auf die später eintretenden Komplikationen gegeben.

Chirurgische Behandlung: Unter Anwendung der Hypothermie oder des extrakorporalen Kreislaufes wird der rechte Vorhof eröffnet und der Defekt entweder durch direkte Naht oder aber durch Einsetzen eines Flickens aus Perikard oder Kunststoff verschlossen. Diese Notwendigkeit ergibt sich vor allem bei den Sinus-venosus-Defekten, um durch eine bestimmte Nahtführung die fehleinmündenden Lungenvenen gleichzeitig in den linken Vorhof umzuleiten. Das Risiko dieser Operationen ist bei Anwendung der Herz-Lungen-Maschine gering.

20.7.1.5. Endokardkissendefekt
(Abb. *20.7.*-4)

Pathologische Anatomie: Ein Defekt des Septum primum des Vorhofes ist die Ursache der Endokardkissendefekte. Im allgemeinen findet sich gleichzeitig ein Spalt im aortalen Segel der Mitralklappe und im septalen Segel der Trikuspidalklappe. Es handelt sich dann um einen sog. *partiellen AV-Kanal.* Tritt zu diesen Fehlbildungen noch ein Ventrikelseptumdefekt mit enger Beziehung zur Trikuspidalklappe hinzu, so liegt ein *totaler AV-Kanal* vor. Die hämodynamischen Folgen der meist bestehenden Schlußunfähigkeit der Mitralklappe sind groß, so daß diese Kinder sehr frühzeitig schon erhebliche Symptome aufweisen können.

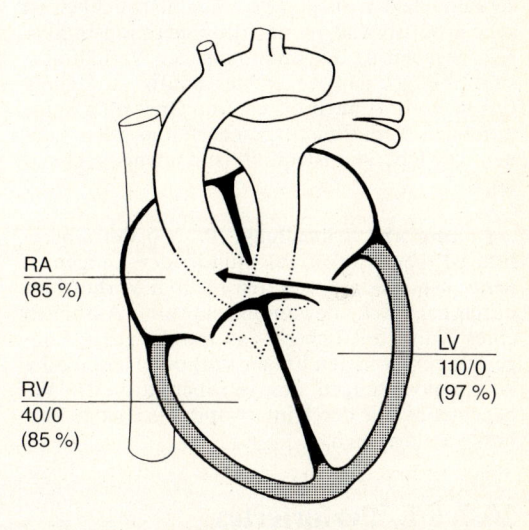

Abb. *20.7.*-4. Partieller atrioventrikulärer Kanal (Ostium-primum-Defekt) mit Mitralklappeninsuffizienz und ausgeprägtem Links-Rechts-Shunt.

Im *EKG* ist der inkomplette Rechtsschenkelblock bei überdrehtem Linkstyp charakteristisch. Die Operationsindikation ist immer gegeben.

Chirurgische Behandlung: Unter Anwendung der Herz-Lungen-Maschine wird der rechte Vorhof eröffnet und als erstes der Spalt in der Mitralklappe verschlossen. Danach wird der Ostium-primum-Defekt durch Einnähen eines Perikard- oder Kunststoffflickens verschlossen. Beim totalen AV-Kanal, der mit einem pulmonalen Hochdruck einhergeht, müssen erst die beiden Klappen rekonstruiert und dann der Ventrikel- und Vorhofseptumdefekt durch Einnähen eines Flickens verschlossen werden. Eines der Risiken bei diesen Operationen ist das Reizleitungssystem, das am Unterrand des Ostium-primum-Defektes verläuft.

Aufgrund der komplexen Fehlbildung ist die *Operationsletalität* beim partiellen AV-Kanal mit 10 bis 15% relativ hoch; sie kann beim totalen AV-Kanal infolge des pulmonalen Hochdruckes auf Werte um 60–70% ansteigen.

20.7.1.6. Totale Lungenvenenfehlmündung

Pathologische Anatomie: Diese Fehlbildung ist dadurch gekennzeichnet, daß die *Lungenvenen keinen regelrechten Anschluß an den linken Vorhof finden.* Vielmehr vereinigen sie sich hinter dem Herzen in einer horizontal verlaufenden gemeinsamen Vene. Diese kann auf verschiedenen Wegen Anschluß an den venösen Kreislauf gewinnen. Diese Kinder sind nur lebensfähig, wenn das For. ovale offenbleibt bzw. ein Vorhofseptumdefekt vorliegt. Die frühe Sterblichkeit ist sehr groß, so daß immer die Operationsindikation gegeben ist. Die anatomischen Verhältnisse sind aber so, daß wegen des häufig zu kleinen linken Vorhofs auch durch eine Operation keine normalen Verhältnisse geschaffen werden können. Die Operationsletalität ist dementsprechend hoch.

Chirurgische Behandlung: Prinzip der Operation ist, bei intrakardial mündender Lungenvenentransposition durch den rechten Vorhof hindurch nach Scheidewandinzision und Aufnähen eines Kunststoffflickens das transponierte Lungenvenenblut in den linken Vorhof zu leiten oder Anastomosierungen des retroperikardialen Venenstamms mit der Hinterwand des linken Vorhofs vorzunehmen.

20.7.1.7. Perforiertes Sinus-valsalvae-Aneurysma

Aufgrund von Veränderungen der Wandstruktur der Aorta im Bereich der Aortenklappentaschen (Sinus valsalvae) kann es hier zur Ausbildung von Aneurysmen kommen. Diese können in alle Herzhöhlen perforieren, bevorzugt in den rechten Ventrikel. Wird das plötzliche Ereignis der Perforation überstanden, so entwickelt sich ein erheblicher Links-Rechts-Shunt. Ein systolisch-diastolisches Dauergeräusch führt zur Diagnose, die eine *umgehende chirurgische Behandlung durch Verschluß des Aneurysmas* erforderlich macht.

20.7.1.8. Koronarfistel und Fehlabgang der Koronararterien

Pathologische Anatomie: Von jeder Koronararterie aus kann es zur Bildung von *Fisteln mit einer der Herzhöhlen,* meist mit dem rechten Vorhof oder dem rechten Ventrikel, kommen. Zu den klinischen Zeichen dieser Herzerkrankung gehören neben einem charakteristischen Geräusch frühzeitig auftretende EKG-Veränderungen. Wegen der Minderdurchblutung des Herzmuskels und des häufig recht großen Links-Rechts-Shunts ist die Operationsindikation immer gegeben.

Besondere Verhältnisse liegen beim Fehlabgang der linken Koronararterie aus der A. pulmonalis vor *(Bland-White-Garland-Syndrom).* Während die rechte Koronararterie regelrecht aus der Aorta entspringt, verläuft die linke Koronararterie von der A. pulmonalis communis zum Myokard. Aufgrund des niedrigen Druckes in der Lungenstrombahn wirkt die linke Koronararterie jedoch als Fistel und entzieht auf diesem Wege dem Myokard noch zusätzlich Blut. Diese Kinder haben sehr frühzeitig schwere Symptome und zeigen im *EKG* das Bild eines Herzinfarktes.

Chirurgische Behandlung: Im Kleinkindesalter besteht die chirurgische Behandlung in der Unterbindung der linken Koronararterie direkt an ihrem Eintritt in die Lungenarterie. Im späteren Lebensalter kann man versuchen, diesen gemeinsamen linken Koronararterienast mit der Aorta zu anastomosieren.

> **Patienten mit angeborenen Herzfehlern und Links-Rechts-Shunt** leiden an Komplikationen von Herz und Lunge. Die Herzinsuffizienz oder die Entwicklung eines pulmonalen Hochdruckes gilt es zu verhindern.
> In Abhängigkeit von der Größe des Kurzschlusses ist die *Operationsindikation* gegeben.

20.7.2. Angeborene Herzfehler mit Rechts-Links-Shunt

20.7.2.1. Fallotsche Erkrankung
(Abb. *20.7.*-5)

Pathologische Anatomie: Die Fallotsche Tetralogie ist ein häufiger angeborener zyanotischer Herzfehler. Die entscheidenden anatomischen Anomalien sind der große *Ventrikelseptumdefekt* und die meist hochgradige *Pulmonalarterienstenose.* Die beiden anderen zur Tetralogie gehörenden Befunde, die *über dem Septumdefekt reitende Aorta* und die *Rechtsherz-Hypertrophie,* sind Folgen dieser anatomischen Konstellation. Der Schweregrad einer Fallotschen Tetralogie und damit die Prognose hängen vom Grad der Pulmonalstenose ab, die meist infundibulär ist. Tritt zu diesen Veränderungen noch ein *Vorhofseptumdefekt* hinzu, spricht man von einer *Fallotschen Pentalogie.* Die durchschnittliche Lebenserwartung von Patienten mit Fallotscher Erkrankung beträgt 12 Jahre; viele Kinder sterben bereits in den beiden ersten Lebensjahren, und nur

Ao
110/80
(85 %)

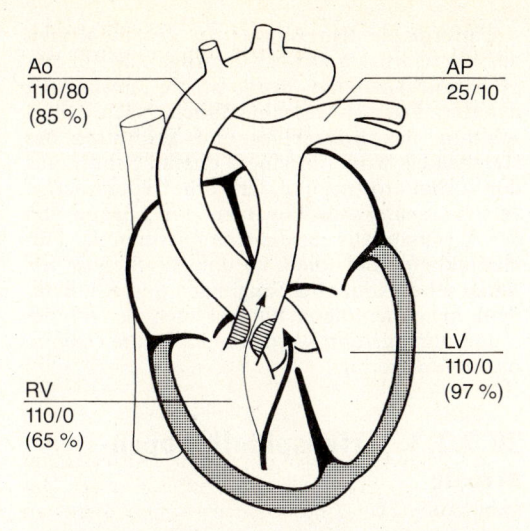

AP
25/10

LV
110/0
(97 %)

RV
110/0
(65 %)

Abb. 20.7.-5. Fallotsche Tetralogie, Rechts-Links-Shunt mit Minderdurchblutung der Lunge aufgrund der hochgradigen Pulmonalstenose und des großen Ventrikelseptumdefektes.

wenige Patienten überleben das 20. Lebensjahr, sofern nicht rechtzeitig chirurgische Maßnahmen einsetzen.

Hämodynamik: Wichtige Faktoren der Hämodynamik sind der große Ventrikelseptumdefekt, der eine freie Kommunikation zwischen beiden Ventrikeln ermöglicht und die schwere Pulmonalstenose, die den Auswurf des Blutes in die Lungenschlagader hemmt. Daher muß der rechte Ventrikel den größten Teil des Blutes durch den Ventrikelseptumdefekt in die Aorta auswerfen. *Druckgleichheit in beiden Ventrikeln* ist daher beim Fallot stets zu finden. Auf diese Weise kommt es zu einer erheblichen Minderdurchblutung der Lungen und einer sog. *Mischungszyanose*.

Klinik: Das führende Symptom ist die *Zyanose*, die schon bald nach der Geburt auftreten kann. Trommelschlegelfinger, Uhrglasnägel und Hockstellung sind weitere typische äußere Zeichen. Entsprechend dem Schweregrad der Zyanose findet man eine Polyglobulie mit Anstieg des Hämatokrit-Wertes auf 60–70%. Bei Kleinkindern sind Anfälle von *Hypoxie mit zerebralen Erscheinungen* recht häufig und als prognostisch ernst zu werten. Zerebrale Thrombosen und bakterielle Endokarditis sind später hinzutretende Komplikationen. *Auskultatorisch* ist ein systolisches Geräusch über der Pulmonalarterie, röntgenologisch der schmale Herzschatten mit typischer »Holzschuh-Konfiguration« sowie helle Lungenfelder und ein Rechtstyp im *EKG* mit intraventrikulären Störungen der Reizleitung charakteristisch. Der Pulmonalisbogen weist auf dem *Röntgenbild* meist eine Konkavität auf. Die Herzkatheteruntersuchung und die *Angiokardiographie* mit Injektion des Kontrastmittels in den rechten Ventrikel klären die Diagnose. In Korrelation zur Zyanose findet sich eine arterielle Sauerstoffuntersättigung.

Entscheidend für alle Versuche, die Fallotsche Tetralogie chirurgisch zu beeinflussen, war die Beobachtung von TAUSSIG, daß Kinder mit einer Fallotschen Tetralogie *und* einem zusätzlichen offenen D. arteriosus persistens klinisch in einem besseren Zustand waren als Kinder *ohne* diese zusätzliche Fehlbildung. Aus dieser Erkenntnis wurde die Palliativbehandlung der Fallotschen Tetralogie abgeleitet.

Chirurgische Behandlung: Die Indikation ergibt sich aus dem schweren klinischen Befund, der mangelhaften Entwicklung der Kinder und den oben geschilderten Komplikationen. Das Auftreten von hypoxischen Anfällen und eine hochgradige Erhöhung des Hämatokrits bedingen die Notwendigkeit einer Palliativoperation. Diese besteht immer in einer Verbindung zwischen dem Systemkreislauf und dem Lungenkreislauf.

BLALOCK anastomosierte dazu die linke A. subclavia End-zu-Seit mit der A. pulmonalis.

POTTS stellte eine direkte Seit-zu-Seit-Anastomose zwischen linker Lungenschlagader und Aorta descendens her.

SENNING legte eine Anastomose Seit-zu-Seit zwischen der Aorta ascendens und dem Hauptstamm der Pulmonalarterie an.

WATERSTON machte eine Seit-zu-Seit-Anastomose zwischen der Aorta ascendens und der rechten A. pulmonalis.

Die Wahl der Operationsmethode hängt von dem Lebensalter und von der Weite der Arteria subclavia ab: Im Säuglingsalter wird im allgemeinen die Waterston-Anastomose bevorzugt, später die Blalock-Anastomose.

Im späteren Lebensalter ist die *intrakardiale Korrekturoperation* in jedem Fall angezeigt. Diese besteht im Verschluß des Ventrikelseptumdefektes und in der Beseitigung der Stenose an der Ausflußbahn des rechten Ventrikels. Mit Hilfe der Herz-Lungen-Maschine wird die Ausflußbahn des rechten Ventrikels eröffnet, die infundibuläre Pulmonalstenose ausgeschnitten und die valvuläre Pulmonalstenose kommissurotomiert. Der meist große Ventrikelseptumdefekt wird durch Einnähen eines Kunststoffflickens verschlossen. Von der Weite des Pulmonalklappenringes und des Hauptstammes der A. pulmonalis sowie den Druckwerten hängt es ab, ob auch dieser Teil der Ausflußbahn, etwa durch Einnähen eines längs-ovalen Flickens, erweitert werden muß.

Die *Operationsletalität* der Palliativoperationen hängt vom Alter der Kinder ab. Aufgrund der komplexen Fehlbildung des Herzens und der häufig ausgeprägten Unterentwicklung des linken Ventrikels beträgt die Letalität der Korrekturoperation zwischen 10 und 20%. Bei hochgradigen Zyanosen ist die Operationsgefährdung höher.

20.7.2.2. Vorhofseptumdefekt mit Pulmonalstenose (Fallotsche Trilogie)
(Abb. *20.7.*-6)

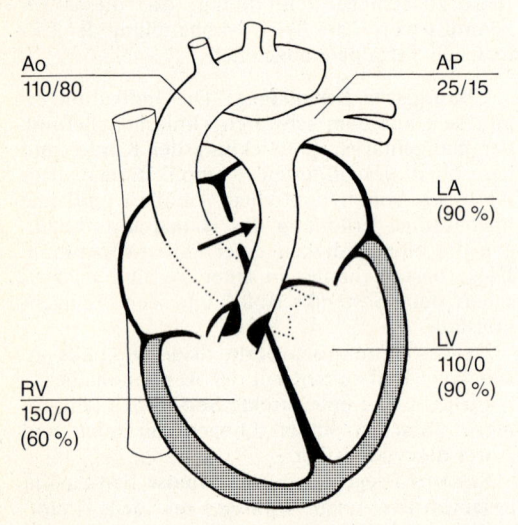

Abb. *20.7.*-6. Vorhofseptumdefekt mit Pulmonalstenose und Rechts-Links-Shunt auf Vorhofebene.

Pathologische Anatomie: Bei diesem angeborenen Herzfehler, der mit oder ohne Zyanose einhergehen kann, handelt es sich um die *Kombination einer valvulären Pulmonalstenose mit einem Vorhofseptumdefekt.* Je nach Schweregrad der Pulmonalstenose und Funktionszustand des rechten Ventrikels kann es früher oder später auf Vorhofebene zu einem Rechts-Links-Shunt kommen, der sich dann klinisch durch das Auftreten einer Zyanose bemerkbar macht. Da bei diesem Krankheitsbild das Ventrikelseptum geschlossen ist, kann der Druck im rechten Ventrikel in Abhängigkeit von dem Schweregrad der Pulmonalklappenstenose über den des linken Ventrikels ansteigen.

Klinik: Die *Diagnose* ist bei einem systolischen Geräusch und einem tastbaren Schwirren sowie einem *EKG* mit Rechtstyp und Rechtshypertrophie zu vermuten; sie ist durch Herzkatheteruntersuchung und Angiokardiographie zu sichern.

Die *Operationsindikation* ist dann gegeben, wenn der systolische Druckgradient zwischen rechtem Ventrikel und A. pulmonalis in Ruhe 70 mmHg oder mehr beträgt.

Chirurgische Behandlung: In der Pionierzeit der Herzchirurgie wurden derartige Fälle in Hypothermie korrigiert, heute ist die Anwendung der Herz-Lungen-Maschine üblich. Nach Längsspaltung des Brustbeines und Eröffnung des Herzbeutels wird von einem queren Schnitt aus der Vorhof eröffnet und der Vorhofseptumdefekt verschlossen. Danach werden mit Zugang von der A. pulmonalis aus die Kommissuren der Pulmonalklappe indziert, so daß die Stenose beseitigt wird. Außer bei Säuglingen und Kleinkindern, bei denen dieser Eingriff auch als Notoperation durchgeführt werden muß, ist die *Operationsletalität* gering.

20.7.2.3. Trikuspidalklappenatresie
(Abb. *20.7.*-7)

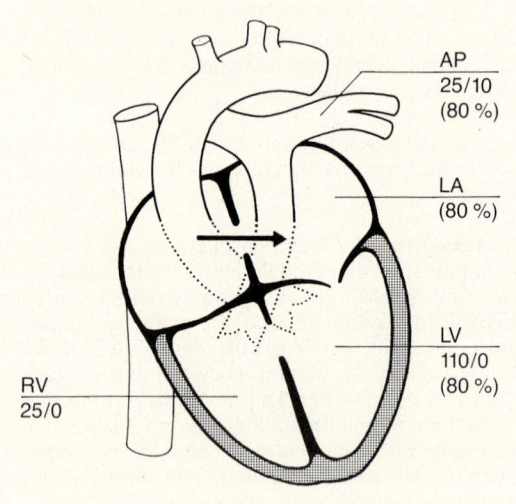

Abb. *20.7.*-7. Trikuspidalklappenatresie mit Rechts-Links-Shunt und Minderdurchblutung der Lunge.

Pathologische Anatomie: Dieser zyanotische Herzfehler hat das *Fehlen der Trikuspidalklappe* zur Grundlage. Das venöse Blut tritt über einen Vorhofseptumdefekt in das linke Herz über und wird von dem linken Ventrikel teils in die Aorta, teils durch einen Ventrikelseptumdefekt über den als Stenose wirkenden hypoplastischen rechten Ventrikel in die Lungenarterie ausgeworfen.

Klinik: Die klinischen Symptome sind schwerer als bei der Fallotschen Tetralogie. Die Differenzierung von dieser Erkrankung ist meist schon mit dem EKG möglich, das immer eine erhebliche Linksherzhypertrophie zeigt.

In der **chirurgischen Behandlung** dieser Fehlbildung werden die unter der Fallotschen Tetralogie genannten Palliativoperationen durchgeführt. Da diese alle den linken Ventrikel weiter belasten, führten GLENN und unabhängig davon BAKULJEV die *kavopulmonale Anastomose* ein, die die Durchblutung der rechten Lunge unter Umgehung des rechten Herzens steigert und so zur Entlastung des Herzens führt. Entsprechend der Schwere der Erkrankung und der Notwendigkeit einer Operation auch schon im Säuglingsalter ist die *Operationsletalität* hoch, insbesondere bei stärkerem Strömungswiderstand in der Lungenstrombahn.

20.7.2.4. Transposition der großen Gefäße
(Abb. 20.7.-8)

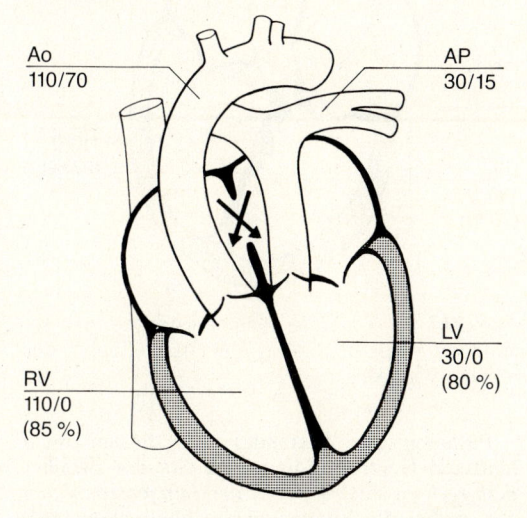

Abb. 20.7.-8. Transposition der großen Gefäße mit Vorhofseptumdefekt, der die Durchmischung beider Kreisläufe erlaubt.

Ao 110/70
AP 30/15
RV 110/0 (85%)
LV 30/0 (80%)

Pathologische Anatomie und Physiologie: Die Transposition der großen Gefäße ist ein häufiger angeborener Herzfehler, der mit einer schweren *Zyanose* einhergeht. Die Aorta entspringt dabei vorne aus dem rechten Ventrikel und die Pulmonalarterie hinten aus dem linken Ventrikel. Eine Lebensfähigkeit dieser Kinder ist nur gegeben, wenn eine weitere Fehlbildung vorliegt, die die Durchmischung der beiden Kreisläufe erlaubt. Die spontane Sterblichkeit ist sehr hoch; ohne Palliativeingriffe sterben im ersten Lebensjahr bis zu 85% der Kinder. Nach MUSTARD unterscheidet man 4 Gruppen:

Beim *Typ I* liegt außer der Transposition ein intaktes Ventrikelseptum vor; die Durchmischung erfolgt auf Vorhofebene und möglicherweise über einen D. arteriosus persistens.

Der *Typ II* ist neben der Transposition der großen Gefäße durch einen meist großen Ventrikelseptumdefekt gekennzeichnet.

Beim *Typ III* handelt es sich um eine Transposition der großen Gefäße mit Ventrikelseptumdefekt und Pulmonalstenose.

Der *Typ IV* ist selten und betrifft die Fälle von Transposition, bei denen die Pulmonalstenose mit einem intakten Ventrikelseptum einhergeht.

Entsprechend diesen verschiedenen anatomischen Gegebenheiten sind auch die hämodynamischen Folgen für die Kinder unterschiedlich: Beim Typ I ist die Durchmischung der beiden Kreisläufe zu gering; beim Typ II kommt es zur Überflutung der Lunge und zur Ausbildung eines pulmonalen Hochdruckes; beim Typ III hingegen ist die Lungendurchblutung extrem vermindert.

Klinik: Die schwere Zyanose, die Dyspnoe und die Rechtsherzdekompensation sind die führenden Zeichen bei diesem angeborenen Herzfehler, Herzgeräusche können völlig fehlen. Die Diagnose ist durch *Herzkatheteruntersuchung*, die alle 4 Herzhöhlen betreffen muß, und durch *Angiokardiographie* zu sichern.

Chirurgische Behandlung: Entsprechend der Hämodynamik muß das operative Vorgehen bei den einzelnen Formen der Transposition der großen Gefäße unterschiedlich sein.

Da alle operativen Maßnahmen im Säuglingsalter bei dieser schweren Erkrankung mit einer erheblichen Letalität einhergehen, trat eine Besserung der Lebenschancen erst ein, als das Verfahren von RASHKIND angewendet wurde. Er erreichte mit einem *Ballon-Katheter,* der in den linken Vorhof eingeführt und dann ruckartig in den rechten Vorhof zurückgezogen wurde, einen Einriß des Vorhofseptums und auf diese Weise einen bidirektionalen Shunt auf Vorhofebene. Auf diese Weise konnte den Kranken mit Transposition und mangelnder Durchmischung der beiden Kreisläufe geholfen werden.

Bei den Transpositionen mit großem Ventrikelseptumdefekt wurde eine Drosselung der Pulmonalarterie entsprechend dem Vorgehen von MULLER-DAMMANN angewendet. Bei den Formen der Transposition mit verminderter Lungendurchblutung wurden Palliativmaßnahmen wie bei der Fallotschen Tetralogie durchgeführt.

Auf diese Weise kamen mehr Kinder mit Transposition in ein Alter, in dem eine operative »Korrektur« möglich ist. Das Prinzip dieser von SENNING und MUSTARD angegebenen Operationen beruht darauf, daß die Transposition der Gefäße durch eine Transposition der Blutströme in den Vorhöfen ausgeglichen wird. Zu diesem Zweck werden mit Hilfe des extrakorporalen Kreislaufes Vorhofseptum und Vorhofwand so aufgegliedert, daß das venöse Blut unter einem Tunnel zur Mitralklappe fließen kann, während das Lungenvenenblut über diesen geschaffenen Weg zur Trikuspidalklappe gelangt (SENNING).

Es kann dann vom rechten Ventrikel in die Aorta ausgeworfen werden.

MUSTARD erreicht diese Blutumleitung nach Resektion des Vorhofseptums durch Einnähen eines Perikard- oder Kunststoffflickens. Liegen zusätzliche Herzfehlbildungen vor, müssen diese gleichfalls beseitigt werden; sie steigern die Operationsletalität erheblich.

In ausgesuchten Fällen kann die sog. Switch-Operation angewendet werden, wobei die großen Gefäße einschließlich der Koronargefäße umgetauscht werden; Voraussetzung ist dabei eine Druckgleichheit in beiden Ventrikeln.

20.7.2.5. Andere zyanotische Herzfehler

Beim **Tr. arteriosus communis** liegt neben einem Ventrikelseptumdefekt eine *unvollständige Trennung der Aorta und der A. pulmonalis* voneinander vor.

Beim **Pseudotruncus arteriosus** (Pulmonalatresie) handelt es sich um einen großen *Ventrikelseptumdefekt mit vollständigem Verschluß des Pulmonalostiums oder Fehlen der A. pulmonalis communis*. Die Lungendurchblutung erfolgt über Bronchialarterien und/oder über den offengebliebenen D. arteriosus.

Dem **Ebstein-Syndrom** liegt eine *komplexe Fehlbildung der Trikuspidalklappe* zugrunde. Ein oder zwei Segel der Trikuspidalklappe entspringen nicht am Anulus fibrosus, sondern in der Höhe des rechten Ventrikels. Auf diese Weise entsteht eine Trikuspidalklappen-Insuffizienz; ein großer Teil des Blutes wird über einen Vorhofseptumdefekt direkt in den linken Vorhof umgeleitet.

Schließlich können **arteriovenöse Fisteln der Lungengefäße** eine Zyanose auslösen. Durch diese Fisteln wird ein großer Teil der Lungenalveolen umgangen, so daß venöses Blut direkt in die arterielle Strombahn gelangt.

Die durch Angiokardiographie zu sichernde Diagnose führt zur *Behandlung durch Resektion des befallenen Lungenabschnittes*.

> **Kinder mit angeborenen Herzfehlern und Rechts-Links-Shunt** sind unterschiedlich stark *zyanotisch*. An deren Komplikationen und der Minderdurchblutung der Lunge leiden diese Patienten am stärksten.
> Zur *Behandlung* werden Palliativoperationen, die die Lungendurchblutung verbessern und Korrekturoperationen eingesetzt, denen aber häufig durch die pathologisch-anatomischen Gegebenheiten Grenzen gesetzt sind.

20.7.3. Angeborene Herzfehler ohne Shunt

20.7.3.1. Isolierte Pulmonalstenose
(Abb. *20.7.-9*)

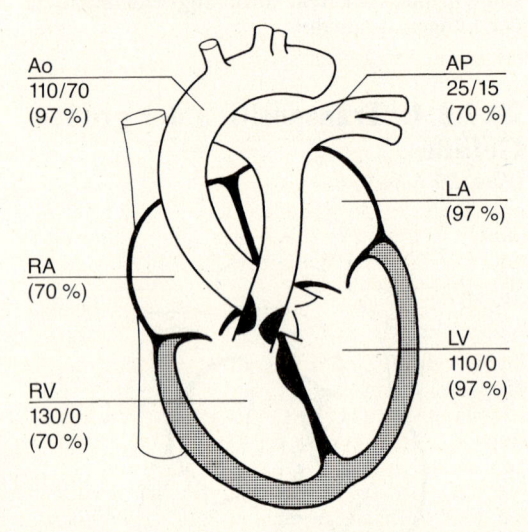

Abb. *20.7.-9*. Valvuläre Pulmonalstenose mit sekundärer Hypertrophie in der Ausflußbahn des rechten Ventrikels.

Pathologische Anatomie: Bei diesem recht häufigen Herzfehler liegt eine *Stenose zwischen dem rechten Ventrikel und der Lungenstrombahn* vor, wobei die Einengung am häufigsten (90%) im Bereich der Pulmonalklappe und in 10% im Ausflußtrakt des rechten Ventrikels liegt (infundibuläre Pulmonalstenose). Die valvuläre Pulmonalstenose entsteht durch Verschmelzung der drei Taschenklappen, so daß in schweren Fällen eine domartige Deformierung der Klappe vorliegt. Bei der infundibulären Stenose kommt die Obstruktion durch Muskelhypertrophie im Ausflußtrakt des rechten Ventrikels zustande.

Hämodynamik: Das Fehlen einer Kurzschlußverbindung auf Ventrikelebene zwingt dazu, das gesamte Herzzeitvolumen durch die Stenose zu treiben. Es resultiert ein Druckanstieg im rechten Ventrikel, der so stark werden kann, daß er den Druck des linken Ventrikels übersteigt. Charakteristisch ist der dann bestehende Druckgradient zwischen dem rechten Ventrikel und der A. pulmonalis.

Klinik: Das Beschwerdebild der Patienten ist unterschiedlich: In leichten Fällen ist das hörbare systolische Geräusch der einzige klinische Befund; in schweren Fällen tritt Dyspnoe bei Belastung, periphere Zyanose und Leistungsminderung hinzu. Neben dem im Phonogramm »spindelförmigen« systolischen Geräusch mit Punctum maximum im 2. ICR links findet sich immer ein Schwirren über der A. pulmonalis.

Im *EKG* ist die Rechtshypertrophie ausgeprägt, im *Röntgenbild* zeigt sich eine Vergrößerung des Herzens infolge der Hypertrophie des rechten Ventrikels und eine Betonung des Pulmonalsegmentes durch die poststenotische Dilatation der Lungenschlagader.

Chirurgische Behandlung: Die Operationsindikation ist bei der Pulmonalstenose dann gegeben, wenn der Druck des rechten Ventrikels in Ruhe 70 mm Hg übersteigt. Vor allem bei höheren Druckwerten muß, unabhängig vom Lebensalter, jederzeit operiert werden, da eine eingetretene Rechtsherzdekompensation den Anfang vom Ende bedeutet.

BROCK und SELLORS haben die chirurgische Behandlung der Pulmonalstenose eingeführt. Dabei wurde mit Instrumenten, die blind durch die Muskulatur der rechten Kammer in die Klappenebene eingeführt wurden, die Pulmonalstenose gesprengt und infundibuläre Verengungen reseziert. Später hat man in Kreislaufunterbrechung bei allgemeiner Abkühlung des Patienten die Pulmonalklappe unter Sicht kommissurotomiert. Jetzt wird der Anwendung der Herz-Lungen-Maschine der Vorzug gegeben, um unter Sicht des Auges und ohne Zeitdruck die Rekonstruktion der Ausflußbahn des rechten Ventrikels vornehmen zu können. Es ist dann auch möglich, eine zusätzlich vorliegende muskuläre Stenose zu beseitigen. Liegt ein enger Pulmonalklappenring vor, so ist es in Einzelfällen notwendig, eine plastische Erweiterung vom rechten Ventrikel bis zur Aufzweigung der Lungenschlagader vorzunehmen.

Die *Operationsletalität* ist, außer bei Säuglingen und Kleinkindern, gering.

20.7.3.2. Aortenstenose
(Abb. *20.7.*-10)

Pathologische Anatomie: Bei der angeborenen Aortenstenose liegt eine *Einengung im Ausfluß des linken Ventrikels* vor. Dabei ist es entweder zu einer Verschmelzung der drei Kommissuren der Taschenklappen gekommen oder die Aortenklappe ist fehlgebildet, indem nur zwei Taschenklappen vorliegen. Im späteren Alter kann es zu einer erheblichen Verkalkung der Klappe kommen. Die *subvalvuläre* Aortenstenose besteht aus einem fibrösen, oder fibromuskulären Ring direkt unterhalb der Aortenklappe. Diese Form ist häufig *mit anderen Herzfehlern kombiniert:* offener D. arteriosus, Vorhofseptumdefekt, Ventrikelseptumdefekt, Aortenisthmusstenose. In seltenen Fällen wird auch eine Einengung der Aorta direkt oberhalb der Aortenklappen gefunden, die sog. *supravalvuläre* Aortenstenose. In der Muskulatur des Ventrikels bildet sich zur Überwindung des Widerstandes eine konzentrische Hypertrophie aus: peripher von der Stenose, vor allem bei der valvulären Form, findet sich eine Dilatation der Aorta ascendens.

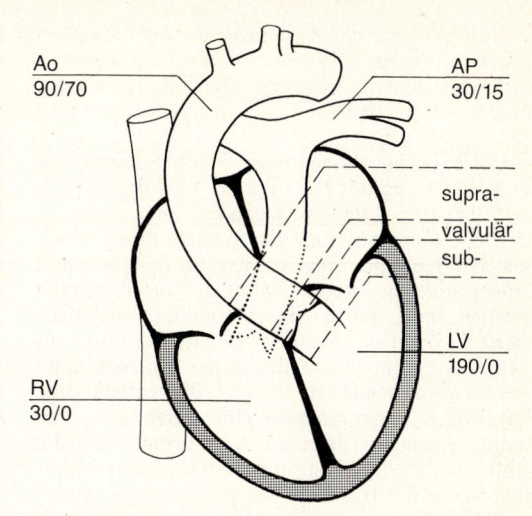

Abb. *20.7.*-10.   Angeborene Aortenstenose, die valvulär, subvalvulär oder supravalvulär gelegen sein kann.

Hämodynamik: Die Störungen der Zirkulation und vor allem die Auswirkungen auf das Herz selbst hängen vom Schweregrad der Einengung ab. Charakteristischer Ausdruck dafür ist der systolische Druckgradient zwischen dem linken Ventrikel und der Aorta. Entscheidend wird für den Verlauf der Erkrankung, daß es zu einem Mißverhältnis zwischen Sauerstoffbedarf und Sauerstoffversorgung des Herzmuskels kommt, da die Koronararterien aus dem Bereich der Aorta entspringen, in dem ein niedrigerer Druck herrscht, als er vom linken Ventrikel aufgewendet werden muß. So erklären sich die bei dieser Erkrankung auftretenden plötzlichen Todesfälle.

Klinik: Leitsymptom ist das *systolische »Spindelgeräusch« über der Aorta*, das in die Karotiden fortgeleitet wird. Von den drei im Erwachsenenalter charakteristischen Befunden der Dyspnoe, Stenokardie und kardialen Synkope findet sich im Kindesalter vorwiegend die Dyspnoe, die sehr bald mit einer Herzinsuffizienz einhergeht.

Im *EKG* sind die Zeichen der Druckbelastung des linken Ventrikels nachweisbar, im *Röntgenbild* erkennt man einen kräftigen linken Ventrikel und eine Dilatation der Aorta ascendens. Die Untersuchung mit dem *Herzkatheter* gibt Auskunft über die Druckverhältnisse, die *Angiokardiographie* stellt die Klappendeformation dar.

Nach allgemeiner Ansicht ist die *Operationsindikation* gegeben, wenn in Ruhe systolische Druckgradienten zwischen 60 und 70 mmHg festgestellt werden.

Chirurgische Behandlung: Nach Sternotomie und Eröffnung des Herzbeutels wird der Patient an die Herz-Lungen-Maschine angeschlossen und die Aorta oberhalb der Aortenklappe eröffnet. Die Kommissuren werden mit dem Skalpell eingeschnitten, wobei behutsam vorgegangen werden muß, um keine Aortenklappeninsuffizienz zu schaffen. Aus dem gleichen Grund sind der Korrektur der bikuspidalen Aortenklappe enge Grenzen gesetzt, da hier die vollständige Beseitigung einer Stenose eine erhebliche Aortenklappeninsuffizienz mit sich bringen würde. Eine subvalvuläre Ringstenose wird ausgeschnitten, wobei die Irritation des Reizleitungssystems und die Verletzung des Mitralklappenansatzes zwei Gefahrenpunkte darstellten. Die supravalvuläre Aortenstenose wird durch Einnähen eines längsovalen Kunststoffflickens erweitert.

Die *Operationsletalität* ist im Vergleich zu den Gefahren, die den Patienten durch Sauerstoffmangelversorgung des Herzens ohne Operation drohen, gering.

20.7.3.3. Aortenisthmusstenose
(Abb. 20.7.-11)

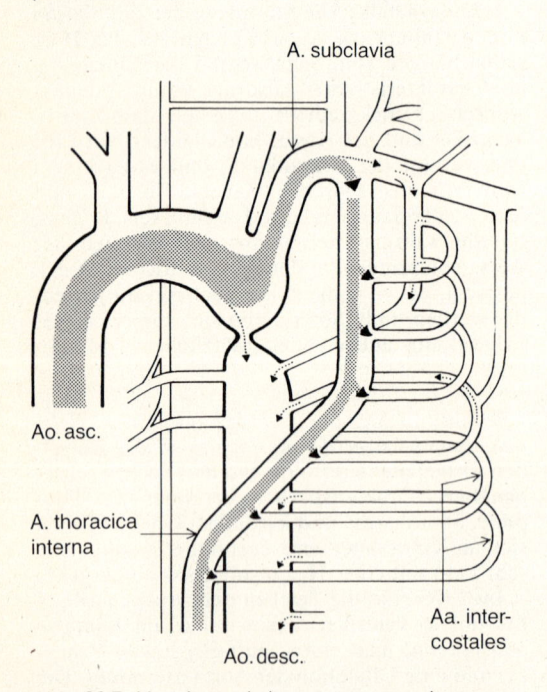

Abb. 20.7.-11. Aortenisthmusstenose mit ausgeprägtem Kollateralkreislauf über die Interkostalarterien.

Pathologische Anatomie: Bei der Aortenisthmusstenose handelt es sich um eine *Einengung der Aorta am Beginn ihres deszendierenden Abschnittes*. Je nach ihrer Beziehung zum D. arteriosus bzw. Lig. arteriosum unterscheidet man eine *präduktale* und eine *postduktale* Form. Die Blutversorgung der unteren Körperpartie erfolgt außer durch die Stenose über einen Kollateralkreislauf, der von der A. subclavia über die A. thoracica interna und unter Umkehr der Strömungsrichtung über die Interkostalarterien zur Aorta descendens führt. Der Grad der Veränderungen kann von einer geringen Einengung bis zum vollständigen Verschluß und von einer kurzstreckigen bis zu einer langstreckigen Stenosierung reichen.

Hämodynamik: Bei der häufigeren *postduktalen Form* liegt der Ductus im allgemeinen obliteriert als Lig. arteriosum vor. Zur Überwindung des mechanischen Hindernisses kommt es zu einem erheblichen Druckanstieg in dem Gefäßbereich bis zur Stenose. Unterhalb derselben kann zwar die Kollateraldurchblutung zu einer ausreichenden Organversorgung führen, jedoch ist der Blutdruck dabei erniedrigt. Im allgemeinen kommt es nach ausreichender operativer Behandlung der Aortenisthmusstenose innerhalb von Wochen, bei Erwachsenen spätestens innerhalb von Monaten, zur weitgehenden Normalisierung des Blutdruckes.

Bei der *präduktalen Form* der Aortenisthmusstenose (früher auch infantile Form genannt) besteht im Extremfall ein vollständiger Verschluß der Aorta, so daß die Aorta descendens über einen weit offenen D. arteriosus von der Pulmonalarterie aus mit venösem Blut durchströmt wird. Mit der Blutdruckmessung an den unteren Extremitäten kann man in derartigen Fällen auch eine Aussage über den Lungengefäßwiderstand gewinnen.

Die *Lebenserwartung* dieser Kinder ist mit und ohne Operation erheblich eingeschränkt, bedingt durch Linksherzversagen, Aortenruptur, zerebrale Gefäßruptur und bakterielle Endokarditis.

Klinik: Kleinkinder zeigen neben einer Dyspnoe häufig Herzinsuffizienz. Größere Kinder und Erwachsene können völlig beschwerdefrei sein, bieten aber in einem hohen Prozentsatz die Symptome des Bluthochdrucks, klagen über Herzklopfen und Halspulsation und lassen Zeichen der Minderdurchblutung der unteren Körperpartie erkennen.

Die *Leitsymptomatik* der Aortenisthmusstenose ist eindeutig: hoher Blutdruck bei Jugendlichen, fehlender Femoralispuls oder niedriger Blutdruck an den unteren Extremitäten und spätsystolisches Herzgeräusch, das in den Rücken fortgeleitet wird.

Im *Röntgenbild* stellen sich die erweiterten Interkostalarterien als Rippenusuren dar; ansonsten finden sich die Zeichen der Linksherzbelastung und zuweilen direkt die Einengung der Aorta an typischer Stelle.

Im *EKG* bestehen Zeichen der Linksherzbelastung. Zum Ausschluß anderer angeborener Anomalien ist in allen Fällen die Rechtsherzkatheterung und zur Vorbereitung der chirurgischen Behandlung die *angiographische Darstellung* der Aortenisthmusstenose angezeigt.

Chirurgische Behandlung: Wegen der oben angeführten Komplikationen der Aortenisthmusstenose ist die *Operationsindikation* praktisch in allen Fällen gegeben. Die Beseitigung dieser angeborenen Anomalie sollte tunlichst im Kindesalter *vor der Pubertät* vorgenommen werden. Haben die Kinder das 1. Lebensjahr ohne Herzinsuffizienz überstanden, kann man im allgemeinen einige Jahre abwarten. Im Säuglings- und Kleinkindesalter wird die Operation der Aortenisthmusstenose als Noteingriff durchgeführt.

Die von CRAFOORD angegebene Operationsmethode: Resektion der Stenose und End-zu-End-Anastomose ist auch heute noch die *Methode der Wahl*. Sie beseitigt sicher die krankhaft veränderten Gefäßabschnitte, benötigt kein Fremdmaterial und erlaubt bei entsprechender Nahttechnik ein Mitwachsen der Anastomose. Ist bei langen Aortenisthmusstenosen der entstandene Defekt nach der Resektion zu groß, so muß man eine Gefäßprothese interponieren. Das ist vor allem bei älteren Patienten häufiger der Fall, da in diesen Fällen die Gefäßstümpfe nicht ohne Zug aneinandergebracht werden können und die Gefahr des Ausreißens der Gefäßnähte wegen der arteriosklerotischen Veränderungen besteht. In diesen Fällen kann die von VOSS-SCHULTE angegebene *Isthmusplastik* hilfreich sein.

Die operative *Behandlung der präduktalen Aortenisthmusstenose* wirft noch andere Fragen auf. Hierbei ist es notwendig, den weit offenen Ductus arteriosus zu durchtrennen. Ist es aber bereits zu einer Fixierung des pulmonalen Hochdruckes gekommen, so ist die Gefahr eines postoperativen Rechtsherzversagens sehr groß. Die Operation ist daher bei hohen Druckwerten in der Pulmonalarterie mit einem hohen operativen Risiko verbunden und *bei einer Shunt-Umkehr kontraindiziert*.

20.7.3.4. Aortenbogenanomalien
(Abb. *20.7.*-12, *20.7.*-13)

Pathologische Anatomie: Aortenbogenanomalien können durch unvollständige Rückbildung der embryonal doppelt angelegten Aorta, durch Verlaufsanomalien des Aortenbogens oder der von ihm abgehenden großen Gefäße zustande kommen. Bedeutung haben diese Anomalien nur, wenn sie einen Gefäßring bilden, der die Trachea und den Ösophagus einschließt.

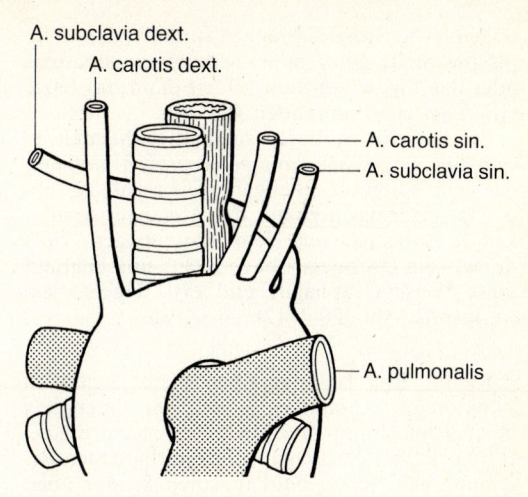

Abb. *20.7.*-12. Aortenbogenanomalie: A. lusoria.

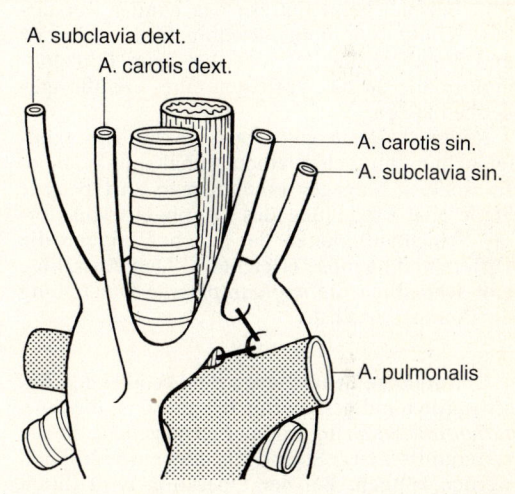

Abb. *20.7.*-13. Aortenbogenanomalie: Doppelter Aortenbogen.

Die bekannteste Form ist der sog. *doppelte Aortenbogen,* bei dem der rechte Hauptbogen rechts von Trachea und Speiseröhre liegt, diese von dorsal umfaßt, um dann in die deszendierende Aorta überzugehen, die meist an normaler Stelle liegt. Der linke Aortenbogen verläuft vor der Trachea, gibt die großen Halsgefäße ab und mündet dann in die Aorta descendens. Auf diese Weise ist der Gefäßring geschlossen. In seltenen Fällen ist der vordere Aortenbogen der größere und der hintere der schwächere; die Folgen für Trachea und Ösophagus sind die gleichen.

In anderen Fällen mit abnormem Verlauf des Aortenbogens – des sog. *hohen rechten Aortenbogens* – kommt die Einschnürung der beiden Hohlorgane dadurch zustande, daß der Aortenbogen rechts von der Trachea verläuft; der an typischer Stelle gelegene D. arteriosus persistens oder das Lig. arteriosum bilden dann das letzte Glied des einschnürenden Ringes.

Bei der dritten Form schließlich handelt es sich um den *Fehlverlauf eines großen Gefäßes*, das vom Aortenbogen abgeht: Die rechte A. subclavia entspringt peripher des Abganges der linken A. subclavia aus dem Aortenbogen, zieht dorsal vom Ösophagus nach rechts und engt auf diese Weise Ösophagus und evtl. Trachea ein (A. lusoria, Abb. *20.7.*-12).

Klinik: Ein Teil der Fälle bleibt sicherlich symptomlos. Kommt es jedoch zur Einengung der beiden Hohlorgane, so treten zuerst die respiratorischen Zeichen auf: Die hörbare Stenoseatmung geht schon bald in einen Stridor über, der durch rezidivierende Bronchitiden kompliziert wird. Charakteristisch ist, daß diese Atembeschwerden sich bei Füllung des Ösophagus, zum Beispiel beim Füttern der Kinder, verstärken. Diese Symptomenkombination – Stridor und Zunahme der Beschwerden beim Trinken – muß immer an das Vorliegen eines Gefäßringes denken lassen.

Röntgenologisch gibt die einfache Thoraxuntersuchung nur selten einen Anhaltspunkt; beim Breischluck hingegen erkennt man an typischer Stelle eine Eindellung des Ösophagus von dorsal. Schichtaufnahmen der Trachea können die Differentialdiagnose erleichtern. Den Ausschlag gibt schließlich die *angiographische* Darstellung der Anomalie selbst.

Chirurgische Behandlung: Bei bestehenden Beschwerden und gesicherter Diagnose ist die *Operationsindikation* in jedem Fall gegeben, da die respiratorischen Störungen lebensbedrohlich werden können. Bei der Operation wird durch Zugang durch die linke Brusthöhle beim doppelten Aortenbogen die Verbindung zwischen dem vorderen Aortenbogen und der Aorta descendens dargestellt und durchtrennt, ebenso das Lig. arteriosum bzw. der D. arteriosus. Beim rechten Aortenbogen mit linkem Ductus bzw. Lig. arteriosum besteht die Behandlung in der Durchtrennung dieses Gebildes. Die links entspringende rechte A. subclavia wird an ihrem Ursprung aus der Aorta abgetrennt, um die Einschnürung von Ösophagus und Trachea zu beseitigen.

Angeborene Herzfehler ohne Shunt sind vorwiegend Pulmonal- oder Aortenklappenstenosen und die Aortenisthmusstenose. Herzinsuffizienz und plötzlicher Herztod bedrohen diese Patienten.
Die *Operationsindikation* wird in Abhängigkeit vom hämodynamischen Schweregrad gestellt.

20.7.4. Erworbene Herzfehler

Bei den erworbenen Herzfehlern handelt es sich einmal um die *Folgezustände infektiöser Erkrankungen*, zum andern um *degenerative Prozesse*.

Die entzündlichen Veränderungen spielen sich vorwiegend an den *Klappen des linken Herzens* ab, wobei die Mitralklappe häufiger als die Aortenklappe betroffen ist; nicht selten sind jedoch beide Klappen befallen. Die entzündlichen Klappenveränderungen können einmal durch eine bakterielle Endokarditis ausgelöst sein, zum andern durch rheumatisches Fieber. Im allgemeinen führen die bakteriellen Veränderungen schneller zur Klappenzerstörung, während das rheumatische Vitium Jahre zu seiner Ausbildung benötigt.

20.7.4.1. Mitralklappenstenose
(Abb. *20.7.*-14)

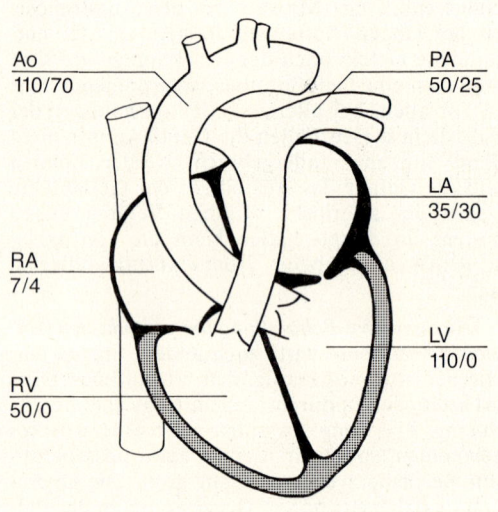

Ao 110/70
PA 50/25
LA 35/30
RA 7/4
LV 110/0
RV 50/0

Abb. *20.7.*-14. Mitralklappenstenose mit schon deutlicher Druckerhöhung im Pulmonalkreislauf.

Pathologische Anatomie: Die Mitralstenose ist der *häufigste rheumatische Herzfehler*. Frauen sind um ein Vielfaches häufiger befallen als Männer. Unter der Annahme, daß das rheumatische Fieber im jugendlichen Alter durchgemacht wird, braucht der Herzfehler im allgemeinen 5 Jahre, bis er klinisch feststellbar wird, weitere 5–10 Jahre, bis seine hämodynamischen Folgen zur Operation führen. Durch narbige Schrumpfung der während der akuten Entzündung verwachsenen Mitralklappenkommissuren verkleinert sich die Mitralöffnungsfläche ständig. Sie ist normalerweise 4–6 cm² groß. Der Mitbefall der Sehnenfäden kann entweder zu einer Verstärkung der Stenose oder aber auch zu einer Schlußunfähigkeit der Mitralklappe führen, so daß schließlich ein *kombiniertes Mitralvitium* resultiert.

Hämodynamik: Die hämodynamischen Folgen der Mitralstenose sind durch die verminderte Öffnung der Mitralklappe bedingt (1,5 cm²). Es kommt zum Rückstau des Blutes im linken Vorhof, der hypertrophiert und später dilatiert. Der damit verbundene Druckanstieg setzt sich retrograd in die Lungengefäße bis in die Kapillaren fort. Dieser Rückstau in der Lungenstrombahn muß überwunden werden, so daß der Druck im rechten Herzen ansteigt. Auf diese Weise bestimmen pulmonale Symptome weithin das Krankheitsbild. Im weiteren Verlauf kommt es schließlich als Folge der Dilatation des linken Vorhofes zum Vorhofflimmern, zu bleibenden Veränderungen in den Gefäßen der Lungenstrombahn und zur Rechtsherzdekompensation. Der verminderte Zustrom zum linken Ventrikel äußert sich in einer Hypotrophie der linken Herzkammer, in einem verminderten Herzzeitvolumen und eventuell in einem niedrigeren Blutdruck mit kleiner Blutdruckamplitude.

Klinik: Das Befinden des Patienten und die klinischen Befunde hängen vom Schweregrad der Erkrankung ab. Am Beginn steht eine körperliche Leistungseinschränkung, die bald mit einer Belastungs- und später einer Ruhedyspnoe einhergeht. Von seiten der Lungen treten rezidivierende Bronchitiden, Lungenödem und Bluthusten hinzu. Später bestimmen die Zeichen des Rechtsherzversagens das klinische Bild.
Der *Auskultationsbefund* ist bei Vorliegen eines Sinusrhythmus charakteristisch: unauffälliger Herzspitzenstoß, paukender 1. Herzton, betonter Pulmonalton, Mitralöffnungston, diastolisches Dekreszendogeräusch über der Spitze und präsystolisches Geräusch sind charakteristisch.
Im *EKG* findet man die Zeichen der Linksvorhofbelastung und später vor allem Zeichen der Rechtsherzhypertrophie. Bei einem hohen Prozentsatz der Patienten tritt im Verlauf der Erkrankung Vorhofflimmern auf.
Röntgenologisch findet man ein schlankes mittelständiges Herz mit vergrößertem linkem Vorhof, der häufig als »Kernschatten« zu erkennen ist. Der Pulmonalbogen ist prominent, die Lunge zeigt die Zeichen der Stauung.
Die Diagnose wird schließlich durch den *Herzkatheter* gesichert. Der entscheidende Befund dabei ist die Erhöhung des pulmonalen Kapillardruckes, der den Druck im linken Vorhof widerspiegelt; er ist ein direktes Maß für den Schweregrad der Mitralstenose.

Chirurgische Behandlung: Die Indikation zur chirurgischen Behandlung der Mitralklappenstenose wird durch den Schweregrad der Erkrankung bestimmt. Man unterscheidet vier Stadien:
I. *Leichte Mitralstenose:* Die Mitralstenose ist klinisch nachweisbar, schränkt aber die Leistungsfähigkeit nicht ein.
II. *Mäßige Mitralstenose:* Die Erkrankung ist klinisch nachweisbar; sie macht bei Belastung Beschwerden, nämlich Atemnot und vorzeitige Ermüdung. Keine Ruhebeschwerden.
III. *Erhebliche Mitralstenose:* Trotz internistischer Behandlung treten schon bei geringen Belastungen Beschwerden auf; die Symptome nehmen zu. Deutlich eingeschränkte Leistungsfähigkeit.
IV. *Dekompensierte Mitralstenose,* die zur Bettlägerigkeit geführt hat. Ruheinsuffizienz.

Im Stadium I besteht keine *Operationsindikation,* im Stadium II dann, wenn sich die Symptome verschlimmern; im Stadium III ist die Operationsindikation dringend und im Stadium IV nur noch bei rekompensierbaren Vitien zu stellen, da infolge der eingetretenen Pulmonalgefäßveränderungen und eines möglichen Myokardschadens eine Besserung des Krankheitsbildes nur noch selten zu erwarten ist. An dieser Einteilung darf man nicht starr festhalten; so erfordert z. B. beim Stadium II das vorübergehende Auftreten eines Vorhofflimmerns oder das Auftreten einer peripheren arteriellen Embolie unbedingt eine Operation.

Die operative Behandlung der Mitralstenose hat die *Erweiterung des Mitralostiums* zum Ziel. Diesem Bemühen sind durch das mögliche Eintreten einer Mitralinsuffizienz Grenzen gesetzt. Man unterscheidet mehrere Methoden:
– die digitale Klappensprengung,
– die instrumentelle Kommissurotomie und
– die Kommissurotomie am offenen Herzen.

Nach linksseitiger Thorakotomie wird der Herzbeutel eröffnet und mit dem rechten Zeigefinger durch das linke Herzohr in das Herz eingegangen. Am schlagenden Herzen tastet man die Mitralstenose ab, stellt den Schweregrad der Einengung fest, prüft, ob eine Regurgitation durch die Klappe stattfindet und ob Klappenverkalkungen vorhanden sind.
Bei der *digitalen Klappensprengung* gelingt es meist nur, die vordere Kommissur zu eröffnen; bei fibrösen Narben an der Mitralklappe ist dieses Vorgehen daher nur selten von Erfolg gekrönt.
Die *instrumentelle Klappensprengung* hat sich daher immer mehr durchgesetzt. Während der Zugang anfangs auch durch das linke Herzohr gewählt wurde, hat sich jetzt das Vorgehen nach TUBBS weitgehend durchgesetzt, wobei von der Spitze des linken Ventrikels ein Spreizer unter Kontrolle des rechten Zeigefingers, der sich im linken Vorhof befindet, so eingeführt wird, daß

das Instrument in der Mitralklappe liegt. Durch Spreizen wird dann die Mitralklappe in ihren Kommissuren eröffnet.

Neben diesen beinahe schon klassischen Operationsmethoden sind in der letzten Zeit immer wieder Berichte über eine *offene Kommissurotomie* der Mitralstenose vorgelegt worden. Dabei wird nach Einschaltung des extrakorporalen Kreislaufes der linke Vorhof eröffnet und unter Sicht eine Einschneidung der Mitralkommissuren vorgenommen, bis die Klappe sich wieder weit öffnen kann.

Letalität und Prognose: Die Sterblichkeitsziffer beläuft sich auf 6,5%. Unter Ausschluß der Klasse IV macht sie nur noch 2,5–3% aus. Die *Prognose* der operierten Mitralstenose hängt vom Klappenbefund und der erreichten Erweiterung der Kommissuren ab. Soweit bei den unterschiedlich geübten Operationsmethoden ein Urteil möglich ist, beläuft sich die Spätmortalität im Verlauf von 15 Jahren auf 7–9%.

Die Verringerung der 70–80% guten Operationsergebnisse im Laufe von 5 Jahren um 30–35% ist nicht allein der Restenosierung zur Last zu legen. Hämodynamisch effektive Klappeninsuffizienzen, ungenügende Kommissurotomien, zunehmende Rigidität und Verkalkung der Segel bei noch offenem Kommissurenspalt, schwerwiegende Sklerosen der Lungenstrombahn, vorrückendes Lebensalter und zunehmende myogene Schäden sind mitbestimmende Faktoren. Endokarditische Entzündungen sind in 15–20% der Wiedervernarbungen von ursächlicher Bedeutung. Operierte gehören bei sämtlichen Fieberzuständen unter Verabreichung von Penicillin und Irgapyrin ins Bett.

Der Prozentsatz von Zweitoperationen beläuft sich bisher auf 10–11%. Bei Zweitoperationen setzen sich die offenen Methoden mit extrakorporaler Zirkulation durch. Die Kommissurotomie erfolgt unter Sicht. Bei zerstörten Segeln wird ein Klappenersatz vorgenommen.

20.7.4.2. Mitralklappeninsuffizienz, Trikuspidalklappeninsuffizienz

(Abb. *20.7.*-15)

Pathologische Anatomie: Die Mitralklappeninsuffizienz ist *überwiegend rheumatischer Genese* und im Gegensatz zur Mitralstenose sofort nach der rheumatischen Affektion des Klappenapparates hörbar. Aber auch hier vergehen Jahre, bis die Mitralregurgitation dem Patienten Beschwerden macht. Selbst in diesem Stadium kann die hämodynamische Situation konstant bleiben. Man unterscheidet eine Mitralinsuffizienz aufgrund einer alleinigen Dilatation des Klappenringes; diese verläuft gewöhnlich ohne Klappenverkalkung. Kommt es aber zur Zerstörung von Klappengewebe, so folgt die Kalkeinlagerung in die erkrankten Gebiete; es resultiert schließlich ein kombiniertes Mitralvitium mit weit überwiegender Insuffizienz.

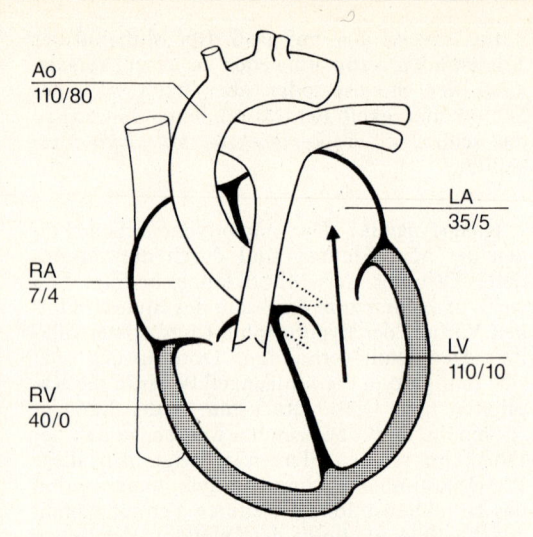

Abb. *20.7.*-15. Mitralklappeninsuffizienz mit erheblicher Regurgitation in den linken Vorhof.

Hämodynamik: Durch die Schlußunfähigkeit der Mitralklappe entwickelt sich ein Rückstau des Blutes im linken Vorhof und weiter in den Lungenvenen. Der linke Ventrikel muß das in den Vorhof zurückgeworfene Blutvolumen zusätzlich fördern; daraus resultiert eine Linksherzbelastung. Mit zunehmender Leistungseinschränkung des linken Ventrikels nehmen Lungenstauung und pulmonale Symptome zu: Atemnot, Hustenreiz, Episoden von Lungenödem und Hämoptysen. Aufgrund des erhöhten Druckes im Lungenstrombett kommt es schließlich auch zur Rechtsherzbelastung.

Klinik: Die Patienten klagen über Herzsymptome (Herzklopfen, Herzstechen, Anfälle von Tachykardie), Einschränkung der körperlichen Leistungsfähigkeit, später über pulmonale Beschwerden und beim Rechtsherzversagen auch über Neigung zu Beinödemen und Aszites.

Die *klinische Untersuchung* ergibt einen normalen oder schnellen Puls, eine Verlagerung des Herzspitzenstoßes nach außen und unten, Pulsationen im Epigastrium und bei der Auskultation des Herzens einen leisen 1. Herzton und das charakteristische weiche holosystolische Geräusch, das nicht nur über dem Herzen, sondern auch in der linken Axilla zu hören ist. Im allgemeinen findet sich ein 3. Herzton, bei kombiniertem Mitralvitium zusätzlich ein diastolisches Dekrezendogeräusch.

Im *EKG* kann man die Zeichen der linken Vorhof-, später der Linksherzbelastung und schließlich der Linksherzschädigung feststellen.

Röntgenologisch findet sich eine charakteristische Umwandlung des Herzens, die auf die Erweiterung des linken Vorhofes, die Dilatation des linken Ventrikels und schließlich auch auf die Hypertrophie des rechten Ventrikels zurückzuführen ist. Nach Klappenverkalkungen muß gefahndet werden.

Die *Herzkatheteruntersuchung* zeigt im rechten Herzen die Druckerhöhung und im Bereich der Pulmonalkapillaren die ventrikelsystolische Druckerhöhung des linken Vorhofes. Sichere Auskunft über den Schweregrad einer Mitralinsuffizienz erlangt man durch eine retrograde Katheterisierung des linken Ventrikels mit Kontrastmittelinjektion.

Chirurgische Behandlung: Die Hauptschwierigkeit in der chirurgischen Behandlung der *Mitralklappeninsuffizienz* besteht in der Indikationsstellung: Ein Teil der Patienten bleibt jahrelang in einem stationären Zustand und bedarf dann keiner Operation. Ist das Leiden hingegen weiter fortgeschritten und liegt neben der Klappenveränderung eine Schädigung des Myokards vor, so sind die Aussichten, das Leiden durch eine Operation zu verbessern, erheblich gemindert.

Bei der Operation wird nach einer Längsspaltung des Brustbeins oder rechtsseitiger Thorakotomie die Kanülierung der großen Gefäße für die Herz-Lungen-Maschine vorgenommen. Danach wird der linke Vorhof von rechts entweder direkt oder transseptal durch den rechten Vorhof eröffnet.

Liegt eine *reine Mitralinsuffizienz* aufgrund einer Ringdilatation vor, so ist der Versuch einer Raffung des Klappenringes gerechtfertigt, um die Mitralklappe schlußfähig zu machen. Bestehen aber *Klappenverkalkungen, Einrollen der Klappenränder und Verkürzung der Sehnenfäden*, so führt dieses Verfahren nicht zum Erfolg. Es bleibt dann nur die Möglichkeit, die Klappe zu entfernen und eine *künstliche Herzklappe* einzusetzen. Dabei finden Kugelventile und Klappen mit diskusförmigen Ventilen Verwendung. Der postoperative Verlauf ist in vielen Fällen durch Herzsymptome und Lungenkomplikationen gekennzeichnet, die man in den letzten Jahren aber immer besser zu beherrschen gelernt hat.

Die **Trikuspidalklappeninsuffizienz** ist im allgemeinen eine *relative Schlußunfähigkeit dieser Klappe*, die durch Dilatation bei langandauernder Rechtsherzhypertrophie zustande kommt. Organische Trikuspidalklappenveränderungen sind selten.

Chirurgische Behandlung: Die Trikuspidalklappeninsuffizienz bedarf der operativen Behandlung, wenn sie organisch ist oder einen solchen Schweregrad hat, daß sie mit konservativen Mitteln nicht mehr zu beherrschen ist. Der Klappenring wird dann entweder operativ gerafft oder bei Substanzverlusten die Trikuspidalklappe durch eine künstliche Herzklappe ersetzt.

20.7.4.3. Aortenklappenstenose

Pathologische Anatomie: Die Aortenklappenstenose ist *meist rheumatisch,* seltener bakteriell-endokarditisch bedingt. Männer sind häufiger befallen als Frauen. Die Lebenserwartung dieser Patienten hängt von dem Schweregrad der Stenose ab. Leichte Fälle können jahrelang beschwerdefrei sein, schwere Fälle haben nur eine Lebenserwartung von einigen Jahren. Durch entzündliche Verlötung der Klappenränder kommt es zur Einengung des Ausstromes aus dem linken Ventrikel. Eine mächtige *Hypertrophie des linken Ventrikels* mit erheblichem Druckanstieg und eine poststenotische Dilatation der Aorta ascendens sind die sichtbaren Folgen. An der Klappe selbst entwickeln sich im Laufe der Jahre degenerative Veränderungen, wie Knorpelknötchen und Kalkeinlagerungen. Ist die Klappe schließlich völlig bewegungsunfähig geworden, resultiert ein kombiniertes Aortenvitium mit unterschiedlich ausgeprägter Insuffizienz.

Klinik: Beschwerden und eindeutige objektive Symptome treten erst auf, wenn das Aortenostium erheblich eingeengt ist. Der Puls ist klein und schlecht gefüllt, der Blutdruck über lange Zeit normal. Der Herzspitzenstoß findet sich an normaler Stelle, ist aber hebend. Charakteristisch ist ein *systolisches Geräusch über Aorta und Karotiden mit einem Schwirren*. Mit Zunahme der hämodynamischen Folgen treten charakteristische Beschwerden als kardiale Synkope auf, die mit Schwindel und Schwarzwerden vor den Augen einhergeht. Infolge des Mißverhältnisses zwischen Herzleistung und Koronardurchblutung klagen diese Patienten frühzeitig über eine Angina pectoris. Schließlich kommt es zu einer Belastungsdyspnoe, die später auch in eine Orthopnoe übergehen kann und Zeichen des Linksherzversagens ist. Plötzlicher Tod infolge von Kammerflimmern ist bei ausgeprägten Fällen häufig.

Im *EKG* finden sich die Zeichen der Linksherzbelastung und Linksherzschädigung.

Röntgenologisch ist ein kräftig gerundeter linker Ventrikel und in späten Stadien eine Dilatation des linken Herzens zu erkennen; weiter findet sich die poststenotische Dilatation der Aorta ascendens.

Die Diagnostik wird durch die *Herzkatheteruntersuchung* geklärt, die nicht nur die rechten Herzhöhlen, sondern auch nach transseptaler punktion des Vorhofes die linksseitigen Herzhöhlen erfassen sollte. Mißt man gleichzeitig den arteriellen Druck in einer peripheren Arterie, so kann man den systolischen Druckgradienten zwischen linkem Ventrikel und peripherer Arterie bestimmen.

Eine in gleicher Sitzung durchgeführte *Angiokardiographie* mit Kontrastmittelinjektion in den linken Ventrikel bringt die sekundären Veränderungen der linken Herzkammer, die Stenose selbst und die Veränderungen in der Aorta ascendens zur Darstellung.

Chirurgische Behandlung: Die *Indikation* zur chirurgischen Behandlung der erworbenen Aortenstenose besteht, wenn der systolische Druckgradient zwischen linkem Ventrikel und Aorta ascendens 70 mm Hg übersteigt. jedoch sollte man sich nicht starr an dieses Kriterium halten, wenn die übrigen Zeichen der Aortenstenose (kardiale Synkope, Angina pectoris, Herzrhythmusstörung, deutliche EKG-Veränderungen) ganz oder zum Teil gegeben sind.

Bei der Operation wird nach Anschluß der Herz-Lungen-Maschine die Aorta ascendens oberhalb der Aortenklappe eröffnet. Die früher immer wieder durchgeführten Versuche der Rekonstruktion verkalkter Aortenklappen waren von keinem dauerhaften Erfolg begleitet. Es bleibt im allgemeinen nur die Resektion der erkrankten Klappe und der Ersatz durch eine *künstliche Herzklappe.* Hierfür sind heterologe, autologe und homologe Klappen mit dürftigen Dauerergebnissen eingesetzt worden. Bei der Operation selbst ist auf eine sorgfältige Schonung des Myokards zu achten, um gute Dauererfolge zu erzielen. Ein Klappenersatz durch künstliche Ventile ist sicherlich nicht ideal, derzeit aber das einzige Mittel, Kranken, die ohne Operation nur eine kurze Lebenserwartung haben, zu helfen.

20.7.4.4. Aortenklappeninsuffizienz
(Abb. *20.7.*-16)

Pathologische Anatomie: Auch bei der Aortenklappeninsuffizienz überwiegt die *rheumatische Genese* bei weitem die angeborene und die bakterielle. Eine angeborene Aortenklappeninsuffizienz ist entweder die Folge einer bikuspidalen Aortenklappe oder aber bei der Kombination mit einem Ventrikelseptumdefekt darauf zurückzuführen, daß eine Aortenklappentasche in den Defekt hineinhängt und zur Insuffizienz führt. Männer sind dreimal häufiger als Frauen befallen; die Lebenserwartung ist erheblich eingeschränkt. 2 Jahre nach der ersten Herzdekompensation wegen Aortenklappeninsuffizienz leben nur noch 20% der Patienten; andererseits kann die Aortenklappeninsuffizienz über viele Jahre mit nur geringen Beschwerden einhergehen.

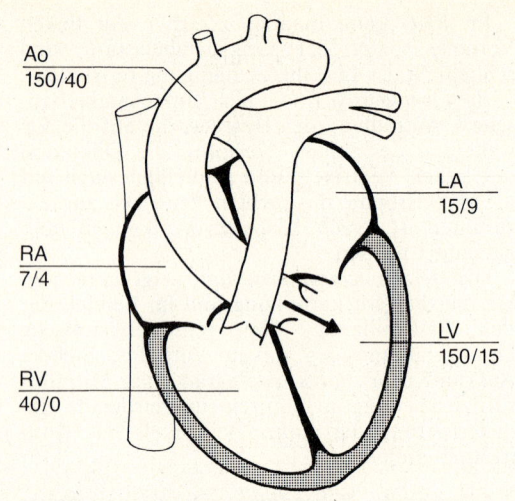

Abb. *20.7.*-16. Aortenklappeninsuffizienz mit Regurgitation in den linken Ventrikel.

Hämodynamik: Infolge der Schließunfähigkeit der Aortenklappe strömt eine erhebliche Menge Pendelblut in der Diastole in den linken Ventrikel zurück. Dieses Blut muß in der nächsten Systole zusätzlich ausgeworfen werden, so daß es zu einer erheblichen Volumenbelastung des linken Ventrikels kommt. Ist der linke Ventrikel nicht mehr in der Lage, dieses zusätzliche Volumen auszuwerfen, so erhöht sich der enddiastolische Ventrikeldruck. Dann leiden die Patienten unter Dyspnoe, Leistungsminderung und schließlich Angina pectoris.

Klinik: In ausgeprägten Fällen führt die Aortenklappeninsuffizienz zu klinisch eindeutigen Zeichen: Es findet sich ein Pulsus celer et altus, der ebenso wie der sog. schnellende Wasserhammerpuls auf den verkürzten systolischen Druckanstieg und die periphere Tonusminderung zurückzuführen ist. Beides äußert sich auch in der *großen Blutdruckamplitude,* die ein direktes Zeichen für den Schweregrad der Aorteninsuffizienz ist. Die plötzliche Ausweitung der Halsgefäße ist direkt zu sehen und kann in ausgeprägten Fällen zu systolischen und diastolischen Nickbewegungen des Kopfes führen. Der Spitzenstoß ist hyperaktiv und meist nach außen und unten verlagert.

Auskultatorisch hört man ein diastolisches Geräusch, das bei einem höheren Schweregrad meist von einem systolischen Geräusch begleitet ist. Der Aortenton ist abgeschwächt oder nicht hörbar.

Röntgenologisch finden sich die Zeichen der Linksherzbelastung, wie sie bei starker Volumenüberladung vorliegen. Ferner ist das aortenkonfigurierte Herz und die Dilatation der Aorta ascendens charakteristisch.

Im *angiographischen Bild* sieht man bei der Kontrastmittelinjektion in die Aorta ascendens einen Rückstrom des Kontrastmittels in den linken Ventrikel. In fortgeschrittenen Fällen kommt es häufig zur Tachykardie, die ebenso wie die Dyspnoe anfallsweise auftritt. In diesem Stadium kommt es besonders leicht zur Linksherzdekompensation mit Lungenödem. Da die vorwiegend in der Diastole ablaufende Koronardurchblutung lange Zeit unbeeinflußt bleibt, ist die *Angina pectoris* ein Spätzeichen bei der Aortenklappeninsuffizienz. Am ehesten klagen die Patienten über Palpitation und Herzklopfen bis in den Kopf hinein.

Chirurgische Behandlung: Da einerseits die Aortenklappeninsuffizienz über längere Zeit noch eine recht gute Herzfunktion ermöglicht und andererseits die chirurgische Behandlung in fast allen Fällen im Aortenklappenersatz besteht, ist die *Operationsindikation* erst bei erheblichen Funktionseinschränkungen und Beschwerden gegeben. Die früher häufig versuchten plastischen Eingriffe an der Aortenklappe haben keine guten Spätergebnisse erbracht und sind nur noch bei angeborenen Anomalien, vor allem in Kombination mit einem Ventrikelseptumdefekt, angezeigt.

Bei der *rheumatisch* oder *bakteriell-endokarditisch bedingten Form* der Aortenklappeninsuffizienz oder beim *Marfan-Syndrom* ist der Aortenklappenring meist soweit dilatiert, daß plastische Maßnahmen sinnlos sind. Bei der bakteriellen Endokarditis kann es zusätzlich zur Klappenzerstörung kommen, so daß hierbei auch Noteingriffe notwendig werden können. Bei der Operation wird nach Anschluß der Herz-Lungen-Maschine die Aorta ascendens eröffnet, die insuffiziente Klappe entfernt und eine künstliche Klappe (Kugelventil oder Scheibenklappe) eingesetzt. Das Risiko dieses Eingriffes ist nicht hoch; und wird vor allem dadurch bedingt, daß nur noch fortgeschrittene Fälle von Aortenklappeninsuffizienz operiert werden

20.7.4.5. Trikuspidal- und Pulmonalklappenerkrankungen

Im Gegensatz zu den linksseitigen Herzklappen werden die rechtsseitigen nur selten rheumatisch oder bakteriell befallen. Die *Indikation* zur chirurgischen Korrektur einer Pulmonalklappeninsuffizienz besteht nur ganz selten. Die angeborene Trikuspidalklappenstenose ist extrem selten und muß, sofern eine Kommissurotomie nicht zum Erfolg führt, durch einen Klappenersatz behandelt werden.

Über die **chirurgische Behandlung** der Trikuspidalinsuffizienz bestehen unterschiedliche Ansichten. Im allgemeinen tritt sie als relative Insuffizienz auf und kann häufig durch eine konsequente *konservative Therapie* beseitigt werden. Bei fortgeschrittenen Mehrklappen-Herzfehlern wird es aber hin und wieder notwendig, auch die Trikuspidalklappeninsuffizienz durch einen *Klappenersatz* zu behandeln.

Erworbene Herzfehler sind die Folgen einer rheumatischen oder bakteriellen Endokarditis. Dyspnoe ist das Zeichen einer drohenden Herzinsuffizienz; Stenokardien, Synkopen oder Herzrhythmusstörungen weisen in Richtung einer Herzoperation, die im allgemeinen in einem Herzklappenersatz besteht.

20.7.4.6. Pericarditis constrictiva

Pathologische Anatomie: Diese auch als *Panzerherz* bezeichnete Erkrankung beruht auf einer rheumatischen oder tuberkulösen Entzündung des Herzbeutels, die auf das Epikard übergreift. Dyspnoe und Leistungsminderung werden häufig auf eine Erkrankung der Leber (Leberzirrhose) zurückgeführt, da auch ein eventuell vorhandener Aszites in diese Richtung weist. In ausgeprägten Fällen von Pericarditis constrictiva liegt aber nicht nur eine untere, sondern auch eine obere Einflußstauung vor, die bei der Leberzirrhose mit Aszites fehlt. Verkalkungen im Bereich der Herzschwielen werden erst nach längerer Zeit sichtbar; dann ist die Diagnose nicht schwierig.

Klinik: Alle klinischen Zeichen sind durch die hämodynamischen Veränderungen zu erklären: Die extreme Einschnürung des Herzens bedingt eine verminderte systolische Auswurfleistung und eine verminderte diastolische Auffüllung des Herzens. Es kommt somit zu einer Stauung vor dem rechten, aber auch vor dem linken Herzen. Objektiviert werden diese Befunde durch *Herzkatheter*-Untersuchungen, die neben einem erhöhten Druck im rechten Vorhof die typische Plateau-Bildung des rechten Ventrikeldruckes in der Diastole zeigt. Die Herztöne können leise sein, die Amplituden des *EKG* sind häufig vermindert, ein 3. Herzton kann hörbar werden.

Die **chirurgische Behandlung** besteht in einer *Entschwielung des Herzens,* die über dem linken Ventrikel beginnen, aber auch den rechten Ventrikel umfassen soll. Die immer vorhandene Einflußstauung verschwindet dann meist.

20.7.4.7. Herzgeschwülste

Herzgeschwülste sind sehr selten. Am häufigsten kommen **gutartige Tumoren** vor, die vom Vorhofseptum ausgehen und in den linken Vorhof wachsen. Histologisch handelt es sich dabei um *Myxome*. Sie können das Bild einer Mitralstenose nachahmen, wobei das Fehlen des Rheumatismus in der Vorgeschichte und das häufige Wechseln der Symptome und Auskultationsgeräusche an ein Myxom denken lassen. *Angiographisch* läßt sich ein Verdacht klären.

Die *Therapie* besteht in der Eröffnung der betroffenen Herzhöhle unter Anwendung der Herz-Lungen-Maschine und in der Exstirpation der Neubildung.

Bösartige Tumoren sind *Sarkome* und liegen bevorzugt im rechten Herzen. Außerdem kommen metastatische Tumoren vor, die durch Blockierung des Reizleitungssystems die Symptome eines akuten Herzblockes auslösen können.

20.7.4.8. Herzverletzungen
(Abb. *20.7.*-17)

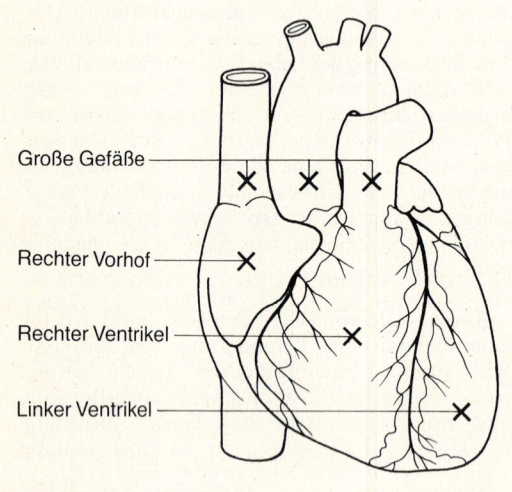

Abb. *20.7.*-17. Herzverletzungen: die am häufigsten betroffenen Herzabschnitte.

Herzverletzungen entstehen durch *stumpfe* oder scharfe *Traumen*. Bei einer Thoraxverletzung, vor allem bei Verkehrsunfällen, kommt es häufiger zur *Herzkontusion*, als man früher angenommen hat. Dabei kann eine Verletzung des knöchernen Thorax fehlen. Durch Einklemmen zwischen dem zurückweichenden Brustbein und der fixierten Wirbelsäule wird das Herz komprimiert. Meist wird diese Herzkontusion konservativ behandelt. Entsteht aber ein Gefäßriß im Inneren des Perikards, so weist ein *Hämoperikard* auf eine größere Verletzung hin. Auch beim stumpfen Herztrauma kann es infolge einer Myokardnekrose sekundär zur *Perforation* des Herzens kommen.

Leichter zu erkennen ist eine *scharfe Verletzung* des Herzens, die allerdings auch mit einer höheren Letalität belastet ist.

Das Überleben des Patienten hängt von verschiedenen Begleitumständen ab: Kommt es bei einer kleinen penetrierenden Verletzung zur Selbsttamponade durch Thrombenbildung oder Hämoperikard, so kann die Verletzung kürzere Zeit überlebt werden, bis die Operation möglich ist.

An eine *perforierende* Herzverletzung muß man bei scharfen Thorax-Traumen immer denken, wenn der Einstich oder Einschuß in der Nähe des Herzens liegt oder der Verlauf des Stich- oder Schußkanals annehmen läßt, daß das Herz in Mitleidenschaft gezogen wurde.

Kommt es nach einer Verletzung zum Kreislaufkollaps oder zur Ausbildung einer Einflußstauung, muß man an eine *Verletzung von Organen innerhalb des Herzbeutels* denken. Verschlechterung des Kreislaufs bei leiser werdenden Herztönen und Zunahme der Einflußstauung (Halsvenen!), Anstieg des peripheren venösen Druckes und Vergrößerung der Herzsilhouette (klinisch oder röntgenologisch) sichern die Diagnose des *Hämoperikards* und erfordern die *sofortige* Operation.

Therapie: Dieser erstmals 1896 von L. REHN durchgeführte Eingriff ist die Methode der Wahl. Es soll aber nicht verschwiegen werden, daß bei kleineren Herzverletzungen auch durch wiederholte Perikardpunktion und Blutersatz gute Ergebnisse zu erzielen sind.

Abb. *20.7.*-17 zeigt die am häufigsten von Herzverletzungen betroffenen Herzabschnitte.

20.7.4.9. Herzschrittmacher
(Abb. *20.7.*-18, *20.7.*-19)

Pathologische Anatomie: Blockierungen der Reizübertragung vom Vorhof zum Ventrikel wer-

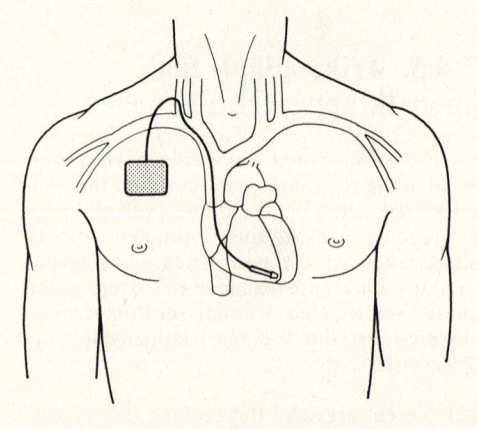

Abb. *20.7.*-18. Herzschrittmachertherapie mit transvenöser Einführung der Sonde in das rechte Herz und Verlagerung der Batterie unter den M. pectoralis.

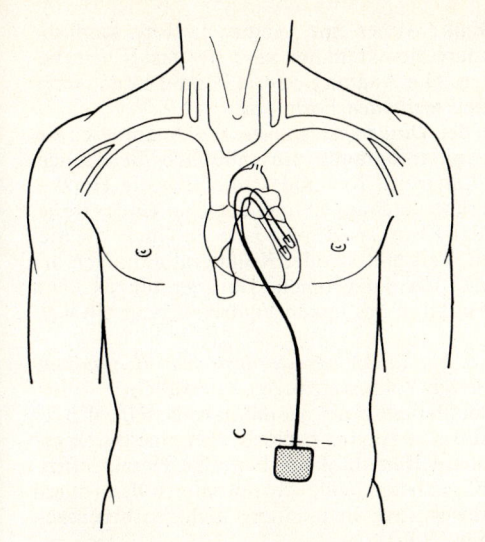

Abb. 20.7.-19. Herzschrittmachertherapie mit myokardialer Fixierung der Elektroden und Verlagerung der Batterie in der Bauchdecke.

den durch unterschiedliche Ursachen ausgelöst. Bei weitem am häufigsten ist eine durch Koronarerkrankungen ausgelöste *Schwielenbildung im Bereich des Myokards,* die auf das Reizleitungssystem übergreift. Seltener ist ein *atrioventrikulärer Block* nach Myokarditis, Lues oder bei Herztumoren. Schließlich ist neben *angeborenen Reizleitungsstörungen* der *iatrogen ausgelöste Herzblock* zu nennen, der nach Unterbrechung der Reizleitung beim Verschluß eines Vorhof- oder Ventrikelseptumdefektes auftreten kann.

Pathophysiologie: Das Krankheitsbild ist durch eine dauernd oder anfallsweise auftretende *Bradykardie* gekennzeichnet. Eine konstante Bradykardie mit einer Frequenz des Kammereigenrhythmus (zwischen 35 und 40/min) führt trotz Erhöhung des Schlagvolumens zu einer Verminderung des Herzzeitvolumens. Hierunter leiden die Organe mit erhöhtem Sauerstoffverbrauch – Gehirn, Herz, Niere – am meisten. Ist die *Sauerstoffversorgung des Gehirns* bei Belastung oder beim plötzlichen Umschlagen einer normalen Herzfrequenz in eine atrioventrikuläre Blockierung kurzfristig vermindert, so kommt es zur Bewußtlosigkeit, evtl. mit zerebralem Krampfanfall *(Adams-Stokes-Anfall).* Neben diesem klassischen Beispiel einer kardial bedingten Durchblutungsminderung des Gehirnes gibt es aber auch leichtere Fälle, die mit kurzfristiger Leistungsminderung des Gehirns, wie Schwindelanfällen und Schwarzwerden vor den Augen, einhergehen.

Diagnose: Die Diagnose ist durch das *EKG* zu sichern, bei dem man entweder eine konstante Reizleitungsunterbrechung feststellt (Herzblock III. Grades) oder eine gekoppelte Reizleitungsunterbrechung der Art, daß jeder zweite oder dritte Vorhofreiz nicht vom Ventrikel übernommen wird (Herzblock II. Grades). Der Herzblock I. Grades (die Verlängerung der PQ-Zeit) hat erst dann Krankheitswert, wenn plötzlich Anfälle eines Herzblocks III. Grades auftreten. In der letzten Zeit haben telemetrische EKG-Registrierungen viele unklare Krankheitsbilder als Reizleitungsstörung aufgedeckt.

Therapie: Beim *akuten Adams-Stokesschen Anfall* muß der Kammereigenrhythmus durch externe Herzmassage, intrakardiale Injektion und externe Herzreizung in Gang gesetzt werden. Am wirksamsten und für den Patienten am schonendsten kann eine Dauerreizung des Herzens durch transvenöses Einführen einer Reizelektrode in das rechte Herz gesichert werden. In diesem Fall wird das Stromaggregat zuerst extern an diese Elektrode angeschlossen. Nach Abschluß der Voruntersuchungen wird dann die Indikation zur Dauerreizung des Herzens mit einem implantierbaren Herzschrittmacher gestellt. Dafür gibt es zwei Methoden:
1. die transvenös-endokardiale Reizung und
2. die transthorakal angelegte epikardiale Reizung.

Ad 1: Von der V. cephalica oder V. jugularis ext. aus wird eine flexible Reizelektrode in die Spitze des rechten Ventrikels eingeführt, wo sich der Elektrodenkopf zwischen den Trabekeln verfängt. Das andere Ende der Elektrode wird unter den M. pectoris verlagert, wo eine Loge für die implantierbare Schrittmacherbatterie geschaffen wird. Bei guter Technik ist die Zahl der »Elektrodendislokationen« gering. Je nach verwendetem Schrittmachersystem sind die Patienten nun auf 2–3 Jahre versorgt, bis ein Nachlassen der Batterieleistung deren Auswechseln erzwingt. Die Erschöpfung der Batterie wird durch Verlangsamung der Pulsfrequenz angezeigt.

Ad 2: Läßt sich die Elektrode im rechten Herzen nicht verankern oder bestehen spezielle Indikationen zur vorhofgesteuerten Reizung des Ventrikels, so wird eine epikardiale Reizung des Herzens bevorzugt. Nach anterolateraler Thorakotomie links wird das Perikard eröffnet, um zwei epikardiale oder myokardiale Elektroden an die Vorder- oder Unterfläche des linken Ventrikels anzunähen. Bei vorhofgesteuerter Reizung muß eine dritte Elektrode am linken Vorhof fixiert werden. Diese Elektroden werden durch das Zwerchfell hindurch an die linke Bauchseite herabgeführt, wo innerhalb der Bauchmuskulatur das Batteriebett geschaffen wird. Die Verwendung von kernkraftgespeisten Batterien hat nur eine geringe Verbreitung gefunden, teils aus finanziellen Gründen, teils weil es dafür spezielle Indikationen bei Jugendlichen gibt. Die Herzschrittmachertherapie hat in den letzten Jahren

Die **Herzschrittmacherimplantation** stellt eine der erfolgreichsten Behandlungsmethoden von bradykarden Herzerkrankungen dar. In Abhängigkeit von der hämodynamischen Situation kommen unterschiedlich gesteuerte Systeme zur Anwendung.

20.7.4.10. Koronare Herzkrankheit
(Abb. 20.7.-20)

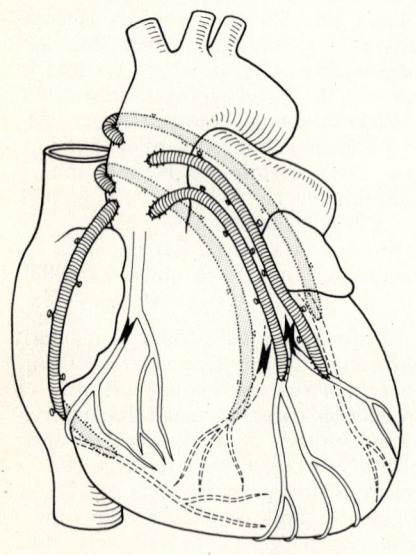

Abb. 20.7.-20. Lage des Standard-Bypasses zur rechten und linken Koronararterie.

Pathologische Anatomie: Ursache der koronaren Herzkrankheit sind Stenosen, Verschlüsse oder Spasmen der Koronargefäße, die im Rahmen der Arteriosklerose auftreten können. In der disseminierten Form kann sie zu zahlreichen kleinen Narben des Myokards führen oder in der umschriebenen Form zum Herzinfarkt, der bei der transmuralen Ausprägung ein Herzwandaneurysma bedingen kann. Ist das Reizleitungssystem betroffen, können Herzrhythmusstörungen auftreten.

Pathophysiologie: Das *klinische Leitsymptom*, die *Angina pectoris*, ist Ausdruck des Mißverhältnisses zwischen Sauerstoffbedarf und Sauerstoffangebot. Körperliche und seelische Belastungen können einen Anfall auslösen. Hier greift die medikamentöse Behandlung mit Mitteln ein, die die Leistungsfähigkeit des Herzens senken, die die Kreislaufsituation ändern oder einen Koronarspasmus lösen.

Klinik: Außer einer Angina pectoris kann die koronare Herzkrankheit eine *Herzinsuffizienz* bedingen. Die Angina pectoris kommt in der *stabilen* und *instabilen* Form vor.

In der *Diagnostik* spielen die Anamnese, das Elektrokardiogramm einschließlich Belastungs- und Langzeit-EKG und schließlich die Herzkatheteruntersuchungen die entscheidende Rolle. Mit der Koronarographie ist es möglich, die Stenosen, Verschlüsse oder Kollateralbildungen der Koronarien darzustellen. Darüber hinaus kann die Funktion des linken Ventrikels beurteilt werden.

Die *Indikation zur chirurgischen Behandlung* hat einige Voraussetzungen zu erfüllen:
1. Der Patient muß symptomatisch sein, d.h. er muß eine Angina pectoris oder eine durch koronare Herzkrankheit bedingte Herzinsuffizienz haben; beide Symptome sollen durch konservative Behandlung nicht zu beseitigen sein.
2. Die Befunde am Koronarsystem und am Myokard müssen chirurgisch angehbar sein; d.h. die Stenosen sollten zentral liegen, hierbei, vor allem bei Koronargefäßverschlüssen, sollte ein ausreichendes Abflußgebiet in die Peripherie vorliegen. In dem zu revaskularisierenden Herzanteil muß genügend Herzmuskel erhalten sein, um die Operation erfolgreich auf die Herzinsuffizienz einwirken zu lassen (es soll also eine Hypokinesie, aber keine Akinesie vorliegen). Multiple periphere Koronarstenosen und Herzmuskelnarbengewebe sind nicht für die Koronarchirurgie geeignet.

Chirurgische Behandlung: Zur chirurgischen Behandlung der *koronaren Herzkrankheit* werden nach FAVALORO *Überbrückungen der Koronarstenosen und -verschlüsse mit körpereigener Vene* angelegt (aortokoronarer Venen-Bypass). In ausgesuchten Fällen kann die A. mammaria interna zur Revaskularisierung an der Vorder- und Seitenwand des linken Ventrikels verwendet werden (A.-mammaria-Bypass). Auf diese Weise soll die Myokarddurchblutung verbessert werden, so daß die Angina pectoris zurückgedrängt und die Herzinfarkte im revaskularisierten Gebiet hintangehalten werden. Zudem steigt die Leistungsfähigkeit des linken Ventrikels. Diese therapeutischen Bemühungen werden durch eine *Letalität* zwischen 1–3,5%, durch eine intra- und postoperative Herzinfarktrate um 5% und durch eine Bypass-Verschlußrate von 6 bis 8% pro Jahr belastet.

Dementsprechend ist die *Operationsindikation* lediglich bei der Stammstenose der linken Koronararterie und den 3-Gefäßerkrankungen der Koronarien unumstritten anerkannt. Aber auch bei der 1- und 2-Gefäßerkrankung ist die Operation in ausgesuchten Fällen indiziert. Das beruht vor allem darauf, daß das Kriterium »Letalität«, welches immer Grundlage der Vergleichsstudien war, nicht der einzige Gesichtspunkt einer chirurgischen Behandlung sein kann.

Üblicherweise werden die Überbrückungen (Abb. *20.7.*-20) an folgende Koronargefäße angelegt, wenn sie eine Einengung von 60 bis 70% aufweisen: R. interventricularis anterior, R. diagonalis, R. marginalis I, R. marginalis II der linken Koronararterie, rechte Koronararterie. Im Mittel liegt die Zahl der Bypasses bei 3 pro Patient; darüber hinausgehende Revaskularisierungsverfahren (6 bis 8 Bypasses) haben nicht die erhofften Erfolge gebracht.

Linksventrikel-Aneurysmen sind isoliert nur selten Anlaß zur Resektion, da postoperative Herzkatheteruntersuchungen nur selten eine Verbesserung der Hämodynamik gezeigt haben.

Die *Operationsindikation* beschränkt sich daher auf die Fälle, bei denen die Linksherzinsuffizienz auf eine eindeutige paradoxe Beweglichkeit im Aneurysma zurückzuführen ist. Herzrhythmusstörungen stellen eine weitere Indikation dar. Meist werden neben der Resektion des Aneurysmas Bypass-Operationen an anderen Koronargefäßen des Patienten notwendig.

Die *Angioplastie der Koronarien* (PTCA = perkutane transluminale Koronarangioplastie) hat ihre eindeutige *Indikation* bei proximalen Koronarstenosen dann, wenn durch die Ballon-Dilatation keine Seitenäste verschlossen werden können.

Bei *instabiler Angina pectoris* sollte immer die Frage der PTCA diskutiert werden. Die Mehrfach-KHK mit auch peripheren Stenosen kann nicht gleichgute Ergebnisse wie die Dilatation einer proximalen, singulären Stenose bringen; die Abgrenzung der Indikation zur PTCA ist daher noch nicht sicher erfolgt.

> Bei der **koronaren Herzkrankheit** sind die Angina pectoris, die isolierten Koronarstenosen und der Zustand des Myokards die Richtschnur der *Operationsindikation.*
> Die **Bypass-Operation** hat die Verbesserung der Koronardurchblutung, die Beseitigung der Angina pectoris und die Verhinderung eines Myokardinfarktes zum Ziel. Eingefäßerkrankungen bedingen nur selten eine Operationsnotwendigkeit; vorwiegend die 3-Gefäßerkrankung und die Stammstenose bedingen eine Operationsindikation.

Literaturauswahl

DERRA, BIRCKS: Herzchirurgie I und II. Springer, Berlin, Heidelberg, New York 1976.
FAVALORO, EFFLER: Surgical Treatment of Coronary Arteriosclerosis. William & Wilkins, Baltimore 1970.
GIBBON, SABISTON, SPENCER: Surgery of the Chest; 3. Aufl. Saunders, Philadelphia, London, Toronto 1976.
GOOR, LILLEHEI: Congenital Malformation of the Heart. Grune and Stratton, New York, San Francisco, London 1975.
HALLMAN, COOLEY: Surgical Treatment of Congenital Heart Disease; 2. Aufl. Lea & Febiger, Philadelphia 1975.
JULIAN, DYE, JAVID, HUNTER: Cardiovascular Surgery. Year Book, Chicago 1962.
KIRKLIN, KARP: The Tetralogy of Fallot. Saunders, Philadelphia, London, Toronto 1970.

20.8. Verletzungen der Brustwand und der Brustorgane

Von Th. Junginger

20.8.1. Thoraxverletzungen

Thoraxverletzungen sind bei etwa 25% aller letal verlaufenden Unfälle die Todesursache. Thoraxverletzungen treten meist nicht isoliert auf. Bei 70% bestehen zusätzliche Verletzungen. Die Mehrzahl der Thoraxverletzungen sind durch Verkehrsunfälle bedingt. Die Erkennung und Behandlung ist von besonderer Dringlichkeit, um die akute Lebensbedrohung durch die Einschränkung der kardiopulmonalen Funktion zu beseitigen.

Tab. *20.8.*-1. Klinische Erstdiagnostik bei Thoraxverletzungen.

Klinische Diagnostik	Beurteilung
Inspektion	Prellmarken, Atemnot, Zyanose, Tachypnoe, Einflußstauung, Schockzeichen
Palpation	Puls, Blutdruck, Hautemphysem, Skelettinstabilität
Perkussion	Auskultation/Atemgeräusch Dämpfung Intrathorakale Darmgeräusche

20.8.1.1. Einteilung der Thoraxverletzungen

Thoraxverletzungen werden ätiologisch nach der Verletzungsart in stumpfe (nicht penetrierende) und penetrierende Traumen unterteilt. Anatomisch sind Verletzungen des *Brustkorbs,* der *Atmungsorgane* sowie des *Mediastinums* (s. Kap. 20.5) zu unterscheiden. Die Schwere der Verletzungen ist abhängig vom Ausmaß der Beeinträchtigung der physiologischen Funktionen der Thoraxorgane.

20.8.1.2. Erstversorgung bei Thoraxverletzungen

Die Gefahr *lebensbedrohlicher Situationen* erfordert die rasche Erkennung und Behandlung. Nicht selten kann bei Thoraxverletzungen nach zunächst unauffälligem Verlauf eine plötzliche Verschlechterung eintreten.

Diagnose: Die vorläufige Diagnose muß und kann aufgrund der Anamnese, der klinischen Untersuchung und der Röntgen-Thoraxaufnahme, die eventuell kurzfristig wiederholt werden muß, gestellt werden. Die Anamnese soll Aufschluß über den Unfallmechanismus und den bisherigen Verlauf ergeben, die klinische Untersuchung den vorliegenden Zustand klären. Abhängig vom Ergebnis schließen sich gezielt weitere Untersuchungen an.

Therapie: (Tab. *20.8.*-1) Die *Notfalltherapie* umfaßt drei wesentliche Punkte:

1. Sicherstellung der Atmung (Freimachen der Atemwege, Intubation),
2. Schockbehandlung (zentralvenöser Zugang, Volumenersatz),
3. Wiederherstellung der normalen intrathorakalen Verhältnisse, was meist durch eine Thoraxdrainage gelingt.

Nach Durchführung dieser Maßnahmen ist in der Regel die lebensbedrohliche Situation zunächst beseitigt, und abhängig vom weiteren Verlauf kann dann über das weitere Vorgehen, insbesondere die Indikation zur Operation, entschieden werden. Ein Blutverlust von mehr als 250 ml/Stunde durch die Thoraxdrainage über mehrere Stunden oder eine fortbestehende Lungenfistel, die trotz Intubation und Beatmung eine ausreichende Versorgung des Patienten mit Sauerstoff nicht zuläßt, weisen auf die Notwendigkeit der *Thorakotomie* hin.

20.8.1.3. Stumpfe Thoraxverletzungen

Stumpfe Thoraxverletzungen sind Folge starker Gewalteinwirkungen oder einer plötzlichen Dezeleration, z. B. bei Lenkradaufprall.

20.8.1.3.1. Commotio thoracis

Bei geringer Gewalteinwirkung ist eine *Brustkorbprellung (Commotio thoracis)* die Folge. Meist finden sich hierbei keine morphologischen Veränderungen.

Die klinische **Symptomatik** ist von kurzer Dauer: Atemnot, Herzrhythmusstörungen und Kreislaufreaktionen.

Therapeutisch sollte die stationäre Beobachtung, die Verabreichung von Analgetika und eventuell die Sauerstoffzufuhr erfolgen.

20.8.1.3.2. Contusio thoracis

Bei stärkerer Gewalteinwirkung resultiert eine *Brustkorbquetschung*, bei der durch Gewaltübertragung die Thoraxorgane mitverletzt sein können (Lungenkontusion, Herzkontusion, Ösophagusverletzung, s. u.).

Die **Symptome** entsprechen der Brustkorbprellung.

Die **Therapie** besteht in der stationären Beobachtung, um frühzeitig Organverletzungen und eine respiratorische Insuffizienz zu erfassen sowie einer zunächst symptomatischen Therapie (Schmerzbehandlung, physikalische Therapie).

20.8.1.3.3. Compressio thoracis

Bei der *schweren Thoraxquetschung* z.B. beim Überfahrenwerden durch ein Fahrzeug kommt es infolge des hohen intrathorakalen Drucks bei reflektorischem Glottisverschluß zum Rückstrom des venösen Blutes mit der Folge petechialer Blutungen.

Die **Symptome** umfassen die blaurote Verfärbung von Hals und Kopf, Einblutungen in Mund- und Nasenschleimhäute, Bindehäute, Retina, Glaskörper und Sehnerv mit nachfolgenden Sehstörungen. Daneben bestehen die Symptome der meist schweren Brustkorbverletzungen (Rippenserienfrakturen, Lungenverletzungen und andere).

Therapeutisch steht die Behandlung der Begleitverletzungen im Vordergrund. In der Regel ist die *intensivmedizinische* Behandlung mit Beatmung und Schockbekämpfung erforderlich (Begleitverletzungen s. dort).

20.8.1.4. Penetrierende Thoraxverletzungen

Penetrierende Verletzungen durch Schuß oder Messerstich sind wesentlich seltener als stumpfe Thoraxtraumen. Aus der Lokalisation der Verletzung und dem mutmaßlichen Verlauf des eindringenden Gegenstandes kann auf die Organverletzungen rückgeschlossen werden, wenngleich der knöcherne Thorax insbesondere bei Schußverletzungen oft eine Richtungsänderung bedingt.

Die **Behandlung** entspricht dem Vorgehen bei den einzelnen Organverletzungen. Häufiger als bei den stumpfen Thoraxtraumen ist eine *Notthorakotomie* erforderlich.

Thoraxverletzungen sind durch stumpfe oder penetrierende Traumen bedingt. Sie umfassen Verletzungen des Brustkorbs, der Atmungsorgane und des Mediastinums.
Die **Erstversorgung** besteht in der Sicherstellung der Atmung, der Schockbehandlung sowie der Wiederherstellung normaler intrathorakaler Druckverhältnisse, was meist durch Legen einer Thoraxdrainage gelingt. Hierdurch ist meist die *lebensbedrohliche Situation* zunächst beseitigt.

20.8.2. Organverletzungen

20.8.2.1. Knöcherne Verletzungen

20.8.2.1.1. Rippenfraktur

Rippenfrakturen gehören zu den häufigsten Thoraxverletzungen. Sind drei oder mehr Rippen gebrochen, liegt eine *Rippenserienfraktur* vor. Meist sind die *mittleren* und *unteren* Rippen betroffen, deren Fraktur nicht selten mit einer *Milz-, Leber-* oder *Nierenverletzung* kombiniert ist. Demgegenüber sind Brüche der *oberen Rippen*, die mit *Gefäßverletzungen* einhergehen können, selten.

Als *Folge der Rippenfraktur* kann sich ein *Pneumothorax* oder *Hämatothorax* durch Verletzung des Lungenparenchyms bzw. der Interkostalgefäße entwickeln, Komplikationen, die auch noch Tage nach dem Unfallereignis eintreten können.

Als *Folgeerkrankungen* können eine Pneumonie und Lungenatelektasen auftreten.

Diagnose und Therapie: Die *Diagnose* ergibt sich aus der Anamnese, dem atmungsabhängigen und lokalen Druckschmerz sowie aufgrund der röntgenologischen Rippendarstellung. Mitunter kann eine Fraktur röntgenologisch erst nach einigen Tagen oder Wochen sichtbar werden.

Ziel der *Behandlung* ist die Schmerzausschaltung durch orale oder lokale Applikation von *Analgetika*. Die Fixation durch äußere Verbände (Dachziegelverband) kann bei älteren Patienten die Entstehung einer Pneumonie begünstigen und ist allenfalls bei jüngeren Kranken indiziert.

20.8.2.1.2. Rippenserienfraktur

Bei Fraktur mehrerer Rippen und deren Stückbruch kann insbesondere ventral oder lateral ein *instabiler Thorax* resultieren mit schwerer Störung der Atemmechanik. Während der Inspiration kommt es zur Einziehung der frakturierten Thoraxwand, bei Exspiration zur Verlagerung nach außen *(paradoxe Atmung)* (Abb. 20.8.-1).

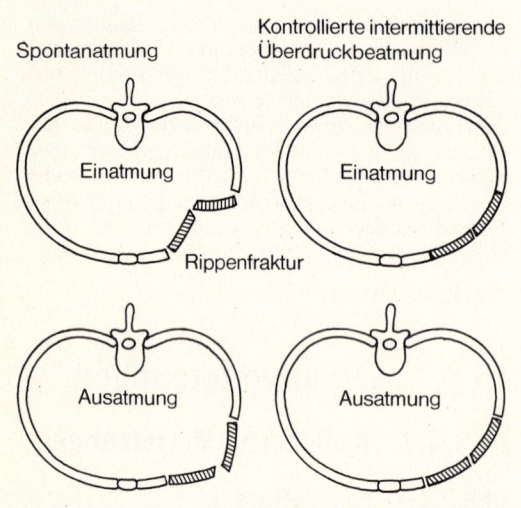

Abb. 20.8.-1. Paradoxe Atmung bei Rippenserienfraktur.

Hierdurch baut sich kein intrathorakaler Druck in der verletzten Thoraxhälfte auf, so daß kein Luftaustausch stattfindet. Liegt zusätzlich eine Lungenkontusion vor, wird die respiratorische Funktion weiter verschlechtert.

Diagnose und Therapie: Die paradoxe Atembewegung der Thoraxwand zeigt sich bei der Beobachtung des Patienten. Die Röntgen-Thoraxaufnahme bestätigt die Rippenfrakturen und gibt Aufschluß über zusätzliche intrathorakale Veränderungen. Das Ausmaß der Lungenfunktionsstörung ist aufgrund der Blutgasanalyse meßbar.

Die *Therapie* besteht in der *Stabilisierung der Thoraxwand*. Dies kann unter Umständen durch Auflegen eines Sandsacks oder Lagerung des Patienten auf die betroffene Seite erreicht werden. Meist ist bei ausgeprägter respiratorischer Insuffizienz und zusätzlich bestehender Lungenkontusion eine innere Stabilisierung durch Überdruckbeatmung für 2 bis 3 Wochen erforderlich. Bei fehlender Lungenkontusion kann auch die operative Stabilisierung der Thoraxwand durch Osteosynthese der Rippen versucht werden.

20.8.2.1.3. Sternumfraktur

Sternumfrakturen sind meist Folgen von Aufprallunfällen und extrem schmerzhaft. Die Frakturlinie verläuft in der Regel horizontal nahe dem Manubrium sterni. Eine gleichzeitige Verletzung (Kontusion) des Herzens ist möglich.

Die **Diagnose** wird durch eine seitliche Röntgenaufnahme gestellt.

Die **Therapie** entspricht der von Rippenfrakturen (s.o.).

20.8.2.2. Lungenverletzungen

20.8.2.2.1. Offene Verletzungen

Offene Verletzungen des Lungenparenchyms sind Folge penetrierender Traumen. Schuß- oder Stichverletzungen sind von Luft- und Blutaustritt gefolgt (Hämato-, Pneumothorax), wobei das Ausmaß unterschiedlich ist.

Die **Diagnose** ergibt sich aus der klinischen Untersuchung (Ein- und Austrittsstelle, Austritt von Blut und Luft) sowie den Röntgenaufnahmen von Thorax und Abdomen einschließlich der Weichteile.

Die **Behandlung** besteht in der Exzision und dem Verschluß von Ein- und Ausschußstellen, und der Einlage einer Thoraxdrainage. Die *Indikation zur Operation* ist abhängig von der Schwere der Verletzungsfolgen und ergibt sich häufig erst nach kurzfristiger Verlaufsbeobachtung bei Auftreten einer intrathorakalen Blutung, einer massiven Luftfistel oder bei Verdacht auf intraabdominelle Verletzungen. Die Geschoßentfernung in der akuten Phase ist in der Regel nicht erforderlich, kann jedoch im späteren Verlauf bei Symptomen, wie z.B. Abszedierung, erforderlich werden.

20.8.2.2.2. Offener Pneumothorax

Der offene Pneumothorax ist Folge einer penetrierenden Thoraxverletzung mit nach außen offenem Pleuraraum. Folge ist der partielle oder vollständige *Kollaps der Lunge*. Durch den negativen Druck in der unverletzten Thoraxhälfte kommt es bei Inspiration zur Verlagerung des Mediastinums zur gesunden Seite und bei Exspiration zur umgekehrten Bewegung *(Mediastinalflattern)*. Die Luft im Tracheobronchialsystem pendelt zwischen der verletzten und unverletzten Seite, ohne daß ein Gasaustausch stattfindet *(Pendelluft)*. Hierdurch kann eine schwere Beeinträchtigung sowohl der respiratorischen wie der kardialen Funktion mit Schockfolge auftreten.

Diagnose und Therapie: Die Diagnose kann beim Nachweis einer Thoraxwunde mit hörbarem Luftein- und -austritt gestellt werden. Als *Erstmaßnahme* ist die *luftdichte Wundabdeckung* erforderlich, um den offenen Pneumothorax in einen geschlossenen zu verwandeln.

Nach Röntgen-Thoraxaufnahme erfolgt die definitive Versorgung durch Einlegen einer Thoraxdrainage sowie Exzision und Verschluß der Thoraxwunde.

20.8.2.2.3. Stumpfe Lungenverletzungen

Folge einer stumpfen Thoraxverletzung (Dezelerationstrauma, Explosion) kann eine *Lungenkontusion* sein. Die Kombination mit Rippenfrakturen, einem Hämato- oder Pneumothorax ist häufig. Bei jüngeren Patienten können Lungenkontusionen jedoch auch ohne knöcherne Verletzungen auftreten.

Kontusionsfolgen sind ein interstitielles und intraalveoläres Ödem, die Einblutung und anschließende Leukozyteninfiltration. Abhängig von der Schwere des Traumas können diese Veränderungen innerhalb der ersten Tage nach dem Unfall zu schweren Störungen der Lungenfunktion führen.

Diagnose und Therapie: Die Diagnose ergibt sich aufgrund der *röntgenologischen* Verlaufskontrolle der Lunge (zunehmende Atelektasen und Infiltratbildung) und der *Blutgasanalysen*.

Die Behandlung umfaßt zunächst das Absaugen und die Freihaltung der Atemwege *(Bronchialtoilette)* und abhängig von der respiratorischen Funktion die frühzeitige Intubation und Beatmung. Als unterstützende Maßnahmen kommen die Verminderung der Flüssigkeitszufuhr, Steroide, Diuretika, Albumine und andere Medikamente zur Anwendung, ohne daß der therapeutische Nutzen erwiesen ist.

Auf dem Boden einer schweren Kontusion kann sich ein *Parenchymriß* entwickeln mit nachfolgendem Hämato- und Pneumothorax. Nach Erstbehandlung mit einer Thoraxdrainage ist bei fortbestehender Blutung (größer als 250 ml/Stunde) oder Luftfistel die *Indikation zur Thorakotomie* mit Resektion (Lobektomie) gegeben.

Herzverletzungen:
Siehe Kap. 20.7.4.8.

Verletzungen der Mediastinalorgane:
Siehe Kap. 20.1., 20.2., 20.5., 20.6.

Literaturauswahl

Siehe Kap. 20.1.

21. Bauchhöhle und Retroperitonealraum

21.1. Magen und Duodenum

Von H. G. BEGER und R. BITTNER

21.1.1. Magen

21.1.1.1. Anatomie

21.1.1.1.1. Topographie

Topographisch wird der Magen in 3 Abschnitte gegliedert: *Fundus, Korpus* und *Antrum*. Als *Fornix ventriculi* wird der sich in die linke Zwerchfellkuppel blindsackartig vorwölbende obere Abschnitt des Fundus bezeichnet, in dem sich beim aufrecht Stehenden die verschluckte Luft ansammelt, die dann am Röntgenschirm als plankonvexe helle Stelle, »Luftblase«, sichtbar wird. Der Fundus liegt linksseitig und oberhalb der *Kardia* und bildet mit der einmündenden Speiseröhre einen spitzen Winkel, *Hisscher Winkel* (Abb. *21.1.*-1). Kaudalwärts durch eine gedachte horizontale Linie zwischen der Kardia und dem linksseitigen Rand bzw. Fläche des Magens, *Curvatura major*, schließt sich der größte Magenabschnitt, *Corpus ventriculi*, an. An einem tiefen Einschnitt, *Incisura angularis*, 5–7 cm proximal des *Pylorus* am rechtsseitigen Rand bzw. Fläche des Magens, *Curvatura minor*, findet sich der Übergang zum Magenantrum. Korpus und Antrum sind hier nicht durch eine gedachte horizontale, sondern durch eine von der Incisura angularis zur großen Kurvatur führende, nahezu senkrechte Linie getrennt (Abb. *21.1.*-1).

Funktionell ist der Magen lediglich in zwei Abschnitte einzuteilen, die unterschiedliche sekretorische und motorische Funktionen haben:

1. den *oberen Magenabschnitt* (Fundus, Korpus) mit den *Fundusdrüsen*, die die *Salzsäure* produzierenden Belegzellen beherbergen; er dient der Nahrungsaufnahme und -speicherung.

2. den *unteren Magenabschnitt* (Antrum, Pylorus) mit den *Pylorusdrüsen*, die einen dicken, zähen und relativ alkalischen *Schleim* sowie das Hormon *Gastrin* bilden; er ist als antropylorische Pumpeinheit für die Durchmischung der Nahrung und die Entleerung des Magens verantwortlich.

Während vordere und hintere Magenfläche frei beweglich und von Peritoneum überzogen sind, ist die dorsale Fläche der Kardia bis gegen den Fornix hin mit dem Zwerchfell verwachsen, also bauchfellfrei. Durch das *Lig. hepatogastrale (Omentum minus)* ist der Magen an der Leber befestigt, durch das *Lig. gastrolienale* an der Milz und durch das *Lig. gastrocolicum* am Querkolon.

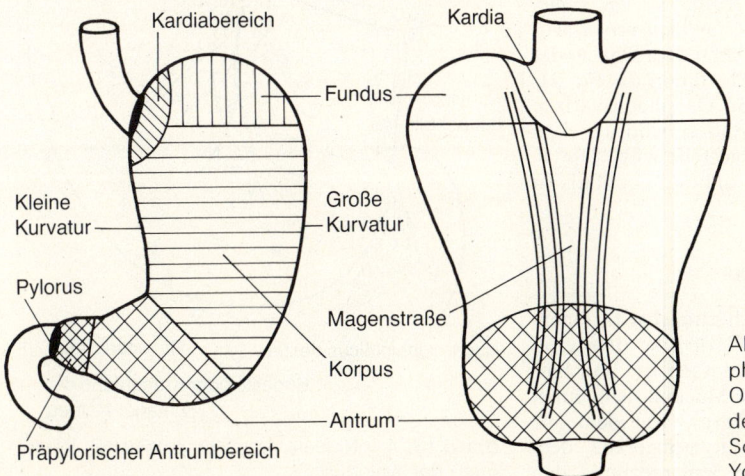

Abb. *21.1.*-1. Die Topographie des Magens (nach: W. OEHLERT: Klinische Pathologie des Magen-Darm-Traktes, Schattauer, Stuttgart, New York 1978).

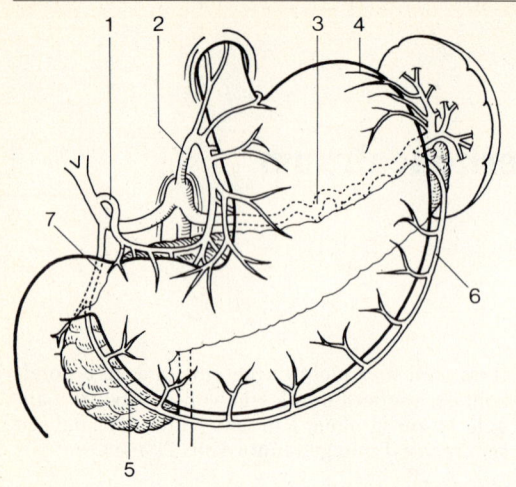

Abb. *21.1.*-2. Gefäßversorgung des Magens.
1. A. gastrica dextra, 2. A. gastrica sinistra, 3. A. lienalis, 4. Aa. gastrici breves, 5. A. gastoepiploica dextra, 6. A. gastroepiploica sinistra, 7. A. gastroduodenalis.

21.1.1.1.2. Gefäßversorgung

Die **Arterien** stammen direkt und indirekt aus der *A. coeliaca* bzw. der *A. hepatica* und treten als *A. gastrica sinistra* und *dextra* an die kleine Kurvatur, als *A. gastroepiploica dextra* und *sinistra* an die große Kurvatur heran (Abb. *21.1.*-2). Den Fornix versorgen Äste der im *Lig. phrenico-gastricum* aufsteigenden *Aa. gastricae breves* – ein für die Technik sowohl der Magenskelettierung bei der totalen Magenentfernung als auch der Milzentfernung wichtiges Verhalten.

Die größeren **Venen** schließen sich in ihrem Verlauf den Arterien an und münden als *V. gastroepiploica sinistra* in die *V. lienalis* und als *V. gastroepiploica dextra* in die *V. mesenterica superior*. Die *V. gastrica sinistra* (coronaria ventriculi) *mündet direkt in die V. portae*. Sie *anastomosiert an der Kardia mit den Ösophagusvenen*, wodurch eine Verbindung zwischen dem System der oberen Hohlvene und der Pfortader, die für das Verständnis der Bildung von Ösophagusvarizen bei Leberzirrhose mit Pfortaderhochdruck von größter Wichtigkeit ist, hergestellt wird. Die *V. coronaria dextra* (pylorica) mündet ebenfalls in die V. portae.

21.1.1.1.3. Lymphdrainage

Die Lymphe sammelt sich zunächst in einem *submukösen lymphatischen Plexus*, der dem arteriellen und venösen angeschlossen ist. Von hier aus führen Kanäle durch die Muskularis in einen *subserösen lymphatischen Plexus*, von dem aus dann die extragastrischen Lymphgefäße dem Verlauf der Arterien folgen. Entsprechend den vier Zonen der arteriellen Gefäßversorgung des Magens wird das Lymphabflußgebiet ebenfalls in *vier Zonen* eingeteilt (Abb. *21.1.*-3).

Die *Lymphknoten des Tripus Halleri* (Tr. coeliacus) stellen den Sammelpunkt für alle vier primären Drainagewege des Magens dar. Von hier aus fließt die Lymphe über die *paraaortale Kette* und den *D. thoracicus* ab.

21.1.1.1.4. Nervale Versorgung

Die nervale Versorgung des Magens erfolgt *sympathisch* über das *Ggl. coeliacum* und *parasympathisch* über die *Nn. vagi*. Zwei Vagus-

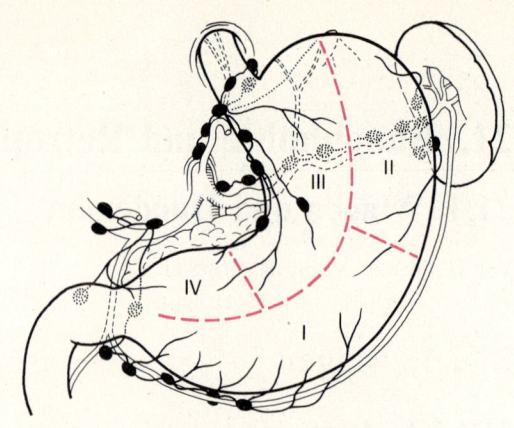

Abb. *21.1.*-3. Lymphdrainage des Magens.

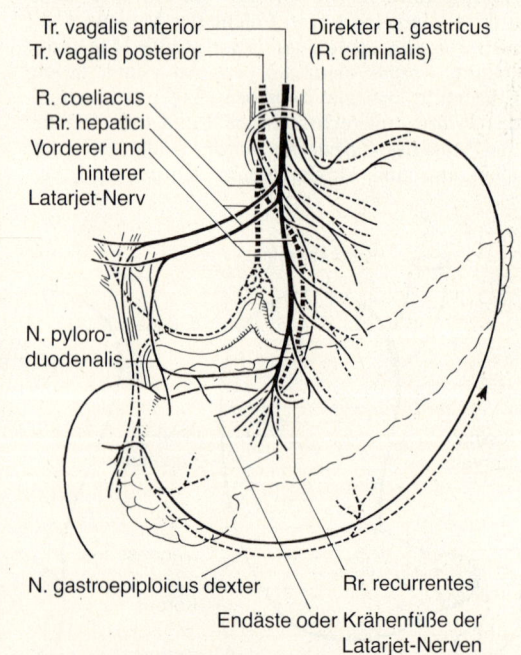

Abb. *21.1.*-4. Nervale (parasympathische) Versorgung des Magens.

21.1. Magen und Duodenum 579

Kardiazone
Funduszone
Übergangszone
Pyloruszone

Oberflächenepithelzellen
Schleimzelle
Belegzellen
Hauptzelle
Solitärlymphknoten
Argentaffine Zellen
Muscularis mucosae
Submukosa

Kardiadrüsen
Pylorusdrüsen
Fundusdrüsen

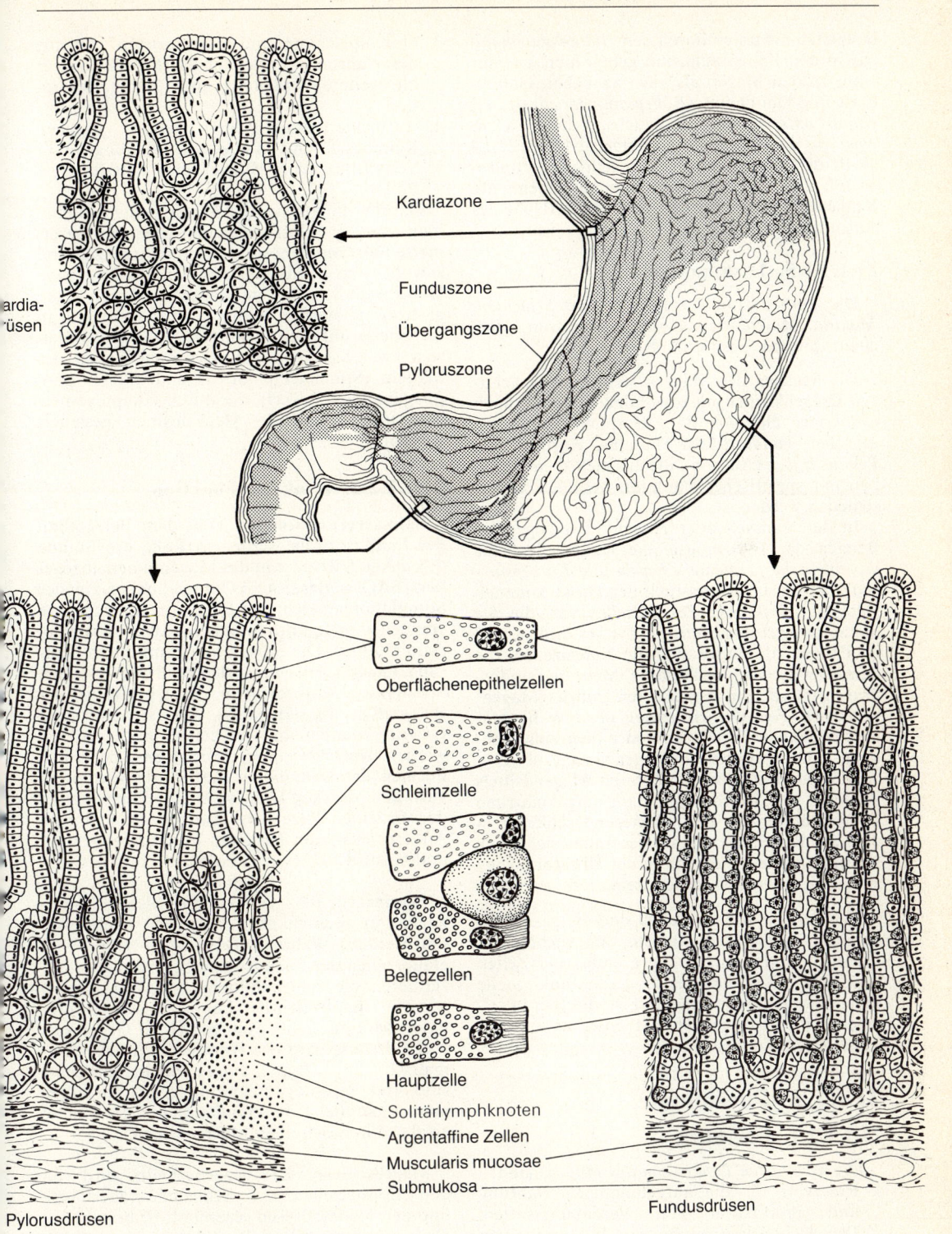

Abb. 21.1.-5. Histomorphologie des Magens.

hauptstämme treten durch den *Hiatus oesophagicus* in den Bauchraum und geben hier Äste sowohl an den Magen als auch an Leber, Gallenblase und Duodenum (*R. hepato-pyloricus* des *Tr. vagalis anterior*) und die Bauchspeicheldrüse (*R. coeliacus* des *Tr. vagalis posterior*) ab (Abb. 21.1.-4). Beide Hauptstämme setzen sich als *Rr. antralis (N. Latarjet)* fort, die dann als sogenannte Krähenfüße in die Vorder- bzw. Hinterfläche des Antrums einstrahlen.

21.1.1.1.5. Histomorphologie

Die Magenwand besteht aus *fünf Schichten: Mukosa, Muscularis mucosae, Submukosa, Muscularis propria, Serosa* (Abb. 21.1.-5).

Die **Mukosa** des Magens stellt einen mächtigen Drüsenkörper mit sowohl *exokriner* als auch *endokriner Funktion* dar. Morphologisch kann zwischen *Fundusdrüsen* (Fundus, Korpus) und *Pylorusdrüsen* (Antrum), die aus mehreren Zelltypen mit spezifischer Funktion bestehen, unterschieden werden.

In den *Fundus-* oder *Hauptdrüsen* liegen im Bereich der Drüsenbasis die Hauptzellen, die *proteolytische Fermente – Pepsin* und *Kathepsin –* produzieren, im Mittelstück der Drüse kommen gehäuft *Beleg-* oder *Parietalzellen* vor, die die *Salzsäure* und den »*intrinsic factor*« bilden, und im Drüsenhals finden sich die Nebenzellen, die den *Magenschleim* sezernieren. Mehrere Fundusdrüsen münden in den unteren Pol der Magengrübchen *(Foveolae gastricae)*, die wie die Magenschleimhautoberfläche von einem einschichtigen Zylinderepithel überzogen sind.

Die *Pylorusdrüsen* des unteren Magendrittels zeichnen sich durch einen stark aufgeknäuelten Drüsenkörper aus, der vorwiegend schleimproduzierende Zellen enthält. Hier finden sich keine Hauptzellen und lediglich in der Übergangszone zum Korpus wenige Parietalzellen.

Von den **endokrinen Zellen** sind die gastrinbildenden *G-Zellen* des Antrums am wichtigsten. Daneben finden sich weitere endokrine Zellen (*D-Zellen, EC-Zellen,* etc.), deren funktionelle Bedeutung teilweise ungeklärt ist, die aber in seltenen Fällen Ausgangspunkt eines endokrinen Tumors sein können.

21.1.1.2. Physiologie

21.1.1.2.1. Überblick

Die *wichtigsten Funktionen des Magens* sind:
1. Reservoir für die aufgenommene Nahrung und Produktion von Verdauungssäften. Durchschnittlich werden pro 24 Stunden von der 800 cm² großen Oberfläche der Magenschleimhaut etwa 1,5–3 Liter Sekret gebildet.
2. Vorbereitung der Nahrungsbestandteile für die Resorption.
3. Durchmischung und portionsweise Abgabe des Nahrungschymus an das Duodenum für die weitere Verdauung und für die Resorption.
4. Aufrechterhaltung einer relativ geringen Keimbesiedlung im oberen Verdauungstrakt.
5. Vermittlung von Hunger und Sättigungsgefühl.

Darüber hinaus hat der Magen seine Schleimhaut vor der Selbstverdauung durch das sezernierte Salzsäure/Pepsingemisch zu schützen und sowohl einen enterogastrischen Reflux (von Duodenalinhalt in den Magen) als auch einen gastroösophagealen Reflux (von Mageninhalt in die Speiseröhre) zu verhindern. Dies gewährleisten zwei *Schließmuskel* an beiden Enden des Magens (Sphincter pyloricus und unterer Ösophagusschließmuskel), die durch komplexe nervale und hormonale Mechanismen gesteuert werden.

21.1.1.2.2. Exokrine Funktion

Salzsäure/Elektrolyte: Von den Belegzellen der Fundusdrüsen werden in Ruhe pro Stunde 0–5 mÄqu Salzsäure in das Magenlumen abgegeben (BAO = Basal Acid Output); bei maximaler Stimulation erreicht die Sekretion Spitzenwerte von 25–30 mÄqu pro Stunde (MAO = Maximal Acid Output). Die *Stimulation* kann durch Nahrung, Gastrin, Histamin oder Vagusreiz erfolgen. Spezifische *Rezeptoren* an der Oberfläche der Belegzellen für Histamin, Acetylcholin und Gastrin konnten im Tierversuch nachgewiesen werden. Da *Histamin-H_2-Rezeptoren-Blocker* alle Formen der Stimulation der Säuresekretion in vitro unterdrücken können, ist eine Potenzierung der einzelnen Rezeptorwirkungen anzunehmen. Andererseits kann Histamin durch Acetylcholin und Gastrin freigesetzt werden.

Pepsinogen: Insgesamt konnten bisher 7 Pepsinogene im menschlichen Magensaft nachgewiesen werden. Während Pepsinogen I nur von Hauptzellen der Fundusdrüsen gebildet wird, sezernieren die schleimbildenden Zellen, ebenso wie die Hauptzellen der Fundusdrüsen und der Pylorusdrüsen das Pepsinogen II. In Gegenwart von Salzsäure wird das Pepsinogen in das enzymatisch aktive *Pepsin* umgewandelt. Säureausstoß und Pepsinogensekretion gehen im allgemeinen parallel, d. h. Stimulation und Hemmung erfolgt durch dieselben Mechanismen.

Magenschleim: Der Magenschleim wird von den Epithelzellen der Schleimhautoberfläche und den Pylorusdrüsen sezerniert. Er besteht aus *Glykoproteinen*. Seine Produktion wird erhöht durch Reizung der Magenmukosa und durch cholinerge Mechanismen. Der Schleim bildet eine 1–1,5 mm dicke Schutzschicht, an der ein pH-Gradient aufrechterhalten werden kann, so daß das von den Oberflächenzellen sezernierte Bicarbonat zur Neutralisation der durch den Schleim diffundierten Salzsäure ausreicht und somit die Selbstverdauung der Magenschleimhaut verhindert wird.

Intrinsic-Faktor: Intrinsic-Faktor ist ein *Mukoprotein* mit einem Molekulargewicht von etwa 60 000. Er wird in den Belegzellen der Fundusdrüsen gebildet und seine Sekretion geht der der Salzsäure parallel. Zusammen mit dem mit der Nahrung aufgenommenem *Vitamin B_{12}* bildet er einen Komplex, der bis in die unteren Anteile des Ileums stabil bleibt, wo dann der Komplex an Schleimhautrezeptoren gebunden, das Vitamin B_{12} freisetzt und resorbiert wird. Fehlen die Belegzellen, wie z.B. nach totaler Magenentfernung, kann kein Intrinsic-Faktor gebildet und Vitamin B_{12} nicht resorbiert werden. Die Folge ist eine verzögerte Reifung der roten Blutzellen *(perniziöse Anämie).*

21.1.1.2.3. Mukosa-Barriere

Die *Fähigkeit der Magenschleimhaut, einen Wasserstoffionen-Konzentrationsgradienten von 0,00005 mval/l im Plasma gegenüber etwa 160 mval/l im Magensaft aufzubauen,* wird als Mukosabarriere bezeichnet. Hierdurch wird die Rückdiffusion von sezernierten Wasserstoffionen in die Mukosa bzw. von Natrium aus der Mukosa in das Lumen verhindert. Die anatomische Basis der Barriere stellen die sogenannten festen Verbindungen (tight junctions) zwischen den Oberflächenzellen dar, die einen Transport von Substanzen zwischen den Zellen verhindern. Eine weitere Verstärkung erfährt die Barriere durch die Schleimschicht. Durch die Sekretion von Bicarbonat in die Zwischenräume der Schleimdecke wird die Geschwindigkeit, mit der die Wasserstoffionen zu den Oberflächenepithelzellen penetrieren können, weiterhin verlangsamt. Darüber hinaus wird die Fähigkeit der Zellen, der Aggression der Säure zu widerstehen, durch die extrazelluläre Flüssigkeit, besonders durch *Bicarbonat* und durch *intrazelluläre Puffersubstanzen* erhöht. Schließlich trägt eine ungestörte Mikrozirkulation der Mukosa dazu bei, daß zurückdiffundierte Wasserstoffionen rasch abtransportiert und neutralisiert und daß Bicarbonat und natriumreiches Transsudat gebildet werden.

21.1.1.2.4. Regulation der Magensaftsekretion

Die Sekretion von Salzsäure und Pepsin wird durch komplexe Wechselwirkungen zwischen *N. vagus, Gastrin* und anderen *Peptidhormonen* reguliert.

Drei Phasen der Magensekretion sind zu unterscheiden: *Zephalisch, gastral* und *intestinal.*

Zephale Phase: Am chirurgisch isolierten Magen des Hundes (Pouch), jedoch mit erhaltener nervaler Versorgung, konnte erstmals PAVLOV nachweisen, daß die *Stimulation des N. vagus* zu einer prompten Sekretion von Säure, Pepsin und Schleim in den Pouch führt. Der Vagus wirkt zum Teil über die direkte Stimulation der Belegzellen, zum Teil aber auch über die Freisetzung eines humoralen Faktors, möglicherweise des Gastrins. Die vagale Stimulation kann ausgelöst werden durch Hunger, Ärger, angenehme Nahrungsgerüche, Hypoglykämie und durch Konditionierung. Sie wird unterdrückt, wenn der Magen gefüllt ist, durch Furcht, anticholinerge Substanzen, die Erhöhung des Blutzuckerspiegels und durch eine Vagotomie.

Gastrale Phase: Die mechanische und chemische Reizung des Magenantrums durch den aufgenommenen Speisebrei selbst löst die gastrale Phase aus. Über die Freisetzung des antralen Gastrins kommt es vor allem durch die aufgenommenen *Eiweiße* und deren durch Pepsin erzeugte Spaltprodukte, die Polypeptide, zu einer weiteren Steigerung der Säure- und Pepsinsekretion. *Fette* und *Kohlehydrate* dagegen haben keinen Einfluß auf die Gastrinsekretion. Andererseits jedoch kann über die Dehnung des Antrums und die Stimulation von vagalen Dehnungsrezeptoren über afferente Vagusfasern *(Vago-vagale Reflexe)* ebenfalls die Säuresekretion stimuliert werden. Die Nahrungszusammensetzung, die Menge und die Verweildauer der Nahrung im Magen bestimmt das Ausmaß der gastralen Säuresekretion.

Intestinale Phase: Die Bedeutung der intestinalen Phase ist bisher nur wenig aufgeklärt. Es wird vermutet, daß die Stimulation der Säuresekretion bei Kontakt von Peptiden und Aminosäuren mit der Mukosa des proximalen Dünndarmes über ein Peptid, dem *Entero-Oxyntin* erfolgt. Jedoch scheint auch die Freisetzung von intestinalem Gastrin nicht ohne Einfluß zu sein. Ebenso wie die Stimulation der Magensekretion kann auch deren Hemmung durch verschiedene Faktoren erfolgen.

Vergleichbar den Sekretionsphasen können auch die hemmenden Mechanismen in *zentrale, gastrische* und *intestinale* unterteilt werden.

21.1.1.2.5. Messung der Magensaftsekretion

Zur quantitativen Erfassung der Magensaftsekretion steht der *Pentagastrin-Test* zur Verfügung. In Linksseitenlage erfolgt beim nüchternen Patienten während einer mindestens halbstündigen Ruhephase die vollständige Absaugung des Mageninhaltes. Danach wird in vier 15-Minuten-Portionen das Magensekret zur Bestimmung der basalen Sekretion (BAO) gewonnen. Nach Injektion von 6 μg Pentagastrin pro kg/Körpergewicht werden weitere vier 15-Minuten-Portionen zur Bestimmung der stimulierten Sekretion (MAO) abgenommen. Die BAO und MAO ergeben sich durch Addition der jeweiligen vier 15-Minuten-Werte, die PAO (Peak Acid Output) aus der Verdoppelung der 2 konsekutiven 15-Minuten-Perioden mit den höchsten Säurewerten.

Der *Insulin-Test,* der die Säuresekretion nach hypoglykämischer Vagusstimulation mißt, hat keine klinische Bedeutung.

21.1.1.2.6. Endokrine Funktion

Bisher konnten mindestens 6 regulative Peptide im Magen, entweder in typischen endokrinen Zellen der Mukosa *(Gastrin, Somatostatin)* oder den autonomen Nerven *(VIP, Substanz B, Bombesin und Enkephaline)* lokalisiert und identifiziert werden. Magensekretion, Motilität und Blutfluß werden durch diese Peptide wesentlich beeinflußt; einige von ihnen wirken synergistisch, andere wie Somatostatin und Bombesin dagegen antagonistisch.

Das wichtigste Hormon ist das *Gastrin.* Seine physiologische Funktion ist die Stimulation der Säure und möglicherweise auch der Pepsinsekretion, die Stimulation der Magenmotilität und eine trophische Wirkung an der Schleimhaut des Magenkorpus und -fundus. Die Messung des Serumgastrinspiegels ist heute durch einen Radioimmunoassay (RIA) möglich. Der durchschnittliche *Nüchtern-Serumgastrinspiegel* des Menschen liegt bei etwa 50 pg/ml mit einer Streubreite von 20–100 pg/ml. Die obere Grenze des Normalen wird mit etwa 200 pg/ml angegeben.

21.1.1.2.7. Motorische Funktion

Die motorische Funktion des Magens umfaßt *Nahrungsaufnahme* und *Speicherung,* ihre *Durchmischung* sowie die portionsweise kontrollierte *Abgabe* an den Zwölffingerdarm. Über chemische und mechanische Reize werden die submukösen und myenterischen Nervengeflechte des Magens stimuliert. Von Ihnen wird über sensorische und motorische Fasern des N. vagus und des N. splanchnicus, unter Mitwirkung einer Vielzahl von Hormonen, der Ablauf der komplexen Vorgänge gesteuert. Die vagale Stimulation führt zu einer Steigerung der motorischen Aktivität. Die Splanchnikusnerven sind adrenerg und hemmen die Motilität durch Kontraktion der Sphinkteren und durch eine Reduktion der Acetylcholinfreisetzung.

Die motorische Aktivität des *proximalen Magens* (Fundus, oberer Korpus) unterscheidet sich wesentlich von der des *distalen Magens* (unterer Korpus, Antrum). Der proximale Magen ist das eigentliche *Nahrungsreservoir.* Bei Nahrungsaufnahme kommt es zur Hemmung der normalen tonischen Kontraktion des Magens (rezeptive Relaxation), wodurch der intragastrische Druck während der gesamten Füllungsphase nahezu konstantgehalten wird.

Durch eine Vagotomie wird die Fähigkeit zur rezeptiven Relaxation gestört, der intragastrale Druck steigt beim Essen an und dies kann sich subjektiv als vorzeitiges Druck- und Völlegefühl bemerkbar machen sowie zu einer beschleunigten Magenentleerung, vor allem von Flüssigkeiten führen.

Der *untere Magenabschnitt (antropylorische Pumpe)* ist der Sitz der *regulären peristaltischen Wellen* (3/min), die den Mageninhalt mischen und zerkleinern, den Chymus distalwärts befördern und die größeren Partikel wieder zurück in den proximalen Magen werfen. Der Schrittmacher für diese peristaltische Aktivität, die schließlich zur Magenentleerung führt, wird in einer Gruppe von myenterischen Zellen im oberen Abschnitt der großen Kurvatur des Magens lokalisiert. Hier entstehen elektrische Wellen, die sich pyloruswärts ausbreiten und die antralen muskulären Kontraktionen steuern. Während die antralen Kontraktionen durch eine Dehnung der Magenwand stimuliert werden, gehen vor allem vom Duodenum hemmende Mechanismen aus, wobei die Osmolarität, die Azidität und der Fettgehalt der Nahrung von Bedeutung sind.

21.1.1.2.8. Messung der Magenentleerung

Für klinische Zwecke finden nuklearmedizinische Methoden Anwendung. Hierbei wird nach Einnahme einer mit einer radioaktiven Substanz (z. B. Chrom 51) markierten Mahlzeit die Aktivitätsveränderung über den verschiedenen Magenregionen, entweder mit Hilfe von Szintillationsdetektoren oder mit Hilfe einer Gammakamera gemessen.

21.1.1.3. Pathophysiologie

21.1.1.3.1. Störungen der Säuresekretion

Klinisch relevante Störungen der Magensekretion betreffen vor allem die *Überproduktion von Säure und Pepsin,* die parallel gehen (Tab. *21.1.*-1).

Eine *massive Säureüberproduktion* ist charakteristisch für das Zollinger-Ellison-Syndrom, die antrale G-Zellüberfunktion und nach Billroth-II-Resektion bei einem am Duodenalstumpf verbliebenen Antrumrest (»Excluded antrum«). Des weiteren ist bei den meisten Patienten mit einem Duodenalulkus und vor allem, wenn das Ulkus zu einer Magenausgangstenose geführt hat, eine Hyperazidität zu beobachten. Sie findet sich

Tab. *21.1.*-1. Störungen der Säuresekretion.

1. *Überproduktion:*
   Zollinger-Ellison-Syndrom
   Antrale G-Zellüberfunktion
   »Excluded antrum«
   Magenausgangsstenose
   Ulcus duodeni
   »Short bowel«-Syndrom

2. *Verminderte Produktion:*
   Chronische atrophische Gastritis
   (perniziöse Anämie) (Ulcus ventriculi)
   Hypertrophische Gastritis (M. Ménétrier)
   Zustand nach Vagotomie
   Zustand nach Magen-(teil)-resektion
   Endokrine Tumoren: VIPom
                               Somatostatinom
   Diabetes mellitus

Tab. *21.1.*-2. Störungen der Hormonsekretion.

1. *Basale Hypergastrinämie*
   a) Mit Säurehypersekretion
      – Gastrinom
      – Antrale G-Zell-Überfunktion
   b) Folge fehlender oder verminderter Säuresekretion
      – Atrophische Fundusgastritis (perniziöse Anämie)
      – Chronische atrophische Antrum-Korpus-Gastritis (Ulcus ventriculi)
      – Langfristige Säuresuppression
   c) Folge fehlenden Säurekontakts (»excluded antrum«)
   d) Ausfall hemmender nervaler Impulse (nach Vagotomie)

2. *Postprandiale Hypergastrinämie*
   a) Ulcus duodeni
   b) Antrale G-Zell-Überfunktion

3. *Basale Hypogastrinämie*
   a) Atrophisierende Antrumgastritis
   b) Magenresektion

ebenfalls nach Resektion größerer Dünndarmteile und wird hier auf den Ausfall humoraler intestinaler Hemmfaktoren zurückgeführt.

Eine *verminderte Säuresekretion* wird bei der chronisch-atrophischen Gastritis, vor allem bei der perniziösen Anämie und beim Ulcus ventriculi gefunden, aber auch bei der hypertrophischen Gastritis (M. Ménétrier), bei der die spezifischen Drüsenzellen durch muzinbildende epitheliale Zellen verdrängt werden.

21.1.1.3.2. Störungen der Hormonsekretion

Eine klinische Relevanz haben bisher lediglich *Störungen der Gastrinsekretion.* Physiologischerweise wird die Freisetzung von Gastrin durch die in den Belegzellen gebildete Säure gehemmt, so daß eigentlich nur bei gleichzeitiger Erhöhung von Säuresekretion und basalen Gastrinspiegeln von einer *pathologischen Hypergastrinämie* gesprochen werden kann. Sie ist dann entweder Folge eines in der Regel im Pankreas oder im Duodenum liegenden G-Zell-Tumors (Gastrinom) oder Ausdruck einer antralen G-Zell-Überfunktion (Tab. *21.1.*-2). Bei hyp- oder anazidem Magensaft sind die hohen Serumgastrinspiegel Folge einer fehlenden »Feed-back-Hemmung« der Gastrinfreisetzung durch die Säure (perniziöse Anämie). Der gleiche Mechanismus ist bei dem sogenannten »Excluded antrum« nach Billroth-II-Resektion wirksam. Aufgrund des fehlenden Kontaktes mit der Säure kommt es zu einer enthemmten Gastrinproduktion, die wiederum zu einer verstärkten Säuresekretion des Magenrestes führen und zur Ursache eines Rezidivgeschwürs werden kann. Die *Hypergastrinämie nach Vagotomie* ist noch nicht vollständig geklärt und ohne klinische Relevanz. Eine *postprandiale Hypergastrinämie* ist für das Ulcus duodeni sowie für die antrale G-Zell-Überfunktion charakteristisch. Erwartungsgemäß bewirkt eine chirurgische Entfernung des Magenantrums eine *basale Hypogastrinämie,* ebenso wie das Endstadium einer atrophisierenden Antrumgastritis.

21.1.1.3.3. Störungen der Motilität

Störungen der Motilität sind regelhaft *Folgen chirurgischer Eingriffe* am Magen und können sich als klinisch bedeutsame Krankheitsbilder, wie *Dumping-Syndrom* und *Diarrhö* oder *Stase von Mageninhalt* bemerkbar machen.

Ursache ist der Fortfall der rezeptiven Relaxation nach Vagotomie sowie die Zerstörung der antropylorischen Integrität durch eine Magenresektion oder durch eine Pyloroplastik. Beim intakten Magen kann eine Neuropathie des autonomen Nervensystems sowie die Therapie mit verschiedenen Medikamenten mit anticholinerger oder adrenerger Wirkung zu einer Verzögerung der Entleerung führen. Außerdem werden Störungen der Magenmotilität, sowohl beim Ulcus ventriculi als auch beim Ulcus duodeni beobachtet, wobei allerdings deren ätiopathogenetische Bedeutung noch unklar ist.

21.1.1.4. Diagnostische Verfahren

21.1.1.4.1. Anamnese

Die sorgfältig erhobene Anamnese eröffnet nicht nur den Zugang zum Patienten, sondern sie kann bereits wertvolle Hinweise für die Richtung

Tab. *21.1.*-3. Anamnestische Daten bei Magenerkrankungen.

1. Vorerkrankungen
2. Familiäre Disposition
3. Berufliche und soziale Exposition
4. Nahrungsgewohnheiten
5. Eßverhalten
6. Schmerzcharakteristik (Rhythmik, Periodizität)
7. Dyspepsie (Druck-, Völlegefühl, etc.)
8. Gewichtsverhalten
9. Kaffee, Alkohol, Nikotin
10. Psychische Situation

anschließender spezieller Untersuchungsverfahren geben (Tab. *21.1.*-3). Gezielt muß nach familiärer Disposition, nach Vorerkrankungen, Begleiterkrankungen sowie beruflichen und sozialen Expositionsfaktoren gefragt werden. Von besonderer Bedeutung ist die *Abklärung der Nahrungsgewohnheiten und des Eßverhaltens,* wobei vor allem auch die Beziehung zwischen Nahrungsart und -aufnahme und Art der Beschwerden (Nüchternschmerz, postprandialer Schmerz, Dauerschmerz, Kolik, intermittierender Schmerz) zu erfassen ist. Unerläßlich ist die Frage nach dem *Verhalten des Körpergewichts und nach dem Genuß von Kaffee, Alkohol und Nikotin.* Neben der präzisen Schmerzanamnese muß aber auch auf so *uncharakteristische Beschwerden,* wie Völlegefühl, Druckgefühl, Übelkeit, Sodbrennen, Erbrechen und Appetitlosigkeit geachtet werden. Schließlich ist auch die *psychische Situation* des Patienten (Stellung in der Familie, Stellung im Beruf) zu berücksichtigen, um einschätzen zu können, unter welchem Leidensdruck der Patient steht und ob ihm noch eine befriedigende Lebensführung oder Berufstätigkeit möglich ist.

21.1.1.4.2. Körperliche Untersuchung

Trotz der heute hochentwickelten Labor- und apparativen Diagnostik darf auf die körperliche Untersuchung auch in der vielbeschäftigten Praxis nicht verzichtet werden. Bei akuten Beschwerden, z.B. beim komplizierten Ulkus, ist die Untersuchung des Bauches sogar die wichtigste Maßnahme und entscheidend für das weitere Vorgehen. Im einzelnen ist auf die folgenden *Zeichen* zu achten:
Bauchdecken vorgewölbt oder flach eingefallen,
Teilnahme an den Atemexkursionen oder ruhig-unbeweglich, gespannt oder weich eindrückbar,
– Abwehrspannung (Défense),
– Druckschmerzhafte Regionen,
– Resistenzen (Knotenbildungen),
– Größe und Konsistenz von Leber und Milz.

Immer sind auch die Halslymphknoten zu überprüfen (Virchowsche Drüse links supraklavikulär).

Bei **akuten Ulkusbeschwerden** ist die **Untersuchung des Bauches** die wichtigste Maßnahme und entscheidet für das weitere Vorgehen.

21.1.1.4.3. Röntgenologische Untersuchung

Durchgeführt werden kann eine *Kontrastdarstellung des Magens durch Prallfüllung mit Barium,* die *Reliefdarstellung mittels der Doppelkontrastmethode* und hohem Auflösungsvermögen (z.B. für das Aufsuchen eines Frühkarzinoms) sowie die *Kinematographie* zum Nachweis von Blutungsquellen. Im Vergleich zur Endoskopie ist die Röntgenuntersuchung keine konkurrierende, sondern eine ergänzende Methode. Dies hat vor allem bei der Festlegung von Tumorgrenzen im oberen Magenabschnitt und für die Planung des Operationsverfahrens Bedeutung.

21.1.1.4.4. Endoskopie

Die Gastrobulboduodenoskopie ist heute mit den modernen Endoskopen eine in wenigen Minuten leicht durchzuführende Untersuchung. Der entscheidende Vorteil gegenüber der Röntgenuntersuchung ist die Möglichkeit der *direkten visuellen Beurteilung der Magenschleimhaut* sowie der gezielten *Entnahme von Gewebsproben.* Darüber hinaus ist die Endoskopie von unverzichtbarem Wert bei der *Beurteilung der Aktivität eines blutenden Geschwürs.* Mit der Entwicklung der Lasertechniken zur Koagulation von Blutungsquellen und Eröffnung von Stenosen ergeben sich auch *therapeutische Ansatzpunkte.* Im Zwölffingerdarm ermöglicht die Endoskopie bei direkter Besichtigung der Papilla vateri und durch Kontrastmittelinjektion die *Darstellung der Gallen- und Pankreasgänge* (endoskopische retrograde Cholangio-Pankreatikographie – ERCP).

21.1.1.4.5. Magensaftanalyse

Bei der Indikation zur chirurgischen Verfahrenswahl in der Therapie des peptischen Ulkus ist die Magensaftanalyse ohne Bedeutung. Nach wie vor jedoch ist sie notwendig bei der Suche nach einem *Zollinger-Ellison-Syndrom* oder einer *antralen G-Zell-Überfunktion* bei rezidivierender Ulkuskrankheit (Tab. *21.1.*-4). Darüber hinaus ermöglicht sie dem Chirurgen durch eine prä- und postoperative Durchführung die Kontrolle der Wirksamkeit seines Eingriffes (vor allem bei der Vagotomie).

Tab. 21.1.-4. Indikationen zur Durchführung einer Magensaftanalyse.

I. *Absolut*
Suche nach einem Zollinger-Ellison-Syndrom
Suche nach einer antralen G-Zellüberfunktion
Bei rezidivierender Ulkuskrankheit

II. *Relativ*
Kontrolle des Operationserfolges nach Vagotomie oder Resektion wegen eines peptischen Ulkus
Verdacht auf Achlorhydrie bei hyperchromer Anämie
Abschätzung des Rezidivulkusrisikos nach Vagotomie (?)

III. *Keine Indikation*
Differentialdiagnose Ulcus duodeni – Ulcus ventriculi
Therapeutische Strategie bei der Ulkuskrankheit

21.1.1.4.6. Sonographie/Computertomographie

Beide bildgebenden Verfahren dienen in erster Linie dem *Nachweis raumfordernder Prozesse* (Metastasen außerhalb des Magens und vor allem in der Leber).

21.1.1.4.7. Andere Verfahren

Nicht-invasive Isotopenverfahren finden Anwendung bei der Bestimmung der Magenentleerungszeit (s. o.) und des duodenogastralen sowie gastrooesophagealen Refluxes. *Spülung des Magens* und *zytologische Untersuchung des Sekretes* kann in der Frühdiagnose des Magenkrebses Anwendung finden. Eine Messung des *Serumgastrinspiegels* sollte bei jeder schweren rezidivierenden Ulkuskrankheit, bei jeder Säurehypersekretion, vor allem, wenn das Verhältnis der BAO zur MAO größer als 0,5 ist, sowie bei unklaren wäßrigen Diarrhöen zur Routine gehören. Hier ist differentialdiagnostisch bei intaktem Magen an ein Gastrinom oder an eine antrale G-Zell-Überfunktion bzw. nach Billroth-II-Magenresektion an einen verbliebenen Antrumrest zu denken.

Die **Messung des Serumgastrinspiegels** sollte bei jeder schweren rezidivierenden Ulkuskrankheit, bei jeder Säure-Hypersekretion, vor allem, wenn das Verhältnis der BAO zur MAO > 0,5 ist, sowie bei unklaren wäßrigen Diarrhöen zum Ausschluß eines Zollinger-Ellison-Syndroms erfolgen.

21.1.1.5. Mißbildungen

Mißbildungen des Magens sind selten. Es gibt nur vereinzelte Berichte über das völlige Fehlen des Magens *(Agastrie)* oder eine zu kleine *(Mikrogastrie)* oder zu große *(Gastromegalie)* Anlage, sowie über Fehllagerungen *(Ektopie)*.

Häufiger werden **Doppelbildungen des Magens** *(Duplikaturen)* beobachtet. Gewöhnlich haben sie ein freies Lumen und kommunizieren proximal und/oder distal mit dem Hauptorgan. *Partielle Doppelbildungen* können als Riesendivertikel der großen Kurvatur und als Wandzysten imponieren. Gewöhnlich entwickelt sich diese Fehlbildung während der Kindheit als eine Raumforderung innerhalb des Magens. Krankheitswert erreicht sie häufig erst im Erwachsenenalter.

Symptome können Schmerzen, Erbrechen und Blutung sein.

Die **Diagnose** wird durch die Röntgenuntersuchung (Füllungsdefekt durch von außen wirkende Raumforderung), Endoskopie (gelegentlich Doppellumen) und Sonographie gestellt.

Die **chirurgische Therapie** orientiert sich an der individuellen Situation, wobei die Exzision der Duplikatur ohne Entfernung größerer Magenanteile möglich sein kann. Bei sehr großen Duplikatoren kann deren Umwandlung in ein großes Divertikel durch Exzision der gemeinsamen muskulären Wand erfolgen.

21.1.1.6. Seltene Erkrankungen

21.1.1.6.1. Divertikel des Magens

Im Vergleich zu Divertikeln des übrigen Gastrointestinaltraktes sind Magendivertikel äußerst selten. In der Regel handelt es sich um singuläre Läsionen von etwa 2–4 cm Größe mit einer *Prädilektionsstelle* im juxtakardialen Bereich (75%), an der Hinterwand des Magens etwa 2 cm unterhalb des ösophagogastralen Überganges und 3 cm von der kleinen Kurvatur entfernt. Die zweithäufigste Lokalisation ist die präpylorische Region. Da die Magendivertikel gewöhnlich keine Beschwerden machen, werden sie häufig als Zufallsbefunde bei röntgenologischer und endoskopischer Untersuchung aus anderen Gründen entdeckt.

Das **Beschwerdebild** ist uncharakteristisch und schließt postprandiales epigastrisches Völlegefühl, Schmerzen im unteren Brustraum, Übelkeit, Erbrechen und gelegentlich auch Schluckbeschwerden ein. Obwohl Symptome nur bei wenigen Patienten zu beobachten sind, können ernste

Komplikationen, wie Blutung, Perforation und Torsion mit Gangrän auftreten.

Die **Diagnose** wird *röntgenologisch* und *endoskopisch* gestellt, wobei es schwierig sein kann, ein intramurales Divertikel von einem peptischen Geschwür abzugrenzen.

Therapie: Eine *Indikation zur chirurgischen Therapie* besteht bei einem medikamentös nicht beeinflußbaren Beschwerdebild, bei Komplikationen sowie bei pathologischen Veränderungen der Divertikelmukosa.

Die Therapie der Wahl ist die *lokale Exzision und Verschluß der Abgangsstelle am Magen,* wobei gelegentlich, vor allem bei präpylorischer Lokalisation eine Magenresektion angezeigt sein kann.

21.1.1.6.2. Der Magenvolvulus

Der Magenvolvulus ist definiert als eine *Rotation des Magens um seine Längsachse um mehr als 180°* oder so weit, daß eine Obstruktion der Passage eintritt. In seltenen Fällen kann aber auch eine Drehung um die *Querachse (mesenterio-axial)* zu beobachten sein. Der Volvulus um die *Längsachse (organo-axial)* ist gewöhnlich mit einer Zwerchfellhernie verbunden und tritt akut auf.

Klinik: Klinisch wird vom *Thoraxmagen (upside down stomach)* gesprochen. Aufgrund der reichen Blutversorgung des Magens ist eine Strangulation, d.h. Unterbrechung der Blutzufuhr mit konsekutiver Nekrose selten. Volvulus des Magens mit Verlagerung in den Thorax kann auch bei traumatischer Zwerchfellruptur beobachtet werden.

Je nach Ausmaß der Drehung und Beeinträchtigung der Blutversorgung können leichte dyspeptische Beschwerden bis hin zu heftigsten Schmerzen mit Ileus, Blutung oder Perforationszeichen auftreten. Schmerzen, Erbrechen und die Schwierigkeit, eine Magensonde zu plazieren, bilden eine diagnostisch aussagekräftige klinische Trias.

Die Sicherung der **Diagnose** erfolgt in erster Linie durch die *Röntgen*untersuchung.

Therapie: Der akute Volvulus ist ein chirurgischer Notfall. Von einem abdominellen Zugang aus erfolgt die Reposition des Magens und die Versorgung des Zwerchfelldefektes und/oder, wenn eine Hernie mit gastroösophagealem Reflux vorliegt, die Fundoplicatio. Sollte eine Wandnekrose eingetreten sein, muß dieses Magensegment reseziert werden. Zur Vorbeugung eines Volvulus ist bei allen Patienten mit großer paraösophagealer Zwerchfellhernie oder traumatischer Zwerchfellruptur die operative Therapie angezeigt, falls keine Kontraindikation besteht.

21.1.1.6.3. Akute Dilatation

Die akute Dilatation wird zwar am häufigsten nach operativen Eingriffen am oberen Gastrointestinaltrakt gesehen; sie kann aber auch bei jeder schwächenden chronischen Erkrankung, besonders beim älteren Patienten, nach Hungern, bei Peritonitis und nach Bauchtrauma auftreten. Häufig ist sie mit *Blutung* verbunden.

Die akute Dilatation ist vielleicht eine Sonderform des segmentalen Ileus. Nach experimentellen Untersuchungen wird eine Hemmung des intramuralen elektrischen Schrittmachers der motorischen Magenfunktion vermutet. So ist auch klinisch die Anfälligkeit des vagotomierten Magens für Dilatation und Retention wohlbekannt. Durch Ärophagie bei dyspnoischen Patienten oder durch zu heftige Ventilation eines Patienten bei Narkoseeinleitung oder nach Gabe von Sauerstoff über eine zu tief in den Hypopharynx plazierte Sonde kann die Dilatation verstärkt werden.

Klinik: Die ersten *klinischen Zeichen* der akuten Dilatation sind gewöhnlich *Schluckauf* und *Erbrechen*. Schmerzen werden zwar oft angegeben, sind jedoch selten sehr ausgeprägt. Es kommt zur Zunahme des Bauchumfanges. Die Darmgeräusche sind in der Regel reduziert. Der Klopfschall ist hypersonor und plätschernde Geräusche können ausgelöst werden. Unbehandelt zeigt der Patient eine zunehmende Tachykardie, abnehmende Urinausscheidung und schließlich das Vollbild eines *Schocks*.

Die **Diagnose** kann bereits durch eine einfache *Röntgen-Leeraufnahme* gestellt werden. Eine massive Erweiterung des Magens, der mit Luft und Flüssigkeit gefüllt ist und oft bis ins Becken hinunter reicht, kann mühelos erkannt werden.

Die größte *Gefahr* der akuten Dilatation besteht in der Aspiration von erbrochenem Mageninhalt mit konsekutiver Pneumonie oder sogar dem Erstickungstod. In der postoperativen Phase kann es zum *Nahtbruch* kommen.

Differentialdiagnostisch ist die akute Dilatation abzugrenzen von der *sekundären Dilatation* infolge von Atonie bei der Peritonitis oder beim mechanischen Ileus oder infolge eines chronischen Zwölffingerdarmgeschwürleidens mit Magenausgangsstenose. Die *maligne Magenausgangsstenose* führt selten zu einer massiven Magendilatation.

Therapie: Die *Behandlung der Wahl* ist die sofortige Plazierung einer Magensonde und die Absaugung des Mageninhaltes sowie die Korrektur von Blut-, Flüssigkeits- und Elektrolytdefiziten. Außerdem sind die häufig auftretenden Störungen des Säure-Basen-Haushaltes auszugleichen.

21.1.1.7. Trauma, Bezoare und andere Fremdkörper

Verletzungen des Magens können *spontan* oder in der *Folge eines Traumas* auftreten. Bei der sogenannten spontanen Verletzung wirkt die verursachende Kraft von innen auf die Magenwand, bei der traumatischen Verletzung von außen. Die ätiologischen Faktoren sind in Tab. *21.1.*-5 aufgelistet.

Tab. *21.1.*-5. Ruptur des Magens: Ätiologie.

1. Spontanruptur:
   Überfüllung mit Erbrechen
   Ingestion von Natriumbicarbonat
   Mund-zu-Mund-Beatmung
   Nasopharyngeale Sauerstoffzufuhr
2. Stumpfes Bauchtrauma
3. Ingestion von starken Säuren oder Laugen
4. Fremdkörper

21.1.1.7.1. Spontanruptur

Die Spontanruptur des Magens ist beim Erwachsenen ein sehr seltenes Ereignis. Gewöhnlich tritt sie im Bereich des oberen Anteiles der kleinen Kurvatur, nahe des ösophago-gastralen Überganges auf. Ursache der Ruptur kann die Überfüllung des Magens nach einer exzessiven Mahlzeit, die Aufnahme von Natrium-Bicarbonat, die Luftfüllung des Magens durch eine Mund-zu-Mund-Beatmung oder bei der nasalen Sauerstoffzufuhr sein.

Durch die Ruptur wird ein lebensbedrohliches Krankheitsbild ausgelöst. In der **Symptomatik** entspricht es dem akuten Abdomen mit dem Nachweis von freier Luft im Abdomen und eventuell auch im Mediastinum. Zusätzlich kommt es zum Erbrechen von Blut.

Therapie: Nur durch die *sofortige Operation* mit Übernähung oder Resektion des Rupturbereiches kann der deletäre Verlauf unterbrochen werden.

21.1.1.7.2. Externes mechanisches Trauma

Als Folge einer penetrierenden Stich- oder Schußverletzung, aber auch nach einem stumpfen Trauma, kann es zu einer Perforation der Magenwand kommen. *Klinisches Bild, Diagnostik und Therapie entsprechen dem der spontanen Ruptur.* Kleinere Einrisse sind nicht selten asymptomatisch, können jedoch gelegentlich zur sekundären Nekrose und nach einem längeren freien Intervall zur Perforation führen.

21.1.1.7.3. Chemisches Trauma

Unabsichtliches oder suizidales Trinken von starken Säuren oder Laugen führt in erster Linie zur Verätzung der Speiseröhre. Bei größeren Volumina kann aber auch der Magen betroffen sein. Das Spektrum möglicher Schädigungen ist weit, es reicht von geringfügigen oberflächlichen Erosionen bis hin zur vollständigen Verflüssigung der Magenwand mit Perforation. *Säuren* führen zur *Koagulation, Laugen* zur *Kolliquation* des Gewebes.

Klinik: Der Patient hat *zunächst Schmerzen im Mund- und Rachenbereich,* kann aber dann auch über heftige epigastrische Beschwerden klagen, die von Hämatemesis und den Zeichen der Peritonitis gefolgt werden. Patienten mit primär geringerer Schädigung können als Folge einer Fibrose und Stenose im Antrum später epigastrische Schmerzen, Erbrechen und Gewichtsverlust haben.

Therapie: Fehlen die Zeichen der Perforation, so ist die Spülung mit einem Magenschlauch sowie der Versuch der vorsichtigen Neutralisation mit Zitronensaft bzw. Milch gerechtfertigt. *Bei drohender oder bereits eingetretener Perforation muß sofort operiert werden.* Heute stellt die frühe *Endoskopie* zur Beurteilung einer drohenden Gangrän der Magenwand eine wertvolle Hilfe dar. Elektive Operationen, seien es Resektionen oder plastisch erweiternde Eingriffe, können bei Strikturen notwendig werden.

21.1.1.7.4. Bezoare

Bezoare sind Fremdkörper, die aus Nahrungsbestandteilen oder Haaren *(Trichobezoare)* bestehen. *Phytobezoare* setzen sich aus pflanzlichen Bestandteilen zusammen. Unreife Früchte haben eine hohe Konzentration von Tanninmonomeren, die in Gegenwart der Magensäure polymerisieren und zusammen mit den Fruchtfasern einen Tanninzelluloseproteinkomplex bilden, wobei das Tannin wie eine Art Kittsubstanz wirkt.

Auch *Pilze* können bezoarähnliche Massen bilden. Candida albicans, Torulopsis glabrata und Saccharomyces produzieren klebrige bewegliche Massen, wobei chronische Verdauungsstörungen bei operiertem Magen prädisponieren.

Klinik: In Abhängigkeit von der Größe des Bezoars *klagen die Patienten* über frühes Sättigungsgefühl, Übelkeit, Erbrechen, Schmerzen und Gewichtsverlust. Häufig entstehen Erosionen, die zu Blutungen führen können.

Die **Diagnose** ist mühelos *röntgenologisch* und *endoskopisch* zu stellen. Röntgenologisch zeigt sich eine homogene intragastrische Raumforderung, deren Beweglichkeit sie von einem Magentumor unterscheidet.

Therapie: Bei kleineren Bezoaren kann der Versuch der *endoskopischen Entfernung* unternommen werden, bei größeren ist der Versuch der medikamentösen Auflösung gerechtfertigt, sofern dies ohne Erfolg ist, bleibt die *operative Beseitigung* nach Gastrotomie.

21.1.1.7.5. Verschluckte Fremdkörper

Eine Vielzahl von Gegenständen können akzidentiell oder mit Absicht geschluckt werden, ohne im allgemeinen eine wesentliche Gefahr für den Patienten zu bringen. Kinder unter 2 Jahren, psychiatrisch Kranke sowie Alkoholiker sind besonders betroffen. Hat der Fremdkörper den oberen Ösophagusschließmuskel passiert, so ist auch die Passage durch den Gastrointestinaltrakt möglich. Nicht selten jedoch kann er an den physiologischen Engen, wie unter Ösophagusschließmuskel, Pylorus und Ileozökalklappe hängen bleiben.

Die **Symptomatik** kann gering sein, gelegentlich ist ein tastbarer Tumor im Oberbauch das erste Zeichen. Auch scharfe und spitze Gegenstände, wie Rasierklingen und offene Sicherheitsnadeln können den Gastrointestinaltrakt ohne Schwierigkeiten passieren.

Besteht der Verdacht auf einen verschluckten Fremdkörper, so ist die **Diagnose** durch eine Röntgenuntersuchung des Thorax und des Abdomens oder Endoskopie angezeigt.

Therapie: Kleine stumpfe Fremdkörper, die im Magen liegen geblieben sind, können ohne aktive Behandlung zunächst beobachtet werden. Das Komplikationsrisiko (Penetration, Perforation) ist gering. Eine ballaststoffreiche Kost (Sauerkraut, Kartoffelpüree) kann die Passage unterstützen. Sollte nach 42–48 Stunden keine Passage erfolgen, so ist endoskopische Entfernung zu erwägen. Ein aggressiveres Vorgehen (d. h. operative Entfernung) ist bei scharfkantigen und spitzen Objekten wegen der Perforationsgefahr angezeigt.

21.1.1.8. Mallory-Weiss-Syndrom

Als Mallory-Weiss-Syndrom wird der *längs verlaufende Mukosariß mit nachfolgender oberer gastrointestinaler Blutung* im Bereich des ösophagogastralen Überganges verstanden. Die Risse können bis tief in die Submukosa und gelegentlich auch in die Muskularis gehen. Das Mallory-Weiss-Syndrom ist vermutlich eine *Vorstufe der spontanen Ösophagusruptur* (Boerhaave Syndrom).

Klinik: Den Schleimhauteinrissen geht eine Periode heftigen Erbrechens und Würgens voraus. Nahezu alle Patienten sind Alkoholiker. Gelegentlich jedoch tritt das Mallory-Weiss-Syndrom auch bei Patienten auf, die wegen anderer Gründe erbrochen haben, vor allem bei der salicylatinduzierten Gastritis. Es wird vermutet, daß den Einrissen möglicherweise eine Schädigung der zytoprotektiven Mechanismen durch Medikamente, Salicylate, Toxine und Alkohol vorausgeht, wofür auch das gleichzeitige Vorkommen mit einer erosiven Gastritis spricht.

Diagnose: Die entscheidende diagnostische Maßnahme ist die *Ösophagogastroskopie*.

Die **Therapie** erfolgt zunächst konservativ medikamentös und lokal endoskopisch. Bei Fortbestehen der Blutung muß operiert, d. h. gastrotomiert und die *Blutungsquelle umstochen* werden.

21.1.1.9. Akute gastroduodenale Läsionen (Streßulkus)

Ursache der akuten gastroduodenalen Läsionen (*Synonyma:* akute hämorrhagische Gastritis, akute Erosionen des Magens, Streßulkus, akutes Ulkus) ist eine *Schädigung der Magenschleimhaut infolge einer Mikrozirkulationsstörung unterschiedlicher Genese*. Infolge der Ischämie der Magenwand kommt es unter dem Einfluß der vorhandenen aggressiven Faktoren (Säure, Gallenflüssigkeit) zu oberflächlichen (Erosionen) oder tieferen Substanzdefekten (Ulkus) der Magenwand mit der Gefahr der Blutung und Perforation. Hierfür können Schockzustände nach Polytrauma, bei kompliziertem Verlauf nach großen chirurgischen Eingriffen, bei Sepsis, bei Verletzungen und Eingriffen am Zentralnervensystem sowie bei Verbrennungen verantwortlich sein. Besonders bezeichnet wird das *Curling-Ulkus,* das meistens im Duodenum lokalisiert ist und nach Verbrennungen auftritt sowie das *Cushing-Ulkus,* das im Zusammenhang mit Verletzungen oder Erkrankungen des Zentralnervensystems beobachtet wird. Die akuten Schleimhautläsionen des Magens treten fast ausschließlich multipel auf und sind vor allem in Korpus und Fundus des Magens sowie im ersten Drittel des Duodenums lokalisiert.

Klinik: Das klinische Bild wird gekennzeichnet durch die schmerzlose obere gastrointestinale Blutung, die allerdings nur bei etwa 20–40% der Patienten auftritt, aber bei etwa 5% lebensbedrohlich ist.

Das Spektrum der **Symptome** reicht je nach Intensität der Blutung von hämatinhaltigem Magensaftreflux bzw. Kaffeesatz-artigem Erbrechen bis hin zu Hämatemesis, Meläna und Blutstuhl.

Diagnose: Die *Gastroduodenoskopie* ist die wichtigste diagnostische Maßnahme. Sie ist zur Abgrenzung anderer Blutungsursachen notwendig.

Therapie: Da die Läsionen in der Regel multipel sind und nahezu den gesamten Magen betreffen, ist die Therapie *zunächst konservativ.* Zur Verfügung stehen H_2-Rezeptor-Antagonisten (bis zu 2 g/die intravenös), Antazida (unter Magensafttitration pH über 4), Sekretin- (75 E/6 Std.) sowie Somatostatin-Infusionen (250 µg/Std.).
Die operative Therapie ist indiziert bei einem Blutverlust von mehr als 8 Konserven/24 Std. und ist durch die zugrunde liegende Situation unabhängig vom Verfahren mit einer Letalität von 30–40% belastet. Da jedoch die kombinierte Operation (Vagotomie + subtotale Magenresektion) die niedrigste Rezidivblutungsrate (ca. 24%) hat, gilt sie als die Methode der Wahl.

Entscheidend ist die *Vorbeugung.* Bei allen Risikopatienten ist die Gabe eines H_2-Rezeptor-Antagonisten und von Antazida indiziert. Durch Reduzierung der Säure kann das Auftreten akuter gastroduodenaler Läsionen weitgehend vermieden werden.

> Zur **Vorbeugung einer akuten gastroduodenalen Läsion** (Streßulkus) ist heute bei allen Risikopatienten die Gabe eines **H_2-Rezeptor-Antagonisten** und von **Antazida** indiziert.

21.1.1.10. Chronische Gastritis

Die chronische Gastritis ist eine *meist irreversibel,* dem morphologischen Befund nach chronisch entzündliche Veränderung der Magenschleimhaut mit oder ohne Atrophie der spezifischen Schleimhautdrüsen. Nach der *Klassifikation* von STRICKLAND und MAC KAY werden zwei Hauptformen unterschieden:

Typ A: Dieser Typ betrifft *vorwiegend die Fundus- und Korpusschleimhaut* bei weitgehend normalem Antrum. Alle Patienten haben zirkulierende *Antikörper* gegen die Belegzellmembranen und oft auch Antikörper gegen den Intrinsic-Faktor und gegen die Schilddrüsenepithelzellen. Häufig entwickeln diese Patienten auch eine Hashimoto-Thyreoiditis, Hyper- und Hypothyreosen, Hypoparathyreoidismus, Diabetes mellitus, Addison-Krankheit und Vitiligo. Erstgradige Verwandte zeigen ebenfalls häufiger als Normalpersonen Antikörper gegen die Belegzellen. Charakteristisch für diesen Typ der Gastritis ist weiterhin eine verminderte Salzsäuresekretion sowie ein erhöhter Serumgastrinspiegel. Häufig kommt es zur Ausbildung einer *perniziösen Anämie.* Bei diesen Patienten findet sich in 90% eine erhebliche Reduktion der IgA-sezernierenden Zellen der Mukosa. Zusammenfassend sprechen die genannten Befunde dafür, daß der Typ-A-Gastritis wahrscheinlich die *Folge einer Störung des Immunsystems* ist.

Typ B: Diese Form der Gastritis kommt etwa viermal häufiger vor als der Typ A und betrifft *vorwiegend das Magenantrum.* Ätiologisch kommen hier Umweltfaktoren, wie Alkoholgenuß, Nikotinabusus und die Einnahme von Salizylaten in Frage. Antikörper gegen die Belegzellen werden nicht beobachtet, ebenso haben auch Familienangehörige keine häufigere Inzidenz von Autoimmunantikörpern. Andererseits hat ein kleiner Prozentsatz (7%) Antikörper gegen die antralen G-Zellen; es besteht ein erniedrigter oder normaler Serumgastrinspiegel. Im Gegensatz zu den Patienten mit Typ-A-Gastritis entwickeln diese Patienten häufiger ein Magengeschwür, jedoch *niemals eine perniziöse Anämie.*

Beide Patientengruppen haben ein erhöhtes Magenkrebsrisiko, das mit etwa 10% eingeschätzt wird.

> Patienten mit einer chronischen Gastritis haben ein **erhöhtes Magenkrebsrisiko** von etwa 10%.

Patienten mit einer Typ-A-Gastritis haben *keine charakteristischen* **Symptome.** Gelegentlich klagen die Patienten mit Typ B über Völle- und Druckgefühl nach den Mahlzeiten mit Schmerzen, die auf Antazida ansprechen.

Die **Diagnose** wird endoskopisch gestellt, durch die makroskopische Beurteilung der Schleimhaut und durch histologische Untersuchung von Probebiopsien.

Die **klinische Bedeutung** der chronischen Gastritis liegt vor allem darin, daß sie als *Krebsrisikoerkrankung* anzusehen ist und daher der regelmäßigen endoskopischen Kontrolle bedarf. Darüber hinaus kann es bei der chronisch-atrophischen Gastritis zu einer verstärkten Exsudation von Plasmaproteinen, vor allem von Albumin in das Magenlumen und zur Hypoalbuminämie kommen.

21.1.1.11. Hypertrophische Gastritis

21.1.1.11.1. Zollinger-Ellison-Syndrom

Dem Zollinger-Ellison-Syndrom liegt ein *benignes oder malignes Gastrinom* (60%), das gewöhnlich in der Bauchspeicheldrüse entsteht, oder die *Hyperplasie der antralen G-Zellen* zugrunde. Der trophische Effekt des Gastrins führt zur *Schleimhauthyperthrophie*, zu stark erhöhtem basalen Säureausstoß (BAO zu MAO > 0,5), schwer zu behandelnde und häufig multiple Geschwüre im Magen und Duodenum mit atypischen Lokalisationen sowie zu Durchfällen, die von einer Übersäuerung des Duodenums mit Inaktivierung der pankreatischen Verdauungsenzyme verursacht werden. Häufig kommt es zur Malabsorption von Fett und zum Gewichtsverlust.

Nach der **Symptomatik** kann zwischen einem akuten und einem chronischen Zollinger-Ellison-Syndrom unterschieden werden.

Das *akute Zollinger-Ellison-Syndrom* ist eine lebensbedrohliche Erkrankung, die durch eine schwere metabolische Entgleisung, Dehydration, Elektrolytverlusten, Fistelbildungen sowie akuten Ulkuskomplikationen gekennzeichnet ist. Alle diese Störungen sind letztlich auf die extreme Hypersekretion von Salzsäure zurückzuführen.

Therapie: Nach Sicherung der Diagnose ist eine hochdosierte Therapie mit H_2-Rezeptorenblockern (z. B. 2,4 g Cimetidine pro Tag intravenös) einzuleiten, durch die die Durchfälle und die Ulkussymptome gebessert werden können. Trotzdem stellt die medikamentöse Therapie bei den meisten Patienten mit einem akuten ZES *keinen Ersatz für die vollständige Magenentfernung* dar, sie ist jedoch unverzichtbar zur Reduzierung des Operationsrisikos.

Beim *chronischen Zollinger-Ellison-Syndrom* besteht gewöhnlich eine langjährige Anamnese mit Zwölffingerdarmgeschwüren und Durchfall.

Diese Krankheitsform kann für eine gewisse Zeit durch die übliche *medikamentöse Therapie* beherrscht werden. Sehr häufig werden diese Patienten wie gewöhnliche Ulkus-Patienten ohne Verdacht auf ein ZES behandelt.

Zur **Diagnosesicherung** werden neben der Magensaftanalyse und der Bestimmung des Serumgastrins Provokationstests (Sekretin-, Calcium- und Glucagontest) durchgeführt. Der am häufigsten eingesetzte Test ist der *Sekretininfusionstest*. Nach intravenöser Injektion von 2 IU/kg/KG Sekretin kommt es beim ZES innerhalb von 5 Minuten zu einem steilen Anstieg des Plasmagastrins, wobei eine Erhöhung von mehr als 200 pg/ml über den Basalspiegel als pathognomonisch anzusehen ist. Dagegen kommt es nach einer Standard-Testmahlzeit nur zu geringen Veränderungen der Plasmagastrinkonzentration. Nach Sicherung der Diagnose sollte vor allem beim jungen Patienten der Versuch unternommen werden, den *Primärtumor zu lokalisieren*. Dies kann große Probleme bereiten, da die viszerale Angiographie, die Sonographie und auch die Computertomographie aufgrund der häufig geringen Größe des Tumors nur einen begrenzten Wert haben. In einigen Fällen gelang die Lokalisation über eine selektive transhepatische Pfortaderkatheterisierung mit Gewinnung multipler Blutproben zur radioimmunologischen Bestimmung des Gastrins.

Therapie: Mit der Einführung der *Histamin-H_2-Rezeptor-Antagonisten* konnte in der *medikamentösen Therapie* des ZES ein entscheidender Fortschritt erzielt werden. Diese Substanzen können bei den meisten Patienten die Magensäureresektion für einen unbegrenzten Zeitraum adäquat supprimieren. Die Tendenz zur Steigerung der erforderlichen Dosierungen sowie die Entwicklung von Nebeneffekten hat deren Langzeitwirkung nicht generell eingeschränkt. Die *vollständige Magenentfernung*, die früher die Therapie der Wahl war, ist nun auf die Patienten beschränkt, deren Krankheitsbild nicht durch Cimetidine oder Ranitidin beherrscht werden kann oder die nicht in der Lage sind, regelmäßig diese Medikamente einzunehmen. Die adäquate Dosierung ist individuell unterschiedlich. Therapieversager beruhen in der Regel darauf, daß keine adäquate Dosierung gewählt wurde.

Nebenwirkungen der hochdosierten Cimetidin-Therapie können Gynäkomastie, Impotenz und reduzierte Spermiogenese sein. Diese Nebenwirkungen bilden sich zurück, wenn Ranitidin eingesetzt wird. Durch Kombination von Cimetidin mit Pirenzepin oder mit einer Vagotomie kann die erforderliche Dosis reduziert werden.

Die *maligne Entartungsrate beim Gastrinom* ist hoch und liegt bei über 60%. Bisher gibt es nur spärliche Daten über die Wirksamkeit einer *Chemotherapie* bei Patienten mit metastasierendem Gastrinom. Streptozotocin, 5-Fluoro-Uracil und Tubercitin können wirksam sein, jedoch sind die bisher mitgeteilten Fallzahlen zu gering um eine verläßliche Aussage treffen zu können.

Überlebensraten für Patientengruppen, die allein medikamentös behandelt wurden, gibt es noch nicht. Nach vollständiger Magenentfernung werden 1-, 5- und 10-Jahresüberlebensraten von 75%, 55% bzw. 42% berichtet.

21.1.1.11.2. Morbus Ménétrier

Die Magenschleimhaut des Patienten mit einem M. Ménétrier ist nicht unterscheidbar von der eines Patienten mit Zollinger-Ellison-Syndrom. Die Magenwand ist weich und dick. Mikroskopisch jedoch betrifft die Hypertrophie die schleimbildenden Zellen, während Haupt- und Belegzellen nicht proliferieren und die letzteren sogar verschwinden können.

Die wesentlichen funktionellen Folgen der Ménétrierschen Krankheit sind ein *Verlust von Albumin sowie eine Eisenmangelanämie,* die durch den chronischen Blutverlust durch die ödematöse Schleimhaut verursacht wird. Die Säuresekretion ist gewöhnlich normal, erniedrigt, gelegentlich auch völlig fehlend.

Symptomatik: Diarrhö ist auch hier ein häufiges Symptom. Peptische Geschwüre werden nicht beobachtet, die Gastrinspiegel sind normal. Die Patienten klagen über unklare Oberbauchbeschwerden, Übelkeit und Erbrechen. Bei gastralem Eiweißverlustsyndrom stehen Gewichtsabnahme, Diarrhö und lageabhängige Ödeme im Vordergrund. Inwieweit der M. Ménétrier als Krebsrisikoerkrankung anzusehen ist, ist noch nicht ausreichend geklärt. Es wird eine *Wahrscheinlichkeit der Karzinomentstehung von bis zu 7,5%* angegeben.

Die **Diagnose** wird gesichert, durch den röntgenologischen und endoskopischen *Nachweis von Riesenfalten,* die ihre stärkste Ausprägung im Bereich der großen Kurvatur aufweisen und 1–4 cm hoch sein können.

Die **Therapie** wird im wesentlichen vom Grad des Eiweißverlustsyndroms bestimmt. Eine Operation ist bei nicht mehr beherrschbarem chronischen Albuminverlust angezeigt. Die *Methode der Wahl* ist in der Regel die *totale Gastrektomie,* da nur sie eine Heilung erzielen kann.

21.1.1.12. Alkalische Refluxgastritis

Dieses Krankheitsbild entwickelt sich in der Regel nach operativen Eingriffen am Magen mit Zerstörung des antropylorischen Verschlußmechanismus, sei es durch eine Magenresektion oder durch eine Pyloroplastik. Durch den Rückfluß von Duodenalchymus mit seinem Gehalt an Gallensalzen und Lysolethicin kommt es zur chronischen Schleimhautschädigung *(Gastritis),* die am ausgeprägtesten im Restmagen nach Billroth-II-Resektion mit retrokolischer Anastomose ohne Braunscher Anastomose am geringsten nach Vagotomie und Pyloroplastik zu beobachten ist. Charakteristisch ist die *pylorokardiale Ausbreitungsrichtung.*

Die **klinische Bedeutung** liegt weniger in der Symptomatik, die gering sein oder überhaupt fehlen kann, als in der möglichen Beziehung zur Genese der atrophischen Gastritis und zum Karzinom im operierten Magen.

Die **Diagnose** wird *endoskopisch* in Verbindung mit *histologischer* Untersuchung von Schleimhautbiopsien gestellt. Zur Quantifizierung des Refluxes können heute *Refluxmessungen* mit C^{14}-Gallensäuren durchgeführt werden.

Therapie: Nur bei schwerer klinischer Symtomatik (Oberbauchschmerzen, Völlegefühl, galliges Erbrechen) und Versagen der *konservativen Therapie* (Diät, Spasmolytika, Cholestyramin) ist eine *operative Korrektur* angezeigt. Ziel der Operation ist die Beseitigung des enterogastralen Refluxes, sei es durch eine Umwandlung eines Billroth-II-Magens in eine Gastrojejunostomie nach ROUX (s. u.) oder durch ein Jejunuminterponat beim Billroth-I-Magen.

21.1.1.13. Seltene Formen der Gastritis

21.1.1.13.1. Phlegmonöse Gastritis

Diese seltene Form der Magenschleimhautveränderung entsteht durch eine bakterielle Besiedlung der Magenwandschichten mit anaeroben und aeroben Keimen. Sie wird vor allem bei schwerkranken, abwehrgeschwächten älteren Patienten beobachtet.

Die **Klinik** ist gekennzeichnet durch heftige epigastrische Schmerzen, Abwehrspannung im Oberbauch, septischen Temperaturen und Leukozytose.

Die **Diagnose** kann endoskopisch, in der Mehrzahl der Fälle allerdings erst bei einer Laparotomie gestellt werden.

Therapie: Da Inzision und Drainage der Magenwandabszesse in der Regel unzureichend sind, ist eine Resektion der befallenen Magenabschnitte oder eine vollständige Magenentfernung erforderlich. Die *Letalität* ist hoch und kann bis zu 80% betragen.

21.1.1.13.2. Spezifische Formen

M. Crohn, M. Boeck und auch Tuberkulose, Lues, Aktinomykose und Histoplasmose können *Granulome in der Magenwand* bilden. Darüber hinaus kann es auch neben einem präpylorisch lokalisierten eosinophilen Granulom zu einer ebenfalls meist das Antrum betreffenden *eosinophilen Gastritis* kommen.

Gemeinsame **Symptome** dieser Formen sind Übelkeit, Schmerzen, Passagestörungen und Blutungen.

Die **Diagnose** wird endoskopisch bioptisch gestellt.

Eine Indikation zur **chirurgischen Therapie** besteht bei Stenosierung, Abszedierung oder Fistelung.

21.1.1.14. Magen- und Zwölffingerdarmgeschwür

21.1.1.14.1. Definition

Während die Erosion eine umschriebene oberflächliche, die Lamina muscularis mucosae nicht überschreitende Schleimhautläsion ist, versteht man unter einem Ulkus einen *umschriebenen, die Muscularis mucosae überschreitenden Defekt, der alle Magenwandschichten betreffen kann*. Magen- und Zwölffingerdarmgeschwüre werden häufig auch als *peptische Geschwüre* bezeichnet, da an ihrer Pathogenese Salzsäure und Pepsin beteiligt sind (im Gegensatz zum Druck- und Strahlenulkus). Aufgrund dieses gemeinsamen pathogenetischen Faktors werden sie nicht selten unter dem Sammelbegriff »*Gastroduodenalulkus*« zusammengefaßt. Das *Vorhandensein von Salzsäure und Pepsin* ist zwar Conditio sine qua non für die Entstehung sowohl des *Magen-* als auch des *Zwölffingerdarmgeschwürs* (»ohne Säure kein Ulkus«), jedoch bestehen zwischen beiden Ulkustypen wesentliche Unterschiede. Sie betreffen Epidemiologie, Pathogenese, Symptomatologie und Therapie und sollen gesondert abgehandelt werden.

21.1.1.14.2. Magengeschwür (Ulcus ventriculi)

Epidemiologische Faktoren: Während im vergangenen Jahrhundert das Ulcus ventriculi wesentlich häufiger zu beobachten war als das Ulcus duodeni, hat sich dieses Verhältnis heute umgekehrt, wobei nach jüngsten Statistiken beide Erkrankungsformen eine rückläufige Tendenz zeigen. Für das Ulcus ventriculi beträgt die Zahl der Neuerkrankungen pro Jahr etwa 0,3-3,4 pro 1000 Einwohner, wobei das Verhältnis zwischen Männern und Frauen mit 1,1:1 nahezu ausgeglichen ist. Das Magengeschwür ist eine Erkrankung des höheren Lebensalters mit einem Häufigkeitsgipfel im 5. Lebensjahrzehnt.

Ätiologie und Pathogenese: Nach JOHNSON werden die Ulcera ventriculi, entsprechend ihrer Lokalisation, in drei Gruppen eingeteilt:

Typ I: Subkardial oder an der kleinen Kurvatur gelegen;
Typ II: Kombination eines Ulcus ventriculi mit einem Ulcus duodeni;
Typ III: Präpylorisches Ulkus.

Die drei Typen zeigen ein *unterschiedliches Säuresekretionsverhalten*. Patienten mit einem Typ-I-Ulkus haben eine eher subnormale Säuresekretion, dagegen zeigen die Typ-II-Patienten ein dem Ulcus duodeni entsprechendes Sekretionsverhalten, d.h. sie haben einen hyperaziden Magensaft. Das präpylorische Ulkus (Typ III) wurde früher uneingeschränkt dem Ulcus duodeni zugerechnet. Therapiestudien aus jüngerer Zeit lassen jedoch Zweifel an dieser Zuordnung aufkommen, so daß dieser Ulkustyp möglicherweise eine eigenständige Erkrankung ist.

Im allgemeinen kommt es zur peptischen Nekrose (Ulkus) dann, wenn lokal *aggressiv auf die*

Tab. *21.1.*-6. Pathogenetische Prinzipien beim Ulcus ventriculi (nach ARNOLD).

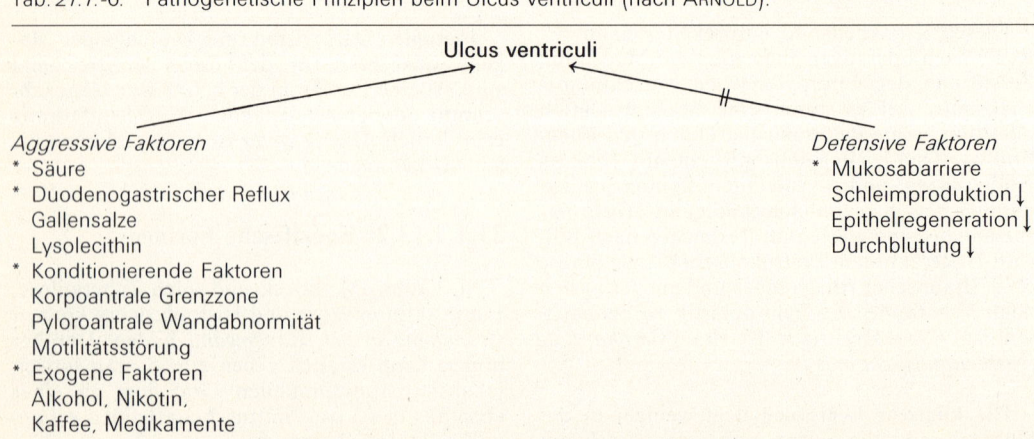

Ulcus ventriculi

Aggressive Faktoren
* Säure
* Duodenogastrischer Reflux
  Gallensalze
  Lysolecithin
* Konditionierende Faktoren
  Korpoantrale Grenzzone
  Pyloroantrale Wandabnormität
  Motilitätsstörung
* Exogene Faktoren
  Alkohol, Nikotin,
  Kaffee, Medikamente

Defensive Faktoren
* Mukosabarriere
  Schleimproduktion ↓
  Epithelregeneration ↓
  Durchblutung ↓

Magenschleimhaut wirkende Faktoren den defensiven überlegen sind (Tab. 21.1.-6).

Wichtigster aggressiver Faktor ist die *Säure (Prinzip I)*, deren absolute Höhe allerdings von untergeordneter Bedeutung ist.

Ein zweiter aggressiver Faktor ist der *duodenogastrale Reflux (Prinzip II)*, möglicherweise aufgrund einer Funktionsstörung (»Pylorus-Inkompetenz«). Gallensalze und Lysolecithin schädigen als Detergentien die lipidhaltige apikale Plasmamembran der oberflächlichen Epithelzellen und zerstören die Integrität der Mukosabarriere.

Schließlich sind die sogenannten *konditionierenden Faktoren (Prinzip III)* zu nennen. Hier handelt es sich einmal um die von OY gemachte Beobachtung, daß die Grenzzone (Borderline) zwischen zwei unterschiedlichen Schleimhautarten (korpoantraler Übergang) ein Locus minoris resistentiae darstellt, in dessen Bereich sich beim Zusammentreffen zusätzlicher begünstigender Faktoren vorzugsweise ein Ulkus entwickelt. Zum anderen werden eine pyloroantrale Wandabnormität sowie Veränderungen an den intramuralen Ganglien angenommen, die zu einer Motilitätsstörung des Antrums mit verzögerter Entleerung von Säure und regurgitiertem Duodenalsaft führen.

Den aggressiven entgegen wirken die *defensiven (protektiven) Faktoren* der Mukosabarriere, wie die Schleim- und Bicarbonatbildung, die Geschwindigkeit der Epithelregeneration sowie die Durchblutung.

Exogene Faktoren mit möglicherweise ulzerogener Wirkung sind Acetylsalicylsäure, Phenylbutazon, Indometacin, Corticosteroide, Reserpin, Kaffee, Alkohol und Nikotin.

Die von DRAGSTEDT angenommene Stase von Mageninhalt bei Magenausgangsstenose mit sekundärer Gastrinerhöhung und Steigerungsproduktion ist vermutlich beim kombinierten gastroduodenalen Ulkus von Bedeutung.

Symptomatologie: Mindestens ein Drittel der Patienten mit einem peptischen Ulkus sind beschwerdefrei, bis eine Ulkuskomplikation, sei es Blutung oder Perforation, auftritt.

Bei der Mehrzahl der Patienten jedoch ist der *Schmerz* das entscheidende Symptom. Der Mechanismus der Schmerzentstehung ist noch unklar. Der Schmerz wird in den Oberbauch gerade in oder etwas linksseitlich der Mittellinie lokalisiert. Häufig strahlt er in den Rücken aus. Bei einem Drittel der Patienten kann er auch nachts auftreten und durch die Einnahme von Antazida gelindert werden. Der Schmerz ist in der Regel nahrungsabhängig und verschwindet, wenn der Magen leer ist. Kennzeichen der Ulkusschmerzen sind die *Periodizität* sowie eine *jahreszeitliche Abhängigkeit*, die beim Ulcus ventriculi weniger ausgeprägt sind als beim Duodenalulkus. Weitere Symptome sind die Minderung des Appetits, eine Gewichtsabnahme, die bei etwa 60% der Patienten auftreten kann, Übelkeit, Erbrechen sowie Unverträglichkeit von Speisen.

Diagnostik: Das wichtigste Zeichen bei der körperlichen Untersuchung ist eine *druckempfindliche Zone* (bei oberflächlicher und tiefer Palpation) in Oberbauchmitte zwischen Xiphoid und Nabel. Dieses Zeichen kann aber keineswegs als spezifisch für das unkomplizierte Ulkusleiden angesehen werden.

Die Diagnose wird gesichert durch den *röntgenologischen oder endoskopischen Nachweis eines Ulkuskraters oder einer Ulkusnische*. Beide Verfahren sollten nicht als konkurrierend, sondern ergänzend angesehen werden. Die Röntgenuntersuchung hat eine Treffsicherheit von etwa 80-85%, die endoskopische Untersuchung von etwa 85-90%. Die Vorteile der Röntgenuntersuchung sind ihre fehlende Invasivität, das geringere Risiko von Rhythmusstörungen, Aspiration oder Perforation und die geringeren Kosten. Die *Vorteile der Endoskopie* sind:
1. Größere Sensitivität in der Entdeckung von Erosionen und entzündlichen Veränderungen;
2. Möglichkeit zur Entnahme von Biopsien;
3. Direkte Besichtigung eines Ulkus, wenn z.B. bei vergrößertem Faltenrelief oder stark narbig deformiertem Bulbus duodeni Bariumbrei sich zwischen den Falten ansammelt.
4. Erkennung eines Ulkus im operierten Magen, der radiologisch schlechter zugänglich ist.

Das entscheidende Problem in der Diagnostik des Ulcus ventriculi ist die Abgrenzung von einem Karzinom mit Ulzeration. *Grundsätzlich muß jedes Ulcus ventriculi als bösartig angesehen werden, solange das Gegenteil nicht einwandfrei bewiesen wurde*. Heilungstendenzen oder sogar Abheilung unter konservativer Therapie ist kein Beweis für die Gutartigkeit. Zwar zeigt das maligne Ulkus gegenüber dem benignen auch charakteristische Röntgenzeichen (Tab. 21.1.-7), der entscheidende Beweis kann jedoch nur endoskopisch durch die direkte makroskopische Beurteilung und die Entnahme von mindestens 8 Biopsien erbracht werden. Zeigt die histologische Untersuchung kein malignes Wachstum, besteht jedoch weiterhin der Verdacht, so ist eine Wiederholung der Endoskopie in etwa 3- bis 4wöchigem Abstand zu empfehlen. Heilt das Ulkus nicht innerhalb von 6 Wochen ab, so *muß* operiert werden.

Jedes Ulcus ventriculi muß als bösartig angesehen werden, solange das Gegenteil nicht bewiesen wurde. Daher muß bei jedem Ulkus ventriculi eine **endoskopische** Untersuchung mit **Mehrfachbiopsien** erfolgen.

Tab. 21.1.-7. Röntgenzeichen des Ulcus ventriculi.

	Benigne	Maligne
Nischenrand	Scharf, glatt, symmetrisch	Irregulär, knotig, asymmetrisch
Tiefe der Nische	Überschreitet oft die Magenwand	Überschreitet selten die Magenwand
Randwall	Glatt, erhebt sich allmählich aus der umgebenden Magenwand	Oft irregulär, erhebt sich abrupt
Magenwand	Verformbar	Induriert, starr
Magenfalten	Radiäre Ausstrahlung vom Randwall	Abbruch
Peristaltik	Normal	Gehemmt

Natürlicher Verlauf: Das Ulcus ventriculi ist eine gutartige Erkrankung mit hoher Selbstheilungstendenz. Bei etwa 36–50% aller Patienten heilt es innerhalb von 4–6 Wochen vollständig ab. Innerhalb von 5 Jahren kommt es jedoch bei 42–46% der Patienten zu einem Rezidiv.

Konservative Therapie: Die Angriffspunkte der medikamentösen Therapie sind:
1. Ausschaltung exogener Noxen,
2. Hemmung der Säuresekretion,
3. Neutralisation der Säure,
4. Verstärkung der mukosaprotektiven Faktoren.

1. Allgemeine Maßnahmen: Spezifische Diätvorschriften sind ohne sicheren Einfluß, allerdings fördert der Verzicht von Nikotin und Alkohol die Ulkusabheilung.

2. Medikamentöse Maßnahmen: Die günstige Wirkung der H_2-Rezeptoren-Blocker kann als gesichert angesehen werden. In kontrollierten Studien wurde bei Cimetidinmedikation eine Abheilungsrate von 60–80% beobachtet, verglichen mit nur 37–57% bei Placebo-Gabe.
Antazida führen zur Linderung der Beschwerden, ob sie zu einer beschleunigten Ulkusheilung führen, ist nicht gesichert.
Carbenoxolon kann die Resistenz der Mukosabarriere gegenüber den aggressiven Faktoren durch die Förderung der Schleimsekretion und Zellregeneration steigern. Eine günstige Wirkung auf die Ulkusheilung kann als gesichert angesehen werden, allerdings engen die erheblichen Nebenwirkungen (Natriumretention mit Ödembildung, Hypertonie, Kaliumverlust) die breite Anwendung ein.
Nach neueren Untersuchungen scheinen *Prostaglandine* zytoprotektiv durch eine Wirkung auf die Schleimproduktion, die Bicarbonat-Sekretion sowie auf den intrazellulären Stoffwechsel und die Mukosadurchblutung einen günstigen Effekt haben.
Nach erfolgreicher Abheilung des Magengeschwürs ist mit einem *Rezidiv* in etwa 40% nach 12 Monaten zu rechnen.

Operative Therapie:
Indikation:
Eine *absolute Indikation* zur operativen Therapie besteht beim komplizierten Ulkusleiden. Ebenfalls muß operiert werden, wenn die konservative Therapie keinen Erfolg zeigt, d. h., wenn nach etwa 6wöchiger Behandlung das Ulkus in unveränderter Größe nachweisbar ist. Hier besteht immer Krebsverdacht. Auch bei endoskopischem Malignitätsverdacht und negativer Histologie ist die Indikation zur Operation gegeben.

Eine *relative Indikation* besteht beim rezidivierenden Ulkus. Hier entscheidet die Häufigkeit der Rezidive, das Zeitintervall zwischen den Rezidiven, der persönliche Leidensdruck des Patienten und seine soziale Situation. Auch große und multiple Ulzera sprechen für die Operation.

Verfahrenswahl:
Die operative Therapie des Ulcus ventriculi hat die dauerhafte Sanierung des Ulkusleidens bei möglichst geringem Operationsrisiko und einer niedrigen Rate postoperativer Funktionsstörungen zum Ziel.
Die *Therapie der Wahl* beim Ulcus ventriculi ist die ⅔-Resektion, d. h. die Entfernung der unteren ⅔ des Magens. Hierdurch wird sowohl die Säureproduktion reduziert als auch das Ulkus mitentfernt. Die Wiederherstellung der Kontinuität des Magen-Darm-Traktes erfolgt entweder als *End-zu-End-Verbindung* (Anastomose) des

Magenrestes mit dem Duodenum (Gastroduodenostomie) – *Billroth-I* (Abb. *21.1.*-6) – oder als *End-zu-Seit-Anastomose* zwischen dem Magenrest und der ersten Jejunumschlinge (retroko-

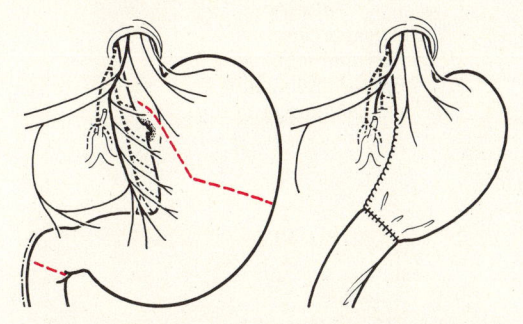

Abb. *21.1.*-6. Billroth-I-Magenresektion: Stufenförmige Resektion beim Ulcus ventriculi Typ I. Wiederherstellung der Kontinuität durch eine Gastroduodenostomie termino-terminalis partialis.

lisch) mit BRAUNSCHER *Fußpunkt-Seit-zu-Seit-Anastomose* zwischen zu- und abführender Schlinge (Gastrojejunostomie) – *Billroth II* – (Abb. *21.1.*-7). Um einem duodenogastralen Reflux vorzubeugen, kann alternativ die *Rekonstruktion nach ROUX* durchgeführt werden (s. Abb. *21.1.*-16).

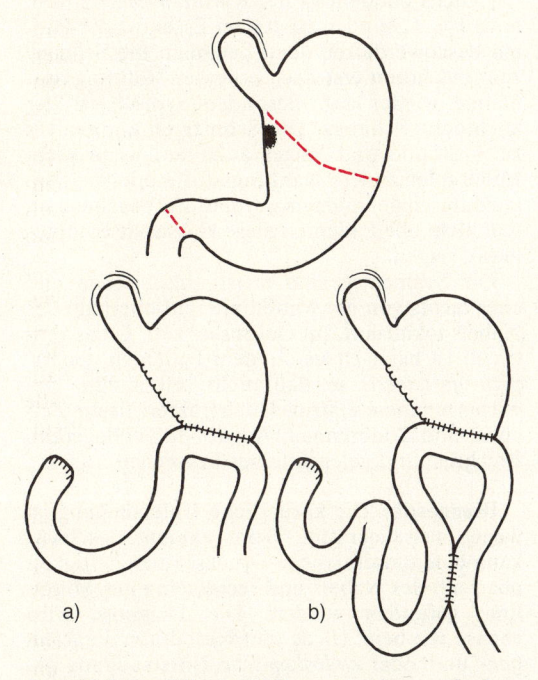

a) b)

Abb. *21.1.*-7. Billroth-II-Magenresektion: Stufenförmige Resektion. Wiederherstellung der Intestinalpassage durch eine Gastrojejunostomie terminolateralis partialis. a) Retokolisch; b) ante- oder retrokolisch mit Braunscher Fußpunktanastomose.

> Die **Therapie der Wahl beim Ulcus ventriculi** ist die **Zwei-Drittel-Magenresektion nach Billroth I,** wobei der Ulkus-tragende Magenabschnitt auch bei hoch sitzendem Ulkus mitentfernt werden muß.

In einigen klinischen Studien wurde die *Vagotomie* in Kombination mit einer Ulkusexzision angewendet, mit dem Ziel, das Operationsrisiko und die postoperativen Funktionsstörungen zu vermindern. Die Ergebnisse zeigten jedoch eine hohe Rezidivrate, so daß dieses Verfahren zumindest nicht routinemäßig eingesetzt wird. Beim sogenannten kombinierten gastroduodenalen Ulkus (Typ II nach JOHNSON) kann entsprechend den pathogenetischen Gesichtspunkten die Vagotomie mit Pyloroplastik und Exzision des Magenulkus erfolgen. Alternativ kommt die ⅔-Resektion zur Anwendung.

Beim *präpylorischen Ulcus ventriculi* (Typ III nach JOHNSON), das früher pathophysiologisch dem Ulcus duodeni zugerechnet wurde, ist die alleinige selektiv-proximale Vagotomie (siehe dort) mit einer hohen Rezidivrate belastet. Die Ergebnisse sind besser, wenn die Vagotomie mit einer Pyloroplastik (siehe dort) verbunden wird. Alternativ kann eine Billroth-I-Resektion durchgeführt werden.

Ergebnisse: Die *Operationsletalität* der Billroth-I-Magenresektion beträgt 0–3%. 95–98% der Patienten können von ihrem Ulkusleiden geheilt werden, nur bei 2–5% ist ein Rezidiv zu beobachten. Funktionsstörungen sind je nach Operationsverfahren in bis zu 20% zu erwarten.

21.1.1.14.3. Zwölffingerdarmgeschwür (Ulcus duodeni)

Epidemiologische Faktoren: Das Ulcus duodeni ist in den Industriestaaten wesentlich häufiger als das Ulcus ventriculi. Es ist mit einer Zahl von Neuerkrankungen von 0,4–24 pro 1000 Einwohner und Jahr zu rechnen. Die Streubreite weist auf wesentliche regionale Unterschiede hin. Das Verhältnis Männer zu Frauen beträgt etwa 3,5:1. Der Altersgipfel liegt um etwa 10 Jahre früher als beim Ulcus ventriculi im 4. Lebensjahrzehnt.

Pathogenese: Ebenso wie für das Ulcus ventriculi gilt auch für das Ulcus duodeni, daß es zwar eine Reihe Theorien über Ursache und Entstehung gibt, der definitive Beweis jedoch noch aussteht.

Der *Säure* kommt allerdings eine größere Bedeutung zu. Etwa ⅓ der Patienten haben eine Hyperazidität, ⅓ eine Normazidität und nur ⅓ eine Hypazidität. Hiermit korrelierend ist nach COX die Belegzellmasse etwa doppelt so groß wie beim Magengeschwür und bei magengesun-

Tab. *21.1.*-8. Pathogenetische Faktoren beim Ulcus duodeni.

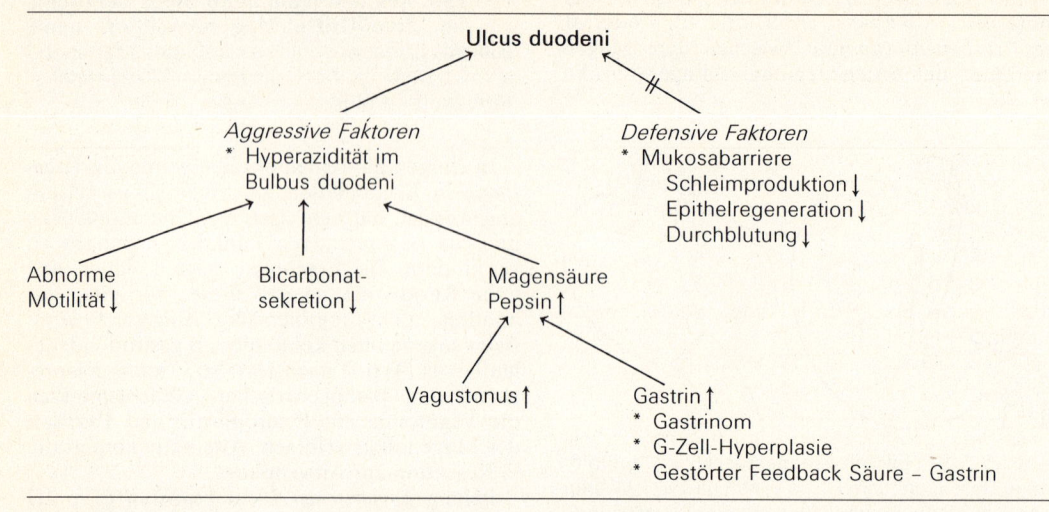

```
                              Ulcus duodeni
                              ↗           ↖⫽

         Aggressive Faktoren              Defensive Faktoren
         * Hyperazidität im               * Mukosabarriere
           Bulbus duodeni                    Schleimproduktion ↓
                                             Epithelregeneration ↓
                                             Durchblutung ↓

   ↗              ↑            ↖
Abnorme      Bicarbonat-    Magensäure
Motilität ↓  sekretion ↓    Pepsin ↑
                            ↗        ↖
                     Vagustonus ↑   Gastrin ↑
                                    * Gastrinom
                                    * G-Zell-Hyperplasie
                                    * Gestörter Feedback Säure – Gastrin
```

den Kontrollpersonen. Entscheidend für die Ulkusentstehung ist die *Übersäuerung im Bulbus duodeni.* Diese wird nicht allein durch die Säureresektion bestimmt (Tab. *21.1.*-8), sondern vielmehr auch von der Geschwindigkeit, mit der die Säure in den Bulbus gelangt und auch von der Geschwindigkeit, mit der sie neutralisiert bzw. aus dem Bulbus wieder entfernt wird, d. h. mögliche weitere Kausalfaktoren sind eine *veränderte Motilität* des Magens und des Duodenums oder eine *Funktionsstörung des Pankreas* (Bicarbonatproduktion).

Die Hypothese, daß eine *erhöhte Aktivität des Vagus* für die gesteigerte Magensekretion verantwortlich ist, basiert auf der Beobachtung, daß Ulcus-duodeni-Patienten nach Scheinfütterung und auch nachts mehr sauren Magensaft produzieren als Magengesunde. Die Ursache des Vagushypertonus ist allerdings unklar.

Patienten mit Duodenalulkus weisen meist normale Gastrinspiegel auf, so daß ein *gestörter Rückkoppelungsmechanismus* anzunehmen ist. Nur selten ist eine *Hypergastrinämie* (beim Gastrinom oder bei der antralen G-Zellen-Hyperplasie) Ursache der Hyperazidität und der Ulkusentstehung. Über die defensiven Mechanismen der Duodenalschleimhaut ist weniger bekannt. Da die Rezidive meist im Bulbus duodeni auftreten, ist zu vermuten, daß lokale Faktoren wie ungenügende Schleimhautdurchblutung, verminderte oder fehlerhafte Regeneration des Schleimhautepithels sowie eine verminderte oder fehlerhafte Schleimsekretion mit entscheidend sind.

Nicht endgültig geklärt ist der *Stellenwert des zentralen Nervensystems.* Gesichert ist, daß das ZNS sowohl die Magensekretion als auch die Ulkusentstehung über den N. vagus beeinflussen kann. Weitere Mechanismen werden vermutet.

So wird in Mägen von Patienten in sogenannten Streßsituationen mit Entwicklung von Erosionen und Ulzera keine gesteigerte Säuresekretion gefunden.

Symptomatologie: Rhythmik, Periodizität und jahreszeitliche Abhängigkeit sind beim Ulcusduodeni-Träger wesentlich deutlicher erkennbar als beim Ulcus ventriculi. Charakteristisch für das Ulcus duodeni ist der *Nüchternschmerz,* d. h. etwa 1½–4 Stunden nach dem Essen ist der Patient beschwerdefrei, dann beginnen die Schmerzen und hören erst nach erneuter Nahrungsaufnahme wieder auf. Besonders typisch ist der nächtliche Schmerz. Die Schmerzen können bis zu 1 Stunde und länger anhalten, wenn nicht Milch oder andere Nahrungsstoffe oder ein Antazidum eingenommen werden. Zu beachten ist, daß nicht alle Patienten diese klassische Symptomatik zeigen.

Die Schmerzen sind meist umschrieben und eher rechts von der Mittellinie und oberhalb des Nabels lokalisiert. Im Gegensatz zum Ulcus ventriculi ist beim Ulcus-duodeni-Patienten der *Appetit gesteigert,* so daß nicht selten eine Gewichtszunahme eintritt. Uncharakteristische Zeichen sind Sodbrennen, Aufstoßen, Völlegefühl, Brechreiz und gelegentliches Erbrechen.

Diagnostik: Die körperliche Untersuchung ist wenig aussagekräftig. Beim akuten Geschwür kann eine umschriebene Druckschmerzhaftigkeit oberhalb des Nabels und rechtsseitig der Mittellinie gefunden werden. Die Diagnose wird ebenso wie beim Ulcus ventriculi durch die *Röntgen-* und/oder *endoskopische* Untersuchung gestellt.

Die *Magensaftanalyse* ist nur zur Verlaufskontrolle des Therapieerfolgs nach operativen Eingriffen und bei Verdacht auf Zollinger-Ellison-Syndrom indiziert.

Eine Bestimmung des *Serum-Gastrinspiegels* sollte beim rezidivierenden Ulkusleiden, vor allem aber beim Rezidivulkus nach operativer Therapie zum Ausschluß eines ZES immer erfolgen.

Konservative Therapie: Im Gegensatz zum Ulcus ventriculi scheint die Bettruhe keine Wirkung auf die Ulkusheilung zu haben, d.h. die Therapie des unkomplizierten Ulcus duodeni ist heute allein ambulant. Im übrigen folgt die Therapie den Prinzipien, wie sie für das Ulcus ventriculi gelten. Die Einnahme von *Antazida* hat in der Regel nur einen symptomatischen Effekt (Schmerzlinderung). Nur in hohen Dosen scheinen sie die Ulkusheilung zu beschleunigen. *Anticholinergika* haben zwar einen Effekt auf die Ulkusheilung, können aber wegen erheblicher Nebenwirkungen nicht allgemein empfohlen werden.

Die medikamentöse Therapie erfolgt meist mit *Histamin-H_2-Rezeptorblockern* (Cimetidin, Ranitidin). Diese Medikamente haben einen raschen symptomatischen Effekt und beschleunigen signifikant die Ulkusheilung. Ihre Nebenwirkungsrate ist gering. *Carbenoxolon* hat zwar eine Wirkung auf die Heilung des Ulkus, kann jedoch wegen der hohen Nebenwirkungsrate nicht als Mittel der ersten Wahl angesehen werden. *Zyklische Antidepressiva* reduzieren die histaminstimulierte Sekretion von Säure und Pepsin. Ein Effekt auf die Ulkusheilung konnte für das Trimipramin nachgewiesen werden. Das Pirenzepin, ein Abkömmling dieser Medikamentengruppe, hat eine dem Cimetidin vergleichbare Wirkung. Die Nebeneffekte sind gering, es können aber Trockenheit im Mund und Doppelbilder auftreten.

Ergebnisse:
Keines der Medikamente kann die Ulkuskrankheit heilen, d.h. nach Absetzen der Therapie kommt es in der Regel zum *Rezidiv*. Unter der Dauertherapie mit einer geringen Dosis eines H_2-Rezeptor-Blockers (400 mg Cimetidin zur Nacht) kann die Rezidivrate wesentlich gesenkt werden. Nach Absetzen auch einer ein- oder zweijährigen Therapie ist allerdings die Rezidivrate unverändert hoch, wie bei kurzfristiger Gabe. Ein Nachteil der Langzeitmedikation ist jedoch, daß deren Risiko zum jetzigen Zeitpunkt noch nicht vollständig überschaut werden kann.

Operative Therapie:
Indikation:
Eine *absolute Indikation* zur Operation ist bei den Komplikationen Perforation, Blutung und Stenose gegeben. Darüber hinaus muß operiert werden bei Versagen der konservativen Therapie.
Eine *relative Indikation* stellt der rezidivierende Verlauf dar. Hier ist spätestens nach 3-4 Ulkusschüben innerhalb von zwei Jahren zu prüfen, ob anstelle einer medikamentösen Langzeit- die operative Therapie bevorzugt werden sollte. Diese Frage ist unter Berücksichtigung der psychosozialen Situation (Leidensdruck) zu klären. Faktoren, die für eine Operation sprechen, sind: großes Ulkus, Hinterwandulkus (Blutungsgefahr), tiefes Vorderwandulkus (Perforationsgefahr), Einnahme exogener Noxen (Alkohol und bestimmte Medikamente wie Analgetika, Antirheumatika, Corticosteroide, Antikoagulantien), Niereninsuffizienz und rheumatische Arthritis.

Verfahren:
Ziel der Therapie ist die Reduktion der Salzsäure- und Pepsinsekretion. Dieses Ziel kann entweder durch die Unterbrechung der nervalen Stimulation der Säuresekretion (Vagotomie) oder durch eine Reduktion der Belegzellmasse ($^2/_3$-Resektion) erreicht werden.

Die *Therapie der Wahl* beim unkomplizierten Ulcus duodeni ist heute die *selektiv proximale Vagotomie* (SPV), auch Parietalzellvagotomie, Belegzellvagotomie oder hochselektive Vagotomie (HSV) genannt. Bei dieser Operation werden nur die Vagusäste durchtrennt, die zum exokrinen Magenfundus und -korpus ziehen, wobei der R. antralis (N. Latarjet) und die zu den übrigen Baucheingeweiden ziehenden Äste sorgfältig geschont werden (Abb. 21.1.-8). Findet sich eine Einengung des Magenausganges mit signifikanter Verzögerung der Nahrungspassage, so ist die SPV durch eine *Pyloroplastik,* d.h. eine Erweiterungsoperation im Bereich des Pylorus-Bulbus duodeni zu ergänzen.

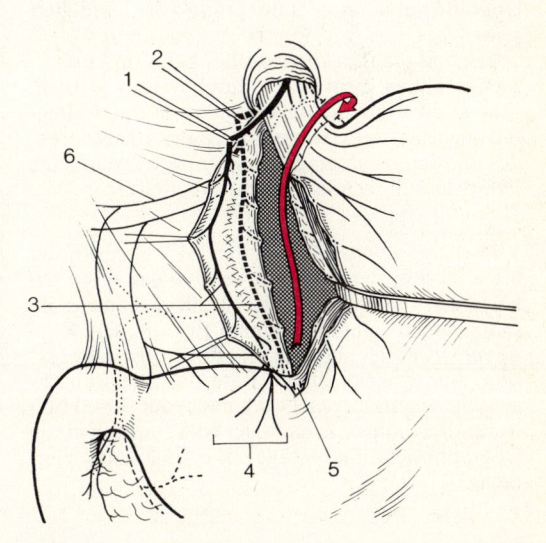

Abb. *21.1.*-8. Prinzip der selektiven Vagotomie. Skelettierung der kleinen Kurvatur und Dissektion der Vorder- und Hinterseite der Kardia.
1. Tr. vagalis ant., 2. Tr. vagalis post., 3. R. Latarjet ant. et post., 4. Krähenfuß, 5. Durchtrennter R. recurrens, 6. R. hepatopyloricus.

Die **Therapie der Wahl beim unkomplizierten Ulcus duodeni** ist die selektiv-proximale *Vagotomie* (SPV).

Die einfachste Form der *Pyloroplastik* ist die nach HEINECKE-MIKULICZ (Abb. 21.1.-9), bei

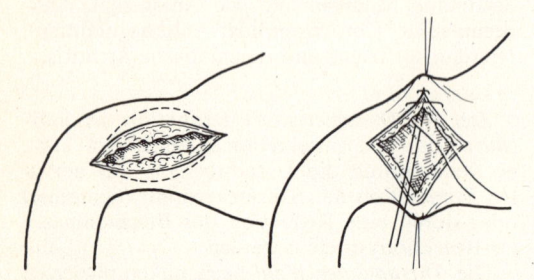

Abb. *21.1.*-9. Pyloroplastik nach HEINECKE-MIKULICZ.

der der eingeengte Bereich längs eröffnet und dann wieder quer vernäht wird. Bei normaler Magenentleerung besteht keine Indikation zur zusätzlichen Pyloroplastik, da durch die Schonung des R. antralis bei der SPV die motorische Einheit des Magens intakt bleibt.

Die *trunkuläre sowie die selektiv gastrale Vagotomie* haben heute nur noch historischen Wert. Lediglich die trunkuläre Vagotomie, die erheblich weniger zeitaufwendig ist als die SPV, kann in einzelnen Notfallsituationen, bei denen die Operationszeit eine Bedeutung hat, indiziert sein.

Eine *Magenresektion* sollte beim unkomplizierten Ulkus nicht mehr durchgeführt werden. Eine Indikation zur Resektion kann dann allenfalls gegeben sein, wenn ein großes penetrierendes und stenosierendes Ulkus vorliegt, wenn eine Pyloroplastik technisch nicht möglich ist.

Ergebnisse:
Die *Operationsletalität* der SPV liegt unter 0,5%. 80–90% der Patienten werden von ihren Ulkusleiden geheilt. Bei etwa 10–20% kommt es im Laufe von 10 Jahren zu einem Rezidiv. Die *Rezidivrate* ist höher als nach einer Billroth-II-Resektion. Andererseits ist die Rate der unerwünschten Nebenwirkungen (s. u.) nach der Resektion wesentlich höher als nach der SPV, vor allem die Operationsletalität beträgt mit etwa 2% das Vierfache.

21.1.1.14.4. Das komplizierte Ulkusleiden

Definition: Zu den Komplikationen des Ulkusleidens rechnet man die *Blutung, Perforation, Stenose* und *Penetration.*

Die *maligne Entartung* eines chronischen Magenulkus ist umstritten.

Komplikationen des Ulkusleidens sind Perforation, Blutung, Penetration und Stenose.

.1. Blutung

Die Blutung ist die häufigste Komplikation des peptischen Ulkus und tritt bei bis zu 20% der Ulkusträger während des Krankheitsverlaufs auf. Die Inzidenz der Ulkusblutung nimmt mit der Anamnesedauer zu, überschreitet bei 10 Jahren 40% und erreicht nach 30 Jahren über 80%. Jede vorangegangene Blutung erhöht das Risiko einer Wiederholung. So beträgt bei Patienten mit 2 vorausgegangenen Blutungsepisoden das Risiko einer dritten Blutung bereits 60%.

Die **Symptomatik** ist *von der Blutungsintensität abhängig.* Bei geringer Intensität kann der Patient zunächst weitestgehend beschwerdefrei sein, lediglich der Stuhl ist *schwarz* verfärbt (*Teerstuhl,* Meläna). Erst bei längerem Verlauf, d.h. über mehrere Tage können sich dann die klinischen Zeichen des chronischen Blutverlustes (Müdigkeit, Schwächegefühl, Antriebsarmut) bemerkbar machen.

Bei starkem Blutverlust kommt es zum Erbrechen von Blut *(Hämatemesis)* sowie zum massiven Absetzen von *Teer-* oder sogar *Blutstuhl* und als Folge des Volumenmangels zum Schock. Das erbrochene Blut kann nach Umwandlung von Hämoglobin in Hämatin unter der Wirkung der Magensäure dunkel (kaffeesatzartig) oder bei massiver Blutung hellrot sein.

Diagnose: Erste diagnostische Maßnahme bei den klinischen Zeichen einer oberen gastrointestinalen Blutung ist heute, vorausgesetzt, daß die Kreislaufverhältnisse stabil sind, die Ösophagogastrobulboduodenoskopie zur Lokalisation der Blutungsquelle und zur Beurteilung der Blutungsaktivität (siehe unten). Weitere Maßnahmen neben der sofortigen Bereitstellung von Blutkonserven sind das Legen einer *Magensonde* (Kontrolle des Blutungsverlaufes), eines *zentralen Venenkatheters* (Kontrolle des Volumenverlustes, sicherer Weg zur Volumensubstitution) und eines Blasenkatheters (Messung der stündlichen Urinproduktion, Kontrolle der Nierenfunktion).

Therapie: Die ersten und wichtigsten Maßnahmen der Therapie sind die *Kontrolle und die Stabilisierung des Kreislaufes* (Volumensubstitution). Das weitere Vorgehen ist abhängig von der Blutungsintensität, der Blutungsursache (Blutungsaktivität) und dem Allgemeinzustand des Patienten. Vor allem *entscheidend ist die Blutungsintensität,* so muß bei Patienten, bei denen der Kreislauf nicht zu stabilisieren ist, sofort operiert werden (Tab. *21.1.*-9).

Tab. *21.1.*-9. Ulkusblutung. Operationsindikationen.

I. *Sofort-(Notfall-)Operation*
  * Kreislaufinstabilität trotz optimaler Substitution. Nicht beherrschbarer Schock
  * Endoskopisch spritzende arterielle Blutung (Forrest Ia)
  * Frühes Rezidiv nach primärem Sistieren der Blutung

II. *Frühoperation* (innerhalb 12–24 Stunden)
  * Endoskopisch venöse Sickerblutung (Forrest Ib)
  * Koagulum auf der Läsion ⎫
  * Hämatin im Ulkusgrund ⎬ Forrest II
  * Sichtbarer Gefäßstumpf ⎭

III. *Elektive Operation*
  * Läsion ohne endoskopische Blutungszeichen (Forrest III) bei rezidivierendem Ulkusleiden

Bei fehlenden Kreislaufzeichen oder rascher Stabilisierung kann zunächst die *konservative Therapie* (Antazida, H_2-Rezeptorenblocker, Sekretin, Somatostatin) eingeleitet werden. Für das weitere Vorgehen kann die Beurteilung der Blutungsaktivität nach FORREST herangezogen werden, nach der bei der Erstendoskopie die Gefahr der konservativ nicht beherrschbaren Blutung bzw. der Wahrscheinlichkeit eines frühen Rezidivs eingeschätzt wird.

Nach FORREST werden drei Befunde unterschieden:
1. Forrest 1 a: Arterielle (spritzende) Blutung.
           1 b: Sickerblutung.
2. Forrest 2: Vorhandenes Koagel, Hämatin im Ulkusgrund oder -rand, sichtbarer Gefäßstumpf (nicht blutend).
3. Forrest 3: Läsion ohne sichtbare Blutungszeichen.

Eine schlechte *Prognose* unter konservativer Therapie haben die Patienten mit einer intensiven und aktiven Blutung (Forrest 1), Patienten mit endoskopisch sichtbarem Gefäßstumpf (Forrest 2) sowie alte Patienten mit Nebenerkrankungen. Bei diesen Patienten muß die Indikation zur operativen Therapie aggressiv gestellt werden (Tab. *21.1.*-9). Die *Sofortoperation* ist indiziert bei nicht behebbarem Schock und beim Stadium Forrest 1. Die *Frühoperation* erfolgt nach Volumensubstitution innerhalb von 12–24 Std. beim Stadium Forrest 1 b und 2. Je älter der Patient ist und je mehr Risikofaktoren vorhanden sind, umso rascher ist die Operationsindikation zu stellen.

Bei Vorliegen eines Forrest-3-Stadiums kann konservativ behandelt werden. Bei der Therapieentscheidung ist zu beachten, daß die *endoskopische Blutstillung,* z. B. durch Laserkoagulation in der Regel nur vorübergehenden Erfolg hat und somit die aufgezeigten Richtlinien nicht ändert. Der Vorteil der erfolgreichen Laser-Koagulation ist, daß die mit hohem Risiko belastete Notfalloperation vermieden und die wesentlich günstigere Frühoperation angestrebt werden kann.

Die *chirurgische Therapie beim blutenden gastroduodenalen Ulkus* entspricht dem Vorgehen beim unkomplizierten Ulkus, d. h. beim Ulcus ventriculi die ⅔-Resektion einschließlich des Geschwürs und beim Ulcus duodeni die Umstechung des blutenden Gefäßes (Abb. *21.1.*-10) in Kombination mit einer selektiv proximalen Vagotomie. Beide Therapieverfahren bedeuten Blutstillung und definitive Ulkusbehandlung. Die alleinige Umstechung der Blutungsquelle wird heute auch beim Risikopatienten aufgrund der hohen Rezidivgefahr abgelehnt.

Die *Operationsletalität* der genannten Verfahren liegt bei 5–25%.

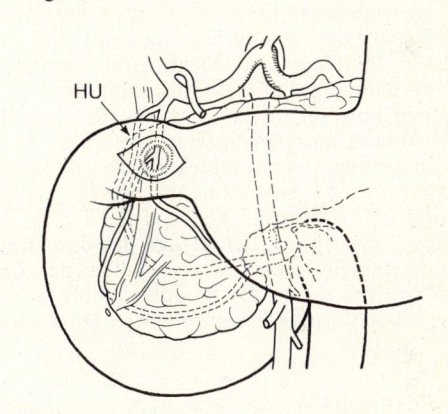

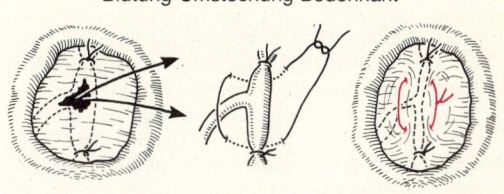

Abb. *21.1.*-10. Umstechung des an der Hinterwand gelegenen Duodenalulkus (HU). Auch nach kranialer und kaudaler Durchstechung der im Ulkusgrund verlaufenden A. gastroduodenalis blutet es aus der A. pancreatico-duodenalis sup. ant. (oder post.) weiter. Erst die U-förmige »Bodennaht« bringt die Blutung zum Stehen.

.2. Perforation

Die Ulkusperforation *ist eine peptisch bedingte, alle Wandschichten durchsetzende Nekrose, die zu Lumeneröffnung und Austritt* von *Intestinalinhalt in die Bauchhöhle führt.* Es kommt zur Bauchfellentzündung *(Peritonitis)* mit den Folgen der *Sepsis.*

Im Gegensatz zur *freien Perforation* wird von einer *gedeckten Perforation* gesprochen, wenn es durch Ausfällen von Fibrin auf der Peritonealoberfläche zur Verklebung des Ulkus mit den Nachbarorganen, vor allem der Leber, kommt.

Die Perforation ist *Ausdruck der Progression des Ulkusleidens,* sie kommt bei etwa 10% aller Patienten mit einem peptischen Ulkus vor. Das Duodenum ist wesentlich häufiger betroffen als der Magen; das Verhältnis liegt bei etwa 7:1. Der Häufigkeitsgipfel liegt beim perforierten Ulcus duodeni im fünften, beim perforierten Ulcus ventriculi im 6. Lebensjahrzehnt.

Die **Symptomatik** beginnt in der Regel akut, oft nach Einnahme einer Mahlzeit und nicht selten ohne jegliches Prodromalstadium. Durch den in die freie Bauchhöhle austretenden Intestinalinhalt wird das *klinische Bild des akuten Abdomens* (Tab. *21.1.*-10) ausgelöst (s. a. Kap. 21.11), dessen wichtigstes Zeichen das »bretthartes« Abdomen ist. Infolge rascher Transsudation von Wasser, Proteinen und Elektrolyten kommt es zur Verdünnung und Neutralisierung des ausgetretenen Intestinalinhalts und zum Stadium der sogenannten *maskierten Peritonitis* (Tab. *21.1.*-10), in dem der Patient subjektiv eine gewisse Erleichterung und eine Abnahme des Schmerzes empfindet. In Abhängigkeit von der Größe der Perforationsöffnung, der Menge des ausgetretenen Intestinalinhalts, sowie vor allem der Zahl und Virulenz der in die Peritonealhöhle primär oder sekundär (durch regurgitierten Dünndarminhalt) gelangten Keime, kommt es dann mehr oder weniger rasch zum Stadium der *diffusen Peritonitis* (Tab. *21.1.*-10).

Diagnose: Neben der charakteristischen Anamnese (plötzlicher Beginn) und der klinischen Symptomatik *(akutes Abdomen)* ist die wichtigste diagnostische Maßnahme der *Nachweis von freier Luft in der Bauchhöhle subphrenisch oder subhepatisch.* Hierzu muß eine Röntgenleeraufnahme des Abdomens im Stehen (Abb. *21.1.*-11) und/

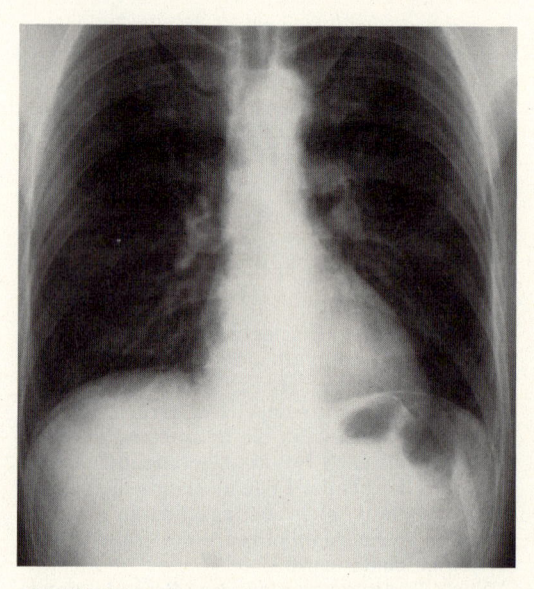

Abb. *21.1.*-11. Rö.-Abdomen im Stehen – freie Luft unter der Zwerchfellkuppel.

Tab. *21.1.*-10. Klinische Zeichen der drei Phasen der Peritonitis bei perforiertem Ulkus.

1. *Initialstadium:* Plötzlicher heftiger Schmerz, extremes Schwächegefühl, livide oder aschfahle Gesichtsfarbe, kalter Schweiß, kühle Extremitäten, subnormale Temperatur, oberflächliche und thoracale Atmung, kleiner und schwacher Puls, Erbrechen von Mageninhalt, »bretthartes« Abdomen, Schulterschmerz.

2. *Reaktionsstadium* (maskierte Peritonitis): Subjektiv Besserung, Schmerzen geringer, kein Erbrechen, Puls normal aber Schmerzen bei Bewegung – Immobilität, diffus druckschmerzhafter Bauch, »bretthart«, Beckenperitoneum druckschmerzhaft, Nachweis freier Luft.

3. *Vollbild der Peritonitis:* Subjektive Verschlechterung, Zunahme von Schmerzen und Erbrechen, Puls rasch und klein, Temperaturanstieg, Bauch diffus druckempfindlich und gespannt, jedoch weicher, Zunahme des Bauchumfanges, Facies hypocratica.

oder in Linksseitenlage durchgeführt werden. Bei etwa 20–25% der Patienten ist dieser Nachweis nicht möglich. Findet sich zunächst keine Luft (Pneumoperitoneum), so kann bei klinischem Verdacht über eine Magensonde 100–500 ml Luft insuffliert werden, eine *Röntgenuntersuchung* mit einem wasserlöslichen Kontrastmittel (60 ml Gastrographin) oder auch eine *Gastroskopie* erfolgen. Laboruntersuchungen sind im Frühstadium wenig hilfreich, erst im Spätstadium kommt es zu den für eine Peritonitis charakteristischen Befunden (siehe dort).

Die **Trias:** plötzlicher Beginn, akutes Abdomen, Nachweis von freier Luft in der Bauchhöhle ist **beweisend für eine Ulkusperforation.**

Therapie: Beim perforierten Ulkus besteht – von wenigen Ausnahmen abgesehen – eine *absolute Indikation zur Operation.*

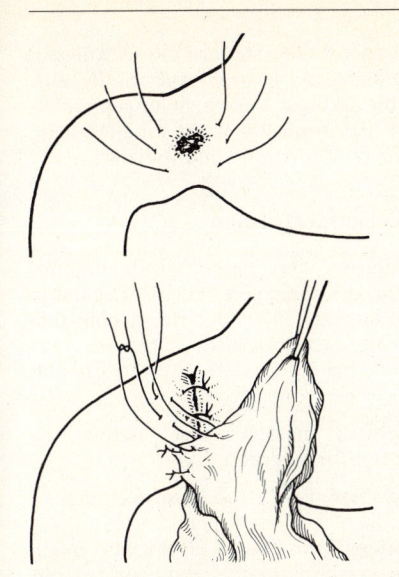

Abb. 21.1.-12. Übernähung eines perforierten Ulcus duodeni und Deckung der Nahtreihe mit einem Netzlappen.

Das *Verfahren der Wahl* beim perforierten Ulcus ventriculi und duodeni ist die *Übernähung* (Abb. *21.1.*-12). Sie belastet den Kranken weniger als eine zusätzliche Resektion oder Vagotomie. Entscheidend ist, daß der Kranke überlebt. Die definitive Therapie des Ulkusleidens ist von sekundärer Bedeutung. Nahezu die Hälfte der perforierten Ulzera heilen nach alleiniger Übernähung aus. Röntgenologische und endoskopische Kontrolle ist nach 3 Monaten erforderlich.

Eine *Indikation zur definitiven Ulkustherapie* (Resektion beim Ulcus ventriculi, Vagotomie beim Ulcus duodeni) besteht bei langjähriger Geschwürsanamnese, Malignomverdacht und Magenausgangsstenose, vorausgesetzt der Allgemeinzustand des Patienten ist gut und die Peritonitis nur geringgradig ausgeprägt.

Die *Operationsletalität* liegt zwischen 5 und 15%. Sie hängt vom Allgemeinzustand des Patienten, vom Alter, dem Zeitintervall zwischen Perforation und Operation, der Größe der Perforationsöffnung und dem Grad der Peritonitis ab. So liegt die Letalität bei unter 60jährigen bei etwa 6%, bei über 70jährigen bei 33%. Wird der Patient innerhalb von 6 Stunden operiert, so beträgt die Letalität 5–10%, wird er erst nach 24 Stunden operiert, so beträgt sie etwa 40%. Liegt nur eine lokale Peritonitis vor, so ist die Letalität etwa 2%, bei diffuser Peritonitis 60%.

Die *Spätergebnisse* nach definitiver Therapie (Übernähung + Resektion oder SPV) entsprechen in etwa denen der elektiven Ulkustherapie. Nach einfacher Übernähung ist in 50–80% der Patienten mit weiteren Beschwerden zu rechnen. Etwa 45% müssen reoperiert werden, wobei das Zeitintervall zur ersten Operation bei der Hälfte der Patienten länger als 5 Jahre ist.

.3. Penetration

Unter Ulkuspenetration ist der *Einbruch des Geschwürs in benachbarte Organe,* am häufigsten Pankreas, Kolon und Leber, zu verstehen. Es besteht keine freie Kommunikation zur Bauchhöhle. Folge des Einbruchs in das Kolon kann die Entstehung einer *gastrokolischen Fistel* sein.

Symptomatik: Klinischer Hinweis auf eine Penetration ist der Wandel der für das Ulkus typischen Beschwerden. Anstelle der Beschwerderhythmik tritt häufig ein *Dauerschmerz,* der zum Teil therapieresistent ist und in den Rücken ausstrahlt (Beteiligung der Bauchspeicheldrüse) eventuell mit Amylasämie. Zeichen der gastrokolischen Fistel sind hartnäckige Durchfälle und übelriechendendes Aufstoßen.

Diagnose: *Röntgenuntersuchung* und *Endoskopie* zeigen einen großen und tiefen Ulkuskrater. Bei gastrokolischer Fistel kann es zum direkten Übertritt des Kontrastmittels vom Magen in das Kolon kommen.

Die **Therapie** folgt den Richtlinien für das unkomplizierte Ulkus. Allerdings muß im Einzelfall beim penetrierenden Ulcus duodeni entschieden werden, ob statt der Vagotomie die Resektion (dann gewöhnlich nach Billroth II) zu wählen ist.

Die Ergebnisse entsprechen denen in der Chirurgie des unkomplizierten Ulkus.

.4. Stenose

Die peptische Ulkuskrankheit ist mit 60–90% die häufigste Ursache einer *Magenausgangsstenose,* deren Lokalisation meist der Bulbus duodeni ist. Der Pyloruskanal selbst ist mit 4% selten betroffen, bei den übrigen Patienten ist der Ulkussitz im präpylorischen Antrum. Etwa 7% aller Ulcus-duodeni-Patienten entwickeln eine Magenausgangsstenose, beim Ulcus ventriculi sind es nur 0,3%.

Differentialdiagnostisch ist an ein präpylorisches Antrumneoplasma zu denken.

Der **Krankheitsverlauf** wird durch *zwei Stadien* gekennzeichnet: Im ersten Stadium ist die Stenose kompensiert, bei länger bestehender und zunehmender Stenose dilatiert das Muskelgefüge, der Magen wird atonisch und erscheint röntgenologisch als großer schlaffer Sack (Abb. *21.1.*-13). Eine zeitgerechte, vollständige Entleerung ist dann nicht mehr möglich, ein mehr oder weniger großes Residualvolumen bildet sich aus *(dekompensierte Stenose).*

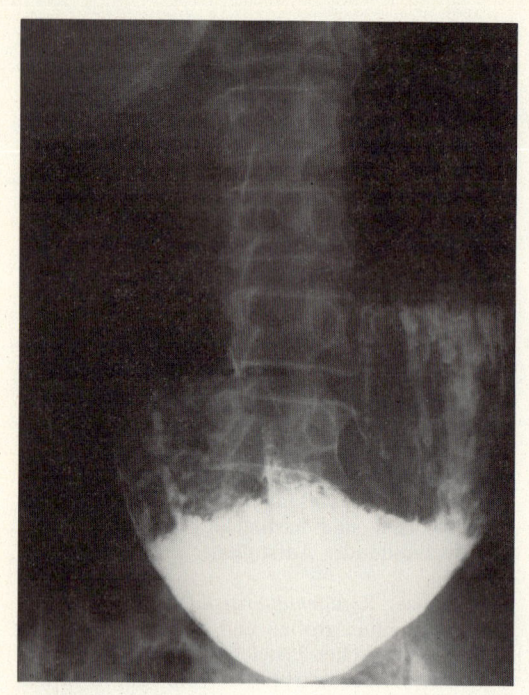

Abb. 21.1.-13. Röntgenzeichen einer Magenausgangsstenose: Typische Dreischichtung: Barium, Magensaft, Luft.

Charakteristisches Zeichen ist das *Erbrechen* mit erheblichen Magensaftverlusten und Sequestration großer Flüßigkeitsmengen im dilatierten Magen. Die Folge sind schwere metabolische Störungen (Hypochlorämie).

Die **Diagnose** wird *klinisch* (schwallartiges Erbrechen von älteren Nahrungsbestandteilen, Auskultation von plätschernden Geräuschen über der Magengegend 3-4 Stunden nach der letzten Mahlzeit, sichtbare Magenperistaltik), *röntgenologisch* und *endoskopisch* gestellt:
1. Speisereste im Magen trotz 12stündigen Fastens,
2. Ein großer Magen mit deformierter Ausgangsregion,
3. Nichtpassierbarkeit des Duodenums mit dem Endoskop.

Die *Röntgenuntersuchung* zeigt im Stehen nach Einnahme des ersten Bariumschluckes eine charakteristische *Dreischichtung* im großen, nicht selten bis in das kleine Becken hineinreichenden Magen (Abb. *21.1.*-13). Nicht selten findet sich eine Alkalose.

Die **Therapie** ist die *Operation*. Nach Dekompression des Magens (Magensonde) und Ausgleich der Elektrolytdefizite (Infusionstherapie), die etwa 3-5 Tage in Anspruch nimmt, ist die *Therapie der Wahl* bei *präpylorischer Stenoselokalisation* die *Magenresektion nach Billroth I*, bei *intra-* und *postpylorischer* Stenose die *selektiv proximale Vagotomie mit Pyloroplastik*. Sollte aufgrund schwerer narbiger Verschwielungen im Ulkusgebiet die Pyloroplastik nicht möglich sein, ist die *Billroth-II-Magenresektion* indiziert.

21.1.1.14.5. Sonderformen

Ulcus Dieulafoy: Das pathologisch-anatomische Substrat des seltenen Ulcus Dieulafoy (Exulceratio simplex) ist in der Regel eine *submukös gelegene, aneurysmatisch erweiterte Arteriole*, die bereits bei einer relativ kleinen Erosion bluten kann.

Klinisch steht die massive obere gastrointestinale Blutung im Vordergrund.

Die *Therapie der Wahl* ist die Umstechung.

Medikamentenulkus: Dieses Ulkus wird *durch Medikamente hervorgerufen*, die die defensiven Mechanismen der Magenschleimhaut zerstören. Hierzu gehören die Mehrzahl der antirheumatischen Medikamente, wie Acetylsalicylsäure, Penylbutazon, Indometacin, und Zytostatika, wie z. B. 5-Fluoro-Uracil.

Die *Behandlung* dieser Ulzera ist *konservativ*, wobei das Absetzen meist zur Abheilung führt. Bei Eintreten von Komplikationen wird der kleinstmögliche Eingriff (Umstechung, Übernähung) gewählt. Nur bei Patienten mit absoluter Abhängigkeit von der medikamentösen Therapie sollte ein definitives Operationsverfahren gewählt werden.

21.1.1.14.6. Frühkomplikationen nach operativer Therapie

Sowohl nach Magenresektion als auch nach Vagotomie kann es in Abhängigkeit von der zugrundeliegenden Situation (Elektiv-/Notfalleingriff), der Operationstechnik und der Erfahrung des Operateurs zu chirurgischen Komplikationen kommen. Bei der heutigen Standardisierung der Operationstechnik und den modernen Nahtmaterialien ist die Häufigkeit abdomineller Komplikationen gering; dazu gehören *Nahtbruch, Magenwandnekrose* und *Ösophagusperforation, Nachblutung* und *Anastomoseneinengung*.

21.1.1.14.7. Spätkomplikationen nach operativer Therapie

Jede Magenoperation stellt einen Eingriff in den Synergismus der Oberbauchorgane dar. Selbst bei regelrechter Durchführung sind Nebenwirkungen unvermeidbar.

Die wichtigsten *funktionellen* Nebenwirkungen sind *Dumping-Syndrom, Diarrhö* und *Gallerefluxgastritis*.

Technisch bedingte Nebenwirkungen sind vor allem das *Syndrom des zu kleinen Magens* sowie der *zuführenden (afferent loop)* und der *abführenden Schlinge (efferent loop)*.

Von diesen vom Patienten bemerkbaren Nebenwirkungen sind die *chronischen Folgen* für Stoffwechsel und Blutbildung infolge mangelhafter Nahrungsaufnahme und Resorption abzugrenzen.

Darüber hinaus gibt es einen vierten Folgenkomplex, nämlich das *Rezidivgeschwür*, dessen Ursache und Therapie.

.1. Funktionelle Störungen

.1.1. Früh-Spät-Dumping

Etwa 20 Minuten nach der Nahrungsaufnahme (vor allem bei flüssigen, kohlehydratreichen Nahrungsmitteln) kommt es zu abdominellen (Übelkeit, Bauchschmerz, Durchfall) und Kreislaufsymptomen (Pulsbeschleunigung, Blutdruckabfall) sowie Schweißausbruch und Zittern bis hin zum Kollaps *(Frühdumping-Syndrom)*. Von diesem Frühdumping ist das postalimentäre Spätsyndrom *(Spätdumping*, reaktive Hypoglykämie) abzugrenzen; es tritt in der Regel etwa 2–3 Stunden nach der Nahrungsaufnahme auf und macht sich als Schwächegefühl, Schwitzen und Hunger bemerkbar.

Während die **Pathogenese** des Spätdumping klar ist – *reaktive Hypoglykämie* nach vorausgegangenem Hyperinsulinismus – werden für das Frühdumping eine Reihe Faktoren aufgeführt, von denen offenbar keiner allein verantwortlich ist. Sicher ist jedoch, daß die beschleunigte Passage eines hyperosmolaren Nahrungsbolus vom Magen in das Jejunum kausale Bedeutung hat (Abb. *21.1.*-14). Mitbeteiligt an der Symptomatik ist die exzessive Sekretion vasomotorischer Substanzen (Serotonin, Bradykinin) und von Hormonen (Insulin, Gastric Inhibitory Polypeptide, Glucagon und Neurotensin). Nach SPV ohne Pyloroplastik ist die Häufigkeit des Dumping-Syndroms selten (1–5%), dagegen wird es nach der Billroth-II-Resektion in etwa 10–20% beobachtet.

Die **Diagnostik** stützt sich im wesentlichen auf die typische Anamnese sowie den *oralen Glucosetoleranztest* mit Kontrolle der Kreislauffunktion. Das Blutzuckerprofil zeigt eine exzessive Hyperglykämie (über 300 mg/100 ml) in der ersten Stunde nach Einnahme des Glucosetrunkes und dann einen steilen Abfall auf hypoglykämische Werte (unter 50 mg/100 ml) nach 1½–3 Stunden.

Die **Therapie** ist zunächst *konservativ* und betrifft vor allem die Diät. Die Einnahme großer Mengen leicht verdaulicher Kohlehydrate ist zu vermeiden. Wichtigste medikamentöse Maßnahme neben der Gabe von Serotoninantagonisten, Anticholinergika oder Biguaniden ist nach neueren Untersuchungen die Einnahme des Quellstoffes *Guar Gum* zu den Mahlzeiten. Hierdurch wird eine Verzögerung der Magenentleerung und der Resorption erreicht.

Eine *chirurgische Therapie* ist erst dann zu erwägen, wenn trotz konsequenter 1–2jähriger

Abb. *21.1.*-14. Pathogenetische Faktoren des Dumping-Syndroms (nach BECKER).

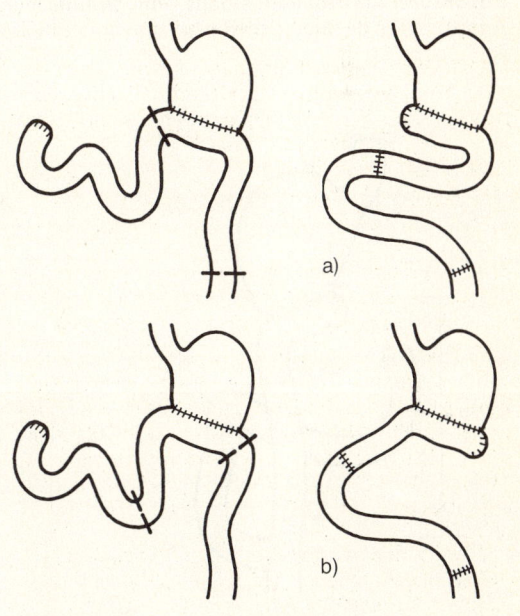

Abb. *21.1.*-15. Umwandlung B II→B I mit isoperistaltischer (a) oder anisoperistaltischer (b) Jejunuminterposition.

konservativer Behandlung keine Besserung erzielt wird. Die Operationsmethode der Wahl ist bei vorausgegangener Billroth-II-Operation die Umwandlung in einen Billroth-I-Typ (Abb. 21.1.-15). Die Ergebnisse der chirurgischen Therapie sind nicht befriedigend; nur bei etwa der Hälfte der Patienten kommt es zur Besserung.

.1.2. Diarrhö

Eine Diarrhö besteht, wenn es zu mehr als 4 Stuhlentleerungen pro Tag kommt. Sie ist selten nach Magenresektion (ca. 1%) und nach SPV (1–8%) zu beobachten, dagegen häufiger Folge einer trunkulären Vagotomie und Pyloroplastik (20–30%).

Ihre **Ursache** ist in der vagalen Denervierung des Intestinums sowie in einer Störung des Gallenstoffwechsels zu sehen.

Die **Therapie** ist *konservativ* und besteht in gleichen Diätvorschriften, wie sie für das Dumping-Syndrom aufgeführt wurden. Medikamentös sind Spasmolytika und Antidiarrhöika angezeigt.

.1.3. Refluxgastritis

Bei Aufhebung oder Beeinträchtigung der antropylorischen Integrität (Refluxbarriere) kommt es zu einem pathologischen Rückfluß von Duodenalsaft in den Magen mit chronischer Schädigung der Schleimhaut. Die Veränderungen sind am stärksten nach Billroth-II-Resektion mit retrokolischer Gastrojejunostomie ohne Braunsche Anastomose, da hier der Reflux unvermeidlich ist.

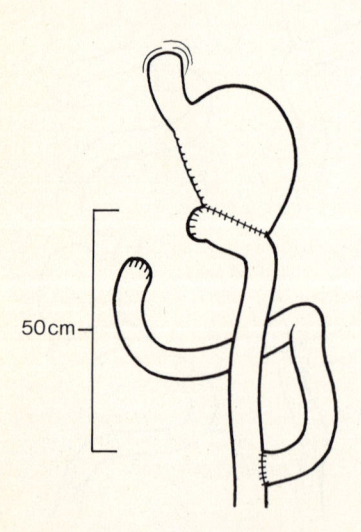

Abb. *21.1.*-16. Umwandlung in eine Roux-Y-Rekonstruktion (Gastrojejunostomia termino-lateralis partialis).

Die **Symptomatik** ist uncharakteristisch. Gelegentlich können Schmerzen bestehen. Im allgemeinen werden Völlegefühl, Galleerbrechen und Appetitlosigkeit geäußert.

Diagnostisch ist eine *endoskopische* und *röntgenologische* Untersuchung durchzuführen, sowie wenn möglich die *szintigraphische* Refluxmessung und eine biochemische Analyse von Magenaspirat.

Therapeutisch können peristaltikanregende (Metoclopramid) sowie gallesäurebindende *Medikamente* (Aluminium, Magnesium, Antacida) gegeben werden.

Eine *Operation* (Umwandlung in eine Roux-Y-Rekonstruktion (Abb. *21.1.*-16) mit mindestens 50 cm langer abführender Schlinge oder isoperistaltischer Jejunuminterposition) ist nur in seltenen Fällen notwendig.

.2. Operationstechnisch bedingte Störungen

.2.1. Zu kleiner Restmagen

Der üblicherweise nach einer Magenresektion erhaltene Magenrest von etwa 30–40% erlaubt nach einer gewissen Adaptationsphase, die 1 bis 2 Jahre währen kann, eine annähernd normale Nahrungsaufnahme. Ist der Magenrest jedoch kleiner, so kann es aufgrund der ungenügenden Reservoirfunktion zu Druck- und Völlegefühl und konsekutiver Exokarenz kommen.

.2.2. Syndrom der zuführenden Schlinge (Afferent-Loop-Syndrom)

Unter diesem Syndrom ist das *schwallartige Erbrechen größerer Mengen von Galle*, in der Regel ohne Nahrungsbestandteile zu verstehen, wobei vor dem Erbrechen Übelkeit und Druckgefühl im rechten Oberbauch auftreten, die nach dem Erbrechen schlagartig abklingen. Das Syndrom tritt nur nach Billroth-II-Magenresektion ohne Braunsche Anastomose auf und ist durch eine Entleerungsstörung der zuführenden Schlinge verursacht.

.2.3. Syndrom der abführenden Schlinge (Efferent-Loop-Syndrom)

Ursache ist eine Obstruktion der abführenden Schlinge, sei es durch Ausbildung einer inneren Hernie, einer Stenosierung der Anastomose oder durch Narbenbildungen.

.3. Ernährungsstörungen

Nach den magenresezierenden Operationsverfahren, vor allem nach der Billroth-II-Resektion und der vollständigen Magenentfernung, kann es zu Ernährungsstörungen und ihren Folgezustän-

6. Säuremangel
$\downarrow$ Fe^{3+} – Fe^{2+}
Bakterielle Überbesiedlung
Entzug von Vitamin B$_{12}$
Gallensalz-Dekonjugation
$\downarrow$
Steatorrhö
Malabsorption von Vit. A, D, K und Kalzium (Ca-Seifen)
Diarrhö durch Fettsäuren im Kolon

1. Mangelhafte Nahrungszufuhr

5. Progrediente Schleimhautatrophie (relativer Intrinsic-Faktor-Mangel)

4. Ausschaltung des Duodenums für die Kalzium- und Eisenresorption

Pankreo-bilio-zibale Asynchronie

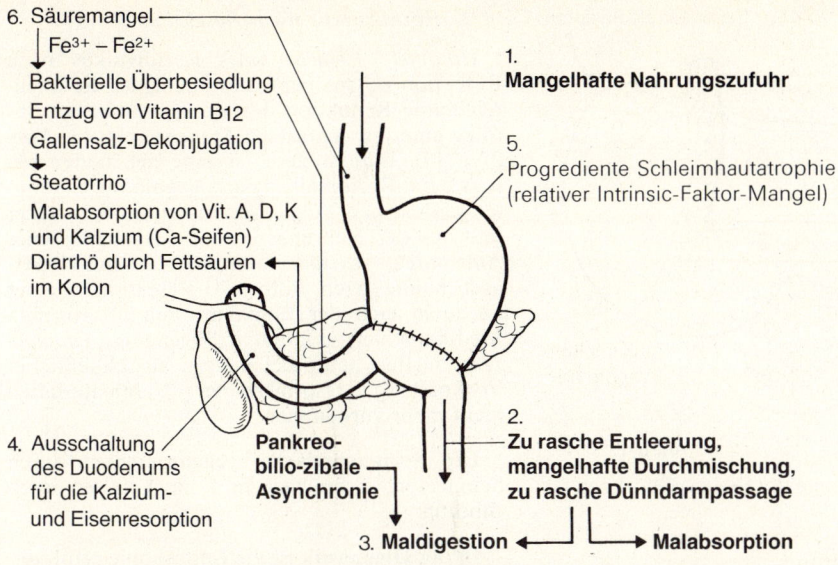

2. Zu rasche Entleerung, mangelhafte Durchmischung, zu rasche Dünndarmpassage

3. Maldigestion ← → **Malabsorption**

Abb. *21.1.*-17. Pathophysiologische Mechanismen für die Entstehung von Mangelzuständen nach B-II-Magenresektion (nach DOMSCHKE).

den bis hin zur agastrischen Dystrophie kommen.

Die **Ursachen** von Gewichtsverlust und verschiedenen Mangelzuständen (Calcium, Vitamin D, Eisen, Vitamin B$_{12}$) sind (Abb. *21.1.*-17):
1. Mangelhafte Nahrungszufuhr aufgrund postprandialer Beschwerden, u. a. Diarrhö, bei Dumping, Refluxoesophagitis, kleinem oder fehlendem Reservoir.
2. Malabsorption und Maldigestion aufgrund rascher Entleerung des Mageninhaltes in den Dünndarm.
3. Maldigestion aufgrund des gestörten Zeitablaufs der Sekretion von Pankreassaft und Galle, bei Billroth II mit Ausschaltung der Duodenalpassage.
4. Mangelhafte Calcium- und Eisenresorption aufgrund Ausschaltung des Duodenums aus der Nahrungspassage.
5. Absoluter und relativer Intrinsic-Faktor-Mangel bei progredienter Schleimhautatrophie im Billroth-II-Magen bzw. nach Gastrektomie.
6. Mangelhafte Eisenresorption aufgrund von Säure- und Pepsinmangel, Fettmaldigestion und Fettsäuren-Malabsorption aufgrund der pankreobiliozibalen Asynchronie und einer bakteriellen Überbesiedlung im ausgeschalteten Duodenum.

Die **klinischen Folgen** der verschiedenen Ernährungsstörungen sind neben der Abmagerung mit negativer Kalorien- und Stickstoffbilanz bis hin zu Eiweißmangelödemen, Knochenveränderungen sowie hypochrome und hyperchrome Anämien.

Therapeutisch ist neben regelmäßiger diätetischer Beratung die gezielte Substitution bei Mangelzuständen notwendig.

.4. Rezidivulkus

Unter einem Rezidivulkus versteht man ein Geschwür, das nach vollständiger Abheilung eines vorausgegangenen an gleicher oder anderer Stelle nachweisbar wird.

Ursache eines Rezidivulkus können sein:
1. eine inadäquate Säurereduktion,
2. eine Magenentleerungsstörung,
3. exogene oder
4. endokrine Faktoren (ZES)

Die *Häufigkeit* beträgt nach resezierenden Eingriffen etwa 1–5%, nach der Vagotomie etwa 10% bei einer Streubreite von 1–26%.

.4.1. *Rezidivulkus nach Vagotomie*

Die weitaus *häufigste Ursache* ist die inkomplette Vagotomie (Abb. *21.1.*-18). Weitere Ursachen wie Magenausgangsstenose sowie die vielfältigen endokrinen Störungen sind selten.

Die **Symptomatik** entspricht im wesentlichen der des unkomplizierten Ulkus, jedoch ist sie im allgemeinen für den Patienten subjektiv weniger belastend.

Wichtigster Teil der **Diagnostik** ist die Klärung der Ursache. Bei erhöhten Säure- und Gastrinwerten sind die für das Zollinger-Ellison-Syn-

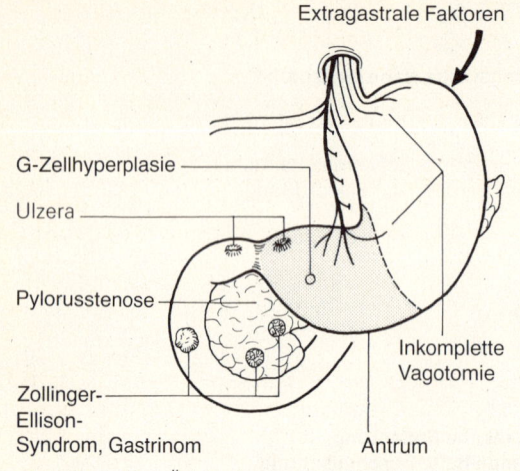

Abb. *21.1.*-18. Ätiologie der Rezidivulzera nach Vagotomie.

drom beweisenden Provokationstests durchzuführen. Ebenso ist der Serumcalciumspiegel zu bestimmen und nach Nebenschilddrüsenadenomen zu suchen. Wenn möglich, sollte auch eine *immunchemische Untersuchung* der Antrumschleimhaut zur Diagnostik einer G-Zell-Hyperplasie durchgeführt werden.

Therapie: Nach Ausschluß extragastraler Faktoren wird zunächst *konservativ* behandelt. Dies ist bei etwa 50% der Patienten erfolgreich.

Bei Erfolglosigkeit ist die *Nachresektion,* in der Regel in Form einer Billroth-I-Resektion, indiziert. die Revagotomie wäre an sich das ideale Verfahren, sie ist jedoch technisch schwierig, wenn nicht unmöglich und mit erneuter, hoher Rezidivrate belastet.

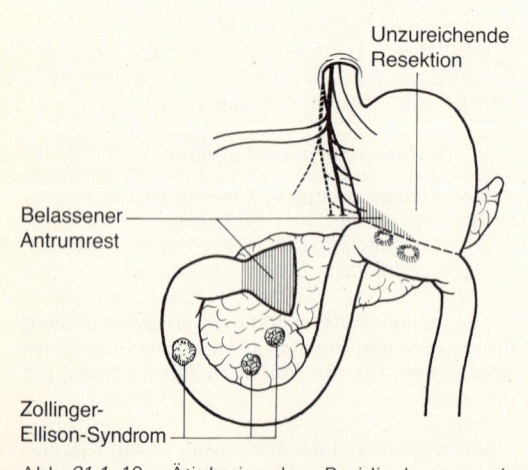

Abb. *21.1.*-19. Ätiologie der Rezidivulzera nach Magenresektion.

.4.2. Rezidivulkus nach Resektion

Häufigste Ursache eines Rezidivulkus nach Resektion (Ulcus pepticum jejuni) ist die unzureichende Reduktion der Salzsäuresekretion infolge einer zu sparsamen Magenresektion (Abb. 21.1.-19). Eine weitere Ursache neben den bereits beim Rezidivulkus nach Vagotomie erwähnten endokrinen Möglichkeiten ist ein belassener und aus der Nahrungspassage ausgeschlossener Antrumrest (»excluded antrum«, s.o.) mit Hypergastrinämie nach Billroth-II-Resektion. Immer ist auch nach der Einnahme von ulzerogenen Medikamenten zu fahnden. Sogenannte *Fadenulzera* dürften heute bei nahezu ausschließlicher Verwendung resorbierbarer Nahtmaterialien nicht mehr vorkommen.

Die **Symptomatik** ist gekennzeichnet durch Schmerzen, Erbrechen und nicht selten auch Blutung.

In der **Diagnostik** ist die Endoskopie erfolgreicher als die Röntgenuntersuchung.

Die **Therapie** beim unkomplizierten Ulcus pepticum jejuni ist zunächst *konservativ*. Beim »excluded antrum«, einem zu großen Magenrest sowie beim Vorliegen eines komplizierten Ulkus ist die Reoperation angezeigt.

Das *Operationsverfahren der Wahl* ist bei fehlender Stenose die alleinige Vagotomie. Eine Nachresektion ist bei Stenosen, Fadenulzera und penetrierenden Geschwüren indiziert.

.5. Magenstumpfkarzinom

Für die **Pathogenese** des Magenstumpfkarzinoms wird zum einen der duodenogastrische Reflux mit chronischer Schädigung der Magenschleimhaut durch Gallensalze und Lysolecithin und nachfolgender atrophisierender Gastritis, zum anderen die bakterielle Besiedlung des Magens mit nitratbildenden Keimen verantwortlich gemacht. Inwieweit die Grunderkrankung und das Operationsverfahren von Bedeutung sind, ist derzeit offen. Gegen den ausschließlichen Zusammenhang zwischen Magenresektion und Magenstumpfkarzinom spricht, daß das Zeitintervall zwischen vorausgegangener Resektion und Diagnose des Stumpfkarzinoms um so größer ist, je jünger der Patient zum Zeitpunkt seiner Erstoperation war, d.h. Magenkarzinome treten bei operierten und nichtoperierten Patienten in den gleichen Altersstufen auf.

Prognose: Da die Patienten fast immer in einem zu späten Tumorstadium zur Operation kommen, ist die *Prognose schlecht*. Nur wenige Patienten überleben die Diagnosestellung um 5 Jahre. Jährliche endoskopische Untersuchungen bei Patienten nach Magenresektion ab dem 50. Lebensjahr sollten daher obligat sein.

21.1.1.15. Gutartige Geschwülste des Magens

Zwar sind nahezu 20% aller Tumoren des Verdauungskanales gutartig, jedoch ist aufgrund ihrer häufigen Asymptomatik ihr Anteil an der Gesamtzahl der Magentumoren im chirurgischen Krankengut weniger als 5%. Sie werden entweder als Zufallsbefunde bei der Röntgen- oder endoskopischen Untersuchung entdeckt oder machen sich durch Ulzerationen der sie bedeckenden Schleimhaut mit Blutung bemerkbar. In seltenen Fällen kann es zu Passagestörungen kommen.

21.1.1.15.1. Epitheliale Tumoren

Hier ist zu unterscheiden zwischen *reaktiven polypösen epithelialen Pseudotumoren* (polypöse foveoläre Hyperplasie), die häufig in der Umgebung erosiver und ulzeröser Veränderungen oder bei der chronischen Gastritis zu beobachten sind, und den echten drei *Polypengrundformen*, dem *hyperplasiogenen*, dem *adenomatösen* und dem *villösen Polypen*. Der adenomatöse Polyp und der villöse Polyp sind präkanzeröse Veränderungen, wobei die *maligne Entartungsrate* von der Häufigkeit des Auftretens sowie der Größe abhängig ist.

Die **Therapie** *der Wahl* ist die endoskopische Polyabtragung. Sollte dies nicht möglich sein, ist die operative Exzision und im Einzelfall bei multiplem Auftreten sowie Malignomverdacht die Magenresektion indiziert.

21.1.1.15.2. Mesenchymale Tumoren

Die Tumoren wachsen in der Magenwand und wölben die Magenschleimhaut in das Lumen vor. *Ulzerationen mit Blutung* kennzeichnen das **klinische Bild**.

Die endoskopische **Diagnostik** ist schwierig, da Biopsien in der Regel die unter der Mukosa gelegenen Tumorstrukturen nicht erreichen. Die Diagnose stützt sich daher vor allem auf den *klinischen* und *röntgenologischen* Aspekt. Am weitaus häufigsten sind *Leiomyome* (20–40%) und *Neurinome* (10%). Selten sind Hämangiome, Karzinoide und ektopisches Pankreas.

Die **Therapie** *der Wahl* ist die lokale Exzision oder bei großen Tumoren die Magenteilresektion.

21.1.1.16. Magenkarzinom

21.1.1.16.1. Epidemiologie und Ätiologie

Obwohl die Inzidenz des Magenkarzinoms weltweit eine sinkende Tendenz zeigt, gehört es weiterhin zu den häufigsten Krebstodesursachen (15 000–16 000 Sterbefälle pro Jahr in der BRD).

Als *konditionierend* werden vor allem die Art der Lebensmittelkonservierung und Pilzbefall der Grundnahrungsmittel sowie deren Nitrosamingehalt diskutiert. Darüber hinaus gelten Salzüberschuß, oberflächenaktive Substanzen und Mangelernährung als konditionierende *exogene Faktoren*. Außerdem scheinen *genetische Faktoren* von Bedeutung zu sein, da eine signifikante familiäre Häufung sowie eine Koinzidenz zwischen Magenkarzinom und der Blutgruppe A besteht.

Der Erkrankungsgipfel liegt zwischen dem 65. und 75. Lebensjahr. Das männliche Geschlecht ist in einem Verhältnis von 1,5:1 häufiger betroffen.

21.1.1.16.2. Risikoerkrankungen

Echte *Präkanzerosen* der Magenschleimhaut, d.h. obligate Vorstufen der Karzinomentstehung, sind lediglich der *adenomatöse Polyp* sowie die *»borderline lesion« vom vorgewölbten Typ*. Dysplastische Veränderungen können nicht als Präkanzerosen bezeichnet werden, da sie sich häufig wieder zurückbilden. Allerdings gilt die *Dysplasie Grad III* als Krebsrisikoerkrankung, d.h. hier kommt es häufiger als im gesunden Magen zum Karzinom, ebenso wie bei der *chronisch-atrophischen Gastritis*, vor allem beim Typ B (in 5–13%), bei der *perniziösen Anämie* (0,5–12,3%), beim *M. Menetrier* (ca. 8%) und *im operierten Magen* (ca. 5–7%).

21.1.1.16.3. Pathologische Anatomie

.1. Klassifikation

Eine einheitliche Klassifizierung ist zur Beurteilung der Prognose und für den Vergleich von Behandlungsergebnissen von wesentlicher Bedeutung. Es ist daher bei jeder Operation eine möglichst genaue Beschreibung der Lokalisation, der Ausdehnung und Metastasierung nötig.

Die Einteilung der Magenkarzinome erfolgt nach der *Lokalisation*, nach *klinisch-makroskopischen* und *histologischen* Kriterien.

Das **Frühkarzinom** ist ein Karzinom mit beschränkter Eindringtiefe in die Magenwand, das definitionsgemäß die Mukosa oder Submukosa erreichen kann, aber nicht überschreiten darf. Die Größe und Präsenz von Lymphknotenmetastasen spielt für diese Definition keine Rolle, sie werden bei etwa 8% der Frühkarzinome beobachtet. Nach dem endoskopisch-makroskopischen Bild werden drei Typen unterschieden (Abb. *21.1.*-20: I – vorgewölbt, II – oberflächlich, III – vertieft).

Das **fortgeschrittene Karzinom** wurde bereits 1926 von BORRMANN in *4 Typen* eingeteilt (Abb. *21.1.*-21: I – polypös, II – polypös-ulzeriert [»schüsselförmig«], III – ulzerierend-infiltrative Form, IV – diffus-infiltrierende Form).

I Vorgewölbter Typ

II Oberflächlicher Typ
IIa erhaben

IIb flach

IIc vertieft

III Vertiefter Typ

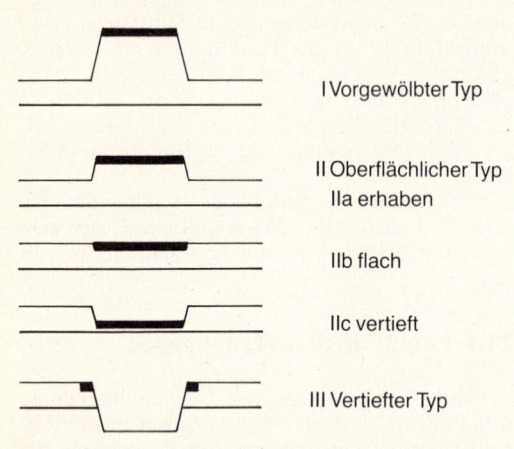

Abb. *21.1.*-20. Endoskopische Typisierung des Magenfrühkarzinoms entsprechend der japanische Definition von 1962.
I. Vorgewölbt.
II. a) erhaben, b) oberflächlich, c) vertieft.
III. Exkavierte Form.

Einteilung des Magenkarzinoms nach dem makroskopischen Aspekt

Borrmann I — Polypös

Borrmann II — Polypös-ulzerativ

Borrmann III — Ulzerativ-infiltrativ

Borrmann IV — Infiltrativ

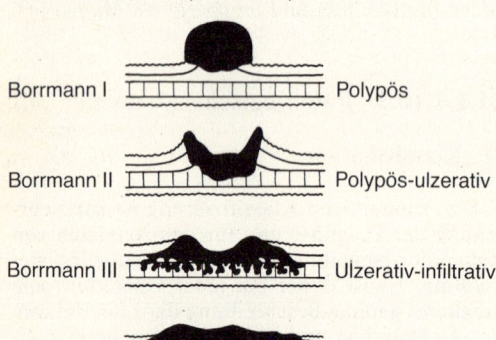

Abb. *21.1.*-21. Mikroskopische Einteilung des fortgeschrittenen Magenkarzinoms nach BORRMANN.
Typ I: Zirkumskriptes, solitäres, polypöses Karzinom.
Typ II: Ulzeriertes Karzinom mit wallartigen Rändern und scharfen Grenzen.
Typ III: Ulzeriertes Karzinom, das im Gegensatz zum Typ II nur zum Teil oder auch gar nicht scharf und wallartig von der Umgebung abgesetzt ist. Der Tumor breitet sich diffus infiltrierend aus.
Typ IV: Diffus infiltrierendes Karzinom, das häufig ohne Schleimhautläsionen einhergeht.

Die **histologische Klassifizierung** kann nach den allgemeinen Merkmalen eines epithelialen bösartigen Tumors (Tab. *21.1.*-11) oder nach dem *intramuralen Wachstumsmuster* erfolgen.

Tab. *21.1.*-11. Histologische Einteilung des Magenkarzinoms nach der WHO (OOTA, 1977).

A. Adenokarzinom
 I. Papillär
 II. Tubulär
 III. Muzinös
 IV. Siegelring
B. Adenosquamöses Karzinom
C. Squamöses Karzinom
D. Undifferenziertes Karzinom
E. Nichtklassifiziertes Karzinom

Die Einteilung nach dem intramuralen Wachstumsmuster im Sinne der Klassifikation nach LAUREN hat in den letzten Jahren besondere klinische Bedeutung gewonnen. Es wird zwischen einem *Intestinalzellkarzinom* und einem *Karzinom vom diffusen Typ* unterschieden.

Für die Planung des Operationsverfahrens, vor allem bei der Entscheidung zwischen partieller oder totaler Magenentfernung ist wichtig, daß beim *Intestinaltyp* eine scharfe Begrenzung erkennbar ist; der Tumor wächst nur wenig über den makroskopisch-palpatorisch feststellbaren Tumorrand hinaus.

Beim *diffusen Typ* dagegen breiten sich die Karzinomzellen auch in der angrenzenden makroskopisch normal erscheinenden Magenwand weithin aus.

.2. Grading (Dignität)

In Anlehnung an die erstmals von BRODERS 1926 empfohlene Einteilung des Magenkarzinoms nach dem Differenzierungsgrad der Tumorzellen, wird von der UICC (Union Internationale Contre le Cancer, 1979) das folgende histopathologische Grading vorgeschlagen:
$G\,1$: Hoher Grad der Differenzierung,
$G\,2$: Mittlerer Grad,
$G\,3$: Geringer Grad oder Entdifferenzierung,
$G\,x$: Differenzierungsgrad unbekannt.

.3. Staging (TNM-Stadium)

Es ist zu unterscheiden zwischen der prätherapeutischen klinischen Klassifikation – *TNM* – und der postoperativen histopathologischen Einteilung - *pTNM* (Tab. *21.1.*-12). Hierbei werden berücksichtigt:
pT: Die Penetrationstiefe des Tumors in der Magenwand und in die Umgebung,
pN: Die lymphogene Metastasierung,

Tab. 21.1.-12. pTNM-Klassifikation nach der UICC (Union Internationale Contre le Cancer, 1979).

pT – Primärtumor:
pT0 = Keine Evidenz für einen Primärtumor bei der histologischen Untersuchung des Resektates
pT1 = Tumorinvasion der Mukosa oder Submukosa, jedoch nicht der Muscularis propria oder Subserosa
pT2 = Tumorinvasion der Muscularis propria oder Subserosa
pT3 = Tumorinvasion der Serosa ohne Invasion der benachbarten Strukturen
pT4 = Tumorinvasion der angrenzenden Strukturen
pTx = Die Minimalerfordernisse zur Bestimmung der Invasion liegen nicht vor

pN – Regionäre Lymphknoten:
pN0 = Keine Evidenz für einen Befall der regionären Lymphknoten
pN1 = Evidenz für Befall der Lymphknoten bis zu 3 cm vom Primärtumor entfernt und entlang der kleinen und großen Kurvatur
pN2 = Evidenz für Befall der regionären Lymphknoten mehr als 3 cm vom Tumor entfernt, entlang der Aa. gastrica, splenica, coeliaca und hepatica communis
pN3 = Evidenz für Befall der para-aortalen und hepatoduodenalen Lymphknoten und/oder anderer intraabdominaler Lymphknoten
pNx = Die Minimalerfordernisse zur Beurteilung der regionären Lymphknoten liegen nicht vor

pM – Fernmetastasen:
pM0 = Keine Evidenz für Fernmetastasen
pM1 = Fernmetastasen vorhanden
pMx = Die Minimalerfordernisse zur Feststellung von Fernmetastasen liegen nicht vor

pM: Die Fernmetastasierung,
das Vorhandensein oder Fehlen von Residualtumor nach Abschluß der Operation.

Aus diesen 4 Punkten ergibt sich dann das Tumorstadium *(Stratifikation).*

Eine sogenannte *R-Klassifikation* besagt, ob der Tumor kurativ oder nicht kurativ bzw. palliativ entfernt worden ist:
R 0: Kein Residualtumor,
R 1: Mikroskopisch Residualtumor,
R 2: Makroskopisch Residualtumor vorhanden.

.4. Symptomatologie

Das Beschwerdebild ist uncharakteristisch und von der Tumorlokalisation abhängig. Häufig klagen die Patienten lediglich über Druck- und Völlegefühl im Oberbauch nach dem Essen, Appetitlosigkeit, Gewichtsabnahme und Leistungsknick, selten über Teerstuhl und Bluterbrechen.

.5. Diagnostik

Die *klinische Untersuchung* ist unerläßlich. In fortgeschrittenen Stadien ist der Tumor im Oberbauch *als Resistenz tastbar.* Darüber hinaus kann die Untersuchung der Leber bereits einen Hinweis auf eine vorliegende Metastasierung geben. Immer ist nach einem supraklavikulären Lymphknotenbefall (Virchowsche Drüse links) zu fahnden.

Die Diagnose wird gesichert durch *röntgenologische* und *endoskopische* Untersuchung. Die *röntgenologischen Zeichen* des Tumors sind: Füllungsdefekt, Faltenabbruch, Wandstarre, Nische im Füllungsdefekt (»versenkte Nische«), Unterbrechung der Peristaltik. Bei der Endoskopie sind immer multiple Biopsien zu entnehmen. Eine Klassifizierung des Tumortyps nach LAUREN ist wünschenswert.

Zum *Nachweis oder Ausschluß einer Fernmetastasierung* sind stets Oberbauchsonographie (Leber-, Lymphknotenmetastasen) und Thorax-Röntgen durchzuführen. In Zweifelsfällen empfiehlt sich die Computertomographie.

.6. Kurative Therapie

Bei natürlichem Krankheitsverlauf, d.h. ohne Therapie, versterben etwa 90% aller Patienten innerhalb eines Jahres nach Diagnosestellung. Dieser Krankheitsverlauf kann nur durch eine operative Therapie unterbrochen werden. Ziel der Operation ist die Heilung *(kurativ),* zumindest die symptomatische Besserung *(palliativ).*

Die **Operation mit kurativer Zielsetzung** umfaßt die *Tumorentfernung im Gesunden sowie das regionale Lymphabflußgebiet.* Im allgemeinen muß der Abstand der Resektionslinie vom makroskopisch erkennbaren Tumorrand – Sicherheitsabstand – beim intestinalen Tumortyp mindestens 5 cm und beim diffusen Typ 10 cm betragen. Dies bedeutet, daß bei der Mehrzahl der Patienten die vollständige Magenentfernung *(Gastrektomie)* notwendig ist, die somit als Regeloperation bezeichnet werden kann. Nur bei distalen Tumoren vom intestinalen Typ erfolgt die *subtotale (⁴/₅-) Resektion.* Bei der Mitentfernung des Lymphabflußgebiets *(Lymphknotendissektion)* wird heute neben den perigastrischen Lymphknoten immer auch das Lymphsammelbecken um den Tripus Halleri mitentfernt. Das chirurgisch-technische Vorgehen folgt dem *»En-bloc«-Prinzip* (Magen, großes und kleines Netz), wobei die Magengefäße an ihrer Wurzel abgesetzt werden.

Die **Rekonstruktion** *nach der unteren Teilentfernung* des Magens erfolgt entweder als Gastroduodenostomie (Billroth I) oder Gastrojejunostomie (Billroth II).

Die *Rekonstruktion nach Gastrektomie* erfolgt entweder als Ösophagojejunostomie unter Ausschaltung der Duodenalpassage (z. B. nach ROUX) oder durch eine Dünndarminterposition mit Einschluß der Duodenalpassage. Insgesamt sind mehr als 40 Rekonstruktionsverfahren bekannt. Ein gutes Verfahren hat 3 Ziele:
1. Bildung eines Ersatzmagens mit Reservoirfunktion.
2. Verhinderung von alkalischem Reflux in die Speiseröhre.
3. Wiederherstellung einer proportionierten Entleerung der Nahrung in das Duodenum.

Häufig angewandte *Verfahren,* die diesen Zielen nahekommen, sind das *lange Jejunuminterponat* (über 35 cm) in den Modifikationen nach LONGMIRE-GÜTGEMANN (Abb. *21.1.*-22), SEO, NAKAYAMA, sowie die *Ersatzmagenbildung* nach HUNT-LAWRENCE-RODINO (Abb. *21.1.*-23). Die einfache Ösophagojejunostomie mit langer Braunscher Anastomose (SCHLOFFER, GRAHAM) sollte wegen der hohen Refluxrate (Ösophagitisgefahr) nach Möglichkeit vermieden werden. Mit der Roux-Y-Rekonstruktion (Abb. *21.1.*-24) kann zwar der Reflux vermieden werden, dieses Verfahren erlaubt jedoch keine zufriedenstellende Reservoirbildung.

Beim Magenfundus- und Kardiakarzinom wird heute ebenfalls die vollständige Magenentfernung, eventuell auf abdomino-thorakalem Wege durchgeführt.

Zusatztherapie: Die Wirksamkeit einer adjuvanten *Chemotherapie* zur Verlängerung der krankheitsfreien Überlebenszeit des operierten

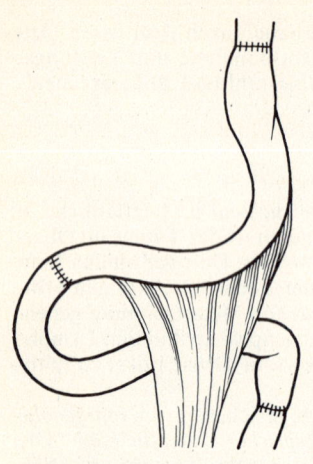

Abb. *21.1.*-22. Gastrektomie – Ersatzmagenbildung nach LONGMIRE-GÜTGEMANN.

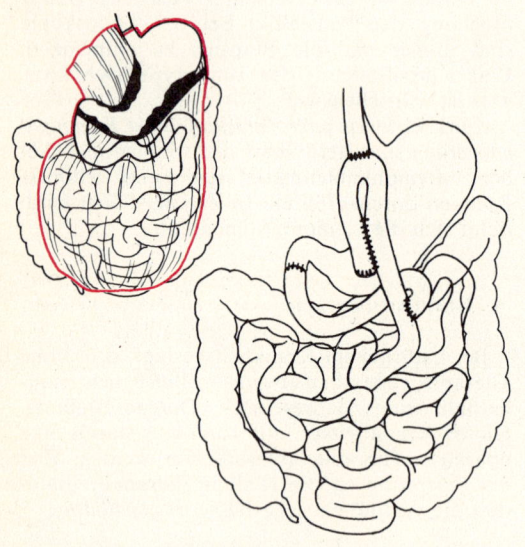

Abb. *21.1.*-23. Gastrektomie – modifizierte Ersatzmagenbildung nach HUNT-LAWRENCE-RODINO.

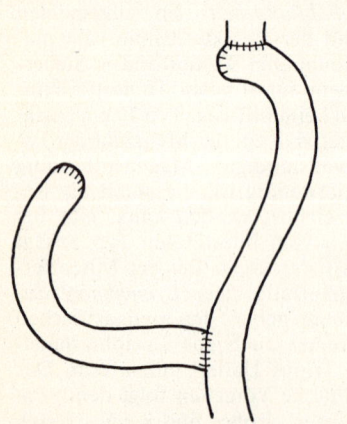

Abb. *21.1.*-24. Gastrektomie – Y-en-Roux-Rekonstruktion.

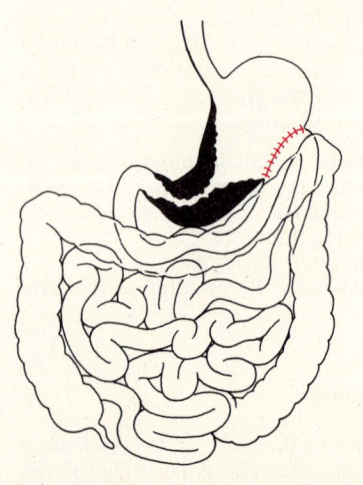

Abb. *21.1.*-25. Palliative Gastrojejunostomie.

Patienten konnte bisher nicht belegt werden. Auch der Wert einer *Radiotherapie* ist nicht in breiten Untersuchungsreihen gesichert.

.7. Palliative Therapie

Die Ziele der palliativen Therapie sind Lebensverlängerung und Verbesserung der Lebensqualität bei möglichst geringem Risiko. Eine resezierende Operation ist im symptomatischen Wert den tumorbelassenden überlegen und sollte nach Möglichkeit angestrebt werden. Verbietet sich aus lokalen oder allgemeinen Gründen (hohes Risiko) eine Resektion, so ist bei distaler Tumorlokalisation eine Gastroenterostomie (Abb. *21.1.*-25) zur Wiederherstellung der Nahrungspassage und bei proximaler Lokalisation die Überbrückung mit einer Endoprothese (Abb. *21.1.*-26) oder die Anlage einer Ernährungsfistel (z.B. nach WITZEL, Abb. *21.1.*-27) möglich.

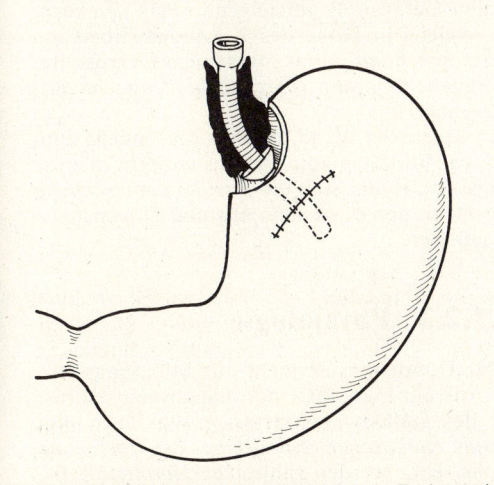

Abb. *21.1.*-26. Implantation einer Endoprothese (Celestin-Tubus, Häring-Tubus) zur Wiederherstellung der Schluckfähigkeit.

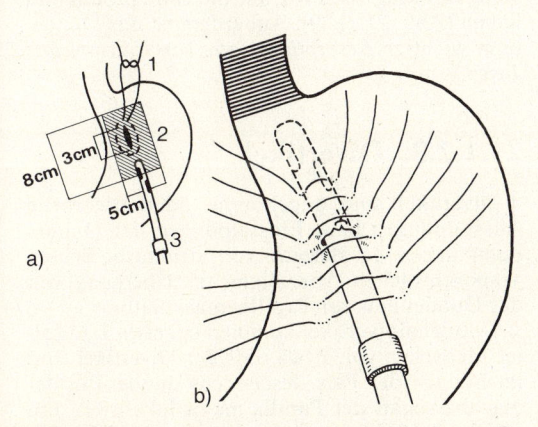

Abb. *21.1.*-27. Anlage einer Witzel-Fistel zur Ernährung.

.8. Ergebnisse und Prognose

Die *Operabilität* der Patienten mit einem fortgeschrittenen Magenkarzinom liegt bei ca. 90%. Allerdings ist die Resektionsrate wesentlich geringer und beträgt etwa 50-80%.

Die *Operationsletalität* ist für die distale Teilresektion 5-10% und für die vollständige Magenentfernung ca. 5-20%.

Die frühpostoperativen *Komplikationen* entsprechen denen der Ulkuschirurgie. Bei der vollständigen Magenentfernung gilt die ösophagoenterale Anastomose als besonders gefährdet. Die Nahtinsuffizienzrate beträgt durchschnittlich 10%.

Die **Prognose** wird von der Eindringtiefe des Tumors in der Magenwand sowie dem Grad der lymphatischen und hämatogenen Metastasierung bestimmt. Beim Frühkarzinom und im pTNM-Stadium I ist mit einer 5-Jahres-Überlebensrate von 70-90% zu rechnen, im Stadium II von 20-30%, im Stadium III von 5-10% und im Stadium IV von 0% (Abb. *21.1.*-28).

Weitere Faktoren, die die Prognose beeinflussen, sind die Histomorphologie des Tumors, die sogenannten »Wirtsfaktoren« wie Alter, Geschlecht, Begleiterkrankungen, Immunologie und auch Faktoren der Therapie wie Operationsverfahren und postoperativer Verlauf.

> Die **Prognose des Magenkarzinoms** hängt von der Eindringtiefe des Tumors in die Magenwand und dem Lymphknotenbefall ab.

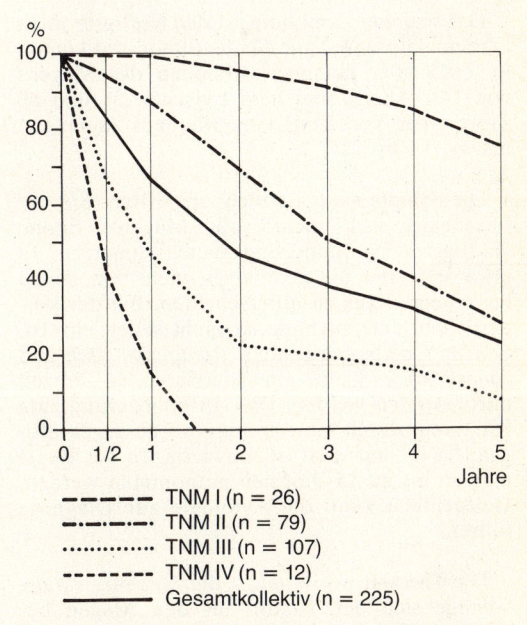

Abb. *21.1.*-28. Prognose des Magenkarzinoms in Abhängigkeit vom TNM-Stadium zum Zeitpunkt der Operation (eigenes Krankengut).

21.1.1.17. Magensarkom

Der häufigste sarkomatöse Tumor des Magens ist das *Leiomyosarkom*. Es ist in 1–3% aller malignen Tumoren und in 17–20% aller Tumoren des Magens, die vom glatten Muskel ausgehen, zu finden. Nahezu alle Altersgruppen können betroffen sein. Der Häufigkeitsgipfel liegt im 6. Lebensjahrzehnt. Das Verhältnis zwischen Männern und Frauen ist 1,9 bis 2,4:1.

Das häufigste **Symptom** ist die Blutung, auch wird über Schmerzen, Übelkeit, Erbrechen und Gewichtsverlust geklagt.
Röntgenologisch zeigt sich ein Füllungsdefekt bei einem Sechstel der Patienten, zudem ein zentrales Geschwür. Die endoskopische Diagnose ist schwierig, da bei den meisten Patienten der Tumor unter einer noch intakten Mukosa liegt.

Die **Therapie** *der Wahl* ist die Resektion, wobei in Abhängigkeit von der Tumorausdehnung 5-Jahres-Überlebensraten zwischen 30 und 54% beobachtet werden.

21.1.1.18. Malignes Lymphom des Magens

Das maligne Lymphom ist der häufigste nicht karzinomatöse maligne Magentumor und kommt in 3–8% aller malignen Läsionen des Magens vor. Der Altersgipfel liegt zwischen 55 und 60 Jahren, das Verhältnis von Männern zu Frauen beträgt 1,5 bis 2:1.

Die **Symptomatik** ist nicht spezifisch. Sie unterscheidet sich nicht vom Magenkarzinom. Häufigstes Symptom sind Bauchschmerzen. In etwa 30% sind die Schmerzen nicht von denen bei einem Ulkus zu unterscheiden. Bei der körperlichen Untersuchung ist nicht selten ein Tumor im Oberbauch tastbar. *Röntgenologisch* und *endoskopisch* kann ein ulzerierender Prozeß nachgewiesen werden. Die Differenzierung zum Karzinom durch Gewinnung von aussagekräftigem Gewebsmaterial ist schwierig. In der Regel müssen bis zu 15 Biopsien entnommen werden. Gelegentlich kann die Zytologie zur Diagnose führen.

Die **Therapie** *der Wahl* ist die *Magenresektion*, solange sich der Tumor auf den Magen beschränkt. Bei fortgeschrittenen Lymphomen ist die Therapie im Rahmen eines interdisziplinären Therapiekonzeptes (Radiatio) festzulegen.

21.1.2. Duodenum

21.1.2.1. Anatomie

Das Duodenum ist ca. 20 cm lang und mit seinem Gekröse, dem *Mesoduodenum dorsale,* an der hinteren Bauchwand in Form einer hufeisenförmigen Schlinge festgewachsen und zum Teil hinter dem Mesocolon ascendens verborgen. Das an den Pylorus anschließende Querstück, die *Pars horizontale superior duodeni (Bulbus duodeni),* steht mit der Leber durch das *Lig. hepatoduodenale* in Verbindung. In ihm verlaufen der Gallengang, die V. portae, die A. hepatica mit den Lebernerven und Lymphknoten. Dieses obere Querstück geht in den absteigenden Teil, *Pars descendens duodeni,* über, der vor dem 3. Lendenwirbel in die *Pars horizontalis inferior* übergeht. Diese setzt sich dann in die an der linken Seite der Lendenwirbelsäule und des mesenterialen Gefäßstiels aufsteigende *Pars ascendens* fort, welche in Höhe des 2. Lendenwirbels am *Treitzschen Band* in das mit seinem Gekröse frei bewegliche Jejunum *(Flexura duodeno-jejunalis)* übergeht.

An der linken Wand der Pars descendens duodeni, ca. 10–12 cm vom Pylorus entfernt in einer Längsfalte, findet sich die *Papilla duodeni major (Vater),* an der D. choledochus und D. pancreaticus münden.

21.1.2.2. Physiologie

Das Duodenum ist nicht nur Mündungsstelle der Ausführungsgänge der Bauchspeicheldrüse und des Gallenwegssystems, es hat auch eine *zentrale Funktion im Synergismus der Oberbauchorgane.* Hier werden zahlreiche *Hormone* gebildet, die einen stimulierenden und regulierenden Einfluß auf die exo- und endokrine Pankreasfunktion die motorische und sekretorische Leistung des Magens sowie auf die Galleproduktion haben (Abb. *21.1.*-29). Außerdem ist das Duodenum wichtige *Resorptionsstätte von Calcium und Eisen.*

21.1.2.3. Divertikel

Divertikel sind angeborene oder erworbene Ausstülpungen bzw. Einstülpungen der Duodenummukosa im Bereich von strukturbedingten Wandschwächen, vor allem am Übergang von der Duodenum- zur Papillenmuskulatur.

Duodenaldivertikel kommen bei etwa 1–6% aller Menschen vor. Etwa 65% der Divertikel sind im Bereich der Pars descendens duodeni in der Nachbarschaft der Papilla major lokalisiert. Ein multiples Vorkommen zeigen etwa 10% der Divertikelträger.

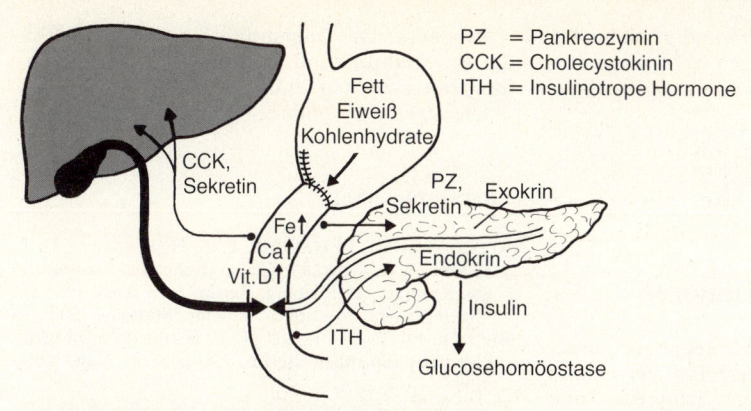

Abb. 21.1.-29. Das Duodenum – zentrale Funktion im Synergismus der Oberbauchorgane.

Symptomatik: Das Beschwerdebild ist uncharakteristisch und wird durch häufig gleichzeitig bestehende Zweitkrankheiten wie Cholelithiasis, Gastroduodenalulkus oder Hiatushernie bestimmt. Intermittierendes schmerzhaftes Druckgefühl im rechten Oberbauch, Übelkeit, Erbrechen und Gewichtsverlust können angegeben werden. Patienten mit einer Divertikelkomplikation (Perforation, Blutung, Stenose) haben dagegen regelmäßig Oberbauchbeschwerden und bieten nicht selten ein akutes Krankheitsbild.

Diagnose: Duodenaldivertikel werden ganz überwiegend als *röntgenologischer Zufallsbefund* diagnostiziert. Zur Beurteilung des Krankheitswertes sollten eine hypotone *Duodenographie* und eine *Endoskopie* (*Cave* Perforation) durchgeführt werden.

Therapie: Bei Patienten mit akuten Divertikelkomplikationen ist die Operationsindikation unumstritten, doch ist heute allgemein anerkannt, daß bei Patienten mit Oberbauchbeschwerden und Duodenaldivertikel erst *nach sorgfältigem Ausschluß von Zweitkrankheiten* operiert werden sollte. Bei weniger als 5% aller Divertikelträger ist die Operation indiziert. Nur etwa 1% der Patienten müssen infolge von Komplikationen operiert werden. Hierfür stehen *direkte und indirekte Verfahren* zur Verfügung.

Das häufigste, in früheren Jahren mit Erfolg angewandte *indirekte Verfahren* ist die Billroth-II-Resektion mit dem Ziel, das Duodenum aus der Nahrungspassage auszuschließen.

In den letzten Jahren kamen auch *direkte Operationsverfahren* wie Divertikelexzision, Divertikelinvagination mit Wandnaht oder die endoskopische Exzision bei intraluminaler Lokalisation zur Anwendung.

21.1.2.4. Verletzungen

Beim scharfen und stumpfen Bauchtrauma kann das Duodenum mitbeteiligt sein. Es gibt intramurale Blutungen, Quetschungen, Stich-, Schuß- und Rißverletzungen sowie Abrisse.

Die **Diagnostik** der Ruptur mit Entleerung von Duodenalsaft und Blut in die freie Bauchhöhle bereitet bei eindeutiger Symptomatik keine Schwierigkeiten. Problematisch dagegen ist die Erkennung einer Ruptur im Bereich der retroperitonealen Anteile. Hier wird die Diagnose nicht selten zu spät gestellt, wenn bereits ausgedehnte entzündliche Veränderungen im Retroperitoneum bestehen. Während bei der freien Ruptur im Zweifelsfall die *Lavage* mit Untersuchung des Peritonealsekrets auf Bilirubin und Amylase die Diagnose sichern kann, ist bei *Verdacht auf eine retroperitoneale Ruptur* nach einem *Retropneumoperitoneum* (Röntgenleeraufnahme) zu fahnden und eine *frühzeitige Röntgenuntersuchung* mit einem wasserlöslichen *Kontrastmittel* durchzuführen.

Die **operative Therapie** kann vor allem bei gleichzeitigen Verletzungen des Gallenwegssystems und der Bauchspeicheldrüse außerordentlich schwierig sein. Bei unsicherem Nahtverschluß kann die Abdeckung oder Anastomosierung mit einer ausgeschalteten Jejunumschlinge erfolgen oder das Duodenum aus der Nahrungs- (Billroth II) und Gallepassage (T-Drain) ausgeschlossen werden.

Die *Letalität* beträgt bis zu 20%.

21.1.2.5. Gutartige Tumoren

Gutartige Tumoren sind selten. Es können *villöse Polypen, Brunnerome, Myome, Lipome* und *ektopes Pankreas* vorkommen.

Leitsymptome sind Blutung und bei Tumorsitz in Papillennähe Schmerzen und Cholestase.

Die **Diagnose** wird röntgenologisch und endoskopisch gestellt.

Therapie: Während kleinere und gestielte Tumoren endoskopisch abgetragen werden können, ist bei den größeren die operative Exzision indiziert.

21.1.2.6. Bösartige Tumoren

Primär von der Duodenalschleimhaut ausgehende Karzinome sind selten. Häufiger ist das Duodenum mitbeteiligt beim Pankreas- und Choledochuskarzinom sowie Karzinomen der Papilla duodeni (Vateri).

Symptome: Die Beschwerden können denen eines Ulcus duodeni gleichen, aber auch völlig fehlen, so daß viele Fälle erst in einem fortgeschrittenen Stadium diagnostiziert werden.

Die **Diagnose** wird *röntgenologisch* und *endoskopisch* gesichert.

Die **Therapie** ist die Resektion, wobei nur selten bei Lokalisation im distalen Duodenum eine Teilresektion des Duodenums möglich ist. Im allgemeinen ist die partielle Duodenopankreatektomie notwendig.
Bei Inoperabilität und Stenose kommen ein palliativer gastrointestinaler und/oder biliodigestiver Bypass in Frage.

Prognose: Die Operabilität liegt bei etwa 70%, die Resektabilität um 50% und die 5-Jahres-Heilungsrate zwischen 20 und 30%.
Die *Operationsletalität* beträgt 10–20%.

Literaturauswahl

ALLGÖWER, M., F. HARDER, L. F. HOLLENDER, H.-J. PEIPER, J. R. SIEWERT: Chirurgische Gastroenterologie. Springer, Heidelberg, Berlin, New York 1981.
BECKER, H. D.: Streßulkus. Thieme, Stuttgart 1983.
BECKER, H. D., W. LIERSE, H. W. SCHREIBER: Magenchirurgie. Springer, Berlin, Heidelberg, New York 1980.
BOCKUS: Gastroenterology. Vol. 2. 4. Aufl. Saunders. Philadelphia, London 1985.
BURGE, H., E. H. FARTHMANN, G. GRASSI, St. B. HEDENSTEDT, L. F. HOLLENDER, H. W. SCHREIBER, N. C. TANNER: Vagotomie. Thieme, Stuttgart 1976.
DEMLING, L., G. LUX, W. DOMSCHKE: Therapie postoperativer Störungen des Gastrointestinaltrakts. Thieme, Stuttgart 1983.
DWORKEN, H. J.: Gastroenterology. Butterworths, Boston, London 1982.
HOLLENDER, L. F., A. MARRIE: Die selektive proximale Vagotomie. Springer, Berlin, Heidelberg, New York, Tokyo 1978.
HOLTERMÜLLER, K.-H., J.-R. MALAGELADA, P. HERZOG: Pathogenese und Therapie der Ulcuserkrankung. Excerpta Medica, Amsterdam, Oxford, Princeton 1981.
KONTUREK, St. J., W. DOMSCHKE: Gastric Secretion. Thieme, Stuttgart 1981.
MÜLLER, C., S. MARTINOLI: Die proximal-selektive Vagotomie. Springer, Berlin, Heidelberg, New York, Tokio 1985.

21.2. Leber

Von K. Schwemmle

21.2.1. Historische Vorbemerkungen

Die Prometheus-Sage belegt, daß man schon sehr früh von der ausgezeichneten Regenerationsfähigkeit der Leber wußte. Ihre lebenswichtige Rolle und auch ihr lappenförmiger Aufbau war bereits im 3. Jahrhundert in Alexandrien/Ägypten bekannt. Die erste korrekte anatomische Beschreibung stammt von Vesal aus dem 16. Jahrhundert. Berichte über eine erfolgreiche Entfernung von prolabierenden Leberanteilen aus offenen Bauchverletzungen gehen bis ins 17. Jahrhundert zurück. Geplante Leberresektionen führten Viktor von Bruns 1870 und Bernhard von Langenbeck 1872 aus. Carl von Langenbuch entfernte 1880 erstmals mit Erfolg einen Lebertumor. Wahrscheinlich die erste erfolgreiche linksseitige Lobektomie gelang 1934 Lawrence Abel. Die erste rechtsseitige Lobektomie führte 1952 Lortat-Jacob aus. In den letzten 10 Jahren wurde die Technik der Leberresektion vervollkommnet: anatomische Resektion mit Respektierung der Lappengrenze oder atypische Resektionen mit stumpfer Dissektion des Leberparenchyms und Ligatur der Gefäße. Die erste erfolgreiche Lebertransplantation gelang 1963 Starzl. 1965 führte Eiseman den temporären extrakorporalen Leberersatz mit der Leber von Tieren (Schweine und Menschenaffen) ein.

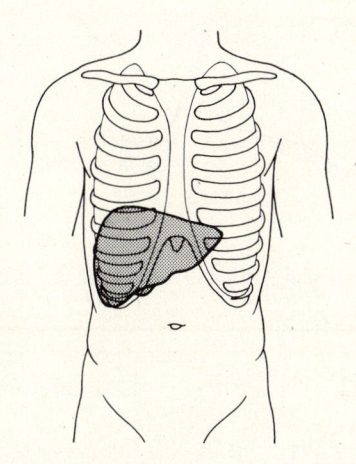

Abb. *21.2.*-1. Projektion der Leber auf die vordere Thorax- und Bauchwand.

21.2.2. Chirurgische Anatomie

Die Leber ist das größte Organ und wiegt beim Erwachsenen etwa 1500 g. Sie füllt den rechten subphrenischen Raum aus und überschreitet mit dem linken Leberlappen die Mittellinie nach links. Der Unterrand des rechten Lappens überragt den rechten Rippenbogen um etwa 1 bis 2 Querfinger (Abb. *21.2.*-1). In der seitlichen Projektion erstreckt sich die Leber von der 5. bis zur 11. Rippe. Der hintere untere Leberrand erreicht die 12. Rippe.

Durch die Gefäßarchitektur und die Aufzweigung des Gallengangsystems wird die Leber in einen *rechten* und einen *linken Lappen* geteilt, deren anatomische Grenze entlang einer Linie zwischen Gallenblasenfundus zur unteren Hohlvene verläuft. Beide Leberlappen gliedern sich in jeweils *vier* Segmente (Abb. *21.2.*-2). Das Segment 1 entspricht dem *Lobus caudatus*. Der *Lobus quadratus* ist Teil des 4. Segments. Die Grenze zwischen den *lateralen Segmenten* 2 und 3 und den *medialen Segmenten* 1 und 4 des linken Leberlappens verläuft entlang dem Ansatz des Lig. falciforme hepatis. Das *Gallenblasenbett* projiziert sich auf die Grenzlinie zwischen 4. und 5. Segment. Die Äste von Pfortader und Leberarterie strahlen gemeinsam mit den zugehörigen Gallengängen in die Segmente ein, während die Lebervenen zwischen den Segmenten in den intersegmentalen Ebenen verlaufen (Abb. *21.2.*-3).

Mit dem *Lig. falciforme,* dem Mesohepaticum ventrale entsprechend, ist die Leber mit der vorderen Bauchwand verbunden. Nach kaudal setzt sich das Band in das *Lig. teres* fort, in dessen freien Rand die *Chorda V. umbilicalis* verläuft. Die Leberkapsel ist kranial mit dem Zwerchfell breitflächig verbunden. Von dort aus strahlen nach links und rechts das *Lig. triangulare sinistrum* und das *Lig. triangulare dextrum* aus. Die *V. cava* folgt der Hinterfläche der Leber zwischen dem rechten und linken Lappen. Manchmal ist die untere Hohlvene tief in das Leberparenchym eingegraben. Unterhalb des Zwerchfells nimmt sie die *Lebervenen* meist in drei Hauptstämmen auf.

a) Vorderfläche   **b) Untere Fläche**

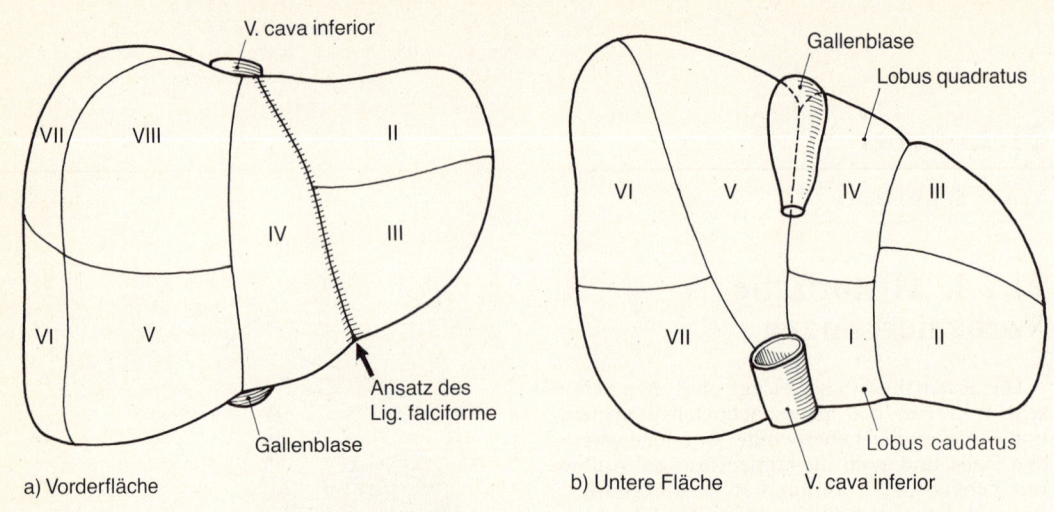

Abb. *21.2.*-2. Segmente der Leber. Projektion auf die Vorderfläche (a) und auf die Hinterfläche (b).

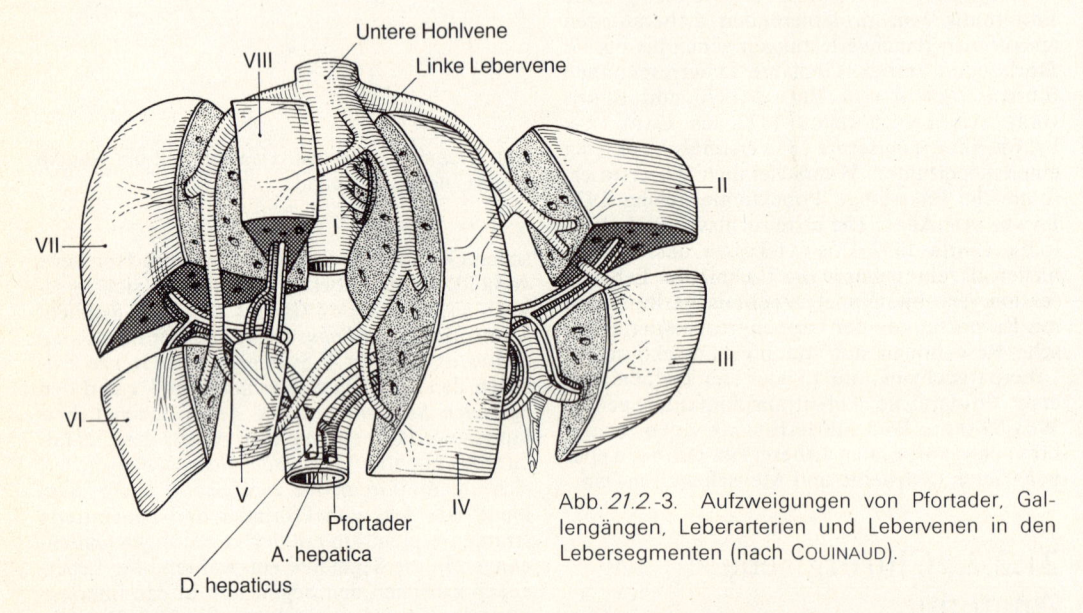

Abb. *21.2.*-3. Aufzweigungen von Pfortader, Gallengängen, Leberarterien und Lebervenen in den Lebersegmenten (nach COUINAUD).

Die *arterielle Durchblutung* erfolgt aus der *A. coeliaca* über die *A. hepatica communis*, die nach dem Abgang der *A. gastroduodenalis* zur *A. hepatica propria* wird. Diese teilt sich in der Regel nahe der Leberpforte in einen rechten und einen linken Ast auf. Akzessorische Leberarterien sind relativ häufig. Für den linken Leberlappen entstammen sie der *A. gastrica sinistra*, rechts meist der *A. mesenterica superior*. Auch die *A. hepatica propria* entspringt gelegentlich aus der A. mesenterica superior. Die *Pfortader* entsteht aus dem Zusammenfluß der *V. lienalis* und der *V. mesenterica superior*, zieht im *Lig. hepatoduodenale* zur Leber und teilt sich unmittelbar vor der Leberpforte in einen linken und rechten Hauptast auf.

Die *sympathische Innervation* der Leber erfolgt über die *Nn. splanchnici* und das *Ganglion coeliacum*, die *parasympathische Innervation* über Äste des vorderen und hinteren *Vagus*. Die vegetativen Nervenfasern ziehen entlang der Leberarterie und ihren Aufzweigungen. Es bestehen Verbindungen zu sensiblen Fasern der Interkostalarterien und des Zwerchfells. Leberbedingte Schmerzen, die durch die Spannung der Kapsel und der Aufhängebänder verursacht werden, empfinden die Patienten aus diesem Grunde in der rechten Schulter und in der rechten Seite.

Das *Lymphsystem* besteht aus einem *oberflächlichen subserösen Anteil* und aus einem *tiefen intrahepatischen Anteil*. Beide stehen miteinander in Verbindung und leiten die Lymphe entlang der unteren Hohlvene und über *Lymphbahnen im Lig. hepatoduodenale* ab.

Die Form der Leber wird neben genetisch fixierten Merkmalen vor allem durch benachbarte anatomische Strukturen modifiziert. Bei schlanken Menschen modellieren die Rippen deutlich sichtbare parallele Gruben in die Leberoberfläche.

21.2.3. Physiologie und Pathophysiologie

Die Leber ist *das* zentrale Stoffwechselorgan des menschlichen Organismus mit einer Vielzahl von Aufgaben (s. Tab. *21.2.*-1). Etwa zwei Drittel des *retikulohistiozytären Systems* sind in der Leber lokalisiert. Bezüglich *Gallebildung und -exkretion* wird auf Kap. 21.3 verwiesen.

Die Leber besitzt eine hervorragende **Enzymausstattung.** Da die Hepatozytenoberfläche größtenteils von Plasma umflossen wird, erreichen die Enzyme bei Zellschädigungen sehr rasch die Blutbahn und können frühzeitig pathologisch verändert gemessen werden.

Die *Enzymbestimmungen* stellen daher sehr empfindliche Suchtests auf Leberschäden dar:

Die *GPT* (Glutamat-pyruvat-transaminase) zeigt Permeabilitätsstörungen der Leberzellen an.

Die *γ-GT* (γ-Glutamyl-transpeptidase) ist nicht nur ein Cholestase-anzeigendes Ferment (zusammen mit der alkalischen Phosphatase), sondern auch ein Indikator für Zellreaktionen auf toxische Schäden (z. B. Alkohol).

Eine Erniedrigung der *Cholinesterase* weist auf eine Einschränkung der *Proteinsynthese* hin. Wenn die Cholinesterase Normalwerte aufweist, liegt die Wahrscheinlichkeit für nennenswerte Leberschädigungen unter 2%.

Tab. *21.2.*-1. Aufgaben der Leber.

Zentrales Organ für Eiweiß-, Kohlehydrat- und Fettstoffwechsel

Speicherorgan (Glykogen, Vitamin B_{12}, fettlösliche Vitamine, Eisen)

Proteinsynthese (Fibrinogen, Prothrombin und andere Gerinnungsfaktoren, Heparin, Albumin [10–15 g/Tag], α- und β-Globuline, Transferrin, Caeruleoplasmin u. a.)

Biotransformation (Detoxifikation durch Glukuronisierung und Abbau)

Zelluläre und humorale Immunabwehr (Retikulohistiozytäres System: Phagozytose und Bildung von Gammaglobulinen)

Bildung und Sekretion der Galle (Gallensäuren, Cholesterin, Phospholipide, konjugiertes Bilirubin)

Die *GLDH* (Glutamat-dehydrogenase) hat höhere Aktivitäten im Läppchenzentrum, die *GPT* in der Läppchenperipherie. Aus der Relation zwischen GLDH und GPT kann daher auf den Ort einer Schädigung innerhalb der Leberarchitektur geschlossen werden.

Mit Belastungstests (Bromsulphthalein, Indocyaningrün, Bengalrosa) wird die *Ausscheidungsfunktion* der Leber geprüft.

Störungen der Leberfunktion werden durch *Infektionen* (Hepatitis), durch *toxische Schädigungen* und durch *Sauerstoffmangel* verursacht.

Die Leber hat eine ausgezeichnete *Reservekapazität*. Bösartige Erkrankungen führen in einem sonst gesunden Organ erst zu Funktionsstörungen, wenn weit mehr als die Hälfte der Lebermasse befallen ist. *Mehr als die Hälfte der Leber kann reseziert werden.* Sie besitzt zudem eine hervorragende *Regenerationskraft.* Innerhalb weniger Monate können bis zu 75% der Masse erneuert werden. Möglicherweise wird die Proliferation des verbliebenen Leberanteils durch Substanzen stimuliert, die auf dem portalen Weg das Organ erreichen.

Der **Blutdurchfluß** der Leber beträgt etwa 1 ml pro Gramm Gewebe und pro Minute, also ca. 1,5 l/min, das sind ein Fünftel des Herzminutenvolumens. 30% des Blutstromes entfällt auf die Leberarterie, der Rest auf die Pfortader.

Wegen der vielfältigen und unterschiedlichen Aufgaben der Leber ist ihr *künstlicher Ersatz*, analog z. B. der Hämodialyse, *nicht möglich*. Die *Transplantation* wird in einigen Zentren mit Erfolg durchgeführt.

21.2.4. Diagnostik

21.2.4.1. Anamnese

Für Erkrankungen der Leber typische Symptome gibt es nicht. Die Patienten geben *uncharakteristische Beschwerden* wie Druckgefühl im rechten Oberbauch, dyspeptische Beschwerden, Nahrungsunverträglichkeit und ähnliches an. Notwendig sind Fragen nach dem Alkoholkonsum, nach dem Umgang mit möglicherweise lebertoxischen Giftstoffen, nach der Einnahme von Medikamenten, nach Drogenmißbrauch, nach Anflügen von Gelbsucht und nach der Stuhlfarbe. Bei Verdacht auf infektiöse Erkrankungen sollte an Reisen in tropische Länder gedacht werden.

21.2.4.2. Klinische Untersuchung

Bei der Inspektion sind Ikterus, Kratzspuren (Juckreiz!), Spider naevi leicht zu erkennen. Die

Palpation sollte neben der Leber (Größe, Oberfläche, Konsistenz, Druckschmerz, Abwehrspannung) auch die Milz erfassen (Milzvergrößerung vor allem bei portaler Hypertension).

21.2.4.3. Laboruntersuchungen

Sie geben Aufschluß über Schädigungen und Funktionsstörungen der Leber (Tab. *21.2.*-2).

Tab. *21.2.*-2. Laboruntersuchungen bei Lebererkrankungen.

Leberzellschädigung:	Transaminasen, GOT, GPT, GLDH, γ-GT, Blutsenkung
Chologene Stauung:	γ-GT, alkalische Phosphatase, Bilirubin
Ausscheidungsstörung:	Funktionstest: Bromsulphthalein, Bengalrosa
Synthesestörung:	Albumin, Cholinesterase, Prothrombin, Elektrophorese
Störung der Detoxifikation:	Ammoniak

21.2.4.4. Untersuchungen mit bildgebenden Verfahren

Sie sind in Tab. *21.2.*-3 zusammengefaßt. Schon auf der *Röntgenübersichtsaufnahme* kann man *verkalkte Strukturen* erkennen (verkalkte Echinokokkuszyste, Thorotrast-Leber).

Als wenig belastende und sehr aussagefähige Untersuchung hat sich die *Ultrasonographie* bei

Tab. *21.2.*-3. Untersuchung mit bildgebenden Verfahren.

Nicht-invasiv:
Röntgenübersichtsaufnahme
Ultrasonographie
Computertomographie (CT)
Ausscheidungscholangiographie
Szintigraphie
Kernspintomographie?

Invasiv:
Arteriographie einschließlich Darstellung des Pfortadersystems (Aufnahmen in der Spätphase)
Endoskopisch retrograde Cholangiographie (ERC)
Perkutan transhepatische Cholangiographie
Intraoperative Cholangiographie

Überholt:
Pneumoperitoneum
Splenoportographie

Leber- (und Gallenwegs-)Erkrankungen bewährt: Fettleber, Zysten, Metastasen, Erweiterung der intra- und extrahepatischen Gallengänge, Gallensteine.

Noch besser kann man diese Befunde mit der *Computertomographie* (CT) dokumentieren. Ob die *Kernspintomographie* zusätzliche Informationen liefert, muß die Zukunft zeigen.

Die *Angiographie* ist meist entbehrlich, die *Szintigraphie* nur bei bestimmten Fragestellungen notwendig. Die verschiedenen Möglichkeiten der *Cholangiographie* dienen vor allem der Diagnose von Erkrankungen der Gallenwege (siehe dort).

21.2.4.5. Laparoskopie

Die laparoskopische Inspektion des Oberbauches hat durch die bildgebenden Verfahren wesentlich an Bedeutung verloren.

21.2.4.6. Bioptisch-histologische Untersuchungen

Die *Leberpunktion* hat zur Diagnose und zur Differenzierung von Hepatitiden, Speicherkrankheiten und bei Verdacht auf primäre und sekundäre Lebertumoren ihre Bedeutung behalten. Sie wird entweder »blind«, häufiger jedoch unter ultrasonographischer oder computertomographischer Kontrolle vorgenommen.

Auch die *Laparoskopie* eignet sich zur gezielten Punktion der Leber.

Intraoperative Leberbiopsien sollten grundsätzlich bei makroskopisch verdächtigen Befunden und zur Stadieneinteilung einer Lymphogranulomatose vorgenommen werden.

21.2.5. Angeborene Erkrankungen

21.2.5.1. Lageanomalien

Sie entstehen vor allem infolge von Entwicklungsstörungen in den die Leber begrenzenden Strukturen. Bei einer *Relaxation des rechten Zwerchfells* wegen einer partiellen angeborenen muskulären *Aplasie des Zwerchfells* reicht die Leber weit nach kranial. Sie füllt manchmal den rechten Pleuraraum weitgehend aus, wenn ihrem Wachstum infolge eines *Zwerchfelldefektes* mit Hypoplasie der Lunge keine Grenzen gesetzt sind.

Bei Neugeborenen mit einer großen *Omphalozele* oder einer Spaltbildung der vorderen Bauchwand *(Gastroschisis)* können große Anteile der Leber außerhalb der Bauchhöhle liegen. Nach Reposition der Leber und Verschluß der Lücken kann es zu einer erheblichen Steigerung des intraabdominellen Druckes mit entsprechenden Störungen der Atmung und des venösen Rückflusses kommen.

Eine *Hepatoptose* mit Interposition von Darmschlingen, meist des Querkolons, zwischen Zwerchfell und Leber wird als *Chilaiditi-Syndrom* bezeichnet.

21.2.5.2. Zystische Fehlbildungen

Multiple kleine Gangzysten des intrahepatischen Gallengangssystems werden als *Caroli-Syndrom* bezeichnet und gehören zum Formenkreis der Gallengangsatresien (siehe dort).

Isolierte biliogene Zysten erreichen manchmal eine beträchtliche Größe mit mehreren Litern Inhalt. Sie werden entweder reseziert oder gefenstert *(Marsupialisation)*.

Die *kindliche polyzystische Erkrankung* ist meist mit Nierenzysten kombiniert. Die Kinder sterben sehr früh an einer Niereninsuffizienz oder an einer portalen Hypertension.

Eine ähnliche Erkrankung gibt es auch im Erwachsenenalter. Meist um das 50. Lebensjahr reifen *multiple Leberzysten* heran bis schließlich die gesamte Leber fast nur aus Zysten besteht. Meist haben die Patienten auch doppelseitige Nierenzysten. Die Zysten sind mit kubischem Epithel ausgekleidet und mit klarer Flüssigkeit gefüllt. Sie wachsen sehr langsam heran und führen kaum einmal zur Leberinsuffizienz, machen aber erhebliche mechanische Schwierigkeiten, wenn die zystisch umgewandelte Leber einen großen Teil der Bauchhöhle ausfüllt.

Therapie: Eine *Operation* kann dann angezeigt sein, wobei ein Teil der Zysten durch Fensterung entleert und die Leber dadurch verkleinert wird.

21.2.6. Entzündungen

21.2.6.1. Hepatitis und Cholangitis

Hepatitis: Entzündungen des Leberparenchyms werden am häufigsten durch *Viren* verursacht (Hepatitis A, Hepatitis B, Hepatitis Non-A Non-B), manchmal auch durch *Medikamente* (z. B. Chlorpromazin).

Chirurgisches Interesse beanspruchen die *Leberzirrhose mit portaler Hypertension* als Hepatitisfolge, die immer noch nicht völlig auszuschließende *Transfusionshepatitis* und schließlich die *Infektionsgefahr für den Operateur* selbst, wenn er sich während eines Eingriffes am infizierten Patienten verletzt. Eine Hepatitis-B-Impfung ist dringend anzuraten.

Cholangitiden entstehen überwiegend infolge von Abflußstörungen (Konkremente, Tumor, Stenose einer biliodigestiven Anastomose) mit aufsteigender *bakterieller* Infektion.

Therapie: Nach operativer Beseitigung oder palliativer Überbrückung des mechanischen Hindernisses heilt die Gallengangsentzündung meist aus.

21.2.6.2. Unspezifischer Leberabszeß

Pyogene Abszesse sind selten geworden. Sie entstehen über eine *fortgeleitete infizierte Thrombophlebitis,* ausgehend von Infektionen und Abszessen im Pfortadersystem, vor allem von einer fortgeschrittenen, meist perforierten Appendizitis. Auch eine eitrige Cholangitis oder eine septische Pyämie können einen Leberabszeß oder auch multiple Einschmelzungen provozieren. Als »kryptogen« bezeichnet man einen Abszeß, dessen Ursache man nicht kennt.

In der **Symptomatik** führen die Zeichen einer schweren allgemeinen Infektion: hohes Fieber, Schüttelfrost, Leukozytose, ausgeprägte Senkungsbeschleunigung. Manchmal werden Druckschmerzen im rechten Oberbauch angegeben. Ein oft vorkommendes Zeichen ist die verminderte Zwerchfellbeweglichkeit. Nicht selten ist ein sympathischer Pleuraerguß auf der rechten Seite nachzuweisen. Sehr sicher kann man den Abszeß mit der *Ultraschalluntersuchung* und der *Computertomographie* sichtbar machen.

Die **Therapie** war früher immer operativ: Eröffnung, Ausräumung und Drainage. Das Behandlungskonzept hat sich jedoch in neuerer Zeit verändert. Die Möglichkeit einer ständigen sogar täglichen ultrasonographischen Verlaufskontrolle gestattet es, kleine Abszesse mit *Antibiotika* möglichst gezielt zu behandeln.

Größere Abszesse werden unter sonographischer oder CT-Kontrolle punktiert und drainiert. Laparotomien werden dadurch oft überflüssig. Wenn allerdings das septische Krankheitsbild nicht beeinflußt wird oder wenn es sogar fortschreitet, muß nach wie vor sofort chirurgisch interveniert werden.

21.2.6.3. Amöbenabszeß

Die Parasiten *(Entamoeba histolytica)* gelangen über den Darm und das Pfortaderblut in die Leber und verursachen dort eine enzymatische Einschmelzung des Lebergewebes. Es entsteht eine mit bröckeligen und verflüssigten Gewebsanteilen ausgefüllte Zerfallshöhle. Ein echter Abszeß mit Invasion von Leukozyten bildet sich erst durch eine *bakterielle Superinfektion*. Wenn er in die Bauchhöhle durchbricht und eine Amöbenperitonitis verursacht, sterben bis zu 50% der Patienten. Eine besonders ungünstige Prognose haben Kranke mit *multiplen Abszessen*.

Die **Symptomatik** ist wenig charakteristisch, der Verlauf chronisch-schleichend. Oft gingen Reisen in tropische oder subtropische Länder und eine Enteritis mit Durchfällen voraus.

Die **Diagnose** ergibt sich aus dem Amöbennachweis im Stuhl und einer sonographisch bzw. mit dem CT erkennbaren Zerfallshöhle in der Leber.

Die **Behandlung** kleinerer Amöbenabszesse ohne wesentliche Symptomatik erfolgt *konservativ* mit Metronidazol und Chloroquin. Abszesse bis etwa 5 bis 6 cm Durchmesser sollten gezielt punktiert und drainiert werden.

Eine *radikale Sanierung* mit chirurgischer Eröffnung und Ausräumung ist bei großen Abszessen und vor allem nach einer Superinfektion angezeigt.

21.2.6.4. Granulomatöse Entzündung

Granulome in der Leber werden durch die seltenen *spezifischen Entzündungen der Leber mit Tuberkelbakterien* und durch eine *Sarkoidose* verursacht. Die Leber kann auch im Rahmen einer *Lymphogranulomatose* befallen sein. Bei der *Schistosomiasis* wird die Bildung von Granulomen durch die in der Wand der Portalvenen liegenden Parasiteneier induziert.

21.2.6.5. Budd-Chiari-Syndrom

Bei dieser Erkrankung kommt es zu einem *thrombotischen-thrombophlebitischen Verschluß der Lebervenen* mit sekundärer (posthepatischer) *portaler Hypertension*. Eine Lyse-Behandlung führt nur selten zum Erfolg.

21.2.7. Echinokokken-Erkrankung

Die Echinokokkose wird durch zwei verschiedene Parasiten ausgelöst.

Der *Hundebandwurm, Echinococcus granulosus* (*cysticus, unilocularis*), kommt endemisch im Mittelmeerraum, in Südamerika und in Südafrika vor. Als Zwischenwirt dienen normalerweise Schafe, Ziegen und andere Wiederkäuer, aber auch Pferde. Der Mensch wird durch die Aufnahme verunreinigter Nahrung (Salat) oder durch den direkten Kontakt mit Hunden zum atypischen Zwischenwirt. Aus den Eiern des Hundebandwurmes werden im Darm die Onkosphären frei. Sie bohren sich durch die Darmwand und gelangen hämatogen in die Leber (60%) oder in andere Organe (Lunge 20%, auch Milz, Niere, Muskulatur, Gehirn). Die Hakenlarve wandelt sich zur Finne um, die Brutkapseln mit Bandwurmköpfen oft in immenser Zahl produziert. Manchmal lösen sich Tochterblasen ab, die hämatogen oder auch über das Gallengangssystem ausgestreut werden können. In der Leber wachsen allmählich isolierte, manchmal auch mehrere, selten multiple gut abgegrenzte *Zysten* heran, die erst spät durch ihre Raumforderung Symptome auslösen wie Druckgefühl, Ikterus, tastbarer Tumor.

Der *Fuchsbandwurm, Echinococcus multilocularis* (*alveolaris*), benützt als natürlichen Zwischenwirt die Feldmaus. Neben dem primären Wildtierzyklus gibt es jedoch auch einen sekundären urbanen Zyklus mit Katze und Hund als Wirt, so daß durch den Kontakt mit diesen Tieren der Mensch ebenfalls als Zwischenwirt fungieren kann. Der Echinococcus multilocularis kommt endemisch in der nördlichen Hemisphäre, in Alaska, in Osteuropa, im Schweizer Jura, in der Steiermark und in Tirol, aber auch in der Schwäbischen Alb und im Gebiet nördlich des Bodensees vor. Im Gegensatz zum Echinococcus granulosus befällt der Echinococcus multilocularis fast ausschließlich die Leber und breitet sich *ähnlich wie ein Malignom* aus, wobei an der Oberfläche des parasitären Tumors immer wieder neue Finnen aussprossen. Dadurch entsteht ein tumuröses schwammartiges Gebilde, das gegen gesundes Lebergewebe unscharf abgesetzt ist und durchaus mit einem primären Leberkarzinom verwechselt werden kann.

Typische **Symptome** gibt es nicht. Die Patienten klagen über uncharakteristische Beschwerden. Am häufigsten ist Druckgefühl im Oberbauch, das um so stärker empfunden wird, je mehr die Zyste an Größe zunimmt. Durch Kompression der Leberpforte kann es zum Stauungsikterus kommen.

Bei entsprechendem Verdacht ist die **Diagnose** nicht schwierig. Als Reaktion auf die größer werdende Zyste, deren Chitinmembran auf das umgebende Lebergewebe drückt, bildet sich eine bindegewebige Wirtskapsel, in die sekundär *Kalk* eingelagert wird. Schon auf einer *Röntgenübersichtsaufnahme* sieht man daher in der Regel die Kalkschale der Zyste. Mit der *Ultraschalluntersuchung* und vor allem mit der *Computertomogra-*

phie läßt sich die Diagnose nahezu zweifelsfrei stellen. Es gibt außerdem verschiedene *serologische Testmethoden* (Tab. 21.2.-4). Diese Untersu-

Tab. *21.2.*-4. Serologische Testuntersuchungen bei Verdacht auf Echinokokkose.

Indirekter Immunfluoreszenstest
Indirekter Hämagglutinationstest
ELISA-Test
Latexagglutinationstest
Complementbindungsreaktion
Intrakutantest (Casoni-Test)

chungen können negativ ausfallen, wenn der Parasit seit längerer Zeit (mehrere Monate) abgestorben ist. Eine Erhöhung der Eosinophilen als unspezifische allergische Reaktion ist nur in etwa einem Drittel der Fälle nachweisbar und sie hat daher nur geringen Aussagewert.

Therapie: Wegen der Möglichkeit einer bakteriellen Superinfektion mit Abszeßbildung und wegen drohender mechanischer Komplikationen durch die größer werdende Zyste einschließlich der Perforation in die freie Bauchhöhle, in Nachbarorgane und in die Gallenwege ist eine *chirurgische Behandlung* dringend angezeigt:
- bei kleineren Zysten die Resektion (Perizystektomie), am linken Leberlappen evtl. eine Segmentresektion ohne Eröffnung der Zyste und mit Entfernung der Wirtskapsel
- die Ausschälung der intakten Zyste (ebenfalls bei kleinen Zysten) oder
- die Ausräumung der Zyste unter Belassung der Wirtskapsel.

Um bei der letztgenannten Methode eine Ausstreuung der Tochterblasen in die Bauchhöhle zu verhindern, muß das Operationsgebiet sorgfältig abgedeckt werden. Außerdem wird die Zyste vor ihrer Eröffnung punktiert, teilweise leergesaugt und mit 0,5%iger Silbernitrat-, 20%iger Kochsalz-, 2%iger Formalin- oder Betaisodona-Lösung wieder aufgefüllt, um die in der Zystenflüssigkeit schwimmenden Skolizes abzutöten. Der nach der Ausräumung der Zyste entstandene Defekt wird drainiert oder mit eingeschlagenen Netzanteilen ausgefüllt.

Gallefisteln in der Zystenwand schließen sich meistens spontan. Nur selten sind T-Drainagen des Choledochus zur Druckentlastung im Gallengangssystem oder Anastomosen mit dem Darm (Y-Anastomose) erforderlich.

Beim *Echinococcus multilocularis* sind die operativen Möglichkeiten beschränkt. Man versucht, so viel wie möglich des parasitären Gewebes zu entfernen, wobei große Leberresektionen (Hemihepatektomie) angezeigt sein können. Trotzdem gelingt es wegen des tumorartigen expansiven Wachstums mit frühzeitiger Einbeziehung der Leberpforte selten, den Prozeß wirklich radikal zu sanieren. Die *medikamentöse Behandlung* mit Mebendazol (Vermox) ist in ihrem Erfolg sehr zweifelhaft, ganz abgesehen von den Nebenwirkungen.

> Um Komplikationen wie Superinfektion oder Perforation zuvor zu kommen, sollten **Echinokokkuszysten grundsätzlich operativ** behandelt werden.

21.2.8. Neoplasien

21.2.8.1. Gutartige Tumoren

Sie machen keine oder erst sehr spät Symptome und werden oft zufällig bei Laparotomien oder Untersuchungen des Oberbauches mit Ultraschall oder CT entdeckt.

Typen: *Adenome* der Leber sind selten. Sie können aus den Hepatozyten oder aus Gallengangsepithelien entstehen. Als *Hamartome* werden Tumoren bezeichnet, die aus unterschiedlich differenzierten Zellen zusammengesetzt sind. Da eine eindeutige Abgrenzung zu den malignen Tumoren oft nicht gelingt und größer werdende Adenome durch Kompression des gesunden Lebergewebes Schaden anrichten können, empfiehlt sich zumindest bei den oberflächlichen Adenomen die *operative Entfernung*.

Hämangiome sind die häufigsten Lebertumoren, *Lymphangiome* dagegen selten. Größere Hämangiome sollten nur exzidiert werden, wenn sie oberflächlich liegen und spontane Blutungen drohen oder bereits erfolgt sind.

Lipome, Leiomyome und *Teratome* kommen gelegentlich innerhalb des Leberparenchyms vor.

Bei der **fokalen nodulären Hyperplasie** (FNH) handelt es sich um eine knotige proliferative Hyperplasie des Lebergewebes, nicht um eine echte tumoröse Neubildung. Die höhere Frequenz der FNH in den letzten Jahren läßt sich nicht nur mit den besseren diagnostischen Möglichkeiten erklären. Vermutlich spielen *Östrogene* eine wesentliche kausale Rolle. Betroffen sind vor allem Frauen, die antikonzeptionelle Präparate einnehmen. Die FNH ist eine eher harmlose Erkrankung, die im Gegensatz zu den Adenomen nicht maligne wird. Oberflächlich gelegene Herde können jedoch spontan bluten, so daß *operativ* interveniert werden muß. Bei 20 bis 25% der Patientinnen ist die Blutung erstes Symptom.

21.2.8.2. Primäre Leberkarzinome

Typen: Ursprungsgewebe der Hepatome sind die Leberzellen *(hepatozelluläres Karzinom)* oder die Gallengangsepithelien *(cholangiozelluläres Karzinom). Embryonale maligne Hepatoblastome* können schon im Säuglings- und Kleinkindesalter manifest werden. *Sarkome, maligne Hämangio-Endotheliome* und *Thoratrast-induzierte Karzinome* kommen selten vor.

Hepatozelluläre Karzinome bestehen feingeweblich aus in Trabekeln angeordneten Tumorzellsträngen, die normalen Hepatozyten ähnlich sind. Die Differenzierung zur FNH kann Schwierigkeiten machen. Für Tumorgewebe sprechen mit Gallethromben gefüllte Gallekanälchen.

Hepatoblastome entstehen relativ häufig in einer zirrhotisch umgebauten Leber.

Cholangiozelluläre Karzinome sind manchmal von Metastasen extrahepatischer Adenokarzinome kaum zu unterscheiden.

Beschwerden entstehen erst spät: Müdigkeit, Leistungsknick, Gewichtsabnahme, Gelbsucht, Zunahme des Leibesumfanges, Schwierigkeiten bei der Nahrungsaufnahme, Appetitlosigkeit, Völlegefühl. Durch die Vergrößerung der Leber mit Spannung der Leberkapsel kann es zu Schmerzen und Druckgefühl im rechten Oberbauch kommen. Bei der Untersuchung tastet man die vergrößerte Leber. Manchmal ist Aszites nachzuweisen. Je nachdem, wie weit die Krankheit fortgeschritten ist, sind die Laborwerte mehr oder weniger pathologisch verändert.

Die Cholestase-anzeigenden *Enzyme* (Alkalische Phosphatase, γ-GT, LDH) steigen frühzeitig an. *Bilirubin* ist erst bei manifester Gelbsucht erhöht. Die *Transaminasen* bleiben lange normal. Die Erhöhung des α_1-*Fetoproteins* bei den primären Leberzellkarzinomen wird als Tumormarker benutzt.

Mit der *Ultraschalluntersuchung,* vor allem aber mit der *CT,* läßt sich bei entsprechendem Verdacht die Diagnose ziemlich eindeutig stellen. Auf die selektive Angiographie und die Leberszintigraphie kann man meist verzichten.

21.2.8.3. Lebermetastasen

90% aller bösartigen Tumoren in der Leber entfallen auf Metastasen. Davon entstammen 75% dem Pfortadersystem (Rektum-, Kolon-, Pankreas- und Magenkarzinome). Beim Rest handelt es sich um eine Aussaat vor allem von Bronchial-, Ösophagus- und Mammakarzinomen.

Die **Symptome** gleichen denen der primären Lebertumoren. Bei der Palpation fällt oft die vergrößerte, manchmal bis in das kleine Becken reichende Leber mit unregelmäßiger Begrenzung und höckeriger, harter Oberfläche auf. Vor allem bei den Metastasen kolorektaler Karzinome ist das *karzinoembryonale Antigen (CEA)* erhöht. Es eignet sich zur Erfolgs- und Verlaufskontrolle: Nach Entfernung von Lebermetastasen fällt das CEA ab, manchmal bis auf Normwerte, und es steigt wieder an, wenn sich innerhalb oder außerhalb der Leber erneut Tumorwachstum einstellt. Eine Erhöhung des CEA bei den kolorektalen Karzinomen ist allerdings keinesfalls obligat.

Die **Prognose** der Patienten mit Lebermetastasen ist schlecht. Die Überlebenszeit beträgt meist wenige Monate bis maximal zwei bis drei Jahre. Ohne Behandlung hat bisher kein Patient fünf Jahre überlebt.

21.2.8.4. Therapie

21.2.8.4.1. Resektion

Indikationen: Wenn sich primäre Leberkarzinome nur in einem Leberlappen ausgebreitet haben, ist die operative Entfernung die beste Behandlung mit manchmal dauerhaftem Erfolg. Auch nach operativer Behandlung von Lebermetastasen kolorektaler Karzinome überleben viele der operierten Patienten, in manchen Statistiken 25 bis 40%, 5 Jahre und länger. Eine operative Behandlung ist allerdings nur sinnvoll, wenn es sich um solitäre Metastasen oder um eine Gruppe von Metastasen in einem Leberlappen handelt und wenn außerhalb der Leber kein Tumor gefunden wurde (z. B. Lungenmetastasen, lokale Rezidive).

> Patienten mit **Malignomen der Leber** haben gute Überlebenschancen, wenn der Tumor **vollständig reseziert** werden kann. In ausgewählten Fällen ist auch eine **Lebertransplantation** indiziert.

Technik: Als *Zugang zur Leber* eignet sich eine großzügig bemessene mediane Laparotomie oder ein bogenförmiger Querschnitt. Nur selten muß auch die Brusthöhle eröffnet werden. Je nach Befund entscheidet man sich für eine anatomiegerechte Segment- oder Lappenresektion oder für eine Keilexzision im Gesunden. Durch vorübergehende Blockierung von Pfortader und Leberarterie innerhalb des Lig. hepatoduodenale und durch Ligatur der entsprechenden Lebervene lassen sich stärkere Blutungen weitgehend vermeiden. Die wichtigsten anatomiegerechten Eingriffe sind in Abb. *21.2.*-4 aufgeführt. *Prinzipiell kann jedes Segment der Leber isoliert entfernt werden.* Zur Identifizierung der größeren Blutgefäße hat sich die *intraoperative Ultraschalluntersuchung* bewährt. Die nach der Resektion entstandene flächenhafte Leberwunde wird mit Fibrinkleber und Kollagenstreifen versorgt oder mit Omentum majus abgedeckt. Kleine Leberwunden kann man mit Naht verschließen.

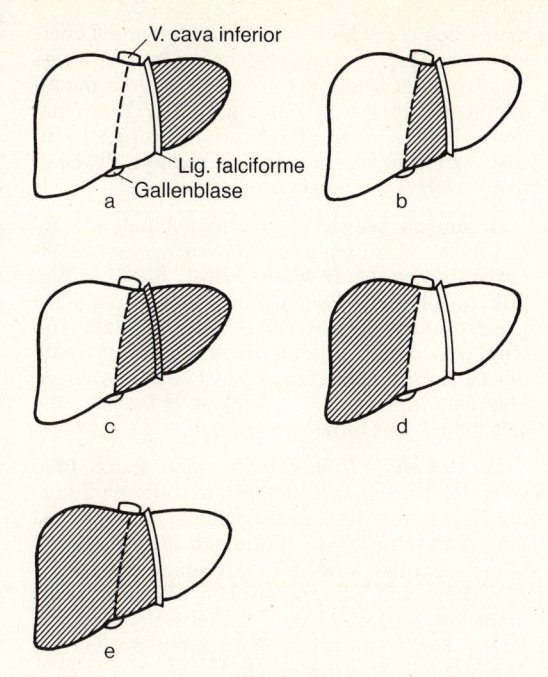

Abb. *21.2.*-4. Beispiele anatomischer Leberresektionen.
a) Links-laterale Segmentektomie
(Segment II und III).
b) Resektion des IV. Segments
(links-mediale Segmentektomie).
c) Lobektomie links
(Hemihepatektomie links, Segmente I–IV).
d) Lobektomie rechts
(Hemihepatektomie rechts, Segmente V–VIII).
e) Erweiterte Hemihepatektomie rechts
(Segmente V–VIII und linkes Segment IV).

21.2.8.4.2. Zystostatische Behandlung

Die systemische Zytostatikatherapie primärer und sekundärer Lebertumoren hat enttäuscht. Bessere Ergebnisse erhofft man sich von einer regionalen Therapie mit *intraarterieller Applikation* der Medikamente (Tab. *21.2.*-5). Dabei erreicht man wesentlich höhere lokale Konzentrationen und man darf aufgrund der positiven Dosis-Wirkungs-Relation eine (allerdings noch nicht eindeutig bewiesene) Verbesserung der Therapieergebnisse erwarten, ohne daß wesentliche systemische Nebenwirkungen auftreten. Lebertumo-

Tab. *21.2.*-5. Therapeutische Möglichkeiten bei isolierten Lebermetastasen.

Leberresektion
Intraarterielle Infusion mit Zytostatika
Isolierte regionale Leberperfusion
Chemoembolisation

ren werden überwiegend arteriell, nicht oder nicht wesentlich über die Pfortader durchblutet. Wie bei den Resektionen sollte auch bei der lokalen Chemotherapie sichergestellt sein, daß außerhalb der Leber kein Tumorwachstum vorliegt.

Die *Chemoembolisation* ist bei inoperablen, primären Hepatomen und Lebermetastasen endokrin aktiver Tumoren (Insulinom, Karzinoid) angezeigt. Bei dieser Methode handelt es sich um die Kombination der lokalen Chemotherapie mit einer Blockade der peripheren Leberarterien. Dafür wird eine alkohollösliche, mit Zystostatika gemischte Prolaminlösung verwendet, die im strömenden Blut ausfällt und die Gefäße verschließt. In Einzelfällen verkleinern sich die Tumoren so weit, daß sie operativ entfernt werden können.

Die *intraarterielle Infusion* überwiegend zur Behandlung von Metastasen kolorektaler Karzinome erfolgt entweder über einen Angiographiekatheter oder über einen in die A. gastroduodenalis operativ eingelegten Katheter, dessen Anspritzkammer (Port) subkutan verlagert und ohne Schwierigkeiten punktiert werden kann. Auch implantierbare Infusionspumpen (Infusaid) werden für die regionale Zytostatikabehandlung verwendet.

Bei der *isolierten regionalen Leberperfusion* wird das Lebervenenblut mit einem besonders konstruierten Katheter quantitativ abgesaugt und mit einer »Herz-Lungen-Maschine« (Oxygenator und Pumpe) über Leberarterie und Pfortader wieder in die Leber zurückgeführt. Der Leberkreislauf ist also vorübergehend vom übrigen Kreislauf völlig isoliert. Die Zytostatika werden direkt in den Perfusionskreislauf gegeben und sind besonders hoch konzentriert. Die Perfusionsdauer beträgt eine Stunde.

Um den Behandlungserfolg zu verbessern, sollten die genannten Methoden kombiniert und vor allem die intraarterielle Infusion sollte wiederholt werden.

21.2.9. Verletzungen

Wie andere Verletzungen entstehen Leberverletzungen durch *penetrierende* und durch *stumpfe Gewalteinwirkung*. Die offenen Läsionen, meist durch Stich- und Schußverletzungen verursacht, sind hierzulande selten. Bei den stumpfen Verletzungen differenziert man zwischen *direkter* und *indirekter Gewalteinwirkung*, z. B. Sturz aus großer Höhe.

Die Schwere der Verletzung (Tab. *21.2.*-6) richtet sich danach, inwieweit größere Blutgefäße oder Gallengänge eröffnet wurden. Je zentraler eine Ruptur oder eine penetrierende

Tab. 21.2.-6. Schweregrade bei Leberverletzungen infolge stumpfer Gewalteinwirkung.

Kontusion ohne wesentliches Hämatom
Subkapsuläres Hämatom
Intrahepatisches Hämatom ohne Verletzung der Leberoberfläche (intrahepatische Ruptur)
Oberflächliche Einrisse
Tiefe Ruptur

Wunde gelegen ist, um so größer ist die Gefahr, daß großkalibrige Arterien, Pfortaderäste, Gallengänge, Lebervenen oder die untere Hohlvene selbst betroffen sind. Vor allem aus tiefen Rupturen können sich die Patienten rasch verbluten. Subkapsuläre Hämatome können bedrohlich werden, wenn nahezu die gesamte Leberoberfläche betroffen ist. Bei 15% aller schweren posttraumatischen Blutungen in der Bauchhöhle sind Verletzungen der Leber Blutungsquelle.

Vor allem bei stumpfen Verletzungen ist die **Diagnose** nicht einfach. Hinweise ergeben sich bereits aus dem Unfallmechanismus. Bei penetrierenden Verletzungen ist es wichtig, die Tatwaffe zu kennen, um die Länge und Richtung eines Stichkanals abschätzen zu können. Wesentliche diagnostische Probleme bestehen bei den offenen Verletzungen nicht, da sie ohnehin operativ revidiert werden müssen. Ganz anders bei den stumpfen Bauchverletzungen. Bei ihnen besteht oft ein Mißverhältnis zwischen dem scheinbar stabilen Zustand des Patienten und der Schwere der inneren Verletzungen. Sehr sorgfältig sollte man auf diskrete Kontusionsmarken, subkutane Hämatome, auf Abdrücke eines Sicherheitsgurtes oder eines Reifenprofils achten. Es empfiehlt sich, aus diagnostischen (Blutabnahme, Venendruckmessung) und therapeutischen Gründen *unverzüglich einen zentralen Zugang zu legen*. Falls nicht aus vitaler Indikation sofort operiert werden muß, darf auf die *Thoraxaufnahme* nicht verzichtet werden, da bei über 20% der Patienten mit Leberverletzungen intrathorakale Begleitverletzungen wie Pneumo- oder Hämothorax vorliegen.

Mit einer *intraperitonealen Lavage* kann eine Blutung in der Bauchhöhle sehr sicher festgestellt werden. Ähnliches leistet die *Ultraschalluntersuchung*.

Therapie: Wenn die *Indikation zur Operation* gestellt ist, sollte die Bauchhöhle mit einer *medianen Laparotomie* eröffnet werden. Sie erlaubt eine ausgezeichnete Übersicht über die gesamte Bauchhöhle und kann bei Bedarf als mediane Sternotomie nach oben verlängert werden.

Die *Lokalisation* einer Leberverletzung läßt sich mit einer orientierenden Palpation auch bei starker Blutung rasch feststellen. Durch zunächst manuellen Verschluß von Pfortader und Leberarterie im Lig. hepatoduodenale *(Pringle-Manöver)* wird die Blutung vermindert. Durch manuelle Kompression und mit gezielten Tamponaden gelingt es in der Regel, die Blutung so weit zurückzudrängen, daß eine vorsichtige Revision der Verletzung ermöglicht wird.

Besonders schwierig und manchmal unmöglich ist die *Versorgung von Einrissen in den Lebervenen oder in der Hohlvene* selbst. Blutende Gefäße und lädierte Gallengänge sollten möglichst isoliert umstochen werden. Bei der Naht von Rupturen darf man keine Hohlräume innerhalb der Leber zurücklassen, da sonst Ansammlungen von Blut und Gallenflüssigkeit entstehen, die sich sehr leicht infizieren können.

Subkapsuläre Hämatome werden durch Inzision der Kapsel entlastet. Keinesfalls darf man die Kapsel von der Leberoberfläche abziehen, da man dadurch profuse Blutungen provoziert, die kaum zu stillen sind. Eine Drainage des subhepatischen und subphrenischen Raumes sollte nicht unterlassen werden. Gallefisteln versiegen in der Regel von selbst. Nur selten werden Sekundäreingriffe erforderlich.

Die **Prognose** von schweren Leberrupturen ist recht *ungünstig*. Die *Letalität* während der ersten 6 Stunden beträgt 20 bis 30%. Die Notwendigkeit einer raschen operativen Blutstillung ist daher unbestritten. Trotz der modernen diagnostischen Möglichkeiten sollte im Zweifelsfall eine diagnostische Laparotomie vorgenommen werden.

Literaturauswahl

AIGNER, K. R. (Hrsg.): Regionale Chemotherapie der Leber. Beiträge zur Onkologie, Band 21. Karger, Basel 1985.
BÄHR, R.: Die Echinokokkose des Menschen. Enke, Stuttgart 1981.
BISMUTH, H.: Surgical anatomy and anatomical surgery of the liver. Wld J. Surg. 6:3 (1982).
COUINAUD, C.: Le Foie. Etudes Anatomiques et Chirurgicales. Masson, Paris 1957.
DEMLING, L. (Hrsg.): Klinische Gastroenterologie, Band 2, 2. Aufl. Thieme, Stuttgart, New York 1984.
FOSTER, J. H.: Benign liver tumors. Wld J. Surg. 6:25 (1982).
GEROK, W.: Leber. In: H. E. BOCK, W. KAUFMANN, G.-W. LÖHR (Hrsg.): Pathophysiologie, 2. Aufl. Thieme, Stuttgart-New York 1981.
GRUNDMANN, R., J. EITENMÜLLER: Die Indikation verschiedener Operationsverfahren bei Leberechinokokkus. Chirurg 52:332 (1981).
HÄRING, R. (Hrsg.): Chirurgie der Leber. Edition medizin, Weinheim-Deerfield Beach, Florida-Basel 1983.
HAMELMANN, H., W. SEIDEL: Die Eingriffe an der Leber. In: R. ZENKER, R. BERCHTOLD, H. HAMEL-

MANN (Hrsg.): Bauchhöhle, Operationslehre Band VII, 1, 3. Aufl. Springer, Berlin, Heidelberg, New York 1975.

LONGMIRE, W. P. Jr., S. A. MANDIOLA, H. E. GORDON: Congenital cystic disease of the liver and biliary system. Ann. Surg. *174*:711 (1971).

LONGMIRE, W. P. Jr., R. K. TOMPKINS: Manual of Liver Surgery. Springer, New York, Heidelberg, Berlin 1981.

SIEWERT, J. R., R. PICHLMAYR (Hrsg.): Das traumatisierte Abdomen. Springer, Berlin, Heidelberg, New York, Tokyo 1986.

21.3. Gallenwege

Von K. Schwemmle

21.3.1. Historische Vorbemerkungen

Die Existenz von Gallensteinen war schon in vorchristlicher Zeit bekannt. Die erste Beschreibung der Gallenblase erfolgte in Italien durch Gentile da Foligno im 14. Jahrhundert. Erste pathologisch-anatomische Befunde und Beschreibungen der klinischen Symptome des Gallengangsverschlusses stammen aus dem ausgehenden 16. Jahrhundert. Wenig später wurden bereits tierexperimentelle Cholezystektomien vorgenommen, wobei man erkannte, daß die Gallenblase entbehrlich ist. Die erste Cholezystektomie am Menschen erfolgte durch den deutschen Chirurgen Langenbuch im Jahre 1882.

21.3.2. Chirurgische Anatomie

Gallengänge: Die von Hepatozyten gebildete Gallenflüssigkeit wird für den linken und rechten Leberlappen getrennt in den Gallekapillaren und in den kleineren und größeren intrahepatischen Gallengängen gesammelt. *D. hepaticus dexter* und *sinister* vereinigen sich noch innerhalb des Leberparenchyms oder unmittelbar nach dem Austritt aus der Leberpforte zum etwa 3–4 cm langen *D. hepaticus communis*. Er verläuft im freien Rand des kleinen Netzes nahe der Pfortader und der Leberarterie nach medial-kaudal (Abb. *21.3.*-1). Ab der Einmündung des *D. cysticus* heißt der Gallengang *D. choledochus*. Er ist 7–8 cm lang und etwa 7 mm dick. Man unterteilt ihn in eine *Pars supraduodenalis* und eine *Pars retroduodenalis*. Letztere verläuft innerhalb des Pankreas leicht bogenförmig nach unten und mündet etwa in der Mitte des absteigenden Duodenums an dessen medialer Hinterwand. In über der Hälfte der Fälle (etwa 70%) bilden die Endstücke von *D. choledochus* und *D. pancreaticus major (Wirsungi)* eine gemeinsame Ampulle (*Vatersche Ampulle*, Common channel), die in der *Vaterschen Papille* die Schleimhaut erreicht. Eine getrennte Einmündung von Pankreas- und Gallengang findet sich in etwa 10%. Bei den restlichen 20% fehlt ein gemeinsames Endstück. Beide Gänge münden jedoch innerhalb einer gemeinsamen Papille.

Der Verschlußmechanismus besteht aus *drei Sphinkteren*, dem gemeinsamen Sphincter Oddi und getrennten Schließmuskeln für Pankreasgang und Choledochus (Abb. *21.3.*-2).

Die Wand des D. hepato-choledochus enthält *keine Muskulatur*. Er wird von kleinen Venen

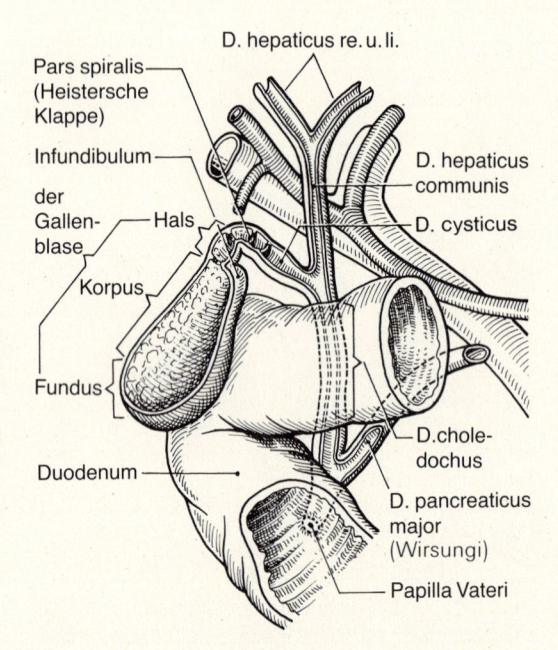

Abb. *21.3.*-1. Anatomie des Gallengangsystems.

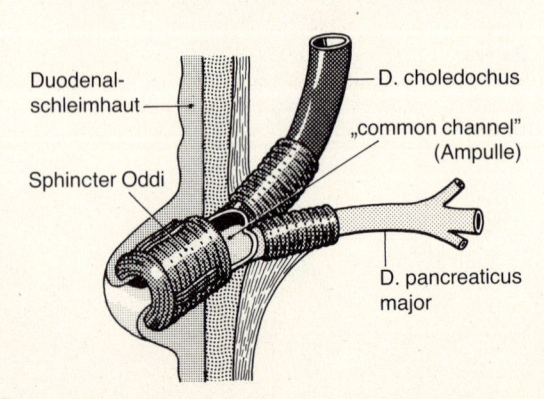

Abb. *21.3.*-2. Anatomie der Vaterschen Papille.

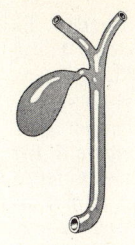

a. Kurzer D. cysticus b. Periphere Einmündung c. Mündung in rechten D. hepaticus d. Akzessorischer Gang zur Gallenblase

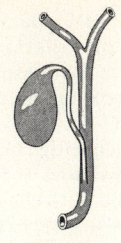

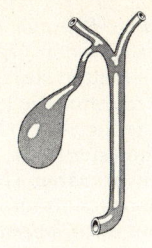

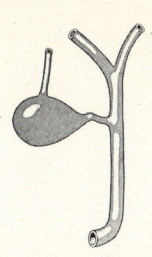

Abb. *21.3.*-3. Variationen der Zystikuseinmündung.

und Lymphgefäßen begleitet. Infolge einer Gallestauung kann er einen Durchmesser von 2 cm und mehr erreichen.

Die **Gallenblase** liegt an der Grenze zwischen dem rechten und linken Leberlappen. Auf der Körperoberfläche projiziert sie sich in den Winkel zwischen rechtem Rippenbogen und lateralem Rand des M. rectus. Man unterscheidet den *Fundus,* der den unteren Leberrand etwas überragt, das mit der Leber verbundene *Korpus,* dem sich das *Infundibulum* ohne unmittelbaren Kontakt mit der Leber anschließt. Es geht über den Gallenblasenhals in den *D. cysticus* über. Dieser etwa 2–4 cm lange Gang mündet in einem mehr oder weniger spitzen Winkel in den *D. hepaticus communis.* Er kann den D. choledochus dabei auch mehrere Zentimeter begleiten oder er windet sich um die Rückseite des Choledochus und mündet dann an dessen linker Seite oder sogar von vorne ein.

Daneben gibt es eine große Anzahl weiterer *anatomischer Variationen* (Abb. *21.3.*-3). So kann der D. cysticus auch in den rechten oder linken D. hepaticus einmünden. Gelegentlich münden kleinere Lebergänge im Leberbett der Gallenblase direkt in diese ein. Eine Aussackung des Infundibulums, die *Hartmannsche Tasche,* kann die chirurgische Präparation erschweren, wenn durch Steine oder Entzündungen Adhäsionen mit dem D. choledochus entstanden sind. *Akzessorische Gallengänge* meist aus dem rechten Leberlappen müssen beachtet werden (Abb. *21.3.*-4).

Die Gallenblase wird von einem einschichtigen *Zylinderepithel* ausgekleidet, in das schleimbildende *Becherzellen* eingestreut sind. An die

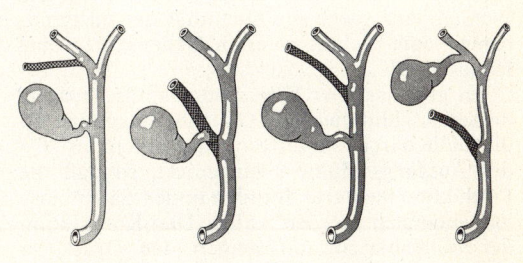

Abb. *21.3.*-4. Akzessorische Gallengänge.

Submukosa schließt sich die *Muskelschicht* an, die die Gallenblase zu aktiver Kontraktion mit Entleerung ihres Inhaltes befähigt. Ein Ring glatter Muskulatur befindet sich an der Einmündung des D. cysticus in den Choledochus (*Heistersche Klappe,* Valvula spiralis).

Die Kapazität der Gallenblase beträgt etwa *50 ml.* Sie kann sich aber bei einem Zystikusverschluß bis zu einem Volumen von 150 ml und mehr vergrößern.

Die *Blutversorgung* erfolgt über die *A. cystica,* die aus der A. hepatica dextra entspringt und den Gallengang dorsal (2/3 der Fälle) oder ventral kreuzt. Für die chirurgische Praxis ist es wichtig, die *häufigen Variationen* der *Blutgefäßversorgung* zu kennen, um operative Läsionen zu vermeiden. So kann die A. cystica aus der linken Leberarterie entspringen oder aus der A. hepatica propria. Auch zwei Gallenblasenarterien kommen vor. Schließlich kann die rechte Leberarterie als A. cystica mißdeutet werden, wenn sie den D. cysticus begleitet und erst später bogenförmig zum rechten Leberlappen zieht (Abb. *21.3.*-5).

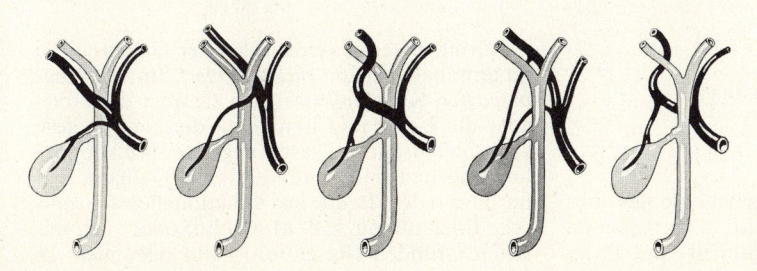

Abb. *21.3.*-5. Variationen der arteriellen Versorgung der Gallenblase.

21.3.3. Physiologie und Pathophysiologie

21.3.3.1. Gallesekretion

Pro Tag werden von den Hepatozyten etwa *800 bis 1200 ml Galle* mit einem *pH zwischen 6 und 8,5* und einem spezifischen Gewicht von etwa *1040* sezerniert. Menge und Zusammensetzung der Galle werden durch *hormonelle* (Sekretin) und *nervale Faktoren* (N. vagus) gesteuert. Außerdem spielt für die Gallensekretion die Wasserbilanz sowie die Quantität der im terminalen Ileum rückresorbierten Gallensäuren eine Rolle.

Bei geschlossener Vaterscher Papille wird die im Seitenschluß liegende Gallenblase gefüllt und die Galle durch Wasserresorption auf 10 bis 20% des Ausgangsvolumens eingedickt, so daß die Produktion mehrerer Stunden in der Gallenblase aufgenommen werden kann. Die Kontraktion der Gallenblasenwand steigert den Druck im Gallengangssystem auf 25 bis 30 cm H_2O. Dadurch öffnet sich der Sphincter Oddi und Galle kann sich in das Duodenum entleeren. Auslöser für den Entleerungsreflex ist *Cholezystokinin*, das in der Duodenalwand produziert wird, stimuliert von Nahrungsbestandteilen, vor allem Fett und Aminosäuren.

Eine Drucksteigerung auf 30 cm H_2O und mehr bei geschlossenem Sphincter Oddi verursacht Irritationen sympathischer Nerven, die auf interkostale und/oder diaphragmale sensible Nerven übertragen und als kolikartige Schmerzen in der Seite, im Rücken oder in der Schulter empfunden werden.

21.3.3.2. Bestandteile der Galle, Steinbildung

Neben Wasser enthält die Gallenflüssigkeit *Gallenfarbstoffe, konjugierte primäre Gallensäuren, Phospholipide* und *Cholesterin* (Tab. *21.3.*-1).

Tab. *21.3.*-1. Gallebestandteile.

Wasser	82%
Primäre Gallensäuren (Cholsäure und Chenodesoxycholsäure)	12%
Phospholipide (überwiegend Lecithin)	4%
Cholesterin	0,7%
Außerdem Gallenfarbstoffe, Elektrolyte, Protein (Schleim)	

Das als Abbauprodukt des Hämoglobins entstandene indirekte Bilirubin wird in der Leber an Glucuronsäure gebunden (gekoppelt) und als *direktes Bilirubin* mit der Galle ausgeschieden. Es verleiht der Galle die charakteristische Farbe (Gallenfarbstoff). Die Synthese des Cholesterins wird durch die Hydroxymethylglutaryl-coenzym-A-reductase *(HMG-CoA-reductase)* geregelt. Cholesterin ist gleichzeitig Grundbaustein für die **primären Gallensäuren** (Cholsäure, Chenodesoxycholsäure). Sie entstehen unter dem Einfluß der *Cholesterol-7-α-hydroxylase*.

Zwischen Gallensäuren, Cholesterin und dem Phospholipid Lecithin besteht in der Gallenflüssigkeit, vor allem in der eingedickten Galle der Gallenblase, ein sehr labiles Gleichgewicht. Normalerweise verhindert die Bildung sogenannter *Mizellen* die Ausfällung des nahezu wasserunlöslichen (hydrophoben) Cholesterins. Dabei werden die Cholesterinmoleküle von den Gallensäuren und von Lecithin quasi eingehüllt, wobei deren hydrophile Gruppen an der Außenseite der Mizellen angeordnet sind.

Eine herabgesetzte Wirkung der Cholesterol-7-α-hydroxylase oder ein verstärkter Einfluß der HMG-CoA-reductase stören das Gleichgewicht zugunsten des Cholesterins. Es fällt aus und wird *Kristallisationspunkt für die Steinentstehung*. Eine lithogene, mit Cholesterin übersättigte Galle entsteht auch über eine verminderte Gallensäureproduktion oder durch vermehrten Verlust von Gallensäuren (Tab. *21.3.*-2).

Tab. *21.3.*-2. Steigerung der Lithogenität der Galle.

Verstärkte Cholesterinsekretion
- vermehrte Zufuhr mit Nahrung
- endogene, genetisch fixierte Synthesesteigerung
- Mobilisierung von Fettdepots (z.B. Abmagerungskur)
- medikamentöse Senkung des Serumcholesterins (Clofibrat)
- Einnahme von Östrogenen

Einschränkung der Gallensäurensynthese
Verstärkter Verlust von Gallensäuren (normal 0,3–0,5 g/die)
- verminderte Rückresorption im terminalen Ileum
- Ileumresektion
- jejunokolischer Bypass
- Ileitis terminalis Crohn
- Gallefisteln
- Behandlung mit Cholestyramin (Quantalan)

Normalerweise werden 95% der Gallensäuren im terminalen Ileum *rückresorbiert*. Im enterohepatischen Kreislauf erreichen sie über die Pfortader die Leber und inhibieren die Neusynthese von Gallensäure. Dieser negative Rückkoppelungsmechanismus entfällt, wenn Gallensäuren im terminalen Ileum aus funktionellen (chronische Entzündung, z. B. M. Crohn) oder anatomischen Gründen (Resektion) nicht oder nicht in ausreichender Menge resorbiert werden können. Dadurch kommt es zu einer Stimulation der Neusynthese von Gallensäuren in der Leber. Sie kann aber nicht mehr als etwa ⅓ des täglichen Gallensäureumsatzes, das sind etwa 8 g, ersetzen. Gehen mehr Gallensäuren verloren, entstehen Störungen der Fettresorption mit Steatorrhö.

Wenn Gallensäuren in den Dickdarm übertreten, werden sie durch bakterielle Einwirkung aus ihrer Bindung an *Glycin* und *Taurin* gelöst. Die entstehenden **sekundären Gallensäuren,** überwiegend *Desoxycholsäure,* weniger *Lithocholsäure,* führen zu einer Reizung der Dickdarmschleimhaut mit der Folge *chologener Diarrhöen*.

Eine *Behandlung* ist mit Cholestyramin (Quantalan) möglich. Mit diesem Ionenaustauscherharz werden die Gallensäuren gebunden.

Für die **Entstehung von Gallensteinen** ist die *Ausfällung von Cholesterin* die wichtigste, aber nicht die einzige Ursache. Es kann auch zur *Kristallisation von Calcium-Bilirubinat,* einem wasserunlöslichen Salz des unkonjugierten Bilirubins kommen. Indirekt reagierendes Bilirubin erscheint normalerweise in der Galle nur in sehr geringer Konzentration (unter 1%). Es kann aber durch Hämolyse (Herzklappenprothesen, hämolytische Anämie, Autoimmunkrankheiten mit Hämolyse) vermehrt anfallen und dann in höherer Konzentration in der Galle erscheinen.

Eine lithogene Wirkung wird auch *Infektionen von Gallenblase und Gallengängen* zugeschrieben. Zum einen kann durch die bakterielle Einwirkung direktes Bilirubin aus seiner Bindung an Glucuronsäure gelöst und dadurch die Ausfällung von Calcium-Bilirubinat provoziert werden, zum anderen wird Lecithin in Lysolecithin umgewandelt, das zur Bildung von Mizellen nicht geeignet ist.

Es ist also durchaus denkbar, daß sich bei einer chronischen Cholangitis Gallensteine auch in den Gallengängen bilden können, vor allem dann, wenn Nahrungsbestandteile oder nicht resorbierbare Nahtmaterialien zusätzlich als Kristallisationspunkte wirksam werden können. Aus diesem Grunde sollten an den Gallenwegen *ausschließlich resorbierbare Fäden* verwendet werden.

In aller Regel muß man allerdings annehmen, daß Steine, die im Choledochus nach einer früheren Cholezystektomie gefunden werden, in der Gallenblase entstanden und in den Gallengang übergetreten sind, sich jedoch zunächst der Diagnostik entzogen haben. Eine Entstehung von Gallensteinen in den Gallengängen nach einer Cholezystektomie ist schon deswegen eher unwahrscheinlich, weil die Entfernung der Gallenblase die Lithogenität der Galle über eine Steigerung des Galleflusses mit relativer Senkung der Cholesterinsekretion vermindert.

21.3.4. Angeborene Erkrankungen der Gallenwege

21.3.4.1. Entstehung der Gallengangsmißbildungen

Zu den konnatalen Mißbildungen rechnet man die *Gallengangsatresie,* die *Choledochuszysten* und das *Caroli-Syndrom*. Man nahm an, daß es sich dabei um unterschiedliche Krankheitsbilder handelt, wobei als Ursache der Atresie eine fehlende Rekanalisierung der Gänge zwischen der 6. und 12. Schwangerschaftswoche angenommen wurde. Bei den Choledochuszysten wurde über eine refluxbedingte Schädigung (Pankreassekret) der Gallengangswand spekuliert.

Nach den Untersuchungen von LANDING handelt es sich aber wahrscheinlich um eine *gemeinsame entzündliche Ursache*. Infolge eines Virus-Infektes, vermutlich mit Hepatitis-B-Virus, kommt es zu einer neonatalen obstruktiven Cholangiopathie: degenerative Veränderungen an den Gallengangsepithelzellen und periduktale Sklerose mit Hypoplasie oder Verschluß (Atresie) der Gänge. Welche der angeborenen Erkrankungen manifest wird, hängt davon ab, ob überwiegend die kleinen intrahepatischen Gänge oder die außerhalb der Leber liegenden Gallenwege betroffen sind. Wenn sich die Infektion überwiegend oder ausschließlich im Bereich der Hepatozyten abspielt, resultiert eine konnatale Hepatitis. Diese Theorie erklärt auch
1. die familiäre Häufung, wobei unterschiedliche Krankheitsbilder innerhalb einer Familie auftreten können, zum Beispiel konnatale Hepatitis und Atresie sowie
2. die Progression der Krankheit auch nach der Geburt bei 80% der Fälle. Viele Kinder mit einer Atresie sind bei der Geburt, manche bis zum sechsten Lebensmonat nicht ikterisch und scheinen gesund zu sein.

21.3.4.2. Gallengangsatresie
(Abb. *21.3.*-6)

Sie kommt mit einer Häufigkeit von zirka 1 auf 12 000 Geburten vor, und sie soll in Japan häufiger sein als in Europa und in Nordamerika, ohne daß es dafür eindeutige Beweise gibt. *Intrahepatische Atresien* sind wesentlich seltener als *extrahepatische*. Bei letzteren überwiegt das weibliche Geschlecht deutlich. Eine Erklärung gibt es dafür bisher nicht.

Gallengangsatresien haben eine *schlechte Prognose*. Das Verhältnis zwischen nicht korrigierbaren zu korrigierbaren Mißbildungen beträgt 9:1. Aber auch nach einer Operation überleben kaum 30% der Kinder.

die Gallenblase zur definitiven Klärung der Diagnose angezeigt sein.

Therapie: Unbehandelt sterben die Kinder innerhalb von 12 bis 15 Monaten an den Komplikationen der unaufhaltsamen Leberzirrhose (portale Hypertension, Aszites, Blutungsneigung, Ösophagusvarizen, Leberinsuffizienz, Kachexie). Eine *konservative Behandlung gibt es nicht*. Die kleinen Säuglinge haben nur dann eine Überlebenschance, wenn es gelingt eine funktionierende *biliodigestive Anastomose* anzulegen. Methode der Wahl ist die Verbindung mit einer Y-förmig ausgeschalteten Jejunumschlinge (Abb. 21.3.-7). Der *Eingriff* muß *bis zum Ende des 2.*

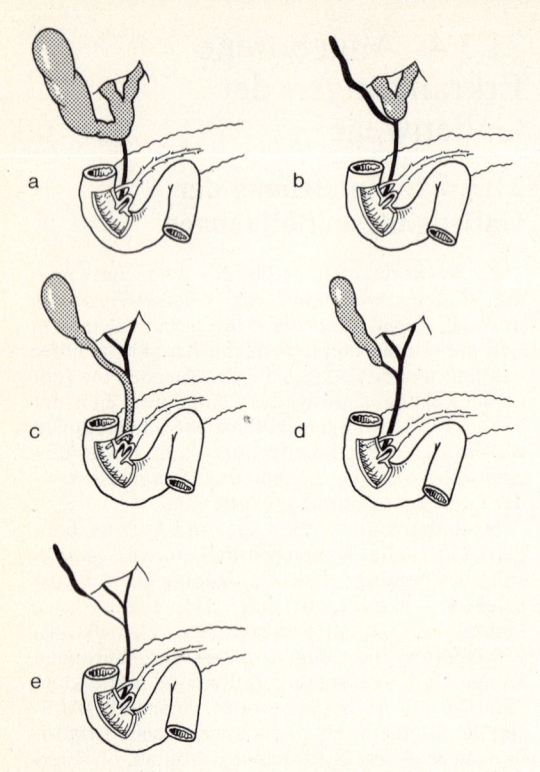

Abb. *21.3*.-6. Verschiedene Möglichkeiten einer extrahepatischen Gallengangsatresie. a und b sind korrigierbar, c, d und e nicht operabel.

Klinik: Etwa ⅓ der Kinder sind bereits *bei der Geburt ikterisch*. Bei den anderen entwickelt sich die Gelbsucht erst allmählich. Sie geht schleichend in einen grünlichen Biliverdinikterus mit sehr hohen Bilirubinwerten von 20 bis 30 mg% über. Bereits unmittelbar nach der Geburt tastet man eine vergrößerte Leber mit zunächst normaler Konsistenz. Erst später wird sie fest und höckrig. Meist entleeren die Neugeborenen zunächst noch normales Mekonium. Sehr bald treten jedoch typische acholische Stühle auf. Im dunkelbraunen Urin ist Bilirubin stark positiv, Urobilinogen negativ.

Differentialdiagnostisch sind vor allem angeborene Infektionskrankheiten (Toxoplasmose, Lues, Zytomegalie, Röteln) und das Syndrom der eingedickten Galle (Gallepfropf-Syndrom) abzugrenzen, das in der Regel keiner operativen Therapie bedarf. Selten kommt es durch Kompression des D. hepato-choledochus von außen zum Stauungsikterus: Zystenniere, ausgeprägte Hydronephrose, Duodenal- und Dünndarmatresie, Pseudozyste des Pankreas, Choledochuszysten und spontane Perforation der Gallenwege (sehr selten).

In Zweifelsfällen kann eine *Laparoskopie* oder eine *diagnostische Laparotomie*, eventuell in Kombination mit einer *Cholangiographie*, über

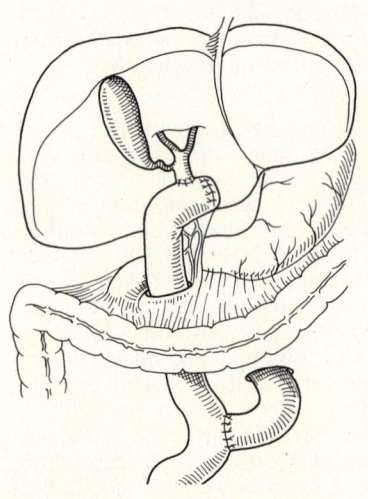

Abb. *21.3.*-7. Hepatojejunostomie mit Y-Schlinge.

Lebensmonats erfolgen. Danach sind die Leberschäden zu weit fortgeschritten und nicht mehr reversibel.

Einen offenen und anastomosenfähigen D. hepaticus findet man allerdings nur in 15–20% der Fälle. Bei den Kindern mit extrahepatischer Atresie und nicht drainagefähigem D. hepaticus kann man eine *Portoenterostomie* versuchen (Abb. *21.3.*-8), wobei an der Leberpforte eine kleine Scheibe Lebergewebe unter Schonung der Blutgefäße weggenommen und der Defekt mit Dünndarm anastomosiert wird. Infolge einer Drainage funktionstüchtiger intrahepatischer Gallengänge darf man immerhin bei 10–15% der so behandelten Säuglinge mit einem Erfolg rechnen.

21.3.4.3. Choledochuszysten

Von den seltenen angeborenen *idiopathischen Choledochuszysten* werden etwa ¼ im 1. Lebensjahr, weitere 35% bis zum 10. Lebensjahr, der Rest erst im Erwachsenenalter diagnostiziert. Das weibliche Geschlecht ist häufiger betroffen

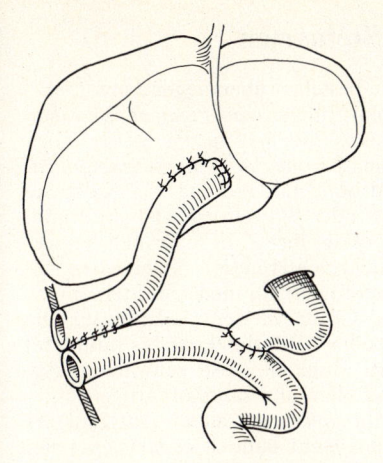

Abb. *21.3.*-8. Portoenterostomie mit Jejunostomie bei nicht korrigierbarer Gallengangsatresie.

als das männliche. Man unterscheidet *drei Typen* (Abb. *21.3.*-9):

Beim *Typ A* handelt es sich um eine monströse Erweiterung des D. hepato-choledochus, beim *Typ B* um eine große divertikelartige Ausstülpung bei sonst nicht veränderten Gallengängen und beim *Typ C* um eine auf den Papillenbereich begrenzte Zyste.

Die **Symptome** ähneln denen der Gallengangsatresie: Im frühen Säuglingsalter entwickelt sich ein Stauungsikterus mit Vergrößerung der Leber. Es treten acholische Stühle auf. Bei älteren Kindern und Erwachsenen stehen intermittierende Schmerzen unter dem rechten Rippenbogen oder Druck- und Völlegefühl im Vordergrund. Oft tastet man einen Tumor im rechten Oberbauch. Bei 70% der Patienten kommt es zu rezidivierenden Ikterusschüben mit acholischen Stühlen, dunklem Urin und Pruritus.

Differentialdiagnostisch müssen im Säuglings- und frühen Kindesalter vor allem Wilms- und Lebertumoren sowie Neuroblastome ausgeschlossen werden, außerdem zystische Prozesse der Nieren, des Pankreas, des Ovars und des Mesenteriums und Echinokokkuszysten.

Therapie: Punktion, Drainage, Marsupialisation und Teilresektion sowie Anastomosen der Zyste mit dem Duodenum oder dem Jejunum sind *kontraindiziert*.

Beim *Typ A* sollte die gesamte Zyste reseziert (*Cave* Verletzung von Leberarterie und Pfortader!) und der D. hepaticus mit einer Y-förmig ausgeschalteten Jejunumschlinge anastomosiert werden (analog Abb. *21.3.*-7).

Die Resektion unter Erhaltung der Gallenwege bietet sich beim *Typ B* an.

Beim *Typ C* genügt eine Papillotomie mit breiter Eröffnung der Zyste zum Duodenum.

21.3.4.4. Caroli-Syndrom

Bei dieser Krankheit bestehen multiple Stenosen und zystische Erweiterungen intrahepatischer Gallengänge (Abb. *21.3.*-10). Dadurch kommt es zu rezidivierenden aufsteigenden Entzündungen mit Bildung von Gallengangskonkrementen, Stauungsikterus und letztlich einer biliären Zirrhose.

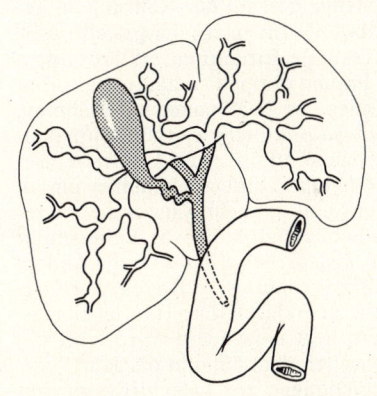

Abb. *21.3.*-10. Caroli-Krankheit. Intrahepatische Erweiterungen und Stenosen der Gallengänge.

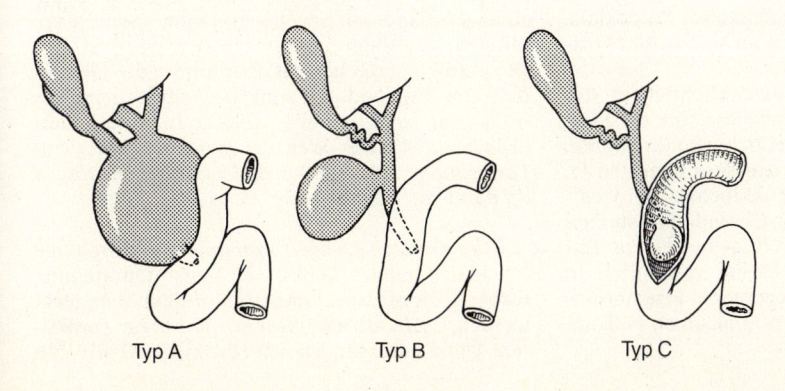

Typ A   Typ B   Typ C

Abb. *21.3.*-9. Choledochuszysten.

Therapie: Mit einer *Hepatojejunostomie* (Y-Anastomose) nach Teilresektion des linken Leberlappens kann man versuchen, den Galleabfluß zu verbessern. Die *Prognose* ist jedoch *sehr schlecht*.

21.3.5. Cholelithiasis

21.3.5.1. Epidemiologie und Ursachen

In Mitteleuropa und in den Vereinigten Staaten gibt es mehr als 12% Gallensteinkranke. In der Bundesrepublik Deutschland schätzt man die Zahl auf 6 Millionen Menschen. In Afrika und Asien erkranken dagegen höchstens 5% der Bevölkerung. Mit *rassischen Unterschieden* allein kann man dies nicht erklären. Es müssen wohl *Umweltfaktoren* an dieser unterschiedlichen Frequenz beteiligt sein. Vor allem schuldigt man eine hochkalorische, fettreiche und faserarme Kost an, die Entstehung von Gallensteinen zu begünstigen. Allerdings konnte eine direkte Beziehung zwischen der Frequenz von Gallensteinen und der Menge des mit der Nahrung aufgenommenen Cholesterins nicht hergestellt werden. Eine ungesunde Ernährung erklärt zudem nicht, warum Frauen doppelt so häufig betroffen sind wie Männer. Es liegt nahe, anzunehmen, daß der *Hormonhaushalt* eine kausale Mitbedeutung hat. Östrogene erhöhen die Cholesterinsekretion in der Leber. Mütter bekommen um so häufiger Gallensteine je mehr Kinder sie ausgetragen haben. Schließlich hängt die Lithogenität der Galle von *genetischen Faktoren* ab. Anders wäre ein familiär gehäuftes Auftreten von Gallensteinen nicht zu erklären. Der Häufigkeitsgipfel bei Männern liegt zwischen dem 65. und 70., bei Frauen zwischen dem 50. und 60. Jahr.

Kausale Beziehungen zur Leberzirrhose, zum gastroduodenalen Ulkus und zu endokrinen Erkrankungen ließen sich nicht eindeutig herstellen. Für die hohe Gallensteininzidenz bei Diabetikern (20–35% der Zuckerkranken haben Gallensteine) ist wohl die begleitende Adipositas, weniger die Zuckerkrankheit an sich verantwortlich zu machen.

Steine bilden sich fast ausschließlich in der eingedickten Galle der *Gallenblase*. Ihr entstammen auch die meisten Choledochuskonkremente. Etwa 15% der Gallensteine wandern über den D. cysticus in den D. hepatocholedochus. Bei weniger als 5% der Patienten mit Choledochussteinen ist die Gallenblase steinfrei. Nur bei einem Teil dieser Patienten sind die Steine vermutlich in den *Gallengängen* entstanden, wobei Entzündungen eine Schrittmacherfunktion ausüben (s. Kap. 21.3.3.2.).

21.3.5.2. Steinarten

Gallensteine bestehen überwiegend aus *Cholesterin*, aus Ablagerungen von *Pigment (Bilirubin)* und aus *Calcium*. Die häufigsten Steine (etwa 2/3 der Fälle) sind *gemischte Cholesterinpigmentsteine* mit und ohne Einlagerung von Kalk. Sie haben Tonnen- oder Würfelform und sind rund, kantig oder höckrig. Ihre Zahl schwankt von wenigen bis zu mehreren Hundert. Nicht selten findet man mehrere Generationen von Steinen unterschiedlicher Größe in der Gallenblase. Die ebenfalls in großer Zahl (dutzende bis hunderte) vorkommenden dunklen, fast schwarzen *Pigmentsteine* sind klein und sandkornartig.

Bei den *Solitärsteinen* mit einem Durchmesser von 1–2 cm und mehr handelt es sich überwiegend um reine *Cholesterinsteine* (Tab. 21.3.-3).

Tab. *21.3.*-3. Häufigkeit der Gallensteintypen.

Cholesterinsteine	≈ 28%
Pigmentsteine	≈ 7%
Cholesterinpigmentkalksteine	≈ 65%

21.3.5.3. Komplikationen

Eine **akute Cholezystitis** kann die Bildung von Gallensteinen induzieren. Häufiger ist der umgekehrte Weg: akute Cholezystitis als Folge eines Steinleidens. Da die Galle normalerweise steril ist, kann die Entzündung zunächst *abakteriell* entstehen, zum Beispiel durch steinbedingte mechanische Druckschädigung der Schleimhaut. Die in der Galleflüssigkeit frei beweglichen Steine verursachen außerdem reversible, manchmal auch irreversible *Abflußstörungen* durch partiellen oder kompletten Verschluß des D. cysticus. Dadurch werden beste Voraussetzungen für eine *bakterielle Aszension*, vor allem von E. coli und Streptococcus faecalis (Enterokokken) geschaffen. Aber auch Klebsiellen, Enterobakter und Anaerobier können als Erreger einer Cholezystitis eine Rolle spielen.

Die akute Cholezystitis kann auch ohne gezielte Therapie nach wenigen Tagen spontan abklingen, vor allem dann, wenn sich ein Zystikusverschluß löst. Es besteht aber immer die Gefahr, daß die Entzündung zum *Gallenblasenempyem* oder zur *gangränösen Cholezystitis* eskaliert (Tab. *21.3.*-4). Der Weg zur *Pericholezystitis*, zur *Perforation* und zum *pericholezystitischen Abszeß* ist dann nicht mehr weit.

Eine *Gallenblasenperforation* kann durch die Nachbarorgane (Leber, Magen, Duodenum, rechte Kolonflexur, Omentum majus) abgedeckt werden *(gedeckte Perforation)*. Die *freie Perforation* führt zu einer lebensbedrohlichen, auf den

Tab. *21.3.*-4. Komplikationen der akuten Cholezystitis.

Gangränöse Cholezystitis
Gedeckte Perforation mit und ohne subhepatischem Abszeß
Freie Perforation mit galliger Peritonitis
Perforation in Duodenum und rechte Kolonflexur
Steinperforation in das Duodenum mit Gallensteinileus
Gallenblasenempyem
Mirizzi-Syndrom

Oberbauch beschränkten Peritonitis oder zu einer diffusen Peritonitis.

Der Austritt steriler Galle infolge einer traumatischen Ruptur oder einer iatrogenen Verletzung zum Beispiel während einer Leberpunktion wird als *gallige Peritonitis* (Choleperitoneum, Cholaskos) bezeichnet. Sie tritt sehr selten auch spontan auf. Bei der Operation findet sich dann gallige Flüssigkeit im Abdomen, aber weder eine krankhaft veränderte Gallenblase noch eine Verletzung der Leber.

Eine *Perforation in benachbarte Hohlorgane,* fast immer in das Duodenum, seltener in die rechte Kolonflexur, sehr selten in Magen oder Jejunum, stellt eine Art Selbstheilung dar: der Eiter kann abfließen, die Entzündung und damit die Beschwerden klingen ab. Solche Perforationen ereignen sich manchmal ohne subjektive Beschwerden. Wenn bei Patienten später eine Laparotomie notwendig wird, findet der Operateur eine *Gallefistel* zum Duodenum oder zum Dickdarm.

Eine seltene Komplikation der Cholezystitis ist das *Mirizzi-Syndrom*. Es führt zu einer mechanischen oder entzündlichen Stenose des D. hepatocholedochus (Abb. *21.3.*-11). Erhebliche operative Probleme entstehen, wenn durch Drucknekrose eines großen Gallensteines mit Teilperforation die Vorderwand des Choledochus zerstört ist. Die Deckung des Defektes muß dann mit einer biliodigestiven Anastomose erfolgen (Choledochojejunostomie).

Weniger akut verlaufende, sich wiederholende Entzündungsschübe im Sinne einer **chronisch-rezidivierenden Cholezystitis** können zusätzliche Komplikationen provozieren (Tab. *21.3.*-5). Bei

Tab. *21.3.*-5. Komplikationen einer chronisch-rezidivierenden Cholezystitis.

Schrumpfgallenblase
Porzellangallenblase
Rezidivierende Cholangitis
Sekundäres Gallenblasenkarzinom
Pankreatitis

---

der *Schrumpfgallenblase* ist die Gallenblasenwand stark verdickt und das ganze Organ geschrumpft. Eine solche Gallenblase hat naturgemäß keinerlei Funktion mehr und sollte unbedingt entfernt werden. Wenn sich infolge der chronischen Entzündung Kalk in die Wand der Gallenblase einlagert, entsteht die *Porzellangallenblase,* eine röntgenologische Diagnose, weil sich bereits auf einer Übersichtsaufnahme die äußeren Konturen der Gallenblase als zarte Kalkschale abzeichnen (Abb. *21.3.*-12).

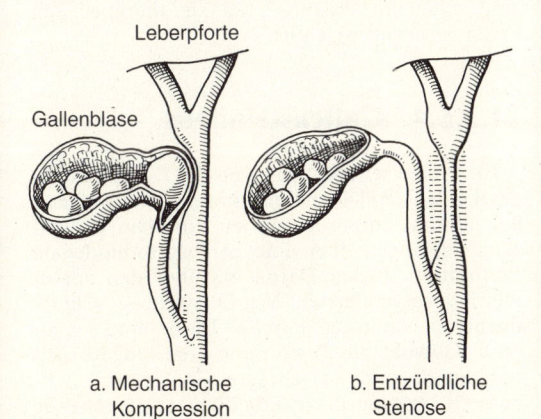

Abb. *21.3.*-11. Mirizzi-Syndrom.

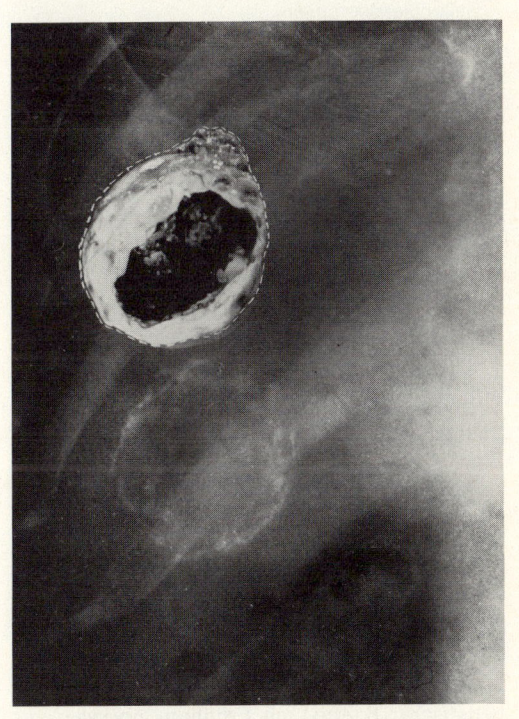

Abb. *21.3.*-12. Porzellangallenblase. Röntgenbild und Präparat.

Es liegt nahe, daß sich chronische Entzündungsschübe auch auf das übrige Gangsystem auswirken: *Cholangitis, Pankreatitis.*

Noch nicht entschieden ist, ob sich auf dem Boden einer rezidivierenden Cholezystitis ein *Gallenblasenkarzinom* entwickeln kann. Die klinische Erfahrung spricht dafür, da es fast immer mit ausgeprägten entzündlichen Reaktionen der Gallenblase verbunden ist und in 80% der Fälle auch Steine gefunden werden. Der zweifelsfreie statistische Beweis steht jedoch aus. Bei Gallensteinträgern soll nach 20 Jahren das Risiko einer malignen Gallenblasenerkrankung etwas über 0,4% liegen, d. h. einer von 230 Gallensteinträgern erkrankt nach dieser Zeit an einem Gallenblasenkarzinom.

80% der Patienten mit einem Gallenblasenkarzinom haben Gallensteine.

Eine Wanderung von Gallensteinen oder der Abgang kleinerer Steine über die Vatersche Papille gilt als Hauptursache *kolikartiger Schmerzen* (Tab. *21.3.*-6). Wenn es zum Verschluß des D.

Tab. *21.3.*-6. Komplikationen der Steinwanderung.

Zystikusverschluß
- »stumme«, röntgennegative Gallenblase
- Gallenblasenhydrops
- Gallenblasenempyem

Akute Pankreatitis
Choledocholithiasis
Stauungsikterus
Akute oder akut rezidivierende Cholangitis
Biliäre Leberzirrhose

cysticus *(Zystikusverschlußstein)* kommt, ist einer aszendierenden Infektion Tür und Tor geöffnet.

Ein *Gallenblasenhydrops* entsteht durch Resorption der Gallenpigmente. Die meist vergrößerte, weil gestaute, aber nicht entzündete Gallenblase ist dann mit einer weißlichen Flüssigkeit (weiße Galle) gefüllt. Durch sekundäre Infektion kann der Gallenblasenhydrops in ein *Empyem* übergehen.

Hauptgefahren von **Choledochussteinen** sind die akute oder rezidivierende Entzündung der Gallenwege und der Gallenstau. Ein *intermittierender Ikterus* mit vorübergehendem Anstieg des Bilirubins, oft mit heftigen kolikartigen Schmerzen verbunden, spricht für eine passagere Steineinklemmung in der Vaterschen Papille. Der Papillenverschluß infolge eines präpapillären Konkrements verursacht einen *Stauungsikterus* (posthepatischer Ikterus) mit Erhöhung überwiegend des direkten Serumbilirubins. Ohne Behandlung droht eine *sekundäre biliäre Zirrhose.* Die Folgen

Tab. *21.3.*-7. Folgen eines Choledochusverschlusses.

Bildung abnormer Gallensäuren in der Leber (z. B. Lithocholsäure), dadurch Potenzierung der Cholestase und Gefahr toxischer Leberzellnekrosen.
Gesteigerte Synthese: Cholesterin, alkalische Phosphatase, Haptoglobulin, Caeruloplasmin.
Fehlender Übertritt von Gallenfarbstoffen in den Darm: acholische Stühle, Fehlen des Urobilinogens.
Fehlender Übertritt von Gallensäuren: Störung der Fettresorption, dadurch Fettstühle und Vitamin-K-Mangel.

einer Gallestauung sind in Tab. *21.3.*-7 zusammengestellt.

Choledochussteine erreichen manchmal groteske Ausmaße mit einem Durchmesser von mehreren Zentimetern. Die nahezu zwangsläufig auftretende *akute oder rezidivierende Cholangitis* äußert sich in einem akuten Krankheitsbild: Dauerschmerzen unterschiedlicher Intensität, verbunden mit Fieberschüben bis zu hohen septischen Temperaturen, begleitet von Schüttelfrost und Schweißausbrüchen.

Eine häufige Komplikation der Choledocholithiasis ist die *akute Pankreatitis.* Die eher harmlose seröse Begleitpankreatitis (Speichelödem) klingt nach operativer Sanierung des Gallensteinleidens meist rasch ab. Lebensbedrohlich ist die *hämorrhagisch-nekrotisierende Pankreatitis* (s. dort).

Eine Sonderform der Gallengangsentzündung, die **sklerosierende Cholangitis**, erfaßt das extra- und intrahepatische Gallengangsystem. Sie tritt selten spontan auf, meist als Komplikation der Enterocolitis regionalis Crohn und der Colitis ulcerosa. Manchmal ist sie auch medikamentös bedingt (z. B. zytostatische Behandlung mit 5-FUDR). Die sklerosierende Cholangitis äußert sich in multiplen Stenosen, schreitet fort und hat eine schlechte Prognose, da sie therapeutisch kaum zu beeinflussen ist.

21.3.5.4. Gallensteinileus

Er ist eine seltene, aber typische Komplikation des Gallensteinleidens und kommt überwiegend bei älteren, adipösen Frauen vor. Die Gallensteine gelangen über eine cholezystoduodenale Perforation in den Darm, nie über den anatomisch vorgezeichneten Weg D. cysticus – Choledochus – Vatersche Papille. Dafür sind sie zu groß. Obwohl die Perforation eine längere Zeit bestehende und ausgeprägte Cholezystitis voraussetzt, müssen nicht unbedingt entsprechende Beschwerden bestehen. Die Anamnese kann völlig leer sein.

Der Ileus entsteht durch Einklemmung des Steines meist im terminalen Ileum oder vor der Bauhinschen Klappe. Schon Steine ab einem Durchmesser von 2,5 cm können als Hindernis wirken, obwohl eigentlich noch kein Mißverhältnis zwischen Steingröße und dem Darmlumen besteht.

Die *klinische Symptomatik* unterscheidet sich nicht von anderen Formen eines Dünndarmileus: Obstipation, gebläthes Abdomen, Schmerzen, schließlich Übelkeit, Erbrechen und Miserere.

Die richtige **Diagnose** ist oft schon auf der Übersichtsaufnahme des Abdomens im Stehen zu stellen. Neben den typischen Zeichen eines tiefen Dünndarmileus mit stehenden Schlingen und Flüssigkeitsspiegeln sieht man *Luft in den Gallengängen,* manchmal auch den Stein selbst, wenn er Calciumsalz enthält.

Therapie: Selbstverständlich muß wie bei jedem anderen mechanischen Ileus unverzüglich operiert werden, wobei man sich mit dem kleinstmöglichen Eingriff begnügt: der Stein wird über eine *quere Enterotomie* entfernt. Die Gallenblasenregion läßt man in Ruhe, da die Cholezystektomie und die Übernähung der Perforationsöffnung im Duodenum im floriden Entzündungsstadium mit einem besonders hohen Risiko verbunden wäre. Die *Operationsletalität* ist mit 20% ohnehin hoch. Keinesfalls sollte versäumt werden, den Dünndarm nach weiteren Konkrementen abzusuchen, da sonst Rezidive vorkommen. Es können durchaus zwei oder mehrere Steine in den Darm gelangen.

21.3.5.5. Entzündungen der Gallenwege ohne Gallensteine

Cholezystitis und Cholangitis ohne Gallensteine sind selten. Als Ursache kommen virale und bakterielle Infektionen in Frage (z.B. Salmonellen-Infektion). Bei spontan auftretender sklerosierender Cholangitis wird ein Autoimmunmechanismus diskutiert.

Papillenstenosen infolge einer Hyperplasie von Schleimhaut und Muskulatur sowie benigne (chronische Pankreatitis) und maligne *Choledochusstenosen* (periampulläre Karzinome) können gelegentlich eine Cholangitis verursachen. Subjektive Beschwerden und klinischer Befund gleichen einer steinbedingten Cholezystitis oder Cholangitis.

Therapie: Da auch die gleichen Komplikationsmöglichkeiten bestehen, ist die *Cholezystektomie* anzuraten, bzw. die Ursache der Choledochusstauung operativ zu beseitigen oder zu umgehen.

21.3.5.6. Klinik und Diagnostik

Gallensteine sind die häufigste Ursache von Oberbauchbeschwerden, wobei Symptomatik und Krankheitsverlauf unterschiedlich sein können und keinen festen Regeln folgen.

Klassische Gallenkoliken kommen bei etwa einem Drittel der Patienten vor. Sie dauern manchmal nur kurze Zeit, können aber auch mehrere Stunden und länger anhalten. Sie entstehen, wenn Steine den D. cycticus oder den D. choledochus passieren und das Gangsystem vorübergehend einengen oder verschließen. Dadurch steigt der Druck in Gallenblase und/oder Gallenwegen. Über sensible Fasern der interkostalen Nerven und des Zwerchfells werden die Nervenirritationen weitergeleitet und strahlen deshalb in die Seite, in den Rücken, in die rechte Schulter, manchmal bis in die Zähne aus. Ein Teil der Patienten ist völlig beschwerdefrei. Sie wissen oft von ihren Gallensteinen nichts und werden plötzlich von Schmerzen, von einer akuten Cholezystitis oder sogar von einem Gallensteinileus überrascht.

In der Regel bestehen zumindest *uncharakteristische dyspeptische Beschwerden* wie Druckgefühl und Übelkeit mit gelegentlichem Erbrechen, vor allem nach opulenten und fettreichen Mahlzeiten mit Geröstetem, Gebratenem oder Gegrilltem.

Schon die **Anamnese** gibt also wichtige, manchmal entscheidende Hinweise auf die Erkrankung. Die *Schmerzen* müssen differenziert werden nach Dauer, Lokalisation, Schmerzcharakter, Intensität, Ausstrahlung und Abhängigkeit von der Nahrungsaufnahme. Nicht immer sind sie am rechten Rippenbogen lokalisiert, sondern sie werden auch im Mittelbauch oder im Epigastrium empfunden. Fragen nach der *Unverträglichkeit von Speisen,* Anflügen von Gelbsucht, Änderung von Stuhlbeschaffenheit und -farbe dürfen nicht vergessen werden. Schmerzloser Ikterus macht ein stenosierendes periampulläres Karzinom oder ein Pankreaskopfkarzinom wahrscheinlich.

Fieber ist immer ein Indiz für eine Infektion, meist eine akute Cholezystitis, eine Cholangitis oder einen akuten Entzündungsschub einer chronischen Cholezystitis.

Rezidivierender Schüttelfrost spricht in erster Linie für eine Cholangitis.

Der manchmal heftige *Juckreiz* von ikterischen Patienten wird durch Ablagerung von Gallensalzen in der Haut und deren Ausscheidung mit dem Schweiß verursacht.

Klinische Untersuchung: Durch *Inspektion* der Haut und Skleren kann man einen Ikterus ab einem Bilirubinwert von etwa 2 mg% erkennen. *Palpatorisch* wird überprüft, ob sich eine vergrößerte Gallenblase tasten läßt (Empyem, Hydrops, entzündlicher Konglomerattumor bei Pericholezystitis) und ob Schmerzen in der Gegend des rechten Rippenbogens ausgelöst werden können. Die Kombination eines tastbaren Gallenblasenhydrops mit schmerzlosem Ikterus wird als *Courvoisiersches Zeichen* bezeichnet und spricht für einen malignen Choledochusverschluß.

Courvoisiersches Zeichen: Tastbarer Gallenblasenhydrops und schmerzloser Ikterus.

Die Intensität eines *Druckschmerzes* hängt vom Entzündungsstadium ab. Je stärker er ausgeprägt ist, umso fortgeschrittener ist die Entzündung und umso häufiger bestehen auch *Allgemeinsymptome,* insbesondere Fieber.

Wenn eine unwillkürliche *Abwehrspannung* festgestellt wird, muß man eine entzündliche Mitbeteiligung der Umgebung mit lokaler peritonealer Reaktion annehmen, zum Beispiel Pericholezystitis, gedeckte Perforation. Eine diffuse Abwehrspannung macht eine Peritonitis wahrscheinlich.

Selbstverständlich muß die Untersuchung immer auch die Organe erfassen, deren Erkrankung *differentialdiagnostisch* ausgeschlossen werden soll: Appendizitis, Pyelonephritis, Ureterkolik, Ileitis terminalis Crohn, Karzinom des rechten Kolons, Gastroduodenalulkus, Hepatitis, Pankreatitis u. a.

Für das Steinleiden typische *Laboruntersuchungen* gibt es nicht. Man kann jedoch Sekundärfolgen erfassen:
- Entzündliche Veränderungen (erhöhte Blutsenkung, Leukozytose),
- Cholestase (Erhöhung der alkalischen Phosphatase, des Bilirubins, der γ-GT, des Cholesterins und des Kupfers im Serum),
- Sekundäre Leberschädigung (Erhöhung der Transaminasen, Erniedrigung der Cholinesterase und des Prothrombins)

Außerdem sollte nach Begleiterkrankungen, auch im Hinblick auf eine notwendige Operation, gefahndet werden: Diabetes mellitus, Nierenfunktionsstörungen, respiratorische Insuffizienz, Störungen der Herzfunktion.

Zur Diagnose von Gallensteinen hat sich die *Ultrasonographie* als nicht-invasive und den Patienten kaum belastende Methode besonders bewährt. Sie ist risikolos, relativ billig und kann jederzeit wiederholt werden. Die Treffsicherheit liegt bei 97% und mehr. Mit der Ultraschalluntersuchung kann man nicht nur Steine nachweisen, sondern auch die Größe der Gallenblase und die Weite der Gallengänge beurteilen. Außerdem erhält man wichtige diagnostische Informationen über die Leber (Größe, Fetteinlagerung, Metastasen, Zysten) und das Pankreas (Vergrößerung, Pankreaszysten).

Auf einer *röntgenologischen Übersichtsaufnahme* des Abdomens kann man etwa 10% der Gallensteine aufgrund ihres Kalkgehaltes sichtbar machen. Auch zur Diagnose einer Porzellan- und einer Kalkmilchgallenblase genügt diese einfache Untersuchung. Unter Kalkmilch versteht man die Ausfällung von Calciumcarbonat in der Galle. Sehr einfach läßt sich ein Gallensteinileus nachweisen. Neben den typischen röntgenologischen Zeichen eines Ileus kann man gelegentlich einen röntgenpositiven Stein meist im rechten Unterbauch sehen, wesentlich häufiger Luft in den Gallenwegen. Neben der Perforation kommt als Ursache einer Aerobilie auch eine früher operativ angelegte biliodigestive Anastomose in Frage.

Die *intravenöse Cholezystocholangiographie* ist angezeigt, wenn die Sonographie keinen eindeutigen Befund ergeben hat. Die Aussagefähigkeit kann durch eine Reizmahlzeit, durch Schichtaufnahmen und durch Steigerung der Kontrastmittelmenge (Infusionscholangiogramm) gesteigert werden. Steine in Choledochus und Gallenblase werden als Kontrastmittelaussparung sichtbar. Wenn sich der Choledochus, nicht aber die Gallenblase darstellt (negatives Cholezystogramm, »stumme Galle«), ist fast mit Sicherheit ein Zystikusverschlußstein anzunehmen. Die Cholangiographie setzt eine intakte Leberfunktion voraus. Bei einem Ikterus mit Bilirubinwerten über 3 mg% ist sie wegen einer verzögerten Kontrastmittelausscheidung nicht anwendbar. Die *orale Cholangiographie,* die Darstellung der Gallenwege über eine *laparoskopische Punktion der Gallenblase* sowie die *perkutane transjuguläre Cholangiographie* haben heute keine praktische Bedeutung mehr.

Die *intraoperative Cholangiographie* wird während einer Cholezystektomie in Kombination mit einer Manometrie des D. choledochus durchgeführt, um Choledochuskonkremente und Abflußstörungen über die Papilla Vateri zu erkennen.

Die *endoskopisch-retrograde Cholangiopankreatikographie* (ERCP, Abb. 21.3.-13) ist die Methode der Wahl, um einen posthepatischen Ikterus abzuklären, also zum Nachweis stein- und malignombedingter Stenosen im Choledochus oder an der Papille. Wegen der gemeinsamen Mündung stellt sich in der Regel auch der Pankreasgang dar.

Die *perkutan-transhepatische Cholangiographie* (PTC, Abb. 21.3.-14) ist eine Alternative zur ERCP und dieser überlegen, wenn es zu einem kompletten Verschluß des Choledochus durch Steine, Tumor oder operative Läsionen gekommen ist.

Die *Laparoskopie* hat durch die Weiterentwicklung der anderen diagnostischen Methoden an Bedeutung verloren, und sie wird daher bei

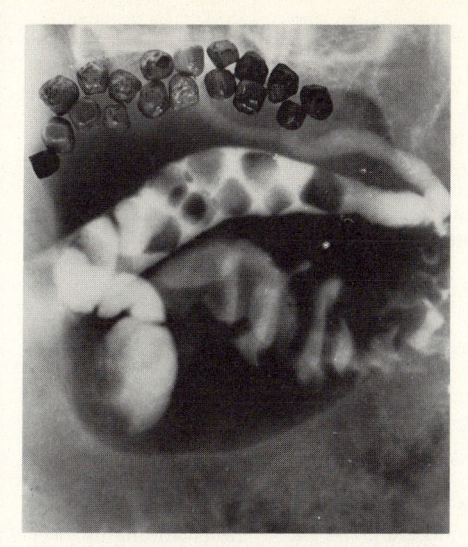

Abb. *21.3.*-13. Endoskopisch-retrograde Cholangio-Pankreatikographie.

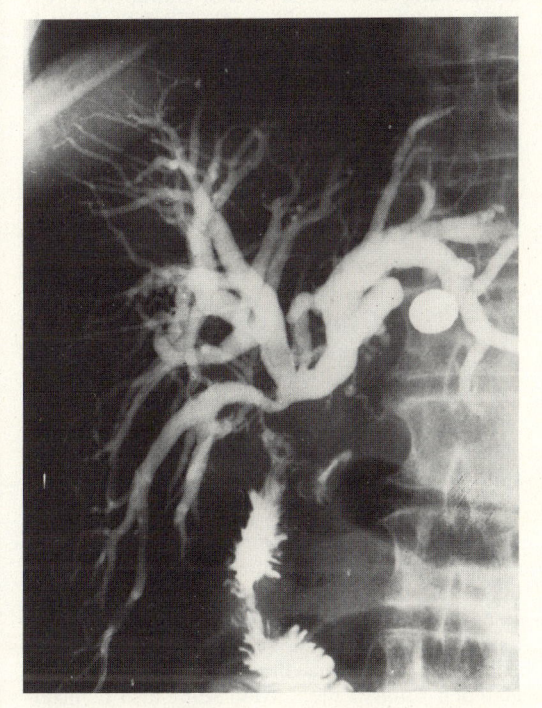

Abb. *21.3.*-14. Perkutan transhepatische Cholangiographie; Patientin mit stenosierter Hepatojejunostomie. Die Verbindung zwischen dem Gangsystem und dem Dünndarm ist nur noch als feine Kontrastmittelstraße dargestellt.

Gallenwegserkrankungen kaum mehr angewandt.

Die *Computertomographie* bleibt bestimmten Fragestellungen (Pankreastumor, Lebererkrankungen) vorbehalten. In der Diagnose der Gallengangserkrankungen ist sie in aller Regel unnötig und überflüssig. Gleiches gilt für alle *angiographischen Verfahren* einschließlich der digitalen Subtraktionsangiographie, und für die *Kernspintomographie*.

Die Szintigraphie der Leber hat als *Sequenzszintigraphie* eine gewisse Bedeutung, um die Dynamik der Gallesekretion festzustellen.

21.3.6. Seltene Anomalien und Erkrankungen der Gallenwege

In Sektionsstatistiken wird die Häufigkeit der *Gallenblasenagenesie* mit etwa 0,05% angegeben. Choledochussteine kommen bei diesen Patienten vor, ein Beweis für die Steinbildung außerhalb der Gallenblase. Eine Abknickung des Gallenblasenfundus, wahrscheinlich ohne Krankheitswert, wird als *Phrygische Mütze* bezeichnet. Gelegentlich kommen *Septen* (in etwa 5% der entfernten Gallenblasen) und *divertikelähnliche Ausstülpungen* vor.

Wenn die Gallenblase nicht nur mit etwa ⅓ ihrer Zirkumferenz über das sogenannte Leberbett mit der Leberunterfläche verbunden ist, sondern vollständig oder nahezu vollständig *intrahepatisch* liegt, ist das Wechselspiel zwischen Kontraktion und Füllung der Gallenblase gestört und die Frequenz der Steinbildung erhöht. *Doppelbildungen* der Gallenblase sind sehr selten.

Als *Adenomyose* wird eine Hyperplasie von Schleimhaut und Muskulatur bezeichnet. Diese Veränderungen kommen in etwa 1–3% vor, fallen gelegentlich schon bei der Cholezystographie auf, werden jedoch meist erst bei der patho-histologischen Untersuchung der Gallenblase nach Cholezystektomie beschrieben. Zystische Gebilde innerhalb der hyperplastischen Schleimhaut werden als *Luschkasche Gänge* bezeichnet. Da die Adenomyose bei Frauen wesentlich häufiger gefunden wird als bei Männern, nimmt man hormonelle Einflüsse an.

Die Existenz der *Gallenblasendyskinesie* ist umstritten. Viele »funktionelle« Störungen haben in Wirklichkeit organische Ursachen, die mit den modernen diagnostischen Möglichkeiten erkannt werden können. Es bleibt dennoch ein Rest von Cholezystopathien mit entsprechenden Beschwerden übrig, die man nicht erklären kann. Die Cholezystektomie ist in solchen Fällen von zweifelhaftem Wert.

Die Ursache der seltenen *primären Papillenstenosen* ist oft unklar. Manchmal findet man eine Adenomyose an der Vaterschen Papille. Bei den *sekundären Papillenstenosen,* deren Frequenz, bezogen auf Patienten mit Choledochussteinen, mit 4 bis über 70% sehr unterschiedlich angegeben wird, handelt es sich um entzündlich-narbige Veränderungen infolge präpapillärer Konkremente.

21.3.7. Behandlung

21.3.7.1. Konservative Therapie

Es besteht Einigkeit darüber, daß das komplizierte Steinleiden und die akute wie chronische Cholezystitis *chirurgisch* behandelt werden sollte. Es gibt aber Fälle, vor allem sind es ältere Menschen, bei denen die Operation wegen des schlechten Allgemeinzustandes nicht oder jedenfalls nicht sofort in Frage kommt und bei denen daher *konservative Maßnahmen* angezeigt sind. Sie bestehen in einer weitgehenden Nahrungskarenz (parenterale Ernährung), sowie in einer Therapie mit Spasmolytika (Buscopan comp., keinesfalls Morphium-Präparate) und gallengängigen *Antibiotika,* die in erster Linie gegen E. coli und Enterokokken, eventuell auch gegen Klebsiellen wirksam sein müssen, z. B. Cotrimoxazol, Ampicillin, Mezlocillin.

21.3.7.2. Auflösung von Gallen- und Choledochussteinen

Die medikamentöse **Auflösung von Gallensteinen** mit oral zugeführten Gallensalzen ist grundsätzlich möglich. Sie erreichen die Galle über den enterohepatischen Kreislauf. Verwendet wird vor allem Ursodesoxycholsäure, weil sie besser vertragen wird als Chenodesoxycholsäure. Die medikamentöse Steinauflösung hat zur Zeit jedoch noch erhebliche *Einschränkungen:*
- Da sie *nur bei Cholesterinsteinen wirksam* ist, profitieren höchstens 25% der Patienten von der Methode.
- Dieser Anteil ist in der Realität noch wesentlich geringer, da *nur Steine mit einem Durchmesser von 2 cm und weniger* mit Aussicht auf Erfolg aufgelöst werden können und die Behandlung nur bei Patienten ohne Komplikationen des Steinleidens, also auch ohne Cholezystitis in Frage kommt.
- Auch wenn die genannten Voraussetzungen beachtet werden, ist die Behandlung *nur in etwas mehr als der Hälfte der Fälle* erfolgreich.
- Die *Lithogenität der Galle* ändert sich nicht. Rezidive sind daher häufig, auch wenn sie keinesfalls regelmäßig auftreten (in 25%).
- Die Auflösung dauert ein bis zwei Jahre und stellt an die *Compliance der Patienten* hohe Anforderungen.
- Der verkleinerte Stein kann wandern und lebensbedrohliche *Komplikationen* wie Stauungsikterus oder akute Pankreatitis verursachen.
- Es kann während der Behandlung zu *sekundären Einlagerungen* von *Kalk* kommen (bei Ursodesoxycholsäure in 5–10%), so daß sie abgebrochen werden muß.
- Erhebliche *Nebenwirkungen der Gallensalze* sind nicht auszuschließen. Sie sind zudem kontraindiziert bei schwangeren Frauen und bei Patienten mit Lebererkrankungen oder einem akuten Ulkusleiden.

Die **medikamentöse Auflösung** von Gallensteinen ist nur in ausgewählten Fällen erfolgreich.

Für die **Auflösung von Choledochussteinen,** die endoskopisch oder instrumentell über den Kanal einer T-Drainage (Burhenne) nicht extrahiert werden können und bei denen eine Operation nicht angezeigt ist oder bereits voranging, werden andere Medikamente verwendet. Über eine liegende T-Drainage oder nach endoskopischer Einführung einer nasobiliären Sonde wird der Choledochus mit 1%-igem Na-Cholat, mit α-1-Glycero-Mono-Octanoat-Carnosin oder mit tertiärem Butyl-Methyl-Äther gespült, bei Pigmentsteinen mit EDTA-Verbindungen. Die Behandlung geht relativ rasch und ist in etwa 70% der Fälle erfolgreich. Eine Auflösung von *Gallensteinen* mit tertiärem Butyl-Methyl-Äther über eine endoskopisch-transpapilläre Sondierung der Gallenblase befindet sich im experimentellen Stadium.

21.3.7.3. Cholezystektomie

Sie beseitigt den Ursprungsort der Gallensteine, und sie ist beim unkomplizierten Steinleiden zumindest dann indiziert, wenn Beschwerden bestehen, in jedem Fall bei Komplikationen, besonders bei der akuten und chronischen Cholezystitis.

Die *elektive Cholezystektomie* belastet den Patienten wenig. Die Operationsletalität liegt unter 0,5%. Die Sterblichkeit steigt aber auf mindestens das Zehnfache an, wenn die Gallensteine bereits zu Komplikationen geführt haben. Jenseits des 70. Lebensjahres überleben mehr als 20% den Eingriff nicht. Man sollte also rechtzeitig, d. h. frühzeitig operieren. Die Intervall-Operation, also die Operation Wochen bis Monate nach dem Abklingen der akuten Entzündung, ist verlassen worden, weil dadurch keinesfalls die Letalität gesenkt werden konnte und die Gesamtmorbidität wesentlich höher liegt als nach einer frühzeitigen Operation. Unterschiedliche Meinungen gibt es noch darüber, ob unmittelbar nach Klinikaufnahme als Noteingriff oder erst nach einer zwei- bis dreitätigen Operationsvorbereitung chirurgisch interveniert werden soll.

Generelle Regeln lassen sich nicht aufstellen. Ziel muß es sein, den Entzündungsherd möglichst frühzeitig zu entfernen, wobei jedoch die Belastungsfähigkeit des Patienten, also Allgemeinzustand und Lebensalter berücksichtigt werden müssen.

> Die elektive Cholezystekomie hat eine *niedrige* (unter 0,5%), die Operation bei manifesten Komplikationen eine *wesentlich höhere* **Operationsletalität** (10% und mehr).

Auf die Bedeutung der *intraoperativen Cholangiographie* wurde bereits hingewiesen. Auf sie sollte nur verzichtet werden, wenn eine ERCP oder ein PTC vorausging. Der Wert der *Manometrie,* auch als Durchflußmanometrie, ist umstritten, da die gemessenen Werte nicht unbedingt repräsentativ sind. Eine Druckerhöhung wird nicht nur durch eine Papillenstenose verursacht, sondern auch durch einen zufälligen funktionellen Verschluß der Papille, der natürlich keiner operativen Behandlung bedarf.

Obwohl es sich bei der Cholezystektomie heute um einen weitgehend standardisierten Eingriff handelt, kommt es wegen der vielen anatomischen Variationsmöglichkeiten gelegentlich zur *versehentlichen Verletzung von Gallengängen oder von Leberarterienästen.* Die nicht erkannte Durchtrennung akzessorischer Gallengänge führt zu postoperativen Gallefisteln, die sich in der Regel jedoch nach kurzer Zeit schließen. Problematischer sind Läsionen des D. hepatocholedochus. Werden sie sofort erkannt, ist eine Rekonstruktion möglich. Bleiben sie unbemerkt, kommt es zwangsläufig zu Stenosen oder zum kompletten Verschluß. Der Galleabfluß muß dann mit einer biliodigestiven Anastomose, meist mit einer Y-förmig ausgeschalteten Jejunumschlinge wiederhergestellt werden.

Außer den genannten Indikationen ist eine Entfernung der Gallenblase auch immer dann erforderlich, wenn das *Wechselspiel zwischen Kontraktion und Öffnung der Vaterschen Papille irreversibel gestört* ist: nach chirurgischer oder endoskopischer Papillotomie, nach biliodigestiven Anastomosen und nach Entfernung des Duodenums (Whipplesche Operation, Duodenopankredektomie). Es kann dann im Gallengangsystem kein Druck mehr aufgebaut werden, um die Gallenblase zu füllen. Sie wird zum funktionslosen Anhängsel mit erhöhter Infektionsgefahr.

21.3.7.4. Choledochotomie

Wenn prä- oder intraoperativ Steine in den Gallenwegen festgestellt worden sind, erfolgt eine *Eröffnung des Choledochus möglichst nahe am Zwölffingerdarm,* um die Konkremente auszuspülen oder instrumentell zu entfernen. Gelegentlich wird die Choledochotomie auch zur Biopsie aus einem stenosierenden Prozeß notwendig. Mit Sonden zunehmender Stärke kann man die Weite der Papille prüfen. Eine gewaltsame Bougierung zur Behandlung von Papillenstenosen erscheint wenig sinnvoll, da eine narbige Restenosierung möglich ist. Mit starren oder flexiblen Choledoskopen kann man sich nicht nur den Choledochus, sondern auch die Lebergänge 1. und 2. Ordnung sichtbar machen *(intraoperative Choledochoskopie).* Sinnvoll konstruierte Zusatzinstrumente erlauben es, mit Hilfe des Endoskops präpapillär festsitzende Steine zu lockern, zu zertrümmern und zu extrahieren.

Die Inzision des Gallenganges wird mit dünnen (5 × 0) Fäden einreihig wieder verschlossen. Viele Chirurgen legen vorher eine *Kehrsche T-Drainage* ein, deren langer Schenkel perkutan nach außen geführt wird. Er dient zur vorübergehenden Ableitung der Galle, vor allem aber für eine röntgenologische Überprüfung der Gallengänge mit Kontrastmittel etwa 8–10 Tage nach dem Eingriff, um sicher zu sein, daß keine Steine im Gallengang zurückgeblieben sind. Nach 10–12 Tagen wird die T-Drainage gezogen (Abb. 21.3.-15).

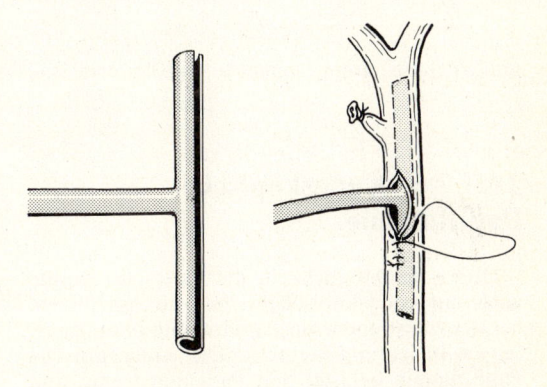

Abb. *21.3.*-15. T-Drainage nach Choledochotomie. Das Gummidrain wird entsprechend zugeschnitten, der versenkte Teil oft als flache Rinne (nicht als Rohr).

21.3.7.5. Transduodenale Papillotomie

Die wichtigsten *Indikationen* für die transduodenale Spaltung der Papille sind der *präpapillär eingeklemmte Stein,* der sich instrumentell nicht entfernen läßt, und die organische Papillenstenose. Allerdings sind die Ansichten, ob eine korrekturbedürftige Stenose vorliegt, offenbar sehr unterschiedlich. Anders ist die Diskrepanz zwischen einem Anteil der Papillotomien von 3,9%

bis zu 70% der Choledochuseingriffe nicht zu erklären.

Der Eingriff ist relativ einfach: die Pars descendens des Duodenums wird eröffnet, die Vatersche Papille mit einer über die Choledochotomie vorgeschobenen Sonde lokalisiert und über dieser Sonde etwa 2 cm aufgeschnitten. Im Bereich der Inzision kann man die Schleimhaut von Choledochus und des Duodenums mit sehr feinen Nähten vereinigen *(Papillenplastik),* wobei jedoch darauf geachtet werden muß, die Mündung des D. Wirsungianus nicht einzuengen (Abb. *21.3.*-16).

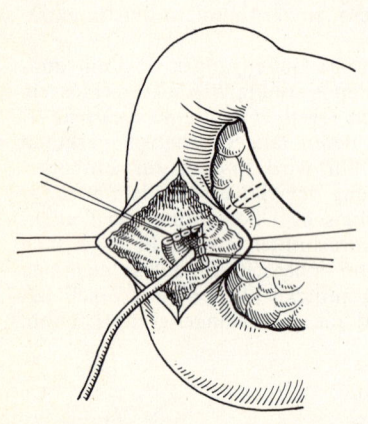

Abb. *21.3.*-16. Transduodenale Papillotomie mit Papillenplastik.

21.3.7.6. Endoskopische Papillotomie

Durch die Möglichkeit, die Vatersche Papille auch auf endoskopischem Weg aufzuschlitzen, hat die transduodenale Papillotomie ohne Zweifel an Bedeutung verloren. Die endoskopische Papillotomie belastet den Patienten wenig und kann daher auch Risikopatienten zugemutet werden. Nach Erweiterung der Papille gehen viele Choledochussteine spontan ab. Ist dies nicht der Fall, können sie z. B. mit einem *Dormia-Körbchen* aus dem D. choledochus geholt werden.

21.3.7.7. Biliodigestive Anastomosen

Für Anastomosen zwischen dem Darmrohr und dem D. hepato-choledochus eignen sich das Duodenum und das obere Jejunum. *Choledochoduodenostomien* sind technisch einfach und rasch anzulegen. Sie haben aber den Nachteil, daß jederzeit Nahrungsbestandteile über die Anastomose in den Gallengang gelangen können, die sich vor allem in dem Blindsack zwischen Anastomose und Papille festsetzen (Kerne, Tomatenschalen usw.) und eine chronische Cholangitis unterhalten. Den gleichen Nachteil haben Anastomosen mit einer oberen Jejunumschlinge, und zwar auch dann, wenn diese Schlinge mit einer Braunschen Enteroanastomose kurzgeschlossen wird. Choledochoduodenostomien werden fast nur noch als *palliative Eingriffe* bei inoperablen malignen Papillenstenosen angewandt. Für alle anderen Indikationen verwendet man bevorzugt *Anastomosen mit einer Y-förmig ausgeschalteten Jejunumschlinge.* Die Länge dieser Schlinge (40 cm und mehr) wird so bemessen, daß gegen die gerichtete Peristaltik keine Nahrungsbestandteile mehr die Gallenwege erreichen können (Abb. *21.3.*-17).

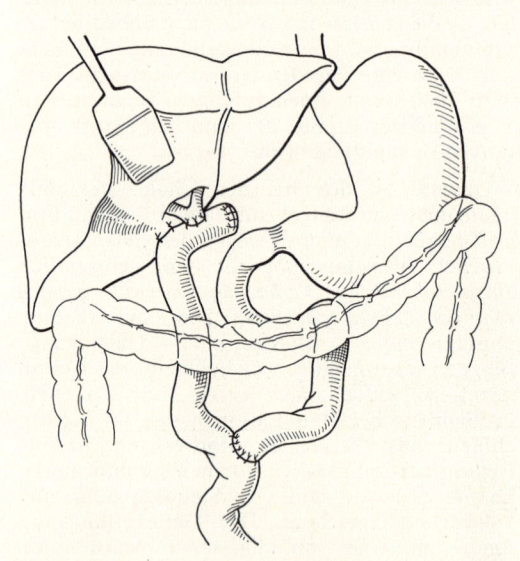

Abb. *21.3.*-17. Hepatikojejunostomie mit Y-förmig ausgeschalteter Dünndarmschlinge.

Indikationen für biliodigestive Anastomosen sind:
- Papillenstenosen, die mit transduodenaler oder endoskopischer Papillotomie nicht beseitigt werden können.
- Chronische Pankreatitis mit Stenose der Pars retroduodenalis des D. choledochus.
- Maligne, inoperable Stenosen des D. hepatocholedochus.
- Narbige Strikturen des Gallenganges nach traumatischen oder operativen Verletzungen.
- Zur Defektdeckung entzündlicher Wandnekrosen des Gallenganges (Mirizzi-Syndrom, Steinperforationen).
- Therapie angeborener Gallengangsanomalien (Atresie, Choledochuszyste).

Manchmal müssen die Anastomosen sehr hoch an der Leberpforte angelegt werden. Eine *transhepatische Schienung* mit einem Gummi-

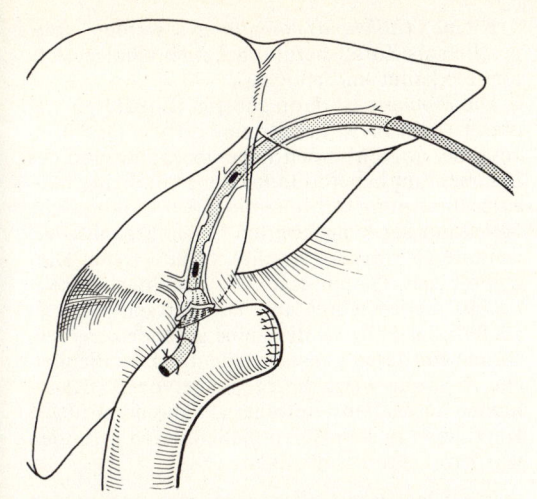

Abb. 21.3.-18. Schienung einer Hepatikojejunostomie mit transhepatischem Drain (»nahtlose« Anastomose nach R. SMITH).

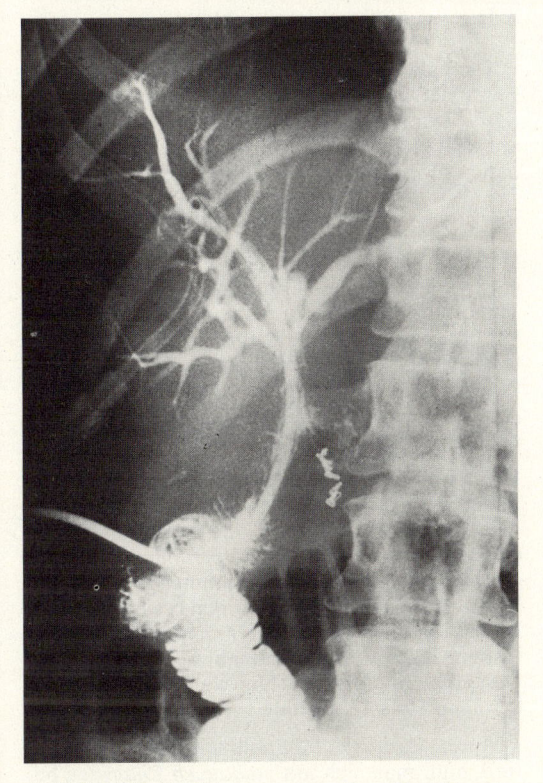

Abb. 21.3.-19. Schienung einer Hepatikojejunostomie mit einem transjejunal und transhepatisch ausgeleiteten sog. Endlosdrain (gleiche Patientin wie Abb. 21.3.-14).

drain (Anastomose nach RODNEY SMITH, Abb. 21.3.-18), oder mit einer sogenannten Endlos-Drainage (Abb. 21.3.-19) für einige Monate kann dann angezeigt sein.

21.3.7.8. Therapie symptomloser Steine

Die Frage, ob der zufällige Nachweis symptomloser Steine therapeutische Konsequenzen auslösen soll, wird kontrovers diskutiert. Man muß dazu wissen, daß mindestens 50% der »stummen« Gallensteine innerhalb von 10 Jahren symptomatisch werden. Ein Fünftel dieser Patienten müssen mit schwerwiegenden Komplikationen rechnen; davon sterben 10-15% an ihrer Gallensteinkrankheit. Je länger Gallensteine bekannt und je älter die Patienten sind, um so häufiger sind schwerwiegende akute Zwischenfälle. Daraus läßt sich ableiten, daß man auch bei symptomfreien Gallensteinträgern die Cholezystektomie sehr ernsthaft erwägen und in der Regel empfehlen muß, insbesondere bei *jüngeren Menschen* unter 60 Jahren.

Zurückhaltender wird man die *Operationsindikation bei alten Menschen* stellen, wenn Funktionseinschränkung des Herzens, der Lunge, der Leber oder der Nieren bestehen.

Bei *Diabetikern* sollte die steinhaltige Gallenblase unbedingt entfernt werden, weil bei ihnen mit einer erhöhten Inzidenz gangränöser Entzündungen mit entsprechenden Folgen zu rechnen ist.

21.3.8. Postcholezystektomiesyndrom

Mit dieser Bezeichnung werden Beschwerden subsummiert, die nach einer Cholezystektomie andauern oder neu auftreten. Die Häufigkeit wird mit 2,6 bis 32% sehr unterschiedlich angegeben. Die Patienten klagen über dyspeptische Beschwerden wie Übelkeit, Unverträglichkeit von Speisen, Blähungen und Schmerzen, die von leichtem Druckgefühl in der Lebergegend bis zu ausgeprägten Koliken reichen können. Funktionelle Störungen infolge veränderter Zusammensetzung der Galle (Gallensäuren, Lipide) sind nicht auszuschließen. Meist liegen aber den Beschwerden handfeste organische Ursachen zugrunde. Es ist durchaus möglich, daß die Cholezystektomie unter falschen Voraussetzungen vorgenommen wurde, wenn nämlich die Beschwerden nicht durch die Gallenblase, sondern durch andere Organe verursacht wurden (Tab. 21.3.-8). Häufiger sind allerdings versehentliche intraoperative Verletzungen des Gallengangsystems, fehlerhafte Operationstechnik sowie übersehene krankhafte Veränderungen (Tab. 21.3.-9). Sehr selten bilden sich Choledochussteine neu oder sie rutschen aus intrahepatischen Gallengängen nach.

Beschwerden nach einer Cholezystektomie dürfen nicht einfach hingenommen werden, son-

Tab. 21.3.-8. Erkrankungen, die ein Postcholezystektomiesyndrom verursachen können.

Gastroduodenalulkus
Hiatushernie
Dickdarmerkrankung (Colon irritabile)
Chronische Pankreatitis
Basale Pleuritis
Stauungsleber
Ureterstein
Pyelonephritis

Tab. 21.3.-9. Organische Ursachen des Postcholezystektomie-Syndroms.

Gallengangsverletzungen
Durchtrennung akzessorischer Gallengänge
Einengung des Gallenganges durch die Zystikusligatur
Versehentliche Gangläsion

Fehlerhafte Operationstechnik
Unterlassene intraoperative Cholangiographie
Fehlindizierte Choledochoduodenostomie
Langer Zystikusstumpf (?)

Übersehene Pathologika
Choledochusstein(e)
Organische Papillenstenose
 (Pankreatitis, Malignom)
Entzündliche Stenosen des Gallengangs

dern es muß sehr intensiv nach den Gründen gesucht werden. Keinen krankhaften Stellenwert hat die bekannte Erweiterung des D. hepato-choledochus auf bis zu 10–11 mm Durchmesser nach einer Cholezystektomie.

Die **Therapie** richtet sich nach der Ursache. Eine Rezidivoperation wird manchmal notwendig sein. In vielen Fällen kommt man jedoch mit endoskopischen Methoden weiter: Papillotomie, Steinextraktion. Für eine Behandlung mit »Diät« und Medikamenten sowie für eine psychosomatische Betreuung bleiben letztlich nur noch wenige Patienten übrig.

21.3.9. Gallenwegstumoren

Gutartige Neoplasien sind selten. Meist handelt es sich um papillomatöse Adenome des Choledochus oder der Gallenblase, die mehr zufällig bei der Operation entdeckt werden. Eine maligne Entartung ist nicht ausgeschlossen.

Bösartige Gallengangstumoren, meist Adenokarzinome, bleiben lange unentdeckt, weil sie erst spät und dann nur sehr uncharakteristische Symptome verursachen.

Kleine *Gallenblasenkarzinome* werden gelegentlich als Zufallsbefund bei einer Cholezystektomie erkannt und entfernt.

Die *Prognose* ist dann günstig. In späteren Stadien besteht meist bereits eine diffuse Durchsetzung der angrenzenden Leberabschnitte und des Ligamentum hepatoduodenale, so daß eine radikale Entfernung nur selten möglich ist (atypische Resektion der benachbarten Leberabschnitte, erweiterte Hemihepatektomie). In 80% treten Karzinome der Gallenblase bei Patienten jenseits des 60. Lebensjahres auf. Die Tatsache, daß in 70–80% der Fälle Gallensteine gefunden werden, spricht für deren kausale Bedeutung. In die gleiche Richtung weist die Frequenz von 2% Karzinomen bei Gallensteinträgern, während nur 0,3% Karzinome in steinfreien Gallenblasen gefunden wurden (Sektionsstatistiken).

Intrahepatische Gallengangskarzinome werden als cholangiozelluläre Karzinome bezeichnet. Nur selten ist eine operative Entfernung möglich.

Die *Prognose* ist daher schlecht.

Therapie: Eine *zytostatische* Behandlung in Form der regionalen Chemotherapie (intraarterielle Zytostatika-Infusion, Chemoembolisation mit artifiziellem Verschluß von Ästen der A. hepatica propria) wird zur Zeit erprobt.

Auch die Heilungsaussichten der *extrahepatischen Gallengangskarzinome* sind *ungünstig*, unabhängig davon, ob sie sich an der Leberpforte entwickeln oder im supraduodenalen Abschnitt. Tumoren in der Pars retroduodenalis und an der Papille provozieren manchmal einen Stauungsikterus bevor Metastasen auftreten. In diesen günstigen Fällen kann mit einer *partiellen Duodenopankreatektomie* der Tumor radikal entfernt werden.

Wegen Gemeinsamkeiten in Diagnostik und Therapie werden die Papillenkarzinome, die Duodenalkarzinome und die retroduodenalen Choledochuskarzinome als *periampulläre* oder *peripapilläre Karzinome* zusammengefaßt. Etwa 30% dieser Tumoren sind radikal operabel. 10 bis 15% überleben 5 Jahre. Die *Prognose* der übrigen Gallengangs- und der Gallenblasenkarzinome ist wesentlich ungünstiger. Nur wenige Patienten leben länger als 12 Monate.

Wenn kurative Maßnahmen nicht möglich sind, muß man sich mit *palliativen Eingriffen* begnügen, um den Gallefluß wieder herzustellen: Choledochoduodenostomie, Choledochojejunostomie, Einlegen von Prothesen in den D. hepaticus mit dem Endoskop zur Überwindung zentraler Stenosen (Pigtail-Katheter, Doppel-J-Katheter, nasobiliäre Verweilsonden), endoskopische Spaltung einer malignen Papillenstenose. Die Galleableitung nach außen über eine perkutane transhepatische Drainage sollte immer der letzte

Ausweg sein, da der ständige Gallefluß den Patienten sehr belästigt.

21.3.10. Verletzungen der Gallenwege

Sie sind sehr selten und entstehen häufiger durch stumpfe als durch perforierende offene Traumen: Kompression des Choledochus gegen die Wirbelsäule, plötzliche Beschleunigung der Leber oder abrupte Steigerung des intraduktalen Druckes (Dezelerationstraumen bei Verkehrsunfällen oder Sturz aus großer Höhe, Kompressionsverletzungen bei Quetschungen). Die parallel zum D. choledochus verlaufende Pfortader ist praktisch nie betroffen, wahrscheinlich, weil sie sich als klappenloses Gefäß sehr rasch entleeren kann. Die Gallenblase wird durch Rippenbogen und Leber recht gut geschützt. Sie wird daher sehr selten isoliert verletzt und überwiegend nur in Kombination mit schweren Leberrupturen.

Die **Diagnose** ist schwierig. Alle Untersuchungsverfahren, auch Computertomographie und Ultraschall helfen nicht entscheidend weiter. Die abdominelle Lavage ist nur positiv, wenn Galle in die freie Bauchhöhle gelaufen ist. Die ERCP scheidet als zeitraubende und invasive Methode in der Akutdiagnostik nach Bauchtraumen aus. Meist wird die richtige Diagnose erst nach Eröffnung der Bauchhöhle gestellt. Gallenblasenverletzungen sind dann leicht zu diagnostizieren. Ein gallig imbibiertes Lig. hepatoduodenale weist auf eine mögliche Läsion des Choledochus hin. Begleitverletzungen an den umliegenden Organen, insbesondere am Duodenum, Pankreas und Leber, erschweren die Diagnose. Der Gang reißt unmittelbar neben dem Pankreas ein, manchmal auch lebernah.

Wenn die Verletzung übersehen wird, entwickelt sich erst nach mehreren Tagen ein Ikterus mit zunehmender peritonealer Symptomatik. Der Stuhl wird acholisch, und die Patienten klagen über zunehmende Schmerzen. Dazu kommen allmählich entzündliche Zeichen wie Fieber, geblähter und gespannter Bauch sowie Aszites.

Therapie: Verletzungen der Gallenblase werden mit einer Cholezystektomie behandelt. Eine primäre Naht der Gangläsionen ist nur möglich, wenn sie sofort erkannt werden. Später ist wegen der Gefahr einer narbigen Striktur eine biliodigestive Anastomose vorzuziehen.

Literaturauswahl

ALLGÖWER, M., F. HARDER, L. F. HOLLENDER, H.-J. PEIPER, J. R. SIEWERT (Hrsg.): Chirurgische Gastroenterologie, Band 2. Springer, Berlin, Heidelberg, New York 1981.

BETTEX M., N. GENTON, M. STOCKMANN (Hrsg.): Kinderchirurgie. Thieme, Stuttgart, New York 1982.

BURHENNE, H. J.: Unblutige Extraktion zurückgelassener Steine in den Gallenwegen. In: H. BECKER, R. SIEWERT, H.-J. PEIPER (Hrsg.): Rezidiveingriffe an den Gallenwegen. Thieme, Stuttgart 1980.

HERMANN, R. E.: Manual of Surgery of the Gallbladder, Bile Ducts, and Exocrine Pancreas. Springer, New York, Heidelberg, Berlin 1979.

HORNBOSTEL, H., D. WURBS: Erkrankungen der Gallenblase und der Gallenwege. In: H. HORNBOSTEL, W. KAUFMANN, W. SIEGENTHALER (Hrsg.): Innere Medizin in Praxis und Klinik, Band 4. Thieme, Stuttgart, New York 1986.

HESS, W.: Gallenblase und Gallenwege. In: K. KREMER, F. KÜMMERLE, H. KUNZ, R. NISSEN, H.-W. SCHREIBER: Intra- und postoperative Zwischenfälle, Band 2: Abdomen, 3. Aufl. Thieme, Stuttgart, New York 1985.

LANDING, G. H.: Considerations of pathogenesis of neonatal hepatitis, biliary atresia and choledochal cyst. The concept of infantile obstructive cholangiopathy. Progr. pediat. Surg. 6:113 (1974).

OTTENJANN, R., W. KUHNER: Endoskopische und perkutane Therapie von Gallenblasensteinen: eine Utopie? Dtsch. med. Wschr. *110*:1399 (1985).

RASSEK, D., D. STRAUB, H. U. SONO, W. STOCK: Ergebnisse nach chirurgischer Behandlung des Gallenblasenkarzinoms. Chirurg *56*:440-444 (1985).

SCHWEMMLE, K.: Die Indikation zur chirurgischen transduodenalen Papillotomie. Akt. Chir. *16*:128 (1981).

21.4. Pankreas

Von Th. Junginger und S. Walgenbach

21.4.1. Einleitung

Chirurgisch relevante Erkrankungen sind neben der akuten und chronischen *Pankreatitis* benigne und maligne *Tumoren* des exokrinen wie endokrinen Pankreas, *Mißbildungen* der Bauchspeicheldrüse sowie *Traumafolgen*.

21.4.2. Anatomie

Das menschliche Pankreas entsteht aus Darmepithel des Duodenums aus einer *ventralen* und *dorsalen Anlage* mit jeweils eigenem Gangsystem, die sich während der 7. Embryonalwoche vereinigen. Der kleineren ventralen Anlage entspricht später ein Teil des Pankreaskopfes und der Proc. uncinatus. Das restliche Organ entwickelt sich aus der dorsalen Anlage. Auch die Pankreasgänge verschmelzen und bilden den *D. pancreaticus (D. Wirsungianus)*, der das gesamte Organ durchzieht und mit dem D. choledochus in der *Papilla major (Vateri)* mündet. Ein Teil des Ganges der dorsalen Anlage kann als *D. Santorini* in der *Papilla minor* ins Duodenum münden. Findet die Fusion der Pankreasgänge nicht statt, resultiert ein *Pancreas divisum*, beide Gänge münden getrennt. Bedingt durch die Rotation des Magens und die Verlötung des Duodenums mit der dorsalen Bauchwand liegt das Pankreas schließlich retroperitoneal vor dem 1. Lendenwirbelkörper. Die ca. 15 cm lange Drüse, die in *Kopf-, Hals-, Körper-* und *Schwanzregion* unterteilt wird, erstreckt sich von der Konkavität des Duodenums, in der das *Caput pancreatis* liegt, hinter dem Magen verlaufend bis zum kaudalen Milzhilus, den die *Cauda pancreatis* erreicht.

Im Rahmen chirurgischer Maßnahmen bedeutsame anatomische Strukturen unterkreuzen das Organ. Im Kopfbereich sind dies der *D. choledochus*, dessen distaler Anteil meist intrapankreatisch verläuft, die *V. cava inf.*, die *V. renalis dext.* und die *Aorta abdominalis*. Hinter dem Korpus liegen die *V. portae* und *V.* und *A. mesenterica sup.* sowie die *V. mesenterica inf.* Dorsal des Pankreasschwanzes verläuft die *V. lienalis* (Abb. *21.4.*-1).

Der *Lymphabstrom* geht nach den peripankreatischen Lymphknoten vorwiegend in die *Nodi lymphatici coeliaci*, aber auch zu allen anderen Oberbauchlymphknoten.

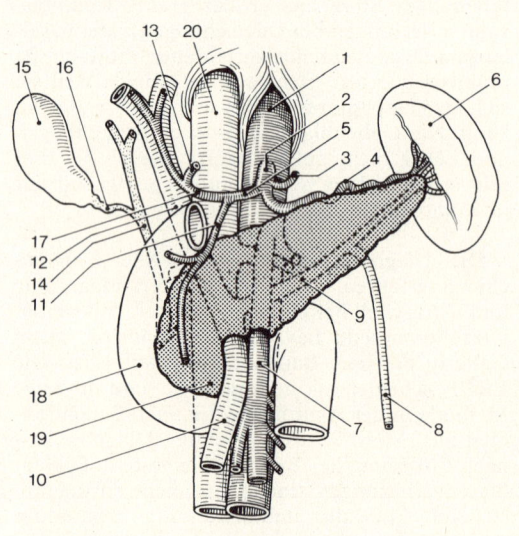

1 Aorta
2 Tr. coeliacus
3 A. gastrica sin.
4 A. lienalis
5 A. hepatica com.
6 Milz
7 A. mesenterica sup.
8 V. mesenterica inf.
9 V. lienalis
10 V. mesenterica sup.
11 A. gastroduodenalis
12 V. portae
13 A. gastrica dex.
14 D. Choledochus
15 Gallenblase
16 D. cepticus
17 A. hepatica propria
18 Duodenum
19 Pankreas, Proc. uncinatus
20 V. cava

Abb. *21.4.*-1. Beziehung der Bauchspeicheldrüse zu den Organen des Oberbauchs.

Ebenfalls von chirurgischer Bedeutung ist die *gemeinsame arterielle Versorgung des Pankreaskopfes und des Duodenums* über die *Aa. pancreaticoduodenalis sup. und inf.* Korpus und Kauda erhalten ihren arteriellen Zustrom über Seitenäste der *A. lienalis* sowie die *Aa. pancreatica dorsalis* und *pancreatica transversalis*.

Der *venöse Abfluß* erfolgt über die *Vv. pancreaticoduodenalis sup.*, *pancreaticoduodenalis inf.* sowie *lienalis*.

21.4.3. Physiologie

Morphologisch und funktionell ist das Pankreas in einen *exokrinen* und *endokrinen Anteil* zu untergliedern.

Die **exkretorische** Leistung des Organs besteht in der *Synthese der Verdauungsenzyme* für die Hauptnahrungsbestandteile (Drüsenepithel der Azini) und der täglichen Sekretion von ca. 1,5 l *alkalischen Pankreassekrets* (zentroazinäre Zellen und distales Gangepithel). Die Neutralisation des sauren Chymus durch das ins Duodenum abgegebene, bikarbonatreiche Sekret gewährleistet die Aktivierung der proteo- und lipolytischen Pankreasfermente in ihrem optimalen Wirkbereich. Die Sekretionsleistung des Pankreas unterliegt einer *neurohumoralen Steuerung*. Nahrungsaufnahme bewirkt eine Stimulation der Sekretion *(zephale, gastrische, intestinale Phase)*.

Der **endokrine** Anteil des Pankreas macht 1–2% des Gesamtorgangewichts aus und entspricht den 1–2 Millionen *Langerhansschen Inseln*, die gleichmäßig im Organ lokalisiert sind. Die dem *APUD-Zellsystem* (s. u.) zuzuordnenden Zellen synthetisieren *Polypeptidhormone*, die vorwiegend in den Intermediärstoffwechsel eingreifen, denen aber auch eine Rolle in der Regulation der Pankreasfunktion zugeschrieben wird.

21.4.4. Allgemeine Operationstechnik

Den günstigsten Zugang zum gesamten Organ ermöglicht der *bilaterale Subkostalschnitt*. Zur Exploration des Pankreas ist die *Eröffnung der Bursa omentalis* erforderlich. Der dazu gebräuchlichste Weg stellt die Durchtrennung des Lig. gastrocolicum außerhalb der Arkaden des Magens dar oder die Ablösung des Omentum majus vom Colon transversum. Die *Exposition des Pankreaskopfes* gelingt, wenn das Omentum minus durchtrennt wird. Bei einem *Zugang durchs Mesocolon transversum* ist aufgrund der zu schonenden Kolongefäße die Übersicht beschränkt. Lediglich zur inneren Pankreaspseudozystendrainage ist er gelegentlich indiziert. Die gemeinsame arterielle Versorgung von Pankreaskopf und Duodenum gestattet *Kopfresektionen nur unter Mitnahme des Duodenums*. Damit ist auch die Durchtrennung des D. choledochus erforderlich. Die Anastomosierung des Magenantrums mit einer Jejunumschlinge wäre bei uneingeschränkter Magensäureproduktion von der Entstehung eines Ulcus pepticum jejuni gefolgt, so daß die ⅔-Magenresektion oder die Vagotomie ebenfalls Bestandteil des Eingriffes ist. Zur *Rekonstruktion* werden unterschiedliche Verfahren eingesetzt (s. Abb. *21.4.*-8).

21.4.5. Kongenitale Pankreasfehlbildungen

21.4.5.1. Pancreas aberrans

Ektopes Pankreas steht nicht mit dem Organ in Verbindung und wird meist in der Wand von Magen und Duodenum beobachtet. Die gewöhnlich 1–2 cm großen Pankreasinseln wachsen in der Regel submukös. Andere intestinale und extraintestinale Lokalisationen sind möglich, z. B. innerhalb eines Meckelschen Divertikels, von Leber, Gallenblase, Netz und Milz. Die alkalische Sekretion kann über eine Stimulation der Gastrinsynthese zur Hyperazidität führen. Das Vorkommen hormonaktiver Inselzelltumoren in dystopem Pankreasgewebe wurde beobachtet.

Symptome: Klinische Bedeutung erlangen im 4. und 5. Lebensjahrzehnt schmerzhafte Ulzerationen der Schleimhaut über den atopischen Inseln (Hyperazidität) mit möglicher intestinaler Blutung oder einer Darmverlegung (z. B. Pylorusstenose).

Diagnose: Im oberen Gastrointestinaltrakt gelingt der *endoskopische* und *bioptische* Nachweis.

Therapie: Therapie der Wahl ist die lokale Exzision oder Resektion.

21.4.5.2. Pancreas anulare

Diese Fehlbildung entsteht während der Embryogenese, wenn die Rotation des Duodenums bei fixiertem Ende der ventralen Pankreasanlage stattfindet und damit Pankreasparenchym das Duodenum zirkulär umgibt. Die Parenchymbrücke ist in ¾ der Fälle im Bereich der Pars descendens duodeni lokalisiert und infiltriert die Duodenalwand. Das Pankreassekret drainiert entweder über mehrere direkt ins Duodenum mündende Gänge oder nach deren Vereinigung zu einem akzessorischen Pankreasgang über diesen.

Symptome: Beschwerden können sich im Säuglings- und Kindesalter oder in der Regel erst um das 40. Lebensjahr unter den Zeichen einer Passagestörung mit postprandialem Völlegefühl und Erbrechen einstellen. Ulzera als Folge der Entleerungsstörung des Magens und Duodenums sind relativ häufig *(Staseulkus)*.

Diagnose: *Endoskopisch* und *röntgenologisch* (MDP) findet sich eine zirkuläre Duodenalstenose (ggf. ein Ulkus). Die Darstellung der Pankreasganganomalie gelingt durch *ERCP* (endoskopisch *r*etrograde Cholangio-, Pankreatikographie). *Sonographie* und *Computertomographie* sind aufgrund der Darstellung des zirkulär ums Duodenum gelegenen Organs beweisend.

Therapie: Eine Durchtrennung der Parenchymbrücke kann eine Pankreatitis bzw. Pankreasfistel zur Folge haben und gefährdet die Duodenalwand aufgrund deren Infiltration durch das Pankreasgewebe. Somit stellt eine *Umgehungsoperation* z. B. in Form der Duodenojejunostomie, Duodenoduodenostomie, Gastroduodenojejunostomie oder Duodenojejunostomie mit einer Roux-Schlinge die Therapie der Wahl dar (Abb. *21.4.*-2).

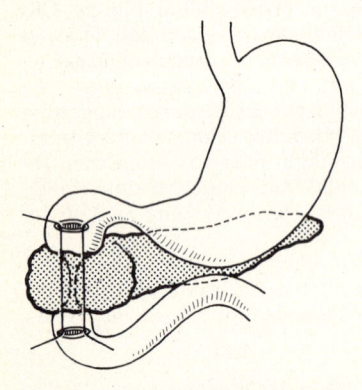

Abb. *21.4.*-2. Duodenoduodenostomie bei Pancreas anulare.

Abb. *21.4.*-3. Akute und chronische Pankreatitis.

Aufgrund der schwierigen Differenzierung zwischen rezidivierend akuter und chronisch rezidivierender Form wird in jüngster Zeit nur noch zwischen akuter und chronischer Pankreatitis unterschieden.

21.4.6. Pankreatitis

21.4.6.1. Einleitung und Definition

Unabhängig von ihrer Ätiologie werden Entzündungen des Pankreas in *akute* und *chronische* Formen unterteilt. Die akute Pankreatitis kann nach Ausschaltung der auslösenden Noxe folgen- und symptomlos ausheilen, wohingegen die chronische Pankreatitis progredient ist, das Organ irreversibel schädigt und damit zum zunehmenden Funktionsverlust des exo- wie endokrinen Pankreas führt. Im Anfangsstadium sind akute und chronische Verlaufsformen oft nicht zu differenzieren.

Die *Marseiller Klassifikation* unterscheidet noch folgende Verlaufsformen (Abb. *21.4.*-3, Schema nach AMMANN):
Akute, reversible Form:
- akute Pankreatitis,
- rezidivierende akute Pankreatitis,
Chronische, progrediente Form:
- chronische, rezidivierende Pankreatitis,
- chronische Pankreatitis.

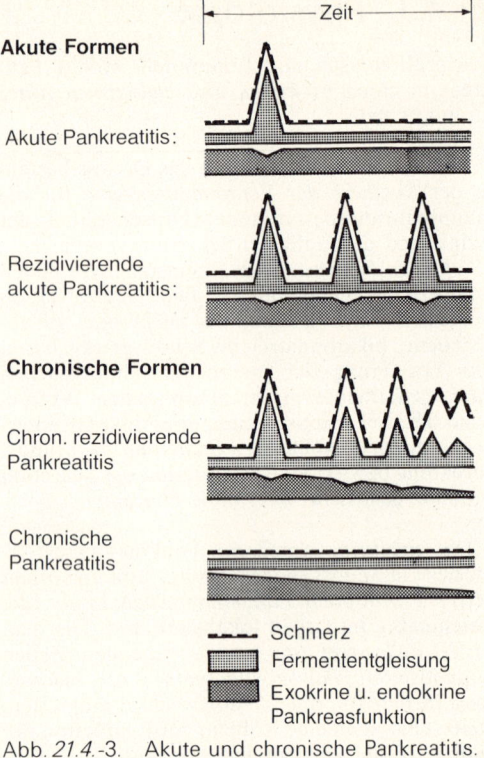

21.4.6.2. Akute Pankreatitis

Pathogenese und Ätiologie: Physiologischerweise werden inaktive Verdauungsenzyme im exokrinen Pankreas synthetisiert, über die Pankreasgänge ins Duodenum abgegeben und dort aktiviert. *Die Freisetzung und Aktivierung dieser proteolytischen und lipolytischen Enzyme in der Drüse stellt den entscheidenden pathogenetischen Faktor der akuten Pankreatitis dar und führt zur Autodigestion (enzymatische Selbstandauung) des Organs.* Folge des Übertritts der Enzyme ins Interstitium ist ein Gewebsödem. Die Erkrankung kann auf dieser Stufe der *ödematösen Pankreatitis* stehen bleiben oder als *hämorrhagisch-nekrotisierende Entzündung* bis zur Totalnekrose der Drüse *(Pankreasapoplexie)* fortschreiten und die Umgebung des Organs miteinbeziehen. Die freigesetzten Enzyme führen zur *peripankreatischen Fettgewebsnekrosen,* die sich als Nekrosestraßen retroperitoneal bis ins kleine Becken ausbreiten oder auch nach intraperitoneal entwickeln können. *Retro- bzw. intraperitoneale Abszesse (Sepsis)* entwickeln sich aus sekundär infizierten Nekro-

21.4. Pankreas

Tab. 21.4.-1. Komplikationen der akuten und chronischen Pankreatitis.

Nekrosestraßen
Retro-, intraperitoneale Abszesse
Pseudozysten
Stenosierung/Kompression von D. choledochus, Magen, Duodenum, Kolon, V. lienalis, V. portae
Pankreasfisteln
Gastroduodenalulkus
Arrosion von Darm und Gefäßen
Exokrine und endokrine Insuffizienz

Tab. 21.4.-2. Lokale und systemische Effekte bei der akuten Pankreatitis.

Intra-, peripankreatisches Ödem
Parenchymnekrose
Fettgewebsnekrose
Retroperitoneale Blutung
Exsudat, Flüssigkeitsverlust
Hämorrhagischer Aszites
Hypokalzämie, -phosphatämie, -kaliämie
Hyperglykämie, -lipoproteinämie
Hypalbuminämie
Leukozytose, Linksverschiebung
Koagulopathie
Kreislaufdepression
Renale, pulmonale Insuffizienz
Pleura-, Perikarderguß
Encephalopathia pancreatica

Tab. 21.4.-3. Systemische und lokale Wirkung bei der Pankreatitis freigesetzter Enzyme und Toxine.

Trypsin	Schock, Proteolyse, Koagulopathie
Chymotrypsin	Proteolyse
Elastase	Proteolyse, Elastolyse, Blutungen
Lipase	Fettgewebsnekrosen, Hypokalzämie
Phospholipase A	Hydrolyse von Phospholipiden, Lysolecithinbildung, Schocklunge
Kallikrein	Kininfreisetzung
Kinine, Histamin	Ödem, Schmerz, Schock, Vasodilatation, Permeabilitätssteigerung
Myocardial depressant factor	Beeinflussung der Kreislaufsituation

sen. Mögliche lokale Spätfolgen sind *Pankreaspseudozysten*, die aus verflüssigtem, eingekapseltem Zelldetritus resultieren (Tab. *21.4.*-1). Neben der lokalen haben die freigesetzten Enzyme und Toxine, die partiell in die Blutbahn übertreten, systemische Wirkungen (Tab. *21.4.*-1, *21.4.*-2, *21.4.*-3).

Häufigste *Komplikation* ist ein *Schock*, der mit dem Ausmaß der Organnekrose korreliert und durch den gleichzeitigen Flüssigkeitsverlust ins Retroperitoneum verstärkt wird. Sich anschließende renale und pulmonale Versagen können sowohl Schockfolge als auch toxischer Genese (Freisetzung von Kininen) sein.

Eine vereinfachende Unterteilung des Verlaufes der Pankreatitis in eine *ödematöse* oder *hämorrhagisch-nekrotisierende Form* mit *partieller oder totaler Organnekrose* hat sich klinisch bewährt. Hieraus resultiert die Einteilung der Erkrankung in drei Schweregrade (Tab. *21.4.*-4).

Tab. *21.4.*-4. Klinische Schweregrade der akuten Pankreatitis.

Schweregrad *I*	Ödematöse Pankreatitis
Schweregrad *II*	Partiell nekrotisierende Pankreatitis
Schweregrad *III*	Diffus nekrotisierende Pankreatitis mit Schockfolgen

Pathophysiologisch begünstigen folgende Faktoren einzeln oder in Kombination die Entstehung einer akuten Pankreatitis: Abflußstörung, Sekretionsreiz und veränderte Sekretzusammensetzung, Gallen-, Chymus- und Duodenalreflux sowie Azinuszellschädigung (Tab. *21.4.*-5).

Ätiologisch können Pankreatitiden in *biliäre* und *nicht biliäre* Formen untergliedert werden (Tab. *21.4.*-6). Ursache der akuten Form der Pankreatitis ist in der überwiegenden Mehrzahl der Fälle (ca. 90%) der *Alkoholabusus* und die *Cholelithiasis*. Die Alkoholpankreatitis findet sich gewöhnlich bei Männern um das 40. Lebensjahr. Hingegen sind Pankreatitiden älterer Frauen (60–70 Jahre) in der Regel *biliärer Genese*. Der Beweis der biliären Ursache ist schwierig. Lediglich bei 2–5% der Patienten läßt sich ein inkarzerierter Papillenstein nachweisen (Opie-Syndrom). Andererseits wurden bei bis zu 80% der Patienten mit vermeintlicher biliärer Pankreatitis Gallensteine im Stuhl gefunden, und nach Cholezystektomie und Gallenwegssanierung rezidivierte die Erkrankung nicht. Unter den selteneren Pankreatitiden sind die *operativ und traumatisch bedingten* für der Chirurgen von besonderer Bedeutung.

Symptome: *Leitsymptom* der Erkrankung ist der *akute Oberbauchschmerz*. Je nach Lokalisa-

Tab. 21.4.-5. Akute Pankreatitis, Morphogenese, pathophysiologische Mechanismen.

	Morphogenese	Pathophysiologie
Biliäre Pankreatitis	Hämorrhagisch-nekrotisierend Primär nicht enzymatisch	Abflußstörung Konkrement, Tumor, Pankreasganganomalie
Nicht biliäre Pankreatitis	Autodigestiv lipolytisch-proteolytisch	Sekretionsreiz, veränderte Sekretzusammensetzung Alkohol, protein-, fetthaltige Mahlzeit, Stoffwechselstörung
	Biliär und enzymatisch-autodigestiv Mischform	Galle-, Chymus-, Duodenalreflux Gangverschluß
	Infektiös	Azinuszellschädigung Durchblutungsstörung, Infektion, Intoxikation

Tab. 21.4.-6. Ätiologie der akuten und chronischen Pankreatitis.

Akute Pankreatitis	Chronische Pankreatitis
Gallenwegserkrankungen	Alkohol
Alkohol	Gallenwegserkrankungen
Mechanisch (postoperativ, Trauma)	Pankreasganganomalien
Iatrogen (ERCP)	Stoffwechselerkrankungen
Endokrine Erkrankungen	Hereditär
Medikamentös-toxisch	Autoimmunerkrankungen
Allergie, Autoimmunerkrankung	Parasitär
Durchblutungsstörung	Trauma
Neurogen	
Viral	
Parasitär	
Hereditär	

Tab. 21.4.-7. Symptomatik und Befunde der akuten Pankreatitis.

	%
Abdominalschmerz	90–100
Übelkeit, Erbrechen	70– 90
Meteorismus	70– 80
Subileus	60– 80
Aszites	50– 70
Temperaturerhöhung	40– 50
Schock	30– 50
Subikterus	30– 50
Abwehrspannung	30– 40
Respiratorische Insuffizienz	20– 30
Pleuraerguß	15– 20
Schocknieren	10– 20
Encephalopathia pancreatica	10– 15

tion der Entzündung kann der Schmerz einseitig oder beidseitig (gürtelförmig) in den Rücken bis zum Schulterblatt oder auch in den Mittelbauch ausstrahlen.

Eine typische *peritonitische Abwehrspannung* (»bretthartes Abdomen«) besteht aufgrund der retroperitonealen Entzündung nicht, das Abdomen ist gummiartig eindrückbar. Selten finden sich die Zeichen nach CULLEN (periumbilikale bläuliche Flecken mit ödematöser Subkutis) und GREY-TURNER (bläuliche Flecken der Flanke mit ödematöser Subkutis) als Folge einer retroperitonealen Entzündung und Hinweis einer ungünstigen Prognose. Weitere Symptome und Befunde sind entsprechend ihrer Häufigkeit in Tab. 21.4.-7 aufgeführt.

Diagnose: *Laborchemisch* ist eine Erhöhung der *Serum-α-Amylase* und *-Lipase* nachweisbar. Ihr Anstieg, zum Teil auf das 10–20fache der Norm, erlaubt keine Rückschlüsse auf die Schwere und die Prognose der Erkrankung. α_2-*Makroglobulin* und *C-reaktives-Protein* scheinen jedoch mit dem Ausmaß der Pankreasnekrosen zu korrelieren. Niedrige α_2-Makroglobulin- und hohe Spiegel von C-reaktivem Protein werden bei nekrotisierender Verlaufsform gesehen. Auch eine *Hypokalzämie* spricht für eine schlechte Prognose. Ursächlich wird die Einlagerung des Calciums in Fettgewebsnekrosen diskutiert. Nekroseausmaß und Hypokalzämie hängen von der Menge der freigesetzten Lipase ab. Je höher die Lipase ist, um so niedriger meist die Serumkalziumkonzentration.

Die Bestimmung der Cholestaseparameter *Bilirubin, Transaminasen, alkalische Phosphatase, γ-GT* ermöglicht Rückschlüsse auf eine eventuelle biliäre Genese der Pankreatitis.

Sich entwickelnde Komplikationen wie Elektrolyt-, Stoffwechselentgleisung (Blutzuckerentgleisung, Diabetes mellitus bei Totalnekrose), Hypovolämie (Schock), Nierenversagen, Verbrauchskoagulopathie, pulmonale Insuffizienz können durch regelmäßige Kontrollen von *Elektrolyten, Blutzucker, Blutbild, Retentionswerten, Gerinnung* und *Blutgasanalysen* frühzeitig erfaßt werden.

Die *Abdomenübersichtsaufnahme* dient in erster Linie der differentialdiagnostischen Abklärung akuter Oberbauchbeschwerden wie dem Nachweis freier intraabdomineller Luft (perforiertes Gastroduodenalulkus) oder von Flüssigkeitsspiegeln bei Ileus. Vereinzelte gasgefüllte dilatierte Dünndarmschlingen im linken Ober- und Mittelbauch (Sentinel-Loop) bzw. ein überblähtes Kolon mit plötzlichem Abbruch der Darmgasanreicherung gelten als charakteristische, wenn auch nicht spezifische Zeichen der Pankreatitis. *Verkalkungen* der Bauchspeicheldrüse sind Zeichen früherer Pankreatitiden. Kalkdichte Konkremente in Projektion auf das Gallenwegssystem geben Hinweise auf eine Cholelithiasis.

Die *Thoraxaufnahme* zeigt vorhandene Pleuraergüsse (vorwiegend links), Atelektasen und Infiltrate.

Wichtigste Untersuchungen sind die bildgebenden Verfahren Sonographie und Computertomographie. *Sonographisch* ist in der Regel zwischen ödematösen und nekrotisierenden Pankreatitiden zu differenzieren. Komplikationen der Erkrankung Abszesse, Nekrosestraßen, Pseudozysten, Aszites, Ergüsse, Schocknieren sind darstellbar und eine Aussage zur Ätiologie möglich, wenn sich eine Cholezystolithiasis bzw. eine Dilatation der Gallenwege mit Passagehindernis (Stein, Tumor) nachweisen läßt.

Die Sonographie ist durch die *Computertomographie* zu ergänzen, wenn die Schwere der Pankreatitis die ödematöse Form überschreitet. Sie erfaßt Pankreasnekrosen, die sich nach intravenöser Kontrastmittelinjektion von gesundem Gewebe abgrenzen, Nekrosestraßen sowie deren Ausdehnung besser und sollte vor einer chirurgischen Intervention erfolgen.

Sprechen anamnestische Angaben mit rezidivierenden Koliken und die erhobenen Befunde für eine biliäre Pankreatitis, ist auch im akuten Stadium die *ERCP* indiziert. Hierdurch können einerseits die Diagnose bestätigt und andererseits nach endoskopischer Papillotomie die ursächlichen Choledochuskonkremente extrahiert werden. Sonstige pathologische Befunde des oberen Gastrointestinaltrakts (Ulkus, Gastritis, Duodenaldivertikel, Papillentumor) lassen sich ebenfalls endoskopisch nachweisen.

Differentialdiagnosen zur Pankreatitis sind alle Erkrankungen, die das Bild eines akuten Abdomens hervorrufen (s. Kap. 21.11).

Therapie: Die *Basistherapie* der akuten Pankreatitis besteht in einer Ruhigstellung des Organs und der Ausschaltung von Stimuli. Sie umfaßt die Nahrungs- und Flüssigkeitskarenz, parenterale Ernährung (zentraler Venenkatheter, zentraler Venendruck, Volumenersatz, Bilanzierung, Elektrolytausgleich), Ableitung des Magensekrets (Magensonde), Hemmung der Magensaftsekretion und Ulkusprophylaxe (H_2-Rezeptorantagonisten, Antazida) und eine Schmerzbehandlung (keine Morphinabkömmlinge, da diese den Tonus des Sphincter Oddi erhöhen).

Weitere am klinischen Verlauf orientierte Maßnahmen sind Substitution von Blut, Plasma, Eiweiß-, Gerinnungsfaktoren (Schock, Verbrauchskoagulopathie), Applikation gallegängiger Antibiotika (Abszeß, biliäre Sepsis), Hämodialyse oder Hämofiltration (Nierenversagen) sowie Intubation und Beatmung (respiratorische Insuffizienz).

Als *kausale Maßnahme* ist bei biliärer Genese frühzeitig die *ERCP mit endoskopischer Papillotomie und Steinextraktion* indiziert. Eine gleichzeitige Cholezystolithiasis erfordert nach Abklingen der akuten Symptomatik die Cholezystektomie. Die *Cholezystektomie* im Intervall ist ebenfalls indiziert, wenn ein inkarzeriertes Konkrement nicht nachweisbar ist, aber eine bestehende Cholezystolithiasis die biliäre Genese wahrscheinlich macht.

Die *Indikation zur operativen Therapie* im akuten Stadium ist ansonsten nur gegeben, wenn bei biliärer Pankreatitis die endoskopische Steinextraktion nicht gelingt, sich trotz konservativer Therapie Komplikationen einstellen (Nekrosen, Abszesse, Fisteln) oder keine Besserung des Allgemeinzustandes des Patienten zu erzielen ist bzw. dieser sich klinisch verschlechtert.

Sie besteht bei biliärer Pankreatitis in der *Cholezystektomie* gegebenenfalls der *Gallengangsrevision* und *Einlage einer T-Drainage*. Nekrosen, Abszesse und Pankreassequester werden nach der Exploration des Abdomens mittels *digitaler Nekrosektomie, Sequesterotomie* oder *Pankreassegmentresektion* ausgeräumt. Um den linken Pararenalraum ausreichend explorieren und drainieren zu können, sind gelegentlich die *Pankreasschwanzresektion* und *Splenektomie* erforderlich. Die *Pankreatektomie* bei einer Nekrose des gesamten Organs sollte Ausnahmesituationen vorbehalten bleiben. Essentieller Bestandteil aller Eingriffe ist die ausgiebige *Drainage des Abdomens und der Nekrosezonen* mit anschließender Spülbehandlung.

Die offen gelassene, mit Fremdmaterial bedeckte Laparotomiewunde begünstigt bei schwersten Formen der intraabdominellen Infektion/Nekrose den freien Abfluß des Peritonealsekrets und die wiederholte Revision des Abdomens.

Intestinale Fisteln durch Arrosion von Dünn- oder Dickdarm stellen ernste *Komplikationen* dar und sind durch Ausleitung des Darmes mit späterer Reanastomosierung zu behandeln.

Postoperative äußere Pankreasfisteln heilen häufig spontan aus, andernfalls ist eine Fistuloenteroanastomose indiziert.

Pankreaspseudozysten weisen frühestens nach 6 Wochen eine solide Wand auf und stellen ab einer Größe von 5 cm eine Indikation zur inneren Drainage durch *Zystojejunostomie* dar, um Komplikationen, die in 50% drohen, vorzubeugen.

Die **Prognose** der akuten Pankreatitis ist im Schweregrad I mit einer 5%igen Letalität relativ günstig. In den Stadien II und III steigt diese bis auf 85%.

Die **akute Pankreatitis** ist pathogenetisch eine Selbstandauung der Drüse. *Ätiologisch* stehen der Alkoholabusus (Männer um 40 Jahre) und ein Gallensteinleiden (ältere Patientinnen) im Vordergrund.
Die *Diagnose* wird laborchemisch (Serumamylase, Lipase, Alphamakroglobulin, CRP) und durch bildgebende Verfahren (Sonographie, Computertomogramm) gestellt.
Die *Basistherapie* der akuten Pankreatitis ist konservativ. Bei Choledocholithiasis ist die frühzeitige ERCP mit Papillotomie und Steinentfernung indiziert.
Die *operative Behandlung* ist bei Komplikationen (Nekrose, Abszeß, Fistel) und Verschlechterung des Allgemeinzustandes trotz *konservativer Behandlung* angezeigt. Wesentlicher Bestandteil der Operation ist die Nekrosektomie.

21.4.6.3. Chronische Pankreatitis

Pathogenese und Ätiologie: Die Pathogenese der chronischen Pankreatitis ist nur zum Teil geklärt. Die heutige Theorie geht von einer, möglicherweise auf eine *sekretorische Hyperaktivität zurückführbare Schädigung der Azinuszelle* aus, in deren Folge die Zelle atrophiert. In den Azini und Endkanälchen des Pankreas präzipitiert dann eiweißartiges Material, in dem es zunehmend zur *Ablagerung von Calciumsalzen* kommt. Die resultierenden Konkremente, die vorzugsweise in den Seitenästen des D. Wirsungianus lokalisiert sind, induzieren eine perikanalikuläre Bindegewebsneubildung mit nachfolgender *Parenchymfibrose und -sklerose* (small duct disease). Konkremente wie Parenchymfibrose stenosieren und obstruieren die Pankreasgänge. Der Druck in den vor dem Passagehindernis zystisch veränderten und dilatierten Gängen ist erhöht, so daß eine Exsudation von Pankreasfermenten in das umgebende Parenchym resultiert mit konsekutiver Entzündung und peripankreatischer Fibrosierung. Der Pankreashauptgang wird zum Teil relativ spät miteinbezogen (big duct disease). Als Folge des erhöhten Binnendrucks können sich diese zystischen Veränderungen zur *Pankreaspseudozyste* entwickeln, deren Lumen nicht von Epithel, sondern von Bindegewebe ausgekleidet ist.

Ätiologisch wichtigster Faktor ist der *Alkoholismus*, weit weniger häufig eine Gallenwegserkrankung sowie Pankreastraumen oder Pankreasganganomalien (Tab. *21.4.*-6).

Die chronische Verlaufsform führt im Spätstadium zur *exokrinen und endokrinen Pankreasinsuffizienz* (Maldigestion, Diabetes mellitus).

Symptome: *Leitsymptom* der Erkrankung ist der *Oberbauchschmerz* mit zum Teil gürtelförmiger Ausstrahlung in den Rücken, der konstant sein oder intermittierend auftreten kann. Mit fortschreitender Erkrankung kann der Schmerz an Intensität und Häufigkeit nachlassen bis hin zur Schmerzfreiheit *(»ausgebranntes Pankreas«)*.

Die Reduktion des Körpergewichtes, anfänglich Folge der eingeschränkten Nahrungsaufnahme während der Schmerzattacken, ist später Ausdruck der Maldigestion. Als weitere Spätsymptome treten eine Steatorrhö und der pankreatogene Diabetes mellitus auf (Tab. *21.4.*-8).

Tab. *21.4.*-8. Symptomatik und Befunde der chronischen Pankreatitis.

	%
Abdominalschmerz	80–100
Gewichtsreduktion	35–100
Steatorrhö	10– 75
Diabetes mellitus	10– 65
Kalzifizierung	10– 65

Relativ häufig sind *Pankreaspseudozysten*, die durch Verdrängungserscheinungen oder spezifische Komplikationen wie Abszedierung, Blutung, Ruptur, Fistelung symptomatisch werden können.

Ein *Ikterus* ist Folge einer Stenose des D. choledochus aufgrund einer entzündlichen Pankreaskopfschwellung, Pankreaskopfpseudozyste oder einer Pankreasfibrose in unmittelbarer Nähe seines intrapankreatischen Anteils.

Die *Ausdehnung der Entzündung auf die Nachbarorgane* führt selten zur Duodenalstenose, Kolonstenose oder segmentaler portaler Hypertension mit nachfolgenden Fundusvarizen (Stenosierung der V. lienalis, seltener der V. portae) (Tab. *21.4.*-1).

Diagnose: *Anamnestisch* ergeben sich aufgrund rezidivierender Schmerzattacken Hinweise bezüglich der Verlaufsform der Pankreatitis.

Der *klinische Untersuchungsbefund* im akuten Schub entspricht weitgehend dem der akuten Pankreatitis. Mitunter sind zystische Raumforderungen palpabel.

Laborchemisch findet sich eine Erhöhung der *α-Amylase* und *Lipase* im Serum beim akuten Schub. Ansonsten sind diese Enzyme normal oder grenzwertig erhöht. Die Cholestaseparameter *Bilirubin, Transaminasen, alkalische Phosphatase, γ-GT* können die Obstruktion der Gallenwege oder eine begleitende alkoholische Leberschädigung anzeigen.

Zur *Erfassung der exokrinen Funktionsstörung* wird eine Reihe direkter *(Sekretin-Pankreozymintest, Lundh-Test)* und indirekter Methoden *(Chymotrypsin und Fette im Stuhl, Pankreolauryl-Test, NBT-PABA-Test, Isoamylasen)* angegeben, die alle den Nachteil haben, daß sie nur schwere Organschädigungen erfassen. Erst die Reduktion der exokrinen Pankreasfunktion auf ca. 10% der Norm führt zur Maldigestion. *Blutzuckertagesprofile* bzw. *Glucosetoleranztests* sichern den Diabetes mellitus (endokrine Pankreasinsuffizienz).

Pankreasverkalkungen als pathognomonisches Zeichen der chronischen Pankreatitis finden sich auf der *Abdomenübersichtsaufnahme. Pulmonale Affektionen* (Erguß, Atelektase, Infiltrat) während des akuten Schubs zeigt die *Thoraxübersicht.* Durch MDP lassen sich Stenosierungen, Pelottierungen und entzündliche Wandveränderungen von Magen und Duodenum sowie eine Aufweitung des duodenalen »C« nachweisen. Die Gastroduodenoskopie leistet hier Ähnliches.

Entscheidend sind *Sonographie und Computertomographie*. Sie erlauben die Darstellung und Beurteilung des Organs, der Pankreas- und Gallengänge, entzündlicher Nachbarschaftsveränderungen und die Erfassung von Komplikationen wie Zysten, Abszedierung, Nekrosen und Einblutungen. Beide Verfahren können gegebenenfalls mit der *Feinnadelpunktion* kombiniert werden. Die wichtige Information einer bestehenden Cholelithiasis ist sicherer mittels Sonographie erhältlich. Die Darstellung und Beurteilung der Gallengänge gelingt bei fehlendem Ikterus durch die *Cholangiographie*. Die *ERCP* gestattet die Darstellung beider Gangsysteme, eine Entnahme von Sekret zur zytologischen Untersuchung und ist zur differentialdiagnostischen Abklärung Pankreatitis – Tumor indiziert oder wenn eine operative Therapie der Erkrankung erwogen wird. Typischerweise zeigt die ERCP kurzstreckige Stenosierungen und Dilatationen des D. Wirsungianus (perlschnurartig, big duct disease), die in den Seitenästen beginnen. Die Pankreatitis unterhaltende Pankreas- bzw. Gallengangssteine können gegebenenfalls in gleicher Sitzung nach Papillotomie extrahiert werden.

Die *Zöliako-, Mesenterikographie mit indirekter Splenoportographie* (venöse Phase der Angiographie) ist vor einem resezierenden Eingriff zur Abklärung anatomischer Gefäßvarianten sowie der Überprüfung der Operabilität indiziert.

Differentialdiagnosen der chronischen Pankreatitis sind das *Pankreaskarzinom*, die *akut rezidivierende Pankreatitis* und *Oberbaucherkrankungen* wie zum Beispiel das chronische Ulkusleiden. Die Differenzierung vom Pankreaskarzinom ist häufig schwierig, so daß bei tumorösen Pankreasprozessen, deren Dignität nicht zweifelsfrei zu klären ist, die Indikation zur chirurgischen Intervention und Pankreasresektion großzügig zu stellen ist. Die intraoperative Feinnadelpunktion ist nur bei positivem Befund hilfreich.

Therapie: Die *konservative Therapie* der Erkrankung steht im Vordergrund. Sie entspricht im akuten Schub der der akuten Pankreatitis (siehe dort).

Die *Dauerbehandlung* besteht in Diät (Alkoholkarenz, Ersatz der langkettigen durch mittelkettige Fettsäuren, eiweiß- und kohlenhydratreiche Nahrung, gegebenenfalls Diabeteskost), Schmerzbehandlung, Antazida sowie ausreichender Substitution bei exokriner (Pankreasfermente) und endokriner Insuffizienz (Insulin).

Operationsindikationen bestehen bei:
1. Cholelithiasis,
2. Isolierter Obstruktion im Papillen-, Pankreaskopfbereich,
3. Eingetretenen Komplikationen wie Stenosierungen von D. choledochus, Duodenum und Magen sowie Pseudozysten,
4. Therapieresistenten Schmerzen und
5. Malignitätsverdacht.

Die Sanierung der Gallenwege erfolgt durch *Cholezystektomie,* gegebenenfalls kombiniert mit einer Gallengangsrevision.

Ansonsten sind resezierende und nicht resezierende Verfahren zu unterscheiden. Morphologische Veränderungen und individuelle Risiken des Patienten sind entscheidend für das operative Vorgehen.

Nicht resezierende Techniken entlasten den dilatierten Pankreashauptgang. Diese *Drainageverfahren* sind indiziert bei isolierter Obstruktion des D. pancreaticus oder der »big duct disease« in Form der latero-lateralen Pankreatikojejunostomie oder termino-terminalen Pankreatikojejunostomie nach Pankreasschwanzresektion mit einer nach Roux ausgeschalteten Dünndarmschlinge (Abb. *21.4.*-4 und 5).

Die biliodigestive Anastomose (Choledochojejunostomie) kann bei Stenosierungen des D. choledochus indiziert sein (Abb. *21.4.*-6). Pseudozysten ab 5 cm Größe erfordern die Zystojejunostomie mit einer nach ROUX ausgeschalteten Jejunumschlinge (Abb. *21.4.*-7). Zum Ausschluß eines Malignoms sollte hierbei immer eine Probeexzision erfolgen.

Eine *Indikation zu resezierenden Verfahren* besteht bei nicht dilatiertem Pankreasgang (»small duct disease«), Stenosen von Gallengang, Duodenum und Magen sowie vorausgegangenen er-

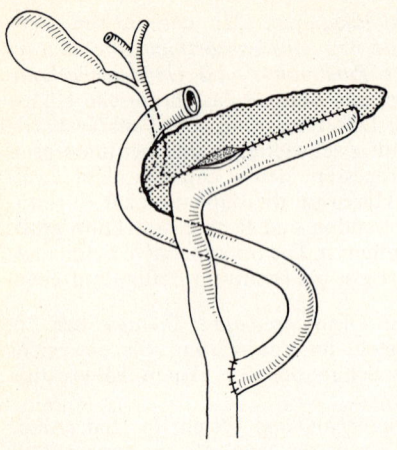

Abb. 21.4.-4. Latero-laterale Pankreatikojejunostomie.

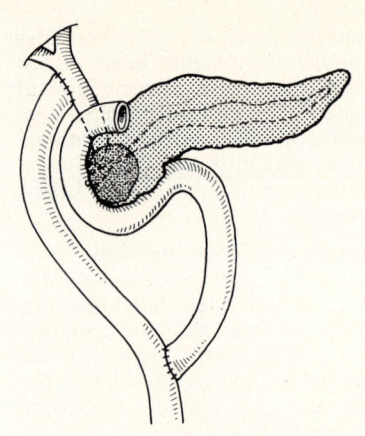

Abb. 21.4.-6. Biliodigestive Anastomose mit einer nach ROUX ausgeschalteten Dünndarmschlinge.

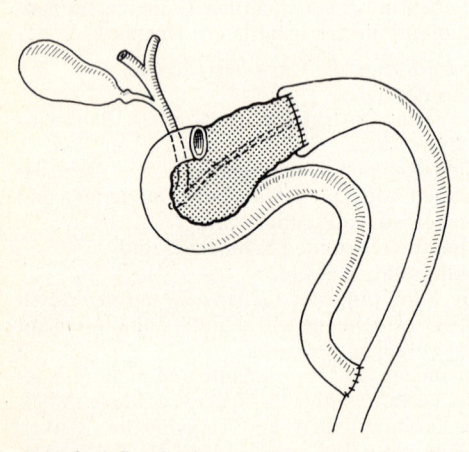

Abb. 21.4.-5. Pankreasschwanzresektion, Pankreatikojejunostomie.

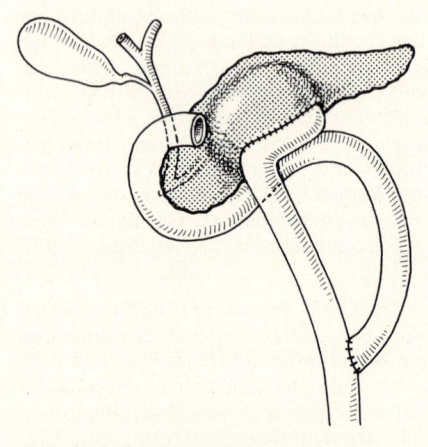

Abb. 21.4.-7. Zystojejunostomie.

folglosen Drainageverfahren. Sie sind ferner bei Malignitätsverdacht indiziert und bestehen in der *partiellen Duodenopankreatektomie* (Whipplesche Operation) (Abb. 21.4.-8) oder *subtotalen Linksresektion*.

Die *partielle Duodenopankreatektomie* wird bei funktionell wirksamer Stenosierung von Duodenum, Magen oder D. choledochus bei Pankreaskopfpankreatitis angewandt und die subtotale Linksresektion bei Veränderungen von Korpus- und Schwanzregion.

Eine im Vordergrund stehende Schmerzsymptomatik scheint durch resezierende Verfahren günstiger beeinflußbar zu sein. Allerdings ist das operative Risiko verglichen mit nicht resezierenden Methoden größer. Häufigstes angewandtes Verfahren ist die *Whipplesche Operation*, da hauptsächlich der Pankreaskopf Sitz entzündlicher Veränderungen ist. Ihre *Letalität* liegt bei 10%.

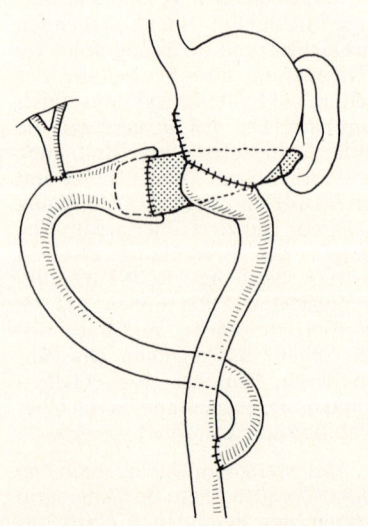

Abb. 21.4.-8. Partielle Duodenopankreatektomie (Whipplesche Operation).

Da das chronische Krankheitsbild keine notfallmäßige Intervention erfordert, sollte der Patient präoperativ individuell vorbereitet werden (Alkoholentzug, Atemtherapie, hochkalorische parenterale Ernährung u. a. mit Vitaminsubstitution), um das Risiko des Eingriffs zu verringern.

Prognose: Konnte die Erkrankung durch den Eingriff kausal behandelt werden (Ausschaltung einer Obstruktion), ist der Patient geheilt. Ansonsten hängt die Prognose vom individuellen postoperativen Verhalten der Patienten ab (Alkoholabstinenz, Diät, Fermentsubstitution, Diabeteseinstellung) und ist bei Alkoholikern ungünstig.

Die **chronische Pankreatitis** ist am häufigsten Folge eines Alkoholismus und führt im Spätstadium zur exokrinen und endokrinen Pankreasinsuffizienz.
Die *Behandlung* erfolgt zunächst konservativ. *Indikationen zur Operation* sind eine Cholelithiasis, Komplikationen (Stenosen des D. choledochus oder Duodenums, Pankreaspseudozysten), therapieresistente Schmerzen und Malignomverdacht. Zur Anwendung kommen, abhängig vom vorliegenden Befund, parenchymerhaltende Verfahren (Zystojejunostomie, Pankreatikojejunostomie) und resezierende Verfahren (partielle Duodenopankreatektomie).

21.4.7. Pankreastumoren

Tumoren des Pankreas sind in die vom *exokrinen* und *endokrinen* Anteil ausgehenden Geschwülste zu differenzieren.

21.4.7.1. Exokrine Pankreastumoren

21.4.7.1.1. Benigne Tumoren

Benigne Tumoren der exokrinen Pankreaszellen sind extrem selten. Es handelt sich um *Adenome, Zystadenome,* deren Übergang in Zystadenokarzinome diskutiert wird, *Fibrome, Leiomyome* und *neurogene Tumoren.* Meist verursachen sie keine Beschwerden und werden zufällig bei der Autopsie entdeckt.

21.4.7.1.2. Maligne Tumoren

.1. Pankreaskarzinom

Einleitung und Definition: Für ca. 5% aller Malignom-Todesfälle ist das Pankreaskarzinom verantwortlich. Seine Inzidenz nimmt zu.

Das viel seltenere Papillenkarzinom, welches sich klinisch und prognostisch vom Pankreaskarzinom unterscheidet, wird getrennt behandelt.

Vor dem 45. Lebensjahr ist das Karzinom selten. Im Alter nimmt seine Häufigkeit zu. Risikofaktoren sind nicht eindeutig gesichert. Raucher erkranken doppelt so häufig wie Nichtraucher. Eine familiäre Häufung wird beobachtet.

Ca. 90% der Karzinome entstehen im Bereich der Gangepithelien *(duktale Karzinome),* der Rest geht vom Azinusepithel aus *(azinäre Karzinome).* Häufigster Tumorsitz ($2/3$) ist der *Pankreaskopf.* Ein multilokuläres Wachstum kommt vor. Mehrheitlich sind es *Adenokarzinome* mit ausgeprägter szirrhöser Komponente. Ferner kommen undifferenzierte, plattenepitheliale Formen und *Zystadenokarzinome* vor.

Symptome: Die Symptomatik ist relativ uncharakteristisch, und *Frühzeichen fehlen.* Epigastrische und Oberbauchschmerzen mit Ausstrahlung in den Rücken oder ausschließlich Rückenschmerzen stehen im Vordergrund. Gewichtsverlust, Appetitlosigkeit, Erbrechen und allgemeine Schwäche kommen hinzu. Ein *Ikterus* weist auf die Infiltration des D. choledochus durch einen im Pankreaskopf gelegenen Tumor oder die Kompression der extrahepatischen Gallengänge durch Lymphknotenmetastasen hin. Das Pankreaskopfkarzinom führt häufiger als Korpus- oder Schwanztumoren zum Verschlußikterus und wird dadurch in der Regel in einem früheren Stadium diagnostiziert. Als Folge der Gallengangsobstruktion ist die vergrößerte Gallenblase palpabel (Gallenblasenhydrops und Ikterus = *Courvoisier-Zeichen),* der Stuhl acholisch und eine Bilirubinurie nachweisbar. Passagestörungen durch eine Infiltration oder Kompression von Duodenum oder Magen sind möglich.

Diagnose: Ziel der Diagnostik ist der Nachweis des Tumors, die Erfassung seiner Ausdehnung, eventuell vorhandener Metastasen und die Abklärung der allgemeinen und lokalen Operabilität. Wichtigste Methoden sind die *Sonographie,* die *Computertomographie* und die *ERCP.*

Mit der nicht-invasiven *Sonographie und Computertomographie* – wichtig ist eine Serie nach i.v. Kontrastmittelgabe – gelingt der Nachweis einer Raumforderung im Pankreas etwa ab 1 cm Durchmesser sowie von intraabdominellen Lymphknoten oder Fernmetastasen. Beide Verfahren können, um Material zur zytologischen Untersuchung gewinnen, mit einer *Feinnadelpunktion* kombiniert werden.

Die *ERCP,* bei der Pankreassekret zur zytologischen Untersuchung aspiriert werden kann, zeigt typischerweise einen Pankreasgangabbruch und eine Stenose des D. choledochus (double duct sign).

Der Nachweis bzw. Ausschluß einer Magenausgangs- oder Duodenalstenose ist endoskopisch oder radiologisch (MDP) zu führen. In der endoskopischen Beurteilung von Magen und Duodenum ist die Gastroduodenoskopie der ERCP überlegen. Eine Aufweitung des duodenalen »C« findet sich in der MDP nur bei großen Pankreaskopftumoren.

Eine *Röntgenaufnahme* des Thorax in 2 Ebenen ist zur Abklärung von Lungenmetastasen indiziert.

Die *PTC* (perkutane transhepatische Cholangiographie) erlaubt die Lokalisation einer Gallengangsstenose und die Einlage einer Drainage und kann bei erfolgloser ERCP angezeigt sein.

Die *Zöliako-Mesenterikographie mit indirekter Splenoportographie* dient nicht dem Nachweis des Tumors, sondern der Überprüfung der lokalen Operabilität durch Klärung einer Infiltration der dem Pankreas benachbarten Gefäße sowie der Aufdeckung anatomischer Gefäßvarianten. Sie kann zur Differenzierung der Malignome beitragen. Inselzellkarzinome, Zystadenokarzinome und Karzinoide sind reich vaskularisiert, die restlichen Tumoren färben sich spärlich an.

Mit dem *CA-19-9* steht ein relativ *spezifischer Tumormarker* zur Verfügung, der dem CEA in der diagnostischen Treffsicherheit und als Verlaufsparameter überlegen ist. Ansonsten ist die *Labordiagnostik unspezifisch*. Bei Ikterus durch Gallenwegsobstruktion bestehen entsprechende Veränderungen.

Die Blutgerinnung kann aufgrund der gestörten Vitamin-K-Resorption beim Verschlußikterus pathologisch verändert sein. Eine chronische Pankreatitis mit entzündlich bedingter Drüsenvergrößerung läßt sich nicht immer mit letzter Sicherheit abgrenzen. Intraoperativ kann hier die durch *Feinnadelpunktion* gewonnene Zytologie weiterhelfen.

Therapie: Die chirurgische Entfernung des Tumors ist infolge des Fehlens therapeutischer Alternativen anzustreben, sofern nicht eine Tumorgeneralisierung bzw. lokale oder allgemeine Inoperabilität (schlechter Allgemeinzustand, hohes Alter, sonstige Risikofaktoren) dagegen sprechen.

Bei der Laparotomie nachgewiesene Lymphknotenmetastasen am Tr. coeliacus (intraoperative Schnellschnittuntersuchung) sprechen gegen ein resezierendes Verfahren.

Die *potentiell kurative Resektion* von Karzinomen des Pankreaskopfes (rechts der V. mesenterica sup.) besteht in der *partiellen Duodenopankreatektomie* (Whipplesche Operation) (Abb. *21.4.*-8). Überschreitet der Tumor das Organ und infiltriert er die V. portae oder die V. mesenterica sup., können diese partiell mitreseziert werden. Multizentrische Karzinome sowie Geschwülste der Korpusregion erfordern die *Pankreatektomie*. Pankreasschwanzkarzinome sind meist infolge des fortgeschrittenen Tumorstadiums inoperabel und Pankreaslinksresektionen (subtotale distale Pankreasresektion) somit selten. Zusätzlich ist bei allen Verfahren die *Lymphadenektomie* anzuschließen.

Palliative chirurgische Maßnahmen in Form der biliodigestiven Anastomose (z. B. Choledochojejunostomie und/oder Gastroenteroanastomose, Abb. *21.4.*-6 und 9) sind indiziert, wenn

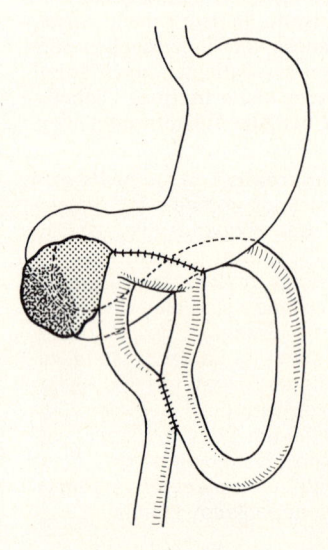

Abb. *21.4.*-9. Gastrojejunostomie bei inoperablem Pankreaskarzinom.

der Tumor nicht reseziert werden kann und eine Gallengangsobstruktion mit Ikterus oder eine Passagestörung mit Magenausgangsstenose oder Duodenalstenose vorliegen.

Zur *Schmerztherapie* eignet sich intraoperativ die Instillation von Alkohol in den Plexus coeliacus, die bei primär inoperablen Patienten auch perkutan, computertomographisch gesteuert erfolgen kann, bzw. die Resektion des Ganglions.

Die *intraoperative Radiotherapie* bzw. Spikkung des Tumors mit radioaktiven ^{125}J-Seeds führt zur vorübergehenden Tumorregression.

Bei nicht operablen Patienten kommen zur Behandlung des Verschlußikterus alternativ zu den Ableitungsverfahren die endoskopisch retrograde (durch ERC) oder perkutane transhepatische Drainage der Gallenwege zur Anwendung.

Der Wert einer adjuvanten Strahlen- und Chemotherapie nach einer Resektion ist derzeit nicht endgültig beurteilbar. Im Rahmen der Palliation kommt der perkutanen Bestrahlung zur Schmerzbehandlung gewisse Bedeutung zu.

Die Quote resektabler Pankreaskarzinome ist mit 10–20% niedrig bei einer *Operationsletalität* um 10%.

Prognose: Die *5-Jahres-Überlebensrate* aller Patienten liegt unter 1%, die potentiell kurativ resezierter Patienten liegt bei 5%. Probelaparotomierte und palliativ operierte Patienten versterben in der Regel innerhalb der ersten 9 postoperativen Monate.

.2. Sonstige maligne Pankreastumoren

Sarkome machen 0,5% der Malignome des Pankreas aus. Bekannt sind *Fibrosarkome, Leiomyosarkome,* ferner *maligne neurogene Geschwülste*. Sie unterscheiden sich in der klinischen Symptomatik und der Therapie nicht von den Karzinomen.

> **Pankreaskarzinome** nehmen an Häufigkeit zu. 90% gehen vom Gangepithel, die restlichen vom Azinusepithel aus.
> *Frühsymptome* fehlen. Häufigste Spätsymptome sind Oberbauch- und Rückenschmerzen, Gewichtsverlust, Inappetenz und Ikterus. Die präoperative Verdachtsdiagnose wird mit Hilfe der Sonographie, der Computertomographie und ergänzend durch die ERCP gestellt.
> Nur die *operative Entfernung* (partielle Duodenopankreatektomie, Operation nach Whipple) birgt eine wenn auch geringe Heilungschance. Palliative Maßnahmen sind zur Ikterusbeseitigung die biliodigestive Anastomose und bei Magenausgangsstenose die Gastroenterostomie. Alternativ kommen endoskopische und perkutane Verfahren zur Anwendung.
> Bei 10-20% der Patienten kann der Tumor reseziert werden, die 5-Jahresquote dieser Patienten beträgt unter 5%.

21.4.7.1.3. Papillenkarzinom

Einleitung und Definition: Das Karzinom der Papilla Vateri ist mit einem Anteil von 1 bis 2% an allen Malignomen ein seltener Tumor. Obwohl es ein eigenständiges Krankheitsbild darstellt, wird es oft mit Tumoren des distalen D. choledochus sowie peripapillären Duodenalkarzinomen unter den Überbegriff des periampullären Karzinoms eingeordnet, zumal bei fortgeschrittenen Stadien, deren Differenzierung unmöglich sein kann.

Das Papillenkarzinom entsteht im Bereich der Übergangszone der Gallengangs- zur Duodenalschleimhaut und zeigt ein *polypöses Wachstum*. *Histologisch* handelt es sich vorwiegend um *tubulär* und selten um *papillär* strukturierte Adenokarzinome. Diskutiert wird ihre Entstehung aus gutartigen Adenomen der Papille.

Symptome: *Leitsymptom* der Erkrankung ist der *schmerzlose Ikterus,* da bereits kleine Karzinome zur Obstruktion des Gallengangs mit konsekutiver Gallengangsdilatation und Gallenblasenhydrops (Courvoisier-Zeichen) führen. Dadurch werden die Tumoren häufig in einem frühen, prognostisch günstigen Stadium erfaßt. Hinzu kommen Gewichtsverlust, Appetitlosigkeit und relativ spät abdominelle Schmerzen.

Diagnose: Die diagnostischen Maßnahmen entsprechen denen beim Pankreaskarzinom (s. o.). Der *Endoskopie* kommt entscheidende Bedeutung zu, da der Tumor unter endoskopischer Sicht biopsiert und histologisch nachgewiesen werden kann. Bei der *ERCP* ist die Papille meist nicht sondierbar.

Therapie: Bei über 70% der Patienten mit Papillenkarzinomen ist im Gegensatz zum Pankreaskarzinom die lokale Resektabilität gegeben. Die Therapie besteht in der *partiellen Duodenopankreatektomie mit Lymphadenektomie* (s. Abb. 21.4.-8). Biliodigestive Anastomosen oder Gastroenterostomien kommen mit *palliativer* Zielsetzung zur Anwendung (s. Abb. 21.4.-6 und 11). Der Wert einer transduodenalen, lokalen Exstirpation kleiner Papillenkarzinome ist als *kurative* Maßnahme umstritten.

Prognose: Die *5-Jahres-Überlebensrate* beim Papillenkarzinom liegt nach Whipplescher Operation über 30%. Nach palliativen Verfahren versterben ca. ¾ der Patienten innerhalb des ersten postoperativen Jahres.

21.4.7.1.4. Endokrine Pankreastumoren

.1. Einleitung und Definition

Zytogenetisch werden die endokrinen Zellen des Pankreas dem APUD-Zellsystem (*A*mino *P*recursor *U*ptake and *D*ecarboxylation) zugerechnet. Diese »hellen Zellen« besitzen die Fähigkeit zur Synthese biogener Amine und von Polypeptidhormonen. Sie gehen aus einer gemeinsamen, hormonell pluripotenten Stammzelle der Neuralleiste hervor und wandern während der embryonalen Entwicklung in endokrine Organe und den Gastrointestinaltrakt ein (Tab. 21.4.-9). Die im Bereich von Pankreas und

Tab. *21.4.-9.* APUD-Zellsystem.

Hypophyse	Adenome
Schilddrüse	Medulläre Schilddrüsenkarzinome (C-Zellkarzinome)
Lunge	Kleinzellige Karzinome (lymphozytenähnlich)
Pankreas	Inselzelltumoren
Nebennierenmark	Phäochromozytom
Paraganglien	Paragangliome
Gastrointestinaltrakt	Karzinoide

Tab. 21.4.-10. Endokrine Tumoren des Pankreas und Gastrointestinaltraktes.

Tumor	Zelltyp	Hormon	Klinik	Lokalisation
Insulinom	B	Insulin	Whipplesche Trias (zentralnervöse, neurovegetative Erscheinungen bei Hypoglykämie, Nüchternblutzucker unter 50 mg%, Besserung durch Glucosezufuhr)	Pankreas Duodenum, pankreatisches Fettgewebe, Milzhilus, Mesenterium
Glukagonom	A	Glucagon	Anämie, Diabetes mellitus, Erythema necrolyticans migrans	Pankreas
Somatostatinom	D	Somatostatin	Oberbauchschmerz, Diarrhö, Steatorrhö, Diabetes mellitus, Sub-, Anazidität	Pankreas
Diarrhöogener Tumor PPom, VIPom	PP	Pankreatisches Polypeptid, Vasoaktives intestinales Polypeptid	Wäßrige Diarrhö, Hypokaliämie, Hypo-, Achlorhydrie (WDHH-Syndrom), pankreatische Cholera (Verner-Morrison-Syndrom)	Pankreas Neuroblastome, Ganglioneurome
Gastrinom	G	Gastrin	Säurehypersekretion, Ulkuskrankheit (Zollinger-Ellison-Syndrom), Diarrhö, Steatorrhö	Pankreas Duodenum, Magen
Karzinoid	EC	Serotonin	Obstipation, intestinale Blutung, Endokardfibrose, Asthma, Ödeme, Flush (Metastasierung!) mit Diarrhö, Hitzewallung, Tachykardie, Blauviolettverfärbung des Gesichts	Gastrointestinaltrakt (terminales Ileum, Appendix) Bronchialsystem Pankreas

Gastrointestinaltrakt lokalisierten APUD-Zellen werden auch als gastroentero-pankreatisches System *(GEP-System)* zusammengefaßt (Tab. 21.4.-10).

Immunhistologisch und elektronenmikroskopisch können im Pankreas 5 Inselzelltypen differenziert werden: A (Glucagon), B (Insulin), D (Somatostatin), PP (pankreatisches Polypetid) und EC (Serotonin, ACTH, MSH, PTH). Eine physiologische Synthese von Gastrin, Serotonin und vasoaktivem intestinalen Polypeptid im Pankreas ist nicht bewiesen.

Tumoren, die die oben genannten Hormone produzieren, werden jedoch sowohl im Pankreas als auch im Gastrointestinaltrakt beobachtet (Tab. 21.4.-10). Weitere Einzelfälle hormonell aktiver Inselzelltumoren sind beschrieben: ektopes ACTH-Syndrom (ACTH), Hyperpigmentation (MSH), ektoper Hyperparathyreoidismus (PTH), CCK-oma (Cholecystokinin).

Pathophysiologisch liegt der inadäquaten Hormoninkretion ein *Speicherdefekt der Zellen* zugrunde. Multihormonelle Tumoren sind nicht ungewöhnlich, obwohl die Symptomatik meist auf ein Hormon zurückzuführen ist. Hormonvorstufen lassen sich in größeren Mengen nachweisen. Die Tumoren sind relativ klein – dies erschwert die Lokalisationsdiagnostik – und wachsen langsam. Eine histologische Beurteilung der *Dignität* der Tumoren, die benigne wie maligne sein können, ist schwierig. Der Nachweis einer *Metastasierung* bzw. die *Infiltration* benachbarter Organe stellen die *alleinigen Kriterien der Malignität* dar. Regionäre Lymphknoten und Leber werden befallen. Hormonell inaktive Tumoren sind bekannt.

.2. Insulinom

Insulinome sind die häufigsten endokrinen Neoplasien des Pankreas bzw. des APUD-Systems (Tab. 21.4.-9). 90% sind solitäre, 10% multiple Adenome und nur 10% maligne (regionäre Lymphknoten- und Lebermetastasen). Über 98% liegen *intrapankreatisch*, und die Tumoren sind meist kleiner als 2 cm. Eine diffuse Inselzellhyperplasie (Nesidioblastose, kindliche Hypoglykämie) findet sich nur bei Neugeborenen und Kindern bis zum 2. Lebensjahr. Bei multiplen Adenomen ist ein *MEN-I-Syndrom* (multiple endokrine Neoplasie: Hypophysen-, Nebenschilddrüsen- und Inselzelltumoren) in Erwägung zu ziehen.

Die B-Inselzellen geben unabhängig von der Blutglucosekonzentration Insulin in die Strombahn ab und führen zur *Hypoglykämie*.

Symptome: Klinische Zeichen des organischen Hyperinsulinismus sind *zentralnervöser* (Bewußtseinstrübung bis zur Bewußtlosigkeit, Seh-, Sprachstörung, Krampfanfälle, Amnesie, Lähmungen) und *neurovegetativer* Art (Müdigkeit, Schwäche, Schwitzen, Tremor, Palpitationen sowie Heißhunger). Typischerweise treten die Symptome morgens im Nüchternzustand oder mehrere Stunden nach einer Nahrungsaufnahme auf und sind durch körperliche Anstrengung provozierbar, der Blutzucker sinkt unter 40 mg/dl, sofortige Glucosezufuhr bessert die Symptomatik *(Whipplesche Trias)*. Die Patienten bemerken, daß kohlenhydratreiche Nahrungsmittel ihre Beschwerden beheben und nehmen dadurch gelegentlich an Gewicht zu.

Diagnose: Die Diagnose eines Insulinoms gilt bei nachgewiesener Spontanhypoglykämie unter 40 mg/dl mit begleitender Hyperinsulinämie, *erhöhtem C-Peptidspiegel* und nicht vorhandenen Insulinantikörpern als gesichert (Radioimmunoassay).

Erhöhte C-Peptidspiegel finden sich nur bei endogener Insulinüberproduktion. Kommerzielle Insuline sind frei von C-Peptid. Eine Hypoglycaemia factitia durch Insulinzufuhr und ein Insulinom bei bestehendem Diabetes mellitus können so von der endogenen Insulinsynthese differenziert werden.

Bei *hoher Proinsulinkonzentration* im Serum ist ein Insulinom malignomverdächtig.

Die Symptomatik kann durch einen *Hungerversuch* unter möglicher gleichzeitiger körperlicher Belastung ausgelöst werden (Überwachung der Patienten). Innerhalb von 24 Stunden tritt bei 80% und nach 72 Stunden bei nahezu 100% der Patienten ein hypoglykämischer Anfall auf. Nach der Blutentnahme zur Hormondiagnostik muß Glucose intravenös appliziert werden. Eine länger bestehende Hypoglykämie birgt die Gefahr der neurologischen Schädigung.

Der *Tolbutamid-Stimulationstest* ist bei Patienten mit ausgeprägter Hypoglykämie nicht einsetzbar. Nach nächtlicher Nahrungskarenz und i.v. Gabe von 1 g Tolbutamid werden über 3 Stunden Insulin- und Blutzuckerbestimmungen durchgeführt. Eine Hyperinsulinämie und ein Blutzucker um 40 mg/dl nach 3 Stunden sprechen für die Existenz eines Insulinoms.

Zur *Lokalisationsdiagnostik* der Tumoren und Metastasenabklärung stehen an nicht-invasiven Techniken die *Sonographie* und die *Computertomographie* zur Verfügung. Methode der Wahl ist die *Zöliako-Mesenterikographie* mit 90%igem Tumornachweis. Die perkutane transhepatische Portographie mit selektiver Venenblutentnahme zur Insulinbestimmung ist indiziert, wenn der Tumor mit den obigen Verfahren nicht darstellbar war bzw. vor Rezidiveingriffen.

Differentialdiagnostisch abzugrenzen sind Hypoglykämien bei Hungerzuständen, Hypophysenvorderlappeninsuffizienz, Nebennierenrindeninsuffizienz, Malabsorption, Hyperthyreose, Leberinsuffizienz, Tumoren, Enzymdefekten des Kohlenhydratstoffwechsels, Dumping-Syndrom nach Magenresektion und die Hypoglycaemia factitia.

Therapie: Therapie der Wahl ist die *operative Entfernung* der Tumoren. Präoperativ wirkt entsprechende Ernährung, Glucoseinfusion oder Gabe von Diazoxid (Hemmung der Insulininkretion) einer Hypoglykämie entgegen.

Die *intraoperative Tumorlokalisation* erfolgt durch vollständige Freilegung des Organs und bidigitale Palpation und kann durch intraoperative Sonographie oder Blutentnahme aus dem venösen Abstromgebiet des Pankreas und Insulinbestimmung mittels Schnell-Radioimmunoassay ergänzt werden.

Intrapankreatische, solitäre *Adenome* werden enukleiert oder, sofern sie im Pankreasschwanz und -korpus liegen, auch durch Linksresektion entfernt. Multiple Adenome erfordern je nach Lage und Anzahl die Enukleation und/oder Pankreasresektion. Extrapankreatische Tumoren sind zu exstirpieren.

Ein malignes, nicht metastasiertes *Insulinom* wird seiner Lokalisation entsprechend durch *partielle Duodenopankreatektomie* (Kopfbereich) oder *Pankreaslinksresektion* (Korpus-, Schwanzbereich) und *Lymphadenektomie* behandelt (Abb. 21.4.-8).

Bei einer *Metastasierung* ist die Entfernung des Primärtumors sowie die Resektion von Metastasen sinnvoll zur symptomatischen Besserung.

Diazoxid, Streptozotozin und 5-Fluorouracil sind die *Medikamente der Wahl* bei primär inoperablen Patienten bzw. beim metastasierenden Leiden. Ist die Diazoxidgabe bei der Nesidioblastose erfolglos, muß die *subtotale Pankreasresektion* erfolgen.

.3. Gastrinom (Zollinger-Ellison-Syndrom)

Gastrinome sind die zweithäufigsten endokrinen Pankreastumoren (Tab. 21.4.-10). Häufig kommen sie multipel vor, sind zu 60–70% maligne und haben in 50% zum Zeitpunkt der Diagnose bereits metastasiert. Bei einer Größe von 0,5–2 cm liegen sie in der Regel intrapankreatisch und seltener in der Wand des Duodenums bzw. Magenantrums (4:1). Ein *MEN-I-Syndrom* ist abzuklären (s. Insulinom).

Das von den Gastrinomen produzierte Gastrin stimuliert die Belegzellen des Magens und führt zur exzessiven Magensaftsekretion, Hyperazidität und konsekutivem Ulkusleiden. Die seltene antrale G-Zell-Hyperplasie mit Gastrinüberproduktion und Säurehypersekretion wird gelegentlich als Sonderform gesehen.

Symptome: Im Vordergrund steht ein *rezidivierendes Ulkusleiden* als Ursache abdomineller Schmerzen. Therapierefraktäre Rezidivulzera nach Vagotomie oder Magenteilresektion sind verdächtig auf das Vorliegen eines Gastrinoms. Häufig werden Ulkuskomplikationen (Blutungen, Perforation) beobachtet. Typisch sind weiterhin *Diarrhö* und *Steatorrhö*.

Diagnose: Hinweisend sind rezidivierende gastroduodenale Ulzera (Endoskopie, MDP) und zusätzlich bei der *Röntgendiagnostik* nicht selten ein dilatierter, atonischer Magen mit reichlich Nüchternsekret.

Für ein *Zollinger-Ellison-Syndrom* (ZES) sprechen eine Basalsekretion über 15 mval/h in der *Magensekretionsanalyse* bei nicht voroperierten bzw. über 5 mval/h bei vagotomierten oder partiell magenresezierten Patienten. Die hohe Basalsekretion läßt sich nur gering durch Pentagastrin stimulieren (Verhältnis der Basalsekretion zur maximalen Säuresekretion nach Pentagastrin größer 0,6).

Das *Serumgastrin* ist exzessiv erhöht (Radioimmunoassay). Nach i.v. Gabe von Sekretin steigt es auf mehr als das Doppelte. Kein Anstieg wird beim peptischen Ulkusleiden, der antralen G-Zell-Hyperplasie sowie einem ausgeschalteten Antrumrest nach Magenteilresektion beobachtet, die differentialdiagnostisch vom Gastrinom abzugrenzen sind.

Zur *Lokalisationsdiagnostik und Metastasenabklärung* sollten *Sonographie, Computertomographie* und *Angiographie* eingesetzt werden. Häufig ist der Tumor damit nicht darstellbar, so daß die *perkutane transhepatische Portographie* mit selektiver Venenblutentnahme zur Gastrinbestimmung erforderlich wird.

Therapie: Der laborchemische Nachweis eines ZES impliziert die *medikamentöse Behandlung*. Diese besteht in der Gabe hoher Dosen von H_2-*Rezeptor-Antagonisten* und bleibt die Therapie der Wahl bei nachgewiesener Metastasierung, multilokulärem Tumorwachstum oder inoperablen Patienten.

Ansonsten ist die *Laparotomie* und *Exploration* der Drüse anzustreben (Palpation, intraoperative Sonographie). Solitäre extra- und intrapankreatische Tumoren werden in Abhängigkeit vom intraoperativen Befund exstirpiert, enukleiert bzw. durch Pankreasresektion behandelt.

Eine *Indikation zur Gastrektomie* besteht, wenn die konservative Therapie versagt, die Patienten unter Nebenwirkungen der Medikamente leiden oder nicht gewillt bzw. fähig sind, eine lebenslängliche Therapie fortzuführen.

Chemotherapeutisch mit Streptozotozin und 5-Fluorouracil behandelte Tumoren zeigen in ca. 60% der Fälle eine Regression.

Die antrale G-Zell-Hyperplasie ist durch distale Magenresektion adäquat behandelt.

.4. Diarrhöogener Tumor (Verner-Morrison-Syndrom, WDHA-, WDHH-Syndrom)

Dieser Tumor stellt eine Rarität dar (Tab. 21.4.-10). Seit der Erstbeschreibung 1958 durch VERNER und MORRISON sind etwas über 100 Fälle publiziert. 80–90% sind solitäre Pankreastumoren von 1,5–7 cm Größe. In 10–20% der Fälle besteht eine diffuse Inselzellhyperplasie. Die Hälfte der Tumoren ist maligne, diese haben dann zur Zeit der Diagnose bereits metastasiert. 10–20% liegen extrapankreatisch (Neuroblastome, Ganglioneurome, Nebenniere, Lunge). Sie *produzieren vasoaktives intestinales Polypeptid (VIP)* sowie *pankreatisches Polypetid (PP)* bei intrapankreatischer Tumorlage. Beide Hormone steigern die intestinale und Pankreassekretion, hemmen dagegen die Magensekretion.

Symptome: Profuse *w*ässrige *D*urchfälle mit nachfolgender *H*ypokaliämie dominieren (bis zu 10 Liter Flüssigkeitsverlust/die). *Hypo-*, *A*chlorhydrie sind Folge der herabgesetzten Magensäuresekretion (WDHH-Syndrom, pankreatische Cholera). Die *Hypokaliämie* führt zur Muskelschwäche, Adynamie, Übelkeit und Erbrechen.

Zusätzlich besteht bei über 50% der Patienten eine *Hyperkalzämie* und *Hyperglykämie*, bei ca. 20% eine Flush-Symptomatik.

Diagnose: Die *radioimmunologische VIP- und PP-Bestimmung* ist zu fordern. Zur Lokalisation der VIPome, PPome und Metastasenabklärung werden *Sonographie, Computertomographie* und *Angiographie* eingesetzt, gegebenenfalls auch die *perkutane transhepatische Portographie* mit selektiver Venenblutentnahme und Hormonbestimmung.

Therapie: Solitäre benigne wie maligne, extra- und intrapankreatische Tumoren sind in Abhängigkeit vom intraoperativen Situs zu *exstirpieren, zu enukleieren* oder durch *Pankreasresektion* zu behandeln. Multiplizität oder eine diffuse Inselzellhyperplasie erfordern die *Pankreaslinksresektion*, in Ausnahmen auch die *totale Duodenopankreatektomie*. Auch beim metastasierenden Leiden ist die *operative Tumorreduktion* anzustreben.

Streptozotozin führt zur Tumorregression und beeinflußt ebenso wie Steroide die Symptomatik.

.5. Glukagonom

Auch dieser Tumor ist sehr selten (Tab. *21.4.-10*), (Erstbeschreibung 1942, bisher unter 100 Fälle bekannt), er ist häufiger klinisch stumm und wird dann bei der Autopsie entdeckt.

Glukagonome sind solitär, 3-10 cm groß, liegen ausschließlich im Pankreas. In über 50% besteht Malignität und zum Diagnosezeitpunkt bereits eine Metastasierung.

Das von ihnen produzierte Glucagon steigert die Lipolyse und Glykogenolyse und führt zur *Hyperglykämie* (Insulinantagonismus). Die nachfolgenden Symptome sind durch die physiologischen Wirkungen des Hormons zur Zeit noch nicht ausreichend erklärt.

Symptome: Das *Erythema necrolyticans migrans,* eine erythematöse, kokardenförmige Hautveränderung mit zentraler Blasenbildung, steht im Vordergrund, so daß sich die Patienten primär in dermatologische Behandlung begeben. Ferner bestehen ein milder *Diabetes mellitus,* eine *Anämie* sowie eine *Glossitis.* Die Patienten verlieren aufgrund der katabolen Wirkung des Glucagons an Gewicht. *Thromboembolische Komplikationen* sind häufig.

Diagnose: Die *Glucagonbestimmung* im Serum sichert die Diagnose. *Sonographie, Computertomographie* und *Angiographie* erlauben die Lokalisation des Tumors bzw. den Metastasennachweis.

Therapie: Therapie der Wahl ist die *Pankreasresektion* bzw. *Enukleation* bei solitären Geschwülsten und die *Tumorreduktion* bei der metastasierenden Form.

Streptozotozin alleine oder kombiniert mit 5-Fluorouracil führt zur Tumorregression.

.6. Somatostatinom

Bis 1984 waren seit der Erstbeschreibung 1977 neun Fälle bekannt (Tab. *21.4.*-10). Alle Tumoren waren solitär, lagen im Pankreas, fünf waren maligne.

Somatostatin hemmt die Magensäure- und Pankreassekretion.

Symptome: Abdominelle Schmerzen, Diabetes mellitus, Steatorrhö, Achlorhydrie und Cholelithiasis wurden beschrieben.

Diagnose: Die *Bestimmung des Somatostatins* sollte angestrebt werden. *Sonographie, Computertomographie* und *Angiographie* zeigen den Tumor.

Therapie: Anzustreben ist die *Tumorexstirpation* und gegebenenfalls die *Metastasensektion.*

.7. Karzinoid

Karzinoide gehen nur ausnahmsweise vom Pankreas aus. *Prädilektionsort* ist der *Gastrointestinaltrakt* (siehe dort). Die *Tumorexstirpation* bzw. *Metastasenresektion* ist anzustreben.

21.4.7.1.5. Hormonell inaktive Pankreastumoren

Obwohl weder eine meßbare noch eine klinisch relevante Hormonaktivität vorliegt, gelingt bei einem Teil der Tumoren der immunhistochemische Nachweis eines oder auch mehrerer Hormone. Oft sind sie maligne. In der Regel werden sie aufgrund der *Raumforderung* symptomatisch (Schmerz, Ikterus).

Diagnose: Ihre Größe, 5-20 cm, gestattet meist den *sonographischen, computertomographischen* und *angiographischen* Nachweis.

Therapie: Die Behandlung besteht in der *Tumorexstirpation* und gegebenenfalls der *Metastasenreduktion.*

21.4.8. Verletzungen des Pankreas

Einleitung und Definition: Trotz der Zunahme von Unfällen bleibt die Pankreasverletzung ein seltenes, jedoch schwerwiegendes Ereignis. In ca. 2% aller abdomineller Traumen ist das Pankreas betroffen. In etwa ⅔ der Fälle handelt es sich um penetrierende Verletzungen durch Stich- oder Schußwaffen. Als Ursache geschlossener Pankreasverletzungen überwiegt das stumpfe Bauchtrauma mit Aufprall auf das Autolenkrad.

Aufgrund seiner retroperitonealen Fixierung vor der Wirbelsäule wirkt die Gewalt unmittelbar auf das Organ ein. Gewalteinwirkung paravertebral rechts führt zur Pankreaskopfverletzung, eventuell gleichzeitiger Ruptur von Leber und Duodenum, Verletzung der Gallenwege und der rechten Kolonflexur. Eine direkt auf die Wirbelsäule gerichtete Kraft kann eine Querdurchtrennung der Drüse zur Folge haben. Gewalteinwirkung paravertebral links resultiert in der Pankreasschwanzverletzung, die häufig mit einer Milzruptur kombiniert ist.

Bezüglich der *Schwere der Verletzungen* werden unterschieden:
1. Kontusion und Hämatom des Pankreas ohne Kapselverletzung,
2. Parenchymeinrisse ohne Läsion des Pankreasganges,
3. Parenchymzerreißung mit Läsion des Pankreasganges,
4. Verletzung von Pankreaskopf und Duodenum.

Folgen der Pankreasläsion sind Blutung, Pankreasnekrose, Pankreatitis, Peritonitis, retro- und intraperitoneale Abszedierung sowie Pseudozysten.

Symptome: Häufig stehen die Begleitverletzungen im Vordergrund. Die Pankreasläsion selbst kann zunächst völlig asymptomatisch sein, mäßige epigastrische Schmerzen oder ein akutes Abdomen mit Zeichen der Sepsis verursachen. Das freie Intervall ist typisch. *Pseudozysten* manifestieren sich häufig erst Monate später.

Diagnose: *Sonographie* und *Computertomographie* zeigen Pankreasschädigungen sowie deren Folgen, die ERCP die Gangverletzung.

Eine *α-Amylase-Erhöhung* im Serum findet sich bei über 70% der Patienten. Eine durch Peritoneallavage gewonnene Flüssigkeit sollte auf ihren α-Amylase- und Lipasegehalt untersucht werden. Bei jedem Bauchtrauma, das zur Notfalllaparotomie führt, ist intraoperativ das Pankreas zu explorieren.

Therapie: Bei *geringgradigen Kontusionen oder Hämatomen* des Organs erfolgt die konservative Therapie (s. unter Pankreatitis), bei schweren Formen wird die Pankreasregion drainiert.
Parenchymeinrisse ohne Gangläsion können durch Naht verschlossen werden. Um postoperativen Komplikationen wie Abszedierung und Pseudozystenbildung vorzubeugen, ist die ausgiebige Drainage obligat.
Parenchymzerreißungen mit Läsionen des Pankreasganges im Korpus- und Schwanzbereich werden durch distale Pankreasresektion und Splenektomie versorgt (zusätzliche Pankreatikojejunostomie bei Abflußstörung im Pankreaskopf, s. Abb. 21.4.-5).
Zerreißungen des Kopfparenchyms und Gangläsion können entweder durch subtotale Pankreasresektion oder durch Verschluß des proximalen Anteils und Anastomosierung des distalen Pankreas mit einer nach ROUX ausgeschalteten Jejunumschlinge behandelt werden (s. Abb. 21.4.-10).

Eine Pankreatikojejunostomie ohne Teilresektion des Organs ist nur bei unverletzter Pankreashinterwand praktikabel. Die partielle Duodenopankreatektomie bleibt schweren Kombinationsverletzungen von Pankreaskopf und Duodenum vorbehalten (s. Abb. 21.4.-8).
Pankreaspseudozysten werden durch innere Zystendrainage (Zystojejunostomie) behandelt (s. Abb. 21.4.-7). Voraussetzung ist deren ausrei-

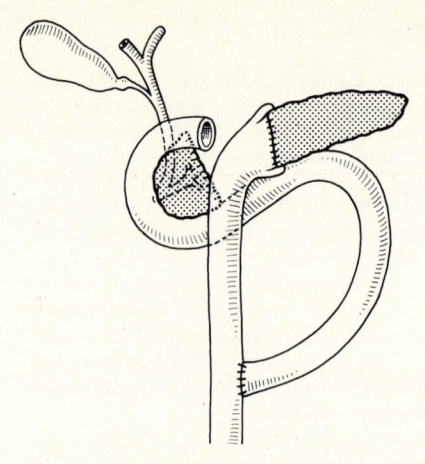

Abb. *21.4.*-10. Pankreatikojejunostomie, Verschluß des proximalen Pankreas.

chende Wanddicke, die in der Regel nach ca. 6wöchigem Bestehen erreicht ist. Der einfachen perkutanen Drainage folgt nahezu immer ein Rezidiv.

Je nach Ausmaß der Pankreasschädigung und der Begleitverletzungen steigt die *Letalität* auf über 40%.

Postoperativ sind endokrine oder exokrine Insuffizienz bei zuvor gesundem Organ selten, da aufgrund der funktionellen Reserven ein Parenchymverlust von bis zu 90% kompensiert wird.

Literaturauswahl

ALLGÖWER, M., F. HARDER, L. F. HOLLENDER, H.-J. PEIPER, J. R. SIEWERT, A. L. BLUM, W. CREUTZFELDT: Chirurgische Gastroenterologie. Springer, Berlin, Heidelberg, New York 1981.
EDIS, A. J., C. S. GRANT, R. H. EGDAHL: Manual of Endocrine Surgery. Springer, New York, Berlin, Heidelberg, Tokio 1985.
HOLLENDER, L. F., P. LEHNERT, M. WANKE: Akute Pankreatitis. Urban & Schwarzenberg, München 1983.
HORN, J.: Therapie der chronischen Pankreatitis. Springer, Berlin, Heidelberg, New York, Tokio 1985.
HORNBOSTEL, H., W. KAUFMANN, W. SIEGENTHALER: Innere Medizin in Praxis und Klinik. Thieme, Stuttgart, New York 1986.
KÜMMERLE, F., K. RÜCKERT: Chirurgie des endokrinen Pankreas. Thieme, Stuttgart, New York 1983.
POTT, G.: Krankheiten des exokrinen Pankreas. Schattauer, Stuttgart, New York 1984.

21.5. Pfortaderhochdruck

Von G. Breucha

Die portale Hypertension wird überwiegend durch *chronische Lebererkrankungen (intrahepatischer Block)* und wesentlich seltener durch den *Verschluß portaler Gefäße (extrahepatischer Block)* verursacht. Während der *Aszites* als Symptom einer Lebererkrankung bereits von Hippokrates beschrieben wurde, wurde erst Anfang des 20. Jahrhunderts die *Ösophagusvarizenblutung* als Folge der portalen Hypertension erkannt.

21.5.1. Anatomie und Physiologie der Pfortader

Der Pfortaderkreislauf wurde 1628 erstmals durch W. Harvey beschrieben.

Das portale venöse System umfaßt alle Venen, die das Blut aus dem Magen-Darm-Trakt, der Milz, dem Pankreas und der Gallenblase aufnehmen. Die beiden Hauptstämme *V. mesenterica superior* und *V. lienalis* vereinigen sich dorsal des Pankreasisthmus zur Pfortader. Die Pfortader zieht im Lig. hepatoduodenale auf eine Länge von 8–10 cm zusammen mit dem D. choledochus und der A. hepatica zur Leberpforte, wo sie sich in den kaliberstarken rechten und den kaliberschwächeren linken Pfortaderast aufzweigt. In Pfortader, Milzvene und V. mesenterica superior münden mit *erheblichen anatomischen Varianten* die Vv. mesenterica inferior, pancreaticoduodenalis, gastroepiploica und coronaria ventriculi.

Bei portal-venöser Druckerhöhung werden portosystemische Venenverbindungen, die normal hämodynamisch unbedeutend sind, in *Umgehungskreisläufe* umgewandelt (Abb. 21.5.-1).

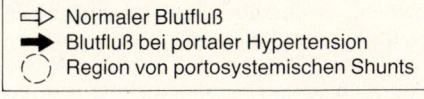

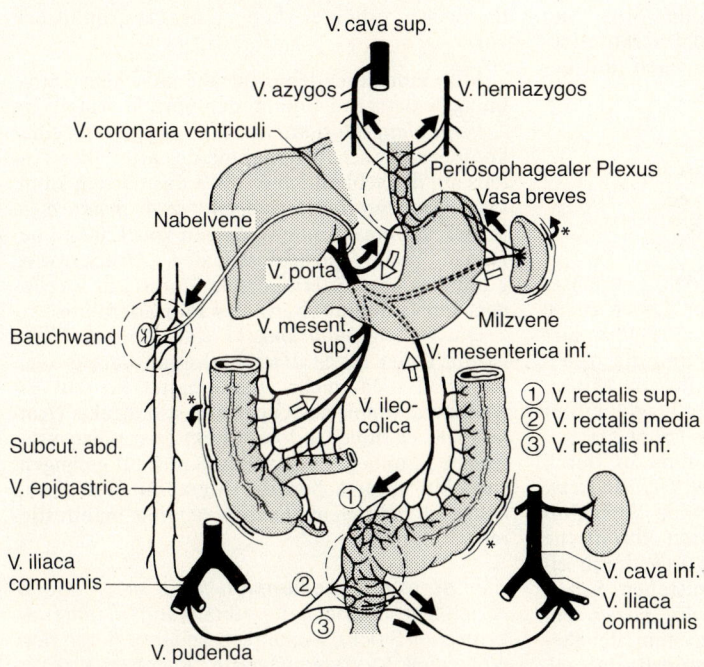

Abb. *21.5.*-1. Portosystemische Shunts bei portaler Hypertonie.

* Shunts zwischen Bauchorganen und Retroperitoneum

Zu Ihnen zählen:
1. Plexus gastrooesophagialis,
2. Plexus rectalis,
3. Kolonvenen mit Retroperitonealgefäßen,
4. Plexus periumbilicalis.

Klinisch bedeutsam ist der *portosystemische Shunt* am ösophagogastralen Übergang zwischen den Plexus para- und perioesophagiales und der V. coronaria ventriculi sowie den Vv. gastricae breves. Durch Strömungsumkehr wird das venöse Blut von Magen und Milz über die Ösophagusvenen und die V. azygos in die V. cava superior drainiert.

Über den *Plexus rectalis* kommt es durch Strömungsumkehr zum Abfluß venösen Blutes aus der V. mesenterica inferior über die Vv. rectalis superior, media und inferior, pudenda und iliaca inferior in die V. cava inferior. Zwischen den teilweise oder ganz retroperitoneal gelegenen Organen des Gastrointestinaltraktes (Duodenum, Pankreas, Kolon) und dem Retroperitonealraum gibt es eine Vielzahl portosystemischer Verbindungen, die sich zu *ektopischen Varizen* ausbilden können. Zu ihnen gehörten Lumbal- und Zwerchfellvenen, Venen der Nebennieren, der Nierenkapsel, des Ovars bzw. des Samenstranges und der lateralen Bauchwand.

Der *Plexus periumbilicalis* wird über die rekanalisierte Nabelvene mit Blut aus dem linken Pfortaderast versorgt, das über subkutane Bauchwandvenen, epigastrischen Venen und die V. mammaria interna Abfluß in die V. cava superior findet. Weitere portosystemische Verbindungen bestehen zwischen Gefäßen der Milz- und Leberkapsel und Zwerchfell- und Interkostalvenen sowie zwischen Gallenblasenvenen und Lebervenen.

21.5.2. Formen des Pfortaderhochdrucks

Pathophysiologie: Beim gesunden Erwachsenen beträgt das Blutvolumen der Leber 20–30 ml/min/kg Körpergewicht oder 1200–1800 ml/min, wobei die Pfortader 70–80% und die A. hepatica 20–30% des Blutvolumens liefern. Mit einer O_2-Sättigung von 80% trägt das Pfortaderblut wesentlich zur O_2-Versorgung der Leber bei.

Zur portalen Hypertension kommt es durch *Widerstandserhöhung im venösen Gefäßsystem*. Diese kann *prähepatisch* durch einen Verschluß der Pfortader, *intrahepatisch* durch chronische Lebererkrankungen und *posthepatisch* durch einen Verschluß der Lebervenen entstehen. Selten entwickelt sich durch *arteriovenöse Fisteln* ein Volumenhochdruck im Pfortadersystem, der therapeutisch anders als der Widerstandshochdruck angegangen werden muß.

Der Pfortaderhochdruck ist somit Symptom verschiedener Krankheitsbilder, die sich *klinisch überwiegend als Ösophagusvarizenblutung* manifestieren.

Der *Pfortaderdruck*, intraoperativ direkt durch Punktion der V. portae oder indirekt durch Punktion der Milz gemessen, beträgt im Normalfall *6–12 cm H_2O* und erreicht bei der portalen Hypertension Druckwerte von *durchschnittlich 35 cm H_2O* und *Maximalwerte bis 50 cm H_2O*.

Jedoch werden bereits beim Gesunden beim Husten oder unter der Bauchpresse Druckwerte bis 55 bzw. 160 cm H_2O gefunden. Der Leberdurchfluß wird von *Druckgradienten* zwischen Pfortader, den Sinusoiden (Lebervenenverschlußdruck) und den Lebervenen (freier Lebervenendruck) beeinflußt. Beim Gesunden beträgt der Gradient zwischen Pfortaderdruck (11,1 cm H_2O) und Sinusoidaldruck (Lebervenenverschlußdruck 6,8 cm H_2O) 4,3 cm H_2O, zwischen Sinusoidaldruck und Lebervenendruck (freier Lebervenendruck 3,4 cm H_2O) 3,4 cm H_2O und zwischen Pfortaderdruck und Lebervenendruck 7,9 cm H_2O.

Bei portaler Hypertension infolge eines *intrahepatischen Blocks* steigt der Druckgradient zwischen Pfortader und Lebervenen auf durchschnittlich 24,3 cm H_2O. Mit Hilfe der Lebervenenverschlußdruck-Messung ist es möglich, zwischen einem *prä-* und *postsinusoidalen Block* zu unterscheiden. Während der präsinusoidale Block (z.B. bei der Schistosomiasis) normale Druckwerte bzw. grenzwertig erhöhte Werte zeigt, liegt beim postsinusoidalen Block ein pathologisch erhöhter Lebervenenverschlußdruck vor.

Mit zunehmendem intrahepatischem Strömungswiderstand nimmt der portale Anteil am *Lebergesamtperfusionsvolumen* zugunsten einer kompensatorischen Zunahme des arteriellen Anteils ab, der schließlich 65–80% ausmachen kann. Das *Kompensationsvermögen der A. hepatica* ist jedoch auf ein Minutenvolumen von 1200 ml begrenzt. Beim postsinusoidalen Druckanstieg kommt es über arterioportale Shunts zur arteriovenösen Durchmischung des Pfortaderblutes.

Durch *Strömungsumkehr des Pfortaderblutes* ist die Leber als Stoffwechselorgan dem großen Kreislauf nicht mehr vorgeschaltet, so daß Eiweißmetaboliten des Gastrointestinaltrakts (Ammoniak, Phenole, Indole) direkt über portosystemische Shunts in den großen Kreislauf gelangen. Im ZNS verursachen die Metaboliten toxische Schäden, die sich als *Enzephalopathie* manifestieren.

Die **portale Hypertension** wird überwiegend durch chronische Lebererkrankungen (intrahepatischer Block), wesentlich seltener durch den Verschluß portaler Gefäße (extrahepatischer Block) verursacht.

21.5. Pfortaderhochdruck

Der **prähepatische Block** tritt nach einer *Thrombose der Milzvene (peripherer Block)* und der Pfortader *(zentraler Block)* auf. Beim Erwachsenen wird er bei 3–12% aller Fälle mit portaler Hypertension gefunden. Prädisponierend sind die Polycythaemia vera, die paroxysmale nächtliche Hämoglobinurie und Kontrazeptiva. Alle Formen schwerer Peritonitiden, entzündliche und neoplastische Pankreasprozesse, sowie traumatische bzw. iatrogene Pfortaderverletzungen sind weitere Ursachen der Pfortader- und Milzvenenthrombose. Weiterhin können sie auch als Komplikationen nach Splenektomie und portokavalen bzw. splenorenalen Shunts auftreten. Beim Kind ist in über 30% der Fälle die Pfortaderthrombose, die durch eine fortschreitende perinatale Thrombophlebitits der Nabelvene entsteht, Ursache der portalen Hypertension (Abb. 21.5.-2 und 21.5.-3).

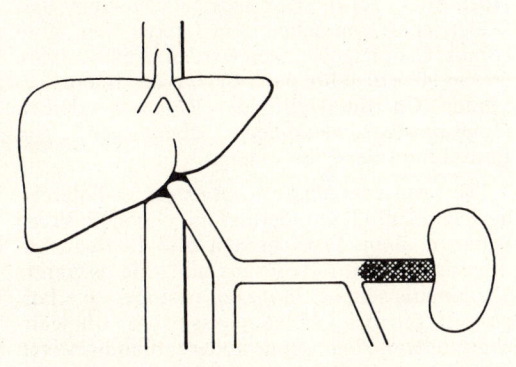

Abb. *21.5.*-2. Schematische Darstellung der Milzvenenthrombose.

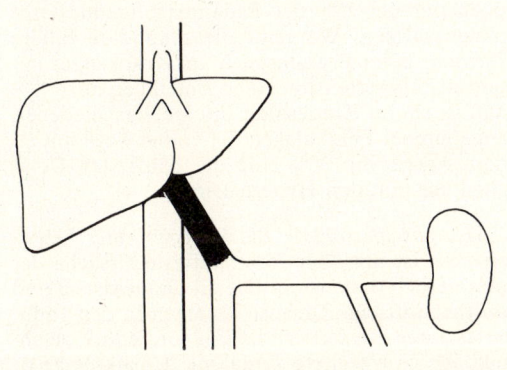

Abb. *21.5.*-3. Schematische Darstellung der Pfortaderthrombose.

Der **prähepatische** Block als Folge einer Thrombose der Milzvene (peripherer Block) und der Pfortader (zentraler Block) zeigt bei normaler Leberfunktion eine **Hypersplenie.**

Der prähepatische Block ist durch *normale Leberfunktionswerte* gekennzeichnet, da die A. hepatica die fehlende Pfortaderdurchblutung kompensiert. Dies erklärt das Fehlen von Stigmata hepatis (s. S. 665). Die geringe, jedoch stets vorhandene Splenomegalie mit Zeichen des Hyperspleniesyndroms (Leukopenie 1500–3000 Zellen pro mm^3, Thrombozytopenie 60000–100000 Plättchen/mm^3) kann erster Hinweis auf einen prähepatischen Block sein. Bei ca. 70% der Patienten entwickelt sich ein *reversibler Aszites*, jedoch bei über der Hälfte der Patienten wird die Diagnose erst nach der ersten *Ösophagusvarizenblutung* gestellt. Sie tritt beim Erwachsenen ca. 4–12 Jahre nach anamnestisch eingetretener Pfortaderthrombose ein.

Der Pfortaderhochdruck manifestiert sich **klinisch** meist als **Ösophagusvarizenblutung.**

Der **posthepatische Block** durch *Verschluß der Lebervenen*, das **Budd-Chiari-Syndrom,** ist in 2,2% Ursache der portalen Hypertension. Es ist durch *Hepatomegalie* und massive *Aszitesbildung* charakterisiert und prognostisch sehr ungünstig. In Abhängigkeit vom Verschlußtyp wird es in die Typen A–E unterteilt:

Typ A: Membranöser Verschluß der V. cava inferior bei offenen Lebervenen.
Typ B: Membranöser Verschluß der V. cava inferior mit Verschluß der Lebervenen.
Typ C: Stenose der V. cava inferior.
Typ D: Nichtmembranöser Verschluß der V. cava inferior.
Typ E: Verschluß der Lebervenen.

Neben einem Lebertumor können Erkrankungen, die für die Pfortaderthrombose ursächlich sind, eine *Thrombose der Lebervenen* auslösen. Die membranösen Verschlußvarianten werden überwiegend in Asien gefunden. Bei komplettem Verschluß der Lebervenen ist die Prognose ohne den Versuch einer druckentlastenden Operation infaust. Auch bei inkomplettem Verschluß werden bei 65% der Fälle Ösophagusvarizen gefunden, wobei in 25% die Ösophagusvarizenblutung erstes Zeichen des *Budd-Chiari-Syndroms* ist. Bei

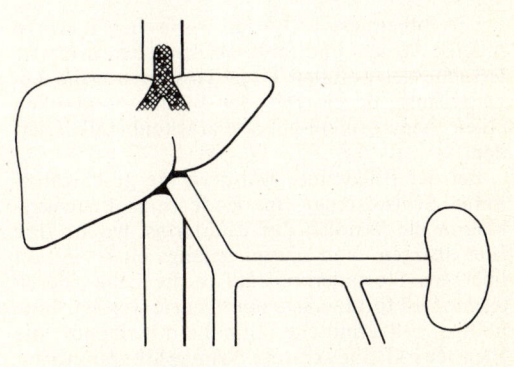

Abb. *21.5.*-4. Schematische Darstellung der Lebervenenthrombose (Budd-Chiari-Syndrom).

über der Hälfte der Patienten besteht ein therapieresistenter Aszites, der häufig einen peritoneojugularen Shunt erfordert (Abb. *21.5.*-4).

> Der **posthepatische Block,** das *Budd-Chiari-Syndrom,* verursacht durch einen Verschluß der Lebervenen, geht mit therapieresistentem Aszites einher.

Der **intrahepatische Block** ist bei über 75% der Patienten Ursache der portalen Hypertension. In Abhängigkeit von der Lebererkrankung ist der Block *prä- oder postsinusoidal* lokalisiert, wobei der erstere überwiegend durch die *Bilharziose,* der letztere durch die *Leberzirrhose* verursacht wird (Abb. *21.5.*-5).

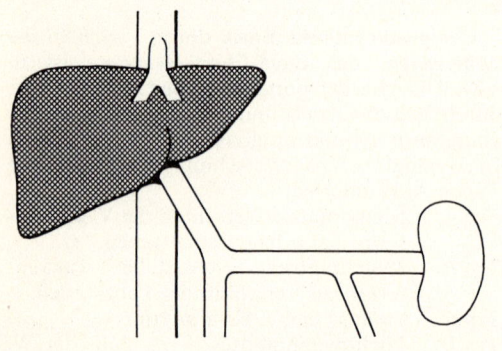

Abb. *21.5.*-5. Schematische Darstellung des intrahepatischen Pfortaderhochdrucks.

Der *präsinusoidale Block* kommt ausschließlich bei nichtzirrhotischen Lebererkrankungen vor, zu denen neben der Bilharziose eine Vielzahl seltener Krankheitsbilder zählt.

> Der **intrahepatische Block** kann *prä-* und *postsinusoidal* lokalisiert sein, wobei der erstere überwiegend durch die *Bilharziose* und der letztere durch die *Leberzirrhose* verursacht wird.

Die **Bilharziose** ist in den tropischen Ländern Asiens, Afrikas und Südamerikas ebenso häufig Ursache der portalen Hypertension wie die Leberzirrhose, da ca. 10% der Bilharziosekranken einen hepatosplenischen Parasitenbefall erleiden.

Bei der Bilharziose wandern die geschlechtsreifen Schistosomen am Ende ihres Lebenszyklus in die Venolen des Enddarms, wo sie ihre Eier ablegen. Von diesen gelangt eine Vielzahl über den Pfortaderkreislauf in die Leber, deren terminale Pfortaderäste embolisiert werden. Eine heftige zellvermittelte Immunantwort auf die Eier bewirkt eine schwere eosinophil-granulomatöse Entzündung mit sekundärem fibrösem Umbau, der sich im Endstadium hämodynamisch als *präsinusoidaler Block* auswirkt. Der Gradient zwischen Lebervenenverschlußdruck und freiem Lebervenendruck liegt im oberen Bereich der Norm oder ist leicht pathologisch erhöht. Die Leberfunktionsparameter sind bei erhaltenem hepatozellulärem Aufbau normal. Obligat ist die *Splenomegalie* mit einem Milzgewicht über 1 kg und einem Hyperspleniesyndrom. Die portale Hypertension führt in hohem Prozentsatz zur Ösophagusvarizenblutung.

Die *primäre und sekundäre* **biliäre Zirrhose** sind zu den nichtzirrhotischen Lebererkrankungen zu rechnen, da der knotige Umbau des Organs fehlt.

Die *primäre biliäre Zirrhose* ist Folge einer Cholestase unklarer Ätiologie, die ausschließlich das weibliche Geschlecht befällt und über eine Leberfibrose zum präsinusoidalen portalen Hochdruck führt. Hartnäckiger Juckreiz und Skelettschmerzen gehen dem Ikterus über Jahre voraus. Ösophagusvarizen werden in 50% 2 Jahre und in 90% 10 Jahre nach Beginn des Ikterus gefunden. Ca. die Hälfte der Patienten erleiden *Ösophagusvarizenblutungen* überwiegend im Endstadium der Erkrankung.

Die *sekundäre biliäre Erkrankung* ist Folge einer Galleabflußbehinderung mit cholangitischen Schüben. Beim Erwachsenen sind Choledocholithiasis, Papillitis stenosans und sklerosierende Cholangitis seltene, hingegen postoperative Folgestörungen bei Choledochusstenose, Choledochoduodenostomie und andere biliodigestiven Anastomosen häufigere Ursachen der sekundären biliären Zirrhose. Sie bildet sich auch nach Korrektureingriffen nicht zurück, verursacht jedoch nur bei 25% der Patienten blutende Ösophagusvarizen. Während die sekundäre biliäre Zirrhose beim Erwachsenen am Krankengut mit portaler Hypertension einen Anteil von nur 1–2% hat, ist sie im Kindesalter infolge verschiedener, angeborener Fehlanlagen der Gallenwege mit einem Anteil von 30% eine der häufigsten Ursachen der portalen Hypertension.

Der *postsinusoidale Block wegen einer* **Leberzirrhose** ist mit über 75% häufigste Ursache der portalen Hypertension. Die alkoholtoxische und posthepatitische Zirrhose kommen in den Industriestaaten etwa gleich häufig vor, jedoch zeichnet sich eine weitere Zunahme der alkoholtoxischen Zirrhose ab.

Bei der *Leberzirrhose* werden die Azini von Bindegewebszügen zerlegt, die sowohl die afferenten (Pfortadervenen, Leberarterien) als auch die efferenten Gefäße (Lebervenen) ummauern. Während die *alkoholtoxische Leberzirrhose* einen gleichmäßigen, alle Azini betreffenden Umbau mit feinen Regeneratknoten hat, weist die posthepatitische Leberzirrhose unregelmäßige, breite Bindegewebssepten und unterschiedlich große Regeneratknoten auf. Charakteristisch für den postsinusoidalen Block ist der *erhöhte Lebervenenverschlußdruck.*

Die zunehmende Einschränkung der Leberfunktion und die steigende portale Hypertension bestimmen den schicksalhaften Verlauf des Zirrhosepatienten. Hinweisend für eine Leberzirrhose sind folgende *klinische Zeichen* (Stigmata hepatis):

1. Hepatosplenomegalie,
2. Aszites,
3. Ödeme,
4. Venenzeichnung des Abdomens (Caput medusae),
5. Hautzeichen
    a) Lebersternchen,
    b) Palmarerythem,
    c) Sklerenikterus,
    d) Abdominalglatze,
    e) Anämie,
6. Enzephalopathie mit Stupor, Flapping tremor und Verwirrtheit.

Die relevanten Laborwerte, die bei der Leberzirrhose pathologisch erhöht sind und die ein Auswahlkriterium für eine Shunt-Operation darstellen, sind der Tab. *21.5.*-1 zu entnehmen.

Zur Abklärung von Art und Lokalisation des portalen Abflußhindernisses und seiner Folgestörungen sind Untersuchungsmethoden angezeigt, die in Tab. *21.5.*-2 zusammengefaßt sind.

> 50–70% der Zirrhose-Patienten erleiden im Verlauf ihrer Krankheit eine **Ösophagusvarizenblutung,** die bereits in der ersten Blutung bei 30–60% der Patienten *letal* endet.

21.5.3. Ösophagusvarizenblutung

Symptome: Die Ösophagusvarizenblutung setzt akut ein, ist durch schwallartiges Erbrechen hellroten Blutes und massiven Teerstuhlabgang charakterisiert und führt in kurzer Zeit zum *hämorrhagischen Schock.*

Als *Ursachen* werden die Refluxösophagitis, portosystemische Druckspitzen und eine ungenügende Druckentlastung der Ösophagusvarizen durch Perforansvenen im unteren Ösophagusdrittel diskutiert. Ebenso wird postuliert, daß spezifische Veränderungen auf den Kuppen der Varixknoten hinweisend für eine Blutung sind.

Therapie: Bei der Ösophagusvarizenblutung muß sofort gehandelt werden, da die Prognose des Patienten entscheidend davon abhängt, ob der *hämorrhagische Schock* behoben und eine effektive Blutstillung erreicht werden kann. Die durch die Zirrhose bedingte plasmatische und

Tab. *21.5.*-1. Leberfunktionsproben: Normalwerte und Mindestwerte für Shunt-Operationen.

		Normalwerte	Mindestwerte
Bilirubin gesamt	(mg/dl)	bis 1,1	maximal 2,0
Gesamteiweiß	(g/dl)	6,5–8,5	>6,0
Albumin	(rel%)	52–73	>50
Gammaglobulin	(rel%)	12–20	maximal 30
Cholinesterase	(U/l)	3000–9000	>1000
SGOT	(U/l)	bis 18	maximal 30
SGPT	(U/l)	bis 22	maximal 40
Cholesterin	(mg/dl)	bis 250	>100
Gerinnungsfaktoren			
Prothrombin	(%)	75–120	>50
Faktor V	(%)	75–120	>50
Faktor VII	(%)	75–120	>50
Bromsulphthalein-Retention	(%/45 min)	bis 5	<25

Tab. 21.5.-2. Untersuchungsmethoden und ihr Informationsgehalt bei portaler Hypertension.

Untersuchungsmethode	Informationsgehalt
1. Ösophagusbreischluck	Ösophagusvarizen
2. MDP	Fundusvarizen, gastroduodenale Ulzera bzw. Tumoren
3. Gastroskopie	s. o.
4. Sonographie, CT	Leber, Pfortader, V. cava, Milz
5. Zöliakographie indirekte Splenoportographie Kavographie	A. hepatica, V. lienalis, V. portae, V. renalis sinister
6. Sequentielle Hepato-Spleno-Szintigraphie	Leberdurchblutung (Anteil arterieller und portaler Durchblutung)
7. Druckmessung: a) Freier Lebervenendruck b) Lebervenenverschlußdruck c) Pfortaderdruck	Lokalisation des Blocks
8. Leber-PE	Histologie

thrombozytopenische Blutgerinnungsstörung erfordert die *Substitution der Gerinnungsfaktoren* durch Gabe von Fresh-Frozen-Plasma, Fibrinogen, Prothrombinkomplex und Frischblut. Dem Patienten *droht das Leberversagen,* da die bereits eingeschränkte Durchblutung im hämorrhagischen Schock weiter abnimmt und die Leber durch die enterale Aufnahme von Eiweißmetaboliten aus dem bakteriell zersetzten blutigen Darminhalt zusätzlich belastet wird. Leberversagen und portosystemische Enzephalopathie müssen durch Gabe enteral wirksamer *Antibiotika* vermieden werden. Parallel zu diesen Maßnahmen muß durch *Notfall-Endoskopie* die Blutungsquelle gesichert werden.

Bei der *akuten Ösophagusvarizenblutung* soll zunächst der Versuch gemacht werden, durch *konservative,* d. h. nicht operative Maßnahmen, die Blutung zu beherrschen. Zu ihnen gehören:
1. Ballontamponade,
2. Endoskopische Blutstillung durch
   a) Sklerotherapie,
   b) Laser-Koagulation.
3. Pharmakologische Drucksenkung mit Vasopressin.

Erst wenn die Blutung mit konservativen Maßnahmen nicht beherrscht werden konnte, ist die *Indikation für eine Notoperation* gegeben. Die Effektivität der konservativen Verfahren zur Behandlung der akuten Ösophagusvarizenblutung ist am Anteil der primären und der rezidivfreien Blutstillung zu messen.

Die *Laser-Koagulation* blutender Varizen mit dem Argon- oder Nd-YAG-Laser wird nur auf wenige Zentren beschränkt bleiben. Eine primäre Blutstillung wurde bei 94% der Patienten erreicht, eine Rezidivprophylaxe ist mit der Methode nicht möglich.

Die *medikamentöse Blutstillung* durch *Vasopressin* geschieht durch eine Reduktion des Pfortaderdrucks, der Leberdurchblutung und des Herzschlagvolumens. Sie beträgt im Akutstadium 50–70%. Da die Langzeithämostase jedoch unter 40% liegt und Vasopressin erhebliche Nebenwirkungen hat, bleibt der alleinige Einsatz von Vasopressin bei der Therapie der Ösophagusvarizenblutung umstritten.

Die *Ballontamponade* kann zu einer primären Blutstillung führen. Zur Anwendung kommen die Sengstaken-Blakemore-Sonde und die Linton-Nachlas-Sonde, von denen letztere mit einer primären Hämostase von 88% und einer Komplikationsrate von 6,5% die besseren Resultate hat. Die Linton-Sonde hat den Vorteil, Fundusvarizen und intrakardial gelegene Varizen effektiv zu komprimieren und in der Anwendung leichter zu sein: Die Sonde wird nasal eingeführt und mindestens 60 cm tief in den Ösophagus bis in den Magen vorgeschoben. Der Magenballon wird mit 400–500 ml Luft gefüllt und mit einem Dauerzug von 500 p in die Kardia hereingezogen (Abb. *21.5.*-6). Nach 12–16 Stunden sollte der Zug aufgehoben werden, um Druckläsionen möglichst gering zu halten. Die entblockte Sonde verbleibt weitere 12–16 Stunden liegen, um ein Blutungs-Frührezidiv sofort angehen zu können. Da nur in 30% der Fälle eine dauerhafte Hämostase mit der Ballontamponade erzielt wird,

Ösophagus-sonde

Magen-sonde **Ballon**

1kg

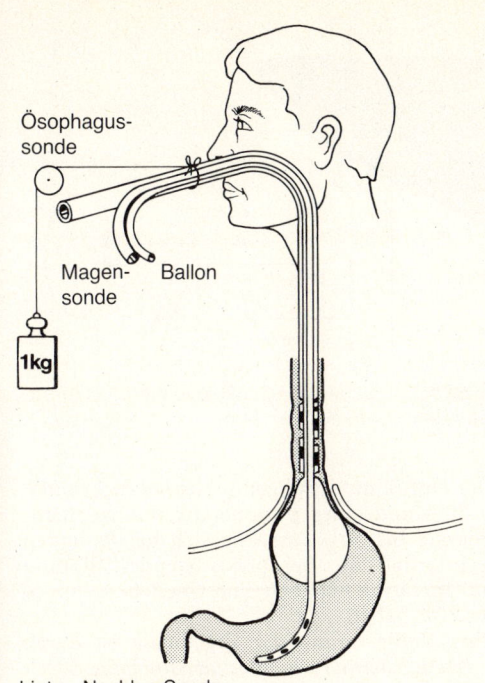

Linton-Nachlas-Sonde

Abb. *21.5.*-6. Schematische Darstellung für die Plazierung der Linton-Nachlas-Sonde (nach BRUNSWICK u. LIEHR, Dtsch. med. Wschr. *97*:502 (1972)).

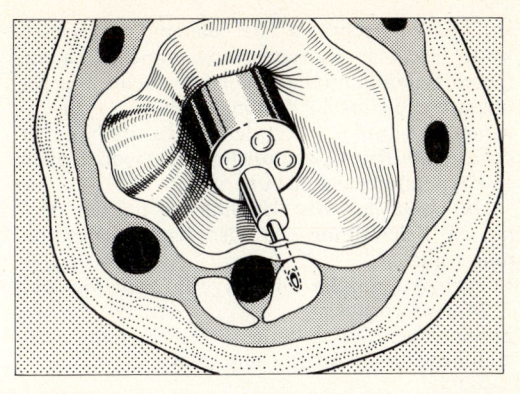

Abb. *21.5.*-7. Schematische Darstellung einer paravasalen Ösophaguswandsklerosierung über das Endoskop.

schließt sich in der Regel der Tamponade eine Sklerotherapie oder ein verzögerter Notshunt an.

Eine weitere mögliche Therapie stellt der Einsatz des Betarezeptorenblockers *Propranolol* dar, der den Pfortaderdruck senkt. Widersprüchliche Ergebnisse über die Effektivität bei der Blutungsrezidivprophylaxe lassen eine endgültige Wertung noch nicht zu.

Die *Ösophagusvarizensklerosierung* ermöglicht sowohl die primäre Blutstillung als auch die Blutungsrezidivprophylaxe und wurde zur überzeugenden konservativen Behandlungsmethode der Ösophagusvarizen. In der akuten Blutung wird teilweise mit dem starren Ösophagoskop, im blutungsfreien Intervall mit dem flexiblen Gastroskop sklerosiert. Die Sklerotherapie erfolgt entweder durch intravasale oder paravasal-submuköse Injektion von 1,0%igem Äthoxysklerol in Einzeldepots von 0,5–2,0 ml, die zirkulär am distalen Ösophagus gesetzt werden (Abb. *21.5.*-7). Bei der elektiven Sklerosierung werden 30–50 ml, in der Blutung bis 200 ml des Verödungsmittels injiziert. Das intramurale und submuköse Ödem des Verödungsmittels komprimiert die Varizen und verdrängt sie von der Ösophagusschleimhaut, was zur Blutstillung führt. Entzündliche Umbauvorgänge der Ösophaguswand bilden eine Narbenplatte, die die Varizen an der Perforation in das Ösophaguslumen hindern.

Die akute Ösophagusvarizenblutung kann durch Sklerotherapie mit dem starren Gerät in 72–93% und mit dem flexiblen Gerät in 84–100% beherrscht werden.

Die **akute Ösophagusvarizenblutung** wird durch Sklerosierung oder Ballon-Tamponade mit anschließender Sklerosierung behandelt.

Verödungsbedingte *Komplikationen* kommen bei 10% der Fälle als Ösophagusulzera, Ösophagusnekrose mit Mediastinitis, Pleuraempyem, Pleuraergüssen und Ösophagusstenosen vor.

Die *Letalität* nach notfallmäßiger Sklerosierung beträgt 20–40%, Todesursachen sind neben den nicht kontrollierbaren Blutungen Leber- und Kreislaufversagen sowie Pneumonien.

In 40% der Fälle kommt es innerhalb von 3 Monaten zur *Rezidivblutung*, zu deren Prophylaxe weitere 2–4 Sklerosierungssitzungen in 4–10tägigem Abstand erforderlich sind. Inzwischen ist gesichert, daß die Sklerotherapie die Häufigkeit der Blutungsrezidive von 75% auf 40% senkt und die 2-Jahres-überlebenszeit von ca. 40% auf 75% steigert. Weiterhin ist die Sklerotherapie der alleinigen Ballontamponade sowohl in der akuten Blutungsphase als auch in der Blutungsrezidivprophylaxe hoch signifikant überlegen.

Als **Blutungsrezidivprophylaxe** sind die Sklerosierung oder der zentrale und distale splenorenale Shunt als Elektivoperation möglich.

21.5.4. Chirurgische Therapie der akuten Ösophagusvarizenblutung

Die notfallmäßige chirurgische Behandlung der akuten Ösophagusvarizenblutung bleibt auf jene Fälle beschränkt, bei denen konservative Mittel keinen Blutungsstop erreicht haben. Durch Ballontamponade wird versucht, Zeit für intensivmedizinische Maßnahmen (s.o.) zu gewinnen. Die um 6-8 Stunden verzögerte Notoperation ist prognostisch günstiger, hat jedoch auch eine Operations*letalität* um 50%.

Die *therapeutischen Maßnahmen* bei der operativen Behandlung der Ösophagusvarizenblutung sind:
1. Portosystemische Shunts zur Senkung des Pfortaderdrucks,
2. Sperroperationen zur Unterbrechung des Blutzuflusses zur Blutungsquelle.

Über 50 verschiedene Operationsverfahren sind zur Behandlung der Ösophagusvarizenblutungen versucht worden, von denen folgende klinische Bedeutung erlangt haben:
1. Portosystemischer Notshunt,
2. Transmurale Ösophagusvarizenumstechung mit Fundoplicatio (SIEWERT, BECKER),
3. Maschinelle Dissektionsligatur des Ösophagus,
4. Thorakoabdominelle azygoportale Sperroperation (SUGIURA).

Die **portosystemischen Shunts** haben zum Ziel, durch eine Verminderung des Pfortaderdrucks einen Blutungsstop zu erreichen. Im Notfall wird der *terminolaterale portokavale Shunt* bevorzugt, da er technisch am leichtesten und am schnellsten durchführbar ist. Beim *portokavalen Shunt* wird die Pfortader auf einer Strecke von ca. 8 cm aus dem Lig. hepatoduodenale bis zur Leberpforte freipräpariert und dort zentral unterbunden. Die Anastomose mit der V. cava inferior erfolgt termino-lateral (Abb. 21.5.-8).

Die *Letalität* des portokavalen Not-Shunts wird zwischen 28% und 45% angegeben, wobei sie wesentlich vom Lebensalter und dem Grad der Leberinsuffizienz nach der Child-Klassifizierung beeinflußt ist (Tab. 21.5.-3). Sie steigt von 14% bei Patienten der Child-A-Gruppe auf 70% bei Patienten der Child-C-Gruppe.

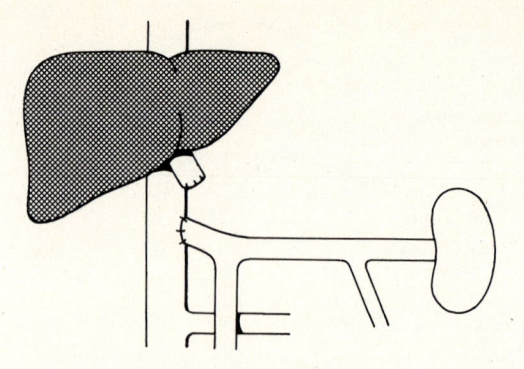

Abb. *21.5.-8.* Schematische Darstellung des terminolateralen portokavalen Shunts.

Der Not-Shunt ist wegen seiner *hohen Letalität* von 50% und einer postoperativen Enzephalopathierate bis 50% ausschließlich bei Patienten gerechtfertigt, die bei persistierender Blutung ohne Operation lediglich eine Überlebenschance unter 30% haben.

Eine Verbesserung der Ergebnisse ist durch die *Arterialisierung des Pfortaderstumpfes* durch ein Veneninterponat mit der Aorta abdominalis möglich. Durch intraoperative Druckmessung muß sicher gestellt sein, daß bereits eine Strömungsumkehr (hepatofugal) eingetreten ist. Die *Letalität* beim Notshunt beträgt 15%, die postoperative Enzephalopathierate 20%.

Bei **fortbestehender Blutung** kommen als *verzögerter Noteingriff* der portokavale End-zu-Seit-Shunt ohne oder mit Arterialisation, der mesokavale H-Shunt oder eine Sperroperation in Frage.

Sperroperationen werden wie der Notshunt nur bei Patienten mit persistierender Blutung und nach Ausschöpfung aller konservativer Maßnahmen durchgeführt. Alle Verfahren haben

Tab. *21.5.-3.* Child-Klassifikation.

	1 Punkt	2 Punkte	3 Punkte
Bilirubin (mg%)	<2,0	2,0–3,0	>3,0
Albumin (g%)	>3,5	3,0–3,5	<3,0
Aszites	Nein	Leicht therapierbar	Schwer therapierbar
Enzephalopathie (PARSONS-SMITH)	Nein	Gering	Koma
Ernährungszustand	Sehr gut	Gut	Schlecht

Child A: 5–7 Punkte; Child B: 8–10 Punkte; Child C: 11–15 Punkte.

21.5. Pfortaderhochdruck

zum Ziel, durch Unterbindung oder Durchtrennung der venösen Verbindungen zwischen Pfortader- und V.-azygos-System die Blutung zu beherrschen.

Sperroperationen sind die maschinelle Dissektionsligatur des Ösophagus, die transmurale Ösophagusvarizenumstechung mit Fundoplicatio und die transthorakoabdominale Ösophagusdissektion.

Die **transmurale Ösophagusvarizenumstechung** wird zirkulär am ösophagokardialen Übergang durch mehrreihig versetzte Ligaturen durchgeführt, die die Varizenstränge unterbinden. Zusätzlich werden die Gefäße, durch die der portosystemische Shunt unterhalten wird, durchtrennt. Zu ihnen zählen die Vasa breves, coronaria ventriculi, peri- und paraösophagealen Venen und die A. gastrica sinistra. Eine Fundoplicatio dient der Rezidivprophylaxe (Abb. 21.5.-9).

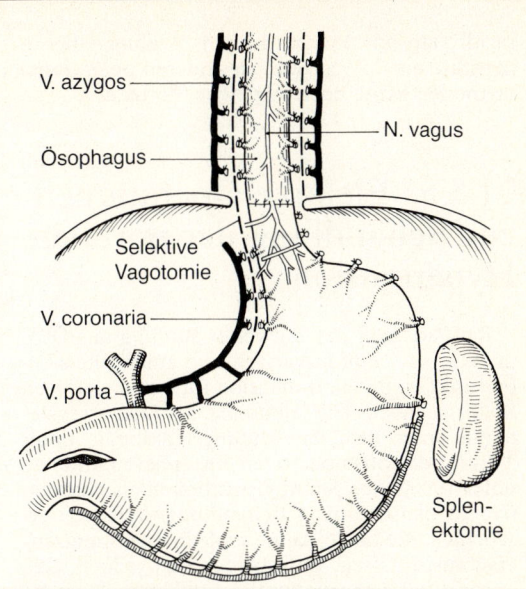

Abb. 21.5.-10. Schematische Darstellung der transthorakoabdominellen Ösophagusdissektion (nach SUGIURA, 1984).

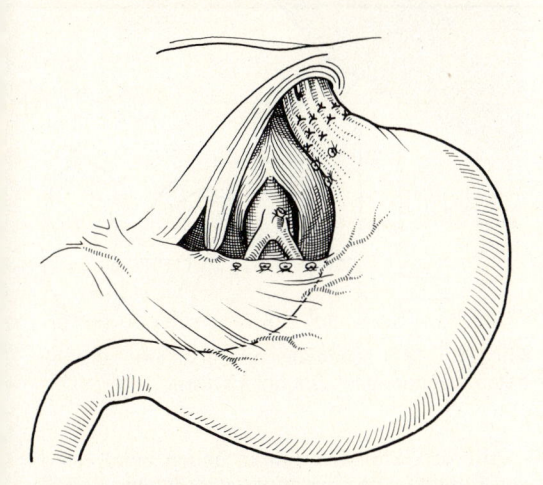

Abb. 21.5.-9. Schematische Darstellung der transmuralen Ösophagusdurchstechung (nach J. R. SIEWERT, H. D. BECKER: Notfalltherapie, Springer, Heidelberg 1982).

transsektion einzeln umstochen (Abb. 21.5.-10). Trotz des großen Eingriffs werden die *Letalität* mit nur 13,4%, die Blutungsrezidivrate mit nur 9,2% und die 5-Jahres-Überlebensrate mit 60% angegeben.

Die **mechanische Dissektion** des Ösophagus mit einem Rundnähapparat findet wegen seiner leichten Handhabung zunehmende Anwendung. Dabei wird der distale Ösophagus skelettiert und das Gerät über eine Gastrotomie eingeführt (Abb. 21.5.-11). Das Verfahren bietet bei einer Operationsletalität von 30–50%, einer Blutungs-

Die *Letalität* von 40% ist durch den hohen Anteil von Patienten der Child-C-Kategorie erklärt, bei denen ein Not-Shunt erfolglos ist. Nachteil dieses Operationsverfahrens ist, daß die portale Hypertension fortbesteht und nach Ausbildung von Kollateralen erneut die Gefahr einer Ösophagusvarizenblutung droht.

Bei der *thorakoabdominalen azygoportalen Sperroperation*, die bisher überwiegend in Japan durchgeführt wurde, werden intrathorakal die para- und periösophagealen venösen Shunts zur V. azygos unterbunden. Intraabdominal wird die Milz entfernt und der Magen proximal des Angulus devaskularisiert und selektiv vagotomiert. Die Ösophagusvarizen werden nach Ösophagus-

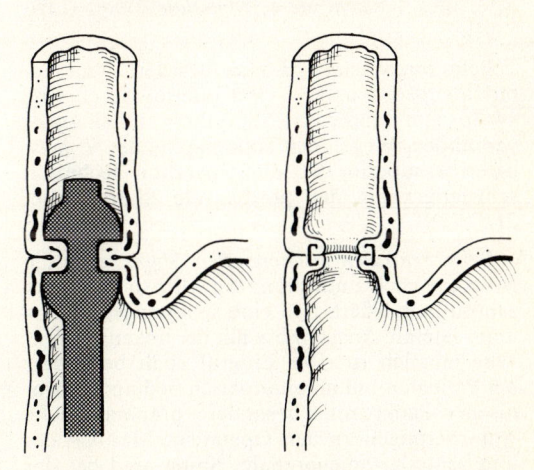

Abb. 21.5.-11. Schematische Darstellung der mechanischen Ösophagusvarizendissektion mit Hilfe eines Rundnähklammerapparates.

21.5.5. Elektive Operationen zur Behandlung der portalen Hypertension

Bei Patienten mit zeitweiser Blutung aus Ösophagus- und Fundusvarizen und einer guten Leberfunktion ist die Indikation für einen elektiven Shunt gegeben. Die Abnahme der Operationsletalität unter 10%, der Blutungsrezidivrate unter 3% und der postoperativen Enzephalopathierate unter 10% lassen Shunt-Operationen als Alternative zu konservativen Behandlungsverfahren erscheinen, die bisher keine schlechteren Langzeitergebnisse hatten. Entscheidend ist jedoch, daß anhand des Leberstatus die Indikation für oder gegen einen elektiven Shunt nach strengen Kriterien gestellt wird. Der elektive Shunt wird nur bei Patienten durchgeführt, die nach der *Child-Klassifikation der Gruppe A und B* angehören (Tab. *21.5.*-3). Weitere Auswahlkriterien sind:

1. Alter nicht über 65 Jahre,
2. Lebervolumen über 1000 und unter 2500 ml,
3. Pfortaderperfusion über 10% der Norm,
4. Histologischer Ausschluß einer aktiven Leberzirrhose,
5. Biochemischer Ausschluß einer aktiven Leberzirrhose,
6. Shuntfähige Venen und normale A. hepatica.

Zu den **totalen portosystemischen Shunts** zählen der *termino-laterale* und *latero-laterale portokavale Shunt*, der *mesokavale H-Shunt* (DRAPANAS) und der *zentrale splenorenale Shunt* (LINTON):

Beim *mesokavalen H-Shunt* werden V. mesenterica superior und V. cava inferior durch eine 14–16 mm starke Gefäßprothese miteinander verbunden. Wegen der Topographie der V. mesenterica superior ist die Operation technisch schwieriger als der portokavale Shunt (Abb. *21.5.*-12).

Beim *zentralen splenorenalen Shunt* wird die Milzvene nach Entfernung der Milz so weit nach zentral mobilisiert, daß eine spannungsfreie termino-laterale Anastomose mit der linken Nierenvene möglich ist. Der Eingriff stellt besonders bei Patienten mit alkoholtoxisch bedingter chronischer Pankreatitis besondere präparatorische Anforderungen an den Operateur. Mesokavaler und zentraler splenorenaler Shunt sind bei der Pfortaderthrombose möglich. Liegt zusätzlich eine Milzvenenthrombose vor, ist nur der mesokavale Shunt durchführbar (Abb. *21.5.*-13).

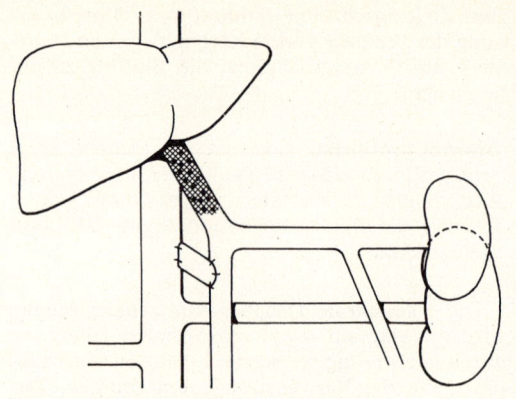

Abb. *21.5.*-12. Schematische Darstellung eines mesenterikokavalen H-Shunts (DRAPANAS).

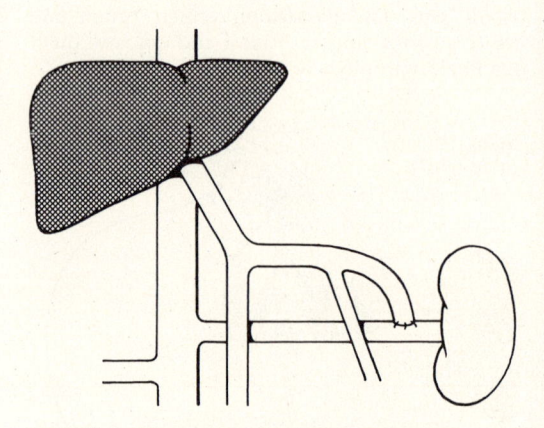

Abb. *21.5.*-13. Schematische Darstellung des zentralen splenorenalen Shunts (LINTON).

Alle drei Shunt-Verfahren haben beim elektiven Eingriff eine *Operationsletalität* zwischen 7% und 10% (Tab. *21.5.*-4). Beim portokavalen Shunt ist die Rezidivblutungsrate mit 4% am geringsten und die Enzephalopathierate mit 32% am höchsten (bis 50%), da die Druckentlastung am effektivsten ist. Der hepatofugale Blutfluß wirkt sich negativ auf die Leberfunktion aus, so daß die 5-Jahres-Überlebensrate nur 45% beträgt. Der H-Shunt und zentrale splenorenale Shunt haben eine höhere Rezidivblutungsrate zwischen 7 und 10%, die abhängig vom Anteil an Shunt-Thrombosen ist.

Die *Enzephalopathierate* ist beim zentralen splenorenalen Shunt am geringsten, da hierbei eine portale Leberdurchblutung erhalten bleibt. Beim mesokavalen Shunt kommt es erst nach Monaten und Jahren zur Shunt-Umkehr, ohne daß die Enzephalopathierate zunimmt. Über die Langzeitprognose der drei Shunts gibt es unterschiedliche Angaben. Besonders beim H-Shunt werden 5-Jahres-Überlebensraten von 45%–70% angegeben.

21.5. Pfortaderhochdruck

Tab. 21.5.-4. Ergebnisse der elektiven operativen Therapie der portalen Hypertension.

	n	Operations-Mortalität %	Blutungs-rezidiv %	Enzephalo-pathierate %	5-Jahres-Über-lebenszeit %
Portokavaler Shunt	550	10,5	3,6	32,0	45,3
Zentraler splenorenaler Shunt	264	7,2	7,0	21,2	47,7
Mesokavaler Shunt	365	7,4	9,3	24,4	(57,7)
Distaler splenorenaler Shunt	132	10,6	4,75	14,6	59,9
Transthorakoabdominelle Ösophagustransektion	535	3,9	3,2	4,8	75,6

Beim *distalen splenorenalen Shunt* (WARREN) bleibt die Milz erhalten. Die Milzvene wird bis zum Zusammenfluß mit der V. mesenterica superior mobilisiert, dort abgesetzt und termino-lateral mit der linken Nierenvene anastomosiert. Zusätzlich wird die distale Magenhälfte groß- und kleinkurvaturseits skelettiert und die V. coronaria ventriculi unterbunden (Abb. 21.5.-14).

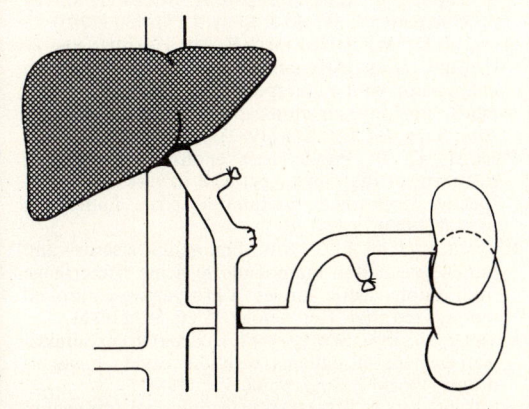

Abb. 21.5.-14. Schematische Darstellung des distalen splenorenalen Shunts (WARREN).

Diese Venenverbindung führt zu einer selektiven Druckentlastung der gastroösophagealen Shunts bei zunächst erhaltener hepatopetaler Blutversorgung. Die Letalität der technisch aufwendigen Operation wird zwischen 4% und 19% angegeben, wobei Shunt- und Pfortaderthrombosen die gravierenden Komplikationen darstellen.

Die *Blutungsrezidivrate* (um 4%) kann unter Ausbildung retroperitonealer portosystemischer Shunts zunehmen. Überzeugendes Argument für den Warren-Shunt ist die bessere Leberfunktion, die die niedrige *Enzephalopathierate* um 15% (4–32%) und eine 5-Jahres-Überlebensrate um 60% bedingt.

Vergleichende Studien werden zeigen müssen, ob die in Japan erzielten hervorragenden Resultate mit der elektiven transthorakoabdominalen Ösophagustranssektion reproduzierbar sind.

Erwiesen ist, daß bei der operativen Therapie der portalen Hypertension die *Kurz- und Langzeitergebnisse von der Child-Klassifizierung abhängig* sind, und daß Patienten mit einer posthepatitischen Leberzirrhose eine wesentlich günstigere Langzeitprognose als Patienten mit einer alkoholtoxischen Leberzirrhose haben.

In der Therapie des *refraktären Aszites* sind portosystemische Shunts den elektiven Shunts überlegen.

21.5.6. Zusammenfassung

Wegen der Vielzahl von Behandlungsmethoden mit zum Teil widersprüchlichen Ergebnissen ist eine abschließende Wertung über die Behandlung der portalen Hypertension nicht möglich (Tab. 21.5.-5):

Die akute Ösophagusvarizenblutung wird entweder durch primäre Sklerosierung oder durch Ballontamponade mit sekundärer Sklerosierung angegangen. Steht die Blutung, so wird als Rezidivblutungsprophylaxe weiter sklerosiert oder ein elektiver Shunt geplant. Patienten der Child-C-Klassifizierung werden ausschließlich durch Sklerosierung behandelt. Als elektive Shunts sind der zentrale und distale splenorenale Shunt wegen der geringsten Enzephalopathierate und den besten Langzeitergebnissen geeignet. Der Stellenwert der transthorakoabdominellen Ösophagustranssektion ist noch unklar.

Kommt es unter konservativen Maßnahmen zu keinem Blutungsstillstand, so muß als letzte Möglichkeit eine verzögerte Notoperation durchgeführt werden. Als Shunt kommen der portokavale End-zu-Seit-Shunt ohne oder mit Arterialisation und der mesokavale H-Shunt in Frage. Als Sperroperation stehen alternativ die maschinelle Dissektionsligatur des Ösophagus, die transmurale Ösophagusvarizenumstechung mit

Tab. 21.5.-5. Behandlungsmethoden bei Pfortaderhochdruck.

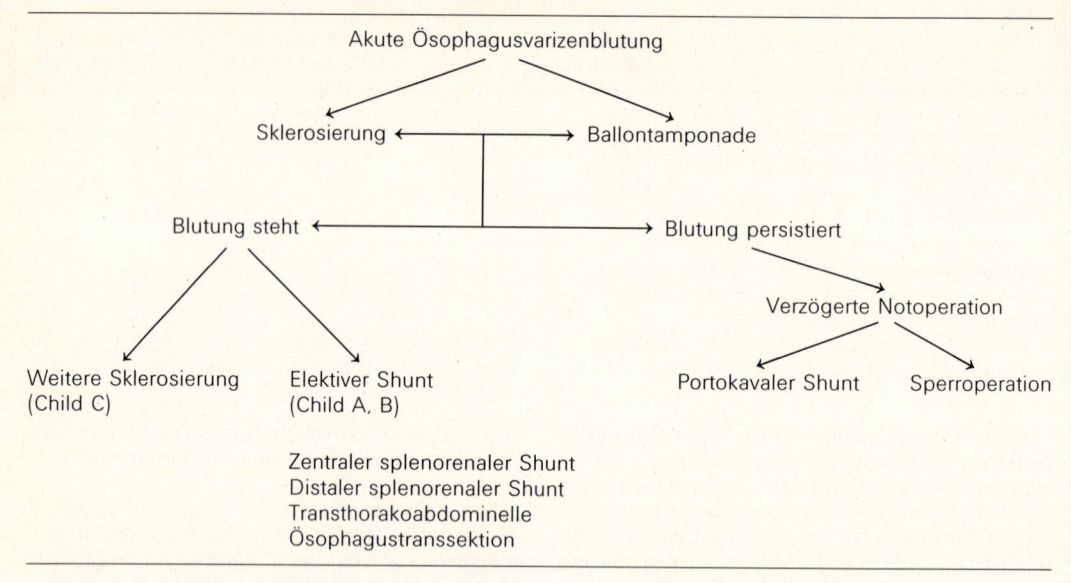

```
                    Akute Ösophagusvarizenblutung
                      /        |        \
                     /         |         \
              Sklerosierung ←——→ Ballontamponade

              /          \
       Blutung steht ←——————————→ Blutung persistiert
         /      \                          |
        /        \                  Verzögerte Notoperation
                                          /        \
  Weitere      Elektiver Shunt    Portokavaler    Sperroperation
  Sklerosierung (Child A, B)        Shunt
  (Child C)
               Zentraler splenorenaler Shunt
               Distaler splenorenaler Shunt
               Transthorakoabdominelle
               Ösophagustranssektion
```

Fundoplicatio und die transthorakoabdominale Ösophagusdissektion zur Verfügung. Die Prophylaxe nicht blutender Ösophagusvarizen sollte ausschließlich der Sklerotherapie vorbehalten bleiben.

Die **Blutungsprophylaxe** bei nichtblutenden Ösophagusvarizen soll **nur durch Sklerosierung** erfolgen.

Literaturauswahl

BENHAMOU, J.-P., D. LEBREC: Non-cirrhotic intrahepatic portal hypertension in adults. Clin. Gastroent. 14:21–31 (1985).

DONOVAN, A. J.: Surgical treatment of portal hypertension: a historical perspective. World J. Surg. 8:626–645 (1984).

FRANCO, D., C. SMADJA: Prevention of recurrent variceal bleeding: Surgical procedures. Clin. Gastroent. 14:233–257 (1985).

FUNOVICS, J. M., A. FRITSCH, W. H. APPEL, F. MÜHLBACHER: Ergebnisse mit dem distalen spleno-renalen Shunt nach Warren. Langenbecks Arch. Chir. 354:81–88 (1981).

INOKUCHI, K.: Present status of surgical treatment of of esophageal varices in Japan: A nationwide Survey of 3588 patients. World J. Surg. 9:171–180 (1985).

OTTE, J.-B., M. REYNAERT, B. DE HEMPTINNE, A. GEUBEL, et al.: Arterialization of the portal vein in conjunction with a therapeutic portacaval shunt. Hemodynamic investigations and results in 75 patients. Ann. Surg. 196:656–663 (1982).

PAQUET, K. J.: Prophylactic endoscopic sclerosing treatment of the esophageal wall in varices – a prospective controlled randomized trial. Endoscopy 14:4–5 (1982).

PAQUET, K.-J., H. FEUSSNER: Endoscopic sclerosis and esophageal ballon tamponade in acute hemorrhage from esophagastric varices: a prospective controlled randomized trial. Hepatology 5:580–583 (1985).

SANFEY, H., J. K. BOITNOTT, J. L. CAMERON: Surgical management of patients with the Budd-Chiarisyndrome. World J. Surg. 8:706–715 (1985).

SUGIURA, M., S. FUTAGAWA: Esophageal transection with paraesophagogastric devascularizations (the Sugiura procedure) in the treatment of esophageal varices. World J. Surg. 8:673–682 (1984).

WARREN, W. D., W. J. MILLIKAN, J. M. HENDERSON et al.: Ten years portal hypertensive surgery at Emora. Results and perspectives. Ann. Surg. 195:530–541 (1982).

21.6. Dünndarm

Von H. H. GRUENAGEL

21.6.1. Anatomie und Physiologie

Der Dünndarm hat eine Länge von 6 m und liegt intraperitoneal zwischen Duodenum und Bauhinscher Klappe in der unteren Hälfte des Bauchraumes. Er ist an der *Radix mesostenii*, die schräg von links oben nach rechts unten verläuft, fixiert. Anatomisch und funktionell unterscheidet man die oberen zwei Fünftel des Dünndarms, das *Jejunum*, vom unteren Bereich, dem *Ileum*. Die *A. mesenterica cranialis* versorgt ihn mit Blut über die Äste und Arkaden des Mesenteriums. Die darmnahen kleinen Arterien sind funktionell Endarterien. Das venöse Blut wird in der *V. mesenterica cranialis* der Pfortader zugeführt.

Der Dünndarm hat die *Aufgabe des vollständigen Aufschlusses und der Resorption der Ingesta mit Hilfe gastrogener, chologener und pankreatogener Beimengungen* (Abb. *21.6.*-1). Seine Funktion ist nur möglich unter der Voraussetzung einer normalen Digestion, einer histologisch und biochemisch intakten Dünndarmschleimhaut und einer genügend langen Kontaktzeit zwischen Chymus und Darmwand. Er produziert etwa 8 l Sekret täglich und ist darüber hinaus ein endokrin sehr aktives Organ. Die Funktion vieler produzierter aktiver Peptide ist noch unbekannt. Die meisten Kenntnisse liegen über das Enteroglucagon vor.

Die *Dünndarmschleimhaut* funktioniert gleichzeitig als Grenzfläche gegenüber unkontrolliertem Eindringen pathogener Keime und ihrer toxischen Produkte sowie vor allem im Bereich der *Peyerschen Plaques* als immunologisches Kontaktorgan für dort passierende Makromoleküle und Partikel.

Die *Motorik des Dünndarms* wird von der Nahrungszufuhr beeinflußt. Man beobachtet Pendelbewegungen im Jejunum, die alle 5-6 Sekunden auftreten, sowie langsame peristaltische Wellen von 2 cm/min und schnellere von 25 cm/min. Obgleich abnorme Füllungszustände und Steifungen bei Unwegsamkeit und Entzündungen als schmerzhaft empfunden werden, bereiten chirurgische Maßnahmen an der Darmwand, so-

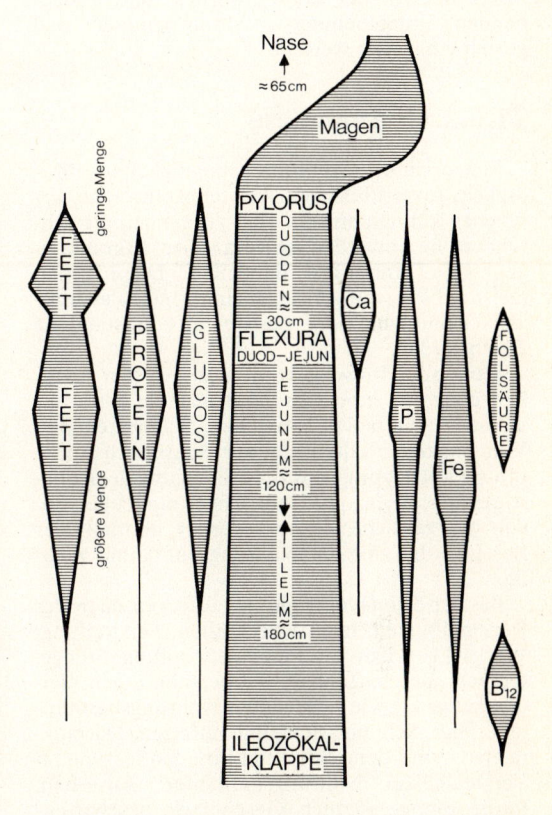

Abb. *21.6.*-1. Schematische Darstellung der Resorptionsorte wichtiger Nahrungsstoffe im Dünndarm. (Aus: H. Chr. DRUBE: Zur Pathophysiologie des Dünn- und Dickdarms. In: W. BOECKER (Hrsg.): Dünndarm–Dickdarm, Thieme, Stuttgart 1969.)

fern nicht am Mesenterium gezogen wird, keine Schmerzen.

Resektionen unter 3 m Länge führen zu keinen merkbaren Störungen. Dabei werden Verluste von Jejunum besser vertragen als von Ileum. Bei Erhaltung der Hälfte bis zu einem Viertel des Dünndarms kommt es zum sogenannten *Short-bowel-Syndrom*. Bei Erhaltung von weniger als einem Meter Dünndarm muß zusätzlich parenteral Nahrung zugeführt werden.

21.6.2. Untersuchungsverfahren

Da der Dünndarm einer unmittelbaren Untersuchung nicht zugänglich ist und auch keine direkten pathognomonischen Symptome bietet, kommt bei Verdacht auf seine Erkrankung der Erhebung einer *sorgfältigen Anamnese* und einer *subtilen Krankenuntersuchung* ganz besondere Bedeutung zu. Erst dann können die vielfältigen Möglichkeiten der Laboratoriums- und bildgebenden Untersuchungsverfahren sinnvoll und gezielt eingesetzt werden.

21.6.2.1. Anamnese

Meteorismus, Stuhlunregelmäßigkeiten, Müdigkeit, Appetitlosigkeit, Leistungsschwäche, Erbrechen können einzeln oder zusammen die führenden Beschwerden chirurgischer Erkrankungen des Dünndarms darstellen. Diese gehen meist mit Passagestörungen einher, seien es Initialerscheinungen oder postoperativ entstandene Beschwerden.

Wertvolle Hinweise kann man aus den Angaben über die *Nahrungsaufnahme,* die Stuhlentleerung, eventuelles Erbrechen, Schmerzen und Windabgang erhalten. Bei der Frage nach Appetit und Verdauung sind die Abneigung gegen bestimmte Speisen oder ihre Unverträglichkeit sowie der zeitliche Zusammenhang abdominaler Beschwerden mit der Nahrungsaufnahme wichtig.

Bei der *Stuhlentleerung* ist zu fragen nach der Regelmäßigkeit, nach Durchfällen, Verstopfung, Wechsel von Durchfall und Verstopfung, Menge, Geruch, Beschaffenheit, Farbe, abnormen Beimengungen – wie unverdaute Nahrungsbestandteile, Blut, Schleim, Schleimhautfetzen, Darmparasiten – und dem Zeitpunkt ihrer Entleerung im Vergleich zur Nahrungsaufnahme. Aussehen, Farbe, Menge, Geruch, Geschmack, Beschaffenheit von *Erbrochenem* und der zeitliche Zusammenhang mit der Nahrungsaufnahme sind von Bedeutung.

Der *Charakter der Schmerzen* (kolikartig, Dauerschmerz oder Druckschmerz), ihre Lokalisation, Dauer und Abhängigkeit von der Nahrungsaufnahme und bestimmten Speisen sind wesentlich. Man achte auch auf den Zusammenhang von *Blähungszustand und Darmgeräuschen* und eine eventuelle jahreszeitliche Abhängigkeit sowie die Wirkung schmerzstillender Medikamente. Beim Windabgang interessieren der Blähungszustand, die Darmgeräusche und Darmsteifungen.

Bei Frauen sind im Hinblick auf eine Endometriose die Regelanamnese und ein eventueller Zusammenhang des Zyklus mit den Beschwerden zu erfragen.

Über Art und Zeitpunkt *früherer abdomineller Eingriffe,* die postoperativen Verläufe und die Ergebnisse der Operationen sollte man unterrichtet sein.

21.6.2.2. Untersuchung des Patienten

Sie beginnt mit der *Inspektion,* deren Ergiebigkeit von der Dicke der Bauchdecken abhängt. Alte Bauchnarben, ihre Lokalisation und Beschaffenheit und eventuell vorhandene Narbenbrüche und deren Bruchinhalt sind zu beachten. Man schaut nach Striae, beachtet abnorme Konfigurationen, wie Auftreibungen und Vorwölbungen des Abdomens durch raumfordernde Prozesse, und unterscheidet allgemeinen von lokalisiertem Meteorismus (Dünndarmmeteorismus ergibt umschriebene Vorwölbung in Bauchmitte, die Blähung des Dickdarms führt entsprechend seiner Lage zur Entwicklung eines Flankenmeteorismus). Auch die respiratorische Bewegung der Bauchwand ist zu beachten. Dünndarmtumoren zeigen, wenn sie im Relief der Bauchwand sichtbar werden, keine atemsynchrone Verschieblichkeit. Bei schlaffen und dünnen Bauchdecken ist schon der normale Ablauf der Dünndarmperistaltik zu erkennen. Bei mechanischen Passagestörungen kann das Kommen und Gehen der Darmsteifungen beobachtet werden.

Die *Palpation des Abdomens* geht zunächst unter zartem Druck orientierend vor sich, danach folgt die tiefe Palpation. Man stellt dabei Grad und Ausdehnung der muskulären Abwehrspannung fest. Ängstliche Patienten und Kinder spannen die Bauchdecken oft stark an, ohne daß ein intraabdominaler Krankheitsprozeß vorliegt. Man muß hier die bestehende reflektorische Bauchdeckenspannung durch psychische Ablenkung und kontinuierlichen Druck langsam überwinden und zur tieferen Palpation kommen.

Über schmerzempfindlichen Bezirken verstärkt sich bei entzündlichen Prozessen der Druckschmerz bei tiefer Palpation, während bei mechanischen Hindernissen keine erhöhte Muskelspannung vorliegt und der Druckschmerz auch bei tiefer Palpation nicht zunimmt. Die Palpation erlaubt bei Tumoren, die Lokalisation, Größe, Form, Konsistenz und Verschieblichkeit sowie die Druckschmerzhaftigkeit festzustellen. Lokaler Meteorismus kann durch Palpation gelegentlich verändert werden. Die Routineuntersuchung beinhaltet auch die sorgfältige Abtastung sämtlicher Bruchpforten. Schließlich gehört bei Verdacht auf eine Dünndarmerkrankung stets die rektale Palpation mit in den Untersuchungsgang zur Feststellung oder zum Ausschluß von Schmerzhaftigkeit, Vorwölbung infolge Exsudatansammlung im Douglasschen Raum, sowie zum Nachweis von Tumoren oder Metastasen.

Die *Perkussion des Bauches* orientiert über Flüssigkeits- oder Luftgehalt im Dünndarm und über freie Flüssigkeit in der Bauchhöhle. Schließlich müssen Art und Häufigkeit der Darmgeräusche *auskultiert* werden. Der mechanische Ileus beginnt mit gesteigerten *Darmgeräuschen*. Bei Stenosen hört man das typische Preßstrahlgeräusch. Patienten fühlen mit krampfartigem Schmerz, wie sich peristaltische Wellen an Stenosen brechen und zurückgluckern, und bestätigen das bei Befragung. Metallisch klingen die Geräusche bei Überdehnung der Darmwand. Bei paralytischem oder fortgeschrittenem mechanischem Ileus sind Darmgeräusche nicht mehr nachweisbar.

Über die allgemeinen **Laborwerte** hinaus sind für die Untersuchung des Dünndarms die Probe zum Nachweis von okkulten Blutbeimengungen im Stuhl, die mikroskopische Untersuchung des Stuhls zum Nachweis oder Ausschluß von Parasitenbefall sowie gelegentlich auch die bakteriologische Untersuchung des Stuhls zur Feststellung oder zum Ausschluß infektiöser Darmerkrankungen erforderlich.

Die Synopsis der bei dem Untersuchungsgang gewonnenen Befunde wird in den meisten Fällen auf den richtigen diagnostischen Weg führen.

Unter den **bildgebenden Verfahren** am Dünndarm nimmt die *Sonographie* jetzt lokalisatorisch und funktionell einen führenden Platz ein.

Die *Röntgenuntersuchung* beginnt immer mit einer Abdomen-Leeraufnahme im Stehen. Bei akuten Beschwerden wird man nach Luft- und Spiegelbildung im Dünndarm und Verdrängungserscheinungen suchen. Normalerweise findet sich keine Luft im Dünndarm. Es folgt dann die Dünndarmpassage mit verschiedenen Kontrastmitteln, mit deren Hilfe man Wandveränderungen und Passagestörungen erfaßt.

Das *Computertomogramm* kann gegebenenfalls bei nicht zu kleinen Prozessen hilfreich sein.

Gelegentlich ist die isolierte *angiographische Darstellung* des Versorgungsgebietes der A. mesenterica cranialis vor allem bei Suche nach einer akuten Blutungsquelle, bei Tumorsuche oder zur Feststellung einer akuten oder chronischen Durchblutungsstörung erforderlich (selektive Mesenterikographie). Sie gewinnt in jüngerer Zeit diagnostische Bedeutung für die verschiedenen Stadien der Enteritis regionalis. Nur selten trägt eine Splenoportographie zur Aufklärung pathologischer Befunde am Dünndarm bei.

Eine aufschlußreiche Untersuchung zur Aufklärung über den Ort einer Blutung ist die *Fadenprobe:* Man läßt den Patienten einen mehrfach gezwirnten, feuchten Wollfaden, der zur Sichtbarmachung bei der Durchleuchtung mit einem Metallfaden armiert sein kann und an dessen Ende sich ein Metallkügelchen befindet, schlucken. Der Faden passiert nach einiger Zeit den Pylorus. Nach 18 bis 24 Stunden zieht man ihn heraus und kann aus der Verfärbung und ihrem Abstand von der Zahnreihe auf den *Sitz der Blutungsquelle* schließen. Weist der Faden keine makroskopisch erkennbaren Blutspuren aus, läßt sich an ihm eine Benzidinprobe vornehmen.

Darmatresien, Stenosen, Doppelbildungen, Lageanomalien, Mekoniumileus, persistierender D. omphaloentericus, Invagination, Mesenterialzysten sowie Ileus werden an deren Stellen abgehandelt.

21.6.3. Krankheiten des Dünndarms

21.6.3.1. Meckelsches Divertikel

Bei etwa 2% der Erwachsenen findet sich im Ileum von 30 cm bis zu 100 cm oberhalb der Bauhinschen Klappe eine divertikelartige Ausstülpung an der dem Mesenterium gegenüberliegenden Seite. Das Meckelsche Divertikel stellt einen *Rest des fetalen D. omphaloentericus* dar, ist gewöhnlich daumengroß und kann in seltenen Fällen offen bis zum Nabel reichen (persistierender D. omphaloentericus).

In 20% der Fälle finden sich aberrierende Magenschleimhaut oder Pankreasgewebe darin. Es kann wie in einer Appendix zu Entzündungen mit allen bei der Appendizitis bekannten Symptomen kommen. Im Bereich der aberrierenden Magenschleimhaut können Ulzera mit Blutung oder Perforation entstehen.

Die **Behandlung** besteht in der Entfernung des Divertikels. Auch bei zufälliger intraoperativer Feststellung eines blanden Meckelschen Divertikels soll dieses vollständig abgetragen werden, um mögliche Komplikationen wie Entzündung, Blutung, Perforation und maligne Degeneration, zu vermeiden.

21.6.3.2. Divertikulose

Die Divertikulose des Dünndarms ist relativ selten. Die *kongenitalen echten Divertikel* treten mit allen Wandschichten entlang den Gefäßeinmündungen durch die Darmwand zwischen die Mesenterialblätter aus. Dasselbe gilt für die sog. *unechten Divertikel,* die nur von Schleimhaut ausgekleidet sind und die Serosa durchdringen. In solchen Wandausbuchtungen können sich durch Retention und Zersetzung von Darminhalt Entzündungen abspielen, die zu Komplikationen wie Stenose, Blutung oder Perforation führen.

Therapie: Die unkomplizierte Entzündung, die sich in uncharakteristischen Bauchsymptomen wie Blähung, Schmerzen, Aufstoßen u. ä. bemerkbar macht, wird durch leichte, schlackenarme Kost und milde Laxantien behandelt. Bei Perforation und Blutung ist die Resektion des betroffenen Abschnittes erforderlich.

21.6.3.3. Akute Enteritis

Eine entzündliche Reizung des Dünndarms kommt mit oder ohne Beteiligung von Magen und Kolon als **unspezifische Enteritis** infolge enteraler Infekte vor. Bauchschmerzen, Fieber (höher als bei Appendizitis) und gelegentlich Erbrechen mit und ohne Durchfall beherrschen das *klinische Bild*. Es besteht ein mäßiger Meteorismus mit Hyperperistaltik. Man palpiert den luft- und flüssigkeitsgefüllten, gurrenden und »quatschenden« Darm. Auch eine starke Leukozytose kann vorhanden sein. Die Bedeutung der akuten Enteritis, die keine chirurgische Erkrankung ist, liegt darin, daß sie eine *Appendizitis* vortäuschen, in eine Appendizitis übergehen oder selten einmal mit einer begleitenden Appendizitis einhergehen kann. Tatsächlich liegt bei der akuten Enteritis wie bei der Appendizitis oft das Maximum des Schmerzes im rechten Unterbauch. Es können auch peritoneale Reizerscheinungen wie bei der akuten Appendizitis auftreten.

Therapie: Im Zweifelsfall wird man, um keine Appendizitis zu übersehen, die Appendektomie vornehmen.

Häufigster Erreger der sog. *Lymphadenitis mesenterialis* ist Yersinia pseudotuberculosa, seltener Y. enterocolitica.

Ein bedrohliches Bild kann sich bei der **Enterokolitis** nach langfristiger und intensiver Gabe hochwirksamer Antibiotika entwickeln. Wenn die Darmflora durch diese Mittel gestört ist, breiten sich resistente Stämme – meist Staphylokokken – im Kolon, aber auch aufsteigend im Dünndarm aus. In einem rapiden Verlauf mit choleraartigen Durchfällen kommt es unter Salz- und Wasserverlust zu einem akuten Verfall der Kranken. Zusätzlich kann sich auch eine Pilzbesiedlung im Darm und in der Lunge ausbreiten.

Therapie: Nur sofortiges Absetzen der Antibiotika mit sorgfältiger Infusionsbehandlung bringt hier Besserung. Die Antibiotika-Enteritis kann auch in einen paralytischen Ileus übergehen, der gezielter Behandlung bedarf (siehe dort).

21.6.3.4. Ileitis regionalis

Eine ätiologisch und pathogenetisch immer noch unklare Erkrankung ist die Ileitis regionalis (*Synonyma:* Enteritis regionalis, terminale Ileitis, Crohnsche Krankheit). Die Krankheit befällt vorwiegend Männer zwischen 20 und 40 Jahren, doch sind Säuglinge und Greise nicht ausgenommen. Die *chronische unspezifische Entzündung* betrifft im allgemeinen nur ein Dünndarmsegment, meistens das terminale Ileum. Nur selten ist das Zökum mitbeteiligt. Gelegentlich beobachtet man einen isolierten Befall anderer Darmabschnitte, wie oberes Ileum, Jejunum, Kolon und Duodenum. An den entzündlichen Veränderungen, die in der Submukosa besonders stark entwickelt sind, nehmen *alle Wandschichten* teil.

Klinik: Kennzeichnend ist das *Lymphödem* als Ausdruck der Beteiligung von Lymphgefäßen und Lymphknoten, das in jedem Stadium der Krankheit vorherrscht. Im chronischen Stadium wirkt der befallene Darmabschnitt wie ein fast starres, dickwandiges Rohr, das in das ödematös verdickte und verkürzte Mesenterium, das viele vergrößerte Lymphknoten enthält, eingemauert ist. Der Wandverdickung entspricht eine bisweilen hochgradige Lumenverengerung, die zu einem mechanischen Aufstau in den oralen Anteilen führen kann. Die Darmschleimhaut ist ödematös verdickt. Längsgestellte Ulzera finden sich auf der dem Mesenterium anliegenden Seite. Aus ihnen können sich *Abszesse* entwickeln, die in das Mesenterium einbrechen, zu *Fistelbildungen* in verschiedenen Richtungen und zu Stenosen Anlaß geben. Überraschenderweise fehlt eine vermehrte Exsudatansammlung im Bauchraum.

Im allgemeinen kann man ein *akutes Stadium* der Erkrankung, in dem Ödem und Hyperämie vorherrschen, von einem *chronischen Stadium* mit fibrotischen Veränderungen von Darmwand und Mesenterium und Neigung zu Fistelbildung unterscheiden. Bemerkenswert oft wird die Krankheit erst durch ihre *Neigung zur Fistelbildung oder Stenose* klinisch manifest. Dabei treten Fisteln nach außen (anorektale Fisteln, Bauchwandfisteln, Fisteln in alten Bauchnarben) sowie enteroenterale, enterokolische und enterovesikale Fisteln auf.

Die *akute Form* verläuft unter dem Bild einer *Pseudoappendizitis* mit Fieber und Schmerzen im rechten Unterbauch. Erbrechen ist nicht so häufig wie bei der Appendizitis. Man kann bei der Untersuchung manchmal einen walzenförmigen Tumor im rechten Unterbauch tasten. Häufig wird appendektomiert. Dann findet man in den meisten Fällen die Appendix unauffällig, aber am unteren Dünndarm wie am Mesenterium das beschriebene akut entzündliche, ödematöse Bild. Fehlen solche Begleiterscheinungen, so kann man eine unauffällig erscheinende Appendix ohne Sorge entfernen.

Die Gefahr der *postoperativen Fistel* wird unterschiedlich beurteilt. Bei akuter Appendizitis ist die Appendektomie unbedingt indiziert. Bildet sich später eine mehr oder weniger hartnäckige Fistel aus, muß man mit einem Zweiteingriff die Situation durch eine Resektion bereinigen. Die Dünndarmresektion im akuten Stadium wird allgemein abgelehnt, zumal eine konservative Ausheilung für immer oder doch für lange Zeit bei dem typischen remissionsartigen Verlauf der Erkrankung möglich ist, es sei denn, daß bereits eine Passagestörung besteht.

Die *chronische Form der Ileitis* regionalis zeichnet sich durch rezidivierende Schübe von Fieber und Schmerzen im rechten Unterbauch mit Neigung zu durchfallartigen Stühlen aus, denen je nach Schleimhautbefall auch Schleim und Blut beigemengt sein können. Schmerzen sind keineswegs obligat, jedoch um so ausgeprägter, je stärker die pathologisch-anatomischen Veränderungen am Darm und damit eine Stenosierung fortgeschritten sind. Deutliche Gewichtsabnahme ist häufig.

Die chronisch rezidivierende Ileitis regionalis, die auf keine konservativen Behandlungsversuche anspricht und zu zunehmendem körperlichem Verfall führt, stellt eine *Indikation zur Operation* dar. Ebenso muß man bei hochgradigen Wandveränderungen mit Stenosen resezieren.

Röntgenologisch ist eine fadenförmige, röhrenartige Stenose im betroffenen Dünndarmabschnitt ein typisches Zeichen (Abb. *21.6.*-2).

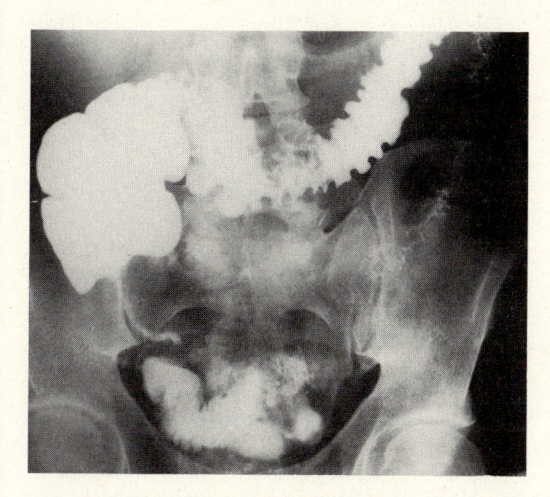

Abb. *21.6.*-2. Typischer Röntgenbefund bei Enteritis regionalis. Das Lumen der terminalen Ileumschlinge ist strangförmig eingeengt (»string sign«).

Die *Diagnose* wird durch den Schilling-Test (B_{12}-Isotopen-Resorptionstest) erhärtet. Bei der Angiographie fällt eine starke Vaskularisierung mit früher venöser Phase auf. Äußere und innere Fisteln sowie Blutungen und Perforation stellen ebenfalls Operationsindikationen dar.

Therapie: Die *Resektion* sollte mit einem Sicherheitsabstand im Gesunden, eventuell unter histologischer Schnellschnittüberprüfung, erfolgen. Bei Befall des Zökums muß dieses mitreseziert werden. Im allgemeinen strebt man zur Vermeidung eines Blindsacks eine End-zu-End-Anastomose an. Die früher mehr geübten Umgehungsanastomosen sind zugunsten der Resektionsverfahren mehr und mehr verlassen worden. Trotz einwandfreier Resektion im Gesunden wird man aber dem Charakter der Grunderkrankung entsprechend immer wieder *Rezidiven* begegnen, die man wie die Ersterkrankung ebenfalls zunächst *konservativ* behandeln sollte.

ALEXANDER-WILLIAMS befürwortet sehr sparsame Resektion, Dehnung der Stenosen mit Ballonkathetern oder plastische Erweiterung der Strikturen.

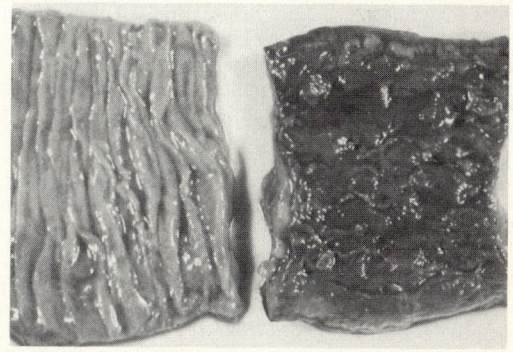

Abb. *21.6.*-3. Aufgeschnittener Dünndarm desselben Patienten wie in Abb. *21.6.*-2. *Links* normal quergefältetes Dünndarmrelief, rechts hochgradig veränderte Dünndarmschleimhaut mit Aufhebung der typischen Querfältelung.

Die Wahrscheinlichkeit einer Operation liegt nach 10 Jahren Krankheitsdauer bei 80%. Zweiteingriffe sind in 50% notwendig. Die rasche Erholung nach erfolgreichen Resektionen ist eindrucksvoll, selbst wenn zunächst noch durchfällige Stühle bestehen bleiben. Die Erfolge sind um so besser, je mehr es gelingt, im »kalten« Stadium zu operieren.

Die *Prognose* der Erkrankung ist mit Vorsicht zu stellen, da noch nach Jahren Rezidive auftreten. Ungeachtet aller ärztlichen Bemühungen gibt es Verlaufsformen, die über Jahre unter zunehmender Malabsorption und Kachexie rezidivieren und zum Tode führen.

Konservative Behandlung: Therapeutisch sprechen die akuten Schübe der entzündlich-granulomatösen Erkrankung (Epitheloidzell-Granulome, Riesenzellen, weniger lymphozytäre Rundzellen- als vielmehr polynukleäre Leukozyteninfiltrate) auf Corticoide, Salazosulfapyridin (Azulfidine) an. Unter der Annahme einer Autoaggressionserkrankung wird auch mit Azathioprin behandelt. Die Effektivität läßt sich trotz umfangreicher Studien (SUMMERS et al.) noch nicht abschließend beurteilen.

> Die **Crohnsche Erkrankung des Dünndarmes** wird konservativ behandelt. Nur bei Auftreten von Komplikationen, wie Fisteln oder Stenosen, ist eine Operation indiziert. *Rezidive sind häufig.*

Die **nicht sklerosierende Ileitis (Goldensche Krankheit)** ist von der Ileitis regionalis zu unterscheiden. Sie besteht in einer follikulären lymphatischen Hyperplasie der lumennahen Wandschichten. Sie tritt im Kindesalter als Nabelkolik der Kinder oder sog. chronisch rezidivierende Appendizitis auf.

Leibschmerzen, Durchfälle und Leukozytose sind nachweisbar. Manchmal ist das verdickte untere Ileum druckschmerzhaft tastbar. Die Krankheit führt nicht zu Stenosen und *erfordert keine chirurgische Intervention.*

21.6.3.5. Enteritis necroticans

Der »Darmbrand« wurde in der Zeit nach dem 2. Weltkrieg epidemiologisch 1946 und 1947, insbesondere bei Dystrophikern nach exzessiven Nahrungsaufnahmen, im oberen Anteil des Dünndarms segmental begrenzt gefunden. Die mit Fieber, Ileus und Perforationsperitonitis verlaufende Krankheit führte zur segmentalen Stase des Darminhaltes, ungewöhnlichen Bakterienbefunden im hohen Dünndarm, blutiger Durchtränkung und Verquellung der Darmwand mit schwärzlichen Nekrosen. Teils führte ein konservatives Verhalten bei fehlenden peritonitischen Symptomen zur Heilung.

Therapie: Wegen der Gefahr von Früh- und Spätperforationen bestand bei peritonitischen Zeichen die Indikation zur Laparotomie. Der nekrotisierende Darmbrand zwang zu Resektionen.

21.6.3.6. Ulcus simplex

Das Ulcus simplex kann aus nicht geklärter Ursache an verschiedenen Stellen des Dünndarmes auftreten und zu Penetrationen und Perforationen führen, wie ein Ulkus des oberen Verdauungstraktes.

21.6.3.7. Darmtuberkulose

Primär oder sekundär kann der Darm mit Tuberkulose infiziert werden.

Die primäre Darmtuberkulose kam nur bei Kleinkindern, meist durch Typus bovinus infizierte Milch, vor.

Darmtuberkulosen sind in Europa selten geworden und nur noch in verkalkten mesenterialen Lymphknoten nachweisbar.

Klinik: Akut finden sich am Darm typische quergestellte multiple Ulzera mit unregelmäßigen Rändern, besonders im Ileozäkalbereich.

Bei der hyperplastischen Form mit hochgradiger Verdickung der Wand und unregelmäßiger Lumeneinengung kommt es vereinzelt zu Fisteln, ganz selten auch zu Analfisteln. Die Beteiligung der Mesenteriallymphknoten wird später an röntgenologisch sichtbaren Verkalkungen erkannt.

Die **Therapie** besteht in einer tuberkulostatischen Behandlung. Nur bei Passagehindernissen ist chirurgisches Vorgehen erforderlich.

21.6.3.8. Aktinomykose

Die mit hartnäckiger Fistelbildung einhergehende, außerordentlich seltene Aktinomykose ist *antibiotischer Behandlung* zugänglich.

Die *Diagnose* wird durch Nachweis der Drusen im Eiter gestellt.

Auch hier ist bei Ausbildung von Passagehindernissen *chirurgisches Eingreifen* angezeigt.

21.6.3.9. Kongenitale Lues

Die kongenitale Lues kann vereinzelt zu Stenosen am Jejunum führen, die *reseziert* werden müssen. Die erworbene Lues manifestiert sich im Kolon.

21.6.3.10. Typhus abdominalis

Beim Typhus abdominalis können Ulzera in 5% der Fälle in der 3. Krankheitswoche bluten oder perforieren und damit eine *chirurgische Intervention* erfordern.

Therapie: Die Blutung sollte möglichst *konservativ,* die Perforation *operativ* behandelt werden.

21.6.3.11. Milzbrand

Eine Milzbrand-Phlegmone des Dünndarms ist eine meist tödlich verlaufende, wenn auch sehr seltene Komplikation dieser Erkrankung.

21.6.3.12. Pneumatosis cystoides

Bei der Pneumatosis cystoides finden sich ganz oder teilweise luftgefüllte subseröse oder submuköse Bläschen gegenüber dem Mesenterialansatz in Verbindung mit dem Darm, die kirschgroß werden können. Wenn die Zysten platzen, kann freie Luft unter dem Zwerchfell nachweisbar werden. In das Darmlumen hineinragende Zysten können zu Ileussymptomen führen. Die Zysten sind vornehmlich im Dünndarm, auch am Magen und nur in 20% der Fälle im Dickdarm lokalisiert.

21.6.3.13. Malabsorption

Resorptionsstörungen des Dünndarms verschiedenster Ursachen machen sich durch mangelnden Aufschluß der Nahrungsmittel bemerkbar.

Klinik: Klinisch stehen Durchfälle mit Abmagerung im Vordergrund, die zu Elektrolytstörungen, Eiweißmangelödemen, Exsikkation, bei längerem Bestehen zu Osteoporosen mit neuritischen und tetanischen Symptomen führen können.

Als *Ursachen* kommen eine Verkürzung der Dünndarmpassage nach ausgedehnten Resektionen, eine Ausschaltung der Dünndarmpassage durch Umgehungsanastomosen oder innere Fisteln oder auch größere Blindsacktaschen nach Seit-zu-Seit-Anastomosen, kongenitale Dünndarmstenosen sowie mit chronischen Wandveränderungen einhergehende Dünndarmerkrankungen (Ileitis regionalis, M. Whipple, M. Hodgkin, Karzinose, Sarkomatose) in Betracht.

Therapie: Die *chirurgische Therapie* ist dort möglich und indiziert, wo es sich um Stenosen, Blindsackbildungen, Passageausschaltung durch größere Umgehungsanastomosen und Fisteln handelt.

Zur *konservativen Therapie* gehören Sondenaspiration gestauten Dünndarminhalts und Antibiogramm als Voraussetzung für wiederholbare selektive antibakterielle Behandlungen.

Bei *Malabsorption infolge stark verkürzten Dünndarms* (nach ausgedehnten oder wiederholten Resektionen) kann die Gegenschaltung einer anisoperistaltischen Darmschlinge von etwa 10 cm Länge zur Bremsung der Passage erwogen werden. Andererseits kommt bei hochgradiger Adipositas ein Kurzschluß zwischen oberem und unterem Dünndarm zu Verminderung der Ingesta-Resorption in Betracht (s. Abschn. 21.6.8.).

21.6.3.14. Sprue

Die einheimische Form der Sprue (Zöliakie) mit Durchfällen und Anämie ist Folge eines intestinalen Peptidasedefekts, der durch Malabsorption zu morphologischer Schädigung des Dünndarms führt, weil Gluten-(Kleberschicht-)Bestandteile verschiedener Getreidearten toxisch wirken. Die Veränderungen im Dünndarm können bioptisch nachgewiesen werden. Verminderte Eisen- und Kalziumaufnahme, Tetanien, Hypoproteinämien, Purpura kommen vor.

Im späteren Leben sollen sich vermehrt maligne Lymphome entwickeln können.

Therapie: Therapeutisch ist eine Diät, die von Gluten frei ist, nötig. Außerdem sollen Vitamine gegeben werden.

21.6.3.15. Strahlenschäden

Nach Applikation therapeutischer Dosen energiereicher Strahlen können als Nebenwirkungen ödematöse Verquellungen an der Darmwand mit Blutungen, fibrotischen Strukturen, Ulzera, Perforationen, Fisteln und flächigen Verwachsungen der Darmserosa auftreten, die entsprechende *chirurgische Therapie* erfordern.

21.6.4. Verletzungen des Dünndarms

Für das Entstehen einer Darmverletzung bei **stumpfen Bauchtraumen** ist der jeweilige Füllungszustand von Bedeutung. Berstung und Abriß sowie Quetschung gegen die Wirbelsäule und das Becken sind möglich.

Je nach Befund kann das *klinische Bild* durch die sich anbahnende Peritonitis infolge Austritts von Darminhalt in die freie Bauchhöhle oder – bei Abriß des Darmes vom Mesenterium oder Einrissen im Mesenterium – durch die bedrohlich werdende Blutung bestimmt werden. In jedem Fall wird spontan über heftige Bauchschmerzen geklagt, zu denen die »Stille im Bauch« bei brettharter Bauchdeckenspannung kommt. Bei Darmwandverletzungen kann es zu Austritt von freier Luft in die Bauchhöhle kommen, die man auf der *Röntgen*-Abdomenleeraufnahme unter der Zwerchfellkuppe, zwischen den Darmschlingen oder in der Bursa omentalis sieht.

Diagnostisch kann auch die Lavage (s. S. 756) oder die selektive angiographische Darstellung der A. mesenterica cran. weiterhelfen.

Therapie: Bei entsprechender klinischer Symptomatik (Temperatur, ansteigende Leukozytenzahl) ist eine *Laparotomie* mit sorgfältiger Revision sämtlicher Bauchorgane unbedingt angezeigt.

Etwas anders liegt die Problematik bei **offenen Bauchverletzungen**, die durch Stich, Schuß oder Explosion zustande kommen. Hier ist ohne jedes Zögern ungeachtet der klinischen Erscheinungen, also auch bei Wohlbefinden des Patienten, eine *sofortige Laparotomie unumgänglich*. Bei Stich- und Schußverletzungen kann der Darm infolge seiner großen Lageverschieblichkeit an mehreren, weit auseinanderliegenden Stellen verletzt sein. Schließlich wird der Darm aber auch vom Lumen her durch Fremdkörper, wie Nadeln, Holz- oder Knochensplitter und Fischgräten, verletzt. Prädilektionsstellen sind die Flexura duodenojejunalis und die Ileozökalgegend. Je tiefer die Verletzung sitzt, um so größer ist wegen der bakteriellen Infektion die *Gefahr der Peritonitis*.

21.6.5. Durchblutungsstörungen

21.6.5.1. Verschluß der A. mesenterica cranialis

Auf arteriosklerotischer Basis kann sich eine allmählich zunehmende Durchblutungsnot des Dünndarms ausbilden, die eines Tages zum Verschluß der A. mesenterica cranialis mit nachfolgendem Infarkt des ganzen Dünndarms führt. Solche Patienten klagen längere Zeit über wechselnd starke Bauchschmerzen unklarer Art (*Angina abdominalis*). Verkalkungen der Aorta und Beckengefäße auf einer Übersichtsaufnahme des Bauchraumes liefern verdächtige Anhaltspunkte.

Therapie: Bei *Totalverschluß der A. mesenterica cranialis* stellt sich ein *paralytischer Ileus ein*. Wird die Ursache rechtzeitig erkannt, so kann man nach angiographischer Abklärung eventuell eine Desobliteration der verschlossenen Arterie oder einen arteriellen Bypass durchführen. Bei eingetretener Darmnekrose kommt jede Hilfe zu spät.

Bei einer *Embolie in die A. mesenterica cranialis* ist ebenfalls die rasche Embolektomie angezeigt. Klinisch sollte der schlagartig auftretende Bauchschmerz mit Vernichtungsgefühl, dem zunächst eine trügerische Ruhe häufig ohne Stuhl- und Windverhaltung, folgt, an eine Durchblutungsstörung denken lassen. Hat sich erst eine *Durchwanderungsperitonitis* eingestellt, dann ist bei ausgedehntem Verschluß keine Hilfe mehr möglich.

Nur eine *frühzeitige Angiographie* kann die Diagnose rechtzeitig erhärten und gefäßchirurgische Maßnahmen ermöglichen.

Nach einer Embolektomie *soll immer planmäßig nach 24 Std. erneut laparotomiert werden*, um die Durchblutung des Darmes zu überprüfen und erforderliche Korrekturen vornehmen zu können (Second-look-Operation).

Die **Claudicatio intermittens abdominalis** mit ihren rezidivierenden ischämischen, krampfartigen Schmerzen verlangt bei fehlender Klärung der Schmerzursache aufgrund anderer Organbefunde eine angiographische Darstellung.

21.6.5.2. Pfortader- und Mesenterialvenen-Thrombose

Eine *akut* auftretende Thrombose kann zur hämorrhagischen Nekrose des gesamten Darmes führen. Hier ist *jede Therapie erfolglos*.

Bei *begrenzter* Infarzierung muß der befallene Darmabschnitt reseziert werden. Auch hier folgt eine Second-look-Operation (s. Kap. 21.6.5.1.).

21.6.6. Endometriose

Die extragenitale intestinale Endometriose kommt überwiegend am Dickdarm vor. Der Dünndarm ist nur in 7% aller intestinalen Endometriosen beteiligt (KRAMPF). Solange die Ovarialfunktion erhalten ist, kann die Endometriose durch Herde auf oder unter der Darmserosa Motilitätsstörungen verursachen. Es kann zu mechanischem Ileus durch Invagination, Verwachsungen oder zur Entwicklung von Tumoren kommen, die durch Endometrioseherde gebildet werden (LIVOLSI). Schleimhautherde verursachen zyklusabhängige Blutungen.

Die *Therapie* richtet sich nach der klinischen Symptomatik.

21.6.7. Dünndarmgeschwülste

Dünndarmtumoren sind selten. Sie können intramural wachsen und verursachen, wenn sie nicht zur Verlegung der Lichtung mit Ileus führen, keine Symptome. Meist sind es *gutartige* Geschwülste, wie Lipome, Fibrome, Myome, Neurinome und Adenome oder Angiome. Sie werden erst durch Lumenverlegung oder Invagination mit nachfolgendem Ileus bemerkt. Angiome und Neurome können bei Ulzeration zu profusen Blutungen führen und sind dann im Blutungsstadium durch die Angiographie zu erfassen. Ihre Diagnose kann, weil die Tumoren meist klein sind, in jeder Hinsicht schwierig sein.

Die *Pigmentflecken-Polyposis des Dünndarms* ist als *Peutz-Jeghers-Syndrom* bekannt, das mit abnorm starker Pigmentierung der Lippen und der Gesichtshaut einhergeht. In Einzelfällen ist eine maligne Entartung bekannt geworden.

Das *Karzinoid des Dünndarms*, oft kirschgroß mit gelblicher Schnittfläche, geht von den hellen endokrinen Zellen der Darmwand aus, vornehmlich des Ileum oder der Appendix. Es kann – besonders wenn es metastasiert – infolge vermehrter 5-Hydroxytryptamin-(Serotonin-)Produktion zur Kapillarerweiterung mit deutlicher anfallsweiser Hautrötung, dem sog. Flush, führen.

Die **Therapie** der Dünndarmtumoren besteht wegen ihrer Komplikationen (mechanischer Ileus) und der möglichen malignen Degeneration in der *Resektion der betroffenen Darmabschnitte*. Selbst bei schon metastasierendem Karzinoid sollte man den Primärtumor noch resezieren, da Metastasen gelegentlich zurückgehen oder längere Zeit stationär bleiben.

Hinsichtlich der Therapie der seltenen *Dünndarmkarzinome* und *-sarkome* gilt das gleiche wie bei den gutartigen Dünndarmtumoren, sofern sie noch operabel sind. Dies ist bei den Karzinomen eher der Fall als bei Sarkomen.

Die *malignen Lymphome* (Hodgkin- und Non-Hodgkin-Typ) an Duodenum, Jejunum und Ileozäkalregion werden *konservativ* behandelt, wenn nicht Komplikationen chirurgisches Eingreifen erfordert.

Literaturauswahl

ALEXANDER-WILLIAMS, J., J. G. HAYNES: Conservative operations for Crohn's disease of the small bowel. World J. Surg. *9*:45 (1985).

BORCHARD, F.: Das diffuse endokrine System und die Karzinoide des Gastrointestinaltrakts Z. Gastroenterol. *20*:187 (1982).

BRISTOL, J. B., R. C. N. WILLIAMSON: Postoperative adaptation of the small intestine. World J. Surg. *9*:825 (1985).

BUCHWALD, H., R. L. VARCO: Metabolic intestinal bypass operations: partial ileal bypass for hyperlipidemia and jejunoileal bypass for obesity. In: RHOAD'S Textbook of Surgery, 5. Aufl. Lippincott, Philadelphia, Toronto 1977.

COOPER, B. T., A. E. READ: Small intestinal lymphoma. World J. Surg. *9*: 930 (1985).

CROHN, B. B., L. GINZBURG, G. D. OPPENHEIMER: Regional Ileitis. A pathologic and clinical entity. J. Amer. med. Ass. *99*:1323 (1932).

DICK, W.: Chirurgie des Dünndarms. In: DIEBOLD/JUNGHANNS/ZUKSCHWERDT (Hrsg.): Klinische Chirurgie für die Praxis. Bd. III, S. 361. Thieme, Stuttgart 1962.

GLOTZER, D. J., W. SILEN: Surgical management of regional enteritis. Gastroenterology *61*:751 (1971).

GRÖNINGER, J., R. LOTH: Zur Klinik intestinaler Blutungen aus Dünndarmtumoren. Fortschr. Med. *92*:564 (1964).

GRUENAGEL, H. H., E. ORTH, E. BEGLAU: Krankheitsverlauf, konservative und operative Therapie bei Morbus Crohn. Med. Welt *32*:1832 (1981).

KRAMPF, K., J. J. BENZ, E. GLATTHAAR: Endometriose des Dickdarms. Helv. chir. Acta *40*:761 (1973).

KÜMMERLE, F., H. BRÜNNER: Chirurgie des Dünndarms. In: P. SUNDER-PLASSMANN (Hrsg.): Lehrbuch der Chirurgie. Lehmann, München 1968.

LIVOLSI, V. A., K. H. PERZIN: Endometriosis of the small intestine, producing intestinal obstruction or simulating neoplasm. Amer. J. dig. Dis. *19*:100 (1974).

RATNER, M. H., J. C. AUST: Primary malignant neoplasms of the small intestine. Rev. Surg. *32*:449 (1975).

SUMMERS, R. W., J. T. SESSIONS, D. M. SWITZ, J. W. SINGLETON: National Cooperative Crohn's Disease Study (NCCDS). Response of subgroups to drug treatment. Gastroenterology *74*:1100 (1978).

21.7. Appendizitis

Von L. Koslowski

Die Entzündung des Wurmfortsatzes ist die häufigste chirurgische Baucherkrankung und die Appendektomie daher der am häufigsten durchgeführte chirurgische Eingriff in der Bauchhöhle.

> Die **akute eitrige Appendizitis** ist eine **lebensgefährliche** Erkrankung. Diagnose und Operationsindikation erfordern große Sorgfalt.

Symptome und Verlauf sind so unterschiedlich und oft uncharakteristisch, daß meist nur eine Verdachtsdiagnose gestellt werden kann. Auch dem Erfahrenen unterläuft dabei gelegentlich ein Irrtum.

Historisches: Bis zur Mitte des 19. Jahrhunderts blieb die Appendizitis in ihrem Wesen unerkannt, obwohl der Wurmfortsatz schon von VESALIUS erwähnt wurde und HEISTER 1581, TURNEL 1711 und MESTIVIER 1759 von Entzündungen und Abszessen in der rechten Fossa iliaca, von Typhlitis, Perityphlitis und Paratyphlitis berichteten. DUPUYTREN prägte 1827 den Namen Perityphlitis stercoralis.

Auf Grund der Untersuchungen von VILLERMAY erkannte man 1824 den Wurmfortsatz als Ausgangspunkt der Entzündung. KRÖNLEIN nahm 1884 eine Appendektomie wegen Perforation mit ungünstigem Ausgang vor. 1886 war es HALL, der angeblich die erste erfolgreiche Appendektomie in New York durchführte. Die zutreffende Deutung des pathologisch-anatomischen Befundes und die Namensgebung für das klinische Krankheitsbild gehen auf den Pathologen FITZ und den Chirurgen MACBURNEY zurück. Sie fällten aufgrund von 257 Fällen die Entscheidung, daß die Entzündung des Wurmfortsatzes die Ursache der perityphlitischen Abszesse sei (Washington, 18. 6. 1886). Der Begriff der Perityphlitis wurde fallengelassen. Daraus ergab sich die Konsequenz, nicht mehr die Perforation des Wurmfortsatzes und die Abszeßbildung abzuwarten, sondern vorher zu appendektomieren. Diese Meinung setzte sich erst allmählich durch und wurde 1906 im deutschen Sprachraum von SPRENGEL energisch befürwortet. Heute ist die Frühoperation der Appendizitis eine Selbstverständlichkeit.

21.7.1. Anatomie

Die vordere freie Tänie des Zäkums führt an dessen Pol zur Appendix, die ein Anhangsgebilde des Dickdarms ist. Der Wurmfortsatz variiert in seiner Länge erheblich; sie beträgt durchschnittlich 7,5 bis 10 cm. In einem Fall unter hunderttausend wird eine Aplasie angetroffen. Auch doppelt vorhandene Wurmfortsätze sind beobachtet worden, und Längenmaße von 25 bis 30 cm kommen nicht selten vor.

Der Wurmfortsatz besitzt ein *Mesenteriolum*, in dem die A. appendicularis verläuft. Akzessorische Arterien kommen in der Hälfte der Fälle vor. Die *V. appendicularis* mündet über die V. ileocolica in die Pfortader ein (Ausbreitungsweg einer eitrigen Thrombophlebitis = Pylephlebitis). *5 bis 6 Lymphgänge münden* in die *ileozäkale Lymphknotengruppe*.

Das Lumen der Appendix beträgt im Durchmesser 1 bis 2 mm. Die Öffnung zum Zäkum ist nach der Geburt und im Kleinkindesalter weit offen. Sie wird im Laufe der Jahre enger und oft durch eine Schleimhautfalte verschlossen, was zur Ursache einer obstruktiven Appendizitis werden kann.

Nach dem 55.–60. Lebensjahr ist die Lichtung des Wurmfortsatzes bei vielen Menschen obliteriert. Er wandelt sich dann in einen derben Strang um.

Die Appendix ist außer am Ansatz des Mesenteriolums von *Peritoneum* überzogen. Nach innen zu folgt eine Muskelschicht wie beim Dünndarm. Im Gegensatz zu Dünn- und Dickdarm kann sich der Wurmfortsatz jedoch nicht aufweiten, was wiederum als Ursache der Appendizitis angeschuldigt wird. Die submuköse Gewebsschicht enthält besonders im jugendlichen Alter ein große Zahl von *Lymphfollikeln*.

Die *topographische Lage* des Zäkalpols und der Appendix ist trotz aller Anomalien ziemlich konstant. Sie entspricht in Projektion auf die Bauchhaut dem *MacBurney*- und dem *Lanzschen Punkt*. Diese Punkte liegen jeweils an der Grenze vom lateralen zum mittleren Drittel auf einer Linie von der rechten Spina iliaca ventralis zum Nabel oder zum Darmbeinstachel der anderen Seite (Abb. 21.7.-1). Ein besonders langer Wurmfortsatz kann *atypisch* liegen und dann dif-

21.7. Appendizitis

ferentialdiagnostische und operationstechnische Schwierigkeiten bereiten (Abb. *21.7.*-2).

Die *typischen* Lagen der Appendix gehen aus Abb. *21.7.*-3 hervor. In einem hohen Prozentsatz liegt sie retrozäkal, manchmal bis unter die Leber reichend. Sie kann aber auch weiter medial hinter dem Ileum liegen. Ferner kann der Wurmfortsatz auch in der rechten Fossa iliaca, im kleinen Becken und vor dem Kreuzbein liegen.

Pathologische Anatomie: Es sind verschiedene Grade der Entzündung zu unterscheiden: die *seröse*, bei der die entzündliche Reaktion die Schleimhautgrenze nicht überschreitet, die *Phlegmone* und die *Gangrän*, die zur Perforation führen kann. Bei Verschluß des Lumens an der Basis entwickelt sich ein *Empyem*.

Makroskopisch weist die entzündete Appendix eine deutliche Verdickung ihrer Wand und erhebliche Erweiterung ihrer Blutgefäße auf. Die Serosa verliert ihren spiegelnden Glanz und ist mit Fibrin bedeckt. Die ulzerös-phlegmonöse Appendizitis kann unter Bildung von Wandabszessen *perforieren*. Eine Thrombophlebitis im Mesenteriolum führt zur *Infarzierung* und zur *Gangrän* der Appendix mit blau-roter oder grauschwarzer Verfärbung der Wand.

Die durch Kotsteine, Fremdkörper, Parasiten, Abknickungen und Narben hervorgerufene, sehr häufige *obstruktive Appendizitis* neigt zu einem besonders foudroyanten Verlauf mit Gangrän und freier Perforation innerhalb von 8–12 Stunden (Abb. *21.7.*-4). Jede ungedeckte freie Perforation birgt die Gefahr einer diffusen Peritonitis.

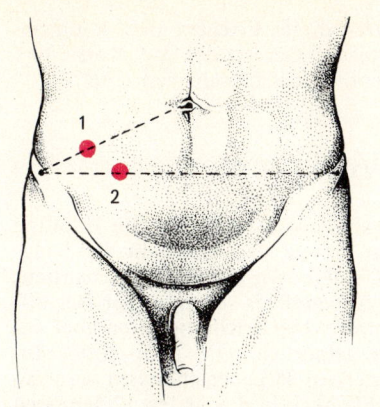

Abb. *21.7.*-1. McBurneyscher (1) und Lanzscher (2) Druckpunkt.

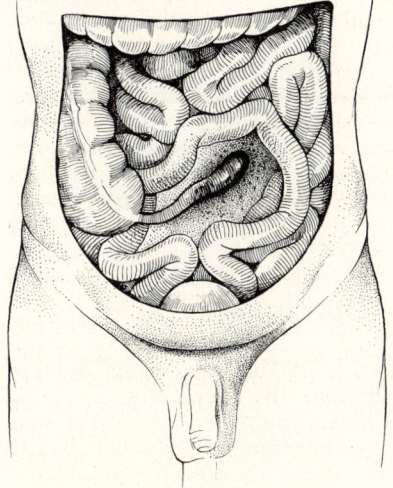

Abb. *21.7.*-2. Langer, entzündeter Wurmfortsatz zwischen Dünndarmschlingen. Bei Perforation durch peristaltische Keimverschleppung hohe Peritonitisgefahr.

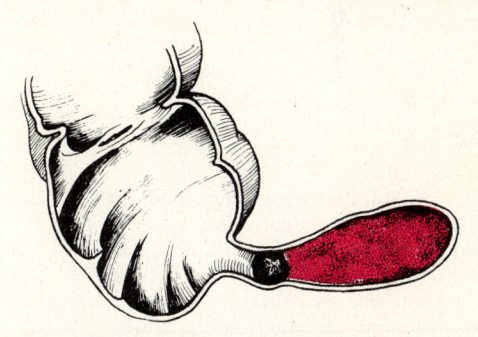

Abb. *21.7.*-4. Obstruktive Appendizitis und Empyem durch Kotstein.

Die meisten *Perforationen* ereignen sich am 3. bis 4. Tag. Bei langsamem Verlauf sind sie meist durch entzündliche Verklebungen mit dem Netz oder durch Dünndarmschlingen gedeckt, so daß sich nur ein periappendizitischer (auch perityphlitisch genannter) Abszeß entwickelt (Abb. *21.7.*-5).

Im Gefolge einer Spontanperforation, aber auch nach operativer Entfernung einer perforierten Appendix können sich *Abszesse im Abdomen*

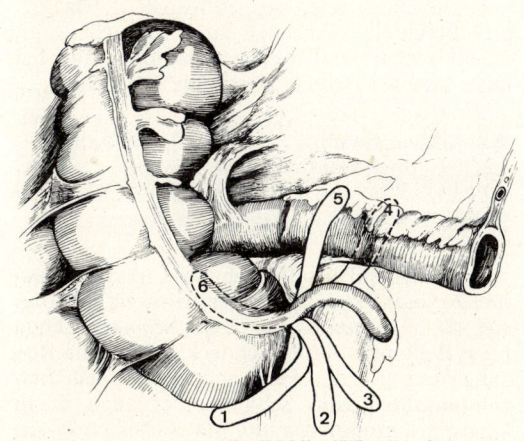

Abb. *21.7.*-3. Unterschiedliche Lage der Appendix: 1 parazäkal (2%), 2 und 3 subzäkal und pelvin (22%), 4 postileal (5%), 5 präileal (1%), 6 retrozäkal (70%).

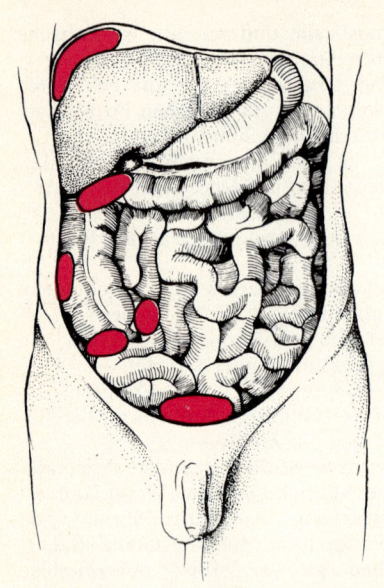

Abb. *21.7.*-5. Subphrenische, subhepatische, perityphlitische Abszedierungen und Douglas-Abszeß.

entwickeln, subphrenisch, intra- und subhepatisch und im Douglasschen Raum der Bauchhöhle. Bei inguinalen Gleitbrüchen kommen Strangulationen und auch Perforationen des Wurmfortsatzes im Bruchsack vor.

21.7.2. Ätiologie

Obwohl eine hämatogene Infektion, etwa von Streptokokken-Anginen ausgehend, möglich erscheint, entwickelt sich die Appendizitis wohl *fast immer enterogen*. Im Verlauf epidemieartiger Darminfektionen wird gehäuftes Vorkommen beobachtet. Eine Abhängigkeit von meteorologischen Faktoren sowie von der Ernährung ist wahrscheinlich.

Die geographischen Unterschiede in der Verbreitung der Appendizitis sind groß: In Zentralafrika wurden in einem Hospital innerhalb von 3 Jahren nur 3 Appendiziten beobachtet. Die schlackenreiche, proteinarme Kost der Afrikaner führt offenbar zu einer völlig andersgearteten Zusammensetzung der Bakterienflora im Darm als bei Europäern und Nordamerikanern.

21.7.3. Bakteriologie

In der Regel liegt eine *enterale Mischflora* vor, in der *E. coli* mit 80–85% am häufigsten vertreten ist. *Enterokokken* folgen mit 30%, auch *Clostridien* und *andere gramnegative Bakterien* sind häufig anzutreffen. Die Meinung, daß E. coli den kotigen Geruch bei Wurmfortsatzperforationen und appendizitischen Abszessen verursacht, ist irrig, da Reinkulturen dieses Erregers nicht kotig riechen. Der typische Geruch des sog. Koli-Eiters wird von Streptococcus faecalis verbreitet.

21.7.4. Vorkommen

Die *Altersverteilung* zeigt die größte Häufung zwischen dem 10. und 30. Lebensjahr. Bei Säuglingen und Kleinkindern vor dem 2. Lebensjahr ist die akute Appendizitis selten, wegen der differentialdiagnostischen Schwierigkeiten aber außerordentlich gefährlich. Die Perforationshäufigkeit in den ersten 36 Lebensmonaten wird mit 80%, die Sterblichkeit in den ersten 12 Monaten mit 50% angegeben.

Nach dem 50. Lebensjahr wird die Appendizitis wieder seltener. 88% der Operierten sind jünger als 50 Jahre. Bei über 60jährigen ist auch heute noch mit einer Sterblichkeit von 3 bis 4% zu rechnen, weil Gangrän und Perforation infolge arteriosklerotisch-thrombotischer Veränderungen der A. appendicularis häufiger vorkommen, bei der verminderten Reaktionsfähigkeit des alten Menschen aber weniger dramatisch verlaufen und daher häufig erst spät erkannt werden.

21.7.5. Diagnostik

Die *Anamnese* ist kurz, sie beträgt Stunden oder wenige Tage. Bei gewitteriger Schwüle scheint der Verlauf besonders stürmisch zu sein. Er beginnt mit unbestimmten, leichten Bauchschmerzen in der Nabelgegend (Plexus solaris), die dann zunehmen und sich in den rechten Unterbauch verlagern. Hier bleibt ein dumpfer, als Druck empfundener Dauerschmerz, der meist konstant ist und nicht ausstrahlt.

Gleichzeitig treten Appetitlosigkeit, Übelkeit und Brechreiz, manchmal auch Erbrechen auf. Diese uncharakteristischen Symptome sind bei mehr als zwei Dritteln aller Fälle gegeben.

Subjektive Beschwerden bei Appendizitis zunächst **uncharakteristisch:** Appetitlosigkeit, Übelkeit, Brechreiz, Schmerzen in der Nabelgegend.

Entscheidend für die Diagnose ist der *Palpationsbefund:* Den wichtigsten Hinweis gibt der sog. *Erschütterungs- oder Losslaßschmerz*. Schon beim Beklopfen der Bauchdecken führt die Reizung des parietalen Peritoneums über dem Entzündungsherd zum Schmerz, der auch durch langsames Eindrücken und plötzliches Loslassen der Bauchdecken nachgewiesen werden kann. Wird dieser Loslaßschmerz auch bei Eindrücken der Bauchdecken im linken Unterbauch auf der rechten Seite ausgelöst, so spricht man vom kontralateralen Loslaßschmerz. Bei stärkeren Entzündungen kann die Bauchdecke nicht tief eingedrückt werden, weil der Untersuchte die Bauchmuskeln wegen der Schmerzen reflektorisch anspannt (reflektorische *Abwehrspannung, défense musculaire*). Bei muskelkräftiger Bauchdecke kann der Druckschmerz abgeschwächt sein. Er läßt sich manchmal erst bei der obligaten *rektalen Untersuchung* auslösen. Der retrozäkal oder auf dem Psoas liegende Wurmfortsatz schmerzt bei ruckartiger Streckung des im Hüftgelenk gebeugten rechten Beines *(Psoasschmerz)*. Wird der Dickdarm retrograd vom Colon transversum zum Zäkum hin massiert, so kommt es hier zum Dehnungsschmerz *(Rovsingsches Zeichen)*.

Das Punctum maximum des Schmerzes liegt meist am *MacBurneyschen Punkt*, häufig etwas weiter kaudal (Abb. *21.7.*-1). Bei der Adnexitis liegt der Druckschmerz noch tiefer, bei der Cholezystitis höher, bei der Pyelitis weiter hinten in der Flanke.

> Wichtige **Untersuchungsverfahren bei Verdacht auf Appendizitis:** Palpation und Auskultation des Abdomens, axillare und rektale Temperaturmessung, Urin-Sediment, rektale und vaginale Austastung. Weniger wichtig: Leukozytenzahl.

Gegenüber dem Palpationsbefund treten *Temperaturmessung und Leukozytenzählung* in ihrer Bedeutung für die Diagnostik zurück. Hohes Fieber spricht eher gegen eine Appendizitis und bei Kindern für eine Pneumonie oder einen Racheninfekt, bei Erwachsenen, insbesondere bei gleichzeitigem Schüttelfrost, für eine Nierenbeckenentzündung. Wichtiger als die absolute Höhe der Körpertemperatur ist die Differenz zwischen rektaler und axillarer Temperatur, die bei Entzündungsprozessen in der Bauchhöhle 1 Grad und mehr betragen kann.

Mit Fortschreiten der Entzündung am Wurmfortsatz nimmt auch die Leukozytenzahl zu. Werte über 15 000 sprechen für Perforation und Abszeßbildung. Doch kann eine akute eitrige Appendizitis auch ohne Leukozytose ablaufen.

Palpation und Beklopfen der Nierenlager dürfen nicht versäumt werden, damit nicht eine Entzündung von ableitenden Harnwegen und Niere oder eine Aufstauung des Urins durch Steinleiden übersehen wird.

Die *digitale Austastung des Rektums und Palpation des Douglasschen* Raumes ist unerläßlicher Bestandteil jeder ärztlichen Untersuchung bei abdominalen Beschwerden.

Die *Auskultation* tritt hinter die Palpation zurück. Sie kann allerdings eine rege Hyperperistaltik aufdecken, die eher auf eine Enteritis als auf eine Appendizitis hinweist. Bei Kindern ist stets der Thorax zu untersuchen, um nicht eine Pneumonie zu übersehen.

Eine *Röntgenuntersuchung des* Abdomens ist bei eindeutigen Befunden unnötig. Zweckmäßig dagegen erscheint ein i.v. Pyelogramm, um Harnleiterkonkremente oder eine Pyelonephritis auszuschließen.

Nur bei Verdacht auf chronisch rezidivierende Appendizitis sollte eine Röntgenkontrastuntersuchung des Magen-Darm-Kanals mit Darstellung des Wurmfortsatzes veranlaßt werden. Die fehlende röntgenologische Darstellung des Wurmfortsatzes berechtigt jedoch nicht zur Diagnose »chronische Appendizitis«. Häufig stellen sich Kotsteine dar.

Von differentialdiagnostischem Wert ist besonders die *Untersuchung des Urins:* Bei Nierenbecken- und Harnleitersteinen finden sich zahlreiche Erythrozyten im Sediment, bei Pyelitis zahlreiche Leukozyten. Der Sedimentbefund ist differentialdiagnostisch aufschlußreicher als die Leukozytenzahl im Blut.

Differentialdiagnose: Hierbei sind in Betracht zu ziehen: Der *Mittelschmerz* zwischen zwei Menstruationsterminen, die *akute Adnexitis*, eine *Tubargravidität*, die *Stieldrehung einer Ovarialzyste oder eines Ovarialtumors*. Bei einer *Tubargravidität* führt die Anamnese häufig auf die richtige Spur.

Bei bimanueller Untersuchung von den Bauchdecken und von der Vagina her läßt sich die verdickte Tube häufig tasten. Der Portioverschiebeschmerz ist ausgeprägt.

Die Beschwerden bei der Stieldrehung einer Ovarialzyste beginnen merkwürdigerweise oft im Schlaf. Der Schmerz ist stark und wird durch Lageänderungen verstärkt. Die Laborwerte sind normal.

Die akute Adnexitis erzeugt einen tiefliegenden Druckschmerz oberhalb der Schambeine. Der Portioverschiebeschmerz ist intensiv. Leukozyten, Temperaturen und BKS sind erhöht.

Eine Differentialdiagnose, die in den letzten Jahren an Bedeutung gewonnen hat, ist die zur Enteritis regionalis, der *Crohnschen Erkrankung*. Die Diagnose wird oft erst bei einer Appendektomie gestellt. Für das Vorliegen eines M. Crohn spricht eine länger dauernde Anamnese mit intermitierenden, unbestimmten Beschwerden und Durchfällen sowie eine tastbare walzenförmige Resistenz im rechten Unterbauch, ferner das Bestehen von periproktitischen Abszessen und Fisteln.

Falls die Appendix bei einem bestehenden M. Crohn entzündungsfrei angetroffen wird, soll sie nicht entfernt werden, da die Appendektomie häufig zur Fistelbildung nach außen führt. Der M. Crohn ist in seinem unkomplizierten Stadium einer internistischen Behandlung mit Cortison oder Azulfidine zuzuführen.

Im Kindesalter ist bei einer walzenförmigen Resistenz im rechten Unterbauch an eine *Invagination* zu denken.

Rechtsseitige *Nierenbecken-* und *Harnleitersteine* sind bei erythrozytenhaltigem Urin zu vermuten und durch Nierenleeraufnahme und i.v. Pyelogramm auszuschließen.

Die Unterscheidung einer akuten Appendizitis von einer *akuten Cholezystitis* kann auch dem Erfahrenen Schwierigkeiten machen. Im Zweifelsfall wird man den Schnitt pararektal legen, um sowohl die Gallenblase als auch den Wurmfortsatz inspizieren und erreichen zu können.

Nicht ganz selten werden *Perforationen von Magen- oder Duodenalulzera* als akute Appendizitis fehlgedeutet. Eine Röntgenübersichtsaufnahme des Abdomens im Stehen kann – allerdings nur in etwa 60% der Fälle – durch den Nachweis einer freien Luftsichel unter dem Zwerchfell die freie Ulkusperforation sichern.

21.7.6. Behandlung

Die Therapie der Wahl ist die Frühoperation. Die Bauchhöhle wird durch einen *Pararektal-* oder *Wechselschnitt* eröffnet und der Wurmfortsatz nach den Regeln der Bauchchirurgie entfernt (Abb. *21.7.*-6). Falls eindeutige Entzündungszeichen am Wurmfortsatz fehlen, muß der Dünndarm auf eine Länge von etwa 1 m vorgezogen und auf das Vorliegen eines Meckelschen Divertikels untersucht werden. Bei Frauen sind *stets die Adnexe abzutasten.*

> Wenn eine akute Appendizitis nicht sicher auszuschließen ist, muß der Kranke stationär beobachtet und **bei hinreichendem Verdacht operiert** werden.

Findet sich bereits eine *Perforation*, so wird die Appendix ebenfalls abgetragen, die Bauchhöhle mit Stieltupfern sorgfältig ausgetupft.

Stößt man auf einen *periappendizitischen Abszeß*, der gegen die freie Bauchhöhle hin durch eine Netzmanschette oder Dünndarmschlinge abgegrenzt ist, so wird der Abszeß lediglich mit einem weichen Gummirohr durch die Bauchdecken nach außen drainiert und der Wurmfortsatz in der Regel entfernt.

Das tastbare *appendizitische Infiltrat* mit hohen Temperaturen und Leukozytenzahlen wird nach übereinstimmender Ansicht operiert. Wenn der entzündliche Tumor scharf abgegrenzt tastbar ist und Fieber und Leukozytose abnehmen, darf die Rückbildung abgewartet werden, um später eine Intervalloperation vorzunehmen.

Nach der Appendektomie ist eine Antibiotikabehandlung in den meisten Fällen *überflüssig*. Sie sollte nur durchgeführt werden, wenn bereits eine diffuse, eitrige Peritonitis besteht.

Bei der *postoperativen Überwachung und Behandlung* wird leider nicht selten gegen die ärztliche Sorgfaltspflicht verstoßen und die Entwicklung einer diffusen Peritonitis oder die Entstehung von Abszessen in der Bauchdeckenwunde verspätet erkannt. Darmperistaltik, Bauchdeckenspannung, Körpertemperatur und Zustand der Operationswunde sind täglich zu prüfen.

21.7.7. Appendizitis bei Schwangerschaft

Hierbei ist differentialdiagnostisch eine *Harnwegsinfektion* mit Entzündungssymptomen im rechten Unterbauch *auszuschließen*. Die Druckpunkte verschieben sich mit zunehmender Vergrößerung des Uterus.

Falls eine Appendizitis wahrscheinlich ist, *muß operiert werden*, gleichgültig in welchem Monat der Schwangerschaft. In der Mehrzahl der Fälle bleibt die Schwangerschaft – unter hormonaler Ruhigstellung des Uterus – erhalten.

In den letzten 6 Wochen der Schwangerschaft ist deren vorzeitige Beendigung durch Schnittentbindung gleichzeitig mit der Appendektomie zu erwägen.

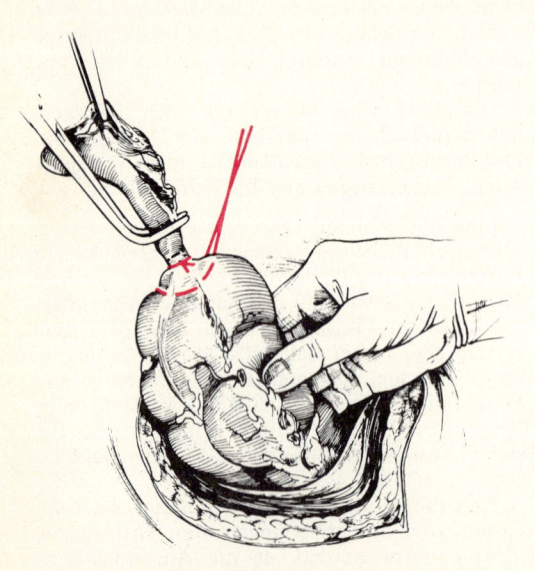

Abb. *21.7.*-6. Appendektomie und Stumpfversenkung durch Tabaksbeutelnaht.

21.7.8. Prognose

Die Sterblichkeit der akuten, nicht perforierten Appendizitis liegt unter 1%, die der Perforationen zwischen 3 und 4% und die der Peritonitis zwischen 4 und 8%. Die *Letalität* steigt von 0,69% am ersten Tag auf 21,2% am vierten Tag nach Beginn der Erkrankung – ein eindeutiger Hinweis auf den Vorteil der Frühoperation.

Immerhin ist zu bedenken, daß Verwachsungen oder Stränge nach Appendektomie noch nach Jahren zum *mechanischen Ileus* führen können. 25% der Patienten, die wegen eines mechanischen Ileus operiert werden müssen, haben eine Appendektomie in der Vorgeschichte. Daher sind unnötige Appendektomien zu vermeiden. Nach einer Statistik wurden bei Appendektomien im angloamerikanischen Sprachraum 20% Perforationen, aber auch 24% negative Befunde ermittelt. Bei sorgfältiger klinischer Untersuchung ließ sich die Perforationshäufigkeit auf 7,3%, die Quote der unnötigen Laparotomien auf 10% senken (DE DOMBAL, 1979).

21.7.9. Andere Erkrankungen des Wurmfortsatzes

Tuberkulose und *Aktinomykose* als spezifische Entzündungen der Ileozäkalregion haben ihre praktische Bedeutung verloren.

Nicht-entzündliche Erkrankungen des Wurmfortsatzes:

Mukozele: Beim Verschluß der Appendixlichtung an ihrem Abgang vom Zäkum kann sich Schleim ansammeln, der zu einer erheblichen Ausweitung des Wurmfortsatzes führt. Bei Infektionen des Inhaltes entsteht ein Empyem. Die Ruptur einer Mukozele führt zu einer erheblichen peritonealen Reaktion.

Das **Pseudomyxoma peritonei,** die geschwulstartige Ausbreitung von schleimbildenden Zellen auf dem Peritoneum, ist wahrscheinlich die Folge eines myxomatösen Karzinoms in der Appendix, das sich nach der Ruptur auf dem Bauchfell ausbreitet.

Selten sind Adenokarzinome des Wurmfortsatzes, häufiger **Karzinoide,** haselnußgroße, gelblich-weiße, histologisch gutartige Tumoren. Sie metastasieren nur in 4–10% und bilden dann Serotonin (5-Hydroxytryptamin), dessen Ausschüttung zu einer typischen, flüchtigen Rötung des Gesichtes (Flush) führt. Derartige Tumoren bedürfen der radikalen Resektion, unter Umständen unter Mitnahme des Zäkums.

Literaturauswahl

DE DOMBAL, F. T.: Diagnose und Operationsindikation bei der akuten Appendicitis: Wieviele Irrtümer sind unvermeidlich? Chirurg *50*:291 (1979).

21.8. Kolon – Rektum – Anus

Von H. BOCKHORN und L. KOSLOWSKI

21.8.1. Pathophysiologie des Dickdarmes

21.8.1.1. Morphologische Grundlagen

Der Dickdarm hat eine Länge von 1,20 m bis 1,50 cm und wird unterteilt in *Zökum, Colon ascendens, Colon transversum, Colon descendens, Sigma* und *Rektum.* Von außen betrachtet fallen die sogenannten *Haustren* auf, Wandaussackungen, die von ringförmigen Einschnürungen unterbrochen werden. Diese Einschnürungen sind Ringmuskelfasern der Muscularis propria, die in Bündeln von den *Tänien* ausstrahlen. Diese Tänien wiederum sind drei weißliche Längsmuskelstreifen der Muscularis propria, die vom Zökum bis zum Sigma verlaufen und erst im Rektum einen *Längsmuskelschlauch* formen.

Die Schleimhaut des Dickdarmes besteht nur aus *Lieberkühnschen Krypten,* die von einem hohen Zylinderepithel ausgekleidet sind und zahlreiche Becherzellen einschließen, die für die hohe Schleimproduktion verantwortlich sind.

Die *extrinsische* **Innervation** des Kolons erfolgt über *sympathische* Fasern aus den lumbalen und thorakalen Nervengeflechten; *parasympathische* Fasern stammen zum Teil aus dem N. vagus und reichen bis zur linken Kolonflexur, während das distale Kolon über Nerven aus dem Sakralbereich versorgt wird. Der *Sympathikus hemmt,* der *Parasympathikus fördert* die Schleimproduktion.

Die *intrinsische* Innervation über intramurale Ganglienzellen des *Plexus myentericus Auerbach* und *Plexus submucosus Meissner* ist für die Feinregulierung und Koordination der Darmmotorik sowie die Tonusregulierung verantwortlich. Der Einfluß des N. vagus auf die Motorik des Dickdarms ist fraglich.

Die **Gefäßversorgung** des Kolons erfolgt über die *A. mesenterica superior* aus der A. ileocolica, A. colica dextra und der A. colica media, über die *A. mesenterica inferior* aus der A. colica sinistra und der A. rectalis superior, und über die *A. iliaca interna* aus der A. rectalis medialis und inferior. An den Grenzgebieten der arteriellen Versorgung im Bereich des Colon ascendens, der linken Kolonflexur und des Sigma/Rektums kann die Blutversorgung bei *unzureichenden arteriellen Anastomosen* kritisch werden. Fehlt beispielsweise die Riolansche Arkade zwischen der A. colica media und dem R. ascendens der A. colica sinistra im Bereich der linken Kolonflexur, so ist die Durchblutung des Kolon descendens nach Sigmaresektion mit Unterbindung der A. mesenterica inferior gefährdet (Abb. *21.8.*-1).

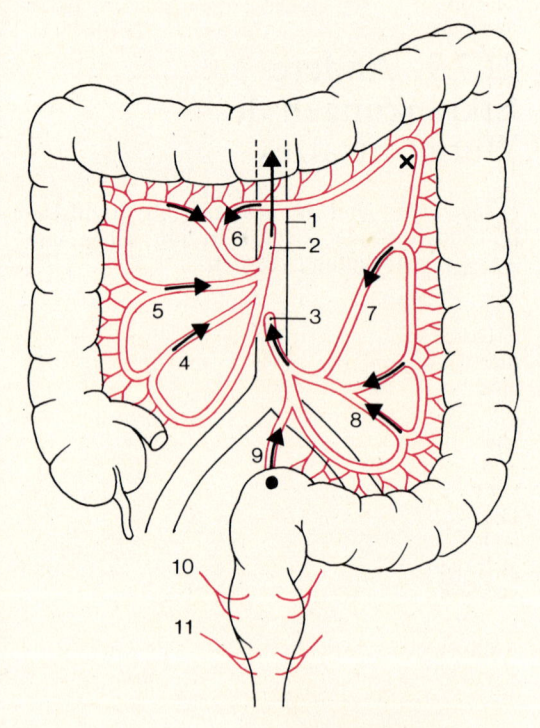

1. Aorta
2. A. mesenterica sup.
3. A. mesenterica inf.
4. A. ileocolica
5. A. colica dext.
6. A. colica med.
7. A. colica sin.
8. Aa. sigmoidales
9. A. rectalis sup.
10. A. rectalis med.
11. A. rectalis inf.
× Riolansche Anastomose
● Sudeckscher Punkt
→ Lymphabflußwege

Abb. *21.8.*-1. Gefäßversorgung durch Lymphdrainage des Kolons und Rektums.

> Die **Gefäßversorgung des Kolon – Rektums** erfolgt über die A. mesenterica superior und A. mesenterica inferior, das untere Rektum und der Anus werden aus Ästen der A. iliaca interna versorgt.

21.8.1.2. Funktion des Dickdarms

Hauptaufgaben des Kolons sind die *Wasserresorption* und die *Reservoirfunktion*. Die willkürliche Stuhlentleerung geschieht über Rektum und Anus. Die vom Dünndarm in das Kolon abgegebene plasmaisotone- und elektrolythaltige Flüssigkeitsmenge von 1500 bis 2000 ml/24 Stunden wird bis auf etwa 100 ml resorbiert.

Dominierendes Elektrolyt ist das *Natrium* mit mehr als 120 mMol/l. Daneben werden *Chlor*, *Gallensäuren* und flüchtige *Fettsäuren* resorbiert.

Das *rechte Kolon* trägt die Hauptlast der *Flüssigkeitsresorption*, eine rechtsseitige Hemikolektomie kann daher zu vermehrten Durchfällen führen. Der Dickdarm hat eine erhebliche Funktionsreserve, so daß Wassermengen bis zu 5,5 Litern/Tag resorbiert werden können.

Das *linke Kolon* wirkt vorwiegend als *Reservoir* für den Stuhl. Durch Tonusänderung ist eine große Anpassung an verschiedene Füllungszustände und eine Stuhlpassagezeit von Stunden bis mehreren Tagen möglich. Eine linksseitige Resektion des Kolons kann daher zum Absetzen von vielen Stuhlportionen führen.

Durch myogen und nerval gesteuerte Mechanismen erfolgt sowohl eine *propulsive* als auch eine *retropulsive Durchmischung* der Stuhlmassen. Die Zusammensetzung der Nahrung ist wichtig für die Stuhlpassage; so führt schlackenarme Kost zu einer langen Passage, eine schlakkenreiche Nahrung verkürzt die Verweildauer. Die Psyche hat Einfluß auf den Darmtonus; so ist bei Depression ein verminderter Tonus zu registrieren, während umgekehrt bei Aggression vermehrte Kontraktionen auftreten.

> **Hauptaufgabe des Kolons** sind Wasserresorption und Reservoirfunktion, hinzu kommt die Aufnahme von Elektrolyten, Gallensäuren und Fettsäuren.

Kolon, Rektum und Anus sind – wie die totale Proktokolektomie zeigt – keineswegs unentbehrlich für den biologischen Haushalt des Körpers; andererseits stellt dieses Organsystem *einen der häufigsten Erkrankungsherde* dar, angefangen von den unspezifischen entzündlichen Darmkrankungen und der Divertikulitis bis hin zu den kolorektalen Karzinomen, die etwa 15% der Krebssterbefälle ausmachen. Unabsehbar ist die Zahl der an *Hämorrhoiden*, an *rektalen Fisteln* und *Fissuren* erkrankten Patienten.

Störungen der Resorption äußern sich in dem Symptom Durchfall, z.B. nach Gebrauch von Laxantien als *osmotische Diarrhö* oder infolge sekretionsfördernder Wirkung der Gallensäuren, vor allem der dekonjugierten Cheno- und Desoxycholsäuren, als *sekretorische Diarrhö*; diese kann nach einer rechtsseitigen Hemikolektomie auftreten, wenn große Mengen Gallensäuren in das Kolon gelangen und von Bakterien dekonjugiert werden. Keine Resorptionsstörung liegt vor, wenn große Mengen Dünndarminhalt in den Dickdarm gelangen und zum Überlaufen führen.

Störungen der Motilität können z.B. verursacht sein durch einen *mechanischen Ileus* oder durch ungehemmte myogene Aktivität bei *M. Hirschsprung*. *Endokrine Erkrankungen* wie die Hyperthyreose führen zu einer pathologisch gesteigerten Motilität, eine Hypothyreose dagegen induziert eine Obstipation.

Typische Beispiele für *Regulationsstörungen der Motilität* sind der paralytische Ileus, das Colon irritabile, die habituelle Obstipation und Formen des idiopathischen Megakolons, möglicherweise auch die Divertikulose.

21.8.2. Entzündliche Darmerkrankungen

21.8.2.1. Colitis ulcerosa

Die Colitis ulcerosa ist eine unspezifische entzündliche Darmerkrankung unklarer Ätiologie, die primär die Mukosa des Dickdarmes befällt und nur in akuten Schüben oder späten chronischen Stadien auf tiefere Wandschichten übergreift. Typisch ist die Primärerkrankung des Rektums mit longitudinal-kontinuierlicher Ausbreitung von distal nach proximal in Richtung Zökum mit gelegentlichem Übergreifen auf das terminale Ileum als sogenannte *Back-wash-Ileitis*. Die Erkrankung verläuft wechselhaft, ohne jemals ganz auszuheilen.

Leitsymptome sind blutig-schleimige Durchfälle.

Epidemiologie: Die Erkrankung befällt alle Altersgruppen, mit einem Gipfel zwischen dem 30. und 40. Lebensjahr. Die Häufigkeit wird mit 2,3 bis 11,3 Neuerkrankungen pro Jahr bei 100 000 Einwohnern angegeben; Frauen erkranken häufiger als Männer (1,3/1,5:1), Weiße 2- bis 5mal häufiger als Farbige und Juden 3- bis 4mal mehr als Nichtjuden.

Ätiologie und Pathogenese: Eine Erkrankungsursache ist bisher nicht gefunden worden, so daß es berechtigt ist, *mehrere ätiologische Faktoren* anzunehmen; hierzu gehören Mikroorganismen wie Viren, Mykobakterien und Mykoplasmen als übertragbare Agentien. Eine allergische Komponente ist nicht auszuschließen. Hierfür spricht der günstige Einfluß der Corticosteroide auf den Krankheitsverlauf. Eine familiäre Disposition besteht in 1 bis 2%. Psychische Faktoren sind ebenfalls zu beachten, da bei einer depressiven Verstimmung der Krankheitsverlauf sich verschlimmern kann.

Pathologie und Morphologie: Der früheste Befall zeigt sich im *Rektum*. Bei der rektoskopischen Untersuchung fällt eine hyperämische, leicht blutende und geschwollene Schleimhaut auf, die von punktförmigen Erosionen übersät und leicht verletzlich ist. Im fortgeschrittenen Stadium sieht man blutig-eitrig belegte, ausgefranste, unregelmäßig begrenzte flache Ulzerationen, die ineinander übergehen, unterbrochen von intakten Schleimhautinseln, die hypertrophieren und als Pseudopolypen den gesamten Dickdarm rasenartig bedecken können.

Die Erkrankung kann in 10 bis 40% der Fälle – die Differenz in den Angaben ist durch unterschiedliche Erkrankungshäufigkeit in den einzelnen Ländern bedingt – auf das Rektum beschränkt bleiben, sich aber auch kontinuierlich auf die proximalen Darmabschnitte ausbreiten und in mehr als 50% der Fälle das gesamte Kolon befallen. Ein Übergreifen auf den Dünndarm kommt nicht vor; gelegentlich wird eine Mitbeteiligung des Endileums in Form einer *Back-wash-Ileitis* beobachtet. Es fehlen – anders als beim M. Crohn – sogenannte Skip-Läsionen. Strikturen und Stenosen sind selten (etwa 10%) und sprechen eher für einen M. Crohn oder ein Karzinom. Innere Fisteln fehlen, anorektale Komplikationen wie perianale Fisteln sind ungewöhnlich.

Bei der *akuten fulminanten Kolitis* (5 bis 8%) ist die gesamte Darmwand hämorrhagisch imbibiert, äußerst brüchig und mit zahlreichen Nekroseinseln übersät. Bei *chronischem Verlauf* entwickelt sich ein starres und verkürztes Darmrohr (Abb. 21.8.-2), bei dem die Sigmaschlinge fehlt und die rechte und linke Kolonflexur abgeflacht sind. Die Darmwand ist zwar verdickt und das Mesenterium verkürzt, doch keineswegs so ausgeprägt wie bei M. Crohn; vergrößerte Lymphknotenpakete fehlen bei der Colitis ulcerosa, gedeckte Perforationen mit Abszeßbildungen sind relativ häufig.

Mikroskopisch sind charakteristisch die diffus verteilten Schleimhautgeschwüre mit Krypten, Abszessen und Becherzellverlusten.

Symptome: Der oft schleichende Krankheitsbeginn äußert sich mit häufiger werdenden Stuhlentleerungen mit zunehmenden Blut- und Schleimbeimengungen, die bei Befall des gesamten Kolons in blutig-wässrige Stühle übergehen können. Typisch sind ein wellenförmiger Verlauf mit fulminantem Beginn und chronisch-rezidivierenden Krankheitsschüben, ein rezidivierender Verlauf und ein chronisch kontinuierlicher Verlauf mit Exazerbationen.
1. Der *akute fulminante Verlauf:* Er wird in etwa 10% der Fälle beobachtet, *Leitsymptome* sind

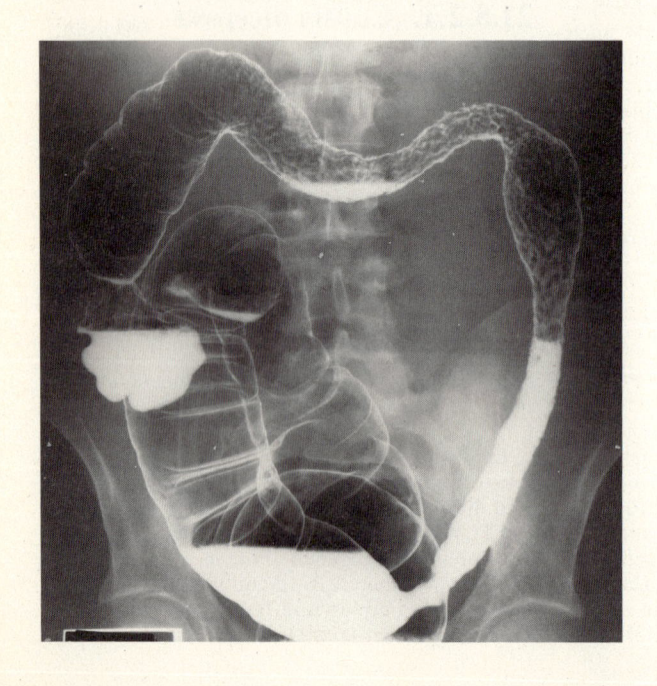

Abb. *21.8.-2.* Colitis ulcerosa. Typisches starres und verkürztes Darmrohr.

Tenesmen, Fieber von 39 bis 40 °C, abdominelle Schmerzen und 30 bis 40 Stuhlabgänge pro Tag. Es kommt zu Dehydratation, Hypokaliämie, Hypoproteinämie mit Prothrombinverlust und nachfolgender Thrombosegefahr. Befallen ist meistens das linke oder das gesamte Kolon. Es bilden sich Pseudopolypen aus. Es besteht die Gefahr der toxischen Kolondilatation (50%) und der Perforation (30%). Die *Mortalität* ist hoch (30%).

2. Der *chronische kontinuierliche Verlauf:* Hier kommen alle Schweregrade vor. Eine geringe Krankheitsaktivität kann abgelöst werden durch eine akute Exazerbation, die häufig zur Operation zwingt (82%). Die *Mortalität* ist auch dann hoch (25%).

3. Der *chronische rezidivierende Verlauf:* Dies ist mit etwa 60% der am häufigsten zu beobachtende Krankheitsverlauf. Jahrelange Remissionen wechseln mit Rezidiven unterschiedlicher Dauer und Ausprägung. Meistens ist die Erkrankung zunächst auf Rektum-Sigma lokalisiert, doch ist bei jedem Rezidiv mit einer weiteren Ausbreitung nach proximal zu rechnen.

Komplikationen: Zu unterscheiden sind *intestinale* Komplikationen, die sich aus der Krankheitsintensität am betroffenen Organ ergeben, und *extraintestinale* Komplikationen. Letztere betreffen die Haut (Erythema nodosum), die Augen (Konjunktivitis, Iritis und Episkleritis), die Gelenke (Arthralgie, Arthritis, ankylosierende Spondylitis und Sakroiliitis). Die *intestinalen Komplikationen* sind differential-diagnostisch abzugrenzen gegen den M. Crohn (Tab. 21.8.-1). Akut lebensbedrohlich ist das toxische Megakolon, eine folgenschwere Komplikation das Kolonkarzinom.

1. *Toxisches Megakolon:* Charakteristisch ist die maximale Dilatation einzelner Kolonabschnitte (in der Reihenfolge ihrer Häufigkeit Colon transversum, Colon ascendens, Sigma) oder des gesamten Kolons. Innerhalb weniger Stunden entwickelt sich ein toxisches Krankheitsbild mit septischen Temperaturen, Schüttelfrost, Tachykardie, Tachypnoe, Somnolenz, Verwirrtheit und Schock. Es kommt zur Überblähung des Abdomens mit Peritonitis, die aber bei Vorbehandlung mit Corticosteroiden verschleiert sein kann. Laborchemisch ist neben Leukozytose und Elektrolytverschiebung die metabolische Azidose charakteristisch.

Die *Diagnose* ist klinisch und durch eine Röntgen-Abdomenleeraufnahme zu stellen, Kontrasteinlauf oder Kolonoskopie sind *gefährlich*.

2. *Kolonkarzinom:* Das Kolonkarzinom ist eine Spätfolge der Colitis ulcerosa, vor allem, wenn der Krankheitsverlauf chronisch kontinuierlich ist. Das Risiko der Karzinomerkrankung ist in den ersten 10 Jahren der Kolitis und vor allem bei Beschränkung der Erkrankung auf das Rektosigmoid nicht höher als bei der Normalbevölkerung, steigt aber ab dem 10. Erkrankungsjahr bei ausgedehnter oder totaler Kolitis um etwa 4% pro Jahr auf das 5–10fache. Patienten, die vor dem 25. Lebensjahr erkrankten, entwickeln doppelt so häufig ein Karzinom wie Patienten, bei denen die Kolitis erst zu einem späteren Zeitpunkt auftritt.

Diese Dickdarmkrebse im Verlauf einer Colitis ulcerosa haben wegen ihrer multilokulären Entstehung und späten diagnostischen Erfassung eine *schlechte Prognose.* Die Fünf-Jahres-Überlebensrate dieser Patienten liegt bei etwa 20%, bei Kolonkarzinomen anderer Genese beträgt sie etwa 50–60%.

> Die **Colitis ulcerosa** ist eine unspezifische entzündliche Darmerkrankung, die primär das Rektum befällt und sich kontinuierlich über das gesamte Kolon ausbreiten kann.
> *Komplikationen:* Toxisches Megakolon.
> *Spätfolge:* Kolonkarzinom.
> Die Proktokolektomie ist bei Colitis ulcerosa ein kuratives Behandlungsverfahren.

Diagnostik: An erster Stelle der diagnostischen Maßnahmen bei Verdacht auf Kolitis stehen *Rektoskopie* und *Koloskopie*. Es folgt die Röntgenuntersuchung als *Leeraufnahme* des Abdomens in 2 Ebenen, wobei dies die Methode der Wahl bei jedem Verdacht auf Exazerbation der Colitis ulcerosa ist, denn bei der akut-fulminanten Form ist ein *Kontrasteinlauf kontraindiziert*.

Der *Kontrasteinlauf* des Kolons mit Doppelkontrastdarstellung ist die zuverlässigste und aussagekräftigste Untersuchung.

Die typischen röntgenologischen Merkmale (s. Abb. 21.8.-2) sowie die Differentialdiagnose zwischen Colitis ulcerosa und M. Crohn sind in den Tab. 21.8.-1 wiedergegeben.

Die histologische Untersuchung der Rektum- und Dickdarmschleimhaut mit entzündlichen Infiltraten aus Lymphozyten, Plasmazellen und eosinophilen Granulozyten, Kryptenabszessen und Verminderung oder Verlust der Becherzellen sichert die Diagnose einer Colitis ulcerosa, die auch hier gegenüber dem M. Crohn abgegrenzt werden muß. Dabei gilt als wichtiges Unterscheidungsmerkmal, daß Granulome bei der Colitis ulcerosa fehlen, während sie beim M. Crohn in 80% vorhanden sind.

Differentialdiagnose: Am wichtigsten ist der Ausschluß eines M. Crohn. Hierzu gibt es zahlreiche Kriterien, die in der Tab. 21.8.-1 aufgezeichnet sind.

Weil die Dickdarmschleimhaut vielen Noxen ausgesetzt ist und darauf mit Entzündungen reagiert, ist die Differentialdiagnose der Colitis ul-

Tab. 21.8.-1. Diagnose und Differentialdiagnose Colitis ulcerosa und M. Crohn.

Diagnose	Colitis ulcerosa (C. u.)	M. Crohn
Pathologie	Mukosabefall	Transmurale Ausdehnung
Initialsymptome	Blutig-schleimige Stuhlgänge	Schmerzhafte, breiige Stuhlgänge
Ausbreitung	Kontinuierlich, Rektum (95%)	Diskontinuierlich, segmental Skip-Lesions Rektum oft ausgespart (50%)
Befall des Ileums	Nicht, nur als Back-wash-Ileitis	Häufig, Ileokolitis
Krankheitsverlauf	Wellenförmig, mit akuter Exazerbation bis zu toxischem Megakolon (2–5%), Karzinomrisiko erhöht	Langsam, zunehmendes Leiden, Stenose, Abszesse, Fisteln Karzinomrisiko geringer als bei C.u.
Makroskopische Diagnose	Diffuse flache, ausgefranzte Ulzera, Pseudopolyposis 15–30%	Longitudinale Ulzera, Schneckenspur, Herde normaler Schleimhaut Pseudopolypen weniger als bei C.u.
Mikroskopische Diagnose	Kryptenabszesse, Verlust der Becherzellen, keine Granulome	Lymphfollikel in Mukosa und Submukosa, Becherzellen, Granulome 80%
Röntgenologische Diagnose	Beginn mit feingranuliertem Schleimhautrelief, „Puderzucker-Phänomen" Kragenknopfulzera, Übergang in starres, verkürztes Darmrohr	Beginn mit runden oberflächlichen Ulzerationen (aphtoide Läsionen), Übergang in penetrierende Ulzera, „Pflastersteinrelief", entzündliche Tumoren, Stenosen
Komplikationen Anorektale Komplikationen, perianale Fisteln, Abszesse, rektovaginale Fisteln, Fissuren	Relativ selten	Häufig Erstsymptom (16%)
Entero-enterale Fisteln, enterokutane Fisteln	Fehlen	Häufig
Strikturen, Stenosen	Selten (10%)	Häufig
Konglomerattumoren	Fehlen	Gelegentlich
Blutungen	Relativ häufig	Wenigere als bei C.u.
Perforationen	Sehr selten (außer toxisches Megakolon)	Häufiger als bei C.u.

cerosa sehr umfangreich. Hierzu gehören die Stauungsproktitis bei Hämorrhoidalprolaps, die Gonokokkenproktitis, das solitäre Rektumulkus und die ischämische Proktitis. Bakterielle Infektionen durch Salmonellen, Shigellen, Yersinien einschließlich der pseudomembranösen Kolitis können eine linksseitige und subtotale Kolitis hervorrufen. Zur Differentialdiagnose gehören auch die ischämische Kolitis, die radiogene Kolitis, die Divertikulitis und Diversionskolitis.

Therapie:
Konservative Behandlungsverfahren:
Die konservative Therapie reicht in 75 bis 80% der Fälle aus und ist antidiarrhöisch, also symptomatisch, und medikamentös nicht-spezifisch. Je nach Intensität der Erkrankung wird deshalb begonnen mit Ersatz von Flüssigkeit, Elektrolyten, Albumin und Blut, mit Zufuhr von Vitaminen. Antibiotika können bei septischen Komplikationen notwendig werden.

Für die medikamentöse Therapie stehen drei Medikamente zur Verfügung: *Salazosulfapyridin*, *Glucocorticoide* (Prednisolon) und *Azathioprin*.

Eine Proktitis oder Proktosigmoiditis wird mit Salazosulfapyridin- und Prednisolon-Einläufen bei gleichzeitiger oraler Gabe von Salazosulfapyridin behandelt.

Der akute Schub einer Colitis ulcerosa erfordert hochdosiertes Prednisolon (60 mg/Tag) sowie Salazasulfapyridin peroral (3 bis 4 g/Tag). Beschränkt sich die Erkrankung auf das linksseitige Kolon, sind Prednisolon- und Salazasulfapyridin-Einläufe meist erfolgreich. Wenn nicht, ist eine Kombination mit Azathioprin erforderlich.

Bei der Langzeitbehandlung der Colitis ulcerosa ist Salazosulfapyridin das Mittel der Wahl, die Erhaltungsdosis beträgt 2 bis 4 g täglich.

Eine Colitis-ulcerosa-Diät gibt es nicht.

Operative Behandlung:
Die chirurgische Therapie kann kurativ sein durch *Proktokolektomie* mit einem *permanenten Ileostoma* (Abb. *21.8.*-3). Ein solches wird allerdings nicht von allen Patienten akzeptiert, so daß andere chirurgische Maßnahmen wie subtotale Kolektomie mit ileorektaler Anastomose oder ileoanaler Anastomose zu erwägen sind. Dabei müssen Indikationseinschränkungen beachtet werden.

Als *absolute Operationsindikation* gelten:
- Konservativ nicht beherrschbares toxisches Megakolon,
- Massive Blutung,
- Freie Perforation mit lokaler oder diffuser Peritonitis,
- Vollständige intestinale Obstruktion,
- Therapierefraktäre fulminante Kolitis mit Septikämie.

Als *relative Operationsindikation* gelten:
- Versagen einer konservativen Therapie bei ausgedehnter Kolitis,
- Eine über Jahre anhaltende Erkrankung, die infolge der Durchfälle zu Gewichtsverlust und zunehmender Hospitalisierung führt oder den Patienten invalidisiert,
- Ausgedehnte Kolitis im Kindes- und Jugendalter mit der Gefahr der somatischen, auch sexuellen Retardierung,
- Rezidivierende akute Erkrankungsschübe (in der Erholungsphase),
- Erhöhtes Karzinomsrisiko bei langer Dauer einer Kolitis.

Absolute Operationsindikationen bei Colitis ulcerosa: Toxisches Megakolon, massive Blutung, freie Perforation, Stenosen mit schwerer Störung der Darmpassage.

In der *akuten Phase* stehen folgende *Verfahren* zur Wahl:
1. Subtotale Kolektomie mit Belassung des Rektumstumpfes als sogenannte Hartmannsche Resektion und endständigem Ileostoma (s. Abb. *21.8.*-3),
2. Anlage eines doppelläufigen Ileostomas und Entlastung des geblähten Dickdarmes durch eine oder mehrere Dickdarmfisteln.

Eine Proktokolektomie wird nicht mehr empfohlen, da diese mit einer Letalität von 14,3% risikoreicher ist als die subtotale Kolektomie mit 6,1% und gleicher therapeutischer Effektivität.

In der *chronischen Phase* stehen zur Verfügung:
1. Proktokolektomie mit endständigem Ileostoma,
2. Subtotale Kolektomie mit Verschluß des Rektumstumpfes (Hartmannsche Resektion) (s. Abb. *21.8.*-3),

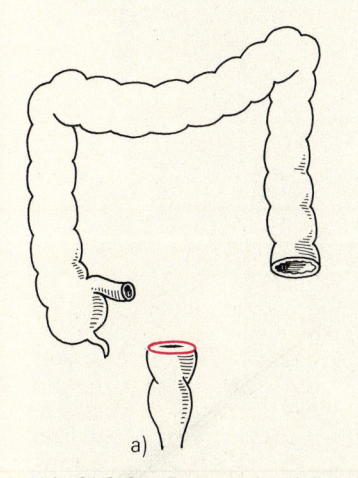

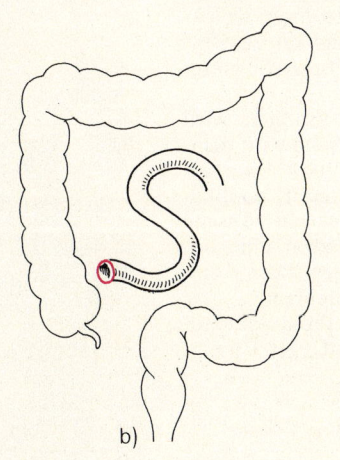

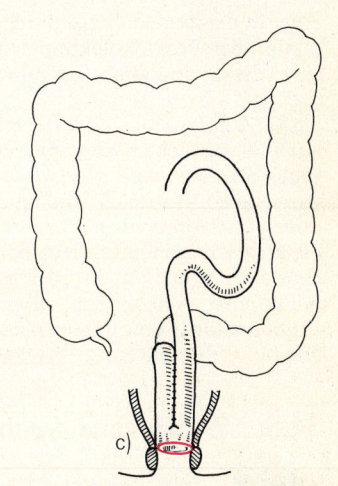

Abb. *21.8.*-3. Formen der Kolonresektion:
a) Diskontinuitätsresektion nach HARTMANN.
b) Proktokolektomie mit endständigem Ileostoma.
c) Subtotale Kolektomie mit rektaler Mukosektomie und ileoanaler Anastomose mit J-Pouch.

3. Subtotale Kolektomie mit Ileorektostomie bzw. Ileoproktostomie.
4. Proktokolektomie mit kontinentem Ileostoma als *Kocksche Tasche* (Pouch). Dies ist ein Ileumreservoir, das durch Invagination eines Dünndarmschenkels einen Ventilmechanismus besitzt, der das kontinuierliche Herausfließen des Dünndarmstuhls verhindert; das Reservoir wird über einen eingeführten Katheter entleert.

Die Kardinalfrage für den Chirurgen ist, *inwieweit es gerechtfertigt erscheint, den Rektumstumpf zu belassen*. Argumente dafür liegen in der Minderung der Potenzstörungen sowie in der Möglichkeit, die Intestinalpassage wieder herzustellen. Argumente gegen dieses Operationsverfahren sind die Gefahr eines Rezidivs der Colitis ulcerosa im Rektumstumpf und die häufigen Stuhlentleerungen über die Ileorektostomie, die eine spätere Entfernung des Rektums in 10 bis 25% der Fälle notwendig machen.

Ein weiterer Grund für die Exstirpation des Rektums ist das Risiko eines Karzinoms. Es tritt nach subtotaler Kolektomie mit Ileorektostomie in 13% auf.

Postoperative Komplikationen: Sie sind vor allem nach Notfalloperationen häufig, wenn sich Peritonitis und Sepsis entwickeln. Eine Verschleierung ihrer Symptome kann bei Cortison-Therapie bestehen, so daß dann die Indikation zur Relaparotomie großzügig gestellt werden muß.

Prognose und Ergebnisse: Die Proktokolektomie als kuratives Verfahren hat den *Nachteil eines endständigen Ileostomas;* doch sind nur etwa 10% der Kolitis-Patienten von diesem Schicksal betroffen. Unter konservativer Behandlung ist die jährliche Sterberate etwa 2,7%, bei Patienten über 60 Jahren etwa 11%. Die *Operationsletalität* einer in der akuten Phase durchgeführten Kolektomie oder Proktokolektomie steigt bis zu 50%, eine Elektivoperation hat eine Letalität unter 5%.

Die *Erfolgsquote* der Ileorektostomien wird mit 90% angegeben. Von anderer Seite wird demgegenüber die *hohe Morbidität* (70%) aufgrund von Nachoperationen und anderen Komplikationen hervorgehoben. Die Kocksche Tasche bietet als kontinentes Ileostoma zwar eine höhere Lebensqualität, ist aber wegen ihrer Komplikationen nicht generell zu empfehlen.

Potenzstörungen treten nach Proktokolektomie bei Colitis ulcerosa in 11% auf.

21.8.2.2. Morbus Crohn

Der M. Crohn ist eine chronisch entzündliche Darmerkrankung, die den gesamten Gastrointestinaltrakt erfassen kann und für die es eine Reihe von *Synonyma* gibt wie Ileitis terminalis, regionale Enteritis, segmentale Kolitis, Crohnsche Kolitis oder Crohnsche Ileokolitis.

Im *Endileum* tritt der M. Crohn als Ileitis terminalis in 30%, im *Endileum und im Kolon* als Ileokolitis in 40% und im *Kolon allein* als Kolitis in 27% auf. Isolierte Analerkrankungen, oft mit punktuellem Befall von Ösophagus, Magen, Duodenum und Dünndarm, findet man in 3 bis 5% der Fälle. Die bevorzugte Bezeichnung für die auf das Kolon beschränkte Erkrankung ist Crohnsche Kolitis oder Crohnsche Enterokolitis. In etwa 10% der Fälle kann klinisch und histologisch zwischen Crohnscher Kolitis und Colitis ulcerosa nicht unterschieden werden.

Pathologische Anatomie: *Makroskopisch* findet man bei der rektoskopischen oder kolonoskopischen Untersuchung tiefe landkartenartig begrenzte Nekrosen, die wie eine Schneckenspur durch die Darmschleimhaut ziehen und den Darm segmental *(Skip-Lesions)* befallen; an anderen Stellen erscheint die Schleimhaut intakt, so daß eine asymmetrische und exzentrische Lokalisation typisch ist. Die Kolonwand ist verdickt, die Verkürzung des Kolonrahmens ist allerdings gering, doch sind Stenosen typisch, ebenso entzündliche Konglomerate mit Organen der Umgebung, Abszesse und Bildung von Fisteln zum Retroperitoneum, zur Blase, zur Vagina und zur Haut (Abb. *21.8*.-4).

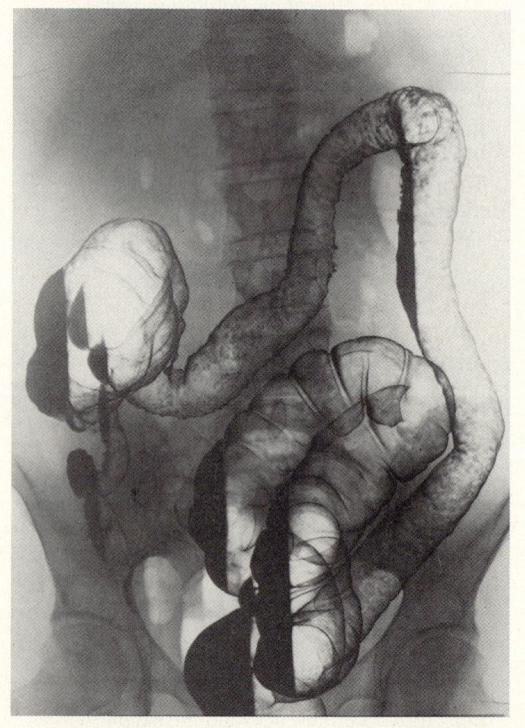

Abb. *21.8.*-4. M. Crohn – entzündliche langstreckige Stenose (Röntgenaufnahme in Seitenlage).

Mikroskopisch findet man eine Entzündung und fibröse Verdickung der Darmwand. Die Entzündungsreaktion besteht hauptsächlich in der Ansammlung von Lymphozyten und Plasmazellen in Mukosa und Submukosa. Granulome stellen ein wichtiges diagnostisches Kriterium dar und sind in etwa 80% beim Morbus-Crohn zu finden.

Klinisches Bild: *Leitsymptome* sind chronische Durchfälle, Fieber, krampfartige Leibschmerzen und Gewichtsverlust; blutige Stühle sind eher selten. Erstes Symptom ist in etwa 40 bis 50% der Fälle eine Analfistel ohne Verbindung zum Rektum. Ausgangspunkt solcher Fisteln ist häufig eine Ileokolitis. Eine freie Perforation mit Peritonitis ist selten, häufiger dagegen sind gedeckte Perforationen mit palpablem intraabdominellem Tumor, Abszeß- und Fistelbildung zur Bauchhaut.

Diagnostik: Die Diagnose wird aufgrund der Anamnese und der Befunde von *Rektoskopie, Koloskopie, Röntgenuntersuchung* und *Histologie* gestellt. Die wichtigen Kriterien für die Diagnose des M. Crohn sind in der Tab. *21.8.*-1 zusammengefaßt.

Anamnestisch ist zu beachten, daß bei M. Crohn des Kolons anale Läsionen in 16% der Fälle den intestinalen Symptomen um Jahre vorausgehen können. *Jede festgestellte Analfistel muß immer zum Ausschluß oder zur Diagnose eines M. Crohn führen.*

Eine endoskopische Untersuchung des Ösophagus, des Magens und der Harnblase ist notwendig, um eine Beteiligung dieser Organe erfassen zu können.

Röntgenologisch sind die charakteristischen Merkmale der asymmetrischen und segmentalen Läsionen *(Skip-Lesions)* zu finden.
In der Frühphase des M. Crohn sind typisch: sogenanntes granuliertes oder marmoriertes Schleimhautrelief, lymphoide Hyperplasie und aphthoide Ulzerationen, die bei Progredienz in große flache konfluierende Ulzera übergehen können.

In der *reparativ-proliferativen* Phase kommt es zu wurmstichartigen pseudopolypösen Formationen, daneben sieht man Schleimhautveränderungen, die unter dem Namen »Pflastersteinrelief« bekannt sind. Dies sind multiforme tiefgreifende Ulzerationen zwischen entzündlich ödematös vorgewölbten Schleimhautarealen.

Im Spätstadium entstehen Deformationen des Kolons mit Wandstarre, Verlust des Schleimhautreliefs (»Pfeifenrohr«), Lumeneinengungen (s. Abb. *21.8.*-4), Konglomerattumoren und entero-enterale Fisteln.

Bei klinischem Hinweis auf *Stenosen* oder gedeckte Perforationen ist immer ein Kontrasteinlauf mit wasserlöslichem *Kontrastmittel* angezeigt. Das gleiche gilt für die Diagnostik der *Analfisteln.*

> **M. Crohn ist eine entzündliche Darmerkrankung,** die den *gesamten* Gastrointestinaltrakt befallen kann. Typisch sind die diskontinuierliche Ausbreitung und der segmentale Befall (→ skip lesions).
> Erstes *Symptom* einer Crohnschen Erkrankung können *Analfisteln* sein.
> Analfisteln müssen immer zum Ausschluß oder zur Diagnose eines M. Crohn führen.

Therapie:
Konservative Therapie:
Der unkomplizierte M. Crohn ist eine Domäne der internistischen Therapie mit dem Ziel einer Besserung von Symptomen und einer Reduzierung der Krankheitsaktivität, ohne jedoch eine völlige Ausheilung erwarten zu können. Die wichtigsten Medikamente sind *Corticosteroide* und *Salazosulfapyridin,* dessen wirksame Komponente 5-Amino-Salicylsäure durch die bakterielle Abspaltung besonders im Kolon freigesetzt wird. Hinzu kommt *Azathioprin,* das besonders bei schweren Krankheitsverläufen eingesetzt wird.

Das Spektrum der konservativen Therapie kann erweitert werden durch aufgeschlüsselte Sondennahrung, parenterale Ernährung und Antibiotika.

Chirurgische Therapie:
Maßgebend für die Entscheidung zur operativen Behandlung ist das rechtzeitige Erkennen von Komplikationen wie Abszessen, Perforationen und Fistelbildungen, die nur durch einen chirurgischen Eingriff beseitigt werden können.

> Die Crohnsche Erkrankung wird *nur operiert, wenn Komplikationen,* wie Abszesse, innere oder äußere Fisteln und Stenosen *auftreten.* Eine freie Perforation spricht eher gegen M. Crohn und für eine Colitis ulcerosa.

Die *Operationsindikation* ist also immer dann gegeben, wenn *akute Komplikationen* wie Perforation und Peritonitis auftreten oder unter konservativer Therapie Stenosen fortbestehen, sich Abszesse und Fisteln ausbilden, oder Begleiterkrankungen wie Arthritiden, Uveitis etc. auf die medikamentöse Therapie nicht ansprechen (Tab. *21.8.*-2).

Ein *isolierter M. Crohn des Rektums* (1 bis 2%) kann bei geringer Krankheitsaktivität durch eine kotableitende Ileostomie oder Kolostomie zur Ausheilung gebracht werden.

Rezidive, persistierende Analfisteln und *Sphinkterinsuffizienz* sind aber Indikationen zur Rektumexstirpation.

Ansonsten ist die Therapie der analen Komplikationen *eher konservativ.* Bei Schmerzen, Ei-

Tab. 21.8.-2. Operationsindikation bei M. Crohn.

1. *Absolute Operationsindikation*
   - Perforation/Peritonitis
   - Kompletter Ileus
   - Septische Komplikationen durch Abszeßbildung, gedeckte Perforation, Fisteln in Harnblase, Ureterkompression mit Harnstau
   - Massive Blutung/toxisches Megakolon
2. *Relative Operationsindikation*
   - Bei Versagen konservativer Therapie
   - Rezidivierender Ileus
   - Paradoxe Diarrhö bei Kolonstenose
   - Rezidivierende Analfisteln, enterokutane Fisteln
   - Fortschreiten der Erkrankung an Haut, Augen und Gelenken

ter-Verhaltungen und Fieber ist die Drainage und einfache Eröffnung am sinnvollsten. Aggressive Fistelexstirpationen führen nur zur Sphinkterinsuffizienz.

Analstenosen sind durch vorsichtige Dilatation anzugehen. Sie sind Folge der proliferativen Fibrose, nicht selten aber auch das Ergebnis wiederholter chirurgischer Eingriffe.

Anorektale Fisteln bei M. Crohn sind von gewöhnlichen Analfisteln kaum zu unterscheiden; typisch sind multiple Fistelöffnungen, die entfernt vom Anus in den Labien, dem Skrotum, den Nates oder den Oberschenkeln münden können.

Rezidive und Prognose: Etwa 40% der in einem Zeitraum von 20 Jahren an einem M. Crohn operierten Patienten erleiden ein Rezidiv. Wichtig für die prognostische Beurteilung bei der Erstmanifestation ist die *Krankheitsaktivität;* so ist ein schneller Krankheitsverlauf in jungen Jahren prognostisch ungünstiger als ein langsamer Verlauf mit später Operation und in höherem Alter. Einen gewissen Einfluß auf die Rezidivhäufigkeit hat die *prophylaktische Gabe von Salazosulfapyridin*. Sorgfältige Nachsorge, kombiniert mit endoskopischer und röntgenologischer Untersuchung, ist Voraussetzung für eine gute bis sehr gute Rehabilitation der Morbus-Crohn-Patienten, was in 70 bis 80% der Fälle möglich ist.

Die *Rezidivrate* erreicht innerhalb von 10 Jahren 50 bis 60%, bei alleinigem Befall des Kolons liegt sie um 15 bis 20% niedriger. Je jünger der Patient, desto häufiger das Rezidiv, bei Patienten zwischen 10 und 20 Jahren in etwa 62%, bei Patienten mit 60 Jahren in 6,7% der Fälle. Bei reinem Dünndarmbefall oder einer Ileokolitis liegt die jährliche Rezidivrate zwischen 10 und 12,5%, bei reinem Dickdarmbefall bei 4%.

Die *Operationsletalität* liegt bei Perforation und Peritonitis bei 60%, ebenso sind Rezidiveingriffe mit einer hohen Letalität (20%) belastet.

Rechtzeitiges Erkennen der Komplikationen und verbesserte Operationsvorbereitung können die Letalität unter 5% senken.

21.8.2.3. Unspezifische entzündliche Darmerkrankungen

Dies sind:
1. Ischämische Kolitis,
2. Radiogene Kolitis, Strahlenkolitis,
3. Pseudomembranöse Kolitis,
4. Bakterielle Kolitis,
5. Diversionskolitis und Ergotaminkolitis.

21.8.2.3.1. Die ischämische Kolitis

In die Differentialdiagnose plötzlich einsetzender kolikartiger Abdominalschmerzen ist bei alten Menschen die ischämische Kolitis miteinzubeziehen. Sie bedeutet sowohl funktionelle Störung als auch organische Läsion des Kolons. Solche Störungen sind – im Gegensatz zur Ischämie des Dünndarms – keineswegs nur auf Gefäßverschlüsse zurückzuführen. Sowohl ein kontinuierliches Fortschreiten als auch eine Restitutio ad integrum können vorkommen.

Ätiologie: Häufigste Ursache sind *Ischämien ohne Verschluß einer Arterie* durch Hypotonie bei Sepsis und Schock, durch Digitalistherapie und kardiale Erkrankungen.

Ischämien bei Gefäßverschlüssen sind bei Aneurysmen der Aorta abdominalis, Verschluß der A. mesenterica superior, Embolien, Vaskulitiden und Diabetes mellitus relativ einfach zu diagnostizieren. Zu bedenken sind ischämische Kolitiden nach abdomino-perinealer Rektumamputation (Gangrän des Colon descendens und linken Colon transversum) und infolge intestinaler Überdehnung, vor allem im Bereich des Zökums, sei sie organisch durch Tumor oder Volvulus bedingt oder funktioneller Art (Ogilvie-Syndrom). Wird intraoperativ eine solche Zökumüberdehnung übersehen, kann postoperativ eine kotige Peritonitis entstehen.

Klinisches Bild: Betroffen sind meist Patienten jenseits des 65. Lebensjahres. 85% der Ischämien treten im linken Kolon auf.

Leitsymptome sind plötzlich eintretende kolikartige Schmerzen vorwiegend im linken Unter- und Mittelbauch.

Diagnose: Entscheidend ist die klinische Diagnose und die Beobachtung des Fortschreitens der Erkrankung.

In der *akuten Phase* bei Progredienz der Symptome ist ein *Kolon-Kontrasteinlauf kontraindiziert*, eine *Angiographie-Diagnose* zeitraubend und daher wenig sinnvoll, eine Kolonoskopie *gefährlich*.

Aufschluß gibt bei der *Röntgenübersicht des Abdomens* eine ausgeprägte Überdehnung des Kolons, mit Wandverdickung, Luftgehalt im Mesenterium und im Portalbereich und gelegentlich ein Pneumoperitoneum als Folge einer Darmperforation, das sich häufig hinter dem Pankreas bis in die linke Zwerchfellkuppe schiebt und dort als freie Luftsichel imponiert. Gelegentlich sind kleine Luftblasen in der infarzierten Kolonwand zu erkennen.

In der relativ *stabilen Phase,* 42 bis 72 Stunden nach dem Ereignis, geben Kolon-Kontrasteinlauf und Angiographie die besten diagnostischen Hinweise. Es sind zu unterscheiden:
- Die *ischämische Gangrän des Kolons* als lebensbedrohliche Akuterkrankung mit Indikation zur sofortigen Operation,
- Die *vorübergehende ischämische Kolitis* mit der Möglichkeit der Restitutio ad integrum. Differentialdiagnostisch ist zu denken an M. Crohn, Colitis ulcerosa und pseudomembranöse Kolitis.
- Die *ischämischen Stenosen des Kolons. Differentialdiagnostisch* kommt auch immer ein Tumor in Betracht, der durch entsprechende diagnostische Maßnahmen ausgeschlossen werden muß.

Therapie und Prognose: An erster Stelle steht die *konservative Therapie.*

Nur die ischämische Gangrän des Kolons ist eine klare *Operationsindikation.* Solange eine ischämische Kolonstenose keine Symptome bereitet, muß nicht operiert werden. Die Heilung kann Monate dauern.

Die *Prognose* ist bei den alten Patienten mit vielen Begleiterkrankungen schlecht. Es besteht eine *hohe Letalität* bei der gangränösen Kolitis.

> Die **ischämische Kolitis** betrifft meist alte Patienten und tritt vorwiegend im *linken Kolon* auf mit plötzlich einsetzenden kolikartigen Schmerzen. *Lebensbedrohlich* ist die ischämische Gangrän des Kolons.

21.8.2.3.2. Die Strahlenkolitis

Sie ist Folge einer Strahlentherapie maligner Tumoren und geht mit einer akuten Früh- und einer chronischen Spätreaktion einher.

Ätiologie und Pathologie: Bei der *Strahlentherapie* von Tumoren im kleinen Becken, wie Rektumkarzinomen, gynäkologischen Karzinomen, Hoden- und Blasenkarzinomen ist die Mitbestrahlung benachbarter Organe unvermeidlich. Die tolerierte Strahlendosis kann stark variieren; 4000 bis 4500 R können am Dickdarm ohne Dauerreaktion vertragen werden. Bei Strahlentherapie mit Hochvoltgeräten ist die Toleranzgrenze noch höher. Neben der Gewebsempfindlichkeit spielen Tumorausdehnung und auch Allgemeinzustand des Patienten eine wesentliche Rolle. Entzündliche Verklebungen nach vorangegangenen Operationen fixieren Organe im Strahlenfeld, die peristaltische Bewegung einzelner Darmabschnitte wird verhindert.

Makroskopisch findet man bei der *endoskopischen Untersuchung* eine Hyperämie der Schleimhaut, Darmwandabszesse, tiefe Ulzerationen, Fistelbildungen, Blutungen und Perforationen. Als Spätfolge treten narbige Strikturen auf.

Mikroskopisch sind in der *Frühphase* zu sehen: Dysplasie des Epithels, ödematöse Verquellung der Schleimhaut, oberflächliche Kapillarthromben, Leukozyten in der Lamina propria und Kryptenabszesse.

In der *Spätphase* entwickeln sich obliterierende Gefäßprozesse, Fibrose und Sklerose der gesamten Darmwand.

Klinisches Bild und Diagnose: *Leitsymptome* sind rektale Blutungen (in mehr als 50% der Fälle), Blut- und Schleimauflagerungen, Diarrhöen, krampfartige abdominelle Schmerzen und gelegentlich Obstipation mit Bleistiftstühlen.

Die *Frühreaktion* tritt mit einer Häufigkeit von 11 bis 62% auf. Die *Spätfolgen* sind mit 0,5 bis 18% angegeben. Operationsbedürftigkeit besteht allerdings nur bei 1,5 bis 2%. Die Latenzzeit der Spätschäden dauert im Durchschnitt 2 bis 4 Jahre.

Gelegentlich können die Strahlenfolgen so ausgeprägt sein, daß Rektum und Sigma durch Entzündung und Fibrose im kleinen Becken förmlich eingemauert sind *(frozen pelvis).*

Therapie: Bei der akuten Phase der Strahlenproktokolitis steht die *konservative Therapie* mit Cortison-Einläufen, Spasmolytika und Stuhlregulierung mit Ballaststoffen im Vordergrund; die Anlage eines passageren *Anus praeter* ist selten notwendig.

Die *chirurgische Therapie* ist indiziert, wenn eine ausgeprägte Dickdarmstenose mit chronischem Subileus resultiert. Die Resektion der Stenose ist stets mit einem vorgeschalteten *Anus praeter* zu kombinieren, da das Risiko einer Anastomosen-Insuffizienz bei der makroskopisch nicht erkennbaren Entzündung der Resektionsränder hoch ist. Bei ausgeprägter Umgebungsreaktion ist es sinnvoll, primär einen *Anus praeter* anzulegen, den Entzündungsprozeß abklingen zu lassen und die Resektion zu einem späteren Zeitpunkt vorzunehmen. Dieses Vorgehen ist auch bei massiver Blutung zu empfehlen, die oft nach Kotableitung zum Stillstand kommt.

Gravierendste **Strahlenfolgen** am Darm sind obliterierende Gefäßprozesse und narbige Strikturen.
Bei Darmresektion wegen Strahlenfolgen muß *stets* ein *entlastender Kunstafter* angelegt werden, weil die Darmnaht unsicher ist.

Bei gedeckter oder freier Perforation, Abszeß- oder Fistelbildung in Vagina oder Blase sowie beim »frozen pelvis« ist die *Operation nach* HARTMANN, d.h. Belassen eines Rektumstumpfes und Anlegung eines endständigen Sigmaanus zu empfehlen. Die *Rektumamputation* kann, wenn noch sinnvoll, zu einem späteren Zeitpunkt erwogen werden.

21.8.2.3.3. Pseudomembranöse Kolitis

Die pseudomembranöse Kolitis ist eine Entzündung mit *umschriebenen Schleimhautnekrosen,* die vermehrt *nach Antibiotikagabe* beobachtet wurde. Die Patienten entwickeln Durchfälle, abdominelle Schmerzen, massive Darmblähung und Schock. Eine bakterielle Überwucherung, vor allem mit Staphylococcus aureus wurde als Hauptursache angesehen; doch können auch eine Amöben- oder Shigellenruhr dieses Krankheitsbild induzieren; auch eine Ischämie der Mukosa durch Minderperfusion oder nach Operationen, nach Schwermetallvergiftungen, bei Urämie oder unter Zytostatikagabe wird als Ursache angeschuldigt.

Diese Form der Kolitis wird aber durch das Toxin des *Clostridium difficile,* eines anaeroben Erregers hervorgerufen. Clostridium difficile kann sich vor allem unter Antibiotikagabe selektiv vermehren und löst somit die Antibiotika-assoziierte Kolitis (AAC) aus; aber auch ohne Antibiotika ist eine Clostridium-difficile-Vermehrung möglich, insbesondere bei vorgeschädigtem Darm und damit auch bei entzündlichen Darmerkrankungen wie Colitis ulcerosa und M. Crohn.

Klinisches Bild: Die Erkrankung beginnt häufig zwischen dem 3. und 7. postoperativen Tag und kann zunächst durch andere postoperative Störungen verdeckt werden. *Leitsymptome sind* ein geblähtes Abdomen bei vorhandener Peristaltik, Benommenheit, diffuser Abdominalschmerz. Der diarrhöische Stuhl – kein konstantes Begleitsymptom – ist trübe und reiswasserfarben und enthält Fetzen von Pseudomembranen. Die Erkrankung steigert sich mit Tachykardie, Fieber über 40°C, Oligurie und Schock.

Therapie: Es genügt oft, das Antibiotikum abzusetzen und den Elektrolyt- und Wasserhaushalt auszugleichen. Falls keine rasche Besserung eintritt, so empfiehlt es sich, frühzeitig Antibiotika gegen Clostridium difficile einzusetzen; in erster Linie Vancomycin oral oder Metronidazol, Bacitracin oder Tetracyclin i.v.

Auslösendes Agens einer **pseudomembranösen Kolitis** ist das Toxin des Clostridium difficile.

21.8.2.3.4. Die bakteriellen Kolitiden

Bei der Beurteilung eines *akuten Abdomens* sind bakteriell bedingte Enterokolitiden zu bedenken. Nicht selten sind sie assoziiert mit chronisch entzündlichen Darmerkrankungen wie Colitis ulcerosa oder M. Crohn, vor allem dann, wenn Corticosteroide gegeben werden. Ältere, resistenzschwache, auch immunsupprimierte Patienten können besonders betroffen sein, wobei vor allem in postoperativen Phasen solche Erkrankungen zum Ausbruch kommen. Diese werden dann oft verkannt, da eine polypragmatische Antibiotikatherapie das Krankheitsbild verschleiern kann.

Leitsymptome der bakteriellen Kolitiden sind Fieber, wässrig-blutige Stühle, abdominelle Krämpfe bis hin zum akuten Abdomen. Die wichtigsten bakteriellen Kolitiden sind:

.1. Salmonellenkolitis

Bei den enteritischen Erkrankungen können die Salmonellen in 5 bis 10% der Fälle beteiligt sein. Obwohl früher als vorwiegend auf den Dünndarm beschränkte Erkrankung betrachtet, sind Salmonellen-Kolitiden nicht selten. Am häufigsten (70%) ist das Sigma und Colon descendens befallen, in 15% der Fälle das gesamte Kolon oder isoliert das Colon descendens.

Die **Diagnose** ist aus dem Erregernachweis in mehrfachen Stuhlproben und dem serologischen Titeranstieg zu stellen.

Die **Therapie** mit Antibiotika richtet sich nach der Resistenzbestimmung des jeweils isolierten Stammes.

.2. Campylobacter-Kolitis

Die Erkrankung (Campylobacter jejuni) kann sowohl im Dünndarm als auch im Kolon lokalisiert sein. Die entzündlichen Schleimhautveränderungen sind vom M. Crohn oder der Colitis ulcerosa nicht zu unterscheiden.

Die **Diagnose** ist durch den kulturellen Erregernachweis im Stuhl zu stellen.

Als **Therapie** wird Erythromycin empfohlen.

.3. Yersinia-Enterokolitis

Die enteralen Yersiniosen bieten häufig das klinische *Bild einer akuten Appendizitis* (Pseudoappendizitis) oder des *akuten Abdomens* und geben dann Anlaß zur Appendektomie, oder es wird die Diagnose eines akuten Schubs eines M. Crohn gestellt.

Das **Krankheitsbild** geht einher mit kolikartigen Schmerzen im rechten Unterbauch oder im gesamten Abdomen mit Temperaturen bis 39°C. Dünnbreiige bis wässerige Stühle mit gelegentlichen Blutbeimengungen werden in unterschiedlicher Häufigkeit abgesetzt. Die hohen Temperaturen und die wechselnde Schmerzsymptomatik entsprechen allerdings nicht dem Krankheitsbild der akuten Appendizitis und machen – vor allem wenn sich eine Mono- bzw. Polyarthritis oder ein Erythema nodosum dazugesellt – die Diagnose einer Yersiniose wahrscheinlich.

Die **Diagnose** läßt sich durch Erregernachweis in Stuhlproben oder Antikörpernachweis in Serum oder Gelenkflüssigkeit sichern.

Therapie: Eine Chemotherapie ist in der Regel nicht indiziert; bei septischen Verläufen aber ist Trimethoprim/Sulfamethoxazol, Tetracyclin oder Chloramphenicol zu empfehlen.

> Ein **akutes Abdomen** kann auch durch eine bakterielle Kolitis bedingt sein.
> Die **Yersiniose** kann eine Appendizitis und ein akutes Abdomen vortäuschen.

21.8.2.3.5. Sonderformen der nichtinfektiösen Kolitiden

.1. Diversionskolitis

Vorkommen bei ausgeschalteten Darmsegmenten nach Anlage eines temporären doppelläufigen Anus praeter naturalis. Es ist ein eigenständiges Krankheitsbild mit histologisch unspezifischer Kolitis und Kryptenabszessen, das nach Rückverlagerung des Anus praeter wieder verschwindet.

.2. Ergotamin-Kolitis

Sie ist zu erwägen nach Einnahme von ergotaminhaltigen Suppositorien, z.B. bei Migränetherapie, und führt im anorektalen Bereich aufgrund lokaler Ergotaminwirkung zu Schleimhautnekrosen, Fisteln (rektovaginal) und Stenosen, die eine *chirurgische Intervention* unter dem Schutz eines Anus praeter erforderlich machen.

21.8.3. Divertikulose – Divertikulitis

Kolondivertikel sind *erworbene Ausstülpungen der Darmschleimhaut durch Lücken in der Muskelschicht*. Man bezeichnet sie auch als falsche *Divertikel* oder *Pseudodivertikel,* im Gegensatz zu den Ausstülpungen der gesamten Darmwand, die als echte, meist solitäre Divertikel im Zökum oder Colon ascendens zu finden sind.

Epidemiologie: Die Divertikulose des Kolons wird bei Kolon-Kontrastuntersuchungen in 6 bis 10%, im Sektionsgut in 29% gefunden. Die Häufigkeit der Erkrankung ist altersabhängig; so wird sie unter 30 Jahren relativ selten beobachtet, 10% der 30- bis 50jährigen, 25% der 50- bis 70jährigen und 66% der über 70jährigen haben eine Divertikulose. Etwa 10% davon sind behandlungsbedürftig.

Aus einer Divertikulose kann sich in 20 bis 25% der Fälle eine Divertikulitis entwickeln und zwar abhängig von der Dauer der anatomischen Veränderung, d.h. nach fünf Jahren in 10%, nach 10 Jahren in 20% und nach 17 Jahren in 73%. Nur etwa 20% der Divertikulitiden müssen operiert, 80% können konservativ behandelt werden. An eine Koinzidenz von Divertikulitis und Karzinom ist zu denken. Gleichzeitiges Auftreten wird in 3 bis 5% beobachtet.

Ätiologie und Pathogenese: Aus der Kenntnis der Anatomie der Kolonwand und der Funktion des Dickdarmes lassen sich Erklärungen für die Entstehung der Divertikulose und Divertikulitis ableiten: Die Ringmuskulatur des Dickdarmes bildet einen geschlossenen Muskelschlauch, dem die drei Streifen der Längsmuskelfasern als Tänien aufliegen. Die subserös verlaufenden Arterien aus dem Mesenterialansatz gelangen durch *Gefäß-Muskel-Lücken* in die Submukosa. Mit zunehmendem Alter vergrößern sich diese Muskellücken und bilden *Prädilektionsstellen für Divertikel.*

Diese Muskelanordnung stellt eine funktionelle Einheit dar, die eine pendelnde Peristaltik und Antiperistaltik erlaubt und damit die Reservoirfunktion des Kolons ermöglicht. Diese peristaltischen Wellen »branden« an das wenig bewegliche Muskelrohr des Rektums. So entstehen hohe Innendrucke im Kolon, die entweder im Sigma allein (50%) oder im Sigma und Colon descendens (80%) zu Divertikeln führen, das Zökum ist mit 2%, das obere Rektum mit etwa 4% betroffen.

Ernährung – faserarme Kost mit langsamer Darmpassage – Alter und konstitutionelle Faktoren wie allgemeine Bindegewebsschwäche mit der Trias Divertikulose, hyperplastische Polypen und Hämorrhoiden spielen bei der Entstehung der *Divertikulose* eine Rolle. Sicherlich liegt in der *Anordnung und Funktion der Ring- und Längsmuskulatur eine Hauptursache der Divertikelbildung*. Zum einen wird eine myostatische Muskelkontraktur (vergrößerte Anzahl der Ganglienzellen des Plexus myentericus) mit Verkürzung der Tänienlängsmuskulatur und Verdikkung der Ringmuskulatur vermutet, die zur segmentalen Innendruckerhöhung mit Ausstülpung von Divertikeln in den Gefäß-Muskel-Lücken führen. Zum anderen werden myogene Funktionsstörungen der Tänien bei regelhafter Funktion der Ringmuskulatur angenommen und daraus die *Myotomieverfahren* bei Divertikulose und Divertikulitis (Quer- und/oder Längsmyotomie der antimesenterialen Tänien) abgeleitet.

Der nicht selten bei Divertikulose-tragenden Patienten beobachtete *Sphinkterspasmus,* kombiniert mit *Hämorrhoiden,* soll ebenfalls eine intraluminale Druckerhöhung bewirken und zur Divertikulose prädisponieren, so daß zusätzlich zur Resektionsbehandlung eine Einkerbung des Sphinkter internus empfohlen wird.

Die Divertikulitis entsteht durch *Retention von Kot und Bildung von Fäkulithen in den Divertikeln mit lokaler Entzündung,* die zunächst auf die Mukosa des Divertikels beschränkt sein kann. Ein Übergreifen auf die Serosa führt zur Perivertikulitis, die in die Perikolitis mit gedeckter Perforation, Abszeßbildung, entzündlicher Penetration und schließlich auch freier Perforation übergehen kann.

Klinisches Bild: Die *Divertikulose* macht selten Beschwerden. Gelegentlich haben die Patienten kolikartige Schmerzen im linken Unterbauch ohne Entzündungszeichen (painful diverticular disease). Einer von 70 Patienten benötigt Krankenhaus-Behandlung, einer von 200 muß operiert werden.

Indikationen zur Operation sind die Divertikulitis (s. u.) und die selten auftretende, doch massive Blutung; letztere kann das einzige Symptom einer Divertikulose sein und wird vor allem bei älteren Patienten beobachtet. *Differentialdiagnostisch* müssen andere Ursachen, z. B. ein Karzinom ausgeschlossen werden.

Die *Divertikulitis* bietet ein typisches klinisches Bild. *Leitsymptome* sind linksseitige kolikartige Schmerzen, Völlegefühl, Übelkeit und Stuhlunregelmäßigkeiten bei zunehmender Entzündung, umschriebener Druckschmerz und lokale Abwehrspannung im linken Unterbauch, die als sogenannte »Linksappendizitis« charakterisiert wird, und einem tastbaren entzündlich verdickten Sigma (»Walze«). Es bestehen typische Entzündungszeichen wie Fieber und Leukozytose. Die rektale Untersuchung ist schmerzhaft. 20% der Patienten haben dysurische Beschwerden mit Leuko- und Erythrozyturie, in etwa 10 bis 40% werden Blutabgänge bemerkt.

Der *akute Schub einer Sigmadivertikulitis* kann übergehen in die chronische Entzündung mit Ausbildung einer Stenose (14%) und den daraus resultierenden Folgen, Obstipation, Absetzen sogenannter »Bleistiftstühle« bis zum Dickdarmileus oder kombiniertem Dick-/Dünndarmileus bei Adhäsion angrenzender Dünndarmschlingen (Abb. *21.8.*-6).

Die *gedeckte Perforation mit Abszeßbildung* ist kaum von der akuten Divertikulitis zu unterscheiden. Eine freie Perforation führt zur kotigen Peritonitis.

Eine *Fistelbildung in die Blase* (3%) äußert sich als Luft- (Pneumaturie) oder Stuhlabgang (Fäkalurie) bei der Miktion (Abb. *21.8.*-6).

Diagnostik: Die *radiologische Untersuchung* als Doppelkontrasteinlauf ist die entscheidende diagnostische Maßnahme (Abb. *21.8.*-5). Bei

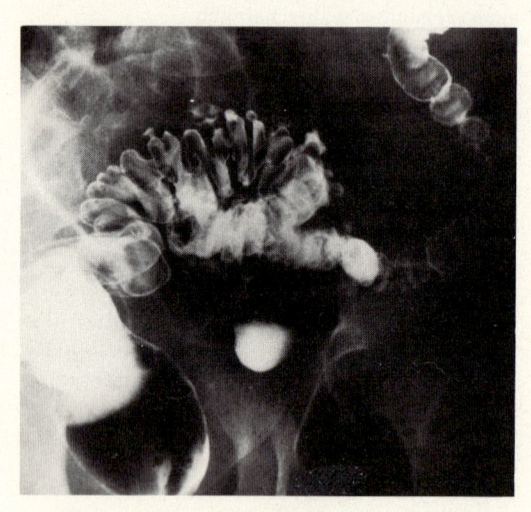

Abb. *21.8.*-5. Divertikulitis. Typische entzündliche Stenosierung mit Zieharmonika-Phänomen.

akuter Entzündung darf diese Untersuchung nur mit einem *wasserlöslichen Kontrastmittel* erfolgen, da Perforation und Fistelbildungen nie auszuschließen sind; letztere lassen sich allerdings nicht immer sichtbar machen, so daß hier die klinische Symptomatik (Pneumaturie) wichtiger ist.

Bei massiver Divertikelblutung, die meist im Colon descendens oder an der linken Kolonflexur auftritt, ist eine Lokalisationsdiagnostik durch selektive Darstellung über die A. mesenterica superior oder inferior möglich. Ein Kontrasteinlauf kann durch Ausmauern der Divertikel mit Bariumbrei gelegentlich eine Blutstillung bewirken.

Die *Differentialdiagnose* Divertikulitis/Kolonkarzinom (Inzidenz von etwa 3 bis 5%) muß mitberücksichtigt werden. Intakte Mukosa, lang-

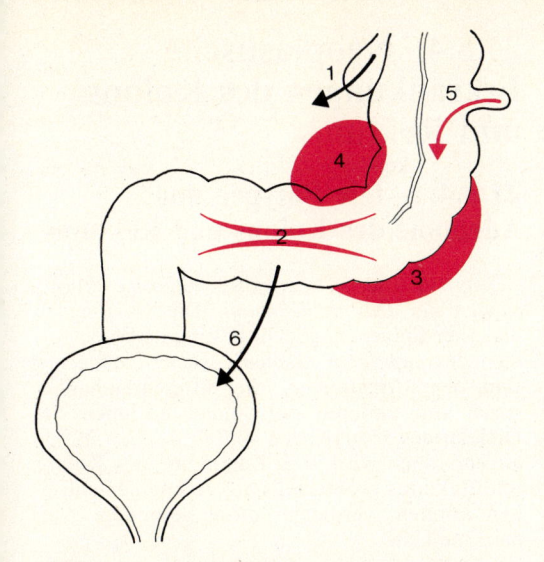

Abb. 21.8.-6. Komplikationen bei Divertikulitis.
1. Freie Perforation 36%
2. Stenose 14%
3. Peridivertikulitis mit intramuralem Abszeß
4. Gedeckte Perforation mit perikolischem Abszeß 39%
5. Blutungen 6%
6. Blasenfisteln 3%

streckige Stenose, Verformbarkeit des Kolons sprechen für eine Entzündung. Eine genaue Abgrenzung muß endoskopisch erfolgen.

Endoskopische Untersuchung: Die Rektoskopie steht am Anfang jeder Kolondiagnostik, auch wenn hiermit die Diagnose einer Divertikulose nicht zu stellen ist; immer ist der Ausschluß eines Karzinoms und eines Hämorrhoidalleidens zu fordern.

Der endoskopische Nachweis einer Stenose ist für die Diagnose einer Divertikulitis ungenügend und durch eine radiologische Untersuchung zu ergänzen.

Ergänzungsuntersuchungen: Bei einer palpablen Divertikulitiswalze ist wegen der Möglichkeit einer Penetration in die Umgebung ein *i.v. Pyelogramm* notwendig, um Verdrängungen und Stenosen der Ureters präoperativ zu erkennen. Eine *Zystoskopie* ist bei dysurischen Beschwerden mit Verdacht auf Fistelbildung angezeigt.

> Gefäßmuskellücken in der Kolonwand sind Prädilektionsstellen für eine **Divertikulose**.
> *Leitsymptome* einer beginnenden Divertikulitis ist der linksseitige Unterbauchschmerz, »Linksappendicitis«.
> Die *Diagnose* einer Divertikulose – Divertikulitis ist radiologisch zu stellen. Eine Endoskopie führt zur differentialdiagnostischen Abgrenzung Divertikulitis – Karzinom.

Therapie:
Konservative Therapie:
Die konservative Therapie der akuten Divertikulitis muß unter stationärer Kontrolle erfolgen. Zur Verminderung der Kolonwandspannung ist eine pflanzenfaserreiche Nahrung wie Weizenkleie, Obst, Vollkornbrot, Gemüse zu empfehlen, evtl. in Kombination mit Antibiotika. Divertikelblutungen kommen in 80% unter konservativer Behandlung zum Stillstand. Ein Barium-Kontrasteinlauf oder eine selektive arterielle Infusion mit Vasokonstriktoren können dabei hilfreich sein.

> Die **Divertikulitis** wird konservativ behandelt, so lange keine Komplikation (Stenose, Abszeß, freie Perforation) eintritt. Bei Dickdarm-Operationen wegen Divertikulitis-Komplikationen bestimmt die Sicherheit für den Patienten das zu wählende Verfahren.

Operative Therapie:
Eine prophylaktische Operation der Divertikulose ist nicht indiziert.

Eine frühzeitige Operationsindikation ist unter folgenden Bedingungen gerechtfertigt:
– Mehrmaliger Entzündungsschub in der Anamnese,
– Ausbildung eines bleibenden, druckdolenten Tumors im linken Unterbauch,
– Beginnende Stenose,
– Rezidivierende Fieberschübe bei bekannter Divertikulose,
– Harnwegsinfekte und Dysurien.

Eine dringliche Operationsindikation ist bei Komplikationen der Divertikulitis gegeben:
– Fistelbildung,
– Stenose,
– Blutung,
– Bei Unsicherheit im Ausschluß eines Kolonkarzinoms.

Eine notfallmäßige sofortige *Operationsindikation* besteht:
– Bei gedeckter oder freier Perforation,
– Bei massiver und anhaltender Blutung.

Ziel der Operation ist die Entfernung des divertikeltragenden, entzündlich veränderten Darmanteils. Eine Radikalität ist nicht anzustreben. Zurückgelassene Divertikel in Colon ascendens und im transversalen Kolon neigen wenig zu Entzündungsrezidiven, ebenso verbliebene Divertikel im Rektum.

Der Wert einer Quermyotomie der antimesenterialen Tänien bei sogenannter »painfull diverticular disease« oder als Zusatzmaßnahme zur Resektion ist umstritten.

Vorgehen: Vor der Operation ist zu überlegen, ob *einzeitig* vorgegangen, d.h. der erkrankte Darmanteil primär reseziert werden kann, ob *zweizeitig,* d. h. mit Resektion und Anastomose der Darmenden unter dem Schutz eines vorgeschalteten Anus praeter (s. Abb. *21.8.*-12), oder *dreizeitig,* d. h. unter primärer Anlage eines Anus praeter transversalis oder einer Zökostomie, in zweiter Sitzung Resektion des erkrankten Darmabschnittes, in einer dritten Operation schließlich Verschluß des Anus praeter.

Bei frühzeitiger Operation ist ein *einzeitiges* Vorgehen gerechtfertigt. Bei erheblicher Entzündung des umgebenden Gewebes oder bei Anastomose unterhalb der peritonealen Umschlagsfalte oder Nahtverbindung im Divertikel tragenden Bereich ist ein *zweizeitiges* Vorgehen zu empfehlen.

Bei dringlicher Operation zur Fistelsanierung oder zur Beseitigung eines drohenden oder bereits bestehenden Ileus infolge Stenose ist ein *dreizeitiges* Vorgehen angezeigt, ebenso bei Notfalloperationen bei gedeckter Perforation. Gelegentlich ist aber auch ein *zweizeitiges* Vorgehen mit primärer Resektion des erkrankten Darmabschnittes unter dem Schutz eines gleichzeitig angelegten Anus praeter zulässig.

Bei der *Notfalloperation* wegen freier Perforation ist das operative Vorgehen vom Zustand des Patienten und dem Stadium der Peritonitis abhängig:

Die bloße Übernähung der Perforationsstelle mit Anlegung eines Anus praeter transversalis wurde aufgegeben zugunsten einer primären Resektion unter dem Schutz eines Anus praeter. Eine primäre Resektion des perforierten Darmabschnittes kann auch unter Belassen des Rektumstumpfes und Anlage eines endständigen Anus praeter (Hartmannsche Resektion) d. h. unter Verzicht auf die sofortige Darmanastomose erfolgen (s. Abb. *21.8.*-12). Dies ist bei florider Peritonitis ratsam.

Wegen der kotigen Peritonitis ist eine ausreichende Drainage, gegebenenfalls kombiniert mit Spülbehandlung des Abdomens und Antibiotikagabe notwendig.

Postoperative Komplikationen und Ergebnisse: Das Operationsrisiko der einfachen Divertikulitis ist gering, die postoperative *Letalität* wird mit etwa 1% angegeben. Bei Notfalleingriffen wegen komplizierter Divertikulitis ist die *Letalität* mit 25 bis 50% sehr hoch. Bestehen im Resektionsgebiet Infektionen, insbesondere bei gedeckter Perforation, so ist eine Anastomoseninsuffizienz sehr häufig. Deshalb ist die Anlage eines vorgeschalteten Anus praeters zu fordern.

Den Patienten ist nach der Operation schlackenreiche Kost anzuraten. Gelegentliche Rezidive einer Divertikulitis sind möglich. Manche Patienten werden nicht beschwerdefrei. Bei diesen ist eine Myotomie der Tänien am befallenen Kolonabschnitt zu erwägen.

21.8.4. Neoplastische Erkrankungen des Kolons und Rektums

21.8.4.1. Die Polypen und Adenome des Kolons und Rektums

Polypen sind *gestielte oder breitbasige Wucherungen der Darmschleimhaut*. Die Neigung zu maligner Entartung gilt für bestimmte Wuchsformen des *papillären Adenoms (villösen Adenoms)* und der *Mischformen,* die differentialdiagnostisch von anderen polypoiden Läsionen des Dickdarmes abzugrenzen sind (Tab. *21.8.*-3). Da angenommen wird, daß Karzinome des Kolons und Rektums größtenteils aus Adenomen entstehen können, verdienen diese besondere Aufmerksamkeit.

Epidemiologie: In der Bevölkerung wird die Häufigkeit von Adenomträgern mit 3–70% angegeben, wobei diese große Variationsbreite in der unterschiedlichen Beurteilung polypoider Läsionen begründet ist. Der Zufallsbefund eines klassischen Adenoms bei Autopsien wird im allgemeinen mit 5–6% angegeben. Bei gezielten koloskopischen Untersuchungen werden allerdings in etwa 20% der Fälle ein oder mehrere Adenome gefunden. Weitaus häufiger werden diese als sogenannte *Satellitenadenome* bei der Diagnostik oder Operation von *Kolon-Rektum-Karzinomen* gefunden. Die Angaben schwanken zwischen 27 und 76%, der Durchschnitt liegt wohl bei 30%.

Der Kliniker findet *die meisten Adenome im linken Kolon* mit Bevorzugung von Sigma und Rektum, wobei das *tubuläre Adenom* in etwa 60% im Sigma und 30% im Rektum zu finden ist, das *villöse Adenom* dagegen in 30% im Sigma und bevorzugt in etwa 50% im Rektum. Im übrigen Kolon findet sich eine gleichmäßige Verteilung der Adenome, mit einer Prädilektionsstelle der villösen Adenome im Colon ascendens und Zökum.

Die *Geschlechtsverteilung von Adenomträgern* zeigt eine deutliche Bevorzugung des Mannes in einem Verhältnis von 3:1. Im Alter nimmt die Häufigkeit der tubulären und villösen Adenome zu mit einem Gipfel zwischen 58 und 62 Jahren. Vor dem 30. Lebensjahr sind Adenome selten und kommen dann meist im Rahmen des juvenilen Polyps, der familiären Adenomatosis, des Peutz-Jeghers-Syndroms und der Colitis ulcerosa vor.

Adenomträger neigen in erhöhtem Maße – und zwar bis zu 40% – dazu, *weitere Adenome zu entwickeln.* Werden symptomlose Adenomträger polypektomiert und über einen längeren Zeitraum nachuntersucht, so findet sich bei diesen

Tab. 21.8.-3. Polypen des Kolons und Rektums und ihr Karzinomrisiko (nach PICHLMAYR u. GROTELÜSCHEN, 1978).

Polypenart	Bezeichnung	Karzinomrisiko und -Größe
Neoplastisch Adenome	Tubuläres Adenom	0–1 cm 1% 3–5% 1–2 cm 10% über 2 cm 50%
	Villöses Adenom	20–40% klassische Präkanzerose
	Tubulovillöses Adenom	Über 1 cm etwa 20%
	Gardner-Syndrom	Ab 50. Lebensjahr etwa 90%
Generalisiert neoplastisch	Familiäre Adenomatosis coli (Polyposis)	Obligate Präkanzerose Überlebensalter unbehandelter Patienten – 41,5 Jahre 15 Jahre nach Symptombeginn etwa 90%
Generalisiert nicht neoplastisch	Juvenile Polyposis Peutz-Jeghers-Syndrom Cronkhite-Canada-Syndrom	Nicht erhöht
Nicht neoplastisch:	Hyperplastische Polypen, lymphoide Polypen, juveniler Polyp, entzündliche Polypen bei Colitis ulcerosa, M. Crohn etc.	
Neoplastisch nicht epithelial:	Leiomyome, Neurofibrome, Lymphome, Hämangiome u. a.	

Patienten eine *Karzinominzidenz* von etwa 13%, d.h. daß diese Patienten entweder ein Karzinom in einem Adenom hatten, oder daß ein Adenom mit einem Karzinom assoziiert war. Die Häufigkeit von Dickdarmkarzinomen ohne nachweisbare Adenome liegt bei nur 2%. Die *Karzinomfrequenz von Adenomträgern* ist eindeutig höher. Fraglich ist, in welchem Zeitraum ein Adenom maligne entartet. Die Dauer der Entwicklung eines adenomatösen Adenoms zum invasiven Karzinom wird mit 18 Jahren vermutet, eine Epitheldysplasie soll sich innerhalb von 3,6 Jahren zu einem Karzinom entwickeln. Dieser enge Zusammenhang von Adenom und Karzinom hat zu dem Begriff *Adenom-Karzinom-Sequenz* geführt.

Pathologie: Entsprechend der WHO-Klassifikation von 1976 werden die polypoiden Dickdarmveränderungen in *neoplastische* (Adenome), *hamartomatöse, hyperplastische* (metaplastische) und *entzündliche Polypen* unterteilt. Zu differenzieren sind hiervon die *gutartigen nichtepithelialen Tumoren* wie Lipome, Leiomyome, Fibrome und Hämangiome (s. Tab. 21.8.-3).

Die biologische Wertigkeit der neoplastischen Veränderungen ist einzig durch die Histologie zu beurteilen, wobei die maligne Potenz eines Polypen durch drei Faktoren bestimmt wird (s. Tab. 21.8.-3):

1. *Wachstumstyp des Adenoms:*
a) Das *tubuläre Adenom*, das mit 75% am häufigsten vorkommt und histologisch eine Entartungsfrequenz von 3–5% aufweisen kann.
b) Das *tubulo-villöse Adenom* als Mischform mit einer Häufigkeit von 15%.
c) Das *villöse Adenom* mit einer Häufigkeit von 10%. Es zeigt eine Entartungsfrequenz von 20–40% und ist als *klassische Präkanzerose* zu werten; tubuläre Adenome mit einer Tendenz zu einem villösen Polypen zeigen eine zunehmende Entartungsfrequenz.

2. *Größe des Adenoms:* Tubuläre Adenome mit einer Größe unter 1 cm entarten in 1%, Adenome von 1–2 cm Größe in 10%, Adenome über 2 cm in 50% der Fälle.

3. *Epitheldysplasie* (Abb. 21.8.-7): An der Oberfläche der Adenome finden sich unterschiedliche Dysplasiegrade und *zahlreiche Mitosen*, die bis zur Epitheldysplasie oder schweren Atypie reichen. Diese gelten als Vorstufen des Karzinoms (der Begriff Carcinoma in situ wird nicht mehr verwendet). Entscheidend ist, daß diese Epithelveränderungen die Muscularis mucosae noch nicht infiltrieren und somit wegen des Fehlens der Lymphdrainage außerhalb der Muscularis mucosae eine Metastasierung noch nicht eintritt. Dagegen ist eine Neoplasie, die die Muscularis mucosae durchsetzt, Ausdruck eines *invasiven Karzinoms*, dessen Metastasenbildung je nach Adenomform zwischen 3–4% schwankt. So zeigen tubuläre Adenome bei histologischen Untersuchungen nach Adenomektomie eine Fre-

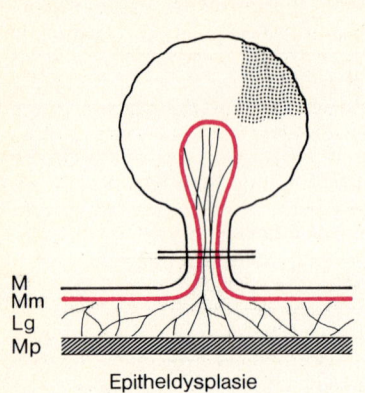

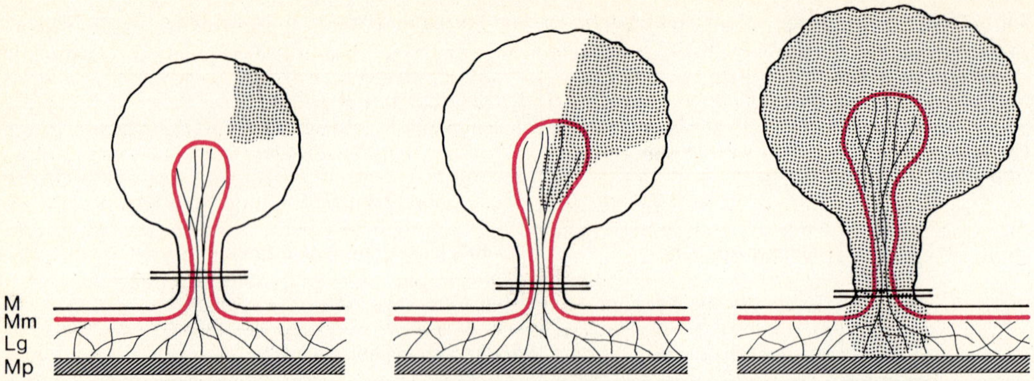

M = Mukosa Mm = Muscularis mucosae
Lg = Lymphgefäße Mp = Muscularis propria

| Epitheldysplasie ("Carcinoma in situ"), keine LK-Metastasen | Invasives Karzinom Tubuläres Adenom: LK-Metastasen 3-4% Villöses Adenom: LK-Metastasen bis 30% | Polypöses Karzinom LK-Metastasen je nach Infiltrationstiefe und Malignitätsgrad etwa 50% |

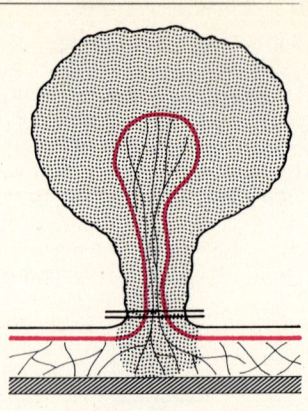

Abb. 21.8.-7. Beurteilung eines Adenoms hinsichtlich seiner Malignität: Abtragung in toto, histologische Untersuchung des Adenomstiels.

quenz des invasiven Karzinoms von 3–5% mit dem Nachweis regionaler Lymphknotenmetastasen in 4%; villöse Adenome dagegen zeigen eine Frequenz des invasiven Karzinoms von 30–40% mit einer regionalen Lymphknotenmetastasierung in 30%. Eine exakte histologische Beurteilung der Dignität eines Adenoms ist deshalb nur bei einer Adenomektomie in toto möglich (Abb. 21.8.-7).

Klinische Symptome:
Tubuläre Adenome sind meist symptomlos und werden eher zufällig anläßlich einer endoskopischen oder röntgenologischen Untersuchung entdeckt. Symptome wie Hämatochezia (Blutstuhl), rektale Blutungen oder Anämie sind selten; gelegentlich prolabiert ein solcher Polyp vor den Anus oder verursacht eine Darminvagination.

Villöse Adenome verursachen ab einer bestimmten Größe Blut- und vor allem Schleimabgang und das Gefühl einer unvollständigen Defäkation, Stuhlunregelmäßigen und linksseitige krampfartige Leibschmerzen. Gelegentlich kann die Schleimproduktion überhand nehmen, bis zu 3 Liter pro Tag erreichen und durch Wasser- und Elektrolytverluste zu schwerer Hypokaliämie, Hyponatriämie, Hypochlorhydrie und zur Urämie mit Muskelschwäche und Gewichtsverlust führen.

Diagnostik: Mit der *rektalen-digitalen Untersuchung* sowie der *Rekto-* und *Sigmoidoskopie* stehen einfache Untersuchungsverfahren zur Verfügung, die bei jeder Blutung aus dem Anus angewendet werden sollten; auch bei Hämorrhoiden müssen andere Ursachen einer rektalen Blutung durch diese Untersuchungsverfahren ausgeschlossen werden. Eine Austastung des Rektums und Koloskopie sind als *Vorsorgeuntersuchung* ab dem 40. Lebensjahr zu erwägen. Zumindest aber sollte bei jeder allgemeinen Routineuntersuchung ein *Hämokkulttest* durchgeführt werden, der bei positivem Ausfall zu weiteren Untersuchungsschritten Anlaß geben muß, die wie folgt zu planen sind:
1. *Digitale Untersuchung des Rektums.*
2. *Rektoskopie, Sigmoidoskopie.*
3. *Kolon-Kontrasteinlauf* als Doppelkontrastverfahren. Er ist als Untersuchung prinzipiell zu fordern, wegen der Koinzidenz von Kolon-Rektum-Karzinomen und Adenomen, der Multiplizität von Adenomen und als anatomischer Wegweiser für eine Koloskopie zu empfehlen.
4. *Koloskopie.* Sie gilt als Mittel der Wahl zur Erfassung von polypoiden Läsionen, weil diese primär diagnostische Maßnahme bei Nachweis von Adenomen gleichzeitig eine Adenomektomie als Therapie miteinschließt.

Jedes Kolon-Rektum-Adenom hat eine **maligne Potenz** je nach Wachstumsform, Größe und Epitheldysplasie.
Die histologische Beurteilung der Dignität eines Adenoms ist nur nach totaler Adenomektomie möglich.

Therapie: Die operative Behandlung eines Polypen *ist immer eine Adenomektomie in toto. Probeexzisionen* aus einem Adenom sind im Grundsatz *nicht statthaft,* da in der blumenkohlartigen Formation eines Polypens umschriebene Areale karzinomatöser Entartung durch eine Biopsie nicht sicher erfaßt werden. Ausnahmen sind nur dann angezeigt, wenn die Adenomektomie einen größeren operativen Eingriff nach sich ziehen würde – wie vor allem bei villösen Adenomen – oder wenn ein malignitätsverdächtiger Polyp durch die Polypektomie nur unvollständig entfernt werden kann und daher die Gefahr der Karzinomausbreitung besteht. Probeexzisionen sind nur bei Karzinom-positivem Befund beweisend, bei negativem Befund ist die Untersuchung zu wiederholen. Auch Schnellschnittuntersuchungen eines Polypen sind fragwürdig.

Dickdarmadenome gelten bis zum histologischen Beweis des Gegenteils als **malignitätsverdächtig** und müssen deshalb endoskopisch oder chirurgisch in toto entfernt werden.

Als *operative Verfahren* stehen zur Verfügung:
1. Endoskopische Adenomektomie,
2. Transanale Adenomektomie,
3. Posteriore transsphinktäre Adenomektomie,
4. Transabdominale Adenomektomie.

Die jeweilige *Indikation* zu diesem Verfahren hängt von der Lokalisation des Adenoms, den endoskopischen Möglichkeiten und vor allem von der Größe und auch Wachstumsform des Adenoms ab.

Tubuläre gestielte Adenome sind eine Domäne der endoskopischen Polypektomie, wobei hier die Grenze bei einer Größe *zwischen 4 und 5 cm* Durchmesser liegt.

Villöse Adenome von einer Größe *unter 3 cm* können ebenfalls endoskopisch entfernt werden, größere Polypen sind vor allem wegen der Gefahr der Kolonwandperforation chirurgisch zu entfernen.

Villöse Adenome über 3 cm Durchmesser verlangen eine operative submuköse Ausschälung oder eine transabdominale Adenomektomie bzw. Segmentresektion. Die submuköse Ausschälung durch Unterspritzung der Mukosa mit einer Adrenalin-Kochsalz-Lösung (1:300 000) kann transanal bis zu einer Höhe von 10–12 cm durchgeführt werden.

Bei *semizirkulär bzw. zirkulär wachsenden villösen Adenomen des Rektums* wird eine peranale Exzision mit anschließender Adaptation der intakten Schleimhautränder empfohlen (PARKS); eine bessere Exposition bietet der transsphinktäre posteriore Zugang (MASON), der aber technisch aufwendig und schwierig ist. Alternativ kommt die tiefe anteriore Rektumresektion in Betracht.

Komplikationen: Nach endoskopischer Adenomektomie tritt als häufigste Komplikation eine *Blutung* auf, weitaus seltener eine *Perforation;* eine Gasexplosion ist bei den heutigen Methoden vermeidbar. Das Blutungsrisiko ist vor allem bei großen Adenomen über 3 cm höher und liegt bei etwa 15%, eine chirurgische Intervention (im Falle einer Blutung), ist in weniger als 10% notwendig.

Die *transanale Abtragung gestielter Adenome* verläuft nahezu risikolos, dagegen birgt die *transanale submuköse Exzision villöser Adenome* das *Risiko des Rezidivs* bei unvollständiger Entfernung und die Gefahr einer Stenose bei zirkulärer Mukosektomie in sich. Beim *transsphinktären posterioren Zugang* nach MASON sind gelegentliche Wundinfektionen sowie eine Beeinträchtigung der analen Kontinenz zu erwarten. Bei der *transabdominalen Adenomektomie* bzw. Segmentresektion sind die Risiken der Kolonchirurgie zu beachten.

Prognose: Jede Adenomektomie ist gleichzeitig ein therapeutischer Eingriff und unter dem Gesichtspunkt der Adenom-Karzinom-Sequenz als eine echte *Krebsprophylaxe* zu betrachten. Bei konsequenter Adenomektomie sind mehr als zwei Drittel der zu erwartenden Kolon-Rektum-Karzinome zu vermeiden.

Im Hinblick auf die maligne *Entartung von Adenomen mit Epitheldysplasie* ist die *totale Adenomektomie* als radikaler therapeutischer Eingriff zu werten. Wird ein *invasives Karzinom* diagnostiziert, gelten die Prinzipien der radikalen Tumorchirurgie, die vor allem dann einzuhalten sind, wenn das Adenom nicht im Gesunden entfernt werden konnte. Ausnahmen sind möglich bei Entfernung des karzinomatösen Adenoms im Gesunden d.h. bei histologisch gesicherter karzinomfreier Basis des Adenomenstiels und gleichzeitig erhöhtem Operationsrisiko für den Patienten, das über dem Metastasenrisiko eines invasiven Karzinoms in einem tubulären Adenom (4%) liegt.

Patienten mit einem oder mehreren Adenomen riskieren die Neuentwicklung von Adenomen in 40 bzw. 60%, so daß eine sorgfältige Nachuntersuchung dieser Patienten notwendig ist. Sogenannte *lokale Rezidive* villöser Adenome sind *immer* Folge einer unvollständigen Adenomektomie.

21.8.4.2. Familiäre Adenomatosis coli

Sie gilt als *obligate Präkanzerose,* deren maligne Entartung in 85–95% bereits mit 40 Jahren eingetreten ist. Es ist ein *autosomal dominant vererbbares* Leiden mit multiplen Adenomen von der Ileozökalklappe bis zum Rektum, wobei die Polypendichte, als Adenomrasen imponierend, am größten im Sigma und Rektum ist (Abb. *21.8.-8*).

Klinik: Nach einem Latenzstadium bis zur Pubertät ohne Adenome und einer symptomlosen Adenomatosis im Jugendalter tritt die klinische Manifestation meist im 3. Lebensjahrzehnt mit schleimigen Durchfällen, Blutstühlen und Abdominalkoliken auf. Das Intervall von den ersten Symptomen bis zur karzinomatösen Entartung beträgt 10–15 Jahre.

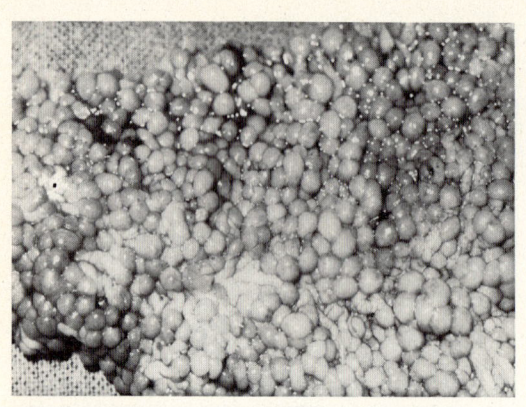

Abb. 21.8.-8. Adenomatosis coli.

Therapie: Sie kann bei bekannter Polyposis präventiv sein und besteht in einer *Proktokolektomie* mit Anlegung eines *endständigen Ileum-Anus*. Ein kontinenter Ileum-Anus kann als sogenannter *Kockscher Pouch* angelegt werden.

Eine Alternative zur Proktokolektomie ist die *subtotale Kolektomie* mit Ileoanostomie und Mukosektomie des verbliebenen distalen Rektumstumpfes.

Die *Kolektomie mit Ileorektostomie* erfordert bei Erhaltung der Rektumschleimhaut eine lebenslange regelmäßige Kontrolle und Beseitigung der zurückgelassenen oder neu aufgetretenen Polypen und schließt trotzdem die karzinomatöse Entartung zwischen den Kontrolluntersuchungen auch bei makroskopisch unauffälliger Schleimhaut nicht völlig aus.

> Die **familiäre Adenomatosis** coli ist eine *obligate Präkanzerose*.
> Die Prokto-Kolektomie ist bei bekannter Adenomatosis ein präventives Behandlungsverfahren.

21.8.4.3. Gardner-Syndrom

Eine *autosomal dominant vererbbare* intestinale Adenomatose, kombiniert mit mesenchymalen weichen *(Fibrome* und *Lipome)* und harten *(Osteome)* extraintestinalen Tumoren sowie *Karzinomen der Papillenregion*. Die multiplen tubulären Adenome sind meist im Kolon und gelegentlich auch in Magen, Duodenum und Dünndarm (12%) zu finden.

Die **Klinik** der intestinalen Adenomatose äußert sich zwischen dem 30. und 40. Lebensjahr, die karzinomatöse Entartung tritt unbehandelt im 5. Lebensjahrzehnt auf. Die extraintestinalen Tumoren finden sich bereits im Kindes- oder Jugendalter ohne maligne Entartungstendenz *(hamartomatöse Fehlbildungen)*.

21.8.4.4. Hamartomatöse Polypen

Zu ihnen zählen die *juvenilen Polypen* sowie die *Polyposis* des **Peutz-Jeghers-Syndrom.** Eine maligne Entartung wird nicht angenommen bzw. beim Peutz-Jeghers-Syndrom äußerst selten (in 1–2%) gesehen. Die Polypen machen Symptome, wenn sie zu Blutungen, Darminvagination oder analem Prolaps führen.

Das **Cronkhite-Canada-Syndrom** ist eine diffuse gastrointestinale Polyposis mit Hautpigmentierungen, Alopezie und dystropher Nagelveränderung. Die Erkrankung manifestiert sich nach dem 60. Lebensjahr mit profusen wässrigen Durchfällen, Eiweiß- und Elektrolytverlust, ohne daß bisher eine maligne Entartung festgestellt worden ist.

21.8.4.5. Entzündliche Polypen

Sie finden sich bei M. Crohn, Colitis ulcerosa, Dysenterien und Divertikulitis. Sie gelten nicht als potentiell maligne und ändern nichts an der Behandlung der Grundkrankheit.

21.8.4.6. Nichtepitheliale und gutartige Tumoren

Zu ihnen zählen *Lipome, Lymphome, Leiomyome, Hämangiome, Fibrome* und *Neurofibrome* sowie die *Endometriosen*.

Leiomyome haben eine *Entartungsfrequenz* von 20–33% und äußern sich klinisch durch Blutungen.

Reine Fibrome sind selten, dagegen sind **Neurofibrome** solitär oder multipel bei M. v. Recklinghausen zu finden. Ihre *Entartungsfrequenz* wird auf 10–15% geschätzt. Sie verursachen Darminvaginationen oder Blutungen.

Hämangiome zeigen erhebliche Größenvariationen und eine sehr unterschiedliche Blutungstendenz. Meistens sehr klein, können sie akut und massiv bluten und entziehen sich oft einer genauen Lokalisation, die nicht selten erst durch eine Laparotomie und intraoperative Endoskopie möglich ist. *Diagnostische Hilfen* sind eine szintigraphische Untersuchung mit radioaktiv markierten Erythrozyten und eine Angiographie der mesenterialen Gefäße in der akuten Blutung bei Austritt von etwa 5 ml Blut pro Minute.

Die **Endometriose,** meist im Rektum/Sigma lokalisiert, wird bei Frauen zwischen dem 30. Lebensjahr und der Menopause diagnostiziert, führt bei großflächiger Ausdehnung in der

Darmwand zu Stenosen und ist *differentialdiagnostisch* von einem stenosierenden Karzinom abzugrenzen.

21.8.4.7. Die kolorektalen Karzinome

21.8.4.7.1. Epidemiologie

Das kolorektale Karzinom ist heute bei der Frau nach dem Mammakarzinom und beim Mann nach dem Bronchialkarzinom das zweithäufigste Karzinom und nimmt in den westlichen Industrieländern stetig zu. Nach vergleichenden Untersuchungen in Ländern mit hohem Risiko (USA) und Ländern mit niedrigerem Risiko (Japan) wird Umwelteinflüssen sowie Ernährungsgewohnheiten eine wesentliche Bedeutung zugeschrieben. Am Dickdarmkarzinom sterben in der Bundesrepublik Deutschland 35 pro 100000 Einwohner (1981). Das Erkrankungsrisiko beim Kolonkarzinom ist bei Männern und Frauen in etwa ausgeglichen, während das Rektumkarzinom bei Männern mit 25,8 Fällen/100000 Einwohnern etwas häufiger diagnostiziert wird als bei Frauen mit 16,2 Fällen. Das Kolonkarzinom ist *vorwiegend eine Erkrankung des Alters* mit einem Altersgipfel zwischen dem 60. und 70. Lebensjahr. Die altersstandardisierten Inzidenzraten liegen für Frauen und Männer im Alter von 40–44 Jahren bei etwa 10 pro 100000, von 50–54 Jahren bei etwa 30 pro 100000, von 60–64 Jahren bei etwa 80–90 pro 100000 und von 70–74 Jahren bei 200 pro 100000. 8% der kolorektalen Karzinome werden vor dem 40. Lebensjahr diagnostiziert, in Verbindung mit der familiären Polyposis werden kolorektale Karzinome auch vor dem 20. Lebensjahr gesehen.

> Das **kolorektale Karzinom** ist heute das zweithäufigste Karzinom beim Mann (nach dem Bronchialkrebs) und bei der Frau (nach dem Brustkrebs).

21.8.4.7.2. Ätiologie

Kolorektale Karzinome entwickeln sich bei Menschen mit familiärer Adenomatosis, Gardner-Syndrom, Colitis ulcerosa und villösen Polypen. Die maligne Potenz tubulärer Adenome ist bekannt (siehe S. 703). Obwohl eine familiäre Disposition zu kolorektalen Karzinomen zu beobachten ist, sind genetische Faktoren keineswegs bewiesen. Die Häufigkeitsverteilung des kolorektalen Karzinoms ist in der Welt sehr unterschiedlich; so gelten Nordwesteuropa und die USA als Länder mit hohem, Japan und Südafrika als Länder mit niedriger Karzinominzidenz. Epidemiologische Untersuchungen weisen auf den Zusammenhang von hohem Fettverzehr und Kolonkarzinom; Spaltprodukte der Gallensäuren und des Cholesterins sind als Karzinogene im Tierexperiment bekannt; diese Stoffe werden von bestimmten Bakterien der Kolonflora vor allem aus der Gruppe der Clostridien und Bacteroides metabolisiert; eine solche Bakterienflora wird vor allem bei Menschen mit hoher Fettaufnahme gefunden. Ein protektiver Effekt wird verschiedenen Karzinogenese-Inhibitoren wie Ascorbinsäure, Karotinoiden, Phenolen und Indolen zugeschrieben, deren Fehlen auch für den zunehmenden »Rechtstrend« der Kolonkarzinome in Richtung Zökum verantwortlich gemacht werden. Bevölkerungsgruppen mit einer ballaststoffreichen Ernährung und kurzer Darmpassage mit reichlichen Stuhlmengen zeigen – wie beispielsweise die schwarze afrikanische Bevölkerung – eine niedrigere Inzidenz von Polypen, Kolonkarzinomen und Divertikuliditen als die weiße Bevölkerung, die faser- und ballaststoffarme Ernährung mit langer Darmpassage und geringen Stuhlmengen gewohnt ist. Karzinogene Substanzen wie 1,2-Dimethylhydracin können im Tier regelmäßig ein Adenokarzinom des Kolons induzieren, so daß verwandte Substanzen der N-Nitroso-Verbindungen und das Pflanzengift Cycasin für die Häufung von Kolontumoren verantwortlich gemacht werden.

21.8.4.7.3. Pathologie des Kolonkarzinoms

Voraussetzungen für Prognosen bei Kolonkarzinomen sind:
- die Klassifikation der Tumoren nach der TNM-Einteilung der UICC (Tab. *21.8.*-4),
- die Stadieneinteilung,
- die Kenntnis der Lymphabflußbahnen und Metastasierungswege (s. Abb. *21.8.*-1),
- die Beurteilung der makroskopischen Befunde.

> Zur Beurteilung der **Prognose eines Kolon-Rektum-Karzinoms** gehört die Kenntnis der Stadieneinteilung (Staging), der histologischen Klassifizierung (Typing) und des Differenzierungsgrades (Grading).

.1. TNM-Klassifikation (Staging) und Stadieneinteilung (Tab. *21.8.*-4)

TNM-Klassifikation (Staging) und Stadieneinteilung erlauben eine Einschätzung der Operabilität und einen Vergleich des Patientengutes.

Metastasierung: Das Kolonkarzinom wächst infiltrierend ins umgebende Gewebe und metastasiert durch diffuse peritoneale Aussaat, *häma-*

Tab. 21.8.-4. TNM/pTNM-Klassifikation und Stadieneinteilung kolorektaler Karzinome. Gültig ab 1987. UICC und AJCC (aus HERMANEK et al., 1987).

TNM – Klinische Klassifikation
T-Primärtumor
TX Primärtumor kann nicht beurteilt werden
T0 Kein Anhalt für Primärtumor
Tis Carcinoma in situ
T1 Tumor infiltriert Submukosa
T2 Tumor infiltriert Muscularis propria
T3 Tumor infiltriert durch die Muscularis propria in die Subserosa oder in nicht peritonealisiertes perikolisches oder perirektales Gewebe
T4 Tumor mit Perforation des viszeralen Peritoneums oder mit direkter Ausbreitung in andere Organe oder Strukturen

N-Regionäre Lymphknoten
Regionäre Lymphknoten sind die perikolischen und perirektalen Lymphknoten und jene entlang der A. ileocoliaca, colica dextra, colica media, colica sinistra, mesenterica inferior und rectalis superior.
NX Regionäre Lymphknoten können nicht beurteilt werden
N0 Keine regionären Lymphknotenmetastasen
N1 Metastasen in ein bis drei perikolischen bzw. perirektalen Lymphknoten
N2 Metastasen in vier oder mehr perikolischen bzw. perirektalen Lymphknoten
N3 Metastasen in Lymphknoten entlang eines der benannten größeren Blutgefäße.

M-Fernmetastasen
MX Vorhandensein von Fernmetastasen kann nicht beurteilt werden
M0 Keine Fernmetastasen
M1 Fernmetastasen.

pTNM-Pathologische Klassifikation
Die pT-, pN- und pM-Kategorien entsprechen den T-, N- und M-Kategorien.

Stadieneinteilung

Stadium	T	N	M	Dukes
0	Tis	N0	M0	
I	T1	N0	M0	Dukes A
	T2	N0	M0	
II	T3	N0	M0	Dukes B[a]
	T4	N0	M0	
III	jedes T	N1	M0	Dukes C[a]
	jedes T	N2, 3	M0	
IV	jedes T	jedes N	M1	(Dukes D)

Dukes B setzt sich zusammen aus einer Gruppe mit besserer (T3, N0, M0) und schlechterer (T4, N0, M0) Prognose, ebenso Dukes C (jedes T, N1, M0 und jedes T, N2-3, M0).

togen oder *lymphogen* oder durch *Implantation* von Tumorzellen während der Operation.

Lymphknotenmetastasen sind die häufigste Art der Metastasierung; je nach Lokalisation des Tumors sind die Lymphabflußwege vorgegeben, sie bestimmen das Ausmaß der Kolonresektion (s. Abb. 21.8.-1). Hat das Karzinom die Kolonwand überschritten, so ist mit einer Lymphknotenmetastasierung in 90% zu rechnen; ist das Karzinom innerhalb der Kolonwand geblieben, so findet man in 45% Lymphknotenmetastasen. Das Überspringen von Lymphknotenstationen ist keineswegs selten, die Inspektion auch tumorferner Lymphknoten daher wesentlich für die Beurteilung des Metastasierungsausmaßes. Obwohl die intramurale Tumorausbreitung auf etwa 4 cm nach distal und 7 cm nach proximal limitiert ist, verlangt die Kenntnis der Metastasierungswege die Resektion relativ großer Kolonsegmente mit den dazugehörigen drainierenden Gefäßen und Lymphbahnen, um einer radikalen Tumor-Entfernung gerecht zu werden. Eine retrograde Lymphknotenmetastasierung aufgrund einer Lymphknotenblockade bedeutet eine schlechte Prognose bei einer 5-Jahres-Überlebensrate von nahezu 0%.

Karzinomrezidive finden sich nach der Operation häufig in Anastomosennähe oder sogar in der Anastomose selbst und sind dann die Folgen einer *Tumorzellimplantation während der Operation,* die sich in der Entzündungsreaktion des Operationsgebietes leicht ausbreitet.

Der **makroskopische Aspekt der Wuchsformen** des Karzinoms erlaubt einen Rückschluß auf das biologische Verhalten des Tumors:
a) *Polypoide oder blumenkohlartige* d. h. exophytisch in das Lumen wachsende Karzinome wachsen langsam, bleiben lange auf das T2-Stadium beschränkt und metastasieren seltener als die anderen Wachstumsformen.
b) Das *ulzerierte Karzinom* hat eine schnelle Wachstumstendenz und wird häufig erst im T3/T4-Stadium diagnostiziert, mit entsprechend *schlechter Prognose,* vor allem dann, wenn es sich um ein Gallertkarzinom handelt. Ringförmig wachsende Karzinome sind diesem Typ zuzuordnen.
c) Das *zirrhös wachsende Karzinom* wächst stark infiltrierend, erreicht schnell das Stadium T2/T3 und hat insbesondere in der Form des Siegelringzellkarzinoms die *schlechteste Prognose* aller Dickdarmkrebse.

Für die **regionale Verteilung** der Dickdarmtumoren gilt, daß 50–60% im Rektum, 20–25% im Sigma und die restlichen 20–25% im übrigen Kolon lokalisiert sind (Abb. 21.8.-9). Patienten mit kolorektalen Tumoren haben gleichzeitig in etwa 4–7% ein oder mehrere weitere Karzinome im Dickdarm. Die Häufigkeit von metachronen

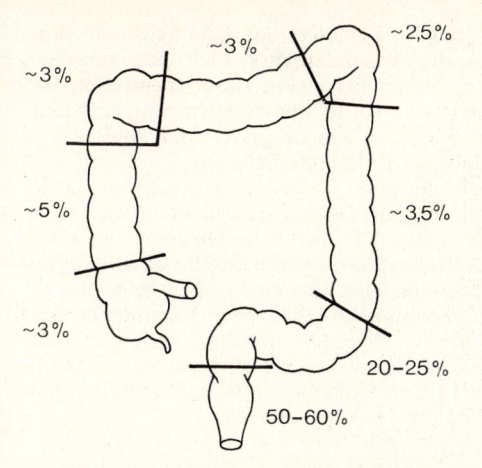

Abb. 21.8.-9. Lokalisation der Dickdarmkarzinome (aus GALL et al., 1986).

R0: Kein Residualtumor.
R1: Nur mikroskopisch nachweisbarer Residualtumor.
R2: Makroskopisch sichtbarer Residualtumor.

21.8.4.7.4. Klinische Symptome

Die Symptome eines Kolonkarzinoms variieren je nach Lokalisation, Größe und Ausdehnung des Tumors. Typische Leitsymptome können fehlen. *Obstruktion, Blutung* und *Perforation* sind die gravierendsten Tumorkomplikationen mit einer Häufigkeit von 15–20% (Abb. *21.8.*-10).

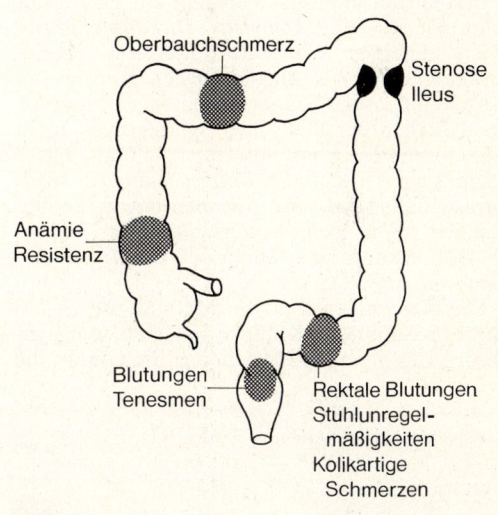

Abb. *21.8.*-10. Leitsymptome bei kolorektalen Karzinomen.

Karzinomen, d.h. neu auftretenden Primärkarzinomen, nach Entfernung eines kolorektalen Karzinoms beträgt etwa 3%.

.2. Histologische Klassifikation (Typing WHO)

Es werden insgesamt *6 Karzinomtypen* unterschieden. Die häufigsten sind das *Adenokarzinom* mit etwa 80–90% und einer Metastasierungsfrequenz von 40–50%, das *muzinöse Adenokarzinom* mit 10–15% und einer Metastasierungsfrequenz von 50% sowie das seltenere *Siegelringzellkarzinom* (1%), das bei Diagnosestellung bereits 70% Lymphknotenmetastasen aufweist. Hinzu kommen die seltenen *Plattenepithelkarzinome,* die *adeno-squamösen* und *undifferenzierten Karzinome. Lymphome* und *Leiomyosarkome* gehören zu den Raritäten.

.3. Histologisch-zytologischer Malignitätsgrad (Grading)

Die Einteilung der Malignitätsgrade in gut, mäßig und schlecht differenzierte Karzinome kann ergänzt werden durch eine *semiquantitative Malignitätsbestimmung* nach HERMANEK in Malignitätsgrad I bis III, wobei Fälle mit Malignitätsgrad I in 20–25% Lymphknotenmetastasen aufweisen, Fälle mit Malignitätsgrad III in 80%.

.4. R-Klassifikation

Die R-Klassifikation gibt an, ob Residualtumor im Organismus zurückgeblieben ist:

Leitsymptom der **Zökal-** und **Colon-ascendens-Tumoren** ist die Anämie, gelegentlich ein palpabler Oberbauchtumor. Wegen der Dehnbarkeit dieses Kolonabschnittes und des meist noch flüssigen Darminhaltes sind Stenoseerscheinungen sehr selten.

Leitsymptom der **Colon-transversum-Tumoren** ist ein uncharakteristischer Oberbauchschmerz; ein infiltratives Wachstum in die benachbarten Organe wie Magen, Pankreas und Mesenterialwurzel ist wegen der geringen Symptomatik dieser Tumoren bei deren Diagnose bereits öfters eingetreten.

Leitsymptom der **Tumoren der linken Kolonflexur und des linken Kolons** sind Ileuserscheinungen infolge einer Darmstenose. Verantwortlich hierfür sind die geringere Dehnbarkeit dieses Kolonabschnittes, der festere Darminhalt und die Häufigkeit szirrhös und zirkulär wachsende Krebse gerade im linken Kolon.

Leitsymptome des **Sigma-Rektum-Karzinoms** sind Blut- und Schleimabgang, Stuhlunregelmäßigkeiten und kolikartige Schmerzen bis zu Ileuszeichen, wobei der Wechsel von Obstipation und Diarrhöen bei distalen Sigmatumoren oft typisch ist.

Große palpable und schmerzhafte Tumoren sowie Gewichtsverlust, Tumorkachexie, Ikterus, Aszites und Hepatomegalie sind *Zeichen eines fortgeschrittenen und nicht mehr kurativ operablen Tumorleidens.*

21.8.4.7.5. Diagnostik

Besteht der klinische Verdacht auf einen Kolontumor, ist eine *komplette Dickdarmuntersuchung* angezeigt. Ein exakt durchgeführter *Hämokkulttest* ist als diagnostischer Hinweis zu werten und ersetzt bei negativem Ausfall und bei Fortbestehen der klinischen Symptomatik nicht eine sorgfältige klinische Untersuchung. Diese beginnt mit der *digitalen Untersuchung des Mastdarms,* der *Rekto-* und *Sigmoidoskopie,* gefolgt von der *Röntgenkontrastdarstellung* des Kolons als Doppelkontrastverfahren und der *Kolonoskopie* (Abb. *21.8.*-11).

Die *Kolonoskopie* ist die Methode der Wahl zur Erfassung von Kolonkarzinomen und synchronen Läsionen wie Adenome. Sie erlaubt die *histologische Sicherung* des Tumors durch Biopsien; die Besonderheiten der adenomatösen Wuchsformen bei einem Zusammentreffen von Adenom- und Karzinomanteilen erfordern multiple Biopsien. Ein negativer Histologiebefund schließt ein Karzinom nicht aus.

Rein *polypöse Tumoren* müssen in toto abgetragen werden. Gelingt dies nicht, so ist chirurgisch vorzugehen. Steht die Diagnose eines Kolonkarzinoms fest, so muß durch eine *Doppelkontrastuntersuchung* oder eine *Kolonoskopie* das gesamte Kolon nach synchronen Karzinomen oder Adenomen abgesucht werden. Falls bei einer Stenose der oralwärtige Kolonschenkel nicht untersucht werden kann, sollte intraoperativ kolonoskopiert werden.

Untersuchungsschritte bei Verdacht auf Dickdarmkrebs: Haemoccult-Test / rektale Austastung / Rekto-Sigmoideoskopie / Röntgenkontrastdarstellung / Kolonoskopie / Biopsie / Histologie.

Differentialdiagnostisch ist bei einer Sigmastenose auch an eine Sigmadivertikulitis zu denken. Die Kombination von Sigmadivertikulitis und Sigmakarzinom wird in 3–4% der Fälle beobachtet.

Diagnostische Zusatzuntersuchungen (präoperatives Staging): Hierzu gehört die Suche nach Metastasen, insbesondere in Lunge und Leber, und eine Prüfung auf infiltratives Wachstum des Tumors im Nachbarorgan. Hierzu eignen sich *Sonographie* und *Computertomographie.*

Eine *Aszites-Punktion* mit Untersuchung auf Karzinomzellen oder eine Laparoskopie sollten bei Verdacht auf Peritonealkarzinose durchgeführt werden.

Ein *Ausscheidungs-Urogramm* ist zur Beurteilung des Ureterenverlaufs zu fordern und kann eventuell durch eine sonographische Untersuchung ergänzt oder ersetzt werden.

21.8.4.7.6. Therapie

.1. Präoperative Vorbereitung

Erster vorbereitender Schritt für Elektivoperationen ist die *mechanische Reinigung des Darmes.* Sie kann über eine Duodenalsonde mit Ringer-Laktat- oder isotoner Kochsalz-Lösung erfolgen und zwar so lange, bis reines Wasser per anum entleert wird. Andere Methoden sind Trinken von etwa 2 l einer 10%igen Mannit-Lösung oder 4 l einer Elektrolyt-Lösung (Salvin-Lavage).

Kontraindikationen sind Tumorstenose, Herzinsuffizienz und Niereninsuffizienz. Vorsicht ist vor allem bei älteren Patienten wegen Gefahr der Exsikkose und Elektrolytstörungen geboten.

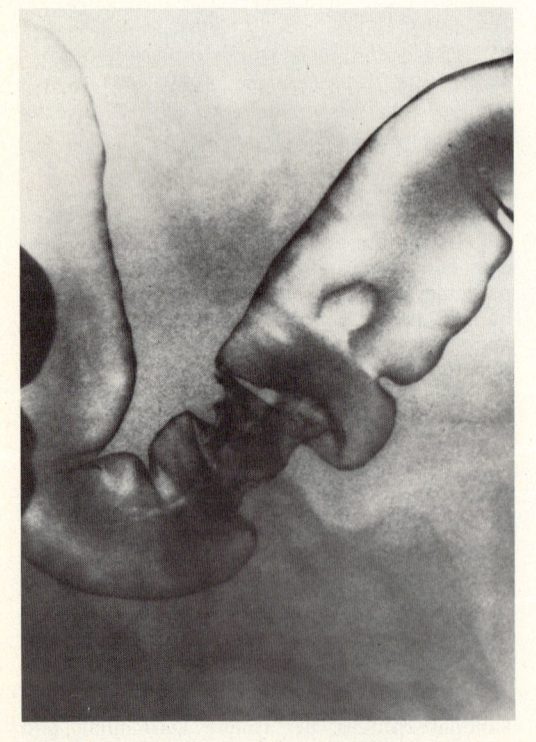

Abb. *21.8.*-11. Kolonkarzinom im Colon transversum mit Stenosierung (Apfelbutzenphänomen).

Der Darm kann auch durch Kombination von Abführmitteln und Einläufen entleert werden. Bei subtotaler Stenosierung ist eine 5–8 Tage lange Vorbereitung mit vollresorbierbarer Kost ratsam. Bei hochgradiger Stenose mit manifestem Ileus ist ein *Anus praeter* als Erstoperation *obligat*. Die Gabe von Antibiotika zur Spüllösung hat keinen Vorteil gegenüber der rein mechanischen Reinigung, ebenso hat sich die enterale Gabe schwer resorbierbarer Antibiotika zur Keimreduktion nicht allgemein durchgesetzt.

.2. Operationsindikation

Die **Operationsindikation** ist beim Kolonkarzinom unabhängig vom Tumortyp *immer* gegeben, da es in erster Linie gilt, drohende Komplikationen wie Ileus, Perforation und jauchigen Tumorzerfall zu verhindern. Häufig gelingt es, den Tumor mit genügend Sicherheitsabstand auch bei Infiltration in Nachbarorgane zu resezieren, ohne die Lebensqualität des Patienten allzusehr zu beeinträchtigen. Leber- oder Lungenmetastasen sind keine Kontraindikation.

Einschränkungen der Operation bis hin zur Therapia minima werden durch den Allgemeinzustand des Patienten bedingt.

Eine *Therapia minima* bei Peritonealkarzinose mit Tumorkachexie und manifester Metastasierung an anderen Organen ist auf die Anlage eines Anus praeter bei Ileussymptomatik beschränkt.

In der **Operationsplanung** ist die *Notfalloperation* vom *Elektiveingriff* zu unterscheiden, wodurch die Wahl eines ein- oder mehrzeitigen Operationsverfahrens bestimmt wird.

Notfalleingriffe bei Ileus, Perforation oder Blutung erfordern in erster Linie die *Entlastungsoperation* durch eine *Ileostomie, Zökostomie* oder *Kolostomie* (Abb. *21.8.*-12). Die Resektion des Tumors erfolgt dann zu einem späteren Zeitpunkt. Bei Blutungen und Perforation kann es unter dem Schutz eines *Anus praeter* gerechtfertigt sein, den Tumor sofort radikal zu entfernen. Unter besonderen Umständen – z.B. bei diffuser kotiger Peritonitis – muß die Resektion des tumortragenden Darmabschnittes mit Ausleitung beider Kolonschenkel durch die Bauchwand genügen. Gegebenenfalls kann dann zu einem späteren Zeitpunkt bei der Passagewiederherstellung ein zurückgelassener Tumoranteil nachreseziert werden.

Wahleingriffe beim Dickdarmkrebs:
- Einzeitige Resektion mit Anastomose ohne protektiven Anus praeter.
- Zweizeitiges Vorgehen:
  1. Resektion und Anastomose, zugleich entlastender Anus praeter,
  2. Verschluß des Kunstafters.
- Dreizeitiges Vorgehen:
  1. Anlegung des Anus praeter,
  2. Resektion und Anastomose,
  3. Verschluß des Kunstafters.

Elektiveingriffe sind in ihrem zeitlichen Ablauf zu planen.

Einzeitiges Vorgehen mit primärer Darmanastomose und ohne Anus praeter ist bei der rechtsseitigen Kolonresektion und der Colontransversum-Resektion fast immer möglich, ebenso bei der linksseitigen Kolonresektion, wenn die Anastomose intraperitoneal liegt.

Ein *zweizeitiges Vorgehen* mit Darmanastomose und einer vorgeschalteten protektiven Kolostomie (Anus praeter transversalis) ist bei der linksseitigen Kolonresektion die Regel, wenn die Anastomose intraperitoneal im Bereich einer Entzündung (Sigmaperforation) oder extraperitoneal zu liegen kommt.

Ein *dreizeitiges Vorgehen* (Anus-praeter-Anlage – Darmanastomose – Anus-praeter-Rückverlagerung) ist dann indiziert, wenn wegen einer Stenose die präoperative Darmreinigung nicht gelingt; dieses Vorgehen ist *obligat bei ausgeprägtem Dickdarmileus*.

Eine permanente oder temporäre Diskontinuitätsresektion als sogenannte *Hartmannsche Operation* (blinder Verschluß des distalen Darmendes und Herausleiten des proximalen Darmschenkels oder Herausleiten beider Darmenden) hat bei hohem Operationsrisiko und Infektionen im Operationsgebiet bei Sigmaperforation ihre Berechtigung.

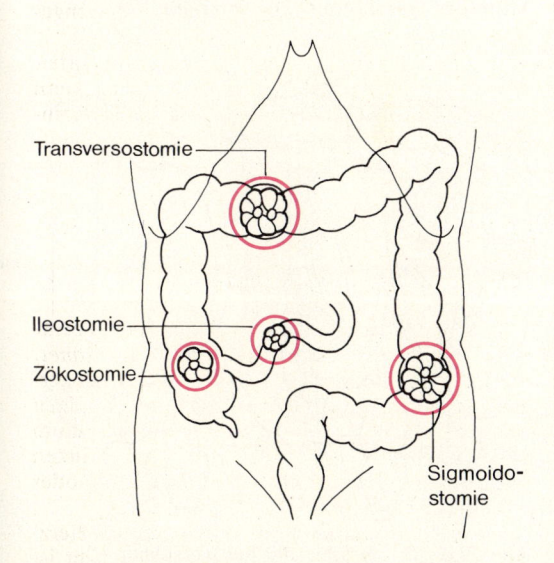

Abb. *21.8.*-12. Formen der „entlastenden" Anus-praeter-Anlagen.

.3. Operationsverfahren

.3.1. Anatomie

Topographie: Das Kolon besteht aus 8 Abschnitten: der *Appendix*, dem *Zökum*, dem *Colon ascendens*, der *Flexura colica dextra*, dem *Colon transversum*, der *Flexura colica sinistra*, dem *Colon descendens*, dem *Colon sigmoideum (Sigma)*. Die Grenze zwischen Kolon und Rektum liegt topographisch in Höhe des 3. Sakralwirbels, dies entspricht einer rektoskopischen Höhe von etwa 16 cm.

Anatomisch unterscheidet sich das Kolon vom Rektum durch einen Peritonealüberzug, die Appendices epiploicae und die Tänien.

Blutversorgung: *Zökum und Colon ascendens* werden arteriell von der A. ileocolica und der A. colica dextra, das *Querkolon* von der A. colica media versorgt, die aus der A. mesenterica superior entspringen. *Colon descendens* und *Sigma* werden von der A. mesenterica inferior versorgt. Im Bereich der linken Kolonflexur besteht eine Verbindung zwischen den Versorgungsgebieten der Aa. mesentericae superior und inferior durch die sogenannte *Riolan-Anastomose*. Fehlt diese Anastomose, so kann es bei Sigmaresektionen mit hoher Ligatur der A. mesenterica inferior zu Durchblutungsstörungen des Colon descendens kommen. Ein weiterer kritischer Punkt der arteriellen Versorgung des Kolons ist der *Sudeck-Punkt* am rektosigmoidalen Übergang; es fehlt die anastomosierende Arkade zwischen Aa. sigmoidales und A. rectalis superior, die beide an der A. mesenterica inferior entspringen. Dies ist bei Ligatur der A. mesenterica inferior zu beachten.

Der **Lymphabfluß** der einzelnen Kolonabschnitte erfolgt entlang der Arterien (s. Abb. 21.8.-1); entsprechend ihrer Distanz vom Kolon gibt es *parakolische*, *intermediäre* und *paraaortale* Lymphknotenstationen. Da in der Lamina propria der Schleimhaut *keine Lymphgefäße* vorhanden sind, metastasieren auf die Mukosa beschränkte Karzinome nicht (Epitheldysplasie der Polypen, s. Kap. 21.8.4.1).

Der **venöse Abfluß** des Kolons verläuft in etwa parallel den gleichnamigen Arterien, das venöse Blut mündet über die Vv. mesentericae superior und inferior in die Pfortader, die *Leber* stellt daher das *erste Metastasenfilter* dar.

In der Dickdarmchirurgie sind folgende **Besonderheiten** zu berücksichtigen:
– Die geschilderte Gefäßversorgung.
– Die relativ dünne Kolonwand mit weitaus weniger Kollagenfasern als am Dünndarm und der Gefahr der leichteren Zerreißbarkeit und Anastomoseninsuffizienz.
– Die ausgeprägten Lymphabflußwege mit der Gefahr, bei Manipulation am Kolon sowohl bakterielle als auch zelluläre Bestandteile abzuschwemmen und damit sowohl eine Tumormetastasierung als auch eine Infektion zu induzieren.

Prinzipien einer radikalen Tumorchirurgie am Dickdarm: Das Darmlumen wird genügend weit proximal und distal vom Tumor unterbunden. Unnötige Manipulation des Tumors ist wegen der Gefahr einer lokalen und systemischen Ausbreitung von Tumorzellen zu vermeiden. Danach werden die zum Tumor ziehenden großen Venen und Arterien an ihrem Stamm unterbunden und durchtrennt. Die entsprechenden *Lymphabflußgebiete werden mitreseziert,* Lymphknotenstationen an der A. mesenterica superior, der Aorta bzw. der A. mesenterica inferior präpariert und gegebenenfalls entfernt. Auch wenn der therapeutische Wert einer ausgedehnten Lymphadenektomie nicht bewiesen ist, so ist doch eine Aussage über die Tumorausbreitung für die Prognose von großer Bedeutung.

.3.2. Standardverfahren

Die Ausdehnung der Dickdarmresektion wird durch den Sitz des Tumors und den Lymphknotenbefall bestimmt.

Hemikolektomie rechts bei Sitz des Tumors im Zökalbereich und Colon ascendens. Die arterielle Versorgung erfolgt über die A. ileocolica, die Passage wird durch eine Ileotransversostomie End-zu-End wiederhergestellt (Abb. *21.8.*-13).

Transversumresektion bei Karzinom in der Mitte des Querkolons. Die arterielle Versorgung

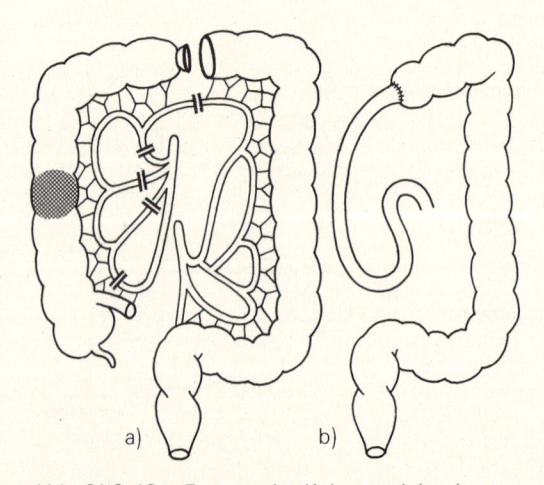

Abb. *21.8.*-13. Formen der Kolonresektion I:
a) Hemikolektomie rechts,
b) Ileotransversostomie.

erfolgt über die A. colica media, die Passage wird durch eine Aszendo-Deszendostomie End-zu-End wiederhergestellt. Eine *subtotale Kolektomie mit Ileosigmoideostomie* ist indiziert, wenn ein Lymphknotenbefall im Mesokolon sowohl nach rechts als auch nach links gefunden wird.

Hemikolektomie links bei Sitz des Tumors im Colon descendens mit arterieller Versorgung über die A. colica sinistra und des linken Astes der A. colica media, Anlegung einer *Transversorektostomie* End-zu-End. Bei Sitz des Tumors an der linken Kolonflexur ist eine *erweiterte Kolektomie links* mit Resektion des rechten und linken Abflußgebietes und Durchführung einer *Aszendorektostomie* angezeigt (Abb. *21.8.*-14).

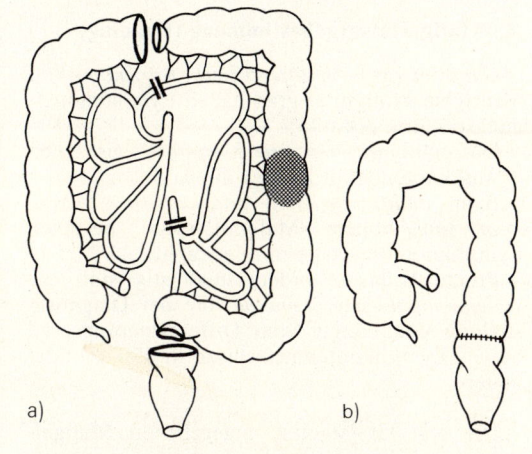

Abb. *21.8.*-14. Formen der Kolonresektion II:
a) Hemikolektomie links,
b) Transverso-Rektostomie.

Sigmaresektion bei Sitz des Tumors im Sigma mit Durchtrennung der A. mesenterica inferior an ihrem Abgang. Durchführung einer *Deszendorektostomie*, unter Umständen nach ausgiebiger Mobilisation der linken Kolonflexur, gegebenenfalls auch *linksseitige Hemikolektomie*. Bei Sitz des Tumors im unteren Sigmadrittel oder nahe der peritonealen Umschlagsfalte erfolgt eine typische *anteriore Rektumresektion* mit Absetzen der A. mesenterica inferior an ihrem Ursprung (Abb. *21.8.*-15).

.3.3. Operative Palliativmaßnahmen

Selbst bei ausgedehntem Tumorbefall, wenn Tumorreste oder Lymphknotenmetastasen zurückgelassen werden müssen und Fernmetastasen nachzuweisen sind, erscheinen *palliative Resektionen gerechtfertigt*, um Tumorverjauchung, Perforation oder Stenosierung zu vermeiden. Lokale Inoperabilität besteht selten. Eine Ausnahme ist die diffuse peritoneale Aussaat, die per se schon eine Motilitätsstörung verursacht und bei einem großen chirurgischen Eingriff den

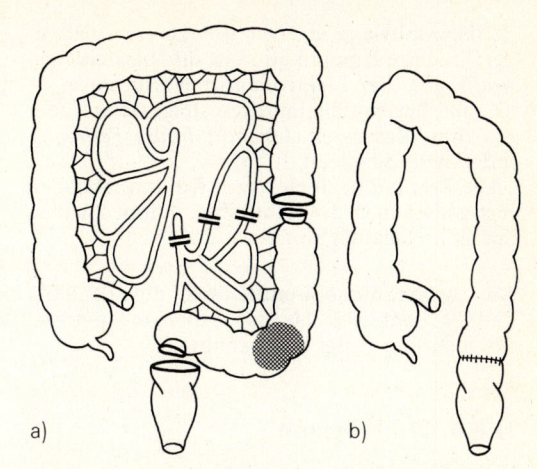

Abb. *21.8.*-15. Formen der Kolonresektion III:
a) Sigmaresektion,
b) Deszendo-Rektostomie.

Patienten in eine schwere, nicht beherrschbare Darmlähmung treibt.

.3.4. Behandlung von lokalen Rezidiven

Die Häufigkeit von lokalen Rezidiven wird mit etwa 10–15% angegeben. Durch die Entdeckung von *Tumor-Markern* wie dem karzino-embryonalen Antigen (CEA) ist die *Frühdiagnose* solcher Rezidive möglich geworden. Damit hat eine Second-look-Operation zur *frühzeitigen Resektion von lokalen Rezidiven* an Bedeutung gewonnen. Sie ist dann in 60–70% möglich. Die 5-Jahres-Überlebensrate von Kolonkarzinomen mit lokalen Rezidiven liegt unter 20%. Falls ein Lokalrezidiv kurativ entfernt werden kann, steigt die 5-Jahres-Überlebensrate auf über 50% an.

.3.5. Behandlung von Fernmetastasen

Sofern der Primärtumor im Kolon im Gesunden reseziert werden kann, ist die Entfernung von Metastasen in Lunge oder Leber indiziert, wobei *unilokuläre* Metastasen die beste Prognose haben. Aber auch die chirurgische Behandlung *multipler* Metastasen ist einer konservativen Therapie überlegen. Nichtresezierbare Lebermetastasen sind heute eine Domäne der *lokoregionalen Chemotherapie* (siehe dort).

.3.6. Adjuvante Therapiemaßnahmen

Die *Strahlentherapie* hat beim Kolonkarzinom *keine* Bedeutung. Die *Chemotherapie* entspricht im wesentlichen dem des Rektumkarzinoms und wird dort besprochen.

.3.7. Komplikationen

Häufigste Komplikation der Kolonchirurgie ist der *Wundinfekt,* der trotz allgemeiner Antibiotikaprophylaxe in etwa 10% zu erwarten ist. Gefährlichste Komplikation ist die *Anastomoseninsuffizienz*. Bei Eletiveingriffen tritt sie in 5–10% auf, bei Notfalleingriffen steigt sie auf über 30%. Eine daraus entstehende *diffuse Peritonitis* endet in 30–50% letal.

Die *Letalität* nach elektiven Kolonresektionen liegt zwischen 3–5%, Notfalloperationen haben eine hohe Letalität von etwa 25%.

> Die **Anastomoseninsuffizienz** mit nachfolgender Peritonitis ist die schwerwiegendste Komplikation in der Kolonchirurgie.

21.8.4.7.7. Prognose

Die 5-Jahres-Überlebensrate kurativ operierter Kolonkarzinome liegt bei etwa 70%, wobei in erster Linie das Tumorstadium die Prognose bestimmt. Nicht kurativ operierte Patienten überleben 5 Jahre in weniger als 5%, Patienten ohne Operation leben nach 5 Jahren nicht mehr. Berücksichtigt man die Tiefeninfiltration und lymphogene Metastasierung entsprechend der Dukes-Klassifikation, so ergibt sich für das Dukes-A-Stadium eine 5-Jahres-Überlebensrate von 90–95%, für das Dukes-B-Stadium von 70–80% und für das Dukes-D-Stadium von 45%.

21.8.4.8. Das Rektumkarzinom

21.8.4.8.1. Pathologie

Die Prinzipien der chirurgischen Onkologie lassen sich sehr klar am Beispiel des Rektumkarzinoms aufzeigen, für das in den letzten 20 Jahren eine differenzierte und dem Einzelfall angepaßte chirurgische Therapie entwickelt worden ist. Voraussetzung für die Behandlungsplanung bei einem Rektumkarzinom ist die Kenntnis verschiedener klinischer und histopathologischer Kriterien, in deren Mittelpunkt die histopathologische Untersuchung des Tumorresektates steht.

.1. Tumorlokalisation

Das Rektumkarzinom ist gleichmäßig häufig im gesamten Mastdarm sowohl unterhalb als auch oberhalb der peritonealen Umschlagsfalte verteilt. Für das anzuwendende operative Verfahren und für die Prognose des Rektumkarzinoms ist seine Lage wichtig. Deshalb wird das Rektum endoskopisch ab der Anokutanlinie in *3 Bereiche* gegliedert, das obere Drittel von 16–12 cm, das mittlere Drittel von 12–7,5 cm und das untere Drittel bis 7,5 cm vom Anus aufwärts reichend (Abb. *21.8.*-16).

.2. Wuchsform

Polypoid exophytisch wachsende Tumoren sind von *flach ausgebreiteten ulzerösen Karzinomen* zu differenzieren. Letztere haben wegen früher Infiltration der Wandschichten eine hohe Metastasierungsfrequenz von mehr als 50% und damit eine ungünstigere Prognose.

.3. Histologische Klassifikation (Typing)

Sie entspricht der des Kolonkarzinoms. Das *Adenokarzinom* ist mit 90% die weitaus häufigste Form, es folgt mit 5–10% das muzinöse Adenokarzinom. *Siegelringzellkarzinome* und *entdifferenzierte Karzinome* machen etwa 1% aus.

.4. Malignitätsgradbestimmung (Grading)

Gut oder gar *hoch differenzierte Karzinome* von niedrigem Malignitätsgrad haben Lymphknotenmetastasen in etwa 25%.

Das mäßig *differenzierte Karzinom* weist einen Lymphknotenbefall in etwa 40% auf.

Beim *undifferenzierten anaplastischen Karzinom* mit hohem Malignitätsgrad bestehen Lymphknotenmetastasen in etwa 70%.

Prognostisch besonders ungünstig sind die *schleimbildenden Karzinome,* die bei Diagnosestellung unabhängig vom Differenzierungsgrad bereits Lymphknotenmetastasen in 65% gebildet haben.

Die von HERMANEK angegebenen **Malignitätsgrade I–III,** sowie die Einteilung in *Highrisk-* und *Low-risk-Tumoren* sind Entscheidungshilfen bei der Beurteilung der Tumorausbreitung und für das Ausmaß der Resektion.

High risk: Adenokarzinom, muzinöses Adenokarzinom Malignitätsgrad III,
Siegelringzellkarzinom,
Undifferenziertes pleomorphes Karzinom,
Lymphgefäßeinbruch.

Low risk: Alle anderen Karzinome.

.5. Stadienbestimmung (Staging)

.5.1. Klinisches Staging (TNM-Klassifikation)
(Tab. *21.8.*-4)

Die klinische Stadieneinteilung erfolgt nach dem internationalen TNM-System, wobei Ergebnisse der klinischen Untersuchung, der Röntgenuntersuchung, der Endoskopie, der Sonographie und der Computertomographie herangezogen werden. Wenn der Tumor mit dem Finger erreichbar ist, empfiehlt sich die präoperative Stadieneinteilung nach MASON, die sich nach der Infiltrationstiefe des Tumors richtet und Entscheidungen beim operativen Vorgehen erleichtert. Durch eine intraluminare Sonographie kann auch bei höher liegenden Karzinomen die Infiltrationstiefe genauer festgelegt werden.

Klinisches Stadium	Definition	Korrelation zur Tiefeninfiltration
CS I	Gut beweglich,	Submukosa
CS II	Beweglich,	Muscularis propria
CS III	Wenig beweglich	Mäßig ausgedehnt periproktal
CS IV	Fixiert	Ausgedehnt periproktal mit Infiltration der Umgebung

5.2. Pathologisches Staging (pTNM)
(Tab. 21.8.-4)

Sie erfolgt durch die histologische Beurteilung des Tumorresektates. Die pTNM-Klassifikation zielt auf eine exakte Beurteilung der Tumorausbreitung und soll damit zur Vereinheitlichung von Behandlungsstrategien und zur Vergleichbarkeit von Therapieergebnissen führen.

Die **Dukes-Klassifikation** unterscheidet die Stadien A, B und C und ist vorwiegend prognostisch orientiert. Reicht der Tumor bis an die Muscularis propria, so liegt bei tumorfreien Lymphknoten ein *Dukes A* vor. Hat der Tumor die Muscularis propria infiltriert oder überschritten, handelt es sich – bei tumorfreien Lymphknoten – um ein *Dukes-B*-Stadium. Immer dann, wenn Lymphknotenmetastasen nachzuweisen sind, besteht ein *Dukes-C-Stadium*. Die prognostische Wertigkeit der Dukes-A-, B- und C-Stadien ist in Tab. 21.8.-5 wiedergegeben. Nachteilig an dieser Klassifikation ist, daß Infiltration in die Nachbarorgane und Fernmetastasen nicht berücksichtigt werden.

.6. R-Klassifikation

Mit der R-Klassifikation *(Residualtumor)* wird entsprechend den Vorschlägen der AJCC und der UICC festgehalten, ob nach dem chirurgischen Eingriff noch Resttumorgewebe im Organismus zurückgeblieben ist oder nicht:
R_0: Kein Residualtumor.
R_1: Mikroskopisch nachgewiesener Residualtumor.
R_2: Makroskopisch festgestellter Residualtumor als Lokal- oder Fernmetastasen.

.7. Prognosekriterien

Die Prognosekriterien sind wichtig für die einzuschlagende Behandlungsstrategie.

Staging:
- Tumorstadium (TNM- und Dukes-Klassifikation),
- Eindringtiefe,
- Infiltration in die Umgebung,
- Lymphknotenmetastasen,
- Fernmetastasen.

Typing: Histologische Klassifikation.
Grading: Malignitätsgrad.
Lokalisation des Tumors: Oberes/mittleres/unteres Rektumdrittel.

Tab. 21.8.-5. Dukes-Klassifikation für das Rektumkarzinom und Prognose kurativ operierter Patienten (nach Allgöwer et al., 1981, und Gall et al., 1986).

Stadium	Pathologisch-anatomischer Befund	Korrigierte 5-Jahres-Heilung
A 15% der Fälle	Tumor limitiert auf die Rektumwand Lymphknoten tumorfrei	80–90%
B 35% der Fälle	Tumor penetriert durch die Muscularis propria und infiltriert das perirektale Gewebe Lymphknoten tumorfrei	60–70%
C 50% der Fälle	Tumor hat Lymphknotenmetastasen C_1 die Lymphknoten an der Absetzung der A. haemorrhoidalis sind noch tumorfrei	C_1 40–50%
	C_2 die Lymphknoten an der Absetzung der A. haem. sind tumorbefallen	C_2 15–20%

Dukes-Klassifikation (mod. nach Astler und Coller)

Stadium	Pathologisch-anatomischer Befund
A	Tumor auf die Schleimhaut limitiert, Befall bis Submukosa
B_1	Tumor reicht bis Muscularis propria, überschreitet sie nicht
B_2	Tumor überschreitet die Muscularis propria, infiltriert über die Darmwand hinaus
C_1	Wie B_1, aber mit Lymphknotenbefall
C_2	Wie B_2, aber mit Lymphknotenbefall

Therapieabhängige Prognose:
1. Operationsverfahren (anteriore Rektumresektion, Exstirpation),
2. Aboraler Sicherheitsabstand,
3. Kurativ/Palliativoperation,
4. Intraoperative Tumordissemination.

Low/high-risk-Tumoren: Siehe Punkt .4.

21.8.4.8.2. Therapie

.1. Chirurgische Therapie

.1.1. Anatomische Aspekte

Das Rektum bietet gegenüber dem Kolon folgende *Besonderheiten:*

- Es fehlen Tänien, Haustrien und Appendices epiploicae; es findet sich neben der Ringmuskulatur eine allseitige Längsmuskelschicht.
- Der Serosaüberzug ist unvollständig oder fehlt ganz.
- In der unteren Rektumhälfte wechseln *arterielle Blutzufuhr* und venöser Abstrom. Die A. rectalis superior, aus der A. mesenterica inferior entspringend, versorgt alle Schichten der Rektumwand bis kurz oberhalb des Beckenbodens, die gesamte Rektumschleimhaut bis zum Anus und endet in den Hämorrhoidalplexus. Von der Seite her, aus der A. iliaca interna kommend, versorgen die Aa. rectales mediae und inferiores den unteren Rektumanteil, einschließlich des Analkanals und des M. sphincter ani internus.
- Der *venöse Abstrom* verläuft über die Vv. rectales superiores in die Pfortader, über die Vv. rectales mediae und inferiores in die V. iliaca interna und die V. cava inferior. Zusätzlich besteht ein venöser Abfluß in den Plexus venosus vertebralis, wodurch eine gelegentliche Metastasierung direkt in die Wirbelsäule erklärt wird.
- Der *Lymphabfluß* beginnt – wie beim Kolon – in der Submukosa. Zwischen Submukosa, Muscularis propria und Längsmuskelschicht finden sich zirkulär angeordnete Lymphgefäße mit radiären, die Wandschichten durchsetzenden Verbindungen. Dies erklärt die Tumorausbreitung vorwiegend in der Querachse, in der Längsachse werden 15–20 mm selten überschritten.
Es gibt *3 Lymphabflußwege:* entlang der A. rectalis superior und der A. mesenterica inferior zu den paraaortalen Lymphknotenstationen. Im mittleren und unteren Rektumdrittel erfolgt die Drainage entlang den Aa. rectales mediae und inferiores zur seitlichen Beckenwand in Richtung A. iliaca interna und weiter zu den paraaortalen Lymphknoten; aus dem Bereich des Afters verläuft die Lymphdrainage subkutan zu den Iliakallymphknoten (s. Abb. 21.8.-16).
- Anatomisch beginnt das Rektum in Höhe des 3. Sakralwirbels, endet am oberen Rand der Columnae anales (rektales, Morgagni) und geht dann in den etwa 3,5 cm langen Analkanal über. Die *Kohlrauschsche Falte* markiert die Höhe der peritonealen Umschlagfalte (s. Abb. 21.8.-16).

.1.2. Indikation und Therapieplanung

Die **Indikation** zur Operation eines Rektumkarzinoms ist in mehr als 90% der Fälle gegeben. Zum Teil handelt es sich um palliative Operationen, deren Ziel in erster Linie die Vermeidung von Komplikationen ist.

Kontraindikationen bestehen nur dann, wenn das Operationsrisiko aufgrund des allgemeinen

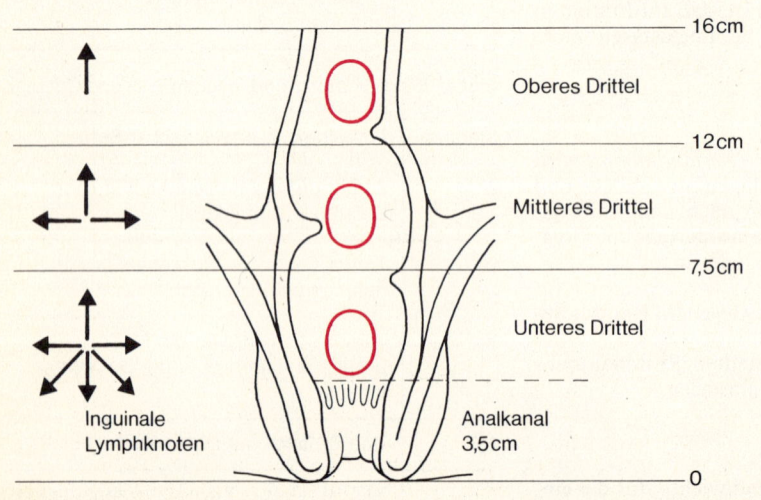

Abb. *21.8.*-16. Die Metastasierungswege sowie die Höhenlokalisation des Rektumkarzinoms.

Zustandes des Patienten unverhältnismäßig hoch liegt, oder wenn der Patient eher an den Folgen seiner Fernmetastasierung als an der primären Geschwulst zu sterben droht.

Es stehen **3 Operationsmethoden** zur Verfügung:
Als *klassische Radikaloperation* bei etwa 80–90%:
- die abdomino-perineale Rektumexstirpation, früher auch Rektumamputation genannt.
- die Sphinkter-erhaltende anteriore Rektumresektion.

Als *eingeschränkte Verfahren:*
- Die lokale Tumorexzision (endoskopisch, transanal oder transsphinktär) oder Tumorzerstörung durch Hitze- oder Kälte-Einwirkung.

Die **Therapieplanung** erfolgt unter Berücksichtigung verschiedener Prognosefaktoren, die in Kap. 21.8.4.8.1 aufgeführt sind und die letztlich auch darüber entscheiden, ob und unter welchen Bedingungen eine klassische Radikaloperation oder ein eingeschränktes Verfahren gerechtfertigt ist. Bei den radikalen Operationsverfahren wird die Entscheidung zur sphinktererhaltenden Rektumresektion oder zur abdomino-perinealen Exstirpation im wesentlichen durch die Tumorlokalisation bestimmt.

Die **Indikation zur abdomino-perinealen Rektumexstirpation** ist im allgemeinen bei Tumorlokalisation im *unteren Rektumdrittel* gegeben. Dieses Operationsverfahren galt früher als Standardverfahren bei allen Rektumkarzinomen, wird aber derzeit nur noch in 30–40% durchgeführt.

Bei Lokalisation des Tumors im *mittleren Rektumdrittel* wird die Indikation zu einer der beiden Operationsverfahren unterschiedlich gehandhabt.

Für die *anteriore Resektion* wird ein *distaler Sicherheitsabstand* zwischen Resektionslinie und Tumor von wenigstens 3 cm gefordert, weil die intramurale Tumorausbreitung nach distal selten 20 mm überschreitet und die Lokalrezidivrate bei einem Sicherheitsabstand von weniger als 3 cm 34% beträgt, bei mehr als 3 cm aber auf 14% sinkt. Ist dieser Sicherheitsabstand nicht einzuhalten und liegt ein undifferenzierter exulzerierter Tumor hohen Malignitätsgrades vor, so ist eine *Rektumexstirpation* indiziert.

Die **Indikation zur anterioren Rektumresektion** wird im allgemeinen bei Karzinomen im *oberen Rektumdrittel* gestellt; gelegentlich kann bei Tumoren hohen Malignitätsgrades, bei Blockade des Lymphabflußgebietes nach kranial und Metastasierung nach distal bei dieser Lokalisation eine *Rektumexstirpation* indiziert sein. Die tiefe *anteriore Rektumresektion* ist bei Sitz des Tumors im mittleren Rektumdrittel dann indiziert, wenn

die Voraussetzung für die Einhaltung des oben genannten Sicherheitsabstandes gegeben ist, keine hohe Malignität besteht und das Lymphabflußgebiet nach kranial nicht blockiert ist.

Die **Indikation zur eingeschränkten Operation,** d. h. *lokaler Tumorexzision,* ist in erster Linie dann gegeben, wenn es sich um Tumoren handelt, die nur die *Submukosa infiltrieren* (pT1), mit einer Metastasierung in 3–5%, oder um polypoide plateauartige Low-risk-Tumoren von einer Größe bis zu 3 cm. Infiltrieren Tumoren in dieser Größe und Wachstumsform in oder *über die Muscularis propria hinaus,* so ist unter Berücksichtigung einer Metastasenhäufigkeit von etwa 10% entweder die klassische Radikaloperation anzuschließen oder ein individuelles Vorgehen je nach Alter und Allgemeinzustand des Patienten zu planen.

Bei *Infiltration der äußeren Längsmuskulatur* ist immer eine radikale Operation zu empfehlen.

> Bei der **Rektumresektion** und **Rektumexstirpation** sind Tumorlokalisation und Wege der Lymphknotenmetastasierung zu beachten.
> Bei der Rektumresektion ist ein *Sicherheitsabstand* zwischen aboraler Resektionslinie und Tumor von etwa 3 cm zu fordern.

> Eine **Rektumsexstirpation** ist immer verbunden mit der Anlage eines endständigen, bleibenden Anus praeters.

.2. Operationsverfahren

.2.1. Die anteriore Rektumresektion

Sie besteht in einer Resektion des tumortragenden Rektumanteils mit einem aboralen Sicherheitsabstand von mindestens 3 cm, gemessen am Resektat ohne Zug bzw. etwa 5 cm am intraoperativ gestrecktem Darm – unter Mitnahme des beidseitigen paraproktalen Gewebes und Präparation des kranialen Lymphabflußweges entlang der A. rectalis superior bis hin zur A. mesenterica inferior mit Durchtrennung und Unterbindung dieser Arterie an ihrem Abgang. Die Passage wird – unter Mobilisation der linken Kolonflexur – durch eine Deszendorektostomie wiederhergestellt. Eine entlastende passagere Kolostomie (Anus praeter transversalis) ist vor allem bei der tiefen anterioren Rektumresektion zu empfehlen (s. Abb. *21.8.*-12).

.2.2. Die abdomino-perineale Rektumextirpation

Die abdomino-perineale Rektumexstirpation bekannt als *Miles-* oder *Quénu-Operation* kann sie entweder synchron durch zwei Operationsteams oder in zwei Phasen nach Umlagerung des Patienten vorgenommen werden. Bei der synchronen Operation liegt der Patient in einer abgeänderten *Steinschnittlage,* bei Umlagerung wird der Patient in die sog. »Heidelberger Lage« gebracht. Der abdominelle Akt mit Präparation von Sigma und Rektum gleicht dem der anterioren Rektumresektion. Der Sigma- bzw. Deszendensschenkel wird als endständige Kolostomie im linken unteren Quadranten der Bauchwand ausgeleitet. Der Beckenbodenverschluß geschieht entweder mit dem parietalen Peritoneum oder einer Netzblombe, gegebenenfalls kann der Beckenboden auch offen bleiben.

In der perinealen Phase wird nach Verschluß des Anus die Levatorplatte durchtrennt und das Sigma-Rektum schrittweise ausgelöst. Die Präparation muß die Vaginalhinterwand bzw. die Prostata und den Bulbus penis schonen. Eine primärer Verschluß der perinealen Wunde ist bei fehlender Verschmutzung durch Stuhl unter effektiver Drainage fast immer möglich.

.2.3. Andere Verfahren

Abdomino-anale Durchzugsoperation: Hierbei wird eine Sigmaschlinge durch den erhaltenen Ano-Rektumstumpf gezogen und die Anastomosierung mit der Schleimhaut entweder im evertierten Ano-Rektum oder peranal durchgeführt. Häufige Inkontinenz wird beschrieben.

Diskontinuitätsresektion nach Hartmann: Der tumortragende Rektumanteil wird reseziert, der Rektumstumpf blind verschlossen und ein terminaler Sigmaanus angelegt (s. Abb. 21.8.-3).

.2.4. Die eingeschränkten Operationsverfahren

Transanale Operationen: Sie können im *unteren Rektumdrittel* als *submuköse Exzision eines kleinen polypoiden Tumors* (kleiner 3 cm, im klinischen Stadium I) oder als *allschichtige Exzision* (disc excision) eines Tumors im klinischen Stadium II durchgeführt werden.

Perianale Operationen: Tumoren im *mittleren Rektumdrittel* in Höhe von 6–12 cm werden von dorsal mit oder ohne Steißbeinresektion ausgeschnitten. Es kann der parasakrale transsphinktere Zugang nach MASON gewählt werden.

Transabdominale Operationen: Bei *kleinen Tumoren des intraperitonealen Rektums* kann eine *Segmentresektion* oder bei alleiniger Präparation des Darmrohres eine sogenannte *»tubuläre« Resektion* mit einer Resektionslänge bis zu 10 cm durchgeführt werden.

Palliative Operationen: Sie sind indiziert bei inoperablem stenosierendem distalen Karzinom oder bei Inoperabilität des Patienten aus anderen Gründen. In Frage kommen *transanale Elektrokoagulation, Elektroresektion, Kryochirurgie* und *Lasertherapie.*

> **Operationsverfahren beim Mastdarmkrebs:**
> 1. Radikale Verfahren:
>   a) Abdomino-perineale Rektumexstirpation mit bleibendem Anus praeter.
>   b) Anteriore Rektumresektion mit Erhaltung des Sphincter ani.
> 2. Lokale Tumorexzision oder Tumorzerstörung durch Hitze- oder Kälteeinwirkung.

.3. Chirurgische Behandlung lokaler Rezidive

Je tiefer das Karzinom sitzt, je größer, ausgedehnter und undifferenzierter es ist und je mehr Lymphknoten befallen sind, um so größer ist die Wahrscheinlichkeit eines lokalen Rezidivs. Nach kurativer Rektumresektion oder Exstirpation treten in 10–30% der Fälle lokale Rezidive auf. Durch das Fehlen der Lymphknotenmetastasen liegt die Rezidivquote zwischen 10 und 20%. Bei einer Rektumresektion liegt – vor allem wenn der Sicherheitsabstand vom Tumor 3 cm oder weniger beträgt – die Lokalrezidivrate mit etwa 30% höher als bei der Rektumexstirpation mit etwa 20%. 90% der lokalen Rezidive werden innerhalb eines Jahres nach Operation diagnostiziert, nur 25% sind kurativ zu behandeln, da sehr häufig (40%) bereits Fernmetastasen vorhanden sind.

Die *postoperative CEA-Bestimmung* sowie die *Computertomographie* des kleinen Beckens erlauben heute eine frühere Diagnose des Rezidivs und erhöhen damit die Chance einer Nachresektion. Deren Voraussetzung ist der Ausschluß einer diffusen Tumorausbreitung und nicht kurativ zu behandelnder Fernmetastasen. In den meisten Fällen ist das Lokalrezidiv nach einer anterioren Rektumresektion durch eine Rektumexstirpation zu behandeln. Lokalrezidive nach Rektumexstirpation können nur selten radikal nachoperiert werden.

.4. Chirurgische Behandlung von Fernmetastasen

Hämatogene Fernmetastasen treten *synchron* oder *metachron* mit dem Primärtumor auf. Bevorzugte *Metastasierungsorte* sind *Leber* und *Lunge* im Verhältnis von etwa 2:1 (bei Kolonkarzinom ist das Verhältnis 6:1). Metachrone solitäre Metastasen bieten für eine Resektion die beste Prognose.

Die *Resektabilität von Lebermetastasen* kolorektaler Karzinome liegt bei 20–25%; es kommen allerdings nur etwa 10% aller Patienten mit kolorektalen Karzinomen für eine chirurgische Therapie von Lebermetastasen in Frage. Nicht operativ behandelte Patienten mit Lebermetastasen überleben nur selten 5 Jahre, nach Resektion der Metastasen werden 5-Jahres-Überlebensraten von 25% angegeben. Etwas bessere Ergebnisse (30%) werden nach Resektionsbehandlung von *Lungenmetastasen* berichtet.

.5. Adjuvante Therapie

.5.1. Strahlentherapie

Die *präoperative Therapie* mit hohen Strahlen-Dosen von 40–50 Gy hat sich nicht durchsetzen können, da die Nachteile der ungenauen Patientenselektion, des sogenannten Down-Staging infolge Tumorverkleinerung und Reduktion von Lymphknotenmetastasen überwiegen. Durch eine sogenannte Sandwich-Technik mit präoperativer Bestrahlung von 5 Gy zur Lymphgefäßverödung kann das Down-Staging vermieden werden; mit dieser Behandlung wird über weniger Lokalrezidive der Stadien Dukes B und C berichtet. Postoperativ kann im Falle einer Lymphknotenmetastasierung die verabreichte Strahlendosis auf 40–50 Gy aufgesättigt werden.

Postoperative Bestrahlung wird bei ausgedehnten Lymphknotenmetastasen im kleinen Becken oder intraoperativer Tumorzelldissemination bei Tumorverletzung empfohlen und damit eine Verminderung von Lokalrezidiven erreicht. Tumorbedingte Schmerzen durch Metastasen in den Beckenknochen können durch eine postoperative Bestrahlung in etwa 75% gelindert oder sogar beseitigt werden.

> **Adjuvante Therapie beim Mastdarmkrebs:**
> – Postoperative Strahlentherapie bei Rezidiven und lokoregionalen Metastasen.
> – Systemische oder regionale Chemotherapie bei Lebermetastasen.

.5.2. Chemotherapie

Die Chemotherapie **kolorektaler Karzinome** ist bei *diffuser Metastasierung* und *rascher Progredienz* zu erwägen:
Das Mittel erster Wahl ist *5-Fluoro-Uracil*, mit dem eine objektive Remissionsrate von 15–20% erzielt werden kann. Bei Versagen dieser initialen Monotherapie werden Kombinationen mit *Mitomycin C* oder *Adriamycin* empfohlen. Jede Chemotherapie ist immer als ein Behandlungsversuch zu werten und bei Wirkungslosigkeit oder zu großen Nebenwirkungen abzubrechen.

Die **regionale Chemotherapie nichtresektabler Lebermetastasen** kolorektaler Karzinome kann sehr effektiv mit hoher lokaler Wirkung und relativ geringen systemischen Nebenwirkungen sein; hierbei wird ein Katheter in die A. hepatica implantiert und über implantierbare Einspritzsysteme (Port) oder interne Pumpen (Infus-aid-Pumpe) ein Zytostatikum verabreicht. Das Fortschreiten anderweitiger Metastasen wird dadurch aber nicht beeinflußt. Eine längere Überlebenszeit gegenüber der systemischen Chemotherapie ist bisher nicht erwiesen.

21.8.4.8.3. Komplikationen und Letalität

Schwerwiegendste **Komplikation der anterioren Rektumresektion** ist die *Undichtigkeit* der *Anastomose*, die zwischen 10% und 40% liegt und im Durchschnitt zwischen 15 und 20% zu erwarten ist. Je tiefer die Anastomose, desto häufiger ist die Insuffizienz. Eine daraus entstehende Peritonitis hat eine Letalität von 40–50%. Klinisch manifeste Nahtbrüche werden seltener beobachtet, so daß die *Anlage einer temporären Kolostomie* zum Schutze der Anastomose im Ermessen des Operateurs liegt. Sie ist zu fordern bei stark verschmutztem Darm, präoperativem Ileus, Peritonitis, unsicherer Durchblutung oder intramuralen Hämatomen an den Darmenden und zu empfehlen bei der tiefen anterioren Rektumresektion.

Die *Letalität* der anterioren Rektumresektion liegt zwischen 8–12%, wobei septische Komplikationen, Lungenembolien und Herzinfarkte die häufigsten Todesursachen sind.

Die **Komplikationen der Rektumexstirpation** sind postoperative *Nachblutungen*, *Wundinfekte* der Sakralhöhle und *Ileus* durch Einklemmung oder Adhäsion einer Dünndarmschlinge im Beckenboden. Hinzu kommen *Impotenz* und *Blasenentleerungsstörung*, die etwas seltener auch bei der anterioren Resektion auftreten.

Die *Letalität* wird mit 8–15% etwas höher angegeben als bei der anterioren Rektumresektion.

21.8.4.8.4. Prognose

Ein an Rektumkarzinom Erkrankter hat eine Chance auf Heilung nur dann, *wenn nach den Richtlinien der radikalen Behandlung verfahren wird*. Kann die Tumorentfernung kurativ, d.h. bei tumorfreien Lymphknoten in den distalen resezierten Lymphknotenstationen, erfolgen, so beträgt die 5-Jahres-Überlebensrate *60%*. Eine nichtkurative Resektion, bei der Tumorreste oder karzinomatöse Lymphknoten zurückbleiben, bedeutet eine 5-Jahres-Überlebensrate von *nur 15%*. Patienten mit diffuser Metastasierung mit oder ohne Operation überleben die 5-Jahres-Grenze selten. Allerdings ist eine pauschale Beurteilung in Kenntnis der zahlreichen Prognosefaktoren heute nicht mehr zulässig. So hat ein Patient, der an einem Rektumkarzinom im Dukes-A-Stadium erkrankt, eine mehr als 90%ige, ein Patient in Dukes C_2 dagegen nur eine 20%ige 5-Jahres-Überlebenschance. Die *Einbeziehung des Tumorstadiums ist bei der Prognoseaussage* daher unabdingbar. Hinzu kommen andere Faktoren (vgl. Kap. 21.8.4.8.7.), histologischer Typ, Malignitätsgrad, Tumordissemination während der Operation, distaler Sicherheitsabstand vom Tumor und operatives Verfahren (anteriore Resektion oder Exstirpation).

Der Leidensweg eines Patienten, bei dem nach einer Operation Metastasen diagnostiziert werden, wird *von der Art der Metastasierung bestimmt*. So sind nicht resezierbare Lokalrezidive häufig sehr schmerzhaft und schwer zu behandeln, eine 5-Jahres-Überlebenschance besteht kaum; kurativ zu behandelnde Lokalrezidive haben dagegen eine 5-Jahres-Überlebensrate von nahezu 30%. Bei diffuser Metastasierung in Peritoneum, Leber oder Lunge stirbt der Patient an den Komplikationen durch Metastasen (Ileus, Leberinsuffizienz, Pulmonalinsuffizienz). Die mittlere Überlebensrate beträgt 6–8 Monate; dennoch ist bei Metastasen in der Leber und der Lunge nach kurativer Metastasenentfernung eine 5-Jahres-Überlebenszeit in 30% möglich.

> Die Beurteilung der **Prognose eines Rektumkarzinoms** ist nur unter Berücksichtigung verschiedener Faktoren möglich, vor allem der Infiltrationstiefe des Tumors. So ist die Fünf-Jahres-Überlebensrate des Rektumkarzinoms im Dukes-A-Stadium 90%, im Dukes-C_2-Stadium dagegen nur 20%.

21.8.4.9. Seltene Tumoren von Kolon und Rektum

21.8.4.9.1. Das Karzinoid

Karzinoide des Kolons und Rektums sind selten. 2% der gastrointestinalen Karzinoid manifestieren sich im Kolon, etwa 17% im Rektum.

Das *maligne Karzinoid-Syndrom* (Flush und Tachykardie) wird selten durch ein Karzinoid von Kolon oder Rektum induziert, eher durch ein Karzinoid des Dünndarm oder durch Metastasen. Tumoren *kleiner als 1 cm*, sind nicht als maligne anzusehen und wegen ihrer submukösen Lage schwer zu diagnostizieren. Tumoren *über 1 cm* sind als maligne zu betrachten und haben bei Diagnosestellung bereits in über 50% Metastasen gesetzt.

Therapie: Eine *kurative Resektion ist bei Metastasenfreiheit möglich*, aber auch bei Metastasen – die sich vor allem in der Leber manifestieren – ist eine Resektion indiziert, da bei Entfernung des Primärherdes jahrelanges symptomarmes Überleben beobachtet wird. Ein Karzinoid des Rektums kann gelegentlich bluten und Schmerzen bereiten. Sofern nicht maligne, ist sie durch eine transanale Disk-Exzision bis in die Muscularis propria der Rektumwand zu entfernen. Bei Malignität – festgestellt durch invasives Wachstum – ist die abdomino-perineale Rektumexstirpation indiziert.

21.8.4.9.2. Benigne Lymphome und maligne Non-Hodgkin-Lymphome

Benigne Lymphome kommen als polypoide Proliferationen in Rektum und Sigmoid vor und werden oft mit adenomatösen Polypen verwechselt.

Therapie der Wahl ist die einfache Exzision.

Non-Hodgkin-Lymphome finden sich sowohl im Kolon als auch im Rektum als Teil einer generalisierten Erkrankung, seltener als Hauptlokalisation.

Die *Diagnose* wird in erster Linie radiologisch gestellt oder durch Biopsie gesichert.

Therapie: Da die Erkrankung generalisiert ist, sollte primär eine *Chemotherapie* und/oder *Bestrahlung* einsetzen. Nur bei Exulzeration, Blutung und nachgewiesener Begrenzung auf den Darm ist eine *chirurgische Therapie* mit großzügiger Lymphadenektomie indiziert.

Rezidive sind Domäne der Radio-/Chemotherapie.

Die *Fünf-Jahres-Überlebensrate* beträgt etwa 50%.

21.8.4.9.3. Andere seltene Tumoren des Kolons und Rektums

Leiomyome als benigne und *Leiomyosarkome* als maligne Tumoren sind selten und verursachen meist Blutungen und Obstruktion.

Andere Sarkome sind Rabdomyosarkom, Fibrosarkom und Hämangioperizytom. Seltene benigne Tumoren sind Neurofibrome, Lymphangiome, Lipome, eosinophile Granulome, die oft als maligne Läsionen fehldiagnostiziert werden und zu unnötigen Resektionen führen.

21.8.4.9.4. Die Endometriose

Die Endometriose kann ein Karzinom vortäuschen. Lokalisiert ist sie überwiegend im Rektum und Sigma.

Symptome: Sie manifestiert sich vor allem während der Menstruation und geht oft mit einer Dysmenorrhö einher. Leitsymptome sind Schmerzen bei der Defäkation, Tenesmen, Krämpfe im Unterbauch, Stuhlunregelmäßigkeit bis hin zu einer Stenosesymptomatik; gelegentlich werden rektale Blutungen beobachtet.

Die **Diagnose** ist schwierig. Eine Rektosigmoidoskopie bringt – da die Schleimhaut intakt ist – keine diagnostische Aufklärung und wird als äußerst schmerzhaft empfunden. Die radiologische Untersuchung kann eine Kompression von außen aufdecken, das aber kein pathognomonisches Zeichen für eine Endometriose ist.

Die **Behandlung** ist in erster Linie *hormonell* mit Unterdrückung der Menstruation. Wenn die differentialdiagnostische Abgrenzung zu einem Malignom nicht gelingt, ist eine explorative Laparotomie indiziert.

Eine *Resektion* ist nur bei ausgeprägter, nicht reversibler Stenose, z. B. im Sigma gerechtfertigt. Das übliche Verfahren, auch bei ausgeprägter Endometriose, ist eine proximale Kolostomie, gefolgt von einer Hormonbehandlung und anschließender Rückverlagerung des Anus praeter.

Die **seltenen Geschwülste von Kolon und Rektum** erfordern keine großen chirurgischen Eingriffe. *Exakte Histologie deshalb obligat.*

21.8.5. Megakolon und Volvulus

21.8.5.1. Kongenitales Megakolon und erworbenes Megakolon

Hinter dem Begriff Megakolon versteckt sich eine Reihe von *Erkrankungen des vergrößerten, dilatierten und elongierten Kolons,* deren Ursachen oft schwierig zu erkennen oder gänzlich unbekannt sind. Zu unterscheiden sind:
1. das kongenitale Megakolon (M. Hirschsprung),
2. das erworbene Megakolon, das
   a) organisch bedingt sein kann durch Stenose oder Erkrankung der Kolonwand,
   b) als idiopathisches Megakolon und Megarektum entsteht, und
   c) als idiopathisches Megakolon bei chronischer Obstipation oder Pseudoobstruktion des Kolons (Olgivie-Syndrom) auftritt.

21.8.5.1.1. Das kongenitale Megakolon (M. Hirschsprung)

Das *Fehlen der Ganglienzellen des Plexus myentericus* verursacht eine muskuläre Dauerkontraktion. Es kommt zu einer funktionellen Stenose mit Rückstau der Stuhlmassen und Ausbildung eines Megakolon vor dem sogenannten aganglionären Segment. Häufig ist der aganglionäre Darmabschnitt im Rektum/Sigma lokalisiert, kann aber auch das ganze Kolon betreffen. Die Diagnose des M. Hirschsprung wird im allgemeinen im Kindesalter, selten erst im Erwachsenenalter gestellt. Meistens handelt es sich um die Persistenz eines kurzen aganglionären Segments des Rektums, das im Alter zwischen 15 und 25 Jahren, gelegentlich auch später zu den Symptomen des Megakolons führt.

Der **Morbus Hirschsprung** im Erwachsenenalter beruht meistens auf der Persistenz eines ultrakurzen aganglionären Segmentes im Rektum. Wesentliche **diagnostische Kriterien** sind neben der Aganglionose der histochemische Nachweis einer gesteigerten Acetylcholinesterase in der Rektumwandbiopsie.

Diagnostik: Die *röntgenologische* Untersuchung durch einen Kolon-Kontrasteinlauf gibt den ersten diagnostischen Hinweis. Er sollte ergänzt werden durch eine *rektale Manometrie.* Durch eine *Saugbiopsie* wird die Diagnose M. Hirschsprung gesichert, ferner durch den histochemischen Nachweis einer *gesteigerten Acetylcholinesterase.* Bei unsicherer Diagnose – vor allem im Anal-/Rektumbereich – wird eine tiefe Biopsie mit allen Wandschichten gefordert.

Therapie: Prinzipiell ist das *aganglionäre Segment zu resezieren* und die ganglionhaltigen Darmabschnitte sind zu reanastomosieren (vgl. Kap. 25.1.: Kinderchirurgie). Bei kurzen oder ultrakurzen Segmenten des Rektums ist eine sehr tiefe anteriore Resektion notwendig.

Nicht selten wird aber – vor allem bei Voroperationen und bei ultrakurzen Segmenten – eine Rektumexstirpation mit endständigem Anus praeter notwendig werden.

21.8.5.1.2. Das erworbene Megakolon

Das Megakolon kann, wenn die funktionelle Stenose über längere Zeit besteht, extreme Formen annehmen. Die Entscheidung zwischen konservativem Vorgehen und chirurgischer Therapie gestaltet sich äußerst schwierig. Als Komplikation kann ein Volvulus des dilatierten Darmabschnittes hinzutreten.

.1. Megakolon mit organischen Ursachen (sekundäres Megakolon)

An erster Stelle stehen hier **mechanische Hindernisse** im Sigma/Rektum/Anus, seien es Tumoren oder Erkrankungen im Analbereich (Strikturen, anorektale Verletzungen).

Weitere Ursachen sind neurologische Erkrankungen (Paraplegie, Poliomyelitis), Diabetes mellitus, ein septisches Krankheitsbild, eine fulminante Kolitis etc.

Die *Therapie* besteht in der Beseitigung der Ursachen, sofern es sich um Tumoren oder um anorektale Erkrankungen handelt.

Am besten beschrieben ist das durch **Trypanosoma cruzi** *(Chagas-Erkrankung)* hervorgerufene

Megakolon, bei dem eine durch Trypanosomen verursachte Zerstörung des intramuralen Nervengeflechtes vorliegt.

Die *Therapie* ist in erster Linie chirurgisch mit dem Ziel der möglichst vollständigen Entfernung des erkrankten Darmabschnittes (Rektosigmoidektomie, abdomino-anale Resektion nach SWENSON, tiefe anteriore Rektumresektion, verschiedene Durchzugsverfahren nach HADDAD-DUHAMEL und TURNBULL-CUTAIT). Bei Befall des gesamten Kolons (einschließlich des Rektums) ist die subtotale Kolektomie mit Ileoproktostomie angezeigt.

.2. Das idiopathische Megakolon und Megarektum (Abb. *21.8.*-17)

In erster Linie gilt es, *differentialdiagnostisch* den M. Hirschsprung auszuschließen (leere enge Rektumampulle, Röntgenuntersuchung mit engem distalen Segment, Manometrie mit Fehlen des rektoanalen Reflexes, rektale Wandbiopsie mit Fehlen der Ganglienzellen). Häufig ist diese Störung bei Patienten zu finden, die psychisch erkrankt oder geistig retardiert sind.

Therapie: Das nicht-aganglionäre Megakolon/Megarektum ist *zunächst immer einer konservativen Behandlung* zuzuführen (Abführmaßnahmen/Einläufe).

Die *chirurgische Therapie* geht von der Rektosigmoidektomie über subtotale Kolektomie mit Ileorektostomie oder Ileosigmoidostomie, der abdomino-analen Resektion nach SWENSON bis zur Anlage einer permanenten Zökostomie oder proximalen Kolostomie.

.3. Das idiopathische Megakolon bei chronischer Obstirpation und Pseudoobstruktion

Nicht immer geht diese Erkrankung mit der Ausbildung eines Megakolons einher, wohl aber mit der Retention riesiger Stuhlmassen, die als eingetrocknete Kotsäule das Kolon ausmauern und nur dünnflüssigen Stuhl passieren lassen (Koprostase). Die Abgrenzung zum unter Punkt (.2.) beschriebenen idiopathischen Megakolon/Megarektum ist nicht immer möglich.

Betroffen sind oft ältere Menschen, die Psychopharmaka einnehmen. Die Störung kann aber auch junge Patienten belästigen.

Die *Therapie* ist *primär konservativ* und besteht in drastischen Abführmaßnahmen. Die Indikation zur *chirurgischen Therapie* ist äußerst problematisch. Sie reicht – wie unter Punkt (.2.) angegeben – von der Rektosigmoidektomie bis zur subtotalen Kolektomie mit Ileorektostomie.

Eine Sonderform des idiopathischen Megakolons ist die Pseudoobstruktion des Kolons **(Olgivie-Syndrom)**, bei der es zur extremen Überdrehung und Überblähung des Zökums kommt. Diese Pseudoobstruktion ist häufig bei älteren Patienten, insbesondere nach nicht abdominellen Eingriffen zu finden.

Therapie: Die primäre Therapie ist *konservativ*, wobei im Vordergrund die koloskopische Absaugung steht.

Chirurgisch kann die Anlage einer Zökostomie, gelegentlich bei Serosaeinrissen eine Zökalresektion notwendig werden.

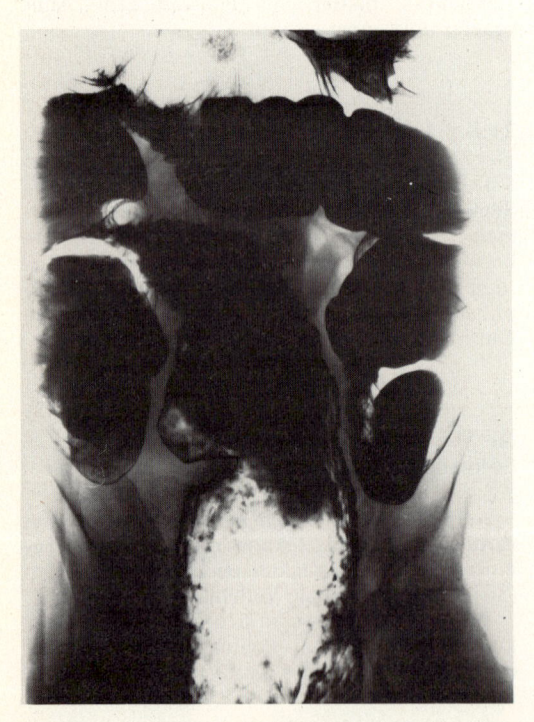

Abb. *21.8.*-17. Idiopathisches Megarektum – Megakolon mit Retention riesiger Stuhlmassen bei einem psychisch erkrankten Patienten.

> **Megakolon** ist ein Symptom mit vielen Ursachen. Nur das *kongenitale* Megakolon erfordert primäre chirurgische Therapie. Alle *erworbenen* Formen werden zunächst konservativ behandelt.

21.8.5.2. Volvulus

Ein Volvulus des Kolons ist die *Rotation des Darmes um seine Mesenterialachse.* Die Folge ist eine komplette Obstruktion mit extremer Dilatation und der Gefahr der Strangulation mit Durchblutungsstörung bis zur Infarzierung.

Ursache ist häufig eine chronische Obstipation. In 90% ist das Sigma, in 10% das Zökum betroffen. Torquierungen des Colon transversum sind selten und dann als Komplikation eines Megakolons aufzufassen.

Das **klinische Bild** zeigt sich in einem überblähten Abdomen mit krampfartigen Unterbauchschmerzen. Bei einem Zökalvolvulus steht der Dünndarmileus im Vordergrund.

Die **Diagnose** ist durch eine *Abdomenleeraufnahme* zu stellen. Ein Kontrasteinlauf ist meist nicht erforderlich; wird er mit einem wasserlöslichen Kontrastmittel durchgeführt, so ist die typische »gedrehte« Stenose vor der Kolondilatation zu erkennen.

Differentialdiagnostisch ist sie von einer Tumorstenose abzugrenzen. Beim Zökalvolvulus ist zu bedenken, daß das sehr mobile Zökum überall im Abdomen zu finden sein kann. Typisch ist eine ovale Gasblase bei relativ leerem Dickdarmrahmen.

Die **Therapie** *eines Sigmavolvulus* teilt sich in zwei Phasen,
1. die Akutbehandlung und
2. die definitive Behandlung des Volvulus.

Sofern ein Blutabgang Hinweise auf eine Strangulation gibt, ist die *Soforttherapie* mit Resektion des betreffenden Darmabschnittes indiziert. Fehlen Zeichen der Strangulation, ist die Dekompression der überblähten Sigmaschlinge durch eine Koloskopie oder Sigmoidoskopie mit Einlegen eines langen Darmrohres zu empfehlen. 2 bis 3 Tage später kann die *Elektivoperation* vorgenommen werden.

Die *Letalität* dieser Eingriffe beträgt immerhin 8 bis 10%, bedingt durch das Alter, die geistige Retardierung und andere Begleiterkrankungen dieser Patienten.

Die *Therapie des Zökolvulus* ist in erster Linie chirurgisch; sie besteht entweder in Detorsion und lateraler Fixierung des Zökums oder in einer Resektion mit Ileotransversostomie.

Ein **Sigmavolvulus** ist nicht selten die Folge einer chronischen Obstipation. Die Akutbehandlung besteht in einer kolonoskopischen Dekompression. Die definitive Behandlung ist chirurgisch.

21.8.6. Erkrankungen des Analkanals und der Analregion

21.8.6.1. Anatomie (Abb. *21.8.*-18)

Für die Diagnostik und Behandlung der Erkrankungen des Analkanals und des Anus ist die Kenntnis der Anatomie unabdingbare Voraussetzung.

Der chirurgische **Analkanal** ist etwa 4 cm lang und beginnt am anorektalen Ring, einem mit dem Finger tastbaren Muskelwulst etwa 1 cm oberhalb der Linea dentata, bestehend aus dem oberen Anteil des *M. sphincter ani internus,* dem tiefen Anteil des *M. sphincter ani externus* und einem posterioren und lateralen Anteil der *Puborektalisschlinge;* er endet am äußeren Analring, dem Übergang des Anoderms des Analkanals *(Linea ano-cutanea)* in die perianale Haut.

Die **perianale Haut** besteht aus verhornendem Plattenepithel mit Haaren und Schweißdrüsen; sie geht im Bereich der Linea ano-cutanea auf Höhe des *äußeren Hämorrhoidalplexus* (Plexus haemorrhoidalis inferior, perianaler Venenplexus) in das *Anoderm* des äußeren anatomischen Analkanals über; dieser besteht aus verhornendem Plattenepithel ohne Hautanhangsgebilde, das bis zur *Linea dentata* reicht; kurz oberhalb (bis etwa 20 mm) dieser Linie existiert noch eine schmale, sensible, sogenannte *transitorische Zone* aus mehrschichtigem Plattenepithel. Der Analkanal ist – insbesondere unterhalb der Linea dentata – eine *hochsensible Zone,* die für die Regelung der Kontinenz von entscheidender Bedeutung ist.

Die **Linea dentata** wird von den *Analpapillen* und den dazwischen ausgespannten *Valvulae semilunares* der *Analkrypten* gebildet. Rektalwärts bilden sich längsgerichtete *Schleimhautfalten* (Columnae rectales Morgagni). In den Analkrypten münden die *Proktodealdrüsen* (Gll. anales), deren Entzündung Ausgangspunkt von Abszessen und Fisteln sein kann.

Am oralen Ende des Analkanals liegen die *inneren Hämorrhoiden (Plexus haemorrhoidalis superior).*

Die **Blutversorgung** erfolgt über die *A. haemorrhoidalis inferior* aus der *A. pudenda interna,* die aus der *A. iliaca interna* kommt, sowie aus der *A. haemorrhoidalis medialis,* ebenfalls ein Ast der A. iliaca interna.

Der **Blutabfluß** aus dem Analkanal erfolgt entweder über die *Pfortader* oder über die *V. cava.*

Die *V. rectalis superior* drainiert das Rektum und den oberen Anteil des Analkanals über ein *submuköses Venengeflecht* via V. mesenterica inferior in die Pfortader.

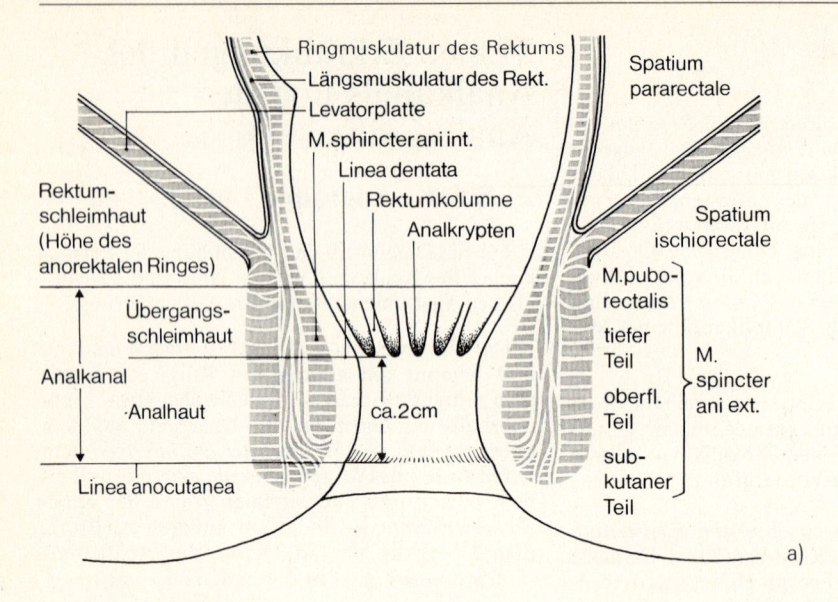

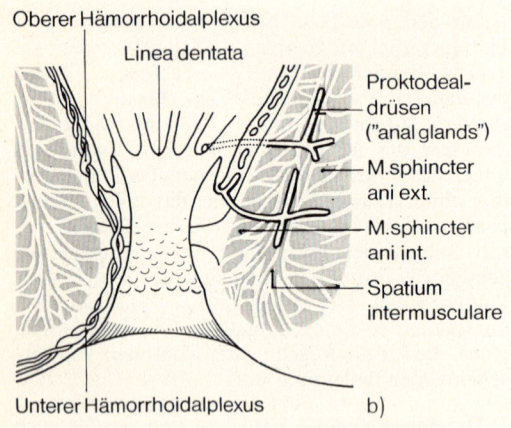

Abb. 21.8.-18. Anatomie des Analkanals.

Die *V. rectalis medialis* drainiert das untere Rektum und den oberen Analkanal und fließt in die V. iliaca interna.

Die *V. rectalis inferior* drainiert vorwiegend den unteren Anteil des Analkanals, zieht durch den Sphinkterapparat und mündet über die V. pudenda interna in die V. iliaca interna.

Ein Stau der V. rectalis inferior führt zu *äußeren Hämorrhoiden*. Sämtliche Rektalvenen anastomosieren untereinander, formen den *Plexus haemorrhoidalis superior* in der Submukosa der *Columnae Morgagni* und können innere Hämorrhoiden verursachen. Zwischen Venen und Arteriolen existieren Anastomosen, die zu einem kissenartigen Venengeflecht anschwellen können und beim Feinverschluß des Analkanals eine Rolle spielen.

Die **Lymphdrainage** des oberen »chirurgischen« Analkanals erfolgt sowohl entlang der oberen Rektalgefäße in die *mesenterialen Lymphknoten* als auch entlang der mittleren Rektalgefäße zu den *iliakalen Lymphknoten*. Die Lymphe des Analkanals unterhalb der Linea dentata wird sowohl zu den mesenterialen und iliakalen als auch zu den *inguinalen Lymphknoten* drainiert.

Das **anale Verschlußorgan** setzt sich aus drei Komponenten zusammen:
a) *Haut* und *Schleimhaut* des Analkanals,
b) *M. sphincter ani internus* als muskuläre verdickte Fortsetzung der Ringmuskulatur des Rektums,
c) *M. sphincter ani externus*, der aus drei Portionen besteht, dem subkutanen, dem oberflächlichen und dem tiefen Muskelanteil.

Im tiefen kranialen Anteil hat dieser Muskel enge Beziehung zum M. pubo-rectalis und ist mit dem Finger als anorektaler Ring zu tasten. Zwischen den beiden Muskelrohren des Sphincter ani internus und externus zieht als Fortsetzung der Rektumlängsmuskulatur ein intermuskuläres *Muskel-Bindegewebs-Septum*, das nach distal fächerförmig ausstrahlt, durch den oberflächlichen M. sphincter ani externus zur Haut zieht und die Fältelung der Analhaut bewirkt.

> Der **Analkanal** ist als Zone mit hoher Sensibilität wichtig für die Regelung der Feinkontinenz. Das **anale Verschlußorgan:** Haut und Schleimhaut des Analkanals, M. sphincter ani internus und M. sphincter ani externus.

21.8.6.2. Hämorrhoiden

Hämorrhoiden werden als *Hyperplasie des arterio-venösen Hämorrhoidalplexus, des Corpus cavernosum recti, definiert;* sie haben ihren Ursprung an der *Eintrittsstelle der A. rectalis superior,* also oberhalb der Linea dentata. Palpatorisch oder inspektorisch imponieren sie als knotige Vorwölbung im Analkanal oder im Bereich des äußeren Analrings. Dieser *innere Hämorrhoidalplexus* bildet ein submuköses Kissen, das für den Analverschluß und die Feinkontinenz von Bedeutung ist. Entsprechend der separaten arteriellen Versorgung ist dieses Kissen dreigeteilt, mit einer konstanten Vorwölbung bei 3, 7 und 11 Uhr in Steinschnittlage (Abb. *21.8.*-19). Es formt auf diese Weise den Analkanal zu einem Y-förmigen Schlitz.

Hämorrhoiden sind keine Krampfadern, sondern eine Hyperplasie des arterio-venösen Schwellkörpers in der Mastdarmwand.

Die **inneren Hämorrhoidalplexus** bilden drei submuköse Kissen, denen eine Verschlußfunktion im Analkanal zukommt.

Ätiologie und Pathogenese: Die ätiologischen Faktoren sind zahlreich. Portale Hypertension allein mit venösem Rückstau bis in die Hämorrhoidalvenen erklärt sie nicht, da keineswegs alle Patienten mit einer portalen Hypertension an Hämorrhoiden leiden. Von Bedeutung sind:
- Abflußhindernisse aus dem Hämorrhoidalplexus.
- Erhöhter Analsphinktertonus.
- Allgemeine Bindegewebsschwäche mit schlaffem Beckenboden.
- Obstipation.
- Schlackenarme Kost.

Zu unterscheiden sind (s. Abb. *21.8.*-19):
1. *Innere Hämorrhoiden,* die vom Corpus cavernosum recti oberhalb der Linea dentata ausgehen und mit der Schleimhaut des Analkanals bedeckt sind (mehrschichtiges kubisches Zylinderepithel). Sie bilden die *eigentlichen Hämorrhoiden,* die aus dem Analkanal heraustreten und dann mit sogenannten äußeren Hämorrhoiden verwechselt werden können.
2. *Äußere Hämorrhoiden,* dilatierte Venen im Bereich der Vasa haemorrhoidales inferiores, die mit dem Plattenepithel des Analkanals bedeckt sind. Sie werden als eigenständige Erkrankung nicht allgemein anerkannt und oft mit anderen Erscheinungen in diesem Bereich verwechselt.
3. *Perianalthrombose:* Hämatom und Thrombose im Bereich des Plexus haemorrhoidalis interior.
4. *Gemischte Hämorrhoiden:* Erweiterung sowohl des inneren als auch des äußeren Hämorrhoidalplexus als Ausdruck eines allgemeinen Hämorrhoidalleidens.
5. *Aus dem Analkanal heraustretende Hämorrhoiden (2. bis 4. Grades),* vom inneren Hämorrhoidalplexus stammend.
6. *Hämorrhoidalprolaps bzw. Analprolaps:* Aus dem Analkanal prolabierte innere Hämorrhoiden, häufig mit überschüssiger Rektumschleimhaut bedeckt; sie werden oft infolge des erhöhten Analsphinktertonus eingeklemmt; es resultieren Thrombose, Gangrän und Verschorfung.
7. *Marisken:* Hautbürzel am Anus, überschüssige Hautfalten ohne Krankheitswert.

Klinische Symptome:
Äußere Hämorrhoiden sind meist symptomlos und verursachen selten Juckreiz oder Irritationen; sie machen sich bemerkbar bei Ruptur oder Thrombose einer Vene im Bereich des Plexus haemorrhoidalis interior und sind dann äußerst schmerzhaft.

Innere Hämorrhoiden äußern sich als schmerzlose hellrote Blutung aus dem Rektum während der Defäkation. Je nach Ausprägung sind vier Stadien zu unterscheiden (Tab. *21.8.*-6).

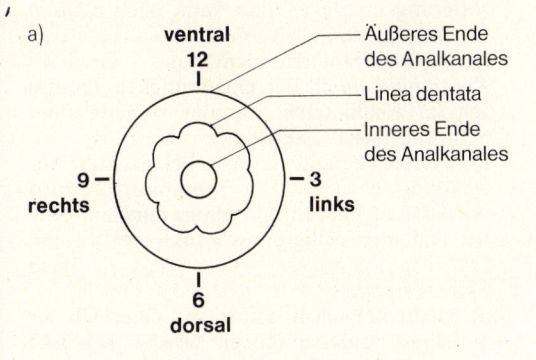

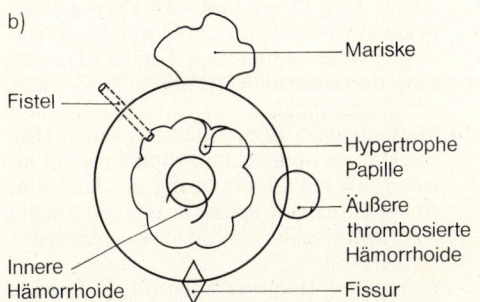

Abb. *21.8.*-19. Lokalisation von Analerkrankungen in Steinschnittlage (aus BUCHMANN, 1985):
a) Schematische Darstellung des Analkanals,
b) Dokumentation typischer Analerkrankungen.

Tab. *21.8.*-6. Klassifikation und Symptome der Hämorrhoiden.

Stadium	Befund	Symptome
I	Mäßige Vergrößerung des Corpus cavernosum recti, nicht über die Linea dentata hinausreichend, digital nicht zu diagnostizieren Nur proktoskopisch sichtbar	Gelegentliche Analblutung bei Defäkation keine Schmerzen, Juckreiz Mißempfindungen
II	Prolaps der Knoten über die Linea dentata hinaus, spontane Reposition bei Defäkationsende	Blutungen selten, schleimige Absonderung, Nässen, Ekzeme
III	Prolaps bei Defäkation. Verbleiben außerhalb des Analkanals, manuelle Reposition möglich Derber Analhautüberzug, erhöhter Sphinktertonus	Sehr selten Blutung, Schmerzen, Verschmutzung, Juckreiz, Ekzeme
IV	Prolabierte Hämorrhoiden nicht mehr reponierbar Oft verminderter Tonus des Sphinkter ani internus	Wie bei III Verstärkte Schmerzen

Leitsymptome des Hämorrhoidalleidens sind: peranale Blutung, Schmerzen durch Thrombose, Prolaps.
Begleitsymptome bei Hämorrhoidalleiden sind: Mißempfindungen in der Analregion, Juckreiz, Feininkontinenz, schleimige Absonderung, Ekzeme der Analregion.

Prinzipieller Untersuchungsgang bei Hämorrhoiden: Inspektion, digitale Untersuchung, Proktoskopie und Rektoskopie.

Therapie:
Thrombosierte *äußere Hämorrhoiden* werden entweder in Lokalanästhesie oder besser in Allgemeinnarkose durch eine radiäre oder elliptische Inzision mit gründlicher Auskratzung des Hämatoms, eventuell Exzision der thrombosierten Hämorrhoide behandelt. Eine manuelle anale Dilatation ist zu empfehlen, da hiermit Rezidive verhütet werden können.

Die Behandlung der *inneren Hämorrhoiden* bleibt nicht selten unwirksam, wenn versäumt wird, eine genaue Diagnose zu stellen. Wirksam sind: Stuhlregulation, Salben-Suppositorien-Behandlung, Sklerosierung, Gummibandligatur, Kryotherapie, manuelle Dilatation, Sphinkterotomie und Hämorrhoidektomie.

Konservative Behandlung:
1. *Die Baron-Gummibandligatur:*
   Mit einer speziellen apparativen Vorrichtung wird oberhalb der Linea dentata, d.h. im arteriellen Einstromgebiet der Hämorrhoide eine Gummibandligatur gesetzt, ohne die Hämorrhoide selbst einzubinden. Der Eingriff ist *ohne Anästhesie* möglich. Wird die Ligatur falsch, d.h. zu tief plaziert, treten starke Schmerzen auf, und die Ligatur muß sofort entfernt werden. Pro Sitzung können etwa 2 bis 3 Ligaturen angebracht werden. Das Verfahren zeigt sehr gute Ergebnisse, ist der Sklerosierung überlegen und kann nach 6 bis 8 Wochen wiederholt werden.
   Indikation: Hämorrhoiden 2. und 3. Grades.
   Kontraindikation: Bei entzündlichen Prozessen im Analbereich, portaler Hypertension, Schwangerschaft, Leukämie.
   Prognose: Therapieversager bei exakter Anwendung: etwa 3%. Der Therapieerfolg wird mit 90% angegeben, allerdings sind nur 50% der Patienten völlig ohne Symptome.
2. *Sklerosierung:*
   a) Methode nach BLANCHARD: Oberhalb der hämorrhoidalen Kissen werden bei 3, 7 und 11 Uhr 0,5 bis 1 ml 0,5% Phenol-Mandelöl injiziert, wodurch es zur Sklerosierung in der Submukosa kommt (Drosselung der arteriellen Zufuhr oder Fixation der Schleimhaut?).
   b) Methode nach BLOND: 2 bis 3 submuköse Injektionen in die Hämorrhoide von 0,1 ml einer 20%igen Chininlösung mit Lidocain, wobei durch eine spezielle Injektionsnadel eine intravasale Applikation vermieden werden soll.
   Indikation: Hämorrhoiden 1., 2. Grades, unkompliziert oder blutend.
   Kontraindikation: Wie oben angegeben.
   Prognose: Der Therapieerfolg ist oft nur vorübergehend und wird mit etwa 75% angegeben.

Operative Therapie: Ziel ist die Unterbindung der in die Hämorrhoidalkissen führenden Arterien bei 3, 7 und 11 Uhr. Sie kann kombiniert werden mit einer Fissurektomie, interner Sphinkterotomie, Fistulotomie, Exzision hypertropher Analpapillen oder Entfernung von Marisquen. Einige Autoren empfehlen bei operativen Verfahren grundsätzlich eine manuelle Sphinkterdehnung.

1. *Methode nach MILLIGAN-MORGAN:*
   Die erweiterten Hämorrhoidalkissen werden kleeblattförmig exzidiert mit entsprechender zentraler Ligatur der Gefäße. Zu beachten ist, daß zwischen den Exzisionsstellen genügend Schleimhautbrücken stehenbleiben, die postoperativ eine ausreichende Epithelialisierung garantieren; ansonsten kann es zu einer analen Stenose kommen.

2. *Geschlossene submuköse Hämorrhoidektomie nach PARKS:*
   Sie erlaubt eine schnellere Wundheilung und verursacht weniger postoperative Beschwerden. Sie besteht in einer ovalären Hautexision an der anokutanen Grenze mit Entfernung überschüssiger Hautareale und einer schmalen spindeligen Inzision der Schleimhaut über dem Hämorrhoidalplexus mit zentraler Gefäßligatur und abschließender Naht der Schleimhaut und der Haut.
   Indikation: Hämorrhoiden 3. und 4. Grades.

Kontraindikation: Entzündliche Darmerkrankungen, portale Hypertension, hämorrhagische Diathese, Antikoagulantientherapie und Leukämie.

Komplikationen: Postoperative Blutungen bis zu 4%, selten Infektionen und Abszesse, die sofortige Reintervention erfordern. Bedeutend kann der Verlust der Feinkontinenz sein, der bis zu etwa 25% der Fälle beobachtet wird.

Prognose: Der Therapieerfolg hängt von der Sorgfalt der Operation ab.

Jedem chirurgischen Eingriff im Bereich des Analkanals muß eine genaue Untersuchung und Diagnosestellung vorangehen.

Hämorrhoiden sollen *zunächst konservativ* behandelt werden. Die operative Therapie muß technisch korrekt und sorgfältig erfolgen, um Rezidive und Nebenwirkungen zu vermeiden.

Jede **peranale Blutung** muß zum Ausschluß eines kolorektalen Karzinoms oder eines Analkarzinoms führen.
Eine Analerkrankung kann immer mit einer anderen *systemischen Erkrankung* wie M. Crohn, Colitis ulcerosa, Leukämie etc. verbunden sein.

21.8.6.3. Analfissuren

Analfissuren sind *Längseinrisse der Analhaut zwischen der Linea dentata und der Linea ano-cutanea.* Sie können akut oder chronisch auftreten, sind äußerst schmerzhaft bei der Stuhlpassage, oft kombiniert mit Spasmus oder Fibrosierung des Sphinkter ani internus. Zu 90% sind sie lokalisiert in der hinteren, gelegentlich auch in der vorderen Kommissur.

Klinische Symptome und Diagnose: Leitsymptome sind Schmerzen bei und nach dem Stuhlgang, über mehrere Stunden anhaltend. Eine digitale Untersuchung ist äußerst schmerzhaft. Bei Inspektion des gespreizten ano-kutanen Ringes ist ein längsgerichteter Epitheldefekt im äußeren Analkanal verdächtig; bei chronischen Formen ist eine typische Hautverdickung zu erkennen. Die endgültige Diagnose ist wegen der Schmerzhaftigkeit oft nur in Narkose zu sichern.

Therapie:
Konservativ: Bei der akuten Form kann eine Behandlung mit Suppositorien oder anästhetisch wirksamer Salbe hilfreich sein. Bei der chronischen Form sind andere Maßnahmen notwendig:

Chirurgisch:
- Die manuelle Sphinkterdehnung.
- Die interne Sphinkterotomie abseits der Fissur mit oder ohne Fissurektomie. Bei der lateralen und halboffenen Fissurektomie wird bei 3 Uhr abseits der Fissur von einem zirkulären Hautschnitt aus der Sphinkter ani internus isoliert und bis etwa in Höhe der Linea dentata eingekerbt. Die Analfissur bleibt meist unberührt, nur eine Abtragung großer unterminierter Marisquen und hypertropher Analpapillen sollte vorgenommen werden.

21.8.6.4. Analfisteln und Abszesse

Analfisteln und Abszesse sind ein Krankheitsbild, das durch Schmerzhaftigkeit und vor allem Rezidivhäufigkeit mit oft jahrelangem Leiden gekennzeichnet ist.

Ätiologie und Pathogenese: *Ausgangspunkt dieser Erkrankungen sind stets die Proktodealdrüsen.* Die Infektion beginnt in den Krypten der Linea dentata, in denen sich Kotreste ansammeln können, und breitet sich über die Analgänge bis in die Proktodealdrüsen aus. Diese liegen im Spatium intersphinctericum, so daß die Abszesse größtenteils weder intra- noch extrasphinktär, sondern zwischen den beiden Schließmuskeln entstehen. Diese Ausbreitungswege bestimmen die spätere Lage der Fisteln, die meist als *intersphinktäre Fisteln* (80%) nach außen treten. Allerdings kommen auch Durchbrüche durch die einzelnen Muskelpartien vor, vor allem des Sphinkter ani externus, so daß dann *transsphinktäre Fisteln* entstehen, die in der Fossa ischiorectalis Abszesse bilden können (15%). Diese können in Extremfällen auch auf die Gegenseite durchbrechen und sogenannte *Hufeisenabszesse* bilden. Über dem Anorektalring, d.h. über dem proximalen Anteil des Sphincter ani internus und der Puborektalisschlinge gelegene Abszesse oder dort mündende Fisteln sind selten (4%) und werden als *suprasphinktäre* und *extrasphinktäre Fisteln* bezeichnet. Nach den Ausbreitungsvariationen werden *vier Formen der Analfisteln* unterschieden (Abb. *21.8.*-20).

Typ I: Intersphinktäre Fisteln.
Typ II: Transsphinktäre Fisteln.
Typ III: Suprasphinktäre Fisteln.
Typ IV: Extrasphinktäre Fisteln.

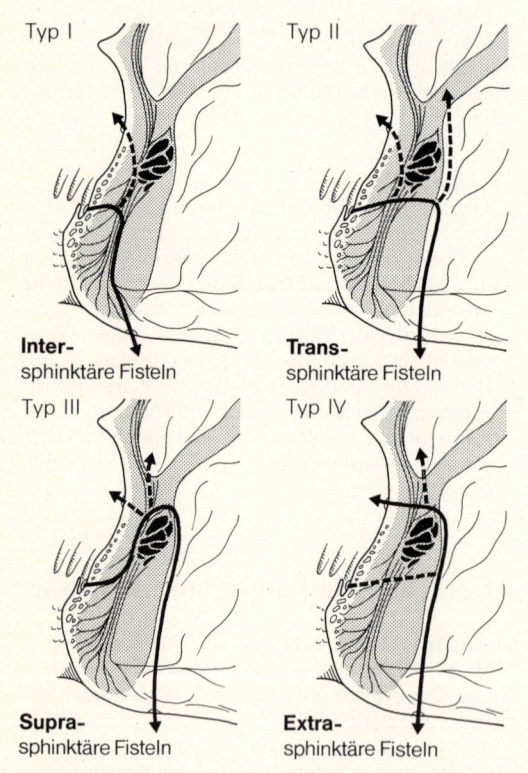

Abb. *21.8.*-20. Die wichtigsten Formen der Analfisteln (nach PARKS, 1976).

Entscheidend für das operative Vorgehen ist die *Lokalisation* der inneren Fistelmündung, die fast immer im Bereich der Linea dentata auszumachen ist. Liegt die Fistelöffnung unterhalb des Anorektalringes, so ist eine großzügige Spaltung und Freilegung der Abszesse oder Fisteln (Entdachung) bis auf Höhe der Linea dentata ohne Zerstörung des Kontinenzorganes möglich. Dies gilt für die Fisteln *Typ I* und *II*.

Über dem Anorektalring mündende Fisteln des *Typ III* und *IV* können nicht auf diese Weise entdacht, d.h. aus einer Röhre in eine offene Rinne umgewandelt werden und bedürfen einer speziellen Behandlung.

Klinische Symptome und Diagnose: *Leitsymptome* sind Schmerzen beim Sitzen und Stehen und bei der Defäkation, Fieber und Schwellung. Nach spontaner Entleerung folgt oft langes Schmieren mit Übergang in eine chronische Fistel.

Eine genaue Diagnosestellung ist wegen der Schmerzhaftigkeit der rektalen Untersuchung *nur in Narkose* möglich. Bei digitaler Untersuchung und unter anoskopischer Kontrolle wird die innere Fistelöffnung mit einer Sonde lokalisiert.

Differentialdiagnostisch sind M. Crohn, Colitis ulcerosa, Tuberkulose, Diabetes mellitus, Divertikulitis, Salpingitis und verschleimende Appendizitis auszuschließen.

Therapie:
Abszesse: Anzustreben sind *vollständige Abszeßentleerung und ausreichende Drainage*, die vor allem eine frühzeitige Verklebung der Hautränder vermeiden soll. Die Inzision geschieht am Punctum maximum des Abszesses. Die Inzision verläuft perianal zirkulär mit stumpfer Spreizung der Wunde. Auch ovaläre Hautexzision, T-förmige oder kreuzförmige Inzision werden empfohlen.

Bei *Hufeisenabszessen* ist eine Abszeßeröffnung auf der Gegenseite mit Einlegen einer durchgezogenen Lasche nicht notwendig.

Fisteln: Ziel ist die *Sanierung des Ausgangsortes* der Fistel, also der Proktodealdrüseninfektion und das intraoperative Auffinden der inneren Fistelöffnung und ihrer Lage zur Puborektalisschlinge (Fisteltyp).

Eine breite Fistelspaltung über einer eingeführten Sonde, d.h. eine sogenannte *Entdachung* ist nur bei *Fisteltyp I* und *II* möglich.

Die *Fisteltypen III* und *IV* erfordern meist ein mehrzeitiges Vorgehen; in der ersten Sitzung wird ein Faden in die Fistel eingelegt, um eine Fibrosierung zu erreichen, die bei einer späteren Spaltung des Fistelkanals ein Klaffen des Sphinkters verhindert. Gelegentlich muß zur Ausheilung ausgedehnter Fistelgänge ein *passagerer Anus praeter* angelegt werden.

Komplikationen: Eine Fisteloperation ohne Auffindung und Sanierung der inneren Fistelöffnung hat fast immer ein Rezidiv zur Folge. Schwerwiegendste Komplikation ist die *Sphinkterinkontinenz*.

> Jeder **perianale Abszeß** ist in erster Linie chirurgisch zu drainieren; in zweiter Linie ist die Ursache zu diagnostizieren und zu beseitigen.
> Eine **Analfistel** kann Erstsymptom (16%) einer Morbus-Crohn-Erkrankung sein.
> Eine Analfistel hat ihre Ursache in einer Infektion der Proktodealdrüsen. Eine Fisteloperation ohne Auffindung und Sanierung der inneren Fistelöffnung hat *fast immer ein Rezidiv* zur Folge. *Cave:* Sphinkterinsuffizienz!

21.8.6.5. Rektumprolaps

Bei einem Rektumprolaps *tritt die gesamte Rektumwand durch den Analkanal nach außen*. Ein solcher »Vorfall« ist eher als Invagination des Rektums, beginnend in 6 bis 7 cm Höhe, als eine Gleithernie des Beckenbodens zu verstehen. Typisch sind die *konzentrischen Ringe* der prolabierten Schleimhaut, so daß eine eindeutige Unterscheidung vom *Hämorrhoidal-* bzw. *Analprolaps* mit seinen *radiären Falten* möglich ist. Allerdings kann auch ein Analprolaps von Anteilen der Rektumschleimhaut begleitet sein. Ein Rektumprolaps kann in jedem Alter auftreten, der Altersgipfel liegt aber zwischen 60 und 70 Jahren, und zwar vorwiegend bei Frauen, während Männer selten davon betroffen sind (Verhältnis 5:1).

Ätiologie und Pathogenese: Die Ursachen eines Rektumprolapses sind vielfältig, die Ätiologie ist nicht einheitlich. Es prädisponieren Obstipationen, Geburten mit Dammrissen oder Episiotomien, schlaffer Beckenboden mit offenem Anorektalwinkel (normal 95 bis 105°). Häufig (bis zu 10%) besteht zusätzlich eine Analinkontinenz, die bei der Therapieplanung mit berücksichtigt werden muß und eine Korrektur zum Beispiel durch Raffung der Puborektalisschlinge als *Postanal-Repair* erfordert.

Klinische Symptome und Diagnose: Sie sind eindeutig, wenn der Vorfall vor den äußeren Analring tritt oder irreponibel wird. Bleibt der Prolaps im Analkanal stecken, so ist ein vollständiger Vorfall durch Pressen zu provozieren. Palpatorisch findet man einen auffallend schlaffen Sphinkter. Obligat ist eine Rekto-Sigmoideoskopie, bei der sich häufig *Druckulzerationen* finden. Diese sind *differentialdiagnostisch* von einem Karzinom zu trennen.

Ein Kolon-Kontrasteinlauf ist zum Ausschluß anderer Darmerkrankungen und zur Darstellung des Anorektalwinkels sinnvoll. Die Ursachen sind immer vielfältig, so daß die Beseitigung einer Ursache - wie z. B. der Analinkontinenz - die Erkrankung nicht heilen kann.

> Ein **Rektumprolaps** ist häufig eine Kombination aus Darmvorfall und Analinkontinenz.

Ziel der **operativen Therapie** ist, die *Invagination* bzw. den Darmvorfall zu beseitigen und die Kontinenz zu verbessern. Hierfür wurden zahlreiche Operationsverfahren - insgesamt etwa 50 - angegeben, ohne daß ein Rezidiv sicher verhindert werden kann. Prinzipiell gibt es *vier Operationsverfahren:*

1. Die *transabdominale Rektopexie:* Das prolabierte Rektum wird im kleinen Becken fixiert (Operationsverfahren nach Ripstein und Wells unter Verwendung von Kunststoffimplantaten, die das Rektum in der Fixierung halten).
2. *Resektionsverfahren,* entweder transabdominal oder perianal.
3. *Transsphinktäre Rektumresektion* nach MASON. Zur Beseitigung der analen Inkontinenz ist hier die Kombination mit einer Raffung des Beckenbodens als Postanal-Repair sinnvoll.
4. *Operationen an der Bruchpforte.* Einführen eines Draht-Ringes um den Anus oder Verfahren nach SARAFOFF mit Umschneidung des Analbereiches und Induktion einer einengenden Narbe. Die analen Cerclagen sind als Notlösung zu betrachten und nur bei sehr alten Patienten indiziert.

Prognose: Die Rezidivhäufigkeit wird bei den am meisten angewandten Rektopexieverfahren mit 15 bis 25% angegeben.

21.8.6.6. Analkarzinom

Malignome des Analkanals und der perianalen Region machen etwa 1 bis 2% der kolorektalen Tumoren aus. Entsprechend den Variationen der Epithelauskleidung des Analkanals vom mehrschichtigen Plattenepithel oberhalb der Linea dentata bis zum verhornenden Plattenepithel mit Hautanhangsgebilden im Perianalbereich gibt es eine große Variation von Tumoren:

Typen:
- *Plattenepithelkarzinome* und *Adenokarzinome*.
- *Basalzelltumoren,* untergliedert in drei Tumorformen unterschiedlicher Malignität:
  - Reine Basalzellkarzinome,
  - Plattenepithelkarzinome mit basaloiden Anteilen,
  - Basaloide kleinzellige Karzinome.

  Plattenepithelkarzinome und Basalzelltumoren machen 99% der Analkarzinome aus.
- *Mukoepidermales Karzinom,* eine Mischung aus Plattenepithel- und Adenokarzinom im Bereich der Linea dentata. Ausgangspunkt sind wahrscheinlich die Proktodealdrüsen.
- *Malignes Melanom*.
- *M. Bowen,* ein intraepidermal gelegenes Carcinoma in situ, mit einem invasiven Wachstum in 2 bis 20%.

– *M. Paget,* ein schleimbildendes, intraepidermal gelegenes Adenokarzinom, oft imponierend als perianale chronische Entzündung mit Pruritus und blutiger Sekretion.

Klinische Symptome und Diagnose: Plattenepithelkarzinome und Basalzelltumoren äußern sich als indurierte oder ulzerierte Knoten. *Leitsymptome* sind Schmerzen, Juckreiz und Blutung. Häufig verleiten äußerliche anale Läsionen zu Fehldiagnosen und damit zu einer verspäteten Diagnose des Karzinoms. *Histologische Untersuchung ist obligat.* Das Plattenepithelkarzinom *metastasiert frühzeitig* auf drei Wegen.

Analkarzinome werden häufig als benigne Läsionen fehlgedeutet. Rektale digitale Untersuchung, Rektoskopie und Histologie sind *obligat.*

- 50% metastasieren *lymphogen* und entsprechend ihrer Lokalisation, d. h. oberhalb der Linea dentata gelegene Karzinome in die Becken- und Mesenteriallymphknoten, unterhalb der Linea dentata gelegene Karzinome in die Inguinallymphknoten.
- *Direkte* Tumorinvasion in die Sphinktermuskulatur, die Vagina, Prostata und Blase.
- *Hämatogene* Metastasierung in etwa 10% vorwiegend in Leber, Nieren und Knochen.

Therapie: Die chirurgische Therapie besteht entweder in einer *lokale Exzision* bei kleinen, unterhalb der Linea dentata liegenden gut differenzierten Karzinomen (T1 bis T2) oder in einer *Rektumexstirpation* bei infiltrierenden und bis oberhalb der Linea dentata reichenden Karzinomen.

Patienten mit inguinalen *Lymphknotenmetastasen* (etwa 15% synchron, 20 bis 25% metachron) sollten *lymphadenektomiert* werden.

Strahlentherapie ist indiziert. Bei kleinen Tumoren im Analkanal (T1 bis T2) wird eine alleinige Strahlentherapie empfohlen.

Zunehmend werden kombinierte Therapieverfahren mit präoperativer Chemotherapie, Bestrahlung und Operation angewandt.

Prognose: Die Fünf-Jahres-Überlebensrate liegt, wenn keine inguinalen Lymphknotenmetastasen vorhanden sind, bei 50 bis 60%; bei synchronen Lymphknotenmetastasen erreichen die Patienten selten die Fünf-Jahres-Grenze, bei metachronen Lymphknotenmetastasen mit anschließender Lymphknotendissektion in 15 bis 20%.

Karzinome des Analkanals haben je nach Lokalisation *drei unterschiedliche lymphogene Metastasierungswege,* d. h. sie können in die Leistengegend, die Beckenwandlymphknoten oder die Mesenteriallymphknoten metastasieren. Ihre Behandlung besteht aus Chirurgie, Strahlentherapie, Chemotherapie.

21.8.6.7. Andere Erkrankungen der Analregion

Zu ihnen zählen Pruritus ani, Condylomata acuminata, Gonorrhoe, Proktitis, Herpes simplex, Lymphgranuloma venereum, idiopathische ulzerative Proktitis oder die Proctalgia fugax. Diese Erkrankungen bieten weniger chirurgische als *differentialdiagnostische Probleme* und verleiten häufig zu unnötigen chirurgischen Eingriffen.

Pruritus ani ist eine häufige und oft schwierig zu behandelnde Erkrankung. Darunter verstecken sich *chirurgisch angehbare* Erkrankungen wie Hämorrhoidalprolaps, Analektropie, Fissuren, Fisteln, Condylomata und Karzinome.

Andere Ursachen sind Diabetes mellitus, Ikterus, Dermatitis, Diarrhöen, Pilzinfektionen und Wurmerkrankungen.

Ein *idiopathischer Pruritus* ist ein *kaum beherrschbares Leiden.*

Condylomata acuminata, hervorgerufen durch das Human-Papilloma-Virus Typ 6, erfordern bei großer Ausdehnung eine *chirurgische Exzision und/oder Entfernung mit dem Elektrokauter.* Die *Rezidivquote* liegt über 60%. Zusätzliche Immuntherapie mit einer aus den Condylomata hergestellten Vakzine wird empfohlen.

Die **idiopathische ulzerative Proktitis** ist eine *unspezifische Entzündung der Rektumschleimhaut* und wird als benigne Form der Colitis ulcerosa betrachtet. In 10% der Fälle geht die Erkrankung innerhalb von fünf Jahren auf das gesamte Kolon über.

Schmerzhafte Blutungen sind typische *Symptome.* Der Verlauf schwankt zwischen Remission und Exazerbation.

Nur in der akuten Phase ist eine *Behandlung* mit Azulfidine und/oder Hydrocortison-Suppositorien sinnvoll. Eine karzinomatöse Entartung ist bei Begrenzung der Erkrankung auf das Rektum nicht bekannt.

Literaturauswahl

Lehrbücher – Übersichtsarbeiten

ALLGÖWER, M., F. HARDER, L. F. HOLLENDER, H. J. PEIPER, J. R. SIEWERT: Chirurgische Gastroenterologie 2. Springer, Berlin 1981.
BUCHMANN, P.: Lehrbuch der Proktologie. Huber, Bern 1985.
GALL, F. P., P. HERMANEK, M. SCHWEIGER (Hrsg.): Das Rektumkarzinom. Perimed, Erlangen 1982.
GALL, F. P., P. HERMANEK, J. TONAK (Hrsg.): Chirurgische Onkologie. Springer, Berlin 1986.

GOLIGHER, J.: Surgery of the Anus, Rectum and Colon. 5. Aufl. Bailliere & Tindall, London 1984.
HERMANEK, P.: Pathologische Begutachtung von Tumoren. Perimed, Erlangen 1983.
HERMANEK, P., K. KAARER: Illustrierte Synopsis kolorektaler Tumoren. Pharmazeutische Verlagsges., München 1983.
HERMANEK, P., O. SCHEIBE, B. SPIESSL, G. WAGNER: TNM-Klassifikation maligner Tumoren. Springer, Berlin 1987.
PAPILLON, J.: Rectal and Anal Cancers. Springer, Berlin 1982.
PICHLMAYR, R., B. GROTELÜSCHEN: Chirurgische Therapie. Springer, Berlin 1978.
PARKS, A. G.: Anorectale Chirurgie. In: R. ZENKER, F. DEUCHER, W. SCHINK: Chirurgie der Gegenwart, B II. Urban und Schwarzenberg, München, Berlin, Wien 1976.
SCHWARTZ, S. J., G. T. SHIVES, F. C. SPENCER, F. H. STORER: Principles of Surgery, 4. Aufl. International Student Edition 1985.
STELZNER, F.: Die anorectalen Fisteln. Springer, Berlin 1978.
UICC. TNM-Classification of Malignant Tumors. 3. Aufl., Enlarged and revised 1982. UICC, Genf 1982.

Zeitschriften - Einzelfragen

ASTLER, V. B., F. A. COLLER: The prognostic significance of direct extension of carcinoma of the colon and rectum. Ann. Surg *130*:846-852 (1954).
AYLETT, S. O.: Three hundred cases of diffuse ulcerative colitis treated by total colectomy and ileo-rectal anastomosis. Brit. med. J. *1*:1001-1005 (1966).
DUKES, C. W.: The surgical pathology of rectal cancer. Proc. roy. Soc. Med. *37*:131-144 (1944).
FROST, D. B., P. C. RICHARDS, E. D. MONTAGUE, G. G. GIOACCO, R. G. MARTIN: Epidermoid cancer of the anorectum. Cancer *53*:1285-1293 (1984).
GILBERTSEN, V. A., O. H. WANGENSTEEN: A summary of thirteen years experience with the second-look program. Surg. Gynec. Obstet. *114*:436-442 (1962).
HERMANEK, P., F. P. GALL, A. ALTENDORF: Lokalrezidive nach Rectumcarcinom. Entstehung, Diagnose, Prognose. Langenbecks Arch. Chir. *356*:289-298 (1982).
KEMENY, N., A. YAGODA, D. BRAUN: Metastatic colorectal carcinoma. Cancer *51*:20-24 (1983).
KOCK, N. G.: Continent ileostoma. Progr. Surg. *12*:180-201 (1973).
MASON, A. Y.: Trans-sphincteric surgery of the rectum. Progr. Surg. *13*:66-97 (1974).
MORSON, B. C.: The polyp-cancer sequence in the large bowel. Proc. roy. Soc. Med. *67*:451-457 (1974).
MORSON, B. C., L. H. SOBIN: Histological Typing of Intestinal Tumours. Int. Histological Classification of Tumours No 15, World Health Organization, Genf 1967.
PARKS, A. G., P. H. GORDON, J. D. HARDCASTLE: A classification of fistula in ano. Brit. J. Surg. *63*, 1-12 (1976).
RÜDIGER, H. W.: Genetisch bedingte Risikofaktoren für maligne Tumoren beim Menschen. Dtsch. med. Wschr. *103*:77-84 (1978).
TURNBULL, R. B., K. KYLE, R. F. WATSON, J. SPRATT: Cancer of colon: The influence of the »No touch« isolation technic on survival rates. Ann. Surg. *166*:420-427 (1967).
TURNBULL jr., R. B., F. L. WEAKLEY, W. A. HAWK: Choice of operation for the toxic megacolon phase of nonspecific ulcerative colitis. In: K. KREMER, K. KIVELITZ: Colitis Ulcerosa. Thieme, Stuttgart, New York 1977.

21.9. Milz

Von H. H. GRUENAGEL

21.9.1. Anatomie und Physiologie

Anatomie: Die Milz liegt im linken Oberbauch unter dem Zwerchfell und folgt mit ihrer Längsachse etwa dem Verlauf der 10. Rippe. Sie ist von Peritoneum überzogen und wiegt normalerweise 150 bis 180 Gramm. Ihre Form, Größe und Lage sind zum Teil vom Füllungszustand abhängig und passen sich dem jeweiligen Funktionszustand der Nachbarorgane an. Die Verbindung der Milz zu den Nachbarorganen wird durch ihre Aufhängebänder *Ligg. phrenicolienale, gastrolienale* und *colicolienale* gewährleistet.

Auf der konkaven Medialseite findet sich der die *Blutgefäße*, Lymphgefäße und Nerven tragende *Hilus*. Die *A. linealis* ist der stärkste Ast des *Tripus Halleri* aus der A. coeliaca. Ihre Äste sind nach ihrer Aufteilung am Milzhilus Endarterien, so daß eine segmentale, querverlaufende Gefäßversorgung der Milz resultiert. Die *V. lienalis* läuft etwas kaudal der A. linealis am oberen Pankreasrand und nimmt hier die Vv. gastricae breves auf.

Relativ häufig (10 bis 35%) existieren *Nebenmilzen*, meistens im hinteren Blatt des Lig. gastrolineale, im Bereich des Milzhilus, gelegentlich aber auch im großen Netz retroperitoneal und im Becken bis zum Skrotum.

Die vielfältigen **Funktionen** der gesunden Milz sind noch nicht völlig geklärt. Es kommen ihr Aufgaben der *Kreislaufregulation* im großen Kreislauf und im Pfortadergebiet, der *Blutbildung*, des *Blutabbaus*, der *Abwehrregulation bei Infekten* sowie *Einflüsse auf das blutbildende* und *innersekretorische System* zu. Dies wird durch die *besondere Gefäßarchitektur der Milz* ermöglicht, die einen engen Kontakt von Zellen des lymphatischen und des retikuloendothelialen Systems mit dem strömenden Blut gewährleistet. Dadurch wird die Phagozytose in den Milzsinus begünstigt.

Daß die Milz an *immunologischen Vorgängen* beteiligt ist, wird durch die Anwesenheit immunkompetenter Zellen nahegelegt. In der Milz finden sich etwa 20% der Lymphozyten, und zwar *T-Lymphozyten* vorwiegend in den Lymphscheiden der Arteriolen, *B-Lymphozyten* in den Keimzentren der Malpighischen Körperchen. Eingehendere Kenntnisse über die immunologische Rolle der Milz fehlen noch.

21.9.2. Pathophysiologische Folgen des Milzverlustes

Nach dem Verlust der gesunden Milz bleibt bei Kindern und bei Erwachsenen eine verstärkte *Thrombosegefahr* und *Abwehrschwäche* gegen Infekte, die in 1–4,3% zu einer *Postsplenektomie-Sepsis* führen kann.

Als Hinweis auf die ausgefallene Milzfunktion erscheinen regelmäßig *Howell-Jolly-Körperchen* in den Erythrozyten. Ihr nur transitorisches Auftreten spricht für eine belassene funktionstüchtige Nebenmilz. Außerdem beobachtet man nach Ausfall der Milz vereinzelte *Siderozyten*, *Target-Zellen* und gelegentlich vermehrt *toxische Innenkörperbildung*. Es tritt auch eine Steigerung der osmotischen Resistenz der *Erythrozyten* ein. Gelegentlich werden vergrößerte Erythrozyten ausgeschwemmt. Die *Leukozyten* steigen postoperativ meist vorübergehend an. Ernstzunehmen ist ein Anstieg der *Thrombozyten* auf über eine Million/mm^3, bei dem infolge Minderwertigkeit der Plättchen hämorrhagische Diathesen auftreten. Thrombosen sollen dabei nicht entstehen.

Nach Entfernung einer gesunden Milz wegen Ruptur kann sich **vor allem bei Kindern eine Abwehrschwäche** gegenüber bakteriellen Infektionen entwickeln und zur **Sepsis** führen.

Bei den *Serumproteinen* kann eine Abnahme der Albumine und Zunahme der Beta- und Gammaglobuline eintreten. Da das übrige retikuloendotheliale System die Aufgaben der Milz nach ihrem Verlust übernimmt, scheint die Abwehrlage des Erwachsenen-Organismus nicht entscheidend gestört zu sein, abgesehen von Krankheiten, bei denen der Milz eine besondere Rolle zufällt, wie Typhus, Malaria, Bartonellen- und Protozoenerkrankungen.

21.9.2.1. Diagnostik

Sie richtet sich nach der festgestellten oder vermuteten Grunderkrankung und soll Auskunft geben über Größe und Lage des Organs, über dessen Speicherfunktion, Erythrozyten- und Thrombozyten-Abbau, Gefäßversorgung (Milzvenenthrombose), Geschwülste und Verletzungen.

Derzeit steht die *Ultraschalluntersuchung* (Sonographie) an erster Stelle. Bei differentialdiagnostischen Schwierigkeiten kann die *Computertomographie* eingesetzt werden. Demgegenüber hat das *Szintigramm* an Bedeutung verloren. Die *Angiographie* spielt als indirekte (über die A. lienalis) oder direkte (durch Punktion und Kontrastmittelinjektion in die Milz) Splenoportographie eine Rolle bei der Darstellung des Pfortadersystems.

21.9.2.2. Lageveränderungen und Rupturen

Torsionen des Milzstiels können akute Schmerzen verursachen. Bei angeborenen oder erworbenen Zwerchfellücken und -hernien wird die Milz manchmal ganz oder teilweise in den Thorax verlagert. Einklemmungserscheinungen zwingen zur Exstirpation.

Bei stumpfen Bandverletzungen platzt die blutreiche, nicht kompressible Milz recht häufig. Die **traumatische Milzruptur** wird bei den Verletzungen des Abdomens, Kap. 21.12, abgehandelt.

Bei einer **spontanen Milzruptur** sieht man sich demselben klinischen Bild wie bei der traumatischen Milzruptur gegenüber. Mit einer spontanen Milzruptur ist bei Malaria (auch Impf-Malaria), bei Typhus, Pfeifferschem Drüsenfieber oder in der Gravidität bzw. unter der Geburt bei vergrößerter Milz zu rechnen. Unbehandelt beträgt die *Letalität* der Milzruptur 90%. Auch bei Operationen muß man noch mit einer Letalität bis zu 30% rechnen.

21.9.2.3. Erkrankungen von Milzarterie und Milzvene

Aneurysmen der Milzarterie und -vene stellen eine große Seltenheit dar. Sie sind klinisch gelegentlich auskultatorisch festzustellen und gehen im allgemeinen mit einem Pfortaderhochdruck einher.

Therapie: Unterbindung des Aneurysmas oder Resektion mit oder ohne Exstirpation der Milz ist hier die Behandlung der Wahl.

Milznahe **Milzvenenstenosen** und -verschlüsse führen zu Rückstau, Splenomegalie und lokalem Pfortaderhochdruck. Sie stellen eine *Indikation zur Splenektomie* dar, wenn sie nicht durch ein aus der Umgebung vorwachsendes Neoplasma bedingt sind.

Milzinfarkte bei Arteriosklerosen, Hypertonie und Leukämie, klinisch erkennbar durch einen heftigen Flankenschmerz mit perisplenitischem Reiben, bedürfen im allgemeinen *keiner chirurgischen Intervention*.

21.9.3. Tumoren und Zysten

Tumoren und Zysten sowie Metastasen in der Milz sind *selten*. Eine ausgesprochene Rarität sind bösartige Primärtumoren, meist Lympho-, Retikulo-, Angiosarkome oder Endotheliome, die vom Parenchym, oder Rund- und Spindelzellsarkome, die von der Kapsel oder den Trabekeln ausgehen. Unter den metastatischen Geschwülsten wird das *Melanosarkom* in der Milz am häufigsten beobachtet.

Bei **Milzzysten** unterscheidet man *primäre* oder *echte Zysten* (kongenitale Zysten, Lymphangiome, Hämangiome, Epidermoidzysten, Dermoidzysten) mit Epithelauskleidung oder *sekundäre* bzw. *Pseudozysten* ohne Epithelauskleidung (traumatische, degenerative, entzündliche und parasitäre Zysten). Sie machen sich meist durch Verdrängung der Nachbarorgane bemerkbar. Die Wand der Echinokokkuszyste kann im *Röntgenbild* als Kalkschale nachweisbar sein. Im übrigen sind Zysten bei der Sonographie, im Szintigramm oder Arteriogramm gut nachzuweisen.

Therapie: Da größere Milzzysten durch Verdrängung Beschwerden verursachen, evtl. auch zu einem Hypersplenismus führen, außerdem immer die *Gefahr einer Ruptur* besteht, ist eine *Splenektomie* anzustreben.

Als große Seltenheit können sich **Milzabszesse** entwickeln, entweder aus der Nachbarschaft fortgeleitet oder bei Infektionskrankheiten metastatisch. Sie werden durch peritonitische Reizerscheinungen bemerkbar und erfordern in der Regel die *Splenektomie*.

Gelegentlich kann auch eine *Tuberkulose, Lues* oder *Malaria* in der Milz vorkommen. Die Diagnose wird dann erst nach Splenektomie durch den histologischen Befund gestellt.

21.9.4. Indikation zur Splenektomie bei Krankheiten des blutbildenden Systems

Die **idiopathische** oder **essentielle Thrombozytopenie** (M. Werlhof) geht *ohne Milzvergrößerung* (Splenomegalie) einher. Ihr liegt eine wesentliche Verminderung der Thrombozyten (unter 30000/mm^3) zugrunde, wobei die Thrombozyten auch qualitativ verändert sind. Man vermutet einen erhöhten Abbau in der Milz. Die Blutungszeit ist bei normaler Gerinnungszeit stark verlängert. Die Krankheit macht sich durch diffuse Petechien an Haut und Schleimhäuten, die spontan und bei geringer Druckeinwirkung auftreten, bemerkbar. Außerdem kommen lang anhaltende Hämorrhagien, wie Nasenbluten, Menorrhagien, Nieren- und Darmblutungen, gelegentlich auch Hirnblutungen vor. Auffallend sind Blässe, Schwäche und Müdigkeit der Patienten. Die akute Form der Thrombozytopenie, die spontan ausheilen kann, sollte mit *Cortison* und *ACTH* behandelt werden.

Erst bei Übergang in die chronische Form ist die *Splenektomie,* evtl. nach vorangehender Plasmapherese, zu erwägen.

Schon wenige Stunden nach der Splenektomie ist ein Anstieg der Thrombozyten nachweisbar, der gelegentlich bis über eine Million beträgt. Manchmal sinken aber auch die Thrombozyten auf subnormale Werte ab, ohne daß es dabei zu erneuten Blutungen kommen muß. Die Splenektomie führt meist zu einem vollen Erfolg. Rückfälle mit Blutungen sind nur vereinzelt bekannt geworden. Sie können durch *übersehene Nebenmilzen* ausgelöst werden, die nach der Splenektomie hypertrophieren und dann auch entfernt werden müssen.

Mit einer geringgradigen Milzvergrößerung geht die **konstitutionelle hämolytische Kugelzellanämie** einher *(familiärer hämolytischer Ikterus,* dominant vererblich). Sie tritt fast ausnahmslos in den ersten drei Lebensdezennien auf, manchmal schon beim Säugling, und ist durch die Symptomentrias *Anämie, Ikterus* und *Milztumor* gekennzeichnet.

Der Verlauf ist wechselhaft. Phasen ohne krankhafte Erscheinungen wechseln mit deutlichen Krankheitszeichen ab. Allgemeine Schwäche, Blässe und Gelbsucht, verbunden mit Fieber und Bauchschmerzen, kennzeichnen die typischen hämolytischen Krisen, die sich von Zeit zu Zeit einstellen. Die Anämie ist durch einen gesteigerten Zerfall minderwertiger, kongenital defekter Erythrozyten bedingt, deren Abbau zum großen Teil in der Milz stattfindet. Diese Erythrozyten sind kugelförmig *(Sphärozyten)* und haben dadurch eine verminderte osmotische Resistenz und verkürzte Lebensdauer (normal etwa 120 Tage). Das Knochenmark bildet vermehrt Erythroblasten und schwemmt kompensatorisch vermehrt Retikulozyten aus. Dem vermehrten Umsatz entsprechend findet man einen erhöhten indirekten Bilirubin- und Eisenspiegel im Serum. *Urobilinogen* im Stuhl ist vermehrt. Es finden sich Schädeldeformitäten, wie Turm- und Rundschädel. Daneben kommen aber auch periostale Neubildungen als heterotope Blutbildungsherde (Bürstenschädel), erweiterte Markräume und verdünnte Kortikalis vor. Infolge der Hypersplenie tritt bei Kindern Kleinwuchs mit verzögerter Knochenkernentwicklung und Hypogenitalismus auf (lienaler Infantilismus).

Die *Indikation zur Splenektomie* ergibt sich aus dem Krankheitsverlauf. Leichte Fälle können ohne Behandlung bleiben. Bei erheblichen und wiederkehrenden Krankheitserscheinungen ist die Indikation zur Splenektomie gegeben. Nach der Operation bleibt zwar eine gewisse Minderwertigkeit der Erythrozyten bestehen, die osmotische Resistenz bessert sich aber deutlich, auch die Größe der Erythrozyten nähert sich der Normalverteilung. Die Retikulozyten gehen peripher auf normale bis leicht erhöhte Werte zurück. Die Blutserumwerte für Bilirubin und Eisen normalisieren sich. Urobilinogen im Urin geht zur Norm zurück. Bei Kindern schwindet der Minderwuchs.

Bei erworbenen **immunhämolytischen oder toxischen Anämien** ist die *Indikation zur Splenektomie erst nach konservativen Behandlungsversuchen mit ACTH und Cortison* bzw. bei Rezidiven zu stellen. Das gleiche gilt für alle sonstigen mit Hypersplenie einhergehenden Milzvergrößerungen verschiedener Erkrankungen, z. B. bei Leukämie mit hämolytischen Begleiterscheinungen, Hypersplenismus bei Hodgkinscher Erkrankung, Thalassaemia major, bei verschiedenen Speicherkrankheiten, bei Panzytopenien mit erhaltener Aktivität im Knochenmark und nachgewiesenem Abbau in der Milz. Auch essentielle Neutropenien, Felty-Syndrom, chronische Lymphadenosen mit Milzvergrößerung und Osteomyelosklerosen – sofern noch funktionstüchtiges Markgewebe vorhanden ist – werden durch Milzexstirpation günstig beeinflußt.

Die **Indikation zur Splenektomie** ist nur nach eingehender hämatologischer und immunologischer Untersuchung zu stellen.

Die *Indikation zur Splenektomie* ist nur nach ausgiebigen hämatologischen und immunhämatologischen Untersuchungen zu stellen: Der Ort des maximalen Abbaus der Erythrozyten und ihre Lebensdauer lassen sich nuklearmedizinisch bestimmen.

Auch die Indikation zur Splenektomie bei der mit Hypersplenismus einhergehenden *Leberzirrhose,* die wegen der Gefahr der Thrombosierung des Pfortadersystems sehr zurückhaltend gestellt werden sollte, gehört hierher. Auf die Erfolge der Splenektomie bei progredienten Leberprozessen und damit auf die engen Wechselbeziehungen zwischen Milz und Leber wurde bereits hingewiesen.

Im Rahmen einer *explorativen Laparotomie* zur Feststellung der Ausbreitung eines malignen Lymphoms (staging laparotomy) kann ebenfalls eine Splenektomie in Betracht kommen.

Die **Ergebnisse der Splenektomie** sind weitgehend abhängig von einer sorgfältigen präoperativen Untersuchung und differenzierenden Indikationsstellung. Beim kongenitalen familiären Ikterus und der essentiellen thrombozytopenischen Purpura dürften sie am besten sein. Bei anderen hämatologischen Erkrankungen hat die Splenektomie unter den beschriebenen Einschränkungen ebenfalls ihre Berechtigung, wenngleich die Erfolgsaussichten hier geringer sind.

21.9.5. Komplikationen, Dauerfolgen und Begutachtung nach Splenektomie

Postoperative *Komplikationen* wie Wundinfekte bis zur subphrenischen Abszeßbildung, Pankreatitis, Verletzungen der Magenwand, Atelektase und Pneumonie sind *selten.* Durch die Thrombozytenvermehrung sind sowohl Thromboembolien wie auch hämorrhagische Diathesen postoperativ zu befürchten.

Die *Folgen einer Splenektomie* sind schwierig zu objektivieren. Kurzfristig und langfristig kann eine *Abwehrschwäche* gegenüber Infektionen bei Kindern, vor allem im Alter bis zu 5 Jahren, und auch bei Erwachsenen beobachtet werden. Es soll auch die Produktion von Tuftsin ausfallen, was eine Störung der Phagozytose zur Folge hat. Schwerste Form dieser Abwehrschwäche ist das sogenannte *»OPSI-Syndrom«* (Overwhelming Postsplenectomy-Infection), das auf einen Verlust der Filterfunktion der Milz für Bakterien zurückgeführt wird. Postoperativ soll wegen dieser Abwehrschwäche eine orale Penicillin-Prophylaxe durchgeführt werden, die auch später bei allen Infekten, besonders bei Kindern, oral eingesetzt werden soll.

Es wird auch eine Immunisierung mit Pneumokokken-Serum empfohlen.

Begutachtung: In den ersten 3 Monaten beträgt die Erwerbsminderung 100%, im ersten Jahr zwischen 30 und 40% und auf Dauer 0–10%, bei Kindern bis zu 12 Jahren 40%. Es sind dabei die angegebenen subjektiven Beschwerden und die objektivierbaren Veränderungen von Blutbild und Immunglobulinen zu berücksichtigen.

Literaturauswahl

BEGEMANN, H., J. RASTETTER: Folgen und gutachtliche Bewertung der Milzentfernung. Chirurg *42*:494 (1971).

BERCHTOLD, R.: Chirurgie der Milz. Chirurg *42*:489 (1971).

CONSTANTOPOULOS, A., V. A. NAJJAR, J. W. SMITH: Tuftsin deficiency: A new syndrome with defective phagocytosis. J. Pediat. *80*:564 (1972).

LENNERT, K., D. HARMS: Die Milz. Springer, Berlin 1970.

LEONARD, A. S., G. S. GIEBINK, TH. J. BAESL, W. KRIVIT: The overwhelming postsplenectomy sepsis problem. Wld J. Surg. *4*:423 (1980).

RUDOWSKI, W. J.: Accessory Spleens: Wld. J. Surg. *9*:422 (1985).

SEUFERT, R. M.: Chirurgie der Milz. Enke, Stuttgart 1983.

SIEGENTHALER, W., W. KAUFMANN, H. HORNBOSTEL, H. D. WALLER: Lehrbuch der Inneren Medizin. Thieme, Stuttgart 1984.

STREICHER, H. J.: Milz, Chirurgie der Gegenwart, Bd. 2. Urban & Schwarzenberg, München, Wien, Baltimore 1985.

TRASTEK, V. F., P. C. PAIROLERO, P. E. BERNATZ: Splenic artery aneurysms. Wld. J. Surg. *9*:378 (1985).

WINKLER, B.: Indikationen zur Splenektomie. In: BETTEX, M., N. GENTON, M. STOCKMANN: Kinderchirurgie. Thieme, Stuttgart 1982.

21.10. Hernien

Von V. Schumpelick

21.10.1. Allgemeines

21.10.1.1. Einleitung

Die Hernie (ερνος = Knospe) (= Bruch) ist eine Ausstülpung des Bauchfells durch *angeborene* oder *erworbene Lücken (= Bruchpforten)* der Bauchdecken, des Beckenbodens, des Zwerchfells, der Rückenmuskulatur oder mit intraabdomineller Lokalisation.

Der Krankheitswert der Hernie liegt in der Verlagerung von Baucheingeweiden mit der potentiellen Gefährdung dieser durch Ernährungsstörung *(Inkarzeration),* Passagestörung *(Ileus),* Schädigung der Haut (z. B. *Ulzeration*) oder *Kompression* benachbarter Strukturen (z. B. Nerven und Gefäße).

Im Gegensatz zur Hernie wird vom *Prolaps* (Vorfall) gesprochen, wenn Baucheingeweide durch eine Peritoneallücke vorfallen, ohne selbst vom Peritoneum gedeckt zu sein (z. B. postoperativer oder posttraumatischer Platzbauch).

Die Hernie wird nach der *Lokalisation der Brucklücke* bezeichnet, z. B. Leisten- oder Schenkelhernie oder epigastrische Hernie.

21.10.1.2. Definitionen

Äußere Hernie: Bruch mit Ausstülpung des parietalen Peritoneums nach außen (z. B. Leistenhernie, Schenkelhernie) (Abb. *21.10.*-1a).

Innere Hernie: Bruch mit Ausstülpung von Baucheingeweiden in innere Bauchfelltaschen, (z. B. Treitzsche Hernie, retrozökale Hernie).

Interparietale Hernie: Bruch mit Ausstülpung von Baucheingeweiden zwischen die Bauchdeckenschichten (z. B. Hernia supravesicalis).

Gleithernie: Ausstülpung von retroperitoneal gelegenen Baucheingeweiden (z. B. Colon ascendens, Harnblase, Zökum). Bei enger Nachbarschaft zur Brucklücke können Därme durch Lösung der retroperitonealen Fixierung vorfallen, ohne allseits von Peritoneum bedeckt zu sein (s. Abb. *21.10.*-1b).

Auf diese Weise ist das vorgefallene Organ Bestandteil der Wand des Bruchsackes, kann durch Lockerung des fettreichen retroperitonealen Bindegewebes in den Bruchsack gleiten und anläßlich der Operation als Bruchsackwand mißgedeutet werden. Die Nichtbeachtung dieses Sachverhalts führt intraoperativ zur Verletzung des Organs.

Symptomatische (sekundäre) Hernie: Brüche, die aufgrund einer generalisierten Erkrankung des Bauchfells (Aszites, Peritonealkarzinose) gelegentlich als Erstsymptom dieser Erkrankung auftreten. Sie sind überwiegend Ausdruck intraabdomineller pathologischer Drucksteigerung.

Angeborene Hernie: Brüche durch kongenitale Bruchlücken (Nabelbruch) oder angelegte Bruchsäcke (offener Proc. vaginalis peritonei).

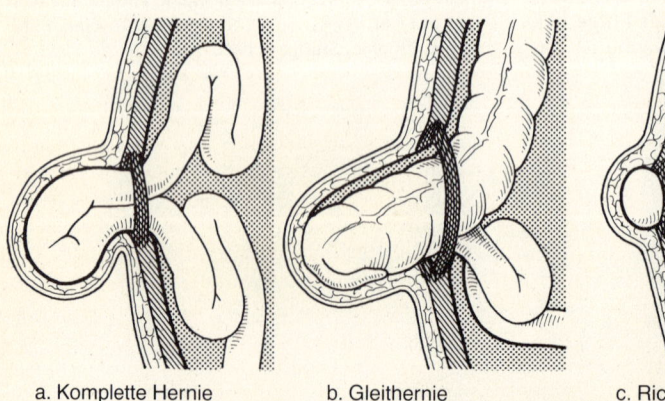

a. Komplette Hernie   b. Gleithernie   c. Richter-Hernie (Littré)

Abb. *21.10.*-1. Hernientypen.

Erworbene Hernie: Häufigste Bruchform mit Ausstülpung durch erworbene muskelschwache Lücken (z. B. direkte Leistenhernie, Narbenhernie).

Darmwandhernie: Diese häufig fälschlicherweise auch als Littrésche Hernie oder richtiger als Richtersche Hernie bezeichnete Bruchform beschreibt den Vorfall lediglich von Darmwandanteilen, meist in Kombination mit Inkarzeration (s. Abb. *21.10.*-1c).

Reponible Hernie: Bruch mit freier Beweglichkeit des Bruchinhalts im Bruchring. Diese Hernie reponiert sich spontan oder durch manuelle Reposition *(Taxis).*

Irreponible Hernie: Irreponibilität liegt vor bei Fixierung des Bruchinhalts im Bruchring. Hernien sind irreponibel bei Inkarzeration (s. u.), Verwachsungen mit dem Bruchsack (= *Hernia accreta*) oder bei entsprechender Größe der Bruchgeschwulst, so daß aufgrund des Bruchvolumens die Reposition nicht mehr gelingt.

In diesen Fällen spricht man davon, daß der Bruch »sein Heimatrecht im Bauchraum verloren hat«.

Die *nichtinkarzerierte irreponible Hernie* besteht in der Regel bereits längere Zeit, ist schmerzfrei und schon seit längerer Zeit nicht mehr reponiert worden. Derartige Riesenhernie (*Hernia permagna*) werden auch als *Eventerationshernien* bezeichnet.

Inkarzerierte Hernie: Einklemmung des Bruchinhalts im Bruchring mit der Gefahr der Ernährungsstörung *(Nekrose),* der Strangulation oder des Passagestops *(Ileus)* (s. o.).

21.10.1.3. Pathologische Anatomie

Manifestationsorte der Hernien sind Körperregionen, in denen die Bauchdecken durch den Durchtritt von Nerven, Gefäßen, embryonalen Gängen oder z. B. Samenstrang geschwächt werden. Auch dienen *Durchtrittspforten* im Beckenboden, im Zwerchfell oder muskelschwache Areale im Bereich des dorsalen Muskelskeletts als *Prädilektionsorte.* Abgesehen von den jeweiligen anatomischen Begebenheiten ist allen Hernien gemeinsam das Vorhandensein von 5 *bruchspezifischen anatomischen Gegebenheiten:*
 a) Bruchpforte,
 b) Bruchsack,
 c) Bruchinhalt,
 d) Bruchhüllen,
 e) Bruchwasser.

Bruchpforte: Die Bruchpforte wird gebildet durch die Schichten der Bauchwand, d. h. durch Muskel-, Sehnen-, Aponeurosen- oder Narbengewebe. Im Bereich des Beckens können auch Periost und Knochen an der Bruchpforte beteiligt sein (z. B. *Hernia obturatoria*).

Bruchsack: Als Bruchsack wird die Auskleidung der Hernie, meist mit parietalem Peritoneum, bezeichnet. Nur bei Gleitbrüchen liegt eine Beteiligung retroperitonealer Organe vor, die zumindest partiell den Bruchsack auskleiden. Topographisch lassen sich am Bruchsack *Korpus* und *Fundus* unterscheiden. Bei chronischem oder akutem Entzündungsprozeß wie auch bei Nekrosen kann der Bruchsack mit dem Bruchinhalt verkleben *(Hernia accreta).*

Bruchinhalt: Häufigster Bruchinhalt sind Netz und Dünndarmschlingen, aber auch alle anderen Bestandteile des Bauchraums können den Bruchsackinhalt ausmachen (z. B. Ovar, Magen, Dickdarm etc).

Bruchwasser: Im Bruchsack findet sich Transsudat, das zur Erhaltung der Gleitfähigkeit des Bruchinhaltes beiträgt. Bei Entzündungen, Inkarzerationen oder Nekrosen kann das Bruchwasser durch Blut-, Darminhalt- oder Eiterbeimengungen seine Gleitfähigkeit verlieren und zu Verklebungen oder Abszedierungen führen.

Bruchhüllen: Bruchhüllen sind die den Bruchsack umgebenden Schichten. Je nach Bruchlückenlokalisation können sie einschichtig *(Nabelbruch)* oder mehrschichtig *(Leistenbruch)* angelegt sein. Hierbei ist die anatomische Lokalisation und der Entstehungsmechanismus des Bruches ausschlaggebend. Beim Leistenbruch besteht der Bruchsack aus Peritoneum, präperitonealem Fett, Fascia transversalis, Fascia cremasterica und der Epidermis.

21.10.1.4. Ätiologie und Pathogenese

Gemeinsame *Ursache der abdominellen Brüche* ist ein *erhöhter intraabdomineller Druck.* Während *angeborene* Hernien durch präformierte Bruchlücken, im Sinne eines unvollständigen Verschlusses der Bauchwand, vortreten, liegt bei *erworbenen* Hernien ein erworbener Verlust der Bauchwandfestigkeit vor. Diese kann bedingt sein durch zunehmende Rarefizierung des Bindegewebes, Verlust der Fettpolster durch Abmagerung oder Alterung, Innervationsstörungen der Muskulatur oder metabolische Störung der Bindegewebssynthese (z. B. Lathyrismus).

Faktoren, die über eine Steigerung des Bauchinnendrucks die Entstehung von Brüchen *begünstigen,* sind Gravidität, Aszites, Prostatahypertrophie sowie eine chronisch verstärkte Bauchpresse (z. B. Blasmusiker, Gewichtheber, chronische Obstipation, chronische Emphysembronchitis etc.). Weitere Faktoren, vor allem erworbener Hernien, sind unvollständige Narbenbildung (Narbenbruch) wie auch intraabdominelle Tumoren. Verletzungen sind als Ursache nur dann zu akzeptieren, wenn sie mit einer starken Schädigung der Bauchwand (Quetschung oder Zerreißung) einhergehen (siehe Begutachtung).

Die allgemeine *Häufigkeit* der Hernien liegt bei 2-4% der Bevölkerung, wobei 95% äußere und 5% innere Hernien beobachtet werden. Ca. 75% der Hernien sind Leistenhernien, von denen die indirekte Form knapp ⅔ ausmacht. 10% der Brüche sind Narbenhernien, je 5-7% Nabel-, Schenkel-Hernien oder seltene Bruchformen. Leistenhernien treten zu 90% beim Mann, Schenkelhernien zu 75% bei der Frau auf.

21.10.1.5. Symptome

Frühsymptom der Hernie ist in der Regel der unspezifische Schmerz in der Region der Bruchpforte. Stechende und ausstrahlende Schmerzen in diesem Bereich weisen auf den beginnenden Durchtritt von Eingeweiden durch die Bruchpforte. Kommt es zum Vorfall von Eingeweiden, importiert die Hernie erstmals als *reponible Bruchgeschwulst*. Die meisten Patienten werden erst in dieser Phase auf ihre Erkrankung aufmerksam. Die Bruchgeschwulst preßt sich mit jedem Husten- oder Niesstoß in die Bruchpforte und erzeugt empfindliche Sensationen. Gleiches wird bei Anspannen der Bauchpresse oder Defäkation beobachtet. Der Patient versucht reflektorisch, die Bruchgeschwulst zurückzudrücken und sich derart Erleichterung zu verschaffen.

Liegt bereits eine *Inkarzeration* vor, so ist die Bruchgeschwulst stark schmerzhaft, häufig gerötet, nicht reponibel und von einer peritonealen Reaktion begleitet. Hierzu zählen Übelkeit und Erbrechen, Abgeschlagenheit und Leibschmerzen (s. u.).

21.10.1.6. Diagnostik und Differentialdiagnostik

Das mit Abstand wichtigste Mittel der Herniendiagnostik ist die gewissenhafte, ausführliche und sachkundige klinische Untersuchung. Kein modernes diagnostisches Verfahren kann diese Untersuchung ersetzen oder auch nur in ihrer Aussagekraft annähernd erreichen.

Klinische Untersuchung: Sie beinhaltet die *Inspektion* und *Palpation der Bruchgeschwulst* sowie *der Bruchpforten*. Ihre Aufgabe ist es, die Bruchpforte und gegebenenfalls den Bruchkanal auszutasten sowie den Bruchsackinhalt zu palpieren. Bei inspektorisch unauffälligen Befunden muß der palpierende Finger (Zeigefinger für Erwachsene, Kleinfinger für Kinder) die häufigsten Bruchpforten systematisch untersuchen. Aufgrund der relativen Häufigkeit des Leistenbruchs (s. o.) werden im Rahmen der klinischen Untersuchung zuerst die *Leistenbruchpforte* (innerer und äußerer Leistenring), die *Schenkelbruchpforte* (medial der V. femoralis), der *Nabel*, die *epigastrische Linea alba* (epigastrische Hernie), die *Lumbalregion* (Lumbalhernie) und die Region der *Linea semilunaris* (Spiegelsche Hernie) untersucht. Innere Hernien, Beckenboden- und Zwerchfellhernien entziehen sich meist der klinischen Untersuchung und sind durch *radiologische Verfahren* zu lokalisieren.

Die *Untersuchung des Leistenkanals* als häufigste Lokalisation eines Eingeweidebruchs erfolgt am stehenden Patienten: Durch Einstülpung der Skrotal- bzw. Leistenhaut durch den äußeren Bruchring mit dem Zeigefinger bzw. dem Kleinfinger gelangt der Untersucher mit seinem Finger in den Leistenkanal. Derart läßt sich der innere Leistenring digital erreichen, während der äußere Leistenring das Mittelglied des untersuchenden Fingers ringförmig umgreift (s. Abb. *21.10.*-2). Bei Aufforderung zur Bauchpresse kann im Rahmen einer intraabdominellen Druckerhöhung eine kleine Hernie im Bereich des inneren Leistenringes nunmehr tastbar sein. Grundsätzlich werden beide Seiten untersucht, da beidseitige Befunde in ca. 20-40% zu erwarten sind. Von einer »weichen« Leiste wird gelegentlich gesprochen, wenn bei der digitalen Austastung des Leistenkanals der untersuchende Finger ohne Schwierigkeit den üblicherweise ge-

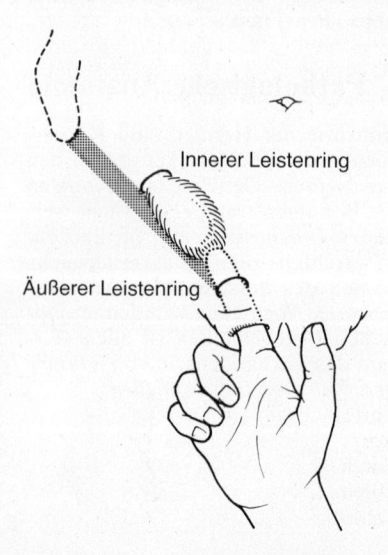

Abb. *21.10.*-2. Diagnostik des Leistenbruchs: digitale Palpation der Bruchpforten.

schlossenen inneren Leistenring passieren kann. Quillt dem untersuchenden Finger bei der Palpation des inneren Leistenringes ein Bruchsack entgegen, so liegt eine *manifeste Hernie* vor. Hat der Leistenbruch den Leistenkanal bereits durchtreten und tritt am äußeren Leistenring in Erscheinung, so kann die Bruchgeschwulst bis in das Skrotum vordringen *(Skrotalhernie)*.

Die Untersuchung der Hernie hat sich auch auf die *Konsistenz,* die *Reponibilität* und die *Gleitfähigkeit des Bruchinhalts* zu erstrecken. Bei frischen, nicht inkarzerierten Hernien ist der Inhalt in der Regel reponibel, so daß sich nach Reposition die Bruchpforte unschwer austasten läßt. Bei größeren irreponiblen inkarzerierten Hernien ist die Bruchpforte häufig erst intraoperativ auszumachen.

Röntgenuntersuchung: Der radiologische Nachweis einer Hernie sollte die *Ausnahme* darstellen. Nur bei seltenen Bruchformen, inneren Hernien und Hernienkomplikationen hat die radiologische Diagnostik Bedeutung. Zum Nachweis von Hernien kann die Kontrastmitteldarstellung der Darmschlingen, die Peritoneographie, die Röntgenabdomenübersicht im Stehen sowie die Computertomographie und Sonographie herangezogen werden.

Differentialdiagnostisch sind Lymphknotenschwellungen, mesenchymale Tumoren oder auch die Hydrocele testis abzugrenzen. Für letztere kann die *Diaphanoskopie* (= Durchleuchtung mit starker Lichtquelle) herangezogen werden. Während bei Skrotalhernien sichtbare Bruchsackbestandteile bei der Diaphanoskopie imponieren, findet sich bei der Hydrozele ein homogener Diaphanoskopiebefund. Sonographisch ist die Differentialdiagnose eindeutig. Andere Differentialdiagnosen lassen sich gegebenenfalls durch Probefreilegung ausschließen.

21.10.1.7. Komplikationen

Direkte Inkarzeration: Die Einklemmung (Inkarzeration) des Bruchinhaltes in der Bruchpforte ist die häufigste Komplikation des Bruchleidens (Abb. *21.10.*-3a). Sie kann *partiell* oder *komplett* sein. Während die komplette Inkarzeration zum Passagestop und zur kompletten Darmwandnekrose führen kann, verläuft die inkomplette Wandinkarzeration bei der Richter-Hernie ohne Passagestop häufig symptomarm. Erst eine späte Perforation mit Peritonitis führt zu der richtigen Diagnose.

Sonderform der Inkarzeration ist die *elastische Einklemmung* (Abb. *21.10.*-3b). Hierbei kann durch die Darmperistaltik Darminhalt in den Bruchsack eintreten, der beim Nachlassen der Bauchpresse durch elastische Einengung des Bruchrings dort gefangen ist.

Eine andere Form ist die *Koteinklemmung* (Incarceratio stercoratia), bei der durch akkumulierenden Darminhalt eine Inkarzeration der Schlinge im anfänglich ausreichend weiten Bruchring resultiert. Meist treffen elastische und kotige Einklemmung zusammen.

Diese Formen der direkten Inkarzeration sind zu unterscheiden von der sogenannten **retrograden Inkarzeration** (s. Abb. *21.10.*-3c). Diese wird im Rahmen einer Hernie durch Abknickung intraabdominell gelegener Darmschlingen erzeugt, ohne daß sich dieses an den nach außen vorgefallenen Darmschlingen manifestiert. Derart kann trotz nach außen unauffälligen Bruchinhalts intraabdominell eine Inkarzeration gegebenenfalls mit Darmwandnekrose vorliegen.

Die **Klinik der Inkarzeration** richtet sich nach Art, Lokalisation und Ausmaß der inkarzerierten Anteile. In klassischer Weise liegt eine *starke*

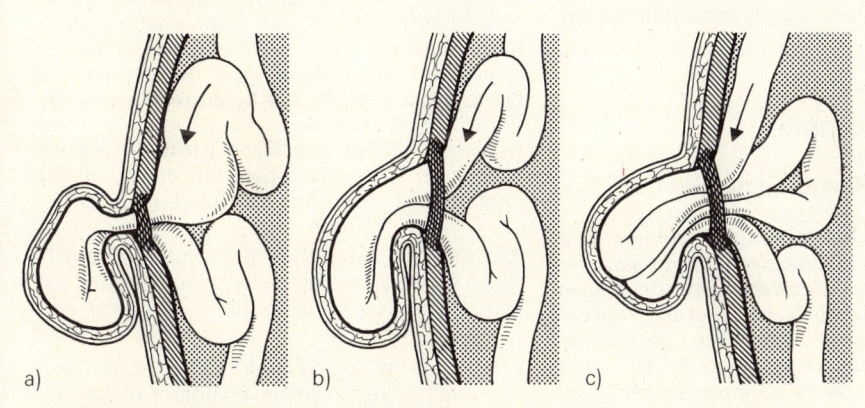

Abb. *21.10.*-3. Formen der Hernienkarzeration:
a) Inkarzeration, b) Elastische Inkarzeration, c) Retrograde Inkarzeration.

Schmerzhaftigkeit der Bruchgeschwulst mit tastbarem prallelastischem Bruchinhalt vor. Es besteht eine *lokale Umgebungsreaktion,* der Bruchring ist kaum tastbar, die Bruchgeschwulst nicht reponibel. Unter Größenzunahme der Bruchgeschwulst entwickeln sich kolikartige Schmerzen, Stuhl- und Windverhaltung sowie Stenoseperistaltik, Erbrechen, Übelkeit bis hin zum Ileus. Bei Strangulation der Gefäße und Nerven der Darmwand sowie einer Darmwandnekrose kommen die allgemeinen *Symptome des peritonealen Schocks* hinzu.

Demgegenüber *blande* ist der Verlauf bei *retrograder Inkarzeration.* Hier steht eine relativ unauffällige Bruchgeschwulst bei unklaren abdominellen Beschwerden im Vordergrund. Erst die zunehmende *Ileussymptomatik* weist auf die richtige Diagnose.

Gleichermaßen *blande* kann die Inkarzeration verlaufen, wenn lediglich Netzanteile inkarzeriert sind. Die stark druckschmerzhafte, nicht reponible Bruchgeschwulst geht in diesem Falle mit einer nur geringen Beeinträchtigung des Allgemeinzustandes einher. Übelkeit, Erbrechen und Ileus sind die Ausnahme. Erst im Stadium der *Netznekrose* kann es bei entsprechender Ausdehnung der Nekrose zum *paralytischen Ileus* kommen. Meist aber verlaufen Einklemmungen von kleinen Netzzipfeln bis hin zur Nekrose weitgehend blande und gehen nur mit sehr starker regionaler Schmerzhaftigkeit einher.

Auch die *Inkarzeration anderer intraabdomineller Organe* (z. B. Ovar) läuft häufig anfänglich relativ *blande* mit einem lokalisierten Befund ohne allgemeine peritoneale Reaktion.

Bei jeder Inkarzeration sollte *bereits in frühen Stadien* die *gezielte Therapie* einsetzen, da bei Vorliegen einer generalisierten Reaktion der Chirurg für eine Organerhaltung meist schon zu spät kommt.

Als **Grundregel bei Hernieninkarzeration** gilt unverändert, daß über einem »eingeklemmten Bruch die Sonne weder auf- noch untergehen darf«.

21.10.1.8. Therapie

21.10.1.8.1. Unkomplizierte Hernie

Konservativ: Die Behandlung der Hernien zielt auf die *Reposition der Bruchgeschwulst* und die *Verhinderung eines Rezidivs.* Selbstheilungen sind nur bei kindlichen Nabelbrüchen beobachtet worden. Das konservative Mittel des Bruchbandes versucht den reponierten Bruch durch Pelotten-Druck auf die Bruchpforte im reponierten Zustand zu halten. Dieser dauerhafte Druck auf die Bruchpforte führt zur Gewebsatrophie, Hautmazeration und vermag überdies das Rezidiv nicht sicher zu verhindern.

Wegen dieser Nachteile und auch der hygienischen Belästigung durch ein **Bruchband** sollte die Verschreibung eines Bruchbandes der Vergangenheit angehören.

Es ist davon auszugehen, daß ca. 95–98% aller Hernien chirurgisch erfolgreich zu behandeln sind, so daß das Spektrum konservativer Maßnahmen für den Patienten mit eingeschränkter Operabilität vorbehalten sein sollte.

Operativ: Jede reponible Hernie kann unter elektiven Bedingungen operiert werden. Gegebenenfalls ist vor der Bruchoperation eine *Gewichtsreduktion* vorzuschalten, da Übergewichtige häufiger zu Rezidivbrüchen neigen. Allgemeine Begleiterscheinungen sind vorzubehandeln, um eine Operation unter optimalen Bedingungen zu gewährleisten.

21.10.1.8.2. Inkarzeration

Bei jeder frischen Inkarzeration sollte ein *Versuch der* **manuellen Reposition** *(Taxis)* der Bruchgeschwulst unternommen werden. Diese muß allerdings in den ersten Stunden nach Inkarzeration erfolgen, da sonst die Gefahr der Darmperforation, der Reposition von gangränösem Darm und der Reposition en bloc (s. u.) besteht. Die Taxis muß unter Kenntnis der anatomischen Gegebenheiten gefühlvoll geschehen. Ihre Voraussetzung ist die Entspannung des Patienten durch Analgetika, Spasmolytika oder Lokalanästhetika. Auch gehört die Entleerung der Blase und – soweit möglich – des Darmes zu den vorbereitenden Maßnahmen. Es hat sich bewährt, die Taxis bei entspannten Bauchdecken (angezogene Knie) und gegebenenfalls im warmen Wasser (Badewanne) vorzunehmen. Prinzipiell ist zu versuchen, den Darminhalt durch die Bruchlücke mit massierenden Bewegungen auszumelken und sodann den dekomprimierten Darm durch die Bruchlücke zu reponieren. Das Vorgehen ist bimanuell mit Richtung auf den Bruchring, wobei eine Hand trichterförmig den Bruchhals, die andere komprimierend, massierend und drückend den Bruchsack umfaßt.

Bei erfolgreicher Reposition wird die Bruchlücke während des gleichen stationären Aufenthaltes **operativ** verschlossen.

In der Zwischenzeit ist der Patient stationär zu überwachen, damit keine Peritonitisaffekte aufgrund einer Darmwandperforation übersehen werden (Abb. *21.10.*-4).

21.10.1.8.3. Chirurgie der Hernie

Die chirurgische Taktik jeder Bruchoperation ist der Verschluß der Bruchlücken nach erfolgter Reposition des Bruchinhaltes. Somit setzt sich jede Hernienoperation aus der *Präparation* und der *Reparation* zusammen.

Während die **Präparation** des Bruchsacks, die Inspektion und Reposition des Bruchinhalts und die Darstellung der Bruchpforte für jede Hernienform annähernd gleichartig ist, stellt die Reparation der Bruchpforte bei jeder Hernienform unterschiedliche Anforderungen. Die Kombination beider Maßnahmen wird mit dem Terminus »Herniotomie« nur unvollständig bezeichnet. Dieser vor allem historisch von den Bruchschneidern des Mittelalters abgeleitete Begriff sollte heutzutage nicht mehr Verwendung finden. Sinnvoller sind Bezeichnungen wie »Radikaloperation« oder »Hernioplastik«, die auch der Reparation der Bruchpforte begrifflich Rechnung tragen.

Die **Reparation** der Bruchpforte ist nicht zu trennen von dem Gesichtspunkt der *dauerhaften Fasziennaht* und der *Wahl des Nahtmaterials*. Ganz überwiegend besteht die Bruchpforte aus bradytrophem Fasziengewebe, das dauerhaft vereinigt werden muß. Da derartige Strukturen durchschnittlich 6–8 Wochen bis zur bindegewebigen Überbrückung benötigen, liegt eine Belastbarkeit frühestens nach 2 Monaten vor. Dies ist der Grund, *nicht- oder langsam resorbierbares Nahtmaterial* zu verwenden und eine *Vermeidung schwerer körperlicher Belastungen* postoperativ für ¼ Jahr vorzuschreiben. Weitgehend unbeeinflußt verläuft die postoperative Bruchheilung vom Zeitpunkt des ersten Aufstehens (längere Bettruhe nicht erforderlich), der Aufnahme leichter körperlicher Tätigkeit (Spazierengehen möglich) und der äußeren Abstützung (kein postoperatives Bruchband). Eine Arbeitsfähigkeit resultiert nach ca. 3 Wochen. Ebenfalls ohne Einfluß auf das Ergebnis der Bruchheilung ist die Form der Anästhesie (Lokalanästhesie mit Allgemeinnarkose gleichwertig), wohl aber das Vorliegen einer postoperativen Wundinfektion, die die Rezidivrate erhöht.

21.10.1.9. Prognose

Die Dauerhaftigkeit sämtlicher Bruchoperationen hängt ab von der Dauerhaftigkeit des Bruchlückenverschlusses. Gelingt der Bruchlückenverschluß lediglich durch Apposition von Muskulatur oder Instillation von Fremdmaterial, sind höhere Rezidivraten (10–15%) zu erwarten als bei suffizientem Verschluß der muskuloaponeurotischen Auskleidung des Bauchraumes unter Einschluß der Fascia transversalis (1–5%).

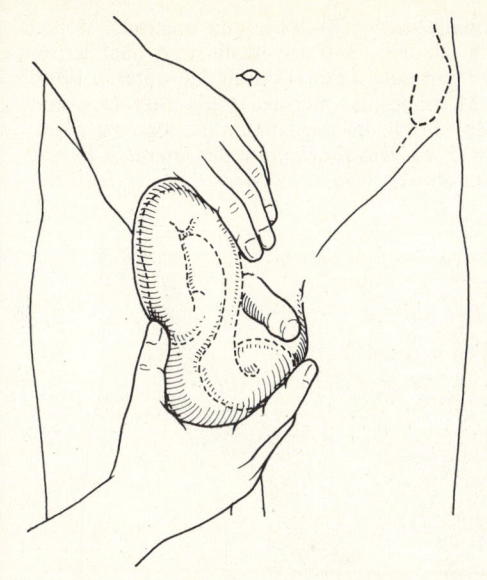

Abb. *21.10.*-4. Manuelle Reposition eines Leistenbruchs: Während die linke Hand trichterförmig den Eintritt in die Bruchlücke schient, fördert die rechte Hand durch melkende Bewegung die Entlastung und Reposition der Darmschlingen.

Die **operative Reposition** von Brüchen ist erforderlich, falls die konservative nicht gelingt. Jede nicht reponible inkarzerierte Hernie *muß umgehend operiert werden*. Die chirurgische Taktik besteht in der Freilegung der Bruchgeschwulst, *bevor* diese durch den Bruchring zurückgleiten kann. Nur hierdurch ist die Beurteilung der Vitalität des eingeklemmten Bruchinhaltes möglich. Erst bei sicherer Inspektion des Bruchinhalts ist die Bruchlücke einzukerben, so daß die Inkarzeration aufgehoben wird. In der Regel erholt sich der eingeklemmte Darm rasch, die anfänglich blau-livide Verfärbung weicht in wenigen Minuten einer guten Durchblutung. Ist der Darm allerdings durch die Inkarzeration so geschädigt, daß seine Vitalität nicht gewährleistet erscheint, so muß der betreffende Darmabschnitt *reseziert* werden. Gleiches gilt für andere Organe (z.B. Ovar, Netz etc.).

Kriterien aufgehobener Vitalität sind Persistenz der lividen Verfärbung, nichtspiegelnde Serosa, trübes, stinkendes Bruchwasser und Fehlen der Gefäßpulsation. Im Zweifelsfall kann durch heiße Kochsalzlösung oder Applikation von Lokalanästhetika eine Verbesserung der regionalen Durchblutung versucht werden. Gelingt dies nicht, ist die Resektion unvermeidbar. Sie kann bei ausreichendem Allgemeinzustand einzeitig mit direkter Anastomosierung, bei stark geschwächtem Ausgangszustand zweizeitig mit Ausleitung des Darmes und späterer Reanastomosierung vorgenommen werden.

Wie weit dies im Einzelfall gelingt, muß von der Hernienlokalisation, der Anzahl an Voroperationen und der individuellen Textur der Bauchwand abhängig gemacht werden. Als Grundregel kann gelten, daß mit jedem Rezidiv die Wahrscheinlichkeit zum erneuten Rezidiv sich um den Faktor 2 steigert.

Die *Letalität* der Hernienoperation liegt bei Elektiveingriffen unter 0,1% und kann bei verschleppten Formen der Inkarzeration bis auf 10% ansteigen. Naturgemäß korrelieren diese Werte mit der lokalen Gegebenheit, dem Alter und den Grundkrankheiten des Patienten und den Erfahrungen des Chirurgen und Anästhesisten.

21.10.1.10. Begutachtung

Ein Bruch als Unfallfolge ist nur dann gutachterlich zu akzeptieren, wenn der *Nachweis auf entsprechende Zerstörung der Bauchwandschichten durch ein direktes Trauma* angetreten werden kann. Das häufig angeschuldigte Bagatelltrauma im Bereich der Bruchlücke reicht hierzu in der Regel nicht aus, es hat überwiegend nur einen hinweisenden Charakter auf ein vorbestehendes Bruchleiden.

21.10.2. Spezielle Hernien

21.10.2.1. Hernia inguinalis (Leistenbruch)

Die Leistenhernie ist die häufigste Bruchform (75%) und betrifft in 90% Männer. In Abhängigkeit von der Lokalisation der Bruchform und dem Bezug zu den epigastrischen Gefäßen wird der *direkte* (medial der epigastrischen Gefäße) und der *indirekte* Bruch (lateral der epigastrischen Gefäße) voneinander unterschieden.

21.10.2.1.1. Indirekte Leistenhernie

60% bis 70% aller Leistenhernien sind indirekte (laterale Hernien). Sie wählen nicht den kürzesten Weg durch die Bauchwand, sondern folgen dem Leistenkanal und treten am äußeren Leistenring in Erscheinung. Laterale Brüche können angeboren (bei offenem Proc. vaginalis) oder erworben sein. Hierbei kann der Proc. vaginalis partiell oder komplett offen sein. Andererseits findet sich bei bis zu 30% der Erwachsenen ein offener Proc. vaginalis, ohne daß eine laterale Leistenhernie auftritt.

Anatomie: Die Anatomie des indirekten Leistenbruchs wird bestimmt durch den Aufbau des Leistenkanals. Dieser wird ventral durch die Aponeurose des M. obliquus externus, dorsal durch die Fascia transversalis und das Peritoneum parietale, kranial durch den unteren Rand des M. obliquus internus und transversus und kaudal durch das Lig. inguinale begrenzt (Abb. *21.10.*-5, 6). Die *Bruchpforte der lateralen Hernie* ist der *Anulus inguinalis internus,* der lateral der

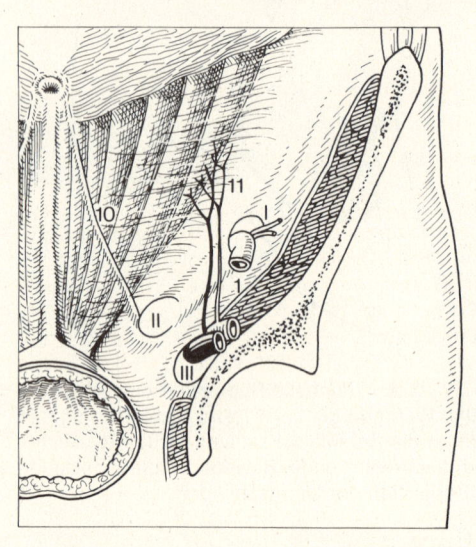

Abb. *21.10.*-5. Ansicht von abdominal her mit Darstellung der abdominellen Bruchlücken:
1 Leistenband 8 Lacuna vasorum
2 Innerer Leistenring 9 N.A.V. femorales
3 Äußerer Leistenring 10 Chorda umbilicalis
4 M. obl. externus 11 Vasa epigastrica
5 M. obl. internus I Indirekte Hernie
6 M. transversus II Direkte Hernie
7 Fascia transversalis III Schenkelhernie

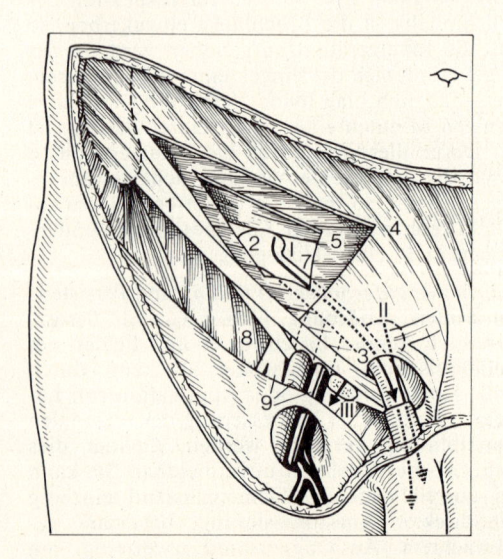

Abb. *21.10.*-6. Ventralansicht mit Darstellung der Bruchlücken (Symbole vgl. Abb. *21.10.*-5).

Vasa epigastrica inferiora gelegen ist. Der *Bruchkanal* ist der Leistenkanal und der Bruch tritt am *Anulus inguinalis externus* nach außen. Der Bruch verläuft von lateral oben nach medial unten entlang dem Samenstrang und oberhalb des Leistenbandes. Zieht der Bruch bis ins Skrotum, so liegt eine *Skrotalhernie* vor, die beträchtliche Ausmaße annehmen kann.

21.10.2.1.2. Direkte Leistenhernie

30% bis 40% aller Leistenhernien sind direkte Brüche. Sie entwickeln sich auf dem Boden einer Bindegewebsschwäche und sind praktisch immer erworben. Die Hernie findet sich fast ausschließlich beim Mann. Selten sind Skrotalhernien.

Direkte Leistenhernien entwickeln sich infolge einer *Muskelschwäche* im Bereich der vorderen Bauchwand (Hesselbachsches Dreieck). In dieser muskelarmen Region wird die Festigkeit der Bauchdecke vornehmlich durch die Tragfähigkeit der Fascia transversalis garantiert. Ist diese verdünnt, atrophisch oder verletzt, kann sich ein direkter Bruch bilden. Die Bruchpforte ist die Fossa inguinalis medialis, der Bruchverlauf erfolgt senkrecht durch die Bauchwand medial der epigastrischen Gefäße, häufig unter Beteiligung der Harnblase *(Gleithernie)*. Da die Bruchlücke meist relativ weit ist, sind Inkarzerationen in diesem Bereich seltener als beim indirekten Leistenbruch.

Diagnose: Die Diagnose der Leistenhernie ergibt sich aufgrund der Inspektion, Palpation und digitalen Austastung des Leistenkanals. Typisch ist die schmerzlose, reponible Vorwölbung. Die Abgrenzung des direkten vom indirekten Leistenbruch ist präoperativ allenfalls bei kleinen, gut lokalisierten Befunden möglich. Während indirekte Leistenhernien häufig bereits frühzeitig zu Symptomen führen, ist der direkte Bruch über lange Zeit symptomlos. Das beidseitige Auftreten ist bei direkten Hernien häufiger als bei indirekten.

Differentialdiagnose: Differentialdiagnostisch sind eine Hydrozele durch Diaphanoskopie, inguinale Lymphknoten, Tumoren (z.B. Lipome), eine Schenkelhernie oder selten ein Aneurysma spurium der A. femoralis abzugrenzen. In manchen Fällen ergibt sich erst bei der operativen Freilegung die richtige Diagnose.

Operation: Wegen der Ungefährlichkeit der Operation gilt eine *großzügige Indikationsstellung bis ins Greisenalter*. Ein Bruchband stellt wegen der Nachteile (Hautmazeration, unsichere Reposition, Erzeugung einer Bindegewebsschwäche) keine Alternative dar. Da Leistenbruchoperationen notfalls auch in Lokal- oder Periduralanästhesie durchgeführt werden können, ist das spezielle Operationsrisiko äußerst gering (unter 0,1%). Die Operation erfolgt meist elektiv. Nur bei Inkarzeration sollte bei erfolgloser Reposition sofort, bei erfolgreicher während des gleichen stationären Aufenthalts operiert werden.

Die **Behandlung des Leistenbruchs** erfolgt operativ.

Operative Technik: Die Operation beinhaltet die Darstellung von Bruchpforte und Bruchsack, die Versorgung des Bruchinhaltes und den Verschluß der Bruchpforte. Nach einem Leistenschrägschnitt wird die Externusaponeurose gespalten und die Präparation des Bruchsacks vorgenommen. Der Bruchsack wird in seiner Gesamtheit dargestellt und die Bruchpforte aufgesucht. Nach Befreiung des Bruchsacks aus der Bruchpforte wird der Bruchsack eröffnet, der Bruchinhalt reponiert und der Bruchsack verschlossen. Hierbei wird in der Regel der Bruchsack beim indirekten Bruch abgetragen, beim direkten Bruch eingestülpt. Hieran schließt sich an der wichtigste Teil der Operation, nämlich der *Verschluß der Bruchpforte*.

Verschiedene *Verfahren* werden hierzu verwandt (Abb. *21.10.*-7). Alle wichtigen Verfahren fußen auf der Überlegung BASSINIS, durch Nahtverschluß eine Verstärkung der Hinterwand des Leistenkanals zu erreichen. In der Originalmethode BASSINIS wurde die dreifache Schicht aus M. obliquus internus, M. transversus abdominis und der Fascia transversalis am Leistenband mit Einzelknopfnähten fixiert. Da das Leistenband als Nahtlager dieser Nähte häufig nicht ausreichend belastbar war oder auch durch Voroperationen bereits geschädigt war, wurde von LOTHEISEN, später MCVAY, die Fixation der Bauchdecke am Lig. pubicum superius (Cooperi) angegeben.

Eine neuere Methode der Operation der Hinterwand des Leistenkanals ist die anatomiegerechte Rekonstruktion nach SHOULDICE mit Raffung der ausgedünnten Fascia transversalis in Form einer Doppelung. Durch zwei fortlaufende Nahtreihen wird die Fascia transversalis zuerst gedoppelt und darüber die Muskulatur des M. transversus und des M. obliquus internus am Leistenband fixiert (Abb. *21.10.*-7). Mit diesem Verfahren werden zurzeit die mit Abstand besten Ergebnisse erzielt. Die Rezidivquoten liegen zwischen 1 und 2%.

Im Gegensatz zu diesen Verfahren mit der Rekonstruktion durch körpereigenes Material wird gelegentlich die Verwendung körperfremden Materials (lyophilisierte Dura, Kunststoffnetze) propagiert. Sie sollte allerdings den Fällen vorbehalten bleiben, in denen durch mehrfache Voroperationen ortständige, belastbare körpereigene

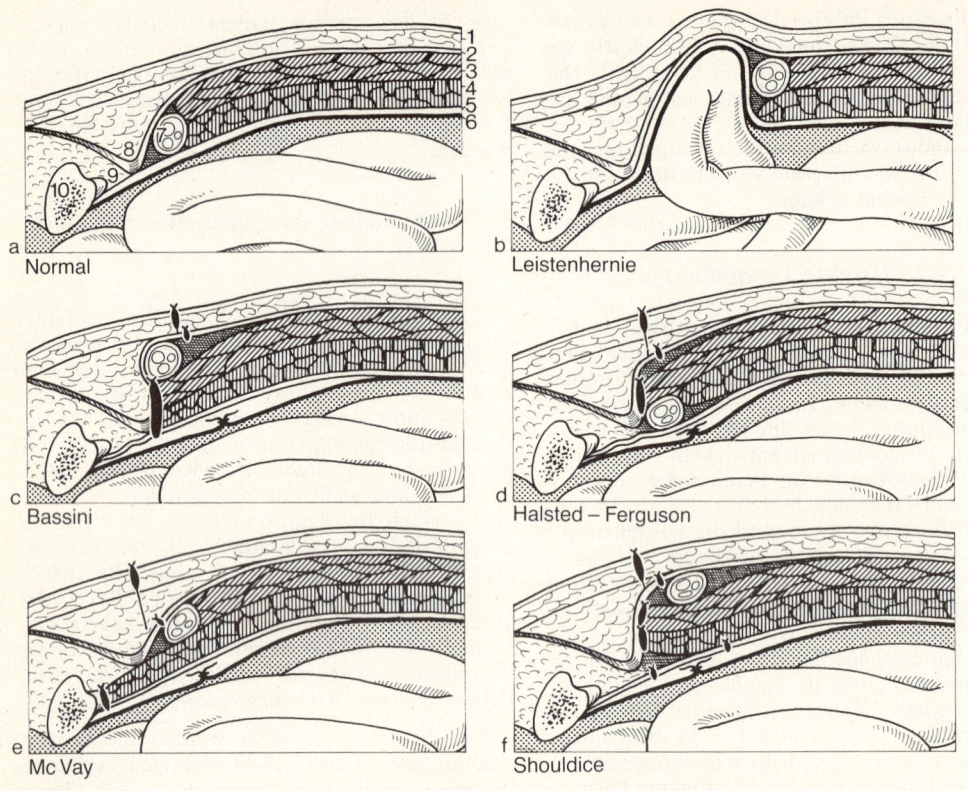

Abb. 21.10.-7. Reparationsverfahren des Leistenbruchs im Querschnitt:
a) Normalbefund und anatomische Strukturen:
  1. Subkutangewebe
  2. Externus-Aponeurose
  3. M. obl. internus
  4. M. transversus abdominis
  5. Fascia transversalis
  6. Peritoneum
  7. Samenstrang
  8. Leistenband
  9. Lig. Cooperi
  10. Schambein.
b) Befund bei Leistenhernie,
c) Reparation nach BASSINI,
d) Reparation nach HALSTED-FERGUSON,
e) Reparation nach McVAY,
f) Reparation nach SHOULDICE.

Strukturen nicht mehr zur Verfügung stehen. Auch die Externusaponeurose wird von manchen Autoren zur Verstärkung der Hinterwand des Leistenkanals hinzugezogen. Hier ist vor allem das Verfahren nach KIRSCHNER mit Subkutanverlagerung des Samenstrangs sowie die Doppelung der Externusaponeurose nach HACKENBRUCH zu erwähnen.

Prognose: Die Prognose der Leistenbruchoperation ist gut, Rezidive sind in 1–15% je nach Technik und Verfahren zu erwarten. Zu den *aufklärungspflichtigen Risiken* zählen die Einengung und Schädigung des Samenstrangs inklusive der Gefäße und des D. deferens in 0,8%, die Infektion in 1–2%, die Thromboembolien in 1% sowie das Rezidiv in 1–10%. Die *Letalität* liegt in großen Statistiken zwischen 0,1 und 0,2%, je nach Abhängigkeit des Anteils inkarzerierter Formen am gesamten Patientenkollektiv.

21.10.2.2. Schenkelhernie

Im Vergleich zu den Leistenhernien ist die Schenkelhernie eine seltene Bruchform (5–7% aller Hernien). 3 von 4 Schenkelhernien finden sich beim weiblichen Geschlecht, wenngleich auch bei der Frau absolut gesehen die indirekte Leistenhernie häufiger als die Schenkelhernie ist. Schenkelhernien sind *immer erworben*. Bedingt durch die relative kleine Schenkelbruchpforte sind Inkarzerationen sehr häufig.

Bruchpforte der Schenkelhernie ist die *Lacuna vasorum*. Diese wird nach dorsal vom horizontalen Schambeinast nach kranial vom Leistenband und nach lateral von den Femoralgefäßen begrenzt. Üblicherweise liegen im Schenkelkanal lockeres Bindegewebe und Lymphknoten der Rosenmüllerschen Gruppe. Die Bauchwand wird hier nur von dem parietalen Peritoneum unter Fortsetzung der *Transversusaponeurose* gebildet, die von zahlreichen Lymphbahnen durchzogen ist (Lamina cribriformis). Ausgehend von dieser Schwachstelle entwickelt sich die Schenkelhernie medial der Gefäße unterhalb des Leistenbandes. Variationen der Schenkelhernie finden sich nach lateral, ventral und dorsal der Schenkelgefäße. Schenkelhernien sind in etwa 20% beidseits angelegt und – wie schon bei der Leistenhernie – ist ein rechtsseitiger Befund doppelt so häufig wie links.

Klinik: *Charakteristisches Symptom* ist die tastbare Bruchgeschwulst unterhalb des Leistenbandes medialseitig der pulsierenden A. femoralis. Bei adipösen Patienten läßt sich eine kleine Bruchgeschwulst im Leistenfett häufig nur mühsam tasten. Meist bestehen nur undeutliche Druckbeschwerden in dieser Region. Bei Inkarzeration mit Ileussymptomatik projizieren sich die Schmerzen in die Leiste, ins Abdomen und die Innenseite des Oberschenkels. Bei größeren Hernien kann die Abgrenzung zur Leistenhernie schwierig sein.

Differentialdiagnostisch ist an entzündliche oder metastatisch veränderte Lymphknoten, Senkungsabszesse bei Tuberkulose, ein Varixknoten oder ein Aneurysma spurium der Femoralarterie zu denken.

Therapie: Die Behandlung der Schenkelhernie ist *chirurgisch*. Über einen *inguinalen* oder *femoralen (kruralen) Zugang* wird der Bruchsack freigelegt, der Bruchsack eröffnet, der Bruchinhalt reponiert und sodann der Bruchsack abgetragen und verschlossen. Nach intraperitonealer Verlagerung des Bruchinhaltes läßt sich die Bruchpforte darstellen. Verschiedene Verfahren wurden beschrieben, die Schenkelbruchpforte zu verschließen. Dies kann von krural oder inguinal erfolgen. Gemeinsames Prinzip aller Operationsverfahren ist die *Einengung des Schenkelkanals durch Fixation des Leistenbandes an das Periost des oberen Schambeinastes bzw. an die Fascia pectinea des Os pubis*. Hierbei ist sorgfältig darauf zu achten, daß durch derartige einengende Nähte nicht die V. femoralis komprimiert wird, was zu Thrombosen führen kann.

Zu den *aufklärungspflichtigen Risiken* dieser Operationsverfahren gehört die Infektion mit 2%, die Blutung mit 0,5%, die Verletzung oder Kompression der großen Beingefäße und der N. femoralis mit 1% und schließlich die Embolierate mit 1%. Insgesamt sind Spätkomplikationen selten.

Die **Prognose** der Operation ist gut, die Letalität liegt bei der Elektivindikation unter 0,2% und kann bei Inkarzeration mit Darmnekrose 10% erreichen. Rezidive nach Schenkelbruchoperationen sind etwas häufiger als bei Leistenbruchoperationen (2%–15%).

21.10.2.3. Nabelhernie

Der Nabel stellt eine natürliche Bruchlücke der Bauchdecken dar. Brüche können im Säuglings-, Kleinkindes- sowie im Erwachsenenalter auftreten. Unterschieden werden die *Omphalozele* (Nabelschnurbruch) sowie der *Nabelbruch des Kleinkindes und des Erwachsenen*. An dieser Stelle soll nur auf die Nabelhernie eingegangen werden. Nabelhernien im Kindesalter schließen sich im Gegensatz zu den Leistenhernien in bis zu 90% während der ersten 3–4 Lebensjahre spontan. Da auch eine Inkarzeration im Kleinkindesalter selten ist, ist eine spezifische Therapie nicht erforderlich (s. a. Kap. 25.1.: Kinderchirurgie).

Demgegenüber haben die *Nabelhernien des Erwachsenen* Krankheitswert. Sie imponieren als halbkugelartige Bruchgeschwulst im Bereich der Faszienlücke des Bauchnabels und beziehen häufig den ganzen Nabelbereich mit ein. Meist sind Nabelhernien *mehrkammerig und nicht reponibel*. Es überwiegen Frauen mit einem Manifestationsalter zwischen dem 40. und 50. Lebensjahr. Nabelbrucheinklemmungen treten vor allem bei älteren Patienten auf, die schon über mehrere Jahre die diskreten Beschwerden einer Nabelhernie bemerkt haben.

Diagnostisch bereitet die Nabelhernie kaum Schwierigkeiten, meist liegt eine gut tastbare Bruchgeschwulst vor. Nicht selten ist die Nabelhernie Folge intraabdomineller Erkrankungen (Peritonealkarzinose, Aszites, Tbc).

Die **Therapie** der Nabelhernie besteht in der *Operation*. Konservative Behandlungsversuche mit Bruchbändern sind ohne Erfolg. Die Operation besteht in der Freilegung der Bruchpforte und dem Verschluß der Faszienlücke durch Nahtvereinigung der Faszienränder. Bei großen Brüchen kann gelegentlich die Fasziendoppelung in senkrechter oder querer Weise erforderlich sein. Zum Abschluß der Operation ist der Nabel mit einer Naht an der Faszie zu fixieren, um ein kosmetisch ansprechendes Ergebnis zu erreichen. Bei Inkarzeration richtet sich die Therapie nach den allgemeinen Grundsätzen der Hernienchirurgie (s. o.).

21.10.2.4. Epigastrische Hernie

Epigastrische Hernien finden sich *im Bereich präformierter Lücken der Linea alba zwischen dem Xyphoid und dem Nabel*. Während die Linea alba unterhalb des Nabels eine weiße schmale Linie ist, ist die Linea alba oberhalb des Nabels ein breites, von schräg verlaufenden Faserzügen durchzogenes Band. Durch Faszienlücken können *präperitoneale Fettbürzel prolabieren*, die eine schmerzhafte Zugwirkung auf das Peritoneum und die Bruchpforte ausüben. Wenn außer dem Fettbürzel das Peritoneum vorfällt, so liegt eine komplette Hernie vor. Dies ist die Ausnahme, meist liegen nur präperitoneale Fettbürzel in den Faszienlücken.

Besonders sind Männer mit schwerer körperlicher Arbeit betroffen, aber auch bei schlanken jungen Mädchen treten epigastrische Hernien auf.

Symptomatik: Charakteristisch ist ein *ziehender Schmerz,* der beim Anspannen der Bauchmuskulatur (Pressen, Husten, Lachen, Niesen) oder bei Aufrichten des Oberkörpers entsteht. Der Schmerz ist eindeutig lageabhängig, liegt im oberflächlichen Bereich der Bauchdecken und ist durch Bauchpresse zu provozieren. Bei der Untersuchung findet sich eine kleine, meist weiche Geschwulst, die sich durch die tastbare Faszienlücke gut reponieren läßt. Liegt eine Inkarzeration vor, so ist die Konsistenz nicht selten deutlich härter.

Differentialdiagnostisch sind andere Oberbaucherkrankungen (Ulcus duodeni, Cholelithiasis, Refluxösophagitis oder Pankreatitis) abzugrenzen.

Einzig erfolgreich ist die **operative Therapie.** Sie besteht in der Reposition des Bruchinhalts und dem Verschluß der Faszienlücke. Liegen gleichzeitig mehrere epigastrische Hernien im Bereich der Linea alba vor, so empfiehlt sich die vollständige Spaltung und Doppelung der Faszie nach Mayo. Eine Operation ist auch angezeigt bei Verdacht auf das Vorliegen einer epigastrischen Hernie, die sich durch andere Untersuchungsverfahren nicht ausräumen läßt.

21.10.2.5. Narbenhernie

Diese auch als Hernia postoperativa oder Hernia cicatricea bezeichnete Bruchform tritt im Anschluß an operative Eingriffe auf. Die Inzidenz liegt zwischen 1 und 10% nach Laparotomien.

Ursachen dieser Dehiszenz der Faszien im Bereich des abdominellen Schnittes können eine Einblutung, Wundinfektion, Eiweißmangel, Faktor-XIII-Mangel, der intraabdominelle Druck infolge Pressen bei Obstipation, heftiges Husten oder chronischer Bronchitis sein. Begünstigt wird die Entwicklung von Narbenhernien durch Übergewicht oder postoperative Gewichtszunahme.

Aber auch die *primäre Schnittführung* ist für die Inzidenz an Narbenhernien von Bedeutung. Der *Wechselschnitt* hat wegen der spannungsfreien fasergerechten Schnittführung die geringste, der *mediane Schnitt* und der *Pararektalschnitt* die höchste Rate an Narbenhernien zur Folge. *Querschnitte,* die die Innervation der Bauchschnitte respektieren und Muskulatur durchtrennen, sind mit einer geringeren Inzidenz von Narbenhernie als mediane Schnitte belastet.

Klinik: Die Beschwerden sind Folge einer partiellen Einklemmung und des Vorfalls der Eingeweide. Kleinere Narbenhernien sind häufiger mit stärkerer Symptomatik vergesellschaftet als große vollständige Dehiszenzen.

Diagnostisch bietet die Narbenhernie selten Probleme, lediglich bei adipösen Patienten und kleinen Befunden kann sie dem tastenden Finger entgehen. Es empfiehlt sich, die Narbe in liegender Position zu untersuchen und den Patienten aufzufordern, sich ohne Abstützung durch die Hände aufzurichten oder die Beine vom Bett abzuheben.

Therapie: Die Therapie der Narbenhernie ist *operativ.* Nur bei sehr großen Hernien und Vorliegen verschiedener Risikofaktoren ist eine bandagierende, konservative Behandlung indiziert. Eine operative Revision sollte frühestens ½ bis 1 Jahr postoperativ erfolgen, um nahtfähige Faszienränder zu haben. Die Operation besteht in der Abtragung des Bruchsacks, der Reposition der Eingeweide und dem schichtweisen Verschluß der Bauchdecken unter Mobilisation und Doppelung der Faszie und Muskulatur (Mayo). In seltenen Fällen ist zur ausreichenden Mobilisation der Bauchdecken die Abmeißelung des Darmbeinkammes erforderlich. Gelingt ein primärer Verschluß der Bauchdecken nicht, kann durch Kutis-Lappenplastik oder Implantation von Kunststoffnetzen (Marlex oder Goretex) ein Bauchdeckenverschluß erreicht werden. Allerdings ist körpereigenem Material der Vorzug zu geben.

21.10.2.6. Innere Hernien

Innere Bauchbrüche treten durch angeborene oder erworbene (z. B. Briden) Bruchpforten innerhalb des Bauchraums aus. Die häufigste Form ist die *Hernia recessus duodenalis* (Treitzsche Hernie). Weitere Formen sind die *Hernia duodenomesocolica* und die *Hernia mesentericoparietalis dextra* sowie die *Hernia bursae omentalis.* Diesen großen Hernien der hinteren Bauchwand stehen die kleinen inneren Hernien mit einem Relativanteil von ca. 30% gegenüber. Hierbei handelt es sich um die *Hernia recessus ileocoecalis superior* bzw. *inferior,* die *Hernia intersigmoidea* und die *Hernia supravesicalis.*

Klinisch wird die Mehrzahl der inneren Hernien erst im Zustand des Ileus diagnostiziert. Ca. 1% der mechanischen Ileusformen werden durch eine innere Hernie verursacht. Bei entsprechendem Verdacht gibt die *Röntgendarstellung des Darmes* den verläßlichsten Hinweis.

Therapie: Die Behandlung besteht in der *operativen* Beseitigung der Hernie und dem Verschluß der Bruchpforten. Zum Verschluß der Bruchpforten werden die Bruchränder nach Reposition des Bruchinhalts mit nicht resorbierbaren Nähten vereinigt. Der inkarzerierte Darm ist entsprechend den allgemeinen Regeln der Inkarzeration (s. o.) zu versorgen, d. h. gegebenenfalls zu resezieren.

21.10.2.7. Seltene Bruchformen

Spieghel-Hernie: Diese *Hernia lineae semilunaris* tritt aus im muskelschwachen Bereich zwischen der Aponeurose des M. obliquus internus und dem Außenrand der Rektusscheide, d. h. vom Xiphoid bis zur Symphyse. Sie wird häufig verkannt, da sie extrem selten ist. Neben der klinischen Untersuchung kann das Computertomogramm hilfreich bei der Bestätigung der Diagnose sein.

Die *Therapie* besteht in der Freilegung der Bruchgeschwulst und der Abtragung des Bruchsackes. Der Bruchlückenverschluß geschieht durch Naht der Faszienränder.

Hernia obturatoria: Die Hernia obturatoria ist die häufigste Form der *Beckenbodenhernien*. Der Bruchaustritt erfolgt entlang der Vasa obturatoria und dem N. obturatorius durch das For. obturatum zur Innenseite des Oberschenkels. Betroffen sind überwiegend ältere Frauen. Die Hernia obturatoria wird häufig verkannt, weil sie äußerlich nicht sichtbar ist.

Meist wird die *Diagnose* erst bei der Inkarzeration gestellt. Dann ist der Schmerz im Unterbauch mit Ausstrahlung im Verlauf des N. obturatorius (Innenseite des Oberschenkels) ein charakteristisches Zeichen (Rombergsches Zeichen, Verstärkung der Schmerzen durch Streckung, Adduktion und Innenrotation des Oberschenkels). Die Diagnosensicherung erfolgt durch die Computertomographie.

Die *Therapie* besteht in der transabdominalen Freilegung und der Versorgung von Bruchinhalt und Bruchsack. Die Bruchpforte wird verschlossen, kann aber auch belassen werden.

Hernia ischiadica: Dieser Bruch durch das For. ischiadicum (majus oder minus) erfolgt im Bereich des Muskulus glutaeus maximus. Gelegentlich läßt sich der Bruch am Unterrand des Musculus glutaeus maximus tasten. Anatomisch kann die Hernie ober- oder unterhalb des M. piriformis austreten. Da die Hernie äußerlich nicht sichtbar ist, können lediglich eine Ischialgie zur Verdachtsdiagnose führen. Daneben ist auch bei einem Glutäaltumor an diese Hernienform zu denken.

Diagnostisch kann das Computertomogramm weiterhelfen.

Die *Therapie* besteht in der abdominellen operativen Freilegung und dem Verschluß der Bruchpforte.

Hernia perinealis: Dieser Bruch des Beckenbodens tritt durch die Excavatio recto- oder vesicouterina. Beim Mann gelangt die Hernie durch den M. levator pararektal. Die Bruchgeschwulst ist perianal oder sakral subkutan tastbar oder sichtbar. Bei der Frau liegt die Hauptmanifestation im Bereich der großen Schamlippe. *Pathogenetisch* sind eine Beckenbodenschwäche (Multipara) sowie Zustände nach abdomineller Rektumexstirpation anzuschuldigen.

Differentialdiagnostisch sind Abszesse, Zysten, Bartholinitiden und Lipome abzugrenzen.

Die *Therapie* besteht in der operativen Freilegung und dem Verschluß der Bruchlücke durch Nähte.

Hernia lumbalis: Lendenbrüche treten im Bereich des oberen (12. Rippe und M. sacrospinalis) oder unteren (oberhalb der Crista iliaca) Lendendreiecks auf. Sie sind insgesamt sehr selten.

Differentialdiagnostisch ist an Fibrome, Lipome und Senkungsabszesse zu denken. Bei ca. 10% kommt es zur Inkarzeration.

Die *Therapie* besteht in der operativen Freilegung und im Verschluß der Bruchlücke durch Nähte.

Rektusdiastase: Bei der Rektusdiastase handelt es sich um keine Hernie im obigen Sinne, sondern um das *Auseinanderweichen der Rektusmuskulatur am Ober- oder Unterbauch*. Als Folge kommt es bei Anspannung der Bauchmuskulatur zu einer Wulstbildung im Bereich der Linea alba. Die Rektusdiastase ist meist ein kosmetisches Problem.

Die **Indikation zur Operation** (Fasziendoppelung) wird man zurückhaltend stellen, da die Rezidivhäufigkeit hoch ist.

Literaturauswahl

VON ACKEREN, H.: Chirurgie der Brüche des Erwachsenen. In: F. BAUMGARTL, K. KREMER, H. W. SCHREIBER (Hrsg.): Spezielle Chirurgie für die Praxis, Band II/I. Thieme, Stuttgart 1972.

IMDAHL, H.: Abdominalchirurgie im Kindesalter. In: F. BAUMGARTL, K. KREMER, H. W. SCHREIBER (Hrsg.): Spezielle Chirurgie für die Praxis, Band 2/3. Thieme, Stuttgart 1972.

KOSLOWSKI, L., H. GEISBE, V. WEBER, B. DOMRES: Zur Behandlung und Beurteilung von Leistenbrüchen im Erwachsenenalter. Chirurg *43*:54–58 (1972).

LAMBRECHT, W.: Kinder-Chirurgie. In: V. SCHUMPELICK, N. M. BLEESE, U. MOMMSEN (Hrsg.): Chirurgie. Enke, Stuttgart 1986.

MAIER, W. R.: Leistenhernien bei Kindern. Chirurg 55:552–557 (1984).

NYHUS, L. M., R. E. CONDON: Hernia. Lippincott, Philadelphia 1978.

PONKA, J. L.: Hernias of the Abdominal Wall. Saunders, Philadelphia 1980.

RÖTZSCHER, V. M.: Zum Stand der Hernienchirurgie in Deutschland. Langenbecks Arch. klin. Chir. 361:291–291 (1983).

SCHRIEFERS, K. H.: Technik der Leisten-Schenkelbruchoperation. Chirurg 55:546–551 (1984).

SCHUMPELICK, V.: Hernien. In: V. SCHUMPELICK, N. M. BLEESE, U. MOMMSEN (Hrsg.): Chirurgie, S. 573. Enke, Stuttgart 1986.

SCHUMPELICK, V., H. SUSEMIEHL: Reparationsprinzipien des Leistenbruchs. Akt. Chir. 19:5–12 (1984).

SCHUMPELICK, V. (Hrsg.): Hernien. Enke, Stuttgart (1987).

SELING, A.: Hernien. In: L. KOSLOWSKI, W. IRMER, K. A. BUSHE (Hrsg.): Lehrbuch der Chirurgie, S. 625, 2. A. Schattauer, Stuttgart, New York 1982.

21.11. Akutes Abdomen – Ileus – Peritonitis

Von L. Koslowski

21.11.1. Akutes Abdomen

Definition: »Akutes Abdomen« ist eine *vorläufige Bezeichnung für eine plötzlich einsetzende abdominale Erkrankung, deren Ursache zunächst unbekannt ist.* Zumeist sofortige chirurgische Behandlung erforderlich.

21.11.1.1. Ätiologie und Anamnese

Ätiologie: Als Ursachen eines akuten Abdomens kommen in Betracht:
- Entzündungen (Appendizitis, Cholezystitis, Pankreatitis, Divertikulitis des Kolons, Adnexitis).
- Perforation eines Hohlorgans (Ulcus ventriculi, Ulcus duodeni, Divertikulitis oder Karzinom des Kolons).
- Verschluß eines Hohlorgans (Darm, D. cysticus, D. choledochus), auch durch Einklemmung von Konkrementen (Gallensteine, Harnsteine).
- Akute Durchblutungsstörung in einem Bauchorgan.
- Intra- oder retroperitoneale Verletzungen.
- Massive gastrointestinale, intra- oder retroperitoneale Blutungen.

Die Vielfalt dieser möglichen Ursachen zwingt den erstbehandelnden Arzt zu differentialdiagnostischen Überlegungen, die sich auf sorgfältige Anamnese und klinische Untersuchung stützen. In der Regel ist die sofortige Überweisung zum Chirurgen notwendig.

Anamnese: Ihre Erhebung kann bei einem von heftigen Schmerzen gequälten Kranken sehr erschwert sein. Sie erfordert Zeit und muß die Befragung der Angehörigen miteinschließen.

Vorangegangene Operationen geben Hinweise auf ein Rezidiv einer früheren Erkrankung oder auf einen Darmverschluß mit Verwachsungen oder Strangbildungen. Frühere stenokardische Anfälle oder Herzinfarkte lassen an einen erneuten Herzinfarkt denken.

Bei älteren Männern ist immer an eine überfüllte Blase beim Prostataadenom zu denken, bei jüngeren Frauen an eine Tubargravidität.

Im Vordergrund stehen Fragen nach Verdauungsstörungen, nach Gelbsucht, Erbrechen, Blutstühlen, Gewichtsabnahme, Durchfällen oder Verstopfung. Stuhl und Erbrochenes sollten besichtigt werden.

21.11.1.2. Klinische Symptome

Kardinalsymptome des akuten Abdomens: Schmerzen, Erbrechen, Abwehrspannung, Meteorismus und Schock.

Schmerz: Leitsymptom ist der Schmerz. Charakter, Intensität und Lokalisation geben Hinweise auf die Ursachen.

Viszeraler Schmerz: Er geht von den Eingeweiden (Viszera) aus, wird als dumpf, stechend oder krampfartig (Koliken), wellenförmig an- und abschwellend angegeben und ist meist nicht genau lokalisierbar.

Somatischer Schmerz: Er geht vom parietalen Bauchfell aus, wenn dieses von Entzündungen erfaßt wird, ist gut lokalisierbar und wird als scharf oder brennend empfunden.

Außerdem gibt es Schmerzen, die von ihrem intra- oder retroperitonealen Entstehungsort auf Hautareale (Dermatome) übertragen werden, die *Headschen Zonen* (s. Abb. *21.11.-1–21.11.-5*).

Schließlich können auch Schmerzen von *extraperitoneal liegenden Krankheitsherden* in die Bauchhöhle *projiziert* werden, z. B. bei Herzinfarkt, Pneumonie, Pleuritis oder Pneumothorax.

Fragen an den Kranken:
Wann haben die Schmerzen begonnen?
Wie war der Verlauf?
Wandern die Schmerzen oder strahlen sie in andere Körperpartien aus?
Wie war der Schmerzcharakter?
Wie groß war die Intensität?
Was hat der Kranke nach Einsetzen der Schmerzen getan?
Hat er weitergearbeitet?
Ist er wieder eingeschlafen?

Bei diffuser Peritonitis oder freier Ulkusperforation liegt der Kranke völlig still im Bett. Bei

Gallen- oder Nierenkoliken krümmt er sich, stöhnt oder schreit. Kranke mit akuter Pankreatitis liegen häufig gekrümmt auf der Seite.

Ein *plötzlicher Schmerz* im Abdomen läßt an eine Ulkusperforation denken, an eine Mesenterialarterienembolie, auch an die Ruptur eines Aortenaneurysmas. Nach stumpfem Bauchtrauma ist eine Blutung infolge Milzruptur oder eine Darmperforation zu erwägen.

Allmählicher Schmerzbeginn spricht eher für eine schleichend sich entwickelnde Appendizitis, Cholezystitis oder Salpingitis, aber auch für einen tiefsitzenden Ileus durch Kolontumor.

Konstante Schmerzen können bedingt sein durch ischämische Durchblutungsstörungen des Darmes oder durch Überdehnung eines Hohlorgans, etwa beim Empyem der Gallenblase oder des Wurmfortsatzes.

Krampfhafte Schmerzen (Koliken) werden ausgelöst durch Verschluß eines Hohlorgans, etwa des Darmes durch Strangulation, der Gallen- oder Harnwege durch Steine.

Für den Herzinfarkt und die Pankreatitis ist es charakteristisch, daß die abdominalen Schmerzen von einem ausgeprägten *Angstgefühl* begleitet sind.

Die Headschen Zonen, in die *Schmerzen projiziert* werden, liegen beim Ulcus duodeni in der rechten Schulter und Achselhöhle, bei der Pankreatitis gürtelförmig im Rücken, aber auch in der linken Schulter, bei der Gallenblasenentzündung unterhalb des rechten Schulterblattes, bei der Nierensteinkolik in der Flanke, im Oberschenkel, im Hoden oder in den Labien. Rückenschmerzen oberhalb des Kreuzbeins gehen häufig vom Uterus oder vom Rektum aus (Abb. *21.11.*-1).

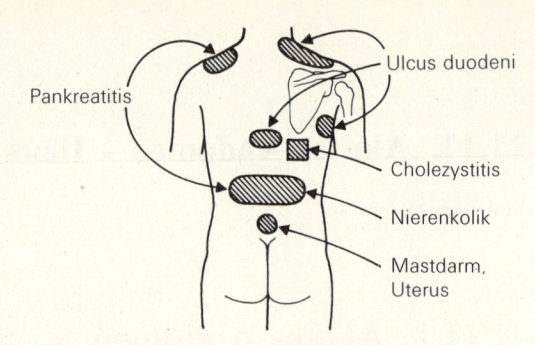

Abb. *21.11.*-1. Schmerzen im Rücken.

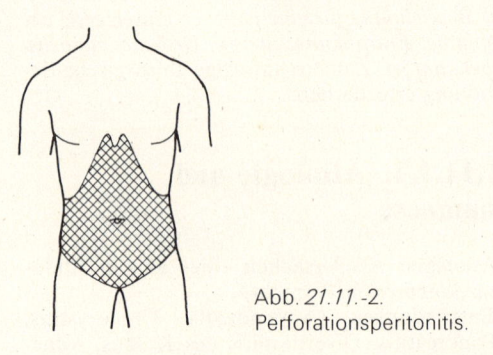

Abb. *21.11.*-2. Perforationsperitonitis.

> *Allmählich einsetzender Schmerz:*
> Entzündung, Tumor, tiefsitzender Ileus.
> *Plötzlicher Schmerz:*
> Ulkusperforation, Mesenterialinfarkt, Ruptur eines Aortenaneurysmas.
> *Krampfhafte Schmerzen (Koliken):*
> Mechanischer Ileus, Gallenstein- und Harnsteinklemmung.

Ein konstanter *brennender Schmerz im ganzen Abdomen* in Verbindung mit bretthartem Bauchdeckenspannung spricht für eine freie Ulkusperforation. Bei der akuten Pankreatitis fehlt die Abwehrspannung. Stattdessen findet man einen »Gummibauch« mit praller Elastizität im Epigastrium bei weichen Bauchdecken, häufig verbunden mit einem Schock (Abb. *21.11.*-2).

Im *linken Unterbauch* kann der Schmerz verursacht sein durch eine Divertikulitis des Dickdarmes, durch ein Kolonkarzinom oder auch durch eine Erkrankung des inneren weiblichen Genitale (Abb. *21.11.*-3).

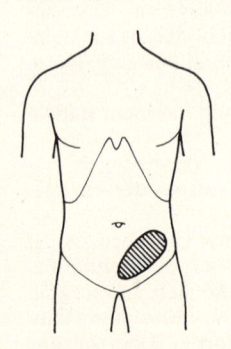

Abb. *21.11.*-3. Schmerzen bei Divertikulitis, Kolon-Karzinom, Pelveoperitonitis.

Ursachen für Schmerzen im *rechten Oberbauch*: penetrierendes oder gedeckt perforiertes Ulcus ventriculi oder Ulcus duodeni, Cholezystitis oder Cholangitis, hoher Dünndarmileus, subphrenischer Abszeß, Pleuritis, Pneumonie, Pneumothorax, Myokardinfarkt (Abb. *21.11.*-4).

Besonders vielfältig sind die Ursachen eines *Schmerzes im rechten Unterbauch*. Hier kommt am ehesten eine Appendizitis in Betracht, sodann eine Cholezystitis, eine Zystopyelitis, eine Harnleitersteinkolik, aber auch ein perforiertes Ulcus ventriculi oder duodeni, aus dem sich der Magensaft zwischen Leber und rechter Kolonfle-

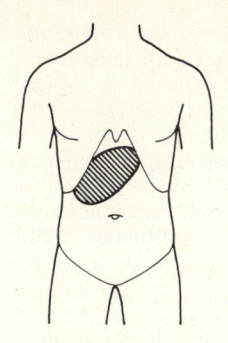

Abb. *21.11.*-4. Schmerzen bei Ulcus duodenis s. ventriculi, Cholezystitis s. Cholangitis, hohem Ileus, subphrenischem Abszeß, Pleuritis, Pneumonie, Pneumothorax, Myokardinfarkt.

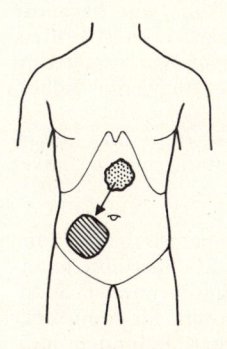

Abb. *21.11.*-5. Schmerzen bei Appendizitis, Cholezystitis, Ulkusperforation, Pyelitis, Adnexitis, Ileitis terminalis.

xur in den rechten Unterbauch ergießt (Abb. *21.11.*-5).

Bei der *rektalen Untersuchung* weisen der Schmerz bei Verschieben der Portio vornehmlich auf eine Entzündung des weiblichen Genitale und die Schmerzempfindlichkeit des rechten Douglasschen Raumes auf eine Appendizitis hin.

Erbrechen: Es kann das erste Symptom einer akuten Baucherkrankung sein, aber auch fehlen, etwa wenn ein Hindernis im Magen-Darm-Kanal sehr tief, im unteren Kolon liegt.
Einmaliges oder doch seltenes Erbrechen im Laufe von mehreren Tagen findet sich bei schleichend beginnenden Entzündungen, wie Appendizitis, aber auch bei der akuten Gastroenteritis mit Durchfall.
Gehäuftes, quälendes Erbrechen tritt bei hohem mechanischen Darmverschluß auf.
Erbrechen von halbverdauten Speisen weist auf einen Diätfehler, von *gallig gefärbtem Duodenalsaft* auf ein Passagehindernis im oberen Dünndarm, von *braunem, stinkendem, zurückgestautem Dünndarminhalt* auf ein mechanisches Hindernis im unteren Dünndarm oder im Kolon hin (Miserere).

Abwehrspannung: Eine diffuse, brettharte Abwehrspannung über dem *ganzen Abdomen* ist charakteristisch für die freie Perforation eines Magen- oder Zwölffingerdarmgeschwürs. Sie fehlt in der Regel bei akuter Pankreatitis.
Abwehrspannung im *rechten Unterbauch* wird meist durch eine Appendizitis, im *rechten Oberbauch* häufig durch eine Gallenblasenentzündung, im *linken Unterbauch* durch eine Kolondivertikulitis ausgelöst.
Auch ein penetrierendes oder perforierendes *Dickdarmkarzinom* kann eine umschriebene Bauchdeckenabwehrspannung auslösen. Es ist dann meist palpabel.

Meteorismus: Vermehrte Gasfüllung *einzelner Darmabschnitte oder des gesamten Dünn- und oder Dickdarmes*, nachweisbar durch Perkussion und Palpation.
Eine Stenose des Magenausgangs kann zur *Überblähung des Magens* führen, die durch tympanitischen Klopfschall über dem Epigastrium nachgewiesen werden kann.
Bei Verschluß des Dickdarmes durch ein tiefsitzendes Karzinom kann das gesamte Kolon aufgebläht sein.
Ein *Trommelbauch* mit Meteorismus aller Darmabschnitte findet sich bei fortgeschrittener Peritonitis als Ausdruck einer toxischen Darmlähmung, eines paralytischen Ileus.

21.11.1.3. Untersuchungsverfahren

Palpation, Auskultation und Perkussion des Abdomens: Am aufschlußreichsten ist die *Palpation*. Ein Abszeß im Gefolge einer Appendizitis verursacht eine unscharf begrenzte Resistenz im rechten Unterbauch, ein großer Kolontumor eine scharf begrenzte, knotige, manchmal verschiebliche Resistenz. Eine Invagination beim Kind macht sich als walzenförmige Resistenz im rechten Mittelbauch bemerkbar, eine Divertikulitis des absteigenden Kolons durch eine Resistenz auf der linken Beckenschaufel. Ein Hydrops oder ein Empyem der Gallenblase können als indolente bzw. äußerst schmerzhafte Resistenz unter dem Rippenbogen getastet werden.

Die *Auskultation* gibt Aufschluß über die Peristaltik des Darmes. Sie ist beim mechanischen Ileus gesteigert, was durch spritzende, klingende, metallische Geräusche hörbar wird. Bei fortgeschrittener Peritonitis herrscht »Totenstille« im Bauch. Plätschernde, amphorische Geräusche weisen auf einen atonischen, dilatierten Darm hin.

Die *Perkussion* der Bauchdecken mit den Fingerspitzen kann einen Erschütterungsschmerz des parietalen Peritoneums nachweisen, der bei bauchdeckennahen Entzündungen, insbesondere bei der Appendizitis und Cholezystitis auftritt.

Röntgenuntersuchung: Bei jedem akuten Abdomen sind folgende Röntgenaufnahmen obligatorisch: *Thoraxaufnahmen in zwei Ebenen und Abdomenübersichtsaufnahme im Stehen.* Falls diese nicht möglich ist, *Abdomenaufnahme in Seitenlage.* Ein *intravenöses Pyelogramm* ist angezeigt bei Verdacht auf eine Harnabflußstörung, etwa durch Konkremente.

Die *Thoraxaufnahme* ermöglicht es, eine pulmonale oder pleurale Erkrankung als Ursache der abdominalen Beschwerden auszuschließen. Die *Abdomenübersichtsaufnahme im Stehen* führt bei freien Perforationen des Magen-Darm-Kanals (Ulkus, Divertikel, Tumor) in über der Hälfte der Fälle zum Nachweis einer Luftsichel unter dem Zwerchfell als Zeichen des Luftaustritts aus dem Magen-Darm-Kanal in die freie Bauchhöhle.

Wenn der Zustand des Kranken es erlaubt, kann – vor allem bei älteren Menschen – ein *Kolonkontrasteinlauf* wertvoll sein, da er ein stenosierendes Karzinom sichtbar machen kann. Bei Verdacht auf eine freie Ulkusperforation kann dieser durch eine Röntgenkontrastpassage des Magens und des Duodenums erhärtet werden. Hierbei darf kein Bariumbrei, sondern nur ein wasserlösliches Kontrastmittel verwendet werden.

Die *Röntgenaufnahme des Abdomens im Stehen* gibt auch Aufschluß über Gasansammlungen in verschiedenen Darmabschnitten. Sie zeigt beim Dünndarmileus aufgerichtete Dünndarmschlingen, die der Form eines römischen Bogens gleichen, mit deutlich erkennbaren quergestellten Kerkringschen Falten, beim paralytischen Ileus schlaffe, atonische Schlingen mit breiten Flüssigkeitsspiegeln. Der Dickdarm ist an seiner Haustrierung erkennbar. Allerdings darf die Diagnose eines mechanischen oder paralytischen Ileus nicht ausschließlich aufgrund des Röntgenbildes, sondern nur im Zusammenhang mit den klinischen Befunden gestellt werden.

> Die **wichtigsten diagnostischen Maßnahmen beim akuten Abdomen** sind: sorgfältige Anamnese, Palpation, Auskultation, Röntgen- und Urin-Untersuchung.

Sonographie: Sie hat sich bei der Lokalisation von Entzündungsherden und Tumoren in der Bauchhöhle sehr bewährt und sollte – wenn immer möglich – bei der Diagnostik eingesetzt werden.

Endoskopie: Bei jeder oberen gastrointestinalen Blutung ist unbedingt eine *Endoskopie* von *Ösophagus, Magen und oberem Duodenum* vorzunehmen. Sie kann blutende Ösophagusvarizen, Schleimhauterosionen oder Ulzera in Magen und Duodenum aufdecken und wertvolle Hinweise bei der Operationsindikation geben.

Rektoskopie und Koloskopie belasten einen geschwächten Kranken weniger als eine Röntgenkontrastfüllung des Dickdarms. Sie können die Ursache einer Blutung aus dem Rektum, akute Entzündungen des Dickdarmes oder auch ein Kolon-Ca. nachweisen.

Laboruntersuchungen: Deren wichtigste beim akuten Abdomen ist die des *Urins*. Sie gestattet die Abgrenzung von intraperitonealen Prozessen gegen entzündliche oder steinbedingte Störungen an Niere und Harnleiter. Die *Leukozytenzählung* tritt dahinter zurück. Auch eine harmlose Enteritis kann eine Leukozytose hervorrufen, während eine perforierte Appendizitis unter Umständen mit normalen Leukozytenwerten einhergeht.

Ein positiver Ausfall des *Amylase-* und *Lipase-Test* beweist eine Pankreatitis, ein negativer schließt sie indessen nicht aus.

Peritoneallavage: Die probatorische Spülung der Bauchhöhle von einer Stichinzision unterhalb des Nabels hat nach Einführung der Sonographie an Bedeutung verloren. Sie kann aber bei unklaren sonographischen Befunden indiziert sein, um eine intraperitoneale Blutung nachzuweisen oder auszuschließen.

> Ein akutes Abdomen ist bei unklarer Diagnose **innerhalb von zwei Stunden erneut zu untersuchen.** Wenn auch dann keine Klärung möglich, ist die Laparotomie indiziert.

21.11.1.4. Therapie

Indikation zur Laparotomie: Sie ist immer dann gegeben, wenn die Symptome des akuten Abdomens sich innerhalb von zwei Stunden nicht zurückbilden, sondern unvermindert anhalten oder gar zunehmen. Insbesondere *verlangen folgende Symptome dringlich eine Laparotomie:*

Fortbestehen oder Zunahme von kolikartigen oder Dauerschmerzen, gehäuftes Erbrechen, Zunahme einer diffusen oder örtlich begrenzten Abwehrspannung, Nachweis von freier Luft in der Bauchhöhle, palpatorischer Nachweis von krankhaften Resistenzen.

Auch in jedem Fall einer *perforierenden Verletzung der Bauchdecken* ist die Indikation zur Operation gegeben. Niemals darf eine solche Verletzung lediglich sondiert und dann vernäht werden, sondern es muß in jedem Falle die Bauchhöhle eröffnet und der gesamte Magen-Darm-

Kanal vom Zwerchfell bis ins kleine Becken revidiert werden.

21.11.1.5. Prognose

Sie darf erst nach erfolgter Laparotomie und stets mit Zurückhaltung gestellt werden. Die diffuse Peritonitis hat eine *Letalität von 40-60%!* Die 6-Stunden-Frist zwischen Einsetzen der klinischen Symptome und der Laparotomie bleibt prognostisch wichtig und verlangt schnelles Handeln. Eine Verzögerung der Laparotomie um 24 Stunden bedeutet eine Verdoppelung der Letalität.

21.11.2. Ileus (Darmverschluß)

Definition: Ileus ist ein seit der Antike hergebrachter Sammelbegriff für *Krankheitsbilder, die eine Störung der Darmpassage zur Folge haben,* seien es mechanische Hindernisse oder eine Lähmung der Darmmotilität. Der Ileus ist eine häufige Ursache (20%) eines akuten Abdomens.

21.11.2.1. Mechanischer Ileus

Ätiologie: Verlegung der Darmlichtung beim Neugeborenen durch kongenitale Hindernisse (Stenosen, Atresien), beim Kleinkind durch Invagination, beim Erwachsenen im mittleren Lebensalter durch Abknickung oder Strangulation des Darmes nach Bauchoperationen, insbesondere nach Appendizitis, durch Knäuel von Spulwürmern (Askariden), durch Entzündungen des Dünndarms (M. Crohn), durch gutartige Geschwülste der Dünndarmwand (Lipome, Leiomyome, Neurofibrome), im höheren Lebensalter durch Karzinome des Dickdarms oder durch große Gallensteine, die ins Duodenum durchbrechen und vor der Ileozökalklappe steckenbleiben.

Weitere Ursachen des mechanischen Ileus sind Einklemmung von Darmschlingen in Leisten-, Schenkel- und Nabelbrüchen (s. Kap. 21.10), Torsionen des Dünndarmes um die Längsachse bei langem fettarmem Mesenterium (Volvulus), oder auch eines abnorm langen Dickdarmsegmentes, meist des Colon sigmoideum. Selten ist eine Abschnürung des Duodenums durch die Mesenterialgefäße (arterio-mesenterialer Darmverschluß).

Pathologische Anatomie: Sie ist charakterisiert durch *Behinderung der Darmpassage und Durchblutungsstörungen in der Darmwand.* Eine eingeklemmte, strangulierte oder torquierte Darmschlinge läßt den Darminhalt nicht mehr passieren. Er staut sich und dehnt die Darmwand. Bei langsamer Ausbildung der Passagestörung (Karzinom) entwickelt sich eine Hypertrophie der Darmmuskulatur oberhalb des Hindernisses.

An eingeklemmten Darmschlingen in Hernien entsteht zunächst eine venöse Stauung, später auch eine arterielle Durchblutungsstörung mit Nekrose und Perforation der Darmwand. Die Strangulation des Dünndarms erzeugt zirkuläre Schnürfurchen, die zur Verlegung der Darmlichtung und zur Darmwandnekrose führen können. Entzündungen oder Verklebungen des Dünndarms bewirken spitzwinkelige, doppelflintenlaufähnliche Abknickungen.

Alle derartigen Störungen enden, wenn sie nicht rechtzeitig behoben werden, in einer *Durchwanderungs- oder Perforationsperitonitis.*

Pathophysiologie: Hochsitzender Ileus (Hindernis im Duodenum oder oberen Dünndarm) erzeugt infolge heftigen Erbrechens erhebliche Verluste an Wasser und Elektrolyten (Exsikkose, Hypochlorämie). Sie werden durch Exsudation aus und Ödembildung in der gestauten, überdehnten Darmwand verstärkt. Es kann sich ein *Schock* entwickeln.

Symptome: Ein *hochsitzender Dünndarmileus* bietet ein dramatisches Krankheitsbild: der Kranke liegt gekrümmt, mit angezogenen Beinen im Bett, erbricht grünen bis bräunlichen Dünndarminhalt, klagt über heftige, krampfartige Leibschmerzen und verfällt innerhalb weniger Stunden. Die Augen liegen infolge der Austrocknung tief in ihren Höhlen. Die Zunge ist trocken und rissig. Die Urinausscheidung versiegt. Jagender kleiner Puls und sinkender Blutdruck kündigen das Versagen des Kreislaufs, den *Schock* infolge Volumenmangel an.

Bei einem *Verschluß im unteren Dünndarm* ist das Erbrechen nicht so explosionsartig und seltener. *Koterbrechen (Miserere)* tritt nach 3-4 Tagen auf. Stuhlentleerungen sind beim Dünndarmileus möglich.

Beim *Dickdarmileus* steht vor allem die Stuhlverhaltung, weniger das Erbrechen im Vordergrund. Voraus geht eine mehrtägige Verstopfung, die vom Patienten nicht beachtet wird, da sie im höheren Lebensalter ohnehin häufig ist. Erst bei zunehmendem Aufstau des Darminhaltes im Dickdarm und aufsteigend auch im Dünndarm entwickeln sich Völlegefühl, Übelkeit, Brechreiz und schließlich nach 6-8 Tagen Erbrechen.

Therapie: Der *mechanische Ileus* geht nach 3-4 Tagen in eine Darmparalyse über *(gemischter Ileus),* weil die Peristaltik erlahmt. Dies kann die Diagnose und den Entschluß zur *Laparotomie* erschweren (Abb. *21.11.-6).*

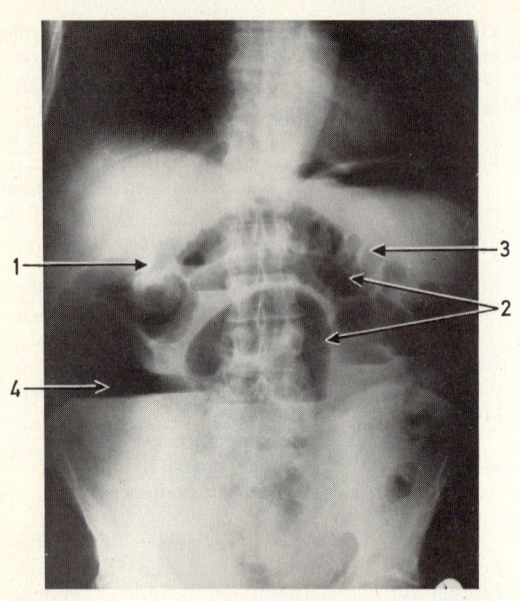

Abb. *21.11.*-6. Gemischter (mechanischer, in Paralyse übergehender) Ileus bei stenosierendem Karzinom der rechten Kolonflexur (1). Stehende, gestaute, aber noch tonisierte Dünndarmschlingen (2), die das Querkolon (3) hochdrängen und teilweise überlagern; Weitstellung des überdehnten Colon ascendens mit Spiegelbildung (4).

thermische Reizung reagiert er nicht mit Kontraktionen.

Weil Transport des Darminhaltes, Wasserrückresorption und Stuhlentleerung stocken, sammeln sich große Mengen Wasser, Elektrolyte und Fäulnisprodukte (Gase) im Darm an. Exsikkose und Intoxikation führen häufig zum akuten *Nierenversagen.*

Klinik: Im Bauch herrscht »Totenstille«, es ist keine Peristaltik hörbar. Nur bei stoßweiser Erschütterung der Bauchdecken lassen sich plätschernde Geräusche auslösen. Der Leib ist durch die Gasansammlung im Darm gebläht (Meteorismus).

Röntgenuntersuchung: Dünn- und Dickdarm sind erweitert und zeigen Gasansammlungen über breiten Flüssigkeitsspiegeln. Die Kerkringschen Falten des Dünndarmes und die Haustrierung des Dickdarmes sind nicht mehr erkennbar.

Therapie: Sie hängt von der Ursache der Darmlähmung ab. Nach Frakturen der Wirbelsäule oder des Beckens wird man abwarten und die Darmtätigkeit durch peristaltikanregende Medikamente, wie Prostigmin und Paspertin, in Gang zu setzen suchen, ebenso bei Steinkoliken, Pneumonie, Pyelonephritis.

Nach *stumpfem Bauchtrauma* mit Verdacht auf Blutung aus Leber oder Milz und akuten Entzündungen (Appendizitis, Cholezystitis, Peritonitis) ist die *Laparotomie dringend* angezeigt.

21.11.2.2. Paralytischer Ileus

Er ist kein Verschluß des Darmes, sondern eine Passagebehinderung durch Lähmung der Darmmuskulatur.

Ätiologie: Verschiedenartige Störungen können zur Darmlähmung führen: Akute Pankreatitis, Pneumonie, Cholezystitis, Gallenstein- oder Harnstein-Koliken, Adnexitis, stumpfe Bauchtraumen, Wirbelfrakturen, Beckenfrakturen, Verletzungen retroperitonealer Organe, Überfüllung der Harnblase und vor allem die eitrige diffuse Peritonitis.

Pathogenese, pathologische Anatomie und Physiologie: Die *Lähmung der Darmmuskulatur* kann durch Reflexstörungen (z. B. nach Wirbel- und Beckenbrüchen, bei Pankreatitis, bei Steinkoliken, bei Harnblasenüberfüllung), durch Überdehnung (bei mechanischen Hindernissen) oder durch Bakterientoxine (bei eitriger Peritonitis) verursacht sein.

Der gelähmte Darm ist erweitert, schlaff, dünnwandig. Die Serosa erscheint nicht mehr glatt und spiegelnd, sondern stumpf und rauh, häufig mit Fibrin belegt. Der Darm hat eine düsterrote bis violette Farbe. Auf mechanische oder

21.11.2.3. Postoperativer Ileus

Er ist eine in der Bauchchirurgie gefürchtete Komplikation.

Ursachen: Naht-Undichtigkeit (Insuffizienz), intraperitoneale Abszesse, Peritonitis, Reflexstörungen.

Klinik: Die *postoperative Darmatonie* (3.-6. Tag) ist eine reflektorische Störung und läßt sich meist durch *peristaltikanregende Medikamente* beheben. Vorsicht, keine Peritonitis übersehen!

Kam die Darmtätigkeit zunächst in Gang und setzt dann nach dem 5.-7. Tag wieder aus, treten Erbrechen und krampfartige Leibschmerzen auf, so muß ein *mechanisches Hindernis* in Betracht gezogen werden. Im Zweifelsfalle Relaparotomie nach röntgenologischer, sonographischer, endoskopischer Kontrolluntersuchung.

Postoperative Abszesse in der Bauchhöhle führen nicht zu mechanischem, sondern paralytischem Ileus. Sie können meist durch Sonographie lokalisiert und müssen *entleert* und *drainiert* werden.

Der verspätete oder versäumte Entschluß zur Relaparotomie hat vielen Kranken das Leben gekostet. Ein Konsilium mit einem am Ersteingriff unbeteiligten und deshalb vorurteilslosen Chirurgen kann die Entscheidung erleichtern.

Therapie: Neben dem rechtzeitigen Entschluß zur erneuten Operation ist der *Ersatz* der verlorengegangenen, im Darm sequestrierten *Wasser- und Elektrolytmengen* wichtig. Kontrolle von Hämatokrit, Elektrolyten und Osmolarität von Serum und Urin. Auf Defizit an Natrium, Chlor und Kalium achten. Hypochlorämie begünstigt das Nierenversagen, Hypokaliämie die Darmlähmung und das Herzversagen. Prostigmin-Infusionen (4-6 Ampullen/500 ml in NaCl-Lösung) oder Paspertin (2-4 Ampullen) bringen nach Elektrolytausgleich bei Darmatonie oft durchschlagenden Erfolg.

21.11.3. Peritonitis

Die allgemeine eitrige Bauchfellentzündung ist ein *ungelöstes therapeutisches Problem*. Ihr fallen viele Patienten zum Opfer. Auch hier haben die Götter die Diagnose vor die Therapie gesetzt.

Ätiologie und Pathogenese: Stumpfe oder perforierende Bauchverletzungen, akute Entzündungen (am häufigsten die Appendizitis), danach Cholezystitis, Divertikulitis des Dickdarmes, Adnexitis, perforierte Ulcera duodeni oder ventriculi können eine örtliche oder allgemeine Bauchfellentzündung auslösen.

Austritt von Blut, Galle, Magensaft, Duodenalsaft, Pankreassekret erzeugt eine *chemische Entzündung* des Bauchfells, Dünndarminhalt eine mehr oder weniger starke *bakterielle Entzündung*. Eiter aus einer geplatzten Gallenblase oder einem perforierten Wurmfortsatz, besonders aber der stark bakteriell durchsetzte Inhalt des Dickdarms bewirken stets eine sehr gefährliche *lokale oder diffuse Peritonitis*. Besonders gefährlich sind offenbar die Endotoxine von Bakterien, die bei Übertritt in den Kreislauf einen *Schock* auslösen können.

Pathologisch-anatomisch lassen sich verschiedene *Stadien* der *Peritonitis* unterscheiden, das *seröse* (mit proteinhaltigem, zellfreiem Exsudat), das *fibrinöse* (mit Ausschwitzen von Fibrin) und das *eitrige* (nach perforierter Appendizitis oder Cholezystitis, nach Kolondivertikulitis-Perforation) Stadium.

Die Ausbreitung von *Geschwulstmetastasen auf dem Bauchfell* (Peritonealkarzinose) löst eine seröse oder serös-hämorrhagische, exsudative Entzündung aus.

Die selten gewordene *tuberkulöse Peritonitis* zeichnet sich durch Bildung grau-weisser, glasstecknadelkopf- bis linsengroßer, flach-rundlicher Knötchen auf dem parietalen und viszeralen Peritoneum aus.

Klinik: Sie entspricht dem »akuten Abdomen«.

Kardinalsymptome: Facies abdominalis (tiefliegende Augen, trockene rissige Zunge, eingefallene blasse Wangen), kleiner, schneller Puls, niedriger Blutdruck, Oligurie oder Anurie, Leukozytose, druckempfindliches Abdomen, gelähmte Darmperistaltik. Laboruntersuchungen bringen außer der Leukozytose keine weiteren Aufschlüsse.

Therapie: Eine operativ zu beseitigende Ursache (Ulkusperforation, Divertikelperforation, eitrige Appendizitis oder Cholezystitis, hämorrhagisch-nekrotisierende Pankreatitis, Pyosalpinx, Verletzungsfolgen an Magen-Darm-Kanal, Leber oder Milz) muß bereinigt werden.

Die postoperative Peritonitis kann durch geplante *Relaparotomien* und *Spülungen der Bauchhöhle* in täglichem Abstand und durch ausgiebige Drainagen bekämpft werden, doch gelingt es auch mit einer solchen aggressiven und invasiven Therapie nicht immer, das Schicksal des Kranken zu wenden. *Antibiotika-Anwendung* ist Pflicht, ihre Wirkung begrenzt.

> Bei mechanischem Ileus und diffuser Peritonitis ist die Laparotomie immer dringlich.

Prognose: Bei Peritonitis nach freier Perforation eines Ulkus ist sie günstig, wenn die operative Versorgung innerhalb von 24 Stunden vorgenommen wurde, fast ebenso bei perforierter Appendizitis, Cholezystitis oder Kolondivertikulitis nach Operation innerhalb von 6 Stunden.

Werden diese Zeitintervalle überschritten, verringern sich die Überlebensaussichten um die Hälfte.

Literaturauswahl

BOTSFORD, T. W., R. E. WILSON: The Acute Abdomen An Approach to Diagnosis and Management. Saunders, Philadelphia, London, Toronto 1977.

21.12. Verletzungen des Abdomens

Von L. Koslowski

Eine Bauchverletzung kann durch Einwirkung stumpfer Gewalt (Stoß, Schlag, Aufprall) oder durch Penetration von Fremdkörpern (Stich, Schuß, Explosion, Spießung) entstehen. In Mitteleuropa überwiegen stumpfe Bauchtraumen.

21.12.1. Stumpfe Bauchverletzungen

Ätiologie: Weitaus am häufigsten sind Verkehrsunfälle die Ursache eines stumpfen Bauchtraumas. Im Auto kann ein Anprall am Lenkrad oder Armaturenbrett, auch gegen den Sicherheitsgurt, zu Verletzungen führen. Motorradfahrer sind einem Aufprall auf entgegenkommende Fahrzeuge oder Hindernisse am Straßenrand besonders ausgesetzt. Aber auch Fahrradunfälle können ein stumpfes Bauchtrauma verursachen, wobei es nicht selten zu Quetschungen innerer Organe durch die Lenkstange kommt. Fußgänger, meist alte Menschen mit verlangsamten Reaktionen und Einschränkungen des Hör- und Sehvermögens werden bei Dunkelheit am Straßenrand oder beim Überqueren der Fahrbahn von Autos angefahren und verletzt.

Auch am Arbeitsplatz können sich stumpfe Bauchtraumen ereignen: in der Landwirtschaft durch Hufschlag, im Baugewerbe durch Sturz und Aufprall, in der Industrie durch Werkstücke oder Maschinenteile.

Pathogenese: Da die Bauchorgane von ventral nicht durch das Knochenskelett geschützt sind, trifft jede stumpfe Gewalt sie mit voller Wucht.

Die parenchymatösen Organe *Leber* und *Milz* sind aufgrund ihres Blutreichtums nicht kompressibel und bersten bei Druckeinwirkung leicht. Dabei kommt es zu Blutungen in die Bauchhöhle. Rasch kann sich ein *Blutungsschock* entwickeln.

Magen und *Dünndarm* sind mehr oder weniger stark mit Flüssigkeit und/oder Gasen gefüllt. In leerem Zustand können sie infolge ihrer Beweglichkeit einer stumpfen Gewalt ausweichen.

Die auf- und absteigenden Teile des *Dickdarms* sind an die hintere Bauchwand fixiert, ebenso Duodenum und Pankreas. Diese Organe werden deshalb besonders häufig von Quetschungen betroffen und zerreißen dann.

Das gleiche gilt für das *Mesenterium*.

Häufig wirkt die Wirbelsäule bei Quetschungen als Widerlager, vor allem bei Verletzungen von *Duodenum* und *Pankreas*.

Symptome und **Diagnostik:** Sie sind beim *isolierten* stumpfen Bauchtrauma sicherer zu beurteilen als bei Mehrfachverletzungen *(Polytraumen)*. Blässe, Schläfrigkeit, kalter Schweiß, schneller Puls und niedriger Blutdruck weisen auf eine lebensbedrohliche innere Blutung hin.

> Bei stumpfen Bauchverletzungen **immer** an innere **Blutungen** aus Milz- oder Leberrissen und an **Zerreißungen** von Hohlorganen denken.

Prellmarken und Hautschürfungen über dem rechten oder linken Rippenbogen lassen an Leber- oder Milzquetschung denken, intrakutane Einblutungen entsprechend dem Verlauf des Sicherheitsgurtes diagonal über Thorax, Ober- und Mittelbauch an eine Verletzung des Duodenums, Pankreas oder Kolons.

Beim bewußtseinsklaren Verletzten prüft man – wie bei jedem akuten Abdomen – Darmperistaltik, Bauchdeckenspannung, Spontan-, Druck- und Loslaßschmerz und tastet das Rektum aus. Bei Bewußtlosen lassen diese Untersuchungsverfahren im Stich.

Als »Screening«-Methode hat sich die *Sonographie* beim stumpfen Bauchtrauma sehr bewährt, zumal sie als nicht-invasives Verfahren beliebig oft wiederholt werden kann. Allerdings erfordert ihre Anwendung und Beurteilung persönliche Übung und Erfahrung. Die Sonographie kann *Flüssigkeitsansammlungen* in der Bauchhöhle nachweisen und lokalisieren, auch Einrisse in Leber, Milz und Nieren.

Die *Peritoneallavage* (diagnostische Bauchhöhlenspülung) ist angezeigt, wenn die Sonographie bzw. ein geübter Untersucher nicht verfügbar sind. In Lokalanästhesie wird in der Mittellinie unterhalb des Nabels nach Stichinzision von Haut und Faszie ein Peritonealdialyse-Katheter in die Bauchhöhle eingeführt. Man läßt ca. 1000 ml physiologische NaCl- oder Ringer-Lösung rasch einlaufen. Nach zweimaligem Lagewechsel des Verletzten zwecks Verteilung der Lösung in der Bauchhöhle wird die Spülflüssigkeit abgelassen. Beimengungen von Blut, Galle oder Magen-

Darm-Inhalt lassen sich dann unschwer nachweisen.

Weder Sonographie noch Peritoneallavage lassen sichere Rückschlüsse auf das Ausmaß intraperitonealer Organverletzungen zu. Beide Verfahren ergeben gelegentlich falsch-positive wie auch falsch-negative Befunde. *Im Zweifelsfalle ist eine Laparotomie immer angezeigt.*

Nach jedem stumpfen Bauchtrauma muß umgehend ein *Blasenkatheter* gelegt werden. Eine leere Harnblase weist auf einen Riß dieses Hohlorgans hin, der alsbald durch Kontrastfüllung und Röntgenaufnahme gesichert oder ausgeschlossen werden muß. Schwierigkeiten beim Einführen des Katheters in die Harnblase erwecken den Verdacht auf eine Verletzung der Harnröhre.

Obligat ist auch das Einlegen einer *Sonde in den Magen,* um dessen Inhalt (Blutbeimengungen?) zu prüfen und abzusaugen und die Aspiration von Erbrochenem zu verhüten.

Bewährt hat sich die *stündliche Messung des Bauchumfanges,* der bei andauernder innerer Blutung zunimmt. So lange kein Schock besteht oder sich entwickelt, genügen als *Laboruntersuchungen* die Bestimmung von Hämatokrit, Hämoglobin und Erythrozytenzahl.

Sofern der Zustand des Verletzten es zuläßt, sollte eine *Röntgen-Leeraufnahme des Abdomens im Stehen* oder in Seitenlage angefertigt werden. Sie kann freie Luft in der Bauchhöhle und damit die Ruptur eines luftgefüllten Hohlorgans nachweisen und – in Verbindung mit dem klinischen Befund – dem Chirurgen den operativen Zugang zu intraperitonealen Verletzungen erleichtern. Positive Röntgenbefunde sind beweisend, negative hingegen nicht! (s. Abb. *21.12.*-1).

Therapie:
Allgemeine Regeln: Vorrang haben lebensbedrohliche Störungen, beim stumpfen Bauchtrauma vor allem der *manifeste hämorrhagische Schock.* Zunächst wird versucht, ihn durch forcierten Volumenersatz mit Vollblut, Kolloiden und Elektrolytlösungen zu beherrschen. Gelingt es, den systolischen Blutdruck auf 100 mm Hg und den Hämoglobingehalt auf 10 g% anzuheben, so sind die Aussichten auf den Erfolg einer Laparotomie gut. Gelingt die Beherrschung des Blutungsschockes präoperativ nicht, so muß dennoch *ohne Zeitverlust operiert* werden, weil die Laparotomie die einzige Chance zur Stillung der lebensbedrohlichen Blutung bietet.

Den besten Zugang zu den Bauchorganen eröffnet die *mediane Laparotomie,* die nach kranial bis zum Schwertfortsatz des Brustbeins (Xiphoid) und nach kaudal bis zur Symphyse erweitert werden kann. Es müssen sämtliche intraperitonealen Organe dem tastenden Finger und möglichst auch dem Auge des Operators zugänglich gemacht werden. Dies gilt ohne Einschränkung für den Intestinaltrakt vom Zwerchfell bis ins kleine Becken. Leber und Milz sind abzutasten, das Pankreas zu inspizieren. Meist weist eine Blutansammlung im rechten oder linken oberen Quadranten der Bauchhöhle den Weg zu einer Leber- oder Milzruptur.

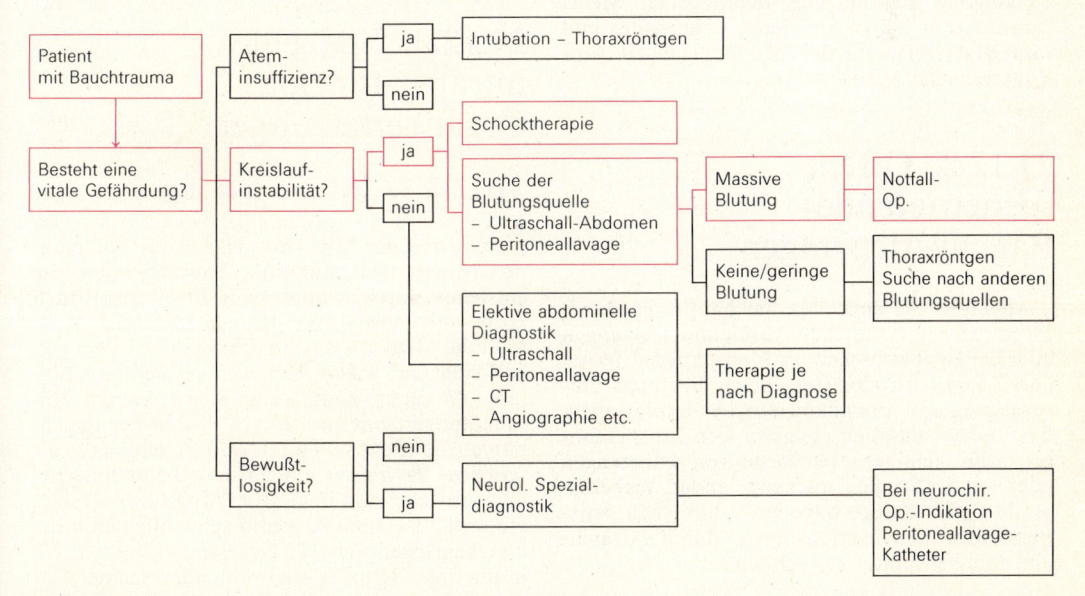

Abb. *21.12.*-1. Diagnostische Überlegungen und Maßnahmen bei stumpfen Bauchverletzungen (mod. nach SIEWERT).

Im *Mesenterium* des Dünndarmes, aber auch des Colon sigmoideum finden sich nicht selten tiefe *Einrisse,* die sowohl allein Peritoneum und Fettgewebe, als auch Mesenterialarterien und -venen betreffen können. Bei Zweifeln an ausreichender arterieller Blutzufuhr oder venösem Abfluß müssen die gefährdeten Darmabschnitte reseziert werden.

Die *Wiederherstellung der Darmkontinuität* durch Anlegen von Anastomosen richtet sich nach dem Zeitintervall zwischen Trauma und Operation. Wenn bereits eine Peritonitis besteht, darf *keine* Dickdarmanastomose angelegt oder ein Einriß am Dickdarm lediglich durch Naht verschlossen werden, sondern es muß die Darmverletzung durch einen entlastenden doppelläufigen Kunstafter am unteren Dünndarm *(Ileostoma)* oder am Colon transversum *(Kolostoma)* trockengelegt, aus der Darmpassage ausgeschaltet werden. Die Mißachtung dieser Regeln durch unerfahrene Chirurgen hat viele Verletzte in Krieg und Frieden das Leben gekostet.

Behandlung des stumpfen Bauchtraumas bei Mehrfachverletzungen (Polytrauma): Sie richtet sich nach der Dringlichkeit, das heißt der Gefahr für das Leben durch die jeweils vorliegenden Verletzungen. Priorität haben schwere *Störungen von Kreislauf und Atmung,* sodann lebensbedrohliche *Schädel-Hirn-Verletzungen,* insbesondere raumfordernde intrakranielle Blutungen, ferner schwere *intrathorakale Blutungen.*

Keinesfalls dürfen Frakturen an den Gliedmaßen operativ versorgt werden, solange der Verdacht auf eine schwere Organverletzung in der Bauchhöhle besteht. Die Belastbarkeit Mehrfachverletzter hängt von deren Lebensalter und vom Blutverlust ab, der oft unterschätzt wird (Frakturhämatome!).

21.12.2. Offene (penetrierende) Bauchverletzungen

Ätiologie: Sie entstehen am häufigsten durch Messerstiche bei tätlichen Auseinandersetzungen oder bei Unachtsamkeit im Metzgerberuf, ferner durch Pistolen- oder Gewehrschuß, durch Einsprengung von Fremdkörpern bei Explosionen. Bei Verkehrsunfällen ereignen sich Einspießungen scharfkantiger Metallteile von Fahrzeugen oder von der Straße (Brückengeländer, Verkehrsschilder). Im Kriege wäre mit zahlreichen penetrierenden Bauchverletzungen durch Granat- und Bombensplitter zu rechnen.

Diagnostik: Wichtig ist die genaue Kenntnis des Herganges der Verletzung. Stich- und Schußwunden sind – auch aus forensischen Gründen – sorgfältig zu untersuchen, der Befund ist schriftlich festzuhalten. Bei jeder Wunde in den Bauchdecken besteht der Verdacht auf Penetration der Bauchhöhle und Verletzung intraperitonealer Organe.

Vor der Wundversorgung ist eine *Röntgenübersichtsaufnahme des Abdomens im Stehen* anzufertigen, um freie Luft in der Bauchhöhle nachzuweisen. Auch empfiehlt sich eine *sonographische* Untersuchung zum Nachweis oder Ausschluß von freier Flüssigkeit (Blut) im Abdomen (Abb. *21.12.*-2).

Therapie: Bei Stich-, Schuß- und Explosionsverletzungen muß die Bauchhöhle von einem *gesonderten Schnitt* eröffnet und revidiert werden. Der gesamte Magen-Darm-Trakt ist sorgfältig auf Perforationen zu überprüfen. Mehrfachperforationen sind nicht selten.

Bei **Stich- und Schußwunden** in den Bauchdecken **stets die Bauchhöhle eröffnen** und den Magen-Darm-Kanal in ganzer Länge inspizieren.

Die bloße Sondierung eines Stichkanals in den Bauchdecken ist unzureichend und ein *schwerer Fehler.* Infolge kulissenartiger Verschiebung der Muskel- und Faszienschichten gegeneinander kann die Sondierung keine Gewißheit über die Tiefe einer Stichverletzung bringen.

Stich-, Schuß- und Explosionswunden *müssen offen bleiben,* da sie stets als infiziert zu betrachten sind. Sie werden durch Gummilasche oder weichen Schlauch drainiert.

21.12.3. Spezielle intraperitoneale Organverletzungen

21.12.3.1. Milzverletzungen

Rupturen der Milz sind die *häufigsten* Organverletzungen bei stumpfen Bauchtraumen. Sie entstehen durch Kompression des linken Brustkorbs mit oder ohne Rippenfrakturen. Meist reißt die Milzkapsel beim Trauma und es entwickelt sich eine mehr oder weniger schwere Blutung, die nicht spontan zum Stehen kommt. Ansammlungen von zwei Litern Blut in der Bauchhöhle sind nicht selten. Dies führt zu einer »chemischen« Peritonitis mit diffusen Leibschmerzen und Abwehrspannung, zum Abfall von Hämoglobin und Hämatokrit und schließlich zum hämorrhagischen Schock. Gelegentlich besteht ein in die linke Schulter ausstrahlender Schmerz.

Selten ist die *zweizeitige Milzruptur,* bei der zunächst nur das Milzparenchym einreißt und ein

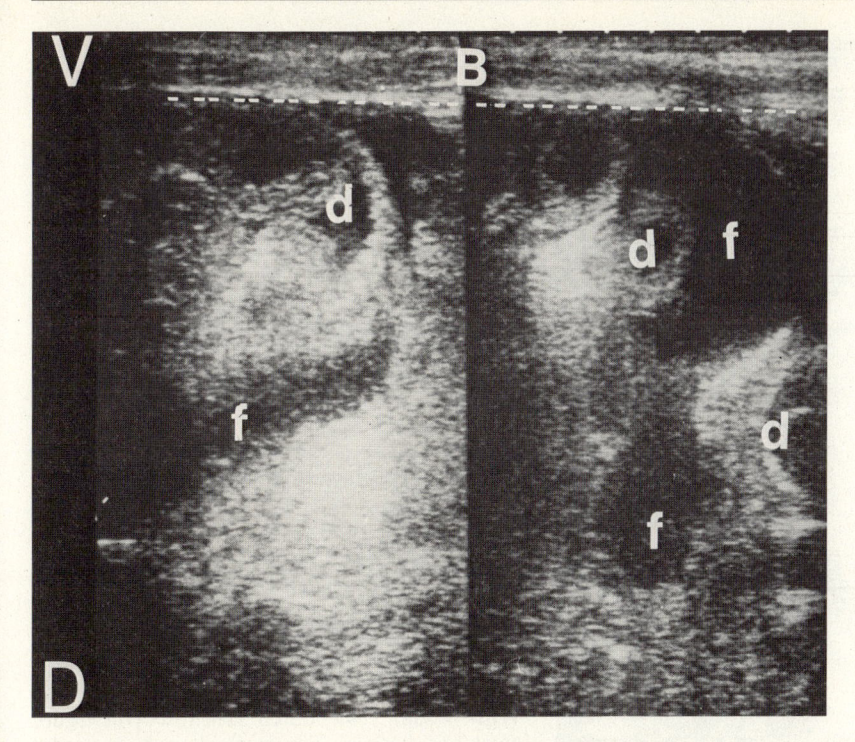

Abb. *21.12.*-2. Freie Flüssigkeit in der Bauchhöhle. Die Darmschlingen schwimmen in der freien Flüssigkeit
V: ventral, D: dorsal, d: Darmschlinge, f: freie Flüssigkeit, B: Bauchdecke.

subkapsuläres Hämatom entsteht, während die Kapsel intakt bleibt. Unter zunehmendem Druck des Hämatoms kann die Milzkapsel nach Tagen oder Wochen platzen, so daß sich das Hämatom in die Bauchhöhle ergießt und die Symptome der Bauchfellreizung und der inneren Blutung hervorruft.

Bei *chirurgischen Eingriffen* an Magen, Pankreas und linker Kolonflexur kann die Milz einreißen. Auch kleine, dann oft unbemerkte Einrisse bluten anhaltend.

Therapie: Jede Milzverletzung erfordert die *Blutstillung durch einen chirurgischen Eingriff*. Radikal und stets erfolgreich ist die Exstirpation des Organs *(Splenektomie).* Der Verlust der Milz ist indessen mit einer vorübergehenden oder bleibenden Minderung der körpereigenen Abwehr gegen bakterielle Infektionen verbunden. Dies scheint bei Kindern von besonderer Bedeutung. Deshalb bemüht man sich derzeit, die Milz bei Kindern, aber auch bei Erwachsenen, nach einem Trauma, wenn möglich, zu erhalten.

Hierzu bieten sich drei Wege:
1. Die Blutstillung an der Milz durch Koagulation. Es wurden Instrumente entwickelt, mit denen die blutende Milzwunde verkocht wird (Saphir-Koagulator).
2. Die Deckung der Milzverletzung durch Fibrinkleber. Dabei werden Fibrinogen und Plasmin auf die Milzwunde aufgebracht und bilden einen Fibrinfilz, der die Blutung stillt.
3. Die Replantation von Milzgewebe. Ein Teil der exstirpierten Milz wird in Scheiben geschnitten oder homogenisiert und zwischen die Blätter des großen Netzes »eingewickelt«. Die Ergebnisse sind widersprüchlich. Das Verfahren ist bislang nicht über das Stadium des Experiments hinausgekommen.

21.12.3.2. Verletzungen der Leber
(Abb. *21.12.*-3)

Leberrupturen sind seltener als Milzverletzungen, weil die Leberkapsel fester ist als die der Milz. Meist entstehen mehrere *Risse* in dem großen Organ. Je nach Tiefe des Einrisses und dem Kaliber der verletzten Blutgefäße und Gallengänge treten Blut und Galle in die Bauchhöhle aus und rufen eine *chemische Peritonitis* hervor, die zur Lähmung der Darmperistaltik und schließlich zum tödlichen paralytischen Ileus führt. Die Wirkung der Galle überwiegt; die Blutung ist – bei gleicher anatomischer Verletzung – nicht so stark wie bei der Milzruptur.

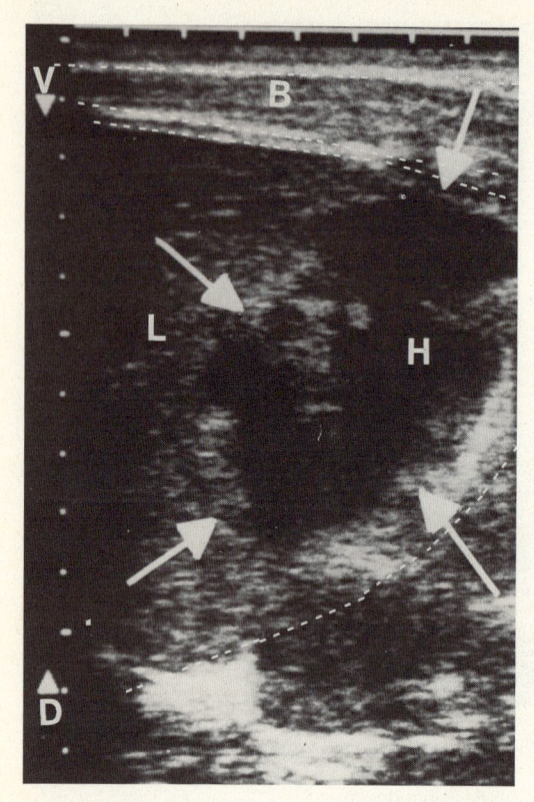

Abb. 21.12.-3. Intrahepatisches Hämatom im rechten Leberlappen
V: ventral, D: dorsal, B: Bauchdecke, L: Leber, H: Hämatom.

Therapie: Da die Leber – im Gegensatz zur Milz – unentbehrlich ist, kommt nur eine *organerhaltende chirurgische Behandlung* in Betracht. Sie besteht in der Unterbindung großer verletzter Gallengänge und blutender Gefäße, der Exstirpation von abgerissenen Leberteilen, die sonst der Nekrose anheim fallen, der Tamponade von Einrissen und der Drainage zur Ableitung von Blut und Galle aus der Bauchhöhle.

Die *Drainage* ist wohl der wichtigste Faktor der chirurgischen Therapie. Nähte im Lebergewebe und die Tamponade tiefer Leberrisse mit Jodoformgaze, anderen synthetischen Substanzen oder auch mit einem Zipfel des großen Netzes können versucht werden. Ihre Wirkung ist zweifelhaft. Gelegentlich kommt es zu Blutungen in die Gallenwege (Hämobilie), die aber nur selten bedrohlich werden.

21.12.3.3. Pankreasverletzungen

Sie entstehen durch Quetschung des Organs gegen das Widerlager der Wirbelsäule, zum Beispiel beim Sturz mit dem Motor- oder Fahrrad. Schleichend entwickeln sich die Symptome einer Pankreatitis bzw. Pankreasnekrose mit Lipase- und Amylase-Erhöhung in Serum und Urin. Bei Verletzungen des D. pancreaticus kann Pankreassaft aus dem Organ in die Nachbargewebe austreten und dort zu umfangreichen Nekrosen führen.

Therapie: Eine *Naht* des verletzten Organs ist *stets unsicher*. Falls das Pankreas völlig zerrissen ist, muß dessen linker Anteil exstirpiert oder nach beidseitiger Unterbindung des D. pancreaticus mit einer ausgeschalteten Dünndarmschlinge Seit-zu-Seit anastomosiert werden. In jedem Falle ist eine sorgfältige *mehrfache Drainage* angezeigt.

Die *Prognose* ist zweifelhaft, da das Ausmaß der Gewebsnekrose nicht abzuschätzen ist.

21.12.3.4. Darmverletzungen

Die allgemeinen Regeln ihrer chirurgischen Behandlung wurden bereits dargestellt. Besondere Sorgfalt erfordern *Einrisse oder Abrisse des Duodenums*, die durch Quetschung gegen die Wirbelsäule, etwa durch den Sicherheitsgurt, entstehen können. Es empfiehlt sich, in jedem Falle das Duodenum durch eine Gastroenterostomie aus der Nahrungspassage auszuschalten und blind zu verschließen. Falls der Ein- oder Abriß unterhalb der Papilla Vateri liegt, muß die Gallenpassage durch eine *biliodigestive Anastomose*, das heißt durch Verbindung des großen Gallenganges mit einer ausgeschalteten Dünndarmschlinge wiederhergestellt werden.

End-zu-End-Anastomosen am Duodenum halten erfahrungsgemäß *nicht*, zumal Duodenalabrisse meist verspätet erkannt werden.

Scharfrandige kleine Stichverletzungen an Dünn- und Dickdarm dürfen vernäht werden, solange keine Peritonitis besteht. Schußverletzungen des Darmes haben meist gequetschte Wundränder. Im Zweifelsfalle ist der verletzte Darmabschnitt zu resezieren und eine End-zu-End-Anastomose anzulegen.

Cave Anastomosen bei Peritonitis! In jedem Falle sollte die Bauchhöhle *drainiert* werden, wobei die Drainagen nicht unmittelbar auf Übernähungen und Anastomosen gelegt werden dürfen.

Literaturauswahl

KÜMMERLE, F.: Die stumpfen Bauchverletzungen. Enke, Stuttgart 1959.
SIEWERT, J. R., R. PICHLMAYR: Das traumatisierte Abdomen. Springer, Berlin, Heidelberg, New York, Tokio 1986.
TREDE, M., K.-H. VERSTING: Abdominalverletzungen bei Polytrauma. Chirurg 49:672–678 (1978).

21.13. Grenzgebiete zwischen Chirurgie und Urologie

Von R. Ackermann

21.13.1. Einleitung

Aufgrund der benachbarten Lage der harnbildenden und harnableitenden Organe zu den intraperitonealen Organen und der teilweise gemeinsamen autonomen und sensiblen nervalen Versorgung bestehen vielfältige Wechselbeziehungen zwischen den Fachgebieten Chirurgie und Urologie. Zum einen können Störungen und Veränderungen der Urogenitalorgane durch Erkrankungen anderer Organsysteme verursacht werden. Umgekehrt können sich Symptome, die durch Erkrankungen der Urogenitalorgane ausgelöst werden, an anderen Systemen manifestieren. Um frühzeitig Hinweise über mögliche Zusammenhänge erhalten zu können, müssen diese Überlegungen bei der Erhebung der Anamnese und der körperlichen Untersuchung mitberücksichtigt werden. Eine genaue Erfassung der Beschwerden verlangt neben der subjektiven Beschreibung durch den Patienten auch dessen gezielte Befragung.

21.13.2. Anamnese und urologische Untersuchung

21.13.2.1. Anamnese

Bei der Anamnese sind 3 Aspekte zu berücksichtigen:
1. Veränderungen der Ausscheidung und Beschaffenheit des Urins,
2. Störungen der Miktion,
3. Auftreten von Schmerzzuständen,

Veränderungen des Harns können, was Menge und Beschaffenheit betrifft, vielfältig sein. Da die *Farbe des Urins* neben der renalen Konzentrationsfähigkeit vom Hydradationszustand des Organismus abhängt, weist sie nur in beschränktem Umfang auf eine Erkrankung der Harnorgane hin. Veränderungen im *Geruch*, *Trübungen* des Harns und seine *blutige Verfärbung* sind dagegen wichtige Beobachtungen. Sie verlangen stets eine Bestätigung durch *analytische* und *mikroskopische*, bei Bedarf auch *mikrobiologische* Untersuchungen des Urins.

Eine **Hämaturie** ist so lange als **tumorverdächtiges** Symptom zu betrachten, bis eine maligne Erkrankung als Ursache ausgeschlossen ist

Störungen der Blasenentleerung werden vom Patienten meist ungenau beschrieben, so daß eine gezielte Befragung erforderlich ist. In Tab. 21.13.-1 sind die verschiedenen Qualitätsänderungen der Blasenentleerung zusammengestellt.

Tab. *21.13.*-1. Urologische Symptome.

Schmerzhafte Miktion	*Algurie*
Erschwerte schmerzhafte Miktion	*Dysurie*
Mit krampfartigen Schmerzen einhergehende Miktion	*Strangurie*
Häufige Miktion	*Pollakisurie*
Nächtliche Miktion	*Nykturie*
Nicht kontrollierbarer plötzlich einsetzender Harndrang	*Imperative Miktion*
Intermittierender, nicht kontrollierbarer Harnabgang	*Enuresis*
Anhaltender, unwillkürlicher, nicht kontrollierbarer Harnabgang	*Harninkontinenz*
Abschwächung des Harnstrahles	*Verminderte Harnpropulsion*
Verzögerter Miktionsbeginn	

Neben diesen Störungen der Miktion kann es zum akuten Ereignis der *kompletten Harnsperre* kommen. Hierbei ist die Blase prall mit Urin gefüllt, der vom Patienten nicht willkürlich entleert werden kann. Im Gegensatz dazu erfolgt bei der *Anurie* keine Harnbildung. In der Blase des Patienten befindet sich entweder kein oder nur wenige Milliliter Urin. Bei der *Polyurie* werden dagegen übermäßige Harnmengen ausgeschieden.

Neben den spezifischen Symptomen können infolge von urologischen Erkrankungen **Allge-**

meinsymptome wie Appetitmangel, Durst, Müdigkeit, allgemeiner Leistungsverlust und Änderungen in der Vita sexualis auftreten.

Schmerzzustände lassen sich entsprechend ihrer Charakteristik unterteilen.

Beim *Kolikschmerz* nimmt die Intensität periodisch zu, um nach Erreichen eines Maximums wieder abzuklingen. Es läßt sich meist ein *Punctum maximum* lokalisieren, wobei die Schmerzausstrahlung von besonderer Bedeutung für die differentialdiagnostischen Überlegungen ist. Die typische Nieren- oder Ureterkolik kann vor allem durch *Konkremente*, aber auch durch *Blutkoagel*, z. B. bei tumorbedingten Einblutungen ins Nierenhohlsystem, *abgestoßene Nierenpapillen* oder durch *sequestrierte Tumoranteile* ausgelöst werden. Je nach Lage des obstruktiven Hindernisses liegt das Punctum maximum in der Kostovertebralregion unterhalb der 12. Rippe oder entsprechend dem Harnleiterverlauf zwischen Niere und Blase. Bei distal gelegenem Punctum maximum des Schmerzes ist eine typische Ausstrahlung in die gleichseitige Genitalregion festzustellen. Die *Schmerzausstrahlung* in die Skrotalorgane, in die Labien oder bis hin zur Penisspitze muß hin erfragt werden, da sie meist vom Patienten nicht spontan mitgeteilt wird. Bei anhaltenden Nieren- oder Ureterkoliken kann es infolge einer peritonealen Reizung über viszeroviszerale Reflexbögen zu *abdominellen Symptomen* mit Nausea, Erbrechen, Meteorismus und Darmatonie mit Obstipation kommen. Blutdruckabfall, frequenter flacher Puls, blass-fahles Hautkolorit und kalter Schweiß sind häufig damit vergesellschaftet.

Im Gegensatz zum kolikartigen Schmerz steht der *Dauerschmerz*, der in seiner geringsten Ausprägung als Organgefühl empfunden wird, bei starker Intensität aber als heftig bohrender Schmerz imponiert. Er kann bei akuten Entzündungen, bei Blutungen im Retroperitonealraum, bei chronischen Harnstauungen und bei tumorbedingter Raumforderung auftreten.

21.13.2.2. Untersuchungen der Harn- und Genitalorgane

Zur allgemeinen körperlichen Untersuchung eines Patienten gehört auch eine Befunderhebung an den Urogenitalorganen.

Die Untersuchung der **Nieren** erfolgt durch bimanuelle *Palpation* am liegenden Patienten. Die Nieren sind dabei meist nur bei asthenischen Personen tastbar. Raumforderungen lassen sich palpatorisch nur erfassen, wenn sie bereits eine bestimmte Größe erreicht haben. Die Auslösung eines Schmerzes durch vorsichtige Perkussion der Flankenregion ergibt indirekt Hinweise für Erkrankungen der Niere, die mit einer Kapselspannung einhergehen, z. B. bei subakuter Pyelonephritis.

Die **Ureteren** lassen sich in der Regel aufgrund ihrer geringen Größe und ihrer Lokalisation im Retroperitonealraum in der Regel nicht tasten. Bei leichten kolikähnlichen Symptomen kann jedoch durch die Palpation eine Steigerung des Schmerzes ausgelöst werden.

Palpation und Perkussion der **Harnblase** oberhalb des Schambeines liefern wichtige Hinweise über den Füllungszustand des Organs nach vorangegangener Miktion. Bei entzündlichen Blasenerkrankungen kann palpatorisch eine Schmerzreaktion ausgelöst werden.

Inspektion und Palpation des **äußeren Genitales** erfordern beim Mann auch das Zurückstreifen des Präputiums, um Veränderungen im Bereich der Glans penis (Peniskarzinom) erfassen zu können. Häufig werden bei älteren Patienten ausgeprägte narbige Phimosen übersehen, die erst bei der im Rahmen einer operativen Behandlung erforderlichen präoperativen Einlage eines Katheters entdeckt werden.

Bei der klinischen Untersuchung der **Skrotalorgane** sind 4 Kriterien zu beachten: *Form, Lage, Größe* und *Konsistenz*. Dies trifft im besonderen für die Beurteilung der Hoden zu. Auf die palpatorische Abgrenzung von Hoden und Nebenhoden und die Identifizierung der D. deferentes im Samenstrang ist ebenfalls zu achten.

Die *rektale* Palpation der **Prostata** muß grundsätzlich bei allen Männern jenseits des 50. Lebensjahres und bei allen Patienten mit abnormer Miktionsanamnese oder Anzeichen einer entzündlichen Erkrankung der Urogenitalorgane durchgeführt werden. Die Untersuchung kann in gebeugter Haltung des Patienten oder am liegenden Patienten bei angezogenen Beinen vorgenommen werden. Bei der Untersuchung der Vorsteherdrüse sind *Größe, Konsistenz, Abgrenzbarkeit* und *Schmerzhaftigkeit* des Organs zu prüfen. Zirkumskripte Anteile mit derber bis harter Konsistenz, die mehr oder weniger ausgedehnt ein oder beide Prostataseitenlappen betreffen können, mit oder ohne Überschreitung der Kapsel des Organs sind stets auf das Vorliegen eines *Prostatakarzinoms* verdächtig.

> Ein **karzinomverdächtiger, rektaler Tastbefund** erfordert stets die weitere Abklärung durch perineale Stanzbiopsie oder transrektale Aspirationsbiopsie der Prostata.

Im Gegensatz dazu weist die *Prostataadenomyomatose* eine prall-elastische Konsistenz auf. Sehr große Drüsen sind unter normalen Untersuchungsbedingungen im Bereich ihrer Basis mit dem Finger nicht mehr zu umfahren. Normal ausgebildete *Samenbläschen* lassen sich durch rektale Palpation nicht identifizieren. Bei tumoröser Infiltration, z. B. durch ein Prostatakarzinom, sind sie jedoch tastbar. Im übrigen sollte die *Rektumampulle* bei jeder rektalen Palpation mit untersucht werden.

Die Untersuchung des **äußeren Genitales der Frau** wird am besten bei der meist ohnehin erforderlichen Uringewinnung durch Katheterisierung vorgenommen. *Entzündliche Veränderungen* der Schleimhaut des Introitus vaginae, Zystozelenbildungen und prolabierende Urethralschleimhaut sind Befunde, die in Zusammenhang mit Miktionsstörungen und Harnwegsinfektionen zu beachten sind.

21.13.3. Erkrankungen des Retroperitoneums

21.13.3.1. Raumfordernde Prozesse

Entsprechend den verschiedenen Organen und Geweben, die sich im Retroperitonealraum finden, gibt es vielfältige primäre retroperitoneale Raumforderungen, die entweder *benigne* oder *maligne, zystisch* oder *solide* sein können.

Neben den am häufigsten beobachteten *Tumoren der Nieren* und der *Harnleiter* kann es sich um Neubildungen der *Nebennierenrinde* und des *Nebennierenmarkes,* des *retroperitonealen Lymphabflußgebietes* und der *neuroektodermalen Strukturen* handeln. Selten nehmen die Tumoren ihren Ausgang von *embryonalen Zellresten* (primär retroperitoneale Keimzelltumoren, Teratome).

Zystische Raumforderungen werden vor allem an den Nieren beobachtet. In Zusammenhang mit den ableitenden Harnwegen spielen aber auch *Pseudozysten* des Pankreasschwanzes eine Rolle.

Retroperitoneale Raumforderungen können mit zunehmender Größe auch in Abhängigkeit von ihrer Dignität abdominelle Symptome auslösen. Bedingt durch die Größe der Raumforderung kann es zur Verdrängung von Magen und Darmabschnitten kommen, wobei vom Patienten je nach Schwere des Prozesses über Völlegefühl und über einen anhaltenden Druck im Bauchraum geklagt wird. Bei sehr großen Raumforderungen können Symptome eines Subileus auftreten. In der Regel läßt sich der Tumor dann durch die Bauchdecken hindurch palpieren, ohne daß sein Ausgang vom Retroperitonealraum zu erkennen ist. (Abb. *21.13.*-1)

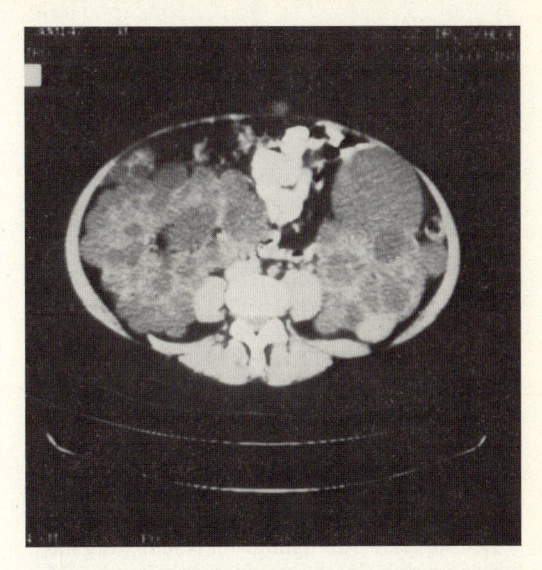

Abb. *21.13.*-1. Fortgeschrittene polyzystische Nierendegeneration einer 40jährigen Patientin mit Verdrängung der intraabdominellen Organe. Beginnende Subileussymptomatik.

Die *polyzystische Nierendegeneration* stellt die häufigste Form einer zystischen Raumforderung dar, die zu Verdrängungserscheinungen der Abdominalorgane führt. Seltener handelt es sich um sehr große solitäre Nierenzysten. Die polyzystische Nierendegeneration wird *autosomal dominant* vererbt mit Genpenetranz von ungefähr 100%, vorausgesetzt, daß die Betroffenen 80 Jahre würden. Es handelt sich um eine progressive diffuse, bilaterale, zystische Deformierung beider Nieren, die ungefähr in der 6. Lebensdekade zum Nierenversagen führt.

Die *pathogenetischen Vorgänge,* die der fortschreitenden Zystenbildung zugrunde liegen sind nicht genau bekannt. Neben einer Obstruktion der Tubuli sollen Änderungen der Elastizität der Tubuluswand und die Ausbildung von deformierten Tubuli dafür verantwortlich sein.

Die *Symptomatik* hängt vom Stadium der Erkrankung ab. Im Frühstadium verursacht die polyzystische Nierendegeneration keine Beschwerden, während im Finalstadium Symptome der Urämie im Vordergrund stehen. Mit zunehmender Größe der Organe, die ihre Nierenform beibehalten, treten in ihrer Intensität unterschiedliche Schmerzen in der Lumbalregion, in den Leisten oder in der Flankenregion auf. Unbestimmte Beschwerden im Oberbauch, im Rücken und teilweise auch im unteren Thorax, die sich bei körperlicher Aktivität verstärken, können ebenfalls vorliegen. Spannungen an der fibrösen Nierenkapsel, Einblutungen in die Zysten und Bildung von Nierensteinen werden häufig beobachtet. 50% der Betroffenen entwickeln eine renale Hypertonie.

In der Frühphase der Erkrankung ist die *Diagnose* meist schwer zu stellen, da die morphologischen Veränderungen noch nicht ausgedehnt sind.

Differentialdiagnostisch kommen maligne Nierentumoren, die aber selten bilateral entstehen, beidseitige Harnstauungsnieren sowie zystische und tumoröse Veränderungen bei der von Hippel-Lindauschen Erkrankung in Frage.

In fortgeschrittenen Stadium der Erkrankung wird die Diagnose durch *sonographische* Untersuchung, *Ausscheidungsurogramm* und *Computertomographie* mit hoher Sicherheit gestellt.

Die *Therapie* ist *vorwiegend konservativ* und darauf ausgerichtet, sekundäre Folgeschäden zu verhindern (antihypertensive Therapie, Kompensation der metabolischen Azidose, Vermeidung der renalen Osteodystrophie).
Bei starker Verdrängung von Nachbarorganen, bei septischer Infektion oder anhaltender Makrohämaturie kann die *chirurgische Entfernung* eines oder beider Organe erforderlich werden. Große Zysten, die eine Kompression des Harnleiters verursachen, werden durch ultraschallgesteuerte perkutane Punktion entlastet.

Bei **malignen Tumoren** kann ein invasives Wachstum in die angrenzenden Organe, vor allem in das Colon ascendens oder descendens und in die Leber erfolgen. Es entwickelt sich dann entweder eine zunehmende obstruktive *Darmsymptomatik* oder in seltenen Fällen ein Ikterus durch Obstruktion der extrahepatischen Gallenwege.

Vor allem beim *hypernephroiden Nierenkarzinom*, dem häufigsten retroperitonealen Tumor, wird in 5% der Fälle eine Obstruktion der V. cava beobachtet. Der Tumor ist dann per continuitatem durch die V. renalis in die V. cava inferior vorgewachsen und reicht gelegentlich bis in den rechten Vorhof. 30–50% der davon betroffenen Patienten weisen außerdem *lokoregionäre Lymphknotenmetastasen* oder *Fernmetastasen* auf. Durch den Verschluß der V. cava inferior kommt es zur Ausbildung ausgedehnter *venöser Kollateralen*, so daß deutliche Venenzeichnungen an der vorderen Bauchwand hervorstehen können. Entwickelt sich außerdem eine sekundäre *Thrombose der V. cava* kaudal des Tumorthrombus, so können Schwellung der unteren Extremitäten und Proteinurie auftreten.

Diagnose: Durch *Ultraschalluntersuchung* läßt sich nicht nur die tumoröse Raumforderung im Bereich der Niere, sondern auch der Verschluß der V. cava inferior nachweisen. Mittels *Computertomographie* wird der Befund bestätigt. Bei jeder chirurgischen Intervention muß das Ausmaß des Tumorthrombus und einer eventuellen appositionellen Thrombose durch eine femorale, gegebenenfalls durch eine superiore *Kavographie* genau bestimmt werden (Abb. *21.13.*-2).

Therapie: Da der Tumorthrombus meist nicht in die Gefäßwand eingewachsen ist, kann er durch entsprechende gefäßchirurgische Maßnahmen *im toto extrahiert* werden. Die Entfernung verlangt eine ausgedehnte Darstellung der V. cava und ihrer Hauptäste unter- und oberhalb des Thrombus. Bei fehlenden lokoregionären, lymphogenen oder Fernmetastasen wird durch Entfernung des Primärtumors und des Tumorthrombus eine 5-Jahres-Überlebensrate von ca. 50–60% erreicht.

Außer den primär retroperitonealen Raumforderungen können **sekundäre Tumoren** urologische Symptome durch die meist damit verbundene Obstruktion eines oder beider Harnleiter verursachen. Eine Vielzahl von malignen Tumoren kann zur Ausbildung von Metastasen im Retroperitonealraum führen (Tab. *21.13.*-2).

Tab. *21.13.*-2. Sekundäre retroperitoneale Tumoren (Metastasen) als Ursache einer extraureteralen Obstruktion.

Primärtumor
Kollumkarzinom ⎫
Prostatakarzinom ⎬ 70% der Fälle
Urothelkarzinom ⎭
Ovarialkarzinom
Korpuskarzinom
Magenkarzinom
Mammakarzinom
Tumoren des lymphatischen und myelopoetischen Systems
Pankreaskarzinom
Bronchialkarzinom
Gallenblasenkarzinom
Gallengangskarzinom
Keimzelltumoren
Tumoren des Intestinums

Nach WALSH et al.

Am häufigsten handelt es sich um Tumorabsiedlungen von Kollumkarzinomen, Prostata- und Blasenkarzinomen.

Durch die langsam entstehende Obstruktion, die mit einer Verdrängung des Harnleiters einhergehen kann, kommt es zur Ausbildung einer *Harnstauungsniere*. Obwohl dies keine größeren Beschwerden auslösen muß, wird meist über ein anhaltendes Druckgefühl in der Nierenregion geklagt. Entwickelt sich außerdem eine Harnwegsinfektion, so kann sich das Bild einer *akuten Pyelonephritis* oder eines *septischen Schocks* entwickeln. Starker, bohrender Schmerz in der Flankenregion, Schüttelfrost, septisches Fieber sind bedrohliche Symptome. Vor allem unklare, an-

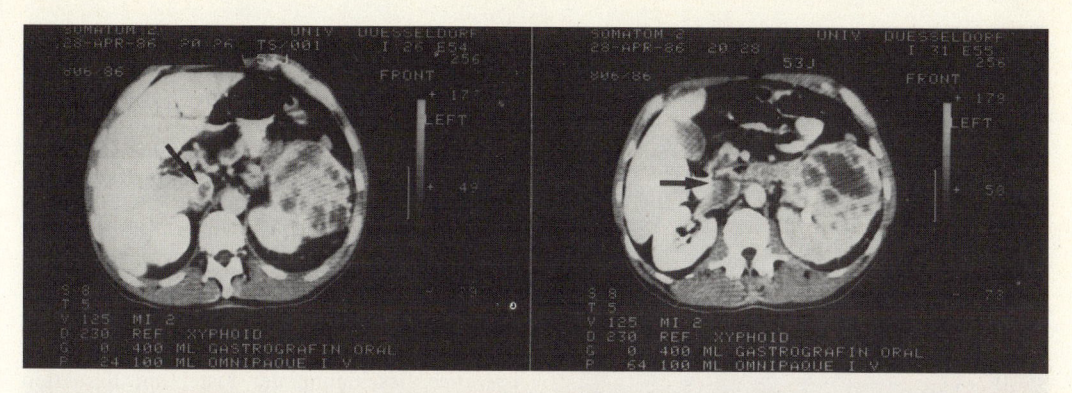

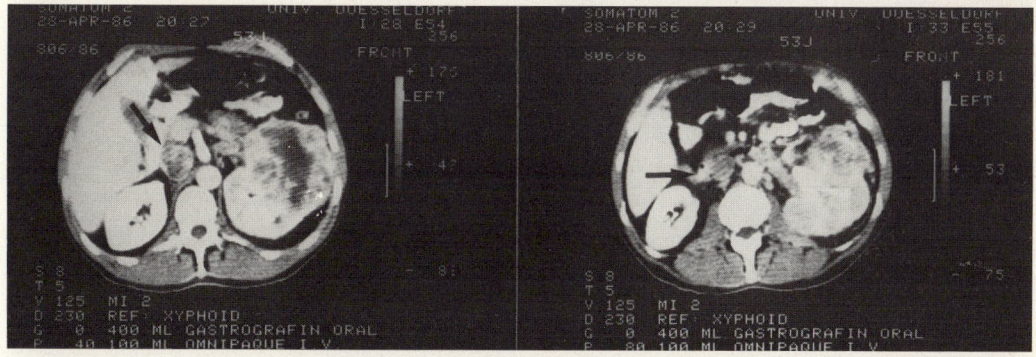

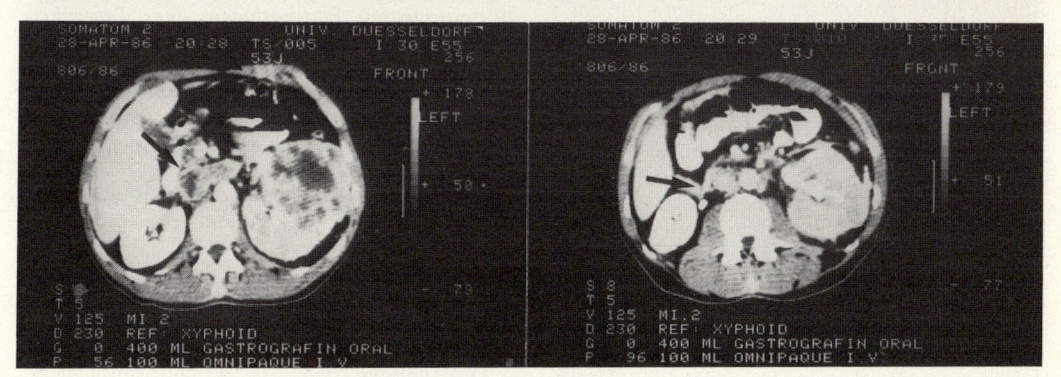

Abb. 21.13.-2. Ausgedehntes hypernephroides Nierenkarzinom links mit Tumorthrombus in der V. renalis und V. cava inferior (→). Ausdehnung des Thrombus durch Serienaufnahmen genau bestimmbar.

haltende Rückenschmerzen, deren Ursache nicht eindeutig geklärt werden kann, müssen stets an retroperitoneale Raumforderungen denken lassen.

Unklare anhaltende Rückenschmerzen, deren Ursache nicht eindeutig geklärt werden kann, müssen stets an retroperitoneale Raumforderungen denken lassen.

Sie sind das häufigste Symptom bei Patienten mit ausgedehnter retroperitonealer Lymphknotenmetastasierung (Bulky-Disease) eines *Keimzelltumors*. Selten kann es sich auch um einen primär retroperitonealen Keimzelltumor handeln. Diese ausgedehnten Metastasenbildungen können auch abdominelle Verdrängungserscheinungen auslösen (Abb. 21.13.-3).

21.13.3.2. Entzündliche Erkrankungen

Erkrankungen der Darmorgane, die mit der Ausbildung von entzündlichen, teilweise abszedierenden Veränderungen im Retroperitonealraum einhergehen, können die Harnorgane in Mitleidenschaft ziehen.

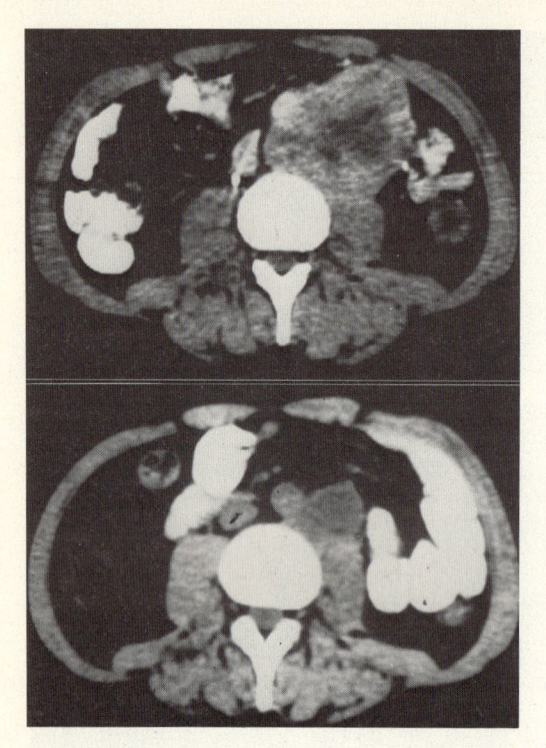

Abb. 21.13.-3. Ausgedehnte retroperitoneale Lymphknotenmetastasierung eines Embryonalzellkarzinoms. Zustand vor und nach Polychemotherapie mit Cis-Platin, Bleomycin und Vinblastin (3 Kurse).

21.13.3.2.1. Regionale Enteritis (M. Crohn)

Ausgedehnte entzündliche Reaktionen infolge von Mikroperforationen des Dünndarmes, retroperitoneale Fisteln und Abszeßbildungen können sekundär eine *Ureterobstruktion* verursachen. Sie wird in ca. 7% der Fälle von M. Crohn beobachtet. Daneben kann es zur Ausbildung von kompletten oder inkompletten *Blasen-Dünndarm-Fisteln,* zur Bildung von *Harnsäuresteinen* und infolge des chronisch-entzündlichen Prozesses zur Entwicklung einer *Amyloidose* mit renaler Beteiligung kommen.

Entsprechend der Lokalisation der Erkrankung im rechten Unterbauch wird eine *sekundäre Ureterobstruktion* vor allem im Bereich der rechten oberen Harnwege beobachtet.

Diagnose: Pollakisurie und Dysurie mit Nachweis einer Pyurie deuten auf eine entzündliche Beteiligung der Blase hin. Da die Ureterobstruktion meist nicht komplett ist, resultieren daraus keine oder nur geringfügige Beschwerden.

Die **diagnostische Abklärung** von Patienten mit Morbus Crohn sollte *stets die Harnorgane mit einschließen.*

Die Ureterobstruktion mit konsekutiver Harnstauungsniere läßt sich durch *Sonographie* und *Ausscheidungsurographie* nachweisen. Eine Mitbeteiligung der Blase kann durch *Zystographie* und *Zystoskopie* aufgedeckt werden. Bei Vorliegen einer vesikointestinalen Fistel sind Beimengungen von Darminhalt im Urin erkennbar.

Therapie: In diesen eher seltenen Fällen ist die *operative* Beseitigung der Fistel mit Resektion des beteiligten Darmsegmentes und Resektion des betroffenen Anteiles der Blase angezeigt. Eine Harnleiterobstruktion bildet sich gewöhnlich nach Resektion des betroffenen Darmsegmentes zurück, ohne daß eine zusätzliche Ureterolyse erforderlich ist.

21.13.3.2.2. Divertikulitis

Die Divertikulitis stellt die *häufigste Komplikation einer Divertikulose* dar. Bei ca. 20% der davon betroffenen Patienten entwickeln sich sekundär urologische Komplikationen. Am häufigsten entstehen *kolovesikale Fisteln.* Kommt es zu retroperitonealen *Perforationen eines Divertikels,* so entwickelt sich infolge der damit verbundenen entzündlichen Schwielenbildung eine *Ureterstruktion.* Es läßt sich eine tastbare Resistenz bei gleichzeitiger Obstruktion des Ureters nachweisen. Die Harnabflußbehinderung findet sich vorwiegend auf der linken Seite. Diese Befunde müssen allerdings in erster Linie an eine Kompression des Harnleiters durch ein kolorektales Karzinom denken lassen.

Die urologische **Diagnostik** entspricht der bei der Enteritis regionalis.

Die **Therapie** besteht in der chirurgischen Behandlung der Grunderkrankung.

21.13.3.2.3. Appendizitis
(s. auch Kap. 21.7)

Bei schwerer, akuter unter Umständen perforierter **Appendizitis** mit Peritonitis, vor allem bei retrozökaler Lage der Appendix kann es sekundär zur *Ureterobstruktion* kommen. Diese Komplikation wird fast ausschließlich im *Kindesalter* beobachtet.

Diagnose: Neben den gastrointestinalen *Symptomen* bestehen Dysurie und Pollakisurie. Bei stärkerer Obstruktion der oberen Harnwege können auch rechtsseitige drückende Schmerzen in der Flankenregion auftreten.

Der Nachweis der Obstruktion erfolgt *sonographisch* oder durch eine *Ausscheidungsurographie.*

Nach *chirurgischer Behandlung* der Grunderkrankung bilden sich die Veränderungen der Harnorgane zurück.

Während sich Abszedierungen bei M. Crohn, Divertikulitis und Appendizitis meist durch eine akute Symptomatik bemerkbar machen, können *osteomyelitische* oder *tuberkulöse* **retroperitoneale Abszesse** über lange Zeiträume weitgehend asymptomatisch verlaufen. Abszeßbildungen, die sich im hinteren Retroperitonealraum entwickeln, nehmen ihren Ausgang meist von der Niere (70%), Nierenkarbunkel und Urinextravasate infolge Steinperforation sind die häufigsten Ursachen. Mit zunehmender Ausdehnung des Abszesses und in Abhängigkeit von der Intensität der entzündlichen Reaktion wird das Krankheitsbild durch Fieber, durch eine palpatorisch nachweisbare schmerzhafte abdominale Resistenz, durch Überempfindlichkeit im Bereich der Leistenregion gekennzeichnet. Ist die Psoasmuskulatur mitbetroffen, nimmt der Patient durch Beugung des Hüftgelenkes eine Schonhaltung ein.

21.13.3.2.4. Pseudozysten des Pankreas

Gelegentlich können Pseudozysten des Pankreas intrarenale Läsionen vortäuschen. Durch computertomographische Untersuchung gelingt die differentialdiagnostische Klärung. Bei besonders großen Pseudozysten kann ihre Lokalisation im Pankreasschwanz eine Verlagerung der linken Niere und in seltenen Fällen eine Obstruktion des Harnleiters hervorrufen. Dies wird gelegentlich auch bei ausgedehnten Pankreaskarzinomen beobachtet.

21.13.3.3. Gefäßerkrankungen

Neben der Okklusion der V. cava inferior durch einen Tumorzapfen eines hypernephroiden Nierenkarzinoms mit konsekutiver venöser Abflußstörung können Gefäßerkrankungen sekundär zur Obstruktion eines oder beider Ureteren führen.

Am häufigsten wird dies bei *abdominalen Aortenaneurysmen* beobachtet. Auf der Grundlage der Arteriosklerose findet sich häufig eine entzündliche Reaktion, die die Adventitia des betroffenen Gefäßes und das angrenzende Bindegewebe mit befällt, so daß es zu Narbenbildung im Retroperitoneum kommt. In ca. 10% der Fälle wird der angrenzende Ureter mit einbezogen, so daß daraus eine Harnabflußstörung resultiert.

Neben Aneurysmen der Aorta können auch *Aneurysmen der A. iliaca interna* und der *A. iliaca communis* auf gleicher Weise zur Obstruktion des Ureters führen.

Außer den **Symptomen,** die das Aneurysma verursacht, können Fieber, Flankenschmerzen und Symptome einer Harnwegsinfektion auftreten.

Diagnose: *Palpation* des Abdomens mit Nachweis einer pulsierenden abdominellen Raumforderung, die *Abdomenübersichtsaufnahme,* die typische Kalkzeichnungen der Gefäßwand aufdecken kann und die *sonographische* Untersuchung, mit der das Aortenaneurysma und die Harnabflußstörung erfaßt werden können, stellen die grundlegenden Untersuchungen dar. Durch *Computertomographie* lassen sich die Veränderungen ebenfalls nachweisen (Abb. 21.13.-4).

Auf dem *Ausscheidungsurogramm* kann eine Verlagerung des Ureters nach lateral, aber auch eine Verdrängung nach medial imponieren.

Die **Behandlung** besteht in der *Aneurysmektomie* und *Ureterolyse*. Bei schwerer bilateraler Obstruktion mit Einschränkung der Nierenfunktion ist die *temporäre Harndrainage* durch Anlage einer perkutanen Nephrostomie indiziert, da die Resektion des Aneurysmas mit einer zusätzlichen temporären renalen Ischämie verbunden sein kann, die von einer gut funktionierenden Niere besser vertragen wird.

Bei der Ureterolyse ist besonders darauf zu achten, daß es nicht zur Urinextravasation kommt, daß das Einheilen der Aortenprothese dadurch erheblich erschwert wird. In diesem Fall sollte die verzögerte Resektion des Aneurysmas in Erwägung gezogen werden.

Eine Obstruktion eines oder beider Harnleiter kann auch *nach rekonstruktiven Eingriffen* wegen arterieller Verschlußkrankheit der Beckenstrombahn auftreten. Ausgedehnte Dissektion des Harnleiters und sekundäre retroperitoneale Fibrose infolge von Blutungen stellen die wesentlichen Ursachen hierfür dar.

Die *Behandlung* hängt vom Ausmaß der Obstruktion ab. Harnabflußstörungen unmittelbar nach rekonstruktiven gefäßchirurgischen Eingriffen sollten zunächst beobachtet werden, wobei eine temporäre Harndrainage, z.B. durch Einlage einer Ureterschiene erforderlich werden kann. In der Hälfte der Fälle normalisiert sich der Abfluß, ohne daß sekundäre operative Maßnahmen erforderlich werden.

21.13.4. Erkrankungen der Becken- und Genitalorgane

21.13.4.1. Tumoren

Da beim Mann der Mastdarm einerseits, Blase, Samenbläschen sowie Prostata andererseits

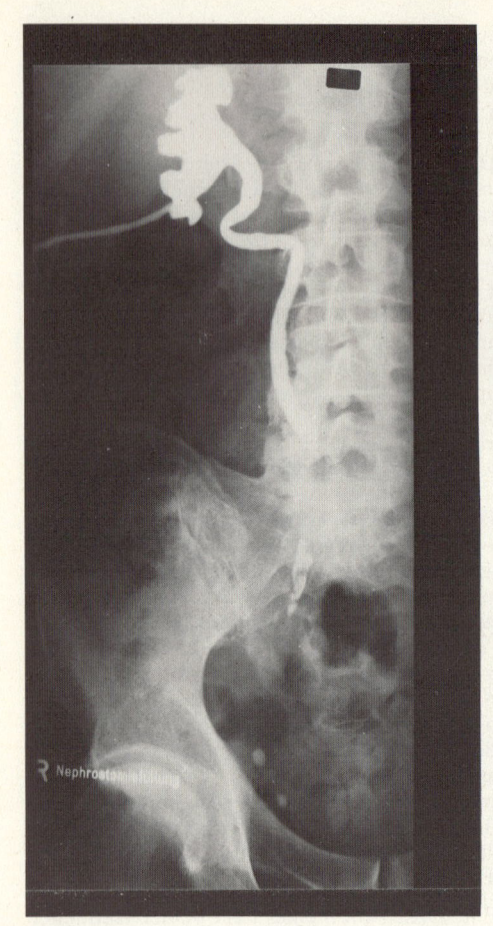

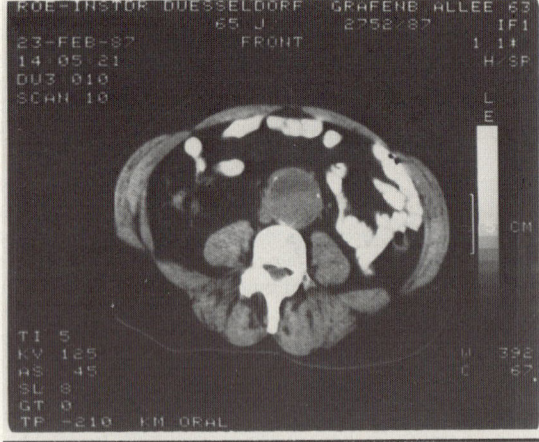

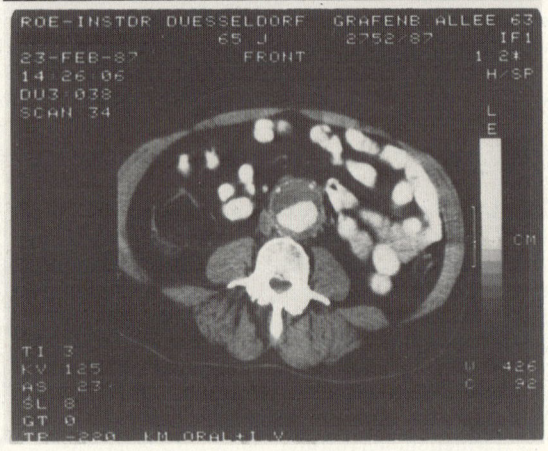

Abb. 21.13.-4. Ureterobstruktion rechts (Nachweis durch antegrade Ureteropyelographie) infolge eines Aortenaneurysmas.

nur durch die Denonvielliersche Faszie getrennt aneinander angrenzen, können maligne Tumoren *infiltrierend* in die benachbarten Organe vorwachsen. Dies ist nur bei weit fortgeschrittenen Tumorerkrankungen zu beobachten.

An den Urogenitalorganen kommen vor allem *Karzinome der Prostata und der Blase* in Betracht. Andererseits können *Rektumkarzinome,* wenn sie sich an der Ventralwand des Rektums ausbilden, die Prostata, die Blase und die Samenbläschen infiltrieren.

Die *Infiltration des Rektums* durch urologische Tumoren verursacht gehäufte, erschwerte, teilweise auch schmerzhafte Defäkationen. Meist bestehen zusätzlich Schmerzen im Bereich des Kreuz- und Steißbeines. Im Sitzen treten Schmerzen in der Dammregion auf.

Bei *Infiltration der Harnorgane* durch maligne Tumoren des Darmes entwickeln sich dysurische Beschwerden. Bei ausgedehnter Infiltration der Prostata kann es zur subvesikalen Obstruktion kommen, so daß Miktionssymptome im Vordergrund stehen. Bei nekrotischem Zerfall des Tumors kann sich eine vesiko-rektale Fistel entwickeln. Neben einer Pneumaturie sind dann nekrotische Tumoranteile und Darminhalt dem Urin beigemengt. Damit verbunden ist eine schwere bakterielle Infektion des unteren Harntraktes.

Die **Diagnostik** umfaßt rektale *Palpation, Rekto- und Kolonoskopie* (in seltenen Fällen können Sigmakarzinome infiltrierend in die Blase einwachsen) und *Kontrastdarstellung des Kolons*.

Die Untersuchung der Harnorgane erfolgt durch *Ausscheidungsurographie, Urethrozystographie* und *Urethrozystoskopie*. Hat der Tumor die Blasenwand befallen, ohne in die Blase eingebrochen zu sein, ist das Urothel entzündlich bullös verändert. In jedem Fall soll bei der *endoskopischen* Untersuchung des Rektums und der Blase Gewebe zur histologischen Untersuchung gewonnen werden, um den Ausgang des Tumors bestimmen zu können.

Die *differentialdiagnostische* Klärung eines primären Prostatakarzinoms gegenüber einem infiltrierend in die Prostata eingewachsenen Rektumkarzinom erfolgt durch *transrektale Aspirationsbiopsie* oder *perineale Stanzbiopsie der Prostata*.

Therapie: Beim fortgeschrittenen Prostatakarzinom besteht die Behandlung, soweit sie nicht bereits eingeleitet ist, in der *Hemmung der androgenen Stimulation des Karzinoms*. Neben der chirurgischen *Kastration* kann eine medikamentöse Kastration mit LH-RH-Antagonisten erreicht werden. Die biologische Wirkung der Androgene auf das Karzinom kann auch durch kompetitive Hemmung mit Antiandrogenen (Cyproteronacetat, Flutamid) kontrolliert werden.

Liegt eine *Infiltration des Rektums durch ein Blasenkarzinom* oder umgekehrt eine *Infiltration der Blase durch ein Rektumkarzinom* vor, so besteht die Therapie in der radikalen chirurgischen Entfernung des Tumors in Form einer totalen Beckenexenteration. Nur bei geringem Befall der Blase kann eine Blasenteilresektion in Erwägung gezogen werden. Das Risiko eines lokalen Rezidivs ist dann sehr hoch (Abb. *21.13.*-5).

Bei *isolierter Infiltration der Prostata durch ein Rektumkarzinom* besteht die Therapie in der *En-bloc-Resektion* von Rektum und Prostata. Dies erfordert eine Reanastomose von Urethra und Blase, da die Prostatakapsel im Gegensatz zur Adenomektomie der Prostata mitentfernt wird. Totale Harninkontinenz in 3-5%, erektile Dysfunktion bei allen Patienten und Entwicklung einer Urethrastriktur, die eine weitere Behandlung erforderlich machen kann, sind gravierende Folgeerscheinungen dieser Therapie.

21.13.4.2. Entzündliche Erkrankungen

Über die Mitbeteiligung des unteren Harntraktes bei entzündlichen Darmerkrankungen (Enteritis regionalis, Divertikulitis und Appendizitis) wurde im Abschnitt über die entzündlichen Erkrankungen des Retroperitonealraumes eingegangen.

21.13.4.2.1. Bakterielle Prostatitis und abakterielle Prostatopathie

Bakterielle Entzündungen der Prostata und Reizzustände, die unter dem Begriff der *abakteriellen Prostatopathie* oder *Prostatodynie* zusammengefaßt werden, weisen meist ein vielfältiges Beschwerdebild auf, das sich aus Miktionsstörungen und anorektalen Symptomen zusammensetzt. Je nach Intensität der Infektion (akut oder chronisch) oder des abakteriellen Reizzustandes klagen die Patienten über Pollakisurie und Blasentenesmen. Es wird über Paraesthesien im Genitalbereich geklagt. Spannungsgefühl im After, Defäkationsdrang und Pruritus ani sind Symptome, die differentialdiagnostisch an anorektale Erkrankungen denken lassen müssen.

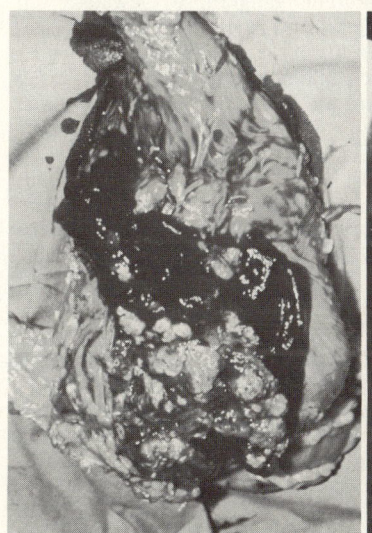

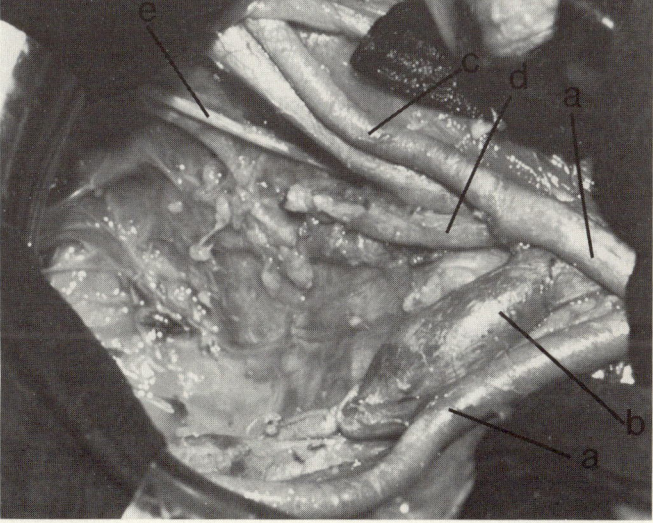

Abb. *21.13.*-5. Infiltrierend in die Blase eingebrochenes Rektumkarzinom eines 30jährigen Patienten. Operationspräparat und Situs nach totaler Beckenexenteration:
(a) A. iliaca communis,
(b) V. iliaca communis,
(c) A. iliaca externa,
(d) A. iliaca interna ligiert,
(e) N. obturatorius rechts.

Zur **Diagnostik** gehören neben einer genauen Inspektion des Analbereiches und der rektalen Palpation von Prostata und Ampulla recti als weitere Maßnahmen die *mikroskopische* und *mikrobiologische Harnuntersuchung* vor und nach Prostatamassage und die *mikroskopische Untersuchung des Prostataexprimates*. Obwohl die Bedeutung von Myko- oder Ureaplasmen und Chlamydia trachomatis als ätiologische Faktoren entzündlicher Prostataerkrankungen umstritten ist, muß eine Kontamination mit diesen Erregern durch mikrobiologische Untersuchung ausgeschlossen werden.

Gegebenenfalls ist eine *antibiotische Behandlung* mit Tetracyclinen angezeigt, die in 70% der Fälle eine deutliche Besserung der Beschwerden bewirkt.

Bei *Persistenz der* beschriebenen *anogenitalen Symptome* muß der untere Harntrakt radiologisch und endoskopisch weiter untersucht werden. Bei der retrograden Urethrozystographie ist auf einen Kontrastmittelübertritt in die Prostata und die ableitenden Samenwege zu achten. Ein Harnreflux in die Drüsengänge der Prostata wird als möglicher ätiologischer oder pathogenetischer Faktor bakterieller und nichtbakterieller Reizzustände der Prostata angesehen.

Therapie: *Bakterielle* Entzündungen werden *antibiotisch* behandelt.

Sehr viel komplizierter ist die Behandlung des *nicht-bakteriellen* Prostatareizzustandes. Eine sorgfältige Aufklärung des Patienten, daß es sich um keine ansteckende infektiöse oder maligne Erkrankung handelt, ist besonders wichtig. Die Betroffenen sollen zu normaler sexueller Aktivität angehalten werden. Diätetische Maßnahmen, wie die Vermeidung von gewürzreichen Speisen und Alkohol sollten nur dann empfohlen werden, wenn der Patient bei diesen eine Zunahme der Symptome verspürt. Heiße Sitzbäder können zu einer deutlichen Rückbildung der Beschwerden führen. Bei starken Miktionsbeschwerden können Anticholinergika und entzündungshemmende Medikamente hilfreich sein.

Der **Prostataabszeß** als schwerste Form einer bakteriellen Entzündung der Prostata führt bei der Hälfte der Patienten zu Fieber, ungefähr 10–20% der Patienten klagen über starke Schmerzen im Enddarm. Bei der rektalen Untersuchung ist die Drüse vergrößert, wobei der betroffene Anteil fluktuiert und sehr druckempfindlich ist. Insgesamt ist eine deutliche Überwärmung der Prostata bei der Untersuchung feststellbar.

Bei Verdacht auf einen **Prostataabszeß** sollte eine intensive Prostatamassage wegen der Gefahr der Bakteriämie *unterbleiben*.

Die *Therapie* besteht in der Gabe von *Breitbandantibiotika*. Die *Drainage* des Abszesses kann entweder durch transurethrale Resektion oder perineale Inzision erfolgen. Gelegentlich genügt zunächst die transperineale Punktion und Aspiration des Abszeßinhaltes, so daß die transurethrale Resektion später durchgeführt werden kann.

21.13.4.2.2. Skrotalgangrän (Fourniersche Gangrän)

Im Gegensatz zu den entzündlichen Erkrankungen der intraskrotal gelegenen Organe (Epididymo-Orchitis) sind Entzündungen des Skrotums selbst selten.

Bei der Fournierschen Gangrän handelt es sich um eine foudroyant verlaufende *nekrotisierende Entzündung* des Skrotums. Die Erkrankung entwickelt sich charakteristischer Weise ganz plötzlich aus Wohlbefinden heraus. Sie betrifft Männer im Alter von 20 und 50 Jahren. Es wird angenommen, daß sie durch das Eindringen von Mikroorganismen über eine traumatisch bedingte Hautläsion ausgelöst wird, wobei ein Diabetes mellitus als prädisponierender Faktor gilt.

Symptome: Zu Beginn der Erkrankung treten Juckreiz und Schmerzen im Bereich des äußeren Genitale auf. Es kommt nachfolgend zum Auftreten einer Rötung und Schwellung des Skrotums, häufig mit Gasknistern, so daß differentialdiagnostisch ein Gasbrand in Erwägung gezogen wird. Mit fortschreitender Erkrankung dehnt sich der subkutane gangränöse Gewebszerfall zur Perianalregion und zum Abdomen, in ausgedehnten Fällen bis in die Axillarregionen aus. Es entwickelt sich dann ein schweres, *septisches Krankheitsbild,* an dem 4–30% der Patienten versterben.

Die **Diagnose** wird prima vista gestellt. Das Ausmaß der subkutanen Gewebseinschmelzungen ist meist wesentlich größer, als es der lokale Befund am Skrotum vermuten läßt (Abb. *21.13.*-6).

Die **Behandlung** besteht in der ausgedehnten chirurgischen Entfernung der betroffenen Hautareale, einschließlich der Subkutis bis auf das Niveau der Faszien. Außerdem sind antibiotische, antithrombotische und intensivmedizinische Maßnahmen erforderlich. Die Hoden bleiben meist erhalten und müssen plastisch-chirurgisch gedeckt werden.

21.13.5. Traumatologie

Bei ca. 40% der Patienten, die ein *Polytrauma* erleiden, findet sich eine Beteiligung des Uroge-

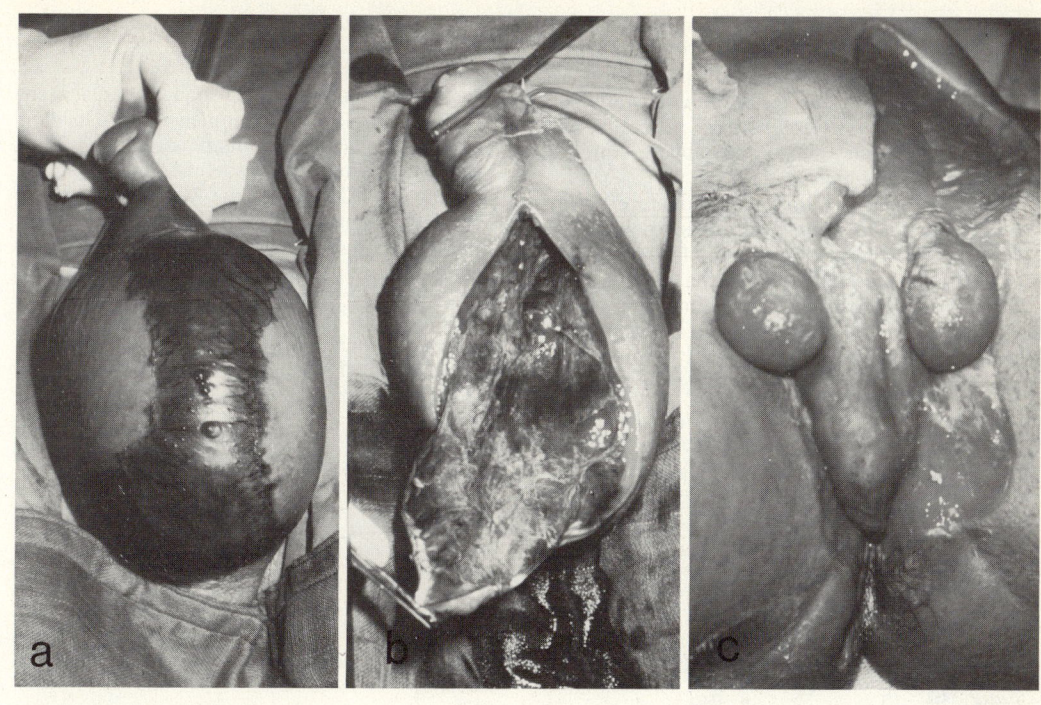

Abb. 21.13.-6. Skrotalgangrän.
a) Befund zum Zeitpunkt der Diagnose.
b) Exzision des gangränösen Anteiles des Skrotums (subkutane Ausdehnung der Gangrän bis zur Analregion und in Höhe des linken Rippenbogens).
c) Zustand nach Exzision der betroffenen Hautareale.

nitaltraktes. Obwohl mehrere Abschnitte des Urogenitalsystems gleichzeitig betroffen sein können, wird aus didaktischen Gründen zwischen Verletzungen der *Niere,* der *Harnleiter,* der *Blase,* der *Urethra* und der *äußeren Genitalorgane* unterschieden.

Während Verletzungen des äußeren Genitales unschwer zu erkennen sind, fallen Traumen der harnbildenden und der harnableitenden Organe bei der ersten klinischen Versorgung des Patienten häufig nicht auf, da sich die Aufmerksamkeit auf gleichzeitige lebensbedrohliche Verletzungen der Thorax- und Abdominalorgane und auf die Kontrolle eines schweren hämorrhagischen Schocks konzentrieren. So liegen bei schweren stumpfen Traumen der Niere in 60% der Fälle gleichzeitig Verletzungen der Milz und in 40% der Fälle Verletzungen der Leber vor. Weniger häufig finden sich gleichzeitig Darmverletzungen.

Aufgrund der häufigen Mitbeteiligung des Urogenitaltraktes muß bei allen **Traumen** der Abdominal- und Thoraxorgane auch das **Urogenitalsystem untersucht** werden.

Folgende *Maßnahmen* sind dann regelmäßig erforderlich:

1. Genaue Beschreibung des Unfallherganges, Erfassung von Vorerkrankungen, Mißbildungen oder früheren Operationen am Urogenitalsystems
2. Inspektion des Patienten zur Erkennung von Hämatomen, Kontusionsmarken, Hautverletzungen und Nachweis eines evtl. Blutaustrittes aus der Harnröhre;
3. Klinische Untersuchung, bimanuelle Palpation des Nierenlagers, Palpation des Abdomens einschließlich der suprapubischen Blasenregion (Überprüfung der Blasenfüllung durch Perkussion), rektale Palpation.

Laboruntersuchungen: Neben Untersuchungen, die aus anderen Indikationen ohnehin vorgenommen werden, ist die mikroskopische Beurteilung des Harnsediments zum Nachweis oder Ausschluß einer *Hämaturie* angezeigt.

21.13.5.1. Nierenverletzungen

Verletzungen der Nieren entstehen überwiegend durch *stumpfe Traumen,* die sich bei Verkehrs-, Arbeits- und Sportunfällen ereignen. Die Nieren werden durch scharfe Abbremsung des Körpers gegen die Rippen oder gegen die Wirbelsäule geschleudert. Bei Sturz aus großer Höhe kann es, wenn der Körper auf den Beinen oder auf dem Gesäß auftritt, durch die rasche Abbremsung zu extremer kaudaler Dislokation der Niere kommen. Daraus resultieren schwere Verletzungen des Nierengefäßstieles. Nierenverletzungen lassen sich nach ihrer Schwere einteilen (Tab. *21.13.*-3, Abb. *21.13.*-7).

Rund ⅔ aller Patienten haben leichtere Verletzungen, die der Gruppe 1 zuzuordnen sind.

Je nach Schwere der Verletzung findet sich klinisch ein schmerzhaftes Nierenlager. Bei Entwicklung eines ausgedehnten Hämatoms ist ein Flankentumor nachweisbar. *Makrohämaturie* findet sich bei ungefähr 80% der Patienten.

Bei *Verletzungen des Nierengefäßstieles* fehlt die Makrohämaturie. Beim Ein- oder Abriß der Gefäße kommt es zu schweren retroperitonealen Blutungen, so daß sich rasch Symptome eines hämorrhagischen Schocks entwickeln. Kommt es dagegen nur zu Läsionen der Intima der A. renalis, kann sich sekundär eine Thrombosierung der A. renalis mit daraus resultierender Ischämie entwickeln, die dann intensive Schmerzen der Flankenregion verursacht.

Tab. *21.13.*-3. Klassifikation der Nierenverletzungen.

1. Nierenkontusion mit oder ohne oberflächliche Verletzung des Nierenparenchyms, Ausbildung eines subkapsulären Hämatoms
2. Mehrere Parenchymeinrisse mit perirenalem Hämatom oder Querruptur der Niere mit Eröffnung des Hohlsystems
3. Berstungsruptur der Niere und/oder Nierenstielverletzung

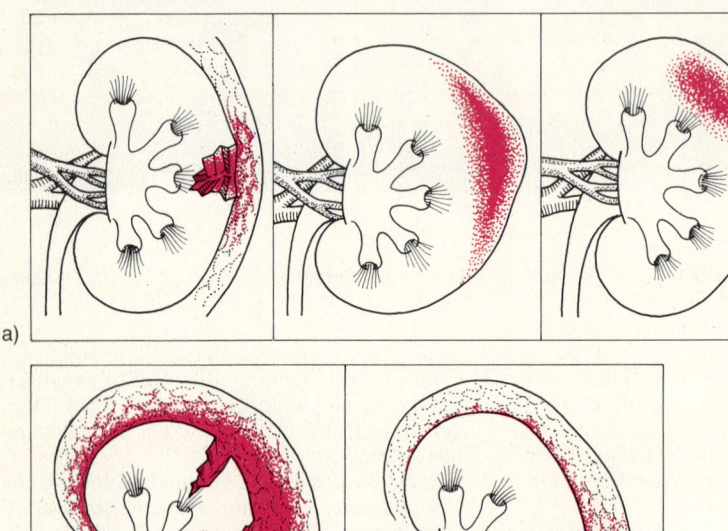

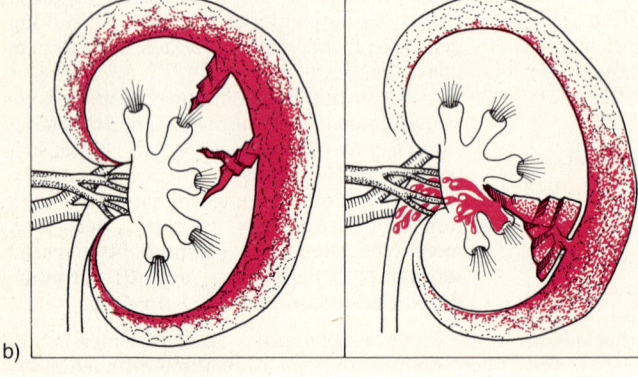

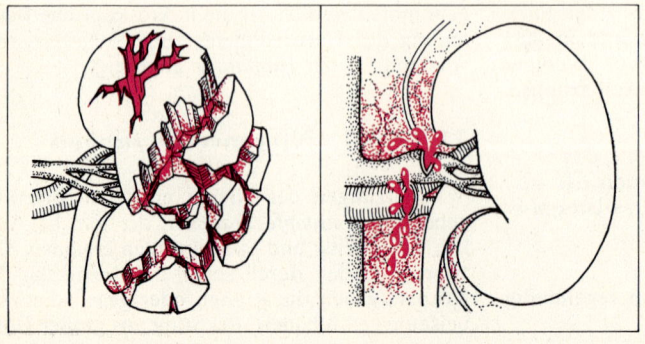

Abb. *21.13.*-7. Klassifikation der Nierenverletzungen (nach J. E. ALTWEIN et al., mit freundlicher Genehmigung).
a) Kleiner Parenchymeinriß mit Einblutungen in die Nierenfettkapsel, Nierenkontusion mit subkapsulärem Hämatom, Nierenkontusion mit intraparenchymaler Einblutung.
b) Multiple Nierenparenchymeinrisse mit ausgedehntem perirenalem Hämatom, Querruptur mit Eröffnung des Nierenhohlsystems.
c) Berstungsruptur, Verletzungen des Nierengefäßstieles.

Diagnose: Mikro- und Makrohämaturie, äußere Kontusionsherde im Oberbauch und die eventuelle Ausbildung eines Flankentumors erfordern die sofortige Überprüfung des Urogenitaltraktes. Die Diagnostik beginnt mit der *sonographischen* Untersuchung. Damit läßt sich in den meisten Fällen eine retro- oder intraperitoneale Flüssigkeitsansammlung sicher nachweisen.

Eine *Infusionsurographie* kann bereits während der Behandlung einer Schocksituation eingeleitet werden.

> Die **Ausscheidungsurographie** liefert wichtige Hinweise über das Ausmaß der Verletzung und damit über die Wahl der Therapie. Vor jeder operativen Intervention muß die Struktur und Funktion des kontralateralen Organs durch ein Ausscheidungsurogramm abgeklärt werden.

Bei urographisch stummen Nieren ist eine *renale Angiographie* anzuschließen, um Verletzungen der A. renalis erfassen zu können (Abb. 21.13.-8).

Bei ausgedehnten retroperitonealen Hämatomen ist der Psoasschatten auf der *Abdomenleeraufnahme* verstrichen.

Die *Computertomographie* liefert, wenn sie aufgrund des allgemeinen Zustandes des Verletzten durchgeführt werden kann, wichtige Hinweise auf intra- und retroperitoneale Flüssigkeitsansammlungen. Die Untersuchung sollte stets während einer Kontrastmittelinfusion erfolgen. Damit lassen sich minder durchblutete Nierenbezirke, eventuell auch ein Austritt von Kontrastmittel erkennen.

Die **Behandlung** hängt von der Schwere der Verletzung ab.

Leichte Nierentraumen mit fehlender oder kurzzeitiger Hämaturie erfordern keine operative Behandlung. Strikte Bettruhe und symptomatische Behandlung der Begleiterscheinungen wie Obstipation, Übelkeit und Erbrechen stellen die wichtigsten konservativen Maßnahmen dar.

Nierenverletzungen, bei denen das *Nierenhohlsystem eröffnet* wurde, sowie Berstungsrupturen und Verletzungen des Nierengefäßstieles erfordern wegen der daraus resultierenden schweren Blutung meist eine *operative* Behandlung. Obwohl das Ziel der Behandlung in der Erhaltung der Nierenfunktion besteht, ist bei einer ausgedehnten Zerreißung des Nierenparenchyms

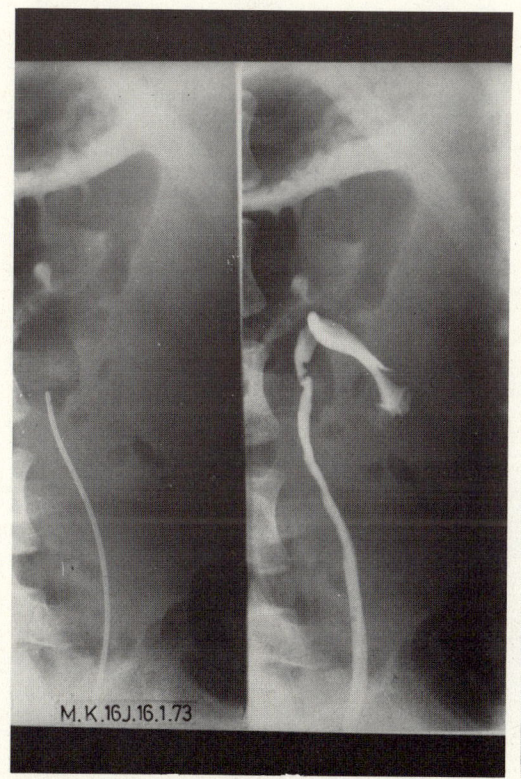

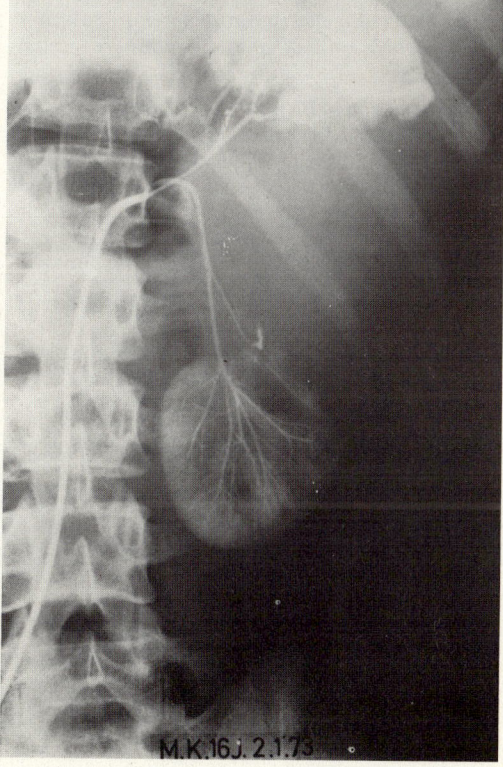

Abb. *21.13.*-8. Querruptur der linken Niere, retrograde Darstellung und Renovasogramm (keine Extravasation des Kontrastmittels).

meist die Nephrektomie erforderlich, um die bedrohliche Blutung stillen zu können.

Die Ansichten über die Behandlung von Verletzungen der Gruppe 2, soweit nicht eine *ausgedehnte Eröffnung des Nierenhohlsystems* vorliegt, sind kontrovers. Für eine abwartende konservative Einstellung spricht, daß die meisten mittelschweren Traumen (Gruppe 2) auch bei bestehender Urinextravasation komplikationslos heilen. Dieses Behandlungskonzept setzt voraus, daß eine Zunahme des Urinextravasates frühzeitig durch sonographische Kontrollen erfaßt wird. In 15% der Patienten sind verzögerte operative Maßnahmen erforderlich, mit einem Organverlust in 5% der Fälle.

Als Argument für die sorfortige operative Intervention wird angeführt, daß 90% der Komplikationen (Urinom, Abszeß, verzögerte Blutung) bei Traumen der Gruppe 2 unter konservativer Behandlung beobachtet werden. Auch wird eine renale Hypertonie häufiger als *Spätkomplikation* nach konservativer Therapie festgestellt. Nierenatrophie, perirenale Fibrose und Nierenarterienaneurysmen sind weitere seltene Spätkomplikationen.

21.13.5.2. Ureterverletzungen

Bei Verletzungen der Harnleiter wird zwischen *geschlossenen* und *offenen Verletzungen* unterschieden.

Geschlossene isolierte Verletzungen des Harnleiters betreffen vor allem das subpelvine Segment und sind sehr selten. Der inkomplette oder komplette Abriß des Ureters kann bei Schleudertraumen auftreten, die mit einer extremen ruckartigen Lordosierung einhergehen. Die Querfortsätze der Wirbel können dabei als Hypomochlion wirken (Abb. *21.13.*-9).

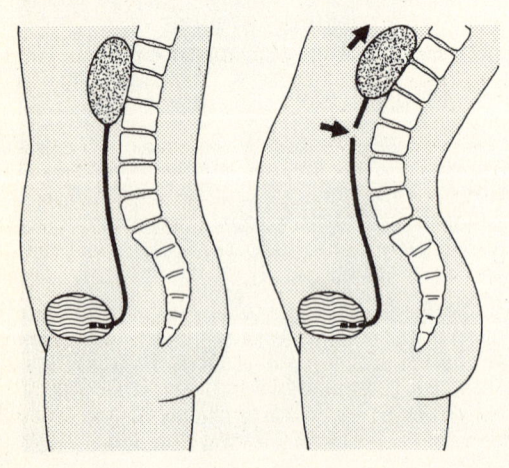

Abb. *21.13.*-9. Mechanismus der nicht penetrierenden Ureterverletzungen.

Da *penetrierende Verletzungen des Harnleiters* bei Auto-, Arbeits- oder Sportunfällen insgesamt selten beobachtet werden, handelt es sich dabei vorwiegend um *iatrogene* Läsionen bei abdominellen chirurgischen und gynäkologischen Eingriffen sowie bei endoskopischen urologischen Maßnahmen.

Eröffnungen der Harnleiter, komplette Durchtrennung, partielle oder komplette Ligatur der Ureteren werden vor allem bei komplizierten, abdominellen Hysterektomien, bei Sectio caesarea und bei schwierigen Kolonresektionen beobachtet.

Eine *isolierte Verletzung des Harnleiters bei stumpfem Trauma* wird häufig zunächst nicht erkannt, da keine Hämaturie vorliegen muß. Wird aus anderen Gründen eine Ausscheidungsurographie im Rahmen der Primärdiagnostik vorgenommen, läßt sich die Verletzung durch die *Kontrastmittelextravasation* aufdecken (Abb. *21.13.*-10).

Peritoneale Reizerscheinungen mit Symptomen eines Subileus und Temperaturerhöhungen mehrere Tage nach einem stumpfen Bauchtrauma sollten an eine **Verletzung des Harnleiters** denken lassen.

Wird die Diagnose zu diesem Zeitpunkt nicht gestellt, so entwickeln sich Schwellungen in der Flankenregion und im Unterbauch. Es kann sich das Bild eines *urinösen Aszites* entwickeln.

Diagnose: Mittels *Sonographie* kann eine Urinansammlung im Retroperitonealraum nachgewiesen werden. Auf der *Abdomenleeraufnahme* ist der Psoasschatten verstrichen. Ist bei bestehendem Schock eine *Ausscheidungsurographie* nicht möglich, läßt sich die Harnleiterläsion durch retrograde *Ureteropyelographie* nachweisen.

Therapie: Bei *inkompletten Läsionen* ist die retro- oder antegrade Schienung des Ureters zu versuchen. Bei *kompletter Ruptur* des Harnleiters ist die primäre Wiederherstellung der Kontinuität vorzunehmen. Je nach Lage der Verletzung kann dies durch Anastomose von Pyelon und Ureter oder durch Reanastomose der beiden Ureterenden erreicht werden. Eine temporäre Harnableitung durch eine endoureterale Schienung in Verbindung mit einer perkutanen Nephrostomie verhindert eine sekundäre Urinextravasation.

Iatrogene Harnleiterverletzungen werden meist während des operativen Eingriffes erkannt. Ist dies nicht der Fall, so kommt es in der postoperativen Phase zur Ausbildung eines *Urinoms im Operationsgebiet.* Dies verursacht zunächst starke Schmerzen, die durch den operativen Ein-

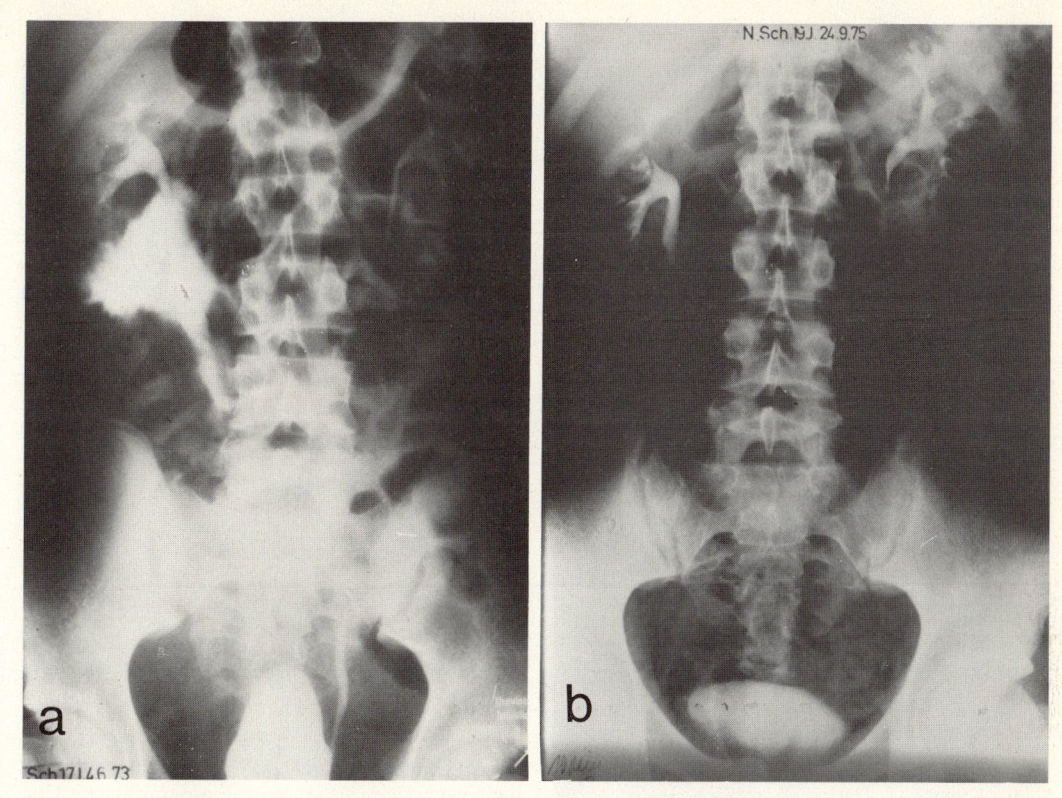

Abb. 21.13.-10. Extravasat von Kontrastmittel im Ausscheidungsurogramm:
a) Bei Ruptur des rechten Harnleiters.
b) Zustand nach operativer Freilegung und Reanastomose des Harnleiters.

griff nicht erklärt werden können. Plötzliche Entleerung größerer Flüssigkeitsmengen über die Operationswunde oder noch liegende Wunddrainagen mit nachfolgender Ausbildung einer intermittierend oder ständig sezernierenden *Fistel* können auf eine Verletzung des Ureters oder der Blase hindeuten. Wird bei einer Durchstechungsligatur die Nadel durch den nicht erkannten Harnleiter hindurchgeführt, so kommt es neben der Ausbildung einer Harnfistel zur Obstruktion des Ureters – wie sie auch nach kompletter Ligatur des Ureters entsteht.

Druck- und Klopfschmerz in der Flankenregion, eventuell in Verbindung mit Temperaturerhöhungen, deuten auf die Harnabflußstörung hin.

Diagnose: Durch *sonographische Untersuchung* der Nieren läßt sich der Befund sichern. Durch anschließende *Ausscheidungsurographie* kann die Obstruktion lokalisiert werden (Abb. 21.13.-11).

Therapie: Bei partieller Obstruktion des Ureters gelingt gelegentlich die *retrograde Einlage einer Ureterschiene* zur temporären Harnableitung. Andernfalls ist eine *perkutane Nephrostomie* anzulegen. Hat sich die Harnabflußstörung nach einem Zeitraum von 3–4 Wochen nicht zurückgebildet, ist die *verzögerte Rekonstruktion des Harn-*

leiters angezeigt. Je nach Lage der Obstruktion kann dies durch Resektion des betroffenen Segmentes mit anschließender Reanastomosierung der Ureterenden oder durch eine Neueinpflanzung des Harnleiters in die Blase erreicht werden.

21.13.5.3. Verletzungen der Harnblase

Sie lassen sich unter verschiedenen Gesichtspunkten unterteilen. Neben *stumpfen* und *penetrierenden* Verletzungen wird je nach Schweregrad zwischen der *Blasenkontusion,* der *extraperitonealen* und der *intraperitonealen Ruptur* unterschieden (Abb. 21.13.-12).

Bei der *extraperitonealen Ruptur* der Blase handelt es sich vorwiegend um penetrierende Verletzungen durch Knochenfragmente bei vorderen Ringfrakturen des Beckens. Ungefähr 5% der Patienten mit vorderer Ringfraktur erleiden eine extraperitoneale Blasenperforation.

Bei stumpfer Gewalteinwirkung auf den Unterbauch kann es bei voller Blase zu einer *intra-*

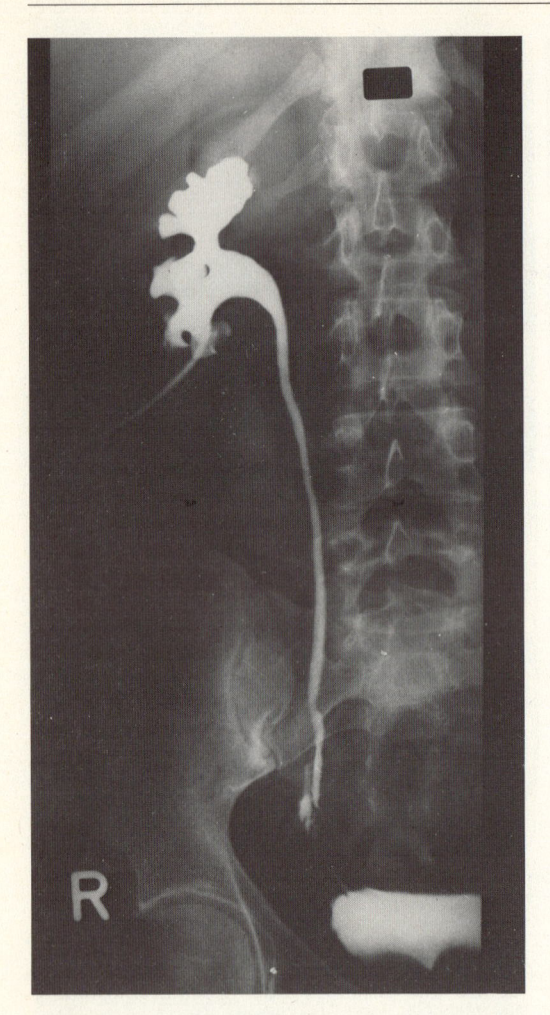

Abb. 21.13.-11. Partielle Ligatur und Ausbildung einer vesikovaginalen Fistel nach gynäkologischer Totaloperation (Entlastung des rechten oberen Harntraktes durch Einlage einer Nephrostomie. Antegrade Darstellung der oberen Harnwege rechts mit Kontrastmittelextravasat juxtavesikal).

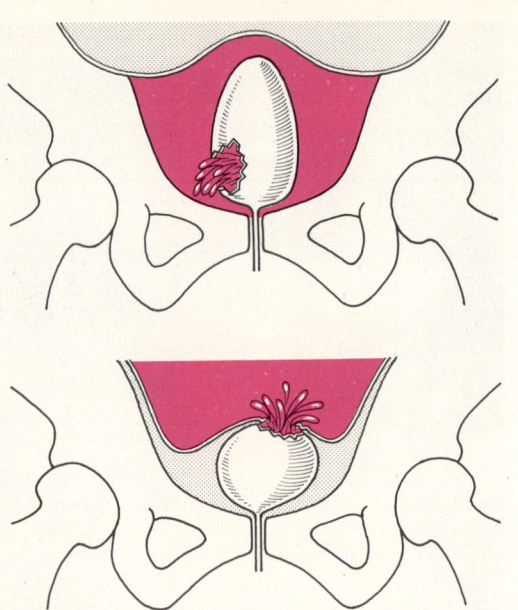

Abb. 21.13.-12. Extra- und intraperitoneale Blasenruptur mit typischer Ausbildung des Hämatoms (nach J. E. ALTWEIN et al., mit freundlicher Genehmigung).

peritonealen Ruptur kommen (50%). Bei 8–10% der Patienten liegt eine *kombinierte* intra- und extraperitoneale Perforation der Blase vor.

Diagnose: Infolge der schweren Verletzung befinden sich die Patienten meist im *Schock*. Je nach Bewußtseinslage wird über starke Schmerzen im Unterbauch geklagt. Es kann ein schmerzhafter Harndrang bestehen, ohne daß Urin entleert wird. Bei extraperitonealer Ruptur kann es zur Entleerung eines Gemisches aus Blut und Urin kommen.

Kontusionen oder Verletzungen der Haut im Unterbauch deuten auf eine mögliche *Verletzung der Blase* hin. *Röntgenuntersuchungen* des knöchernen Beckens auch mit geringer Dislokation der Fragmente verlangen eine urographische Untersuchung *(Infusionsurographie)*. Damit läßt sich in der Regel die Extravasation nachweisen. Bei der intraperitonealen Ruptur ist die Blase kaum oder überhaupt nicht mit Kontrastmittel gefüllt. Das Extravasat ist meist nicht eindeutig auszumachen, da sich das Kontrastmittel sehr schnell im Abdominalraum verteilen kann. Bei der extraperitonealen Ruptur wird die Blase durch die Hämatombildung und das Extravasat komprimiert, so daß sie disloziert und in kraniokaudaler Richtung elongiert erscheint. Grundsätzlich sind *Aufnahmen nach Entleerung der Blase anzufertigen,* da Verletzungen der Blasenhinterwand durch den Kontrastmittelschatten der Blase überdeckt werden können. Durch Aufnahmen im seitlichen Strahlengang lassen sich entsprechende Extravasate ebenfalls nachweisen (Abb. 21.13.-11).

Durch *retrograde Urethrozystographie* wird die Diagnostik vervollständigt. Hierbei wird gleichzeitig geprüft, ob die Kontinuität der Harnröhre erhalten ist.

Therapie: Sofern nicht wegen zusätzlicher Verletzungen eine Kontraindikation besteht, müssen Blasenrupturen *operativ verschlossen* werden, Harnabfluß und ausreichende *Drainage* des Wundgebietes müssen gewährleistet sein. Da häufig zusätzliche Verletzungen des Darmes und bei Frauen der Genitalorgane vorliegen, ist – soweit es der Allgemeinzustand des Patienten zu-

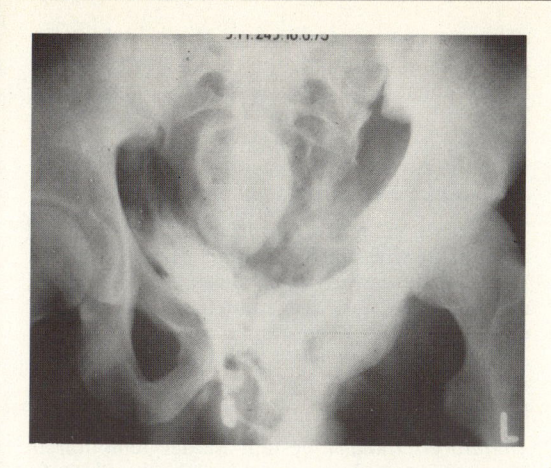

Abb. 21.13.-13. Extraperitoneale Blasenruptur und supradiaphragmaler Harnröhrenabriß bei vorderer Beckenringfraktur. Ausgedehntes Kontrastmittelextravasat. Dislokation der Blase nach kranial und lateral rechts.

läßt – eine *intraoperative Inspektion der Abdominalhöhle* angezeigt.

Iatrogene Verletzungen der Harnblase können ähnlich den Ureterverletzungen bei schwierigen operativen Eingriffen an den Beckenorganen und bei endoskopischen Operationen an der Blase auftreten. Die daraus resultierenden Symptome hängen vom Sitz der Perforationsöffnung ab. Meist handelt es sich um *extraperitoneale* Verletzungen. Es kommt dann ähnlich wie bei der Ureterverletzung zur Ausbildung einer Harnfistel (z. B. vesiko-vaginale Fistel), sofern die Verletzung intraoperativ nicht erkannt und deshalb nicht sofort verschlossen wurde.

Die *Diagnose* wird durch *Urethrozystographie* mit Aufnahmen im anterior-posterioren und lateralen Strahlengang gestellt. Durch Füllung der Blase mit Indigokarmin-Lösung läßt sich ein Austritt der Farbstofflösung über die *Harnfistel* nachweisen.

Differentialdiagnostisch sind Blasenfisteln von Fistelbildungen nach Ureterverletzungen abzugrenzen. Handelt es sich um eine Fistel im Bereich der Vagina, so kann durch entsprechende Inspektion die Fistelöffnung identifiziert werden. Durch zusätzliche *Zystoskopie* läßt sich die korrespondierende Öffnung der Fistel in der Blasenwand nachweisen.

Therapie: Bei sehr kleinen Fisteln kann durch temporäre Harnableitung über beidseitige perkutane Nephrostomien der spontane Verschluß angestrebt werden. In der Mehrzahl der Fälle ist ein operativer Verschluß der Fistel frühestens 3 Monate nach dem Ersteingriff vaginal oder transvesikal vorzunehmen.

21.13.5.4. Verletzungen der Harnröhre

Verletzungen der Harnröhre sind *vor allem beim Mann* von Bedeutung. Entsprechend den 4 Abschnitten der männlichen Harnröhre (Pars pendulans, bulbosa, diaphragmatica und et prostatica) ist mit unterschiedlichen Symptomen zu rechnen.

Ein *inkompletter* oder *kompletter Abriß* der Harnröhre oberhalb des Diaphragma urogenitale wird durch Abscherung bei vorderen Ringfrakturen des Beckens in 6% beobachtet. Es kommt zur Ausbildung eines *Hämatoms* im kleinen Becken.

Bei *komplettem Abriß* werden Prostata und Blase nach kranial disloziert.

Je nach Füllung der Blase kann ein **starker Harndrang** bestehen, ohne daß die Blase entleert werden kann.

Aus der äußeren Harnröhrenmündung können einige Tropfen Blut austreten.

Ist das *Diaphragma urogenitale ebenfalls rupturiert*, kann sich das Hämatom auch infradiaphragmal, perineal und skrotal ausdehnen.

Infradiaphragmale Harnröhrenverletzungen entstehen meist durch direkte Gewalteinwirkung am Damm (Straddle-Trauma). Zu diesem Trauma kommt es typischerweise bei der sogenannten *Deichselverletzung*. Auf einer Deichsel stehend rutscht der Patient ab, wobei die Deichsel zwischen die Beine gerät und der Aufprall im Bereich der Dammregion erfolgt. Die bulbäre Harnröhre wird gegen den Schambeinbogen gepreßt und dabei inkomplett oder komplett rupturiert. Aus der Verletzung des Corpus spongiosum und der Pudendalgefäße resultiert ein perineales *Hämatom,* daß durch die Collesche und Bucksche Faszie begrenzt ist.

Iatrogene Verletzungen der Harnröhre bei endoskopischer Instrumentierung oder Katheterisierung werden meist in der bulbären Harnröhre, gelegentlich auch bei Vorliegen von Strikturen in der vorderen Harnröhre oder in der prostatischen Harnröhre verursacht.

Bei Verdacht auf eine Verletzung der Harnröhre muß vor jeder Katheterisierung unbedingt eine **rektale Untersuchung** durchgeführt werden.

Diagnose: Beim supradiaphragmalen Harnröhrenabriß ist die Prostata disloziert und beweglich. Die Beckenübersichtsaufnahme zeigt meist eine vordere Ringfraktur. Durch *retrograde Urethrozystographie* läßt sich feststellen, ob ein

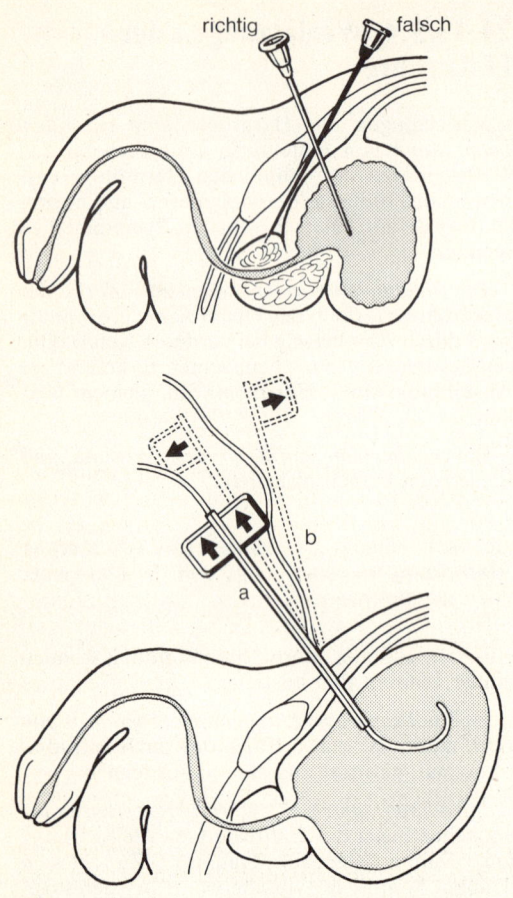

Abb. 21.13.-14. Blasenpunktion und nachfolgende Einlage einer suprapubischen Blasenfistel (Cystofix) (nach BANDHAUER et al., mit freundlicher Genehmigung).

vollständiger Abriß oder eine imkomplette Ruptur der Urethra vorliegt (Abb. *21.13.*-13).

Bei *komplettem Abriß* läßt sich ein transurethral eingeführter Katheter nicht in die Blase vorschieben.

Bei *inkompletter Ruptur* sollte keine Katheterisierung vorgenommen werden, da die Urethra hierbei noch weiter geschädigt werden kann. Eine vesikale Harnableitung ist in diesen Fällen indiziert (Abb. *21.13.*-14).

Therapie: Bei *komplettem supradiaphragmalem Urethraabriß* kann die Versorgung sowohl primär als auch verzögert erfolgen. Im letzteren Fall ist eine temporäre Harnableitung über eine suprapubische Blasenfistel erforderlich.

Bei der *primären Versorgung* wird nach Freilegung der Rupturstelle ein *Ballonkatheter* durch die Urethra bis in die Blase vorgeführt. Sobald der Patient in seinem Bett liegt, wird am Katheter mittels eines Gewichtes ein dosierter Zug in einem Winkel von 45 Grad zur Horizontalen ausgeübt, um eine Annäherung der Urethrastümpfe zu erreichen. Die *Schienung der Harnröhre* ist für 3–4 Wochen erforderlich. Besteht keine ausgedehnte Gewebszerstörung, kann auch die primäre Anastomosierung der rupturierten Harnröhre durch Naht angestrebt werden.

Bei der *verzögerten Versorgung eines Harnröhrenabrisses* wird nach sofortiger Blasenfistelung 3–4 Monate gewartet, um dann nach Exzision der meist sehr stark ausgebildeten Vernarbungen eine sekundäre Reanastomose zur Wiederherstellung der Kontinuität der Harnröhre vorzunehmen.

Die Behandlung *leichter infradiaphragmaler Urethraverletzungen* besteht in der temporären Harnableitung über eine *suprapubische Blasenfistel*.

Bei *komplettem Abriß der Harnröhre* mit Entwicklung eines ausgedehnten *Hämatoms* und *Urinextravasation* ist die primäre Versorgung angezeigt. Hierbei wird das traumatisierte Gewebe exzidiert. Nach ausreichender Mobilisation der Harnröhrenstümpfe erfolgt die Reanastomose der Harnröhre durch Nähte. Sie wird über einen mehrfach gelochten Splint drainiert. Ist eine Reanastomose aufgrund der Größe des Defektes nicht möglich, wird die Harnröhrenschleimhaut in die angrenzende Skrotal- bzw. Perinealhaut als Urethrostomie eingenäht. Nach ca. 3 Monaten kann nach Umschneiden der Urethrostomie und Mobilisation der Wundränder die Harnröhre verschlossen werden. Bei der primären Versorgung ist auf eine ausreichende Drainage von Hämatomen und Urinextravasaten zu achten.

Komplikationen: *Urethrastrikturen* stellen in bis zu 50% der Fälle die häufigste Spätkomplikation nach Harnröhrenverletzungen dar. Ist der *Sphincter urethrae externus* durch das Trauma ebenfalls in Mitleidenschaft bezogen, so kann eine mehr oder minder ausgeprägte Harninkontinenz daraus resultieren. Durch *Verletzung* der für die Erektion erforderlichen *Gefäßnervenbündel* wird bei Traumatisierung der membranösen Harnröhre in ca. 40% eine erektile Dysfunktion beobachtet.

21.13.6. Allgemeine urologische Maßnahmen in der operativen Medizin

21.13.6.1. Transurethrale und vesikale Harnableitung

Das Risiko eines operativen Eingriffes hängt, abgesehen von operationsspezifischen Gefähr-

dungen, von vorbestehenden oder sich entwickelnden Störungen der Vitalfunktionen des Organismus ab. Um das Risiko so gering wie nur möglich halten zu können, müssen *Einschränkungen der Vitalfunktionen* präoperativ erfaßt und gegebenenfalls behandelt werden. In der intra- und postoperativen Phase stellt die Sicherung und Kontrolle der Vitalfunktionen eine wichtige Aufgabe dar. Hierzu gehört auch die *Erhaltung der Nierenfunktion* und die *Sicherstellung des Harnabflusses*. Eine kontinuierliche Kontrolle der Harnausscheidung ist in folgenden Situationen angezeigt:
1. bei Patienten mit präexistenten Störungen der harnbildenden und harnableitenden Organe,
2. bei Operationen, bei denen Veränderungen der Hämodynamik zu erwarten sind,
3. bei schwierigen operativen Eingriffen, die eine Intensivüberwachung erforderlich machen,
4. bei Operationen am Harntrakt oder an Organen, die an die Harnorgane angrenzen, da hierbei Harnausscheidung und Harnfluß beeinflußt werden können.

21.13.6.1.1. Transurethrale Harnableitungen

Im Rahmen der präoperativen Vorbereitung ist zu entscheiden, ob eine Kontrolle der Harnausscheidung intra- und postoperativ notwendig wird. Gegebenenfalls wird hierzu beim erwachsenen Mann und beim weiblichen Geschlecht ein *transurethraler Dauerkatheter* eingelegt. Wird darauf verzichtet und kommt es dennoch in der postoperativen Phase zu Störungen der Harnentleerung (akute Harnverhaltung), so wird die Blase zunächst durch Einmalkatheterismus entleert.

Bei jeder Katheterisierung sind folgende *Grundsätze* streng zu beachten:

1. Jede **Katheterisierung** muß unter *streng aseptischen Bedingungen* vorgenommen werden.
2. Beim Einführen des Katheters *darf keine Gewalt angewandt werden*. Ist das Einführen des Katheters durch einen Widerstand in der Harnröhre erschwert, muß der Versuch abgebrochen werden.

Technik beim Mann: Da das Einführen des Katheters *beim Mann* wegen der anatomischen Gegebenheiten ohnehin schwieriger ist als bei der Frau und durch pathologische Veränderungen des unteren Harntraktes (Prostataadenom, Harnröhrenstriktur) häufig zusätzlich erschwert wird, erfordert eine Katheterisierung die Erfüllung bestimmter *Vorbedingungen* (Tab. *21.13.*-4).

Tab. *21.13.*-4. Voraussetzungen für die Katheterisierung.

1. Reinigung der Glans penis mit nicht alkoholischer Desinfektionslösung
2. Ausreichende Instillation eines Gleitmittels mit Zusatz eines Lokalanästhetikums in die Urethra
3. Entspannte Lage des Patienten auf nicht zu weicher Unterlage
4. Wahl des richtigen Katheters (bei Einmalkatheterismus Katheter der Stärke Charr. 18–20 mit Tiemann-Spitze)
5. Niemals Katheterisierung mit zu dicken Kathetern erzwingen

Zum Ausgleich der S-förmigen Krümmung der männlichen Harnröhre muß der Penis beim Einführen des Katheters gestreckt werden. Bei erschwerter Passage des Katheters in der hinteren Harnröhre kann durch rektale digitale Kontrolle und Elevation der Katheterspitze das Einführen erleichtert werden. In diesem Fall muß der Penis durch eine Hilfsperson gestreckt werden.

21.13.6.1.2. Vesikale Harnableitung

Ist ein Einführen des Katheters unter diesen Bedingungen nicht möglich, kann die Harnableitung auch durch *Einlage eines suprapubischen Blasenfistelkatheters* vorgenommen werden. Die vesikale Harnableitung ist bei Knaben dem transurethralen Katheterismus vorzuziehen. Hierzu werden im Handel erhältliche Einmalpunktionssysteme (Cystofix) verwendet (Abb. *21.13.*-14).

Eine komplikationslose, **suprapubische Punktion** setzt eine **volle Blase** voraus, die zuvor durch Perkussion, gegebenenfalls auch sonographisch nachgewiesen werden muß.

21.13.6.1.3. Komplikationen

Wesentliche **Komplikationen** der transurethralen Harnableitung sind *Urethrastrikturen*, meist infolge unsachgemäßen Einführens des Katheters, sowie *entzündliche Erkrankungen* des unteren Harntraktes (Urethritis, Prostatitis, Vesikulitis, Epididymitis oder Epididymo-Orchitis). Die meist chronische *sekundäre Entzündung der Adnexe* wird vor allem bei unzureichender und nicht sachgemäßer Katheterpflege bei Trägern von Dauerkathetern beobachtet.
Präventive Maßnahmen umfassen:
– Tägliche Reinigung der Glans penis, des Meatus urethrae externus und des angrenzenden

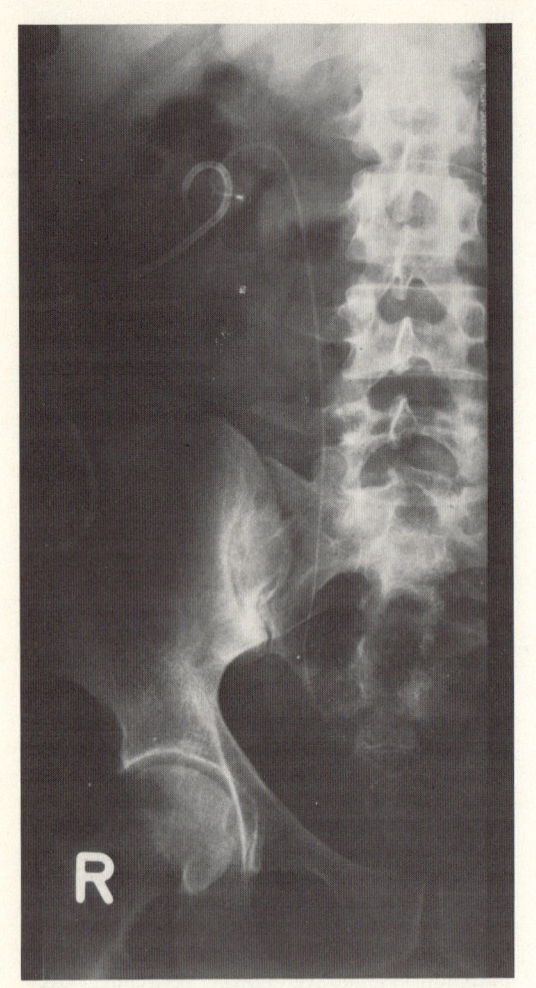

Abb. *21.13.*-15. Temporäre Harnableitung durch „Double-J-Splint" und perkutane Nephrostomie rechts.

- freien Katheterabschnittes mit einer Desinfektionslösung.
- Der Urin muß in einen mit dem Katheter verbundenen Urinbeutel (geschlossenes System) abgeleitet werden.
- Die Blase ist täglich wenigstens einmal mit steriler physiologischer Kochsalzlösung zu spülen. Beim Anbringen eines neuen Urinbeutels an den Katheter sind die Anschlüsse zu desinfizieren.

Hämaturie und Punktion der Peritonealhöhle mit Verletzung des Darmes sind seltene Komplikationen bei Anlage einer suprapubischen Punktionsfistel der Blase.

> Die **suprapubische vesikale Harnableitung** ist bei **leerer Blase**, bei Störungen der Blutgerinnung und bei Vorliegen eines Blasentumors kontraindiziert.

21.13.6.2. Supravesikale Harnableitung

Die temporäre supravesikale Harnableitung kann bei einer Vielzahl von nicht urologischen Erkrankungen angezeigt sein, z.B. wenn aufgrund einer beidseitigen Harnstauung infolge einer tumorbedingten Kompression der prävesikalen Ureterabschnitte vor tumorchirurgischen Eingriffen bereits eine Einschränkung der Nierenfunktion besteht.

Ebenso kann es nach operativen Eingriffen – vor allem an den Beckenorganen – zu temporären Harnabflußstörungen kommen. Der Nachweis erfolgt durch *sonographische* Untersuchung der Nieren, die meist eine mäßige Weitstellung aufweisen.

Technik: Die temporäre supravesikale Harnableitung kann auf zweierlei Weise erreicht werden:

In der Regel wird zunächst die *Einlage einer sogenannten Ureterschiene versucht* werden. Unter endoskopischer Kontrolle wird ein sogenannter Double-J-Katheter durch das entsprechende Harnleiterostium in die oberen Harnwege vorgeschoben. Nach Entfernung des Mandrins der Ureterschiene rollt sich deren Spitze im Nierenhohlsystem und das Ende der Schiene in der Blase auf. Die selbsthaltenden Ureterkatheter benötigen keine weitere Fixation (Abb. *21.13.*-15). Die Einlage eines Dauerkatheters ist nicht zwingend erforderlich. Allerdings wird der antirefluxive Mechanismus der Harnleiterblasenverbindung aufgehoben, so daß es bei sehr stark gefüllter Blase bzw. während der Miktion zur Regurgikation des Harns in die oberen Harnwege kommen kann. Die betroffenen Patienten klagen gelegentlich über intermittierend auftretende Nierenschmerzen.

Gelingt die Einlage einer Ureterschiene nicht, kann die supravesikale Harnableitung durch *Einlage eines perkutanen Nephrostomiekatheters* erreicht werden. Mit entsprechenden Einmalsystemen kann der Nephrostomiekatheter nach perkutaner Punktion des Nierenhohlsystems unter Ultraschall- oder Röntgenkontrolle in Lokalanästhesie eingelegt werden.

Bei erweitertem Nierenhohlsystem werden *Komplikationen* wie Hämaturie, Perforation des Nierenhohlsystems mit Urinextravasation, evtl. verbunden mit Fieberreaktionen nur selten beobachtet.

21.13.7. Urologische Notfälle

Patienten mit akuten urologischen Erkrankungen werden häufig nicht direkt einer speziellen urologischen Versorgung zugeführt, da zum einen die urologische Ursache nicht erkannt wird, zum anderen, weil eine fachurologische Untersuchung in unmittelbarer Nähe nicht durchgeführt werden kann. Da die Prognose der Erkrankung häufig von einer raschen und sachgerechten Erstversorgung abhängt, muß jeder, der in der Primärversorgung von Notfällen tätig ist, die wichtigsten diagnostischen und therapeutischen Maßnahmen in urologischen Notfallsituationen kennen.

21.13.7.1. Die akute Harnverhaltung

Die akute Harnverhaltung oder Harnsperre stellt neben der Steinkolik die häufigste urologische Notfallsituation dar. Trotz prall gefüllter Harnblase, verbunden mit schmerzhaftem Harndrang, vermag der Patient seine Blase nicht zu entleeren.

Als **Ursache** kommen Erkrankungen in Frage, die eine infravesikale Obstruktion der Harnwege verursachen (Prostataadenom, Prostatakarzinom, Urethrasteine, Fremdkörper in der Urethra, komplette Urethrastriktur). Selten wird die akute Harnverhaltung infolge einer neurogenen Blasenentleerungsstörung beobachtet. Eine akute neurogene Blasenentleerungsstörung kann sich zum Beispiel bei Läsionen der Bandscheiben zwischen L1–5 einstellen. Bei der neurogen bedingten akuten Harnsperre fehlt der schmerzhafte Harndrang. Es kommt zu einer extremen Überdehnung der Blase mit Volumina von über 2 Litern.

Diagnose: Die übervolle Blase läßt sich perkutorisch, palpatorisch und soweit verfügbar auch sonographisch nachweisen.

Die **Erstversorgung** eines Patienten mit akuter Harnsperre besteht in der Entleerung der Blase durch Einmalkatheterismus.

Läßt sich der Katheter nicht einführen, ist die suprapubische Blasenpunktion angezeigt.

21.13.7.2. Anurie

Die akute Harnsperre ist *differentialdiagnostisch von der Anurie abzugrenzen.* In diesem Falle findet sich in der Blase kein oder nur wenige Milliliter Urin. Im Vordergrund stehen Symptome einer Urämie infolge des Funktionsverlustes der Nieren.

Die **Symptome** hängen von der einer Anurie zugrundeliegenden Erkrankung und von der Dauer des anurischen Zustandes ab. Abgeschlagenheit, Durstgefühl, Übelkeit, Erbrechen, Verwirrtheit bis hin zur Bewußtlosigkeit im urämischen Koma können vorherrschen.

Diagnose: Der Verdacht auf Anurie wird durch die Anamnese, eventuell durch Messung des Harnvolumens der Blase, durch Einmalkatheterisierung und durch die Bestimmung der Serumkonzentration der harnpflichtigen Substanzen (Kreatinin, Harnstoff-Stickstoff und Harnsäure) als Kriterien der globalen Nierenfunktion erhoben.

Die *Ursachen* eines akuten Nierenversagens (siehe Kap. 6.8) können *prärenal, intrarenal* oder *postrenal* liegen, so daß eine rasche weitere urologische und nephrologische Klärung erfolgen muß. Da der Nachweis oder Ausschluß postrenaler Ursachen durch eine *retrograde Sondierung* des oberen Harntraktes ohne größeren Aufwand erfolgen kann, sollte die Untersuchung bei unklarer Ursache einer Anurie damit beginnen. Durch *sonographische* Untersuchung der Nieren können Weitstellungen des Nierenhohlsystems, die ursächlich damit in Zusammenhang stehen, nachgewiesen werden. Durch eine *Abdomenleeraufnahme* lassen sich konkrementverdächtige Verschattungen aufdecken.

Die **Erstversorgung** richtet sich nach der Schwere der urämischen Stoffwechselstörung. Bei ausgeprägter Hyperkaliämie und schwerer Azidose besteht die primäre Maßnahme in der *Verabreichung von 50 ml 8.4%iger $NaHCO_3$-Lösung*. Die Infusion größerer Flüssigkeitsmengen ist zu vermeiden, da es hierdurch zu einer bedrohlichen Zunahme einer ohnehin meist bestehenden Hyperhydratation kommen kann. In lebensbedrohlichen Situationen kann die notfallmäßige *Peritoneal-* oder *Hämodialyse* angezeigt sein.

Wird die Anurie durch eine Obstruktion der ableitenden Harnwege verursacht, ist je nach Lokalisation des oder der Hindernisse eine *vesikale oder supravesikale Harnableitung* notwendig.

21.13.7.3. Harnleiter- oder Nierenkolik

Nierensteine, die infolge ihrer geringen Größe in den Harnleiter eintreten können, seltener Blutkoagel oder abgestoßene nekrotische Nierenpapillen oder Tumoranteile können kolikartige Schmerzen auslösen. Ihr Punctum maximum und die Schmerzausstrahlung sind wichtige Kriterien für die *differentialdiagnostische Klärung* kolikartiger Schmerzzustände. Gallenkolik, Schmerzen bei akuter Appendizitis, stielgedrehten Ovarialzysten und Tubargravidität sind in die differentialdiagnostischen Überlegungen mit einzubeziehen.

Die primäre **Diagnostik** besteht in einer analytischen und mikroskopischen *Harnuntersuchung,* einer *Abdomenleeraufnahme* und der *sonographischen Untersuchung* der Niere.

Therapie: Die Eindämmung des Kolikschmerzes steht im Vordergrund der Bemühungen. Hierzu werden Spasmoanalgetika (Buscopan compositum®, Baralgin® etc.) *intravenös* verabreicht. Ruhigstellung des Patienten bis zum Abklingen der Kolik und feuchte Wärme auf die betroffene Flankenregion sind zusätzliche lindernde Maßnahmen.

Eine **urographische Untersuchung während der Kolik** ist wegen der Gefahr einer Fornixruptur **kontraindiziert.** Sie darf nur im symptomfreien Intervall durchgeführt werden.

21.13.7.4. Akutes Skrotum

Die differentialdiagnostische Klärung akuter Erkrankungen der Skrotalorgane erweist sich manchmal als sehr schwierig. Die schmerzhafte Schwellung von Hoden und Nebenhoden, die sich häufig wegen der bestehenden Druckdolenz und der dadurch eingeschränkten Untersuchungsmöglichkeit nicht eindeutig voneinander abgrenzen lassen, stellt ein besonderes Problem dar. Entsprechend ihrer Ursache lassen sich die Erkrankungen in 4 Gruppen gliedern:
1. *Entzündliche Ursachen* (Epididymitis oder Epididymo-Orchitis, Hodenabszeß),
2. *Zirkulatorische Störungen* (Hodentorsion, Torsion von Appendix testes oder Hydatide, inkarzierte Leistenhernie),
3. *Traumatische Ursachen* (Hodentrauma mit Ausbildung einer Hämatozele),
4. *Hodentumoren in Kombination mit entzündlichen Begleiterscheinungen*

21.13.7.4.1. Akute Epididymitis oder Epididymo-Orchitis

Bei Harnwegsinfektionen kommt es durch Deszension der Keime in den ableitenden Samenwegen zur Mitbeteiligung des Nebenhodens und in fortgeschrittenen Fällen auch des Hodens.

Im Kindesalter entwickelt sich selten eine Epididymitis oder eine Epididymo-Orchitis. Sie wird gewöhnlich nach dem 20. Lebensjahr und im besonderen jenseits des 50. Lebensjahres beobachtet.

Klinik: Neben fieberhaften Allgemeinsymptomen, verbunden mit Dysurie, entwickelt sich innerhalb weniger Stunden ein in der Leistenregion einsetzender Schmerz. Schwellung des Nebenhodens, im fortgeschrittenen Stadium auch des Hodens, extremer Berührungsschmerz, Rötung und Ödem der Skrotalhaut bestimmen das akute Krankheitsbild. Palpatorisch läßt sich ein *Konglomerattumor* nachweisen. Hoden und Nebenhoden sind nicht voneinander abgrenzbar. Durch Anheben des Skrotums kann es zu einer Abnahme des Schmerzes kommen *(Prehnsches Zeichen).* Ein wenn auch selten ausreichendes Kriterium in der differentialdiagnostischen Abgrenzung der akuten Epididymitis gegenüber der Hodentorsion.

Diagnose: Die analytische und mikroskopische *Harnuntersuchung* ist für die differentialdiagnostische Klärung unerläßlich.

Therapie: Die Behandlung besteht in der Eindämmung des Schmerzes durch Infiltration des Samenstranges am äußeren Leistenring mit einer 1%igen Lösung eines Lokalanästhetikums. Die Entzündung wird durch hochdosierte Breitbandantibiotika, Hochlagerung des Skrotums, Kältepackung und Antiphlogistika bekämpft.

Wird die Erkrankung nicht rechtzeitig und nicht ausreichend behandelt, kann es zu Gewebseinschmelzungen und zur Ausbildung eines **Hodenabszesses** kommen. Palpatorisch läßt sich dann eine Fluktuation des Skrotalinhaltes nachweisen. Durch die Zunahme der Schwellung erscheint die Skrotalhaut glatt und glänzend.

Hydrozelenbildung, chronisch rezidivierender Krankheitsverlauf und narbige Abheilung mit Obstruktion der ableitenden Samenwege stellen die wesentlichen *Spätfolgen* dar.

Bei der **isolierten Orchitis** handelt es sich meist um die Beteiligung der Hoden bei einer viralen Erkrankung (Mumps-Orchitis). Die Infektion manifestiert sich dann an beiden Testes.

Klinik: Schwellung der Hoden, Ödem und Rötung der Skrotalhaut sowie erhebliche Berührungsschmerzen kennzeichnen das klinische Bild. Der Nachweis des auslösenden Agens stellt die wichtigste diagnostische Maßnahme dar.

Die *Therapie* ist primär konservativ. Bettruhe, Hochlagerung und Kühlung des Skrotums und die Gabe von Antiphlogistika sind angezeigt.

21.13.7.4.2. Hodentorsion

Drei Formen werden unterschieden: die *extravaginale,* die *intravaginale* und die *Torsion des Mesorchiums* (Abb. *21.13.*-16).

Bei unklarer Diagnose ist deshalb stets die frühzeitige **operative Freilegung** angezeigt.

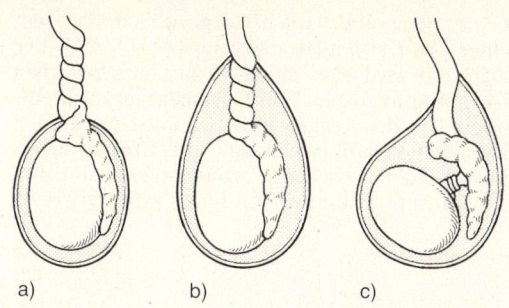

Abb. 21.13.-16. Formen der Hodentorsion (nach J. E. ALTWEIN et al., mit freundlicher Genehmigung):
a) extravaginal,
b) intravaginal,
c) Torsion des Mesorchiums.

Klinik: Die Anamnese mit plötzlich einsetzendem Schmerz, vor allem auch nachts während des Schlafes mit Punctum maximum im Unterbauch oder in der Leistenregion, ist von besonderer differentialdiagnostischer Bedeutung. Bei kleinen Kindern kann sich der Schmerz als Nabelkolik mit Übelkeit und Erbrechen äußern.

Bei der klinischen Untersuchung findet sich meist ein Hodenhochstand, Hoden und Nebenhoden sind aufgrund des starken Schmerzes und der damit verbundenen Einschränkung der Untersuchungsmöglichkeit nicht voneinander abgrenzbar. Gelegentlich läßt sich die Strangulation des Samenstranges palpieren. Beim Anheben des Hodens nimmt die Intensität des Schmerzes eher zu *(Prehnsches Zeichen).* Die Harnuntersuchung ergibt keinen Hinweis für eine Harnwegsinfektion.

Therapie: Eine *manuelle Detorquierung* kann versucht werden. Die Therapie besteht aber gewöhnlich in der sofortigen *operativen Freilegung und Detorquierung* mit nachfolgender *Orchidopexie.* Die gleichzeitige Pexie des kontralateralen Testis ist zur Prävention indiziert.

Bei *länger als 24 Stunden* bestehender Torsion ist eine Erhaltung des Organs nicht möglich. Wird auf die operative Freilegung verzichtet, kommt es zur narbigen Atrophie des Hodens.

Eine **Torsion von Hydatiden des Hoden** oder von **Appendices testis** verursacht gewöhnlich kurze Schmerzattacken. Die Symptome können jedoch auch denen der akuten Hodentorsion ähneln. Die für die Hodentorsion typischen Befunde an Hoden und Nebenhoden sowie am Skrotum fehlen jedoch.

Therapie: In Abhängigkeit vom Ausmaß der Beschwerden kann die operative Freilegung der Skrotalorgane erforderlich sein. Die Therapie besteht in der Ligatur des Stiels der Appendix oder der Hydatide und deren Abtragung.

Eine **inkarzerierte Leistenhernie** die sich bei weiter Bruchpforte durch eine Kotstauung oder bei enger Bruchpforte durch elastische Einklemmung entwickeln kann, muß beim akuten Skrotum ebenfalls in die *differentialdiagnostischen* Überlegungen mit einbezogen werden (siehe Kap. 21.10).

> Die bei der **Hodentorsion** ausgelöste Störung der Blutzirkulation von Testis und Epididymis führt, wenn sie nicht innerhalb von 4–6 Stunden beseitigt wird zur **irreversiblen** Schädigung des Keimepithels und damit zum Organverlust.

21.13.7.5. Paraphimose

Besteht ein Mißverhältnis zwischen der Größe der Glans penis und der Präputialöffnung, so läßt sich das zurückgestreifte Präputium, vor allem bei Erektion des Penis, nicht reponieren. Im Sulcus coronarius bildet sich ein *Schnürring* aus. Die dadurch verursachte Drosselung des venösen Rückflusses bei unvermindertem arteriellen Zufluß führt zur Stauung und Ödembildung im Präputium.

Therapie: Die *Erstversorgung* besteht in der manuellen Kompression der Glans penis und des geschwollenen Präputiums. Die damit verbundenen Schmerzen lassen sich durch Umspritzen der Peniswurzel mit Novocain 1–2%ig, ohne Suprarenin, vermeiden. Anschließend kann durch Zurückdrängung der Glans penis mit dem Daumen das Präputium wieder über die Glans gestreift werden.

Gelingt die Reposition des Präputiums nicht, ist die *dorsale Inzision* des Schnürringes angezeigt. Die Zirkumzision zu einem späteren Zeitpunkt ist indiziert.

21.13.7.6. Priapismus

Jede länger als 2–3 Stunden bestehende Erektion des Penis ohne sexuelle Erregung muß als Priapismus angesehen werden. Häufig werden verlängerte Erektionen vor dem eigentlichen Auftreten des Priapismus berichtet. Meist ist die Ursache für die Entwicklung eines *Priapismus* unklar. Alkoholabusus und abnormes Sexualverhalten werden als auslösende Faktoren verdächtigt.

Erkrankungen des Rückenmarkes (multiple Sklerose, Tabes dorsalis, Tumoren, Myelitis) sind ursächliche Faktoren der *neurogenen Form* des Priapismus. Ein Priapismus kann auch in Zusammenhang mit einer *myeloischen* oder *lymphatischen Leukämie* oder einer *Sichelzellanämie* auftreten.

Bei der wegen erektiler Dysfunktion zunehmend angewandten intrakavernösen Autoinjektionsbehandlung mit Papaverin kann es zur Ausbildung eines Priapismus kommen.

Beim **Priapismus** sind die Corpora cavernosa versteift, während das Corpus spongiosum und die Glans penis nicht betroffen sind.

Mit zunehmender Dauer des Priapismus entwickeln sich heftige Schmerzen. *Differentialdiagnostisch* ist eine *Kavernitis* auszuschließen.

Wird die Erkrankung nicht behandelt, bildet sich die Erektion innerhalb von 2-3 Wochen spontan zurück. Damit verbunden ist ein dauernder Erektionsverlust, da es zur narbigen Umwandlung der Corpora cavernosa kommt.

Die **Therapie** umfaßt als Erstmaßnahme die *intrakavernöse Injektion von Mitaraminol*. Bildet sich die Erektion daraufhin nicht zurück, ist als zweite Maßnahme die *Punktion der* Glans penis und Entnahme eines Gewebezylinders zwischen Glans penis und beiden Corpora cavernosa mit einer Tru-Cat-Nadel angezeigt (Abb. *21.13.*-17). Dadurch wird eine Shunt-Verbindung zwischen Corpus spongiosum und Corpus cavernosum erreicht. Früher angewandte Shunt-Operationen zwischen V. saphena magna und Corpus cavernosum oder zwischen Corpus cavernosum und spongiosum sind nur noch selten erforderlich.

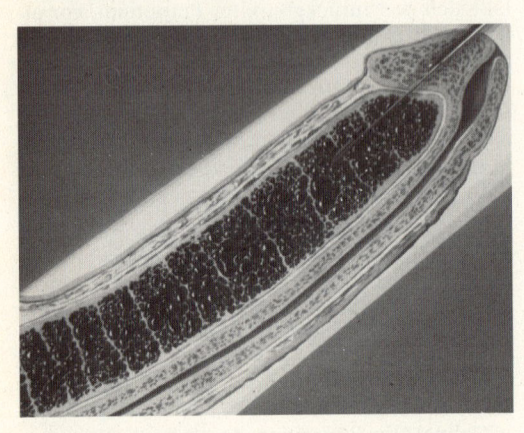

Abb. *21.13.*-17. Schematische Darstellung der Anlage eines Shunts zwischen Glans penis und Corpus cavernosum (nach WINTER).

Literaturauswahl

ACKERMANN, R.: Urologische Notfälle. In: P. SEFRIN (Hrsg.): Notfalltherapie im Rettungsdienst. 2. Aufl., S. 256. Urban & Schwarzenberg, München, Wien, Baltimore 1981.

ALTWEIN, J. E., G. H. JACOBI: Urologie. 2. Aufl. Enke, Stuttgart 1986.

BANDHAUER, K., H. FROHMÜLLER: Urologie in der Praxis. Edition Medizin, Weinheim 1986.

GUERRIERO, W. J.: Trauma to the kidneys, ureters, bladder and urethra. Surg. Clin. N. Amer. *62:* 1047 (1976).

HOHENFELLNER, R., E. J. ZINGG: Urologie in Klinik und Praxis. Band I. Thieme, Stuttgart, New York 1982.

HOHENFELLNER, R., E. J. ZINGG: Urologie in Klinik und Praxis. Band II. Thieme, Stuttgart, New York 1983.

MALDAZYS, J. D., R. B. SMITH: Treatment of retroperitoneal Tumors. In: S. D. GRAHAM Jr. (Hrsg.): Urologic Oncology, S. 383. Raven Press, New York 1986.

PETERS, P. C., T. C. BRIGHT: Blunt renal injuries. Urol. Clin. N. Amer. *4:* 17 (1977).

VÖLTER, D.: Kompendium der Urologie. Fischer, Stuttgart, New York 1978.

WALSH, P. C., R. F. GITTES, A. D. PERLMUTTER, T. A. STAMEY: Campbell's Urology. 5. Aufl., Vol. 1-3. Saunders, Philadelphia, London, Toronto 1986.

22. Endokrine Organe

22.1. Schilddrüse

Von K. Schwemmle

22.1.1. Historische Vorbemerkungen

Schon im Mittelalter wurden zur Zeit der Stauferkaiser Schilddrüsenerkrankungen mit Schwämmen behandelt, von denen wir heute wissen, daß sie jodhaltig sind. Im Jahre 1586 mußte in Frankreich ein Arzt den Versuch einer Strumaresektion mit tödlichem Ausgang mit lebenslänglicher Haft büßen. Die erste erfolgreiche Strumaresektion wurde wahrscheinlich 1752 von Heister vorgenommen. Aber erst gegen Mitte und Ende des 19. Jahrhunderts begann der eigentliche Aufschwung der Schilddrüsenchirurgie. Sie ist vor allem mit dem Namen Kocher verbunden, einem Berner Chirurgen. Er standardisierte den Eingriff und er erkannte, daß die totale Entfernung der Schilddrüse ein Myxödem versursacht. Die Behandlung mit Schilddrüsenhormon, zunächst mit Schilddrüsenextrakten, begann um die Jahrhundertwende. 1890 berichtete Bruns über 12 erfolgreich behandelte Patienten. 1938 wurden das Radiojod, Anfang der vierziger Jahre (Astwood, 1943) die Thyreostatika in die Behandlung der Schilddrüsenerkrankungen eingeführt.

22.1.2. Epidemiologie

Die Vergrößerung der Schilddrüse ist die *häufigste Erkrankung endokriner Organe*. Man schätzt die Zahl der Strumaträger weltweit auf über 200 Millionen, in der Bundesrepublik Deutschland auf 10 Millionen. Das sind immerhin etwa 15% der Bevölkerung, wobei die Kropfinzidenz vom Norden (4% in den Küstenregionen) nach Süden ansteigt (32% in Bayern).

Deutschland ist vor allem in den südlichen Landesteilen ein **Strumaendemiegebiet**.

Die *Hauptursache des Kropfleidens*, der *Jodmangel*, wurde bereits um die Jahrhundertwende erkannt. Als Konsequenz führte man in der Schweiz 1923 und in Österreich 1933 die Jodprophylaxe ein. Die Strumafrequenz ging danach deutlich zurück. Auch in dem Endemiegebiet Deutschland wäre zumindest in den Mittelgebirgen und im Alpenvorland eine Prophylaxe dringend angezeigt.

Bei gut ⅔ der Strumaträger ist der Schilddrüsenstoffwechsel ausgeglichen (euthyreot). Bei 15% besteht eine Überfunktion und bei 10% eine Unterfunktion. Der Rest verteilt sich auf maligne Strumen und Entzündungen der Schilddrüse.

22.1.3. Chirurgische Anatomie

Organogenese: Die Schilddrüse entwickelt sich in der 3. Embryonalwoche aus einer Epithelverdickung in der Mitte des Mundhöhlenbodens. Diese Gewebsinsel steht in engem Kontakt zum *Tr. arteriosus* und wird von ihm mit zunehmendem Längenwachstum nach unten gezogen. Bei der Wanderung der Schilddrüsenanlage bleibt sie mit ihrer Ursprungsstelle (For. caecum) über den *D. thyreoglossus* in Verbindung. Dieser Gang bildet sich normalerweise wieder völlig zurück. Aus persistierenden Epithelinseln bilden sich *mediane Halszysten* und *Halsfisteln* oder *ektopes Schilddrüsengewebe*, z. B. akzessorische Schilddrüsenanlagen in der Gegend des Zungenbeins. Sogenannte *Zungenstrumen* entstehen, wenn die Kaudalverschiebung der Schilddrüse ausbleibt. Es fehlt dann ein an typischer Stelle gelegenes Organ. Selten wandert Schilddrüsengewebe weit nach kaudal, manchmal bis zum Zwerchfell und kann dann sogenannte *echte intrathorakale Strumen* bilden.

Bau: Die Schilddrüse eines Neugeborenen wiegt etwa 2 g, während der Pubertät 5–10 g und beim Erwachsenen 20–40 g. Das Organ besteht aus etwa 5 × 3 × 1,5 cm großen Seitenlappen. Sie sind in Höhe des *2. und 3. Trachealringes* über den Isthmus miteinander verbunden. Von ihm aus zieht häufig ein *Lobus pyramidalis*, ein Relikt des D. thyreoglossus nach kranial. Die *Schilddrüsenkapsel* ist aus zwei Schichten zusammengesetzt: die äußere ist Teil der mittleren Halsfaszie. Die innere Schicht ist mit dem Parenchym fest verbunden und enthält reichlich elastische Fasern. Dadurch kann sich die Drüse Volumenänderungen infolge unterschiedlicher Durchblutung und Follikelfüllung anpassen.

Die **Schilddrüsenfollikel** sind von einer einreihigen Schicht von *Thyreozyten* ausgekleidet. Sie bilden die Speicherform der Schilddrüsenhormone, das *Kolloid*. Es enthält *Thyreoglobulin*, an das die Schilddrüsenhormone und ihre Vorstufen gebunden sind. Im mikroskopischen Bild läßt sich der Funktionszustand der Schilddrüse ablesen: bei erhöhtem Jodumsatz finden sich kleine Follikel mit wenig Kolloid, während ein hoher Kolloidgehalt auf eine geringere endokrine Aktivität hinweist.

Innerhalb der Schilddrüse liegen zwischen den Follikeln solide Zellhaufen *(parafollikuläre Zellen),* die *Calcitonin* produzieren und daher als *C-Zellen* bezeichnet werden.

Gefäßversorgung: Die *arterielle Versorgung* der Schilddrüse erfolgt über die A. thyreoidea superior, die als erster Ast aus der A. carotis externa entspringt, und über die untere Schilddrüsenarterien aus dem *Tr. thyreocervicalis*. Die oberen und mittleren Schilddrüsenvenen münden in die V. jugularis interna, die unteren meist in die V. anonyma ein.

Kehlkopfnerven: Große praktische Bedeutung besitzt die enge Beziehung der Schilddrüse mit den *Kehlkopfnerven* (Abb. *22.1.*-1). Beide entstammen dem *N. vagus*. Der äußere Ast des *N. laryngeus superior* begleitet die A. thyreoidea superior und erreicht nahe dem oberen Schilddrüsenpol den Kehlkopf. Seine motorischen Fasern innervieren den M. cricothyreoideus. Der *N. laryngeus inferior* schlingt sich auf der rechten Seite um die A. subclavia, links um den Aortenbogen, verläuft dann nach kranial *(N. recurrens)* und kreuzt nahe der hinteren Schilddrüsenkapsel die untere Schilddrüsenarterie, bevor er in den Kehlkopf einstrahlt. Der *N. recurrens* innerviert den Stimmbandabduktor, den M. cricoarytaenoideus posterior (M. posticus) und die Muskeln, die den Verschluß der Glottisöffnung bewerkstelligen (Stimmbandadduktoren).

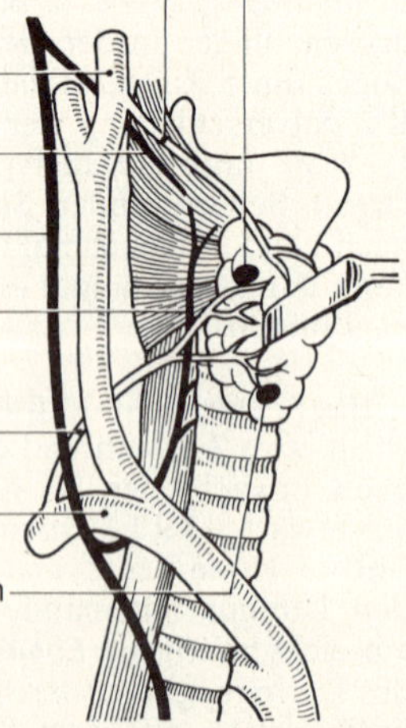

Die *oberen* **Epithelkörperchen** liegen in Höhe des Schildknorpels der Hinterfläche der Schilddrüse an. Das *untere* Epithelkörperchenpaar ist in seiner Lage wesentlich variabler und liegt nicht selten einige Millimeter vom unteren Schilddrüsenpol entfernt.

22.1.4. Physiologie und Pathophysiologie

Das mit der Nahrung aufgenommene und im Dünndarm resorbierte anorganische *Jod* bildet zusammen mit dem durch Abbau der Schilddrüsenhormone freigewordenen Jod den Jod-Pool im Plasma und im extrazellulären Raum. Davon gehen täglich 150–200 µg über die Nieren, ein kleiner Teil auch mit dem Stuhl verloren und müssen in gleicher Höhe ersetzt werden. Das sind im ganzen Leben nur etwa 4 g Jod.

Für die *Hormonsynthese* wird anorganisches Jod gegen ein Konzentrationsgefälle von den Thyreozyten aufgenommen (*Jodination*, Tab. *22.1.*-1). Die Jodierung von *Tyrosin* zu *3-Mono-*

Tab. *22.1.*-1. Bildung der Schilddrüsenhormone.

- Aufnahme von anorganischem Jod (Jodination)
- Jodierung von Tyrosin (Jodisation)
- Koppelung von Dijod- und Monojodtyrosin zu Trijodthyronin (T3) und Tetrajodthyronin (T4)

jodtyrosin (MJT) und zu *3,5-Dijodtyrosin (DJT)* wird als *Jodisation* bezeichnet. Tetrajodthyronin *(T4, Thyroxin)* entsteht durch Koppelung von zwei Molekülen DJT, *Trijodthyronin (T3)* durch Koppelung von je einem Molekül MJT und DJT.

Die Schilddrüsenhormone und ihre Vorstufen sind im Kolloid an ein Protein, das *Thyreoglobulin,* gebunden. Bevor die Hormone in den Blutkreislauf gelangen können, muß diese Bindung durch Proteasen gelöst werden. Im Serum sind T3 und T4 an spezifische Trägerproteine, an *Thyroxin-bindendes Globulin (TBG)* und *Thyroxin-*

Abb. *22.1.*-1. Anatomische Beziehung zwischen Schilddrüse, Schilddrüsenarterien, Nerven und Epithelkörperchen.

bindendes Präalbumin *(TBPA)* gebunden. Nicht einmal 1% der Hormone liegen in der allein biologisch wirksamen freien Form vor. T3 stammt nur zu einem geringen Teil aus der Schilddrüse. Überwiegend wird es durch Dejodierung des T4 vor allem in der Leber gebildet. T4 ist also das Prohormon des wesentlich aktiveren T3 mit einer Halbwertszeit von 19 Stunden (Halbwertszeit von T4: 190 Stunden).

Eine *pharmakologische Hemmung der Hormonsynthese und -abgabe* hat unterschiedliche Angriffspunkte (Tab. *22.1.*-2). Die Tatsache, daß

Tab. *22.1.*-2. Hemmung der Hormonbildung.

- Störung der Jodaufnahme durch Perchlorat und hohe Joddosen (>2 mg/die)
- Störung der Jodisation und Koppelung durch Thyreostatika (Propylthiouracil, Carbimazol, Thiamazol)
- Störung der Hormonabgabe durch Lithium und hohe Joddosen

anorganisches Jod in unphysiologisch hoher Dosierung seine eigene Aufnahme hemmt *(Wolff-Tschaikoff-Effekt)* wird bei der Jodvorbehandlung von Patienten mit hyperthyreoter Struma genutzt.

Zwischen *Schilddrüse und Hypophysenvorderlappen* besteht ein negativer Rückkoppelungsmechanismus: Einerseits stimuliert das Thyreoideastimulierende Hormon *(TSH, thyreotropes Hormon,* ein Glykoprotein mit einem Molekulargewicht von 30000) Synthese und Freisetzung von Schilddrüsenhormonen und regt die Thyreozyten zu vermehrtem Wachstum an. Andererseits bremsen die Schilddrüsenhormone die Hypophyse und reduzieren die TSH-Exkretion. Das im Hypothalamus gebildete TRH *(Thyrotropin releasing hormone),* ein Tripeptid, wirkt als Antagonist der Schilddrüsenhormone und stimuliert TSH-Synthese und -Sekretion. Eine direkte Wirkung von Schilddrüsenhormonen auf den Hypothalamus konnte bisher nicht nachgewiesen werden.

Wichtigste und häufigste Ursache für das Wachstum der Schilddrüse und die Entstehung einer Struma ist die *erhöhte Sekretion von TSH aus dem Hypophysenvorderlappen* infolge einer fehlenden oder nicht ausreichenden Suppression durch Schilddrüsenhormone. Dabei spielt der *alimentäre Jodmangel* bei weitem die größte Rolle (Tab. *22.1.*-3). Strumigene Substanzen waren früher für eine erhöhte Kropffrequenz von Dorfgemeinschaften verantwortlich, die ihr Wasser hygienisch nicht einwandfreien »Kropfbrunnen« entnommen hatten.

Für *Jodfehlverwertungsstörungen* sind *genetisch* fixierte Stoffwechseldefekte verantwortlich.

Tab. *22.1.*-3. Ursachen einer diffusen Struma.

Jodmangel infolge:
- Verminderte Zufuhr (alimentärer Jodmangel vor allem in Endemiegebieten)
- Vermehrter Bedarf (Pubertät, Gravidität)
- Jodfehlverwertung (endogene Störungen der Hormonsynthese und -wirkung)
- Exogene Störung des Jodstoffwechsels (Thyrostatika und andere mit Nahrung oder Trinkwasser aufgenommene strumigene Substanzen)

22.1.5. Untersuchungsmethoden

22.1.5.1. Klinische Untersuchung

In der **Anamnese** interessiert, ob der Patient einem Endemiegebiet entstammt, ob Schilddrüsenkrankheiten familiär auftreten und ob bereits eine konservative oder operative Behandlung vorausging. Ebenso wichtig ist die Frage nach jodhaltigen Medikamenten oder Kontrastmitteln sowie nach Präparaten, die eine strumigene Wirkung besitzen: Salicylate, Antirheumatika, Lithium-Präparate. Da Röntgenbestrahlungen der Halsgegend vor allem bei Kindern eine maligne Entartung der Schilddrüse provozieren können, muß bei entsprechendem Verdacht eine Exposition erfragt werden.

Es interessiert außerdem, ob sich die Stimme verändert hat (Heiserkeit) und ob Symptome einer Überfunktion bestehen wie Nervosität, Tremor, Haarausfall, Wärmeintoleranz, Leistungsknick, Tachykardie, Gewichtsabnahme, Diarrhö. Druckgefühl in den Augen, Doppeltsehen oder gesteigerte Lichtempfindlichkeit können Hinweise auf eine *endokrine Ophthalmopathie* sein. Zeichen einer Hypothyreose sind trockene, rauhe Haut, Leistungsminderung mit Müdigkeit, Kälteempfindlichkeit, Gewichtszunahme und Neigungen zu Depressionen.

Viele Strumen fallen bereits bei der **Inspektion** auf. Ein- oder doppelseitige Anschwellungen der seitlichen Halsgegend müssen den Verdacht auf eine Vergrößerung der Lymphknoten lenken. *Lymphknotenmetastasen* können bei fehlender Schilddrüsenvergrößerung erstes Symptom einer Struma maligna sein.

Die Exploration des Halses mit *Palpation* der Schilddrüse erfolgt *am besten von hinten* (Abb. *22.1.*-2). Sie wird hinsichtlich ihrer Lokalisation, ihrer Größe, ihrer Beschaffenheit (glatt-unregelmäßig, einknotig-mehrknotig) und ihrer Verschieblichkeit zur Umgebung beurteilt. Druckschmerzen deuten auf eine *Thyreoiditis*

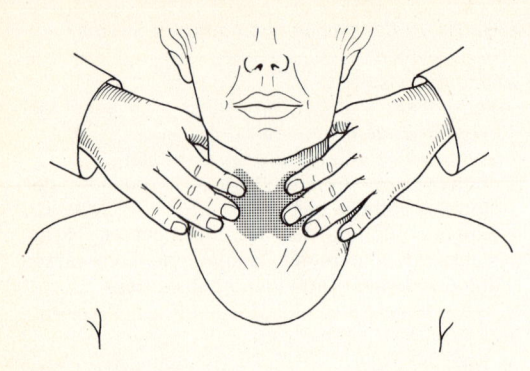

Abb. 22.1.-2. Palpation der Schilddrüsengegend von hinten.

hin, ein tastbares Gefäßschwirren auf eine *Überfunktion*. Eine endokrine *Ophthalmopathie* ist in der Regel wegen des auffallenden Exophthalmus unübersehbar. Hängendes Oberlid (GRÄFE), seltener Lidschlag (STELLWAG) und Konvergenzschwäche (MOEBIUS) sind Sekundärfolgen.

Zur klinischen Untersuchung gehören **Röntgenaufnahmen** *der Lunge* und *Zielaufnahmen der Halsgegend* in jeweils zwei Ebenen, um eine Einengung oder Verdrängung der Trachea sowie eine retrosternale oder retroviszerale Ausbreitung der Struma feststellen zu können. Um das Ausmaß der Trachealkompression besser beurteilen zu können, sind manchmal Schrägaufnahmen angezeigt.

22.1.5.2. Lokalisationsdiagnostik

Neben der klinischen Untersuchung ist die **Szintigraphie** eine wichtige Maßnahme, um Größe, Form und Ausdehnung der Schilddrüse festzustellen und Ektopien (Zungenstruma, intrathorakale Schilddrüse) zu diagnostizieren. Je nach Aufnahme des Isotops kann man zwischen speichernden *warmen oder heißen* und *nicht speichernden kalten Bezirken* differenzieren.

Kalte Areale zeigen an, daß der Schilddrüsenstoffwechsel zum Erliegen gekommen ist, zum Beispiel infolge von Zysten, Entzündungen, regressiv veränderten Schilddrüsenanteilen oder infolge einer malignen Struma. Der Verdacht auf einen bösartigen Prozeß ist bei *isolierten kalten Knoten* am größten. Eine weitere Abklärung durch Punktionszytologie oder chirurgische Entfernung mit histologischer Untersuchung ist dann dringlich.

> Isolierte, im Szintigramm kalte Knoten der Schilddrüse sind **verdächtig auf eine Struma maligna.**

Umschriebene vermehrte Speicherung in einem tastbaren Knoten ist verdächtig auf ein *autonomes Adenom*. Es ist kompensiert, wenn das umgebende Schilddrüsengewebe das Isotop ebenfalls noch aufnimmt, dekompensiert, wenn nur in dem Adenom die radioaktive Strahlung nachgewiesen werden kann. Die in dem Adenom gebildeten Schilddrüsenhormone inhibieren die Hypophyse, und wegen der fehlenden TSH-Ausschüttung nimmt das normale Schilddrüsengewebe nicht mehr am Hormonstoffwechsel teil (Abb. 22.1.-3).

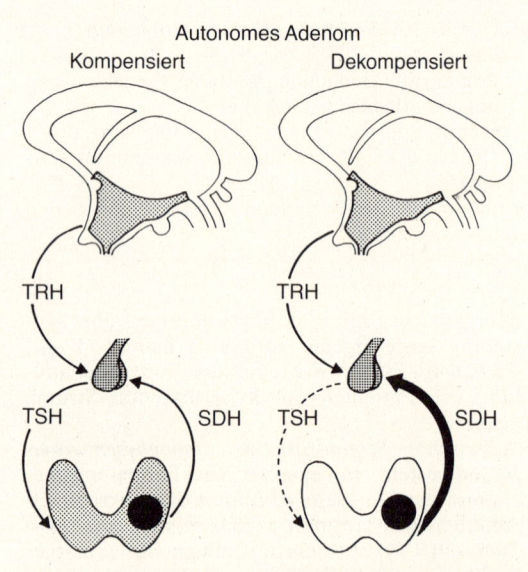

Abb. 22.1.-3. Autonomes Adenom. Es ist kompensiert, wenn die Hypophyse noch TSH ausschüttet und die gesunde Schilddrüse noch Radioisotop aufnimmt. Beim dekompensierten Adenom ist die Hypophyse infolge gesteigerter Hormonbildung supprimiert und bildet kein TSH mehr. Die Schilddrüse nimmt nur noch im autonomen Areal Radioisotope auf.

Kompensierte Adenome kann man mit dem **Suppressionstest** verifizieren. Nach 3 mg Thyroxin wird in der gesunden Schilddrüse kein Isotop mehr aufgenommen, während sich das *Adenom* unverändert darstellt. Bei den *dekompensierten autonomen Adenomen* hilft der **Stimulationstest** weiter: nach TSH-Injektion kommt es auch in den vorher kalten Anteilen der Schilddrüse zur Speicherung des Isotops. Die Szintigraphie wird durch diese Regulationstests Bestandteil der Funktionsdiagnostik.

Als Radioisotop verwendet man nur noch selten ^{131}J. Meist zieht man ^{99m}Tc vor, weil es nur Gammastrahlen aussendet und eine mit 6 Stunden kurze Halbwertszeit hat. Die Strahlenbelastung für den Patienten wird dadurch um den

Faktor 1000 geringer, die Untersuchungszeit wesentlich kürzer. ^{131}Jod wird nur noch zum Nachweis von Metastasen differenzierter, vor allem follikulärer Karzinome angewandt.

Mit der **Ultrasonographie** lassen sich vor allem knotige Veränderungen weiter differenzieren. Zysten sind scharf abgegrenzt. *Verkalkungen* erkennt man an deutlichen Reflexen mit Schallschatten. Maligne und benigne Prozesse sind nicht eindeutig zu unterscheiden. Es gibt jedoch Schallphänomene, die auf *Bösartigkeit* hinweisen: irreguläre Binnenechos, unscharfe Begrenzung, Echoarmut. *Volumenmessungen* sind mit der Ultraschalluntersuchung recht exakt möglich, weil die Schilddrüse »dreidimensional« in Quer- und Längsschnitten aufgenommen wird. Recht gut kann man *Lymphome* von der Schilddrüse abgrenzen.

Dagegen ist die Sonographie wenig geeignet, *retrosternale Strumaanteile* darzustellen. Diese kann man mit der **Computertomographie** sichtbar machen, die aber ansonsten keine zusätzlichen Vorteile aufweist.

22.1.5.3. Funktionsdiagnostik

Die Überprüfung der aktuellen Schilddrüsenfunktion wurde wesentlich erweitert, seitdem es möglich ist, die **Hormonspiegel im Serum** mit Radioimmunoassays *(RIA)* oder Enzymtests *(ELISA)* zu messen. Besondere Bedeutung haben das *Gesamt-T4* (TT4, normal 55–120 mg/l) und das *Gesamt-T3* (TT3, normal 0,8–2,0 mg/l). Da Transportproteine, vor allem *TBG,* während der Schwangerschaft oder während einer Östrogenbehandlung (Antikonzeption) erhöht sind, steigen auch *TT4* und *TT3* an. Auf die Bestimmung des *TBG* und des *TBPA* kann man in der Regel ebenso wie auf die Messung des freien Thyroxins und des freien T3 verzichten. Ihre Bestimmung bleibt besonderen Fragestellungen vorbehalten.

Ein besonders empfindlicher und spezifischer Funktionstest für die Schilddrüse ist der *TRH-TSH-Test.* Schon der basale TSH-Wert (normal bis etwa 4 mU/l) gibt wertvolle Hinweise. Wenn er die obere Normgrenze überschreitet, ist eine hypothyreote Stoffwechsellage bewiesen.

Nach Injektion von 200 µg synthetisch hergestelltem TRH wird 30 Minuten später Blut entnommen und TSH gemessen. Normalerweise steigt es um 2 bis 25 mU/l an, bei Hypothyreosen deutlich stärker. Im Serum hyperthyreoter Patienten ändert sich der TSH-Spiegel nicht. Mit dem TRH-TSH-Test lassen sich latente Hypothyreosen und Hyperthyreosen ohne klinische Symptomatik ausgezeichnet nachweisen. Der Test eignet sich besonders gut für die Überprüfung einer postoperativen Rezidivprophylaxe. TRH kann auch nasal (2 mg) oder oral (40 mg) appliziert werden. Nach oraler TRH-Stimulation wird das Blut erst nach drei Stunden entnommen.

Seit Einführung der RIA-T3- und RIA-T4-Bestimmungen und des TRH-TSH-Tests haben andere früher etablierte diagnostische Untersuchungen, z. B. der Radiojod-2-Phasen-Test keine Bedeutung mehr.

Die **Bestimmung von Schilddrüsen-Antikörpern** hat vor allem bei Verdacht auf Immunthyreoiditiden und bei der Basedow-Hyperthyreose, aber auch gelegentlich bei anderen Schilddrüsenerkrankungen diagnostisches Gewicht.

Thyreoglobulin-Antikörper sind in der Regel bei der Immunthyreoiditis stark erhöht.

Mikrosomale Antikörper dienen zur Differentialdiagnose der Immunthyreoiditis: hohe Titer werden bei der Hashimoto-Struma und bei der atrophischen Thyreoiditis gemessen, niedrige Titer bei der fibrösen Verlaufsform der lymphomatösen Struma.

Antikörper gegen T3 und T4 können die radioimmunologische Bestimmung der Schilddrüsenhormone stören.

Schilddrüsenstimulierende Anti-TSH-Rezeptor-Antikörper sind beim M. Basedow in etwa 80% der Fälle und mehr nachweisbar.

22.1.5.4. Feinnadelbiopsie

Sie dient zur zytologischen Differenzierung palpatorisch, aber auch szintigraphisch oder ultrasonographisch auffälliger Befunde. Hauptindikation ist der *isolierte kalte Knoten*.

Die Punktion erfolgt mit einer dünnen (0,6 bis 0,7 mm) Kanüle. Das Material wird wie ein Blutausstrich verarbeitet. Ein erfahrener Zytologe stellt in bis zu 90% die richtige Diagnose. Der Wert der Feinnadelbiopsie wird aber durch 10–15% falsch-negativer Resultate beeinträchtigt. Die Einzelzellen von hochdifferenzierten Karzinomen unterscheiden sich manchmal nicht von normalen Thyreozyten.

22.1.6. Entzündliche Erkrankungen

22.1.6.1. Akute Thyreoiditis

Sie ist selten und wird meist durch *Staphylokokken* und *Streptokokken* verursacht. Sie äußert sich als phlegmonöse oder abszedierende Entzündung und wird nach den üblichen chirurgischen Regeln – Inzision mit Drainage – behandelt.

22.1.6.2. Subakute Thyreoiditis de Quervain

Die subakute, auch als akute, nicht eitrige Thyreoiditis bezeichnet, entsteht wahrscheinlich durch eine *Virusinfektion* (Mumps, Masern, Coxsackie-Viren, grippaler Infekt). Sie äußert sich als sehr schmerzhafte Schwellung der Schilddrüse. Fieber fehlt meist. Dagegen ist die Blutsenkungsgeschwindigkeit stark beschleunigt. Im Gegensatz zur eitrigen Thyreoiditis sind die Leukozyten nicht oder nur wenig erhöht. Dies gilt auch für die Schilddrüsen-Autoantikörper, während die α_2-Globuline erhöht sind.

Histologisch sieht man die typischen Riesenzellen.

Therapie: Eine Operation ist allenfalls im Sinne einer *diagnostischen Biopsie* indiziert. Die Krankheit klingt unter symptomatischer Behandlung mit Antiphlogistika und Glucocorticoiden meist innerhalb kurzer Zeit ab. Antibiotika sind nicht indiziert.

22.1.6.3. Chronische lymphozytäre Thyreoiditis

Sie stellt eine typische *Autoimmunkrankheit* dar mit Einwanderung von Lymphozyten, Plasmazellen und Makrophagen (lymphoplasmazelluläre Infiltration).

Man unterscheidet die *hypertrophische Thyreoiditis*, die eigentliche *Hashimoto-Thyreoiditis*, und die *atrophische lymphozytäre Thyreoiditis* mit Narbenbildung und Teilzerstörung des Parenchyms.

Die klinischen **Symptome** entwickeln sich langsam. Sie äußern sich in einer mäßig ausgeprägten Struma ohne wesentliche Beschwerden. Die Patienten sind sehr selten hyperthyreot, meist euthyreot, in fortgeschrittenen Stadien auch hypothyreot. Die chronische Thyreoiditis ist häufigste Ursache einer erworbenen Schilddrüsenunterfunktion. Kombinationen mit einem Schilddrüsenkarzinom kommen vor.

Für die **Diagnose** ist die Feinnadelbiopsie und der Nachweis erhöhter Antikörper im Serum (Thyreoglobulin- und mikrosomale Antikörper) wichtig. Bei der atrophischen Form können allerdings Schilddrüsenautoantikörper auch fehlen.

Therapie: Ein operativer Eingriff ist nur bei Malignom-Verdacht indiziert.

22.1.6.4. Eisenharte Riedel-Struma

Sie ist durch eine bretthharte, meist doppelseitige Schwellung der Drüse charakterisiert.

Histologisch sieht man Infiltrationen von faserreichem Granulationsgewebe (invasiv-sklerosierende Thyreoiditis), welches die Schilddrüsenkapsel überschreitet, die umgebende Muskulatur einbezieht und auch auf die Wand der Blutgefäße übergreift.

Lebensbedrohliche Atemstörungen können durch *Kompression der Luftröhre* verursacht werden. Auch spontane Rekurrensparesen treten auf. Die Ursache ist unbekannt. Beziehungen zur Takajasu-Arteriitis oder zur retroperitonealen Fibrose (M. Ormond) werden diskutiert.

Therapie: Konservative Behandlungsmöglichkeiten existieren nicht. Bei mechanischen Komplikationen muß versucht werden, möglichst viel des sklerosierten Gewebes zu entfernen.

Operative Eingriffe sind bei entzündlichen Schilddrüsenerkrankungen **selten erforderlich.**

22.1.7. Euthyreote Struma

Unabhängig von Funktion und Dignität bezeichnet man jede Vergrößerung der Schilddrüse als Struma. Ihre Größe kann mit der Ultrasonographie recht exakt festgestellt werden. Die klinische Größeneinteilung (Tab. *22.1.*-4) entspricht praktischen Bedürfnissen.

Tab. *22.1.*-4. Größeneinteilung der Struma.

Größe 0	Keine Struma
Größe 1	Tastbare Struma
1a	Bei normaler Kopfhaltung nicht sichtbar
1b	Bei retroflektiertem Kopf sichtbar
Größe 2	Struma in normaler Kopfhaltung sichtbar
Größe 3	Große Struma mit Stauungs- und Kompressionszeichen

22.1.7.1. Ursachen

An erster Stelle ist der *Jodmangel* zu nennen. Wenn der *tägliche Jodbedarf von 150–200 µg* wesentlich unterschritten wird, kommt es zur Reduktion des Jodpools. Die Abnahme der Hormonbildung und -sekretion steigert die TSH-Sekretion, damit aber die Stimulation der Schilddrüse. Sie vergrößert sich im Sinne einer diffusen Anpassungshyperplasie: diffuse endemische Struma mit noch normalem Stoffwechsel. Ihre

Häufigkeit steigt mit dem Alter. Frauen sind häufiger als Männer betroffen. Die Gefahr der Strumaentstehung ist in Zeiten eines erhöhten Bedarfs besonders hoch (Pubertät, Gravidität, Laktation; s. Tab. *22.1*-3). Für sporadische Kröpfe außerhalb von Jodmangelgebieten sind genetisch fixierte Jodverwertungsstörungen, die die Jodaufnahme, die Hormonsynthese und die Inkretion hemmen, verantwortlich, sowie strumigene Noxen, die mit Nahrung und Trinkwasser aufgenommen werden, thyreostatische Medikamente oder wachstumsstimulierende Jodglobuline.

Wenn der Jodmangel nicht beseitigt oder die diffuse Struma nicht behandelt wird, kommt es allmählich zu sogenannten *regressiven Veränderungen*, zu Einblutungen, Zystenbildung, Nekrosen, Verkalkungen und zur Entstehung follikulärer Adenome.

Im *Szintigramm* sieht man eine ungleiche Verteilung des Radioisotops mit kalten Gebieten. Es entwickelt sich allmählich eine knotige Hyperplasie, schließlich eine nodöse Struma. Auch die Entstehung von multiplen oder isolierten autonomen Bezirken ist vermutlich einer TSH-Stimulierung der Schilddrüse über lange Zeit zuzuschreiben.

22.1.7.2. Diffuse Struma

Man versteht darunter eine symmetrische gleichmäßige Vergrößerung der Schilddrüse mit euthyreoter Stoffwechsellage. Die *blande (= euthyreote) Struma* betrifft vornehmlich jüngere Menschen, manchmal Kinder und Adoleszenten *(juvenile Struma)*.

22.1.7.3. Knotenstruma

Es werden *uninodöse* und *multinodöse Strumen* differenziert (Abb. *22.1*-7a). Letztere sind fast immer die Folgen regressiver Veränderungen in einer Jodmangelstruma. Sie sind selten bösartig. Dagegen sollte bei den isolierten, im Szintigramm kalten Knoten ein Malignom durch Punktionszytologie oder Operation mit histologischer Untersuchung ausgeschlossen werden. Etwa 2–3% aller isolierten kalten Knoten sind maligne, im vorselektierten chirurgischen Krankengut 10–20% (Tab. *22.1*.-5).

Je jünger die Patienten, um so mehr steigt das Risiko. Das weibliche Geschlecht ist häufiger betroffen. Daraus folgt, daß *man kalte Knoten im Kindes- und Jugendalter besonders ernst nehmen sollte.*

Autonome Adenome werden mit dem *Suppressions-Test* nachgewiesen. Die Stoffwechsellage bleibt zunächst *euthyreot*. Gelegentlich kann die Autonomie sogar wieder spontan verschwinden. Eine Hyperthyreose tritt erst auf, wenn dem Patienten Jod mit jodhaltigen Medikamenten, vor allem aber mit intravenösen Kontrastmitteln zugeführt wird. Manchmal genügen die relativ geringen Mengen Jod, die mit einem jodhaltigen Salz zugeführt werden.

Tab. *22.1*.-5. Malignitätsrisiko kalter Knoten.

Klinisch unverdächtige Knoten	0,5–3,5%
Malignomanteil operierter kalter Knoten	5–20%

Risikofaktoren:
Alter (unter 20, über 60 Jahre)
Geschlecht (bei Männern Risiko höher)
Familiäre multiple endokrine Neoplasie
Kalte Knoten nach Strumaoperation
Frühere Bestrahlung der Halsgegend

Bei Patienten mit **autonomen Adenomen** kann mit einer exogenen Jodzufuhr (jodhaltige Medikamente, intravenöse Kontrastmittel, manchmal sogar jodhaltiges Salz) eine **Hyperthyreose ausgelöst** werden.

22.1.8. Hyperthyreote Struma

22.1.8.1. Basedow-Struma

Die Erstbeschreibung der Schilddrüsenüberfunktion erfolgte im Jahre 1885 durch GRAVES. Fünf Jahre später beschrieb BASEDOW die für die Krankheit wesentlichen Befunde. Die *Merseburger Trias* betrifft die Symptome *Struma, Tachykardie* und *Exophthalmus*. Die Krankheit ist wahrscheinlich genetisch determiniert und wird durch autoimmunologische Reaktionen ausgelöst, wobei der Long-acting thyroid stimulator *(LATS)*, identisch mit dem TSH-Rezeptor-Autoantikörper, eine wesentliche Rolle spielt. Er stimuliert die Schilddrüse unabhängig vom Regelkreis Hypophyse-Schilddrüse (Abb. *22.1*-4).

Die Basedow-Hyperthyreose kann in jedem Lebensalter auftreten. Zwei Drittel der Patienten sind älter als 35 Jahre, Frauen fünfmal häufiger betroffen als Männer. Meist findet sich eine nicht sehr große, diffuse Struma, über der man auskultatorisch (im Gegensatz zum autonomen Adenom) ein Schwirren hört (Abb. *22.1*.-7b).

Die **klinischen Symptome** der Überfunktion sind recht eindeutig: Tachykardie, Fingertremor, Gewichtsabnahme, Schweißausbrüche, Unruhe, Herzklopfen, Schlaflosigkeit, Durchfälle.

Eine *endokrine Orbitopathie* (auffallender Exophthalmus, Lidödem, Augenmuskelparesen) sichert die Diagnose einer Immunhyperthyreose. Die Orbitopathie ist ebenfalls Ausdruck einer

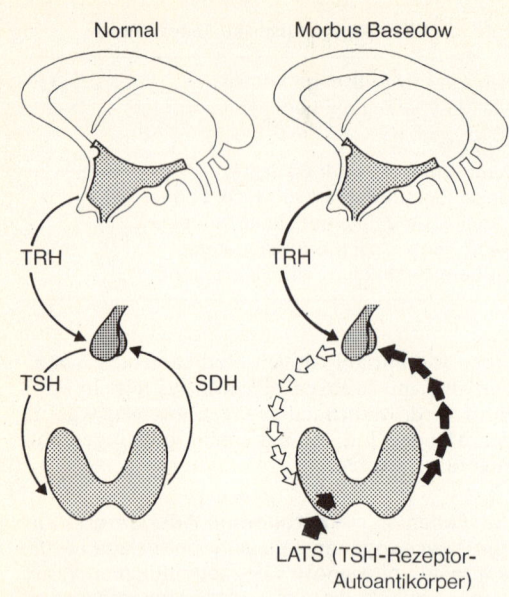

Abb. 22.1.-4. Stimulation der Schilddrüse durch Autoantikörper (long acting thyroid stimulator, LATS, identisch mit TSH-Rezeptor-Antiantikörper). Infolge erhöhter Schilddrüsenhormonproduktion Suppression der Hypophyse.

Autoaggression im Retrobulbärraum. Ein Hypophysenfaktor (Exophthalmus-produzierende Substanz, EPS) dürfte dafür nicht verantwortlich sein, wahrscheinlich auch nicht LATS.

Die *endokrine Ophthalmopathie* schließt oft auch eine *endokrine Dermopathie* (meist prätibiales Ödem) ein. Die Schilddrüsenantikörper sind fast immer erhöht, ebenso beide Schilddrüsenhormone (freier und gebundener Anteil). Im TRH-TSH-Test ist TSH basal kaum zu messen, und es steigt unter TRH-Stimulation nicht an. Mit dem Test kann auch eine latente Überfunktion mit noch geringer oder sogar fehlender klinischer Symptomatik erfaßt werden *(latente Hyperthyreose)*.

22.1.8.2. Schilddrüsenautonomie mit Hyperthyreose

Die Entstehung einer diffusen, multizentrischen oder isolierten Autonomie ist Folge eines über viele Jahre bestehenden Jodmangels mit ständig erhöhter TSH-Stimulation. In den autonomen Adenomen wird überwiegend das stoffwechselaktivere und jodärmere T3 produziert, unabhängig vom Bedarf und ohne Kontrolle über den hypophysären Regelkreis. Gesundes Schilddrüsengewebe stellt sich im Szintigramm wegen der Suppression der Hypophyse nicht dar. *Autoimmunmechanismen* spielen keine Rolle. Eine endokrine Ophthalmopathie fehlt immer.

Die Produktion von Hormonen im autonomen Gewebe hängt von der exogenen Jodzufuhr ab. Wenn sie ansteigt, kann eine leichtere oder schwerere Hyperthyreose, manchmal eine thyreotoxische Krise induziert werden.

Die **klinische Symptomatik** ist eindeutig erst bei typischen Symptomen der Schilddrüsenüberfunktion. Lange Zeit bleibt also die Krankheit unerkannt. Hyperthyreosen bei älteren Menschen werden überwiegend durch autonome Adenome verursacht.

Die **Diagnose** erfolgt durch den klinischen Befund (uni- oder multinodulärer Kropf) in Verbindung mit dem Szintigramm (eventuell TSH- und Suppressions-Test), der Ultrasonographie und der Bestimmung des T3 und T4.

22.1.8.3. Seltene Ursachen der Hyperthyreose

TSH-produzierende *Adenome der Hypophyse* oder andere Tumoren mit TSH-ähnlicher Aktivität im Sinne eines *paraneoplastischen Syndroms* können eine Hyperthyreose auslösen. Auch hormonell aktive *Schilddrüsenkarzinome*, vor allem metastasierende follikuläre Karzinome sind manchmal Anlaß für eine Schilddrüsenüberfunktion. Schließlich gibt es Hyperthyreosen als Folge einer fehlerhaften Behandlung mit Überdosierung von Hormonen: *Hyperthyreosis factitia*.

22.1.8.4. Thyreotoxische Krise

Sie kann unvermittelt bei einer Basedow-Hyperthyreose, aber auch infolge einer Schilddrüsenautonomie entstehen, ohne daß man die Ursachen letztlich kennt. Die Krise trat früher nach Operationen hyperthyreoter Strumen relativ häufig auf, als man noch nicht konsequent genug eine Normalisierung des Schilddrüsenstoffwechsels vor einem chirurgischen Eingriff anstrebte. Auch schilddrüsenferne Operationen, Entbindungen, Narkosen und Verletzungen können Auslöser der akuten Hyperthyreose sein. Der *Prävention* kommt eine entscheidende Bedeutung zu. Vor allem muß jegliche Jodexposition unterbleiben: *Keine Kontrastmitteluntersuchung bei hyperthyreoten Patienten!*

Symptome sind Tachyarrhythmie mit der Gefahr einer kardialen Dekompensation, hohes Fieber bis 41°C mit hochroter Haut, Exsikkose, Angst, Verwirrtheit, manchmal Apathie, Adynamie, Somnolenz, schließlich Koma.

Die **Behandlung** besteht neben einer adäquaten Infusionstherapie in der intravenösen Injektion von *Thiamazol* (80 mg Favistan sofort, weitere 240 mg in den nächsten Stunden), *Propranolol* (5-10 mg Dociton) sowie *Glucocorticoide* (etwa 100 mg). Letztere hemmen unter anderem die Umwandlung von T4 in T3. Wenn die akute Krise nicht durch eine Jodexposition verursacht wurde, werden pharmakologische Joddosen (4 Ampullen Endojodin) gegeben. Außerdem empfiehlt sich *Lithiumchlorid* (1500 mg pro 24 Stunden als Infusion), da es die Freisetzung präformierter Hormone aus der Schilddrüse über eine Hemmung der Proteolyse verhindert. Außerdem Digitalisierung des Patienten, eventuell *Reserpin* (0,5 mg mehrmals täglich) sowie alle anderen im Rahmen der Intensivtherapie notwendigen Maßnahmen. Trotz adäquater Behandlung beträgt die *Letalität* der thyreotoxischen Krise 20-30%.

22.1.9. Konservative Therapie

Eine Standardbehandlung der Schilddrüsenerkrankungen gibt es nicht.

22.1.9.1. Behandlung mit Schilddrüsenhormon

Sie ist Therapie der Wahl bei der **diffusen Struma** ohne Sekundärfolgen, vor allem bei jugendlichen Patienten (diffuse juvenile Struma). Man bevorzugt reine T4-Präparate in einer Dosierung zwischen 100-200 µg/die. Bei *Strumen mit knotiger Hyperplasie* ist der Wert der Hormonbehandlung eingeschränkt, bei *Knotenstrumen mit regressiven Veränderungen* sehr fraglich, da die Hormonbehandlung einen intakten Regelkreis mit der Schilddrüse voraussetzt.

Die strumigene Wirkung der *Thyreostatika* bei der Behandlung des **M. Basedow** sollte durch Schilddrüsenhormone ausgeglichen werden. Eine besondere Bedeutung besitzen sie als *Rezidivprophylaxe* nach Strumaresektionen. Sie müssen zur Suppression der Hypophyse konsequent mehrere Jahre, oft lebenslang eingesetzt werden. Je jünger die Patienten, umso mehr sind sie von einem Rezidiv nach Strumaresektion bedroht.

Eine hochdosierte Zusatztherapie mit Schilddrüsenhormonen bis an die Grenze der Hyperthyreose (200-400 µg) ist schließlich *nach Operation einer* **Struma maligna** notwendig, nicht nur zur Substitution, sondern auch zur Suppression, da maligne Neoplasien wahrscheinlich ebenfalls durch TSH stimuliert werden. Die Hormonbehandlung muß allerdings unterbrochen werden, wenn aus diagnostischen oder therapeutischen Gründen Radiojod appliziert werden soll.

22.1.9.2. Behandlung mit Thyreostatika

Propylthiouracil (Propycil), *Thiamazol* (Favistan) und *Carbimazol* (neo-morphazole) blockieren die Jodisation und Koppelung und sind die am meisten verwendeten Thyreostatika. Sie werden vor allem bei der *Basedow-Struma* junger Menschen eingesetzt (unter 40 Jahre), wenn eine Radiojodtherapie nicht in Frage kommt, sowie *vor der geplanten Operation einer hyperthyreoten Struma,* die ja einen ausgeglichenen Schilddrüsenstoffwechsel voraussetzt.

Bei *Thyreostatika-Unverträglichkeit,* vor allem bei der gelegentlich auftretenden Leukopenie, nutzt man präoperativ die Jodinationshemmung hoher, *pharmakologischer Joddosen* (1-5 g/Tag), die sogenannte *Plummerung* (PLUMMER, 1923). Jod in dieser Dosierung wirkt wahrscheinlich auch als Proteasenhemmer und verhindert daher gleichzeitig den Abbau des Thyreoglobulins und damit die Inkretion von T3 und T4. Eine ähnliche Wirkung besitzt *Lithium*. *Perchlorate* hemmen die Aufnahme des Jods in der Schilddrüse (Jodination).

22.1.9.3. Behandlung mit Radiojod

Es wird vor allem bei Patienten über 40 Jahre mit einer *Basedow*-Erkrankung angewandt, wenn ein hohes Operationsrisiko besteht, der Patient eine chirurgische Therapie ablehnt oder Thyreostatika nicht vertragen werden.

Bei *hyperthyreoten Knotenstrumen,* auch beim *autonomen Adenom* zieht man die Operation in der Regel vor. Ein Therapieversuch mit *Radiojod* empfiehlt sich auch bei *Rezidivstrumen* unabhängig von der Stoffwechsellage wegen der wesentlich höheren Komplikationsgefahr eines Wiederholungseingriffes.

22.1.10. Operative Therapie

Nur bei den *hyperthyreoten Strumen* und beim *autonomen Adenom* hat die Operation Anspruch auf eine kausale Therapie. Die Ursache euthyreoter Strumen wird durch einen chirurgischen Eingriff dagegen nicht beeinflußt.

22.1.10.1. Indikation

Bei *blanden diffusen Strumen* vor allem junger Menschen ohne mechanische Komplikationen sollte die Indikation zur Operation mit größter

Zurückhaltung gestellt werden. Sie wird das Hormondefizit verstärken und die TSH-Sekretion zusätzlich erhöhen. Die Rezidivhäufigkeit nach Resektion erreicht bei Jugendlichen 50%. Sie ist daher erst dann zu diskutieren, wenn eine konsequente, mehrjährige konservative Behandlung nicht zum Erfolg führt.

Bei den *großen*, dann meist *knotigen Strumen* mit entstellender, manchmal grotesker Deformierung des Halses ist die Operation Therapie der Wahl.

Das gleiche gilt für *mechanische Komplikationen* wie Kompression und Verdrängung der Luftröhre, Tracheomalazie, Behinderung des venösen Abflusses mit sichtbarer Einflußstauung und gelegentlich mit variköser Erweiterungen der Venen im oberen Speiseröhrendrittel (Downhill-Varizen), sowie Schluckstörungen. Spontane *Rekurrensparesen* weisen in erster Linie auf eine maligne Struma hin. Aber auch gutartige Schilddrüsenvergrößerungen können Nervenausfälle provozieren, ein Grund für die obligate präoperative laryngoskopische Untersuchung.

Ein *intramediastinales*, meist *retrosternales Wachstum* und vor allem der *Verdacht auf eine bösartige Schilddrüsenvergrößerung* erfordern ebenfalls die chirurgische Intervention.

Bei *Schilddrüsenautonomien* steht die Operation in Konkurrenz zur Radiojodbehandlung. Deren Nachteil ist der verzögert einsetzende Therapieerfolg, abgesehen von der Strahlenbelastung. Dem steht der rasche Wirkungseintritt und die kurze Behandlungsdauer bei chirurgischem Vorgehen gegenüber.

Die *Basedow-Hyperthyreose* ohne oder mit kleiner diffuser Struma wird konservativ behandelt. Das operative Vorgehen sollte bei Schilddrüsen-Überfunktion in Kombination mit größeren, vor allem knotigen Kröpfen bevorzugt werden, erst recht, wenn mechanische Sekundärfolgen bestehen. Die Operation hat den Vorteil, daß sie die Überfunktion rasch und sicher beseitigt. Die Gefahr einer Hypothyreose ist nicht größer als nach Radiojodtherapie.

Zurückhaltend sollte dagegen die Operationsindikation gestellt werden, wenn eine *endokrine Ophthalmopathie* besteht, da sie sich nach chirurgischer Behandlung verstärken kann. Zur Zeit wird darüber diskutiert, ob durch radikale Entfernung der Schilddrüsenantigene, also mit einer Thyreoidektomie, der immunologische Autoaggressionsmechanismus unterbrochen werden kann und die Orbitopathie dadurch verbessert wird.

Ähnliche Überlegungen gibt es für die chirurgische Behandlung der *akuten thyreotoxischen Krise*, vor allem, wenn die übliche Therapie nicht genügend anspricht.

> **Indikationen für die Strumaresektion:** Erfolglose konservative Therapie oder Medikamentenunverträglichkeit, mechanische Komplikationen der Schilddrüsenvergrößerung, retrosternale Ausbreitung, autonomes Adenom, Basedow-Hyperthyreose mit Struma, Malignomverdacht.

22.1.10.2. Operationsverfahren

Früher war die subtotale Strumaresektion der typische und uniforme Eingriff an der Schilddrüse, unabhängig von der Indikation. Heute bemüht man sich um ein *funktionsadaptiertes* Vorgehen, wobei allerdings das krankhafte Schilddrüsengewebe möglichst vollständig entfernt werden sollte. Deshalb muß unabhängig von den Voruntersuchungen immer das gesamte Organ freigelegt, inspiziert und abgetastet werden, damit zusätzliche Befunde mit Krankheitswert diagnostiziert werden können.

Isolierte Herde (solitärer kalter Knoten, autonomes Adenom, Strumazyste) werden nicht durch Enukleation, sondern mit einer *Segmentresektion* entfernt. Die feingewebliche Untersuchung wird wesentlich vereinfacht und sicherer, wenn der Pathologe auch das umgebende normale Gewebe beurteilen kann. Bei Zweifel hinsichtlich der Dignität eines solitären Knotens empfiehlt sich die *Hemithyreoidektomie* (Lobektomie).

Die *subtotale Resektion* unter Mitnahme des Isthmus ist nach wie vor indiziert bei der *Basedow-Struma*, um das krankhafte Gewebe des global erkrankten Organs möglichst vollständig zu entfernen. Dagegen sollte bei Resektion einer euthyreoten Struma auf beiden Seiten ein Gewebsrest von etwa 4×2×1 cm, also etwa 8 ml, belassen werden (Abb. *22.1.-5*).

Technik: Die Freilegung der Schilddrüse erfolgt über einen *Kocherschen Kragenschnitt*. Der Haut-Platysma-Lappen wird nach oben abgeschoben. Die vordere Halsmuskulatur muß nicht immer quer inzidiert werden. Es genügt oft, sie in der Mittellinie zu trennen. Nach Versorgung der oberen Schilddrüsengefäße sowie der unteren und der mittleren Schilddrüsenvenen können die beiden Lappen vorgezogen und isoliert werden. Unterschiedliche Meinungen gibt es darüber, ob der *N. recurrens* freigelegt und die untere Schilddrüsenarterie ligiert werden soll. Bei allen operativen Manipulationen muß jedenfalls die hintere Schilddrüsenkapsel an der Aufzweigung der A. thyreoidea inferior geschont werden, da der N. recurrens hier kreuzt.

Retrosternal eintauchende Kröpfe kann man fast immer mit Hilfe von Haltefäden vom Hals aus entwickeln, da die Gefäßversorgung von oben her erfolgt. Eine mediane Sternotomie wird

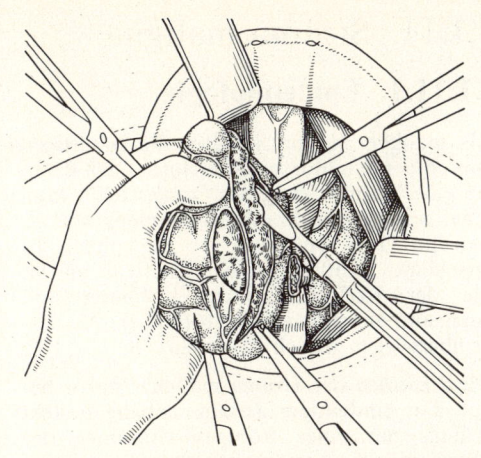

Abb. 22.1.-5. Resektion des rechten Schilddrüsenlappens. Die hintere Kapsel wird mit einer ca. 5 mm dicken Parenchymschicht belassen, so daß ein etwa 4×2×1 cm (= 8 ml) großer Drüsenrest bleibt (nach K. SCHWEMMLE: Die allgemeinchirurgischen Operationen am Halse. Springer, Berlin, Heidelberg, New York 1980).

selten notwendig. Echte intrathorakal-intramediastinal liegende Strumaanteile müssen über eine meist *rechtsseitige Thorakotomie* entfernt werden (s. auch Kapitel »Mediastinum«).

22.1.10.3. Komplikationen

Die Gefahr einer *Luftembolie* nach Eröffnung großer Halsvenen ist gering, da die Patienten meist liegend operiert werden, intubiert sind und mit einem endexspiratorischen Überdruck beatmet werden.

Stärkere *Blutungen* lassen sich manchmal nicht vermeiden, vor allem während der Operation hyperthyreoter Kröpfe.

Zahlenmäßig spielen die *parathyreoprive Tetanie* und die *Rekurrensparesen* die größte Rolle. Die Tetanie entwickelt sich nach ein bis zwei Tagen. Sie wird mit Calciumgluconat (10 ml intravenös) und mit Dihydrotachysterin (AT 10) behandelt. Glücklicherweise normalisiert sich die Epithelkörperchenfunktion meist nach kurzer Zeit. Die Frequenz bleibender Tetanien liegt unter 1%. Mit Rekurrensparesen muß man in 2-4% rechnen, wobei sich etwa die Hälfte nach Wochen und Monaten wieder zurückbildet.

Bei der *Postikusparese* (Schädigung des R. dorsalis der N. recurrens) steht das Stimmband in Mittelstellung still. Doppelseitige Postikusparesen erfordern eine Tracheotomie.

Verletzungen des R. anterior bewirken eine *Adduktorenlähmung:* das Stimmband steht lateral still. Eine Paramedianstellung ist nach Schädigung beider Rekurrensäste zu erwarten.

22.1.10.4. Nachbehandlung

Nach einer Kropfoperation muß eine *Substitutions- und Suppressionsbehandlung mit L-Thyroxin* vorgenommen werden. Sie beginnt mit 25-50 µg/die und wird je nach Ausmaß der Resektion bis auf 150 µg/die gesteigert. Etwa nach 6-8 Wochen sollte der Schilddrüsenstoffwechsel überprüft (TRH-TSH-Test, T4, T3) und die Dosis je nach den gefundenen Werten optimiert werden. Eine *lebenslange Substitution* ist oft notwendig.

Um ein Kropfrezidiv zu verhindern, muß eine oft **lebenslange Substitutionstherapie** mit L-Thyroxin vorgenommen werden.

Grundsätzlich sollte nach einer Schilddrüsenoperation wie auch schon präoperativ eine *laryngoskopische Untersuchung* vorgenommen werden, um Schädigungen der Kehlkopfnerven auszuschließen oder nachzuweisen.

Die *Rezidivprophylaxe* ist auch nach Entfernung autonomer Adenome zu empfehlen, da diese sich in einem euthyreoten Jodmangelkropf entwickelt haben. Ebenso sollte nach subtotaler Resektion wegen einer Basedow-Struma substituiert werden.

Eine *Schwangerschaft* stellt keinesfalls eine Kontraindikation für die Hormonbehandlung dar. Im Gegenteil muß wegen des erhöhten Bedarfs gerade in dieser Zeit bei strumaresezierten Frauen eine Substitution bzw. Suppression erfolgen.

Die Behandlung mit Schilddrüsenhormonen darf während einer **Schwangerschaft keinesfalls** unterbrochen werden.

22.1.10.5. Kropfrezidiv

Die Ursachen für ein Kropfrezidiv sind im Prinzip die gleichen wie bei der primären Struma (Tab. *22.1.*-6). Die Komplikationshäufigkeit nach Eingriffen wegen eines Rezidivs liegt deut-

Tab. 22.1.-6. Mögliche Ursachen eines Kropfrezidivs.

Weiterbestehende strumigene Noxe
Hoher Hormonbedarf (Gravidität)
Strumigene Medikamente
- Antidepressiva (Lithium!)
- Antirheumatika
- Antikonzeptionelle Medikamente

lich über der nach Primäroperationen (20% Rekurrensparesen). Man sollte daher prüfen, ob mit einer *Radiojodbehandlung* die Operation vermieden werden kann. Sie läßt sich allerdings meist dann nicht umgehen, wenn der Rezidivkropf zu wesentlichen mechanischen Folgen, insbesondere zu einer Einengung der Luftröhre geführt hat. Wegen der Verwachsungen ist eine typische extrakapsuläre Mobilisierung der Schilddrüse schwierig und gefährlich. Der N. recurrens kann völlig atypisch liegen und sogar durch das neu gebildete Strumagewebe ziehen. Um diese technischen Schwierigkeiten zu vermeiden, ist es manchmal ratsam, die Kapsel zu eröffnen und das Schilddrüsengewebe mit einem kleinen Löffel oder digital stumpf auszuräumen (Exkochleation, Morcellement). Der Stimmbandnerv ist bei diesem Vorgehen weniger gefährdet (Abb. *22.1.*-6).

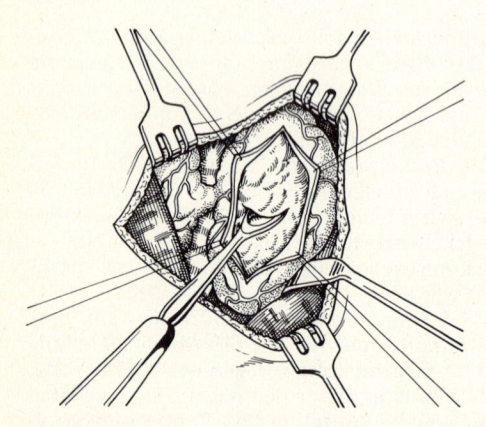

Abb. *22.1.*-6. Intrakapsuläre Resektion der Rezidivstruma (Exkochleation, Morcellement) (nach K. SCHWEMMLE: Die allgemeinchirurgischen Operationen am Halse. Springer, Berlin, Heidelberg, New York 1980).

22.1.10.6. Aufklärung vor Eingriffen an der Schilddrüse

Nervenschädigungen und Läsionen der Nebenschilddrüsen sind operationstypische Risiken, die sich auch bei großer Sorgfalt nicht völlig vermeiden lassen. Die Patienten müssen darüber entsprechend aufgeklärt werden, unabhängig davon, ob sie auf ihre Stimme besonders angewiesen sind (Lehrer, Sänger) oder nicht und auch unabhängig von der Häufigkeit dieser Operationsfolgen.

Auf die Möglichkeit einer **Schädigung der Stimmbandnerven** und einer **parathyreopriven Tetanie** müssen die Patienten vor einem Eingriff an der Schilddrüse hingewiesen werden.

22.1.11. Struma maligna

22.1.11.1. Epidemiologie

Als maligne Struma werden alle bösartigen Tumoren der Schilddrüse bezeichnet, auch dann, wenn eine Vergrößerung des Organs fehlt. Man rechnet mit einer Erkrankungsfrequenz von 12 Fällen pro Jahr und pro 10^6 Einwohner. In Deutschland steht die Struma maligna an 11. Stelle der Krebstodesstatistik. Männer und Frauen sind gleich häufig betroffen. Im Kindesalter überwiegen jedoch Mädchen.

Die *Ursachen* der Struma maligna sind unbekannt. Ein eindeutiger Zusammenhang besteht allerdings mit einer Röntgenbestrahlung der Halsgegend, wie sie früher bei Akne, Lymphadenitis und vor allem wegen einer Thymusvergrößerung vorgenommen wurde. Die Latenzzeit beträgt etwa 10–12 Jahre. Eine euthyreote Struma begünstigt ein malignes Wachstum nicht. Allerdings gibt es Indizien für eine TSH-Abhängigkeit differenzierter Schilddrüsenkarzinome. Die Kombination einer chronischen Immunthyreoiditis mit einer Struma maligna kommt vor.

22.1.11.2. Klinik

Fast 80% der malignen Strumen äußern sich als solitäre Knoten. Rasches Wachstum, auffälliger Tastbefund, fehlende Verschieblichkeit und vergrößerte Lymphknoten im seitlichen Halsdreieck sind auf Malignität verdächtig (Tab. *22.1.*-7). Die Ausbreitung des Tumors kann zu

Tab. *22.1.*-7. Verdachtsmomente für eine maligne Struma.

- Rasches Wachstum oder
- Plötzlicher Wachstumsschub
- Derbe unregelmäßige Konsistenz
- Resistenzen außerhalb der Schilddrüse
- Strumarezidiv trotz Suppression
- Fehlende Isotopenspeicherung (kalte Bezirke)

Heiserkeit (Rekurrensschädigung), Horner-Syndrom, Stridor, Einflußstauung, schließlich Gewichtsabnahme und Leistungsknick führen. Eine Kombination von malignen Strumen mit Hyperthyreose läßt sich bei 2–3% der Patienten nachweisen. Oft, in 10–40%, werden die Tumoren erst während der Operation bzw. bei der nachfolgenden histologischen Aufarbeitung des Operationspräparates erkannt. Umgekehrt muß man in 1,5–4% aller Schilddrüsenoperationen mit einer Struma maligna rechnen.

Im *Szintigramm* stellen sich Malignome meist als kalte Bezirke dar. Im *Ultrasonogramm* sieht

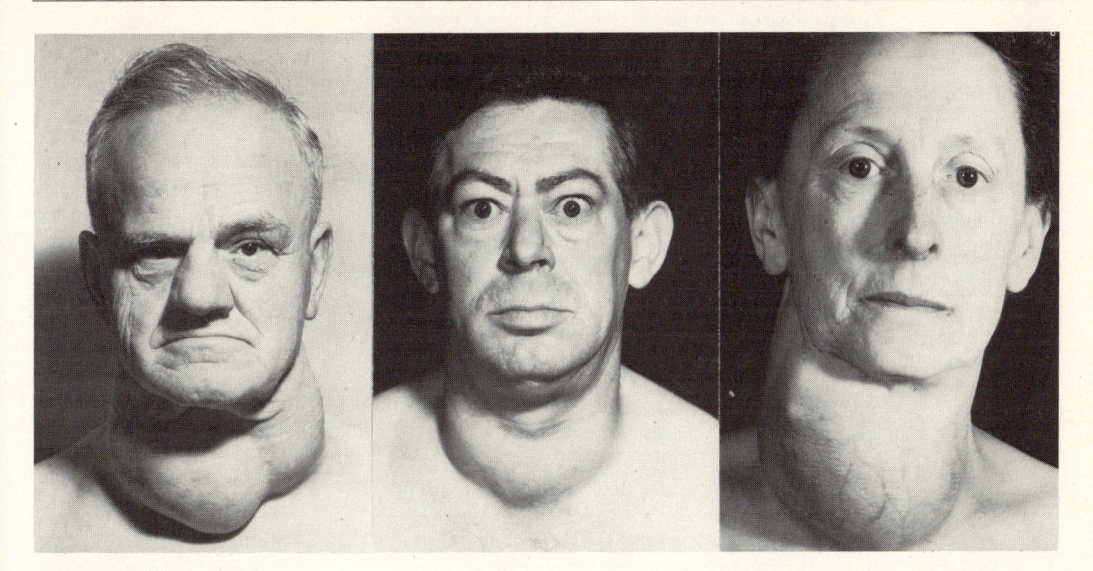

Abb. 22.1.-7.
a) Euthyreote Knotenstruma Größe 3.
b) Diffuse Basedow-Struma mit endokriner Orbitopathie.
c) Struma maligna (rasch wachsendes anaplastisches Karzinom).

man ein Areal mit reduziertem Echo. Wenn es unregelmäßig begrenzt ist, kann dies ein Hinweis auf eine maligne Entartung sein. Im Zweifelsfall sollte die Diagnose zytologisch *(Feinnadelbiopsie)* oder durch eine Operation geklärt werden.

22.1.11.3. Einteilung und Prognose

Etwa je ein Drittel der Tumoren entfallen auf *papilläre* und *follikuläre Karzinome*, knapp 25% auf *anaplastische Karzinome* (Abb. 22.1.-7), der Rest auf die übrigen Tumoren (Tab. 22.1.-8).

Tab. 22.1.-8. Einteilung der Schilddrüsentumoren.

Karzinome:
Karzinome der Thyreozyten:
  Differenzierte Karzinome:
    – follikulär
    – papillär
  Undifferenzierte Karzinome:
    – spindelzellig
    – polymorphzellig
    – kleinzellig
Karzinome der C-Zellen
Plattenepithelkarzinome

Sarkome

Andere Malignome

Metastasen

Von den differenzierten Karzinomen haben die *papillären* die beste Prognose, obwohl sie relativ frühzeitig lymphogen metastasieren.

Nur wenig schlechter ist die Prognose bei den *follikulären Karzinomen*. Sie metastasieren häufiger hämatogen in Lunge und Skelett. Die rasch wachsenden und frühzeitig streuenden *anaplastischen Karzinome* führen in wenigen Monaten zum Tod. *C-Zellen-Karzinome,* früher auch als medulläre Karzinome bezeichnet (7–9% der malignen Strumen), sind prognostisch zwischen den follikulären und den entdifferenzierten Karzinomen einzustufen. Sie produzieren Calcitonin, das daher als Tumormarker verwendet werden kann und auch bei den Blutsverwandten bestimmt werden sollte, da C-Zellen-Karzinome familiär gehäuft auftreten können (MEN II, Sipple-Syndrom, s. S. 802).

TNM-Einteilung siehe Tab. 22.1.-9.

22.1.11.4. Chirurgische Behandlung

Die günstige Prognose der differenzierten Karzinome hat manchen Chirurgen bewogen, sich mit *subtotalen Resektionen oder Lobektomien* zu begnügen. Zu vertreten sind solche Eingriffe, wenn die richtige Diagnose vorher nicht bekannt war und erst bei der histologischen Untersuchung eines Operationspräparates gestellt wird. Nachoperationen haben dann ein ziemlich hohes Komplikationsrisiko.

Ansonsten sollte eine *Thyreoidektomie* vorgenommen werden, weil Schilddrüsenkarzinome

Tab. 22.1.-9. TNM-Einteilung der Schilddrüsenkarzinome.

TX	Beurteilung des Primärtumors nicht möglich
T0	Keine Evidenz für einen Primärtumor
T1	Größter Tumordurchmesser 1 cm oder weniger, begrenzt auf Schilddrüse
T2	Größter Tumordurchmesser 1 cm bis 4 cm, begrenzt auf Schilddrüse
T3	Größter Tumordurchmesser mehr als 4 cm, begrenzt auf Schilddrüse
T4	Tumor jeder Größe, der die Schilddrüsenkapsel überschreitet
NX	Beurteilung der regionalen Lymphknoten nicht möglich
No	Keine Evidenz für einen Befall der regionären Lymphknoten
N1	Regionäre Lymphknoten befallen
N1a	Gleichseitige Lymphknotenmetastase(n)
N1b	Doppelseitige oder kontralaterale Lymphknotenmetastasen oder Befall der Mediastinallymphknoten
M0	Keine Evidenz für Fernmetastasen
M1	Fernmetastasen vorhanden

	Stadieneinteilung der Schilddrüsenkarzinome		
	Papillär	Follikulär	Medullär (C-Zellen)
Stadium I	jedes T jedes N M0	T1 N0 M0	T1 N0 M0
Stadium II	jedes T jedes N M1	T2 N0 M0	T2, T3, T4 N0 M0
Stadium III	- - - -	T3 od. T4 N0 M0	jedes T N1 M0
Stadium IV	- - - -	jed. T jed. N M1	jed. T jed. N M1

Undifferenzierte Karzinome gehören immer dem Stadium IV an, unabhängig von T, N oder M.

frühzeitig auf die Gegenseite metastasieren und weil eine Athyreose beste Voraussetzung für eine ^{131}J-Therapie bietet. Verdächtige Lymphknoten werden entfernt.

Eine *radikale Halsdissektion* ist bei den differenzierten malignen Strumen nicht erforderlich. Sie muß bei den C-Zellkarzinomen allerdings durchgeführt werden, erst recht bei den anaplastischen Tumoren, wenn sie operabel sind (selten).

22.1.11.5. Ergänzende Maßnahmen

Zwei bis drei Wochen nach der Operation sollte eine *Ganzkörperszintigraphie* vorgenommen werden, um Schilddrüsenrestgewebe und speichernde Metastasen erkennen und die Frage einer ^{131}*J-Therapie* entscheiden zu können. Speichernde Metastasen lassen sich mit Radiojod recht gut beeinflussen. Da Jod unter TSH-Stimulation besser aufgenommen wird, darf unmittelbar nach Thyreoidektomie kein Hormon verabreicht werden. Es muß auch vor einer späteren wiederholten ^{131}J-Therapie rechtzeitig abgesetzt werden. Ansonsten ist allerdings ein bis an die Grenze der Hyperthyreose dosiertes *Thyroxin-Behandlung* zur völligen Suppression der Hypophyse unbedingt notwendig.

Nicht zur Diagnose einer Struma maligna aber zur Verlaufskontrolle hat sich die regelmäßige Bestimmung des *Thyreoglobulins* bewährt. Wird es nach Entfernung der Schilddrüse wieder nachweisbar oder steigt es an, muß man mit einem Tumorrezidiv oder einer Metastasierung rechnen. Bei den C-Zellen-Tumoren bietet sich die *Calcitonin*-Bestimmung zur Verlaufskontrolle an.

Eine ergänzende *externe Strahlenbehandlung* mit schnellen Elektronen ist bei den differenzierten Karzinomen eventuell ratsam, wenn Lymphknoten-Metastasen festgestellt wurden. Patienten mit anaplastischen Karzinomen wird man ebenfalls bestrahlen, obwohl oft nur ein palliativer Effekt zu erreichen ist.

Zytostatika sind bei den Schilddrüsentumoren praktisch unwirksam.

Literaturauswahl

BAY, V.: Schilddrüsenoperation bei Hyperthyreose. Therapiewoche *34*:2712 (1984).
BECKER, H. D., H. G. HEINZE (Hrsg.): Maligne Schilddrüsentumoren. Springer, Berlin, Heidelberg, New York, Tokyo 1984.

BÖRNER, W., J. HERRMANN, M. HÜFNER, E. KLEIN, C. R. PICKARDT, D. REINWEIN (Hrsg.): Wertigkeit von in-vitro-Testverfahren zur Schilddrüsendiagnostik. Akt. Endokrin. Stoffw. *5, Suppl. 1*:1–134 (1984).

FREYSCHMIDT, P., H. E. KIRSCHSIEPER: Schilddrüsenerkrankungen. 2. Aufl. Thieme, Stuttgart 1981.

HOFF, H. G., D. REINWEIN: Internistische Nachbehandlung nach Operationen und Strahlentherapie bei Schilddrüsenkarzinomen. Münch. med. Wschr. *123*:1365 (1981).

HOHENBERGER, W., J. TONAK, A. ALTENDORF, P. HERMANEK: Die Prognose der malignen Schilddrüsentumoren in Abhängigkeit vom Tumorstadium. Akt. Chir. *18*:151 (1983).

KRÜSKEMPER, H. L., J. JOSEPH, I. KÖBBERLING, D. REINWEIN, H. SCHATZ, F. SEIF: Klassifikation der Schilddrüsenkrankheiten der Sektion Schilddrüse der Deutschen Gesellschaft für Endokrinologie. Intern. Welt *8*:47 (1985).

OBERDISSE, K., E. KLEIN, R. REINWEIN: Die Krankheiten der Schilddrüse. 2. Aufl. Thieme, Stuttgart, New York 1980.

PFANNENSTIEL, P.: Schilddrüsenkrankheiten – Diagnose und Therapie. Grosse, Berlin 1985.

PFANNENSTIEL, P., F. A. HORSTER: Jodmangel in der Bundesrepublik; Effektivität (und Risiko) einer Jodprophylaxe durch jodiertes Speisesalz. Dtsch. med. Wschr. *107*:867 (1982).

REINWEIN, D., G. BEUKER: Stufendiagnostik Schilddrüse – epidemiologische und methodische Voraussetzungen. Internist *26*:155 (1985).

RÖHER, H. D., R. A. WAHL (Hrsg.): Chirurgische Endokrinologie. Thieme, Stuttgart, New York 1983.

SCHATZ, H., D. DONIACH: Autoimmunität bei Schilddrüsenerkrankungen. Thieme, Stuttgart, New York 1984.

SCHWEMMLE, K.: Die allgemeinchirurgischen Operationen am Halse. Springer, Berlin, Heidelberg, New York 1980.

22.2. Nebenschilddrüsen

Von K. Schwemmle

22.2.1. Historische Vorbemerkungen

Die Epithelkörperchen wurden erstmals 1852 durch OWEN nach der Sektion eines Rhinozerus, beim Menschen 1880 durch SANDSTRÖM beschrieben. Von ihm stammt die Bezeichnung »Nebenschilddrüsen«. Im Jahre 1891 beschrieb VON RECKLINGHAUSEN die Ostitis fibrosa cystica, ohne deren Ursache zu kennen. Einen Zusammenhang mit den Epithelkörperchen nahm der Tübinger Pathologe ASKANAZY 1903 an. ERDHEIM hielt 1907 die Vergrößerung der Nebenschilddrüse für eine Reaktion auf die Knochenerkrankung. Die richtige kausale Verknüpfung stellte 1915 der Wiener Pathologe SCHLAGENHAUFER her. 1925 entfernte MANDL in Wien erstmals ein Adenom. In den folgenden Jahrzehnten wurde überwiegend in den USA die Bedeutung der Epithelkörperchen und des Parathormons für den Calciumstoffwechsel aufgedeckt.

22.2.2. Chirurgische Anatomie

Die Topographie der Epithelkörperchen und ihre Lagevariationen werden durch die *Entwicklungsgeschichte* verständlich. Die Nebenschilddrüsen entstehen in der 4. und 5. Embryonalwoche am 3. und 4. Kiemenbogen. Ebenfalls am 3. Kiemenbogen entwickelt sich der Thymus. Das Epithelkörperchenpaar der 3. Schlundtasche deszendiert zusammen mit dem Thymus, verliert aber normalerweise in Höhe des unteren Schilddrüsenpols den Kontakt mit diesem Organ. Geschieht dies nicht, können die jetzt unteren Nebenschilddrüsen weit in das vordere Mediastinum eintauchen. Die aus dem 4. Kiemenbogen entstandenen Epithelkörperchen wandern weniger schnell und legen sich der Hinterfläche des oberen Schilddrüsenpols an. Sehr selten deszendiert ein oberes Epithelkörperchen in das hintere Mediastinum (Abb. 22.2.-1).

Die braun-rötlichen Epithelkörperchen wiegen 30–50 mg und werden von Ästen der *unteren Schilddrüsenarterie* versorgt. Für die Praxis ist die *Lagebeziehung zum N. recurrens* wichtig: das obere Paar liegt hinter, das untere vor diesem Nerven. Die Zahl 4 wird ziemlich konstant eingehalten. Nur jeweils 5–6% der Menschen haben 3 oder 5 Nebenschilddrüsen. Weniger als 3 und mehr als 5 Epithelkörperchen kommen vor, sind aber sehr selten. Mit Lagevariationen muß man in etwa 20% rechnen, wobei die unteren Epithelkörperchen häufiger betroffen sind (neben dem Mediastinum z. B. retrotracheale Lokalisation oder im Bereich der Karotis).

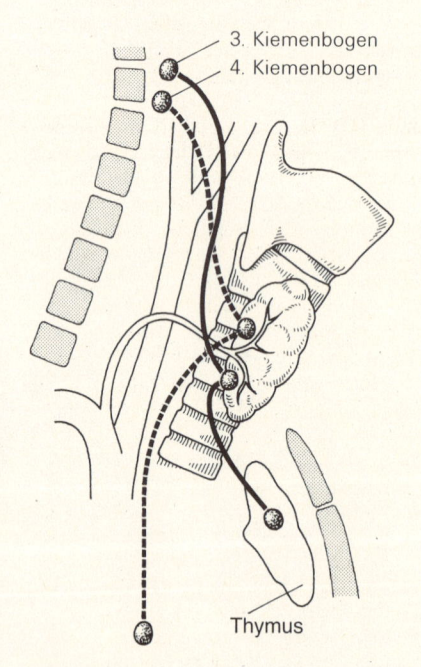

Abb. 22.2.-1. Die physiologische und pathologische Wanderung der Epithelkörperchen.

Histologisch unterscheidet man drei Zelltypen: *Hauptzellen, oxyphile* und *wasserhelle Zellen*.

22.2.3. Physiologie und Pathophysiologie

22.2.3.1. Calcium- und Phosphat-Stoffwechsel

Die *Calciumkonzentration im Serum* beträgt 5,0 mval/l (10 mg/dl, 2,5 mmol/l) und wird durch Parathormon, Calcitonin und Vitamin D sehr exakt einreguliert. Etwa 45% des Calciums sind an Eiweiß gebunden. Eine Hypalbuminämie kann daher eine Erniedrigung des Gesamt-Calciums verursachen, ohne daß sich an der Menge des biologisch allein wirksamen ionisierten Calciums etwas ändert. Nach dem gleichen Mechanismus kann Eiweißmangel bei einem Hyperparathyreoidismus scheinbar normale Calciumspiegel vortäuschen. 1 g% weniger Albumin (10 g/l) entspricht etwa einem um 0,25 mmol/l geringeren Calciumwert. Das über die Nieren ausgeschiedene Calcium wird unter dem Einfluß des Parathormons nahezu völlig rückresorbiert, so daß nur etwa 100 mg Calcium pro Tag verloren gehen.

Der *Phosphatspiegel* schwankt im Gegensatz zum Calcium in weiten Grenzen zwischen 2,5 und 4,3 mg%, bei Kindern zwischen 5 und 6 mg%. Etwa 600 mg Phosphat werden täglich über die Nieren ausgeschieden.

Parathormon (PTH) setzt sich aus 84 Aminosäuren zusammen. Hormonwirkung besitzt auch das N-terminale Bruchstück mit 34 Aminosäuren. Beide haben eine kurze biologische Halbwertszeit, während das C-terminale Bruchstück mit den Aminosäuren 35–84 eine längere Halbwertszeit aufweist. Trotz geringerer Wirksamkeit eignet es sich daher besser zum Nachweis einer gesteigerten PTH-Sekretion. Das Hormon aktiviert die Adenylcyclase, die zyklisches AMP (cAMP) als Second messenger freisetzt.

Am *Knochen* steigert PTH die Osteoklasten-Osteolyse.

An der *Niere* hat PTH drei Angriffspunkte:
- Erhöhte Phosphaturie infolge Hemmung der tubulären Rückresorption,
- Erhöhte tubuläre Rückresorption von Ca^{2+}-Jonen
- Vermehrte Bildung des Vitamin-D-Abkömmlings 1,25-Dihydroxycholecalciferol, der die Calciumresorption im Darm steigert.

PTH hat auch selbst eine Ca-resorptionsfördernde Wirkung auf den *Darm*.

Vitamin D (Cholecalciferol) wird in der Leber zu 25-Hydroxycholecalciferol und in der Niere zum wirksamen Metaboliten 1,25-Dihydroxycholecalciferol umgewandelt. Dessen Aktivität wird durch erniedrigte Werte von Calcium und Phosphor sowie durch einen erhöhten PTH-Spiegel stimuliert. Im wesentlichen verstärkt Vitamin D also die PTH-Wirkung.

Calcitonin wird in den parafollikulären Zellen der Schilddrüse, den C-Zellen gebildet. Sie entsprechen dem ultimobranchialen Organ niederer Tiere. Calcitonin ist ein aus 32 Aminosäuren zusammengesetztes Polypeptidhormon. Es hemmt die Osteolyse und senkt rasch einen erhöhten Calciumspiegel. Es ist Gegenspieler des PTH.

22.2.3.2. Autonomer Hyperparathyreoidismus

Normalerweise besteht ein negativer Rückkoppelungsmechanismus zwischen PTH und der Calciumkonzentration im Serum: niedriges Calcium steigert die PTH-Sekretion und umgekehrt. Bei einer Autonomie der Epithelkörperchen (Tab. *22.2.*-1) ist dieser Mechanismus unwirksam. PTH wird über den Bedarf hinaus ständig sezerniert und ist mit Calciuminfusionen wenig oder nur vorübergehend supprimierbar.

Tab. *22.2.*-1. Autonome Steigerung der Parathormonsekretion.

Primärer HPT infolge:
- Adenom(e)
- Hyperplasie
- Endokrin aktivem Karzinom

Übergang eines sekundären HPT in einen autonomen tertiären HPT

Vermehrte Parathormonsekretion in einem malignen Tumor außerhalb der Nebenschilddrüsen (paraneoplastischer HPT)

22.2.3.3. Regulativer Hyperparathyreoidismus

Unabhängig von ihrer Ursache (Tab. *22.2.*-2) stimuliert jegliche Hypokalziämie die Parathormon-Sekretion. Dieser Mechanismus führt zum sekundären Hyperparathyreoidismus (HPT),

Tab. *22.2.*-2. Ursachen für einen erniedrigten Serumcalciumspiegel mit regulativer Steigerung der Parathormonsekretion.

Niereninsuffizienz
Calciummangelernährung
Malabsorption
Maldigestion
Hormonresistenz

wenn er längere Zeit anhält. Der HPT ist reversibel, wenn sich der Calciumspiegel normalisiert. Daher die Bezeichnung »regulativer HPT«.

Hauptursache des sekundären HPT ist die *chronische Niereninsuffizienz.* Sie bewirkt nicht nur eine Ausscheidungsstörung von Phosphat (Phosphatstau), sondern auch eine Bildungsstörung von 1,25-Dihydroxycholecalciferol in der Niere. Dadurch kommt es zu Resorptionsstörung von Calcium im Darm. Es entsteht eine *Hypokalzämie.*

22.2.3.4. Hyperkalzämie anderer Genese

Der autonome primäre HPT ist nur in etwa 20% für die Hyperkalzämie verantwortlich (Tab. 22.2.-3). Häufiger (70%) sind maligne Erkrankungen, vor allem osteolytische Knochenmetastasen, aber auch paraneoplastische Syndrome mit Sekretion PTH-ähnlicher Substanzen, vor allem beim Bronchialkarzinom und beim Hypernephrom. Daneben gibt es eine ganze Reihe anderer, aber seltener Ursachen (Tab. 22.2.-3).

Tab. *22.2.*-3. Ursachen einer Hyperkalzämie.

70% Malignome
Knochenmetastasen
Plasmozytome
Paraneoplastische Parathormonsekretion
20% Primärer Hyperparathyreoidismus
10% *Andere Ursachen*
Vit.-D-Intoxikation
Sarkoidose
Hyperthyreose
Milchalkali-Syndrom
Schwere Osteoporose ⎫
M. Paget ⎬ selten
Multiple Frakturen ⎭

22.2.4. Klinik des primären Hyperparathyreoidismus (pHPT)

22.2.4.1. Epidemiologie

Man schätzt die Frequenz des pHPT auf 0,5 bis 1‰ der ambulant untersuchten Patienten. Die Krankheit ist also ziemlich selten. Sie wird aber in den letzten Jahren häufiger und früher diagnostiziert, da der Calciumspiegel nahezu routinemäßig gemessen wird. Dies hat auch dazu geführt, daß die Krankheit entdeckt wird, bevor Sekundärfolgen manifest werden. Man hat in diesen Fällen darüber spekuliert, ob bei fehlender Progredienz des Leidens eine Behandlung notwendig sei. Einiges spricht jedoch dafür, die Operation auch bei symptomfreien Patienten durchzuführen: 20% der Betroffenen entwickeln innerhalb von 5 Jahren Symptome und bei 1-4% muß man in ein Nebenschilddrüsen-Karzinom annehmen. Zudem entziehen sich viele Kranke den ohne Operation notwendigen Nachuntersuchungen.

Der pHPT ist bei Frauen fast dreimal häufiger als bei Männern. Das Erkrankungsalter schwankt in weiten Grenzen und hat seinen Gipfel zwischen dem 5. und 6. Lebensjahrzehnt. Vor dem 20. Lebensjahr kommt der pHPT selten vor. Es gibt aber Kinder und Säuglinge mit dieser Krankheit.

Der pHPT wird in etwa zwei Drittel durch *Adenome,* in 20-30% durch *Hyperplasien* und zu 1-4% durch *Nebenschilddrüsen-Karzinome* verursacht. Adenome kommen meist einzeln vor, treten aber bei etwa 3-4% der Patienten in zwei und mehr Epithelkörperchen auf. Die histologische Unterscheidung zwischen Adenomen und hyperplastischen Drüsen kann schwierig, manchmal unmöglich sein. Die Größe eines Adenoms korreliert nicht mit dem Ausmaß der Hormonausscheidung.

Ein familiär gehäuftes Auftreten des pHPT wurde mehrfach beschrieben, wobei Adenome *und* Hyperplasien innerhalb einer Familie beobachtet wurden. Möglicherweise ist die familiäre Häufung genetisch fixiert (autosomal-dominant).

Das ebenfalls familiär gehäufte Vorkommen von **Erkrankungen mehrerer endokriner Organe** wird auf deren gemeinsamen Ursprung aus der embryonalen Neuralleiste zurückgeführt. PEARSE prägte dafür die Bezeichnung »*APUD-System«,* das sind Zellen, die Vorstufen biogener Amine aufnehmen und durch Decarboxylierung aktivieren (*A*mine *P*recursor *U*ptake and *D*ecarboxylation).

Beim *Wermer-Syndrom* (pluriglanduläres Syndrom, multiple endokrine Neoplasie Typ I, MEN I) sind neben der Hyperplasie (kein Adenom!) aller Epithelkörperchen meist nicht endokrin aktive Hypophysentumoren und Tumoren der Pankreasinseln (Gastrinome, VIPome) beteiligt.

In *VIPomen* wird vermehrt *v*asoaktives *i*ntestinales *P*olypeptid gebildet, welches zum *WDHA-Syndrom* (watery, diarrhea, hypokalemia, achlorhydria, Verner-Morrison-Syndrom) führt.

Zum *Sipple-Syndrom* (MEN II oder MEN IIA) gehören neben einer Hyperplasie der Epithelkörperchen meist doppelseitige Phäochromozytome und ein oft symptomloses C-Zellen-Karzinom der Schilddrüse. Es empfiehlt sich daher bei Patienten mit Nebenschilddrüsenhyperplasie, vor allem aber mit Phäochromozytomen Calcitonin zu bestimmen, um ein C-Zellen-Karzinom nicht zu übersehen.

22.2.4.2. Symptome

»Erfolgsorgane« des PTH sind vor allem *Niere* und *Skelett*. Neben Sekundärfolgen an diesen Organen werden Beschwerden vor allem durch den erhöhten Calciumspiegel verursacht. Das Spektrum der Symptome reicht von leichten arthritischen Beschwerden bis zu schweren psychiatrischen Krankheitsbildern.

Die **Nieren** sind am häufigsten betroffen. Der gesteigerte Phosphatverlust unter der Wirkung des PTH und die Hyperkalzurie infolge des erhöhten Calciumangebots trotz erhöhter tubulärer Calciumrückresorption führen insbesondere bei einem alkalischen Urin-pH zur Ausfällung von Calciumphosphat- und Calcium-Oxalatsteinen mit den entsprechenden Symptomen: Koliken, Abgang von Konkrementen und Nierengrieß, Harninfektion. Bei *Nierensteinen,* vor allem Rezidivsteinen sollte man unbedingt einen pHPT in Betracht ziehen. Er ist bei 5% aller Nierensteinträger und bei 10–15% der Patienten mit Rezidivsteinen ursächlich verantwortlich.

> Bei Patienten mit **Nieren- oder Uretersteinen** immer an die Möglichkeit eines **primären Hyperparathyreoidismus** denken!

Infolge der vermehrten tubulären Rückresorption von Calcium entsteht bei 5–10% der Patienten eine diffuse Kalkablagerung im Nierenparenchym: *Nephrokalzinose.* Sie und steinbedingte Abflußstörungen führen ohne Beseitigung des pHPT schicksalsmäßig zur fortschreitenden irreversiblen Störung der Nierenfunktion mit Oligurie und Hyposthenurie bis zur dialysepflichtigen terminalen Niereninsuffizienz.

Die Häufigkeit von Veränderungen am **Skelett** (Tab. *22.2.*-4) wird mit 10% und weniger angegeben. Da die Entkalkungen mit Röntgenaufnahmen erst sichtbar gemacht werden können, wenn

Tab. *22.2.*-4. Knochenveränderungen beim pHPT (unter (a) fortgeschrittene Skeletterkrankungen, die heute kaum noch vorkommen).

(a) Skoliose
  Kyphose
  Thoraxwandveränderung (Hühnerbrust)
  Spontanfrakturen
(b) Knochenzysten
  Subperiostale Resorptionszonen
  Generalisierte Demineralisation

30–40% der Knochenmasse verschwunden sind, liegt die Frequenz der Knochenbeteiligung wahrscheinlich höher. Die subjektiven Beschwerden (uncharakteristische Knochenschmerzen) werden zunächst als rheumatoide Arthritis, Arthrose oder Neuritis verkannt.

Auf den *Röntgenbildern*, die möglichst mit feinzeichnenden Folien aufgenommen und mit Lupe betrachtet werden sollten, sieht man entweder eine *diffuse Verminderung des Kalksalzgehaltes* des Knochens (Osteoporose, Verdünnung und Verschwinden der Kortikalis, Fischwirbelbildung, granulierte Atrophie der Schädelkalotte) oder *umschriebene Entkalkungen* (subperiostale Resorptionszonen an den Mittelphalangen, Akroosteolysen an den Endphalangen, am Schlüsselbein und an den Unterschenkelknochen) bis zu den typischen Knochenzysten mit Einblutungen (braune Tumoren). Die klassische *von Recklinghausensche Krankheit* (Osteopathia fibrosa cystica generalisata) gehört heute ebenso wie Spontanfrakturen zu den Raritäten. Neben dem Kalksalzgehalt wird auch die Knochengrundsubstanz reduziert. Es entsteht Hydroxyprolin, das über die Niere ausgeschieden und im Urin vermehrt nachgewiesen werden kann.

Das **Hyperkalzämie-Syndrom** (psychoneurologisches Syndrom) betrifft 10–50% der Patienten mit einem pHPT. Dazu gehören uncharakteristische *Abdominalbeschwerden* wie Appetitlosigkeit, Übelkeit, Erbrechen sowie *Adynamie, Müdigkeit, Schwäche und Leistungsabfall*. *Neurologische Symptome* äußern sich in Kopfschmerzen, verminderter Erregbarkeit der Muskulatur, Reflexabschwächung und zerebellärer Ataxie. Eine ausgeprägte Polyurie und Polydipsie läßt Verwechslungen mit einem Diabetes mellitus oder insipidus zu. In fortgeschrittenen Stadien können *ausgeprägte psychische Störungen* auftreten wie Stimmungsänderung, Konzentrationsschwäche, Angst, Bewußtseinsstörungen bis zur Verwirrtheit und Halluzinationen, sowie stuporöse und somnolente Zustandsbilder, so daß Verwechslungen mit anderen endokrinen Psychosen oder einem Alkoholdelir ohne weiteres vorkommen. Die psychische Symptomatik kann so im Vordergrund stehen, daß manche der Patienten zum Psychiater geschickt werden.

22.2.4.3. Erkrankungen anderer Organe

Etwa 20–40% der Patienten klagen über abdominelle Beschwerden infolge hyperkalzämischer funktioneller Störungen. *Magenulzera* treten nicht gehäuft auf. Dagegen scheinen *Duodenalulzera* mit einer Frequenz von 10% häufiger vorzukommen, ohne daß ein eindeutiger pathophysiologischer Zusammenhang hergestellt werden konnte. Als mögliche Ursachen werden eine vermehrte Ausschüttung von Gastrin und Pepsin, sowie eine verstärkte Säuresekretion angenommen.

Eine *akute Pankreatitis* kann erstes Symptom eines pHPT sein. Ihre Frequenz liegt bei Patienten mit Epithelkörperchenüberfunktion 10fach höher als normal (3–7%). Als mögliche Ursachen werden diskutiert:
- Ausfällung von Calcium und Proteinen,
- Stimulation der Sekretion von Enzymen und deren vorzeitige Aktivierung,
- Antigen-Antikörper-Mechanismen,
- Biliäre Ursachen infolge erhöhter Gallensteinfrequenz.

Nach operativer Beseitigung des pHPT heilt die Pankreatitis aus.

Daß *Gallensteine* vermehrt vorkommen sollen, wurde häufiger beobachtet, ohne daß es statistisch gesichert werden konnte. Andere Erkrankungen, die als Folge eines pHPT oder in Kombination mit ihm auftreten können, sind die *Chondrokalzinose* der Gelenke (Gelenkknorpel, Sehnen, Menisci), die *Gicht* und die *Hypertonie,* letztere hauptsächlich durch die Nierenerkrankung verursacht.

22.2.4.4. Labordiagnostik

Wichtigste Untersuchung ist die *Messung des Serumcalciums.* Da es in engen Grenzen einreguliert wird, müssen schon wiederholt nachgewiesene Werte an der *oberen Normgrenze (2,6 mmol/l bzw. 5,2 mval/l)* den Verdacht auf eine Überfunktion lenken. In die Wertung der Befunde geht der Eiweißgehalt mit ein (s. Kap. 22.2.3.1.).

Der *Phosphatspiegel* ist wesentlich seltener im Sinne einer Hypophosphatämie verändert. Normales oder sogar erhöhtes Phosphat im Serum schließt einen pHPT nicht aus. Auch die Aussagekraft der *alkalischen Phosphatase* ist gering.

Eine **Erhöhung des Calciumspiegels** im Blut ist *immer* verdächtig auf einen **primären Hyperparathyreoidismus.** Zur Differenzierung gegenüber Hyperkalzämien anderer Ursache muß *Parathormon gemessen* werden.

Im *Urin* hat die *Bestimmung des Calciums* keine praktische Bedeutung. Das gleicht gilt für *Phosphat,* das nur unter Bezug auf die Kreatinin-Clearance diagnostische Bedeutung besitzt. *Hydroxyprolin,* Bestandteil des Kollagens, ist ein sehr sicheres Indiz für einen Knochenabbau und -umbau und eignet sich vor allem für Verlaufsbeobachtungen. Die Aminosäure wird im 24-Stunden-Urin gemessen, wobei 1–2 Tage vorher auf Fleisch- und gelatinehaltige Speisen verzichtet werden sollte. Die *Messung von cAMP* (bei pHPT erhöht) hat keine praktische Bedeutung. *Testuntersuchungen* (Calciuminfusionstest, Corticoidtest, Phosphatreabsorptionstest, Glucagontest) sind allenfalls unter wissenschaftlichen Fragestellungen noch sinnvoll.

Neben der Calciumbestimmung ist die *Messung des* **Parathormons** *mit* einem RIA zur wichtigsten Untersuchung geworden. Es ist bei allen Formen des HPT, insbesondere beim sekundären Hyperparathyreoidismus erhöht.

22.2.4.5. Röntgendiagnostik

Sie dient zum *Nachweis von Verkalkungen* (Nephrokalzinose, größere Nierensteine) und *einer Demineralisation des Knochens* (s. Kap. 22.2.4.2.). Bei normaler Nierenfunktion kann ein Ausscheidungsurogramm angezeigt sein.

22.2.4.6. Knochenhistologie

Sie ist in aller Regel überflüssig, da fehlende feingewebliche Veränderungen am Knochen einen pHPT keinesfalls ausschließen. Für die Untersuchung müssen die meist mit einem Myelotomiegerät entnommenen Knochenzylinder ausreichend groß sein (4,5 × 10 mm). Krankhafte Befunde sind vor allem an der Spongiosa sichtbar: vermehrter Umbau der Spongiosa, Endostfibrose, Fibroosteoklasie.

22.2.4.7. Lokalisationsdiagnostik

Alle Methoden zur präoperativen Lokalisation der Epithelkörperchen sind verhältnismäßig sicher bei großen Adenomen oder Hyperplasien. Vergrößerte Nebenschilddrüsen findet man aber auch bei der operativen Revision des Halses besonders leicht. Man kann daher vor Ersteingriffen auf diese Untersuchungen verzichten. Dagegen können sie bei Rezidiveingriffen hilfreich sein.

Die *Ultrasonographie* hat bei Epithelkörperchen mit einem Durchmesser von 10 mm und mehr eine hohe Trefferquote (über 80%).

Die *Computertomographie* bietet am Hals keine Vorteile. Sie ist aber zur Suche dystoper Nebenschilddrüsen im Mediastinum allen anderen Methoden überlegen.

Die *Parathormonbestimmung im selektiv entnommenen Venenblut* der Schilddrüse wurde zunächst mit großem Enthusiasmus aufgenommen. Sehr rasch mußte man aber erkennen, daß diese teure Untersuchung keinen wesentlichen diagnostischen Gewinn brachte. Sie ist daher weitgehend verlassen worden, ebenso die nicht ungefährliche Arteriographie, die Venographie, die Szintigraphie, die Thermographie und Versuche, die Drüsen mit Farbstoff intraoperativ hervorzuheben.

22.2.4.8. Akuter Hyperparathyreoidismus

Die *hyperkalzämische Krise* betrifft vor allem Patienten mit bekanntem pHPT. Sie kann aber auch erste Manifestation der Krankheit sein. Führendes Symptom ist ein *Hyperkalzämiesyndrom* mit Calciumwerten *über 8 mval/l (4 mmol/l)*, bei dem die Beeinträchtigung des zentralen Nervensystems ganz im Vordergrund steht: Halluzinationen, Verwirrtheit, Somnolenz bis zum tiefen Koma. Über die Ursachen der plötzlichen Hyperkalzämie weiß man wenig. Angeschuldigt werden Hypovolämie, halsferne Operationen, medikamentöse Therapie (Vitamin D, Antazida) und Verschlechterung der Nierenfunktion. Meist besteht ein Adenom. Die akute Parathormonvergiftung bewirkt über das hohe Calciumangebot an die Nieren eine Salidiurese mit Verlust von Natrium, Kalium (hypokalämische Alkalose), Chlor und Wasser. Die zunächst gesteigerte Diurese kann in eine Anurie umschlagen.

Therapie: Die *konservative Behandlung* des akuten HPT darf nur als Vorbereitung auf die *unumgängliche Operation* verstanden werden: Ausgleich des Volumenmangels, Anregung der Diurese (12 l physiologische Kochsalzlösung in 24 Stunden in Kombination mit 50-100 mg Furosemid pro Stunde), Versuch den Calciumspiegel mit Calcitonin, Natriumsulfat und/oder dem zytotoxischen Mithramycin zu senken. Letzteres wirkt wahrscheinlich über eine Hemmung der Knochenresorption. Die *Letalität* ist hoch. Ohne Operation sterben fast alle Patienten am Nierenversagen oder an zerebralen Schäden. Nach einem chirurgischen Eingriff überleben etwa 80% der Kranken.

> Die **hyperkalzämische Krise** (akuter Hyperparathyreoidismus) muß **dringlich operativ** behandelt werden.

22.2.4.9. Operative Therapie

Die Epithelkörperchen werden über einen *queren Kocherschen Kragenschnitt*, wie er auch für die Strumaresektion verwendet wird, freigelegt. Wegen der engen anatomischen Beziehung zum N. recurrens empfiehlt es sich, diesen freizulegen. Bei typischer Lage (Abb. *22.2.*-2) lassen sich Adenome und hyperplastisch vergrößerte Epithelkörperchen relativ leicht darstellen. Bei atypischer Lage kann die Suche ziemlich zeitraubend sein. Durch Entfernung des Thymus vom Hals her gelingt es nicht selten, auch in das Mediastinum eingetauchte (untere) Epithelkörperchen zu isolieren. Gelegentlich müssen diese über eine mediane Sternotomie freigelegt und entfernt werden.

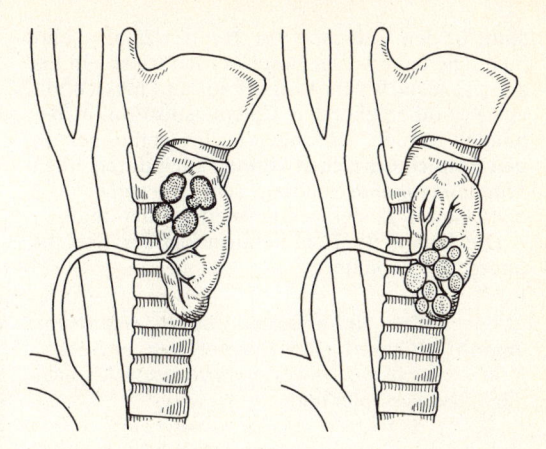

Abb. *22.2.*-2. Normvarianten der Epithelkörperchenlokalisation.

Da die *histologische* Unterscheidung zwischen Adenom und Hyperplasie sehr schwierig sein kann, sollten mindestens ein weiteres Nebenschilddrüsen biopsiert und möglichst auch die anderen freigelegt werden. Beim Adenom sind sie gewöhnlich nicht vergrößert. Die Hyperplasie betrifft in der Regel, aber nicht immer alle Epithelkörperchen.

Als Standardverfahren bei der Hyperplasie hat sich die *Entfernung der makroskopisch veränderten Nebenschilddrüsen* durchgesetzt. Bleibt kein Drüsengewebe mehr zurück, werden etwa 50 mg, das entspricht etwa einem nicht vergrößerten Epithelkörperchen, in feine Scheibchen zerteilt und in den M. brachioradialis unterhalb des Ellenbogengelenkes implantiert. Wenn es zum PTH-Rezidiv kommen sollte, hat man die Möglichkeit, einen Teil der mit nicht resorbierbaren Fäden oder Metallklips markierten Partikel zu entfernen. Es empfiehlt sich außerdem, Nebenschilddrüsengewebe einzufrieren (Kryopräservation). Man kann es dann später autotransplantieren, wenn sich ein Hypoparathyreoidismus entwickeln sollte.

Operable *Nebenschilddrüsenkarzinome* werden zusammen mit dem gleichseitigen Schilddrüsenlappen und den regionären Lymphknoten (Halsdissektion) entfernt.

Postoperativ kann es bei Patienten mit einem ossären Syndrom durch Wiedereinbau von Calcium in den Knochen zur Hypokalzämie kommen. Die tetanischen Beschwerden treten ein bis zwei Tage nach dem Eingriff auf und müssen mit einer vorübergehenden Calciumsubstitution behandelt werden. Störungen nach Operationen an den Epithelkörperchen können auch durch einen *Magnesiummangel* bedingt sein *(Normalwert 1,6 bis 1,8 mval/l)*, der kompensiert werden muß.

Die komplette Remineralisation des Skeletts dauert 6–9 Monate.

> Wenn **alle Nebenschilddrüsen hyperplastisch** verändert sind, werden sie **entfernt,** und etwa 50 mg Gewebe wird in den M. brachioradialis implantiert.

22.2.5. Sekundärer Hyperparathyreoidismus (sHPT)

22.2.5.1. Klinik

Der sHPT entsteht als *Reaktion auf eine Hypokalzämie:* regulativer (adaptiver) HPT. Neben gastrointestinalen Störungen ist überwiegend eine fortgeschrittene *Niereninsuffizienz* die Ursache (Tab. 22.2.-2). Da die Niere kaum mehr Phosphat ausscheiden kann, besteht neben einer Hyperkalzämie auch eine *ausgeprägte Hyperphosphatämie.* Dadurch steigt das Produkt aus Calcium und Phosphat und deren Löslichkeit wird überschritten: Calciumsalze fallen aus, lagern sich unter der Haut, in der Muskulatur, in den Gefäßwänden, in der Niere usw. ab und verursachen Schmerzen, Pruritis, manchmal Hautulzerationen, Muskelnekrosen und Arteriosklerose. Durch Dialysen kann der sHPT kaum verbessert werden, manchmal jedoch durch eine Nierentransplantation.

Parathormon ist bei urämischen Patienten auf das 100- bis 1000fache gesteigert. Neben der überschießenden Hormonbildung nimmt man eine fehlende Inaktivierung von PTH in der Niere an.

Infolge der ständigen Stimulation der Nebenschilddrüsen kann der sHPT in einen autonomen HPT übergehen, den *tertiären Hyperparathyreoidismus.*

Pathologisch-anatomisch ist der sHPT durch eine *Hyperplasie aller Epithelkörperchen* gekennzeichnet.

22.2.5.2. Therapie

Über die Indikation zur Parathyreoidektomie beim sHPT gibt es keine allgemein anerkannte Richtlinien. Die Operationsfrequenz schwankt daher zwischen 2,5 und 12%. Am ehesten wird man sich bei einer schweren renalen Osteopathie und bei schmerzhafter metastasierender Kalzifizierung zur chirurgischen Intervention entschließen.

Methode der Wahl ist die Entfernung aller Epithelkörperchen mit Autotransplantation von etwa 50 mg Gewebe (Tab. 22.2.-5).

Tab. 22.2.-5. Indikationen für die Autotransplantation von Nebenschilddrüsengewebe.

Primärer Hyperparathyreoidismus infolge einer Hyperplasie aller Epithelkörperchen
Sekundärer Hyperparathyreoidismus mit ausgeprägter Osteopathie
Erneute Halsrevision wegen persistierendem oder wiederkehrendem Hyperparathyreoidismus
Eventuell radikale Thyreoidektomie wegen Struma maligna
Multiple endokrine Neoplasie
Familiärer Hyperparathyreoidismus (Rezidivgefahr)

22.2.6. Hypoparathyreoidismus

Der *spontane idiopathische Hypoparathyreoidismus,* z. B. infolge von Autoimmunmechanismen oder metastatischer Zerstörung der Epithelkörperchen ist sehr selten.

Die **parathyreoprive Tetanie** entsteht am häufigsten nach Strumaresektionen, manchmal nach Eingriffen an den Nebenschilddrüsen selbst. Sie wird mehrere Tage nach der Operation manifest. Die *Symptome* sind in Tab. 22.2.-6 aufgeführt.

Tab. 22.2.-6. Symptome des Hypoparathyreoidismus, geordnet nach Häufigkeit.

Positiver Trousseau
Positiver Chvostek
Parästhesien
Karpopedalspasmen
Abdominelle Beschwerden
   (Schmerzen, Durchfall)
Katarakt
Krämpfe
Psychische Störungen
   (Angst, Depression, Psychose)
Basalganglienverkalkung

Zur *Diagnose* eignet sich die Messung des Calciums (Hypokalzämie) und des Parathormons (erniedrigt oder nicht meßbar).

Therapie: Die Akutbehandlung tetanischer Anfälle besteht in der langsamen intravenösen Injektion von 10–20 ml einer 10% oder 20% Calciumlösung. Die Dauerbehandlung wird mit Vitamin D (Vigantol) oder Dihydrotachysterin (AT 10) sowie mit oralen Calciumpräparaten vorgenommen.

Literaturauswahl

DOPPMAN, J. L., E. M. BROWN, M. F. BRENNAN, A. SPIEGEL, S. J. MARX, G. D. AURBACH: Angiographic ablation of parathyroid adenomas. Radiology *130*:577 (1979).

EDIS, A. J., C. S. GRANT, R. H. EGDAHL: Manual of Endocrine Surgery, 2. A. Springer, New-York, Berlin, Heidelberg, Tokyo 1984.

JUNGINGER, TH., H. PICHLMAIER, R. ZENKER: Der primäre Hyperparathyreoidismus. Langenbecks Arch. Chir. *338*:27 (1975).

KLEMPA, J.: Hyperparathyreoidismus. Chirurgische Therapie. Springer, Berlin, Heidelberg, New York 1981.

PALOYAN, E., D. PALOYAN, J. R. PICKLEMAN: Hyperparathyroidism today. Surg. Clin. N. Amer. *53*:211 (1973).

PAYNE jr., R., C. W. FITCHETT: Hyperparathyroid crisis. Survey of literature and a report of two additional cases. Ann. Surg. *161*:737 (1965).

RÖHER, H. D., H. SCHMIDT-GAYK: Klinik und Therapie des primären Hyperparathyreoidismus. Dtsch. Ärztebl. *73*:3176 (1976).

ROTHMUND, M. (Hrsg.): Hyperparathyreoidismus. Thieme, Stuttgart, New York 1980.

ROTHMUND, M., S. A. WELLS (Hrsg.): Parathyroid Surgery, Progress in Surgery, Vol. 18. Karger, Basel 1986.

22.3. Nebennieren

Von Th. Junginger und S. Walgenbach

22.3.1. Einleitung

Die Nebennieren als paarig angelegte, inkretorische Drüsen bestehen entsprechend ihrer unterschiedlichen entwicklungsgeschichtlichen Herkunft aus der dreischichtigen Nebennierenrinde *(Mesoderm)* sowie dem Nebennierenmark *(Ektoderm)*. Sie sind Syntheseorte *mehrerer Steroidhormone* (Mineralocorticoide, Glucocorticoide, Androgene, Östrogene, Katecholamine), deren Sekretionsrate einem autonomen Rückkopplungs-Mechanismus unterliegt.

Klinische Relevanz erlangen *Über- und Unterfunktionszustände,* die sich in Form charakteristischer Syndrome manifestieren. Diese basieren entweder auf einer primären Erkrankung der Nebenniere selbst oder sind sekundär Folgen hypophysär-hypothalamischer bzw. extraadrenaler Störungen, wie beispielsweise eines paraneoplastischen Syndroms, oder iatrogener Natur.

22.3.2. Nebennierenmark

22.3.2.1. Einleitung und Definition

Nebennierenmark (NNM) und sympathische Paraganglien werden aufgrund ihres gemeinsamen Ursprungs in der Neuralrinne und Aufbaues aus chromaffinen Zellen auch als *adrenosympathisches System* zusammengefaßt.

Ihre Aufgabe besteht in der *Synthese der Katecholamine,* die als α- bzw. β-Rezeptorenstimulatoren die Funktion vieler Organe und Gewebe beeinflussen. Während die sympathischen Paraganglien ausschließlich zur Noradrenalinbildung befähigt sind, werden im NNM Adrenalin und Noradrenalin im Verhältnis 4:1 synthetisiert.

Tumoren des adrenosympathischen Systems können im NNM selbst oder extraadrenal entstehen. Aufgrund ihrer Fähigkeit zur Produktion biogener Amine zählen sie zu den *APUD-Tumoren* oder *APUDomen (Amino Precursor Uptake and Decarboxylation).* Man unterscheidet *neuroendokrine Tumoren* (Phäochromozytom, Phäochromoblastom, Paragangliom) und *neurale Tumoren* (Neuroblastom, Ganglioneurom) sowie *gemischte neural endokrine Tumoren.*

22.3.2.2. Überfunktion des Nebennierenmarks

22.3.2.2.1. Neuroendokrine Tumoren: Phäochromozytom, Phäochromoblastom, Paragangliom

Die Inzidenz der *Phäochromozytome* ist mit 1 pro 1 Million Einwohner pro Jahr gering. Es sind *benigne,* autonom Adrenalin und Noradrenalin produzierende Tumoren. Phäochromozytome kommen auch im Rahmen multipler endokriner Neoplasien in Kombination mit einem medullären Schilddrüsenkarzinom und einer diffusen Nebenschilddrüsenhyperplasie vor (MEN II, Sipple-Syndrom) und finden sich gehäuft bei Phakomatosen (M. Recklinghausen, M. v. Hippel-Lindau, Sturge-Weber-Krankheit). In der überwiegenden Mehrzahl werden sie bei Bevorzugung der rechten Nebenniere einseitig beobachtet. Nur bei 10% der Adulten und bis zu 40% im Kindesalter liegt ein bilateraler Befall vor.

Als extraadrenaler Sitz – ca. 10% der Fälle – werden die Ganglien des Sympathikus bevorzugt. Diese *Paragangliome* sind klinisch nicht von Phäochromozytomen zu differenzieren.

Maligne Varianten, die *Phäochromoblastome,* stellen Ausnahmen dar (9:1).

Die gebildeten Katecholamine steigern unter anderem die Kontraktionskraft und Frequenz des Herzens und erhöhen dessen Erregbarkeit. Sie führen zum Blutdruckanstieg, zur Erhöhung der Schweißsekretion, zu peripherer Vasokonstriktion, Lipolyse und Grundumsatzsteigerung. Vorwiegend Adrenalin wirkt glykogenolytisch mit resultierender Hyperglykämie. Beide Hormone steigern die körperliche Alarmbereitschaft; Adrenalin jedoch löst Angstgefühle aus.

Symptome: Unter den vielfältigen klinischen Zeichen des Phäochromozytoms ist der *Hypertonus* als konstante Erscheinung oder paroxysmale Form in Abhängigkeit von einer dauernden oder intermittierenden Katecholaminproduktion Leitsymptom. 0,1% aller Hypertonien liegt ein derartiger Tumor zugrunde. Die in Tab. *22.3.*-1 aufgeführten Symptome sind Folge oben genannter Katecholaminwirkungen.

Tab. *22.3.*-1. Symptomatik und Befunde beim Phäochromozytom (KÄSER).

	%
Hypertonus	70–95
Tachykardie, Palpitationen	40–60
Kopfschmerz	70–90
Schwitzen	60–70
Blässe	40–60
Übelkeit, Erbrechen	30–40
Nervosität, Angst	30–60
Hypermetabolismus	30–50
Hyperglykämie	25–35
Zittern	25–30
Schwäche, Müdigkeit	20–30
Sehstörungen, Ohrensausen, Schwindel	10–15
Thoraxschmerz, Rückenschmerz	10–15
Abdominalschmerz	15–25
Obstipation	10–15

Diagnose: *Erhöhte Plasmakatecholamine* sowie der Nachweis einer gesteigerten Adrenalin- und Noradrenalinausscheidung bzw. der Abbauprodukte Vanillinmandelsäure, Homovanillinmandelsäure, Methyladrenalin und Methylnoradrenalin im 24-Stunden-Urin sichern die Diagnose. Zu beachten ist der mögliche *anfallsartige Charakter* des Leidens (evtl. Vergleich von im Anfall über wenige Stunden gesammeltem mit normalem Urin) sowie die Beeinflussung der Bestimmungsmethoden durch zahlreiche *Medikamente* und ein *nahrungsabhängig* gesteigerter Vanillinmandelsäureanfall (48stündige Diät unter Verzicht auf Bananen, Vanille, Zitrusfrüchte, Nüsse, Kaffee, Tee). Die Durchführung pharmakologischer *Suppressions-* und *Provokationstests* beschränkt sich auf differentialdiagnostische Problemfälle.

Zur Lokalisation eines Phäochromozytoms sind *Computertomographie* und *Sonographie* unerläßlich. Die ^{131}*J-Meta-Jodbenzylguanidin-Szintigraphie* (^{131}J-MJBG-Test) weist eine hohe Spezifität und Sensitivität auf und sollte ebenfalls erfolgen. Wenn der Nachweis eines extraadrenalen Phäochromozytoms mit oben genannten bildgebenden Verfahren nicht gelingt oder zur Bestimmung der endokrinen Aktivität zufällig entdeckter Tumoren kann die *Nebennierenphlebographie* und *selektive Venenblutentnahme* aus der V. cava zur Katecholaminbestimmung indiziert sein.

Therapie: Die *kausale* Therapie benigner wie maligner Formen des Phäochromozytoms besteht in der *Adrenalektomie* bzw. *Exstirpation extraadrenaler Paragangliome* nach routinemäßiger, 14tägiger präoperativer Applikation eines α-Rezeptorenblockers (Phenoxybenzamin 40–80 mg).

Eine *konservative Therapie* kommt nur bei inoperablen Patienten in Frage. Die Behandlung mit radioaktivem *J-Meta-Jodbenzylguanidin* hat noch keine klinische Bedeutung erlangt. Nach Entfernung benigner Tumoren ist die Lebenserwartung nicht eingeschränkt; bei Malignomen liegt die 5-Jahres-Überlebensrate unter 50%.

Leitsymptom der autonom Noradrenalin und Adrenalin produzierenden **Nebennieren- oder extraadrenalen Tumoren** ist der konstante bzw. paroxysmale Hypertonus.
Die *Diagnose* wird durch eine Erhöhung des Katecholaminspiegels im Plasma und im Urin gesichert. Die *Tumorlokalisation* erfolgt durch Computertomographie, Sonographie und ^{131}J-Meta-Jodbenzylguanidin-Szintigraphie.
Therapie der Wahl ist die Adrenalektomie bzw. Entfernung der extraadrenalen Tumoren nach Vorbereitung mit α-Rezeptorblockern.

22.3.2.2.2. Neurale Tumoren

.1. Neuroblastom

Das *maligne* Neuroblastom wird typischerweise im Kleinkindesalter beobachtet und ist meist im Nebennierenmark angesiedelt. Hormonelle Aktivität liegt in über 80% der Fälle vor. Aufgrund der Progredienz des Tumorleidens finden sich zum Diagnosezeitpunkt in 50% und mehr Leber-, Haut-, Knochenmark- sowie Lymphknotenmetastasen.

Symptome: Der Tumor selbst wird häufig zufällig diagnostiziert, oder wenn sich aufgrund der Raumforderung Sekundärsymptome einstellen.

Diagnose: *Tumorverkalkungen* auf der Abdomenübersichtsaufnahme lassen ein Neuroblastom vermuten. *Sonographie* und *Computertomographie* sichern die Diagnose und geben Auskunft über die Tumorausdehnung. *Vanillinmandelsäure-*, Homovanillinsäure- oder Methoxykatecholamin-*Exkretion* im Urin beweisen Hormonaktivität.

Therapie: Therapeutisch ist die *Exstirpation eines Neuroblastoms mit Lymphadenektomie* anzustreben, bzw. bei nicht radikal operablen Tumoren deren *Reduktion* mit *postoperativer Radiatio* und *Zytostase*. Nach chemotherapeutisch erzielter Remission einer Tumorgeneralisation sollte die Primärtumorentfernung erfolgen. Spontanheilungen oder Konversion in benigne Ganglioneurome sind vor allem im 1. Lebensjahr möglich.

Insgesamt ist die *Prognose* mit einer 2-Jahres-Überlebensrate um 35% schlecht.

.2. Ganglioneurom

Ganglioneurome treten bei älteren Kindern um das 5. Lebensjahr oder bei Jugendlichen auf und sind seltener in der Nebenniere als im Bereich des thorakalen oder abdominellen Sympathikus lokalisiert. Hormonelle Aktivität ist ebenfalls möglich.

Symptome: Auch sie stellen häufig Zufallsbefunde dar oder werden erst durch Verdrängungserscheinungen symptomatisch.

Diagnose: *Bildgebende Verfahren* führen zur Diagnose des Tumors. Eine *gesteigerte Vanillinmandelsäureausscheidung* im Urin zeigt hormonelle Aktivität an.

Therapie: Die *chirurgische Entfernung* ist aufgrund der vorhandenen Bindegewebskapsel und des nicht infiltrativen Wachstums in der Regel unproblematisch.

22.3.2.3. Unterfunktion des Nebennierenmarks

Mit Ausnahme der ketotischen Hypoglykämie des Kindesalters kommen keine klinisch relevanten Unterfunktionszustände vor.

22.3.3. Nebennierenrinde

Entsprechend ihrer dreischichtigen Struktur werden in der Nebennierenrinde (NNR) Mineralocorticoide in der *Zona glomerulosa,* Glucocorticoide in der *Zona fasciculata* und Androgene in der *Zona reticularis* synthetisiert. Die Hormonwirkung auf Wasser- und Elektrolythaushalt, Stoffwechsel sowie Geschlechtsmerkmale ist vielfältig. Glucocorticoid- und Androgenproduktion werden hypothalamisch-hypophysär über *CRF* und *ACTH* gesteuert. Die Inkretion des Mineralocorticoids Aldosteron jedoch unterliegt der Steuerung durch den *Renin-Angiotensin-Mechanismus.*

Klinische Bedeutung erlangen *Über-* wie *Unterfunktionszustände.*

22.3.3.1. Überfunktion der Nebennierenrinde

22.3.3.1.1. Primärer Hyperaldosteronismus (Conn-Syndrom)

Beim primären Hyperaldosteronismus liegt der gesteigerten, autonomen Aldosteroninkretion mit gleichzeitiger Plasmareninspiegelerniedrigung in 70–80% ein *solitäres Nebennierenrindenadenom* zugrunde. Ferner kommen uni- oder bilaterale Mehrfachadenome (10%), bilaterale noduläre Hyperplasien (idiopathische NNR-Hyperplasie, pseudoprimärer Hyperaldosteronismus) (15–20%) bzw. Nebennierenrindenkarzinome (1%) vor.

Aldosteron bewirkt eine *vermehrte Natrium-Rückresorption aus Harn, Speichel, Schweiß und Magensaft.* Im Nierentubulus werden dabei Na^+- gegen K^+- und H^+-Ionen ausgetauscht.

Symptome: Führendes Symptom der Erkrankung ist der *hypokaliämische Hypertonus.* Etwa die Hälfte aller endokriner Hypertonien basiert auf einem Hyperaldosteronismus. Infolge der Hypokaliämie treten Müdigkeit, Muskelschwäche sowie hypokaliämische Alkalose mit Parästhesien, intermittierenden Paralysen und Tetanien auf (Tab. *22.3.*-2).

Tab. *22.3.*-2. Symptomatik und Befunde beim primären Hyperaldosteronismus (CONN).

	%
Hypertonus	100
Aldosteronerhöhung im Serum	100
Hypokaliämie	95
Metabolische Alkalose	95
Proteinurie	85
Hyposthenurie	80
EKG-Veränderungen	80
Hyperkaliurie	75
Muskelschwäche	73
Polyurie	72
Hypernatriämie	65
Pathologische Glucosetoleranz	54
Kopfschmerzen	51
Retinopathie	50
Polydipsie	46
Kardiomegalie	40
Parästhesien	24
Sehstörungen	21
Intermittierende Paralysen	21
Tetanie	21
Müdigkeit	19
Trousseau-Zeichen	17
Muskelschmerzen	16
Chvostek-Zeichen	9
Ödeme	3
Beschwerdefreiheit	6

Diagnose: Weisen wiederholt bestätigte Hypokaliämie und Hyperkaliurie im Rahmen einer Hypertonusabklärung auf ein *Conn-Syndrom* hin, kann dieses anhand *radioimmunologischer* Plasma-Aldosteron- und -Reninbestimmungen gesichert werden (erniedrigte bzw. supprimierte Plasma-Renin-Aktivität auch nach Stimulation). Möglich ist ebenso der Nachweis einer erhöhten Aldosteronausscheidung oder seines Metaboliten (Aldosteron-18-glucuronid) im Urin.

Adenome und Karzinome werden von der bilateralen Hyperplasie mittels *Sonographie, Computertomographie* und ^{131}*J-Cholesterol-Szintigraphie* differenziert. Die NN-Phlebographie mit seitengetrennter Aldosteronbestimmung, die zur Lokalisation bzw. Unterscheidung zwischen Tumor und Hyperplasie beiträgt, ist heute weitgehend verlassen. Sie bleibt den Fällen vorbehalten, in denen kleinste Tumoren mit den bildgebenden Verfahren nicht darstellbar sind.

Der *sekundäre Hyperaldosteronismus* ist im Gegensatz zur primären Form immer mit einer *Plasmareninerhöhung* vergesellschaftet und damit laborchemisch abzugrenzen. Auch der iatrogen induzierte Pseudoaldosteronismus mit herabgesetzter Plasmaaldosteron- und -reninaktivität muß abgegrenzt werden (Tab. *22.3.*-3).

Tab. *22.3.*-3. Differentialdiagnose des Hyperaldosteronismus.

Primärer Hyperaldosteronismus
Adenom
Mehrfachadenome
Bilaterale noduläre Hyperplasie
Karzinom

Sekundärer Hyperaldosteronismus
Diuretikatherapie*
Renovaskulärer Hypertonus
Renaler Hypertonus
Renin-produzierende Nierentumoren
Cushing-Syndrom
Phäochromozytom
Bartter-Syndrom
Leberzirrhose
Herzinsuffizienz
Nephrotisches Syndrom

Pseudo-Hyperaldosteronismus
Applikation mineralocorticoidhaltiger Pharmaka (Salben, Nasentropfen)
Carbenoxoloneinnahme
Gesteigerter Lakritzegenuß

* vor Diagnostik abzusetzen.

Therapie: Therapeutisch ist bei tumoröser Genese des *primären Hyperaldosteronismus* nach Korrektur der Hypokaliämie und Hypertonuseinstellung mit Aldosteronantagonisten die *einseitige Adrenalektomie* indiziert. Diese führt beim Adenom in der Regel zur Heilung, hat beim Karzinom jedoch keine hohe Heilungswahrscheinlichkeit. Hier ist postoperativ bei Tumorprogredienz eine *Chemotherapie* indiziert.

Bilaterale noduläre Hyperplasien sind konservativ zu behandeln mit Aldosteronantagonisten, Diuretika, Antihypertensiva, Adrenostatika und Serotoninantagonisten. Nur wenn diese versagt, ist eine Operation indiziert in Form der *subtotalen Nebennierenresektion*. Auch die totale Adrenalektomie mit Autotransplantation wird diskutiert.

Ursache des **Conn-Syndroms** ist meist ein solitäres Nebennierenrindenadenom, seltener eine bilaterale noduläre Hyperplasie. Leitsymptom ist der hypokaliämische Hypertonus.
Die *Diagnose* ergibt sich aus der Plasmaaldosteronerhöhung und der Plasmareninerniedrigung. Die *Lokalisation* erfolgt durch Sonographie, Computertomographie und ^{131}J-Cholesterol-Szintigraphie.
Die *Therapie* der Adenome besteht in der Adrenalektomie, die der bilateralen Hyperplasie in der Gabe von Aldosteron-Antagonisten.

22.3.3.1.2. Cushing-Syndrom

Eine nicht bedarfsgerecht gesteigerte Cortisolinkretion führt zum Cushing-Syndrom und ist entweder auf eine Autonomie der NNR (primäres, adrenales Cushing-Syndrom) oder eine ACTH-induzierte Überproduktion (sekundäres Cushing-Syndrom) zurückzuführen. Die Häufigkeit der einzelnen Formen sowie deren Genese sind in Tab. *22.3.*-4 aufgeführt.

Das iatrogene, durch Corticoid- oder ACTH-Applikation bedingte Cushing-Syndrom wird nicht näher abgehandelt.

Glucocorticoide bewirken einen gesteigerten Proteinkatabolismus, eine vermehrte Glykogensynthese und Glukoneogenese, haben eine antiinsulinäre Wirkung und mineralocorticoide Restwirkung, fördern die Lipolyse und beeinflussen zentralnervöse Funktionen.

Symptome: Patienten mit typischem Cushing-Habitus weisen eine *Fettverteilungsstörung* mit Vollmondgesicht, Büffelnacken, Stammfettsucht und Striae rubrae distensae auf. Amenorrhoische Frauen haben oft zusätzlich einen *Hirsutismus* und *Akne*. Der Cortisolüberschuß führt ferner zur *Muskel-* und *Hautatrophie*, zu *Osteoporose*, *verminderter Glucosetoleranz* bis zur diabetischen Stoffwechsellage, *Hypokaliämie* und *Hypertonus*. *Knöchelödeme*, *Adynamie*, *psychische Veränderungen* und beim Kind ein *vorzeitiger Wachstumsstillstand* werden beobachtet (Tab. *22.3.*-5).

Diagnose: *Laborchemisch* gelingt die Diagnose eines Cushing-Syndroms anhand der Analyse der Ausscheidung *freien Cortisols* im 24-Stunden-

Tab. 22.3.-4. Einteilung und Genese des Cushing-Syndroms.

Primäres, adrenales Cushing-Syndrom (NNR-Autonomie)	*20%*
Adenom	
Karzinom	
Bilaterale Nebennierenrindenhyperplasie	
Sekundäres Cushing-Syndrom (ACTH-induzierte NNR-Überfunktion)	*80%*
Zentrales Cushing-Syndrom	
– Hypothalamus (CRF-Überfunktion)	
– Hypophyse, M. Cushing (Hypophysenvorderlappentumoren)	
Chromophobe Adenome	
Mikroadenome	
Ektopisches ACTH-Syndrom (extraphysäre, paraneoplastische ACTH-Produktion)	
– Bronchialkarzinom, Bronchuskarzinoid	
– Thymom	
– Pankreastumoren	
– Neuroblastom, Gangliom, Phäochromozytom, Paragangliom	
– Medulläres Schilddrüsenkarzinom	
– Mamma-, Ovarial-, Prostatakarzinom u. a.	
Exogenes Cushing-Syndrom (Cortison-Therapie)	

Tab. 22.3.-5. Symptomatik und Befunde beim Cushing-Syndrom (SOFFER).

Symptomatik	%
Vollmondgesicht	88
Stammfettsucht	86
Pathologische Glucosetoleranz	85
Hypertonus	85
Amenorrhö, Hypomenorrhö	77
Hirsutismus	73
Muskelschwäche	67
Striae rubrae distensae	60
Hämorrhagische Diathese	59
Osteoporose	58
Ödeme	57
Büffelnacken	54
Akne	54
Psychische Veränderungen	46
Schlechte Wundheilung	35
Polyurie	32
Polydipsie	28
Exophthalmus	14
Nierensteine	20

Urin, des Plasmacortisol-Tagesprofils, des Dexamethason-Kurztestes mit Plasma-Cortisolbestimmung (1 mg) und des Dexamethason-Hemmtestes (2 mg, 2 Tage) mit Bestimmung der 17-Hydroxycorticoidausscheidung.

Zur *weiteren Differenzierung* in primäre, sekundäre oder ektope Form sind erforderlich: Plasma-ACTH-Bestimmung, Dexamethason-Hemmtest (8 mg, 2 Tage) mit Quantifizierung der 17-Hydroxycorticoidausscheidung. Ein fehlender Abfall der Corticoidausscheidung nach zweitägiger Gabe von 2 mg Dexamethason sichert ein Cushing-Syndrom. Beim zentralen Cushing-Syndrom geht in der Regel nach zweitägiger Gabe von 8 mg Dexamethason die 17-Hydroxycorticoidausscheidung zurück und bleibt bei der primären und ektopen Form unbeeinflußt.

Sonographie, ^{131}*J-Cholesterol-Szintigraphie*, abdominelle und kraniale *Computertomographie* sowie *Sella-Tomographie* dienen der Lokalisationsdiagnostik. Gegebenenfalls erfolgt die Suche nach einem ACTH-produzierenden Tumor.

Therapie: Nach präoperativer Vorbereitung mit Aldosteronantagonisten, K$^+$-Substitution und Hypertonuseinstellung z. B. mit Nifedipin ist bei NNR-Adenomen oder -Karzinomen die *unilaterale Adrenalektomie* und bei der seltenen bilateralen NNR-Hyperplasie die *totale Adrenalektomie* indiziert. Bei nicht in toto exstirpierbaren Karzinomen sollte die Tumormasse weitestgehend reduziert werden, um eine günstige Ausgangssituation für die anzuschließende Adrenostatika-Therapie zu schaffen. Nach einseitiger Adrenalektomie muß aufgrund der Suppression des kontralateralen Organs möglicherweise eine *temporäre Substitutionsbehandlung* erfolgen.

Das zentrale Cushing-Syndrom wird neurochirurgisch mittels *transsphenoidaler Hypophysenrevision* und *Mikro- bzw. Makroadenomexstirpation* angegangen. Bei intraoperativ nicht zu führendem Tumornachweis, wenn eine hypothalamische Störung mit CRF-Überproduktion (Corticotropin-releasing factor) und konsekutive ACTH-Zellhyperplasie vorliegt oder ein Mikroadenom dem Nachweis entging, ist bei älteren Patienten eine partielle oder *totale Hypophysenresektion* angezeigt. Die früher geübte, bilaterale Adrenalektomie wird dem Pathomechanismus eines zentralen Cushing-Syndroms nicht gerecht. Sogenannte *Nelson-Tumoren* der Hypophyse entwickelten sich dort postoperativ aus vorbestehenden Mikroadenomen nach Wegfall der Suppressionswirkung des überhöhten Cortisolspiegels. Die totale Adrenalektomie bleibt heute Rezidiven oder einer Persistenz der Erkrankung nach vorausgegangener Hypophysenrevision vorbehalten. Hier ermöglicht die Kältekonservierung und autologe NNR-Replantation die Reduktion oder eventuell den vollständigen Verzicht auf die postoperative Hormonsubstitution.

Eine *medikamentöse Therapie* des Cushing-Syndroms mit Serotoninantagonisten oder Adrenostatica ist auf inoperable Risikopatienten beschränkt.

Die Behandlung des ektopen Cushing-Syndroms besteht in der Entfernung des ACTH-produzierenden Tumors.

Ursache des **Cushing-Syndroms** ist eine Nebennierenrindenautonomie (adrenales, primäres Cushing-Syndrom) oder eine ACTH-induzierte Stimulation der Nebennierenrinde (sekundäres Cushing-Syndrom).
Typische *klinische Zeichen* sind Vollmondgesicht, Büffelnacken, Stammfettsucht und Striae rubrae distensae. Die *Differentialdiagnose* ergibt sich aufgrund der Plasma- und Urincortisolerhöhung, der Plasma-ATCH-Bestimmung, dem Dexamethason-Hemmtest, der [131]J-Cholesterol-Szintigraphie, der Sonographie sowie der abdominalen und kranialen Computertomographie.
Die *Behandlung* des primären Cushing-Syndroms erfolgt durch Adrenalektomie, die des sekundären durch operative Hypophysenrevision.

22.3.3.1.3. Adrenogenitales Syndrom

Erkrankungsursache sind *angeborene Enzymdefekte* der Glucocorticoid- und/oder Mineralocorticoidsynthese. Aufgrund der niedrigen Plasmaspiegel führt die zentrale Rückkopplung zur gesteigerten ACTH-Inkretion mit konsekutiver NNR-Stimulation und Hyperplasie. Der gleichzeitig resultierende Androgenüberschuß ist krankheitsbestimmend.
In der überwiegenden Mehrzahl der Fälle (90%) liegt dem Enzymdefekt ein *21-Hydroxylase-Defekt* zugrunde.

Symptome: Klinisch besteht meist keine voll ausgeprägte NNR-Insuffizienz. Der Androgenüberschuß führt bei Mädchen zum *Pseudohermaphroditismus femininus*. Jungen zeigen eine vorzeitige Ausbildung sekundärer Geschlechtsmerkmale. Im weiteren Verlauf resultiert die *Pseudopubertas praecox*.
Andere, hier nicht näher beschriebene Enzymdefekte sind kombiniert mit NNR-Insuffizienz, Hypertonie und Pseudohermaphroditismus masculinus. Androgenbildende NNR-Tumoren (Adenom, Karzinom) zeigen eine ähnliche Symptomatik und müssen abgegrenzt werden. Sie sind Seltenheiten im Erwachsenenalter, jedoch die häufigsten hormonaktiven NNR-Tumoren des Kindesalters.

Diagnose: Biochemische Analysen mit Bestimmung der 17-Ketosteroide und des Dehydroepiandrosterons im 24-Stunden-Urin sowie der Hydroxyprogesteronplasmakonzentration bestätigen die Diagnose. Im Dexamethason-Hemmtest reagieren die hormonaktiven Tumoren nicht.

Therapie: Die Therapie der Enzymdefekte besteht in der frühzeitigen adäquaten *Cortisolsubstitution*.
Chirurgisch therapeutische Ansatzpunkte ergeben sich bei androgenproduzierenden Tumoren – hier ist die Exstirpation bzw. Tumorverkleinerung Methode der Wahl – sowie der plastischen Korrektur von Genitalfehlbildungen.

22.3.3.2. Unterfunktion der Nebennierenrinde

Gegenübergestellt werden eine *primäre* und eine *sekundäre Form*, die generell mit einem Glucocorticoidmangel und fakultativ mit einem zusätzlichen Aldosterondefizit einhergehen.
Der *primären NNR-Insuffizienz (M. Addison)* liegt in der Mehrzahl der Fälle eine autoimmunologisch bedingte Adrenalitis zugrunde. Ferner sind zu erwähnen: NNR-Destruktionen durch Tbc, Einblutungen bei Verbrauchskoagulopathie und Sepsis *(Waterhouse-Friderichsen-Syndrom)*, Metastasen, Amyloidose und bei kongenitalem Adrenogenitalen Syndrom. Die *sekundäre NNR-Insuffizienz* basiert auf CRF- bzw. ACTH-Synthesestörungen bei tumorösen, degenerativen sowie entzündlichen Veränderungen von Hypothalamus und Hypophyse.
Eine *iatrogene Insuffizienz* der NNR kann nach Beendigung einer langdauernden Corticoidapplikation resultieren oder wenn unter der Medikation ein endogener Mehrbedarf resultiert.
Der *vollständige Ausfall* der Nebennierenrindenfunktion führt aufgrund der fehlenden Mineralo- und Glucocorticoidwirkung zu Störungen im Wasser-, Elektrolyt-, Kohlenhydrat-, Eiweiß-, Fettstoffwechsel und Kreislaufinsuffizienz mit letalem Ausgang.

Symptome: Die in Tab. *22.3.*-6 aufgeführte Symptomatik ist bei der sekundären Form geringer ausgeprägt und Hyperkaliämie und Hyperpigmentation fehlen.

Diagnose: Zur Diagnose führen die Symptome, der Nachweis der erniedrigten Plasmacortisolkonzentration, ACTH-Konzentrationsbestimmung, ACTH- und CRF-Stimulationstest sowie der Insulin-Hypoglykämietest.

Therapie: Die Therapie besteht in einer adäquaten, dem zirkadianen Rhythmus und Belastungssituationen (z. B. Operation) angepaßten *Cortisolsubstitution und Mineralocorticoidgabe* (Fludrocortison) sowie bei der sekundären

Tab. *22.3.*-6. Symptomatik und Befunde bei NNR-Insuffizienz.

Adynamie, Schwäche, Ermüdbarkeit
Gewichtsreduktion, Anorexie
Übelkeit, Erbrechen
Hyperpigmentation
Hyperkaliämie
Hypotonus
Depression, Apathie, gesteigerte Erregbarkeit

NNR-Insuffizienz in der neurochirurgischen bzw. radiologischen Tumorbehandlung.

22.3.3.3. Hormonell inaktive Nebennierenrinden-Tumoren

Unter diesen seltenen Tumoren der NNR wie Zysten, Lipomen, Hämangiomen, Karzinomen überwiegen die Adenome.

Symptome: Sie werden in der Regel erst durch die zunehmende Raumforderung symptomatisch oder stellen Zufallsbefunde dar (»Inzidentalome«).

Diagnose: Der Nachweis erfolgt durch *Sonographie* und *Computertomographie*. Abzugrenzen sind einerseits hormonaktive Nebennierenveränderungen und andererseits Nebennierenmetastasen sonstiger Primärtumoren (Bronchial-, Mammakarzinom u. a.). Eine durch Feinnadelpunktion gewonnene *Zytologie* kann differentialdiagnostisch weiterführen sowie als Entscheidungshilfe bei der Therapie dienen.

Therapie: Da das Malignitätsrisiko mit der Tumorgröße zunimmt, ist bei Tumoren oberhalb eines Durchmessers von 3–4 cm die *Adrenalektomie* indiziert. Kleinere solide oder zystische Tumoren mit durch Feinnadelpunktion gewonnenem, klarem Sekret können kurzfristig in ihrem Verlauf kontrolliert werden.

Die *Prognose* maligner Tumoren ist ungünstig.

Hormonell inaktive Nebennierenrindentumoren stellen in der Regel Zufallsbefunde bei der Sonographie oder Computertomographie dar. Aufgrund des größenabhängigen Malignitätsrisikos sollten die Tumoren ab einem Durchmesser von 3–4 cm durch Adrenalektomie entfernt werden.

22.3.4. Operationstechnik

Die Nebennieren liegen im Retroperitoneum innerhalb der Gerotaschen Faszie (Fascia renalis) kranial den oberen Nierenpolen an, wobei die linke weiter ventral lokalisiert ist und bis zum Nierenhilus herabreichen kann.

Der *transabdominelle Zugang durch quere Oberbauchlaparotomie* wird bevorzugt. Dieser ermöglicht die Revision beider Nebennieren sowie des gesamten Abdomens und eine thorakale Erweiterung. Extraperitoneale Schnittführungen sind für die Patienten weniger belastend, erlauben aber nur die einseitige Exploration.

Die *Replantation* autologen Nebennierengewebes erfolgt in Muskeltaschen der proximalen Unterarmmuskulatur.

Literaturauswahl

EDIS, A. J., C. S. GRANT, R. H. EGDAHL: Manual of Endocrine Surgery. Springer, New York, Berlin, Heidelberg, Tokio 1984.
GROSS, R., P. SCHÖLMERICH: Lehrbuch der Inneren Medizin, 6. Aufl. Schattauer, Stuttgart, New York 1982.
HAURI, D., O. SCHMUCKI: Erkrankungen der Nebenschilddrüsen und Nebennieren. Fischer, Stuttgart 1985.
HORNBOSTEL, H., W. KAUFMANN, W. SIEGENTHALER: Innere Medizin in Praxis und Klinik. Thieme, Stuttgart, New York 1984.
KÜMMERLE, F., V. LENNER: Erkrankungen der Nebennieren. Thieme, Stuttgart, New York 1985.
MAYOR, G.: Die Chirurgie der Nebennieren. Springer, Berlin, Heidelberg, New York 1984.

23. Blut- und Lymphgefäße

23.1. Arterien

Von TH. JUNGINGER und TH. SCHMITZ-RIXEN

23.1.1. Chronische arterielle Verschlußkrankheit

23.1.1.1. Einleitung

Der Entdeckung des Blutkreislaufs (WILLIAM HARVEY, 1628) folgte bald die Erkenntnis, daß das arterielle System häufig von Stenosierungen befallen wird, was LOBSTEIN 1833 erstmals mit dem Wort »Arteriosklerose« belegte. Der Begriff »arterielle Verschlußkrankheit« (RATSCHOW, 1959) umschreibt alle organischen, meist generalisiert auftretenden Verschlußprozesse der Arterien. Zahlenmäßig und klinisch steht die *Arteriosklerose* an erster Stelle, deren Ätiologie unklar bleibt, deren Vorkommen und Verlauf aber eindeutig durch *Risikofaktoren* bestimmt werden. Als solche gelten der Diabetes mellitus, der Hypertonus, Lipoproteinämien, die Adipositas und vor allem der chronische Nikotinkonsum. Für die Bundesrepublik Deutschland besteht inzwischen ein Bedarf von etwa 2000 Gefäßoperationen pro 1 Mill. Einwohner pro Jahr.

23.1.1.2. Grundlagen

23.1.1.2.1. Arteriosklerose

Die Arteriosklerose (Atherosklerose) als häufigste Erkrankung menschlicher Arterien ist ein *degeneratives* Leiden, das in 2 Erscheinungsformen auftritt:

Eine Form befällt die *Media der Arterienwand* und führt zur Dilatation mit Entwicklung von Aneurysmen. Die zweite häufigere Form ist eine Erkrankung der *Intima und des inneren Anteils der Media* mit Ausbildung von das Gefäßlumen verlegenden *Atheromen*, was ab einer Stenose von mehr als 50% zu einer Verminderung des Blutflusses führt. Der Endzustand ist der *kompletter Gefäßverschluß*.

Charakteristisch für die Arteriosklerose sind **Intimaverdickung** und **Mediadegeneration**.

Gefäßverschlüsse- oder -stenosen finden sich bevorzugt im *Bereich der Gefäßbifurkationen* und der *Durchtrittsstellen durch Faszien* (Abb. *23.1.-1*). Die Verteilung der Erkrankung ist *symmetrisch*. Die häufig anzutreffende Bevorzugung einer Körperseite ist durch lokale Komplikationen wie intraatheromatöse Blutung oder eine Dissektion verursacht.

Die Symptome der Erkrankung werden entweder durch eine *Minderperfusion distal einer Stenose* oder durch *Embolisation atheromatösen Materials* hervorgerufen. Ein deutlicher Geschlechtsunterschied zuungunsten der Männer besteht nur in jüngerem Lebensalter. Die Arte-

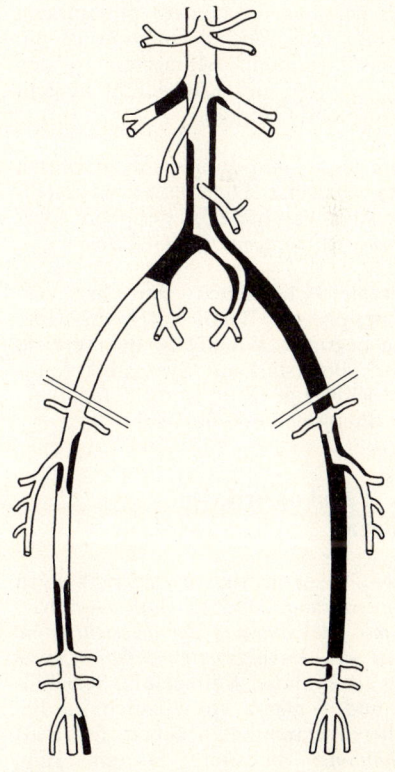

Abb. *23.1.*-1. *Arterielle Verschlußkrankheit* (Arteriosklerose): Häufigste Lokalisation im Bereich der Arterien der unteren Körperhälfte.

rioklerose selbst ist *nicht behandelbar;* um so wichtiger ist daher die Prophylaxe durch Ausschaltung bestehender Risikofaktoren (s. o.).

23.1.1.2.2. Diabetische Angiopathie

Eine *Media- und Basalmembranverdickung der Gefäßwand* ist typisch für eine diabetische Stoffwechsellage. Neben den *tiefen Femoral-* und den *Popliteagefäßen,* sind die *peripheren Gefäße* stärker und charakteristischerweise diffuser betroffen, während die aortoiliakale Gefäßetage ausgespart bleibt. Diabetiker haben zusätzlich häufig eine periphere Neuropathie, die Verletzungen mit hoher Infektionsrate Vorschub leistet.

Die diabetische Angiopathie ist durch den **Befall mittlerer und kleiner Arterien** gekennzeichnet.

23.1.1.2.3. Thrombangitis obliterans

Die Thrombangitis obliterans *(M. Winiwarter-Bürger)* zeigt neben *degenerativen* auch *entzündliche* Veränderungen. Betroffen sind multiple Segmente kleiner Arterien distal der A. poplitea und A. brachialis bei jungen Männern mit starkem Nikotinkonsum. Eine *Phlebitis migrans* ist ein häufiges Begleitsymptom. Schmerzen in den Endgliedern, Zyanose und Kältegefühl steigern sich zu Nekrose und Gangrän.

Die **Frühdiagnose** kann dopplersonographisch beim Fehlen einzelner Digitalarterien gestellt werden. Die Angiographie zeigt periphere Arterienverschlüsse, neben gesunden Gefäßen.

Die **Therapie**möglichkeiten sind bei ausschließlich peripherem Befall auf *konservative* Maßnahmen begrenzt. Wichtig ist der Verzicht auf Nikotin. Bei starkem Sympathikotonus (feuchte und schwitzige Haut) ist die Sympathektomie Behandlungsmethode der Wahl.

23.1.1.2.4. Vasokonstriktive Erkrankungen

Symptome: Vasokonstriktive Erkrankungen sind als *Tonusstörungen des sympathischen Nervensystems mit Beeinflussung der arteriellen und venösen Seite des Kapillarbettes* definiert, was sich klinisch als Zyanose, Kältegefühl, Sensibilitätsstörung und Schmerz vornehmlich im Bereich der oberen Extremitäten äußert. Diese als *Raynaud-Phänomen* bekannte Störung kann durch Kälte provoziert werden und tritt bei einer Vielzahl von Erkrankungen (Immunangiopathien, Kollagenosen u. a.) auf. Läßt sich eine spezifische Ursache nicht finden, spricht man vom *M. Raynaud.*

Die **Behandlung** richtet sich auf die Grunderkrankung. Bei ausgeprägten Schmerzen ist eine Sympathektomie, bei digitaler Gangrän eine Grenzzonenamputation indiziert.

23.1.1.2.5. Ergotismus

Die im Mittelalter aufgetretenen epidemieartigen Ergotaminintoxikationen gaben den Betroffenen das Gefühl brennender Extremitäten (St.-Antonius-Feuer), was sich zuweilen bis zur Gangrän steigerte. War es damals der Pilz Claviceps purpurea, sind es heute vasokonstriktive ergotaminhaltige Präparate zur Behandlung des Migränekopfschmerzes und kombiniert mit Heparin, zur Prophylaxe der tiefen Beinvenenthrombose.

Klinik: Brennende Schmerzen oder Kältegefühle betreffen die unteren Extremitäten, gefolgt von ischämischen Nekrosen.

Die **klinische Untersuchung** zeigt verminderte oder fehlende Pulse. Bei der *Angiographie* finden sich generalisiert oder segmental extrem enggestellte Gefäße ohne Zeichen der arteriosklerotischen Wandveränderungen. Sekundäre arterielle Thrombosen komplizieren das Krankheitsbild. Bei akuter Vergiftung ist eine Rückbildung 48 Stunden nach Absetzen der Droge möglich. Bei chronischer Intoxikation ist die Erholungsphase länger.

Therapie: Erfolgversprechend bei schwerer Ischämie scheint die Infusion von Natriumnitroprussid zu sein, neben anderen Maßnahmen wie der Angioplastie oder auch einer lokalen fibrinolytischen Therapie. Bei fortgeschrittener Ischämie ist die *Prognose* für den Erhalt der Extremität ungünstig.

23.1.1.2.6. Fibromuskuläre Hyperplasie

Stenosen der Nierenarterien zeigen in etwa 25% einen *septenähnlichen Aufbau,* der histologisch als Hyperplasie der muskulären und fibrösen Wandanteile der Media imponiert. *Angiographisch* sieht man ringförmige oder bei längerstreckigem Befall perlschnurartige Einschnürungen. Charakteristischerweise ist das weibliche Geschlecht in jüngerem Lebensalter (unter 40) betroffen.

23.1.1.3. Minderperfusion und Kollateralisierung

Eine *periphere Minderperfusion* stimuliert die Kollateralenbildung zur Überbrückung des stenosierten oder verschlossenen Arteriensegmentes. Stenosen mit mehr als 60% Reduktion des Durchmessers vermindern den poststenotischen arteriellen Blutdruck. Dies erzeugt einen Druckgradienten, der das Blut über präformierte Kollateralen in den minderperfundierten Bereich zwingt (Abb. 23.1.-2). Da der Widerstand in dem Kollateralnetz größer ist als in der ursprünglichen Strombahn, ist der kollaterale Blutfluß meist geringer, was sich klinisch bei erhöhtem peripheren Bedarf (Gehen) bemerkbar macht.

Eine *schwere chronische Ischämie* wird in der Regel durch mehrfache Stenosen oder Verschlüsse großer Gefäße verursacht. Ein vermindertes Herzzeitvolumen, eine gesteigerte Blutviskosität, eine Hyperfibrinogenämie oder eine Dehydratation können den Blutfluß im Kollateralnetz zusätzlich vermindern.

23.1.1.4. Leitsymptome und Stadieneinteilung

Für die Beurteilung des *Schweregrades* einer Durchblutungsinsuffizienz hat sich die Einteilung von FONTAINE (1954) durchgesetzt:

Stadium I liegt beim Nachweis asymptomatischer Stenosen oder Verschlüsse vor.

Stadium II ist gekennzeichnet durch die Belastungsinsuffizienz (Claudicatio intermittens).

Stadium III ist charakterisiert durch Ruheschmerzen, die typischerweise nachts ausgeprägter sind.

Stadium IV entspricht der Gewebenekrose.

In Abheilung begriffene kleine Zehennekrosen z. B. nach Verletzung werden zuweilen Stadium II zugeordnet und als »kompliziertes Stadium II« bezeichnet.

Die zweite Einteilung erfolgt nach der *Lokalisation* (Tab. 23.1.-1).

23.1.1.5. Symptome

Claudicatio intermittens: Die Claudicatio intermittens (»Schaufensterkrankheit«) ist gekennzeichnet durch Schmerzen oder Ermüdungsge-

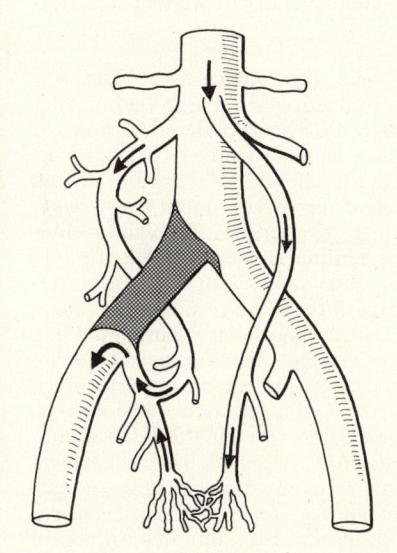

Abb. *23.1.-2. Arterielle Verschlußkrankheit* (Kollateralisierung): Kollateralnetz bei Verschluß der A. ilica communis.

Tab. *23.1.*-1. Lokalisationsformen der arteriellen Verschlußkrankheit.

Typ	Verschluß-lokalisation	Fehlende Pulse
1. Aortentyp	Aortal	Ab Leiste
2. Beckentyp	Aortoiliakal	Ab Leiste
3. Oberschenkeltyp	Femoropopliteal	Ab A. poplitea
4. Peripherer Typ	Unterschenkel-, Unterarmarterien	Fußpulse Handgelenkspulse
5. Schultergürteltyp Supraaortische Stammarterien		Ab A. axillaris
Karotissystem		Karotispuls
Vertebrobasiläres System		—
Armarterien	Aa. axillares, brachiales	Ab A. brachialis

fühl der Muskeln der unteren Extremität beim Gehen mit Rückbildung nach 2–5minütiger Ruhe. Die Schmerzen unterscheiden sich von den »Anlaufschmerzen« bei degenerativen Gelenkerkrankungen. Die *Objektivierung erfolgt auf dem Laufbandergometer*. Patienten, die mehr als 200 m beschwerdefrei gehen, werden dem Stadium IIa nach FONTAINE zugeordnet. Unter 200 m Gehstrecke liegt ein Stadium IIb vor. Claudicatio-Beschwerden bei Patienten mit *Oberschenkelverschlußtyp* manifestieren sich in der Wadenmuskulatur, Oberschenkel-Claudicatio findet sich beim Beckentyp, Aortenobstruktionen können eine *Claudicatio der Glutealmuskulatur* verursachen.

Ruheschmerzen: Ischämische Ruheschmerzen sind brennende kontinuierliche Schmerzen des Vorfußes. Selten überschreitet dieser Schmerztyp die Knöchelgrenze. Starke Ruheschmerzen lassen den Patienten schlaflos das Bein seitlich aus dem Bett hängen mit nachfolgender Ödembildung.

Sensibilitätsstörungen: Störungen der Sensibilität sind im chronischen Stadium selten nachweisbar. *Strumpfförmige* Sensibilitätsverluste sind verdächtig auf eine periphere Neuropathie diabetischer oder alkoholischer Genese. *Segmentäre* Sensibilitätsstörungen lassen an ein Ischiassyndrom denken.

23.1.1.6. Diagnose

Inspektion: In fortgeschrittenen Stadien der chronischen Ischämie fällt neben *Muskelatrophien* und *trophischen Störungen der Haut,* eventuell mit Pilzbefall, eine zyanotische, livide *Verfärbung* des Fußes oder der Hand auf.
Nekrosen finden sich zuerst an den distalsten Punkten der Extremität, aber auch im Fersenbereich, hier bedingt durch Aufliegen bei bettlägerigen Patienten. Nichtinfizierte Nekrosen machen an der Durchblutungsgrenze halt und entwickeln sich zur trockenen Gangrän, mit nachfolgender Mumifizierung.
Bei *Infektion* spricht man von *feuchter Gangrän,* die weitaus gewebezerstörender ist.

Palpation: Die *Palpation aller zugänglichen Pulse* ist die wichtigste klinische Untersuchung. In oberflächennahen Gefäßen lassen sich zusätzlich Veränderungen der Wandstruktur wie Verkalkungen oder Erweiterungen nachweisen. Durch den »Pulsstatus« kann man die Lokalisation der Veränderungen eingrenzen. In Stadien schwerer Ischämie sinkt die *Hauttemperatur* der abhängigen Partien, was am besten durch den Handrücken des Untersuchers festgestellt werden kann.

Auskultation: Gefäßgeräusche werden durch Veränderungen der Blutflußgeschwindigkeit und -qualität in Stenosen hervorgerufen. Das Geräusch selbst entsteht durch Turbulenzen und Schwingungen der Gefäßwand und wird nach distal fortgeleitet. Ist die Stenose so hochgradig, daß der Blutfluß auf ein Minimum reduziert ist, verschwindet das Geräusch. Die meisten großen Arterien sind der Auskultation zugänglich. Gefäßgeräusche lassen sich nur bei Stenosen mit Einengungen des Gefäßdurchmessers zwischen ca. 40 und 95% auskultatorisch nachweisen. Vom Herzen fortgeleitete Geräusche werden zum Herzen hin lauter.

Belastungs- und Provokationstests: Die Abblassung der Fußhaut nach Hochlagerung der Extremität über die Horizontale *(Ratschowsche Lagerungsprobe),* ist ein wichtiger Parameter arterieller Minderdurchblutung. Für die oberen Extremitäten wird dieser Test durch *Faustschlußübungen* ergänzt. Körperliche Bewegung eines gesunden Individuums steigert die Pulsrate und den Blutdruck, ohne daß Gefäßgeräusche auftreten oder die Hautfarbe sich verändert. Bei einem Patienten, der über eine leichte Einschränkung seiner Gehstrecke klagt, aber normale Untersuchungsbefunde zeigt, sind möglicherweise nach forciertem Gehen, Gefäßgeräusche, eine Abblassung der Fußhaut und verminderte Pulse zu finden. Eine *livide Hautverfärbung* bei Kälteexposition weist auf vasokonstriktive Erkrankungen, das *Verschwinden der Handgelenkspulse* bei extremer Abduktion bzw. Elevation des Armes auf ein *Thoracic-Outlet-Syndrom* hin (s.u.).

Apparative Untersuchungen: Die *beidseitige Blutdruckmessung* nach Riva-Rocci ergibt Hinweise auf eine Subklavia- oder Trunkusstenose bei mehr als 25 mmHg Druckdifferenz.

Nicht palpable Pulse können mittels *Doppler-Ultraschall* identifiziert werden. Mittels einer proximal angelegten Druckmanschette kann der systolische Druck in peripheren Arterien bestimmt werden (Dopplerverschlußdruck).

Die Bestimmung der beschwerdefreien Gehstrecke erfolgt auf dem *Laufbandergometer* (3 km/h, 5% Steigung).

Plethysmographische Methoden ermöglichen qualitative und quantitative Messungen der Durchblutungsvolumina in einer Extremität. Zur Anwendung kommen Venenverschlußplethysmographie und Pulsvolumenaufzeichnung (früher als Oszillographie bekannt).

Bidirektionale Doppler zeigen nicht nur die Blutflußgeschwindigkeit, sondern auch die Strömungsrichtung an. Hierdurch ist eine unmittelbare Identifizierung von Stenosen möglich. Die Spektralanalyse der Dopplersignale ermöglicht Aussagen über den Schweregrad von Stenosen.

Die *Sonographie* ergibt eine Darstellung der Gefäße und ihrer Wandstrukturen. Die Erkennung von Aneurysmen, intravasalen Thromben und Plaques ist hierdurch nicht-invasiv möglich. Von der Kombination der Sonographie und des Dopplers (Duplex-Scan) sind weitere Fortschritte in der nicht-invasiven Diagnostik von Gefäßerkrankungen zu erwarten.

Angiographie: Die Darstellung des Gefäßsystems kann nach translumbaler Punktion oder über einen nach Punktion der A. femoralis vorgeschobenen Katheter (Seldinger) erfolgen. Die *Risiken der Angiographie* bestehen in der Toxizität des Kontrastmittels und in Verletzungen durch Punktion oder Katheter.

Die *Indikation* ist auf die Operationsplanung zu beschränken. Neue Techniken wie die computergestützte digitale Bildverarbeitung (DSA, digitale Subtraktionsangiographie) schränken die Kontrastmittelmenge ein und ermöglichen kontrastreichere Bilder. In Einzelfällen kann man hierbei sogar auf die arterielle Punktion verzichten und das Kontrastmittel auf venösem Wege einbringen. Die Angiographie wird ferner *intraoperativ* zur gezielten Diagnostik als Basis des operativen Vorgehens und zur Kontrolle eingesetzt.

> Anamnese und klinischer Befund mit seinem wichtigsten Teil, dem **Pulsstatus,** sind der Schlüssel zur Diagnose der Gefäßkrankheiten.

23.1.1.7. Therapie

Ziel der Behandlung der Gefäßkranken ist die Beseitigung der Symptomatik (Stadium II und III) und die Abwendung der drohenden Extremitätenamputation (Stadium III und IV). Zur Anwendung kommen *konservative* und *operative* Maßnahmen.

> Die **Behandlungsindikation arteriosklerotischer Krankheitsbilder** ist zur Abwendung einer drohenden Extremitätenamputation, eines Organverlustes oder zur Beseitigung oder Besserung einer ischämiebedingten Symptomatik sowie zur Vermeidung einer Erkrankungsprogression gegeben.

23.1.1.7.1. Konservative Therapie

Die konservative Behandlung umfaßt eine Reihe von Maßnahmen. Einen positiven Einfluß auf die Symptomatik der Erkrankung haben:
1. Das kontrollierte Gehtraining. 2–3mal täglich soll die Schmerzgrenze erreicht werden, da durch die Gewebeazidose die Bildung von Kollateralen gefördert wird.
2. Die Gewichtsreduktion bei adipösen Patienten.
3. Die Normalisierung eines erhöhten Blutdrucks.
4. Die Vermeidung von Nikotin. Die direkte Endothelschädigung durch Nikotin ist experimentell belegt. Patienten mit Gefäßrekonstruktionen zeigen bei fortgesetztem Nikotinkonsum eine 3–4mal höhere Wiederverschlußrate.
5. Die Prophylaxe von Verletzungen und Infektionen an den betroffenen Extremitäten.

Durch *vasodilatierende Medikamente,* die zusätzlich die Rheologie beeinflussen, läßt sich eine Verlängerung der beschwerdefreien Gehstrecke bei Patienten mit einem isolierten Oberschenkelverschluß erzielen.

Thrombozytenaggregationshemmer beugen thromboembolischen Komplikationen vor und senken bei bestimmten Gefäßersatzmaterialien (ePTFE) die postoperative Verschlußrate.

Antikoagulantien sollten wegen der nicht unerheblichen Blutungskomplikation nur unter strenger Beachtung der Kontraindikation eingesetzt werden.

23.1.1.7.2. Operative Therapie

.1. Operationsindikation

Eine *arterielle Gefäßrekonstruktion* ist selten prophylaktisch (z.B. zur Vermeidung einer Verschlechterung bei hochgradiger Stenose) und meist zur Beseitigung oder Besserung der Symptomatik (Claudicatio intermittens) indiziert und hat *Palliativcharakter*.

Für Patienten im Stadium der Ruheschmerzen, Nekrose oder Gangrän (Stadien III und IV) besteht eine *dringliche*, bei Stadium II eine *relative Operationsindikation*. Die Indikation zur Operation oder zu einer anderen Behandlungsform wird aufgrund der gesamten klinischen Situation gestellt und beruht nie ausschließlich auf dem angiographischen Bild, das als »Landkarte« bei der Entscheidungsfindung für die Wahl des Verfahrens dient.

.2. Operative Techniken

Zur operativen Behandlung kommen folgende Techniken, oft in Kombination, zur Anwendung:
1. *Embolektomie* und *Thrombektomie* mit Hilfe von Ballonkathetern.
2. Geschlossene oder halbgeschlossene *Thrombendarteriektomie* mit Hilfe von Ringstrippern (Abb. *23.1.*-3).

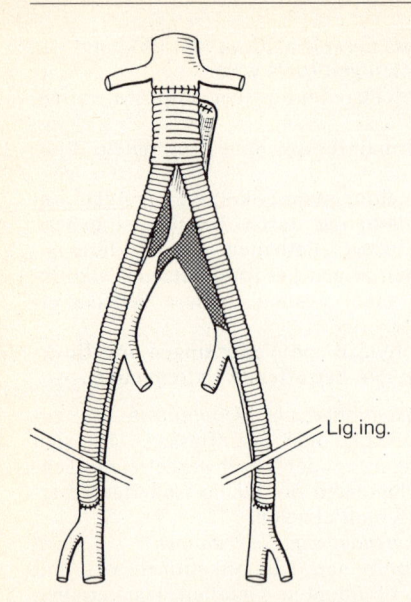

Abb. 23.1.-3. *Arterielle Verschlußkrankheit* (operative Therapie): Prinzip der halbgeschlossenen Ausschälplastik (Thrombendarteriektomie) mit dem Ringstripper nach VOLLMAR. Das Insert zeigt die Ausschälebene in der Gefäßwand.
Nach Eröffnen des Gefäßes wird zunächst die geeignete Ausschälebene in der Gefäßwand aufgesucht, sodann wird ein Verschlußzylinder gewonnen, der mit dem Ringstripper bis zur nächsten Gefäßaufzweigung verfolgt wird.

3. *Gefäßersatz* durch körpereigene oder körperfremdes Material im vorhandenen Gefäßbett oder außerhalb (extraanatomisch).
4. *Sympathektomie*.
5. *Angioplastie* (perkutan oder intraoperativ angewandt).
6. *Amputation*.

Die Wahl ist abhängig vom Stadium der Erkrankung, dem Zu- und Abstrom des stenosierten Bezirks, der Lokalisation und dem Allgemeinzustand des Patienten.

.3. Aorto-iliako-femorale Rekonstruktion

Die Operationsindikation bei Stenose oder *Verschluß der Aorta oder der Beckengefäße* ist ab dem Stadium *IIb*, bei jüngeren Patienten im Stadium *IIa* gegeben. Etwa ein Drittel der Verschlußprozesse der unteren Körperhälfte entfällt auf diesen Abschnitt. Die Standardoperation ist die aorto-bifemorale Umleitungsoperation mit Implantation einer gestrickten Dacron-Bifurkationsprothese (Abb. *23.1.*-4). Bei ausschließlichem *Befall der Aortenbifurkation* oder einseitigem *Iliakabefall* kann auch eine Thrombendarteriektomie ausgeführt werden. Sprechen Risikofaktoren gegen einen intraabdominellen Eingriff, ist die *extraanatomische Umleitung* durch Im-

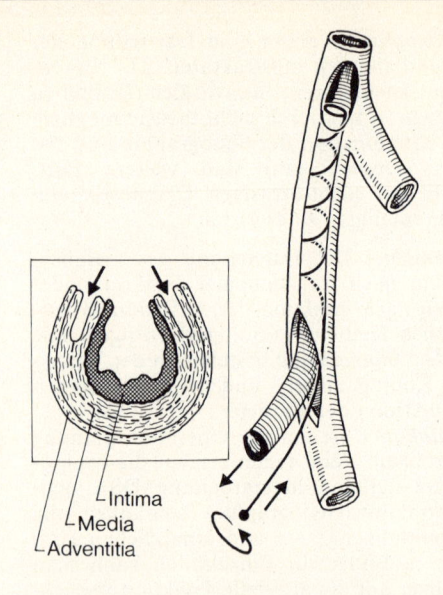

Abb. 23.1.-4. *Arterielle Verschlußkrankheit* (operative Therapie): Überbrückung eines aortoiliakalen Erkrankungstyps mit einer aorto-bifemoralen Bifurkationsprothese. Der proximale Anschluß kann End-zu-End oder End-zu-Seit mit der Aorta erfolgen, distal ist in End-zu-Seit-Technik anastomosiert.

plantation einer axillo-bifemoralen Prothese oder günstiger, bei nur einseitigem Verschluß der A. iliaca, die femoro-femorale (»cross-over«) Umleitung das alternative Vorgehen (Abb. *23.1.*-5).

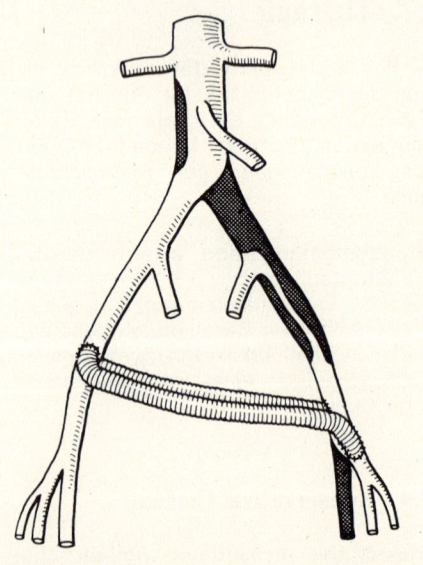

Abb. *23.1.*-5. *Arterielle Verschlußkrankheit* (operative Therapie): Prinzip einer »extraanatomischen« Umleitung, hier in Form eines femoro-femoralen »Cross-over«-Bypasses.

Die *Operationsletalität* für die Prothesenimplantation beträgt 2-5%, die Durchgängigkeit der Gefäßprothesen ist nach 1 Jahr 95% und nach 5-10 Jahren ca. 70%, nach extraanatomischer Umleitung etwa 20% weniger.

Beim *hohen Aortenverschluß* (ca. 8% der Fälle) reicht der Verschlußprozeß bis in das Niveau der Nierenarterienabgänge, was den operativen Eingriff kompliziert. Die *Letalität* ist aufgrund begleitender Nierenarterienstenosen sowie stärkerer kardialer Vorschädigung höher. Eine weitere Sonderform ist das »*Small-Aorta*«-*Syndrom jüngerer Frauen* (ca. 4% der Fälle), dessen Ätiologie unklar ist.

.4. Femoro-popliteale Rekonstruktion

Die Operationsindikation für femoro-popliteale Verschlüsse ist wegen relativ hoher postoperativer Verschlußraten auf Patienten mit kurzer Gehstrecke und auf die Stadien III und IV zu beschränken. Die Operationsmethode der Wahl ist die *femoro-popliteale Umleitung mit autologer V. saphena magna* (Abb. *23.1.*-6). Die Ausschäl-

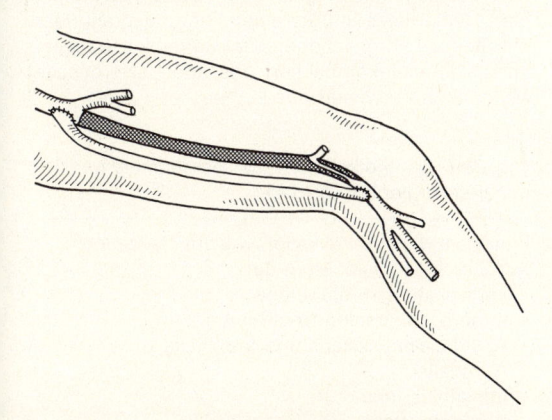

Abb. *23.1.*-6. Arterielle Verschlußkrankheit (femoropopliteale Rekonstruktionen): Femoro-popliteale Umleitung mit infragenikularem Anschluß des Venen-Bypasses.

plastik der A. femoralis superficialis ist wegen ungünstiger Ergebnisse verlassen.

Die *plastische Erweiterung des Profundaabganges* durch einen Flicken aus Vene oder Kunststoff (Patch) ist nur bei ausgeprägter Abgangsstenose der A. profunda femoris und einem angiographisch gut sichtbaren Kollateralnetz erfolgversprechend.

Die Ergebnisse der femoro-poplitealen Rekonstruktion zeigen bei niedriger operativer *Letalität* (ca. 2%) nach 5 Jahren eine Durchgängigkeitsrate von 80% bei Prothesenanschluß oberhalb und etwa 20% schlechtere Ergebnisse bei Anastomosierung distal des Kniegelenks.

.5. Distale arterielle Rekonstruktionen

Die *Indikation* zu einer Prothesenumleitung auf die Unterschenkelarterien ist nur bei Patienten mit starken Ruheschmerzen und/oder Gangrän zu stellen. Das *Gefäßersatzmaterial* der Wahl ist die autologe V. saphena magna, die für diese Umleitungen auch in situ belassen werden kann. Steht eine ausreichende Vene nicht zur Verfügung, so kommen als Alternativen *ePTFE-Prothesen* oder *homologe Nabelschnurvenen* in Frage. Andere Alternativen, wenn nur ein kurzes Venenstück zur Verfügung steht, sind »*composite-grafts*«, die im Oberschenkelbereich künstliches Gefäßersatzmaterial und kniegelenksüberschreitend autologe Vene verwenden (Abb. *23.1.*-7).

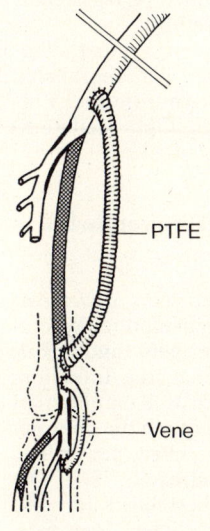

Abb. *23.1.*-7. Arterielle Verschlußkrankheit (distale Rekonstruktionen): Kombinations-Bypass mit einer ePTFE-Prothese und zur Überbrückung des Kniegelenks mit einem autologen Venen-Bypass unter Benutzung eines offenen Arteriensegmentes.

Die *Letalität* des Eingriffs liegt bei etwa 5%. Die Frühversagerquote beträgt innerhalb der ersten 30 Tage 15-30%, die Langzeitdurchgängigkeit nach 5 Jahren etwa 40% bei Verwendung einer autologen Vene und 15% weniger bei den Alternativen. Nach 5 Jahren leben nur noch ca. 40% der Patienten. Haupttodesursachen sind der Myokardinfarkt und der zerebrale Insult.

.6. Kombinationsverschlüsse

Bei ausgedehnten Verschlüssen in mehreren Gefäßetagen wird in der Regel von proximal nach distal etagenweise in getrennten Schritten revaskularisiert.

.7. Sympathektomie

Die Sympathektomie mindert die vasokonstriktorische Antwort der Gefäße auf Belastungen bei Patienten mit starkem Sympathikotonus.

Die Hautdurchblutung wird hierdurch positiv beeinflußt. Folgende *Indikationen* sind sinnvoll:
- Thrombangiitis obliterans,
- Fehlgeschlagene oder unmögliche Revaskularisationen,
- Vasokonstriktion nach Revaskularisation,
- Ausgeprägte Hyperhidrosis,
- Akrozyanosis und andere vasokonstriktive Erkrankungen,
- Intoxikationen (Ergotismus).

Die Sympathektomie hat keinen Einfluß auf funktionelle Stenosebeschwerden (Claudicatio intermittens), Ruheschmerzen oder eine Gangrän.

Der Eingriff besteht in der operativen Entfernung der Ganglien L2 bis L4 *(lumbale Sympathektomie)* bzw. Th2 bis Th5 *(thorakale Sympathektomie)*. Mit gutem Erfolg werden diese Eingriffe auch endoskopisch oder CT-gesteuert durch Phenolinjektion durchgeführt.

Typische *Folgen* der lumbalen Sympathektomie können Potenzstörungen, der thorakalen Sympathektomie das Horner-Syndrom (bei Entfernung oder Verletzung des Ggl. stellatum) sein.

.8. Komplikationen nach gefäßchirurgischen Eingriffen

Als Komplikationen findet man *allgemeine* (tiefe Venenthrombose, Lungenembolie, kardiales oder respiratorisches Versagen) und *lokale* (Nachblutung, Gefäßprothesenausriß, Infektion, Reverschluß) Risiken. Eine ernste Komplikation mit hoher Letalitätsrate ist die durch die perioperative Antibiotikaprophylaxe selten gewordene *Gefäßprotheseninfektion* (Häufigkeit 1%). Die einzig mögliche Behandlung besteht in der vollständigen Entfernung des künstlichen Materials. Die zweite ernste Komplikation ist der *Wiederverschluß*, der als *gefäßchirurgischer Notfall* behandelt werden muß. Mögliche Ursachen der Thrombose sind umgehend zu beseitigen.

.9. Angioplastie

Eine der bedeutendsten Entwicklungen der Gefäßchirurgie der letzten 20 Jahre ist die Angioplastie. Prinzip ist die *transluminale Dilatation* von stenosierten oder kurzstreckig verschlossenen Arterien durch *Ballonkatheter* auf perkutanem Wege in örtlicher Betäubung (Abb. *23.1.*-8), (Tab. *23.1.*-2).

Komplikationen: Mit zunehmender Erfahrung sank die Komplikationsrate in den letzten 10 Jahren von 15% auf 5%. Möglich sind Hämatome und falsche Aneurysmen an der Punktionsstelle, sowie eine Thrombose oder Perforation im dilatierten Gefäß. Eine spezifische Komplikation ist die periphere Embolisation von losgelöstem Plaquematerial. Für etwa 10% des gefäßchirurgi-

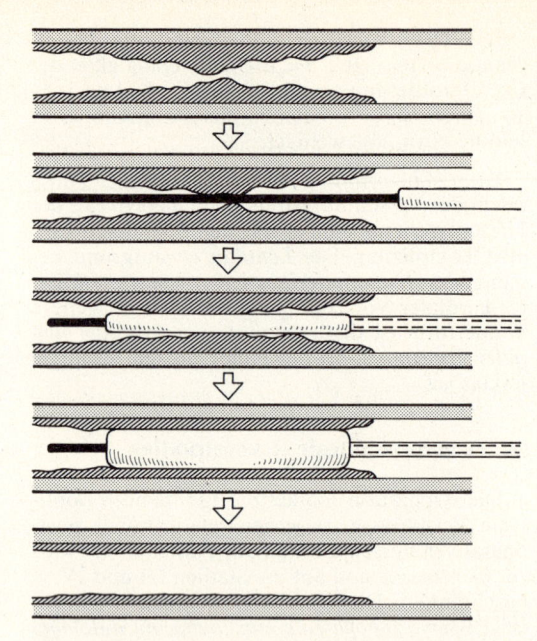

Abb. *23.1.*-8. Arterielle Verschlußkrankheit (perkutane transluminale Angioplastie): Schema zur PTA: Ein PTA-Katheter ist über einen Führungsdraht über die Stenose vorgeschoben. Der aufgeblasene Dilatationskatheter kompaktiert das arteriosklerotische Material und erweitert das Lumen.

Tab. *23.1.*-2. Indikationen zur perkutanen transluminalen Angioplastie (PTA).

Prinzipiell gleiche Indikation wie zur Operation
Kurzstreckige Läsionen in der
- aorto-iliakalen Gefäßetage
- femoro-poplitealen Gefäßetage
- A. subclavia, axillaris und brachialis
- A. renalis
- Intestinalarterie
- Koronararterien

Bevorzugung frischer Läsionen

schen Patientengutes ergibt sich die Indikation zur Angioplastie, die alternativ oder in Kombination mit operativen Eingriffen zur Anwendung kommt.

23.1.1.7.3. Gefäßersatzmaterialien

Autologe Venen sind die Gefäßersatzmaterialien der ersten Wahl für kleinkalibrige Arterien. Zur Verfügung stehen die *V. saphena magna* und *parva*, die entweder in umgekehrter Richtung implantiert wird oder nach Zerstörung der Venenklappen und Ligatur der Seitenäste »in situ« belassen wird, wobei nur die Enden zur Anastomosierung mobilisiert werden.

Die systematische Suche nach *künstlichem Gefäßersatzmaterial* führte zur Entwicklung von Prothesen aus Dacron und Polytetrafluoroethylen (PTFE), die im Bereich des großkalibrigen Gefäßersatzes hohe Langzeitdurchgängigkeitsraten und über Jahre Berstungsbeständigkeit garantieren.

Dacron-Prothesen, die in gestrickter Form hochporös sind, müssen vor der Implantation in das Patientenblut getaucht werden (preclotting), um durch einen Fibrinbelag die notwendige Dichte zu erreichen. Die Porosität erlaubt das Einwachsen körpereigenen Gewebes in die Prothese.

Polytetrafluoroethylen, ein industrielles Dichtungsmaterial, eignet sich nach Dehnung und Erhitzung ebenfalls als Gefäßersatzmaterial und ist auch bei kleineren Kalibern erfolgreich. Um diese Prothesen bei Gelenksüberschreitung knickstabil zu erhalten, sind äußere Ring- oder Spiralverstärkungen entwickelt worden.

Als Alternativen zur autologen Vene für den kleinkalibrigen Arterienersatz kamen *Rinderkarotiden* und *menschliche Nabelschnurvenen* zum Einsatz. Unterschiedliche chemische Präparationen zur Eliminierung der Immunogenität ließen im Prinzip Kollagenröhren entstehen. Nach erfolgreichen Tierexperimenten enttäuschten diese Prothesen jedoch beim Menschen durch Aneurysmabildung. Eine Dacronnetzumhüllung der Nabelschnurvene konnte die Aneurysmabildung verzögern.

23.1.1.8. Prognose der arteriellen Verschlußkrankheit

Patienten mit Entwicklung einer Claudicatio intermittens haben in 5–7% der Fälle eine Extremitätenamputation zu erwarten. Bei Ruheschmerzen, Ulzerationen oder Gangrän ist in 20% mit dem Verlust der Extremität zu rechnen. Der weitere Genuß von Nikotin verdoppelt, ein Diabetes mellitus vervierfacht das Amputationsrisiko.

Die *Lebenserwartung* eines Arteriosklerotikers beträgt 5 Jahre nach Auftreten einer Claudicatio intermittens 72% (90% bei altersangepaßter Kontrollgruppe) und nach 10 Jahren ca. 50%. Eine begleitende zerebrovaskuläre Erkrankung reduziert die 5-Jahres-Lebenserwartung um weitere 11%, eine koronare Herzerkrankung um 13%.

Der Hypertonus hat einen ungünstigen Effekt auf die Überlebensquote, während die Hypercholesterinämie keinen signifikanten Einfluß zeigt. Die *Kombination von Risikofaktoren* wirkt mehr als nur additiv. Die Arteriosklerose schreitet proximal der zuerst aufgetretenen Läsion fort. Die Mehrzahl der nicht-diabetischen Arteriosklerotiker im Stadium II können mit einer nur langsamen Progression ihrer Erkrankung rechnen, vorausgesetzt sie meiden Nikotin.

> Die *Diagnose* einer **chronischen arteriellen Verschlußkrankheit** ergibt sich in erster Linie aus der Anamnese (Stadien nach Fontaine) und der Erhebung des Pulsstatus. Apparative Untersuchungen dienen der Objektivierung und Operationsplanung (Angiographie).
> Die *Indikation zur Operation* ist im Stadium I meist nicht gegeben, im Stadium II relativ, im Stadium III und IV dringlich.
> Zur *operativen Behandlung* stehen die Embolektomie oder Thrombektomie, die Thrombendarteriektomie, der im vorhandenen Gefäßbett oder extaanatomisch geführte Gefäßersatz, die Sympathektomie, die Angioplastie und die Amputation zur Verfügung. Die Wahl richtet sich nach dem Zu- und Abstrom des stenosierten Bezirks, der Lokalisation und dem Allgemeinzustand.

23.1.1.9. Thoracic-Outlet-Syndrom

Der Begriff »Thoracic-Outlet-Syndrom« steht für eine Reihe von Symptomen, verursacht durch abnormale Kompression des Gefäßnervenbündels des Schultergürtels (Synonyma: Halsrippe, Skalenus-anterior-, Kostoklavikular- und Hyperabduktions-Syndrom Abb. *23.1.*-9). Symptome erscheinen erst im Erwachsenenalter, selten in der Wachstumsphase.

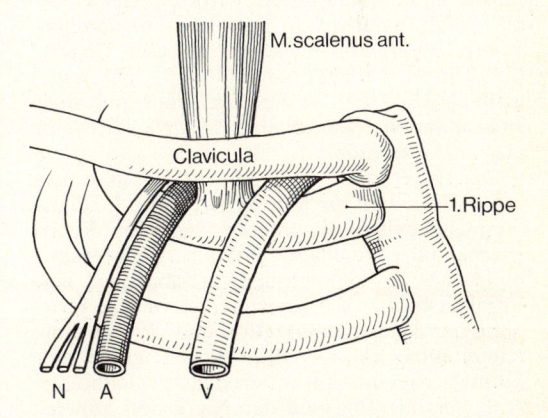

Abb. *23.1.*-9. *Arterielle Verschlußkrankheit* (Thoracic-Outlet-Syndrom): Topographische Anatomie des »thoracic outlet« von lateral-kaudal gesehen.

Symptome und Diagnostik: Die intermittierende Kompression des Plexus brachialis ist Hauptursache der Symptomatik der meisten Patienten. Im Vordergrund stehen Schmerzen, Parästhesien und Taubheitsgefühl im Bereich des N. ulnaris, sowie Raynaud-artige Symptome. Durch spezifische Armpositionen kann die Symptomatik ausgelöst und der Radialispuls abgeschwächt palpabel werden (postitiver Adson-Test). Gefäßgeräusche sind zuweilen über der A. subclavia auskultierbar. *Röntgenaufnahmen* des Halses können eine Halsrippe oder abnorm große Querfortsätze von C5 oder C6 nachweisen. Bei Abduktionsstellung des Armes kann sich *angiographisch* eine Arterienstenosierung darstellen.

Die **Therapie** besteht in einem *physikalischen* Therapieprogramm zur Besserung der Körperhaltung speziell im Schultergürtelbereich.

Chirurgische Maßnahmen ergeben sich erst nach 3-6 monatiger erfolgloser konservativer Therapie und bestehen in der Resektion einer eventuell vorhandenen Halsrippe und der transaxillären Resektion der 1. Rippe mit Spaltung des M. scalenus anterior. Im Falle des Auftretens von Mikroembolien, die ihre Quelle in einer Stenosierung der A. subclavia haben können, ist die Ausschaltung der Emboliequelle durch prothetischen Ersatz indiziert.

23.1.1.10. Renovaskulärer Hypertonus

Vorbemerkungen: *Vaskuläre Erkrankungen der Nierenarterien* sind in 2-7% der Fälle Ursache eines Hypertonus. Arteriosklerotische Wandveränderungen überwiegen in 70%. Männer über 45 Jahren sind am häufigsten betroffen. Der bilaterale Befall findet sich in über 90%. Die *fibromuskuläre Hyperplasie* als zweithäufigste Ursache (25%) findet sich bei Frauen unter 45 Jahren und ist in 50% bilateral. Andere Ursachen sind *Aneurysmen* der Nierenarterien, *AV-Fisteln* sowie eine *externe Kompression*.

Der Hypertonus ist die Antwort der autoregulativen Niere auf die Minderperfusion. Juxtaglomeruläre Zellen sezernieren vermehrt Renin, welches über ein Plasmaglobulin Angiotensin I bildet, das zu Angiotensin II metabolisiert, eine Vasokonstriktion der Arteriolen sowie eine Erhöhung der Aldosteronsekretion und der Natriumretention bewirkt. Der Blutdruck steigt, bis eine normale Nierenperfusion erreicht ist. Pathologische Veränderungen in der Niere und anderen Organen kennzeichnen das Stadium des »fixierten Hypertonus«.

Symptome und Diagnostik: Hypertonus und ein im oberen Abdomen auskultierbares Gefäßgeräusch (40%) führen zur Verdachtsdiagnose. Ein Frühurogramm erhärtet bei verspäteter Nierenbeckendarstellung und einseitiger Schrumpfniere die Diagnose. Die *selektive Angiographie*, meist als digitale Subtraktionsangiographie (DSA) durchgeführt, zeigt Lokalisation und Ausdehnung der Gefäßveränderungen. Die *seitengetrennte Reninbestimmung* im Nierenvenenblut gilt als Vorhersageparameter für den Erfolg einer Revaskularisation. Die *Jod-Hippuran-Clearance* ergibt Aussagen über den renalen Blutfluß, die *seitengetrennte Kreatinin-Clearance* Aufschluß über die Funktion.

> Hypertonus und ein im oberen Abdomen auskultierbares Gefäßgeräusch führen zur **Verdachtsdiagnose einer Nierenarterienstenose.**

Therapie: Bei der Nierenarterienstenose mit nachgewiesenem Reninmechanismus ist die Indikation zur Beseitigung gegeben. *Therapie erster Wahl* wegen der geringeren Komplikationsrate ist die *perkutane transluminale Angioplastie (PTA)*, die bei fibromuskulärer Dysplasie bessere Ergebnisse zeigt als bei arteriosklerotischen Stenosen.

Bei Versagen oder bei Komplikationen der PTA erfolgt die *offene operative Therapie* durch *Thrombendarteriektomie, Patch-Plastik, Gefäßersatz* oder *Umleitungsoperation* (Abb. 23.1.-10). Die operative Therapie ist begrenzt auf Patienten, die jünger als 50 Jahre sind und eine mangelhafte Reaktion auf die antihypertensive The-

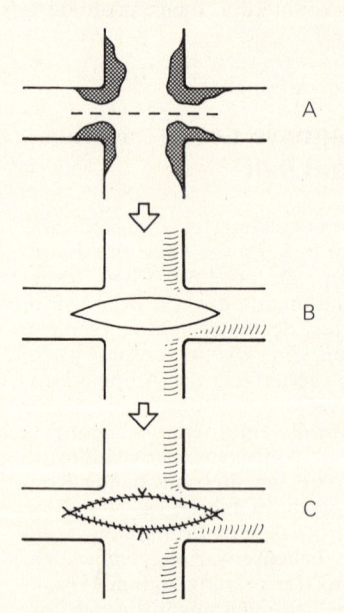

Abb. 23.1.-10. *Arterielle Verschlußkrankheit* (Nierenarterienstenosen):
A: Beidseitige Nierenarterienstenosen.
B: Operationsschema: Eröffnung quer über die Aorta hinweg und offene Endarteriektomie.
C: Verschluß der Arteriotomie mit einem Venenpatch.

rapie zeigen. Bei ausgedehnten Veränderungen kann die Niere explantiert werden, und nach Durchspülung mit kalten Lösungen kann eine mikrochirurgische Revaskularisation erfolgen. Hiernach erfolgt die Replantation.

Ist eine Revaskularisation nicht möglich, der Hypertonus mit Medikamenten nicht oder nur schwer einstellbar und ist der Reninmechanismus für die erkrankte Niere nachgewiesen, ist bei einseitiger Nierenarterienstenose, insbesondere bei funktionsloser Niere, die *Nephrektomie* zu erwägen.

Prognose: Sowohl mit der PTA wie mit operativen Methoden läßt sich bei der fibromuskulären Hyperplasie der Blutdruck in 90% und bei der arteriosklerotischen Stenose in 60% dauerhaft senken.

23.1.1.11. Chronisch intestinale Ischämie

Vorbemerkungen: Der Tr. coeliacus, die Aa. mesentericae superior et inferior sowie beide Aa. iliacae internae gewährleisten die Blutversorgung des Intestinums. Viele Kollateralen lassen selbst bei multiplen Stenosierungen ischämische Symptome selten auftreten. Akute Verschlüsse werden außer dem Verschluß des Hauptstammes der A. mesenterica superior in der Regel folgenlos toleriert.

Überwiegende *Ursache* chronischer Stenosen oder Verschlüsse ist die *Arteriosklerose*. Eine seltene Ursache intestinaler Ischämie mit uncharakteristischen Oberbauchbeschwerden kann die *Kompression des Tr. coeliacus* durch das mediale Lig. arcuatum des Zwerchfells sein. Frauen zwischen 25 und 50 Jahren sind hiervon betroffen.

Symptome: Das *Leitsymptom* intestinaler Ischämie ist die »*Angina intestinalis*«, ein postprandialer langanhaltender abdomineller Schmerz zu Beginn nur nach fester Nahrung, später auch nach flüssiger Kost. Gewichtsverlust, Diarrhö und Erbrechen kennzeichnen die Schwere der Krankheit. Ein Gefäßgeräusch findet sich in 80% der Fälle im Oberbauch. Die *Arteriographie* zeigt oft erst in der seitlichen Einstellung die pathologischen Veränderungen (besonders bei externer Kompression).

Der **postprandiale langanhaltende abdominelle Schmerz** (»Angina intestinalis«) ist das Leitsymptom der chronischen intestinalen Ischämie.

Therapie: Bei bestehender Symptomatik ist die *Revaskularisation* der stenosierten Arterie angezeigt. Das bevorzugte Operationsverfahren ist die Gefäßumleitung (aortolienaler bzw. aorto-

mesenterialer Bypass). Bei externer Kompression des Tr. coeliacus wird das Lig. arcuatum durchtrennt.

Prognose: Die Revaskularisation bei arteriosklerotischer Läsion befreit den Patienten regelmäßig von seiner Symptomatik, die unbehandelt in hohem Prozentsatz letal endet. Die Ergebnisse der Dekompressionsoperation sind trotz einwandfreier Technik unterschiedlich.

23.1.2. Aneurysmen

Definition, Pathologie und **Komplikationen:** Ein *echtes* arterielles *Aneurysma* ist gekennzeichnet

1. durch eine umschriebene Dilatation der Arterie auf das mindestens zweifache des normalen Durchmessers mit Überdehnung und Dickenabnahme aller Wandschichten des Gefäßes sowie

2. eine wandständige Thrombosierung. Mit der Dilatation geht eine geringe Gefäßelongation einher.

Aneurysmen sind lokalisierte degenerative Dilatationen der Arterienwand mit Ablagerung intraluminaler Thromben.

Die häufigste *Ursache* ist die *Arteriosklerose*. Entzündliche Faktoren werden bei mykotischen und syphilitischen Aneurysmen ursächlich angeschuldigt. Seltenere Ursachen sind die zystische Medianekrose (Erdheimersche Erkrankung), das Marfan-Syndrom oder die fibromuskuläre Dysplasie. Das Geschlechtsverhältnis ist 2:1 zu Ungunsten der Männer. In Sektionsstatistiken findet man eine Häufigkeit von 3%.

Falsche Aneurysmen sind pulsierende Hämatome, deren fibröse und meist verkalkte Hülle keine Bestandteile einer Arterienwand enthält. Sie entstehen bei Arterienverletzungen und im Bereich von Gefäßnähten. Zur Lokalisation s. Tab. *23.1.*-3.

Tab. *23.1.*-3. Lokalisation von Aneurysmen (in abnehmender Häufigkeit).

1. Infrarenale Aorta abdominalis
2. A. poplitea
3. A. femoralis communis
4. Aortenbogen und deszendierende Aorta thoracica
5. A. carotis
6. Thorako-abdominelle Aneurysmen
7. Andere periphere Arterien

Echte Aneurysmen enthalten alle Schichten einer Arterienwand, die Wand **falscher Aneurysmen** besteht nur aus Adventitia.

Die *Hauptgefahren* der Aneurysmen sind die *Ruptur*, die unabhängig von der Größe des Aneurysmas erfolgen kann und der *embolische Verschluß* durch losgelöstes thrombotisches Material, der vor allem bei peripheren Aneurysmen droht.

> **Aneurysmen** beinhalten die **Gefahr der Ruptur** und der Embolie intraluminaler Thromben und stellen damit eine **absolute Operationsindikation** dar.

23.1.2.1. Infrarenales Aortenaneurysma

Die häufigste *Lokalisation* eines Aneurysmas ist die *infrarenale Aorta*. In etwa einem Drittel der Fälle sind die Beckenschlagadern mit einbezogen. In der überwiegenden Mehrzahl liegt eine dilatative Form der Arteriosklerose vor.

Symptome und **Diagnose:** Ein unkompliziertes abdominelles Aneurysma verursacht selten Beschwerden. Manchmal sucht der Patient wegen eines »pulsierenden Tumors« den Arzt auf. Der typische Befund ist der vom Rippenbogen abgrenzbare pulsierende Tumor oberhalb des Nabels.

Die *Diagnose* wird gestellt durch den Untersuchungsbefund, die *Abdomenübersichtsaufnahme* in 2 Ebenen (90% Kalkschale), die *Sonographie* des Abdomens (Messung der Größe und Nachweis von Extravasaten), die *Computertomographie* mit intravenöser Bolusinjektion eines Kontrastmittels (Darstellung der wahren Ausdehnung des Aneurysmas, des Thrombosierungsgrades, der Dicke der Wand und eventueller Extravasate) und die *Angiographie* (Beurteilung der Gefäßabgänge und der Ausflußbahn). Bei Kontrastmittelallergie bietet die *NMR-Tomographie* (Kernspintomographie) eine bildliche Darstellung aortaler Aneurysmen mit hoher Zuverlässigkeit.

Operationsindikation: Grundsätzlich stellt jedes nachgewiesene Aneurysma der infrarenalen Aorta eine Operationsindikation dar. Eine Rupturhäufigkeit von 18% bei Aneurysmen kleiner als 5 cm (DARLING) und von 31% bei Aneurysmen kleiner als 6 cm (SZILAGYI) weisen auf die Gefahr, die selbst von kleinen Aneurysmen ausgeht. CRAWFORD beobachtete an einer Reihe von nichtoperierten Patienten und fand nach einem Jahr nur noch 55%, nach 5 Jahren etwa 9% lebend, während in seinem operierten Kollektiv die 5-Jahres-Überlebensrate 63% betrug.

Die *Letalität* des elektiven Eingriffs beträgt 0,9 bis 4%, im Stadium der (freien) Ruptur, jedoch über 50%. Lediglich Patienten mit nicht kompensierbaren funktionellen Organstörungen oder Malignomen im inkurablen Endstadium sind von der elektiven Operation auszuschließen. Werden diese Patienten symptomatisch, erfolgt der Eingriff als *Notfalloperation*, um den Verblutungstod abzuwenden.

Operation: Eine behandlungsbedürftige Herzinsuffizienz, Arrythmie oder eine obstruktive Ventilationsstörung sind, wenn möglich, *präoperativ* zu korrigieren.

Die Operation besteht aus dem *Ersatz* des aneurysmatragenden Aortensegments durch eine gestrickte oder gewebte *Dacron-Prothese*. Das bevorzugte Vorgehen ist die *Inlay-Technik* ohne traumatisierende Aortenresektion (Abb. *23.1.*-11). Im günstigen Fall kann man eine Rohrprothese, die bis zur Aortenbifurkation reicht, verwenden. Zusätzliche Stenosen der Iliakalgefäße erfordern eine *Bifurkationsprothese,* deren distale Anastomosen iliakal oder femoral angelegt werden.

Die *Komplikationsrate* (Nachblutung, Nierenversagen, Myokardinfarkt, Apoplex oder Gefäßprotheseninfektion) beträgt 5–10%, die Durchgängigkeitsraten der implantierten Gefäßprothesen über 90% nach 10 Jahren.

23.1.2.2. Suprarenales Aortenaneurysma

Aneurysmen der Aorta zwischen Zwerchfell und Nierenarterien sind selten und fast immer vergesellschaftet mit der aneurysmatischen Aussackung der distalen thorakalen Aorta und der infrarenalen Aorta.

Bei der *klinischen Untersuchung* ergibt sich der Verdacht, wenn ein palpables Aneurysma vom Rippenbogen nicht abzugrenzbar ist.

Therapie: Die *Letalität* des notwendigen Zweihöhleneingriffes mit Ersatz der thorakoabdominellen Aorta und Wiedereinpflanzung der betroffenen Gefäßabgänge beträgt zwischen 15 und 30% (Abb. *23.1.*-12).

23.1.2.3. Komplikationen des Aneurysmas

Das Aortenaneurysma kann in *die freie Bauchhöhle rupturieren*. Häufiger erfolgt die Ruptur ins Retroperitoneum. Weitere Wege sind der *Einbruch ins Duodenum*, mit nachfolgender massiver intestinaler Blutung oder in die *V. cava* mit Ausbildung einer großen arteriovenösen Fistel und kardialem Versagen.

Symptome und **Diagnose:** Die Ruptur äußert sich als plötzlich beginnender *abdomineller Vernichtungsschmerz*. Ist die Rupturstelle dorsal ge-

A   B   C   D   E

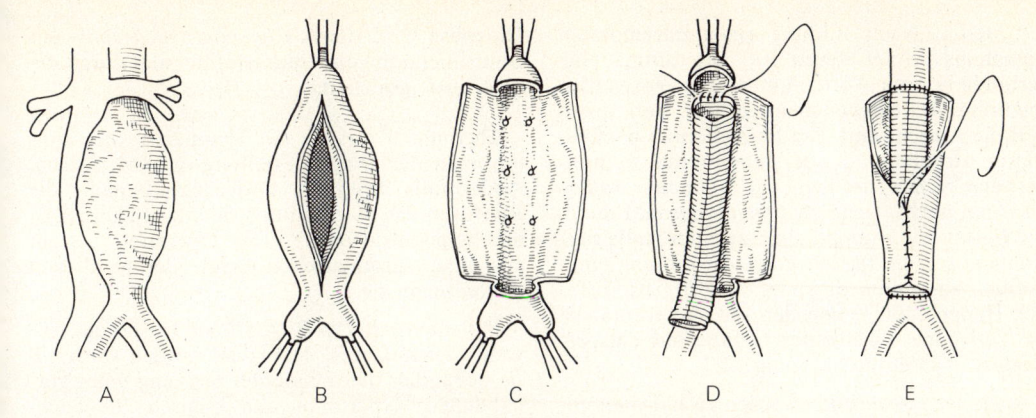

Abb. *23.1.*-11. Operationsprinzip eines *infrarenalen Bauchaortenaneurysmas:*
A: Ein auf das infrarenale Aortensegment begrenztes Aneurysma.
B: Nach proximaler und distaler Abklemmung Eröffnung des Aneurysmas, wobei die Thrombenauskleidung sichtbar wird.
C: Nach Ausräumung der Thromben erkennt man dorsal abgehende Lumbalarterien, die umstochen werden.
D: An den proximalen Aortenstumpf wird eine gewebte Dacronprothese angeschlossen, die hiernach mit der distalen Aortenbifurkation anastomosiert wird.
E: Der Aneurysmasack wird nach Freigabe der Strombahn über der Prothese geschlossen.

legen, steht ein heftiger Rückenschmerz mit Ausstrahlung in die Flanken und Leisten im Vordergrund. Im Abdomen tastet man einen druckschmerzhaften pulsierenden Tumor. Abhängig vom eingetretenen Blutverlust entwickelt sich ein Schockzustand.

Differentialdiagnostisch sind alle Erkrankungen des akuten Abdomens einzubeziehen. Der typische Befund, ein 50–80jähriger Mann mit pulsierendem druckschmerzhaften Mittelbauchtumor und Zeichen des Blutverlustes, macht andere Erwägungen unwahrscheinlich. Schwierig kann klinisch die Abgrenzung gegenüber einem Herzinfarkt sein. Im Zweifelsfall bringt die *Abdomenübersicht* in zwei Ebenen (Kalkschale), besser die *Sonographie* Klarheit.

Therapie: Die Operation ist als *lebensrettende Maßnahme ohne Zeitverzug und unter Verzicht auf weitere diagnostische Maßnahmen* durchzuführen. Bei unklarer Diagnose ist allenfalls die Sonographie gerechtfertigt. Der begründete Verdacht auf eine Aortenruptur kennt *keine Kontraindikation* zur Laparotomie, selbst wenn in der Vorgeschichte ein elektiver Eingriff wegen zu hoher Risikofaktoren abgelehnt wurde. Die Operation unterscheidet sich nicht vom Elektiveingriff.

Die *postoperativen* Probleme ergeben sich aus den Schockfolgen, ferner aus den Auswirkungen des retroperitonealen Hämatoms auf die Darmfunktion (Paralyse) und den Folgeschäden des Abklemmens der Aorta auf das Herz-Kreislauf-System.

Prognose: Erfolgt die Operation im Stadium der gedeckten Perforation, ist die *Letalität* des Eingriffs etwa 10% höher als beim Wahleingriff.

Die *Letalität* des frei perforierten Aneurysmas beträgt 40–60%. Ohne Operation besteht nur in Ausnahmefällen eine Überlebenschance.

23.1.2.4. Thorakale Aneurysmen und Aneurysma dissecans

23.1.2.4.1. Thorakale Aneurysmen

Aneurysmen der Aorta ascendens und des Aortenbogens müssen mit Hilfe des kardiopulmonalen Bypasses mit besonderer Perfusion der hirnversorgenden Arterien und eventuell in tiefer Hypothermie operiert werden. Bei der typischen Verbreiterung des oberen Mediastinums in der Thoraxübersichtsaufnahme ist bei Unfallverletzten mit Thoraxtrauma die *sofortige thorakale Computertomographie* durchzuführen.

Die *Operationsindikation* stellt sich bei sakkiformen Aneurysmen, bei denen je nach Größe des Aneurysmahalses manchmal die tangentiale Abtragung und Naht der Aortenwand möglich ist. Bei *fusiformen Aneurysmen* liegt die Operationsindikation bei Aneurysmen ab einem Durchmesser von 7 cm.

23.1.2.4.2. Aneurysma dissecans

Ursache des dissezierenden Aneurysmas ist eine Aufsplitterung der Gefäßwand im Bereich der Media. Nach Bildung eines intramuralen Hämatoms erfolgt durch Riß der Intima eine Verbindung zum Aortenlumen. Ein Vorwühlen des Blutes in den entstehenden Spaltraum disseziert die Aortenwand. Ein Fortschreiten der Dissektion zirkulär und/oder longitudinal kompliziert den Verlauf und kann zur *Ruptur der Außenwand* mit nachfolgendem *Verblutungstod* führen. Die *Innenwand* kann an einer zweiten Stelle rupturieren, was die Läsion unter Ausbildung eines zweiten Aortenlumens spontan korrigiert (reentry). Hauptgefahr neben der äußeren Ruptur ist die Verlegung abgehender Gefäße mit entsprechender Minderdurchblutung.

Nach der *Lokalisation* werden zwei Typen unterschieden *(Stanford-Klassifikation): Typ A* mit Dissektion der gesamten Aorta von der Aortenklappe bis zur Bifurkation und *Typ B* mit Befall nur der deszendierenden Aorta (Abb. *23.1.*-12).

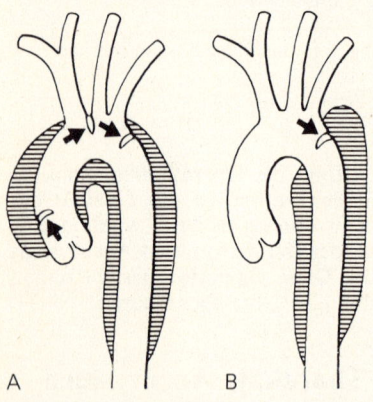

Abb. *23.1.*-12. *Dissezierende Aortenaneurysmen:*
A: Aneurysma dissecans der Klassifikation »A« (STANFORD).
B: Klassifikation »B«. Die Pfeile geben die häufigsten Lokalisationen von Intimaeinrissen an.

Die Aortendissektion ist 1,5fach häufiger als die Ruptur eines Bauchaortenaneurysmas und 4fach häufiger als die Ruptur eines thorakalen Aneurysmas. Unbehandelt sterben 80% der Patienten innerhalb der ersten beiden Wochen.

Symptome: Die Dissektion verläuft als akutes Krankheitsbild mit heftigen Schmerzen in der Brust (typischerweise mit einem Punctum maximum zwischen den Schulterblättern), die in einem Drittel der Fälle in die Extremitäten ausstrahlen. In einem weiteren Drittel findet man neurologische Ausfälle. Es kann ein Schockzustand vorliegen, andere Patienten zeigen einen extremen Hypertonus an den oberen und fehlende Pulse an den unteren Extremitäten. Auskultatorisch können Zeichen der Aortenklappeninsuffizienz vorliegen.

Die *Thoraxübersichtsaufnahme* zeigt ein breites Mediastinum und eine dilatierte Aorta. Die Diagnose wird durch *Computertomographie* mit Bolusinjektion von Kontrastmittel und durch *Angiographie* gesichert.

Therapie: Patienten mit *Typ-A-Dissektion* sollten nach der Diagnosestellung *operiert* werden. Andernfalls droht die Perikardtamponade, die Ruptur in das Mediastinum oder eine akute Aortenklappeninsuffizienz. Die Operation besteht aus einem prothetischen Ersatz der befallenen Aortensegmente.

Patienten mit *Typ-B-Dissektion* (distal des Abgangs der linken A. subclavia) werden *konservativ* behandelt. Dies bedeutet Senkung eines vorhandenen Hypertonus und klinische Beobachtung. Zeigen sich Zeichen der Ruptur oder des Verschlusses einer abgehenden Arterie, muß auch hier der prothetische Ersatz der Aorta erfolgen. Der Aortenersatz erfolgt nach der von CRAWFORD angegebenen Inlay- und Patch-Technik. Um Paraplegien zu vermeiden, wird ein Teil der Lumbalarterien in die Rekonstruktion miteinbezogen.

23.1.2.5. Aneurysmen der Extremitätenarterien

Arteriosklerotische Aneurysmen der A. femoralis und poplitea neigen zur Thrombose und durch Embolisation thrombotischen Materials zum Verschluß der arteriellen Strombahn. Eine Ruptur ist selten. Oft finden sich Extremitätenaneurysmen beidseitig.

Therapie: Die *Standardoperation* ist die Unterbindung des zu- und abführenden Gefäßes und die Überbrückung mit autologer V. saphena magna.

23.1.2.6. Extrakranielle Aneurysmen der A. carotis

Aneurysmen im extrakraniellen Teil der A. carotis sind selten und werden klinisch durch den pulsierenden Halstumor und transitorisch ischämische Attacken oder fixierte neurologische Anfälle auffällig.

Der pulsierende Halstumor ist *differentialdiagnostisch* gegen die extreme Schlängelung (Cinking oder Coiling) der A. carotis abzugrenzen. *Angiographie* und *Doppler-Sonographie* ermöglichen die Diagnose.

Die **Behandlung** besteht in der Resektion und dem Ersatz durch ein autologes Gefäß. *Kontraindiziert* ist die Operation im akuten Stadium der Hirnischämie.

23.1.2.7. Viszeralarterienaneurysmen

Milzarterienaneurysmen sind die zweithäufigsten Aneurysmen des Bauchraumes. Frauen sind viermal so häufig betroffen wie Männer. *Rupturen* treten besonders häufig während der Schwangerschaft auf und verursachen in 75% den Tod der Mutter und in 90% den Tod des Kindes.

Aneurysmen der A. hepatica sind selten. Sie *rupturieren* in die freie Bauchhöhle oder in die Gallenwege. Die Symptomentrias Oberbauchkolik, obere gastrointestinale Blutung und Hämobilie findet man in einem Drittel der rupturierenden Aneurysmen.

Aneurysmen der A. mesenterica superior können sowohl zur *Ruptur* wie zur intestinalen Ischämie infolge einer Aneurysmathrombose führen.

Nierenarterienaneurysmen kommen nur bei Hypertonikern vor und sind sehr selten. Frauen sind häufiger betroffen. *Rupturen* findet man gehäuft in der Schwangerschaft.

Die **Operationsindikation** bei diesen viszeralen Aneurysmen ist bei Frauen im gebärfähigen Alter, ab einer Größe von 3 cm sowie im Stadium der Ruptur gegeben.

23.1.2.8. Aneurysma spurium

Aneurysmen nach gefäßrekonstruktiven Eingriffen in der Nahtlinie zwischen originärem Gefäß und einer Gefäßprothese findet man in einer Inzidenz zwischen 1 und 2%, wobei die Mehrzahl dieser Aneurysmen nach aorto-bifemoraler Prothesenimplantation im Bereich der femoralen Anastomose auftreten.
Ursächlich spielen Infektionen, Materialfehler oder -ermüdung der Gefäßprothese bzw. des Nahtmaterials, operationstechnisch bedingte Nahtschwächen sowie Degenerationen der Arterie eine Rolle.

Therapie: Die Gefahren dieser Aneurysmen sind die *Ruptur*, die mit einer hohen Letalität einhergeht, und die Embolie wandständiger Thromben, was die *grundsätzliche Operationsindikation* begründet. Der operative Eingriff besteht in einer *Neuanlage der Anastomose*.

Aneurysmen sind lokalisierte degenerative Dilatationen der Arterienwand mit Ablagerung intraluminaler Thromben. Echte Aneurysmen enthalten alle Schichten einer Arterienwand, falsche Aneurysmen bestehen aus Hämatomen, umgeben von adventitiellem Gewebe. Aneurysmen beinhalten die **Gefahr der Ruptur und Embolie** intraluminaler Thromben und stellen eine *grundsätzliche Operationsindikation* dar.

23.1.3. Arterienverschlüsse

23.1.3.1. Akuter Arterienverschluß
(s. auch Kap. 8)

Pathophysiologie: Die akute Strombahnunterbrechung führt zum *Sistieren des Blutflusses*. Proximal und distal des Gefäßverschlusses kommt es zur *Apposition von Gefäßthromben*, die für den weiteren Verlauf verantwortlich sind. Infolge der Unterbrechung der Sauerstoffzufuhr entsteht zunächst eine *Gewebeazidose* und später eine *Nekrose* der abhängigen Partien. Die Überlebensfähigkeit hängt vom Ausmaß der Kollateralzirkulation und der Ischämietoleranz des Gewebes ab. Wegen der besonderen Empfindlichkeit des Nervengewebes sind Schmerzen und Parästhesien Erstsymptome der arteriellen *Ischämie*. Im weiteren Verlauf kommt es zur Schwellung der Muskulatur und nach 6–12 Stunden zur irreversiblen Gewebsnekrose.

Ursachen: Der akute Gefäßverschluß kann durch eine *arterielle Embolie*, eine *Thrombose*, eine *traumatische Gefäßverletzung* oder sekundär durch eine *komplette Verlegung der venösen Ausflußbahn* bedingt sein.

Akute arterielle Verschlüsse sind entweder durch Embolisation, durch Thromben, bei arteriosklerotischen Plaques oder traumatisch verursacht.

94% der *Embolien* haben ihren Ursprung *innerhalb des Herzens*. An erster Stelle stehen das Vorhofflimmern bei absoluter Arrythmie und Wandthromben nach Herzinfarkt, selten ist ein Vorhofmyxom. 2% der Embolien stammen von *abdominellen Aortenaneurysmen* oder *arteriosklerotischen Wandveränderungen*. Bei 4% kann der Ausgangspunkt nicht gefunden werden. Im chirurgischen Krankengut finden sich arterielle Embolien vorwiegend im Bereich der unteren Extremitäten, meist an den *Gefäßgabeln* (Abb. 23.1.-13).

Die **häufigste Quelle arterieller Embolien** ist das *Herz*, die **häufigste Lokalisation** sind die *Gefäßbifurkationen*.

Die *akute Thrombose* entsteht auf dem Boden arteriosklerotischer Wandveränderungen. Dementsprechend ist der Beginn weniger akut, da häufig durch die fortschreitende Gefäßerkrankungen eine Kollateralisierung eingetreten ist. Traumatische Gefäßverschlüsse s. u.

riellen Thrombose kann im Zweifelsfall durch *Ultraschall-Doppleruntersuchung* oder eine *Angiographie* erfolgen. Die Erhebung einer *kardialen Anamnese*, die Durchführung eines EKG und eines Echokardiogramms sind zur weiteren Abklärung einer Emboliequelle notwendig.

Entsteht der akute Gefäßverschluß auf dem Boden einer *chronischen Gefäßerkrankung*, ist die Symptomatik durch die meist bestehenden Kollateralen weniger akut. Anamnestisch sind Hinweise auf eine chronische Durchblutungsstörung zu ermitteln, klinisch ergeben sich aufgrund der trophischen Störungen der Haut und Ulzerationen weitere Anhaltspunkte.

Therapie: Wirksamste Methode zur Behandlung der **akuten Embolie** ist die möglichst rasche *operative Embolektomie* (Abb. *23.1.*-14). Ist die

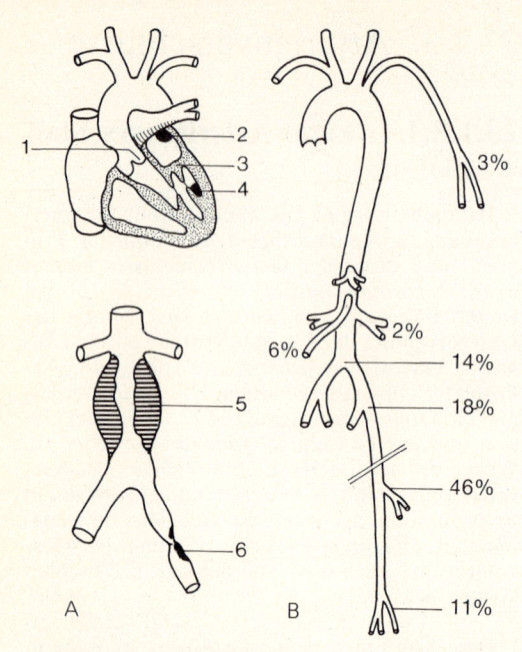

Abb. *23.1.*-13. *Embolie:*
A: Quelle embolischen Materials: (1) Endokarditis, (2) Vorhofflimmern, Vorhofmyxom, (3) rheumatischer Klappenfehler, (4) Herzwandaneurysmen (nach Myokardinfarkt), (5) Aortenaneurysmen, (6) arteriosklerotische Stenosen mit Appositionsthromben.
B: Häufigkeit von Embolien.

Symptome und **Diagnose:** Typisch für den akuten Gefäßverschluß ist der akut einsetzende Schmerz der befallenen Extremität, gefolgt von Parästhesien, einer Paralyse, einer Blässe der Haut und fehlenden Pulsen (6 »P«, Tab. *23.1.*-4).

Tab. *23.1.*-4. Die 6 »P«.

Pain	Schmerz
Paleness	Blässe
Paresthesia	Mißempfindungen
Paralysis	Bewegungsunfähigkeit
Pulselessness	Fehlende periphere Pulse
Prostration	Erschöpfung, Schock

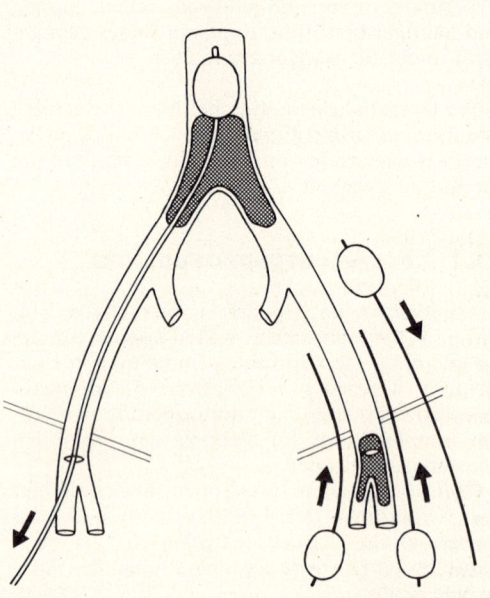

Abb. *23.1.*-14. Operationsprinzip einer *Sattelembolie der Aortengabel und einer Embolie in die linke Femoralisgabel:* Nach Darstellung beider Femoralisgabeln wird über beidseitige quere Gefäßinzisionen mit Ballonkathetern zunächst die proximale Strombahn embolektomiert. Danach erfolgt die Embolektomie der distalen Strombahn. Das gleichzeitige Arbeiten von zwei Operationsteams ist empfehlenswert.

Die *klinische Untersuchung* umfaßt die Prüfung der Hautfarbe, der Temperatur und der Sensibilität im Vergleich zur nichtbefallenen Extremität. Durch Prüfung der Pulse kann die Strombahnunterbrechung lokalisiert werden. Bei 85% der Patienten kann aufgrund der Anamnese und der klinischen Untersuchung die Diagnose gestellt werden. Die Abgrenzung zur akuten arte-

Diagnose sicher, sollte bereits präoperativ die Antikoagulantienbehandlung begonnen werden (5000 IE Heparin i. v.) um Appositionsthrombosen zu vermeiden. Auch nach mehr als 6–12stündiger Ischämie kann der Versuch der Embolektomie unternommen werden, um zumindest die Amputationshöhe nach distal zu verlagern.

Operationsindikationen bei akutem arteriellen Verschluß sind alle arteriellen Verschlüsse mit persistierender Ischämie bei fehlender ausgedehnter Gangrän. Verschlüsse der Unterarm- und Unterschenkelarterien können symptomlos verlaufen und benötigen keine operativen Maßnahmen, wenn Hautfarbe und Nervenfunktion sich innerhalb von 3 Stunden zurückgebildet haben.

Operative Technik: Durch einen *Ballonkatheter* (FOGARTY, 1963) sind alle Gefäße durch kleine Inzisionen außerhalb des Thorax und des Abdomens erreichbar, so daß eine Embolektomie in Lokal- oder Regionalanästhesie erfolgen kann. Der entblockte Katheter wird nach Arteriotomie am Embolus vorbeigeführt und mit dem aufgeblasenen Ballon entfernt. Dabei ist sowohl der arterielle Zustrom wie der Abstrom zu überprüfen.

Prognose: Ziel der Behandlung ist der Erhalt der funktionsfähigen Extremität bei möglichst geringem Risiko. Der Erhalt der Extremität wird nach Embolektomie innerhalb von 4 Stunden mit 96%, innerhalb 48 Stunden mit 80% angegeben. Die *Letalität* beträgt bis zu 25% und ist bedingt durch die zugrundeliegenden Erkrankungen.

Die Behandlung der Patienten mit **akuter arterieller Thrombose** ist abhängig vom Ausmaß der Ischämie, der Lokalisation und dem Umfang der arteriosklerotischen Veränderungen. Die Thrombektomie mit dem Fogarty-Katheter führt nur selten zum langdauernden Erfolg. In der Regel ist die *Gefäßrekonstruktion* als Umgehungsoperation nach röntgenologischer Gefäßdarstellung erforderlich.

Fibronolyse: Durch intraarterielle Applikation von *Streptokinase* oder *Urokinasen* können Thromben oder Emboli aufgelöst werden. Dies ist eine wirksame Alternative vor allem bei akuten Verschlüssen distal des Kniegelenks.

> Der **akute arterielle Verschluß** ist Folge einer Embolisation, einer lokalen Thrombose oder einer Gefäßverletzung. Die häufigste Quelle arterieller Embolien ist das **Herz**, die häufigsten Lokalisationen sind die **Gefäßbifurkationen**. Charakteristisch für die akute arterielle Embolie ist die **akute Ischämie**, die sich klinisch in den »6 P« manifestiert.
> Die *Behandlung* des akuten Gefäßverschlusses besteht in der raschen Wiederherstellung des Blutflusses durch Embolektomie oder Gefäßrekonstruktion. Nach einer Embolektomie ist die **Suche nach der Emboliequelle** anzuschließen.

23.1.3.2. Akuter Mesenterialarterienverschluß

Symptome und **Diagnose:** *Leitsymptome* des akuten Mesenterialarterienverschlusses sind eine kardiale Erkrankung in der Anamnese, der plötzliche abdominelle Vernichtungsschmerz, ein beschwerdearmes Intervall von mehreren Stunden, dann einsetzende Schocksymptomatik und später das Absetzen von flüssigen blutigen Stühlen.

> Die Kombination von absoluter Arrhythmie und plötzlichem abdominellen Vernichtungsschmerz läßt an den **embolischen Mesenterialarterienverschluß** denken.

Ursächlich steht die Embolie der A. mesenterica superior im Vordergrund. Eine arterielle oder venöse Thrombose führt zu einem ähnlichen Bild. Der Tastbefund des Abdomens ist außer einer Blähung eher unspezifisch. In der Frühphase läßt sich kein bretthartes Abdomen nachweisen, da noch keine Peritonitits besteht. Die Leukozyten steigen typischerweise auf über 20 000. Lassen sich durch *abdominelle Sonographie* und das *Röntgenübersichtsbild* des Abdomens in Rücken- und Linksseitenlage andere Gründe für die Schmerzsymptomatik nicht finden und besteht eine Distanzierung der Darmschlingen als Zeichen eines Darmwandödems (Ischämiefolge) oder ein Dünndarmileus, so ist die *Angiographie* unverzüglich und im Verdachtsfall die *Probelaparotomie* indiziert.

Therapie: Bei akutem Gefäßverschluß ist die Revaskularisation, im Stadium der Darmgangrän die Resektion durchzuführen. Bei zweifelhafter Durchblutung muß 12 Stunden später der restliche Darm nochmals überprüft werden (second look). Die meisten Patienten kommen im Stadium der eingetretenen Gangrän zur Operation bei entsprechend hoher *Letalität* (bis zu 90%).

23.1.4. Amputation der ischämischen Extremität

Die *Indikation für die Amputation* sind Gangrän, unkontrollierbare Infektion oder nicht beherrschbare Ruheschmerzen, sofern durch gefäßrekonstruktive Maßnahmen die Durchblutung nicht verbessert werden kann.

Die *Wahl der Amputationshöhe* hängt von der Ausdehnung der Gewebsnekrosen und der Restdurchblutung oberhalb der ischämischen Bezirke ab. Als *allgemeine Regel* gilt: je tiefer das Amputationsniveau, desto geringer die Mortalität des Eingriffs und um so besser die Rehabilitation des Patienten. Das Knie sollte, wenn immer möglich, erhalten werden. Der Einsatz von Antibiotika erlaubt den primären Wundverschluß nach Amputation, der beim Nachweis gasbildender Sporenbildner und bei Infektionen implantierter Gefäßprothesen kontraindiziert ist.

Über den *Phantomschmerz* und sein meist spontanes Verschwinden ist der Patient aufzuklären. *Todesursachen nach Amputationen* sind in erster Linie der Myokardinfarkt, Pneumonien und die Lungenembolie auf dem Boden einer tiefen Bein- und Beckenvenenthrombose. Vorteile bietet die intraoperative Versorgung des Stumpfes mit einer Prothese mittels eines Gipsverbandes. Ein unmittelbar postoperativ begonnenes Gehtraining mit dieser Prothese verkürzt die Rehabilitation und vermindert die Morbidität.

23.1.5. Arteriovenöse Fisteln

Einleitung und Definition: Abnorme Kurzschlußverbindungen zwischen Arterien und Venen können *angeboren* oder *erworben* sein und praktisch jedes Gefäß betreffen. Die Kreislaufwirkung hängt von der Größe der Kommunikation ab. Sind die Fisteln im Bereich einer wachsenden Extremität lokalisiert, kann das Längenwachstum dieser Extremität voraneilen. Nicht selten findet man diese arteriovenösen Mißbildungen im Bereich der Hirngefäße, aber auch Viszeralorgane oder die Lunge sind betroffen. Komplexe vaskuläre Anomalien gehen mit arteriovenösen Kurzschlüssen einher *(Klippel-Trenaunay-* und *Parkes-Weber-Syndrom).*

Erworbene Fisteln entstehen bei (penetrierenden) Verletzungen, die Verbindungen zwischen Arterie und Vene schaffen. Weitere Ursachen sind Malignome, Rupturen eines arteriellen Aneurysmas in eine Vene sowie chirurgische Massenligaturen (Tab. *23.1.*-5).

Tab. *23.1.*-5. Arteriovenöse Fisteln.

Angeboren	Generalisiert
	Lokalisiert
Erworben	Traumatisch
	Aneurysmaruptur in eine Vene
	Nach Massenligaturen

Symptome: *Auskultatorisch* findet sich über einer arteriovenösen Fistel das typische Maschinengeräusch, bei oberflächlichen Fisteln ist das Schwirren der Fisteln und manchmal eine lokale Überwärmung der Haut zu palpieren. Zuführende Arterie und abführende Vene sind dilatiert; ebenso können distal einer Fistel Zeichen der venösen Insuffizienz oder der Mangeldurchblutung bestehen. Die Diagnose wird durch *Angiographie* gestellt (Tab. *23.1.*-6).

Tab. *23.1.*-6. Symptome arteriovenöser Fisteln.

Lokal	Maschinengeräusch
	Schwirren
	Überwärmung
	Mangeldurchblutung
	Venöse Insuffizienz
Systemisch	Hypervolämie
	Erhöhung des Herzzeitvolumens
	Herzinsuffizienz

Therapie: Nicht alle arteriovenösen Kurzschlüsse sind behandlungsbedürftig, wenn auch eine Spontanheilung nicht zu erwarten ist.

Die *Indikationen zur Operation* umfassen die Ruptur, die ausgeprägte arterielle und venöse Insuffizienz, Unterschiede im Längenwachstum einer Extremität und die kardiale Dekompensation.

Die *Behandlungsmöglichkeiten* beinhalten die *klassische Vierpunktligatur* aller zu- und abführenden Gefäße (bei kleineren Gefäßen), die *En-bloc-Exzision* und die konsekutive *Rekonstruktion* von Arterie und Vene (Abb. *23.1.*-15) sowie die seitliche Naht nach Durchtrennung der Fistel *(Separationsverfahren).* Eine neue Methode ist der *Fistelverschluß durch Embolisation* von thrombosiertem Eigenblut, Gelantine-Schwamm, Polyvinyl-Alkohol oder Muskulatur unter radiologischer Kontrolle (Angiotherapie).

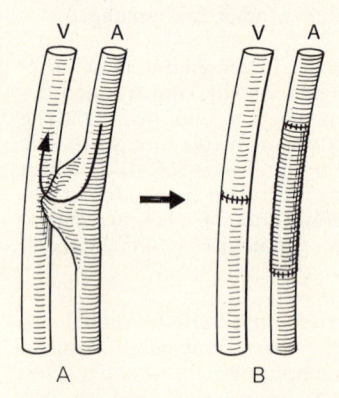

Abb. *23.1.*-15. *AV-Fistel:*
A: Darstellung einer arteriovenösen Fistel mit aneurysmatischer Aufweitung der Arterie in Höhe der Fistel.
B: Rekonstruktionsprinzip: Direkte End-zu-End-Naht der Vene und Interposition eines autologen Venentransplantats nach Resektion des aneurysmatischen Arteriensegmentes.

Prognose: Traumatische Fisteln haben die beste Aussicht auf einen endgültigen Behandlungserfolg, während nach Behandlung angeborener

Fisteln häufig Rezidive auftreten. Nicht immer ist es bei diesen Mißbildungen möglich, alle der oft zahlreichen arteriovenösen Kommunikationen zu entfernen.

Therapeutisch angelegte arteriovenöse Fisteln: Die Einführung der Hämodialyse, Hämofiltration und neuerdings der Plasmapharese ließ einen neuen Typ von arteriovenöser Fistel entstehen. Diese Behandlungsformen benötigen einen beständigen Zugang zum Gefäßsystem mit hohen Blutflußraten. Kurzfristig ist dies durch Einführen von Kunststoffschläuchen in eine Arterie und Vene möglich, die bei Nichtgebrauch kurzgeschlossen werden *(Scribner-Shunt).* Aus Gründen der Infektionsgefahr ist bei chronischer Behandlung *nur die subkutane arteriovenöse Fistel* verwendbar, wobei der arterialisierte venöse Abfluß der Fistel für die häufigen Punktionen zur Verfügung steht. Bevorzugt wird die End-zu-Seit-Kurzschlußverbindung der V. cephalica an die distale A. radialis (*Fistel* nach BRESCIA und CIMINO). Sind alle erreichbaren subkutanen Venen für eine Fistelanlage verbraucht, kommt die *subkutane Interposition einer Gefäßprothese* in Frage, die dann ihrerseits anpunktiert werden kann. Bevorzugtes Material sind heterologe bovine Kollagenprothesen oder ePTFE-Prothesen.

23.1.6. Gefäßverletzungen

23.1.6.1. Definition und Ursachen

Die Mehrzahl aller Arterienverletzungen (über 90%) kommt durch eine direkte Gewalteinwirkung (scharfes oder stumpfes Trauma) zustande. Indirekte Verletzungsmechanismen (Zerrung und Torsion der Gefäße) sind selten, werden aber eher verkannt und treten erst später in Erscheinung als chronischer, posttraumatischer Arterienverschluß, als Aneurysma, arteriovenöse Fistel (z.B. nach sogenannter »Metzgerstichverletzung« in die iliofemoralen Gefäße) und arterielle Embolie (durch dissezierte Intima, losgelöste Thromben oder Fremdkörper). Betroffen sind *vorwiegend die Extremitätenarterien.* Bei Verletzungen der großen Gefäße des Körperstammes kommt oft jede ärztliche Hilfe zu spät. Der Anteil der Gefäßverletzungen bei allen Traumen wird auf etwa 0,1 bis 0,2% geschätzt (Tab. *23.1.-7).*

23.1.6.2. Verletzungsarten

Penetrierende Verletzungen durch Stich- oder Geschoßwunden sind am häufigsten und führen zur vollständigen oder teilweisen Gefäßdurchtrennung, eventuell bei Geschoßverletzungen mit Verlust der Gefäßwand.

Die selteneren *stumpfen Verletzungen* führen zur Gefäßwandkontusion mit nachfolgendem Spasmus, Thrombose oder auch intramuralem Hämatom. Immer wird hierbei die Gefäßwand *von innen nach außen* verletzt. Gelenknahe Gefäßabschnitte sind besonders gefährdet bei Knochenbrüchen (z.B. suprakondyläre Humerusfraktur beim Kind, Tibiakopffraktur).

Die **Kontusion einer Arterie** kann einen Intimaschaden mit nachfolgender Thrombose bewirken (Gefäßverletzung ohne Blutung).

Ein *indirekter Verletzungsmechanismus der Aorta* liegt bei Dezeleration nach abruptem Stop bei hoher Geschwindigkeit vor. Nur Verletzte mit erhaltener Adventitia haben eine Überlebenschance.

Tab. *23.1.*-7. Einteilung der Gefäßverletzungen (nach LINDER/VOLLMAR, 1975).

Direkte Gewalteinwirkung	Indirekte Gewalteinwirkung	Folgezustände
Penetrierende Verletzungen – Schnitt, Stich, Schuß – Iatrogen		– Thrombose – Embolie – AV-Fistel – Aneurysma

	Stumpfe Verletzungen
	– Kontusion
	– Kompression
	   – Überdehnungsriß
	   – Spasmus
	   – Dezeleration	

Iatrogene Gefäßverletzungen können nach diagnostischen und therapeutischen Punktionen auftreten.

23.1.6.3. Symptome

Hinweise auf eine arterielle Verletzung liefert der starke *Blutverlust* nach außen oder die große *Hämatomentwicklung* innerhalb der Muskulatur der betroffenen Extremität. Distal der verletzten Arterie ist die Extremität blaß und kühl. Im typischen Fall *fehlen die peripheren Pulse*.

> Die Palpation peripherer Pulse schließt die Gefäßverletzung nicht aus; in allen Zweifelsfällen ist die **Angiographie indiziert**.

Allerdings finden sich bei 20% der Patienten mit Verletzungen großer Extremitätenarterien distal durch eine Thrombus fortgeleitete Pulsationen. Andererseits ist im *Schock* und bei vorbestehender Arterienerkrankung die Beurteilung des *Pulsstatus* im Hinblick auf die Verletzungslokalisation eingeschränkt. Die weiteren Symptome entsprechen der akuten *arteriellen Ischämie* und umfassen Parästhesien, Verlust der Motorik und schließlich die Nekrosen.

> Bei **Extremitätenfrakturen** und **-luxationen** ist ein sorgfältiger (mehrfach zu wiederholender) **Pulsstatus** zu erheben.

Im *Spätverlauf* kann eine pulsierende Schwellung auf ein falsches Aneurysma (pulsierendes Hämatom), ein Stenosegeräusch auf eine Gefäßverengung und ein Maschinengeräusch neben anderen Symptomen auf eine arteriovenöse Fistel (s.o.) hinweisen.

23.1.6.4. Diagnose

Die Diagnose ergibt sich aufgrund der Anamnese, des *klinischen Befundes* und der *Arteriographie*, die immer bei Verdacht auf Gefäßläsionen erfolgen sollte, sofern nicht die akute Blutung zur einer sofortigen operativen Behandlung zwingt.

> **Fehlende Pulse** nach Repositionen von Frakturen oder Luxationen sind eine **Indikation zur Angiographie**.

Die weitere Diagnostik richtet sich nach der vorliegenden Situation. Bei Polytraumatisierten ergeben *Röntgenaufnahmen* der betreffenden Extremitäten in mindestens 2 Ebenen Hinweise auf Frakturen und ihre Beziehung zu Gefäßen und Nerven. Bei Schuß- und Stichverletzungen lassen sich röntgenologisch Fremdkörper nachweisen.

Für eine intrathorakale Gefäßverletzung spricht eine bestehende *Blutdruckdifferenz* zwischen oberer und unterer Körperhälfte sowie eine *Verbreiterung des Mediastinalschattens*.

Blutungen aus intraabdominellen Gefäßen lassen sich bei bestehendem Blutverlust aufgrund der *Sonographie* mit Nachweis von intraabdomineller Flüssigkeit zusätzlich zur klinischen Symptomatik vermuten.

23.1.6.5. Behandlung

Jede Verletzung eines großen Gefäßes ist eine Operationsindikation, wobei in 90% eine Gefäßrekonstruktion möglich ist, die vor irrevesiblen ischämischen Veränderungen angestrebt werden sollte.

23.1.6.5.1. Erstbehandlung

Der *Ersatz des verlorenen Blutvolumens* und die Kontrolle der Blutung durch *Kompression* sind gleichzeitig durchzuführen. Eine starke und spritzenden Blutung wird am besten durch *externe Kompression* oder *Kompressionsverbände* beherrscht. Die immer noch empfohlenen Tourniquets (das sogenannte Abbinden) verhindern den venösen Rückfluß und unterbrechen die Kollateralzirkulation, was die Überlebenschancen der Extremität mindert. Auch das »blinde« Einbringen von Klemmen ohne Sicht kann das Ausmaß der Gefäßverletzung vergrößern und zusätzliche Verletzungen an begleitenden Venen und Nerven setzen.

Eine Gefäßverletzung hat in der weiteren Versorgung des Patienten *höchste Priorität*. Erfolgt die Rekonstruktion innerhalb der ersten 12 Stunden nach dem Trauma ist eine Amputation selten erforderlich. Wird diese Zeitgrenze überschritten, steigt die Amputationsrate auf bis zu 50%.

23.1.6.5.2. Operative Behandlung

.1. Operationsmethoden

Die definitive Versorgung umfaßt die *Gefäßrekonstruktion* als primär anzustrebendes Verfahren und eventuell die *Faszienspaltung*.

Die *Methode der Rekonstruktion* hängt vom Ausmaß der Zerstörung des Gefäßes ab. In der Regel gelingt die *End-zu-End-Naht*, andernfalls ist die Verwendung eines *Interponats* aus körpereigener Vene von einer unverletzten Extremität erforderlich, um in der rekonstruierten Extremität den venösen Abfluß nicht zu stören. Bei Zerstörung nur eines Teils der Zirkumferenz des Gefäßes kann durch einen Flicken aus körpereigener Vene *(Patch-Plastik)* der Defekt verschlossen werden.

Bei erhaltener äußerer Gefäßkontinuität muß eine Intimaverletzung erkannt werden. Peripher und proximal auftretende Thrombosen werden mit dem *Fogarty-Katheter* ausgeräumt. Die *intraoperative Angiographie* dokumentiert die Vollständigkeit dieser Maßnahme.

Arterielle Spasmen lassen sich durch vorsichtige *Dehnung* beseitigen. Die zusätzliche Applikation von *Lokalanästhetika* kann ebenfalls hilfreich sein. Peristiert der Spasmus muß die Arterie eröffnet und rekonstruiert werden.

Aus der Umgebung des verletzten Gefäßes ist nekrotisches Gewebe zu entfernen *(Debridement)* und die erfolgte Gefäßrekonstruktion mit gesundem Gewebe (Muskel) zu decken.

.2. Begleitende Verletzungen

Begleitenden *Frakturen* werden erst *nach* der Wiederherstellung der Durchblutung stabilisiert. Die Versorgung von *Nervenverletzungen* ist möglichst in gleicher Sitzung anzustreben. Zur Verhütung späterer Thrombosen und eines postthrombotischen Syndroms sind *größere Venenverletzungen* gleichfalls zu rekonstruieren.

.3. Karotisverletzungen

Verletzungen der A. carotis *dürfen nur bei fehlender oder geringgradiger neurologischer Symptomatik rekonstruiert werden*. Bei kompletter Hemiplegie oder gar Bewußtlosigkeit des Verletzten kann die Rekonstruktion der hirnversorgenden Arterie mit letaler Einblutung in das infarzierte Hirnareal enden.

.4. Thorax- und Abdomenverletzungen

Verletzungen der **Aorta** und ihrer großen Äste werden durch *direkte Naht* oder mit Hilfe der *autologen Vene* rekonstruiert. Findet man längerstreckige Zerstörung der Aorta, ist die *Interposition* einer Kunststoffprothese nur bei fehlender Darmverletzung erlaubt. Liegt diese vor, muß die Blutversorgung der unteren Körperhälfte extraanatomisch *(axillo-bifemoraler Bypass)* wiederhergestellt werden.

Eine weitgehende Zerstörung der **V. cava** kann bei fehlender Darmkontamination mit einer spiralverstärkten *ePTFE-Prothese* (Teflon) überbrückt werden. Andernfalls ist die *Ligatur der infrarenalen V. cava* zu vertreten. Die *suprarenale Kavaligatur* zeigt eine Letalität von 90%.

Verletzungen **hilärer Nierengefäße** können nach Explantation der Niere versorgt werden, wonach die Niere reimplantiert wird.

.5. Replantation

Die Replantation abgetrennter Gliedmaßen mit Hilfe mikrochirurgischer Methoden zeigt im Bereich der oberen Extremität bessere Ergebnisse als an der unteren Extremität, glatte Durchtrennungen haben eine größere Einheilungschance als abgequetschte oder abgerissene Extremitätenteile. Der *Patient muß in relativ gutem Allgemeinzustand sein*. Mitentscheidend für den Erfolg ist die *Erstversorgung am Unfallort*, für die bestimmte Regeln gelten:
1. Amputierte Extremitätenteile suchen und mitbringen.
2. Keine Säuberung oder anderweitige Behandlung des Amputats oder Stumpfes.
3. Blutstillung nur durch Druckverband.
4. Amputat in steriles Tuch einschlagen und dann in Plastikbeutel verpacken. Transport in einem zweiten Plastikbeutel mit Eis.
5. Direkten Kontakt des Amputats mit dem Eis unbedingt vermeiden.
6. Telefonische Voranmeldung.
7. Schneller Transport zum Replantationszentrum.

.6. Fasziotomie

Die großzügige Eröffnung der Muskelkompartimente durch Fasziotomie ist eine wichtige zusätzliche Maßnahme nach der Rekonstruktion verletzter Arterien, insbesondere, wenn die Zeitspanne zwischen Verletzung und Rekonstruktion sehr groß war und eine ausgeprägte Ischämie bestand. Mit einer Nadel und einem Manometer läßt sich auf einfachste Weise der Druck in den Muskelkompartimenten messen. Wenn der Druck den diastolischen Blutdruck erreicht, ist die Indikation zur Fasziotomie gegeben. Darüber hinaus ist eine *prophylaktische Fasziotomie* angezeigt bei:
1. kombiniertem arteriellen und venösen Trauma,
2. ausgedehnten zusätzlichen Weichteilverletzungen,
3. Verzögerung zwischen Verletzung und Rekonstruktion von mehr als 8 Stunden,
4. ausgeprägter Schwellung der Extremität.

.7. Amputation

Bleibt bei Zerstörung der Extremität mit massiven Weichteilverletzungen, hoher Infektionsgefahr, ausgedehnten knöchernen Verletzungen und Zerstörung großer Strecken der Gefäßstrombahn sowie Nervenverletzungen mit großer Wahrscheinlichkeit eine nicht gebrauchsfähige Extremität zurück, ist die Amputation der schnellere Weg zur Rehabilitation des Verletzten und in manchen Fällen eine lebensrettende Maßnahme (life before limb).

23.1.6.6. Begutachtung

Der Verlust einer Extremität oder von Teilen einer Extremität ist nach der *Gliedertaxe* zu beurteilen. Spätschäden nach arterieller Verletzung sind nach den Symptomen und der Beeinträchtigung des Geschädigten zu werten. Oft liegen noch andere Verletzungen vor, die mit in die Beurteilung einzubeziehen sind.

> Gefäßverletzungen kommen durch ein **direktes oder indirektes Gefäßtrauma** zustande. Direkte Gefäßtraumen sind Folge einer scharfen Gewalteinwirkung. Als indirektes Gefäßtrauma bezeichnet man die Überdehnung und Zerreißung eines gelenknahen Gefäßabschnittes bei Luxationen und Luxationsfrakturen großer Gelenke. Folge der Überdehnung ist die Zerreißung von Intima und Media *bei erhaltener Adventitia mit nachfolgender Extremitätenischämie.*
> Die *Diagnose* von peripheren Gefäßverletzungen ergibt sich aus der Blutung, dem fehlenden Pulsstatus und dem angiographischen Befund. Bei Intimaläsionen kann ein Gefäßverschluß auch ohne Blutung vorliegen.
> Die **Rekonstruktion der Gefäßstrombahn** ist von besonderer Dringlichkeit, da sonst die abhängigen Gliedmaßen in Gefahr sind. Bei polytraumatisierten Patienten kann eine Abwägung der Wertigkeit der Verletzungen und ihrer Versorgung notwendig werden (life before limb).

Literaturauswahl

ABBOTT, W. M., R. D. MALONEY, C. C. MCCABE, C. E. LEE, L. S. WIRTHLIN: Arterial embolism: A 44 year perspective. Am. J. Surg. *143*:460 (1982).
BECKER, H. M.: Wandel und Fortschritt in der Behandlung von Aortenaneurysmen. In: M. SPERLING (Hrsg.): Gefäßrekonstruktion und Gefäßersatz im Wandel der letzten 25 Jahre. TM-Verlag, Hameln 1985.
BERGAN, J. J., J. S. T. YAO: Acute intestinal ischemia. In: R. B. RUTHERFORD (Hrsg.): Vascular Surgery. Saunders, Philadelphia 1984.
BLAISDELL, F. W., M. STEELE, R. E. ALLEN: Management of acute lower extremity arterial ischemia due to embolism and thrombosis. Surgery *84*:822 (1978).
BLOCK, M. A., F. W. WHITEHOUSE: Below knee amputation in patients with diabetes mellitus. Arch. Surg. *87*:682 (1963).
BRESCIA, M. J., J. E. CIMINO, K. APPEL: Chronic hemodialysis using venipuncture and a surgically created arteriovenous fistula. New Engl. J. Med. *725*:1089 (1966).
CRAWFORD, E. S., C. STOWE: True aneurysm of the aorta and iliac arteries. In: W. S. MOORE (Hrsg.): Vascular Surgery. Grune & Stratton, New York 1983.
DALE, W. A. (Hrsg.): Management of Vascular Surgical Problems. McGraw-Hill, New York 1985.
DARLING, R. C.: Ruptured arteriosclerotic abdominal aneurysm. Am. J. Surg. *119*:397 (1970).
DENCK, H.: Chirurgische Behandlung von Aneurysmen. In: K. KREMER, W. SANDMANN (Hrsg.): Diagnostik und Therapie der Gefäßchirurgie. Thieme, Stuttgart 1984.
FOGARTY, T. J.: Management of arterial emboli. Surg. Clin. N. Am. *59*:749 (1979).
GREENHALGH, R. M. (Hrsg.): Diagnostic Techniques und Assessment Procedures in Vascular Surgery. Grune & Stratton, London 1985.
KREMER, K., W. SANDMANN (Hrsg.): Diagnostik und Therapie der Gefäßchirurgie. Thieme, Stuttgart, New York 1984.
NAJARIAN, J. S., J. P. DELANEY: Advances in Vascular Surgery. Year Book, Chicago, London 1983.
RICKETTS, R. R., E. FINCK, A. E. YELLIN: Management of major arteriovenous fistulas by arteriographic techniques. Arch. Surg. *113*:1153 (1978).
RUTHERFORD, R. B. (Hrsg.): Vascular Surgery. Saunders, Philadelphia 1984.
SPERLING, M. (Hrsg.): Gefäßrekonstruktion und Ersatz im Wandel der letzten 25 Jahre. TM-Verlag, Hameln 1985.
STANLEY, J. C. (Hrsg.): Biologic and Synthetic Vascular Prostheses. Grune & Stratton, New York 1982.
SUMNER, D. S. (Hrsg.): Arteriovenous fistulae. In: R. B. RUTHERFORD (Hrsg.): Vascular Surgery. Saunders, Philadelphia 1984.
SZILAGYI, D. E., J. P. ELLIOTT, R. F. SMITH: Clinical fate of the patient with asymptomatic abdominal aneurysm unfit for surgical treatment. Arch. Surg. *104*:600 (1972).
SZILAGYI, D. E.: Congenital arteriovenous anomalies of the limbs. Arch. Surg. *111*:423 (1976).
THOMPSON R. C., Jr., T. L. DELBLANCO, F. F. MCALLISTER: Complications following lower extremity amputation. Surg. Gynecol. Obstet. *120*:301 (1965).
VOLLMAR, J.: Rekonstruktive Chirurgie der Arterien. Thieme, Stuttgart 1983.
VOLLMAR, J.: Rekonstruktive Chirurgie der Arterien. Thieme, Stuttgart 1984.
WARREN, R., R. B. KIHN: A survey of lower extremity amputations for ischemia. Surgery *63*:107 (1968).
WOLFE, W. G., D. C. SEBASTION: Management of Dissecting Aneurysms of the Aorta: In: J. S. NAJARIAN, J. P. DELANEY (Hrsg.): Advances in Vascular Surgery. Year Book, Chicago, London 1983.

23.2. Venen

Von Th. Junginger und Th. Schmitz-Rixen

23.2.1. Einleitung

Chronische Erkrankungen des Venensystems betreffen infolge des im Stehen wirksamen hydrostatischen Druckes häufiger die untere Extremität. **Drei Venensysteme** sind hier zu unterscheiden:

Das *oberflächliche Venensystem* umfaßt die im Subkutangewebe oberhalb der Faszie gelegenen Vv. saphena magna und parva, die miteinander und mit dem tiefen Venensystem kommunizieren und in das sie in der Leiste einmünden. Die V. saphena magna ist in Knöchelhöhe konstant ventral des medialen Malleolus auffindbar, während das übrige Venennetz im Verlauf stark variiert.

90% des Blutes wird über das *tiefe Venensystem* drainiert, inter- und intramuskuläre Venen, die in den Faszienkammern des Beines die Arterien begleiten und deren Namen tragen.

Oberflächliches und tiefes Venensystem werden durch Venen verbunden, die die Faszie perforieren *(Venae perforantes)*. Zahlreich finden sich diese Venen im distalen Unterschenkel hinter der Tibia (Cockettsche Vv. perforantes I 7 cm, II 14 cm, III 19 cm oberhalb der Fußsohle), 8 cm unterhalb des Kniegelenkes medial (Boydsche V. perforans) und 12 cm oberhalb des Kniegelenkes (Doddsche Vene).

Venenklappen leiten den Blutfluß von außen nach innen. Schon in 1 mm großen Venolen vorhanden, erlauben sie nur einen herzwärts gerichteten Blutfluß. Die meisten Klappen finden sich im Bereich der unteren Körperhälfte. Die dünne Wand der Venen erlaubt eine Anpassung an unterschiedliche Füllungszustände. Die Venen der unteren Körperhälfte können im Stehen ein zusätzliches Volumen von etwa 500 ml aufnehmen, häufig Ursache für eine orthostatische Dysregulation.

Der *hydrostatische Druck in den Fußrückenvenen* beträgt um 110 cm Wassersäule, entsprechend der Höhendifferenz zwischen Vorhof und Fußrücken. Die Betätigung der Muskulatur komprimiert die Venen und zwingt das Blut herzwärts, wobei kompetente Venenklappen den Rückfluß verhindern; daher fällt der Druck in den Fußrückenvenen bei forciertem Gehen auf 30–40 cm Wassersäule (Abb. *23.2.*-1). Charakteristischerweise steigt der Druck beim Stehenbleiben nur sehr langsam auf das Ausgangsniveau an. Die Venendrücke können zur Diagnostik nach Punktion einer Fußrückenvene bestimmt werden *(Phlebodynamometrie)*.

23.2.2. Varikosis

23.2.2.1. Definition

Varizen sind dilatierte, elongierte und im Verlauf geschlängelte Venen; am häufigsten finden sie sich im Bereich der unteren Extremitäten, aber auch im Samenstrang (Varikozele) oder Ösophagus bei portalem Hochdruck. An den Extremitäten wird zwischen der *primären* und *sekundären* Varikosis unterschieden. Eine primäre Varikosis findet sich bei normalem tiefen Venensystem, eine sekundäre Varikosis ist Folge von Erkrankungen des tiefen Venensystems oder von arteriovenösen Fisteln.

Die **Ursache** der *primären Varikosis*, die in 75% der Fälle die V. saphena betrifft, bleibt unklar. Eine primäre Venenklappeninsuffizienz oder eine Venenwandschwäche mit nachfolgender Klappeninsuffizienz werden diskutiert. Obwohl sich häufig eine positive Familienanamnese erheben läßt, ist die Erkrankung wahrscheinlich nicht hereditär bedingt. Gehäuft findet sich eine primäre Varikosis bei Frauen, nach Schwangerschaften, bei langem Stehen, Übergewicht und möglicherweise nach Einnahme von Kontrazeptiva.

Die *sekundäre Varikose* ist Folge einer Druckerhöhung oder Thrombose des tiefen Venensystems. Trotz der meist eintretenden Rekanalisation bleiben die Venenklappen zerstört und damit insuffizient, was eine Druckerhöhung und Flußumkehr ins oberflächliche Venensystem, zumindest bei insuffizienten Perforansvenen, bewirkt (Abb. *23.2.*-1).

23.2.2.2. Symptome

Die häufigsten Symptome der primären Varikosis sind dumpfe Schmerzen, Schwellung mit Spannungsgefühl, Krämpfe und Juckreiz. Die Beschwerden lassen, im Gegensatz zur arteriellen Durchblutungsstörung, bei Hochlagerung des

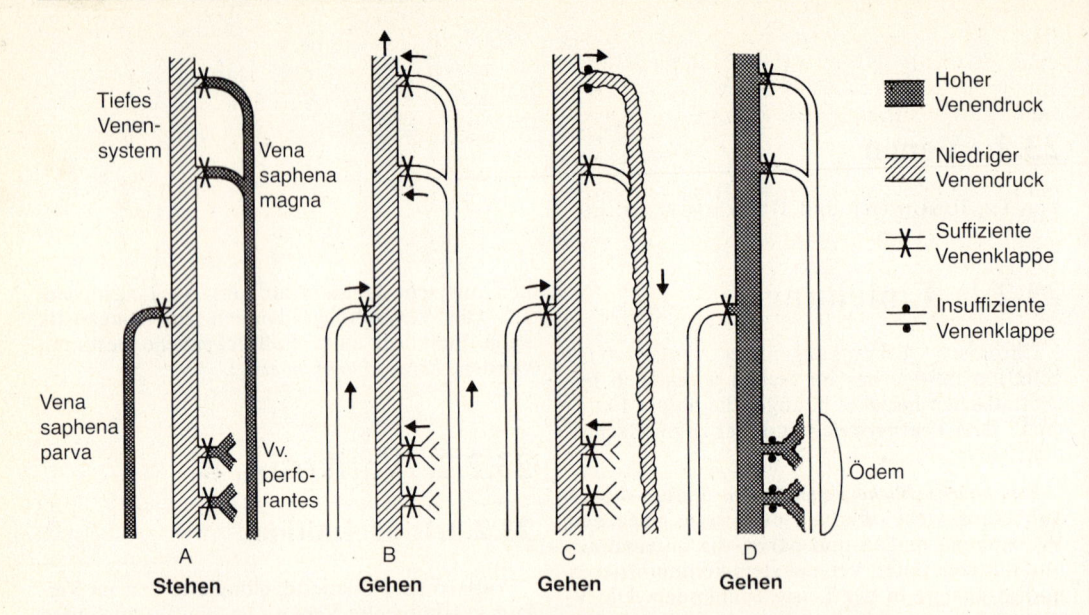

Abb. 23.2.-1. Normale Venenphysiologie beim Stehen (A) und Gehen (B). Die »Muskelpumpe« entleert das oberflächliche Venensystem bei Bewegung (B). Bei Insuffizienz der Mündungsklappe der V. saphena magna (C), kommt es zur varikösen Umwandlung der V. saphena magna. Suffiziente Venenklappen der Perforansvenen erhalten aber die Funktion der Muskelpumpe, was den Druck im oberflächlichen Venensystem bei Bewegung niedrig hält (C). Bei Insuffizienz der Perforansklappen wird die Funktion der Muskelpumpe ineffektiv, was den Venendruck in Knöchelhöhe auch bei Bewegung stark erhöht. Die Folge ist ein Ödem mit Verschlechterung der Gewebsernährung und schließlich das venöse Ulkus. Dies ist unabhängig von der Funktion der Klappen des oberflächlichen Venensystems im Oberschenkel (D).

Beines nach und verstärken sich im Tagesverlauf. Schwellungen bei primärer Varikose betreffen Fuß und Knöchel. In den Tagen vor Einsetzen der Menstruation klagen Frauen über vermehrte Beschwerden. Meist sind die Symptome nicht sehr ausgeprägt, und kosmetische Gründe führen den Patienten zum Arzt. Die sekundäre Varikosis nach tiefer Beinvenenthrombose verursacht ernstere Beschwerden, wie das Ulcus cruris, Varizenblutungen nach traumatischer, aber auch spontaner Ruptur oder eine Dermatitis mit Pruritus über prominenten Varizen als Zeichen der trophischen Störung der Haut.

23.2.2.3. Diagnose

23.2.2.3.1. Klinische Untersuchung

Sind die Varizen aufgrund von Fettsucht oder Ödemen nicht sichtbar, kann man durch Palpation und Perkussion entlang des Verlaufs der V. saphena magna eine Varikosis diagnostizieren *(Schwartz-Test)*.

Eine Venenklappeninsuffizienz wird durch den **Test nach Trendelenburg** lokalisiert (Abb. 23.2.-2). Den liegenden Patienten läßt man die Extremität solange hochhalten, bis alle ober-

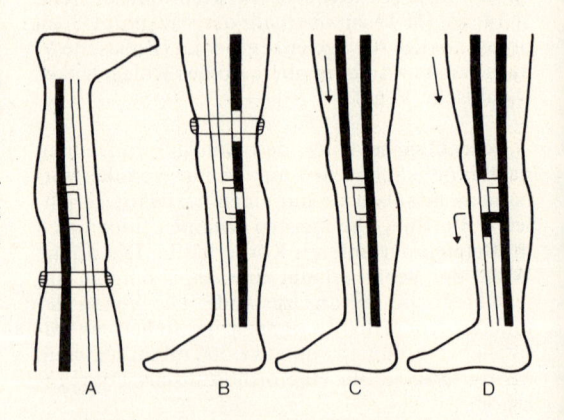

Abb. 23.2.-2. Test nach Trendelenburg:
A: Entleerung der Varizen und Anbringen der Staubinde (im Liegen).
B: Suffiziente Perforansvenen (im Stehen nur langsame Füllung der oberflächlichen Venen).
C: Pathologisch: V.-saphena-magna-Insuffizienz (rasche Füllung im Stehen).
D: Doppelt pathologisch: V. saphena magna und Perforansveneninsuffizienz (rasche Füllung der Venen des Ober- und Unterschenkels).

flächlichen Venen entleert sind. Nach Anbringen einer Staubinde am Oberschenkel steht der Patient auf. Beim Gesunden füllt sich hiernach langsam die V. saphena von distal. Eine sofortige distale Füllung weist auf eine Insuffizienz der Perforansklappen hin, die durch zusätzliche Staubinden weiter lokalisiert werden kann. Die Perforansvenen können auch durch Palpation der Faszienlücken identifiziert werden. Füllt sich nach Entfernung der Staubinde die V. saphena schlagartig von proximal, liegt eine Insuffizienz der Mündungsklappe der V. saphena magna vor. In beiden Fällen bezeichnet man den Trendelenburg-Test als *einfach positiv*. Ein *doppelt positiver* Test liegt bei der Kombination der Mündungsklappen- mit der Perforansveneninsuffizienz vor (Abb. 23.2.-2).

Der **Perthes-Test** kontrolliert die Durchgängigkeit der tiefen Venen. Eine Staubinde unterhalb des Kniegelenks blockiert beim stehenden Patienten den Abfluß der oberflächlichen Venen. Forciertes Gehen über 5 min entleert die Varizen bei suffizienten Perforansklappen und durchgängigem tiefen Venensystem. Zur endgültigen Diagnose sind apparative Untersuchungen erforderlich (Abb. 23.2.-3).

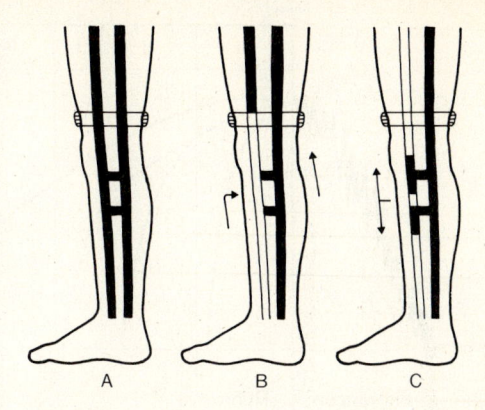

Abb. *23.2.*-3. Test nach Perthes:
A: 5 Minuten Gehen.
B: Tiefes Venensystem suffizient.
C: Test pathologisch: tiefes Venensystem nicht durchgängig und/oder Perforansveneninsuffizienz.

23.2.2.3.2. Ultraschall-Doppler-Untersuchung

Bidirektionale Doppler-Geräte können neben der *Blutströmungsgeschwindigkeit* auch die *Flußrichtung* bestimmen. Das »venöse« Signal ist tieffrequent, atemabhängig und gut vom pulssynchronen und hochfrequenten Signal der Arterien zu unterscheiden. Mit hoher Sicherheit lassen sich Thrombosen der Oberschenkel- und Beckenvenen diagnostizieren. Klappeninsuffizienzen werden durch den Reflux bei Ausführung des *Valsalva-Preßversuchs* nachgewiesen. Bei Perforansinsuffizienzen ergibt sich nach Stauung der oberflächlichen Venen ein Strömungssignal nach manueller Kompression der Wade, was beim Gesunden fehlt (Abb. 23.2.-4).

23.2.2.3.3. Licht-Reflexions-Rheographie

Die *unterschiedliche Blutfüllung* des Gewebes wird durch die nicht-invasive Messung des Reflexionsgrades infrarotnahen, in das Gewebe emittierten Lichtes bestimmt. Bewegungsübungen (Fußwippen) führen über die Muskelpumpe zur Entleerung der Hautgefäße, was zum Abblassen der Haut und damit zur Erhöhung des Reflexionsgrades führt. Die Geschwindigkeit bis zum Wiedererreichen des normalen Reflexionsgrades der Haut (Blutfüllung) ist hierbei *umgekehrt proportional* zum Schweregrad der venösen Insuffizienz (Abb. 23.2.-5). Normalisiert sich eine pathologische Kurve durch Applikation von Stau-

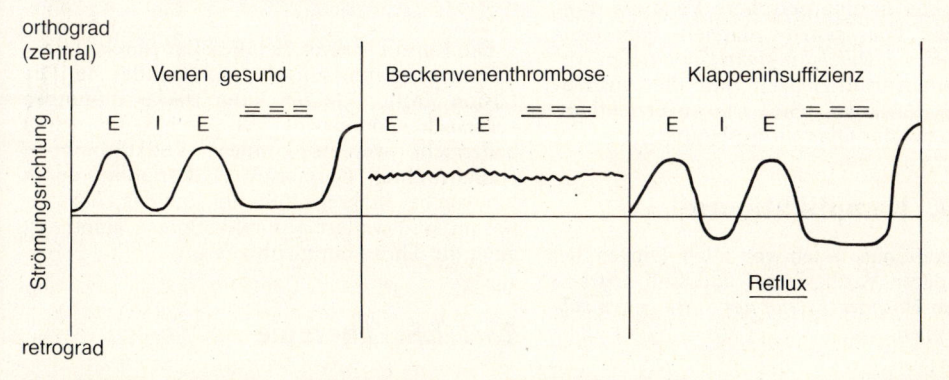

Abb. *23.2.*-4. Dopplersonographische Registrierung der Strömungssignale der V. femoralis. Charakteristisch das nicht zu beeinflussende Signal bei der Beckenvenensperre und der Reflux bei der Klappeninsuffizienz (E: Exspiration, I: Inspiration, = = =: Valsalva-Preßmanöver).

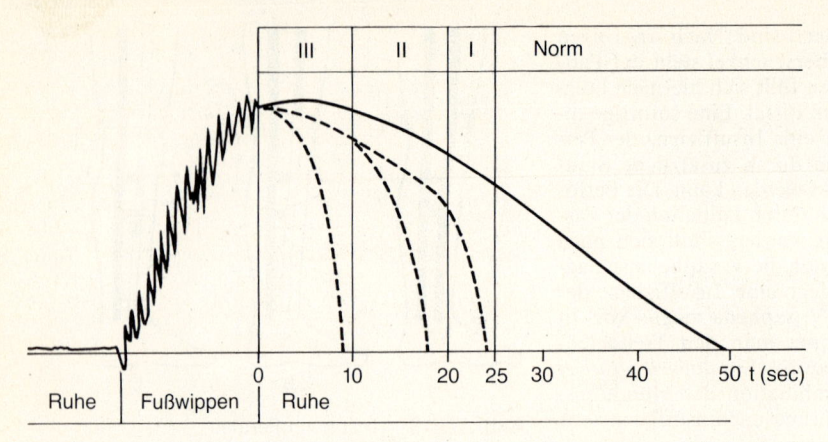

Abb. *23.2.*-5. Lichtreflexionsrheographie. Idealisierte Kurve mit verschiedenen Graden der venösen Insuffizienz.

binden, sind die Erfolgsaussichten nach operativer Entfernung des oberflächlichen Venensystems gut.

23.2.2.3.4. Venendruckmessung (Phlebodynamometrie)

Die blutige, fortlaufende Venendruckmessung (Punktion einer Fußrückenvene) mißt die *venöse Drainagekapazität des Venensystems*. Der Ruhedruck im oberflächlichen Venensystem ist beim Gesunden und Venenkranken annähernd gleich. Bewegung (z. B. Kniebeugen) läßt den Venendruck beim Gesunden stark absinken und in nachfolgender Ruhe langsam wieder ansteigen. Das Druckverhalten beim Venenkranken ist *gegensinnig*. Druckdifferenz und Wiederauffüllzeit nach Ende der Bewegung erlauben quantitative Aussagen über die Drainagekapazität (Abb. *23.2.*-6).

23.2.2.3.5. Phlebographie

Die Phlebographie, die nach Injektion von Kontrastmittel in eine periphere Vene die *Morphologie des Venensystems* darstellt, gibt Aufschluß über die *Durchgängigkeit* der tiefen Venen, Perforansinsuffizienzen und die Ausdehnung der Varikosis. Sie ist unverzichtbare Grundlage bei der Operationsplanung.

23.2.2.4. Komplikationen

Komplikationen treten vor allen Dingen bei der sekundären Varikosis auf und sind *Ergebnis des venösen Hochdrucks und der Stase in den subkutanen Venen*.

Gesteigerter venöser Druck erhöht den Flüssigkeitsaustritt aus dem Kapillarbett und verursacht **Ödeme** und **Ernährungsstörungen**.

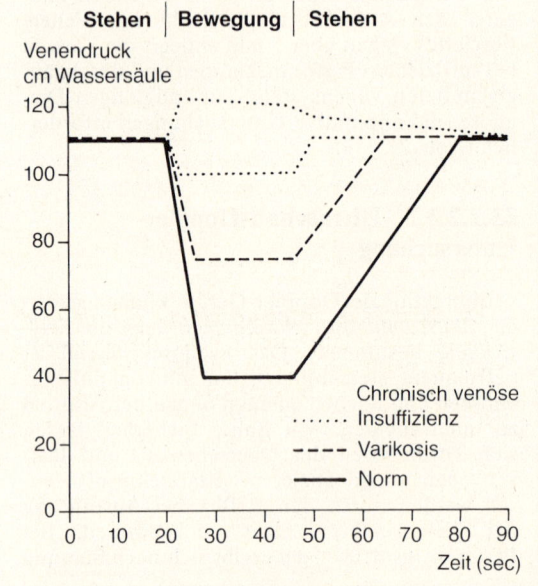

Abb. *23.2.*-6. Phlebodynamometrie.

Die Ruptur kleiner Gefäße führt durch Hämosiderinablagerung zur Hyperpigmentierung. Die Läsion großer Gefäße kann starke Blutungen verursachen, die gewöhnlich durch Kompression beherrscht werden können. Varixthrombose, Hautatrophie, Dermatitis, Exkoriation durch Kratzen bei Juckreiz, Zellulitis und das Ulcus venosum sind weitere Komplikationen. Häufig ist auch die Thrombophlebitis (s. u.).

23.2.2.5. Therapie

Schweregrad und Ursache der Varikosis bestimmen die Therapieform. *Konservative* Therapiemaßnahmen, Sklerotherapie und Operation ergänzen einander. Etwa zwei Drittel der Patienten mit primärer Varikosis bedürfen der *operativen* oder konservativen Therapie.

Die **Behandlung der Varikosis** muß neben den kosmetischen Erwägungen die **pathophysiologische Ursache berücksichtigen.**

23.2.2.5.1. Konservative Therapie

Ziel ist die Förderung des venösen Rückstroms und die Reduzierung der Druckbelastung im oberflächlichen Venensystem. Der Venenkranke sollte zur *häufigen Bewegung* (Gehen, Wandern) und zur Vermeidung von langem Stehen und Sitzen angehalten werden. Häufiges *Hochlagern* der Extremität, verbunden mit maßangepaßten *Kompressionsstrümpfen* (Tab. 23.2.-1) und einem *Bewegungsprogramm* ist die Therapie der Wahl für die meisten Patienten mit unkomplizierter Varikosis. Für die Behandlung der Unterschenkelvarikose sind Kniestrümpfe ausreichend. Eine Strumpfhose dient der Kompression der Oberschenkelvenen. Wichtig ist die Druckabnahme des Verbandes oder des Kompressionsstrumpfes von distal nach proximal zur Förderung des venösen Rückstroms.

23.2.2.5.2. Sklerotherapie

Die Sklerotherapie *obliteriert und fibrosiert kollabierte Venen*. Prinzipiell können oberflächliche Varizen verödet werden, wenn das tiefe Venensystem intakt ist. In die entleerten Varizen werden mit einer feinen Nadel geringe Mengen eines Verödungsmittels injiziert. Die Isolierung des betreffenden Venensegmentes wird durch manuelle Kompression erreicht; nach Injektion erfolgt die sofortige Kompressionsbehandlung, die für 4–5 Wochen fortgesetzt wird.

An *Komplikationen* ist die Hautnekrose bei paravasaler Injektion zu befürchten. Eine konsequente Kompressionsbehandlung und eine exakte intravasale Injektion vorausgesetzt, bietet diese Methode das beste kosmetische Ergebnis.

Die *Kurzzeitresultate* sind besser als die der operativen Therapie, wenn auch die *Langzeitergebnisse* für die chirurgische Behandlung sprechen. Die Sklerotherapie ist *kein konkurrierendes Verfahren* zur operativen Varizenentfernung, sondern eine ergänzende differentialtherapeutische Methode.

23.2.2.5.3. Operative Therapie
(Tab. *23.2.*-2)

Je größer die betroffenen Venen und je schwerer die Symptomatik, um so eher sind operative Verfahren zu bevorzugen. Auch rezidivierende Phlebitisattacken sprechen für die operative Sanierung. Voraussetzung der Operation ist wie auch bei der Sklerotherapie der *Nachweis der freien Durchgängigkeit des tiefen Venensystems durch Phlebographie*.

Kontraindikationen der Operation und der Sklerotherapie sind der Verschluß der tiefen Venen, die arterielle Verschlußkrankheit, Ödeme, Blutgerinnungsstörungen und Schwangerschaft. Der mögliche spätere Nutzen eines nicht veränderten Abschnitts der V. saphena für notwendige Gefäßrekonstruktionen sollte bei der Indikationsstellung mitberücksichtigt werden.

Die operative Therapie umfaßt die *Entfernung (Stripping) der Varizen und die Ligatur insuffizienter Perforansvenen* (BABCOCK, 1907). Präoperativ werden am stehenden Patienten die Varizen mit Farbstofflösung markiert. Nach Freilegung des Venensterns in der Leiste wird die Einmündung der V. saphena magna in die V. femoralis identifiziert und nach Unterbindung dicht an der

Tab. *23.2.*-1. Kompressionsstrümpfe.

Kompressionsklasse	Knöcheldruck	Indikation
I	20 mmHg	Varikosis ohne Ödeme Schwangerschaftsvarikosis
II	30 mmHg	Varikosis mit Ödemen oder Beschwerden, postthrombotisch, postoperativ, nach Sklerotherapie
III	40 mmHg	Schwere chronisch venöse Insuffizienz Sekundäre Varikosis, nach Abheilung venöser Ulzera
IV	60 mmHg	Lymphödem

Kontraindikation: Arterielle Durchblutungsstörungen

Tab. 23.2.-2. Behandlungsindikation der Varikosis.

Varikosis	Operation	Sklerotherapie
V. saphena magna	+++	+
Mündungsklappeninsuffizienz der V. saphena magna	+++	+
Seitenastvarikosis	+	+++
Perforansvarikosis	+++	+
V. saphena parva	++	+++
Mündungsklappeninsuffizienz der V. saphena parva	++	+++
Perforansvarikose (im Parvagebiet)	+	+++
Retikuläre Varikosis		+++
Besenreiservarikosis		+++
Arteriovenöse Fistel	+++	

Einmündung abgesetzt. Um Rezidive zu vermeiden, müssen auch alle zusätzlichen einstrahlenden Venen unterbrochen werden. Nach Aufsuchen der V. saphena im Knöchelbereich wird ein Varizenstripper von peripher in die Leiste geführt und nach Aufschrauben eines Sondenkopfes und Fixation des zentralen Venenendes nach peripher herausgezogen. Insuffiziente Perforansvenen müssen gesondert freigelegt und subfaszial ligiert werden. Hierzu werden endoskopische Verfahren eingesetzt. Weitere größere Varizenkonvolute werden durch zusätzliche Hautschnitte entfernt.

Ein postoperativ angelegter *Kompressionsverband* wird nach 5 Tagen durch eine *Kompressionsstrumpfhose* ersetzt, die für 6 Wochen getragen werden muß. Die erste Mobilisation des Patienten erfolgt zur Thromboseprophylaxe schon am Abend des Operationstages. Die *Letalität* des Eingriffs beträgt 0,02%, *Komplikationen,* wie Nachblutungen, Verletzungen des tiefen Venensystems oder von Nerven, Wundheilungsstörungen und Lymphfisteln treten in etwa 15% der Fälle auf.

23.2.2.5.4. Behandlung von Komplikationen

Blutungen aus perforierten Varizen werden durch Hochlagerung des Beines und einen Kompressionsverband gestillt. Eine Abbindung verstärkt die Blutung. Die sehr schmerzhafte *Varizenthrombose* wird, sofern sie lokalisiert ist, inzidiert und ausgepreßt. Nach erfolgreicher Akutbehandlung dieser Komplikationen ist den Patienten die operative Sanierung der Varizen zu empfehlen.

23.2.2.5.5. Retikuläre und Besenreiservarikosis

Retikuläre Varizen sind diffuse Venektasien von 2–3 mm Durchmesser. Besenreiser sind *kleinkalibrige* (<1 mm) *intrakutane* Varizen. Die Namen geben die Konfiguration wieder. Beschwerden sind sehr selten. Die Beseitigung aus kosmetischen Gründen erfolgt durch Sklerotherapie.

23.2.2.6. Prognose

Eine Beschwerdefreiheit kann in nahezu allen Fällen erzielt werden, sofern die Beschwerden durch Varikosis bedingt waren. Nach chirurgischer Behandlung einer primären Beinvarikosis treten Rezidive in etwa 10% auf. Hauptursachen sind die unvollständige Ligatur der Äste des Venensterns oder insuffizienter Perforantes. Die Frühergebnisse der Sklerotherapie sind etwas günstiger, während im Spätergebnis die operative Therapie mit einer geringeren Rezidivrate belastet ist. Die besten Ergebnisse bietet abhängig von der individuellen Situation die sinnvolle Kombination beider Verfahren.

23.2.3. Thrombophlebitis

Den *Verschluß einer oberflächlichen Vene durch einen Thrombus verbunden mit einer Entzündung der Venenwand* bezeichnet man als Thrombophlebitis.

Klinisch findet sich ein geröteter schmerzhafter Strang im Venenverlauf. Hauptlokalisation ist der Unterschenkel im Bereich der oft variköse V. saphena. Die Gefahr der Abschwemmung thrombotischen Materials in die Lungenstrombahn ist gering. Ein postthrombotisches Syndrom bildet sich nicht aus. Die *Rezidivgefahr* hingegen ist *hoch*.

Differentialdiagnostisch ist das Erysipel abzugrenzen, das eine mehr flächenhafte, zunehmende Rötung zeigt und mit Fieber und Schüttelfrost einhergeht. Eine *Thrombophlebitis migrans,* die nacheinander an verschiedenen Körperstellen auftritt, gilt als paraneoplastisches Syndrom.

Die **Therapie** der Thrombophlebitis besteht in der Anlage eines *Kompressionsverbandes* und der Mobilisation des Patienten, um eine Appositionsthrombose in das tiefe Venensystem zu verhindern. Auftretende Beinschwellungen können auf eine *Phlebothrombose* hinweisen und sind umgehend abzuklären. Ist die akute Phase abgeklungen, kann man in Lokalanästhesie die Thrombenmassen manuell auspressen. *Rezidivierende Thrombophlebitiden* bei Varikose sind eine Indikation zur *operativen* Beseitigung.

Varizen sind dilatierte, elongierte und geschlängelte Venen. Eine **Varikose** findet sich infolge des im Stehen wirksamen hydrostatischen Druckes vor allem an der unteren Extremität. Die **primäre** Varikose ist eine Erkrankung des *oberflächlichen* Venensystems bei intakten tiefen Venen, die **sekundäre** Varikose Folge von Erkrankungen der *tiefen* Beinvenen oder arteriovenösen Fisteln.
Die **Symptome** der primären Varikose sind geringer als die der sekundären, die häufiger zum Ulcus cruris, zu Blutungen und trophischen Störungen der Haut führt.
Die **Therapie der primären Varikose** ist abhängig von Ursache und Schweregrad. Zur Verfügung stehen *konservative* Maßnahmen, die Sklerotherapie und die *operative* Entfernung (Stripping) mit Ligatur insuffizienter Perforansvenen, wofür die Durchgängigkeit des tiefen Venensystems Voraussetzung ist. Je größer die betroffenen Venen und je schwerer die Symptomatik, um so eher ist die Operation zu bevorzugen.

23.2.4. Tiefe Venenthrombose

23.2.4.1. Definition und Häufigkeit

Die Phlebothrombose ist als *intraluminale* Thrombenbildung in den großen Venen der Körperhöhlen (9%) und der subfaszialen Extremitätenvenen (90%) definiert (Abb. *23.2.*-7).

Pathogenetisch sind Änderung der Flußgeschwindigkeit, der Venenwand oder der Blutzusammensetzung bedeutsam. Dementsprechend drohen tiefe Venenthrombosen postoperativ, posttraumatisch, postpartal, bei malignen Geschwulsterkrankungen, Einnahme von Kontrazeptiva, Infiltration der Venenwand oder auch bei vorliegendem Beckenvenensporn. Das postoperative Risiko einer tiefen Venenthrombose wird in folgender Höhe angegeben (Tab. *23.2.*-3):

Die **Virchowsche Trias** (Stase, Endothelschaden und Hyperkoagulabilität) ist nach wie vor für die Pathogenese der venösen Thrombose gültig.

Mehr als die Hälfte dieser Phlebothrombosen verlaufen klinisch stumm. Frauen sind zweieinhalb mal so häufig betroffen. Schwerwiegenste Komplikation ist die *Lungenembolie*, die bei einer Bein- oder Beckenvenenthrombose in 3 bis 5% vorkommt, am häufigsten zwischen dem 2. und 4. Tag nach Beginn der Thrombose auftritt

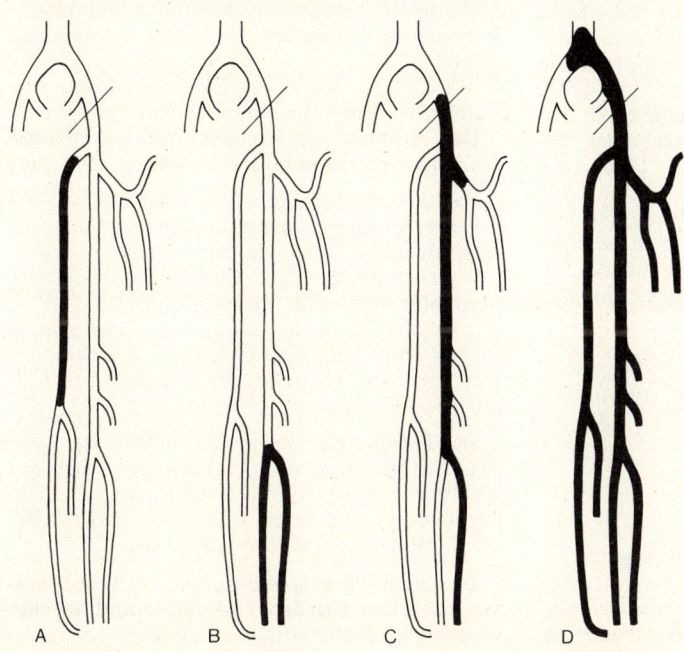

Abb. *23.2.*-7. Typen venöser Thrombosen:
A: Oberflächliche Thrombophlebitis.
B: Unterschenkelvenenthrombose.
C: Tiefe Bein- und Beckenvenenthrombose wie bei Phlegmasia alba.
D: Ausgeprägte Thrombose des gesamten Venensystems wie bei Phlegmasia coerulea dolens.

Tab. *23.2.-3.* Thromboserisiko.

Operationsart	Thrombose-risiko
Abdomineller gynäkologischer Eingriff	30%
Allgemeinchirurgische Eingriffe	20–30%
bei Patienten über 60 Jahren	40–50%
Hüft- oder Kniegelenksersatz	50%
Hüftgelenksfraktur	40–50%
Myokardinfarkt	20–50%
Zerebraler Insult	30–60%

(Nach SILVER: In: JOHNSON/RUTHERFORD: Vascular Surgery, 1984.)

und in bis zu 20% letal verläuft. Als *Spätfolge der Phlebothrombose* kommt es bei 90% der unbehandelten Patienten zu einem *postthrombotischen Syndrom*. Es beruht auf einer Insuffizienz der Venenklappen nach Rekanalisation.

Venöse Thromben können nach Passage des rechten Herzens die **arterielle pulmonale Strombahn embolisieren.**

23.2.4.2. Symptome

Die akute Verlegung der venösen Strombahn geht mit einer stauungsbedingten Störung der Mikrozirkulation einher mit nachfolgendem Ödem. Entsprechend wird die ödematöse schmerzhafte Schwellung der Extremität mit Abblassung der Haut als *Phlegmasia alba dolens* bezeichnet. Bei einer ausgedehnten Thrombose kann der arterielle Einstrom sistieren. Eine livide Verfärbung der maximal geschwollenen Extremität mit petechialen Blutungen ist Leitsymptom dieser *Phlegmasia caerulea dolens* genannten seltenen Sonderform, die zur *(venösen) Gangrän* fortschreitet (Abb. *23.2.*-7).

Typische Symptome der tiefen Beinvenenthrombose sind **Wadenschmerz, Ödem** und **Blässe** *(Phlegmasia alba dolens).*

23.2.4.3. Diagnose

23.2.4.3.1. Klinische Untersuchung

Die Lage der Thrombose bestimmt die Befunde. Am häufigsten ist der Unterschenkel betroffen, was zu einer leichten Fuß- oder Knöchelschwellung führt. Oft verläuft die *Unterschenkelthrombose* klinisch stumm. Die *Oberschenkelvenenthrombose* erzeugt Schmerzen und Spannungsgefühl im distalen Oberschenkel und in der Knieregion. Die Schwellung ist ausgeprägter und reicht bis zum Kniegelenk. Die *Beckenvenenthrombose* betrifft die ganze Extremität.

Bei der Unterschenkelvenenthrombose bereitet die aktive Dorsalflexion des Fußes einen Wadenschmerz *(Homansches Zeichen)*, der Druck gegen die Fußsohle kann in der Tiefe ebenfalls einen Schmerz auslösen *(Payrsches Zeichen)* und schließlich ist das Ballotement der Wadenmuskulatur schmerzhaft. Die vergleichende Umfangsmessung ergibt Aufschluß über das Stauungsausmaß. Der betroffene Venenverlauf ist bei Palpation schmerzhaft. Eine vermehrte Venenzeichnung tritt erst nach längerem Verlauf auf und ist Zeichen des Vollbildes der Erkrankung mit dann deutlichem Beinödem und blasser bis livider und glänzender Haut.

23.2.4.3.2. Apparative Diagnostik

In etwa der Hälfte der Fälle ist die klinisch gestellte Diagnose einer Phlebothrombose nicht korrekt. Mit Zuverlässigkeit kann durch eine *Ultraschall-Doppler-Untersuchung* (mit Taschengeräten am Krankenbett) die Diagnose gesichert oder ausgeschlossen werden (s. Abb. *23.2.*-5).

Beweisend ist die *aszendierende Serienphlebographie*. Die 4 *wichtigsten Zeichen einer Thrombose* sind:
1. Konstante Füllungsdefekte (Radiergummiphänomen),
2. Abrupter Abbruch der Kontrastmittelsäule,
3. Fehlende Darstellung von Venenabschnitten und
4. Darstellung nur eines Randsaumes der Gefäße bei intravasal flottierendem Thrombus.

Das Ausmaß der Kollateralisierung läßt auf das Alter der Thrombose schließen.

Bei der *Phlebosonographie* wird ähnlich wie bei der Ultraschall-Doppler-Untersuchung die respiratorische Abhängigkeit des Beinvenenflusses (bei durchgängiger Beckenvene) beurteilt. Man mißt hierbei die *Volumenschwankungen der Extremität*. Die etwas aufwendige Untersuchung ist von ähnlicher Genauigkeit wie die Doppler-Untersuchung, erfordert aber eine größere Mitarbeit des Patienten.

Die *Phlebodynamometrie* ist nicht in der Lage zwischen frischen und chronischen Venenverschlüssen zu unterscheiden. Als funktionelle Untersuchungsmethode eignet sie sich aber zur Beurteilung der Behandlungsergebnisse.

Der *Radiofibrinogentest* eignet sich als *Suchmethode* einer frischen Thrombose und hat vorwiegend wissenschaftliches Interesse.

Im wesentlichen basiert die Diagnose der Bein- und Beckenvenenthrombose auf der klinischen Symptomatik, der Ultraschall-Doppler-Untersuchung und der aszendierenden Serienphlebographie.

23.2.4.4. Differentialdiagnose
(Tab. 23.2.-4)

Abzugrenzen sind *Ödeme anderer Genese, Infektionen,* eine *rupturierte Synovialzyste* (Bakersche Zyste), sowie *Muskelrisse, Zerrungen* und der *akute arterielle Verschluß.* Die Bevorzugung des linken Beines lenkt die Aufmerksamkeit auf das *Iliakalvenenkompressionssyndrom,* das mit und ohne Thrombose auftreten kann. Pathologisch-anatomisch findet man an der Einmündung der linken Beckenvene in die Hohlvene einen intraluminalen narbigen Sporn, der durch äußeren Druck zwischen darüberliegender Arterie und dorsalem Wirbel verursacht sein soll.

23.2.4.5. Therapie

Behandlungsziele sind die Abwendung einer Lungenembolie durch losgelöstes thrombotisches Material und die Vermeidung eines postthrombotischen Syndroms. Kausale Therapiemaßnahmen sind die *Fibrinolyse* und die *operative Thrombektomie.*

Die Behandlung mit *Kompressionsverbänden* und *Antikoagulantien* verhindert die Appositionsthrombose, führt aber nach Untersuchungen von FONTAINE in 50% der Fälle zur Ausbildung eines schweren *postthrombotischen Syndroms.*

Die **kausale Therapie der tiefen Thrombose** mit Fibrinolyse und/oder operativer Thrombektomie *wendet die Gefahr der akuten Lungenembolie ab* und verhindert die Ausbildung eines *postthrombotischen Syndroms.*

23.2.4.5.1. Antikoagulantien-Therapie

Die nicht kausale, konservative Therapie umfaßt *Bettruhe* für 7 Tage (bis zur Organisation des Thrombus) mit *Hochlagerung* der Beine, *Kompressionsverbände* und die Gabe von *Heparin* für 7–10 Tage in einer therapeutischen Dosierung, die die Thrombinzeit oder die partielle Thromboplastinzeit verdoppelt. *Kompressionsstrümpfe* sind für 3–6 Monate erforderlich, eine *orale Antikoagulantienbehandlung* mit Cumarinen ist unter Beachtung der Kontraindikationen zumindest für 6 Monate zu erwägen.

23.2.4.5.2. Fibrinolytische Therapie

Fibrinolytische Aktivatoren *(Streptokinase* oder *Urokinase)* sind nicht nur in der Lage, Thromben aufzulösen, sondern auch die Venenklappen zu erhalten. Die Behandlungsergebnisse hängen vom Alter der Thrombose ab und sind am günstigsten bei Therapiebeginn innerhalb der ersten vier Tage. Über erfolgreiche Spätlysen (bis zu 30 Tage nach Auftreten der Thrombose) wurde berichtet. Behandlungskomplikationen sind Blutungen und allergische Reaktionen.

Die Liste der *Kontraindikationen* ist umfangreich und betrifft häufig gerade die von der Phlebothrombose bedrohten Kranken (Tab. 23.2.-5).

Tab. *23.2.*-5. Wichtigste Kontraindikationen der Fibrinolysetherapie.

1. Hämorrhagische Diathese, akute Blutung, florides Gastroduodenalulkus
2. Hypertonus (>200 mmHg syst.), hohes Lebensalter (>70 Jahre)
3. Malignome, floride Tuberkulose mit Kavernen
4. Traumen mit Frakturen großer Knochen
5. Postoperativer Zeitraum (ca. 3 Wochen)
6. Schwangerschaft und Wochenbett

Tab. *23.2.*-4. Differentialdiagnose des Beinödems.

1. Venös	2. Lymphatisch	3. Andere (bilateral)
Akute Thrombose	Primäres Lymphödem	Kardiale Ödeme
Postthrombotisches Syndrom	Sekundäre Ursachen:	Nephrotisches Syndrom
Tumordruck	Infektion	(Leberzirrhose)
Retroperitoneale Fibrose	Tumoren	Hypoproteinämie
Iliakalvenenkompressionssyndrom	Bestrahlung	Allergische Krankheiten
Trauma	Insektenstiche	Myxödem
Kavasperroperation	Operation	
Arteriovenöse Fistel	Filarien	
	Tuberkulose	
	Syphilis	
	Lymphgranuloma venererum	

23.2.4.5.3. Operative Therapie

Die *venöse Thrombektomie* ist eine kausale Behandlung, die bei kontraindizierter Fibrinolyse zur Anwendung kommen kann. Auch hier sind die Ergebnisse vom Alter der Thrombose abhängig. Jenseits von 10 Tagen ist nur mit Teilerfolgen zu rechnen. Indikationen und Kontraindikationen s. Tab. *23.2.*-6 und *23.2.*-7.

Tab. *23.2.*-6. Indikationen zur venösen Thrombektomie.

1. Phlegmasia caerulea dolens
2. Phlegmasia alba bei Kontraindikation zur Fibrinolyse und einer Verlegung des Oberschenkelkonfluenz oder der Beckenstrombahn
3. Beckenvenenthrombosen nach erfolgloser Lyse
4. Phlebographisch sichtbar flottierende Thromben in Oberschenkel- oder Beckenvene
5. Frische iliakofemorale Thrombose bei bestehendem postthrombotischen Syndrom (relative Indikation)

Tab. *23.2.*-7. Kontraindikationen der venösen Thrombektomie.

Bettlägerigkeit
Kurze Lebenserwartung
Tumorleiden
Reduzierter Allgemeinzustand
Kardiale Insuffizienz
Septische Thrombose

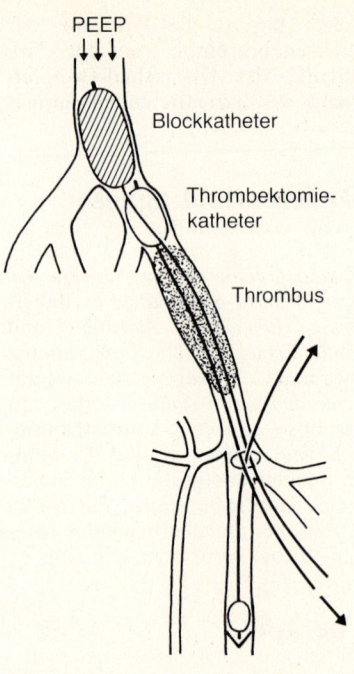

Abb. *23.2.*-8. Schema zur venösen Thrombektomie. PEEP-Beatmung mit positiv endexspiratorischem Druck. Hochlagerung des Oberkörpers.

Operationstechnik: Der Patient wird zur Vermeidung einer intraoperativen Lungenembolie mit stark erhöhtem Oberkörper gelagert. Der Eingriff erfolgt in Intubationsnarkose unter Einstellung eines positiven endexspiratorischen Druckes. Über einen Schnitt in der Leiste erreicht man die Femoralvene, die am Konfluenz mit der Profundavene quer eröffnet wird.

Zunächst wird dann in der Hohlvene ein Blockkatheter positioniert. Mit einem zweiten Fogarty-Katheter erfolgt die Ausräumung der Thromben (Abb. *23.2.*-8). Bei älteren Thrombosen kann hierzu ein Ringstripper verwendet werden. Nach distal führt man den Fogarty-Katheter nur bis zur ersten Venenklappe vor. Danach wird die Extremität mit Gummibinden (Esmarch) von distal nach proximal ausgewickelt, wodurch die Thromben ausgepreßt werden. Ein größerer Blutverlust kann mit Autotransfusionsgeräten ausgeglichen werden. Eine intraoperative Phlebographie oder Endoskopie gibt Aufschluß über die Vollständigkeit der Thrombektomie. Zur Erhöhung der Flußgeschwindigkeit in der Vene und zur Vermeidung einer Rethrombose wird ein Seitenast der V. saphena mit der A. femoralis superficialis anastomosiert (arteriovenöse Fistel). Die Fistel wird für 3–12 Monate belassen (Abb. *23.2.*-9).

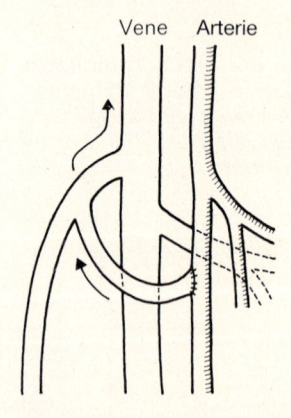

Abb. *23.2.*-9. Schematische Darstellung der Anlage eines Korbhenkel-Shuntes zur Flußsteigerung in der Beckenvene nach venöser Thrombektomie.

Postoperative Behandlung: Die intraoperativ begonnene Heparinisierung wird nach einigen Tagen bei fehlenden Kontraindikationen auf orale Antikoagulantien für mindestens 6 Monate umgestellt. Auf eine Kompressionsbehandlung zunächst mit elastischen Binden und dann mit einer Kompressionsstrumpfhose (Klasse II) ist zu achten. Der Patient wird noch am Operationstag mobilisiert.

Prognose: Die *Letalität* des Eingriffs, insbesondere durch eine Lungenembolie, beträgt 1-2%, die *Komplikationsrate* wie Nachblutung, Lymphfisteln oder vorzeitiger spontaner Fistelverschluß, 25%.

23.2.4.5.4. Kavasperroperation

Eine *rezidivierende Lungenembolie,* deren Ursache nicht oder nicht vollständig kausal beseitigt werden kann, ist eine Indikation zur Kavasperroperation, die weitere Rezidivembolien verhindern soll. Anstelle der früher durchgeführten Kavaligatur werden partielle Verschlüsse angebracht, die operativ *(Kava-Clip)* oder mittels eines Katheters *(Schirmfilter)* plaziert werden (Abb. *23.2.*-10).

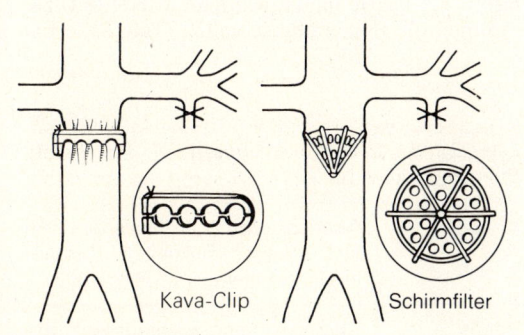

Abb. *23.2.*-10. Kavasperre zur Lungenembolieprophylaxe.

Die *Indikation* ist wegen der zu erwartenden Folgen (Beinschwellungen, postthrombotisches Syndrom, Lungenembolie) eng zu stellen.

23.2.4.6. Prognose

Fibrinolyse oder Operation senken das Risiko einer tödlichen Lungenembolie auf unter 1-2%. Im Langzeitergebnis ist nach beiden Therapieformen in über 75% der Fälle ein sehr gutes oder gutes Ergebnis zu erwarten, vorausgesetzt der Therapiebeginn war vor dem 10. Thrombosetag. Die Häufigkeit eines schweren postthrombotischen Syndroms mit Schwellneigung und Ulcus cruris kann auf ein Fünftel gegenüber der konservativen Behandlung gesenkt werden.

23.2.5. Paget-von-Schroetter-Syndrom

Das Paget-von-Schroetter-Syndrom ist eine *Thrombose der V. axillaris oder der V. subclavia.*

Symptome: Anamnestisch sind meist ungewohnte Armbewegungen (thrombose d'effort) zu erfragen, klinisch bestehen eine schmerzhafte Schwellung des Armes, Brustwandkollateralen, Schmerzen bei Bewegung und phlebographisch ein Venenverschluß in Höhe des Thoracic Outlet. Die *Häufigkeit* beträgt 2-3% aller Phlebothrombosen.

Die **Diagnose** wird durch die Phlebographie bestätigt. An *Komplikationen* tritt relativ häufig (bis zu 12%) eine *Lungenembolie* auf.

Therapie: Bei den meisten Patienten bildet sich die Schwellung spontan ohne spezifische Behandlung, lediglich durch Hochlagerung des Armes zurück. Trotzdem ist wegen der besseren Langzeitresultate die Fibrinolyse bei Fehlen von Kontraindikationen anzustreben. Das Paget-von-Schroetter-Syndrom kann Teil eines Thoracic-Outlet-Syndroms sein (s.u.); ergeben sich hierfür Anhaltspunkte, ist die transaxilläre Resektion der 1. Rippe angezeigt. Eine operative Thrombektomie wird wegen ungünstiger Resultate nur selten durchgeführt.

23.2.6. Cava-superior-Syndrom

Ursachen der Thrombose der oberen Hohlvene sind in der Regel maligne Mediastinaltumoren, aber auch benigne Geschwülste, eine Mediastinalfibrose oder Aortenaneurysmen.

Leitsymptom ist die obere Einflußstauung mit Kopfschmerzen, Schwindel, Sehstörungen, Lidödemen, Zunahme des Halsumfanges und vermehrter Venenzeichnung.

Therapie: Nur bei benignen Grundleiden ist die Umgehungsoperation mit einer spiralverstärkten Kunststoffprothese zu erwägen, bei Malignomen ist die Strahlentherapie indiziert.

23.2.7. Abdominelle Venenthrombosen

Das **Cava-inferior-Syndrom** als Komplikation der beidseitigen aszendierenden Beckenvenenthrombose geht mit einem Ödem der unteren Körperhälfte und abdominellen Beschwerden einher. Sind die Nierenvenen einbezogen, stellt sich ein akutes Nierenversagen ein.

Die **Mesenterialvenenthrombose** zeigt ähnliche Auswirkungen wie der akute Mesenterialarterienverschluß (s. dort), die Symptomatik ist jedoch protrahierter. Als operative therapeutische Maßnahme kommt nur die Resektion des betroffenen Dünndarmabschnittes in Frage.

Das **Budd-Chiari-Syndrom** ist eine Thrombose der Lebervenen und der kranialen V. cava inferior mit massiver Hepatomegalie und Kollateralen an Abdomen und Thorax.

23.2.8. Chronisch venöse Insuffizienz

23.2.8.1. Vorbemerkungen

Von den verschiedenen *Ursachen* einer chronisch venösen Insuffizienz ist das *postthrombotische Syndrom* am häufigsten, aber auch Veränderungen der Hämodynamik bei arteriovenösen Fisteln, bei Beckenvenenstau oder sehr selten bei primärer Varikosis können die spezifischen Gewebsveränderungen meist am distalen Unterschenkel auslösen.

Pathogenetisch wirksam sind die persistierende Obstruktion der venösen Strombahn durch unvollständige Rekanalisation oder Kollateralisation und die Zerstörung der Venenklappen, insbesondere der Perforansvenen. Bei Betätigung der Muskelpumpe fällt der Venendruck im oberflächlichen Venensystem ungenügend ab (Abb. 23.2.-1), was einen erhöhten Druck im oberflächlichen Venensystem bewirkt. Dies führt zu Mikrozirkulationsstörungen. Sekundär kommt es zur Schädigung des Lymphabflusses, was die Erkrankung verschlimmert. Ca. 5% der Bevölkerung der BRD sind betroffen.

> Die **chronische Druckerhöhung** im Venensystem führt zu den als **postthrombotisches Syndrom** bekannten Gewebsveränderungen.

3.2.8.2. Symptome

Die erste Manifestation der chronisch venösen Insuffizienz sind *Knöchelödeme*, die im Laufe des Tages zunehmen. Gewöhnlich bestehen Ödeme längere Zeit, bevor weitere Symptome auftreten. Ein lange Zeit bestehendes Ödem führt zur subkutanen *Fibrose*. Die Elastizität der Haut nimmt ab. Eine bakterielle Infektion kann sich aufpfropfen. Die bräunliche *Hyperpigmentierung der Haut* ist durch hämosiderinhaltige Makrophagen bedingt. Ein *juckendes Ekzem* befällt häufig die geschwollenen Bezirke und kann bedingt durch das Kratzen zur Neurodermatitis führen.

Ernsthafteste *Komplikation* ist das *venöse Ulkus*. Mehr als die Hälfte der Ulzerationen tritt in Höhe des Knöchels am medialen Malleolus auf, bedingt durch eine Perforansveneninsuffizienz. Eine primäre Varikose ist nur selten Ursache eines venösen Ulkus. Kleine Verletzungen der Haut begünstigen die Ulkusentstehung. Ödem, Stauungsinduration, eine juckende Dermatitis und sekundäre bakterielle Infektionen behindern die Abheilung, so daß nicht selten monate- oder auch jahrelange Verläufe zu beobachten sind. Die Rezidivrate abgeheilter Ulzera ist hoch. Ein lange bestehendes Ulkus kann maligne entarten. Der dumpfe *Schmerz*, der in venösen Ulzera angegeben wird, kann durch Hochlagerung des Beines abgeschwächt oder aufgehoben werden.

Arteriell bedingte Ulzera hingegen sind schmerzhafter, selten in Höhe des Knöchels lokalisiert, und die Beschwerden nehmen bei Hochlagerung der Extremität zu. *Venöse* Ulzera lassen die Faszie intakt, während arterielle Ulzerationen die Faszie überschreiten (Tab. 23.2.-8).

Tab. *23.2.*-8. Differentialdiagnose chronischer Beingeschwüre.

Arteriell	Arteriosklerose, arteriovenöse Fistel, Kollagenkrankheiten, Thrombangiitis obliterans, M. Raynaud
Venös	Chronisch venöse Insuffizienz, primäre Varikosis, Injektion von Medikamenten
Lymphatisch	Chronisches Lymphödem
Infektiös	Chronische Osteomyelitis, pyogene Infektionen, Syphilis, Tuberkulose, Pilzerkrankungen
Systemisch	Colitis ulcerosa, Diabetes mellitus, Sichelzellanämie, Avitaminosen
Neoplastisch	Hautmetastasen, primäre Hauttumoren, maligne Melanome, M. Kaposi, Leukämie
Traumatisch	Thermische Schäden, Bestrahlung, Dekubitus, Insektenstiche
Neurologisch	Periphere Neuropathien (Diabetes, Tabes dorsalis, Alkoholismus)

23.2.8.3. Diagnose

Die Diagnose ergibt sich aufgrund der Anamnese, der klinischen Untersuchungsbefunde *(Trendelenburg-Test)* und der *azendierenden Phlebographie*.

23.2.8.4. Therapie

Behandlungsziel ist die Kontrolle des venösen Stauungsdrucks und die Vermeidung des Ödems. Bei der Mehrzahl der Patienten läßt sich dies durch maßgefertigte, bis zum Kniegelenk reichende *Kompressionsstrümpfe* (Klasse II-III) erreichen. Mehrfache Hochlagerung des Beines auch während des Tages und die Vermeidung längeren Stehens und Sitzens sind dem Patienten zu empfehlen. Die Kompressionsstrümpfe müssen lebenslang getragen werden.

Die **Ulkusbehandlung** zielt primär auf die Beseitigung der pathophysiologischen Verhältnisse, durch konsequente Kompressionsbehandlung, sofern nicht operative Maßnahmen in Frage kommen. Prinzipien der *lokalen Ulkusbehandlung* sind,
1. die Nekrosenentfernung,
2. die Schaffung eines keimarmen Milieus und
3. granulationsfördernde Maßnahmen.

In den seltenen Fällen, bei denen ein venöses Ulkus durch eine *primäre* Varikosis bedingt ist, ist die Entfernung *(Stripping)* des oberflächlichen Venensystems und die *Ligatur insuffizienter Perforansvenen* indiziert. Bei der *sekundären* Varikosis kommt ein Varizenstripping und eine Perforansvenenligatur nur dann in Betracht, wenn röntgenologisch, durch Phlebodynamometrie und Lichtreflexionsrheographie nach Kompression des oberflächlichen Venensystems eine ausreichende Aufnahmekapazität des tiefen Venensystems erwiesen ist. Die Perforansvenenligatur bei bestehenden Ulzera hat subfaszial über eine lange posteriore Wadeninzision oder endoskopisch zu erfolgen.

Ein **chronischer Beckenvenenverschluß** kann durch eine *Umleitungsoperation* mit der V. saphena magna zur Gegenseite (Cross-over Bypass nach PALMA) oder durch *Interposition von Gefäßprothesen* (ePTFE) beseitigt werden (Abb. 23.2.-11). Techniken zum Ersatz zerstörter Venenklappen sind entwickelt und kommen mit wechselhaftem Erfolg zur Anwendung. Schließlich kommen auch freie oder gestielte Hauttransplantate zur Ulkusdeckung in Frage.

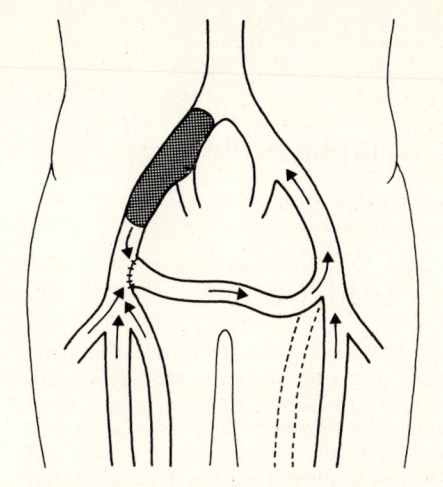

Abb. *23.2.*-11. Cross-over-Bypass der V. saphena magna zur Behandlung einer chronischen Beckenvenensperre.

Literaturauswahl

BERNSTEIN, E. F.: Venous reconstructive surgery. In: J. S. NAJARIAN, J. P. DELANEY (Hrsg.): Advances in Vascular Surgery. Year Book, Chicago, London 1982.

DALE, W. A.: Managment of Vascular Surgical Problems. McGraw-Hill, New York 1985.

HOBS, J. T.: The Treatment of Venous Disorders. MTP Press, Lancaster 1977.

JOHNSON G. Jr. (Hrsg.): The management of venous disorders. In: R. B. RUTHERFORD (Hrsg.): Vascular Surgery. Saunders, Philadelphia 1984.

LOFGREN, E. P.: Current indications for varicose vein surgery. In: J. S. NAJARIAN, J. P. DELANEY (Hrsg.): Advances in Vascular Surgery. Year Book, Chicago, London 1982.

MAY, R. (Hrsg.): Alltagsprobleme und Alltagskomplikationen bei Venenerkrankungen. Thieme, Stuttgart, New York 1980.

NICOLAIDES, A. A., J. S. T. YAD: Investigation for Vascular Disorders. Churchill Livingstone, Edingburgh, London, New York 1981.

PERTHES, G.: Über die Operation der Unterschenkelvarizen nach Trendelenburg. Dtsch. med. Wschr. *21*:253 (1895).

ROB, C. G.: Venous ulcers of the lower limb. In: J. S. NAJARIAN, J. P. DELANY (Hrsg.): Advances in Vascular Surgery. Year Book, Chicago, London 1982.

TRENDELENBURG, J.: Über die Unterbindung der Vena saphena magna bei Unterschenkelvarizen. Beitr. klin. Chir. *7*:195 (1890/91).

WIENERT, V.: Die Beinveneninsuffizienz. Schattauer, Stuttgart, New York 1984.

23.3. Lymphgefäße

Von R. G. Baumeister

23.3.1. Einleitung

Das Lymphsystem als dritter Teil des Gefäßsystems neben dem arteriellen und venösen Gefäßgebiet wird oft übersehen. Erst die Folgen einer Blockierung, die Bildung von *Lymphfisteln* und die Ausbildung von *Lymphödemen* weisen auf diesen Teil des Gefäßsystems hin. Ursache dieser Erscheinungen ist häufig die bewußte oder unbewußte Durchtrennung von Hauptlymphgefäßen im Bereich der Engstellen des Lymphgefäßsystems, etwa der Innenseite der Knieregion, der Leiste und der Achsel.

Durch die Mikrochirurgie wurden erstmals die Lymphgefäße selbst mit einem Durchmesser von etwa 0,3 mm im Bereich der Lymphsammelgefäße, der Kollektoren, einer direkten chirurgischen Therapie zugänglich. Mit Hilfe dieser Technik können auch an Lymphgefäßen Anastomosen und Transplantationen durchgeführt werden.

23.3.2. Anatomie

Das Lymphgefäßsystem nimmt im Gewebe seinen Anfang in blind endigenden *Präkapillaren*. Diese besitzen Spalten, die geschlossen und offen vorliegen können. Seitliche Zügel stellen eine Verbindung zum umgebenden Gewebe dar. Quillt dieses durch einen vermehrten Flüssigkeitseinstrom auf, spannen sich die Zügel, die Präkapillaren werden erweitert und die Spalten geöffnet.

Kleinere Hautbereiche, die sogenannten *lymphatischen Hautareale*, werden von *Präkollektoren* drainiert. Hintereinander liegende Hautareale bilden eine *lymphatische Hautzone*. Ihre Präkollektoren leiten die Lymphe in einen *oberflächlichen Hautkollektor*. Hintereinander liegende Hautareale, wie auch nebeneinander liegende Hautzonen, überlappen sich dabei, so daß für die Lymphe Abflußmöglichkeiten in verschiedene benachbarte Kollektoren bestehen (Abb. *23.3.*-1).

Mehrere Kollektoren vereinigen sich und bilden *Kollektorengruppen*. Die so entsprechend drainierten Gebiete werden *Territorien* genannt. Sie umfassen größere Extremitäten- und Rumpfgebiete (Abb. *23.3.*-2).

Zwischen den Hautterritorien besteht kaum ein Austausch von Lymphe. Daher werden die

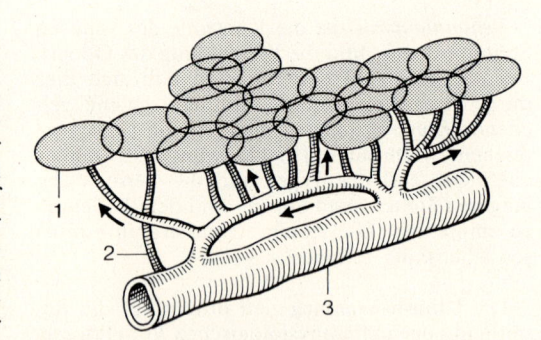

Abb. *23.3.*-1. Anfangsteil des Lymphgefäßsystems im Bereich der Haut mit lymphatischen Hautarealen und Hautzonen sowie den Präkollektoren und den oberflächlichen Kollektoren (nach Kubik).
1. Hautareale, 2. Präkollektor, 3. Oberflächlicher Kollektor.

Grenzen als *lymphatische Wasserscheiden* bezeichnet. Ein Lymphaustausch über die Wasserscheiden hinweg ist nur durch Anastomosen im Bereich der lymphatischen Hautnetze oder durch Normvarianten in Form von kreuzenden Lymphkollektoren möglich.

23.3.3. Lymphbahnen der Extremitäten

23.3.3.1. Untere Extremität

Der Verlauf der Lymphbahnen unterliegt erheblichen Variationen. Schematisch kann zwischen *oberflächlichen epifaszialen Bahnen* und *tiefen subfaszialen Lymphbahnen* unterschieden werden.

An der unteren Extremität sammeln sich die **oberflächlichen Lymphbahnen** in 3 Kollektorengruppen:
1. den *medialen Kollektoren*, um die V. saphena magna,
2. den *ventralen Kollektoren* an der Vorderseite des Unterschenkels und der ventro-medialen Seite des Oberschenkels sowie

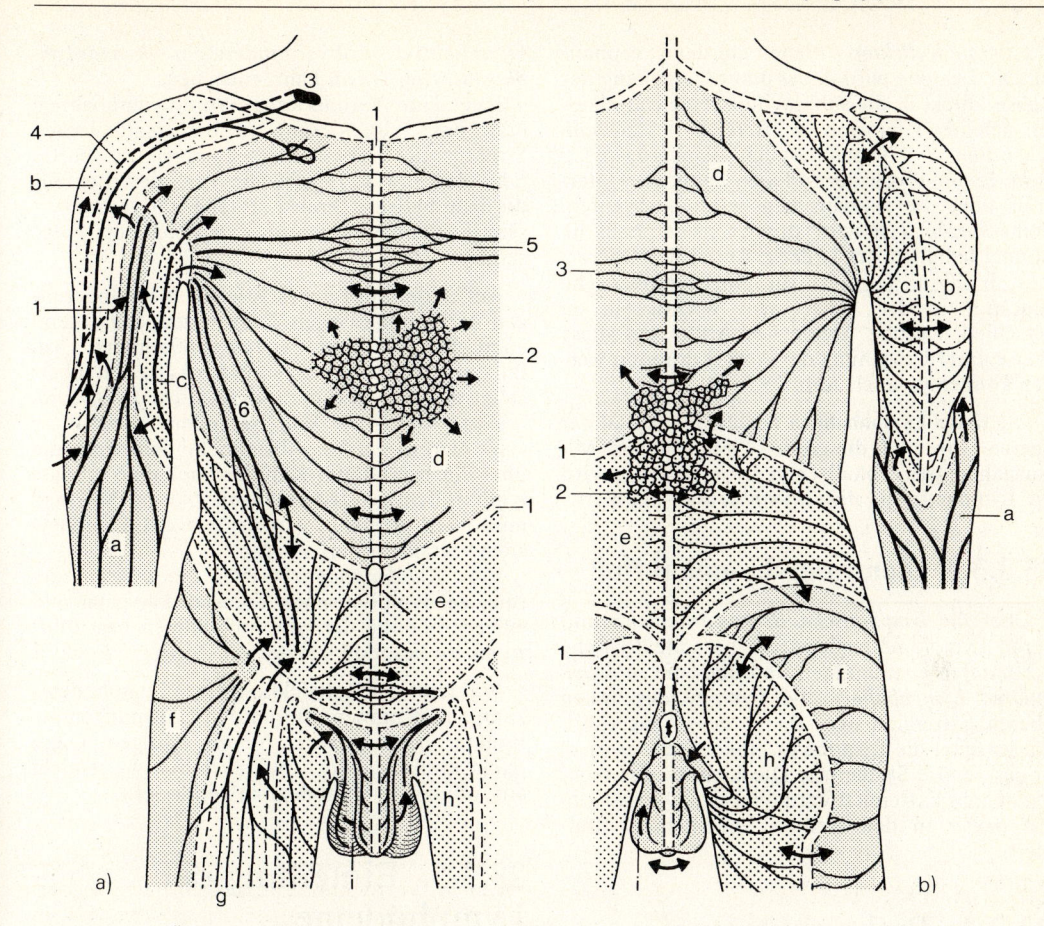

Abb. 23.3.-2. Übersicht über die ventralen und dorsalen lymphatischen Hautterritorien (nach KUBIK).
Pfeile, welche die territorialen Grenzen überschreiten, markieren die Abflußrichtung der Lymphe über die Haut bei Blockaden der regionalen Lymphknoten.
a) 1. Lymphatische Wasserscheide an den Territoriengrenzen, 2. Kutanes Lymphnetz, 3. Supraklavikulärer Lymphknoten, 4. Laterales Oberarmbündel (Langer Typ: ausgezogene Linie, kurzer Typ: gestrichelte Linie), 5. Ventrale interaxilläre Anastomosenwege, 6. Axillo-inguinale Anastomosenwege. a) Unterarmterritorium, b) Laterales Oberarmterritorium, c) Mediales Oberarmterritorium, d) Oberes Rumpfterritorium, e) Unteres Rumpfterritorium, f) Laterales Oberschenkelterritorium, g) Territorium des ventromedialen Bündels, h) Mediales Oberschenkelterritorium, i) Territorium der äußeren Genitale und des Dammes.
b) 1. Lymphatische Wasserscheiden, 2. Kutanes Lymphgefäßnetz, 3. Dorsale interaxilläre Anastomosenwege, a bis i s. o.

3. den *dorsalen Kollektoren* um die V. saphena parva mit Mündung in die poplitealen Lymphknoten.

Zusammen mit Kollektoren aus der Gesäßregion, der distalen Wand des Abdomens, des äußeren Genitales, des Dammes und des Anus münden die oberflächlichen Lymphbahnen des Beines in die oberflächlichen *Leistenlymphknoten*.

Die **tiefen Hauptkollektoren** verlaufen *im wesentlichen mit den großen Gefäßen*. In der Kniekehle sind popliteale Lymphknoten nachweisbar.

Die tiefen Kollektoren des Beines münden in die tiefen inguinalen Lymphknoten. Eine zusätzliche Abflußmöglichkeit besteht durch den *Canalis obturatorius* und über Lymphbahnen am N. ischiadicus.

23.3.3.2. Obere Extremität

Oberflächliche Lymphbahnen: An der oberen Extremität folgen die *medialen Kollektoren* des oberflächlichen Systems der V. basilica.

Laterale Kollektoren ziehen mit der V. cephalica. Die Lymphe wird dabei unter Umgehung der Achsel direkt in die subklavikulären Lymphknoten geleitet. Hier sind im Bereich des *zephalischen Bündels* 2 Typen möglich. Beim *langen Typ* kann Lymphe von der radialen Seite des Unterarms über die zephalischen Bahnen ablaufen. Beim *kurzen Typ* wird durch das zephalische Bündel lediglich der laterale Anteil des Oberarmes drainiert. Dies ist für eine lymphatische Blockade in der Achsel von Wichtigkeit, da verschieden große Areale des Armes auf diese Weise unter Umgehung der Achsel drainiert werden können (s. auch Abb. *23.3.*-2).

Die **tiefen Lymphbahnen** begleiten auch an der oberen Extremität die großen Gefäßstämme. Mit Ausnahme der zephalischen Lymphbahnen wird die Lymphe in die *Achsellymphdrüsen* drainiert.

23.3.3.3. Zentraler Lymphabfluß

Über die *lymphatische Beckenstrombahn* und deren Lymphknoten wird die gesamte Lymphe der unteren Extremitäten und über die *subklavikulären Lymphbahnen* die Lymphe der linken oberen Extremität dem *D. thoracicus* zugeführt. Dieser leitet die Lymphe im linken Venenwinkel in das venöse System ab. Die Lymphe der rechten oberen Extremität wird über den *D. lymphaticus dexter* in den rechten Venenwinkel drainiert.

23.3.4. Pathophysiologie

Hauptaufgabe des Lymphgefäßsystemes ist es, großmolekulare Substanzen, wie Proteine, die in das Interstitium gelangt sind, in das venöse System zurückzutransportieren.

FÖLDI bezeichnet diejenige Menge an Plasmaproteinen und interstitieller Flüssigkeit, die über das Lymphsystem pro Zeiteinheit abtransportiert werden muß, als »lymphpflichtige Last«. Das maximale Volumen, das das Lymphsystem pro Zeiteinheit transportieren kann, wird als »*lymphatische Transportkapazität*« bezeichnet. Sie ist das Produkt des vorhandenen maximalen lymphatischen Gesamtquerschnittes und der Lymphokinetik. Letztere besteht aus intra- und extralymphatischen Kräften, wie Kontraktionen der Muskulatur sowie Bewegungen und arterielle Pulsationen als extralymphatische Kräfte.

Übersteigt die lymphpflichtige Last die lymphatische Transportkapazität in einem Körperabschnitt, meist einer Extremität, so kommt es zu einem *Lymphödem*.

Wird eine größere Anzahl von Lymphabflußwegen blockiert, etwa bei Eingriffen an der Achsel oder an der Leiste, kann es zu einer *mechanischen Lymphströmungsinsuffizienz* kommen. Der Lymphabfluß wird vermindert, ein *sekundär lymphostatisches Ödem* kann entstehen.

Liegt eine Verminderung von Lymphbahnen oder eine Veränderung in der anatomischen Struktur, der Funktion des Lymphabtransportes oder eine murale Insuffizienz vor, wird ebenfalls die lymphatische Transportkapazität vermindert sein. Es kann ein *primäres Lymphödem* die Folge sein.

Außer den bisher beschriebenen Veränderungen der lymphatischen Transportkapazität kann auch eine Erhöhung der lymphpflichtigen Last, falls sie die normale Transportkapazität übersteigt, zum Ödem führen *(dynamische Lymphströmungsinsuffizienz)*. Von besonderer Bedeutung sind hierbei venöse Abflußbehinderungen, die über einen erhöhten Kapillardruck eine erhöhte lymphpflichtige Last bedingen. Neben Proteinen muß auch vermehrt Wasser über das Lymphsystem abtransportiert werden.

Eine *Kombination* zwischen einer Verminderung der lymphatischen Transportkapazität und einer Erhöhung der lymphpflichtigen Last führt zu einem besonders massiven Ödem.

Während der Entwicklung eines Lymphödems kann eine Kompensation durch Eröffnungen peripherer *lymphovenöser Shunts* erfolgen. Diese reicht klinisch jedoch offensichtlich meist nicht aus, um ein Lymphödem zu verhindern.

23.3.5. Einteilung der Lymphödeme

Die gebräuchlichste Einteilung ist die Unterscheidung zwischen *primären* und *sekundären Lymphödemen* (Tab. *23.3.*-1).

Tab. *23.3.*-1.

Primäre Lymphödeme:
Familiäre
Familiär-kongenital (NONNE-MILLROY)
Familiär nicht-kongenital (MEIGE)
Sporadische
Aufgrund obliterierender Lymphgefäßerkrankungen
Aufgrund von Lymphgefäßektasien

Sekundäre Lymphödeme:
Posttraumatisch und postoperativ
Parasitär
Lymphangiopathische Komponente beim postthrombotischen Syndrom
Entzündlich
Neoplastisch

Primäre Lymphödeme werden dabei in *familiäre, kongenitale* und *nicht-kongenitale* sowie in *sporadisch* auftretende *Lymphödeme* unterteilt.

Histologisch liegt nach FÖLDI eine *Lymphgangsatresie*, die *Hypo-* und *Aplasie von Lymphgefäßen, fehlende Verbindungen* innerhalb des Lymphgefäßsystems sowie die *Lymphangiopathia fibrosa* zugrunde (Tab. 23.3.-2).

Tab. 23.3.-2. Ätiologische Klassifikation.

1. *Entwicklungsstörungen*
   a) Lymphangiektasie
   b) Hypoplasie
   c) Aplasie
   d) Fehlende Verbindungen innerhalb des Lymphgefäßsystems
   e) Lymphangiopathia fibrosa
2. *Entzündlich*
   a) Bakterien
   b) Parasiten
   c) Pilze
   d) Insekten
   e) Allergien
   f) Unbelebte Reizstoffe
3. *Degenerative Veränderungen*
   a) Lymphangiopathia obliterans
   b) Lymphangiopathia fibrosa
4. *Trauma*
   a) Traumatische Lymphangiopathie
   b) Verlust von Lymphgefäßen
5. *Neoplasie*
   Lymphangiopathia cancerosa
6. *Iatrogen*
   Operativ
   Nach Blockdissektion
   Nach Bestrahlung
   Nach intralymphatischer Injektion

Sekundäre Lymphödeme beinhalten Erkrankungen, die auf einer erkennbaren erworbenen Ursache wie Traumen, Operationen und Entzündungen beruhen.

Eine *klinische Klassifikation*, die für die Beurteilung der Therapie-Chancen von Bedeutung ist, unterscheidet 3 Stadien (Tab. 23.3.-3): Das *reversible*, das *irreversible* Lymphödem, sowie als Endstadium die *Elephanthiasis*.

Tab. 23.3.-3. Klinische Klassifikation des Lymphödems.

Stadium *I:* Reversibles Lymphödem
Stadium *II:* Irreversibles Lymphödem
Stadium *III:* Elephantiasis

23.3.6. Diagnostik

Klinik: Das Lymphödem ist klinisch gekennzeichnet durch eine schmerzlose Schwellung. Die Konsistenz des Gewebes erscheint eher fester und elastischer zu sein im Vergleich zu einem Phlebödem. Die Haut kann im weiteren Verlauf der Erkrankung verdickt sein. Tief einschneidende Querfalten an den Zehen werden als »Stemmersches Zeichen« bezeichnet und sind typisch für das Lymphödem.

Untersuchungsmethoden: Eine einfache Methode der Darstellung des Lymphabtransportes stellt die *subkutane Injektion von Patentblau* dar. Sind normale Abflußverhältnisse vorhanden, so zeigen sich blau gefärbte, zarte Lymphbahnen in der Haut. Ist jedoch der Lymphabtransport gestört, so färbt der Farbstoff die Haut in Form von blauen Wolken. Dies wird als »dermal back flow« bezeichnet.

Die Methode der Wahl zur semiquantitativen Erfassung des Lymphabtransportes ist heute die *Lymphsequenzszintigraphie*. Es handelt sich um einen nuklearmedizinischen Test. Eine Technetium-Schwefel-Präkolloid-Lösung, welche im wesentlichen nur von den Lymphbahnen aufgenommen werden kann, wird subkutan injiziert. Der Abstrom kann mit der Gammakamera verfolgt werden. Kollektoren stellen sich dann als Stränge mit Aktivitätsanreicherungen dar. In Gebieten mit gestörtem Lymphabtransport kommt es zu einer diffusen Verteilung des injizierten Radiopharmakons.

Nur mehr in Ausnahmefällen sollte dagegen heute eine *Lymphographie mit öligem Kontrastmittel* zur Darstellung von Lymphbahnen verwendet werden. Eine mögliche Verschlimmerung des Ödems durch eine Schädigung des lymphatischen Gewebes ist der Grund dafür. Lediglich bei der Darstellung kleinerer metastasenbedingter Füllungsdefekte in Lymphknoten ist die Lymphographie den anderen Untersuchungsmethoden überlegen. Allerdings geschieht dies um den Preis einer möglichen Ödemverschlimmerung.

Unter Verwendung eines Video-Fluoreszenzmikroskopiersystems kann mit der *intravitalen Fluoreszenz-Mikrolymphographie* das oberflächliche kutane Lymphkapillarnetz dargestellt werden.

23.3.7. Differentialdiagnose

Differentialdiagnostisch sind generalisierte bilaterale Ödeme, etwa durch Herz- oder Niereninsuffizienz hervorgerufen, venös bedingte Ödeme, angioneurotisches Ödem, artefizielle Ödeme, Lipödeme, zyklisch-idiopathische Ödeme, postischämische Ödeme, Schwellungen im Rahmen einer Sudeckschen Dystrophie, sowie Extremitätenvergrößerungen beim Klippel-Trenaunay-Syndrom abzugrenzen.

Das Gewebe ist bei einem *Phlebödem* dabei meist besser eindrückbar. Schmerzhaftigkeit und Druckdolenz bei Kompression der tiefen Venen, sowie ein sichtbarer venöser Umgehungskreislauf weisen ebenfalls auf die venöse Genese eines Ödems hin. Eine endgültige Klärung gibt die Phlebographie. Eine Dopplersonographie kann zur Diagnosestellung mit herangezogen werden.

Das *angioneurotische Ödem* tritt als rekurrierendes schmerzloses Ödem auf. Die ursächlich fehlende C1-Esterase-Inhibitor-Aktivität kann serologisch erfaßt werden.

Bei Verdacht auf *artefizielle Ödeme* sollte auf Zeichen zentraler Abschnürungen geachtet werden. Phlebographie und Lymphsequenzszintigraphie zeigen normale Abflußverhältnisse.

Lipödeme sind durch eine symmetrische Fettvermehrung an der unteren Körperhälfte charakterisiert. Fuß- und Knöchelregion sind dabei nicht mitbetroffen.

Hinweise auf ein Ödem bei einem *Klippel-Trenaunay-Syndrom* sind Extremitätenverlängerungen und Pigmentierungen (Naevi flammei) der Haut.

> Bei Auftreten von **Ödemen** muß deren Ursache *sorgfältig differentialdiagnostisch geklärt* werden.

23.3.8. Prophylaxe und Therapie

Als wesentliche **Prophylaxe** eines iatrogenen Lymphödems müssen vermeidbare Beeinträchtigungen des Lymphabflusses hervorgehoben werden. *Strenge Indikationsstellung zur Probeexstirpation* von Lymphknoten, schonende Präparation bei der Darstellung von Lymphknoten und Vermeidung querer tiefer Inzisionen, insbesondere an Engstellen des Lymphsystems, wie etwa der Innenseite des Knies, der Leisten- und der Achselregion, sind die wichtigsten Maßnahmen.

Mußte im Rahmen der *Tumorchirurgie* eine Lymphknotenregion entfernt werden, so sollte der vorgeschaltete Extremitätenabschnitt vor vermeidbaren Vergrößerungen der lymphpflichtigen Last verschont werden. Am betroffenen Arm sollten demzufolge keine Blutdruckmessung und keine Blutabnahme oder Infusionen vorgenommen werden. Postoperativ sollte die betroffene Extremität hochgelagert werden. Entstauende Übungen sind zusätzlich unterstützend.

Konservative Therapie: Bei manifesten Lymphödemen sollte zunächst eine konservative Therapie mit dem Ziel der *Entstauung* eingeleitet werden. Hochlagerung der Extremität, äußere Kompression durch elastische Verbände, entstauende manuelle Therapie sowie entstauende aktive Übungsbehandlung mit Einschluß der Muskelpumpe sind die wesentlichen Komponenten der konservativen Therapie. Nach einer Ödemreduktion muß ein maßgefertigter Zweizuggummistrumpf getragen werden, um nach Möglichkeit das Ergebnis zu halten.

Zusätzliche *apparative Entstauungen* durch aufblasbare Schienen sind möglich. Bei zu hohem Druck muß jedoch mit Schädigungen der Lymphbahnen gerechnet werden. Aus diesem Grunde wird auch eine mechanische forcierte Auswickelung mit Gummibinden nach VAN DER MOLEN in der Regel nicht mehr durchgeführt.

Operative Therapie: Führt eine konservative Therapie nicht zu einer dauerhaften Reduktion des Ödems, so sind operative Maßnahmen indiziert (Tab. 23.3.-4).

Tab. *23.3.*-4. Chirurgische Therapie von Erkrankungen des Lymphgefäßsystems.

---

1. *Resektionsmethoden:*
   Entfernung von Haut, Subkutangewebe und Faszie, Deckung mittels Spalthauttransplantaten (CHARLES);
   Entfernung von Haut- und Subkutangewebe sowie Faszie, Deckung mittels dünner gestielter Lappen (SERVELLE);
   Entfernung von Haut und Subkutangewebe sowie der Faszie, Deckung mittels dünner gestielter Lappen, Einschlagen des deepithelisierten Lappenrandes in die Tiefe zum Kontakt mit den tiefen Lymphbahnen als Kombination zwischen Resektion und ableitender Methode (THOMPSON).

2. *Ableitende Methoden:*
   Anlage von lymphnodulovenösen und lymphovenösen Anastomosen in der Peripherie (NIELUBOVIĆ und OLSZEWSKY);
   Ableitung von Lymphe über in die Extremitätenwurzel eingebrachte Lappenplastiken, gestielte Omentum-majus-Plastiken sowie gestielte Ileum-Anteile (GILLIES, GOLDSMITH, KINMONTH).

3. *Rekonstruktive Methode:*
   Mikrochirurgische Lymphgefäßtransplantation mit peripheren und zentralen mikrochirurgischen lympho-lymphatischen Anastomosen (BAUMEISTER).

Im Falle von Lymphödemen mit einer lokalen Blockade des Lymphabflusses, wie den meisten iatrogenen Ödemen, aber auch bei einer lokalisierten Atresie, kann versucht werden, eine *direkte Rekonstruktion* des unterbrochenen Lymphabstromes herzustellen.

Mit Hilfe der *mikrochirurgischen Lymphgefäßtransplantation* können Lymphbahnen von der

Innenseite des Oberschenkels entnommen und zwischen zuführenden Lymphbahnen vor und abführenden Lymphbahnen nach der Blockadestelle interponiert werden. Lympholymphatische End-zu-End-Anastomosen stellen dabei die direkte Stromkontinuität her (Abb. 23.3.-3).

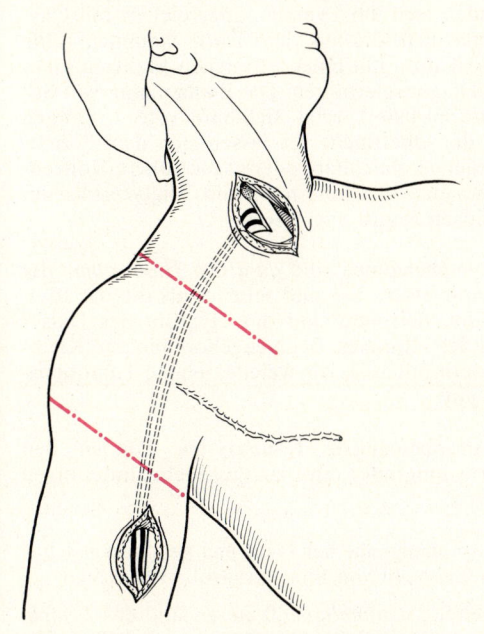

Abb. 23.3.-3. Lymphgefäßtransplantation zur Überbrückung einer Lymphblockade in der Achsel nach Achseldrüsenausräumung.
Lympho-lymphatische End-zu-End-Anastomosen vor und nach der Blockadestelle.

Im Falle eines *einseitigen Beinödems,* etwa bei einer einseitigen Lymphbahnatresie im Becken, werden die Transplantate an der Spenderseite gestielt belassen, über die Symphyse geleitet, und schließlich mit aszendierenden Lymphkollektoren am ödematösen Bein anastomosiert. Die Lymphe kann dann über die Symphyse zu den Lymphknoten der kontralateralen Seite und von dort über die Beckenstrombahn abfließen (Abb. 23.3.-4).

Lokale Lymphabflußstörungen können *mikrochirurgisch behoben* werden.

Eine weitere mikrochirurgische Methode ist die Anlage *peripherer lymphovenöser Anastomosen*. Dabei wird das spontane Auftreten lymphovenöser Shunts bei Lymphödemen imitiert. Voraussetzung für eine langdauernde Funktion des Abflusses ist die Notwendigkeit eines höheren Drucks im Lymphgefäßsystem im Vergleich zum Venendruck. Die Gefahr einer lokalen Thrombosierung ist bei diesem Vorgehen im Vergleich zu

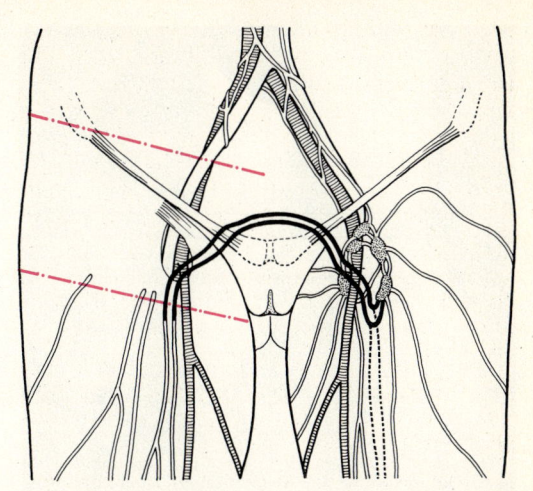

Abb. 23.3.-4. Überleitung von Lymphbahnen über die Symphyse zur kontralateralen Leiste, zur Umgehung eines einseitigen lymphatischen Abflußhindernisses im Beckenbereich.

reinen lympholymphatischen Anastomosen höher.

Eine *elephantiastische Deformierung* der Extremität macht möglicherweise eine *Resektion des verdickten Gewebes* notwendig. Diese kann mit einer zentralen Lymphbahnrekonstruktion kombiniert werden. Das Ausmaß der Reduktion reicht von einer einfachen wetzsteinförmigen Umschneidung von überschüssigem Gewebe bis hin zur vollständigen Entfernung von Haut, Subkutangewebe und Faszie mit einer nachfolgenden Defektdeckung durch *Spalthauttransplantate* (Methode nach CHARLES). In weniger fortgeschrittenen Fällen ist auch eine Defektdeckung durch ortsständige gestielte Lappenplastiken möglich (Abb. 23.3.-5).

Die *Operation nach* THOMPSON kombiniert eine teilweise Resektion des Subkutangewebes und der Faszie mit einer Einstülpung des so geschaffenen freien deepithelisierten Lappenrandes in die Tiefe. Aus dem deepithelisierten Lappenrand mit den eröffneten Lymphkapillaren wird ein zusätzlicher Lymphabfluß in die Tiefe erwartet.

23.3.9. Seltene Erkrankungen des Lymphgefäßsystems

Erkrankungen mit chylösem Erguß: Diesen Erkrankungen ist das *Fehlen eines normalen Abflusses von Lymphe über den D. thoracicus* in den linken Venenwinkel am Hals gemeinsam. Es kommt zu einem Rückstau der Lymphe. Unter Beimengung von chylomikronenhaltiger Lymphe aus dem Bauchraum kann es zum Bild eines Chylaskos (Chyloperitoneums), Chylothorax, Chyloperikards, einer Chylurie und einer chylösen Metrorhagie, sowie zu einem chylösen Reflux in die unteren Extremitäten kommen.

Pathognomonisch ist eine Ansammlung oder eine Ausscheidung weißlicher Flüssigkeit. Es handelt sich um Lymphe, angereichert mit Chylomikronen, die aus dem Darm stammen. Eine Provokation mit einer fettreichen Mahlzeit kann die Diagnose erhärten. Die Beimengung von Sudan-3-Farbstoff zeigt sichtbare rote Fettaugen auf der Oberfläche. Es lassen sich dem Serumspiegel vergleichbare oder sogar höhere Konzentrationen von Cholesterin und Triglyceriden im chylösen Erguß nachweisen.

Lymphangiome sind *gutartige Hamartome* der Lymphgefäße. Sie sind seltener als die der Blutgefäße. Beispiele sind das Hygrom des Halses und des Thoraxes. Bei Neugeborenen und Kleinkindern fallen sie als weiche, teigige Tumormassen auf.

Intraabdominelle Lymphzysten können den Darm umgreifen und zu Passagebehinderungen führen.

Lymphangiome der Haut und der Subkutis bilden Gruppen von hirsekorngroßen Bläschen.

Seltene *semimaligne Tumoren* sind das *Lymphangioperizytom,* das *Lymphangioendotheliom* und das *Lymphangiomyomatom*. Sie werden im Herz, Milz, Ovarien, der Bauchwand, im Retroperitoneum und im Extremitätenfettgewebe gefunden.

Das *maligne Lymphangiosarkom* (Stuart-Treves-Syndrom) tritt auf dem Boden eines sekundären Lymphödems auf. Bläuliche Hautverfärbungen und infiltrierende gerötete Knötchen, die bei einem weiteren Krankheitsverlauf zerfallen können, stellen das klinische Erscheinungsbild des Tumors in lymphödematösen Extremitäten dar.

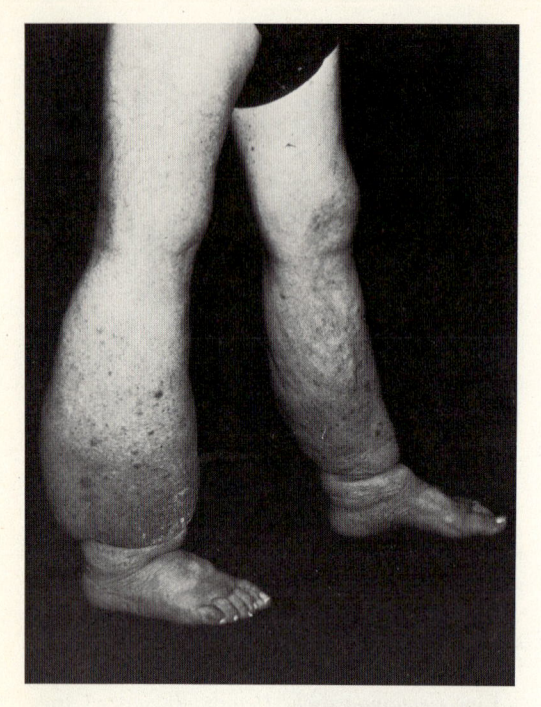

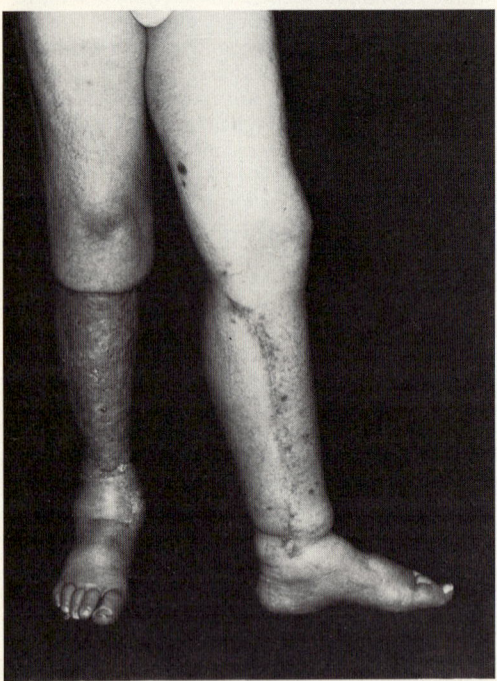

Abb. *23.3.*-5. a) Lymphödeme beider Beine, elephantiastische Ausprägung rechtsseitig.
b) Therapie durch Resektion von Haut und Subkutangewebe mit Faszie, rechtsseitige Deckung der Defekte durch Spalthauttransplantation, linksseitige Deckung durch dünne Lappenplastiken.

Literaturauswahl

BAUMEISTER, R. G. H.: Mikrochirurgie des Lymphgefäßsystems. Chirurg *54*:374–378 (1984).
FÖLDI, M.: Lymphödema. N. C. STAUB, A. E. TAYLOR (Hrsg.): Edema, S. 657–678. Raven Press, New York (1984).
KUBIK, ST.: Drainagemöglichkeiten der Lymphterritorien nach Verletzungen peripherer Kollektoren und nach Lymphadenektomie. Fol. angiol. *28*:228–237 (1980).

24. Stütz- und Bewegungssystem

24.1. Die nichttraumatischen Skeletterkrankungen

Von G. Muhr und A. Ekkernkamp

Diagnostik und Therapie krankhafter Veränderungen des Skelettsystems sind Aufgaben des am Bewegungsapparat tätigen Chirurgen, auch wenn sie gelegentlich weit in die Gebiete Orthopädie, Innere Medizin, Pädiatrie, Radiologie, Pathologie, Kieferchirurgie u.a. hineinreichen.

24.1.1. Allgemeiner Teil

24.1.1.1. Anatomie und Physiologie des Knochengewebes

Jeder Diagnose und Therapie von Erkrankungen muß die Kenntnis des »Normalen« vorausgehen. Das Knochengewebe ist als Hartsubstanz das *Stützgerüst des Organismus*, daneben stellt es den *größten Mineralspeicher* dar. Knochen enthält etwa 70% anorganische Verbindungen (davon 90% als Hydroxylapatit, 10% als Fluorapatit, Carbonatapatit, Calciumcarbonat und Magnesiumcarbonat), 20% teils extra-zelluläre, teils zelluläre organische Bestandteile und 10% Wasser. Die Zusammensetzung des Knochens ist abhängig vom Alter und von seiner Lokalisation im Organismus.

Der Knochen ist **Stützgerüst** des Organismus und größtes **Mineraldepot.**

Besondere Aufgaben kommen dem Skelettsystem im *Calcium-* und *Phosphatstoffwechsel* zu. Die im Knochen enthaltene Menge von 2,2 kg Apatit stellt ein Calcium- und Phosphatreservoir dar, aus dem diese Mineralien mobilisiert und an das Blut abgegeben oder von dem überschüssige Mineralien aufgenommen werden können. Die Bedeutung des Skeletts als *Depotorgan* ist aus der Tatsache ersichtlich, daß von den Gesamtmengen im Organismus rund 99% Calcium, 90% Phosphor, 80% Carbonat, 70% Citrat, 60% Natrium und 50% Magnesium im Skelett gelegen sind.

Der Knochenstoffwechsel ist vom Allgemeinstoffwechsel des Organismus abhängig. Er wird durch *Hormone* (u.a. Parathormon, Calcitonin) und *Vitamine* (u.a. Calciferol, Retinol und Ascorbinsäure) beeinflußt.

24.1.1.1.1. Histomorphologie

Histomorphologisch werden *drei knochenspezifische Zellen* unterschieden, die sich wahrscheinlich aus derselben Vorstufe differenzieren:

Die **Osteoblasten** bilden die noch unverkalkte Knochengrundsubstanz (Matrix), das Osteoid, das an der Gesamtoberfläche der Spongiosa normalerweise einen Anteil von ca. 15–20% hat. In seiner etwa 8tägigen aktiven Phase bildet ein Osteoblast ca. 1200 mm^3 Knochensubstanz. Danach mauert er sich entweder in den Knochen ein und wird zum Osteozyten, oder er bleibt an der Oberfläche als inaktiver Osteoblast liegen.

Die **Osteoklasten** spielen den Gegenpart zu den Osteoblasten, sie bauen den Knochen ab, in den sie mit ihren Zellausläufern eindringen und ihn somit auffasern. Ein einziger Osteoklast ist in der Lage, in seiner 2tägigen Lebenszeit die Arbeit von 100 Osteoblasten zu zerstören.

Berücksichtigt man, daß ein Osteoklast ca. 4–5 Stunden nach Einsetzen eines Reizes (z.B. Parathormon, metabolische Azidose, mechanische Momente) seine Arbeit aufnehmen kann, so wird seine Bedeutung für die Calciumhomöostase deutlich.

Die **Osteozyten** und inaktiven Osteoblasten können in geringerem Umfange sowohl Knochenauf- wie abbauende Funktionen übernehmen. Ihre Hauptaufgabe besteht in der Fähigkeit, auf bestimmte Reize hin wesentlich rascher und wirkungsvoller in den Mineralstoffwechsel eingreifen zu können, als die träge reagierenden Osteoklasten. Dementsprechend besitzen die besonders untereinander, aber mit den inaktiven Osteoblasten durch zahlreiche Zellausläufer kommunizierenden Osteozyten eine immense mineralstoffwechselaktive Zelloberfläche, die in einem Knochenvolumen von 1000 cm^3 so groß wie ein Tennisplatz sein soll.

24.1.1.1.2. Knochenentwicklung
(Abb. *24.1.*-1)

Bei der Knochenentwicklung lassen sich eine *desmale* (auf bindegewebiger Grundlage) und eine *chondrale Ossifikation* (auf knorpeliger

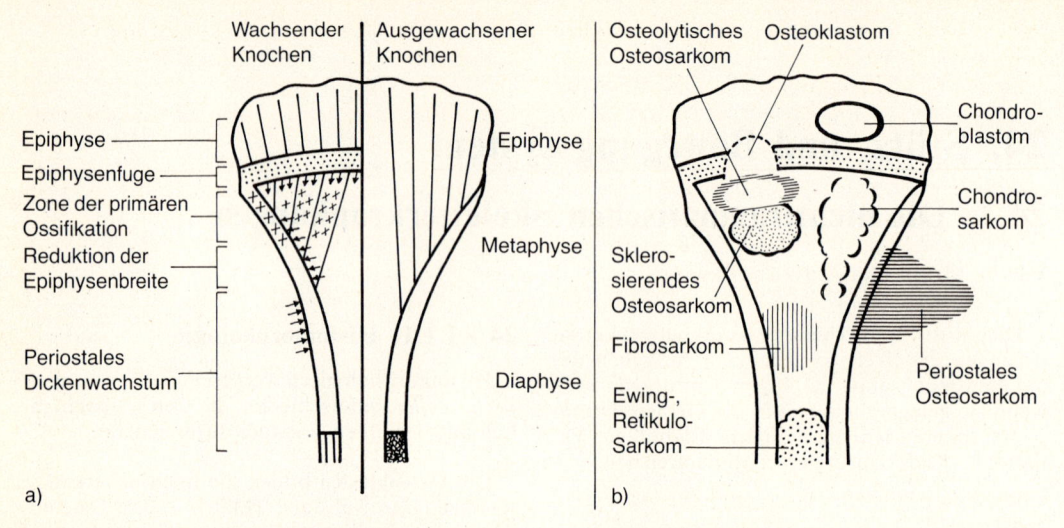

a) Wachsender Knochen | Ausgewachsener Knochen
- Epiphyse
- Epiphysenfuge
- Zone der primären Ossifikation
- Reduktion der Epiphysenbreite
- Periostales Dickenwachstum
- Epiphyse
- Metaphyse
- Diaphyse

b)
- Osteolytisches Osteosarkom
- Osteoklastom
- Chondroblastom
- Chondrosarkom
- Sklerosierendes Osteosarkom
- Fibrosarkom
- Ewing-, Retikulo-Sarkom
- Periostales Osteosarkom

Abb. 24.1.-1. a) Topographisch-funktionelle Gewebsdifferenzierung im normal-wachsenden Knochen (links) und erwachsenen Knochen (rechts).
b) Lage primärer Knochentumoren (nach L. C. JOHNSON, 1953).

Grundlage) unterscheiden, die beide zur Entstehung eines Geflechtknochens führen, der schon vor der Geburt und in den ersten Lebensjahren zum größten Teil in Lamellenknochen umgebaut wird. Tritt beim Erwachsenen in irgendeinem Knochengebiet *Geflechtknochen anstelle von Lamellenknochen* auf, so handelt es sich um einen pathologischen Befund. Geflechtknochen existiert vor allem dort, wo Knochen in kurzer Zeit und in großer Menge gebildet wird, wie z.B. beim M. Paget, beim primären und sekundären Hyperparathyreoidismus und beim Frakturkallus.

Die **desmale (direkte) Ossifikation** ist eine Knochenentwicklung auf bindegewebiger Grundlage, die zur *Ausbildung eines Bindegewebsknochens* führt. Sich vermehrende Mesenchymzellen mit Osteoblasten-Eigenschaften entwickeln *Osteoid,* mauern sich durch Rundumabscheidung des Osteoid ein und werden zu *Osteozyten.* Anschließend erfolgt die *Verkalkung des Osteoid* durch Einlagerung von Kalksalzen. Der ständige Knochenaufbau durch Osteoblasten (Apposition) und der Abbau durch Osteoklasten (Resorption) ergibt ein *System von Knochenbälkchen,* zwischen dem sich Knochenmark erstreckt.

Im ausgewachsenen Organismus findet ein **dauernder Knochenumbau** statt.

Zu den Bindegewebsknochen, die durch desmale Ossifikation entstanden sind, gehören die platten Schädelknochen (Os frontale, Os parietale, Os occipitale, Os temporale), die meisten Gesichtsknochen, die Mandibula, Klavikula und z.T. die Skapula.

Bei der **chondralen Knochenentwicklung** wird ein aus dem Mesenchym entstandenes, *hyalines Knorpelmodell* der späteren Knochenform durch Knochengewebe mit anschließendem Längen- und Dickenwachstum ersetzt. Der angelegte Knorpel wird unter gleichzeitiger Knochenneubildung bis auf geringe Reste, wie z.B. am Gelenkknorpel, abgebaut. Die chondrale Ossifikation läßt sich in die *perichondrale* und die *enchondrale* gliedern.

Neben der Osteogenese findet kontinuierlich ein **Knochenumbau** statt. Der entstandene Faserknochen wird zum Teil schon vor der Geburt, besonders intensiv in den ersten Lebensjahren, durch Osteoklasten zum größten Teil abgebaut und infolge der Tätigkeit der Osteoblasten durch Lamellenknochen ersetzt, der mehr verkalkte Grundsubstanz und weniger kollagene Fibrillen als der Bindegewebsknochen aufweist. Während des ganzen Lebens lassen sich Aufbau- und Abbauvorgänge des Knochengewebes als funktionelle Anpassung unter hormoneller Steuerung beobachten.

24.1.1.1.3. Aufbau

Das ausdifferenzierte Knochengewebe ist zusammen mit dem Zahnschmelz und Zahnbein das härteste Gewebe des menschlichen Organismus. Am *Lamellenknochen* lassen sich eine *Sub-*

stantia compacta und eine aus Knochenbälkchen bestehende *Spongiosa* unterscheiden.

In der Spongiosa sind die Lamellen parallel zur Längsachse der nächst größeren Grundeinheit, nämlich den *Knochenbälkchen,* angeordnet. Diese wiederum zeigen in ihrer dreidimensionalen Zusammensetzung ein Gitter- und Maschenwerk mit längs- (Träger) und querverstrebten Bälkchen, zwischen denen sich Fettgewebe, Blutgefäße und blutbildendes Gewebe finden. Die Trabekelzüge richten sich entsprechend ihrer statischen Beanspruchung aus.

In der *Kompakta* verlaufen die Lamellen zirkulär um ein zentrales Blutgefäß *(Haversscher Kanal)* und bilden so die makrostrukturelle Grundeinheit, das *Osteon.* Diese Osteone sind wie dichtgepackte Zylinder in die sog. *Grund- oder Generallamellen* eingelagert, die in der frühkindlichen Entwicklung das Bild der Kompakta beherrschen.

Die Spongiosa verfügt aufgrund ihres Aufbaues über eine wesentlich größere Oberfläche, woraus sich – im Vergleich zur Kompakta – der erheblich größere Anteil am aktiven Mineralstoffwechsel erklärt. Veränderungen im Mineralstoffwechsel zeigen sich mikroskopisch und radiologisch früher und deutlicher an der Spongiosa als an der Kompakta.

24.1.1.1.4. Periost

Dem Knochengewebe liegt außen die Knochenhaut, das Periost an, das sich aus Fibroblasten (-zyten), kollagenen und elastischen Fasern zusammensetzt.

Das Periost ist durch schräg in die Kompakta einstrahlende Fasern *(Sharpeysche Fasern)* mit dem Knochengewebe verknüpft und dient über Sehnen dem Ursprung und Ansatz von Muskeln. Das Periost ist die gefäß- und nervenführende Haut, die sowohl Blutgefäße als auch vegetative Nervenfasern durch Forr. nutricia über das System der Haversschen und Volkmannschen Kanälchen leitet. Die Schmerzempfindlichkeit des Knochens ist durch sensible Nervenendigungen im Periost bedingt. Das Periost ist als *Regenerationsschicht für ein appositionelles Wachstum des Knochens* aufzufassen. Von hier aus entwickeln die Zellen, die als Osteoblasten die Grundsubstanz abscheiden, das Knochengewebe. So geht bei einem Knochenbruch *(Fraktur)* die Knochenneubildung vom Periost aus *(Kallusbildung).*

Unter *Kallus* versteht man ein gefäß- und zellreiches Keimgewebe, in das sich faserige Interzellularsubstanz einlagert und das im Laufe der Bruchheilung durch Einlagerung von Kalksalzen zu Knochensubstanz umgewandelt wird. Bei der Kallusbildung entsteht ein sogenannter *provisorischer Kallus* als typischer Faserknochen, der im Laufe von Monaten oder Jahren durch lamellären Knochen ersetzt wird.

24.1.1.1.5. Funktionelle Anpassung des Knochens

Die Konstanterhaltung des **Serumcalciumspiegels** ist eine lebensnotwendige Aufgabe, an der das Knochengewebe entscheidend beteiligt ist. Extraossäre *Regulationsmechanismen* steuern diese Stoffwechselvorgänge im Knochen. Hierbei besteht insbesondere eine fein regulierte Wechselwirkung zwischen den Epithelkörperchen, den Nieren, dem Magen-Darm-Trakt und dem Skelett. Die Aufnahme von Calcium durch die Nahrung wird von *Vitamin D_3* (1,25-Dihydroxycholecalciferol) gesteuert; das *Parathormon* der Epithelkörperchen reguliert in Abhängigkeit von der Höhe des Serumcalciumspiegels die Freisetzung von Calcium aus dem Knochenspeicher.

Die *Ausscheidung von Calcium* ist im wesentlichen eine Funktion der Nieren. Jede Störung in diesem komplizierten, aufeinander abgestimmten System, die mit einer Veränderung des Serumcalciumspiegels einhergeht, wirkt sich morphologisch auf die Knochenstrukturen aus.

> Die **mechanische Beanspruchung** hat wesentlichen Einfluß auf die Knochenphysiologie.

Form und Aufbau des Knochens sind seiner **mechanischen Aufgabe** angepaßt.

Kein Körpergewebe außer der Muskulatur ist so deutlich der Prägung durch die Funktion unterworfen wie das Knochengewebe. Wo wenig oder keine Kräfte wirken (z. B. im Zentrum eines Röhrenknochens) ist Material gespart, kein Knochen angelegt. Im spongiösen Bereich sind die Knochenbälkchen in Richtung der hauptsächlich auftretenden Kräfte ausgerichtet. Die Kortikalis erscheint als verdichtete Spongiosa an Stellen erhöhter Beanspruchung. Mikroskopisch läßt sich nachweisen, daß auch die Feinstruktur des Knochens im Verbundbau diesem Konstruktionsprinzip entspricht. WOLF (1892) und ROUX (1895) konnten bereits beweisen, daß ein Knochen unter abnormer Beanspruchung über längere Zeit umgebaut werden kann, bis sich seine Struktur wieder der neuen Belastung angepaßt hat. Knochen, der nicht mechanisch beansprucht wird, verschwindet langsam *(Inaktivitätsatrophie);* unter vermehrter Beanspruchung wird Knochen angebaut und verdichtet.

24.1.1.2. Pathophysiologie des Knochens

Unter pathophysiologischen Aspekten müssen wachsendes und adultes Skelett getrennt werden. Während des Wachstums spielt die *Epiphysenfuge* die zentrale Rolle. Sie ist der Ort des intensivsten Knochenanbaus und Stoffwechsels und damit Störungen besonders ausgesetzt.

In der Pubertät wird die Wachstumsfuge geschlossen. Der adulte Knochen ist nach mechanisch-statischen Grundsätzen aus Kompakta und Spongiosa aufgebaut. Während des ganzen Lebens wird das Skelett umgebaut. An- und Abbau halten sich physiologischerweise die Waage. Dieses Gleichgewicht ist nur gewährleistet, wenn die regulierenden Faktoren störungsfrei zusammenwirken. Neben Hormonen und Vitaminen spielen vor allem die mechanische Beanspruchung mit den dabei auftretenden elektrischen Phänomenen, die optimale Sauerstoffversorgung der Knochenzellen und damit im engsten Zusammenhang die Durchblutung eine ausschlaggebende Rolle.

Für die *Pathophysiologie des Knochens* hat sich folgende *Einteilung* bewährt:
1. Störungen der Skelettbilanz, die zu einem Überschuß oder Defizit an Knochengewebe führen.
2. Störungen im Aufbau der Knochengrundsubstanz.
3. Störungen der Mineralisation.
4. Störungen im Zusammenhang mit dem Wachstum.
5. Umschriebene Knochenprozesse.

Zu 1. Vermehrter An- oder Abbau des Knochens verursacht eine Störung der *Skelettbilanz.* Überwiegt der *Anbau,* so resultiert eine positive Bilanz (Hyperostosen, Osteosklerosen), dominiert der *Abbau,* was viel häufiger ist, so ist das Ergebnis eine Knochenatrophie oder Osteoporose.

Zu 2. Unter den Störungen im Aufbau der *Knochengrundsubstanz* müssen die *Mukopolysaccharidosen* (Pfaundler-Hurler-Gargoylismus, Morquio-Ullrich-Krankheit, Morquio-Brailsford-Krankheit) von den *Störungen der Kollagenbildung* unterschieden werden. Auf Störungen im Kollagenaufbau zurückgeführt werden u. a. die Osteogenesis imperfecta, der Lathyrismus, das Marfan-Ehlers-Danlos-Syndrom sowie der Vitamin-C-Mangel (Skorbut).

Zu 3. Unter die Störungen des *Mineralisationsvorganges* fallen die *mangelhafte* Verkalkung des Osteoids (Osteomalazie, Rachitis) und die *überschießende* Mineralisation (Osteosklerose).

Zu 4. Der *Knochenumsatz während des Wachstums* ist außerordentlich hoch, das Knochenwachstum spielt sich an einem eigenen Organ, den Epiphysenfugen, ab. Hieraus resultieren Krankheitsbilder von Osteopathien mit dramatischen Verläufen. Stoffwechselstörungen und Infektionen wirken sich im Bereich der schnellwachsenden Skelettabschnitte am deutlichsten aus. Daher bedürfen Epi- und Metaphysen am kindlichen Skelett besonderer Beachtung.

Zu 5. Umschriebenen Skelettläsionen sind: Gesteigerter Knochenumbau (z. B. Osteodystrophia deformans Paget), lokalisierte Zirkulationsstörungen (Knocheninfarkt), Knochentumoren und Speicherkrankheiten.

24.1.1.3. Diagnostik der Osteopathien

24.1.1.3.1. Anamnese und klinische Untersuchung

Auch bei den Skeletterkrankungen stehen im Gang der Diagnostik Anamnese und klinische Untersuchung an erster Stelle. Hieraus, sowie aus der Kenntnis des Lebensalters, ergeben sich häufig entscheidende Hinweise auf Ätiologie und Pathogenese, die kein invasives Untersuchungsverfahren zu bieten vermag. Voraussetzung ist die Kenntnis der typischen Alters- und Lokalisationsverteilung der Osteopathien. Daneben bestehen geographische und ethnische Besonderheiten (z. B. Häufung des thorako-lumbalen Gibbus beim schwarzen achondroplastischen Zwerg Südafrikas).

> **Osteopathien** – sorgfältige Anamnese und Untersuchung sowie Kenntnisse typischer Alters- und Lokalisationsverteilungen geben wichtige Hinweise.

Mit Ausnahme der entzündlichen und deformierenden Skeletterkrankungen sind die *Symptome bei Erkrankungsbeginn oft spärlich,* so daß sie nur wenig zur Diagnose beitragen.

Fast 40% aller primären *malignen Knochentumoren* sind in der *Knieregion* (distale Femur-, proximale Tibiaepimetaphyse, Fibulaköpfchen) lokalisiert. Die Auswertung größerer Zahlen ergab, daß 88,9% der Patienten als erstes Symptom den Schmerz angaben. Dieser beginnt ganz allmählich, tritt periodisch auf und ist von mäßiger Intensität. Im weiteren Verlauf nimmt der Schmerz zu.

Im Frühstadium ist das *klinische Bild eines Knochentumors* in der Knieregion uncharakteristisch und läßt nicht auf die Dignität schließen. Im fortgeschrittenen Stadium finden sich Zeichen, die als Malignitätskriterien gewertet werden können, wie z. B. deutliche Tumorbildung, gespannte, glänzende, oft pergamentartige Haut, vermehrte Venenzeichnung, livide Verfärbung und Hyperthermie. Solchen Symptomen ohne adäquates auslösendes Trauma muß nachgegangen werden.

24.1.1.3.2. Röntgendiagnostik und andere bildgebende Verfahren

Bei der Aufdeckung pathologischer Prozesse am Skelett spielt das **Röntgenbild** nach wie vor die dominierende Rolle. Die röntgenmorphologische Analyse konventioneller Röntgenaufnahmen führt zur ersten vorläufigen Diagnose einer Skeletterkrankung.

Das *Nativröntgenbild in 2 Richtungen* gibt Auskunft über die Lokalisation am Skelett (Schädel-, Stamm-, Becken-, lange und kurze Röhrenknochen) und im Knochen selbst (Epiphyse, Metaphyse, Diaphyse, Markraum, Kortikalis, juxtakortikaler Bereich). Ferner läßt es Größe und Form der Läsion erkennen. Trotzdem kann z. B. ein Knochentumor in den allermeisten Fällen nicht allein aus dem Röntgenbild mit genügender Sicherheit diagnostiziert werden. Insofern ermöglicht die Röntgenuntersuchung lediglich eine Verdachtsdiagnose, die jedoch von größter Wichtigkeit ist (Tab. *24.1.*-1).

Tab. *24.1.*-1. Radiologische Befundanalyse bei Knochentumoren.

1. Monostotisches oder polyostotisches Vorkommen
2. Röhrenknochen oder platte Knochen
3. Lokalisation: Epiphyse, Metaphyse, Diaphyse, Markraum; kortikal oder parossal
4. Ausdehnung des Herdes
5. Weichteilveränderungen
6. Art der Knochenveränderungen: osteolytisch, osteoplastisch, gemischt
7. Begrenzung des Herdes: scharf, unregelmäßig, verwaschen, schmale oder breite Randsklerose
8. Art der Kompaktaveränderungen: endostaler oder periostaler Defekt, infiltrierendes Wachstum, Druckatrophie
9. Dichte des Tumorgewebes: massiv, fleckig, wolkig
10. Art der Periostreaktion: lamellär, solide, Spiculae

Bei unklarem Röntgenbefund in der *Übersichtsaufnahme* empfiehlt sich das Anfertigen von *Zielaufnahmen* zur überlagerungsfreien Darstellung die *konventionelle Tomographie* in verschiedenen Projektionsebenen.

Neben Röntgenbild und konventioneller Schichtung kann z. B. zur Erfassung der intraossären Ausdehnung einer Geschwulst im Markraum die Röntgen-**Computertomographie** beitragen. Sie ist eine nicht-invasive Methode, mit der intra- und extraossäre Anteile der Skelettveränderung dargestellt werden können. Die Beziehungen des extraossären Anteiles zu Nachbarorganen und -Strukturen sind erkennbar. Das Computertomogramm ist somit hilfreich zur Therapieplanung vor einer Operation oder – bei Tumoren – vor einer Strahlentherapie. Daneben eignet es sich zur Verlaufsbeobachtung nach Operation oder Bestrahlung. Eine Artdiagnose eines osteogenen oder eines Weichteiltumors ist jedoch mit der Computertomographie noch nicht möglich.

Von großer Bedeutung ist die **Angiographie.** Früher wurden die folgenden Kriterien im Angiogramm als klassische Tumorzeichen angesehen: Gefäßneubildungen, Tumoranfärbung, Kontrastmittel-Pools, vorzeitige Venenfüllung. Dies sind jedoch nur Merkmale eines hypervaskularisierten Prozesses unterschiedlicher Genese.

Dennoch ist der Nachweis von angiographischen Befunden, die auf eine Skelettveränderung hinweisen könnten, wertvoll. Das Vorhandensein mehrerer Angiographiemerkmale erleichtert die Interpretation der Befunde. Anhand des Angiogrammes kann zur Lokalisation und Ausbreitung der Skeletterkrankung, zum Vaskularisationsgrad und (bedingt) zur biologischen Dignität (Tab. *24.1.*-2) Stellung genommen werden.

Tab. *24.1.*-2. Indikationen zur Angiographie bei solitären Knochenprozessen.

1. Diagnose und Differentialdiagnose
2. Größe, Ausdehnung und Begrenzung eines neoplastischen Prozesses, insbesondere seines Weichteilanteiles sind arteriographisch besser als auf den Nativaufnahmen zu erkennen
3. Die Arteriographie ermöglicht für die histologische Gewebsentnahme (Biopsie) die Auswahl einer möglichst günstigen Stelle (vitaler Tumoranteil)
4. Der für die Operation wichtige Gefäßstatus der Arterien und Venen, bzw. eine Miteinbeziehung größerer Gefäße in den Tumor kann festgestellt werden
5. Der Erfolg einer Röntgen- oder zytostatischen Therapie kann objektiviert und ein Rezidiv frühzeitig erkannt werden

Eine weitere nichtinvasive Methode ist die *digitale Subtraktionsangiographie (DSA)* unter Einschluß der venösen Phase des Gefäßsystems.

Vor jeder Probeexzision aus dem Knochen sollte die Ganzkörper-Knochen-*Technetium*-**Szintigraphie,** die Auskunft über Verteilung, Ausdehnung und Umbauaktivität der Knochenläsion gibt, durchgeführt werden. Bei Verdacht auf einen malignen Knochentumor, bei dem eine anti-neoplastische Chemotherapie indiziert ist, wird zur späteren Verlaufskontrolle die Anfertigung einer Knochenszintigraphie mit *Glutamat* oder *Gallium* empfohlen.

Eindeutige Rückschlüsse auf die Histologie sind aus dem Knochenszintigramm nicht möglich, obwohl Speicherverhalten und Lokalisation Hinweise geben. Es kann jedoch bei unklarem Röntgenbefund helfen, bestimmte Knochentumoren auszuschließen. In der präoperativen Diagnostik ist es szintigraphisch möglich, ossäre bzw. extraossäre Metastasen schon lange vor einem manifesten röntgenologischen Befund nachzuweisen, zumal sie erst ab einem Mineralverlust von 30% röntgenpositiv werden. Auch stellt sich szintigraphisch häufig eine größere Ausdehnung des Krankheitsprozesses dar, als sie im Röntgenbild nachweisbar ist.

24.1.1.3.3. Histologie

Mit wenigen Ausnahmen (z. B. nicht ossifizierendes Fibrom, peripheres Chondrom) erfordern die Knochentumoren eine *histologische Klärung*. Die *Schnellschnittuntersuchung* ist nur bei Geschwülsten, die von Weichteilen ausgehen, möglich. Ihre Diagnosen bleiben zweifelhaft.

Skelettveränderungen – keine Konsequenzen aus Schnellschnittuntersuchungen ziehen!

Die *Entnahme von Gewebsproben* aus einem Knochentumor stellt einen verantwortungsvollen chirurgischen Eingriff dar, der nicht dem Anfänger überlassen werden darf. Die Schnittführung muß den späteren therapeutischen Eingriff berücksichtigen. Auf strengste Asepsis ist zu achten, da eine Infektion nach der Biopsie eine Kontinuitätsresektion mit Erhaltung der Extremitäten gefährden oder bei notwendigem prothetischen Ersatz gar unmöglich machen kann.

Es sollen an mehreren Stellen Entnahmen zur Untersuchung vorgenommen werden, die vorher mit Radiologe und Pathologe abgesprochen werden. Es hat sich bewährt, daß der Pathologe bei den Entnahmen anwesend ist und den Operator berät.

24.1.1.3.4. Laborbefunde

Die Standard-Laboruntersuchungen erstrecken sich *im Serum auf Calcium, anorganischen Phosphor, alkalische Phosphatase und Harnstickstoff, im Urin auf Calcium und Phosphor.*

Die *alkalische Serumphosphatase* stellt die einfachste Größe zur Erfassung des Knochenstoffwechsels dar. Die Knochenphosphatase, die elektrophoretisch von den Isoenzymen der Gallenwege, des Darmepithels und der Plazenta getrennt werden kann, stammt aus den Osteoblasten und stellt einen Index für die Tätigkeit dieser Zellen dar. Eine *Erhöhung* der alkalischen Phosphatase deutet auf einen *gesteigerten Knochenanbau*, z. B. während einer Wachstumsphase, in der Frakturheilung oder bei einer Mineralisationsstörung hin.

Der Knochenumbau wird anhand der Aminosäure *Hydroxyprolin* gemessen. Sie wird aus dem Prolin im Kollagen gebildet und erscheint als Endprodukt des Kollagenstoffwechsels im Urin.

Von großer klinischer Bedeutung ist die *Calciumbilanz*. Der *Calcium-Phosphat-Stoffwechsel*, zu dem die Nebenschilddrüsenfunktion und der *Vitamin-D-Stoffwechsel* in engster Beziehung stehen, hat besondere ätiologische und diagnostische Bedeutung für die *metabolischen Osteopathien* (Osteoporose, Osteomalazie, Ostitis fibrosa generalisata).

Nicht vergessen werden darf auch der Einfluß verschiedener *Hormone* (Wachstumshormon, Thyroxin, Parathormon, Corticosteroide) auf die Knochenneubildung und Knochenresorption.

Weitere Hinweise können von der *Blutsenkungsgeschwindigkeit* (hämatogene Osteomyelitis erhöht, maligne Tumoren erhöht, juvenile Knochenzysten normal) und von der *Serumelektrophorese* (Paraproteine bei Plasmozytom) erwartet werden.

24.1.2. Spezieller Teil

24.1.2.1. Angeborene Krankheiten

Ätiologie: Es handelt sich um *genetische Schäden* (Systemerkrankungen, Genmutationen, Chromosomenschäden) oder um *Schädigungen der Frucht* während der Schwangerschaft (Röteln-Embryopathie, medikamentöse Noxen, Röntgenstrahlen).

Bei den meisten *Mißbildungen* ist die Ursache nicht geklärt. Eine Minderzahl ist monogen erbbedingt. Selten sind exogene Ursachen faßbar. Vielleicht wirken bei vielen Mißbildungen exogene und endogene Faktoren zusammen, doch ist hierüber nichts Genaues bekannt.

Die Erfahrungen mit Thalidomid haben gezeigt, daß auch Substanzen geringer akuter und chronischer Toxizität Mißbildungen erzeugen können. Die Erscheinungsform der Mißbildung des Bewegungsapparates *hängt hauptsächlich vom Stadium der Organogenese ab*. Diese spielt sich im wesentlichen zwischen der 3. und der 7. Woche ab. Die Art der Mißbildung läßt auf den Zeitpunkt der Schädigung schließen.

Besteht der Verdacht auf Chromosomen-Aberrationen oder bestimmte Enzymdefekte, so empfiehlt sich die Durchführung der *pränatalen Diagnostik* (Amniozentese). Empfohlen werden muß diese relativ risikoarme Untersuchung bei vorangegangener Geburt eines Kindes mit einem schweren, unheilbaren Erbleiden, bei Trisomie,

Anenzephalie oder Myelomeningozele (α-Fetoprotein stark erhöht), bei Heterozygotie der Frau für ein unheilbares X-gekoppeltes Erbleiden (z. B. Muskeldystrophie).

Die Suche nach **kongenitalen Mißbildungen** beginnt bei der Geburt.

Manche kongenitalen Mißbildungen sind bei der Geburt leicht erkennbar (Klumpfuß), andere werden nur bei sorgfältiger Suche entdeckt (Hüftdysplasie). Da die *frühzeitige Behandlung Voraussetzung für eine gute Prognose* ist, so gehört das gezielte Fahnden nach solchen kongenitalen Störungen zur Routineuntersuchung bei jedem Neugeborenen.

24.1.2.2. Generalisierte Knochenerkrankungen

Unter den Skelettdysplasien sind über 80 Formen bekannt, die zum Teil nur selten auftreten. Die Skelettdysplasien können nach ihren Ursachen oder lokalen Manifestationen eingeteilt werden:

Fehlbildungen, die vorwiegend die *Epiphyse* betreffen, sind Chondrodysplasien (Chondrodysplasia punctata, multiple epiphysäre Dysplasie, hereditäre Arthro-Ophthalmopathie, Hypothyreoidismus).

Dysplasien, die vorwiegend die *Metaphysen* betreffen, sind metaphysäre Chrondrodysplasien (z.B. Achondrogenesis, Hypophosphatasie, chrondroektodermale Dysplasie, Achondroplasie, hypophosphatämische familiäre Rachitis).

Zu den *eigentlichen Entwicklungsstörungen der Knochen* gehören die fibröse Knochendysplasie, die Enchondromatose (Ollier) und multiple osteocartilaginäre Exostosen.

Ferner kommen *idiopathische Osteolysen und lokalisierte Dysostosen* (Dyschondroostose, ulnofibuläre Dysplasie, kleidokraniale Dysplasie, Osteoonychodysostose) vor.

Schließlich gibt es Knochenentwicklungsstörungen mit *verminderter Knochenbildung* (Osteogenesis imperfecta, juvenile idiopathische Osteoporose) und solche mit *Vermehrung von Knochengewebe* (Osteopetrose, Melorheostose) (Tab. 24.1.-3).

24.1.2.2.1. Vorwiegend chondrale Störungen

.1. Achondroplasie (Chondrodystrophie)

Diese therapeutisch nicht zu beeinflussende, *autosomal dominant* vererbte Störung der en-

Tab. 24.1.-3. Generalisierte Knochenerkrankungen.

A. Vorwiegend chondrale Entwicklungsstörungen

Vorwiegend metaphysär
Achondroplasie (Chondrodystrophie)
Chondro-ektodermale Dysplasie (Ellis van Creveld-Syndrom)
Opsismodysplasie
Kartilaginäre Exostosen
Enchondromatose (multiple Chondrome)

Vorwiegend epiphysär
Chondrodysplasia punctata

Epi-metaphysär
Metatrophischer Zwergwuchs
Atelosteogenesis

B. Vorwiegend desmale Entwicklungsstörungen

Hypoplasien
Osteogenesis imperfecta
Fibröse Dysplasie (Jaffé-Lichtenstein)
Osteoporose (idiopathisch)
Dysostosis cleidocranialis

Hyperplasien
Osteopetrose (Albers-Schönberg)
Dysosteosklerose
Pyknodysostose
Diaphysäre Dysplasie
Osteopoikilie
Melorheostose (Léri-Syndrom)
Osteopathia hyperostotica (Camurati-Engelmann)
Generalisierte Hyperostose (Uehlinger-Syndrom)

C. Metabolische Osteopathien
Osteoporose (nicht idiopathische Form)
Osteomalazie
Rachitis
Renale Osteopathie
De-Toni-Debré-Syndrom

D. Hormonelle Störungen

E. Mukopolysaccharidosen

F. Osteodystrophia deformans (M. Paget)

chondralen Ossifikation hat ein stark reduziertes Längenwachstum der Knochen zur Folge. Das Dickenwachstum verhält sich dagegen etwa normal, weil die periostale Ossifikation ungestört ist. Es entsteht der *chondrodystrophische Zwerg* mit völlig unproportioniertem Körperbau (kurze, dicke Extremitäten bei normal entwickeltem Stammskelett). Die Wirbelkörper sind teilweise keilförmig verändert. Der Bauch wird vorgestreckt, weil das Os sacrum stark dorsalwärts gerichtet ist und die Neigung des Beckens dadurch erhöht wird. Das Becken ist deformiert, der Gang watschelnd (Zirkusclown), der Schädel ist insgesamt vergrößert, das Stirnbein prominent infolge eines nicht progredienten Hydrozephalus. Der Mineralgehalt des Skelettes ist normal. Die histologisch nachweisbare Störung liegt in der Zone des Säulenknorpels, also in den Epi-Metaphysen der langen Röhrenknochen und in der Knorpel/Knochengrenze der Rippen.

Radiologisch auffällig sind die plump verbreiterten Metaphysen sowie die unregelmäßig begrenzten Metaphysenabschlußplatten. Die Kortikalis ist unregelmäßig konturiert, die Muskelansätze sind betont. Häufig ist die Spongiosa weitmaschig transformiert.

Differentialdiagnostisch kommen etwa 12 weitere angeborene Zwergwuchsformen in Frage, die sich entweder klinisch oder radiologisch eindeutig voneinander abgrenzen lassen.

.2. Chondro-ektodermale Dysplasie (Ellis-van-Creveld-Syndrom)

Dieser seltene (*fraglich rezessiv* erbliche) Komplex von Fehlbildungen an Organen meso-ektodermalen Ursprunges geht mit einer metaphysär-subperiostalen Knorpelbildungsstörung einher. Neben chrondrodysplastischen Veränderungen an den Röhrenknochen finden sich Poly- und Syndaktylien, Mikromelien, nicht selten angeborene Herzfehler, Herzbuckel, Lippenunterentwicklung, Fehlbildung der Nägel, verzögerte geistige Entwicklung und sexueller Infantilismus.

.3. Opsismodysplasia

Es handelt sich um eine seltene Erkrankung aus dem Bereich der Chondrodysplasien.

Klinisch imponieren Veränderungen des Handskelettes sowie des Gesichtes mit kurzer und platter Nase. Die Knochenreifung ist retardiert.

Radiologisch finden sich die Zeichen der kurzen Knochen des Handskelettes, der Füße mit konkaven Metaphysen sowie dünne Wirbelkörper.

.4. Kartilaginäre Exostosen

Sie sind eine relativ häufige familiäre Erkrankung mit multiplen Osteochondromen.

Hauptlokalisationen sind die langen Röhrenknochen, wo die Läsion meist im Bereich der Metaphyse liegt. Überwiegend finden sich die Exostosen in der distalen Femurmetaphyse oder den proximalen Metaphysen von Tibia und Humerus. Alle Knochen können befallen sein.

Histologisch handelt es sich um ein multiples Auftreten von Osteochondromen (siehe dort). In der Regel sistiert das Wachstum kartilaginärer Exostosen mit der Pubertät. Jede spätere Größenzunahme ist auf maligne Entartung (Chondrosarkom) verdächtig.

.5. Enchondromatose (multiple Chondrome)

Dies ist eine Knochendysplasie mit einem Defekt in der normalen enchondralen Ossifikation und der Bildung von tumorösen Knorpelmassen in den Epiphysen und angrenzenden Regionen des Schaftes. Bei ausgedehntem, streng halbseitigem Befall spricht man von einer Hemichondrodysplasie oder Hemichondrodystrophie (Typ Ollier). Zeichen dieser angeborenen, *rezessiv erblichen* Erkrankung sind einseitige Wachstumshemmung, Knochenbrüche und Gelenkveränderungen infolge der zahlreichen metaphysären Enchondrome.

Eine Kombination von multiplen Chondromen mit Weichgewebshämangiomen, die sich durch die Bildung großer Phlebolithen auszeichnen, wird *Maffuci-Syndrom* genannt. Die Angaben über eine sekundäre Malignisierung schwanken zwischen 30 und 50%.

Therapie: Knochendeformitäten müssen gelegentlich *operativ* korrigiert werden.

.6. Chondrodysplasia punctata (rhizomeler Typ)

Es handelt sich um eine *autosomal-rezessive* Genopathie mit letalem Verlauf. Führendes Symptom sind stippchenförmige Verkalkungen in fast allen Knorpeln, vorwiegend im Epiphysenbereich. Daneben besteht eine Zweiteilung der Wirbelkörper durch eine Knorpelscheibe. Auffällig ist die Verkürzung und Verplumpung der langen Röhrenknochen, das Beckenskelett ist regelrecht.

.7. Metatrophischer Zwergwuchs

Bei dieser Krankheit mit *autosomal-rezessivem* Erbgang fehlen Schädel- und Gesichtsveränderungen. Hauptkennzeichen sind die schon bei der Geburt abgeplatteten Wirbelkörper. Die daraus sich frühzeitig entwickelnde Kyphoskoliose führt zu einem Zwergwuchs mit kurzem Rumpf und langen Extremitäten.

.8. Atelosteogenesis

Der Name Atelosteogenesis bezeichnet eine letale Chondrodysplasie, die charakterisiert ist durch fehlende Ossifikation verschiedener Knochen, besonders von Humerus, Femur, thorakaler Rückenwirbel und Handskelett.

Radiologisch imponiert die inkomplette Ossifikation der Wirbelkörper mit Spaltbildungen der lumbalen und Hypoplasien der oberen thorakalen Wirbelkörper, verklumpter Gestalt von Humerus und Femur sowie ein Ossifikationsmangel einzelner Phalangen und Metakarpalia.

24.1.2.2.2. Vorwiegend desmale Störungen

Die **Diagnostik von Osteopathien** muß durchdacht und schrittweise erfolgen, sie gehört in die Hand des Erfahrenen.

.1. Osteogenesis imperfecta (Abb. *24.1.*-2)

Die Osteogenesis imperfecta ist eine *erbliche* Skeletterkrankung mit starker Knochenbrüchigkeit.

Ursache ist ein allgemeiner Defekt des Mesenchyms, der zu fehlerhafter Kollagensynthese und unzulänglicher Knochenbildung führt, so daß außer der Knochenbrüchigkeit eine Hypermobilität der Gelenke, hellblaue Skleren, Otosklerose, Zahnanomalien und pergamentartige Verdünnung der Haut vorkommen.

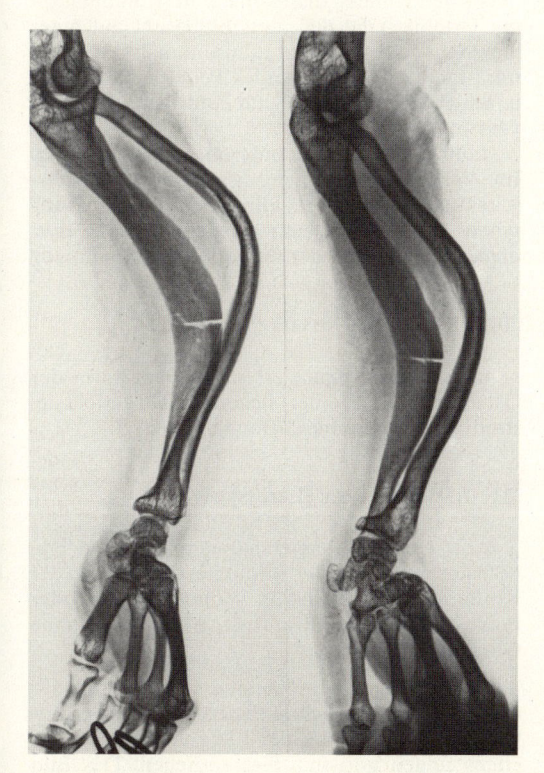

Abb. *24.1.*-2. Isolierter Ellenbruch bei Osteogenesis imperfecta.

Da im Gegensatz zur stark beeinträchtigten endostalen und periostalen Ossifikation die enchondrale Knochenbildung etwa normal verläuft, entsteht Knochen üblicher Länge, der aber ungewöhnlich kalkarm und grazil gebaut ist und häufig frakturiert.

Typen: Unterschieden wird die *Osteogenesis imperfecta letalis* (Typ Vrolik), bei der das Skelett schon intrauterin an zahlreichen Stellen bricht, von der *Osteogenesis imperfecta tarda* (Osteopsathyrosis, Typ Lobstein), bei der die Frakturen erst später und seltener auftreten.

Radiologisch findet sich die Kompakta dünn und porotisch, besonders im Diaphysenbereich. Die Spongiosa ist äußerst rarefiziert, die einzelnen Knochenbälkchen sind sehr zart (Glasknochen). Wegen der abnormen Knochenbrüchigkeit kommt es zu sekundären Verformungen, Verbiegungen und Minderwuchs.

.2. Fibröse Dysplasie Jaffé-Lichtenstein

Synonyma: Osteofibrosis deformans juvenilis Uehlinger, Albrightsche Erkrankung.

Dies ist eine monostotische oder polyostotische, uni- oder bilateral auftretende Verknöcherungsstörung des Skelettes. Größere Knochenmark-Bezirke können durch zellarmes, faserreiches Bindegewebe ersetzt werden. Die Ätiologie ist nicht bekannt.

Röntgenologisch findet man im Bereich der Dia- und Metaphysen der langen Röhrenknochen vor allem ausgedehnte Auftreibungen des Schaftes bei einer Verdünnung und exzentrischen Verlagerung der Kompakta. Dadurch kommt eine zystenähnliche Verformung des Markraumes zustande. Je nach Beschaffenheit der Kompakta zeigen sich röntgenologisch Abkammerungen. Die Epiphysen erfahren keine Veränderungen. Während des Wachstums und besonders auch nach Spontanfrakturen treten erhebliche Verbiegungen auf.

Wichtig ist die *differentialdiagnostische Abgrenzung* von Knochengeschwülsten, damit unnötige Resektionen vermieden werden. Eine maligne Entartung ist selten (etwa 0,5% der Fälle).

Die monostotische Form kommt mit Eintritt in die Pubertät zum Stillstand. Auch die polyostotische Form zeigt bei Pubertätseintritt eine Beruhigung, doch können einzelne Herde bis zum 4. Lebensjahrzehnt progredient sein.

Therapie: Die *Behandlung* besteht in radikaler Ausräumung der Herde, evtl. unter Periostresektion. Die Defekte werden mit Knochentransplantaten aufgefüllt, oder es sind Osteosynthesen zur Stabilisierung notwendig. Bei starken Deformierungen müssen gleichzeitig Korrekturen durchgeführt werden.

.3. Dysostosis cleidocranialis

Bei diesem *dominanten* Erbleiden findet man eine Ossifikationsstörung, die hauptsächlich die bindegewebig angelegten Knochen des Schädeldaches und der Schlüsselbeine betrifft. Da auch die chondrale Ossifikation gestört ist, bleiben die Patienten kleinwüchsig. Der Minderwuchs ist jedoch weniger eindrucksvoll, es liegt kein grober Proportionsfehler vor. Typisch ist das jahrelange Offenbleiben der Fontanellen und Schädelnähte, die brachyzephale Schädelform mit vorgewölbter Stirn, eine verkürzte Schädelbasis, stark verzögerter Zahnwechsel sowie das Fehlen oder die Unterentwicklung der Schlüsselbeine.

.4. Osteopetrose (Albers-Schönberg, Marmorknochenkrankheit)

Dies ist eine *erbliche* Skeletterkrankung, die mit einer Vermehrung von verkalktem Knochengewebe – einer Osteosklerose – einhergeht. Sie entsteht auf dem Boden einer Osteoklasteninsuffizienz, so daß die physiologische Knochenresorption wegfällt und der Knochen zwangsläufig stetig an Dichte zunimmt. Er ist schwer und unelastisch, so daß leicht pathologische Frakturen entstehen.

Klinisch stehen Anämie und Thrombozytopenie durch zunehmende Einengung des Markraumes neben erhöhter Knochenbrüchigkeit im Vordergrund. Leber und Milz sind infolge der extramedullären Blutbildung häufig vergrößert. Die Erkrankung ist durch folgende *Symptomentrias* gekennzeichnet:
- Osteosklerose,
- Abnorme Knochenbrüchigkeit,
- Anämie.

Die *röntgenologischen* Veränderungen mit nahezu vollständiger Sklerosierung des Markraumes haben zum Namen »Marmorknochenkrankheit« geführt.

Eine *kausale* Therapie gibt es nicht. Die Knochenbruchheilung ist deutlich verzögert.

.5. Dysosteosklerose

Charakteristisch ist die Verdichtung der Diaphysen und Epiphysen. Eine Anämie fehlt. Wie bei der infantilen Osteopetrose sterben die Kinder frühzeitig.

.6. Pyknodysostose (Lamy-Maroteaux)

Generalisierte Osteosklerose mit Wachstumsverzögerung der Schädel (u. a. Fehlen der Kieferwinkel, Persistenz der großen Fontanelle) und Röhrenknochen (Akroosteolyse). Es besteht eine Neigung zu Spontanfrakturen.

.7. Diaphysäre Dysplasie

Durch verstärktes periostales und endostales Knochenwachstum kommt es zur kolbigen Auftreibung im Diaphysenbereich, aber auch an den Metaphysen (metaphysäre Dysplasie) und zu groteskter Hypertrophie der Schädelbasis.

.8. Osteopoikilie

Es handelt sich um eine harmlose, familiär auftretende fleckige Spongiosklerose, die asymptomatisch ist und meist zufällig röntgenologisch entdeckt wird (ALBERS-SCHÖNBERG, 1915).

Die zahlreichen rundlichen, linsengroßen Spongiosaverdichtungen können in jedem Alter und jedem Knochen angetroffen werden; am häufigsten finden sie sich jedoch in den Metaphysen der kurzen und langen Röhrenknochen, im Becken und in den Rippen.

.9. Buschke-Ollendorff-Syndrom

Dieses seltene Syndrom ist durch Dermatofibrosis lenticularis disseminata in Kombination mit Osteopoikilie definiert. Es beruht auf einer mesenchymalen Konstitutionsanomalie, die mit intra-familiär schwankender Penetranz und unterschiedlicher Expressivität *autosomal dominant* vererbt wird.

Haut- und Skelettveränderungen sind gutartig. Im Vordergrund stehen disseminierte Hauterscheinungen unter dem klinischen und histologischen Bild eines Naevus elasticus sowie *röntgenologische* Zeichen der Osteopoikilie.

.10. Osteopathia striata (Vorrhoeve)

Autosomal-dominant erbliche Sonderform der Osteopoikilie. Hierbei liegen axial gerichtete, streifige Spongiosaverdichtungen vor.

.11. Melorheostose (Léri-Syndrom)

Nicht erbliche, schmerzhafte, progressive Hyperostose unbekannter Ätiologie, die meist in der Kindheit entsteht und in monostotischer oder polyostotischer Form auftritt, wobei meist eine Gliedmaße befallen ist.

Röntgenologisch finden sich sehr dichte, solide, in der Regel nach außen zu wellige Periostverknöcherungen, die der Längsachse des Knochens folgen und ihm fest aufliegen. Das Bild mutet gelegentlich wie »herabfließende Wachstropfen« an.

Therapie: Nur bei Auftreten von Symptomen ist eine Operation notwendig.

.12. Osteopathia hyperostotica

Synonyma: Camurati-Engelmannsche Erkrankung, progressive Diaphysendysplasie, Periostitis hyperplastica.

Symmetrisch diaphysäre Hyperostose und Periostklerose langer Röhrenknochen mit Freibleiben der Meta- und Epiphysen. Bevorzugt befallen sind Kinder vom 3.–6. Lebensjahr, im Vordergrund stehen muskuläre Ermüdbarkeit und »Entengang« (infolge der Myopathie). Evtl. findet sich ein dysproportioniertes Wachstum.

.13. Generalisierte Hyperostose (Uehlinger-Syndrom)

Rezessiv erbliche Erkrankung des mesenchymalen Gewebes mit Hauptmanifestation an den Knochen und der Haut. Die Erkrankung beginnt im Pubertätsalter und befällt vorwiegend Männer. Die Markhöhle wird häufig eingeengt, die Spongiosa durch Verdickung einzelner Knochenbälkchen transformiert. Es kommt zu Verknöcherungen des Kapselbandapparates, der Gelenke und zu Bechterew-ähnlichen Verknöcherungen des Wirbelsäulenbandapparates mit sekundärer Kyphose. Die Verdickung der Haut wird als *Pachydermie* bezeichnet.

.14. Die angeborene Unterschenkelpseudarthrose

Intrauterine Fraktur, Crus varum congenitum und kongenitale Unterschenkelpseudarthrose bilden eine pathogenetische Einheit in verschiedenen Stufen. Es liegt eine hypoplastische Mißbildung mit biologischer Minderwertigkeit des Knochengewebes vor. Aufgrund der Fehlform und Minderwertigkeit des Knochens tritt die Fraktur meist bei einem Bagatelltrauma auf. Trotz sachgemäßer Behandlung bleibt die normale Kallusbildung aus.

Das *histologische Bild* unterscheidet sich nicht wesentlich von dem der erworbenen Pseudarthrose. Es besteht eine Prädisposition zur Neurofibromatose.

Die **Behandlung** erfolgt operativ.

24.1.2.2.3. Metabolische Osteopathien

.1. Osteoporose

Osteoporose – fahnde nach Symptomen anderer Osteopathien!

Unter Osteoporose versteht man einen *allgemeinen Verlust an Knochenmasse,* wobei die Kortikalis verschmälert und die Zahl und Dicke der Spongiosabälkchen vermindert ist. Durch Spongiosararefizierung dringt der freie Markraum an den Röhrenknochen metaphysenwärts vor. Die Kompakta wird dünner.

Zu unterscheiden ist zwischen physiologischer und pathologischer Osteoporose. Eine **pathologische Osteoporose** liegt vor, wenn die gemessenen Dichtewerte des Knochens den altersentsprechenden physiologischen Bereich der Knochendichte unterschreiten. Sie ist stets Folge eines krankhaften, in der Regel extraossär gesteuerten Geschehens.

Die **physiologische, senile Osteoporose** des gesamten Skeletts gehört zu den biologischen Veränderungen im Alter und macht als solche keine Symptome. Die *postmenopausale oder präsenile Osteoporose* betrifft überwiegend Frauen.

Ein *hormonaler Faktor,* vor allem der Ausfall der anabolen Gonadenhormone, spielt sicher eine Rolle.

Die mechanische Schwächung des Knochens durch Osteoporose im vorgerückten Alter führt zu den überaus häufigen *Altersfrakturen* (proximales Femurende, Radius, Humerus, Wirbelkörper). Erst wenn die Osteoporose Symptome auslöst, bekommt sie Krankheitswert.

Das *röntgenologische Leitsymptom der Osteoporose* ist eine Abnahme der Knochendichte bzw. eine Transparenzerhöhung. Die Fein- und Grobstruktur ist scharf gezeichnet, oft wie mit dem Bleistift nachgezogen.

Differentialdiagnostisch sind insbesondere die Osteomalazie, der primäre und sekundäre Hyperparathyreoidismus und das Plasmozytom abzugrenzen. Dies gelingt häufig nur unter Zuhilfenahme geeigneter Laborparameter, evtl. sogar der Biopsie (Tab. 24.1.-4).

Klinik: Eine Osteoporose macht meist keine Beschwerden, bis eine Fraktur nach Bagatelltrauma zur Diagnose führt. Das häufigste *Symptom* ist der *Rückenschmerz*. Pathologische Spontanfrakturen bewirken eine Abnahme der Rumpfhöhe. Die seitliche Röntgenaufnahme bestätigt das teils keilförmige (Brustkyphose), teils fischwirbelförmige Zusammensintern der Wirbelkörper.

Therapie: Eine wirksame kausale Therapie der Involutionsosteoporose ist nicht bekannt. Zum Einsatz kommen anabole Hormone und Östrogene bei postmenopausaler Osteoporose. Calcium und Vitamin D sind im Organismus in ausreichendem Maße vorhanden. Hoffnungen werden in die hochdosierte Gabe von Natriumflorid gesetzt. Vorgebeugt werden muß der Immobilisa-

Tab. 24.1.-4. Ätiologische Faktoren der pathologischen Osteoporose.

Kongenitale Osteoporose
Osteogenesis imperfecta
Neuromuskuläre Erkrankungen
Keimdrüsendysgenesis
Trisomie 18
Trisomie 13–15
Progerie
Ehlers-Danlos-Syndrom
Sichelzellanämie, Thalassämie

Erworbene Osteoporose

Endokrin:
Hypogonadismus:
a) Ovarien:
　Turner-Syndrom
　Primäre ovarielle Insuffizienz
b) Testes:
　Hypogonadismus
　Eunuchoidismus
　Präpubertales Kastrationssyndrom
Nebennierenrinde:
Cushing-Syndrom
Nebennierenatrophie
Addisonsche Erkrankung
Schilddrüse:
Hyperthyreoidismus
Hypophyse:
Cushing-Syndrom bei basophilem Adenom
Akromegalie
Pankreas:
Diabetes mellitus

Nicht-endokrine Tumoren, die ACTH-ähnliche Polypeptide produzieren z.B. Oat-Cell-Karzinom (Paraneoplastische Osteoporosen)
Inaktivitätsatrophie:
Astronautenosteoporose
Mangelernährung:
Vitamin C (Skorbut)
Eiweißmangel
Calciummangel
Hunger
Alkoholismus

Lebererkrankungen mit und ohne Ikterus
Hypoxämie: Chronische Lungenerkrankungen, kongenitale Herzvitien
Idiopathische Osteoporosen bei jungen Menschen ohne erkennbare Ursache
Iatrogene Osteoporose:
Steroidtherapie
Heparintherapie
Experimentelle Hyperoxie
Angeborene Stoffwechselstörungen:
Homozystinurie

Nach GREENFIELD 1977.

tionsosteoporose; lange Bettlägerigkeit, fixierende Verbände und komplettes Entlasten einer Extremität sollten vermieden werden, die funktionelle Knochenbruchbehandlung sowie die Frühmobilisierung mit Teilbelastung gelten als beste *Prophylaxe*.

.2. Osteomalazie

Im Gegensatz zur Osteoporose als einer Knochenbildungsstörung liegt bei der Osteomalazie eine *Reifungsstörung* vor. Gestört ist die Kalkeinlagerung in die vorgebildete Knochengrundsubstanz (Matrix). Der Knochen bleibt deshalb weich. Histomorphometrisch läßt sich ein deutlicher Anstieg des nicht von aktiven Osteoblasten bedeckten Osteoids am Gesamtosteoid feststellen.

Bei der kindlichen Osteomalazie, der **Rachitis** kommt es zur *Knochendeformierung infolge epiphysärer Ossifikationsstörungen*. Typisch sind säbelförmige Verbiegungen der langen Röhrenknochen, Auftreibungen der distalen Epiphysenfugengegend (Störung des Knorpelabbaues und Anlagerung nicht verkalkenden Osteoids), Verdickungen am Knochen-Knorpel-Übergang der Rippen (Rosenkranz), weiche Schädelknochen am Hinterkopf (Kraniotabes).
In schweren Fällen kommt es zur Ausbildung des Caput quadratum, zum Glockenthorax, zur Hühnerbrust und zum Kartenherzbecken. Beim älteren Kind entsteht eine lumbale Sitzkyphose.
Radiologisch zeigen sich bei der Rachitis becherförmige Auftreibungen und unregelmäßige Konturen an den Metaphysenenden. Die Abstände zwischen Metaphysen und Epiphysenkernen sind vergrößert, die Markräume verbreitert.
Ursache der Rachitis ist ein *Vitamin-D-Mangel* (ungenügende Exposition der Haut gegenüber U-V-Strahlung, verminderte Darmresorption, auch die familiäre Disposition spielt eine Rolle).
Bei jedem Säugling sollte eine *Rachitisprophylaxe* mit Vitamin D durchgeführt werden.

Die **Skelettinsuffizienz im erwachsenen Alter** äußert sich zunächst als diffuser ossärer Schmerz. Frühsymptome sind Leistenschmerzen durch den Adduktorenzug sowie ein Thorax- und Beckenkompressionsschmerz. Die Patienten vermeiden beim vorsichtigen Gang alle Erschütterungen, in fortgeschrittenen Fällen findet sich ein Watschelgang.
Röntgenologisch besteht eine Transparenzerhöhung bzw. Dichteminderung des Knochens, wobei besonders die Spongiosastrukturen verwaschen und unscharf erscheinen (Radiergummiphänomen, Mattglasphänomen). Charakteristisch sind *Loosersche Umbauzonen (Pseudofrak-*

turen). Dabei handelt es sich um oft ausgeprägte supraperiostale homogene Verkalkungen.

Neben Mangel an Vitamin D stehen andere Calciummangelzustände im Vordergrund.

.3. Renale Osteopathie

Es handelt sich um Knochenveränderungen infolge *endogener Faktoren* (sekundärer Hyperparathyreoidismus, Vitamin-D-Stoffwechselstörung, Parathormonresistenz) und *exogener Faktoren* (Phosphatrestriktion, unphysiologische Zufuhr von Vitamin D), wobei das Knochengewebe mit Strukturen einer Osteodystrophia fibrosa, Osteomalazie und einer Osteoporose reagiert.

Bei der *primär tubulären Azidose* (Typ Albright) kommt es neben einem erheblichen Calciumverlust zu Hyperchlorämie, Hypokaliämie und Nephrokalzinose. Ohne Behandlung entwickeln sich Kleinwuchs, schwere Knochendeformierungen und Spontanfrakturen.

.4. De-Toni-Debré-Fanconi-Syndrom

Das de-Toni-Debré-Fanconi-Syndrom ist ätiologisch uneinheitlich. Es wird durch eine renale universelle Aminoazidurie sowie andere tubuläre Funktionsdefekte (Vitamin-D-refraktäre Rachitis, Osteomalazie, renale Azidose, Polyurie) gekennzeichnet. Das sekundäre Syndrom tritt als tubuläre Komplikation bei verschiedenen endogenen oder exogenen Erkrankungen auf. Minderwuchs und Knochendeformitäten sind ausgeprägt, auch finden sich Spontanfrakturen.

Therapie: Die Operation verfolgt das Ziel, die Tragfähigkeit der Röhrenknochen durch Achsenkorrektur zu vergrößern und dadurch Deformierungen und Ermüdungsbrüche zu verhindern. Durch Korrektur an den gelenkbildenden Metaphysen soll die Beanspruchung der Gelenke soweit wie möglich normalisiert und damit eine Arthrose verhindert werden. Vermieden werden muß eine länger dauernde Immobilisierung, da sie die Grundkrankheit verschlimmert.

.5. Weitere Formen

Erwähnt werden müssen unter den metabolischen Osteopathien die *idiopathische Hyperkalzämie,* (William-Syndrom, Pseudo-D-Hypervitaminose), die *idiopathische Hyperkalziurie,* der *Pseudohypoparathyreoidismus* sowie die *renale Osteodystrophie* (Dialyseosteopathie).

24.1.2.2.4. Hormonelle Störungen

Für den Calciumstoffwechsel ist das Skelett ein zentrales Organ, als Reservoir für das lebenswichtige Serumcalcium. Der Calciumspiegel ist einer der am strengsten kontrollierten und stabilsten biologischen Konstanten. Sinkt der Calciumspiegel *im Serum unter 9 mg%* ab, so wird über ein kompliziertes Regulationssystem Calcium aus dem Skelett mobilisiert und dem Blutserum zugeführt. Dieser Prozeß wird hormonell durch das *Parathormon* der Nebenschilddrüsen gesteuert.

Dieses Hormon wiederum aktiviert einerseits die Osteoklasten im Knochen und fördert andererseits die Phosphatausscheidung in den Nieren. Durch die Wirkung des Parathormons wird das Leben der Osteoklasten verlängert und damit ihre Zahl erhöht. Es kommt zum *röntgenologischen* Bild der *Osteoporose*.

.1. Primärer Hyperparathyreoidismus

Synonyma: Osteodystrophia fibrosa generalisata, Ostitis fibrosa cystica generalisata von Recklinghausen.

Die meisten Fälle von primärem Hyperparathyreoidismus werden beim Nachweis von Nierensteinen entdeckt. Es handelt sich um eine *primäre Erkrankung der Nebenschilddrüse mit vermehrter Parathormonbildung.* Ursächlich liegen der Erkrankung solitäre Adenome (80%), multiple Adenome (5%) der Nebenschilddrüse, eine Hyperplasie der Epithelkörperchen (15%), in seltenen Fällen ein Karzinom der Epithelkörperchen (unter 1%) zugrunde.

Durch *lokale Hyperaktivität von Osteoklasten* können sich subperiostale Resorptionsherde, evtl. Knochenzysten und braune Tumoren entwickeln. Die typische *Osteodystrophia generalisata von Recklinghausen* wird nur selten beobachtet. Häufiger zeigt sich lediglich eine Osteoporose oder subperiostale Knochenresorption. Bevorzugt sind Zahnalveolen, Hände, Halswirbelsäule und Schlüsselbeine.

Infolge der hohen Osteoblastenaktivität ist bei allen Formen des Hyperparathyreoidismus laborchemisch die *alkalische Phosphatase erhöht*. In 20% der Fälle tritt beim primären Hyperparathyreoidismus ein Magen- oder Duodenalulkus auf, in 5% kommt es zur Pankreatitis.

Die Skelettveränderungen äußern sich *klinisch* in Knochen- und Gelenkschmerzen. Infolge der osteoklastischen Destruktionen treten *pathologische Frakturen* auf.

Im *Röntgenbild* zeigen sich neben allgemeiner Osteoporose zystische, osteoklastische Aufhellungen mit Verdünnung der Kompakta und Rarefizierung der Spongiosa. Die Grenze zwischen kortikalem und spongiösem Knochen verschwindet. Es entstehen Akroosteolysen.

Therapie: Die Krankheit ist durch *Exstirpation des Epithelkörperchenadenoms* heilbar, bei Hyperplasie empfiehlt sich die subtotale Parathyreoidektomie.

Pathologische Frakturen sind osteosynthetisch schwierig zu versorgen, da die verminderte Knochenfestigkeit eine Implantatfixation kaum zuläßt.

.2. Sekundärer Hyperparathyreoidismus

Infolge einer primär renalen oder enteralen Störung entwickelt sich über ein Absinken des Serumcalciums eine kompensatorische Hyperplasie aller Epithelkörperchen.

Die verminderte enterale Calciumresorption ist überwiegend Folge eines *Malabsorptionssyndromes* durch Vitamin-D-Mangel (Abb. *24.1.*-3), in seltenen Fällen Folge mangelnder Sonnenbestrahlung.

Therapie: Therapeutisch muß die Ursache der sekundären Erkrankung beseitigt werden. Für die renale Genese gelten die Behandlungsprinzipien bei chronischer Niereninsuffizienz und renaler Osteopathie. Bei enteraler Genese empfiehlt sich die parenterale Gabe von Vitamin D.

24.1.2.2.5. Mukopolysaccharidosen

Dies sind *genetisch bedingte Störungen des Mukopolysaccharidstoffwechsels* mit Anhäufung von Mukopolysacchariden in den Zellen von Mesenchym, Nervengewebe und viszeralen Organen. Störungen der enchondralen und periostalen Ossifikation sind die Ursache von manchmal grotesken Skelettveränderurngen und Wachstumsstörungen.

Bisher konnten etwa *7 verschiedene Mukopolysaccharidosen* und eine doppelt so große Anzahl von Mukolipidosen differenziert werden. Die *Diagnose* läßt sich biochemisch durch den Nachweis verminderter oder fehlender Aktivität des defekten Enzyms erbringen.

Die Skelettveränderungen bei diesen generalisierten Dysplasien werden unter der Bezeichnung *Dysostosis multiplex* zusammengefaßt. Am deutlichsten vorhanden sind sie bei den Mukopolysaccharidosen vom Typ I *(Pfaundler-Hurler)* und Typ IV *(Morquio)*. Hierbei handelt es sich vorwiegend um spondyloepiphysäre Osteochondrodysplasien. Auffallend ist die Hypoplasie der Hüftgelenke mit Coxa valga.

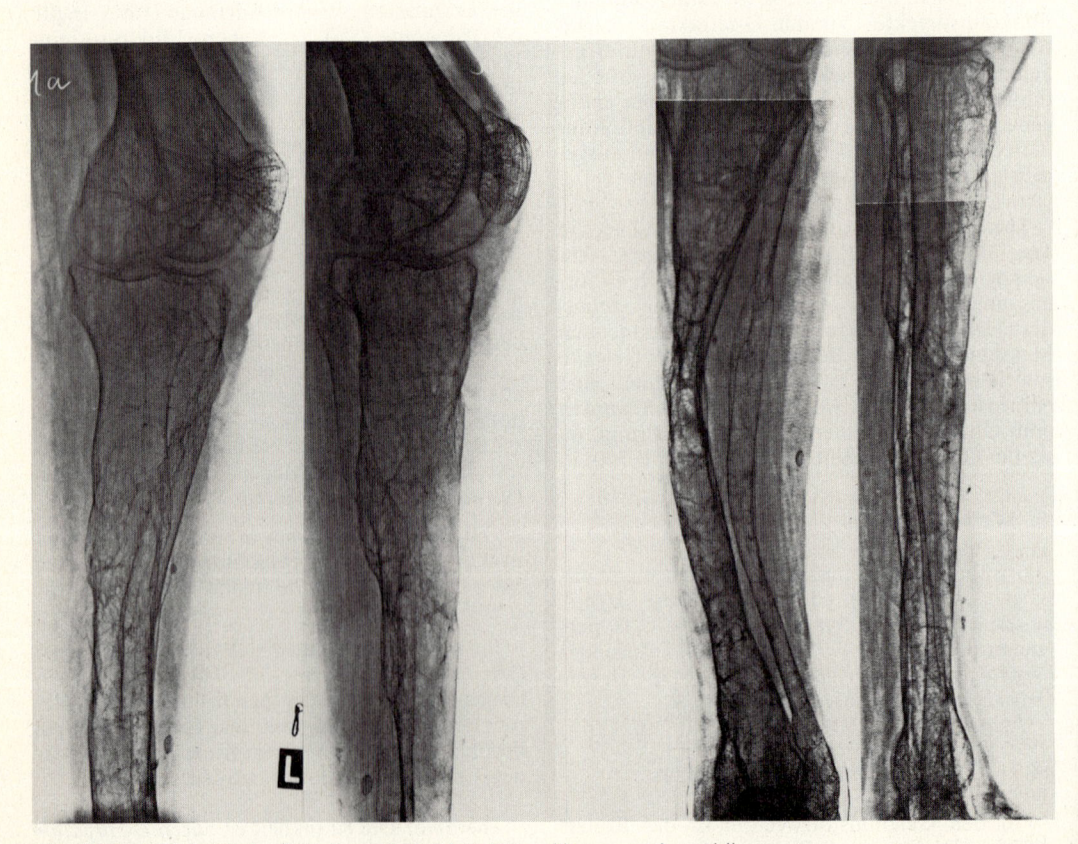

Abb. *24.1.*-3. Erhebliche Entkalkung bei sekundärem Hyperparathyreoidismus.

Therapie: Die Behandlung ist symptomatisch. Wichtig sind frühzeitige Maßnahmen zur Verhütung schwerer Gelenk- und Wirbelsäulenschäden und die Einleitung einer mit dem Leiden zu vereinbarenden Berufsausbildung. An der Wirbelsäule kann wegen der ausgeprägten thorako-lumbalen Kyphose zur Entlastung eine Laminektomie notwendig werden. Bei atlanto-axialer Instabilität muß eine Spondylodese in Erwägung gezogen werden. Frühzeitige Hüftgelenksarthrosen und Fehlstellungen im Kniegelenk können Anlaß zu Korrekturosteotomien und prothetischem Gelenkersatz geben.

24.1.2.2.6. Osteodystrophia deformans (M. Paget)

Das Leiden, von PAGET 1877 beschrieben, befällt besonders Männer nach dem 45. Lebensjahr. Die Ätiologie ist unbekannt. Es ist eine Knochendysplasie, die sich monostotisch, oligostotisch oder polyostotisch, jedoch *nie generalisiert* manifestiert. Neuere Untersuchungen bestätigen erhebliche regionale Unterschiede, in Westeuropa eine besondere Bevorzugung von Großbritannien. Dies stützt die Hypothese einer viralen Ursache bzw. des Vorliegens eines noch unbekannten Faktors.

> **M. Paget** – Bevorzugung des axialen Skeletts und Erhöhung der alkalischen Phosphatase

Die *monostotische Form* betrifft am häufigsten Tibia und Wirbelsäule; in 81% der Fälle sind die Knochen des axialen Skelettes betroffen (Schädel, Wirbelsäule, Becken, Femur, Tibia). Bei der polyostotischen Form (3% der Fälle) verteilen sich die Knochenveränderungen schachbrettartig im Skelett.

Das *morphologische Bild* ist durch einen überstürzten Knochenumbau gekennzeichnet. Dieser geht mit einer Vermehrung der Blutgefäße des Markraumes unter Entwicklung arterio-venöser Shunts einher, wodurch die Durchblutung des Knochens auf das Zwanzigfache ansteigt. *Klinisch-chemisch* ist die alkalische Phosphatase infolge der enormen Osteoblastentätigkeit in der Regel stark erhöht.

Schmerzen und neurologische Ausfallserscheinungen bestehen besonders bei Manifestationen am Schädel, an den Extremitäten imponieren sichtbare Verformungen.

Eine *maligne Entartung* (Paget-Sarkom oder sekundäres osteogenes Sarkom) kommt in ca. 1% der Fälle und vor allem jenseits des 50. Lebensjahres vor. Sie verursacht oft stärkere Schmerzen und eine exzessive Erhöhung der alkalischen Phosphatase.

Die Erkrankung verläuft in 3 Stadien:
Stadium I: Aktives lytisches Stadium mit Knochendestruktion und Osteolysen.
Stadium II: Kombiniertes Stadium mit reaktiver Knochenneubildung durch einkernige polare Osteoblasten.
Stadium III: Sklerosestadium als rekonstruktive Endphase mit Verkittung der Osteonenfragmente zu Mosaikstrukturen.

Besonders charakteristisch ist die Volumenzunahme des Knochens im Stadium II. Er ist verbogen (Femur: hirtenstabartig; Tibia: säbelartig); die Kompakta ist verdickt, nach außen wellig begrenzt und aufgefasert, die trabekuläre Spongiosastruktur aufgeweitet, verdickt und fleckig.

Therapie: Vielfach weisen Spontanfrakturen, Knochenverbiegungen und Verdickungen auf das Leiden hin. Bei Knochenverbiegungen ist eine *Korrekturosteotomie* angezeigt, Frakturen sollten mit einer *Osteosynthese* stabilisiert werden, um länger dauernde Immobilisation zu vermeiden. Die Frakturheilung läuft zwar normal ab, jedoch muß in der Nachbehandlung wegen der mechanischen Insuffizienz des Knochengewebes die geringere Stabilität berücksichtigt werden.

Medikamentös empfiehlt sich die Gabe von Ethyliden-1-Hydroxy-1,1-Diphosphonat (EHDP), einer Substanz, die sowohl die Bildung als auch den Abbau des Knochengewebes zu hemmen oder dessen exzessive Steigerung bei der Pagetschen Krankheit in normale Verhältnisse überzuführen vermag.

24.1.2.3. Primär gutartige Knochengeschwülste

24.1.2.3.1. Einleitung, Klassifikation

> **Jeder Tumor-Verdacht** am Knochen bedarf der eingehenden Diagnostik. Diese stellt häufig eine interdisziplinäre Aufgabe dar.

Auf dem Gebiet der Diagnostik und Therapie der Knochentumoren konnten in den vergangenen Jahren durch die interdisziplinäre Onkologie bedeutende Fortschritte erzielt werden.

Die *Einteilung* in primär gutartige, semimaligne und primär oder sekundär bösartige Knochengeschwülste sowie -Metastasen hat sich weitgehend durchgesetzt.

Knochengeschwülste nehmen unter den menschlichen Tumoren eine Sonderstellung ein.

Sie treten selten auf, so daß den behandelnden Ärzten oft die nötige Erfahrung für die Diagnostik und Therapie dieser Erkrankungen fehlt.

Schon die *Tumorlokalisation* am Knochen bietet diagnostische und therapeutische Probleme: Gutartige Formen und Erkrankungen wie die kartilaginäre Exostose, der M. Paget oder die fibröse Dysplasie können bösartig werden. Bei den sog. Riesenzelltumoren bestehen große diagnostische und vor allem prognostische Schwierigkeiten.

Therapie: Die therapeutischen Möglichkeiten, speziell die Chemotherapie, wurden verbessert. Durch erweiterte Endoprothetik, innere Hemipelvektomie oder Umkehrplastiken lassen sich manchmal verstümmelnde Eingriffe umgehen. Entscheidend bleibt jedoch die *möglichst frühzeitige Diagnose*. Voraussetzung hierfür sowie für eine individuelle Therapie ist die Zusammenarbeit im onkologischen Arbeitskreis. Ein solcher umfaßt Pathologen, Radiologen, Chirurgen oder Orthopäden, internistische Onkologen und Strahlentherapeuten.

Es sind bisher etwa 50 verschiedene Knochentumoren und tumorähnliche Veränderungen bekannt. Diese Geschwülste wurden in ein **Klassifikationsschema** eingeordnet, dem die Histogenese der einzelnen Tumoren zugrunde liegt. Bewährt hat sich eine Klassifikation der primären Knochentumoren, die von ACKERMAN u. Mitarb. 1962 aufgestellt und durch SCHAJOWICZ u. Mitarb. 1972 von der WHO weitgehend übernommen wurde. Hierin lassen sich *8 Tumorgruppen* unterscheiden:

Geschwülste, ausgehend vom Knorpel-, Knochen- und Bindegewebe, dem Knochenmark, dem medullären Fettgewebe, den Gefäßen und Nerven des Knochens sowie dem Chordagewebe. In jeder Geschwulstgruppe finden sich gutartige und bösartige Tumoren (Tab. *24.1.*-5).

Allerdings ist vor einem starren Schema bei der Einordnung von Knochentumoren zu warnen, da im Skelett abweichende besondere Strukturmuster vorkommen können.

Gutartige Tumoren entwickeln sich in der Regel langsamer als maligne, sie grenzen sich zum gesunden Knochen häufig durch einen Sklerosesaum ab. Im *Röntgenbild* erscheinen geordnete, scharfe Strukturen z.B. mit Kammerung oder Septierung. Im Wachstumsalter führen sie oft zu Verformungen der befallenen Skelettabschnitte. In der Regel ist ein pathologisches Gefäßbild nicht zu erkennen.

Maligne Knochentumoren, besonders kleinzellige, wachsen rasch und zerstörend. Sie durchbrechen die Knochengrenzen und infiltrieren die Weichteile. Die Kontur zum Gesunden hin ist häufig unscharf. Es finden sich Periostverkal-

Tab. *24.1.*-5. Klassifikation der primären Knochengeschwülste.

Herkunftsgewebe	Gutartig	Bösartig
Knorpel	Osteochondrom (kartilaginäre Exostose) Multiple Osteochondrome Enchondrom Chondroblastom (Codmans-Tumor) Chondromyxoidfibrom	Chondrosarkom
Knochen	Osteom Osteoid-Osteom Osteoblastom	Osteosarkom
Bindegewebe	Nichtossifizierendes Knochenfibrom Ossifizierendes Fibrom Desmoplastisches Fibrom Osteoklastom	Ossäres Fibrosarkom Malignes fibröses Histiozytom Adamantinom
Knochenmark		Ewing-Sarkom Retikulumzellsarkom Plasmozytom
Gefäße	Knochenhämangiom	Ossäres Hämangiosarkom
Nervengewebe	Neurinom Neurofibrom	

kungen und -abhebungen. In der rasch zerstörten Kortikalis zeigen sich bei einigen Sarkomen Knochenspießbildungen (Spiculae). Angiographisch sind mehr oder weniger ausgeprägte Hypervaskularisationen und ein pathologisches Gefäßbild zu erkennen.

Zur **differentialdiagnostischen Abgrenzung** werden die Knochentumoren unter folgenden Kriterien beurteilt:
1. Häufigkeit
2. Geschlechts- und Altersverteilung
3. Typische Lokalisation
4. Symptome/klinische Befunde
5. Röntgenzeichen
6. Histologie
7. Wachstumsgeschwindigkeit bzw. Prognose
8. Therapie.

24.1.2.3.2. Therapeutische Möglichkeiten

Ist eine chirurgische Behandlung knöcherner Raumforderungen erforderlich, kommen Kürettage, Resektion oder Amputation kombiniert mit Onko- und Schmerztherapie infrage.

Die **Kürettage** stellt hierbei kein radikales Vorgehen dar. Sie ist daher nur in Ausnahmefällen gestattet (Enchondrom, palliative Metastasen-Therapie).

Da auch gutartige Tumoren häufig zu Rezidiven neigen und mit zunehmender Zahl der Rezidive die Gefahr der malignen Entartung steigt, sollte die radikale **Resektion** mit Weichteilentfernung (en bloc) bevorzugt werden. Die Grenze zum Gesunden wird von der Dignität der Raumforderung bestimmt.

Nur als Ultima ratio, d.h. bei Fehlen alternativer Möglichkeiten, bei nicht beherrschbaren Schmerzen oder verjauchenden Nekrosen ist die **Amputation** zu rechtfertigen.

Die chirurgische Therapie bei malignen Tumoren des Skelettes muß durch **Strahlen-** und **Chemotherapie** ergänzt werden. Oft ist das operative Vorgehen nur ein Mittel zur Verkleinerung der Tumormasse.

Bei schmerzhaften inoperablen Tumoren kommen **neurochirurgische Eingriffe** zur Schmerzbehandlung in Betracht.

Jeder Knochentumor muß histologisch untersucht werden!

24.1.2.3.3. Knorpeltumoren

.1. Osteochondrome (kartilaginäre Exostosen)

Sie sind die *häufigsten* Knochentumoren, unter den benignen Knochentumoren 40%. Das Wachstum erfolgt schubweise und hört bei einem Teil der Patienten mit Ende des Körperwachstums auf. Obwohl die Osteochondrome am ganzen Skelett auftreten können, findet man sie besonders im Bereich der langen Röhrenknochen und hier besonders in der Metaphyse, wie z.B. im Bereich der distalen Metaphyse des Femur und der proximalen von Humerus und Tibia. Daneben Befall der kurzen Röhrenknochen von Füßen und Händen. Die Geschwulst bleibt längere Zeit unerkannt. Etwa 20% der Tumorträger empfinden keine Schmerzen und suchen den Arzt nur aufgrund der von ihnen selbst festgestellten Geschwulstvergrößerung auf. Schmerzen entstehen durch Druck auf Nachbarorgane.

Osteochondrome können breitbasig (sessile Form) oder schmalbasig (gestielte Form) dem Knochen aufsitzen. *Makroskopisch* findet sich eine blumenkohlartige Exostose, die von einer Knorpelkappe überzogen wird. Diese erscheint nicht *im Röntgenbild;* es kann lediglich stärkere Verkalkungsherde der Knorpelgrundsubstanz darstellen. Besonders intensive Verkalkungen verbunden mit starken Unregelmäßigkeiten zur Knorpelkappe sollten stets den Verdacht auf eine beginnende *maligne Entartung* erwecken (in weniger als 1% der solitären Osteochondrome ist mit einer spontanen malignen Entartung zu rechnen).

Therapie: Die *chirurgische Therapie* besteht in der vollständigen Entfernung einschließlich der Knorpelkappe. Wird nicht radikal operiert, sind Rezidive möglich.

.2. Multiple Osteochondrome

Solitäre und multiple Osteochondrome sind verschiedene Krankheitsbilder. Die multiplen kartilaginären Exostosen werden *dominant* vererbt. Während sich die Erkrankung bei männlichen Nachkommen immer manifestiert, kann sie bei weiblichen Personen phänotypisch latent bleiben. Die Anzahl der Osteochondrome bei einem Individuum schwankt sehr, sie kann über 100 betragen. Die *Entartungsrate* multipler Osteochondrome liegt zwischen 11 und 20%, wobei meistens Chondrosarkome entstehen. Bevorzugter Sitz der »Exostosen-Krankheit« sind Schulter-, Knie- und Knöchelregionen.

.3. Enchondrome (Abb. 24.1.-4)

Es handelt sich um Knorpeltumoren im Knocheninneren, vor allem in den kurzen Knochen der Hand, aber auch in langen Röhrenknochen. Das Enchondrom ist die zweithäufigste gutartige Knochengeschwulst mit einem Anteil von etwa 19%. Befallen sind hauptsächlich über Zwanzigjährige. Das Wachstum ist sehr langsam, der Tumor bereitet nur wenig Beschwerden.

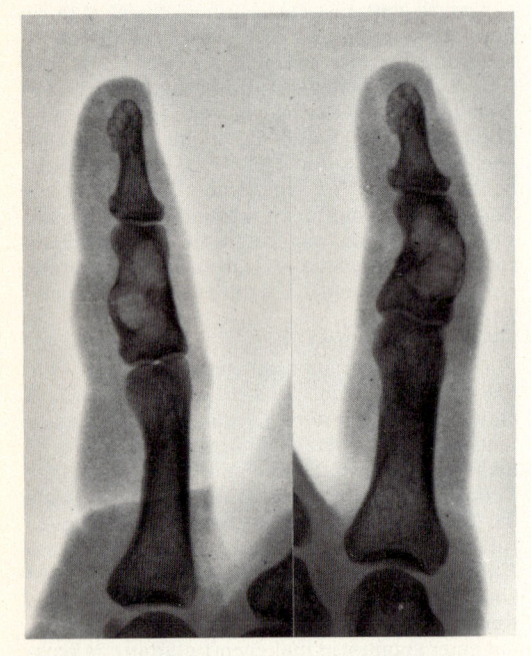

Abb. *24.1.*-4. Enchondrom Mittelglied Zeigefinger.

Radiologisch finden sich zystenartige Defekte im Knochen.

Therapie: Enchondrome können kürettiert und mit Spongiosa aufgefüllt werden. Sie heilen dann aus.

.4. Chondroblastom (Codmans-Tumor)

Das benigne Chondroblastom ist ein seltener aus Knorpelzellen epiphysär entstehender, gutartiger chondromatöser Tumor. Er verursacht keine charakteristischen Symptome. Geringe, auf die Tumorregion beschränkte Schwellungen sowie leichte bis mäßiggradige Schmerzen werden beobachtet.

Wichtig ist die *differentialdiagnostische Abgrenzung* von malignen Tumoren oder Osteoklastomen, damit große Eingriffe vermieden werden.

Therapie: Kürettage und Spongiosaplastik genügen.

.5. Chondromyxoidfibrom

Das Chondromyxoidfibrom ist ein seltener Tumor, der knapp 0,5% aller Knochentumoren ausmacht und sich vom knorpelbildenden Bindegewebe ableitet. Das Prädilektionsalter liegt in der 2. und 3. Lebensdekade.

Der Tumor wird vorwiegend metadiaphysär an den langen Röhrenknochen mit besonderer Bevorzugung der Tibia beobachtet.

Klinisch imponieren lokalisierte Schmerzen und eine uncharakteristische Schwellung.

Radiologisch findet sich ein scharf begrenzter, exzentrisch gelegener Defekt, meist unter Erfassung der Kompakta, die dabei vollständig zerstört werden kann. Zum gesunden Knochen hin zeigt der Tumor meist eine feine Randsklerose.

Therapie: Aufgrund seines aggressiven Charakters muß ein Chondromyxoidfibrom *weit im Gesunden entfernt werden*. Nur an den kleinen Knochen darf kürettiert werden, an den langen Röhrenknochen empfiehlt sich die Resektion.

Differentialdiagnostisch kann das Chondromyxoidfibrom mit einem Chondrosarkom Grad I verwechselt werden; es erfüllt aber nicht die Bedingungen eines malignen Tumors.

24.1.2.3.4. Knochentumoren

.1. Osteom

Diesen gutartigen, aus reifem lamellären Knochengewebe bestehenden Prozeß findet man hauptsächlich in den Nasennebenhöhlen, am Schädeldach und im Bereich der Kieferknochen, selten am übrigen Skelett. Reaktive Sklerosen nach chronischer Entzündung oder Trauma sind auszuschließen. Schädelosteome sind extrem selten, sie treten vorwiegend im 2. bis 5. Dezennium auf. Das männliche Geschlecht ist etwa doppelt so häufig betroffen wie das weibliche.

Radiologisch stellen sie sich als meist rundliche oder polygonal begrenzte, sehr dichte, gut abgrenzbare Schatten dar. Ein Osteom ist gewöhnlich nicht größer als etwa 2 cm. Bei multiplem Auftreten sollte dem Verdacht auf das Vorliegen eines Gardner-Syndroms nachgegangen werden. *Maligne Entartung* eines Osteoms ist nicht bekannt.

.2. Osteoidosteom (Abb. 24.1.-5)

Die zirkuläre oder halbseitige Kortikalisverdickung und Eburnisierung mit zentralem Nidus

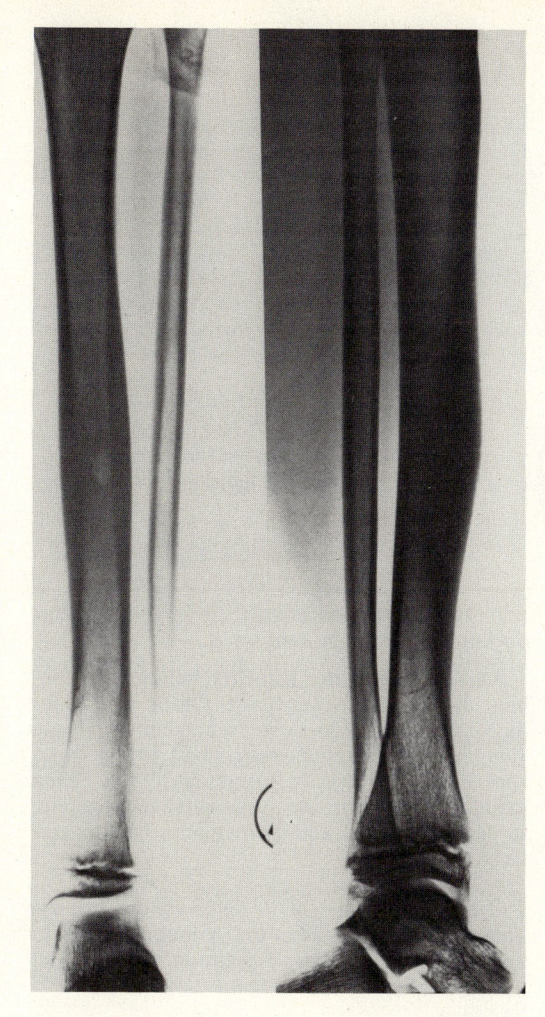

Abb. 24.1.-5. Osteoidosteom mit Nidus. Therapie: Exkochleation.

betrifft vorwiegend Jugendliche oder jüngere Erwachsene. Eine Geschlechtsdisposition ist nicht bekannt. Manchmal bestehen heftige Schmerzen; Temperaturerhöhungen oder Veränderungen der Laborparameter im Sinne einer entzündlichen Reaktion fehlen.

Differentialdiagnostisch ist eine Osteomyelitis (Brodie-Abszeß kortikaler oder zentraler Form) auszuschließen. Häufigste *Lokalisation* distales und proximales Femur, Tibia, Wirbelsäule und Humerus.

Der langsam zunehmende Schmerz mit nächtlicher Verstärkung entsteht durch Periostdehnung. Die abendliche Gabe von Acetylsalicylsäure (Aspirin) führt zu einer deutlichen Besserung.

Das charakteristische *Röntgenbild* des Osteoidosteoms zeigt einen kleinen, rundlichen bis ovalen, gut abgegrenzten osteolytischen Defekt, den sogenannten Nidus, der von einer unterschiedlich ausgeprägten osteosklerotischen Reaktionszone umgeben sein kann.

Therapie: Resektion des Nidus. Bei unvollständiger Entfernung kommt es zum Rezidiv.

.3. Osteoblastom

Diese gutartige Knochengeschwulst weist histologisch ein ähnliches Bild auf wie das Osteoid-Osteom, ist jedoch größer und nicht von reaktivem Knochen umgeben. Sie betrifft etwa 3% der primären Tumoren. Das männliche Geschlecht ist dreifach so häufig betroffen wie das weibliche, bevorzugt werden die 2. und 3. Lebensdekade.

Im Gegensatz zum Osteoid-Osteom sind die Schmerzen gering und bedingt durch Druck auf die Nachbarorgane, insbesondere an der Wirbelsäule.

Lokalisation: Vorwiegend sitzt der Tumor an der Wirbelsäule, kann jedoch grundsätzlich an allen Knochen auftreten.

Radiologisch erscheint der Nidus wesentlich größer als beim Osteoid-Osteom, er zeigt stärkere Kalkeinlagerungen. An der Wirbelsäule finden sich häufig blasige Destruktionen, vorwiegend an Gelenken und Dornfortsätzen mit wenig Sklerose.

Differentialdiagnostisch ist neben dem Osteoid-Osteom das Osteosarkom abzugrenzen, wobei das Fehlen von Pleomorphie und Mitosen, die große Zahl der Osteoblasten und der vielkernigen Riesenzellen auf das Osteoblastom hinweisen.

Therapie: Exakte Resektion. Der Defekt muß mit Knochen überbrückt werden. Eine Bestrahlung ist unwirksam.

24.1.2.3.5. Bindegewebige Tumoren

.1. Nicht ossifizierendes Knochenfibrom (metaphysärer fibröser Defekt) (Abb. 24.1.-6)

Diese *häufigste Knochengeschwulst des Jugendlichen* erscheint als scharf umschriebener, osteolytischer Defekt, der exzentrisch in den Metaphysen der langen Röhrenknochen liegt und gutartig ist. 50-80% werden in der distalen Femurmetaphyse gefunden, weiterhin werden die proximale und distale Tibia, die proximale Fibula, das proximale Femur und der proximale Humerus in absteigender Häufigkeit befallen, bevorzugt beim männlichen Geschlecht zwischen dem 10. und 20. Lebensjahr. Bei kleiner, auf die Kompacta beschränkter Läsion spricht man vom fibrösen Kortikalisdefekt, der meist asymptomatisch bleibt.

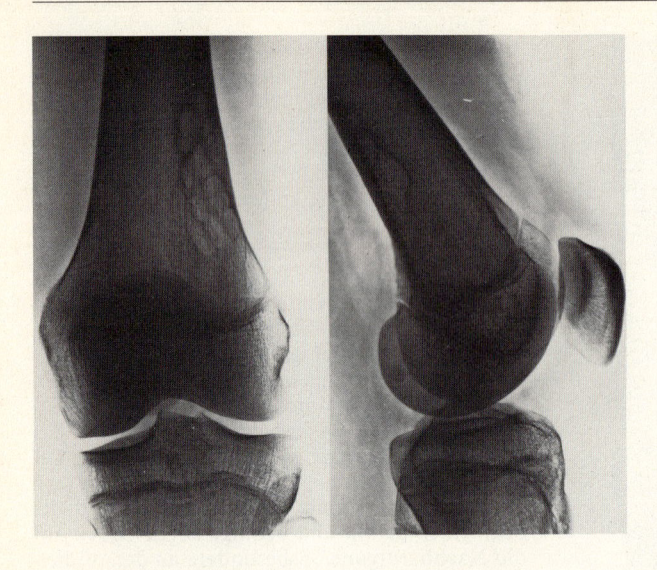

Abb. 24.1.-6. Nicht ossifizierendes Knochenfibrom (metaphysärer fibröser Defekt).

Exzentrische *Lokalisation,* traubige Struktur und metadiaphysäre Lage des nicht ossifizierenden Knochenfibroms sind so charakteristisch, daß sich eine operative Intervention zur histologischen Abklärung erübrigt.

Eine **Behandlung** ist nicht erforderlich, da sich die nicht ossifizierenden Fibrome spontan ausstoßen oder liegenbleiben und sklerosieren. Eine *maligne Entartung* ist nicht bekannt.

.2. Ossifizierendes Fibrom

Es ist ein gutartiger, bindegewebig-knöcherner, rarer Tumor, am ehesten vom knochenbildenden Mesenchym abzuleiten, zumal er hauptsächlich in bindegewebig präformierten Knochen sitzt. Bevorzugt befallen ist die Kieferregion. Zentral in den Knochen entstehende ossifizierende Fibrome können jahrelang unbemerkt wachsen. Schmerzen sind nicht konstant. Die Patienten bemerken meist zuerst eine Anschwellung der betroffenen Knochenpartie.

Als **Therapie** kommt nur die totale chirurgische Entfernung in Frage. Die Rezidivquote liegt bei 10–15%, die *Prognose* ist gut.

.3. Desmoplastisches Fibrom

Dieser seltene benigne Knochentumor kann im Bereich des Humerus zur fast vollständigen Zerstörung des proximalen Endes führen. Auch Femur, Tibia, Becken, Wirbelsäule und andere platte Knochen werden befallen.

Der osteolytische Tumor entsteht metaphysär und wächst expansiv in alle Richtungen. Klinische Unauffälligkeit erklärt die verspätete Entdeckung dieser Tumoren.

Radiologisch ist der Knochen häufig aufgetrieben, die Kortikalis verdünnt. Grobe wandständige Leisten können dem Tumor ein strähniges Aussehen geben. Nicht selten besteht eine stärkere Rand-Sklerose. In fortgeschrittenen Fällen kann die Knochenrinde ausgedehnt zerstört sein, so daß der Eindruck eines malignen Tumors entsteht.

Die **Therapie** besteht in der Ausräumung des Tumors, bei sehr großen und knochenzerstörenden Prozessen muß die Resektion erfolgen. Bei unvollständiger Entfernung entstehen bis zu 25% Rezidive.

.4. Riesenzelltumor des Knochens (Osteoklastom)

Es ist ein *semimaligner Tumor,* der aus Zellen des nichtosteogenen Bindegewebes entsteht. Der histologische Reifegrad des Riesenzelltumors sagt nichts über sein biologisches Verhalten aus. Der Übergang von einem gutartigen über einen rezidivierenden bis zum malignen Riesenzelltumor kann sich über 20 Jahre hinziehen. Ein Auftreten vor dem 15. Lebensjahr ist selten, das bevorzugte Alter ist das 2.–4. Lebensjahrzehnt. Das weibliche Geschlecht wird deutlich häufiger befallen als das männliche.

Die *klinische Symptomatik* ist unspezifisch mit Schmerzen und Schwellungen. Die überwiegende Zahl der Riesenzelltumoren wird in den Epiphysen der langen Röhrenknochen gefunden, gelegentlich auch metaphysär. Häufiger Sitz ist der körperferne Oberschenkelknochen, das körpernahe Schienbein, die handgelenknahe Speiche sowie der proximale Humerus.

Radiologisch zeigen sich zumeist glatt begrenzte, exzentrisch in der Spongiosa gelegene Strukturdefekte mit abgestufter Dichte zum gesunden Knochen hin.

Die Kompakta ist hochgradig verdünnt, pathologische Frakturen sind häufig. Bei Palpation fühlt man eine derbe, schmerzhafte und zuweilen knisternde Tumormasse.

Differentialdiagnostisch kommt in erster Linie das benigne Chondroblastom in Frage, das aber in der Regel endotumorale Verkalkungen aufweist.

Die **Therapie** besteht in der Resektion. Verstümmelnde Eingriffe (Amputation) sollten vermieden werden. Die Rezidivhäufigkeit liegt zwischen 30–50%.

24.1.2.3.6. Blutgefäßgeschwülste des Knochens

.1. Knochenhämangiom

Es sind kapilläre und kavernöse Blutgefäßgeschwülste des Knochens, die histologisch den in den Weichgeweben vorkommenden gleichen. Überwiegend werden sie in der Wirbelsäule beobachtet, das Schädeldach ist seltener befallen.

Radiologisch verursachen Hämangiome Strukturauflösung bzw. Rarefizierung des Knochens. An den Wirbelkörpern findet sich eine vertikal gerichtete, parallel verlaufende Streifung bei erhaltener Form und deutlicher Dichteminderung zwischen den strähnigen Knochenbalken.
Im Bereich des Schädels findet sich eine umschriebene Strukturaufhellung, die wabig oder strahlig anmutet. Der Übergang zum gesunden Knochen ist scharf.

Therapie: Eine *operative Behandlung* ist nur bei Beschwerden durch zunehmenden Wachstumsdruck oder Instabilität (Wirbelsäule) indiziert (vollständige Resektion, Blutungen!).
Diffuse Hämangiomatose des Knochens (Gorham) führt zu massiven Osteolysen ganzer Skelettabschnitte.

24.1.2.3.7. Knochengeschwülste aus Nervengewebe

.1. Neurinom

Die Geschwulst geht von den Schwannschen Zellen der Nervenscheide (Neurilemm) aus. Ihr primär intraossäres Vorkommen stellt eine Rarität dar, wenn keine Neurofibromatose vorliegt. Die langsam wachsende Läsion ruft *röntgenologisch* eine umschriebene Osteolyse mit Randsklerose hervor.

Hauptlokalisation ist der Unterkiefer.

Die *Prognose* ist gut. Es bestehen morphologische Übergänge zum Neurofibrom.

.2. Neurofibromatose von Recklinghausen

Von den solitären, zentralen und peripheren Neurinomen existieren alle Übergänge zur Neurofibromatosis generalisata, der Recklinghausenschen Erkrankung. Skelettveränderungen kommen bei diesem Krankheitsbild in 40% der Fälle vor. Es handelt sich um ein *angeborenes,* familiäres Leiden, bei dem örtliche und generalisierte Skelettveränderungen vorkommen. Die Häufigkeit der sarkomatösen Entartung von Neurofibromen beträgt 5–10%.

Die **Therapie** beschränkt sich auf die Entfernung einzelner Tumoren, falls diese Beschwerden verursachen. Regelmäßige Kontrollen sind angezeigt. Tumoren, die sich in ihrem Wachstum oder ihrer Größe auffällig verändern, müssen mit Sicherheitsabstand im Gesunden reseziert werden.

24.1.2.4. Primär bösartige Knochengeschwülste

24.1.2.4.1. Knorpeltumoren

.1. Chondrosarkom

Es ist nach dem Osteosarkom der *häufigste primär maligne Knochentumor* und tritt vorwiegend im 4.–6. Dezennium auf. Das Durchschnittsalter beim männlichen Geschlecht liegt mit 51 Jahren höher als bei Frauen mit 36 Jahren. Männer sind doppelt so häufig betroffen wie Frauen.

Man unterscheidet *primäre und sekundäre Chondrosarkome,* je nachdem, ob sie de novo oder durch maligne Entartung gutartiger Prozesse (kartilaginäre Exostose, Chondrom, Morbus Paget, fibröse Dysplasie) entstehen. Nach dem Sitz im befallenen Knochen wird zwischen *zentralen* und *peripheren* Chondrosarkomen unterschieden. Sie können in allen knorpelig präformierten Knochen entstehen. *Je näher ein Knorpeltumor am Stammskelett lokalisiert ist, desto wahrscheinlicher ist seine Malignität.* Befallen sind häufig Beckenring, oberes Femurende, Rippen und Schultergürtel. 75% aller Chondrosarkome gehen vom Stammskelett oder von den stammnahen Skelettabschnitten aus.

Klinisch stehen Schmerz und Schwellung im Vordergrund. Typisch ist das langsame Wachstum.

Radiologisch finden sich nicht selten endostale Knochenneubildungen und wellige Ausbuchtungen, besonders im Femur, ferner Verkalkungen. Sie haben ein fleck- und spritzerförmiges Aussehen. Periostale Knochenneubildungen führen zu einer Verdickung der Kortikalis. Bei sehr aggressiven Tumoren steht eine ausgedehnte Knochenzerstörung im Vordergrund, die von einem großen Weichteiltumor begleitet werden kann.

Differentialdiagnostisch sind Chondrome, Fibro- und Osteosarkome abzugrenzen.

Histologisch finden sich plumpe Knorpelzellen unterschiedlicher Größe. Sie sind hyperchromatisch und weisen viele Kerne auf. Besonders bei älteren Tumoren werden Kalzifikationen beobachtet.

Therapie: Bei rechtzeitiger totaler Entfernung (Amputation) ist Heilung möglich, was bei stammnahen Geschwülsten allerdings nur selten gelingt. Amputationen bei Metastasen sind nur dann indiziert, wenn ein für den Betroffenen unerträglicher Zustand (Schmerzen, Exulzeration) besteht.

Prognose: In Abhängigkeit vom Differenzierungsgrad des Tumors bei der Diagnosestellung ergibt sich eine 5-Jahres-Überlebensrate zwischen 29 und 90%.

Die **Differentialdiagnose eines malignen Knochentumors** kann schwierig sein. Eine sorgfältige Einschätzung aller Merkmale – Klinik, Röntgenbild, Histologie und Biochemie – ist immer erforderlich.

24.1.2.4.2. Knochentumoren

.1. Osteosarkom (Abb. *24.1.*-7)

Es ist der *häufigste primär maligne* Knochentumor.

Die Altersgruppe zwischen 10 und 25 Jahren ist hauptsächlich betroffen. Männer doppelt so häufig wie Frauen. Es ist also eine Krankheit des jungen Menschen, im Gegensatz zu den meisten Karzinomen.

Primärformen: Die bevorzugte *Lokalisation*, knienahe Femur- und Tibiametaphyse, hängt mit der starken Zellproliferation zusammen, die für das Skelettwachstum notwendig ist. Daneben kommt es zum Befall der Metaphyse des proximalen Humerus.

Die *Verdachtsdiagnose* beruht auf einem Knochenherd im Röntgenbild, der anders nicht eindeutig erklärt werden kann. Es finden sich unregelmäßige Osteolysen-/oder Sklerosezonen, welche die Knochengrenzen nicht respektieren. Eine

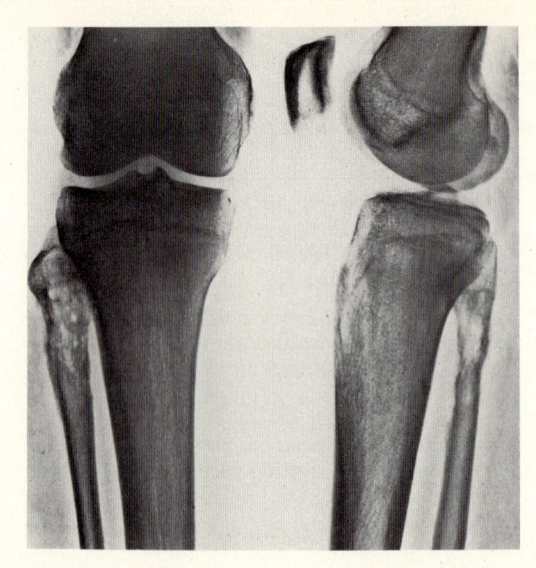

Abb. *24.1.*-7. Osteosarkom re. proximales Wadenbein.

sichere Diagnose kann nur der histologische Befund erbringen.

Das Osteosarkom *gehört zu den bösartigsten Geschwülsten.* Es metastasiert rasch, seine Prognose ist schlecht. Die Dreijahres-Überlebensrate, die vor 10–15 Jahren bei 20% lag, beträgt heute 70–80%.

Therapie: Dies ist der Kombination einer intensiven zystostatischen Chemotherapie mit radikalen operativen Maßnahmen zu verdanken. Bei der häufigsten Lokalisation, am Kniegelenk, ist die Amputation im Oberschenkel, handbreit oberhalb des Tumors, z. Zt. das Mittel der Wahl. Die Probeexzision sichert beim Osteosarkom nicht nur die Diagnose, sondern ermöglicht es auch, die Chemosensibilität des Tumors zu testen. Bewährt hat sich die neo-adjuvante Chemotherapie: nach präoperativer Chemotherapie wird der Tumor radikal operiert und postoperativ die Chemotherapie mit einer Kombination zusätzlicher Zystostatika fortgeführt.

Sekundäre Formen: Neben den primären osteogenen Sarkomen entwickeln sich sekundäre auf dem Boden einer Vorerkrankung (chronische Osteomyelitis, Lues, Tuberkulose, gutartige Geschwülste, Ostitis deformans Paget).

Röntgenologisch lassen sich drei Formen des osteogenen Sarkoms unterscheiden:

Beim *osteolytischen Typ* findet sich eine inhomogene, z. T. fleckig-mottenfraßähnlich anmutende Strukturauslöschung mit unscharfen Konturen zum gesunden Knochen hin. Es kommt zu Destruktionen der Kortikalis mit Periostabhebung, gelegentlich auch Spiculae. Hat der Tumor die Knochengrenzen noch nicht überschritten, so findet sich im Angiogramm meist eine massive Hypervaskularisation mit pathologischen Gefäßen, Gefäßseen und Shunts.

Der *sklerosierende Typ* zeichnet sich durch eine dichte Sklerose aus. Der Übergang zum gesunden Knochen ist in der Regel breit und unscharf. In der fleckförmig zerstörten Kortikalis liegen strahlige Knochenspießchen (Spiculae). Das nach proximal und distal an die Perforation grenzende Periost ist als Antwort auf die Dehnung dreieckförmig verknöchert (Codmansche Triangel). Spiculae und Codmansche Dreiecke sind aber für ein osteogenes Sarkom nicht pathognomonisch, sondern werden auch bei entzündlichen und anderen neoplastischen Erkrankungen angetroffen.

Bei den *Mischformen* treten fleckige Sklerosen neben unscharf begrenzten Destruktionsbezirken auf. In der Regel ist die Kortikalis durchbrochen, es entwickelt sich ein parossaler Geschwulstanteil mit Spiculae und Codmanscher Triangel. Im Angiogramm ebenfalls Hypervaskularisation mit pathologischen Gefäßen (Korkenziehergefäße, Gefäßabbrüche, Kontrastmittelseen, Shunts). Bemerkenswert ist der meist erhebliche parossale Geschwulstanteil.

Makroskopisch unterschieden werden das *zentrale* Osteosarkom, das *juxtakortikale* Osteosarkom (oder *parosteales* Osteosarkom) und das *periostale* oder auch *periphere* Osteosarkom.

Die *lokale Ausdehnung des Osteosarkoms* erfolgt intraossär in Längsrichtung des befallenen Knochens und extraossär in radiärer Richtung zur primären Tumorlokalisation. Eine verbindliche Einteilung nach der Primärtumorgröße in Analogie zur TNM-Einteilung anderer Tumoren existiert nicht.

Die *Metastasierung* erfolgt regionär oder hämatogen. Die lymphogene Metastasierung ist äußerst selten. Die hämatogene Fernmetastasierung bevorzugt die Lungen (90%). Extrapulmonal metastasiert der Tumor in über 30% der Fälle in das übrige Skelettsystem (Wirbelsäule, Becken).

Therapie: Aggressive Chemotherapie und Resektion. Bei der klassischen Lokalisation des Osteosarkoms, der distalen Femurmetaphyse, gilt die Hüftexartikulation als sicherste Behandlung, häufig wird jedoch die Oberschenkelamputation vorgezogen.

24.1.2.4.3. Bindegewebige Tumoren

.1. Ossäres Fibrosarkom

Unter den Knochentumoren stellt es einen kleinen Prozentsatz (ca. 3%). Im Vergleich zum Osteosarkom tritt es etwa vier- bis sechsmal seltener auf. Im frühen Kindesalter ist das Fibrosarkom selten, kommt jedoch in der zweiten Lebensdekade und bis zum 5. Lebensjahrzehnt vor.

Lokalisation: Wie das Osteosarkom tritt die Geschwulst meist um das Kniegelenk auf. Aber auch Beckenknochen, Humerus und Mandibula sind betroffen. Bei den langen Röhrenknochen ist der Tumor fast ausschließlich metaphysär gelegen. Er wächst langsam.

Als *erstes Symptom* tritt der Schmerz auf; erst beim Herauswachsen des Tumors aus dem Knochen wird eine Schwellung erkennbar.

Röntgenologisch verursacht das Fibrosarkom am Knochen osteolytische Veränderungen, da der Tumor keinerlei Knochenneubildung aufweist und auch knorpelige Areale mit Verkalkungen fehlen. Mit zunehmender Progredienz des Prozesses wird die Kortikalis zerstört; es bilden sich parossale Tumoranteile aus.

Differentialdiagnostisch kommen am ehesten Metastasen, maligne Lymphome oder auch ein osteogenes Sarkom in Frage. Ferner müssen das zentrale Chondrosarkom, das maligne Histiozytom und das desmoplastische Fibrom abgegrenzt werden.

Therapie: *Nur chirurgische* Therapie hilft.

Prognose: Um die Chance auf Heilung zu wahren, muß die Operation radikal ausgeführt werden. Das Fibrosarkom gilt als strahlenresistent. Auch die zytostatische Behandlung scheint erfolglos zu sein. Die Prognose des Fibrosarkoms ist günstiger als die der Osteosarkome, die 5-Jahresüberlebensrate liegt zwischen 25 und 30%.

Die *Metastasierung* erfolgt vorwiegend hämatogen in die Lungen, kann aber auch andere Organe, einschließlich des Skelettes, befallen.

.2. Malignes fibröses Histiozytom

Es ist eine seltene primär maligne Knochengeschwulst mit fribroplastischer und gleichzeitig histiozytischer Ausdifferenzierung, die im Markbindegewebe eines Knochens entsteht und weniger aggressiv wächst als das Osteosarkom oder das Fibrosarkom. Die Geschwulst kann in jedem Lebensalter auftreten. Am häufigsten ist die Knieregion befallen. Auch in Humerus, Radius, Ulna, Becken, Wirbelsäule, Kiefer und Schädelknochen kommen Herde vor.

Klinische Symptome: Langsam zunehmende lokale Schwellung mit Schmerzen.

Das *Röntgenbild* ist unspezifisch und gibt lediglich Hinweise auf einen malignen Tumor: Unscharf begrenzte Destruktionen, die die Kortikalis miterfassen. Periostale Verkalkungen folgen einem Durchbruch des Tumors durch die Kortikalis.

Differentialdiagnostisch kommen das maligne Lymphom, das Fibrosarkom oder metastatische Destruktionen in Betracht.

Therapie: Radikale chirurgische Entfernung der Geschwulst, evtl. Polychemotherapie.

Die *Prognose* entspricht der des Fibrosarkoms.

24.1.2.4.4. Knochenmarkstumoren

.1. Ewing-Sarkom

Es ist das *bösartigste myelogene Sarkom* mit frühzeitiger Metastasierung. Der Erkrankungsgipfel liegt im ersten und zweiten Lebensjahrzehnt. Das Ewing-Sarkom macht ca. 10% der malignen Knochentumoren aus (ca. 50 Neuerkrankungen pro Jahr in der Bundesrepublik Deutschland).

Lokalisation: Die Herde sind vor allem in den intrakortikalen und subperiostalen Zonen der Diaphysen der langen und kurzen Röhrenknochen lokalisiert. Bevorzugt werden die untere Extremität und das Becken.

Symptome: Lokale Schmerzen, Schwellung und Fieber. Die klinische Symptomatik kann sehr vielfältig sein.

Das als typisch angesehene *Röntgenbild* zeigt Osteolysen. Sie imponieren als mottenfraßähnliche Destruktionen und zwiebelschalenartige periostale Auflagerungen. So vielfältig wie das bunte makroskopische Bild – mit grau-weißem, in Knochen und in Weichteilen invasiv wachsendem Tumorgewebe, Nekrosen, Blutungen, Zysten periostaler Knochenbildung und Fibrosen – kann auch der Röntgenbefund sein. Angiographisch zeigt sich eine deutliche Hypervaskularisation im Tumor.

Differentialdiagnostisch ist an eine Osteomyelitis zu denken.

Therapie: Die *Prognose* des Ewing-Sarkoms galt früher als infaust. Inzwischen ist die Therapie standardisiert: Nach bioptischer Sicherung der Diagnose wird eine aggressive systemische *Polychemotherapie* zur frühzeitigen Devitalisierung von Mikrometastasen, u. U. noch vor der *chirurgischen Behandlung* durchgeführt.

Diese besteht in der vollständigen Entfernung des befallenen Knochens, kombiniert mit einer Nachbestrahlung. Danach ist die Fortsetzung der systemischen Chemotherapie für etwa 10–12 Monate unabdingbar.

Unter diesem Behandlungskonzept ist eine langfristige erkrankungsfreie Überlebensrate zwischen 50 und 60% zu erzielen. Als prognostisch ungünstig gelten Metastasen bei Diagnosestellung, großvolumiger Primärtumor, Erhöhung der LDH im Serum sowie das Auftreten eines lokalen Rezidives.

.2. Malignes Lymphom des Knochens (Retikulumzellsarkom)

Es nimmt von den Retikulumzellen des Knochenmarkes seinen Ausgang und kann örtlich begrenzt einen Knochen befallen, aber auch generalisiert auftreten *(maligne Retikulose).* Der Tumor ist in allen Altersstufen zu beobachten, am häufigsten jedoch nach dem 20. Lebensjahr. Bevorzugt werden die Metaphysen der langen Röhrenknochen, aber auch die flachen Knochen.

Radiologisch findet sich je nach Ausmaß der Destruktion ein osteolytischer Bezirk unscharfer Begrenzung.

Klinisch imponieren Schmerzen und Schwellung. Wegen örtlicher Temperaturerhöhung ist *differentialdiagnostisch* an eine Osteomyelitis zu denken.

Zum Ausschluß eines multilokulären Vorkommens empfiehlt sich eine *Ganzkörperszintigraphie*.

Therapie: Das Retikulumzellsarkom ist besonders *strahlensensibel;* im Gegensatz zum Ewing-Tumor kann die Geschwulst daher durch Bestrahlung zerstört werden. Dennoch ist je nach Sitz des Tumors eine Amputation zu erwägen.

.3. Plasmozytom (multiples Myelom, M. Kahler)

Es geht vom Knochenmark aus und ist mit 30–40% Anteil an den Knochengeschwülsten deren häufigste. Sie tritt zwichen dem 5. und 7. Dezennium auf (Männer zu Frauen 3:1). Die diffuse Ausbreitung in der Spongiosa bevorzugt das Stammskelett. Der seltenere solitäre Tumor kann zu einer Auftreibung des erkrankten Knochens führen. Die umgebaute Kortikalis ist dann nur noch dünn und wird meist durchbrochen. Diese Sonderform des Plasmozytoms kommt bevorzugt in den Rippen, im Beckenskelett und in den Metaphysen der Röhrenknochen vor.

Röntgen: Bei den multizentrisch wachsenden Plasmozytomen sind die einzelnen Defekte im Knochen scharf begrenzt und konfluieren durch fortschreitendes Wachstum. Hieraus resultiert eine unregelmäßige, scharfe Kontur mit zerrissener Grenzzone. Große multiple Myelome sind röntgenologisch an ihrem Weichteilschatten erkennbar, der sich deutlich in die Umgebung vorwölbt. Typisch sind pathologische Wirbelkörperbrüche, Polytopie der Herde, hohe Proteinwerte

(Paraproteine, Bence-Jones-Eiweiß) und Nephrosen.

Nach langen, oft stummen Intervallen von Monaten bis Jahren kommt es regelmäßig zur *Metastasierung* in das Stammskelett.

Eine spezifische **Therapie** ist bisher nicht bekannt. Zytostatika wurden ohne Erfolg angewandt. In seltenen Fällen kann eine solitäre Metastase reseziert werden.

Die *Prognose* ist infaust, die Patienten versterben an Nierenkomplikationen.

24.1.2.4.5. Blutgefäßgeschwülste des Knochens

.1. Ossäres Hämangiosarkom

Die *sehr bösartige,* destruktiv wachsende Geschwulst geht aus Knochengefäßen hervor und besteht aus unregelmäßig anastomosierenden Gefäßen mit atypischen, polymorphen Endothelien. Typisch ist das multifokale Auftreten, das jedes Lebensalter und jeden Knochen betreffen kann.

Klinisch imponieren unklare Schmerzen. An der Wirbelsäule kann sich eine progrediente Instabilität oder neurogene Kompression einstellen.

Radiologisch finden sich größere oder kleinere Osteolysen, die Herde sind scharf begrenzt, auch periostale Reaktionen (Codman-Triangel) kommen vor.

Therapie: Radikale Entfernung der Geschwulst, wenn möglich. *Strahlensensibilität* besteht, deshalb Bestrahlung.

24.1.2.5. Knochenmetastasen
(Abb. *24.1.*-8)

Metastasen sind die häufigsten malignen Knochenveränderungen. Über die Hälfte aller an malignen Tumoren Verstorbenen weisen Skelettmetastasen auf. Die Tochtergeschwülste eines Karzinoms oder Sarkoms im Knochen können *osteoklastischer (osteolytischer), osteoplastischer (osteosklerotischer)* oder *gemischter Natur* sein. Die osteolytischen Metastasen sind am häufigsten.

Knochenmetastasen entstehen bevorzugt aus *Mamma-, Prostata-, Bronchial-, Schilddrüsen-* und *Nierenkarzinomen*. Das *Mammakarzinom* steht dabei weit im Vordergrund.

Lokalisation: Befallen werden vor allem die gut vaskularisierten spongiösen Knochen mit rotem Knochenmark, also das Stammskelett (Wirbelkörper, Becken) und die stammnahen Abschnitte (Hüfte, Schulter, selten Extremitäten). Unklare, hartnäckige Skelettschmerzen wecken den Verdacht auf Knochenmetastasen. Nicht selten ist eine pathologische Fraktur die erste Manifestation.

Stets empfiehlt sich die Durchführung einer *Ganzkörperszintigraphie.*

Therapie: Obwohl das Schicksal der Patienten nur selten entscheidend beeinflußt werden kann, hat die Diagnose doch in manchen Fällen therapeutische Konsequenzen. Neben *zytostatischen* und *radio-therapeutischen Maßnahmen* kommen *palliativ-chirurgische* Eingriffe in Betracht. Das Ziel der Behandlung liegt in der Stabilisation und Mobilisierung des Patienten. Hier bieten sich in erster Linie alloplastische Maßnahmen (Prothesen) an. Daneben kommen Verbundosteosynthesen zur Anwendung. Schließlich bleibt die Möglichkeit der osteosynthetischen Stabilisierung ohne Entfernung der Metastase.

Für *pathologische Frakturen* als Folgen der Metastasierung gelten folgende *chirurgische Prinzipien:*
- Der erste Eingriff hat die beste Prognose. Er sollte möglichst weit gehen. Dem Patienten sollten Folgeeingriffe erspart bleiben.
- Prothesen sind besser als Verbundosteosynthesen.
- Die Hospitalisation sollte möglichst kurz sein, denn die Lebenserwartung des Patienten ist nur gering.

Auf Frühmobilisation ist zu drängen, längere Ruhigstellung ist nicht angebracht.

Bestimmte Herde (Mammametastasen) sind strahlensensibel und können unter Bestrahlung rekalzifizieren.

Eine prophylaktische operative Stabilisierung metastatischer Prozesse der Extremitäten ist bei einem Verlust von 50% der tragfähigen Kortikalis gerechtfertigt.

24.1.2.6. Geschwulstähnliche Veränderungen

.1. Juvenile Knochenzyste

Dieser zystische Knochentumor im Kindes- bzw. Jugendalter ist *stets gutartig.*

Differentialdiagnostisch muß er gegen den Riesenzelltumor, das Hämangiom, Chondroblastom, Enchondrom, Ewing-Sarkom, das eosinophile Granulom, die aseptische Knochennekrose, die Osteodystrophia fibrosa sowie das nichtossifizierende Knochenfibrom abgegrenzt werden.

Die Problematik der zystischen Tumoren im Kindes- und Jugendalter liegt in der permanenten *Frakturgefahr* sowie in der Rezidivneigung der Zysten.

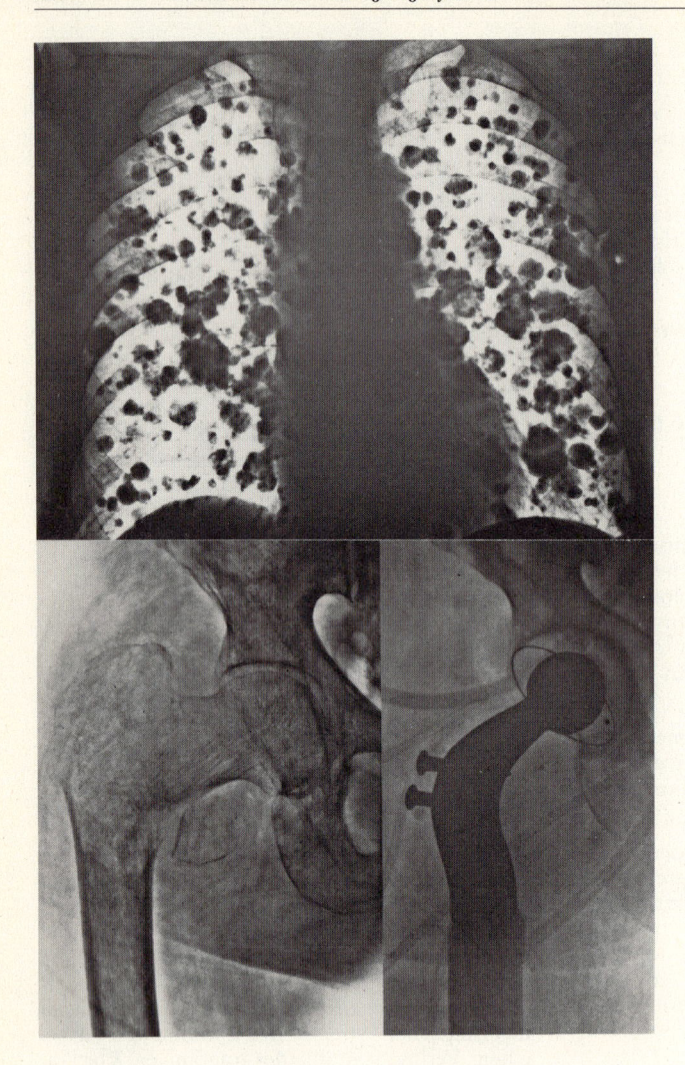

Abb. *24.1.*-8. Pathologische trochantere Femurfraktur bei multipel metastasierendem Mammakarzinom, mit Endoprothese versorgt.

Lokalisation: Am häufigsten befallen sind Humerus und Femur, wesentlich seltener Tibia und nur vereinzelt Fibula, Klavikula, Rippen, Wirbelkörper und Becken.

Klinische Symptome fehlen zumeist, so daß die Diagnose als Zufallsbefund oder erst nach eingetretener Spontanfraktur gestellt wird.

Röntgenologisch finden sich ein- oder mehrkammerige Aufhellungen des Knochens im meta- bzw. diaphysären Bereich ohne Penetration der Epiphysenfuge.

Periostale Auflagerungen oder Spikulabildungen fehlen, eine Periostreaktion deutet stets auf vorangegangene Fraktur oder Infraktion hin.

Die **Therapie** der juvenilen Knochenzyste ist umstritten. Als operative Verfahren stehen Exkochleation und Kürettage mit Implantation von auto-, allo- oder xenogener Spongiosa sowie Kontinuitätsresektion mit osteosynthetischer Stabilisierung zur Verfügung.

Gelegentlich kommen Heilungen von Knochenzysten nach Spontanfraktur vor. Dies sowie neuere Untersuchungen bestätigen die Vermutung, daß der Druck im Inneren einer juvenilen Knochenzyste höher ist als im Markraum des gesunden Röhrenknochens. Eine venöse Abflußbehinderung ist mitverantwortlich für Bildung und Persistenz einer Zyste. Die alleinige Dekompression, d.h. die Aspiration der Zystenflüssigkeit evtl. verbunden mit dem Einbringen von Kortikosteroiden kann bereits zur vollständigen Ausheilung führen. Große chirurgische Eingriffe sind unnötig.

.2. Aneurysmatische Knochenzyste
(Abb. *24.1.*-9 u. *24.1.*-10)

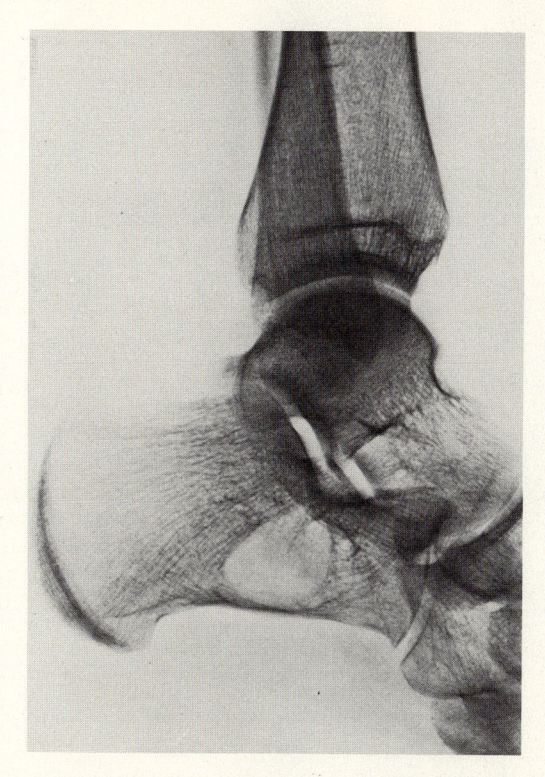

Abb. *24.1.*-9. Aneurysmatische Knochenzyste li. Fersenbein ohne wesentliche klinische Symptomatik.

Dieser tumorähnliche Prozeß hat eine Fülle klinischer Erscheinungsbilder. Obwohl er zumeist in den metaphysären Bereichen der langen Röhrenknochen zu finden ist, wird das Vorkommen in jeder Region des Skelettes beschrieben. Eine Geschlechtsprädisposition ist nicht bekannt, vorwiegend sind Adoleszenten und junge Erwachsene betroffen. Die Zyste macht durch eine schmerzhafte Schwellung auf sich aufmerksam und kann eine pathologische Fraktur hervorrufen.

Radiologisch imponiert eine exzentrisch gelegene große Osteolysezone, welche die angrenzende Kortikalis durchbrochen hat und sich bienenkorbähnlich in die benachbarten Weichteile ausbuchtet. Der extraossäre Teil der aneurysmatischen Knochenzyste wird von Periost überkleidet und ist scharf abgegrenzt.

Differentialdiagnostische Schwierigkeiten ergeben sich bei der Abgrenzung gegenüber gutartigen (z. B. Chondroblastom) und bösartigen Knochentumoren (z. B. teleangiektatisches Osteosarkom).

Therapie: En-bloc-Resektion.

Die *Prognose* ist gut, eine Entartung ist nicht zu erwarten.

.3. Adamantinom

Dies ist eine Läsion unklarer Herkunft, die bevorzugt Frauen im frühen Erwachsenenalter befällt. In erster Linie ist der vordere Anteil der Kortikalis des mittleren Schienbeindrittels befallen, selten das Wadenbein.

Röntgenbefund: Befallen ist nur eine Kortikalis, zumeist die vordere. Hier entsteht ein langer, kraterähnlicher Defekt, welcher von einer dünnen Schicht reaktiven subperiostalen Knochens begrenzt ist.

Selten ist eine *differentialdiagnostische Abgrenzung* gegenüber der fibrösen Dysplasie, dem ossifizierenden Fibrom oder dem Chondromyxoidfibrom erforderlich.

Der Tumor wächst zwar langsam, er *metastasiert* jedoch in die regionären Lymphknoten und in die Lunge.

Die **Behandlung** besteht in einer radikalen Resektion, bei Rezidiven in der Amputation. Strahlen- oder Chemotherapie sind unwirksam.

24.1.2.7. Entzündliche Knochenerkrankungen

Siehe Kap. 11.1: Chirurgische Infektionen.

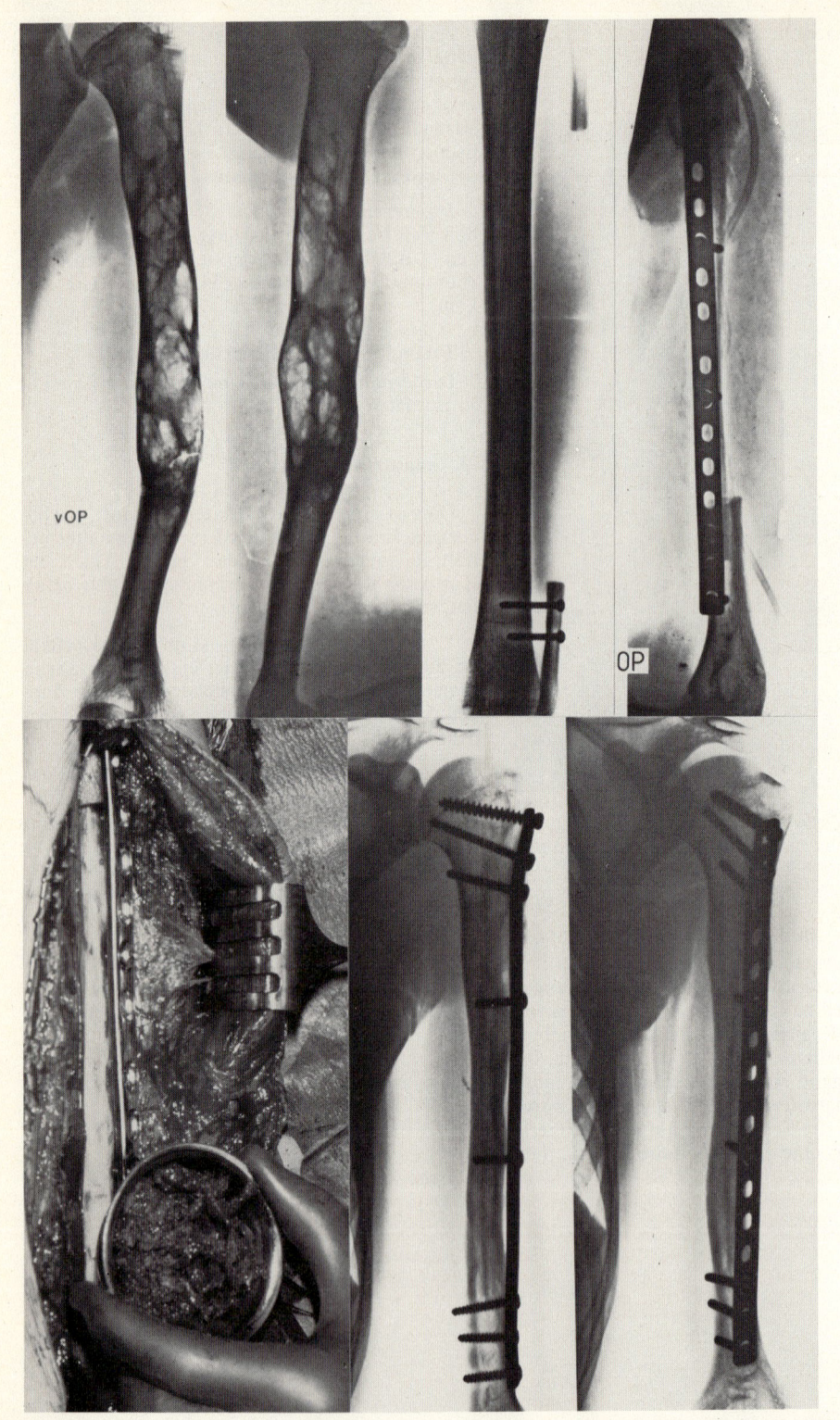

Abb. *24.1.*-10. Rezidiv einer ausgedehnten aneurysmatischen Knochenzyste. Nach Resektion Defektersatz durch Wadenbein, Spongiosa und überbrückende Platte. Problemlose Einheilung ohne weiteres Rezidiv und freie Funktion.

Literaturauswahl

ADLER, D. P.: Knochenkrankheiten. Thieme, Stuttgart, New York 1983.

DAHLIN, D. C.: Bone Tumors, General Aspects and Data on 6221 Cases 3. Aufl. Thomas, Springfield 1978.

DETHERIDGE, F. M., P. B. GUYER, D. J. P. BARKER: European distribution of Paget's disease of bone. Brit. med. J. *285*: 1005-1008 (1982).

DOMINOK, G. W., H.-G. KNOCH: Knochengeschwülste und geschwulstähnliche Knochenerkrankungen. 3. Aufl. Fischer, Stuttgart 1982.

EKKERNKAMP, A., K. H. MÜLLER: Die exogene Osteomyelitis bei Kindern – Häufigkeit u. Besonderheiten in der Diagnostik u. Therapie. In: H. SAUER, G. RITTER, (Hrsg.): Osteomyelitis u. Osteitis im Kindesalter. Fischer, Stuttgart, New York 1986

FREYSCHMIDT, J.: Knochenerkrankungen im Erwachsenenalter. Springer, Berlin, Heidelberg, New York 1980.

FROMMHOLD, W., P. GERHARDT: Knochentumoren. Klinisch-radiologisches Seminar, Band 10. Thieme, Stuttgart, New York 1980.

GREENFIELD, J. B.: Radiology of Bone Diseases. Lippincott, Philadelphia 1975.

HOHMANN, G., M. HACKENBROCH, K. LINDEMANN: Orthopädie in Praxis u. Klinik in 7 Bänden. Band III, Teil 2: Tumoren und tumorähnliche Erkrankungen, 2. Aufl. Thieme, Stuttgart, New York 1984.

KNOCHE, H.: Lehrbuch der Histologie. Springer, Berlin, Heidelberg, New York 1979.

KUHLENCORDT, F., H. P. KRUSE: Erkrankungen der Knochen. In: R. GROSS, P. SCHÖLMERICH (Hrsg.): Lehrbuch der Inneren Medizin, 5. Aufl. Schattauer, Stuttgart, New York 1977.

LICHTENSTEIN, L.: Bone Tumors. 5. Aufl. Mosby, St. Louis 1977.

MUHR, G., L. GOTZEN: Knochenerkrankungen. In: H. HELLNER, R. NISSEN, K. VOSSCHULTE (Hrsg.): Lehrbuch der Chirurgie. Thieme, Stuttgart, New York 1982.

SCHAJOWICZ, F., L. V. ACKERMAN et al.: Histological Typing of Bone Tumours. WHO, Geneva 1972.

SIEGENTHALER, W.: Klinische Pathophysiologie. 5. Aufl. Thieme, Stuttgart, New York 1982.

WYNNE-DAVIES, R., R. J. FAIRBANK: Fairbank's Atlas of General Affections of the Skeleton. Livingstone, Edinburgh 1976.

24.2. Verletzungen des Halte- und Bewegungsapparates Frakturen – Luxationen

Von S. Weller, E. H. Kuner und P. J. Meeder

Die Bedeutung der Unfallchirurgie in Friedenszeiten war noch nie so groß wie gerade in unserer Zeit. Während die Ärzte früherer Generationen sich vorwiegend nur in Kriegszeiten mit schweren Verletzungen auseinandersetzen mußten, gehört der unfallverletzte Patient heute zum alltäglichen Bild in Praxis und Klinik. Die Ursachen liegen in der enormen Zunahme der Straßenverkehrsdichte, der Weiterentwicklung der Technik, der großen Verbreitung des Sportes und der ständig wachsenden Zahl älterer Menschen.

Die große Zahl der durch Kriegs- und Unfallverletzungen zu Krüppeln gewordenen Opfer zwingt dazu, die Ergebnisse der Behandlung ständig zu verbessern. Ihr Ziel muß es sein, eine *Restitutio ad integrum* zu erreichen oder ihr doch möglichst nahe zu kommen. Der Verletzte, seine Familie und die Gesellschaft erwarten, daß Weichteil-, Gelenk- oder Knochenverletzungen in kurzer Zeit und möglichst vollständig ausheilen. Auch volkswirtschaftliche Erwägungen sind zu berücksichtigen; Verkürzung der Behandlungsdauer durch optimale Therapie und die rasche Wiedererlangung der Arbeitsfähigkeit vermögen die Belastung der Versicherungsträger zu mindern und die Zahl der Rentenfälle zu senken.

Diese Ziele sind aber nur zu erreichen, wenn alle modernen Behandlungsverfahren zur Verfügung stehen und eingesetzt werden. Bei Schwerstverletzten sind häufig viele Spezialisten (Allgemein- und Unfallchirurg, Anästhesist, Neurochirurg, Urologe, Neurologe, HNO-Arzt, Ophthalmologe, Kieferchirurg, Gynäkologe und Internist) an der Behandlung beteiligt. Die Koordination der Behandlung mehrerer Körperabschnitte und Organe stellt an Ärzte und Pflegepersonal große Anforderungen. Der Allgemein- und der Unfallchirurg sollten die Priorität in der Behandlung der Einzelverletzung festlegen und je nach Situation Konsultationen in die Wege leiten.

Die erfolgreiche Behandlung der Verletzungen des Halte- und Bewegungsapparates setzt eine klare Diagnose voraus und schließt eine gewissenhafte Begleit- und Nachbehandlung ein. Es ist die Aufgabe dieses Kapitels, die Grundlagen hierfür darzustellen.

24.2.1. Allgemeiner Teil

Von P. J. Meeder, S. Weller und E. H. Kuner

24.2.1.1. Frakturen

24.2.1.1.1. Begriffsbestimmungen

.1. Definitionen

Für das Verständnis der speziellen Lehre von den Knochenbrüchen ist die Kenntnis einiger Begriffe notwendig. Die gegebenen Definitionen sind im deutschen Sprachraum allgemein gebräuchlich.

Fraktur: *Jede Kontinuitätstrennung eines Knochens ist eine Fraktur*. Sie besteht aus zwei oder mehreren Bruchstücken, den Fragmenten, die in *Haupt-* und *Nebenfragmente* unterschieden werden können. Der traumatisch, d.h. durch Gewalteinwirkung entstandenen Fraktur stehen die *pathologischen* oder *spontanen* Frakturen (kurz: **Spontanfraktur**) gegenüber. Solche Frakturen ereignen sich am krankhaft veränderten Skelett gleichsam von selbst, d.h. ohne eine adäquate Gewalteinwirkung (Anamnese!). Als Ursachen der Spontanfraktur kommen primäre Knochentumoren, Skelettmetastasen, Knochenzysten, hochgradige Osteoporosen usw. in Betracht.

> Man unterscheidet zwischen *Frakturen am gesunden* und am *krankhaft veränderten Knochen* (pathologische Frakturen!).

Unter den traumatisch bedingten Frakturen unterscheidet man entsprechend dem Unfallmechanismus die *direkte* von der *indirekten* Fraktur. Der **direkte Knochenbruch** ist das Ergebnis ganz umschriebener Gewalteinwirkung. Gleichzeitig kann eine Mitbeteiligung der Haut und anderer Weichteile vorliegen; ein typisches Beispiel ist die Stoßstangenverletzung des angefahrenen Fußgängers mit Fraktur der Tibia und Fibula in Höhe der Stoßstange des Fahrzeuges und Weichteilkontusion oder Wunde in gleicher Höhe.

Beim **indirekten Knochenbruch** wird die einwirkende Gewalt über einen oder mehrere Skelettabschnitte fortgeleitet. Am schwächsten Punkt dieser Kette bricht der Knochen, wie z. B. bei der Fraktur des Radiusköpfchens oder Radiushalses. Beim Sturz auf die Hand wird die Kraft über den Unterarm weitergeleitet und das Radiusköpfchen gegen den Humerus getrieben.

Die **offene Fraktur** (Tab. *24.2.*-1), auch *Wundfraktur* genannt, entsteht dadurch, daß ein Fragment von innen her die Haut perforiert oder ein Gegenstand Haut und Weichteile penetriert und den Knochen zerbricht. Man unterscheidet bei der offenen Fraktur drei Schweregrade (Abb. *24.2.*-1).

1-2-3 cm, primär nicht infizierte Hautwunde

a)

b)

Durch Kontusion verdickte Haut
Durchtrennte Stammarterie
Durchtrennter Nervenstrang

c)

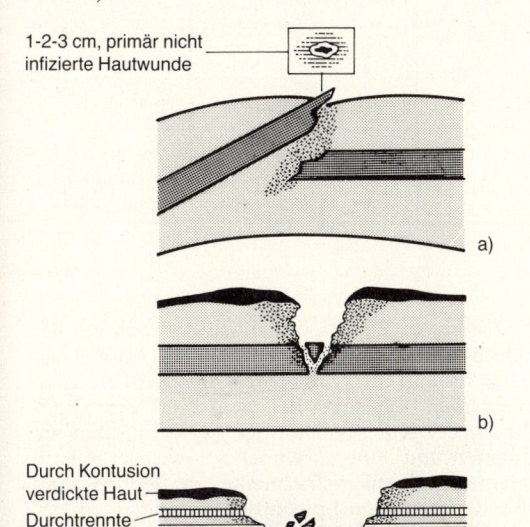

Abb. *24.2.*-1. a) Offene Fraktur 1. Grades, Durchspießung der Haut von innen. b) Offene Fraktur 2. Grades, Penetration der Haut von außen und Freilegung der Fraktur. c) Offene Fraktur 3. Grades, Penetration von außen mit begleitenden Verletzungen. (Nach M. SAEGESSER: Spezielle chirurgische Therapie. Huber, Bern, Stuttgart, Wien 1972.)

Grad I   *Perforation von innen nach außen:*
Durch ein spitzes Fragment wird die Haut perforiert; meist Folge indirekter Gewalteinwirkung.

Grad II   *Penetration von außen nach innen:*
Entstehung der Wunde durch Eindringen eines Gegenstandes bis auf den Knochen, der unter der Gewalteinwirkung bricht.

Grad III   *Penetration von außen nach innen mit zusätzlicher, mehr oder weniger starker Verletzung von Muskeln, Sehnen, größeren Gefäßen und Nerven:*
Meist entsteht ein ausgedehnter Hautdefekt.

Eine weiterführende, den Weichteilschaden beim geschlossenen und offenen Knochenbruch klassifizierende, das Kontaminationsrisiko abschätzende und die Bruchform berücksichtigende **Einteilung in 4 Grade** stammt von TSCHERNE u. Mitarb. (1982):

A. Geschlossene Frakturen:
Geschlossene Fraktur Grad 0 (Fr.G.0.):
Keine, fehlende oder nur bedeutungslose Weichteilverletzung, einfachere Bruchformen (z. B. Drehbruch des Unterschenkels beim Skilaufen).
Geschlossene Fraktur Grad 1 (Fr.G.1.):
Oberflächliche Schürfung oder Kontusion mit Fragmentdruck von innen und einfachen bis mittelschweren Bruchformen (z. B. dislozierter, nicht reponierter Sprunggelenksverrenkungsbruch).
Geschlossene Fraktur Grad 2 (Fr.G.2.):
Tiefe kontaminierte Schürfung, lokalisierte Haut- oder Muskelquetschung, drohendes Kompartmentsyndrom, mittelschwere bis schwere Bruchform (z. B. Fraktur „en deux étages" des Schienbeines).
Geschlossene Fraktur Grad 3 (Fr.G.3.):
Ausgedehnte Hautkontusionen – Quetschungen, Zerstörung der Muskulatur, manifestes Kompartmentsyndrom, Läsion der arteriellen oder venösen Hautgefäße, schwerere Bruchformen und Knochenzertrümmerungen.

B. Offene Frakturen:
Offene Fraktur Grad 1 (Fr.O.1.):
Durchtrennung der Haut mit fehlender oder geringfügiger Weichteilkontusion, unbedeutender bakterieller Kontamination (Durchspießung des Fragmentes von innen).
Offene Fraktur Grad 2 (Fr.O.2.):
Durchtrennung der Haut, umschriebene Haut- und Weichteilkontusion, mittelschwere Kontamination, sämtliche Frakturformen sind möglich.
Offene Fraktur Grad 3 (Fr.O.3.):
Hautdurchtrennung mit ausgedehnter Schädigung der Weichteile, zusätzlichen Gefäß- und Nervenverletzungen und erheblicher Wundkontamination; jede offene Fraktur mit Durchblutungsstörung und ausgedehnter Knochenzertrümmerung (z. B. Schuß- und Explosionsverletzungen, kontaminierte Frakturen bei Unfällen in der Landwirtschaft).
Offene Fraktur Grad 4 (Fr.O.4.)
Totale und subtotale Amputationen. Eine subtotale Amputation ist klassifiziert als Verletzung mit Durchtrennung der wichtigsten anatomischen Strukturen mit totaler Ischämie des Amputates (Tab. *24.2.*-1).

Der Begriff **geschlossene Fraktur** besagt, daß der Bruch vollständig mit Weichteilen bedeckt ist und daß keine freie Verbindung nach außen besteht. Zu dieser Gruppe gehören vor allem die

Tab. 24.2.-1. Klassifikation der offenen und geschlossenen Frakturen im Hinblick auf Weichteilschaden, Frakturart und Kontamination.

Klassifikation	Haut offen + geschlossen −	Weichteilschädigung	leicht Frakturart mittel schwer	Kontamination
Fr. G. 0	−	−	+	−
G. I	−	+	+ bis + +	−
G. II	−	+ +	+ bis + + +	−
G. III	−	+ + +	+ bis + + +	−
Fr. O. I	+	+	+ bis + +	+
O. II	+	+ +	+ bis + + +	+ +
O. III	+	+ + +	+ bis + + +	+ + +
O. IV	+	+ + +	+ bis + + +	+ bis + + +

Nach H. Tscherne et al. (1984).

indirekten Brüche, bei denen ein bestimmter *Bruchmechanismus* zugrunde liegt.

.2. Einteilung der Frakturen nach Mechanik und Art der Verletzung

Biegungsbruch: Bei der Beanspruchung eines Röhrenknochens auf Biegung entstehen an der *Konvexseite* längsgerichtete Zugspannungen, auf der *Konkavseite Druckspannungen*. Wird die Bruchfestigkeit des Knochens überschritten, so kommt es auf der Höhe der Konvexität zur Ausbildung eines verschieden langen, queren Risses; auf der Konkavseite entsteht bei weiterem Durchbiegen ein »*Biegungskeil*«, der sich röntgenologisch als »*Biegungsdreieck*« darstellt (Abb. 24.2.-2).

Dreh- oder Spiralbruch (Torsionsfraktur): Die Torsionsfraktur entsteht *bei einseitig fixiertem Knochen durch Drehung in der Längsachse*. Es treten schraubenförmige Zugspannungen auf; je rascher die Torsion verläuft, desto flacher wird der Winkel der spiralförmigen Frakturlinie. Bei zusätzlicher Stauchung und Biegung kann es zur Aussprengung eines weiteren Fragmentes kommen, des *Drehkeiles*. Der Drehkeil ist immer länger als der Biegungskeil (Abb. 24.2.-3).

Stauchungsbruch (Kompressionsfraktur): Der Stauchungsbruch erfolgt durch *axiale* Gewalteinwirkung, vorzugsweise im Bereich *spongiöser* Knochen. Er ist gekennzeichnet durch einen *irreversiblen Strukturverlust des Knochens;* so führt die Kompressionsfraktur z. B. zur keilförmigen Deformierung der Wirbelkörper der Wirbelsäule.

Zugbruch: Der Zugbruch ist identisch mit der **Abrißfraktur** und entsteht durch Muskelzug. Hier verläuft die *Frakturebene senkrecht zur Zugspannung*. Typische Beispiele sind der Querbruch der Kniescheibe oder Abrißfrakturen am inneren und äußeren Knöchel sowie der Ausriß kleinerer Kortikalisfragmente an Sehnen- und Bandansätzen am Epicondylus femoris medialis, am Tuberculum majus und am Epicondylus humeri ulnaris.

Berstungsbruch: Der Berstungsbruch ist eine Sonderform des Kompressionsbruches im Bereich der *Schädelkalotte*. Bei bitemporaler – etwa äquatorialer – Kompression kommt es zur Ausbildung von Frakturen im Verlauf der Meridiane; Biegungsbrüche verlaufen äquatorparallel (Abb. 24.2.-4).

Impressionsfraktur: Die Impressionsfraktur des Schädels ist eine Folge isolierter direkter Gewalteinwirkung, sie ist gekennzeichnet durch das *Tiefertreten des getroffenen Knochenstückes*. Lamina externa und interna sind gebrochen!

Zertrümmerungsbruch: Der Zertrümmerungsbruch ist immer Folge schwerster zerstörender und direkt auftreffender Kräfte, die bei Überfahrungsverletzungen zu ausgedehnten Trümmerzonen und einer Vielzahl von Knochensplittern führen.

Schußbruch: Auch der Schußbruch gehört zu der Gruppe der Zertrümmerungsbrüche; gleichzeitig handelt es sich immer um eine offene Fraktur 2. oder 3. Grades.

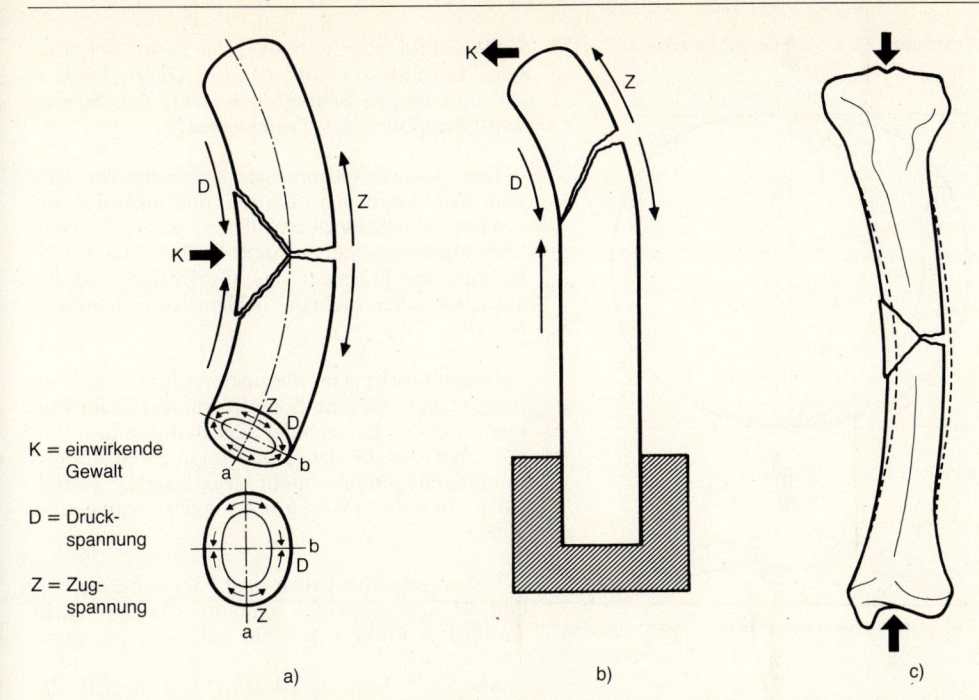

K = einwirkende Gewalt
D = Druck- spannung
Z = Zug- spannung

Abb. 24.2.-2. a) Entstehung eines Biegungsbruches: K = einwirkende Kraft, D u. Z = resultierende Druck- und Zugspannungen, die längs und zirkulär auftreten. b) Entstehung eines Biegungsbruches bei einseitig fixiertem Knochen. c) Entstehung eines indirekten Biegungsbruches des Schienbeins.

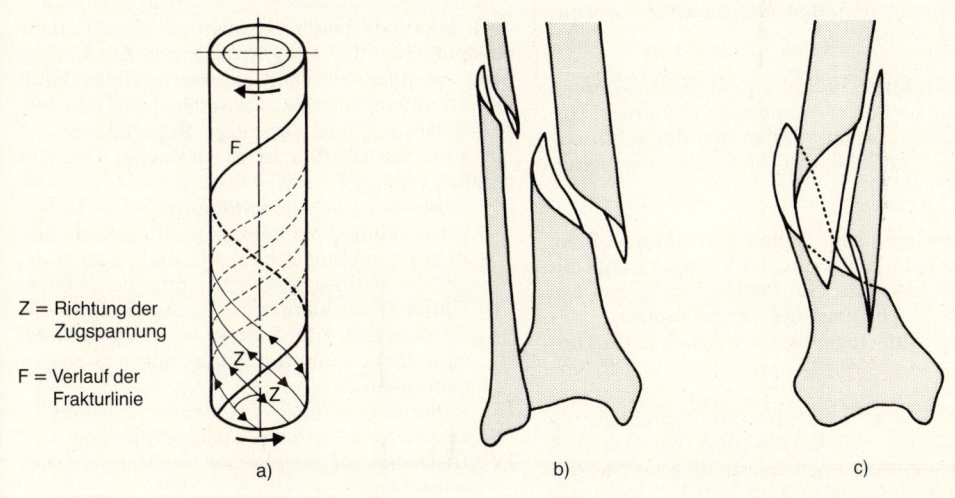

Z = Richtung der Zugspannung
F = Verlauf der Frakturlinie

Abb. 24.2.-3. a) Entstehung eines Drehbruches. b) Spiralbruch von Schienbein und Wadenbein durch eine Drehung des Fußes von innen nach außen. c) Bildung eines Drehkeiles des Schienbeins bei Kombination von Drehung, Stauchung und Biegung.

Luxationsfraktur: Die Luxationsfraktur (Verrenkungsbruch) gehört zu den schwersten Gelenkverletzungen. Hierbei besteht neben der Fraktur eine *Verschiebung der Gelenkflächen*.

Ermüdungsbruch: Der Ermüdungsbruch ist *keine pathologische Fraktur*. Er kommt zustande durch *immer wiederkehrende Mikrotraumen*, die sich an ein und derselben Stelle auswirken und hier zu einer Materialermüdung führen. Ohne ersichtliches Unfallereignis tritt eine Kontinuitätstrennung ein (Marschfraktur des Os metatarsale, Malazie des Os lunatum, Abbruch der Dornfortsätze des 7. Halswirbelkörpers oder des 1. und

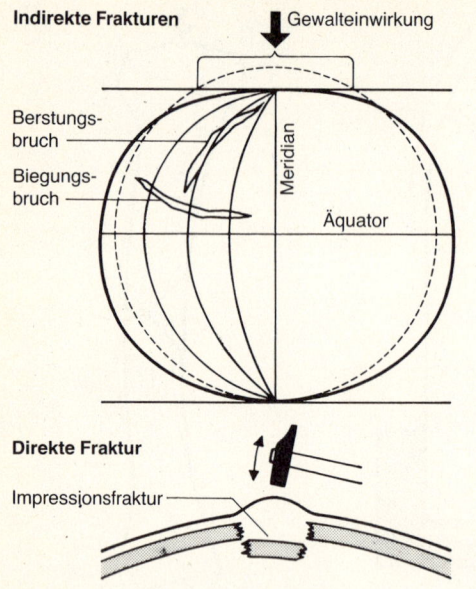

Abb. 24.2.-4. Indirekte und direkte Frakturen des Schädels.

2. Brustwirbelkörpers, auch Schipperkrankheit genannt).

Fissur: Unter einer Fissur versteht man eine *sprung- oder spaltförmige Fraktur ohne Verschiebung der Bruchstücke.*

Geburtsfraktur: Frakturen, die sich während der Geburt ereignen, werden als Geburtsfrakturen bezeichnet. Genannt seien hier der Schlüsselbeinbruch, der Oberarmbruch und der Oberschenkelbruch.

Epiphysiolyse und Epiphysenfraktur: Beim Kind und beim Jugendlichen kann es durch direkte oder indirekte Gewalteinwirkung zur Lösung der Wachstumsfuge *(Epiphysiolyse)* oder zum Wachstumsfugenbruch *(Epiphysenfraktur)* kommen.

Grünholzbruch: Auch der Grünholzbruch betrifft gleichfalls *ausschließlich das Wachstumsalter.* Da das Periost noch relativ dick und widerstandsfähig ist, bricht oftmals lediglich der Knochen, während der Periostschlauch nahezu intakt bleibt. Man nennt eine solche Fraktur deshalb auch *subperiostale Fraktur oder Wulstbruch.*

.3. Einteilung der Frakturen nach klinisch-röntgenologischen Gesichtspunkten

Bisweilen ist es schwierig, alle Mechanismen zu erkennen, die an der Frakturentstehung beteiligt waren. Deshalb wird oft die Fraktur im klinischen Alltag nach der Bruchform, die aus dem Röntgenbild abgelesen werden kann, beschrieben. Hier unterscheidet man den **Quer-,** den kurzen und langen **Schrägbruch** sowie den **Spiral-,** den **Längs-** und den **Trümmerbruch.**

Der **Mehrfragmentbruch** unterscheidet sich vom Trümmerbruch dadurch, daß *mehr als zwei größere Bruchstücke* vorliegen, während beim Trümmerbruch neben den beiden Hauptfragmenten eine Trümmerzone angetroffen wird, die aus zahlreichen kleinen bis kleinsten Fragmenten besteht.

Doppelbruch: Der Doppelbruch (fracture en deux étages) ist eine Sonderform des Mehrfragmentbruches. Er zeichnet sich dadurch aus, daß zwischen den beiden Hauptfragmenten ein zusammenhängendes, nicht frakturiertes Mittelstück besteht *(Stückbruch,* auch *segmentaler Bruch).*

Ein **eingekeilter Bruch** liegt vor, wenn die beiden Hauptfragmente ineinander eingestaucht sind; diese Fraktur ist mehr oder weniger *stabil.*

Ab- und Adduktionsbruch: Der Begriff *Ab- und Adduktionsbruch* wird bei Brüchen des *Schenkelhalses* verwandt. Diese Unterscheidung hat Bedeutung für die Behandlung und Prognose (s. Spezieller Teil).

Dislokation: Unter Dislokation einer Fraktur versteht man die *Verschiebung der Bruchstücke gegeneinander.* Sie kann entweder primär durch Gewalteinwirkung oder sekundär durch Muskelzug, Lagerung und vorzeitige Belastung eintreten. Eine Dislokation ist in vierfacher Hinsicht möglich (Abb. *24.2.*-5):

I. *Dislocatio ad longitudinem* = Längsverschiebung. Sie kann sowohl als Verlängerung (cum elongatione) wie auch, was häufiger der Fall ist, als Verkürzung (cum abbreviatione) vorhanden sein. Auch die Ausdrucksweise »Dislocatio ad longitudinem cum distractione resp. cum contractione« ist gebräuchlich.
II. *Dislocatio ad latus* = Seitenverschiebung.
III. *Dislocatio ad axim* = Achsenknickung.
IV. *Dislocatio ad peripheriam* = Rotationsverschiebung.

Zur allgemeinen Verständigung genügt es nicht, die Bruchform, die Dislokation und den betroffenen Skelettabschnitt zu nennen. Für die Behandlung und besonders auch für die Prognose ist es bedeutungsvoll, ob ein Bruch sich in Gelenknähe bzw. unter Einbeziehung eines Gelenks oder im Schaftbereich ereignet hat. Deshalb teilt man die einzelnen Extremitätenabschnitte in **Drittel** ein und spricht je nach Lokalisation von einer *Fraktur im oberen, mittleren oder unteren Drittel.* Frakturen eines oberen und unte-

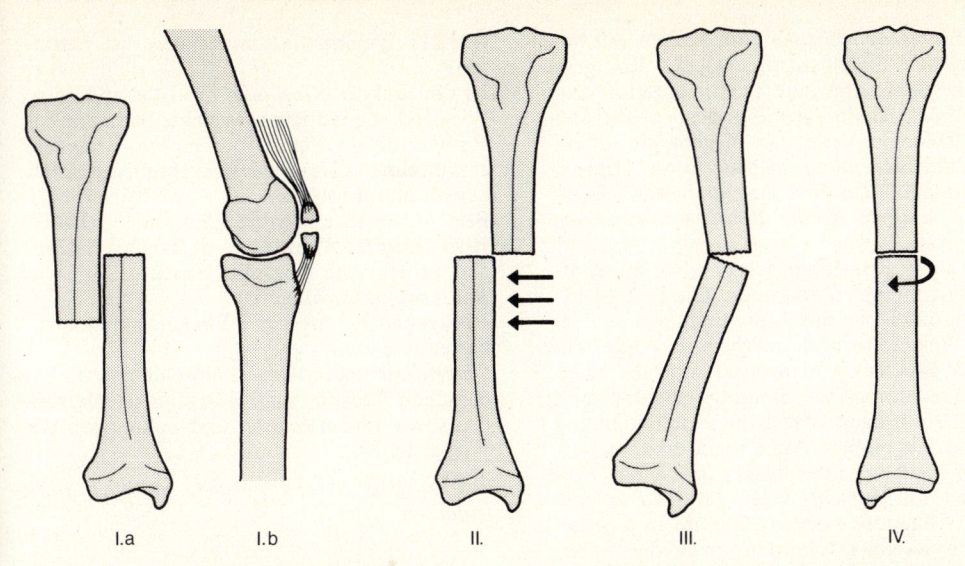

Abb. 24.2.-5. Möglichkeiten der Dislokation: I. a) Dislocatio ad longitudinem cum abbreviatione. I. b) Dislocatio ad longitudinem cum elongatione. II. Dislocatio ad latus. III. Dislocatio ad axim. IV. Dislocatio ad peripheriam.

ren Drittels erhalten den Zusatz »mit« oder »ohne Gelenkbeteiligung«.

An anderen Skelettabschnitten, wie z. B. an der Wirbelsäule oder den Rippen, sind andere Bezugspunkte gebräuchlich. Bei *Wirbelfrakturen* wird der betroffene Wirbel angegeben, bei *Rippenfrakturen* die betroffene Rippe. Die Lage der Fraktur wird bezogen auf die vordere, mittlere und hintere Axillarlinie. An der *Klavikula* unterscheidet man das innere, mittlere und äußere Drittel (auch sternales, mittleres und akromiales Drittel genannt).

24.2.1.1.2. Klinik

.1. Frakturzeichen

Die traumatisch bedingte Kontinuitätstrennung eines Knochens verursacht gleichzeitig die *Zerreißung des Periostes*. Kleinere und größere Gefäße sowie Nerven werden verletzt. Schmerz, Funktionsausfall und Weichteilschwellung sind die Folge, verursacht durch Hämatom und posttraumatisches Ödem. *Schmerz, Funktionsausfall* und *Hämatom* gelten als **wahrscheinliche Frakturzeichen.** Ist der betroffene Gliedabschnitt gleichzeitig noch deformiert und abnorm beweglich, wobei die Bruchstücke aneinander reiben *(Krepitation)*, so ist die Diagnose einer Fraktur gesichert.

Deformität, abnorme Beweglichkeit und *Knochenreiben* sind die **3 sicheren Frakturzeichen.**

Bei der **Erstuntersuchung** wird man die sicheren Frakturzeichen zwar beobachten, aber nicht provozieren. Die Prüfung der abnormen Beweglichkeit und der Krepitation kann den vorhandenen Weichteilschaden und die Hämatombildung verstärken. Außerdem werden unnötige Schmerzen verursacht.

Seit der breiten Anwendung der Röntgenuntersuchung ist beim Vorliegen wahrscheinlicher Frakturzeichen ist diese schmerzhafte Untersuchung überflüssig geworden.

Wenn sichere Frakturzeichen gänzlich fehlen, wahrscheinliche nur wenig ausgeprägt sind und die Röntgenuntersuchung zunächst eine Fraktur nicht mit Sicherheit erkennen läßt, ist der *Stauchungsschmerz* oftmals ein empfindliches Diagnostikum. Der Stauchungsschmerz tritt bei ruckartiger axialer Kompression eines Gliedabschnittes auf und ist durch die Empfindlichkeit des Periostes bedingt (z. B. Grünholzbruch oder traumatische Epiphysenlockerung usw.).

Die **klinische Untersuchung** umfaßt neben dem Lokalbefund die *Beurteilung des peripher der Fraktur gelegenen Gliedabschnittes*. Hier achtet man besonders auf die *Zirkulation* (Puls, Hautfarbe sowie Hauttemperatur), die *Sensibilität* und soweit möglich auf die *Motorik*. Diese Untersuchung ist außerordentlich wichtig, weil sie ohne großen Aufwand und Zeitverlust Auskunft über begleitende Verletzungen von Nerven oder Gefäßen gibt.

Neben der klinischen Untersuchung kommt dem **Röntgenbild** bei Verletzungen des Halte- und Bewegungsapparates eine zentrale Bedeutung zu. Auch in schwierigen Fällen kann man durch die Röntgenaufnahme in *zwei aufeinander* *senkrecht stehenden Ebenen* eine Fraktur mit hoher Sicherheit diagnostizieren. Jedes Röntgenbild stellt gleichzeitig eine Dokumentation dar. Man sollte deshalb, insbesondere wenn der Wunsch dazu vom Verletzten ausgeht, nie auf ein Röntgenbild verzichten, selbst wenn klinisch kaum ein Anhalt für eine Fraktur besteht. *In forensischer Hinsicht ist die Röntgenuntersuchung obligatorisch.*

Meist ist ein Knochenbruch deutlich am Klaffen der Fragmente zu erkennen. Die bestehende knöcherne Lücke ist durch die nicht schattengebenden Weichteile und durch Blut ausgefüllt. Wenn der Bruchspalt nicht klafft und die Fragmente in anatomischer Stellung verzahnt und eingekeilt sind, kann eine Kontinuitätstrennung manchmal mit bloßem Auge nicht erkannt werden. Hier kann nur die *Lupenvergrößerung,* evtl. zusammen mit *Schicht-* oder *Feinfokusaufnahmen,* die Diagnose sichern. Gerade in den gelenknahen Skelettabschnitten zeigt die Spongiosa bisweilen lediglich Unregelmäßigkeiten in ihrer Struktur.

Prinzipiell werden *Röntgenaufnahmen in zwei aufeinander senkrecht stehenden Ebenen* durchgeführt, um eine räumliche Vorstellung vom Ausmaß der Verletzung zu gewinnen. Auch stereoskopische Aufnahmen oder Kontaktaufnahmen können für die Beurteilung wichtig sein. Zur *Feinbeurteilung im Bereich von Gelenken* setzen sich Aufnahmen in *3 Ebenen* immer mehr durch.

Trotz aller technischen Fortschritte kann es gelegentlich vorkommen, daß eine Kontinuitätstrennung des Knochens verborgen bleibt. Besteht klinisch trotzdem der Verdacht, so wird für 2–3 Wochen durch Ruhigstellung behandelt. Eine erneute Röntgenkontrolle nach diesem Intervall zeigt im Falle einer Fraktur den jetzt verbreiterten Bruchspalt. Dieses Phänomen hängt mit der Knochenbruchheilung zusammen und beruht auf Resorption. Besonders die Fraktur des Os naviculare der Handwurzel kann unter Umständen erst nach 2–3 Wochen im Röntgenbild erkannt werden.

Zusammengefaßt besteht die Untersuchung des Halte- und Bewegungsapparates aus:
1. *Anamnese:*
   Unfallhergang: Wo, wie, wann?
   Liegt ein wirkliches Unfallereignis vor?
   Frühere Frakturen und deren Lokalisation?
   Blutungsübel?
   Therapie mit Antikoagulantien?
   Arterielle Durchblutungsstörungen?
2. *Subjektive Beschwerden:*
   Lokalisation des Hauptschmerzes?
   Ausstrahlung?
   Ruhe- oder Bewegungsschmerz?
3. *Objektiver Befund:*
   Allgemein: Kreislauf, Herz, Atmung, Blutdruck, Puls.
   Lokal: Welche Extremität usw. ist betroffen?
   Ist die Fraktur offen oder geschlossen?
   Wie sind die örtlichen Weichteilverhältnisse, Hautkontusion, Schürfwunden etc., periphere Zirkulation, Hautblässe, Hauttemperatur, Sensibilität, Motorik?
   Begleitverletzungen: Schock, Schädel-Hirn-Trauma, Thorax- und Bauchverletzungen, urologische Komplikationen.
4. *Röntgenuntersuchung:*
   Röntgenaufnahmen in 2 Ebenen mit benachbartem Gelenk.
5. *Computertomographie:* Empfehlenswert bei manchen Becken- und Hüftgelenksverletzungen sowie bei Frakturen und Luxation der Wirbelsäule.

Das Ergebnis dieser Untersuchung ist schriftlich festzuhalten.

.2. Komplikationen

Den *Begleitverletzungen* bei Frakturen kann eine besondere Bedeutung zukommen. Je nach Ausmaß und Schweregrad sind sie für das therapeutische Vorgehen bestimmend. Zunehmende Motorisierung und steigende Verbreitung des Sportes haben zu typischen Begleitverletzungen bei Frakturen geführt. Man unterscheidet deshalb *lokale* und *allgemeine Komplikationen.*

.2.1. Lokale Komplikationen

.2.1.1. Die offene Fraktur

Sie stellt wegen der *Infektionsgefahr* eine *besondere Notfallsituation* dar. Über der Fraktur oder in ihrer allernächsten Umgebung besteht eine Wunde (Wundfraktur). Sie kann klein sein (Durchspießung von innen nach außen – Grad 1) oder größere Ausdehnung besitzen (meist Penetration von außen nach innen – Grad 2 oder Grad 3). In vielen Fällen ragt aus der Wunde der entblößte Knochen heraus, er kann mit Gras oder Erde *verunreinigt* sein.

Die Behandlung solcher Verletzungen beginnt bereits an der Unfallstelle. Sie besteht dort lediglich in der Abdeckung der Wunde durch einen sterilen Verband und anschließender Schienung der verletzten Extremität. Der Transport in die Klinik erfolgt unverzüglich. Hier werden als erstes Atmung und Kreislauf kontrolliert und, ohne Kleidung und Verband abzunehmen, Röntgenaufnahmen in zwei Ebenen durchgeführt. Erst im Vorbereitungsraum des Operationssaals wird der Verband unter sterilen Bedingungen abgenommen, d.h. der zuständige Chirurg untersucht die verletzte Körperregion mit sterilen Handschuhen und Mund- und Kopfschutz.

Die eigentliche Gefahr der offenen Fraktur liegt in der *Wundinfektion,* die nicht selten zu einer *Osteitis* führt. Es ist bekannt, daß nur 30% aller offenen Frakturen *primär* mit pathogenen Keimen infiziert sind.

Unsachgemäßes Vorgehen begünstigt bei der stationären Aufnahme, besonders wenn der Verband bis zur endgültigen Versorgung mehrfach abgenommen wird, die sekundäre Infektion mit hochvirulenten Keimen (Hospitalismus).

Der Imperativ in der Behandlung der offenen Fraktur lautet:

> Hände weg von der offenen Fraktur bis zu ihrer Versorgung!

Die offene Fraktur wird heute durch *Débridement* und *Osteosynthese* notfallmäßig behandelt. Nicht zu vergessen ist die *Tetanusprophylaxe* und in schweren Fällen die Gabe eines *Antibiotikums*. Die breit offene Fraktur ist die einzige Fraktur, die eine solche Therapie rechtfertigt.

Gleich dringlich zu behandeln sind Frakturen mit *drohender Durchspießung der Haut*. Ist die Haut über einem Fragment gespannt und blaß, dann sollte am Unfallort sofort eine vorläufige Reposition vorgenommen werden. Dabei ist lediglich ein kurzer, ruckartiger Zug peripher der Fraktur an der Extremität erforderlich. Die sich anschließende Schienung verhindert für den Transport ein erneutes Abrutschen der Fragmente.

.2.1.2. Die Luxationsfraktur

Die Verschiebung der gelenkbildenden Skelett-Teile kann so stark sein, daß die Haut erheblich in Mitleidenschaft gezogen wird. Auch hier ist eine rasche *vorläufige Reposition* angezeigt. Sie sollte, wenn möglich, noch am Unfallort erfolgen, spätestens sofort nach Aufnahme in der Klinik. In solchen Fällen wird sie *vor* der Röntgenuntersuchung durchgeführt. Man darf nie vergessen, daß der Kapsel- und Bandapparat für ein funktionstüchtiges Gelenk von gleicher Bedeutung ist wie die am Gelenkaufbau beteiligten Knochen. Außerdem ist eine unversehrte Haut für die Heilung wichtig.

.2.1.3. Die Interposition

Muskulatur oder Sehnen, die zwischen zwei Hauptfragmente eingeklemmt sind, verhindern die geschlossene exakte Reposition und können die ungestörte Heilung des Bruches in Frage stellen. Außerdem besteht die Gefahr, daß eine Sehne zwischen den scharfen Frakturenden durchtrennt wird, entweder primär bei der Frakturentstehung oder sekundär beim Repositionsversuch.

.2.1.4. Gefäße, Nerven und Muskulatur

Gefäß- oder Nervenstränge in der Nähe einer Fraktur sind gefährdet, und zwar in zweifacher Hinsicht: primär bei der Frakturentstehung durch teilweise oder vollständige Durchtrennung, sekundär durch einen voluminösen Bluterguß, der zur Kompression führen kann. Es ist deshalb wichtig, *immer* den peripher der Fraktur gelegenen Gliedabschnitt zu beurteilen: Puls, Mikrozirkulation an den Nägeln, Sensibilität und Motorik.

Die **ischämische Kontraktur** der oberen und unteren Extremität ist die Folge einer Traumatisierung, meist einer Fraktur. Dieser schwerwiegenden Komplikation begegnet man unter anderem bei suprakondylären Brüchen des Oberarmes (sog. *Volkmannsche Kontraktur*), aber auch am Unterschenkel bei geschlossenen Frakturen.

Sie entsteht aus einer Ischämie der Muskulatur, bedingt durch eine Druckerhöhung des Gewebes innerhalb eines durch die Faszien der Muskulatur geschlossenen Raumes (Kompartiment). Der erhöhte Gewebsdruck verursacht eine verminderte Gewebsdurchblutung mit nachfolgender neuromuskulärer Schädigung. So besteht z. B. am Unterschenkel des **N.-tibialis-anterior-Syndrom**, das nicht selten als *N.-peroneus-Parese* imponiert und damit nicht als operationsbedürftige Durchblutungsstörung der Tibialisloge des Unterschenkels erkannt wird.

Klinisch stehen im Vordergrund ein heftiger Schmerz im Bereich des Schienbeines sowie eine Rötung und Überwärmung an der Vorder- und Außenseite des Unterschenkels. Dieser Bezirk ist außerordentlich druckschmerzhaft und gespannt. Die Zehen und der Fuß können nicht gehoben werden. Bei Plantarflexion tritt Schmerzzunahme auf. In ausgeprägten Fällen findet man eine abgestufte Paralyse des M. tibialis anterior, des M. extensor halucis longus und des M. extensor digitorum longus sowie ein Sensibilitätsausfall im Bereich der Schwimmhaut zwischen 1. und 2. Zehe. Die peripheren Pulse können bei diesem auch als *Kompartmentsyndrom* bezeichneten Zustand erhalten bleiben. Die Diagnosesicherung kann durch eine Messung des subfaszialen Gewebedruckes erfolgen, der normal 0 bis 5 mmHg beträgt und bis auf Werte von 40 bis 60 mmHg ansteigen kann.

Die einzige, erfolgversprechende *Therapie* ist die notfallmäßige, ohne weitere Verzögerung nach Diagnosestellung durchzuführende Dekompression der Muskellogen durch Faszienspaltung.

.2.1.5. Organe

Bei Schädelfrakturen ist häufig das Gehirn mit verletzt (Commotio oder Contusio cerebri), bei Rippenfrakturen die Pleura bzw. die Lunge, und bei Beckenfrakturen ist auf eine Mitverletzung der Blase und der Harnröhre zu achten (s. Spezieller Teil).

.2.2. Allgemeine Komplikationen

.2.2.1. Schock

Größere und ausgedehnte Zerreißungen der Weichteile und/oder Verletzung eines größeren Gefäßes oder eines parenchymatösen inneren Organes führen zu einem beträchtlichen Blutverlust. Die Folge kann ein *hypovolämischer Schock* sein (s. Kap. Schock). Bei einer einfachen Unterschenkelfraktur können Blutverluste von 100–1000 ml, bei einer Oberschenkelfraktur von 500–3000 ml eintreten (Abb. *24.2.*-6).

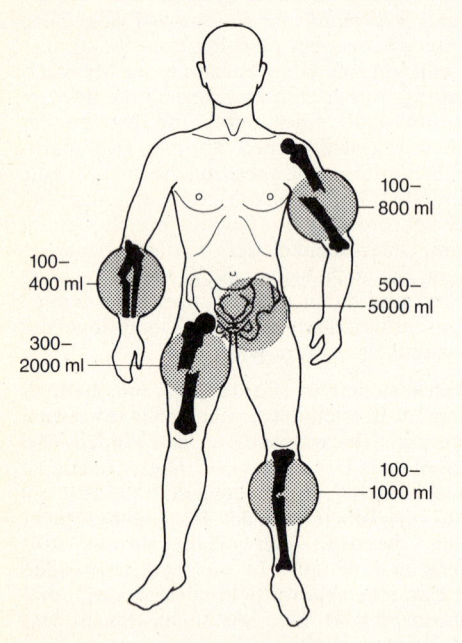

Abb. *24.2.*-6. Blutverluste bei geschlossenen Frakturen.

.2.2.2. Fettembolie

Ihre Entstehung ist auch heute noch nicht restlos geklärt; häufig tritt sie bei Verletzten auf, die zahlreiche Knochen- und Weichteilverletzungen erlitten haben und bei denen das zirkulierende Blutvolumen über längere Zeit vermindert war. Aber auch nach einfachen Frakturen wird sie beobachtet.

Klinisch verläuft die Fettembolie zunächst vorwiegend unter pulmonalen Symptomen, später treten zerebrale Zeichen hinzu (s. Spezieller Teil).

.2.2.3. Thromboembolie

Die Thromboembolie gehört zu den heimtückischsten Komplikationen; meist tritt sie unter akuten Zeichen in den ersten 7–12 Tagen nach dem Trauma oder einer Operation auf.

Eine *Prophylaxe mit Heparin oder Dextran* hat sich bei leistungsfähigem Labor und unter laufender Kontrolle der Gerinnungsfaktoren bewährt. Die Gefahr dabei ist die *Blutung*. Bei Schwerverletzten besteht häufig eine Thrombozytopenie infolge Plättchenaggregation, die zur Thrombose disponiert. Es ist außerdem zu bedenken, daß eine *Hämatombildung nach einer Osteosynthese* eine schwerwiegende Komplikation darstellt.

Durch frühzeitige Mobilisation, Krankengymnastik und intensive Atemtherapie läßt sich die Zirkulation wesentlich verbessern, so daß mit diesen Maßnahmen einer möglichen Stase und Thrombenbildung vorgebeugt werden kann.

.2.2.4. Pneumonie

Schwerstverletzte und alte Patienten sind am meisten gefährdet, da *jede Traumatisierung zur lokalen Agglutination der Thrombozyten (weißer Sludge) und der Erythrozyten (roter Sludge) führt*. Diese Aggregate bzw. Mikrothromben werden nach intravasaler Verschleppung in der Lunge abgefiltert. Unter diesen Bedingungen kann eine Infektion der minderdurchlüfteten Lungenabschnitte eintreten.

Die *Prophylaxe* liegt in der raschen Behebung des Schocks, der Verbesserung der Zirkulation sowie einer intensiven, konsequenten Atemgymnastik. Bei ausgedehnten Fettembolien, die sich röntgenologisch auf der Thoraxübersichtsaufnahme als fleckige Infiltrationen manifestieren, ist frühzeitig künstliche Beatmung indiziert, sobald die Blutgasanalysen dies wegen Gasaustauschstörungen verlangen.

.3. Knochenbruchheilung

.3.1. Die normale Heilung

Eine Fraktur ist geheilt, wenn die Kontinuitätstrennung vom Organismus mit tragfähigem Knochen überbrückt ist, d.h. daß die **Fragmente durch neugebildeten Knochen** und nicht durch ein narbiges Ersatzgewebe **verbunden** sind.

Der Reparationsvorgang beginnt direkt nach der Bruchentstehung und erstreckt sich über Wochen und Monate. Beim klinischen Nachweis der Festigkeit ist der Prozeß noch nicht abgeschlossen (Abb. *24.2.*-7).

Die **feingeweblichen Vorgänge** *bei der Fraktur und ihrer Heilung* laufen folgendermaßen ab:
Durch den Bruch des Knochens wird das *Haverssche System eröffnet,* zahlreiche Kapillaren und größere Blutgefäße des Periostes werden zerrissen. In den meisten Fällen wird auch die umgebende Muskulatur mehr oder weniger verletzt. Damit kommt es zu einer Blutung in die

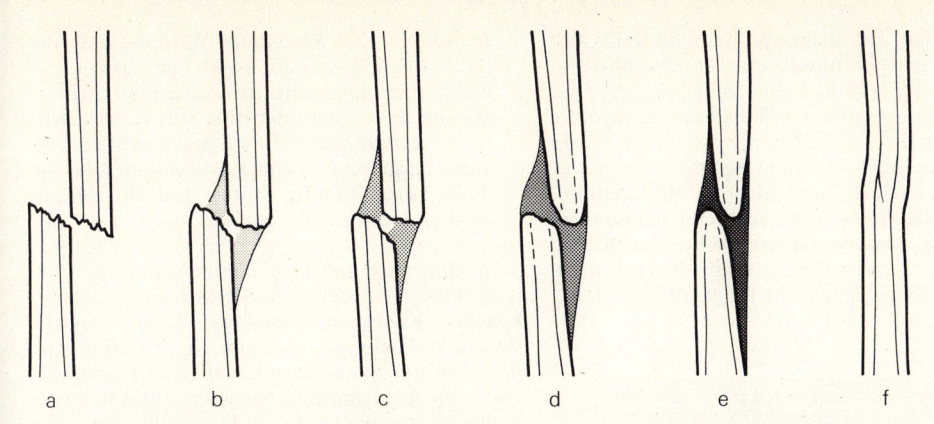

Abb. 24.2.-7. Schematischer Ablauf einer konservativen Knochenbruchheilung. a) Reponierte und extendierte Fraktur. b) Reizkallus. c) Fixationskallus. d, e, f) Knöcherne Konsolidierung und Strukturierung und Ausheilung.

Fraktur und deren Umgebung. Das *Frakturhämatom* gerinnt; in der Folge wird der größte Teil des Hämatoms resorbiert, der Rest organisiert. In diesem Stadium besteht in der Frakturzone eine beträchtliche *Hyperämie* und *Exsudation* von Plasma.

In das *Fibrinnetz* wuchert *Granulationsgewebe* ein. Dieses kann von allen Geweben stammen, die beim Bruch zerrissen wurden, also von der Spongiosa, der Kompakta, dem Mark, dem Periost und der Muskulatur. Das Granulationsgewebe besteht aus undifferenzierten potenten *Mesenchymderivaten*. Parallel zu diesen Vorgängen geht die *Abräumung zerstörten Gewebes*. Jede Fraktur führt zu einer Zerstörung von Knochengewebe unmittelbar an den Frakturflächen. Kleine Knochenpartikel, die nicht mehr ernährt werden, sterben ab. An den Bruchflächen selbst finden sich zahlreiche *Osteoklasten*, die die Abräumung des Trümmerfeldes besorgen.

In dieser Phase sind *zwei Wege zu einer knöchernen Konsolidierung* möglich:

1. *Chondrale Ossifikation:* Steht die Frakturzone unter allseitigem Druck, so *differenziert sich das Granulationsgewebe zu hyalinem Knorpel unter Grundsubstanzbildung* (KROMPECHER, 1937). Aus dem *Knorpelkallus* entsteht der bleibende knöcherne Kallus durch *chondrale Knochenbildung*. Es ist ein ähnlicher Vorgang, der sich am wachsenden Skelett an den Epiphysen abspielt. Der vorläufige Knorpelkallus wird dann bis auf die Stützbalken abgebaut. Gleichzeitig führen die Kapillarsprossen die zu Osteoblasten determinierten Mesenchymzellen heran. Der Umbau zu bleibendem Knochen erfolgt entsprechend der mechanischen Beanspruchung.

2. *Desmale Ossifikation:* Steht die Fraktur hingegen unter einseitig gerichtetem Zug, so bildet sich zwischen den Bruchenden *differenziertes Bindegewebe mit parallel verlaufenden kollagenen Faserbündeln* (KROMPECHER, 1937).

Diese werden an den Bruchenden in den neugebildeten Knochen eingebaut. Die Umwandlung des bindegewebigen Kallus zu *desmalem knöchernem Kallus* erfolgt durch Osteoblasten unter Grundsubstanzbildung. Die bindegewebigen kollagenen Faserbündel werden mit Knochengrundsubstanz ringsum eingemauert. Das Bindegewebe wird also hier nicht abgebaut, sondern es bleibt erhalten und wird nur durch eingebaute Knochensubstanz verstärkt. Schließlich verkalkt auch das Bindegewebegerüst; Verkalkung bedeutet aber nicht Verknöcherung.

In mechanischer Hinsicht ist der desmale Knochenkallus *lediglich zugfest*. Der weitere Umbau in einen belastungsfähigen Knochen geschieht nur durch das *Hinzutreten des Haversschen Längsdurchbaus*. Damit wird eine funktionelle Rekonstruktion und eine endgültige Heilung erreicht.

Das entstandene Knochengewebe besteht aus einer organischen Grundsubstanz mit fibrillärer Struktur, die von knochenbildenden Zellen, den Osteoblasten, gebildet wird. Die Osteoblasten entwickeln sich aus pluripotenten Bindegewebszellen, die zu Osteozyten werden. Sie stellen den zellulären Anteil des Knochengewebes dar und produzieren die Zwischensubstanz. In der Eiweißmatrix ist Calciumphosphat in Form von Hydroxylapatit als anorganische Substanz eingelagert; dieses verleiht dem Knochen seine Festigkeit und Härte. Die *unverkalkte Vorstufe* des Knochengewebes wird *Osteoid* genannt.

Neben Druck und Zug haben möglicherweise auch elektrische Potentiale eine Wirkung auf die Differenzierung *(Piezoeffekt).*

3. *Angiogene Frakturheilung:* Neben den bereits geschilderten beiden Möglichkeiten der Knochenbruchheilung (chondrale bzw. desmale Ossifikation) gibt es auch noch die *angiogene*. Sie ist nur unter ganz bestimmten Bedingun-

gen möglich. Der belgische Orthopäde DANIS konnte nachweisen, daß eine knöcherne Heilung ohne Fixationskallus möglich ist, d.h. daß gleichsam eine *Verlötung von Kompakta zu Kompakta* stattfindet. Er hat diese Form der Knochenbruchheilung als »soudure autogenè« bezeichnet, weil eine im Röntgenbild sichtbare Kallusbildung ausbleibt. Diese sog. *kallusfreie Heilung* besitzt große Bedeutung bei der operativen Behandlung von Frakturen (primäre Knochenbruchheilung) (Abb. 24.2.-8).

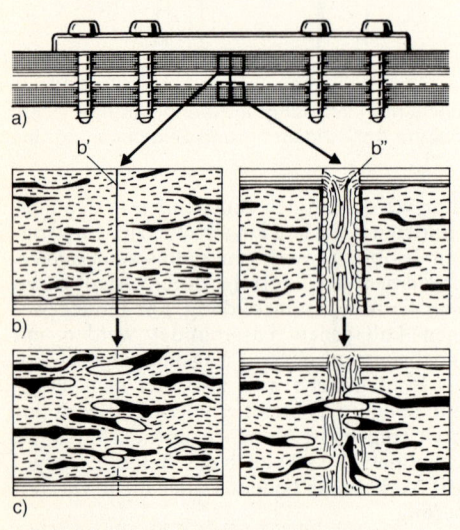

Abb. *24.2.*-8. a) Primäre angiogene Frakturheilung bei stabiler Osteosynthese; b′ + c) Kontaktheilung; b″ + c) Spaltheilung. (Aus M. E. MÜLLER, M. ALLGÖWER, H. WILLENEGGER: Manual der Osteosynthese AO-Technik. Springer, Berlin, Heidelberg, New York 1969.)

Voraussetzung für die kallusfreie Heilung ist *eine durch Osteosynthese in anatomisch exakter Stellung permanent stabilisierte Fraktur.* Die Heilung vollzieht sich dann »primär«, d.h. der knöcherne Durchbau erfolgt durch das Haverssche System als *Kontakt-* oder als *Spaltheilung.* Wie durch einen Bohrkopf mit Osteoklasten an der Spitze wird die schmale Nekrosezone abgeräumt und durch unmittelbar nachfolgende Osteoblasten das Regenerat gebildet. Der Ab- und Aufbau erfolgt synchron, so daß eine deutlichere Aufhellungslinie, die als Resorptionszone aufgefaßt werden könnte, fehlt. Ist jedoch die absolute mechanische Ruhe in der Frakturzone nicht gewährleistet und finden Mikrobewegungen statt, dann wird der direkte Durchbau des Haversschen Systems gestört oder zerstört. In einem solchen Fall findet man im Röntgenbild bald sichtbare Kallusbildung. Diese ist zunächst wolkig und unscharf und läßt eine Strukturierung vermissen. Man nennt sie deshalb auch *Irritations- oder Reizkallus.* Wird die Extremität dann entlastet oder zusätzlich durch Gipsverband ruhiggestellt, tritt auch eine Strukturierung des Irritationskallus ein; er wird jetzt zum *Fixationskallus.* Erst danach geht der Haverssche Durchbau von Kortikalis zu Kortikalis in Längsrichtung weiter, und die Heilung wird endgültig vollzogen.

In klinischer und röntgenologischer Sicht unterscheidet man heute eine **primäre** und eine **sekundäre Knochenbruchheilung.** Diese Begriffe sind den Heilungsvorgängen in der Haut entnommen und besagen nur, daß eine Fraktur sowohl mit Kallusbildung als auch ohne sichtbare Kallusbildung heilen kann. Das heißt aber nicht, daß in dem einen Fall die Vereinigung der Bruchstücke durch Narbe und in dem anderen Fall durch Knochen geschieht. Die Bezeichnung bezieht sich lediglich auf das Röntgenbild, das in dem einen Fall einen mehr oder weniger stark ausgeprägten Kallus, im anderen Fall überhaupt keine Kallusbildung zeigt.

> Die **Knochenbruchheilung** kann entweder mit Kallusbildung *(sekundär)* oder unter speziellen Bedingungen ohne sichtbaren Kallus *(primär)* ablaufen.

Unter »*Callus luxurians*« versteht man die übermäßige Kallusproduktion im Bereich einer Fraktur. Sie kann gelegentlich zu erheblichen Funktionsstörungen bzw. zu Beschwerden führen. Als »*Brückenkallus*« bezeichnet man die Überbrückung an zweiknochigen Skelettabschnitten durch Kallusbildung (Unterarm, Unterschenkel). Wenn dies zwischen Elle und Speiche vorkommt, tritt eine erhebliche Behinderung der Pro- und Supination auf.

.3.2. Die gestörte Heilung

Ist eine Fraktur nach 4-6 Monaten nicht geheilt, so liegt eine *verzögerte* Knochenbruchheilung vor. Wenn eine Fraktur auch nach 6 Monaten und mehr nicht geheilt ist, spricht man von *Pseudarthrose* oder besser von einer »Fractura non sanata« (»non-union«).

.3.2.1. Die Pseudarthrose

Unter dem Sammelbegriff Pseudarthrose sind *alle Formen der nicht knöchernen Verbindung einer Fraktur* zusammengefaßt. Er reicht von »verzögerter Heilung« über »Falschgelenkbildung« bis zur »Gelenkneubildung« *(Nearthrose)* mit Kopf und Pfanne.

Ursachen: Die *Ursache für die nicht knöcherne Vereinigung einer Fraktur* ist in den meisten Fällen die unzureichende und zu kurz dauernde Ruhigstellung bzw. deren wiederholte Unterbre-

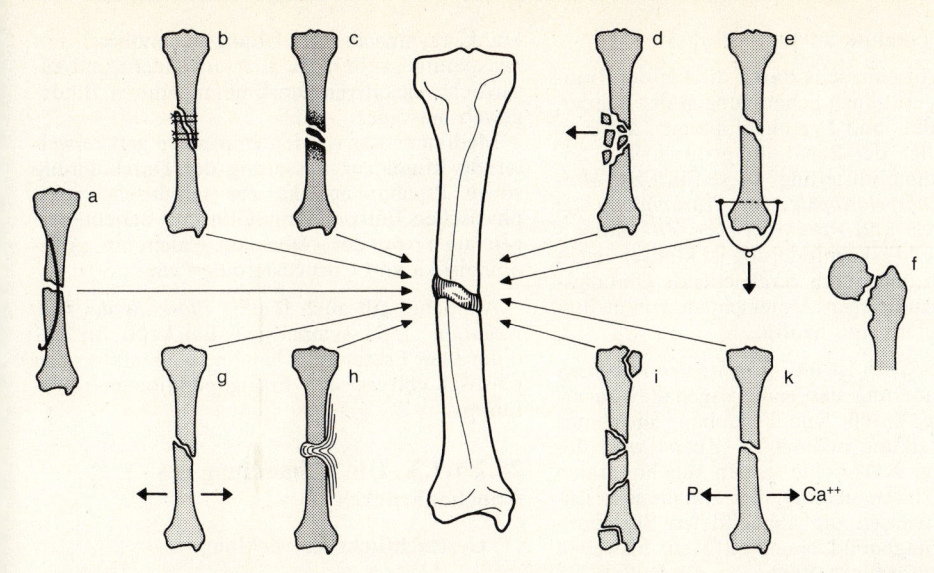

Abb. 24.2.-9. Ursachen der verzögerten Frakturheilung und der Pseudarthrosenentstehung: a+b) Fehlerhafte, instabile Osteosynthese, c) Infekt, d) Gewebsverlust, e) Distraktion der Fragmente, f) Fehlstellung durch Scherkräfte, g) Fehlende konsequente Ruhigstellung und häufige Repositionsversuche, h) Weichteilinterposition, i) Trümmerbruch, k) Elektrolytverschiebungen.

chung. Alle anderen Gründe, wie Interposition von Muskulatur oder Sehnen, Distraktion der Fragmente, Störung der örtlichen Durchblutung usw., treten weit in den Hintergrund.

Als *Ursache bei der operativen Frakturbehandlung* kommt vor allem die *nicht stabile Osteosynthese* in Frage (Abb. 24.2.-9).

Unsicher wird die Knochenbruchheilung besonders durch mehrfache Drahtumschlingungen, weil zwischen den einzelnen und manchmal eng beieinanderliegenden Cerclagen die Durchblutung gestört werden kann. Zudem besteht meist eine Instabilität mit Mikrobewegungen.

Auch die bei offener Fraktur oder durch Operation entstandene Infektion stört die Heilung. Ähnlich kann sich ein Knochendefekt durch Gewebeverlust, z. B. nach Schußverletzung, auswirken.

Es gibt bestimmte *Frakturlokalisationen, die zur Pseudarthrosenbildung disponieren.* Hierzu gehören die Distraktionsfrakturen (Epicondylus ulnaris humeri, Proc. styloideus ulnae, Malleolus medialis) und Frakturen an zweiknochigen Extremitätenabschnitten (Unterschenkel und Unterarm), ferner die Fraktur des Os naviculare und schließlich die mediale Schenkelhalsfraktur; letztere stellt ein besonderes biomechanisches Problem dar.

Formen: Bei der Pseudarthrose unterscheidet man: die *hypertrophische, reaktive Pseudarthrose,* auch Elefantenfuß-Pseudarthrose genannt, die *arthrophische, areaktive Pseudarthrose,* die *Defektpseudarthrose* und die *Infektpseudarthrose.*

Bei der *hypertrophischen Pseudarthrose* sieht man im Röntgenbild die beiden Hauptfragmente an der Frakturzone aufgetrieben (Elefantenfuß) und durch einen optisch leeren Spalt – *Pseudarthrosenspalt* – voneinander getrennt.

Legt man eine solche Pseudarthrose operativ frei, so findet man die beiden Frakturenden durch einen wenig elastischen Faserknorpel miteinander verbunden. Die Markhöhle ist bei beiden Hauptfragmenten durch einen Deckel von gleichartigem oder bereits verknöchertem Gewebe plombiert.

Die *atrophische Pseudarthrose* hingegen erkennt man im Röntgenbild am Fehlen jeglicher Reaktion. Die Fragmentenden sind in diesem Bereich verjüngt und der Kalkgehalt oftmals erheblich vermindert. Legt man eine solche Pseudarthrose durch Operation frei, so erkennt man eine deutliche Minderdurchblutung dieser Zone und einen porotischen und brüchigen Knochen. Die Unterscheidung dieser beiden Formen ist für eine erfolgreiche Behandlung von großer Bedeutung.

Der nichtknöchern überbrückte Defektbruch führt zur *Defektpseudarthrose* und die chronische Osteitis durch Nekrose des Knochens zur *Infektpseudarthrose.*

Klinisches **Leitsymptom** der Pseudarthrose ist das Fortbestehen der falschen Beweglichkeit. Sie kann groß sein; ist sie von geringem Ausmaß, so spricht man von einer *straffen Pseudarthrose.* Subjektiv können erhebliche Beschwerden bestehen.

.3.2.2. Die Frakturkrankheit

Sie entsteht einerseits durch die bei der Traumatisierung erlittenen Schädigungen der Bänder, Muskeln, Blut- und Lymphgefäße etc., andererseits als Folge der Behandlung durch lang andauernde Immobilisierung. Diese führt zur *Muskel- und Knorpelatrophie*, zur *Schrumpfung der Gelenkkapseln* und zur *chronischen Zirkulationsstörung*. Die Muskelminderung ist klinisch leicht zu erkennen und durch vergleichende Umfangsmessungen zu belegen; Unterschiede von mehreren Zentimetern sind häufig.

Röntgenologisch ist die *Atrophie des Knochens* an der Minderung des Kalksalzgehaltes zu erkennen, die durch Knochenabbau, nicht nur durch Entkalkung bedingt ist. Zuerst wird der Schwund der Kalkdichte in den subchondralen Knochenbezirken sichtbar. Bei anhaltender Ruhigstellung weisen die abgebildeten Skelettanteile im Röntgenbild einen diffusen, bisweilen auch fleckenförmigen Rückgang der Kalkdichte auf. In schweren Fällen gleichen die Veränderungen denen einer Osteoporose mit Schwund der Kortikalis und der Knochenbälkchen. Die *Zirkulationsstörungen* äußern sich klinisch in einer Blauverfärbung der Extremität mit Schwellneigung, mit Unterkühlung oder Überwärmung der betroffenen Weichteile, in einer vermehrten Schweißbildung und einer schmerzhaften Verdickung der Gelenke.

Die **Sudecksche Dystrophie** stellt eine besonders schwer verlaufende Form der Frakturkrankheit dar mit Dystrophie von Weichteilen und Knochen, neurovegetativen Symptomen und Durchblutungsstörungen. Eine allgemein akzeptierte Ursache der Sudeckschen Erkrankung ist nicht bekannt. Angeschuldigt werden unter anderem wiederholte Repositionsmanöver, schnürende Verbände, gelenknahe Frakturen, schmerzhafte, gewaltsam durchgeführte Manipulationen in der Nachbehandlungsphase und eine gewisse Disposition: höheres Alter und weibliches Geschlecht.

Die Erkrankung verläuft in 3 *Stadien:*

Das *Stadium 1* weist bei geschwollener, glänzender und bläulich verfärbter, schwitzender Haut einen heftigen Ruhe- und Bewegungsschmerz auf.

Im *Stadium 2* blaßt die Hautfarbe ab, die Schwellung wird geringer, dafür nehmen die trophischen Störungen zu.

Im *Stadium 3* besteht eine weitgehend eingesteifte, schmerzlose, atrophische und gebrauchsunfähige Extremität.

Therapie: Eine Wiederherstellung von Form und Funktion der betroffenen Gliedmaßen sind nur im Stadium 1 und 2 möglich.

Im Stadium 1 durch Ruhigstellung und Eisbehandlung, im Stadium 2 durch eine intensive krankengymnastische Übungsbehandlung mit Entspannungsübungen, Eistauchbädern und zusätzlich vegetativer Umstimmung durch Bindegewebsmassage.

Medikamentös werden empfohlen gefäßerweiternde Mittel zur Besserung der Durchblutung sowie Psychopharmaka zur psychischen und physischen Entspannung. Günstige Berichte liegen auch von der Gabe von Calcitonin, Antiphlogistika und Corticosteroiden vor.

Ähnliches gilt auch für die *Blockade des Ggl. stellatum* als N.-sympathicus-Blockade. Im Stadium 3 der Erkrankung kann man allenfalls noch plastisch-chirurgische Ersatzoperationen durchführen.

24.2.1.1.3. Die Behandlung des Knochenbruches

.1. Geschichtliche Entwicklung

Die Behandlung von Knochenbrüchen gehört mit zu den ältesten Aufgaben der Heilkunde. Aus dem alten Ägypten ist durch Mumienfunde bereits der gepolsterte Schienenverband aus Baumrinde bzw. Binsenbündeln bekannt. CELSUS gibt in seinen Schriften eine genaue Beschreibung für das Ausbleiben der knöchernen Heilung und Hinweise für die Behandlung solcher Zustände. Auch HIPPOKRATES (460–377 v.Chr.) und später GALENUS (131–201 n.Chr.) legen in ausführlichen Beschreibungen die Knochenbruchheilung und Kallusbildung dar. Die Anwendung von Zug und Gegenzug zur Einrichtung und die Retention in *Schienenverbänden* waren ebenfalls schon zur Zeit des HIPPOKRATES bekannt. Der *zirkuläre Gipsverband* von MATTHYSEN (1852) hat seinen Vorläufer schon im Mittelalter, wo man Kleister oder Lehm zu diesem Zweck verwandte. Der Gedanke, die verletzte Extremität in *Semiflexion* zu fixieren, stammt von POTT (1713–1788); ZUPPINGER hat später die *Semiflexion mit der Extension kombiniert*. Die *Heftpflasterextension* ist eng mit den Namen von VOLKMANN und BARDENHEUER verbunden, während der direkt am Knochen durch *Draht oder Nagel* angreifende Dauerzug auf CODIVILLA (1903) und STEINMANN (1907) zurückgeht. Erst der *Extensionsspannbügel* von KIRSCHNER (1927) ermöglichte eine breite Anwendung dieses Behandlungsprinzips. LORENZ BÖHLER kommt das große Verdienst zu, die konservative Knochenbruchbehandlung schulmäßig praktiziert und gelehrt zu haben. Seine Empfehlungen, basierend auf einer jahrzehntelangen Erfahrung, waren und bleiben die Richtlinien einer erfolgversprechenden konservativen Frakturenbehandlung.

Die *operative Knochenbruchbehandlung* hat ihre Anfänge in der Mitte des vorigen Jahrhunderts. MALGAIGNE (1806–1865) war wohl der erste, der 1848 mit *Klammern* eine Patellafraktur fixierte. Die *Knochennaht* wurde zuerst von LANGENBECK, DIEFENBACH und später von HEINES, BIRCHER und PFEIL-SCHNEIDER geübt. Die *Plattenosteosynthese* geht auf LANE (1856–1943) zurück. Als bedeutendste Pioniere der Osteosynthese gelten der Deutsche FRITZ KÖNIG (Ende des vorigen Jahrhunderts) sowie die beiden Brüder ELIE und ALBIN LAMBOTTE (Monographie 1907). Von diesen Chirurgen wurde auch die große Bedeutung der funktionellen Nachbehandlung erkannt. Lange Zeit wurde die operative Knochenbruchbehandlung autoritär abgelehnt. Der Stand ihrer Befürworter war bis in die heutige Zeit nicht leicht, weil geeignetes Osteosynthesematerial nicht zur Verfügung stand und immer wieder fehlerhafte Osteosynthesen vorkamen, die der Methode zur Last gelegt wurden. Außerdem wurde die lückenlose Asepsis noch nicht konsequent genug beachtet.

Schenkelhalsfrakturen sind schon seit 1850 von LANGENBECK u. a. durch *Nagelung, Verschraubung und Bolzung* versorgt worden. Erst die Einführung des *Dreilamellennagels* durch SMITH-PETERSEN und die Technik ohne Freilegung der Fraktur nach SVEN JOHANNSSON eröffneten eine neue Ära der Frakturbehandlung am oberen Femurende.

Die operative Behandlung aller anderen Frakturen stieß vor allem wegen der manchmal katastrophalen Folgen noch lange Zeit auf Ablehnung. So war die Situation noch 1940, als KÜNTSCHER den starren, längsgeschlitzten *Marknagel* vorlegte. In der Folge wurde der Nagel durch KÜNTSCHER selbst abgewandelt und erhielt von HERZOG 1952 seine *Krümmung*, so daß der starre Marknagel nun auch an der Tibia angewandt werden konnte. Auch die Einrichtung zum Anbringen sog. *Ausklinkdrähte* stammt von HERZOG.

Das Verfahren der Marknagelung wurde erst durch das *Aufbohren der Markhöhle* perfekt. Die Idee stammt von MAATZ (1942). Mit dem Aufbohren der Markhöhle werden die Durchmesser von Markhöhle und Nagel einander angeglichen. KÜNTSCHER machte erstmals 1951 bei Pseudarthrosen Gebrauch von dieser Methode. Die Osteosynthese mit Hilfe von intramedullären Kraftträgern wird auch *Markraumschienung* genannt.

Durch die von KLEMM und SCHELLMANN sowie von GROSSE und KEMPF vorgestellte Methode der *statischen und dynamischen Verriegelung* in Weiterentwicklung des von KÜNTSCHER 1968 erstmals vorgestellten *Detensionsnagels* zur Osteosynthese von Trümmerbrüchen hat die Markraumnagelung eine neue Dimension erhalten.

Heute steht unter Berücksichtigung dieser erweiterten Indikation für die Marknagelung ein *Universalmarknagel* zur Verfügung (AO), der sich sowohl für die sogenannte konventionelle Marknagelung, die Verriegelungsnagelung sowie für weitere technische Details verwenden läßt.

Ihre Vorläufer hat sie in NIKOLAYSEN (1897), LAMBOTTE (1907) und RUSH (1937), die Einzelfälle der *Markraumschienung* publizierten. RUSH nagelte bereits 1927 die Elle bei einem schweren Verrenkungsbruch des Ellenbogens (Monteggia-Fraktur) – allerdings unstabil. Er verwendete dazu einen modifizierten *Steinmann-Nagel*. Später entwickelte er den sogenannten *Rush-pin*, der 1955 allgemein eingeführt wurde. Sein *Prinzip* ist die gezielte Dreipunktfixation. Dieses Verfahren kann nicht in jedem Fall zu einer stabilen Osteosynthese führen. Der Rush-pin selbst ist ein elastischer, drehrunder, massiver Nagel, den es in unterschiedlicher Dicke und Länge gibt.

Von HACKETHAL stammt eine andere Methode der Markraumschienung, die *Bündelnagelung* (1961). Ihr *Prinzip* beruht auf der Markraumschienung durch eine Vielzahl dünner, elastischer Nägel, die den gesamten Knochenquerschnitt ausfüllen. Bei richtiger Anwendung ist dieses Verfahren der stabilen Osteosynthese zuzurechnen.

1966 hat KÜNTSCHER zur operativen Fixierung trochanterer Frakturen einen *Trochanternagel* beschrieben, der im Vergleich zu den bisher angegebenen Nagelplattenkonstruktionen zur Versorgung dieser Fraktur weniger Biegungskräften ausgesetzt ist. 1969 empfahlen ENDER und SIMON-WEIDNER die Fixierung trochanterer Brüche durch vorgeformte elastische *Rundnägel*.

Um die Jahrhundertwende haben LAMBOTTE und CODIVILLA erstmalig einen *Fixateur externe* als indirekte externe Osteosynthese angewandt; spätere Modifikationen stammen von HOFFMANN, MÜLLER und CHARNLEY.

Eine entscheidende Wendung hat die operative Knochenbruchbehandlung durch die *Arbeitsgemeinschaft für Osteosynthesefragen* (kurz: AO) erfahren (1958). Zurückgreifend auf die 1949 in Paris erschienene Monographie von DANIS, in der der Verfasser auf die Bedeutung von Druck und Stabilität für die Knochenbruchheilung hinwies, den Gewindeschnitt propagierte und vor allem die biologischen Vorgänge bei der Osteosynthese berücksichtigte, wurde erstmals ein metallurgisch und mechanisch einwandfreies Instrumentarium entwickelt und besonders die *Platten-* und *Schraubenosteosynthese*, aber auch die Marknagelung zu sicheren Methoden ausgebaut. Das große Verdienst dieser Arbeitsgemeinschaft liegt außerdem in der gewissenhaften Schulung im Umgang mit dem speziellen Instrumentarium, in der Forschung und in der Dokumentation von Frakturen und deren Behandlungsergebnissen.

.2. Verfahrensweisen

Das Ziel bei der Behandlung eines Knochenbruches ist die Wiederherstellung der vollen

Funktion. Dieses Ziel muß in jedem Falle durch wirkungsvolle Maßnahmen bei geringstem Risiko und in kürzester Zeit erreicht werden.

Die Behandlung eines Knochenbruches richtet sich nach individuellen Gesichtspunkten. **Ziel der Behandlung** ist eine *anatomische* und *funktionelle Restitution* des verletzten Skelettabschnittes.

Unter Beachtung der Regeln der konservativen oder operativen Knochenbruchbehandlung kann ein **optimales Behandlungsergebnis** erzielt werden.

Es stehen zwei Verfahren zur Verfügung, die ihre speziellen Indikationen besitzen: die *konservative* und die *operative* Behandlung.

.2.1. Konservative Behandlung

Es lassen sich drei Arten unterscheiden:
- die Reposition und Ruhigstellung im Gipsverband,
- die Reposition und Ruhigstellung im Streckverband,
- die primär funktionelle Behandlung.

Die **konservative Behandlung** kann entweder **funktionell** ohne äußere Ruhigstellung durch alsbaldige Bewegung oder durch Reposition der Fraktur und **Ruhigstellung** im Gips- oder Schienenverband erfolgen.

.2.1.1. Reposition und Ruhigstellung im Gipsverband

Die **Reposition** erfolgt heute meist in *Allgemeinnarkose*, falls erforderlich, unter Anwendung von Muskelrelaxantien. Die *Lagerung* des Verletzten auf einem speziellen Extensionstisch mit einer Vorrichtung zur mechanischen Distraktion ist bei Frakturen der unteren Extremität unerläßlich, aber auch für Frakturen der oberen Extremität mitunter sehr hilfreich. Beim *Repositionsmanöver* ist darauf zu achten, daß das periphere Bruchstück nach dem zentralen eingestellt wird. Die Reposition hat möglichst *anatomisch exakt* zu erfolgen, wobei alle drei Ebenen berücksichtigt, d. h. alle bestehenden Dislokationen beseitigt werden müssen. Die Verwendung eines Röntgenbildwandlers mit Fernseheinrichtung ist eine große Erleichterung.

Nach der Einrichtung erfolgt die **Ruhigstellung** oder die *Retention* des erzielten Repositionsergebnisses durch *Gipsverband*. Es werden nur die prominierenden Stellen gepolstert, bei einem Oberschenkel-Liegegipsverband z. B. Ferse, Außen- und Innenknöchel, Fibulaköpfchen (*Cave:* N. peronaeus) und die Patella (Abb. *24.2.*-10).

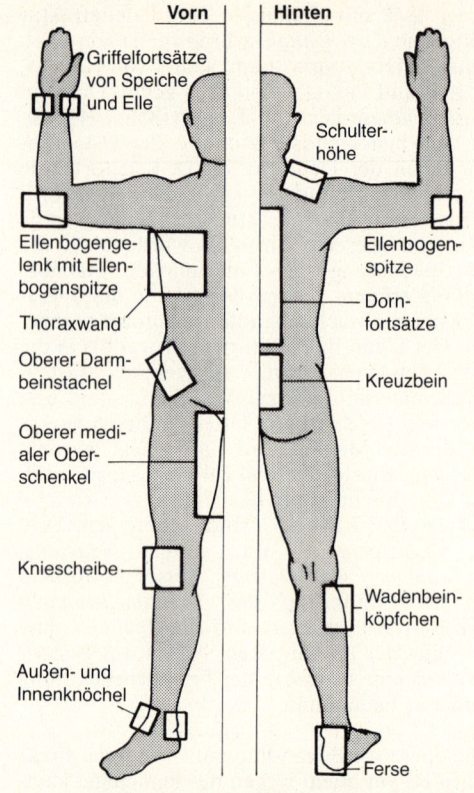

Abb. *24.2.*-10. Durch Drucknekrose gefährdete Bezirke, die bei längerer Bettruhe oder bei Anlegen von Gipsverbänden gepolstert werden.

Vor dem Anlegen des Gipsverbandes ist darauf zu achten, daß die Gelenke, die mit in den Verband einbezogen werden müssen – in der Regel das peripher und zentral der Fraktur gelegene –, in günstiger Stellung stehen (gemessen nach der Neutral-Null-Methode):
Fußgelenk 0-Grad-Stellung,
Kniegelenk 10- bis 20-Grad-Beugestellung,
Hüftgelenk 0-Grad-Streckung bei leichter Abduktion,
Fingergelenke gebeugt,
Handgelenk dorsalflektiert,
Ellenbogengelenk 90-Grad-Beugestellung bei supinierter Hand,
Schultergelenk eleviert und abduziert.

Nach dem »Eingipsen« einer frischen Fraktur sind drei Dinge unerläßlich:
1. Die Röntgenkontrollaufnahmen, auf die auch dann nicht verzichtet werden darf, wenn unter Bildwandlerdurchleuchtung reponiert wurde;
2. die Prüfung der Zehen bzw. der Finger auf Durchblutung, Sensibilität und Beweglichkeit;
3. das Aufschneiden des zirkulären Gipsverbandes in seiner ganzen Länge »bis auf den letzten Faden«.

.2.1.2. Reposition und Ruhigstellung im Streckverband

Ein Streck- oder Extensionsverband ist angezeigt, *wenn es nicht gelingt, die Fraktur im Gipsverband fixiert zu halten (sog. instabile Fraktur).* Dies kann bei Schrägbrüchen oder Trümmerbrüchen der Fall sein. Dann wird ein *Kirschner-Draht-Zug* oder eine *Extension mit dem Steinmann-Nagel* angelegt. Bei Oberarmfrakturen wird der Draht durch das Olekranon gebohrt, wobei auf den N. ulnaris zu achten ist, bei Oberschenkelfrakturen entweder durch das Kondylenmassiv des Femur oder durch die Tuberositas tibiae, bei Unterschenkelfrakturen durch das Fersenbein (Abb. 24.2.-11).

Die *Lagerung* erfolgt in einem sog. Frakturenbett und auf einer Schiene (KIRSCHNER, BRAUN, KRAPP). Der Draht ist in einen Bügel eingespannt (KIRSCHNER), der Zug wird durch Gewichte besorgt, die über einen Rollenzug laufen (Abb. 24.2.-12).

Bei dieser Behandlung ist darauf zu achten, daß nicht durch allzu großen Zug die Fragmente weit auseinandergezogen werden (Gefahr der Heilungsverzögerung bzw. Pseudarthrose) und daß nicht zu lange Zeit extendiert wird. Meist kann man nach erfolgter Abschwellung einen zirkulären Gipsverband anlegen, durch den auch der Extensionsdraht fixiert wird (sog. *Transfixations-Gipsverband*).

Die *Indikation* für die konservative Behandlung eines Knochenbruches ist gegeben, wenn sich die Fraktur gut reponieren und in dieser Stellung halten läßt. Alle Frakturen im Kindesalter werden bis auf wenige Ausnahmen konservativ behandelt (s. Kap. 25.2.: Knochenbruchbehandlung im Kindesalter).

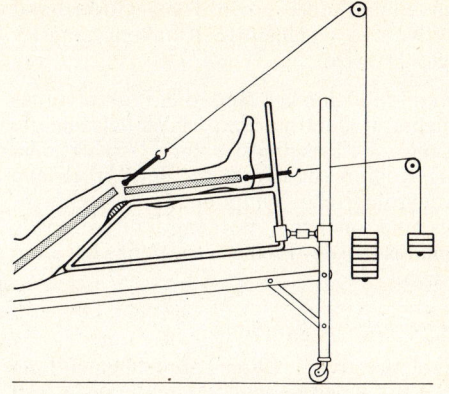

Abb. 24.2.-12. Extensionsverbände bei Frakturen des Ober- und Unterschenkels.

.2.1.3. Funktionelle Behandlung

Die funktionelle Behandlung eines Knochenbruches hat zur Voraussetzung, daß die *Fraktur stabil,* d.h. eingekeilt ist und die gegebene Stellung die spätere Funktion nicht gefährdet. Dieses Verfahren kommt z.B. für die subkapitale Humerusfraktur des alten Menschen in Betracht, wo nach kurzzeitiger Fixierung durch einen

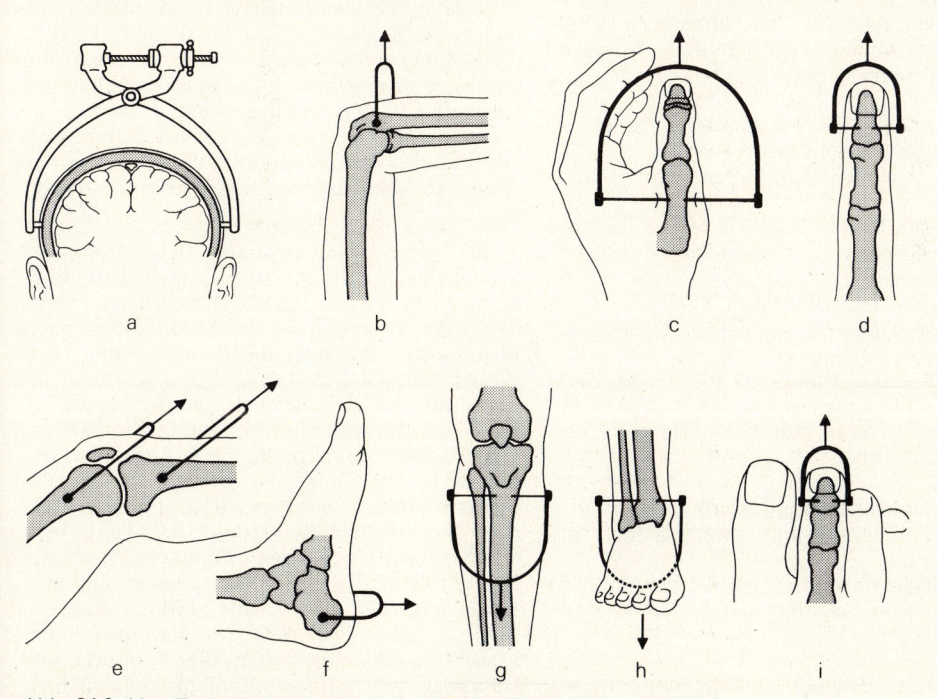

Abb. 24.2.-11. Typische Bohrstellen einer Drahtextension des Skelettes.

Desaultverband oder einen Hängegipsverband eine aktive und regelmäßige Krankengymnastik durchgeführt wird.

Weitere Indikationen sind die Fraktur eines oder mehrerer Querfortsätze der Wirbelsäule die eingekeilte Schenkelhalsfraktur (Abduktionsfraktur), Kompressionsfrakturen der Wirbelsäule ohne neurologische Symptomatik, Fersenbeinbrüche und manche Beckenfrakturen sowie Trümmerbrüche des Ellenbogengelenks bei alten Menschen.

.2.2. Operative Behandlung

Die operative Knochenbruchbehandlung nimmt heute einen breiten Raum ein. Man darf jedoch nie vergessen, daß sie nur erfolgreich sein kann, wenn folgende Voraussetzungen vorliegen: besondere technische Einrichtungen, geeignetes Instrumentarium, geschultes Personal und erfahrene Operateure. *Die Indikation ist streng zu prüfen.*

Jedes operative Verfahren, ob gedeckt oder offen, ist mit erhöhtem Infektionsrisiko verbunden. Die Forderung, die deshalb an jede Osteosynthese gestellt werden muß, ist zumindest die Erzielung einer Übungsstabilität. Nur wenn der Verletzte sofort nach der Operation mit aktiven Bewegungsübungen beginnen kann, wird der Muskel- und Skelettatrophie, d. h. der sog. Frakturkrankheit, vorgebeugt, werden die Gelenke funktionstüchtig bleiben und die Zirkulationsstörungen sich bessern. Dieser Gewinn an Funktionen rechtfertigt das Risiko, welches der Verletzte eingeht.

Die Infektionsrate bei der operativen Knochenbruchbehandlung liegt heute in Kliniken mit großer Erfahrung unter 2%.

Als **Indikationen** für eine operative Knochenbruchbehandlung gelten heute:
1. Mediale Schenkelhalsfrakturen vom Abduktionstyp,
2. Gelenkfrakturen,
3. Offene Frakturen,
4. Pseudarthrosen,
5. Oberschenkelschaftfrakturen,
6. Distraktionsfrakturen (Patella, Olekranon, Epicondylus lat. humeri etc.),
7. Frakturen, die sich im Gips- oder Extensionsverband nicht halten lassen,
8. Multiple Frakturen (zur Gewährleistung der Pflegefähigkeit).

Die **operative Behandlung** ist im Vergleich zur konservativen Therapie immer mit erhöhten Risiken verbunden.
Die **Indikation** zum operativen Vorgehen richtet sich nach den biomechanischen Prinzipien der Osteosynthese.

Die **Kontraindikationen** können unterteilt werden in:

1. *Allgemeine Kontraindikationen:* Schock, schweres Schädel-Hirn-Trauma, Fettembolie, Pneumonie, nicht eingestellter Diabetes mellitus, dekompensierte kardiale Insuffizienz.
2. *Lokale Kontraindikationen:* Schlechte Weichteilverhältnisse am Ort des Zugangs zum Knochen (Kontusionsmarken, Spannungsblasen, Nekrosen, Hauterkrankungen wie Pemphigus vulgaris, Ulcus cruris usw.).

.2.2.1. Osteosyntheseverfahren, die eine Übungsstabilität gewährleisten

1. Schenkelhalsnagelung (SMITH-PETERSEN, BÖHLER, POHL, MCLAUGHLIN u. a.).
2. Schenkelhalsverschraubung (PUTTI, REIMERS, WELLER, AO, u. a.).
3. Marknagelung mit Aufbohrung der Markhöhle (KÜNTSCHER, AO),
4. Bündelnagelung (HACKETHAL),
5. Federnagelung (KÜNTSCHER, ENDER und SIMON-WEIDNER, RUSH, MAATZ),
6. Schraubenosteosynthese (DANIS, AO),
7. Plattenosteosynthese (DANIS, LANE, AO),
8. Zuggurtungsosteosynthese (PAUWELS),
9. Fixateur externe (LAMBOTTE, CODIVILLA, CHARNLEY, HOFFMANN, AO u. a.).

Unter den **biomechanischen Prinzipien der Osteosythese** unterscheidet man zwischen der *interfragmentären Kompression* und der *intra- oder extramedullären Schienung.*

Während bei den Osteosyntheseverfahren 1–5 und 9 die Möglichkeit besteht, sie gedeckt, d. h. ohne Freilegung, durchzuführen, können die Osteosyntheseverfahren 6–8 nur offen, d. h. unter Freilegung der Fraktur angewandt werden.

In diesem Zusammenhang muß betont werden, daß das Ziel der Osteosynthese die *sofortige Übungsstabilität* ist, nicht die Belastungsfähigkeit.

Zu 1 und 2: Die operative Behandlung der Schenkelhalsfrakturen durch Nagelosteosynthese, wie z. B. durch den *Dreilamellennagel* nach SMITH-PETERSEN sowie die Modifikation nach BÖHLER und AO oder die *Verschraubung* nach PUTTI, REIMERS, WELLER, AO u. a. haben im Einzelfall trotz aller Bemühungen die *Kopfnekrose als Spätkomplikation* nicht verhindern können.

Zu 3: Die Marknagelung nach Aufbohren der Markhöhle ist für *Quer-, Schräg- und manche Splitterbrüche im mittleren Schaftdrittel des Femurs und der Tibia* die Methode der Wahl. Auch die verzögert heilenden Frakturen und die Pseudarthrosen in diesen Abschnitten sind *ausschließliche Indikation* für die Marknagelung.

Als *relative Indikation* zur intramedullären Markraumschienung gelten die Frakturen am Übergang vom mittleren zum proximalen bzw. distalen Drittel. Eine Möglichkeit, auch sie funk-

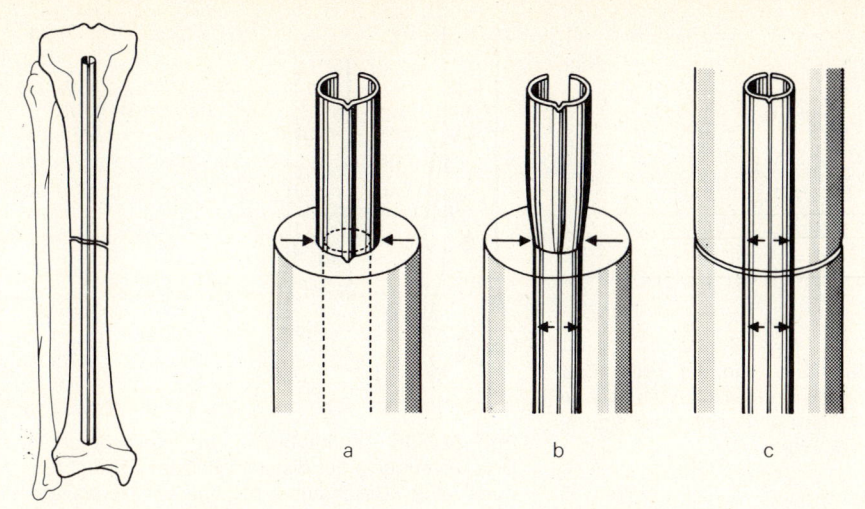

Abb. 24.2.-13. Prinzip der Marknagelung nach KÜNTSCHER. Der kleeblattförmige Nagel stabilisiert die Fraktur durch seine Elastizität.

tionsstabil zu versorgen, bietet der *Tibiamarknagel* mit der Herzog-Krümmung und den distalen Schlitzlöchern für sog. Ausklinkdrähte, die die Achsenstabilität erhöhen.

Die Marknagelung ohne Eröffnung der Frakturstelle bezeichnet man als *gedeckte,* die mit Freilegung der Fraktur als *offene* Marknagelung. Die Aufbohrung ist notwendig, um die sanduhrförmig gestaltete Markhöhle der Form des intramedullären Kraftträgers anzupassen und intraoperative Komplikationen, wie z. B. Festlaufen und Verklemmen des Nagels, zu vermeiden (Abb. *24.2.*-13).

Der Indikationsbereich der Marknagelosteosynthese ist durch den *Verriegelungsnagel* erweitert worden. Der Verriegelungsnagel, bei dem proximal und distal der Frakturzone Gewindebolzen in vorgegebene Perforation des Nagels perkutan durch den Knochen eingebracht werden, ermöglicht eine wenigstens übungsstabile Osteosynthese durch Verankerung des Nagels in belastungsfähigen Knochenabschnitten. Bei der »statischen« Verriegelung werden oberhalb und unterhalb der Frakturzone bzw. Pseudarthrose oder Osteotomie die Druckkräfte durch Quer- oder Schrägbolzen zur Vermeidung einer Verkürzung neutralisiert. Bei der »dynamischen« Verriegelung bringt man die Gewindebolzen nur im kurzen proximalen oder distalen Fragment ein, da sich der Nagel im mittleren Drittel der Markhöhle ausreichend elastisch verklemmt. Bei Beginn der knöchernen Konsolidierung muß man die statische Verriegelung durch Entfernen der Bolzen proximal oder distal aufheben, um der Gefahr einer verzögerten Knochenbruchheilung vorzubeugen und erzielt damit eine dynamische Verriegelung (Abb. *24.2.*-14).

Zu 4: Eine Sonderform der intramedullären Schienung ist die *Bündelnagelung* nach HACKE-

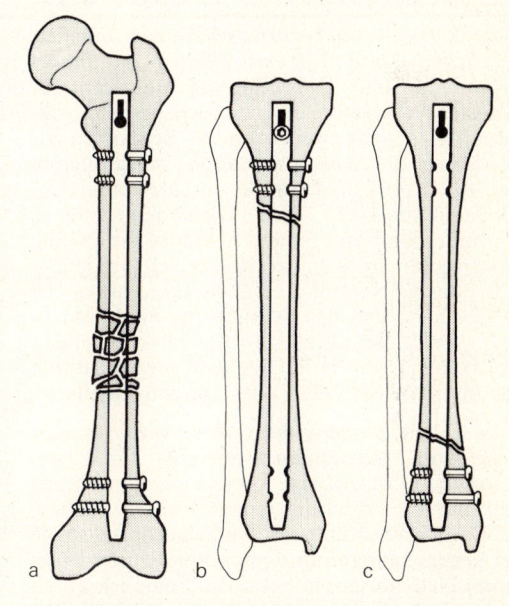

Abb. *24.2.*-14. a) Statische Verriegelung einer Oberschenkeltrümmerfraktur, b) Dynamische Verriegelung einer proximalen Unterschenkelfraktur, c) bei distaler Unterschenkelfraktur.

THAL; hierbei werden so viele Rundnägel eingebracht, bis die Markhöhle ausgefüllt ist.

Zu 5: Die Behandlung per- und subtrochanterer Brüche mit *Federnägeln,* d.h. elastische Rundnägeln, in der von ENDER und SIMON-WEIDNER angegebenen Art, stellt eine erhebliche Verbesserung dar. Die Nägel werden durch eine kleine Inzision oberhalb des medialen Femurkondylus eingebracht und in den Femurkopf vorgeschlagen. Die Federkraft der Nägel ermöglicht eine gedeckte Reposition; durch das Einge-

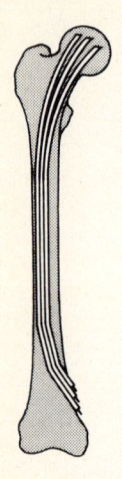

Abb. *24.2.*-15. Lage der Federnägel nach ENDER und SIMON-WEIDNER zur Stabilisierung einer per- oder subtrochanteren Fraktur.

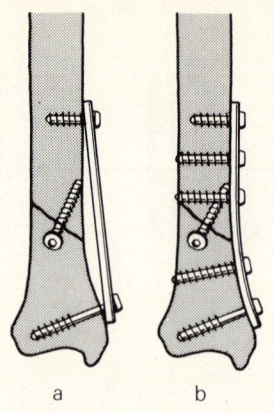

Abb. *24.2.*-16. Schrägbruch: a) Interfragmentäre Druckerzeugung bei distalem kurzem Schrägbruch durch eine Zugschraube, b) Lage der Neutralisationsplatte.

hen fernab der Fraktur sind Infektionen sehr selten. Die fächerförmige Verteilung gewährleistet auch eine *gute Rotationsstabilität* (Abb. 24.2.-15).

Zu 6: Die *Schraubenosteosynthese* ist indiziert bei *Schräg-* und *Torsionsfrakturen mit langer Bruchfläche.* Zur Durchführung einer Schraubenosteosynthese stehen entsprechend der Struktur des Knochens zwei Arten von Schrauben zur Verfügung, die *Spongiosaschraube* mit größerem und die *Kortikalisschraube* mit kleinerem Gewindedurchmesser. Nach Vorschneiden eines Gewindes kann mit beiden Schraubenarten eine interfragmentäre Kompression erzielt werden.

Bei der Verwendung der *Kortikalisschraube* ist zu beachten, daß das Schraubengewinde nur in der dem Schraubenkopf gegenüberliegenden Kortikalis fassen darf. Dies wird erreicht durch das Bohren eines Gleit- oder Durchtrittloches.

Zu 7: Die *Plattenosteosynthese* wird vorzugsweise dort vorgenommen, *wo eine Markraumschienung nicht in Frage kommt,* also im oberen und unteren Drittel der langen Röhrenknochen, bei Drehbrüchen im mittleren Schaftdrittel sowie bei pertrochanteren und suprakondylären Frakturen. Plattenosteosynthesen sind möglich durch gerade Platten, Winkelplatten und durch die dynamische Kompressionsplatte.

1. Die *gerade Platte* kann in dreifacher Funktion angewandt werden:

a) als *Neutralisationsplatte:* Ihre Aufgabe ist es, die beiden Hauptfragmente zu verbinden, wenn nach exakter Reposition die interfragmentäre Kompression durch Zugschrauben erreicht ist. Dabei neutralisiert nun die Platte alle Torsions- und Biegungskräfte, die die reine Schraubenosteosynthese überfordern würden (Abb. 24.2.-16).

b) als *Druck-* bzw. *Kompressionsplatte:* Liegt eine Querfraktur oder eine kurze Schrägfraktur vor, so wird die Platte nach exakter Reposition zunächst nur an einem Hauptfragment fixiert und mit einem speziell konstruierten Spanngerät gegen das andere Hauptfragment gepreßt. Dadurch gerät die Fraktur unter axiale Kompression. Die Platte selbst steht unter Zugspannung. Wichtig ist ferner, daß eine Platte biomechanisch so placiert wird, daß gleichzeitig das Prinzip der Zuggurtung (PAUWELS) verwirklicht wird (Abb. 24.2.-17).

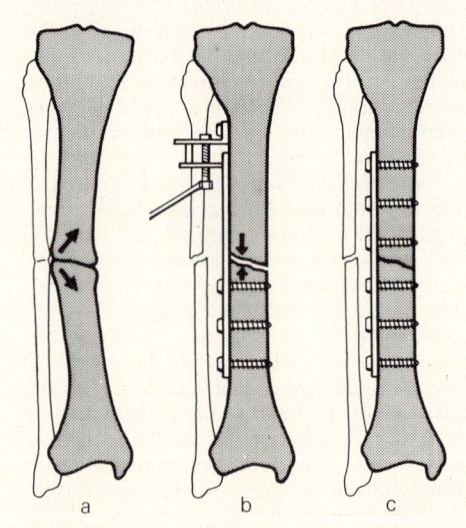

Abb. *24.2.*-17. Zuggurtungs- oder Kompressionsplatte bei Pseudarthrose der Tibia, b) Montage des Plattenspanngerätes.

c) als *Abstützplatte:* Hierbei wird die Platte ohne Druck am Knochen fixiert, um ein Zusammensintern der Fragmente zu verhindern, wie dies z.B. beim Tibiakopfbruch nach Aufrichtung und Spongiosaunterfütterung der Bruchstücke erforderlich ist (Abb. 24.2.-18).

2. *Winkelplatten:* Für die Versorgung von pertrochanteren oder suprakondylären Oberschen-

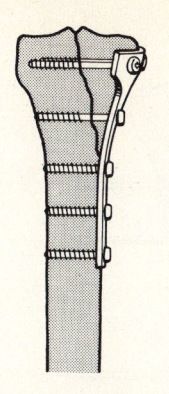

Abb. 24.2.-18. Abstützplatte bei medialem Schienbeinkopfbruch.

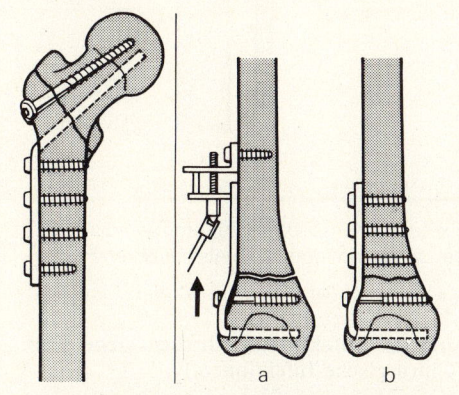

Abb. 24.2.-19. Winkelplatten zur Versorgung pertrochanterer oder suprakondylärer Femurfrakturen (130°- und 95°-Winkelplatten).

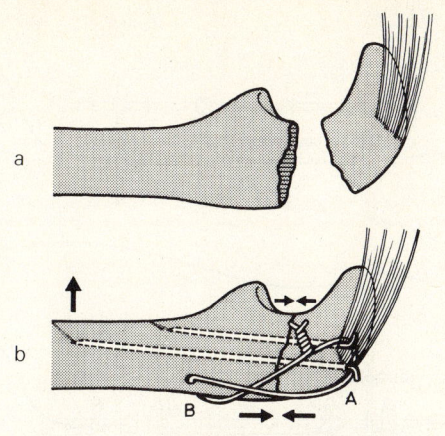

Abb. 24.2.-20. Drahtzuggurtung einer Olekranonfraktur.

kelfrakturen eignen sich Winkelplatten mit entsprechender Winkelstellung, ihre Implantation geschieht nach den geschilderten biomechanischen Prinzipien (Abb. 24.2.-19).

3. *Dynamische Kompressionsplatte:* Die dynamische Kompressionsplatte ist eine Weiterentwicklung der geraden Platte, sie kann als selbstspannende Platte verwandt werden. Dies ist möglich durch die Form ihrer Schraubenlöcher, die, basierend auf einem sphärischen Gleitprinzip, eine Spann- und Gleitbewegung zur Kompression der Fraktur erlauben. Selbstverständlich kann die DC-Platte auch als Neutralisationsplatte, als Abstützplatte oder als Kompressionsplatte mit abnehmbarem Plattenspanner verwandt werden.

Zu 8: Die *Zuggurtung* wurde von PAUWELS als Behandlungsprinzip in die operative Knochenbruchbehandlung eingeführt. Bei diesem Verfahren werden die die Fragmente auseinanderhaltenden Zugkräfte zu Druckkräften transformiert. Als Osteosynthesematerial wird die Platte oder starker Draht, unter Umständen in Kombination mit Bohrdrähten, verwandt.

Indikation hierfür sind Patellafraktur, Olekranonfraktur und Innen- und Außenknöchelbrüche (Abb. 24.2.-20).

Zu 9: Die Anwendung äußerer Spanner *(Fixateur externe)* ermöglicht die Stabilisierung von Fragmenten durch eine Vorrichtung, die fern vom Ort des Geschehens am Knochen angreift. Der Fixateur externe (äußerer Festhalter) läßt sich als *einseitiger* (unilateraler) sogenannter Klammer-Fixateur externe oder in *zwei- oder drei-dimensionaler* Anordnung in Abhängigkeit von der Frakturform mit oder ohne interfragmentäre Kompression verwenden.

Der *unilaterale Klammer-Fixateur-externe* eignet sich zur Versorgung einfacher Bruchformen ohne wesentliche Weichteilschädigung, vorzugsweise am Unterschenkel oder als Ausnahmeindikation am Oberschenkel, während die *zwei- und drei-dimensionale* Anordnung des Fixateur externe vorwiegend zur Stabilisierung offener oder infizierter Frakturen, Pseudarthrosen und Arthrodesen sowie bei Osteotomien gewählt wird (Abb. 24.2.-21).

.2.2.2. Adaptationsosteosynthese

Werden die Fragmente nicht stabil fixiert, sondern lediglich durch Hemicerclagen, Schrauben, Rush-pins oder Bohrdrähte miteinander verbunden, so spricht man von einer Adaptationsosteosynthese. Ein solches Vorgehen wird gelegentlich *bei Kindern* angewandt, wenn eine Fraktur mit konservativen Maßnahmen nicht zu reponieren bzw. retinieren ist. Dabei müssen jedoch die *Wachstumsfugen* geschont werden. Bei dieser Art der Osteosynthese ist ein zusätzlicher Gipsverband erforderlich. Seine Nachteile sind indessen bei Kindern sehr gering, da die Frakturen rasch fest werden und Gelenksteifen nur selten auftreten.

.2.2.3. Alloarthroplastik

Unter dem Begriff Alloarthroplastik versteht man den *teilweisen oder vollständigen Ersatz eines Gelenks durch körperfremdes Material.* Die *Endo-*

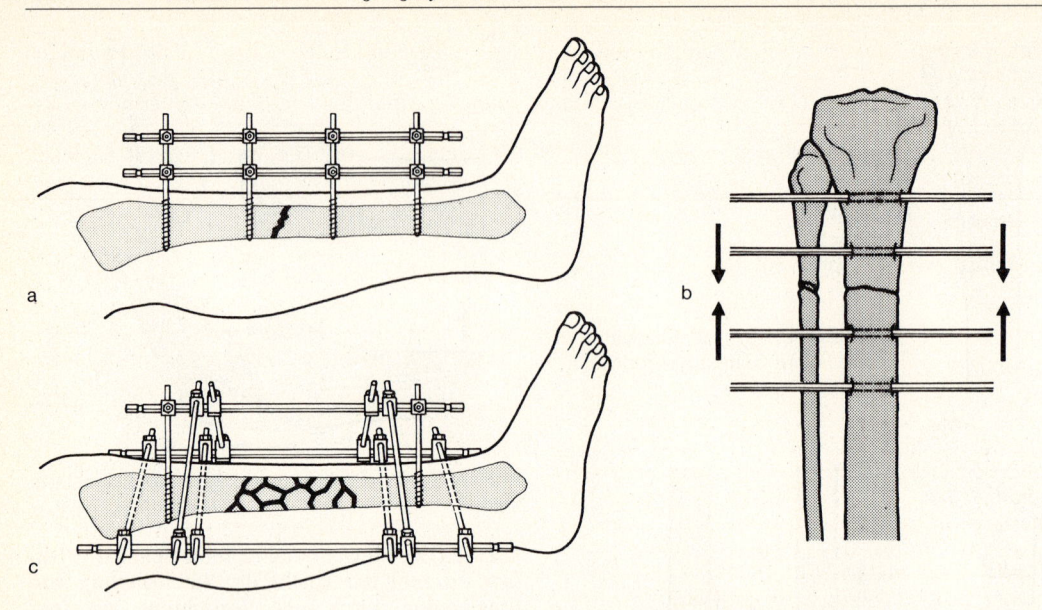

Abb. 24.2.-21. Fixateur externe: a) als unilateraler Klammer-Fixateur-externe; b) als äußerer zweidimensionaler Spanner zur Behandlung einer Tibiaschaftpseudarthrose; c) als dreidimensionaler äußerer Festhalter.

prothese ist das künstliche Ersatzteil. Sie übernimmt im Organismus die Funktion des geschädigten bzw. entfernten Körperabschnittes. Im allgemeinen besteht für das Hüftgelenk dabei die Pfanne aus einem Kunststoff (Polyäthylen) und die Kopfprothese aus einer Metall-Legierung.

Die *Indikation* für den reinen Hüftkopfersatz ist die mediale Schenkelhalsfraktur des sehr alten Menschen in reduziertem Allgemeinzustand bei normaler Hüftgelenkspfanne. Für die Totalprothese gelten als Indikation ebenfalls die mediale Schenkelhalsfraktur des älteren Menschen sowie schwere degenerative Hüftgelenkserkrankungen.

.2.2.4. Behandlung der Pseudarthrose

Das Behandlungsziel bei der Pseudarthrose ist die Ausschaltung des wichtigsten Störfaktors, der mechanischen Unruhe. Dies wird durch die *stabile Osteosynthese* erreicht. Als Methode kommt je nach Lokalisation entweder die Marknagelung mit Aufbohren der Markhöhle oder die biomechanisch richtig plazierte Druckplattenosteosynthese in Frage, unter Umständen kombiniert mit Anlagerung von Knochenspongiosa-Transplantaten.

Die *atrophische Form der Pseudarthrose* verlangt zusätzliche Maßnahmen. Hierbei wird die Kortikalis im Verband der umgebenden Weichteile abgemeißelt und autologe Spongiosa angelagert (Dekortikation). Die Ruhigstellung erfolgt mit einer Platte, die an jedem Fragment mit mindestens 3 Schrauben befestigt ist. (Für die Behandlung der Infektpseudarthrosen siehe Kap. 11.1.: Chirurgische Infektionen.)

Medikamente haben keinen Einfluß auf die Frakturheilung. Weder durch Gaben von Calcium noch von Vitamin D läßt sich eine raschere Kallusbildung oder gar die Ausheilung einer Pseudarthrose erreichen.

Antikoagulantien, wie Marcumar und Sintrom, verzögern die Knochenbruchheilung.

Avitale Fragmente gehören ebenfalls zu den potentiellen Störfaktoren. Wenn sie klein sind, werden sie resorbiert, wenn sie größer sind, als Sequester abgestoßen. Sie können revitalisiert werden, wenn sie bei der Osteosynthese exakt eingepaßt und stabil fixiert werden.

.2.3. Begleit- und Nachbehandlung

Sie nimmt in der Behandlung von Knochenbrüchen eine wichtige Stellung ein. Zu ihr gehört die Kontrolle der Frakturstellung durch Röntgenaufnahmen sowie die Mobilisierung sämtlicher Gelenke, die nicht durch einen Gipsverband ruhiggestellt sind. Dies gilt für die konservative Knochenbruchbehandlung.

> Sowohl bei konservativer als auch nach operativer Behandlung sind eine sachgemäße **Begleit- und Nachbehandlung unverzichtbar.**

Die *übungsstabile Osteosynthese* bietet die Möglichkeit, auch die der Fraktur benachbarten

Gelenke sofort *aktiv zu bewegen*. Durch seine aktive Krankengymnastik werden die Muskeln trainiert, die Blutzirkulation verbessert und die Gelenke beweglich erhalten.

Für eine rasche *Abschwellung* ist bei jeder Fraktur Sorge zu tragen. Dies geschieht am einfachsten durch Hochlagerung auf Schienen oder Kissen. Entzündungshemmende oder abschwellungsfördernde Medikamente können zusätzlich verordnet werden (Abb. 24.2.-22).

In der **Begleit-** und **Nachbehandlung** *operativ versorgter Frakturen* sind folgende Gesichtspunkte zu beachten:
Ist eine Fraktur anatomisch exakt reponiert und durch Schrauben oder Platte übungsstabil fixiert, so ist auf den unmittelbar postoperativ aufgenommenen Röntgenbildern der Frakturspalt meist kaum noch erkennbar. Wird dieser feine Spalt im Verlauf der nächsten Wochen breiter und wird zudem periostaler, wolkiger Kallus sichtbar, so ist die Osteosynthese mit Sicherheit nicht mehr stabil. Auch auf die Knochenstruktur um die Schraubengewinde ist im Röntgenbild zu achten. Findet man dort sogenannte *Lysezonen*, so spricht dies ebenso deutlich für Instabilität.

Treten diese Zeichen auf, bevor der Verletzte den ersten Belastungsversuch gemacht hat, so ist eine zusätzliche Ruhigstellung im Gipsverband erforderlich. Wenn sie aber erst nach Aufnahme der Belastung zu sehen sind, genügt eine nochmalige konsequente Entlastung an Gehstöcken für etwa 2-4 Wochen. Nach diesem Zeitraum erkennt man meist, daß der wolkige Reizkallus durch homogene Strukturierung in Fixationskallus umgewandelt ist. Fehlt er, so droht entweder eine erneute Fraktur, der Bruch des Osteosynthesematerials oder die Ausbildung einer Pseudarthrose.

Die *Kallusbildung* ist also bei der Platten- und Schraubenosteosynthese ein *Gradmesser der Stabilität* und muß in der Nachsorge gewissenhaft beachtet werden.

Der *Zeitpunkt für die Belastbarkeit* ist nur wichtig für die das Körpergewicht tragende Extremität. Die folgenden Zeitangaben (Tab. 24.2.-2) sind Erfahrungswerte; im Einzelfall sollten jedoch immer die klinischen und röntgenologischen Zeichen beobachtet werden.

Die *Überwachung nach Marknagelosteosynthesen* ist weit weniger problematisch, weil der Nagel elastisch verklemmt ist und somit auf Bie-

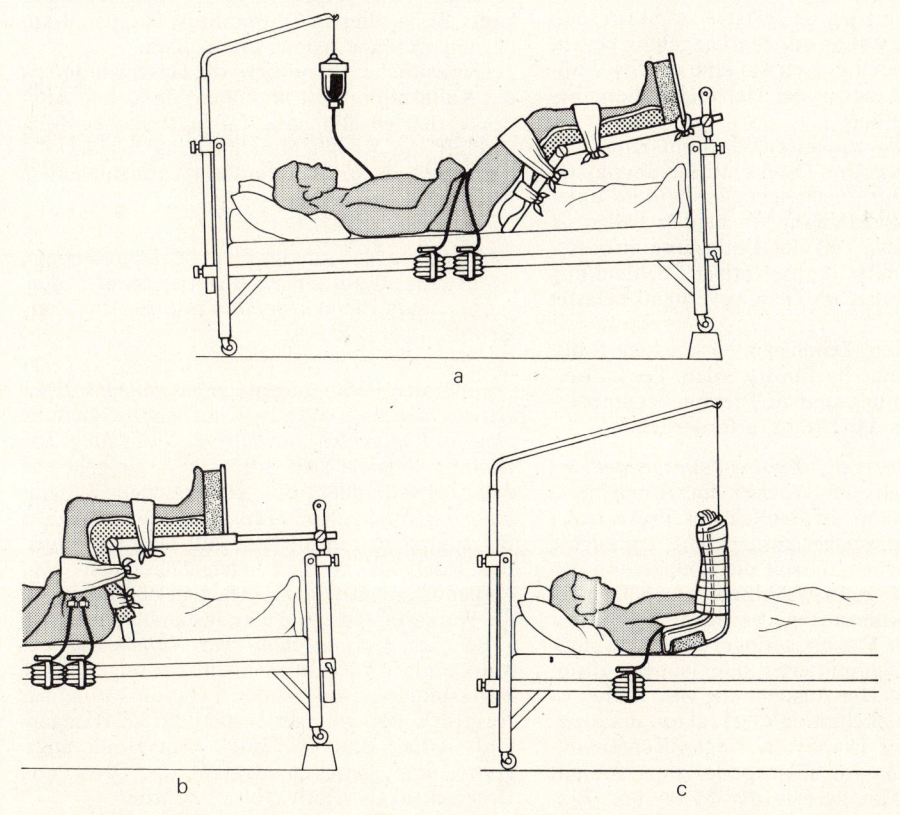

Abb. *24.2.*-22. Postoperative Standard-Lagerung; a) bei Unterschenkelfraktur, b) bei Oberschenkelfraktur, c) bei Ober- oder Unterarmfraktur. Am Bettrand sind Vakuumflaschen oder -pumpen zum Absaugen von Blut und Serum durch die Redon-Drainagen befestigt.

Tab. 24.2.-2. Durchschnittswerte für den Zeitraum zwischen Operation und Belastbarkeit der unteren Extremität.

Untere Extremität	Teilbelastung (Wochen)	Vollbelastung (Wochen)
1. *Plattenosteosynthesen:* Quere oder kurze Schrägfrakturen	5–6	8–9
Einfache Torsionsfrakturen	6–7	8–9
Ausgedehnte Torsionsfrakturen	7–8	9–10
Mehrfragmentfrakturen	9–10	10–15
2. *Reine Schraubenosteosynthesen* (und Schrauben mit kurzer Platte): Einfache Torsionsfrakturen	6–10	10–12
3. *Marknagelosteosynthesen:* Quere oder kurze Schrägfrakturen Mittleres Drittel	2–4	4–6
Unteres Drittel	4–6	6–10

gung mehr beansprucht werden kann als eine Platte. Voraussetzung ist selbstverständlich, daß die richtige Indikation zur Marknagelung beachtet wurde. Handelt es sich um eine relative Indikation, so muß dies in der Nachbehandlung berücksichtigt werden.

Es ist wichtig zu wissen, daß ein Knochenbruch, der durch eine Osteosynthese übungsstabil versorgt wurde, nicht schneller heilt als unter konservativer Behandlung. In beiden Fällen ist also eine gewisse Zeit der Entlastung erforderlich, wobei nach konservativer Behandlung schon etwas früher im Gehgipsverband belastet werden kann.

In bestimmten Zeitabständen müssen Röntgenkontrollen durchgeführt werden. Bei konservativer Behandlung sind zu Therapiebeginn häufige Kontrollen der Fraktur erforderlich.

Bei *konservativer Knochenbruchbehandlung* wird man nach 3–5 Wochen im Röntgenbild ohne Gipsverband im Bereich der Frakturzone eine mehr oder weniger ausgedehnte, kalkdichte Verschattung sehen, die auf die Einlagerung von Hydroxylapatit zurückzuführen ist. Allgemein gilt, daß die Kallusmenge bei ideal reponierter und adaptierter Fraktur geringer ist als bei stark zertrümmerter, gesplitterter oder stärker dislozierter Fraktur. Die Ausdehnung des Kallus ist auch von der Lokalisation der Fraktur abhängig. Im Bereich der Diaphysen langer Röhrenknochen findet man vor allem periostalen, voluminösen Kallus. Im Bereich der Meta- und Epiphyse überwiegt endostaler Kallus. Im Verlauf weiterer 2–3 Wochen nimmt die Strukturierung zu und der Bruchspalt verschwindet. Die Fraktur ist dann soweit gefestigt, daß sie belastet werden kann. Bis zu diesem Zeitpunkt ist ein gut sitzender Gipsverband jedoch unerläßlich.

Der zeitliche Ablauf bzw. die Geschwindigkeit der Kallusbildung ist im hohen Maße vom Alter des Verletzten abhängig. Im jugendlichen Alter verläuft die Knochenbruchheilung bis zur Belastbarkeit rasch, während sie mit zunehmendem Alter langsamer wird.

Bei den im Verlauf der Heilung angefertigten **Röntgenaufnahmen** sind immer zwei Dinge zu beachten: *Achsenstellung und Heilungsfortschritt (Kallusbildung).*

Unter den Bedingungen der *permanent stabilen Osteosynthese* verläuft die Knochenbruchheilung *ohne im Röntgenbild sichtbare Kallusbildung.* Die Heilung vollzieht sich primär, d.h. sie geht von den Zellverbänden des Haversschen Systems ohne fixierenden Kallus aus. Die Beurteilung der Belastbarkeit ist in solchem Fall viel schwieriger. Bei Röntgenkontrollen nach Schrauben- und Plattenosteosynthesen achtet man besonders auf die Warnsymptome, die eine Instabilität anzeigen.

Bei der *Marknagelung mit Aufbohrung* der Markhöhle wird man mehr oder weniger starke Kallusbildung (Reiz- oder Fixationskallus) als Ausdruck geringfügiger Instabilität im Röntgenbild finden; dies ist jedoch kein Hinderungsgrund, eine glatte Querfraktur des Ober- und Unterschenkels relativ früh zu belasten.

Komplikationen: Jedes Verfahren, das in der Behandlung von Knochenbrüchen angewandt wird, ist mit Vor- und Nachteilen behaftet. Die *konservative Knochenbruchbehandlung ist arm an Primärkomplikationen*. Selten sind Zirkulationsstörungen bei zu eng sitzendem Gipsverband, Peronäuslähmung durch Druck, Osteomyelitis im Bereich eines Extensionsnagels oder -drahtes usw.

Spätschäden findet man hingegen häufig; durch die notwendige Immobilisierung über einen längeren Zeitraum kommt es zur *Frakturkrankheit*. Nicht immer gelingt es, diese Schäden in der Nachbehandlung durch Krankengymnastik und Hydrotherapie vollständig zu beseitigen. Vor allem bei Gelenkfrakturen, wie z. B. den häufigen Knöchelbrüchen, befriedigen die Ergebnisse nicht. Nicht selten führt eine solche Fraktur zu einer schmerzhaften Arthrosis deformans, die als Folge einer schweren Knorpelläsion, einer Bandschwäche oder einer Fehlstellung auftritt. Auch die Ausbildung einer *Pseudarthrose* ist unter konservativer Behandlung keine Seltenheit.

Umgekehrt ist die Situation bei der *operativen Knochenbruchbehandlung*. Hier sind *Frühkomplikationen* häufiger und Spätschäden seltener, sofern die Operation nach klarer Indikation vorgenommen wurde und die biomechanischen Gesichtspunkte berücksichtigt wurden.

Besonders gefürchtet ist die *lokale Knocheninfektion*. Bei lückenloser Asepsis im Operationssaal, gewebeschonender Operationstechnik, kurzer Operationsdauer und Erreichen einer übungsstabilen Osteosynthese mit geeigneten Implantaten ist diese Gefahr gering. Jede Operation wird abgeschlossen durch das Einlegen einer *Saugdrainage* nach JOST-REDON. Diese beseitigt Hämatomreste, sie verhindert eine Hohlraumbildung zwischen Weichteilmantel und operiertem Knochen und ist damit eine wichtige Maßnahme zur Infektionsprophylaxe. Das Auftreten einer Frakturkrankheit wird durch sofortige postoperative *Bewegungstherapie* verhindert. Durch die Möglichkeit, die verletzte Gliedmaße, insbesondere alle Gelenke, bald wieder aktiv bewegen zu können, wird die Durchblutung wesentlich verbessert. Eine gute Zirkulation aber ist die beste Prophylaxe gegen einen Infekt. Zur Vermeidung eines postoperativen Ödems wird die verletzte Extremität hochgelagert.

Spätkomplikationen sind das Auftreten einer Instabilität, röntgenologisch erkennbar an Reizkallus und Lysezonen, ferner Materialbruch, Pseudarthrose, Metallose, Druckstellen durch vorstehende Implantate, Refraktur nach Metallentfernung und Osteomyelitis.

.2.4. Die infizierte Osteosynthese

Die Infektion nach einer Osteosynthese gehört zu den schwerwiegendsten Komplikationen. Die Diagnose muß rasch gestellt werden. Hat der Verletzte nach der Operation Fieber, so wird man sofort die Wunde sorgfältig untersuchen. Besteht eine Rötung, hat die Schwellung zugenommen und klagt der Verletzte über Spontan- und Bewegungsschmerz, so ist eine Infektion wahrscheinlich.

Therapie: In einem solchen Fall ist das bloße Entfernen von Fäden und Öffnen der Wunden über dem Knochen oder dem Implantat nicht erfolgversprechend. Die korrekte Therapie besteht in einer möglichst frühzeitigen Revision der Wunden, die im Operationssaal zu erfolgen hat. Hämatom und Eiter werden ausgespült und nekrotisches Gewebe wird abgetragen.

Als *Grundregel der Behandlung* gilt:
Solid stabilisierendes Osteosynthesematerial bleibt, nicht mehr stabilisierendes wird entfernt und durch eine neue stabile externe oder interne Osteosynthese ersetzt, denn Instabilität im Frakturbereich unterhält den Infekt.

Das *Einbringen einer antibakteriellen Spül-Saug-Drainage zur mechanischen Wundreinigung* ist sehr nützlich (WILLENEGGER).
Diese Behandlungsart geht auf den französischen Chirurgen CARELL zurück, der sie bereits im I. Weltkrieg anwandte.
Ihre Wirkung besteht darin, daß durch die fortlaufende Spülung der Taschen, Buchten und Spalträume die akute Infektion in die blande umgewandelt und der Keimvermehrung und Ausbreitung Einhalt geboten wird.

Eine zusätzliche adjuvante *Antibiotikatherapie* sollte nach Möglichkeit gezielt, d. h. nach Keimaustestung erfolgen. Unter einer solchen konsequent durchgeführten Behandlung klingt die Entzündung der Weichteile ab, die Osteitis bzw. Osteomyelitis der befallenen Knochenabschnitte kann ausheilen. Im chronischen Stadium einer posttraumatischen Osteitis sind neben der Aufrechterhaltung stabiler Osteosyntheseverhältnisse und neben einer kontrollierten Sekretableitung über geschlossene Saugdrainagen bei internen Osteosynthesen oftmals *Fistelrevisionen* und *Sequesterentfernungen* notwendig.

Vorübergehend unterstützend können auch hier Saug-Spül-Drainagen oder eine *Gentamycin-PMMA-Kugelkette* wirken. Die Kugelkette ist aus antibiotikahaltigen Knochenzementen geformt. Saug-Spül-Drainagen und PMMA-Kugelkette stellen eine wertvolle und bewährte Ergänzung der klassischen Behandlung der Osteitis/Osteomyelitis dar. In der akuten Phase der Entzündung und direkt p.o. unterstützt eine Ruhigstellung im Gipsverband und die Hochlagerung der betroffenen Extremität den Heilungsverlauf.

In identischer Weise ist bei p.o. *eitrigen Gelenkinfektionen* zu verfahren. Allgemein anerkannte Prinzipien sind auch hier die Ruhigstellung im Gipsverband oder die Gelenktransfixation durch einen Fixateur externe nach operativer Revision des Gelenkes mit Entleeren des eitrigen Kniegelenksergusses und Einbringen einer Saug-Spül-Drainage bei allgemeiner und lokaler Applikation von Antibiotika. Ist die Gelenkbinnenhaut massiv entzündlich verändert, so erfolgt eine Synovektomie.

In jüngster Zeit ist im Frühstadium der entzündlichen Veränderungen nach Gelenkrevision und Synovektomie eine *sofortige Bewegungstherapie* des betroffenen Gelenkes empfohlen worden bei kontinuierlicher, passiver Bewegung auf motorbetriebenen Bewegungsschienen, um die funktionellen Bewegungsdefizite möglichst gering zu halten (Abb. *24.2.*-23). Bei schwerer Ge-

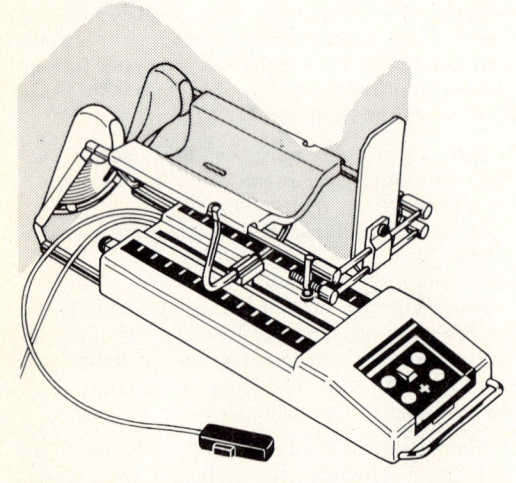

Abb. *24.2.*-23. Motorbetriebene Bewegungsschiene zur kontinuierlichen, passiven Bewegungstherapie.

lenkinfektion und Zerstörung des Knorpels ist jedoch auch heute die *gelenkversteifende Operation* zur Sanierung eines Infektes oftmals nicht zu vermeiden.

Bei verzögerter Heilung oder posttraumatischem Defekt hat sich die *Transplantation autologer Spongiosa* zur Anregung der Knochenbruchheilung und zur Defektauffüllung bewährt.

24.2.1.2. Luxationen

24.2.1.2.1. Gelenk und Luxation

Anatomische Vorbemerkung: Die bewegliche Verbindung zweier oder mehrerer Knochen nennt man Gelenk (articulatio). Jedes Gelenk des menschlichen Körpers hat einen seiner Funktion entsprechenden Aufbau. Gemeinsam ist allen, daß die miteinander artikulierenden Knochen an den Kontaktflächen von *hyalinem Knorpel* bedeckt sind. Der Gelenkknorpel ist druckelastisch. Er wird einerseits durch ein Sekret der *Membrana synovialis,* der *Synovia,* per diffusionem ernährt, andererseits durch den Knochen, dem der Gelenkknorpel aufliegt. Das Sekret, auch *Gelenkschmiere* genannt, ist muzinhaltig (Chondroitinschwefelsäure und Hyaluronsäure), wird von den Synovialzellen gebildet und setzt den Reibungswiderstand der Gelenkflächen herab.

Bei einigen Gelenken (z. B. Kniegelenk, Sternoklavikulargelenk) wird die vollständige Gelenkkongruenz durch Gelenkscheiben (*Disci* bzw. *Menisci*) hergestellt. Sie bestehen aus Faserknorpel und dienen gleichsam als Stoßdämpfer.

Die *Gelenkkapsel* schließt allseitig das Gelenk luftdicht ab; sie besteht aus zwei Schichten, der *Membrana fibrosa* und der *Membrana synovialis*.

Das Ausmaß des Bewegungsumfanges ist abhängig von der Gestalt der knöchernen Gelenkkörper, der Anordnung und Stärke des Bandapparates und der Form und Ausgestaltung der Muskeln, die auf das Gelenk einwirken.

Ein Gelenk kann durch *direkte* oder *indirekte* Gewalteinwirkung geschädigt werden.

Zu den *direkten* Verletzungen gehört die **Kontusion,** die durch Schlag oder Aufprall entsteht, so z. B. durch Sturz auf die ausgestreckte Hand oder auf das Knie. Klinisch findet sich neben einer mehr oder weniger deutlich ausgeprägten schmerzhaften Bewegungseinschränkung des Gelenks eine umschriebene Druckschmerzhaftigkeit und ein Bluterguß mit Schwellung. Im allgemeinen schwinden diese Erscheinungen rasch. Eine Mitreaktion der Synovialis im Sinne einer traumatischen, abakteriellen Synovitis ist selten.

Indirekte Gelenkverletzungen kommen am häufigsten als **Distorsionen (Verstauchungen)** durch Vertreten des Fußes im Bereich des oberen Sprunggelenks sowie als Zerrungen des Handgelenks bei Sturz auf die ausgestreckte Hand vor.

Es können verschiedene *Schweregrade der Distorsion* unterschieden werden: Zerrung, Teilruptur und vollständige Ruptur der Bänder. Eine exakte klinische und röntgenologische Untersuchung ist immer angezeigt, um eine Fraktur nicht zu übersehen; evtl. müssen »gehaltene« Röntgenaufnahmen des verletzten und des unverletzten kontralateralen Gelenks angefertigt werden.

Eine *Bänderzerrung mit erhaltener Kontinuität des Gelenks* bedarf lediglich kurzfristiger Schonung bzw. Ruhigstellung durch Verbände. Die Teilzerreißung mit nachfolgender Bandinstabilität, kenntlich an stärkerer Weichteilschwellung infolge Hämatombildung mit Spontan-, Druck- und Bewegungsschmerz sowie vermehrter Aufklappbarkeit des Gelenks, läßt sich röntgenologisch stets durch *gehaltene Aufnahmen* nachweisen.

Eine *konservative Therapie* ist nur bei leichter Instabilität angezeigt. Bei stärkerer Aufklappbarkeit ist eine *operative Rekonstruktion* der Bänder durch Band- und Kapselnaht anzustreben. Das betroffene Gelenk wird postoperativ in einem Gipsverband ruhiggestellt, die Dauer der Gipsbehandlung richtet sich nach Art und Umfang des erfolgten Eingriffes.

Die **Verrenkung** oder **Luxation** ist eine komplette Ausreihung der peripheren Gelenkfläche aus der Gelenkanatomie und Gelenkfunktion. Hierbei ist nicht nur der Bandapparat, sondern auch die Gelenkkapsel zerrissen.

Klinisch bestehen erhebliche Weichteilschwellungen, Spontan-, Druck- und Bewegungsschmerz. Der periphere Gliedabschnitt ist federnd fixiert, das Gelenk deformiert. Die vollständige Luxation eines Gelenks ist eine schwere Verletzung, die auch von einer Nervenschädigung begleitet sein kann, z. B. die Zerrung des N. axillaris bei der Schulterverrenkung und des N. ischiadicus bei der Hüftgelenksluxation (Abb. 24.2.-24).

Die schwerste Verletzung eines Gelenks ist die **Luxationsfraktur,** die sowohl durch ein direktes als auch durch ein indirektes Trauma zustande kommen kann. Am häufigsten ist sie im Bereich des oberen Sprunggelenks und am Ellenbogengelenk, da hier die schützenden Weichteile besonders dünn sind. Seltener sind Knie-, Hüft- oder Schulterluxationsfrakturen.

Die *Reposition* ist beim Verrenkungsbruch vordringlich, um schweren Gewebeschädigungen insbesondere der Haut vorzubeugen. Ist die Haut längere Zeit über vorstehende Knochenteile gespannt, so besteht eine lokale Ischämie. Dabei kann sich eine Hautnekrose entwickeln, so daß dem Gelenk sekundäre Komplikationen drohen. Auch die Frühoperation wird in Frage gestellt. Die sofortige *Osteosynthese* der Luxationsfraktur bietet die größte Gewähr für die Wiedererlangung einer vollen Gelenkfunktion. Es ist wichtiger, die Luxation – z. B. des oberen Sprunggelenks – sofort zu beseitigen als zunächst eine Röntgenaufnahme anzufertigen.

Die offene Luxationsfraktur stellt immer einen Notfall dar.

24.2.1.2.2. Sonderformen der Luxation

Zu den Sonderformen der Luxationen gehören:

a) *Angeborene Luxation:* (Hüftgelenksluxation = Luxatio coxae congenita).

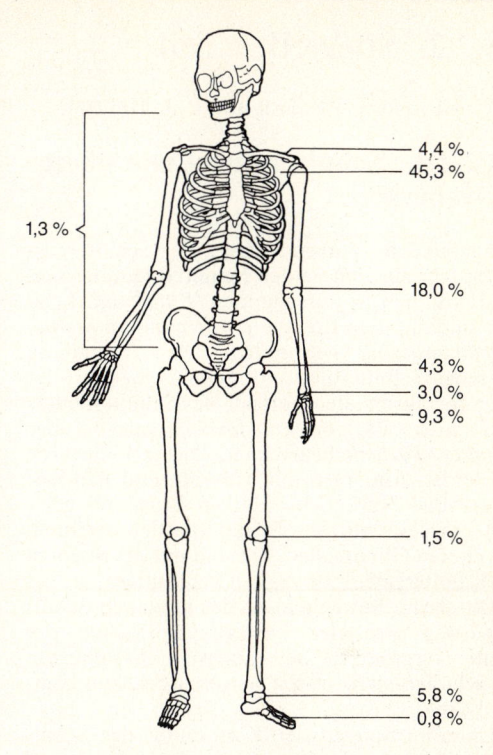

Abb. *24.2.*-24. Häufigkeitsverteilung der Luxationen von Gelenken. (Nach SCHLOSSER, V.: Traumatologie. Thieme, Stuttgart 1968.)

b) *Habituelle Luxation:* Kiefergelenksluxation, Schultergelenksluxation, Kniescheibenluxation.
Man versteht darunter die häufig wiederkehrende Verrenkung ohne wesentliches Trauma, nachdem beim ersten Mal auch kein erhebliches Trauma vorausgegangen war. Die Dauerheilung ist nur durch eine Operation möglich.

c) *Paralytische Luxation:* Lähmungen bzw. Überwiegen der Antagonisten können zur Luxation führen. Dabei spielt auch das Gewicht der Gließmaßen eine Rolle.

d) *Pathologische Luxation:* Sie ist bedingt durch entzündliche Veränderungen. So führt z. B. die Tabes am Hüftgelenk nicht selten zu schweren Zerstörungen mit Auflösung von Kopf und Pfanne und nachfolgender Subluxation oder Luxation.

24.2.2. Spezieller Teil

E. H. Kuner, S. Weller und P. J. Meeder

24.2.2.1. Schultergürtel und obere Extremitäten

Anatomische Vorbemerkung: Der Schultergürtel besteht aus den beiden Schulterblättern *(Skapula)* und den Schlüsselbeinen *(Klavikula)*. Letztere sind mit dem Brustbein *(Sternum)* im *Sternoklavikulargelenk* verbunden. Die Verbindung zwischen Schulterblatt und Schlüsselbein erfolgt über den akromialen Fortsatz des Schulterblattes und wird als *Akromioklavikulargelenk* oder *Schultereckgelenk* bezeichnet. Dieser knöcherne Gürtel ist zusammen mit Muskeln und Bändern locker und beweglich auf dem Brustkorb gelagert. An den seitlichen Schulterpartien beginnen die oberen Gliedmaßen. Sie sind mit der Skapula im Schultergelenk beweglich verbunden.

Durch die Beweglichkeit des gesamten Schultergürtels wird der Bewegungsspielraum der Arme vergrößert, Bewegungseinschränkungen im Schultergelenk lassen sich entsprechend kompensieren.

Unterbrechungen der Kontinuität des Schultergürtels durch Frakturen oder Gelenkrupturen haben eine mehr oder weniger schmerzhafte Funktionseinbuße der oberen Extremitäten zur Folge; diese Tatsache läßt sich diagnostisch verwerten: Durch einen leichten Zug am Arm kann die verletzte, schmerzhafte Stelle am Schultergürtel lokalisiert werden.

24.2.2.1.1. Schlüsselbeinfrakturen

Die S-förmig gekrümmte Klavikula ist durch ihre oberflächliche und ungeschützte Lage neben den häufigeren indirekten auch direkten Gewalteinwirkungen ausgesetzt.

Topographisch unterscheidet man Frakturen im *mittleren Drittel* von denen im *akromialen* und im *sternalen* Anteil (Abb. *24.2.*-25). Von der Querfraktur über die Schräg- zur Stück- und Trümmerfraktur sind alle Bruchformen zu finden.

Klinik: Neben örtlicher Schwellung und Druckschmerzhaftigkeit verursacht jede Bewegung des gleichseitigen Armes Schmerzen im Frakturbereich. Eine stärkere Dislokation führt zur Verkürzung des Schulterstegs, deutlich wahrnehmbarem Hervorragen der Bruchstücke und gelegentlich zu Parästhesien oder Durchblutungsstörungen im Arm. Diese werden durch Irritation oder Kompression der zwischen Klavikula und Brustkorb verlaufenden Nerven und Gefäße (Plexus brachialis, Vasa subclavia) verursacht.

Die *Röntgenaufnahme* der Klavikula, gegebenenfalls in zwei Ebenen, ermöglicht die Erkennung des Frakturtyps, der Dislokation der Hauptfragmente oder der Einzelbruchstücke.

Therapie: Schlüsselbeinbrüche werden *vorwiegend konservativ* durch Ruhigstellung des gleichseitigen Armes in einem Desault-Verband, in einer Mitella oder besser mit einem in der Achselhöhle gut gepolsterten Rucksack- oder Achtertouren-Verband behandelt. Diese Verbände haben die Aufgabe, die Schulter nach hinten zu führen, eine Verkürzung des Schlüsselbeins auszugleichen und durch Zug die Kontinuität des Schultergürtels wiederherzustellen. Dadurch wird eine frühzeitige, schmerzfreie Beweglichkeit des Armes ermöglicht (Abb. *24.2.*-26, *24.2.*-27). Der Verband muß täglich nachgezogen werden.

Die *operative Behandlung* ist nur in Ausnahmefällen, bei starker Verkürzung und Scheitern einer geschlossenen Reposition, bei doppelseitigen Frakturen oder bei Ausbleiben einer knöchernen Heilung notwendig. Dringlich wird sie bei Nerven- oder Gefäßkompression. Diese kann auch im Verlauf der spontanen Heilung durch Druck überschüssiger Kallusmassen entstehen. In der operativen Behandlung haben sich nach anatomischer Reposition die Druckplattenosteosynthese und bei Frakturen im lateralen Drittel die Zuggurtung bewährt. Kirschner-Drähte allein sind hierfür ungeeignet, da sie leicht zurückwandern (Abb. *24.2.*-28).

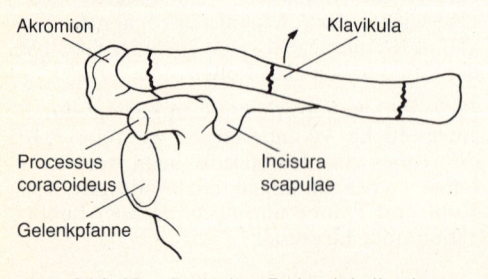

Abb. *24.2.*-25. Typische Frakturlokalisationen der Brüche des Schlüsselbeins im akromialen, mittleren und sternalen Drittel; häufigste Lokalisation im mittleren Drittel mit kranialer Verschiebung des medialen Fragmentes.

24.2.2.1.2. Akromiale und sternale Luxationen (Luxationsfrakturen)

Am *Akromioklavikulargelenk* kann es ebenso wie am *Sternoklavikulargelenk* zu einer Zerrung, zur Subluxation und zur vollständigen Luxation kommen.

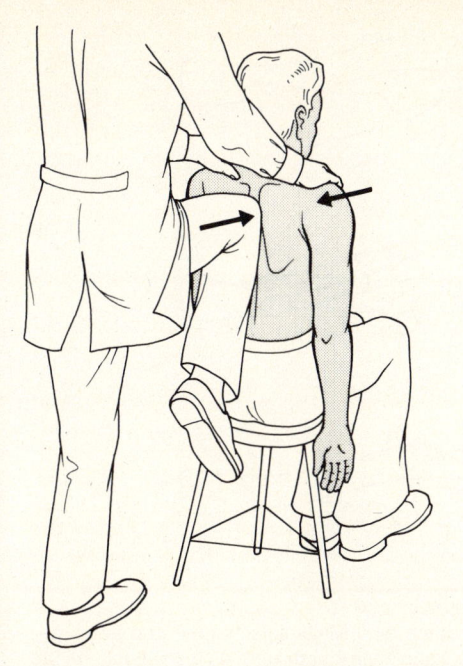

Abb. *24.2.*-26. Durch Zug an den Schultern und Gegendruck läßt sich eine Klavikulafraktur reponieren.

Klinik: Während Zerrung und Subluxation nur deutlichen Druckschmerz, leichte Schwellung und Bewegungsschmerz verursachen und auch im *Röntgenbild* keinen pathologischen Befund erkennen lassen, geht die Luxation klinisch und röntgenologisch mit einer *Stufenbildung* einher (sog. Klaviertasten-Phänomen).

Am *Akromioklavikulargelenk* läßt sich dieser Befund durch Zug am Arm verstärken, wobei dann das akromiale Klavikulaende deutlich über das Akromion hervorsteht *(Tossy 1–3).*

Durch Schub am Arm und Druck auf die Klavikula läßt sich das Gelenk einrichten, jedoch ohne fixierenden Verband nicht halten. Die Kontinuität des Schultergürtels ist durch eine Ruptur der korakoklavikulären, akromioklavikulären und kostoklavikulären Bänder der Gelenkkapsel des Akromioklavikulargelenks gesprengt. Die einzelnen Anteile werden durch Muskelzüge und statische Kräfte verschoben.

Auch die vollständige Luxation im *Sternoklavikulargelenk* geht mit einer äußerlich sichtbaren und palpablen Vorwölbung durch Hämatombildung einher. Die Dokumentation im *Röntgenbild* erfordert Spezialaufnahmen. Die Diagnosestellung durch *Computertomographie* ist visuell beeindruckender und erlaubt die sichere Zuordnung der Verletzung zu einer Luxation des Schlüsselbeines prä- oder retrosternal.

Therapie: Zerrung und Subluxation werden *stets konservativ* durch kurzfristige Ruhigstellung unter Fixation des Armes im Desault- oder Rucksackverband behandelt. Bereits nach 8–10 Tagen wird mit aktiven Bewegungsübungen begonnen.

Bei vollständiger frischer Luxation des Gelenkes akromial (Tossy 3) oder sternal bei kompletter prä- oder retrosternaler Luxation sollte man sich zur *operativen* Behandlung mit offener Reposition, Naht der Bänder und temporärer extra- oder transartikulärer Fixation entschließen. Hierfür sind zahlreiche Operationsverfahren bekannt. Liegt die Verletzung mehr als 10 bis 14 Tage zurück, so daß mit einer direkten Naht der verletzten Ligamente nicht mehr gerechnet werden kann, so verfährt man konservativ und zieht eine spätere plastische Rekonstruktion vor (Abb. 24.2.-29).

24.2.2.1.3. Schulterblattbrüche

Das Schulterblatt ist vollständig von kräftigen Muskelschichten bedeckt und geschützt. Abgesehen von vereinzelten Abrißfrakturen im Bereich kräftiger Muskel- und Sehnenansätze (z. B. Akromion, Proc. coracoides etc.) entstehen die Frak-

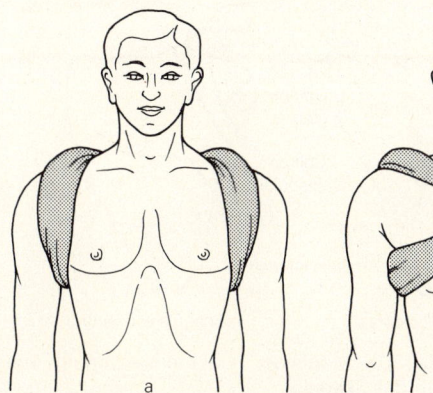

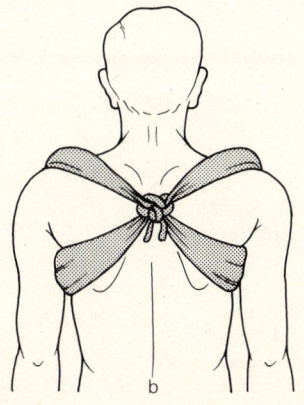

Abb. *24.2.*-27. Achtertourig angelegter Rucksackverband zur Ruhigstellung eines Schlüsselbeinbruches: a) Ansicht von vorn, b) Ansicht von rückwärts.

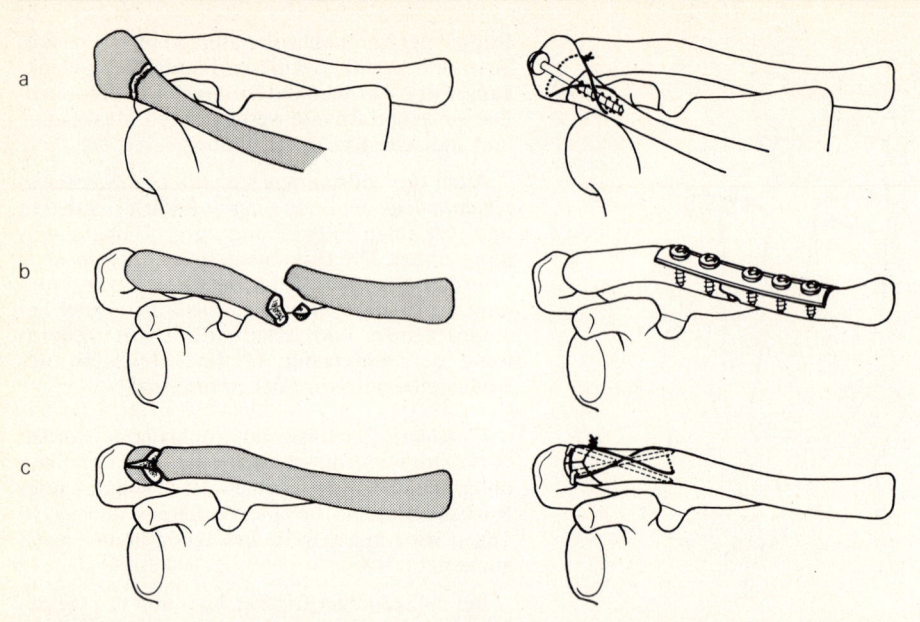

Abb. *24.2.*-28. a) Eine Querfraktur des Akromions wird fixiert durch eine Malleolarschraube und einen gekreuzten Zuggurtungsdraht. b) Eine dislozierte Klavikulafraktur kann man durch eine 4- bis 6-Loch- Platte stabilisieren. c) Eine laterale Klavikulafraktur läßt sich durch eine Kirschner-Draht-Zuggurtung übungsstabil versorgen.

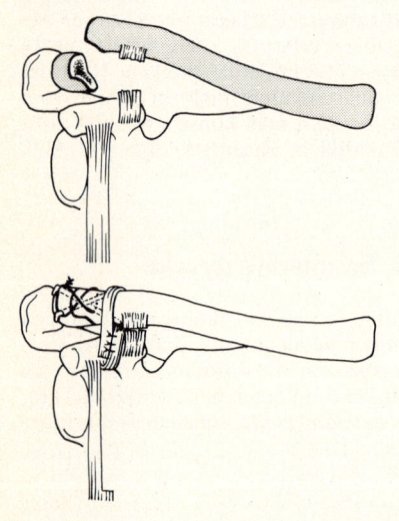

Abb. *24.2.*-29. Ruptur des Lig. coracoclaviculare und laterale Klavikulafraktur. Ersatzplastik des Bandes durch eine Hälfte der Sehne des M. coracobrachialis; die laterale Klavikulafraktur wird stabilisiert durch eine Drahtzuggurtung.

turen durch Einwirkung direkter Gewalt oder fortgeleiteter Druck- und Zugkräfte am Schultergelenk und an den Gelenkfortsätzen.

Klinik: Schulterblattbrüche verursachen eine schmerzhafte Bewegungsbehinderung und örtlichen Druckschmerz. Häufig bestehen ausgedehnte Schwellungen mit Blutergüssen, die sich im Laufe einiger Tage in die Achselhöhle und die unteren Brustkorbpartien ausdehnen und dort sichtbar werden. Auf dem *Röntgenbild* kommen Fissuren, Stück- und Trümmerfrakturen sowie die bereits erwähnten Abrißbrüche oder Gelenkfrakturen zur Darstellung (Abb. *24.2.*-30).

Therapie: Mit Ausnahme der Akromionfraktur ist die Behandlung *konservativ*. Nach kurzer Immobilisierung im Desault-Verband oder Lagerung des Armes in einer Mitella wird frühzeitig, nach etwa einer Woche, mit aktiven Bewegungsübungen begonnen. Bewegen im Teilbad und Schwimmen ermöglichen nach Abklingen der örtlichen Schmerzen die schnelle Wiedererlan-

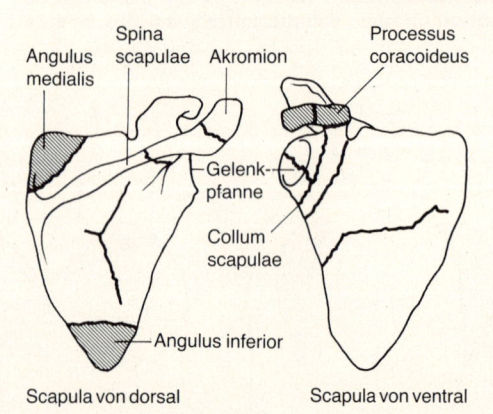

Abb. *24.2.*-30. Möglicher Frakturlinienverlauf bei Frakturen der Skapula.

gung einer freien Funktion im Schultergelenk und im gesamten Schultergürtel.

Die *Fraktur* des *Akromions* mit Dislokation sollte blutig reponiert und mit einer Schraube bzw. einer Zuggurtung fixiert werden.

24.2.2.1.4. Schulterverrenkung (Luxatio humeri)

Die Diskrepanz zwischen der großen Gelenkfläche des Oberarmkopfes und der kleinen des Schulterblattes, die durch entsprechende Fortsätze am Schulterblatt und durch Weichteillager ausgeglichen wird, begünstigt Verrenkungen im Schultergelenk. Diese Disposition wird in vielen Fällen noch gesteigert durch eine stärkere Abflachung des unteren Randes des Schulterblattgelenkfläche und einen gelockerten Muskel- und Bandapparat mit erweiterter und überdehnter Gelenkkapsel. Das zur Schultergelenksverrenkung führende Unfallereignis ist gewöhnlich ein Hängenbleiben mit dem Arm, wobei der Oberarmkopf gleichsam aus der Pfanne herausgedreht wird oder aber ein Sturz auf den abduzierten, etwas nach hinten geführten Arm.

Formen: Entsprechend der Richtung des Austritts des Oberarmkopfes aus dem Gelenk sind *vier verschiedene Formen der Luxation* zu unterscheiden (Abb. *24.2.*-31).
1. Vordere oder subpektorale Luxation (Luxatio subcoracoidea),
2. Untere oder axillare Luxation (Luxatio infraglenoidalis),
3. Hintere Luxation (Luxatio infraspinata),
4. Sonderformen (Luxatio axillaris erecta).

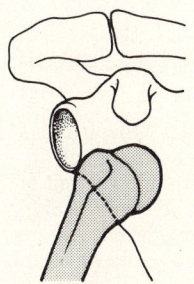

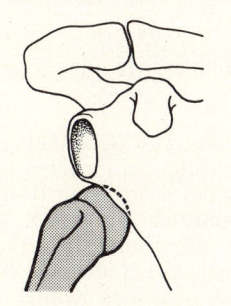

Die hintere Luxation ist selten und wird gelegentlich übersehen, insbesondere dann, wenn keine axiale Röntgenaufnahme angefertigt wurde. Sie ist nur in dieser Ebene sicher zu erkennen.

Klinik: Die Schulterverrenkung ist gekennzeichnet durch veränderte Schulterkontur mit tastbar leerer Gelenkpfanne und federnder Fixation des Armes, der mit dem gesunden Arm unterstützt und ruhiggehalten wird. Häufig kann unter dem vorderen Pektoralisrand oder in der Achselhöhle der ausgetretene Oberarmkopf getastet werden.

Das *Röntgenbild* zeigt die Luxation des Kopfes und dessen topographische Lage. Nicht selten besteht zusätzlich ein Ausriß des Tuberculum majus und eine Zerrung des N. axillaris, erkennbar an einer Sensibilitätsstörung über dem M. deltoides.

Therapie: Die Reposition erfolgt möglichst in Narkose. Bekannt sind die Methoden nach HIPPOKRATES und KOCHER. Während bei der ersteren unter Zug am Arm der unbeschuhte Fuß als Gegenlager und Hypomochlion in die Achselhöhle gestemmt wird, folgt die letztere der Umkehrung des Unfallmechanismus, d.h. der Arm wird außenrotiert, eleviert, abduziert und unter Innenrotation adduziert (Abb. *24.2.*-32). In der Mehrzahl der Fälle kann man auch ohne Narkose durch kurzen Zug am leicht abduzierten Arm die Luxation ohne Mühe beseitigen.

Alle Methoden, die Reposition ohne Narkose zu bewerkstelligen, beruhen auf der Möglichkeit einer Ablenkung des Patienten, bei der die kontrahierte Muskulatur entspannt wird. Dies gelingt mit dem über eine Stuhllehne hängenden Arm (nach ARLT) oder in Rückenlage auf dem Boden mit gleichmäßigem Zug an beiden langsam abduzierten Armen (nach CAMPELL).

Nach der Reposition muß das Ergebnis durch *Röntgenaufnahmen* in zwei Ebenen dokumentiert werden. Der Arm wird für ca. 8–10 Tage im Desault-Verband oder auf einer Abduktionsschiene ruhiggestellt. Sodann erfolgt die Lagerung für weitere 2–3 Wochen in einer Mitella, in der bereits aktive Übungen (Pendeln) ausgeführt werden. Der Patient wird angehalten, für 4–6 Wochen seinen Arm nicht über die Horizontale zu bringen (Gefahr einer Reluxation mit Entwicklung einer habituellen Schultergelenksluxation). Nach der Reposition kann auch eine Ruhigstellung des verletzten Armes im Thoraxabduktionsgipsverband für 3–4 Wochen durchgeführt werden.

Luxatio subcoracoidea   Luxatio infraglenoidalis

Luxatio infraspinata   Luxatio axillaris erecta

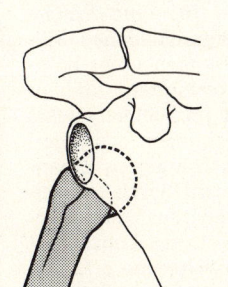

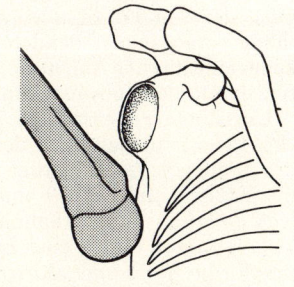

Abb.*24.2.*-31. Die vier Arten der Schulterluxation.

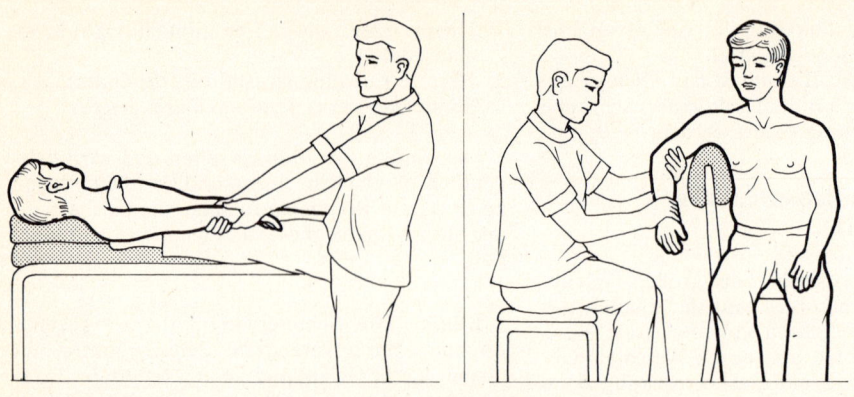

Abb. *24.2.*-32. Reposition der Schultergelenksluxation nach HIPPOKRATES durch Einstemmen des Fußes in die Axilla und nach ARLT durch Zug über eine gepolsterte Stuhllehne.

Als **Komplikationen** der Schulterverrenkung sind *begleitende Frakturen, Nervenverletzungen* (N. axillaris, N. radialis) oder *Gefäßläsionen* zu beobachten. Diese müssen unter allen Umständen bei der Erstuntersuchung festgestellt, berücksichtigt und schriftlich fixiert werden, um eventuellen späteren Anschuldigungen wegen einer unsachgemäßen Behandlung entgegentreten zu können.

Kommt es nach der ersten traumatischen Schulterverrenkung ohne Unfallereignis zur neuerlichen Verrenkung, so liegt eine sog. *rezidivierende Schultergelenksluxation* vor. Sie ist nur durch einen *operativen* Eingriff zu beheben, der spätestens nach der dritten Luxation durchgeführt werden sollte.

24.2.2.1.5. Oberarm

.1. Oberarmhalsfrakturen

Im Bereich des Oberarmkopfes unterscheidet man anatomisch ein *Collum anatomicum* und ein *Collum chirurgicum*. Beim Sturz auf den im Ellbogengelenk gebeugten Arm entstehen besonders im fortgeschrittenen Alter infolge der meist vorhandenen Osteoporose die sog. *Oberarmkopffrakturen* des *Collum chirurgicum*.

Klinik: Sie führen zu Schmerzen im Schultergelenk, Schwellung und Einschränkung der Beweglichkeit. Die Schmerzen bei der Bewegung können infolge Einstauchung der beiden Fragmente überraschend gering sein. *Röntgenologisch* erscheint das Kopffragment meist mehr oder weniger gekippt und verdreht.

Frakturen im Bereich des *Collum anatomicum* sind selten. Bei starker Dislokation kann das Kopffragment durch Störung der Zirkulation nekrotisch werden (Abb. *24.2.*-33). Als Kombinationsverletzung kommt die Oberarmhalsfraktur besonders bei älteren Frauen mit einer gleichzeitigen Olekranonfraktur vor. Sie wird dann gelegentlich übersehen oder erst verspätet diagnostiziert.

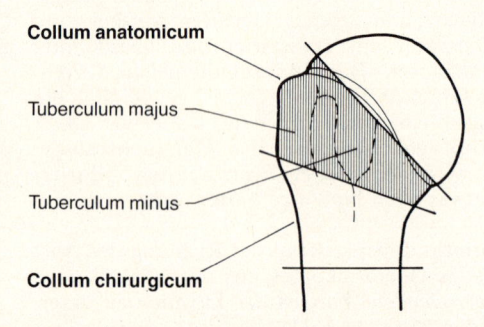

Abb. *24.2.*-33. Häufige Frakturlokalisationen im Bereich des Oberarmkopfes sind pertuberkuläre (gestrichelt) und subkapitale Brüche; seltener sind Abrißfrakturen des Tuberculums majus oder minus.

Therapie: Die Behandlung der Oberarmhalsbrüche erfolgt bei jüngeren Menschen nach Reposition des dislozierten Kopffragmentes mit einer Drahtextension am Olekranon und Ruhigstellung im Thoraxgipsverband, eventuell im »Hängegips«. Bei älteren Verletzten wird, wenn die Abkippung des Kopfes nicht mehr als 30 Grad beträgt, ohne Reposition und nach Ruhigstellung im Desault-Verband für eine Woche nach der von POELCHEN vorgeschlagenen Methode vorgegangen: Pendelübungen unter krankengymnastischer Anleitung verhindern die häufige und lästige Teilversteifung im Schultergelenk.

Um stärkere Achsenabweichungen auszugleiche, kann man sich auch des Hängegipsverbandes bedienen. Auch hierbei wird durch frühzeitige Kreisel- und Pendelübungen das Schultergelenk funktionsfähig erhalten. Diese konservativen Verfahren haben eine Erweiterung erfahren durch die *perkutane Kirschner-Draht-Spickung* bei instabilen oder dislozierten Frakturen mit nachfolgender funktioneller Übungsbehandlung, jedoch ohne Hängegipsverband.

In Ausnahmefällen, besonders bei der Luxationsfraktur, bei der zusätzlich zur Oberarmhalsfraktur auch noch eine Luxation des Kopfes aus dem Schultergelenk besteht, die wegen der eingeschlagenen Bizepssehne manchmal nicht reponierbar ist, muß man *operativ* vorgehen. Nach anatomischer Reposition erfolgt die übungsstabile Osteosynthese mittels einer geeigneten Schraubenplatte oder einzelner Schrauben (Abb. *24.2.*-34).

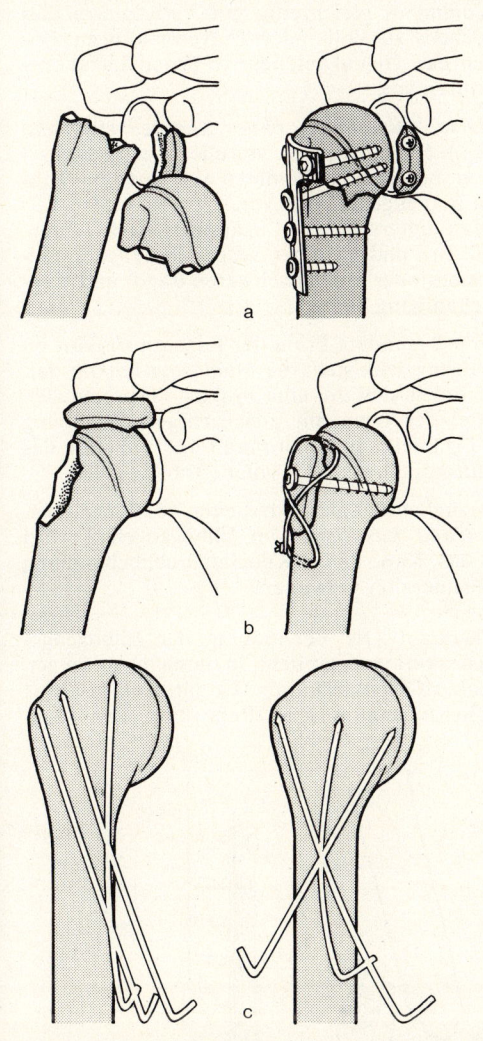

Abb. *24.2.*-34. a) Subkapitale Luxationsfraktur mit Dislokation des Oberarmkopfes und knöcherner Absprengung am Limbus glenoidalis; Versorgung des reponierten Oberarmkopfbruches durch T-Platte, Verschraubung des Limbus glenoidalis durch 2 Malleolarschrauben. b) Das unter das Akromion dislozierte Tuberculum majus wird reponiert und durch eine Spongiosaschraube und zusätzliche Drahtzerklage fixiert. c) Adaptionsosteosynthese durch perkutane Kirschner-Draht-Spickung nach unblutiger Reposition.

.2. Oberarmschaftbrüche

Die Frakturen des Oberarmschaftes entstehen meist durch ein direktes Trauma, z.B. durch Sturz auf den Arm oder Schlag von der Seite. Indirekt führen Torsionskräfte bei zusätzlicher Biegung und Stauchung zu typischen Drehbrüchen mit und ohne Biegungskeil.

Klinisch findet sich eine schmerzhafte und abnormale Beweglichkeit des Armes im Bruchbereich mit örtlicher Schwellung und Deformierung. In der Mehrzahl der Fälle ist der Oberarm im Vergleich zur gesunden Seite verkürzt (Abb. *24.2.*-35). Begleitende Nervenverletzungen, be-

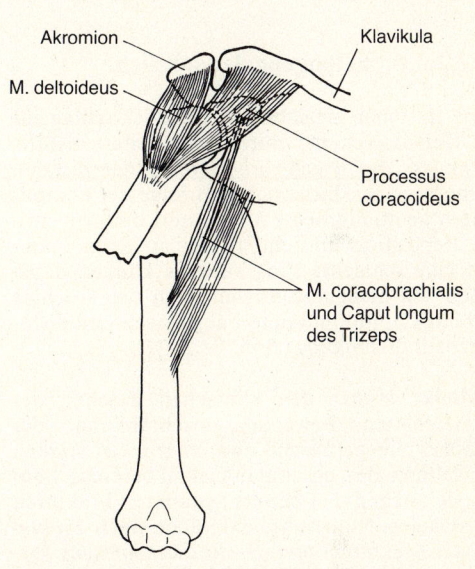

Abb. *24.2.*-35. Dislokation der Fragmente eines Oberarmschaftbruches durch Muskelzug.

sonders des N. radialis, der im mittleren Anteil unmittelbar am Knochen im Sulcus nervi radialis verläuft, führen zu typischen Lähmungen (Fallhand etc.). Gefäßverletzungen sind selten. Sie kommen vorwiegend im distalen suprakondylären Bereich vor. Klinisch rufen sie infolge des örtlichen Hämatoms eine auffallende, prall-elastische Schwellung und die Zeichen der arteriellen Durchblutungsstörung an Unterarm und Hand hervor.

Das *Röntgenbild* zeigt die Lokalisation und den Typ der Oberarmfraktur. Der Verdacht auf eine Gefäßverletzung kann durch eine Arteriographie erhärtet oder ausgeschlossen werden.

Therapie: Die Behandlung der Oberarmschaftbrüche ist *vorwiegend konservativ* im Desault- oder Oberarmgipsverband. Sie kann, besonders bei älteren korpulenten Patienten, mit Hilfe des Hängegipsverbandes oder mit Drahtextension, Reposition und Brust-Arm-Gipsverband durchgeführt werden. Ausgleich der Verkürzung und anatomisches Aufeinanderstellen der Fragmente sind bei der konservativen Behandlung aller Schaftbrüche, besonders aber bei den Oberarmschaftbrüchen nicht unbedingt anzustreben, sofern kein Rotationsfehler besteht.

Aus besonderer Indikation (Mehrfachbrüche, doppelseitigen Armfrakturen, Einarmigkeit, begleitende Nerven- oder Gefäßverletzungen, offene Frakturen etc.) ist manchmal *operatives Vorgehen* unumgänglich (Abb. 24.2.-36).

Eine instabile »Adaptationsosteosynthese«, bei der eine zusätzliche Ruhigstellung im Gipsverband notwendig wird, ist bei Oberarmschaftbrüchen nicht gerechtfertigt.

24.2.2.1.6. Ellbogengelenksbrüche

Sie entstehen meist beim Sturz oder Schlag auf das Gelenk, seltener durch fortgeleitete Kräfte. Besonders die Brüche im Bereich der distalen Humerusgelenkfläche haben infolge der komplizierten anatomischen Formen und der schwierigen Reposition hinsichtlich der späteren Funktion eine schlechte Prognose. Es können dabei neben den beiden Kondylen noch die Trochlea und das Capitulum humeri abgerissen und disloziert sein *(Y-Fraktur)* (Abb. 24.2.-37).

Klinik: Hinter den klinischen Zeichen der schmerzhaften Bewegungseinschränkung, der Knochenreibegeräusche und einer meist starken Schwellung des gesamten Gelenkbereichs können sich neben den bereits genannten Frakturen der distalen Humerusgelenkfläche noch *Frakturen des Olekranon und des Radiusköpfchens* verbergen (Abb. 24.2.-38). Während letztere sich durch einen besonders starken Schmerz bei Unterarmdrehbewegungen (Pro- und Supination) und bei lokalisiertem Druck manifestieren, besteht beim Olekranonbruch meist eine deutlich palpable Bruchlücke über der Streckseite mit mehr oder weniger deutlicher Dellenbildung.

Die genaue Orientierung ermöglicht das *Röntgenbild*. Hier müssen, wie in allen zweifelhaften Fällen, gelegentlich Spezialaufnahmen in schrägen Durchmessern angefertigt werden.

Kommt es gleichzeitig mit Verletzungen des Knochens zu Voll- oder Teilverrenkungen zwischen den Gelenkanteilen, so liegen Luxationsfrakturen vor.

Reine Luxationen ohne Knochenbeteiligung sind im Ellbogengelenk vor allem bei Erwachsenen zu beobachten, kommen aber auch bei Kindern und Jugendlichen vor.

Man unterscheidet Luxationen nach hinten, nach vorn und nach der Seite. Alle gehen mit einer mehr oder minder schweren Band- und Kapselschädigung einher.

Eine besondere Form der Luxationsfraktur im Ellbogengelenk stellt die *Monteggia-Fraktur* dar. Es handelt sich um eine Fraktur im proximalen Drittel der Ulna mit gleichzeitiger Zerreißung des Ligamentum anulare radii und Luxation des Radiusköpfchens nach volar (Abb. 24.2.-39).

Bezüglich der Besonderheiten *kindlicher Frakturen und Luxationen* im Ellbogengelenk wird auf das Kap. 25.2.: Knochenbruchbehandlung im Kindesalter verwiesen.

Therapie: Die Behandlung der Ellbogengelenksfrakturen entspricht in ihren Grundzügen der aller Gelenkfrakturen. Es gilt, zunächst eine möglichst anatomische Reposition der Frag-

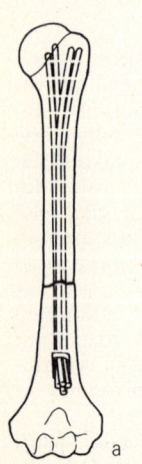

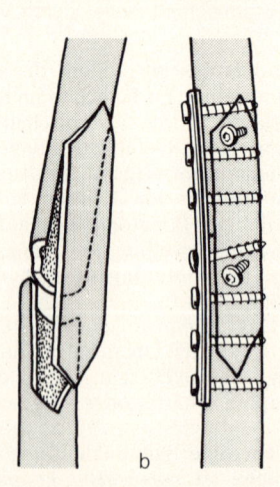

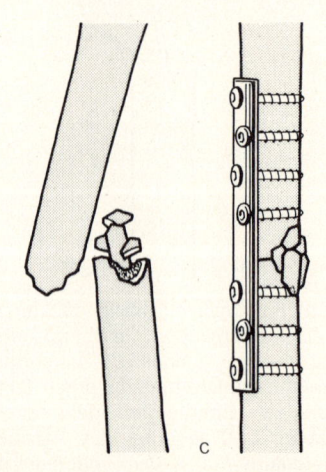

Abb. 24.2.-36. a) Bündelnagelung einer Querfraktur des Oberarmschaftes nach HACKETHAL. b) Eine Spiralfraktur mit großem Drehkeil läßt sich durch zwei Zugschrauben und zusätzliche Neutralisationsplatte übungsstabil versorgen. c) Eine weitere Möglichkeit ist die Stabilisation eines Querbruches bei Trümmerzone durch eine breite Kompressionsplatte, evtl. kombiniert mit einer Spongiosaplastik.

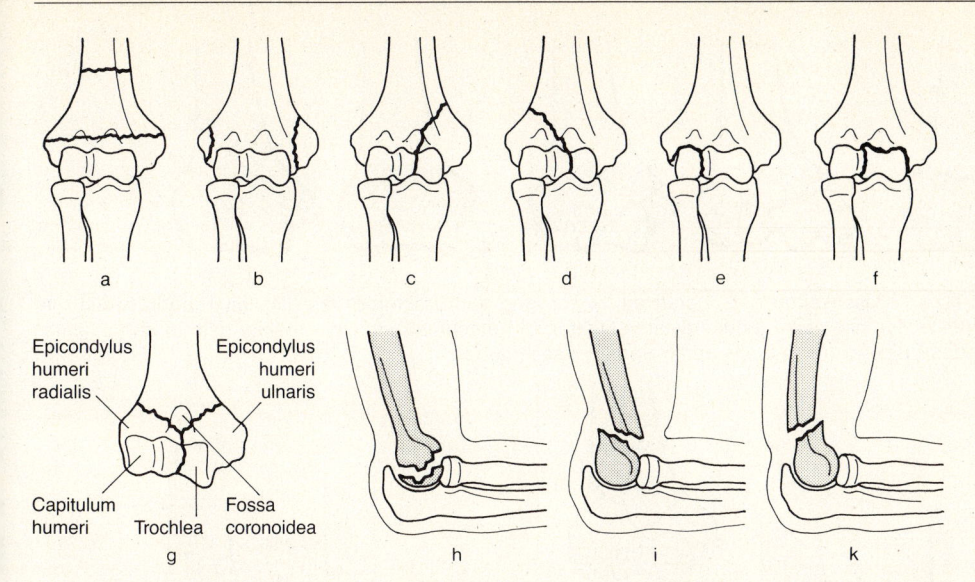

Abb. *24.2.*-37. Frakturen des distalen Humerusendes: a) Suprakondyläre und perkondyläre Fraktur; b) Fraktur des Epicondylus medialis und lateralis; c) Fraktur des Condylus medialis; d) Fraktur des Condylus lateralis; e) Bruch des Capitulum humeri, von vorn gesehen; f) Trochleafraktur; g) Y-Bruch des distalen Humerusendes (kombinierte Fraktur); h) Fraktur des Capitulum humeri, von der Seite gesehen; i) Extensionsfraktur (häufig); k) Flexionsfraktur (selten).

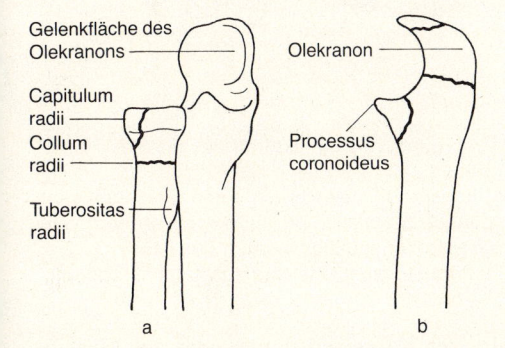

Abb. *24.2.*-38. Verlauf typischer Frakturlinien im Bereich des Radiusköpfchens und des Olekranons.

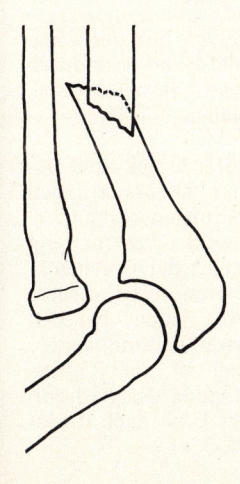

Abb. *24.2.*-39. Monteggia-Fraktur = Bruch der Elle im proximalen Drittel mit gleichzeitger Luxation des Radiusköpfchens.

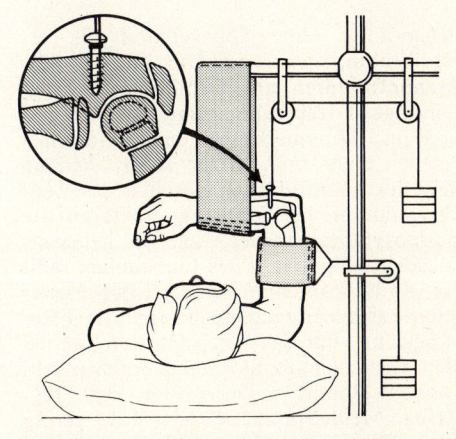

Abb. *24.2.*-41. Konservative Behandlung einer suprakondylären Fraktur durch Dauerextension.

mente mit stufenlosen Gelenkflächen zu erzielen. Infolge der Mitverletzung von Gelenkkapsel und umgebenden Weichteilen mit entsprechendem Bluterguß besteht bei allen Gelenkfrakturen nach längerer Ruhigstellung im Gipsverband die Gefahr einer anschließenden Funktionseinbuße infolge fibröser Schrumpfung der Gelenkkapsel. Frühzeitige Bewegungen und Übungen können dies verhindern.

Gelingt es jedoch nicht – auch nicht durch Drahtzug am Olekranon (Abb. *24.2.*-41) – die Bruchstücke »unblutig« zu reponieren, so ist eine *operative* Einrichtung mit funktionsstabiler Osteosynthese erforderlich. Sie ermöglicht durch

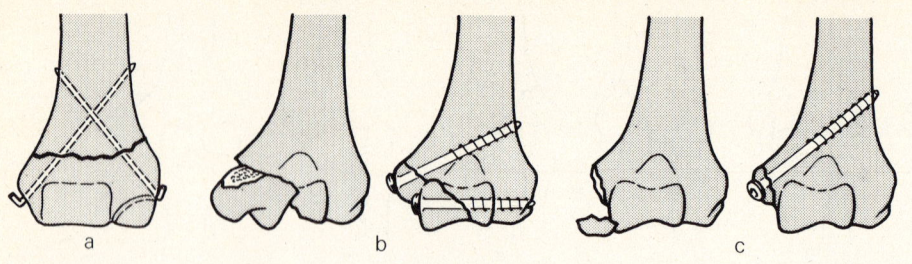

Abb. *24.2.*-40. Möglichkeiten der operativen Versorgung von Frakturen des distalen Humerusendes: a) Spickdrahtosteosynthese einer perkondylären Fraktur. b) Verschraubung einer Fraktur des Condylus lateralis und c) des Epicondylus lateralis durch Spongiosaschrauben.

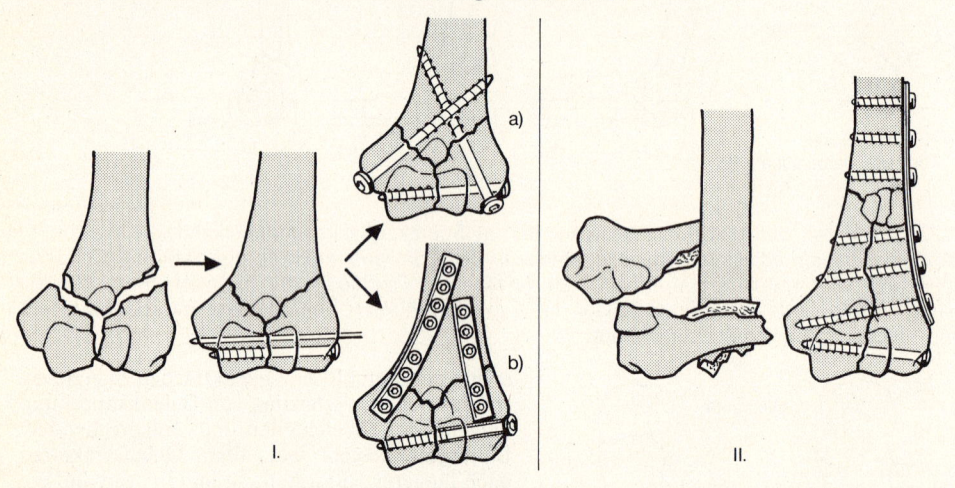

Abb. *24.2.*-42. Operationstechnisches Vorgehen bei der Versorgung von Y-Frakturen des distalen Humerusendes.
I. Reposition und, nach vorhergehender Fixation des Repositionsergebnisses durch einen KirschnerDraht, definitive Versorgung der Trochlea durch eine Schraube; danach Stabilisierung, entweder a) durch zwei gekreuzte Schrauben oder b) durch 2 schmale DC-Platten oder Rekonstruktionsplatten des AO.
II. Kombination einer Schraubenosteosynthese mit einer Plattenosteosynthese und zusätzlicher Spongiosaplastik in Höhe der Querfraktur.

Nachbehandlung ohne Gipsverband die erwünschte Frühmobilisierung (Abb. *24.2.*-40, 42).

Olekranonfrakturen mit Distraktion der Fragmente infolge Trizepssehnenzuges, Monteggia-Frakturen und Trümmerbrüche des Radiusköpfchens stellen eine *absolute Operationsindikation* dar. Bei Olekranonfrakturen hat sich das Zuggurtungsverfahren, bei Monteggiafrakturen die Plattenosteosynthese an der Ulna und gelegentlich die gleichzeitige Naht des Lig. anulare radii und bei Radiusköpfchenbrüchen Erwachsener die Entfernung der Fragmente mit sparsamer Resektion bewährt. Für das Wachstumsalter gelten besondere Gesichtspunkte! Radiusköpfchenfrakturen ohne wesentliche Dislokation der Fragmente (sog. Meißelfrakturen) oder eine gering dislozierte Olekranonfraktur lassen auch bei konservativer Behandlung ein gutes Ergebnis erwarten (Abb. *24.2.*-43). Dasselbe gilt für alle anderen Ellbogengelenksbrüche.

Es sollte *nicht zu lange ruhiggestellt* werden, in der Regel 2–3 Wochen. Die Gefahr der Gelenksteife, der Kapselverkalkung oder der Myositis ossificans ist sonst erhöht (Abb. *24.2.*-44).

24.2.2.1.7. Vorderarmbrüche

Die Unterarmschaftbrüche von Elle und Speiche können beim Sturz auf die Hand oder durch direkte Gewalteinwirkung, wie z. B. bei der sog. Parierfraktur der Ulna, entstehen.

Klinik: Es besteht ein lokaler Druck- und Bewegungsschmerz. Meist sind Deformierungen und wechselnd starke Schwellungen vorhanden. Entsprechend der Lokalisation der Fraktur zeigt das *Röntgenbild* Verschiebungen der Bruchstücke, die durch Muskelzug hervorgerufen werden. Die Monteggia-Fraktur wurde bereits bei den Ellbogengelenksfrakturen erwähnt. Eine weitere zusammengesetzte Verletzung ist die Radiusschaftfraktur mit einer Sprengung des Radioulnargelenks und Luxation der Ulna nach dorsal *(Galeazzi-Fraktur)* (Abb. *24.2.*-45a).

24.2. Verletzungen des Halte- und Bewegungsapparates Frakturen – Luxationen

a) Konservativ im OA-Gipsverband Für 14 Tage

b) Operativ durch Schraubenosteosynthese

c) Operativ durch Resektion

Oszillierende Säge

Unterarmfraktur   Plattenosteosynthese

Abb. *24.2.*-45. a) Luxationsfraktur des Unterarms nach GALEAZZI, Plattenosteosynthese der Radiusfraktur und Verschraubung des dislozierten Proc. styloideus durch eine kleine Spongiosaschraube und b) operative Stabilisierung einer Unterarmschaftfraktur durch Plattenosteosynthese von Radius und Ulna.

◄ Abb. *24.2.*-43. Behandlungsmöglichkeiten verschiedener Radiusköpfchenfrakturen. a) Konservative Behandlung im Oberarmgipsverband für 14 Tage. b) Operative Therapie durch Schraubenosteosynthese. c) Operative Therapie durch Entfernung des Radiusköpfchens.

Hintere Luxation des Ellbogengelenkes.

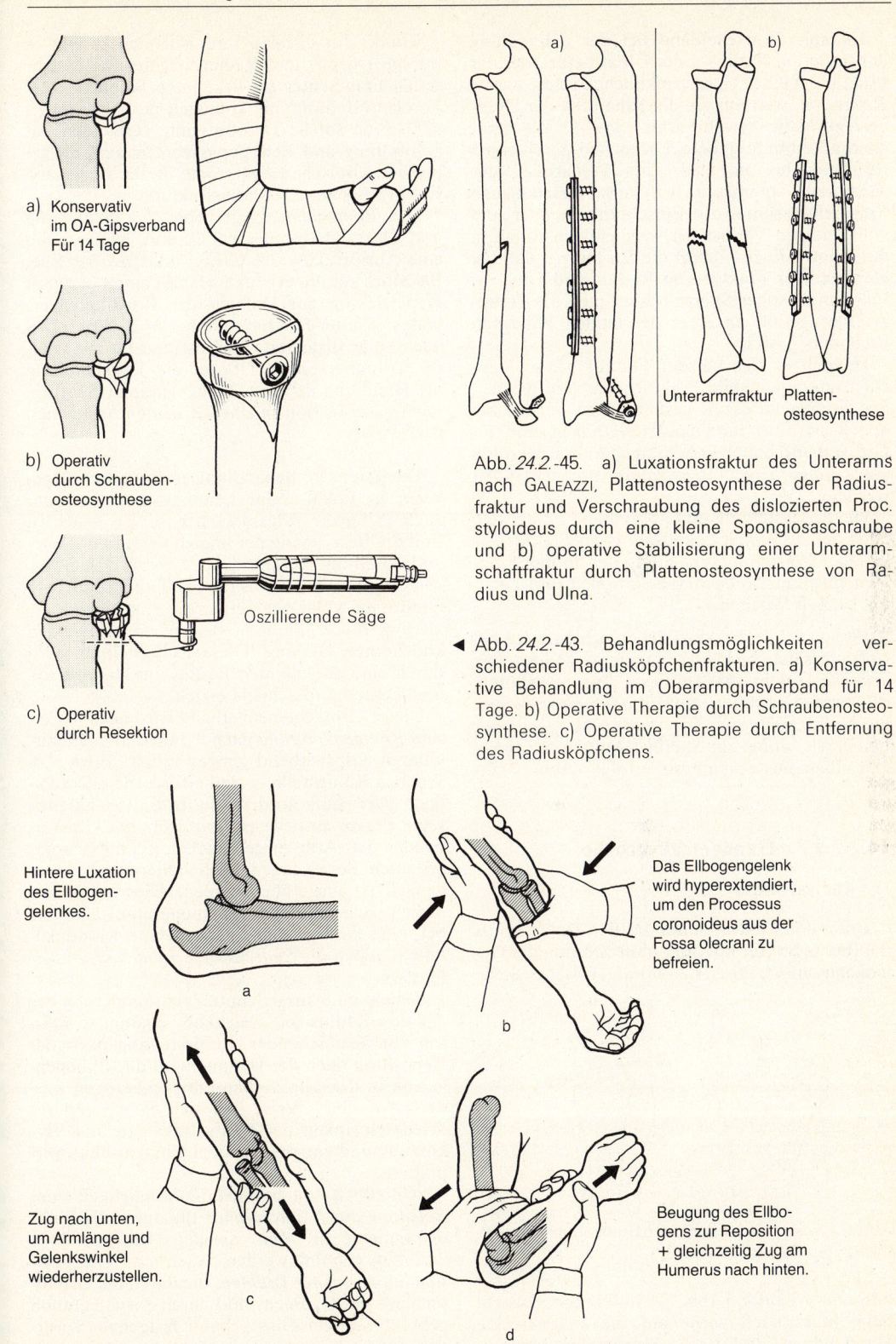

Das Ellbogengelenk wird hyperextendiert, um den Processus coronoideus aus der Fossa olecrani zu befreien.

Zug nach unten, um Armlänge und Gelenkswinkel wiederherzustellen.

Beugung des Ellbogens zur Reposition + gleichzeitig Zug am Humerus nach hinten.

Abb. *24.2.*-44.   Repostion einer hinteren Luxation des Ellbogengelenks.

Therapie: Entscheidend bei der Behandlung der isolierten Radius- oder Ulnafraktur oder der Frakturen beider Unterarmknochen ist die *exakte Reposition*, weil nur sie die Erhaltung der Drehbeweglichkeit gewährleistet. Sowohl die knöcherne Verbindung beider Knochen durch einen Brückenkallus als auch eine Vernarbung der Membrana interossea bei stark verschobenen Fragmenten führen zur Einschränkung oder zum vollständigen Verlust der so wichtigen Rotation der Hand. Hinzu kommt die Erfahrung, daß bei gleichzeitiger Fraktur von Radius und Ulna infolge ungünstiger Sperrmechanismen die Pseudarthrosengefahr an einer der beiden Frakturen besonders groß ist.

Handelt es sich bei der Fraktur beider Knochen um eine stabile Fraktur, d. h. sind die beiden Fragmente derart gestaltet, daß sie sich bei der Reposition miteinander verhaken und im Gipsverband halten lassen, so kann in Erwartung eines guten Ergebnisses *konservativ* behandelt werden.

Die Ruhigstellung im Gipsverband richtet sich nach der jeweiligen Lokalisation der Fraktur; sie verlangt Entspannungsstellung der an den Fragmenten ansetzenden Muskelgruppen und benötigt ca. 6–8 Wochen.

Verlaufen die Frakturflächen schräg oder bestehen zusätzliche kleine Fragmente, so liegt eine *instabile Fraktur* vor. Zu dieser Gruppe gehören, wie bereits erwähnt, auch die *Monteggia-* und die *Galeazzi-Fraktur*. Sie werden heute *operativ* behandelt, wobei zur Stabilisierung in der Regel eine Plattenosteosynthese erfolgt (Abb. *24.2.-*45b).

24.2.2.1.8. Handgelenksbrüche

.1. Radiusfraktur

Unter den Frakturen am distalen Unterarm ist die Radiusfraktur mit oder ohne Störung der Gelenkanatomie (Abb. *24.2.*-46) an typischer Stelle

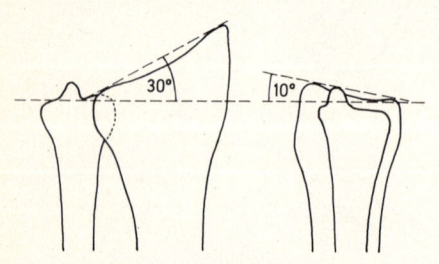

Abb. *24.2.*-46. Physiologische Stellung der Gelenkfläche des Radius.

besonders häufig (Abb. *24.2.*-47). Sie entsteht beim Sturz nach vorne auf die ausgestreckte Hand und ist somit eine Hyperextensionsfraktur.

Klinik: Im distalen Radiusbereich kommt es infolge Dorsal- und Radialverschiebung des distalen Fragmentes zur bekannten Bajonett- oder Forchettestellung im Handgelenk (Abb. *24.2.*-47a). Eine solche Deformierung verbunden mit Schwellung und Bewegungsschmerz sind die typischen klinischen Symptome dieser auch nach COLLES benannten Radiusfraktur.

Das *Röntgenbild* zeigt neben der Stauchung und Dorsalabkippung am Radius häufig noch eine Abrißfraktur des Griffelfortsatzes der Elle. Bei Sturz auf die gebeugte Hand kommt es durch Hyperflexion zur Umkehr des Bruchlinienverlaufes *(Smith-Fraktur)* (Abb. *24.2.*-47b). Das nach volar dislozierte Radiusfragment mit volarer Trümmerzone gefährdet die Durchblutung der Hand und neigt auch nach anfänglich erfolgreicher Reposition zu einem erneuten Abweichen nach volar.

Therapie: Die Behandlung erfolgt durch *Reposition* in Lokal- oder Leitungsanästhesie oder auch in kurzer Allgemeinnarkose. Zu beachten sind die Beseitigung der Stauchung und die Wiederherstellung des normalen Gelenkflächenwinkels am distalen Radius (a.p. 30 Grad, seitlich 15 Grad nach volar geneigt) sowie eine sichere Fixierung dieser Stellung bis zur ausreichenden knöchernen Heilung. Diese Ruhigstellung wird durch eine dorsale, den Radius am Handgelenk umfassende Gipsschiene erzielt.

Dieser Gipsschienenverband wird nach der ersten *Röntgenkontrolle* nach 8 Tagen in einen zirkulären Gipsverband umgewandelt. Etwa 4–6 Wochen Ruhigstellung sind erforderlich. Der Patient wird aufgefordert, so früh wie möglich seine Finger zu bewegen und trotz des Gipsverbandes den Arm zu gebrauchen. Es müssen dabei auch Bewegungen im Schulter- und Ellbogengelenk ausgeführt werden. Dies verhindert örtliche Schwellung und Stauung und trägt dazu bei, eine häufige und unangenehme Komplikation, nämlich die *Sudecksche Erkrankung*, zu verhindern.

Besteht eine ausgedehnte Zerstrümmerung des distalen Radius mit Gelenkbeteiligung, so müssen zur ausreichenden Ruhigstellung nach der Reposition auch der Daumen und das Ellbogengelenk in den Gipsverband mit einbezogen werden. Auf diese Weise läßt sich ein sekundäres Wiedereinsinken der Radiusfragmente mit Verkürzung und entsprechendem Ulnavorschub verhindern.

Schließlich besteht noch die Möglichkeit einer *Retention durch Spickdrähte*, die durch die Radiusfragmente in den distalen Radius (Abb. *24.2.*47c) gebohrt werden. Auch eine *Transfixation mit Kirschner-Drähten*, die durch die Grundphalanx des Daumens und durch das Olekranon gebohrt und im Gipsverband festgehalten werden, gewährleistet eine gute Stellung bis zur Heilung.

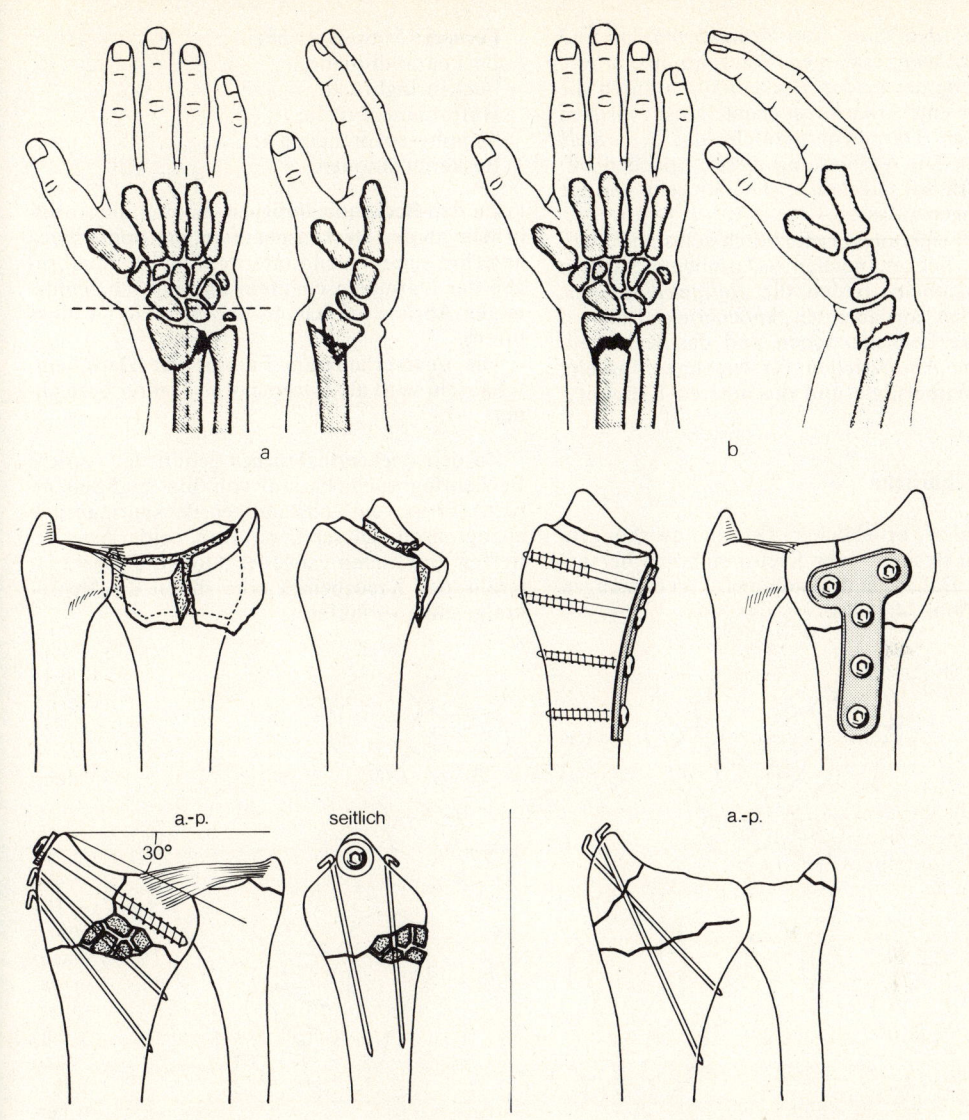

Abb. 24.2.-47. *Oben:* Formen der Radiusfraktur loco typico: a) Colles-Fraktur, b) Smith-Fraktur.
Mitte: Osteosynthese einer Smith-Fraktur durch eine kleine T-Platte von einem volaren Zugang aus.
Unten: Kirschner-Draht-Spickung mit und ohne Schraube.

Bei Mißlingen einer konservativen Therapie, insbesondere bei der Smith-Fraktur des Radius, wird die *blutige Reposition und Osteosynthese* durch kleine Abstützplatten (T-Platte), evtl. verbunden mit einer primären Spongiosaplastik, durchgeführt (Abb. 24.2.-47b).

.2. Luxationsfraktur

Die Luxationsfraktur am Handgelenk ist eine sehr seltene Verletzung. Sie geht meist mit einem Abriß des radialen und ulnaren Griffelfortsatzes einher und wird durch plötzliche forcierte Dorsalflexion der Hand verursacht.

Therapie: Durch Zug und Gegenzug ähnlich der Reposition einer typischen Radiusfraktur läßt sich die Verrenkung wieder einrichten. Anschließend erfolgt Ruhigstellung im Gipsschienenverband. Die Reposition soll möglichst frühzeitig vorgenommen werden.

24.2.2.2. Becken und untere Extremitäten

24.2.2.2.1. Becken

Anatomische Vorbemerkung: Der Beckenring setzt sich anatomisch aus den beiden *Darmbein-*

schaufeln, den *Sitz-* und *Schambeinästen* und dem *Kreuzbein* zusammen. Während die vordere Verbindung der beiden Beckenhälften durch die *Symphyse* eine *Synarthrose* darstellt, ist zwischen die beiden Darmbeinschaufeln das *Kreuzbein* eingefügt. Die Verbindung dieser Knochen bildet die Iliosakralgelenke, die nur sehr geringe Bewegungen zulassen.

Die entwicklungsgeschichtlich selbständig angelegten Beckenknochen (Darmbein, Sitzbein und Schambein) bilden die *Hüftgelenkspfanne*. Durch den ausladenden knöchernen Rahmen bieten die Beckenknochen und das Kreuzbein zahlreiche Ansatzstellen für wichtige Muskeln, für die Wirbelsäule und die unteren Extremitäten.

.1. Beckenbrüche

Es bedarf erheblicher Gewalteinwirkungen, um einen Becken- oder Kreuzbeinbruch hervorzurufen. Daher sind kombinierte Verletzungen häufig (Abb. *24.2.*-48).

Formen: Man unterscheidet:
Beckenrandbrüche,
Beckenringbrüche,
Hüftpfannenbrüche,
Symphysensprengungen,
Beckenluxationen.

Zu den **Beckenrandbrüchen** gehören die Abrißbrüche an den Beckenschaufeln, der Spina iliaca anterior, superior und inferior, die Trümmerbrüche der Darmbeinschaufeln und die schalenförmigen Abrisse an Scham- und Sitzbein (Adduktoren).

Die querverlaufende Fraktur der Darmbeinschaufeln wird als *Duverneysche Fraktur* bezeichnet.

Zu den **Beckenringbrüchen** gehört der vordere Beckenringbruch (Fraktur von Sitz- und Schambein). Er ist vom vollständigen Beckenringbruch abzugrenzen. Dieser kann vorn beide Äste betreffen und hinten entweder durch die Massa lateralis des Kreuzbeines oder durch die Ileosakralgelenke verlaufen.

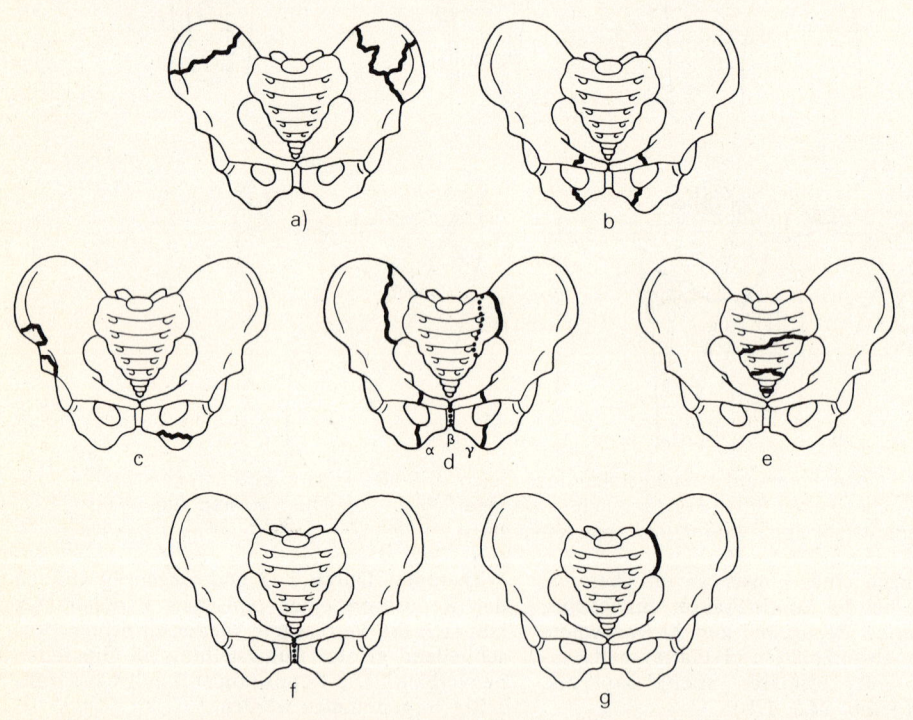

Abb. *24.2.*-48. Typische Formen bei Beckenbrüchen: a) Schaufelbrüche; unregelmäßiger Frakturlinien-Verlauf mit einem oder mehreren Fragmenten. b) Schmetterlingsbruch; Unterbrechung des vorderen Ringes beidseits der Symphyse im Scham- und Sitzbeinbereich unter Beteiligung des Foramen obturatorium. c) Abrißfrakturen an Spina iliaca ant. sup., Spina iliaca ant. inf., Tuber ossis ischii; typische Sportverletzung, besonders bei Jugendlichen. d) Doppelte Vertikalbrüche (MALGAIGNE): α) vorderer Ringbruch – hinterer Schaufelbruch; β) Symphysensprengung – Längsfraktur des Kreuzbeins; γ) vorderer Ringbruch – iliosakrale Luxation. e) Kreuz- und Steißbeinsprengung (keine Unterbrechung des Beckenringes). f) Isolierte Symphysensprengung (entspricht statisch dem vorderen Ringbruch). g) Iliosakrale Luxation (entspricht statisch dem hinteren Ringbruch).

Der *vordere Beckenringbruch* entsteht auch doppelseitig. Man spricht dann wegen des vierflügeligen Aussehens von einer Schmetterlingsfraktur. Vorderer und *hinterer Beckenringbruch* oder doppelseitiger Beckenringbruch (Vertikalbrüche) sind auch als *Malgaignesche Fraktur* bekannt. Isolierte Frakturen des Kreuzbeins sind selten und kommen vornehmlich bei direkter Gewalteinwirkung zustande, häufiger sind die Frakturen des Steißbeins. Besonders beim Sturz auf das Gesäß kommt es zum Biegungsbruch.

Die **klinischen Symptome** aller Beckenbrüche sind relativ unauffällig. Das meist ausgedehnte Hämatom ist selten sichtbar. Gelegentlich erkennt man es nach Absacken entlang von Muskeln und Sehnenscheiden unter der Haut im Genitalbereich. Lokale Druckempfindlichkeit an exponierten Knochenfortsätzen oder Kompressionsschmerz bei Druck auf beide Beckenhälften geben neben Schmerzen, die durch Bewegungen der unteren Extremitäten oder Anspannen der Beckenmuskulatur ausgelöst werden, den Hinweis auf einen Beckenbruch.

Die endgültige Diagnose wird aufgrund des *Röntgenbildes* gestellt. In der Regel erkennt man schon auf der Übersichtsaufnahme die Frakturstelle, nur in Ausnahmefällen (z. B. Kreuzbeinfraktur) sind Spezialaufnahmen erforderlich. Dies gilt besonders für die noch zu besprechenden Pfannenbrüche (s. Kap. .3. S. 926).

Therapie: Die Therapie all dieser Frakturen ist mit Ausnahme der Hüftpfannenbrüche *vorwiegend konservativ* und besteht in Bettruhe für 3–6 Wochen. Bei vollständigem Beckenringbruch mit starker Verschiebung der Beckenhälften gegeneinander wird durch eine Extension an der unteren Extremität die Fehlstellung beseitigt. Operative Repositionen und Stabilisierungen mit operativer Verschraubung des Iliosakralgelenkes, Platten- und/oder Zuggurtungsosteosynthesen bei Symphysensprengungen oder Stabilisierung des vorderen Beckenringes durch einen Fixateur externe oder eine Plattenosteosynthese einer dislozierten Beckenschaufelfraktur sind nur in Ausnahmefällen notwendig.

Besonders wichtig ist bei allen Becken- und Kreuzbeinbrüchen der *sofortige Einsatz des meist großen Blutverlustes*. Blutverlust und Zentralisation des Kreislaufes beim Blutvolumenmangel werden im Kap. 9: »Schock« abgehandelt.

Weitere **Komplikationen** bei Beckenbrüchen sind die *Begleitverletzungen des Urogenitalsystems* und *der peripheren Nerven*. Im Vordergrund stehen Einrisse und Abrisse der Urethra und Blasenrupturen. Verletzungen der Ureteren sind selten. Die Diagnostik und Behandlung solcher Begleitverletzungen sind im Kap. 21.13: »Grenzgebiete zwischen Urologie und Chirurgie« abgehandelt.

Durch äußeres Trauma und als Entbindungsverletzung der Mutter kann eine **Symphysenruptur** entstehen. Die Symphyse zeigt bei der klinischen und röntgenologischen Untersuchung eine mehr oder weniger große Diastase durch Auseinanderweichen der beiden Schambeinäste.

Die *Behandlung* kann entweder in der sog. Beckenschwebe oder aber durch einen Kompressionsbügel, der an beiden Darmbeinschaufeln verankert ist, erfolgen. Größere Diastasen hinterlassen eine Instabilität des Beckens mit vorübergehenden Gehbeschwerden. Bei stärkerer Dislokation und Diastase kommt beim Versagen konservativer Maßnahmen die offene Reposition mit Plattenosteosynthese in Frage.

Eine spezielle Form der Beckenringsprengung stellt die **Beckenluxation** dar, wobei neben der Symphysensprengung eine vollständige Zerreißung des Ileosakralgelenks vorliegt. Es resultiert eine Verschiebung der beiden Beckenhälften gegeneinander.

.2. Hüftgelenksluxation

Um eine Hüftgelenksverrenkung zu erzeugen, bedarf es einer sehr erheblichen Gewalteinwirkung. Bei Autounfällen entstehen Hebelmechanismen und fortgeleitete Kräfte, die zu einer deutlichen Zunahme dieser Verletzung geführt haben.

Formen: Man unterscheidet am Hüftgelenk entsprechend der Richtung, in welcher der Femurkopf aus der Pfanne herausgetreten ist, verschiedene *Verrenkungstypen* (Abb. *24.2.*-49):
 Luxatio iliaca,
 Luxatio ischiadica,
 Luxatio pubica,
 Luxatio obturatoria,
 Luxatio centralis (Hüftpfannenbrüche).
Typisch für solche Luxationen ist die *federnde Zwangsstellung des Beines* in starker Innen- oder Außenrotation oder extremer Abspreizung. Dabei kann es zur Mitverletzung von Nerven (N. ischiadicus, N. femoralis oder andere) und Gefäßen kommen.

Therapie: Vor einer Behandlung, die in der alsbaldigen Einrichtung des luxierten Hüftkopfes in die leere Pfanne besteht, muß eine klare Vorstellung über das Ausmaß der *Begleitverletzungen* vorliegen. Allzu leicht kann es sonst beim Repositionsmanöver zu Schwierigkeiten und sogar zu Sekundärschäden wie Schenkelhalsbruch, Hüftkopfnekrose und Sekundärarthrose kommen. Die Einrichtung gelingt in der Regel nur in tiefer Narkose unter vollständiger Muskelentspannung (Abb. *24.2.*-50). Das Becken wird auf einer festen Unterlage fixiert und am Bein, welches im Hüft- und Kniegelenk gebeugt und leicht abgespreizt ist, gezogen. Dieses Vorgehen führt

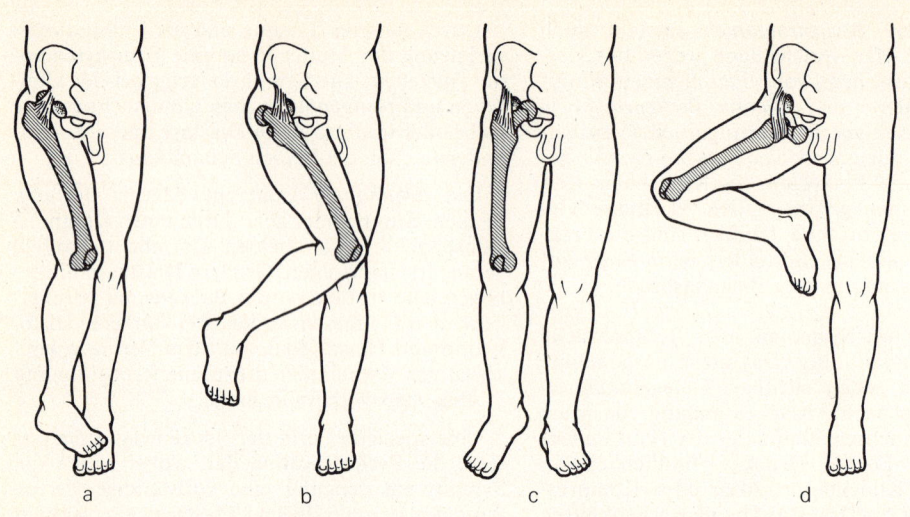

Abb. 24.2.-49. Die verschiedenen Formen der Hüftluxation: a) Luxatio iliaca, b) Luxatio ischiadica, c) Luxatio pubica, d) Luxatio obturatoria.

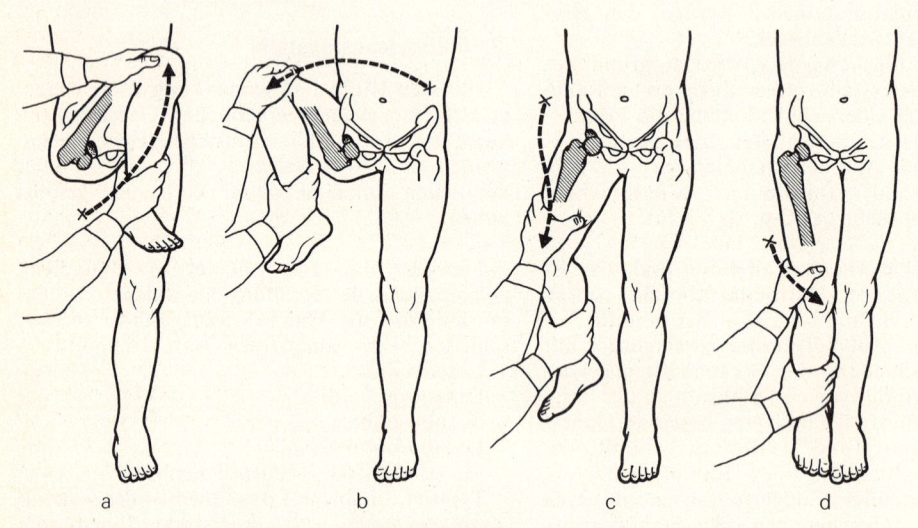

Abb. 24.2.-50. Reposition einer Hüftgelenksluxation.

bei der am häufigsten auftretenden *hinteren Hüftgelenksluxation* in der Regel zum Erfolg.

Bei den selteneren *vorderen Hüftgelenksluxationen* wird entsprechend verfahren, doch ist hierbei besonders behutsam vorzugehen, um nicht zusätzlich einen Schenkelhalsbruch zu erzeugen. Der Kopf springt meist unter deutlich hörbarem Geräusch in die Pfanne zurück und das Hüftgelenk ist wieder allseitig beweglich.

Anschließend sollte bei allen Fällen ohne knöcherne Begleitverletzung für zwei Wochen das Gelenk durch einen Drahtzug-Verband am Bein entlastet werden. Dann beginnt man mit aktiven Bewegungsübungen unter Teilbelastung der verletzten Extremität. Bei jüngeren Patienten wird wegen der Gefahr einer Hüftkopfnekrose die Vollbelastung erst nach 6–10 Wochen gestattet.

Dies gilt auch für kleine, schalenförmige Pfannenabrisse, die sich nach der Reposition wieder exakt anlegen.

.3. Brüche der Hüftgelenkspfanne

Die Brüche der Hüftgelenkspfanne nehmen unter den Beckenbrüchen eine Sonderstellung ein, da sie *Gelenkbrüche* darstellen und für die Prognose der Hüftgelenksfunktion wichtig sind.

Anatomische Vorbemerkung: Die Pfanne, aus den gewichttragenden Pfeilern des *Os ileum*, dem vorderen Pfeiler des *Os pubis* und dem hinteren des *Os ischium* bestehend, bildet mit dem Femurkopf ein stark belastbares Kugelgelenk.

Sie ist mit Knorpel ausgekleidet. Im Zentrum der *Fossa acetabuli* setzt das *Lig. capitis femoris* an, in dem die *A. acetabularis* verläuft, die einen Teil des Oberschenkelkopfes mit Blut versorgt.

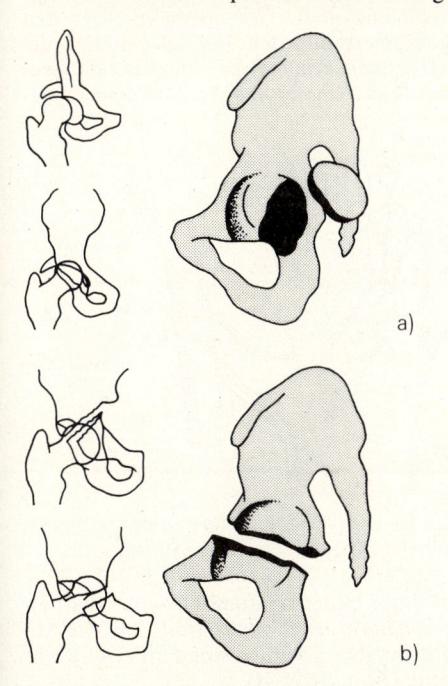

Abb. *24.2.*-51a. Dorsale Luxationsfraktur des Azetabulums mit Absprengung eines größeren dorsokranialen Fragmentes und Luxation des Kopfes nach hinten.
Abb. *24.2.*-51b. Querfraktur des Azetabulums mit hoher und tiefer Variante und zentral verschobenem Hüftkopf.

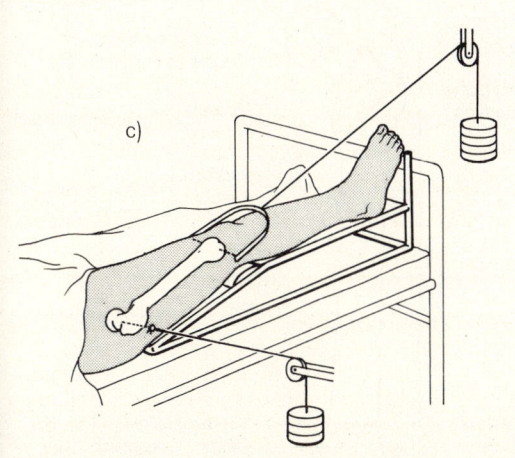

Abb. *24.2.*-51c. Kombinierte Zuganordnung zur Reposition einer zentralen Fraktur der Hüftgelenkspfanne.

Glatte Spaltbrüche, Randabsprengungen, Mehrfragmentbrüche, Trümmerbrüche, Pfannengrund- und hintere und vordere Pfeilerbrüche werden mit und ohne Luxation des Kopfes verursacht, wobei die indirekte Gewalteinwirkung über Femurschaft, Femurhals und Femurkopf fortgeleitet wird.

Die häufigste Verletzung ist der **Abbruch am hinteren Pfannenrand** in Kombination mit einer hinteren Hüftgelenksluxation, nicht selten auch mit einem Bruch der Kniescheibe (sog. Armaturenbrettverletzung des Autofahrers). Durch den nach hinten aus der Pfanne austretenden Hüftkopf wird der Pfannenrand teils abgeschert, teils mit den Kapselansätzen ausgerissen.

Klinisch besteht beim hinteren Pfeilerbruch eine federnde Fixation im Hüftgelenk, Innenrotation, Verkürzung, Adduktion und Beugung im Hüft- und Kniegelenk (Abb. *24.2.*-51a).

Therapie: Die Therapie richtet sich danach, wie sich die Fragmente nach Reposition des Hüftkopfes wieder an den Pfannenrand anlagern. Kommt es nicht zu einer befriedigenden Adaptation, so muß eine blutige Reposition vorgenommen werden. Große Fragmente werden mit Schrauben und Platten fixiert, um eine Sekundärverschiebung zu verhindern.

Lagern sich nach der Reposition des Hüftkopfes die Fragmente wieder an den Pfannenrand, so erfolgt die Weiterbehandlung mit einem Entlastungszug am verletzten Bein für 4–6 Wochen. Nach dieser Zeit ist ein ausreichender knöcherner Anbau der Fragmente mit guter Gelenkstabilität am hinteren Pfannenrand erfolgt. Krankengymnastische und hydrotherapeutische Maßnahmen unterstützen die Mobilisierung des verletzten Hüftgelenks. Eine Belastung ist jedoch erst nach ca. 10–12 Wochen erlaubt. Posttraumatische Gelenkveränderungen sind häufig. Auch die Gefahr einer Hüftkopfnekrose belastet die Prognose. Im Spätstadium kommen bei starken Schmerzen und unzureichender funktioneller Belastbarkeit Versteifungsoperationen und bei älteren Patienten Totalendoprothesen in Frage.

Eine andere folgenschwere Verletzung der Hüftgelenkspfanne ist der **Pfannengrundbruch**, auch *zentrale Hüftgelenksluxation* genannt (Abb. *24.2.*-52a). Durch eine von lateral auf das Hüftgelenk einwirkende Kraft wird der Femurkopf durch die Pfanne gedrückt. Hierbei kommt es zu einer Fraktur des Pfannenbodens mit mehr oder weniger starkem Vorschieben des Kopfes in das kleine Becken. Der Femurkopf kann sich dabei gleichsam wie ein Knopf durch ein Knopfloch in den Pfannenboden einschieben und verhaken.

Klinisch besteht ein ausgesprochener Bewegungsschmerz mit Einschränkung oder Verlust der Beweglichkeit. Beim Abtasten des großen Trochanters erscheint dieser verschoben. Häufig befindet sich das verletzte Bein in einer Zwangsbeugestellung.

24.2.2.2.2. Oberschenkel

Anatomische Vorbemerkung: Der Oberschenkelknochen besitzt einen *proximalen* und einen *distalen* Gelenkanteil. Der erstere umfaßt den *Oberschenkelkopf* und den *Hals*, der andere die beiden *Oberschenkelkondylen*. Dazwischen liegt der *Oberschenkelschaft* (Abb. 24.2.-53). Schenkel-

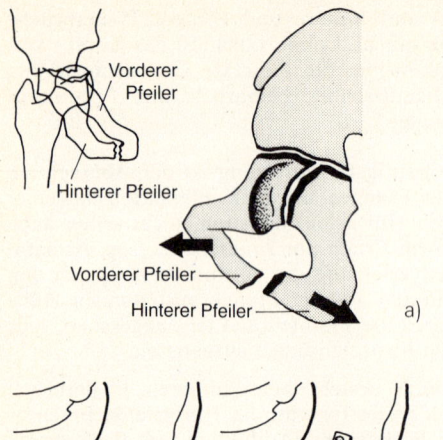

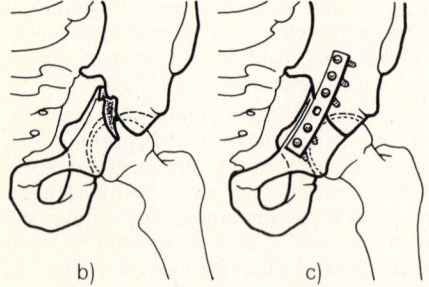

Abb. *24.2.*-52. a) Trümmerfraktur des Azetabulums vom kombinierten Pfeilertyp mit Verschiebung des Kopfes nach zentral.
b) Anatomie eines Pfannengrundbruches mit Dislokation des dorsalen Pfeilers.
c) Rekonstruktion durch Plattenosteosynthese.

Die *Therapie* dieser Verletzung besteht darin, den Femurkopf wieder in die Pfanne zu bringen, d. h. ihn aus dem Becken herauszuziehen. Häufig legen sich danach die Fragmente des Pfannenbodens wieder an und bilden nach knöcherner Abheilung wieder eine feste Gelenkfläche. Auch hierbei ist eine sekundäre Arthrose des Hüftgelenks zu erwarten.

Das Herausziehen des verschobenen Hüftkopfes erfolgt entweder manuell in Narkose mit Muskelentspannung oder durch einen seitlichen Dauerzug an einer Schraube im großen Trochanter (Abb. *24.2.*-51). In beiden Fällen muß zusätzlich ein Zug nach distal in Richtung der Extremitätenachse angelegt werden, um die Reposition bis zur Stabilisierung des Pfannenbodens aufrechtzuerhalten. Dies erfordert in der Regel 4–6 Wochen. Immer wieder wird man jedoch gezwungen sein, einen Pfannengrundbruch oder einen sog. vorderen oder hinteren Pfeilerbruch, der sich nur unvollständig reponieren läßt, operativ einzustellen und zu fixieren (Abb. *24.2.*-51b und *24.2*-52b).

Mit der Vollbelastung der verletzten Extremität sollte man bei allen Luxationen und Luxationsfrakturen des Hüftgelenks wegen der Gefahr von Sekundärschäden sehr zurückhaltend sein.

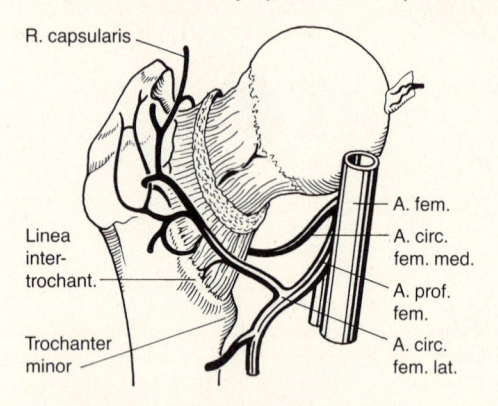

Abb. *24.2.*-53. Gefäßversorgung des rechten Schenkelhalses (nach LANZ-WACHSMUTH).

hals und -kopf bilden anatomisch zum Schaft einen *Antetorsionswinkel von 15 Grad*, d.h. der Abgang ist nicht streng seitlich, sondern zeigt etwas nach vorne (Abb. 24.2.-54).

Der Oberschenkelschaft weist eine deutliche Verbiegung nach vorn – *Antekurvation* – auf. Die *distalen Femurkondylen* sind unterschiedlich groß. Der *mediale Kondylus* ist größer und ausla-

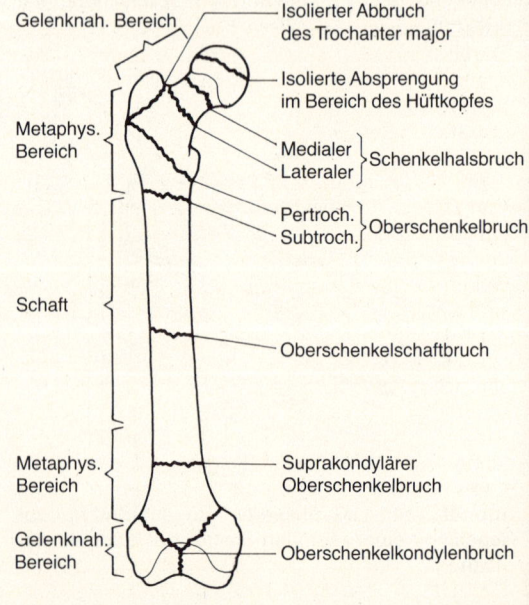

Abb. *24.2.*-54. Einteilung der Oberschenkelbrüche.

dender, der laterale kleiner und steiler. Der gesamte Oberschenkelknochen ist durch sehr kräftige Muskulatur von einem mächtigen Weichteilmantel umgeben.

Verletzungen des Femur setzen wegen seiner eigenen Festigkeit eine starke Gewalteinwirkung voraus. Bei geschlossenen Oberschenkelbrüchen kann es wegen der Mitverletzung von Gefäßen im ausgedehnten Weichteilpolster zu *schweren Blutverlusten* kommen (2-3 Liter!). Die Größe des Hämatoms läßt sich durch Messung der Umfangszunahme objektivieren.

.1. Schenkelhalsbrüche

Formen: Unter der Bezeichnung »Schenkelhalsbruch« werden 4 *Frakturtypen* zusammengefaßt:
Mediale und *laterale Schenkelhalsfrakturen,*
Per- und *subtrochantere Femurbrüche.*

Die medialen und lateralen Brüche des Schenkelhalses stellen die Schenkelhalsfrakturen im engeren Sinne dar, die per- und subtrochanteren Femurbrüche werden wegen ihrer Nachbarschaft und ähnlichen Behandlung in diese Gruppe mit einbezogen. Die mediale Schenkelhalsfraktur ist eine intrakapsuläre Verletzung, die laterale Schenkelhalsfraktur liegt außerhalb des Ansatzes der Hüftgelenkskapsel. Übergangstypen der Verletzungen sind möglich.

Bei den *medialen* Schenkelhalsbrüchen unterscheidet man nach ihrer Entstehung und dem Verlauf des Frakturspaltes einen *Adduktions-* und einen *Abduktionstyp.* Der prognostisch ungünstigere Adduktionstyp, welcher zur Dislokation zwischen Kopf- und Halsfragment führt, ist etwa 10mal häufiger als die Abduktionsfraktur. Darüber hinaus hat die bei der Adduktionsverletzung steiler verlaufende Bruchfläche infolge der entstehenden Scherkräfte ungünstigere Heilungsbedingungen.

Bei der **Behandlung** von Schenkelhalsbrüchen sind zahlreiche Faktoren zu berücksichtigen. Das gilt für den Milieuwechsel *beim alten Menschen* über pflegerische Probleme zur Vermeidung des Dekubitus bis zur späteren Versorgung nach der Entlassung. Die häufige hochgradige Minderung der zerebralen, kardiorespiratorischen Funktionen sowie der Nierenleistung ist zu berücksichtigen. Im vorgerückten Alter gibt es kein zuverlässigeres Kriterium, um den »Elan vital« und das Ausmaß der Zerebralsklerose zu messen. Dekompensierte Zerebralsklerosen und postoperative Verwirrtheitszustände mit nachfolgender Bronchopneumonie stellen leider die chirurgischen Bemühungen oft in Frage. Adäquate Substitution von Blut und Elektrolyten, schnelle Herbeiführung der Beweglichkeit, Behandlung von Herz- und Kreislaufstörungen und Psychosen sind notwendig. Aktive Bewegungs- und Atemübungen sind die wirkungsvollste *Thromboembolieprophylaxe.*

Für die *knöcherne Heilung* von Schenkelhalsbrüchen bestehen *biomechanische Voraussetzungen,* die Berücksichtigung erfordern. Im Vordergrund stehen die Ausschaltung von Scherkräften und die Erzeugung von Druckkräften im Bereich der Bruchfläche. PAUWELS hat dies nachgewiesen. Seine Untersuchungsergebnisse haben zur Unterscheidung verschiedener Winkelstellungen der Bruchflächen am Schenkelhals geführt, aus denen Heilungschancen und therapeutische Konsequenzen abzulesen sind (Abb. 24.2.-55).

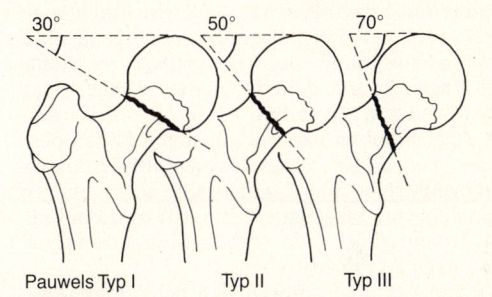

Abb. 24.2.-55: Einteilung der medialen Schenkelhalsbrüche nach PAUWELS. Bei Typ Pauwels III sollte wegen der bekannten schlechten Spätergebnisse jede kopferhaltende Operation kombiniert werden mit einer Valgisations- und Verschiebeosteotomie.

Die ungünstigste Prognose besitzt der *mediale Adduktionsbruch,* wenn eine zur Horizontale steilverlaufende Frakturlinie einen Winkel von mehr als 70 Grad (Grad III nach PAUWELS) bildet, weil bei der Belastung überwiegend Scherkräfte und nicht Druckkräfte auf den Bruchspalt einwirken. Bei der Reposition wird man möglichst eine Valgusstellung anstreben, um den Winkel zu verkleinern und vermehrt Druckkräfte zur Geltung zu bringen.

Bei drohender *Kopfnekrose* mit auffälliger Kalkdichte, Entrundung und Abflachung der kugeligen Gelenkkontur und bei Pseudarthrosen führen intertrochantere Osteotomien zu einer valgisierenden Umstellung, einer größeren Druckbelastung und zur Heilung.

Die Fixierung der Adduktionsfrakturen durch Schenkelhals-Osteosynthese ermöglicht *keine frühe Belastbarkeit* der Fraktur. Die Gefahr von Kopfnekrosen infolge Gefäßzerreißung liegt bei 20-30%. Wegen dieser Durchblutungsstörungen empfiehlt sich die Spätbelastung erst 4-6 Monate nach der Operation. Dies kann aber nur bei jüngeren Patienten konsequent durchgeführt werden.

Beim *Adduktionsbruch (Pauwels III) alter Menschen* besteht heute die Indikation zur sofortigen Alloarthroplastik, d. h. zum Einsetzen einer Totalendoprothese. Insbesondere im vorgerückten Lebensalter über 65 Jahre wird diese Methode immer häufiger bei der frischen medialen Schenkelhalsfraktur angewandt. Bei nur noch geringer Lebenserwartung und bei bettlägerigen Patienten genügt der alleinige Hüftkopfersatz nach Meinung mancher Unfallchirurgen, Chirurgen und Orthopäden. Der *Vorteil der schnellen Mobilisierbarkeit* bei älteren Patienten ist groß. Strengste aseptische Operationsbedingungen und einwandfreie technische und personelle Voraussetzungen müssen garantiert sein. Das Auftreten einer Infektion schafft mitunter schwierige Probleme.

Der *Adduktionsbruch mit einem flachen Winkel der Bruchlinie* zur Horizontalen von etwa 30 Grad (Grad I nach PAUWELS) ist wesentlich günstiger, weil bei der Belastung vorwiegend eine Druckwirkung auf die Frakturfläche entsteht. Die Nagelung mit dem Dreilamellennagel oder einem anderen Nageltyp, besser die Fixierung mit Zugschrauben kann in günstigen Fällen perkutan mit Hilfe des Röntgenbildverstärkers durchgeführt werden und stellt einen relativ kleinen, wenig belastenden Eingriff dar. Bei jungen Patienten ist eine stabile Plattenosteosynthese nach AO anzustreben.

In vielen Fällen erübrigt sich bei Abduktionsbrüchen mit ineinander eingestauchten Fragmenten eine operative Behandlung. Vorübergehende Entlastung für 3–4 Wochen und funktionelle Behandlung führen fast immer zu einer sicheren knöchernen Konsolidierung.

Bei der Behandlung von *lateralen Schenkelhalsbrüchen und pertrochanteren Femurfrakturen* ist die Gefahr einer Kopfnekrose oder Pseudarthrose nicht so groß, weil diese Frakturen außerhalb der Hüftgelenkkapsel liegen und die Blutversorgung in der Regel gewährleistet ist. Reposition und möglichst stabile Fixierung sind technisch etwas schwieriger und erfordern einen größeren operativen Aufwand. Auch hier sind im Laufe der Zeit zahlreiche Operationsverfahren entwickelt worden, von denen die stabilen Osteosynthesen mit verschiedenen Laschen-Nägeln oder Winkelplatten die besten Erfolgschancen bieten (Abb. 24.2.-56). In jüngster Zeit hat sich bei lateralen Schenkelhals- und pertrochanteren Femurfrakturen alter Menschen die gedeckte Osteosynthese mit Federnägeln nach ENDER und SIMON-WEIDNER sehr bewährt (s.a. Abb. 24.2.-14, 24.2.-56).

Gelegentlich ist man auch gezwungen, konservativ zu behandeln durch Lagerung und Zug an den Femurkondylen mittels Draht- oder Nagelstreckverband. Nach Abnahme der Extension wird entweder im Gipsverband eine ausreichende Konsolidierung abgewartet oder nach längerer Extension (6–8 Wochen) eine funktionelle Nachbehandlung angeschlossen.

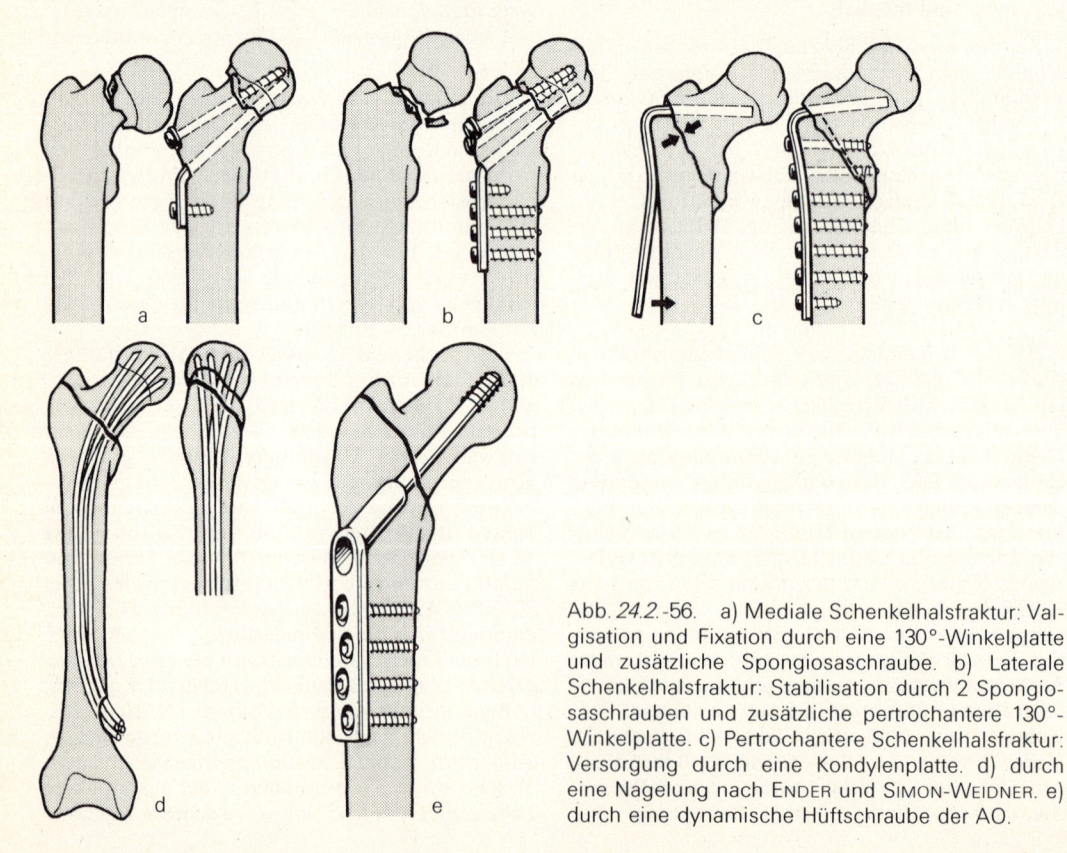

Abb. *24.2.-56.* a) Mediale Schenkelhalsfraktur: Valgisation und Fixation durch eine 130°-Winkelplatte und zusätzliche Spongiosaschraube. b) Laterale Schenkelhalsfraktur: Stabilisation durch 2 Spongiosaschrauben und zusätzliche pertrochantere 130°-Winkelplatte. c) Pertrochantere Schenkelhalsfraktur: Versorgung durch eine Kondylenplatte. d) durch eine Nagelung nach ENDER und SIMON-WEIDNER. e) durch eine dynamische Hüftschraube der AO.

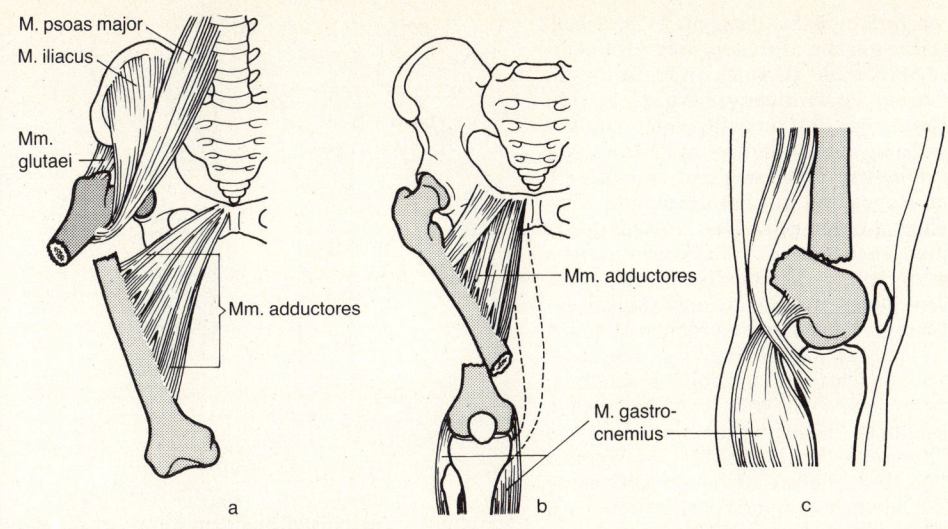

Abb. 24.2.-57. Typische Dislokationen der Oberschenkelbrüche im oberen (a) und unteren (b+c) Drittel durch entsprechende Muskelzüge.

.2. Oberschenkelschaftbrüche

Die Oberschenkelschaftbrüche kommen als *Quer-, Schräg-* oder *lange Torsionsbrüche* vor. *Schrägbrüche mit Biegungskeil* oder *Trümmerbrüche* sind wegen der Gefahr einer Verkürzung schwieriger zu behandeln. Besonders zu beachten ist bei allen Oberschenkelschaftbrüchen die *Gefahr eines Rotationsfehlers,* weil das proximale Fragment durch am Trochanter major ansetzende Muskeln abduziert und nach außen gedreht wird. Die Mm. gastrocnemii ziehen kurze distale Kondylenfragmente nach hinten und die Adduktorengruppe den Schaft nach innen und vorne (Abb. *24.2.*-57).

Therapie: Man kann entweder *konservativ* mittels Drahtextension durch die Femurkondylen, Lagerung auf Schienen sowie späteren Beckengipsverband, oder *operativ* mit Marknagelung oder Plattenosteosynthese behandeln (Abb. *24.2.*-58).

Bei der *konservativen Behandlung* muß das Bein entsprechend der Lokalisation der Fraktur richtig gelagert werden (s. Allgemeiner Teil). Hierbei gilt der Leitsatz, daß die Schiene, auf der das Bein ruht, um so steiler erhöht sein soll, je weiter distal die Bruchstelle am Femur gelegen ist. Die jeweilige Position hat sich nach den verschiedenen Ansatzstellen der Muskeln zu richten. Bei einer suprakondylären Femurfraktur mit Dorsalabwinkelung des Kondylenfragmentes erfolgt die Lagerung für eine achsengerechte Ausrichtung bei nahezu rechtwinkeliger Stellung des Kniegelenks. Nur dann ist die an den Oberschenkelkondylen ansetzende Gastroknemiusmuskulatur entspannt und ermöglicht eine gute Einstellung des distalen Fragmentes. Nachteile der konservativen Behandlung sind die Notwendigkeit wiederholter Stellungskorrekturen, die durch Unterbrechung der Ruhigstellung die Dauer der Behandlung verlängern, ferner die Teilversteifung von Hüft- und Kniegelenk, die mitunter eine langwierige Nachbehandlung erforderlich macht.

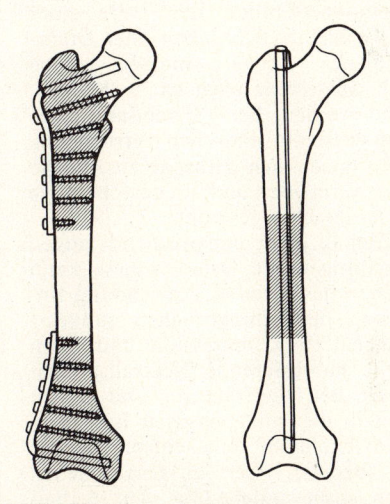

Abb. *24.2.*-58. Indikationen (gestrichelte Bereiche) zur Plattenosteosynthese oder Markraumschienung nach Frakturlokalisation.

Die Heilung eines Oberschenkelbruches dauert bei normalem Verlauf zwischen 10-16 Wochen. Hiervon entfallen bei konservativer Therapie ca. 10–12 Wochen auf die Ruhigstellung im Extensions- und Beckengipsverband. Anschließend wird eine krankengymnastische Nachbehandlung über 4–6 Wochen durchgeführt.

In der *operativen Behandlung der Oberschenkelschaftbrüche* gilt die *Marknagelung* nach Aufbohren der Markhöhle als gutes und leistungsfähiges Verfahren. Sie wird entweder gedeckt, d. h. ohne Eröffnung der Frakturstelle, unter Zuhilfenahme des Röntgenbildwandlers mit Fernsehanlage vorgenommen, oder man entschließt sich zur offenen Reposition mit anschließender Einführung eines Marknagels. Der Vorteil dieser Nagelfixation liegt in einer frühzeitigen aktiven Bewegungstherapie. Hierdurch wird eine schnelle Bewegungs- und Belastungsfähigkeit erzielt. Bei Oberschenkeltrümmerbrüchen läßt sich mit Hilfe eines Marknagels eine zwar achsengerechte, aber zunächst nur instabile Einstellung der Fragmente erreichen. Man wird in solchen Fällen die aktiven Bewegungsübungen und die Belastung des verletzten Beines für 3–4 Wochen zurückstellen, bis eine ausreichende knöcherne Bindung der kleinen Fragmente eingetreten ist. Manchmal ist zusätzlich eine Extension notwendig, um die Verkürzung zu verhindern. In Ausnahmefällen kann man sich auch zur Verbesserung der Rotationsstabilität der Hilfe einer kleinen Platte, einzelner Schrauben oder Drahtschlingen bedienen. Letztere müssen jedoch frühzeitig, d. h. spätestens nach ca. 6 Wochen, wieder entfernt werden. Bei Verwendung eines Verriegelungsnagels mit statischer Verriegelung (s. Kap. .2.2.1.) lassen sich derartige zusätzliche Osteosynthesen vermeiden und die postoperative Phase läßt sich einfacher gestalten.

Auch der Einbau einer entsprechend langen *Platte* als funktionsstabile Osteosynthese kann bei Stückbrüchen des Schaftes Anwendung finden, wobei man bei Schrägbrüchen zunächst eine interfragmentäre Kompression und dann eine zusätzliche stabilisierende Neutralisationsplatte anwendet. Bei Querfrakturen und kurzen Schrägbrüchen in den metaphysären Bereichen werden Kondylenplatten mit entsprechender Kompression benutzt. Bei ausgesprochenen Trümmerzonen, insbesondere über der Medialseite, kann man zusätzlich autologe Spongiosa zur Beschleunigung der medialen Abstützung einbringen (Abb. *24.2.-59, 24.2.-60*).

.3. Distale Oberschenkel- und Kondylenbrüche

Es handelt sich um Brüche am Übergang vom Schaft zum gelenknahen Knochenabschnitt. Diese Verletzungen liegen im Bereich der Metaphysen und besitzen wegen ihrer *unmittelbaren Nachbarschaft zum Gelenk* eine besondere Bedeutung. Je weiter die Frakturstelle nach distal rückt, desto stärker wird die Wirkung der Mm. gastrocnemii auf das distale Fragment. Bei Trümmerbrüchen findet man besonders häufig eine ausgedehnte Trümmerzone über dem inneren suprakondylären Bereich, die Ursache einer

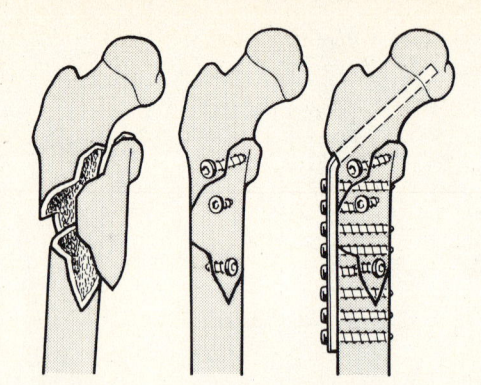

Abb. *24.2.-59*. Subtrochanterer Bruch mit großem Drehkeil; Versorgung der Fraktur nach exakter Reposition durch Kortikalisschrauben als Zugschrauben und durch eine 130°-Winkelplatte.

späteren Varusfehlstellung sein kann. In diesem Bereich kann eine *zusätzliche Gefäßläsion* vorkommen, die distal der Bruchstelle zu akuten Durchblutungsstörungen führt. Auch werden Nebenverletzungen des N. ischiadicus beobachtet. Durchblutung und Innervation an Unterschenkel und Fuß müssen deshalb bei Femurfrakturen sorgfältig geprüft und überwacht werden.

Während für die **Behandlung** der Schaftbrüche in der Mehrzahl der Fälle die Marknagelung als Verfahren der Wahl gilt, bietet sich im distalen suprakondylären und kondylären Bereich des Oberschenkels mit Rücksicht auf die wünschenswerte *funktionsstabile Osteosynthese* wie am proximalen Femurende die Plattenosteosynthese – hier mit der Kondylenplatte – an. Mit dieser Methode gelingt es auch bei ausgedehnten Trümmerbrüchen, eine anatomische Rekonstruktion und ausreichende Stabilität zu erreichen. Die dadurch ermöglichte frühzeitige Wiederaufnahme der Bewegung verhindert eine Verlötung und Vernarbung der Oberschenkelmuskulatur mit ihren irreversiblen Auswirkungen auf die Beweglichkeit des Kniegelenks (Abb. *24.2.-60c-d*).

Die *konservative* Behandlung im Streckverband durch einen Draht- oder Nagelzug an der Tuberositas tibiae bringt für Funktion und Prognose des Kniegelenks erhebliche Nachteile, so daß, wenn immer möglich, für diese Brüche ein *operatives Vorgehen zu empfehlen* ist.

24.2.2.2.3. Kniegelenk

Anatomische Vorbemerkung: Das Kniegelenk ist das größte Gelenk des menschlichen Körpers. In ihm bewegen sich die Knorren des Femur gegen die Tibia, während die vor dem Gelenk befindliche Kniescheibe gleichsam als Hypomochlion in die Strecksehne des M. quadriceps femoris eingelagert ist. Den Gelenkanteil des Femur

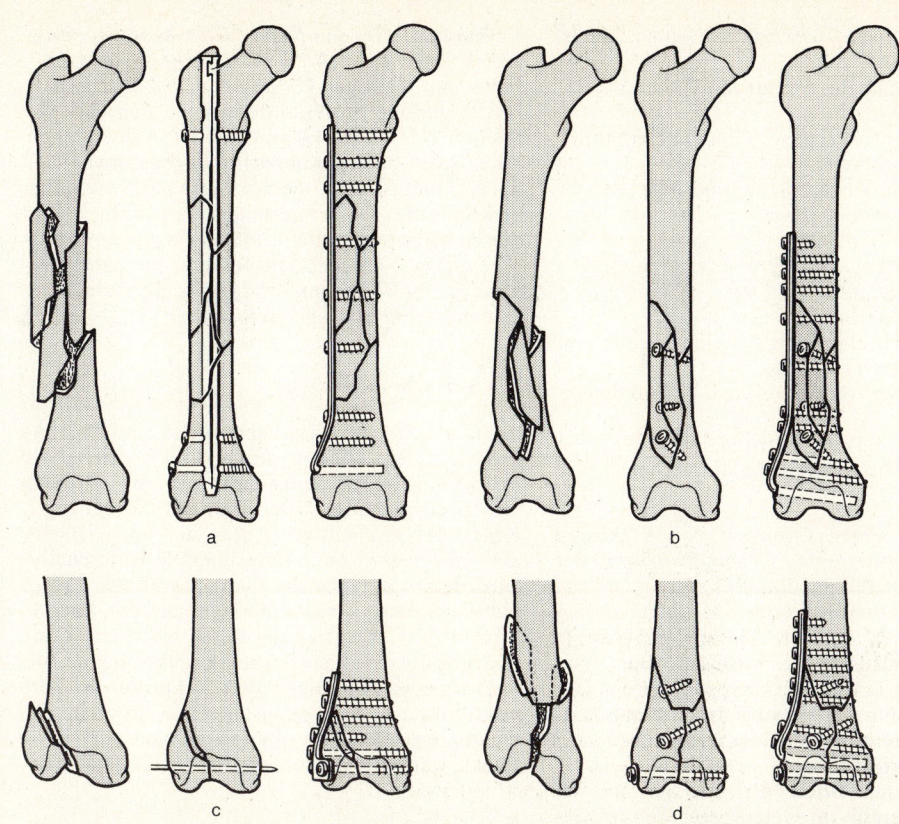

Abb. 24.2.-60. Operationstechnisches Vorgehen bei Brüchen im mittleren (a) und körperfernen Drittel (b) durch Verriegelungsnagel oder überbrückende Osteosynthese ohne anatomische Reposition der Bruchstücke durch eine Kondylenplatte (a) und durch Kondylenplatte (b), bei Kondylenfraktur (c) durch Abstützplatte und (d) als kombinierte Zugschrauben- und Kondylenplattenosteosynthese.

bilden die beiden *Femurkondylen*. Der mediale Femurkondylus ist größer und reicht weiter nach distal als der kleine laterale Kondylus. In der Mitte zwischen beiden Knorren besteht eine überknorpelte Rinne, die als Gleitlager für die Kniescheibe dient.

An der *Kniescheibe* selbst unterscheidet man ein oberes, breiteres Ende, die Basis und eine untere Spitze. Die *Patella* ist an der Hinterfläche mit Gelenkknorpel überzogen, und ein Längswulst teilt die Hinterfläche in einen größeren lateralen und einen etwas kleineren medialen Abschnitt.

Das *proximale Ende des Schienbeins* bildet mit dem *Tibiakopf* den unteren Anteil des Kniegelenks. Sowohl der laterale als auch der mediale Schienbeinkondylus besitzen an ihrer Gelenkseite eine muldenförmige, überknorpelte Gelenkfläche für den entsprechenden Femurkondylus. Zwischen diesen beiden Gelenkflächen erhebt sich die *Eminentia intercondylaris* mit einem *Tuberculum intercondylare mediale (tibiae)* und einem *Tub. intercond. laterale (fibulae)*. Dies sind zwei knöcherne Höcker, an denen die Kreuzbänder ansetzen.

Die *Menisci* puffern insbesondere Rotationsbewegungen ab. Von Bedeutung ist, daß der konvexe Gelenkkörper des Femur gegen den Oberschenkel im Sinne der Pronation gedreht ist. Der konkave Gelenkanteil der Tibia ist im gleichen Sinne gegen das Sprunggelenk gedreht. So bildet eine durch das proximale Ende der Tibia gelegte frontale Ebene mit einer durch die beiden Knöchelgelenke gelegten Ebene einen Winkel von 30 Grad. Ursache hierfür ist eine Torsion des Schaftes von Femur und Tibia.

.1. Kniegelenksbrüche

Man unterscheidet an Kniegelenk *Gelenkfrakturen* und *gelenknahe Frakturen*. Bei Gelenkbrüchen ziehen die Bruchlinien bis in die Gelenkflächen hinein und verursachen Stufenbildungen. Innerhalb des Gelenks kommen an Bandansatzstellen Ausrisse vor. Die gelenknahen Brüche haben keine Verbindung zum Kniegelenk. Sie können sekundär infolge von Fehlstellungen der Gelenkachsen und Gelenkflächen zu Funktionsstörungen und Arthrosen führen.

Formen: Zu den *Gelenkbrüchen* sind zu rechnen:
Kondylenbrüche des Femur mit Gelenkbeteiligung,
Schienbeinkopfbrüche mit Gelenkbeteiligung,
Kniescheibenbrüche,
Ausrißbrüche der Kreuzbandansätze an der Eminentia intercondylaris.

Bei den *gelenknahen Brüchen* handelt es sich in der Mehrzahl um:
Suprakondyläre Frakturen,
Epiphysenluxationen am distalen Femur und am proximalen Tibiaende,
Schienbeinkopfbrüche ohne Gelenkbeteiligung,
Infrakondyläre Tibiafrakturen,
Isolierte Frakturen des Fibulaköpfchens.

Klinik: Bei beiden Gruppen von Frakturen findet man mitunter einen *Gelenk-Bluterguß*, der erhebliche Ausmaße annehmen kann.

Aus der Frakturstelle oder aus eingerissenen Kapselgefäßen erfolgt eine Blutung ins Gelenk, die zur prall-elastischen Schwellung führt. Wegen der Gefahr einer Druckschädigung des Gelenkknorpels und Ausweitung des Bandapparates müssen Blutergüsse im Gelenk, wenn sie massiv sind, entleert werden.

Bei gelenknahen Brüchen findet sich nur selten ein Begleiterguß im Gelenk, der sich im Gegensatz zum Hämarthros als unblutig erweist. Meist sind diese Gelenkergüsse nicht so erheblich, daß sie punktiert werden müssen. Sie bilden sich im Laufe der notwendigen Ruhigstellung spontan zurück.

Therapie: *Bei sämtlichen Gelenk- und gelenknahen Brüchen steht die Wiederherstellung normaler anatomischer Verhältnisse im Vordergrund.* Schon geringe Stufenbildungen an den Gelenkflächen oder Verschiebungen der Achse haben erhebliche posttraumatische degenerative Gelenkveränderungen, schmerzhafte Arthrosen und anatomische Deformierungen zur Folge. Aus diesen Gründen besteht *häufig die Indikation zu operativem Vorgehen*. Dabei müssen nachweisbare Stufenbildungen und Achsenverschiebungen sorgfältig ausgeglichen werden.

.2. Kniescheibenbrüche

Etwa 1,5% aller Knochenbrüche sind Patellafrakturen. Sie können durch direkte oder indirekte Gewalteinwirkung entstehen. Bei direkter Gewalteinwirkung ist der Sturz auf das gebeugte Knie oder ein Anprall gegen die Vorderfläche des Kniegelenks am häufigsten. Die Kniescheibe wird dadurch gegen die quere Kante der Facies patellaris femoris als Widerlager gepreßt. Die indirekte Frakturentstehung durch plötzliche Kontraktion des M. quadrizeps bei gebeugtem Knie liegt bei etwa 28% aller Patellafrakturen vor. Tritt eine Diastase der Bruchstelle auf, so zieht die Quadrizepssehne das obere Fragment nach proximal, während das untere Bruchstück nach distal gleitet.

Formen: Es werden unterschieden (Abb. *24.2.*-61):
1. Längs- und Schalenbrüche,
2. Querbrüche ohne und mit Diastase,
3. Trümmerbrüche,

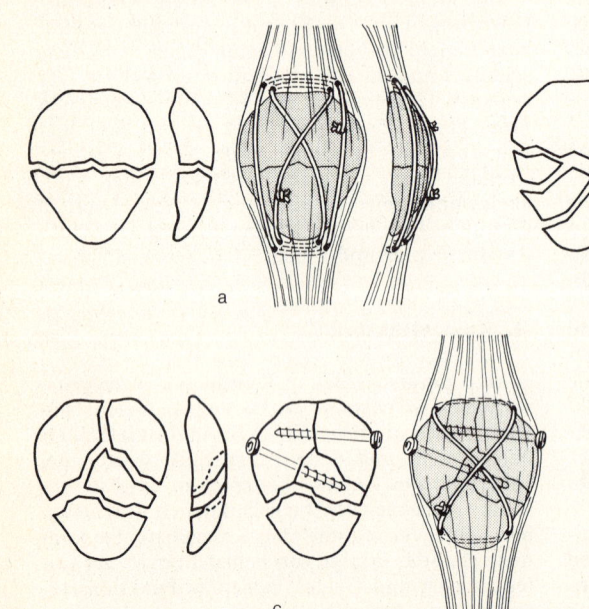

Abb. *24.2.*-61. a) Patellafraktur, Osteosynthese durch Zuggurtungsdrähte. b) Mehrfachfraktur der Patella. Zur Adaptation der Fragmente werden zwei Kirschnerdrähte längs eingebracht, danach wird die doppelte Zuggurtungsdrahtnaht vorgenommen. c) Trümmerfraktur der Patella. Falls nicht eine Patellektomie vorgenommen werden muß, Versuch einer Umwandlung des Trümmerbruches in einen Zweifragmentbruch mit anschließender Zuggurtung.

4. Fissuren und Kantenausrisse und sog. chondrale Frakturen.

Klinik: Bei jedem Kniescheibenbruch besteht ein *intraartikulärer Bluterguß* und eine umgebende *Weichteilverdickung*. Die Palpation der Kniescheibe ist schmerzhaft, häufig tastet man zwischen den Fragmenten eine Stufe oder Lücke. Passive Beugung und Überstreckung des Kniegelenkes sind schmerzhaft. Aktives Heben des gestreckten Beines ist meist nicht möglich, was in den ersten Tagen nach dem Trauma auch durch den Verletzungsschmerz bedingt sein kann. Die dislozierte Patellaquerfraktur kann gelegentlich mit einer Ruptur der Quadrizepssehne verwechselt werden. Auch die *angeborene Patella partita* (bi- oder tripartita) führt nicht selten zu Fehldiagnosen. Hierbei ist auf das meist doppelseitige Vorkommen und die sklerosierten Ränder zu achten. Werden die Kniescheibenbrüche nicht richtig reponiert und fixiert, so entstehen *Pseudarthrosen*. Die aktive Streckung im Kniegelenk ist dabei beeinträchtigt, die Patienten knicken beim Gehen seitlich ein, und es bilden sich allmählich bewegungsbehindernde Arthrosen.

Therapie: In der Mehrzahl der Kniescheibenbrüche mit Diastase der Fragmente kommt die blutige Reposition mit funktionsstabiler Osteosynthese in Betracht. Für diese empfiehlt sich die vordere, eventuell gekreuzte Zuggurtung, die bei frühzeitiger Bewegung des verletzten Kniegelenks infolge Transformation von Zug- in Druckkräfte eine schnelle knöcherne Ausheilung gewährleistet.

Bei *Trümmerbrüchen* wird man zuerst versuchen, aus den zahlreichen Trümmern 2 Hauptfragmente zu bilden und diese dann mit einer Zuggurtung zu vereinigen. Wichtig ist bei der Versorgung der Kniescheibenbrüche, daß der *seitliche Bandapparat (Retinacula patellae) genäht* wird. Ist dieser nicht verletzt, so besteht in der Regel keine stärkere Dislokation der Fragmente. Dann ist die konservative Therapie durch Ruhigstellung im Gipstutor gerechtfertigt. Bei Ausrissen mit Zertrümmerung des unteren Patellapols oder Kantenabriß an der oberen Patellakante kann man das abgerissene Fragment auch entfernen und sich mit der Reinsertion des Bandes an der Restpatella begnügen.

Nur bei stärkerer Zertrümmerung der gesamten Kniescheibe und der Unmöglichkeit einer anatomischen Rekonstruktion der hinteren Gelenkfläche wird man sich zur *totalen Patellektomie* entschließen.

.3. Kondylenbrüche des Femur

Diese Brüche wurden bereits bei der Besprechung der distalen Femurbrüche erwähnt. Es handelt sich um Abrißbrüche des medialen oder lateralen Femurkondylus und um die T-, V- oder Y-Brüche mit bikondylärer Beteiligung. Abrißbrüche der Kondylen sind in der Regel mit einer *Seitenbandinstabilität* verbunden, die dann eine Aufklappung des Kniegelenks ermöglicht.

Therapie: Kondylenfrakturen müssen *möglichst frühzeitig reponiert werden*. Während man sich bei fehlender Dislokation auch zur konservativen Behandlung entschließen kann, ist in der Mehrzahl der Fälle jedoch eine exakte anatomische Reposition mit anschließender Schrauben- oder Plattenosteosynthese notwendig. Die stabile Fixierung der Fragmente gestattet frühzeitige Bewegungstherapie und verhindert hartnäckige Teilversteifungen mit Verlötung von Muskulatur und Kniescheibe.

.4. Schienbeinkopfbrüche

Die Frakturen der Tibiakondylen sind etwa doppelt so häufig wie die der Femurkondylen. Bei etwa 6% aller Unterschenkelbrüche handelt es sich um Schienbeinkopfbrüche mit Gelenkbeteiligung. Da die Kondylen den schmalen Schaft der Tibia seitlich weit überragen, brechen sie relativ leicht.

Formen: Man unterscheidet nach Form- und Entstehungsweise (Abb. 24.2.-62):
1. Monokondyläre Frakturen,
2. Bikondyläre Frakturen,
3. Spaltfrakturen,
4. Depressionsfrakturen,
5. Impressionsfrakturen,
6. Kombinierte Frakturformen.

Während die *bikondylären Frakturen* des Schienbeinkopfes durch senkrechten Sturz auf die Füße bei gestrecktem oder leicht gebeugtem Knie zustande kommen, entstehen die *Depressions- oder Eindellungsbrüche* oft durch direkte Gewalteinwirkung auf das Kniegelenk in schrägseitlicher Richtung, wie z. B. beim Fußgänger, der von der Stoßstange eines Autos getroffen wird. Aber auch bei übermäßiger Rotation im Kniegelenk, wenn der Verletzte mit dem Fuß in einem Loch hängen bleibt, kann durch Scherkraft beim Sturz diese Bruchform entstehen.

Die *seitlichen Spaltbrüche* entstehen durch Längsstauchung und Valgusknickung bei gebeugtem Kniegelenk. Es gibt Spaltbrüche, bei denen der mittlere und untere Teil der Gelenkfläche bis zu einigen Zentimetern tief zwischen das laterale und mediale Bruchstück in den Schienbeinkopf hineingedrückt ist. Diese Bruchform ist besonders häufig. Infolge starker Abduktion des Unterschenkels reißt dabei häufig das mediale Seitenband. Der laterale Femurkondylus bewegt sich nach innen und drückt durch den etwas später einsetzenden Stoß in Achsenrichtung einen zentralen Anteil des Tibiaplateaus nach unten. Das laterale Bruchstück ist wegen

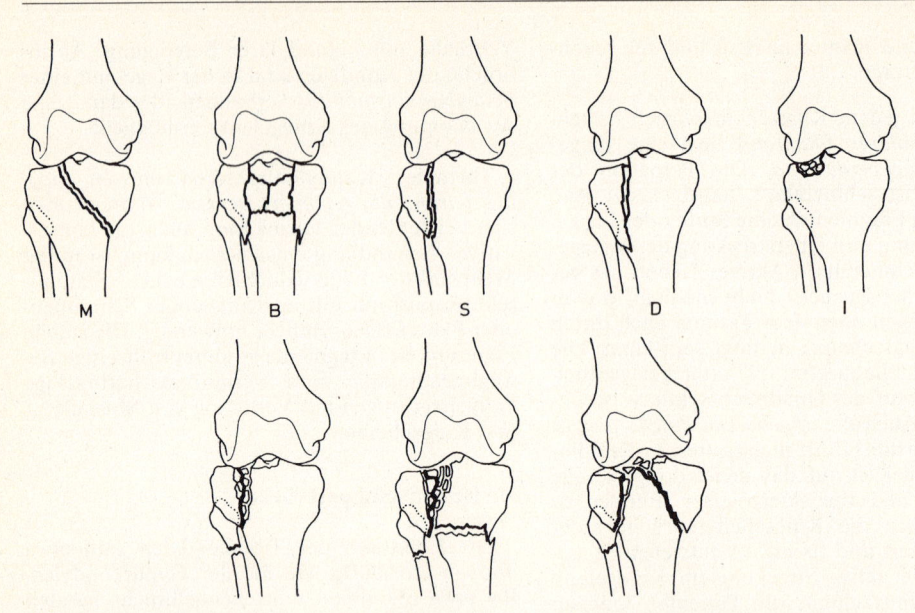

Abb. 24.2.-62. *Obere Reihe:* Tibiakopffrakturen; M = monokondylär, B = bikondylär, S = Spaltfraktur, D = Depressionsfraktur, I = Impressionsfraktur. *Untere Reihe:* Kombinierte Frakturformen; D/I = Depressions-/Impressionsfrakturen, T-Y-V-Frakturen.

seiner Bandverbindung zur Fibula ebenfalls nach unten disloziert.

Große Gewalten bewirken *Trümmerbrüche*. Gelenkkapsel, Bänder und Menisci sind bei vielen Schienbeinkopfbrüchen und Femurkondylenbrüchen mitverletzt. Häufig finden sich auch kleine, völlig von der Gefäßversorgung abgeschnittene Bruchstücke. Sie können nekrotisch werden, so daß trotz gelungener Reposition schließlich doch noch ein instabiles Wackelknie entsteht.

Klinisch findet man bei der Mehrzahl der Schienbeinkopfbrüche einen ausgedehnten Bluterguß im Gelenk. Oft weist bereits bei der Inspektion das Abweichen der Beinachse auf die Lokalisation des Bruches am Schienbeinkopf hin.

Therapie: Die *Behandlungsziel* beim Schienbeinkopfbruch ist die Wiederherstellung des Schienbeinplateaus und damit einer regelrechten Gelenkachse. Die geschlossene Reposition erfolgt in der Regel nach Entleerung des Blutergusses. Bei Frakturen eines einzelnen Kondylus wird die Aufrichtung durch Knickung nach der entgegengesetzten Seite ausgeführt. Die Gelenkkapsel ist bei diesen Brüchen in der Regel intakt und zieht den Kondylus nach oben. Manchmal gelingt durch Repositionsmanöver eine exakte Einstellung der Bruchstücke; meist läßt sie sich jedoch durch konservative Maßnahmen gerade am Schienbeinkopf nicht erreichen.

Wenn die Wiederherstellung kongruenter Gelenkflächen mißlingt, kann auf eine operative Korrektur nicht verzichtet werden. Dabei wird in der Regel das Gelenk eröffnet und unter Sicht eine anatomische Reposition mit Hebung abgesunkener Gelenkflächenanteile ausgeführt. Die danach entstehenden Knochendefekte werden am besten mit autologer Spongiosa ausgefüllt und auf diese Weise das Gelenkplateau unterfüttert. Zusätzlich wird dann eine Abstützungsosteosynthese mit einer Platte oder mehreren Schrauben ausgeführt, um eine sekundäres Absinken der gehobenen Fragmente zu vermeiden und eine frühzeitige funktionelle Behandlung zu ermöglichen. Selbst bei ausgedehnten Trümmerbrüchen läßt sich der Schienbeinkopf auf diese Weise rekonstruieren (Abb. 24.2.-63). Wichtig ist nicht die frühzeitige Aufnahme der Belastung, sondern die Frühfunktion. Ein Schienbeinkopfbruch wird sowohl bei konservativer als auch nach operativer Behandlung in der Regel erst nach 8–12 Wochen belastet.

24.2.2.2.4. Unterschenkel

Das Skelett des Unterschenkels besteht aus dem Schienbein *(Tibia)* und dem Wadenbein *(Fibula)*.

Die **Fibula** schient gleichsam den größeren, gewichttragenden Knochen und trägt dazu bei, den Fuß im oberen Sprunggelenk zu führen. Zwischen beiden Knochen ist die *Membrana interossea* ausgespannt, die mit der Muskulatur in Verbindung steht. Die Fibula liegt lateral und hinter dem Schienbein. Die proximale Verbindung be-

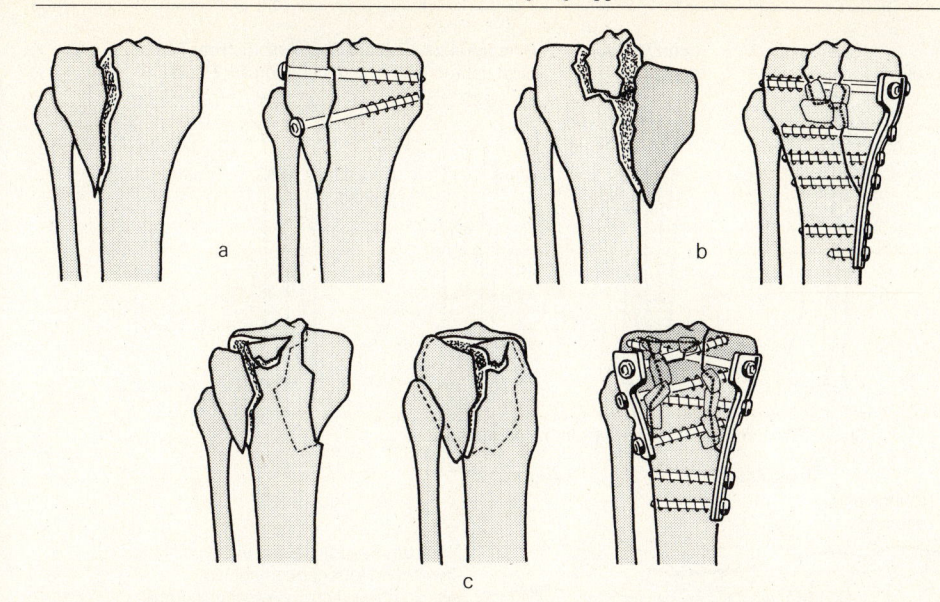

Abb. 24.2.-63. a) Spaltbruch; Fixation mit zwei Zugschrauben. b) Depressionsfraktur; Verwendung einer T-Platte als Abstützplatte und Spongiosaplastik. c) Trümmerfraktur des Tibiakopfes; Versorgung durch zwei T-Platten nach exakter Reposition, kombiniert mit einer ausgedehnten Spongiosaplastik.

steht zwischen Fibulaköpfchen und lateralem Schienbeinkopf. Sie ist relativ straff, nur geringe Bewegungen sind möglich. Distal lagert sich die Fibula in einer Inzisur am Tibiaende ein und überragt als Außenknöchel die Tibiagelenkfläche um ca. 1–2 cm. Vorderes und hinteres tibiofibulares Band bilden eine feste Syndesmose, die geringe Erweiterungen der Knöchelgabel für die Bewegungen des Sprungbeines erlaubt.

Isolierte Brüche der Fibula in den proximalen zwei Dritteln erfordern, sofern keine Dislokation mit starker Verkürzung besteht, keine spezielle Therapie. Allerdings ist es für den Patienten bequemer, für 2–3 Wochen einen Unterschenkelgehgips zu tragen. Er hat dann keine Schmerzen, und die volle Funktion ist nach dieser Zeit wieder erreicht. Frakturen des distalen Drittels der Fibula gehören meist zu den Knöchelbrüchen (s. dort, S. 940).

Die **Tibia** ist von allen größeren Knochen des Skelettes am wenigsten von Weichteilen geschützt. Die gesamte antero-mediale Fläche ist lediglich mit Haut, subkutaner Faszie und Periost überzogen. Als Folge dieser oberflächlichen Lage sind Frakturen der Tibia häufig offen, in der Mehrzahl spiralig oder schräg verlaufend. Sie entstehen durch direkte Krafteinwirkung und durch Torsionsmechanismen.

An der Tibia werden *stabile* und *unstabile Brüche* unterschieden. Erstere können mit gutem Erfolg konservativ durch geschlossene Reposition und Gipsverband behandelt werden (Abb. 24.2.-64), während die letzteren eine Dauerextension oder aber eine operative Reposition mit entsprechender Stabilisierung erfordern.

Zu den *stabilen Frakturen* des Schienbeinschaftes gehören die Querbrüche mit oder ohne Verschiebung sowie kurze Schrägbrüche, die ineinander fest verzahnt sind. Ferner gibt es auch Schrägbrüche ohne Verschiebung bei denen eine intakte Fibula die Verkürzung des Schienbeines verhindert. Alle stabilen Tibiafrakturen müssen sorgfältig reponiert werden, um Länge, Kurvation und Torsion achsengerecht wiederherzustellen. Die *Reposition* wird entweder manuell durch Zug an dem im Kniegelenk rechtwinkelig gebeugten Bein oder durch einen am Fersenbein vorübergehend angelegten Drahtzug in Narkose ausgeführt. Wichtig ist, daß nach erfolgter Reposition jeglicher distrahierende Zug vermieden wird, damit die Fragmente aufeinanderrücken können.

Therapie: Handelt es sich um glatte Schrägbrüche von Tibia und Fibula oder um Trümmerbrüche, so ist es schwierig, die Repositon im Gipsverband zu erhalten. Verschiedene Möglichkeiten der Behandlung stehen zur Verfügung:
a) Dauerzug mittels Draht oder Nagel am Kalkaneus.
b) Transfixation beider Knochen durch mehrere Drähte im proximalen und distalen Fragment, die in den Gipsverband mit einbezogen werden.
c) Blutige Reposition und Stabilisierung mittels Marknagel, Zugschrauben und Platten.
d) Reposition und Stabilisierung der Tibiafraktur durch einen unilateralen Klammerfixa-

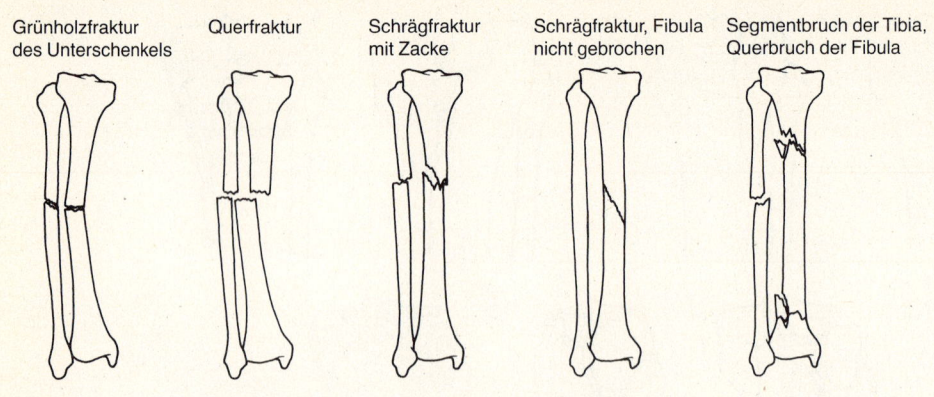

Grünholzfraktur des Unterschenkels | Querfraktur | Schrägfraktur mit Zacke | Schrägfraktur, Fibula nicht gebrochen | Segmentbruch der Tibia, Querbruch der Fibula

Stabile Frakturen der Tibia mit Gipsverband behandelt

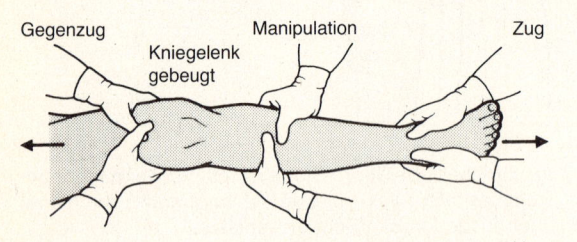

Gegenzug | Manipulation | Zug
Kniegelenk gebeugt

Nach der Reposition wird ein gepolsterter Oberschenkelliegegips angelegt, evtl. kombiniert durch Fersenbeindrahtextension.
Knöcherne Vorsprünge müssen gepolstert werden.

Abb. 24.2.-64. Stabile Frakturen der Tibia, die durch geschlossene Reposition und Gipsverband behandelt werden können. (Nach COMPERE und BANKS.)

teur, eventuell mit einer zusätzlichen Schraubenosteosynthese der Tibia und/oder stabiler Plattenosteosynthese der Fibula.

Die jeweilige Indikation für die eine oder andere Methode ergibt sich aus den Bedingungen, die im Einzelfall vorliegen.

Die *Dauerextension* am Fersenbein oder die Reposition mit anschließender Ruhigstellung im Oberschenkelliegegipsverband unter Einbeziehung der Extension darf die Fragmente nicht distrahieren. Verkürzungen sollten selbstverständlich vermieden werden.

Der Zug muß bei guter Reposition der instabilen Knochenfragmente so lange fortgesetzt werden, bis das Röntgenbild den ersten Kallus zeigt. Dies ist nicht vor Ablauf von 4–6 Wochen zu erwarten. Dann kann der Drahtzug entfernt werden und der Patient zunächst ohne und anschließend mit Belastung im Gehgipsverband mittels Krücken umhergehen.

Die Behandlung mit *Transfixationsdrähten* hat den Vorteil, daß das Kniegelenk zur regelmäßigen Übung frei bleibt und dennoch eine gute Fragmentstellung gewährleistet ist.

Wenn bei konservativer Behandlung im Gipsverband auf den Röntgenkontrollaufnahmen keine befriedigende Stellung nachzuweisen ist, kann häufig durch »Keilen« des Gipsverbandes eine Stellungskorrektur vorgenommen werden. Zum Keilen wird der Gipsverband zu ⅔ seiner Zirkumferenz einige Zentimeter oberhalb der an-

gewinkelten Stelle aufgesägt und die achsengerechte Korrektur vorgenommen, so daß ein keilförmiger Schlitz entsteht. Dieser wird nach Röntgenkontrolle mit einigen Bindentouren wieder verschlossen (Abb. 24.2.-65).

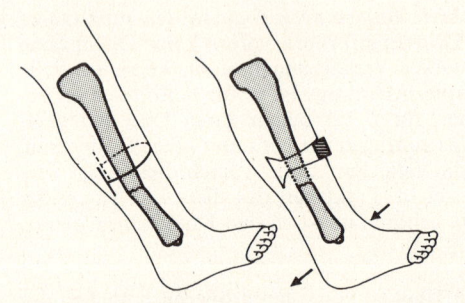

Abb. 24.2.-65. Korrektur einer konservativ behandelten Unterschenkelfraktur im Gipsverband. Die Rekurvation wird nach entsprechendem Einschneiden des Gipses durch einen vorne und etwas oberhalb der Fraktur eingebrachten Keil korrigiert.

Das heute häufig angewandte dritte Behandlungsverfahren, insbesondere instabiler Tibiafrakturen, stellt die *blutige Reposition mit anschließender Osteosynthese* durch Schrauben oder Platten oder aber die geschlossene Reposition und gedeckte oder offene Marknagelung mit Aufbohrung der Markhöhle dar oder die Reposition und Stabilisierung der Tibiafraktur durch einen unilateralen Klammerfixateur, eventuell mit *einer zusätzlichen Schraubenosteosynthese der Tibia und/oder stabiler Plattenosteosynthese der Fibula.*

Für die *Indikation zu den einzelnen Osteosyntheseverfahren* läßt sich keine Regel aufstellen. Immerhin gelten quere und kurze Schrägbrüche im mittleren Schaftbereich einschließlich der verzögerten Heilung und Pseudarthrosen als bevorzugte Indikation für einen Marknagel, während Torsionsbrüche, Schrägbrüche mit Biegungskeil, Frakturen am Übergang zu den gelenknahen Abschnitten besser mit Zugschrauben und Platten versorgt werden (Abb. 24.2.-66) oder

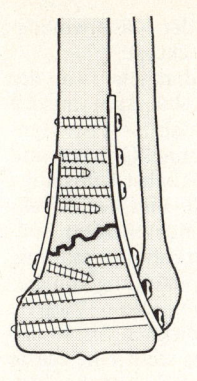

Abb. *24.2.*-67. Versorgung einer hohen, kurzen Schrägfraktur durch zwei DC-Platten; die kleinere Platte auf der Medialseite dient als Zuggurtungsplatte.

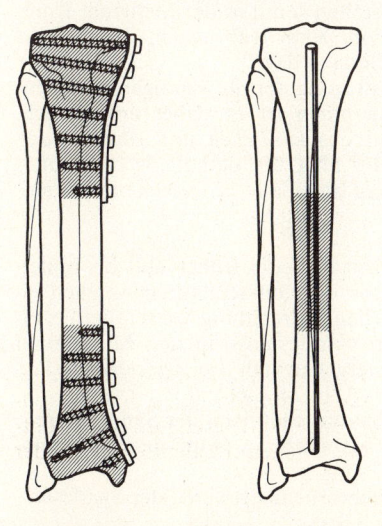

Abb. *24.2.*-66. Indikationen (gestrichelter Bereich) zur Plattenosteosynthese oder Markraumschienung in Abhängigkeit von der Frakturlokalisation am Schienbein.

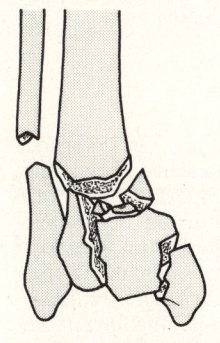

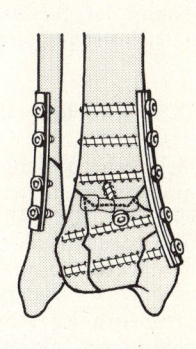

Abb. *24.2.*-68. Operative Rekonstruktion einer distalen Tibiagelenkfraktur, kombiniert mit einer primären autologen Spongiosaplastik und einer Außenknöchelosteosynthese. (Pilon-tibial-Verletzung)

durch einen Verriegelungsnagel oder einen Klammerfixateur externe, eventuell mit zusätzlicher Fibulaosteosynthese und/oder Schraubenosteosynthese der Tibia. *Das Ziel ist immer eine funktionsstabile Osteosynthese.* Bei schweren Trümmerbrüchen und »schlechten Weichteilverhältnissen« wird man gelegentlich auch mehrzeitig vorgehen, um über eine Fixateur-externe-Versorgung durch Wechsel des Osteosyntheseverfahrens später eine Übungs- und Belastungsstabilität zu erreichen. Wenn bei den gelenknahen Brüchen mit Trümmerzonen nach anatomischer Wiederaufrichtung zunächst ein Knochendefekt verbleibt oder wenn es zu einer Devitalisierung eines Knochenstückes gekommen ist, so bedient man sich der Defektauffüllung durch Anlagerung von *autologer Spongiosa.* Dieses Knochentransplantat heilt erfahrungsgemäß schnell ein und trägt zur Stabilität im Frakturbereich bei (Abb. *24.2.*-68).

Für *offene Frakturen der Tibia gilt* neben einem exakten Débridement das Prinzip einer sparsamen, jedoch ausreichend stabilen Osteosynthese, möglichst im Bereich gut erhaltener Weichteile, ohne Naht der Verletzungswunde. Auch bei offenen Frakturen hat es sich bewährt, Defekte primär mit einer autologen Spongiosaplastik auszufüllen. Vorteilhaft ist für die Osteosynthese breit offener Frakturen mit schlechter Weichteildeckung der »Fixateur externe«. Dabei konnte man beobachten, daß durch die zusätzliche Fibulaosteosynthese eine Erhöhung der Stabilität der operativen Versorgung insbesondere bei Trümmer- und Defektfrakturen der Tibia auftrat und einen positiven Einfluß auf die Beherrschung des Weichteilschadens ausübt. Für die Stabilisierung des Wadenbeinbruches wird in der Regel die Drittelrohr- oder die 3,5-mm-DC-Platte der AO verwandt. Wichtig ist hierbei die korrekte Wiederherstellung der Länge und Rotation der Fibula, weil allein dadurch bereits eine weitgehende Reposition des Schienbeinbruches erzielt werden kann. Damit wird die Stabilisierung des Schienbeinbruches durch einen Fixateur externe oder durch eine gedeckte Marknagelung nach Sanierung der Weichteile erleichtert. Das Osteosynthesematerial der Fibula ist so zu plazieren, daß es im Rahmen einer offenen

Wundbehandlung ebenso wie der Knochen ausreichend von Weichteilen bedeckt ist.

Alle diese operativen Methoden gehen von der Vorstellung aus, daß eine exakte anatomische Reposition der Fraktur mit stabiler Osteosynthese eine Nachbehandlung ohne Gipsverband ermöglicht. Ihr Ziel ist die möglichst frühzeitige aktive Bewegung. Das trostlose Bild der »Frakturkrankheit« mit initialem Weichteilödem, späterer Atrophie, örtlicher Zirkulationsstörung, Knochenentkalkung und Teilversteifung von Gelenken soll vermieden werden. Diese Vorteile müssen allerdings mit einem gewissen *Infektionsrisiko* erkauft werden. Letzteres stellt eine ernste Komplikation dar. Sie läßt sich jedoch bei entsprechender Vorsicht gering halten.

24.2.2.2.5. Knöchelbrüche

Knöchelbrüche verlangen als Gelenkbrüche neben einer exakten anatomischen Reposition der Gelenkfläche eine *funktionserhaltende Nachbehandlung*. Jede Beeinträchtigung der Biomechanik am oberen Sprunggelenk muß über kurz oder lang zu einem Dauerschaden, nämlich einer sekundären Arthrose mit schmerzhafter Bewegungsbehinderung führen. Untersuchungen zeigen, daß schon geringe Veränderungen der Anatomie, insbesondere im Bereich der Fibula und der Syndesmose, zu unphysiologischen Druckbelastungen führen können, deren Folgen irreversible Schädigungen des Knorpelüberzugs sind. Nicht nur eine Stufenbildung im Gelenk, sondern auch eine Inkongruenz der Gelenkflächen, die infolge Subluxation von Gelenkanteilen, Verkürzung oder Verdrehung der Fibula entsteht, stellen gleichsam »Präarthrosen« dar, die, falls sie bestehen bleiben, eine ungünstige Prognose haben. Die Bewegungs- und Belastungsfaktoren im oberen Sprunggelenk sind komplex und lassen sich in zahlreiche Komponenten zerlegen.

Hier wird, wie an kaum einem anderen Gelenk, die Bedeutung von knöchernem, knorpeligem und ligamentärem Anteil für den normalen Bewegungsablauf und dessen Erhaltung besonders deutlich. Aufgrund der starken Beanspruchung des oberen Sprunggelenks sind bei intraartikulären Frakturen und deren Behandlung biomechanische Gesichtspunkte zu berücksichtigen. Das obere Sprunggelenk wird von drei Knochen gebildet, die durch Kapsel und Bänder zusammengehalten werden. Verletzungen in diesem Bereich stellen somit in der Mehrzahl Kombinationen von Knochenbrüchen, Band- und Kapselzerreißungen dar.

Für die Festlegung der notwendigen therapeutischen Maßnahmen ist es daher erforderlich, sich aufgrund des *klinischen* und *röntgenologischen Befundes* über die pathologisch-anatomischen Läsionen bis in alle Einzelheiten zu orientieren.

Formen: Verschiedene, früher übliche Einteilungen der Sprunggelenksfrakturen weichen einer funktionellen Betrachtungsweise, die die Fibula und ihre Syndesmose in den Mittelpunkt stellt. Daraus ergeben sich drei *verschiedene Verletzungstypen* (Abb. 24.2.-69):
A. Wadenbeinbrüche distal der Syndesmose,
B. Wadenbeinbrüche in Höhe der Syndesmose,
C. Wadenbeinbrüche proximal der Syndesmose.

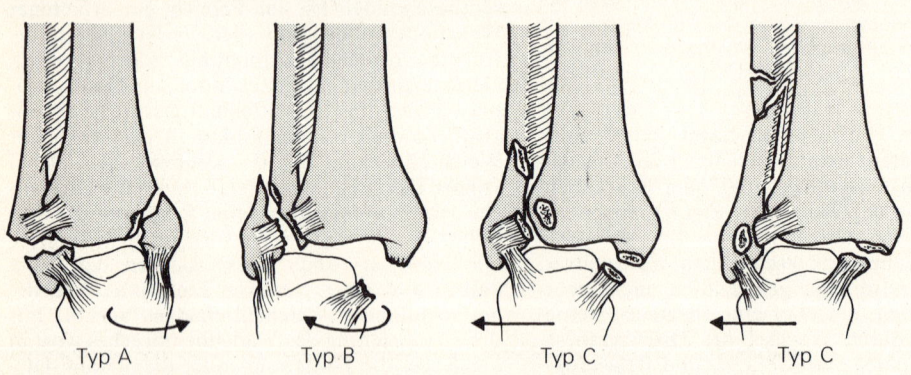

Abb. *24.2.*-69. Einteilung der Malleolarfrakturen nach WEBER.
Typ A: Die Fibula ist quer in Gelenkhöhe oder distal davon gebrochen, evtl. kombiniert mit Abscherfraktur des Innenknöchels.
Typ B: Spiralfraktur in Höhe der Syndesmosenbänder mit Teilruptur des ventralen Syndesmosenbandes mit oder ohne Ruptur des Lig. deltoideum bzw. Abrißfraktur des Innenknöchels.
Typ C: a) Schrägfraktur der Fibula unmittelbar oberhalb der Syndesmose; Ruptur des ventralen Syndesmosenbandes oder der Bandansätze; dorsaler Kantenabriß. b) Eine besondere Form der Sprunggelenksfraktur Typ WEBER C ist die Fraktur der Fibula unterhalb des Wadenbeinköpfchens bei Ruptur der Syndesmosenbänder, der Membrana interossea mit Innenbandruptur oder Innenknöchelfraktur. Sie ist nach ihrem Erstbeschreiber MAISONNEUVE benannt.

Diese Einteilung erlaubt es, die Schwere einer Verletzung im oberen Sprunggelenk am Röntgenbild abzulesen und sich bezüglich der Therapie darauf einzustellen.

Alle Frakturen im oberen Sprunggelenk, durch die der Außenknöchel und die Syndesmose zwischen Tibia und Fibula, d.h. der Schluß der Gabel, nicht in Mitleidenschaft gezogen wurde, die also zum *Typ A* gehören, können als leichte Verletzungen gelten, die vorwiegend durch Supination entstanden sind. Die Luxation des Talus erfolgt nach medial. Diese Brüche können mit gutem Erfolg unblutig reponiert und konservativ im Gipsverband behandelt werden.

Als schwerer gelten die Verletzungen des *Typ B,* die überwiegend durch Außenrotation entstanden sind und eine Luxation des Talus nach lateral aufweisen. Hierbei ist neben der Fibulafraktur, die meist zur Dislokation und Verkürzung des Wadenbeins führt, noch eine Zerreißung der Syndesmose vorhanden. Häufiger als allgemein erachtet kommt es zusätzlich zur Innenbandläsion und/oder Fraktur des medialen Knöchels, was eine Subluxation des Sprungbeins zur Folge hat.

Der *Typ C* der Verletzungen umfaßt alle Pronationsfrakturen der Fibula, die proximal der Syndesmose liegen. Meist findet man eine totale Zerreißung der Syndesmose und eine dadurch bedingte Verrenkung oder Subluxation des Talus nach lateral.

Therapie: Die *kongruente Wiederherstellung der Gelenkflächen* erfolgt durch sofortige Reposition und Fixierung der Stellung im gespaltenen Gipsverband oder im U-Gips. Gelingt die exakte Reposition nicht, so ist die operative Behandlung angezeigt. Insbesondere bei den Brüchen vom Typ B und C, wobei auch ein hinteres Volkmannsches Dreieck von der tibialen Gelenkfläche abgebrochen ist, wird meist die operative Stabilisierung nach den Prinzipien der Arbeitsgemeinschaft für Osteosynthesefragen bevorzugt.

Die *Wiederherstellung der fibularen Stabilität der Gelenkgabel* erfolgt durch Schrauben, Platten sowie durch Naht des Bandapparates. Die Frakturen des Innenknöchels werden durch zwei Schrauben oder bei kleineren Fragmenten durch Zuggurtung versorgt. Volkmannsche Dreiecke, d.h. Absprengungen an der vorderen oder hinteren Kante der Tibia, die mehr als ¼ der Gelenkfläche umfassen, müssen operativ reponiert und mit einer Zugschraube fixiert werden (Abb. 24.2.-70, 24.2.-71).

Bei *Trümmerbrüchen des oberen Sprunggelenks und der distalen Tibia* ist die osteosynthetische Stabilisierung von Fragmenten problematisch. Eine operative Rekonstruktion der gesamten distalen Tibiagelenkfläche ist in solchen Fällen äußerst schwierig und verlangt große Erfahrung. Sind die Voraussetzungen hierfür nicht gegeben, so kommt die Extension am Kalkaneus zur Anwendung.

Wenn die Zerstörung der gelenkbildenden Anteile eine Wiederherstellung unmöglich macht, muß man sich zur *Primär-* oder *Früharthrodese* entschließen. Hierbei hat sich die Druckarthrodese unter Verwendung eines »äußeren Spanners« bewährt. Bei intakten Mittel- und Vorfußgelenken ist der Funktionsausfall nur gering, und der Gang bleibt unauffällig.

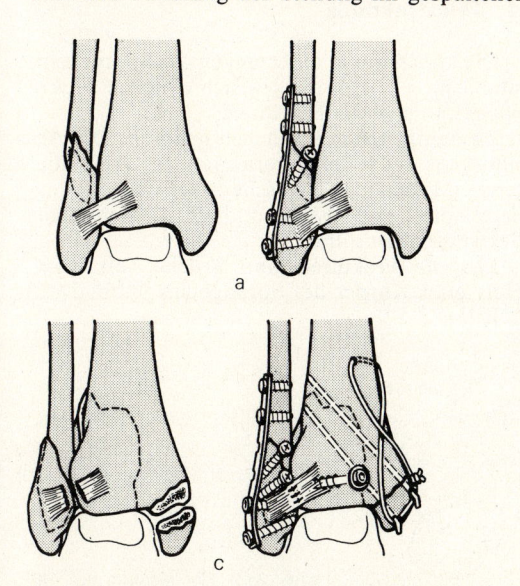

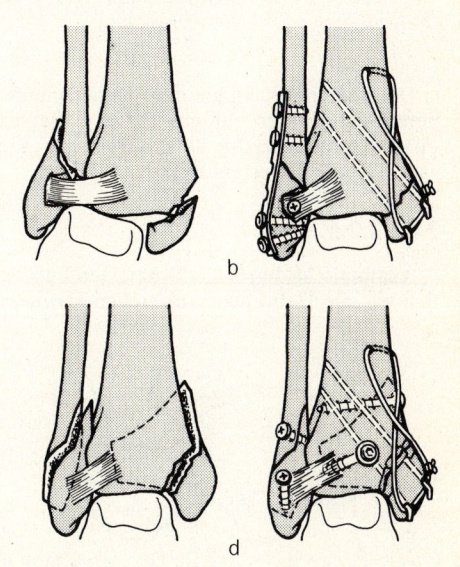

Abb. *24.2.*-70. Operative Behandlungsmöglichkeiten kombinierter Knochen- und Bandverletzungen im Bereich des oberen Sprunggelenks (a–d).

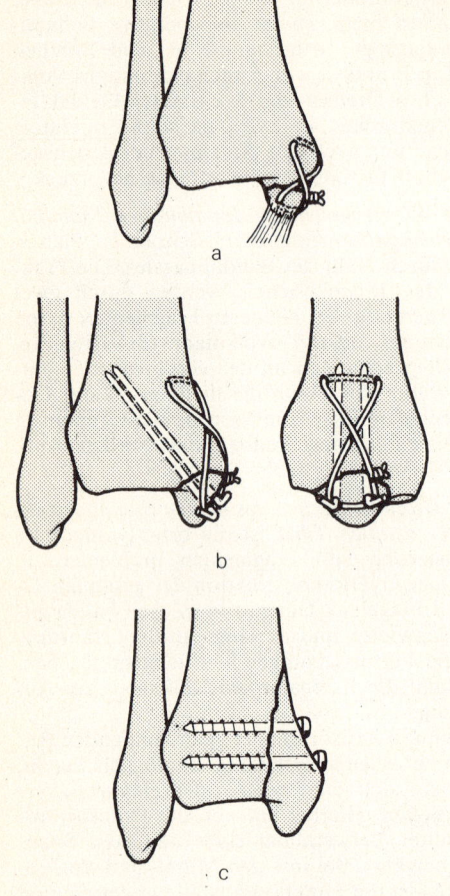

Abb. *24.2.*-71. Übungsstabile Osteosynthesen des Innenknöchels: a) Hemicerclage, b) Kirschner-Drahtzuggurtung, c) Verschraubung.

Die rentenberechtigenden Dauerschäden beliefen sich früher auf ca. 15–20%. Bei exakter operativer Versorgung läßt sich dieser Prozentsatz wesentlich vermindern.

24.2.2.2.6. Fuß

Anatomische Vorbemerkung: Der Fuß ist ähnlich wie die Hand aus zahlreichen kleineren und größeren Knochen zusammengesetzt. Durch viele Gelenke und gelenkähnliche Verbindungen werden Beweglichkeit und Anpassungsfähigkeit des Fußes gewährleistet. Die Anordnung dieser einzelnen Teile ist so, daß eine relativ kleine Belastungsfläche das große Körpergewicht tragen und abfedern kann. Längs- und Quergewölbe des Fußes sind für den aufrechten Stand ebenso wichtig wie für den unbehinderten, freien Gang.

Die Tibia artikuliert mit dem *Talus* und letzterer mit dem *Kalkaneus* in einer Belastungslinie. ZUR VERTH nannte das Fußgewölbe, in dem das Fersenbein und die *Mittelfußknochen* die tragenden Strukturen sind, ein »untergurtetes Spannwerk physikalischer Technik«. Die Basis dieses Spannungssystems bildet die *Fascia plantaris*. Das *Fersenbein* stellt als hinterer Pfeiler infolge seiner Hauptbelastung das stärkste Glied der Kette dar.

So wird die mitunter noch weit über das normale Körpergewicht hinausgehende Belastung des Skelett-Bänder-Systems durch eine Ableitung auf mehrere Belastungsstellen sinnvoll verteilt. Vorfuß und Zehen ermöglichen die ständige Anpassung an den Untergrund.

Die Überbeanspruchung des Fußsystems erfolgt entweder beim Sturz aus großer Höhe oder durch übermäßigen Druck von unten (Explosion!). Indirekte Krafteinwirkungen führen zu typischen Verletzungen eines oder mehrerer Glieder des Fußes. Direkte Gewalteinwirkungen können jeden Abschnitt treffen und vielfältige Verletzungen an Knochen, Sehnen und Bändern verursachen.

.1. Talusfrakturen

Die knöchernen Verletzungen des Sprungbeins sind sehr selten; sie lassen sich einteilen in *periphere* und *zentrale* Frakturen.

Zu den *peripheren* Brüchen gehören: Die Abrißbrüche des Proc. posterior tali, des Proc. fibularis und tibialis tali, Abscherbrüche des Sprungbeinkopfes und osteochondrale Kantenbrüche der Sprungbeinrolle.

Zentrale Frakturen sind Brüche von Kopf, Hals oder Körper des Sprungbeins (Abb. *24.2.*-72).

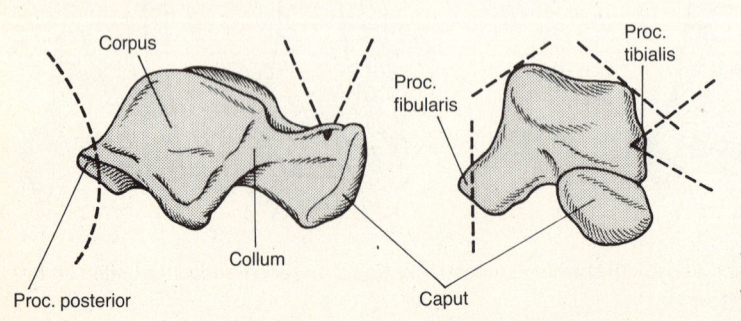

Abb. *24.2.*-72. Einteilung der peripheren Talusfrakturen nach WEBER und BIRCHER.

Therapie: Periphere Frakturen werden exakt reponiert und im Gipsverband für 4–6 Wochen ruhiggestellt. Unverschobene zentrale Frakturen sollten konservativ im Unterschenkelliegegips behandelt und nach knöcherner Ausheilung über weitere 6–8 Wochen entlastet werden. Außerdem ist eine fachgerechte Schuh- und Einlagenversorgung vorzunehmen. Stark dislozierte, nicht reponible, zentrale Talusfrakturen erfordern eine notfallmäßige, offene Reposition mit Osteosynthese.

Die **Prognose** ist abhängig von der Frakturlokalisation. Periphere Frakturen sind prognostisch günstig, zentrale wesentlich problematischer. Hier drohen eine Arthrose des oberen oder unteren Sprunggelenkes oder beider Gelenke durch Knorpelschädigung und eine Nekrose des Sprungbeins infolge Durchblutungsstörungen bei Gefäßabrissen (z. B. Luxationsfrakturen im Bereich des Sprungbeinhalses).

.2. Kalkaneusfrakturen

Die Frakturen des Fersenbeines stellen unter den Verletzungen der Fußknochen die meisten Probleme. Jede Kalkaneusfraktur, die durch einen Sturz aus der Höhe zustande kam, *kann mit einer Verletzung der Wirbelsäule kombiniert sein.* Es muß immer eine sorgfältige Untersuchung mit Röntgenaufnahme des *anderen Fußes* und auch der *Wirbelsäule* vorgenommen werden.

Das Fersenbein ist ein spongiöser Knochen, der meist durch direkte Gewalteinwirkung eine Kompression und damit eine ausgedehnte Zertrümmerung seiner Knochenbälkchen erfährt. Der Zug der einzelnen Muskelgruppen am Fersenbein scheint nur hinsichtlich der Fragmentdislokation Bedeutung zu besitzen.

Diagnostisch und therapeutisch wichtig sind die *gelenkige Verbindung* mit dem Talus im hinteren *unteren Sprunggelenk* und mit dem Kuboid im *Kalkaneo-Kuboid-Gelenk* (vorderes unteres Sprunggelenk). Ausdruck und Maß für das Fußgewölbe ist der von BÖHLER gefundene *Tubergelenkwinkel.* Es ist dies der Winkel zwischen einer Linie, die von der vorderen und hinteren Gelenkfläche nach hinten gerichtet ist, und einer Linie entlang der oberen Kante des Tuber calcanei. Er beträgt normalerweise 30–40 Grad und kann nach schweren Brüchen auf 0 Grad, ja sogar auf negative Werte abgesunken sein (posttraumatischer Plattfuß). Die Minderung des Tubergelenkwinkels schwächt außer dem Fußlängsgewölbe die Funktion der Gastroknemiusmuskeln erheblich (Verkürzung) (Abb. *24.2.*-73).

Formen: Entsprechend den verschiedenen Frakturtypen im Röntgenbild wurden zahlreiche Einteilungen der Fersenbeinbrüche vorgenom-

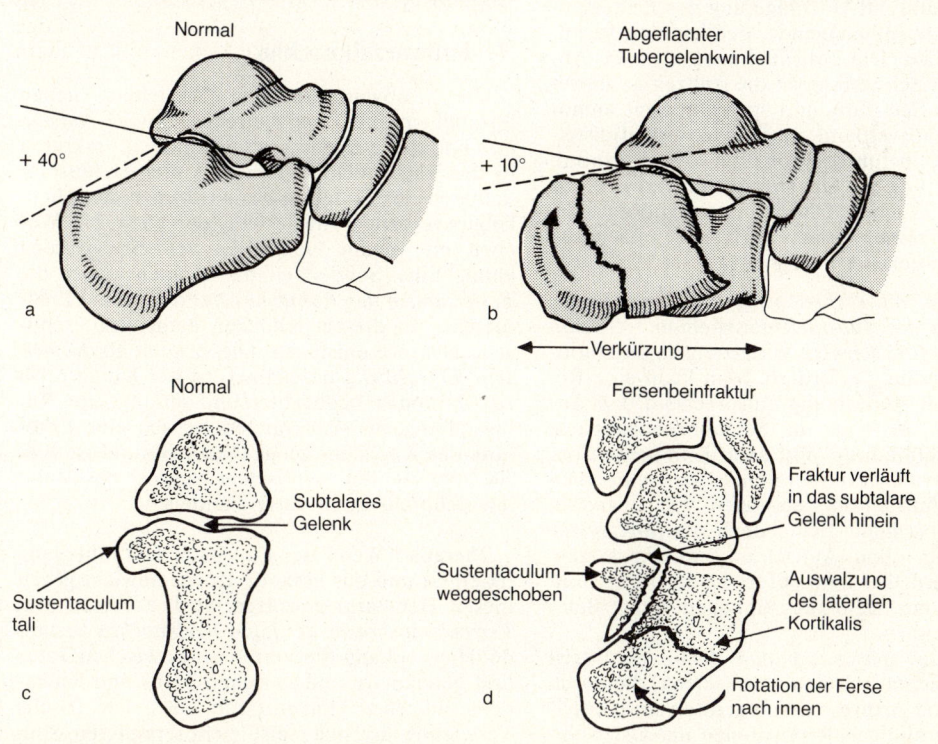

Abb. *24.2.*-73. Deformierung des Fersenbeins mit Abflachung des Tubergelenkwinkels beim Fersenbeintrümmerbruch.

men. Für die grobe Orientierung sind *3 Hauptgruppen ausreichend* (VIDAL):
1. Die isolierte Fraktur ohne Gelenkbeteiligung;
2. Trümmerbrüche mit Gelenkbeteiligung, aber ohne Stufenbildung im Gelenk mit leichter Abflachung des Tubergelenkwinkels;
3. Trümmerbrüche mit schwerer Gelenkdeformierung, abgeflachtem Tubergelenkwinkel, Verschiebung und Kompression von Gelenkanteilen, Achsenfehlstellung und Verbreiterung des Tuber calcanei.

Für die Behandlung sind zu fordern: Möglichst gute Reposition mit Aufrichtung bei negativem Tubergelenkwinkel, Verminderung des queren Durchmessers des Knochens auf normale Maße und eine möglichst exakte Wiederherstellung der Gelenkoberfläche.

Therapie: *Frakturen des Kalkaneus ohne Verschiebung von Fragmenten und ohne Gelenkbeteiligung* werden sofort in einem gut anmodellierten Gipsverband ruhiggestellt und können ambulant behandelt werden. Dabei ist zu beachten, daß das Bein in den ersten Tagen hochgelagert wird, bis die örtliche Schwellung abgeklungen ist. Liegen größere Hämatome mit starker Schwellung der gesamten Ferse und Spannungsblasen vor, so müssen zunächst ein kräftiger Druckverband mit Hochlagerung des Beines angelegt und ödemhemmende Medikamente verabreicht werden. Die beste Behandlung nach Abklingen der Schwellung ist die frühzeitige Bewegung ohne Belastung und später der gut anmodellierte Gipsverband in leichter Spitzfußstellung sowie betonter Pronation des Vorfußes. Eine Belastung im Gehgipsverband erfolgt erst nach ca. 6 Wochen. Ohne Gipsverband darf bei schweren Trümmerbrüchen frühestens nach 10–12 Wochen belastet werden.

Frakturen mit Verbreiterung des Fersenbeines, Abflachung des Tubergelenkwinkels und Gelenkbeteiligung sind schwere Verletzungen, die stationäre Behandlung erfordern. Man kann eine Reposition auf Aufrichtung entsprechend den Angaben von BÖHLER im Schraubenzugapparat evtl. in Verbindung mit dem Kompressorium nach PHLEPS-GOCHT oder einer der zahlreichen weiteren Aufrichtungsmethoden versuchen. In letzter Zeit scheint sich jedoch die *funktionelle Behandlung* ohne Aufrichtung durchzusetzen. Hierbei wird das Bein sofort hochgelagert und frühzeitig mit Bewegungsübungen ohne Belastung begonnen.

Durch eine spätere *subtalare Arthrodese* lassen sich Schmerzen im subtalaren Gelenk, die durch Plattfuß und Arthrose hervorgerufen sind, beseitigen. Alle blutigen Repositionen mit Osteosynthesen (PALMER), ob sie früh oder spät durchgeführt werden, führen nur ausnahmsweise zu besseren Ergebnissen. Sie sind jedoch mit einem erhöhten Infektrisiko belastet.

Eine Sonderform der Fersenbeinfraktur ist der *Entenschnabelbruch,* eigentlich ein Achillessehnenausriß. Es handelt sich dabei um eine Abrißfraktur der oberen Kante des Tuber calcanei mit dem Ansatz der Achillessehne. Gelingt es nicht, durch entsprechende Anspannung und Fußeinstellung eine geschlossene Reposition zu erzielen, so wird sofort blutig reponiert und eine funktionsstabile Osteosynthese ausgeführt (Schraube, Zuggurtung).

Die *Spät- bzw. Dauerergebnisse* der schweren Fersenbeinbrüche mit Gelenkbeteiligung und Abflachung des Tubergelenkwinkels sind häufig unbefriedigend. Kalkschwund des Knochens, schmerzhafte Arthrose des subtalaren Gelenks, traumatischer kontrakter Plattfuß, Bewegungsbehinderung im Sprunggelenk, Spitzfuß mit Zehengang und Insuffizienz der Achillessehnenfunktion lassen sich oft nicht vermeiden. In prognostisch ungünstigen Fällen wird man daher eine frühzeitige Arthrodese vorschlagen, da viele Patienten aus Furcht vor einem Rentenentzug die Spätarthrodese ablehnen. Schuheinlagen oder orthopädisches Schuhwerk sind meist notwendig. Häufig gelingt es jedoch bei Ausdauer und Geschicklichkeit, eine gute Reposition zu erzielen, so daß dann auch in schweren Fällen keine Arthrodese notwendig wird.

.3. Fußwurzelknochen

Die Fußwurzelknochen bestehen neben Sprungbein und Fersenbein aus *Kuboid, Navikulare* und den *3 Keilbeinen* und sind bei Frakturen in der Regel nicht disloziert. Unter Herausmodellieren des Fußgewölbes wird im Unterschenkelgipsverband ruhiggestellt, der nach 2–3 Wochen mit einem Gehstollen versehen werden kann. Eine Sonderstellung nehmen dabei die *Verletzungen des Kahnbeins* mit oder ohne Fraktur ein. An diesem Knochen kann eine aseptische Nekrose entstehen. Diese, auch als *Köhlersche Erkrankung* bezeichnet, ist bei Kindern bis zu 9 Jahren zu beobachten und verlangt eine Ruhigstellung, bis sich röntgenologisch eine Erholung des Knochens zeigt. Dieser Befund ist vom »Köhler II«, der aseptischen Nekrose des Metatarsalköpfchens, zu unterscheiden.

Therapie: Wenn der Fuß beim Unfallhergang fixiert ist und das gesamte Körpergewicht gegen diesen Hebelarm geworfen wird, kommen sog. *Verrenkungsbrüche der Fußwurzelknochen* zustande. Hierbei kann die Verrenkung zwischen Talus und Navikulare und zwischen Talus und Kalkaneus entstehen (Luxatio sub talo). Die frische Verletzung läßt sich meist leicht reponieren. Später muß durch kräftigen Skelettdauerzug an Kalkaneus und an den Metatarsalia eine Einstellung erzwungen werden. Gelingt auch dies nicht, so bleibt nur die blutige Reposition, bei der man in schweren Fällen sogleich eine Arthrodese, meist als dreifache sog. Tripelarthrodese, anschließt.

Relativ häufig ereignet sich eine *Verrenkung im Tarsometatarsalgelenk.* Diese Verletzung ist mit Gelenkrandbrüchen kombiniert. Hierbei ist eine vollständige Reposition mitunter schwierig und erfordert einen kräftigen Skelettzug nach lateral. Unvollständige Einrichtung führt zu sehr schmerzhaften, störenden valgoplanen Fußdeformitäten, die nur durch operative Behandlung mit Versteifung zwischen den Keilbeinen und Mittelfußknochen gebessert werden können.

.4. Mittelfußknochen

Frakturen aller oder eines der 5 Mittelfußknochen ereignen sich häufig. Bei Schrägbrüchen im Schaftbereich kommt es oft zur Verkürzung, die durch gewöhnliche Schienung oder Gipsverband nicht wirksam behandelt werden kann.

Therapie: Da Verkürzungen und Verschiebungen insbesondere am 1. und 5. Mittelfußknochen zur Beeinträchtigung der Gehfähigkeit führen, müssen sie exakt reponiert und bis zur knöchernen Heilung retiniert werden. Dies gelingt durch Skelettzug an den Mittel- oder Endphalangen der verletzten Zehen oder durch blutige Reposition mit Osteosynthese.

.5. Zehenphalangen

Frakturen der Zehenphalangen ohne Verschiebung erfordern *keine spezielle Behandlung.* Die Schienung an die benachbarte Zehe genügt. Vorteilhaft, insbesondere auch zur Besserung der anfänglichen Schmerzen, ist die Verordnung einer flachen, kleinen Metallschiene, die zwischen Fußsohle und Schuhsohle eingeschoben wird und beim Gehen das Abrollen des Fußes blockiert.

Besteht eine *Verschiebung der Fragmente,* so muß reponiert und evtl. ein Drahtzug wie bei den Metatarsalfrakturen angelegt werden.

Verrenkungen in den Interphalangealgelenken werden durch Reposition beseitigt. Sind sie veraltet, so kommt eine Teilresektion des luxierten Gelenkanteils in Frage.

Bei *Frakturen und Luxationen im Bereich des Fußes,* die oft mit mehr oder weniger ausgedehnten Weichteilquetschungen und Hämatomen einhergehen, ist eine sachgemäße Umstellung des Fußes notwendig. Behinderungen und spätere Beschwerden sind bisweilen größer, als man nach dem Unfallhergang erwarten könnte. Ein Verlust der Beweglichkeit in den Mittelfußgelenken oder in den Tarsometatarsalgelenken und nicht minder im unteren Sprunggelenk kann den Patienten zum Teilinvaliden machen.

Literaturauswahl

ALLGÖWER, M., L. KINZL, P. MATTER, S. M. PERREN, T. RUEDI: Die Dynamische Kompressionsplatte DCP. Springer, Berlin, Heidelberg, New York 1973.

BÖHLER, L.: Die Technik der Knochenbruchbehandlung. Maudrich, Wien 1953, 1954, 1957, 1963.

BOLTZE, W. H.: Der Fixateur externe (Rohrsystem). AO-Bulletin, Herbst 1976.

BURRI, C. (Hrsg.): Posttraumatische Osteitis. Huber, Bern, Stuttgart, Wien 1974.

CHARNLEY, J.: Compression Arthrodesis. Including Central Dislocation as a Principle in Hip Surgery. Livingstone, Edinburgh 1953.

COMPERE, E. L., S. W. BANKS, C. L. COMPERE: Frakturenbehandlung. Thieme, Stuttgart 1966.

DANIS, R.: Théorie et Pratique de l'Ostéosynthèse. Masson, Paris 1949.

ENDER, H. G.: Die Behandlung per- und subtrochanterer Brüche mit Federnägeln. Sailer, Wien 1975.

HACKETHAL, K. H.: Die Bündelnagelung. Springer, Wien 1961.

HEIM, U., K. M. PFEIFFER, unter Mitarb. v. H. CH. MEULI: Periphere Osteosynthesen, unter Verwendung des Kleinfragment-Instrumentariums der AO. Springer, Berlin, Heidelberg, New York 1972.

HIERHOLZER, G., M. ALLGÖWER, TH. RÜEDI: Fixateur-externe-Osteosynthese. Rohrsystem der Arbeitsgemeinschaft für Osteosynthesefragen. Springer, Berlin, Heidelberg, New York, Tokyo 1985.

JAHNA, H., H. WITTLICH: Konservative Methoden in der Frakturbehandlung. Urban u. Schwarzenberg, München, Wien, Baltimore 1985.

KEMPF, I., L. LOOTVOET, A. GROSSE, A. COPIN, G. PAGLIANO: Les fractures communitives de jambe: propositions de classification et étude thérapeutique. Rev. Chir. Orthop. 58:123–129 (1972).

KLEMM, K., W. D. SCHELLMANN: Dynamische und statische Verriegelung des Marknagels. Mschr. Unfallheilk. 75:568 (1972).

KROMPECHER, S.: Die Knochenbildung. Fischer, Jena 1937.

KÜNTSCHER, G.: Die Marknagelung. Springer, Berlin, Göttingen, Heidelberg 1962.

LANE, W. A.: The Operative Treatment of Fractures. Medical Publishing Co., London 1914.

LETOURNEL, E., R. JUDET: Fractures of the Acetabulum. Springer, Berlin, Heidelberg, New York 1981.

MAATZ, R., W. LENTZ, W. ARENS, H. BECK (Hrsg.): Die Marknagelung und andere intramedulläre Osteosynthesen. Schattauer, Stuttgart, New York 1983.

MÜLLER, K. H.: Exogene Osteomyelitis von Becken und unteren Gliedmaßen. Springer, Berlin, Heidelberg, New York 1981.

MÜLLER, M. E., M. ALLGÖWER, R. SCHNEIDER, H. WILLENEGGER: Manual der Osteosynthese. Springer, Berlin, Heidelberg, New York 1977.

PAUWELS, F.: Gesammelte Abhandlungen zur funktionellen Anatomie des Bewegungsapparates. Springer, Berlin, Heidelberg, New York 1965.

RITTMANN, W. W., P. MATTER: Die offene Fraktur. Huber, Bern, Stuttgart, Wien 1977.

SCHLOSSER, V.: Traumatologie, Thieme, Stuttgart 1968.

SIMON-WEIDNER, R.: Die Fixierung trochanterer Brüche mit multiplen elastischen Rundnägeln nach Simon-Weidner. Hefte Unfallheilk. *106*:60 (1970).
SMITH-PETERSEN, M. N.: Treatment of fractures of the neck of the femur by internal fixation. Surg. Gynec. Obstet. *64*:287 (1937).
WEBER, B. G.: Die Verletzungen des oberen Sprunggelenks. Huber, Bern, Stuttgart, Wien 1966, 1972.
WEBER, B. G., O. CECH: Pseudarthrosen: Pathophysiologie, Biomechanik, Therapie, Ergebnisse. Huber, Bern, Stuttgart, Wien 1973; Engl. Ed. 1976.
WEISE, K., H. HERMICHEN, S. WELLER: Über die Bedeutung der Fibula bei Unterschenkelfrakturen und -pseudarthrosen. Akt. Traumatol. *15*:195–204 (1985).
WELLER, S.: Grenzen der konservativen und operativen Frakturbehandlung. Hefte Unfallheilk. *87*:138 (1966).
WELLER, S.: Die Marknagelung – Gute und relative Indikationen, Ergebnisse. Chirurg *46*:151 (1975).
WELLER, S.: Die Marknagelung, eine instabile, aber belastbare Osteosynthese. Akt. Traumatol. *14*:146–150 (1984).
WILLENEGGER, H., S. M. PERREN, R. SCHENK: Primäre und sekundäre Knochenbruchheilung. Chirurg *42*:241 (1971).
WILLENEGGER, H.: Therapie der traumatischen Osteomyelitis. Langenbecks Arch. Chir. *334*:529 (1973).

24.3. Muskeln, Sehnen und Bänder

Von W. Dürr

24.3.1. Physiologie

24.3.1.1. Muskeln

Die Muskulatur besitzt auch in Ruhe einen *lebhaften Stoffwechsel.* Im arbeitenden Muskel wird die Blutzirkulation auf das Siebenfache erhöht. Ständige nervale Reize und das eigene Bewegungsspiel sind für die Erhaltung der Funktion notwendig. Im Ruhezustand des Skelettmuskels besteht eine leichte elastische Dehnung, die bei Kontraktion überwunden wird. Die einzelnen Fasern eines ruhenden Muskels weisen eine unterschiedliche Spannung auf, ein Teil ist kontrahiert, ein Teil erschlafft. Die Kontrolle erfolgt über sensible Nervenfasern. Das *elektrische Potential des Muskels* kann bei Ruhe und Aktivität gemessen werden. Diese Untersuchung *(Elektromyographie)* gestattet Rückschlüsse auf den Funktionszustand des Muskels. Sie gibt vor allem auch bei Läsionen motorischer Nerven wertvolle Hinweise.

Wird ein gesunder Muskel künstlich ruhiggestellt, wie z. B. im Gipsverband oder infolge Bettruhe, so sinkt der Stoffwechsel, und es kommt in relativ kurzer Zeit zu einem deutlichen Muskelschwund. Diese **Atrophie** infolge Inaktivität geht mit einer *Verminderung des Sarkoplasmagehaltes der Muskelzellen* einher. Die Muskelfasern werden dünner, gehen aber nicht zugrunde. Durch entsprechendes Training ist dieser Zustand voll reversibel. Bei primären oder – etwa infolge eines Traumas – sekundär entzündlichen Veränderungen der Muskulatur ist die Atrophie wesentlich stärker.

Andererseits besitzt der quergestreifte Muskel bei vermehrter Beanspruchung die Fähigkeit zur **Hypertrophie.** Die Kapillaren können bis zu 45% vermehrt werden. *Sarkoplasmagehalt und Fibrillenzahl in der Muskelzelle nehmen dann zu,* und die einzelne Muskelfaser wird dicker. Dynamische Muskelarbeit fördert die Blutzirkulation, statische Spannung hemmt sie. Das Ausmaß der Hypertrophie hängt nicht so sehr von der Dauer als von der Intensität des Kontraktionsreizes ab. Der *adäquate Trainingsreiz,* d.h. die erforderliche Muskelanspannung, liegt bei der Hälfte der Maximalkraft, hinsichtlich der Anspannungsdauer bei 2–3 Sekunden, hinsichtlich der Trainingsfrequenz erreicht ein Trainingsreiz pro Tag 85% des maximal möglichen Trainingseffektes, fünf Reize täglich den Maximaleffekt (Hettinger). Diese Erkenntnisse sind für das Muskeltraining des gesunden Sportlers und für die Durchführung der Krankengymnastik von Wichtigkeit. Anabole Hormone unterstützen die Trainierbarkeit der Muskulatur. Ob eine echte Regeneration des Muskels möglich ist, ist bisher noch ungeklärt. Ausgedehnte Muskelverletzungen werden aber in praxi erstaunlich gut kompensiert, wenn eine konsequente Übungsbehandlung erfolgt.

Funktionelle Ruhigstellung ist der Tod eines Muskels. Die Trainierbarkeit des Muskels unterliegt Gesetzmäßigkeiten.

24.3.1.2. Sehnen

Die Sehnen sind aus *Fibrillenbündeln* aufgebaut. Die kollagenen Sehnenfasern gehen direkt in die Muskelfasern über. Beide Strukturen besitzen die gleiche Faseranzahl. Die einzelne Muskelfaser ist aber um ein Vielfaches dicker als die entsprechende Sehnenfaser. Die Sehnen enthalten kaum elastische Fasern und sind daher nicht dehnbar. Die einzelnen Sehnenbündel sind umgeben vom *Peritenonium internum,* das Gefäße führt. Manche Sehnenabschnitte besitzen eine *Scheide,* nämlich an Knochenvorsprüngen, Umlenkpunkten, in oberflächlichen Bereichen, also vor allem an Händen und Füßen. In diesen Bezirken ist die Gefäßversorgung wesentlich schlechter, was bei Regenerationsprozessen entscheidend ist. Zwischen Sehnenscheide und Sehnenoberfläche ist als hauchdünne, gefäßreiche Membran, das *Mesotenon,* zu finden. In den sehnenscheidenlosen Bezirken garantiert das umgebende lockere Bindegewebe *(Peritenonium externum)* die Gleitfähigkeit und die bessere Blutversorgung, dementsprechend auch die raschere Heilung nach Verletzungen.

Die *Sehnenfasern* inserieren nicht am Periost, sondern strahlen unmittelbar in den Knochen ein; nur wenige breitbasige Sehnen, wie z.B. die Quadrizepssehne, bilden eine Ausnahme. Die Sehnen stehen unter einer gewissen *physiologischen Spannung,* die für ihre Funktion und Regeneration wesentlich ist. Sie ist auch bei der chirurgischen Versorgung zu berücksichtigen.

Die **Problematik der Sehnenheilung** liegt in der **Gefäßversorgung**.

24.3.2. Diagnostik der Muskel- und Sehnenverletzungen

24.3.2.1. Muskelzerrung

Muskelzerrungen sind alltägliche Verletzungen. Sie entstehen bei übermäßiger Dehnung des elastischen Muskels und sind ziemlich schmerzhaft. Man findet einen umschriebenen Druckschmerz bei Palpation. Vor allem bei aktiver Anspannung der Muskulatur klagen die Patienten über Schmerzen.

Therapie: Einreibungen mit heparinhaltigen Salben, ein elastischer oder Zinkleimverband lindern die Beschwerden.

24.3.2.2. Muskelquetschung

Bei einer Muskelquetschung kommt es infolge eines direkten Traumas zu mehr oder weniger ausgedehnten Ein- oder Abrissen der Muskulatur mit Ausbildung eines *Muskelhämatoms*. Lokaler Druckschmerz, Schmerz bei aktiver Bewegung und ein Hämatom sichern die Diagnose. Der klinische Befund ist gravierender als bei einer Muskelzerrung. Eine *Fraktur muß röntgenologisch ausgeschlossen werden*.

Die **Therapie** richtet sich nach der Intensität des Befundes und wird im Prinzip wie bei Zerrungen durchgeführt. Zusätzlich kann die Ruhigstellung auf einer Cramer- oder Gipsschiene erforderlich sein. Nach Abklingen der akuten Phase ist krankengymnastische Übungsbehandlung zweckmäßig.

Komplikationen: Als *Frühkomplikation* nach schweren Muskelquetschungen ist mit einem *Crush-Syndrom* mit Myoglobinurie infolge Resorption von Muskelfarbstoff aus der nekrotischen Muskulatur zu rechnen.

Als *Spätfolgen* nach Muskeltraumen und -entzündungen entwickeln sich *Muskelhartspann* und *Myogelosen* (s. a. Kap. 24.3.5.2 f). Nach Verletzungen eines Muskels oder als Begleiterscheinungen bei Knochen- und Nervenverletzungen treten *Muskelkontrakturen* auf, hervorgerufen durch direkte Schädigung des Muskelparenchyms, durch zu lange unkorrekte Ruhigstellung oder durch Ischämie. Manchmal entstehen Verknöcherungen im Muskel, auch als *Myositis ossificans circumscripta* bezeichnet. Dieses Bild ist vom verkalkten Hämatom und vom Exerzierknochen abzugrenzen.

24.3.2.3. Muskelriß

Bei den Muskelrissen sind *offene* und *geschlossene Verletzungen* zu unterscheiden.

Die *offenen* Durchtrennungen durch Schnitt, Riß oder Stich sind sichtbar.

Die *geschlossenen* Risse entziehen sich wegen des Hämatoms öfters der sofortigen Diagnose. Die Delle des Risses wird nach Resorption des Blutergusses deutlicher. Subkutane Muskelrisse, komplett oder inkomplett, entstehen, wenn ein Muskel in seiner Längsrichtung über seine Elastizitätsgrenze hinaus so stark überdehnt wird, daß er quer einreißt. Man sieht solche Verletzungen einerseits nach willkürlicher Maximalkontraktion einer Muskelgruppe, wie z. B. beim Hochleistungssport, oder bei einer heftigen Abwehrreaktion im Alltagsleben, also vor allem dann, wenn ein bereits stark kontrahierter Muskel durch ein direktes Trauma getroffen wird, das reflektorisch einen zusätzlichen Kontraktionsimpuls setzt. Der Verletzte berichtet über einen heftigen Schlag und Schmerz im Gebiet des betroffenen Muskels. Die muskuläre Funktion muß *entgegen der Schwerkraft* geprüft werden. Der Ausfall des verletzten Muskels und die Furche oder Delle, in die man kurz nach dem Ereignis, wenn noch kein Ödem entstanden ist, infolge der Dehiszenz den untersuchenden Finger einlegen kann, sichern die Diagnose des kompletten Risses.

Muskelverletzungen sind **nur durch sorgfältige klinische Untersuchungen in der Frühphase** sicher festzustellen.

24.3.2.4. Sehnenriß

Die Ruptur erfolgt an der schwächsten Stelle der Bewegungskette Muskel – Sehne – Knochen. Häufiger als in der Muskelsubstanz selbst sind daher Kontinuitätstrennungen am Übergang vom Muskel zur Sehne, innerhalb des Verlaufs einer Sehne oder an ihrem knöchernen Ansatz zu beobachten (Abb. 24.3.-1). Manchmal ist ein Knochenstück ausgerissen. Eine gesunde Sehne hat eine *höhere Reißfestigkeit als der Knochen*, an dem sie ansetzt, so daß eher eine Abrißfraktur entsteht (Olekranon, Tuberositas tibiae, Tuber calcanei). Bei Sehnenrupturen ist daher *meist eine Vorschädigung anzunehmen,* sei es infolge länger dauernder Überbeanspruchung (z. B. der sog. Trommlerlähmung – Riß der Sehne des M.

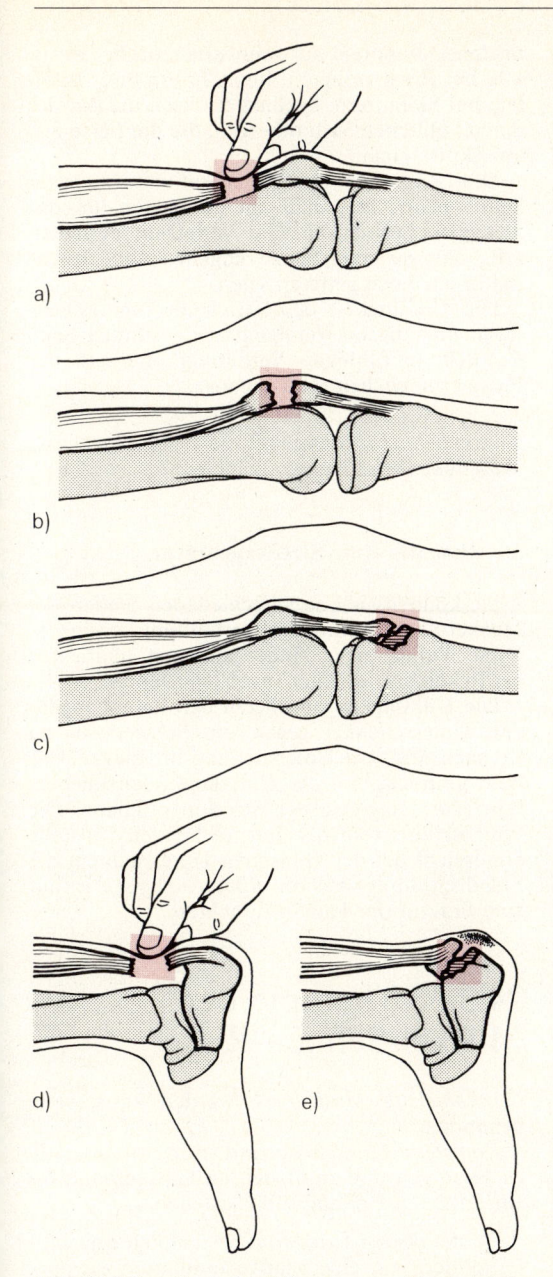

Abb. 24.3.-1. Typische Rißstellen des Muskel-Sehnen-Knochen-Systems an der unteren Extremität. a) Riß der Quadrizepssehne. b) Bruch der Kniescheibe. c) Ausriß des Lig. patellae aus der Tuberositas tibiae. d) Riß der Achillessehne. e) Abrißfraktur am Fersenbein.

extensor pollicis longus), einer lokalen Schädigung durch Veränderung des knöchernen Gleitlagers nach vorangegangener Fraktur (Extensor-pollicis-longus-Sehnenriß nach verheilter Radiusfraktur), einer Allgemeinerkrankung (Tetanus, Leukämie u. a.) oder infolge der physiologischen, evtl. frühzeitigen Alterungsvorgänge des Bindegewebes. Histologische und experimentelle Untersuchungen weisen auf vorzeitige Verkalkungen der spärlichen ernährenden Gefäße hin. Trotzdem findet man immer wieder Sehnenrisse, die als rein traumatisch aufzufassen sind. Die oft schwierige Abgrenzung zwischen traumatischer und degenerativer Genese ist vor allem gutachtlich von Bedeutung, spielt aber für die Therapie keine Rolle.

Die **Diagnostik der Sehnenrisse** erfordert exakte anatomische Kenntnisse. Bildgebende Verfahren ersetzen nicht die subtile klinische Untersuchung.

24.3.2.4.1. Obere Extremitäten

An den oberen Extremitäten findet man Sehnenrisse mit oder ohne knöcherne Beteiligung, vor allem an den *Rotatoren der muskulären Schulterkappe,* auch *nach Schulterluxationen.* Die frische Ruptur der Rotatorenmanschette bewirkt heftige Schulterschmerzen. Die aktive Abduktion und/oder Außenrotation des Armes sind nicht möglich, es entsteht eine *Pseudoparalyse.* Veraltete Risse zeigen neben dem Funktionsausfall eine Muskelatrophie an der Fossa supra- und infraspinata. Es stellt sich dann schließlich eine Schulterkontraktur ein. Im *Röntgenbild* sind evtl. knöcherne Absprengungen sichtbar. Der Riß der Rotatorenmenschette kann partiell oder total sein (Abb. 24.3.-2). Der *Arthrographie* kommt bei der Diagnose einer Ruptur dieser Sehnen-Muskelmanschette entscheidende Bedeutung zu (Abb. 24.3.-2c–d). Auch die *Sonographie* kann eine Rißbildung nachweisen.

Ferner kommen am Oberarm *Risse der langen Bizepssehne* vor, die am Dach des Schultergelenks entspringt. Sie sind als Spontanrupturen, d. h. Läsionen ohne erhebliche äußere Gewalteinwirkung, aufzufassen. Dagegen ist der Abriß der distalen Bizepssehne von der Tuberositas radii fast immer traumatischen Ursprungs. Die Rupturen der Bizepssehnen lassen sich bei der Inspektion an dem Verhalten des M. biceps erkennen, dessen Muskelbauch entsprechend nach proximal oder distal verschoben ist (Abb. 24.3.-3), ein Befund, der bei willkürlicher Anspannung noch deutlicher wird. Die Sehnenrupturen im Bereich von Hand und Fingern werden an anderer Stelle besprochen (s. Kap. 24.4.: Handchirurgie).

24.3.2.4.2. Untere Extremitäten

An der unteren Extremität beobachtet man am häufigsten den Achillessehnenriß.

dritten Dezennium auf echt traumatischer Basis, z. B. bei Hochspringern, Rennläufern und vor allem bei Skifahrern, begünstigt durch die Art der derzeit üblichen Skibindungen, die die Ferse fest am Ski fixieren.

Die Rupturen bei degenerativ veränderter Sehne beobachtet man am häufigsten um das vierzigste Lebensjahr. Die Verletzten berichten z. B., daß sie beim Spazierengehen unbeabsichtigt in ein Loch getreten seien.

Die Unfähigkeit des Verletzten zum Zehenstand und die im Vergleich zur gesunden Seite deutlich zu fühlende Vertiefung oberhalb der Ferse ermöglichen die Diagnose.

Schon die Anamnese läßt die Diagnose eines **Achillessehnenrisses** stellen.

.2. Risse des Knie-Streckapparates

Sie können sich an verschiedenen Stellen der Muskel-Sehnen-Knochen-Verbindung ereignen. Diese Verletzungen findet man am häufigsten bei Pyknikern im Alter von 50–60 Jahren.

Die Unfähigkeit, im Sitzen den herabhängenden Unterschenkel gegen die Schwerkraft zu strecken und, bei Untersuchung im Liegen, das Bein gestreckt von der Unterlage hochzuheben, führt zur Diagnose der Streckinsuffizienz. Die Weichteillücke an der entsprechenden Rißstelle ermöglicht bei der klinischen Untersuchung die Lokalisation der Läsion. *Röntgenologisch* ist auf eine Fraktur der Patella zu achten.

24.3.3. Therapie der Muskel-Sehnen-Risse

Inkomplette Muskelrisse werden konservativ behandelt.

Komplette Muskelrisse sind frühzeitig operativ zu versorgen und zusätzlich im Gipsverband bis zur erfolgten Heilung ruhigzustellen.

An der *oberen Extremität* besteht keine absolute, sondern nur eine relative Indikation zur operativen Therapie bei den Bizepssehnenrissen. Alter und Beruf des Verletzten bestimmen das Vorgehen. Andere Beuger, vor allem der M. brachialis, übernehmen die ausgefallene Funktion des M. biceps.

An der *unteren Extremität* ist jedoch die absolute Indikation zur operativen Wiederherstellung gegeben, da der Ausfall der verletzten Sehnen nicht anderweitig kompensiert werden kann und die Gehfähigkeit bei dauerndem Funktionsausfall schwer beeinträchtigt würde. Muskel-Sehnen-Risse werden mit langfristig resorbierbarem oder mit körpereigenem (autoplastischem) *Naht-*

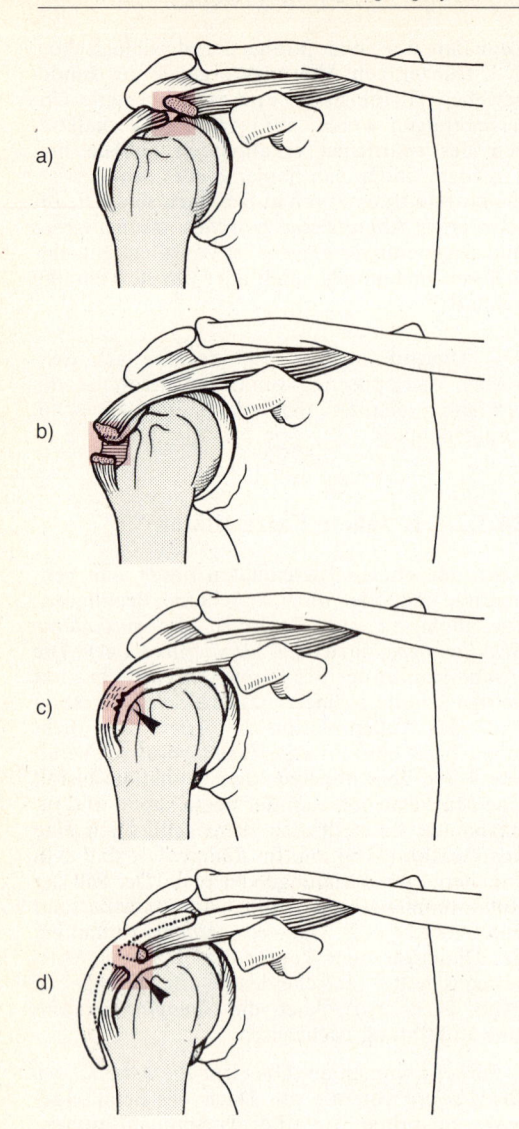

Abb. 24.3.-2. Riß der Supraspinatussehne. a) Totaler Riß unter dem Akromion. b) Knöcherner Ausriß des Sehnenansatzes am Tuberculum majus. c) Partielle Ruptur der Rotatorenmanschette: Kontrastmitteleintritt in die Sehnenplatte, jedoch kein Kontrastmittelübertritt in die Bursa subacromialis. Arthrogramm. d) Kleine totale Ruptur der Rotatorenmanschette: Kontrastmittelübertritt in die Bursa subacromialis mit Darstellung der Rupturstelle.

.1. Riß der Achillessehne

Nach experimentellen Untersuchungen vermag eine gesunde Achillessehne einer Belastung bis zu 400 kg standzuhalten. Das Optimum der Reißfestigkeit liegt um das 25. Lebensjahr. Dementsprechend finden sich Achillessehnenrisse im

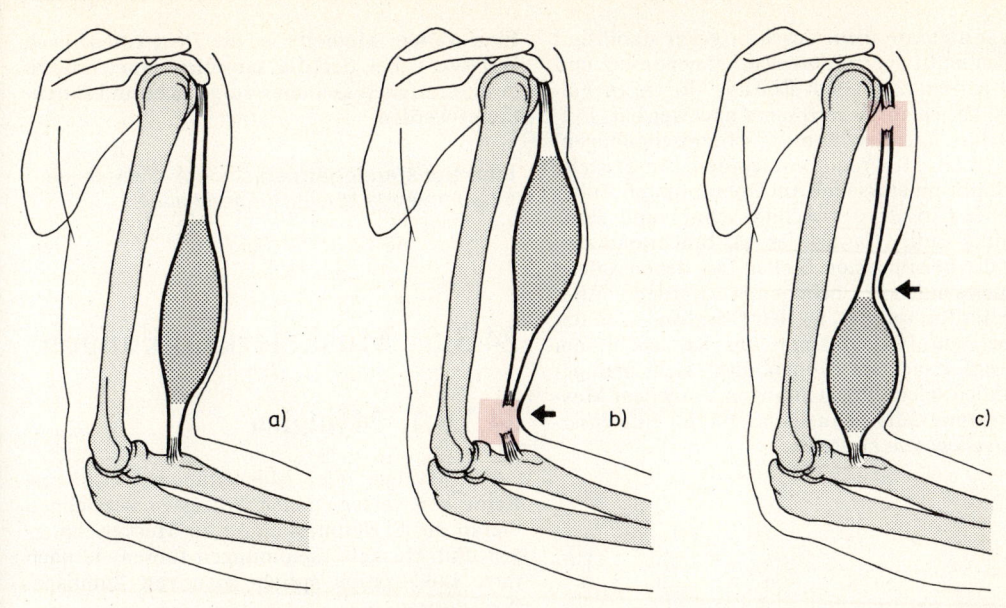

Abb. *24.3.*-3. Riß der Bizepssehne. a) Normale Anatomie. b) Riß der distalen Bizepssehne; der Muskelbauch des Bizeps rutscht nach proximal. c) Riß der proximalen Bizepssehne (langer oder kurzer Kopf); der Muskelbauch des Bizeps rutscht nach distal.

material (Faszienstreifen aus der Fascia lata, Sehne des M. plantaris) mittels spezieller Technik (durch-flechtende Zickzacknähte nach STRELI) genäht, ähnlich wie bei der Nahttechnik nach BUNNELL (Abb. *24.3.*-4). Es ist auch eine Adaptation mit Fibrinkleber möglich. Ausgerissene Knochenstücke am Ansatz der Sehnen werden mit Schrauben wieder befestigt. Für die Dauer der Heilung der genähten Sehnen – etwa 6–8 Wochen – ist die zusätzliche Ruhigstellung im Gipsverband erforderlich, da die Naht nur die Adaptation, nicht aber die mechanische Stabilität gewährleistet.

24.3.4. Insertionstendopathien

An den Stellen, an denen Muskeln mit ihren Sehnen am Skelett inserieren, kann es zu entzündlichen Reizzuständen kommen, die sehr schmerzhaft sind. Die obere Extremität ist weit häufiger als die untere betroffen. Bisweilen sind Reizerscheinungen der Spinalwurzeln vorhanden. Diese Erkrankungen werden als Periostitis, Periostose, Periostalgien, Tendinosen, Tendoperiostosen oder nach ihrer Lokalisation als Epikondylitis, Korakoiditis, Achillodynie usw. bezeichnet.

Histologisch sind sowohl entzündliche als auch degenerative Veränderungen vorhanden.

Ätiologisch ist bei allen diesen Erkrankungen eine Überbeanspruchung der Sehnen-Knochen-Verbindung anzunehmen. Eine häufig wiederholte, evtl. ungewohnte Bewegung (wie z. B. der Rückhandschlag beim Tennisspiel, wobei unter kräftigem Faustschluß das Handgelenk durch

Sehne des M. plantaris

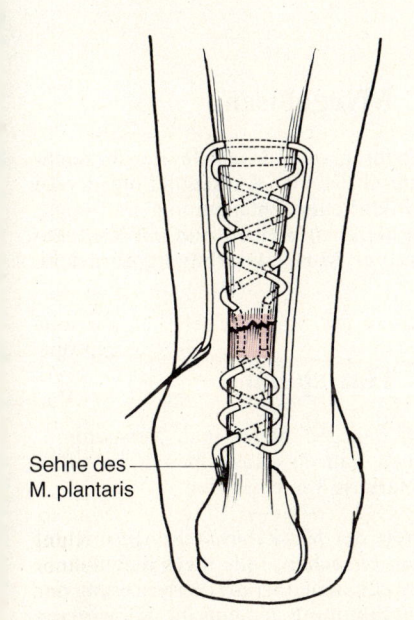

Abb. *24.3.*-4. Naht der gerissenen Achillessehne mit der gestielten Sehne des M. plantaris nach STRELI.

Beuger und vor allem durch Strecker stabilisiert werden muß) überfordert den Sehnenansatz und führt zur entzündlichen Reizung. In vielen Fällen ist aber kein Dauertrauma nachweisbar. Epicondylus lateralis humeri (Tennisellenbogen) (Abb. *24.3.*-5), Procc. coracoides, Ansatzstelle der Supraspinatussehne am Oberarmkopf, Tuber calcanei (Ansatz der Achillessehne) und Proc. styloides radii (Ansatz des M. brachioradialis) sind die bekanntesten Stellen, an denen solche Schmerzsyndrome beobachtet werden. Aber auch am Rumpf, z. B. an den Dornfortsätzen der Wirbel, am Beckenkamm, am Kreuzbein, am Schwertfortsatz, am Rippenbogen, sieht man gelegentlich solche Erscheinungen. An jedem Muskelursprung oder Sehnenansatz kann eine *Insertionstendopathie* auftreten.

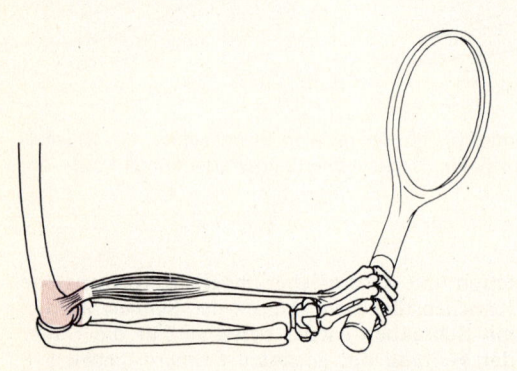

Abb. *24.3.*-5. Entstehung des »Tennisellenbogens« (Epicondylitis radialis humeri): Überbeanspruchung der Radialextensoren.

Symptome: Man findet bei der Untersuchung einen streng lokalisierten Druckschmerz am betreffenden Muskelursprung oder Sehnenansatz. Der Schmerz läßt sich auch durch willkürliche Anspannung der betroffenen Muskelgruppen auslösen.

Therapie: Zu Beginn können lokale Wärmeapplikation oder physikalische Maßnahmen, die zu einer Hyperämie führen, versucht werden. Bei fortbestehenden Beschwerden bringt die lokale Infiltration von Sehnenansatz und Periost mit einer Kristallsuspension von Hydrocortison – am besten in Lokalanästhesie –, das die entzündliche Reaktion mildert oder beseitigt, Besserung oder Heilung. Die Ruhigstellung im Gipsverband muß u. U. zusätzlich erfolgen, ist für den Patienten aber sehr einschneidend und bleibt daher hartnäckigen Fällen vorbehalten.

Bei Therapieresistenz kommt auch die *operative* Behandlung in Betracht, meist durch temporäre Ablösung des betreffenden schmerzhaften Muskel- oder Sehnenansatzes (z. B. Hohmannsche Operation bei Epicondylitis humeri).

Eine weitere Methode ist die *Denervation* nach WILHELM, bei der die sensiblen Nervenfasern des betroffenen Gebietes aufgesucht und durchtrennt werden.

Insertionstendopathien sind fakultativ ubiquitär auftretende Überlastungsschäden.

24.3.5. Muskelerkrankungen

24.3.5.1. Myalgien

Als Myalgie oder Muskelrheuma wird eine Reihe von verschiedenen Prozessen bezeichnet, die an der Skelettmuskulatur zu Muskelschmerzen und Muskelverspannungen führen. Je nach ihrer Lokalisation spricht man von Lumbago, Nackensteife o. ä.

Pathogenetisch handelt es sich um einen reflektorisch ausgelösten lokalen Dauertetanus. Ursächlich kommen spinalmotorische Übererregung (z. B. Bandscheibenprolaps, Spondylosen), Reizzustände der sensiblen Muskelspindeln infolge infektiös-toxischer Prozesse, thermische und rheumatoide Schädigungen sowie Überbelastung der Muskulatur in Betracht.

Durch Haut und Subkutangewebe hindurch tastet man beim liegenden Patienten druckempfindliche Knoten und Stränge in der Muskulatur.

24.3.5.2. Myogelosen

Als Myogelosen oder Muskelhärten bezeichnet man umschriebene Knotenbildungen, die auch bei willkürlicher Entspannung und sogar bei Narkose bestehen bleiben und auf Veränderungen einzelner Muskelfaserbündel zurückzuführen sind.

24.3.5.3. Hartspann

Hartspann dagegen nennt man Verspannungen, die einen ganzen Muskelbauch betreffen und die in Narkose verschwinden.

Die **Therapie** der Muskelerkrankungen richtet sich nach den Ursachen, falls diese aufzuklären sind. Allen Maßnahmen ist die Verbesserung der örtlichen Durchblutung gemeinsam. Sie wird erreicht durch Wärmeanwendung, Massagen, Ultraschall, Diathermie und Umspritzung des Herdes mit Procain.

24.3.6. Sehnenerkrankungen

Sehne und Sehnengleitgewebe sind eine funktionelle Einheit und erkranken daher meist gemeinsam. Das Sehnengleitgewebe ist von entzündlichen Erkrankungen jedoch häufiger betroffen als die Sehnen selbst. Man findet Entzündungen sowohl im sehnenscheidenfreien Gleitgewebe wie im Bereich der Sehnenscheiden.

Da die Sehnenscheiden an Hand und Fuß vorkommen, werden ihre Erkrankungen im entsprechenden Kapitel besprochen. [Kap. 24.4.: Chirurgie der Hand: Tendovaginitis stenosans (de Quervain), schnellender Finger, infektiöse Sehnenscheidenentzündungen.]

Bei der **Paratenonitis (Peritendinitis) crepitans** – früher als Tendovaginitis crepitans bezeichnet – handelt es sich um eine entzündliche Erkrankung des sehnenscheidenfreien Gleitgewebes, des Paratenons der Strecksehnen von Zehen und Fingern, der Sehne des M. tibialis anterior und der Achillessehne. Ursache sind gelegentlich Prellungen und Quetschungen, vor allem aber Überanstrengungen infolge ungewohnter oder monotoner Bewegungen.

Die erkrankte Region ist leicht geschwollen, druck- und bewegungsschmerzhaft, bei Bewegungen fühlt oder hört man ein charakteristisches Reiben und Knacken. Die Haut ist manchmal leicht gerötet.

Therapie: Der erkrankte Bezirk wird durch eine Gipsschiene ruhiggestellt. Lokal und allgemein wendet man analgetisch-antiphlogistisch-antirheumatisch wirkende Medikamente an, später auch warme Bäder und aktive Bewegungsübungen.

Sehnenerkrankungen: Schwirig zu behandeln, zum Rezidiv neigend.

24.3.7. Schleimbeutel

Schleimbeutel (Bursae) sind physiologischerweise an bestimmten Stellen angelegte bindegewebige Taschen, die Synovia enthalten und gewissermaßen als Gleitschutz zwischen Weichteilflächen und Knochen dienen. Man kann sie normalerweise nicht tasten. Unter pathologischen Bedingungen, vor allem bei mechanischer Überlastung, reagieren einerseits physiologisch vorhandene Schleimbeutel mit Entzündungen, andererseits entstehen an anderen Stellen neue Schleimbeutel, z. B. über einem Hallux valgus oder an einem druckbeanspruchten Prothesenstumpf.

Ursache der Entzündung sind einmalige oder Dauertraumen und aus der Nachbarschaft fortgeleitete Entzündungen, Rheuma, Tuberkulose.

Symptome: An Knochenvorsprüngen oder äußerem Druck ausgesetzten Stellen, z. B. über dem Olekranon, über der Kniescheibe, der Tuberositas tibiae, an der Schulterrundung, über einem Hallux valgus tastet man eine mehr oder weniger ausgeprägte Schwellung, die in unterschiedlichem Maße druckempfindlich sein kann. Die Haut kann gerötet und heiß oder aber unauffällig sein. Mitunter tastet man eine Fluktuation, die der vermehrten Synovia entspricht. Bei der Palpation läßt sich manchmal ein knirschendes Geräusch auslösen. In akuten Fällen besteht ein Bewegungsschmerz. Je nach der Intensität der entzündlichen Erscheinungen handelt es sich um eine *akute* oder um eine *chronische Bursitis*.

Therapie: Bei der akuten Bursitis sind feuchte Umschläge, antiphlogistisch-antirheumatische Mittel, evtl. entlastende Punktion des Hygroms und Ruhigstellung auf einer Schiene angezeigt. In chronischen Fällen wird der Schleimbeutel exstirpiert.

24.3.8. Faszien

Die Faszien oder Muskelbinden umhüllen und bedecken als fibröses Gewebe die Muskeln. Je nach ihrer funktionellen Beanspruchung besitzen sie unterschiedliche Dicke. Sie sind unelastisch, sehr zugfest und geben daher erhöhtem Binnendruck, wie er z. B. nach einer Fraktur infolge eines Hämatoms entstehen kann, kaum nach.

In vereinzelten Fällen, wie z. B. bei Entwicklung einer ischämischen Muskelkontraktur (VOLKMANN) nach kindlicher suprakondylärer Oberarmfraktur oder bei ausgedehnten Frakturhämatomen und posttraumatischen/postoperativen Schwellungszuständen an der oberen und unteren Extremität, insbesondere aber am Unterschenkel *(Kompartementsyndrom!)* ist die *breite Eröffnung der Faszien* eine dringende operative Frühmaßnahme, um ausgedehnte Ischämien und Drucknekrosen der Muskulatur und der übrigen Weichgewebe zu verhüten.

Bei stumpfen und scharfen Traumen können in Faszien Risse entstehen, durch die sich im Lauf der Zeit Muskelanteile vorwölben; man spricht von **Muskelhernien,** obwohl es sich eigentlich um *Muskelprolapse* handelt. Man fühlt dann einen weichen, ovalen oder kugeligen Tumor, der je nach dem Kontraktionszustand des Muskels mehr oder weniger deutlich hervortritt. Prädilektionsstellen sind die Vorderseite des Oberarmes, des Unterschenkels und die Adduktorengegend.

Therapie: Meist werden keine Beschwerden geäußert, so daß auch keine Therapie notwendig ist. In frischen Fällen läßt man die Extremität elastisch wickeln.

Bei der sog. **schnappenden Hüfte** liegt eine Störung der normalen Gleitfähigkeit der Faszie des Tract. iliotibialis am proximalen Oberschenkel vor. Wird der im Hüftgelenk zunächst gestreckte Oberschenkel um 30–40° gebeugt, so gleitet physiologischerweise der Tract. iliotibialis über den Trochanter major nach ventral. Bei Veränderungen an der Faszie oder am Trochanter selbst kann dieser Bewegungsablauf ruckartig verändert sein, so daß man ein schnappendes Geräusch hört und fühlt. Hierdurch wird die Funktion des Hüftgelenks schmerzhaft gestört.

Die *operative Therapie* richtet sich nach der Ursache und besteht entweder in der Exzision des erkrankten Fasziengebietes oder im Abtragen störender Knochenvorsprünge.

24.3.9. Bänder (Ligamente)

Die Gelenke werden durch verstärkte Bindegewebszüge (Bänder) in ihrem physiologischen Bewegungsumfang gezügelt und gehalten. Die Bänder sind mit der bindegewebigen Gelenkkapsel mehr oder weniger innig verwoben. In ihrem histologischen Aufbau sind sie den Faszien und den Sehnen ähnlich. Wird das Bewegungsausmaß eines Gelenks traumatisch überfordert, so entsteht ein Band-Knorpel-Knochenschaden unterschiedlichen Ausmaßes. Die klinische und röntgenologische Untersuchung sucht den Umfang der Läsion zu ermitteln.

24.3.9.1. Distorsion

Bei einer Distorsion wird der *Bandapparat überdehnt*, so daß mehr oder weniger erhebliche Einrisse entstehen. Schwellung, Hämatom, lokaler Druckschmerz, schmerzhafte Einschränkung der aktiven Beweglichkeit und Schmerzen bei passiven Bewegungen sind die in wechselndem Maße nachweisbaren Zeichen. Stets ist *nach* vorangegangener vorsichtiger manueller Untersuchung (nicht vorher!) die Röntgenuntersuchung des Gelenks anzuschließen, um Knorpel-Knochenläsionen oder Frakturen mit Sicherheit auszuschließen.

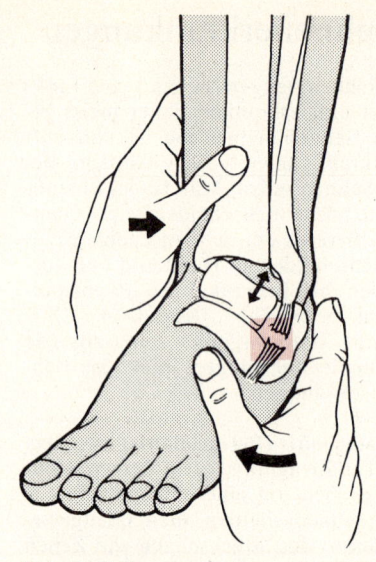

Abb. *24.3.*-6a. Darstellung der Ruptur des Außenbandapparates am Sprunggelenk durch gehaltene Aufnahme, die eine pathologische Varuskippung des Talus zeigt, von vorne.

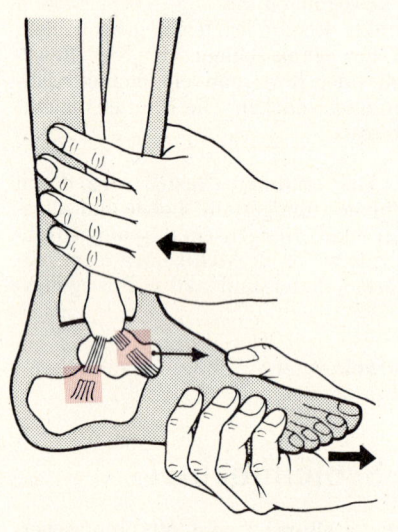

Abb. *24.3.*-6b. Gehaltene Aufnahme im seitlichen Strahlengang. Ruptur des vorderen und mittleren Anteils des Außenbandapparates.

24.3.9.2. Bänderriß

Beim kompletten Durchriß eines Bandes läßt sich das Gelenk auf einer Seite deutlich aufklappen und der betreffende Gelenkanteil subluxieren. Diese Prüfung sollte wegen ihrer Schmerzhaftigkeit in Anästhesie erfolgen. Das Ausmaß der erzielbaren Verschiebung läßt sich durch »gehaltene« Röntgenaufnahmen dokumentieren (Abb. *24.3.*-6a u. b). Die Aufnahmeposition wird reproduzierbar am besten apparativ gehalten. Vergleichsaufnahmen der gesunden Gegenseite sind in Zweifelsfällen zweckmäßig.

Zur *Differentialdiagnose* zwischen frischer und alter Läsion kann die *Arthrographie* beitragen. Am häufigsten sind Knie-, Sprung- und Handgelenk von Distorsionen betroffen.

Bänderrisse: Klinik und gehaltene Röntgenaufnahmen ergänzen sich, können sich nicht gegenseitig ersetzen.

24.3.9.3. Gelenkuntersuchung

Am Beispiel des Kniegelenks wird hier schematisch die Untersuchung eines Gelenks dargestellt (Abb. *24.3.*-7–10).

Die Untersuchung wird am *liegenden* Patienten vorgenommen.

Inspektion: Hämatom sichtbar? Umfang der Schwellung; verstrichene Konturen.

Palpation:
1. *Nachweis eines Kniegelenkergusses.* Da ein Gelenkerguß bei der Untersuchung in der Gelenkkapsel ausweicht, streicht man mit den gestreckten Fingern den oberen und unteren Rezessus des Kniegelenks gleichzeitig in Richtung auf die Patella hin aus. Dann sucht der Zeigefinger der rechten Hand durch kurzes, kräftiges Antippen die Patella durch das Flüssigkeitskissen des (evtl. vorhandenen) Ergusses auf die Ventralfläche der Oberschenkelkondylen zu drücken. Ist ein Gelenkerguß vorhanden, so kann man das Anschlagen der Patella auf dem knöchernen Boden gut fühlen (Tanzen der Patella; Abb. *24.3.*-7).

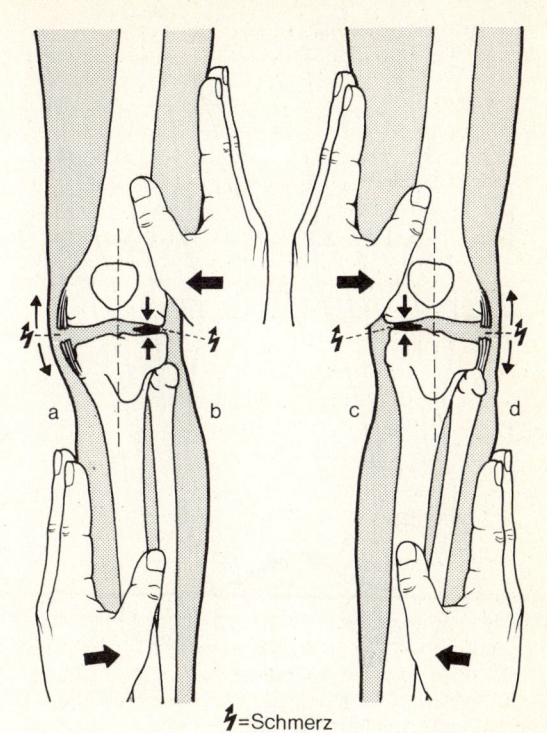

⚡=Schmerz

Abb. *24.3.*-8. Böhlersches Zeichen. Bei *Abduktion* im Kniegelenk gerät der mediale Seitenbandapparat unter Zugspannung, der laterale Meniskus unter Kompression. Je nach Schmerzangabe ist auf Läsion des Seitenbandes (a) oder des Meniskus (b) zu schließen. Bei *Adduktion* gerät der laterale Seitenbandapparat unter Zugspannung, der mediale Meniskus unter Kompression. Je nach Schmerzangabe ist auf Läsion des Meniskus (c) oder des Seitenbandes (d) zu schließen.

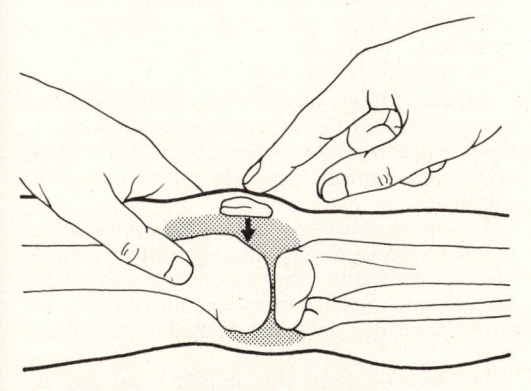

Abb. *24.3.*-7. »Tanzen« der Patella bei Kniegelenkerguß.

2. *Prüfung des Seitenbandapparates* (Abb. *24.3.*-8). Wenn man den Oberschenkel festhält und den Unterschenkel abduziert, entsteht ein Schmerz an der Innenseite des Kniegelenks, wenn das innere Seitenband verletzt ist (a), ein Schmerz an der Außenseite des Kniegelenks, wenn der äußere Meniskus beschädigt ist (b). Wenn man den Unterschenkel adduziert, entsteht ein Schmerz an der Innenseite des Kniegelenkes, wenn der mediale Meniskus verletzt ist (c), ein Schmerz an der Außenseite, wenn das äußere Seitenband beschädigt ist (d) (Böhlersches Zeichen). Die Prüfung der Seitstabilität muß zusätzlich auch bei 30 Grad Beugung erfolgen, weil dann die stabilisierende Wirkung der dorsalen Strukturen ausgeschaltet ist.

3. *Untersuchung am gebeugten Kniegelenk.* Sie gibt weitere Hinweise auf Läsionen der Menisken (Steinmannsches Zeichen; Abb. *24.3.*-9). Bei passiver Innenrotation deutet ein Schmerz am lateralen Kniegelenkspalt auf eine Schädigung des lateralen Meniskus, bei passiver Außenrotation tritt ein Schmerz an der Medialseite auf, wenn der mediale Meniskus verletzt ist.

4. *Prüfung der Kreuzbänder am gebeugten Unterschenkel* (Abb. *24.3.*-10). Kann man den gebeugten Unterschenkel nach ventral ziehen, so liegt eine Lockerung des vorderen Kreuzbandes vor, kann man ihn gegen den Oberschenkel nach dorsal drücken, so betrifft die Lockerung das hintere Kreuzband. Diese Bewegungen sind mit dem Öffnen und Schließen einer Schublade vergleichbar, daher die Bezeichnung *»positives vorderes oder hinteres Schubladenphänomen«*.

In Wirklichkeit sind die Verhältnisse aber komplizierter. Bei Untersuchungen an Leichen-

⚡ = Schmerz

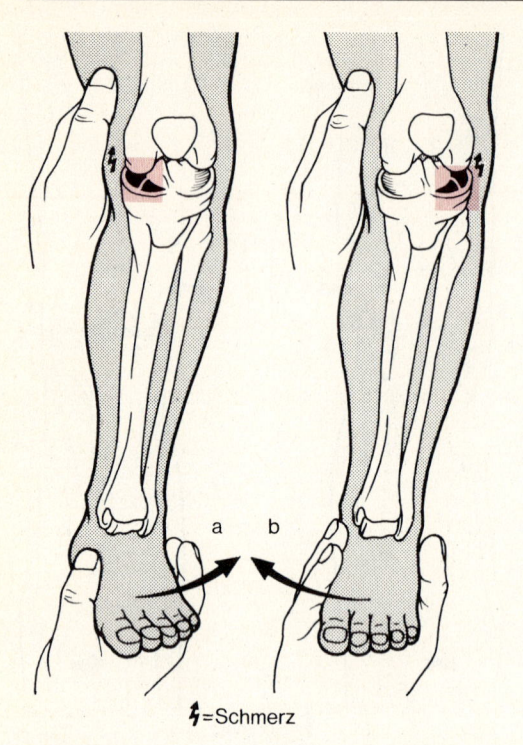

Abb. 24.3.-9. Prüfung des 1. Steinmannschen Zeichens zum Nachweis einer Meniskusläsion. a) Bei *Außenrotation* des im Kniegelenk gebeugten Unterschenkels tritt bei einem pathologisch veränderten Innenmeniskus ein Schmerz an der Innenseite des Kniegelenks auf. b) Bei *Innenrotation* tritt bei einem pathologisch veränderten Außenmeniskus ein Schmerz an der Außenseite des Kniegelenks auf.

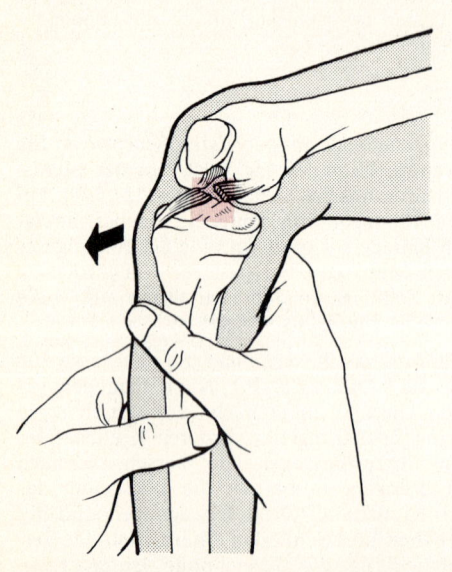

Abb. 24.3.-10. Prüfung der Kreuzbandstabilität; sog. vorderes Schubladenphänomen (hintere Schublade analog!).

knien wurde gezeigt, daß bei Zug an der Tibia nach vorne bei isolierter Ruptur des vorderen Kreuzbandes die seitlichen Kapsel-Bandstrukturen sofort angespannt werden und ein Schubladenphänomen verhindern. Die Prüfung des Schubladenphänomens beinhaltet deshalb auch eine Prüfung der seitlichen Strukturen und ist daher nichts anderes als ein Test für die rotationskontrollierenden Strukturen (NOESBERGER).

5. *Prüfung auf Rotationsinstabilität.* Das Schubladenphänomen wird bei 15° Außenrotation, in Neutralstellung und bei 30° Innenrotation geprüft.

15° Außenrotation.
Es wird die mediale Gelenkkapsel von ventral bis zur medialen hinteren Kapselecke geprüft, indirekt auch das vordere Kreuzband. Bei ausgeprägter Außenrotationsschublade besteht eine Läsion des medialen Kapsel-Bandapparates und des vorderen Kreuzbandes (antero-mediale Rotationsinstabilität).

Neutral-Stellung:
Ist eine leichte vordere Schublade vorhanden, so kann das Kreuzband isoliert verletzt sein, muß es aber nicht. Ist eine deutliche Schublade vorhanden, so müssen zusätzlich seitliche Strukturen eingerissen sein.

30° Innenrotation:
Bei der Prüfung des vorderen Schubladenphänomens werden der laterale Seitenbandapparat, die laterodorsale Kapselecke und das vordere Kreuzband geprüft (antero-laterale Rotationsinstabilität).

Die *antero-mediale Rotationsinstabilität* ist praktisch immer durch eine sog. »unhappy triad«, also durch Ruptur des vorderen Kreuzbandes, des medialen Seitenbandes und durch den seitlichen Abriß des medialen Meniskus charakterisiert.

Die *antero-laterale* Instabilität beinhaltet die Ruptur des vorderen Kreuzbandes, des lateralen Seitenbandes mit Einriß oder Durchriß des distalen Tract. iliotibialis bzw. des Ansatzes des M. biceps femoris. Da das mediale Seitenband aufgrund seiner flächenhaften Ausdehnung fast bei jedem Bewegungsablauf im Kniegelenk zumindest teilweise beteiligt ist und die mediale Kniegelenkskammer wesentlich straffer als die laterale Kammer ist, sind Verletzungen des medialen Seitenbandapparates wesentlich häufiger und prognostisch ungünstiger als Verletzungen im äußeren Kompartiment.

6. *Lachmann-Test* (Schublade nach vorne in Streckstellung). Dieser Test wird in 20° Beugestellung des Kniegelenkes durchgeführt und dient zum Nachweis einer vorderen Kreuzbandruptur. Er ist positiv, wenn der Unterschenkel in Mittelstellung nach vorne gezogen werden kann.

7. *Palpation der ganzen Kniegelenksregion.* Sie weist einzelne besonders druckschmerzhafte Punkte nach (z. B. druckschmerzhafter medialer Kniegelenksspalt bei Läsion des inneren Meniskus).

Gelenkverletzungen: Das Versäumnis der subtilen klinischen Erstuntersuchung ist niemals wieder auszugleichen.

24.3.9.4. Behandlung von Distorsionen

Distorsionen sind ernstzunehmende Verletzungen und können bei unzureichender Behandlung über Wochen und Monate Schmerzen und Funktionsstörungen hervorrufen. Das Fehlen einer Knochenläsion verleitet häufig zur Bagatellisierung. Die schriftliche Dokumentation des klinischen Erstbefundes ist daher auch versicherungsrechtlich wichtig.

Die **Therapie** richtet sich nach dem Ausmaß des Lokalbefundes. Feuchte Umschläge, antiphlogistische und resorptionsfördernde Mittel sowie Ruhigstellung führen in leichten Fällen nach einigen Tagen zu weitgehender Beschwerdefreiheit. In jedem einzelnen Falle ist in den nächsten Tagen der klinische Befund zu überprüfen. Besteht eine nur geringfügige Instabilität, so soll die Ruhigstellung im Gipsverband erfolgen, der an der unteren Extremität als Gehgipsverband angelegt werden kann und die Patienten rasch schmerzfrei und wieder gehfähig macht. Die Dauer der Immobilisierung beträgt 3–4 Wochen.

Bei deutlicher Instabilität ist jedoch die *operative Behandlung* indiziert. Wegen der Beteiligung mehrerer Strukturen an der Instabilität sind diese Operationen schwierig und setzen eine genaue Kenntnis der funktionellen Anatomie voraus. Die postoperative Ruhigstellung beträgt 6 Wochen im Oberschenkelgipsverband. Möglich ist auch die Behandlung im sog. Bewegungsgips, bei der Beugebewegungen in einem beschränkten Ausmaß, in dem die verletzten und genähten Strukturen nicht unter Spannung geraten, ermöglicht werden.

Am *Handgelenk* ist jede Distorsion, die länger als zwei Wochen Schmerzen bereitet, dringend verdächtig auf eine Handwurzelfraktur und bedarf daher wiederholter Röntgenkontrollen.

24.3.10. Meniskusschäden

Der Meniskusschaden ist eine Besonderheit des Kniegelenks, der durch dessen anatomischen Aufbau bedingt ist.

Ätiologie: Schädigungen der Menisci (Zwischenknorpel) der Kniegelenke entstehen vorzugsweise bei Sportlern, insbesondere Fußballspielern, sowie bei Bergarbeitern unter Tage. Etwa ein Drittel wird durch direkte Gewalteinwirkung (Anspringen des Gegners bei Kampfspielen, Tritt gegen die Innen- oder Außenseite des Kniegelenks) verursacht. Bei Bergarbeitern kann die Gewalteinwirkung durch den Druck schwerer Lasten oder herabfallendes Gestein auf das gebeugte Kniegelenk zustande kommen. Schäden durch indirekte Gewalteinwirkung kommen zustande, wenn das Kniegelenk bei leicht gebeugtem und fixiertem Unterschenkel rotiert wird (Leichtathletik, Tennis, Fußball). Auch das Abspringen aus einem noch fahrenden Zug kann zu solchen Verletzungsmechanismen führen.

Pathologische Anatomie: Man unterscheidet zwischen *Meniskusverletzungen* (primärer Riß mit oder ohne nachfolgende Degeneration) und *Meniskusschäden* (primäre Meniskusdegeneration mit oder ohne nachfolgenden Riß). Mischformen sind möglich.

Zerfaserte Rißränder und Blutspuren sprechen für eine frische Verletzung. Wenn diese länger zurückliegt, werden die Rißränder durch die Gelenkflächen von Schienbeinkopf und Femurkondylen geglättet und abgeschliffen. Man unterscheidet Längsrisse, Lappenrisse, Querrisse und Abrisse am Vorder- oder Hinterhorn (Entwurzelungen).

Eine Sonderform des Längsrisses stellt der sog. *Korbhenkelriß* dar, bei dem sich der Längsriß zu einem breiten Spalt oder Loch erweitert. Längsrisse mit oder ohne Dislokation der Meniskusfragmente stellen die häufigste Form dieser Verletzung dar.

Klinik: *Anamnese:* Zuerst ist nach Beginn und Dauer der Gelenkbeschwerden zu fragen. Falls ein Unfallereignis vorlag, soll der Verletzungsmechanismus vom Patienten möglichst detailliert dargestellt werden. Berufliche oder sportliche Betätigung ist zu klären. Den sichersten Hinweis auf eine Meniskusschädigung gibt die Beschreibung oder der *Nachweis einer Gelenkblockade,* d. h. einer plötzlichen Fixierung des Kniegelenks in mittlerer Beugestellung mit der Unmöglichkeit zur vollen Streckung und Beugung. Eine solche Gelenksperre, die auf einer Einklemmung des Meniskus zwischen den Gelenkflächen von Schienbein und Femur beruht, kann bei alltäglichen Bewegungen eintreten.

Klinische Untersuchung: Bei jeder Prüfung eines verletzten oder erkrankten Gelenks ist der *Vergleich mit der gesunden Seite* vorzunehmen. Man findet bei älteren Meniskusschäden fast regelmäßig eine Atrophie und Tonusverminderung der Quadrizepsmuskulatur. Sie wird durch folgende Prüfung nachgewiesen: Der auf dem Rücken liegende Patient wird aufgefordert, das gestreckte Bein von der Unterlage abzuheben. Falls eine Meniskusläsion vorliegt, wird eine Delle am Oberschenkel, hervorgerufen durch die Atrophie des Vastus medialis, erkennbar, während am gesunden Bein der Vastus medialis sich als kräftiger Muskelbauch vorwölbt. Dies gilt für ältere Schäden des medialen Meniskus, während bei Schäden des lateralen Zwischenknorpels der Vastus lateralis atrophiert.

Ein weiterer, wichtiger Hinweis auf eine Meniskusschädigung ist ein *Druckschmerz am Gelenkspalt,* vor dem inneren Seitenband. Die Prüfung des Druckschmerzes soll bei verschiedenen Graden der Kniegelenksbeugung wiederholt werden.

Fast beweisend für eine Meniskusläsion ist die federnd fixierte *Streckhemmung des Kniegelenks* durch Einklemmung dislozierter Teile des Zwischenknorpels. Das Kniegelenk ist in einer Beugung von etwa 30 Grad fixiert und kann nicht aktiv gestreckt werden. Der Versuch der passiven Streckung ist schmerzhaft. Aber nicht bei jeder Meniskusläsion tritt eine Bewegungsblockade auf. Ein *Gelenkerguß* nach einer Meniskusläsion tritt in einem Viertel bis der Hälfte aller Fälle auf.

Neben diesen klassischen klinischen Symptomen sind eine Reihe von »*Meniskuszeichen*« beschrieben worden, die auf der Auslösung eines Schmerzes über dem entsprechenden Gelenkspalt durch den Untersucher beruhen. Beim *Payrschen Test* nimmt der Patient den Türkensitz mit gekreuzten Unterschenkeln ein. Ein Schmerz an der Medialseite des Kniegelenkes ist typisch für eine Meniskusläsion. Beim *Apley-Test,* der auch zur Differentialdiagnose zwischen Meniskusläsion und Distorsion dient, wird bei Bauchlage des Patienten eine passive Rotation des im Kniegelenk gebeugten Unterschenkels vorgenommen, und zwar zuerst unter Druck (Meniskusbelastung), dann unter Zug (Bänderdehnung). Die jeweilige Schmerzangabe kann für die Unterscheidung einer Distorsion von einer Meniskusläsion herangezogen werden. Keines dieser Zeichen ist beweisend, doch spricht ein positiver Ausfall mehrerer Tests für eine Schädigung des Zwischenknorpels (s. Gelenkuntersuchung, S. 955).

Bei jedem Verdacht auf eine Schädigung im Bereich des Kniegelenks ist eine *Röntgenaufnahme in 2 Ebenen mit Vergleichsaufnahmen des gesunden Kniegelenks* anzufertigen. Bei älteren Meniskusschäden können sich Ausziehungen oder Deformierungen an den Rändern des Schienbeinkopfes finden. Ein sehr enger Gelenkspalt spricht für eine Luxation oder Zerquetschung des Meniskus. Im ganzen hat die einfache Röntgenuntersuchung für die Diagnose einer Meniskusschädigung nur eine untergeordnete Bedeutung. Bessere Aufschlüsse ergibt die *Arthrographie,* d. h. die Füllung des Kniegelenkraumes mit Kontrastmittel und Luft.

Die *Arthrographie* kann mit Luft, mit Kontrastmittel oder auch mit beidem als Doppelkontrastmethode durchgeführt werden. Hierbei bildet sich ein Kontrastmittelbeschlag an der Oberfläche der begrenzenden Gelenkflächen und der Menisken. Die Konturunterbrechung einer Zwischenknorpelscheibe stellt sich durch einen feinen Kontrastmittelniederschlag im Rißgebiet dar. Die Aussagekraft der Methode hängt entscheidend von technischen Einzelheiten und der persönlichen Erfahrung des Untersuchers ab und kann höchstens 70–80% Treffsicherheit vermitteln.

Die *Arthroskopie* (Gelenkspiegelung) ist eine endoskopische Methode, bei der der Gelenkinnenraum, vor allem des Kniegelenkes, inspiziert werden kann. Die Untersuchung erfolgt unter hochaseptischen Bedingungen in Lokal- oder Allgemeinanästhesie, meist in Operationsbereitschaft, um bei entsprechendem Befund in gleicher Sitzung die operative Therapie anschließen zu können. Mit dieser Methode lassen sich Veränderungen des Gelenkknorpels, Läsionen der Menisken und Verletzungen des Kreuzbandapparates diagnostizieren.

Der **Meniskusschaden** kann ganz leicht aber auch extrem schwer zu diagnostizieren sein.

Differentialdiagnose: Bevor eine operative Behandlung eingeleitet wird, sind andere chronische Schäden oder frische Verletzungen im Bereich des Kniegelenks auszuschließen. Hierbei ist insbesondere zu denken an die Osteochondrosis dissecans mit freien Gelenkkörpern, Seitenbandverletzungen, Chondropathia patellae, Synovitis, Arthrose, statische Beschwerden und Geschwülste.

Therapie: Da kleinere Einrisse der Zwischenknorpel bindegewebig ausheilen können, ist bei frischen Meniskusverletzungen ohne Gelenksperre eine *konservative Behandlung* angezeigt. Falls ein Gelenkerguß besteht, so wird er unter strengen aseptischen Bedingungen punktiert. Anschließend wird eine Gipshülse angelegt, die das Kniegelenk modelliert und vom Sprunggelenk bis zum proximalen Oberschenkeldrittel reicht. Das Kniegelenk soll in einer ganz leichten Beugung von 10 Grad für 4 Wochen ruhiggestellt werden.

Operative Behandlung: Da die Zwischenknorpel wichtige und notwendige Bestandteile des Kniegelenks sind, die vor übermäßigem Verschleiß und frühzeitigem Auftreten von Arthrosen schützen, darf ein Meniskus nur bei klarer Indikation entfernt werden. Der Erfolg einer Operation ist um so besser, je früher sie durchgeführt wird. Sie besteht in der teilweisen oder vollständigen Entfernung des verletzten Zwischenknorpels unter Belassen eines schmalen Randsaumes. Neuerdings werden von besonders Erfahrenen nicht nur diagnostische, sondern auch therapeutische Eingriffe als arthroskopische Operationen vorgenommen. Postoperativ ist die Entwicklung eines Reizzustandes zu vermeiden, der durch unzweckmäßige Maßnahmen wie Massage, lokale Überwärmung, forcierte passive Bewegungen und Frühbelastung begünstigt wird.

Meniskusschäden: Die Nachbehandlung ist so wichtig wie die Operation.

Die **Begutachtung** von primär traumatischen oder primär degenerativen Meniskusschäden ist schwierig und muß dem Erfahrenen vorbehalten bleiben. Sie stützt sich auf Anamnese, klinischen Befund und histologisches Untersuchungsergebnis am operativ entfernten Meniskus. Spätfolgen oder Spätschäden nach Meniskusläsion bedingen folgende Erwerbsminderung:

Leichtes Wackelknie durch Bandlockerung	15–25%,
Schweres Schlotterknie (Tragen eines orthopädischen Apparates erforderlich)	40–50%,
Mäßige Bewegungseinschränkung	10%,
Erhebliche Bewegungseinschränkung	20–30%,
Versteifung des Kniegelenkes in Streckstellung	30%,
Leichte Arthrosis deformans	10–25%,
Schwere Arthrosis deformans	20–35%.

Meniskusriß ist nicht gleich Verletzung.

Literaturauswahl

BAUMGARTL, F., K. KREMER, H. W. SCHREIBER: Spezielle Chirurgie für die Praxis; Bd. III, Teil 1. Thieme, Stuttgart 1976.
BURRI, C., A. RÜTER (Hrsg.): Verletzungen des Schultergürtels, Hefte zur Unfallheilkunde, Heft 160. Springer, Berlin, Heidelberg, New York 1982.
BURRI, C., A. RÜTER (Hrsg.): Meniskusläsion und posttraumatische Arthrose am Kniegelenk, Hefte zur Unfallheilkunde, Heft 128. Springer, Berlin, Heidelberg, New York 1976.
BURRI, C., A. RÜTER (Hrsg.): Verletzungen des oberen Sprunggelenkes, Hefte zur Unfallheilkunde, Heft 131. Springer, Berlin, Heidelberg, New York 1978.
CHAPCHAL, G.: Injuries of the Ligaments and Their Repair. Thieme, Stuttgart 1977.
LANGE, M.: Orthopädisch-chirurgische Operationslehre. J. F. Bergmann, München 1962; Erg.-Band 1968.
WELLS, C., J. KYLE: Wissenschaftliche Grundlagen der operativen Medizin. Schattauer, Stuttgart, New York 1972.
WITT, A. N., H. RETTIG, K. F. SCHLEGEL, M. HAKKENBROCH, W. HUPFAUER (Hrsg.): Orthopädie in Praxis und Klinik Band I, Allgemeine Orthopädie. Thieme, Stuttgart, New York 1980.
ZIPPEL, H.: Meniskusverletzungen und -schäden, Johann Ambrosius Barth, Leipzig, 1973.

24.4. Handchirurgie

Von D. Buck-Gramcko

24.4.1. Besonderheiten der Handchirurgie

Die Vielzahl der an der Hand auf engstem Raum zusammenliegenden anatomischen Strukturen, ihre besondere funktionelle Bedeutung, ihre leichte Verletzbarkeit, ihre hohe Empfindlichkeit gegenüber Schädigungen sowie die außerordentlichen Schwierigkeiten bei der Wiederherstellung verletzter Anteile sind die Gründe für die Sonderstellung der Handchirurgie im Rahmen der Chirurgie. Die zunehmende Anzahl handchirurgischer Spezialabteilungen und Funktionsbereiche ermöglicht es Allgemeinchirurgen und Unfallchirurgen, Patienten mit speziellen Verletzungen und Erkrankungen dorthin zu überweisen, wo aufgrund der besonderen Erfahrungen der dort tätigen Ärzte spezielle Behandlungsverfahren mit der Aussicht auf bessere Ergebnisse angewandt werden können.

24.4.1.1. Untersuchungstechnik

Voraussetzung für eine korrekte Untersuchung der Hand ist eine *genaue Kenntnis der Anatomie* sowie im Falle von Knochen- und Gelenkverletzungen das Vorliegen korrekt angefertigter *Standard-Röntgenaufnahmen* bzw. von zusätzlich anzuordnenden *Spezialaufnahmen*.

Bereits bei **äußerlicher Betrachtung** lassen sich wichtige Feststellungen machen: Fehlende Beschwielung läßt auf mangelnden Gebrauch, fehlende Schweißabsonderung, verringerte Hautfältelung und Atrophie der Fingerkuppen auf Nervenschädigungen, livide Verfärbungen mit kühler Hauttemperatur auf Durchblutungsstörungen schließen.

Die **Palpation** kann Druckschmerzhaftigkeiten aufdecken und ermöglicht Schlüsse auf Zugehörigkeit von Verdickungen und Knoten zu bestimmten Geweben sowie auf Hauttemperatur, Hautturgor und kapillären Reflux.

Bei der **Funktionsprüfung** muß die *aktive* und *passive Beweglichkeit* jedes verletzten Gelenkes untersucht und bei Vorliegen von Bewegungseinschränkung deren Ursache erforscht werden. Bei *arthrogenen Einschränkungen* ist aktive und passive Beweglichkeit gleich und bleibt unabhängig von der Position benachbarter Gelenke bestehen; bei *Muskellähmungen und Sehnendurchtrennung* sind die Gelenke – außer bei Vorliegen sonstiger Verwachsungen und Vernarbungen – passiv frei beweglich bei fehlender aktiver Beweglichkeit; *isolierte Sehnenverwachsungen und Muskelkontrakturen* zeigen Bewegungseinschränkungen, deren Ausmaß je nach Position der angrenzenden Gelenke unterschiedlich ist. Bei Verdacht auf *Knochen- und Gelenkverletzungen* ist auf Gelenkstabilität (Seitenbandriß!) und abnorme Beweglichkeit der Knochen zu untersuchen.

Eine **Sensibilitätsprüfung** darf wegen der Wichtigkeit eines ungestörten Berührungsgefühles für die Gebrauchsfähigkeit der Hand bei keiner Untersuchung fehlen. Die üblichen neurologischen Prüfungen auf Schmerz, Berührung und Temperatur sind unzureichend für die Beurteilung der Funktion der Hand. Der wichtigste Test ist die *Prüfung des Zweipunkte-Unterscheidungsvermögens*. Dabei wird die kleinste Distanz zweier Punkte festgestellt, die noch als getrennte Berührung wahrgenommen werden kann. Die Untersuchung erfolgt mit besonders dafür geschaffenen Instrumenten oder mit den Enden einer zurechtgebogenen Büroklammer (Abb. 24.4.-1). Der zu prüfende Finger muß dabei auf der Unterlage fixiert werden, um einen Gegendruck zu verhindern. Das Instrument darf nur leicht

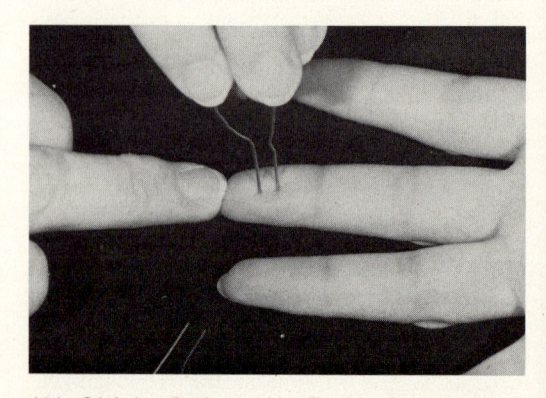

Abb. 24.4.-1. Prüfung des Zweipunkteunterscheidungsvermögens.

aufgesetzt werden. Der Patient muß selbstverständlich die Augen abwenden oder schließen. Die gefundenen Werte variieren je nach Lokalisation an der Hand und Verschwielung der Haut. Normale Sensibilität findet sich bei folgenden Werten:

Kuppen von Daumen und Zeigefinger	3– 6 mm,
Übrige Fingerkuppen	4– 6 mm,
Fingergrundglieder	5– 7 mm,
Hohlhand	5– 8 mm,
Fingerstreckseite	6– 9 mm,
Handrücken	7–12 mm.

Bei größeren Distanzen liegt eine Sensibilitätsstörung vor, wobei bei Werten bis zu 20–25 mm noch eine Schutzsensibilität vorhanden ist, d. h. ausreichendes Gefühl, um unbemerkte Verletzungen zu vermeiden.

Nur eine genaue Untersuchung aller Funktionen der Hand sichert die Diagnose, die vor Beginn der Therapie zu stellen ist!

24.4.1.2. Anästhesie

Eine ausreichend lange Schmerzausschaltung ist eine unbedingte Voraussetzung für die ungestörte Durchführung besonders von langdauernden Wundversorgungen oder Wiederherstellungsoperationen, die ohne Zeitdruck erfolgen sollen. Dazu sind *Leitungsanästhesien* besonders gut praktikabel und machen vielfach eine Allgemeinnarkose überflüssig.

Für kleinere Eingriffe eignen sich die peripheren Formen der *Nervenblockade* an der Fingerbasis (Oberstsche Leitungsanästhesie), in der Mittelhand, am Handgelenk oder auch am Ellenbogen. Auch für die Versorgung kleinerer Wunden ist eine Lokalanästhesie im allgemeinen abzulehnen, da sie durch Aufschwemmung der Gewebe zu mangelnder Übersicht in der Wunde führt.

Länger dauernde Operationen lassen sich am besten in einer der verschiedenen Formen der *Plexusanästhesie* durchführen. Uns hat sich dabei die supraklavikuläre Plexusanästhesie mit 25 ml einer 1- bis 2%igen Mepivacain-Lösung oder bei Operationen von mehr als drei bis vier Stunden mit einem Langzeitanästhetikum besonders bewährt (Einzelheiten siehe Kap. 10.0.5.: »Lokalanästhesie«).

24.4.1.3. Blutleere

Die Anwendung einer Blutleere ist in der Handchirurgie eine »conditio sine qua non«, da nur dadurch die erforderliche Übersichtlichkeit im Operationsfeld erzielt und die feinen anatomischen Strukturen ohne zusätzliche Schädigungen und korrekt versorgt werden können. Die Blutleere wird durch Aufpumpen einer pneumatischen Manschette (mit geeichtem Manometer!) am Oberarm nach Auswickeln des Armes mittels Gummibinde angelegt. Bei einem Druck von 200–250 mm Hg kann die Blutleere für anderthalb Stunden belassen werden; ist ein längerdauerndes Operieren im blutleeren Feld erforderlich, kann die Blutleere nach 15–25minütiger Blutdurchströmung des Armes neu angelegt werden. Auch bei peripheren Nervenblockaden kann eine derartige pneumatische Oberarmblutleere für die Dauer von etwa 20 Minuten vom Patienten toleriert werden.

Blutleere zur Identifizierung und Versorgung der feinen anatomischen Strukturen **unbedingt erforderlich!**

24.4.1.4. Atraumatische Operationstechnik

Gewebeschonendes Operieren soll zwar grundsätzlich überall am Körper angewandt werden, ist aber in der Handchirurgie wegen der Feinheit und leichten Verletzungsgefahr der vielen anatomischen Strukturen von besonderer Bedeutung. Zur atraumatischen Technik gehören neben der Blutleere die Verwendung besonders zarter Instrumente und feinsten Nahtmaterials, die Vermeidung von Austrocknung der Gewebe (feuchte Tupfer!), die Vermeidung zu vieler Nähte und Unterbindungen in der Tiefe, eine sorgfältige Blutstillung und lockere Hautnähte. Alle diese Maßnahmen, zu denen noch die routinemäßige Anwendung einer Lupenbrille oder sogar des Operationsmikroskopes kommt, dienen der Infektionsverhütung und der Verringerung der postoperativen Fibrose.

Atraumatische Technik hilft, Narbenbildung und Infektionsgefahr zu verringern!

24.4.1.5. Inzisionen

Die Schnittführung an der Hand ist besonders wichtig, da jede Wunde zu einer Narbe wird und jede Narbe zur Schrumpfung neigt. Überall da, wo die Gewebe dem Narbenzug nachgeben können, kommt es dann zu *Narbenkontrakturen*. Deswegen darf eine Inzision *nicht senkrecht über eine Gelenkbeugefalte* verlaufen. Die bevorzugten Schnitte verlaufen *zickzackförmig* oder *bogenförmig* oder liegen in Bereichen, in denen auch bei längsgerichtetem Verlauf keine Narbenkontrakturen entstehen können, z. B. in den seitlichen Fingerabschnitten als sogenannter Mediolateralschnitt (Abb. *24.4.*-2). Liegen bereits Wunden oder Narben vor, müssen sie in die geplanten Schnittführungen miteinbezogen werden.

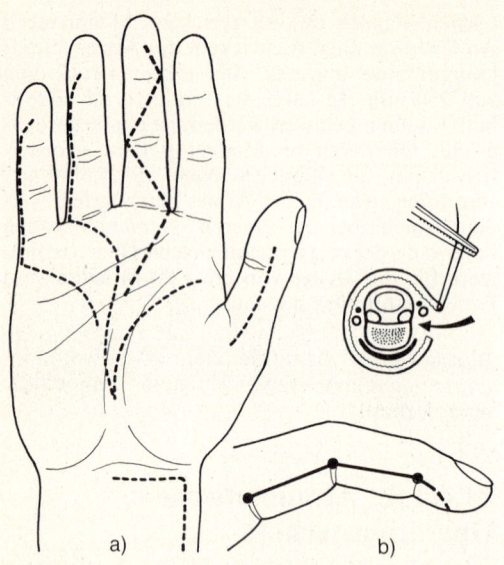

Abb. 24.4.-2. Korrekte Inzisionen an Hand und Fingern (a); am Ring- und Kleinfinger entsprechen die Längsinzisionen dem Mediolateralschnitt (b), der dorsal vom Gefäßnervenbündel einen guten Zugang zu Beuge- und Strecksehnen sowie zum Knochen gibt.

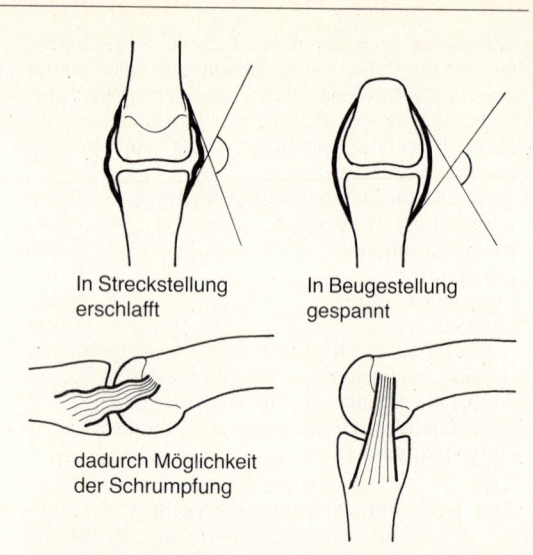

Abb. 24.4.-3. Verhalten der Seitenbänder der Fingergrundgelenke bei Beugung und Streckung.

24.4.1.6. Postoperative Ruhigstellung und Nachbehandlung

Nach fast jeder handchirurgischen Operation ist eine Ruhigstellung erforderlich, die nicht nur eine schnellere und komplikationslose Heilung ermöglichen, sondern auch falsche Positionen der Gelenke mit ihren ungünstigen Folgen vermeiden soll. Die Immobilisierung erfolgt mit einer *dorsalen* oder *palmaren Gipsschiene* und soll nur für die unbedingt notwendige Zeit der Heilung der operativ versorgten Strukturen aufrechterhalten bleiben, um unnötige Bewegungsbehinderungen in Gelenken zu vermeiden. Das *Handgelenk* steht dabei fast immer in *Streckstellung*, der *Daumen* in *mittlerer Oppositionsstellung*.

Infolge der anatomischen Anordnung der *Seitenbänder der Grundgelenke* dürfen diese Gelenke nie *in Streckstellung* längere Zeit ruhiggestellt werden, da die Seitenbänder hierbei erschlafft sind und durch bindegewebige Organisation des Ödems schnell schrumpfen und die spätere Beugefähigkeit behindern können (Abb. 24.4.-3). Die *Langfinger* werden daher in der sogenannten *Funktionsstellung* (Abb. 24.4.-4a) oder besser noch in der *»Intrinsic plus«-Position* (Abb. 24.4.-4b) ruhiggestellt, da hierdurch die Grundgelenke noch stärker gebeugt werden können. Für *Mittel-* und *Endgelenke* gilt das Verbot der

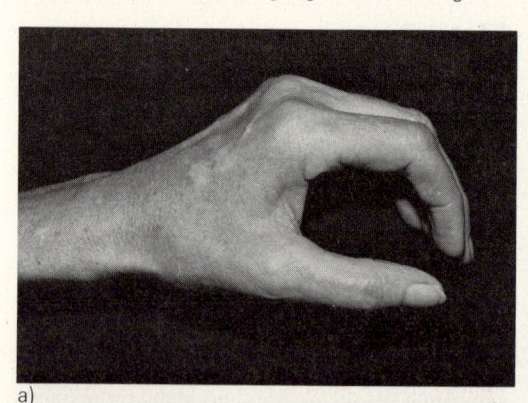

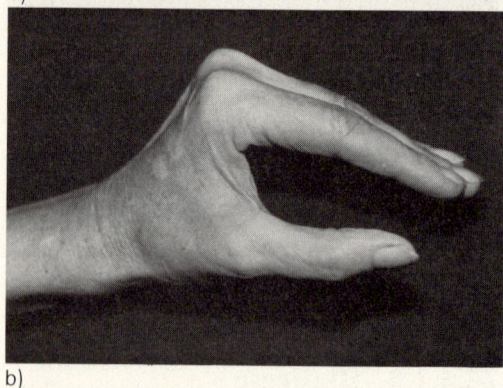

Abb. 24.4.-4. Korrekte Positionen der Ruhigstellung einer Hand: a) Funktionsstellung, b) »Intrinsic plus«-Position.

Ruhigstellung in Streckstellung nicht, da hier die Seitenbänder in allen Positionen des Gelenkes wenigstens teilweise gespannt sind.

Keine Ruhigstellung in Streckstellung der Fingergrundgelenke, in Beugung im Handgelenk oder in Anspreizung des Daumens!

Postoperativ muß die Hand zur Vermeidung einer Schwellung *hochgelagert* oder *hochgehalten* werden. Das Tragen eines Armtuches oder einer Schlinge ist absolut *kontraindiziert*, da es hierdurch regelmäßig zur Schwellung und zu vermehrten Bewegungseinschränkungen kommt. Zum frühest möglichen Zeitpunkt wird mit *Bewegungsübungen* begonnen, die sowohl vom Patienten selbst als auch unter krankengymnastischer und ergotherapeutischer Anleitung durchzuführen sind. Besonders nach speziellen Operationen (z. B. Beugesehnenwiederherstellungen) hat die postoperative Übungsbehandlung einen wesentlichen Einfluß auf das Ergebnis und muß sehr gezielt erfolgen und überwacht werden.

24.4.2. Erkrankungen der Hand

Die Erkrankungen der Hand stehen zahlenmäßig hinter den Verletzungen zurück, können aber ebenfalls zu deutlicher Funktionsbehinderung führen und bedürfen einer rechtzeitigen und korrekten Behandlung.

24.4.2.1. Dupuytrensche Kontraktur

Ätiologie und Pathogenese: Die nach einem französichen Chirurgen (1777–1835) benannte *Kollagenkrankheit* ist ätiologisch immer noch ungeklärt. Gesichert ist lediglich eine hereditäre Komponente, während mechanische Komponenten nicht gesichert werden konnten. Es scheinen Zusammenhänge mit Epilepsie, Diabetes mellitus, Lebererkrankungen, Alkoholismus und chronischen Lungenerkrankungen zu bestehen. Möglicherweise gibt es keine isolierte Ursache, sondern ein Zusammenwirken mehrerer Komponenten.

Die Dupuytrensche Kontraktur ist eine Erkrankung des fortgeschrittenen Alters, jedoch kommt sie in seltenen Fällen auch schon bei Jugendlichen vor und ist dann besonders aggressiv. Das Verhältnis des Befalls von Männern zu Frauen beträgt etwa 5:1. Es bestehen deutliche Rassenunterschiede: Die Erkrankung befällt in erster Linie Menschen nordeuropäischer Abstammung und kommt bei reinrassigen Angehörigen der schwarzen und gelben Rasse nicht vor.

Pathogenetisch entstehen die ersten Veränderungen in den präformierten straffen Bindegewebsfasern an der Beugeseite der Hohlhand und der Finger; die elastischen Fasern verschwinden, und die kollagene Substanz nimmt zu. Eine reaktive Zellproliferation führt zur Produktion veränderter Fasern und zu einer Art Narbengewebe, welches durch seine Schrumpfungsneigung zu dem bekannten Bild der Beugekontraktur eines oder mehrerer Finger führt (Abb. 24.4.-5).

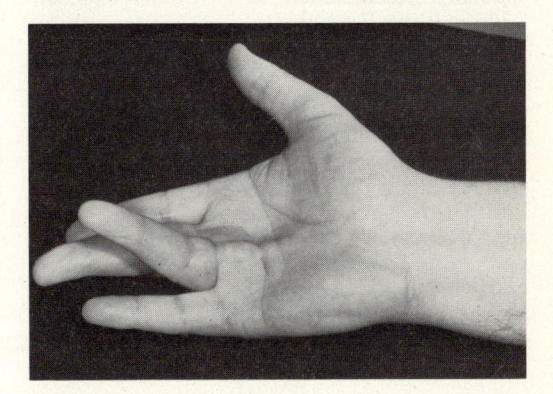

Abb. *24.4.*-5. Dupuytrensche Kontraktur.

Diagnose: Die klinische Manifestation *beginnt meist einseitig* mit einer zunächst bemerkten knotigen Verhärtung in der Hohlhand. Durch Vermehrung des pathologischen Gewebes entstehen strangförmige Gebilde, die auf die Finger übergreifen. Die zweite Hand wird mit großer Regelmäßigkeit früher oder später auch betroffen. Knotenförmige Veränderungen der Plantaraponeurose kommen in etwa 10% der Patienten vor, während 2–3% auch Veränderungen im Sinne einer Induratio penis plastica aufweisen. Häufig finden sich Knöchelpolster, schmerzlose knotenförmige Verdickungen streckseitig über den Mittelgelenken der Langfinger, die den Hohlhandveränderungen häufig schon um Jahre vorausgehen können.

Bei der *Ausbreitung der Erkrankung* ist am häufigsten der Ringfinger betroffen (etwa 30%); ihm folgen Klein- und Mittelfinger (etwa 28 bzw. 25%), während Daumen und Zeigefinger seltener befallen sind (etwa je 8%). Meistens sind Hohlhand und mehrere Finger gleichzeitig befallen; am häufigsten ist die Kombination Klein-, Ring- und Mittelfinger (etwa 35% aller Patienten). Selten beginnt die Krankheit an einem Finger und breitet sich erst dann in der Hohlhand aus. Die Dupuytren-Gewebsstränge können die Gefäßnervenbündel der Hohlhand und der Finger verdrängen oder ummauern und bei lange bestehender Kontraktur zu sekundären Schrumpfungen der Gelenkkapsel und Beugesehnenscheiden führen. Die *Sehnen selbst sind immer unbeteiligt.* Der Verlauf der Erkrankung ist individuell sehr unterschiedlich; es wechseln Zeiten des Stillstands oder sogar vorübergehenden Rückgangs der Erkrankung mit Zeiten schnellen Fortschreitens.

Therapie: Immer wieder berichtete Erfolge *konservativer Behandlungsmethoden* unterschiedlichster Weise konnten einer wissenschaftlichen Nachprüfung nicht standhalten; positive Berichte beruhen meist auf falscher Interpretation spontaner Remissionen oder vorübergehenden Stillstands der Erkrankung.

Die *Therapie der Wahl ist die Operation,* die jedoch erst bei einer bestehenden Funktionsbehinderung mit Streckdefekt mindestens eines Gelenkes von 20–30° und nicht schon beim Auftreten der ersten Knoten in der Hohlhand vorgenommen werden sollte. Andererseits erhöht eine zu spät bei starker Beugekontraktur mehrerer Finger vorgenommene Operation die Zahl der intra- und postoperativ auftretenden Schwierigkeiten und Komplikationen und führt meist zu einem weniger guten Ergebnis als die rechtzeitig bei begrenzter Funktionsstörung vorgenommene Operation.

Von den verschiedenen *operativen Methoden* wird die einfache *Durchtrennung eines Kontrakturstranges* wegen der ungenügenden Korrektur und der Gefahr der Wiedervereinigung der Strangenden mit erneuter Kontraktur nur noch bei Patienten in höherem Alter oder im schlechten Allgemeinzustand oder als vorangehende Maßnahme bei starker Kontraktur und ungünstigen Hautverhältnissen vor der eigentlichen Entfernung der Palmaraponeurose vorgenommen.

Bei der *begrenzten Exzision* wird nur ein Knoten oder ein Strang ohne die benachbarten Anteile der Palmaraponeurose entfernt. Dieser begrenzte Eingriff hat den Vorteil einer nur kurzen Behandlungsdauer, jedoch den deutlichen Nachteil einer hohen Rezidivneigung bzw. Ausbreitung der Erkrankung in den benachbarten, nicht entfernten Teil der Palmaraponeurose.

Die *Entfernung der Palmaraponeurose* gilt deshalb in unseren Bereichen als die *Methode der Wahl;* bei ihr werden das erkrankte Gewebe und die umgebenden, makroskopisch noch nicht erkrankten Anteile der Palmaraponeurose (partielle Entfernung) oder die gesamte Palmaraponeurose (vollständige Entfernung) einschließlich der Ausläufer zu den Fingern exzidiert. Dieses Verfahren ist zwar im Ausmaß der Operation und Nachbehandlung aufwendig, führt aber bei korrekter Durchführung nicht zu vermehrten Komplikationen und bietet vor allem eine deutlich niedrigere Rezidivquote auch bei Langzeitbeobachtung.

Operationstechnik und Nachbehandlung: Die Freilegung der Palmaraponeurose erfolgt vorzugsweise durch *Y-Schnitt* mit zusätzlichen *Zickzack-Schnitten* oder *Längsschnitt mit Z-Plastiken* für die Fingerausläufer. Bei Vorliegen eines einzigen Stranges (wie in Abb. *24.4.*-5) hat sich auch ein Längsschnitt mit mehrfachen Z-Plastiken bewährt. Unter Schonung der die Palmaraponeurose perforierenden, zur Haut aufsteigenden kleinen Gefäße wird die gesamte Palmaraponeurose einschließlich der Septen und der querverlaufenden Züge entfernt. Die Ausläufer zu den Fingern müssen ebenfalls sorgfältig exzidiert werden, wobei sehr häufig ein mühsames, nur unter mikrochirurgischen Bedingungen korrekt durchführbares Herauslösen der Gefäßnervenbündel aus der Gewebsummauerung notwendig ist. An den Mittelgelenken ist auch häufig eine *Arthrolyse* notwendig, um die volle passive Streckung zu erreichen. Sorgfältige Blutstillung, Einlegen einer Saugdrainage und Hautnaht mit Bildung der Z-Plastiken schließen den Eingriff ab.

Die Ruhigstellung nach Anlage eines Druckverbandes für die Hohlhand erfolgt durch dorsale Unterarmgipsschiene, meist unter Einschluß der Langfinger-Grundglieder, so daß Mittel- und Endglieder der Langfinger sowie der Daumen sofort bewegt werden können. Ein Verbandswechsel am 1. postoperativen Tag, also zu einem sonst unüblichen Zeitpunkt, soll der Kontrolle eines Hämatoms dienen. Die Gipsschiene wird nach 4 bis 5 Tagen abgenommen, um mit verstärkten Bewegungsübungen beginnen zu können.

Komplikationen: Am häufigsten sind *umschriebene Wundrandnekrosen,* die im allgemeinen das Gesamtergebnis kaum beeinträchtigen. Eine ernste Komplikation ist ein *Hämatom,* besonders wenn es zu spät erkannt und nicht rechtzeitig entleert wird. Es entstehen dann stärkere Vernarbungen in der Tiefe der Hohlhand, Bewegungseinschränkungen der Finger und langanhaltende Schwellung.

Prognose: Die *Rezidivgefahr ist hoch* und liegt auch bei sorgfältiger Operation nach 2 bis 5 Jahren Intervall bei etwa 40%, jedoch braucht nicht jedes Rezidiv erneut operativ behandelt zu werden, wenn es nicht zu stärkeren Kontrakturen führt.

> Bei **Dupuytrenscher Kontraktur** rechtzeitige Operation! Vollständige Entfernung der Palmaraponeurose und der Fingerausläufer in sorgfältigster Technik verringert Komplikationen und Rezidivhäufigkeit!

24.4.2.2. Ganglion

Das Ganglion ist der häufigste »Tumor« im Handbereich. Seine Zuordnung zu den Tumoren ist unsicher, da es sich nicht um eine echte Neubildung, sondern um *degenerative Veränderungen des Bindegewebes* handelt. Ganglien finden sich in der Umgebung von Gelenkkapseln und Sehnenscheiden und bestehen aus einer fibrösen Wandung mit gallertigem Inhalt. Sie können ein- oder mehrkammerig sein; häufig sind wurzelähnliche Fortsätze, die in Verbindung mit einem Gelenk stehen können.

Die häufigsten *Lokalisationen* sind die Streckseite der Handwurzel, die radiale Beugeseite des Handgelenkes neben der A. radialis sowie die Mitte der Fingergrundglieder als Beugesehnenscheiden-Ganglion. Tiefer liegende Ganglien an der Handgelenkbeugeseite, die zu Druck auf den N. medianus und N. ulnaris führen können, sind sehr viel seltener.

Die **Behandlung** ist vorzugsweise operativ und sollte in genauer Darstellung im blutleeren Operationsfeld mit vollständiger Entfernung aller Ausläufer bestehen.

24.4.2.3. Schnellender Finger

Das typische Phänomen des Schnellens – eine ruckartige Beugung oder Streckung des Fingers nach Überwindung eines Widerstandes – wird hervorgerufen durch eine meist spindelförmige Verdickung einer Beugesehne und die dadurch bedingte Behinderung des glatten Hindurchgleitens durch die fibrösen Anteile der Sehnenscheide im Bereich der Grundgelenke. Die Verdickung der Sehne entsteht auf rheumatischer Grundlage oder als Überlastungsschaden durch häufige Wiederholung einer bestimmten, die Beugesehne besonders beanspruchenden Bewegung.

Die **Therapie** ist *bevorzugt operativ,* da konservative Behandlung mit lokalen Cortison-Injektionen häufig zu Rezidiven führt. Die Operation besteht in der *vollständigen Spaltung* des im Bereich der Sehnenverdickung befindlichen fibrösen Anteiles der Sehnenscheide (Ringband). Auf sorgfältige Schonung der unmittelbar danebenliegenden Gefäßnervenbündel ist besonders zu achten.

24.4.2.4. Tendovaginitis stenosans de Quervain

Chronische Traumatisierungen und Überlastungsschäden führen zu degenerativen Veränderungen im 1. Fach des Retinaculum extensorum, durch das die Sehnen des Abductor pollicis longus und Extensor pollicis brevis ziehen. Typisch sind Schmerzen in Höhe des Proc. styloideus radii bei Bewegungen des Daumens und besonders bei ulnarer Abwinklung des Handgelenkes (Finkelstein-Test).

Die **Therapie** besteht zunächst in Ruhigstellung durch Unterarmgipsschiene mit Verabfolgung entzündungshemmender Medikamente und eventuell Cortison-Injektionen. Sicherer ist die *operative Spaltung des Sehnenscheidenfaches,* wobei auf Sehnenanomalien zu achten ist. Beachtung der sich aufteilenden Äste des oberflächlichen Anteiles des Radialisnervs.

24.4.2.5. Nervenkompressionssyndrome

Kompressionen von Nerven an anatomischen Engpässen sind häufig verkannte Ursachen von anhaltenden Beschwerden und Funktionsausfällen. An der *oberen Extremität* betreffen sie *alle drei großen Nervenstämme.*

24.4.2.5.1. Karpaltunnelsyndrom

Ursache dieses häufigsten Nervenkompressionssyndroms ist eine chronische Druckschädigung des N. medianus unter dem Retinaculum flexorum. Die starren knöchernen und ligamentären Wandungen des Karpalkanals gestatten kein Ausweichen bei Vermehrung des Inhaltes, so daß eine Druckerhöhung durch Inhaltsvermehrung sich zuerst am besonders empfindlichen Nerven auswirkt. Das KTS tritt bei Frauen zweimal häufiger als bei Männern auf und zeigt eine Altersbevorzugung zwischen 40 und 60 Jahren. Beide Hände sind etwa gleich betroffen; häufig ist die Erkrankung doppelseitig.

Diagnose: Es bestehen eine Taubheit und Kribbeln in den drei radialen Fingern, besonders am Mittelfinger. Diese *Parästhesien* und die damit oft verbundenen brennenden Schmerzen werden vor allem abends und nachts bemerkt. Im fortgeschrittenen Stadium machen sich eine Schwäche der Hand, besonders im Spitzgriff, und eine sichtbare Atrophie der Daumenballenmuskulatur bemerkbar, zu denen auch echte Sensibilitätsausfälle kommen.

Die Diagnose wird durch *klinische Tests,* die die Parästhesien auslösen, gesichert: Starke Handgelenkbeugung *(Phalen-Test)* oder -streckung, Unterbrechung der Blutzufuhr durch Aufpumpen einer Blutdruckmanschette am Oberarm *(Tourniquet-Test)* lösen schon nach wenigen Sekunden die Parästhesien aus. Neurologisch kann die Diagnose durch *Messen der Nervenleitungsgeschwindigkeit* und *Elektromyographie* gesichert werden.

Ätiologie: Die Ursachen sind vielfältig und führen meist zu einer chronischen Fibrose mit Verdickung der Beugesehnenscheiden, die sowohl nach chronisch unspezifischen Entzündungen, durch rheumatische Erkrankungen, durch Systemerkrankungen wie Amyloidose und Gicht, durch hormonelle Veränderungen (Menopause, Schwangerschaft, Myxödem) sowie durch bestimmte berufliche Tätigkeiten, die mit häufiger Handgelenkbeugung verbunden sind, auftritt. Weitere Ursachen können Ganglien, Tumoren, Kalkablagerungen oder Muskelanomalien sein. Ein posttraumatisches KTS entsteht nach Frakturen oder Luxationen der Handwurzelknochen, durch distale Speichenbrüche mit starker Verschiebung und Achsenabknickung oder durch Hämatome nach Verletzungen.

Therapie: In leichteren Fällen, vor allem in solchen, die durch Überlastung bedingt sind, kann eine *Ruhigstellung* durch Unterarmgipsschiene und entzündungshemmende und abschwellende *Medikamente* erfolgen.

Die *operative Dekompression* besteht in der Spaltung des Retinaculum flexorum und einer Entfernung der verdickten Synovialis. Eine innere Neurolyse ist nur selten angezeigt und kann zu verstärkter postoperativer Fibrose führen.

Prognose: Nach der Operation tritt fast immer schlagartig Beschwerdefreiheit in bezug auf die Parästhesien und Schmerzen ein, wobei Sensibilitätsstörungen und Muskelatrophie für längere Zeit oder für immer bestehen bleiben.

Bei **nächtlichen Parästhesien** im Medianusausbreitungsgebiet immer an **Karpaltunnelsyndrom** denken! **Sofortige** operative Dekompression führt zu Beschwerdefreiheit!

24.4.2.5.2. Interosseus-anterior- und Pronator-teres-Syndrom

Es handelt sich um Kompressionssyndrome des N. medianus im Bereiche des proximalen Unterarmes, deren anatomische Ursache hypertrophierte Muskeln, sehnige Ursprünge von Muskeln, Muskelanomalien, Thrombosen der Anomalien von überkreuzenden Gefäßen oder fibröse Bänder sind. Ausgelöst werden die Beschwerden häufig durch ungewohnte oder immer wiederkehrende Bewegungen.

Beim *Interosseus-anterior-Syndrom* besteht eine Beugeunfähigkeit im Daumen- und Zeigefingerendglied, hervorgerufen durch die motorische Lähmung der langen Daumenbeugesehne und der tiefen Zeigefingerbeugesehne.

Beim *Pronator-teres-Syndrom* sind die Symptome meist weniger exakt ausgeprägt und im Gegensatz zum erstgenannten Syndrom immer mit Sensibilitätsstörungen verbunden.

Die **Behandlung** kann in leichten Fällen konservativ sein, wird aber häufig in operativer Dekompression der Nerven bestehen.

24.4.2.5.3. Ulnariskompressionssyndrome

Die häufigste Lokalisation für Kompressionsschädigung des N. ulnaris liegt im Bereiche des **Ellenbogens.** Hier kann der Nerv entweder in der »Ulnarisrinne«, hinter dem Epicondylus medialis oder an dessen distalem Ende am Eingang zwischen den beiden Köpfen des M. flexor carpi ulnaris geschädigt sein.

Die *Ursachen* sind akuter oder chronischer äußerer Druck, knöcherne (alte Frakturen) oder narbige Veränderungen oder eine chronische Subluxation des Nervs.

Klinisch bestehen Lähmungserscheinungen der Ulnaris-innervierten Muskeln am Unterarm und an der Hand sowie entsprechende Sensibilitätsstörungen.

Die *Therapie* besteht in Dekompression und in den meisten Fällen in Vorverlagerung in die Ellenbogenbeuge.

Die **distale Ulnarisschädigung** im Guyonschen Kanal verläuft meist mit nur geringen Sensibilitätsstörungen, während die motorischen Ausfälle im Vordergrund stehen.

Die *Ursachen* sind knöcherne oder narbige Schädigungen, chronische (häufig berufsbedingte) Druckschädigungen, Erkrankungen oder Thrombosen der begleitenden A. ulnaris oder Tumoren (vor allem Ganglien).

Die *Therapie* besteht in der operativen Dekompression mit Beseitigung der verursachenden Schädigung.

24.4.2.5.4. Radialiskompressionssyndrome

Eine Kompressionsschädigung mit typischen Ausfallserscheinungen des N. radialis erfolgt einerseits am physiologischen Engpaß des Durchlaufens des intermuskulären Septums am Oberarm, wo der Nerv durch Frakturen, Kallus, Tumoren, Hämatome oder Osteosynthesematerial geschädigt werden kann. Einmalige oder wiederholte starke Kontraktion des M. triceps kann ebenfalls zur Kompression führen. Die mehr distal gelegenen Schädigungen betreffen meist den motorischen Radialisanteil (N. interosseus posterior) und führen ausschließlich zu motorischer Schwäche oder Lähmung.

Ursachen sind neben Tumoren und Frakturen Druckschädigungen durch den sehnigen Rand des M. supinator (Frohsesche Arkade) oder fibröse Stränge. Nicht so selten ist ein radiales Kompressionssyndrom in diesem Bereich mit einer Epikondylitis verbunden. Hierbei steht der Schmerz und weniger Muskelschädigungen im Vordergrund.

Die **Therapie** aller Kompressionssyndrome besteht überwiegend in operativer Dekompression.

24.4.2.6. Polyarthritis der Hand

Die progressiv chronische Polyarthritis galt früher als ausschließlich internistisch zu behandelndes Leiden. Erst seit einigen Jahrzehnten setzt sich die Erkenntnis langsam durch, daß durch chirurgische Behandlung nicht nur die groben Deformierungen gebessert werden können, sondern daß sich die Weiterentwicklung mit Knochen- und Gelenkzerstörung durch einen frühzeitigen Eingriff verhindern oder hinausschieben läßt.

Klinik: Die Erkrankung befällt nicht nur Gelenke einschließlich der gelenknahen Knochenpartien, sondern auch die Sehnenscheiden und die Sehnen selbst. Es kommt zu schmerzhaften Bewegungseinschränkungen und Fehlstellungen in den Gelenken, an der Hand insbesondere zu Beugekontrakturen des Handgelenkes und ulnaren Deviationen der Langfinger-Grundgelenke, zu Rupturen von Beuge- und Strecksehnen und zu Nervendruckschäden.

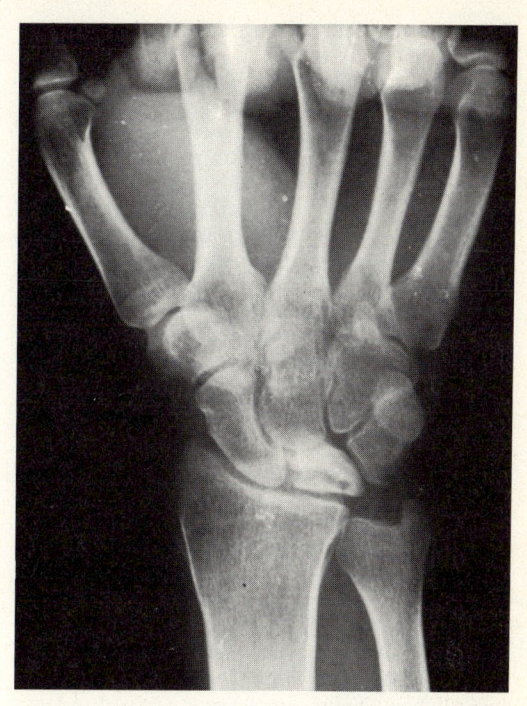

Abb. *24.4.*-6. Mondbeinnekrose.

Therapie: Präventivoperationen sollen weitere Zerstörungen von Gelenken und Sehnen durch frühzeitige Synovialektomie verhindern. Wiederherstellende Eingriffe bestehen im Ausgleich grober Deformierungen durch Arthrodesen, Arthroplastiken und insbesondere durch Einsetzen von Endoprothesen und Silastikimplantaten. Bei Sehnenrupturen sind Sehnennähte, -transplantationen oder -transpositionen sowie Sehnenkoppelungen indiziert.

24.4.2.7. Mondbeinnekrose (Lunatummalazie)

Bei dieser, durch den Radiologen KIENBÖCK 1910 erstmals beschriebenen Erkrankung handelt es sich um eine Ernährungsstörung des Mondbeines, die über eine Sklerosierung zum scholligen Zerfall des Knochens führt (Abb. *24.4.*-6). Der zunehmende Zerfall des Mondbeines löst reaktive arthrotische Veränderungen am Radiokarpalgelenk sowie an den Interkarpalgelenken aus. Es kommt im Spätstadium zu einem karpalen Kollaps mit allen Zeichen einer dorsalen Instabilität.

Die **Ursache** ist nicht völlig geklärt und wird teilweise in einer aseptischen Nekrose, zum anderen in einer nicht behandelten Fraktur mit nachfolgender Pseudarthrose gesehen. Eine Minusvariante der Elle, bei der diese um einige Millimeter kürzer als der Radius ist, begünstigt die Entstehung einer Mondbeinnekrose.

Die **Behandlung** ist sehr vielfältig und richtet sich nach dem Stadium des Zerfalls. Im Anfangsstadium kann bei bestehender Minusvariante eine Verkürzungsosteotomie der Speiche oder die Auffüllung des Mondbeines mit gefäßgestielten Anteilen des Os pisiforme zur Ausheilung führen. Bei weiter vorangeschrittenen Veränderungen verhindert eine skapho-trapezio-trapezoideale Arthrodese den karpalen Kollaps, wobei eine zusätzliche Denervation des Handgelenkes (Durchtrennung einzelner schmerzableitender Gelenknervenäste) zur Verringerung der Schmerzen führt. Im Spätstadium bleibt nur die Arthrodese des Handgelenkes.

> Rechtzeitiges Erkennen **verhindert irreversible Spätschädigungen!** Bei chronischen Schmerzzuständen im Handgelenk an **Mondbeinnekrose** denken und Röntgenuntersuchungen durchführen!

24.4.3. Infektionen der Hand

Durch die Einführung der Antibiotika sind schwere Infektionen der Hand mit ihren verheerenden Folgen sehr viel seltener geworden. Die Kenntnis der einzelnen Formen der Handinfektionen ist jedoch wichtig, um bei rechtzeitiger

Diagnose die Behandlung schnell durchführen zu können.

Neben postoperativen Infektionen kommen Handinfektionen überall dort gehäuft vor, wo die Hände bei der Arbeit Verletzungen ausgesetzt sind. Die Ursache kann zwar nicht immer ergründet werden, jedoch ist wahrscheinlich, daß meist eine kleine, unbemerkte Hautverletzung die Eintrittspforte der Eitererreger gewesen ist. Begünstigt werden die Infektionen durch feuchte, ungepflegte Haut, Anwesenheit virulenter Keime, Fremdkörper, Durchblutungsstörungen und Eiweißmangelzustände. Die *Erreger* sind in etwa 80% Staphylokokken, während sich Streptokokken (in abnehmender Zahl) und Koli-, Proteus- und Pseudomonasinfektionen (zunehmend) auf die restlichen 20% verteilen.

Während *Infektionen auf der Streckseite der Hand* nicht anders verlaufen als am übrigen Körper, bedingt die Anatomie der *Beugeseite* einen andersartigen Verlauf. Die Haut ist dicker und erschwert subkutanen Eiterungen den Durchbruch nach außen. Sie ist durch straffe Bindegewebszüge fixiert und kann nicht ausweichen, so daß der Gewebsdruck schnell ansteigt und es infolge von Durchblutungsstörungen zu zusätzlichen Nekrosen kommt. Die Bindegewebszüge fördern die Ausbreitung der Eiterung in die Tiefe und das Übergreifen auf Knochen, Gelenke und angrenzende Bindegewebsräume, die wiederum zu weiterer Ausbreitung Anlaß geben können. Die Kollagenfaserbündel des subkutanen Gewebes widerstehen der eitrigen Einschmelzung relativ lange und können die Infektionen unterhalten, da sie als nekrotische Gewebsreste in der Eiterhöhle zurückbleiben, auch wenn der Eiter durch die Inzision entleert wurde.

Therapie: Eine *konservative* Behandlung mit Ruhigstellung und Antibiotika ist solange indiziert, wie nur Hyperämie und Schwellung und noch keine Einschmelzung vorhanden sind. Ist es aber bereits zur Nekrose gekommen, läßt sich ein irreversibler Funktionsschaden nur durch operatives Vorgehen vermeiden. Die *abwartende* Behandlung unter dem Schutz von Antibiotika bis zur Einschmelzung mit einer erst dann vorzunehmenden »kleinen« Inzision über dem Eiterherd ist gefährlich und deshalb abzulehnen. Sie führt leicht zur Ausbreitung der Infektion, weil der Herd nicht ausreichend freigelegt wird.

Die *möglichst frühzeitige Operation* mit genauer Darstellung des Infektionsherdes in Blutsperre bei Plexusanästhesie oder Allgemeinnarkose und vollständiger Entfernung allen infizierten Gewebes ist die Methode der Wahl.

Die *Besonderheiten der Handinfektionen* und ihre verschiedenen Lokalisationen sind im Kap. 11.1.: »Chirurgische Infektionen« ausführlich behandelt.

24.4.4. Verletzungen der Hand

Die besonderen anatomischen Verhältnisse an der Hand mit den zahlreichen, auf engstem Raum zusammenliegenden funktionell wichtigen Strukturen ermöglichen der Hand nicht nur ihre einzigartige Funktion, sondern bedingen auch eine erhöhte Anfälligkeit gegenüber Verletzungen. Schon kleinste Wunden können zu einer schweren und teilweise irreversiblen Schädigung führen, wenn in der Tiefe z. B. der N. medianus und mehrere Beugesehnen durchtrennt sind. Das Schicksal einer verletzten Hand ist weitgehend von der korrekten Durchführung der Erstversorgung abhängig, weswegen bei vielen schwereren Verletzungen die Durchführung der operativen Versorgung nur von besonders erfahrenen Ärzten ausgeführt werden sollte, wozu der Patient entsprechenden Spezialabteilungen zugewiesen werden muß.

Nachfolgend werden die Verletzungen der einzelnen Strukturen der Hand getrennt abgehandelt, obwohl sie häufig kombiniert vorkommen und selbstverständlich auch gemeinsam versorgt werden müssen.

24.4.4.1. Verletzungen der Hautbedeckung

Für die Versorgung von Wunden mit und ohne Hautdefekt gilt gleichermaßen das *Prinzip des primären Wundverschlusses,* das den besten Schutz gegen Eindringen von Bakterien gewährleistet. Es gibt nur wenige Ausnahmen von dieser Regel, bei denen bestimmte Wunden, wie Menschen- oder Tierbisse, wie einige Stich- oder Schußwunden, nach der Wundausschneidung nicht sofort genäht werden dürfen.

Primärer Wundverschluß unterstützt primäre Wundheilung!

24.4.4.1.1. Wundverschluß durch Naht

Mit Ausnahme der eben erwähnten Sonderfälle müssen die Wunden ohne oder nach sehr sparsamer Wundrandausschneidung und Entfernung aller verschmutzten und nicht mehr lebensfähigen Gewebsanteile durch *spannungsfreie Naht* der Wundränder wieder miteinander vereinigt werden. Falls tiefere Strukturen mitverletzt sind, können Erweiterungen der Wunde notwendig werden. An der Hand muß auf *Vermeidung von Narbenkontrakturen* besonders geachtet werden. Dieses gilt besonders für die Beugeseite von Gelenken, wo die dem Narbenzug nachgebenden

Gewebe keinen Widerstand entgegensetzen können und es dadurch zu Narbenkontrakturen kommt. Notwendig werdende Erweiterungs- und Hilfsschnitte (Abb. 24.4.-7) müssen deshalb so liegen, daß *jedes senkrechte Kreuzen von Gelenkbeugefalten* vermieden wird und bereits derartig verlaufende Wunden durch eine Z-Plastik (Abb. 24.4.-7a) vor späterer Kontraktur bewahrt werden. Bevorzugt werden bajonettförmige Erweiterungsschnitte (Abb. 24.4.-7b) oder Hilfsschnitte im nicht-kontrakturgefährdeten Bereich (Abb. 24.4.-7c).

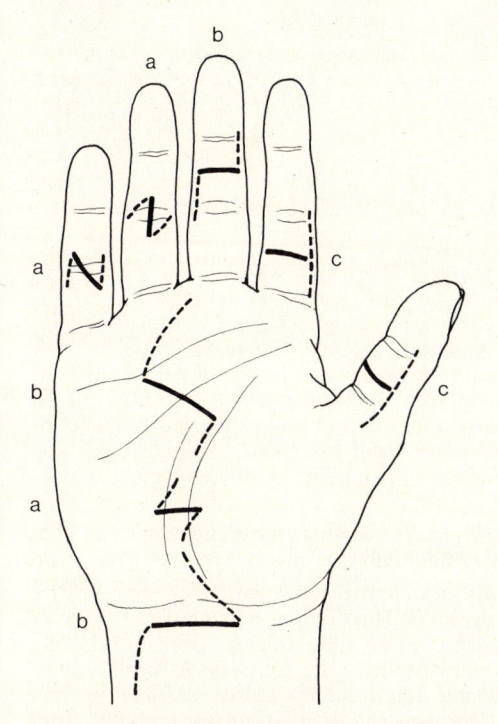

Abb. *24.4.*-7. Erweiterungs- und Hilfsschnitte: a) primäre Z-Plastik, b) bajonettförmige Erweiterung, c) Hilfsschnitte ohne Zusammenhang mit der Verletzungswunde.

Aufbrechen von Längsschnitten und korrekte Lage von Erweiterungsschnitten **vermeiden Narbenkontrakturen!**

24.4.4.1.2. Wundverschluß durch Hautplastiken

Liegen Wunden mit *Hautverlust* vor oder lassen sich Wundränder nicht ohne Spannung direkt vereinigen, so ist der primäre Wundverschluß *nur durch eine Hautplastik* zu erreichen. Ausdehnung, Tiefe und Lokalisation des Defektes bestimmen die Art der Hautplastik. Beim Einfügen der übertragenen Haut sind die Wundränder eventuell durch Exzision noch intakter Hautanteile so herzurichten, daß die späteren Narben keine Kontrakturen hervorrufen; dies gilt neben der Vermeidung längsverlaufender Wundränder an den Gelenkbeugeseiten vor allem für die Zwischenfingerfalten, in denen zur Vermeidung querverlaufender späterer Kontrakturen die Transplantate dreieckige Ausläufer bis auf die Gegenseite der Hand aufweisen müssen.

.1. Freie Hauttransplantate

Wenn der Hautdefekt oberflächlich ist und einen gut durchbluteten Wundrand aufweist, können freie Hauttransplantate in Form von *Spalthaut* (etwa halbe bis dreiviertel der Hautschicht) oder *Vollhaut* (ganze Hautdicke ohne subkutanes Fettgewebe) zur Anwendung kommen. Für die Hohlhand ist die widerstandsfähige Vollhaut besser geeignet als die dünne Spalthaut, die jedoch leichter anwächst und deshalb auch auf infizierten Flächen, wie z.B. Brandwunden, angewendet werden kann.

.2. Lokale Verschiebelappen

Wie alle Hautlappen, enthalten im Gegensatz zu den freien Transplantaten auch die lokalen Verschiebelappen neben sämtlichen Hautschichten auch Subkutangewebe. Sie können sich daher nicht wie freie Transplantate einige Tage durch Diffusion von Gewebsflüssigkeit ernähren, sondern *benötigen ständig eine Blutversorgung*. Es muß daher ein *Lappenstiel* bzw. eine *Lappenbasis* mit zu- und abführenden Gefäßen erhalten bleiben.

Lokale Verschiebelappen werden zur Deckung tieferer Defekte mit freiliegenden Sehnen, Gefäßnervenbündeln, Knochen oder Gelenken verwandt, auf denen ein Transplantat nicht anwachsen würde. *Voraussetzung* für ihre Anwendung ist das Vorhandensein intakter und genügend verschieblicher Haut in der Defektumgebung. An der Hand können deshalb meist nur kleinere Defekte durch eine der drei verschiedenen Arten der Verschiebelappen verschlossen werden: Rotations-, Transpositions- oder Dehnungslappen (siehe Kap. 14: »Plastische Chirurgie«).

Eine besonders häufig verwendete Form des Transpositionslappens ist die *Z-Plastik,* bei der durch eine Z-förmige Inzision zwei Hautdreiecke geschaffen werden, die nach Unterminieren gegeneinander verschoben werden müssen (Abb. 24.4.-8). Hierdurch wird nicht nur ein Gewinn an Länge, allerdings auf Kosten der Breite, erreicht, sondern auch ein günstigerer, Kontrakturen vermeidender Verlauf der resultierenden Narbe.

Abb. 24.4.-8. Z-Plastik.

Abb. 24.4.-9. Gekreuzte Fingerlappen.

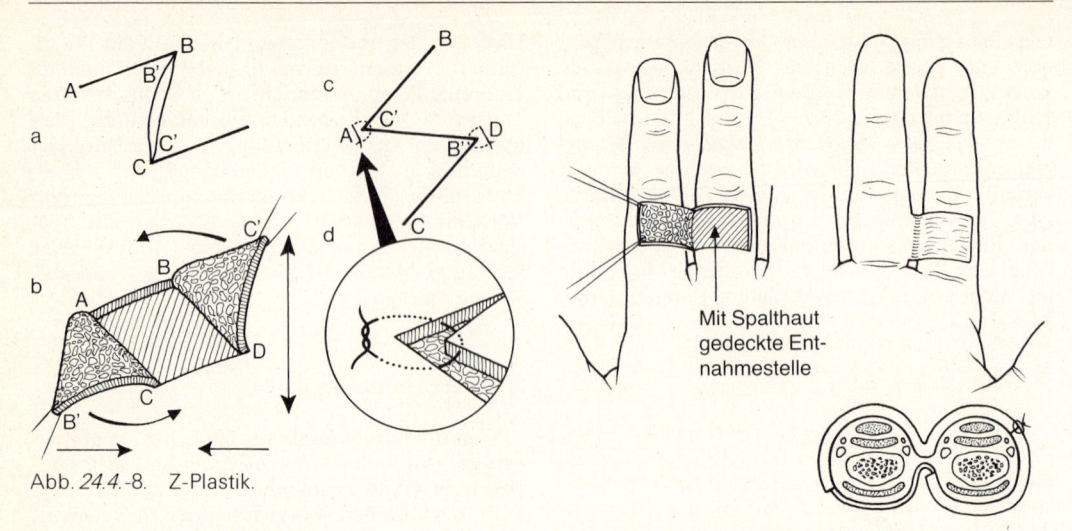

.3. Gestielte Hautlappen

Für die gestielten Hautlappen gilt die im vorangegangenen Abschnitt bereits erwähnte ständige Blutversorgung des Lappens, da er zusätzlich zur Haut auch Unterhautfettgewebe (und in Sonderfällen sogar Muskulatur) enthält. Der die versorgenden Gefäße enthaltende Lappenstiel kann nach etwa 3 Wochen durchtrennt werden, wenn die Ernährung durch an der Empfängerstelle eingesproßte Blutgefäße übernommen worden ist.

.3.1. Regionale Lappen

Bei nicht so ausgedehnten Defekten können Hautlappen aus dem Bereich der Hand oder des Unterarmes entnommen werden. So kann ein tieferer Hautdefekt der Beugeseite der Finger mit freiliegenden Beugesehnen und Gefäßnervenbündeln oder auch eine tiefere Fingerkuppenverletzung mit freiliegendem Knochen durch einen *gekreuzten Fingerlappen* (Cross-finger-Plastik) verschlossen werden, dessen Entnahmestelle die Streckseite des Nachbarfingers ist (Abb. 24.4.-9). Die Entnahmestelle wird wie bei allen gestielten Hautlappen, sofern sie nicht bei kleinerer Ausdehnung durch Zusammenziehen der umgebenden Haut verschlossen werden kann, durch dreivierteldicke Spalthaut gedeckt.

Für tiefere Fingerspitzenverletzungen, besonders an Zeige- und Mittelfinger, eignet sich auch der *Thenarlappen,* dessen Hebungsdefekt an der Daumenballenbasis liegen soll.

Eine Sonderform des regionalen Lappens ist der *Insellappen,* bei dem eine Hautinsel unterschiedlicher Größe gestielt an ihren Arterien und Venen übertragen wird. Wird auch noch der versorgende Nerv erhalten, spricht man vom *neurovaskulären Insellappen.* Ein derartiger Lappen kann z. B. bei irreversibler Anästhesie des Daumens von der Ulnaseite des Mittel- oder des Ringfingers übertragen werden, um wieder Sensibilität für den Daumen zu schaffen.

Eine andere Möglichkeit ist der an der distalen A. radialis gestielte *Unterarmlappen,* der nach Unterbindung der von proximal kommenden A. radialis (die Ernährung erfolgt jetzt über die A. ulnaris durch den oberflächlichen Hohlhandbogen!) nach distal zur Hand umgeschwenkt werden kann, um hier einen größeren Defekt zu decken.

.3.2. Fernlappen

Mit gestielten Fernlappen lassen sich größere Mengen von Haut in den Bereich der Hand oder des Unterarmes übertragen. Die traditionelle Entnahmestelle ist der *Unterbauch,* die allerdings in letzter Zeit durch die Leiste verdrängt worden ist. Der *Leistenlappen* ist ein sogenannter Arterienlappen (s. Kap. 14: »Plastische Chirurgie«), dessen Abmessungen dadurch wesentlich günstiger gewählt werden können als bei einem Bauchhautlappen mit Zufallsgefäßmuster.

.4. Freie Hautlappen

Die Fortschritte der Mikrochirurgie haben in den letzten zehn Jahren auch die sofortige freie Übertragung eines Hautlappens ermöglicht, da die Forderung nach ständiger Blutversorgung durch sofortige Naht der Hautlappen versorgenden Arterien und Venen an entsprechende Gefäße des Aufnahmebereiches sichergestellt wird. Als freie Lappen lassen sich nur sogenannte *Arterienlappen* verwenden, bei denen durch eine einzige Arterie ein bestimmter Hautbezirk ernährt wird. Durch Mitnahme von Nerven können freie Hautlappen auch als *neurovaskuläre Lappen* verwandt werden.

Typische *Spenderbezirke* für freie Hautlappen sind die Unterarmbeugeseite, die Leiste, der Fußrücken und die Schulterblattregion. Bei der Mitnahme von unter der Haut befindlicher Muskulatur können durch diese Knochenhöhlen, z. B. bei chronischer Osteitis, nach offenem Unterschenkelbruch, aufgefüllt werden. Hierfür eignet sich besonders der *Latissimus-dorsi-Lappen*.

24.4.4.2. Verletzungen der Knochen und Gelenke

Verletzungen des Skeletts der Hand können als isolierte Schädigungen vorkommen, sind aber häufig mit Begleitverletzungen von Weichteilstrukturen verbunden. Dieses gilt besonders für die offenen Verletzungen. Trotz der erhöhten Infektionsgefahr durch die offene Fraktur und noch mehr durch Weichteilquetschungen und Störungen der Durchblutung werden offene Frakturen noch eher als geschlossene Frakturen operativ stabilisiert, was andererseits wiederum einer primären Wundheilung zugute kommt.

Eine *operative Behandlung* von Knochen- und Gelenkverletzungen ist um so eher indiziert, je stärker verschoben die Fraktur ist, je mehr Mehrfachfrakturen eine Stabilisierung erfordern und je eher Gelenkbeteiligungen negative Spätfolgen bei konservativer Behandlung erwarten lassen.

24.4.4.2.1. Frakturen der Finger- und Mittelhandknochen

Eine *konservative Behandlung* ist grundsätzlich möglich und wird auch heutzutage noch vielfach durchgeführt bei allen stabilen Frakturen und solchen, die sich mühelos reponieren lassen. Die Fixation soll grundsätzlich in der Funktionsstellung vorgenommen werden, in der viele Frakturen leicht reponiert und gut gehalten werden können (Abb. *24.4.*-10). Werden Frakturen vor allem der Grundglieder nicht in der gebeugten Fingerstellung immobilisiert, entstehen leicht *Rotationsfehler*. Eine Ruhigstellung über 3–4 Wochen hinaus ist selten notwendig und sollte wegen der Gefahr einer Bewegungseinschränkung vermieden werden.

Eine *operative Behandlung* ist indiziert *bei allen Gelenkfrakturen* sowie *Frakturen mit erheblicher Dislokation*, mit *Mehrfachfragmenten und ausgedehnten Begleitverletzungen*. Bei Gelenkfrakturen ist eine stufenlose Adaptation absolut notwendig, um eine posttraumatische Arthrose zu vermeiden. Dieses gilt besonders für den *Bennettschen Verrenkungsbruch* an der Basis des I. Mittelhandknochens, da eine schmerzhafte Arthrose des funktionell sehr beanspruchten Sattel-

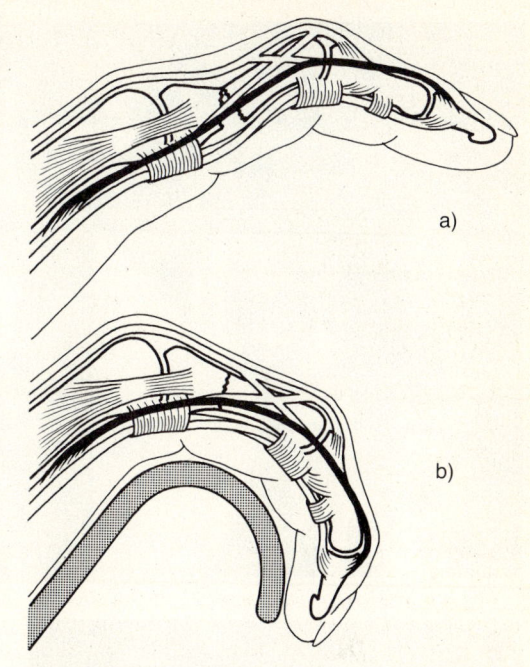

Abb. *24.4.*-10. Grundgliedbruch mit dorsaler Abknickung (a) nach Reposition und Gipsschienenanlage (b).

gelenkes die Gebrauchsfähigkeit der ganzen Hand beeinträchtigen kann.

Die *Osteosynthese* erfolgt an den Fingergliedern häufig mit *Kirschnerdrähten*, wobei eine Kreuzung derselben im Frakturbereich unbedingt zu vermeiden ist. Darüber hinaus kommen Schrauben (vor allem bei kleineren Fragmenten oder Spiralfrakturen) und an den Mittelhandknochen kleine Platten zur Anwendung (Abb. *24.4.*-11). Vielfach lassen sich Frakturen auch gut durch *intraossäre Drahtnähte* in Kombination mit meist schräg verlaufenden Kirschnerdrähten stabilisieren, insbesondere wenn es sich um eine mehr oder weniger quer verlaufende Bruchspalte handelt (Abb. *24.4.*-12).

Eine stabile Osteosynthese macht es möglich, daß sofort oder doch unmittelbar nach Wundheilung bewegt wird, wodurch sich zusätzliche Bewegungseinschränkungen vermeiden oder geringhalten lassen.

24.4.4.2.2. Frakturen der Handwurzelknochen

Brüche der Handwurzelknochen werden im *allgemeinen konservativ* behandelt, sofern sie nicht eine deutliche Dislokation oder sogar Drehung des Fragmentes aufweisen. Von besonderer Bedeutung ist der *Kahnbeinbruch*, der meist durch Sturz auf die gestreckte Hand oder durch Kurbelrückschlag entsteht.

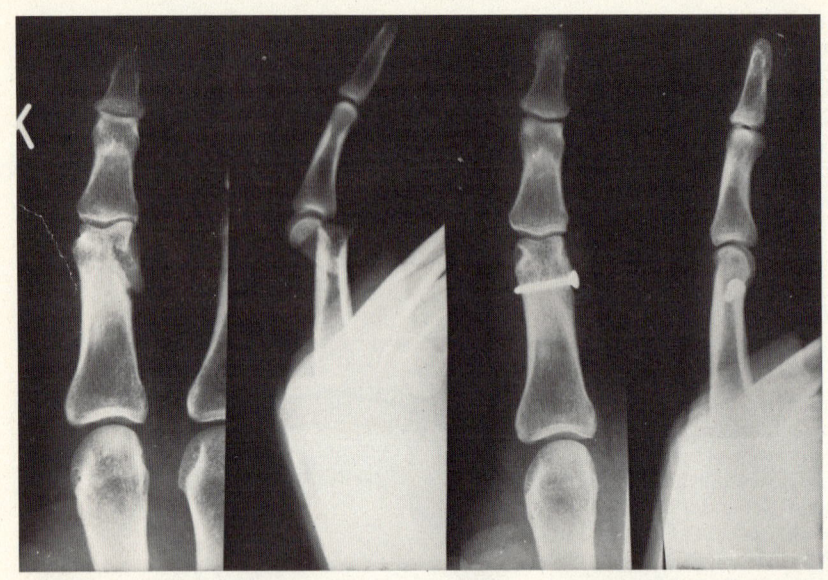

◀ Abb. 11a

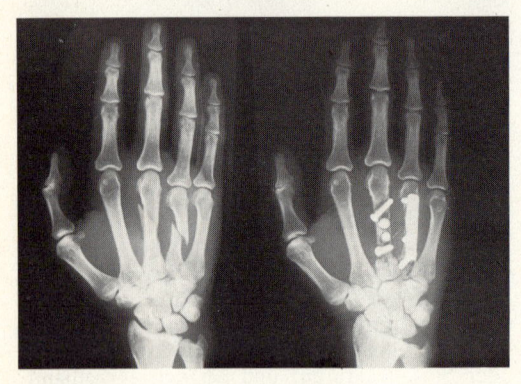

Abb. 11b

Abb. *24.4.*-11. Beispiel operativer Behandlung bei Frakturen der Finger und Mittelhandknochen:
a) Schraubenfixation eines intraartikulären Kondylenbruches am Grundglied,
b) Brüche des 3. und 4. Mittelhandknochens mit Platten und Schrauben versorgt.

Bei entsprechenden klinischen Zeichen ist eine sorgfältige *Röntgenuntersuchung* in Form der Kahnbeinserie durchzuführen, um auch eine Fissur nicht zu übersehen.

Infolge der relativ ungünstigen Blutversorgung des kleinen, größtenteils mit Knorpel überzogenen Knochens kommt es leicht zu einer *Pseudarthrose,* weswegen bei einer Fraktur die Ruhigstellung auch lange genug zu erfolgen hat. Eine eingetretene Pseudarthrose kann durch Spongiosa-Auffüllung nach MATTI-RUSSE behandelt werden. Die nach dieser Operation erforderliche mindestens 10–12wöchige Ruhigstellung kann durch die erst neuerdings angewandte Fixation mit einer *Herbert*-Schraube mit zusätzlicher Ein-

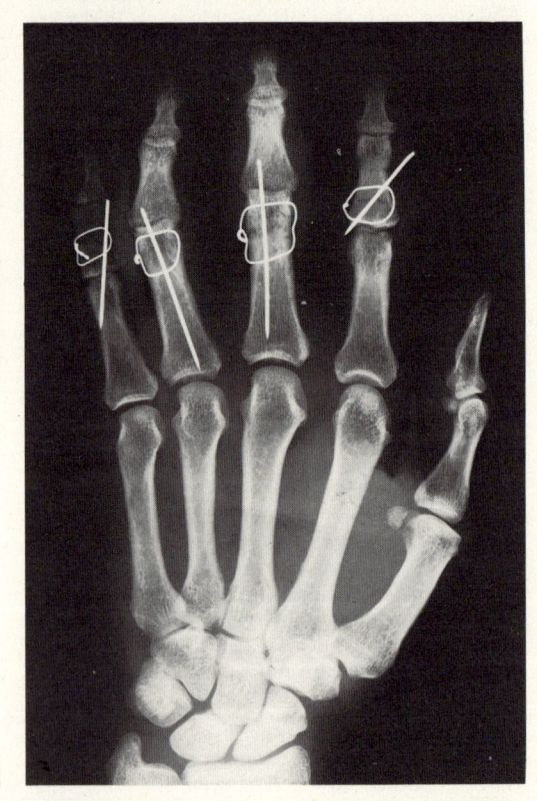

Abb. *24.4.*-12. Anwendung intraossärer Drahtnähte mit Kirschnerdrähten bei Grund- und Mittelgliedfrakturen.

bringung eines Spongiosablocks zwischen die Hälften des pseudarthrotischen Kahnbeins umgangen werden (Abb. *24.4.*-13).

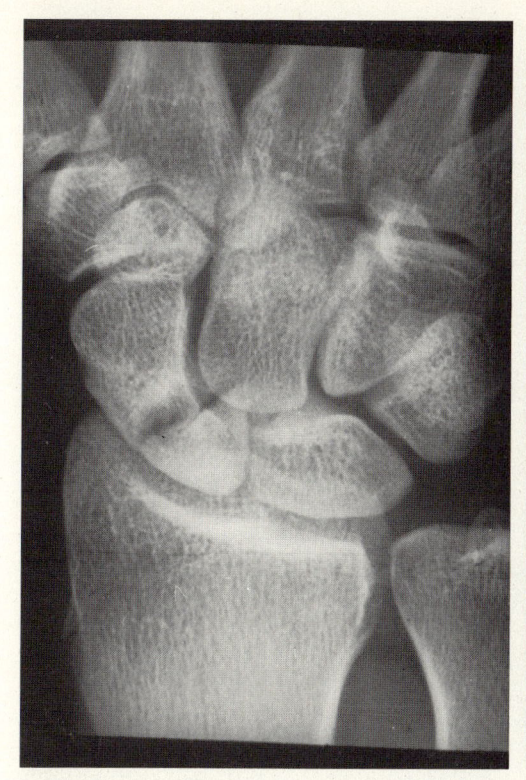

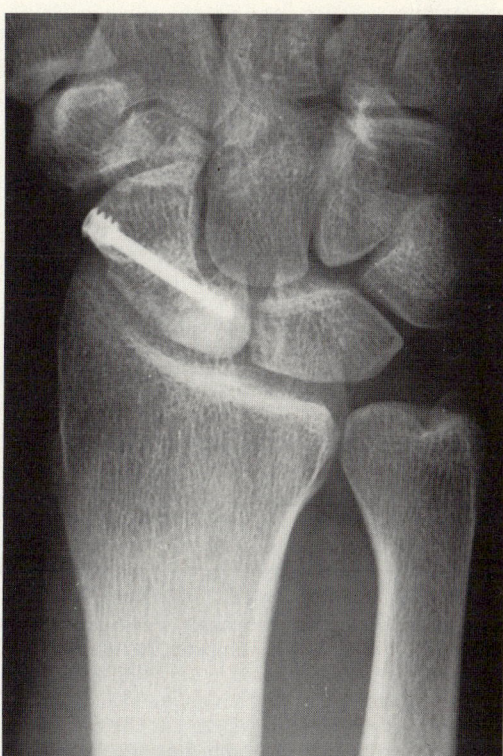

Abb. *24.4.*-13. Kahnbeinpseudarthrose und ihre Behandlung durch Herbert-Schraube.

24.4.4.2.3. Verletzungen der kleinen Fingergelenke

Bei den Verrenkungen (Luxationen) wird durch eine von außen einwirkende Gewalt die Kongruenz der Gelenkflächen teilweise (Teilverrenkung, Subluxation) oder vollständig aufgehoben. Im günstigen Fall kommt es dabei nur zu einem *Riß in der Gelenkkapsel* bei erhaltenem Bandapparat, so daß nach Reposition eine nur kurzfristige Ruhigstellung in mittlerer Beugung erforderlich ist.

Ist es jedoch zu einer vollständigen *Zerreißung eines Seitenbandes* (Kollateralband) oder der palmaren Platte gekommen, ist die *operative Behandlung* mit Naht bzw. Wiederanheftung des Bandes oder der Platte die sicherste Behandlungsmaßnahme. Dieses gilt besonders für die Seitenbänder des Daumengrundgelenkes, von denen das ulnare bei Skiunfällen besonders häufig betroffen ist.

Kommt es durch traumatische oder infektiöse Zerstörungen der Gelenkflächen, in seltenen Fällen auch durch degenerative Veränderungen, zu schmerzhaften Bewegungseinschränkungen, kann durch eine *Arthrodese* in funktionsgünstiger Stellung die schmerzfreie Stabilität des Fingers wiederhergestellt werden. Die Arthrodesen der kleinen Fingergelenke werden vorzugsweise durch Fixation mit intraossärer Drahtnaht und einem schräggerichteten Kirschnerdraht nach Resektion der Gelenkflächen vorgenommen (Abb. 24.4.-14).

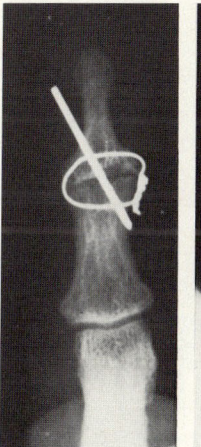

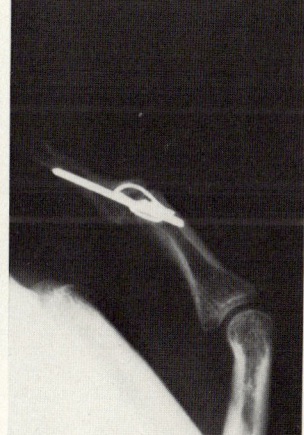

Abb. *24.4.*-14. Arthrodese eines Endgelenkes mit Resektion der Gelenkflächen und Fixation mittels intraossärer Drahtnaht und Kirschnerdraht.

Luxationen der Handwurzel, wie die perilunäre Luxation, bei der die Handwurzelknochen um das Mondbein herum nach dorsal luxiert sind, oder die Kombination mit einem Kahnbeinbruch (de Quervainsche Luxationsfraktur) werden bei ungenügender radiologischer Darstellung nicht so selten übersehen oder nur in bezug auf den Kahnbeinbruch erkannt und dann ruhiggestellt.

Eine derartige Verletzung ist eine *absolute Operationsindikation* - nicht nur wegen der erforderlichen Reposition, sondern vor allem wegen der Ligamentzerreißungen, die unbedingt versorgt werden müssen, um bleibende Schädigungen in Form von karpalen Instabilitäten (siehe folgenden Abschnitt) zu vermeiden.

24.4.4.2.4. Karpale Instabilitäten

Karpale Instabilitäten stellen eine Reihe von ligamentären und knöchernen Schädigungen dar, die das Gleichgewicht der aktiven und passiven auf das Handgelenk einwirkenden Kräfte stören. Sie entstehen meist auf traumatischer Grundlage und seltener durch Erkrankungen. Durch Dehnungen oder Rupturen der einzelnen Ligamentanteile des gesamten karpalen Bandapparates kommt es zu Verschiebungen und Kippungen einzelner Handwurzelknochen, deren Richtung und Ausmaß durch die vorgegebenen Neigungen der Gelenkflächen bestimmt werden.

Die häufigste Form ist eine *dorsale Instabilität*, bei der es nach Bandzerreißungen, wie sie entweder isoliert oder im Gefolge von perilunären Handgelenkverrenkungen oder Verrenkungsbrüchen vorkommen, zur Kippung des Mondbeins nach dorsal und des Kahnbeins nach palmar kommt. Dadurch entsteht die sogenannte *skapholunäre Dissoziation* (Abb. *24.4.*-15). Radiologisch erkennt man nicht nur den verbreiterten Abstand zwischen Skaphoid und Lunatum, sondern auch die Verkürzung des Kahnbeins mit dem typischen Ringzeichen. Das Ausmaß der Schädigung läßt sich durch *Messen bestimmter Winkel* dokumentieren: Skapholunärer Winkel im gezeigten Fall 104° (normal zwischen 30 und 70°), radiolunärer Winkel 29° und kapitolunärer Winkel −28° (normal beide 0°).

Die **Behandlung** kann *nur operativ* sein und besteht bei den nur selten diagnostizierten frischen Verletzungen in Naht der zerrissenen Bänder und vorübergehender Kirschnerdraht-Fixation, während bei den häufiger anzutreffenden veralteten Verletzungen eine Bandrekonstruktion durch ein freies Sehnentransplantat oder eine Arthrodese zwichen den drei radialen Handwurzelknochen, Skaphoid, Trapezium und Trapezoid, erforderlich wird.

24.4.4.3. Verletzungen der Sehnen

Sehnendurchtrennungen stellen, ebenso wie Nervenverletzungen, trotz aller Fortschritte auch heute noch *schwierig zu behandelnde Probleme in der Handchirurgie* dar, da die Wiederherstellung der Kontinuität noch *nicht* gleichbedeutend mit Rückkehr der Funktion ist. Während der Heilung treten Verwachsungen der Sehnenoberflächen mit der Umgebung im Verletzungsbereich ein, wodurch die Gleitfähigkeit der Sehne beein-

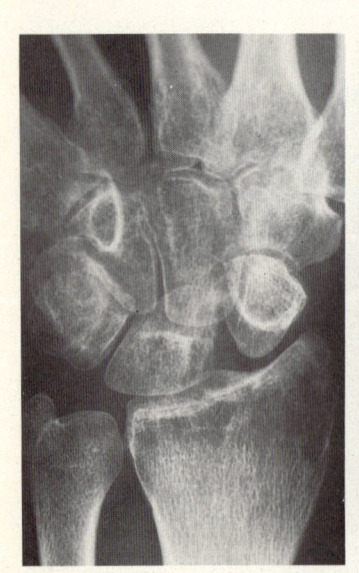

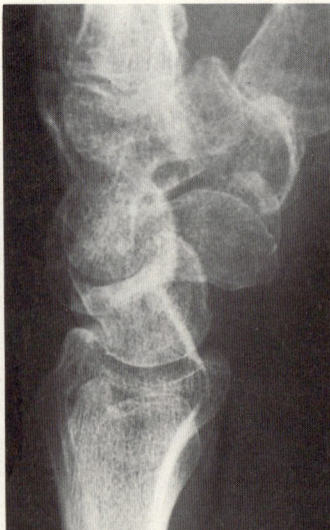

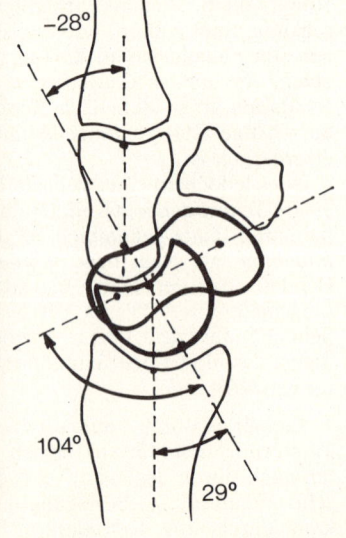

Abb. *24.4.*-15. Skapholunäre Dissoziation mit gegenläufiger Kippung von Kahnbein und Mondbein, wodurch nicht nur die Diastase beider Knochen eintritt, sondern die Winkel pathologisch werden (siehe Text).

trächtigt wird und Bewegungseinschränkungen resultieren. Ausmaß und Festigkeit der Adhäsionen sind unterschiedlich und werden durch die individuell verschieden ausgeprägte Neigung zur Narbenbildung, die Schwere der Schädigung der Sehne und ihrer Umgebung durch Trauma und Operation sowie durch die anatomischen Lokalisationen beeinflußt.

Die *günstigere Prognose* liegt bei den *Strecksehnen,* da diese über große Strecken ihres Verlaufes mehr in lockerem Gleitgewebe liegen, während die Beugesehnen über lange Strecken in engen Sehnenscheiden verlaufen.

24.4.4.3.1. Verletzungen der Beugesehnen

In den gelenknahen Abschnitten der Finger und des Handgelenkes werden die Beugesehnen durch fibröse Anteile der Sehnenscheiden vor unnötiger Verlagerung bei den Gelenkbewegungen geschützt. Hier sind die Beugesehnen dorsal von Knochen und auf ihren Flächen von den enganliegenden Sehnenscheiden umgeben, die bei den hier besonders leicht auftretenden Verwachsungen kein Mitgleiten gestatten und stärkere Bewegungseinschränkungen verursachen als an den übrigen Lokalisationen des Sehnenverlaufes in der Hohlhand und am Unterarm, wo Verwachsungen mit dem hier die Sehnen umgebenden lockeren Gleitgewebe sich weniger störend bemerkbar machen. *Besonders verwachsungsgefährdet* ist die *kritische Zone* zwischen der Mitte der Hohlhand und der Basis der Langfinger-Mittelglieder bzw. am Daumengrundglied – ein Bereich, der als »Niemandsland« bezeichnet wurde, weil nach früheren Anschauungen hier »niemand« eine primäre Sehnennaht durchführen sollte (Abb. *24.4.*-16). Wenn dieser Grundsatz auch heute nicht mehr gilt, stellt dieser Bereich aber immer noch die besonders kritische Zone dar.

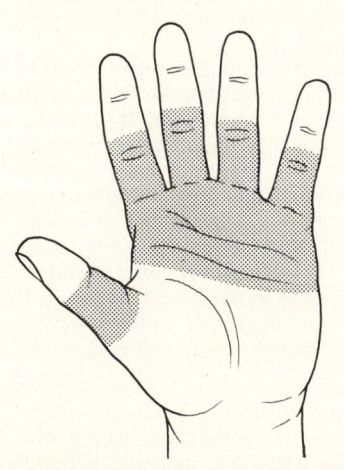

Abb. *24.4.*-16. »Niemandsland«.

Diagnose: Bei Verletzungen in Höhe des Mittelgliedes und Endgelenkbereiches kann nur die tiefe Beugesehne durchtrennt sein, so daß eine aktive Beugung im Mittelgelenk durch die oberflächliche Beugesehne noch durchführbar ist (Abb. *24.4.*-17a). Bei weiter proximal gelegenen Läsionen sind meist beide Beugesehnen durchtrennt, so daß auch im Mittelgelenk die aktive Beugefähigkeit aufgehoben ist (Abb. *24.4.*-17b).

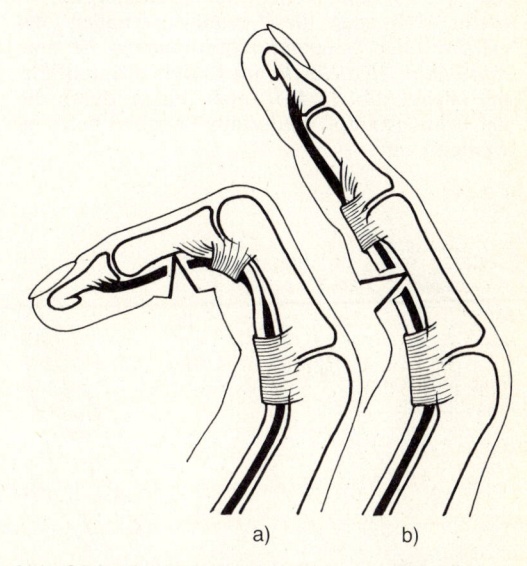

Abb. *24.4.*-17. Aufhebung der aktiven Beugung: a) im Endgelenk bei Profundussehnendurchtrennung, b) im Mittel- und Endgelenk bei Durchtrennung beider Beugesehnen.

Eine aktive Beugung in den Grundgelenken bleibt durch die kleinen Handmuskeln immer erhalten. Bei nicht kooperationsfähigen Unfallverletzten kann in Ruheposition der Hand eine Beugesehnendurchtrennung eines Fingers durch Einnahme einer vermehrten Streckstellung dieses Fingers gegenüber den anderen nicht verletzten Fingern erkannt werden.

.1. Sehnennaht

Während früher der Verzicht auf eine primäre Sehnennaht im sogenannten Niemandsland (siehe Abb. *24.4.*-16) grundsätzlich galt, werden heute Beugesehnenverletzungen durch erfahrene Operateure *in allen Zonen primär genäht.* In den meisten Fällen werden oberflächliche und tiefe Beugesehne wiederhergestellt, was insbesondere am Grundglied wichtig ist, da die Blutversorgung der tiefen Beugesehne durch die hier im distalen Abschnitt bereits tief liegende oberflächliche Beugesehne hindurch verläuft und somit bei einer Resektion der Superfizialissehne unterbrochen werden würde.

Operationstechnik: Durch sachgemäße Erweiterungsschnitte (siehe Abb. 24.4.-7) werden die Sehnenstümpfe aufgesucht und in einer besonders gewebeschonenden Technik mit feinem Nahtmaterial vernäht. Fibröse Sehnenscheidenanteile (Ringbänder) dürfen dabei zusätzlich nicht durchtrennt werden. Wenn möglich, soll die Sehnenscheide nach der Sehnennaht wieder verschlossen werden. Sind begleitende Strukturen wie Gefäßnervenbündel ebenfalls durchtrennt, sind auch diese primär zu nähen. Bei ganz distalen Sehnendurchtrennungen ist eine *transossäre Ausziehnaht* am Endglied durchführbar (siehe Abb. 24.4.-18 oben links), durch die der Sehnenstumpf wieder am Endglied befestigt werden kann.

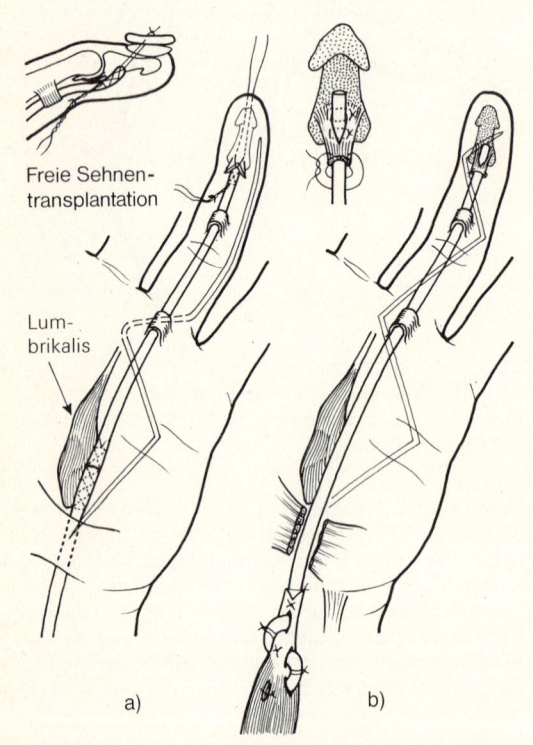

Abb. 24.4.-18. Schematische Darstellung der Sehnentransplantation: a) mit kurzem Transplantat, transossärer Ausziehnaht am Endglied und Schnürsenkelnaht im Bereich des Lumbrikalis-Ursprungs; b) mit langem Transplantat, distaler Anheftung an den gespaltenen Profundus-Sehnenstumpf und Durchflechtungsnaht nahe des Sehnen-Muskel-Überganges.

Nachbehandlung: Die früher übliche dreiwöchige vollständige Ruhigstellung wird heute nur noch unter besonderen Umständen angewandt, da hierdurch häufiger Bewegungseinschränkungen zustande kommen. Die heute übliche Behandlung ist die sogenannte *dynamische Schienung nach* KLEINERT, deren Ziel es ist, die Bewegungseinschränkung durch Verhinderung von Verwachsungen gering zu halten. Hierbei wird am Fingernagel ein Gummiband befestigt, welches den verletzten Finger passiv in Beugung zieht, aber eine aktive Streckung bis zu einer dorsal in Entlastungsstellung der Sehnennaht (Beugestellung des Handgelenkes und der Grundgelenke) angelegten Gipsschiene ermöglicht. Die Ergebnisse sind durch diese Nachbehandlung, die sehr gezielt unter krankengymnastischer Leitung durchzuführen ist, deutlich verbessert worden. Im Falle stärkerer Verwachsungen ist durch eine spätere *Tenolyse* das Ergebnis noch zu verbessern.

.2. Sehnentransplantation

Liegen entweder durch die Verletzung selbst oder durch Schrumpfung des Muskels und narbige Verwachsungen der zurückgeschlupften Sehnenenden bei primär nicht durchgeführter Naht Defekte zwischen den Sehnenenden vor, ist eine Sehnentransplantation durchzuführen. Diese wird mit *autologen* Sehnen vorgenommen, für die sich die Sehne des M. palmaris longus, des M. plantaris, der langen Zehenstrecker oder auch des M. extensor indicis bzw. M. extensor digiti minimi eignen. Mit der Sehnentransplantation wird jedoch nicht einfach der Defekt in der Sehne überbrückt, sondern es werden die Nahtstellen in wenig verwachsungsgefährdete Bezirke gelagert. Dieses ist einmal der Ansatz am Endglied, zum andern der Hohlhandbereich bei der *kurzen* Transplantation oder der Muskel-Sehnen-Übergang am Unterarm bei der *langen* Transplantation (Abb. 24.4.-18). Wir bevorzugen heute die langen Transplantate, da die Verwachsungsgefahr am Unterarm geringer ist als in der Hohlhand.

Die *Nachbehandlung* erfolgt in gleicher Weise mit der dynamischen Schienung nach KLEINERT wie bei den Nähten.

Sehnentransplantationen können *einzeitig* und *zweizeitig* vorgenommen werden. Beim zweizeitigen Sehnenersatz, der bei besonders starker Vernarbung des Sehnengleitlagers indiziert ist, wird im ersten Stadium nach Entfernung der vernarbten Beugesehnen zwischen Fingerendglied und Handgelenkbereich ein Silastikstab eingelegt, um den herum sich eine Gewebsschicht mit glatter Begrenzung ähnlich einer Beugesehnenscheide bildet. In diese kann frühestens 6–8 Wochen später unter gleichzeitiger Entfernung des Silastikstabes ein Sehnentransplantat eingezogen werden.

Die *Prognose* der zweizeitigen Sehnenwiederherstellung ist nicht besonders gut. Diese Methode gilt aber als letzte sich bietende Behandlungsmöglichkeit in Fällen starker Vernarbung.

24.4.4.3.2. Verletzungen der Strecksehnen

Die Strecksehnen verlaufen am Unterarm und Handrücken in lockerem Gleitgewebe, so daß hier die Prognose relativ günstig ist. Am Finger selbst ist dieses Gleitgewebe geringer vorhanden. Hier setzt sich die Streckaponeurose aus mehrfachen Sehnenzügeln zusammen, die untereinander enge Verbindungen und Verflechtungen zeigen. Die Mittelzügel entstammen in erster Linie den langen, vom Unterarm herkommenden Strecksehnen, während die Seitenzügel hauptsächlich aus den Sehnen der Mm. interossei und lumbricales gebildet werden.

Diagnostik: Je nach Lokalisation der Sehnenläsion kommt es zu typischen *Ausfallserscheinungen,* die an *unterschiedlichen Positionen der Finger* erkennbar sind (Abb. *24.4.*-19). Bei Durchtrennung in Endgelenkhöhe oder subkutanem Abriß am Endglied zeigt sich das typische Bild eines *Hammerfingers* (Mallet-Finger), während eine Aufhebung der aktiven Streckfähigkeit im Mittel- und Endgelenk die Folge einer Verletzung am Mittelgelenk und Grundglied ist, wenn dabei die gesamte Streckaponeurose durchtrennt wird. Ist jedoch nur der Mittelzügel durchtrennt oder rupturiert und bleiben die Seitenzügel intakt, entsteht das typische Bild einer sogenannten *Knopfloch-Deformität* mit Streckunfähigkeit im Mittelgelenk und Überstreckung im Endgelenk (Abb. *24.4.*-19c). Bei weiter proximal gelegener Durchtrennung hängt die Position des Fingers davon ab, ob die Durchtrennung distal oder proximal vom Connexus intertendineus erfolgt ist (Abb. *24.4.*-19d und e). Am *Daumen* fehlt bei Durchtrennung der langen Strecksehne proximal des Grundgelenkes die aktive Endgelenkstreckung nur in den letzten etwa 30°, da die Seitenzügel der Streckaponeurose (Ausläufer des M. adductor pollicis und des M. abductor pollicis brevis) einen Teil der Endgliedstreckung übernehmen können. Alleinige Durchtrennung der kurzen Daumenstrecksehne führt zu unvollständiger Streckung im Grundgelenk, während bei Durchtrennung der Sehne des M. abductor pollicis longus auch die radiale Abduktion (Extension des 1. Mittelhandknochens) undurchführbar ist.

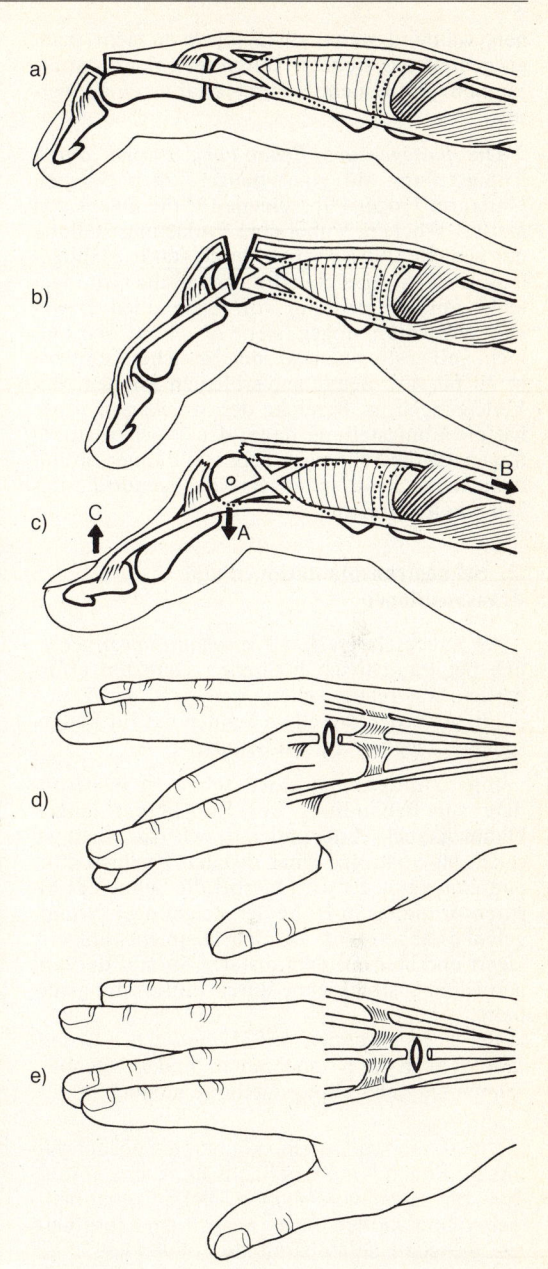

Abb. *24.4.*-19. Strecksehnenverletzungen: a) Durchtrennung über dem Endgelenk. b) Durchtrennung der Streckaponeurose in allen 3 Zügeln über dem distalen Grundglied. c) Geschlossene Ruptur des Mittelzügels über dem Mittelgelenk (Knopflochdeformität); die Seitenzügel gleiten jetzt über die quere Gelenkachse hinaus zur Beugeseite ab (Pfeil A), so daß es bei Kontraktion des Muskels (Pfeil B) zur Beugung im Mittelgelenk mit Überstreckung im Endgelenk kommt (Pfeil C). d) Durchtrennung am Grundgelenk distal des Connexus intertendineus. e) Durchtrennung am Handrücken proximal des Connexus intertendineus.

.1. Sehnennähte in den einzelnen Zonen

Mit Ausnahme geschlossener Rupturen des Streckapparates über dem End- bzw. dem Mittelgelenk, bei denen die Behandlung mit Stack-Schienen erfolgreich durchgeführt werden kann, ist die Behandlung immer eine *operative*. Im allgemeinen werden durchtrennte Strecksehnen primär durch direkte Naht vereinigt. Die *Nahttechnik* entspricht im Bereiche des distalen Unterarmes und Handgelenkes derjenigen der Beugesehnen, während weiter distal die hier mehr flach ausgebreiteten Sehnen durch einzelne Matrazennähte mit feinem Nahtmaterial vereinigt werden.

Die *postoperative Behandlung* erfolgt durch Ruhigstellung auf einer beugeseitig angelegten Unterarm-Finger-Gipsschiene für die Dauer von meist 3 Wochen, wobei eine Entlastungsstellung der genähten Strecksehne durch starke Handgelenkstreckung erreicht wird, so daß die Grundgelenke zur Vermeidung von bleibenden Bewegungseinschränkungen (siehe Abschnitt 24.4.1.6.) nicht voll gestreckt zu werden brauchen, sondern in 30 bis 40° Beugung verbleiben können. Bei Verletzungen im Bereiche der Streckaponeurose hat die Ruhigstellungsdauer 4–6 Wochen zu betragen, da die Sehne hier sehr viel dünner ist und dementsprechend später eine genügende Festigkeit wieder erreicht.

.2. Sehnentransplantationen und -transpositionen

An Strecksehnen sind *Transplantationen* lediglich bei traumatisch bedingten Defekten erforderlich, was relativ selten vorkommt. Als Transplantate werden dieselben Sehnen wie für Beugesehnentransplantationen benutzt.

Eine *Transposition* einer Sehne ist insbesondere zur Behandlung der Ruptur der langen Daumenstrecksehne indiziert, wie sie nicht so selten als Spätfolge einer distalen Radiusfraktur eintreten kann. Es wird hierbei die Sehne des M. extensor indicis in Höhe des Zeigefinger-Grundgelenkes abgetrennt, auf den Daumenstrahl verlagert und hier mit dem distalen Stumpf der langen Daumenstrecksehne durch Einflechtung vernäht.

Bei *Sehnenrupturen auf rheumatischer Grundlage* ist auch die Koppelung an intakte Nachbarsehnen als Behandlungsmethode möglich.

> Sehnendurchtrennungen können bei unsachgemäßer Behandlung erhebliche Funktionsstörungen der Hand verursachen. Neben atraumatischer Operationstechnik ist auch eine sorgfältige, gezielte Nachbehandlung notwendig!

24.4.4.4. Verletzungen der Nerven

Auch bei den Nerven kommt es nicht nur auf die Wiederherstellung der Kontinuität an, sondern es kann eine normale Funktion nur durch Auswachsen der Achsenzylinder aus dem zentralen Nervenstumpf in den durch die *Wallersche Degeneration* veränderten peripheren Anteil erfolgen. Störungen in diesem Auswachsen entstehen leicht durch Narbengewebe, durch grobes Nahtmaterial oder durch ungenaue Adaptation der Faszikel. Weitere Fehlerquellen sind die Vereinigung von sensiblen mit motorischen Anteilen, so daß eine Regeneration wirkungslos bleibt.

Über die verschiedenen Formen der Verletzungen peripherer Nerven informiert ein eigenes Kapitel (siehe Kap. 18.5).

24.4.4.4.1. Funktionsausfälle

Die **Sensibilitätsstörungen** an der Hand sind den Versorgungsgebieten der drei großen Armnerven zugeordnet. Es versorgt der *N. medianus* die Beugeseiten von Daumen, Zeige- und Mittelfinger sowie die radiale Hälfte des Ringfingers und die Streckseiten der Haut der Mittel- und Endglieder der genannten zweieinhalb Langfinger, der *N. ulnaris* den Kleinfinger und die ulnare Ringfingerhälfte einschließlich ihrer Mittelhandanteile sowohl palmar als auch dorsal, der *N. radialis* ausschließlich streckseitig den Daumen und die Mittelhand mit den Grundgliedern der radialen zweieinhalb Langfingerstrahlen. Überlappungen sind besonders auf der Streckseite häufig.

Aus den **motorischen Ausfällen** entstehen für Hand und Unterarm typische Lähmungsbilder, die – zusätzlich zur Atrophie der gelähmten Muskeln – die Art der Nervenschädigung sofort erkennen lassen:

Der Ausfall des *N. radialis* führt zur Fallhand, da sämtliche Strecker außer denen der Mittel- und Endglieder der Langfinger (diese werden von den Interossei und Lumbrikales gestreckt) gelähmt sind.

Beim Ausfall des *N. medianus* findet sich die Abflachung der Daumenballenmuskulatur mit Oppositionsunfähigkeit des dem Zeigefinger anliegenden Daumens; bei hoher Schädigung kommt noch die Beugeunfähigkeit der ersten drei Finger hinzu.

Beim Ausfall des *N. ulnaris* findet sich eine Krallenstellung am Ring- und Kleinfinger infolge Ausfalles der Mm. interossei und der beiden ulnaren Mm. lumbricales. Die Spreizfähigkeit der gestreckten Langfinger ist ebenso wie die Adduktion des Daumens aufgehoben (sofern nicht am Daumen eine Endgliedbeugung die Trickbewegung durch Anspannung des langen Daumenbeugers erkennen läßt).

Gleichzeitiger Ausfall des *N. medianus* und *N. ulnaris* führt zur typischen Krallenhand aller vier Langfinger, da jetzt sämtliche kleinen Handmuskeln ausgefallen sind.

24.4.4.4.2. Wiederherstellung verletzter Nerven

Die Einführung der Mikrochirurgie (s. Kap. 5.2) *unter optischer Vergrößerung* mit feinsten Instrumenten und feinstem Nahtmaterial hat eine deutliche Verbesserung der Ergebnisse von Nervenwiederherstellungen erbracht. Es bestehen aber auch heute noch Probleme durch Fehlergebnisse infolge mangelnder Technik, ungenügender Resektion vernarbter Anteile und mangelnde Identifizierung der sensiblen und motorischen Anteile.

.1. Nervennaht

Bei glatten und sauberen Verletzungen kann eine *primäre Naht* vorgenommen werden, deren Nachteil jedoch in der nicht sicher abzuschätzenden Schädigung der Nervenstümpfe besteht, die dann narbig durchsetzt werden und den auswachsenden Nervenfasern Widerstand entgegensetzen. Dieser Nachteil kann durch eine *sekundäre Naht* vermieden werden, da nach etwa 3 Wochen die Narbenbildung in den Stümpfen sichtbar wird und somit unter Mikroskop-Kontrolle eine exaktere Resektion möglich ist.

Die Naht erfolgt bei mono- oder oligofaszikulären Nerven in der *epineuralen Technik* (Vereinigung der äußeren Bindegewebshülle des Nervs), während bei multifaszikulären Nerven nur eine *perineurale Technik* angezeigt ist (Vereinigung der dünnen Bindegewebshülle um die einzelnen Faszikel). Es braucht jedoch nicht jeder Faszikel genäht zu werden (Abb. *24.4.*-20).

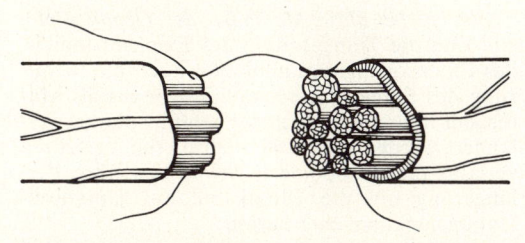

Abb. *24.4.*-20. Perineurale Naht. Das Epineurium ist im Nahtbereich reseziert, die zarte Naht faßt nur das Perineurium einzelner Faszikel, deren Zugehörigkeit nach ihrer Größe und Lokalisation im Querschnitt erkannt werden kann. Auch die Gefäße erleichtern die Orientierung.

Nach Nervennähten ist im allgemeinen eine dreiwöchige Ruhigstellung zur Entlastung der Naht erforderlich.

.2. Nerventransplantation

Besonders bei sekundärer Nervenversorgung kommt häufig eine *Defektüberbrückung* durch ein Nerventransplantat in Betracht, da durch die Resektion der vernarbten Nervenanteile an den Stümpfen der Defekt so groß geworden ist, daß er nicht mehr ohne jegliche Spannung durch direkte Naht beseitigt werden kann. Die zu fordernde *spannungsfreie Naht* wird dann nur durch das Einfügen eines autologen Transplantates ermöglicht.

Als Transplantate kommen *dünne Hautnerven* (vorzugsweise der N. suralis, jedoch auch bei kleineren Defekten der N. cutaneus antebrachii medialis) in Frage, wobei bei der Verletzung größerer Nervenstämme mehrere Transplantatanteile auf den Nervenquerschnitt kommen und mit den einzelnen Faszikeln oder Faszikelgruppen vereinigt werden (*interfaszikuläre Nerventransplantation*). Nach einer Transplantation ist eine Ruhigstellung meist nur für 10 bis 14 Tage notwendig, da keine Spannung auf den Nahtstellen besteht.

Die *Ergebnisse* sind um so günstiger, je jünger der Patient und je kürzer der Defekt ist. Ausgedehnte Begleitverletzungen, die zu einer Vernarbung führen, beeinträchtigen das Ergebnis.

Ohne Sensibilität keine gute Handfunktion – deswegen Versuch der Nervenwiederherstellung durch Naht oder Transplantation!

24.4.4.4.3. Ersatzoperationen bei irreversiblen Nervenschädigungen

Läßt sich eine Muskellähmung nicht mehr durch Eingriffe am Nerv beheben, kann die Greiffunktion einer Hand durch eine sogenannte *motorische Ersatzoperation* wesentlich gebessert werden. Hierbei werden gesunde Muskeln mit ihren Sehnen auf die gelähmten Sehnen umgelagert, so daß sie deren Funktion übernehmen können.

Bestimmte *Grundprinzipien* müssen erfüllt sein, um den Erfolg einer Muskel-Sehnen-Transposition zu sichern:

1. Die Weichteile müssen möglichst unvernarbt und gut verschieblich sein; gegebenenfalls ist dieses durch eine Hautlappenplastik zu erreichen.
2. Die Gelenke müssen passiv frei beweglich sein.
3. Der umzulagernde Muskel muß normale Kraft und Amplitude haben, um den künftigen Antagonisten entgegenwirken zu können.
4. Die Muskel-Sehnen-Einheit muß so weit mobilisiert werden, daß sie in möglichst geradem Verlauf zum neuen Ansatz zieht, damit nicht Kraft durch vermehrte Reibung bei abgewinkeltem Verlauf verlorengeht.
5. Die End-zu-End-Naht ist wirkungsvoller als die Seit-zu-End-Verbindung, obwohl diese vielfach auch ihre Berechtigung hat.
6. Der Patient muß bereit und imstande sein, die notwendige Umstellung aktiv zu unterstützen.

Es ist dagegen nicht erforderlich, daß der zu transponierende Muskel ein Synergist der verlorengegangenen Bewegung sein muß.

.1. Radialislähmung

Zur Beseitigung des *Ausfalls sämtlicher Strekker der Finger und des Handgelenkes sowie des Abductor pollicis longus* stehen alle Medianus- und Ulnaris-innervierten Muskeln zur Verfügung. Selbstverständlich sind aber die langen Fingerbeuger nicht anzutasten. Aus Gründen synergistischer Funktion ist es auch notwendig, einen Handgelenkbeuger zur Stabilisierung zu belassen.

Die unter Handchirurgen *gebräuchlichste Methode* nach MERLE D'AUBIGNÉ sieht folgende Transpositionen vor:

1. Wiederherstellung der Finger- und Daumenstreckung durch den M. flexor carpi ulnaris.
2. Wiederherstellung der Daumenabduktion durch den M. palmaris longus oder, falls dieser nicht angelegt ist, durch den M. flexor digitorum superficialis des Ringfingers.
3. Wiederherstellung der Handgelenkstreckung durch den M. pronator teres, der auf die beiden radialen Handgelenkstrecker verlagert wird.

Gut bewährt hat sich auch die Modifikation der Aktivierung des M. extensor pollicis longus durch den Palmaris longus, wodurch eine unabhängige Daumenstreckung erreicht wird. Der Daumen wird dadurch auch an seiner Basis genügend stabilisiert, so daß keine Transposition auf den M. abductor pollicis longus erforderlich ist.

.2. Medianuslähmung

Ausgefallen ist die Daumenopposition durch Lähmung der Daumenballenmuskulatur, sofern keine Innervationsvarianten mit Ulnarisinnervation eines Teiles der Daumenballenmuskulatur vorliegt. Zur Oppositionswiederherstellung wurden zahlreiche Methoden angegeben, von denen sich aber nur wenige wirklich durchgesetzt haben.

Als *Standardverfahren* gilt immer noch die von BUNNELL 1938 angegebene Methode der Umlagerung der oberflächlichen Beugesehne des Ringfingers; sie wird zur Erzielung der korrekten Zugwirkung auf den Daumen um die Sehne des Flexor carpi ulnaris herum zum Daumen geführt (Abb. 24.4.-21). Der Ansatz erfolgt dort in einem Zügel der aufgespalten Sehne an der Ulnarseite der Grundgliedbasis, während der andere durch den Ansatz des Abductor pollicis brevis hindurchgeflochten und um die lange Strecksehne herumgeführt wird.

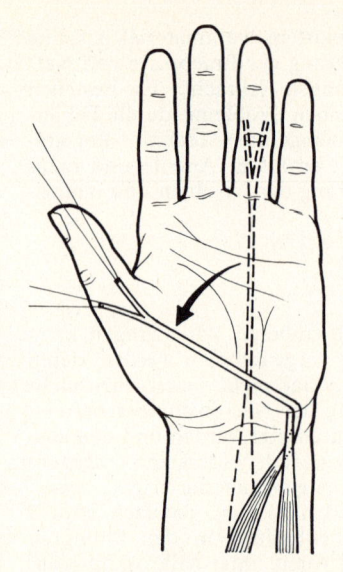

Abb. 24.4.-21. Schema der Opponensplastik nach BUNNELL. Der intakte oberflächliche Beuger des Ringfingers wird zum Ersatz der gelähmten Daumenballenmuskeln am Ansatz abgelöst, um die Sehne des Flexor carpi ulnaris als Widerlager herumgelegt und nun in der korrekten Zugrichtung subkutan zum Daumengrundgelenkbereich geführt.

Weitere bewährte Methoden der Opponensplastik sind die Transposition des Extensor indicis, des Extensor digiti minimi oder auch die Benutzung des Extensor carpi radialis longus als Motor, der mit einem freien Sehnentransplantat verlängert werden muß. Bei allen diesen Verfahren verläuft die transponierte Sehne bzw. ihre Verlängerung um die Ulnarkante des Unterarm-Handgelenkbereiches herum.

Bei der *hohen Medianuslähmung* wird die Beugung von Zeige- und Mittelfinger durch Koppelung ihrer Profundussehnen an die Profundussehnen des Ring- und Kleinfingers wiederhergestellt, die Beugung des Daumens durch Transposition des Brachioradialis oder des Extensor carpi radialis longus, die Daumenopposition durch den Extensor pollicis brevis oder den Extensor indicis.

.3. Ulnarislähmung

Ausgefallen sind die Streckung von Mittel- und Endglied des Ring- und Kleinfingers, die Daumenadduktion sowie das An- und Abspreizen der Langfinger.

Die Krallenstellung der beiden ulnaren Finger läßt sich am einfachsten durch die Raffung der beugeseitigen Grundgelenkkapsel nach ZAN-

COLLI oder durch Verlagerung einer oberflächlichen Beugesehne auf die Seitenzügel der Streckaponeurose ausgleichen.

.4. Kombinierte Medianus-Ulnaris-Lähmung

Durch die *Lähmung sämtlicher kleiner Handmuskeln* ist das Muskelgleichgewicht der Hand stark gestört; die feinen abstufbaren Bewegungsabläufe sind nicht mehr durchführbar. Die Hand steht in der Krallenstellung aller Langfinger (Überstreckung der Grundgelenke bei Beugung der Mittel- und Endgelenke) und weist einen adduzierten, nicht opponierbaren Daumen auf.

Die Krallenstellung kann entweder durch die *Lasso-Operation nach* ZANCOLLI ausgeglichen werden, bei der der am Ansatz abgetrennte oberflächliche Beuger unter Schlingenbildung durch die proximalen fibrösen Ringbänder der Beugesehnenscheide gelegt wird. Die länger gebräuchliche Methode ist andererseits die *Transposition von Superfizialissehnen auf die Streckaponeurose,* wobei entweder zwei Superfizialissehnen auf vier Finger verteilt werden können oder an jedem Finger die diesem Finger eigene Sehne verwandt wird. Der Verlauf der transponierten Sehne muß so liegen, daß eine Beugung in den Grundgelenken erreicht und dadurch die Krallenstellung vermieden wird.

Die andere mögliche Methode benutzt den Extensor carpi radialis brevis als Motor, der dann durch ein vierfach aufgespaltenes Plantaris-Transplantat verlängert werden muß, welches dann auf die Streckaponeurose der vier Langfinger reicht.

Die *Stabilisierung des Daumens* ist schwierig, da für eine vollständige Wiederherstellung aller Funktionen nicht genügend Muskeln zur Verfügung stehen. Die Adduktion und damit die Festigung des Spitzgriffes kann durch die Superfizialissehne des Ringfingers erreicht werden, die von der Mitte der Hohlhand zur Strecksehne am Grundglied gebracht wird, während die palmare Abduktion (Opposition) durch den Extensor indicis oder den Extensor pollicis brevis, der um den Palmaris longus als Widerlager herumgeführt wird, ersetzt werden muß.

Bei den Ersatzoperationen darf die *Sensibilität* nicht außer acht gelassen werden, da ohne sie die Handfunktion stark beeinträchtigt bleibt. Gelingt es nicht durch Eingriff am Nerven selbst, eine Schutzsensibilität zu erreichen, kann in bestimmten Fällen von Medianuslähmung Sensibilität von einem funktionell weniger wichtigen Teil der Hand, nämlich der ulnaren Ringfingerseite, auf den funktionell wichtigeren Daumen übertragen werden. Bei dieser von MOBERG zuerst empfohlenen sensiblen *neurovaskulären Insellappenplastik* wird eine Hautinsel, die in Zusammenhang mit ihrem Gefäßnervenbündel bleibt, vom Ringfinger auf den Daumen umgelagert, so daß dieser jetzt in seiner Greiffläche wieder Gefühl aufweist. Die Operation ist schwierig durchzuführen, bringt nicht immer den gewünschten Erfolg und bedarf daher strenger Indikation.

24.4.4.5. Replantationen abgetrennter Körperanteile

Die modernen Methoden der Mikrochirurgie haben es ermöglicht, amputierte Finger, Hände oder Teile von Armen durch Wiederanschluß an die Blutzirkulation überleben zu lassen. Durch sofortige Wiederherstellung der übrigen Strukturen, wie Knochen, Beuge- und Strecksehnen, Nerven und Haut, können neben den Nähten der Arterien und Venen in vielen Fällen befriedigende Funktionen und ein gutes ästhetisches Aussehen erreicht werden. Es kann ein Unterschied zwischen *Mikro-* und *Makroreplantation* gemacht werden, wobei die Grenze etwa in Höhe des Handgelenkes liegt und im Unterschied des Durchmessers der wiederherzustellenden Gefäße begründet ist. Bei den Mikroreplantationen sind die Gefäßnähte infolge des kleinen Durchmessers von 0,6 bis zu etwa 2 mm trotz optischer Vergrößerung schwieriger. Bei den Makroreplantationen liegen die Probleme in den irreversibel nach 5 bis 6 Stunden zugrundegehenden Muskeln, so daß enge Grenzen gesetzt sind.

Wichtig ist die *korrekte Behandlung des Amputates,* welches gekühlt werden muß, ohne daß eine Berührung mit Eis oder Schmelzwasser zustande kommt. Die Verpackung in gut *geschlossenen Plastikbeuteln* ist außerordentlich wichtig. Schneller Transport durch Hubschrauber zu einem Replantationszentrum gibt die Voraussetzung zur Replantation, wobei Verletzungsart und -lokalisation, Alter und Beruf des Patienten sowie dessen Allgemeinzustand eine entscheidende Rolle spielen. *Absolute Indikationen* für Replantationen sind Amputation des Daumens, Amputation von mehr als zwei Fingern und Amputationsverletzungen bei Kindern.

Die Replantation ist ein langwieriger Eingriff mit Operationsdauern von 4 bis zu etwa 16 Stunden und erfordert eine ebenfalls langwierige Weiterbehandlung. Die Aussichten für eine Anheilung liegen bei 60 bis 80%, jedoch sind in etwa 30% sekundäre Eingriffe wie Haut-, Sehnen- oder Nerventransplantationen, Pseudarthrosen-Operationen oder Tenolysen erforderlich. Die funktionellen Ergebnisse sind, gemessen an den Kriterien der sonstigen Wiederherstellungschirurgie, nicht immer gut, können aber besonders bei multiplen Fingeramputationen für den Verletzten immer noch von großer Bedeutung sein.

Bei **Amputationsverletzungen** ist eine Replantation erfolgversprechend, wenn korrekte Behandlung des Amputates und schnellstmöglicher Wiederanschluß an die Blutzirkulation durchgeführt werden können.

24.4.5. Besondere Wiederherstellungsmaßnahmen

Die Wiederherstellungschirurgie spielt besonders an Hand und Unterarm eine große Rolle, da die Wiedererlangung der Greiffähigkeit nach einer schweren Verletzung viele Menschen wieder ins Berufsleben eingliedern und einen sozialen Abstieg verhindern kann.

24.4.5.1. Ischämische Kontraktur der Hand

In gleicher Weise wie die nach R. VON VOLKMANN (1830–1889) benannte Kontraktur der Unterarmbeugemuskulatur, entsteht auch die auf die Hand lokalisierte Kontraktur durch Ischämie, d. h. durch eine starke Drosselung der Blutzufuhr, die – verbunden mit venöser Stase – zu einer unterschiedlich ausgeprägten Nekrose der kleinen Handmuskeln führt. Die nekrotischen Anteile werden durch fibrotisches Gewebe ersetzt, das durch seine Schrumpfungsneigung eine narbig fixierte Verkürzung der Muskeln bewirkt. Die Beteiligung der Nerven ist im allgemeinen geringer als bei der ischämischen Unterarmkontraktur. Die Daumenmuskeln, die Interossei oder sämtliche kleinen Handmuskeln können isoliert betroffen sein.

Die **Ursache** kann ebenso wie am Unterarm in einer starken Quetschung bei intakter Haut liegen, wobei es durch die reaktive Schwellung zur Kompression der kleinen Blutgefäße und damit zum Absterben von Muskelpartien kommt. Leider wird nicht selten dieser Vorgang auch iatrogen ausgelöst, wenn nach einer Verletzung ein zirkulärer Gipsverband angelegt und nicht »bis auf die letzte Faser« gespalten wird, so daß zum gesteigerten Binnendruck noch die Kompression von außen kommt.

Klinik: Das typische Bild (Abb. 24.4.-22) ist durch *Adduktion des Daumens* gekennzeichnet, der beugeseitig vor dem Zeigefingerstrahl liegt und dessen Beugung behindert; die Langfinger weisen die sogenannte »Intrinsic plus«-Deformität auf, nämlich eine Beugung in den Grundgelenken mit Streckung der Mittelgelenke, bedingt durch die Kontraktur der Interossei (»intrinsic muscles«). Diese Kontraktur läßt sich von anderen Fehlstellungen der Finger durch einen *Test* unterscheiden: Passive Beugung der Mittel- und Endgelenke ist nur bei gleichzeitiger Grundgelenkbeugung möglich; wird das Grundglied passiv gestreckt, ist keine Interphalangealbeugung durchführbar.

Die **Behandlung** besteht in der Exzision der vernarbten Muskeln, durch die die Fingerstellung wieder normalisiert werden kann; Beugung und Streckung werden durch die langen (vom Unterarm kommenden) Muskeln bzw. Sehnen voll durchgeführt. Sind nur Teile der Muskeln vernarbt, so kann durch Ablösung ihrer Ursprünge und Distalverschiebung der geschrumpften Muskelbäuche noch ein Rest an ei-

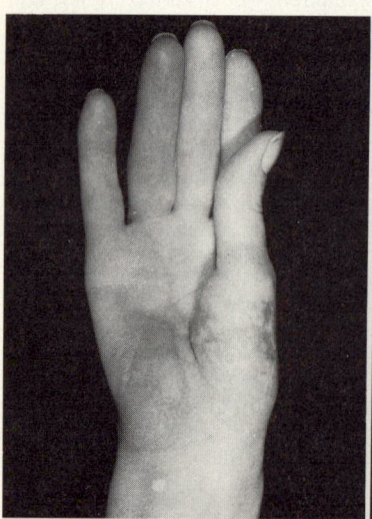

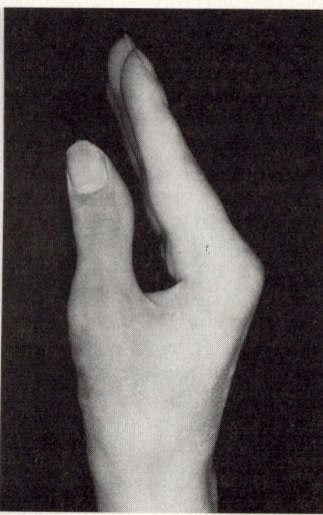

Abb. *24.4.-22.* Ischämische Kontraktur der Hand.

gener Funktion erhalten werden. An den Langfingern kann bei geringer Grundgelenkkontraktur die Mittelgelenkbeugung (bei gestreckten Grundgelenken) wieder durch Exzision der schrägen Fasern der Streckaponeurose bei Erhaltung der Querfasern erreicht werden (LITTLER'S release operation).

24.4.5.2. Daumenersatz

Durch den Verlust des Daumens ist die Handfunktion um etwa 40% herabgesetzt; Spitz- und Schlüsselgriff sind nicht mehr möglich; kleinere Gegenstände können nur noch im Seitgriff zweier Langfinger gehalten werden. Dem Daumenersatz wurden daher bereits seit der Jahrhundertwende viele Methoden gewidmet, denen ein Erfolg jedoch erst beschieden war, als der *Daumenersatz mit Erhaltung der Sensibilität* gelang. Die Art der Daumenrekonstruktion richtet sich neben Alter, Geschlecht, Beruf und Händigkeit des Verletzten vor allem nach der Höhe der Amputation sowie nach einer eventuellen Mitverletzung der Langfinger.

Liegt diese an der Grundgliedbasis oder im Grundgelenk, so kann durch eine sogenannte *Phalangisation* des 1. Mittelhandknochens durch Vertiefung der 1. Zwischenfingerfalte eine ausreichende Funktion wiederhergestellt werden. Die Vertiefung wird mittels Z-förmiger Inzision und Proximalverschiebung des Ansatzes des teilweise zu resezierenden Adductor pollicis erreicht. Bei Verlust im distalen Mittelhandknochenanteil kann eine Verlängerung um etwa 2,5 cm durch einen Knochenspan erreicht werden, der beugeseitig durch die sensibel versorgte Haut des Daumenrestes als Verschiebelappen gedeckt wird, während dorsal ein Hauttransplantat eingesetzt wird (»Cocked-hat«-Methode nach GILLIES).

Bei Verlust an der Metakarpalbasis oder im Sattelgelenk hat eine *Verlängerung durch Knochenspan* mit Bauch- oder Brusthautlappendeckung nur dann Sinn, wenn sekundär eine Wiederherstellung der Sensibilität wenigstens an der Daumengreiffläche durch einen *neurovaskulären Insellappen* erfolgt.

Die funktionelle und kosmetisch am meisten befriedigende Methode ist die *Pollizisation eines Langfingers,* d.h. dessen Umsetzung in die Daumenstellung (Abb. 24.4.-23). Die Wahl des umzusetzenden Fingers richtet sich nach einer eventuellen Verletzung eines oder mehrerer Langfinger, da ein intakter Finger nur ungern verlagert wird. Sind jedoch alle Langfinger unverletzt, wird dem Zeigefinger der Vorzug gegeben, da operative Technik und postoperatives Aussehen günstiger sind.

Die *Umsetzung des Fingers,* eine technisch sehr diffizile Prozedur, erfolgt auf *neurovaskulärem Stiel,* also mit Erhaltung der palmaren Gefäßnervenbündel, wodurch der neue Daumen nicht nur seine Blutversorgung behält, sondern auch sensibel voll versorgt bleibt – die Grundlage seiner späteren Funktion. Alle übrigen zum Zeigefinger ziehenden Strukturen außer den Beugesehnen werden durchtrennt und nach Verkürzung und Drehung um die Längsachse mit

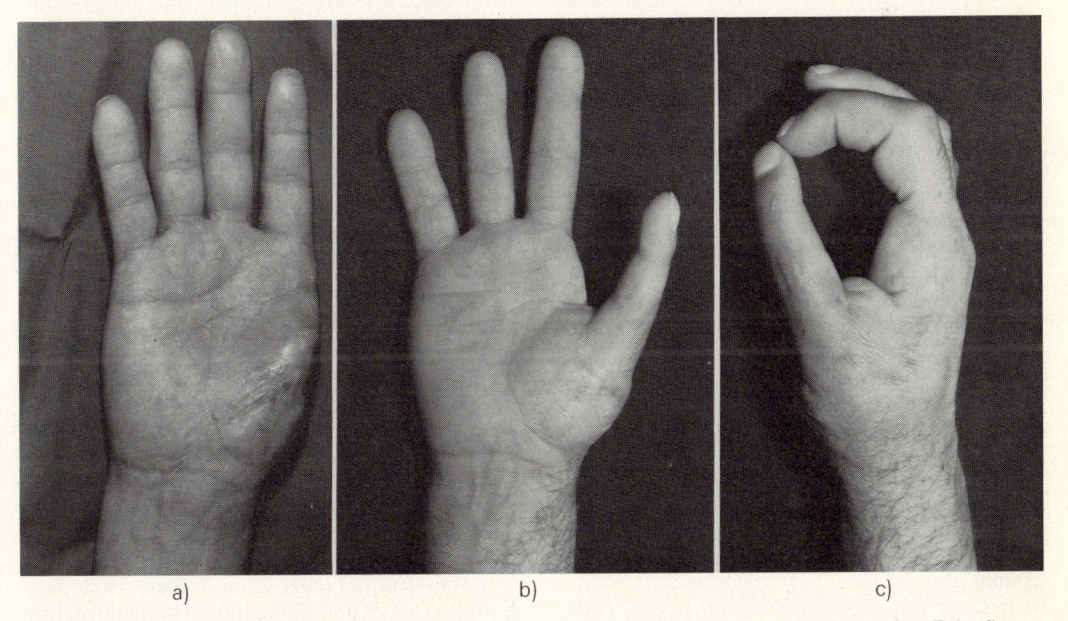

Abb. *24.4.*-23. Langfinger-Pollizisation: a) Daumenamputation, b) Daumenersatz durch den Zeigefinger, c) Spitzgriff-Wiederherstellung.

den basalen Resten des Daumens zur Erzielung der erforderlichen knöchernen Fixation und muskulären Stabilisierung verbunden. In Fällen von Teilverlusten der Langfinger wird bei Verwendung des 2. Strahles zur Daumenrekonstruktion gleichzeitig auch die notwendige Vertiefung der 1. Zwischenfingerfalte erreicht, so daß die Greiffähigkeit wesentlich verbessert werden kann.

24.4.6. Angeborene Fehlbildungen von Hand und Unterarm

Angeborene Fehlbildungen der Gliedmaßen kommen an den oberen Extremitäten wesentlich häufiger vor als an den unteren und verursachen funktionell und ästhetisch dort auch mehr Beeinträchtigungen.

Die *Ätiologie* ist mit Ausnahme einiger endogener (Erblichkeit) und exogener Einflüsse (bestimmte Virus-Infektionen, Medikamente wie Thalidomid oder Röntgenstrahlen) unbekannt. Auch die Häufigkeit des Vorkommens ist nur abzuschätzen, da in Deutschland keine Meldepflicht besteht.

Die Fortschritte in der Handchirurgie einerseits und die Konzentrierung von Fehlbildungen in bestimmten Zentren, insbesondere seit der Thalidomid-Katastrophe der Jahre 1959–1962, haben dazu geführt, daß Fehlbildungen, die bis vor kurzer Zeit noch als inoperabel galten, heute operativ behandelt werden. Der Zeitpunkt der Operation hat sich immer weiter in das Säuglingsalter verlagert. Der frühere Standpunkt »Abwarten bis zum Ende des Wachstums« ist heute nicht mehr vertretbar.

Bei der Vielzahl der Fehlbildungen können nur einige wenige Deformitäten angeführt werden.

24.4.6.1. Syndaktylie

Die *Verbindung zweier oder mehrerer Finger oder auch Zehen* kommt *meist als rein häutige Verbindung,* häufig doppelseitig und vor allem zwischen Mittel- und Ringfinger vor. Zusätzliche knöcherne Brücken finden sich am ehesten an den Endgliedbasen. Meist sind die Finger in allen Strukturen normal entwickelt, während zusätzliche Fehlbildungen an Knochen, Gelenken, Sehnen und Gefäßnervenbündeln deutlich seltener sind. Die Syndaktylie ist häufig ein Bestandteil von Fehlbildungssyndromen, z. B. Apert-Syndrom.

Behandlung: Die Trennung der häutigen und knöchernen Verbindung muß durch eine *Kon-* *traktur-vermeidende Schnittführung* erfolgen. Längsschnitte lassen eine schrumpfende und beim weiteren Wachstum nicht Schritt haltende längsgerichtete Narbe entstehen, die zu Beugekontraktur mit Rotationsfehlstellung führt (Abb. *24.4.-24).*

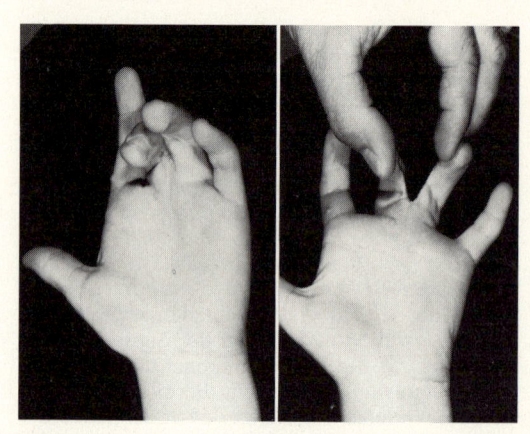

Abb. *24.4.-24.* Vermeidbares Behandlungsergebnis mit narbigen Beugekontrakturen, Verdrehung der Finger um ihre Längsachse und Distalverziehung der Zwischenfingerfalten infolge falscher Schnittführung bei der Syndaktylie-Operation.

Die korrekte Trennung einer Syndaktylie soll durch *zickzackförmigen Schnitt* mit Bildung zweier dreieckiger Hautlappen oder eines dorsalen Rechtecklappens für die Kommissur bestehen (Abb. *24.4.-25).* Zwischen den kleinen Hautläppchen verbleiben an den Fingerseitenflächen grundsätzlich Hautdefekte, die mit Vollhauttransplantaten aus der Leiste gedeckt werden müssen. Bei diesem Vorgehen können längsverlaufende und damit Kontraktur-gefährdete Narben vermieden werden, da alle entstehenden Narben schräg oder quergerichtet verlaufen.

Frühzeitige Syndaktylie-Trennung durch zickzack-förmige Schnittführung vermeidet wachstumsbedingte Narbenkontrakturen!

24.4.6.2. Polydaktylie

Die Polydaktylie ist die *häufigste Fehlbildung* und tritt bevorzugt bei der schwarzen Rasse auf. Sie läßt sich einteilen in *radiale, zentrale* und *ulnare Formen,* wobei die randständigen Strahlen häufiger als die mittleren Finger betroffen sind. Der überzählige Finger kann in jeder Höhe vom Endglied bis in den Bereich der Handwurzel hinein abgehen und ist insbesondere bei der zentralen Form häufig mit Syndaktylie verbunden. Po-

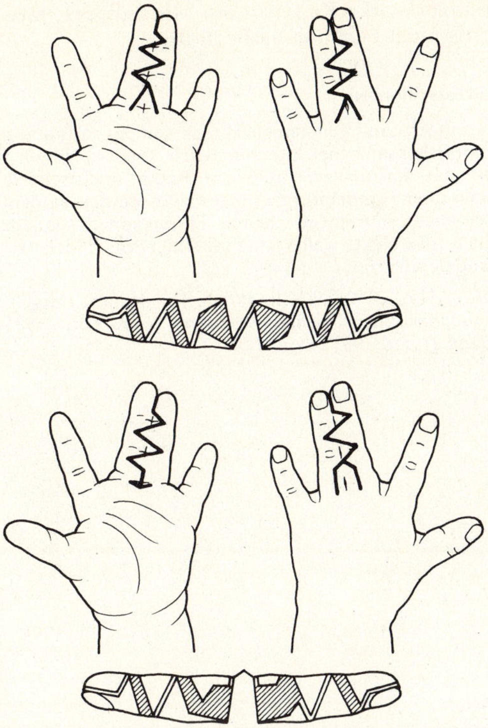

Abb. *24.4.*-25. Korrekte Schnittführung zur Trennung der Syndaktylie mit Bildung der Zwischenfingerfalte durch zwei Dreiecklappen oder dorsalen Rechtecklappen.

lydaktylie ist auch ein häufiger Bestandteil anderer Fehlbildungssyndrome.

Behandlung: Die operative Behandlung besteht grundsätzlich in einer relativ frühzeitig (erstes oder zweites Lebensjahr) durchzuführenden *Abtragung des überzähligen Fingers*. Zweigt dieser in einem Gelenk ab, ist an dem Gelenk eine Seitenbandrekonstruktion notwendig. Bei den distalen Formen, besonders am Daumen, ist auf exzentrische Ansätze der Beuge- und Strecksehnen sowie auf Verbindungen zwischen beiden zu achten, die am verbleibenden Daumenanteil normalisiert werden müssen. Verbreiterte proximale Knochenabschnitte sollen primär verschmälert werden, um spätere Deformierungen durch ungehindertes Weiterwachsen zu vermeiden.

24.4.6.3. Klumphand

Eine Klumphand entsteht durch *partielles oder meist vollständiges Fehlen des Radius* und ist begleitet von teilweise erheblichen Fehlbildungen der radialen Unterarm- und Handhälfte. Der Daumen fehlt in der überwiegenden Zahl der Kinder mit Klumphand. Die Beweglichkeit der radialen Finger und auch des Ellenbogengelenkes ist eingeschränkt.

Behandlung: Frühzeitige Einstellung der Elle unter die Mitte der Handwurzel verhindert zunehmende Verkürzung der radialen Muskeln und Weichteile durch Fortbestehen der radialen Deviation. Als Zweiteingriff kommt eine Daumenbildung (Pollizisation) des Zeigefingers in Betracht. Die Ergebnisse sind infolge der ausgeprägten Rezidivneigung selten gut.

24.4.6.4. Schnürring-Syndrom

Die häufig zirkulären Schnürringe oder Schürfurchen an Ober- und Unterarmen bzw. -schenkeln sowie an Fingern und Zehen sind meist begleitet durch partielle Aplasien der Finger, Akrosyndaktylien (häutige Verbindungen an den Spitzen der verkürzten Finger bei vorhandenen Interdigitalkanälen) und Weichteilbürzel mit und ohne Lymphstauung.

Die **Behandlung** sollte insbesondere bei ausgeprägter Lymphstauung frühzeitig durchgeführt werden und besteht in Auflösung des Schnürringes durch multiple Z-Plastiken. Weiterhin sind die Akrosyndaktylien zu trennen und die Weichteilbürzel zu entfernen oder dem Niveau der angrenzenden Fingeranteile anzugleichen.

24.4.6.5. Seltenere angeborene Fehlbildungen

Spalthand: *Fehlen des Mittelfingers* mit oder ohne Mittelhandknochen sowie in zunehmenden Stadien auch weiterer Finger. Häufig verbunden mit Syndaktylie zwischen Daumen und Zeigefinger sowie mit Spaltfuß.

Aplasie des Daumens: Diese kommt *vollständig oder partiell* vor. Bei vollständigem Fehlen kann eine Daumenbildung (Pollizisation) durch Transposition des Zeigefingers auf neurovaskulärem Stiel funktionell gute Ergebnisse bringen.

Daumenhypoplasie: Bei geringgradiger Hypoplasie des Daumens ist eine Verbesserung des Aussehens und der Funktion möglich durch Stabilisierung des durch Seitenbandlockerung instabilen Daumengrundgelenkes, durch Verbreiterung der meist verengten 1. Zwischenfingerfalte und durch eine Opponensplastik zur Beseitigung der mangelnden Beweglichkeit infolge des Fehlens oder der Unterentwicklung der Daumenballenmuskulatur.

Makrodaktylie: *Hypertrophie von Knochen und Weichteilen* eines oder mehrerer Finger bzw. Zehen ist außerordentlich schwierig zu behandeln.

Kamptodaktylie: *Mittelgelenkbeugekontraktur meist des Kleinfingers,* seltener auch anderer Langfinger, vorkommend in einer stationären und einer progressiven Form. Nur die letztgenannte erfordert eine Behandlung, meist durch Umlagerung der oberflächlichen Beugesehne auf die Streckaponeurose.

Klinodaktylie: *Seitliche Abwinkelung eines Fingers* (meist des Kleinfingers) durch mehr oder weniger starke Keilform des Mittelgliedes; meistens nicht behandlungsbedürftig.

Literaturhinweise

Es soll Abstand genommen werden von der Anführung zahlreicher einzelner Literaturstellen, sondern lediglich auf das im deutschsprachigen Raum umfassendste Buch über Handchirurgie hingewiesen werden, in dem sich nicht nur entsprechende Einzelkapitel, sondern auch zahlreiche weiterführende Literatur finden. Es handelt sich um:

NIGST, H., D. BUCK-GRAMCKO, H. MILLESI (Hrsg.): Handchirurgie. Thieme, Stuttgart, New York 1981 (Band I) und 1983 (Band II).

24.5. Grenzgebiete zwischen Chirurgie und Orthopädie

Von B. GAY

24.5.1. Einleitung

In diesem Kapitel werden Krankheitsbilder und deren Behandlung dargestellt, die sowohl das Fach Chirurgie als auch das Fach Orthopädie betreffen. Ausgewählt wurden Bereiche, die eine besondere Bedeutung in beiden Disziplinen erlangt haben und von Chirurgen in ihren Grundzügen beherrscht werden müssen. Gerade in einem Grenzgebiet mit zahlreichen Überschneidungen ist es wichtig, Fakten zu kennen, die über den das Fach umfassenden Rahmen hinausgehen. Eine vollständige Darstellung der Problematik ist nicht möglich und auch nicht angestrebt worden.

24.5.2. Arthrosis deformans

Bei dieser Erkrankung besteht ein *Mißverhältnis zwischen mechanischer Belastbarkeit und Belastung des hyalinen Gelenkknorpels.*

Als *Ursachen* kommen Deformierung der artikulierenden Gelenkflächen (Kopfendrundung, Hüftdysplasie), intraartikuläre Stufen (Gelenkfrakturen) sowie Achsenfehlstellungen (O- und X-Bein, posttraumatische Achsenabweichung) in Betracht. HACKENBROCH hat für diese Zustände den Begriff *Präarthrose* eingeführt. Arthroseformen, die im Gefolge einer anderen Grunderkrankung auftreten, werden als *sekundäre Arthrosen* bezeichnet. Läßt sich dagegen eine ätiologische Ursache nicht finden, liegt eine *primäre Arthrose* vor (Diagnose per exclusionem).

Bedeutung kommt der *Prophylaxe der sekundären Arthrose* zu. Hierzu gehören zum Beispiel die stufenfreie anatomische Reposition von Gelenkfrakturen sowie die Korrektur angeborener und erworbener Achsenfehler, vor allem an der unteren Extremität.

Arthrosis deformans: Mißverhältnis zwischen mechanischer Belastbarkeit und Belastung des Gelenkknorpels.

Therapie: Die konservative Behandlung der manifesten Arthrose umfaßt physiotherapeutische Maßnahmen, Wärmeanwendung, Muskeltraining, Analgetikagabe sowie orthopädische Hilfsmittel (Stock, Pufferabsatz). Korrigierende Osteotomien erbringen gute Resultate, wenn die Gelenkzerstörung nicht zu ausgeprägt ist. Im letzteren Falle kommen Arthrodesen oder der alloarthroplastische Gelenkersatz in Betracht.

24.5.2.1. Koxarthrose

Die Arthrose an den Gelenken der unteren Extremität hat die weitaus größte Bedeutung, da die aufrechte Körperhaltung diese Gelenke der stärksten statischen Belastung aussetzt.

Die häufigste Arthrose betrifft das *Hüftgelenk,* wobei die Koxarthrose ihrerseits das häufigste Hüftleiden darstellt.

Die Erkrankung weist eine vielfältige *Ätiologie* auf. Ursächliche Bedeutung kommt angeborenen Erkrankungen (Hüftluxation, Dysplasiehüfte), Wachstumsstörungen (Epiphyseolysis capitis femoris, Anomalien des Schenkelhals-Schaftwinkels), Nekrosen (M. Perthes), Verletzungen (posttraumatische Hüftkopfnekrose, Azetabulumfrakturen) sowie Gelenkdeformitäten (Protrusio acetabuli) zu.

Die **klinischen Erscheinungen** beginnen meist schleichend. Als *Frühsymptom* berichten die Patienten regelmäßig über morgentliche Anlaufschmerzen (»eingerostetes Gelenk«), die sich im Laufe des Tages bessern. Die Schmerzen strahlen in die Leistenregion, den Rücken oder ins Kniegelenk aus. Später ist die Gehstrecke vermindert, Schonhinken tritt auf. Durch Benutzung eines Gehstocks kann eine Schmerzerleichterung erreicht werden. Es kommt zur Ausbildung verschiedener Kontrakturen des Hüftgelenkes sowie entsprechender Fehlstellungen. Die Abspreizung ist behindert, häufig liegt eine Außenrotationsfehlstellung vor. Bei einer Adduktionskontraktur erscheint das Bein verkürzt. Rückenschmerzen treten auf, wenn ein Beckenschiefstand vorliegt. Zur völligen Versteifung kommt es selten. Wackelbewegungen sind meist noch möglich und unterhalten die Schmerzhaftigkeit.

Röntgenologisch ist bei ausgeprägter Erkrankung als hervorstechendes Zeichen eine *Gelenkspaltverschmälerung* nachweisbar. Diese ist Ausdruck der Abnutzung des hyalinen Gelenkknorpels und betrifft vor allem die Tragzone des Hüftkopfes. Sklerosierungen sind subchondral lokalisiert. Randzackenbildung ist als reaktive Knochenneubildung und Ausdruck einer Abstützreaktion im belasteten Areal zu betrachten. Osteophyten bilden sich aber auch in Entlastungszonen. Im Pfannenerker, einer Zone großer Druckbelastung, kommt es zur *Zystenbildung*. Der Hüftkopf wird sekundär verformt. Subluxationen oder Pfannenvertiefungen (Protrusio acetabuli) führen zur weiteren Verschlechterung der gelenkmechanischen Situation. Letztlich entwickelt sich ein Circulus vitiosus, der die Progredienz der Koxarthrose erklärt. Auffällig ist bei allen Formvarianten der Koxarthrose, daß nicht selten zwischen Röntgen- und klinischem Befund bzw. subjektiven Beschwerden eine Diskrepanz besteht.

Therapie: Die *konservative Therapie* ist symptomatisch und dient ausschließlich der Minderung der Beschwerden. Die Behandlung umfaßt physiotherapeutische und balneologische Maßnahmen. Dazu gehören gymnastische Übungen, Wärmeanwendungen, Bäderbehandlungen und die Gabe von Analgetika. Durch orthopädische Hilfsmittel (Gehstock – Entlastung des Hüftgelenkes, Pufferabsatz – Stoßdämpfer und Beinlängenausgleich) sowie Bandagen (Hohmann-Bandage) ist eine Besserung möglich. Sind präarthrotische Deformitäten vorhanden, ist zu prüfen, ob operative Möglichkeiten bestehen, die mechanischen und statischen Verhältnisse zu korrigieren.

Als *operative Maßnahmen* kommen die intertrochantere Osteotomie (varisierend oder valgisierend), Hüftarthrodese, Hüftgelenkstotalprothese und die Hüftgelenksresektion (Girdlestone-Hüfte) zur Anwendung. *Korrigierende Osteotomien* sind im Anfangsstadium der Arthrose indiziert, wenn röntgenologisch die Gelenkdestruktion nicht zu weit fortgeschritten ist oder *jüngere Patienten* (unter 60 Jahren) behandlungsbedürftig sind (Abb. *24.5.*-1). Durch diese Maßnahme wird die Biomechanik des Hüftgelenkes verbessert (Druckreduktion) sowie die Durchblutung des Hüftkopfes (biologischer Effekt) gesteigert. Die Patienten werden häufig schmerzfrei. Bei jüngeren Patienten mit schwerer einseitiger Gelenkdestruktion kann die *Hüftarthrodese* indiziert sein.

Bei *älteren Patienten* mit fortgeschrittener Arthrose ist die *Implantation einer Hüftgelenkstotalprothese* die Methode der Wahl. Die Indikationsstellung bedarf großer Sorgfalt, da die Risiken des Verfahrens (Infektion, Materiallockerung, Materialbrüche) nicht unerheblich sind. Die Frühresultate des Verfahrens sind bestechend. Die Hüftgelenksresektion ist in den meisten Fällen der Ausweg nach Ausbau einer infizierten *Hüftgelenkstotalprothese*.

24.5.2.2. Gonarthrose

Die Kniegelenksarthrose entwickelt sich *überwiegend sekundär* infolge von Schäden an Knie-

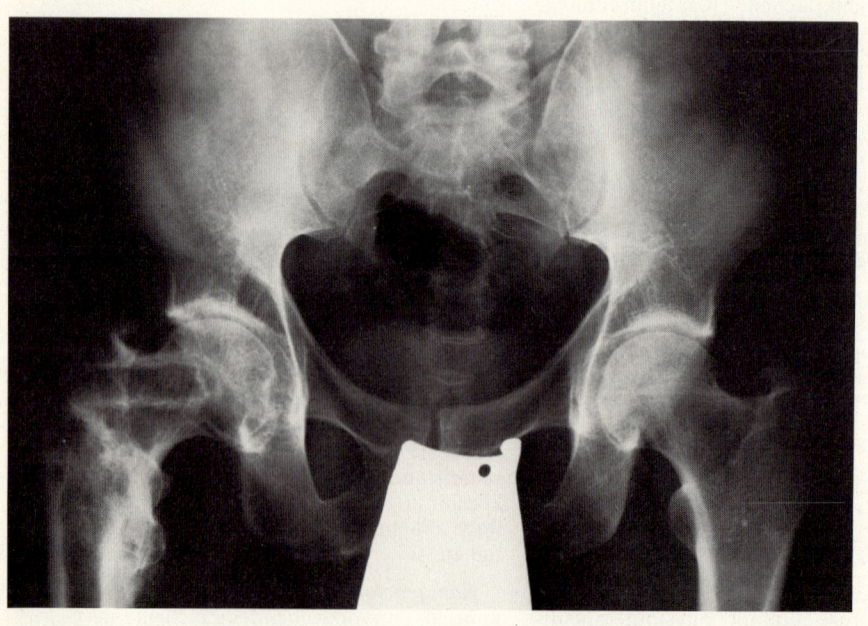

Abb. *24.5.*-1a. Posttraumatische Coxa vara. Beinverkürzung, vermehrte Druckbelastung des Hüftkopfes und des Pfannendaches. Präarthrotische Deformität.

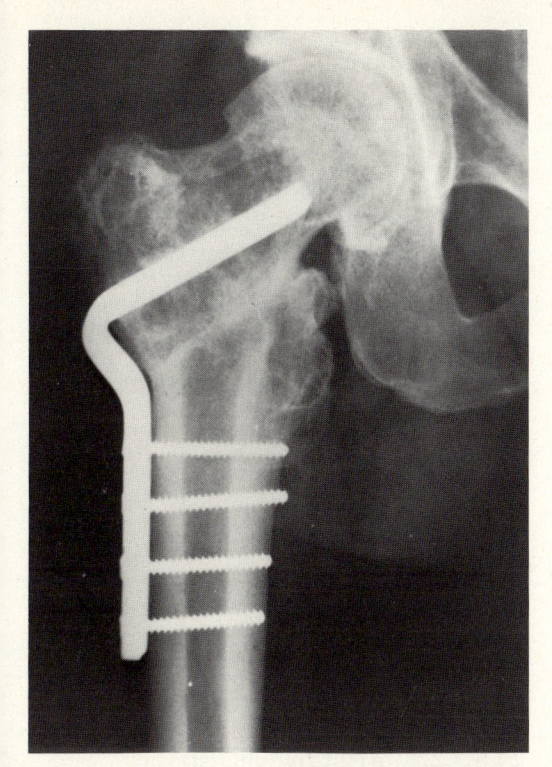

Abb. *24.5.*-1b. Zustand nach Umstellungsosteotomie (Valgisierung). Korrektur des Schenkelhals-Schaftwinkels, Verbesserung der Gelenkmechanik und Normalisierung der Beinlänge.

binnenstrukturen. Als Präarthrose werden die Inkongruenz der Gelenkflächen (Stufenbildung nach Fraktur), Achsenfehler, Meniskusschäden, Osteochondrosis dissecans, chronische Bandinstabilität sowie entzündliche Gelenkerkrankungen genannt. Häufig ist die Varus-Gonarthrose älterer adipöser weiblicher Patienten.

Die **klinische Symptomatik** ist durch Belastungs- und Anlaufschmerzen, Gelenkreiben, chronische Gelenkergüsse sowie endgradige Bewegungsbehinderung charakterisiert.

Im *Röntgenbild* kommen die Verschmälerung des Gelenkspalts, später die subchondrale Sklerose, zystische Höhlenbildung, Gelenkdestruktion sowie Osteophytenbildung zur Darstellung.

Therapie: Wie bei allen Arthrosen ist die *konservative Therapie* rein symptomatisch und dient der Schmerzbehandlung. Durch intraartikuläre Cortisoninjektion ist eine Besserung des Krankheitsbildes möglich. Ihr Risiko besteht in der Möglichkeit der Gelenkinfektion sowie der rascheren Progression der Arthrose. Die intraartikuläre Applikation von Knorpelextrakten sowie Enzympräparaten wird unterschiedlich beurteilt. Ein sicherer Effekt ist derzeit nicht bewiesen.

Der Schwerpunkt der *operativen Behandlung* liegt in der Korrektur der Beinachse durch kniegelenknahe Osteotomie. Die isolierte *femoro-patellare Arthrose* kann durch Vorverlagerung der Tuberositas tibiae (Operation nach BANDI) günstig beeinflußt werden. Sie bewirkt eine Druckentlastung im femoro-patellaren Gelenk. Die *Kniearthrodese* ist für ausgeprägte Fälle mit frei beweglichen Nachbargelenken vorbehalten. *Kniegelenksprothesen* können als Schlittenprothese (Ersatz der medialen und/oder lateralen Gleitfläche) bei stabilen Bändern eingesetzt werden. Bei Bandinstabilität und größeren Achsenabweichungen ist die *Implantation eines Scharniergelenkes* möglich. Die Verankerung dieser Prothesenmodelle ist noch nicht restlos gelöst.

24.5.3. Arthritis

24.5.3.1. Akute bakterielle Arthritis

Sie entsteht entweder *hämatogen* durch septische Absiedlung von anderen Eiterherden im Körper (Harnwegsinfekt, Pneumonie), nach perforierenden Verletzungen, *iatrogen* durch Manipulation am Gelenk (intraarterielle Injektionen) oder *fortgeleitet* aus entzündlichen benachbarten Prozessen an Weichteilen oder am Knochen. Die Einteilung erfolgt zweckmäßig nach Altersgruppen (Säuglings-, Kindes- und Erwachsenenalter), da deutliche Unterschiede in Lokalisation, Erreger und Verlauf bestehen.

> Eine **akute bakterielle Gelenkentzündung** entsteht hämatogen, iatrogen oder fortgeleitet.

24.5.3.1.1. Arthritis im Säuglingsalter

Pathogenese und Verlauf entsprechen weitgehend der hämatogenen Osteomyelitits (siehe dort). Knie- und Hüftgelenk werden bevorzugt betroffen, während die Gelenke der oberen Extremität relativ selten befallen sind. Als Erreger kommen überwiegend *Hämophilus influenzae, Staphylococcus aureus* sowie *Streptokokken* vor.

Klinik: Die klinische Untersuchung gibt allenfalls Hinweise auf die Erkrankung. Es bestehen eine Schonhaltung sowie Berührungs- und Bewegungsschmerzen. Überwärmung der Gelenke, Hautrötung und Fieber können dagegen fehlen. Blutsenkungsbeschleunigung sowie Leukozytose sind obligat. Oftmals sind die klinischen Symptome durch vorangegangene Antibiotikagabe verschleiert.

Das *Röntgenbild* zeigt anfangs keine Auffälligkeiten. Mit Fortschreiten der Erkrankung treten eine Gelenkspaltverbreiterung (*Gelenkerguß*) sowie eine *Subluxationsfehlstellung* auf. Die Diagnose wird durch Gelenkpunktion gesichert.

Therapie: Das weitere Schicksal des Gelenkes wird durch die rechtzeitige Therapie entschieden. Die hochdosierte Antibiotikagabe erfolgt gezielt nach Antibiogramm. Das Gelenk muß wiederholt punktiert werden; evtl. sind Inzision und Drainage erforderlich. Die Ruhigstellung erfolgt im Gipsverband. Die Erkrankung stellt eine *Notfallsituation* dar und erfordert sofortiges Handeln! Nur so können irreparable Wachstumsstörungen vermieden werden.

24.5.3.1.2. Arthritis im Kindesalter

In diesem Altersabschnitt sind die großen Gelenke des Armes bevorzugt betroffen. Bakteriologische Untersuchungen ergaben ein deutliches Überwiegen von *Staphylococcus aureus* (¾ der Fälle), gefolgt von *Streptokokken, gramnegativen Bakterien* sowie *Hämophilus* und *Pneumokokken*. Die Gelenkinfektion ist klinisch leichter als im Säuglingsalter zu erkennen, da alle Zeichen der akuten Infektion bestehen. Die Abgrenzung zwischen einem sympathischen Gelenkerguß und einer Osteomyelitis kann differentialdiagnostisch schwierig sein (Unterscheidung durch Gelenkpunktion).

Die **Behandlung** erfolgt wie bei der Säuglingsarthritis, wobei die Indikation zur Arthrotomie und Drainage früher gestellt werden kann.

24.5.3.1.3. Arthritis im Erwachsenenalter

Befallen sind vor allem die Gelenke der unteren Gliedmaße. Als Erreger überwiegen pathogene *Staphylokokken*, seltener werden *Streptokokken* angetroffen.

Klinisch sind die Zeichen der lokalen und allgemeinen Infektion nachweisbar. Alle Bewegungen im Gelenk sind mit starken Schmerzen verbunden, so daß die betroffene Extremität in einer Schonhaltung fixiert ist.

Röntgenologisch ist zunächst kein auffälliger Befund zu erheben. Später kommt es zur diffusen Osteoporose und Destruktion des Gelenkknorpels.

Die **Therapie** besteht in Ruhigstellung des Gelenkes, Ausräumung des Eiterherdes, Drainage und Spülbehandlung und evtl. Synovektomie. Bei irreparabler Gelenkzerstörung ist die Arthrodese angezeigt.

Die **Prognose** für das Gelenk ist häufig schlecht, vor allem, wenn bereits vorher degenerative Veränderungen bestanden haben (Abb. 24.5.-2).

24.5.3.2. Andere Arthritisformen

24.5.3.2.1. Arthritis tuberculosa

Neben der Spondylitis tuberculosa ist die tuberkulöse Arthritis die häufigste Manifestation der Skelettuberkulose.

Ursache ist in den meisten Fällen die hämatogene Streuung aus einem infizierten Primärkomplex (Frühgeneralisation), während die von einer Organtuberkulose ausgehende Absiedlung (Spätgeneralisation) selten vorkommt.

Die spezifische Entzündung ist primär entweder in der Synovialis des Gelenkes oder am ge-

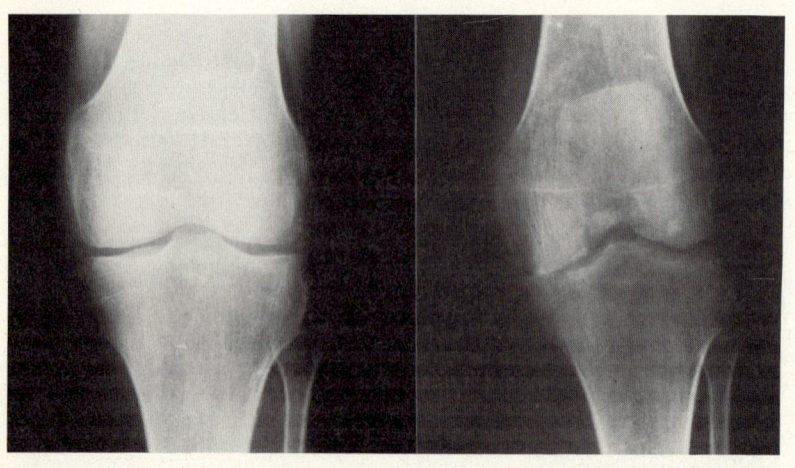

Abb. *24.5.*-2. Bakterielle Gonarthritis nach intraarterieller Cortisongabe wegen »unklarer Kniebeschwerden«. Ausgedehnte Gelenkdestruktion im Verlauf von 4 Wochen.

lenknahen Knochen lokalisiert. Betroffen sind überwiegend Hüft- oder Kniegelenk (tuberkulöse Koxitis oder Gonitis).

Die *Diagnose* kann durch den Erregernachweis gestellt werden.

Therapie: Unbehandelt kommt es zur progressiven Gelenkdestruktion und Ankylosierung des Gelenkes. In Frühfällen ist unter tuberkulostatischer Therapie eine Ausheilung möglich.

24.5.3.2.2. Seltene Arthritisformen

Die *Arthritis gonorrhoica* entsteht durch hämatogene Streuung ca. 2 bis 4 Wochen nach der Primärinfektion. Bei frühzeitiger antibiotischer Behandlung der Gonorrhöurethritis kommt es selten zum Gelenkbefall (akute Monarthritis, überwiegend im Kniegelenk).

Die *Gelenkinfektion bei Salmonellosen* ist nicht so selten wie angenommen wird. Vor allem sind Schulter- und Ellenbogengelenk betroffen. Die Gelenkbeteiligung tritt in der 3. bis 6. Krankheitswoche auf und wird als hämatogene Streuung interpretiert.

Die **Therapie** erfolgt nach den allgemeinen Prinzipien der Behandlung einer bakteriellen Arthritis.

24.5.3.3. Abakterielle Arthritis

24.5.3.3.1. Progressiv chronische Polyarthritis (pcP)

Die Behandlung dieser häufigen Erkrankung erfordert eine enge interdisziplinäre Zusammenarbeit (Rheumatologe, Physiotherapeut, Orthopäde).

Pathologisch-anatomisch läuft eine chronische Entzündung im Synovialgewebe der Sehnenscheiden und Gelenke ab. Zunächst entsteht ein Gelenkerguß. Das entzündliche Granulationsgewebe führt im Gelenk zur Destruktion des Knorpels sowie des darunter liegenden Knochens. Fibröse Ankylosen treten auf. Durch Überdehnung der Gelenkkapsel und Bänder resultiert Instabilität mit entsprechender Fehlstellung (rheumatische Deformitäten). Die Erkrankung verläuft chronisch und in Schüben.

Therapie: Auf die internistische Basistherapie soll hier nicht eingegangen werden. Als *operative Maßnahme* kommt die *Synovektomie* zur Anwendung. Diese sollte als Frühsynovektomie vor Eintritt irreparabler Gelenkschäden erfolgen. Sie stellt am Hand- und Kniegelenk sowie den Fingergelenken ein bewährtes Verfahren dar. Im fortgeschrittenen Stadium sind Arthrodesen oder gelenkplastische Maßnahmen erforderlich. Das Hauptproblem der Behandlung liegt in den meisten Fällen im simultanen Befall mehrer Gelenke.

24.5.3.3.2. Infektarthritis

Der Begriff bezeichnet eine *toxisch-allergische Gelenkreaktion,* ohne daß ein Keimnachweis durch Gelenkpunktion möglich ist. Der Streuherd läßt sich häufig nicht eruieren. Nicht selten besteht eine bakterielle oder virale Allgemeininfektion. Es treten meist flüchtige Mono- oder Polyarthritiden der großen Gelenke auf. Am häufigsten ist das Schultergelenk betroffen.

Die **Therapie** besteht in kurzfristiger Ruhigstellung und antiphlogistischen Maßnahmen.

24.5.3.3.3. Gicht (Arthritis urica)

Die Erkrankung verläuft mit äußerst schmerzhaften Schüben, bevorzugt ist das Großzehengrundgelenk betroffen. Durch den chronischen Verlauf entstehen typische Kristallablagerungen in der Gelenkkapsel, im Gelenkknorpel sowie im subkutanen Gewebe (Gichttophi).

Die **Behandlung** erfolgt nach den Prinzipien bei der Hyperurikämietherapie (s. Innere Medizin).

24.5.3.3.4. Psoriatische Arthropathie

Diese Arthropathie tritt akut auf, wobei der Befall einzelner Gelenke in *Schüben* charakteristisch ist. Von hohem diagnostischen Wert sind die entsprechenden Hautaffektionen der Schuppenflechte.

24.5.3.3.5. Enteropathische Arthropathien

Diese Gelenkerkrankungen werden beim M. Crohn sowie der Colitis ulcerosa beobachtet. Bevorzugt sind die großen Gelenke der unteren Extremität betroffen. Der arthritische Zustand korreliert in der Regel mit dem Verlauf der entzündlichen Darmerkrankung.

24.5.3.3.6. M. Reiter (konjunktivo-urethero-synoviales Syndrom)

Die Arthritis ist eines der konstantesten Symptome dieser Erkrankung. Bevorzugt sind einzelne Gelenke der unteren Extremität (Großzehengrundgelenk, Knie- und Sprunggelenk) entzündlich verändert. Die Neigung zu Rezidiven und zum chronischen Verlauf ist besonders ausgeprägt.

24.5.4. Aseptische Knochennekrosen (aseptische Osteonekrosen, spontane Knochennekrosen)

Die *Ätiologie* dieser Erkrankungen ist nicht endgültig geklärt. Fest steht, daß eine Zirkulationsstörung teils als intra-, teils als extravaskuläre Blockade verursacht wird. Meist liegt ein multifaktorielles Geschehen zugrunde, zahlreiche disponierende Faktoren sind bekannt. Gehäuft treten aseptische Knochennekrosen bei bestimmten Erkrankungen auf (Alkoholismus, Pankreatitis, Sichelzellanämie, Polyzythämie, Diabetes mellitus, Lebererkrankungen, M. Gaucher, Adipositas, Hyperurikämie, Blutgerinnungsstörung) sowie nach Steroidtherapie (Immunsuppression nach Organtransplantation). Häufig ist eine *Hyperproteinämie* (Typ II a nach Fredricksen) nachzuweisen (besonders bei der idiopathischen Hüftkopfnekrose sowie der Osteochondrosis dissecans).

Histologisch ist die Knochennekrose durch die fehlende Kernfärbbarkeit der Osteozyten charakterisiert (leere Osteozytenhöhlen). Eine Verbindung zum Gefäßsystem des Knochens besteht nicht, so daß zunächst kein Knochenumbau erfolgen kann. Dies erklärt, warum initial die Knochennekrose röntgenologisch nicht sichtbar ist.

Kommt es nach Wochen und Monaten zur Knochenneubildung, sind im *Röntgenbild* Sklerosezonen erkennbar. Durch Mikrofrakturen sintern die betroffenen Areale zusammen. Die jetzt einsetzende Neubildung von Knochengewebe sowie die Abräumreaktionen an den Nekrosen führen zu einem charakteristischen Befund. Es besteht ein Nebeneinander von Verdichtung und Aufhellung. Die aseptischen Knochennekrosen zeigen insbesondere im Kindes- und Jugend-Alter eine deutliche *Tendenz zur Selbstheilung*.

Klinik: Die Beschwerden sind meist uncharakteristisch. Über einen initialen Schmerz (Ischämiefolge) wird gelegentlich berichtet. Später treten Bewegungs- und Belastungsbeschwerden auf. Hinzu kommen rasche Ermüdbarkeit, schmerzhafte Bewegungseinschränkung, Hinken und evtl. lokale Druckschmerzhaftigkeit. Bis zur röntgenologischen Manifestation vergeht je nach Lokalisation der aseptischen Nekrose ein Intervall von ½ bis 2 Jahren. Die frühe Erfassung des vermehrten Knochenumbaues gelingt durch die qualitative *Szintigraphie* bzw. quantitative *Szintimetrie*. Eine bessere Beurteilung des Krankheitsverlaufes wird neuerdings durch CT- und NMR-Untersuchung möglich. Die häufigsten spontanen Knochennekrosen im Kindes-, Jugend- und Erwachsenenalter sind in Tab. 24.5.-1 zusammengestellt.

24.5.4.1. Aseptische Nekrosen im Kindes- und Jugendalter

24.5.4.1.1. M. Calvé-Legg-Perthes (aseptische Nekrose des Femurkopfes)

Der M. Perthes zeigt eine für alle aseptischen Knochennekrosen typischen Verlauf. Wird bei Kindern im Wachstumsalter von 3 bis 10 Jahren eine unbekannte Hüftaffektion mit den Symptomen Hinken, »Knieschmerzen«, Hüftschmerzen sowie eine eingeschränkte Hüftbeweglichkeit registriert, ist eine erhöhte Aufmerksamkeit auf das Hüftgelenk zu richten (Observation hip). Bei ca. 5% dieser Fälle entwickelt sich eine aseptische Nekrose des Femurkopfes.

Röntgenologisch ist der Beginn der Erkrankung nicht faßbar. Die ausgeprägte Nekrosezone liegt vor allem im ventro-kranialen Kopfsegment. Als Frühzeichen ist auf dem Röntgenbild ein Zurückbleiben des Wachstums der betroffenen Kopfepiphyse (verminderte Epiphysenhöhe) zu werten. Der Gelenkspalt ist medialseitig weiter, der Abstand des medialen Randes der Femurmetaphyse zur Köhlerschen Tränenfigur ist vergrößert. Die Lateralisation des Hüftkopfes (Zeichen nach Waldenström) ist als Subluxation zu werten. Ist mehr als die Hälfte des Epiphysenkerns von der Nekrose betroffen, erscheint der Hüftkopf (Röntgen in Lauenstein-Position) abgeflacht. Im Schenkelhals besteht eine bandförmige Osteoporose in Höhe der Epiphysenfuge. Die V-förmige Osteoporose am lateralen Kopfpol wird Gage-Zeichen genannt.

In der Regel verläuft die Krankheit in 4 *röntgenologisch abgrenzbaren* Stadien.

Im *Initialstadium* werden vom Kind keine Beschwerden geäußert. Diese Phase ist röntgenologisch nicht erfaßbar.

Dagegen kann im *Fragmentations-* oder *Schollenstadium* die Diagnose sicher gestellt werden. Der Knochenab- und -aufbau wird sichtbar, es treten subchondrale Kompressionsfrakturen sowie Osteolysen auf. Die klinischen Symptome treten jetzt deutlich hervor.

Zum *Reparationsstadium* bestehen fließende Übergänge. Der Revitalisierung der Epiphyse folgt der Neuaufbau des Knochenkerns. In diesem Stadium bestehen keine Beschwerden mehr.

Die *Endphase* ist erreicht, wenn sämtliche reparativen Vorgänge an der Epiphyse abgeschlossen sind. Bleibt eine Deformierung des Hüftkopfes, ist diese als *präarthrotische Deformität* anzusehen.

Bei Kindern und Jugendlichen mit anhaltenden Knie- oder Hüftschmerzen und Hinken stets an eine **aseptische Nekrose des Femurkopfes** denken!

Tab. 24.5.-1. Die häufigsten spontanen Knochennekrosen.

Lokalisation	Eigenname	Altersgipfel	Geschlechtsverteilung (♂ : ♀)
Kindes- und Jugendalter			
Caput femoris	CALVÉ-LEGG-PERTHES	3–10	5:1

Osteochondrosis dissecans
    Femurkondylen
    Capitulum humeri
    Hüftkopf
    Talus
    Patella
		10–25	6:10

Os naviculare pedis	KÖHLER I	3–12	4:1
Capitulum des Os metatarsale II und III	KÖHLER II-FREIBERG	8–18	1:4
Erwachsenenalter			
Idiopathische segmentale Nekrose Caput femoris		30–40	4:1
Caput humeri		sehr selten	
Femurkondylen		über 60	3:1
Os lunatum	KIENBÖCK	20–40	2:1
Os metacarpale III	DIETRICH	21–50	

Die **Therapie** verfolgt das Ziel, deformierende Belastungen des Hüftgelenkes auszuschalten. Überwiegend kommt der Thomas-Bügel zur Anwendung. *Operative Verfahren* (varisierende Osteotomie und Beckenosteotomie) verbessern die Revaskularisierung bzw. die Zentrierung des Hüftkopfes.

24.5.4.1.2. Osteochondrosis dissecans

Die Erkrankung betrifft überwiegend ältere Kinder oder Jugendliche. Befallen werden vor allem die Femurkondylen (medialer Kondylus innenseitig), das Capitulum humeri, der Talus sowie das Hüftgelenk. Der Unterschied zu anderen aseptischen Nekrosen besteht vor allem darin, daß die Tendenz zur Spontanheilung mit zunehmendem Alter deutlich abnimmt.

Als *Ursachen* werden direkte Traumen (z. B. am Talus) oder chronische Mikrotraumen (Kniegelenk) angenommen. Nach Supinationstrauma im oberen Sprunggelenk kann an der lateralen Taluskante ein Knorpelfragment durch die Fibula abgeschert werden (Abb. 24.5.-3). Kleine subchondral lokalisierte Knochenstücke werden

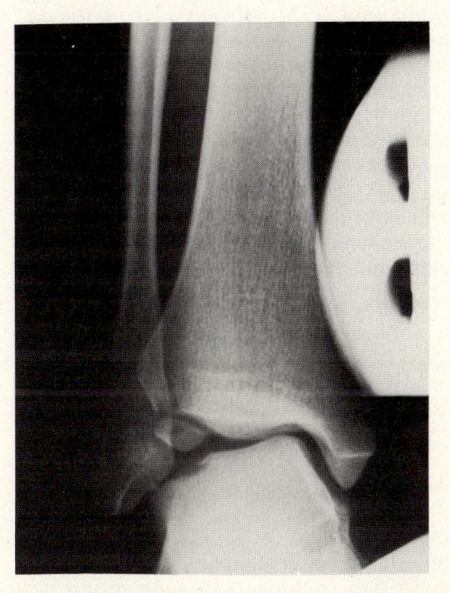

Abb. 24.5.-3. Osteochondrosis dissecans am Talus. Bei Supinationsstress kommt der Unfallmechanismus (Knorpelabscherung durch die Fibula) zur Darstellung.

nekrotisch und dissezieren ins Gelenk *(Gelenkmaus)*. Die beginnende Abstoßung macht kaum Beschwerden. Diese treten nach Ablösung des sequestrierten Areals auf und führen zur chronischen Synovitis oder rezidivierender Einklemmung.

Die **Behandlung** ist operativ. Ist der Knorpel intakt, kann durch extraartikuläre Bohrung die subchondrale Sklerosezone durchbrochen werden. Dadurch werden Durchblutung und Einheilungsmöglichkeit verbessert. Andere Maßnahmen sind die Spongiosaplastik bzw. die Refixation des Dissekats durch Fibrinklebung oder Schraubenfixation. Diese Maßnahmen werden nach eingetretener Dissekatablösung erforderlich.

24.5.4.2. Aseptische Nekrosen im Erwachsenenalter

24.5.4.2.1. Idiopathische Hüftkopfnekrose

Die idiopathische Hüftkopfnekrose stellt die *häufigste Osteonekrose im Erwachsenenalter* dar. Betroffen sind überwiegend Männer im Alter von 30 bis 40 Jahren. Nicht selten tritt die Erkrankung beidseitig auf. Der Nekroseherd liegt im Hüftkopf meist ventro-kranial und erstreckt sich auf ein Kopfsegment.

Die zugrundeliegende Durchblutungsstörung kann *intravasal* (Thrombus) oder *extravasal* (Druckerhöhung) verursacht sein. Die besondere Struktur des Hüftkopfes bewirkt eine erhöhte Anfälligkeit des terminalen Stromgebietes der lateralen Epiphysengefäße (aus der A. circumflexa femoris medialis) gegenüber einer Ischämie. Das weitere Schicksal des Hüftkopfes hängt wesentlich von der Qualität der auf die segmentale Knochennekrose folgenden Reparationsvorgänge sowie von der mechanischen Belastung des Nekrosebezirkes ab.

Die **Frühdiagnose** ist außerordentlich schwierig, da anfangs kaum Beschwerden bestehen. Schmerzen treten erst nach zunehmender Deformierung des Hüftkopfes auf. Im fortgeschrittenen Stadium zeigt das *Röntgenbild* eine typische Gliederung in 3 Zonen, die mit dem histologischen Befund korrelieren (Nekrose, Demarkation, Sklerose).

Therapie: *Konservative Maßnahmen* (Liegekuren, Entlastung im Gehapparat) bringen keine Erfolge, so daß *operative Maßnahmen* indiziert sind. Die besten Frühresultate sind nach *künstlichem Gelenkersatz* zu erzielen. Hier sei jedoch auf die besonderen Risiken der Alloarthroplastik nochmals hingewiesen. Es gilt weiterhin zu bedenken, daß es sich meist um Patienten im jüngeren oder mittleren Lebensalter handelt. Dies schränkt die Indikation zur Hüftgelenksprothese deutlich ein. Die Versteifung des Hüftgelenkes zeigt eine hohe Versagerquote, da im Nekrosebezirk nur schwer ein knöcherner Durchbau der Arthrodese zu erzielen ist. Eingeschränkt wird dieses Vorgehen weiterhin durch das häufig doppelseitige Auftreten. In den letzten Jahren hat die intertrochantere Femurosteotomie zahlreiche Befürworter gefunden.

Die veränderte Stellung des Hüftkopfes (Umstellungsosteotomie) bewirkt eine Entspannung der Hüftmuskulatur, eine Entlastung und Verminderung der mechanischen Beeinträchtigung des Nekroseherdes.

24.5.4.2.2. Lunatumnekrose (M. Kienböck)

Diese Lokalisation der aseptischen Nekrose am Os lunatum des Handgelenkes ist relativ häufig. Ursächlich werden chronische Traumen (Preßlufthammer), konstitutionelle Faktoren (Minusvariante der Ulna), Steroidgabe sowie eine Fehlhaltung der Hand bei Lähmungen genannt.

Röntgenologisch ist das Os lunatum abgeplattet und sklerosiert. Dissekatartige Ablösungen und schollige Strukturauflockerungen treten auf.

Die **Therapie** wird durch die Beschwerden sowie das röntgenologische Stadium der Erkrankung bestimmt. Initial ist die Gipsruhigstellung (Druckentlastung des Os lunatum) angezeigt. In fortgeschrittenen Fällen kommen Verkürzungsosteotomie des Radius, Resektionsarthroplastiken, Arthrodesen sowie Silikon-Alloarthroplastik zur Anwendung.

24.5.4.2.3. Knocheninfarkte

Nekroseherde im Knochen treten nicht selten besonders in den langen Röhrenknochen auf (distales Femur, Tibia). Sie werden auch als Knocheninfarkte bezeichnet. Diese Veränderungen verlaufen häufig asymptomatisch und sind röntgenologische Zufallsbefunde.

24.5.5. Andere Osteochondrosen

Erkrankungen, die teilweise im Schrifttum noch zu den aseptischen Knochennekrosen gerechnet werden, sind in Tab. *24.5.*-2 erfaßt.

Die Veränderungen sind selten und betreffen nahezu ausschließlich das Wachstumsalter. Die

Tab. 24.5.-2. Osteochondrosen.

Lokalisation	Eigenname	Altersgipfel (Jahre)
Caput humeri	HASS	3–20
Capitulum humeri	PANNER	4–10
Rippen	TIETZE	10–20
Synchondrosis ischiopubica	VAN NECK	7–14
Patella	SINDING-LARSEN-JOHANNSON	10–15
Talus	MOUCHET	12
Calcaneusapophyse	HAGLUND-SEVER	7–16
Trochlea humeri		13
Capitulum radii		8–15

Vertebra plana (M. Calvé), die juvenile Osteochondrose der Wirbelsäule (M. Scheuermann) sowie die Apophyseopathie der Tuberositas tibiae (M. Osgood-Schlatter) können nach neueren Untersuchungen nicht mehr zu den aseptischen Knochennekrosen gerechnet werden.

24.5.5.1. Vertebra plana (M. Calvé)

Diese Erkrankung stellt wahrscheinlich keine nosologische Einheit dar und kann deshalb nicht mehr allein zu den aseptischen Nekrosen gerechnet werden. Betroffen ist der knöcherne Kern eines Wirbelkörpers zwischen C2 und L5.

Röntgenologisch erscheint der Wirbel von unregelmäßiger Struktur und zusammengesintert, während die angrenzenden Bandscheiben in voller Höhe erhalten sind. Im Endstadium der Erkrankung ist der Wirbelkörper teilweise wieder aufgebaut (ca. ⅓ der normalen Höhe). Es besteht eine Eindellung der Deckplatte, der Wirbelkörper ist verschmälert (Vertebra plana), so daß die Zwischensegmente verbreitert erscheinen.

Die durch Wirbelkörperbiopsie erhaltene *histologische Diagnose* ergibt meist ein eosinophiles Granulom. Hier bestehen Beziehungen zur Histiozytose X bzw. Hand-Schüller-Christianschen Erkrankung sowie dem Letterer-Siewe-Syndrom.

Die **Therapie** ist überwiegend konservativ (Gipsbett, Korsett). Selten ist wegen neurologischer Störungen eine operative Behandlung erforderlich.

24.5.5.2. Juvenile Osteochondrose der Wirbelsäule (Adoleszentenkyphose, M. Scheuermann)

Uncharakteristische Rückenbeschwerden treten meist in der Streckphase der Pubertät (12. bis 14. Lebensjahr) auf. Befallen ist die mittlere und untere Brustwirbelsäule.

Die *röntgenologischen* Veränderungen der Deckplatten (Schmorlsche Knötchen) beruhen auf Einbrüchen der Bandscheiben und Verlagerungen der Knorpelplatten. Knorpel- und Knochennekrosen spielen dabei keine Rolle. Es liegt vielmehr eine Wachstumsstörung der Wirbelsäule vor.

Die **Behandlung** besteht in krankengymnastischen Maßnahmen sowie Haltungskorrekturen. Die Verordnung eines Stützkorsetts ist nur selten erforderlich.

24.5.5.3. Apophyseopathie der Tuberositas tibiae (M. Osgood-Schlatter)

Es handelt sich um eine zeitlich limitierte Ossifikationsstörung im Bereich der Tuberositas tibiae. Diese tritt entweder *unfall- oder erbbedingt* auf. Eine primäre Knochennekrose liegt nicht vor. Betroffen sind vor allem Knaben im Alter von 10 bis 14 Jahren. Mit dem Abschluß des Wachstums *heilt die Erkrankung von selbst aus.*

24.5.6. Orthopädische Therapieformen

24.5.6.1. Amputationen

Die Indikation zur Amputation besteht nach Unfällen mit schweren Extremitätenverletzungen (drittgradig offene Frakturen, Weichteil-Zerreißungen, thermische und chemische Verletzungen), Gefäßerkrankungen (arterielle Verschlußerkrankung, Diabetes mellitus), akuten und chronischen Infektionen, Tumoren und Mißbildungen. Je nach Zeitpunkt der Absetzung ist zwischen *primärer, frühsekundärer* und *Spätamputation* zu unterscheiden.

24.5.6.1.1. Primäre Amputation

Die *Indikation* ist gegeben, wenn nach Unfallverletzung ein nicht mehr revaskularisierbarer Extremitätenabschnitt vorliegt. Durch die Entwicklung der Gefäß- und Mikrochirurgie, Antibiotikaeinsatz und die verbesserten Möglichkeiten der Knochenstabilisierung konnte in den letzten Jahren die Indikation zur Gliedmaßenerhaltung weiter gestellt und die Amputationsrate stark vermindert werden. Die Beurteilung der Haut- und Weichteilschäden muß einerseits unter dem Gesichtspunkt der Extremitätenfunktion und andererseits der Deckung wichtiger Strukturen (Gefäßanastomosen, Nerven, Implantate, Knochen) erfolgen.

An der *oberen Extremität* sollte so wenig wie möglich an Länge geopfert werden (insbesondere an Hand und Fingern), vor allem bei der Erstversorgung. Selbst ein funktionsgeminderter Arm hat hohen ästhetischen Wert. Der prothetische Ersatz bleibt wegen fehlender Sensibilität immer nur ein Behelf.

An der *unteren Extremität* erfolgt die Absetzung an der Grenze zwischen avitalem und vitalem Gewebe. Der Amputationsstumpf wird primär nicht verschlossen (offene Amputation). Durch sekundäre Maßnahmen kann unzureichend durchblutetes Gewebe entfernt und die endgültige Weichteildeckung am Stumpf unter Berücksichtigung der prothetischen Versorgung vorgenommen werden.

24.5.6.1.2. Frühsekundäre Amputation

Die frühsekundäre Amputation wird bei Exazerbation einer Infektion (z. B. septische Allgemeininfektion), Weichteildefekt im Wundgebiet (freiliegende Gefäße, Knochen und Implantate) sowie bei Gefäßverschlüssen erforderlich.

24.5.6.1.3. Spätamputation

Diese Amputation stellt einen *Wahleingriff* dar, der zur Stumpfkorrektur, bei therapieresistenter chronischer Osteitis, nicht ausheilbaren Pseudarthrosen, infizierten Knochendefekten und diabetischer Gangrän Anwendung findet.

Bevor die **prothetische Versorgung** erfolgen kann, müssen bestimmte Voraussetzungen erfüllt sein. Der Amputationsstumpf muß schmerzfrei, ausreichend durchblutet, frei beweglich, konisch geformt und trag- sowie belastungsfähig (d. h. prothesengerecht) sein. Sorgfältig ist bei Amputationen an der unteren Extremität auf die Vermeidung von Beugekontrakturen im Hüftgelenk (kein Kissen unter den Oberschenkelstumpf legen!) und im Kniegelenk (Unterschenkelstumpf muß stets gestreckt gehalten werden) zu achten. Wenn erst eine Beugekontraktur der Stumpfgelenke eingetreten ist, bereitet deren Behebung ungleich größere Mühe als deren Prophylaxe! Durch gezielte Wickelbehandlung und intensives Stumpftraining wird im Durchschnitt nach 4 bis 6 Wochen Prothesenfähigkeit erlangt. Eine frühe prothetische Versorgung ist stets anzustreben. So kann bereits nach Abschluß der Wundheilung ein Gipsköcher angelegt werden.

Die *prothetische Sofortversorgung Beinamputierter* gewinnt zunehmend Verbreitung. Das Verfahren ermöglicht sofort nach der Amputation die Mobilisation des Patienten. Zunächst wird eine Behelfsprothese benutzt (Eingipsen des Amputationsstumpfes unmittelbar postoperativ). Nach mehrwöchiger Gangschulung wird die definitive Prothese gefertigt. Das Vorgehen erfordert sorgfältige Überwachung des frischen Amputationsstumpfes, große Erfahrung und genaue Beherrschung der Technik.

24.5.6.1.4. Stumpfkrankheiten

Treten nach prothetischer Versorgung Stumpfprobleme auf, müssen zunächst Fehler im Aufbau der Prothese ausgeschlossen werden. Hierzu ist eine enge Zusammenarbeit mit dem Orthopädietechniker erforderlich.

Beobachtet werden weiterhin *entzündliche Hautreaktionen* wie Erysipel, nässende Ekzeme und Mykosen.

Allergische Reaktionen können gegenüber dem verwandten Prothesenmaterial auftreten. Auf eine sorgfältige Stumpfhygiene durch den Patienten ist besonders zu achten.

Entzündliche Stumpfkomplikationen wie osteitische Fisteln und Weichteilinfekte machen operative Korrekturen erforderlich.

Stumpfbeschwerden werden aber auch durch *Stumpfneurome, arterielle Durchblutungsstörungen, Stumpfödem* sowie *Sudeck-ähnliche Dystrophien* verursacht.

Unter dem Begriff *Stumpfhyperpathie* werden unterschiedliche Krankheitsbilder zusammengefaßt (Durchblutungsstörungen, Neuromschmerzen, Phantombeschwerden). Ihre Abklärung bereitet oft erhebliche differentialdiagnostische Schwierigkeiten, ist aber für eine erfolgreiche Therapie unerläßlich.

24.5.6.2. Prothetische Versorgung

Bei jeder prothetischen Versorgung ist der Patient von Anfang an so zu führen, daß die Amputation nicht das Ende, sondern der Anfang der Rehabilitation ist. Das Behandlungsziel besteht in der Wiedererlangung der Gliedmaßenfunktion (obere Extremität – Greifen, untere Extremität – Gehen und Stehen) sowie einem ausreichenden kosmetischen Resultat.

24.5.6.2.1. Armprothesen

An der oberen Extremität kommen 2 Prothesenarten zur Anwendung.

.1. Passive Armprothesen

Der sogenannte Schmuckarm dient vor allem einem kosmetischen Effekt und ist funktionell nicht einsetzbar. Dagegen können Arbeitsarme mit verschiedenen Ansatzteilen (Haken, Ringe) versehen werden, so daß sie besonders für Schwerarbeit geeignet sind.

.2. Aktive Armprothesen

Diese Armprothesen gehören heute zur Standardversorgung von Armamputierten. Sie erlauben feinere Arbeiten, sind jedoch für Schwerarbeit ungeeignet. Greifarme sind als technische Arme anzusehen, die durch Körperbewegungen (Einsatz der Schultermuskulatur) oder Kontraktion einzelner Muskelgruppen betätigt werden. Dazu sind Unterarmstümpfe am besten geeignet.

Fremdenergieprothesen werden mit Servomotor elektrisch oder pneumatisch angetrieben und durch Muskelanspannung gesteuert. Trotz des hohen technischen Niveaus dieser Apparate erfolgt ihr Einsatz im Alltag meist nur additiv.

24.5.6.2.2. Beinprothesen

.1. Oberschenkelamputation

Der Stumpf sollte ca. 15 cm oberhalb der Femurkondylen enden. Dies erlaubt eine gute Führung des Stumpfes und bietet ausreichend Halt für den Einbau eines Kniegelenkes in das Kunstbein. Längere Stümpfe sind kolbig verdickt und oft schlechter durchblutet. Oberschenkelkurzstümpfe, die gerade noch den Trochanter minor umschließen, sind ebenfalls ungünstig (Neigung zur Kontraktur, schwierige Fixation im Prothesenschaft). Die Versorgung kann durch *Kipp-Schaftprothese* erfolgen (Stumpf wird gesondert gefaßt, Gelenkverbindung zwischen Stumpftrichter und eingebauter Prothese). Bei sehr kurzen Stümpfen ist ein Beckenkorb zur Führung erforderlich.

Je nach Prothesenform wird die Körperlast vom Stumpf, vom Prothesenschaft oder vom oberen Schaftrand aufgenommen. Bei älteren Prothesenmodellen ist der Stumpf nur im oberen Teil sicher umfaßt, das Körpergewicht ruht vor allem auf dem Tuber ischiadicum (Tubersitz). Zum sicheren Halt ist ein Schultergürtel erforderlich. Bei *Haftprothesen mit Kontaktschaft* (soft socket) liegt das Stumpfende nicht auf. Ein Vakuum (eingebautes Ventil) sorgt für festen Sitz, so daß eine Aufhängung nicht benötigt wird. Durch den Sog am Stumpfende treten nicht selten Hautreizungen und Ödeme auf. Als günstigste Lösung sind *Totalkontaktschaftprothesen* anzusehen. Der Stumpf trägt die Körperlast, während das Sitzbein entlastet wird.

.2. Kniegelenksexartikulation

Die Femurkondylen können als Stützpunkte erhalten werden, so daß ein belastbares Stumpfende resultiert. Diese Amputationsform wird in letzter Zeit bei arterieller Verschlußkrankheit bevorzugt. Die prothetische Versorgung ist erst möglich, seit das mechanische Kniegelenk so klein gebaut werden kann, daß es neben den Femurkondylen im Prothesenschaft untergebracht wurde.

.3. Unterschenkelamputation

Die günstigste Stumpflänge beträgt 15 cm. Kürzere Stümpfe sind schwierig zu versorgen, bei längeren Stümpfen bestehen häufig trophische Störungen. Im günstigsten Falle ist die Benutzung einer Unterschenkelprothese ohne Oberschenkelteil möglich. Die Abstützung des Prothesenschaftes kann beidseits der Tuberositas tibiae am Tibiakopf sowie am Lig. patellae erfolgen (PTB-Prothese, *patella tendon bearing*). Bei der *KBM-Prothese* (Kondylen-Bettung Münster) erfolgt eine Aufhängung an den Femurkondylen durch seitliche Schaftverlängerung. Bestehen dagegen ungünstige Stumpfverhältnisse, muß eine Oberschenkelhülse mit Kniegelenk gefertigt werden.

.4. Rückfußamputation

Der Stumpf ist durch die derbe Haut der Ferse voll belastbar. Das Abkippen des Fersenbeines

.5. Vorfußamputation

Der Fuß bleibt dann im Gleichgewicht, wenn die Sehnenansätze der Peronäus- und Tibialissehnen erhalten sind. Eine Vorfußpelotte verhindert das Rutschen des Fußes im Schuh.

.6. Zehenamputation

Bei fehlender Großzehe ist das Abstoßen des Fußes vom Boden beim Gehen gestört. Verluste der Zehen II und III führen leicht zum Hallux valgus. Wenig störend ist dagegen die Amputation der Zehen IV und V. Eine Versorgung durch Zehenprothese im Schuh ist möglich.

24.5.6.3. Orthesen

Orthesen sind orthopädische Apparate, die der Stabilisierung, Entlastung, Immobilisierung sowie dem Ausgleich von Achsenfehlern und Asymmetrien dienen. Mit ihrer Hilfe ist unter bestimmten Voraussetzungen ein gewisses Maß an passiver oder sogar aktiver Beweglichkeit in einer gelähmten Gliedmaße möglich. Der orthopädische Apparat kann nach Maß mit Hilfe einer Schablone oder nach Gipsmodell gefertigt werden. Ihr Anwendungsbereich ist außerordentlich vielfältig. Bei der Planung und Fertigung ist eine enge Zusammenarbeit mit dem Orthopädietechniker sinnvoll.

Als **Orthesen für den Rumpf** stehen *Liegeschalen,* verschiedene *Korsettformen* und *Bandagen* zur Verfügung. Das starr gearbeitete Korsett hat die Aufgabe, die Rumpfbeweglichkeit zu verhindern, während das leicht und elastisch gefertigte Mieder mehr eine Stützfunktion hat, ohne dabei eine völlige Ruhigstellung zu bewirken. Die Abstützung erfolgt am Beckenkamm bzw. Brustkorb. Kommen größere Kräfte zur Anwendung, ist die Krafteinwirkung direkt an der Schädelkalotte möglich (z. B. Halo-Traktion bei Verletzungen der Halswirbelsäule). An der unteren Extremität werden Schienen zur Vermeidung von Spitzfußdeformitäten, Peronäusschienen (Fibularislähmung) und Nachtschienen bei Kindern zur Korrektur leichter O- und X-Beinfehlstellung verwandt.

Durch **Entlastungsapparate** werden bestimmte Gliedmaßenabschnitte von der statischen und dynamischen Belastung ausgeschlossen. Das Körpergewicht wird vom Apparat getragen. Der *Thomas-Bügel* (Abstützung am Tuber) entlastet das gesamte Bein einschließlich Hüftgelenk. Ein Steigbügel stellt den Kontakt mit dem Boden her. Der Schuh ist völlig entlastet und wird durch einen leichten Federdruck in Mittelstellung gehalten. Bodenkontakt des Fußes wird so vermieden und völlige Entlastung erreicht. Zum Beinlängenausgleich ist eine Schuherhöhung auf der Gegenseite erforderlich. Der *Allgöwer-Gehapparat* wird bevorzugt zur temporären Entlastung nach Osteosynthesen am distalen Unterschenkel oder oberen Sprunggelenk verwandt. Der Aufsitz erfolgt wie bei der PTB-Unterschenkelprothese am Tibiakopf sowie der Patellarsehne. Zur Vermeidung von Zirkulationsstörungen ist für diese Gehapparate eine konsequente Kompressionsstrumpfbehandlung unerläßlich.

Gehapparate kommen hauptsächlich bei schlaffer Lähmung der unteren Extremität zur Anwendung.

Bandagen werden zur passiven Stabilisierung für insuffiziente Gelenkbänder oder zur Nachbehandlung von Bandoperationen nach Wiedererlangung der Sportfähigkeit verordnet. So dient z. B. die *Lenox-Hill-Derotationsstütze* in der Spätphase der Rehabilitation von Kniebandverletzungen der Sicherung des Gelenkes vor schädlichen Drehbewegungen.

An der oberen Extremität werden Orthesen mit statischer und dynamischer Funktion vor allem **im Handbereich** verwandt. Mit *einfachen Schienen* wird die funktionell günstigste Stellung des Handgelenkes oder der Finger gewährleistet. Durch die *Radialisschiene* (Behandlung der Fallhand bei Radialisparese) ist das Handgelenk in Streckstellung fixiert, während der Daumen durch elastischen Zug abgespreizt wird. So wird erreicht, daß die Finger zum Greifen genügend weit geöffnet sind. Durch die *Ulnarisschiene* werden die Grundgelenke der Langfinger in Beugestellung gebracht (Verhütung der Krallenhand), damit in dieser Position die aktive Fingerstreckung in den Grundgelenken durch die langen Extensoren erfolgen kann. Die *Opponensschiene* wird bei Opponenslähmung eingesetzt. Der Daumen kommt in Abspreizposition, so daß die Adduktionskontraktur des Daumens vermieden werden kann. *Dynamische Handschienen* werden in der Nachbehandlungsphase von Handverletzungen vor allem zur Redression nach Beuge- oder Strecksehnenoperationen verordnet.

24.5.6.4. Orthopädisch-technische Hilfsmittel

24.5.6.4.1. Gehhilfen

Sie stellen die ältesten und verbreitetsten Hilfsmittel in der Orthopädie dar. Durch ihren Einsatz kann einerseits das Körpergleichgewicht gesichert werden, während andererseits Schmerzlinderung durch Muskelentspannung und Entlastung der Gelenke erreicht wird. Bei einseitiger Benutzung einer Unterarmstütze wird die Druckbelastung des Hüftgelenkes um ca. ⅓ reduziert, während die Torsionsbelastung um ⅕ vermindert ist. Der Gebrauch einer Stütze ist mechanisch nur dann sinnvoll, wenn diese auf der kontralateralen (»gesunden«) Seite benutzt wird.

Einige als eher unwichtig angesehene Details bedürfen besonderer Beachtung. So ist die *Höheneinstellung der Handgriffe* korrekt vorzunehmen, da nur dann ein bequemer aufrechter Gang möglich ist. Bei hängendem Arm des Patienten sollte die obere Kante des Handgriffes in Höhe der Handgelenkbeugefalte liegen. Der Unterarmbügel darf nicht höher als 2 Querfinger unterhalb vom Olekranon angreifen. Andernfalls treten leicht Reizungen der Bursa olecrani auf.

Auch bei kompletter Entlastung des Beines sollte der Fuß auf den Boden aufgesetzt und normal abgerollt werden. Dadurch kann ein normaler Gang erreicht werden. Das einmal angeeignete schlechte Gangbild ist nur sehr schwer wieder zu verdrängen! Beim Gehen sollte die Stütze nur in Schrittlänge vorgesetzt werden. Um die Fortbewegung mit Stützen zu erlernen, ist bei den meisten Patienten eine *Gehschulung* erforderlich. Dieser Maßnahme kommt in der Physiotherapie eine große Bedeutung zu.

Es können verschiedene *Gangformen* unterschieden werden. Der »Durchschwinggang« wird überwiegend bei Lähmungen beider Beine (Zustand nach Poliomyelitis, bestimmten Formen der Paraplegie) unter Verwendung entsprechender Orthesen praktiziert. Beide Stöcke werden simultan nach vorn gesetzt, danach erfolgt das Durchschwingen des Körpers zwischen den Stöcken.

Die *völlige Entlastung einer Extremität* wird durch Benutzung von 2 Unterarmstützen erreicht. Beide Stützen werden stets mit dem zu entlastenden Bein aufgesetzt. Bestehen Gleichgewichtsstörungen, vor allem bei älteren Patienten, oder ist eine verminderte Belastbarkeit der Arme (Muskelschwäche, Zustand nach Osteosynthesen am Arm) gegeben, ist die Mobilisierung im Gehwagen oder mit Gehböcken anzustreben.

Beim *4-Punkte-Gang* werden Stützen und Beine gegensinnig eingesetzt. Diese Gangart erlaubt eine Teilbelastung der unteren Extremität (z.B. nach Osteosynthese). Durch Überprüfung auf einer Personenwaage kann die Belastung dosiert und kontrolliert gesteigert werden.

In der überwiegenden Zahl der Fälle werden *Unterarmstützen* verordnet. *Handstöcke* sind eher für ältere Patienten mit leichten Gehbehinderungen empfehlenswert. Während *Achselstützen* in den USA und England noch weit verbreitet sind, finden sie bei uns nur noch selten Anwendung. Bei unvorschriftsmäßiger Benutzung können Druckschäden an Nerven (vor allem N. axillaris) sowie Durchblutungsstörungen auftreten. Die Achselabstützung sollte ca. 2 Querfinger unter der Axilla erfolgen. Die Körperlast wird vor allem von den Händen aufgenommen und getragen. Die Achselstützen finden überwiegend bei älteren Patienten nach Amputationen Anwendung, wenn stärkere Gleichgewichtsprobleme auftreten.

24.5.6.4.2. Selbsthilfen für Behinderte

Es steht heute für Behinderte eine große Palette technischer Hilfsmittel zur Erleichterung des täglichen Lebens, zur Hilfe im Haushalt, im Beruf und für die Freizeit zur Verfügung. Hierzu gehören: Eßhilfen, Ankleidehilfen, Möglichkeiten zur Körperpflege, Greifgeräte, Schreib- und Lesehilfen, Autohilfen, Fahrgeräte und spezielle Transportmittel, spezielle Möbel und ähnliches. Sie dienen dem Behinderten vor allem dazu, sich weniger von der Hilfe anderer abhängig und damit selbständiger zu machen.

24.5.6.5. Physiotherapie

24.5.6.5.1. Krankengymnastik

Das Hauptgewicht der Krankengymnastik liegt auf der aktiven Bewegungstherapie. Diese stellt die Grundlage der Physiotherapie dar. *Die Hauptarbeit leistet der Patient und nicht die Therapeutin.* Das Muskeltraining wird als *isometrische* oder *isotonische Übung* durchgeführt.

Bei isometrischer Muskelanspannung wird kein Bewegungsausschlag erzielt. Das Gelenk ist im Gipsverband oder durch die Hand der Krankengymnastin fixiert. Isotonische Kontraktionen erfolgen gegen gleichbleibenden Widerstand (z.B. ein Gewicht).

Die Übungen dürfen *keinesfalls schmerzhaft* sein (Schmerzgrenze = Übungsgrenze!). Durch passive Maßnahmen wird die entzündliche Gewebereaktion (Erguß, Ödem, Narbenbildung, Einsteifung) verstärkt. Deshalb sind *passive Maßnahmen zu unterlassen*.

Die *passive Bewegungstherapie* ist nur dann indiziert, wenn ein Gelenk nicht aktiv bewegt werden kann (schlaffe Lähmung). Die Maßnahme dient der Prophylaxe von Einsteifung und Kontraktur. Großer Wert ist auf das spezielle Training von Gebrauchsfunktionen für Arm und Bein zu legen. Hierzu gehört die Gangschulung, die Verbesserung der Gebrauchsfähigkeit der Hand einschließlich der Ergotherapie.

Spezielle Formen der Heilgymnastik stellen die *Lockerungsgymnastik* und *Haltungsgymnastik* dar.

> Der Erfolg einer **Physiotherapie** hängt von der Motivation und Mitarbeit des Patienten ab.

Besondere Bedeutung erlangt die Krankengymnastik in der prä- und postoperativen Phase. Sie dient zur *Pneumonieprophylaxe* (Atemtraining, Giebelrohr, Inhalationen) und *Thromboseprophylaxe* (aktive Beinbewegungen, Muskelpumpe, Kompressionsbehandlung durch Wickeln und elastische Strümpfe). Die Immobilisation des Patienten ist auf ein unerläßliches Minimum zu beschränken. Eine *Frühmobilisation* wird in jedem Fall angestrebt. Für die gesamte Nachbehandlung ist die positive Motivation des Patienten durch die Krankengymnastin von größter Wichtigkeit.

24.5.6.5.2. Neurophysiologische Behandlungen

.1. Komplexbewegungen

Ein relativ neues Behandlungsverfahren sind *PNF-Übungen* (*p*roprioceptive *n*euromuscular *f*ascilation) nach KABAT und KNODT. Die Methode hat mittlerweile weite Verbreitung gefunden. Ihre Grundlage stellt die Reizung von Propriorezeptoren dar. Geübt werden jeweils ganze Bewegungsmuster, die davon ausgehen, daß jede Bewegung aus 3 Komponenten (Flexion-Extension, Abduktion-Adduktion, Innenrotation-Außenrotation) besteht. Diese »patterns« werden von distal nach proximal gegen einen manuellen Widerstand geübt, wobei man mit der größtmöglichen Dehnung beginnt und bei größtmöglicher Kontraktion aufhört. Mit der Methode werden Gebrauchsbewegungen der gestörten Einheit von Nerv und Muskel »eingeschliffen«.

Zur *Frühmobilisation nach übungsstabilen Osteosynthesen* und frischen Verletzungen müssen diese Übungen etwas modifiziert werden. Bei dieser sogenannten »chirurgischen Technik« werden Stretch, Widerstand, Rotationsbewegungen und passive Bewegungen vermieden.

.2. Bobath-Methode

Hier handelt es sich um ein spezielles Koordinationstraining für spastisch-gelähmte Kinder. Es wird in den meisten Fällen eine Verbesserung der Muskelkoordination von Haltung und Bewegung erzielt.

24.5.6.5.3. Massage

Massage (Streich-, Bindegewebs- und Muskelmassage) bewirkt eine Durchblutungsförderung im behandelten Bereich.

Die *Indikation* ist bei Muskelverkrampfung und Muskelhärten (Myogelosen) gegeben. Ergänzend wirken Unterwasser-Druckstrahlmassagen.

Kontraindiziert ist diese Behandlung in der postoperativen Phase, bei frischen Muskelverletzungen (Gefahr der Myositis ossificans) sowie bei Hautaffektionen und Thrombophlebitis.

24.5.6.5.4. Physikalische Anwendungen

.1. Kälte

Kälte wirkt bei frischen Verletzungen und akuten Gelenkreizungen analgetisch, antiödematös und antiphlogistisch (Eispackungen, feuchte Umschläge). Besonders bei Gelenkerkrankungen, die mit Reizergüssen einhergehen, wird die Kryotherapie subjektiv als angenehm empfunden. Die Übungsbehandlung kann wesentlich effektiver gestaltet werden.

.2. Wärme

Durch Wärmeanwendung wird die lokale Durchblutung gesteigert, so daß eher chronische Schmerzzustände günstig beeinflußt werden können. Die Wirkung von Wärme und Kälte ist im feuchten Milieu intensiver als im trockenen. Das Bewegungsbad erlangt in der postoperativen Behandlungsphase besondere Bedeutung. Durch den Auftrieb im Wasser werden vor allem Gehübungen erleichtert. Der Auftrieb gleicht 9/10 des Körpergewichtes aus, so daß auch aktive Bewegungen insuffizienter Muskelgruppen möglich sind.

Kontraindiziert ist das Bewegungsbad bei Herzinsuffizienz. Der vermehrte venöse Rückstrom bewirkt eine zusätzliche Volumenbelastung des Herzens mit der Gefahr des akuten Herzversagens.

.3. Elektrotherapie

Kurzwelle und *Diathermie* induzieren einen Wärmeeffekt. Wurden Metallimplantate eingebracht, darf die Kurzwellenbehandlung wegen ihrer Tiefenwirkung *nicht* vorgenommen werden. Ihre Anwendung erstreckt sich ansonsten auf chronische und degenerativ bedingte Schmerzzustände.

Durch *lokale Elektrostimulation* kann die denervierte Skelettmuskulatur angeregt und die Myodegeneration verzögert werden. Die Stimulation der Muskulatur ist direkt (Elektrode liegt am Muskel) oder indirekt über den Nerven möglich.

Die *transkutane elektrische Nervenstimulation* (TENS) wird neuerdings zur Schmerztherapie eingesetzt.

24.5.6.6. Rehabilitation

Mit der chirurgischen Versorgung im stationären Bereich ist die Fürsorgepflicht des behandelnden Arztes gegenüber dem Kranken oder Unfallverletzten nicht erfüllt. Zahlreiche Erkrankungen und Verletzungen führen zu bleibender Minderung der Leistungsfähigkeit und Lebensqualität. In dieser Phase der Behandlung ist die *Wiedereingliederung* des Patienten in sein normales Leben der alle weiteren Maßnahmen umfassende Begriff für medizinische und nichtmedizinische Hilfe. Darin besteht die eigentliche Aufgabe der Rehabilitation. Sie dient der weitestmöglichen Unterstützung des Patienten in Alltag, Gesellschaft und Arbeitswelt. Als weiterführende Maßnahmen sind zu nennen: Medizinische und technische Hilfen, schulische Unterstützung einschließlich der Berufsförderung (Arbeitsplatzwechsel, Umschulung) sowie soziale Maßnahmen (Kuren, Wohnungsgestaltung, Wohnungsbeschaffung). Um dieses Ziel zu erreichen, ist eine enge Zusammenarbeit verschiedener Berufszweige (Physiotherapeut, Betriebsarzt, Berufsberater, Sozialarbeiter usw.) erforderlich. Zu den ärztlichen Aufgaben gehört es auch, diese Bemühungen in einem Behandlungsplan zu fixieren und die Koordination der erforderlichen Maßnahmen zu gewährleisten.

Literaturauswahl

DEBRUNNER, A. M.: Orthopädie. Huber, Bern, Stuttgart, Toronto 1985.

EXNER, G.: Kleine Orthopädie. Thieme, Stuttgart 1980.

MATZEN, P. F.: Orthopädie für Studierende. Barth, Leipzig 1981.

MATZEN, P. F., H. K. FLEISSNER: Orthopädischer Röntgenatlas. Thieme, Stuttgart, New York 1980.

MORSCHER, E.: Orthopädie. In: M. ALLGÖWER (Hrsg.): Allgemeine und spezielle Chirurgie, 4. Aufl. Springer, Berlin 1982.

WILLERT, H.-G.: Pathogenese und Klinik der spontanen Knochennekrosen. Orthopädie *10*:19 (1981).

WITT, A. N., H. RETTIG, K. F. SCHLEGEL, M. HAKKENBROCH, W. HUPFAUER: Orthopädie in Praxis und Klinik, Band II. Thieme, Stuttgart, New York 1981.

25. Chirurgische Erkrankungen und Notfälle im Kindesalter

25.1. Kinderchirurgie

Von G. H. Willital, K.-H. Dietl, A. Intfeld und K. Schwemmle

Das Kapitel Kinderchirurgie behandelt schwerpunktmäßig die wichtigsten chirurgischen Erkrankungen im Kindesalter.

Die Leitsymptome, die Diagnostik und die Indikation zur Operation sowie das therapeutische Vorgehen werden überblicksmäßig dargestellt. Operationstechnische Verfahren treten in den Hintergrund. Das für die Kinderchirurgie wichtige Kapitel der Manometrie wurde bewußt weggelassen.

25.1.1. Appendizitis im Kindesalter

25.1.1.1. Symptome und Diagnostik

60% aller Appendizitis-Erkrankungen kommen bei Kindern zwischen dem 6. und 12. Lebensjahr vor. Bei jeder akuten Bauchsymptomatik im Kleinkindes- und Schulkindesalter, aber auch im Säuglingsalter muß daher an eine Appendizitis gedacht werden. Durch ein *symptomarmes oder sogar symptomloses Initialstadium* wird im Kindesalter ein rascherer Verlauf und eine frühere Perforation als im Erwachsenenalter vorgetäuscht. Bei zweifelhaften Befunden ist eine wiederholte Untersuchung möglichst durch den gleichen Arzt notwendig.

Die **Diagnose** ist einfach, wenn *charakteristische Symptome* vorliegen: akuter Beginn mit kurzer Anamnese, Übelkeit und Erbrechen als Initialsymptome, Beginn der Bauchschmerzen periumbilikal, umschriebene reflektorische Abwehrspannung durch entzündliche Reizung des parietalen Peritoneums, belegte und trockene Zunge als Zeichen einer fortgeschrittenen Peritonitis. Die Kinder haben oft ein ausgeprägtes Psoaszeichen. Infolge einer reaktiven Irritation des M. psoas liegen die Kinder mit angewinkeltem Oberschenkel auf der rechten Seite. Bei Linksseitenlagerung geben sie Schmerzen an (Sitkowski-Symptom).

Erschwert wird die Diagnose, wenn wegen einer tief im kleinen Becken liegenden Appendix, einer retrozökalen Lokalisation oder bei einer mit einer Netzkappe abgedeckten Appendizitis peritoneale Reizerscheinungen (Druckschmerz, Bauchdeckenspannung, Erbrechen) fehlen. In solchen Fällen hilft oft die *rektal-digitale Untersuchung* weiter, die grundsätzlich nie unterlassen werden darf: Druckempfindlichkeit im Douglasschen Raum, eventuell Vorwölbung infolge eines perityphlitischen Abszesses.

Laboruntersuchungen (Urinbefund und kleines Blutbild) sind wichtig. Sie spielen jedoch für die Operationsindikation eine untergeordnete Rolle. Eine Erythrozyturie schließt eine Appendizitis keinesfalls aus, da bei einer Entzündung im kleinen Becken die Blasenwand mitreagieren kann. Nicht selten fehlt eine Leukozytose, z. B. wegen einer Resistenzschwäche nach vorausgegangenen Virusinfektionen (Masern) oder wegen einer toxischen Wirkung infolge einer Peritonitis. Unmittelbar nach einer Appendixperforation können die Leukozytenwerte bis auf 4000 absinken.

> Das Frühstadium einer **akuten Appendizitis** läuft bei Kindern häufig **symptomarm** ab.
> Die rektal-digitale Untersuchung darf bei Appendizitis-Verdacht **nie** unterlassen werden.
> Stoffwechselerkrankungen können eine Appendizitis vortäuschen.

25.1.1.2. Atypische Appendizitis

Lageanomalien der Appendix sind nicht selten (12,5% bei 4950 Appendektomien) (Abb. *25.1.*-1). Am häufigsten (in 75% aller Lageanomalien) liegt sie retrozökal im rechten Mittelbauch. Sie kann aber auch bis in das rechte Epigastrium verlagert sein.

25.1.1.3. Appendizitis bei Infektionskrankheiten

Entzündungen des Wurmfortsatzes können im Rahmen von Infektionskrankheiten auftreten (Masern, Varizellen, Grippe, Scharlach, Angina) und werden dann leicht übersehen.

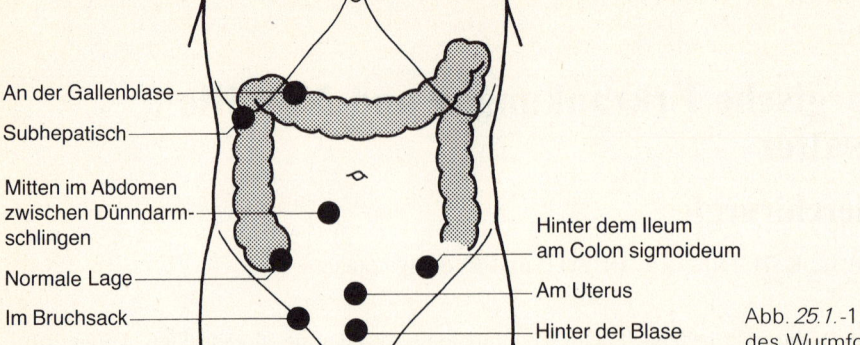

An der Gallenblase
Subhepatisch
Mitten im Abdomen zwischen Dünndarmschlingen
Normale Lage
Im Bruchsack
Hinter dem Ileum am Colon sigmoideum
Am Uterus
Hinter der Blase

Abb. 25.1.-1. Lageanomalien des Wurmfortsatzes.

25.1.1.4. Appendizitis-ähnliche Krankheitsbilder

Eine ganze Reihe von Erkrankungen mit akuter Symptomatik imitieren eine akute Appendizitis (Tab. 25.1.-1). Eine Operationsindikation be-

Tab. 25.1.-1. Krankheiten mit Notfallcharakter, die eine Appendizitis vortäuschen können.

Enterokolitis
Gastroenteritis
Lymphadenitis mesenterialis
Pneumonie oder/und Pleuritis, meist rechts
Bornholmer Erkrankung
Virusmyokarditis
Pyelozystitis
Yersiniose (Pseudotuberkulose)

steht dann nicht. Bei entsprechendem Verdacht ist eine differentialdiagnostische Klärung durch eine Thoraxübersichtsaufnahme, durch ein Differentialblutbild, durch bakteriologische Untersuchungen oder durch ein EKG erforderlich.

Auch *Stoffwechselerkrankungen*, z. B. der Diabetes mellitus, können eine akute abdominelle Symptomatik vortäuschen, die von einer Appendizitis kaum abzugrenzen ist. Bei Kindern mit rezidivierenden Bauchschmerzen und periproktitischen Abszessen bzw. Analfissuren sollte ein M. Crohn durch Endoskopie und Stufenbiopsien ausgeschlossen werden, bevor eine Laparotomie erfolgt.

25.1.1.5. Intraoperative Taktik

Wegen der oft unklaren Lokalisation der Appendix empfiehlt sich ein *Pararektalschnitt*, der nach proximal oder distal erweitert werden kann. Bei unauffälliger Appendix sollte das terminale Ileum in einer Ausdehnung von etwa 80 cm revi-

diert werden, um ein Meckelsches Divertikel erkennen und mit einer sparsamen Dünndarmresektion entfernen zu können. Im Rahmen assoziierter Fehlbildungen mit einer zusätzlichen Taenie kann ein zweiter Wurmfortsatz vorkommen. Bei Verdacht auf eine *Pseudotuberkulose* sollten mindestens zwei Lymphknoten für die bakteriologische und histologische Untersuchung entfernt werden. Außerdem ist die *serologische Untersuchung* auf eine Yersiniose notwendig.

25.1.2. Besonderheiten des Ileus

25.1.2.1. Ursachen

Die Ileus-Ursachen sind in den unterschiedlichen Altersstufen verschieden (Tab. 25.1.-2).

Tab. 25.1.-2. Prädilektionsalter bestimmter Ileusformen. ACE: Acetylcholinesterase.

Neugeborenenalter:
  Gastrointestinale Atresien
  Passagehindernis im Duodenum
  Mekoniumileus
  Aganglionose (M. Hirschsprung)
  Funktionelles Passagehindernis
  (ACE-Steigerung)

Säuglingsalter:
  Invagination
  Volvulus

Kleinkind- und Schulalter:
  Strangulationsileus (Bridenileus)
  Paralytischer Ileus (Peritonitis)

Im *Neugeborenenalter* werden angeborene Störungen, vor allem Atresien und Mekoniumileus manifest. In der Ursachenskala des *Säuglingsalters* stehen Invagination und Volvulus oben an.

Bei *Klein- und Schulkindern* gleichen sich die Ursachen denen des Erwachsenen an, wenn man von tumorbedingten Obstruktionen absieht. In allen Fällen muß die Leistengegend sorgfältig inspiziert werden, um eingeklemmte Leistenbrüche erkennen zu können. Im Neugeborenenalter inkarzerieren etwa 7% der Leistenhernien, zwischen dem 1. und 3. Lebensmonat immer noch 2,2%.

25.1.2.2. Diagnose

Die *Leitsymptome* des Ileus sind Erbrechen, sowie Stuhl- und Windverhaltung mit geblähtem, vorgewölbtem Abdomen. Bei der Auskultation hört man bei einem mechanischen Hindernis klingende und spritzende Darmgeräusche. Sie fehlen beim paralytischen Ileus.

In der *Röntgenübersichtsaufnahme* des Abdomens im Hängen oder im Stehen bzw. in linker Seitenlage sieht man die typischen Spiegel, deren Anzahl von der Lokalisation der Ileusursache abhängt. Bei einem hohen Hindernis stellen sich nur wenige, manchmal lediglich ein Spiegel dar. Für die Duodenalatresie ist das *Zweiblasenphänomen* typisch.

Vom *Schock mit Exsikkose* der Haut werden die kleinen Patienten frühzeitiger als Erwachsene bedroht.

25.1.2.3. Mekoniumileus

Er entwickelt sich bei 6% der Kinder mit **Mukoviszidose.** Deren Häufigkeit beträgt 1:2000. Durch eingedicktes Mekonium kommt es zu einer Obstruktion der unteren Ileumschlingen. Die Neugeborenen setzen kein Mekonium ab. Die Ileussymptomatik beginnt am 3. bis 5. Tag mit Darmsteifungen, geblähtem Epigastrium, palpablen Resistenzen im Unterbauch und massivem Erbrechen. Der Nachweis der Mukoviszidose erfolgt durch den BM-Test zum Nachweis eines erhöhten Albumin-Gehalts im Mekonium.

Ein dem typischen Mekoniumileus ähnliches Krankheitsbild, aber ohne Mukoviszidose wird als **Mekonium-Pfropf-(Plaque-)Syndrom** bezeichnet. Die Ursache ist in einer gestörten Absorption von Proteinen und Kohlehydraten zu suchen.

Das jeweilige Vorgehen richtet sich nach dem intraoperativen Situs:
a) Läßt sich das zähe Mekonium durch multiple intraluminale transmurale Injektionen mit Gastrograin (Mekoniumlyse nach WILLITAL) lösen, so ist keine Darmresektion notwendig.
b) Ist eine intraoperative Mekoniumlyse nicht möglich, so erfolgt eine Darmresektion mit primärer End-zu-Endanastomose.
c) Eine doppelläufige Ileostomie (Chimney-Anastomose) ist dann indiziert, wenn erhebliche Lumendifferenzen am proximalen und distalen Ileumabschnitt bestehen und wenn eine Perforation mit Peritonitis vorliegt.

25.1.2.4. Passagestörungen des Duodenums

Formen: Sie kommen in einer Häufigkeit von 1:4500 vor. Man unterscheidet *komplette Duodenalobstruktionen* (Duodenalatresie, Duodenalmembran) und *partielle Obstruktionen* (Volvulus, Laddsche Bänder, Pancreas anulare, inkomplette Duodenalmembran, präduodenal verlaufende Pfortader und Kombinationsformen, Abb. 25.1.-2).

Pathologisch-anatomischer Befund:							
Bezeichnung:	Volvulus	Laddsche Bänder	Pancreas anulare	Septum	Atresie	Inkomplettes Septum	Pancreas anulare und Septum
	Extraluminale Einengung			Intraluminale Passagestörung			
Therapie:	Devolvierung	Durchtrennen der Laddschen Bänder	Duodeno-Duodenostomie oder Duodeno-Jejunostomie				

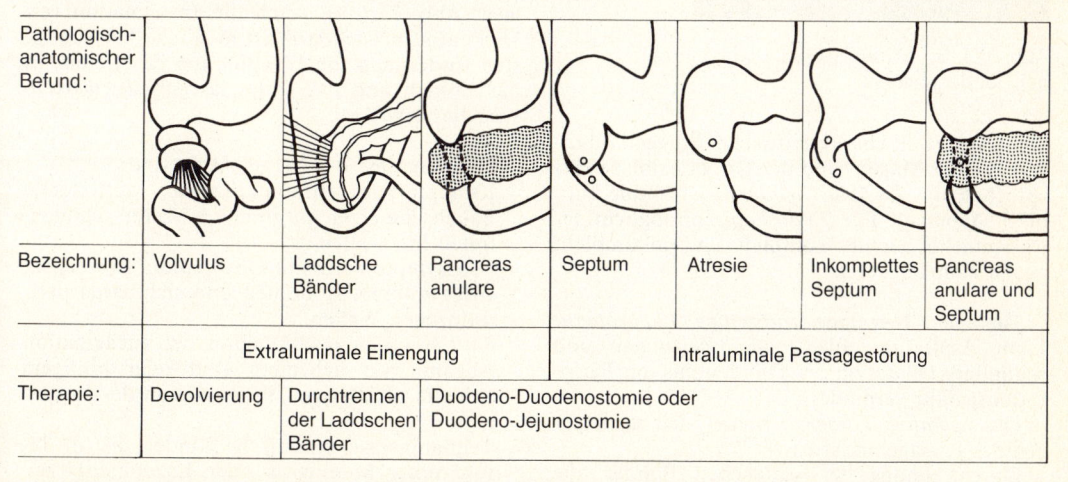

Abb. 25.1.-2. Ursachen und Therapie der Passagestörungen im Duodenum bei Neugeborenen.

Die **Symptomatik** ist gekennzeichnet durch unmittelbar postpartal auftretendes Erbrechen mit Wasser- und Elektrolytverlusten und durch ein im Bereich des Epigastriums deutlich vorgewölbtes Abdomen. Mit der *Ultraschalluntersuchung* lassen sich die Überdehnung des Magens sowie eine prästenotische Erweiterung des Duodenums nachweisen. Besonders typisch ist die *Abdomenübersichtsaufnahme* im Hängen (Abb. *25.1.*-3).

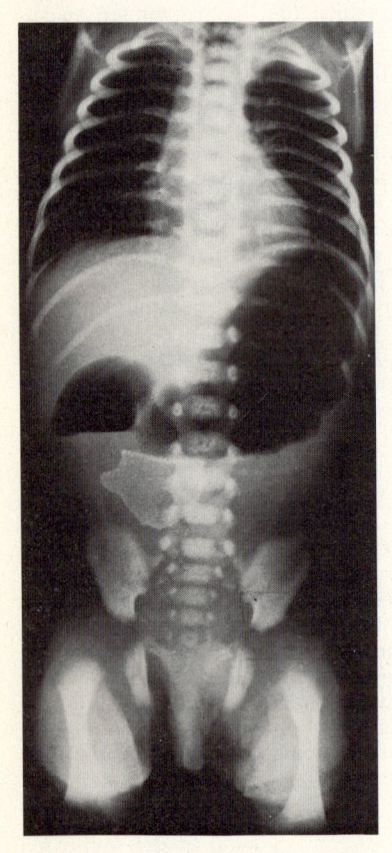

Abb. *25.1.*-3. »Double-bubble«-Phänomen bei Duodenalatresie.

Sie zeigt zwei charakteristische Spiegelbildungen, die der Magen- und der Duodenalblase entsprechen, das *Zweiblasenphänomen* (double-bubble-Phänomen). Die *Endoskopie* ermöglicht intraluminelle Septen, komplett und inkomplett, genau zu lokalisieren.

Therapie: Nur eine *frühzeitige Laparotomie* kann Aspiration, Elektrolytentgleisungen und sekundäre Dilatation des Duodenums mit Perforationsgefahr verhindern.

Das **operative Vorgehen** richtet sich nach der Art des Passagehindernisses:
- Durchtrennung der Laddschen Bänder, die vom Colon ascendens bzw. vom Zökum über das Duodenum zur lateralen Bauchwand hin ziehen.
- Beim Pancreas anulare Mobilisierung des Duodenums (sogenanntes Kochersches Manöver) und Anastomose zwischen dem prä- und poststenotischen Anteil des Duodenums (Duodenoduodenostomie) oder Y-förmige Duodeno-Jejunostomie mit dem erweiterten Zwölffingerdarm. Eine Resektion des Pankreasringes führt nicht zur erhofften Erweiterung des Duodenums.
- Duodeno-Duodenostomie oder Duodenojejunostomie zur Umgehung einer Duodenalatresie.
- Bei Duodenalmembranen ist die Diagnose schwierig. Manchmal erkennt man in Höhe des Ansatzes des Diaphragmas äußerlich eine feine zirkuläre Einziehung der Duodenalwand. Die intraoperative Endoskopie ist eine wichtige Hilfe für die Identifizierung der Duodenalmembranen. Die Vatersche Papille kann oberhalb oder unterhalb gelegen sein. Inkomplette Membranen können über eine Duodenotomie exzidiert werden. In allen anderen Fällen ist eine Duodeno-Duodenostomie indiziert.

25.1.2.5. Invagination

Prädilektionsalter ist das Säuglings- und Kleinkindesalter, wobei Knaben häufiger betroffen sind als Mädchen (3:1). Es kommt zu einer Einstülpung von Darmabschnitten in axialer Richtung mit komplettem oder unvollständigem Passagehindernis. Die Invaginationen können sich spontan lösen. Wenn sie persistieren, stellen sie die Indikation für eine notfallmäßige Laparotomie dar.

Man unterscheidet im wesentlichen drei **Formen** (Abb. *25.1.*-4). Auch die Invagination von Dickdarm in Dickdarm ist möglich. Am häufigsten findet man die Invagination des Ileums in das Zökum und das Colon ascendens *(ileokolische Invagination)*.

Leitsymptome der Invagination sind:
- Krampfartige intermittierend auftretende Bauchschmerzen mit immer kürzeren schmerzfreien Intervallen,
- Ileussymptomatik mit Obstipation, Erbrechen, vorgewölbtem Abdomen und sichtbaren peristaltischen Wellen,
- 8–12 Stunden nach Beginn der Invagination Abgang von hellrotem Blut oder blutigem Schleim als blutige Transsudation des Invaginats,
- Teilnahmslose, apathische Kinder, die oft das Bild einer Meningitis oder Enzephalitis zeigen.

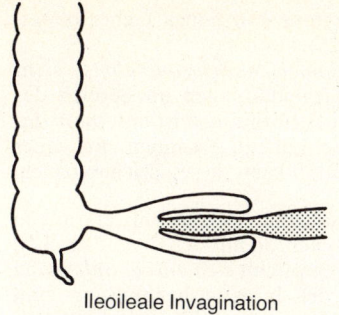

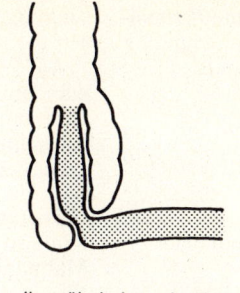

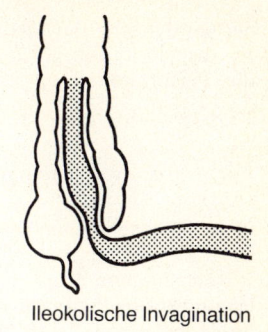

Ileoileale Invagination   Ileozökale Invagination   Ileokolische Invagination

Abb. 25.1.-4. Typen der Invagination.

Die **Diagnose** ist bei typischem klinischen Verlauf einfach und durch die *Trias:* Ileus, tastbare walzenförmige Resistenz im rechten Mittelbauch und Nachweis von Blut oder blutigem Schleim bei der rektalen digitalen Untersuchung als Spätsymptom charakterisiert. Zum Nachweis des Invaginationstumors hat sich die *Ultrasonographie* bewährt.

Letzte Sicherheit gibt die *Röntgenkontrast-Darstellung* des Dickdarms. Dabei sieht man meist einen konvexen Kontrastmittelstopp im rechten Kolon oder im terminalen Ileum.

Bei einer intermittierend auftretenden Obstruktion, vor allem bei Säuglingen und Kleinkindern, muß man durch eine rektale Doppelsaug-Biopsie eine *Aganglionose* ausschließen.

Therapie: Innerhalb von 24 Stunden seit Beginn der klinischen Symptomatik ist ein *Repositionsversuch mit dem Kontrasteinlauf* (nicht mit Barium!) erlaubt. Innerhalb dieses Zeitlimits führt die hydrostatische Reposition des Invaginats in 70% der Fälle zum Erfolg. In 10% kommt es nach Kontrastmittelreposition zu Rezidiven. Die Letalität liegt bei 1% (unvollständige Reposition, Fehlbeurteilung einer Invagination, Perforationen). Keinesfalls darf die *Frühoperation* durch wiederholte Versuche, das Invaginat mit Einläufen zu reponieren, verzögert werden. Durch die Ischämie und das Ödem der Darmwand und des Mesenteriums kommt es zur Irreponibilität und zu irreversiblen Darmschädigungen. In diesen Fällen ist eine Resektion notwendig. Bei der operativen Reposition darf man nicht am invaginierten Darm ziehen, sondern man muß versuchen, das Invaginat von der aboralen Seite her mit Daumen und Zeigefinger nach oral wegzudrücken.

Bei **Ileus-Verdacht** darf bei der klinischen Untersuchung die Leistengegend (inkarzerierte Hernie!) nicht vergessen werden.

Prädilektionsalter einer Invagination ist das Säuglings- und Kleinkindesalter.

25.1.2.6. Bridenileus

Verwachsungsstränge mit Kompression des Darmrohres und des Mesenteriums mit sekundären Durchblutungsstörungen sind *eine der häufigsten Ursachen des mechanischen Ileus.* Nach vorangegangener Laparotomie kommt diese Form des mechanischen Ileus in ca. 1,6% vor. Außerdem können sie von einem Meckelschen Divertikel ausgehen oder nach entzündlichen Erkrankungen des Bauchfells mit Verwachsungen zwischen Darm, Netz und parietalem Peritoneum auftreten. Der Bridenileus tritt nach Peritonitiden 7mal häufiger auf als nach sonstigen Laparotomien.

Die intraoperative, intraabdominelle Instillation von Streptokinase + Streptodornase (Varidase) zur Aktivierung der körpereigenen Fibrinolyse als Adhäsionsprophylaxe (WILLITAL) hat bei Kindern mit Peritonitiden eine therapeutische Wirkung gezeigt.

25.1.2.7. Paralytischer Ileus

Die Darmlähmung entwickelt sich fast immer als *Symptom einer anderen Krankheit.* Wichtigstes Therapieziel muß daher sein, die zugrundeliegende Erkrankung zu beseitigen. Dabei kommen eine ganze Reihe nicht entzündlicher Ursachen oder Infektionen außerhalb der Bauchhöhle infrage (Tab. 25.1.-3). Am häufigsten wird

Tab. 25.1.-3. Darmparalyse ohne entzündliche Ursachen.

Hodentorsion
Ureterkolik
Intraabdominelle Blutung
Bronchopneumonie
Kaliummangel
Spinalparalyse (Heine-Medinsche Erkrankung, Querschnittslähmung)
Medikamentenüberdosierung
Zytostatikatherapie

der paralytische Ileus jedoch durch eine *Peritonitis* ausgelöst (Tab. *25.1.*-4), wobei zahlenmäßig die Perforationen an der Spitze stehen (Tab. *25.1.*-5).

Tab. *25.1.*-4. Paralytischer Ileus infolge Peritonitis.

Perforationsperitonitis (häufig)
Durchwanderungsperitonitis (Spätstadium eines mechanischen Ileus)
Pneumokokkenperitonitis
Streptokokkenperitonitis (als Komplikation bei Erysipel, Scharlach, Tonsillitis)
Pelveoperitonitis infolge gonorrhoischer Vulvovaginitis (selten)

Tab. *25.1.*-5. Ursachen einer intestinalen Perforation im Neugeborenen- und Kindesalter.

Entzündungen (Appendizitis, Enterokolitis, Meckelsches Divertikel, Gastroduodenalulkus)
Darmwandschädigung infolge extremer Dilatation (Mekoniumileus, Aganglionose, Atresien)
Durchblutungsstörungen (ischämische Enterokolitis, protrahierter Volvulus, Invagination)
Stumpfe Bauchtraumen
Iatrogene Ursachen (instrumentelle Untersuchungen, zytostatische Therapie)

Leitsymptome sind Schock, lokalisierte oder diffuse Bauchschmerzen, sowie eine Abwehrspannung der Bauchdecken, die aber bei Neugeborenen und Säuglingen fehlen kann. Als Zeichen des Ileus registriert man Erbrechen, Stuhl- und Windverhaltung und vorgewölbtes Abdomen. Ohne Therapie kommt es zur ausgeprägten Exsikkose, zu Elektrolytverschiebungen und zu den Zeichen einer beginnenden Sepsis mit Hämoglobinabfall, Abfall der Thrombozyten und hohem Fieber. Vorübergehend kann es scheinbar zu einer Besserung des klinischen Bildes kommen, wenn eine Perforationsstelle durch Netzanteile oder Darmschlingen abgedeckt wird.

Diagnostik: Die *Anamnese* der Kinder muß immer zusammen mit der Mutter erhoben werden. Die Untersuchung darf sich nicht auf das Abdomen beschränken, sondern sie muß auch alle anderen Regionen des kleinen Patienten erfassen.

Die typischen *peritonealen Zeichen:* Abwehrspannung der Bauchdecken, Druck- und Klopfschmerz sowie Entlastungsschmerz sind bei älteren Kindern ziemlich eindeutig festzustellen.

Bei der *Auskultation* hört man keine oder deutlich verminderte Darmgeräusche. Die Kinder fallen durch eine Facies abdominalis auf: Die Zunge ist belegt und trocken. Stark erhöhte Blutsenkung, Leukozytose und hohes Fieber beweisen die schwere Infektion.

Auf der *Abdomenübersichtsaufnahme* sieht man multiple Spiegelbildungen im Bereich des Dünndarmes. Bei Perforationen ist unterhalb des Zwerchfelles freie Luft zu erkennen. Bei einer gedeckten Perforation kann dieses Zeichen fehlen.

Therapie: Sie beginnt bei den schwerkranken Kindern bereits synchron mit den diagnostischen Maßnahmen. Es empfiehlt sich ein *zentralvenöser Zugang*, da er die Infusionsbehandlung zum Ausgleich des Wasser- und Elektrolytverlustes erlaubt und der zentrale Venendruck fortlaufend gemessen werden kann. Neben der Venenpunktion ist das *Legen eines Magenschlauches* die wichtigste Sofortmaßnahme. Er reduziert die Aspirationsgefahr. Außerdem kann die Darstellung freier Luft im Abdomen nach einer Insufflation von 10 bis 300 ml Luft über die Sonde erleichtert werden. Gegebenenfalls sollte Humanalbumin gegeben und eine Antibiotikatherapie, sowie eine Immunglobulinapplikation eingeleitet werden. Keinesfalls darf der fast immer erforderliche kinderchirurgische Eingriff zur Beseitigung der Peritonitisursache durch diagnostische und allgemeine therapeutische Maßnahmen verzögert werden.

Im *oberen Intestinaltrakt* ist die *intraoperative Endoskopie* zur Lokalisation einer Perforation hilfreich.

Am *Dünndarm* ist die sparsame *Resektion* des geschädigten oder perforierten Darmabschnittes mit End-zu-End-Anastomose der einfachen Übernähung vorzuziehen.

Bei *singulären Dickdarmperforationen* erfolgt eine Übernähung.

Bei *multiplen Dickdarmperforationen* sollte ein *Anus praeter* an der proximalen Perforationsstelle durchgeführt werden und die restlichen Perforationsstellen werden übernäht.

Rektale Doppelsaugbiopsien mit dem WILLITALschen Doppelsaugbiopsieinstrument zum Nachweis oder Ausschluß einer Aganglionose sollten für die histochemische Untersuchung auf ACE entnommen werden. Bei Zeichen einer diffusen Peritonitis (Beläge am Darm, eitriges Exsudat, gerötetes parietales Peritoneum, Douglas- und Schlingenabszesse) ist es zweckmäßig, das Abdomen zu spülen, Fibrin und nekrotisches Material abzusaugen und Drainagen subphrenisch sowie in den Douglasschen Raum einzulegen. Um die körpereigene Fibrinolyse zu intensivieren und damit die postoperativen Verwachsungen zu reduzieren, empfiehlt es sich, ein bis drei Ampullen Varidase in die Bauchhöhle zu instillieren (intraoperative Adhäsionsprophylaxe).

Die *Operationsletalität* ist mit etwa 10% hoch. Bei 3,5% aller Patienten entwickelt sich später ein Bridenileus.

25.1.3. Hypertrophische Pylorusstenose (Pylorusspasmus)

Definition und Häufigkeit: Die hypertrophische Pylorusstenose entsteht infolge einer ausgeprägten Verdickung der Pylorusmuskulatur, die den Pyloruskanal einengt und die Entleerung des Magens erheblich behindert. Die Häufigkeit liegt bei 2-3:1000, wobei Jungen fünfmal häufiger betroffen sind als Mädchen. Eine familiäre Häufung wurde in etwa 4% der Fälle festgestellt.

Pathologische Anatomie: Obwohl sich die Symptomatik erst einige Wochen nach der Geburt entwickelt, besteht die Hypertrophie der Pylorusmuskulatur bereits bei der Geburt. Die Ursache ist unbekannt. Möglicherweise spielt eine Dysfunktion des vegetativen Nervensystems eine Rolle (Fehlen eines Teils intramuraler Ganglienzellen). Die Muskelhypertrophie äußert sich als walzenförmige, 1,5 bis 2,5 cm lange, derbe Resistenz, die allmählich in die normale Magenwand, am anderen Ende jedoch ziemlich abrupt in das Duodenum übergeht. Die Muskulatur ist auf 5 mm und mehr verdickt. Überwiegend ist die Ringmuskulatur betroffen.

Symptomatik: Die ersten Symptome im Sinne eines »Magenileus« treten 2 bis 4 Wochen nach der Geburt auf, wenn es infolge eines zusätzlichen Schleimhautödems zum fast kompletten Verschluß des Pylorus kommt. Die Kinder beginnen zunehmend schwallartig, manchmal explosionsartig unmittelbar nach dem Trinken zu erbrechen. Das Erbrochene ist niemals gallig verfärbt. Ohne Therapie nehmen die kleinen Patienten rasch an Gewicht ab. Hautturgor und Fettpolster gehen zurück. Dadurch treten die Hautfalten deutlicher hervor, unter anderem auch auf der Stirn. Es entsteht ein eigenartig mißmutiger Gesichtsausdruck. Neben der Dehydratation entwickelt sich eine Hypokaliämie mit hypochlorämischer Alkalose. Manchmal sieht man die gesteigerte Magenperistaltik im Oberbauch.

Diagnose: Schwallartiges, explosionsartiges Erbrechen und tastbarer Pylorustumor.
Ultrasonographisch kann man die hypertrophe Pylorusmuskulatur nachweisen.
Röntgenuntersuchungen sind nur noch bei unklarer Diagnose sinnvoll. Auf der Abdomenübersichtsaufnahme sieht man den erweiterten, mit Sekret und Luft angefüllten Magen. In der Kontrastuntersuchung mit Bariumbrei stellt sich eine langstreckige Ausgangsstenose des Magens mit fadenförmigem Kontrastmittelstreifen dar.
Differentialdiagnostisch sind vor allem die präpapilläre Duodenalatresie und eine Hiatushernie abzugrenzen. Bei beiden Krankheiten beginnt das Erbrechen früher, schon in den ersten Lebenstagen. Eine Hiatushernie liegt nahe, wenn im Erbrochenen Blut nachgewiesen wird. Die Kombination von hypertrophischer Pylorusstenose und Hiatushernie bezeichnet man als *Roviralta-Syndrom*.

Therapie: Zunächst ist ein *konservativer Therapieversuch* angezeigt: Verteilung der Nahrung auf 12 Mahlzeiten, Spasmolytika. Falls das Erbrechen dennoch nicht aufhört, muß nach Ausgleich des Wasser- und Elektrolythaushaltes chirurgisch interveniert werden.

Mit einer *Pyloromyotomie nach WEBER-RAMSTEDT* wird die hypertrophe Muskulatur nach Längsinzision der Serosa mittels stumpfer Spreizung »bis auf die letzte Faser« durchtrennt, ohne die Schleimhaut zu verletzen. Die Gefahr einer Schleimhautläsion droht vor allem am aboralen Ende, an dem die verdickte Muskulatur abrupt in die normal dicke Duodenalwand übergeht.
Als Zugang für die Pyloromyotomie wählt man eine kleine quere Inzision im rechten Oberbauch. Komplikationen (Perforation des Duodenums, Blutung) sind bei diesem Eingriff selten (0,7%). Läsionen der Duodenalschleimhaut werden mit dünnen Nähten verschlossen.

Die *Operationsletalität* liegt weit unter 1%. Rezidive kommen fast nie vor.

25.1.4. Gastrointestinale Atresien

25.1.4.1. Pathogenese

Für die Entstehung der *Ösophagusatresie* gibt es zahlreiche Theorien. Nach Untersuchungen von PULITZER und PORTELE handelt es sich um eine unvollkommene Septierung des Vorderdarms in Trachea und Ösophagus während der 3. bis 4. Embryonalwoche. Dies erklärt die inkomplette Trennung von Luftröhre und Speiseröhre, die Fistelverbindung zur Trachea und die Kontinuitätsunterbrechung der Speiseröhre.

Die *Atresien von Duodenum, Dünndarm und Kolon* entstehen wahrscheinlich infolge von lokalen Durchblutungsstörungen mit Nekrose des Darmes. Das zerstörte Gewebe wird während der weiteren Entwicklung resorbiert: es resultiert eine Unterbrechung des Darmrohres.

Rektumatresien entwickeln sich infolge einer unvollkommenen Teilung der Kloake durch das Septum urorectale. Es trennt normalerweise Enddarm und Sinus urogenitalis. Bleibt die Trennung teilweise aus, kann eine Fistel zurückbleiben, bei Knaben zur Blase und Urethra, bei Mädchen zur Vagina.

Als Ursache einer *Analatresie* kommen in Frage: Dammhypoplasie (anteriore Ektopie), Persistenz der Analmembran, Fusion des embryonalen Analhöckers über dem teilweise entwickelten inneren Anus (Anus copertus, covered anus) und die fehlerhafte Bildung einer Analgrube (Analagenesie).

25.1.4.2. Ösophagusatresie

Formen und Häufigkeit: Unter 2500 bis 3000 Lebendgeburten wird durchschnittlich bei einem Neugeborenen eine Ösophagusatresie diagnostiziert. Sie wird nach morphologischen und klinisch-prognostischen Gesichtspunkten eingeteilt. Nach VOGT unterscheidet man die *Typen I bis IV*, wobei Typ III in drei Untergruppen aufgegliedert wird (s. Abb. 25.1.-5).

Bei der häufigsten Form (Typ IIIb) reicht das dilatierte orale Segment bis in Höhe des 2. oder 3. Brustwirbels. Das untere Segment mündet in den rechten Hauptbronchus oder in die Trachea nahe der Bifurkation.

> Zum **Nachweis oder Ausschluß einer Ösophagusatresie** muß die Speiseröhre unmittelbar nach der Geburt noch im Kreissaal sondiert werden.
> Ein **Hydramnion** der Mutter kann Hinweis auf eine Ösophagusatresie beim ungeborenen Kind sein (pränatale Diagnostik).

Richtungsweisend für die **Diagnose** einer Ösophagusatresie kann bereits ein *Hydramnion* sein, da das Fruchtwasser durch »Trinken« des Ungeborenen nicht genügend verringert wird. Unmittelbar nach der Geburt muß noch im Kreißsaal die Speiseröhre *sondiert* werden. Die Sonde darf nicht zu dünn sein, da sie sich im proximalen Segment aufrollen kann oder über eine ösophago-tracheale Fistel geschoben werden kann und dann normale anatomische Verhältnisse vortäuscht. Mißlingt die Sondierung, besteht wahrscheinlich ein angeborener Verschluß. Eine *Thoraxübersichtsaufnahme* mit liegender Sonde sichert die Diagnose.

Wenn die Ösophagusatresie erst später diagnostiziert wird, weil zum Beispiel schaumiger Speichel vor dem Mund auffällt oder weil der erste Fütterungsversuch mißlingt, besteht meist schon eine Aspiration mit Dyspnoe, Zyanose und rasch progredienter, prognostisch ungünstiger Aspirationspneumonie. In Zweifelsfällen ermöglicht in 98% die intraoperative Ösophagoskopie die ösophago-trachealen Fisteln darzustellen:
a) Sekretblasen im oberen Ösophagussegment atemsynchron sichtbar.
b) Methylenblau-Instillation über den Tubus und die Fistel mit endoskopischer Verifizierung der Fistelöffnung im Ösophagus.

Um hohe Fisteln feststellen zu können ist es zweckmäßig, den Tubus bis knapp unter die Stimmritze zurückzuziehen.

Die **Therapie** richtet sich nach dem Zustand des kleinen Patienten und dem Atresietyp. Bei Kindern in gutem Allgemeinzustand kann über eine *Thorakotomie* in der Regel die Unterbindung und Durchtrennung der meist vorhandenen ösophago-trachealen Fistel und die spannungslose End-zu-End-Vereinigung beider Stümpfe vorgenommen werden, ergänzt durch eine Gastrostomie.

Verbietet ein schlechter Allgemeinzustand oder das niedrige Geburtsgewicht bei unreifen Kindern die operative Rekonstruktion der Speiseröhre, wird zunächst nur eine *Entlastungsgastrostomie* angelegt und die endgültige Operation auf einen späteren Zeitpunkt verschoben.

Langstreckige Ösophagusatresien können mit einer *Koloninterposition* oder mit dem hochgezo-

Typ	II	IIIa	IIIb	IIIc
Häufigkeit	7%	1%	85%	2%

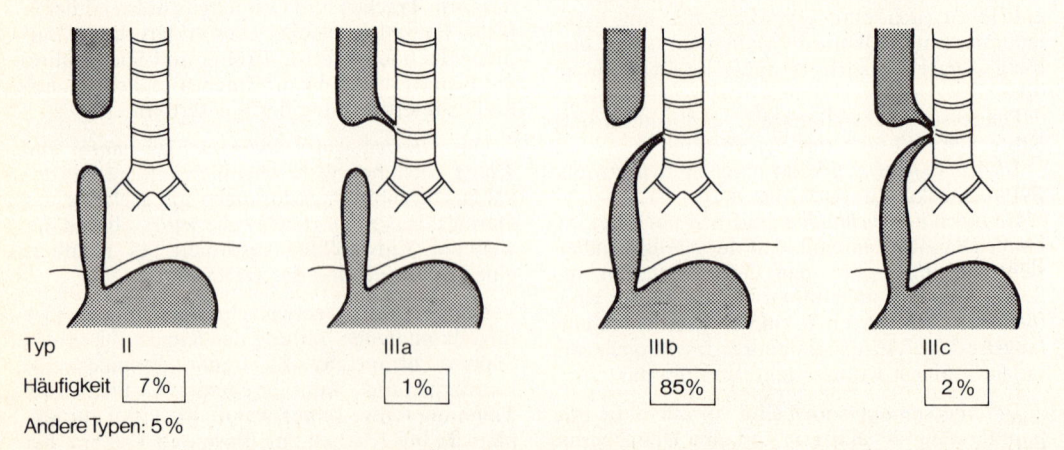

Andere Typen: 5%

Abb. 25.1.-5. Die häufigsten Formen der Ösophagusatresie (nach VOGT, 1929).

genen Magen oder durch eine Myotomie (Livaditis) überbrückt werden. Alternativ dazu wurde seit einigen Jahren das WILLITALsche *Elongationsverfahren* unter Zuhilfenahme elektromagnetischer Kräfte entwickelt, mit dem man die Ösophagussegmente einander annähert und dann nicht mehr sekundär End-zu-End zu anastomosieren braucht, sondern die Kontinuität durch eine Autoanastomose herstellt.

Hauptkomplikationen nach operativer Korrektur einer Ösophagusatresie sind die Anastomoseninsuffizienz (Häufigkeit 3%), ein Fistelrezidiv (4%) und eine Ösophagusstenose (36%). Die Komplikationen lassen sich durch eine adäquate chirurgische Technik weitgehend vermeiden. Zirkumskripte Stenosen werden mit *Rehbein-Bougie* aufgedehnt: Mit einem Faden, der über Nase und Gastrostomie ausgeleitet wird, werden Bougies zunehmender Stärke (bis 30 Charrière) über die Anastomose gezogen und damit eine schonende Weitung erzielt. Diese Maßnahme erfolgt 9–12 Monate in monatlichen Abständen. Alternativ kann eine pneumatische Dehnung unter manometrischer Kontrolle erfolgen.

25.1.4.3. Duodenalatresie

(S. auch Kap. 25.1.2.4. Passagestörungen des Duodenums.)

Häufigkeit und Symptome: Atresien des Zwölffingerdarmes kommen in einer Häufigkeit von 1:4500 vor. Die Kinder erbrechen bereits in den ersten Lebenstagen, 2 bis 3 Stunden nach der Nahrungsaufnahme. Wenn ein suprapapillärer Verschluß besteht, ist das Erbrochene klar und schleimig. Liegt der Verschluß infrapapillär, erbricht das Kind gallig. Sehr bald kommt es zu Elektrolytverlusten, zur hypochlorämischen Alkalose und zur Exsikkose.

Eine exakte präoperative **Diagnose,** die über die Morphologie des Duodenalverschlusses Auskunft gibt, ist von ausschlaggebender Bedeutung. Sie entscheidet über das weitere operative Vorgehen. Bereits bei der *Ultraschalluntersuchung* fallen der ektatische Magen und das ballonierte Duodenum auf. Bestätigt wird die Diagnose durch eine *Röntgenübersichtsaufnahme des Abdomens* im Hängen. Sie weist die charakteristische Luftverteilung auf (Abb. *25.1.*-3, double-bubble-Phänomen).
Zur *Lokalisation* der Papille hat sich die prä- oder intraoperative Duodenoskopie mit einem Kinder-Bulboskop bewährt.

Die **Therapie** der Duodenalatresie besteht in einer *Umgehungsanastomose.* Man verbindet entweder den oralen Duodenumanteil mit dem Zwölffingerdarm distal der Atresie (Duodeno-Duodenostomie) oder mit der obersten Jejunumschlinge (Duodeno-Jejunostomie).

Postoperativ kann es wegen der Überdehnung des oralen Duodenums über einen Zeitraum von 14 bis 21 Tagen zur verzögerten Magen- und Duodenum-Entleerung kommen. Eine Gastrostomie ist daher anzuraten.

25.1.4.4. Dünndarmatresie

Formen und Häufigkeit: Die Dünndarmatresie ist die seltenste Form gastrointestinaler Atresien (Häufigkeit 1:8000). Nach der Lokalisation unterscheidet man *Verschlüsse des Jejunums und des Ileums*. Bei 10 bis 15% der Dünndarmatresien findet man zusätzliche Mißbildungen (septale und segmentale Atresien) innerhalb des nicht erweiterten Darmes (Mikrodünndarm), die bei der Operation nicht übersehen werden dürfen (Abb. *25.1.*-6, 2–8).

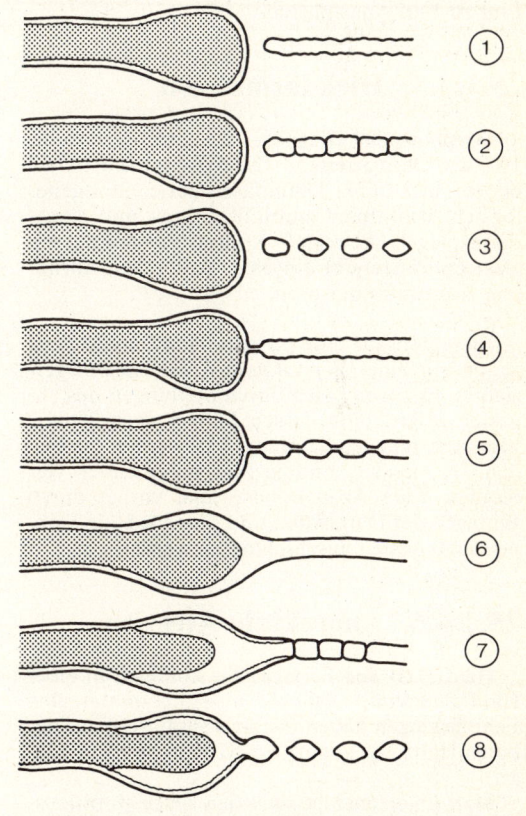

Abb. *25.1.*-6. Morphologische Varianten bei Dünndarmatresien (nach REHBEIN).

Führendes **Symptom** ist galliges Erbrechen ab dem 1. Tag nach der Geburt mit Exsikkose und Elektrolytstörungen. Der Unterbauch ist bei hohen jejunalen Verschlüssen eher eingefallen, bei Atresien im Ileum dagegen gebläht. Trotz einer

Dünndarmatresie können die Kinder zunächst noch normal gefärbtes Mekonium entleeren aus dem distal der Atresie gelegenen Darmabschnitt.

Die **Diagnose** ist einfach: Spiegelbildungen auf der Abdomenübersichtsaufnahme im Hängen. Je tiefer der Stop, umso zahlreicher sind die Spiegel. Luft unter den Zwerchfellkuppen ist der Beweis für eine Darmperforation.

Die **Therapie** besteht in der *Resektion* des atretischen Abschnittes, wobei der extrem dilatierte präatretische Darmabschnitt reseziert und die im oralen und aboralen Anteil sehr unterschiedlichen Lumina vor der End-zu-End-Anastomose angeglichen werden müssen. Bei tiefen Dünndarmatresien kann zunächst eine doppelläufige Ileostomie angezeigt sein, um eine Schrumpfung des ballonierten proximalen Anteils zu erreichen und das Ausmaß der Resektion zu reduzieren. Einige Monate später erfolgt dann die definitive End-zu-End-Anastomose.

25.1.4.5. Dickdarmatresie

Symptome und Diagnose: Sie sind selten (5 bis 10% der Darmatresien). Die Symptome gleichen denen einer tiefen Dünndarmatresie. Röntgenologisch sieht man multiple Dünn- und Dickdarmspiegel. Die rektale Kontrastdarstellung mit Gastrografin ergibt ein Mikrokolon mit abruptem Kontrastmittelstopp.

Therapie: Auf eine primäre Anastomose wird zugunsten einer *doppelläufigen Kolostomie* verzichtet. Erst wenn sich durch Spülungen des aboralen Mikrokolon dessen Lumen nach 2 bis 3 Monaten genügend geweitet hat, werden die beiden Darmenden End-zu-End miteinander verbunden. Eine Aganglionose muß vorher durch Biopsien der Darmwand und durch rektale Doppelsaugbiopsien ausgeschlossen werden.

25.1.4.6. Anorektale Atresien

Häufigkeit und Formen: Sie kommen in einer Häufigkeit von 1:3500 vor. 67% aller anorektalen Fehlbildungen haben Fistelverbindungen zur äußeren Haut, zur Vagina, zur Urethra und zur Blase.
Man unterscheidet zwischen *tiefen* (infralevatorischen), *mittelhohen* (intermediären) und *hohen* (supralevatorischen) Fehlbildungen (Abb. 25.1.-7).

Die **Diagnose** ist einfach und muß noch im Kreißsaal gestellt werden: *Inspektion der Analgegend* und vorsichtige *Sondierung* des Rektums. Da hohe und tiefe Atresien ein unterschiedliches

Analatresietyp	%
hoch-supralevatorisch ♂	31,2
mittelhoch-intermediär ♂	5,0
tief-infralevatorisch ♂	21,6
hoch-supralevatorisch ♀	16,0
mittelhoch-intermediär ♀	2,2
tief-infralevatorisch ♀	24,0

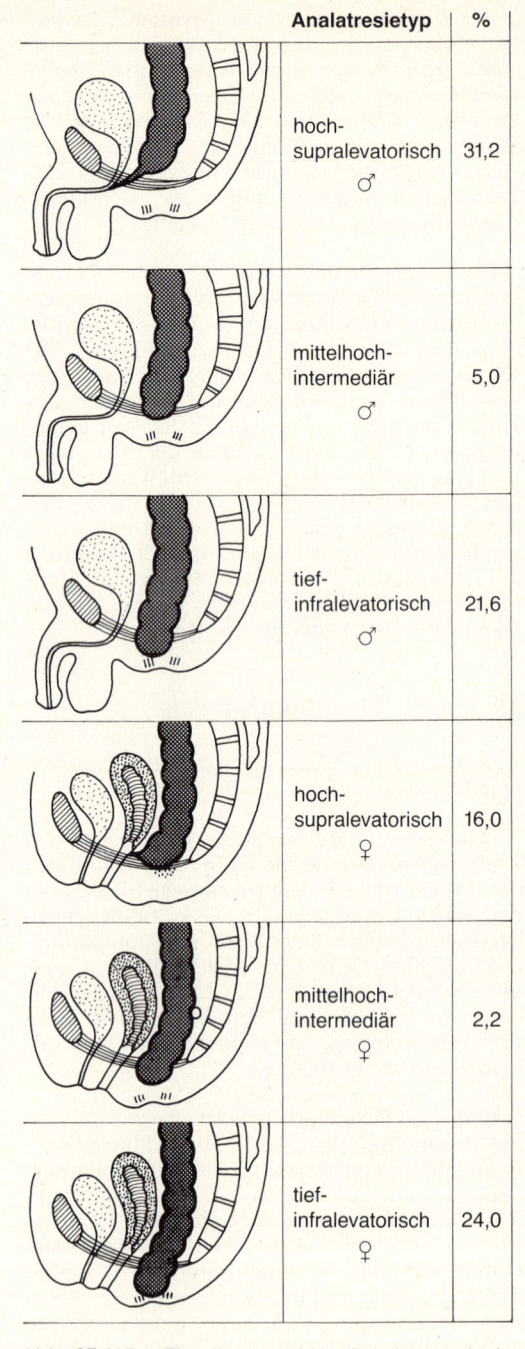

Abb. *25.1.-7.* Einteilung und Häufigkeit anorektaler Anomalien (n = 420).

operatives Vorgehen erfordern (Laparotomie oder ausschließlich perineale Operation), ist es wichtig, die Distanz des Rektumblindsackes vom Analgrübchen festzustellen.

Dafür ist die 1970 von WILLITAL eingeführte *Ultraschalluntersuchung* ein besonders gut geeignetes Verfahren. Wenn in der Urogenitalgegend eine Fistelöffnung gefunden wird, bietet sich die Sondierung und die Kontrastdarstellung der Fistel und des blind endenden Rektumanteils an.

Die früher häufig durchgeführte *Abdomenübersichtsaufnahme* am kopfüber hängenden Kind ist unzuverlässig, weil das Rektum mit Mekonium angefüllt sein kann und somit kurze Atresien als langstreckige verkannt werden.

Eine *Ileussymptomatik* ist vor allem bei Atresien ohne Fistelverbindung zu erwarten. Ein manifester Ileus beweist allerdings, daß die anorektale Anomalie zu spät diagnostiziert wurde. Der Abgang von Luft oder Mekonium über den Penis oder die Vagina spricht für einen hohen Rektumverschluß. Die Entleerung von Mekonium über das Vestibulum vaginae oder dünne Fistelverbindungen zum Perineum oder zum Skrotum zeigen dagegen infralevatorische Analatresien an.

Therapie: Die Indikation zur *Rekonstruktion der Darmkontinuität von perineal* besteht bei isolierter Analatresie und allen inkompletten Rektumatresien mit Fistelverbindungen zum Perineum, zum Skrotum, zum Vestibulum vaginae oder zur distalen Vagina sowie bei einer kompletten Rektumatresie ohne Fistel (infralevatorische Rektumatresien). Die Anastomose zwischen Darm und Analhaut sollte nicht zirkulär, sondern V-förmig angelegt werden, um Komplikationen, insbesondere einer Analstenose vorzubeugen. Inversionsproktoplastik (nach NIXON).

Bei allen hohen und mittelhohen kompletten und inkompletten Rektumatresien mit Fistelbindungen zur Blase, zur Urethra oder zur proximalen Vagina wird ein *abdomino-perineales Durchzugsverfahren* notwendig: von einer Laparotomie aus wird der Dickdarm knapp unterhalb der peritonealen Umschlagsfalte quer durchtrennt. Der distale Anteil wird belassen und dient als Manschette für den durchzuziehenden Darm. Die Schleimhaut des in situ belassenen Rektumstumpfes wird durch eine Kürettage entfernt. Nach Y-förmiger Inzision des Perineums in Höhe des Analgrübchens muß die für die Kontinenz wichtige Schlinge des M. puborectalis identifiziert und der Darm innerhalb dieser Schlinge durchgezogen werden. Dieses Manöver wird erleichtert, wenn man es mit dem Endoskop kontrolliert. Eine Fistelverbindung wird automatisch vom durchgezogenen Darm verschlossen (endoskopisch kontrolliertes intrapuborektales abdomino-perineales Durchzugsverfahren nach WILLITAL).

Auf eine temporäre Kolostomie verzichtet man in den letzten Jahren zunehmend. Man tendiert zu einer primären Rekonstruktion der Darmkontinuität noch in der Neugeborenenperiode. Eine Ausnahme bilden unreife Kinder und Neugeborene mit zusätzlichen lebensbedrohlichen Fehlbildungen.

Prognose: Die Langzeitergebnisse der Eingriffe bei anorektalen Anomalien sind gut. Selbst bei hohen Atresien kann die Kontinenz in fast 30% erhalten und bei weiteren 60% eine Teilkontinenz erreicht werden. Bei den mittelhohen und vor allem bei den infralevatorischen Atresien sind die Ergebnisse in 65% bzw. 95% als kontinent nach 10-Jahres-Ergebnissen, eingestuft nach dem Kontinenz-Grading durch den klinischen Befund, die anorektale Manometrie und die Funktionsendoskopie, sowie die intraanale Ultraschalluntersuchung, zu beurteilen.

Als **Komplikationen** drohen neben der *Inkontinenz* (2–11% je nach Höhe der Atresie) die *Analstenose,* die in etwa 12% der Fälle zu erwarten ist und die eine tägliche Bougierung über sechs bis neun Monate erfordert sowie der *Analprolaps* (Häufigkeit etwa 4%).

25.1.5. Megarektum und Megakolon

25.1.5.1. Allgemeine Symptome und Diagnostik

Die Erweiterung des Dickdarms hat unterschiedliche Ursachen. Erst wenn die zugrundeliegende Erkrankung festgestellt wurde, kann eine kausale Therapie erfolgen. Die Bezeichnungen »kongenitales Megakolon« und »idiopathisches Megakolon« sind nicht mehr üblich, da sie nichts über die Primärpathologie aussagen und da man daraus keine suffizienten therapeutischen Konsequenzen ableiten kann.

Die **Symptome** eines Megakolons (Tab. *25.1.-6*) ergeben sich aus der *Passageverzögerung* im Dickdarm, aus der *Überdehnung der Darmwand,* insbesondere der Muskulatur, sowie aus der *bakteriellen Zersetzung des Darminhaltes* (Fäulnis und Gärung).

Tab. *25.1.-6.* Symptome des Megakolons.

Chronische Obstipation (manchmal länger als eine Woche)
Intermittierender Subileus
Überfließinkontinenz
Eingedickte Stuhlmassen im Rektum, dadurch Defäkationsschmerzen und Bildung von Analfissuren
Appendizitisähnliche, durch Überdehnung des Sigmas verursachte Unterbauchschmerzen
Drehung des Sigmas um die eigene Achse (Sigmavolvulus)
Vorgewölbtes Abdomen

Diagnostik: Bei Kindern mit Funktionsstörungen des Enddarmes ist die *rektale digitale Austastung* unverzichtbarer Bestandteil der körperlichen Untersuchung. Man erhält orientierende Aussagen über den Sphinktertonus, über schmerzhafte Fissuren, über einen möglichen Blutabgang, über die Stuhlkonsistenz und über eine Erweiterung der Ampulle.

Die Megasierung von Rektum, Sigma und Kolon läßt sich zweifelsfrei mit einem *Kontrasteinlauf* feststellen, wobei der Darm nicht, wie sonst üblich, entleert werden darf.

Digitale Untersuchung und Kontrasteinlauf gehören zur Vorfelddiagnostik. Zur kausalen Klärung sind differenzierte Untersuchungen nötig *(diagnostische Trias* nach WILLITAL):

1. *Rektale Doppelsaugbiopsien* zum Nachweis einer Aganglionose (M. Hirschsprung). Die Biopsien müssen oberhalb des Analkanals entnommen werden, da der Analkanal selbst physiologischerweise keine Ganglienzellen enthält. Die Aganglionose beginnt also immer oberhalb des Analkanals. Die synchrone Entnahme zweier Biopsien im Abstand von 1 cm oberhalb der Linea dentata mit einem Doppelsaugbiopsie-Gerät (WILLITAL) erhöht die Diagnosesicherheit. Die Aganglionose wird nicht über Fehlen von Ganglienzellen festgestellt, sondern durch den histochemischen Nachweis einer gesteigerten Acetylcholinesterase-Aktivität in der Lamina propria der Schleimhaut. Dadurch erübrigen sich Biopsien, die die gesamte Darmwand einschließlich beider Muskelschichten erfassen müßten und nur in Narkose durchgeführt werden können.
2. Die *manometrischen Untersuchungen des Enddarmes* dienen zum Nachweis von Funktionsstörungen infolge von Innervations- oder Kontraktionsstörungen der Muskulatur. Gemessen wird der Ruhedruck, der Druck nach willkürlicher Anspannung des analen Sphinkters, des Sphinkter-Hemmreflex (Relaxation des M. sphincter internus bei Dehnung des Darms oberhalb des Beckenbodens) sowie die peristaltische Aktivität.
3. Die *Endoskopie* dient zur Beurteilung von intraluminalen Veränderungen und zur Prüfung der Kontraktilität der Levatormuskulatur (Funktionsendoskopie der Levatorschlinge nach WILLITAL).

25.1.5.2. Morbus Hirschsprung (Aganglionose)

Dabei handelt es sich um eine angeborene Störung *intramuraler Ganglienzellen* (Plexus submucosus Meissner und Plexus myentericus Auerbach) im Sinne einer Aganglionose (98%) oder einer Hypoganglionose. Im Bereich des aganglionären Segmentes besteht eine gesteigerte extramurale parasympathische Innervation, die eine Dauerkontraktion des betroffenen Segmentes auslöst. Die Aganglionose beginnt immer an der Obergrenze des Analkanals und erstreckt sich von dort mehr oder weniger weit nach proximal. Etwa 20% aller Hirschsprung-Fälle beschränken sich auf das Rektum (kurzes aganglionäres Segment) bis etwa in die Höhe der peritonealen Umschlagsfalte. Bei 62% ist auch das Sigma mit einbezogen (sogenanntes normales kurzes Segment). In je etwa 4 bis 6% reicht die Aganglionose bis zum Colon descendens, zum Colon transversum und bis zum Zökum. Ultralange Segmente, bei denen auch Dünndarm betroffen ist, kommen sehr selten vor.

Die funktionelle Stenose des aganglionären Darmanteils (Öffnungslähmung) provoziert proximal der Enge eine Dilatation des Dickdarmes (Megarektum, Megakolon). Wenn im gesamten Dickdarm Ganglienzellen fehlen, kann sich naturgemäß kein Megakolon entwickeln.

Leitsymptome der Hirschsprungschen Erkrankung sind *Störungen der Darmentleerung,* die bereits unmittelbar nach der Geburt auffallen (verzögerte Entleerung des Mekoniums). Der weitere Verlauf ist durch eine *chronische Obstipation* gekennzeichnet, die vor allem im Kleinkindesalter subileusartige Zustände auslösen kann. Ein manifester *Ileus* entwickelt sich vorzugsweise im Neugeborenen- und Säuglingsalter. Nicht selten wechseln sich Obstipation und Diarrhö ab. Letztere ist durch eine begleitende ischämische Enterokolitis bedingt.

Diagnose: Bei der *rektalen Untersuchung* tastet man den erhöhten Sphinktertonus. Die Ampulle ist frei von Stuhl, und nach Beendigung der digitalen Palpation entleeren die Kinder manchmal explosionsartig angestauten Darminhalt.

Bei jedem Ileus im Neugeborenen- und Säuglingsalter muß eine *Aganglionose* in die *differentialdiagnostischen* Erwägungen mit einbezogen und prä- und/oder intraoperative Biopsien zur histologischen bzw. histochemischen Untersuchung entnommen werden.

Die Diagnose eines M. Hirschsprung liegt nahe, wenn die genannten klinischen Symptome festgestellt werden. Sie läßt sich durch die *Röntgenkontrastdarstellung des Dickdarms* in 65% der Fälle sichern: enges Segment und prästenotisches Megakolon. Bei der anorektalen Manometrie fehlt der charakteristische Sphinkter-Hemmreflex, weil der Reflexbogen zum M. sphincter internus gestört ist (Verläßlichkeit dieser Untersuchung 85%). In 95% der Fälle kann man die Erhöhung der Acetylcholinesterase in rektalen Schleimhautbiopsien nachweisen.

Für die chirurgische **Therapie** gibt es keine Alternative. Bei den sogenannten ultrakurzen, nur

1 bis 2 cm langen, Segmenten genügt eine ausgiebige *Sphinkteromyotomie*. Die Anlage einer *Kolostomie* ist bei allen Frühgeborenen, dystrophen Neugeborenen und Säuglingen mit einem manifesten Ileus indiziert, außerdem bei Säuglingen und Kindern in schlechtem Allgemeinzustand, bei einem progredienten Subileus, bei einer Darmperforation mit Peritonitis und bei einer ischämischen Enterokolitis. Wenn sich die Kinder erholt haben und wieder eine Gewichtszunahme registriert werden kann, erfolgt die *Dickdarmresektion,* in der Regel ein halbes Jahr nach Anlegen der Kolostomie.

Die Indikation zur *primären Resektion* wird bei Säuglingen und Kindern ohne Anzeichen einer Dystrophie bzw. Unterentwicklung gestellt. Entscheidend ist die Entfernung des aganglionären und sekundär dilatierten Segmentes. Es gibt unterschiedliche Operationsverfahren: supralevatorische Resektion nach REHBEIN, endorektale Durchzugsoperationen nach SOAVE, retrorektaler Durchzug nach DUHAMEL, tiefe Resektion nach SWENSON. Wir bevorzugen das infraperitoneale supralevatorische Resektionsverfahren nach REHBEIN, wobei ein schmaler millimeterbreiter aganglionärer Saum belassen wird. Bei einem Drittel der Kinder ist dann eine Sphinkteromyotomie indiziert.

Eine **Aganglionose** wird durch den vermehrten Gehalt an *Acetylcholinesterase* in der Rektumschleimhaut nachgewiesen und beginnt immer oberhalb des Analkanals.

25.1.5.3. Analstenose und Rektumstenose

Angeborene Stenosen im Bereich des Enddarms und des Anus gehören in den Formenkreis der anorektalen Anomalien.

Erworbene Stenosen sind narbige Engstellen nach Verletzungen und Operationen, zum Beispiel wegen einer Analatresie. Oberhalb der Einengung entsteht ein Megarektum. Bei Persistenz des Passagehindernisses über einen langen Zeitraum kann der Stuhlrückstau so beträchtlich werden, daß sich aus einem Megarektum ein Megasigma oder sogar ein Megakolon entwickelt. Man spricht von einem progressiv zunehmenden Aufstauschaden. Primär gesunde Darmanteile werden durch Überdehnung reversibel, später irreversibel überdehnt und funktionslos.

25.1.5.4. Sigma elongatum

Pathogenese: Von klinischer Bedeutung sind nur diejenigen Kinder, bei denen es aufgrund der Verlängerung der Sigmaschleife zu einer chronischen Obstipation kommt. Die verlangsamte Stuhlpassage führt zu einer Eindickung des Darminhaltes infolge einer erhöhten Wasserrückresorption. Schließlich kommt es trotz funktionstüchtigem Schließmuskel infolge des ständigen Stuhlrückstaus zu einer manchmal monströsen Erweiterung des Rektums und des Sigmas. Manchmal kann die Dilatation auch auf das Colon descendens übergreifen. Vor allem die extreme Dilatation des Rektums verursacht Sekundärfolgen: Überdehnung und Schädigung des Beckenbodens und des Sphinkterorgans mit Überfließinkontinenz. Hierbei fließt meist flüssiger Darminhalt an den harten Stuhlmassen vorbei und kann dann von den kleinen Patienten nicht mehr kontrolliert werden. Sie haben Schmerzen bei jeder Defäkation, da der impaktierte Stuhl Analfissuren verursacht. Es entsteht ein Circulus vitiosus mit Verschlimmerung der Obstipation.

Diagnostik: Die Beschwerden bestehen oft mehrere Jahre. Häufig wird die (falsche) Diagnose einer psychogenen oder idiopathischen Obstipation (idiopathisches Megakolon) gestellt. Das Abdomen ist monströs aufgetrieben und vor allem im linken Unterbauch schmerzhaft.

Bei der *rektalen Untersuchung* tastet man in fortgeschrittenen Stadien einen schlaffen Sphinktertonus und eine von riesigen Stuhlmassen ausgefüllte Ampulle.

Zusätzliche Untersuchungen sind nur erforderlich, wenn die Symptome noch nicht eindeutig ausgeprägt sind:
- Die *rektale Doppelsaugbiopsie* ergibt eine normale Innervation ohne Erhöhung der Acetylcholinesterase in der Schleimhaut.
- Bei der *anorektalen Manometrie* nach Entleerung des Darmes ist der Ruhedruck und die propulsive Aktivität reduziert, der Sphinkter-Hemmreflex erst bei Dehnungsvolumina von 30–50 ml auslösbar.
- *Endoskopisch* läßt sich eine muskuläre Insuffizienz der Levator-Schlinge nachweisen: eine funktionstüchtige Levator-Schlinge verschließt den Darm konzentrisch. Ein insuffizienter M. levator ani läßt sich dagegen durch Luftinsufflation weiten oder es fehlt von vornherein der komplette Sphinkterverschluß (Funktionsendoskopie der Levatorschlinge nach WILLITAL-GROITL).

Die **Therapie** richtet sich nach dem Ausmaß der Erkrankung und der Sekundärfolgen. In frühen Stadien führt die *konservative Therapie* in bis zu 50% der Fälle zum Erfolg:
- Stuhlentleerungstraining,
- Anregung der Darmperistaltik über die Headschen Zonen durch entsprechende kutane Reize,

- Stimulierung der Stuhlentleerung durch digitale Dehnung des Analkanals,
- Anregung der Darmentleerung zu bestimmten Zeiten durch Mikroklysmen,
- Anregung der Darmperistaltik mit Dihydergot-Tropfen.

In fortgeschrittenen Stadien, vor allem, wenn eine erhebliche Darmerweiterung festgestellt wurde, ist die *Resektion des elongierten Sigmas als kausale Therapie* notwendig, wobei die End-zu-End-Anastomose mit dem erweiterten Rektum schwierig sein kann und besondere Techniken erfordert.

25.1.6. Gastrointestinale Blutungen

Die *Ursachen gastrointestinaler Blutungen* bei Kindern unterscheiden sich quantitativ aber nicht qualitativ von denen im Erwachsenenalter. Bei 79% handelt es sich um obere gastrointestinale Blutungen. 10% entstammen dem Dünndarm, 11% dem Dickdarm.

Die Blutung kann erstes *Symptom eines Blutungsübels* sein. Die Analyse der Blutgerinnung (einschließlich Faktor XIII) ist daher notwendig, um primäre Störungen des Gerinnungssystems (Hämophilie, Thrombozytopathie) erkennen bzw. ausschließen zu können. Das gleiche gilt für sekundäre Gerinnungsstörungen (Verbrauchskoagulopathie) als Folge einer Blutung.

Je jünger das Kind, um so gefährlicher wirkt sich der Blutverlust aus. Die *durchschnittliche Blutmenge* bezogen auf kg Körpergewicht beträgt in den verschiedenen Altersstufen für Frühgeborene 100 ml, für Neugeborene 90 ml und für Kleinkinder 80 ml (Erwachsene: 70 ml/kg Körpergewicht). Für ein reifes Neugeborenes mit einem Gewicht von etwa 3000 g bedeutet eine auf 100 ml geschätzte Blutung also einen Blutverlust von mehr als einem Drittel des gesamten Blutvolumens. Ein Blutverlust von 10% kann bei Säuglingen und Kleinkindern bereits zu einem hypovolämischen Schock führen. Verluste von 20–30% der Gesamtblutmenge stellen einen kritischen Grenzwert dar. Wegen der verminderten Stauerstoffaustauschkapazität müssen solche Verluste mit Blutkonserven (Erythrozytenkonzentrate) ersetzt werden. Plasma-Expander sollten nur verabreicht werden, wenn Blut zunächst nicht bereitsteht.

Zur groben *Abschätzung des Blutvolumens* kann der *Schockindex* herangezogen werden. Pulsfrequenz/systolischer Blutdruck = 0,5 (Normalwert). Ein Schockindex von 1,0 bedeutet 30% Volumenverlust und ein Schockindex von 1,4 40% Volumenverlust.

Sofortmaßnahmen: Aus diagnostischen (Bestimmung der Blutgruppe, Blutbild) und therapeutischen (Auffüllung des Volumens) Gründen ist es unbedingt notwendig, einen *adäquaten venösen Zugang* zu schaffen. Da im Schock die Venen kollabiert sind und nur mit Schwierigkeiten und oft mit Zeitverlust punktiert werden können, empfiehlt es sich, bei den kleinen Patienten unverzüglich eine Venae sectio am Arm oder vor dem Innenknöchel (V. saphena magna) durchzuführen oder einen Katheter in die V. jugularis zu legen.

Diagnostik: Neben den klinischen Hinweisen (Erbrechen von reinem Blut oder »Kaffeesatz«, Meläna, hellrote oder mehr dunkle Farbe des Blutes) eignet sich die *notfallmäßige Endoskopie* des oberen, seltener des unteren gastrointestinalen Systems mit entsprechend dimensionierten Geräten. Hilft auch die Endoskopie nicht weiter, kann parallel zu den Reanimationsmaßnahmen eine *selektive Angiographie* der A. mesenterica superior/inferior indiziert sein.

> Um die **Herkunft gastrointestinaler Blutungen** festzustellen, sind auch im Kindesalter endoskopische Untersuchungen angezeigt.

Therapie:
Bei **Blutungen aus Ösophagus- oder Fundusvarizen** sollte zunächst eine *Linton-Nachlas-Sonde* eingelegt werden. Durch Füllen des birnenförmigen Ballons und Zug an der aus der Nase herausgeleiteten Sonde kommt die akute Blutung durch Kompression des ösophago-kardialen Übergangs zum Stillstand. Wenn die Blutung nicht steht, ist die Indikation zu einer lokalen Blutstillung gegeben:
- Endoskopische Ösophagusvarizen-Sklerosierung,
- Abdominelle Unterbrechung der proximalen Magenvenen durch Ligatur oder Nähapparat (Stapler),
- Transthorakale Ösophagusvarizen-Umstechung.

Die akute **Blutung aus Gastroduodenalulzera** läßt sich auch bei Kindern manchmal endoskopisch stillen. Außerdem werden H_2-Rezeptorenblocker und Antazida gegeben. 85% der Blutungen kommen mit diesen Maßnahmen zum Stillstand. Eine weiterbestehende Blutung erzwingt die Operation: gezielte Umstechung der Blutungsquelle. Mit Resektionen wird man bei den Kindern zurückhaltend sein.

Untere intestinale Blutungen sind meist weniger dramatisch.

Blutende *Dickdarmpolypen* werden endoskopisch abgetragen (histologische Untersuchung!). Eine Kolonresektion ist bei der familiären Adenomatose erforderlich, um der malignen Entartung zuvorzukommen.

Bei Blutungen aus *Angiodysplasien und Hämangiomen* oder beim *Peutz-Jeghers-Syndrom* ist die intraoperative Endoskopie zur oft schwierigen Lokalisationsdiagnostik hilfreich. Die Darmresektion kann dadurch auf das betroffene Segment beschränkt werden.

Rektale Blutungen bei der Invagination sind ein Spätsymptom mit entsprechend gravierender Symptomatik eines akuten Abdomens. Die Laparotomie sollte dann nicht mehr verzögert werden. Konservative Repositionsversuche sind in diesem Stadium nicht mehr sinnvoll.

Analfissuren sind bei Kindern mit chronischer Obstipation und eingedicktem Stuhl als Ursache von Blutungen nicht selten. Die lokale Therapie (Exzision und Naht) beseitigt in diesen Fällen nur ein Symptom. Ebenso wichtig ist es, die Ursache mit einer anorektalen Manometrie, einer Funktionsendoskopie und einer rektalen Schleimhautbiopsie abzuklären (diagnostische Trias). Nur dann ist eine kausale Behandlung möglich.

Der Nachweis oder Ausschluß eines *blutenden Meckelschen Divertikels* infolge atopischer Magenschleimhaut läßt sich mit einer $^{99\,m}$Technetium-Szintigraphie führen (Verläßlichkeit 70%). Das Divertikel sollte nicht tangential abgetragen, sondern durch eine schmale Dünndarmsegmentresektion entfernt werden.

Bei der *blutenden ischämischen Enterokolitis* im Säuglingsalter genügt es, im vorgeschalteten, noch gesunden Dickdarm eine Kolostomie anzulegen. Eine primäre Dickdarmresektion ist unnötig, da die hämorrhagische Entzündung abklingt, wenn die Stuhlpassage ausgeschaltet ist. Nach etwa 6 Monaten kann die Kontinuität des Dickdarmes in über 85% der Fälle wiederhergestellt werden.

25.1.7. Steißteratome

Häufigkeit und Formen: Sakrokokzygeale Teratome sind Tumoren embryonalen Ursprungs, die aus omnipotenten Zellkomplexen entstehen und Anteile aller drei Keimblätter enthalten. 80% der Teratome sind differenziert und gutartig, 20% undifferenziert und maligne. Der Anteil bösartiger Tumoren steigt mit zunehmendem Lebensalter. Die Häufigkeit liegt bei 1:35000 mit deutlicher Bevorzugung des weiblichen Geschlechts (76%). 40% aller Teratome sind in der sakrokokzygealen Gegend lokalisiert.

Man unterscheidet *vier Typen* (Abb. 25.1.-8). Am häufigsten ist Typ I mit 47%. Es folgen Typ II (35%), Typ III (10%) und Typ IV (8%).

Die **Diagnose** ist in der Regel einfach, da über 90% dieser Tumoren in der Steißbeingegend

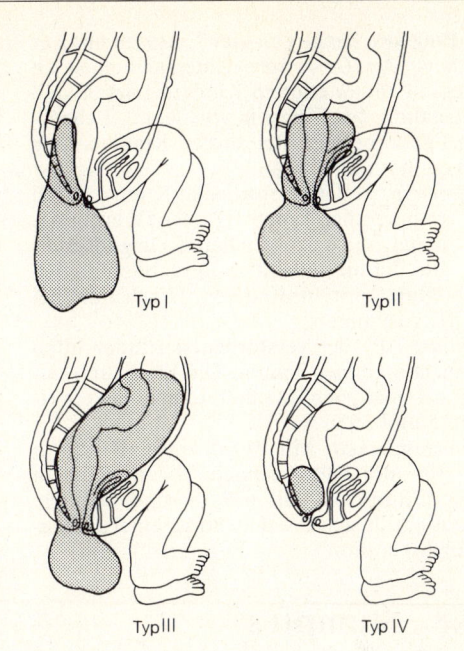

Abb. 25.1.-8. Einteilung der sakrokokzygealen Teratome (nach ALTMANN). Typ I: Extern lokalisiert mit kleinem präsakralem Anteil. Typ II: Gleichmäßig extern und intern lokalisiert. Typ III: Hauptanteil des Tumors liegt präsakral und intraabdominell. Typ IV: Ausschließlich präsakrale Lokalisation.

sichtbar sind. Rektal tastet man eine Vorwölbung an der Hinterwand des Enddarms. Auf der Abdomenübersichtsaufnahme erkennt man den Weichteilschatten und häufig Verkalkungen. Mit einem *Kontrasteinlauf* (Gastrografin) und mit der *Sonographie* und einer intraanalen Ultraschalluntersuchung (WILLITAL) erhält man Aussagen über die Tumorgröße, über die Verdrängung des Darmes und über die intraabdominelle Ausbreitung. Das *intravenöse Pyelogramm* ermöglicht es, Harnableitungsstörungen mit und ohne Hydronephrose sowie assoziierte Fehlbildungen des harnbildenden und harnableitenden Systems zu erkennen. Besonders eindrucksvoll lassen sich der Tumor selbst und seine Beziehungen zu den umliegenden Organen mit der *Kernspintomographie* feststellen.

Therapie: Sakrokokzygeale Teratome sollten möglichst *frühzeitig operativ* entfernt werden. Innerhalb der ersten beiden Lebensmonate beträgt die Malignitätshäufigkeit 9%. Mit zunehmendem Alter steigt sie auf 50–70% an. Die Typen I, II und IV können über eine bogenförmige Querinzision in Höhe des Kreuzbeines entfernt werden. Bei Teratomen des Typs III ist eine kombinierte abdomino-sakrale Operation erforderlich. Wegen der *Strahlenresistenz* des Tumors kommt eine Strahlentherapie nicht in Frage.

Die **Prognose** hängt von vier Faktoren ab:
- *Zeitpunkt der Operation:* Untersuchungen an insgesamt 767 operierten Kindern zeigten, daß die Letalität des Eingriffs vor dem 2. Lebensmonat 8,9% beträgt. Bei älteren Kindern stieg die Letalität auf 65% an.
- *Teratomtyp:* ¾ der verstorbenen Kinder waren an Teratomen der Typen III oder IV erkrankt. Dies hängt mit der verspäteten Diagnosestellung und der ausgedehnten intraabdominellen Ausbreitung mit infiltrativem Wachstum bei Typ III zusammen.
- *Dignität:* 70% der verstorbenen Kinder litten an einem malignen Tumor. Die Fünfjahresheilung bei malignen Steißteratomen liegt zwischen 5 und 30%.
- *Rezidivhäufigkeit:* Mit Rezidiven muß man in etwa 10% der Fälle rechnen. Die Letalität in dieser Gruppe ist mit 63% besonders hoch. Daraus ergibt sich die Bedeutung einer radikalen Erstoperation.

25.1.8. Stumpfes Bauchtrauma

Ursachen: Abdominelle Verletzungen bei Kindern entstehen am häufigsten durch direkte Gewalteinwirkung bei Verkehrsunfällen, Sport und Spiel (z. B. Fahrradlenker-Verletzungen), manchmal auch infolge einer indirekten Gewalteinwirkung (Milzruptur nach Sprung aus großer Höhe).

Symptome und Diagnose: *Bei typischer Anamnese und eindeutigem Befund* ist die Diagnose einfach: schwerkranker Patient mit fahlem und blassem Hautkolorit, niedriger Blutdruck, hohe Pulsfrequenz, gespannter, vorgewölbter Bauch. Unabhängig davon, ob es sich um eine Blutung oder um eine Perforation handelt, kann in solchen Fällen ohne weitere Diagnostik unter intensivmedizinischer Betreuung die dringliche Laparotomie vorbereitet werden.

Viel häufiger ist das klinische Bild jedoch keineswegs klar und eindeutig. Trotz einer intraabdominellen Blutung kann die *Bauchdeckenspannung weitgehend fehlen*. Für retroperitoneale Verletzungen, z. B. eine Duodenalruptur, ist nach dem initialen Verletzungsschmerz ein *symptomarmes oder sogar symptomloses Intervall* typisch. Oft liegen multiple Verletzungen vor. Jedes zweite Kind, das wegen eines Traumas stationär behandelt werden muß, hat Kombinationsverletzungen (Thorax, Extremitäten, Zentralnervensystem).

Es empfiehlt sich, sehr sorgfältig nach *Zeichen einer Gewalteinwirkung zu suchen:* kleine, kaum auffallende subkutane Blutungen, Kontusionsschürfverletzungen, Striemen eines Sicherheitsgurtes, Abdrücke von Reifen usw.

Bei begründetem Verdacht auf eine Bauchverletzung ohne eindeutige klinische Symptomatik sind weitere diagnostische Maßnahmen notwendig:
- *Abdomenübersichtsaufnahme* im Stehen oder in linker Seitenlage (freie Luft, verstrichener Psoasschatten, Luftbläschen in der Duodenalgegend).
- *Ultrasonographie*, die mit großer Sicherheit freie Flüssigkeit im Abdomen nachweisen und die Lavage überflüssig machen kann. Außerdem erkennt man subkapsuläre Hämatome in Leber und Milz mit der Gefahr einer zweizeitigen Ruptur.
- *Abdominelle Lavage:* Nach Entleerung der Blase, eventuell mit Blasenkatheter, wird der mit Trokar versehene Spülschlauch über eine Stichinzision 1–2 cm unterhalb des Nabels in die Bauchhöhle vorgeschoben. Steigt daraufhin Blut, Darminhalt oder Luft in den Schlauch auf, ist die sofortige Laparotomie angezeigt. In allen anderen Fällen erfolgt eine Spülung der Bauchhöhle mit isotoner Lösung, z. B. mit Peritofundin (300 ml bei Kindern unter drei Jahren, 500 ml bei Kindern zwischen drei und zehn Jahren). Die Verläßlichkeit dieser Untersuchung betrug bei 325 Bauchspülungen im Kindesalter 98,5%.

Die Umfangsmessung des Abdomens ist bei Kindern als Kriterium für eine intraabdominelle Blutung völlig unzureichend. Eine Vergrößerung des Bauchumfangs von mehr als 2 cm bedeutet bereits einen Blutverlust von über 30% des gesamten Blutvolumens.

Therapie: Diagnostik und Therapie, insbesondere die Sofortmaßnahmen (Tab. 25.1.-7), müs-

Tab. 25.1.-7. Sofortmaßnahmen bei Kindern mit Verdacht auf ein stumpfes Bauchtrauma.

Intravenöser Zugang (zentraler Venenkatheter, evtl. Venae sectio) zur Schockbehandlung und zur diagnostischen Blutentnahme
Absaugen des Mageninhaltes über Magendauersonde (Prophylaxe einer Aspiration)
Intubation und Beatmung bei Ateminsuffizienz oder bei bewußtlosen Patienten
Eventuell Blasenkatheter
Abdomenübersichtsaufnahme
Ultraschalluntersuchung
Abdominelle Lavage
(Bauchumfangsmessungen sinnlos)

sen ohne Zeitverlust synchron ablaufen. Dies ist um so wichtiger, je schlechter es dem Patienten geht. Eine adäquate *Schockbehandlung* erfordert einen ausreichenden, eventuell mehrfachen venösen Zugang. Vor allem bei kleinen Kindern kann eine Venae sectio angezeigt sein, wenn sich die kollabierten Venen nicht punktieren lassen.

Im entnommenen Blut wird neben Blutgruppe, Blutbild und anderen Laborparametern auch die Amylase bestimmt, da sie auf Pankreas- und Leberverletzungen hinweist.

Bei jeder Laparotomie wegen stumpfer Bauchverletzung muß das gesamte Abdomen sorgfältig revidiert werden, da mehrere Organe verletzt sein können. Erst nach Eröffnung der Bursa omentalis und Mobilisierung des Duodenums lassen sich Magenhinterwand (Perforation), Zwölffingerdarm (retroperitoneale Ruptur) und Bauchspeicheldrüse (Ruptur) richtig beurteilen.

Häufigste intraabdominelle Verletzung ist die *Milzruptur,* wobei nur etwa bei 20% der Fälle Rippenfrakturen vorliegen. Mit der früher fast regelmäßig vorgenommenen Splenektomie ist man zurückhaltend geworden, da sich gezeigt hat, daß die Infektionsanfälligkeit, vor allem bei kleinen Kindern, ansteigt. Nicht selten werden tödliche *Pneumokokkenpneumonien* beobachtet (OPSI-Syndrom, *o*verwhelming *p*ost*s*plenectomy *i*nfection-syndrome). Man sollte daher versuchen, *Milzrupturen zu kleben* (Fibrinkleber) oder durch Naht, Infrarot- oder Laser-Resektion eine Milzteilentfernung durchzuführen. Bei radiären Einrissen sind Milzteilresektionen möglich. Ausgedehnte Längsrisse erfordern jedoch nach wie vor die Entfernung des Organs. Es ist dann die autologe Transplantation kleiner Gewebsfragmente in das große Netz oder in Peritonealtaschen anzuraten, wobei allerdings der eindeutige Beweis aussteht, daß mit dieser Methode die Immunkompetenz der Milz komplett erhalten werden kann. Wenn gewebesparende Eingriffe nicht möglich sind, sollten Kleinkinder mit Pneumokokken-Vakzine geimpft werden. Es ist auch eine Langzeitapplikation mit G-Penicillin angezeigt.

> Zur **Therapie von Milzrupturen** sollen wegen der Möglichkeit einer Postsplenektomie-Sepsis milzerhaltende Eingriffe bevorzugt werden.

Intramurale Duodenalhämatome mit Obturation des Darmlumens werden durch Inzision der Serosa entlastet. Bei *Darmperforationen* sind sparsame Resektionen sicherer als Übernähungen.

Die Indikation zur Kolostomie sollte bei *Rupturen des Kolons* großzügig gestellt werden.

Leitsymptome von *Nierenverletzungen* sind Flankenschmerz und Flankenschwellung und manchmal diskrete peritoneale Zeichen mit Hämaturie. Fehlende Hämaturie ist keinesfalls ein Beweis für unverletzte Nieren.

Blasenrupturen entstehen durch Gewalteinwirkung im Beckenbereich. Sie sind oft kombiniert mit vorderen Beckenbrüchen. Nach der operativen Versorgung ist eine suprapubische Ableitung der transurethralen Katheterisierung vorzuziehen.

25.1.9. Leistenbruch, Hydrozele, Maldescensus testis

25.1.9.1. Leistenbruch

Häufigkeit und Formen: 89% aller Leistenbrüche findet man bei Jungen, 11% bei Mädchen. Etwa jeder 50. Junge hat einen Leistenbruch. Die rechte Seite ist mit 60% häufiger betroffen als die linke (25%). In 15% besteht auf beiden Seiten eine Hernie.

Beim *indirekten Leistenbruch* handelt es sich um eine Ausstülpung des Peritoneums in den Leistenkanal entlang dem Samenstrang oder dem Lig. rotundum uteri. Als angeborene indirekte Hernie bezeichnet man einen offenen Proc. vaginalis mit Kommunikation zur Bauchhöhle. Der Hoden liegt dann innerhalb des Bruchsakkes.

Beim *direkten Leistenbruch* wölbt sich das Bauchfell ohne unmittelbare Beziehung zum Samenstrang in der Gegend des äußeren Leistenringes vor.

Von einem *eingeklemmten Leistenbruch* spricht man, wenn der Bruchinhalt – bei Jungen meist Dünndarm, bei Mädchen das Ovar – über die Bruchpforte nicht mehr in die Bauchhöhle reponiert werden kann. 80% aller Einklemmungen kommen bei Leistenbrüchen im Neugeborenen- und Säuglingsalter vor. Als Bruchinhalt finden sich auch Netzanteile und Wurmfortsatz, bei Mädchen die Tube und Anteile des Uterus. Eingeklemmte Leistenhernien lassen sich durch eine mehr teigig-weiche Konsistenz von den Hydrozelen des Funiculus spermaticus differenzieren. Diese sind mehr prall-elastisch und kugelig (Tab. 25.1.-8).

Tab. *25.1.-8.* Differentialdiagnose des Leistenbruches.

Leistenbruch	Silk-Phänomen
Hydrozele	Prall, elastisch, glatt, kugelig
Eingeklemmter Leistenbruch	Teigig, weich, nicht kugelig
Eingeklemmtes Ovar	»Flipsender Lymphknoten«

Wiederholte Repositionen von Leistenbrüchen sollten unbedingt vermieden werden, da es sonst zu traumatischen Läsionen mit ödematösen Schwellungen und Blutung, gelegentlich auch zur Organverletzung kommen kann. Bei Jungen droht die Hodenatrophie, bei Mädchen Verklebungen der Tube und des Fimbrientrichters. Noch gefährlicher sind Versuche, eingeklemmte Hernien zu reponieren.

Oft machen Leistenbrüche keine oder nur geringe **Symptome** und sie werden als Zufallsbefund im Rahmen einer aus anderen Gründen vorgenommenen Untersuchung der Kinder entdeckt. Häufig neigen Kinder mit einem Leistenbruch allerdings zu Unruhe, Trinkschwäche und Erbrechen. Lokal sieht man eine Schwellung, vor allem, wenn das Kind schreit. Im Falle einer Einklemmung ist der Bruch schmerzhaft und manchmal gerötet.

Leistenhernien neigen in jeder Altersstufe, insbesondere bei Neugeborenen, zur Einklemmung.

Diagnose: Nicht so selten kann der untersuchende Arzt keinen Leistenbruch feststellen. Einziger diagnostischer Hinweis ist dann die Beobachtung der Eltern, die von einer Schwellung beim Husten, Pressen oder Schreien ihrer Kinder berichten. Wenn der Bruchsack leer ist, findet man beim Abtasten der Leiste über dem äußeren Leistenring das sogenannte *Silk-Phänomen:* Verschieblichkeit der beiden Bruchsackwände über dem Samenstrang.

Bei manifestem Leistenbruch reicht die Schwellung unterschiedlich tief in das Skrotum bzw. in die Labien. Sie ist von weicher Konsistenz, läßt sich komprimieren und ausstreichen. Der eingeklemmte Leistenbruch beim Jungen fühlt sich mehr teigig an. Ein eingeklemmtes Ovar beim Mädchen kann mit einem vergrößerten Lymphknoten verwechselt werden.

Therapie: *Operationsindikation:* Ein einmal diagnostizierter Leistenbruch sollte *möglichst rasch operiert* werden, und zwar gerade bei kleinen Kindern und Säuglingen. Vor dem 6. Lebensmonat ist die Inkarzerationsgefahr am größten. Der Eingriff kann bei entsprechender Mitarbeit der Eltern ohne weiteres ambulant (Tagesklinik) vorgenommen werden.

Ein eingeklemmter Leistenbruch gilt als Indikation für die sofortige und dringliche Operation. Mit Repositionsmanövern darf man sich wegen der Gefahr der Organschädigung keinesfalls aufhalten.

Wiederholte Repositionsmanöver bei Leistenbrüchen sind im Säuglings- und Neugeborenenalter gefährlich und sollen daher **unterlassen** werden.

Bruchbänder dürfen auf gar keinen Fall angelegt werden, da durch den ständigen Druck die Bruchpforte vergrößert wird und die Gefahr besteht, eingeklemmte Hernien zu übersehen.

Ein begleitender Maldescensus testis wird auch bei Säuglingen in gleicher Sitzung korrigiert. Doppelseitige Leistenbrüche können ebenfalls in einer Sitzung operiert werden. Auf eine prophylaktische Revision der kontralateralen Seite beim einseitigen Leistenbruch sollte man verzichten.

Die *Operationstechnik* unterscheidet sich von dem Vorgehen bei Erwachsenen. Die Hautinzision liegt innerhalb der unteren Bauchhautfalte und folgt dem Verlauf der Spaltlinien. Die Spaltung der Externusfaszie ist bei Kindern bis zum 7. Lebensjahr meist nicht notwendig. Der Bruchsack braucht bei Jungen nicht eröffnet zu werden. Ein offener Proc. vaginalis wird mindestens im Abstand 1 cm von der Zirkumferenz des Hodens entfernt abgetragen. Sekundäre Hydrozelen bilden sich dann nicht mehr.

Beim eingeklemmten Leistenbruch ist es trotz enger Bruchpforte nur selten notwendig, die Muskulatur nach lateral etwas einzukerben. Sollte wegen einer irreversiblen Schädigung des Darmes eine Resektion erforderlich sein, wird sie nicht über die Bruchpforte, sondern über eine gesonderte mediane Unterbauchlaparotomie durchgeführt. Keinesfalls darf bei Kindern eine Bassini-Operation oder ein anderer bei Erwachsenen üblicher Eingriff durchgeführt werden. Die Rezidivquote liegt dann über 2,5%, die Zahl postoperativer Hodenatrophien liegt bei 9,8%.

25.1.9.2. Hydrozele

Pathogenese: Hierbei handelt es sich um einen Leistenbruch im weiteren Sinn, der mit Flüssigkeit gefüllt ist. Die Kommunikation zur Bauchhöhle ist oft mikroskopisch dünn und sie kann intermittierend verschlossen sein. Daraus resultiert der häufige Wechsel zwischen Füllung und Entleerung, also die unterschiedliche Größe einer Hydrozele.

Je nach Lokalisation unterscheidet man eine *Hydrocele testis* und eine *Hydrocele funiculi spermatici* vor dem äußeren Leistenring (Funikulozele).

Diagnose: Eine prall elastische Schwellung des Skrotums, die sich manchmal ausdrücken läßt oder spontan ihr Füllungsvolumen ändert, weist auf eine Hydrocele testis hin. Eine nicht verschiebliche, oft intermittierend auftretende und nicht schmerzhafte Schwellung am äußeren Leistenring ist ebenfalls Zeichen einer Hydrozele des Funiculus spermaticus. Eine diagnostische

Hilfe ist die *Diaphanoskopie*. Sie ist bei einer Hydrocele testis positiv.

Therapie: *Operationsindikation:* Nicht bei jeder Hydrozele muß operativ interveniert werden. Während des 1. Lebensjahres kann sie spontan verschwinden. Später bilden sich Hydrozelen in der Regel nicht mehr zurück und sollten dann operativ beseitigt werden.

Eine *Punktionsbehandlung ist immer kontraindiziert.* Sie stellt keine kausale Therapie dar und kann zu einer eitrigen Orchitis mit Hodennekrose führen.

Bei prall gefüllten Funikulozelen besteht die Gefahr, daß die in der Hydrozelenwand verlaufenden Arterien und Venen gegen die Kante des äußeren Leistenrings komprimiert werden und es dadurch zu einer Ischämie des Hodens kommt. Eine dringliche Operation ist daher indiziert.

Die *Technik der Hydrozelen-Operation* entspricht der beim Leistenbruch. Wichtig ist es, die Kommunikation zur Bauchhöhle aufzusuchen und zu ligieren. Bei einer Hydrocele testis wird die Hydrozelenwand nur teilweise reseziert. Im Bereich des Hodens wird ein 4–5 mm breiter Gewebesaum belassen.

Bei Kindern **keine Punktionen von Hydrozelen.** Hydrozelen können sich innerhalb des ersten Lebensjahres spontan zurückbilden.

25.1.9.3. Maldescensus testis

Formen: Wenn im Skrotum ein- oder doppelseitig kein Hoden getastet wird, spricht man von einem *Maldescensus.* Am häufigsten (95%) ist der Testis dann im Bereich zwischen innerem und äußerem Leistenring lokalisiert (Leistenhoden Tab. *25.1.*-9).

Tab. *25.1.*-9. Mögliche Lokalisation des nicht deszendierten Hodens.

Abdomen (Kryptorchismus)
Innerer Leistenring (subfaszial)
Leistenkanal
Äußerer Leistenring (subkutan)
Ektop: Perineum, Innenseite Oberschenkel

In den seltenen Fällen, in denen man den Hoden weder sehen noch palpieren kann *(Kryptorchismus),* liegt er innerhalb der Bauchhöhle, oder es handelt sich um eine (extrem seltene) Hodenagenesie.

Beim *Pendelhoden* ist die Lokalisation des Hodens nicht konstant im Skrotalfach. Er pendelt zwischen äußerem Leistenring und Skrotum hin und her. Per definitionem sollte er $2/3$ der Zeit im Skrotum liegen. Ursache für einen Pendelhoden können Kremaster-Kontraktionen und Begleithernien sein.

Bei einer *Hodenektopie* ist der Testis zwar deszendiert, aber nicht in das Skrotum, sondern an die Oberschenkelinnenseite oder in die Perinealgegend.

Die Bezeichnungen Maldeszensus, Kryptorchismus und Leistenhoden werden oft synonym gebraucht.

Ätiologisch kommt vor allem bei doppelseitigem Maldeszensus eine hormonelle Störung in Frage. Wesentlich häufiger (bei 75–80% der Jungen) ist allerdings ein konkomitanter Leistenbruch die Ursache.

Leitsymptom des Leistenhodens ist ein leeres, hypoplastisches Skrotum, in dem nie ein Hoden getastet wurde.

Die **Diagnose** eines Maldeszensus wird durch Palpation des Skrotums, Untersuchung der perinealen Gegend und Palpation bzw. Ausstreichen des Leistenkanals in kranio-kaudaler Richtung gestellt. Gelingt die Palpation des Hodens nicht, kann die *Ultrasonographie* der Bauchdecken und des Abdomens, bzw. des retroperitonealen Raumes zusätzliche Informationen liefern.

Therapie: Eine *Hormonbehandlung* ist in bis zu 20–25% erfolgreich. Auch wenn es dabei nicht immer zu einem Deszensus kommt, erleichtert sie die Operation: Wachstum des Skrotums, Verlängerung der Samenstranggebilde. Häufig besteht in diesen Fällen ein latenter Leistenbruch, der den Hoden in seiner Fehlposition hält. Für die Orchidopexie gibt es dann keine Alternative.

Die *Operation* sollte bis zum Ende des 2. Lebensjahres vorgenommen werden. Nach dem Ende des 3. Lebensjahres kommt es sukzessive zu einer Fibrosierung des Hodenparenchyms. Ein doppelseitiger Hodenhochstand kann ohne weiteres in einer Sitzung beseitigt werden.

Wichtige Prinzipien der Operation sind: Spaltung der Externusaponeurose, Mobilisierung von Hoden und Samenstrang, Beseitigung des begleitenden Leistenbruches, Durchtrennung der Kremastermuskulatur, eventuell Durchtrennung der epigastrischen Gefäße oder Verlagerung des Samenstrangs hinter diese Blutgefäße, Fixation des Hodens im Skrotum.

Ein **Malsdescensus testis** muß bis zum Ende des zweiten Lebensjahres operativ korrigiert sein.

25.1.10. Bauchwanddefekte

Häufigkeit und Definition: Man unterscheidet geschlossene oder rupturierte Omphalozelen (Häufigkeit etwa 1:4000) und paraumbilikale Bauchwanddefekte (Häufigkeit 1:15000). Beide Fehlbildungen müssen unmittelbar nach der Geburt dringlich chirurgisch behandelt werden.

Der *paraumbilikale Bauchwanddefekt (Gastroschisis)* entsteht durch einen unvollständigen Verschluß der vorderen Bauchwand, wobei die beiden vom Ektoderm überzogenen Somatopleurae nahe dem Nabel in der Mittellinie nicht miteinander verschmelzen. Bei der Gastroschisis bleibt ein spaltförmiger Defekt. Da auch das Peritoneum in diesem Bezirk fehlt, entwickelt sich kein Bruchsack, so daß die Eingeweide des Abdomens frei prolabieren können. Wegen dieses Entstehungsmechanismus wird die normal ausgebildete Nabelschnur nie in den Defekt mit einbezogen. Sie bleibt immer durch eine, wenn auch oft nur schmale Gewebebrücke von diesem getrennt.

Die *Omphalozele* entsteht ebenfalls infolge eines mangelhaften Verschlusses der primitiven Rumpfwand. Es bleibt ein erweiterter primitiver Nabelring bestehen, durch den die Eingeweide prolabieren können. Im Gegensatz zur Gastroschisis hat die Omphalozele eine Bruchsackhülle aus embryonalem Bindegewebe, die sich in die Nabelschnur fortsetzt. Die Nabelschnur wird also in diese Mißbildung mit einbezogen und sie inseriert an einer beliebigen Stelle des Bruchsakkes.

Pränatale Diagnostik: Für die frühzeitige Erkennung der Bauchwanddefekte spielen die Schwangerschaftsuntersuchungen eine wichtige Rolle. Sie erlauben wie bei den Zwerchfelldefekten eine frühzeitige Diagnose in utero. Empfehlenswert ist in diesen Fällen, daß die Schwangeren in einer gynäkologisch-geburtshilflichen Klinik weiterbetreut werden, wo nach der Entbindung eine adäquate kinderchirurgische Versorgung des Neugeborenen zusammen mit einem Neonatologen möglich ist. Dadurch läßt sich die Überlebensrate des Kindes bis auf 85% anheben.

Sofortmaßnahmen: Unmittelbar nach der Geburt muß eine Infusion über eine Venae sectio angelegt und das Neugeborene frühzeitig intubiert werden, um ein Atemnotsyndrom zu verhindern. Blutgase, Blutgerinnung und Hämoglobin werden überprüft und die Blutgruppe bestimmt.

Für den Transport des Kindes wird das ektope Intestinum mit feuchten sterilen Kompressen verbunden. Außerdem ist dafür zu sorgen, daß das Kind nicht unterkühlt und im Inkubator einem kinderchirurgischen Zentrum zugewiesen wird.

Erst nach Ausgleich von Stoffwechselstörungen wird der operative Eingriff in aller Ruhe und mit großer Sorgfalt durchgeführt.

Operative Therapie: Alle Omphalozelen, ob rupturiert oder nicht rupturiert, und paraumbilikale Bauchwanddefekte werden *einzeitig* operiert. Entweder gelingt ein direkter Verschluß der Bauchdecken oder es ist wegen der Größe des Defektes eine *Bauchdeckenerweiterungsplastik*, z. B. mit lösungsmittelgetrockneter Dura notwendig. Diese Plastik hat den Vorteil, daß man die prolabierten Eingeweide ohne wesentliche Spannung, also ohne Erhöhung des intraabdominalen Drucks in die Bauchhöhle verlagern kann. Die Haut läßt sich in den meisten Fällen über der Dura verschließen. Nur selten muß nach dieser Operationsmethode erneut chirurgisch interveniert werden.

Wichtig ist, zu prüfen, ob weitere korrekturbedürftige Fehlbildungen bestehen. Aus diesem Grunde sollten geschlossene Omphalozelen eröffnet werden. Bei allen extrem großen Bauchwanddefekten mit wesentlichen Baucheingeweiden in einer ektopen Position empfiehlt es sich, eine *Gastrostomie* anzulegen. Sie entlastet das gastrointestinale System und reduziert den intraabdominellen Druck; sie erleichtert die Zwerchfellatmung; sie verhindert eine Lungenkompression und ermöglicht die frühzeitige Ernährung. Das Volumen der außerhalb der Bauchhöhle liegenden Darmschlingen läßt sich wesentlich verkleinern, wenn man vor der Reposition den Darm punktiert, das Mekonium mit Gastrografin verflüssigt und dadurch die Entleerung des Darmes auf natürlichem Weg erleichtert (intraoperative Mekoniumlyse nach WILLITAL).

Assoziierte Fehlbildungen werden in gleicher Sitzung korrigiert:
- Bei Atresien Rekonstruktion des Darmes mit End-zu-End-Anastomose oder doppelläufige Enterostomie wegen ausgeprägter Lumendifferenz.
- Entfernung eines D. omphaloentericus und Beseitigung von Folgezuständen, z. B. Resektion wegen Inkarzeration und Darmnekrose.
- Verschluß eines Zwerchfelldefektes.
- Resektion eines persistierenden Urachus.

Methoden, die auf die Eröffnung einer nicht rupturierten Omphalozele verzichten, z. B. die wiederholte Gerbung des Bruchsackes mit Merkurochrom, haben den Nachteil, daß solche zusätzlichen Fehlbildungen zunächst nicht erkannt und daher erst verzögert behandelt werden können und diese lokale Therapie zu ganz erheblich intraabdominellen Adhäsionen führen kann.

25.1.11. Zwerchfelldefekte

Definition, Häufigkeit und Lokalisation: Bei den Zwerchfelldefekten handelt es sich um eine *Hemmungsmißbildung,* wahrscheinlich durch eine Hypoplasie der Lunge verursacht. Es ist eine lebensbedrohliche, mit hoher Letalität belastete Erkrankung, die rasch operativ korrigiert werden muß. Die Häufigkeit beträgt etwa 1:7000.

Zwerchfelldefekte, die sich von Hernien durch die fehlende peritoneale Ausstülpung, also den Bruchsack unterscheiden, können an vier verschiedenen Stellen entstehen:
– dorsal im Bochdalekschen Dreieck (78%),
– zentral (10%),
– lateral (6%) und
– anterior in der Larreyschen Spalte (6%).

Der Durchmesser des Defektes schwankt zwischen wenigen Zentimetern und einer Aplasie des Zwerchfells.

Symptome und Diagnose: Bei adäquater Schwangeren-Vorsorgeuntersuchung kann die Diagnose bereits pränatal gestellt werden. In vielen Fällen wird der Zwerchfelldefekt allerdings erst post partum, in weniger schweren Fällen sogar erst Tage nach der Geburt erkannt.

Unmittelbar nach der Entbindung fallen die kardiorespiratorischen Störungen auf, charakterisiert durch die Trias *Dyspnoe, Zyanose und Tachykardie.* Auf der Seite des Defekts besteht eine *paradoxe Atmung.* Einziehung der Thoraxhälfte bei Inspiration. Das Abdomen erscheint klein und liegt unterhalb des Thoraxniveaus.

Bei der *klinischen Untersuchung* findet man auf der betroffenen Seite fehlende Atemgeräusche und manchmal plätschernde Darmgeräusche.

Allmählich entwickelt sich ein schweres Atemnotsyndrom wegen der *Kompression der gesunden Lunge:* zunehmende Füllung des ektopen Intestinums in der Pleurahöhle mit *Verlagerung des Mediastinums* zur gesunden Seite. Hinzu kommt, daß auch die großen Gefäße komprimiert und abgeknickt werden. Wenn therapeutisch nichts unternommen wird, geraten die Kinder in einen schweren und sehr rasch irreversiblen *Schockzustand.* Er ist ebenso wie ein voll entwickeltes *Atemnotsyndrom* und *Passagestörungen im verlagerten Darm* bis zum manifesten *Ileus* als Spätsymptom zu werten (Abb. 25.1.-9).

Die *Diagnose* läßt sich mit einer *Übersichtsaufnahme* des Thorax sehr einfach sichern. Beim linksseitigen Defekt erkennt man die im Thorax liegenden luftgefüllten Darmschlingen und die Mediastinalverlagerung nach rechts. Bei rechtsseitigen Defekten ist der Pleuraraum durch die nach oben vorgewachsene Leber mehr homogen verschattet.

Sofortmaßnahmen: Neugeborene müssen *frühzeitig intubiert und beatmet* werden. Dadurch stabilisiert man das Mediastinum und verhindert bzw. beseitigt Atelektasen im gesunden Lungenflügel. Die Luftfüllung von Magen und Darmschlingen wird über eine Magensonde reduziert. Außerdem muß das Kind vor Unterkühlung bewahrt (Inkubator) und möglichst rasch in eine kinderchirurgische Klinik verlegt werden. Es versteht sich von selbst, daß bei den schwerkranken Patienten ein venöser Zugang geschaffen und vor allem die respiratorische Azidose ausgeglichen werden muß. Dies ist für die Frühgeborenen von vitaler Bedeutung. Die hierfür lebensrettende extrakorporale Oxygenierung befindet sich in weiterer Entwicklung.

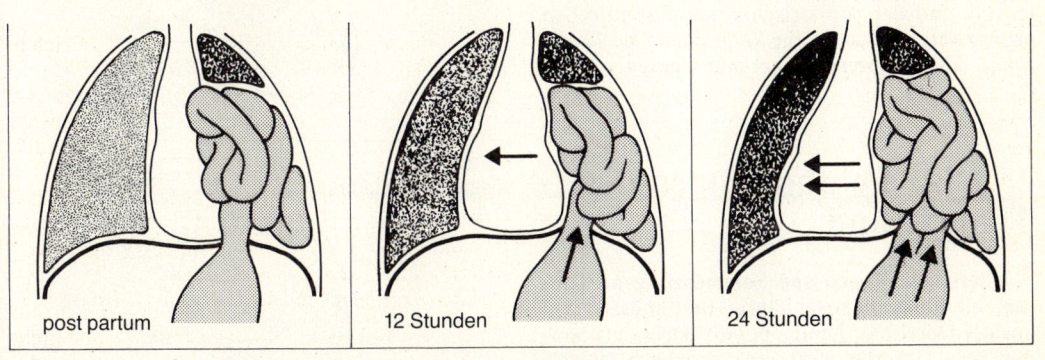

Abb. 25.1.-9. Entwicklung des Atemnotsyndroms beim Zwerchfelldefekt.

Bei Neugeborenen mit einem Zwerchfelldefekt ist die **Intubation** eine der wichtigsten **Sofortmaßnahmen**.

Operative Therapie: Kleine Zwerchfelldefekte (75%) können durch *direkte Naht* verschlossen werden. Bei großen Zwerchfelldefekten (25%) ist ein *plastischer Verschluß* indiziert. Keinesfalls darf eine primäre Naht erzwungen werden. Infolge Verziehung und Abknickung der unteren Hohlvene besteht dann die Gefahr einer ausgeprägten venösen Einflußstauung. Außerdem drohen Thoraxdeformierung, Nahtinsuffizienz und spätere Hiatushernie.

Für die *Ersatzplastik des Zwerchfells* bei großen Defekten kommen ein gestielter Muskellappen oder ein Durapatch infrage. Man kann beide Methoden auch kombinieren je nachdem welcher Anteil des Zwerchfells fehlt. Die Ausdehnung der hypoplastischen Lunge über eine Thoraxsaugdrainage muß behutsam erfolgen und darf nicht erzwungen werden, da es erneut zur Mediastinalverlagerung, diesmal auf die kranke Seite, kommen würde und die Perfusion einer für den Sauerstoffaustausch unreifen Lunge erfolgt. Dies wiederum verschlechtert die gesamte Kreislaufsituation und Blutgasanalyse.

Prognose: Je länger das Atemnotsystem mit seinen Sekundärfolgen dauert, um so schlechter sind die Überlebenschancen der kleinen Patienten. Die frühzeitige Intubation ist daher die wichtigste Maßnahme, um die Prognose zu verbessern. Sie hängt außerdem von zusätzlichen Fehlbildungen und von der Operationstechnik ab.

Unter besonderer Beachtung der eingangs erwähnten allgemeinen neonatologisch intensivmedizinischen Betreuung, der einheitlich praktizierten Operationsindikation und Operationstechnik und der pädiatrisch-kinderchirurgischen postoperativen Nachsorge kann damit die *Letalität* bis knapp unter 20% gesenkt werden.

25.1.12. Fehlbildungen der Thoraxwand

Häufigkeit, Typen und Sekundärfolgen: Thoraxfehlbildungen sind häufig und müssen bei etwa jedem 1000. Kind operativ korrigiert werden. Als Ursache wird eine genetisch fixierte Dyschondrose am sternokostalen Übergang mit einem erhöhten Gehalt an Chondroitin-Schwefelsäure vermutet.

Entsprechend den unterschiedlichen Verformungen der vorderen Thoraxwand unterscheidet man verschiedene *Typen:* Kiel- oder Trichterbrust, symmetrische oder asymmetrische Deformierung, Flachthorax oder sonst normale Thoraxwölbung (Typen 1–11 nach WILLITAL).

Trichterbrüste sind am häufigsten (91%). Kielbrüste haben einen Anteil von 5%, kombinierte Thoraxdeformitäten (Kiel- und Trichterbrust) 2%. Brustwandaplasien und Thoraxwandspalten machen zusammen 2% aus. Diese klinikrelevante Einteilung hat Bedeutung für die Operationsindikation, Operationstechnik und Prognose (Abb. 25.1.-10).

Ausgeprägte Deformierungen der Thoraxwand, insbesondere Trichterbrüste, können zu *Sekundärveränderungen* führen:
– *am Herzen* zur Linksverlagerung, Vorhofkompression, Einflußstauung, Klappeninsuffi-

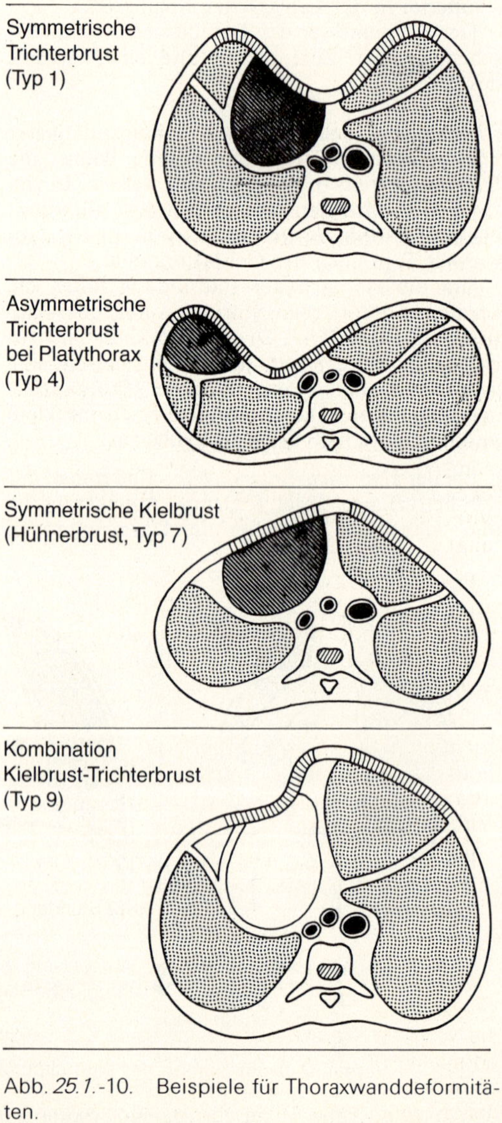

Symmetrische Trichterbrust (Typ 1)

Asymmetrische Trichterbrust bei Platythorax (Typ 4)

Symmetrische Kielbrust (Hühnerbrust, Typ 7)

Kombination Kielbrust-Trichterbrust (Typ 9)

Abb. 25.1.-10. Beispiele für Thoraxwanddeformitäten.

zienz, Arrhythmien und Störungen der Erregungsrückbildungen.
- *an der Lunge* zur lokalen Kompression im Hilusbereich und/oder Überblähung des Parenchyms.
- *an der Wirbelsäule* zur Kyphose (bei symmetrischer Trichterbrust) oder Kyphoskoliose (asymmetrische Trichterbrust). Diese Wirbelsäulenveränderungen sind reversibel, wenn die Deformierungen rechtzeitig, spätestens vor dem letzten Wachstumsschub operativ korrigiert werden.

Diagnostik: *Anamnestisch* geben die Eltern meist an, daß die Deformierung der Brustwand schon kurz nach der Geburt oder nach einem späteren Wachstumsschub auffiel. Wichtig ist die Frage, ob mit zunehmendem Alter eine Progredienz beobachtet wurde.

Im *Inspirationstest* wird geprüft, ob bei tiefer Einatmung die Tiefe des Trichters zunimmt, ob also eine paradoxe Atembeweglichkeit besteht. Wenn dieser Test positiv ist, kann man nicht mehr mit einer spontanen Besserungstendenz rechnen.

Mit der *Vermessung der Thoraxwand* macht man sich ein objektives Bild über die Tiefen- und Formveränderung des Thorax in unterschiedlichen Ebenen: In Höhe des Manubriums, des Manubrium-Sternum-Winkels und an der tiefsten Stelle des Trichters.

Die mit einem Beckenzirkel gewonnenen Werte können mit Normalwerten verglichen werden. Wenn der sagittale Durchmesser am tiefsten Punkt des Trichters die normale Thoraxtiefe um mehr als ein Viertel unterschreitet, muß man mit sekundären Veränderungen an Herz, Lunge und Wirbelsäule rechnen (25% Grenzwertüberschreitung).

Folgende *EKG-Veränderungen* nach LEUTSCHAFT sind bei ausgeprägter Trichterbrust zu erwarten: Störungen der Erregungsrückbildung, Zeichen der Rechtsbelastung, negative T-Wellen, Arrhythmien, Rechtsschenkelblock.

Die *Thoraxübersichtsaufnahme* in zwei Ebenen orientiert über die knöcherne Deformierung von Sternum und Rippen, über eine Verlagerung des Herzens und über Sekundärveränderungen der Wirbelsäule.

Um die Notwendigkeit einer Operation zu sichern, können *Lungenfunktionsanalysen* und die *Perfusionsszintigraphie* der Lunge sowie CT-Untersuchungen angezeigt sein.

Operative Therapie: Eine operative Korrektur der Thoraxwandfehlbildung ist angezeigt, wenn die vordere Thoraxwand um mehr als 25% der normalen Thoraxtiefe eingezogen ist und wenn bei der Perfusionsszintigraphie eine Minderperfusion der Lunge festgestellt wurde. Auch die sehr unterschiedlich empfundene psychische Belastung sollte in die Operationsindikation mit einbezogen werden. Verschiedene Aspekte und Untersuchungsergebnisse gehen also in die Operationsindikation ein. Es gibt Kinder, die sich scheuen, den Oberkörper zu entblößen und lieber auf Sport, insbesondere aufs Schwimmen verzichten. Mit zunehmendem Alter nehmen die Sekundärfolgen einer Trichter- oder Kielbrust zu, andererseits bilden sich diese Veränderungen um so sicherer zurück, je früher operiert wird. *Ab etwa 16 Jahren sind Funktionsstörungen nicht mehr reversibel.* Der optimale Zeitpunkt der operativen Korrektur liegt vor der Einschulung. Bei dem Eingriff kommt es darauf an, die Brustwand zu mobilisieren und in anatomisch richtiger Position zu fixieren. Dazu werden segmentförmige Chondrotomien der Rippen parasternal und am Trichterrand durchgeführt und das Brustbein bei Torsion am Übergang zum Manubrium sterni zum äußeren Kortikulisbereich geschwächt. Dadurch läßt sich das eingesunkene (oder vorgewölbte) Areal reponieren und mit ein bis drei Metallbügeln stabilisieren (Abb. *25.1.*-11).

Nachbehandlung: Wichtig ist eine *einjährige postoperative Betreuung*. In den ersten sechs Wochen stehen Kräftigungsübungen der Bauch-, Brust- und Schultermuskulatur auf dem Programm. Anschließend erfolgt ein gymnastisches Leistungstraining, um die Hypoplasie dieser Muskelgruppen auszugleichen und die Haltung zu verbessern. Nach einem Jahr werden die Metallbügel entfernt.

Ergebnisse: Langzeituntersuchungen an einem großen Krankengut operierter Kinder und Jugendlicher haben ergeben, daß unmittelbar nach dem Eingriff in 98% der Fälle die Thoraxwand anatomisch korrekt rekonstruiert war, nach einem Jahr in 94%. Bei späteren Nachuntersuchungen (durchschnittlich 12 Jahre) verschlechterte sich das Operationsergebnis nicht mehr.

25.1.13. Fehlbildungen von Trachea, Bronchien und Lunge

An allen Abschnitten des respiratorischen Systems können Anomalien auftreten.

25.1.13.1. Symptome und Diagnose

Je nach Grundkrankheit fallen Symptome unmittelbar nach der Geburt, in der Neugebore-

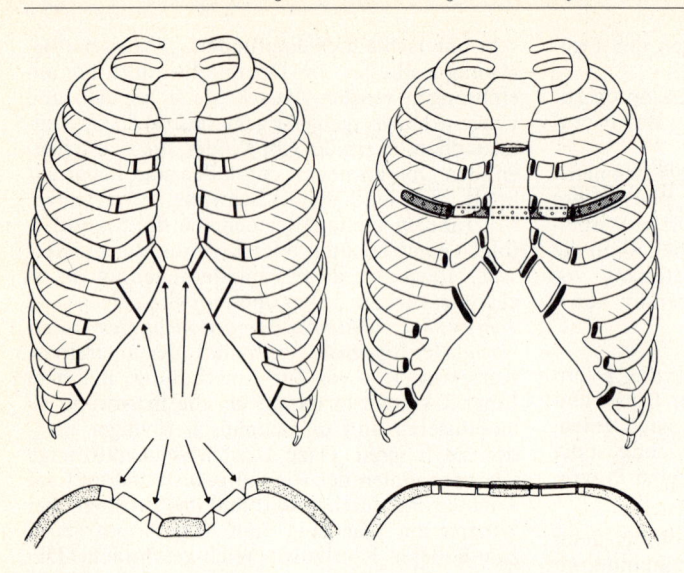

Abb. 25.1.-11. Operationstechnik bei Trichterbrust.

Tab. 25.1.-10. Leitsymptome von Fehlbildungen des respiratorischen Systems.

Atemnotsyndrom post partum bis zur akuten Asphyxie
Zyanose, die nach Nahrungsaufnahme zunimmt
Vermehrter Speichelfluß
Hustenanfälle nach Nahrungsaufnahme
Inspiratorischer und/oder exspiratorischer Stridor
Veränderung der Stimme
Schluckstörungen
Rezidivierende Aspirationspneumonien

nen- und Säuglingsperiode oder erst später auf (Tab. 25.1.-10).
Um die Ursache solcher Beschwerden zu klären, sind folgende diagnostische Maßnahmen angezeigt:
- *Röntgenübersichtsaufnahme des Thorax* in zwei Ebenen (Beurteilung der Lunge, Beweglichkeit des Zwerchfells, Mediastinalverdrängung).
- *Ösophaguspassage* (Fistel zwischen Bronchialsystem und Ösophagus).
- *Tracheo-Bronchoskopie* in Narkose (Weite und Wandveränderungen der Trachea, Fehlabgänge der Hauptbronchien).
- *Angiographie* (Nachweis einer Lungensequestration).
- *Bronchographie,* eventuell in Verbindung mit einer Bronchoskopie (Beurteilung des Bronchialbaums, Bronchiektasen).

25.1.13.2. Laryngo-tracheo-ösophageale Spaltbildung

Man unterscheidet 3 Typen:
A. Laryngo-ösophageale Spalte,
B. Partielle tracheo-ösophageale Spalte bis zum vierten Knorpelring der Trachea und
C. Komplette tracheo-ösophageale Spalte.

Typ A und B können in Kombination mit Ösophagusatresien auftreten. Kinder mit dem Typ C haben eine ungünstige Prognose. Die operative Versorgung dieser Spaltbildungen ist schwierig.

25.1.13.3. Anomalien der Trachea

Trachealstenosen (3 Typen): Man unterscheidet *intramurale Trachealstenosen* mit Anomalien der Trachealwand, Trachealstenosen infolge Kompression von außen *(extraluminale Stenose)* und Trachealstenosen durch raumfordernde Prozesse im Lumen der Luftröhre *(intraluminale Stenose).*

Die Stenosen fallen unmittelbar nach der Geburt oder wenig später durch Stridor, bellenden Husten, interkostale Einziehungen bei der Atmung und Zyanose auf. Auskultatorisch hört man pfeifende Geräusche über beiden Lungen.

Die **Tracheomalazie** entsteht durch instabile, weiche z. T. aplastische Knorpelringe. Inspiratorisch kommt es zur Lumeneinengung mit Stenosesymptomatik, meist ohne ausgeprägte Ateminsuffizienz. Die Kinder müssen längere Zeit intubiert bleiben, bis sich der Knorpel in den ersten Lebensmonaten verfestigt hat. Nur bei Aplasie oder Hypoplasien von Knorpelringen ist manchmal ein chirurgisches Vorgehen angezeigt: Antefixation der Trachea über den Aortenbogen oder an der Innenseite des Sternums.

Ösophago-tracheale Fisteln kommen bei Ösophagusatresien vor: H-Fistel, Fisteln zum oberen oder unteren Ösophagusanteil. Fistelrezidive nach operativem Verschluß sind selten (4%). Zur

Diagnose eignen sich Tracheoskopie und Ösophagoskopie, eventuell mit gleichzeitiger Instillation von Methylenblau.

Trachealdivertikel sind inkomplette tracheobronchiale Verbindungen. Die Diagnose wird endoskopisch gestellt. Durch eine Bronchographie erhält man Aufschluß darüber, ob zwischen dem Divertikel und dem Bronchialbaum Fistelverbindungen bestehen.

25.1.13.4. Fehlbildungen des Bronchialsystems

Bronchogene Zysten entstehen während der Abspaltung des Respirationstraktes aus dem Darmrohr. Sie sind entweder im Lungenparenchym oder im Mediastinum, in Nachbarschaft zur Trachea und Ösophagus, lokalisiert. Die mit Flimmerepithel ausgekleideten Zysten bleiben häufig symptomlos oder sie äußern sich als Mediastinaltumor mit Kompression von Trachea oder Speiseröhre. Durch Anschluß an das Bronchialsystem kann es zu Entzündungen kommen.

Große bronchogene Zysten erkennt man auf der Thoraxübersichtsaufnahme oder noch besser durch die Computertomographie.

Wenn eine offene Verbindung zum Bronchialsystem besteht, kann die Bronchographie weiterhelfen.

Therapie: Wenn Beschwerden auftreten, ist die operative Entfernung indiziert.

Verzweigungsanomalien der Bronchien, insbesondere im Bereich der Karina und in weiter peripher gelegenen Abschnitten, sind relativ häufige Fehlbildungen, meist ohne klinische Relevanz.

Die *Indikation zu chirurgischem Vorgehen* stellt sich nur, wenn rezidivierende bronchopulmonale Beschwerden ausgelöst werden.

Beim **Williams-Campbell-Syndrom** handelt es sich um generalisierte Knorpeldysplasien oder Agenesien der Bronchien 3. und 4. Ordnung. Infolge einer permanenten Überblähung der Lunge kommt es zur Dyspnoe und Zyanose.

Der Verlauf ist progredient, die *Prognose* schlecht.

Angeborene Bronchialstenosen äußern sich in einem exspiratorischen Stridor. Wegen der mangelnden Belüftung im poststenotischen Bereich entwickelt sich ein Sekretstau mit rezidivierenden Bronchitiden und Bronchopneumonien.

Therapie: Eine Lungenresektion (Segmentresektion) oder eine Entfernung des stenotischen Bronchussegments mit End-zu-End-Anastomose kann gelegentlich notwendig werden.

25.1.13.5. Mißbildungen der Lunge

Kongenitales lobäres Emphysem. Wenige Stunden bis Tage post partum treten bei den betroffenen Kindern zunehmende Atemnot und Zyanose mit überblähtem Thorax, geringen Atemexkursionen, hypersonorem Klopfschall und abgeschwächtem Atemgeräusch auf. Röntgenologisch sieht man einen überblähten Lungenabschnitt mit Mediastinalverdrängung auf die Gegenseite.

Therapeutisch kommt in der Regel nur die Resektion des erkrankten, für die Ventilation ohnehin untauglichen Lungenlappens infrage.

Bei der **Lungensequestration** kennt man zwei Formen: die *intralobäre* Sequestration ist von gesundem Lungenparenchym umgeben, die *extralobäre* nur von Pleura.

Das sequestrierte Gewebe besteht aus zystischen Hohlräumen ohne typische Alveolen. Die Blutversorgung erfolgt über Arterien, die direkt aus dem thorakalen oder subphrenisch aus dem abdominellen Abschnitt der Aorta entspringen. Das venöse Blut fließt über die Pulmonalvenen oder über die V. cava superior ab. Überwiegend besteht eine Kommunikation zwischen den sequestrierten Lungenanteilen und dem Bronchialbaum. Am häufigsten sind die Unterlappen betroffen. Extralobäre Sequester können auch infradiaphragmal lokalisiert sein.

Wiederholte und anhaltende Hustenanfälle und rezidivierende Infektionen mit Fieber sind die häufigsten *klinischen Syptome*.

Im *Röntgenbild* stellen sich verdichtete Strukturen oder ein zystisch deformierter Bezirk dar. Den definitiven Beweis für eine Sequestration liefert die *Angiographie* mit dem atypischen Gefäßabgang.

Als *Therapie* kommt nur die chirurgische Entfernung in Frage, wobei auf die atypisch verlaufende Arterie geachtet werden muß.

25.1.13.6. Bronchiektasen

Formen: Man unterscheidet *angeborene* (primäre) und *erworbene* (sekundäre) Bronchiektasen. Angeborene zystische und sackförmige Erweiterungen vor allem der Bronchioli 3. Ordnung entstehen infolge einer unvollkommen angelegten Bronchialwand (fehlender Knorpel, fehlerhaft entwickelte Elastika und/oder Muskularis), wobei Beziehungen zum Williams-Campbell-Syndrom vermutet werden. Angeborene Bronchiektasen können familiär gehäuft auftreten. Die Kombination von Bronchiektasen, Situs inversus totalis und chronischer Nasennebenhöhlen-Infektion wird als *Kartagener-Syndrom* bezeichnet.

Beispiel für sekundär entstandene Bronchiektasen ist die *Mukoviszidose*. Durch zähen Schleim kommt es zur Verlegung der Bronchien mit wiederkehrenden Infektionen, die schließlich die Bronchialwand schädigen, insbesondere deren elastische Elemente.

Bronchopneumonien infolge einer Grippe-, Masern- oder Keuchhusteninfektion, sowie *chronische Bronchitiden* sind weitere Ursachen für die Entwicklung von Bronchiektasen. Am häufigsten kommen sie in den Unterlappen, im Mittellappen und in den Lingulasegmenten vor.

Die **Symptomatik** ist durch rezidivierende Bronchitiden und Bronchopneumonien mit *Husten* und *Auswurf* gekennzeichnet. Bei langem Verlauf bleiben die Kinder im Wachstum zurück und fallen durch eine *Lippenzyanose* auf. Infolge der chronischen Hypoxie kommt es zur Bildung von *Uhrglasnägeln* oder *Trommelschlegelfingern*.

Die **Diagnose** liegt bei Expektoration großer Mengen zähen, eitrigen Bronchialsekrets nahe. Mit einer *Bronchographie*, eventuell in Kombination mit einer Bronchoskopie lassen sich die zylindrisch erweiterten nebeneinander angeordneten Bronchiektasen mit Rarefizierung des Lungengewebes sichern.

Therapie: Durch *Lagerungsdrainage* des Bronchialsystems, *Inhalationstherapie, Sanierung von Nasennebenhöhlen-Infektionen* muß man danach trachten, den Circulus vitiosus: Infektion – Schädigung der Bronchialwand – Sekretstau – erhöhte Infektionsgefahr zu unterbrechen.

Ein *operativer Eingriff* ist nur bei umschriebenem Befall sinnvoll. Am häufigsten wird eine Unterlappenresektion, eventuell mit Entfernung der Lingula oder des Mittellappens, durchgeführt. Gelegentlich ist die Resektion beider Unterlappen notwendig.

25.1.14. Endoskopische Untersuchungen im Kindesalter

Durch Miniaturisierung flexibler und starrer Instrumente können die **Vorteile** endoskopischer Untersuchungen auch und gerade im Neugeborenen-, Säuglings- und Kindesalter genutzt werden (Tab. 25.1.-11):
- Betrachtung pathomorphologischer Veränderungen oder Fehlbildungen mit der Möglichkeit der Gewebeentnahme für histologische Untersuchungen.
- Erweiterung der intraoperativen Diagnostik bei Perforationen, Blutungen, Divertikeln oder zur Identifizierung der Beckenbodenmuskulatur bei Atresieoperationen.

Tab. 25.1.-11. Indikationen für endoskopische Untersuchungen bei Neugeborenen, Säuglingen und Kindern

Speiseröhre	Divertikel, Varizen, Stenose, Atresie, Fisteln zur Trachea, Refluxfolgen, Fremdkörper, Ruptur
Magen-Zwölffingerdarm	Komplikationen des Gastroduodenalulkus (Blutung, Perforation), Fehlbildungen, Passagehindernisse, Fremdkörper, Polypen (Peutz-Jeghers-Syndrom)
Dickdarm	Colitis ulcerosa, Enterocolitis regionalis, Adenomatose, juvenile Polypen
Rektum	Fisteln, Blutungen, Stenosen, Fremdkörper, Verletzungen, Megasierung des Darmes
Trachea und Bronchien	Fremdkörper, Verletzungen, Entzündungen

- Operative endoskopische Eingriffe, wie Entfernung von Fremdkörpern und Polypen, Laser-Koagulation von Blutungen, Sklerosierung von Ösophagusvarizen, Erweiterung von Stenosen (z. B. mit Laser).
- Verminderung der Strahlenbelastung durch diagnostische Maßnahmen.

Flexible **Endoskope** werden bei Speiseröhre, Magen, Duodenum, Kolon und Tracheobronchial-System benutzt. Für die Inspektion von Trachea, Rektum, Vagina und Blase eignen sich *starre Instrumente* manchmal besser.

In der Regel werden die endoskopischen Untersuchungen bei Säuglingen und Kleinkindern *in Narkose* durchgeführt. Dadurch können die pathologisch veränderten Areale in Ruhe und exakt eingestellt werden, ohne daß wegen fehlender Kooperation der kleinen Patienten und infolge von Abwehrbewegungen Verletzungsgefahr besteht.

Die *Indikation zur endoskopisch-retrograden Cholangiopankreatikographie (ERCP)* muß sorgfältig gestellt werden, da Verletzungen des Gallengangs- und Pankreasgangsystem mit konsekutivem Papillenödem häufiger als bei Erwachsenen verursacht werden können.

Die intraoperative Endoskopie ermöglicht
a) eine genaue topographische Identifizierung von Organveränderungen,
b) eine Minimierung des lokalen operativen Zugangs als organschonendes Vorgehen,
c) eine Reduzierung des Operationszeitraums.

Beispiele hierfür sind: Ösophagusdivertikel, Ösophagusperforation, Ösophagusstenose, ösophago-tracheale Fistel, Magen-Darm-Perforationen, Peutz-Jeghers-Syndrom, gastrointestinale und intestino-intestinale Fisteln, gastro-intestinale Blutungen, Bronchiektasen, Bronchialstenosen, Tumore im Bereich des Bronchialsystems mit einer sogenannten Wedge-Resektion, Identifizierung der Puborektalisschlinge bei supralevatorischen Analatresien.

25.1.15. Sonographie im Kindesalter

Die Sonographie gewinnt auch bei Kindern eine immer größere Bedeutung, weil sie als nichtinvasive Methode eine rasche Diagnose vieler morphologischer Veränderungen ermöglicht und mit keinerlei Strahlenbelastung verbunden ist. In der Regel brauchen die kleinen Patienten nicht sediert, erst recht nicht narkotisiert zu werden.

Die Ultraschalldiagnostik umfaßt:
1. Die *Sonotopographie:* Bestimmung von Lage und Größe einzelner Organe, sowie deren Beziehung zu Nachbarorganen.
2. Die *Sonometrie:* Vermessung der Organe in verschiedenen Ebenen und Größenbestimmung pathologischer Veränderungen, vor allem von Tumoren und Zysten.
3. Die *Sonostrukturanalyse:* Beurteilung der Oberflächenbeschaffenheit, der Strukturdichte und -homogenität.

Bei folgenden kinderchirurgischen Krankheitsbildern wird die Ultrasonographie häufig angewandt:
- Identifizierung des Hodens beim Maldescensus testis.
- Pylorusspasmus: seine Diagnose erfolgt heute fast ausschließlich sonographisch.
- Angeborene Fehlbildungen im Bereich der Leber, der Nieren und des Gastrointestinaltrakts, Tumordiagnostik.
- »Akutes Abdomen«: freie Flüssigkeit (Blut, Sekret) oder Luft in der Bauchhöhle, Motilitätsstörungen des Darmes, Abszesse.
- Rupturen parenchymatöser Organe.

Die abdominelle Lavage wird wesentlich seltener angewandt und ist meist überflüssig.

Eine wichtige, in Entwicklung befindliche Untersuchung stellt die sogenannte *intraanale Ultraschalluntersuchung* dar zur Determinierung perianaler Muskelstrukturen und als zusätzliche Hilfe bei der Determinierung der Kontinenz. Das weitere therapeutische Vorgehen bei analer Teilkontinenz hängt von dieser Untersuchung ab. Ein kleiner rotierender Schallkopf wird dabei in den Analkanal eingeführt und liefert Informationen über Struktur und Topographie der Beckenbodenmuskulatur.

Mit dieser Maßnahme können notwendige chirurgische Eingriffe besser geplant und gezielt vorgenommen werden. Weitere technische Verbesserungen, insbesondere durch Kombination mit der elektronischen Datenverarbeitung und einer Erweiterung des diagnostischen Spektrums sind, zu erwarten.

Die *intraoperative* Ultraschalluntersuchung ermöglicht eine genaue Strukturanalyse, insbesondere bei Organresektionen. Sie kann zusammen mit der Laserresektionstechnik als ultraschallkontrolliertes Laserresektionsverfahren eingesetzt werden (LU-Technik = Laserresektionstechnik durch Ultraschall kontrolliert).

Literaturauswahl

BETTEX, M., N. GENTON, M. STOCKMANN (Hrsg.): Kinderchirurgie, 2. Aufl. Thieme, Stuttgart, New York 1982.
HOLSCHNEIDER, A. M. (Hrsg): Hirschsprung's Disease. Hippokrates, Stuttgart 1982.
KUNZ, H. (Hrsg.): Operationen im Kindesalter (2 Bände). Thieme, Stuttgart 1973.
MEIER, H.: Ultraschall in der Chirurgie. Perimed, Erlangen 1982.
MUSTARD, W. T., M. M. RAVITCH, W. H. SNYDER jun., K. J. WELCH, C. D. BENSON (Hrsg.): Pediatric Surgery (2 Bände), 2. Aufl. Year Book, Chicago 1969.
NIXON, H. H.: Congenital deformities of the anorectal region in: J. C. GOLIGHER (Hrsg.). Surgery of the Anus Rectum and Colon. Baillière Tindall, London 1980.
NIXON, H. H.: The Essentials of Pediatric Surgery. William Heinemann, London 1976.
REDO, S. F. (Hrsg.): Principles of Surgery in the First Six Months of Life. Med. Deptm. Harper & Row, Publ. Hagerstown, Maryland New York, San Francisco, London 1976.
REHBEIN, F.: Kinderchirurgische Operationen. Hippokrates, Stuttgart 1976.
RICKHAM, P. P., R. T. SOPER, U. G. STAUFFER (Hrsg.): Kinderchirurgie. Thieme, Stuttgart 1975.
STRASSER, B. M., A. M. HOLZSCHNEIDER: Die Milz. Hippokrates, Stuttgart 1986.
WILLITAL, G. H.: Atlas der Kinderchirurgie. Schattauer, Stuttgart, New York 1981.

25.2. Knochenbruchbehandlung im Kindesalter

Von P. Schweizer

Knochenbrüche im Kindesalter müssen *in der Regel konservativ* behandelt werden. Die Ausnahmen von dieser Regel sind streng begrenzt. Dies ist in den pathophysiologischen Merkmalen des wachsenden Knochens begründet. Konservative und operative Behandlungsmethoden können daher nicht konkurrieren, sondern müssen sich ergänzen.

25.2.1. Anatomische und pathophysiologische Grundlagen der Knochenbruchbehandlung beim Kind
(Tab. *25.2.*-1)

25.2.1.1. Epiphysenfugen

Die Epiphysenfugen sind beim Kind noch offen. Der Röhrenknochen wächst aus den epiphysären und apophysären Wachstumfugen, aus dem Epiphysenkern und dem Periost. Das *Dickenwachstum* ist Aufgabe der sich teilenden Kambiumschicht des Periosts. Die Formen und Konturen erhält der Knochen durch das enchondrale Wachstum des Epiphysenkerns, durch das Wachstum der Apophysenfugen und des periepiphysären Ringes um die epiphysäre Wachstumsscheibe. Für das *Längenwachstum* dagegen ist die Wachstumsscheibe (= *Epiphysenfuge*) verantwortlich.

25.2.1.1.1. Aufbau und Ernährung der Epiphysenfuge (Abb. *25.2.*-1)

Die Epiphysenfuge wächst im *Stratum germinativum*. Die Zellen vermehren sich hier in Richtung des Druckes und bilden so die Knorpelsäulen, die grundsätzlich *parallel zur einwirkenden Druckkraft* gerichtet werden. Metaphysenwärts werden die Säulenknorpelzellen größer, sie vakuolisieren und degenerieren schließlich. In diese degenerierenden Knorpelzellen sprossen nun von der Metaphyse her *Gefäße mit Chon-*

Tab. *25.2.*-1. Anatomische und pathophysiologische Grundlagen der Knochenbruchheilung beim Kind.

1. Die Epiphysenfugen sind noch offen
2. Das Periost des wachsenden Knochens ist reparationsfähig und zerreißfest
3. Die Gefäßarchitektur und die Spongiosastruktur des Schenkelhalses und Hüftkopfes sind noch unreif
4. Die lange Ruhigstellung verursacht keine bleibenden Weichteilschrumpfungen
5. Die Folgen einer operativ gesetzten Osteomyelitis sind am wachsenden Knochen schwerwiegender als am Knochen des Erwachsenen
6. Heilvorgänge an der Schaftfraktur der unteren Extremität können beim Kind ein vermehrtes Längenwachstum verursachen

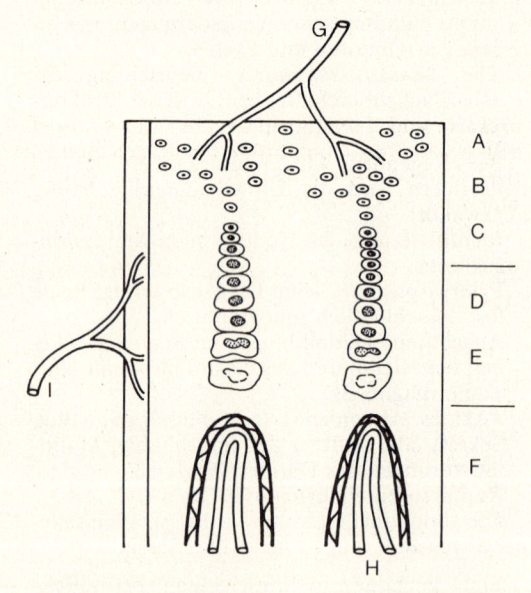

Abb. *25.2.*-1a. Morphologie der Wachstumsfuge.
A = Ruhender Knorpel ⎫
B = Proliferierender Knorpel ⎬ Zone des Wachstums
C = Palisadenknorpel ⎭
D = Knorpelzell-Hypertrophie
E = Knorpelzell-Degeneration
F = Einbruch metaphysärer Gefäße ⎤ Zone der Verknöcherung
G = Epiphysäre Gefäße
H = Metaphysäre Gefäße
I = Perichondrale Gefäße.

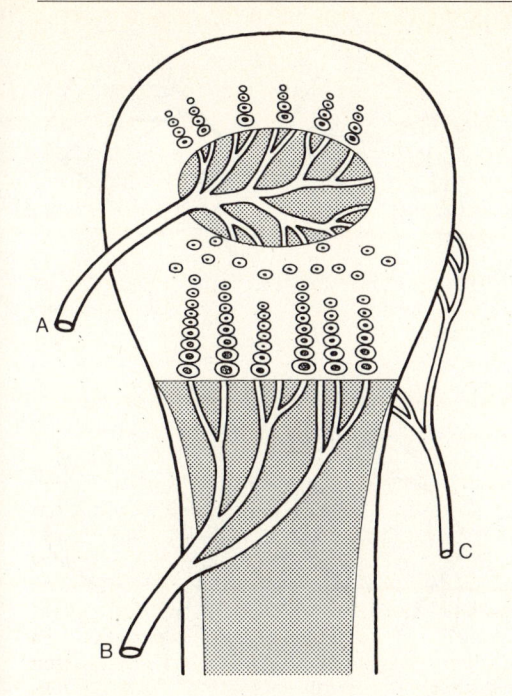

Abb. 25.2.-1b. Arterielle Versorgung der Wachstumsfuge.
A = Epiphysäre Arterie. B = Metaphysäre Arterie. C = Perichondrale Arterie.

droklasten ein. Sie bauen degenerierte Knorpelzellen ab. Den Chondroklasten folgen entlang den Gefäßsprossen *Osteoblasten,* die *Osteoid* aufbauen, das anschließend *mineralisiert.*

25.2.1.1.2. Die epiphysäre Korrektur von Achsenfehlern

Entsteht infolge eines traumatischen Achsenfehlers eine exzentrische Druckwirkung auf die Wachstumsscheibe, also eine *Druckdifferenz,* so antwortet die stärker belastete Seite so lange mit vermehrtem Wachstum, bis sich die Fuge wieder senkrecht zur einwirkenden Kraft ausgerichtet hat *(Pauwelssches Gesetz).*

Die Fähigkeit der **Epiphysenfuge** zur Korrektur eines traumatisch verursachten Wachstumsfehlers wurde für Varus- und Valgusfehlstellungen sowie für Ante- und Retrokurvaturen nie bezweifelt. In jüngster Zeit wird über eine spontane Korrektur auch bei Rotationsfehlern am Femur berichtet.

Mit einer vollständigen Korrektur eines posttraumatischen **Rotationsfehlers** kann in 60% aller Fälle gerechnet werden.

Zunächst wird man daher von einem Rotationsfehler am Femur keine primäre Operationsindikation ableiten. Wenn nach Frakturheilung Beschwerdefreiheit besteht, soll der präpubertäre 2. und letzte Detorsionsschub abgewartet werden. Rotationsfehler über 30° können jedoch Beschwerden verursachen und zwingen zur operativen Korrektur vor dem Wachstumsabschluß.

Da für Rotationsfehler an anderen Stellen des wachsenden Skeletts bisher noch keine spontanen Korrekturvorgänge nachgewiesen werden konnten, müssen sie bei klinischer Bedeutung und Erkennbarkeit primär korrigiert werden. Dies betrifft ganz besonders Frakturen der Tibia, der Metakarpalia und Metatarsalia. Am Oberarm sind Rotationsfehler bis 20° funktionell »bedeutungslos«.

Die **Korrekturfähigkeit der Epiphysenfuge** hat aber Grenzen. Das Resultat der Korrektur ist abhängig:
a) vom Alter des Kindes – die spontane Achsenkorrektur wird vom 12. Lebensjahr ab deutlich geringer. Die primäre Reposition muß also bei älteren Kindern exakter erfolgen.
b) von der Entfernung der Fraktur zur Epiphysenfuge – die spontane Korrektur ist bei epiphysennahen Frakturen besser als bei Schaft-Frakturen.
c) von der Extremität – die spontane Korrektur ist an der oberen Extremität geringer als an der unteren, weil die wachstumsstimulierende Druckwirkung durch das Körpergewicht fehlt. So kann bei suprakondylären Humerusfrakturen mit keiner spontanen Korrektur gerechnet werden.

25.2.1.2. Periostale Heilung

Die periostale Heilung einer Fraktur ist beim Kind besser als beim Erwachsenen. Das Periost des wachsenden Knochens unterscheidet sich von dem des ausgewachsenen Knochens durch größere Zerreißfestigkeit und höhere Zellteilungsrate.

Ausdruck dieser besonderen Merkmale sind *Grünholzfrakturen* am Knochenschaft, *Wulstbrüche* an den Metaphysen und *schnellere Knochenbruchheilung* sowie *bessere Achsenkorrektur.* Während der Periostschlauch beim Erwachsenen meist zerreißt, reißt er beim Kind in der Regel nur zum Teil ein. Es bleibt eine breite Periostbrücke, deren teilungsfähige Kambiumschicht sofort mit der Reparation beginnen kann.

Unter physiologischen Bedingungen stimuliert achsengerichteter Druck das periostale Dickenwachstum. Bei exzentrischer Druckrichtung aber baut das Periost auf der konkaven Druckseite Knochen an, auf der konvexen Zugseite entwickelt sich ein längsgerichtetes periostales Fasergerüst, das als Zuggurtung wirkt. Die Resultante daraus ist – bis zu einer bestimmten Grenze – die Begradigung der Achse.

Merke: Epiphysäre und periostale Heilvorgänge können Achsenfehler spontan korrigieren.

25.2.1.3. Besondere Merkmale des Schenkelhalses und Hüftkopfes im Kindesalter

Blutversorgung und Architektur des Schenkelhalses und Hüftkopfes sind noch unreif. Die Schenkelhalsfraktur des Kindes unterscheidet sich von der des Erwachsenen durch vier anatomische und pathophysiologische Merkmale:

1. *Die Gefäßsysteme des Schenkelhalses und Hüftkopfes sind beim Kind noch nicht untereinander vernetzt.*

Beim Erwachsenen werden Schenkelhals und Hüftkopf von drei Gefäßsystemen versorgt:
a) der Arterie im Lig. capitis femoris (= *mediales epiphysäres Gefäßsystem*);
b) von Ästen der A. circumflexa femoris medialis (hinterer kaudaler und kranialer Ast), die an der Hals-Kopf-Grenze in den Knochen eintreten (= *laterales epiphysäres Gefäßsystem*);
c) von interossären Gefäßen, die aus der Metaphyse in den Schenkelhals ziehen (= *metaphysäres Gefäßsystem*).

Zwischen diesen drei Gefäßsystemen bestehen im Erwachsenenalter ausgiebige *Anastomosen*. Sie fehlen noch am wachsenden Schenkelhals. Erst zum Zeitpunkt des Epiphysenfugenverschlusses anastomosieren die Gefäßsysteme untereinander.

Bei der Verletzung des Schenkelhalses können die beiden im Kindesalter wichtigen Gefäßsysteme nun in verschiedenen Bereichen unterbrochen werden (Abb. 25.2.-2): Die Verletzung des Astes A aus dem hinteren kranialen Gefäß führt zur Nekrose des Epiphysenzentrums. Der kaudale Ast allein reicht zur Gefäßversorgung nicht aus. – Die Verletzung des Astes B verursacht eine Nekrose des Schenkelhalses. Der kaudale Ast kann die Blutversorgung alleine nicht garantieren. Außerdem sind die metaphysären Gefäße an der Frakturebene unterbrochen. – Aus der Verletzung des Stammes AB resultiert die Nekrose von Hüftkopf und Schenkelhals. Das Gefäßsystem kann auf Höhe der Fraktur zerreißen oder durch Fragmente und Hämarthros gedrosselt werden.

2. *Die Knochenhaut ist beim Kind fest mit dem Knochen verwachsen.*

Deshalb hebt sie sich beim Knochenbruch nicht wie beim Erwachsenen vom Knochen ab, weicht also dem Bruchspalt nicht aus, sondern zerreißt mit dem Knochen. Zudem ist die Gelenkkapsel zerreißfester. Wenn nun die Gelenkkapsel nicht einreißt, kann ein Hämarthros die periostal verlaufenden Gefäße drosseln; sie thrombosieren. So wird die von vornherein minimale Blutversorgung des Schenkelhalses und Hüftkopfes weiter gemindert. Hier können therapeutische Maßnahmen zur Verbesserung der Durchblutung ansetzen.

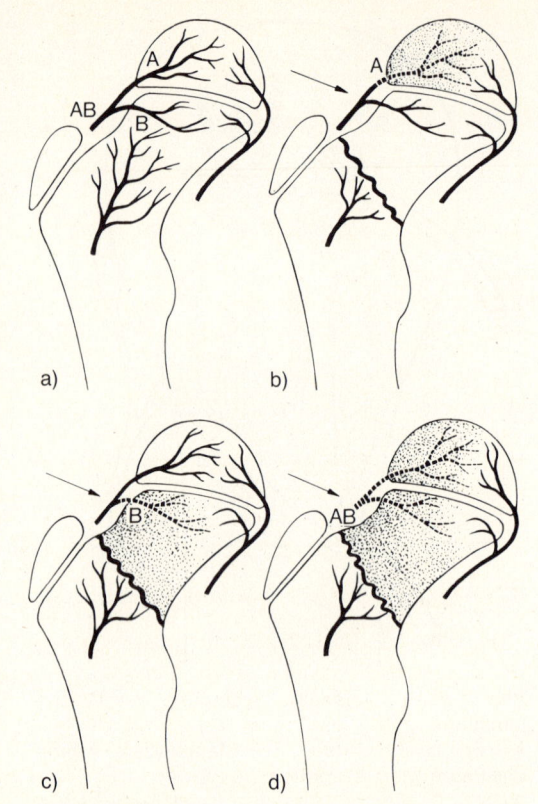

Abb. 25.2.-2. Arterielle Versorgung des Schenkelhalses und Hüftkopfes beim Kind. a) Normale Gefäßversorgung: Der hintere kraniale und hintere kaudale Ast aus der A. circumflexa femoris med. sowie interossär verlaufende Gefäße aus dem Femurschaft versorgen Schenkelhals und Hüftkopf. AB = hinterer kranialer Stamm. A = Ast für die Versorgung des Epiphysenzentrums. B = Ast für die Versorgung des Schenkelhalses. b–d) Entstehung der drei Nekroseformen (s. Text).

3. *Die Spongiosa des Schenkelhalses ist beim Kind hart.*

Der Trabekelverlauf ist noch nicht vollständig nach der Druck-Beanspruchung ausgerichtet. Die Härte des Knochens muß bei der Osteosynthese berücksichtigt werden.

4. *Die Wachstumsscheiben sind noch offen.*

Sie müssen bei einer Osteosynthese geschont werden (s. Kap. 25.2.2.1).

25.2.1.4. Folgen einer langfristigen Ruhigstellung

Die Folgen einer langfristigen Ruhigstellung sind beim Kind geringer als beim Erwachsenen. In der Knochenbruchbehandlung des Erwachsenen zwingen direkte Folgen der Ruhigstellung einer Extremität – wie Schrumpfung von Muskeln, Sehnen, Bändern und Gelenkkapseln – sowie allgemeine Komplikationen – wie Thrombose, Embolie, Pneumonie, Dekubitus und Sudecksche Dystrophie – dazu, nach gelungener Reposition die Fraktur so zu fixieren, daß möglichst nur kurze Zeit ruhiggestellt werden muß. Dieses Ziel erreicht nur die übungsstabile Osteosynthese. Dagegen entwickeln sich beim Kind, selbst nach mehrwöchiger Ruhigstellung einer Extremität im Gipsverband, *keine bleibenden Weichteilschrumpfungen und Gelenksteifen.*

25.2.1.5. Osteomyelitis-Risiko

Jede Operation am Knochen birgt das Risiko der Osteomyelitis. Eine Osteomyelitis kann am wachsenden Skelett zur Verkürzung, Achsenfehlstellung und Pseudarthrose führen. Es ist zwar keineswegs bewiesen, daß der wachsende Knochen eine größere Osteomyelitisbereitschaft aufweist als der Knochen des Erwachsenen, aber die Folgen einer Osteomyelitis sind am wachsenden Skelett schwerwiegender als am Skelett des Erwachsenen. Dieser Unterschied allein fordert schon, daß im Kindesalter an die Operationsindikation strenge Maßstäbe angelegt werden müssen.

25.2.1.6. Gefahr des vermehrten Längenwachstums

Heilvorgänge an der Fraktur können beim Kind ein vermehrtes Längenwachstum verursachen. Selbst nach anatomisch exakter Reposition von Frakturen der unteren Extremität kann ein vermehrtes Längenwachstum von 1–6 cm eintreten. In gesteigertem Maße wird dieses vermehrte Längenwachstum nach Marknagel- und Platten-Osteosynthesen beobachtet. BÖHLER forderte deshalb die Reposition und Fixation einer Fraktur an den Röhrenknochen der unteren Extremität in einer Verkürzung um Schaftbreite.

Ein vermehrtes Längenwachstum kann später vom Knochen spontan korrigiert werden oder aber bestehenbleiben.

Experimentelle Befunde deuten darauf hin, daß das vermehrte Längenwachstum das Ergebnis einer Reparationshyperämie der Epiphysenfugen ist.

25.2.2. Knochenbruchbehandlung beim Kind

(Übersicht s. Tab. *25.2.*-2).

Tab. *25.2.*-2. Richtlinien für die Knochenbruchbehandlung beim Kind.

Fraktur	Methode	Technik	Behandlungsdauer
I. Obere Extremität			
1. Klavikula	Konserv.	Rucksackverband (nur op. bei Gefäß- und Nervenplexusverletzungen)	2 Wochen
2. Humerus proximal	Konserv.	Fixation an der Brustwand mit Desault-Verband *oder:* Vertikalextension am Olekranon bzw. Horizontalextension am Unterarm, wenn die Stellung im Desault-Verband nicht erhalten bleibt	4 Wochen 2 Wochen Extension; danach 2 Wochen Desault- oder Oberarmgipsverband
3. Humerusschaft	Konserv.	Vertikalextension am Olekranon oder Horizontalextension am Unterarm	3 Wochen Extension; danach 2 Wochen Desault- oder Oberarmgipsverband
	Operativ	Nur bei Mitverletzung des N. radialis	
4. Humerus suprakondylär	Konserv.	Collar-and-Cuff-Verband oder Vertikalextension am Olekranon	2 Wochen; danach 2–3 Wochen Oberarmgipsverband

Tab. 25.2.-2. Richtlinien für die Knochenbruchbehandlung beim Kind (Forts.).

Fraktur	Methode	Technik	Behandlungsdauer
4. Humerus suprak. (Forts.)	Operativ	Spickdrahtosteosynthese bei komprimierendem Hämatom mit Durchblutungsstörungen, bei Nervenschädigungen oder wenn die Fraktur konservativ nicht fixiert werden kann	3–4 Wochen Oberarmgipsverband
5. Humerus distal u. intraartikulär	Operativ	Spickdrahtosteosynthese	3–4 Wochen Oberarmgipsverband
6. Condylus radialis hum.	Operativ	Spickdrahtosteosynthese, Oberarmgipsverband	4 Wochen
7. Epicondylus ulnaris hum.	Operativ	Spickdrahtosteosynthese, Oberarmgipsverband	4 Wochen
8. Speichenköpfchen	Konserv.	Wenn die Reposition u. Fixation im Oberarmgipsverband gelingt u. die verbleibende Dislokation nicht mehr als 10–15 Grad beträgt	4 Wochen
	Operativ	Spickdrahtosteosynthese, wenn die Fraktur konservativ nicht reponiert werden kann. Oberarmgipsverband	4 Wochen
9. Olekranon	Konserv.	Oberarmgipsverband in 170°-Stellung, wenn keine Distraktion besteht	4 Wochen
	Operativ	Zuggurtungsosteosynthese bei Distraktion. Oberarmgipsverband	4 Wochen
10. Monteggia-Fraktur	Konserv.	Oberarmgipsverband	4 Wochen
	Operativ	Plattenosteosynthese der Ulna, wenn die konservative Fixation mißlingt. Oberarmgipsverband	4 Wochen
11. Unterarmfraktur	Konserv.	Oberarmgipsverband	5 Wochen
12. Distale Speiche	Konserv.	Oberarmgipsverband	4–6 Wochen
	Operativ	Spickdrahtosteosynthese, wenn eine epiphysäre Epiphysenfugenfraktur konservativ nicht wasserdicht reponiert und fixiert werden kann. Oberarmgipsverband	3–5 Wochen
13. Mittelhand u. Finger	Konserv.	Faustschlußgips	4 Wochen
	Operativ	Spickdrahtosteosynthese, wenn eine epiphysäre Epiphysenfugenfraktur konservativ nicht wasserdicht reponiert u. fixiert werden kann. Faustschlußgipsverband	4 Wochen

Tab. 25.2.-2. Richtlinien für die Knochenbruchbehandlung beim Kind (Forts.).

Fraktur	Methode	Technik	Behandlungsdauer
II. Untere Extremität			
1. Becken	Konserv.	Bettruhe	4 Wochen
	Operativ	Bei starker Symphysendislokation: Versuch einer Drahtschlingenosteosynthese, Bettruhe	4 Wochen
2. Schenkelhals	Operativ (Notfallindikation)	Fensterung der Gelenkkapsel, Spickdraht- oder Zugschraubenosteosynthese, Bettruhe *danach:* Entlastender Stützapparat mit Tubersitz	4 Wochen 8 Wochen
3. Per- und subtrochantere Femurfraktur	Konserv.	Bei geringer Dislokation: Beckenbeingipsverband	8 Wochen
		Bei starker Dislokation: Reposition und Extension	4 Wochen; danach bis zu 4 Wochen Beckenbeingipsverband
	Operativ	Bei konservativ nicht fixierbarer Fraktur: Platten- oder Spickdrahtosteosynthese und Beckenbeingipsverband	6 Wochen
4. Femurschaft	Konserv.	Beim *Kleinkind* bis zum 4. Lebensjahr Vertikalextension	4 Wochen; danach Beckenbeingipsverband bis zur 6. Woche
		Bei *Kindern* über 4 Jahren Vertikalextension an den Femurkondylen auf dem modifizierten Weber-Tisch	6 Wochen; danach Beckenbeingipsverband bis zur 8. Woche
	Operativ	Bei großen, adipösen *Kindern* Druckplattenosteosynthese	Beckenbeingipsverband 6 Wochen
5. Distale Femurmetaphyse (einschl. Epiphysenfugenlösung) und metaphysäre Epiphysenfugenfraktur	Konserv.	Reposition in Bauchlage. Ruhigstellung im hohen Oberschenkelgipsverband *oder:* Vertikalextension am Fersenbein bei *Kindern bis zu 6 Jahren,* wenn die Fixierung im Gipsverband nicht gelingt (aber: keine Extension bei Epiphysenfugenlösung!)	8 Wochen 3 Wochen Extension, danach 5 Wochen Oberschenkelgipsverband
	Operativ	Bei Repositions- und Fixationshindernis sowie bei älteren Kindern	
6. Distale Femurepiphysenfraktur	Operativ	Spickdrahtosteosynthese bei dislozierter Fraktur	6 Wochen Oberschenkelliegegipsverband, danach 4 Wochen entlastender Stützapparat oder Nichtbelastung u. Gehen mit Unterarmgehstützen

Tab. 25.2.-2. Richtlinien für die Knochenbruchbehandlung beim Kind (Forts.).

Fraktur	Methode	Technik	Behandlungsdauer
7. Epicondylus- u. Condylus femoris	Operativ	Spickdraht-Osteosynthese oder Naht Oberschenkelliegegips	4–6 Wochen
8. Seitenbandausriß mit epiphysärem Segment	Operativ	Spickdraht-Osteosynthese oder Naht Oberschenkelliegegips	4–6 Wochen
9. Patella	Konserv.	Bei fehlender Distraktion: Oberschenkelgipsverband bei 170° Streckstellung	6 Wochen
	Operativ	Bei Dislokation Zuggurtungsosteosynthese und Oberschenkelgipsverband in 170 Grad Streckstellung	6 Wochen
10. Eminentia intercondylica	Konserv.	Oberschenkelgipsverband in 170° Streckstellung	6 Wochen
	Operativ	Fixation mit Drahtnaht, wenn die Eminentia disloziert ist. Danach Oberschenkelgipsverband in 170 Grad Streckstellung	6 Wochen
11. Tuberositas tibiae	Operativ	Zugschraubenosteosynthese, Oberschenkelgipsverband	4–6 Wochen
12. Hohe metaphysäre Schienbeinkopffraktur	Operativ	Fixation des Pes anserinus zur Vermeidung einer Valgusdeformation. Oberschenkelgipsverband	5–6 Wochen
13. Schienbeinkopf (meistens eine Epiphysenfugenfraktur)	Operativ	Spongiosaunterfütterung und Spickdrahtosteosynthese, Oberschenkelgipsverband	8 Wochen
14. Tibiaschaftfraktur	Konserv.	Oberschenkelgipsverband	6–8 Wochen
15. Unterschenkelschaft (=Tibia u. Fibula)	Konserv.	Extension am Fersenbein und Oberschenkelgipsverband (ausgenommen die Querfraktur)	6–8 Wochen
16. Distale Tibiaepiphyse (Malleolarfrakturen)	Konserv.	Bei der Epiphysenfugenlösung und der reponierbaren Metaphysären Epiphysenfugenfraktur: Oberschenkelgipsverband; *danach:* Entlastender Stützapparat mit Tubersitz oder Entlastung mit Unterarmgehstützen	4 Wochen 6 Wochen

25.2. Knochenbruchbehandlung im Kindesalter

Tab. 25.2.-2. Richtlinien für die Knochenbruchbehandlung beim Kind (Forts.).

Fraktur	Methode	Technik	Behandlungsdauer
16. Distale Tibiaepiphyse (Malleolarfrakturen) (Forts.)	Operativ	Bei einem Repositionshindernis und bei dislozierter epiphysärer Epiphysenfugenfraktur: Oberschenkelgipsverband; *danach:* Entlastender Stützapparat mit Tubersitz oder Entlastung mit Unterarmgehstützen	4 Wochen 6 Wochen
17. Mittelfuß	Konserv.	Unterschenkelgipsverband	6 Wochen
	Operativ	Spickdrahtosteosynthese, wenn eine Epiphysäre Epiphysenfugenfraktur konservativ nicht wasserdicht reponiert und fixiert werden kann. Unterschenkelgipsverband.	6 Wochen
18. Fußwurzel bes. Talus*	Konserv.	Unterschenkelgipsverband; *danach:* Entlastender Stützapparat mit Tubersitz oder Entlastung mit Unterarmgehstützen	6 Wochen 6 Wochen
	Operativ	Spickdrahtosteosynthese, wenn die Fraktur konservativ nicht aufgerichtet werden kann: Unterschenkelgipsverband; *danach:* Entlastender Stützapparat mit Tubersitz oder Entlastung mit Unterarmgehstützen	6 Wochen 6 Wochen
19. Fersenbein	Konserv.	1. Teil: Nach Reposition dorsale Unterschenkelgipsschale bis zur Abschwellung	ca. 1 Woche
		2. Teil: Danach funktionelle gymnastische Therapie aus der Gipsschale heraus	ca. 3 Wochen
		3. Teil: Entlastender Stützapparat mit Tubersitz oder Entlastung mit Unterarmgehstützen	ca. 6 Monate
20. Zehenfrakturen	Konserv.	Unterschenkelgipsverband	6 Wochen
	Operativ	Spickdrahtosteosynthese, wenn epiphysäre Frakturen nicht ausreichend reponiert und fixiert werden können. Unterschenkelgipsverband	6 Wochen

* Talusfrakturen können in der Regel konservativ reponiert und fixiert werden, wenn (am Fersenbein angebracht) eine Extension im rechten Winkel zur Unterschenkelachse zieht.

Indikation zur Operation: Sie wird vom *Grundsatz des kalkulierten Infektrisikos* und dem *Phänomen der drohenden Präarthrose* beherrscht.

Wenn konservative Verfahren das Osteomyelitisrisiko vermeiden können, sind operative Maßnahmen *kontraindiziert*. Das Risiko des Infekts muß aber eingegangen werden, wenn die konservative Therapie einen voraussehbaren frakturabhängigen Spätschaden nicht verhindern kann.

So kann bei **Epiphysenfugenfrakturen** nur die Operation einen »wasserdichten« Verschluß des Stratum germinativum erreichen.

Bei **hüftnahen Frakturen** kann nur die frühzeitige Kapselfensterung und Reposition der Fragmente die Gefahr ischämischer Nekrosen verringern.

Bei **Gelenkbrüchen** können inkongruente Gelenkflächen und Spalten im Gelenkknorpel nur operativ beseitigt werden.

Distraktionsbrüche lassen sich nur operativ stufenfrei fixieren.

Bei **Mehrfachverletzungen** kann häufig nur durch die Osteosynthese das Repositionsergebnis an einer Schaftfraktur gehalten werden.

Pathologische Frakturen zwingen aus diagnostischen oder therapeutischen Überlegungen zur Operation.

Pseudarthrosen, die durch langfristige Ruhigstellung nicht heilen, müssen angefrischt und mit Spongiosa ausgefüttert werden.

Die Frakturen, die beim Kind zur Vermeidung von Funktionseinbußen und Arthrosen operativ versorgt werden *müssen*, sind in Tab. *25.2.*-3 zusammengestellt.

Beim Kind können **Achsenfehler** am Knochenschaft, m. E. auch **Torsionsfehler,** von den Epiphysen und vom Periost **spontan korrigiert** werden. Der Grad der Spontankorrektur hängt ab vom Alter des Patienten und von der Extremität.
Schaftbrüche sind daher die Domäne der konservativen Knochenbruchbehandlung.

Tab. *25.2.*-3. Indikations-Katalog zur operativen Knochenbruchbehandlung beim Kind.

1. Frakturen der Wachstumsfuge (die konservativ nicht »wasserdicht« fixierbar sind)
2. Hüftnahe Frakturen
3. Nichtreponierbare gelenknahe Brüche und Gelenkbrüche
4. Distraktionsbrüche
5. Pathologische Frakturen
6. Pseudarthrosen und in Fehlstellung geheilte Frakturen
7. Schaftfrakturen bei Mehrfachverletzungen und in der Intensivpflege

---

Folgende Frakturen müssen auch im Kindesalter **operativ fixiert** werden: Frakturen der Wachstumsfuge, hüftnahe Frakturen, nicht reponierbare gelenknahe Brüche und Gelenkbrüche, Distraktionsbrüche, pathologische Frakturen, Pseudarthrosen und in Fehlstellung geheilte Frakturen, Schaftfrakturen bei Mehrfachverletzungen und in der Intensivpflege.

Epiphysäre Epiphysenfugenfrakturen müssen **stets anatomisch exakt,** d. h. »wasserdicht«, reponiert und fixiert werden.

25.2.2.1. Therapie der Epiphysenfugenfrakturen

Epiphysenfugenverletzungen werden oft übersehen. Bei verdächtigem klinischen Befund erleichtern Schrägaufnahmen und seitenvergleichende Röntgenaufnahmen die Erkennung. Die meisten Epiphysenfugenverletzungen ereignen sich am oberen Sprunggelenk und an der handgelenksnahen Speiche, seltener an distalem Femur und Schienbeinkopf.

Die *Therapie richtet sich nach dem Verletzungstyp.* Ein Trauma verursacht an der Wachstumsscheibe eine Lösung oder eine Fraktur.

Die **traumatische Lösung der Wachstumsscheibe** ereignet sich an der Grenze zwischen mineralisierter und nicht mineralisierter Grundsubstanz in der Etage des blasig degenerierenden Säulenknorpels (Abb. *25.2.*-1a). In dieser Schicht ist die mechanische Festigkeit geringer.

Therapie: Nach der Reposition wächst die Knorpelsäule mit dem unverletzten Stratum germinativum weiter: Spätschäden sind meistens nicht zu erwarten.

Die **Frakturen der Wachstumsscheibe** (Abb. *25.2.*-3) werden aus therapeutischen und prognostischen Gründen in 2 Gruppen unterteilt:
Metaphysäre Epiphysenfugenfrakturen und
Epiphysäre Epiphysenfugenfrakturen.

Entscheidend für die Zuordnung ist, ob das *Stratum germinativum verletzt* wird. Es wird immer verletzt, wenn die *Frakturlinie durch die Epiphyse* läuft **(epiphysäre Frakturen).** Der Bruchspalt füllt sich mit Blut, der Knorpel wird ischämisch zerstört. Schließlich verkalkt die Nekrose, und es entsteht eine *keilförmige knöcherne Brücke*, in der kein Wachstum mehr möglich ist. Die gesunden Fugenanteile wachsen dagegen weiter. Daraus resultiert ein ungleiches, deformierendes Wachstum.

Therapie: Ein Wachstumsschaden kann bloß durch die »wasserdichte« Reposition verhindert werden; sie ist aber nur operativ erreichbar. Die

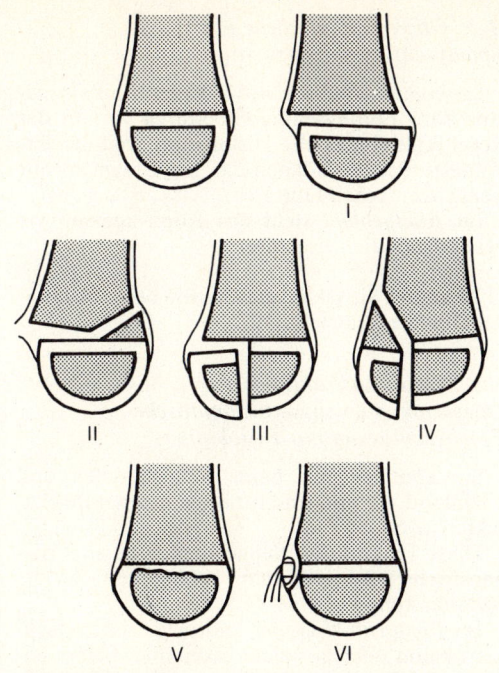

Abb. 25.2.-3. Klassifizierung der Epiphysenfugenverletzungen.
Typ 1: Epiphysenfugenlösung (I).
Typ 2: Metaphysäre Epiphysenfugenfraktur (II).
Typ 3: Epiphysäre Epiphysenfugenfraktur (III und IV) [Sonderformen: Crush-Fraktur (V) und Ausrißfraktur des periepiphysären Ringes (VI)].

reponierten Fragmente werden mit einer quer durch den Knochen laufenden Zugschraube verbunden oder mit senkrecht die Wachstumsfuge kreuzenden Kirschnerdrähten fixiert. So kann die weiterwachsende Fuge dem Osteosynthesematerial gleichsam »davonwachsen«; Scherkräfte werden vermieden. *Epiphysäre Epiphysenfugenfrakturen müssen also operativ versorgt werden.*

Bei **metaphysären Epiphysenfugenfrakturen** bleibt das *Stratum germinativum* unverletzt. Ein operativer Verschluß ist daher *nicht* notwendig. In der Regel gelingt die Reposition *konservativ*. Sie kann mißlingen, wenn ein Periostlappen in den Lösungs- oder Frakturspalt eingeschlagen ist.

Therapie: In diesem Falle ist eine operative Extraktion des Repositionshindernisses notwendig; eine Osteosynthese erübrigt sich jedoch meist.

Sonderformen *der epiphysären Epiphysenfugenfrakturen* sind die *Stauchung* (= Crush-Fraktur) und die *Verletzung des periepiphysären Ringes* (Abb. 25.2.-3).

Bei der **Stauchung** der Epiphysenscheibe wird das Stratum germinativum, die wachsende Schicht des Knorpels, in *axialer Richtung zerquetscht*. Der Verletzung folgt ein totaler oder partieller *Fugenverschluß* mit einer Verkürzung der Extremität oder einem exzentrischen Wachstum. Das Ausmaß der Fugenimpression ist nicht erkennbar, daher eine Prognose nicht möglich. Stauchungsfrakturen kommen besonders am Schienbeinkopf und am Schienbeinende vor.

Zur *Behandlung* kann die 12wöchige Entlastung im Stützapparat mit Tubersitz empfohlen werden.

Eine **Verletzung des periepiphysären Ringes** erfolgt bei einer Gelenkverstauchung, wenn der Bandansatz mit einem knöchernen Segment ausreißt. In der Regel wird dabei das *Stratum germinativum mitverletzt*. Diese Verletzung muß daher den epiphysären Frakturen zugeordnet werden. Nach einem knöchernen Ausriß des Ligamentsatzes kann eine seitliche Teilossifikation der Fugen mit nachträglicher Achsenverkrümmung resultieren. Solche Verletzungen des periepiphysären Ringes bei Abrißfrakturen fugennaher Ligamentansätze werden besonders am medialen und lateralen Femurkondylus beobachtet – allerdings häufig übersehen.

Die *Prognose* ist auch dann ungewiß, wenn Band- und knöchernes Fragment exakt reponiert und fixiert werden.

25.2.2.2. Therapie der Schenkelhalsfrakturen

Schenkelhalsfrakturen entstehen bei Kindern selten. Sie sind die Folge eines direkten Traumas. In der Regel handelt es sich um laterale Frakturen, seltener um Abscherfrakturen in Schenkelhalsmitte. Subkapitale Frakturen treten nicht auf, und eine traumatische Epiphysenlösung ist nur bei einer gestörten metaphysären Ossifikation möglich.

Die *Ursachen* für die häufigen posttraumatischen Schenkelhals- und Hüftkopfnekrosen liegen in den Besonderheiten der Gefäßarchitektur und der Zerreißfestigkeit der Gelenkkapsel, die bereits auf S. 1031f. beschrieben wurden. Sie begründen die *Indikation zur Operation als Notfall*.

Therapie: Das Ziel ist die Entlastung der gezerrten, gedrosselten und thrombosierten Schenkelhalsgefäße. Dieses Ziel kann durch die Reposition der Fragmente, besonders aber durch die Fensterung der Gelenkkapsel erreicht werden. Das unter hohem Druck stehende Kapselhämatom fließt nach der Fensterung ab, die im Periost verlaufenden Gefäße werden entlastet. Die Fragmente werden nach der Reposition mit Zugschrauben oder Spickdrähten fixiert.

Nach einer Schenkelhalsfraktur darf wegen der drohenden Schenkelhals- und Hüftkopfnekrose 6 Monate nicht belastet werden. Die Erfahrungen zeigen, daß sich unter konsequenter Entlastung Schenkelhals und Hüftkopf selbst bei nachgewiesener Nekrose wieder aufbauen können.

Dasselbe therapeutische Vorgehen ist bei der *traumatischen Epiphysenlösung* angezeigt.

25.2.2.3. Therapie der gelenknahen Frakturen und der Gelenkfrakturen

Die *konservative* Reposition und Fixation gelingt bei gelenknahen Brüchen selten, bei Gelenkbrüchen nie. Zur Vermeidung von Gelenkstufen und inkongruenten Gelenkflächen muß dann *operiert* werden. Zudem ist oft die Epiphysenfuge mitverletzt. Häufigster Ort gelenknaher Brüche sind der distale Humerus und das distale Femur.

25.2.2.3.1. Gelenknahe Frakturen der oberen Extremität

.1. Oberarmkopfbrüche

.1.1. Oberarmkopfbrüche ohne Epiphysenfugenverletzungen (subkapitale Humerusfrakturen)

Sie treten beim Sturz auf den gestreckten oder im Ellenbogen gebeugten Arm auf. Der Oberarm steht dabei im Schultergelenk meist abduziert und einwärts gedreht.

Subkapitale Humerusfrakturen kommen beim Kind häufig vor. Im *Röntgenbild* ist das Schaftfragment nach kranial verschoben (Zug der Schulter- und Oberarmmuskulatur, adduziert und einwärts gedreht (Zug des M. pectoralis major), das Kopffragment steht abduziert und außenrotiert (Zug der Supraspinatus- und Rotatorenmuskulatur).

Therapie: Die Fraktur wird durch Zug am gestreckten, abduzierten und außenrotierten Arm von der Achselhöhle her reponiert. Gelingt die Reposition, so wird der Oberarm im Desault-Verband oder mit Hilfe eines Heftpflasterextensionsverbandes ruhiggestellt.

Eine Achsenfehlstellung bis zu 20° kann ohne Funktionseinbuße toleriert werden. Eine Osteosynthese ist nur angezeigt, wenn die Dislokation über 30° beträgt oder bei der Luxationsfraktur das Kopffragment nicht in die Pfanne gebracht werden kann. Zur operativen Fixation reichen Kirschnerdrähte aus.

.1.2. Oberarmkopfbrüche mit Epiphysenfugenverletzung

Sie kommen beim 12–14jährigen Kind als metaphysäre Epiphysenfugenfrakturen vor. In der Regel fehlt eine starke Dislokation, weil der zerreißfeste Periostschlauch das Kopffragment nur wenig abrutschen läßt.

Im *Röntgenbild* steht das Kopffragment wie bei subkapitalen Frakturen.

Therapie: Sie ist die gleiche wie bei subkapitalen Oberarmbrüchen.

.1.3. Luxationsfrakturen der Oberarmkopfepiphyse (traumatische Epiphysenlösung mit Dislokation)

Sie kommen nur beim Neugeborenen und Kleinkind vor und sind für diese Altersstufe charakteristisch.

Diese Fraktur des Neugeborenen bereitet diagnostische Schwierigkeiten. Häufig weist nur die Schonhaltung auf eine Verletzung hin.

Im *Röntgenbild* ist der knorpelige Epiphysenkern kaum oder gar nicht erkennbar. Selbst seitenvergleichende Aufnahmen lassen im Stich. Man ist schließlich auf eine Vermutungsdiagnose angewiesen.

Therapie: Ruhigstellung im axialen Zug, in Abduktion und leichter Beugung. Damit gelingt die spontane Korrektur.

.2. Suprakondyläre Oberarmbrüche

Suprakondyläre Oberarmbrüche stehen nach den Unterarmfrakturen an zweiter Stelle in der Häufigkeitsreihe. Das Kind fängt sich beim Sturz meistens mit ausgestrecktem Arm ab. Dabei kommt es zur Überstreckung im Ellenbogengelenk und zur Extension (90% der suprakondylären Oberarmfrakturen sind Extensionsfrakturen). Ein Sturz auf den gebeugten Ellenbogen ist beim Kind im Gegensatz zum Erwachsenen sehr selten. Deshalb nehmen Flexionsfrakturen unter den suprakondylären Oberarmbrüchen nur 10% ein.

Therapie: In der Regel gelingt die konservative Reposition. Zur Fixation bieten sich 3 Verfahren an:
- der Schlingenverband,
- die Drei-Punkt-Extension,
- die Spickdrahtosteosynthese.

Jedes Verfahren hat seine eigene Indikation.

Die Spickdrahtosteosynthese ist nur angezeigt, wenn die konservative Reposition und Fixation mißlingt. Doch werden Trümmerbrüche und suprakondyläre Brüche mit Y-förmig ins Gelenk laufenden Bruchspalten operativ versorgt. Man verwendet zur Fixation Kirschnerdrähte.

Der *Schlingenverband:* Sein Prinzip besteht in einer Schienung der Fraktur durch die gespannte, breite Trizepssehne (Abb. *25.2.*-4). Er kann nur angewandt werden, wenn keine Nervenschäden nachgewiesen werden und das Frakturhämatom so gering ist, daß bei der erforderlichen starken Beugung im Ellenbogengelenk die Gefäße nicht gedrosselt und Nerven nicht gequetscht werden.

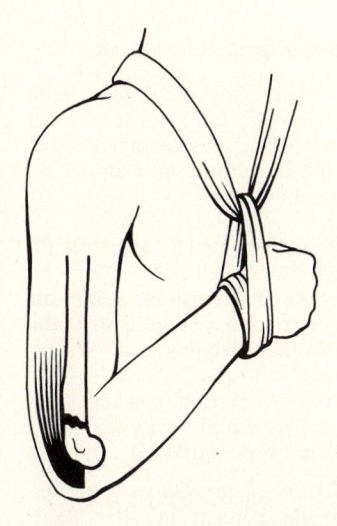

Abb. *25.2.*-4. Schlingenverband (collar and cuff) zur Behandlung einer suprakondylären Humerusfraktur. Die gestreckte, breite Trizepssehne schient die Fraktur.

Die folgenschwerste Komplikation suprakondylärer Brüche ist die **ischämische Kontraktur** (= *Volkmannsche Kontraktur*). Sie ist Folge einer Ischämie von Nerven und Muskeln am Unterarm, hervorgerufen durch das Frakturhämatom, das nicht aus dem intakten Faszienschlauch ausfließen kann. Der ischämische Schaden ist zunächst noch reversibel. Bei genauer Beobachtung der Durchblutung von Unterarm und Hand über 24–48 Stunden, kann eine Ischämie rechtzeitig erkannt werden. Tritt eine Durchblutungsstörung auf, so läßt sie sich meist durch Streckung des Armes im Ellenbogengelenk beheben, manchmal ist auch eine Faszienspaltung notwendig. In jedem Falle muß ein Behandlungsversuch mit dem Schlingenverband abgebrochen werden.

Die Methode der Wahl ist dann *die Drei-Punkt-Extension* nach BAUMANN (Abb. 25.2.-5). Sie vermeidet das Risiko der ischämischen Kontraktur, außerdem können Fehlstellungen nachträglich noch durch Änderung der Zugrichtung korrigiert werden.

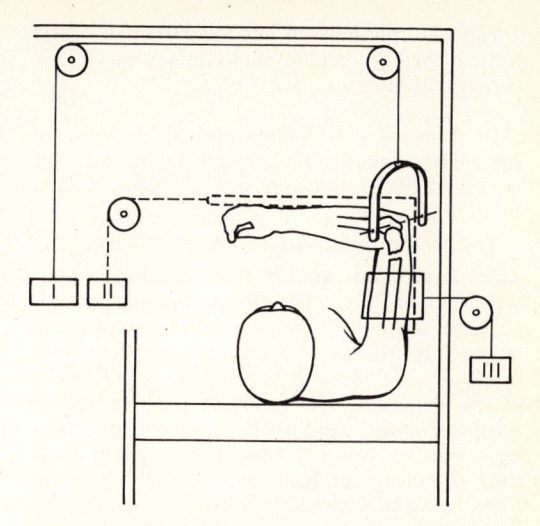

Abb. *25.2.*-5. Vertikale Dreipunktextension durch das Olekranon. Der Vorderarm wird, an eine Gipslonguette geschient, über eine Rolle gehalten. Das proximale Oberarmfragment wird mit einer Schaumstoffschlinge ebenfalls über eine Rolle nach dorsal reponiert und fixiert.

.3. Brüche des Condylus lateralis humeri

Der Condylus lateralis humeri wird bei einem Sturz auf die Hand bei gestrecktem und varusbelastetem Ellenbogengelenk von der Streckmuskulatur des Unterarmes abgerissen oder bei Valgusbelastung abgebrochen. In der Regel läuft der Frakturspalt in seinem medialen Anteil durch die Epiphysenfuge und ins Gelenk.

Therapie: Die Reposition gelingt *konservativ*. Eine genügende Fixierung ist aber kaum möglich, so daß die *Spickdraht-* oder *Schraubenosteosynthese* Vorrang hat. Die Entscheidung zur Osteosynthese ist dreifach begründet: Bei der Abriß- oder Abbruchfraktur handelt es sich um eine Epiphysenfugenfraktur und um eine Gelenkfraktur, außerdem um einen Distraktionsbruch. Bei ungenügender Fixation resultiert deshalb durch Schädigung der Wachstumsfuge ein Cubitus valgus oder durch den Zug der Streckmuskulatur des Unterarmes eine Pseudarthrose. Der Cubitus valgus kann durch Überdehnung des N. ulnaris im Sulcus ulnaris zur Nervenlähmung führen, die noch 10–15 Jahre nach dem Unfallereignis auftreten kann (= *Mouchetsche Lähmung* – verjährte Lähmung mit versicherungsrechtlicher Konsequenz).

.4. Brüche des Condylus und Epicondylus medialis humeri

Kondylenbrüche sind selten.

Therapie: Sie müssen mit Spickdrähten fixiert werden, weil die Bruchspalten immer ins Gelenk laufen und Stufen bilden.

Dagegen ist die **Epiphysenlösung des ulnaren Epikondylus** häufig. Er löst sich beim Sturz auf die Hand bei gestrecktem und valgusbelastetem Ellenbogengelenk.

Therapie: Der geringgradig dislozierte Epikondylus kann meist konservativ reponiert und fixiert werden. Eine Operationsindikation ist aber gegeben, wenn das Fragment zusammen mit dem Seitenband und den Ursprüngen der Beugesehnen in den Gelenkspalt eingeschlagen ist (dies ist häufig der Fall). Die Osteosynthese ist zudem angezeigt, wenn das Ellenbogengelenk gleichzeitig luxiert ist, weil der Epikondylus dabei unter die Trochlea verlagert wird. Die operative Versorgung ist außerdem indiziert, wenn ein Ulnarisschaden nachgewiesen wird.

.5. Speichenköpfchenbrüche

Das Speichenköpfchen bricht beim Sturz auf den ausgestreckten Arm. Beim Kleinkind handelt es sich meist um eine Epiphysenlösung, bei älteren Kindern um einen Speichenhalsbruch. Meißelfrakturen sind beim Kind sehr selten.

Therapie: Bei geringer Dislokation (weniger als 10 Grad) führt die konservative Reposition zum Erfolg. Das Speichenköpfchen wird unter Zug in der Längsachse des Armes und unter Pro- und Supination reponiert. Der Repositionsversuch gelingt aber bei Frakturen mit einer Achsendislokation um mehr als 20° nicht. Das Speichenköpfchen ist dann aus dem Lig. anulare geschlüpft. Es kann nur *operativ* reponiert und fixiert werden. Zur Fixation bieten sich zwei Verfahren an:
- Fixation durch periostale Naht,
- Fixation mit schräg von distal eingeführten, dünnen Bohrdrähten.

Die *Resektion des Speichenköpfchens* (beim Erwachsenen möglich) *verbietet sich beim Kind.* Sie führt zur Verkürzung der Speiche, weil die Wachstumsfuge entfernt wird, zur Valgusstellung im Ellenbogengelenk und zur Subluxationsstellung im distalen Radioulnargelenk (»Klumphandstellung«).

.6. Die Monteggia-Fraktur

Es handelt sich um einen proximalen Ellenbruch, gepaart mit einer Luxation des Speichenköpfchens (nach vorne außen). Sie entsteht beim Sturz auf den Unterarm bei Beugung im Ellenbogengelenk.

Therapie: In der Regel ist die Reposition *konservativ* möglich. Das Speichenköpfchen folgt meist schon bei der Reposition der Ellenfraktur, weil es von der Chorda obliqua mitgezogen wird. Die Operation ist jedoch erforderlich, wenn das Speichenköpfchen nicht reponiert werden kann. Es ist dann aus dem Lig. anulare geschlüpft, in das es nicht spontan zurückgleiten kann.

Bei einer übersehenen Luxation des Speichenköpfchens sind Wachstumsstörungen und Bewegungseinschränkungen möglich, aber keineswegs obligat. Eine *Luxation des Speichenköpfchens* muß bei jeder proximalen Ellenfraktur vermutet und röntgenologisch ausgeschlossen werden.

.7. Handgelenksnahe Speichenfrakturen

Die handgelenksnahe Speiche bricht beim Sturz auf die ausgestreckte Hand meistens in der Metaphyse. Epiphysäre Epiphysenfugenfrakturen und Epiphysenlösungen kommen an der distalen Speiche nur selten vor.

Therapie: Die Behandlung muß zwei Komplikationen verhindern:
1. den Ellenvorschub, der entsteht, wenn die Fraktur unter Verkürzung reponiert wird oder eine Epiphysenfugenverletzung zum Wachstumsdefizit führt;
2. das deformierende Wachstum, das resultiert, wenn eine epiphysäre Epiphysenfugenfraktur nicht »wasserdicht« reponiert wird.

Handgelenksnahe Speichenfrakturen ohne Epiphysenfugenverletzung können in aller Regel konservativ reponiert und im Oberarmgips fixiert werden. Eine Fehlstellung von 10° ist tolerierbar.

Epiphysäre Epiphysenfugenfrakturen müssen dann operativ reponiert und mit Spickdrähten »wasserdicht« fixiert werden, wenn der konservative Behandlungsversuch mißlingt.

25.2.2.3.2. Gelenknahe Frakturen der unteren Extremität

.1. Suprakondyläre Femurfrakturen

Meist handelt es sich um eine Überstreckungsfraktur. Der nach dorsal verschobene Schaft kann dann die A. poplitea und den N. peronaeus komprimieren oder gar verletzen. Wie bei der suprakondylären Humerusfraktur ist die *Prüfung der Nervenfunktion und die Überwachung der Pulse* Gebot sowohl des erst- wie auch des weiterbehandelnden Arztes.

Meist ist bei diesen Frakturen die Epiphysenfuge zusammen mit einem metaphysären Fragment gelöst. Epiphysäre Epiphysenfugenfrakturen sind dagegen selten.

Als Sonderform der epiphysären Epiphysenfugenfraktur kommt aber am distalen Femur der

Ausriß des periepiphysären Ringes vor. Er entsteht, wenn bei der Kniegelenksdistorsion das Seitenband mit seinem Ansatz am Perichondrium des Fugensegmentes ausreißt. Ein Genu valgum kann die Spätfolge sein. Die Erkennung ist schwierig und bedarf spezieller Röntgenaufnahmen (Weichteil-Techniken).

Therapie: Sie richtet sich nach dem Verletzungstyp. Bei der *Hyperextensionsfraktur* mit *bloßer Epiphysenlösung* erfolgt die Reposition am narkotisierten Patienten in Bauchlage. Nach Extension am gebeugten Unterschenkel wird der Schaft nach vorne reponiert. Die Ruhigstellung erfolgt mit gebeugtem Kniegelenk im Oberschenkelgipsverband. Eine Kirschner-Draht-Spickung ist nur ausnahmsweise erforderlich.

Dagegen ist zur Vermeidung eines exzentrischen Wachstums bei den seltenen *epiphysären Epiphysenfugenfrakturen* die Osteosynthese mit Kirschner-Drähten oder Schrauben notwendig.

Der *periepiphysäre laterale Seitenbandausriß* muß ebenfalls »wasserdicht« reponiert und mit einer Schraube fixiert werden; sonst entwickelt sich ein Genu valgum.

.2. Tibiakopffraktur

Tibiakopffrakturen sind beim Kind selten. In der Regel ist dabei die Epiphysenfuge gelöst oder frakturiert. Auf den Standard-*Röntgenaufnahmen* können Frakturen des Schienbeinkopfes leicht übersehen werden. Schrägaufnahme und seitenvergleichende Aufnahmen sichern die Information.

Therapie: Epiphysenfugenlösungen und metaphysäre Epiphysenfugenfrakturen können in aller Regel konservativ reponiert und im Oberschenkelgips ruhiggestellt werden.

Dagegen muß bei *epiphysären Epiphysenfugenfrakturen* eine »wasserdichte« Reposition und Fixation mit Spickdrähten oder Zugschrauben erreicht werden.

.3. Epiphysenfugenfrakturen der distalen Tibia und Fibula

Die Problematik dieser Frakturen wurde bereits im Abschnitt 25.2.2.1, S. 1038 f. erörtert.

25.2.2.4. Therapie der Distraktionsbrüche

Distraktionsbrüche treten auf, wo starke Muskelkräfte an einem kleinen Fragment ansetzen. Distraktionsbrüche sind die Querbrüche der Kniescheibe und des Ellenbogenhakens sowie Abrißfrakturen des Condylus radialis humeri (s. auch S. 1042).

Therapie: Diese Brüche lassen sich zwar gut reponieren, konservativ aber nicht stufenfrei fixieren. Die kleinen Fragmente stehen unter starkem Muskelzug und neigen deshalb zur Dislokation sowie zur Pseudarthrose. Außerdem bilden die Fragmente in aller Regel Stufen im Gelenk. Die hohe Rate von Pseudarthrosen und Gelenkstufen begründet hier die Indikation zur operativen Fixation mit gekreuzten Kirschner-Drähten oder einer Drahtzuggurtung.

25.2.2.5. Therapeutisches Vorgehen bei pathologischen Brüchen

Pathologische Frakturen sind im Kindesalter selten. Sie sind Folge von Knochenzysten, benignen und malignen Tumoren sowie lokalen und generalisierten Erkrankungen des Knochens (z. B. Poliomyelitis, Rachitis, Osteogenesis imperfecta, Blut- und Speicherkrankheiten). Am häufigsten sind *juvenile Knochenzysten*.

Therapie: Das therapeutische Vorgehen wird von der Konstellation des Einzelfalles diktiert. Exkochleation oder Kürettage und Spongiosaplastik sowie Segmentresektion und autologer bzw. homologer Knochenersatz sind die Methoden der Wahl.

25.2.2.6. Therapie bei Pseudarthrosen und in Fehlstellung bei geheilten Frakturen

Pseudarthrosen entstehen bei konservativ behandelten Diaphysenfrakturen im Kindesalter fast nie. Seitdem jedoch Schaftfrakturen vielerorts operativ versorgt werden, können sie in zunehmendem Maße beobachtet werden. Sie entstehen nach operativ gesetzten Osteomyelitiden oder operativ verursachten Störungen der Blutversorgung. So prädestiniert offensichtlich die Osteosynthese mit Drahtcerclagen geradezu zur ischämischen Pseudarthrose.

Therapie: Bei den meisten Pseudarthrosen besteht jedoch ein *Kontakt der Bruchstücke;* sie heilen im Kindesalter in der Regel durch Ruhigstellung im Gipsverband aus. Dagegen können Pseudarthrosen *ohne Kontakt der Bruchstücke,* bei denen der überbrückende Periostschlauch also fehlt, nur operativ korrigiert werden.

In Fehlstellung verheilte Frakturen müssen operativ korrigiert werden, wenn ein Achsenfehler oder eine verkürzte Extremität zur unphysiologischen Belastung benachbarter Gelenke, des Beckens oder der Wirbelsäule führt.

25.2.2.7. Therapie von Schaftfrakturen

Schaftfrakturen lassen sich in der Regel *konservativ* reponieren und im Gipsverband ruhigstellen. Das Risiko der operativ gesetzten Osteomyelitis braucht daher nicht eingegangen zu werden. An der unteren Extremität würde eine Osteosynthese zudem ein vermehrtes Längenwachstum provozieren. *Schaftfrakturen sind daher die Domäne der konservativen Knochenbruchbehandlung.* Achsenfehler können bis zu einem bestimmten Maße in Kauf genommen werden, weil sie epiphysär und periostal spontan korrigiert werden können.

An der *unteren Extremität* dürfen daher nicht reponierbare Varus- und Valgusfehler bis zu 20°, Retro- und Antekurvaturen bis zu 10° und Rotationsfehler bis zu 10–20° belassen werden.

An der *oberen Extremität* ist die Fähigkeit zur spontanen Korrektur geringer, die Reposition muß daher exakter erfolgen.

Die Fähigkeit zur spontanen Korrektur nimmt aber mit zunehmendem Alter ab; sie ist bei über 12jährigen Kindern nicht mehr zu erwarten (s. Kap. 25.2.1.1.2).

25.2.2.7.1. Obere Extremität

.1. Oberarmschaftfrakturen

Oberarmschaftfrakturen sind beim Kind meistens die Folge einer direkten Gewalteinwirkung (Geburtstrauma). Der Schaft bricht quer oder schräg, er trümmert fast nie. Bei Schaftfrakturen an der Grenze zwischen dem mittleren und unteren Drittel kann eine *Radialisparese* auftreten. Der Nerv erholt sich meist spontan.

Die **Therapie** ist *konservativ*. Meistens reicht die Ruhigstellung im Desault-Verband aus. Nicht reponier- und retinierbare Brüche werden bei älteren Kindern 14 Tage lang vertikal am Olekranon, bei jüngeren Kindern, insbesondere bei Säuglingen, horizontal mit Hilfe eines Heftpflasterstreckverbandes extendiert, danach im Desault-Verband ruhiggestellt.

Eine *Operationsindikation* besteht nur bei offenen Frakturen mit starker Weichteilverletzung oder bei nicht rückbildungsfähigen Radialisparesen.

.2. Unterarmschaftfrakturen

Unterarmschaftfrakturen kommen beim Kind häufig vor.

Im handgelenksnahen Drittel entstehen sie beim Sturz auf den ausgestreckten Arm und die gestreckte Hand. In Schaftmitte stehen direkte Gewalteinwirkungen im Vordergrund. Im ellenbogennahen Drittel dagegen führen verschiedene Unfallmechanismen zur Fraktur. In Schaftmitte brechen Elle und Speiche meist gleichzeitig. Grünholzfrakturen sind häufig.

Therapie: Reponiert wird unter Zug und Gegenzug, damit die obligate Verkürzung ausgeglichen wird. Für die Ruhigstellung sorgt der Oberarmgipsverband.

Die Reposition und Fixation wird bei einer *proximalen Fraktur* durch starke Supination erleichtert (dem dislozierenden Pronator wird so entgegengewirkt).

Bei *Frakturen in Schaftmitte* heben sich Pronator- und Supinatorwirkung auf. Reposition und Fixation sind in mittlerer Supinationsstellung erleichtert.

Bei *distaler Fraktur* erleichtert eine betonte Pronationsstellung der Hand die Reposition und Fixation (die Supinationswirkung des M. brachioradialis wird damit aufgehoben).

25.2.2.7.2. Untere Extremität

.1. Subtrochantere Femurfrakturen

Subtrochantere Femurfrakturen sind häufig stark disloziert. Die kräftige Ileopsoas- und Glutäalmuskulatur zieht das kurze, körpernahe Fragment in starke Flexion, Außenrotation und Abduktion.

Die **Therapie** bleibt bis auf die nicht reponierbaren Fälle *konservativ*. Die Reposition ist bei gebeugter Hüfte, außenrotiertem und abduziertem Oberschenkel erleichtert. In dieser Stellung erfolgt auch die Extension durch die Femurkondylen auf dem modifizierten Weber-Tisch.

Eine *Osteosynthese* ist angezeigt bei nichtreponierbaren Frakturen und bei einem konservativ nicht ausgleichbaren Rotationsfehler über 20°.

.2. Femurschaftfrakturen

Femurschaftfrakturen kommen beim Kind häufig vor. Sie werden meist durch direkte, seltener durch indirekte Traumen verursacht.

Wegen der Gefahr der Verletzung der A. femoralis muß ein im Oberschenkel frakturiertes Bein bald unter Zug auf einer Schiene ruhiggestellt werden.

Die **Therapie** ist bis zum 12. Lebensjahr *konservativ*. Im Vorschulalter kann die Fraktur nach Reposition in vertikaler Extension behandelt werden. Nach dem 7. Lebensjahr sind Kinder für diese Extension zu groß und schwer. Jetzt wird der *Streckverband* an den Femurkondylen angelegt und das Bein nach Reposition auf dem modifizierten Weber-Tisch gelagert. In dieser Extension kann ein erkennbarer Rotationsfehler durch Änderung der Unterschenkellage nachträglich noch korrigiert werden.

Eine seitliche Verschiebung kann bis zu Schaftbreite geduldet werden, die axiale Verkürzung ist bis zu Schaftbreite erwünscht. Achsenfehler bis zu 20° werden in der Regel spontan korrigiert (s. Kap. 25.2.1.1.2).

Bei über 12jährigen, schweren und großen Kindern muß die *Plattenosteosynthese* erwogen werden, weil eine Extensionsbehandlung oft unüberwindliche Probleme bietet.

25.2.2.7.3. Unterschenkelfrakturen

Formen:
1. Isolierte Schienbeinfraktur,
2. Fraktur beider Unterschenkelknochen = Unterschenkelfraktur,
3. Schuhrandbrüche.

Unterschenkelfrakturen kommen im Kindesalter häufig vor. Man unterscheidet *stabile* und *instabile Unterschenkelfrakturen*.

Therapie: Beim *stabilen Bruch* ist der Periostschlauch intakt, eine Extension erübrigt sich meist. Die Reposition gelingt unter Zug und direkter Manipulation an der Fraktur. Danach wird ein Oberschenkelgipsverband in 20–30° Beugung des Kniegelenks angelegt.

Instabile Brüche sind in der Regel Folge eines direkten Traumas, der Bruchspalt verläuft meistens quer oder torquiert. Das Periost ist zerrissen. Reponiert und fixiert wird mit Hilfe einer Extension durch das Fersenbein oder bei jüngeren Kindern im Heftpflasterstreckverband. Eine Verkürzung um 1 cm ist wegen des vermehrten Längenwachstums erwünscht. Ein Rotationsfehler kann in der Extension durch Vergleich mit der kontralateralen gesunden Seite korrigiert werden; die kontralaterale Seite bildet das Maß für die richtige Lagerung.

Schuhrandbrüche entstehen bei Skiunfällen. Das Schienbein bricht knapp oberhalb der Epiphysenfuge, wobei an der vorderen Kortikalis eine Trümmerzone entsteht.

Therapie: Die Reposition ist in Spitzfußstellung erleichtert. Auch die Ruhigstellung im Oberschenkelgipsverband erfolgt in leichter Spitzfußstellung, damit ein Abrutschen in die Rekurvation verhindert wird. Nach 14 Tagen kann die Spitzfußstellung in eine 90°-Stellung umgewandelt werden.

Literaturauswahl

BOITZY, A.: La Fracture du Col du Femur chez l'Enfant et l'Adolescent. Masson, Paris 1971.

LAER, L.: Skelett-Traumata im Wachstumsalter. Springer, Berlin, Heidelberg, New York, Tokio 1984.

KUNER, E. H.: Die Indikationen zur Osteosynthese beim kindlichen Knochenbruch. Chirurg 46:164 (1975).

PAUWELS, F.: Gesammelte Abhandlungen zur funktionellen Anatomie des Bewegungsapparates. Springer, Berlin, Heidelberg, New York 1965.

TRUETA, J.: The normal vascular anatomy of the human femoral head during growth. J. Bone Jt Surg. 39 B:358 (1957).

25.3. Kinder-Urologie

Von A. FLACH und U. HOFMANN

Die urologischen Erkrankungen des Neugeborenen und des Kleinkindes können *singulär*, aber auch *Bestandteil komplexer Fehlbildungen* (z. B. Prune-belly-Syndrom, Syndrom der kaudalen Regression, anorektale Fehlbildungen, Myelodysplasie) sein.

25.3.1. Pränatale Harnabflußstörungen

In der »Vorsonographie-Ära« führte meistens der Harnwegsinfekt oder die Urosepsis zur konservativen Therapie und nachfolgenden morphologischen Diagnostik der Harnabflußstörung. Heute werden immer häufiger zwischen der 24. bis 36. Schwangerschaftswoche sonographisch Harnabflußstörungen bereits intrauterin diagnostiziert. Die Urinproduktion wird zwischen der 10. und 12. Fetalwoche von den Nieren aufgenommen. *Ein Oligohydramnion der Schwangeren ist eine absolute Indikation zur exakten geburtshilflichen Sonographie.* Erhobene pathologische Befunde können so in gemeinsamen Gesprächen, insbesondere mit den werdenden Eltern besprochen und ein vorläufiges *Therapiekonzept* formuliert werden:
1. Die *einseitige* und die *mäßige beidseitige Harnabflußstörung* sollte pränatal erkannt und postnatal unverzüglich behandelt werden. Eine vorzeitige Beendigung der Gravidität ist nicht angezeigt.
2. Bei *beidseitiger massiver Harnabflußstörung* hängt das therapeutische Vorgehen vom Schwangerschaftsalter ab. Nach der 32. Schwangerschaftswoche (SSW) kann die Geburt eingeleitet und post partum die Niere perkutan entlastet werden. Voraussetzung ist eine genügende Lungenreife. Da nach der 28. SSW keine neue Glomerula mehr gebildet werden, kann vor der 32. SSW die pränatale intrauterine Entlastung versucht werden, um die Reifung der Nieren und der Lungen zu unterstützen. Der Erfolg einer solchen pränatalen Therapie kann in Zukunft durch Bestimmung der fetalen Clearance überprüft werden (ADZICK et al.).

Bei strenger Indikationsstellung kommen lediglich 10% der Feten mit Harnabflußstörungen für eine solche intrauterine Therapie in Frage. Vor der 20. SSW ist keine invasive Therapie möglich.

Erweiterte ein- und beidseitige ableitende Harnwege (Hydronephrose, alle Formen der Megaureteren mit und ohne Urethralklappen bzw. subvesikalen Urethrastenosen) werden unter sonographischer Kontrolle perkutan gefistelt. Die endgültige Korrektur oder Ableitungsoperation z. B. kutane Ureterostomie etc. können dann nach Erholung des Kindes durchgeführt werden.

Sekundäre postpartale chirurgische Therapie bei Harnabflußstörungen:
Die weitere endgültige kinderurologische operative Therapie gestaltet sich individuell. Feste Zeitpläne müssen hier nicht eingehalten werden. Operative Korrekturen sind ab einem Gewicht von 2500 Gramm mit Erfolg durchführbar.

25.3.2. Harnwegsinfekt – Pyelonephritis

Wir müssen zwischen Bakteriurie, unkompliziertem Harnwegsinfekt und kompliziertem Harnwegsinfekt unterscheiden:

Bakteriurie (asymptomatische Bakteriurie):
Mikroskopischer und bakteriologischer Keimnachweis, in der Regel Mischflora.
Keine klinischen Symptome.

Nicht behandlungsbedürftig, jedoch kontrollbedürftiger Befund.

Unkomplizierter Harnwegsinfekt:
Bakteriurie, Leukozyturie,
Bakteriologischer Keimnachweis,
Mischkultur oder Monokultur,
Klinische Beschwerden, Dysurien, Pollakisurie.

Therapie: 3–5tägige testgerechte Chemotherapie. Im freien Intervall Kontrolle notwendig.

Komplizierter Harnwegsinfekt – Pyelonephritis:
Bakteriurie,
Leukozyturie,
Monokultur in einer Keimzahl von über 100 000/mm^3.
Klinische Erscheinungen: Krankheitsgefühl, BSG-Anstieg, Leukozytose, Fieber, Flankenschmerz, Dysurien, Pollakisurien.

Obwohl die Pyurie bzw. Bakteriurie, seltener die Hämaturie führende Symptome der komplizierten Harnwegsinfekte sind, werden sie oft lange Zeit verkannt. Rezidivierende Fieberschübe als Infekte, Mastitidien oder Zahnfieber mißdeutet, können ebenso wie Dyspepsien, Gedeihstörungen, Nabelkoliken uncharakteristische Hinweise sein. Beim älteren Kind sollten verspätetes Trockenwerden sowie die Enuresis nocturna, vor allem aber die Enuresis diurna den Ausschluß organischer oder funktioneller Veränderungen am Urogenitalsystem veranlassen.

Therapie: Testgerechte Chemotherapie über 7–10 Tage, danach Röntgendiagnostik und/oder Sonographie.

Diagnostik: Sowohl für die mikroskopische als auch für die *bakteriologische Untersuchung* muß der Urin unter besonders strengen Kautelen gesammelt werden. Die Verschmutzung des Genitales durch Stuhl und Smegma führt leicht zu einer Verunreinigung des Urins. Es dürfen *nur korrekt gewonnener Mittelstrahlurin* sowie *Katheterurin* oder *durch suprapupische Blasenpunktion gewonnener Urin* verwertet werden. Der frisch gewonnene Urin muß sofort zur mikroskopischen und bakteriologischen Untersuchung gebracht werden. Urin in Zimmertemperatur stellt einen guten Nährboden für Bakterien dar. Bei länger dauerndem Transport über eine Stunde empfiehlt es sich, den Urin sofort auf einen Nährboden zu geben. Keimzahlen über 100 000/mm^3 werden beim Mittelstrahlurin als Harnwegsinfekt angesehen.

Als Screening-Diagnostik mit sehr hoher Aussagekraft bietet sich heute die *Sonographie* an. Weiterhin unverzichtbar ist das *Infusionsurogramm* und das *Miktions-Zystourethrogramm* (MCU). Im MCU wird über eine dünne Sonde angewärmtes jodhaltiges Kontrastmittel unter konstantem Infusionsdruck langsam in die Blase infundiert. Während der Infusion und bei der nachfolgenden Miktion werden das Auftreten eines vesiko-ureteralen Niederdruck- bzw. Hochdruckrefluxes und die Abflußverhältnisse am Blasenhals bzw. der Urethra *röntgenologisch* festgestellt. Neben morphologischen Veränderungen am Blasenhals z. B. Urethralklappen, Urethrastenosen, lassen sich auch funktionelle Störungen insbesondere in Verbindung mit einer *Blasendruckmessung* bei der neurogenen Blase, auch bei Myelodysplasie diagnostizieren.

Das *Isotopennephrogramm* gibt uns Auskunft über die seitengetrennte glomeruläre und tubuläre Funktion der Nieren. Bei Kindern wird diese Untersuchung mit radioaktiv markiertem Jod-123 durchgeführt, welches lediglich eine physikalische Halbwertzeit von 12,7 Stunden besitzt.

Belastungsdiagnostik: Besonders bei der wichtigen Unterscheidung zwischen Dilatation und Obstruktion z. B. am pelvo-ureteralen Übergang etc., kann die Diagnostik unter verstärktem Urinfluß zur Operationsindikation notwendig werden. Dies kann z. B. durch Furosamid (Lasix®) während des Ausscheidungsurogramms oder beim Isotopennephrogramm (O'Reilly-Test) erreicht werden (Strahlenbelastung ca. 1/50 eines konservativen Urogramms).

Invasive Druckmessungen im Nierenbecken (Withaker-Test) nach perkutaner Nierenbeckenfistelung sind eine weitere Möglichkeit, im Kindesalter aber sicher seltener indiziert.

25.3.3. Harntransportstörungen
(Abb. *25.3.*-1)

Angeborene Hydronephrosen: Im Kindesalter fällt nicht selten zuerst ein palpabler »Bauchtumor« auf.

Differentialdiagnostisch sollte deshalb auch an einen Nierentumor und hier besonders einen Wilms-Tumor, evtl. an ein Neuroblastom oder Sympatikoblastom gedacht werden. Mit der Ultraschalluntersuchung und dem i. v. Urogramm ist eine präoperative Differentialdiagnose zu stellen. Wegen der Abflußstörungen im Nierenbecken oder infolge mangelnder Kontrastmittelausscheidung des druckatrophischen Parenchyms stellt sich eine Hydronephrose oft erst bei Spätaufnahmen (evtl. erst nach Stunden) dar.

Klappenbildungen und *Stenosen am pelvoureteralen Übergang* sind die häufigsten Ursachen der Hydronephrosen; weniger häufig sind aberrierende Gefäße. Stenosen und Klappen des Ureters, retrokavaler Verlauf des rechten Ureters, aber auch Megaureteren können bei unvollständiger Diagnostik das Bild einer Hydronephrose vortäuschen.

Therapie: Die frühzeitige plastische Verkleinerung der Hydronephrose und Beseitigung ihrer Ursache sind *in jedem Alter* zur Erhaltung des noch vorhandenen Nierenparenchyms notwendig. Eine abwartende Haltung mit der Hoffnung auf »sich Zurechtwachsen« ist nur angezeigt, wenn nach Belastungsdiagnostik keine wesentliche Zunahme der Abflußstörung erkennbar ist.

25.3.4. Megaureter
(Abb. *25.3.*-1)

Megaureteren (*Synonyma:* Hydroureteren, Megaureteren ohne Reflux, einfache oder primäre Megaureteren), gekennzeichnet durch stark geschlängelten Verlauf und oft extremer Weite, können im wesentlichen vier verschiedene Ursachen haben.

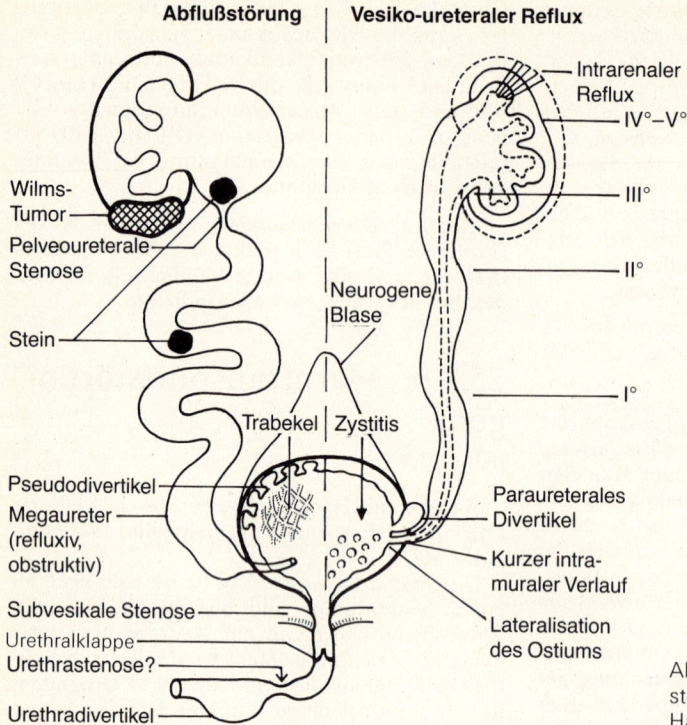

Abb. 25.3.-1. Schema der wichtigsten Veränderungen der ableitenden Harnwege im Kindesalter.

1. **Obstruktiver Megaureter:** Da die Megaureteren meist bis prävesikal reichen und dann in ein verengtes intramurales Segment übergehen, wurde eine intramurale bzw. prävesikale Stenose als Ursache angesehen. Der intramurale Ureterabschnitt ist normal weit und läßt sich ohne Widerstand sondieren. Der von SWENSON vermutete Ganglienzellmangel, analog der Hirschsprungschen Erkrankung des Kolons, hat nur historische Bedeutung. Eine andere Theorie basiert auf einem Überwiegen der zirkulären gegenüber der langituodenalen Muskelfasern, bzw. eine veränderte Ureterwandarchitektur, die zu einer gestörten funktionellen Peristaltik führt.

Sekundär: Hindernisse im Ureterverlauf, z. B. Stenosen, Klappenbildungen, retrokavaler Verlauf, ektope Uretermündungen, vor allem bei Doppelureteren mit oder ohne Ureterozele (siehe dort) oder subvesikal.

Als Folge von oder im Zusammenhang mit *Abflußhindernissen am Blasenausgang* (Urethralklappen, angeborene Urethrastenosen, Polypen am Blasenausgang, Megazystis-Syndrom), wobei fließende Übergänge zu massivem vesikoureteralem Reflux bestehen können.

2. **Refluxive Megaureteren:** Je nach Grad des vesikoureteralen Refluxes kann es bis zum hochgradigen Megaureter kommen.

Therapie: Wichtig ist die Beseitigung der erkennbaren Ursache. Sie führt jedoch meist nicht zur Normalisierung des Ureters, so daß die gleichzeitige Streckung und Lumenverkleinerung (Modellage) unumgänglich ist. Bei veralteten Fällen mit Pyelonephritis bzw. Schrumpfniere und kompensierter Niereninsuffizienz kann die externe Harnableitung als einzige Möglichkeit übrig bleiben, die Nieren vor einer weiteren Schädigung durch Rückstauung und Infektion zu entlasten. Es wird eine kutane Ureterostomie in verschiedensten Modifikationen durchgeführt.

25.3.5. Vesikoureteraler Reflux

(Abb. *25.3.*-1)

Bei Harnwegsinfekten findet man im Kindesalter häufig einen **vesikoureteralen Reflux.**

Vorkommen: 1. Bei Neugeborenen: vor allem bei Knaben; bei größeren Kindern: vor allem bei Mädchen.
2. Im Zusammenhang mit subvesikalen Abflußstörungen (Urethralklappen, subvesikaler Stenosen, Urethrastenosen usw.), bei neurogenen

Blasen, wegen Myelodysplasie oder nach Querschnittsläsion.

Ätiologie: Man unterscheidet zwischen einem primären und einem sekundären Reflux.
1. *Primärer Reflux:* Überwiegend bei Kleinkindern. Der komplizierte muskuläre Verschlußmechanismus zwischen Ureterleiste, Blasenwand, Trigonum und Blasensphinkter ist gestört (Lateralisation des Ostiums, verkürzter intramuraler Verlauf des Ureters). Bis zum 2. bis 3. Lebensjahr ist der intrarenale Reflux zu beobachten. Er führt in einem hohen Prozentsatz zu Narbenbildungen der Nieren. Der zurückfließende Urin gelangt nicht nur bis ins Nierenbecken und die Kalizes, sondern staut sich bis in die Sammelrohre zurück.
2. *Sekundärer Reflux:*
   a) als Folge von chronischen Entzündungen, deshalb überwiegend bei älteren Mädchen;
   b) bei Blasenentleerungsstörungen, z.B. durch Urethralklappen, Urethrastenosen, bei neurogener Blasenentleerungsstörung. Ob hier der Reflux die Folge oder ein mehr oder minder integrierender Bestandteil der einzelnen Krankheitsbilder ist, ist noch unklar.

Diagnose: Bei rezidivierenden Harnwegsinfekten sollte immer an die Möglichkeit eines vesikoureteralen Refluxes gedacht werden. Eine genaue Diagnostik ist nur durch ein Miktions-Zysturethrogramm möglich. Man unterscheidet zwischen einem Niederdruckreflux, z.B. bei der Blasenfüllung, und einem Hochdruckreflux, z.B. bei der Miktion. Je nachdem wie weit das Kontrastmittel in den Ureter bzw. in das Nierenbecken gedrückt wird, können 5 verschiedene Grade festgestellt werden (HEIKEL und PARKKULEINEN, 1966), wobei die mit Erweiterung des Ureters bzw. Nierenbeckens auch als »kompensierte« Refluxe bezeichnet werden.

Therapie: Wegen der Gefahr einer pyelonephritischen Schrumpfniere ist eine konsequente *Antibiotika-Langzeittherapie* unter strenger Kontrolle notwendig. Unter dieser Therapie können 10 bis 30% der Refluxe, vorwiegend der sekundären und in Abhängigkeit vom Grad, zur Ausheilung gebracht werden. Voraussetzung ist natürlich, daß der subvesikale Abfluß frei ist. Hat die konservative Therapie nach ca. 3 bis 6 Monaten zu keinem Ergebnis geführt, so sollte eine Antirefluxplastik vorgenommen werden.

Grundgedanken allen *chirurgischen* Tuns ist die Verlängerung des Verlaufes des terminalen Ureters in der Blasenwand zwischen Blasenschleimhaut und Muskulatur und Fixierung des Ureters an die Trigonummuskulatur. Die besten Ergebnisse werden nach den Methoden von LEADBETTER-POLITANO, COHEN sowie LICH-GRÉGOIR erreicht. Bei Ureterdilatationen sollten Modellagen großzügig angewendet werden, da die Ureterwand oft bindegewebig umgebaut ist. Nach der Operation ist eine konsequente Chemoprophylaxe in einer Low dosis über ein Vierteljahr empfehlenswert.

25.3.6. Doppelbildungen der Nieren und Ureteren

(Abb. *25.3.*-2)

Doppelbildungen der Nieren und Ureteren *können lebenslang symptomlos bleiben* und haben meist keinen Krankheitswert. Unter gewissen Umständen können sie *Ursache einer Harntransportstörung* sein.

Die echten totalen Doppelureteren münden meist getrennt in die Blase. Da nur ein Ureter normotop münden kann, muß der zweite dystop bzw. ektop münden. Daraus ergeben sich im wesentlichen drei klinische Bilder:

1. **Ureterozelen:** Sie sind, im Gegensatz zum Erwachsenenalter, im Kindesalter vorwiegend bei Doppelureteren zu beobachten. Man versteht darunter eine eiförmige Vorwölbung des Ostiums in die Blase, die je nach Lage und Größe zu einem ventilartigen Verschluß des Blasenausgangs oder auch des kontralateralen Ostiums führen, oder beim Mädchen durch die Urethra prolabieren kann.

Diagnose: Die Ureterozelen können in den meisten Fällen durch die Ultraschalldiagnostik und das i.v. Pyelogramm festgestellt werden. In Abhängigkeit von der Funktionsfähigkeit des gleichseitigen Nierenparenchyms sieht man im Blasenkontrastmittelschatten bei mangelhafter Nierenfunktion entsprechend der Größe der Ureterozele eine Aufhellung, die leicht mit der Verdrängung der Blase durch Luft im Rektum verwechselt wird. Bei einem zur Ureterozele gehörenden intakten Nierenparenchym sieht man eine Kontrastmittelanreicherung im Blasenschatten, die mit einem Schlangenkopf verglichen wird. Gelegentlich findet sich ein Stein in der Ureterozele.

Therapie: Im Gegensatz zur Ureterozele im Erwachsenenalter muß bei Ureterozelen mit Doppelbildung der gesamte Ureterozelensack mit dem dazugehörigen Ureter und Nierenparenchym reseziert werden (Hemiureteronephrektomie). In Abhängigkeit vom Funktionszustand der beiden Nierenanteile ist eine Anastomose zwischen den beiden Nierenbecken nach Resektion des überzähligen Ureters sinnvoll (pelvopelvine Anastomose). Es wird auch die alleinige

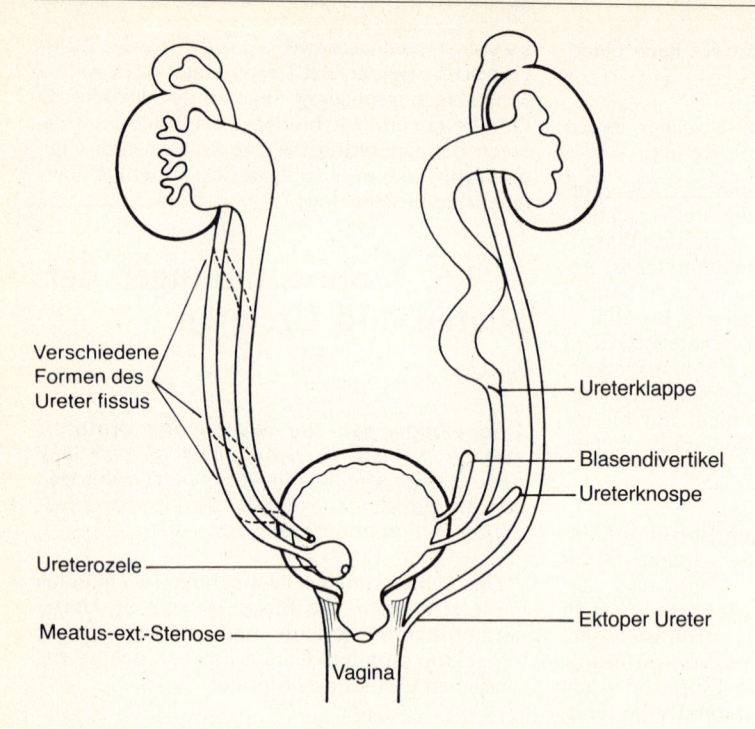

Abb. 25.3.-2. Schema der Veränderungen an den ableitenden Harnwegen bei Doppelung sowie weitere Ursachen für Abflußstörungen, wie Ureterklappe, prolabierende Ureterozele und Meatus-externus-Stenose der Urethra.

Heminephrektomie unter Belassung des blasennahen Harnleiteranteiles empfohlen. Die Schlitzung oder Bougierung des Ureterozelensackes führt im Kindesalter leicht zu einem vesikoureteralen Reflux mit konsekutiver, nicht beherrschbarer Infektion.

2. **Dystope Mündung eines Ureters:** Hierbei ist der Verschlußmechanismus des Ostiums gestört, so daß es zu einem vesiko-ureteralen Reflux kommt.

Als *Therapie* ist die Hemiureteronephrektomie durchzuführen. Bei intakten, wenig entzündlichem Nierenparenchym kommt die Antirefluxplastik nach LEADBETTER-POLITANO oder LICH-GRÉGOIR an beiden Ureterostien in Frage.

3. **Ektope Mündung des Ostiums in Vulva, Vagina, Urethra:** Diese Fälle sind selten. Die Kinder werden nie trocken, lange Zeit als Enuretiker behandelt. Das *Leitsymptom* ist die Enuresis nocturna et diurna. Durch eine Stenose des Ostiums kann auch eine primäre oder sekundäre Schrumpfniere entstehen, die nur wenig Urin produziert, der als verstärkter bzw. pathologischer Fluor mißinterpretiert werden kann.

25.3.7. Neurogene Blase

Bei Myelodysplasien, intraspinalen und dysontogenetischen Tumoren, einer Sakrumaplasie bzw. Dysplasie und traumatisch bedingt kann es zu einer neurogenen Blasenentleerungsstörung kommen. In der Regel handelt es sich um eine Detrusor-Sphinkter-Dyssenergie mit stark unterschiedlicher Ausprägung und Mischformen von absoluter Entleerungsbehinderung, von der »Überlaufblase« bis zur reinen Durchlaufblase. Die Entleerung einer solchen Überlaufblase erfolgt z. B. durch Klopftherapie, Credéschen-Handgriff und bei älteren Kindern durch den mehrfach am Tag durchgeführten sauberen Katheterismus. So können die Kinder über Stunden trockengehalten werden.

Es ist wichtig, durch diese Techniken die Nieren des Kindes vor Stauungsschäden und Infektionen zu schützen. Da im Säuglings- und Kleinkindesalter insbesondere der Katheterismus zu unbeabsichtigten Verletzung der Harnröhre führen kann, wandelt man in dem Alter die Überlaufblase gerne mit einem Medikament, z. B. mit einem Alphablocker, in eine Durchlaufblase um.

Der Blasenauslaßwiderstand wird dadurch so verringert, daß der Urin fortlaufend aus der Blase fließt. Die Nieren sind so gut geschützt, das Kind ist jedoch fortlaufend naß und auf Windeln angewiesen.

Nach Beendigung des ersten Lebensjahres soll bei allen Kindern mit neurogenen Blasenentleerungsstörungen eine Blasendruckmessung durchgeführt werden. Hierbei wird die Art der Entleerungsstörung beurteilt und dementsprechend eine Therapie vereinbart.

Die *neurogene Durchlaufblase* ist seltener. Hierbei ist der Blasenabflußwiderstand sehr niedrig und die Blase schlaff. Diese Kinder sind naturgemäß sozial benachteiligt, sie sind immer naß.

Alle Kinder mit neurogener Blasenentleerungsstörung zeigen natürlich auch ein individuelles Inkontinenzverhalten bezüglich des Rektums. Die Stuhlentleerung kann durch diätetische Maßnahmen und Irrigation jedoch beherrscht werden.

Therapie: Bei der neurogenen Blase:
1. Medikamentös je nach Charakter der Blasenentleerungsstörung.
2. Instrumentell, intermittierender sauberer Katheterismus (5- bis 6mal am Tag).
3. Die *Indikation zu operativen Maßnahmen,* wie kutane Ureterostomien, Ileum- oder bzw. Kolon-Conduit oder kontinente Zystostomien nach MITTROFANOFF, Kocksches Reservoir, Mainz-Pouch, künstlicher Sphinkterersatz (Scott-Sphinkter), erfordern eine sorgfältige Planung unter Berücksichtigung der Schutzfunktion für die Nieren. Anfangserfolge einer Kontinenz können schnell durch irreparable sekundäre Pyelonephritiden erkauft werden.

25.3.8. Hypospadien

Es handelt sich um eine unterschiedlich lange Aplasie des vorderen Harnröhrenabschnittes. Entsprechend der Mündung der Harnröhre spricht man von einer Hypospadia glandis, penis, scrotalis und perinealis. Vor allem bei der Hypospadia penis, scrotalis und perinealis ist eine erhebliche Abknickung des Penisschaftes durch einen Rest der Chorda urogenitalis vorhanden. Eine solche Verkrümmung wird auch ohne Hypospadie beobachtet (Hypospadia sine Hypospadia, Penis deviation). Zusätzlich besteht häufig eine Stenose des Meatus urethrae externus.

Vor allem bei den schweren Formen der Hypospadia perinealis und scrotalis muß die genaue Geschlechtsbestimmung vor der plastischen Korrektur erfolgen, um Intersexformen richtig zu indentifizieren. In ca. 10% sind zusätzliche Veränderungen an den ableitenden Harnwegen vorhanden. Außerdem muß an das Adrenogenitale Syndrom (AGS) gedacht werden.

Therapie: Die Korrektur der Hypospadie sollte bis zum Schulalter beendet sein. Bei der Hypospadia glandis und penis kann die Operationsmethode nach OMBREDANNE mit gutem Erfolg benutzt werden. Dabei wird das schürzenförmige ventrale Präputium zur Rekonstruktion der distalen Urethra benutzt. Besteht eine Abknickung und Verkrümmung des Penisschaftes durch einen narbigen Ring der Chorda urogenitalis, so muß vor dem Wiederaufbau der Harnröhre durch sorgfältige Exzision dieses Narbengewebes die Verkrümmung beseitigt werden. Erst dann kann die Rekonstruktion der Harnröhre durchgeführt werden. Alle Methoden ob ein- oder mehrzeitig (ca. 120 beschriebene Methoden), sind mit einer relativ hohen Quote von Restfisteln belastet, die mehrfache Operationen notwendig machen können.

Die einzeitige Korrektur ist nur bei fehlender Peniskrümmung und in leichteren Formen angezeigt (DUCKETT).

25.3.9. Blasenspalte

Von der Epispadie, dem gespaltenen Penis, bis zur Fissura vesico-intestinalis gibt es alle fließenden Übergänge zur Blasenextrophie (Ektopia vesicae), die am häufigsten ist. Sie ist immer mit einem *Spaltbecken* verbunden. Bei der vesiko-intestinalen Fissur besteht neben einer Omphalozele ein großes Schleimhautareal mit geteilten Blasenschleimhautfeldern in denen ein gespaltenen Zökum- bzw. Ileumfeld dazwischen gelagert ist. Zudem sind Kolon- und Analatresie vorhanden.

Therapie: Das Operationsziel – Kontinenz, Beseitigung der Ektopie und Epispadie sowie Kohabitationsfähigkeit – ist trotz zahlreicher Operationsmethoden bisher nicht voll erreichbar. Die *Rekonstruktion der Blase und der Harnröhre sowie des Penisschaftes,* unter gleichzeitiger Osteotomie des Beckens lateral beider Ileosakralgelenke und Beseitigung des Spaltbeckens, ist technisch möglich. Leider ist jedoch der Prozentsatz der kontinenten Kinder nach dieser Operation gering.

Die *Rekonstruktion der Harnröhre* ist abhängig vom Grad der Epispadie und der Inkontinenz. Bei leichteren Epispadien mit Kontinenz sollte der Eingriff auf das Vorschulalter verschoben werden, bei längeren Epispadien mit Inkontinenz sollten die Kinder früher operiert werden. Durch Verlängerung des Blasenhalses, die nur durch Zurückversetzung beider Ostien möglich ist, scheint in vielen Fällen eine Kontinenz eher erreichbar zu sein.

Literaturauswahl

ADZICK, N. S., M. R. HARRISON et al.: Development of a fetal-renal function test using endogenous creatinine clearence. J. Pediat. Surg. *20/6*:602–607 (1985).
GROB, M.: Lehrbuch der Kinderchirurgie, 2. Aufl. Thieme, Stuttgart, New York 1981.
HEIKEL, P. E., K. V. PARKKULAINEN: Vesico-ureteric reflux in children. A classification and results of conservative treatment. Ann. Radiol. *9*:37 (1966).
KELALIS, P. P., L. R. KING: Clinical Pediatric Urology, 2. Aufl. Saunders, Philadelphia, London, Toronto 1985.
MITROFANOFF, P.: Chir. Pediat. *21*:297–305 (1980).
O'REILLY, P. H.: Idiopathic Hydronephrosis. Springer, Berlin 1982.
RAVITCH, N. M. et al.: Pediatric Surgery. Year Book, Chicago 1979.
RICKHAM, P. P., J. H. JOHNSTON: Neonatal Surgery. Butterworth, London 1978.
WILLIAMS, D. I.: Paediatric Urology. Butterworth, London 1982.

25.4. Neurochirurgie des Kindesalters

Von N. Sörensen

25.4.1. Pathologisches Kopfwachstum

Der wesentliche Faktor für eine ungestörte Entwicklung des knöchernen Schädelskeletts ist eine normale Hirnentwicklung. Wie aus der Kopfumfangskurve hervorgeht, fällt die Phase des raschen Kopfwachstums in das 1. Lebensjahr. Liegt ein Kopfumfangswert über der Perzentile 98, so liegt ein *Makrozephalus* vor, bei Werten unterhalb der Perzentile 2 spricht man von einem *Mikrozephalus* (Abb. 25.4.-1). Die schlossenen Nähten kommt es zu einer *Nahtsprengung*. Radiologisch weitgehend geschlossen sind die Suturen der Kalotte etwa mit dem Verschluß der großen Fontanelle im Laufe des 2. Lebensjahres. *Nahtverknöcherungen* treten erst nach dem 20. Lebensjahr auf. Die individuellen Schwankungsbreiten sind aber groß.

> Die Hauptursache einer **Makrozephalie** ist die Liquorzirkulatiosstörung (Hydrozephalus).
> Bei der Mikrozephalie liegt eine gestörte Hirnentwicklung vor.

25.4.2. Kraniosynostosen

Bei den Kraniosynostosen liegt eine *prämature Synostosierung* einer oder mehrerer Schädelnähte vor. Während der unterschiedliche Zeitpunkt der physiologischen Verschmelzung der Basis – *Synchondrosen* – für die normalen Proportionen der knorpelig präformierten Schädelbasis verantwortlich ist, ist der physiologische Verschluß der Suturen zwischen den bindegewebig präformierten Knochen des Schädeldaches für dessen äußere Form maßgebend.

Die *Ätiopathogenese* der prämaturen Synostosierung ist weitgehend ungeklärt, bei syndromhaften Erkrankungen wie der kraniofazialen Dysostose, M. Crouzon, und der Akrozephalosyndaktylie, Apert-Syndrom, sind genetische Faktoren mitverantwortlich. Störungen in der Entwicklung der Schädelbasis, wodurch abnorme Duraspannungen zwischen Basis und Kalotte entstehen, scheinen ein wesentlicher ätiopathogenetischer Faktor bei der prämaturen Nahtsynostose zu sein. Wichtig ist, daß nicht das Nahtbindegewebe aus eigener Wachstumspotenz formgebend auf den Schädel einwirkt, sondern daß das expandierende Gehirn das Wachstum der Nähte induziert.

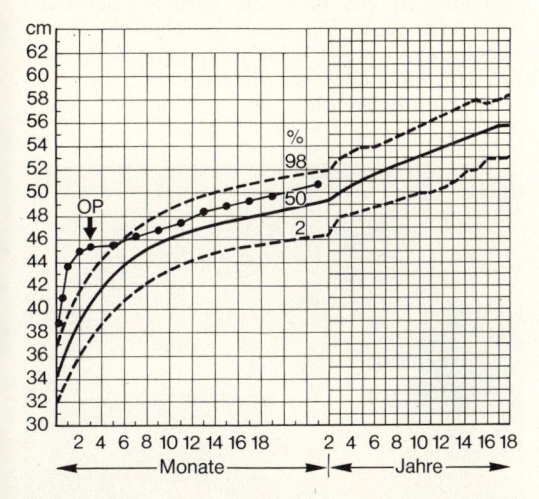

Abb. 25.4.-1. Kopfumfangskurve. Die Werte eines Kindes, das mit 3 Monaten wegen eines Hydrozephalus operiert worden ist, sind eingetragen.

Hauptursache des Mikrozephalus ist eine gestörte Hirnentwicklung. Makrozephalus bedeutet nicht gleich Hydrozephalus, sondern es kann auch als Normvariante eine oft familiär zu beobachtende Makrozephalie bestehen, ohne daß neurologische Störungen vorliegen. Die Hauptursache des Makrozephalus ist aber der *Hydrozephalus*. Besteht klinisch der Verdacht auf ein pathologisches Kopfwachstum, so sind Verlaufsuntersuchungen mit Eintragungen der Kopfumfangswerte in eine Perzentilenkurve notwendig. Eine intrakranielle Volumenzunahme infolge einer Liquorzirkulationsstörung beim Hydrozephalus führt bei noch offenen Nähten zu klaffenden *Suturen* bzw. *Synchondrosen*, bei bereits ge-

Auch der *vorzeitige Verschluß nur einer Schädelnaht* (Sagittalnaht-, einseitige Koronar- oder Lambdanahtsynostose) kann zu einer Beeinträchtigung der Hirnentwicklung führen. Wenn *mehrere Nähte* prämatur synostosiert sind und sich ein Mißverhältnis zwischen dem Volumen der Schädelkapsel und dem wachsenden Gehirn entwickelt, treten in der Regel *Hirndrucksymptome* auf. Ein chronisch erhöhter intrakranieller

Druck führt zur *Hirnatrophie* mit irreparablen Funktionsausfällen. Besonders gefährdet ist der *N. opticus,* so daß bei fehlender operativer Druckentlastung Erblindung droht. Infolge der behinderten Liquorzirkulation kann sich auch ein *Hydrozephalus* entwickeln.

Die *prämature Sagittalnahtsynostose* mit der Entwicklung eines ausgeprägten Langschädels (Kahnschädel, *Skaphozephalus)* ist die häufigste Kraniosynostoseform. Neurologische Symptome fehlen in der Regel. Der Langschädel entsteht dadurch, daß das Wachstum, welches immer im rechten Winkel zum Nahtverlauf stattfindet, im Bereich der Sagittalnaht durch die prämature Synostosierung gehemmt ist. Bedenkt man dies, so kann man sich die Auswirkung prämaturer Synostosen anderer Nähte auf die Kopfform vorstellen.

In der *Häufigkeit des Auftretens* folgt die einseitige und dann die beidseitige *Koronarnahtsynostose.* Seltener sind *prämature Synostosen der Lambdanähte* sowie der *Sutura interfrontalis* (= Sutura metopica).

Einseitige Koronarnahtsynostosen können zu einer erheblichen Asymmetrie der betroffenen Stirn- und Augenpartie führen. Neurologische Symptome fehlen im Säuglingsalter meist. Die Stirn ist einseitig abgeflacht, der kleine Keilbeinflügel ist hypertrophiert, und im a.p. Röntgenbild verläuft der kleine Keilbeinflügel nach oben außen ansteigend. Infolgedessen ist die seitliche obere knöcherne Orbitabegrenzung ausgezogen.

Die *beidseitige prämature Koronarnahtsynostose* führt zu dem typischen klinischen Bild des *Turrizephalus* (Turmschädel) (Abb. *25.4.*-2). Die Stirnpartie verläuft senkrecht nach oben, die vordere Schädelgrube ist stark verkürzt, das sich entwickelnde Frontalhirn findet in der hypoplastischen vorderen Schädelgrube nicht genügend Raum. Eine *operative Entlastung* durch Eröffnung der prämatur synostosierten Nähte ist angezeigt. Meist sind beim Turrizephalus auch die Sutura sphenofrontalis und sphenoethmoidalis an der Schädelbasis prämatur synostosiert, so daß außer einer operativen Eröffnung der Koronarnaht auch eine »künstliche Naht« an der Schädelbasis angelegt werden muß.

Seit Anfang der 70er Jahre sind für Kraniosynostosen *Operationsmethoden* entwickelt worden, die nicht nur im Bereich der Schädelkalotte, sondern auch an der Basis der vorderen Schädelgrube knöcherne Entlastungen schaffen. Diese Operationen werden heute im Säuglingsalter gemeinsam mit dem maxillofazialen Chirurgen durchgeführt (kraniofaziale Chirurgie) (Abb. *25.4.*-3).

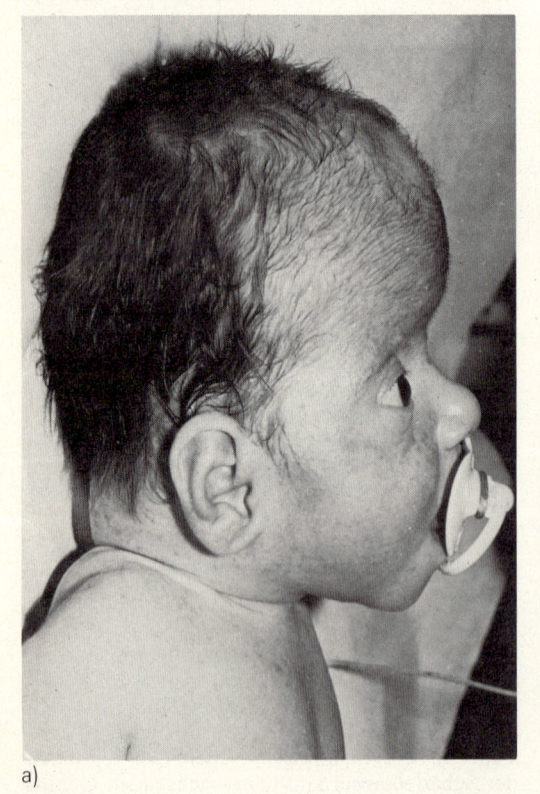

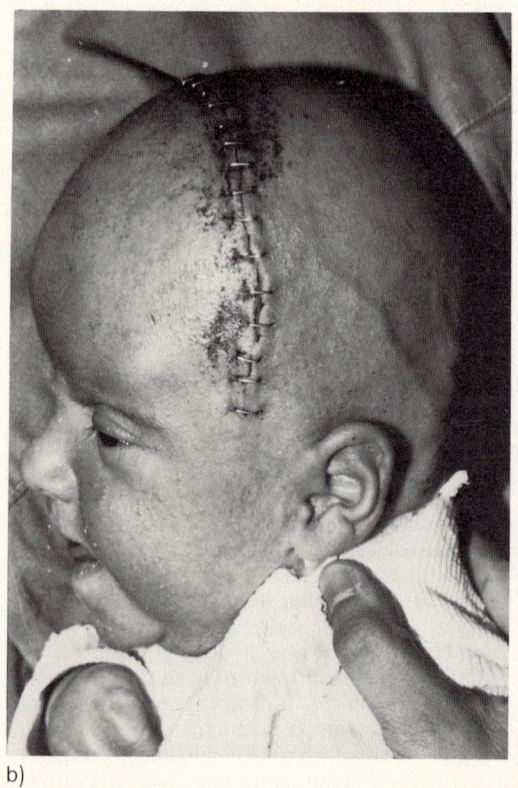

Abb. *25.4.*-2. Säugling (Apert-Syndrom) mit Brachy-Turrizephalus (a). Nach kraniofazialer Operation mit Advancement des fronto-orbitalen Segmentes (b).

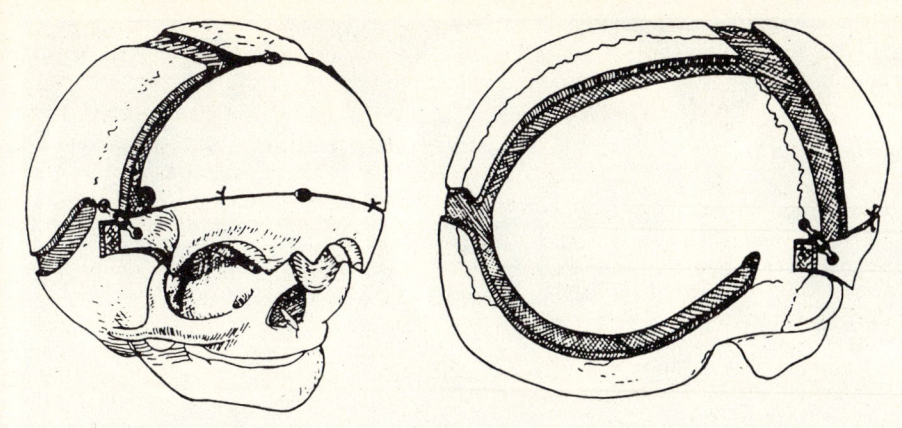

Abb. 25.4.-3. Schematische Darstellung des fronto-orbitalen Advancements, kombiniert mit ausgedehnter Nahtresektion bei Pansynostose.

Unter »sekundären« Kraniosynostosen wurden früher die Formen verstanden, die im Säuglingsalter nach Ventiloperationen bei einem Hydrozephalus auftreten können. Die infolge des intrakraniellen Druckes zunächst klaffenden Schädelnähte legen sich nach der druckentlastenden Operation aneinander und können so vorzeitig scheinbar synostosieren. Der Begriff der »sekundären« Kraniosynostosen sollte heute nicht mehr verwendet werden, da bei diesen Formen keine echte prämature Synostose vorliegt.

25.4.3. Frühkindlicher Hydrozephalus

Störungen der Liquor-Produktion, -Zirkulation und -Resorption können zu einem Hydrozephalus, einer Erweiterung der Ventrikel *(Hydrocephalus internus)* führen. Im Kindesalter spielt der *Hydrocephalus externus,* eine vor allem im höheren Lebensalter infolge der Hirnatrophie auftretende Erweiterung der Subarachnoidalräume, keine wesentliche Rolle. Zu einer pathologischen intrakraniellen Drucksteigerung führt nur der Hydrocephalus internus.

Die *normale Liquorproduktionsmenge* beträgt bei Kindern und Erwachsenen ca. 0,35–0,4 ml/min. Das entspricht einer 24-Stunden-Produktion von ca. 500 ml Liquor. Die Gesamt-Liquormenge beim Neugeborenen beträgt ca. 5 ml, beim Säugling 40–60 ml und beim 10jährigen Kind – in diesem Alter werden die Erwachsenenwerte annähernd erreicht – 120–140 ml.

Die Hauptmenge des Liquors wird in den *Plexus chorioidei der Ventrikel* gebildet, daneben aber auch vom Ventrikelependym und im Bereich des intrakraniellen und spinalen Subarachnoidalraumes. Der Ventrikelliquor tritt aus dem IV. Ventrikel über die Apertura mediana, das For. Magendii und die Rec. laterales, den Forr. Luschkae in den Subarachnoidalraum über. Von hier aus werden das Klein- und Großhirn sowie das Rückenmark umspült.

Im Bereich der Mantelkante gelangt der Liquor zu den *Hauptresorptionsstellen,* den von PACCHIONI beschriebenen *Granulationes arachnoidales.* Die größten Granulationen liegen in den Lacunae laterales des Sinus sagittalis superior, kommen aber in fast allen größeren venösen Blutleitern vor.

> Störungen der Liquor-Produktion, -Zirkulation und -Resorption führen zu einem **Hydrozephalus.**
> Die Hauptursachen des Hydrozephalus sind: Fehlbildungen, Infektionen, Blutungen und Tumoren.
> Der Hydrozephalus wird symptomatisch durch Anlage eines Ventilsystems (Shunt-Op.) behandelt.
> Die *Prognose* des Hydrozephalus hängt von der Grundkrankheit ab.

Formen: Aus klinischer Sicht ist es sinnvoll, einen kommunizierenden Hydrozephalus *(Hydrocephalus communicans)* von einem Verschlußhydrozephalus *(Hydrocephalus occlusus)* zu unterscheiden. Beim kommunizierenden Hydrozephalus ist die Passage der Liquorzirkulationswege frei, beim Hydrocephalus occlusus besteht ein Passagehindernis, meist im Aquäduktbereich. Die Passage kann durch Anlagestörungen des Aquäduktes (Stenosen, Membranbildungen), Entzündungen mit Narbenbildung um den Aquädukt (Toxoplasmose, Zytomegalie, Listeriose) oder Tumoren behindert werden. Eine Liquor-Resorptionsstörung liegt im wesentlichen beim kommunizierenden Hydrozephalus vor. Postinfektiös oder posthämorrhagisch (u. a. nach Traumen) kann es zu einer Beeinträchtigung der Liquorresorption kommen.

a)　　　　　　　　　　　　b)　　　　　　　　　　　　c)

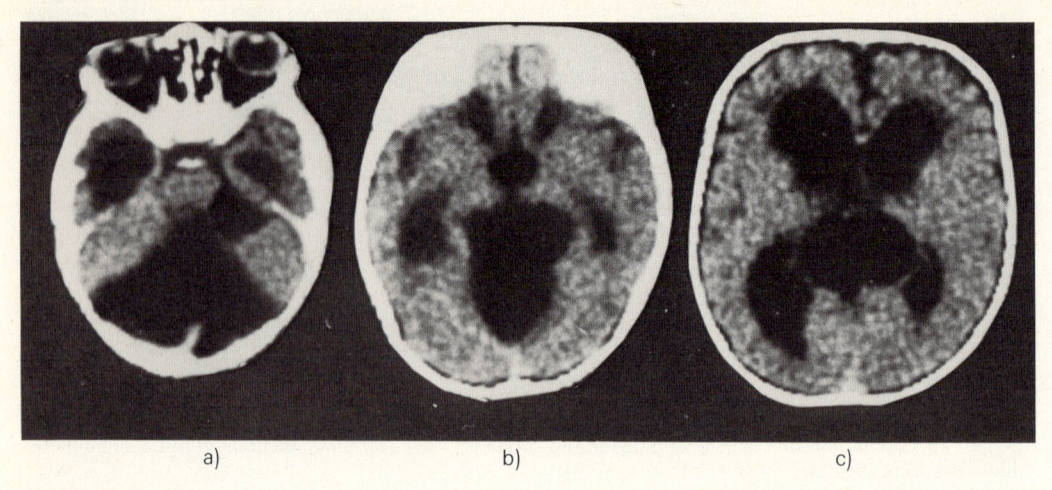

Abb. 25.4.-4. Computertomogramm mit raumfordernder zystischer Erweiterung des IV. Ventrikels (a), die bis über den Tentoriumsschlitz nach supratentoriell reicht (b, c). Durch Aquäduktstenose bedingter supratentorieller Hydrozephalus (c).

Eine besondere Form der Liquorzirkulationsstörung liegt bei einem hohen Prozentsatz der Kinder mit einer *Meningomyelozele* vor. Elongation des IV. Ventrikels mit Verlagerung von Kleinhirnanteilen *(Arnold-Chiari-Fehlbildung)*, teilweise durch das For. magnum bis in den Spinalkanal hinein, können zu einer hochgradigen Passagestörung führen.

Beim *Dandy-Walker-Syndrom* liegt ein bereits pränatal entstandener partieller oder kompletter Verschluß des For. Magendii und der Forr. Luschkae im IV. Ventrikel vor. Außerdem besteht eine Dysplasie des Kleinhirnwurmes. Der zystisch aufgeweitete IV. Ventrikel führt je nach Ausmaß des gestörten Liquorausflusses zu einer Stenosierung im Aquäduktbereich und somit zum Verschlußhydrozephalus (Abb. 25.4.-4a, b, c).

Klinik: Klinisch manifestiert sich der progrediente Hydrozephalus im Säuglingsalter durch ein pathologisches Kopfwachstum mit einer vorgewölbten oder gespannten großen Fontanelle bei akuter intrakranieller Drucksteigerung (Abb. 25.4.-5). Die *klassischen Symptome der intrakraniellen Drucksteigerung* im späteren Kindesalter, wenn die Schädelnähte bereits geschlossen sind, mit Kopfschmerzen, Erbrechen und Bewußtseinsstörungen, finden sich beim Säugling meist

◀ a)

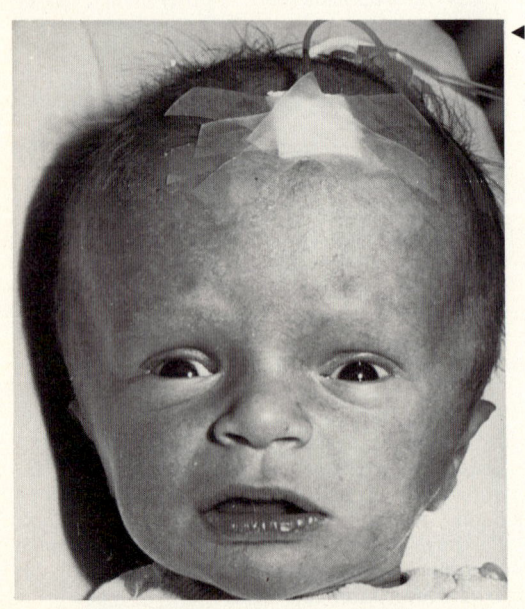

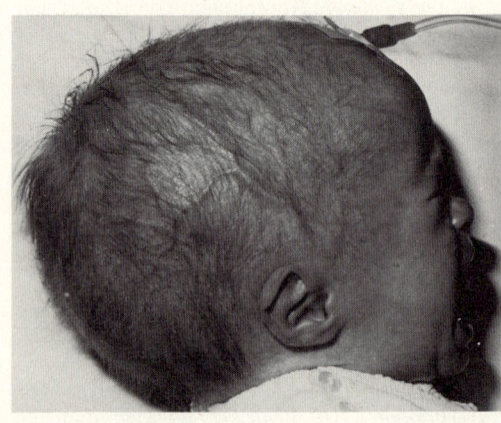

b)
Abb. 25.4.-5. Neugeborenes mit akutem Hydrozephalus, Sonnenuntergangsphänomen (a). Gestaute Kopfvenen bei motorisch unruhigem Säugling (b).

nicht. Gedeihstörungen, motorische Unruhe, schrilles Schreien sind die häufigeren beim Säugling zu beobachtenden klinischen Symptome intrakranieller Drucksteigerung. Augenhintergrundsveränderungen mit Stauungspapillen sind beim Säugling die Ausnahme.

Die **klassischen Symptome des Hirndrucks im späteren Kindesalter,** wenn die Schädelnähte bereits geschlossen sind, mit Kopfschmerzen, Erbrechen und Bewußtseinsstörungen, zeigen sich beim Säugling meist als motorische Unruhe, schrilles Schreien und Gedeihstörungen. Augenhintergrundveränderungen mit Stauungspapillen sind beim Säugling die Ausnahme.

Die **Diagnose** eines Hydrozephalus wird heute am sichersten – und das Kind am wenigsten belastend – bei noch offener Fontanelle durch die *Sonographie* und durch die *Computertomographie* gestellt. Außer der Bestimmung der Ventrikelgröße können Hinweise auf das Vorliegen eines Hydrocephalus communicans oder Hydrocephalus occlusus erhalten werden. Hirnfehlbildungen und Tumoren werden direkt dargestellt. *Röntgenübersichtsaufnahmen* des Schädels sollten aber trotz Computertomographie durchgeführt werden, da auch die Beurteilung des knöchernen Schädelskeletts nicht fehlen darf. So kann z. B. die Verdachtsdiagnose einer zystischen Fehlbildung in der hinteren Schädelgrube (u. a. Dandy-Walker-Syndrom) aus der Röntgenübersichtsaufnahme gestellt werden.

Ein unbehandelter progredienter Hydrozephalus führt infolge des pathologisch erhöhten intrakraniellen Druckes zu einer *Hirnatrophie mit bleibenden funktionellen Schäden.*

Die **Therapie** des Hydrozephalus besteht darin, den in der Zirkulation behinderten oder nicht ausreichend resorbierten Liquor unter Umgehung *(Shunt)* der natürlichen Liquorzirkulationswege aus den Ventrikeln abzuleiten. Die *ventrikulo-atriale* und *ventrikulo-peritoneale Ableitung* sind die gebräuchlichsten operativen Methoden.

Mit der Einführung des Silikon-Gummis sind Mitte der 50er Jahre *Ventilsysteme* entwickelt worden, die vom Körpergewebe gut toleriert werden. Ein Ventilsystem besteht aus einem Ventrikelkatheter, der den Liquor aufnimmt, einem Ventil, welches den Liquorfluß in einem vorgegebenen Druckbereich reguliert und den Reflux vom Blut bzw. Peritonealflüssigkeit verhindert, und einem subkutan verlegten abführenden Katheter, der über eine Halsvene in den rechten Herzvorhof führt oder in den Peritonealraum abgeleitet.

Kinder mit einem Ventilsystem bedürfen lebenslanger sorgfältiger Kontrolle. Die Eltern müssen über die möglichen Ventilstörungen aufgeklärt sein. Die meisten Kinder, die einmal ein Ventilsystem erhalten haben, bleiben ventilabhängig. Durch Wachstum zu kurze Katheter müssen revidiert und Obstruktionen der Katheter operativ beseitigt werden. Die gefürchtetste Komplikation ist die Infektion des Ventilsystems, die eine meningitische oder septische Erkrankung zur Folge haben kann. Zu beachten sind besonders Ventilstörungen im Kleinkindes- und Schulalter, da bei bereits geschlossenen Schädelnähten, ohne die Kompensationsmöglichkeiten des Kopfwachstums im Säuglingsalter bei noch offenen Nähten, eine bedrohliche Hirndruckerhöhung rasch eintreten kann. Eine enge Zusammenarbeit mit Eltern, dem Hausarzt des Kindes und dem Operateur ist erforderlich. Zu bedenken ist, daß der Hydrozephalus, welcher ja nur ein Symptom und keine eigenständige Krankheit darstellt, heute gezielt behandelt werden kann. Zusätzliche Schäden bei einer nicht sachgemäßen Hydrozephalustherapie verschlechtern die Prognose der Kinder, die oftmals infolge ihrer Grundkrankheit bereits in der Entwicklung behindert sind.

25.4.4. Subduraler Erguß

Der subdurale Erguß stellt eine pathologische eiweißreiche Flüssigkeitsansammlung zwischen der Dura mater cerebri und der Arachnoidea dar. Ca. 2/3 der Subduralergüsse treten im Säuglingsalter mit einem Häufigkeitsgipfel zwischen dem 4. und 6. Lebensmonat auf.

Die **Ätiopathogenese** des Subduralergusses ist nicht immer bekannt. Bei vielfältigen Grundkrankheiten kann ein Subduralerguß auftreten. Am häufigsten ist der *postmeningitische Subduralerguß*, danach kommt der *posttraumatische Subduralerguß* (peri- und postnatal). Seltenere Ursachen sind *Toxikosen* im Säuglingsalter mit Elektrolytstörungen, Gerinnungsstörungen, Insolation, chronische entzündliche Erkrankungen. Ohne die näheren Ursachen für die pathologische Flüssigkeitsansammlung im Subduralraum zu kennen, darf man eine Störung der Gefäßpermeabilität als wesentlichen pathogenetischen Faktor annehmen. Aus *traumatischen subduralen Hämatomen* kann sich durch Abkapselung und Membranbildung ein Erguß bilden. Die zunächst blutige Flüssigkeit wird durch Zerfall der Erythrozyten und Resorption des Hämoglobins immer heller. Der erhöhte onkotische Druck innerhalb eines abgekapselten Subduralergusses führt durch Flüssigkeitseintritt zu einer Größenzunahme, und damit wird die raumfordernde Wirkung erhöht. Die Subduralergüsse liegen meist doppelseitig frontoparietal.

Klinisch fallen die Säuglinge durch Gedeihstörungen, Erbrechen, Krampfanfälle und ungeklärte Fieberschübe auf. Ein pathologisches

Kopfwachstum mit vorgewölbter großer Fontanelle kann vorkommen. Bei dem Verdacht auf einen Subduralerguß sollte heute die Diagnose durch die *Computertomographie* gestellt werden, weil durch diese Methode die genaue Lokalisation und Ausdehnung erfaßt wird.

Therapie: Bei noch offener großer Fontanelle kann versucht werden, den Erguß durch *mehrfache Fontanellen-Punktionen* zu entlasten. Diese Punktionen sollten aber nur nach gesicherter Diagnose von erfahrener und geübter Hand durchgeführt werden, da durch die Punktion Verletzungen der Brückenvenen und des Kortex auftreten können. Ein allgemeingültiges Behandlungsschema läßt sich für die subduralen Ergüsse nicht aufstellen. Computertomographische Verlaufsuntersuchungen zeigen heute, daß sich Subduralergüsse auch spontan zurückbilden können, während bei anderen Kindern z. B. subduroperitoneale Ergußableitungen oder operative Freilegung mit Entfernung von Ergußmembranen erforderlich sind. *Therapeutisches Ziel* ist es, die raumfordernde Wirkung des Ergusses zu beseitigen, damit das Hirnwachstum nicht behindert wird und keine Hirnatrophie auftritt. Von dem raumfordernden Subduralerguß muß eine abnorme Flüssigkeitsansammlung im Subduralraum unterschieden werden, wenn bei einer primären Entwicklungsstörung nur ein freier Raum ausgefüllt wird.

Hierbei kann ein aktiv-neurochirurgisches Vorgehen zusätzliche Schäden verursachen. Nach liquorableitenden Operationen bei einem Hydrozephalus kann sich bei einem raschen Rückgang der Hirnkammerweite und Abnahme des Hirnvolumens ein freier Raum zwischen Dura und Arachnoidea bilden, der sich mit Ergußflüssigkeit auffüllt *(Entlastungserguß)* (Abb. 25.4.-6).

Die **Prognose** der Kinder mit einem Subduralerguß hängt wesentlich von der Grundkrankheit ab. So wird ein Kind mit einem Subduralerguß nach einer schweren eitrigen Meningitis prognostisch ungünstiger zu beurteilen sein als mit einem Subduralerguß, der vorübergehend im Rahmen einer hochfieberhaften Pneumonie beobachtet wird. Die rasch eingesetzte gezielte antibiotische Therapie bei Infektionskrankheiten im Kindesalter hat zu einem deutlichen Rückgang der Subduralergüsse und besonders der postmeningitischen Subduralergüsse geführt.

> Der **Subduralerguß** stellt eine pathologische eiweißreiche Flüssigkeitsansammlung zwischen der Dura mater und der Arachnoidea dar.
> Am häufigsten sind der *postmeningitische* und *posttraumatische* Subduralerguß. Raumfordernde Subduralergüsse müssen operativ entlastet werden. Die *Prognose* hängt von der Grundkrankheit ab.

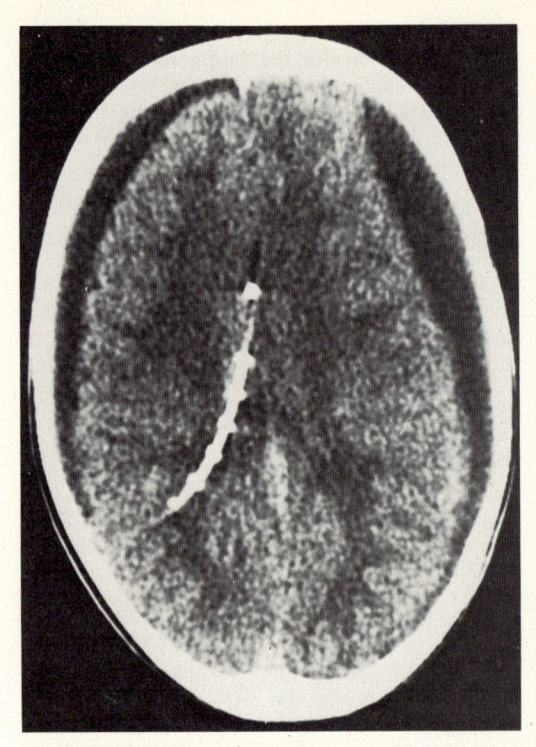

Abb. 25.4.-6. Frontoparietaler Entlastungserguß beidseits nach Shunt-Operation. Ventrikelkatheter im kollabierten Seitenventrikel.

25.4.5. Enzephalozelen

Die teratogenetische Determinationsperiode für die Spaltmißbildungen des Neuralrohres liegt in der 2. bis 4. Gestationswoche. Wenn auch tierexperimentell durch Trypanblau, hohe Dosen von Vitamin A, Salicylaten oder Röntgenstrahlen Verschlußstörungen des Neuralrohres hervorgerufen werden können, so bleibt die ursächliche Noxe in der Humanembryologie meist unbekannt. Genetische Faktoren können für die Entwicklungsstörung mitverantwortlich sein, so daß bei jedem erkranktem Kind oder familiärer Belastung eine genetische Beratung zu fordern ist.

Formen: *Dysraphische Störungen des Neuralrohres* kommen am häufigsten lumbosakral, weniger häufig thorakal und am kraniozervikalen Übergang vor. Seltener sind Spaltmißbildungen am rostralen Abschnitt des Neuralrohres (frontoorbitonasale Enzephalozelen).

Der *Anenzephalus* stellt die schwerwiegendste Form der Verschlußstörung des Neuralrohres dar. Bei diesen Kindern ist das Gehirn nur rudimentär angelegt, die Schädelkalotte fehlt oft ganz und auch die Schädelbasis ist dysplastisch. In der kraniozervikalen Übergangsregion finden sich gehäuft kombinierte Spaltbildungen im Sinne einer *Spina bifida (Rachischisis)*. Die Kinder sterben in der Neugeborenenperiode oder in der frühen Säuglingszeit. Eine neurochirurgische Therapie ist nicht möglich.

Unter *Enzephalozelen* werden Ausstülpungen von Hirnanteilen mit den umhüllenden Häuten verstanden, die am häufigsten in der Mittellinie okzipital auftreten. Auch Anteile meist eines Seitenventrikels *(Enzephalozystozelen)* können in den äußerlich als Hautanhangsgebilden sichtbaren Fehlbildungen enthalten sein. Okzipitale Enzephalozelen gehen meist mit schweren Störungen in der Entwicklung des Zerebellums einher. Neben Dysplasien der Okzipitalschuppe und des For. magnum werden Fehlbildungen des Hirnstammes und Rückenmarks beobachtet (Abb. *25.4.-7*).

Frontale Enzephalozelen kommen gehäuft in Südostasien vor. Andere seltene Lokalisationen finden sich an der Schädelbasis mit z. B. ethmoidalen und sphenoidalen Knochendefekten. Diese basalen Enzephalozelen können als Weichteiltumoren im Nasen-Rachen-Bereich verkannt werden. Bei einer Hals-Nasen-Ohrenärztlichen Operation eines solchen Weichteiltumors kann ungewollt eine Verbindung vom Nasen-Rachen-Raum zum intrakraniellen Raum mit der Gefahr einer Meningitis geschaffen werden. Ein intrakranieller Eingriff mit Deckung des Duradefektes muß sich dann anschließen.

Finden sich nur Ausstülpungen der Hirnhäute *(Meningozelen)*, so fehlen meist Entwicklungsstörungen des Zerebrums. Im Bereich der großen Fontanelle muß *differentialdiagnostisch* auch an eine Dermoidzyste, einen dysontogenetischen Tumor des Schädeldaches, gedacht werden.

Therapie: Die Indikation zur Operation der Enzephalozelen sollte in den ersten Lebenswochen gestellt werden. Die Pflege des Säuglings wird dadurch erleichtert, denn Ulzerationen der oft dünnen Haut über der Fehlbildung können zu Infektionen führen. Das dysgenetische Nervengewebe dieser ausgestülpten Hirnanteile hat in der Regel keine spezifischen Aufgaben und kann daher ohne Funktionsausfälle abgetragen werden (Abb. *25.4.-8*). Eine Rückverlagerung in den intrakraniellen Raum ist wegen der raumfordernden Wirkung nicht möglich. Wenn sich ein Hydrozephalus entwickelt, muß zusätzlich eine liquorableitende Operation (Shunt-OP) durchgeführt werden.

Die **Prognose** der okzipitalen Enzephalozelen ist wegen der in der Regel begleitenden Fehlbildungen ungünstig. Nur ca. 10% dieser Kinder entwickeln sich psychomotorisch altersentsprechend. Eine ungestörte Entwicklung zeigen aber die meisten Kinder mit einer okzipitalen Meningozele.

> **Enzephalozelen** sind Ausstülpungen von Hirnanteilen mit den umhüllenden Häuten, die am häufigsten okzipital auftreten.
> Durch Liquorzirkulationsstörungen und begleitende Fehlbildungen ist die *Prognose* meist ungünstig.

25.4.6. Meningomyelozelen

Die Meningozelen und Meningomyelozelen sind am häufigsten *lumbosakral* lokalisiert.

Formen: Bei der reinen Form der *Meningozele* stülpen sich nur die Rückenmarkshäute über dem meist vorhandenen knöchernen Wirbelbogendefekt sackartig aus. Wenn die Kaudafasern keine Beziehung zu der Meningozele haben, kann die Zele operativ ohne Funktionsstörungen abgetragen und verschlossen werden. Bei großen Meningozelen ist postoperativ aber die Entwicklung einer Liquorzirkulationsstörung möglich.

Bei der *Meningomyelozele* handelt es sich um eine komplexe Entwicklungsstörung des Neuralrohrverschlusses. In unterschiedlicher Ausprä-

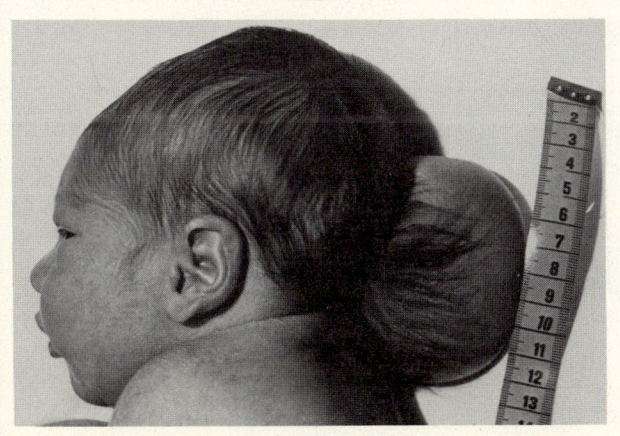

Abb. *25.4.-7*. Neugeborenes mit einer okzipitalen Enzephalozele.

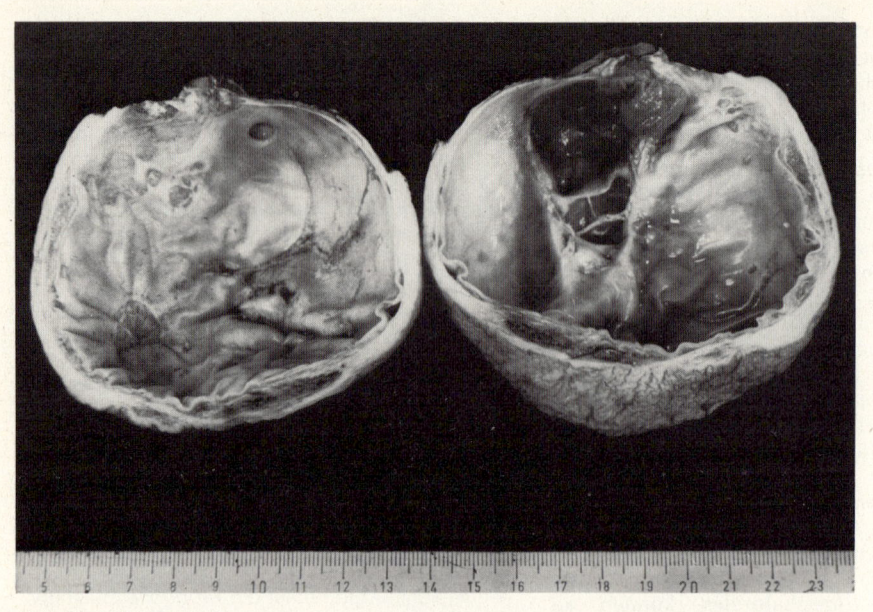

Abb. 25.4.-8. Operationspräparat einer okzipitalen Enzephalozele mit wandständigen Resten dysgenetischen zerebralen Gewebes.

gung sind das Myelon, die Nervenfasern, die weichen und harten Rückenmarkshäute sowie die umgebenden Knochen und Weichteilstrukturen in der Entwicklung gehemmt.

Äußerlich erkennt man einen meist ovalären Hautdefekt *(Zona dermatica)*, an den sich eine Zone fehlgebildeter Meningen *(Zona epithelio-serosa)* anschließt. Im Zentrum der Fehlbildung liegt die Medullarplatte *(Zona medullo-vasculosa)*, die von einem dünnen Häutchen aus fetalen Meningen bedeckt ist. Rupturiert dieses Häutchen, so tritt Liquor aus und es besteht die Gefahr der aszendierenden Infektion (Meningitis), beim Neugeborenen überwiegend mit Coli-Bakterien. Bis zur Operation muß daher das Neugeborene auf dem Bauch gelagert und die Fehlbildung mit feuchten sterilen Kompressen bedeckt werden (Abb. 25.4.-9).

Therapie: Das *Ziel der Operation* ist es, die Medullarplatte mit den Nervenfasern schonend innerhalb der Zona epithelio-serosa zu präparieren und möglichst eine vollständige Duraumhüllung zu schaffen. Die Wiederherstellung eines einheitlichen spinalen Liquorraumes ist für die Funktionserhaltung des nervalen Gewebes von großer Bedeutung. Danach folgt der Hautverschluß. Bei großen Hautdefekten können Verschiebeplastiken erforderlich sein.

Sorgfältig muß auf *begleitende Fehlbildungen*, wie eine Diastematomyelie oder ein pathologisch verdicktes und fixierendes Filum terminale bei der Operation geachtet werden. Diese Fehlbildungen sollten, wenn möglich, während der Erstoperation mitversorgt werden.

Die *präoperative neurologische Untersuchung* des Neugeborenen mit einer Meningomyelozele

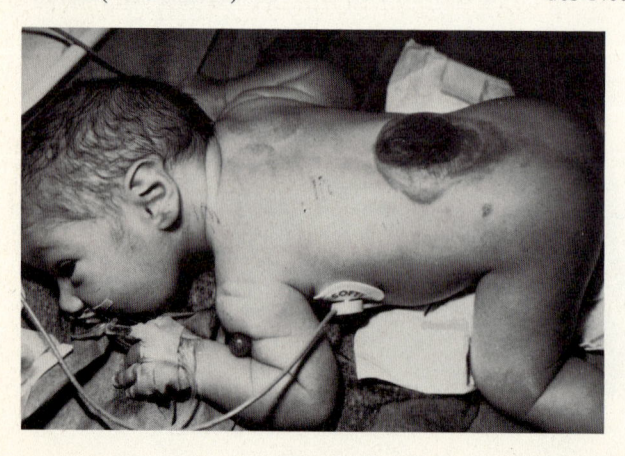

Abb. 25.4.-9. Neugeborenes mit einer lumbalen Meningomyelozele.

ist für die entwicklungsneurologische Beurteilung wichtig.

In der Regel werden die Neugeborenen am ersten oder zweiten Lebenstag operiert, wenn nicht zusätzliche Fehlbildungen (zerebral, kardial, pulmonal, gastrointestinal) vorliegen, die mit dem Leben nicht vereinbar sind.

Die Kinder mit einer Meningomyelozele haben neurogene Funktionsstörungen im Sinne eines *Querschnittssyndroms* mit sehr unterschiedlicher Ausprägung. Neben motorischen Paresen bestehen neurogene Blasen- und Darmstörungen. 80–90% der Kinder entwickeln eine therapiebedürftige Liquorzirkulationsstörung, so daß wegen des Hydrozephalus eine Shunt-Operation durchgeführt werden muß.

Die Behandlung der Kinder mit einer Meningomyelozele stellt während ihres weiteren Lebens eine große interdisziplinäre Aufgabe dar, wobei der Pädiater die Führung und Koordination der verschiedenen Fachgebiete übernehmen sollte. Verschlechtert sich während der Entwicklung der Kinder, dies ist auch noch im Erwachsenenalter möglich, eine neurologische Funktion, z. B. Motorik oder Blasenfunktion, so muß an zusätzliche Fehlbildungen (Diastematomyelie, Dermoide) gedacht werden. Nach entsprechender Diagnostik (Myelographie, Computertomographie, Kernspintomographie) kann auch eine erneute Operation indiziert sein (siehe auch Aszensionsstörungen des Rückenmarkes).

> **Meningomyelozelen** entstehen durch Verschlußstörungen des Neuralrohres. Die frühzeitige Operation soll aszendierende Infektionen (Meningitis) und zusätzliche neurologische Funktionsausfälle verhindern.
> Bei ca. 80% der Meningomyelozelen entwickelt sich eine behandlungsbedürftige Liquorzirkulationsstörung (Hydrozephalus, Shunt-OP).
> Die *Prognose* der Kinder mit einer Meningomyelozele hängt von dem Ausmaß des Hydrozephalus, der Ausprägung der motorischen Paresen und Blasen-Mastdarm-Funktionsstörungen ab.

25.4.7. Aszensionsstörungen des Rückenmarks

Mit dem Höhenwachstum der Wirbelkörper aszendiert das Rückenmark in seiner Lage zur knöchernen Wirbelsäule. In der 9.–16. Gestationswoche ist die Aszension am ausgeprägtesten. Bei einem zwei Monate alten Säugling befindet sich die Spitze des Conus medullaris bereits in Höhe des 1. bis 2. Lendenwirbelkörpers. Ein Konusstand unterhalb des 3. Lendenwirbelkörpers gilt als pathologisch.

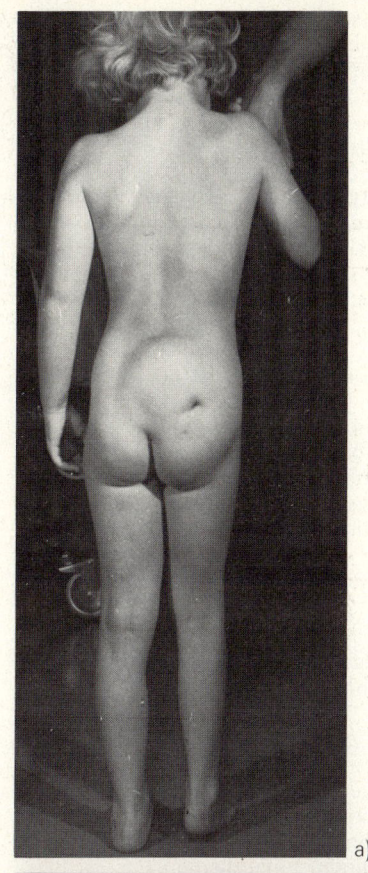

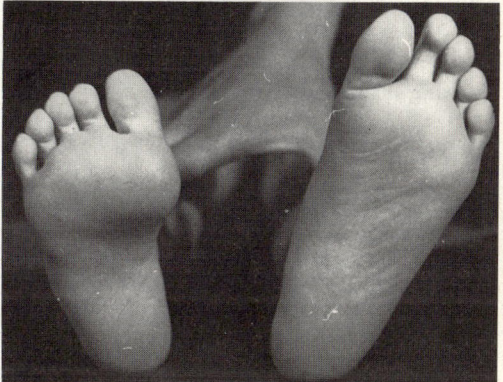

Abb. *25.4.*-10. Kleinkind mit einer Lipomeningomyelozele. Lumbosakral rechts lateralisiertes subkutanes Lipom mit einer Hauteinziehung. Verschmächtigung des rechten Beines (a). Neurogene Entwicklungsstörung des rechten Fußes (b).

Klinik: Dieser Aszensus kann besonders im Lumbosakralbereich auf vielfältige Weise beeinträchtigt werden (Tethered Cord), so daß an den unteren Extremitäten Sensibilitätsstörungen, Paresen und Fußdeformitäten als Ausdruck neurologischer Funktionsstörungen resultieren können. Blasen-Mastdarm-Störungen sind schwerwiegende Folgen der Aszensionsstörung. Abnorme Behaarungen, Gefäßnävi, Hauteinziehungen, subkutane Lipome und knöcherne Begleitfehlbildungen weisen auf diese komplexe spinale Fehlbildung hin (Abb. 25.4.-10).

Diagnose: Myelographie, spinale Computertomographie und Kernspintomographie sichern die Diagnose. Ursächlich finden sich am häufigsten: pathologisches Filum terminale, Lipomeningomyelozele, Dermalsinus, Diastematomyelie.

Therapie: Eine Operation ist bereits im Neugeborenenalter beim Dermalsinus indiziert, um eine Meningitis, meist durch Kolibakterien verursacht, zu verhindern (Abb. 25.4.-11). Die übrigen Formen sollten im Säuglingsalter oder frühen Kleinkindesalter vor dem Auftreten neurologischer Funktionsausfälle operativ behandelt werden, indem die pathologische Fixierung des Myelons und der Kaudafasern (Tethered Cord) gelöst wird.

> Bei dem Verdacht auf eine **Aszensionsstörung des Rückenmarkes** (Tethered-Cord-Syndrom) soll bereits im Säuglingsalter die Operation erfolgen, um progrediente neurologische Ausfälle (motorische Paresen, Blasen-Mastdarm-Störungen) zu verhindern.
> Der **Dermalsinus** muß im Neugeborenenalter operiert werden, um das Auftreten einer Meningitis (Kolibakterien) zu vermeiden.

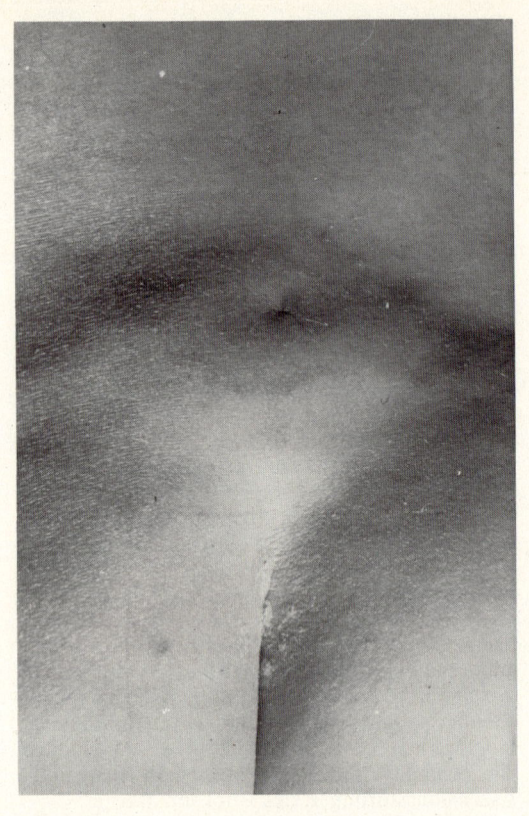

Abb. 25.4.-11. Lumbosakraler Dermalsinus.

Literaturauswahl

BUSHE, K.-A., P. GLEES (Hrsg.): Chirurgie des Gehirns und Rückenmarkes im Kindes- und Jugendalter. Hippokrates, Stuttgart 1968.

DAVID, D. J., D. POSWILLO, D. SIMPSON: The Craniosynostoses. Springer, Berlin, Heidelberg, New York 1982.

FRIEDE, R. L.: Developmental Neuropathology. Springer, Wien, New York 1975.

GERLACH, J., H. P. JENSEN, W. KOOS, H. KRAUS (Hrsg.): Pädiatrische Neurochirurgie. Thieme, Stuttgart 1967.

JAMES, C. C. M., L. P. LASSMANN: Spina Bifida Occulta. Academic Press, London, Toronto, Sydney 1981.

MATSON, D. D.: Neurosurgery of Infancy and Childhood. Thomas, Springfield, Ill. 1969.

26. Die Begutachtung von Verletzungsfolgen und chirurgischen Erkrankungen

Von H. GREINEMANN

26.0.1. Einführung

Die soziale Sicherung in Deutschland begann vor über 100 Jahren mit der Bismarckschen Sozialgesetzgebung. Sie nahm ihren Anfang mit der kaiserlichen Botschaft von 1881. 1883 wurde die *gesetzliche Krankenversicherung* eingeführt. 1884 die *gesetzliche Unfallversicherung* und 1889 die *Invalidenversicherung*. Die gesamte soziale Gesetzgebung wurde in der 1911 verabschiedeten *Reichsversicherungsordnung (RVO)* zusammengefaßt, die in Teilen heute noch gültig, zum Teil durch das neue *Sozialgesetzbuch (SGB)* abgelöst worden ist.

Das erstrebenswerte höchste Ziel ärztlicher Behandlung, die Restitutio ad integrum, läßt sich in vielen Fällen chirurgischer Erkrankung oder Verletzung nicht erreichen. Hier wird am Ende der Rehabilitation der Arzt und insbesondere der *Chirurg als Gutachter* gefordert. Es ist dann seine Aufgabe, dem Versicherungsträger die objektiven Daten der verbliebenen Krankheits- oder Verletzungsfolgen exakt zu beschreiben sowie eine Schätzung des Ausmaßes anzugeben, in dem die beschriebenen Folgen den Versicherten in seiner Leistungsfähigkeit gegenüber dem Vorzustand herabsetzen und seine Wettbewerbsfähigkeit auf dem allgemeinen Arbeitsmarkt einengen.

Gegenüber den zu begutachtenden Krankheits- oder Verletzungsfolgen sind *unabhängige Gesundheitsstörungen* im Gutachten *getrennt* herauszuarbeiten, besonders darzustellen und in ihrem möglichen Einfluß auf die Krankheits- oder Verletzungsfolgen abzugrenzen.

Die Verkürzung eines polyomyelitisgeschädigten Beines kann man nach einem Beinbruch nicht als Folge der Verletzung beschreiben und die verkürzungsbedingte Gehbehinderung dem Unfallversicherungsträger (UV) nicht zur Entschädigung vorschlagen.

Ein Versicherter hatte durch Arbeitsunfall den 5. Finger der rechten Hand verloren. Die Minderung der Erwerbsfähigkeit wurde auf 0% festgestellt. Bei einem weiteren Arbeitsunfall verlor er den 4. Finger der gleichen Hand. Der UV wollte wegen Verlustes des 4. Fingers eine MdE von 10% festsetzen. Das Bundessozialgericht (BSG) entschied, durch den 2. Unfall sei eine Dreifinger-Hand entstanden, die entsprechend einer MdE von 20 v. H. zu entschädigen sei.

Hohe Anforderungen stellt das ärztliche Gutachten an die *Objektivität des Gutachters*. Subjektive Meinungen dürfen in das Gutachten nicht einfließen. Das Gutachten muß absolut objektiv, sachlich und *frei von jeder Form möglichen Mitfühlens* bleiben. Die Gefahr zur Subjektivität ist groß, wenn sich aus langer Behandlungszeit ein besonderes Vertrauensverhältnis zwischen Patient und Arzt entwickelt und der Arzt intime Kenntnisse vom sozialen Umfeld des Patienten gewonnen hat. Die Erinnerung an das schwere primäre Krankheits- oder Verletzungsbild, an die zahlreichen ärztlichen Bemühungen, die im Laufe der Behandlung notwendig waren und schließlich die Freude über das erreichte schöne Behandlungsergebnis können Teufel der Versuchung sein, deren sich der Gutachter zu erwehren hat. Im Gutachten sind *nur objektive Befunde* zu beschreiben und in der abschließenden Beurteilung dem Gutachtenauftraggeber Hilfen für seine Entscheidung anzubieten. Der ärztliche Gutachter entscheidet nicht. Die Entscheidung bleibt den Versicherungsträgern bzw. den Gerichten vorbehalten.

> Der ärztliche Gutachter muß **objektiv** und **sachlich** sein. Er beschreibt und beurteilt Befunde und Sachverhalte, aber er **entscheidet nicht**.

26.0.2. Die gesetzliche Unfallversicherung

26.0.2.1. Allgemeine Grundsätze

Die gesetzliche Unfallversicherung (UV) ist in der Bundesrepublik durch das 3. Buch der RVO vom 19. 7. 1911 geregelt. Es erhielt 1963 durch das Unfallneuregelungsgesetz (UVNG) eine moderne Fassung. Gesetzliche Aufgaben der Unfallversicherung sind:
1. Arbeits-(Wege-)Unfälle zu verhüten,
2. Nach Eintritt eines Arbeits-(Wege-)Unfalles den Verletzten, seine Angehörigen bzw. seine Hinterbliebenen zu entschädigen:

a) durch Wiederherstellung der Erwerbsfähigkeit des Verletzten, durch Arbeits- und Berufshilfe und durch Erleichterungen der Verletzungsfolgen;
b) durch Leistungen in Geld an den Verletzten, seine Angehörigen bzw. Hinterbliebenen.

Diese Ziele hat die gesetzliche UV *mit allen geeigneten Mitteln* zu verfolgen (§ 556,1 RVO).

Träger der gesetzlichen UV sind die gewerblichen Berufsgenossenschaften, die landwirtschaftlichen Berufsgenossenschaften, die Ausführungsbehörden für Unfallversicherung des Bundes und der Länder, der Bundesbahn, der Bundespost, des Bundesministers für Verkehr, die Gemeindeunfallversicherungsverbände, die Eigenunfallversicherung großer Städte und die Feuerwehrunfallkassen. Die UV gewähren Versicherungsschutz bei Arbeitsunfällen.

Dem **Arbeitsunfall** *rechtlich gleichgestellt* sind Unfälle auf dem Weg zur und von der Arbeit (Wegeunfall), Unfälle bei der Verwahrung, Beförderung, Instandhaltung oder Erneuerung von Arbeitsgerät, auf dem Weg zum Geldinstitut zur erstmaligen Abholung dorthin überwiesener Lohn- oder Gehaltsbezüge, auf dem Weg zur Heilbehandlung sowie auf dem Weg zur ärztlichen Untersuchung, die aufgrund von Arbeits- oder Unfallverhütungsvorschriften veranlaßt worden ist.

Arbeitsunfall im Sinne der RVO ist ein Unfall, den jemand bei der Abwendung einer öffentlichen Gefahr erleidet. Die Berufskrankheiten sind dem Unfall gleichgestellt. Seit 1971 genießen die Kinder öffentlicher Kindergärten (nicht Kinderkrippen und Kindertagesstätten), die Schüler öffentlicher Schulen und die Studenten von Hochschulen gesetzlichen Unfallversicherungsschutz. Seit 1980 ist einem Versicherten, der einen Arbeitsunfall erlitten hat, gleichgestellt, wer als Leibesfrucht durch einen Arbeitsunfall der Mutter während der Schwangerschaft geschädigt worden ist.

Der Verordnungsgeber hat den *Begriff des Arbeitsunfalles* in der RVO nicht präzisiert. Erst die Rechtsprechung zur RVO hat Grundsätze entwickelt, die den *Arbeitsunfall als ein zeitlich begrenztes, von außen einwirkendes, den menschlichen Körper schädigendes, gewaltsames Ereignis* definieren, das mit der versicherten Tätigkeit in *ursächlichem Zusammenhang* steht. Die »zeitliche Begrenzung« ist auf die Dauer einer Arbeitsschicht ausgedehnt worden. Der die Versicherungspflicht auslösende innere ursächliche Zusammenhang muß in doppelter Weise gegeben sein:
1. muß ein *ursächlicher* Zusammenhang zwischen unfallbringender Tätigkeit und Unfallereignis bestehen (haftungsbegründende Kausalität) und
2. muß zwischen Unfallereignis und den eingetretenen Körperschäden ebenfalls ein *ursächlicher* Zusammenhang vorliegen (haftungsausfüllende Kausalität).

Fragen nach haftungsbegründender bzw. haftungsausfüllender Kausalität sind oft Streitpunkte in schwierigen unfallchirurgischen Zusammenhangsgutachten. Grundsätzlich ist der Versicherte in der gesetzlichen UV so versichert »wie er ist«, d. h. einschließlich aller bestehenden Anomalien, Vor- und Verschleißschäden.

Auch wenn eindeutig eine innere Ursache einen Unfall ausgelöst hat, so kann aus »*der Gefährdung des Arbeitsplatzes*« auch bei fehlender äußerer Gewalteinwirkung haftungsbegründende Kausalität gegeben sein und ein Arbeitsunfall vorliegen (z. B. Sturz aus großer Höhe von einer Leiter im epileptischen Anfall, Beinbruch. Das Arbeiten in großer Höhe auf einer Leiter wird als »Gefährdung auf dem Arbeitsplatz« angesehen und stellt die haftungsbegründende Kausalität her). Für die Dauer der Arbeitsunfall- (oder Berufskrankheits-)bedingten Arbeitsunfähigkeit gewährt der UV Heilbehandlung und Verletztengeld.

Ist die medizinische Rehabilitation abgeschlossen, aber noch keine Arbeitsfähigkeit eingetreten, darf nach dem *Grundsatz »Rehabilitation vor Rente«* (Unfallversicherungsneuregelungsgesetz, UVNG vom 30. 4. 1963) das Heilverfahren nicht abgeschlossen werden, bevor nicht alle Maßnahmen zur beruflichen und sozialen Rehabilitation erschöpft sind. Der Arzt hat den UV frühzeitig darauf hinzuweisen, daß nach Art der Verletzung nach Abschluß der Heilbehandlung Maßnahmen der beruflichen und sozialen Rehabilitation notwendig werden. Diese werden vom UV getragen. Für ihre Dauer erhält der Versicherte Übergangsgeld, das in seiner Höhe dem Verletztengeld entspricht.

Ist das Heilverfahren abgeschlossen und hat der Unfall wirtschaftlich meßbare Folgen hinterlassen, so gewährt der UV **Rente**. Dabei handelt es sich während der ersten beiden Unfalljahre um die sogenannte *vorläufige Rente*. Vorläufige Renten können nach erneuter Begutachtung jederzeit abgeändert werden. Vor Ablauf des 2. Unfalljahres hat der UV die *Dauerrente* festzustellen. Heute muß der Versicherte zum beabsichtigten Dauerrentenbescheid angehört werden. Dauerrenten können frühestens nach einem Jahr abgeändert werden. Die *Abänderung einer Rente*, gleichgültig ob vorläufige oder Dauerrente, setzt immer den gutachterlichen Nachweis einer *wesentlichen* Änderung gegenüber dem maßgeblichen Vorbefund voraus. Als wesentlich sieht die Rechtsprechung Schritte von wenigstens 10% an. Der Übergang von ¼ (25%) auf ⅓ (33⅓%) oder von 60% auf ⅔ (66⅔%) der Leistungseinbuße kann ebenfalls wesentlich sein.

Hinsichtlich der Notwendigkeit des Besserungsnachweises zur Rentenherabsetzung hatte das Reichsversicherungsamt (RVA) 1908 ein bemerkenswertes Urteil gefällt, dessen Kenntnis auch heute noch von jedem Auszubildenden des Sozialversicherungsfachs erwartet wird. Wegen der Folgen von Mittelfußknochenbrüchen bezog ein Versicherter eine Dauerrente von 30%, als er durch einen weiteren Arbeitsunfall den betroffenen Unterschenkel verlor. Der UV wollte wegen Fortfalls der Entschädigungsgrundlagen die Unfallrente nach Mittelfußknochenbrüchen entziehen. Das RVA entschied, der Besserungsnachweis sei nicht erbracht und nicht mehr erbringbar, daher könne die Rente nicht entzogen werden.

Lediglich im ersten *Dauerrentengutachten* ist der Gutachter ungebunden und frei von der Notwendigkeit, einen Vergleich mit dem Vorbefund anstellen zu müssen. Dennoch macht sich ein Gutachter nicht unbeliebt, der im ersten Dauerrentengutachten, das zur Rentenherabsetzung führt, die Besserungsmerkmale herausstellt, die gegenüber dem Vorbefund zu objektivieren sind. Um so leichter wird der Versicherte bei der Anhörung die beabsichtigte Rentenherabsetzung akzeptieren können.

26.0.2.2. Vorzeitige Dauerrente

Gelegentlich trifft man als Gutachter auf überhöhte vorläufige Renten bei minimalen Vorbefunden, deren Geringfügigkeit nie einen Besserungsnachweis möglich machen wird. In diesen Fällen ist im Gutachten zu empfehlen, sofort den Dauerrentenbescheid mit der auf das angemessene Maß reduzierten MdE zu erteilen. Dauerrenten müssen vor Ablauf des 2. Unfalljahres festgestellt sein; sie können jederzeit vorher festgesetzt werden.

Die gesetzliche Unfallversicherung kennt nur den abstrakten Begriff der Erwerbsminderung auf dem allgemeinen Arbeitsmarkt. Der Gutachter hat sich nicht am konkreten Beruf des Versicherten, sondern an seiner Einsatzfähigkeit auf dem allgemeinen Arbeitsmarkt zu orientieren. Renten können nur gewährt werden, wenn abzusehen ist, daß der Unfall *meßbare Folgen über die 13. Unfallwoche hinaus* hinterläßt. Das schließt nicht aus, nach leichteren Unfällen mit meßbarer MdE eine Rente bereits wenige Wochen nach dem Unfall festzustellen. Rentenleistungen werden nur gewährt, wenn die EV wenigstens 20% beträgt. Renten können sich addieren. Liegt aus einem früheren Unfall (Berufskrankheit) noch eine Rest-EV von 10% vor, so kommt auch eine Rente von 10% der Vollrente aus einem neuen Unfall zur Auszahlung, da 10% + 10% = 20% ergeben *(Stützrente)*.

26.0.2.3. Gesamtvergütung (GSV)

Wenn nur leichte Verletzungsfolgen vorliegen, deren Abklingen in wenigen Monaten zu erwarten ist, ist es aus psychologischen Gründen sinnvoll, an Stelle einer vorläufigen Rente eine GSV vorzuschlagen. Der Versicherte erhält dann vom UV einen Bescheid über eine einmalige Abfindung entsprechend einer MdE von 20% für die vom Gutachter vorgeschlagene Dauer. Beantragt der Versicherte später Rente über den festgestellten Zeitpunkt hinaus, ist der Nachgutachter nicht an den früheren Befund gebunden, sondern in seiner Schätzung frei, wie bei einem ersten Dauerrentengutachten.

26.0.2.4. Besonderes berufliches Betroffensein

Wenn in der gesetzlichen Unfallversicherung die MdE auch nach dem abstrakten Begriff des allgemeinen Arbeitsmarktes festgestellt werden soll, so kennt die RVO doch den Begriff des besonderen beruflichen Betroffenseins: »Bei der Bemessung der MdE sind Nachteile zu berücksichtigen, die der Verletzte dadurch erleidet, daß er bestimmte von ihm erworbene besondere berufliche Kenntnisse und Erfahrungen infolge des Unfalles nicht mehr oder nur noch in vermindertem Umfange nutzen kann, soweit sie nicht durch sonstige Fähigkeiten, deren Nutzung zugemutet werden kann, ausgeglichen werden« (§ 581,2 RVO).

Die Anwendbarkeit dieses Paragraphen wird von der Sozialgerichtsbarkeit restriktiv beurteilt. Verlangt werden ein fortgeschrittenes Lebensalter des Versicherten und eine langjährige Nutzung der besonderen beruflichen Kenntnisse und Erfahrungen vor dem Unfall sowie den Ausschluß von Fähigkeiten, deren Nutzung zugemutet werden kann. Abgelehnt hat das BSG das besondere berufliche Betroffensein eines Dozenten einer Musikhochschule, der geltend gemacht hatte, nach Verletzung des 5. Fingers an Klavier und Orgel keine Oktav mehr greifen zu können. Das BSG entschied, die abstrakte Schadensberechnung in der gesetzlichen UV stelle grundsätzlich nicht auf die konkrete Beeinträchtigung in seinem Beruf, sondern auf den Unterschied der auf dem gesamten Gebiet des Erwerbslebens bestehenden Erwerbsmöglichkeiten vor und nach dem Unfall ab.

26.0.2.5. Gesamt-MdE

Hat ein Unfall *Folgen seitens verschiedener medizinischer Fachgebiete oder mittelbare Folgen* hinterlassen, so ist eine Gesamt-MdE zu bilden. Entspricht z. B. die Gehbehinderung nach einem

Unterschenkelbruch mit Wadenbeinnervenschaden einer MdE von 30%, so wird mit Wahrscheinlichkeit im unfallchirurgischen Gutachten eine MdE von 30% und im neurologischen Zusatzgutachten wegen des Wadenbeinnervenschadens eine MdE von 20% vorgeschlagen. Im Rahmen der zu bildenden Gesamt-EV dürfen die Teilrenten *nicht addiert* werden, vielmehr muß in gesamtärztlicher Würdigung aller Unfallschäden die Gesamt-MdE geschätzt werden. Da funktionell eine Behinderung von 30% objektiviert werden konnte und der mit 20% eingeschätzte Wadenbeinnervenschaden keine zusätzliche funktionelle Gehbehinderung verursacht, entspricht die Gesamt-MdE einer Behinderung von zusammen 30%.

Liegen *Behinderungen aus mehreren Arbeitsunfällen* vor, so muß für jeden Einzelunfall getrennt die Rente festgestellt werden, auch dann, wenn mehrere Unfälle den gleichen Körperabschnitt betroffen haben. Ist ein Versicherter durch mehrere Arbeitsunfälle verletzt, so können die Rentensätze zusammen mehr als 100% betragen. Um auszuschließen, daß die Gesamtrente aus mehreren Einzelunfällen höher liegt als die Rente, die ein Versicherter bei gleichen Unfallfolgen aus nur einem einzigen Arbeitsunfall bezöge, bestimmt § 584,2 RVO: »Bezieht der Versicherte mehrere Renten, so dürfen die Renten zusammen ⅔ des höchsten Jahresarbeitsverdienstes, der diesen Renten zugrunde liegt, nicht überschreiten.« Der oder die Versicherungsträger haben in diesen Fällen bei unverändertem Grad der Einzelerwerbsminderung eine verhältnismäßige Kürzung der Renten durchzuführen.

Kommt es aufgrund von Verletzungsfolgen zu einem *neuerlichen Unfall* (z. B. Sturz aus unfallbedingter Gehbehinderung), dann gilt der 2. Unfall als *mittelbare Folge* des ursprünglichen Unfalles. Rechtlich liegt nur ein Unfall vor, da nur eine einheitliche haftungsbegründende Kausalität gegeben ist. Die unmittelbaren und mittelbaren Unfallfolgen sind einer ärztlichen Würdigung mit dem Ergebnis einer Gesamt-MdE zu unterziehen.

26.0.3. Die gesetzliche Kranken-, Renten- und Arbeitslosenversicherung

Ärztliche Gutachten werden von den Arbeiter- und Angestelltenversicherungen zur Frage der *Berufsunfähigkeit* oder der *Erwerbsunfähigkeit* bestellt. Medizinisch geht es in diesen Gutachten nicht um bestimmte Verletzungs- oder Krankheitsfolgen, sondern allgemein um die Herabsetzung der Leistungsfähigkeit durch Krankheit, Unfall, andere Gebrechen oder Schwächen der körperlichen oder geistigen Kräfte.

Berufsunfähig nach § 1246 RVO ist der Versicherte, dessen Erwerbsfähigkeit auf *weniger als die Hälfte eines gesunden Versicherten* mit ähnlicher Ausbildung und gleichwertigen Fähigkeiten und Kenntnissen herabgesetzt ist.

Erwerbsunfähig ist der Versicherte, der infolge von Krankheit oder anderen Gebrechen oder von Schwäche seiner körperlichen oder geistigen Kräfte *auf nicht absehbare Zeit* eine Erwerbstätigkeit in gewisser Regelmäßigkeit nicht mehr ausüben oder nicht mehr als nur geringfügige Einkünfte durch Erwerbstätigkeit erzielen kann (§ 1247 RVO).

26.0.4. Kriegsopferversorgung, Schwerbehindertengesetz

Die Gesetze über Kriegsopferversorgung, Soldatenrecht, zivilen Ersatzdienst, das Häftlingshilfegesetz, das Wiedergutmachungsgesetz für politisch Verfolgte und das Schwerbehindertengesetz können hier zusammen angesprochen werden. Ärztliche Gutachten in Zusammenhang mit diesen Gesetzen haben sich nach den Richtlinien des *Bundesversorgungsgesetzes* (BVG) zu richten.

Das 1974 in Kraft getretene *Schwerbehindertengesetz* soll die Eingliederung Schwerbehinderter in Arbeit, Beruf und Gesellschaft sichern.

§ 1 definiert den *Begriff des Schwerbehinderten:*

»Schwerbehinderte im Sinne diese Gesetzes sind Personen, die körperlich, geistig, seelisch behindert und infolge ihrer Behinderung in ihrer Erwerbsfähigkeit nicht nur vorübergehend um wenigstens 50 v. H. gemindert sind, sofern sie rechtmäßig im Geltungsbereich dieses Gesetzes wohnen, sich gewöhnlich aufhalten oder eine Beschäftigung als Arbeitnehmer ausüben.«

§ 2 regelt die *Gleichstellung:*

»Personen im Sinne des Paragraphen 1, die infolge ihrer Behinderung in ihrer Erwerbsfähigkeit nicht nur vorübergehend um weniger als 50 v. H., aber wenigstens 30 v. H. gemindert sind, sollen aufgrund einer Feststellung nach § 3 auf ihren Antrag vom Arbeitsamt den Schwerbehinderten gleichgestellt werden, wenn sie infolge ihrer Behinderung ohne diese Hilfe einen geeigneten Arbeitsplatz nicht erlangen oder nicht behalten können ...«

Bei Begutachtungen im Rahmen dieses Gesetzes sind außer Unfällen, Krankheiten körperlicher oder geistiger Art *auch alle altersbedingten Abbauerscheinungen zu berücksichtigen*, so daß hohe MdE-Sätze resultieren.

26.0.5. Die private Unfallversicherung

Im Gutachten für die private Unfallversicherung gibt der Gutachter im Gegensatz zur gesetzlichen Unfallversicherung *keine Schätzung des vorliegenden Rentenmaßes* ab, sondern präzisiert nur, welcher vertraglich vereinbarte Versicherungsfall eingetreten ist. Die privaten Unfallversicherungsträger schließen mit den Versicherungsnehmern Verträge ab, in denen genau festgeschrieben ist, bei welchem Unfallschaden welche Versicherungsleistung fällig wird. In der Regel handelt es sich um Standardverträge. Jedoch auch die Stimme der Sopranistin ist im Individualfall versicherungsfähig.

Anders als in der gesetzlichen UV sind *vorbestehende Schäden und Gebrechen ausgenommen.* Hat am Zustandekommen eines Unfallschadens eine Krankheit oder eine körpereigene Ursache mitgewirkt, so ist ihr Anteil prozentual von der Leistung des Versicherungsträgers abzuziehen, soweit die Mitwirkung 25% oder mehr ausmacht.

Der im Kapitel »gesetzliche Unfallversicherung« angesprochene Sturz von einer hohen Leiter infolge epileptischen Anfalles würde auch bei schwerwiegenden Unfallfolgen keine Leistung der privaten Unfallversicherung nach sich ziehen. Auch wenn der Morbus sacer bis dahin unbekannt war, wird die private Unfallversicherung einen körpereigenen Anteil von 100% am Zustandekommen des Unfalles unterstellen. Versicherte haben das Kleingedruckte ihrer Verträge meist nicht zur Kenntnis genommen. Sie fühlen sich bei der Schadensregulierung ins Unrecht gesetzt. So entstehen Zivilprozesse, in denen die Gerichte auf ärztliche Gutachten angewiesen sind. Gliedmaßenschäden sind nach der *Gliedertaxe* geregelt. Schäden an Rumpf und Sinnesorganen unterliegen prozentualer Beurteilung. Völliger Verlust eines Beines entspricht nach der Gliedertaxe 70% der Versicherungssumme. Die Gebrauchsminderung eines Beines nach posttraumatischer Kniegelenksversteifung in günstiger Stellung ist im Gutachten in Bruchteilen des Beinwertes anzugeben (3/7).

26.0.6. Die Haftpflichtversicherung

Bei der Haftpflichtversicherung hat der ärztliche Gutachter im Gegensatz zur gesetzlichen UV *immer nach der konkreten MdE im ausgeübten Beruf des Versicherten zu urteilen.* Dies kann unter Umständen recht schwer sein, wenn der Gutachter nicht alle berufstypischen Hergänge und Charakteristika des angegebenen Berufes kennt und auf die Angaben des Versicherten angewiesen ist. Die mit dem Haftpflichtfall befaßten Juristen erwarten vom ärztlichen Gutachter darüberhinaus Angaben, die die Bestimmung der *Höhe des Schmerzensgeldes* möglich machen. Die Höhe des Schmerzensgeldes ist keine Sache des ärztlichen Gutachtens, sondern bleibt den Vereinbarungen der beteiligten Juristen bzw. dem Urteil des Gerichtes vorbehalten.

Der Arzt kann nur mit Hinweisen zum wahrscheinlichen Ausmaß und der Dauer der Schmerzen beitragen. Eine Fazialislähmung, die in der gesetzlichen UV mit einer Dauerrente von 10% bewertet wird, kann für einen Schauspieler oder eine Fernsehansagerin das berufliche Aus bedeuten und müßte in der Haftpflichtversicherung mit einer MdE von 100% bewertet werden.

26.0.7. Die Form der Gutachten

26.0.7.1. Allgemeine formale Aspekte

Gesetzliche und private Unfallversicherungsträger lassen ihre Gutachten in der Regel auf vorgefertigten Formularen erstellen, die durch Art und Reihenfolge der zu beantwortenden Fragen den ärztlichen Gutachter zu einer gewissen Systematik und Vollständigkeit zwingen. Wenn der Platz nicht ausreicht, sind Einlegeblätter zu verwenden. Im Verkehr mit der gesetzlichen UV und mit Gerichten soll der Gutachter die medizinische Fachsprache vermeiden und sich der deutschen Sprache bedienen.

Das Gutachten beginnt mit einer Beschreibung der *Vorgeschichte,* die alle für das weitere Verständnis relevanten Daten enthalten muß. Dann folgt die Wiedergabe der *Klagen* des Versicherten, möglichst in wörtlicher Rede.

Der anschließende *Befundteil* soll sich auf das Wesentliche konzentrieren, dies aber exakt und ausführlich darstellen. Gelenkfunktions- und Umfangmaße der Gliedmaßen sind auf den vom Auftraggeber mitgelieferten Meßbögen nach der Neutral-Null-Meßmethode zu dokumentieren. Befunde ohne Gutachtenrelevanz sollen unberücksichtigt bleiben. Den Zahnstatus etwa in einem Gutachten wegen eines Sprungbeinhalsbruches zu beschreiben, macht das Gutachten unnötig lang, schwer lesbar und trägt zur Beurteilbarkeit der eigentlichen Unfallfolgen nicht bei.

Dem Befundteil folgen die Auswertungen der *Röntgenbefunde* und der gemessenen *Laborwerte.* Die Auswertung der Röntgenbefunde ist nur in Kenntnis der klinischen Befunde möglich. Daher sollten in der anschließenden *Beurteilung,* in der der Gutachter eine Zusammenfassung der Befunde und der gewonnenen Erkenntnisse gibt, nur die von ihm selbst in seinem Gutachten ausgewerteten Röntgenbefunde zugrunde gelegt werden, auch dann, wenn nach der Vertragssituation seiner Klinik der Röntgenologe berechtigt ist, ein Röntgenzusatzgutachten zu erstellen.

Ein Gutachten soll immer *in sich schlüssig, vollständig und abgeschlossen* sein. Hinweise wie »Vorgeschichte siehe Akteninhalt« oder »Klagen siehe Anschreiben der Anwälte an das Gericht« machen das Gutachten für den Leser ohne Aktenkenntnis unbrauchbar. In einem Wiederholungsgutachten darf und soll der Akteninhalt auf Kurzform reduziert werden wie (Vorgeschichte): »Wegen der Folgen eines III.-gradig offenen 2-Etagen-Unterschenkelbruches rechts mit nachfolgender Osteomyelitis durch Unfall vom 3. 3. 1975 bezieht NN eine Dauerrente entsprechend einer MdE von 30 v. H.« Der seinerzeitige Verlauf, der Zeitpunkt der Arbeitsaufnahme, die MdE zu diesem Zeitpunkt usw. interessieren 1987, 12 Jahre nach dem Unfall, nicht mehr. Die augenblickliche Gutachtenfrage lautet nur: Ist gegenüber dem Gutachten, das dem Dauerrentenbescheid von 30% zugrunde liegt, eine wesentliche Änderung feststellbar?

26.0.7.2. Spezielle Gutachtenformen

In **Gutachten für Gerichte** aller Zweige der Gerichtsbarkeit hat sich der Gutachter streng an den Beweisbeschluß zu halten und die Frage des Beweisbeschlusses erschöpfend zu beantworten. Gegebenenfalls sind die Antworten ausführlich zu begründen.

Ursächliche Zusammenhangsgutachten setzen gutachterliche Erfahrung voraus. Genaue Aktenkenntnis ist notwendig, insbesondere die Kenntnis des Herganges, des Verletzungsbefundes unmittelbar nach dem Hergang und die zeitliche Reihenfolge erst später erkennbarer oder sekundär auftretender Gesundheitsstörungen. Unerläßlich ist die Einsicht in das Vorerkrankungsverzeichnis des oder der zuständigen Krankenversicherungsträger. Der Gutachter muß *schlüssig nachweisen,* daß das angeschuldigte Ereignis die *Merkmale haftungsbegründender Kausalität* trägt (oder warum sie fehlen) und ebenso schlüssig begründen, daß der eingetretene Schaden Folge des angeschuldigten Herganges ist und haftungsausfüllende Kausalität begründet. Nicht selten werden im Laufe der Ermittlungen im Akteninhalt unterschiedliche, voneinander abweichende Hergangsschilderungen wiedergegeben. Der Beweis des ersten Augenscheins spricht dann dafür, daß die zuallererst zum Hergang gemachten Angaben der Wahrheit am nächsten kommen. Wenn das angeschuldigte Unfallereignis dafür geeignet ist, sollte sich der Gutachter vom Versicherten den Hergang in allen Einzelheiten vorspielen und demonstrieren lassen. Dabei kann er Erkenntnisse und Einsichten gewinnen, die das Protokoll der *amtlichen Unfalluntersuchung* (§ 1559 RVOff) nicht hergibt oder die gar im Widerspruch hierzu stehen.

Sogenannte **Privatgutachten** sollte man *auf keinen Fall abgeben*. Nicht selten bitten Rechtsanwälte in ihren Rechtsstreiten um ein Gutachten, oder Versicherte, die sich von ihren Versicherungen bzw. dem Vorgutachter benachteiligt fühlen, wünschen ein sogenanntes privates Gutachten. Man sollte diese Antragsteller immer auf den Rechtsweg verweisen, da der Gutachter bei der Information ausschließlich durch natürliche Personen nie sicher sein kann, vollständig und sachlich korrekt informiert worden zu sein. Wird der Streitfall jedoch gerichtsanhängig, kann der Gutachter davon ausgehen, ausreichende und qualifizierte Informationen über den Unfall und den bisherigen Verlauf zu erhalten.

Hinsichtlich der üblichen Rentenmaße wird auf die Tabellen in den Handbüchern der Unfallbegutachtung verwiesen.

Literaturauswahl

Anhaltspunkte für die ärztliche Begutachtung Behinderter nach dem Schwerbehindertengesetz. Hrsg.: Bundesminister für Arbeit und Sozialordnung. Bonn. Köllen Druck, Bonn 1977.

ARENS, W.: Einschätzung der MdE bei Amputierten. H. Unfallheilk. *60*:64 (1958).

ARENS, W.: Die Begutachtung von Gelenkverletzungen bei Vorschäden des Gelenkes. H. Unfallheilk. *121*:263 (1974).

ARENS, W.: Die Begutachtung von Wirbelbrüchen. Kongr. der Vereinig. Mittelrh. Chirurgen, Konstanz, 3.–5. 10. 1974.

ARENS, W.: Grundlagen der Begutachtung von Verletzungsfolgen und chirurgischen Erkrankungen. In: L. KOSLOWSKI, W. IRMER, K. A. BUSHE: Lehrbuch der Chirurgie, 2. Aufl. Stuttgart, New York 1982.

BLOEMERTS, C. B.: Die Schmerzensgeldbegutachtung. Gruyter, Berlin 1971.

BÜRKLE DE LA CAMP, H., M. SCHWAIGER: Handbuch der gesamten Unfallheilkunde, 3 Bde. Enke, Stuttgart 1963/1965.

FISCHER, A. W., R. HERGET, G. MOLLOWITZ: Das ärztliche Gutachten im Versicherungswesen; 2 Bde. Barth, München 1968/69.

Handbuch der beruflichen Rehabilitation. Hrsg.: Hauptverband der gewerblichen Berufsgenossenschaften. Bonn; Loseblattsammlung. 2. Aufl. 1975.

GREINEMANN, H.: Können Vorschäden zur Fehlbeurteilung verleiten. H. Unfallheilk. *121*:283–286 (1974).

GREINEMANN, H.: Prädestinieren Kniescheibenhochstand, Knie- und Kniescheibenfehlformen sowie Beinachsenfehlstellungen bei kniebelastenden Berufen zu vorzeitigen Verschleißschäden? Bundesanstalt für Arbeitsschutz, Wirtschaftsverlag NW, Verlag für neue Wissenschaft GmbH, Bremerhaven 1983.

HYMMEN, G.: Unfallbegutachtung: 6. Aufl. de Gruyter, Berlin 1972.

KRÖST, W., G. ZRUBECKY: Rentensätze nach funktionellen Gesichtspunkten, 3. Aufl. Enke, Stuttgart 1980.
LININGER, M., G. MOLINEUS, G. MOLLOWITZ: Der Unfallmann. Springer, Berlin, Heidelberg, New York 1974.
LOB, A.: Handbuch der Unfallbegutachtung; 3 Bde. Enke, Stuttgart 1961/73.
MARX, H. H.: Medizinische Begutachtung; 3. Aufl. Thieme, Stuttgart 1977.
OTTO, K.: Soziale Gesetzgebung und Praxis, SGB Essen 1985.
PERRET, W.: Was der Arzt von der privaten Unfallversicherung wissen muß; 3. Aufl. Springer, Berlin, Heidelberg, New York 1980.
PODZUN, X.: Der Unfallsachbearbeiter. Loseblattsammlung. Schmidt, Berlin 1974.
PROBST, J.: Versicherungsrechtliches, Begutachtungsfragen, Rehabilitation. Springer, Berlin, Heidelberg, New York 1974.
SCHÖNBERG, G.: Die ärztliche Beurteilung Beschädigter. 4. Aufl. Steinkopff, Darmstadt 1967.
SCHÖNBERGER, A., G. MERTENS, H. VALENTIN: Arbeitsunfall und Berufskrankheit. Rechtliche und medizinische Grundlagen; 2. Aufl. Schmidt, Berlin 1981.
Verordnungen zur Änderung der siebten Berufskrankheitenverordnung v. 8. 12. 1976. Bundesgesetzblatt. Jahrg. 1976. Teil I, Nr. 142.3331.

27. Schlußwort: Humanitäre Aspekte der Chirurgie

Von L. Koslowski

Das Verhältnis zwischen Patient und Chirurg ruht auf zwei Pfeilern, die nicht erschüttert werden dürfen: *dem großen Vertrauen, das der Patient seinem Operateur entgegenbringt und dem Pflichtbewußtsein des Chirurgen*. Eine Operation ist immer ein Eingriff in die körperliche Integrität und oft mit hohem Risiko, ja mit Lebensgefahr verbunden.

Aufgabe des Chirurgen ist es, dieses Vertrauen zu gewinnen und sich während der gesamten Dauer der Behandlung zu erhalten. Der Patient muß die Überzeugung haben, daß er sich den Händen eines Arztes anvertraut, der alle in Betracht kommenden Methoden der modernen Diagnostik kennt und anwendet, die Anzeige zur Operation sorgfältig abwägend stellt, das heißt überflüssige oder unnötig riskante Eingriffe vermeidet, zuverlässig operiert und dabei die Grenzen seines Könnens und seiner postoperativen Behandlungsmöglichkeiten im Blick behält. Auch nach einer Operation muß der Chirurg immer für den Patienten da sein, er muß sich um ihn persönlich kümmern. Die *tägliche Visite*, auch an den Wochenenden, ist eine unabdingbare Pflicht, die der Operateur dem Patienten schuldet. Deshalb soll der Chirurg vor Antritt einer Reise keine risikoreiche Operation durchführen und den frischoperierten Patienten in andere Hände geben.

Eine Begrenzung der Arbeitszeit kann es für einen pflichtbewußten Chirurgen nicht geben.

Sorgfältige chirurgische Technik ist eine Selbstverständlichkeit. Indessen darf die Technik in Diagnostik und Therapie *nicht als gedankenlose Routine* angewandt werden, sondern muß der Individualität des Patienten angemessen sein. Hinzu treten müssen das *ärztliche Gespräch* und die menschliche Fürsorge. Der Arzt sollte dabei nach dem Grundsatz handeln: »Ich werde nicht alles sagen, doch was ich sage, wird wahr sein«. *Der Patient, insbesondere der Schwerkranke, darf die ganze Wahrheit über seinen Zustand und sein Schicksal nicht immer erfahren und will es auch nicht.* Gegenüber den Angehörigen jedoch ist der Chirurg zu *rückhaltloser Offenheit* verpflichtet.

> Das ärztliche Gespräch: Ich werde nicht alles sagen, doch was ich sage, wird wahr sein.

Dabei muß er eine seelische oder intellektuelle Überforderung seiner Gesprächspartner vermeiden, die letzten Endes auch dem Patienten schaden kann. Hierzu gehören Schonung und Taktgefühl. Die Information darf niemals schockierend sein. Im ärztlichen Gespräch muß dem Patienten und seinen Angehörigen deutlich gemacht werden, daß auch der chirurgische Eingriff in vielen Fällen keine Wiederherstellung der vollen Gesundheit, sondern nur einen Teilerfolg bringen kann.

Der Chirurg darf sich weder zu einer Operation drängen lassen, noch seinerseits den Patienten dazu drängen.

Bei der *Aufklärung des Patienten über die Risiken* der Behandlung kann der Chirurg sich vor eine schwierige Entscheidung gestellt sehen: soll er – unter Verletzung seiner ärztlichen Pflicht zur Schonung und Fürsorge – eine Aufklärung betreiben, die seiner persönlichen rechtlichen Absicherung dient, oder soll er auf eine im Interesse der Selbstbestimmung juristisch geforderte, aber inhumane Aufklärung verzichten? Ein guter Arzt wird die *Belange der Menschlichkeit über die Forderungen der Rechtsprechung stellen,* er muß sie »auf seine Kappe nehmen«. Auch eine sorgfältig abgefaßte gedruckte Information über mögliche Komplikationen eines operativen Eingriffs kann das ärztliche Aufklärungsgespräch nicht ersetzen, das stets zu dokumentieren ist.

Zu der *Vertrauenswürdigkeit*, die der Chirurg ausstrahlen soll, gehört neben einer ruhigen, abwägenden, nie nachlässigen Sprache eine gepflegte äußere Erscheinung. Abfällige Bemerkungen über ärztliche Kollegen sind eines Chirurgen unwürdig und können unabsehbare Folgen haben.

Im Arbeitsablauf einer Chirurgischen Klinik oder Krankenhausabteilung stellt sich häufig eine *Betriebsblindheit* ein, die den Blick für die *Auswirkungen des Krankenhausalltags auf die Psyche des Patienten* trübt. Allzu frühes Wecken in den Morgenstunden, überlange Warte- und Hungerperioden und ungewohnte Essenszeiten sind vermeidbar. Rücksichten auf das Personal dürfen nicht zu Rücksichtslosigkeiten gegenüber den Kranken führen. Lärmendes Gehabe auf den Krankenstationen und ungenierte Unterhaltungen der Ärzte und Pflegekräfte über persönliche Dinge gehören nicht in ein Krankenzimmer.

Falls sich im postoperativen Verlauf eine *Komplikation* einstellt, soll sie dem Patienten und seinen Angehörigen in einer *Sprache* mitgeteilt werden, *die sie verstehen*. Für ein Gespräch mit den

Angehörigen ist der Flur vor dem Krankenzimmer nicht der richtige Ort.

Ist der Chirurg im Zweifel, ob ein erneuter Eingriff vorgenommen werden muß, so sollte er sich des Rates eines erfahrenen chirurgischen Kollegen versichern, der mit der Behandlung nicht befaßt und daher unvoreingenommen ist. Ein solches *Konsilium* schmälert nicht das Vertrauen des Patienten, sondern stärkt seine Überzeugung, das alles Notwendige zu seiner Sicherheit getan wird. Denn *Sicherheit für den Kranken ist oberstes Gebot ärztlichen Tuns*, das in der so sehr auf aktives Handeln ausgerichteten Chirurgie stets dem alten Sprichwort folgen sollte: »Was Du nicht willst, das man Dir tu', das füg' auch keinem andern zu!«.

> Chirurgisches Handeln: Was Du nicht willst, das man Dir tu, das füg auch keinem andern zu!

Mangelnde Präsenz oder Nachlässigkeit bei der postoperativen Behandlung, auch die *Verharmlosung gefährlicher Krankheiten und riskanter diagnostischer oder therapeutischer Eingriffe*, nicht zuletzt *Unaufrichtigkeit* sind Ursachen vieler Enttäuschungen bei Kranken und Angehörigen und Anlaß dafür, daß Vertrauen in Mißtrauen umschlägt. Dieses nährt den Argwohn, daß der Chirurg sich eines Fehlers oder Versäumnisses schuldig gemacht haben könne. Dann ist der Gang vor Gericht vorgezeichnet.

Der Chirurg sollte es vermeiden, mit Redensarten wie »nur noch zwei Stunden, und Sie wären nicht mehr zu retten gewesen« die Situation unnötig zu dramatisieren oder seine Leistung herauszustellen.

Bei der Prognose ist stets Vorsicht geboten. Heilverlauf und Heilungsdauer sind *nie* mit Sicherheit vorauszusagen. Zurückhaltung unter Hinweis auf mögliche Störungen wecken eher Vertrauen, als unbekümmerter Optimismus.

Die Behandlung und Pflege auf chirurgischen Intensivstationen werfen besondere menschliche Probleme auf. Der von schnaufenden Beatmungsmaschinen und blinkenden Überwachungsanlagen umgebene Kranke, womöglich im Interesse seiner Sicherheit zeitweilig an Händen und Füßen gefesselt und von seinen Angehörigen getrennt, beobachtet angstvoll Mienen, Reden und Tun der Ärzte und Pflegekräfte. Jedes Wort, das er vernimmt, wird auf die Goldwaage gelegt. Unbedachte Bemerkungen können ihn in Verzweiflung stürzen.

Dies zu vermeiden, ist Aufgabe der Chirurgen und seiner Helfer. *Achtung vor dem Leben verlangt auch Achtung vor dem Sterben.* Es ist ein Vorgang, der noch zum Leben gehört und von vielen Menschen bewußt erlebt wird. Einsames Sterben inmitten von Maschinen, Kabeln und Schläuchen, fern von lieben vertrauten Menschen, ist inhuman. Eine Intensivstation soll nicht die Endstation eines Lebens sein. *Sterbenden muß ein Einzelzimmer zur Verfügung stehen, zu dem die Angehörigen und der Seelsorger jederzeit Zutritt haben.*

Bei Schwerstkranken oder Verletzten steht der Chirurg immer wieder vor der *Frage nach dem Sinn einer Lebensverlängerung und vor seiner Aufgabe, Sterbehilfe zu leisten.* Er ist zum Dienst am Leben verpflichtet, nicht aber zu einer Lebensverlängerung um jeden Preis. *Daher ist er berechtigt, lebensverlängernde Maßnahmen – z. B. künstliche Beatmung oder extrakorporale Dialyse, auch Wiederbelebungsversuche – zu unterlassen oder einzustellen, wenn der Tod des Patienten innerhalb kurzer Frist zu erwarten und diese Lebensspanne mit schweren Schmerzen oder seelischen Leiden verbunden ist.* Damit verkürzt der Arzt das Leben nicht, sondern er läßt der natürlichen Entwicklung ihren Lauf.

Für eine solche *passive Sterbehilfe*, zu der auch Schmerz- und Schlafmittel gehören können, ist das *menschliche Leiden maßgebend*, nicht die Unheilbarkeit einer Erkrankung; denn es gibt unheilbare Krankheiten, die sich über Jahrzehnte hinziehen und wenig oder keine Schmerzen verursachen.

Eine *aktive Sterbehilfe* – etwa durch Injektion einer tödlichen Dosis Morphium – oder eine *Beihilfe zur Selbsttötung auf Verlangen* eines Patienten – *darf der Arzt unter keinen Umständen in Erwägung ziehen.* Würde dieser Grundsatz durchbrochen, so würde dem Mißbrauch der Sterbehilfe der Weg geebnet und die Grenze zum Verbrechen, zum Mord, verwischt.

Die *Lebensaufgabe des Menschen* hat IMMANUEL KANT in vier Fragen zusammengefaßt:
Was darf ich hoffen?
Was kann ich wissen?
Was soll ich tun?
Was ist der Mensch?
Die Fragen des Kranken nach dem Hoffendürfen und Wissenkönnen im Hinblick auf die Wiederherstellung seiner Gesundheit muß der Arzt beantworten. Auch die Frage nach dem Tunsollen richtet sich an ihn.

Die letzte Frage nach dem Wesen des Menschen haben Religionen und philosophische Systeme seit Jahrtausenden zu beantworten versucht. Sie wird auch von künftigen Generationen immer wieder von neuem gestellt werden. Angesichts der Kreatürlichkeit des Menschen, die bei Schwerkranken und -verletzten so augenfällig wird, aber auch der Leidensfähigkeit und Seelenstärke, die viele Patienten aufzubieten vermögen, sollte jeder Arzt für sich eine Antwort finden auf die Frage: *Was ist der Mensch?* Diese Antwort soll seine Haltung gegenüber dem Kranken bestimmen. *Dabei muß sich gerade der Chirurg der Schwere seiner Verantwortung und der Grenzen seines Wissens und Könnens immer bewußt sein.*

Sachverzeichnis

Hinweise für den Benutzer:
Halbfett gesetzte Seitenzahlen verweisen auf Hauptfundstellen bzw. Hauptkapitel. *Kursiv* gesetzte Seitenzahlen verweisen auf Abbildungen und Tabellen.
Umlaute ä, ö, ü sind wie a, o, u eingeordnet.
Zusammengesetzte Ausdrücke, die unter dem ersten Bestandteil nicht gefunden werden, sind unter dem zweiten zu suchen.
Alternativbegriffe wie z. B. Fraktur – Knochenbruch – Bruch etc. sind meist unter *allen* Alternativvarianten aufgeführt, gewöhnlich mit Verweis auf den hauptsächlich verwendeten Begriff.
Allgemeine Begriffe wie Syndrom, primär, akut, chronisch etc. erscheinen in der Regel nicht als Stichworte, es sei denn, sie sind fester Bestandteil einer nosologischen Einheit (z. B. Akutes Abdomen, Syndrom der abführenden Schlinge etc.).
Bei Oberbegriffen wie Fraktur, Tumor, Karzinom etc. siehe stets auch unter den einzelnen Lokalisationen, z. B. Ösophagustumor, Femurfraktur etc.

AB0-Blutgruppen, Häufigkeit 211
AB0-System 209, 210
ABCD-Regel 229
ABC-Regel 55
Abdomen, akutes s. Akutes Abdomen
–, bretthartes 600
–, Schmerzzustände 762
–, US+CT 302
–, Verletzungen **756 ff.**
Abdomenverletzungen 835
Abdominalglatze 665
Abdominalschnitte 686
Abdominaltuberkulose 183
Abdomino-anale Durchzugsoperation, Rektum-Ca 718
– Resektion n. SWENSON 722
Abduktionsbruch 890
Abduktionsfraktur, Femur 929 f.
Abklatschuntersuchungen 207
Ablatio mammae 519
– – n. ROTTER-HALSTED 521
Ablederung 15
–, Behandlung 18
Abrißfraktur 888, 948
Abscheidungsthrombus 105
Absencen *51*
Abstoßungstherapie 261
Abstützplatte *905*
Abszeß 159, *s. a. einzelne Lokalisationen*
–, Amöben- 189, 619
–, epiduraler 424
–, intrakranielle subduraler 352
–, intramammärer, Therapie 512
–, kalter 180
–, Lunge 481
–, Mamma 512
–, perianaler 729
–, pericholezystischer 632
–, retroperitonealer 767
–, Schweißdrüsen-A. 164
–, Schwielen-A. *167, 168*

Abszeß, Spritzen-A. 159
Abszeßeröffnung, Schnittführung *393*
Abtropfmetastase 345
Abwehrreaktion nach Operation und Trauma 87
Abwehrspannung 751
Acetylcholinesterase *1004*
–, Rektumschleimhaut 1015
Achalasie 540 ff.
–, Behandlungsverfahren 541
–, Klassifikation *540*
Achillessehne, Naht der gerissenen *951*
Achillessehnenriß 949 f.
Achondroplasie 863
Achselhöhle, Netzverband *43*
Achselstützen 999
Achsenfehler, epiphysäre Korrektur 1031
Achsenstellung *908*
ACTH-Syndrom 656
Actinomyces israeli 185
Adamantinom 883
Adams-Stokes-Anfall *51, 52,* 569
Adaptationsosteosynthese 905, *918*
Adaptationssyndrom 86
Addison-Syndrom 348
Adduktionsbruch 890
–, Femur 929 f.
Adenokarzinom, Lunge 486
Adenom 275 *s. a. einzelne Lokalisationen*
–, autonomes *788*
–, Formen 702
–, Malignität *704*
–, Satelliten- 702
Adenomatosis coli 706
– –, familiäre *703,* 705
Adenome, Kolon 702 ff.
Adenomektomie 704
–, Verfahren *705*
Adenom-Karzinom-Sequenz 703

Adenomyose 637
Adenose, sklerosierende Mamma 511
Adhäsionsprophylaxe 1007
Adoleszentenkyphose 995
Adrenalektomie 809, 812
–, bilaterale 524
Adrenogenitales Syndrom 813
Adrenosympathisches System 808
Adson-Test 461, 824
Adult Respiratory Distress Syndrome (ARDS) 65
Advancement, fronto-orbitales *1055*
Aerobilie 636
Afferent-Loop-Syndrom 603, 604
Aflatoxin 283
Aganglionose 1007, 1014 f., 1015, 721
Agastrie 585
A. hepatica, Aneurysma 829
AIDS 223
– -Infektion, Bluttransfusion 222
Akinetische Anfälle *51*
Akrokranie 385
Akrolentigenöses Melanom 292
Akromion Querfraktur *914*
Akrozephalosyndaktylie 1053
Aktinomyces Wolff-Israeli 463
Aktinomykose 185, 463, 483, 678
–, Hauptmanifestationsformen 185
–, zervikofaziale 396
Aktinomyzesdrusen 185
Akutes Abdomen 600, **749 ff.**
– –, Kardinalsymptome 749
– –, Schmerzlokalisation *750, 751*
– –, Schmerztypen 749 ff.
– –, Therapie 752
– –, Untersuchungsverfahren 751
– –, wichtigste diagnostische Maßnahmen 752
Akutes Nierenversagen s. Nierenversagen, akutes

Albumin 216, 217
Alfentanil 144
Algurie *761*
Alkalische Phosphatase 862
Alkalose 77
-, hypochlorämische 76
-, metabolische *78*
-, respiratorische 478
Alkoholiker 51
Alkoholismus, chronische Pankreatitis bei 653
Alkoholneurolysen 451
Allen-Test 60
Allergisch-anaphylaktische Reaktionen, Bluttransfusion 221
Allgemeinanästhesie, Indikationen zur Intubation *146 s. a.* Anästhesie, Narkose
Allgemeininfektion **161 ff.** *s. a.* Infektion
-, bakterielle 161
-, toxische anaerobe und aerobe 175ff.
Allgöwer-Gehapparat 998
Alloarthroplastik 905
Allodynie 448
Allotransplantat *254*
Alphatoxin 177
Altersepilepsie 51
A. lusoria *561*
Alveoläre Protrusion 390
Alveolarfortsatzfraktur *408*
Amastie 509
Ameloblastom 397, 401
-, Unterkiefer *402*
Amenorrhö-Galaktorrhö-Syndrom 511
Amentielles Syndrom *48,* 50
A. mesenterica cranialis, Embolie 680
- - superior, Aneurysma 829
Aminoglutethimid 524
Amnesie, Formen 367
Amnestisches Syndrom 50
Amniozentese 862
Amöbenabszeß 189, 619
Amöbiasis 189
Amputat, korrekte Behandlung 981
Amputation 820, 835
- der ischämischen Extremität 831
-, Formen **996 ff.**
-, primäre u. frühsekundäre 996
Amputationshöhe 831
Amputationsneurome 445f.
Amputationsverletzungen 232
Amyloidose 766
Amyotrophische Lateralsklerose *423*
Anaesthesia dolorosa 452
Analabszeß 727 ff.
Analatresie, Ursache 1010
Analerkrankungen, Lokalisation *725*
Anales Verschlußorgan 724
Analfissuren 727, 1017
Analfistel 727 ff., *728*
Analgetika 141
Analkanal, Anatomie 723

Analkanal, Erkrankungen **723 ff.**
Analkarzinom, Therapie 730
-, Typen 729
Analprolaps 1013, 725
Analregion, Erkrankungen **723 ff.**
Analstenose 1013
- beim Kind 1015
Anämie 734
-, perniziöse 581, 589
Anaphylaktischer Schock 131
Anästhesie **137 ff.** *s. a.* Narkose
-, Allgemein- 146 ff.
-, Handchirurgie 961
-, Infiltrations- 137
-, Inhalations- 144
-, Leitungs- 137, 154f.
-, Lokal- 154 ff.
-, Oberflächen- 154 f.
-, Oberstsche 166, 961
-, Peridural- 152 f.
-, Plexus- 961
-, Prämedikation 138 ff.
-, Regional- 151 ff.
-, Spinal- 152
Anastomose, biliodigestive 630, 639, 640, 652
-, kavopulmonale 557
- n. RODNEY-SMITH 641
-, periphere lymphovenöse 855
Anenzephalus 1058
Aneurysma **825 ff.** *s. a. einzelne Lokalisationen*
-, A. hepatica 829
-, A. iliaca 767
-, - - communis *306*
-, A. mesenterica superior 829
-, Aorta *307,* 826f. *s. a.* Aortenaneurysma
-, apoplektischer Typ 355
-, arteriovenöses 485
- dissecans 827 ff.
- -, Stanford-Klassifikation 828
- -, Symptome u. Therapie 828
-, echtes u. falsches 825
-, exkranielles A. carotis 828
-, Extremitätenarterien 828
-, Hinbasis 354
-, Karotis-Kavernosus- 359
-, Komplikationen 826
-, Linksventrikel- 571
-, Milzgefäße 733, 892
-, Nierenarterien 829
-, paralytischer Typ 355
-, Perforation 554
-, Ruptur 826
-, sackförmiges der A. carotis interna *357*
-, Sinus-valsalvae- 554
- spurium 829
-, thorakales 827
-, Viszeralarterien 829
Aneurysmatische Knochenzyste 424, 883
- -, Rezidiv *884*
Aneurysmawand, Ruptur 356
Aneurysmektomie 767
Anfall *s.* Epilepsie
Angelchik-Prothese 498
Angina abdominalis 680
- intestinalis 825

Angina Ludovici 462
- pectoris 570, 571
- -, instabile 571
Angioblastom (Lindau-Tumor) 341
-, Kleinhirn 347
Angiodysplasie 1017
Angiogene Frakturheilung 895
Angiographie 327, 816, 819, 834
- bei solitären Knochenprozessen *861*
-, renale 773
-, zerebrale 325 ff.
Angiokardiographie 566
Angiom, arterio-venöses 354, 357 ff.
-, intradurales spinales *423*
-, schwammförmiges 358
-, Wirbelkörper 423
Angiomatosis retinae (v. Hippel) 347
Angioneurotisches Ödem 449, 845
Angiopathie, diabetische 816
Angioplastie 820, 822
-, Koronarien (PTCA) 571
-, perkutane transluminale *822*
Anhepatische Phase 270
Anhydrosis 22
Anilinkrebs 283
Anisokorie 316
Ann-Arbor-Klassifikation 277
Anoderm 723
Anorektale Anomalien, Einteilung und Häufigkeit *1012*
- Atresie 1012
- -, Therapie 1013
- Fisteln, M. Crohn 696
- Manometrie 1015
Anosmie posttraumatische 375
Antazida 594
Anterograde Amnesie 367
Anthrax *s. a.* Milzbrand 186
Antiandrogene 769
Antibiotika-assoziierte Kolitis (AAC) 698
Antibiotikaprophylaxe 191, **193 ff.**
-, häufigste Fehler *195*
-, Indikationen 193 f.
Antibiotikatherapie **193 ff.**
- bei Osteosynthese 909
-, häufigste Fehler *199*
-, Prinzipien 195
Antibiotikum, Anwendung 194
-, Auswahl der Substanz 195
-, Lokalantibiotika 199
Anticholinergika 597
Antifibrinolytika 116
Antigene 253
Antigensysteme, granulozyten- und thrombozytenspezifische 215
-, nicht an Erythrozyten gebundene 215
Antihämophiler Faktor A *96*
- - B *96*
Antihistaminika 141
Antikoagulantien 819
- vom Cumarintyp 114
Antikoagulantienbehandlung 845

Antikörper 209
-, Arten 209
-, monoklonale 261
Antikörpersuchtest 214
Antikörpertiter 210
Antilymphozyten-Globulin 261
Antisepsis 38
Antithrombin (Heparincofaktor I, Antithrombin III) 99
Antithrombin III 99
- -, Mangel 49, *111*
Antithymozyten-Globulin 261
Anti-Trendelenburg-Lage 116
α_1-Antitrypsin 99
α_1-Antitrypsinmangel 269
Anti-TSH-Rezeptor-Antikörper, schilddrüsenstimulierende 789
Antrumgastritis, atrophisierende 583
Anulus fibrosus, Ruptur *420*
Anurie 761, 781, 89
Anus **688 ff.** *s. a.* Ano-, Rektum
-, Manometrie 1015
Anus-praeter-Anlage *711*
Anxiolytika 140
-, Verletzungen 835
-, Verschluß 820
Aortenaneurysma 306, *768*
-, abdominales 767
-, CT *307*
-, infrarenales 826
-, suprarenales 826
Aortenbogen, 561
-, Anomalien 561 f.
-, Formen 561
Aortengabel, Sattelembolie *830*
Aortenisthmusstenose 560 f.
-, chirurgische Behandlung 561
Aortenklappeninsuffizienz 566 f.
-, chirurgische Behandlung 567
Aortenklappenstenose 565 f.
-, chirurgische Behandlung, künstliche Herzklappe 566
Aortenstenose 559 f.
Aortenverschluß, hoher 821
Aorto-bifemorale Umleitungsoperation 820
Aortographie transfemorale *306*
Aorto-iliako-femorale Rekonstruktion 820
Aortokoronarer Venen-Bypass 570
Aortopulmonales Fenster Eisenmengersche Reaktion 551
Apallisches Syndrom 48, 52
Apert-Syndrom 1053, *1054*, 384, 984
Apfelbutzenphänomen *710*
Aplasie 509
-, Brustmuskulatur 500
-, Daumen 985
Apley-Test 958
Apophyseopathie der Tuberositas tibiae 995, *995*
Appendektomie, Stumpfversenkung durch Tabaksbeutelnaht 686
Appendix, Druckpunkte 682, *683*
-, Karzinoid 687
-, Lageanomalien *1003*

Appendix, unterschiedliche Lage *683*
Appendixmukozele 687
Appendizitis **682 ff.**, 766
-, akute eitrige 682
-, atypische beim Kind 1003
-, -, Diagnostik u. Symptome 1003
-, Behandlung 686
- bei Schwangerschaft 686
-, Linksappendizitis 700
-, obstruktive 683
-, Pseudoappendizitis 676, 699
-, Untersuchungsverfahren bei Verdacht auf 685
APUDome 808
APUD-Zellsystem 489, 645, 655, 802
Aquädukt, Spongioblastom 343
Arbeitsgemeinschaft für Osteosynthesefragen (AO) 899
Arbeitslosenversicherung, gesetzliche 1066
Arbeitsplatz, Gefährdung 1064
Arbeitsunfall 1064
Arbeits-(Wege-)Unfall 1063
ARDS 125, 65
Armplexus, Läsionen 445
Armprothese 997
Arnold-Chiari-Fehlbildung 1056
Ärophagie 586
Arousal-System (ARAS) 47
Artefizielles Ödem 854
Arteria carotis sonographische Untersuchung *301*
-, -, US, CT, KST 301
Arteria-mammaria-Bypass 570
Arterie, Kontusion 833
Arterielle Embolie *s. a.* Embolie 119
Arterielle Rekonstruktion, distale 821
Arterielle Verschlußkrankheit *821*
- -, chronische **815 ff.**
- -, häufigste Lokalisation *815*
- -, Kollateralisierung u. Lokalisationsformen *817*
- -, Leitsymptome u. Stadieneinteilung 817
- -, operative Therapie *820*
- -, Prognose 823
- -, Ruheschmerzen u. Sensibilitätsstörungen 818
- -, Therapie 819 ff.
- -, ZNS 360
Arterien **815 ff.** *s. a.* Arteria, A.
Arterienlappen 970
Arterienverschluß, akuter **829 ff.**
-, -, operative Technik 831
-, -, Symptome u. Diagnose 830
Arteriitis 161
- purulenta 161
Arteriosklerose 47, 815, *s. a.* Atherosklerose
-, Risikofaktoren 815
Arteriovenöse Fistel 832 f. *s. a.* AV-Fistel, Fistel
- -, erworbene 355
- -, Lungengefäße 558
- Hämofiltration 90

Arteriovenöser Shunt 90
Arteriovenöses Angiom 357 ff.
Arthritis 989 ff.
-, akute bakterielle 989 ff.
-, Altersmanifestationen 989 f.
-, Formen 991
- gonorrhoica 991
- purulenta 169
- tuberculosa 990
- urica 991
Arthrodese eines Endgelenkes *973*
-, subtalare 944
Arthrographie 954, 958
Arthrolyse 964
Arthropathie, Formen 991
Arthrose, femoro-patellare 989
Arthrosis deformans 987 ff.
Arthroskopie 958
Arzthaftung 6
Ärztliches Gespräch 1071
ASA-Risikogruppen *139*
Ascaris lumbricoides 189
Asepsis 38
Aseptische Knochennekrosen 992 ff.
- Reizmeningitis 372
Askaridiasis 189
Aspergillose 483
Aspirationsbiopsie, transrektale 769
Aspirationspneumonie 176
Assistierte Beatmung, Formen 68
Astroblastome enddifferenzierte 343
Astronauten-Diät 83
Astrozytom, anaplastisches (malignes) 343
-, Großhirn 342
-, infratentorielles 343
-, N. opticus 342
-, pilozytisches 425
-, zerebelläres 342
Aszendorektostomie 713
Aszensionsstörung, Rückenmark 1061 f.
Aszites, urinöser 774
Atelektase 65
Atelosteogenesis 864
Atemgrößen 62
Ateminsuffizienz **64 ff.**
Atemnotsyndrom 1023
Atemwegsinfektionen, Infektionsprophylaxe *204*
Athelie 509
Atherosklerose 815 *s. a.* Arteriosklerose
Athetose 337
Atlas und Axis, Frakturen 434
Atlasfraktur 436
Atmung, Biot- 53
-, Cheyne-Stokes- 53
-, Kussmaul- 57
-, paradoxe 232, 574
Atmungsüberwachung **59 ff.**, 62
Atombomben, Reichweiten der kritischen Wirkungen *237*
Atomwaffenwirkungen aus chirurgischer Sicht **236 ff.**

Atraumatische Klemme 30
Atresie s. a. einzelne Lokalisationen
–, anorektale 1012
–, gastrointestinale 1009
–, Ösophagus 1009 ff.
Atrophie, Sudecksche 452
Atropin 141
Aufhängung, zygomatikomaxilläre oder frontomaxilläre 409
Aufklärung 8 f.
–, Anästhesie 139
– bei Minderjährigen 10
– bei plastischer Chirurgie 247
–, bei Willensunfähigen 10
– des Patienten 1071
–, Risiken u. Komplikationen 9
–, Selbstbestimmungsaufklärung 9
–, therapeutische Kontraindikation 9
–, Versuchspersonen 3
– vor Eingriffen an der Schilddrüse 796
Augenhintergrund, Untersuchung 316
Augmentationsplastik 509
Ausscheidungsurographie 766, 773, 775
Außenknöchelosteosynthese 939
Äußerer Spanner 905 s. a. Fixateur externe
Ausziehnaht, transossäre 976
Autodigestion, Pankreas 646
Autonomes Adenom 788
Autotransfusion 218
Autotransplantat 254
AV-Fistel 832 s. a. Arteriovenöse Fistel
–, temporär 115
–, therapeutisch angelegte 833
AV-Kanal 553
Axiale Computertomographie 419
Axialgefäßversorgte Lappen, Formen 249
Axillo-bifemoraler Bypass 835
Axisfraktur 436
Axon 439
Axonotmesis 440
Azathioprin 260
Azetabulum, Frakturen 926 f.
–, Trümmerfraktur 928
Azidose 77
–, metabolische 78
–, primäre tubuläre 869
–, respiratorische 478, 78

B_{12}-Isotopen-Resorptionstest 677
Bacillus anthracis, Formen 186
Back-wash-Ileitis 689
Bacteroides fragilis 198
Bakteriämie 161
Bakterientoxine 161
Bakteriotoxischer Schock 124
Bakteriurie 1046 f.
Ballismus 337
Ballonkatheter 822, 831
Ballonkatheter (Fogarty) 116
Ballontamponade 666
Bänder 947 ff., 954
Bänderriß 954

Bandscheibe, Massenprolaps 420
Bandscheibenprolaps, CT 310
Bandscheibenprotrusion 420
Bandscheibenvorfall 419
–, Formen 415
–, medio-lateraler 419
–, weicher 416
Barbiturate 140, 143
Barbiturattherapie 371
Bardenheuersche Schnittführung 509
Baron-Gummibandligatur 726
Barrett-Ulkus 495
Bartter-Syndrom 811
Basal Acid Output 580
Basaler Kalorienbedarf 81
Basaliom 403
Basalzellenkarzinom 278, 403
Basedow-Hyperthyreose 789
Basedow-Struma 791
–, diffuse 797 s. a. M. Basedow
Basisbedarf 79
Basis-Kalorienbedarf 81
Basislaborprogramm (Blut), Anästhesie 138
BASSINI-OP, Hernie 743 f.
Bauchaortenaneurysma, infrarenales Operationsprinzip 827
Bauchdeckenerweiterungsplastik 1022
Bauchhöhle 577 ff.
–, freie, US + CT 305
–, freie Flüssigkeit, Röntgen 759
Bauchverletzungen, offene 680, 758
–, stumpfe 304, 624, 679, 756, 757
–, –, beim Kind 1018
–, –, Diagnostik 757
–, –, Sofortmaßnahmen 1018
Bauchwanddefekt 1022
B-Bild 297
BCNU (Carmustin) 351
Beatmung 67
–, kontrollierte 67
–, Langzeit- 70
Beatmungsformen 68
Beatmungsindikationen 67
Becken 923 ff.
–, US, CT, KST 309
Beckenbruch 924
–, Komplikationen 925
Beckengefäße, Verschluß 820
Beckenluxation 925
Beckenorgane, Erkrankungen 767 ff.
Beckenrandbrüche 924
Beckenringbrüche 924
Beckenschwebe 925
Beckenvenenthrombose, tiefe, Diagnostik 111
Bedside-Test 214
Begutachtung, Verletzungsfolgen u. chirurg. Erkrankungen 1063 ff.
Behandlungsfehler 6
Behandlungsvertrag 5
Beinamputierte, prothetische Sofortversorgung 996
Beingeschwüre, chronische Differentialdiagnose 848

Beinlagerungsschiene nach KRAPP 44
Beinödem, Differentialdiagnose 845
Beinprothese 997
Beinvenenthrombose, tiefe Diagnostik 111 s. a. Tiefe Venenthrombose
Bengalrosa 617
Bennetscher Verrenkungsbruch 971
Benommenheit 49
Benzodiazepine 140, 143
3,4-Benzpyren 283
Bergung eines Patienten 229
Berstungsbruch 888
Berstungsbrüche, Schädel 364
Berufsgenossenschaften 1064
Berufskrankheit 1065
Berufskrebs 283
Berufsunfähigkeit 1066
Besenreiservarikosis 842
Bestrahlter, Narkose 242
Betäubungsverfahren 137 s. a. Anästhesie, Narkose
Beugesehnenverletzung Hand 975
Bewegungssystem 857 ff.
Bewegungstherapie 910
–, passive 999
–, postoperative 909
Bewußtsein, Faktoren 53
–, Qualitäten 48 f.
–, Störungen 47 ff.
Bewußtseinshelligkeit 48
Bewußtseinsinhalt 48
Bewußtseinsstörung 47
–, Beurteilung 53
–, Grad 47
Bewußtseinstätigkeit 48
Bewußtseinstrübung 48, 50 ff.
–, Differentialdiagnose und Behandlung 55
–, Untersuchung bei 52, 53
Bewußtseinsverlust 50 ff.
Bezoar 587
Biegungsbruch 888
–, Entstehung 889
Bifurkationsdivertikel 539
Bifurkationsprothese 826
big duct disease 650
Bilharziose 664
Biliäre Zirrhose 664
Biliodigestive Anastomose 614, 630, 639, 640, 652
Bilirubin direktes 628
Biliverdinikterus 630
Billroth-I-Magenresektion 595
Billroth-II-Magenresektion 595, 605
Bing-Horton-Syndrom 454
Biß, frontal offener 390
Bißwunden 15
Bizepssehne, Riß 949, 951
BLALOCK, OP nach 555
Bland-White-Garland-Syndrom 554
Blase, Karzinom 768
–, Katheterisierung 779
–, neurogene 1050

Blase, Rekonstruktion 1051
-, Überlaufblase 1050
Blasendivertikel *1050*
Blasendruckmessung 1047
Blasen-Dünndarm-Fisteln 766
Blasenentleerung, Störungen 761
Blasenextrophie 1051
Blasenfistel, suprapubische *778*
Blasenkontusion 775
Blasen-Mastdarm-Störungen 1062
Blasenpunktion 1047
-, suprapubische *778*
Blasenruptur 775, 1019
-, extraperitoneale, Rö. *777*
- mit Hämatom 776
Blasenspalte 1051
Blasenspülungen, lokalantibiotische 193
Blastom 275
Blinddarm *s*. Appendix
Blinddarmentzündung *s*. Appendizitis
Block, extrahepatischer 661
-, Herzblock 569
-, intrahepatischer 661, 664
-, posthepatischer 663
-, prähepatischer 663
Blow-out-Fraktur 410
Blut, Lagerung 217
Blutdruck **59ff.**
-, Messung 59f.
Blutgasanalyse, arterielle *478*
-, Normalwerte *62*
Blutgase 62
-, Normalwerte *478*
Blutgefäßgeschwülste Knochen 877, 881
Blutgerinnung **95ff.** *s. a.* Gerinnung
-, exogene u. endogene 98
-, Gerinnungsfaktoren 95
-, Gerinnungskaskade *97*
-, Inhibitoren 99
-, -, Plasmakonzentrationen u. Angriffspunkte *100*
-, Schock 104
-, Störungen 103
-, Wundheilung 105
Blutgruppen-Antigene 209f.
Blutgruppenbestimmung **210ff.**
Blutgruppensysteme **209ff.**
Blutkonserve, normale 216
-, spezielle Arten 216
Blutkulturen *196*
Blutleere, Handchirurgie 961
Blutplättchen **101f.**
Blutstillung 105f., 230, 37
- am falschen Ort 105
-, Beitrag der Gefäßwand *106*
Bluttransfusion, Durchführung 217f. *s. a.* Transfusion
-, Gefahren 221 ff.
-, Hämolysezwischenfall 221
-, Kontraindikation 220
-, Spätfolgen 221
- vor der Transplantation 257
Blutung bei ischämischer Enterokolitis 1017
- bei Meckel-Divertikel 1017
-, Fundusvarizen 1016

Blutung, Gastroduodenal- 1016
-, gastrointestinale beim Kind 1016f.
-, Hirn- *299*
-, Ösophagusvarizen 1016
-, peranale 727
Blutungen chronische 219
-, intestinale 1016
Blutungsneigung, Analysengang 104
-, hämorrhagische Diathesen, Therapie 104
Blutungsprophylaxe, Ösophagusvarizen 672
Blutungsrezidivprophylaxe, Ösophagus 667
Blutverlust 218
- bei geschlossenen Frakturen *894*
-, Oberschenkelfraktur 929
- und Blutersatz *219*
Blutvolumen Richtwerte 150
Blutzuckertagesprofil 651
BNS-Krämpfe *51*
Bobath-Methode 1000
Boerhaave-Syndrom *s*. Ösophagusruptur 543
Bogenfraktur *434*, 436
Böhlersches Zeichen *955*
Bohrlochtrepanationen 376
Bombesin 582
borderline tumour 278
Boydsche V. perforans 837
Brachykranie 385
Brachy-Turrizephalus *1054*
Bradykardie 569
Branchiogene Fistel, Exstirpation *459*
Branchiogenes Karzinom 465
Brandwunden, Behandlung 26
Braunsche Fußpunkt-Seit-zu-Seit-Anastomose 595
Braunsche Schiene 44
Brennverhalten, Bekleidungstextilien 22
Bridenileus beim Kind 1007
Brillenhämatom 231, 365
Brodie-Abszeß 171, 172
Bromsulphthalein 617
Bronchialkarzinom **485ff.**
-, Diagnose 487
-, Prognose 489f.
-, Therapie 488
-, TNM-Klassifikation 489
Bronchialstenose angeborene 1027
Bronchialsystem, Fehlbildungen 1025ff., 1027
-, Lagerungsdrainage 1028
-, Verzweigungsanomalien 1027
Bronchialtoilette 575
Bronchiektasen 1027f., 482
-, Symptome u. Diagnostik 1028
Bronchogene Zysten 535, 1027
Bronchographie 479, 1026
Bronchoskopie 479
Brown-Séquard-Syndrom 417
Bruch *s. a.* Fraktur, Knochenbruch
-, Querbruch 890

Bruch, subtrochanterer *932*
Bruchband 740
Bruchgeschwulst, reponible 738
Bruchhüllen 737
Bruchinhalt 737
Bruchlücken *742*
Bruchsack 737
Bruchwasser 737
Brückenkallus 896
Brunnerom 613
Brust, Rekonstruktion 521 *s. a.* Mamma
Brustdrüse **504ff.**
Brusterhaltende Operation *519*
Brustkorbprellung 573
Brustkorbquetschung 573
Brustmuskulatur, Aplasie 500
Brustorgane, Verletzungen **572ff.**
Brustwand, angeborene Defekte 500
-, Erkrankungen **500ff.**
-, Strahlenschäden 502
-, Verletzungen **572ff.**
-, Weichteilinfektionen 501
Brustwandaplasie 1024
Bucksche Faszie 777
Budd-Chiari-Syndrom 620, 663, *663*, 848
Bülau-Drainage 38
Bulbärhirnsyndrom *49*, 51
Bulky-Disease 765
Bündelnagelung 899
- n. HACKETHAL 903
Bundesversorgungsgesetz (BVG) 1066
Bupivacain 151
Buprenorphin 141
Burkitt-Lymphom 284
Bursaempyem 169
Bursahygrom 169
Bursitis 953
-, chronische 169
- purulenta 169
Bürstenschädel 734
Burst-Suppression-Muster 371
Buruli-Ulkus 185
Buschke-Ollendorf-Syndrom 866
Buttergelb 283
Butyl-Methyl-Äther 638
Bypass, aorto-bifemoraler 820
-, aortolienaler 825
-, aortomesenterialer 825
-, axillo-bifemoraler 835
-, biliodigestiver 614
-, Cross-over- *820*
-, femorofemoraler *820*
-, femoro-popliteale Rekonstruktion 821
-, gastrointestinaler 614

Caisson-Krankheit 121f.
Calcitonin 786, 801
- als Tumormarker 797
Calcium 76
Calciumbilanz 862
Calcium-Bilirubinat 629
Calciuminfusionstest 804
Calciumspiegel, Erhöhung 804
-, Serum 859
Calcium-Stoffwechsel 801, 857

CALDWELL-LUC, OP nach 395
Callus luxurians 896
Campylobacter jejuni 698
Campylobacter-Kolitis 698
Camurati-Engelmannsche Erkrankung 867
Cancer 275
Cancrum oris 174
Caput medusae 665
- obstipum 466
- quadratum 868
Carbamazepin 454
Carbenoxolon 594
Carbimazol (neo-morphazole) 793
Carcinoma in situ 285
- lobulare in situ (CLIS) 514
Caroli-Syndrom 619, 629, 631
Carticain 151
Casoni-Intrakutantest 189
Catgut 32
Cava-inferior-Syndrom 847
Cava-superior-Syndrom 847
CA 19-9 654
CBF-Messung, zweidimensionale, Mediaastverschluß 324
C.-chyli-Typ der Metastasierung 286
CCK-oma 656
Celestin-Tubus 611
C1-Esterase-Inhibitormangel, hereditärer 449
Chagas-Erkrankungen 721
Chemische Wunden 15
- -, Behandlung 18
Chemodektome 464
Chemoembolisation 623
Chemonukleolyse 422
Chemotherapie, lokoregionale 713
Chenodesoxycholsäure 628, 638
Cheyne-Stokes-Atmung 332, 53
Chiasma, Spongioblastom 343
Chilaiditi-Syndrom 619
Child-Klassifikation 668
Chimny-Anastomose 1005
Chirurg als Gutachter 1063
- und Patient 1071
Chirurgie, humanitäre Aspekte 1071 f.
-, plastische, s. Plastische Chirurgie 245 ff.
-, rekonstruktive 40
Chirurgische Behandlung 552
- Erkrankungen, Begutachtung 1063 ff.
- Infektionen 157 ff.
- -, seltene bakterielle 186 ff.
- -, virusbedingte 187 ff.
- -, Krankenhausinfektionen, Erregerreservoir 201
- Technik 29 ff.
Chlamydia trachomatis 770
Chlorid 76
Chlorprocain 151
Cholangiographie (ERC) 618, 366 f.
Cholangiopankreatikographie endoskopisch-retrograde (ERCP) 636 f., 1028
Cholangiozelluläres Karzinom 622

Cholangitis 619, 619
-, akute oder rezidivierende 634
-, sklerosierende 634
Cholaskos 633
Cholecalciferol 801
Cholecystokinin 8 (CCK 8) 447
Choledochoduodenostomie 640
Choledochojejunostomie 651
Choledochoskopie, intraoperative 639
Choledochotomie 639
-, T-Drainage nach 639
Choledochus s. a. Gallengang
Choledochusstein 634
-, Auflösung 638
Choledochusstenose, maligne 635
Choledochusverschluß, Folgen 634
Choledochuszysten 629, 630
-, Formen 631
Cholelithiasis 632 ff.
Cholesteatom 348
Cholesterinpigmentsteine 632
Cholesterinsteine 632
Cholesterol-7-α-hydroxylase 628
Cholestyramin 628
Cholezystektomie 635, 638 f.
Cholezystitis 302
-, akute 632
-, -, Komplikation 633
-, chronisch-rezidivierende 633
-, gangränose 632
-, Streßcholezystitis 127
Cholezystocholangiographie, intravenöse 636
Cholezystogramm, negatives 636
Cholezystokinin 628
Cholinesterase 617
Cholinesterasehemmer 151
Cholsäure 628
Chondrale Ossifikation 858, 895
Chondroblastom 874
Chondrodysplasia punctata (rhizomeler Typ) 864
Chondrodysplasie 863 f.
Chondrodystrophie 863
Chondrodystrophischer Zwerg 863
Chondro-ektodermale Dysplasie 864
Chondrokalzinose 804
Chondrome 349, 503
-, multiple 864
Chondromyxoidfibrom 874
Chondrosarkom 503, 877
Chordom 349, 424
Chordotomie 451
-, anterolaterale 448, 455
-, perkutane 456
Christmas-Faktor 96
Chromcatgut 32
Chronische arterielle Verschlußkrankheit s. Arterielle Verschlußkrankheit
Chronisch venöse Insuffizienz 848
-, Symptome 848
Chvostek-Zeichen 806
Chylaskos 856
Chyloperikard 856

Chyloperitoneum 856
Chylothorax 471, 856
Chylurie 856
Chyluserguß 855
Chymopapain 422
Chymotrypsin 651
Cimetidin 142
Cimino-Shunt 833
C1-Inaktivator 99
Claudicatio intermittens 817
- - abdominalis 680
Clofibrat 628
Clostridien 177
Clostridium difficile 698
- perfringens 198
- tetani 175
CLOWARD, OP nach 421
Cocain 151
Cockettsche Vv. perforantes 837
Codmansches Dreieck 879
Codmans-Tumor 874
Coiling 828
Colitis ulcerosa 689 ff.
s. a. Kolitis
- -, Differentialdiagnose 691 f.
- -, Kolonkarzinom 691
- -, Komplikationen 691
- -, Röntgen 690
- -, Therapie 692 ff.
Collar-and-Cuff-Verband 1033, 1041
Collesche Faszie 777
Colles-Fraktur 922
Colon, Tumoren s. Kolon, Dickdarmkarzinom
Commotio cerebri 367
- -, Symptomatologie 367
- thoracis 572
composite graft 821
Compressio thoracis (Perthes-Syndrom) 573
Computertomographie axiale 319, 419
-, lumbale axiale 426
Computertomographie (CT) 297 ff.
-, zerebrale 55
Condylomata acuminata 730
Condylus lateralis humeri, Fraktur beim Kind 1041
Conn-Syndrom 810
Contre-coup-Herde 369
Contusio spinalis 436
- thoracis 573
Coombs-Test, direkter 212
Corpora oryzoidea 182
Corticoide 141
Corticoidtest 804
Corticosteroide bei Immunsuppression 260
Cortisolsubstitution 813
Corynebacterium diphtheriae 179
Courvoisiersches Zeichen 636
Coxa vara, posttraumatische 988
Coxitis tuberculosa 182
CO_2-Laser 29
CPAP 68
C-reaktives Protein 648
Credéscher Handgriff 1050

Crohnsche Erkrankung s. M. Crohn
- Ileokolitis 694
- Kolitis 694
Cronkhite-Canada-Syndrom 703, 706
Cross-finger-Plastik 970
cross-leg-flap 250
Cross-over-Bypass 820
- n. PALMA 849
Crus varum congenitum 867
Crush-Fraktur 1039
Crush-Syndrom 948
Crutchfield-Bügel 434
- -Extension 45
CS = completed stroke 360
CT-Prinzip 297
Curling-Ulkus 588
Cushing-Syndrom 348, 811
-, Einteilung und Genese 812
Cushing-Ulkus 588
Cyclophosphamid 261
Cyclosporin A 259
Cystosarcoma phylloides 510, 513
C-Zellen 786
C-Zellen-Karzinome 797

Dachziegelverband 45, 573
Dacron 34
- -Prothese 823
Dämmerzustand 48, 50
Dandy-Walker-Syndrom 1056
Dantrolen 141
Darmaktinomykose 185
Darmbrand 678
Darmentleerung, Störungen 1014
Darmerkrankungen, entzündliche 689 ff.
Darmmilzbrand 186
Darmparalyse ohne entzündliche Ursachen 1007
Darmperforation 1019
Darmspülung, anterograde 710
Darmtuberkulose 183, 678
Darmverletzung 760
Darmverschluß 753 f.
Darmwandhernie 737
Dauerextension 919
Dauerrente 1064
-, vorzeitige 1065
Dauerrentengutachten 1065
Daumen, Aplasie 985
-, Seitenbandruptur 973
-, Stabilisierung 981
Daumenersatz 252, 983
Daumenhypoplasie 985
Deafferentierungsschmerz 449, 452, 453
Deckbiß 390, 391
Décollement, Behandlung 18
Defektpseudarthrose 897
Defektüberbrückung, Nerven 445
Défense 584
Dehnungslappen 249, 249
Dehydratation 74
Dehydroepiandrosteron 813
Deichselverletzung 777
Dekollement 15
Dekompression 436
-, innere 352

Dekontamination 242
Dekortikation 181, 395, 470, 906
Delirantes Syndrom 48, 50
Deltopektorallappen 252
Demenzsyndrome 50
Dendriten 439
Denervation n. WILHELM 952
Denonvielliersche Faszie 768
Dens-Fraktur 432, 434, 436
Dentitio difficilis 393
de Quervain, subakute Thyreoiditis 790
dermal back flow 853
Dermalsinus, lumbosakraler 1062
Dermatitis, Strahlen- 236
Dermatome 248
- nach HENSELL 417
Dermographismus 316
Dermoid- und Epidermoidzysten Mediastinum 534
Dermoidzyste 348
Dermopathie endokrine 792
Derotationsstütze n. LENOX-HILL 998
Desault-Verband 45, 45
Desinfektion 206
-, Formen 206
Desinfektionsplan OP-Bereiche 205 f.
Desmale Ossifikation 895
- -, direkte 858
- Störungen 865 ff.
Desmoplastisches Fibrom 876
Desoxycholsäure 629
destroyed lung 181
Deszendorektostomie 713
De-Toni-Debré-Fanconi-Syndrom 869
Detorquierung bei Hodentorsion 783
Detrusor-Sphinkter-Dyssenergie 1050
Dexamethason-Hemmtest 812
Dextrane 114
Dezelerationstrauma 572
Diabetes Typ I 267
Diabetische Angiopathie 816
Dialyse 90
Dialyseosteopathie 869
Diaphanoskopie 1021, 739
Diaphysäre Dysplasie 866
Diaphysendysplasie, progressive 867
Diarrhö 604
-, osmotische u. sekretorische 689
Diarrhöogener Tumor 658
Diastematomyelie 1061
Diäten 80
Diathese, hämorrhagische s. Blutungsneigung
Dickdarm, Funktion 689 s. a. Kolon, Colon
-, Pathophysiologie 688
Dickdarmadenome 705
Dickdarmatresie 1012
Dickdarmileus 753
Dickdarmkarzinom 751 s. a. Kolorektales Karzinom
-, Lokalisation 709

Dickdarmperforation 108
Dickdarmpolypen, blutende 1016
Dienstvertrag 6
Diffuse Struma 793
Digitale Subtraktionsangiographie, arterielle (DSA) 326
Dignität 277
Dihydroergotamin (DHE) 114
Dihydrotachysterin 807
1,25-Dihydroxycholecalciferol 801
Dilatation bei Achalasie 541
-, transluminale 822
Dimethylbenzanthrazen 283
Disk-Exzision, transanale 720
Diskographie 419
-, zervikale 420
Diskontinuitätsresektion, Kolon, n. HARTMANN 693
-, Rektum-Ca n. HARTMANN 718
Diskushernien 415
Diskusluxation, Kiefergelenk, Reposition n. HIPPOKRATES 405
Dislokation 890
-, Möglichkeiten 891
Dissektionsligatur 668
Distalbiß 390
Distorsion 910, 954
-, Behandlung 957
Distraktionsbruch, Therapie beim Kind 1038, 1043
Diversionskolitis 699
Divertikel, Blase 950
- Duodenum 612
-, epiphrenale 539
-, Magen 585
-, Meckelsches 675, 1003, 1017
-, Ösophagus, Formen 538 f.
-, Tracheal- 1027
-, Traktions- 539
-, Urethra 1048
-, zervikale, Zenker 538
Divertikelblutung 700
Divertikulitis 699 ff., 766
-, Leitsymptom 700
-, Sigma- D. 700
-, Therapie 701
-, Ziehharmonika-Phänomen 700
Divertikulose 675, 699 ff.
-, Myotomieverfahren 700
Doggennase 383
Domperidon 141
Dopamin 141
Doppelbruch 890
Doppel-J-Katheter 642
Doppelkontrastmethode 584
Doppelsaugbiopsie, rektale 1007, 1008, 1014
Doppler, bidirektionaler 818
Doppler-Sonographie 322
-, transkranielle 323, 55
-, zerebrale 55
Doppler-Ultraschall 113, 818 s. a. Ultraschall-Doppler
Dormia-Körbchen 640
Dorsale Rhizotomie 456
double duct sign 653
Double-J-Katheter 780
Douglas-Abszeß 684
Downhill-Varizen 794
Down-Staging 719

Drahtextension, typische Bohrstellen *901*
Drahtnähte 33
Drahtschlingenosteosynthese *1035*
Drahtzuggurtung *905*
Drainagekapazität, Venensystem 840
Drainagen 37f.
-, Wunde 18
Drapanas-Shunt 670
Drehbruch 888
-, Entstehung *889*
Dreilamellennagel n. SMITH-PETERSEN 902
Drei-Punkt-Extension 1040
- n. BAUMANN 1041
-, vertikale *1041*
Dreipunktmanometrie, Speiseröhre 538
Dritter Raum (Third space) 73
Droperidol 141, 143
Druckarthrodese 941
Druckmeßsonde, epidurale 376
-, intrakranielle 370
Druckmessung, intrakranielle 333
-, Blutdruckmessung **59ff.**
-, Sonde zur epiduralen *334*
Drucknekrose *900*
Druckpunkte, Appendix 682, *683*
Drucksteigerung, intrakranielle, klinischer Verlauf *330ff.*
-, -, Pathophysiologie 327
-, -, Schema über die Entstehung und Auswirkung *328*
-, -, Sofortmaßnahmen 333
-, -, Symptome im späteren Kindesalter 1056
Drucktransfusion 218
Druckverbände 42
Drüsenfieber, Pfeiffersches 733
DSA, Technik 326f.
Dubble-bubble-Phänomen *1006*
Dubreuilh 403
Ductus arteriosus persistens (Botalli) *550*
- lymphaticus dexter 852
- omphaloentericus, persistierender 675
- thoracicus 852
- -, Verletzung 468
- thyreoglossus 785
- -, Anatomie *458*
Duffy-Blutgruppensystem 209, 214
Dukes-Klassifikation, Rektumkarzinom *715*
Dumping-Syndrom 583, 602
-, pathogenetische Faktoren *603*
Dünndarm **673ff.** *s. a.* Duodenum
-, Anatomie u. Physiologie 673
-, Durchblutungsstörungen 680
-, Karzinoid 681
-, Mikrodünndarm 1011
-, Second-look-Operation 680
-, Strahlenschäden 679
-, Tumoren 680
-, Verletzungen 679
Dünndarmatresie 1011 f.
Dünndarmileus 753

Dünndarmkarzinome 681
Dünndarmsarkome 681
Dünndarmschleimhaut, veränderte *677*
Dünndarmsonde 84
Duodenalatresie 1005, 1011
-, morphologische Varianten *1011*
-, Therapie 1012
Duodenalhämatom 1019
Duodenalmembran 1005 f.
Duodenalruptur 1018
Duodenalulkus *s. a.* Ulcus duodeni
-, Umstechung *599*
Duodenalverletzung 613
Duodeno-Duodenostomie 1006, 646
Duodenographie, hypotone 613
Duodenojejunostomie 646
Duodenopankreatektomie, partielle 642, 652, *652*
Duodenum **612ff.,** *613 s. a.* Dünndarm
-, Atresien, Ursachen 1009
-, bösartige Tumoren 614
-, gutartige Tumoren
-, -, *613* Lavage 613
-, Passagestörungen 1005f., 1011
Duodenumdivertikel 612
Duplex-Scan 819
Dupuytrensche Kontraktur 963
Dupuytrensches Pergamentknistern 396
Durchblutung, regionale zerebrale (rCBF) 324
Durchblutungsstörungen Dünndarm 680
Durchflußmanometrie 639
Durchgangssyndrom 48
Durchlaufblase 1050
-, neurogene 1051
Durchwanderungsperitonitis 680, 753
Durchzugsmanometrie, Speiseröhre 538
Durchzugsoperation, abdominoanale, Rektum-Ca 718
Durchzugsverfahren, abdominoperineales 1013
- n. HADDAD-DUHAMEL u. TURNBULL-CUTAIT 722
Duverneysche Fraktur 924
Dysgnathie **382ff.**
Dysosteosklerose 866
Dysostose, kraniofaziale 1053
-, lokalisierte 863
-, mandibulofaziale 383
Dysostosis cleidocranialis 866
- craniofacialis (M. Crouzon) *384*
- mandibulofacialis (Franceschetti-Syndrom) 383, *384*
- multiplex 870
Dysphagie 537
Dysplasie, chondro-ektodermale 864
-, diaphysäre 866
-, fibröse 865
Dysraphische Störungen 1058
Dystopie, Ureterostium 1050

Dystrophie, Sudecksche 898
Dysurie *761*

Early cancer 285
Ebstein-Syndrom 558
Echinococcus alveolaris 188 *s. a.* Echinokokken
- cysticus 188, 303
- -, Leber sonographischer Querschnitt *303*
- granulosus (cysticus unilocularis) 620
- multilocularis (alveolaris) 620f.
Echinokokkose 188
-, Leber 620, 620f.
Echinokokkuszysten 484
Echoimpulstechnik 297
Edrophonium 151
EEG, Ableitungen 317f.
-, Diagnostik 317
-, Herdbefund 317
-, Hirntod, Feststellung 318
Efferent-Loop-Syndrom 603, 604
EHDP 871
Eindosisprophylaxe *194*
Einklemmung 739 *s. a.* Inkarzeration
-, Lokalisationen 329 ff.
-, medulläre *331*
-, Mittelhirn 329, *331*
Einmalkatheterismus 781
Einschlußkörperchen, Negrische 187
Einweg-Abdeckmaterialien 208
- -OP-Wäsche 208
Einwilligung d. Patienten 8
Eisenmangelanämie 591
Eisenmengersche Reaktion 551, 552
Eisenmenger-Syndrom 273
Eiterungen, intrakranielle 352
Eiweiß, Bedarf 82
Eiweißstoffwechsel 88
Eiweißverlustsyndrom 591
EKG, $S_I Q_{III}$-Typ 117
- -Veränderungen, Trichterbrust 1025
Ektotoxine 161
Ekzeme Mamma 511
Elektrische Messer 29
Elektrodermatome 29
Elektroenzephalographie *s.* EEG 317
Elektrokoagulation n. KIRSCHNER 454
-, transanale, Rektum-Ca 718
Elektrolytbedarf 82
Elektrolytkonzentrationen 73
Elektromyographie 419, 442, 947
Elektroneurographie 419, 426, 442
Elektroresektion, Rektum-Ca 718
Elektrostimulation 1000
Elektrotherapie 1000
Elephantiasis 853
- nostras 165
Ellbogengelenk, Reposition einer hinteren Luxation *921*
Ellbogengelenksbruch 918
Ellenbruch, isolierter bei Osteogenesis imperfecta *865*

Ellis-van-Creveld-Syndrom 864
Elongationsverfahren, WILLITAL-
 sches 1011
Embolektomie 819
-, operative 830
-, pulmonale *119*
-, - nach Trendelenburg *119*
Embolie **109 ff., 117 ff.**
-, A. mesenterica cranialis 680
-, arterielle 119
-, Fremdkörper- 122
-, Fruchtwasser- 122
-, Gas- 121 f.
-, Hirn- 360
-, Luft- 66, 121, 467, 795
-, Lunge 60, 117 f., 120, 843
-, Tumorzell- 122
-, Ursprung 829
Emboliequellen *830*
Embryonale maligne Hepatobla-
 stome 622
Embryonalzellkarzinom, retroperi-
 toneale Lymphknotenmetasta-
 sierung *766*
Emmet-Plastik 168
Emphysem, bullöses 484
-, kongenitales lobäres 1027
-, lobäres 483
-, Mediastinal- 232, 250
Emphysemblasen 483
Empyem 160
-, Pleura 470 f.
-, subdurales 424
Empyema necessitatis 470, 501
Encephalopathia pancretica *647*
Enchondrom 874
-, Mittelglied u. Zeigefinger *874*
Enchondromatose (multiple
 Chondrome) 864
Enddarm, manometrische Unter-
 suchung 1014
ENDER 899
Endhirn 366
Endlos-Drainage 641
Endobrachyösophagus 495
Endogene (intrinsic) Blutgerin-
 nung 98
Endokardkissendefekt 553
-, chirurgische Behandlung 553
Endokrine Organe **785 ff.**
Endolymphatische Radionuklid-
 Therapie 295
Endometriose 680, 706, 720
Endomyokardbiopsie 273
Endoneurium 439
Endorphine 447
Endoskope 1028
Endoskopie beim Kind 1028 f.
-, Magen 584
-, Speiseröhre 537
Endothelläsion Gefäßwand 109
Endotoxinschock 130, 162
Endotracheale Intubation 146
Endoureterale Schienung 774
Energiebedarf *81*
Energiestoffwechsel 87
Energieumsatz 87
Enfluran 146
Engpaß-Syndrome 445
Engwinkelglaukom 141

Enhancement *321*
Enkephaline 582
Enophthalmus 316
Entamoeba histolytica 189, 619
Entenschnabelbruch 944
Enterale Ernährung 80, 83
Enteritis, akute 676
- necroticans 678
-, regionale 694, 766
- regionalis 676
- -, Röntgenbefund *677*
Enterohepatischer Kreislauf 628
Enterokolitis 676
-, ischämische, Blutung 1017
Entero-Oxyntin 581
Enteropathische Arthropathie 991
Enterotomie, quere 635
Entkalkungen, umschriebene 803
Entlastungsapparat 998
Entlastungserguß, frontoparietaler *1058*
Entlastungsgastrostomie 1010
Entstauung, apparative 854
Entwöhnungskanüle 72
Entzündung, Kardinalsymptome
 157 *s. a.* Infektion
-, lokale bakterielle 158
Enuresis *761*
- nocturna diurna 1047
Enzephalopathie, postoperative
 668
Enzephalozele 1058 f.
-, Formen 1059
-, okzipitale *1059 f.*
Enzephalozystozele 1059
Enzymdiagnostik, Leber 617
Enzyme cascade *97 s. a.* Gerin-
 nungskaskade
Eosinophile Gastritis 591
Ependymom 343, 425, 430
Ephapse 449
Epicondylus medialis humeri,
 Fraktur b. Kind 1041
Epicondylitis radialis humeri *952*
Epidermoid 348
Epididymitis, akute 782
Epididymo-Orchitis 782
Epidurale Abszesse 424
- Druckmeßsonde 376
- Hämatome 376, 423
Epigastrische Hernie 745
Epilepsie, Alkoholiker- 51
-, Altersepilepsie 51
-, EEG 317
-, Hirnnarben- 379
-, Hirnschädigung 51
-, posttraumatische 374
Epileptische Anfälle, Typen *51*
Epineuralnaht, mikrochirurgische
 41
Epiphrenale Divertikel 539
Epiphysenfraktur 890
Epiphysenfuge 1030 f., 859 *s. a.*
 Wachstumsfuge
-, Korrekturfähigkeit 1031
Epiphysenfugenfraktur 1038
-, metaphysäre u. epiphysäre
 1038 f.
Epiphysenfugenverletzungen,
 Klassifizierung *1039*

Epiphysenlösung, traumatische
 beim Kind 1040
-, ulnarer Epikondylus beim
 Kind 1042
Epiphysenscheibe, Stauchung
 1039
Epiphyseolysis capitis femoris
 987
Epiphysiolyse 890
Epispadie 1051
Epitheldysplasie 703
Epithelkörperchen 786
-, Adenom 869
-, Hyperplasie 806
-, Lokalisation *805*
-, US 301
-, Wanderung *800*
ePTFE-Prothese 835
Epulisformen 398
Erbrechen 751
- als Hirndruckzeichen 332
Erbsche Lähmung 446
ERCP 1028, 651
Erdheimsche Erkrankung 825
ERDMANN, Schweregrade nach
 430
Erfrierung, Gradeinteilung 21
Erfrierungen 20 f.
Ergotamin-Kolitis 699
Ergotismus 816
Erguß, subduraler 1057 f.
Erhaltungsbedarf 79
Ermüdungsbruch 889
Ernährung, enterale 80
-, parenterale 80, 82 f.
Ernährungstherapie **80 ff.**
-, perioperative und posttraumati-
 sche 80
Ernstsche Häkchen *410*
Erregerreservoir, chirurgische
 Krankenhausinfektionen *201*
-, Staphylococcus aureus 201
Ersatzmagenbildung, modifizierte
 n. HUNT-LAWRENCE-RODINO
 610
- n. LONGMIRE-GÜTGEMANN
 610
Ersatzoperationen der Hand
 979 ff.
Erwachsenenalter, Arthritis 990
Erwerbsminderung 1065
Erwerbsunfähigkeit 1066
Erysipel 164
-, Kopfhaut 352
Erysipela bullosum 165
- gangraenosum 165
- migrans 165
Erysipeloid 165
Erysipelothrix rhusiopathiae 165
Erythema necrolyticans migrans
 659
Erythrozyten, gewaschene 219
Erythrozytenkonzentrat, leukozy-
 ten- und thrombozytenarmes
 216 f.
Escherichia coli *198*
Ethik-Kommission 3
Etidocain 151
Etomidat 143
Euthyreote Knotenstruma *797*

Euthyreote, Struma 790f.
Eventerationshernie 737
Ewing-Sarkom 172, 503, 880
Excluded antrum 582
Exkochleation 796, *875*
Exogene (extrinsic) Blutgerinnung 98
Exophthalmus 316
– pulsans 359
Exostosen, kartilaginäre 864, 873f.
Extensionsfraktur *901*
–, Kind 1040
Extensionsverbände 45
Extradurale Raumforderungen –, 424
Extradurale Zysten 424
Extrahepatischer Block 661
Extrasphinktäre Fistel 728
Extrazellulärraum 73
Extrazerebrale Geschwülste 338
Extremität, ischämische, Amputation 831
–, obere *912ff.*
–, untere *923ff.*
Extremitätenfrakturen, Pulsstatus 834
Extremitätenluxationen, Pulsstatus 834
Extrinsic s. Exogen
Extubation, Narkoseausleitung 151
Exulceratio simplex 602

Facies leontina 184
Fadenprobe 675
Fadenulkus 606
Fäkalurie 700
Faktor s. a. Gerinnungsfaktor
Faktor-VIII-Mangel 220
Faktor-IX-Mangel 220
Faktor-X-Aktivierung *98*
Faktor XII, Kontaktaktivierung 98
Fäkulith 700
Fallhand 917, 978
Fallotsche Erkrankung 554
– –, chirurgische Behandlung 555
– –, Hämodynamik 555
– Pentalogie 554
– Tetralogie 554, *555*
– Trilogie 556
Fallout *236*
Färbeverfahren *197*
Faszien 953
Faszienspaltung 834
Faszikel 440
Faszikuläre Transplantation, Defektüberbrückung 445
Fasziokutane Lappen 249
Fasziotomie 835
Faustschlußübung 818
Federnagelung n. ENDER und SI-MON-WEIDNER 903
Fehlbildungen s. a. einzelne Lokalisationen
–, embryonale, typische Lage im Kindergesicht 383
–, kraniofaziale u. orofaziale 382f.

Fehlbildungen, periphere diazephale 385
–, superfiziale 385
– von Hand und Unterarm, angeborene 984ff.
Fehleinmündung von Lungenvenen 552
Feinnadelbiopsie, Schilddrüse 789
–, ultraschallgezielte 297, 300
Feinnadeljejunostomie, transkutane 84
Felsenbeinfrakturen 374
Felty-Syndrom 734
Femur s. a. Oberschenkel
–, Kondylenbruch 935
Femurfraktur, pathologische *882*
–, subtrochantere, kindliche 1044
–, suprakondyläre, kindliche 1042
Femurfraktur *905*
Femurkopf, aseptische Nekrose 992
Femurkopfnekrose 929
Femurschaftfraktur, kindliche 1044
Fentanyl 141, 144
Fernlappen 970
Fernlappenplastik, Formen 249
Fernmetastasen 286
Fernthrombose 106
Fersenbein s. a. Kalkaneus
–, Deformierung *943*
α_1-Fetoprotein 622
Fettembolie 120f., 894
Fettemboliesyndrom 106
Fettemulsionen, Bedarf 81
Fettgewebsnekrosen, peripankreatische 646
Fettleber 303
Fettpressenverletzung 190
Fettstoffwechsel 88
Fettverteilungsstörung 811
Feuermal 398
Fibrin, naszierendes 99
Fibrinbildung 95ff.
Fibrinkleber 33
Fibrinogen 96
Fibrinolyse **100f.**, 831
–, Aktivierung 100
–, Faktoren und Inhibitoren *100*
–, Plasminogenaktivierung 100
Fibrinolysetherapie 845
Fibrinoplastisches Potential 99
Fibrinstabilisierender Faktor 96
Fibroadenom, Mamma 301, 510
Fibrom 289
–, desmoplastisches 876
–, ossifizierendes 876
Fibromuskuläre Hyperplasie 816
Fibrosarkom, ossäres 879
–, pleomorphes 290
Fibrosarkome 290
Fibröse Dysplasie 865
Fibula s. a. Unterschenkel, Wadenbein
Fibulafraktur 937
Fieberkontinua 162
FIGO 277
Finger, schnellender 965
Fingergelenke, Verletzungen 973

Fingerknochen, Fraktur 971
Fingerlappen, gekreuzte *970*
Finger-Nasen-Versuch 316
Fingerverband mit Stülpa 43
Finkelstein-Test 965
Fissur 890
Fissurektomie 727
Fistel, Anal-, Formen 728
–, anorektale, M. Crohn 696
–, arteriovenöse 832f. s. a. Arteriovenöse F., AV-F.
–, –, erworbene 355
–, –, Lungengefäße 558
–, Blase 778
–, branchiogene *454*
–, bronchopleurale 470
–, extrasphinktäre 728
–, Galle- 621, 633
–, gastrokolische 601
–, Hals 458, 462
–, intersphinktäre 728
–, intestinale 649
–, kolovesikale 766
–, Liquor- 194, 336
–, Lymph- 850
–, Nase 383
–, ösophagotracheale 1026
–, suprasphinktäre 728
–, vesikovaginale 777
–, –, Rö. 776
–, Witzel- *611*
Fistelverschluß durch Embolisation 832
Fitzgerald-Faktor *96*
Fixateur externe 905, *906*
Fixationskallus 896
Flankenmeteorismus 674
Flapping tremor 665
Fletcher-Faktor *96*
Fluoreszenz-Mikrolymphographie 853
5-Fluoro-Uracil 719
Flüssigkeitsansammlungen, pleurale 469
Flüssigkeitshaushalt, Störung 75
Fokale noduläre Hyperplasie (FNH) 303, 621
Fokal-partielle Anfälle *51*
Foley-Katheter 84
Follikulitis 163
FONTAINE, Einteilung nach 817
Fontanellen-Punktion 1058
Fontanometrie 334
Foramen-Monroi-Zyste 348
Foraminotomie nach FRYKHOLM 421
Fornixruptur 782
Fourniersche Gangrän 174, 770
Fraktur **886ff.** s. a. Bruch, Knochenbruch sowie einzelne Frakturarten
–, allgemeine Komplikationen 894
–, Begleit- und Nachbehandlung 906ff.
–, Behandlung **898ff.**, 901ff.
–, – beim Kind **1030ff.**
–, Blow-out- 410
–, Blutverlust *894*
–, Colles- 922
–, Crush- 1039

Fraktur, Definition, Typen, Einteilung 886 ff.
–, Dislokationsformen 890
–, Duverneysche 924
–, Einteilung, klinisch u. Rö. 890 f.
–, – nach Mechanik u. Art d. Verletzung 888 ff.
–, Ermüdungsbruch 889
–, Extensions- *901*
–, Kind 901
–, Extensionsverbände *901*
–, frontobasale, operative Behandlung *375*
–, Galeazzi- 920
–, Geburts- 890
–, geschlossene 894
–, Grünholz- 890, 1031
–, Impressions- 880
–, Intrinsic- 581
–, Jefferson- 431
–, kindliche **1033 ff.**
–, –, OP-Indikation 1038
–, –, Gelenkbrüche 1038
–, klinische u. Rö.-Untersuchung 891
–, konservative Behandlung 900
–, Le-Fort I–III *408*
–, Luxations- *432,* 889, 893, 911 f., 974
–, Maisonneuve- *940*
–, Malgaignesche 925
–, Malleolar- *940*
–, Mehrfragment- 890
–, Meißel- 920
–, Monteggia- 918, *919,* 920, 1042
–, offene 892
–, offene u. geschlossene, Gradeinteilung 887
–, pathologische 881, 886
–, postoperative Standardlagerung *907*
–, Pseudo- 869
–, Quer- 890
–, Schräg- 890, *904*
–, Smith- 922
–, Spiral- 880, 890
–, Spontan- 886
–, Stauchungs- 888
–, suprakondyläre und perkondyläre *919*
–, Y-Fraktur 918
Frakturhämatom 895
Frakturheilung, angiogene 895
–, primäre angiogene *896*
–, sekundäre *896*
–, verzögerte, Ursachen *897*
Frakturkrankheit 898, 909
Frakturzeichen 891
Franceschetti-Syndrom 383
Fremdkörper, verschluckte 588
Fremdkörper-Embolie 122
Fresh-Frozen-Plasma (FFP) 216, 217, 219
Frischblut 216
Frischplasma 217
Frohsesche Arkade 966
Froville-Syndrom 341
frozen pelvis 697
Fruchtwasser-Embolie 122

Früharthrodese 941
Früh-Dumping 603
Früherythem 242
Frühe Vene 344
FRYKHOLM, Foraminotomie nach 421
Fuchsbandwurm 620
Fundoplicatio n. NISSEN 497, *498*
Fundusvarizenblutung 1016
Fungus 182
–, luetischer 184
Funikulozele 1020
Funktionspsychose 47
Furosemid 90
Furunkel 163, 462
Fusospirochätosen 158, 174
Fuß, Anatomie 942
Fußrückentransplantat 252
Fußwurzelknochen, Verrenkungsbrüche 944
Fußwurzelknochenfraktur 944

Gadolinium-DTPA 298
Gage-Zeichen 992
Galaktographie 507 f.
Galea 363
Galeazzi-Fraktur 920
Galle, Lithogenität *628 s. a.* Chole ~
–, Steinbildung 628
–, stumme 636
–, weiße 634
Gallebestandteile *628*
Gallefistel 621, 633
Gallenblase, Doppelbildungen 637
–, Porzellangallenblase *633*
–, röntgenologisch stumme 302
–, Schrumpfgallenblase 302, *633*
–, Variationen der arteriellen Versorgung *627*
Gallenblasenagenesie 637
Gallenblasendyskinese 637
Gallenblasenempyem 632
Gallenblasenhydrops 634
Gallenblasenkarzinom 303, 642
–, intrahepatisches 642
–, sekundäres *633*
Gallenblasenperforation 632
Gallengang *s. a.* Choledochus
Gallengänge, akzessorische *627*
–, Anatomie *616*
Gallengangsatresie 619, 629
–, extrahepatische *630*
–, Formen 629
–, intrahepatische 269
–, Therapie 630
Gallengangskarzinom, intrahepatisches 642
Gallengangsmißbildung 629 f.
Gallenkolik 635
Gallenpfropf-Syndrom 630
Gallensäure, primäre *628,* 629
Gallensteine 635
–, Arten 632
–, Auflösung 638
–, CT 302
–, stumme 641
Gallensteinileus 634 f.
–, Diagnose u. Therapie 635

Gallenwege **626 ff.**
–, Anomalien 637
–, chirurgische Anatomie 626
–, Entzündungen 635
–, US+CT 302
Gallenwegsverletzung 643
Gallerefluxgastritis 602
Gallesekretion 628
Gammaglobulin-Präparate 220
Gamma-Kamera 323
Gangformen 999
Ganglienblockade 450, 452
Ganglion 964
– Gasseri, Thermokoagulation 454
Ganglioneurom 810
Gangliozytom, Lokalisation 344
Gangrän 158
–, feuchte 818
–, Fourniersche 770
–, ischämische, Kolon 697
–, Skrotal- 174, 770, *771*
–, trockene 818
–, venöse 844
Ganzkörperszintigraphie 861, 880, 881
Gardner-Syndrom 706
Gas-bloat-Syndrom 498
Gasbrand **177 ff.**
–, Sauerstoffüberdruckbehandlung 179
Gasbrandprophylaxe 179
Gasembolie (Caisson-Krankheit) 121 f.
Gasödem **177 ff.**
Gastrale Phase der Magensaftregulation 581
Gastrektomie 610 f.
Gastrin 582
–, Sekretion, Störungen 583
Gastrinom 583, 657
Gastritis, akute hämorrhagische 588
–, Antrum- atrophisierende *583*
–, chronische 589
–, Formen 591
–, hypertrophische 590
–, phlegmonöse 591
–, Refluxgastritis 591, 604
Gastrobulboduodenoskopie 584
Gastroduodenalulkus 592
–, Blutung 1016
Gastroduodenojejunostomie 646
Gastroduodenostomie 595
Gastrointestinaler Bypass 614
Gastrojejunostomie 595
– bei inoperablem Pankreaskarzinom *654*
–, termino-lateralis partialis *604*
Gastroknemiuslappen *251*
Gastrokolische Fistel 601
Gastromegalie 585
Gastroschisis 1022, 619
Gastrostomie 1022
–, perkutane endoskopische 84
Gaumenspalten, isolierte *387*
Geburtsfraktur 890
Gefäßanastomosen *40*
–, Mikrochirurgie 39
Gefäßbifurkation, Lokalisation arterieller Embolien 829

Gefäßchirurgie, Komplikationen 822
Gefäße, Transposition der großen 557
Gefäßersatz 820 f.
Gefäßersatzmaterial 822 f.
–, künstliches 823
Gefäßmißbildungen, intrakranielle 354 ff.
Gefäßprothesen 823
–, Infektion 822
Gefäßprothesen-Shunt 833
Gefäßrekonstruktion, arterielle 819
Gefäßstrombahn, Rekonstruktion 836
Gefäßtumoren 347
Gefäßverletzung **833 ff.**
–, Behandlung 834 ff.
–, Einteilung n. LINDER/VOLLMAR *833*
–, Symptome u. Diagnose 834
–, Verletzungsarten 833
Gefäßwand 102
–, Blutstillung 105 f.
–, Endothelläsion *109*
–, Inhaltsstoffe 102
–, Thrombusbildung *103*
Gehapparate 998
Gehhilfen 998
Gehirn, Arterien 366
–, Venen 367
Gehirnerschütterung s. Commotio cerebri
Gehirnschädel, US + CT 298 ff.
Gehschulung 999
Gelenkblockade 957
Gelenkbrüche beim Kind 1038
– – –, Therapie 1040
Gelenkdiagnostik, KST 310
Gelenkempyem 169
Gelenkinfektion bei Salmonellosen 991
–, eitrige 909
Gelenkinfektionen 169
Gelenkmaus 994
Gelenknahe Frakturen, untere Extremität, beim Kind 1042
Gelenkspaltverschmälerung 987
Gelenkspiegelung 958
Gelenktuberkulose 181
Gelenkuntersuchung 955
Genitale, äußere, Inspektion und Palpation 762
Genitalorgane, Erkrankungen **767 ff.**
Gentamycin-PMMA-Kugelkette 909
GEP-System 656
Gerbung 25
Gerinnung, intravasale 99 s. a. Blutgerinnung
Gerinnungsfaktoren 95, *96* s. a. Faktor
–, Substitution 666
Gerinnungskaskade *97*
Gerinnungsneigung, erhöhte *111*
Gerinnungspotential 99
Gerinnungspräparate 216, 217
Gerinnungsthrombus 105

Gerinnungs- und Fibrinolysesystem, makromolekulare Enzymkomplexe *97*
Gerotasche Faszie 814
Gesamt-MdE 1065
Gesamtvergütung (GSV) 1065
Geschwülste **275 ff.** *s. a.* Tumoren, Malignome, Karzinome *sowie einzelne Geschwulsttypen*
–, intrakranielle **337 ff.** *s. a.* Intrakranielle G.
–, –, einzelne Hirnregionen 340 ff.
Gesetzliche Krankenversicherung 1063
– Unfallversicherung 1063, 1063
Gesicht, Weichteilverletzung 405
Gesichtsfeldbestimmung 316
Gesichtshaut, Tumoren, bösartige 402
–, –, gutartige 402
Gesichtsschädel, dreidimensionales CT *409*
–, Frakturen 406
–, US + CT 298 ff.
Gesichtsschmerz, atypischer 453
Gesichtsspalte, doppelseitige schräge 386
Gewebeersatz, Plastische Chirurgie 247
Gewebekleber 33
Gewebetransfer, freier 40
Gewebstransplantation 253 s. a. Organtransplantation, Transplantation
–, mikrochirurgische Technik 251
Ghedini-Weinberg 189
GIA-(Gastro-Intestinal-Anastomosis-)Gerät 36
Gibbus 182
Gicht 991
Gingivitiden 395
Gingivitis hypertrophicans 262
Gips-(Fiberglas)-Verbände 44
Gipsverband 46
–, Keilen des 938
Girdlestone-Hüfte 988
Glasgow-Coma-Scale 49, *54,* 369, *370*
Glasknochen 865
GLDH (Glutamat-dehydrogenase) 617
Gleithernie *736,* 743
Gliedertaxe 1067, 836
Glioblastom, Angiogramm *344*
Glioblastoma multiforme 344
Gliom 339, 345, 425, 430 s. a. einzelne Formen
–, CT *321*
–, Hypothalamus 342
–, Überlebenswahrscheinlichkeit *342*
Glucagontest 804
Glucosetoleranztest 651
–, oraler 603
Glukagonom 659
Glycerinapplikation, retroganglionäre n. HAKANSON 454
Glycero-Mono-Octanoat-Carnosin 638

Goldensche Krankheit 678
Gonarthritis, bakterielle *990*
Gonarthrose 988 f.
Gonitis tuberculosa 182
Gorlin-Goltz-Syndrom 396
GPT (Glutamat-pyruvat-transaminase) 617
Grading 276
Graduierung, Nervenverletzungen, n. SEDDON 440
–, –, n. SUNDERLAND 441
Grand-mal *51*
Gruber-Millard-Syndrom 341
Grundgliedbruch *971*
Grünholzfraktur 890, 1031
γ-GT (γ-Glutamyl-transpeptidase) 617
Gumma 184, 354
Gutachten allgemeine formale Aspekte 1067
– für Gerichte 1068
Gutachtenformen, spezielle 1068
Gynäkomastie 509
G-Zell-Überfunktion, antrale 582, *583*

Haemangioma simplex 289, 463
Haftpflichtversicherung 1067
Haftprothese 997
Hageman-Faktor 101, *96*
Halluzinosesyndrom 48, 50
Halo-Fixateur-externe 435, *435*
Halothan 145
Halo-Traktion 998
Hals **457 ff.**
–, Lymphknotenstationen *401*
–, Nervenverletzungen 468
–, Regionen *457*
–, Tumoren **463 ff.**
–, Verletzungen 466 ff.
–, Zysten 458, 462, 468
–, zystisches Hygrom 464
Halsdissektion, radikale 465, 798 *s. a.* Neck-dissection
Halsfisteln, Infektionen 462
–, mediale 458
Halsphlegmone 462
Halsrippe 460, 500, 823
Halsrippensyndrom 459
HALSTED-FERGUSON-OP, Hernie 743 f.
Halswirbelsäule, Schleudertrauma 430
Halswirbelsäulensyndrom 416
Halszysten, Infektionen 462
–, Formen 458
Hämangiom 289, 1017
Hämangiome 289
–, kavernöse 463
–, Knochen- 877
Hämangiosarkom ossäres 881
Hamartom 485
Hamartomatöse Fehlbildungen 706
Hamartomatöse Polypen 706
Hamartome 621
Hämatemesis 598
Hämatochezia 704
Hämatom *s. a. einzelne Lokalisationen*

Hämatom, Brillen-H. s. Monokel-H.
-, epidurales 376, 423
-, -, CT 376
- im Spinalkanal 434
-, intrahepatisches 760
-, intrakranielles, epidurales 376 ff.
-, -, kombiniertes 379
-, intrazerebrales 378
-, -, CT 321, 378
-, Monokel-H. 231, 365
-, Muskel-H. 948
-, subdurales 377 f.
-, -, CT 377
-, subgaleales 363
-, zerebrales spontanes 358
Hämatothorax 473, 65
Hämaturie 761
Hammerfinger 977
Hämobilie 760
Hämodialyse 781, 90, 93
Hämodilution 218
Hämofiltration 93
-, arteriovenöse 90
Hämoglobinurie, paroxysmale nächtliche 663
Hämokkulttest 704
Hämolysezwischenfall, Bluttransfusion 221
Hämoperikard 568
Hämophilie A 220, 96
- B 220, 96
Hämorrhagische Diathese s. Blutungsneigung
- -, Stufendiagnostik 105
Hämorrhagischer Schock 127
Hämorrhoidalleiden, Leitsymptome 726
Hämorrhoidalplexus 723
-, innerer 725
Hämorrhoidalprolaps 725
Hämorrhoiden 725 ff.
-, Ätiologie und Pathogenese 725
-, innere u. äußere, Formen 725
-, Klassifikation 726
-, Sklerosierung 726
-, Therapie 727 f.
Hämostase 95 ff.
Hämostase-Komplex 106
Hand, angeborene Fehlbildungen 984 ff.
-, Beugesehnenverletzung 975
-, Erkrankungen 963 ff.
-, Ersatzoperationen 979 ff.
-, Erweiterungsschnitte 969
-, Hilfsschnitte 969
-, Infektionen 967 f.
-, -, Therapie 968
-, ischämische Kontraktur 982
-, korrekte Inzisionen 962, 969
-, Lähmungen 978
-, Nervennaht 979
-, Polyarthritis 967
-, Sehnennaht 975, 977
-, Sehnentransplantation 976
-, Sensibilitätsprüfung 960
-, Sensibilitätsstörungen 978
-, Untersuchungstechnik 960
-, Verletzungen 968

Handchirurgie 960 ff.
-, Anästhesie 961
-, Blutleere 961
-, Nachbehandlung 962
-, Nervenverletzungen 978 ff.
Händedesinfektion 204
Händekontamination 201
Handgelenksbrüche 922 f.
Handschienen, dynamische 998
Handstöcke 999
Handwurzelknochen, Fraktur 971 ff.
Hängegips 916
Hangman's fracture 431
Häring-Tubus 611
Harn, Veränderungen 761
Harnabflußstörung pränatale 1046
Harnableitung 778 ff.
-, supravesikale 780
-, temporäre 780
-, transurethrale 779
Harnblase, Palpation und Perkussion 762
Harnblasenverletzung 775 ff., 777
Harninkontinenz 761
Harnleiter s. a. Ureter
Harnleiterkolik 781
Harnleiterverletzungen, iatrogene 774
Harnorgane, Infiltration 768
Harnpropulsion, verminderte 761
Harnröhre, Rekonstruktion 1051
s. a. Urethra
Harnröhrenabriß 777
-, supradiaphragmaler, Rö. 777
-, verzögerte Versorgung 778
Harnröhrenverletzung 777 f.
Harnsäuresteine 766
Harnsperre 781
-, komplette 761
Harnstauungsniere 764
Harntransportstörungen 1047 f.
Harnverhaltung, akute 781
Harnwege, Veränderungen im Kindesalter 1048
Harnwegsinfekt 1046 f.
-, Infektionsprophylaxe 204
Hartmannsche Tasche 627
Hartspann 952
Hashimoto-Struma 789 f.
Haupthistokompatibilitätsantigene 255
Hautareale, lymphatische 850
Hautkollektor, Lymphe 850
Hautlappen, freie 970 s. a. Lappen
-, gestielte u. regionale 970
Hautmilzbrand 186
Hautnaht 35
Hautplastiken, Wundverschluß 969 ff.
Hautterritorien, lymphatische 851
Hauttransplantate, freie 248, 969
Haversscher Kanal 859
Haversches System 894
Headsche Zonen 749
Hebedefekt 41
Heerfordt-Syndrom 404
Heftpflasterstreckverband 1045
Heidelberger Lage 718

Heistersche Klappe 627
Hemianopsie, bitemporale 348
Hemichondrodysplasie 864
Hemihepatektomie 621
-, Leber 623
Hemikolektomie links 713
- rechts 712
Hemilaminektomie 422, 429
Hemithyreoidektomie (Lobektomie) 794
Hemiureteronephrektomie 1049
Heparincofaktor II 99
Heparine, niedermolekulare 114
Heparinkonserve 216
Hepatikojejunostomie 640
-, Schienung 641
Hepatitis 619
- A 619
- B 619
- Non A Non B 619
Hepatoblastome embryonale maligne 622
Hepatojejunostomie 632
- mit Y-Schlinge 630
Hepatoptose 619
Hepatosplenomegalie 665
Hepatozelluläres Karzinom 621 f.
Herdbefund, EEG 317
Hernia s. a. Hernie 736 ff.
- accreta 737
- cicatricea 746
- inguinalis 742
- recessus duodenalis 746
Hernie s. a. einzelne Lokalisationen
-, Bruchpfortenverschluß Methoden 743 ff.
-, Chirurgie 741
-, Diskus- 415
-, epigastrische 745
-, Eventerations- 746
-, Halsted-Ferguson, OP nach
-, Hiatus- 493 ff.
-, inkarzerierte 737
-, innere 746
-, interparietale 736
-, Mediastinal- 572
-, Muskel- 953
-, Nabel- 745
-, Narben- 740
-, paraösophageale 494
-, Reposition 740 f.
-, Richter- 736, 737
-, Schenkel- 744 f.
-, Skrotal- 739
-, Spieghel- 747
-, Therapie 740
-, Treitzsche 746
Hernienformen, seltene 747
Hernienkarzeration, Formen 739
Hernientypen 736
Herz 568
-, künstliches 274
Herzbeuteltamponade 60
Herzblock 569
Herz-Druck-Massage 230
Herzfehler, angeborene mit Links-Rechts-Shunt 554
-, - mit Rechts-Links-Shunt 554
-, - ohne Shunt 558 ff.

Herzfehler, erworbene **562 ff.**
–, rheumatische 562
Herzgeschwülste 567 f.
Herzklappe, künstliche, bei Aortenklappenstenose 566
Herzkontusion 568
Herzkrankheit, koronare 570, 570 s. a. Koronare H.
Herz-Kreislauf-Erkrankungen 66
Herz-Lungen-Transplantation **272 ff.**, 273
Herzperforation 568
Herzschrittmacher 34
Herzschrittmachertherapie 568 ff.
Herztransplantation **272 ff.**
–, auxiliäre (heterotope) 273
Herz und große Gefäße **550 ff.**
Herzverletzungen 568
Hesselbachsches Dreieck 743
Heterotop *254*
Hexenmilch 504
Hiatushernie **493 ff.**
–, gemischte 493
–, Klassifikation Formen 493
–, paraösophageal 493
–, Pathophysiologie 493
Hiatusplastik 497, *498*
Hibernisation bei Tetanus 177
Hidradenitis suppurativa 164
Hinterhirn 366
Hirnabszeß, Formen 353, 379
–, Stadien nach CARMICHAEL 353
–, Therapie 354
Hirnatrophie 1054
Hirnbasisaneurysmen 354
Hirnblutung, akute, CT *299*
Hirndruck, klassisches Symptom im späteren Kindesalter 1057 s. a. Intrakranielle Drucksteigerung
Hirndrucksteigerung 55
Hirndrucksymptome 1053
Hirndruckzeichen, Erbrechen 332
Hirndurchblutungsmessung, regionale zerebrale 325
Hirnembolie 360
Hirnerschütterung 367 s. Commotio cerebri, Gehirnerschütterung
Hirnhäute 366
Hirnkammern 367 s. a. Ventrikel
Hirnnarben-Epilepsie 379
Hirnnerven 367
Hirnödem, Behandlung 368
–, Hirnschädigungen 51
–, gedeckte 362
–, Graduierung 367 ff.
–, Hirnstamm, kaudaler, Geschwülste 341
–, Tumor, CT *322*
Hirntod 49
–, klinischer 51
Hirntumoren *339*
–, Operationen, Verlaufsbeobachtung nach EEG 317
Hirnvenenthrombosen 360
Histiozytom, malignes fibröses 290, 879
Histokompatibilitätsantigene 253
Histokompatibilitätssystem, genetische Kontrolle 255

Histoplasmose 483
Hitzeerschöpfung 22
Hitzekrämpfe 22
Hitzesynkope 22
Hitzschlag 22
HIV = Human-Immunodeficiency-Virus 223
HLA-Antigene 255
– -Genkomplexe Lokalisation und Aufbau *256*
– -System (Human Lymphocyte Antigen System) 215
HMG-CoA-reductase 628
Hoden, US + KST 310
Hodenabszeß 782
Hodenektopie 1021
Hodentorsion 782 ff.
–, Formen *783*
Hohlhandphlegmone 169
Holzphlegmone, Redussche 159
Holzschuh-Konfiguration 555
Homans-Zeichen *112*, 844
Hormonantrieb 87
Hormonsekretion, Magen, Störungen *583*
Hormontherapie bei Mamma-Ca 517, 524
Horner-Syndrom 317, 425, 468, 488, 822
Hospitalismus 191
Howell-Jolly-Körperchen 732
HTLV-III 223
Hufeisenabszeß 728
Hüftarthrodese 988
Hüfte, schnappende 954
Hüftgelenksluxation 925
–, Formen 925
–, Reposition *926*
–, zentrale 927
Hüftgelenkspfannenbruch 926 ff.
Hüftgelenkstotalprothese 988
Hüftkopf, besondere Merkmale im Kindesalter 1032
Hüftkopfnekrose, idiopathische 994
–, kindliche 1039
Hüftluxation 987
Humerus, Frakturlokalisationen *916* s. a. Oberarm
–, Y-Frakturen *920*
Humerusende, Frakturen des distalen *919*
Hundebandwurm 620
Hungerversuch 657
Hyaluronidase 159
Hydatiden, Hoden, Torsion 783
Hydramnion 1010
Hydrocele funiculi spermatici 1020
– testis 1020
Hydrocephalus internus, CT *321* s. a. Hydrozephalus
Hydronephrose 309
–, angeborene 1047
Hydrophobie 187
21-Hydroxylase-Defekt 813
Hydroxyprolin 862
Hydrozele 1019 ff., 1020 f.
–, Operationsindikation 1021
Hydrozephalus 1053 s. a. Hydrocephalus

Hydrozephalus, chronischer 333
–, Formen 1055
–, supratentorieller *1056*
–, Therapie 1057
–, Verschluß- 335
–, Volumenbelastungstest 334
Hydrozephalusformen, chronische 334
Hygienemaßnahmen 207
Hygrome, zystische, Hals 464
Hypalbuminämie 220
Hyperabduktions-Syndrom 823
Hyperaldosteronismus, Differentialdiagnose *811*
–, primärer Symptomatik und Befunde *810*
–, sekundärer 811
Hyperalgesie 448
Hyperästhesie 448
Hyperästhetisch-emotionelles Syndrom 50
Hyperbilirubinämie, posttransfusionelle 224
Hyperextensionsfraktur 1043
Hypergastrinämie *583*
Hyperglykämie 88
Hyperhydratation 74
Hyperkaliämie 76
Hyperkalzämie 76, 802
–, idiopathische 869
Hyperkalzämie-Syndrom 803
Hyperkalzämische Krise 805
Hyperkalziurie, idiopathische 869
Hyperkapnie 477
Hyperkinesen 337
Hyperkoagulabilität 111
Hyperkoagulämie 103 f.
Hypernephroides Nierenkarzinom 764
Hypernephrom, CT *302*
Hyperostose, generalisierte 867
Hyperparathyreoidismus, akuter 805 s. a. pHPT
–, ektoper 656
–, Formen 801 f.
–, primärer 869
–, regulativer 801
–, sekundärer (sHPT) 801, 806, 870
–, –, Entkalkung *870*
–, tertiärer 806
Hyperpathie 448
Hyperpigmentation 656
Hyperplasie, fibromuskuläre 816
–, fokale noduläre (FNH) 303, 621
Hyperpyrexie 22
Hypersplenie 663, 734
Hypertelorismus 384
Hypertension, portale 619, 662
–, –, Untersuchungsmethoden *666*
Hyperthermie 21 s. a. Überwärmung
–, maligne 141
Hyperthyreose 300, 789
–, seltene Ursachen 792
Hyperthyreosis factitia 792
Hyperthyreote Struma 791
Hypertonie, portale, portosystemische Shunts *661* s.

a. Pfortaderhochdruck, Portale Hypertension
Hypertonus, fixierter 824
–, renovaskulärer 824
–, –, Therapie 824
Hyperventilationssyndrom *51*
Hypochlorämische Alkalose 76
Hypodynamer Schock 124
Hypoganglionose 1014
Hypogastrinämie *583*
Hypoglossus-Nervus-facialis-Anastomose 346
Hypoglykämie kindliche 656
Hypoglykämie-Toleranz 47
Hypoglykämischer Anfall *51*
Hypokaliämie 74
Hypokalorische Ernährung 82
Hypokalzämie 648, 76
Hypokoagulämie 103
Hypoparathyreoidismus 806
Hypopharynxdivertikel 465 f.
Hypopharynx-Karzinom 399
Hypophysektomie 451, 456
–, radiologische 524
Hypophysenadenom 348
Hypophysenresektion, totale 812
Hypophysenrevision, transsphenoidale 812
Hypophysenvorderlappengeschwulst 348
Hypospadie 1051
Hyposthenurie 90
Hypothalamus, Gliom 342
–, Spongioblastom 343
Hypothermie 20, 264
–, *s.* Unterkühlung
Hypothyreose 789
Hypovolämischer Schock 127, 128
–, klinische Zeichen 128
Hypoxämie 477
–, Schock 128
H_2-Rezeptoren-Blocker 594

Identitäts-Test 214
IgM-Antikörper 209
Ikterus, familiärer hämolytischer 734
–, posthepatischer 634
–, Stauungs-I. 634
Ileitis, nicht sklerosierende 678
– regionalis 676 ff.
– terminalis 694
Ileokolische Invagination 1006
Ileokolitis, Crohnsche 694
Ileostomie *711*, 758
Ileozäkaltumor 183
Ileum-Conduit 1051
Ileum, Verschlüsse 1011
Ileus 1004 ff., **753 f.** *s. a.* einzelne Formen
– beim Kind, Diagnose 1005
– –, Ursachen 1004
–, Dickdarm 753
–, Dünndarm 1011 f.
–, Formen 753 f.
–, –, Prädilektionsalter *1004*
–, mechanischer 753
–, paralytischer beim Kind 1007

Ileus, paralytischer, infolge Peritonitis *1008*
–, –, Therapie 1008
Ileussymptomatik 1013
Iliakalvenenkompressionssyndrom 845
Immundefektsyndrom, erworbenes 223 *s.* AIDS
Immunglobuline 216
Immunhyperthyreose 791
Immunreaktionen, Transplantatabstoßung *258*
Immunsuppression 259 ff.
– bei Transplantation 259
–, Corticosteroide 260
Immunsuppressive Therapie, Komplikationen und Nebenwirkungen 262
Immunthyreoiditiden 789
Implantate 33
Impressionsfraktur 888
–, Schädel 364 f.
Impulszentrum, prosenzephales u. rhombenzephales 382
IMV 68
Inaktivitätsatrophie 859
Indigokarmin-Lösung 777
Indocyaningrün 617
Indolpositive Proteus *198*
Induratio penis plastica 963
Infantilismus, lienaler 734
Infektarthritis 991
Infektion, Allgemein- **161 ff.** *s. a.* Entzündung
–, Arten 158
–, bakterielle 161
–, chirurgische **157 ff.**
–, –, seltene bakterielle 186 ff.
–, –, virusbedingte 187 ff.
–, eitrige, Schleimbeutel und Gelenke 169
–, Hand 967 f.
–, latente 157
–, lokale putride **173 ff.**
–, nosokomiale 200
–, – pyogene 163
–, Polyinfektion 157
–, spezifische 180 ff.
–, toxische 175 ff.
–, Wunde *204*
Infektionserreger 157
Infektionsmodus 157
Infektionsprophylaxe, Formen *204*
Infektpseudarthrose 897
Infiltrationsanästhesie 137, 155
Infrarenales Aortenaneurysma 826
Infusaid 623
Infusionscholangiogramm 636
Infusionstherapie, perioperative 79
Infusionsurographie 773
Inhalationsnarkose 144
Inkarzeration 736, 740
–, Formen 739
Inkorporierungsschäden *236*
Inkubationszeit 157
Inlay-Technik 826
Innenknöchelfraktur, übungsstabile Osteosynthesen *942*

Innenkörperbildung, toxische 732
Innere Dekompression (= Teilresektion) 352
Innervation 688
Insellappen 970
–, neurovaskulärer 970
Insellappenplastik neurovaskuläre 981
Insertionstendopathien 951
Inspirationstest 1025
Instrumentarium **29 ff.**
–, Mikrochirurgie 29, 39
–, plastische Chirurgie 247
Insulinom 623, 656
Insulin-Test 582
Intellektuelle Funktion, höhere 53
Intensivmedizin 137
Intensivstation, chirurgische Probleme 1072
Intensivüberwachung und -therapie, posttraumatische und postoperative **47 ff.**
Interdigitalphlegmone *167*, 168
Interfaszikuläre Nerventransplantation 979
Interkostalblockade 155
Interleukin-2 259
Interosseus-anterior-Syndrom 966
Interparietale Hernie 736
Interphalangealgelenke, Verrenkungen 945
Interposition 893
Intersphinktäre Fistel 728
Intestinale Phase der Magensaftregulation 581
Intraarterielle Blutdruckmessung 59
Intraduktales In-situ-Karzinom 514
Intrahepatischer Block 661, 664
Intrahepatischer Pfortaderhochdruck *664*
Intrahepatische Ruptur *624*
Intrakranielle Druckmeßsonde 370
– Druckmessung 333
– Drucksteigerung, klinischer Verlauf *330 ff. s. a.* Hirndruck
– –, Pathophysiologie 327
– –, Schema über die Entstehung und Auswirkung *328*
– –, Sofortmaßnahmen 333
– –, Symptome im späteren Kindesalter 1056
Intrakranielle Geschwülste **337 ff.**
– –, Bestrahlungsbehandlung und zytostatische Therapie 351
– –, operative Maßnahmen 350
– –, pathologische Anatomie und Klassifikation 338
– –, Prognose 351
– Tumoren 299
–, metastatische 349
Intramedulläre Raumforderungen 425
In-transit-Metastasen 293
Intraoperativer Schock 128
Intraperitoneale Lavage 624
Intrarenales Nierenversagen 89
Intravasale Gerinnung 99

Intrazellulärraum 74
Intrinsic s. Endogen
Intrinsic-Faktor 581
Intrinsic-plus-Position 962
Intubation, endotracheale 146
–, –, Durchführung 146 ff.
–, Indikationen, Allgemeinanästhesie 146
Intubation bei Neugeborenen mit Zwerchfelldefekt 1024
Intubationsbeschwerden 154
Intubationszange nach MAGILL 147
Invagination beim Kind 1006 f.
– – –, ileokolische 1006
– – –, Prädilektionsalter 1006 f.
– – –, rektale Blutungen 1017
– – –, Typen 1007
Invalidenversicherung 1063
Inversionsproktoplastik n. NIXON 1013
Inzidentalom 814
Inzisionen, Hand 961 f., 969
Ipratropiumbromid 141
Ischämie, akute 831
–, arterielle 829
–, chronisch intestinale 825
Ischämie-Toleranz 47
Ischämische Kontraktur 893, 1041
– –, Hand 982
– –, Kolitis 696, 697
Ischialgie 420
Isoantikörper 209, 210
Isofluran 146
Isotopennephrogramm 1047
Isotransplantat 254

Jefferson-Fraktur 431
Jejunostomie, Portoenterostomie mit 631
Jejunum, Verschlüsse 1011
131-J-meta-Jodbenzylguanidin-Szintigraphie 809
Jochbogenfraktur 409
Jodfehlverwertungsstörungen 787
Jod-Hippuran-Clearance 824
Jodination 786
Jodisation 786
Jodprophylaxe 785
J-Pouch 693
Juvenile Struma 791
Juvenile Knochenzyste 881
–, Therapie 882
Juxtamedulläre Myelographie 428
Juxtamedulläre Raumforderungen 424

Kahnbein, Kippung 974
–, Pseudarthrose 972
–, Verletzungen 944
Kahnbeinbruch 971
Kahnbeinpseudarthrose, Herbert-Schraube 973
Kahnschädel 1054
Kaiserschnitt, Risiko- 194
Kalium 74 f.
Kalkaneus s. a. Fersenbein
Kalkaneusfraktur 943
– n. VIDAL 943
–, Therapie 944

Kalkmilchgallenblase 636
Kalksalzgehalt des Knochens, diffuse Verminderung 803
Kallus 859
Kalorienbedarf, basaler 81
Kälte-Diurese 20
Kälte-Feuchtigkeits-Immobilisations(KSI-)Schäden 20
Kalter Knoten 788
– –, Malignitätsrisiko 791
Kälte- und Wärmeschäden 20 ff.
Kammersystem, ausgeweitetes, CT 321
Kamptodaktylie 986
Kanülen 71 f.
Kapitolunärer Winkel 974
Kaposi-Sarkom 290
Karbunkel 164, 462
Kardiogener Schock 129
Karies 182
Karotis-Kavernosus-Aneurysma 359
Karotissinus-Syndrom 51, 52
Karotisstenosen 47
Karotis-Struma 464
Karotisthrombose, traumatische 467
Karotisverletzungen 835
Karpale Instabilität 974
Karpaltunnel-Syndrom 461, 965
–, Therapie 966
Kartagener-Syndrom 1027
Kartilaginäre Exostose 864, 873 f.
Karzinoembryonales Antigen (CEA) 622
Karzinogenese, virale 284
Karzinoid 489, 623, 659
–, Appendix 687
–, Dünndarm 681
–, Kolon u. Rektum 720
Karzinoidsyndrom 490
–, malignes 720
Karzinom 275, 285 s. a. einzelne Karzinomformen
–, branchiogenes 465
–, bronchoalveoläres 486
–, kolorektales s. a. Kolorektales Karzinom, Kolon-Rektum-Karzinom
–, hepatozelluläres 621 f.
–, mukoepidermoides 490
–, periampulläres 635
–, undifferenziertes, großzelliges, Lunge 486
Katastrophenfall, chirurgische Maßnahmen 234 ff.
–, Dringlichkeitskategorien 234
Katastrophenmedizin 225 ff.
Katecholamine 808, 87
Katheter, Sheldon- 90
Katheterangiographie, spinale 423
Katheterisierung, Blase 779
Kathetersepsis 83
Katzenkratzkrankheit 188
Kaudakompressionssyndrom 415, 418, 418
–, Querschnittssymptomatik 420
Kaudaler Hirnstamm, Geschwülste 341
– –, Syndrom des 343

Kausalgie 452
Kausystem, Panorama-Schichtaufnahme 392, 407
Kava-Clip 847
Kavaligatur, suprarenale 835
Kavasperroperation 847
Kava-Typ der Metastasierung 286
Kaverne, persistierende 181
Kavernitis 784
Kavernöse Hämangiome 463
Kavographie, superiore 764
Kavopulmonale Anastomose 557
KBM-Prothese 997
Kehlkopfnerven 786
Kehrsche T-Drainage 639
Keilbeinmeningeom 346
Keilen des Gipsverbandes 938
Kell-System 209, 213 f.
Keratozyste 396
Kernspin-Spektroskopie 298
Kernspintomographie (KST) 297 ff.
Ketamine 144
17-Ketosteroide 813
Kidd-Blutgruppensystem 209, 214
Kiefergelenk, Diskusluxation 405
–, Erkrankungen 404
–, Myoarthropathie 404
Kiefer-Gesichtsbereich, Tumor-Klassifikation 400
Kieferhöhlenempyeme 395
Kieferklemme 176, 404
Kiefer und Gesichtsschädel, Tumoren, bösartige 402
– – –, –, gutartige 401
Kieferzysten, Einteilung WHO 396
Kielbrust 1024, 501, 502
Killiansches Dreieck 536
Kind Knochenbruchbehandlung 1030 ff.
–, Neurochirurgie 1053 ff.
Kinderchirurgie 1003 ff.
Kinder-Urologie 1046 ff.
Kinematographie 584
Kinking 328
Kipp-Schaftprothese 997
Kirschner-Draht-Zug 901
Klammern 33
Klammernahtgeräte 37
Klappenersatz, Mitralstenose 564
Klappensprengung, digitale 563
Klaviertasten-Phänomen 913
Klavikula 914 s. a. Schlüsselbein
Klavikulafraktur
–, Reposition 913
Klebsiella pneumoniae 198
Kleinhirn, Geschwulsttypen 341
–, Medulloblastom 345
Kleinhirnbrückenwinkel, Geschwülste 342
Kleinhirnhemisphären, Gangliozytom 344
–, Syndrom 342
Kleinhirnoberlappen, Einklemmung 329
Kleinhirntumor, CT 321
Kleinhirnwurm, Syndrom des 341
Klemmen 30 f.
Klinodaktylie 986

Klippel-Trenaunay-Syndrom 463, 832, 854
Klumphand 985
Klumphandstellung, Kind 1042
Klumpkesche Lähmung 446
Knie, Rotationsinstabilität 956
Kniearthrodese 989
Kniegelenk, Anatomie 923
Kniegelenkerguß, Tanzen der Patella 955
Kniegelenksbruch 933
-, Formen 934
Kniegelenksexartikulation 997
Kniegelenksprothese 989
Kniegelenkuntersuchung 955
Knie-Hacken-Versuch 316
Kniescheibe s. a. Patella
Kniescheibenbruch 934
Knie-Streckapparat, Risse 950
Knöchelbruch 940, 941
Knochen s. a. Osteo~
-, Angiographie 861
-, Blutgefäßgeschwülste 877, 881
-, mechanische Aufgabe 859
-, Pathophysiologie 859 f.
Knochenbruch s. a. Fraktur
Knochenbruchbehandlung, Komplikationen 908
– beim Kind **1030 ff.**
– – –, Richtlinien *1033 ff.*
Knochenbruchheilung 894 ff.
-, konservative Ablauf *895*
Knochendysplasie, fibröse 863
Knochenentwicklung 857
Knochenerkrankungen, generalisierte 863 ff.
Knochenfibrom, nicht ossifizierendes 875, *876*
Knochengeschwülste, aus Nervengewebe 877
-, primär bösartige 877
-, – gutartige 871 f.
-, primäre, Klassifikation *872*
-, Therapiemöglichkeit 873
Knochengewebe, Anatomie u. Physiologie 857 ff.
Knochenhämangiom 877
Knocheninfarkt 994
Knocheninfektion, lokale 909
Knochenkrankheiten, angeborene 862 f.
Knochenlappenosteomyelitis 336
Knochenmarkstumoren 880
Knochenmetastasen 881
Knochennekrosen, aseptische 992 ff.
-, – im Erwachsenenalter 994
-, – im Kindes- und Jugendalter 992
-, spontane 992, *993*
Knochenneurinom 877
Knochensplitter im Spinalkanal 434
Knochen-System, typische Rißstellen *949*
Knochenszintigraphie 861
Knochentuberkulose 181
Knochentumoren 874 f.
-, bindegewebige 879
-, histologische Klärung 862

Knochentumoren, Klassifikationsschema 872
-, Lage primärer *858*
-, maligne 872, 878
-, radiologische Befundanalyse *861*
-, Riesenzelltumor 876
Knochenumbau 858
Knochen und Gelenke, Handverletzungen 971 ff.
Knochenzement 33
Knochenzyste, aneurysmatische 424, 503, 883
-, -, Rezidiv *884*
-, juvenile 881, 1043
-, -, Therapie 882
Knopfloch-Deformität 977
Knorpel s. a. Chondro-
Knorpeltumoren 873 f.
-, maligne 877
Knoten, kalter 788
Knotenstruma 791
-, euthyreote *797*
Koagulationssonde, Lage im Ganglion Gasseri 454
Kocher-Klemme 30
Kocherscher Kragenschnitt 35, 794, 805
Kochersches Manöver 1006
Kocksche Tasche (Pouch) 694
Kohlenhydrate, Bedarf 81
Kohlenhydratstoffwechsel 88
Köhlersche Erkrankung 944
Kohlrauschsche Falte 716
Kokanzerogene 284
Kolektomie, subtotale *693*
Kolitis, akute fulminante 690 s. a. Colitis
-, Crohnsche 694
-, Diversions- 699
-, Ergotamin-K. 699
-, Formen 698 f.
-, ischämische 696, 697
-, nichtinfektiöse 699
-, pseudomembranöse 698
-, segmentale 694
-, Strahlen- 697
Kollapsplastik 482
Kollare Mediastinotomie 463
Kolloidzyste, III. Ventrikel 348
Kolon **688 ff.**, s. a. Dickdarm
-, Adenome 702 ff.
-, Atresien, Ursachen 1009
-, Lymphdrainage *688*
-, Megakolon 691, 721 f., 1013 f.
-, Mikrokolon 1012
-, Polypen *703*
-, Ruptur 1019
Kolon-Conduit 1051
Koloninterposition 1010
Kolonkarzinom, Colitis ulcerosa 691
-, Leber, CT *304*
-, Operationsindikation 711
-, Operationsverfahren 712
-, Prognose 714
-, Untersuchungsschritte 710
-, Wahleingriffe 711
Kolon-Rektum-Adenom 704
Kolon-Resektion 702, *713*
-, Formen *693, 712*

Kolontumoren 702
-, gutartige nichtepitheliale 706
Kolon u. Rektum, Polypen, Karzinomrisiko *703*
Kolorektales Karzinom **707 ff.**
– –, Leitsymptome *709*
– –, Pathologie 707 ff.
Koloskopie 70, 710
-, Vorsorgeuntersuchung 704
Kolostoma 758
Kolostomie, doppelläufige 1012
-, temporäre 719
Kolovesikale Fistel 766
Koma *48*, 50 f. s. a. Coma
-, oberflächliches 51
-, Pseudokoma 52
-, primär extrazerebrales *57*
-, zerebrale *56*
-, psychogenes 52
-, Stadium *49*
-, tiefes 51
Kombinations-Bypass *821*
Kombinationsschäden 236, *236*
-, Bedeutung 238
-, Pathogenese und Symptomatik 239
-, therapeutische Maßnahmen 241
Kombinationsverschlüsse 821
Kommissurotomie 563
Kommotionsyndrom 373
Kompakta 859
Kompartmentsyndrom 893, 953
Komplikationen, Aufklärung 9
Kompression, Luftröhre 790
Kompressionsfraktur 432, 888
Kompressions-Osteosynthese, Prinzip *408*
Kompressionsplatte 904
Kompressionsstrümpfe 841, 842
Kompressionssyndrom, neurovaskuläres **459 ff.**
-, radikuläres 418
Kompressionsverbände 42
Kondylenbruch, distaler 932 f.
-, Femur 935
Kondylenplatte *933*
Koniotomie 230, 70
Konjunktivo-uretero-synoviales Syndrom 991
Konservierungsmethoden 216
Konsilium 1072
Kontaktaktivierung, Gerinnungsfaktor XII *98*
Kontaktheilung 896
Kontraindikation, therapeutische, Aufklärung 9
Kontraktur, Dupuytrensche 963
-, ischämische 1041, 893
-, Narben- 961
-, Volkmannsche 893
Kontrastmittel, Techniken zum Einbringen 325
Kontrollierte Beatmung 67
Kontusion, Arterie 833
-, Gelenk 910
Kontusionsblutungen 369
Konus-Kauda-Tumoren 426
Konvexität, Verletzungen 373
Konvexitätsbrüche, Schädel 364

Konvexitätsmeningeom 347
Konzentrationsfähigkeit 53, 53
Kopf, peripheres und vegetatives Nervensystem **315 ff.**
Kopfareale, embryonale *382*
Kopf-Kinn-Wickelverband 412
Kopfschmerzen, postspinale 152
Kopfschwartenphlegmonen 352
Kopftetanus 176
Kopfumfangskurve *1053*
Kopfverband mit Stülpa *43*
Kopfwachstum, pathologisches 1053
Koprostase 722
Korbhenkelriß 957
Korbhenkel-Shunt *846*
Korkenzieherösophagus 542
Kornährenverband 44
Kornealreflex 54
Koronararterien, Fehlabgang 554
Koronare Herzkrankheit 570
– –, Indikation zur chirurgischen Behandlung 570
Koronarfistel 554
Koronarien, Angioplastie 571
Koronarnahtsynostose 1054
Koronarographie 570
Korrosionskarzinom 544
Korsakow-Syndrom 48, 50
Kortikalisosteoid 171, 172
Kortikalisschraube 904
Kortikogramm, EEG 317
Kostoklavikular-Syndrom 823
Koteinklemmung 739
Kotstein *683*
Koxarthrose 987 f.
–, Therapie 988
Kragenknopf-Panaritium 167
Kraniofaziale Chirurgie 1054
– Dysostose 1053
Kraniopharyngeom 347
–, CT *321*
Kraniosynostose 1053
Kraniotabes 868
Krankengymnastik 999
Krankenhausinfektionen **200 ff.**
–, häufigste Erreger 202
–, Verhütung 203
Krankenhausvertrag 6
–, gespaltener 6
Krankentransportfahrzeug 225
Krankenversicherung gesetzliche 1063, 1066
KRAUSE, Transplantate 248
Kreatinin-Clearance, seitengetrennte 824
Krebs 275
Krebsentwicklung (Promotion) 285
Krebshäufigkeit 279 ff.
Krebsmanifestation 287
Krebsregister 280
Krebstheorien 281 f.
Krebswachstum, lokales 285
Kreislauf, enterohepatischer 628
Kreislaufüberwachung **59 ff.**
Kreuzbandläsion 955
Kreuzbandstabilität, Prüfung *956*
Kreuzprobe 213 f.
Kriegsopferversorgung 1066

Kropf 300
Kropfrezidiv 795
Kryochirurgie, Rektum-Ca 718
Kryotherapie 1000
Kryptokokkenmeningitis 483
Kryptokokkose 483
Kryptorchismus *1021*
KST (Kernspintomographie), Prinzip 298
Kugelzellanämie, konstitutionelle hämolytische 734
Kunstfehler 7
Kunststoffkanüle 71
Kunststoffverband 46
KÜNTSCHER, Marknagel n. 899, 903
Kürettage 873
Kurzdarm-Syndrom 80
Kurzwellenbehandlung 1000
Kutis-Lappenplastik 746
Kyphose 1025
Kyphoskoliose 1025
K-Zellen 258

Lachgas 145
Lachmann-Test 956
Laddsche Bänder 1005
Lagerungsdrainage, Bronchialsystem 1028
Lagerungsprobe, Ratschowsche 818
Lähmung *s. a. einzelne Lokalisationen*
–, Erbsche 446
–, Klumpkesche 446
–, Mouchetsche 1041
–, Querschnitts- 433, 436, 1061
Lähmungsbilder der Hand, typische 978
Laktogenese 504
Lamellenknochen 858
Laminektomie 429, *429*
Längenwachstum, vermehrtes bei kindlicher Fraktur 1033
Langerhanssche Inseln, isolierte, Transplantation 267
Langfinger-Pollizisation *983*
Langhanssche Riesenzellen 180
Längsbruch 890
Längsmyotomie, posteriore krikopharyngeale 466
Langzeitableitungen, EEG 317
Langzeitbeatmung 70
Lanzscher Druckpunkt 682
Laparoskopie 618
Laparotomie, diagnostische 624
–, mediane 624, 757
–, Schnittführungen 34
Lappen, Formen 251 f. *s. a.* Hautlappen
–, kombinierte osteokutane 252
–, muskulokutane 251
Lappenplastiken, direkte 250
–, Formen 249
Laryngo-tracheo-ösophageale Spaltbildung 1026
Lasèguesches Zeichen 418
Laser-Koagulation, Ösophagusvarizenblutung 666
–, Ulkusblutung 599

Laserresektionstechnik, Ultraschall-kontrolliert 1029
Lasertherapie, Rektum-Ca 718
Läsionen, Armplexus 445
Lasso-Operation n. ZANCOLLI 981
Latarjet-Nerven *578*
Latente Tumoren 287
Laterale branchiogene Zysten und Fisteln 458
Lateralsklerose, amyotrophische 423
Laterognathie 391
Latissimus-dorsi-Lappen 521, 971
Lauenstein-Position, Rö. 992
Lavage, abdominelle 1018
–, intraperitoneale 624
–, Peritoneal- 752, 756
Lebendspende 262
Lebensverlängerung, Sinn 1072
Leber **615 ff.**
–, Aufgaben *617*
–, chirurgische Anatomie 615 ff.
–, Diagnostik 617 f.
–, Echinokokkose 620
–, –, Diagnose 620
–, –, serologische Testuntersuchung *621*
–, –, Therapie 621
–, gutartige Tumoren **621 ff.**
–, Karzinom 304
–, kindliche polyzystische Erkrankung 619
–, Physiologie und Pathophysiologie 617
–, Projektion *615*
–, Segmente 616
–, Segmentektomie, Lobektomie *623*
–, Thorotrast-Leber 618
–, US + CT 303 f.
–, Verletzungen 759
Leberabszeß, Amöbenabszeß 619
–, –, Behandlung 620
–, unspezifischer 619
Leberadenom 303
Leberarterien, Anatomie *616*
Leberblockformen 661 ff.
Leberdiagnostik, CT 303
Leberentzündungen 619 f.
Leberenzyme 617
Lebererkrankungen, Laboruntersuchung *618*
Leberersatz, extrakorporaler 615
Leberfunktion, Störungen 617
Leberfunktionsproben *665*
Lebergranulome 620
Leberhämatom, subkapsuläres 624
Leberkarzinom, Therapie 622
–, Typen 621 f.
Lebermetastasen 622
–, regionale Chemotherapie 719
–, therapeutische Möglichkeiten *623*
Leberpunktion 618
Leberresektion *623*
Leberruptur 759
Lebersternchen 665
Leberszintigraphie 304

Lebertransplantation **269ff.**, 615
Lebertumoren, benigne 303
-, zytostatische Behandlung 623
Lebervenen, Anatomie *616*
Lebervenenthrombose 663
Lebervenenverschlußdruck, erhöhter 665
-, Messung 662
Leberverletzungen 623f.
-, Schweregrade *624*
Leberversagen 666
Leberzirrhose 664
Leberzyste 303
Le-Fort-Frakturen I–III *408*
Leichen-Organtransplantate 263
Leichenschau 233
Leichentuberkel 180
Leichtmetallverletzungen 190
Leiden, menschliches 1072
Leimersches Dreieck 536
Leiomyom 289
Leistenbruch 1019ff., 742 *s. a.* Hernie, Leistenhernie
-, Diagnostik *738*
-, Formen u. Differentialdiagnose 1019
-, manuelle Reposition *741*
-, Operationstechnik beim Kind 1020
-, Reparationsverfahren *744*
Leistenbruchpforte 738
Leistenhernie 1020 *s. a.* Leistenbruch
-, direkte 743
-, indirekte 742
-, inkarzerierte 783
Leistenlappen 252, 970
Leitungsanästhesie 137
-, Formen 155
-, Oberstsche 166, 961
-, Probleme 154
-, Verkehrstüchtigkeit 154
Lenox-Hill-Derotationsstütze **998**
Lentigo-maligna-Melanom (LMM) 292
Lepra 184f.
⌐ indeterminata 185
- lepromatosa 184
- tuberculoides 184
Leprome 184
Léri-Syndrom 866
Letale Trias 93
Leukoplakie 400
Leukozytenarmes Erythrozytenkonzentrat 216
Leukozytenkonzentrat 216, 216, 219
Lewis-Blutgruppensystem 209, 214
Licht-Reflexions-Rheographie (LRR) 839, *840*
Lidemphysem 410
Lidocain 151
Ligamente 954
Limbisches System 47
Lindau-Tumor 341, 347
Linksappendizitis 700
Linksresektion, subtotale 652
Linksventrikel-Aneurysmen 571
Linton-Nachlas-Sonde 1016, 666
-, Plazierung *667*

Linton-Shunt 670
Lipödem 854
Lipom 289
-, intrakranielles 348
-, KST *310*
Lipomeningomyelozele *1061*
Lippen-Kiefer-Gaumen-Spalte 389f.
-, Klassifikation und Ätiologie 385ff.
-, Formen 386
-, Therapie 387
Lippenplastik, Methoden *388*
Lippenspalte, mediane 383
Liquor *197*
-, Störungen 1055
Liquordiagnostik 426
Liquorfistel 194, 336
Liquorkreislauf, Störungen 328
Liquorproduktionsmenge, normale 1055
Liquorraum, Szintigraphie 324
Liquorzirkulationsstörung 1061
Lister 38
Lithiumchlorid 793
Lithocholsäure 629
Lithogenität, Galle *628*
Littler's release operation 983
Livaditis 1011
Lobektomie 480
-, Leber *623*
Locked-in-Syndrom 52
Löffel-Fuß 385
Löffel-Hand 385
Lokalanästhesie **154ff.**
Lokalanästhetika **151f.**, 450
Lokalantibiotika 199
Long-acting thyroid stimulator (LATS) 791
Loosersche Umbauzonen 868
Loslaßschmerz 684
Louvel-Zeichen *112*
Lower-rectus-Lappen 521
Lues 184, 223
-, kongenitale 678
Luetischer Fungus 184
Luftembolie 66, 121, 467, 795
Luftkeimzahlbestimmungen 207
Luftröhre, Kompression 790 *s. a.* Trachea
Luftwege, Verletzung 467
Lumbago 417
Lumbale Myelographie 419
Lumbalpunktion 372, 433
Lumboischialgie, typische Fehlhaltung *420*
Lumbosakraler Dermalsinus *1062*
Lunatummalazie 967
Lunatumnekrose 994
Lundh-Test 651
Lunge, arterielle Versorgung *475*
-, bronchoplastische Maßnahmen 481
-, Erkrankungen **475ff.**
-, -, obstruktive 65
-, -, Diagnostik **477ff.**
-, Fehlbildungen 1025ff.
-, Karzinom *s. a.* Bronchialkarzinom, Lungentumoren
-, Typisierung 486ff.

Lunge, Lymphknotenstationen *477*
-, Lymphsammelbecken *476*
-, Mißbildungen 1027
-, Nebenlunge 484
-, primäres Lymphom 490
-, Resektionsverfahren 480
-, Schneegestöberlunge 121
-, Sekundenkapazität *477*
-, venöse Versorgung *476*
-, Vitalkapazität 477
Lungenabszeß, OP-Indikation 481
Lungenaktinomykose 185
Lungenembolie 60, 117, 843
-, Diagnostik u. Therapie 118
-, Häufigkeit u. Prognose 120
-, Prophylaxe, Kavasperre *847*
Lungenfunktionsprüfungen 139
Lungengefäße, arteriovenöse Fisteln 558
Lungenherde 302
Lungeninfarkt 117
Lungenkontusion 575
Lungenlappen, Lymphabflußgebiete 477
Lungenlymphom, primäres 490
Lungenmetastasen 490
Lungenmilzbrand 186
Lungenpunktion, transthorakale 479
Lungensequester 484
Lungensequestration 1027
Lungenszintigraphie 117
Lungentuberkulose 181
Lungentumoren, maligne, WHO-Einteilung *486*
Lungentyp der Metastasierung *286*
Lungenvenenfehlmündung, totale 554
Lungenverletzungen, offene 574
-, stumpfe 575
Lungenzysten 484
Lupenbrille 247, 39
-, plastische Chirurgie 247
LU-Technik 1029
Lutheran-Blutgruppensystem 209, 214
Luxatio humeri 915
- sub talo 944
Luxationen **910ff.** *s. a.* Verrenkung
-, Formen 911
-, Häufigkeitsverteilung *911*
-, perilunäre 974
-, Quervainsche 974
Luxationsfraktur *432*, 889, 893, 911
-, akromiale u. sternale 912
- zwischen Atlas und Axis 432
Lymphabfluß, zentraler 852
Lymphabflußgebiete, Lungenlappen 477
Lymphadenektomie, axilläre 522
Lymphadenitis 160
- mesenterialis 676
-, unspezifische 462
Lymphangiektasie *853*
Lymphangioendotheliom 856
Lymphangioma colli 464

Lymphangiome 289, 464, 856
–, subkutane 289
Lymphangiomyomatom 856
Lymphangiopathie, Formen 853
Lymphangioperizytom 856
Lymphangiosarkom 290
–, malignes 856
Lymphangitis 160
Lymphbahnen, obere Extremität 851 s. a. Lymphgefäße
–, oberflächliche 850, 851
–, tiefe 852
–, Überleitung 855
–, untere Extremität 850
Lymphdrainage, Kolon u. Rektum 688
Lymphfistel 850
Lymphgangsatresie 853
Lymphgefäße **850 ff.** s. a. Lymphbahnen
–, Anatomie 850
–, Hauptkollektoren 851
Lymphgefäßsystemerkrankungen, chirurgische Therapie 854
Lymphgefäßtransplantation 854 f.
Lymphknoten, axilläre 505
Lymphknotenabszesse 160
Lymphknotenmetastasen, mediastinale, Diagnose 302
Lymphknotenmetastasierung, retroperitoneale 766
Lymphknotenstationen der Lunge 477
Lymphknotentuberkulose 181, 463
Lymphödem 850, 854 s. a. Ödem
–, Arm 521
–, Beine 856
–, Diagnostik, Klassifikation u. DD 853 f.
–, Einteilung 852
Lymphogranulom, Psittakose- 188
Lymphogranulomatose 535
Lymphographie 307, 853
Lymphomatöse Struma 789
Lymphome, benigne 720
–, maligne, Dünndarm 464, 681
–, –, Knochen 880
–, –, Magen 612
–, Non-Hodgkin 720
–, primäre, Lunge 490
Lymphozytäre Thyreoiditis 790
Lymphpflichtige Last 852
Lymphsequenzszintigraphie 853
Lymphströmungsinsuffizienz 852
–, dynamische 852
Lymphszintigraphie 294
Lymphzyste, intraabdominelle 856
Lyssa s. Tollwut 187

M. Addison 813
Maffucci-Syndrom 864
Magen **577 ff.**
–, akute Dilatation 586
–, Anatomie Topographie 577
–, Divertikel 585
–, Doppelbildungen 585
–, Endoskopie 584
–, Gefäßversorgung 578

Magen, Histomorphologie 579
–, Hormonsekretion, Störungen 583
–, Lymphdrainage 578
–, malignes Lymphom 612
–, Mißbildungen 585
–, motorische Funktion 582
–, Mukosa-Barriere 581
–, nervale (parasympathische) Versorgung 578
–, Physiologie 580
–, Säuresekretion, Störung 582
–, Spontanruptur 587
–, Thoraxmagen 493
–, Trauma 587
–, Tumor-Typen 607
–, ⅔-Resektion 498
Magenausgangsstenose 601
–, maligne 586
–, Röntgenzeichen 602
Magenentleerung, Messung 582
Magenerkrankungen, anamnestische Daten 584
Magenfrühkarzinom, endoskopische Typisierung 608
Magengeschwür **592 ff.** s. a. Ulcus ventriculi, Ulkus
Magenileus s. Pylorusstenose
Magenkarzinom **607 ff.**
–, En-bloc-Prinzip 609
–, Grading, Staging 608
–, Klassifikation 607 f.
–, Prognose 611
–, röntgenologische Zeichen 609
–, Stumpfkarzinom 606
–, Therapie 609
Magenkrebs s. Magenkarzinom, Magensarkom
Magenpolyp 607
Magenruptur 587
Magensaftanalyse 584
Magensaftsekretion, Regulation u. Messung 581
Magensarkom 612
Magensäuresekretion, Störung 583
Magenschleim 580
Magenstumpfkarzinom 606
Magenvolvulus 586
Magenwand, Histomorphologie 580
–, Nekrose 602
Magnesium 76
–, Mangel 76
–, Überschuß 76
Magnet-Resonanz-CT (NMR) 319, 426
–, zerebrale 55
MAGY, OP nach 746
Maisonneuve-Fraktur 940
Major-Test, Kreuzprobe 214
Makrodaktylie 986
α_2-Makroglobulin 648, 99
Makrozephalus 1053
Malabsorption 679
Maladie de Roger 551
Malaria 733
Malariaplasmodien 223
Malassezsche Epithelreste 396
M. Albers-Schönberg 866

M. Albright 865
Maldescensus testis 1019 ff., 1021
Maldigestion 650
Malformation, zystische adenomatoide 484
Malgaigne-Fraktur 925
Maligne Hyperthermie 141
– Struma s. Struma maligna
Malignes Melanom **291 ff.**, 465, 729
– –, Prognose 295
– –, Risikogruppe 292
Malignität, Merkmale 278
Malignomschmerz 455 f.
Malleolarfraktur Einteilung n. WEBER 940
Malleomyces (Actinobacillus) mallei 186
Mallet-Finger 977
Malleus s. Rotz 186
Mallory-Weiss-Syndrom 543, 588
Mamma s. a. Brust, Brustdrüse
– aberrata 504
–, Abszeß 512
–, Ekzeme 511
–, Entzündungen 511
–, Fehlbildungen 509
–, Fibroadenom 301, 510
–, Karzinom s. Mammakarzinom
–, klinische Untersuchung 505 f.
–, maligne Geschwülste **512 ff.**
–, Sarkom 512
–, sklerosierende Adenose 511
–, Thermographie 507
–, Untersuchungsmethoden 508
–, US 301
Mammakarzinom 301, 513 ff.
–, brusterhaltende Operationen 518
–, Chemotherapie 524 ff.
–, Hormonrezeptor-Konzept 517
–, Hormontherapie, ablative Verfahren 524
–, –, additive Verfahren 524
–, Malignitätskriterien 506
–, Mann 522
–, metastasierendes 526
–, Operation n. PATEY 520
–, pathologische Anatomie, Klassifikation **514 ff.**
–, Plateauphänomen 517
–, Stadieneinteilung 517
–, Strahlentherapie 523
–, Therapie 518 ff.
–, Tumorausbreitung 515
Mammographie 507
Mandibulofaziale Dysostosen 383
Manometrie, anorektale 1014 f.
–, rektale 721
–, Speiseröhre 538
Mantelpneumothorax 472
Marfan-Syndrom 567
Marisken 725
Markhöhle, Aufbohren 899
–, Spül-Saug-Drainage 172
Markkompressionssyndrom 415, 418
Marknagelung 902 ff.
–, Femur 932

Marknagelung n. KÜNTSCHER, Prinzip 899, *903*
Markraumschienung 899, 904
Markscheide, myelinhaltige 439
Marmorknochenkrankheit 866
Marschfraktur 889
Marsupialisation 619
Maschinelle Nahtmethoden 36
Massage 1000
Massenblutung intrazerebrale 359
-, -, CT *358*
Mastdarm *s. a.* Rektum
Mastdarmkrebs 718 *s. a.* Rektumkarzinom
Mastektomie 519f.
-, modifiziert radikale 522
-, subkutane 522
Mastitis 511
- puerperalis 512
Mastodynie 504
Mastopathia fibrosa *s. cystica* 510
Mastopathie 510
-, intraduktale Epithelproliferationen *510*
Maximal Acid Output 580
MAYO, OP nach 746
M. Basedow 793
M. Boeck-Besnier-Schaumann 535
M. Bowen 729
M. Calvé 995
M. Calvé-Legg-Perthes 992, *993*
McBurneyscher Druckpunkt 682
MCFEE, OP nach 400
M. Crohn 676f., 694ff., 766 *s. a.* Crohn
-, Diagnose und Differentialdiagnose *692*
-, Krankheitsphasen 695
-, Röntgen *694*
-, Therapie 677, 695ff.
M. Crouzon 1053, 384, *384*
McVAY-OP, Hernie 743f.
MdE 1063, 1065
M. Dietrich *993*
M. Dupuytren, Therapie 964 *s. a.* Dupuytren
Meatus-externus-Stenose *1050*
Mebendazol (Vermox) 189, 621
Meckelsches Divertikel 675, 1003
- -, Blutung 1017
Mediadegeneration 815
Mediale Halsfisteln 458
- Halszysten 458
Medianuslähmung 980
Medianus-Ulnaris-Lähmung, kombinierte 981
Mediastinalemphysem 232, 530
-, Röntgenthoraxaufnahme *531*
Mediastinales Syndrom 528
Mediastinalflattern 527
Mediastinalhernie 527
Mediastinalpendeln 527
Mediastinalstruma 534
Mediastinaltumoren 531 ff.
-, Formen 534
-, Teratom 534
-, Thymom 533
-, Mediastinalverbreiterung 527
Mediastinalversteifung 527

Mediastinalwandern 527
Mediastinitis 531
Mediastinoskopie 479, 529 f.
-, schematische Darstellung *529*
Mediastinotomie, kollare 463, 531
Mediastinum **527 ff.**
-, benignes Thymom *533*
-, chirurgische Einteilung *527*
-, diagnostische Prinzipien 528
Medikamentenulkus 602
Medulläre Karzinome 797
Medulläres Syndrom 416
Medulloblastom, Kleinhirn 345
Megakolon beim Kind 1013
-, diagnostische Trias 1014
-, Formen 721
-, idiopathisches 721f.
-, Pseudoobstruktion 722
-, toxisches 691
Megaösophagus 540
Megarektum 722
-, beim Kind 1013
Megaureter 1047
-, Formen 1048
Mehrfragmentbruch 890
Meißelfraktur 920
Mekoniumileus 1005
Mekoniumlyse n. WILLITAL 1005
Mekonium-Pfropf-(Plaque-)Syndrom 1005
Meläna 598
Melanom, akrolentigenöses 292
-, malignes 291 ff., 465, 729 *s. a.* malignes Melanom
-, noduläres (NM) 292
-, superfiziell spreitendes (SSM) 292
Melanosis circumscripta praeblastomatosa (Dubreuilh) 403
Melorheostose 866
Menghini-Nadel 38, 479
MEN I 656, 802
- II 797, 802
Meningeale Karzinomatose 349
Meningeom 346, *429*, 425, 428, 430
-, CT *321*
-, Keilbeinmeningeom 346
-, Lokalisation *346*, 347
Meningitis 1060, 374
-, eitrige 352
Meningomyelozele 1056, 1059 ff.
-, lumbale *1060*
Meningopathie, chronische 424
Meningozele 1059
Meniskusdegeneration, primäre 957
Meniskusschäden 955, 957
-, Begutachtung 959
-, klinische Untersuchung 957
Meniskusverletzung 957
-, Therapie 958
Meniskuszeichen 958
Mepivacain 151, 961
Meralgia paraesthetica 445
Merkfähigkeit und Gedächtnis 53, 53
Merseburger Trias 791
Mesaortitis luica 184
Mesaxon 439

Mesenterialarterienverschluß, akuter 831
Mesenterialvenenthrombose 680, 848
Mesenterikographie mit indirekter Splenoportographie 651
-, selektive 675
Mesh-graft-Dermatom 248
Mesotheliom 290
Messer, elektrische 29
Messerklingen *29*
Metabolische Alkalose 78
- Azidose 78
Metaphysäre Epiphysenfugenfrakturen 1038
Metastasen *s. a. einzelne Lokalisationen*
-, Abtropf-M. 345
-, Fern-M. 286
-, In-transit- 293
-, Satelliten- 293
Metastasierung, lokale **285 f.**
-, lymphogene 286
-, -, Bronchial-Ca *486*
Metastasierungstypen *286*
Metatrophischer Zwerg 864
Methadon 141
Methylazoxymethanol 283
20-Methylcholanthren 283
Metoclopramid 141
Metrorrhagie, chylöse 856
Metzgerstichverletzungen 833
MHC-System 255
M. Hirschsprung 1014f., 721
M. Hodgkin 535
-, Hypersplenismus 734
Mikroangiom 358
Mikrochirurgie **39 ff.**
-, Gefäßanastomosen 39
-, Instrumentarium 29, 39
-, Knotentechniken 39, *40*
Mikrochirurgische Epineuralnaht *41*
- Neurolyse 443
- Technik *39 ff.*
Mikrodünndarm 1011
Mikrogastrie 585
Mikrogenie 390, 390
Mikrognathie 390
Mikrokarzinom 285
Mikrokolon 1012
Mikrozephalus 1053
Miktions-Zystourethrogramm 1047
Mikulicz-Syndrom 404
Milchgangsektasien 509
Milchgangspapillome *508*, 511
Milchleiste 504
Miles-Operation 717
Miliaria rubra 22
Milz **732 ff.**
-, Nebenmilz 732
-, US + CT 304
Milzabszesse 733
Milzarterienaneurysma 733, 892
Milzbrand 186, 678
Milzgefäße, Aneurysmen 733, 892
Milzinfarkte 733
Milzruptur 1019, 733

Milzruptur, zweizeitige 758
Milzstieltorsion 733
Milztumoren 733
Milzvenenstenosen 733
Milzvenenthrombose 663
Milzverletzungen 758
Milzverlust, pathophysiologische Folgen 732
Milzzysten 733
Minderung der Erwerbsfähigkeit s. MdE
Minor-Test, Kreuzprobe 214
Mirizzi-Syndrom *633*
Mischinfektion 157
Mischungszyanose 555
Miserere 751, 753
Mißbildungen, Gallengänge 629 f. s. a. einzelne Lokalisationen
–, Magen 585
Mitaraminol 784
Mitella 45
Mitralklappeninsuffizienz 564 f.
–, chirurgische Behandlung 565
Mitralklappenstenose 562 f.
–, chirurgische Behandlung 563
–, Klappenersatz 564
Mitralvitium kombiniertes 563
Mittelfußknochenfraktur 945
Mittelgesicht und Nasenbein, Fraktur 408
Mittelhandknochen, Fraktur 971
Mittelhirn 366
–, Spongioblastom 343
Mittelhirneinklemmung 329, *331*
Mittelhirnsyndrom (MHS) 51, 53
Mittellappensyndrom 483
Mittelstrahlurin *196*
mixed leucocyte culture (MLC) 256
M. Jaffé Lichtenstein 865
M. Kahler 880
M. Kienböck 967, *993*, 994
M. Köhler I *993*
– – II 944, *993*
M. Lamy-Maroteaux 866
M. Ledderhose 963
M. Meige *852*
M. Ménétrier 583, 590
M. Nonne-Millroy *852*
MNSs-Blutgruppensystem 209, 214
Modellage, Ureter 1048
M. Ollier 864
Monaldi-Drainage 38
Mondbein, Kippung *974*
Mondbeinnekrose 967
Mondor-Erkrankung 511
Monitoring, Narkose 149
Monoinfektion 157
Monokelhämatom 231, 365
Monteggia-Fraktur 918, *919*, 920
–, kindliche 1042
Morbus s. M.
– haemolyticus neonatorum 212
Morcellement 796
M. Ormond 790
Morphin 141
M. Osgood-Schlatter 995, *995*
Motilität, Prüfung 315

Motorik, Prüfung 315
Mouchetsche Lähmung 1041
M. Paget 515, 730, 871
–, Stadieneinteilung 871
M. Paget of the Nipple 511
M. Perthes 987
M. Raynaud 816
M. Reiter 991
M. Scheuermann 995, *995*
Mukoepidermoides Karzinom 490
Mukopolysaccharidose 870
Mukosektomie, rektale *693*
Mukosero-Tympanon 388
Mukoviszidose 1005, 1028
Multimodality-Therapie 491
(Multi-)Organspende 262 f.
Multiorganentnahme operatives Vorgehen 263
Multiples Organversagen **92 ff.**
Mumifizierung 818
Mumps-Orchitis 782
Mundbodenphlegmone 462
Mundboden-Zungen-Phlegmone 393 f.
Mundhöhle, Präkanzerosen 400
Mundhöhlenkarzinom *399*
Mundhöhle und Lippen, Tumoren bösartige 399
–, –, gutartige 398
Mund-, Kiefer- und Gesichtschirurgie **382 ff.**
Munro-Kellie-Doktrin 327
Muskelatrophie 947
–, spinale 423
Muskeleigenreflexe 54
Muskelerkrankungen 952 ff.
Muskelhämatom 948
Muskelhartspann 948, 952
Muskelhernie 953
Muskelhypertrophie 947
Muskelinnervierung, segmentale *418*
Muskelkontraktur 948
–, ischämische, VOLKMANN 953
Muskellappen 249
Muskeln **947 ff.**
–, Physiologie 947
Muskelprolaps 953
Muskelquetschung 948
Muskelrelaxantien 148
Muskelrelaxation 147
Muskelriß 948
–, Therapie 950 f.
–, typische Rißstellen *949*
Muskelverletzungen, Diagnostik 948
Muskelzerrung 948
Muskulokutane Lappen 249
Mutationstheorie 281
M. v. Recklinghausen 706
M. Werlhof 734
M. Wilson 269
M. Winiwarter-Bürger 816
Myalgie 952
Myasthenia gravis 141
– – pseudoparalytica 533
Mycobacterium bovis 180
– leprae 184
– tuberculosis 180
– -ulcerans-Infektion 185

Myelogramm, zervikales *416*
Myelographie 426, *427*
–, juxtamedulläre *428*
–, lumbale *419*, 419, *420*
–, zervikale *416*, *428*, *437*
Myelom 503
–, multiples 880
Myelopathie, spondylogene zervikale 422
Myelotomie, mediolongitudinale 456
Mykoplasmen 770
Myoarthropathie, Kiefergelenk 404
Myogelose 948, 952
Myoklonisch-astatische Anfälle *51*
Myoklonischer Anfall *51*
Myolipom 289
Myositis ossificans circumscripta 948
Myotomie bei Achalasie *541*
Myotomieverfahren, Divertikulose 700
Myxom 568

Nabelhernie 745
Nabelschnurbruch 745
Nabelschnurvene 823
Nachgerinnung 99
Nachhirn 366
Na-Cholat 638
Nackenkarbunkel 462
Nadelhalter 31
Nadeln 31
Naevus flammeus 398
Nagelbettentzündungen 166 s. a. Panaritien
Nähapparate, zirkuläre 36
Naht, Achillessehne 951
–, ALLGÖWER 35
–, DONATI 35
–, Draht- 33
–, Hand- 975, 977, 979
–, Haut- 35
–, maschinelle 36
–, Nerven 979
–, perineurale *979*
–, Schnürsenkelnaht nach BUNNELL 36
–, Sehnen *36*
–, Wundverschluß 968
Nahtmaterial 31
–, synthetische 33
–, Übersicht *32*
Nahtmethoden, maschinelle 36
Nahtsprengung 1053
Nahtverknöcherungen 1053
Naloxon 151
Narbenhernie 746
Narbenkontraktur 961
Narbenlinien im Gesicht, Z-Plastik *250*
Narkolepsie *51*
Narkose **153 ff.** s. a. Anästhesie
–, Bestrahlte 242
–, Durchführung **142 ff.**
–, endotracheale Intubation 146
–, Inhalationsnarkose 144 ff.
–, intravenöse Einleitung 143 f.

Narkose, Monitoring, Basisüberwachungsprogramm 149
-, Nüchternheitsgebot 142
Narkoseausleitung 150f.
-, Extubation 151
-, Opiatantagonisierung 151
Narkoseeinleitung 142
Narkosefähigkeit 138
Narkosesysteme 148f.
Narkoseüberhang 66
Narkosezubehör 142
Nase, künstliche 72
Nasenbeinfraktur 409
Nasenfisteln 383
Nasennebenhöhlen, Röntgen 409
Nasobiliäre Verweilsonden 642
Naso-gastrische Verweilsonden 84
Natriumnitroprussid 816
Navikulare Fraktur 971
NBT-PABA-Test 651
Nebenlunge 484
Nebenmilz 732
Nebennieren **808ff.**
-, Phäochromozytom, CT 307
-, US + CT 307
Nebennierenmark Überfunktion 808ff.
-, Unterfunktion 810
Nebennierenphlebographie 809
Nebennierenrinde **810ff.** s. a. NNR
-, Unterfunktion 813
Nebennierenrindenadenom 810
Nebennierenrindenkarzinom 810
Nebennierenrinden-Tumoren 814
Nebenschilddrüsen **800ff.** s. a. Parathyreo-
-, chirurgische Anatomie 800
-, Kryopräservation 805
-, Lokalisationsdiagnostik 804
-, Physiologie und Pathophysiologie 801
-, US 301
Nebenschilddrüsengewebe, Autotransplantation 806
Nebenschilddrüsenkarzinom 805
Neck-dissection 400, 465 s. a. Halsdissektion
-, Hautschnittführungen 401
Negrische Einschlußkörperchen 187
Nekrose, akute tubuläre 266
Nekrosektomie, digitale 648
Nekrosestraßen, Pankreas 647
Nelson-Tumor 812
Neoplasie 275
Neostigmin 151
Nephrektomie 825
Nephrokalzinose 803
Nephrosen 308
Nephrostomie, perkutane 774
Nephrostomiekatheter, perkutaner 780
Nerven, Aufbau 439, 440
-, Defektüberbrückung 444
-, periphere faszikuläre Gruppenstruktur 440
Nervenblockade 153
Nervendruckschädigung 446
Nervenfaser, Aufbau 439f.

Nervenkompressionssyndrom 965
Nervenläsion mit Kontinuitätsunterbrechung 443
- ohne Kontinuitätsunterbrechung 442
-, Regenerationsschmerz 452
Nervennaht, Hand 979
Nervenschädigungen iatrogen 446
Nervenscheidenzelltumoren 339
Nervenstimulation, transkutane elektrische 1000
Nervensystem, peripheres und vegetatives **315ff.**
Nerventransplantation 979
-, autologe 444
-, interfaszikuläre 979
Nerventumoren 446
Nervenverletzungen 835
-, Beurteilungsmöglichkeiten 441f.
-, Graduierung 440f.
-, Hals 468
-, Handchirurgie 978ff.
-, mikrochirurgische Behandlung 442
-, Typen 440f.
Nervenversorgung 443
Nesidioblastose 656
Netzverband der Achselhöhle 43
Neunerregel von WALLACE 25
Neurale Tumoren 809f.
Neuralgie, N.infraorbitalis 410
-, postherpetische 453
Neuralrohr 1058
-, Spaltmißbildungen 1058
Neurapraxie 440
Neurinom 345, 424, 428
-, Knochen 877
-, Sanduhr- 425
Neuroblastom 809
-, CT 535
Neurochirurgie 41
- im Kindesalter **1053ff.**
Neuroendokrine Tumoren 808
Neurofibrom 289, 426
Neurofibromatose von Recklinghausen 290, 342, 877
Neurogene Blase 1050
- Durchlaufblase 1051
Neurogener Schock 129
Neuroleptika 141
Neurologische Untersuchung 315f.
Neurolyse, mikrochirurgische perineurale 443
Neurom 289, 441, 449
-, Stumpfneurom 996
Neuromschmerz 449
Neurostimulation (TNS), transkutane 450
Neurotmesis 440
Neurotransmitter, schmerzmodulierende 447
Neurovaskuläre Kompressionssyndrome 460
Neurovaskuläre Lappen 970
Neurovaskuläres Kompressionssyndrom **459ff.**
Neutralisationsplatte 904
Neutral-Null-Methode 900, 1067

Neutropenie, essentielle 734
Nichtdepolarisierende Muskelrelaxantien 148
Nichtepileptische Anfälle, Typen 51
Nichttraumatische Skeletterkrankungen **857ff.**
Nieren, Doppelbildung 1049
-, Querruptur, Renovasogramm 773
-, Schrumpfnieren 309
-, Untersuchung 762
-, US + CT 308
Nierenarterien, vaskuläre Erkrankungen 824
Nierenarterienaneurysma 829
Nierenarterienstenose 824
Nierendegeneration, polyzystische 763
-, -, Rö. 763
Nierengefäße, hiläre, Verletzungen 772, 835
Nierenhohlsystem, Eröffnung 774
Niereninfarkt 309
Niereninsuffizienz, chronische 802
Nierenkarzinom, hypernephroides 764
-, -, Rö. 765
Nierenkolik 781
Nierensteine 803
-, US 308
Nierentransplantation **264ff.**
-, operative Durchführung 265
Nierentumoren, maligne 308
-, Stadieneinteilung 308
Nierenverletzungen 771ff., 1019
-, Klassifikation 772
Nierenversagen, akutes **89ff.**
-, -, Leitsymptome und Klinik des 89
-, -, Letalität 91
-, -, Therapie 90
Nierenzysten 308
Nimodipin 357
Nitrosoverbindungen, kanzerogene 283
NMR s. KST
NNR-Insuffizienz, primäre 813
Noduläres Melanom (NM) 292
Noma 174
Non-Hodkin-Lymphome 720
Normokalorische Ernährung 82
Nosokomiale Infektion 200
Notamputation 232
Notarzt am Unfallort 227
-, Funktion 226
Notarztwagen 225
Notfälle, urologische 780
Notfallmedizin **225ff.**
Notthorakotomie 573
Nottracheotomie 70
N. recurrens 786
N.-tibialis-anterior-Syndrom 893
Nüchtern-Serumgastrinspiegel 582
Nykturie 761
Nystagmus 316

Oberarm s. a. Humerus
Oberarmhalsfraktur 916f.

Oberarmhalsfraktur, Lagerung 907
Oberarmkopf, Dislokation 917
Oberarmkopfbruch, kindlicher 1040
Oberarmschaftbruch 917 f.
-, Dislokation der Fragmente 917
-, kindlicher 1044
-, -, Therapie 918
Oberflächenanästhesie 155
-, Formen 154 f.
Oberkieferfrakturen 408
-, Sagittalfraktur 408
Oberschenkel s. a. Femur
Oberschenkelamputation 997
Oberschenkelbruch, distaler 932
Oberschenkelbrüche, typische Dislokationen 931
Oberschenkelfraktur 928
-, Blutverlust 929
-, Einteilung 928
-, Lagerung 907
Oberschenkelschaftbruch 931 f.
-, operative Behandlung 932
Oberstsche Leitungsanästhesie 155, 166, 961
Ödem s. a. Lymphödem, Lipödem
-, angioneurotisches 155, 449
-, - u. artefizielles 845
-, Beinödem 845
-, Hirnödem 368
-, Phlebödem 854
-, sekundär lymphostatisches 852
Odontome 401
Odynophagie 537
Ogilvie-Syndrom 696, 722
Ohnmacht 131
Okkulte Tumoren 287
Okulo-zephale Reaktion 53
Olekranon, Frakturlinien 919
Olekranonfraktur 905, 920
Olfaktoriusrinne, Meningeom 347
Oligodendrogliom 343
Oligohydramnion 1046
Oligurie 89
Omphalozele 1022, 618, 745
Onkogen-Theorie 282
Onkologie, allgemeine chirurgische 275 ff.
Onkos 275
Operation n. BABCOCK 841
- n. BANDI 989
- n. CHARLES 855
- n. CLOWARD 421
- n. COHEN 1049
- n. CRAWFORD 828
- n. DUHAMEL 1015
- n. LEADBETTER-POLITANO 1049
- n. LICH-GRÉGOIR 1049
- n. MATTI-RUSSE 972
- n. OMBREDANNE 1051
- n. REHBEIN 1015
- n. SOAVE 1015
- n. SWENSON 1015
- n. THOMPSON 855
- n. ZANCOLLI 980
Operationsmikroskop 247, 39
-, plastische Chirurgie 247
Ophthalmodynamographie 316

Ophthalmologische Diagnostik 316
Ophthalmopathie, endokrine 787
Opiatontangonisierung 151
Opie-Syndrom 647
Opioide 141, 144, 450
Opponensplastik n. BUNNELL 980
Opponensschiene 998
Opsismodysplasie 864
OPSI-Syndrom 1019, 735
Optikusgliom 342
Oraler Glucosetoleranztest 603
Orbita, Rhabdomyosarkome 290
Orbitopathie, endokrine 791
Orchidopexie 783
Orchitis 782
O'Reilly-Test 1047
Organgewinnung 262 ff.
Organische Psychosyndrome 49 ff.
Organkonservierung 264
Organotropie 284
Organperfusion, kontinuierliche 264
Organspende, Multi- 262 f.
Organtransplantation 253 ff. s. a. Transplantation
-, allogene 254
Organversagen, multiples 92 ff.
Orientierung 53
Orthesen 998
Orthopädia-Aluminium-Schienen 44
Orthopädie, Grenzgebiete zur Chirurgie 987 ff.
Orthopädische Therapieformen 996 ff.
Orthopädisch-technische Hilfsmittel 998 f.
Ösophagitis, Reflux- 493 ff.
-, Retentions- 540
-, Verlauf und Komplikation 494
Ösophagofundopexie 497
Ösophagojejunostomie 610
Ösophagomyotomie 542
Ösophago-tracheale Fistel 1026 s. a. Speiseröhre
Ösophagus 536 ff.
-, Anatomie des zervikalen 536
-, Blutungsrezidivprophylaxe 667
-, Durchzugsmanometrie 538
-, Kompression 790
-, Megaösophagus 540
-, Verätzung 543
Ösophagusatresie 1010 f.
-, Entstehung 1009
-, Formen n. VOGT 1010
-, Hauptkomplikationen 1011
-, Szintigraphie 538
-, Therapie 1010
Ösophagusdissektion 669
Ösophagusdivertikel, Lokalisation 538
Ösophagusdurchstechung, transmurale 669
Ösophagusersatz 547
-, gestieltes Koloninterponat 548
Ösophaguskarzinom 548 f.
-, Lymphknoten- und Lebermetastasenhäufigkeit 546

Ösophagusperforation 542
-, Therapie 543
Ösophagusresektion 547
Ösophagusruptur 542
-, spontane 543
Ösophagusspasmus, primärer 542
Ösophagusstenose 496
Ösophagusvarizen, Blutungsprophylaxe 672
Ösophagusvarizenblutung 1016, 663, **665 ff.**
-, akute 667
-, -, Laser-Koagulation 666
-, -, Therapie 666
-, chirurgische Therapie 667 ff.
-, Sklerosierung 666 f.
-, Umstechung, transmurale 668, 669
Ösophaguswandsklerosierung, endoskopisch 667
Ossifikation, chondrale 895
-, desmale 895
-, - (direkte) u. chondrale 858
Ossifikationsstörungen, chondrale 863 ff.
Ossifizierendes Fibrom 876
Osteitis, plasmazelluläre 172
-, posttraumatische u. postoperative 173
Osteoblasten 857
Osteoblastom 875
Osteochondrome 503, 873 f.
-, multiple 873
Osteochondrose 414, 994 ff.
-, Formen 995
-, juvenile der Wirbelsäule 995
Osteochondrosis dissecans 993
Osteodystrophia deformans 871
- fibrosa generalisata 869
Osteodystrophie, renale 869
Osteogenesis imperfecta 865
- - letalis (Typ Vrolik) 865
- - tarda (Typ Lobstein) 865
-, isolierter Ellenbruch bei 865
Osteoidosteom 172, 874
- mit Nidus, Therapie 875
Osteoklasten 857
Osteoklastom 876
Osteolysen, idiopathische 863
Osteom 874
Osteomalazie 868
Osteomyelitis **170 ff.**
- acutissima septica 171
-, chronische 173
-, Formen 170
-, Häufigkeit bei Kindern 171
-, nicht odontogene 394
-, sklerosierende 171
Osteomyelitische tuberkulöse retroperitoneale Abszesse 767
Osteomyelitis-Risiko beim Kind 1033
Osteomyelitis (sicca), primär chronische 394
Osteomyelosklerose 734
Osteon 859
Osteonekrosen, aseptische 992
Osteopathia fibrosa cystica generalisata 803
- hyperostotica 867
- striata (Vorrhoeve) 866

Osteopathie, Diagnostik 860 ff.
-, Laborbefunde 862
-, metabolische 867 ff.
-, renale 869
Osteopetrose 866
Osteoplastische Trepanationen 376
Osteopoikilie 866
Osteoporose 867
-, pathologische ätiologische Faktoren *868*
-, senile 807
Osteoradionekrose der Rippen 502
Osteosarkom 878
-, Metastasierung 879
Osteosynthese Antibiotikatherapie 909 *s. einzelne O.-Formen sowie Fraktur*
-, biomechanische Prinzipien 902
-, funktionsstabile 932
-, infizierte 909 ff.
-, Schrauben-O. 899, 904
-, Spickdraht-O. 920
Osteosyntheseverfahren mit Übungsstabilität 902
Osteozyten 857
Ostitis 172
– fibrosa cystica 800
– – – generalisata von Recklinghausen 869
– gummosa 184
-, periapikale *393*
Ostium, ektope Mündung 1050
Ostium-primum-Defekt 552, *553*
Oszillographie 818
Otoliquorrhö 374
Ovarektomie 524
Overholt-Klemme 30

6»P« *830*
Pachymeningiosis haemorrhagica interna 377
Paget-Sarkom 871 *s. a.* M. Paget
Paget-von-Schroetter-Syndrom 847
painful diverticular disease 700
Pallacos 33
Palmaraponeurose, Entfernung 964
Palmarerythem 665
Panaritien **165 ff.**
-, Formen *167*, 168 f.
-, oberflächliche 167
-, tiefe 168
Panarteriographie 325
Pancoast-Tumor 461, 488
Pancreas aberrans 645
– anulare 1005, 645
– -, Duodenoduodenostomie 646
– -, Therapie 646
– divisum 644
Pankreas **644** ff.
-, Anatomie u. Topographie *644*
-, ausgebranntes 650
-, Nekrosestraßen *647*
-, Physiologie 645
-, Pseudozysten *647*, 767
-, US+CT 304 f.
-, Verschluß des proximalen *660*

Pankreasapoplexie 646
Pankreasfehlbildungen, kongenitale 645
Pankreasinsuffizienz, exokrine u. endokrine 650
Pankreaskarzinom 305
-, Formen 653
-, Schmerztherapie 654
Pankreaspseudozysten 305, 647
-, OP-Indikation 650
Pankreasschwanzresektion 649, *652*
Pankreassegmentresektion 649
Pankreastransplantation, allogene **267 ff.**
Pankreastumoren **653 ff.**
-, endokrine 655 f.
-, exokrine 653, 655
-, hormonell inaktive 659
Pankreasverkalkungen 651
Pankreasverletzung 659 f., 760
Pankreatektomie, totale 649
Pankreatikojejunostomie 651 f., *652*, *660*
Pankreatisches Polypeptid (PP) 658
Pankreatitis 303, 304, *305*, 646
-, akute 634, **646 ff.**
-, -, Therapie 649
-, biliäre *648*
-, chronische **650 ff.**
-, -, Alkoholismus 653
-, -, Therapie 651
-, hämorrhagisch-nekrotisierende 634
-, Komplikationen *647*
-, Marseiller Klassifikation 646
Pankreolauryl-Test 651
Pansynostose *1055*
Pantocain 155
Panzerherz 567
Papilläres Adenom 702
Papillenkarzinom 655
Papillenplastik 640
Papillenstenose 635, 637
Papillom 275
Papillotomie, endoskopische transduodenale 639, *640*
Paradoxe Atmung 232
Paraduktomastitis 509
Parafollikuläre Zellen 786
Paraganglione *339*, 808
Paralyse *s. Lähmung*
-, traumatische 367
Paralytischer Ileus *s.* Ileus, paralytischer
Paraneoplasie 287, *287*
Paraneoplastisches Syndrom *288*, 487
Paraphimose 783
Paraphyse 348
Parapontine Rhizotomie 454
Pararektalschnitt 686, 1003
Parasympatholytika 141
Paratenonitis (Peritendinitis) crepitans 953
Parathormon (PTH) 801
-, Sekretion, Steigerung *801*
Parathyreoprive Tetanie 795, 806
Paraumbilikaler Bauchwanddefekt 1022

Parenterale Ernährung 80, 82
Parese, *s. Lähmung u. einzelne Lokalisationen*
Parierfraktur, Ulna 920 f.
Parinaud-Syndrom 341
Parkes-Weber-Syndrom 832
Parkinsonsche Erkrankung 337
Parodontitis, periapikale 392
Parodontopathien 395
Paronychie *167*, 167
Parotidektomie, radikale 403
Paroxysmale nächtliche Hämoglobinurie 663
PARTSCH I, II (Zystektomie) 397
Passagestörungen im Duodenum bei Neugeborenen *1005*
Passenger-Leukozyten 258
Patch-Plastik 824, 835
Patella *s. a.* Kniescheibe
– partita 935
-, tanzende 955
Patellafraktur *934*
Patellektomie 935
Pathologische Fraktur 881, 886
– – beim Kind 1038
Patient, Psyche 1071
Patientenaufklärung 1071 *s. a.* Aufklärung
-, Hydrozephalus 334
Patienten-Bergung 229
Paukendrainage 388
Pauwelssches Gesetz 1031
Payrscher Test 958
Payrsches Zeichen *112*, 844
Pean-Klemme 30
Pectus carinatum 501
– excavatum 500
PEEP-Beatmung 67, *846*
Pendelhoden 1021
Penholder-Führung 39
Penisschaft, Rekonstruktion 1051
Penrose-Drainage 37
Pentagastrin-Test 581
Pepsinogen 580
Perforansvenen *838 s. a.* Vv. perforantes
Perforation, freie u. gedeckte 600
-, intestinale im Neugeborenen- und Kindesalter, Ursachen *1008*
Perforationsperitonitis 753
Perforationsverletzungen 232
Perforierende Wunden 16
Perfusionsszintigraphie 1025, 478
Pergamentknistern, Dupuytrensches 396
Periampulläre Karzinome 635
Perianale Operation, Rektum-Ca 718
Perianaler Abszeß 729
Perianalthrombose 725
Periareolärschnitt 509
Pericarditis constructiva 567
– –, chirurgische Behandlung 567
Pericholezystischer Abszeß 632
Pericholezystitis 302, 632
Peridivertikulitis 700
Periduralanästhesie **152 f.**
Periepiphysärer Ring, Ausriß 1043

Periepiphysärer Ring, Verletzung 1039
Perifollikulitis 163
Perineale Stanzbiopsie 769
Perineurale Naht 979
- Narbe, interfaszikuläre 443
Perineurium 440
Perioperative Infusionstherapie 79
Periorbitafraktur 410
Periost 859
Periostale Heilung 1031
Periostitis gummosa 184
- hyperplastica 867
Periphere Nerven, Verletzungen **439 ff.**
Periporitis 164
Peritonealdialyse 781, 93
Peritoneale Zeichen 1008
Peritoneallavage 752, 756
Peritonealtuberkulose 183
Peritoneographie 739
Peritonitis *1008*, 755
- bei perforiertem Ulkus 600
-, chemische 758, 759
-, gallige 633
-, Perforations- P. 753
Perityphilitis 682
Perizystektomie 621
Perkutane endoskopische Gastrostomie 84
Perlgeschwulst 348
Perniziöse Anämie 581
Perthes-Flasche 38
- -Syndrom 573
- -Test 839
Pethidin 141
Petit-mal *51*
Peutz-Jeghers-Syndrom 1017, 681, 702, *703*, 706
Pfannengrundbruch 927, *928*
Pfannenrand, Abbruch 927
Pfannenstielschnitt 34
Pfeiffersches Drüsenfieber 733
Pflasterverbände 44
Pfortader, Anatomie u. Physiologie *616*, 661 f.
Pfortaderhochdruck **661 ff.**, 662 ff. *s. a.* Portale Hypertension
-, Behandlungsmethoden 672
-, intrahepatischer *664*
Pfortaderstumpfarterialisierung 668
Pfortaderthrombose *663*, 680
Pfortader-Typ der Metastasierung *286*
Phakomatosen 808
Phalangisation des 1. Mittelhandknochens 983
Phalen-Test 965
Phantomschmerz 449, 453, 832
Phäochromoblastom 808
Phäochromozytom 808
-, Nebenniere CT *307*
-, Symptomatik u. Befunde *809*
Phenolrhizolyse, sakrale 455
Phenothiazine 141
Phlebitis 160
- migrans 816

Phlebödem 854
Phlebodynamometrie 837, 840, 844
Phlebographie 112, 840
-, azendierende 849
Phlebosonographie 844
Phlebothrombose 110, 843
Phlegmasia alba dolens 113, 844
- caerulea dolens 113, *843*, 844
Phlegmone 159 *s. a. einzelne Lokalisationen*
-, Hals 462
-, Hohlhand 164
-, Interdigital- *167*, 168
-, Mundboden 462
-, - -Zungen- 393 f.
-, Reclussche 159
-, Retropharyngeal- 462
-, Urin- 174
-, U-Phlegmone *167*, 169
Phlegmone - Gasödem, Differentialdiagnose *178*
Phlegmonöse Gastritis 591
Phosphatase, alkalische 862
Phosphatreabsorptionstest 804
Phosphat-Stoffwechsel 801, 857
pHPT, Knochenveränderungen *803*
Phrenikusparese 478, 492
Phrygische Mütze 637
Physiotherapie (Orthopädie) 999
Physostigmin 151
Phytobezoare 587
Pigmentsteine 632
Pigtail-Katheter 642
Pilon-tibial-Verletzung *939*
Pilozytische Astrozytome 425
Pinealis- und Vierhügelgebiet, Geschwülste 341
Pineozytom 344
Pinzetten 30
Piritramid 141
Plagiokranie 385
Plantaraponeurose 963
Plasmakoagulase 159
Plasma-Protein-Lösung (PPL) 217
Plasmininhibitoren 101
Plasminogen 100
-, Umwandlung zu Plasmin *101*
Plasminogenaktivator, Inhibitoren 101
Plasminogenaktivierung 100
Plasmozytom 880
Plastikinzisionsfolien 208
Plastik-Kunststoff-Schienen aufblasbare 45
Plastische Chirurgie **245 ff.**
- -, Formen 245 f.
- -, Instrumentarium 247
- -, Operationstechnik 247
- -, Rechtslage 246
Plateauphänomen, Mamma-Ca *517*
Plättchenadhäsion, Regulation *103*
Plättchenfaktoren 102
Plattenepithelkarzinome, Lunge 486
-, verhornende 399
Plattenosteosynthese 899, 904 f.

Plattfuß, posttraumatischer 943
Platzwunden 15
Pleura, Erkrankungen **469 ff.**
-, Tumoren 473 f.
Pleuradrainage *475*
Pleuraempyem 470 f.
Pleurale Flüssigkeitsansammlungen 469
Pleuramesotheliom, malignes 473
Pleurametastasen 474
Pleurapunktion *474*
Pleuraschwarte 471
Pleuratranssudat, Ursachen *469*
Pleuropneumonektomie 474
Plexusanästhesie 961
Plexusläsion, geburtstraumatische 446
Plexuspapillom 343
Plummerung 793
Plummer-Vinson-Syndrom 545
Pneumatosis cystoides 679
Pneumatozele 483
Pneumaturie 700
Pneumokokkenpneumonie 1019
Pneumolyse, extrapleurale 482
Pneumonektomie 480
Pneumonie 64, 894
Pneumonieprophylaxe 1000, *193*
Pneumoperitoneum 600
Pneumothorax 471 ff., 65
-, Formen 471
-, offener 574
-, Pyopneumothorax 470
-, Rezidivprophylaxe 472
-, Spontan-P. 471
-, therapeutischer 482
-, Therapie 472
Pneumozephalus, traumatischer *374*
Pneumozystographie 507
PNF-Übungen n. KABAT und KNODT 1000
Pollakisurie *761*
Polyarthritis, Hand 967
-, progressiv chronische 991
Polycythaemia vera 663
Polydaktylie 984
Polyinfektion 157
Polymastie 504, 509
Polyneuritis, spezifische periphere 184
Polypen 702
-, Dickdarm 1016
-, hamartomatöse 706
-, Kolon u. Rektum, Karzinomrisiko *703*
Polyposis, juvenile *703*
Polytetrafluoroethylen-Prothese 823
Polythelie 504, 509
Polyurie 761
Polyzystische Nierendegeneration 763
Pons-Tumor 341
Porphyrie 140
Portale Hypertension 619, 662 *s. a.* Pfortaderhochdruck
-, Untersuchungsmethoden *666*
- Hypertonie, portosystemische Shunts *661*

Portoenterostomie 630
– mit Jejunostomie *631*
Portokavaler Shunt, terminolateraler 668, *668*
Portosystemischer Shunt 662, 670
– Notshunt 668
Portosystemische Shunt 668
Porzellangallenblase *633*
–, Röntgenbild und Präparat *633*
Positiver endexspiratorischer Druck (PEEP) 67
Positron-Emissions-Tomographie (PET) 325
Postaggressionssyndrom 106, 86
Postamputationsschmerz 453
Postcholezystektomiesyndrom 641 f.
Posterioischämie 329
Posthepatischer Block 663
–, Verschlußtypen 663
Postikusparese 795
Postrenales Nierenversagen 89
Postsinusoidaler Block, Leberzirrhose 664
Postspinale Kopfschmerzen 152
Postsplenektomie-Sepsis 732
Postthrombotisches Syndrom 113, 844, 848
Posttraumatischer Plattfuß 943
POTTS, Operation nach 555
Prähepatischer Block 663
Präkanzerosen, Mundhöhle 400
Prämedikation, Anästhesie **138 ff.**
–, –, Lungenfunktionsprüfungen 139
Präputium, Zirkumzision 783
Prärenales Nierenversagen 89
Prehnsches Zeichen 782, 783
Priapismus 783
Prilocain 151
Primordialzyste *396*
PRIND 360
Pringle-Manöver 624
Privatgutachten 1068
Proakzelerin *96*
Procain 151
Progenie 390, *391*
Prognathie 390, 390
Progression 281
Progressiv chronische Polyarthritis (pcP) 991
Prokonvertin *96*
Proktalgia fugax 730
Proktitis, idiopathische ulzerative 730, 730
Proktokolektomie *693*
Prolaktinom 348
Promotion 285
Pronator-teres-Syndrom 966
Propranolol 793
Propylthiouracil (Propycil) 793
Prostacycline u. Gefäßwand 102
Prostaglandine 594
Prostata, Infiltration 769
–, Karzinom 768
Prostataabszeß 770
Prostataadenomyomatose 762
Prostatauntersuchung 762
Prostatitis, bakterielle 769
Prostatodynie 769

Prostatopathie, abakterielle 769
Protein C_a 99
Protein-C-Mangel *111*
Proteindeletionstheorie 281
Proteus, indolpositive *198*
Prothetische Versorgung 997
Prothrombin *96*, 98
Protrusio acetabuli 988
Protrusion, alveoläre 390
Pruritus ani 730
Pseudarthrose 896 f.
–, Behandlung 906
– beim Kind 1038
– – –, Therapie 1043
–, Entstehung u. Formen 897
–, Kahnbein 972
–, Tibia *904*
Pseudarthrosenspalt 897
Pseudoappendizitis 676, 699
Pseudo-D-Hypervitaminose 869
Pseudofrakturen 869
Pseudohermaphroditismus femininus 813
Pseudo-Hyperaldosteronismus *811*
Pseudohypoparathyreoidismus 869
Pseudokoma 52
Pseudomembranöse Kolitis 698
Pseudomonas aeruginosa *198*
Pseudomyxoma peritonei 687
Pseudoneurom 442, 443
Pseudoparalyse, Schulter 949
Pseudoprogenie 390
Pseudopubertas praecox 813
Pseudospondylolisthesis 417
Pseudotrunctus arteriosus 558
Pseudotuberkulose 1003
Pseudozysten 483
–, Pankreas *647*
Psittakose, Lymphogranuloma 188
Psoasschmerz 685
Psoriatische Arthropathie 991
Psychomotorische Anfälle *51*
Psychosyndrome 47, *48*, **50**
–, organische 47, **49 ff.**, 52
Psychotherapie von Schmerz 451
PTB-Prothese 997
Pulmonalarteriendruck 60 f.
Pulmonale Embolektomie *119*
Pulmonalisangiographie 118
Pulmonaliseinschwemmkatheter *61*
Pulmonaliskatheter, kontinuierliche, Meßverfahren 62
Pulmonalkapillarverschlußdruck, Messung 61
Pulmonalklappenerkrankungen 567
Pulmonalstenose 558
– bei Vorhofseptumdefekt 556
–, chirurgische Behandlung 559
Pulmonary capillary wedge pressure 61
Pulsionsdivertikel 465, 539 s. a. Zenker-Divertikel
Pulsstatus 819
– bei Extremitätenfrakturen u. -luxationen 834

Pulsvolumenaufzeichnung 818
Punktionen 38
–, Blase 778 f., 1047
–, Lunge 474
–, Pleura 474
Punktionskanülen 38
Pupillenstörungen 317
Pustula maligna 186
Putride Infektionen 158
– –, lokale **173 ff.**
Pyelonephritis 1046, 764
Pyknodysostose 866
Pylephlebitis 161, 682
Pyloromyotomie n. WEBER-RAMSTEDT 1009
Pyloroplastik 597
– n. HEINECKE-MIKULICZ *598*
Pylorusspasmus 1009
Pylorusstenose, hypertrophische 1009
Pyogene Infektionen 158
Pyopneumothorax 470
Pyridostigmin 151

Quadrantektomie 518
Quantalan *628*
Queckenstedtscher Versuch 426, 433
Quénu-OP 717
Querbruch 890
Querschnittslähmung 433
Querschnittssyndrom 1061
–, Rehabilitationsbehandlung 436
Quervainsche Luxationsfraktur 974
Quetschwunden 15

Rabies *s.* Tollwut 187
Rabies-Virus 187
Rachischisis 1059
Rachitis 868
Rachitisprophylaxe 868
Radialiskompressionssyndrom 966
Radialislähmung 980
Radialisparese kindliche 1044
Radialisschiene 998
Radikuläre Kompressionssyndrome 418
Radiofibrinogentest 112, 844
Radiojodbehandlung 793
Radiojod-2-Phasen-Test 789
Radiolunärer Winkel 974
Radionukleid-Therapie endolymphatische 295
Radiotherapie, stereotaktische 351
Radius, physiologische Stellung *922*
Radiusfraktur 922 f.
–, Formen *923*
Radiusköpfchenfraktur 920
–, Behandlungsmöglichkeit *921*
–, Frakturlinien *919*
Ramus criminalis *578*
random pattern flap *250*
Ranitidin 142
RASHKIND, OP nach 557
Ratschowsche Lagerungsprobe 818

Raumforderungen, extradurale 424
–, intramedulläre 425
–, juxtamedulläre 424
–, retroperitoneale 763
–, zystische 763
Raum-Sprühdesinfektion 208
Rautek-Griff 227
Rautenhirn 366
Raynaud-Phänomen 816
Raynaudsche Erkrankung 461
rCBF 324
Realtime-Scanner 297
Rechtsherzinsuffizienz 60
Reclussche Holzphlegmone 159
Redon-Drainage 37
Reduktionsplastik 509
Refertilisierungschirurgie 41
Reflex, Typen 54
Reflexstatus 315
Reflux, gastroösophagealer, Wandveränderungen 495
–, primärer u. sekundärer 1049
–, sekundärer 494
–, vesikoureteraler 265, 1048
Refluxgastritis 604
–, alkalische 591
Refluxkrankheit 494
–, Pathogenese 495
–, primäre Faktoren 494
Refluxnachweis 495
Refluxösophagitis **493 ff.**
–, Behandlung 496
–, Stadieneinteilung 495
–, Therapieschema 497
Refluxszintigraphie, Speiseröhre 538
Regeneration, isomorphe 444
Regenerationsschmerz nach reversiblen Nervenläsionen 452 f.
–, Regionalanästhesie **151 ff.**
–, Formen 152 f.
Regurgitation 537
Rehabilitation 1000
–, medizinische 1064
–, Querschnittssyndrom 436
Rehbein-Bougie 1011
Reichsversicherungsamt (RVA) 1065
Reichsversicherungsordnung (RVO) 1063
Reiskörperchen 182
Reizkallus *895*, 896
Reizleitungsstörung 569
Reizmeningitis, aseptische 372
Reizschwelle, Modulation 448
Rekonstruktive Chirurgie 40
– –, freier Gewebetransfer 40
– –, Hebedefekt 41
Rektale digitale Untersuchung 704
Rektale Manometrie 721
Rektaler Tastbefund, karzinomverdächtiger 762
Rektopexie, transabdominale 729
Rektoskopie 704
Rektum **688 ff.**, 702 *s. a.* Mastdarm
–, Infiltration 768
–, Kolon u. Rektum, Polypen, Karzinomrisiko *703*

Rektum, Lymphdrainage *688*
–, Manometrie 721, 1014 f.
–, Megarektum 722, 1013
Rektumamputation 698
Rektumatresien, Entstehung 1009
Rektumexstirpation, abdominoperineale 717
Rektumkarzinom **714 ff.**, 768
–, CT *310*
–, Diskontinuitätsresektion n. HARTMANN 718
–, Dukes-Klassifikation *715*
–, Kryochirurgie 718
–, Laser-Therapie 718
–, Operationsmethoden 717
–, Pathologie 714 f.
–, perianale OP 718
–, Prognose 719
–, Resektion, tubuläres Ca. 718
–, Rö. 769
–, Therapie 716 ff.
Rektumprolaps 729
–, OP n. MASON 729
–, OP n. RIPSTEIN u. WELLS 729
–, OP n. SARAFOFF 729
Rektumresektion, anteriore 713, 717
–, transsphinktäre n. MASON 729
–, tubuläres Ca. 718
Rektumstenose beim Kind 1015
Rektumtumoren 702
Rektusdiastase 747
Rekurrensparese 795
Renale Angiographie 773
Renale Osteodystrophie 869
Renale Osteopathie 869
Reninbestimmung, seitengetrennte 824
Renovasogramm *773*
Rente 1064
Rentenversicherung, gesetzliche 1066
Replantation abgetrennter Körperanteile 835, 981
Reposition 900
–, Hernien 740 f.
–, hydrostatische 1007
Reserpin 793
Resistenztestung 162
Respiratorische Alkalose 478
– Azidose 78, 478
Responder-Status 257
Restmagen 604
Retention 900
Retikulose, maligne 880
Retikulothalamokortikales System 366
Retikulumzellsarkom 880
Retroganglionäre Rhizotomie 454
Retrogenie 390
Retrograde Amnesie 367
Retroperitoneale Abszesse, osteomyelitische tuberkulöse 767
– Lymphknotenmetastasierung, Embryonalzellkarzinom 766
– Raumforderungen 763
– Tumoren, sekundäre 764
Retroperitonealraum **577 ff.**
–, Tumoren 306
–, US + CT 305 ff.

Retroperitoneum, Erkrankungen **763 ff.**
–, maligner Tumor 764
Retropharyngealphlegmone 462
Retropneumoperitoneum 613
Rettungswesen **225 ff.**
–, Einsatzsysteme 226
Reverdin-Transplantate 248
Rezidivstruma, intrakapsuläre Resektion 796
Rezidivulkus 605 f.
Rhabdomyom 289
Rhabdomyosarkom, Orbita 402
Rhabdomyosarkome 290
Rhesus-System 209, 212 f. *s. a.* Rh-
Rh-Formel, Bestimmung *213*
Rhinorrhö 374
Rhizotomie, dorsale 448
–, Formen 454, 456
Rh-Prophylaxe 213
Rh-System, Reaktionen der Blutgruppenbestimmung *212*
Richter-Hernie *736*, 737
Riedel-Struma, eisenharte 790
Rielander-Zeichen *112*
Riesenzelltumor des Knochens 876
RIND = (prolonged) reversible ischemic neurologic deficit *51*, 360
Rindengliome 342
Ringstripper n. VOLLMAR 820
Riolansche Arkade 688, 712
Rippe, Syndrom der ersten 459
Rippenbogenschnitte 34
Rippenfraktur 573
Rippen, osteogene Sarkome 503
Rippenserienfraktur 573, 574
–, paradoxe Atmung *574*
Rippenusur 560
Risiken, Aufklärung bei 9
Risiko-Kaiserschnitt *194*
Rißwunden 15
Risus sardonicus 176
Riva-Rocci, Prinzipien *60*
Robinson-Drainage 37
Robin-Syndrom 385
Rohrdrainagen 37
Rombergsches Zeichen 747
Romberg-Stehversuch 316
Röntgenaufnahme nach RHESE 343
– nach STENVER 345
Röntgenaufnahmen, gehaltene 910, 954
Röntgendiagnostik, Schädel 318 f.
Röntgen in Lauenstein-Position 992
Rosenkranz 868
Rosenthal-Faktor *96*
Rotandaspritze 474
Rotationsfehler 1031, 931
Rotationsinstabilität, Knie 956
Rotationslappen 249, *249*
Rotter-Halstedsche Operation 518
Rotz 186
ROUX-Y-Rekonstruktion *604*
Roviralta-Syndrom 1009

Rovsingsches Zeichen 685
Rückenmark **413 ff.**
–, Anatomie und Physiologie 413
–, Aszensionsstörung 1061 f.
–, degenerative Prozesse 423
–, US + CT 298 ff.
Rückenmarkskompression, Stadieneinteilung 425, **459 ff.** *s. a.* Kompressionssyndrom
Rückenmarksquerschnitt (Schema) *456*
Rückenmarksstimulation 450
Rückenmarksverletzungen, Contusio spinalis 436
–, offene 437
–, Wurzelausrisse 437
Rückfußamputation 997
Rucksackverband 45, 912, *913*
Ruhigstellung 231
–, Folgen beim Kind 1033
–, korrekte Positionen der Hand *962*
Rundstiel-Lappen 249
Ruptur, intrahepatische *624*
–, Blase 775, 1019
–, Kolon 1019
–, Lig. coracoclaviculare *914*
–, ulnares Seitenband (Daumen) 973
Rush-pin 899

Sägen 30
Sagittalnahtsynostose, prämature 1054
Saint-Trias 493
Sakrokokzygeales Teratom *s.* Steißteratom
Salmonella typhi 186
Salmonellenkolitis 698
Salzmangel-Hitzeerschöpfung 22
Sanduhr-Neurinom 425, *426*
Sandwich-Technik 719
Sarkoidose 535
Sarkom 275, 285 *s. a.* einzelne Formen
–, Ewing- 172, 503, 880
–, Fibrosarkom 290, 879
–, Mamma 512
–, osteogenes, Rippen 503
Sattelembolie der Aortengabel, Operationsprinzip *830*
Satellitenadenome 702
Satellitenmetastasen 293
Sauerstoffpartialdruckmessung, transkutane 62
Sauerstoff-Überdruckbehandlung, Gasbrand 179
Saugbiopsie 721
Saugdrainage *18*
– n. Jost-Redon 909
Säure-Basen-Haushalt 76 ff.
–, Differentialdiagnose *78*
Säuresekretion, Magen, Störung 582
Scapula alata 521
Scopolamin 141
Scott-Sphinkter 1051
Scribner-Shunt 833, 90
Sedativa 140
Segmentektomie, Leber *623*

Segmentresektion 480
Sehnen **947 ff.**
–, Verletzungen 974 ff.
Sehnenerkrankungen 953
Sehnennähte *36*
–, Hand 975, 977
Sehnenriß 948
–, lange Bizepssehne 949
–, Lokalisationen 950 f.
–, Therapie 950 f.
Sehnenscheidentuberkulose 183
Sehnen-System, typische Rißstellen *949*
Sehnentransplantation 978
–, Hand 976
Sehnentransposition 978
Sehnenverletzungen, Diagnostik 948
–, Hand 977
Seide 32
Seitenbandausriß, periepiphysärer lateraler 1043
Seitenbandruptur, ulnare des Daumens 973
Seitenventrikel, Geschwülste 340
–, Meningeom 347
Sekretin 93
Sekretininfusionstest 590
Sekretin-Pankreozymin-Test 651
Sekundenkapazität, Lunge 477
Selbstbestimmungsaufklärung 9
Selbsttötung auf Verlangen, Beihilfe 1072
Sellaregion, Geschwülste 340
Sella-Tomographie 812
Semifundoplicatio 498
SEMMELWEIS 38
Sengstaken-Blakemore-Sonde 666
Senile Osteoporose 867
Senkungsabszeß 182
SENNING, OP nach 555
Sensibilitätsprüfung 316
–, Hand 960
Sensibilitätsstörungen, arterielle Verschlußkrankheit 818
Sentinel-Loop 649
Sepsis, Formen 161
–, Infektionsprophylaxe *204*
Sepsiserreger *198*
Sepsisursachen 161
Septikopyämie 162
Septischer Schock 124, 130
Septum-pellucidum-Zyste 340
Septum-secundum-Defekt 552
Sequestrotomie 395, 649
Serienphlebographie 844
Serothorax 469
–, Diagnose 470
Serotoninantagonisten 811
Serumcalciumspiegel, erniedrigter *801*
Serumkonserve 217
Sharpeysche Fasern 859
Sheldon-Katheter 90
Short-bowel-Syndrom 673
SHOULDICE-OP, Hernie 743
Shunt(s) *s. a.* unter den einzelnen Shunt-Formen
– arteriovenöser 90
–, lymphovenöser 852

Shunt(s), portosystemischer 602
–, Scribner- 90, 833
–, splenorenaler 670 f.
–, Warren- 671
Sialolithiasis 404
Sichtung 229, 234 *s. a.* Triage
Siderozyten 732
Sigma elongatum 1015 f.
Sigmadivertikulitis 700
Sigma-Rektum-Karzinom 710
Sigmaresektion 713
Sigmavolvulus 723
Sigmoidoskopie 704
Sigmoidostomie *711*
Silberkanüle 71
Silikonschläuche 37
Silk-Phänomen 1020
SIMON-WEIDNER 899
SIMV 68
Sinus-cavernosus-Thrombose 161, 352
Sinusitis maxillaris Formen 395
Sinusthrombophlebitis 352
Sinus-valsalvae-Aneurysma, perforiertes 554
Sinus-venosus-Defekt 552
Sipple-Syndrom 797, 802
Sitkowski-Symptom 1003
Sjögren-Syndrom 404
Skalenussyndrom 459, 460, 823
Skalpierung 15
Skalpierungsverletzungen 363
Skaphokranie 385
Skapholunäre Dissoziation 974
Skapholunärer Winkel 974
Skaphozephalus 1054
Skapula *s. a.* Schulterblatt
–, Frakturlinienverlauf *914*
Skelett, Entzündungen 502
–, US, CT, KST 310
Skelettbilanz 860
Skeletterkrankungen, nichttraumatische **857 ff.**
Skelettinsuffizienz 868
Skelettsystem, Tumoren 503
Skip-Lesions 694
Sklerosierung, Hämorrhoiden 726
Sklerotherapie, Ösophagusvarizenblutung 666
–, Varikose 841
Skrotalgangrän 174, 770, *771*
Skrotalhernie 739
Skrotalorgane, klinische Untersuchung 762
Skrotum, akutes 782
Small-Aorta-Syndrom 821
small duct disease 650
Smith-Fraktur 922
SNOMED = Systematized Nomenclature of Medicine 279
Sodbrennen 22
Somatischer Schmerz 749
Somatostatin 447, 582, 93
Somatostatinom 659
Somnolenz 49
Sonde(n) 84, 642
–, Starcksche 541
Sonnenstich 22
Sonnenuntergangsphänomen *1056*
Sonographie (US) **297 ff.**

Sonographie beim Kind 1029
Sonometrie 1029
Sonostrukturanalyse 1029
Sonotopographie 1029
Sopor *49*
Sozialgesetzbuch (SGB) 1063
Sozialgesetzgebung 1063
S_IQ_{III}-Typ des EKG 117
Subarachnoidalblutung (SAB) 355
–, Schweregrad *356*
–, spinale 423
–, traumatische 372
Subduraler Erguß 1057 f.
– –, postmeningitischer 1057
Subdurales Empyem 424
Subkostalschnitt, bilateraler 645
Substanz P 582
Substratbedarf 81 f.
Subtraktionsangiographie, arterielle *s. a.* DSA digitale 326
Subtrochantere Femurfraktur kindliche 1044
Subtrochanterer Bruch *932*
Succinylcholin 148
Sudeck-Punkt 712
Sudecksche Erkrankung 452, 898, 922
Superfiziell spreitendes Melanom (SSM) 292
Superoxiddismutase 450
Suppressionstest, Thyroxin 788
Suprakondyläre Femurfraktur, kindliche 1042
Suprapubische Punktion 779
Suprarenales Aortenaneurysma 826
Suprasphinktäre Fistel 728
Supraspinatussehne, Riß *950*
Supravesikale Harnableitung 780
Suturen 1053
Switch-Operation 558
Sympathektomie 452, 820, 821
–, Formen 822
Sympathikolysen, permanente 452
Symphysenruptur 925
Symphysensprengung *924*
Synchondrosen 1053, 1053
Syndaktylie 984
–, Trennung, korrekte Schnittführung *985*
Syndrom der abführenden Schlinge (efferent loop) 603 f.
– der ersten Rippe 459
– der zuführenden Schlinge (afferent loop) 603 f.
Synkanzerogenese 285
Synostosen, prämature 327
Synovektomie 991
Synovia 910
Synovialsarkome *290*
Synthetische Fäden 33
Syntropie 287
Syringomyelie 425
Szintigraphie, Knochen 861
–, Ösophagus 538
–, Liquorraum 324
–, Schilddrüse 788
–, ZNS 323

Schädel, Berstungsbruch 365
–, Biegungsbruch (Impressionsfraktur) 364

Schädel, Fraktur *890*
–, –, Formen 364
–, –, wachsende 364
–, Rö. 318 f.
Schädelbasisbrüche 364
Schädeldachosteomyelitis 352
Schädeldachplastik 379
Schädeldachtumor, sagittales KST 299
Schädelgrundbrüche 365
Schädel-Hirn-Trauma 48, 66
Schädel-Hirn-Verletzte, Erstversorgung Rehabilitation 380
Schädel-Hirn-Verletzungen **362 ff.**
–, gedeckte 366 ff.
–, – Graduierung 367
–, offene 362, 372 ff.
–, –, neurochirurgische Versorgung 373
Schädelknochenverletzungen gedeckte 364 ff.
Schädelnaht, vorzeitiger Verschluß 1053
Schädeltrepanation 376
Schädelverletzung, offene 374
Schädelweichteile, Verletzungen 363 f.
Schaftbrüche beim Kind 1038
– – –, Therapie 1044
Schaufensterkrankheit 817
Schenkelbruchpforte 738
Schenkelhals, besondere Merkmale im Kindesalter 1032
–, Gefäßversorgung *928*
Schenkelhalsbruch, Einteilung n. PAUWELS *929*
–, kindlicher, Therapie 1039
–, Therapie *930*
Schenkelhernie 744
–, Therapie 745
Scheren 30
Scheuer-Wischdesinfektion 206
Schiefhals 466
Schienbein *s. a.* Tibia
–, Plattenosteosynthese *939*
Schienbeinkopfbruch *905*, 935
Schien(en) 44
–, Radialis- 998
–, Typen 44 ff.
–, Ulnaris- 998
Schienung, dynamische n. KLEINERT 976
–, endouretrale 774
–, Markraum- 899, 904
–, transhepatische 640
Schifferknoten *35*
Schilddrüse 785 ff. *s. a.* Thyreo ~
–, Feinnadelbiopsie 789
–, Funktionsdiagnostik 789
–, Hormonbildung, Hemmung *787*
–, klinische Untersuchung 787
–, Nebenschilddrüse **800 ff.**
–, Operationsverfahren 793 ff.
–, Stimulation durch Autoantikörper *792*
–, US 300
Schilddrüsen-Antikörper 789
Schilddrüsen-Autonomie 792
Schilddrüsenfollikel 786

Schilddrüsenhormone 87
–, Bildung *786*
–, Behandlung mit 793
Schilddrüsenkarzinome, TNM-Stadien 798
Schilddrüsenlappen, Resektion 795
Schilddrüsen-Szintigraphie 788
Schilddrüsentumoren, Einteilung 797
Schilling-Test (B_{12}-Isotopen-Resorptionstest) 677
Schimmelbusch-Maske 148
Schipperkrankheit 890
Schirmfilter 847
Schläfenlappen im Tentoriumschlitz, Einklemmung *331*
Schlangenbisse 190
Schleimbeutel 953
Schleimbeutelinfektionen 169
Schleimbeuteltuberkulose 183
Schleudertrauma, Halswirbelsäule 430
Schleudertraumen, Wirbelsäule 433 f.
Schlingenverband 1041
Schluck- und Würgereflex 54
Schlüsselbein, Frakturlokalisationen *912 s. a.* Klavikula
Schlüsselbeinfraktur 912
Schmerz, chronischer **447 ff.**, 449
–, –, Pathophysiologie 448
–, –, Therapie 450
–, funktionelle Anatomie 448
–, Neuromschmerz 449
–, Phantomschmerz 449, 453, 832
–, Physiologie 447
–, Postamputationsschmerz 453
–, posttraumatischer 452
–, Psoas-Schmerz 685
–, Regenerations-Schmerz bei arterieller VK 818
–, somatischer 749
–, Stumpf- 453
–, viszeraler 749
Schmerzbekämpfung 230
Schmerzensgeld 1067
Schmerzleitung, Schema *448*
Schmerzreaktion, inadäquate 448 f.
Schmerztherapie **447 ff.**
–, chirurgische Verfahren 451
–, Formen 451
–, Pankreas-Ca 654
–, Psychotherapie 451
Schneegestöberlunge 121
Schnellender Finger 965
Schnellimmunisierung bei Tetanus 176
Schnitt(führung) 34
–, Abszeßeröffnung 393
–, Bardenheuersche 509
–, Hand 969
–, Kocherscher Kragenschnitt 35
–, Laparotomie 34
–, Neck dissection *401*
–, Pararektal-Schnitt 686, 1003
–, Perioaleolär-Schnitt 509
–, Pfannenstiel-Schnitt 34
–, Plastische Chirurgie 247

Sachverzeichnis 1103

Schnitt(führung), Sternotomie 34
-, subkostal-Schnitt 645
-, Syndaktylie 985
-, Thorakotomie 34
-, Wechselschnitt 686
-, Z-Plastik 249, *250*, 969 f.
Schnittwunden 15
Schnürring-Syndrom 985
Schnürsenkelnaht n. BUNELL 36
Schnürsphinkter 494
Schock **123 ff.**
- bei Fraktur 894
-, Blutgerinnung 104
-, Endotoxin- 130, 102
-, Formen 124 ff., 127 ff., **129 f.**
-, hypovolämischer, klinische Zeichen 128
-, Pathophysiologie 123
-, spinaler 433
-, Verbrennungsschock 23, 128
-, Zentralvenendruck 132
Schockbehandlung 230
-, beim Kind 1018
-, Infusionstherapie **133 ff.**
-, medikamentöse Therapie 134
-, Sofortbehandlung **131 f.**
-, spezielle Therapieansätze 134
Schockindex 1016, 230
Schocklunge 125
Schockmediatoren 125
Schockorgane **126 f.**
Schockphasen 124
Schrägbruch 890, *904*
Schraubenosteosynthese 899, 904
Schrittmacher, passagere, Indikationen 140
Schrumpfgallenblase 302, *633*
Schrumpfniere 309
Schubladenphänomen 955
Schuhrandbruch, kindlicher 1045
Schulter, Pseudoparalyse 949
Schulterblatt *s.* Skapula
Schulterblattbruch 913 ff.
Schultergürtel **912 ff.**
Schulterluxation, Arten 915
-, Repositionsformen n. HIPPOKRATES 915
-, - n. KOCHER 915
Schürfwunden 15
Schußbruch 888
Schußwunden 15
Schutzimpfung Tetanus 19
Schwannom 345
-, malignes 290
Schwannsche Zellen 439
Schwartz-Test 838
Schweißdrüsenabszeß 164
Schwerbehindertengesetz 1066
Schwielenabszeß *167*, 168

Spaltbecken 1051
Spaltbildung, laryngo-tracheoösophageale 1026
Spalthand 985
Spalthaut 248, 969
Spaltheilung *896*
Spaltmißbildungen, Neuralrohr 1058
Spanner, äußerer 905 *s. a.* Fixateur externe

Spannungspneumothorax 232, 471, *472*
Spasmen, arterielle 835
Spasmoanalgetika 782
Spastische Spinalparalyse 423
Spätamputation 996
Spät-Dumping 603
Spättetanus 175
Speicheldrüsen, Erkrankungen 403
-, Tumoren 403
Speicheldrüsenmischtumor 278
Speichenfraktur beim Kind, handgelenksnahe 1042
Speichenköpfchenbruch, kindlicher 1042
Speiseröhre 536 *s. a.* Ösophagus
-, Ablauf der Peristaltik *538*
-, Divertikel 538
-, Endoskopie 537
-, Erkrankungen 537 ff.
-, Tumoren, Behandlung 546
-, -, gutartige 544
-, -, maligne 545
-, Manometrie 538
-, Refluxszintigraphie 538
-, stumpfe Dissektion *547*
-, Verätzung 543
-, Verletzung 467
Spender-Empfänger-Kriterien 271
Sperroperation, thorakoabdominale azygoportale 668, 669
Sphärozyten 734
Sphinkterdehnung manuelle 727
Sphinkterinkontinenz 728
Sphinkteromyotomie 1015
Sphinkterotomie, interne 727
Spickdrahtosteosynthese *920*
Spiculae 879
Spieghel-Hernie 747
Spina bifida 1059
- ventosa 182
Spinalanästhesie 152
Spinal Cord Stimulation = SCS 450
Spinale Katheterangiographie 423
- Muskelatrophie 423
- Subarachnoidealblutungen 423
Spinaler Schock 433
Spinaliom 403
Spinalis-anterior-Syndrom 423
Spinalkanal 345
-, Hämatome im *434*
-, Stenosen 422
-, Tumoren 429
Spinalparalyse, spastische 423
Spin-Gitterrelaxationszeit (T_1-Zeit) 298
Spin-Spin-Relaxationszeit (T_2-Zeit) 298
Spiralbruch 888, 890
Spirometrisches Basisprogramm *139*
Splenektomie 649, 759
- bei Staging laparotomy 735
-, Indikation 734 f.
Splenoportographie 733
Splenorenale Shunts (Linton) 670 f.

Spondylarthrose 414
Spondylitis, tuberkulöse 423
Spondylodese *436*
Spondylodiszitis 422, 423
-, unspezifische *422*
Spondylolisthesis 417, *418*
Spondylose 414
Spongioblastom 342, 343
Spongiosa 859
-, autologe 932
-, -, Transplantation 910
Spongiosaschraube 904
Spontanfraktur 886
Spontanpneumothorax, idiopathischer 471
Spontanruptur, Magen 587
Sprechkanüle 72
Spritzenabszeß 159
Sprue 679
Sprühdesinfektion 206
Sprunggelenk, Ruptur des Außenbandapparates *954*
Spül-Saug-Drainage 909
Sputum *197*
Sputumuntersuchung 480

Staging laparotomy 735
Staging-Operation, Mamma 519
Stammganglien, Geschwülste 340
Stammstenose 571
Standard-Bypass, Lage 570
Staphylococcus aureus *198*
- epidermidis *198*
Starcksche Sonde 541
Staseulkus 645
Stauchungsbruch 888
Stauungsikterus 634
Stauungspapille 316, 332
Steatorrhö 629
Stehversuch n. ROMBERG 316
Steinbildung, Galle *628*
Steinmannsches Zeichen 955, *956*
Steinwanderung, Komplikationen *634*
Steißteratome 1017 f.
-, Prognose 1018
Stemmersches Zeichen 853
Stenose *s. a. einzelne Lokalisationen*
-, ischämische, Kolon 697
-, Ösophagus 496
-, peptische 495
-, Tracheal- 1020
-, Urethra *1048*
Sterbehilfe 1072
Sterbende 1072
Stereotaktische Eingriffe 337
- Radiotherapie 351
- Stimulationsverfahren, intrazerebrale 459
- Thalamotomien 451
Sternotomie, Schnittführungen 34
Sternumfraktur 574
Stewart-Treves-Syndrom 521, 856
Stich- und Schußwunden, Behandlung 15, 17
Stiftgliom 425
Stigmata hepatis 665
Stimmbandnerven, Schädigung 796

Stimulationstest, TSH 788
Stimulationsverfahren, stereotaktische intrazerebrale 451
Stoffwechsel nach Operation und Trauma **86 ff.**
Stoffwechselveränderungen, EEG 317
Stokesscher Kragen 528
Stomatitis herpatica 396
- ulcerosa 395
Straddle-Trauma 777
Strahlendermatitis (beta burns) *236*
Strahlenkolitis 697
Strahlenkrankheit, Frühdiagnostik 242
Strahlenpilz 185
Strahlenschäden *236*
-, Brustwand 502
-, Dünndarm 679
Strahlenspätschäden *236*
Strahlensyndrom, akutes 237
-, -, Frühdiagnostik 242
Strahlung, Arten *236*
Stranguerie *761*
Stratum germinativum, Verletzung 1039
Strecksehnenverletzung, Hand 977, *977*
Streckverband 901
Streptococcus faecalis (Enterokokken) 198
- viridans *198*
Streptokinase 116, 159, 845
Streptozotozin 657
Streßcholezystitis 127
Streßulkus 588, 589
string sign *677*
Stripping 841
Struma, Basedow- 791
-, diffuse 793
-, -, Ursachen *787*
-, endothorakale, Mediastinum 534
-, euthyreote 790f., 797
-, Formen 790f.
-, Größeneinteilung *790*
-, hyperthyreote 741
-, juvenile 791
-, Karotis- 464
-, Knoten 791
-, lymphomatöse 789
- maligna 793, 796 ff., 797
-, mediastinal 534
-, retrosternale 300
-, Rezidiv- *796*
-, Riedel- 790
-, Zungen- 785
Strumaendemiegebiet 785
Strumaresektion Indikationen 794
Strumen retrosternale 300
Stuart-Prower-Faktor *96*
Stuart-Treves-Syndrom 856
Stückbruch 890
Stülpaverbände 43, 44
Stumme Galle 636
Stumpfhyperpathie 997
Stumpfkrankheiten 996
Stumpfneurome 996
Stumpfschmerz 453

Stundenglasstenose 540
Sturge-Weber-Syndrom 354, 359, 463
Stützrente 1065
Stützsystem **857 ff.**

Takajasu-Arteriitis 790
Talusfraktur 942
-, Einteilung n. WEBER u. BIRCHER *942*
Tamoxifen 524
Target-Zellen 732
Tarsometatarsalgelenk, Verrenkung 945
TA-(Thoracic-Abdominal-)Geräte 36
Taxis 740
T-Drainage (Burhenne) 638
Technik, chirurgische **29 ff.**
-, mikrochirurgische **39 ff.**
Teerstuhl 598
Teflon 34
Teleskop-Phänomen 498
Temporallappen, Gangliozytom 344
Tendovaginitis crepitans 953
- stenosans de Quervain 965
Tennisellenbogen *952*
Tentorium, Meningeom 347
Teratom, Mediastinum 534
-, sakrokokzygeales 1017 *s. a.* Steißteratom
Test n. PERTHES 839
- n. SCHWARTZ 838
- n. TRENDELENBURG 838
Tetanie 54 *s. a.* Tetanus
-, parathyreoprive 795, 806
Tetanospasmin 175
Tetanus 175, 54 *s. a.* Tetanie
-, Hibernisation 177
-, neonatorum 175
- puerperalis 175
-, Schnellimmunisierung 176
-, Schutzimpfung 19
-, Spättetanus 175
-, Verlaufsformen 176
Tethered Cord 1061, 1062
Tetracain 151
Thalamotomien, stereotaktische 451
Thalamus, Geschwülste 340
Thalassaemia major, Hypersplenismus 734
Therapeutische Kontraindikation, Aufklärung 9
Thermische Wunden 15
Thermographie, Mamma 507
Thermokoagulation, perkutane Ganglion Gasseri n. SWEET 454
Thermokoagulationen 451
Thiamazol (Favistan) 793
Thiersch-Transplantate 248
Thiersch-Messer 29
Third space 73
Thomas-Bügel 993, 998
Thoracic-Outlet-Syndrom 459, 500, 818, 823 f.
Thorakales Aneurysma 827
Thorakoabdominelle azygoportale Sperroperation (Sugiura) 668

Thorakoplastik 470, *471*
-, partielle 482
Thorakotomie, Not- 573
-, Schnittführung 34
Thorax, CT 478
-, instabiler 574
-, US, CT, KST 302
-, Weichteilgeschwülste 503
Thoraxdrainage 38
-, Technik 474
Thoraxmagen (upside down stomach) 493, 586
Thoraxverletzungen **572 f.**, 835
-, penetrierende 573
Thoraxwand 500
-, Fehlbildungen 1024 f.
-, Spalte 1024
-, Tumoren 503
-, Vermessung 1025
Thorotrast 283
- -Leber 618
Thrombangitis obliterans 816
Thrombektomie 116, 819
-, venöse 846
Thrombendarteriektomie 819, 824
Thrombin 98
Thrombinbildung, Thrombozytenoberfläche 99
Thromboembolie 66, 894
-, Prophylaxe 113
Thrombogenese 109 f.
-, in Arterien und Venen *109*
Thrombokinase 96
Thrombolyse 112, 116
Thrombomodulin 99
Thrombophlebitis 110, 842 f.
- migrans 842
-, Sinus-Th. 352
-, oberflächliche *115*
Thromboplastin *96*
Thrombose 109 ff. *s. a. einzelne Formen*
-, akute arterielle 831
-, apparative Diagnostik 844
-, arterielle 117
- d'effort 847
- Fern- 106
-, Formen 110
-, Häufigkeit und Prognose 120
-, Hirnvenen 360
-, Karotis 407
-, Mesenterialvene 680, 848
-, Milzvenen *663*
-, oberflächliche 110
-, Perianal- 725
-, Pfortader *663*, 680
-, Phlebo- 110, 843
-, Sinus cavernosus 161, 352
-, Therapie 845 ff.
-, tiefe 110
-, V. cava 306
-, venöse **110 ff.**
Thrombosefrühzeichen *112*
Thrombosegefährdung, allgemeine *111*
Thrombosekrankheit 110
Thrombosen, Typen venöser *843*
Thromboseprophylaxe 1000
Thromboserisiko *844*
Thrombosezeichen, klinische 113

Thrombosezeichen, radiologische 844
Thromboxane u. Gefäßwand 102
Thrombozyten **101 f.**, 99
-, Inhaltsstoffe 102
-, Plättchenfaktoren 102
Thrombozytenaggregationshemmer 114, 819
Thrombozytenarmes Erythrozytenkonzentrat 216
Thrombozytenkonzentrat 216, 216
Thrombozytenmembran 101
Thrombozytenoberfläche, Thrombinbildung 99
Thrombozytopenie 734
Thrombusbildung, Gefäßwand *103*
-, Gerinnungsthrombus 105
-, Verschlußthrombus 105
Thymektomie 533
Thymom 533
Thymustumoren 533
Thyreoglobulin 798
Thyreoglobulin-Antikörper 789
Thyreoidektomie 797
Thyreoiditis 300, 787
-, akute 789
-, Formen 790
Thyreostatika 793
Thyreotoxische Krise 792 f.
- -, Letalität 793
Thyrosinämie 269
Thyroxin, Suppressionstest 788
TIA (= transitory ischemic attack) *51*, 52, 360
Tibia *s. a.* Schienbein, Unterschenkel
-, Fraktur, offene 933
-, -, stabile *938*
-, -, Pseudarthrose *904*
Tibiakopffraktur, Formen *936*
-, kindliche 1043
-, Trümmerfraktur 937
Tibiaschaftpseudarthrose *906*
Tietze-Syndrom 502
Tinnel-Hoffmannsches Zeichen 441
Tintenstiftverletzungen 190
Tissue-Expander 521
TNM-System 276
Tolbutamid-Stimulationstest 657
Tollwut 187
Tomogramm, Schädel 319
Tonsillen-Nasen-Rachen-Abstriche *197*
Torsion, Hydatiden des Hoden 783
Torsionsdystonie 337
Torsionsfraktur 888
Torticollis 466
Totalkontaktschaftprothese 997
Total-Lymphoid-Irradiation 261
Totenlade 171
Tourniquet-Test 965
Toxische Allgemeininfektionen, anaerobe und aerobe 175 ff.
- Infektionen 158
Toxisches Megakolon 691
Trachea *s. a.* Luftröhre
-, Anomalien 1026
-, Fehlbildungen 1025 ff.

Trachea, Läsion 467
-, Divertikel 1027
-, Stenosen 72, 1026
Tracheo-Bronchoskopie 1026
Tracheomalazie 794
- beim Kind 1026
Tracheostoma 70
Tracheotomie **70 ff.**, 230
-, Formen 71
-, Nottracheotomie 70
Traktionsdivertikel 539
Traktotomie n. SJÖQUIST 454
Tramadol 141
Transabdominale Operation, Rektum-Ca 718
Transanale Elektrokoagulation, Rektum-Ca 718
- Operation, Rektum-Ca 718
Transaxillärer Zugang 461
Transduodenale Papillotomie *640*
Transfixations-Gipsverband 901
Transfusion, indirekte 217 *s. a.* Bluttransfusion
Transfusionsblut 216
Transfusionshämosiderose 224
Transfusionshepatitis 222, 619
Transfusionskunde **216 ff.**
Transfusionsmedizin **209 ff.**
-, Notfälle 214
Transfusionszwischenfälle 221
Transhepatische Schienung 640
Transkutane Feinnadeljejunostomie 84
Transluminale Dilatation 822
Transplantat, Allo- *254*
-, Formen 248, 254
-, freies *254*
-, gestieltes *254*
-, Haut *s.* Plastische Chirurgie
-, Leichen- 263
-, Nerven- 444
-, Spender-Empfänger-Kriterien 271
-, Thiersch- 248
-, Unterarm 252
Transplantatabstoßung 257
-, Formen *259*
-, Immunreaktionen 248
Transplantation, autologe Spongiosa 910
-, Blutgefäße *s.* Arterien, Venen
-, faszikuläre *445*
-, Gewebe-, mikrochirurgische Technik 251
-, Haut 248, 969 *s. a.* Plast. Chirurgie
-, Herz **272 ff.**
-, Herz-Lungen- **272 ff.**
-, Langerhansche Inseln, isolierte 267
-, Leber **269 ff.**
-, Lymphgefäße 854 f.
-, Nebenschilddrüsengewebe 806
-, Nerven 444, 979
-, Nieren **264 ff.**
-, Organ- **253 ff.**
-, Pankreas **267 ff.**
-, Sehnen, Hand 976, 978
Transportpriorität 234

Transposition n. MERLE D'AUBIGNÈ 980
Transposition der großen Gefäße 557
Transpositionslappen 249, *250*
Transrektale Aspirationsbiopsie 769
Transsphenoidale Hypophysenrevision 812
Transsphinktäre Fistel 728
Transurethrale Harnableitung 778 f.
Transversostomie *711*
Transversumresektion 712
Trapeziuslähmung 468
Tr. arteriosus communis 558
Traumatischer Schock 128
Treacher-Collins-Syndrom 384
Treitzsche Hernie 746
Trendelenburg, pulmonale Embolektomie *119*
Trendelenburg-Test 839
Trepanation, osteoplastische 376
-, Schädel 376
Treponema pallidum 184
Treves-Syndrom 284
Triage 234 *s. a.* Sichtung
Trichobezoare 587
Trichterbrust *1024*, 500
-, EKG-Veränderungen 1025
-, Operationstechnik *1026*
-, Therapie *501*
Trigeminusneuralgie 453
Trigeminuswurzeldekompression, mikrovaskuläre n. JANETTA 454
Trigonokranie 385
Trikuspidalklappenatresie 556
Trikuspidalklappenerkrankungen 567
Trikuspidalklappeninsuffizienz 564 f.
Triphyllokranie 385
Trismus 176
Trochleafraktur *919*
Trommelbauch 751
Trommelschlegelfinger 1028
Trommlerlähmung 948
Trousseau-Zeichen *806*
True-Cut-Nadel 38
Trümmerbruch 890
-, Tibiakopf *937*
Trypanosoma cruzi 721
Tschmarke-Zeichen *112*
TSH-Stimulationstest 788
Tuberculum-sellae-Meningeom 346
Tubergelenkwinkel *943*
-, n. BÖHLER 943
Tuberkulom 181, 302, 354
Tuberkulose **180 ff.**, 482
-, Formen 180 ff.
-, Indikation zur chirurgischen Therapie 482
-, Lymphknoten 181, 463
-, Peritonitis 755
-, Pseudo- 1002
Tubuläre Nekrose, akute 266
- Resektion, Rektum-Ca 718
Tubuläres Adenom 702
Tuchverbände 44

Tumor 275 s. a. einzelne Tumorformen
- albus 182
-, diarrhöogener 658
-, extramedullärer, frontales KST 300
-, Gefäß- 347
-, Lindau- 341, 347
-, Pancoast- 461, 488
-, Pons 341
Tumorätiologie 279
Tumorausbreitung 276, 287
Tumorchirurgie, radikale Prinzipien 712
Tumoren, bindegewebige, Knochen 875
-, intrakranielle 299
-, juxtamedulläre Entfernung 429
-, neurale 809 f.
-, neuroendokrine 808
-, neurogene, Mediastinum 534
-, okkulte 287
-, semimaligne 278
-, Spinalkanal 429
-, Weichteil- **289 ff.**
Tumorendoprothese *882*
Tumorkodierung 279
Tumormarker 654
Tumormorphologie 276
Tumorpathogenese **281 ff.**
-, formale 284
-, kausale 282
Tumorrezidiv 286
Tumorsyndrome 287, 287
Tumorsyntropien 287
Tumorsystematik **275 ff.**
Tumorverkalkungen 809
Tumorzellembolien 122
Turmschädel 1054
Turrikranie 385
Turrizephalus 1054
Typhus 733
- abdominalis 186, 678

Übergangsulkus 495
Überlaufblase 1050
Übertransfusion 224
Überwärmung 21
Uehlinger-Syndrom 867
Uhrglasnägel 1028
UICC 276
Ulcus s. a. Zwölffingerdarmgeschwür, Ulkus, Duodenalulkus, Magengeschwür
- Dieulafoy 602
- duodeni 595 ff.
-, -, perforiertes Übernähung *601*
-, -, Therapie 597 f.
- simplex 678
- tropicum 174
- ventriculi **592 ff.**
- -, pathogenetische Prinzipien *592*
- -, Röntgenzeichen *594*
- -, Therapie 594
- -, Typisierung n. JOHNSON *592*
Ulkus s. a. Ulcus sowie einzelne Formen
-, Barrett- 445
-, Buruli- 185
-, Curling- 588

Ulkus, Cushing- 588
-, Fadenulkus 606
-, kompliziertes 598
-, Medikamenten- 602
-, operative Therapie, Komplikationen 602
-, perforiertes mit Peritonitis *600*
-, Rezidiv 605 f.
-, Staseulkus 645
-, Streßulkus 588 f.
-, Übergangsulkus 599
-, Übernähung 601
-, venöses 848
-, -, Therapie 849
Ulkusblutung 598, *599*
-, Laserkoagulation 599
Ulkusentstehung 593
Ulkuskrater 593
Ulkusnische 593
Ulkuspenetration 601
Ulkusperforation 599
-, Stadien 600
Ulna, Parierfraktur 920 f.
Ulnariskompressionssyndrom 966
Ulnarislähmung 980
Ulnarisschädigung, distale 966
Ulnarisschiene 998
Ultraschall-Aspirator (CUSA) 336
Ultraschall-Doppleruntersuchung 830, 839 s. a. Doppler-Ultraschall
Ultraschallmesser (CUSA) 29
Ultraschalluntersuchung, intraanale 1029
Umleitungsoperation, aorto-bifemorale 820
Umstellungsosteotomie *989*
Unblutige Blutdruckmessung 59
Unfallneuregelungsgesetz (UVNG) 1063
Unfallversicherung, gesetzliche 1063, 1063
-, private 1067
unhappy triad 956
Universalempfänger 211
Universalspender 211
Unterarm, Luxationsfraktur n. GALEAZZI *921* s. a. Vorderarm
Unterarmfraktur, Lagerung *907*
Unterarmlappen 970
Unterarmschaftfraktur, kindliche 1044
Unterarmstützen 999
Unterarmtransplantat 252
Unterkieferfrakturen, Häufigkeitsverteilung *407*
Unterkühlung 20
Unterschenkel s. a. Fibula, Tibia
Unterschenkelamputation 997
Unterschenkelfraktur, kindliche 1045
-, Lagerung *907*
Unterschenkelfrakturen 937
Unterschenkelpseudarthrose, angeborene 867
Upside-down-stomach 493, 586
Ureaplasmen 770
Ureter s. a. Harnleiter
-, Doppelbildung 1049
-, dystope Mündung 1050

Ureter fissus *1050*
-, Megaureter 1047 f.
-, Modellage 1048
-, Untersuchung 762
Ureterabriß 774
Ureterklappe *1050*
Ureterobstruktion 766
-, antegrade Ureteropyelographie *768*
Ureterolyse 767
Ureteroneozystostomie 265
Ureteropyelographie *768*
-, retrograde 774
Ureterostium, Dystopie 1050
Ureterostomie, kutane 1051
Ureterozele 1049
-, prolabierende *1050*
Uretersteine 803
Ureterverletzungen 774 f.
Urethra s. a. Harnröhre
Urethraabriß, supradiaphragmaler 778
Urethradivertikel *1048*
Urethralklappe *1048*
Urethrastenose *1048*
Urethrastriktur 778
Urethraverletzung, infradiaphragmale 778
Urinextravasation 774
Urinom 309
Urinphlegmone 174
Urogenitalsystem, Traumen 771
Urogenitaltuberkulose 180
Urokinase 116, 845
Urologie, Grenzgebiete **761 ff.**
Urologische Notfälle 780
- Untersuchung 761
Ursodesoxycholsäure 638
US, intraoperativ 297
-, Prinzip 297

Vagotomie 595
-, Arten 597 f.
Vagushypertonus 596
Valgisierung *989*
Valsalva-Preßversuch 839
Valvula spiralis 627
Valvuloplastik 497
Vanillinmandelsäure 809
vanishing lung 484
Varikose s. Varikosis
Varikosis **837 ff.**, 843
-, Behandlungsindikation *842*
-, Diagnose 838
-, Formen u. Symptome 837
-, Komplikationen u. Therapie 840 ff.
-, Sklerotherapie 841
Varikozele 837
Varizen 843
-, Downhill- 794
-, Ösophagus **665 ff.**
Varizenthrombose 842
Vasoaktives intestinales Polypeptid s. a. VIP 658
Vasokonstriktive Erkrankungen 816
Vasovagale Synkope *51*
Vatersche Papille, Anatomie *626*
V. cava, Thrombose 306

V. cava, Verletzung 835
Velopharyngoplastik 388
Venae perforantes 837
Vene, frühe 344
Venen **837ff.** *s. a.* Vene(n), Venae, V., Vv.
Venenblutentnahme, selektive 809
Venendruckmessung 840
Venenklappen 837
Venenphysiologie *838*
Venensystem, Drainagekapazität 840
Venensysteme 837
Venenthrombose *111*
–, abdominelle 847
–, tiefe 115, **843ff.**
–, –, Prophylaxe 113
Venenverschlußplethysmographie 818
Venöse Insuffizienz, chronische *s.* Chronisch v. I.
– Thrombose **110ff., 843ff.**
Ventilationsszintigraphie 478
Ventilsysteme bei Hydrozephalus 1057
Ventrikel *s. a.* Hirnkammern
Ventrikeldruckmessung 333
III. Ventrikel, Gangliozytom 344
–, Geschwülste 340
–, Kolloidzyste 348
IV. Ventrikel, Syndrom des 342, 345
Ventrikelseptumdefekt (VSD) 551
–, chirurgische Behandlung, Drosselung der Pulmonalarterie nach MULLER-DAMMANN 552
–, Eisenmengersche Reaktion 552
Verätzung, Ösophagus 543
Verband 45
–, Druckverbände 42
–, Wundverbände 42f.
Verbandlehre **42ff.**
Verbrauchskoagulopathie 224, 93
–, Prophylaxe 220
Verbrennungen **22ff.**, 232
–, Behandlung 18
–, chirurgische Versorgung 25
–, Erstbehandlung 232
–, Gradeinteilung 23
–, Pathophysiologie 23
Verbrennungskrankheit 26
Verbrennungsschock 23, 128
Verbrühungen **22ff.**, 232
–, Behandlung 18
Verkehrstüchtigkeit bei Leitungsanästhesie 154
Verletztenkarte *235*
Verletzung, Konvexität 373
Verletzungen *s. a. einzelne Lokalisationen*
–, Brustwand u. Brustorgane **572ff.**
–, Dünndarm 679
–, Fingergelenke 973
–, Halte- u. Bewegungsapparat **886ff.**
–, Hand 968
–, Sehnen 974ff.
Verletzungsfolgen, Begutachtung **1063ff.**

Verletzungstypen 231ff.
Verner-Morrison-Syndrom 658, 802
Verrenkung 911 *s. a.* Luxation
Verriegelung 903
–, statische u. dynamische 899, *903*
Verschiebelappen, lokale 969
–, thorako-epigastrischer 521
Verschlußhydrozephalus 335
Verschlußkrankheit *s.* Arterielle V.
–, arterielle des ZNS 360
Verschlußthrombus 105
Verstauchungen 910
Versuchspersonen, Aufklärung 3
Vertebra plana 995
Verweilsonde 84, 642
Verzweigungsanomalien, Bronchien 1027
Vesikale Harnableitung 778f.
Vesikoureteraler Reflux 1048f.
Vesiko-vaginale Fistel 777
–, Rö. 776
Vestibularisprüfung 315
Viergefäß-Angiographie selektive 326
Vierpunktligatur 832
Vigantol 807
Vigorous achalasia 540
Villöses Adenom 702
Vim-Silverman-Nadel 38
Vincent-Symptom 394
VIP 582
VIPom 802
Virchow-Drüse 458, 584
–, Magenkarzinom 609
Virchowsche Trias *109*, 843
Virulenz 157
Visite 1071
Viszeralarterienaneurysma 829
Viszeraler Schmerz 749
Vitalgrößen 59
Vitalkapazität, Lunge 477
Vitamin D 801, 807
–, Mangel 868
Volkmannsche Kontraktur 893
– Schiene 45
Volkmannsches Dreieck 941
– Kanälchen 859
Vollblut 219
Vollhaut 248, 969
Volumenverlust 74
Volvulus 723
von-Hippel-Lindau-Syndrom 347, 461
von Recklinghausensche Krankheit 803 *s. a.* M. v. Recklinghausen
Vorderarm *s. a.* Unterarm
Vorderarmbruch 920
–, Therapie 922
Vorderdarmzysten 535
Vorfußamputation 998
Vorhofseptumdefekt 552
–, chirurgische Behandlung 553
– mit Pulmonalstenose 556
– –, chirurgische Behandlung 556
–, Typen 552
V. perforans, Boydsche 837

V-Phlegmone *167*, 169
Vv. perforantes, Cockettsche 837
v. Willebrand-Faktor 96
v. Willebrand-Jürgens-Syndrom 96

Wachstumsfuge arterielle Versorgung *1031 s. a.* Epiphysenfuge
Wachstumsscheibe, traumatische Lösung 1038
Wadenbein *s. a.* Fibula
Wadenbeinbrüche 940
Waldenström, Zeichen nach 992
Wallersche Degeneration 440
Warmblut 216, 219
Wärmeanwendung 1000
Wärmeschäden **21ff.**
Warren-Shunt 671
Wasser-Natrium-Haushalt, pathologische Veränderungen 74
Wasserscheide, lymphatische *850*, *851*
Wasser- und Elektrolythaushalt **73ff.**
–, Regelung 73
Waterhouse-Friderichsen-Syndrom 813
WATERSTON, Operation nach 555
WDHA-Syndrom 658, 802
WDHH-Syndrom 658
Weber-Tisch *1035*
Wechselschnitt 686
Wedge-Resektion 1029
Wegeunfall 1064
Weichteile US, CT, KST 310
Weichteilsarkome, TNM/pTNM-Klassifikation *290*
Weichteiltumoren **289ff.**
–, benigne 289
–, Grading *290*
–, maligne 289
Weichteilzysten, Einteilung 398
Wellblechdrainage 37
Werga-Zyste 340
Wermer-Syndrom 802
Westmark-Zeichen 117
Whipplesche Operation 652
– Trias 657
Wiederbelebung am Unfallort 229
Wiedererwärmung 21
Wiederherstellungschirurgie 982
Willebrand-Jürgens-Syndrom 220
Williams-Campbell-Syndrom 1027
William-Syndrom 869
Winkelplatten *905*
Wirbelbogenfrakturen 431
Wirbelkörperangiome 423
Wirbelkörperkompressionsfraktur 431, *434*
Wirbelluxation 431
Wirbelsäule **413ff.**
–, Anatomie und Physiologie 413
–, Begutachtung 437
–, degenerative Prozesse **414ff.**
–, Schleudertrauma 430, 433f.
Wirbelsäulenlokalsyndrom 415, *416*
Wirbelsäulenmetastasierung, osteoplastische und osteoklastische *427*

Wirbelsäulentrauma mit kombinierter Verletzung *434*
Wirbelsäulenverletzungen **430 ff.**
-, OP-Indikation *436*
Withaker-Test 1047
Witzel-Fistel *611*
Wochenbett-Mastitis 512
Wolff-Tschaikoff-Effekt 787
Wulstbruch 1031
Wundabstriche *197*
Wundausschneidung 17
Wundbehandlung **16 ff.**
-, Prinzipien 17
-, Wundausschneidung 17
Wundbrand *s.* Gasbrand
Wunddiphtherie 179
Wunddrainage 18
Wunde **15 ff.**
-, Arten 15 f.
-, Definition 15
-, perforierende 16
-, radioaktiv kontaminierte 242
Wundheilung 16
-, Biologie und Morphologie *17*
-, Blutgerinnung 105
-, primäre u. sekundäre 16
Wundheilungsphasen 16
Wundinfektionen, Infektionsprophylaxe *204*
Wundrandnekrosen, umschriebene 964
Wundrose 164
Wundstarrkrampf 175
Wundverbände 42 f.
Wundverschluß 19
-, Hautplastiken 969 ff.
-, Naht 968
-, primärer 968
-, verzögerter primärer 242
Wurzelausrisse *437*
Wurzelkompressionssyndrom 415 ff.
-, Symptome *416*
Wurzelspitzenresektion 393

Xenon 133 324
Xenotransplantat *254*
Xeroderma pigmentosum 283

Y-Anastomose 632
Y-en-Roux-Rekonstruktion *610*
Yersinia 676
Yersinia-Enterokolitis 699
Yersiniose 1004, 699
Y-Fraktur 918

Zahn, Verletzung 406
Zähne, EDV-Schreibweise *411*
Zahnextraktion 393
Zahnfraktur, Klassifikation *406*
Zahnluxation 406

Zehenamputation 998
Zehenphalangenfraktur 945
Zeichen n. CULLEN 648
- n. GREY-TURNER 648
Zeigefinger, Enchodrom *874*
Zellembolien 122
Zelluloidballfrakturen der Neugeborenen 365
Zementome 401
Zenker-Divertikel 538
Zentralnervensystem peripheres und vegetatives Nervensystem **315 ff.**
Zephale Phase der Magensaftregulation 581
Zephales Syndrom 416
Zephalozelen, frontale 383
Zerebrale Geschwülste 338
Zertrümmerungsbruch 888
Zervikale Divertikel, Zenker 538
- Myelographie *428*
Zerviko-brachiales Syndrom 416
Zervikofaziale Aktinomykose 185
Ziehharmonika-Phänomen Divertikulitis *700*
Zigaretten-Drains 37
Zinkleimbinden 43
Zirkuläre Nähapparate 36
Zirkulationsstörungen *111*
Zirrhose 303
-, biliäre 664
-, sekundäre biläre 634
ZNS, Lokalisationsdiagnostik **323 ff.**
Zökaltumoren 709
Zökalvolvulus 723
Zökostomie *711*
Zöliakie 679
Zöliakographie 651
Zollinger-Ellison-Syndrom 582, 590, 657
-, Therapie 658
Z-Plastik 249, *250*, 969, *970*
Zuckeraustauschstoffe, Bedarf 81
Zugbruch 888
Zuggurtung n. PAUWELS 905
Zugschraube *904*
Zungenstrumen 785
Zusammenhangsgutachten, ursächliche *1068*
Zweiblasenphänomen 1005, 1006
Zweipunkte-Unterscheidungsvermögen 960
Zwerchfell, Anatomie *491*
-, Aplasie 618
-, Erkrankungen 491 f.
-, Relaxation 618
-, Tumoren 492
Zwerchfelldefekt 1023, 618
-, Atemnotsyndrom bei *1023*
-, operative Therapie 1024

Zwerchfelldefekt, Sofortmaßnahmen 1023
Zwerchfellhochstand 492
-, idiopathischer 492
Zwerchfellrelaxation 492
Zwerchfellruptur, traumatische 65, 491 f.
-, -, Therapie 492
Zwerg, chondrodystrophischer 863
Zwirn 32
Zwischenhirn 366
Zwölffingerdarm *s. a.* Duodenum
Zwölffingerdarmgeschwür 595 *s. a.* Ulcus duodeni, Ulkus, Duodenalulkus
Zylindrom 490
Zystadenokarzinom 653
Zystadenolymphom 403
Zystadenom 653
Zyste(n) 396 *s. a. einzelne Lokalisationen*
-, bronchogene 484, 535, 1027
-, Choledochus- 629 ff.
-, Echinokokkus- 484
-, extradurale 424
-, Foramen Monroi 348
-, Hals 458, 462
-, juvenile Knochenzyste 881 ff.
-, Kiefer 396
-, Kolloid- 348
-, Leber 303
-, Lymph- 856
-, Milz 753
-, Nieren 306
-, Pankreaspseudo- 647
-, Primordial- *396*
-, Pseudo- 483
-, Septum pellucidum 340
-, Vorderarm 535
-, Weichteil- 398
-, Werga- 340
Zystektomie 397
- nach PARTSCH I, II 397
Zysten und Fisteln, laterale branchiogene 458
Zystikuseinmündung Variationen 627
Zystikusverschlußstein 634
Zystische Hygrome, Hals 464
- Raumforderungen 763
Zystographie 766
Zystojejunostomie 652
- n. ROUX 651
-, OP-Indikation 650
Zystoskopie 766
Zystostomie, kontinente n. MITTROFANOFF 1051
Zytostatikainfusion, intraarterielle *623*

13. NOV. 1989
12. FEB. 1990
21. MAI 1990
27. NOV. 1990
16. JAN. 1991
14. OKT. 1991
20. Nov. 1991
13. Feb. 1992
02. Juni 1992
17. Nov. 1993
30. Mai 1994
27. Okt. 1994
24. Nov. 1994